严格依据新大纲编写 | 包含全部新增考点

2024

国家临床执业医师资格考试
辅导讲义(上册)

武汉大学中南医院 | 贺银成 编著

华中科技大学出版社
http://press.hust.edu.cn
中国·武汉

图书在版编目(CIP)数据

2024 国家临床执业医师资格考试辅导讲义:上、中、下册/贺银成编著. —武汉:华中科技大学出版社,2024.1
ISBN 978-7-5772-0331-7

Ⅰ. ①2… Ⅱ. ①贺… Ⅲ. ①临床医学-资格考核-自学参考资料 Ⅳ. ①R4

中国国家版本馆 CIP 数据核字(2023)第 236096 号

2024 国家临床执业医师资格考试辅导讲义(上、中、下册)

贺银成　编著

2024 Guojia Linchuang Zhiye Yishi Zige Kaoshi Fudao Jiangyi(Shang、Zhong、Xiace)

总 策 划：车　巍
策划编辑：莫　愚　彭　斌
责任编辑：丁　平　曾奇峰
封面设计：MXK DESIGN STUDIO　廖亚萍
责任校对：刘　竣
责任监印：赵　月

出版发行：华中科技大学出版社(中国·武汉)　　电话：(027)81321913
　　　　　武汉市东湖新技术开发区华工科技园　　邮编：430223
录　　排：华中科技大学惠友文印中心
印　　刷：三河市龙大印装有限公司
开　　本：780mm×1100mm　1/16
印　　张：124
字　　数：3829 千字
版　　次：2024 年 1 月第 1 版第 1 次印刷
定　　价：299.00 元(全三册)

本书若有印装质量问题，请向出版社营销中心调换
全国免费服务热线：400-6679-118　　竭诚为您服务
版权所有　侵权必究

Foreword 前言

本人应邀在全国各地讲授国家临床执业医师资格考试(以下简称执业医师考试)复习课程十余年,深受同学们的喜爱。本书就是在讲稿基础上,结合本人多年来对执业医师考试的潜心研究编著而成,以帮助同学们迅速抓住重点、掌握难点,了解命题规律。

全书共分二十二篇,包括解剖学、生物化学、生理学、医学微生物学、医学免疫学、病理学、病理生理学、药理学、内科学(含诊断学内容)、外科学、妇产科学、儿科学、传染病学与皮肤性病学、神经病学、精神病学、医学心理学、医学伦理学、医学统计学、预防医学、卫生法规、中医学基础和实践综合。每篇又分为若干个章节,每章内容包括考纲要求、复习要点、常考点及参考答案四个部分。

全书按教科书的体例和顺序进行编排,这样更符合大多数同学的学习习惯,便于复习。

本书依据新大纲进行了修订,对所有考点逐一解析,讲练结合。利用大量图表,对一些相似的知识点进行对比、归纳总结,重点讲解常考点、易混点。由于执业医师考试科目繁多,复习时要求记忆的内容很多,所以书中也讲授了许多实用的记忆方法。

由于篇幅所限,本书所选考点例题不可能给出详尽解答。若有疑问,可以参阅《2024 国家临床执业及助理医师资格考试历年考点精析(上、下册)》。这是一本考题解析,收集了 1999—2023 年国家临床执业及助理医师资格考试的全部考题,且对每道考题均作出了详尽解答。

同学们复习时也可参阅《2024 国家临床执业医师资格考试辅导讲义同步练习》。这是一本专门针对执业医师考试的专业题库,所精选的试题与《2024 国家临床执业及助理医师资格考试历年考点精析(上、下册)》中的考题并不相同,可以帮助同学们更牢固地掌握知识点,扩大知识面,提高复习效率。最后,同学们在临考前可以使用《2024 国家临床执业医师资格考试全真模拟试卷及精析》进行热身。

本书配有由本人主讲的全套课件,同学们可以结合本辅导讲义,自由听课,轻松复习。如需购买全套课件,可以通过以下方式联系:

扫描本书封面二维码,下载 APP 直接购买
官网 http://www.yixueks.com/
银成医考服务电话: 027-8226 6012   1397 1116 888   1397 1181 888
微信: ycyk1888   QQ: 3302017179   25270063

银成官方客服

同学们在复习执业医师考试实践技能时,可以参阅《2024 国家临床执业及助理医师资格考试实践技能应试宝典》,也可以选购由本人全程讲授的实践技能操作的全套课件。

同学们在使用本书过程中发现不足或错误之处,欢迎通过 heyincheng2002@qq.com 指出,每指出一处错误,奖励 10 元,多人指出同一处错误的,奖励首位指出者。

最后祝愿大家顺利通过 2024 年的执业医师考试!

贺银成
2023 年 12 月

2024 国家临床执业医师资格考试辅导讲义（上册）

需要特别说明的是，本书所有知识点及考题均参照相关教材（主要是人民卫生出版社各版本相关教材）和最新考试大纲进行编写，因各版本教材及考纲内容表述很难统一，为了让考生如实了解考题和参考书原貌，并方便对比记忆，书中对某些医学专业术语未按现行标准（全国科学技术名词审定委员会规定的术语）进行表述，而是采取了习惯的表达形式。为了让考生知晓规范术语，特将本书中部分习惯表述或简称列表如下，以便考生查阅。此外，各种教材使用的医学名词并不统一，为与教材保持一致，本书中有些名词混用，如病人（患者）、β受体阻断剂（β受体阻断药、β受体拮抗药）、血管紧张素Ⅱ受体阻滞剂（血管紧张素Ⅱ受体阻滞药、血管紧张素Ⅱ受体拮抗药）、钙通道阻滞剂（钙通道阻滞药、钙拮抗药）、支气管扩张药（支气管扩张剂、支气管舒张剂、支气管舒张药）、抗胆碱药（抗胆碱能药）、泼尼松（强的松）等。

习惯表述或简称	规范表述	习惯表述或简称	规范表述
低右	低分子右旋糖酐	冠脉	冠状动脉
内异症	子宫内膜异位症	急粒	急性粒细胞白血病
急单	急性单核细胞白血病	急粒-单	急性粒-单核细胞白血病
急淋	急性淋巴细胞白血病	慢粒	慢性粒细胞白血病
慢淋	慢性淋巴细胞白血病	幼淋	幼稚淋巴细胞白血病
早幼粒	急性早幼粒细胞白血病	幼单	幼稚单核细胞
原单	原始单核细胞	原淋	原始淋巴细胞
甲亢	甲状腺功能亢进（症）	甲减	甲状腺功能减退（症）
甲旁亢	甲状旁腺功能亢进（症）	甲旁减	甲状旁腺功能减退（症）
脾亢	脾功能亢进（症）	传染病	传染性疾病
甲危	甲状腺危象	甲扫	甲状腺核素扫描
甲瘤	甲状腺腺瘤	甲癌	甲状腺癌
房缺	房间隔缺损	室缺	室间隔缺损
二狭	二尖瓣狭窄	二闭	二尖瓣关闭不全
主狭	主动脉瓣狭窄	主闭	主动脉瓣关闭不全
三狭	三尖瓣狭窄	三闭	三尖瓣关闭不全
肺狭	肺动脉瓣狭窄	肺闭	肺动脉瓣关闭不全
房早	房性早搏（房性期前收缩）	室早	室性早搏（室性期前收缩）
房颤	心房颤动	室颤	心室颤动
左房（左室）	左心房（左心室）	右房（右室）	右心房（右心室）
心衰	心力衰竭	呼衰	呼吸衰竭
食管-胃底静脉曲张	食管胃底静脉曲张	非甾体类抗炎药	非甾体抗炎药
呼酸（呼碱）	呼吸性酸中毒（呼吸性碱中毒）	代酸（代碱）	代谢性酸中毒（代谢性碱中毒）
T细胞	T淋巴细胞	B细胞	B淋巴细胞
胰岛α细胞	胰岛A细胞	胰岛β细胞	胰岛B细胞
干性啰音	干啰音	湿性啰音	湿啰音
金葡菌	金黄色葡萄球菌	溶链	溶血性链球菌
克雷伯杆菌	克雷伯菌	淋菌	淋球菌
大肠杆菌	大肠埃希（氏）菌	革兰染色	革兰氏染色
M受体	M（型）胆碱受体	N受体	N（型）胆碱受体

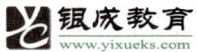
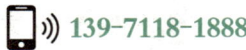

前言

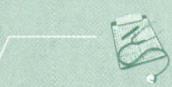

习惯表述或简称	规范表述	习惯表述或简称	规范表述
α受体	α肾上腺素能受体	β受体	β肾上腺素能受体
肾上腺素受体	肾上腺素能受体	风心病/风湿性心脏病	风湿性心脏瓣膜病
胸水	胸腔积液	腹水	腹腔积液
菌痢	细菌性痢疾	纤维母细胞	成纤维细胞
紫绀	发绀	水、钠(钠水)潴留	水钠潴留
上感	上呼吸道感染	房室阻滞	房室传导阻滞
化脑	化脓性脑膜炎	胆道蛔虫症	胆道蛔虫病
结脑	结核性脑膜炎	胆石病	胆石症
精分症	精神分裂症	革兰阳性	革兰氏阳性
视(神经)乳头水肿	视(神经)盘水肿	革兰阴性	革兰氏阴性
希恩(希汉)综合征	席汉综合征	体位性低血压	直立性低血压
大脑皮层	大脑皮质	血-脑屏障	血脑屏障
前列腺肥大	前列腺增生	首关消除	首过消除
人流	人工流产	乙肝/乙型肝炎	乙型病毒性肝炎
蛛网膜下腔	蛛网膜下隙	自身免疫病	自身免疫性疾病
直肠指诊	直肠指检	活检	活组织检查
放疗	放射治疗	化疗	化学(药物)治疗
环氧化酶	环氧合酶	血循环	血液循环
脑膜炎球菌	脑膜炎双球菌	促胃液素瘤	胃泌素瘤
占位病变	占位性病变	肝颈征	肝颈静脉反(回)流征
造口	造瘘	心梗	心肌梗死
大便(粪)潜血	大便隐血	支扩	支气管扩张症
全麻	全身麻醉	局麻	局部麻醉
展神经	外展神经	卒中	脑卒中
钩体	钩端螺旋体	胸片	胸部X线片
黏度	黏稠度	宫颈/底/体(癌)	子宫颈/底/体(癌)
扁桃腺炎	扁桃体炎	黑粪	黑便
巨幼细胞(性)贫血	巨幼红细胞(性)贫血	肌浆	肌质
动/静脉通路	动/静脉通道	颅压	颅内压
神经元	神经细胞	体检/查体	体格检查
脓痰	脓性痰	粉红色泡沫痰	粉红色泡沫样痰
胆碱酯酶/AChE	乙酰胆碱酯酶	心输出量/心排量	心排血量
胃肠反应	胃肠道反应	静滴	静脉滴注
支喘(哮喘)	支气管哮喘	尿感	尿路感染
泌尿系	泌尿系统	慢阻肺	慢性阻塞性肺疾病
眼压	眼内压	乳癌	乳腺癌
血沉	红细胞沉降率	泌/生乳素	催乳素
急进性肾炎	急进性肾小球肾炎	急性肾炎	急性肾小球肾炎
升压素	加压素	智能	智力

习惯表述或简称	规范表述	习惯表述或简称	规范表述
标记物	标志物	肺炎双球菌	肺炎链球菌
支原体肺炎	肺炎支原体肺炎	肝(肾)衰竭	肝(肾)功能衰竭
缺水	脱水	心律不整	心律不齐
胎儿窘迫	胎儿宫内窘迫	血道转移	血行转移
炎细胞/炎性细胞	炎症细胞	氨基苷类	氨基糖苷类

英文缩写	中文全称	英文缩写	中文全称
T	体温	Plt	血小板
VIP	血管活性肠肽	ACh	乙酰胆碱
P	脉率	Alb	血清清蛋白
R	呼吸	Scr	血肌酐
BP	血压	BUN	尿素氮
RBC	红细胞	ESR	红细胞沉降率
WBC	白细胞	ALT	丙氨酸转氨酶
G$^+$	革兰氏阳性	G$^-$	革兰氏阴性
NAP	中性粒细胞碱性磷酸酶	L	淋巴细胞
CoA	辅酶A	N	中性粒细胞
COPD	慢性阻塞性肺疾病	iv	静脉注射
CNS	中枢神经系统	im	肌内注射
Hb	血红蛋白	TBil	总胆红素
AST	天冬氨酸转氨酶	Ret	网织红细胞
CRP	C-反应蛋白	HP	高倍视野

Contents 目录

上　　册

第一篇　解剖学 …………………………………………………………… (1)
- 第1章　运动系统 ………………………………………………………… (1)
- 第2章　消化系统 ………………………………………………………… (20)
- 第3章　呼吸系统 ………………………………………………………… (32)
- 第4章　泌尿系统 ………………………………………………………… (37)
- 第5章　生殖系统 ………………………………………………………… (40)
- 第6章　腹膜 ……………………………………………………………… (47)
- 第7章　脉管系统 ………………………………………………………… (51)
- 第8章　感觉器 …………………………………………………………… (67)
- 第9章　神经系统 ………………………………………………………… (74)
- 第10章　内分泌系统 ……………………………………………………… (97)

第二篇　生物化学 ………………………………………………………… (99)
- 第1章　蛋白质的结构与功能 …………………………………………… (99)
- 第2章　核酸的结构与功能 ……………………………………………… (107)
- 第3章　酶与酶促反应 …………………………………………………… (116)
- 第4章　糖代谢 …………………………………………………………… (124)
- 第5章　生物氧化 ………………………………………………………… (132)
- 第6章　脂质代谢 ………………………………………………………… (136)
- 第7章　氨基酸代谢 ……………………………………………………… (147)
- 第8章　核苷酸代谢 ……………………………………………………… (156)
- 第9章　遗传信息的传递 ………………………………………………… (159)
- 第10章　癌基因与抑癌基因 ……………………………………………… (175)
- 第11章　细胞信号转导 …………………………………………………… (177)
- 第12章　血液与肝的生物化学 …………………………………………… (180)
- 第13章　维生素与钙、磷代谢 …………………………………………… (190)

第三篇　生理学 (192)

- 第1章　绪论 (192)
- 第2章　细胞的基本功能 (195)
- 第3章　血液 (205)
- 第4章　血液循环 (214)
- 第5章　呼吸 (229)
- 第6章　消化和吸收 (237)
- 第7章　能量代谢与体温 (248)
- 第8章　尿的生成和排出 (253)
- 第9章　神经系统的功能 (263)
- 第10章　内分泌 (280)
- 第11章　生殖 (287)

第四篇　医学微生物学 (291)

- 第1章　微生物的基本概念、细菌形态结构与细菌生理 (291)
- 第2章　消毒灭菌、噬菌体与细菌的遗传变异 (297)
- 第3章　细菌的感染与免疫、细菌感染的检测方法与防治原则 (301)
- 第4章　病原性球菌、肠道杆菌、弧菌与螺杆菌属 (306)
- 第5章　厌氧菌、分枝杆菌与嗜血杆菌属 (316)
- 第6章　动物源性细菌、其他细菌、放线菌属与诺卡菌属 (321)
- 第7章　支原体、立克次体、衣原体与螺旋体 (325)
- 第8章　病毒的基本性状、病毒的感染与免疫 (329)
- 第9章　病毒感染的检查方法、防治原则与呼吸道病毒 (334)
- 第10章　胃肠道病毒与肝炎病毒 (339)
- 第11章　黄病毒、出血热病毒与疱疹病毒 (346)
- 第12章　逆转录病毒、其他病毒与朊粒 (351)
- 第13章　真菌 (355)

第五篇　医学免疫学 (357)

- 第1章　免疫学绪论与抗原 (357)
- 第2章　免疫器官与免疫细胞 (361)
- 第3章　免疫球蛋白与补体系统 (368)
- 第4章　细胞因子、白细胞分化抗原与黏附分子 (376)

第5章 主要组织相容性复合体与免疫应答 (379)
第6章 黏膜免疫与免疫耐受 (385)
第7章 抗感染免疫与超敏反应 (387)
第8章 自身免疫病与免疫缺陷病 (392)
第9章 肿瘤免疫与移植免疫 (396)
第10章 免疫学检测技术与免疫学防治 (399)

第六篇 病理学 (403)

第1章 细胞组织的适应、损伤与修复 (403)
第2章 局部血液循环障碍 (412)
第3章 炎症 (419)
第4章 肿瘤 (426)
第5章 心血管系统疾病 (435)
第6章 呼吸系统疾病 (442)
第7章 消化系统疾病 (449)
第8章 淋巴造血系统疾病 (460)
第9章 泌尿系统疾病 (463)
第10章 生殖系统与乳腺疾病 (469)
第11章 内分泌系统疾病 (477)
第12章 流行性脑脊髓膜炎与流行性乙型脑炎 (479)
第13章 传染病与寄生虫病 (482)
第14章 艾滋病与性传播疾病 (488)

第七篇 病理生理学 (492)

第1章 疾病概论 (492)
第2章 水、电解质代谢紊乱 (495)
第3章 酸碱平衡和酸碱平衡紊乱 (501)
第4章 缺氧 (507)
第5章 发热 (511)
第6章 应激 (514)
第7章 缺血-再灌注损伤 (517)
第8章 休克 (519)
第9章 弥散性血管内凝血 (523)
第10章 心功能不全 (526)

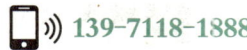

第 11 章	肺功能不全	(533)
第 12 章	肝性脑病	(538)
第 13 章	肾功能不全	(542)

第八篇　药理学　(546)

第 1 章	药物代谢动力学与药物效应动力学	(546)
第 2 章	胆碱受体激动药、抗胆碱酯酶药与胆碱酯酶复活药	(553)
第 3 章	M 胆碱受体阻断药、肾上腺素受体激动药与阻断药	(556)
第 4 章	局部麻醉药与镇静催眠药	(561)
第 5 章	抗癫痫药与抗惊厥药	(563)
第 6 章	治疗中枢神经系统退行性疾病药与抗精神失常药	(567)
第 7 章	镇痛药与解热镇痛抗炎药	(573)
第 8 章	钙通道阻滞药与抗心律失常药	(577)
第 9 章	利尿药与抗高血压药	(580)
第 10 章	治疗心衰的药物、抗动脉粥样硬化药与抗心绞痛药	(585)
第 11 章	作用于血液及造血器官的药物与组胺受体阻断药	(592)
第 12 章	作用于呼吸系统与消化系统的药物	(596)
第 13 章	糖皮质激素类药、抗甲状腺药与降糖药	(599)
第 14 章	子宫平滑肌兴奋药	(604)
第 15 章	β-内酰胺类、大环内酯类与林可霉素类抗生素	(606)
第 16 章	氨基苷类、四环素类及氯霉素类抗生素	(610)
第 17 章	人工合成的抗菌药、抗病毒药与抗真菌药	(613)
第 18 章	抗结核药、抗疟药与抗恶性肿瘤药	(617)

中　　册

第九篇　内科学　(623)

第 1 章	慢性阻塞性肺疾病与支气管哮喘	(623)
第 2 章	支气管扩张症	(635)
第 3 章	肺部感染性疾病	(637)
第 4 章	肺结核与肺血栓栓塞症	(648)
第 5 章	间质性肺疾病与阻塞性睡眠呼吸暂停低通气综合征	(657)

第6章	肺动脉高压与慢性肺源性心脏病	(661)
第7章	胸腔积液与急性呼吸窘迫综合征	(666)
第8章	呼吸衰竭与呼吸支持技术	(676)
第9章	心力衰竭	(684)
第10章	心律失常	(693)
第11章	冠状动脉性心脏病	(707)
第12章	高血压	(721)
第13章	心肌疾病	(730)
第14章	心脏瓣膜病	(736)
第15章	心包疾病	(749)
第16章	感染性心内膜炎	(753)
第17章	主动脉夹层与心脏骤停	(757)
第18章	胃食管反流病、胃炎与消化性溃疡	(761)
第19章	肠结核与结核性腹膜炎	(773)
第20章	炎症性肠病与功能性胃肠病	(779)
第21章	脂肪性肝病与肝硬化	(789)
第22章	原发性肝癌与肝性脑病	(798)
第23章	消化道出血	(805)
第24章	尿液检查与肾小球疾病	(810)
第25章	急性间质性肾炎与尿路感染	(822)
第26章	急性肾损伤与慢性肾衰竭	(828)
第27章	贫血	(835)
第28章	白细胞减少和粒细胞缺乏症	(852)
第29章	骨髓增生异常综合征与白血病	(853)
第30章	淋巴瘤与多发性骨髓瘤	(866)
第31章	出血性疾病	(875)
第32章	输血	(886)
第33章	内分泌疾病总论与下丘脑-垂体疾病	(894)
第34章	甲状腺功能亢进症与甲状腺功能减退症	(906)
第35章	库欣综合征与原发性醛固酮增多症	(914)
第36章	原发性慢性肾上腺皮质功能减退症与嗜铬细胞瘤	(920)

第37章	糖尿病与低血糖症	(923)
第38章	高尿酸血症与骨质疏松症	(938)
第39章	风湿性疾病	(940)
第40章	中毒与中暑	(957)

第十篇　外科学 (970)

第1章	无菌术	(970)
第2章	外科病人的体液和酸碱平衡失调	(972)
第3章	休克	(980)
第4章	围术期处理	(986)
第5章	外科病人的代谢与营养治疗	(990)
第6章	外科感染	(996)
第7章	创伤与烧伤	(1005)
第8章	颅内压增高与脑疝	(1012)
第9章	颅脑损伤与颅内肿瘤	(1016)
第10章	甲状腺与甲状旁腺疾病	(1026)
第11章	乳房疾病	(1038)
第12章	胸部损伤与脓胸	(1046)
第13章	肺癌、食管癌与纵隔肿瘤	(1052)
第14章	腹外疝	(1060)
第15章	腹部损伤	(1067)
第16章	急性化脓性腹膜炎	(1073)
第17章	消化性溃疡与胃癌	(1077)
第18章	肠梗阻与阑尾炎	(1086)
第19章	结、直肠与肛管疾病	(1094)
第20章	肝脓肿与门静脉高压症	(1103)
第21章	胆道疾病	(1109)
第22章	胰腺疾病	(1115)
第23章	周围血管疾病	(1124)
第24章	隐睾症与泌尿系统外伤	(1130)
第25章	前列腺炎与附睾炎	(1136)
第26章	泌尿系统与男性生殖系统结核	(1138)
第27章	尿路梗阻	(1142)

第 28 章　尿路结石 ……………………………………………………………………………………（1146）
第 29 章　泌尿、男生殖系统肿瘤 ………………………………………………………………（1151）
第 30 章　精索静脉曲张与鞘膜积液 ……………………………………………………………（1162）
第 31 章　骨折概论 ………………………………………………………………………………（1165）
第 32 章　上肢骨折 ………………………………………………………………………………（1174）
第 33 章　下肢骨折 ………………………………………………………………………………（1179）
第 34 章　脊柱、脊髓损伤与骨盆骨折 …………………………………………………………（1188）
第 35 章　关节脱位与损伤 ………………………………………………………………………（1194）
第 36 章　手外伤与断肢（指）再植 ……………………………………………………………（1201）
第 37 章　周围神经损伤 …………………………………………………………………………（1203）
第 38 章　运动系统慢性损伤与骨关节炎 ………………………………………………………（1206）
第 39 章　骨与关节感染 …………………………………………………………………………（1218）
第 40 章　骨肿瘤 …………………………………………………………………………………（1227）

下　　册

第十一篇　妇产科学 ……………………………………………………………………………（1231）

第 1 章　妊娠生理与妊娠诊断 …………………………………………………………………（1231）
第 2 章　产前检查与孕期保健 …………………………………………………………………（1241）
第 3 章　遗传咨询、产前筛查与产前诊断 ……………………………………………………（1248）
第 4 章　妊娠并发症 ……………………………………………………………………………（1251）
第 5 章　妊娠合并内外科疾病 …………………………………………………………………（1268）
第 6 章　胎儿异常与多胎妊娠 …………………………………………………………………（1274）
第 7 章　胎儿附属物异常 ………………………………………………………………………（1280）
第 8 章　正常分娩 ………………………………………………………………………………（1289）
第 9 章　异常分娩 ………………………………………………………………………………（1302）
第 10 章　分娩并发症 ……………………………………………………………………………（1318）
第 11 章　产褥期与产褥期疾病 …………………………………………………………………（1325）
第 12 章　外阴与阴道炎症 ………………………………………………………………………（1330）
第 13 章　子宫内膜异位症与子宫腺肌病 ………………………………………………………（1339）
第 14 章　盆腔脏器脱垂与压力性尿失禁 ………………………………………………………（1344）
第 15 章　子宫颈肿瘤与子宫肿瘤 ………………………………………………………………（1347）

第 16 章　卵巢肿瘤 ……………………………………………………………………（1358）
第 17 章　妊娠滋养细胞疾病 ……………………………………………………………（1364）
第 18 章　生殖内分泌疾病 ………………………………………………………………（1370）
第 19 章　不孕症与辅助生殖技术 ………………………………………………………（1381）
第 20 章　生育规划与妇女保健 …………………………………………………………（1383）

第十二篇　儿科学 ……………………………………………………………………（1391）

第 1 章　绪论、生长发育与儿童保健 ……………………………………………………（1391）
第 2 章　营养和营养障碍疾病 ……………………………………………………………（1396）
第 3 章　新生儿与新生儿疾病 ……………………………………………………………（1411）
第 4 章　免疫性疾病 ………………………………………………………………………（1429）
第 5 章　感染性疾病 ………………………………………………………………………（1434）
第 6 章　消化系统疾病 ……………………………………………………………………（1449）
第 7 章　呼吸系统疾病 ……………………………………………………………………（1461）
第 8 章　心血管系统疾病 …………………………………………………………………（1472）
第 9 章　泌尿系统疾病 ……………………………………………………………………（1480）
第 10 章　造血系统疾病 …………………………………………………………………（1488）
第 11 章　神经系统与内分泌系统疾病 …………………………………………………（1496）
第 12 章　遗传性疾病 ……………………………………………………………………（1505）

第十三篇　传染病学与皮肤性病学 ………………………………………………（1510）

第 1 章　传染病学总论 ……………………………………………………………………（1510）
第 2 章　病毒性肝炎与肾综合征出血热 …………………………………………………（1515）
第 3 章　流行性乙型脑炎与艾滋病 ………………………………………………………（1526）
第 4 章　流行性感冒与登革热 ……………………………………………………………（1531）
第 5 章　伤寒与霍乱 ………………………………………………………………………（1533）
第 6 章　细菌性痢疾、流行性脑脊髓膜炎与布鲁菌病 …………………………………（1540）
第 7 章　钩端螺旋体病与疟疾 ……………………………………………………………（1546）
第 8 章　日本血吸虫病与囊尾蚴病 ………………………………………………………（1550）
第 9 章　性传播疾病 ………………………………………………………………………（1554）

第十四篇　神经病学 …………………………………………………………………（1561）

第 1 章　神经病学概论 ……………………………………………………………………（1561）
第 2 章　偏头痛与多发性硬化 ……………………………………………………………（1572）

第 3 章　脑血管疾病 (1575)
第 4 章　单纯疱疹病毒性脑炎与重症肌无力 (1584)
第 5 章　帕金森病与癫痫 (1588)
第 6 章　视神经脊髓炎与脊髓压迫症 (1594)
第 7 章　周围神经疾病 (1597)

第十五篇　精神病学 (1601)

第 1 章　概述与症状学 (1601)
第 2 章　神经认知障碍 (1612)
第 3 章　精神活性物质使用所致障碍 (1615)
第 4 章　精神分裂症与心境障碍 (1620)
第 5 章　焦虑与恐惧相关障碍 (1632)
第 6 章　强迫及相关障碍 (1636)
第 7 章　分离障碍与躯体痛苦或体验障碍 (1638)
第 8 章　应激相关障碍与心理生理障碍 (1640)

第十六篇　医学心理学 (1644)

第 1 章　总论与医学心理学基础 (1644)
第 2 章　心理健康、心理应激与心身疾病 (1660)
第 3 章　心理评估、心理治疗与心理咨询 (1669)
第 4 章　医患关系、医患沟通与患者的心理问题 (1688)

第十七篇　医学伦理学 (1699)

第 1 章　伦理学、医学伦理学的基本原则与规范 (1699)
第 2 章　医疗人际关系伦理与临床诊疗伦理 (1709)
第 3 章　安宁疗护、公共卫生伦理与健康伦理 (1718)
第 4 章　医学科研、医学新技术研究伦理与医学道德 (1724)

第十八篇　医学统计学 (1738)

第 1 章　概论与定量数据的统计描述 (1738)
第 2 章　定性数据的统计描述 (1754)
第 3 章　直线相关和回归、统计图表 (1761)
第 4 章　秩和检验 (1766)

第十九篇　预防医学 …………………………………………………（1769）

第 1 章　绪论 ………………………………………………………（1769）
第 2 章　流行病学原理和方法 ……………………………………（1772）
第 3 章　临床预防服务 ……………………………………………（1792）
第 4 章　社区公共卫生 ……………………………………………（1810）
第 5 章　卫生服务体系与卫生管理 ………………………………（1826）

第二十篇　卫生法规 ……………………………………………………（1834）

第 1 章　卫生法基础知识与职业病防治法 ………………………（1834）
第 2 章　医师法与医疗机构管理条例及其实施细则 ……………（1839）
第 3 章　医疗事故处理条例与医疗纠纷预防和处理条例 ………（1848）
第 4 章　传染病防治法与艾滋病防治条例 ………………………（1854）
第 5 章　突发公共卫生事件应急条例与药品管理法及其实施条例 …（1863）
第 6 章　麻醉药品和精神药品管理条例与处方管理办法 ………（1867）
第 7 章　献血法与医疗机构临床用血管理办法 …………………（1872）
第 8 章　医疗损害责任与人体器官移植条例 ……………………（1877）
第 9 章　放射诊疗管理规定与抗菌药物临床应用管理办法 ……（1881）
第 10 章　精神卫生法与疫苗管理法 ………………………………（1886）
第 11 章　药品不良反应报告和监测管理办法 ……………………（1894）
第 12 章　医疗废物管理条例 ………………………………………（1895）
第 13 章　母婴保健法和基本医疗卫生与健康促进法 ……………（1897）

第二十一篇　中医学基础 ………………………………………………（1902）

第二十二篇　实践综合 …………………………………………………（1918）

第一篇　解剖学

第1章　运动系统

▶**考纲要求**

①骨学与关节学：骨的分类和构造。关节的基本构造和辅助结构。颅骨的组成与颅的整体观，颞下颌关节，颅囟。椎骨的形态及其连结，脊柱。胸廓的构成和胸骨角。骨盆的构成、区分和性别差异，女性骨盆的类型。上肢骨及其连结（肩胛骨、肱骨、尺骨和桡骨，肩关节、肘关节、桡腕关节）。下肢骨及其连结（髋骨、股骨、胫骨和腓骨，髋关节、膝关节、距小腿关节）。②肌学：咀嚼肌，面肌，颅顶的层次结构。胸锁乳突肌，斜角肌间隙，颈部的层次结构。斜方肌，背阔肌，胸肌，胸壁的层次结构。膈肌。腹前外侧壁的层次结构，腹直肌鞘，腹股沟区[腹股沟管、腹股沟三角（Hesselbach三角）]。上肢肌，肌肩袖、腋窝、肘窝、腕管和腱鞘。下肢肌，梨状肌上、下孔，股三角，血管腔隙，收肌管，股管，腘窝和踝管。

▶**复习要点**

一、骨学与关节学

1. 骨的分类和构造

(1) 骨的分类　成人有206块骨。

①按部位分　骨按部位分为中轴骨（颅骨和躯干骨）和四肢骨。

②按形态分　骨按形态，可分为以下4类。

A. 长骨　分布于四肢，呈长管状，分为一体两端。体又称为**骨干**，内有空腔称为**髓腔**，容纳骨髓。体表面可见血管出入的孔，称为滋养孔。两端膨大称为**骺**，表面有光滑的关节面，与相邻关节面构成关节。骨干与骺相邻的部分称为**干骺端**，幼年时保留透明软骨成分，称为**骺软骨**，骺软骨细胞不断分裂增殖和骨化，使骨不断加长。成年后，骺软骨骨化，骨干与骺融为一体，遗留的痕迹称为**骺线**。

B. 短骨　形似立方体，多成群分布于连接牢固且运动较灵活的部位，如腕骨、跗骨。

C. 扁骨　呈板状，参与构成颅腔、胸腔和盆腔壁，可保护脏器，如颅盖骨、肋骨。

D. 不规则骨　形状不规则，如椎骨。有些不规则骨内有与外界相通的腔洞，称为**含气骨**，如上颌骨。位于肌腱内的扁圆形小骨称为**籽骨**，在运动中起着减少摩擦和改变肌肉牵拉方向的作用。

【例1】属于长骨的是

　　A. 胸骨　　　　　　　　B. 肋骨　　　　　　　　C. 肩胛骨

　　D. 桡骨　　　　　　　　E. 上颌骨

(2) 骨的构造　骨由骨质、骨膜、骨髓构成。

①骨质　由骨组织构成，按结构可分为密质和松质。**骨密质**结构致密，抗压亢扭曲性强，分布于骨的表面。**骨松质**由相互交织的骨小梁排列而成，配布于骨的内部。骨小梁的排列方向与骨所承受的压力和张力的方向平行，因而骨能承受较大的重量。扁骨的骨密质配布于表层，称为内板和外板。外板厚而坚

韧,富有弹性,内板薄而松脆,故颅盖骨骨折多见于内板。骨松质配布于中间,称**板障**,有板障静脉经过。

②骨膜　主要由纤维结缔组织构成,被覆于关节面以外的骨表面,含有丰富的神经、血管、淋巴管,对骨的营养、再生、感觉有重要作用。骨膜可分为内、外两层。外层致密,有许多胶原纤维束穿入骨质,使之固着于骨面。内层疏松,有成骨细胞和破骨细胞,分别有产生新骨质和破坏旧骨质的功能,以重塑骨。

③骨髓　为充填于骨髓腔和骨松质间隙内的软组织,分为红骨髓和黄骨髓。

A.红骨髓　含有不同发育阶段的红细胞和其他幼稚型血细胞,呈红色,有造血、免疫功能。胎儿和幼儿的骨髓均为红骨髓。

B.黄骨髓　5岁以后,长骨骨干内的红骨髓逐渐被脂肪组织代替,呈黄色,称为黄骨髓,失去造血能力。在失血过多、重度贫血时,黄骨髓能转化为红骨髓,恢复造血功能。红骨髓仅存在于骨松质内,临床常选胸骨、髂前上棘、髂后上棘等处进行骨髓穿刺,检查骨髓象。

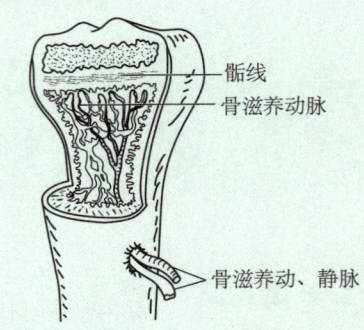

胫骨干骺端滋养动脉

④骨的血管　长骨的动脉包括滋养动脉、干骺端动脉、骺动脉、骨膜动脉。滋养动脉是长骨的主要动脉,一般有1~2支,经骨干滋养孔进入骨髓腔,分升支和降支达骨端,分支分布到骨干密质的内层、骨髓、干骺端,在成年人可与干骺端动脉及骺动脉分支吻合。干骺端动脉、骺动脉均发自邻近动脉,从骺软骨附近穿入骨质。不规则骨、扁骨、短骨的动脉来自骨膜动脉或滋养动脉。大多数动脉有静脉伴行。

⑤骨的淋巴管　骨膜有丰富的淋巴管,但骨髓内、骨皮质内是否存在淋巴管,尚有争论。

⑥骨的神经　伴滋养血管进入骨内,分布至哈佛管的血管周隙内,以内脏传出纤维居多,分布至血管壁。躯体传入纤维则多分布于骨膜。骨膜对张力或撕扯的刺激较为敏感,故骨脓肿、骨折常引起剧痛。

2. 关节的基本构造和辅助结构

骨与骨之间借纤维结缔组织、软骨或骨相连,形成骨连结。骨连结分为直接连结和间接连结两大类。间接连结又称为关节或滑膜关节,是骨连结的最高分化形式。

(1)关节的基本构造

①关节面　是参与组成关节的各相关骨的接触面。每一关节至少包括两个关节面,一般为一凸一凹,凸者称为**关节头**,凹者称为**关节窝**。关节面被覆**关节软骨**,多数是透明软骨,少数为纤维软骨。关节软骨不仅可使粗糙不平的关节面变为光滑,还可在运动时减少关节面的摩擦,缓冲震荡和冲击。

②关节囊　是由纤维结缔组织膜构成的囊,附着于关节的周围,并与骨膜融合续连,它包围关节,封闭关节腔,可分为内外两层。

外层为**纤维膜**,厚而坚韧,由致密结缔组织构成,含有丰富的血管、神经。

内层为**滑膜**。滑膜富含血管网,能产生**滑液**。滑液为关节腔内提供了液态环境,不仅能增加润滑,而且也是关节软骨、半月板等新陈代谢的重要媒介。

③关节腔　为关节囊滑膜层、关节面共同围成的密闭腔隙,腔内含有少量滑液。关节腔内呈负压,对维持关节的稳固有一定作用。

(2)关节的辅助结构

①韧带　是连于相邻两骨之间的致密纤维结缔组织束,有加强关节的稳固或限制其过度运动的作用。位于关节囊外的韧带,称为**囊外韧带**,可与关节囊相贴或不相贴。位于关节囊内的韧带,称为**囊内韧带**,有滑膜包裹,如膝关节内的交叉韧带等。

②关节盘和关节唇　是关节腔两种不同形态的纤维软骨。

A.关节盘　位于两骨的关节面之间,其周缘附着于关节囊,将关节腔分成两部。关节盘多呈圆盘状,中部稍薄,周缘略厚。有的关节盘呈半月形,称关节**半月板**。关节盘可调整关节面,使之更为适配,减少外力对关节的冲击和震荡。此外,分隔而成的两个关节腔,可增加关节运动的形式和范围。

B. 关节唇　是附着于关节窝周缘的纤维软骨环,它可加深关节窝,增大关节面,增加关节的稳固性。

③滑膜襞和滑膜囊　有些关节囊的滑膜表面积大于纤维层,滑膜重叠卷折并突入关节腔形成**滑膜襞**。有时此襞内含脂肪,则形成**滑膜脂垫**。滑膜襞、滑膜脂垫在关节腔内扩大了滑膜的面积,有利于滑液的分泌和吸收。有时滑膜也可从关节囊纤维膜的薄弱或缺损处作囊状膨出,充填于肌腱与骨面之间,形成**滑膜囊**,可减少肌肉活动时与骨面之间的摩擦。

3. 颅骨、颞下颌关节与颅囟

(1) 颅骨的组成　颅骨有23块(中耳的3对听小骨未计入)。以眶上缘、外耳门上缘、枕外隆凸的连线为界,颅分为后上部的脑颅与前下部的面颅。

①脑颅骨　脑颅由8块骨组成。

A. 额骨　位于颅的前上方,分为额鳞、眶部、鼻部三部。**额鳞**内含空腔,称为额窦,开口于鼻腔。**眶部**构成眶上壁。**鼻部**位于两侧眶部之间,与筛骨、鼻骨连结,缺口处为筛切迹。

B. 筛骨　位于两眶之间,参与构成鼻腔上部、鼻腔外侧壁和鼻中隔。筛骨分为筛板、垂直板、筛骨迷路三部。**筛板**是多孔的水平骨板,构成鼻腔的顶。**垂直板**构成骨性鼻中隔上部。**筛骨迷路**位于垂直板两侧,由筛窦构成。迷路内侧壁附有上鼻甲和中鼻甲。迷路外侧壁骨质极薄,构成眶的内侧壁,称为眶板。

C. 蝶骨　位于颅底中央,分为蝶骨体、大翼、小翼、翼突四部。

蝶骨体位于中间部,内含蝶窦,窦分隔为左右两半,分别开口于蝶筛隐窝。体上面呈马鞍状,称为蝶鞍,中央的凹陷称为垂体窝。体部两侧有颈动脉沟,颈内动脉经颈动脉管入颅后行于此沟内。

大翼自蝶骨体两侧伸向上方,分为凹陷的大脑面、前内侧的眶面、外下方的颞面。大翼根部由前内向后外有圆孔、卵圆孔、棘孔,分别通过重要的神经和血管。

小翼从体的前上份发出。小翼与体的交界处有视神经管。小翼与大翼间的裂隙称为眶上裂。

翼突自体与大翼连接处下垂,向后敞开形成内侧板和外侧板。翼突根部呈矢状贯通的细管,称为翼管,向前通入翼腭窝。

D. 颞骨　参与构成颅底、颅腔侧壁,形状不规则,分为鳞部、鼓部、岩部三部。

鳞部位于外耳门前上方,内面有脑回的压迹和脑膜中动脉沟;外面光滑,前下部有前伸的颧突,与颧骨的颞突构成颧弓。颧突根部下面的深窝称为下颌窝。窝前缘的横行突起,称为关节结节。

鼓部位于下颌窝后方,从前、下、后三面围绕外耳道。

岩部呈三棱锥形,有一尖、一底、三面。**尖**指向前内,紧临蝶骨体,**底**与颞鳞、乳突部相接。岩部**前面**朝向颅中窝,中央有弓状隆起,隆起外侧有鼓室盖,近尖端有三叉神经压迹。**后面**中央部可见内耳门,通入内耳道。**下面**凹凸不平,中央有颈动脉管外口,向前通入颈动脉管,此管先垂直上行,继而折向前内,开口于岩部尖端,称为颈动脉管内口。颈动脉管外口后方有颈静脉窝,后外侧的细长骨突称为茎突。岩部后份肥厚的突起称为乳突,内有许多含气小腔隙称乳突小房。茎突根部后方有茎乳孔。

E. 枕骨　位于颅的后下部,呈勺状。前下部有**枕骨大孔**,枕骨借此孔分为四部:前为基底部,后为枕鳞,两侧为侧部。侧部的下方有椭圆形关节面,称为**枕髁**。

F. 顶骨　外隆内凹,呈四边形,居颅顶中部,左右各一。两块顶骨间以矢状缝相连。前方经冠状缝同额骨相连,后方经人字缝与枕骨相连。

②面颅骨　15块面颅骨连结构成眼眶、鼻腔、口腔的骨性支架。

A. 下颌骨　为最大的面颅骨,分为一体两支。

下颌体为弓状板,有上、下两缘及内、外两面。上缘构成牙槽弓,有容纳下牙根的牙槽。下缘为下颌底。内面正中有颏棘,其下外方有二腹肌窝。体外面正中有颏隆凸,其外侧有颏孔。

下颌支为方形骨板。下颌支末端有两个突起,前方的称为冠突,为颞肌附着处,后方的称为髁突,两突之间的凹陷称为下颌切迹。髁突上端的膨大称为下颌头,与下颌窝相关节,头下方较细处称为下颌颈。下颌支后缘与下颌底相交处,称为下颌角。下颌支内面中央有下颌孔。

B. 上颌骨 成对,构成颜面的中央部,可分为1体4突。**上颌体**内含上颌窦,分前面、颞下面(后面)、眶面(上面)及鼻面。前面有眶下孔和尖牙窝。后面中部有牙槽孔。眶面构成眶的下壁,有矢状位的眶下沟,向前下连于眶下管。鼻面构成鼻腔外侧壁,有上颌窦裂孔通上颌窦。**额突**突向上方,接额骨、鼻骨和泪骨。**颧突**伸向外侧,接颧骨。**牙槽突**由体向下伸出,其下缘有牙槽,容纳上颌牙根。**腭突**由体向内水平伸出,于中线与对侧腭突结合,组成骨腭的前份。

C. 舌骨 位于下颌骨下方,分为体、大角、小角。大角和体都可在体表扪到。

D. 腭骨 成对,位于上颌骨腭突与蝶骨翼突之间,分为水平板、垂直板两部。

E. 其他 还包括犁骨、鼻骨、泪骨、下鼻甲、颧骨。

(2)**颅的整体观** 除下颌骨、舌骨外,颅骨借膜和软骨牢固结合成一个整体。

①颅顶面观 顶骨中央最隆凸处,称**顶结节**。额骨与两侧顶骨连结构成**冠状缝**,两侧顶骨连结构成**矢状缝**,两侧顶骨与枕骨连结成**人字缝**。矢状缝后份两侧常有一小孔,称**顶孔**。

②颅后面观 可见人字缝和枕鳞。枕鳞最突出的部分为**枕外隆凸**。隆凸向两侧的弓形骨嵴称为**上项线**,其下方有与之平行的**下项线**。

③颅底内面观 颅底内面凹凸不平,自前向后有颅前窝、颅中窝、颅后窝,窝中有很多孔、裂,多数与颅底外面相通。

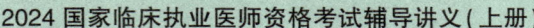

颅底内面观

A. 颅前窝 由额骨眶部、筛骨筛板、蝶骨小翼构成,正中线上有额嵴、盲孔、鸡冠等结构,筛板上有筛孔通鼻腔。

B. 颅中窝 由蝶骨体、蝶骨大翼、颞骨岩部构成。窝中央是蝶骨体,上面有垂体窝,前外侧有视神经管通眶腔,管口外侧有前床突。垂体窝前方是鞍结节,后方是鞍背,其两侧有后床突。垂体窝和鞍背统称蝶鞍,其两侧浅沟为颈动脉沟,沟前端通眶上裂,沟后端有破裂孔。蝶鞍两侧由前内向后外依次有圆孔、卵圆孔、棘孔。脑膜中动脉沟自棘孔走向外上方。弓状隆起与颞鳞之间有鼓室盖,岩部尖端有三叉神经压迹。

C. 颅后窝 由枕骨和颞骨岩部后面构成。窝中央可见枕骨大孔,其前上方有斜坡,前外缘有舌下神经管内口,后上方有枕内隆凸。枕内隆凸向上延续为上矢状窦沟,向下延续为枕内嵴,向两侧延续为横窦沟、乙状窦沟,末端终于颈静脉孔。颞骨岩部后面有内耳门,通入内耳道。

④颅底外面观 颅底外面高低不平,有许多神经、血管通过的孔、裂。自前向后可见:由两侧牙槽突合成的**牙槽弓**,由上颌骨腭突与腭骨水平板构成的**骨腭**。骨腭正中可见**腭中缝**,其前端为**切牙孔**,通入**切牙管**。骨腭近后缘两侧有**腭大孔**。骨腭上方被犁骨分成左、右鼻后孔,其两侧有翼突内侧板。翼突外侧板根部后外方有卵圆孔和棘孔。鼻后孔后方中央可见枕骨大孔,孔前方为枕骨基底部,后方有髁管开口,两侧有**枕髁**,其前外侧有**舌下神经管外口**。枕骨与颞骨岩部交界处有**颈静脉孔**,前方有**颈动脉管外口**,后外侧有**茎突**,其后方有**茎乳孔**。颧弓根部后方有**下颌窝**,与下颌头相关节。下颌窝前缘隆起称为**关节结节**。蝶骨、枕骨基底部和颞骨岩部会合围成**破裂孔**。

⑤颅的侧面观 由额骨、蝶骨、顶骨、颞骨、枕骨构成,也可见面颅的颧骨和上、下颌骨。侧面中部有外耳门,其后方为乳突,前方为颧弓。颧弓将颅侧面分为上方的颞窝和下方的颞下窝。

A. 颞窝 前下部较薄,由额骨、顶骨、颞骨、蝶骨汇合成翼点,此处最为薄弱,其内面有脑膜中动脉前支通过。骨折时易伤及该动脉,形成硬膜外血肿。

B. 颞下窝 容纳咀嚼肌、血管、神经。前壁为上颌骨体、颧骨,内壁为翼突外侧板,外壁为下颌支,下壁与后壁缺如。颞下窝向上通颞窝,借卵圆孔、棘孔通颅中窝,向前借眶下裂通眶,向内借翼上颌裂通翼腭窝。

C. 翼腭窝 有重要血管、神经通过。此窝向外通颞下窝,向前借眶下裂通眶,向内借腭骨与蝶骨围成的蝶腭孔通鼻腔,向后借圆孔通颅中窝,借翼管通颅底外面,向下移行于腭大管,继而经腭大孔通口腔。源于口鼻腔、眶内、颅中窝、颞下窝、鼻旁窦的病变均可能蔓延至此窝。

⑥颅的前面观 可见额骨和面颅诸骨,面部中央为梨状孔,向后通鼻腔。孔的外上方为眶,下方为上、下颌骨围成的骨性口腔。分为额区、眶、骨性鼻腔、骨性口腔。

A. 额区 为眶以上的部分,由额鳞组成。两侧可见隆起的额结节,结节下方有眉弓。左右眉弓间的平坦部,称为眉间。眉弓与眉间都是重要的体表标志。

B. 眶 容纳眼球及其附属结构,有一尖、一底、四壁。尖指向后内,有视神经管口通入颅中窝。底,即眶口,略呈四边形,眶上缘有眶上孔或眶上切迹,眶下缘有眶下孔。上壁由额骨眶部、蝶骨小翼构成,与颅前窝相邻,前外侧有泪腺窝,容纳泪腺。下壁由上颌骨构成,与外侧壁交界处有眶下裂,向后通入颞下窝、翼腭窝,向前经眶下沟通眶下孔。内侧壁由上颌骨额突、泪骨、筛骨眶板、蝶骨体组成,与筛窦、鼻腔相邻,其前下方有泪囊窝,此窝向下经鼻泪管通鼻腔。外侧壁由颧骨、蝶骨大翼构成,与上壁交界处有眶上裂,向后通入颅中窝。眶下壁和内侧壁骨质较薄弱,是眼眶骨折的好发部位。

C. 骨性鼻腔 位于面颅中央,介于两眶和上颌骨之间,由犁骨和筛骨垂直板构成的骨性鼻中隔,将其分为左、右两半,有一顶、一底和内外侧两壁。鼻腔顶主要由筛骨筛板组成,有筛孔通颅前窝。筛板薄而脆,外伤时易骨折,为鼻部手术的危险区。鼻腔底为骨腭,前端有切牙管通口腔。内侧壁是骨性鼻中隔。外侧壁有上鼻甲、中鼻甲、下鼻甲;上鼻甲后方有蝶筛隐窝,中鼻甲后方有蝶腭孔通翼腭窝,下鼻甲后方有咽鼓管咽口。上、中、下鼻甲下方分别是上鼻道、中鼻道、下鼻道。中鼻道外侧壁可见筛泡,筛泡与钩突之间有半月裂孔。鼻腔前方开口是梨状孔,后方开口是鼻后孔,通咽腔。

D. 鼻旁窦 是额骨、上颌骨、蝶骨、筛骨内的骨腔,开口于鼻腔。具有发音共鸣、减轻颅骨重量的作用。

额窦位于眉弓深面,左右各一,开口于中鼻道。

筛窦又称筛骨迷路,分前、中、后三群,前群和中群开口于中鼻道,后群开口于上鼻道。

蝶窦位于蝶骨体内,向前开口于蝶筛隐窝。

上颌窦最大,位于上颌骨体内。窦顶为眶下壁;窦底为上颌骨牙槽突,与第1、2磨牙及第2前磨牙紧邻;前壁有尖牙窝,骨质最薄;内侧壁是鼻腔外侧壁,上颌窦开口于中鼻道半月裂孔,窦口高于窦底,故窦内积液时直立位不易引流。

E. 骨性口腔 由上颌骨、腭骨、下颌骨围成。顶是骨腭,前方正中有切牙孔,后方两侧有腭大孔、腭小孔。前壁、外侧壁由上、下颌骨牙槽部及牙围成,向后通咽,底由软组织封闭。

(3) 颞下颌关节(下颌关节)

①构成 颞下颌关节由下颌骨的下颌头、颞骨的下颌窝、关节结节构成。

②特点 其关节表面覆盖的是纤维软骨。关节囊松弛,内有关节盘,关节盘的周缘与关节囊相连,将关节腔分为上、下两部分。关节囊的前份较薄弱,下颌关节易向前脱位。

③功能 颞下颌关节属于联合关节,两侧必须同时运动。下颌骨可作上提、下降、前进、后退、侧方运动。其中,下颌骨的上提、下降运动发生在下关节腔;前进、后退运动发生在上关节腔;侧方运动是一侧下颌头对关节盘作旋转运动,而对侧的下颌头和关节盘一起对关节窝作前进运动。张口是下颌骨下降伴前进运动,闭口是下颌骨上提伴后退运动。

(4) 颅囟 新生儿颅顶骨尚未完全发育,骨缝间充满纤维组织膜,颅顶骨之间连接处的间隙称为颅囟。

①前囟 最大,呈菱形,位于矢状缝与冠状缝连接处,生后1~2岁时闭合。

②后囟 呈三角形,位于矢状缝与人字缝会合处,在生后不久闭合。

③蝶囟 位于顶骨前下角,在生后不久闭合。

④乳突囟 位于顶骨后下角,在生后不久闭合。

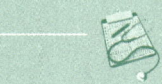

颅囟

4. 椎骨与脊柱

(1) 椎骨的一般形态 椎骨由前方的椎体和后方的椎弓组成。

①椎体　是椎骨负重的主要部分，内部充满松质，表面的密质较薄，上、下面粗糙，借椎间盘与邻近椎骨相接。椎体后面与椎弓共同围成**椎孔**。各椎孔上下贯通，构成容纳脊髓的**椎管**。

②椎弓　为弓形骨板，其紧连椎体的缩窄部分称为**椎弓根**，根的上、下缘分别称为椎上、下切迹。相邻椎骨的上、下切迹共同围成**椎间孔**，有脊神经和血管通过。椎弓根向后内扩展变宽，称为**椎弓板**。由椎弓发出7个突起，即1个**棘突**，1对**横突**，2对**关节突**。棘突尖端可在体表扪及，相邻关节突构成关节突关节。

（2）各部椎骨的主要形态特征

①颈椎　椎体较小，横断面呈椭圆形。上、下关节突的关节面呈水平位。第3～7颈椎体上面侧缘向上突起，称为**椎体钩**。椎体钩与上位椎体下面的两侧唇缘相接，形成**钩椎关节**（Luschka 关节）。如椎体钩过度增生肥大，可导致椎间孔狭窄，压迫脊神经，产生颈椎病的症状和体征。颈椎椎孔较大，呈三角形。横突有孔，称**横突孔**，有椎动脉（穿1～6横突孔）、椎静脉通过。第6颈椎横突末端前方有明显的隆起，称为颈动脉结节，有颈总动脉经其前方。当头部出血时，用手指将颈总动脉压于此结节，可暂时止血。第2～6颈椎的棘突较短，末端分叉。

A. 第1颈椎　又称寰椎，呈环状，无椎体、棘突和关节突，由前弓、后弓、侧块组成。前弓较短，后面正中有**齿突凹**，与枢椎的齿突相关节。侧块连接前后两弓，上面各有一椭圆形关节面，与枕髁相关节。下面有圆形关节面与枢椎上关节面相关节。

B. 第2颈椎　又称枢椎，椎体向上伸出**齿突**，与寰椎齿突凹相关节。

C. 第7颈椎　又称隆椎，棘突长，末端不分叉，活体易于触及，常作为计数椎骨序数的标志。

②胸椎　在椎体两侧面后份的上缘和下缘处，有半圆形浅凹，称为上、下肋凹，与肋头相关节。在横突末端前面，有横突肋凹与肋结节相关节。关节突的关节面呈冠状位，上关节突关节面朝向后，下关节突关节面则朝向前。棘突较长，向后下方倾斜，各相邻棘突呈叠瓦状排列。

③腰椎　椎体粗壮，横断面呈肾形。椎孔呈卵圆形或三角形。上、下关节突粗大，关节面几呈矢状位。棘突宽短呈板状，水平伸向后方。各棘突的间隙较宽，临床上可于此作腰椎穿刺术。

④骶骨　由5块骶椎融合而成，呈三角形，底向上，尖朝下，盆面（前面）凹陷，上缘中份向前隆凸，称为**岬**。盆面中部可见4条横线，是椎体融合的痕迹。横线两端有4对骶前孔。背面粗糙隆凸，正中线处为骶正中嵴，嵴外侧有4对骶后孔。骶前孔、骶后孔分别有骶神经前、后支通过。骶管上通椎管，下端的裂孔称为**骶管裂孔**，裂孔两侧有向下突出的**骶角**，是骶管麻醉的常用标志。骶骨外侧部上宽下窄，上份有耳状面与髂骨的耳状面构成骶髂关节。骶骨参与构成骨盆后壁，上连第5腰椎，下接尾骨。

⑤尾骨　由3～4块退化的尾椎融合而成。上接骶骨，下端游离为尾骨尖。

（3）**椎骨的连结**　各椎骨之间借韧带、软骨、滑膜关节相连，可分为椎间连结和椎弓间连结。

①椎体间连结　椎体之间借助椎间盘、前纵韧带、后纵韧带相连。

A. 椎间盘　是连结相邻两个椎体的纤维软骨盘，由髓核、纤维环构成。**髓核**位于中央，是柔软而富有弹性的胶状物质。**纤维环**位于周边，由多层纤维软骨环按同心圆排列而成，富于坚韧性，牢固连结各椎体上、下面，保护髓核并限制髓核向周围膨出。椎间盘具有"弹性垫"样作用，可缓冲外力对脊柱的震动，也可增加脊柱的运动幅度。颈部、腰部椎间盘较厚，所以颈椎、腰椎活动度较大。当纤维环破裂后，髓核容易向后外侧脱出，突入椎管或椎间孔，压迫相邻的脊髓或神经根引起牵涉性痛，临床上称为椎间盘突出症。

B. 前纵韧带　是椎体前面延伸的一束坚固的纤维束，宽而坚韧，上自枕骨大孔前缘，下达第1或第2骶椎椎体。其纵行纤维牢固地附着于椎体和椎间盘，有防止脊柱过度后伸、椎间盘向前脱出的作用。

C. 后纵韧带　位于椎管内椎体的后面，窄而坚韧。起自枢椎，止于骶骨。与椎间盘纤维环、椎体上下缘紧密连结，而与椎体结合较为疏松，可限制脊柱过度前屈。

②椎弓间连结　包括椎弓板、棘突、横突间的韧带连结、上下关节突间的滑膜关节连结。

A. 黄韧带　位于椎管内，是连结相邻两椎弓板间的韧带。黄韧带协助围成椎管，可限制脊柱过度前屈。

B. 棘间韧带　是连结相邻棘突之间的薄层纤维，向前连黄韧带，向后连棘上韧带，可限制脊柱前屈。

C. 棘上韧带　是连结胸、腰、骶椎各棘突尖之间的纵行韧带,可限制脊柱前屈。

D. 项韧带　是颈椎棘上韧带、棘突间韧带向下的延续,向上附着于枕外隆凸和枕外嵴,向下至第7颈椎棘突,供颈部肌肉附着。

E. 横突间韧带　是相邻椎骨横突间的纤维索,部分与横突间肌混合。

F. 关节突关节　由相邻椎骨的上、下关节突关节面构成,属于平面关节,只能作轻微滑动。

③寰椎与枕骨及枢椎的关节　包括寰枕关节、寰枢关节等。

A. 寰枕关节　为两侧枕髁与寰椎侧块的上关节凹构成的联合关节。两侧关节同时活动,可使头作俯仰、侧屈运动。

B. 寰枢关节　包括3个滑膜关节,2个在寰椎侧块,1个在正中复合体,分别称寰枢外侧关节、寰枢正中关节。

(4)脊柱　由24块椎骨、1块骶骨、1块尾骨连接而成,构成人体的中轴,上承载颅,下连肢带骨。

①脊柱的整体观　脊柱的功能是支持躯干和保护脊髓。成年男性脊柱长约70cm,女性约为60cm。

A. 前面观　椎体自上而下随负重增加而逐渐加宽,到第2骶椎为最宽。自骶骨耳状面以下,由于重力经髂骨传到下肢骨,椎体已无承重意义,体积也逐渐缩小。

B. 后面观　所有椎骨棘突连贯形成纵嵴,位于背部正中线上。颈椎棘突短而分叉,近水平位;胸椎棘突细长,呈叠瓦状。腰椎棘突呈板状,水平伸向后方,棘突间隙较大,利于腰椎穿刺。

C. 侧面观　成人脊柱有4个生理弯曲,其中,**颈曲**、**腰曲**凸向前,**胸曲**、**骶曲**凸向后。脊柱的生理弯曲增大了脊柱的弹性,有利于维持人体重心稳定、减轻震荡、扩大胸腔和盆腔的容积。

②脊柱的运动　脊柱的运动在相邻的两个椎骨之间是有限的,但整个脊柱的活动范围较大,可作屈、伸、侧屈、旋转、环转运动。由于颈椎、腰椎运动灵活,故损伤较多见。

A. 颈椎　颈椎关节突的关节面略呈水平位,关节囊松弛,椎间盘较厚,故屈伸、旋转运动的幅度较大。

B. 胸椎　胸椎与肋骨相连,椎间盘较薄,关节突的关节面呈冠状位,棘突呈叠瓦状,限制了胸椎的运动,故活动范围较小。

C. 腰椎　腰椎的椎间盘最厚,屈伸运动灵活,关节突的关节面几乎呈矢状位,限制了旋转运动。

5. 胸廓的构成和胸骨角

(1)胸廓的构成　胸廓由12块胸椎、12对肋、1块胸骨和它们之间的连结共同构成。胸廓上窄下宽,前后扁平。构成胸廓的主要关节有肋椎关节和胸肋关节。

①胸骨　胸骨位于胸前壁正中,前凸后凹,自上而下分为柄、体、剑突三部分。

A. 胸骨柄　上缘中份为**颈静脉切迹**,两侧有锁切迹与锁骨连结。胸骨柄外侧缘上份接第1肋软骨。

B. 胸骨体　呈长方形,外侧缘连接第2~7肋软骨。

C. 剑突　扁而薄,形状变化较大,下端游离。

②肋　肋由肋骨与肋软骨组成,共12对。第1~7对肋前端直接与胸骨连结,称为**真肋**。第8~10对肋不直接与胸骨相连,称为**假肋**。肋前端借肋软骨与上位肋软骨连结,形成**肋弓**。第11~12对肋前端游离于腹壁肌层中,称为**浮肋**。

A. 肋骨　属于扁骨,分为体和前、后两端。后端膨大,称为**肋头**,有关节面与胸椎上、下肋凹相关节。肋头外侧稍细,称为**肋颈**。颈外侧的粗糙突起,称为**肋结节**。肋体分内、外两面和上、下两缘。内面近下缘处有**肋沟**,肋间神经和血管走行其中。体的后份急转处称为**肋角**。第1肋骨扁宽而短,分上、下面和内、外缘,无肋角和肋沟;内缘前份有前斜角肌结节,为前斜角肌附着处;其前、后方分别有锁骨下静脉、锁骨下动脉经过的压迹。第2肋骨为过渡型。第11、12肋骨无肋结节、肋颈、肋角。

B. 肋软骨　位于各肋骨前端,由透明软骨构成,终生不骨化。

③肋椎关节　包括肋头关节、肋横突关节,这两个关节在功能上是联合关节,可使肋上升或下降,以增加或缩小胸廓的前后径和横径,从而改变胸腔的容积,有助于呼吸。

④胸肋关节　由第2~7肋软骨与胸骨相应的肋切迹构成，属于微动关节。第1肋与胸骨柄之间是软骨结合，是一种特殊的不动关节。第8~10肋软骨的前端不直接与胸骨相连，而依次与上位肋软骨形成软骨连结，因此，在两侧各形成一个肋弓。第11、12肋的前端游离于腹壁肌肉之中。

（2）**胸廓的整体观**　成人胸廓近似圆锥形，容纳胸腔脏器。胸廓有上、下两口，前、后、外侧三壁。

①上口　胸廓上口较小，由胸骨柄上缘、第1肋、第1胸椎椎体围成，是胸腔与颈部的通道。

②下口　胸廓下口宽而不整，由第12胸椎、第11及12对肋前端、肋弓、剑突围成，由膈肌封闭胸腔底。

③前壁　胸廓前壁最短，由胸骨、肋软骨、肋骨前端构成。

④后壁　胸廓后壁较长，由胸椎、肋角内侧的部分肋骨构成。

⑤外侧壁　胸廓外侧壁最长，由肋骨体构成。

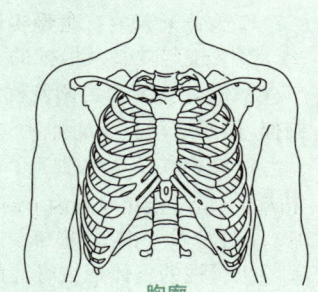
胸廓

相邻两肋之间称为**肋间隙**。两侧肋弓构成向下开放的**胸骨下角**。剑突可将胸骨下角分成左、右剑肋角。

（3）**胸廓的运动**　胸廓主要参与呼吸运动。吸气时，在肌的作用下，肋的前部抬高，胸骨上升，胸廓横径、前后径增大，胸廓容积增大。呼气时，肋下降，胸廓容积减小。胸廓容积的变化，促成了肺呼吸。佝偻病儿童胸廓前后径增大，形成鸡胸。COPD病人胸廓各径均增大，形成桶状胸。

（4）**胸骨角**　胸骨柄与胸骨体连接处微向前突，称为**胸骨角**，两侧平对第2肋，是计数肋的重要标志。胸骨角部位相当于左、右主支气管分叉处、主动脉弓下缘水平、心房上缘、上下纵隔交界部。胸骨角向后平对第4胸椎下缘。

【例2】胸骨角两侧平对的结构是
A. 第1肋　　　　　　B. 第2肋　　　　　　C. 第3肋
D. 第4肋　　　　　　E. 第5肋

6. 骨盆

（1）**骨盆的构成**　骨盆由左右髋骨和骶骨、尾骨及其间的骨连结构成。人体直立时，骨盆向前倾斜，两侧髂前上棘与两耻骨结节位于同一冠状面内，此时，尾骨尖与耻骨联合上缘位于同一水平面上。

（2）**骨盆的区分**　骨盆可由骶骨岬向两侧经弓状线、耻骨梳、耻骨结节至耻骨联合上缘构成的环形界限，分为上方的**大骨盆**（假骨盆）和下方的**小骨盆**（真骨盆）。

①大骨盆　由分界线上方的髂骨翼和骶骨构成。由于骨盆向前倾斜状，故大骨盆几乎没有前壁。

②小骨盆　是大骨盆向下延伸的骨性狭窄部，可分为骨盆上口、骨盆下口和骨盆腔。

A. 骨盆上口　由上述界线围成，呈圆形或卵圆形。

B. 骨盆下口　由尾骨尖、骶结节韧带、坐骨结节、坐骨支、耻骨支、耻骨联合下缘围成，呈菱形。两侧坐骨支与耻骨下支连成**耻骨弓**，它们之间的夹角称为**耻骨下角**。

C. 骨盆腔　骨盆上口与骨盆下口之间的腔，称为骨盆腔，是胎儿娩出的产道。

（3）**骨盆的性别差异**　骨盆的性别差异在人的全身骨骼中最为明显。骨盆的性别差异与其功能有关。虽然骨盆的主要功能是运动，但女性骨盆还要适应分娩的需要。

（4）**女性骨盆的类型**　女性骨盆外形短而宽，骨盆上口近似圆形，较宽大，骨盆下口和耻骨下角较大，女性耻骨下角可达90°~100°，男性则为70°~75°。

7. 上肢骨及其连结

（1）**肩胛骨**　贴于胸廓后外面，介于第2~7肋之间。可分为二面、三缘、三个角。

①二面　腹侧面（肋面）与胸廓相对，称为**肩胛下窝**。背侧面有**肩胛冈**。肩胛冈向外延伸的突起，称为**肩峰**，与锁骨外侧端相接。肩胛冈上、下方的窝，分别称为**冈上窝、冈下窝**。

②三缘　上缘外侧有肩胛切迹，更外侧的指状突起称为**喙突**。内侧缘为**脊柱缘**。外侧缘为**腋缘**。

③三个角 **上角**为上缘与脊柱缘会合处,平对第2肋。**下角**为脊柱缘与腋缘会合处,平对第7肋或第7肋间隙,为计数肋的标志。**外侧角**为腋缘与上缘会合处,外侧为关节盂,与肱骨头相关节。关节盂上、下方的粗隆,分别称为盂上结节、盂下结节。肩胛冈、肩峰、肩胛下角、内侧缘、喙突均可在体表扪到。

(2)**肱骨** 为上肢最大的管状骨,分为肱骨体及上、下两端。

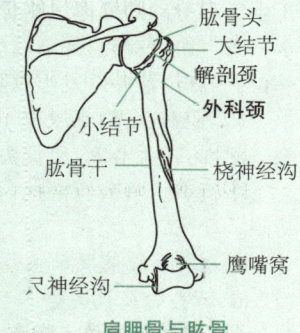

肩胛骨与肱骨

①肱骨上端 有**肱骨头**,与肩胛骨的关节盂相关节。头周围的环状浅沟,称为**解剖颈**。肱骨头外侧有大结节,前方有小结节,大、小结节分别向下延伸为大结节嵴、小结节嵴。两结节之间的纵沟为结节间沟。上端与肱骨体交界处稍细,称为**外科颈**,是骨折的好发部位。

②肱骨体 上半部呈圆柱形,下半部呈三棱柱形。中部外侧面有三角肌粗隆。后面中部可见自内上斜向外下的浅沟,称为**桡神经沟**,桡神经和肱深动脉沿此沟经过,肱骨中部骨折易损伤桡神经。内侧缘近中点处有滋养孔。

③肱骨下端 外侧部前面有**肱骨小头**,与桡骨相关节。内侧部有**肱骨滑车**,与尺骨形成关节。肱骨滑车前上方可见**冠突窝**。肱骨小头前上方为**桡窝**。滑车后上方为**鹰嘴窝**。肱骨小头外侧有**外上髁**,肱骨滑车内侧有**内上髁**。内上髁后方的浅沟,称为**尺神经沟**,尺神经由此通过。肱骨内、外上髁稍上方容易发生肱骨髁上骨折。肱骨大结节和内、外上髁都可在体表扪到。

(3)**尺骨** 居前臂内侧,分一体两端。

①尺骨上端 粗大,前面有**滑车切迹**,与肱骨滑车相关节。切迹后上方为**鹰嘴**,前下方为**冠突**。冠突外侧面有**桡切迹**,与桡骨头相关节。冠突下方为**尺骨粗隆**。

②尺骨体 上段粗,下段细,外缘锐利,为骨间缘,与桡骨骨间缘相对。

③尺骨下端 为尺骨头,其前、外、后有环状关节面与桡骨的尺切迹相关节;下面光滑,借三角形的关节盘与腕骨分隔。头后内侧为**尺骨茎突**。生理情况下,尺骨茎突较桡骨茎突高约1cm。鹰嘴、后缘全长、尺骨头、茎突均可在体表扪到。

(4)**桡骨** 居前臂外侧,分为一体两端。

①桡骨上端 为**桡骨头**,头上面的关节凹与肱骨小头相关节,其周围的环状关节面与尺骨相关节。头下方变细,称为**桡骨颈**。颈的内下侧为**桡骨粗隆**。

②桡骨体 呈三棱柱形,内侧缘为骨间缘,与尺骨的骨间缘相对。外侧面的粗糙面为旋前圆肌粗隆。

③桡骨下端 前凹后凸,外侧向下突出,称为**茎突**。下端内面有关节面,称为**尺切迹**,与尺骨头相关节。下面有腕关节面与腕骨相关节。体表可扪到桡骨茎突、桡骨头。

(5)**肩关节** 肩关节也称**盂肱关节**,由肱骨头、肩胛骨关节盂构成。

①特点 肱骨头较大,关节盂浅而小,虽然关节盂周缘有纤维软骨构成的**盂唇**来加深关节窝,仍仅能容纳关节头的1/4～1/3。肩关节的这种结构特点增加了运动幅度,但也减少了关节的稳固,因此,关节周围的肌肉、韧带对其稳固性起了重要作用。肩关节囊薄而松弛,关节囊的滑膜层膨出形成滑液鞘或滑膜囊,以利于肌腱的活动。肱二头肌长头腱就在结节间滑液鞘内穿过关节。关节囊的上壁有**喙肱韧带**加强;前壁、后壁有数条肌腱加强;下壁最为薄弱,故肩关节脱位常发生于前下方。

②功能 肩关节是全身最灵活的关节,可作三轴运动,即冠状轴上的屈和伸,矢状轴上的收和展,垂直轴上旋内、旋外及环转运动。臂外展40°～60°,继续抬高至180°时,常伴随胸锁关节、肩锁关节的运动及肩胛骨的旋转运动。

(6)**肘关节** 由肱骨下端、尺骨和桡骨上端构成,包括肱尺关节、肱桡关节、桡尺近侧关节。

①特点 上述3个关节包在1个关节囊内,肘关节囊前、后壁薄而松弛,两侧壁厚而紧张,并有韧带加强。囊的后壁最为薄弱,故常见桡、尺两骨向后脱位,移向肱骨的后上方。桡骨环状韧带与尺骨桡切迹共同构成一个上口大、下口小的骨纤维环来容纳桡骨头,防止桡骨头脱位。幼儿4岁以前,桡骨头尚未完

全发育,环状韧带松弛,在肘关节伸直位用力牵拉前臂时,常发生桡骨小头半脱位。

②功能 肘关节的运动以肱尺关节为主,允许作屈、伸运动,尺骨可在肱骨滑车上运动,桡骨头可在肱骨小头上运动。因肱骨滑车的内侧缘更为向前下突出,超过外侧缘约6mm,可使关节的运动轴斜向下外,当伸前臂时,前臂偏向外侧,与上臂形成约163°的**提携角**。肘关节的提携角增加了其运动幅度,有利于生活和劳动的操作。肱骨内上髁、肱骨外上髁、尺骨鹰嘴都易在体表扪及。当肘关节伸直时,此三点位于一条直线上;当肘关节屈至90°时,此三点的连线构成一尖端朝下的等腰三角形。肘关节脱位时,鹰嘴移位,三点位置关系发生改变。而肱骨髁上骨折时,三点位置关系不变。

(7)**桡腕关节(腕关节)** 桡腕关节也称腕关节,由手的舟骨、月骨、三角骨的近侧关节面作为关节头,桡骨的腕关节面、尺骨头下方的关节盘作为关节窝而构成。

①特点 关节囊松弛,关节的前、后、两侧均有韧带加强,其中掌侧韧带最为坚韧,所以腕的后伸运动受限。

②功能 桡腕关节可作屈、伸、展、收、环转运动。

8. 下肢骨及其连结

(1)**髋骨** 髋骨由髂骨、坐骨、耻骨组成,三骨会合于髋臼,16岁左右完全融合。

①髂骨 构成髋骨的上部,分为髂骨体和髂骨翼。髂骨体构成髋臼的上2/5。髂骨翼上缘形成**髂嵴**。两侧髂嵴最高点的连线约平第4腰椎棘突,是计数椎骨的标志。髂嵴前端为**髂前上棘**,髂嵴后端为**髂后上棘**。髂前上棘后方5~7cm处,为**髂结节**。髂前上棘、髂后上棘的下方分别有**髂前下棘**、**髂后下棘**。髂后下棘的下方有**坐骨大切迹**。髂骨翼内面的浅窝,称为**髂窝**,为大骨盆侧壁。髂窝下界为**弓状线**。髂骨翼后下方为粗糙的耳状面,与骶骨耳状面相关节。耳状面上方有**髂粗隆**,借韧带与骶骨相连。髂骨翼外面为**臀面**,有臀肌附着。

②坐骨 分坐骨体和坐骨支。坐骨体组成髋臼的后下2/5,其后缘有**坐骨棘**,坐骨棘下方为**坐骨小切迹**。坐骨棘与髂后下棘之间为**坐骨大切迹**。坐骨支末端与耻骨下支结合,坐骨体与坐骨支移行处有**坐骨结节**,是坐位时体重的承受点,为坐骨最低部,可在体表扪到。

③耻骨 分为体和上、下两支。耻骨体组成髋臼的前下1/5。耻骨体与髂骨体的结合处有**髂耻隆起**,向前内伸出**耻骨上支**,其末端形成**耻骨下支**。耻骨上支上缘是**耻骨梳**,向后移行于**弓状线**,向前终止于**耻骨结节**。耻骨结节上缘是**耻骨嵴**。耻骨上、下支相互移行处内侧是耻骨联合面,两侧联合面借纤维软骨相接,构成**耻骨联合**。耻骨与坐骨围成**闭孔**。耻骨结节、耻骨嵴、耻骨联合都是重要的体表标志。

④髋臼 由髂骨、坐骨、耻骨的体合成。窝内半月形的关节面为**月状面**,窝中央的凹陷部分为**髋臼窝**。

(2)**股骨** 是人体最长最结实的长骨,分一体两端。

①股骨上端 上端有股骨头与髋臼相关节。头中央有股骨头凹,头下外侧的狭细部为股骨颈。股骨颈与股骨体的夹角称为颈干角。颈与体连接处上外侧为大转子,内下方为小转子,有肌附着。大、小转子间,前面有转子间线,后面有转子间嵴。大转子是重要的体表标志,可在体表扪及。

②股骨体 上段呈圆柱形,中段呈三棱柱形,下段前后略扁。股骨体后面有纵行骨嵴,称为**粗线**。粗线上端分叉,向外延续于粗糙的**臀肌粗隆**,向上内侧延续为**耻骨肌线**。粗线下端分为内、外两线,两线间的骨面为**腘面**。粗线中点附近有滋养孔。

③股骨下端 有内侧髁和外侧髁。两髁前方的关节面彼此相连,形成**髌面**,与髌骨相接。两髁后份之间为**髁间窝**。两髁侧面为内上髁和外上髁。内上髁上方是**收肌结节**,为内收肌腱附着处。它们均为体表可扪及的重要标志。

(3)**胫骨** 居小腿内侧,为小腿主要承重骨。分一体两端。

①胫骨上端 上端膨大,形成**内侧髁**和**外侧髁**。两髁上面各有关节面,与股骨髁相关节。两上关节面之间有**髁间隆起**。外侧髁后下方有**腓关节面**与腓骨头相关节。上端前面的隆起,称为**胫骨粗隆**。内、外侧髁和胫骨粗隆于体表均可扪及。

②胫骨体　呈三棱柱形,胫骨体前缘和内侧面直接位于皮下,外侧缘是**骨间缘**,后面上份有**比目鱼肌线**。胫骨体上、中 1/3 交界处,有向上开口的滋养孔。

③胫骨下端　内下方有**内踝**。下端的下面和内踝的外侧面有关节面与距骨相关节。下端的外侧面有**腓切迹**与腓骨相接。内踝可在体表扪及。

(4)**腓骨**　位于胫骨外后方,分为一体两端。上端是**腓骨头**,有腓骨头关节面与胫骨相关节。头下方缩窄,称为**腓骨颈**。体内侧缘锐利,称为骨间缘,有小腿骨间膜附着。下端膨大,形成**外踝**,其内侧有外踝关节面,与距骨相关节。腓骨头和外踝均可在体表扪及。

(5)**髋关节**　髋关节由髋臼、股骨头构成,属于多轴的球窝关节。

①特点　髋臼有**髋臼唇**增加其深度。髋臼切迹被**髋臼横韧带**封闭,使半月形的髋臼关节面扩大为环形,以紧抱股骨头,加大稳固性。髋臼窝内充填有脂肪组织。髋关节的关节囊坚韧致密,周围有髂股韧带、股骨头韧带、耻股韧带、坐股韧带、轮匝带等多条韧带加强。关节内的股骨头韧带被滑膜包裹,连结股骨头凹和髋臼横韧带,内含营养股骨头的血管。

②功能　髋关节可作三轴运动,即屈、伸、展、收、旋内、旋外、环转运动。由于股骨头深藏于髋臼窝中,关节囊相对紧张而坚韧,又受多条韧带限制,其运动幅度远不如肩关节。髋关节具有较大的稳固性,以适应其承重和行走的功能。髋关节囊的后下部相对薄弱,脱位时,股骨头易向下方脱出。

(6)**膝关节**　膝关节由股骨下端、胫骨上端、髌骨构成,是人体最大最复杂的关节。

①韧带　膝关节关节囊薄而松弛,附着于各关节面周缘,周围有韧带加固,以增加关节稳定性。

	起自	止于	特点
髌韧带	髌骨下端	胫骨粗隆	为股四头肌肌腱的延续
腓侧副韧带	股骨外上髁	腓骨头	伸膝时紧张,屈膝时松弛 与外侧半月板不直接相连
胫侧副韧带	股骨内上髁	胫骨内侧髁	伸膝时紧张,屈膝时松弛 与内侧半月板紧密结合
腘斜韧带	胫骨内侧髁	股骨外上髁	可防止膝关节过伸
前交叉韧带	胫骨髁间隆起的前方内侧	股骨外侧髁的内侧	伸膝时最紧张,防止胫骨前移
后交叉韧带	胫骨髁间隆起的后方	股骨内侧髁外侧面	屈膝时最紧张,防止胫骨后移

②半月板　是垫在股骨内、外侧髁与胫骨内、外侧髁关节面之间的两块半月形纤维软骨板,分别称为内侧半月板和外侧半月板。半月板使关节面更适合缓冲压力、吸收震荡;半月板增加了关节窝深度,可连同股骨髁一起对胫骨作旋转运动。半月板位置随膝关节运动而改变,急剧伸小腿强力旋转时,半月板尚未来得及前滑,可被膝关节上、下关节面挤压而破裂。由于内侧半月板与胫侧副韧带紧密相连,因此损伤机会较多。

A.内侧半月板　较大,呈 C 形,前端窄后份宽,外缘与关节囊及胫侧副韧带紧密相连。

B.外侧半月板　较小,近似 O 形,外缘与关节囊相连。

③功能　膝关节可作屈、伸、旋转运动。膝关节位置表浅,在前、内、外侧方向没有重要神经、血管,最适合使用关节镜。

(7)**距小腿关节**　距小腿关节也称踝关节,由胫骨和腓骨下端、距骨滑车构成。

①韧带　关节囊附着于各关节面的周围,囊的前、后壁薄而松弛,两侧有韧带增厚加强。

A.内侧韧带　为坚韧的三角形纤维索,起自内踝尖,向下呈扇形展开,止于足舟骨、距骨和跟骨。

B.外侧韧带　由不连续的 3 条独立的韧带组成,前为**距腓前韧带**,中为**跟腓韧带**,后为**距腓后韧带**。3 条韧带均起自外踝,分别向前、向下、向后止于距骨与跟骨,均较薄弱。

②功能 踝关节能作背屈(伸)和跖屈(屈)运动。距骨滑车前宽后窄,当背屈时,较宽的滑车前部嵌入关节窝内,踝关节较稳定。当跖屈时,由于较窄的滑车后部进入关节窝内,足能作较轻微的侧方运动,关节不够稳定,故踝关节扭伤多发生在跖屈(如下山、下坡、下楼梯)的情况下。

【例3】位于髋关节囊内的韧带是
　　A. 髂股韧带　　　　　　B. 股骨头韧带　　　　　　C. 坐股韧带
　　D. 髋骨固有韧带　　　　E. 耻股韧带(2022)

【例4】踝关节稳定性差,易于发生扭伤的体位是
　　A. 跖屈位　　　　　　　B. 背屈位　　　　　　　　C. 内翻位
　　D. 外翻位　　　　　　　E. 中立位(2022)

【例5】踝关节最薄弱的韧带是
　　A. 胫腓前韧带　　　　　B. 胫腓后韧带　　　　　　C. 外侧韧带
　　D. 内侧韧带　　　　　　E. 足底长韧带(2021)

二、肌学

1. 咀嚼肌、面肌与颅顶的层次结构

(1)**咀嚼肌** 咀嚼肌包括咬肌、颞肌、翼内肌、翼外肌,配布于颞下颌关节周围,参与咀嚼运动。

	起自	止于	功能
咬肌	颧弓的下缘和内面	咬肌粗隆	收缩时上提下颌骨,同时向前牵引下颌骨
颞肌	颞窝	下颌骨的冠突	收缩时上提下颌骨,同时向后牵引下颌骨
翼内肌	翼突窝	下颌骨内面翼肌粗隆	收缩时上提下颌骨,并使其向前运动
翼外肌	蝶骨大翼下面、翼突外侧面	下颌颈	两侧收缩作张口运动,一侧收缩下颌移向对侧

(2)**面肌** 面肌位置浅表,大多起自颅骨的不同部位,止于面部皮肤,主要分布于面部口、眼、鼻等孔裂周围,可分为环形肌和辐射肌两种,有闭合或开大上述孔裂的作用,同时牵动面部皮肤显示喜、怒、哀、乐等各种表情,故面肌又称表情肌。

①颅顶肌 为颅顶部阔而薄的肌,如左、右各一的枕额肌。

②眼轮匝肌 位于眼裂周围,分为眶部、睑部和泪囊部。睑部纤维收缩时可眨眼,与眶部纤维共同收缩使眼裂闭合。泪囊部纤维收缩可扩大泪囊,使囊内产生负压,以利泪液引流。

③口周围肌 包括环形肌和辐射状肌。环形肌也称口轮匝肌,收缩时闭口,并使上、下唇与牙贴紧。辐射状肌能上提上唇、降下唇或拉口角向上、向下或向外侧。

④鼻肌 为几块不发达的薄扁小肌,分布于鼻孔周围,有开大或缩小鼻孔的作用。

(3)**颅顶的层次结构**

①颅顶部浅筋膜 由纤维和脂肪组织组成,坚韧、致密,与浅层皮肤及深层枕额肌紧密结合,向后与项部浅筋膜相续,两侧延伸至颞区。

②颅顶部深筋膜 绝大部分面肌和翼内肌、翼外肌表面无深筋膜,头部深筋膜仅在三个部位较为明显,分别为颞筋膜、腮腺咬肌筋膜和颊咽筋膜。

2. 胸锁乳突肌、斜角肌间隙与颈部的层次结构

(1)**胸锁乳突肌** 位于颈部两侧,起自胸骨柄前面、锁骨的胸骨端,二头会合斜向后上方,止于颞骨的乳突。作用是一侧收缩使头向同侧倾斜,脸转向对侧;两侧同时收缩可使头后仰。

(2)**斜角肌间隙** 斜角肌包括**前斜角肌**、**中斜角肌**、**后斜角肌**。各肌均起自颈椎横突;前斜角肌、中斜角肌止于第1肋,后斜角肌止于第2肋。前斜角肌、中斜角肌与第1肋之间的间隙称为**斜角肌间隙**,有

锁骨下动脉、臂丛神经通过。当胸廓固定时，一侧斜角肌收缩可使颈向同侧屈，两侧同时收缩可使颈前屈。当颈部固定时，双侧斜角肌收缩可上提第1、2肋助吸气。

(3) **颈部的层次结构**

①颈部浅筋膜　由疏松结缔组织组成，含有大量脂肪，内有颈阔肌。

②颈深筋膜　又称颈筋膜，可分为浅、中、深三层，包绕颈、项部诸肌和其他结构，在某些部位形成筋膜鞘或间隙。

3. 斜方肌与背阔肌

(1) **斜方肌**　位于颈部和背上部浅层，起自上项线、枕外隆凸、项韧带、第7颈椎棘突、全部胸椎棘突；上部纤维斜向外下方，中部纤维平行向外侧，下部纤维斜向外上方；止于锁骨外侧1/3、肩峰、肩胛冈。作用为拉肩胛骨向脊柱靠拢，上部肌束可上提肩胛骨，下部肌束可使肩胛骨下降；如果肩胛骨固定，一侧肌收缩可使颈向同侧屈、脸转向对侧，两侧同时收缩可使头后仰。该肌瘫痪时，可产生"塌肩"。

(2) **背阔肌**　为全身最大的扁肌，位于背的下半部、胸的后外侧，以腱膜起自下6个胸椎棘突、全部腰椎棘突、骶正中嵴、髂嵴后部等；肌纤维向外上方集中，止于肱骨小结节嵴。背阔肌收缩可使肩关节后伸、内收、旋内；当上肢上举固定时，可引体向上。

4. 胸肌与胸壁的层次结构

(1) **胸肌**　胸肌分为胸上肢肌和胸固有肌两群。

胸上肢肌包括胸大肌、胸小肌和前锯肌。

胸固有肌包括肋间外肌、肋间内肌、肋间最内肌和胸横肌。

	起点	止点	主要作用	神经支配
胸大肌	锁骨内侧2/3段、胸骨前面、第1~6肋软骨前面等	肱骨大结节嵴	使肩关节内收、旋内和前屈	胸内侧神经 胸外侧神经
胸小肌	第3~5肋骨	肩胛骨喙突	拉肩胛骨向前下方	胸内侧神经
前锯肌	上8或9个肋骨外面	肩胛骨内侧缘和下角	拉肩胛骨向前并紧贴胸廓	胸长神经
肋间外肌	上位肋骨下缘	下位肋骨上缘	提肋助吸气	肋间神经
肋间内肌	下位肋骨上缘	上位肋骨下缘	降肋助呼气	肋间神经
肋间最内肌	下位肋骨上缘	上位肋骨下缘	降肋助呼气	肋间神经
胸横肌	胸骨下部	第2~6肋内面	降肋助呼气	肋间神经

(2) **胸壁的层次结构**　胸部筋膜包括浅筋膜、深筋膜和胸内筋膜。

①浅筋膜　主要由脂肪组织组成，与皮肤结合疏松，内有乳腺。

②深筋膜　分浅、深二层。浅层较薄弱，覆盖在胸大肌表面称胸肌筋膜。深层位于胸大肌深面，包裹锁骨下肌和胸小肌，向上附于锁骨，其中在喙突、锁骨下肌与胸小肌上缘之间增厚的部分称锁胸筋膜，有血管和神经通过。

③胸内筋膜　在胸壁内面和膈的上面衬有胸内筋膜。

5. 膈肌

(1) **起止**　膈肌为向上膨隆呈穹窿形的扁薄阔肌，位于胸、腹腔之间，构成胸腔的底和腹腔的顶。膈肌的中央为腱膜，称为**中心腱**。膈肌的周边为肌性部，其纤维起自胸廓下口的周缘和腰椎前面，可分为三部：**胸骨部**起自剑突后面；**肋部**起自下6对肋骨和肋软骨；**腰部**以左、右两个膈脚起自上2~3个腰椎以及内、外侧弓状韧带。各部肌束均止于中心腱。

(2) **裂孔**　膈肌上有以下3个裂孔。

	位于	约平	通过的结构
主动脉裂孔	左、右两个膈脚与脊柱之间	第12胸椎前方	主动脉、胸导管
食管裂孔	主动脉裂孔左前上方	第10胸椎水平	食管、迷走神经
腔静脉孔	食管裂孔右前上方的中心腱内	第8胸椎水平	下腔静脉

(3)**功能** 膈肌为主要呼吸肌。膈肌收缩时,膈肌穹窿下降,胸腔容积扩大,以助吸气。膈肌松弛时,膈肌穹窿上升恢复原位,胸腔容积减小,以助呼气。膈肌与腹肌同时收缩,则能增加腹压,协助排便、呕吐、咳嗽、打喷嚏、分娩等活动。

【例6】穿过膈肌食管裂孔的结构是
  A. 主动脉   B. 胸导管   C. 迷走神经
  D. 下腔静脉   E. 膈神经

6. 腹前外侧壁的层次结构、腹直肌鞘与腹股沟区

(1)**腹前外侧壁的层次结构** 腹前外侧群肌的纤维相互交错,与腹直肌共同形成牢固而有弹性的腹壁,保护腹腔脏器,维持腹压。

①**腹外斜肌** 位于腹前外侧部浅层,起自下8位肋骨的外面,与背阔肌、下部前锯肌的肌齿交错,肌纤维斜向前下,后部肌束向下止于髂嵴前部,其余肌束向前下移行为腹外斜肌腱膜,经腹直肌前面,参与构成腹直肌鞘前层,止于**白线**。腱膜下缘卷曲增厚,连于髂前上棘与耻骨结节之间,形成**腹股沟韧带**。位于腹股沟韧带内侧端的一小束腱纤维向下后方返折至耻骨梳,称为**腔隙韧带(陷窝韧带)**。腔隙韧带延伸并附于耻骨梳的部分,称为**耻骨梳韧带**。腹外斜肌腱膜在耻骨结节外上方形成三角形的裂孔,称为**腹股沟浅环(腹股沟管皮下环)**。腹外斜肌腱膜形成的韧带在腹股沟疝、股疝的修补中具有重要意义。

②**腹内斜肌** 位于腹外斜肌深面,起自胸腰筋膜、髂嵴、腹股沟韧带外侧1/2。后部肌束几乎垂直向上止于下位3个肋骨;大部分肌束向前上方移行为腱膜,其中,上2/3腱膜在腹直肌外侧缘分为前、后两层包裹腹直肌,下1/3腱膜全部行于腹直肌前面,参与构成腹直肌鞘前层,腱膜至腹正中线止于白线;下部起自腹股沟韧带的肌束,呈弓形行向前下,越过男性精索或女性子宫圆韧带后移行为腱膜,与腹横肌相应腱膜结合,形成**腹股沟镰(联合腱)**,止于耻骨梳内侧端及耻骨结节附近。腹内斜肌最下部发出一些细散肌束,与腹横肌最下部的肌束一起包绕精索和睾丸,称为**提睾肌**。

③**腹横肌** 位于腹内斜肌深面,起自下6对肋软骨的内面、胸腰筋膜、髂嵴、腹股沟韧带外侧1/3,肌束横行向前内侧移行为腱膜,行于腹直肌后面或前面,参与构成腹直肌鞘后层或前层,止于白线。腹横肌最下部的肌束和腱膜下缘的内侧部分分别参与构成提睾肌、腹股沟镰。

④**腹直肌** 位于腹前壁正中线两侧,居腹直肌鞘中,起自耻骨联合和耻骨嵴,向上止于胸骨剑突、第5~7肋软骨的前面。肌的全长被3~4条横行的**腱划**分成多个肌腹,腱划与腹直肌鞘的前层紧密结合。

(2)**腹直肌鞘** 腹直肌鞘位于腹前壁,由腹外斜肌、腹内斜肌、腹横肌的腱膜构成,包绕腹直肌。腹直肌鞘分前、后两层。

①**在鞘的上2/3** 前层由腹外斜肌腱膜、腹内斜肌腱膜的前层构成,后层由腹内斜肌腱膜的后层、腹横肌腱膜构成。

②**在鞘的下1/3** 由于三块扁肌的腱膜全部行于腹直肌前面,构成鞘的前层,因而腹直肌鞘后层下部缺如,其下端游离,在脐下4~5cm水平,形成一凸向上方的弧形下缘,称为**弓状线(半环线)**,此线以下腹直肌后面与腹横筋膜相贴。

(3)**腹股沟区**

①**腹股沟管** 为腹前外侧壁三层扁肌和腱之间的一条裂隙,位于腹前外侧壁下部、腹股沟韧带内侧半上方,由外上斜向内下,长约4.5cm,有男性精索或女性子宫圆韧带通过。

腹股沟管有两个口和四个壁:**内口**称**腹股沟管深(腹)环**,位于腹股沟韧带中点上方约1.5cm,为腹横筋膜向外突而形成的卵圆形孔;外口即**腹股沟管浅(皮下)环**。**前壁**为腹外斜肌腱膜和腹内斜肌;**后壁**为腹横筋膜和腹股沟镰;上壁为腹内斜肌和腹横肌的弓状下缘;下壁为腹股沟韧带。

②**腹股沟三角** 也称海氏(Hesselbach)三角,位于腹前壁下部,是由腹直肌外侧缘、腹股沟韧带、腹壁下动脉围成的三角区。腹股沟直疝由此三角突出。

③**临床意义** 腹股沟管和腹股沟三角都是腹壁下部的薄弱区。在病理情况下,腹腔内容物可经腹股沟深环进入腹股沟管,再经浅环突出,下降进入阴囊,导致**腹股沟斜疝**。若腹腔内容物不经深环,而从腹股沟三角处膨出,则成为**腹股沟直疝**。

【例7】成人腹股沟管的长度应为
  A. 2~3cm   B. 4~5cm   C. 6~7cm
  D. 8~9cm   E. 10~12cm

【例8】构成腹股沟管前壁的组织结构是
  A. 腹横肌   B. 腹横筋膜   C. 腹股沟韧带
  D. 腔隙韧带   E. 腹外斜肌腱膜

【例9】自Hesselbach三角向外突出的疝称为
  A. 股疝   B. 腹股沟直疝   C. 腹股沟斜疝
  D. 脐疝   E. 白线疝

7. 上肢肌、肌肩袖、腋窝、肘窝、腕管和腱鞘

(1)**上肢肌** 分为上肢带肌、臂肌、前臂肌和手肌。

①**上肢带肌** 配布于肩关节周围,均起自上肢带骨,止于肱骨,能运动肩关节、增强关节的稳固性。

	位于	起自	止于	功能
三角肌	肩部	锁骨外侧1/3 肩峰、肩胛冈	肱骨体外侧的三角肌粗隆	肩关节外展,前部肌束使肩关节屈和旋内,后部肌束使肩关节伸和旋外
冈上肌	斜方肌深面	肩胛骨冈上窝	肱骨大结节上部	肩关节外展
冈下肌	冈下窝	冈下窝	肱骨大结节中部	肩关节旋外
小圆肌	冈下肌下方	肩胛骨外侧上2/3背面	肱骨大结节下部	肩关节旋外
大圆肌	小圆肌下方	肩胛骨下角背面	肱骨小结节嵴	肩关节后伸、内收、旋内
肩胛下肌	肩胛骨前面	肩胛下窝	肱骨小结节	肩关节内收、旋内

②**臂肌** 分为前、后两群,前群为屈肌,包括肱二头肌、喙肱肌、肱肌;后群为伸肌,包括肱三头肌。

	起自	止于	功能	神经支配
肱二头肌	长头:肩胛骨盂上结节 短头:肩胛骨喙突	桡骨粗隆	屈肘关节,使前臂旋后 协助屈肩关节	肌皮神经
喙肱肌	肩胛骨喙突	肱骨中部内侧	肩关节屈和内收	肌皮神经
肱肌	肱骨体下半前面	尺骨粗隆	屈肘关节	肌皮神经
肱三头肌	长头:肩胛骨盂下结节 内侧头:桡神经沟内下方骨面 外侧头:桡神经沟外上方骨面	尺骨鹰嘴	伸肘关节;协助肩关节伸及内收(长头)	桡神经

③**前臂肌** 分为前、后两群,主要运动肘关节、腕关节、手关节。

A. **前群** 为屈肌和旋前肌,共9块,分4层排列。第1层自桡侧向尺侧依次为肱桡肌、旋前圆肌、桡侧腕屈肌、掌长肌、尺侧腕屈肌,第2层为指浅屈肌,第3层为拇长屈肌、指深屈肌,第4层为旋前方肌。

桡神经支配肱桡肌，尺神经支配尺侧腕屈肌、指深屈肌尺侧半，正中神经支配旋前圆肌、桡侧腕屈肌、掌长肌、指浅屈肌、拇长屈肌、指深屈肌桡侧半、旋前方肌。

B. 后群　为伸肌和旋后肌，共10块，分浅、深两层。浅层自桡侧向尺侧依次为桡侧腕长伸肌、桡侧腕短伸肌、指伸肌、小指伸肌、尺侧腕伸肌。深层从上外向下内依次为旋后肌、拇长展肌、拇短伸肌、拇长伸肌、示指伸肌。后群肌受桡神经支配。

④手肌　位于手的掌侧，是一些短小的肌，其作用为运动手指。手肌分为外侧、中间、内侧三群。

A. 外侧群　形成**鱼际**，共4块肌，包括拇短展肌、拇短屈肌、拇对掌肌、拇收肌，前三者均受正中神经支配，拇收肌受尺神经支配。

B. 内侧群　形成**小鱼际**，共3块肌，包括小指展肌、小指短屈肌、小指对掌肌，均受尺神经支配。

C. 中间群　包括4块蚓状肌、3块骨间掌侧肌、4块骨间背侧肌。第1、2蚓状肌受正中神经支配，第3、4蚓状肌受尺神经支配，骨间掌侧肌、骨间背侧肌受尺神经支配。

(2) **肌肩袖**　肩胛下肌、冈上肌、冈下肌、小圆肌的肌腱在经过肩关节囊前面、上面、后面时，与关节囊紧贴，且有许多腱纤维编入关节囊内，形成**肌腱袖**(大纲为"肌肩袖")，对肩关节的稳定起重要作用。

(3) **腋窝**　腋窝是位于臂上部内侧和胸外侧壁之间的锥体形腔隙，分为顶、底及前、后、内侧、外侧4个壁。顶即上口，是由锁骨、肩胛骨上缘和第1肋围成的三角形间隙，腋动脉、腋静脉、臂丛即经此口进入腋窝。底由腋筋膜、浅筋膜、皮肤构成。前壁为胸大、小肌。后壁为肩胛下肌、大圆肌、背阔肌、肩胛骨。内侧壁为上部胸壁、前锯肌。外侧壁为喙肱肌、肱二头肌短头、肱骨。腋窝内有腋血管、臂丛、腋淋巴结、腋鞘、疏松结缔组织。

①腋血管　腋动脉以胸小肌为标志分为3段。第一段位于第1肋外缘与胸小肌上缘之间，分支有胸上动脉。第二段位于胸小肌后方，分支有胸肩峰动脉、胸外侧动脉。第三段位于胸小肌下缘与大圆肌下缘之间，分支有肩胛下动脉、旋肱前动脉、旋肱后动脉。腋静脉位于腋动脉内侧，两者之间有臂丛分支。

②臂丛　位于腋窝内的是臂丛锁骨下部。内侧束是下干前股的延续，外侧束由上、中干的前股合成，后束由三个干的后股合成。内侧束发出尺神经、胸内侧神经、前臂内侧皮神经、臂内侧皮神经。外侧束发出肌皮神经、胸外侧神经。内、外侧束分别发出正中神经的内、外侧根。后束发出桡神经、腋神经、肩胛下神经、胸背神经。胸长神经沿前锯肌表面下降，支配前锯肌。

③腋淋巴结　位于腋血管及其分支周围的疏松结缔组织内，分为5群。外侧淋巴结沿腋静脉远端排列。胸肌淋巴结沿胸外侧血管排列。肩胛下淋巴结沿肩胛下血管排列。中央淋巴结位于腋窝底的脂肪组织中。尖淋巴结沿腋静脉近端排列，收纳其他各群淋巴结的输出管汇合成锁骨下干，左锁骨下干注入胸导管，右锁骨下干注入右淋巴导管。

④腋鞘　椎前筋膜向下外延续，包绕臂丛、腋血管构成腋鞘。

⑤疏松结缔组织　填充于臂丛、腋血管、腋淋巴结周围，并沿血管神经束延续至相邻各区，向上随腋鞘至颈根部，向下至臂前、后区，经三边孔、四边孔分别至肩胛下区、三角肌区，向前至胸肌间隙。

(4) **肘窝**　肘窝是肘前区三角形凹陷，尖向远侧，底位于近侧。

①构成　外侧界为肱桡肌，内侧界为旋前圆肌，上界为肱骨内、外上髁之间的连线。

②内容　自外侧向内侧依次为肱二头肌腱、肱动脉及其分支、正中神经。肘深淋巴结位于肱动脉分叉处。肱动脉平桡骨颈分为桡动脉和尺动脉。

(5) **腕管**

①构成　腕管位于腕掌侧，由屈肌支持带(腕前深筋膜增厚形成)和腕骨沟共同围成，厚而坚韧。尺侧端附着于豌豆骨和钩骨，桡侧端附着于手舟骨和大多角骨。

②内容　腕管内有指浅屈肌腱、指深屈肌腱、拇长屈肌腱、正中神经通过。指浅屈肌腱、指深屈肌腱被屈肌总腱鞘(尺侧囊)包裹。拇长屈肌腱被拇长屈肌腱鞘(桡侧囊)包裹。正中神经在腕管内紧贴屈肌支持带桡侧端的深面，腕骨骨折时可压迫正中神经引起腕管综合征。

(6) **腱鞘** 属于肌的辅助装置。腱鞘是包围在肌腱外面的鞘管,存在于活动性较大的部位,如腕、踝、手指、足趾等处。

8. **下肢肌**,梨状肌上、下孔,股三角,血管腔隙,收肌管,股管,腘窝和踝管

(1) **下肢肌** 分为髋肌、大腿肌、小腿肌和足肌。

① 髋肌 髋肌又称盆带肌,主要起自骨盆的内面和外面,跨越髋关节,止于股骨上部,主要运动髋关节。按所在部位和作用不同,髋肌可分为前、后两群。前群共3块肌,包括髂肌、腰大肌、阔筋膜张肌。后群共7块肌,包括臀大肌、臀中肌、臀小肌、梨状肌、闭孔内肌、股方肌、闭孔外肌。

	起自	止于	功能	神经支配
髂肌	髂窝	股骨小转子	髋关节前屈、旋外 下肢固定时,使躯干前屈	腰丛神经
腰大肌	腰椎体侧面、横突	股骨小转子	髋关节前屈、旋外 下肢固定时,使躯干前屈	腰丛神经
阔筋膜张肌	髂前上棘	胫骨外侧髁	紧张阔筋膜和屈髋关节	臀上神经
臀大肌	髂骨翼外面、骶骨背面	髂胫束、臀肌粗隆	髋关节伸和旋外	臀下神经
臀中肌	髂骨翼外面	股骨大转子	髋关节外展、旋内、旋外	臀上神经
臀小肌	髂骨翼外面	股骨大转子	髋关节外展、旋内、旋外	臀上神经
梨状肌	骶骨前面、骶前孔外侧	股骨大转子	髋关节外展、旋外	骶丛分支
闭孔内肌	闭孔膜内面	股骨转子窝	髋关节旋外	骶丛分支
股方肌	坐骨结节	股骨转子间嵴	髋关节旋外	骶丛分支
闭孔外肌	闭孔膜外面	股骨转子窝	髋关节旋外	闭孔神经

② **大腿肌** 分为以下三群。

A. 前群 有2块肌,包括缝匠肌、股四头肌。

缝匠肌起自髂前上棘,止于胫骨上端内侧,主要作用是屈髋、屈膝关节,受股神经支配。

股四头肌有股直肌、股内侧肌、股外侧肌、股中间肌4个头。股直肌起自髂前下棘,股内侧肌、股外侧肌分别起自股骨粗线内、外侧唇,股中间肌起自股骨体前面。4个头向下构成髌腱,包绕髌骨的前面和两侧,向下延续为髌韧带,止于胫骨粗隆。此肌的主要作用是屈髋关节、伸膝关节,受股神经支配。

B. 内侧群 有5块肌,包括耻骨肌、长收肌、股薄肌、短收肌、大收肌,均起自耻骨支、坐骨支、坐骨结节等前面,除股薄肌止于胫骨上端内侧面外,其他各肌都止于股骨粗线。大收肌还有一个腱止于股骨内上髁上方的收肌结节,此肌腱与股骨之间形成一裂孔,称为**收肌腱裂孔**,为收肌管下口,向下通腘窝,有股血管通过。内侧群肌的主要作用是使髋关节内收和旋外。

C. 后群 有3块肌,包括股二头肌、半腱肌、半膜肌。后群肌均起自坐骨结节,向下跨越髋、膝两个关节,常称为**腘绳肌**。股二头肌止于腓骨头,半腱肌止于胫骨上端内侧,半膜肌止于胫骨内侧髁的后面。后群肌主要作用是屈膝关节、伸髋关节,受坐骨神经支配。

③ **小腿肌** 分为前群、后群、外侧群。

A. 前群 有3块肌,包括胫骨前肌、趾长伸肌、姆长伸肌。

	起自	止于	功能	神经支配
胫骨前肌	胫骨上端外侧面	内侧楔骨内侧面、第1跖骨底	伸踝关节,使足内翻	腓深神经
趾长伸肌	腓骨前面,胫骨上端、小腿骨间膜	第2~5趾中、远节趾骨底	伸第2~5趾,伸踝关节	腓深神经
姆长伸肌	胫腓骨上端,骨间膜前面	姆趾远节骨底背面	伸姆趾,伸踝关节	腓深神经

B.后群　分浅、深两层,均受胫神经支配。

浅层有1块强大的小腿三头肌,由腓肠肌、比目鱼肌组成。腓肠肌有内、外两个头,分别起自股骨内、外上髁后面,两头会合,在小腿中点移行为腱性结构。比目鱼肌位置较深,起自腓骨后面的上部、胫骨比目鱼肌线,肌束向下移行为肌腱。两肌腱合成粗大的**跟腱**,止于跟骨。小腿三头肌收缩时,屈踝关节、膝关节;站立时,可固定踝关节和膝关节,防止身体前倾。

深层有4块肌,包括腘肌、趾长屈肌、姆长屈肌、胫骨后肌。

	起自	止于	功能	神经支配
腘肌	股骨外侧髁的外侧面	胫骨比目鱼肌线	屈膝关节并使小腿旋内	胫神经
趾长屈肌	胫骨后面中1/3	第2~5趾的远节趾骨底	屈踝关节和屈第2~5趾	胫神经
姆长屈肌	腓骨后面下2/3	姆趾远节趾骨底	屈踝关节和屈姆趾	胫神经
胫骨后肌	小腿骨间膜后面上2/3	足舟骨粗隆及楔骨	屈踝关节和使足内翻	胫神经

C.外侧群　有2块肌,包括腓骨长肌、腓骨短肌,均起自腓骨外侧面。腓骨长肌止于内侧楔骨和第1跖骨底。腓骨短肌止于第5跖骨粗隆。外侧群的主要作用是屈踝关节、使足外翻,受腓浅神经支配。

④足肌　可分为足背肌和足底肌。足肌的主要作用是维持足弓。

A.足背肌　包括趾短伸肌、姆短伸肌,均起自跟骨,分别止于第2~5趾近节趾骨底,姆趾近节趾骨底。趾短伸肌的作用是伸第2~5趾,姆短伸肌的作用是伸姆趾,两肌均受腓深神经支配。

B.足底肌　可分为内侧群、外侧群、中间群3群。

内侧群包括姆展肌、姆短屈肌、姆收肌,受足底内侧神经支配。

外侧群包括小趾展肌、小趾短屈肌,受足底外侧神经支配。

中间群包括趾短屈肌、足底方肌、蚓状肌、骨间足底肌、骨间背侧肌,受足底内、外侧神经支配。

(2)**梨状肌上孔和梨状肌下孔**　位于臀大肌的深面,梨状肌上下两缘和坐骨大孔之间。梨状肌上孔上缘为骨性的坐骨大切迹上部,下缘为梨状肌,有臀上血管、神经穿过。梨状肌下孔上缘为梨状肌,下缘为坐骨棘、骶棘韧带,有坐骨神经、股后皮神经、臀下血管和神经、阴部内血管、阴部神经等穿过。

(3)**股三角**　位于股前内侧上部。上界为腹股沟韧带,外侧界为缝匠肌,内侧界为长收肌内侧缘,尖向下与收肌管延续,前壁为阔筋膜,后壁为髂腰肌、耻骨肌、长收肌构成向下凹陷的肌槽。股三角内有股神经、股血管、淋巴结等。

(4)**血管腔隙**　前界为腹股沟韧带内侧部,后界为耻骨肌筋膜及耻骨梳韧带,内侧界为腔隙韧带(陷窝韧带),外侧界为髂耻弓。腔隙内有股鞘及其包含的股动脉、股静脉、生殖股神经支和淋巴结。

(5)**收肌管**　是位于大腿中1/3内侧的一个肌性间隙,呈三棱形,长约15cm。外侧壁为股内侧肌,后壁是长收肌、大收肌,前壁是缝匠肌、股内侧肌同长收肌及大收肌之间的一层腱膜,上口通股三角,下口经收肌腱裂孔通向腘窝。收肌管内有股血管、隐神经通过。

(6)**股管**　为股鞘内侧的筋膜间隙,平均长约1.3cm。其前壁自上而下为腹股沟韧带、隐静脉裂孔镰状缘的上端和筛筋膜;后壁为髂腰筋膜、耻骨梳韧带、耻骨肌及其筋膜;内侧壁为腔隙韧带;外侧壁为股静脉内侧的纤维隔。股骨下端为盲端;上口称股环,其内侧界为腔隙韧带,后界为耻骨梳韧带,前界为腹股沟韧带,外侧界为股静脉内侧的纤维隔。股管经股环与腹腔相通。当腹压增高时,腹腔脏器(主要是肠管)可经股环突至股管,最后由隐静脉裂孔处突出而形成股疝。股环上方常有腹壁下动脉的闭孔支或变异的闭孔动脉经过陷窝韧带附近,故行股疝修补术时,应特别注意避免损伤此动脉。

(7)**腘窝**　在膝关节后方,呈菱形。腘窝的上外侧界为股二头肌,上内侧界为半腱肌、半膜肌,下外侧界为腓肠肌的外侧头,下内侧界为腓肠肌的内侧头,底为膝关节囊。腘窝内有腘血管、胫神经、腓总神经、脂肪、淋巴结等。

(8)**踝管**　踝后区深筋膜在内踝和跟结节内侧面之间部分增厚,形成屈肌支持带(分裂韧带),此韧带与跟骨内侧面和内踝之间围成踝管。屈肌支持带向深面发出3个纤维隔,将踝管分成4个通道。踝管内通过的结构由前向后依次为胫骨后肌腱、趾长屈肌腱、胫后动脉、胫后静脉、胫神经、踇长屈肌腱。踝管是小腿后区与足底间的一个重要通道,感染可借踝管蔓延。踝管狭窄时,可压迫其内容物,称为踝管综合征。

▶**常考点**　　2019年新增考点,往年很少考。

　　参考答案——详细解答见《2024 国家临床执业及助理医师资格考试历年考点精析(上、下册)》

1. ABCDE　　2. ABCDE　　3. ABCDE　　4. ABCDE　　5. ABCDE　　6. ABCDE　　7. ABCDE
8. ABCDE　　9. ABCDE

第2章 消化系统

▶ **考纲要求**

①口腔:口腔的分部及其界限。牙的形态、结构、名称及排列顺序,牙周组织。舌的形态,舌乳头,颏舌肌。大唾液腺的位置及导管开口。②咽:咽的形态、位置、分部,咽鼓管咽口,咽淋巴环,咽隐窝。③食管:食管的位置、分部、狭窄和毗邻。④胃:胃的位置、形态、分部和毗邻。⑤小肠:十二指肠的位置、形态和分部,十二指肠悬(Treitz)韧带。空肠和回肠的形态结构特点。⑥大肠:大肠的分部,结肠的分部和结构特征。阑尾的位置、根部的体表投影,回盲瓣。直肠和肛管的形态、结构和位置,直肠系膜,肛垫,直肠肛管肌,直肠肛管周围间隙。⑦肝:肝的形态、位置和毗邻,肝段。肝外胆道系统的组成,胆囊的形态和位置,胆囊(Calot)三角,胆总管的分段与毗邻关系。⑧胰:胰的位置、分部和毗邻,胰管。

▶ **复习要点**

一、口腔

1. 口腔的分部及其界限

(1) **口腔的分部**　整个口腔借上、下牙弓和牙龈分为口腔前庭和固有口腔。

①口腔前庭　位于前外侧部,是上、下唇和颊与上、下牙弓和牙龈之间的狭窄间隙。

②固有口腔　位于后内侧部,是上、下牙弓和牙龈所围成的空间,其顶为腭,底由黏膜、肌和皮肤组成。

(2) **口腔的界限**　口腔是消化管的起始部,其前壁为上、下唇,侧壁为颊,上壁为腭,下壁为口腔底。口腔向前经口唇围成的口裂通向外界,向后经咽峡与咽相通。

2. 牙

牙具有咀嚼食物、辅助发音的作用。牙镶嵌于上、下颌骨的牙槽内,分别排列成**上牙弓**和**下牙弓**。

(1) **牙的形态**　每个牙均可分为牙冠、牙根、牙颈3个部分。

①牙冠　是暴露于口腔,露出于牙龈以外的部分,因牙的种类不同而形状有所不同。

②牙根　是嵌入牙槽内的部分。切牙、尖牙只有1个牙根,前磨牙一般也只有1个牙根,下颌磨牙有2个牙根,上颌磨牙有3个牙根。

③牙颈　是牙冠与牙根之间的部分,被牙龈所包绕。

④其他　牙冠和牙颈内部的腔隙称**牙冠腔**。牙根内的细管称**牙根管**,此管开口于牙根尖端的**牙根尖孔**。牙的血管、神经通过牙根尖孔、牙根管进入牙冠腔。牙根管与牙冠腔合称**牙腔**或**髓腔**,其内容纳牙髓。

(2) **牙的结构**　牙由**牙质**、**釉质**、**牙骨质**、**牙髓**组成。牙冠部的牙质外面覆盖全身最坚硬的物质,称为釉质。牙根与牙颈处的牙质包有牙骨质。牙髓位于牙腔内,由结缔组织、神经和血管共同组成。

(3) **牙的名称**　人一生中先后有两组牙发生。第一组称为乳牙,第二组称为恒牙。

①乳牙　生后6个月开始萌出,3岁左右出齐,共20个,上、下颌各10个。6岁左右乳牙开始脱落。

②恒牙　第1磨牙最先长出,除第3磨牙外,其他各牙约在14岁出齐。第3磨牙萌出最晚,有的要迟至28岁或更晚,故又称智牙。约30%的第3磨牙终生不萌出。恒牙全部出齐共32个,上、下颌各16个。

(4) **牙的排列顺序**　临床上,为了记录牙的位置,常以被检查者的方位为准,以"+"记号划分为4区,并以罗马数字Ⅰ~Ⅴ标示乳牙,用阿拉伯数字1~8标示恒牙。

乳牙牙式	I	II	III	IV	V
	乳中切牙	乳侧切牙	乳尖牙	第一乳磨牙	第二乳磨牙
恒牙牙式	1　　2	3	4　　5	6　　7	8
	中切牙　侧切牙	尖牙	第一前磨牙　第二前磨牙	第一磨牙　第二磨牙	第三磨牙

乳牙和恒牙的牙式

(5) **牙周组织**　包括牙周膜、牙槽骨和牙龈3部分，对牙起保护、固定和支持作用。牙龈是口腔黏膜覆盖于牙颈、牙槽骨的部分，血管丰富，呈粉红色。牙周膜是介于牙槽骨与牙根之间的致密结缔组织膜，具有固定牙根和缓解咀嚼时所产生压力的作用。

3. 舌

舌是位于口腔底的肌性器官，表面被覆黏膜，有协助咀嚼、吞咽、感受味觉、发音等功能。

(1) **舌的形态**　舌在舌背以向前开放的V形的界沟为界，分为舌体和舌根2部分。界沟的尖端处有一小凹称舌盲孔，是胚胎时期甲状舌管的遗迹。

(2) **舌乳头**　舌体背面黏膜呈淡红色，其表面可见许多小突起，称为舌乳头。舌乳头分为以下4种：

① 丝状乳头　呈白色，数目最多，体积最小，遍布于舌背前2/3。
② 菌状乳头　呈红色，稍大于丝状乳头，数目较少，散在于丝状乳头之间，多见于舌尖、舌侧缘。
③ 叶状乳头　位于舌侧缘的后部，腭舌弓的前方，每侧为4~8条并列的叶片形黏膜皱襞。
④ 轮廓乳头　体积最大，7~11个，排列于界沟前方，其中央隆起，周围有环状沟。

丝状乳头无味蕾，故无味觉功能。菌状乳头、叶状乳头、轮廓乳头、软腭、会厌等处的黏膜上皮中均含有味蕾，为味觉感受器，具有感受酸、甜、苦、咸等味觉的功能。

(3) **颏舌肌**　属于舌外肌，是一对强而有力的肌，起自下颌体后面的颏棘，肌纤维呈扇形向后上方分散，止于舌正中线两侧。两侧颏舌肌同时收缩时，拉舌向前下方，即伸舌。单侧收缩时，舌尖伸向对侧。若一侧颏舌肌瘫痪，令病人伸舌时，舌尖偏向瘫痪侧。

【例1】无味觉功能的舌乳头是
　　A. 丝状乳头　　　　　　　B. 叶状乳头　　　　　　　C. 菌状乳头
　　D. 轮廓乳头　　　　　　　E. 会厌（2021）

4. 大唾液腺的位置及导管开口

唾液腺位于口腔周围，分泌唾液并经过导管排入口腔。唾液腺分大、小两类。小唾液腺位于口腔各部黏膜内，属于黏液腺，如唇腺、颊腺、腭腺、舌腺等。大唾液腺有3对，即腮腺、下颌下腺、舌下腺。

(1) **腮腺**　腮腺最大，形状不规则，可分为浅、深两部。浅部呈三角形，上达颧弓，下至下颌角，前至咬肌后1/3的浅面，后续腺体的深部。深部伸入下颌支与胸锁乳突肌之间的下颌后窝内。腮腺管长3.5~5cm，自浅部前缘发出，于颧弓下一横指处向前横越咬肌表面，至咬肌前缘弯向内侧，斜穿颊肌，开口于<u>上颌第2磨牙</u>牙冠相对颊黏膜上的腮腺管乳头。副腮腺分布于腮腺管附近，其导管汇入腮腺管。

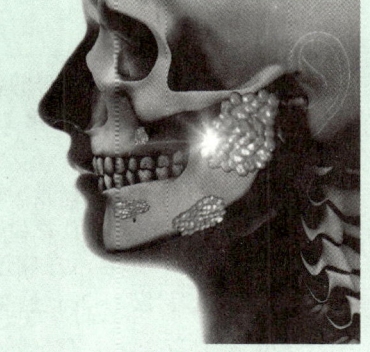

唾液腺

(2) **下颌下腺**　呈椭圆形，位于下颌体下缘及二腹肌前、后腹所围成的下颌下三角内，其导管自腺的内侧面发出，沿口腔底黏膜深面前行，开口于<u>舌下阜</u>。

(3) **舌下腺**　较小，位于口腔底舌下襞的深面。舌下腺导管有大、小两种，大导管有1条，与下颌下腺共同开口于舌下阜；小导管有5~15条，短而细，直接开口于舌下襞黏膜表面。

二、咽

1. 咽的形态与位置

咽是消化道上端扩大的部分,是消化管与呼吸道的共同通道。咽为上宽下窄、前后略扁的漏斗形肌性管道,长约12cm。咽位于第1~6颈椎前方,上端起于颅底,下端约在第6颈椎下缘或环状软骨的高度移行于食管。咽的前壁不完整,自上而下有通向鼻腔、口腔、喉腔的开口。后壁平坦,借疏松结缔组织连于上位6个颈椎体前面的椎前筋膜。咽的两侧壁与颈部大血管、甲状腺侧叶等相毗邻。

2. 咽的分部、咽鼓管咽口、咽淋巴环与咽隐窝

(1) **咽的分部** 咽以腭帆游离缘和会厌上缘平面为界,分为鼻咽、口咽、喉咽3部。

①**鼻咽** 是咽的上部,位于鼻腔后方,上达颅底,下至腭帆游离缘平面续口咽部,向前经鼻后孔通鼻腔。咽鼓管咽口平时是关闭的,当吞咽、用力张口时,空气通过咽鼓管进入鼓室,以维持鼓膜两侧的气压平衡。咽部感染时,细菌可经咽鼓管波及中耳,引起中耳炎。由于小儿的咽鼓管较短而宽,且略呈水平位,故儿童患急性中耳炎远较成人为多。咽鼓管咽口前、上、后方的弧形隆起,称为**咽鼓管圆枕**,它是寻找咽鼓管咽口的标志。咽鼓管咽口附近的黏膜内有**咽鼓管扁桃体**。鼻咽部上壁后部的黏膜内有丰富的淋巴组织,称为**咽扁桃体**。

②**口咽** 位于腭帆游离缘与会厌上缘平面之间,向前经咽峡与口腔相通,上续鼻咽部,下通喉咽部。口咽前壁有**舌会厌正中襞**,其两侧的深窝称为**会厌谷**,为异物易停留处。口咽侧壁上有**腭扁桃体**,腭扁桃体位于口咽部侧壁的扁桃体窝内,呈椭圆形,表面覆以黏膜,并有许多深陷的小凹称为**扁桃体小窝**,细菌易在此存留繁殖,成为感染病灶。腭扁桃体的外侧面、前面、后面均被扁桃体囊包绕。此外,扁桃体窝上份未被腭扁桃体充满的空间,称为**扁桃体上窝**,为异物易停留处。

③**喉咽** 是咽的最下部,稍狭窄,上起自会厌上缘平面,下至第6颈椎体下缘平面与食管相续。喉咽部的前壁有喉口通入喉腔。

(2) **咽鼓管咽口** 鼻咽部的两侧壁上,于下鼻甲的后方有咽鼓管咽口,鼻咽腔经此口通向中耳鼓室。

(3) **咽淋巴环** 咽后上方的咽扁桃体、两侧的咽鼓管扁桃体、腭扁桃体、下方的舌扁桃体,共同构成**咽淋巴环**,对消化道和呼吸道具有防御功能。

(4) **咽隐窝** 咽鼓管圆枕后方有**咽隐窝**,是鼻咽癌的好发部位。在喉口的两侧有**梨状隐窝**,常为异物滞留之处。

三、食管

1. 食管的位置

食管是消化管各部中最狭窄的部分,长约25cm。食管上端在第6颈椎体下缘平面与咽相接,下端约平第11胸椎体高度与胃的贲门连接。

2. 食管的分部

食管可分为颈部、胸部、腹部3部。

(1) **颈部** 长约5cm,自食管起始端至平对胸骨颈静脉切迹平面。

(2) **胸部** 长18~20cm,位于胸骨颈静脉切迹平面至膈食管裂孔之间。

(3) **腹部** 最短,仅1~2cm,自食管裂孔至贲门。

3. 食管的毗邻

(1) **颈部** 前方为气管颈部,后方有颈长肌、脊柱。后外侧隔椎前筋膜与颈交感干相邻。两侧为甲状腺侧叶、颈动脉鞘。食管颈部位置稍偏左侧,

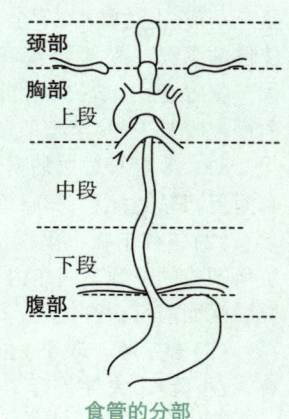

食管的分部

故食管颈部手术入路以左侧为宜。

(2) **胸部**　食管前方自上而下有气管、气管杈、左喉返神经、左主支气管、右肺动脉、迷走神经食管前丛、心包、左心房、膈等。后方有迷走神经食管后丛、胸主动脉、胸导管、奇静脉、半奇静脉、副半奇静脉、右肋间后动脉。左侧有左颈总动脉、左锁骨下动脉、主动脉弓、胸主动脉、胸导管上份。右侧有奇静脉弓。食管的第二个狭窄位于食管胸部,是食管异物嵌顿、食管癌的好发部位。

(3) **腹部**　前方有迷走神经前干经过,后方有迷走神经后干。

4. 食管的狭窄

食管从上至下有 3 个生理性狭窄。

	第 1 狭窄	第 2 狭窄	第 3 狭窄
部位	食管的起始处	食管在左主支气管后方的交叉处	食管通过膈的食管裂孔处
相当于	第 6 颈椎体下缘水平	第 4、5 胸椎体之间	第 10 胸椎水平
距中切牙	15cm	25cm	40cm

【例 2】食管胸部前面毗邻的结构是

　　A. 半奇静脉　　　　　　B. 奇静脉　　　　　　C. 胸主动脉

　　D. 胸导管　　　　　　　E. 左心房

【例 3】食管的第 3 狭窄与中切牙的距离是

　　A. 15cm　　　　　　　　B. 20cm　　　　　　　C. 30cm

　　D. 40cm　　　　　　　　E. 50cm

四、胃

1. 胃的位置

胃的位置常因体型、体位、充盈程度不同而有较大变化。

(1) **胃中等程度充盈时**　大部分位于左季肋区,小部分位于腹上区。

(2) **胃高度充盈时**　胃大弯下缘可达脐以下,甚至超过髂嵴平面。胃底最高点在左锁骨中线外侧,可达第 6 肋间隙高度。

胃的贲门、幽门位置比较固定,贲门位于第 11 胸椎体左侧,幽门约在第 1 腰椎体右侧。胃大弯的位置较低,其最低点一般在脐平面。

2. 胃的形态

胃的形态可受体位、体型、年龄、性别、胃的充盈状态等多种因素的影响。胃在完全空虚时略呈管状,高度充盈时可呈球囊形。胃有两口、两壁、两弯。

(1) **入口**　胃的近端与食管连接处,称为**贲门**,较为固定。

(2) **出口**　胃的远端接续十二指肠处,是胃的出口,称为**幽门**。由于幽门括约肌的存在,在幽门表面,有一缩窄的环行沟。幽门前静脉常横过幽门前方,为手术中确定幽门的标志。

(3) **前壁**　胃前壁与肝的脏面、腹前壁等相贴。

(4) **后壁**　胃的后壁构成网膜囊前壁的一部分。

(5) **小弯**　胃的上缘凹陷,称为**胃小弯**,有肝胃韧带附着,比较固定。胃小弯最低处弯曲成**角切迹**。

(6) **大弯**　胃的下缘隆凸,称为**胃大弯**。

3. 胃的分部

胃可分为贲门部、胃底、胃体、幽门部 4 部。

(1) **贲门部**　贲门附近的部分,称为贲门部,界域不明显。

(2) **胃底** 贲门平面以上,向左上方膨出的部分,称为胃底,临床上称为**胃穹窿**,内含吞咽时进入的空气,约为50ml,X线胃片可见此气泡。

(3) **胃体** 自胃底向下至角切迹处的中间大部分,称为胃体。

(4) **幽门部** 胃体下界与幽门之间的部分,称为**幽门部**,临床上也称为**胃窦**。幽门部的大弯侧有一不甚明显的浅沟,称为中间沟,将幽门部分为右侧的**幽门管**和左侧的**幽门窦**。幽门管长2~3cm。幽门窦通常位于胃的最低部,胃溃疡、胃癌多发生于胃的幽门窦近小弯处。

4. 胃的毗邻

胃前壁右侧被肝左叶覆盖,左侧邻膈,被左肋弓覆盖,中间部与腹前壁相贴,为胃触诊部位。胃后壁隔网膜囊与左肾、左肾上腺、脾、胰、横结肠及其系膜相邻,这些器官共同构成胃床。胃底与膈、脾相邻。

【例4】胃小弯最低点弯度明显折转处是
  A. 幽门   B. 贲门切迹   C. 贲门
  D. 中间沟   E. 角切迹(2021)

五、小肠

小肠是消化管中最长的一段,在成人,全长5~7m,上端起于幽门,下端接续盲肠,分为十二指肠、空肠、回肠三部。小肠是进行消化和吸收的重要器官,并具有某些内分泌功能。

1. 十二指肠

(1) **位置与形态** 十二指肠介于胃与空肠之间,全长约25cm。胰管与胆总管均开口于十二指肠,因此,十二指肠既接受胃液,又接受胰液和胆汁的注入,其消化功能十分重要。十二指肠呈"C"形,包绕胰头。

(2) **分部** 十二指肠可分上部、降部、水平部和升部4部。

①上部 长约5cm,起自胃的幽门,水平行向右后方,至肝门下方、胆囊颈的后下方,急转向下,移行为降部。上部与降部转折处为**十二指肠上曲**,接续降部。上部起始处有大、小网膜附着,属于腹膜内位,故活动度较大。近幽门约2.5cm的上部肠管,壁较薄,黏膜面光滑平坦,无环状襞,临床上称此段为**十二指肠球**,是十二指肠溃疡及其穿孔的好发部位。

②降部 长7~8cm,起自十二指肠上曲,向下行于第1~3腰椎体和胰头的右侧,至第3腰椎体高度,弯向左行,移行为水平部,转折处的弯曲称为十二指肠下曲。降部为腹膜外位,几乎无活动性,降部的内侧紧邻胰头、胰管及胆总管,降部黏膜多为环状皱襞,其中份后内侧壁上有一纵行的皱襞,称为**十二指肠纵襞**。其下端的圆形隆起,称为**十二指肠大乳头**,距中切牙约75cm,为肝胰壶腹的开口处。在大乳头上方1~2cm,有时可见**十二指肠小乳头**,是副胰管的开口处。

③水平部 又称下部,长约10cm,起自**十二指肠下曲**,横过下腔静脉和第3腰椎体的前方,至腹主动脉前方、第3腰椎体左前方,移行为升部。肠系膜上动、静脉紧贴此部前面下行。当肠系膜上动脉起点过低时,可能会压迫此部而引起十二指肠肠腔郁积、扩大,甚至梗阻,称肠系膜上动脉压迫综合征。

④升部 长2~3cm,起自水平部末端起始,斜向左上方,至第2腰椎体左侧转向前下方,移行为空肠。十二指肠与空肠转折处形成的弯曲,称为**十二指肠空肠曲**。

(3) **十二指肠悬韧带(Treitz韧带)** 十二指肠空肠曲的上后壁被一束肌纤维和结缔组织构成的十二指肠悬肌固定于右膈脚上。十二指肠悬肌和包绕其下段表面的腹膜皱襞共同构成**十二指肠悬韧带(Treitz韧带)**。在腹部外科手术中,Treitz韧带可作为确定空肠起始的重要标志。

2. 空肠和回肠的形态结构特点

空肠和回肠上端起自十二指肠空肠曲,下端接续盲肠。空肠和回肠一起被肠系膜悬于腹后壁,合称为**系膜小肠**,有系膜附着的边缘称系膜缘,其相对缘称游离缘或对系膜缘。空肠和回肠为腹膜内位器官,活动度较大。

	空肠	回肠
定义	系膜小肠的近侧 2/5 称为空肠	系膜小肠的远侧 3/5 称为回肠
位置	常位于左腰区、脐区	常位于脐区、右腹股沟区、盆腔内
外形	管径较大,管壁较厚,血管较多 颜色较红,呈粉红色	管径较小,管壁较薄,血管较少 颜色较浅,呈粉灰色
肠系膜	厚度较薄,脂肪含量减少	厚度较厚,脂肪含量较多
动脉弓	级数较少(1~2级),直血管较长	级数较多(4~5级),直血管较短

空肠与回肠的黏膜固有层和黏膜下层内含有淋巴滤泡。淋巴滤泡分为**孤立淋巴滤泡**与**集合淋巴滤泡**两种,前者分散存在于空肠与回肠的黏膜内,后者多见于回肠下部。集合淋巴滤泡又称 Peyer 斑,有 20~30 个,呈长椭圆形,其长轴与肠管的长轴一致,常位于回肠下部肠系膜游离缘的肠壁内。肠伤寒的病变发生于集合淋巴滤泡,可并发肠穿孔或肠出血。

在距回肠末端 0.3~1m 范围内的回肠游离缘上,约 2% 的成人有长 2~5cm 的囊状突起,自肠壁向外突出,称为 Meckel 憩室,此为胚胎时期卵黄囊管残留所致。Meckel 憩室易发炎或合并溃疡穿孔,因其位置靠近阑尾,故症状与阑尾炎相似。

六、大肠

大肠是消化管的下段,全长约 1.5m。大肠的主要功能是吸收水分、维生素和无机盐,并将食物残渣形成粪便,排出体外。

1. 大肠的分部、结肠的分部和结构特征

(1) **大肠的分部**　大肠可分为盲肠、阑尾、结肠、直肠、肛管 5 部分。

(2) **结肠的分部**　结肠介于盲肠与直肠之间,整体呈 M 形,包绕在空、回肠周围。按其行程,结肠可分为升结肠、横结肠、降结肠、乙状结肠 4 部分。

①升结肠　长约 15cm,起自盲肠上端,沿右肾前面和腰方肌上行,至肝右叶下方转向左,形成**结肠肝曲**,移行于横结肠。升结肠属腹膜间位器官,无系膜,其后方借疏松结缔组织与腹后壁相贴,活动度小。

②横结肠　长约 50cm,起自结肠右曲,先行向左前下方,横过腹腔中部再向上,至脾前端折转下行,形成**结肠脾曲**,续于降结肠。横结肠为腹膜内位器官,有系膜、大网膜与其相连。横结肠始末两部分系膜短,较固定,中间部系膜长,活动度大。

③降结肠　长约 25cm,起自结肠左曲,沿左肾外侧缘和腰方肌前面下降,至左髂嵴水平续于乙状结肠。降结肠与升结肠同属腹膜间位器官,无系膜,活动度很小。

④乙状结肠　长约 40cm,在左髂嵴处起自降结肠,全长呈乙字形弯曲,至第 3 骶椎水平续于直肠。乙状结肠属腹膜内位器官,有较长的乙状结肠系膜,活动性较大,可降入盆腔。

(3) **结肠的结构特点**　除直肠、肛管、阑尾外,结肠和盲肠具有三种特征性结构,即结肠带、结肠袋、肠脂垂。在腹部手术中,鉴别大、小肠主要依据大肠的这三个特征性结构。

①结肠带　由肠壁的纵形肌增厚所形成,沿大肠的纵轴平行排列,分为独立带、网膜带和系膜带三条,均会聚于阑尾根部。

②结肠袋　是肠壁由横沟隔开并向外膨出的囊状突起,这是由于结肠带短于肠管的长度,使肠管皱缩所致。

③肠脂垂　是沿结肠带两侧分布的许多小突起,由浆膜及其所包含的脂肪组织形成。

【例5】表面存在结肠带的肠管是
　　A. 阑尾　　　　　　　　B. 直肠　　　　　　　　C. 空肠
　　D. 回肠　　　　　　　　E. 盲肠

2. 阑尾与回盲瓣

(1) **阑尾的位置** 阑尾是从盲肠下端后内侧壁向外延伸的一条细管状器官，外形酷似蚯蚓，又称引突。其长度因人而异，一般长 5～7cm。阑尾根部较为固定，多数在回盲口的后下方约 2cm 处开口于盲肠，此口为阑尾口。在阑尾口的下缘有一条不明显的半月形黏膜皱襞，称为阑尾瓣。阑尾瓣可防止粪块或异物坠入阑尾腔。阑尾系膜呈三角形或扇形，内有血管、神经、淋巴管等，系膜游离缘短则使阑尾不同程度弯曲，这些都是易使阑尾发炎的形态学基础。

阑尾和盲肠多位于右髂窝内，少数情况下，阑尾随盲肠位置变化而出现异位阑尾。阑尾尖端为游离盲端，移动性大，故其在右髂窝内与回肠、盲肠的位置关系有多种，如回肠下位、回肠前位、回肠后位、盲肠后位、盲肠下位等，其中以回肠下位、盲肠后位较多见。由于阑尾位置差异较大，因而阑尾炎时症状和体征可能不同。阑尾根部附于盲肠后内侧壁，3 条结肠带会聚于阑尾根部，故可沿盲肠结肠带追踪至阑尾，这是临床找寻阑尾的可靠方法。

(2) **阑尾根部的体表投影** 阑尾根部的体表投影点通常在右髂前上棘与脐连线的中、外 1/3 交点处，称 **McBurney 点**。也可用 **Lanz 点**表示，即左、右髂前上棘连线的右、中 1/3 交点处。阑尾炎时局部常有明显压痛。

(3) **回盲瓣** 盲肠是大肠的起始部，长 6～8cm。其下端为盲端，上续升结肠，左侧与回肠相连接。盲肠位于右髂窝内，其体表投影在腹股沟韧带外侧半的上方。盲肠属腹膜内位器官，各面均有腹膜覆盖，因无系膜或仅有较短系膜，故其位置相对较固定。由于结肠系膜过长，在盲肠和升结肠后面，形成较深的盲肠后隐窝，小肠易突入，形成盲肠后疝。

回肠末端向盲肠的开口，称为回盲口。此处肠壁内的环行肌增厚，并覆以黏膜而形成上、下两片半月形的皱襞，称为回盲瓣。回盲瓣可阻止小肠内容物过快地流入大肠，以便食物在小肠内充分消化吸收，并可防止盲肠内容物逆流回小肠。在回盲口下方约 2cm 处，有阑尾的开口。

3. 直肠与肛管

(1) **直肠的形态、结构、位置** 直肠是消化管位于盆腔下部的一段，全长 10～14cm，上端在第 3 骶椎平面与乙状结肠相接，沿骶、尾骨前面下行，穿过盆膈移行于肛管。

①直肠弯曲 直肠在矢状面上有两个弯曲，即直肠骶曲和直肠会阴曲。**直肠骶曲**是由于直肠上段在骶尾骨的盆面下降，形成一个凸向后方的弓形弯曲，距肛门 7～9cm。**直肠会阴曲**是直肠末段绕过尾骨尖，转向后下方，形成一个凸向前方的弓形弯曲，距肛门 3～5cm。在冠状面上，直肠也有 3 个突向侧方的弯曲，但不恒定，一般中间较大的一个凸向左侧，上、下两个凸向右侧。

②直肠壶腹 直肠上端与乙状结肠交接处管径较细，向下肠腔显著膨大，称为**直肠壶腹**。

③直肠横襞 直肠腔内有 3 条由黏膜和环行平滑肌形成的半月形横向皱襞，称**直肠横襞**。

	最上方的直肠横襞	中间的直肠横襞	最下方的直肠横襞
位置	接近直肠与乙状结肠交界处	直肠壶腹稍上方	位置不定
位于	直肠左侧壁上	直肠右前壁上	直肠左侧壁上
距肛门	11cm	7cm	5cm
性质	位置较恒定	位置最恒定，作为乙状结肠镜检的标志	位置不恒定

(2) **直肠系膜** 直肠周围存在大量疏松结缔组织、脂肪、血管、神经、淋巴管和淋巴结，这些包裹直肠的组织和结构称为直肠系膜。直肠系膜内有直肠上动脉及其分支、直肠上静脉及其属支、沿直肠上动脉行走和排列的淋巴管和淋巴结。直肠癌外科手术应力求将整个直肠系膜（包括其中的直肠）一并切除。

(3) **肛垫** 位于直肠、肛管结合处，也称直肠肛管移行区（痔区），该区为一环状、约 1.5cm 宽的海绵状组织带，富含血管、结缔组织及与平滑肌纤维相混合的纤维性组织（Treitz 肌）。Treitz 肌呈网络状结构缠绕直肠静脉丛，构成一个支持性框架，将肛垫固定于内括约肌上。肛垫似一胶垫协助括约肌封闭肛门。

(4) **直肠肛管肌** 肛管内括约肌为肠壁环行肌增厚而成,属不随意肌,受自主神经支配,可协助排便,无括约肛门的功能。肛管外括约肌是围绕肛管的环形横纹肌,属随意肌,可括约肛门。肛管直肠环是由肛管内括约肌、直肠壁纵肌的下部、肛管外括约肌的深部和邻近的部分肛提肌纤维共同组成的肌环,此环是括约肛管的重要结构,如手术时不慎完全切断,可引起大便失禁。

(5) **肛管的形态、结构、位置** 肛管的上界为直肠穿过盆膈的平面,下界为肛门,长约4cm。肛管被肛门括约肌所包绕,平时处于收缩状态,有控制排便的作用。

①**肛柱** 肛管内面有6~10条纵行的黏膜皱襞,称肛柱,其内有动、静脉及纵行肌。

②**肛瓣** 肛柱下端之间,彼此借半月形的黏膜皱襞相连,这些半月形的黏膜皱襞称肛瓣。

③**肛窦** 肛瓣与相邻肛柱下端共同围成的小隐窝称肛窦,窦口向上,肛门腺开口于此。肛窦内往往积存粪屑,易于感染而发生肛窦炎,严重者可导致肛瘘或肛门周围脓肿等。

④**齿状线** 通常将各肛柱上端的环形连线,称为**肛直肠线**,即直肠与肛管的分界线。将连接各肛柱下端与各肛瓣边缘的锯齿状环行线,称**齿状线**。

	齿状线以上	齿状线以下
覆盖上皮	单层柱状上皮	复层扁平上皮
肿瘤类型	腺癌	鳞状细胞癌
动脉来源	直肠上、下动脉	肛门动脉
静脉回流	直肠上静脉→肠系膜下静脉→脾静脉→肝门静脉	肛门静脉→阴部内静脉→髂内静脉→髂总静脉→下腔静脉
所患痔疮	内痔	外痔
淋巴引流	肠系膜下淋巴结和髂内淋巴结	腹股沟浅淋巴结
神经分布	内脏神经	躯体神经

⑤**肛梳** 在齿状线下方,有一宽约1cm的环形区域,称为**肛梳**,或称**痔环**,表面光滑,因其深层有静脉丛,故呈浅蓝色。

⑥**白线** 肛梳下缘有一不甚明显的环行线,称为**白线**或称Hilton线,它的位置相当于肛门内、外括约肌之间,直肠指检可触知此处有一环形浅沟,称括约肌间沟。

⑦**痔** 肛柱部的黏膜下层和肛梳的皮下组织内含有丰富的静脉丛,可因血流不畅而淤积,以致曲张成痔。齿状线以上者为内痔,以下者为外痔,跨越齿状线上下者为混合痔。

⑧**肛门** 肛门是肛管的下口,为一前后纵行的裂孔,前后径为2~3cm。

⑨**肛门括约肌** 肛门括约肌环绕肛管周围,包括肛门内括约肌和肛门外括约肌。**肛门内括约肌**属平滑肌,是肠壁环形肌增厚而成,环绕肛管上3/4段,有协助排便的作用,对控制排便的作用不大。**肛门外括约肌**为骨骼肌,位于肛管平滑肌之外,围绕整个肛管,受意识支配,有较强的控制排便功能。

⑩**肛直肠环** 肛门外括约肌按其纤维所在部位,可分为皮下部、浅部和深部3部。

A. **皮下部** 是位于肛门周围皮下的环行肌束,如此部肌纤维被切断,不会产生大便失禁。

B. **浅部** 为围绕肛管下端的椭圆形肌束,前、后方分别附着于会阴中心腱和尾骨尖。

C. **深部** 是位于浅部上方较厚的环行肌束。浅部和深部是控制排便的重要肌束。肛门内括约肌、直肠下份的纵行肌、肛门外括约肌的浅、深部等共同构成一围绕肛管的强大肌环,称肛直肠环,对肛管起着极重要的括约作用。若外科手术不慎切断此环,可导致大便失禁。

(6) **直肠肛管周围间隙** 在直肠与肛管周围有数个间隙,其内充满脂肪结缔组织。

①**骨盆直肠间隙** 在直肠两侧,左、右各一,位于肛提肌之上,盆腔腹膜之下。

②**直肠后间隙** 位于肛提肌之上,在直肠与骶骨之间,与两侧骨盆直肠间隙相通。

③坐骨肛管间隙　也称坐骨直肠间隙，位于肛提肌以下，坐骨肛管横隔以上，相互经肛管后相通。
④肛门周围间隙　位于坐骨肛管横隔以下至皮肤之间，左、右两侧也于肛管后相通。

七、肝

肝是人体内最大的腺体，也是最大的实质性器官。我国成年男性的肝重1230～1450g，女性为1100～1300g，占体重的1/50～1/40。胎儿和新生儿的肝相对较大，重量可达体重的1/20，体积可占腹腔容积的一半。肝的血液供应十分丰富，故活体肝呈棕红色。肝的质地柔软而脆弱，易受外力冲击而破裂，发生腹腔内大出血。

1. 肝的形态

肝呈不规则的楔形，可分上、下两面，前、后、左、右四缘。

（1）**膈面**　肝的上面膨隆，与膈相接触，故称为膈面。肝膈面有镰状韧带、冠状韧带附着。**镰状韧带**呈矢状位，肝借此分为左、右两叶。肝左叶小而薄，肝右叶大而厚。**冠状韧带**呈冠状位，分前、后两层。膈面后部冠状韧带两层之间没有腹膜被覆的部分称为裸区。裸区的左侧部分有腔静脉沟，内有下腔静脉通过。

（2）**脏面**　肝下面凹凸不平，邻接一些腹腔器官，称为脏面。肝的脏面中部有两条纵行和一条横行的凹陷，总体呈"H"形，分别称左、右纵沟和横沟。

A. **横沟**　位于肝的中部，连接左、右纵沟，有肝左、右管，肝固有动脉左、右支，肝门静脉左、右支以及神经、淋巴管等在此处出入肝，称肝门，也称**第一肝门**。出入肝门的这些结构被肝十二指肠韧带的腹膜包被，构成**肝蒂**。

B. **左侧的纵沟**　较窄而深，沟的前部称为肝圆韧带裂，有肝圆韧带通过。**肝圆韧带**由胎儿时期的脐静脉闭锁而成，经肝镰状韧带的游离缘内行至脐。沟的后部称为静脉韧带裂，容纳静脉韧带。**静脉韧带**由胎儿时期的静脉导管闭锁而成。

C. **右侧的纵沟**　比左侧的宽而浅，沟的前部为**胆囊窝**，容纳胆囊，后部为**腔静脉沟**，容纳下腔静脉。腔静脉沟向后上伸入膈面，此沟与胆囊窝虽不相连，但可视为肝门右侧的纵沟。在腔静脉沟的上端处，有肝左、中、右静脉出肝后立即注入下腔静脉，临床上常称为**第二肝门**。沟的下部有数条来自肝右叶、尾状叶等的肝小静脉注入下腔静脉，此处称为**第三肝门**。

在肝的脏面，借H形沟、裂、窝将肝分为4个叶：**肝左叶**位于左纵沟的左侧；**肝右叶**位于右纵沟的右侧；**方叶**位于肝门之前，肝圆韧带裂与胆囊窝之间；**尾状叶**位于肝门之后，静脉韧带裂与腔静脉沟之间。脏面的肝左叶与膈面的一致。脏面的肝右叶、方叶和尾状叶一起，相当于膈面的肝右叶。

（3）**前缘**　肝的前缘是肝的脏面与膈面之间的分界线，薄而锐利。在胆囊窝处，肝前缘上有**胆囊切迹**，胆囊底常在此处露出于肝前缘。在肝圆韧带通过处，肝前缘上有一**肝圆韧带切迹**。

（4）**后缘**　肝后缘钝圆，朝向脊柱。

（5）**左缘**　肝左缘即肝左叶的左缘，薄而锐利。

（6）**右缘**　肝的右缘是肝右叶的右下缘，钝圆。

（7）**Glisson囊**　除裸区外，肝表面均覆有浆膜。浆膜与肝实质间有一层结缔组织构成的纤维膜。纤维膜在肝门伸入肝内，包绕肝固有动脉、肝门静脉、肝管及其分支的周围，构成血管周围的纤维囊（Glisson囊）。

【例6】肝脏Glisson纤维鞘内包裹的管道有

A. 门静脉、肝静脉、肝胆管　　B. 门静脉、肝动脉、胆总管　　C. 门静脉、肝动脉、肝静脉

D. 门静脉、肝动脉、肝胆管　　E. 肝静脉、肝胆管、肝动脉

2. 肝的位置

（1）**大致位置**　肝大部分位于右季肋区和腹上区，小部分位于左季肋区。肝的前面大部分被肋所掩盖，仅在腹上区的左、右肋弓之间，有一小部分露出于剑突之下，直接与腹前壁相接触。当腹上区和右季肋区遭受暴力打击或肋骨骨折时，均可能导致肝破裂。

(2) 肝上界 与膈穹窿一致，可用下述三点的连线来表示：即右锁骨中线与第5肋的交点，前正中线与剑胸结合线的交点，左锁骨中线与第5肋间隙的交点。

(3) 肝下界 与肝前缘一致，右侧与右肋弓一致；中部超出剑突下约3cm；左侧被肋弓掩盖。故在体检时，在右肋弓下不能触到肝。平静呼吸时，肝随膈上、下移动的范围为2~3cm。

3. 肝的毗邻

肝上方为膈，膈上有右侧胸膜腔、右肺、心等，故肝脓肿可与膈粘连，并经膈侵入右肺。肝右叶下面，前部与结肠右曲邻接，中部近肝门处邻接十二指肠上曲，后部邻接右肾上腺、右肾。肝左叶下面与胃前壁相邻，后上方邻接食管腹部。

4. 肝段

肝段是依据Glisson系统在肝内的分布情况提出的，按照Couinaud肝段划分法，可将肝分为左、右半肝，进而再分为5个叶和8个段。Glisson系统位于肝叶和肝段内，肝静脉系统的各级属支，行于肝段之间，而其主干即肝左、中、右静脉，相应地行于各肝裂中，最后在腔静脉沟的上端即第2肝门处出肝，分别注入下腔静脉。有若干条肝静脉系统的小静脉，如来自右半肝脏面的副肝右静脉和尾状叶的一些小静脉，在腔静脉沟的下段内汇入下腔静脉，该处称为第3肝门。

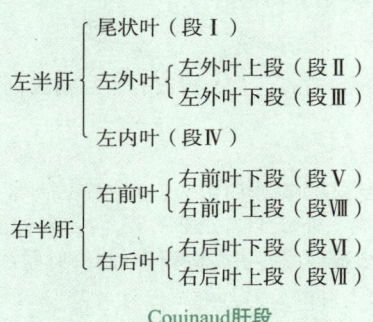

Couinaud肝段

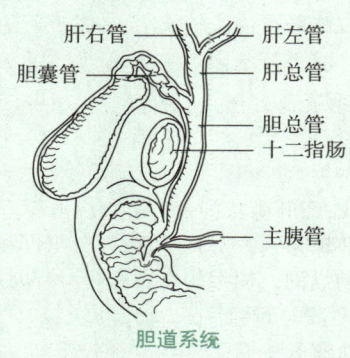

胆道系统

5. 肝外胆道系统

(1) 组成 肝外胆道系统是指走出肝门之外的胆道系统，包括胆囊、肝左管、肝右管、肝总管、胆总管。这些管道与肝内胆道一起，将肝分泌的胆汁输送到十二指肠腔。

(2) 胆囊 胆囊为贮存和浓缩胆汁的囊状器官，呈梨形，容量40~60ml。胆囊位于肝下面的胆囊窝内，其上面借疏松结缔组织与肝相连，易于分离；下面覆以浆膜，并与结肠右曲、十二指肠上曲相邻。

① **胆囊的分部** 胆囊分为底、体、颈、管4部分。

A. **胆囊底** 其体表投影位于右锁骨中线（或右腹直肌外缘）与右肋弓交点附近。胆囊发炎时，该处可有压痛。

B. **胆囊体** 是胆囊的主体部分，与胆囊底之间无明显界限。胆囊体向后逐渐变细，约在肝门右端逐渐移行为胆囊颈。

C. **胆囊颈** 狭细，在肝门右端常以直角起于胆囊体，略作S状扭转，即开始向前上方弯曲，继而转向后下方，续为胆囊管。胆囊颈与胆囊管相延续处较狭窄。在胆囊颈的右侧壁，常有一突向后下方的小囊，朝向十二指肠，称为**Hartmann囊**，为胆囊结石滞留的常见部位。

D. **胆囊管** 长3~4cm，在肝十二指肠韧带内与其左侧的肝总管汇合，形成胆总管。胆囊颈和胆囊管处的黏膜呈螺旋状突入腔内，称**螺旋襞(Heister瓣)**，可控制胆囊胆汁的流入和流出。有时较大的结石，可因螺旋襞的阻碍而嵌顿于此。

② **胆囊的毗邻** 胆囊上方贴肝，下方邻十二指肠上部和横结肠，左侧靠近幽门，右侧与结肠右曲（肝曲）相邻，底与腹前壁内面接触。

③胆囊（Calot）三角　胆囊管、肝总管和肝的脏面围成的三角形区域称**胆囊三角**（或称 **Calot 三角**），三角内常有胆囊动脉通过，因此该三角是胆囊手术中寻找胆囊动脉的标志。

（3）**肝管与肝总管**　肝左管、肝右管分别由左、右半肝内的毛细胆管逐渐汇合而成，走出肝门之后即合成肝总管。**肝总管**长约 3cm，在肝十二指肠韧带内下行，并在韧带内与胆囊管以锐角结合成胆总管。

（4）**胆总管的分段与毗邻关系**　胆总管由胆囊管与肝总管汇合形成，长 4～8cm，直径 0.6～0.8cm。若超过 1.0cm，可视为病理状态。根据胆总管的走行，可将其分为以下 4 段：

①十二指肠上段　位于肝十二指肠韧带内，与左侧的肝固有动脉平行，两者的后方为肝门静脉，此段为胆总管切开探查引流术的常用部位。

②十二指肠后段　行经十二指肠上部的后方，左侧为肝门静脉，左后方为下腔静脉。

③胰腺段　该段上部紧贴胰头后面的胆总管沟内，下部常被薄片胰腺组织遮盖。

④十二指肠壁段　胆总管斜穿十二指肠降部中份后内侧壁，与胰管汇合，形成略为膨大的**肝胰壶腹**（**Vater 壶腹**），壶腹开口于十二指肠大乳头。胆总管末端、胰管末端的环行平滑肌与肝胰壶腹周围的环行平滑肌三者一起合称为 Oddi 括约肌，具有控制胆汁和胰液排放的作用。进食时，Oddi 括约肌松弛，胆汁、胰液排入十二指肠腔；不进食时，Oddi 括约肌收缩，肝分泌的胆汁经肝左右管、肝总管、胆囊管至胆囊内贮存。十二指肠壁内段较狭窄，易发生胆道结石梗阻，导致阻塞性黄疸。

【例 7】Calot 三角组成包括肝脏下缘、胆囊管和

　　A. 肝右管　　　　　　　B. 肝左管　　　　　　　C. 副肝管
　　D. 肝总管　　　　　　　E. 胆总管（2016）

八、胰

胰为人体的第二大消化腺，由外分泌部和内分泌部组成。外分泌部分泌胰液，内含多种消化酶，有分解消化蛋白质、脂肪、糖类的作用；内分泌部（胰岛）主要分泌胰岛素、胰高血糖素，调节血糖浓度。

1. 胰的位置与毗邻

胰是一个狭长的腺体，呈灰红色，长 17～20cm，宽 3～5cm，厚 1.5～2.5cm，重 82～117g，位于腹上区和左季肋区，横置于第 1～2 腰椎体前方，并紧贴于腹后壁。胰的前面隔网膜囊与胃后壁相邻，后方有下腔静脉、胆总管、肝门静脉、腹主动脉等重要结构。其右端被十二指肠环抱，左端抵达脾门。胰的上缘约平脐上 10cm，下缘约相当于脐上 5cm。由于胰的位置较深，前方有胃、横结肠、大网膜等遮盖，故胰病变时，在早期腹壁体征往往不明显，从而增加诊断的困难性。

【例 8】胰体前方的器官是

　　A. 胃后壁　　　　　　　B. 腹主动脉　　　　　　C. 下腔静脉
　　D. 肝门静脉　　　　　　E. 胆总管（2020）

2. 胰的分部

胰可分为头、颈、体、尾 4 部分，各部之间无明显界限。头、颈部在腹中线右侧，体、尾部在腹中线左侧。

（1）**胰头**　位于第 2 腰椎体的右前方，其上、下方和右侧被十二指肠包绕。在胰头的下部有一向左后上方的**钩突**。由于钩突与胰头、胰颈之间夹有肝门静脉起始部、肠系膜上动脉、肠系膜上静脉，故胰头肿大时，可压迫肝门静脉起始部，影响其血液回流，出现腹水、脾大等症状。在胰头右后方与十二指肠降部之间有胆总管经过，当胰头肿大压迫胆总管时，可发生阻塞性黄疸。

（2）**胰颈**　是位于胰头与胰体之间的狭窄扁薄部分，长 2～2.5cm。胰颈的前上方邻接胃幽门，其后方有肠系膜上静脉、肝门静脉起始部通过。

（3）**胰体**　位于胰颈和胰尾之间，占胰的大部分，略呈三棱柱形。胰体横位于第 1 腰椎体前方，故向前凸起。胰体的前面隔网膜囊与胃后壁相邻，故胃后壁癌肿或溃疡穿孔常与胰体粘连。

（4）**胰尾**　较细，行向左上方至左季肋区，在脾门下方与脾的脏面相接触。

3. 胰管

胰管走行与胰的长轴一致,从胰尾经胰体走向胰头,最后于十二指肠降部的后内侧壁内与胆总管汇合成肝胰壶腹,开口于十二指肠大乳头。**副胰管**开口于十二指肠小乳头。

▶ **常考点**　　2019 年新增考点,往年很少考。

　　参考答案——详细解答见《2024 国家临床执业及助理医师资格考试历年考点精析(上、下册)》

1. ABCDE　2. ABCDE　3. ABCDE　4. ABCDE　5. ABCDE　6. ABCDE　7. ABCDE　8. ABCDE

第3章 呼吸系统

▶ **考纲要求**

①鼻:鼻腔[外侧壁,易出血(Little)区,嗅区,蝶筛隐窝]。鼻旁窦的位置及开口。②喉:喉的位置,喉软骨及其连结,弹性圆锥,环甲肌。喉腔的分部和结构。③气管与支气管:气管的位置、结构和毗邻。左、右主支气管的形态和特点。④肺:肺的位置、形态、分叶和体表投影,肺段。⑤胸膜:胸膜的分部和体表投影,胸膜腔,肋膈隐窝。⑥纵隔:纵隔的概念、分部和各部内的主要结构。

▶ **复习要点**

呼吸系统由呼吸道和肺组成。呼吸道包括鼻、咽、喉、气管和支气管等。通常称鼻、咽、喉为上呼吸道,气管和各级支气管为下呼吸道。呼吸系统的主要功能是进行气体交换。

一、鼻

1. 鼻腔

鼻腔由骨和软骨及其表面被覆的黏膜和皮肤组成,被鼻中隔分为左、右两腔。

(1) **外侧壁** 鼻腔外侧壁自上而下可见上、中、下3个鼻甲。多数人上鼻甲的后上方还有最上鼻甲。

(2) **易出血(Little)区** 鼻中隔由筛骨垂直板、犁骨、鼻中隔软骨组成支架,表面被覆黏膜而成,构成鼻腔的内侧壁。鼻中隔前下部的血管丰富,位置浅表,外伤或干燥刺激均易引起出血,约90%的鼻出血发生于此区,故称易出血区,又称为Little区。

(3) **嗅区** 鼻黏膜分两部分,位于上鼻甲和与其相对的鼻中隔以及两者上方的鼻腔顶部的区域,称为嗅区,富含嗅细胞;其余黏膜部分则富含鼻腺,称为呼吸区。

(4) **蝶筛隐窝** 最上鼻甲或上鼻甲后上方与蝶骨体之间的凹陷,称为蝶筛隐窝。上鼻甲与中鼻甲之间为上鼻道,中鼻甲与下鼻甲之间为中鼻道,下鼻甲下方为下鼻道。切除中鼻甲之后,可见中鼻道的半月裂孔。

2. 鼻旁窦的位置及开口

鼻旁窦是指鼻腔周围含气颅骨内的空腔,分别位于额骨、筛骨、蝶骨、上颌骨内。

	额窦	筛窦	蝶窦	上颌窦
部位	额骨额鳞	筛骨迷路内	蝶骨体内	上颌骨体内
开口	中鼻道	前筛窦、中筛窦开口于中鼻道 后筛窦开口于上鼻道	左、右蝶筛隐窝	中鼻道的半月裂孔
特点	左、右各一 三棱锥体形	后筛窦与视神经管毗邻 感染可导致视神经炎	被鼻中隔分为左、右两个腔	开口位置高,分泌物不易排出,应体位引流

【例1】开口于上鼻道的器官是

A. 额窦 　　　　　　B. 上颌窦 　　　　　　C. 蝶窦

D. 前筛窦 　　　　　E. 后筛窦

二、喉

1. 喉的位置

喉主要由喉软骨和喉肌构成。上界是会厌上缘，下界是环状软骨下缘。借喉口通喉咽部，以环状软骨气管韧带连结气管。成年人喉位于第3~6颈椎前方。喉的前方被皮肤、颈筋膜及舌骨下肌群所覆盖，喉的后方紧邻喉咽部，两侧有颈血管、神经和甲状腺侧叶。

2. 喉软骨及其连结

(1) **喉软骨**　喉的支架由甲状软骨、环状软骨、会厌软骨、杓状软骨等喉软骨构成。

①甲状软骨　是最大的喉软骨，位于环状软骨与会厌软骨之间，构成喉的前壁和侧壁。左、右侧软骨板在前缘融合形成**前角**，前角上端向前突出，称为**喉结**。左、右软骨板的后缘游离，并向上、下发出突起，分别称为上角和下角。上角较长，借韧带与舌骨大角相连。下角较短，与环状软骨相关节。

②环状软骨　是喉软骨中唯一完整的软骨环，位于甲状软骨的下方。环状软骨由前部低窄的**环状软骨弓**和后部高阔的**环状软骨板**构成。环状软骨弓平对第6颈椎，是颈部的重要标志之一。环状软骨板上缘两侧各有一**杓关节面**，在环状软骨弓与板的交界处，两侧各有一圆形的**甲关节面**。环状软骨的作用是支撑呼吸道，保持呼吸道通畅，若损伤可造成喉狭窄。

③会厌软骨　位于舌骨体后方，形似树叶，上宽下窄，上端游离，下端借**甲状会厌韧带**连于甲状软骨前角上部。会厌软骨被覆黏膜构成**会厌**，会厌是喉口的活瓣，吞咽时可以封闭喉口。

④杓状软骨　位于环状软骨板上方中线两侧，形似三菱锥体形，是成对的喉软骨。杓状软骨分为一尖、一底、两突、三面。杓状软骨底与环状软骨杓关节面形成环杓关节，底面有向前伸出的突起，称为**声带突**，是声韧带的附着处；向外侧伸出的突起，称为**肌突**，大部分喉肌附着于此。

(2) **喉的连结**　喉的连结包括喉软骨之间的连结及舌骨、气管与喉之间的连结。

①甲状舌骨膜　是位于甲状软骨上缘与舌骨之间的结缔组织膜，中部增厚称为甲状舌骨正中韧带。

②环甲关节　由环状软骨的甲关节面与甲状软骨下角构成，属于联合关节。环甲肌收缩时，甲状软骨在冠状轴上作前倾运动，使声带紧张。甲状软骨复位时，使声带松弛。

③环杓关节　由环状软骨板上缘的杓关节面和杓状软骨底的关节面构成。杓状软骨可沿该关节垂直轴作旋内、旋外运动。杓状软骨旋内，可使声带突相互靠近，缩小声门裂。杓状软骨旋外，可使声带突相互分开，开大声门裂。

④方形膜　起于甲状软骨前角后面和会厌软骨两侧缘，向后附着于杓状软骨前内侧缘，构成喉前庭外侧壁的基础。上缘位于杓会厌襞内，下缘游离称为前庭韧带。

⑤弹性圆锥（环甲膜）　是喉腔内呈圆锥形的弹性结缔组织膜，起于甲状软骨前角内面，呈扇形向后、向下止于杓状软骨声带突和环状软骨上缘。弹性圆锥上缘游离增厚，紧张于甲状软骨至声带突之间，称为声韧带。弹性圆锥前面中部弹性纤维增厚，称为环甲正中韧带。急性喉阻塞时，可在环甲正中韧带处进行穿刺，以建立暂时性通气道。

⑥环状软骨气管韧带　是连结环状软骨下缘和第1气管软骨环的结缔组织膜。

3. 环甲肌

环甲肌是唯一的一对喉外肌群。环甲肌起于环状软骨弓前外侧面，肌束斜向后上方，止于甲状软骨下角和下缘。环甲肌收缩将增加甲状软骨前角和杓状软骨间距，紧张并拉长声带。

4. 喉腔的分部和结构

喉腔是由喉软骨、韧带、纤维膜、喉肌、喉黏膜等共同围成的管腔。喉腔侧壁有上、下两对黏膜皱襞，上方的一对称为前庭襞，下方的一对称为声襞。这两对皱襞将喉腔分为3部分，即前庭襞上方的喉前庭、声襞下方的声门下腔、前庭襞和声襞之间的喉中间腔。

(1) **喉前庭**　位于喉口与前庭襞之间。前壁中下份有会厌软骨茎附着，附着处的上方有**会厌结节**。

(2) 喉中间腔　是喉腔中声襞与前庭襞之间的部分,向两侧经前庭襞与声襞间的裂隙至喉室。两侧声襞、杓状软骨底和声带突之间的裂隙,称为**声门裂**,是喉腔最狭窄处。

(3) 声门下腔　是声襞与环状软骨下缘之间的部分,其黏膜下组织疏松,炎症时易发生喉水肿。

【例2】支撑呼吸道的软骨是
　　A. 甲状软骨　　　　　　　B. 杓状软骨　　　　　　　C. 环状软骨
　　D. 麦粒软骨　　　　　　　E. 会厌软骨(2022)

【例3】喉结的软骨组成是
　　A. 杓状软骨　　　　　　　B. 会厌软骨　　　　　　　C. 甲状软骨
　　D. 环状软骨　　　　　　　E. 气管软骨环(2020)

【例4】急性喉阻塞时,与建立暂时性通气道有关的解剖结构是
　　A. 甲状舌骨膜　　　　　　B. 方形膜　　　　　　　　C. 环甲膜
　　D. 会厌软骨　　　　　　　E. 环状软骨(2023)

三、气管与支气管

1. 气管

(1) **位置与结构**　气管由14~17个气管软骨、黏膜、平滑肌、结缔组织等构成。气管位于喉与气管杈之间,起自环状软骨下缘(约平第6颈椎),向下至胸骨角平面(约平第4胸椎体下缘),分叉形成左、右主支气管。气管杈内有一半月状嵴,称为**气管隆嵴**,是支气管镜检时判断气管分叉的重要标志。甲状腺峡多位于第2~4气管软骨环前方,气管切开术常在第3~5气管软骨环处施行。

(2) **毗邻**　气管全长以胸廓上口为界,分为气管颈部和气管胸部。

①气管颈部　前方由浅入深依次为皮肤、浅筋膜、颈筋膜浅层、胸骨上间隙、颈静脉弓、舌骨下肌、气管前筋膜。第2~4气管软骨环前方有甲状腺峡,峡的下方有甲状腺下静脉、甲状腺静脉丛、甲状腺下动脉。气管的后方为食管,两侧为甲状腺侧叶,气管食管沟内有喉返神经,其后外侧为颈动脉鞘、颈交感干等。

②气管胸部　前方为胸骨柄、胸骨甲状肌、胸骨舌骨肌的起始部、胸腺、左头臂静脉、主动脉弓、头臂干、左颈总动脉、心丛等;后方有食管;后外侧为喉返神经;左侧有左迷走神经、左锁骨下动脉;右侧为奇静脉、右迷走神经;右前方有右头臂静脉、上腔静脉等。

2. 左、右主支气管的形态和特点

支气管是气管分出的各级分支,多达23~25级,直到肺泡管,其中一级分支称为左、右主支气管。

(1) **左主支气管**　是气管杈与左肺门之间的通气管道,通常有7~8个软骨环。

(2) **右主支气管**　是气管杈与右肺门之间的通气管道,通常有3~4个软骨环。

(3) **特点**　左主支气管细而长,嵴下角大,斜行,通常有7~8个软骨环。右主支气管短而粗,嵴下角小,走行较陡直,通常有3~4个软骨环,因此,经气管坠入的异物多进入右主支气管。

四、肺

1. 位置

肺位于胸腔内,膈肌之上,纵隔的两侧,肺的表面覆盖脏胸膜。

2. 形态

两肺外形不同,右肺宽而短,左肺狭而长。肺呈圆锥形,包括一尖、一底、三面、三缘。

(1) **肺尖**　即肺的上端,钝圆,经胸廓上口突入颈根部,达锁骨内侧1/3段上方2~3cm。

(2) **肺底**　即肺的下面,与膈相贴,故也称膈面。

(3) **肋面**　即肺的外侧面,与胸廓的侧壁和前、后壁相邻。

(4) **纵隔面**　即肺的内侧面,与纵隔相邻,其中央的椭圆形凹陷称为肺门。肺门是支气管、血管、神

经、淋巴管出入的门户。出入肺门的结构被结缔组织包裹,称为**肺根**。

两肺根内的结构排列自前向后依次为肺上静脉、肺动脉、主支气管。两肺根内的结构自上而下排列不同。左肺根内的结构自上而下依次为左肺动脉、左主支气管、左肺下静脉。右肺根内的结构自上而下依次为右肺上叶支气管、右肺动脉、右肺下静脉。

(5) **膈面** 即肺底,与膈相邻。
(6) **前缘** 是肋面与纵隔面在前方的移行处,较锐利。
(7) **后缘** 是肋面与纵隔面在后方的移行处,位于脊柱两侧的肺沟内。
(8) **下缘** 是肋面与膈面、膈面与纵隔面的移行处,其位置随呼吸运动而变化。

3. 分叶
左肺被叶间裂分为上、下两叶,右肺被叶间裂(斜裂、右肺水平裂)分为上、中、下三叶。

4. 体表投影
两肺下缘的体表投影相同,在同一部位肺下界一般较胸膜下界高出两个肋的距离。即在锁骨中线处肺下缘与第6肋相交,在腋中线处与第8肋相交,在肩胛线处与第10肋相交,再向内于第11胸椎棘突外侧2cm左右向上与肺后缘相移行。

5. 肺段
每一肺段支气管及其分布区域的肺组织在结构和功能上均为一个独立的单位,称为支气管肺段,简称肺段。肺段呈圆锥形,尖朝向肺门,底朝向肺的表面。通常左、右肺各有10个肺段。肺段具有结构和功能的相对独立性,因此,临床可以肺段为单位进行手术切除。

上叶 { 尖段(SⅠ) / 后段(SⅡ) / 前段(SⅢ) }
中叶 { 外侧段(SⅣ) / 内侧段(SⅤ) }
下叶 { 上段(SⅥ) / 内侧底段(SⅦ) / 前底段(SⅧ) / 外侧底段(SⅨ) / 后底段(SⅩ) }

右肺支气管肺段

上叶 { 尖段(SⅠ) / 后段(SⅡ) / 前段(SⅢ) / 上舌段(SⅣ) / 下舌段(SⅤ) }
下叶 { 上段(SⅥ) / 内侧底段(SⅦ) / 前底段(SⅧ) / 外侧底段(SⅨ) / 后底段(SⅩ) }

左肺支气管肺段

五、胸膜

1. 胸膜的分部
胸膜是衬覆于胸壁内面、膈上面、纵隔两侧面、肺表面等部位的一层浆膜,可分为壁胸膜、脏胸膜。

(1) **壁胸膜** 是指覆盖胸壁内面、膈上面、纵隔两侧面及突至颈根部胸廓上口平面以上的胸膜,按其衬覆部位的不同,分为4部分,即肋胸膜、膈胸膜、纵隔胸膜、胸膜顶。

(2) **脏胸膜** 是指覆盖于肺表面,并伸入至叶间裂内的一层浆膜。因其与肺实质连接紧密,故又称**肺胸膜**。

2. 胸膜的体表投影
胸膜前界上端起于锁骨中、内1/3交界处上方约2.5cm的胸膜顶,向内下斜行,在第2胸肋关节水平,两侧相互靠拢,在正中线附近垂直下行。右侧于第6胸肋关节处越过剑肋角与胸膜下界相移行。左侧在第4胸肋关节处转向外下方,沿胸骨的左侧缘2.0~2.5cm的距离向下行,在第6肋软骨后方与胸膜下界相移行。在第2胸肋关节平面以上,两侧胸膜前返折线之间呈倒三角形区,称为胸腺区。在第4胸肋关节平面以下,两侧胸膜返折线相互分开,形成位于胸骨体下部和左侧第4、5肋软骨后方的三角形区,称为心包区。此区心包前方无胸膜遮盖，因此，左剑肋角处是临床进行心包穿刺术的安全区。

右侧的胸膜下界前内侧端起自第6胸肋关节的后方，左侧的胸膜下界内侧端起自第6肋软骨后方。两侧胸膜下界起始后分别行向外下方，在锁骨中线与第8肋相交，在腋中线与第10肋相交，在肩胛线与第11肋相交，最终止于第12胸椎高度。

3. 胸膜腔

胸膜腔是指脏、壁胸膜在肺根处相互移行，两者之间围成的一个封闭的、潜在的腔隙，左、右各一，呈负压，互不相通。胸膜腔内有少量浆液，可减少呼吸时的摩擦。

4. 胸膜隐窝

（1）**胸膜隐窝** 是不同部位的壁胸膜返折并相互移行处的胸膜腔，即使在深吸气时，肺缘也达不到其内，故称为胸膜隐窝。胸膜隐窝包括肋膈隐窝、肋纵隔隐窝、膈纵隔隐窝等。

（2）**肋膈隐窝** 是指肋胸膜与膈胸膜返折形成的一个半环形间隙，左、右各一，是诸胸膜隐窝中位置最低、容量最大的部位，其深度可达两个肋间隙。胸膜腔积液常先积存于肋膈隐窝。

【例5】立位时，胸膜腔位置最低处在

  A. 胸膜顶　　　　　　　　B. 肺根　　　　　　　　C. 肺底
  D. 肋膈隐窝　　　　　　　E. 肺尖（2021）

六、纵隔

1. 概念

纵隔是指两侧纵隔胸膜间全部器官、结构和结缔组织的总称。纵隔的前界是胸骨，后界是脊柱胸段，两侧是纵隔胸膜，上界是胸廓上口，下界是膈。

2. 分部和各部内的主要结构

四分法以胸骨角水平面将纵隔分为上纵隔和下纵隔，下纵隔又以心包为界，分为前、中、后纵隔。

（1）**上纵隔** 是指胸骨角平面以上的纵隔部分。上纵隔上界为胸廓上口，下界为胸骨角至第4胸椎体下缘的平面，前方为胸骨柄，后方为第1~4胸椎体。上纵隔内自前向后有胸腺、左和右头臂静脉、上腔静脉、膈神经、迷走神经、喉返神经、主动脉弓及其3大分支、气管、食管、胸导管等。

（2）**下纵隔** 是指胸骨角平面以下的纵隔部分。下纵隔分为3部分，即前纵隔、中纵隔、后纵隔。

	前纵隔	中纵隔	后纵隔
定义	心包前方与胸骨体之间的纵隔	心包连同其心脏所在部位的纵隔	心包后方与脊柱胸段间的纵隔
容纳	胸腺或胸腺遗迹、纵隔前淋巴结、胸廓内动脉纵隔支、疏松结缔组织、胸骨心包韧带	心及出入心的大血管，如升主动脉、肺动脉干、上腔静脉根部、左右肺动脉、左右肺静脉、奇静脉末端、心包、心包膈动脉、膈神经	气管杈、左右主支气管、食管、胸主动脉、奇静脉、半奇静脉、胸导管、交感干胸段、淋巴结
多见	胸腺瘤、皮样囊肿、淋巴瘤	心包囊肿	支气管囊肿、神经瘤、主动脉瘤

【例6】中纵隔内有

  A. 迷走神经　　　　　　　B. 心包膈动脉　　　　　　C. 下腔静脉
  D. 胸主动脉　　　　　　　E. 食管

▶ **常考点**　2019年新增考点，往年很少考。

参考答案——详细解答见《2024国家临床执业及助理医师资格考试历年考点精析(上、下册)》

1. ABCDE　　2. ABCDE　　3. ABCDE　　4. ABCDE　　5. ABCDE　　6. ABCDE

第4章 泌尿系统

▶ **考纲要求**

①肾:肾的形态、结构、位置与毗邻,肾的被膜。②输尿管:输尿管走行、分部和狭窄。③膀胱:膀胱的形态、结构、位置和毗邻。④尿道:女性尿道。

▶ **复习要点**

一、肾

1. 肾的形态

肾是实质性器官,左、右各一,形似蚕豆。分内、外侧两缘,前、后两面及上、下两端。

(1) **内、外侧两缘** 肾的内侧缘中部凹陷为**肾门**,是肾的血管、神经、淋巴管及肾盂出入肾的门户。出入肾门的结构为结缔组织所包裹,称**肾蒂**。肾蒂内各结构的排列关系:自前向后分别为肾静脉、肾动脉、肾盂末端;自上而下分别为肾动脉、肾静脉、肾盂。由肾门伸入肾实质内的腔隙称**肾窦**。肾的外侧缘钝圆。

(2) **前、后两面** 肾的前面凸向前外侧,后面较平,紧贴腹后壁。

(3) **上、下两端** 肾的上端宽而薄,下端窄而厚。

2. 肾的结构

肾的冠状切面观,肾实质可分为肾皮质和肾髓质。

(1) **肾皮质** 位于肾实质的浅层,富有血管,新鲜标本为红褐色,由肾小体和肾小管组成。

(2) **肾髓质** 位于肾皮质的深部,色淡红,约占肾实质厚度的2/3。肾髓质由15~20个**肾锥体**组成。肾锥体的底朝向皮质、尖向肾窦。2~3个肾锥体尖端合并成1个**肾乳头**。肾乳头顶端有许多小孔,肾生成的尿液由此孔流入**肾小盏**内。皮质延伸至肾锥体之间的部分称**肾柱**。肾小盏位于肾窦内,呈漏斗状。肾小盏包绕肾乳头,承接由肾乳头排出的尿液。2~3个肾小盏合成1个**肾大盏**,肾大盏共有2~3个,彼此汇合成**肾盂**。肾盂离开肾门后向下走行,逐渐变细,约在第2腰椎体上缘移行为输尿管。

3. 肾的位置与毗邻

(1) **位置** 肾位于脊柱两侧,腹膜后间隙内,为腹膜外位器官。左肾在第11胸椎体下缘至第2~3腰椎间盘之间,右肾在第12胸椎体上缘至第3腰椎体上缘之间。左、右两侧的第12肋分别斜过左肾后面中部和右肾后面上部。肾门约平第1腰椎椎体平面,体表投影位于竖脊肌的外侧缘与第12肋之间的交界处,此区称为**肾区**。肾病病人可有肾区触痛或叩痛。

(2) **毗邻** 肾上腺位于肾的上方,两者共同由肾筋膜所包绕。两肾的内下方以肾盂续输尿管。左肾前上部与胃底后面毗邻,中部与胰尾、脾血管接触,下部邻接空肠、结肠左曲。右肾前上部与肝毗邻,下部与结肠右曲相接触,内侧缘与十二指肠降部相邻。两肾后面的上1/3与膈相邻,下部自内侧向外侧分别与腰大肌、腰方肌、腹横肌相毗邻。

4. 肾的被膜

肾的表面自内向外有3层被膜包绕,即纤维囊、脂肪囊、肾筋膜。

(1) **纤维囊** 为坚韧而致密的、包裹于肾实质表面的薄层结缔组织膜,由致密结缔组织和弹性纤维构成。肾破裂或部分切除时,需缝合此膜。

(2) 脂肪囊 也称肾床，是位于纤维囊外周、紧密包裹肾脏的脂肪层。肾的边缘部脂肪丰富，经由肾门进入肾窦。临床上的肾囊封闭，就是将药液注入肾脂肪囊内。

(3) 肾筋膜 位于脂肪囊的外周，包被肾和肾上腺的周围，分为肾前筋膜和肾后筋膜两层。两者在肾上腺的上方和肾外侧均互相融合，在肾的下方则相互分离，其间有输尿管通过。肾筋膜向深面发出许多结缔组织小束，穿过脂肪囊连于纤维囊，对肾起固定作用。

【例1】肾蒂中的结构不包括
  A. 肾动脉   B. 肾静脉   C. 输尿管
  D. 肾盂   E. 神经（2020）

【例2】患者，男，59岁。左肾结石10年。B超提示右肾中下极低回声包块，诊断为"透明细胞癌"，行右肾部分切除，手术应缝合的结构是
  A. 后腹膜   B. 纤维囊   C. 脂肪囊
  D. 肾前筋膜   E. 肾后筋膜（2020）

二、输尿管

输尿管是位于腹膜外位的肌性管道，平第2腰椎上缘，起自肾盂末端，止于膀胱。

1. 输尿管走行和分部

输尿管全长可分为输尿管腹部、输尿管盆部、输尿管壁内部3部分。

(1) 输尿管腹部 是指小骨盆上口以上部分的输尿管，起自肾盂下端，经腰大肌前面下行至其中点附近，与睾丸血管（男性）或卵巢血管（女性）交叉，通常位于血管的后方走行，达骨盆入口。在此处，左侧输尿管越过左髂总动脉末端前方，右侧输尿管则越过右髂外动脉起始部的前方。

(2) 输尿管盆部 是指小骨盆上口至膀胱壁部分的输尿管，自小骨盆入口处，经盆腔侧壁、髂内血管、腰骶干、骶髂关节前方下行，跨越闭孔神经血管束，达坐骨棘水平。男性输尿管走向前、内、下方。经直肠前外侧壁与膀胱后壁之间下行，在输精管后外方与之交叉，从膀胱底外上角向内下斜穿膀胱壁。女性输尿管经子宫颈外侧约2.5cm处，从子宫动脉后下方绕过，行向下内至膀胱底穿入膀胱壁内。

(3) 输尿管壁内部 是指斜穿膀胱壁的部分输尿管，长约1.5cm。

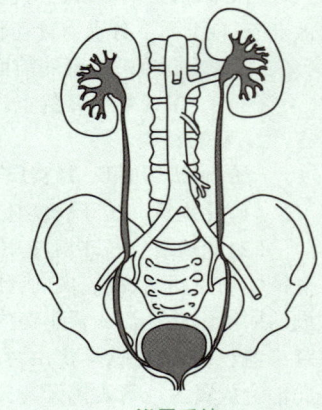
泌尿系统

2. 输尿管的狭窄

输尿管全长有3处狭窄：上狭窄位于肾盂与输尿管移行处；中狭窄位于小骨盆上口，输尿管跨过髂血管处；下狭窄在输尿管的壁内段。

三、膀胱

1. 膀胱的形态

膀胱空虚时呈三棱锥体形，分为尖、体、底、颈四部。

(1) **膀胱尖** 膀胱尖端朝向前上方，由此沿前腹壁至脐之间有一皱襞为**脐正中韧带**。
(2) **膀胱体** 膀胱尖与底之间为膀胱体。
(3) **膀胱底** 膀胱的后面朝向后下方，呈三角形，称为膀胱底。
(4) **膀胱颈** 膀胱的最下部称膀胱颈，下端有尿道内口通尿道。男性与前列腺底、女性与盆膈相毗邻。

2. 膀胱的结构

(1) **膀胱襞** 膀胱内面被覆黏膜，当膀胱壁收缩时，黏膜聚集成皱襞，称为膀胱襞。

(2) 膀胱三角 当膀胱膨胀时,皱襞可全部消失。在膀胱底内面,左、右侧输尿管口与尿道内口之间,有一个三角形的区域,此处膀胱黏膜与肌层紧密连接,缺少黏膜下组织,无论膀胱扩张或收缩,始终保持平滑,称为膀胱三角。膀胱三角是肿瘤、结核、炎症的好发部位,膀胱镜检查时应特别注意。

(3) 输尿管间襞 两个输尿管口之间的皱襞称为输尿管间襞,膀胱镜下所见为一苍白带,是临床寻找输尿管的标志。

(4) 膀胱垂 在男性尿道内口后方的膀胱三角处,受前列腺中叶推挤形成纵嵴状隆起处称膀胱垂。

3. 膀胱的位置和毗邻

(1) 前方 膀胱前方为耻骨联合,二者之间称为**膀胱前隙(Retzius 间隙)或耻骨后间隙**。在此间隙内,男性有**耻骨前列腺韧带**,女性有耻骨膀胱韧带,该韧带是女性在耻骨后面和盆筋膜腱弓前部与膀胱颈之间相连的两条结缔组织索。此外,间隙中还有丰富的结缔组织与静脉丛。

(2) 后方 男性膀胱的后方与精囊、输精管壶腹、直肠相毗邻。女性膀胱的后方与子宫、阴道相毗邻。

(3) 两侧 男性两侧输精管壶腹之间的区域,称为**输精管壶腹三角**,借结缔组织连接直肠壶腹,称为**直肠膀胱筋膜**。

(4) 膀胱充盈 膀胱位置可因充盈程度而不同。成人膀胱顶在空虚时不超过耻骨联合上缘,充盈时高于此界;当膀胱充盈时,膀胱顶和体上面的腹膜可升高而被推向上方,此时膀胱的前外侧壁直接与腹前壁接触。膀胱空虚时,全部位于盆腔内。

(5) 年龄 新生儿膀胱的位置高于成人,尿道内口在耻骨联合上缘水平。老年人膀胱位置较低。

【例 3】膀胱肿瘤和膀胱结核的好发部位是

  A. 膀胱体   B. 膀胱底   C. 膀胱三角

  D. 膀胱颈   E. 膀胱尖

四、女性尿道

女性尿道平均长 3~5cm,直径约 0.6cm,较男性尿道短、宽、直。**尿道内口**约平耻骨联合后面中央或下部,女性低于男性。女性尿道起于膀胱的**尿道内口**,经阴道前方行向前下,与阴道前壁紧密相邻,穿经尿生殖膈时有横纹肌形成的尿道外括约肌环绕,可有随意的括约作用,末端以尿道外口开口于阴道前庭。在尿道下端有**尿道旁腺**,其导管开口于尿道周围。尿道旁腺发生感染时,可形成囊肿,并可压迫尿道,导致尿路不畅。

▶ **常考点** 2019 年新增考点,往年很少考。

参考答案——详细解答见《2024 国家临床执业及助理医师资格考试历年考点精析(上、下册)》

1. ABCDE   2. ABCDE   3. ABCDE

第 5 章 生殖系统

▶考纲要求

①男性内生殖器：睾丸、附睾的形态和结构。输精管的分部和走行，精索构成，射精管的构成。精囊的位置，前列腺的位置、形态、分区和毗邻。②男性外生殖器：阴茎的形态与结构，阴囊的层次及内容物。③男性尿道：男性尿道分部、狭窄、膨大与弯曲。④女性生殖器：卵巢的位置、结构和固定装置。输卵管的分部和各部特点。子宫的形态、组织结构、位置、毗邻和固定装置。阴道的形态和分部。女性外生殖器。女性生殖系统的血管分布、淋巴引流、神经支配，内生殖器与邻近器官的关系。⑤乳房：乳房形态、位置、结构和淋巴引流。⑥会阴：会阴的概念、分区，女性盆底的概念和组成。坐骨肛门窝，尿生殖膈，盆膈，会阴浅隙、会阴深隙，会阴中心腱。

▶复习要点

一、男性内生殖器

男性内生殖器由生殖腺（睾丸）、输精管道（附睾、输精管、射精管、男性尿道）、附属腺体（精囊、前列腺、尿道球腺）组成。睾丸产生精子和分泌雄激素，精子先贮存于附睾内，当射精时经输精管、射精管、尿道排出体外。精囊、前列腺、尿道球腺的分泌液参与精液的组成，供给精子营养和有利于精子的活动。

1. 睾丸和附睾

(1) 睾丸的形态和结构 睾丸位于阴囊内，左右各一，一般左侧略低于右侧，呈微扁的卵圆形，表面光滑，分前后缘、上下端、内外侧面。前缘游离，后缘有血管、神经、淋巴管出入，与附睾相连。上端被附睾头遮盖，下端游离。内侧面较平坦，与阴囊中隔相依。外侧面较隆凸，与阴囊壁相贴。

睾丸表面有一层坚厚的纤维膜，称白膜。白膜在睾丸后缘增厚进入睾丸，形成睾丸纵隔。纵隔发出许多睾丸小隔，呈扇形伸入睾丸实质并与白膜相连，将睾丸实质分为 100～200 个睾丸小叶。每个小叶内含有 2～4 条盘曲的生精小管，精子由其生精上皮产生。生精小管之间的结缔组织内有分泌雄激素的间质细胞。生精小管汇合成精直小管，进入睾丸纵隔，交织形成睾丸网。睾丸网发出 12～15 条睾丸输出小管，经睾丸后缘上部进入附睾。

(2) 附睾的形态和结构 附睾呈新月形，由睾丸输出小管和迂曲的附睾管组成，紧贴睾丸上端和后缘。附睾分为上端膨大的附睾头、中部的附睾体和下端变细的附睾尾。睾丸输出小管弯曲盘绕形成膨大的附睾头，末端汇合形成一条附睾管。附睾管长约 6m，迂曲盘回形成附睾体和尾。附睾尾向上弯曲移行为输精管。附睾可暂时贮存精子，分泌附睾液营养精子，促进精子进一步成熟。

2. 输精管、精索和射精管

(1) 输精管的分部和走行 输精管是附睾管的直接延续，长约 50cm，管壁较厚，肌层较发达，管径约 3mm，管腔窄小。活体触摸时，呈坚实的圆索状。输精管依其行程分为以下 4 部。

①睾丸部 从附睾尾至睾丸上端的部分，为输精管最短的一段。

②精索部 介于睾丸上端与腹股沟管皮下环之间，在精索内位于其他结构的后内侧。此段位置表浅，易于触及，为输精管结扎的理想部位。

③腹股沟部 全程位于腹股沟管的精索内。

④盆部　为输精管最长一段，经腹环出腹股沟管后，弯向内下，越过髂外动、静脉，沿盆侧壁腹膜外行向后下，跨越输尿管末端前内方至膀胱底的后面和直肠前面；两侧输精管在此处逐渐接近，膨大形成**输精管壶腹**。输精管壶腹末端变细，穿过前列腺，与精囊的输出管汇合成射精管，开口于尿道的前列腺部。

（2）**精索构成**　精索是位于睾丸上端和腹股沟管腹环之间的一对圆索状结构。精索内主要有输精管、睾丸动脉、蔓状静脉丛、输精管血管、神经、淋巴管、腹膜鞘突的残余（鞘韧带）等。

（3）**射精管的构成**　射精管由输精管的末端与精囊的输出管汇合而成，长约2cm，向前下穿前列腺实质，开口于尿道前列腺部。射精管管壁有平滑肌纤维，能够产生有力的收缩，帮助精液排出。

【例1】输精管常用的结扎部位是

　　A. 睾丸部　　　　　　B. 精索部　　　　　　C. 腹股沟部
　　D. 盆部　　　　　　　E. 壶腹部

3. 精囊和前列腺

（1）**精囊**　精囊又称精囊腺，为长椭圆形的囊状器官，表面凹凸不平，位于膀胱底后方、输精管壶腹的下外侧。左、右各一，由迂曲的管道组成，其输出管与输精管壶腹的末端汇合成射精管。精囊分泌物参与组成精液。

（2）**前列腺**　前列腺是由腺组织和平滑肌组织构成的实质性器官。

①位置和毗邻　前列腺位于膀胱与尿生殖膈之间，前列腺上端与膀胱颈、精囊和输精管壶腹相邻；前列腺的前方为耻骨联合，后方为直肠壶腹。

②形态　前列腺形似栗子，质韧，色淡红。上端宽大为前列腺底，邻接膀胱颈。下端尖细为前列腺尖，与尿生殖膈相帖。底与尖之间的部分为前列腺体。体的后面平坦，中间有一纵行的浅沟，称**前列腺沟**。活体直肠指检可触及此沟。前列腺肥大时，此沟消失。男性尿道在前列腺底进入，经前列腺实质前部下行，由前列腺尖穿出。在近前列腺底的后缘处，射精管穿入前列腺，斜向前下方，开口于尿道前列腺部后壁的精阜上。前列腺的输出管开口于尿道前列腺部后壁尿道嵴两侧。

③分区　前列腺分为5叶：前叶、中叶、后叶和两侧叶。前列腺肥大常发生在中叶和侧叶，压迫尿道，造成排尿困难甚至尿潴留。后叶位于中叶、两侧叶的后方，是前列腺肿瘤的易发部位。前列腺的分泌物是精液的主要成分。

二、男性外生殖器

男性外生殖器为阴茎和阴囊，前者为男性交媾器官，后者容纳睾丸和附睾。

1. 阴茎

（1）**形态**　阴茎分为头、体、根三部分。阴茎根埋藏于阴囊和会阴部皮肤深面，固定于耻骨下支和坐骨支。阴茎体为圆柱形，被韧带悬于耻骨联合的前下方，为可动部。阴茎前端膨大称**阴茎头**，尖端有**尿道外口**。头与体交界的狭窄处，称为阴茎颈。

（2）**结构**　阴茎由两条阴茎海绵体和一条尿道海绵体组成。**阴茎海绵体**为两端尖细的圆柱体，位于阴茎的背侧，左、右各一，两者紧密相连。阴茎海绵体前端变细，嵌入阴茎头后面的凹陷内。阴茎海绵体后端称为阴茎脚，分别附于两侧的耻骨下支和坐骨支。**尿道海绵体**位于阴茎海绵体的腹侧，尿道贯穿其全长。尿道海绵体前端膨大为阴茎头，后端扩大为**尿道球**，位于两侧阴茎脚之间，固定在尿生殖膈的下面。海绵体内部由许多海绵体小梁和与血管相通的腔隙构成。当腔隙充血时，阴茎即变粗变硬而勃起。

2. 阴囊

（1）**层次**　阴囊是位于阴茎后下方的皮肤囊袋，由皮肤和肉膜组成。

①皮肤　阴囊皮肤薄而柔软，颜色较深，有少量阴毛，其皮脂腺分泌物有特殊气味。

②肉膜　为浅筋膜，与腹前外侧壁的Scarpa筋膜和会阴部的Colles筋膜相延续；内含平滑肌纤维，随

外界温度变化而舒缩,以调节阴囊内的温度,有利于精子的发育与生存。

③**被膜** 阴囊深面有包被睾丸、精索的被膜,由外向内分为精索外筋膜、提睾肌、精索内筋膜、睾丸鞘膜。睾丸鞘膜来自腹膜,分为壁层和脏层,两层之间的腔隙称为鞘膜腔,内有少量浆液。

(2)**内容物** 阴囊中隔将阴囊分为左、右两腔,容纳两侧的睾丸、附睾及精索等。

三、男性尿道

男性尿道有排精、排尿功能,起自膀胱的尿道内口,止于阴茎头的尿道外口。

1. 分部

男性尿道长 16~22cm,按行程分为前列腺部、膜部、海绵体部三部分。

(1)**前列腺部** 为尿道穿过前列腺的部分,长约 3cm,管腔宽大。后壁有一纵行隆起称为**尿道嵴**,嵴中部隆起称为**精阜**。精阜中央的小凹陷称为**前列腺小囊**,两侧各有一个细小的射精管开口。精阜两侧的尿道黏膜上有许多细小的前列腺排出管的开口。

(2)**膜部** 为尿道穿过尿生殖膈的部分,长约 1.5cm,管腔狭窄。周围有尿道外括约肌环绕,该肌有控制排尿的作用。膜部位置比较固定,当骨盆骨折时,易损伤此部。临床上将尿道前列腺部和膜部合称为后尿道。

(3)**海绵体部** 为尿道穿过尿道海绵体的部分,长 12~17cm,临床上称为前尿道。尿道球内的尿道管腔扩大,称尿道球部,尿道球腺开口于此。阴茎头内的尿道扩大成**尿道舟状窝**。

2. 尿道的狭窄、膨大和弯曲

(1)**三个狭窄** 分别位于尿道内口、尿道膜部、尿道外口。尿道外口最窄,呈矢状裂隙,尿道结石易嵌顿在这些狭窄部位。

(2)**三个膨大** 分别位于尿道前列腺部、尿道球部、舟状窝。

(3)**两个弯曲** 尿道有两个弯曲,临床上进行膀胱镜检查或导尿时应注意尿道的弯曲和狭窄部位。

①耻骨前弯 在阴茎体内,尿道存在一个凸向上前方的弯曲,位于耻骨联合前下方,称**耻骨前弯**。当阴茎勃起或将阴茎向上提时,此弯曲即可变直而消失。

②耻骨下弯 凸向下后方,在尿道膜部附近,位于耻骨联合下方 2cm,称**耻骨下弯**,该弯曲固定不变。

【例2】男性尿道的第二个生理狭窄位于
  A. 尿道内口   B. 尿道膜部   C. 尿道球部
  D. 尿道外口   E. 舟状窝

【例3】男性尿道最狭窄处位于尿道
  A. 内口   B. 外口   C. 膜部
  D. 球部   E. 前列腺部

四、女性生殖器

女性生殖系统包括内生殖器和外生殖器。内生殖器由生殖腺(卵巢)、输送管道(输卵管、子宫、阴道)和附属腺(前庭大腺)组成。外生殖器即女阴。

1. 卵巢

(1)**位置和结构** 卵巢是位于盆腔卵巢窝内的成对生殖腺,位置相当于髂内、外动脉夹角处的骨盆外侧壁。卵巢呈扁卵圆形,分内外侧面、前后缘、上下端。**内侧面**朝向盆腔,与小肠相邻。**外侧面**贴着骨盆壁的卵巢窝。前缘借卵巢系膜连于阔韧带,称**卵巢系膜缘**;前缘中部有血管、神经等出入,称为**卵巢门**。后缘游离,称为**独立缘**。上端与输卵管末端相接触,称**输卵管端**。下端借卵巢固有韧带连于子宫,称**子宫端**。

(2)**固定装置** 卵巢的正常位置主要靠卵巢悬韧带(骨盆漏斗韧带)、卵巢固有韧带、卵巢系膜维持。

①卵巢悬韧带　起自小骨盆上口侧缘,向内下至卵巢输卵管端的腹膜皱襞,内含卵巢血管、淋巴管、神经丛、结缔组织、平滑肌纤维等,是寻找卵巢血管的标志。

②卵巢固有韧带　呈索状,由结缔组织、平滑肌纤维构成,表面盖以腹膜,自卵巢下端连至输卵管与子宫结合处的后下方。

③卵巢系膜　是卵巢与子宫阔韧带间的腹膜。

④子宫阔韧带　是自子宫两侧发出,附着于盆腔侧壁的双层腹膜,也起到固定卵巢的作用。

2. 输卵管

输卵管是输送卵子的肌性管道,左右各一。从卵巢上端连于子宫底的两侧,位于子宫阔韧带的上缘内。其内侧端以输卵管子宫口与子宫腔相通;外侧端悬附于卵巢上端,并以输卵管腹腔口开口于腹膜腔。输卵管由内侧向外侧分为以下4部。

(1) *子宫部*　位于子宫壁内的一段,直径最细,约1mm,以输卵管子宫口通子宫腔。

(2) *峡部*　短而直,壁厚腔窄,血管分布少,输卵管结扎术多在此部施行。

(3) *壶腹部*　粗而长,约占输卵管全长的2/3,行程弯曲,血供丰富,卵子通常在此部受精。若受精卵未能迁移入子宫而在输卵管或腹膜腔内发育,即为宫外孕。

(4) *漏斗部*　为输卵管末端的膨大部分,向后下弯曲覆盖在卵巢后缘和内侧面。漏斗末端中央有**输卵管腹腔口**开口于腹膜腔。卵巢排出的卵子即由此进入输卵管。输卵管腹腔口的边缘有许多细长的突起,称为**输卵管伞**。

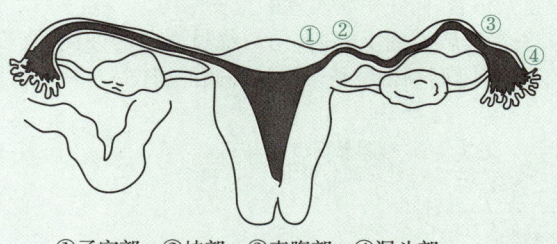

①子宫部；②峡部；③壶腹部；④漏斗部

输卵管分部

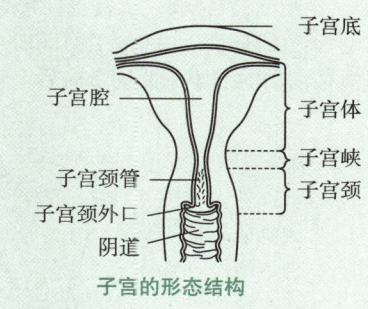

子宫的形态结构

3. 子宫

(1) *子宫形态*　成人未孕子宫前后稍扁,呈倒置的梨形,分为底、体、颈3部。

①子宫底　为输卵管子宫口水平以上隆凸的部分。

②子宫体　子宫底与子宫颈之间的部分,称为子宫体。

③子宫颈　子宫下端狭窄呈圆柱状的部分,称为子宫颈。在成人长2.5～3.0cm,为肿瘤的好发部位。子宫颈分为突入阴道的**子宫颈阴道部**和阴道以上的**子宫颈阴道上部**两个部分。

④子宫峡　子宫颈上端与子宫体相接处较为狭窄,称为子宫峡,长约1cm。在妊娠期间,子宫峡逐渐伸展变长,形成子宫下段。妊娠末期,可延长至7～11cm,峡壁逐渐变薄。产科常在此进行剖宫产术,以避免进入腹膜腔,减少感染的机会。

(2) *子宫内腔分部*　子宫内腔分为上、下2部。

①上部　在子宫体内,称为子宫腔。子宫腔呈前后扁的倒三角形,在子宫底的两端通输卵管子宫口,尖端向下续子宫颈管。

②下部　在子宫颈内,称为子宫颈管。子宫颈管呈梭形,下口通阴道,称为**子宫口**。未产妇的子宫口呈圆形,经产妇的则为横裂状。

(3) *子宫组织结构*　子宫壁分为三层。

①外层　为浆膜,是腹膜的脏层。

②中层　为强厚的肌层,由平滑肌组成。
③内层　为黏膜,即子宫内膜,随着月经周期而发生增生、脱落的周期变化。
(4)子宫位置与毗邻　子宫位于小骨盆中央,在膀胱与直肠之间,下端接阴道,两侧有输卵管和卵巢。输卵管和卵巢合称为子宫附件。
①未妊娠时　子宫底位于小骨盆入口平面以下,朝向前上方,子宫颈的下端在坐骨棘平面的稍上方。
②直立时　子宫体伏于膀胱上面。
③膀胱空虚时　成人子宫呈轻度前倾前屈位。
前倾即整个子宫向前倾斜,是指子宫长轴与阴道长轴形成的向前开放的钝角,略大于90°。
前屈是指子宫体与子宫颈不在一条直线上,两者间形成一个向前开放的钝角,约170°。
④充盈程度　子宫有较大的活动性,膀胱和直肠的充盈程度可影响子宫的位置。
(5)子宫的固定装置　子宫主要靠韧带、盆膈、尿生殖膈的牵拉作用,维持正常位置。
①子宫阔韧带　位于子宫两侧,略呈冠状位,由子宫前、后面的腹膜自子宫侧缘向两侧延伸至盆侧壁和盆底的双层腹膜构成,可限制子宫向两侧移动。子宫阔韧带的上缘游离,包裹输卵管,上缘外侧1/3为卵巢悬韧带。前、后叶之间的疏松结缔组织内含有血管、神经、淋巴管等结构。
②子宫圆韧带　为一圆索状韧带,起于子宫体前面的上外侧,在阔韧带内向前外侧弯行,穿经腹股沟管,分散为纤维束止于阴阜和大阴唇皮下。主要功能是维持子宫前倾。
③子宫主韧带　也称子宫旁组织,由结缔组织和平滑肌构成,位于子宫阔韧带的基部,从子宫颈两侧缘延至盆侧壁,较强韧。子宫主韧带是维持子宫颈正常位置、防止子宫脱垂的重要结构。
④子宫骶韧带　由结缔组织和平滑肌构成,从子宫颈后面的上外侧,向后绕过直肠的两侧,止于第2、3骶椎前面的筋膜。此韧带向后上牵引子宫颈,协同子宫圆韧带维持子宫的前倾前屈位。

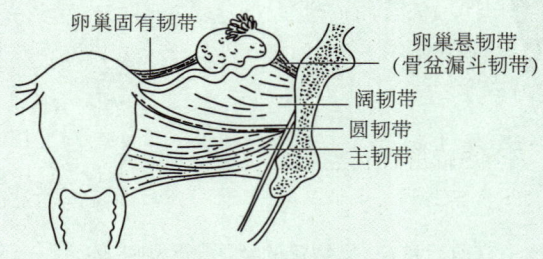

子宫各韧带（子宫骶韧带未显示）

4. 阴道
(1)形态　阴道是连接子宫和外生殖器的肌性管道。阴道有前、后壁和两个侧壁,前后壁常处于相贴状态。阴道的下部较窄,以阴道口开口于阴道前庭。
(2)分部　阴道的上端宽阔,环绕子宫颈阴道部形成环形凹陷,称为阴道穹。阴道穹分为前部、后部和两个侧部,以阴道穹后部最深,与其后上方的直肠子宫陷凹相邻,仅隔阴道后壁和覆盖其上的一层腹膜。临床上,可经阴道穹后部穿刺以引流直肠子宫陷凹的积液或积血进行诊断和治疗。

5. 女性外生殖器
女性外生殖器即女阴,包括阴阜、大阴唇、小阴唇、阴道前庭、阴蒂和前庭球。

6. 女性生殖系统
女性生殖系统的血管分布、淋巴引流、神经支配,内生器与邻近器官的关系详见本书妇产科学女性生殖系统解剖。

五、乳房

1. 形态

（1）**外形**　女性一生中乳房的大小和形态变化较大。成年未孕女性的乳房呈半球形或悬垂形，紧张而富有弹性。在妊娠期和哺乳期，由于激素影响使腺体组织增殖、发育，乳房胀大呈球形。停止哺乳后，乳腺萎缩变小，乳房开始下垂。更年期后，由于性激素分泌急剧减少，乳房体积显著缩小，松弛下垂。

（2）**乳头**　乳房表面中央有乳头，通常位于第4肋间隙或第5肋与锁骨中线相交处。乳头表面有许多小窝，内有输乳管。

（3）**乳晕**　乳头周围有颜色较深的环形皮肤区，称为乳晕。

2. 位置

（1）**位置**　乳房位于胸大肌和胸肌筋膜的表面，向上起自第2~3肋，向下至第6~7肋，内侧至胸骨旁线，外侧可达腋中线。

（2）**乳房后间隙**　乳房与胸肌筋膜之间的间隙，称为乳房后间隙，内有疏松结缔组织和淋巴管，但无大血管，使乳房可轻度移动，同时有利于隆乳术时将假体植入。

3. 结构

（1）**乳腺管道**　乳房由皮肤、脂肪组织、纤维组织、乳腺构成。乳腺被结缔组织分隔成 15~20 个乳腺叶，每个乳腺叶又分为若干个乳腺小叶。每个乳腺叶有一个排泄管，称为**输乳管**。输乳管在靠近乳头处膨大为**输乳管窦**，其末端变细，开口于乳头。乳腺叶和输乳管均以乳头为中心呈放射状排列，故乳房脓肿切开引流时宜做放射状切口，以免损伤输乳管，乳房后间隙脓肿宜在乳房下缘做一弧形切口引流。

（2）**乳房悬韧带**　胸壁浅筋膜发出许多小的纤维束，向深面连于胸肌筋膜，在浅层连于皮肤，对乳房起支持和固定作用，称为乳房悬韧带（Cooper韧带）。当乳腺癌侵及乳房悬韧带时，韧带缩短，向内牵引皮肤，致使皮肤表面出现凹陷，称"酒窝征"。在乳腺癌晚期，皮下淋巴管被癌细胞堵塞，引起淋巴回流障碍，出现真皮水肿，皮肤呈"橘皮样"改变。

4. 淋巴引流

乳房的淋巴网甚为丰富，其淋巴输出的主要条途径如下。

（1）**腋窝淋巴结**　乳房75%的淋巴液流至腋窝淋巴结，部分乳房上部的淋巴液可直接流向锁骨下淋巴结。

（2）**胸骨旁淋巴结**　部分乳房内侧的淋巴液通过肋间淋巴管流向胸骨旁淋巴结（第1、2、3肋间）。

（3）**交通淋巴管**　两侧乳房间皮下有交通淋巴管，一侧乳房的淋巴液可流向另一侧。

（4）**深部淋巴网**　乳房深部淋巴网可沿腹直肌鞘和肝镰状韧带通向肝。

【例4】乳腺癌患者乳房皮肤出现"酒窝征"的原因是
A. 肿瘤侵犯了周围腺体　　　B. 肿瘤侵犯了胸大肌　　　C. 肿瘤侵犯了局部皮肤
D. 肿瘤侵犯了Cooper韧带　　E. 癌细胞堵塞了局部皮下淋巴管

六、会阴

1. 会阴的概念

（1）**狭义会阴**　临床常称为会阴，是指外生殖器与肛门之间的区域，在女性也称为产科会阴。长2~3cm，女性较男性的短，其深部有重要的会阴中心腱。由于分娩时此区承受的压力较大，易发生会阴撕裂，助产时应注意保护此区。

（2）**广义会阴**　是指盆膈以下封闭骨盆下口的所有软组织的统称，呈菱形，其境界与骨盆下口一致。前界为耻骨联合下缘及耻骨弓状韧带，后界为尾骨尖，两侧界为坐骨结节、耻骨弓、骶结节韧带。

2. 会阴分区

以两侧坐骨结节为连线,将会阴分为前、后两个三角形的区域。前方三角形区域为**尿生殖区**,又称**尿生殖三角**,男性有尿道通过,女性有尿道和阴道通过;后方三角形区域为**肛门区**,又称**肛三角**,有肛管通过。

3. 女性盆底

女性盆底的概念和组成详见本书妇产科学女性生殖系统解剖。

4. 基本概念

(1)坐骨肛门窝　在肛门与坐骨结节之间,有底朝下、尖向上的锥形间隙,称坐骨肛门窝。坐骨肛门窝内填充着大量的脂肪组织,其间有血管、神经通过。坐骨肛门窝是肛周脓肿的好发部位。

(2)尿生殖膈　在尿生殖区,两侧坐骨支之间存在会阴深横肌,肌纤维横行,其上、下覆盖有尿生殖膈上、下筋膜。会阴深横肌及尿生殖膈上、下筋膜构成尿生殖膈。尿生殖膈封闭盆膈裂孔,尿道和(或)阴道穿经尿生殖膈。

(3)盆膈　覆盖于肛提肌、尾骨肌上面的筋膜,称为盆膈上筋膜。衬于肛提肌、尾骨肌下面的筋膜,称为盆膈下筋膜。由盆膈上筋膜、盆膈下筋膜、肛提肌、尾骨肌共同构成盆膈,有承托盆腔脏器的作用,其中央有直肠穿过。两侧肛提肌的前内侧之间留有个三角形的裂隙称为盆膈裂孔,位于直肠和耻骨联合之间,男性有尿道通过,女性有尿道、阴道通过。肛提肌对肛管和阴道有括约作用。尿生殖膈从下方封闭盆膈裂孔。

(4)会阴浅隙　尿生殖区的浅筋膜分为两层,浅层富含脂肪;深层呈膜状,称为会阴浅筋膜。会阴浅筋膜和尿生殖膈下筋膜之间的间隙称会阴浅隙。在会阴浅隙内,男性有阴茎根,女性有阴蒂脚、前庭球、前庭大腺等。

(5)会阴深隙　尿生殖膈上、下筋膜之间的间隙称会阴深隙,其内有会阴深横肌、尿道括约肌、尿道膜部、尿道球腺等结构。

(6)会阴中心腱　又称会阴体,位于外生殖器与肛门之间,即狭义会阴深面的腱性结构,许多会阴肌附着于此,有加强盆底的作用。在女性,会阴中心腱较大,且有韧性和弹性,对阴道后壁有支持作用,分娩时要加以保护。

▶**常考点**　　2019年新增考点,往年很少考。

参考答案——详细解答见《2024国家临床执业及助理医师资格考试历年考点精析(上、下册)》

1. ABCDE　　2. ABCDE　　3. ABCDE　　4. ABCDE

第6章 腹 膜

▶**考纲要求**

①腹膜和腹膜腔,腹膜的功能。②腹膜与腹盆腔脏器的关系。③腹膜形成的结构,网膜、系膜、韧带、腹膜襞、腹膜隐窝和陷凹。④肝上、下间隙及交通,结肠下区。

▶**复习要点**

一、腹膜与腹膜腔

1. 腹膜

腹膜是覆盖于腹、盆腔壁内和腹、盆腔脏器表面的一层薄而光滑的浆膜。衬于腹、盆腔壁内的腹膜,称为**壁腹膜**(腹膜壁层)。覆盖于腹、盆腔脏器表面的腹膜,称为**脏腹膜**(腹膜脏层)。

2. 腹膜腔

壁腹膜和脏腹膜互相延续、移行,共同围成不规则的潜在性腔隙,称为腹膜腔。腹膜腔内仅有少量浆液。某些病变可导致腹膜腔内大量积液,称腹水。男性腹膜腔为一封闭的腔隙。女性腹膜腔则借输卵管腹腔口,经输卵管、子宫、阴道与外界相通。

3. 腹膜的功能

腹膜具有分泌、吸收、防御、修复和再生等功能。

(1)**分泌** 腹膜分泌少量浆液(正常100~200ml),可润滑、减少摩擦。

(2)**吸收** 上腹部,特别是膈下区的腹膜吸收能力较强,所以腹膜炎症或手术后的病人多采取半卧位,使有害液体流至下腹部,以减缓腹膜对有害物质的吸收。

(3)**防御** 腹膜具有防御功能,腹膜和腹膜腔内浆液中含有大量巨噬细胞,可吞噬细菌和有害物质。

(4)**修复和再生** 腹膜具有修复和再生能力,所分泌的浆液中含有纤维素,其粘连作用可促进伤口的愈合和炎症的局限化。

二、腹膜与腹盆腔脏器的关系

根据脏器被腹膜覆盖的情况,将腹盆腔脏器分为三种类型,即腹膜内位、间位和外位器官。

1. 腹膜内位器官

脏器表面几乎全部被腹膜所覆盖的器官,称为腹膜内位器官,如胃、十二指肠上部、空肠、回肠、盲肠、阑尾、横结肠、乙状结肠、脾、卵巢、输卵管等。

2. 腹膜间位器官

脏器表面大部分被腹膜覆盖的器官,称为腹膜间位器官,如肝、胆囊、升结肠、降结肠、子宫、膀胱、直肠上段等。

3. 腹膜外位器官

脏器仅一面被腹膜所覆盖的器官,称为腹膜外位器官,如肾、肾上腺、输尿管、十二指肠降部和水平部、直肠中下段、胰等。这些器官大多位于腹膜后间隙,临床上又称为腹膜后位器官。

【例1】不属于腹膜内位器官的是

A. 阑尾 B. 回肠 C. 横结肠
D. 十二指肠降部 E. 乙状结肠(2020)

三、腹膜形成的结构

壁腹膜与脏腹膜之间,或脏腹膜之间互相返折移行,形成许多结构,如网膜、系膜、韧带等。这些结构不仅对器官起着连接和固定作用,也是血管、神经等进入脏器的途径。

1. 网膜

网膜是与胃大弯和胃小弯相连的双层腹膜皱襞,两层间有血管、神经、淋巴管、结缔组织等。

(1) **小网膜**　是由肝门移行于胃小弯和十二指肠上部的双层腹膜结构。由肝门连于胃小弯的部分,称为**肝胃韧带**,内含胃左、右血管等结构。肝门连于十二指肠上部之间的部分,称为**肝十二指肠韧带**,其内有位于右前方的胆总管、左前方的肝固有动脉以及两者之间后方的肝门静脉。小网膜的右缘游离,后方为网膜孔,经此孔可进入网膜囊。

(2) **大网膜**　是连于胃大弯与横结肠之间的腹膜结构,形似围裙,覆盖于空、回肠和横结肠的前方。大网膜由四层腹膜构成,前两层由胃和十二指肠上部的前、后两层腹膜向下延伸而形成,降至脐平面稍下方,前两层向后返折向上,形成大网膜的后两层,连于横结肠并叠合成横结肠系膜,贴于腹后壁。大网膜前两层与后两层常粘连愈合,在胃大弯和横结肠之间的大网膜前两层形成**胃结肠韧带**。在胃结肠韧带内有胃网膜左、右血管吻合而成的胃网膜动脉弓。

(3) **网膜囊**　网膜囊是小网膜和胃后壁与胰后壁的腹膜之间的一个扁窄的间隙,又称小腹膜腔,为腹膜腔的一部分。网膜囊借肝十二指肠韧带后方的网膜孔与腹膜腔相交通。网膜囊有6个壁:前壁为小网膜、胃后壁的腹膜、胃结肠韧带;后壁为横结肠及其系膜,覆盖在胰、左肾、左肾上腺等处的腹膜;上壁为肝尾状叶和膈下方的腹膜;下壁为大网膜前、后两层的愈着处;左侧为脾、胃脾韧带、脾肾韧带;右侧借网膜孔与腹膜腔的其余部分相通。

(4) **网膜孔(Winslow孔)**　高度平第12胸椎至第2腰椎体,可容纳1~2指。上界为肝尾状叶,下界为十二指肠上部,前界为肝十二指肠韧带,后界为覆盖在下腔静脉表面的腹膜。

2. 系膜

由于壁、脏腹膜相互延续移行而形成的将器官系连固定于腹、盆壁的双层腹膜结构,称为系膜,其内含出入该器官的血管、神经、淋巴管、淋巴结等。主要的系膜有肠系膜、阑尾系膜、横结肠系膜、乙状结肠系膜等。

(1) **肠系膜**　是将空肠和回肠系连固定于腹后壁的双层腹膜结构。其附于腹后壁的部分称**肠系膜根**,长约15cm,起自第2腰椎左侧,斜向右下跨过脊柱,止于右骶髂关节前方。肠系膜呈扇形展开,游离缘包裹空、回肠,长达5~7m。肠系膜的两层腹膜间含有肠系膜上血管及其分支、淋巴管、淋巴结等。

(2) **阑尾系膜**　是将阑尾连于肠系膜下方的双层腹膜结构,呈三角形。阑尾的血管、淋巴管、神经走行于系膜的游离缘,故切除阑尾时,应从系膜游离缘进行血管结扎。

(3) **横结肠系膜**　是将横结肠系连于腹后壁的双层腹膜结构,其根部起自结肠右曲,向左跨过右肾中部、十二指肠降部、胰等器官的前方,沿胰前缘达到左肾前方,直至结肠左曲。横结肠系膜内含有中结肠血管及其分支、淋巴管、淋巴结、神经丛等。

(4) **乙状结肠系膜**　是将乙状结肠固定于左下腹的双层腹膜结构,其根部附着于左髂窝和骨盆左后壁。该系膜较长,故乙状结肠活动度较大,因而易发生肠扭转。系膜内含有乙状结肠血管、直肠上血管、淋巴管、淋巴结、神经丛等。

3. 韧带

腹膜形成的韧带是指连接腹、盆壁与脏器之间或连接相邻脏器之间的腹膜结构,多数为双层,少数为单层腹膜构成,对脏器有固定作用。有的韧带内含有血管、神经等。

(1) **肝的韧带** 肝的上方有镰状韧带、冠状韧带，左、右三角韧带；下方有肝胃韧带、肝十二指肠韧带；前方有肝圆韧带。

①镰状韧带 是腹前壁上部和膈下面连于肝上面的双层腹膜结构，呈矢状位。位于前正中线右侧，侧面观似镰刀。

②冠状韧带 由膈下面的壁腹膜返折至肝上面所形成的双层腹膜结构，呈冠状位。前层向前与镰状韧带相延续，前、后两层之间无腹膜覆盖的肝表面，称为**肝裸区**。

③左、右三角韧带 冠状韧带左、右两端，前、后两层彼此黏合增厚，形成左、右三角韧带。

④肝圆韧带 镰状韧带的下缘游离并增厚，内含肝圆韧带，此为胚胎时期脐静脉闭锁后形成的遗迹。

⑤小网膜 肝脏面有肝胃韧带和肝十二指肠韧带，合称小网膜。

(2) **胃的韧带** 包括肝胃韧带、胃脾韧带、胃结肠韧带和胃膈韧带。

(3) **脾的韧带** 包括胃脾韧带、脾肾韧带、膈脾韧带，它们是位于脾与周围器官之间的双层腹膜结构。

4. 腹膜襞、腹膜隐窝和陷凹

(1) **腹膜襞** 是指脏器之间或脏器与腹、盆壁之间的腹膜形成的隆起，其深部常有血管走行。腹前壁内面有5条腹膜皱襞：

①脐正中襞 1条，是指连于脐与膀胱尖之间的腹膜襞，内含脐尿管闭锁后形成的脐正中韧带。

②脐内侧襞 位于脐正中襞两侧的是脐内侧襞，左右各一，内含脐动脉闭锁后形成的脐内侧韧带。

③脐外侧襞 脐内侧襞的外侧有脐外侧襞，左右各一，内含腹壁下动、静脉。故又称腹壁动脉襞。

(2) **腹膜隐窝** 在腹膜襞之间或腹膜襞与腹、盆壁之间形成的凹陷，称为腹膜隐窝。如十二指肠上隐窝、盲肠后隐窝、乙状结肠间隐窝、肝肾隐窝等。

(3) **腹膜陷凹** 较大的腹膜隐窝，称为腹膜陷凹。腹膜陷凹主要位于盆腔内，为腹膜在盆腔脏器之间移行返折形成。男性在膀胱与直肠之间有**直肠膀胱陷凹**。女性在膀胱与子宫之间有**膀胱子宫陷凹**；在直肠与子宫之间有**直肠子宫陷凹**（Douglas腔），较深，与阴道后穹之间仅隔以阴道后壁和腹膜。站立位或坐位时，男性的直肠膀胱陷凹、女性的直肠子宫陷凹是腹膜腔的最低部位，故腹膜腔内的积液多积存于此。临床上可进行直肠穿刺和阴道后穹穿刺以进行诊断和治疗。

四、腹膜腔的分区与间隙

腹膜腔借横结肠及其系膜分为结肠上区和结肠下区。

1. 结肠上区

结肠上区也称为膈下间隙，为膈与横结肠及其系膜之间的区域，由于肝的存在被划分为肝上间隙和肝下间隙。

(1) **肝上间隙** 是指肝膈面的腹膜与膈下面的腹膜之间的间隙。肝上间隙借镰状韧带分隔为左肝上间隙、右肝上间隙。

①左肝上间隙 位于镰状韧带左侧，左冠状韧带再将其划分为前、后两部，即左冠状韧带前层前方的**左肝上前间隙**和左冠状韧带后层后方的**左肝上后间隙**。

②右肝上间隙 位于镰状韧带右侧、右冠状韧带上层前方。

(2) **肝下间隙** 是指肝脏面的腹膜同横结肠表面的腹膜及横结肠系膜之间的间隙。肝下间隙借镰状韧带、肝圆韧带划分为左肝下间隙、右肝下间隙。

①左肝下间隙 借小网膜分为左肝下前间隙、左肝下后间隙。**左肝下前间隙介于肝左叶脏面腹膜与小网膜、胃前壁腹膜之间。左肝下后间隙即网膜囊。**

②右肝下间隙 也称为肝肾隐窝，介于肝右叶脏面腹膜与右肾、右肾上腺表面腹膜之间。右肝下间隙在人体仰卧时是腹膜腔的最低部位，如腹膜腔内有积脓、积液，应避免这种体位，以免脓液积聚于此隐窝。

上述任何一个间隙发生脓肿，均称膈下脓肿，其中以肝上、下间隙脓肿较为多见。膈下腹膜外间隙为肝穿刺肝内胆管造影术常用的进针部位。

2. 结肠下区

结肠下区为横结肠及其系膜与盆底上面之间的区域，包括左、右结肠旁沟与左、右肠系膜窦4个间隙。

（1）结肠旁沟　左结肠旁沟位于降结肠左侧壁脏腹膜与左侧腹壁的壁腹膜之间，其上方因有左膈结肠韧带而不与膈下间隙交通，向下则经左髂窝、小骨盆与腹膜腔盆部相交通。右结肠旁沟位于升结肠右侧壁脏腹膜与右侧腹壁的壁腹膜之间，因右膈结肠韧带发育差或缺失而向上同肝肾隐窝交通，向下可经右髂窝和小骨盆上口同腹膜腔之盆部交通。

（2）肠系膜窦　左肠系膜窦为肠系膜根部左层之腹膜同降结肠右侧壁之腹膜之间的斜方形间隙。右肠系膜窦为肠系膜根部右侧与升结肠左侧壁腹膜之间的三角形间隙。

A. 肝左前间隙　　　　　B. 肝左下后间隙　　　　　C. 肝左上间隙
D. 肝右上间隙　　　　　E. 肝右下间隙

【例2】网膜囊位置在
【例3】位于肝胃韧带和胃前方的间隙为（2018，外科学试题）

▶**常考点**　2019年新增考点，往年很少考。

参考答案——详细解答见《2024国家临床执业及助理医师资格考试历年考点精析（上、下册）》

1. ABCDE　　　2. ABCDE　　　3. ABCDE

第7章 脉管系统

▶ 考纲要求

①概述:体循环、肺循环、侧支循环的概念。②心:心的位置、外形和毗邻。心的各腔,心的构造。心传导系。冠状动脉的起始、走行、主要分支及分布,冠状窦及其属支。心包和心包腔。③动脉:头、颈、胸、腹、盆、四肢的动脉干及其主要分支与分布。头颈部和四肢常用压迫止血点。营养甲状腺、肺、肝、胆囊、肾上腺、胃、胰、小肠、结肠、直肠的动脉及其来源。④静脉:上、下腔静脉的组成及其主要属支。头颈部浅静脉,面静脉的特点及与颅内静脉的交通。奇静脉及其属支。四肢浅静脉的名称、走行和注入部位。肝门静脉系,肝门静脉系与上、下腔静脉之间的交通途径。⑤淋巴系统:淋巴系统的组成。淋巴导管、淋巴干,锁骨上、腋、腹股沟淋巴结。胃、肺、乳房、子宫和直肠的淋巴引流。脾和胸腺的形态、位置和毗邻。

▶ 复习要点

一、概述

脉管系统是封闭的管道系统,分布于人体的各部,包括心血管系统和淋巴系统。心血管系统由心、动脉、毛细血管和静脉组成,血液在其中循环流动。在神经体液调节下,血液沿心血管系统循环不息。血液从左心室射出,经动脉、毛细血管、静脉返回心房。这种周而复始的循环流动称为血液循环。血液循环可分为相互连续同时进行的体循环、肺循环两部分。

1. 体循环的概念

体循环也称大循环。血液由左心室泵出,经主动脉及其分支到达全身毛细血管,血液在此与周围组织、细胞进行物质和气体交换,再通过各级静脉,最后经上、下腔静脉及心冠状窦返回右心房,这一循环途径,称为体循环。

2. 肺循环的概念

肺循环也称小循环。血液由右心室搏出,经肺动脉干及其各级分支到达肺泡毛细血管进行气体交换,再经肺静脉进入左心房,这一循环途径称为肺循环。

3. 侧支循环的概念

有的血管主干在行程中发出与其平行的侧副管。发自主干不同高度的侧副管彼此吻合,称为侧支吻合。正常状态下,侧副管比较细小,但当主干阻塞时,侧副管逐渐增粗,血流可经扩大的侧支吻合到达阻塞远段的血管主干,使血管受阻区的血液循环得到不同程度的代偿恢复。这种通过侧支建立的循环,称为侧支循环或侧副循环。侧支循环的建立显示了血管的适应能力和可塑性,对于保证器官在病理状态下的血供具有重要意义。

二、心

1. 心的位置、外形和毗邻

(1) **心的位置与毗邻** 心位于胸腔的中纵隔内,全部被心包包裹,约2/3位于正中线的左侧,1/3位于正中线的右侧。前方对向胸骨体和第2~6肋软骨。后方平对第5~8胸椎。两侧与胸膜腔、肺相邻。上方连接出入心的大血管。下方邻膈。心的长轴自右肩斜向左肋下区,与身体正中线构成45°角。心底部被出入心的大血管根部和心包返折缘所固定,心室部分则较活动。

(2)**心的外形** 心形似倒置的前后略扁的圆锥体,心的外形可分为一尖、一底、两面、三缘、四条沟。

①**心尖** 钝圆、游离,由左心室构成,朝向左前下方,与左胸前壁贴近,在左侧第5肋间隙锁骨中线内侧1~2cm处可扪及心尖搏动。

②**心底** 朝向右后上方,主要由左心房和小部分的右心房构成。上、下腔静脉分别从上、下方注入右心房;左、右肺静脉分别从两侧注入左心房。心底后面隔心包壁与食管、左迷走神经、胸主动脉等相邻。

③**两面** 即心的胸肋面(前面)和膈面(下面)。

A.胸肋面 朝向前上方,大部分由右心房和右心室构成,小部分由左心耳和左心室构成。该面大部分隔心包被胸膜、肺遮盖,小部分隔心包与胸骨体下部、左侧第4~6肋软骨邻近,故在左侧第4肋间隙与胸骨左侧缘处进行心内注射,一般不会伤及胸膜和肺。胸肋面上部可见起于右心室的肺动脉干,行向左上方,起于左心室的升主动脉在肺动脉干后方向右上方走行。

B.膈面 由左心室、右心室构成。几乎呈水平位,朝向下方并略朝向后,隔心包紧贴于膈。

④**三缘** 即下缘(锐缘)、左缘(钝缘)和右缘。

A.下缘 较锐利,介于膈面与胸肋面之间,接近水平位,由右心室和心尖构成。

B.左缘 钝圆,居于胸肋面与肺面之间,绝大部分由左心室构成,仅上方一小部分由左心耳参与。

C.右缘 垂直向下,由右心房构成。左、右两缘形态圆钝,无明显的边缘线,它们隔心包分别与左、右膈神经、心包膈血管以及左、右纵隔胸膜和肺相邻。

⑤**四条沟** 心表面的4条沟为冠状沟、前室间沟、后室间沟、后房间沟,可作为4个心腔的表面分界。

A.冠状沟 几乎呈额状位,近似环形,前方被肺动脉干所中断,是心房和心室在心表面的分界标志。

B.前室间沟和后室间沟 分别在心室的胸肋面和膈面,从冠状沟走向心尖的右侧,它们分别与室间隔的前、下缘一致,是左、右心室在心表面的分界。前、后室间沟在心尖右侧的会合处稍凹陷,称**心尖切迹**。

C.后房间沟 在心底,右心房与右上、下肺静脉交界处的浅沟称后房间沟,与房间隔后缘一致,是左、右心房在心表面的分界。后房间沟、后室间沟与冠状沟的相交处称**房室交点**,是心表面的一个重要标志。此处是左、右心房与左、右心室在心后面相互接近之处,其深面有重要的血管和神经等结构。

2. 心腔

心被心间隔分为左心房、左心室、右心房、右心室4个腔。同侧心房与心室间借房室口相通,但左、右心房间,左、右心室间互不相通,分别被房间隔、室间隔分隔。

(1)**右心房** 位于心的右上部,壁薄而腔大,可分为前方的固有心房和后方的腔静脉窦两部分。两部以表面位于上、下腔静脉口前缘间的浅沟即**界沟**为界。内部为对应的一条纵行嵴,称**界嵴**。

①**固有心房** 构成右心房的前部,其内面有许多大致平行排列的肌束,称梳状肌,起自界嵴,向前外方走行,止于右房室口。梳状肌之间的心房壁较薄,心导管插管时应避免损伤此处。在心耳处,肌束交错成网。当心功能障碍时,心耳处因血流缓慢、血液淤积,易导致血栓形成。

②**腔静脉窦** 位于右心房后部,内壁光滑,无肌性隆起。内有上腔静脉口、下腔静脉口和冠状窦口。

A.上腔静脉口 开口于腔静脉窦的上部,在上腔静脉与右心耳交界处,即界沟上1/3的心外膜下有窦房结,在手术剥离上腔静脉根部时,应避免损伤窦房结。

B.下腔静脉口 开口于腔静脉窦的下部。

C.冠状窦口 位于下腔静脉口与右房室口之间,相当于房室交点区的深面。窦口后缘有半月形的**冠状窦瓣**(Thebesian 瓣),出现率约为70%。

③**卵圆窝** 右心房内侧壁的后部主要由房间隔形成,房间隔右侧面中下部有一卵圆形凹陷,称为**卵圆窝**,是胚胎时期卵圆孔闭合后的遗迹,此处薄弱,是房间隔缺损的好发部位,也是从右心房进入左心房心导管穿刺的理想部位。房间隔前上部的右心房内侧壁,由主动脉窦向右心房凸起而成主动脉隆凸,为心导管术的重要标志,手术时要防止误伤。

④**Koch 三角** 右心房的冠状窦口前内缘、三尖瓣隔侧尖的附着缘和 Todaro 腱围成的三角区，称 **Koch 三角**。Todaro 腱为下腔静脉口前方心内膜下的一个腱性结构，它向前经房间隔附着于中心纤维体（右纤维三角），向后与下腔静脉瓣相延续。Koch 三角的前部心内膜深面为房室结，其尖对着膜性室间隔的房室部。Koch 三角为外科手术中的重要标志，手术时应避开此三角区域。

⑤出入口 右心房共有 3 个入口，即上腔静脉口、下腔静脉口、冠状窦口；1 个出口，即右房室口，右心房的血液经此口流入右心室。

（2）**右心室** 位于右心房的前下方，直接位于胸骨左缘第 4、5 肋软骨的后方，在胸骨旁第 4 肋间隙作心内注射多注入右心室。右心室前壁较薄，厚 3~4mm，只有左心室厚度的 1/3，供应血管相对较少，通常是右心室手术的切口部位。右心室腔被一弓形的肌性隆起，即**室上嵴**分成右心室流入道和流出道两部分。右心室有 1 个入口和 1 个出口，分别为右房室口和肺动脉口。

①右心室流入道 右心室流入道的入口为右房室口，呈卵圆形，约容纳 3 个指尖大小。其周围由致密结缔组织构成的三尖瓣环围绕。该纤维环上附有 3 个近似三角形的瓣叶，称**三尖瓣**，按其位置分别称为前尖、后尖和隔侧尖。各个瓣膜的边缘与其心室面连有多条腱索，腱索向下连于室壁上的乳头肌。乳头肌基部附于心室壁，尖端突入心室腔，呈锥形肌肉隆起。当心室收缩时，由于三尖瓣环缩小及血液推动，使三尖瓣紧闭，封闭房室口，同时，由于乳头肌收缩，腱索牵拉，使瓣膜不致翻向心房，从而防止血液逆流入心房。三尖瓣环、三尖瓣、腱索和乳头肌在功能上是一整体，称**三尖瓣复合体**。它们共同保证血液的单向流动，其中任何一部分结构损伤，将会导致血流动力学上的改变。右心室流入道的室壁有许多交错排列的肌性隆起，称肉柱。在前乳头肌根部有一条肌束横过室腔到室间隔，称**隔缘肉柱（节制索）**，内含心的传导纤维束，有防止心室过度扩张的功能。

②右心室流出道 又称**动脉圆锥**或漏斗部，位于右心室前上方，内壁光滑无肉柱，呈圆锥体状，其上端借**肺动脉口**通肺动脉干。肺动脉口周缘有三个彼此相连的半月形纤维环为肺动脉环，环上附有三个半月形的**肺动脉瓣**，瓣膜游离缘中点增厚部分称为半月瓣小结。当心室收缩时，血液冲开肺动脉瓣进入肺动脉干；当心室舒张时，肺动脉窦被倒流的血液充盈，使三个瓣膜相互靠拢，肺动脉口关闭，阻止血液反流入心室。动脉圆锥的下界为室上嵴，前壁为右心室前壁，内侧壁为室间隔。

（3）**左心房** 位于右心房的左后方，构成心底的大部，是四个心腔中最靠后的一个腔。其前方有升主动脉和肺动脉，后方与食管相毗邻。根据胚胎发育来源，左心房可分为前部的左心耳和后部的左心房窦。

①左心耳 较右心耳狭长，壁厚，边缘有几个深陷的切迹。突向左前方，覆盖于肺动脉干根部左侧及左冠状沟前部，因与二尖瓣邻近，是心外科最常用的手术入路之一。

②左心房窦 又称固有心房，腔面光滑，其后壁两侧各有一对肺静脉开口，开口处无静脉瓣，但心房肌可围绕肺静脉延伸 1~2cm，具有括约肌样作用。左心房窦前下部借**左房室口**通左心室。

（4）**左心室** 位于右心室的左后方，呈圆锥形，锥底被左房室口和主动脉口所占据。左心室壁厚 9~12mm，约为右心室的三倍。左心室腔以二尖瓣前尖为界，可分为左心室流入道、流出道两部分。左心室有 1 个入口和 1 个出口，即左房室口和主动脉口。

①左心室流入道 又称左心室窦部，位于二尖瓣前尖的左后方。左心室流入道的入口为**左房室口**，口周围为二尖瓣环。**二尖瓣**基底附着于二尖瓣环，游离缘垂入室腔。二尖瓣分成前尖、后尖两个瓣，各瓣均通过腱索连于前、后壁的前、后乳头肌上。二尖瓣环、二尖瓣、腱索、乳头肌在结构和功能上为一个整体，故称**二尖瓣复合体**。

②左心室流出道 又称主动脉前庭、主动脉圆锥，为左心室的前内侧部分，由室间隔上部、二尖瓣前尖组成。此部室壁光滑无肉柱，缺乏伸展性和收缩性。流出道的上界为**主动脉口**，位于左房室口的右前方，其周围有纤维性的**主动脉瓣环**，瓣环上附有三个袋口向上的半月形瓣膜，称**主动脉瓣**，瓣膜大而坚韧，按瓣膜的方位分为左半月瓣、右半月瓣、后半月瓣。每个瓣膜相对的主动脉壁向外膨出，半月瓣与主动脉壁之间的袋状间隙，称**主动脉窦**。通常将主动脉窦命名为**主动脉右窦**、**主动脉左窦**、**主动脉后窦**。

左、右窦内分别有左、右冠状动脉的开口。两侧心房和心室的收缩与舒张是同步的。当心室收缩时,二尖瓣和三尖瓣关闭,主动脉瓣和肺动脉瓣开放,血液射入动脉;当心室舒张时,二尖瓣和三尖瓣开放,主动脉瓣和肺动脉瓣关闭,血液由心房射入心室。

【例1】左心室流入道和流出道的分界标志是
　　A. 左房室瓣(二尖瓣)前瓣　　B. 左房室瓣(二尖瓣)后瓣　　C. 主动脉瓣
　　D. 室上嵴　　E. 室间隔(2020)

3. 心的构造

心由心纤维性支架、心壁、心间隔(房间隔、室间隔、房室隔)三部分构成。

(1) **心纤维性支架**　又称心纤维骨骼,位于房室口、肺动脉口、主动脉口的周围,由致密结缔组织构成。心纤维性支架质地坚韧而富有弹性,为心肌纤维和心瓣膜提供了附着处,在心肌运动中起支持和稳定作用。心纤维性支架包括左、右纤维三角、4个瓣纤维环(肺动脉瓣环、主动脉瓣环、二尖瓣环、三尖瓣环)、圆锥韧带、室间隔膜部、瓣膜间隔等。

①右纤维三角　位于二尖瓣环、三尖瓣环、主动脉后瓣环之间,向下附着于室间隔肌部,向前逐渐移行为室间隔膜部。因右纤维三角位于心的中央部位,又称**中心纤维体**,其前面与室间隔膜部相延续,向后发出 **Todaro 腱**,位于右心房心内膜深面,止于下腔静脉瓣末端。

②左纤维三角　位于主动脉左瓣环与二尖瓣环之间,呈三角形,体积较小,其前方与主动脉左瓣环相连,向后方发出纤维带,与右纤维三角发出的纤维带共同形成二尖瓣环。左纤维三角位于二尖瓣前外连合之前,外侧与左冠状动脉旋支相邻近,是二尖瓣手术时的重要标志,也是易于损伤冠状动脉的部位。

二尖瓣环、三尖瓣环和主动脉瓣环彼此靠近,肺动脉瓣环位于较高平面,借圆锥韧带(又称漏斗腱)与主动脉瓣环相连。主动脉瓣环和肺动脉瓣环各由3个弧形瓣环首尾相互连结而成,位于3个半月瓣的基底部。主动脉左、后瓣环之间的三角形致密结缔组织板,称**瓣膜间隔**,向下与二尖瓣前瓣相连续,同时向左延伸连接左纤维三角,向右与右纤维三角相连。

(2) **心壁**　由心内膜、心肌层、心外膜组成,分别与血管的三层膜相对应。心肌层是构成心壁的主要部分。

①心内膜　是被覆于心腔内面的一层润滑的薄膜,由内皮和内皮下层构成。内皮与大血管的内皮相延续。内皮下层位于基膜外,由结缔组织构成。心瓣膜是由心内膜向心腔折叠而成。

②心肌层　为构成心壁的主体,包括心房肌和心室肌两部分。心房肌和心室肌附着于心纤维骨骼,被其分开而不延续,因此,心房和心室不会同时收缩。心房肌较薄,由浅、深两层肌组成。心室肌肥厚,左心室肌最发达,由浅、中、深三层肌组成。

③心外膜　被覆于心肌层和大血管根部的表面,即浆膜性心包的脏层。其表面为间皮,间皮下为薄层疏松结缔组织,含较多的脂肪组织。

(3) **心间隔**　左、右心房之间为房间隔,左、右心室之间为室间隔,右心房与左心室之间为房室隔。

①房间隔　位于左、右心房之间,向左前方倾斜,由两层心内膜中间夹心房肌纤维、结缔组织构成,其前缘与升主动脉后面相适应,稍向后弯曲,后缘邻近心表面的后房间沟。房间隔右侧面中下部有**卵圆窝**,是房间隔缺损的好发部位。

②室间隔　位于左、右心室之间,呈45°角倾斜,室间隔可分为肌部和膜部两部分。

A. 肌部　占据室间隔的大部分,由心肌组织被覆心内膜构成。厚1~2cm,其左侧面的心内膜深面有左束支及其分支通过,右侧面有右束支通过,但其表面有薄层心肌覆盖。

B. 膜部　位于心房与心室交界部位,呈卵圆形,缺乏肌质。膜部左侧面位于主动脉瓣右瓣和后瓣的下方,右侧面被三尖瓣隔侧尖的附着缘分为后上部的房室部、前下部的室间部。前者分隔右心房和左心室,后者分隔左、右心室。室间隔膜部为室间隔缺损的好发部位。

③房室隔　为房间隔和室间隔之间的过渡、重叠区域。

4. 心传导系

心传导系由特殊心肌细胞构成，主要功能是产生和传导兴奋，控制心的节律性活动。心传导系包括：窦房结、结间束、房室交界区、房室束、左右束支和 Purkinje 纤维网。

（1）**窦房结**　是心的正常起搏点，位于上腔静脉与右心房交界处的心外膜深面。窦房结呈长梭形，其长轴与界沟基本平行，结的中央有窦房结动脉穿过。窦房结由起搏细胞、过渡细胞等组成。起搏细胞发出冲动传至心房肌，使心房肌收缩，同时向下经结间束传导至房室结。

（2）**结间束**　窦房结产生的冲动经结间束传导至左、右心房和房室结。结间束有三条：

①前结间束　由窦房结头端发出向左行，弓状绕上腔静脉前方和右心房前壁，向左行至房间隔上缘分为两束：一束左行分布于左心房前壁，称上房间束（Bachmann 束）；另一束下行经卵圆窝前方的房间隔，下降至房室结的上缘。

②中结间束（Wenchebach 束）　由窦房结右上缘发出，向右、向后弓状绕上腔静脉，然后进入房间隔，经卵圆窝前缘，下降至房室结上缘。

③后结间束（Thorel 束）　由窦房结下端发出，在界嵴内下行，然后转向下内，经下腔静脉瓣，越冠状窦口的上方，至房室结的后缘。此束在行程中分出纤维至右心房壁。

结间束在房室结上方相互交织，并有分支与房间隔左侧的左心房肌纤维相连，从而将兴奋传至左心房。

（3）**房室交界区**　又称房室结区，是心传导系在心房与心室相连接部位的特化心肌结构，位于房室间隔内，其范围基本与房室隔右侧面的 Koch 三角一致。房室交界区由三部分组成：房室结、房室结的心房扩展部、房室束近侧部，各部之间无截然的分界。房室结是房室交界区的中央部分，呈扁椭圆形，位于 Koch 三角的尖端。房室结的作用是将窦房结传来的兴奋传至心室。房室交界区将来自窦房结的兴奋延搁下传至心室，使心房肌和心室肌依次先后顺序分开收缩。房室交界区是兴奋从心房传向心室的必经之路，而且是最重要的次级起搏点，许多复杂的心律失常在此区发生，这一区域有重要的临床意义。

（4）**房室束**　又称 His 束，起自房室结前端，穿中心纤维体，继而行走在室间隔肌性部与中心纤维体之间，向前下行于室间隔膜部的后下缘，同时左束支的纤维陆续从主干发出，最后分为左束支和右束支。

（5）**左束支**　发自房室束的分叉部，在室间隔左侧心内膜下行走，于肌性室间隔上、中 1/3 交界水平，分为前组、后组、间隔组三组，其分支从室间隔上部的前、中、后三个方向散向整个左心室内面，在心内膜深面相互吻合成一个 Purkinje 纤维网，相间有无明显界限。

（6）**右束支**　起于房室束分叉部的末端，从室间隔膜部下缘的中部向前下弯行，经右心室圆锥乳头肌的后方，向下进入隔缘肉柱，到达右心室前乳头肌根部，分支分布至右心室壁。

（7）**Purkinje 纤维网**　左、右束支的分支在心内膜下交织成心内膜下 Purkinje 纤维网，主要分布于室间隔中下部心尖、乳头肌的下部、游离室壁的下部。室间隔上部、动脉口、房室口附近则分布稀少或没有。Purkinje 纤维网最后与收缩心肌相连。

5. 心的血管

心的血液供应来自左、右冠状动脉，回流的静脉血，绝大部分经冠状窦汇入右心房，一部分直接流入右心房，极少部分流入左心房和左、右心室。心本身的循环称为冠脉循环。

（1）**冠状动脉**　分为左冠状动脉和右冠状动脉。

①左冠状动脉　起于主动脉左窦，主干很短，向左行于左心耳与肺动脉干之间，分为前室间支和旋支。

A. 前室间支　也称前降支，是左冠状动脉主干的直接延续，沿前室间沟下行，绕过心下缘至膈面，在后室间沟内上行 1～3cm 而终止。前室间支的主要分支有左室前支、右室前支、室间隔前支等。

B. 旋支　也称左旋支，由左冠状动脉主干发出后，即走行于左侧冠状沟，绕过心左缘至左心室膈面，多在心左缘和后室间沟之间分支而终。旋支的主要分支包括左缘支、窦房结支、心房支、左房旋支。

②右冠状动脉　起自主动脉的冠状动脉右窦，行于右心耳与肺动脉干之间，再沿冠状沟右行，绕心锐缘至膈面的冠状沟内。一般在房室交点附近，分为后室间支和右旋支。右冠状动脉的分支包括窦房结

支、右缘支、后室间支、右旋支、右房支、房室结支等。

③冠状动脉的分布类型　左、右冠状动脉在心的胸肋面的分布变异不大，而在心的膈面分布范围则有较大的变异。以后室间沟为标准，国人将冠状动脉分布类型分为以下三型：

	右优势型	均衡型	左优势型
占比	65.7%	28.7%	5.6%
分布	右冠状动脉除发出后室间支外，还可分布于左心室膈面	左、右心室的膈面各由本侧的冠状动脉供应，互不越过房室交点	左冠状动脉除分布于左心室膈面外，还分布于右心室膈面的一部分
来源	后室间支来自右冠状动脉	后室间支来自左或右冠状动脉终末支，或同时来自左、右冠状动脉	后室间支和房室结动脉均来自左冠状动脉

(2) **冠状窦及其属支**　冠状窦位于心膈面，左心房与左心室之间的冠状沟内，从左房斜静脉与心大静脉汇合处作为其起点，最终注入右心房的冠状窦口，冠状窦口常有一个半月形瓣膜。冠状窦的主要属支有：
①心大静脉　与左冠状动脉的前室间支伴行，向上至冠状沟，绕心左缘至心膈面，注入冠状窦。
②心中静脉　与右冠状动脉的后室间支伴行，向上注入冠状窦的末端。
③心小静脉　行于右侧冠状沟，向左注入冠状窦右端或心中静脉，收集右冠状动脉分布区的部分血液。

6. 心包和心包腔

(1) **心包分层**　心包是包裹心和出入心的大血管根部的圆锥体形纤维浆膜囊。心包分内、外两层。
①外层　为纤维心包，由坚韧的纤维结缔组织构成，上方与大血管的外膜相连，下方与膈中心腱愈着。
②内层　为浆膜心包，又分为脏、壁两层。脏层紧贴心肌层表面，形成心外膜。壁层衬贴于纤维性心包的内面。脏、壁两层之间的潜在腔隙，称为**心包腔**，内含少量浆液，起润滑作用。

(2) **心包窦**　在心包腔内，浆膜心包脏、壁两层反折处的间隙，称为心包窦，主要有：
①心包横窦　为心包腔在主动脉、肺动脉后方与上腔静脉、左心房前壁前之间的间隙。当心直视手术需阻断主动脉和肺动脉血流时，可在横窦前后钳夹这两大血管。
②心包斜窦　为位于左心房后壁、左右肺静脉、下腔静脉与心包后壁之间的心包腔。手术时若需阻断下腔静脉的血流，可经斜窦下部进行。
③心包前下窦　是指位于心包腔的前下部，即心包前壁与膈之间的转折间隙。此处是心包穿刺的比较安全部位。从剑突与左侧第7肋软骨交角处进行心包穿刺，恰好进入该窦。

【例2】心直视手术时，钳夹阻断主动脉和肺动脉血流时，涉及的解剖结构是
　　A. 冠状窦　　　　　　　　B. 腔静脉窦　　　　　　　C. 心包斜窦
　　D. 心包前下窦　　　　　　E. 心包横窦（2023）

三、动脉

输送血液离开心的血管称为动脉。主动脉是体循环的动脉主干，由左心室发出，先斜向右上，再弯向左后，沿脊柱左前方下行，穿膈的主动脉裂孔入腹腔，至第4腰椎体下缘水平分为左、右髂总动脉。依其行程分为升主动脉、主动脉弓、降主动脉三部分。降主动脉又以膈为界，分为胸主动脉和腹主动脉。

1. 升主动脉

升主动脉是主动脉的第一段，长约5cm，发自左心室，位于肺动脉干与上腔静脉之间，向右前上方至右侧第2胸肋关节后方移行为主动脉弓。升主动脉根部发出左、右冠状动脉。

2. 主动脉弓

主动脉弓是升主动脉的延续，呈弓形弯向左后方，至第4胸椎体的下缘移行为降主动脉。从主动脉弓发出的分支，自右向左依次为头臂干（又称无名动脉）、左颈总动脉、左锁骨下动脉。

(1) **头臂干**　起始后向右上方斜行至右胸锁关节的后方，分为右颈总动脉和右锁骨下动脉。

(2) 颈总动脉　是头颈部的动脉主干,左颈总动脉起自主动脉弓,右颈总动脉起自头臂干。两侧颈总动脉均经胸锁关节后方,沿食管、气管、喉的外侧上行,至甲状软骨上缘水平,分为颈内动脉和颈外动脉。

①压迫止血点　颈总动脉上段的位置表浅,在活体上可摸到其搏动。当头面部大出血时,可在胸锁乳突肌的前缘,平环状软骨弓的侧方,向后内将颈总动脉压向其后内方的第6颈椎横突,进行急救止血。

②感受器　在颈总动脉分权处,有**颈动脉窦**、**颈动脉小球**(《生理学》称为颈动脉体)两个重要的结构。

　A. 颈动脉窦　是颈总动脉末端与颈内动脉起始部的膨大部分。窦壁的外膜内含有丰富的游离神经末梢,称为压力感受器。当血压升高时,窦壁扩张,刺激窦壁内的压力感受器,进而通过神经系统的调节,反射性引起心跳减慢、末梢血管扩张,导致血压下降。

　B. 颈动脉小球　为扁椭圆形小体,位于颈总动脉分权处后方,为化学感受器,可感受血液中 PCO_2、PO_2 和 H^+ 浓度变化。当血中 PO_2 降低或 PCO_2 增高时,通过神经系统的调节,可反射性促进呼吸加深加快。

记忆:①颈动脉窦是压力感受器——记忆为豆芽(窦压)。
　　　②颈动脉小球(颈动脉体)为化学感受器——感受氧分压、二氧化碳分压的改变。

③颈外动脉　起自颈总动脉,初居颈内动脉的前内侧,后经其前方绕至外侧,上行穿腮腺实质在下颌颈处分为颞浅动脉、上颌动脉两条终支。颈外动脉共有8条分支:

　A. 甲状腺上动脉　自起始部向前下至甲状腺侧叶的上端,分布于甲状腺和喉。

　B. 舌动脉　平舌骨大角处发自颈外动脉的前方,行向前内方入舌,分布于舌、舌下腺、腭扁桃体。

　C. 面动脉　在约平下颌角处起始,向前经下颌下腺的深面,于咬肌止点的前缘绕过下颌骨下缘至面部,沿口角和鼻翼的外侧,迂曲向上至内眦,易名内眦动脉。面动脉分布于下颌下腺、面部、腭扁桃体等。面动脉在咬肌前缘绕下颌骨下缘处位置表浅,在活体可摸到其搏动,面部出血时,可在该处进行压迫止血。

　D. 颞浅动脉　在外耳门的前方上行,越过颧弓根至颞部皮下,其分支分布于腮腺、额、颞、顶部的软组织。活体上,在外耳门的前上方、颧弓的根部可摸到颞浅动脉搏动,头皮前部出血时,可在此处压迫止血。

　E. 上颌动脉　经下颌颈的深面入颞下窝,在翼内、外肌之间行向前内至翼腭窝,沿途分支至外耳道、鼓室、牙及牙龈、鼻腔、腭、咀嚼肌、硬脑膜等处。其中分布于硬脑膜的分支称**脑膜中动脉**,其在下颌颈的深面发出,向上穿棘孔入颅中窝,分为前、后两支,紧贴颅骨内面走行,分布于颅骨和硬脑膜。前支经过颅骨翼点的内面,当颞部骨折时,该动脉易受损伤,导致硬脑膜外血肿。

　F. 其他　如枕动脉、耳后动脉、咽升动脉,分布于枕部、耳后、咽等处。

④颈内动脉　由颈总动脉发出后,垂直上行至颅底,在颈部无分支(借此可以与颈外动脉相鉴别),再经颈动脉管入颅腔,分支分布于脑和视器。

(3) **锁骨下动脉**　两侧锁骨下动脉的起点不同,左锁骨下动脉起自主动脉弓,右锁骨下动脉起自头臂干。两者均经胸锁关节的后方斜向外行至颈根部,呈弓状经胸膜顶的前方,穿斜角肌间隙,至第1肋外侧缘续为腋动脉。上肢出血时,可于锁骨中点上方的锁骨上窝处向后下压迫,将该动脉压向第一肋骨进行止血。

锁骨下动脉的主要分支有:

①椎动脉　起于前斜角肌的内侧,向上穿第6~1颈椎的横突孔,经枕骨大孔入颅腔,分布于脑和脊髓。

②胸廓内动脉　起于锁骨下动脉的下面,椎动脉起点的相对侧,向下行入胸腔,沿第1~6肋软骨的后面(距胸骨外侧缘约1cm)下降。分支分布于胸前壁、心包、膈、乳房等处。胸廓内动脉行至第6肋间隙处发出腹壁上动脉、肌膈动脉两终支。

③甲状颈干　为一短干,起自锁骨下动脉,立即分成数支至颈部和肩部,分布于甲状腺、咽、喉、气管、食管、肩部肌、脊髓及其被膜等处。

④肋颈干　起自甲状颈干的外侧,迅即分支至颈深部肌和第1、2肋间隙的后部。

锁骨下动脉的直接延续是腋动脉。

①腋动脉　在第1肋外缘续于锁骨下动脉，经腋窝深部至背阔肌的下缘移行为肱动脉。主要分支有：
A. 胸上动脉　分布于第1、2肋间隙。
B. 胸肩峰动脉　在胸小肌上缘发自腋动脉，立即分支分布于胸大肌、胸小肌、三角肌、肩关节。
C. 胸外侧动脉　沿胸小肌下缘走行，分布于前锯肌、胸大肌、胸小肌、乳房。
D. 肩胛下动脉　在肩胛下肌下缘附近发出，行向后下，分为胸背动脉和旋肩胛动脉。
E. 旋肱后动脉　伴腋神经穿四边孔，绕肱骨外科颈，分布于肩关节、三角肌。
F. 旋肱前动脉　至肩关节及邻近肌。

②肱动脉　大圆肌下缘续于腋动脉，沿肱二头肌内侧下行至肘窝，平桡骨颈的高度分为桡动脉和尺动脉。在肘窝的内上方，可触到肱动脉的搏动，为测量血压时听诊的部位。当前臂和手部大出血时，可在臂中部将该动脉压向肱骨以达到暂时止血的目的。肱动脉的主要分支是肱深动脉，伴桡神经在桡神经沟下行，分支营养肱三头肌和肱骨，终支参与组成肘关节网。

③桡动脉　先行经肱桡肌与旋前圆肌之间，继而在肱桡肌腱与桡侧腕屈肌腱之间下行，绕桡骨茎突至手背，穿第1掌骨间隙到手掌，其末端与尺动脉掌深支吻合形成掌深弓。桡动脉的下段仅被皮肤和筋膜覆盖，是临床触摸脉搏的常用部位，可在桡骨茎突的内上方触摸到其搏动。桡动脉主要分支有：
A. 掌浅支　在桡腕关节处发出，穿鱼际肌或沿其表面至手掌，与尺动脉的末端吻合形成掌浅弓。
B. 拇主要动脉　桡动脉入手掌处发出，分3支分布于拇指掌侧面的两侧缘、示指桡侧缘。

④尺动脉　在指浅屈肌与尺侧腕屈肌之间下行，经豌豆骨的桡侧至手掌。其末端与桡动脉的掌浅支吻合形成掌浅弓。尺动脉在行程中除发出分支至前臂的尺侧诸肌、参与形成肘关节网外，其主要分支有：
A. 骨间总动脉　在前臂骨间膜的上缘又分为骨间前动脉、骨间后动脉，分别沿前臂骨间膜的前、后面下行，沿途分支至前臂肌和尺、桡骨。
B. 掌深支　在豌豆骨桡侧由尺动脉发出，穿小鱼际至掌深部，与桡动脉的末端吻合形成掌深弓。

⑤掌浅弓　由尺动脉的末端与桡动脉的掌浅支吻合而成，位于掌腱膜的深面，弓的凸侧约平掌骨中部。从掌浅弓上发出1条小指尺掌侧动脉和3条指掌侧总动脉，前者分布于小指掌面的尺侧缘，后者达掌指关节附近各分2支指掌侧固有动脉，分布于第2~5指相对缘，手指出血时可在手指两侧压迫止血。

⑥掌深弓　由桡动脉的末端与尺动脉的掌深支吻合而成，位于指深屈肌腱的深面，弓的凸侧约平腕掌关节高度，由掌深弓发出3条掌心动脉，至掌指关附近，分别注入相应的指掌侧总动脉。

3. 胸主动脉

胸主动脉是胸部的动脉主干，位于胸腔后纵隔内，在第4胸椎的左侧续于主动脉弓，初沿脊柱左侧下行，逐渐转向其前方，到第10胸椎高度处，穿膈的主动脉裂孔移行于腹主动脉。其分支有壁支和脏支两种。

(1) **壁支**　肋间后动脉共9对，分布于胸壁、腹壁上部、背部、脊髓等处。肋下动脉1对，位于第12肋的下方，供应相应区域。膈上动脉1对，分布于膈上面的后部。

(2) **脏支**　主要有支气管支、食管支、心包支，分布于气管、食管和心包。

4. 腹主动脉

腹主动脉是腹部的动脉主干，在膈的主动脉裂孔处续于胸主动脉，沿腰椎的前方下行，至第4腰椎体的下缘处分为左、右髂总动脉。腹主动脉也有壁支和脏支之分。壁支包括膈下动脉、腰动脉、骶正中动脉。脏支主要包括如下分支：

(1) **肾上腺中动脉**　在腹腔干起点的稍下方，约平第1腰椎的高度起自腹主动脉的侧壁，分布于肾上腺，该动脉在肾上腺内与肾上腺上动脉、肾上腺下动脉相吻合。

(2) **肾动脉**　约平第1~2腰椎椎间盘的高度起自腹主动脉，横行向外，经肾门入肾，进入肾门之前发出肾上腺下动脉至肾上腺。

(3) **睾丸动脉**　又称精索内动脉，细而长，在肾动脉起始处的稍下方发自腹主动脉前壁，沿腰大肌的前面斜向外下行，穿经腹股沟管入阴囊，参与精索的组成，分布于睾丸和附睾。

在女性,相对应的动脉称为**卵巢动脉**,经卵巢悬韧带下行入盆腔,分布于卵巢和输卵管壶腹部。

(4)**腹腔干** 为粗而短的动脉干,在膈的主动脉裂孔稍下方,自腹主动脉前壁发出,立即分为三支:

①胃左动脉 斜向左上方至胃贲门附近,然后沿胃小弯在小网膜两层之间折向右行,并与胃右动脉吻合,沿途分支至食管的腹段、贲门、胃小弯附近的胃壁。

②肝总动脉 向右行至十二指肠上部的上缘后,进入肝十二指肠韧带,分为以下两支:

A. 肝固有动脉 行于肝十二指肠韧带内,发出胃右动脉沿胃小弯左行,与胃左动脉吻合,沿途分支分布于胃小弯胃壁。本干入肝门前分为肝左支和肝右支,分布于肝。肝右支发出胆囊动脉分布于胆囊。

B. 胃十二指肠动脉 经十二指肠上部、幽门的后方至胃的下缘,又分为胃网膜右动脉和胰十二指肠上动脉。胃网膜右动脉沿胃大弯左行,分布于胃大弯右侧的胃壁和大网膜,终支与胃网膜左动脉吻合。胰十二指肠上动脉分为前、后两支,分布于胰头和十二指肠。

③脾动脉 沿胰上缘左行至脾门,入脾前发出以下分支:胰支、胃后动脉、胃短动脉、胃网膜左动脉、脾支。

(5)**肠系膜上动脉** 在腹腔干的稍下方,约平第1腰椎的高度起自腹主动脉前壁,经胰头和胰体交界处的后方下行,越过十二指肠水平部的前面进入小肠系膜根,然后向右髂窝方向走行,其分支有:

①胰十二指肠下动脉 行于胰头与十二指肠之间,分前、后支与胰十二指肠上动脉的前、后支吻合,分支营养胰和十二指肠。

②空肠动脉和回肠动脉 共13~18支,发自肠系膜上动脉的左侧壁,行于肠系膜内,反复分支吻合形成多级动脉弓,由最后一级动脉弓发出直行小支进入肠壁,分布于空肠和回肠。分布于空肠的动脉弓多为1~3级,分布于回肠的动脉弓多为3~5级。

③回结肠动脉 为肠系膜上动脉右侧壁发出的最下一条分支,分布于回肠末端、盲肠、阑尾、升结肠。其中,阑尾动脉沿阑尾系膜游离缘至阑尾尖端,并分支营养阑尾。

④右结肠动脉 在回结肠动脉的上方发出,向右行,发出升、降支分别与中结肠动脉和回结肠动脉吻合,分支至升结肠。

⑤中结肠动脉 在胰下缘的附近起于肠系膜上动脉,向前并稍偏右侧进入横结肠系膜,分为左、右支分别与左、右结肠动脉吻合,分支营养横结肠。

(6)**肠系膜下动脉** 在约平第3腰椎的高度发自腹主动脉的前壁,行向左下方,分支分布于降结肠、乙状结肠和直肠上部。

①左结肠动脉 横行向左,至降结肠的附近分为升、降支,分别与中结肠动脉、乙状结肠动脉吻合,分支分布于降结肠。

②乙状结肠动脉 2~3条,斜向左下方走行,进入乙状结肠系膜内,分支营养乙状结肠。乙状结肠动脉与左结肠动脉、直肠上动脉均有吻合。

③直肠上动脉 是肠系膜下动脉的直接延续,在乙状结肠系膜内下行,至第3骶椎处分为2支,沿直肠两侧分布于直肠上部,并与直肠下动脉的分支吻合。

5. 髂总动脉

髂总动脉左右各一,在第4腰椎体下缘的高度发自腹主动脉前壁,沿腰大肌的内侧下行,至骶髂关节处分为髂内动脉和髂外动脉。

(1)**髂内动脉** 是盆部动脉的主干,为一短干,沿盆腔侧壁下行,发出壁支和脏支。

①壁支 包括闭孔动脉、臀上动脉、臀下动脉、髂腰动脉、骶外侧动脉等。

A. 闭孔动脉 沿骨盆侧壁行向前下,穿闭孔膜至大腿的内侧,分布于髋关节和大腿内侧肌群。

B. 臀上动脉 经梨状肌上孔穿出至臀部,分支营养上部的臀肌、髋关节。

C. 臀下动脉 经梨状肌下孔穿出至臀部,分支营养下部的臀肌、髋关节。

D. 髂腰动脉 由髂内动脉的近端发出,向上沿髂嵴上缘行向外,至髂腰肌、腰大肌。

E. 骶外侧动脉 沿骶骨外侧缘的前面下行,分布于盆腔后壁、骶管内结构。

②脏支 包括以下分支：

A.脐动脉 是胎儿时期的动脉干，由髂内动脉的起始部发出，走向内下方，出生后远侧段闭锁形成脐内侧韧带，近端段管腔未闭，发出2~3支膀胱上动脉，分布于膀胱上、中部。

B.膀胱下动脉 沿骨盆侧壁下行，分布于膀胱底、精囊腺和前列腺。女性分布于膀胱和阴道。

C.直肠下动脉 行向内下方，分布于直肠下部，并与直肠上动脉的分支吻合。

D.子宫动脉 沿盆腔侧壁下行，进入子宫阔韧带的两层腹膜之间，在子宫颈外侧约2cm处，从输尿管的前方跨过并与之交叉，再沿子宫侧缘迂曲上升至子宫底。子宫动脉分支营养子宫、阴道、输卵管和卵巢，并与卵巢动脉吻合。在做子宫切除手术结扎子宫动脉时，注意勿将输尿管一并结扎而发生医疗事故。

E.阴部内动脉 沿臀下动脉的前方下降，穿梨状肌下孔出骨盆，继经坐骨小孔至坐骨肛门窝，发出肛动脉、会阴动脉、阴茎背动脉等分支，分布于肛门、会阴部和外生殖器。

（2）**髂外动脉** 沿腰大肌内侧缘下降，经腹股沟韧带中点的深面至股前部，移行为股动脉。其主要分支为腹壁下动脉，经腹股沟管腹环内侧上行入腹直肌鞘，分布于腹直肌下半部并与腹壁上动脉吻合。此外发出一支旋髂深动脉，沿腹股沟韧带外侧半的后方斜向外上，分支营养髂嵴及邻近肌。

（3）**股动脉** 是髂外动脉的直接延续，是下肢动脉的主干。在股三角内下行，穿收肌管后出收肌腱裂孔至腘窝，移行为腘动脉。在腹股沟韧带中点的稍下方，可触及股动脉搏动。当下肢出血时，可在此处向后压迫止血。股动脉的分支营养大腿肌、腹前壁下部的皮肤、外阴部等。

股动脉的主要分支为股深动脉，该动脉在腹股沟韧带中点的下方2~5cm处起于股动脉，行向后内下方，沿途发出旋股内侧动脉、旋股外侧动脉和3~4支穿动脉。旋股内侧动脉分布于大腿内侧肌群，旋股外侧动脉分布于大腿前群肌，穿动脉分布于大腿后群肌、内侧群肌、股骨。

（4）**腘动脉** 在收肌腱裂孔处续于股动脉，经腘窝的深部下行至腘肌下缘，分为胫前动脉和胫后动脉。此外，腘动脉在腘窝内尚发出数条关节支和肌支，分布于膝关节及邻近肌，并参与膝关节动脉网的组成。

（5）**胫后动脉** 沿小腿后面浅、深层肌之间下行，经内踝的后方转至足底，分为足底内侧动脉和足底外侧动脉两终支。胫后动脉的分支营养小腿后群肌、外侧群肌、足底肌。胫后动脉的主要分支有：

①腓动脉 为胫后动脉的重要分支，沿腓骨内侧下行，分布于胫、腓骨和附近诸肌。

②足底内侧动脉 沿足底的内侧前行，分布于足底内侧。

③足底外侧动脉 沿足底的外侧斜行，至第5跖骨底，转向内侧至第1跖骨间隙，与足背动脉的足底深支吻合，形成足底深弓。由足底弓发出4支跖底总动脉，后者又各发出2支趾足底固有动脉，分布于足趾。

（6）**胫前动脉** 由腘动脉分出后，穿小腿骨间膜至小腿的前面，在小腿前群肌之间下行，至踝关节的前方移行为足背动脉。胫前动脉沿途分支营养小腿前肌群，并参与形成膝关节网。

（7）**足背动脉** 是胫前动脉的直接延续，经拇长伸肌腱与趾长伸肌腱之间前行，至第1跖骨间隙的近侧，分为第1跖背动脉和足底深支。足背动脉位置表浅，在踝关节前方，内、外踝前方连线的中点，拇长伸肌腱的外侧可触及其搏动，足背出血时可在该处压迫足背动脉进行止血。足背动脉的主要分支有：

①弓状动脉 在第1、2跗跖关节附近自足背动脉发出，沿跖骨底弓形向外行，由弓的凸侧缘发出3支跖背动脉，后者又向前各分为2支细小的趾背动脉，分布于第2~5趾的相对缘。

②第1跖背动脉 沿第1跖骨间隙前行，分支分布于拇趾背面的两侧缘和第2趾背的内侧缘。

③足底深支 穿第1跖骨间隙至足底，与足底外侧动脉末端吻合，形成足底深弓。

四、静脉

1. 上腔静脉

上腔静脉为一条粗大的静脉干，长约7.5cm，由左、右头臂静脉汇合而成。沿升主动脉右侧下行，至右侧第2胸肋关节处穿纤维心包，平第3胸肋关节下缘注入右心房。在穿纤维心包之前，有奇静脉注入。上腔静脉主要收集头颈部、上肢、胸壁、部分胸腔脏器的静脉血。

（1）头臂静脉（无名静脉）　由颈内静脉、锁骨下静脉在胸锁关节后方汇合而成。左头臂静脉比右头臂静脉长，向右下斜越左锁骨下动脉、左颈总动脉和头臂干的前面，至右侧第1胸肋结合处后方，与右头臂静脉汇合成上腔静脉。头臂静脉除收集颈内静脉及锁骨下静脉的血液外，还收集椎静脉、胸廓内静脉、肋间最上静脉、甲状腺下静脉等的血液。

（2）颈内静脉　为头颈部静脉回流的主干，上端在颈静脉孔处续于颅内的乙状窦，在颈动脉鞘内沿颈内动脉、颈总动脉外侧下行，至胸锁关节后方与锁骨下静脉汇合成头臂静脉。颈内静脉的颅内属支有乙状窦和岩下窦，收集颅骨、脑膜、脑、泪器、前庭蜗器等处的静脉血。颅外属支主要有：

①面静脉　起自**内眦静脉**，在面动脉后方下行。在下颌角下方跨过颈内动脉、颈外动脉的表面，下行至舌骨大角附近注入颈内静脉。面静脉收集面前部软组织的静脉血。面静脉通过眼上静脉、眼下静脉与颅内的海绵窦交通，并通过**面深静脉**与翼静脉丛交通，继而与海绵窦交通。面静脉无静脉瓣。面部发生化脓性感染时，若处理不当（如挤压），可导致颅内感染。因此，将鼻根至两侧口角的三角区称为"**危险三角**"。

②下颌后静脉　由颞浅静脉和**上颌静脉**在腮腺内汇合而成。上颌静脉起自翼内肌、翼外肌之间的**翼静脉丛**。下颌后静脉下行至腮腺下端分为前、后两支，前支注入面静脉，后支与耳后静脉、枕静脉汇合成颈外静脉。下颌后静脉收集面侧区、颞区的静脉血。

③翼静脉丛　位于颞下窝内，居于翼内、翼外肌之间，其主要输出静脉为上颌静脉。此外，翼静脉丛还通过卵圆孔、破裂孔的导静脉与颅内的海绵窦相交通，向外借面深静脉与面静脉相交通。

咽静脉、舌静脉、甲状腺上静脉、甲状腺中静脉，自上而下依次注入颈内静脉。

（3）锁骨下静脉　在第1肋骨外缘处续于腋静脉，向内行于锁骨下动脉前下方，至胸锁关节后方与颈内静脉汇合成头臂静脉。两静脉汇合处的夹角称**静脉角**，是淋巴导管注入静脉的部位。锁骨下静脉的主要属支是腋静脉和颈外静脉。临床上可经锁骨上或锁骨下入路作锁骨下静脉导管插入。

①颈外静脉　为颈部最大的浅静脉，由下颌后静脉的后支、耳后静脉、枕静脉在下颌角处汇合而成，沿胸锁乳突肌表面下行，在锁骨中点上方约2cm处穿深筋膜注入锁骨下静脉或静脉角。颈外静脉主要收集头皮、面部的静脉血。

②颈外静脉的属支　有颈前静脉、肩胛上静脉、颈横静脉等。颈前静脉通常有2条，在胸骨柄上方互相连接成颈静脉弓，并接受甲状腺下静脉的属支。

（4）上肢静脉　富有瓣膜，分浅静脉和深静脉两类，最终都汇入腋静脉。

①上肢浅静脉　包括头静脉、贵要静脉、肘正中静脉及其属支。临床上常用手背静脉网、前臂和肘部前面的浅静脉取血、输液、注射药物。

A.头静脉　起自手背静脉网的桡侧，沿前臂下部的桡侧、前臂上部和肘部的前面、沿肱二头肌外侧沟上行，再经三角肌与胸大肌间沟行至锁骨下窝，穿深筋膜注入腋静脉或锁骨下静脉。头静脉在肘窝处通过肘正中静脉与贵要静脉交通。头静脉主要收集手和前臂桡侧浅层结构的静脉血。

B.贵要静脉　起自手背静脉网的尺侧，沿前臂尺侧上行，至肘窝处接受肘正中静脉，再经肱二头肌内侧沟上行至臂中点平面，穿深筋膜注入肱静脉，或伴肱静脉上行注入腋静脉。贵要静脉收集手和前臂尺侧浅层结构的静脉血。

C.肘正中静脉　变异较多，通常在肘窝处连接头静脉和贵要静脉。

D.前臂正中静脉　起自手掌静脉丛，沿前臂前面上行，注入肘正中静脉。前臂正中静脉有时分叉，分别注入头静脉和贵要静脉，因而不存在肘正中静脉。前臂正中静脉收集手掌侧和前臂前部浅层结构的静脉血。

②上肢深静脉　与同名动脉伴行，且多为两条。由于上肢的静脉血主要由浅静脉引流，故深静脉较细。两条肱静脉在大圆肌下缘处汇合成**腋静脉**。腋静脉位于腋动脉的前内侧，在第1肋外侧缘处续为锁骨下静脉。腋静脉收集上肢浅、深静脉的全部血液。

胸腹壁静脉位于躯干侧壁的浅筋膜内，上行经胸外侧静脉注入腋静脉；向下与腹壁浅静脉吻合，构成上、下腔静脉系之间的交通途径。

(5)奇静脉 在右膈脚处起自右腰升静脉,经膈进入胸腔,沿食管后方和胸主动脉右侧上行,至第4胸椎高度,向前勾绕右肺根上方,形成奇静脉弓,注入上腔静脉。奇静脉沿途收集右侧肋间静脉、食管静脉、支气管静脉及半奇静脉的血液。奇静脉上连上腔静脉,下借右腰升静脉连于下腔静脉,故是沟通上腔静脉系和下腔静脉系的重要通道之一。

①半奇静脉 在左膈脚处起自左腰升静脉,沿胸椎体左侧上行,至第8胸椎体高度,经胸主动脉和食管后方向右跨越脊柱,注入奇静脉。半奇静脉收集左侧下部肋间后静脉、食管静脉、副半奇静脉的血液。

②副半奇静脉 沿胸椎体左侧下行,注入半奇静脉或向右跨越脊柱前面,注入奇静脉。副半奇静脉收集左侧上部的肋间后静脉的血液。

(6)脊柱静脉 椎管内外有丰富的静脉丛,按其所在部位,分为椎内静脉丛和椎外静脉丛。

①椎内静脉丛 位于椎骨骨膜和硬脊膜之间的硬膜外隙内,收集椎骨、脊膜、脊髓的静脉血。

②椎外静脉丛 位于椎体前方、椎弓及其突起的后方,收集椎体及附近肌肉的静脉血。

③椎内和椎外静脉丛吻合 椎内、椎外静脉丛无瓣膜,相互吻合,注入附近的椎静脉、肋间后静脉、腰静脉、骶外侧静脉等。脊柱静脉丛向上经枕骨大孔与硬脑膜窦交通,向下与盆静脉丛交通。因此,脊柱静脉丛是沟通上、下腔静脉和颅内、颅外静脉的重要通道。当盆、腹、胸腔等部位发生感染、肿瘤或寄生虫时,可经脊柱静脉丛侵入颅内或其他远位器官。

④椎静脉 来自椎内静脉丛的许多小属支,在寰椎后弓出椎管加入局部深层肌的小静脉,形成一脉血管入寰椎横突孔。然后围绕椎动脉形成静脉丛,沿横突孔下降,并延续终止为椎静脉。椎静脉出第6颈椎横突孔下行注入头臂静脉。

2. 下腔静脉

下腔静脉是人体最粗大的静脉干,由左、右髂总静脉在第4或第5腰椎体右前方汇合而成。沿腹主动脉右侧和脊柱右前方上行,经肝的腔静脉沟,穿膈的腔静脉孔进入胸腔,再穿纤维心包注入右心房。下腔静脉主要收集下肢、盆部、腹部的静脉血。下腔静脉及其属支组成下腔静脉系。

(1)下腔静脉属支 分为壁支和脏支两种,多数与同名动脉伴行。

①壁支 包括1对膈下静脉、4对腰静脉,各腰静脉之间的纵支连成腰升静脉。左、右腰升静脉向上分别续为半奇静脉和奇静脉,向下与髂总静脉、髂腰静脉交通。

②脏支 包括睾丸静脉(女性为卵巢静脉)、肾静脉、右肾上腺静脉、肝静脉等。

A.睾丸静脉 起自睾丸和附睾的小静脉吻合成**蔓状静脉丛**。蔓状静脉丛参与构成精索,经腹股沟管进入盆腔,汇成睾丸静脉,左侧以直角注入左肾静脉,右侧以锐角注入下腔静脉。此为精索静脉曲张多发生于左侧的原因之一。女性卵巢静脉起自卵巢静脉丛,在卵巢悬韧带内上行,合成卵巢静脉,注入部位同睾丸静脉。

B.肾静脉 在肾门处合为一干,经肾动脉前面向内行,注入下腔静脉。左肾静脉比右肾静脉长,跨越腹主动脉的前面。左肾静脉接受左睾丸静脉、左肾上腺静脉的血液。

C.肾上腺静脉 左肾上腺静脉注入左肾静脉,右肾上腺静脉注入下腔静脉。

D.肝静脉 由小叶下静脉汇合而成。肝左静脉、肝中静脉、肝右静脉在腔静脉沟处注入下腔静脉。

(2)肝门静脉系 由肝门静脉及其属支组成,收集腹腔不成对脏器(肝除外)的静脉血和盆腔消化道(齿状线以下肛管除外)的静脉血。起始端和末端分别与毛细血管相连,无静脉瓣。

①肝门静脉的合成 肝门静脉是肝门静脉系的主干,长6~8cm,多由肠系膜上静脉、脾静脉在胰颈的后方汇合而成。斜向右上,进入肝十二指肠韧带内,在肝固有动脉和胆总管的后方继续上行,至肝门分为左、右两支入肝,在肝内不断分支,终于肝血窦。肝血窦的血液经肝静脉注入下腔静脉。

②肝门静脉的特点 肝门静脉的两端均为毛细血管;肝门静脉及其属支无静脉瓣。

③肝门静脉的属支 肝门静脉的主要属支如下:

A.脾静脉和肠系膜上静脉 脾静脉起自脾门,经脾动脉下方和胰后右行,与肠系膜上静脉汇合成肝门静脉。

B. 肠系膜下静脉　在胰头后方注入脾静脉或肠系膜上静脉。
C. 胃左静脉　在贲门处，与奇静脉和半奇静脉的属支吻合。
D. 胃右静脉　接受幽门前静脉，在幽门附近注入肝门静脉。幽门前静脉是手术时区别胃与十二指肠的标志。
E. 胆囊静脉　收集胆囊的血液，注入肝门静脉主干或肝门静脉。
F. 附脐静脉　起自脐周静脉网，沿肝圆韧带至肝，注入肝门静脉。
④肝门静脉系与上、下腔静脉系之间的交通　肝门静脉系与腔静脉系之间的吻合十分丰富，主要有：
A. 食管静脉丛　通过食管腹段黏膜下的食管静脉丛形成肝门静脉系的胃左静脉与上腔静脉系的奇静脉、半奇静脉之间的交通。
B. 直肠静脉丛　通过直肠静脉丛形成肝门静脉系的直肠上静脉与下腔静脉系的直肠下静脉及肛静脉之间的交通。
C. 脐周静脉网　通过脐周静脉网形成肝门静脉系的附脐静脉与上腔静脉系的胸腹壁静脉、腹壁上静脉，或与下腔静脉系的腹壁浅静脉、腹壁下静脉之间的交通。
D. 腹膜后静脉丛　通过椎管内、外静脉丛形成腹后壁前面肝门静脉系的小静脉与上、下腔静脉系的肋间后静脉、腰静脉之间的交通。

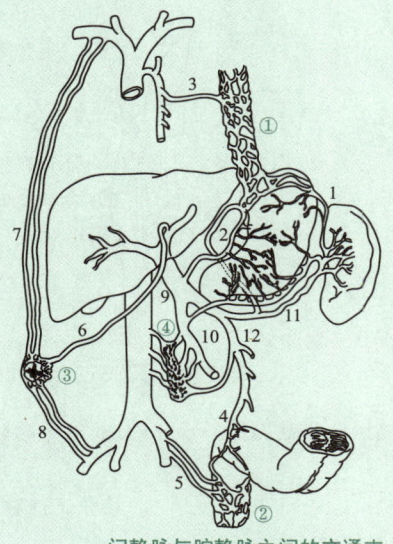

1 胃短静脉
2 胃冠状静脉
3 奇静脉
4 直肠上静脉
5 直肠下、肛管静脉
6 脐旁静脉
7 腹上深静脉
8 腹下深静脉
9 门静脉
10 肠系膜上静脉
11 脾静脉
12 肠系膜下静脉

①胃底、食管下段交通支
②直肠下端、肛管交通支
③前腹壁交通支
④腹膜后交通支

门静脉与腔静脉之间的交通支

正常情况下，肝门静脉系与上、下腔静脉系之间的交通支细小，血流量较少，均按正常方向分别回流入所属静脉系。当肝硬化、肝肿瘤、肝门处淋巴结肿大、胰头肿瘤等压迫肝门静脉时，肝门静脉回流受阻，此时肝门静脉系的血液经上述交通途径形成侧支循环，通过上、下腔静脉系回流。由于血流量增多，交通支变得粗大和弯曲，出现静脉曲张，如食管静脉丛、直肠静脉丛、脐周静脉丛曲张。如果食管静脉丛和直肠静脉丛曲张破裂，则可引起呕血和便血。当肝门静脉系的侧支循环失代偿时，可引起脾大、腹水等。

(3) 髂总静脉　由髂内静脉、髂外静脉汇合而成。两侧髂总静脉伴髂总动脉上行，至第5腰椎体右侧汇合成下腔静脉。髂总静脉收集同名动脉分布区的血液。
①髂内静脉　沿髂内动脉后内侧上行，与髂外静脉汇合成髂总静脉。髂内静脉的属支包括：
A. 壁支　包括臀上静脉、臀下静脉、闭孔静脉、骶外侧静脉。
B. 脏支　包括膀胱静脉、前列腺静脉、子宫静脉、阴道静脉、直肠下静脉、阴部内静脉等。
②髂外静脉　为股静脉的直接延续，左侧髂外静脉沿髂外动脉的内侧上行，右侧髂外静脉先沿髂外

动脉的内侧，后沿髂外动脉的后方上行，至骶髂关节前方与髂内静脉汇合成髂总静脉。髂外静脉接受腹壁下静脉和旋髂深静脉的血液。

(4)**下肢静脉** 下肢静脉分为浅静脉和深静脉两种。浅、深静脉间借许多交通支相连。由于受地心引力的影响，下肢血液回流比较困难，所以下肢静脉内的静脉瓣较上肢多。

①下肢浅静脉 包括大隐静脉、小隐静脉。

A.大隐静脉 为全身最长的静脉。在足内侧缘起自足背静脉弓，经内踝前方，沿小腿内侧面、膝关节内后方、大腿内侧面上行，至耻骨结节外下方3~4cm处，穿阔筋膜的**隐静脉裂孔**，注入股静脉。大隐静脉在注入股静脉之前接受5条属支：**股内侧浅静脉、股外侧浅静脉、旋髂浅静脉、腹壁浅静脉、阴部外静脉**。大隐静脉收集足、小腿和大腿的内侧部、大腿前部浅层结构的静脉血。大隐静脉在内踝前方的位置表浅而恒定，是静脉输液或切开的常用部位。

B.小隐静脉 在足外侧缘起自**足背静脉弓**，经外踝后方，沿小腿后面上行，注入腘静脉。小隐静脉收集足外侧部、小腿后部浅层结构的静脉血。

②下肢深静脉 足和小腿的深静脉与同名动脉伴行，均为两条。胫前静脉和胫后静脉汇合成腘静脉。腘静脉穿收肌腱裂孔移行为**股静脉**。股静脉伴股动脉上行，经腹股沟韧带后方续为髂外静脉。股静脉收集下肢、腹前壁下部、外阴部的静脉血。

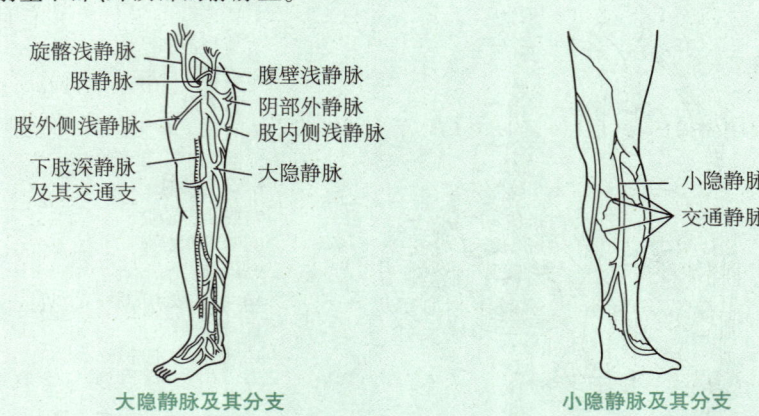

大隐静脉及其分支　　　　小隐静脉及其分支

【例3】男，75岁。咳嗽、咳痰半个月。入院检查发现右肺门靠上有一5cm×4cm大小的肿物。该肿物最可能压迫的结构是

  A.头静脉　　　　　　B.头臂静脉　　　　　　C.锁骨下静脉
  D.奇静脉　　　　　　E.半奇静脉(2022)

【例4】椎内静脉丛位于
  A.硬膜下隙内　　　　B.硬膜外隙内　　　　　C.蛛网膜下隙内
  D.椎体旁　　　　　　E.椎体内(2022)

五、淋巴系统

1. 淋巴系统的组成

淋巴系统由淋巴管道、淋巴组织和淋巴器官组成。

(1)**淋巴管道** 包括毛细淋巴管、淋巴管、淋巴干、淋巴导管等。

①毛细淋巴管 以膨大的盲端起始，互相吻合成毛细淋巴管网，然后汇入淋巴管。毛细淋巴管由很薄的内皮细胞构成，基膜不完整。内皮细胞间隙较大，内皮细胞外面有纤维细丝牵拉，使毛细淋巴管处于扩张状态。因此，毛细淋巴管的通透性较大，蛋白质、细胞碎片、脂类、异物、细菌、肿瘤细胞等容易进入毛

细淋巴管。肿瘤细胞经淋巴道转移是常见途径。上皮、角膜、晶状体、软骨、胎盘、脊髓等处无毛细淋巴管。

②淋巴管　淋巴管由毛细淋巴管汇合而成,管壁结构与静脉相似。与静脉比较,淋巴管内有较多的瓣膜,可防止淋巴液逆流。淋巴管分浅淋巴管和深淋巴管两类。浅淋巴管位于浅筋膜内,与浅静脉伴行。深淋巴管位于深筋膜深面,多与血管、神经伴行。浅、深淋巴管之间存在丰富的交通。

③淋巴干　全身各部的淋巴管经过一系列淋巴结群中继后,在膈下和颈根部等处汇合成淋巴干。淋巴干共9条,包括成对的腰干、支气管纵隔干、锁骨下干、颈干和不成对的肠干。

④淋巴导管　淋巴干汇合成两条淋巴导管,即胸导管、右淋巴导管,分别注入左、右静脉角。此外,少数淋巴管注入盆腔静脉、肾静脉、肾上腺静脉和下腔静脉。

(2)淋巴组织　淋巴组织分为弥散淋巴组织和淋巴小结两类。除淋巴器官外,消化、呼吸、泌尿、生殖管道以及皮肤等处含有丰富的淋巴组织,起着防御屏障的作用。

①弥散淋巴组织　主要位于消化道、呼吸道的黏膜固有层。

②淋巴小结　包括小肠黏膜固有层内的孤立淋巴滤泡、集合淋巴滤泡、阑尾壁内的淋巴小结等。

(3)淋巴器官　包括淋巴结、脾、胸腺、扁桃体。

2. 淋巴导管

(1)胸导管　是全身最大的淋巴管,在平第12胸椎下缘高度起自**乳糜池**,经膈的主动脉裂孔进入胸腔。沿脊柱右前方和胸主动脉与奇静脉之间上行,至第5胸椎高度经食管与脊柱之间向左侧斜行,再沿脊柱左前方上行,经胸廓上口至颈部。在左颈总动脉和左颈内静脉的后方转向前内下方,注入左静脉角。胸导管也可注入左颈内静脉或左锁骨下静脉。胸导管末端有一对瓣膜,阻止静脉血逆流入胸导管。**乳糜池**位于第1腰椎前方,呈囊状膨大,接受左、右腰干和肠干。肠干内主要含有由肠壁吸收来的脂肪成分,呈乳白色。胸导管在注入左静脉角处接受左颈干、左锁骨下干、左支气管纵隔干。胸导管引流下肢、盆部、腹部、左上肢、左胸部、左头颈部的淋巴,即全身3/4区域的淋巴。甲状腺、食管、肝的部分淋巴管可直接注入胸导管。胸导管与肋间淋巴结、纵隔后淋巴结、气管支气管淋巴结、左锁骨上淋巴结之间存在广泛的淋巴侧支通路。胸导管内的肿瘤细胞可转移至这些淋巴结。胸导管常发出较细的侧支注入奇静脉和肋间后静脉,故手术误伤胸导管末端后结扎时,一般不会引起淋巴水肿。

(2)右淋巴导管　长1~1.5cm,由右颈干、右锁骨下干、右支气管纵隔干汇合而成,注入**右静脉角**。右淋巴导管引流右头颈部、右胸部、右上肢的淋巴,即全身1/4区域的淋巴。右淋巴导管与胸导管之间存在着交通。

3. 主要淋巴结

(1)锁骨下淋巴结　又称三角胸肌淋巴结,位于锁骨下方,三角肌与胸大肌间沟内,沿头静脉排列,收纳沿头静脉上行的浅淋巴管,其输出淋巴管注入腋淋巴结,少数注入锁骨上淋巴结。

(2)腋淋巴结　位于腋窝疏松结缔组织内,沿血管排列,按位置分为5群。

①胸肌淋巴结　位于胸小肌下缘处,沿胸外侧血管排列,引流腹前外侧壁、胸外侧壁、乳房外侧部和中央部的淋巴,其输出淋巴管注入中央淋巴结和尖淋巴结。

②外侧淋巴结　沿腋静脉远侧段排列,收纳除注入锁骨下淋巴结以外的上肢浅、深淋巴管,其输出淋巴管注入中央淋巴结、尖淋巴结、锁骨上淋巴结。

③肩胛下淋巴结　沿肩胛下血管排列,引流颈后部、背部的淋巴,注入中央淋巴结、尖淋巴结。

④中央淋巴结　位于腋窝中央,收纳上述三群淋巴结的输出淋巴管,其输出淋巴管注入尖淋巴结。

⑤尖淋巴结　沿腋静脉近侧段排列,引流乳腺上部的淋巴,并收纳上述四群淋巴结、锁骨下淋巴结的输出淋巴管,其输出淋巴管合成锁骨下干,左侧注入胸导管,右侧注入右淋巴导管。少数输出淋巴管注入锁骨上淋巴结。

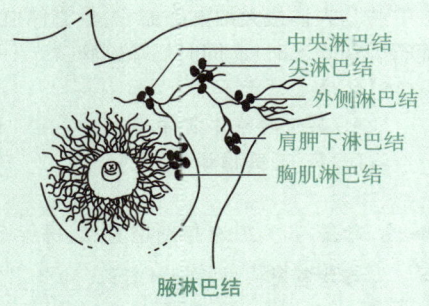

(3) 腹股沟淋巴结 包括腹股沟浅、深淋巴结。

①腹股沟浅淋巴结 位于腹股沟韧带下方,分上、下两群。上群与腹股沟韧带平行排列,引流腹前外侧壁下部、臀部、会阴、子宫底的淋巴。下群沿大隐静脉末端分布,收纳除足外侧缘、小腿后外侧部外的下肢浅淋巴管。腹股沟浅淋巴结的输出淋巴管注入腹股沟深淋巴结或髂外淋巴结。

②腹股沟深淋巴结 位于股静脉周围和股管内,引流大腿深部结构和会阴的淋巴,并收纳腘淋巴结深群、腹股沟浅淋巴结的输出淋巴管,其输出淋巴管注入髂外淋巴结。

4. 主要器官的淋巴引流

(1) 胃的淋巴引流 胃的淋巴引流方向有4个:①胃底右侧部、贲门部、胃体小弯侧的淋巴注入胃上淋巴结;②幽门部小弯侧的淋巴注入幽门上淋巴结;③胃底左侧部、胃体大弯侧左侧部的淋巴注入胃网膜左淋巴结、胰淋巴结、脾淋巴结;④胃体大弯侧右侧部、幽门部大弯侧的淋巴注入胃网膜右淋巴结和幽门下淋巴结。各淋巴引流范围的淋巴管之间存在丰富的交通。

(2) 肺的淋巴引流 肺浅淋巴管位于胸膜脏层深面,肺深淋巴管位于肺小叶间结缔组织内、肺血管和支气管的周围,注入肺淋巴结和支气管肺淋巴结。浅、深淋巴管之间存在交通。通过淋巴管,肺的淋巴依次由肺淋巴结、支气管肺淋巴结、气管支气管淋巴结和气管旁淋巴结引流。肺下叶下部的淋巴注入肺韧带处的淋巴结,其输出淋巴管注入胸导管或腰淋巴结。左肺上叶下部和下叶的部分淋巴注入右气管支气管淋巴结上群和右气管旁淋巴结。

(3) 子宫的淋巴引流 子宫的淋巴引流方向较广。①子宫底和子宫体上部的淋巴管沿卵巢血管上行,注入腰淋巴结;沿子宫圆韧带穿腹股沟管,注入腹股沟浅淋巴结。②子宫体下部和子宫颈的淋巴管沿子宫血管行向两侧,注入髂内、外淋巴结;经子宫主韧带注入沿闭孔血管排列的闭孔淋巴结;沿骶子宫韧带向后注入骶外侧淋巴结。

(4) 乳房的淋巴引流 乳房的淋巴主要注入腋淋巴结,引流方向有3个:①乳房外侧部和中央部的淋巴管注入胸肌淋巴结;②上部的淋巴管注入尖淋巴结和锁骨上淋巴结;③内侧部的淋巴管注入胸骨旁淋巴结。乳房内侧部的浅淋巴管与对侧乳房淋巴管交通,内下部的淋巴管通过腹壁和膈下淋巴管与肝的淋巴管交通。

5. 脾

(1) 位置和毗邻 脾位于左季肋部,胃底与膈之间,第9~11肋的深面,长轴与第10肋一致。正常时在左肋弓下触不到脾。脾的位置可随呼吸、体位不同而变化,站立比平卧时低2.5cm。脾由胃脾韧带、脾肾韧带、膈脾韧带、脾结肠韧带支持固定。

(2) 形态 脾呈暗红色,质软而脆。脾可分为膈、脏两面,前、后两端和上、下两缘。膈面光滑隆凸,对向膈。脏面凹陷,中央处有脾门,是血管、神经、淋巴管出入之处。在脏面,脾与胃底、左肾、左肾上腺、胰尾、结肠左曲相毗邻。前端较宽,朝向前外方,达腋中线。后端钝圆,朝向后内方,距离正中线4~5cm。上缘较锐,朝向前上方,前部有2~3个脾切迹。脾大时,脾切迹是触诊脾的标志。下缘较钝,朝向后下方。

脾是人体最大的淋巴器官,具有储血、造血、消除衰老红细胞和进行免疫应答的功能。因脾功能亢进而行脾切除术时,应同时切除副脾。

【例5】 乳糜池位于

A. 第1腰椎体前方   B. 第2腰椎体前方   C. 第3腰椎体前方

D. 第12胸椎体前方   E. 以上都不对(2021)

常考点 2019年新增考点,每年1~2题。

参考答案——详细解答见《2024国家临床执业及助理医师资格考试历年考点精析(上、下册)》

1. ABCDE   2. ABCDE   3. ABCDE   4. ABCDE   5. ABCDE

第8章 感觉器

▶**考纲要求**

①视器：眼球壁的构成，眼球的内容物，眼的屈光装置，房水循环。眼球外肌的名称、位置与作用，泪器，结膜，眼睑。②前庭蜗器：外耳道，鼓室，咽鼓管。内耳骨迷路与膜迷路的分部，听觉、位置觉感受器的名称和位置，空气传导的路径。

▶**复习要点**

一、视器

1. 眼球壁的构成

眼球壁分3层，由外向内依次为纤维膜、血管膜、视网膜。

(1) 纤维膜 由坚韧的纤维结缔组织组成，具有支持和保护作用。可分为角膜和巩膜两部分。

①角膜 占眼球纤维膜的前1/6，无色透明，富有弹性，外凸内凹，有屈光作用。角膜无血管，但有丰富的感觉神经末梢，导致角膜的感觉十分敏锐。

②巩膜 占眼球纤维膜的后5/6，乳白色，不透明。在巩膜与角膜交界处的外面稍凹陷，称为巩膜沟。在靠近角膜缘处的巩膜实质内，有环形的**巩膜静脉窦**，为房水流出的通道。巩膜向后与视神经鞘相延续。巩膜在视神经穿出处最厚，向前逐渐变薄，但在眼外肌附着处再度增厚。

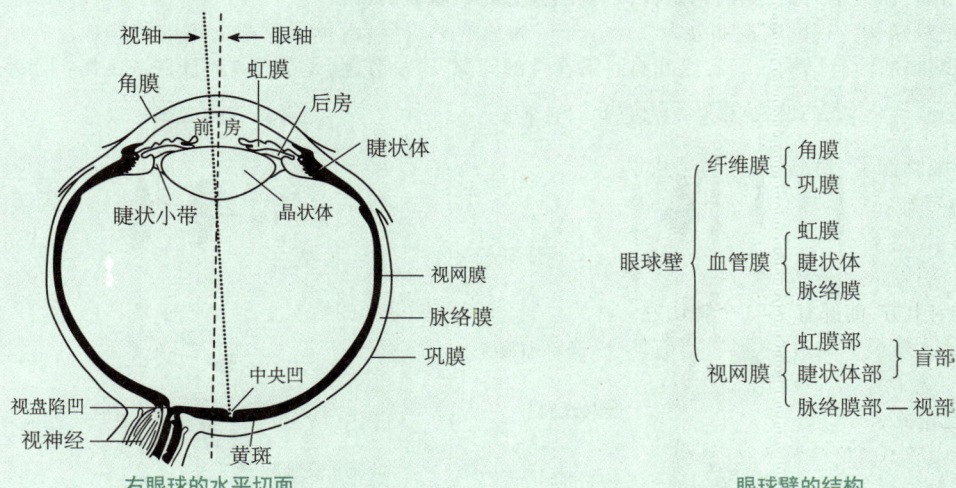

右眼球的水平切面　　　　　眼球壁的结构

(2) 血管膜 含丰富的血管和细胞色素，呈棕黑色，故又称色素膜，具有营养眼球内组织和遮光的作用。此膜自前向后可分为虹膜、睫状体、脉络膜三部分。

①虹膜 位于血管膜最前部，呈圆盘状，中央有圆形的**瞳孔**。角膜与晶状体之间的间隙，称为**眼房**。虹膜将眼房分为较大的前房和较小的后房，两者借瞳孔相交通。在前房周边，有**虹膜角膜角**(前房角)。虹膜内有两种不同方向排列的平滑肌：环绕瞳孔呈环形排列的称**瞳孔括约肌**，受副交感神经支配；瞳

孔周围呈放射状排列的称**瞳孔开大肌**,受交感神经支配。它们可分别缩小和开大瞳孔。

在弱光下或视远物时,瞳孔开大;在强光下或视近物时瞳孔缩小。在活体,透过角膜可见虹膜和瞳孔。

名称	位置	功能	神经支配
睫状肌	睫状体	调节晶状体曲度	动眼神经(副交感纤维)
瞳孔括约肌	虹膜(环形)	缩小瞳孔	动眼神经(副交感纤维)
瞳孔开大肌	虹膜(放射状)	开大瞳孔	颈上神经节(交感纤维)

虹膜的颜色取决于色素的多少,有种族差异,黄种人的虹膜多呈棕色;白色人种,因缺乏色素,呈浅黄色或浅蓝色。在同一人种,颜色的深浅也有个体差异。

②**睫状体** 是血管膜中最肥厚的部分,呈环形,位于巩膜与角膜移行处的内面,在眼球水平切面上呈三角形。其后部较平坦,为睫状环;前部有许多向内突出的皱襞,称**睫状突**。由睫状突发出睫状小带(晶状体悬韧带)与晶状体相连。睫状体内含平滑肌,称**睫状肌**,受副交感神经支配,该肌的收缩与舒张可使睫状小带松弛与紧张,从而调节晶状体的曲度。

③**脉络膜** 占血管膜的后 2/3,富含血管及色素。外面与巩膜疏松相连,内面紧贴视网膜的色素层,后方有视神经穿过。脉络膜可营养眼球内组织,并吸收分散光线。

(3)**视网膜** 位于眼球血管膜的内面,由前向后分为视网膜虹膜部、睫状体部和脉络膜部。

①**视网膜盲部** 视网膜虹膜部和睫状体部分别贴附于虹膜和睫状体的内表面,无感光作用,合称视网膜盲部。

②**视网膜视部** 脉络膜部附于脉络膜内面,范围最大,有感光作用,称为视网膜视部。视部的后部最厚,愈向前愈薄。在视神经的起始处,有一境界清楚呈椭圆形的盘状结构,称为**视神经盘**,又称**视神经乳头**。视神经盘中央凹陷,称视盘陷凹,有视网膜中央动、静脉穿过,无感光细胞,称**生理性盲点**。在视神经盘的颞侧稍下方约 3.5mm 处,有一淡黄色小区,由密集的视锥细胞构成,称为**黄斑**,直径 1.8~2mm。黄斑中央凹陷,称为**中央凹**,此区无血管,是视网膜感光最敏锐的部位。

A. 组织结构 视网膜视部分为 2 层,外层为色素上皮层,由单层色素上皮细胞构成,内层为神经层,是视网膜的固有结构。两层之间有一潜在性的间隙,容易分离,是造成视网膜脱离的解剖学基础。

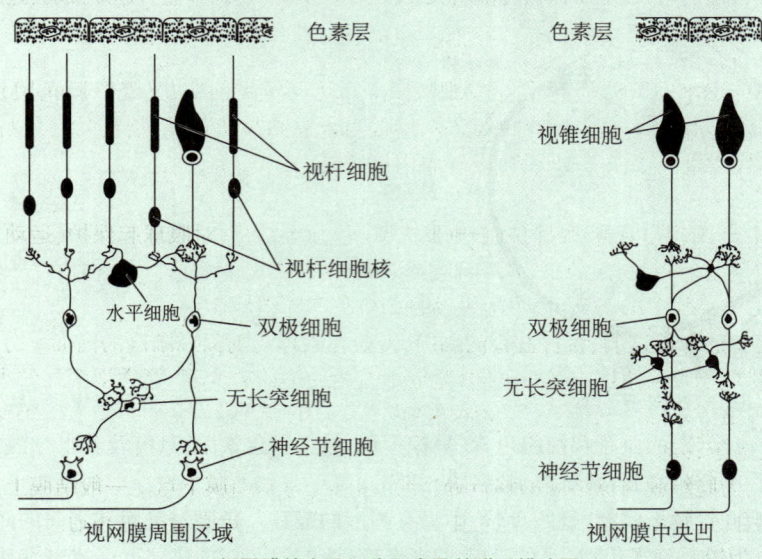

视网膜的主要细胞层次及其联系模式图

B. **神经层** 视网膜视部的神经层主要由3层神经细胞组成。
外层为视锥细胞和视杆细胞,它们是感光细胞,紧邻色素上皮层。视锥细胞主要分布于视网膜中央部,感受强光和颜色的刺激,在白天或明亮处视物时起主要作用。视杆细胞主要分布于视网膜周边部,感受弱光刺激,在夜间或暗处视物时起主要作用。
中层为双极细胞,将来自感光细胞的神经冲动传导至内层的节细胞。
内层为节细胞,其轴突向视神经盘处汇集,穿脉络膜、巩膜后构成视神经。

2. 眼球的内容物、眼的屈光装置和房水循环
(1)**眼球的内容物** 包括房水、晶状体和玻璃体。
①**房水** 为无色透明的液体,充填于眼房内。
②**晶状体** 位于虹膜和玻璃体之间,借睫状小带与睫状体相连,呈双凸透镜状,前面曲度较小,后面曲度较大,无色透明,富有弹性,不含血管和神经。晶状体的外面包有高度弹性的透明薄膜,称为晶状体囊。晶状体本身由平行排列的晶状体纤维组成,周围部较软,称晶状体皮质;中央部较硬,称晶状体核。晶状体若因疾病或创伤而变混浊,则称为白内障。临床上,糖尿病病人常并发白内障及视网膜病变。
晶状体是眼屈光系统的主要装置,其曲度随着视物体的远近不同而改变。观近物时,睫状肌收缩,使睫状突内伸,睫状小带变松弛,晶状体借助于晶状体囊及其本身的弹性而变凸,特别是前部的凸度增大,屈光度加强,使进入眼球的光线恰能聚焦于视网膜上。反之,视远物时,睫状肌舒张,睫状突外伸,睫状小带加强了对晶状体的牵拉,晶状体曲度变小,使远处物体清晰成像。
③**玻璃体** 是无色透明的胶状物质,表面覆有玻璃体膜。它充满于晶状体和视网膜之间,除有屈光作用外,尚有支撑视网膜的作用。若玻璃体发生混浊,可影响视力。若支撑作用减弱,可导致视网膜脱离。
(2)**眼的屈光装置** 由角膜、房水、晶状体、玻璃体组成,以角膜、晶状体的屈光作用较强。

名称	定义
正视	外界物体发射或反射出来的光线,经过眼的屈光系统后,在视网膜上形成清晰的物像,称为远视
近视	若眼轴较长或屈光装置的屈光率过强,则物像落在视网膜之前,称为近视
远视	若眼轴较短或屈光装置的屈光率过弱,则物像落在视网膜之后,称为远视
老视	是指随着年龄的增长,晶状体核逐渐增大变硬,弹性减退,其调节能力逐渐减弱,近距离视物困难
散光	于角膜表面曲度的改变而造成的屈光障碍,称为散光

(3)**房水循环** 房水由睫状体产生,进入眼后房,经瞳孔至眼前房,又经虹膜角膜角进入巩膜静脉窦,借睫前静脉汇入眼上、下静脉。房水的生理功能是为角膜和晶状体提供营养,并维持正常的眼内压。病理情况下,房水代谢紊乱或循环不畅,可造成眼内压增高,临床上称为继发性青光眼。

3. 眼副器
眼副器包括眼睑、结膜、泪器、眼球外肌、眶脂体、眶筋膜等结构,对眼球起保护、运动、支持作用。
(1)**眼睑** 位于眼球的前方,分上睑和下睑,二者之间的裂隙称睑裂。睑裂的内、外侧端分别称为内眦和外眦。眼睑由浅至深分为皮肤、皮下组织、肌层、睑板和睑结膜5层。
(2)**结膜** 是一层薄而透明、富含血管的黏膜,覆盖在眼球的前面和眼睑的内面。分为3部分。
①**睑结膜** 衬覆于眼睑内面,与睑板结合紧密。在睑结膜的内表面,可透视深层的小血管和睑板腺。
②**球结膜** 覆盖于眼球的前面,于近角膜缘处移行为角膜上皮,除在角膜缘处与巩膜紧密相连外,其他部分连接疏松,易于移动。
③**结膜穹隆** 为睑结膜与球结膜的移行处,分为结膜上穹和结膜下穹。一般结膜上穹较结膜下穹为深。当上、下睑闭合时,整个结膜形成囊状腔隙,称为**结膜囊**,通过睑裂与外界相通。
(3)**泪器** 由泪腺与泪道组成。
①**泪腺** 位于眼眶外上方的泪腺窝内,长约2cm,有10~20条排泄管开口于结膜上穹的外侧部。分

泌的泪液借眨眼活动涂抹于眼球表面,有防止角膜干燥、冲洗微尘的作用。此外,泪液含溶菌酶,具有杀菌作用。多余的泪液流向内眦处的**泪湖**,经泪点、泪小管进入泪囊,再经鼻泪管至鼻腔。

②泪道　包括泪点、泪小管、泪囊和鼻泪管。

A.泪点　在上、下睑缘近内侧端各有一隆起,称为**泪乳头**,其顶部有一小孔,称为**泪点**,是泪小管的开口。沙眼等疾病可造成泪点变位而引起溢泪症。

B.泪小管　为连接泪点与泪囊的小管,在眼睑的皮下,分为上泪小管和下泪小管,分别垂直向上、向下走行,继而几乎成直角转向内侧汇合在一起,开口于泪囊上部。

C.泪囊　位于眶内侧壁的泪囊窝内,为一膜性囊。上端为盲端,下部移行为鼻泪管。泪囊的前面有睑内侧韧带和眼轮匝肌肌纤维,少量肌束跨过泪囊的深面。眼轮匝肌收缩时,牵拉睑内侧韧带,可扩大泪囊,使囊内产生负压,促使泪液流入泪囊。

D.鼻泪管　为一膜性管道,上部包埋在骨性鼻泪管中,与骨膜紧密结合;下部在鼻腔外侧壁黏膜的深面,开口于下鼻道外侧壁。鼻泪管开口处的黏膜内有丰富的静脉丛,感冒时,黏膜充血肿胀,可导致鼻泪管下口闭塞,泪液向鼻腔引流不畅,故感冒时常有流泪的现象。

4. 眼球外肌的名称、位置与作用

名称	起点	止点	作用	神经支配
上睑提肌	视神经管前上方的眶壁	上睑皮肤、上睑板	提上睑	动眼神经
上斜肌	蝶骨体	眼球后外侧赤道后方的巩膜	瞳孔转向下外	滑车神经
下斜肌	眶下壁内侧份	眼球下赤道后方的巩膜	瞳孔转向上外	动眼神经
上直肌	总腱环	眼球赤道以前的巩膜	瞳孔转向上内	动眼神经
下直肌	总腱环	眼球赤道以前的巩膜	瞳孔转向下内	动眼神经
内直肌	总腱环	眼球赤道以前的巩膜	瞳孔转向内侧	动眼神经
外直肌	总腱环	眼球赤道以前的巩膜	瞳孔转向外侧	展神经

二、前庭蜗器

前庭蜗器包括前庭器和听器。前庭蜗器又称耳,包括外耳、中耳和内耳3部分。外耳和中耳是声波的收集和传导装置,内耳接受声波和位觉的刺激。听觉感受器和位觉感受器位于内耳。

1. 外耳

外耳包括耳郭、外耳道、鼓膜3部分。外耳道是从外耳门至鼓膜的管道,成人长2.0~2.5cm。

2. 中耳

中耳位于外耳和内耳之间,由鼓室、咽鼓管、乳突窦和乳突小房组成,为颞骨内一含气的不规则腔道。中耳向外借鼓膜与外耳道相隔,向内毗邻内耳,向前以咽鼓管通向鼻咽部。中耳是传导声波的主要部分。

(1)**鼓室**　是颞骨岩部内含气的不规则小腔。鼓室由6个壁围成,内有听小骨、韧带、肌、血管、神经等。鼓室内面及上述结构均被覆有黏膜,此黏膜与咽鼓管、乳突窦、乳突小房的黏膜相延续。

①鼓室的壁　鼓室为一不规则的腔隙,有上、下、前、后、内、外6个壁。

A.上壁　又称**盖壁**,由颞骨岩部前外侧面的鼓室盖构成,分隔鼓室和颅中窝。盖壁向后延伸形成乳突窦的上壁。中耳疾患时,可侵犯此壁,引起耳源性颅内并发症。

B.下壁　又称**颈静脉壁**,为一薄层骨板,分隔鼓室和颈静脉窝的颈静脉球。部分人的鼓室下壁未骨化,仅借黏膜和纤维结缔组织分隔鼓室和颈静脉球。这种情况下,施行鼓膜或鼓室手术时,易伤及颈静脉球而发生严重出血。

C.前壁　又称**颈动脉壁**,即颈动脉管的后壁。此壁甚薄,借骨板分隔鼓室与颈内动脉。此壁上部为颞骨岩部和鳞部的交界处,有两个小管,上方为鼓膜张肌半管,下方为咽鼓管半管。

D. **后壁** 又称**乳突壁**,上部有乳突窦的开口,鼓室借此向后连通乳突内的乳突小房。中耳炎易侵入乳突小房而引起乳突炎。乳突窦入口的下方有一锥形突起,称**锥隆起**,内藏镫骨肌。

E. **内侧壁** 又称**迷路壁**,由内耳的外侧壁构成。此壁中部有圆形隆起,称岬,由耳蜗第一圈的隆凸形成。岬的后上方有一卵圆形小孔,称**前庭窗(卵圆窗)**,通向前庭。在活体,由镫骨底及其周缘的韧带将前庭窗封闭。岬的后下方有一圆形小孔,称**蜗窗(圆窗)**,在活体由第二鼓膜封闭。前庭窗的后上方有一弓形隆起,称**面神经管凸**,内藏面神经。面神经管壁骨质甚薄,中耳炎或手术时易损伤面神经。

F. **外侧壁** 大部分由鼓膜构成,故又称**鼓膜壁**。在鼓膜的上方为骨部,即鼓室上隐窝的外侧壁。

②鼓室内的结构 包括3块听小骨、听小骨链、运动听小骨的肌。

A. **听小骨** 有3块,即锤骨、砧骨和镫骨。3块听小骨依次连接,形成听小骨链,连于鼓膜和前庭窗之间。

B. **听小骨链** 锤骨借柄连于鼓膜,砧骨连于锤骨与镫骨之间,镫骨底封闭前庭窗,3块听小骨在鼓膜与前庭窗之间以关节和韧带连结成听小骨链,组成杠杆系统。当声波冲击鼓膜时,听小骨链相继运动,使镫骨底在前庭窗作向内或向外的运动,将声波的振动转换成机械能传入内耳。当炎症引起听小骨粘连和韧带硬化时,可使听觉减弱。

C. **运动听小骨的肌** 有鼓膜张肌和镫骨肌。鼓膜张肌位于咽鼓管上方的鼓膜张肌半管内,起自咽鼓管软骨部上壁的内面和蝶骨大翼,止于锤骨柄的上端,该肌由三叉神经支配,收缩时可紧张鼓膜。镫骨肌位于锥隆起内,肌腱经锥隆起尖端穿出进入鼓室,止于镫骨颈,该肌是鼓膜张肌的拮抗肌,收缩时解除鼓膜的紧张状态,受面神经支配。镫骨肌瘫痪常引起听觉过敏。

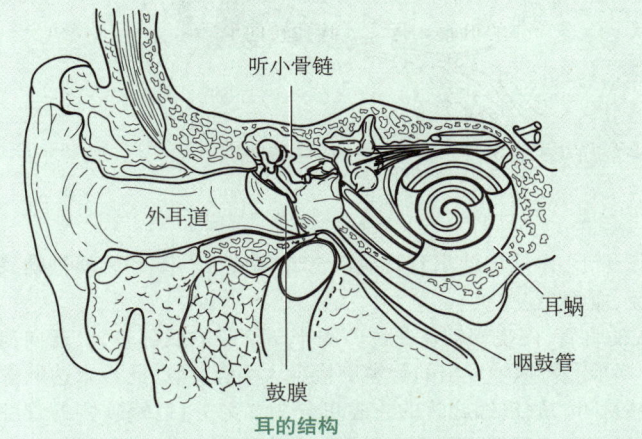
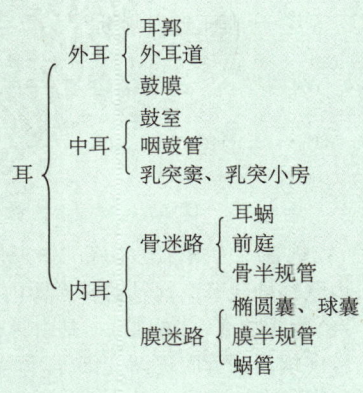

耳的结构

(2)**咽鼓管** 为连通鼻咽部与鼓室的通道,长3.5~4.0cm,斜向前内下方。咽鼓管分骨部和软骨部。两部交界处为咽鼓管峡,是咽鼓管管腔最狭窄的部位,内径仅1~2mm。

①咽鼓管骨部 占咽鼓管全长的外1/3,以颞骨的咽鼓管半管为基础,此部向后外侧开口于鼓室前壁的**咽鼓管鼓室口**。

②咽鼓管软骨部 占咽鼓管全长的内2/3,软骨部紧连骨部,向前内侧开口于鼻咽部侧壁的**咽鼓管咽口**,平对下鼻甲的后方。咽鼓管咽口平时关闭,当吞咽或打哈欠时张开,空气进入鼓室。

咽鼓管的功能是使鼓室的气压与外界的大气压相等,以保持鼓膜内、外压力平衡。幼儿的咽鼓管较成人短而平,管径也较大,故咽部感染易沿咽鼓管侵入鼓室而致中耳炎。

3. 内耳

内耳位于颞骨岩部的骨质内,介于鼓室和内耳道底之间。其形状不规则,结构复杂,又称**迷路**,由骨迷路和膜迷路两部分组成。骨迷路和膜迷路之间充满外淋巴,膜迷路内充满内淋巴,内、外淋巴互不相通。

(1)**骨迷路** 是颞骨岩部骨密质围成的不规则腔隙,分为耳蜗、前庭、骨半规管3个部分,从前向后依次沿颞骨岩部的长轴排列,它们互相通连,其长度约为18.6mm。

①前庭　位于骨迷路的中部,近似椭圆形腔隙,长约5mm。前庭的前部较窄,有一孔连通耳蜗。前庭的后上部较宽,有5个小孔与3个骨半规管相通。前庭的外侧壁即鼓室的内侧壁,有**前庭窗**和**蜗窗**。前庭的内侧壁即内耳道底,有前庭蜗神经穿行。在内侧壁上有自前上向后下的**前庭嵴**。在前庭嵴的后上方有**椭圆囊隐窝**,在前庭嵴的前下方有**球囊隐窝**,分别容纳**椭圆囊和球囊**。

②骨半规管　为3个半环形的骨管,相互垂直排列,分别称为前、后、外骨半规管。

A. 前骨半规管　弓向上方,埋于颞骨岩部弓状隆起的深面,与颞骨岩部的长轴垂直。

B. 后骨半规管　弓向后外方,是3个半规管中最长的1个,与颞骨岩部的长轴平行。

C. 外骨半规管　弓向外侧,当头前倾30°角时,呈水平位,故又称水平半规管。

每个骨半规管都有两脚连于前庭,一个为**单骨脚**,另一个为**壶腹骨脚**。壶腹骨脚上有膨大的**骨壶腹**,前、后骨半规管的单骨脚合成一个**总骨脚**,因此3个骨半规管只有5个孔开口于前庭的后上壁。

③耳蜗　位于前庭的前方,形似蜗牛壳。蜗尖朝向前外侧,称为**蜗顶**。蜗底朝向后内侧的内耳道底,称为**蜗底**。耳蜗由蜗轴、蜗螺旋管两部分构成。

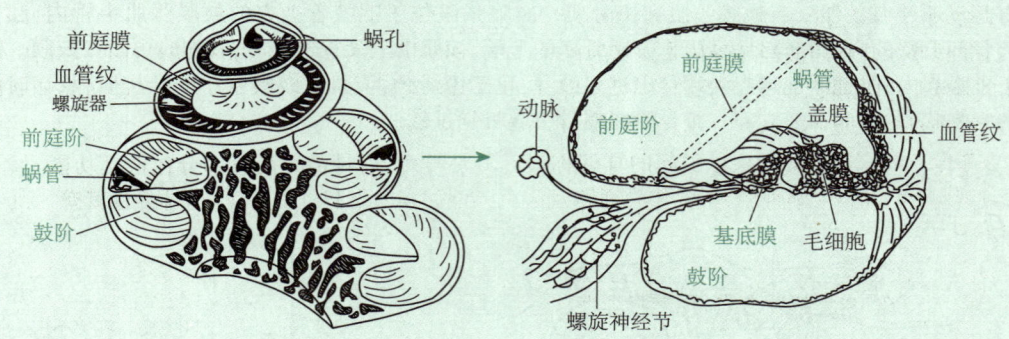

耳蜗纵行剖面示意图　　　　　耳蜗管横断面示意图

A. 蜗轴　为蜗顶至蜗底的中央骨质,呈圆锥形,由蜗轴伸出骨螺旋板。骨螺旋板的基部有**蜗轴螺旋管**,内藏**蜗神经节**。蜗轴的骨松质内有蜗神经、血管穿过。

B. 蜗螺旋管(骨蜗管)　是由骨密质围成的骨管,围绕蜗轴盘曲约两圈半。管腔的底部较大,通向前庭,行向蜗顶的管腔逐渐变细,以盲端终止于蜗顶。自蜗轴发出的骨螺旋板突入蜗螺旋管,此板未达蜗螺旋管的外侧壁,其缺空处由膜迷路的蜗管填补封闭。故蜗螺旋管的管腔可分为3部分:近蜗顶侧的管腔为**前庭阶**;中间为膜性的**蜗管**;近蜗底侧为**鼓阶**,终于封闭蜗窗的第二鼓膜。前庭阶和鼓阶均含外淋巴,在蜗顶处借蜗孔彼此相通。蜗孔在蜗顶处,由骨螺旋板、膜螺旋板、蜗管围成,是前庭阶和鼓阶的唯一通道。

(2)**膜迷路**　是套在骨迷路内封闭的膜性管道和囊,借纤维束固定于骨迷路的壁上。膜迷路由椭圆囊和球囊、膜半规管、蜗管3部分组成。它们之间相通连,其内充满着内淋巴。

①椭圆囊和球囊　均位于骨迷路的前庭部。

A. 椭圆囊　位于椭圆囊隐窝处,椭圆囊后壁上有5个开口,连通3个膜半规管。椭圆囊前壁借**椭圆球囊管**与球囊相连,由此管发出内淋巴管,穿前庭水管至颞骨岩部后面,在硬脑膜下扩大为内淋巴囊。

B. 球囊　较椭圆囊小,位于椭圆囊前下方的球囊隐窝处,下端借连合管连于蜗管。

C. 位(置)觉感受器　在椭圆囊上端的底部和前壁上有感觉上皮,称为**椭圆囊斑**。在球囊内的前上壁也有感觉上皮,称为**球囊斑**。椭圆囊斑与球囊斑均属位觉感受器,处在相互成直角的两个平面上,能感受头部静止的位置及直线变速运动引起的刺激,其神经冲动分别沿前庭神经的椭圆囊支和球囊支传入。

②膜半规管　形态与骨半规管相似,套于同名骨半规管内,管径为骨半规管的1/4~1/3。在3个骨壶腹内,膜半规管有相应膨大的**膜壶腹**,壁上有隆起的**壶腹嵴**,是位觉感受器,能感受头部旋转变速运动

的刺激。3个膜半规管内的壶腹嵴相互垂直,可分别将头部在三维空间中的运动变化转变成神经冲动,经前庭神经的壶腹支传入中枢。

③蜗管　位于耳蜗内,蜗管盘绕蜗轴两圈半,其前庭端借连合管与球囊相通,顶端终于蜗顶,为盲端,故蜗管为盲管。在水平断面上,蜗管呈三角形,有上、外和下三个壁。其**上壁**为前庭膜,将前庭阶和蜗管隔开。**外壁**较厚,富有血管,称血管纹,与蜗螺旋管的骨膜相结合。**下壁**由骨螺旋板和蜗管鼓壁(螺旋膜)组成,并与鼓阶相隔。螺旋膜亦称基底膜,其上有**螺旋器**,又称 **Corti 器**,是听觉感受器。

4. 声音传导

声波传入内耳有两条途径,即空气传导和骨传导。在正常情况下以空气传导为主。

(1) **空气传导**　耳郭收集声波,经外耳道传至鼓膜,引起鼓膜振动,继而使听小骨链随之运动,将声波转换成机械振动并加以放大,经镫骨底作用于前庭窗,引起前庭阶外淋巴的波动。前庭阶外淋巴的波动经前庭膜传到蜗管内的内淋巴,内淋巴的波动刺激基底膜上的螺旋器,产生神经冲动,再经蜗神经传入中枢,产生听觉。前庭阶外淋巴的波动也可引起鼓阶外淋巴的波动,传至蜗窗时,第二鼓膜外凸而缓冲波动。

鼓膜穿孔时,声波引起鼓室内的空气振动,直接波及第二鼓膜,引起鼓阶的外淋巴波动,使基底膜振动以兴奋螺旋器。通过这条途径,能产生部分听觉。

(2) **骨传导**　是指声波经颅骨传入内耳的过程。声波的冲击和鼓膜的振动可经颅骨和骨迷路传入,使耳蜗内的外淋巴和内淋巴波动,刺激基底膜上的螺旋器产生神经兴奋,引起较弱的听觉。骨传导的效能与正常空气传导相比是微不足道的。但是,当空气传导被严重破坏时,骨传导对保存部分听力有一定意义。

(3) **耳聋**　外耳和中耳的疾患引起的耳聋称为**传导性耳聋**,因骨传导尚可部分代偿其功能,故不会导致完全性耳聋。内耳、蜗神经、听觉传导通路及听觉中枢的疾患引起的耳聋,称为**神经性耳聋**。此时空气传导和骨传导途径虽属正常,但均不能引起听觉,称为**完全性耳聋**。

▶ **常考点**　2019 年新增考点,往年很少考。

第9章 神经系统

▶**考纲要求**

①脊髓:脊髓的位置、外形,脊髓节段。脊髓的内部结构[灰质核团和白质纤维束(皮质脊髓束、脊髓丘脑束、薄束、楔束)的位置和功能],脊髓损伤后的表现。②脑:脑干的外形。脑干的内部结构[脑神经核、非脑神经核(薄束核、楔束核、黑质)、纤维束(锥体束、脊髓丘系、内侧丘系、三叉丘系)的位置和功能,脑干网状结构的功能],脑干损伤的表现。小脑的外形、内部结构和功能,小脑损伤的表现。间脑的分部,背侧丘脑和后丘脑的特异性中继核团,下丘脑的主要核团,下丘脑的功能。端脑各叶的主要沟回,基底核,内囊及其损伤后表现,大脑皮质功能定位。③脊神经:脊神经的构成、纤维成分和分支。颈丛、臂丛、腰丛、骶丛的组成、位置、主要分支、走行、分布及损伤后表现。胸神经前支的节段性分布。④脑神经:脑神经的名称、性质、连接脑和出入颅的部位,脑神经的主要分支、分布及损伤后表现。⑤内脏神经:内脏运动神经的概念,交感和副交感神经的分布及异同。牵涉痛。⑥感觉传导通路:躯干、四肢意识性本体感觉传导通路。头面部、躯干和四肢浅感觉传导通路。视觉传导通路及瞳孔对光反射通路。⑦运动传导通路:皮质脊髓束和皮质核束的走行及损伤后表现。锥体外系的概念。⑧脑和脊髓的被膜:脊髓的被膜,蛛网膜下隙,硬膜外隙。脑的被膜,硬脑膜窦,海绵窦的位置、穿行结构及交通。⑨脑和脊髓的血管:脑的动脉(颈内动脉和椎基底动脉的主要分支分布),大脑动脉环。脊髓的动脉。⑩脑脊液及其循环:脑脊液的产生及循环。

▶**复习要点**

一、脊髓

1. 脊髓的位置和外形

(1)**上下两端** 脊髓位于椎管内,外包3层被膜,与脊柱的弯曲一致。脊髓上端在枕骨大孔处与延髓相连,下端变细呈圆锥状,称**脊髓圆锥**,尖端约平第1腰椎下缘,新生儿可达第3腰椎下缘。脊髓全长42~45cm,最宽处横径为1.0~1.2cm,重20~25g。软脊膜由此向下续为一条结缔组织细丝,即**终丝**,其下端附于第1尾椎的背面,起固定脊髓的作用。

(2)**两个膨大** 脊髓呈前、后稍扁的圆柱形,全长粗细不等,有两个梭形膨大。上方的称**颈膨大**,从第4颈髓节段至第1胸髓节段。下方的膨大称**腰骶膨大**,从第1腰髓节段至第3骶髓节段。两个膨大的形成是由此处神经细胞和纤维数目增多所致,与四肢的出现有关。膨大的发展与四肢的发展相适应,人类的上肢功能特别发达,因而颈膨大比腰骶膨大明显。

(3)**脊髓纵沟** 脊髓表面有6条平行的纵沟。前面正中较明显的沟

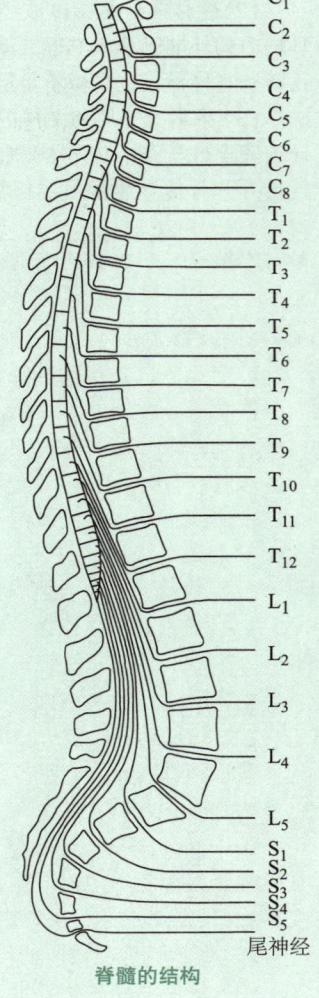

脊髓的结构

称**前正中裂**,后面正中较浅的沟为**后正中沟**。这两条纵沟将脊髓分为左右对称的两半。脊髓的前外侧有1对**前外侧沟**,有脊神经前根的根丝附着;后外侧面有1对**后外侧沟**,有脊神经后根的根丝附着。此外,在颈髓和胸髓上部,后正中沟和后外侧沟之间,还有一条较浅的**后中间沟**,是薄束和楔束在脊髓表面的分界标志。

2. 脊髓节段

(1)**脊髓节段**　脊髓在外形上没有明显的节段标志,每一对脊神经前、后根的根丝附着处即是一个脊髓节段。由于有31对脊神经,故脊髓可分为31个节段,即颈髓(C)8个节段、胸髓(T)12个节段、腰髓(L)5个节段、骶髓(S)5个节段、尾髓(Co)1个节段。

(2)**脊髓节段与椎骨的对应关系**　成人脊髓的长度与椎管的长度不一致,所以脊髓的各个节段与相应的椎骨不在同一高度。成人上颈髓节段($C_1 \sim C_4$)大致平对同数的椎骨,下颈髓节段($C_5 \sim C_8$)、上胸髓节段($T_1 \sim T_4$)约平对同序数椎骨的上1块椎骨,中胸髓节段($T_5 \sim T_8$)约平对同序数椎骨的上2块椎骨,下胸髓节段($T_9 \sim T_{12}$)约平对同序数椎骨的上3块椎骨,腰髓节段平对第10～12胸椎。骶髓、尾髓节段约平对第1腰椎体。了解脊髓节段与椎骨的对应高度,对判断脊髓损伤的平面及手术定位,具有重要的临床意义。

3. 脊髓的内部结构

脊髓由围绕中央管的灰质和位于外围的白质组成。

(1)**灰质**　在脊髓的横切面上,可见中央有一细小的**中央管**,围绕中央管周围的是呈H形的**灰质**,灰质的外围是**白质**。在纵切面上,灰质纵贯成**柱**。在横切面上,有些灰质柱呈突起状,称为**角**。每侧的灰质,前部扩大为**前角**(柱);后部狭细为**后角**(柱);前后角之间的区域,称为**中间带**。在胸髓、上腰髓($T_1 \sim L_3$),中间带外侧部向外伸出**侧角**(柱)。中央管前、后方的灰质,分别称为**灰质前连合和灰质后连合**,连接两侧的灰质。在前、后角之间的外侧,有由灰、白质混杂交织的网状结构。

①**前角**　主要由运动神经元(前角运动神经元)组成。

A. 分群　一般将前角运动神经元分为内、外侧两群,内侧群支配躯干肌,外侧群支配四肢肌。位于前角浅部的支配伸肌,位于前角深部的支配屈肌。

B. 分型　前角运动神经元按照其大小和所支配骨骼肌部位的不同,可分为大、小两型:

大型的α-运动神经元发出的纤维加入脊神经前根,支配骨骼肌肌梭外的肌纤维,引起骨骼肌收缩。

小型的γ-运动神经元也经脊神经前根加入脊神经,支配肌梭内的肌纤维,调节肌张力。

此外,前角内还有一种小型的闰绍(Renshaw)细胞,对α-运动神经元起抑制作用。

②**后角**　其灰质核团包括:

A. 后角边缘核　位于后角的边缘,由一些较大的神经元构成。

B. 胶状质　在边缘核的前方,由小型神经元构成,主要完成脊髓节段间的联系。

C. 后角固有核　位于后角底部、边缘层的前方,以大、中型神经元为主,发出的纤维主要交叉至对侧,形成脊髓丘脑前、侧束,上行至背侧丘脑,传导痛、温觉和粗略触觉的冲动。

D. 胸核　也称为背核,见于$C_8 \sim L_3$脊髓节段。位于后角基底部内侧,靠近白质后索,由大型神经元组成,发出纤维到脊髓小脑后束和脊髓中间神经元。

③**中间带**　分为内侧核和外侧核两部分。

A. 中间内侧核　位于胸核的前方,其神经元的轴突组成脊髓小脑前束。

B. 中间外侧核　是由中、小型神经元组成的核团。在$T_1 \sim L_2$或L_3节段处,向外侧突出形成侧角,为交感神经在脊髓的中枢。在$S_2 \sim S_4$节段,相当于中间外侧核的部位,由小型神经元组成的核团称为骶副交感核,是副交感神经在脊髓的中枢部位。

(2)**白质**　脊髓白质的神经纤维可分为传入纤维、传出纤维、上行纤维、下行纤维和脊髓固有纤维。

传入纤维由脊神经节神经元的中枢突组成,经后根进入脊髓,分内、外侧两部分。内侧部纤维粗,沿后角内侧部进入后索,组成薄束、楔束,传导本体感觉和精细触觉,其侧支进入脊髓灰质。外侧部主要由细的无髓和有髓纤维组成,这些纤维进入脊髓上升或下降1~2节段,在胶状质背外侧聚集成背外侧束,由此束发出侧支或终支进入后角。后根外侧部的细纤维主要传导痛觉、温度觉、粗触压觉和内脏感觉信息。

传出纤维 由灰质前角运动神经元发出的纤维和侧角发出的交感节前纤维组成,经前根至周围神经。

上行纤维 起自脊髓,将后根的传入信息和脊髓的信息上传至脊髓以上的脑区。

下行纤维 起自各脑区的神经元,下行与脊髓神经元发生突触联系。

脊髓固有纤维(脊髓固有束) 执行脊髓节段内和节段间的联系。

①上行纤维(传导)束 又称感觉传导束,可将后根传入的各种感觉信息向上传递到脑的不同部位。

A. 薄束和楔束 是脊神经后根内侧部的粗纤维在同侧脊髓后索的直接延续。薄束起自同侧第5胸节及以下的脊神经节细胞,楔束起自同侧第4胸节及以上的脊神经节细胞。这些细胞的周围突分别至肌、腱、关节和皮肤的感受器;中枢突经后根内侧部进入脊髓,在后索上行,止于延髓的薄束核和楔束核。薄束在脊髓第5胸节以下占据后索的全部,在胸4以上只占据后索的内侧部,楔束位于后索的外侧部。薄、楔束传导同侧躯干及上下肢的肌、腱、关节的本体感觉(位置觉、运动觉、震动觉)和皮肤的精细触觉(如通过触摸辨别物体纹理粗细和两点距离)信息。当脊髓后索病变时,本体感觉和精细触觉的信息不能向上传至大脑皮质。病人闭目时,不能确定关节和肢体的位置和方向,运动时出现感觉性共济失调。此外,病人的精细触觉也丧失。

B. 脊髓小脑束 主要包括脊髓小脑前束、脊髓小脑后束、脊髓小脑嘴侧束、楔小脑束。

脊髓小脑前束 位于脊髓外侧索周边部的腹侧份,主要起自腰骶膨大处V~VII层的外侧部,相当于后角基底部和中间带的外侧部,大部分交叉至对侧上行,小部分在同侧上行,经小脑上脚进入小脑皮质。

脊髓小脑后束 位于外侧索周边部的背侧份,主要起自同侧VII层的胸核,但也有来自对侧胸核经白质前连合交叉过来的少许纤维,上行经小脑下脚终于小脑皮质。由于胸核位于胸髓和上腰髓,所以此束仅见于L_2以上脊髓节段。

此两束传递下肢和躯干下部的非意识性本体感觉和触、压觉信息至小脑。后束传递的信息可能与肢体个别肌的精细运动和姿势的协调有关,前束所传递的信息则与整个肢体的运动和姿势有关。

C. 脊髓丘脑束 分为脊髓丘脑侧束和脊髓丘脑前束。脊髓丘脑侧束位于外侧索的前半部,主要传递痛、温觉。脊髓丘脑前束位于前索,前根纤维的内侧,主要传递粗触觉、压觉信息。脊髓丘脑束主要起自后角固有核,纤维经白质前连合交叉至对侧时上升1~2个节段(即边交叉边上升),或先上升1~2个节段后再经白质前连合,交叉至对侧外侧索和前索上行,止于背侧丘脑。当一侧脊髓丘脑束损伤时,损伤平面1~2个节段以下的对侧身体部位痛、温觉减退或消失。

②下行纤维(传导)束 又称运动传导束。管理骨骼肌的下行纤维束分为锥体系和锥体外系,前者包括皮质脊髓束和皮质核束,后者包括红核脊髓束、前庭脊髓束等。

皮质脊髓束起于大脑皮质中央前回和其他一些皮质区域,下行至延髓锥体交叉处,75%~90%纤维交叉至对侧,称为**皮质脊髓侧束**,未交叉的纤维在同侧下行为**皮质脊髓前束**,另有少量未交叉的纤维在同侧下行加入至皮质脊髓侧束,称为**皮质脊髓前外侧束**。

皮质脊髓束的纤维到达脊髓灰质后,大部分纤维与IV~VIII层的中间神经元形成突触,通过中间神经元间接地影响前角运动神经元。也有纤维直接与前角外侧核的运动神经元(主要是支配肢体远端小肌肉的运动神经元)相突触。皮质脊髓束传递的是大脑皮质发出的随意运动信息,当脊髓一侧的皮质脊髓束(上运动神经元)损伤后,出现同侧损伤平面以下的肢体骨骼肌痉挛性瘫痪(表现为随意运动障碍、肌张力增高、腱反射亢进等),而躯干肌不瘫痪。

③脊髓固有束 脊髓固有束纤维局限于脊髓内,其上行或下行纤维的起始神经元均位于脊髓灰质。脊髓内的大多数神经元属于脊髓固有束神经元,多数位于V~VII层内。脊髓固有束纤维行于脊髓节段内、节段间,甚至脊髓全长,主要集中于脊髓灰质周围,有的也分散至白质各索内。脊髓固有束完成脊髓

节段内和节段间的整合和调节功能。当脊髓横断后,脊髓固有束系统介导了几乎所有的内脏运动功能,如发汗、血管活动、肠道和膀胱的功能。

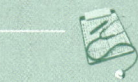

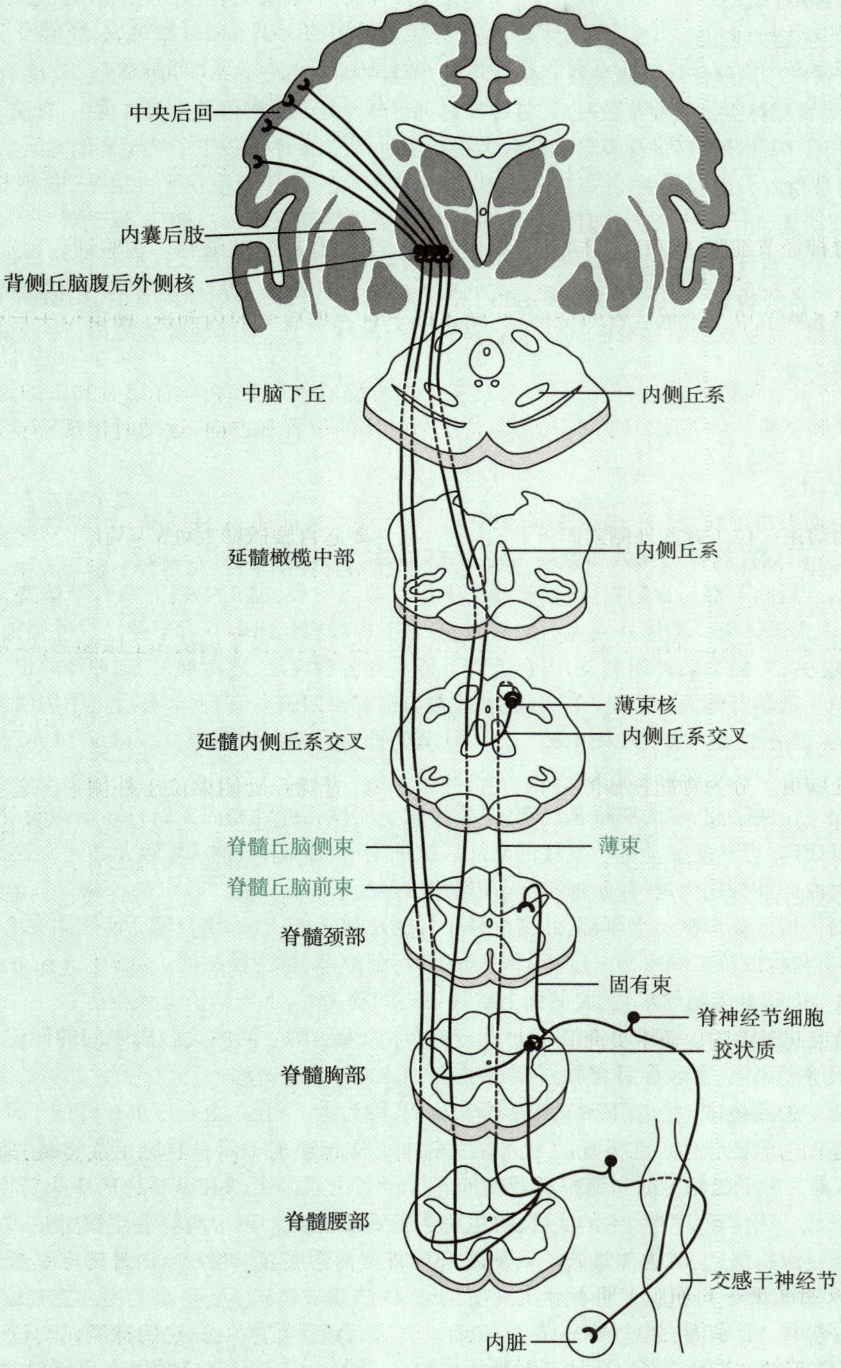

感觉传导通路

【例1】与下肢本体感觉相关的传导束是
A. 脊髓丘脑束　　　　B. 薄束和楔束　　　　C. 皮质脊髓束
D. 红核脊髓束　　　　E. 内侧纵束

4. 脊髓损伤后的表现

(1) **脊髓横断**　当外伤致脊髓突然完全横断后，横断平面以下全部感觉和运动丧失，反射消失，处于无反射状态，称为**脊髓休克**。数周至数月后，各种反射可逐渐恢复。由于传导束很难再生，脊髓又失去了脑的易化和抑制作用，因此恢复后的深反射和肌张力比正常时高，离断平面以下的感觉和随意运动不能恢复。

(2) **脊髓半横断**　出现布朗-色夸(Brown-Sequard)综合征，表现为损伤平面以下，同侧肢体痉挛性瘫痪，位置觉、震动觉、精细触觉丧失，损伤节段下1~2个节段平面以下的对侧痛、温觉丧失。

(3) **脊髓前角损伤**　主要伤及前角运动神经元，常表现为这些细胞所支配的骨骼肌呈弛缓性瘫痪。

(4) **脊髓中央部损伤**　如脊髓空洞症、髓内肿瘤等，若病变侵犯了白质前连合，则阻断了脊髓丘脑束在此的交叉纤维，引起双侧对称分布的痛、温觉消失，而本体感觉、精细触觉无障碍(因后索完好)，这种现象称为感觉分离。

二、脑

1. 脑干的外形

脑干自下而上由延髓、脑桥、中脑3部分组成。位于颅后窝前部，上接间脑，下续脊髓。

(1) **延髓**　下端在枕骨大孔处和脊髓相连，上端借横行的延髓脑桥沟与脑桥为界。

①腹侧面　延髓下部与脊髓相似，腹侧面的中正有**前正中裂**，前正中裂下端有**锥体交叉**。前正中裂两侧为**锥体**，内含锥体束。锥体外侧为**前外侧沟**，有舌下神经根丝出脑。舌下神经根外侧是**橄榄**，内有下橄榄核。橄榄的背外侧有**后外侧沟**，沟内自上而下依次为舌咽神经、迷走神经、副神经的根丝附着。

②背侧面　延髓背侧面分为上、下两部，上部参与构成第四脑室底，下部有后正中沟两侧的**薄束结节**和**楔束结节**，深面分别为薄束核和楔束核。楔束结节的外上方是**小脑下脚**，其内的纤维向后连于小脑。

(2) **脑桥**　以其膨大的基底部为特征。

①腹侧面　宽阔隆起，称为**脑桥基底部**，主要由大量的横行纤维和部分纵行纤维构成，其正中线上的纵行浅沟称**基底沟**，容纳基底动脉。基底部向外后逐渐变窄，形成**小脑中脚**，两者之间为三叉神经根。延髓脑桥沟内由内向外分别为展神经、面神经、前庭蜗神经根。

②背侧面　构成菱形窝的上半部，此窝的外上界为**小脑上脚**，也称**结合臂**。两脚间夹有薄层白质板，称为**上髓帆**，参与构成第四脑室顶。脑桥与中脑的移行部缩窄，称为**菱脑峡**。

(3) **中脑**　中间有中脑导水管，腹侧面上以视束与间脑为界，下与脑桥上缘相连。

①腹侧面　两侧各有一对粗大的纵行柱状隆起，称为**大脑脚**。两侧大脑脚之间的凹陷为**脚间窝**，脚间窝内有动眼神经出脑，窝底称**后穿质**，有许多血管出入的小孔。

②背侧面　为**四叠体**，由上、下两对圆形隆起构成，称为**上、下丘**。上丘以上丘臂连于外侧膝状体，下丘以下丘臂连于内侧膝状体。在下丘的下方有滑车神经根出脑，它是唯一自脑干背侧面出脑的脑神经。

(4) **菱形窝**　位于延髓上部和脑桥的背侧面，呈菱形，由延髓上部和脑桥内的中央管于后壁中线处向后敞开而形成。因构成第四脑室的底部，故也称**第四脑室底**。正中沟将菱形窝分成左右两半，正中沟的两侧各有一纵行隆起，称**内侧隆起**。内侧隆起的外侧有纵行的界沟，界沟外侧区呈三角形，称**前庭区**，深方有前庭神经核。前庭区的外侧角上有听结节，内隐蜗神经核。菱形窝的中部有**髓纹**，是脑桥与延髓的背侧面分界标志。近髓纹上方的内侧区有面神经丘，深面为展神经核。近髓纹下方是舌下神经三角，内含舌下神经核。舌下神经三角外下方是迷走神经三角，内含迷走神经背核。界沟上端的外侧可见蓝灰色的小区域，称**蓝斑**。

(5) 第四脑室　位于延髓、脑桥、小脑之间,呈四棱锥形,内含脑脊液。第四脑室的底为菱形窝,两侧为外侧隐窝,顶向后上朝向小脑蚓。第四脑室顶的前上部由两侧小脑上脚、上髓帆构成,后下部由下髓帆、第四脑室脉络组织组成。脉络组织产生脑脊液。脑脊液通过菱形窝下角尖上方的第四脑室正中孔和第四脑室外侧尖端的两个第四脑室外侧孔流入蛛网膜下隙。

2. 脑干的内部结构

脑干由灰质、白质、网状结构构成。灰质主要含有脑神经核和与感觉、运动传导相关的核团。

(1) 脑神经核

①动眼神经核　位于中脑上丘高度,中脑导水管周围灰质的腹内侧。此核接受双侧皮质核束纤维的传入,发出的纤维参与组成动眼神经,支配眼的上、下、内直肌及下斜肌,上睑提肌。

②动眼神经副核　位于动眼神经核上端的背内侧,发出的纤维加入动眼神经,支配瞳孔括约肌、睫状肌。

③滑车神经核　位于中脑下丘高度,中脑导水管周围灰质的腹内侧。此核接受双侧皮质核束纤维的传入,发出一般躯体运动纤维加入滑车神经,支配上斜肌的随意运动。

④三叉神经中脑核　位于中央灰质外缘,从中脑上端下延至脑桥中段,发出纤维组成三叉神经,与咀嚼肌、表情肌、牙齿、牙周组织、下颌关节囊等的本体感觉有关。

⑤展神经核　位于脑桥下部,面神经丘的深面,发出的纤维组成展神经,支配眼外直肌的随意运动。

⑥面神经核　位于脑桥下面,面神经核发出纤维主要支配面肌。孤束核接受面神经中的味觉纤维;上泌涎核发出的纤维随面神经出脑后,支配泪腺、颌下腺、舌下腺的分泌。

⑦三叉神经运动核　位于脑桥中部网状结构的背外侧,发出的纤维加入下颌神经,支配咀嚼肌等。

⑧上泌涎核　位于脑桥的最下端,发出的纤维加入面神经,控制舌下腺、颌下腺、泪腺的分泌。

⑨三叉神经脑桥核　是三叉神经感觉核的膨大部,位于脑桥中部网状结构内,向下续三叉神经脊束核。三叉神经脑桥核和三叉神经脊束核接受头面部皮肤和黏膜的感觉,其中接受痛、温觉的纤维在延髓内下行形成三叉神经脊髓束,止于三叉神经脊束核,接受触、压觉的纤维止于脑桥核。

⑩前庭神经核　位于前庭区的深面,接受传导平衡觉的纤维,调节肌张力,参与视觉反射、听觉反射。

⑪蜗神经核　位于菱形窝听结节的深面,接受听觉纤维。

⑫舌下神经核　位于延髓上部、舌下神经三角的深面,发出的纤维组成舌下神经,支配舌内、外肌。

⑬副神经核　由延髓部与脊髓部组成。前者为疑核下端,发出纤维组成副神经脑根加入迷走神经,支配咽喉肌;后者位于脊髓颈段上 5~6 节内,组成副神经脊髓根,支配胸锁乳突肌、斜方肌。

⑭疑核　位于延髓内,疑核上部发出的纤维进入舌咽神经,支配茎突咽肌;疑核中部发出的纤维加入迷走神经,支配软腭、咽的骨骼肌;疑核下部发出的纤维加入副神经、迷走神经,支配除环甲肌外的喉肌。

⑮迷走神经背核　位于延髓迷走神经三角的深面,舌下神经核的背外侧,发出纤维加入迷走神经,支配颈部、胸部所有脏器和腹腔大部脏器的平滑肌、心肌的活动和腺体的分泌。

⑯下泌涎核　位于延髓上部,发出的纤维加入舌咽神经,支配腮腺的分泌。

⑰孤束核　位于延髓后部。孤束核上部接受味觉传入纤维的信息;孤束核下部接受来自内脏器官、心血管的感觉纤维的信息。

⑱三叉神经脊束核　从脊髓颈段后角胶状质和后角固有核向上直达脑桥,与三叉神经脑桥核相续。三叉神经中传导痛、温觉的纤维终于此核。

(2) 非脑神经核

①薄束核和楔束核　分别位于薄束结节、楔束结节的深面,分别接受薄束、楔束纤维的终止。发出的纤维在中央管腹侧越中线交至对侧,形成**内侧丘系交叉**,继续上行,形成内侧丘系。薄束核和楔束核是向脑的高级部位传递躯干、四肢意识性本体感觉和精细触觉冲动的中继核团。

②红核　位于中脑上丘高度的被盖中央部,黑质的背内侧,呈一卵圆柱状,从上丘下界向上伸入间脑尾部。红核由颅侧的小细胞部和尾侧的大细胞部组成。**小细胞部接受对侧小脑齿状核经小脑上脚传入**

的纤维,发出的纤维下行投射至下橄榄主核的背侧部,继而发出纤维至小脑。**大细胞部**接受对侧小脑中央核经小脑上脚传入的纤维,其传出纤维交叉至对侧形成被盖腹侧交叉,之后下行组成红核脊髓束,主要兴奋屈肌运动神经元,同时抑制伸肌运动神经元。

③黑质　位于中脑被盖与大脑脚底之间。黑质分为腹侧的网状部和背侧的致密部。**网状部**的纤维联系、功能与端脑的苍白球内段相似。**致密部**主要为多巴胺能神经元,合成的多巴胺释放到新纹状体,以调节纹状体的功能活动。因各种原因造成多巴胺能神经元变性,致新纹状体内多巴胺含量下降到50%以下时,可导致**帕金森病**,表现为肌肉强直、运动减少、出现震颤。

(3)纤维束　分为上行传导束、下行传导束。前者为感觉传导束,如内侧丘系、脊髓丘脑束、三叉丘系等;后者为运动传导束,如锥体束等。

①内侧丘系　由对侧薄束核、楔束核发出的纤维,经内侧丘系交叉后,向上经脑干终止于丘脑腹后外侧核,传导对侧躯干和上、下肢深感觉、精细触觉。

②脊髓丘脑束(脊髓丘系)　是脊髓丘脑侧束和脊髓丘脑前束的延续,两者在脑干内逐渐靠近,最后终止于丘脑腹后外侧核,传导对侧躯干、四肢的痛、温觉和粗略触压觉。

③三叉丘脑束(三叉丘系)　由对侧三叉神经脊束核、双侧三叉神经脑桥核发出的纤维组成,交叉后在对侧上行,终止于背侧丘脑腹后内侧核,传导对侧头面部的浅感觉,也传递双侧同区域的触压觉。

④锥体束　由皮质核束、皮质脊髓束两部分构成。

A.皮质核束　大脑皮质运动中枢发出的纤维,陆续终止于脑神经运动核,支配头面部骨骼肌的运动。

B.皮质脊髓束　即大脑皮质运动中枢发出纤维,经过内囊、中脑脚底的中间3/5处、脑桥的基底部、延髓中线两旁、下橄榄核的背侧,在延髓下端,大部分纤维在锥体交叉处越过到对侧成为皮质脊髓侧束,小部分纤维不交叉,为皮质脊髓前束,最后皮质脊髓束终止于脊髓前角运动神经元,支配躯干、四肢骨骼肌的运动。

【例2】舌下神经核所在的部位是
　　A.中脑　　　　　　　　B.小脑　　　　　　　　C.脑桥
　　D.间脑　　　　　　　　E.延髓(2020)

(4)脑干网状结构　在中脑导水管周围灰质、第四脑室室底灰质和延髓中央灰质的腹外侧,脑干被盖的广大区域内,除了明显的脑神经核、中继核和长的纤维束外,尚有神经纤维纵横交织成网状,其间散在有大小不等的神经细胞核团的结构,称为脑干网状结构。其生理功能如下。

①对睡眠、觉醒和意识状态的影响　脑干网状结构通过对上行网状激动系统和上行网状抑制系统参与睡眠-觉醒周期和意识状态的调节。

②对躯体运动的控制　脑干网状结构内侧核群发出的网状脊髓束,与脊髓中间神经元发生突触联系,最终调控脊髓前角运动神经元,对骨骼肌张力产生抑制和易化作用。

③对躯体感觉的调节　脑干网状结构对传入中枢的感觉信息有修正、加强和抑制等方面的影响。

④对内脏活动的调节　在脑干网状结构中,存在着许多调节内脏活动的神经元,构成呼吸中枢和心血管运动中枢等重要的生命中枢。故脑干损伤,会导致呼吸、循环障碍,甚至危及生命。

(5)脑干损伤的表现

①延髓内侧综合征　若为单侧损伤,又称舌下神经交叉性偏瘫,通常由椎动脉的延髓支阻塞所致。主要受损结构及临床表现如下。

A.锥体束损伤　导致对侧上、下肢痉挛性瘫痪。

B.内侧丘系损伤　导致对侧上、下肢及躯干意识性本体感觉和精细触觉障碍。

C.舌下神经根损伤　导致同侧半舌肌瘫痪,伸舌时舌尖偏向患侧。

②延髓外侧综合征(Wallenberg综合征)　由椎动脉的延髓支或小脑下后动脉阻塞所致。主要受损结构及临床表现如下。

A.三叉神经脊束受损　病侧头面部痛、温觉障碍。

B. 脊髓丘脑束受损　对侧上、下肢及躯干痛、温觉障碍。
C. 疑核受损　病侧软腭及咽喉肌麻痹、吞咽困难、声音嘶哑。
D. 前庭神经核受损　表现为眩晕、恶心、呕吐、眼球震颤。
E. 交感下行纤维受损　病灶侧不全型Horner征,主要表现为瞳孔缩小、上睑轻度下垂、面部皮肤干燥、潮红及汗腺分泌障碍。
F. 小脑下脚受损　同侧上、下肢共济失调。

③脑桥背侧部综合征　通常因小脑下前动脉或小脑上动脉的背外侧支阻塞,引起一侧脑桥尾侧或颅侧部的被盖梗死所致。主要损伤结构及临床表现(以脑桥尾侧被盖损伤为例)如下。
A. 展神经核受损　同侧眼外直肌麻痹,双眼患侧凝视麻痹。
B. 面神经核受损　同侧面肌麻痹。
C. 前庭神经核受损　眩晕、眼球震颤。
D. 三叉神经脊束受损　同侧头面部痛、温觉障碍。
E. 脊髓丘脑束受损　对侧上、下肢及躯干痛、温觉障碍。
F. 内侧丘系受损　对侧上、下肢及躯干意识性本体感觉和精细触觉障碍。
G. 交感神经下行通路受损　同侧Horner综合征。
H. 小脑下脚和脊髓小脑前束受损　同侧上、下肢共济失调。

④脑桥基底部综合征　如为单侧损伤,又称展神经交叉性偏瘫。由基底动脉的脑桥支阻塞所致。主要受损结构及临床表现如下。
A. 锥体束受损　对侧上、下肢瘫痪。
B. 外展神经根受损　同侧眼球外直肌麻痹,眼球不能外展。

⑤大脑脚底综合征　如为单侧损伤,又称动眼神经交叉性偏瘫(Weber综合征)。由大脑后动脉的分支阻塞所致。主要受损结构和临床表现如下。
A. 动眼神经根损伤　同侧除外直肌、上斜肌以外的眼球外肌麻痹,瞳孔散大。
B. 皮质脊髓束受损　对侧上、下肢瘫痪。
C. 皮质核束损伤　对侧面神经和舌下神经的核上瘫。

⑥本尼迪克特(Benedikt)综合征　累及一侧中脑被盖的腹内侧部。主要受损结构和临床表现如下。
A. 内侧丘系损伤　对侧上、下肢及躯干意识性本体感觉和精细触觉障碍。
B. 动眼神经根损伤　同侧除外直肌、上斜肌外的眼球外肌麻痹,瞳孔散大。
C. 红核受损伤　对侧上、下肢意向性震颤,共济失调。

3. 小脑
小脑位居颅后窝,借其上、中、下3对小脑脚连于脑干的背面。

(1)小脑外形　小脑两侧的膨大部为**小脑半球**,中间的狭窄部为**小脑蚓**,上面平坦,下面膨隆。在小脑半球下面的前内侧,各有一突出部,称为**小脑扁桃体**。小脑扁桃体紧邻延髓和枕骨大孔的两侧,当颅内压增高时,小脑扁桃体可被挤压入枕骨大孔,形成枕骨大孔疝或小脑扁桃体疝。以其背面的原裂和腹面的后外侧裂为界,小脑可分为以下3叶。
①绒球小结叶　位于腹面的后外侧裂内。
②前叶　位于腹面的后外侧裂和背面的原裂的前方。
③后叶　位于背面的原裂和腹面的后外侧裂的后方,后叶下面有邻近延髓的小脑扁桃体。

(2)小脑的内部结构　小脑包括表面的皮质、深部的髓质和小脑核。
①小脑皮质　其细胞构筑分3层,由浅入深依次为分子层、梨状细胞层、颗粒层。小脑皮质内的神经元有5类:星状细胞、篮细胞、梨状细胞、颗粒细胞、GolgiⅡ型细胞。
②小脑髓质　由3类纤维构成:A. 小脑皮质与小脑核之间的往返纤维;B. 小脑叶片间或小脑各叶之

间的联络纤维;C.小脑的传入和传出纤维。传入和传出纤维组成小脑上、中、下脚3对脚。

③小脑核　位于小脑内部,埋于小脑髓质中。由内向外为顶核、球状核、栓状核、齿状核,共4对。

(3)小脑的功能　小脑作为皮质下感觉与运动的重要调节中枢,其功能主要是维持身体的平衡、调节肌张力、调节骨骼肌的随意运动和精细运动。

①前庭小脑(原小脑)　主要接受同侧前庭神经纤维,经小脑下脚至脊髓前角运动细胞。主要作用为调节躯干肌运动、协调眼球运动、维持身体平衡。

②脊髓小脑(旧小脑)　主要接受脊髓小脑前、后束纤维,经小脑上、下脚进入小脑再至脊髓前角运动细胞,以调节肌张力。

③大脑小脑(新小脑)　主要接受皮质脑桥束在脑桥核中继后经小脑中脚传入的纤维,协调运动。

(4)小脑损伤的表现

①平衡失调　走路时两腿间距过宽,东摇西摆,状如醉汉。

②共济失调　运动时有控制速度、力量和距离上的障碍,如不能闭眼指鼻、不能做快速的轮替动作等。

③意向性震颤　肢体运动时,产生不随意的有节奏的摆动,越接近目标时越加剧。

④眼球震颤　表现为眼球非自主地有节奏的摆动。

⑤肌张力低下　主要为旧小脑损伤所致。

注意:小脑损伤可有肌张力降低,但不会出现瘫痪(随意运动的丧失)。

4. 间脑

(1)间脑的分部　间脑位于中脑和端脑之间,连接大脑半球和中脑。间脑可分为背侧丘脑、后丘脑、上丘脑、下丘脑、底丘脑5个部分。两侧间脑之间的狭窄腔隙,为**第三脑室**,其前界为终板,顶为脉络组织,底为乳头体、灰结节、漏斗和视交叉,两侧壁为背侧丘脑和下丘脑,前通侧脑室,后经中脑导水管通第四脑室。

(2)背侧丘脑　背侧丘脑又称丘脑,是皮质下感觉中枢,也是大脑皮质和小脑、纹状体、黑质之间的联系枢纽。背侧丘脑由一对卵圆形的灰质团块借**丘脑间黏合**组成,前端窄而突出,称为**丘脑前结节**;后端膨大,称为**丘脑枕**;背外侧面的外侧缘与端脑尾状核之间隔有**终纹**。

①核团　在背侧丘脑的灰质内部有一由白质构成的**内髓板**,在水平面上,呈Y字形,将背侧丘脑分为3个核群:**前核群、内侧核群、外侧核群**。外侧核群又分为背、腹两层,背层从前向后分为**背外侧核、后外侧核及枕**,腹层由前向后分为**腹前核、腹中间核、腹后核**,腹后核又分为**腹后内侧核、腹后外侧核**。此外,在丘脑内侧面,第三脑室侧壁上的薄层灰质及丘脑间黏合内的核团,合称为**中线核**。内髓板内有若干**板内核**。在外侧核群与内囊之间的薄层灰质称为**丘脑网状核**,网状核与外侧核群间为**外髓板**。

②特异性中继核团　包括腹前核、腹外侧核、腹后核。主要功能是充当脊髓或脑干等结构的特异性上行传导系统的转接核,再由这些核发出纤维将不同的感觉及运动有关的信息转送到大脑特定区。

A.腹前核和腹外侧核　主要接受小脑齿状核、苍白球、黑质传入纤维,经它们转接,并发出纤维投射至躯体运动中枢,调节躯体运动。

B.腹后核　腹后内侧核接受三叉丘系和由孤束核发出的纤维,腹后外侧核接受内侧丘系和脊髓丘系的纤维。腹后核发出的纤维经内囊投射到大脑皮质感觉和运动中枢。

(3)后丘脑　后丘脑位于背侧丘脑的后下方,中脑顶盖的上方,包括内侧膝状体和外侧膝状体。

①内侧膝状体　是听觉传导通路在丘脑的中继站,接受下丘来的听觉纤维,发出纤维组成听辐射,投射到大脑颞叶的听觉中枢。

②外侧膝状体　是视觉传导通路在丘脑的中继站,接受视束的传入纤维,发出纤维组成视辐射,投射到大脑枕叶的视觉中枢。

(4)下丘脑的主要核团　下丘脑从前向后分为4个区:视前区、视上区、结节区、乳头体区。视上区主要有视上核、室旁核、视交叉上核。结节区主要有漏斗核、背内侧核、腹内侧核。乳头体区主要有乳头体核、下丘脑后核。

(5) **下丘脑的功能**　下丘脑既是神经-内分泌的调控中心，又是内脏活动的高级调节中枢。
①神经-内分泌调节　下丘脑通过其功能性轴系将神经调节与激素调节融为一体。
②自主神经的调节　下丘脑是调节交感和副交感活动的主要皮质下中枢。
③体温调节　下丘脑前区和后区的温度敏感神经元可参与体温调节。
④摄食行为的调节　下丘脑腹内侧核为机体的饱食中枢，下丘脑外侧部为机体的摄食中枢。
⑤昼夜节律调节　下丘脑的视交叉上核是机体昼夜节律的调节中枢。
⑥情绪活动的调节　下丘脑参与情感、学习与记忆等脑的高级神经/精神活动。

5. 端脑

端脑是脑的最高级部位，由左、右**大脑半球**和半球间连合及其内腔构成。大脑半球表面的灰质称**大脑皮质**，深部的白质称髓质。埋在大脑髓质内的灰质核团，称为**基底核**。大脑半球内的腔隙，称为**侧脑室**。

(1) **端脑各叶的主要沟回**
①端脑主要的沟、裂和叶　端脑可分为 1 体、2 裂、3 沟、5 叶。

A. 1 体　连接左、右大脑半球宽厚的纤维束板，称为**胼胝体**。

B. 2 裂　即大脑纵裂和大脑横裂。左、右大脑半球之间纵行的裂隙，称为**大脑纵裂**。两侧大脑半球后部与小脑上面之间近似水平位的裂隙，称为**大脑横裂**。

C. 3 沟　**外侧沟**是最深、最明显的脑沟，近似水平位，起于大脑半球下面，行向后上方，至上外侧面，再向后上方行进不远分为前支、升支和后支。**中央沟**起于大脑半球上缘中点稍后方，斜向前下，下端与外侧沟隔一脑回，上端延伸至半球内侧面。**顶枕沟**位于大脑半球内侧面的后部，走自距状沟，自下而上至半球下缘，并略转至上外侧面。

D. 5 叶　大脑半球分为以下 5 叶。

额叶是外侧沟上方和中央沟以前的部分。
颞叶是外侧沟以下的部分。
枕叶是大脑半球后部，在内侧面为顶枕沟以后的部分。
顶叶是外侧沟上方，中央沟后方，枕叶以前的部分。
岛叶是外侧沟深面，被额、顶、颞叶所掩盖的部分。

②大脑半球外侧面的沟和回

A. 额叶　中央沟和前方的中央前沟之间为**中央前回**。中央前沟前方以额上沟、额下沟为界分为**额上回**、**额中回**、**额下回**。额上回居额上沟上方，额中回居额上、下沟之间，额下回居额下沟与外侧沟之间。

B. 顶叶　中央沟和后方的中央后沟之间为**中央后回**。在中央后沟后方，有一条与半球上缘平行的顶内沟，顶内沟的上方为顶上小叶，顶内沟的下方为顶下小叶。顶下小叶内包绕外侧沟后端的是**缘上回**，围绕颞上沟末端的是**角回**。

C. 颞叶　在外侧沟的下方，有与之平行的**颞上沟**和**颞下沟**。以颞上沟和颞下沟为界，可将颞叶分为颞上回、颞中回和颞下回。颞上沟的上方为**颞上回**，颞上沟与颞下沟之间为**颞中回**，颞下沟的下方为**颞下回**。在外侧沟的下壁有 2~3 条横行的脑回，称颞横回。

③大脑半球内侧面的沟和回　在大脑半球的内侧面，自中央前、后回背外侧面延伸到内侧面的部分，称为**中央旁小叶**。在中部有前后方向略呈弓形的**胼胝体**。在胼胝体的后下方，有呈弓形的**距状沟**，延伸到枕叶后端，距状沟的中点与顶枕沟相连。距状沟和顶枕沟之间，称为**楔叶**。距状沟下方为**舌回**。胼胝体的背面有胼胝体沟，在此沟上方，有与之平行的扣带沟，扣带沟与胼胝体沟之间为**扣带回**。

④大脑半球下面的沟和回　颞叶下方有与半球下缘平行的**枕颞沟**。此沟内侧，是与之平行的**侧副沟**。枕颞沟内、外分别是**枕颞内侧回**和**枕颞外侧回**。侧副沟内侧是**海马旁回**，该回前端向后弯曲部称钩。

海马旁回的内侧是海马沟,沟的上方锯齿状的部分是**齿状回**,海马和齿状回合称**海马结构**。在额叶的底面,可见嗅球和相连的嗅束,嗅束后端为嗅三角,嗅三角与视束之间为前穿质。由海马旁回、钩、终板旁回、胼胝体下区和扣带回及海马、齿状回等结构构成**边缘叶**。

(2)**基底核** 大脑半球表层的灰质称大脑皮质,表层下的大脑白质称髓质。埋在髓质深部的灰质核团,称为基底核,又称基底神经节。基底核位于白质内,位置靠近脑底,包括纹状体、屏状核、杏仁体。

①**纹状体** 由尾状核和豆状核组成。尾状核分头、体、尾三部,位于丘脑背外侧。**豆状核**位于岛叶深部,外侧部为**壳**,内侧两部分合称**苍白球**。在种系发生上,尾状核和壳是较新的结构,合成新纹状体。苍白球为较旧的结构,称为旧纹状体。纹状体是锥体外系的重要组成部分,在调节躯体运动中起重要作用,并发现苍白球作为基底前脑的一部分可参与机体的学习记忆功能。

②**屏状核** 位于岛叶皮质与豆状核之间,可能与视、听觉功能有关,也有人认为与动物性活动有关。

③**杏仁体** 在侧脑室下角前端的上方,海马旁回沟的深面,与尾状核的末端相连,为边缘系统的皮质下中枢,与内脏活动的调节和情绪的产生有关。

(3)**内囊及其损伤后表现** 大脑半球髓质的投射纤维主要由大脑皮质与皮质下各中枢间的上、下行纤维组成。它们大部分经过内囊。内囊是位于丘脑、尾状核、豆状核之间的白质板。在水平切面上呈向外开放的V字形,分为前肢、膝、后肢三部。

①前肢的投射纤维 位于尾状核和豆状核之间,主要包括额桥束、丘脑前辐射。

②膝部的投射纤维 位于前、后肢之间,主要包括皮质核束。该束纤维是从中央前回下1/3(躯体运动区头面部代表区)发出纤维下行到脑干的一般躯体运动核和特殊内脏运动核。

③后肢的投射纤维 位于豆状核和丘脑之间,其下行纤维束包括皮质脊髓束、皮质红核束、顶桥束;上行纤维束包括丘脑中央辐射、视辐射、听辐射。

内囊损伤广泛时,病人会出现对侧偏身感觉丧失(丘脑中央辐射受损)、对侧偏瘫(皮质脊髓束、皮质核束损伤)和对侧偏盲(视辐射受损)的"三偏"症状。

(4)**大脑皮质功能定位**

①大脑皮质躯体运动区(4、6区) 位于中央前回和中央旁小叶前部,该区接受中央后回、背侧丘脑腹前核,腹外侧核、腹后核的纤维,还发出纤维组成锥体束。该中枢对骨骼肌运动的管理有一定的局部定位关系,其特点如下。

A.上下颠倒,但头部是正的,中央前回最上部和中央旁小叶前部与下肢、会阴部运动有关,中部与躯干、上肢的运动有关,下部与面、舌、咽、喉的运动有关。

B.左右交叉,即一侧运动区支配对侧肢体的运动,但一些与联合运动有关的肌肉则受两侧运动区的支配,如眼球外肌、咽喉肌、咀嚼肌等。

C.身体各部分投射区的大小与各部形体大小无关,而取决于功能的重要性和复杂程度。

②大脑皮质躯体感觉区(3、1、2区) 位于中央后回和中央旁小叶后部,该区接受背侧丘脑腹后核传来的纤维,司对侧半身痛、温、触、压觉及位置觉和运动觉。身体各部在此区的投射特点如下。

A.上下颠倒,但头部是正的。

B.左右交叉。

C.身体各部在该区投射范围的大小取决于该部感觉敏感程度,如手指和唇的感受器最密,在感觉区的投射范围就最大。

③第1视区(17区) 位于距状沟上、下方的枕叶皮质,接受双眼对侧半视野的视觉。

④第1听区(41、42区) 位于颞横回,接受双侧听觉信息。

⑤语言中枢 如下。

A.运动性语言中枢(44、45区) 位于额下回后1/3部,即三角部的后部的岛盖部,又称**Broca区**。主司说话功能,如果此中枢受损,病人虽能发音,但不能说出具有意义的语言,称运动性失语症。

B. 听觉性语言中枢(22区) 位于颞上回后部,它能调整自己的语言和听到、理解别人的语言。此中枢受损后,病人虽能听到别人讲话,但不能理解讲话的意思,自己讲的话混乱而割裂,答非所问,不能正确回答问题和正常说话,称感觉性失语症。

C. 书写中枢(6、8区) 位于额中回后部,损伤后手的运动正常,但是不能书写正确的文字,称失写症。

D. 视觉性语言中枢(39区) 位于角回,损伤后视觉正常,但是不能理解曾经认识的文字,称失读症。

三、脊神经

1. 脊神经的构成、纤维成分和分支

(1) 脊神经的构成 脊神经为连接于脊髓的周围神经部分,共31对。每对脊神经连于一个脊髓节段,由**前根**和**后根**组成。前根连于脊髓前外侧沟,由运动性神经根丝构成。后根连于脊髓后外侧沟,由感觉性神经根丝构成。前根和后根在椎间孔处合为一条脊神经,因此成为既含有感觉纤维又含有运动纤维的混合神经。脊神经后根在椎间孔处有椭圆形的膨大,称为**脊神经节**,其中含有假单极感觉神经元。

(2) 脊神经的纤维成分

	分布于	生理功能
躯体感觉纤维	皮肤、骨骼肌、肌腱、关节	传导皮肤的浅感觉和肌、腱、关节的深感觉
内脏感觉纤维	内脏、心血管、腺体	传导内脏、心血管、腺体的感觉冲动
躯体运动纤维	躯干、肢体的骨骼肌	支配骨骼肌的随意运动
内脏运动纤维	内脏、心血管、腺体	支配心肌、平滑肌的运动,控制腺体的分泌

(3) 脊神经的分支 脊神经的前根和后根在椎间孔处合为脊神经后,立即分为4支,即前支、后支、交通支、脊髓支。

	特点	分布
前支	最粗大分支,为混合性神经支,含量最多,分布最广 参与构成颈丛、臂丛、腰丛、骶丛	躯干前外侧部、四肢的肌肉和皮肤
后支	较前支细小,为混合性神经支,含量较多,分布较广 参与构成枕下神经、枕大神经、臀上皮神经、臀中皮神经	肌支分布于项、背、腰、骶、臀部的深层肌 皮支分布于枕、项、背、腰、骶、臀部的皮肤
交通支	属于交感神经系统,为连于脊神经与交感干之间的细支	分白交通支与灰交通支
脊髓支	为脊神经出椎间孔后发出的一条返回椎管内的细支	脊髓被膜、血管膜、骨膜、韧带、椎间盘

2. 颈丛、臂丛、腰丛、骶丛的组成、位置、主要分支、走行、分布及损伤后表现

(1) 颈丛 由 $C_1 \sim C_4$ 的前支相互交织构成,位于胸锁乳突肌的深面,中斜角肌和肩胛提肌的前方。

①皮支 包括枕小神经、耳大神经、颈横神经、锁骨上神经4支。

	组成	分布
枕小神经	C_2	枕部、耳郭背面上部的皮肤
耳大神经	C_2、C_3	耳郭及附近皮肤
颈横神经	C_2、C_3	颈前部皮肤
锁骨上神经	C_3、C_4	颈侧区下份、胸壁上部、肩部的皮肤

②肌支 膈神经由 $C_3 \sim C_5$ 组成,其运动支支配膈肌运动,损伤后表现为同侧半膈肌运动障碍,腹式呼吸减弱或消失;感觉支分布于胸膜、心包、膈肌下面的部分腹膜。膈神经受刺激时可发生呃逆。

(2) 臂丛 由 $C_5 \sim C_8$ 前支和 T_1 前支的大部分纤维交织汇集而成,主要分支及损伤后表现如下。

	组成	分布	损伤后表现
胸长神经	$C_5 \sim C_7$	前锯肌、乳房外侧	前锯肌瘫痪(翼状肩)
肩胛背神经	$C_4 \sim C_5$	菱形肌、肩胛提肌	无明显症状
肩胛上神经	$C_5 \sim C_6$	冈上肌、冈下肌、肩关节	冈上肌、冈下肌无力,肩关节疼痛
肩胛下神经	$C_5 \sim C_7$	肩胛下肌、大圆肌	肩胛下肌、大圆肌瘫痪
胸内侧神经	$C_8 \sim T_1$	胸大肌、胸小肌	胸大肌、胸小肌瘫痪
胸外侧神经	$C_5 \sim C_7$	胸大肌、胸小肌	无明显症状
胸背神经	$C_6 \sim C_8$	背阔肌	背阔肌瘫痪,乳腺癌根治术注意勿损伤
腋神经	$C_5 \sim C_6$	三角肌、小圆肌	三角肌瘫痪,臂不外展,三角肌区感觉障碍
肌皮神经	$C_5 \sim C_7$	喙肱肌、肱肌、肱二头肌	不能屈肘,前臂外侧感觉减弱
正中神经	$C_6 \sim T_1$	运动支至前臂前群、部分手肌;感觉支至手掌桡侧2/3、桡侧3.5手指掌面、中远节背面	猿掌,屈腕障碍,前臂不能旋前,拇、示、中指不能屈曲,拇指不能对掌,拇、示、中指末节感觉障碍
尺神经	$C_8 \sim T_1$	运动支至尺侧腕屈肌、指深屈肌尺半、部分手肌,感觉支至手掌尺侧1/3、尺侧1.5指头掌面和2.5指头背面	小鱼际萎缩,爪形手,屈腕减弱,拇指不能内收,其他指不能内收外展,4、5指末节不能屈,手内侧缘感觉障碍
桡神经	$C_5 \sim T_1$	运动支至上肢背侧肌,感觉支至上肢皮肤、手背桡侧半、桡侧2.5手指近节背面皮肤	肘关节屈曲、前臂旋前位,垂腕,不能伸肘、伸指,拇指不能外展,前臂旋后减弱,虎口区感觉障碍

(3) 腰丛 由 T_{12} 前支的一部分、$L_1 \sim L_3$ 前支及 L_4 前支的一部分组成,其分支及损伤后表现如下。

	组成	分布	损伤后表现或意义
髂腹下神经	$T_{12} \sim L_1$	腹股沟区的肌和皮肤	无明显症状
髂腹股沟神经	L_1	腹股沟区的肌和皮肤	无明显症状
股外侧皮神经	$L_2 \sim L_3$	大腿前外侧皮肤	大腿前外侧感觉减退
股神经	$L_2 \sim L_4$	肌支至髂肌、耻骨肌、股四头肌、缝匠肌;皮支至大腿和膝前面、小腿内侧面、足内侧缘的皮肤	屈髋无力,坐位时不能伸膝,行走困难,膝跳反射消失,大腿前面和小腿内侧面皮肤感觉障碍
闭孔神经	$L_2 \sim L_4$	肌支至闭孔外肌、长收肌、短收肌、大收肌、股薄肌;皮支至大腿内侧部皮肤	手术中选用股薄肌替代肛门外括约肌时,应保留此支
生殖股神经	$L_1 \sim L_2$	肌支至提睾肌,皮支至阴囊(大阴唇)及其附近的大腿部皮肤	疝修补术、阑尾手术时勿损伤此神经

(4) 骶丛 骶丛是全身最大的脊神经丛,由来自腰丛的腰骶干和所有骶、尾神经前支组成。
①臀上神经 由 $L_4 \sim S_1$ 组成,伴同名血管经梨状肌上孔出骨盆,支配臀中肌、臀小肌、阔筋膜张肌。
②臀下神经 由 $L_5 \sim S_2$ 组成,伴同名血管经梨状肌下孔出骨盆,向后支配臀大肌。
③股后皮神经 由 $S_1 \sim S_3$ 组成,分布于臀区、股后区、腘窝的皮肤。
④阴部神经 由 $S_2 \sim S_4$ 组成,分布于会阴部的肌群和皮肤、外生殖器的皮肤。
⑤坐骨神经 由 $L_4 \sim S_3$ 组成,从骶丛发出后,经梨状肌下孔出骨盆后下行,在腘窝上方分为胫神经和腓总神经两大终支。坐骨神经在股后区发出肌支支配股二头肌、半腱肌、半膜肌、髋关节。
⑥胫神经 由 $L_4 \sim S_3$ 组成,为坐骨神经本干的延续,肌支支配小腿后群肌和足底肌,皮支分布于小腿

后面和足底皮肤。胫神经损伤主要表现为足不能跖屈,不能足尖站立,内翻力减弱,足底皮肤感觉障碍;因小腿后群肌收缩无力,小腿前外侧群肌过度牵拉,使足呈背屈和外翻位,出现"钩状足"畸形。

⑦**腓总神经** 由 $L_4 \sim S_2$ 组成,分为腓浅神经和腓深神经。腓总神经分布范围包括小腿前、外侧肌群、足背肌及小腿外侧、足背、趾背皮肤。腓总神经受伤后由于小腿前、外侧肌群功能丧失,表现为足不能背屈、趾不能伸、足下垂且内翻,呈"马蹄内翻足"畸形,行走时呈跨阈步态;同时小腿前、外侧面、足背区出现明显的感觉障碍。

【例3】下肢外伤后,小腿外侧和足背感觉障碍。X线片示腓骨颈骨皮质不连续。受损的神经是

　　A. 胫神经　　　　　　　　B. 腓肠神经　　　　　　　　C. 腓总神经
　　D. 坐骨神经　　　　　　　E. 股神经(2022)

3. 胸神经前支的节段性分布

胸神经前支共12对,第1~11对位于相应的肋间隙中,称**肋间神经**,第12对位于第12肋下方,称**肋下神经**。

(1)**肌支** 上6对肋间神经分布于肋间肌、上后锯肌、胸横肌;下5对分布于肋间肌、腹前外侧壁肌群。

(2)**皮支** 分布于胸腹部皮肤、胸膜和腹膜的壁层。

(3)**分布的节段性** T_2 相当于胸骨角平面,T_4 相当于乳头平面,T_6 相当于剑突平面,T_8 相当于两侧肋弓中点连线的平面,T_{10} 相当于脐平面,T_{12} 相当于脐与耻骨联合中点平面。

四、脑神经

1. 脑神经的名称、性质、连接脑和出入颅的部位

顺序及名称	性质	连脑	出入颅的部位
Ⅰ 嗅神经	感觉性	端脑	筛孔
Ⅱ 视神经	感觉性	间脑	视神经管
Ⅲ 动眼神经	运动性	中脑	眶上裂
Ⅳ 滑车神经	运动性	中脑	眶上裂
Ⅴ 三叉神经	混合性	脑桥	第1支眼神经经眶上裂,第2支上颌神经经圆孔,第3支下颌神经经卵圆孔
Ⅵ 展神经	运动性	脑桥	眶上裂
Ⅶ 面神经	混合性	脑桥	内耳门→茎乳孔
Ⅷ 前庭蜗神经	感觉性	脑桥	内耳门
Ⅸ 舌咽神经	混合性	延髓	颈静脉孔
Ⅹ 迷走神经	混合性	延髓	颈静脉孔
Ⅺ 副神经	运动性	延髓	颈静脉孔
Ⅻ 舌下神经	运动性	延髓	舌下神经管

2. 脑神经的主要分支、分布及损伤后表现

顺序及名称	分布	损伤后表现
Ⅰ 嗅神经	鼻腔嗅黏膜	嗅觉障碍
Ⅱ 视神经	视网膜	视觉障碍
Ⅲ 动眼神经	上、下、内直肌,下斜肌,上睑提肌 瞳孔括约肌,睫状肌	眼外斜视、上睑下垂 对光及调节反射消失

顺序及名称	分布	损伤后表现
Ⅳ 滑车神经	上斜肌	眼不能外下斜视
Ⅴ 三叉神经	①头面部皮肤、口腔、鼻腔黏膜、牙龈、眼球、硬脑膜 ②咀嚼肌、二腹肌前腹、下颌舌骨肌、鼓膜张肌、腭帆张肌	①头面部感觉障碍 ②咀嚼肌瘫痪
Ⅵ 展神经	外直肌	眼内斜视
Ⅶ 面神经	①舌前 2/3 的味蕾 ②泪腺、下颌下腺、舌下腺及鼻腔和腭的黏膜腺 ③面肌、颈阔肌、茎突舌骨肌、二腹肌后腹、镫骨肌	①味觉障碍 ②分泌障碍 ③额纹消失、眼不能闭合、口角歪向健侧、鼻唇沟变浅
Ⅷ 前庭蜗神经	①半规管壶腹嵴、球囊斑、椭圆囊斑 ②耳蜗螺旋器	①眩晕、眼震颤 ②听力障碍
Ⅸ 舌咽神经	①茎突咽肌 ②腮腺 ③咽、鼓室、咽鼓管、软腭、舌后 1/3 的黏膜、颈动脉窦、颈动脉体 ④舌后 1/3 味蕾	①一般无症状 ②分泌障碍 ③咽后与舌后 1/3 感觉障碍、咽反射消失 ④舌后 1/3 味觉丧失
Ⅹ 迷走神经	①硬脑膜、耳郭及外耳道皮肤 ②胸、腹腔脏器及咽喉黏膜 ③胸、腹腔内脏平滑肌及心肌、腺体 ④咽喉肌	①耳郭、外耳道皮肤感觉障碍 ②一般无症状 ③心动过速、内脏活动障碍 ④发声困难、声音嘶哑、发呛、吞咽障碍
Ⅺ 副神经	胸锁乳突肌、斜方肌	一侧胸锁乳突肌瘫痪、头无力转向对侧;斜方肌瘫痪、肩下垂、提肩无力
Ⅻ 舌下神经	舌内肌和部分舌外肌	舌肌瘫痪、萎缩,伸舌时舌尖偏向患侧

【例4】男,55 岁。甲状腺癌颈部淋巴结清扫术后出现左肩下垂、左上肢上举受限。术中可能损伤的神经是
　　A. 膈神经　　　　　　　　　B. 迷走神经　　　　　　　　C. 副神经
　　D. 枕小神经　　　　　　　　E. 耳大神经(2023)

3. 脑神经的其他分支

(1) **鼻睫神经**　是三叉神经的眼神经发出的分支,在上直肌和视神经之间前内行达眶内侧壁,其分支有滑车下神经、筛前神经、筛后神经、睫状长神经。

(2) **上牙槽神经**　是三叉神经的上颌神经分支,自翼腭窝内的上颌神经本干发出,在上颌骨体后方穿入骨质,与上牙槽中、前支相互吻合形成上牙槽神经丛,由丛发出分支至上颌牙、牙龈、上颌窦黏膜。

(3) **耳颞神经**　三叉神经的下颌神经分支。两根起自下颌神经,两根间夹持脑膜中动脉,向后两根合成一干,穿腮腺实质浅出向上,与颞浅血管伴行,分布于颞区、耳屏、外耳道的皮肤,并有分支至腮腺。来自舌咽神经的副交感纤维,经耳神经节换神经元后,通过耳颞神经的腮腺支进入腮腺,控制腮腺的分泌。

(4) **舌神经**　三叉神经的下颌神经分支。于下颌支内侧呈弓状下降至口腔底,分布于口腔底和舌前 2/3 的黏膜。此外,舌神经在其行程中还接受面神经的分支鼓索。

(5) **下牙槽神经**　三叉神经的下颌神经分支。于舌神经后方走向前下,经下颌孔进入下颌管内,终支出颏孔,为颏神经,分布于下唇以下皮肤。下牙槽神经在下颌管内分支分布于下颌牙和牙龈。下牙槽神经中的运动纤维支配下颌舌骨肌、二腹肌前腹。

(6) **中间神经**　由面神经的感觉和副交感神经纤维合成,走行在面神经运动根和前庭蜗神经之间。

离脑后，与运动根合成一干，行于面神经管内。中间神经有膝神经节和自节发出的岩大神经、膝鼓室支，以及在茎乳孔上方分离出的鼓索等。

（7）**鼓索** 为面神经出茎乳孔前发出的分支，返回鼓室，穿岩鼓裂出鼓室，行向前下加入舌神经。鼓索含有味觉纤维和副交感纤维，前者随舌神经分布于舌前 2/3 的味蕾，后者进入下颌下神经节，更换神经元后控制舌下腺、下颌下腺的分泌。

（8）**岩大神经** 为副交感节前纤维，自膝神经节处发出，穿破裂孔至颅底，与岩深神经合并成翼管神经，穿翼管至翼窝，入翼腭神经节，更换神经元后，节后纤维分布于泪腺和鼻腔、腭的黏膜腺。

（9）**颈动脉窦支** 为舌咽神经的分支，分布于颈动脉窦的压力感受器和颈动脉小球的化学感受器，能感受颈动脉窦的压力变化和血液中二氧化碳浓度的变化，可反射性地调节机体的血压和呼吸。

（10）**喉上神经** 是迷走神经在颈部的最大分支，分内、外两支。内支穿甲状舌骨膜入喉，分布于声门裂以上的喉黏膜及会厌、舌根等处；外支与甲状腺上动脉伴行，支配环甲肌。

（11）**喉返神经** 为迷走神经的分支。在甲状腺两侧叶的深面入喉，分布于声门裂以下喉黏膜及除环甲肌外的所有喉肌，为喉肌的主要运动神经。在甲状腺手术中，应注意勿损伤喉返神经。若两侧喉返神经同时受损，可引起失音、呼吸困难，甚至窒息。

五、内脏神经

1. 内脏运动神经的概念

（1）**内脏神经** 内脏神经是指分布于内脏、心血管、平滑肌、腺体的神经，通过脑神经、脊神经连接于脑和脊髓。内脏神经和躯体神经一样，按照纤维性质，可分为感觉性和运动性两种，即内脏感觉神经和内脏运动神经。

（2）**内脏运动神经** 内脏运动神经调节内脏、心血管等器官的运动和腺体的分泌，通常不受人的意志控制，是不随意的，故又称为**自主神经**；又因它主要控制和调节动、植物共有的物质代谢活动，并不支配动物所特有的骨骼肌的运动，故也称为**植物神经**。

（3）**内脏运动神经与躯体运动神经的区别**

	内脏运动神经	躯体运动神经
支配器官	平滑肌、心肌、腺体	骨骼肌
意志控制	不受意志控制	受意志控制
神经元数目	低级中枢至效应器常需更换神经元	低级中枢至骨骼肌只有一个神经元
纤维成分	交感纤维、副交感纤维	躯体运动纤维
纤维粗细	薄髓（节前纤维）和无髓（节后纤维）的细纤维	比较粗的有髓纤维
纤维分布	以神经丛的形式分布	以神经干的形式分布

2. 交感神经和副交感神经的分布及异同

	交感神经	副交感神经
节前神经元	脊髓胸腰段灰质侧角内	动眼神经核、迷走神经背核、骶副神经核
节后神经元	交感干神经节、腹腔神经节	睫状神经节、翼腭神经节、下颌下神经节
节前纤维	短	长
节后纤维	长	短
分布	广泛	局限
功能	相互拮抗，相互协调统一	相互拮抗，相互协调统一

3. 牵涉(性)痛

(1) **概念** 牵涉(性)痛是指某些内脏器官发生病变时,常在体表一定区域产生感觉过敏或痛觉的现象。

(2) **临床意义** 临床上将内脏患病时体表发生感觉过敏以及骨骼肌反射性僵硬和血管运动、汗腺分泌等障碍的部位,称为**海德带**,该带有助于内脏疾病的定位诊断。牵涉(性)痛有时发生在患病内脏邻近的皮肤区,有时发生在距患病内脏较远的皮肤区。例如,心绞痛时,常在胸前区及左臂内侧皮肤感到疼痛。肝胆疾病时,常在右肩部感到疼痛等。

(3) **发生机制** 发生牵涉(性)痛的体表部位与病变器官的感觉神经进入同一脊髓节段,并在后角内密切联系。因此,从患病内脏传来的冲动可以扩散或影响到邻近的躯体感觉神经元,从而产生牵涉(性)痛。

六、感觉传导通路

在神经系统内,存在两大类传导通路,即感觉传导通路(上行传导通路)和运动传导通路(下行传导通路)。感觉传导通路包括:本体感觉传导通路,痛温觉、粗触觉和压觉等感觉传导通路,视觉传导通路,瞳孔对光反射通路,听觉传导通路,平衡觉传导通路,内脏感觉传导通路。

1. 躯干和四肢意识性本体感觉传导通路

该传导通路由3级神经元组成。

(1) **第1级神经元** 为脊神经节内假单极神经元,其周围突分布于肌、腱、关节等处的本体感觉感受器和皮肤的精细触觉感受器,中枢突经脊神经后根的内侧部进入脊髓后索,分为升支和降支。其中,来自第5胸节以下的升支行于后索的内侧,形成**薄束**;来自第4胸节以上的升支行于后索的外侧部,形成**楔束**。薄束和楔束上行,分别止于延髓的薄束核和楔束核。降支至后角或前角,完成脊髓牵张反射。

(2) **第2级神经元** 其胞体在薄束、楔束核内,由此两核发出的纤维向前绕过中央灰质的腹侧,在中线上与对侧交叉,称为内侧丘系交叉。交叉后的纤维转折向上,在**锥体束**的背侧呈前后方向排列,行于延髓中线两侧,称为内侧丘系。内侧丘系在脑桥呈横位居被盖的前缘,在中脑被盖则居红核的后外侧,最后止于背侧丘脑的腹后外侧核。

(3) **第3级神经元** 其胞体在丘脑腹后外侧核,发出纤维称为**丘脑中央辐射**。经内囊后肢主要投射至中央后回的中、上部和中央旁小叶后部,部分纤维投射至中央前回。

(4) **受损表现** 此通路若在内侧丘系交叉的下方受损,则表现为病人在闭眼时不能确定损伤同侧关节的位置、运动的方向及两点间的距离;若内侧丘系交叉的上方受损,则表现为病人在闭眼时不能确定损伤对侧关节的位置、运动的方向及两点间的距离。

2. 头面部浅感觉(痛温觉和触压觉)传导通路

该传导通路由3级神经元组成。

(1) **第1级神经元** 为三叉神经节内的假单极神经元,其周围突经相应的三叉神经分支分布于头面部皮肤及口鼻黏膜的相关感受器,中枢突经三叉神经根入脑桥。三叉神经中传导痛温觉的纤维入脑后下降为**三叉神经脊束**,止于三叉神经脊束核;传导触压觉的纤维终止于三叉神经脑桥核。

(2) **第2级神经元** 其胞体在三叉神经脊束核和三叉神经脑桥核内,它们发出的纤维交叉到对侧,组成**三叉丘脑束**,止于背侧丘脑的腹后内侧核。

(3) **第3级神经元** 其胞体在背侧丘脑的腹后内侧核,发出的纤维经内囊后肢,投射到中央后回下部。

(4) **受损表现** 此通路中,若三叉丘脑束以上受损,则导致对侧头面部痛温觉和触压觉障碍。若三叉丘脑束以下受损,则同侧头面部痛温觉和触压觉发生障碍。

3. 躯干和四肢浅感觉(痛温觉和触压觉)传导通路

该传导通路由3级神经元组成。

(1) **第1级神经元** 为脊神经节内的假单极神经元,其周围突分布于躯干、四肢皮肤内的感受器,中枢突经后根进入脊髓。其中,传导痛温觉的纤维(细纤维)在后根的外侧部入脊髓,经**背外侧束**再终止于第2级神经元。传导粗略触觉和压觉的纤维(粗纤维)经后根内侧部进入**脊髓后索**,再终止于第2级神经元。

(2)**第2级神经元** 其胞体主要位于第Ⅰ、Ⅳ、Ⅶ层,它们发出的纤维经白质前连合交叉到对侧的外侧索和前索内上行,组成**脊髓丘脑侧束**(传导痛温觉)和**脊髓丘脑前束**(传导粗略触觉和压觉)。**脊髓丘脑束**上行,经延髓下橄榄核的背外侧,脑桥和中脑内侧丘系的外侧,终止于背侧丘脑的腹后外侧核。

(3)**第3级神经元** 其胞体在背侧丘脑的腹后外侧核,它们发出的纤维称**丘脑中央辐射**,经内囊后肢投射到中央后回中、上部和中央旁小叶后部。

(4)**受损表现** 在脊髓内,脊髓丘脑束纤维的排列顺序:由外侧向内侧、由浅入深,依次排列着来自骶、腰、胸、颈部的纤维。因此,当脊髓内肿瘤压迫一侧脊髓丘脑束时,痛温觉障碍首先出现在身体**对侧**上半部(压迫来自颈、胸部的纤维),然后逐渐波及下半部(压迫来自腰骶部的纤维)。若受到脊髓外肿瘤的压迫,则感觉障碍的发生顺序相反。

4. 视觉传导通路

该传导通路由3级神经元组成。

(1)**第1级神经元** 眼球视网膜神经部外层的视锥细胞、视杆细胞为光感受器细胞,中层的**双极细胞**为第1级神经元。

(2)**第2级神经元** 为视网膜内层的**节细胞**。节细胞的轴突在视神经盘处汇集成**视神经**。视神经由视神经管入颅腔,形成视交叉后,延为**视束**。在视交叉中,来自两眼视网膜鼻侧半的纤维交叉,加入对侧视束;来自视网膜颞侧半的纤维不交叉,进入同侧视束。因此,左侧视束内含有来自两眼视网膜左侧半的纤维,右侧视束含有来自两眼视网膜右侧半的纤维。视束绕过大脑脚向后,终止于外侧膝状体。

(3)**第3级神经元** 其胞体在外侧膝状体内,由外侧膝状体核发出的纤维组成**视辐射**,经内囊后肢投射到端脑距状沟上下的**视区皮质**(纹区),产生视觉。

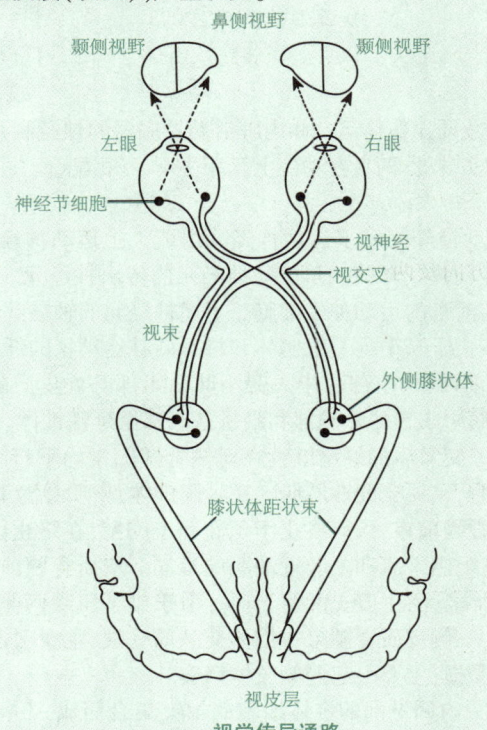

视觉传导通路

(4) **受损表现** 视觉传导通路的不同部位受损,可引起不同的视野缺损。

①视网膜损伤引起的视野缺损与损伤的位置和范围有关,若损伤在视神经盘,则视野中出现较大的暗点;若黄斑部受损,则中央视野有暗点;若其他部位损伤,则对应部位有暗点。

②一侧视神经损伤可导致该侧眼视野全盲。

③视交叉中交叉纤维受损,可导致双眼视野颞侧半偏盲。

④一侧视交叉外侧部的不交叉纤维损伤,则患侧眼视野的鼻侧半偏盲。

⑤一侧视束及以后的视觉传导通路受损,可导致双眼病灶对侧半视野同向性偏盲(如右侧受损,则右眼视野鼻侧半和左眼视野颞侧半偏盲)。

5. 瞳孔对光反射通路

(1) **定义** 光照一侧瞳孔,引起双眼瞳孔缩小的反应,称为**瞳孔对光反射**。光照侧的反应,称为**直接对光反射**;光未照侧的反应,称为**间接对光反射**。

(2) **对光反射通路** 视网膜→视神经→视交叉→视束→上丘臂→顶盖前区→两侧动眼神经副核→动眼神经→睫状神经节→节后纤维→瞳孔括约肌收缩→两侧瞳孔缩小。

(3) **受损表现**

①一侧视神经受损 由于反射通路的传入部分中断,光照患侧眼的瞳孔时,两侧瞳孔均无反应;但光照健侧眼的瞳孔时,两眼对光反射均存在(即患侧眼的瞳孔直接对光反射消失,间接对光反射存在)。

②一侧动眼神经受损 由于反射通路的传出部分中断,则无论光照哪一侧眼,患侧眼的瞳孔对光反射均消失(即患侧眼的瞳孔直接对光反射和间接对光反射均消失),但健侧眼的瞳孔直接对光反射和间接对光反射均存在。

【例5】躯干和四肢浅感觉传导通路的第3级神经元胞体位于背侧丘脑的
  A. 腹前核   B. 腹外侧核   C. 腹后外侧核
  D. 腹后内侧核   E. 丘脑内侧核(2023)

七、运动传导通路

运动传导通路是指从大脑皮质至躯体运动和内脏活动效应器的神经联系。大脑皮质对躯体运动的调节是通过锥体系和锥体外系来实现的,两者在功能上互相协调、互相配合,共同完成各项复杂的随意运动。

1. 锥体系

(1) **概念** 锥体系由上运动神经元和下运动神经元组成。**上运动神经元**是位于大脑皮质的投射至脑神经一般躯体和特殊内脏运动核及脊髓前角运动神经元的传出神经元。**下运动神经元**为脑神经一般躯体和特殊内脏运动核和脊髓前角的运动神经细胞。上述神经元的轴突共同组成**锥体束**,其中下行至脊髓的纤维束,称为**皮质脊髓束**;止于脑干内一般躯体和特殊内脏运动核的纤维束,称为**皮质核束**。

(2) **皮质脊髓束** 由中央前回上、中部和中央旁小叶前半部等处皮质的锥体细胞轴突集中而成,下行至内囊后肢的前部、大脑脚底中3/5的外侧部和脑桥基底部至延髓锥体。在锥体下端,75%~90%的纤维交叉至对侧,形成锥体交叉。交叉后的纤维继续在对侧脊髓外侧索内下行,称**皮质脊髓侧束**。此束沿途发出侧支,逐节终止于前角细胞,主要支配四肢肌。在延髓锥体,皮质脊髓束中小部分未交叉的纤维在同侧脊髓前索内下行,称为**皮质脊髓前束**,该束终止于颈髓和上胸髓,在终止前,经白质前连合逐节交叉到对侧,止于前角运动神经元,支配躯干肌和上肢近端肌的运动。皮质脊髓前束中有一部分纤维始终不交叉,而止于同侧脊髓前角运动神经元,主要支配躯干肌。由于躯干肌受两侧大脑皮质支配,而上、下肢肌只受对侧大脑皮质支配,因此,一侧皮质脊髓束在锥体交叉前受损,主要引起对侧肢体瘫痪,躯干肌运动不受明显影响;在锥体交叉后受损,主要引起同侧肢体瘫痪。

(3) **皮质核束** 主要由中央前回下部的锥体细胞的轴突集合而成,下行经内囊膝至大脑脚底中3/5的内侧部,由此向下陆续分出纤维,终止于双侧脑神经运动核。小部分交叉到对侧,终止于面神经核。

(4) 损伤表现　锥体系的任何部位损伤都可引起瘫痪，分为上、下运动神经元损伤两类。

	上运动神经元损伤	下运动神经元损伤
瘫痪类型	痉挛性瘫痪（硬瘫）	弛缓性瘫痪（软瘫）
肌张力	增高	降低
深反射	亢进	消失
浅反射	减弱或消失	消失
病理反射	出现	不出现
肌萎缩	早期不萎缩	早期即有萎缩

2. 锥体外系

(1) 定义　锥体外系是指锥体系以外影响和控制躯体运动的所有传导通路，包括大脑皮质、纹状体、背侧丘脑、底丘脑、中脑顶盖、红核、黑质、脑桥核、前庭核、小脑、脑干网状结构等以及它们之间的纤维联系。其功能是调节肌张力、协调肌的运动、维持体态姿势和习惯性动作（如走路时双臂自然摆动）。

(2) 主要通路　皮质-纹状体-背侧丘脑-皮质环路、新纹状体-黑质环路、皮质-脑桥-小脑-皮质环路等。

八、脑和脊髓的被膜

脑和脊髓的表面包有三层被膜，由外向内依次为硬膜、蛛网膜和软膜，有支持、保护脑和脊髓的作用。

1. 脊髓的被膜

(1) 硬脊膜　由致密结缔组织构成，厚而坚韧。上端附于枕骨大孔边缘，与硬脑膜相延续；在第2骶椎水平逐渐变细，包裹终丝；下端附于尾骨。硬脊膜与椎管内面的骨膜之间的间隙，称为**硬膜外隙**，内含疏松结缔组织、脂肪、淋巴管、静脉丛和脊神经根。此间隙略呈负压，不与颅腔相通。临床上进行硬膜外麻醉，就是将药物注入此间隙，以阻滞脊神经根内的神经传导。在硬脊膜与脊髓蛛网膜之间有潜在的硬膜下隙，内含浆液，向上与颅内硬膜下隙相通。

(2) 脊髓蛛网膜　为半透明而无血管的薄膜，向上与脑蛛网膜相延续。脊髓蛛网膜与软脊膜之间有较宽阔的间隙，称为**蛛网膜下隙**。其内有许多结缔组织小梁相连，间隙内充满脑脊液。蛛网膜下隙的下部，自脊髓下端至第2骶椎之间扩大的蛛网膜下隙，称为**终池**，内有马尾。临床上常在第3、4或第4、5腰椎间进行腰椎穿刺，以抽取脑脊液或注入药物而不伤及脊髓。脊髓蛛网膜下隙向上与脑蛛网膜下隙相通。

(3) 软脊膜　薄而富有血管，紧贴脊髓表面，并延伸至脊髓沟裂中，向上经枕骨大孔与软脑膜相延续，向下在脊髓圆锥下端移行为终丝。软脊膜在脊髓两侧，脊神经前、后根间形成**齿状韧带**。该韧带呈齿状，其尖端附于硬脊膜。脊髓借齿状韧带和脊神经根固定于椎管内，并浸泡于脑脊液中，连同硬膜外隙内的脂肪组织和椎内静脉丛的弹性垫作用，使脊髓不易遭受外界震荡而造成损伤。齿状韧带为椎管手术的标志。

【例6】参与齿状韧带组成的结构是（2021）

　　A. 硬脊膜　　　　　　　　B. 软脊膜　　　　　　　　C. 蛛网膜
　　D. 后纵韧带　　　　　　　E. 黄韧带

2. 脑的被膜

脑的被膜由外向内，依次为硬脑膜、脑蛛网膜、软脑膜。

(1) 硬脑膜　为厚而坚韧的双层膜。硬脑膜外层为颅骨内面的骨膜，其与颅盖骨连接疏松，易于分离，当硬脑膜血管损伤时，可在硬脑膜与颅骨之间形成硬脑膜外血肿。硬脑膜在颅底处与颅骨结合紧密，故颅底骨折时，易将硬脑膜与脑蛛网膜同时撕裂，使脑脊液外漏。如颅前窝骨折时，脑脊液可流入鼻腔，形成脑脊液鼻漏。硬脑膜在脑神经出颅处移行为神经外膜。硬脑膜内层可折叠形成若干板状突起伸入各脑部之间，更好地保护脑组织，在枕骨大孔的边缘与硬脊膜相延续。由硬脑膜形成的结构如下。

①**大脑镰** 呈镰刀形伸入大脑纵裂,前端连于鸡冠,后端连于小脑幕顶,下缘游离于胼胝体的上方。

②**小脑幕** 呈半月形伸入大脑横裂,分隔大脑和小脑。后外侧缘附着于枕骨横窦沟和颞骨岩部上缘,前内侧缘游离形成**小脑幕切迹**。切迹与鞍背之间形成一环形孔,称小脑幕裂孔,内有中脑通过。小脑幕将颅腔不完全地分隔成上、下两部。当上部颅脑病变引起颅内压增高时,位于小脑幕切迹上方的海马旁回和钩可受挤压而移位至小脑幕切迹,形成小脑幕切迹疝,而压迫大脑脚和动眼神经,出现相应的临床症状和体征。

③**小脑镰** 自小脑幕下面正中伸入两小脑半球之间。

④**鞍膈** 位于蝶鞍上方,连于鞍结节和鞍背上缘之间,封闭垂体窝,中央有一小孔容垂体柄通过。

⑤**硬脑膜窦** 硬脑膜的某些部位两层分开,内面衬以内皮细胞,称为硬脑膜窦,窦内含静脉血,窦壁无平滑肌,不能收缩,故损伤出血时难以止血,容易形成颅内血肿。主要的硬脑膜窦包括:

类型	特点
上矢状窦	位于大脑镰上缘,前方起自盲孔,向后流入窦汇
下矢状窦	位于大脑镰下缘,其走向与上矢状窦一致,向后汇入直窦
直窦	位于大脑镰与小脑幕连接处,由大脑大静脉和下矢状窦汇合而成,向后汇入窦汇
窦汇	由上矢状窦与直窦在枕内隆凸处汇合而成,向两侧移行为左、右横窦
横窦	成对,位于小脑幕后外侧缘附着处的枕骨横窦沟内,连于窦汇与乙状窦
乙状窦	成对,位于乙状窦沟内,是横窦的延续,向前下于颈静脉孔处出颅续为颈内静脉
海绵窦	位于蝶鞍两侧,为硬脑膜两层间的不规则腔隙,两侧海绵窦借横支相连
岩上窦	位于颞骨岩部的上缘,可将海绵窦的血液引入横窦
岩下窦	位于颞骨岩部的后缘,可将海绵窦的血液引入乙状窦或颈内静脉

海绵窦窦腔内侧壁有颈内动脉、展神经通过;在窦的外侧壁,自上而下有动眼神经、滑车神经、眼神经、上颌神经通过。海绵窦与周围的静脉有广泛的交通和联系。其前方接受眼静脉,两侧接受大脑中浅静脉,向后外经岩上窦和岩下窦连通横窦、乙状窦或颈内静脉。海绵窦向前借眼静脉与面静脉交通,向下经卵圆孔的小静脉与翼静脉丛相通,故**面部感染**可蔓延至海绵窦,引起海绵窦炎和血栓形成,继而累及经过海绵窦的神经,出现相应的症状和体征。

硬脑膜窦可借导静脉与颅外静脉交通,故**头皮感染**可蔓延至颅内。硬脑膜窦内的血液流向如下:

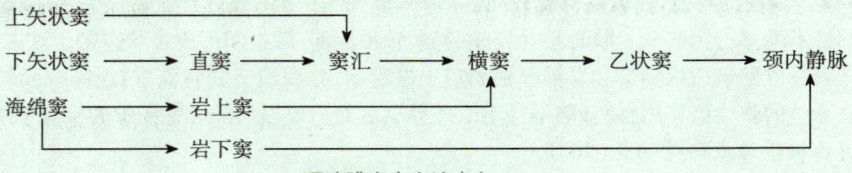

硬脑膜窦内血流方向

(2)**脑蛛网膜** 贴于硬脑膜内面,薄而透明,缺乏血管和神经,与硬脑膜之间有硬膜下隙,向下与脊髓硬膜下隙相通;与软脑膜之间为蛛网膜下隙,此隙内充满脑脊液,向下与脊髓蛛网膜下隙相通。颅内血管或动脉瘤破裂出血,血液流入蛛网膜下隙,称为蛛网膜下隙出血。脑蛛网膜在大脑纵裂和大脑横裂处以外,均跨越脑的沟裂而不深入沟内,故蛛网膜下隙的大小不一,此隙在某些部位扩大称**蛛网膜下池**。在小脑与延髓之间有**小脑延髓池**,临床上可在此穿刺,抽取脑脊液检查。在视交叉前方有交叉池,两侧大脑脚之间为脚间池,脑桥腹侧有桥池,胼胝体压部下方与小脑上面前上方和中脑背面之间,有四叠体上池,内有松果体和大脑大静脉。脑蛛网膜紧贴硬脑膜,在上矢状窦处形成许多绒毛状突起,突入上矢状窦内,称为**蛛网膜粒**。脑脊液经这些蛛网膜粒渗入硬脑膜窦内,回流入静脉。

(3) **软脑膜** 薄而富有血管和神经,覆盖于脑的表面并伸入沟裂内。在脑室的一定部位,软脑膜及其血管与该部位的室管膜上皮共同构成脉络组织,在某些部位,脉络组织的血管反复分支成丛,连同其表面的软脑膜和室管膜上皮一起突入脑室,形成**脉络丛**。脉络丛是产生脑脊液的主要结构。

九、脑和脊髓的血管

1. 脑的动脉

脑的动脉来源于颈内动脉和椎动脉。由于左、右椎动脉入颅后很快合并成一条基底动脉,故可将脑的动脉分为颈内动脉系和椎-基底动脉系。以顶枕沟为界,大脑半球的前2/3和部分间脑由颈内动脉供血,大脑半球后1/3及部分间脑、脑干、小脑由椎动脉供血。这两系动脉在大脑的分支,可分为皮质支和中央支,前者供应大脑皮质及其深面的髓质,后者供应基底核、内囊及间脑等。

(1) **颈内动脉** 起自颈总动脉,自颈部向上至颅底,经颈动脉管进入颅内,紧贴海绵窦的内侧壁行向前上,至前床突的内侧弯向上,穿出海绵窦而分支。颈内动脉按其行程可分为4段:颈部、岩部、海绵窦部和前床突上部。其中海绵窦部和前床突上部合称为虹吸部,常呈 U 形或 V 形弯曲,是动脉硬化的好发部位。颈内动脉供应脑部的主要分支包括:

①**大脑前动脉** 在视神经上方向前内行,进入大脑纵裂,与对侧同名动脉借**前交通动脉**相连,后沿胼胝体沟向后行。皮质支分布于顶枕沟以前的半球内侧面、额叶底面的一部分和额、顶两叶上外侧面的上部;中央支自大脑前动脉的近侧段发出,经前穿质入脑实质,供应尾状核、豆状核前部和内囊前肢。

②**大脑中动脉** 可视为颈内动脉的直接延续,向外行入外侧沟内,分为数条皮质支,营养大脑半球外侧面的大部分和岛叶,其中包括躯体运动区、躯体感觉区、语言中枢。若该动脉发生阻塞,将对机体运动、感觉功能产生严重影响。大脑中动脉途径前穿质时,发出一些细小的中央支,又称**豆纹动脉**,垂直向上进入脑实质,营养尾状核、豆状核、内囊膝和后肢的前部。豆纹动脉行程呈 S 形弯曲,因血流动力学关系,在高血压动脉硬化时容易破裂(故又称出血动脉),导致脑出血,出现严重的功能障碍。

③**脉络丛前动脉** 沿视束下面向后外行,经大脑脚与海马旁回的钩之间进入侧脑室下脚,终止于脉络丛。沿途发出分支供应外侧膝状体、内囊后肢的后下部、大脑脚底的中1/3及苍白球等结构。此动脉细小且行程较长,易被血栓阻塞。

④**后交通动脉** 在视束下面向后行,与大脑后动脉吻合,是颈内动脉系与椎-基底动脉系的吻合支。

(2) **椎动脉** 起自锁骨下动脉,向上穿第6至第1颈椎横突孔,经枕骨大孔进入颅腔。在脑桥与延髓交界处合成一条**基底动脉**,后者沿脑桥腹侧的基底沟上行,至脑桥上缘分为左、右大脑后动脉两大终支。

①**椎动脉的主要分支** 包括脊髓前动脉、脊髓后动脉、小脑下后动脉。小脑下后动脉是椎动脉的最大分支,在平橄榄下端附近发出,向后外行经延髓与小脑扁桃体之间,分支分布于小脑下面的后部和延髓后外侧部。该动脉行程弯曲,易发生栓塞,临床上称为延髓外侧综合征(Wallenberg综合征),表现为同侧面部浅感觉障碍、对侧上下肢和躯干的浅感觉障碍(交叉性感觉麻痹)和小脑共济失调等。

②**基底动脉的主要分支**

A. 小脑下前动脉 发自基底动脉起始段,经展神经、面神经、前庭蜗神经的腹侧达小脑下面,供应小脑下部的前份。

B. 迷路动脉 细长,伴随面神经、前庭蜗神经进入内耳道,供应内耳迷路。约80%以上的迷路动脉发自小脑下前动脉。

C. 脑桥动脉 为一些细小的动脉分支,供应脑桥基底部。

D. 小脑上动脉 发自基底动脉的末端处,绕大脑脚向后,供应小脑上部。

E. 大脑后动脉 是基底动脉的终末分支,绕大脑脚向后,沿海马旁回的钩转至颞叶和枕叶的内侧面。皮质支分布于颞叶的内侧面、底面及枕叶,中央支由起始部发出,经后穿质入脑实质,供应背侧丘脑、内侧膝状体、下丘脑、底丘脑等。大脑后动脉起始部与小脑上动脉根部之间有动眼神经穿行,当颅内高压时,海马旁回的钩可移至小脑幕切迹下方,使大脑后动脉向下移位,压迫并牵拉动眼神经,从而导致动眼神经麻痹。

(3) **大脑动脉环(Willis 环)** 由两侧大脑前动脉起始段、两侧颈内动脉末段、两侧大脑后动脉,借前、后交通动脉共同组成。位于脑底下方,蝶鞍上方,环绕视交叉、灰结节及乳头体周围。此环使两侧颈内动脉系与椎-基底动脉系相交通。正常情况下,大脑动脉环两侧的血液不相混合,而是一种代偿的潜在结构。当此环的某一处发育不良或阻塞时,可在一定程度上通过此环使血液重新分配和代偿,以维持脑的血液供应。据统计,国人约48%有大脑动脉环发育不全或异常。不正常的动脉环易出现动脉瘤,大脑前动脉与前交通动脉的连接处是动脉瘤的好发部位。

2. 脊髓的动脉

脊髓的动脉有两个来源,即椎动脉和节段性动脉。椎动脉发出的脊髓前动脉、脊髓后动脉在下行过程中,不断得到颈、胸、腰部动脉发出的节段性动脉分支的补充,以保障脊髓足够的血液供应。

(1) **脊髓前动脉** 由椎动脉末端发出,左、右脊髓前动脉在延髓腹侧合成一干,沿前正中裂下行至脊髓末端。脊髓前动脉行至第5颈椎下方开始有来自节段性动脉分支的补充血液供应。

(2) **脊髓后动脉** 自椎动脉发出向后行,经枕骨大孔出颅后,沿脊髓后外侧沟下行,直至脊髓末端。

(3) **相互联系** 脊髓前、后动脉之间借环绕脊髓表面的吻合支互相交通,形成动脉冠,由动脉冠再发分支进入脊髓内部。脊髓前动脉的分支主要分布于脊髓前角、侧角、灰质连合、后角基部、前索和外侧索。脊髓后动脉的分支则分布于脊髓后角的其余部分和后索。由于脊髓动脉的来源不同,有些节段因两个来源的动脉吻合薄弱,血液供应不够充分,容易使脊髓因缺血而损伤,称为**危险区**,如第1~4胸节(特别是第4胸节)和第1腰节的腹侧面。

十、脑脊液及其循环

1. 脑脊液的产生

脑脊液是充满脑室系统、蛛网膜下隙、脊髓中央管内的无色透明液体,内含各种浓度不等的无机离子、葡萄糖、微量蛋白、少量淋巴细胞等,对中枢神经系统起缓冲、保护、运输代谢产物、调节颅内压等作用。脑脊液主要由脑室脉络丛产生,少量由室管膜上皮和毛细血管产生。

2. 脑脊液循环

侧脑室脉络丛产生的脑脊液经室间孔流至第三脑室,与第三脑室脉络丛产生的脑脊液一起,经中脑导水管流入第四脑室,再汇合第四脑室脉络丛产生的脑脊液一起,经第四脑室正中孔和两个外侧孔流入脑和脊髓周围的蛛网膜下隙,然后脑脊液再沿此隙流向大脑背面的蛛网膜下隙,经蛛网膜粒渗透到硬脑膜窦内回流入血液中。成人脑脊液总量约150ml,处于不断产生、循环、回流的平衡状态。脑脊液循环途径归纳如下:

侧脑室 →(室间孔)→ 第三脑室 →(中脑导水管)→ 第四脑室 →(正中孔及外侧孔)→ 蛛网膜下隙 →(蛛网膜粒)→ 上矢状窦

脑脊液循环

▶ **常考点** 2019年新增考点,往年很少考。

参考答案——详细解答见《2024国家临床执业及助理医师资格考试历年考点精析(上、下册)》

1. ABCDE 2. ABCDE 3. ABCDE 4. ABCDE 5. ABCDE 6. ABCDE

第10章 内分泌系统

▶**考纲要求**

①总论：内分泌系统的组成。②垂体：垂体的形态、位置和分叶。③甲状腺：甲状腺的形态、位置和毗邻，甲状腺动脉与神经的位置关系。

▶**复习要点**

一、内分泌系统的组成

1. 定义

内分泌系统是机体的调节系统，与神经系统相辅相成，共同维持机体内环境的平衡与稳定，调节机体的生长发育和各种代谢活动，并调控生殖，影响各种行为。

2. 组成

内分泌系统由内分泌腺、内分泌组织组成。

(1) **内分泌腺** 内分泌腺的毛细血管丰富，无导管，分泌物称为**激素**。激素直接进入血液循环，作用于特定的靶器官。人体的内分泌腺包括垂体、甲状腺、甲状旁腺、肾上腺、松果体、胸腺、生殖腺等。内分泌腺的结构和功能活动有明显的年龄变化。

(2) **内分泌组织** 以细胞团分散于机体的器官或组织内，如胰内的胰岛、卵巢内的卵泡和黄体、睾丸内的间质细胞等。内脏和脉管等系统的许多器官也兼具有内分泌功能。

二、垂体

1. 形态和位置

垂体为一灰红色的椭圆形小体，位于颅底蝶鞍的垂体窝内，借漏斗柄与下丘脑相连，周围被硬脑膜形成的海绵窦包绕。

2. 垂体分部

垂体表面包裹结缔组织被膜，可分为腺垂体、神经垂体两部分。

(1) **腺垂体** 约占垂体重量的70%，又可分为远侧部、结节部、中间部三部分。其中，远侧部最大，中间部位于远侧部和神经部之间，结节部围绕在漏斗周围。

(2) **神经垂体** 约占垂体重量的30%，又可分为神经部和漏斗两部分。漏斗与下丘脑相连，包括漏斗柄和正中隆起。

3. 垂体分叶

(1) **垂体前叶** 腺垂体的远侧部和结节部，合称垂体前叶，能分泌生长激素、促甲状腺激素、促肾上腺皮质激素、促性腺激素。

(2) **垂体后叶** 神经垂体的神经部和腺垂体的中间部，合称垂体后叶。神经垂体能储存和释放抗利尿激素及催产素。抗利尿激素作用于肾远曲小管和集合管，增加对水的重吸收，减少水分由尿排出。催产素有促进子宫收缩、乳腺分泌的功能。

A. 皮质醇　　　　　　B. 泌乳素　　　　　　C. 肾上腺素
D. 血管加压素　　　　E. 促甲状腺激素释放激素

【例1】腺垂体分泌的激素是

【例2】神经垂体储存的激素是(2015、2017,生理学考题)

三、甲状腺

1. 形态

甲状腺是人体最大的内分泌腺,为红褐色腺体,呈H形,由左、右叶和峡部组成。在甲状腺侧叶内侧和甲状腺峡后面,有甲状腺悬韧带连于甲状软骨、环状软骨和气管软骨环,将甲状腺固定于喉和气管壁上。当吞咽时,甲状腺可随喉的活动而上下移动。

2. 位置和毗邻

(1) 位置　甲状腺侧叶位于喉下部和气管颈部的前外侧。左、右侧叶分为前后缘、上下端和前外侧面、内侧面。上端到达甲状软骨中部,下端至第6气管软骨环,后方平对第5~7颈椎高度。甲状腺峡位于第2~4气管软骨环的前方,连接甲状腺左、右侧叶。

(2) 毗邻　甲状腺被气管前筋膜包裹,该筋膜形成甲状腺假被膜(甲状腺鞘);甲状腺的外膜称为真被膜(纤维囊);二者之间的间隙,称为囊鞘间隙,内有疏松结缔组织、血管、神经、甲状旁腺。

3. 甲状腺上动脉与喉上神经的关系

甲状腺上动脉起自颈外动脉起始部,伴喉上神经外支行向前下方,至侧叶上极附近分为前、后两腺支。前腺支沿侧叶前缘下行,分布于侧叶前面,并有分支沿甲状腺峡的上缘与对侧支吻合。后腺支沿侧叶后缘下行,与甲状腺下动脉的升支吻合。该动脉沿途的分支有胸锁乳突肌支、喉上动脉支、环甲肌支。

喉上神经是迷走神经的分支,沿颈内动脉与咽侧壁间下行,在舌骨大角处分为内外两支。内支伴喉上动脉穿甲状舌骨膜入喉,分布于声门裂以上的喉黏膜。外支伴甲状腺上动脉行向前下方,在距甲状腺侧叶上极约1cm处与动脉分开,弯向内侧,分支支配环甲肌及咽下缩肌。

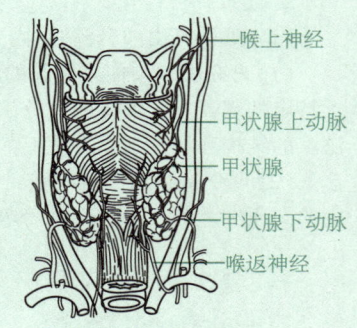

甲状腺的应用解剖

4. 甲状腺下动脉与喉返神经的关系

甲状腺下动脉多起自锁骨下动脉的甲状颈干,沿前斜角肌内侧缘上行,至第6颈椎平面,在颈动脉鞘与椎血管之间弯向内下,近甲状腺侧叶下极再弯向上内,至侧叶后面分为上、下支,分布于甲状腺、甲状旁腺、气管、食管等。喉返神经是迷走神经的分支。左喉返神经勾绕主动脉弓,右喉返神经勾绕右锁骨下动脉,两者均沿气管食管沟上行,至咽下缩肌下缘改名为喉下神经,经环甲关节后方进入喉内,其运动支支配除环甲肌以外的所有喉肌,感觉支分布于声门裂以下的喉黏膜。喉返神经入喉前经过环甲关节后方,故甲状软骨下角可作为寻找喉返神经的标志。

5. 甲状腺最下动脉　甲状腺最下动脉的出现率约10%。可起自头臂干、主动脉弓、右颈总动脉、胸廓内动脉等。沿气管前方上升,达甲状腺峡,参与甲状腺动脉网的组成。

【例3】将甲状腺固定于喉和气管的结构是

A. 甲状腺囊　　　　　B. 甲状腺鞘　　　　　C. 甲状腺悬韧带
D. 甲状腺真被膜　　　E. 甲状腺假被膜

▶ **常考点**　2019年新增考点,往年很少考。

参考答案——详细解答见《2024国家临床执业及助理医师资格考试历年考点精析(上、下册)》

1. ABCDE　　2. ABCDE　　3. ABCDE

第二篇　生物化学

第1章　蛋白质的结构与功能

▶考纲要求

①氨基酸与多肽：氨基酸的结构与分类，肽键与肽链。②蛋白质的结构：一级结构，二级结构，三级和四级结构，蛋白质的分类。③蛋白质结构与功能的关系：一级结构与功能的关系，高级结构与功能的关系。④蛋白质的理化性质：等电点，沉淀和变性。

▶复习要点

一、氨基酸与多肽

1. 氨基酸的结构

（1）**蛋白质的基本结构**　蛋白质的基本组成单位是氨基酸，但不同蛋白质的各种氨基酸含量与排列顺序不同。蛋白质是高分子化合物，可以受酸、碱或蛋白酶作用而水解为游离氨基酸。

（2）**氨基酸的通式**　蛋白质水解生成的天然氨基酸有 20 种，其化学结构式具有一个共同特点，即在连接羧基的 α 碳原子上有一个氨基，故称为 α-氨基酸，其结构式如右图所示。组成天然蛋白质的 20 种氨基酸多属于 L-α-氨基酸。

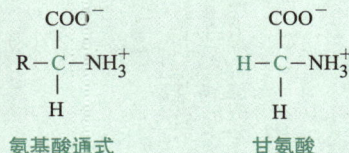

2. 氨基酸的分类

组成人体蛋白质的氨基酸有 20 种，可分为以下 5 类。常考氨基酸特点如下。

(1) 非极性脂肪族氨基酸(7 种)　甘氨酸、丙氨酸、缬氨酸、亮氨酸、异亮氨酸、脯氨酸、甲硫氨酸。

(2) 极性中性氨基酸(5 种)　丝氨酸、半胱氨酸、天冬酰胺、谷氨酰胺、苏氨酸。

(3) 含芳香环的氨基酸(3 种)　苯丙氨酸、酪氨酸、色氨酸。

(4) 酸性氨基酸(2 种)　谷氨酸、天冬氨酸。

(5) 碱性氨基酸(3 种)　赖氨酸、精氨酸、组氨酸。

氨基酸	常考特点
赖氨酸	含两个氨基的氨基酸
谷氨酸、天冬氨酸	含两个羧基的氨基酸
脯氨酸、羟脯氨酸	脯氨酸、羟脯氨酸为亚氨基酸，脯氨酸为容易使肽链走向形成折角的氨基酸
鸟氨酸、同型半胱氨酸	天然蛋白质中不存在的氨基酸
瓜氨酸、精氨酸代琥珀酸	不出现于蛋白质中的氨基酸
色氨酸、酪氨酸	在 280nm 波长处有特征性吸收峰的氨基酸

	氨基酸	同音记忆法
必需氨基酸	苯、蛋、赖、苏、色、亮、异亮、组、缬	笨蛋来宿舍晾一晾足(球)鞋
碱性氨基酸	赖、精、组	拣来精读(碱-赖-精-组)
酸性氨基酸	谷、天冬	三伏天(酸-谷-天)
支链氨基酸	异亮、亮、缬	一两只鞋(异-亮-支-缬)
芳香族氨基酸	酪、苯丙、色	芳香老本色(芳香-酪-苯-色)
一碳单位	丝、色、组、甘	施舍(一根)竹竿(丝-色-组-甘)
含硫氨基酸	半胱、胱、蛋	留帮光蛋(硫-半-胱-蛋)
生酮氨基酸	亮、赖	同样来(酮-亮-赖)
生糖兼生酮氨基酸	异亮、苯丙、酪、色、苏	一本落色书(异-苯-酪-色-苏)

注意:①9版《生物化学》P9:将甲硫氨酸从"极性中性氨基酸"改为了"非极性脂肪族氨基酸"。
②9版《生物化学》P172:将必需氨基酸由8种改为了9种,新增了"组氨酸"。
③赖氨酸是含两个氨基的氨基酸。记忆为赖氨酸就是赖在另一个氨基身边不肯离开的那个氨基酸。
④使肽链走向形成折角的氨基酸是脯氨酸。记忆为只有走向复(脯)杂的氨基酸才能形成折角。
⑤不出现在蛋白质中的氨基酸是瓜氨酸。记忆为不合群(不出现在蛋白质中)的就是寡(瓜)氨酸。

$$^-OOC-CH_2-CH-COO^- \qquad ^-OOC-CH_2-CH_2-CH-COO^- \qquad CH_2-CH_2-CH_2-CH_2-CH-COO^-$$
$$\underset{NH_3^+}{|} \qquad \underset{NH_3^+}{|} \qquad \underset{NH_3^+}{|} \qquad \underset{NH_3^+}{|}$$

天冬氨酸(含两个羧基的氨基酸)　　谷氨酸(含两个羧基的氨基酸)　　赖氨酸(含两个氨基的氨基酸)

【例1】属于酸性氨基酸的是
　　A. 半胱氨酸　　　　　　　　B. 苏氨酸　　　　　　　　C. 苯丙氨酸
　　D. 谷氨酸　　　　　　　　　E. 组氨酸

【例2】蛋白质中对280nm紫外线吸收最强的氨基酸残基是
　　A. 苯丙氨酸　　　　　　　　B. 赖氨酸　　　　　　　　C. 色氨酸
　　D. 谷氨酸　　　　　　　　　E. 丝氨酸

【例3】蛋白质合成后经化学修饰的氨基酸是
　　A. 半胱氨酸　　　　　　　　B. 羟脯氨酸　　　　　　　C. 甲硫氨酸(蛋氨酸)
　　D. 丝氨酸　　　　　　　　　E. 酪氨酸

　　A. 半胱氨酸　　　　　　　　B. 丝氨酸　　　　　　　　C. 蛋氨酸
　　D. 脯氨酸　　　　　　　　　E. 鸟氨酸

【例4】含巯基的氨基酸是
【例5】不存在于人体蛋白质分子中的氨基酸是

3. 肽键与肽链

(1)**肽键**　肽或蛋白质多肽链中连接两个氨基酸的酰胺键,称为**肽键**,由一分子氨基酸的α-氨基与另一分子氨基酸的α-羧基脱去一分子水而生成。

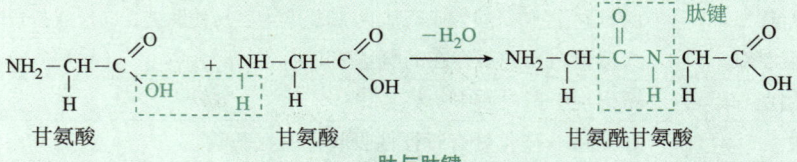

肽与肽键

（2）**肽链** 氨基酸通过肽键相连成肽。两个氨基酸借肽键组成最简单的肽，称为二肽。二肽同样能与另一分子氨基酸缩合成三肽。如此类推，依次生成四肽、五肽……甚至形成多肽。肽链分子中的氨基酸相互衔接形成的长链，称为多肽链。一般而言，由 2~20 个氨基酸相连组成的肽称为寡肽。由更多个氨基酸相连而成的肽称为多肽。多肽链有两端，其游离 α-氨基的一端称为氨基末端或 N-端，游离 α-羧基的一端称为羧基末端或 C-端。每条多肽链中氨基酸残基编号都是从 N-端开始，N-端在左，C-端在右。肽链中的氨基酸分子因脱水缩合而基团不全，称为氨基酸残基。

【例6】多肽链中肽键的本质是
A. 疏水键　　　　　　　　B. 糖苷键　　　　　　　　C. 酰胺键
D. 二硫键　　　　　　　　E. 磷酸二酯键

二、蛋白质的分子结构

蛋白质分子是由许多氨基酸通过肽键相连形成的生物大分子，其分子结构分为一级、二级、三级和四级结构，后三者统称为**高级结构**或**空间构象**。并非所有蛋白质都有四级结构，由一条肽链组成的蛋白质只有一级、二级、三级结构，由两条或两条以上多肽链组成的蛋白质才可能有四级结构。

1. 一级结构

在蛋白质分子中，从 N-端至 C-端的氨基酸排列顺序称为蛋白质的一级结构。一级结构中的主要化学键是肽键。此外，蛋白质分子中所有二硫键的位置也属于一级结构范畴。二硫键由两个半胱氨酸巯基（—SH）脱氢氧化而生成（如下图）。一级结构是蛋白质空间构象和特异生物学功能的基础。

$$^-OOC-CH-CH_2-SH \quad HS-CH_2-CH-COO^- \xrightarrow{-2H} {}^-OOC-CH-CH_2-S-S-CH_2-CH-COO^-$$
$$\quad\quad\quad |\quad\quad\quad\quad\quad\quad\quad\quad\quad\quad | \quad\quad\quad\quad\quad\quad\quad\quad\quad\quad |\quad\quad\quad\quad\quad\quad\quad\quad\quad\quad |$$
$$\quad\quad\;\;^+NH_3\quad\quad\quad\quad\quad\quad\quad\;\; {}^+NH_3 \quad\quad\quad\quad\quad\quad\quad\;\; ^+NH_3\quad\quad\quad\quad\quad\quad\quad\quad\;\; {}^+NH_3$$

　　　半胱氨酸　　　　　　半胱氨酸　　　　　　　　　　　　　　　胱氨酸

胱氨酸和二硫键

2. 二级结构

蛋白质二级结构是指蛋白质分子中某一段肽链的局部空间结构，也就是该段肽链主链骨架原子的相对空间位置，并不涉及氨基酸残基侧链的构象。二级结构的主要形式包括如下几种形式：

（1）**α-螺旋** 是二级结构的主要形式之一，其特点如下。
①多肽链主链围绕中心轴作有规律的螺旋式上升，螺旋的走向为顺时针方向，即所谓的右手螺旋。
②氨基酸侧链伸向螺旋的外侧，每 3.6 个氨基酸残基螺旋上升一圈（即旋转 360°），螺距为 0.54nm。
③α-螺旋的每个肽键的 N—H 和第 4 个肽键的羰基氧形成氢键，氢键的方向与螺旋长轴基本平行。所有肽键中的羰基氧（O）和氨基氢都可形成氢键，以稳固 α-螺旋结构。

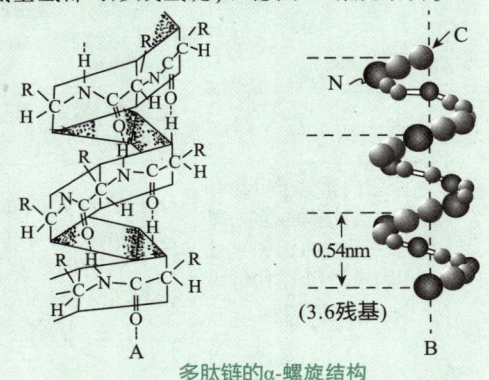

多肽链的 α-螺旋结构

④所有的氨基酸均可参与组成 α-螺旋结构,但以丙氨酸、谷氨酸、亮氨酸和蛋氨酸更常见。

(2)β-折叠 呈折纸状。其特点如下。

①在 β-折叠结构中,多肽链充分伸展,每个肽单元以 C_α 为旋转点,依次折叠成锯齿状结构,氨基酸残基侧链交替位于锯齿状结构的上下方。

②所形成的锯齿状结构一般较短,只含有 5~8 个氨基酸残基。

③一条肽链内的若干肽段的锯齿状结构可平行排列,分子内相距较远的两个肽段可通过折叠而形成相同走向,也可通过回折而形成相反走向,以后者更为稳定。维持 β-折叠的化学键是氢键。

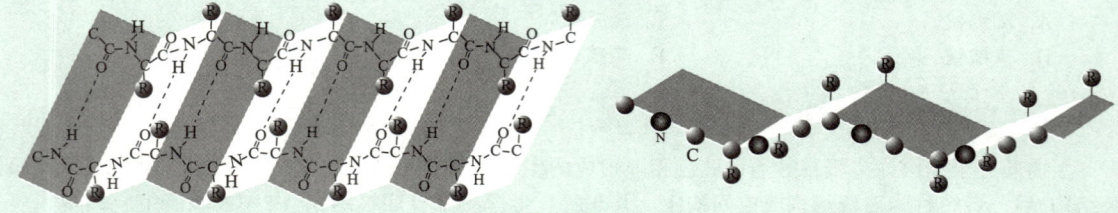

β-折叠

(3)其他 蛋白质二级结构还包括 β-转角、Ω 环等。β-转角常发生在肽链进行 180° 回折的转角上。Ω 环常出现于球状蛋白质分子表面,以亲水残基为主,在分子识别中起重要作用。

3. 三级结构

蛋白质三级结构是指整条肽链中全部氨基酸残基的相对空间位置,也就是整条肽链所有原子在三维空间的排布位置。

肌红蛋白是由 153 个氨基酸残基构成的单链蛋白,含 1 个血红素辅基,能够进行可逆的氧合和脱氧。肌红蛋白分子中 α-螺旋占 75%,构成 A 至 H 8 个螺旋区,两个螺旋区之间有一段无规律卷曲,脯氨酸位于转角处。由于侧链 R 基团的相互作用,多肽链缠绕,形成一个球状分子,球表面有亲水侧链,疏水侧链则位于分子内部,形成一个疏水的"口袋"。血红素位于"口袋"中,它的铁离子通过配位键与组氨酸相连。

4. 四级结构

许多蛋白质有两条或两条以上的多肽链,肽链与肽链之间并不是通过共价键相连,而是由非共价键维系。每一条多肽链都有自己完整的一级、二级和三级结构,称为亚基。亚基与亚基之间特定的三维空间排布和相互作用,称为蛋白质的四级结构。如血红蛋白是由 4 个两种不同的亚基组成的四聚体,具有运输氧和 CO_2 的功能,但单个亚基无生物学活性。

5. 蛋白质分子结构的比较

	一级结构	二级结构	三级结构	四级结构
定义	蛋白质分子中从 N→C 端的氨基酸排列顺序	蛋白质分子中某一段肽链的局部空间结构	整条肽链中所有原子在三维空间的排布位置	蛋白质分子中各亚基间的空间排布
表现形式	肽链	α-螺旋、β-折叠、β-转角、Ω 环	结构模体、亮氨酸拉链、锌指结构、结构域、分子伴侣	亚基
维系键	肽键(主要)二硫键(次要)	氢键	疏水键、盐键、氢键、范德华力	氢键、离子键
意义	一级结构是蛋白质空间构象和特异性功能的基础,但不是决定空间构象的唯一因素	一个蛋白质分子可含有多种二级结构或多个同种二级结构,相邻的 2 个以上的二级结构可协同完成特定的功能	分子量较大的蛋白质常可折叠成多个结构较为紧密的区域,并各行其功能,称为结构域	含有四级结构的蛋白质,单独的亚基一般没有生物学功能

【例7】关于蛋白质二级结构的叙述,正确的是
  A. 氨基酸的排列顺序　　　　B. 每一氨基酸侧链的空间构象　　C. 局部主链的空间构象
  D. 亚基间相对的空间位置　　E. 每一原子的相对空间位置

【例8】维系蛋白质分子中α-螺旋的化学键是
  A. 盐键　　　　　　　　　　B. 疏水键　　　　　　　　　　　C. 氢键
  D. 肽键　　　　　　　　　　E. 二硫键

【例9】维系蛋白质二级结构稳定的主要化学键是
  A. 盐键　　　　　　　　　　B. 氢键　　　　　　　　　　　　C. 疏水作用
  D. 肽键　　　　　　　　　　E. 二硫键

【例10】不属于蛋白质二级结构的是
  A. β-折叠　　　　　　　　　B. Ω环　　　　　　　　　　　　C. 右手螺旋
  D. α-螺旋　　　　　　　　　E. β-螺旋

注意:蛋白质分子的二级结构中,没有β-螺旋的称呼。α-螺旋属于右手螺旋,不要与DNA的右手螺旋结构混淆。无规卷曲为老教材的说法,9版《生物化学》已删除。

6. 蛋白质的分类

(1) **根据组成成分分**　根据蛋白质组成成分可将蛋白质分为单纯蛋白质和缀合蛋白质。前者只含有氨基酸,后者除蛋白质部分外,还含有非蛋白质部分。缀合蛋白质中的非蛋白质部分称为辅基,绝大部分辅基通过共价键方式与蛋白质部分连接。

(2) **根据形状分**　根据蛋白质形状可将蛋白质分为纤维状蛋白质和球状蛋白质两大类。

纤维状蛋白质形似纤维,其分子长轴的长度比短轴长10倍以上,多为结构蛋白质,较难溶于水,作为细胞坚实的支架或连接各细胞、组织和器官的细胞外成分,如胶原蛋白、弹性蛋白、角蛋白等。

球状蛋白质的形状近似于球形或椭圆形,多数可溶于水,许多具有生理学功能的蛋白质如酶、转运蛋白、蛋白质类激素、代谢调节蛋白、基因表达调节蛋白、免疫球蛋白等都属于球状蛋白质。

三、蛋白质结构与功能的关系

1. 蛋白质一级结构与功能的关系

(1) **一级结构是空间构象的基础**　蛋白质一级结构是空间构象的基础,但一级结构并不是决定空间构象的唯一因素。除一级结构外,大多数蛋白质分子的正确折叠还需要其他分子的帮助,这些参与新生肽链折叠的分子,一类是分子伴侣,另一类是折叠酶。

(2) **一级结构是功能的基础**　一级结构相似的蛋白质,其空间构象和功能也相似。如催产素和抗利尿激素都是由9个氨基酸组成的肽,但由于两者N-端第2、7位氨基酸不同,因此两者有不同的生物学功能;由于两者有7个氨基酸相同,因此抗利尿激素有弱的收缩子宫平滑肌的功能。

(3) **蛋白质一级结构的种属差异与分子进化**　从多肽链氨基酸序列可以了解到重要的生物进化信息。对于不同种属来源的同种蛋白质进行一级结构测定和比较,发现存在种属差异。由于物种变化起因于进化,因此同种蛋白质的种属差异可能是分子进化的结果。

(4) **重要蛋白质的氨基酸序列改变可引起分子病**　蛋白质一级结构发生改变影响其功能,称为分子病。如血红蛋白β亚基的第6位氨基酸由谷氨酸转变成缬氨酸后,可导致镰状细胞贫血。但并非一级结构的每个氨基酸都很重要。

【例11】镰状细胞贫血患者,其血红蛋白β链N端第6个氨基酸残基谷氨酸被下列哪种氨基酸代替?
  A. 缬氨酸　　　　　　　　　B. 丙氨酸　　　　　　　　　　　C. 丝氨酸
  D. 酪氨酸　　　　　　　　　E. 色氨酸

记忆:镰刀的作用是割谷(**谷**)子,割累了,就歇(**缬**)会儿——**镰**状细胞贫血→**谷**氨酸→**缬**氨酸。

2. 蛋白质高级结构与功能的关系

体内蛋白质所具有的特定空间构象都与其发挥特殊的生理功能有着密切的关系。例如角蛋白含有大量α-螺旋结构,与富有角蛋白组织的坚韧性并富有弹性直接相关;而丝心蛋白分子中含有大量β-折叠结构,致使蚕丝具有伸展和柔软的特性。

(1)**血红蛋白的空间构象变化与功能** 血红蛋白(Hb)是含有血红素辅基的蛋白质,具有4个亚基,每个亚基结构中间有一个疏水局部,可结合1个血红素并携带1分子氧,因此1分子Hb可结合4分子氧。成年人红细胞中的Hb主要由两条α肽链和两条β肽链组成($α_2β_2$),α链含141个氨基酸残基,β链含146个氨基酸残基。胎儿期主要为$α_2γ_2$,胚胎期主要为$α_2ε_2$。

Hb能与氧可逆结合,其氧解离曲线呈"S"形。Hb的4条肽链组成4个亚基,各亚基构象变化可影响亚基与氧的结合,血红蛋白的氧解离曲线呈"S"形反映了各亚基间的相互协同作用。

(2)**构象病** 蛋白质空间构象与其功能密切相关。生物体内蛋白质的合成、加工和成熟是一个复杂的过程,其中多肽链的正确折叠对其正确空间构象的形成和功能的发挥至关重要。若蛋白质的折叠发生错误,尽管其一级结构不变,但蛋白质的构象发生改变,仍可影响其功能,严重时可导致疾病的发生,称为**蛋白质构象疾病**。

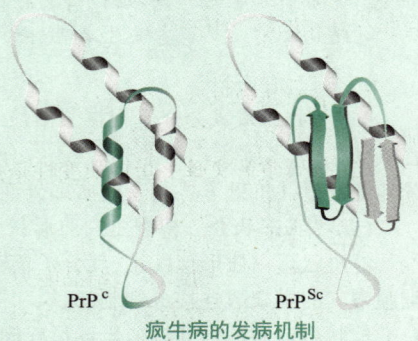

疯牛病的发病机制

疯牛病是由朊病毒蛋白(PrP)引起的一组人和动物神经退行性病变,其致病的生化机制是生物体内正常α-螺旋形式的PrP^c转变成了异常的β-折叠形式的PrP^{Sc}。外源或新生的PrP^{Sc}可以作为模板,通过复杂的机制诱导含α-螺旋的PrP^c重新折叠成为富含β-折叠的PrP^{Sc},并可形成聚体。PrP^{Sc}对蛋白酶不敏感,水溶性差,而且对热稳定,可以相互聚集,最终形成淀粉样纤维沉淀而致病。

【例12】下列有关血红蛋白结构与功能的叙述,错误的是
  A. 含有血红素　　　　　B. 含有4个亚基　　　　C. 有储存O_2的作用
  D. 其氧解离曲线为S形　E. 能与O_2可逆结合

注意:①血红蛋白的主要功能是运输氧(携带氧),肌红蛋白的主要功能是储存氧,不要混淆。
  ②蛋白质一级结构改变可导致分子病,蛋白质高级结构改变可导致构象病。

【例13】下列有关蛋白质结构与功能关系的叙述,错误的是
  A. 变性的核糖核酸酶若其一级结构不受破坏,仍可恢复高级结构
  B. 蛋白质中氨基酸的序列可提供重要的生物进化信息
  C. 蛋白质折叠错误可以引起某些疾病
  D. 肌红蛋白与血红蛋白亚基的一级结构相似,功能也相同
  E. 人血红蛋白β亚基第6个氨基酸的突变,可导致溶血性贫血

【例14】大多数成人血红蛋白中珠蛋白组分是
  A. $α_2ε_2$　　B. $α_2ψ_2$　　C. $α_2γ_2$　　D. $α_2β_2$　　E. $α_2δ_2$

四、蛋白质的理化性质

1. 蛋白质的等电点

(1)**等电点** 蛋白质分子除两端的氨基和羧基可解离外,氨基酸残基侧链中某些基团,在一定的溶液pH条件下都可解离成带负电荷或正电荷的基团。当蛋白质溶液处于某一pH时,蛋白质解离成正、负

离子的趋势相等,即成为兼性离子,净电荷为零,此时溶液的 pH 称为蛋白质的等电点(pI)。溶液的 pH>pI 时,该蛋白质颗粒带负电荷;反之,溶液的 pH<pI 时,该蛋白质颗粒带正电荷。

$$R-CH-COOH \underset{+H^+}{\overset{+OH^-}{\rightleftharpoons}} R-CH-COO^- \underset{+H^+}{\overset{+OH^-}{\rightleftharpoons}} R-CH-COO^-$$

阳离子 pH<pI　　　兼性离子 pH=pI　　　阴离子 pH>pI

蛋白质分子的两性电离特性

(2) **血浆蛋白**　体内蛋白质的等电点各不相同,大多数接近于 pH5.0。所以在人体体液 pH7.4 的环境下,大多数蛋白质解离成<u>阴离子</u>。少数蛋白质含碱性氨基酸较多,其等电点偏碱性,被称为碱性蛋白质,如鱼精蛋白、组蛋白等。也有少量蛋白质含酸性氨基酸较多,其等电点偏酸性,被称为酸性蛋白质,如胃蛋白酶、丝蛋白等。

2. 蛋白质的沉淀和变性

(1) **蛋白质的沉淀**　蛋白质从溶液中析出的现象称为蛋白质沉淀。体外沉淀蛋白质的方法主要有:盐析、重金属离子沉淀、生物碱试剂沉淀、有机溶剂沉淀等。

(2) **蛋白质的变性**　蛋白质变性是指在各种理化因素(加热、加乙醇、强酸、强碱、重金属离子、生物碱试剂等)的作用下,蛋白质的<u>空间构象被破坏</u>,导致其理化性质的改变和生物活性的丧失。

蛋白质变性主要是<u>二硫键</u>和<u>非共价键</u>的破坏,并<u>不涉及</u>一级结构中氨基酸序列的改变。蛋白质变性后,其溶解度<u>降低</u>、黏度<u>增加</u>、结晶能力<u>消失</u>、生物活性丧失、<u>易被蛋白酶水解</u>。

(3) **蛋白质的复性与不可逆性变性**　若蛋白质变性的程度较轻,去除变性因素后,<u>有些</u>(并非全部)蛋白质仍可恢复或部分恢复其原有的构象和功能,称为<u>复性</u>。许多蛋白质变性后,空间构象严重破坏,不能复原,称为<u>不可逆性变性</u>。

(4) **蛋白质的凝固**　蛋白质经强酸、强碱作用发生变性后,仍能溶解于强酸或强碱溶液中,若将 pH 调至等电点,则变性蛋白质立即结成絮状的不溶解物,此絮状物仍可溶解于强酸和强碱中。如再加热,则絮状物可变成比较坚固的凝块,此凝块不易再溶于强酸和强碱中,这种现象称为蛋白质的凝固作用。实际上,凝固是蛋白质变性后进一步发展的不可逆的结果。

(5) **蛋白质的变性、沉淀和凝固的关系**　变性的蛋白质易于沉淀,沉淀的蛋白质不一定变性,凝固的蛋白质一定变性。

注意:①蛋白质变性后——溶液黏度<u>增加</u>、溶解度降低、结晶能力消失、生物活性丧失,易被蛋白酶水解。
②DNA 变性后——溶液黏度<u>降低</u>、DNA 在 260nm 处的吸光度增加(增色效应)。
③蛋白质变性后空间构象被破坏,但一级结构不受影响,部分蛋白质变性后可以复性。
④蛋白质水解时,一级结构被破坏,所有蛋白质水解后均不能复性。

【例15】变性蛋白质的主要特点是
　　A. 不易被蛋白酶水解　　　　B. 分子量降低　　　　　C. 溶解度增加
　　D. 生物学活性丧失　　　　　E. 共价键被破坏

【例16】关于蛋白质变性的说法,错误的是
　　A. 黏度增加　　　　　　　　B. 易于沉淀　　　　　　C. 结晶能力消失
　　D. 肽键断裂　　　　　　　　E. 溶解度降低(2022)

【例17】在一定 pH 缓冲液条件下,蛋白质分子在 SDS-聚丙烯酰胺凝胶电泳中,决定其迁移速度的主要因素是
　　A. 分子形状　　　　　　　　B. 分子电荷　　　　　　C. 分子极性

D. 分子量大小   E. 分子溶解度大小(超纲,2022)

【例18】蛋白质变性后不会发生的理化性质改变是
　　A. 生物学活性丧失   B. 结晶能力增加   C. 黏度增加
　　D. 易被蛋白酶水解   E. 溶解度降低(2023)

▶ **常考点**　　氨基酸的一般特性;蛋白质的分子结构;蛋白质变性及复性。

参考答案——详细解答见《2024国家临床执业及助理医师资格考试历年考点精析(上、下册)》

1. ABCDE　　2. ABCDE　　3. ABCDE　　4. ABCDE　　5. ABCDE　　6. ABCDE　　7. ABCDE
8. ABCDE　　9. ABCDE　　10. ABCDE　　11. ABCDE　　12. ABCDE　　13. ABCDE　　14. ABCDE
15. ABCDE　　16. ABCDE　　17. ABCDE　　18. ABCDE

第2章 核酸的结构与功能

▶ **考纲要求**

①核酸的化学组成:基本单位核苷酸的分子组成,种类(DNA 和 RNA)。②DNA 的结构与功能:碱基组成规律,一级结构,二级结构(双螺旋结构),高级结构,DNA 的功能。③DNA 理化性质及其应用:变性与复性,核酸杂交,紫外光吸收特征。④RNA 结构与功能:mRNA,tRNA,rRNA,其他 RNA。

▶ **复习要点**

一、核酸的化学组成

1. 核酸的分类

核酸是以核苷酸为基本组成单位的生物信息大分子,具有复杂的结构和重要的生物学功能。核酸可分为脱氧核糖核酸(DNA)和核糖核酸(RNA)两类。

	DNA	RNA
名称	脱氧核糖核酸	核糖核酸
分布	细胞核、线粒体	细胞质、细胞核、线粒体
功能	携带遗传信息,决定细胞和个体的遗传型	参与遗传信息的复制和表达
碱基	A、G、C、T	A、G、C、U
戊糖	β-D-$2'$-脱氧核糖	β-D-核糖
核苷酸/脱氧核苷酸	dAMP、dGMP、dCMP、dTMP	AMP、GMP、CMP、UMP

【例1】可承载生物遗传信息的分子结构是
  A. 胆固醇的侧链碳原子　　　B. 脂蛋白的脂质组成　　　C. 氨基酸的侧链基团
  D. 核酸的核苷酸序列　　　　E. 不饱和脂肪酸的双键位置

【例2】储存并传递遗传信息的核酸分子是
  A. DNA　　　　　　　　　　B. mRNA　　　　　　　　　C. tRNA
  D. rRNA　　　　　　　　　　E. siRNA(2023)

2. 基本单位核苷酸的分子组成

(1) **核苷酸的分子组成**　核苷酸是核酸的基本组成单位。核酸由多个核苷酸连接而成,因此又称为多聚核苷酸。组成 DNA 的核苷酸是脱氧核糖核苷酸,组成 RNA 的核苷酸是核糖核苷酸。核酸水解后产生核苷酸,核苷酸水解后产生核苷和磷酸。核苷可进一步水解为戊糖和碱基(如下图)。

```
                    核酸酶              ┌─→ 磷酸
核酸(DNA或RNA) ─────────→ 核苷酸 ──┤                    核苷酶    ┌─→ 碱基(嘌呤和嘧啶)
                                    └─→ 核苷/脱氧核苷 ─────────→ ┤
                                                                └─→ 戊糖(核糖或脱氧核糖)
```

(2) **碱基**　是构成核苷酸的基本组分之一。碱基分为嘌呤和嘧啶两类。组成 DNA 的碱基包括 A(腺嘌呤)、G(鸟嘌呤)、C(胞嘧啶)、T(胸腺嘧啶)。组成 RNA 的碱基包括 A、G、C、U(尿嘧啶)。

(3)**戊糖** 是构成核苷酸的另一基本组分。为了有别于碱基的原子,核糖的碳原子标以 C-1′、C-2′、…、C-5′。DNA 中的核糖为 β-D-2′-脱氧核糖,RNA 中的核糖为 β-D-核糖。

(4)**核苷或脱氧核苷** 碱基与核糖(或脱氧核糖)反应生成核苷(或脱氧核苷)。核糖的 C-1′原子与嘌呤的 N-9 原子(或者嘧啶的 N-1 原子),通过缩合反应形成 β-N-糖苷键。

(5)**核苷酸或脱氧核苷酸** 核苷(或脱氧核苷)C-5′原子上的羟基与磷酸反应,脱水后形成磷酯键,生成核苷酸(或脱氧核苷酸)。根据连接的磷酸基团的数目不同,核苷酸可分为核苷一磷酸(NMP)、核苷二磷酸(NDP)和核苷三磷酸(NTP)。脱氧核苷酸在符号前面再加上"d"以示区别,如 dTMP、dTDP、dTTP 等。

(6)**DNA** 是指多个脱氧核苷酸通过 3′,5′-磷酸二酯键连接成的多聚脱氧核糖核苷酸链。DNA 链的 5′-端是磷酸基团,3′-端是羟基。这条多聚脱氧核糖核苷酸链只能从 3′-端得以延长,因此 DNA 链具有 5′→3′的方向性。

(7)**RNA** 与 DNA 相似,RNA 也是多个核苷酸分子通过 3′,5′-磷酸二酯键连接形成的线性大分子,并且也具有 5′→3′的方向性。它与 DNA 的差别仅在于:①RNA 的糖环是核糖而不是脱氧核糖;②RNA 的嘧啶是胞嘧啶和尿嘧啶,而没有胸腺嘧啶,所以构成 RNA 的四种基本核苷酸是 AMP、GMP、CMP、UMP。

记忆:①上述组成记忆为"核-苷-酸","核"为核糖;"苷"记忆为碱基;"酸"为磷酸。
②核(核糖)+苷(碱基)组成核苷。"核"与"苷"之间的结合键——糖苷键。
③核苷+酸(磷酸)组成核苷酸。"核苷"与"磷酸"之间的结合键——磷酯键。
④多个核苷酸组成核酸,"核苷酸"之间的连接键——3′,5′-磷酸二酯键。

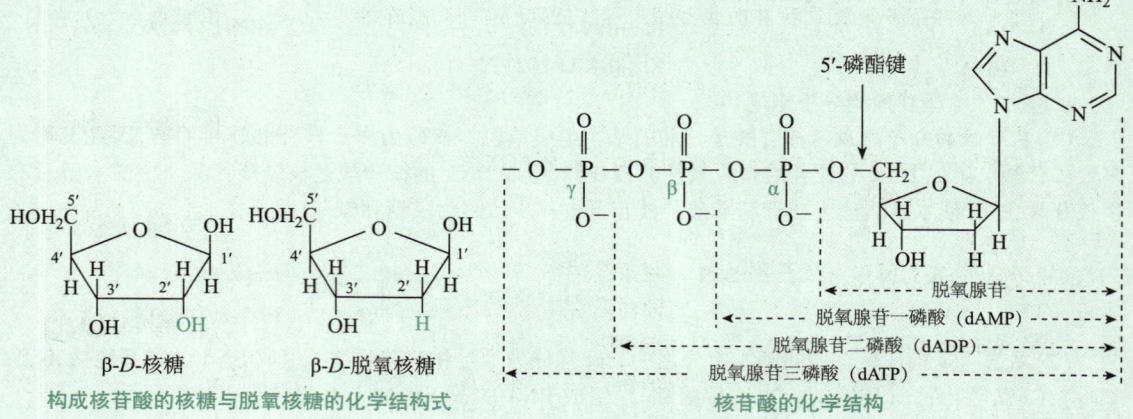

构成核苷酸的嘌呤和嘧啶的化学结构式

构成核苷酸的核糖与脱氧核糖的化学结构式

核苷酸的化学结构

3. 核酸的一级结构

核酸是由许多核苷酸分子通过 3′,5′-磷酸二酯键连接而成,即前一个核苷酸的 3′-羟基与后一个核苷酸的 5′-磷酸缩合而成。核酸的一级结构是指核苷酸或脱氧核苷酸从 5′-端到 3′-端的排列顺序,也就是核苷酸序列。由于核苷酸之间的差异在于碱基不同,因此核酸的一级结构也就是它的碱基序列。核酸分子具有方向性,规定它们的核苷酸或脱氧核苷酸的排列顺序和书写规则均是从 5′-端到 3′-端。

核酸分子中的核糖(或脱氧核糖)和磷酸基团共同构成其骨架结构,但不参与遗传信息的贮存和表达。DNA 和 RNA 对遗传信息的携带和传递,是依靠碱基排列顺序变化而实现的。

【例3】组成多聚核苷酸的骨架成分是
　　A. 碱基与戊糖　　　　　　B. 碱基与磷酸　　　　　　C. 碱基与碱基
　　D. 戊糖与磷酸　　　　　　E. 戊糖与戊糖

【例4】核酸中核苷酸之间的连接方式是
　　A. 2′,3′-磷酸二酯键　　　B. 3′,5′-磷酸二酯键　　　C. 2′,5′-磷酸二酯键
　　D. 1′,5′-糖苷键　　　　　E. 氢键

二、DNA 的结构与功能

1. DNA 碱基组成规律

1952 年,Chargaff 提出了 DNA 四种碱基组成的如下规律,称为 Chargaff 法则。

(1) [A]=[T],[G]=[C]　　在 DNA 分子中,腺嘌呤与胸腺嘧啶的摩尔数相等,鸟嘌呤与胞嘧啶的摩尔数相等,即 [A]=[T],[G]=[C]。并由此引申出:[A]/[T]=[G]/[C];[A]+[G]=[T]+[C]。

(2) DNA 碱基组成的种属特异性　　即不同生物种属的 DNA 碱基组成不同。如人、牛和大肠埃希菌的 DNA 碱基组成的比例是不一样的。

(3) DNA 碱基组成无组织或器官特异性　　即同一个体不同器官、不同组织的 DNA 具有相同的碱基组成。

(4) 生物体内的碱基组成一般不受年龄、生长状况、营养状况和环境因素的影响　　说明每种生物的 DNA 具有各自特异的碱基组成,与生物遗传特性有关。

2. DNA 分子的一级结构

DNA 分子的一级结构是指 DNA 分子中脱氧核苷酸从 5′-端至 3′-端的排列顺序。由于 DNA 分子中核苷酸彼此之间的差别仅见于碱基部分,所以 DNA 的一级结构也指其碱基排列顺序,即 DNA 序列。

3. DNA 的二级结构——DNA 双螺旋结构模型

1953 年,Watson 和 Crick 提出了 DNA 双螺旋结构模型,具有以下特征。

(1) DNA 由两条多聚脱氧核苷酸链组成　　它们围绕着同一螺旋轴形成右手螺旋结构。两条多聚核苷酸链在空间上的走向呈反向平行,一条链的走向为 5′→3′,另一条为 3′→5′。DNA 双螺旋结构的直径为 2.37nm,螺距为 3.54nm。

(2) 核糖和磷酸位于外侧　　由脱氧核糖和磷酸基团构成的亲水性骨架位于双螺旋结构的外侧,而疏水的碱基位于内侧。从外观上,DNA 双螺旋结构的表面存在一个大沟和一个小沟。

(3) DNA 双链之间形成互补碱基对　　两条链的碱基间严格按 A=T (2 个氢键)、G≡C(3 个氢键)配对存在,这种碱基配对关系称为互补碱基对,也称 Watson-Crick 配对。DNA 的两条链则称为互补链,因此 A+G 与 C+T 的比值为 1。碱基对平面与双螺旋结构的螺旋轴垂直。平均而言,每一螺旋有 10.5 个碱基对,每个碱基对之间的相对旋转角度为 36°。

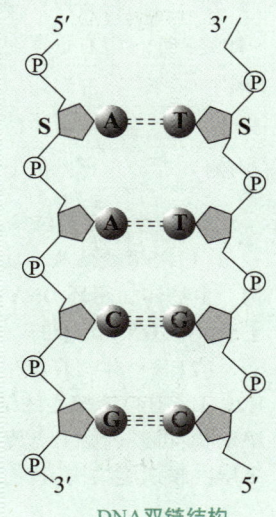

DNA双链结构

每两个相邻的碱基对平面之间的垂直距离为 0.34nm。

(4) **碱基对的疏水作用力和氢键共同维持着 DNA 双螺旋结构的稳定**　相邻的两个碱基对平面在旋进过程中会彼此重叠，由此产生了具有疏水性的碱基堆积力。这种碱基堆积力和互补链之间碱基对的氢键共同维系着 DNA 双螺旋结构的稳定，而且碱基堆积力对于双螺旋结构的稳定更为重要。

【例5】有关 DNA 碱基组成规律的叙述，错误的是
　　A. 适用于不同种属　　　　　B. 主要由腺嘌呤组成　　　　C. 嘌呤与嘧啶分子数相等
　　D. 与遗传特性相关　　　　　E. 不受年龄与营养状态影响

【例6】关于 DNA 碱基组成的叙述，正确的是
　　A. DNA 分子中 A 与 T 的含量不同　　　　B. 同一个体成年期与少年期碱基组成不同
　　C. 同一个体在不同营养状态下碱基组成不同　　D. 同一个体不同组织碱基组成不同
　　E. 不同生物来源的 DNA 碱基组成不同

【例7】DNA 的一级结构是
　　A. 多聚 A 结构　　　　　　B. 核小体结构　　　　　　C. 双螺旋结构
　　D. 三叶草结构　　　　　　E. 核苷酸排列顺序

【例8】维系 DNA 双链间碱基配对的化学键是
　　A. 氢键　　　　　　　　　B. 磷酸二酯键　　　　　　C. 肽键
　　D. 疏水键　　　　　　　　E. 糖苷键

【例9】DNA 聚合链中最稳定的碱基对是
　　A. A—G　　　　　　　　　B. A—T　　　　　　　　　C. G—C
　　D. A—U　　　　　　　　　E. C—U (2022)

记忆：①DNA 双螺旋结构记忆为双链、平行、配对、互补、反向。
②时间一长，碱基互补规律很容易忘掉。其实，利用形象记忆就很简单！同学们仔细观察A═T、G≡C，就会发现：G 和 C 很相似，都是半圆，因此它们就能互补配对。

4. DNA 右手螺旋结构和蛋白质 α 螺旋结构的比较

	DNA 右手螺旋结构	蛋白质 α 螺旋结构
类型	属于 DNA 的二级结构	属于蛋白质的二级结构
概念	为 DNA 两条互补链的线性螺旋形延长	为一条多肽链主链围绕中心轴螺旋式上升
螺旋方向	右手螺旋（顺时针）	右手螺旋（顺时针）
螺距	3.54nm，每周 10.5 对碱基	0.54nm，每周 3.6 个氨基酸残基
外侧	脱氧核糖和磷酸基团骨架位于双链外侧	氨基酸侧链伸向外侧
内侧	碱基位于双链内侧	肽链位于内侧

5. DNA 的高级结构

(1) **超螺旋结构**　DNA 双螺旋进一步盘曲形成更加复杂的结构，称为 DNA 的三级结构，即超螺旋结构。生物体的闭环 DNA 都以超螺旋形式存在，如细菌质粒、某些病毒、线粒体的 DNA 等。线性 DNA 分子或环状 DNA 分子的一条链有缺口时，均不能形成超螺旋结构。

(2) **核小体**　真核生物染色体 DNA 呈线性，其三级结构是 DNA 双链进一步盘绕在以组蛋白（H2A、H2B、H3、H4）为核心的结构表面构成的核小体。核小体是染色质的基本组成单位。许多核小体连接成串珠状，再经过反复盘旋折叠，最后形成染色单体。染色质纤维经过几次卷曲折叠后，DNA 形成复杂的多层次超螺旋结构，其长度大大压缩。

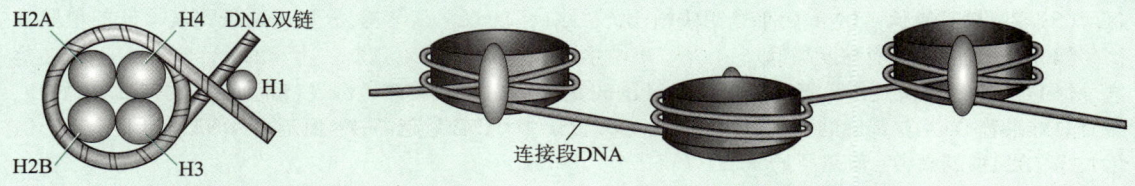

真核生物核小体的组成　　　　　　　　　核小体形成的串珠状结构

(3) DNA 超螺旋结构的生物学意义
①超螺旋 DNA 比松弛型 DNA 更紧密,使 DNA 分子体积变得更小,对其在细胞的包装过程更为有利;
②超螺旋能影响双螺旋的解链程序,因而影响 DNA 分子与其他分子(如酶、蛋白质)之间的相互作用。

6. DNA 的功能
(1) 作为复制和转录的模板　　DNA 是以基因的形式荷载遗传信息,并作为基因复制和转录的模板。
(2) 遗传物质　　DNA 是生命遗传的物质基础,也是个体生命活动的信息基础。

三、DNA 的变性及其应用

1. 核酸的紫外光吸收特征
核酸分子的碱基(嘌呤和嘧啶)都含有共轭双键,在 260nm 紫外波段具有最大吸收峰。利用这一特性,可以对核酸、核苷酸、核苷、碱基进行定性和定量分析。

> 注意:①核酸的嘌呤环和嘧啶环的最大吸收峰在 260nm 附近。
> ②色氨酸、酪氨酸的最大吸收峰在 280nm 附近。
> ③茚三酮反应时,生成的蓝紫色化合物的最大吸收峰在 570nm 处。

2. DNA 的变性
(1) 定义　　某些极端的理化条件(温度、pH、离子强度等)可以断裂 DNA 双链互补碱基对之间的氢键以及破坏碱基堆积力,使一条 DNA 双链解离成为两条单链,这种现象称为 DNA 变性。

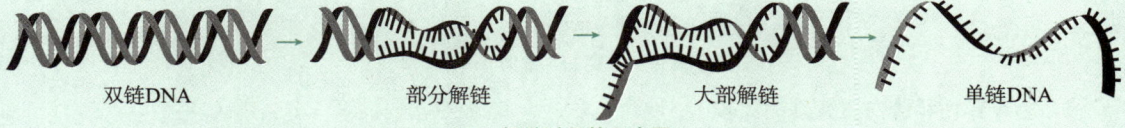

双链DNA　　　　部分解链　　　　大部解链　　　　单链DNA
DNA解链过程的示意图

(2) 变性因素　　加热、加酸或加碱,其中最常用的使 DNA 变性的方法为加热。
(3) 结构变化　　DNA 变性时,维系碱基配对的氢键断裂(并不是多核苷酸链断裂),也就是说不破坏一级结构中脱氧核苷酸的序列。
(4) 吸收值增加　　DNA 变性时,解链过程中,由于更多的共轭双键得以暴露,DNA 在 260nm 处的吸光度随之增加,这种现象称为 DNA 的增色效应。它是监测 DNA 双链是否发生变性的一个最常用指标。

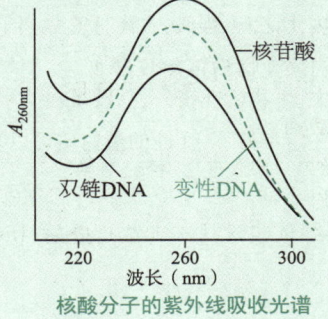

核酸分子的紫外线吸收光谱　　　　　　　　DNA解链曲线

(5)**溶液黏度降低** DNA 变性时,由原来比较"刚硬"的双螺旋结构,分裂成两条比较柔软的单股多核苷酸链,从而引起溶液黏度降低。

(6)T_m **值** T_m 值是指核酸分子内双链解开 50%时的温度,也称解链温度(或熔链温度)。DNA 的 T_m 值与 DNA 长短以及碱基中的 GC 含量有关。DNA 分子中 GC 含量越高,T_m 值越高;DNA 分子越长,T_m 值越大;离子强度越高,T_m 值越高。

3. DNA 的复性

(1)**定义** DNA 的变性是可逆的。在适当条件下,变性的 DNA 两条互补链可重新配对,恢复天然的双螺旋结构,这一现象称为复性。热变性的 DNA 经缓慢冷却后即可复性,这一过程称为退火,退火产生减色效应。DNA 复性后,变性引起的性质改变也得以恢复。

(2)**过程** 复性时,互补链之间的碱基互相配对,这个过程分为两个阶段:①溶液中的单链 DNA 不断地彼此随机碰撞,如果它们之间的碱基序列有互补关系,则两条链经一系列的 GC、AT 配对,产生较短的双螺旋区;②碱基配对区沿着 DNA 分子延伸形成双链 DNA 分子。

4. 核酸杂交

在核酸复性过程中,如果将不同种类的 DNA 单链或 RNA 放在同一溶液中,只要两种单链分子之间存在着一定程度的碱基配对关系,它们就有可能形成杂化双链。这一过程称为核酸分子杂交。不同来源的 DNA 可以杂交,DNA 与 RNA、RNA 与 RNA 之间也可以杂交。

若标记一个已知序列的核酸,通过杂交反应即可确定待测核酸是否含有与之相同的序列。这种标记的核酸称为探针。由此发展起来的分子杂交技术已成为分子生物学研究中不可缺少的基本技术。

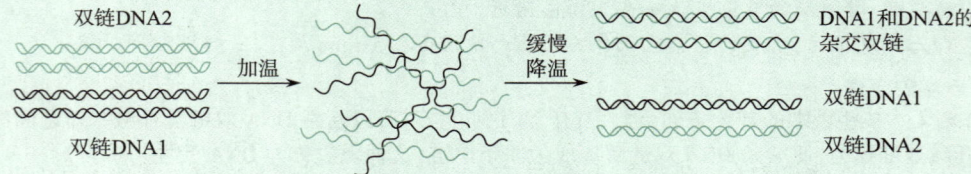

核酸分子复性和杂交的示意图

5. DNA 变性和蛋白质变性的比较

	DNA 变性	蛋白质变性
定义	是指在某些理化因素作用下,DNA 双链的互补碱基对之间的氢键断裂,使 DNA 双螺旋结构松散,成为单链的现象	是指在某些理化因素作用下,蛋白质特定的空间构象被破坏,导致其理化性质改变和生物活性丧失的现象
主要破坏	主要破坏维系双链碱基配对的氢键 不破坏一级结构中核苷酸的序列	主要破坏二硫键和非共价键 不破坏一级结构中氨基酸的序列
变性因素	加热(最常用)、加酸、加碱	加热、加乙醇、强酸、强碱、重金属离子、生物碱试剂
变性后	DNA 变性后,双链解开,DNA 的 A_{260} 增加(DNA 的增色效应),溶液黏度降低	蛋白质变性后溶解度降低、黏度增加、结晶能力消失、生物活性丧失,易被蛋白酶水解
复性	在一定条件下,变性的 DNA 可以复性	在一定条件下,变性的蛋白质可以复性

【例 10】核酸对紫外线的最大吸收峰是

    A. 220nm   B. 230nm   C. 260nm

    D. 280nm   E. 300nm

【例 11】有关 DNA 变性概念的叙述,错误的是

A. 变性时两条链解离　　　　B. 变性时二级结构被破坏　　　C. 变性不伴有共价键断裂
D. 加热可导致变性　　　　　E. 变性后260nm波长吸收不改变

四、RNA 的结构与功能

1. RNA 的种类和功能

	mRNA	tRNA	rRNA
主要功能	作为蛋白质合成的模板	蛋白质合成中作为运载氨基酸的载体	核糖体的组成成分 核糖体是蛋白质合成的场所
比例	占总 RNA 的 2%~5%	占总 RNA 的 15%	占总 RNA 的 80%以上(含量最多)
分子量	大小各异(一般约 10^6)	分子量最小(2800)	差异大[$(0.5~1.0)×10^6$]
二级结构	—(线形单链结构)	三叶草形	花状
结构特点	5'-末端有 m^7GpppN 帽结构，3'-末端有多聚 A 尾结构，带有遗传信息密码	含稀有碱基(DHU、ψ)最多，含 DHU 环、TψC 环、反密码子环、CCA 结构(氨基酸臂)	核糖体大、小亚基的组成为 ①大：5S/5.8S/28S rRNA+蛋白质 ②小：18S rRNA+蛋白质
主要分布	胞核、胞质	胞质	胞质

2. mRNA

信使 RNA(mRNA)是在细胞核内以 DNA 为模板合成的,然后转运至胞质,指导蛋白质的合成。在生物体内,mRNA 的丰度最小,但种类最多,且它们的大小各不相同。在所有 RNA 中,mRNA 的寿命最短。

(1) 真核生物 mRNA 的结构特点

① 5'-端有帽子结构　所谓帽子结构是指大部分真核生物 mRNA 的 5'-端有一反式的 7-甲基鸟嘌呤-三磷酸核苷(m^{7}Gppp),即第 1 个核苷酸都是甲基化鸟嘌呤核苷酸,它以 5'-端三磷酸酯键与第 2 个核苷酸的 5'-端相连,而不是通常的 3',5'-磷酸二酯键。帽子结构中的核苷酸大多数为 7-甲基鸟苷(m^{7}G)。帽子结构的功能是保护 mRNA 免受核酸酶从 5'-端开始对它的降解,并且在翻译中起重要作用。

5'-端非翻译区	编码区 [可读框（ORF）]	3'-端非翻译区
5'-帽结构	密码子	3'-多聚A尾

真核生物mRNA的结构示意图

② 3'-端有多聚 A 尾　大多数真核生物 mRNA 的 3'-端都带有多聚腺苷(poly A)尾结构,其长度为 80~250 个腺苷酸。多聚 A 尾是在 mRNA 转录完成后以无模板的方式添加的,因为在基因的 3'-端并没有多聚腺苷酸序列。目前认为,这种 3'-多聚 A 尾结构和 5'-帽结构共同负责 mRNA 从细胞核内向细胞质的转运、维系 mRNA 的稳定性以及翻译起始的调控。

③ 分子中可能有修饰碱基　主要是甲基化,如 m^{6}A。

④ 模板作用　mRNA 为蛋白质的生物合成提供模板。成熟的 mRNA 分子中有编码区和非编码区。从成熟 mRNA 5'-端起的第一个 AUG(起始密码)至终止密码之间的核苷酸序列,称为 mRNA 的编码区,也称可读框(ORF)。该区域是编码蛋白质多肽链的核苷酸序列。在 mRNA 可读框的两侧,还有非编码序列,5'-端和 3'-端的非编码序列分别称为 5'-非翻译区(5'-UTR)和 3'-非翻译区(3'-UTR)。

⑤ hnRNA→mRNA　真核细胞在细胞核内新生成的 mRNA 的初级产物比成熟 mRNA 大得多,被称为不均一核 RNA(hnRNA)。hnRNA 经过一系列剪接成为成熟的 mRNA。mRNA 的成熟过程中,hnRNA 核苷酸链中的一些片段将不出现在相应 mRNA 中,这些片段称内含子。保留于 mRNA 中的片段称外显子。因此,hnRNA 转变为 mRNA 时,切除了一些片段,保留的片段重新合成 mRNA。

(2) 原核生物 mRNA 的结构特点

① 多顺反子　原核生物 mRNA 往往是多顺反子,即每分子 mRNA 带有几种蛋白质的遗传信息(来自几个结构基因)。在编码区的序列之间有间隔序列,间隔序列中含有核糖体识别、结合部位。在 5'-端和 3'-端也有非编码区。

② 无首尾结构　原核生物 mRNA 的 5'-端无帽子结构,3'-端无多聚 A 尾结构。

③ 无修饰碱基　原核生物 mRNA 一般没有修饰碱基,其分子链不被修饰。

3. tRNA

tRNA 作为氨基酸载体参与蛋白质的合成,是细胞内分子量最小的核酸,长度为 74~95 个核苷酸。

(1) tRNA 含有多种稀有碱基　稀有碱基是指除 A、G、C、U 外的一些碱基,包括 DHU(双氢尿嘧啶)、ψ(假尿嘧啶核苷)、m^7G、m^2A(甲基化的嘌呤)等。tRNA 是含稀有碱基最多的 RNA,稀有碱基占所有碱基的 10%~20%。tRNA 分子中的稀有碱基均是转录后修饰而成的。

(2) tRNA 具有特定的空间结构　tRNA 存在着一些核苷酸序列,能够通过碱基互补配对的原则,形成局部的链内双螺旋结构。在这些局部的双螺旋结构之间的核苷酸序列不能形成互补的碱基对则膨出形成环状或襻状结构,称为茎环结构或发夹结构。由于这些茎环结构的存在,tRNA 的二级结构酷似三叶草的形状。从 5'→3'-端依次为 DHU 环 + 反密码子环 + TψC 环 + 相同的 CCA 结构(记忆为"三环一柄")。

① DHU 环　其功能是识别氨酰-tRNA 合成酶。

② 反密码子环　其功能是识别遗传密码。tRNA 的反密码子环由 7~9 个核苷酸组成。居中的 3 个核苷酸构成一个反密码子,位于反密码子环内。这个反密码子可以通过碱基互补的关系识别 mRNA 的密码子。在蛋白质生物合成中,氨基酰-tRNA 的反密码子依靠碱基互补的方式辨认 mRNA 的密码子,从而正确地运送氨基酸参与肽链的合成。

③ TψC 环　其功能是识别核蛋白体。

④ CCA-OH 结构　所有 tRNA 的 3'-端的最后 3 个核苷酸均为 CCA,这是氨基酸的结合部位,称为氨基酸接纳茎,不同 tRNA 的氨基酸接纳茎结合不同的氨基酸。

⑤ 三级结构　tRNA 的三级结构呈倒"L"形。维系其三级结构主要依赖核苷酸之间的各种氢键。

注意:① 细胞内含量最多的 RNA 是 rRNA,分子量最小的 RNA 是 tRNA,含稀有碱基最多的 RNA 是 tRNA。② tRNA 的一级结构为多核苷酸链,二级结构呈三叶草样,三级结构呈倒"L"形。

4. rRNA

rRNA 是细胞中含量最多的 RNA。它与核糖体蛋白共同组成核糖体,参与蛋白质的合成。

	原核生物核糖体的组成	真核生物核糖体的组成
小亚基	大小为 30S rRNA——16S　　蛋白质 21 种	大小为 40S rRNA——18S　　蛋白质 33 种
大亚基	大小为 50S rRNA——23S、5S　　蛋白质 31 种	大小为 60S rRNA——28S、5.8S、5S　　蛋白质 49 种

tRNA 的结构

【例 12】细胞内含量最丰富的 RNA 是

　A. hnRNA　　　　　　　　B. tRNA　　　　　　　　C. rRNA

　D. miRNA　　　　　　　　E. mRNA

【例 13】维系 mRNA 稳定性的主要结构是

　A. 内含子　　　　　　　　B. 双螺旋结构　　　　　　C. 多聚腺苷酸尾

　D. 三叶草结构　　　　　　E. 茎环结构

【例14】关于真核生物 mRNA 结构的描述,错误的是
　　A. 5′-端保留有特殊的内含子　　B. 3′-端有特殊的"尾"结构　　C. 3′-端存在非翻译序列
　　D. 5′-端有特殊"帽子"结构　　E. 含有开放阅读框架区

【例15】tRNA 分子上 3′-端序列的功能是
　　A. 辨认 mRNA 上的密码子　　B. 剪接修饰作用　　C. 辨认与核糖体结合的组分
　　D. 提供—OH 与氨基酸结合　　E. 提供—OH 与糖类结合

5. 其他 RNA

细胞内还含有多种非编码 RNA,如核内小 RNA(snRNA)参加 mRNA 前体 hnRNA 中内含子的剪接,微小 RNA(miRNA)通过结合于 mRNA 抑制翻译过程或导致 mRNA 降解,因而参与转录后基因表达的调控。

▶ **常考点**　核酸的组成;DNA 双螺旋结构;各种 RNA 的特性。

参考答案——详细解答见《2024 国家临床执业及助理医师资格考试历年考点精析(上、下册)》

1. ABCDE　　2. ABCDE　　3. ABCDE　　4. ABCDE　　5. ABCDE　　6. ABCDE　　7. ABCDE
8. ABCDE　　9. ABCDE　　10. ABCDE　　11. ABCDE　　12. ABCDE　　13. AECDE　　14. ABCDE
15. ABCDE

第 3 章 酶与酶促反应

▶ **考纲要求**

①酶的催化作用:分子结构与催化作用,酶促反应的特点,酶-底物复合物。②酶的辅因子:维生素与辅酶的关系,辅酶的作用,金属离子的作用。③酶促反应动力学:K_m 和 V_{max} 的概念,最适 pH 和最适温度。④抑制剂与激活剂:不可逆性抑制,可逆性抑制,激活剂。⑤酶活性的调节:别构调节,化学修饰调节,酶原激活,同工酶。⑥核酶:核酶的概念。

▶ **复习要点**

一、酶的催化作用

1. 酶的分子结构与催化作用

(1)酶的分子组成 酶是由活细胞合成、对其特异性底物起高效催化作用的<u>蛋白质</u>,是机体催化各种代谢反应最主要的催化剂。按分子组成不同,酶可分为单纯酶和缀合酶(结合酶)。

①**单纯酶** 是指仅含有蛋白质的酶,如脲酶、某些蛋白酶、淀粉酶、脂肪酶、核酸酶等。

②**结合酶** 是指由酶蛋白和辅因子组成的酶。

	酶蛋白	辅因子
物质成分	蛋白质	非蛋白质
结合特点	一种酶蛋白常与一种辅因子结合形成全酶	一种辅因子可与不同的酶蛋白结合形成不同的全酶
参与反应	催化一定的化学反应	催化不同的化学反应
特性	决定反应的特异性	决定反应的种类和性质

(2)辅因子的分类 辅因子按其与酶蛋白结合的紧密程度及作用特点不同,分为辅酶和辅基。

	辅酶	辅基
生化特性	辅酶与酶蛋白结合疏松 可以用透析或超滤的方法除去	辅基与酶蛋白结合紧密 不能通过透析或超滤的方法将其除去
生化作用	在酶促反应中,辅酶作为底物接受质子或基团后离开酶蛋白,参加另一酶促反应,并将所携带的质子或基团转移出去,或者相反	在酶促反应中,辅基不能离开酶蛋白 一般对热稳定
物质成分	多为小分子有机化合物,如 NAD^+、$NADP^+$	多为金属离子及小分子有机化合物(如 FAD、FMN)

记忆:辅基主要成分为**金属离子+小分子物质**,**不能**离开酶蛋白**独立**存在——记忆为**金鸡太小**,还**不能独立**(金鸡独立)。辅酶则与之相反。

【例 1】辅酶和辅基的差别在于
A. 辅酶为小分子有机物,辅基常为无机物   B. 辅酶与酶共价结合,辅基则不是
C. 经透析方法可使辅酶与酶蛋白分离,辅基则不能   D. 辅酶参与酶反应,辅基则不参与
E. 辅酶含有维生素成分,辅基则不含

【例2】酶促反应中决定酶特异性的是
　　A. 作用物的类别　　　　　　B. 酶蛋白　　　　　　C. 辅基或辅酶
　　D. 催化基团　　　　　　　　E. 金属离子

（3）**酶的活性中心**　是酶分子中能与底物特异地结合并催化底物转变为产物的具有特定三维结构的区域。酶的活性中心是酶分子执行其催化功能的部位。辅酶和辅基往往是酶活性中心的组成成分。酶分子中有许多化学基团，但它们并非都与酶的活性有关，其中一些与酶活性密切相关的基团，称为酶的必需基团。常见的必需基团有丝氨酸残基的羟基、组氨酸残基的咪唑基、半胱氨酸残基的巯基、酸性氨基酸残基的羧基等。有的必需基团位于酶的活性中心内，有的必需基团位于酶的活性中心之外。

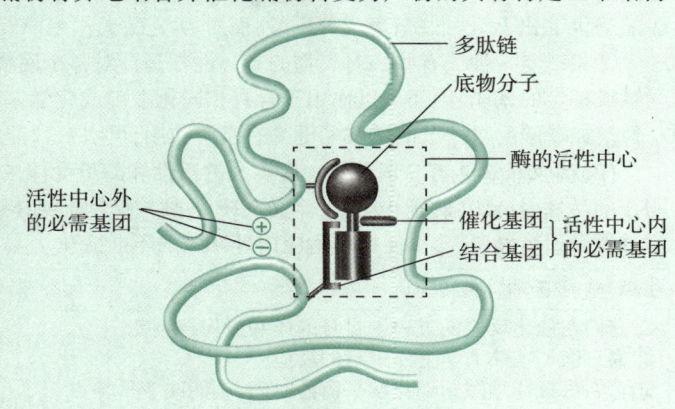

酶的活性中心示意图

①酶活性中心内的必需基团　有结合基团和催化基团之分。
　　A. 结合基团　其作用是识别和结合底物和辅酶，形成酶-底物复合物。
　　B. 催化基团　其作用是影响底物中某些化学键的稳定性，催化底物发生化学反应，进而转变成产物。
②酶活性中心外的必需基团　虽然不直接参与催化作用，却为维持酶活性中心的空间构象和（或）作为调节剂的结合部位所必需。

【例3】酶活性中心外的必需基团的功能是
　　A. 结合多个底物分子　　　　B. 识别与结合辅酶　　　　C. 加快催化反应
　　D. 影响底物化学键的稳定性　E. 维持酶活性中心的空间构象（2022）

2. 酶促反应的特点
酶是一类生物催化剂，遵守一般催化剂的共同规律，但酶也有与一般催化剂不同的特点：

（1）**极高的催化效率**　酶的催化效率通常比非催化反应高 $10^8 \sim 10^{20}$ 倍，比一般催化剂高 $10^7 \sim 10^{13}$ 倍。酶的高效催化性是通过降低反应所需的活化能实现的。这是因为，即使是热力学上允许进行的反应，也只有那些能量较高的活泼分子才有可能进行化学反应。这些能量较高的分子称为活化分子，它们在反应体系中通过分子-分子相互作用从其他分子获能。使分子从基础状态达到活化状态所需要的能量，称为活化能。活化能的高低决定反应体系活化分子的多少，即决定反应速率。欲提高反应速率，可外加能量（如加热），或降低反应所需的活化能。酶可通过降低反应的活化能而加速化学反应速率。

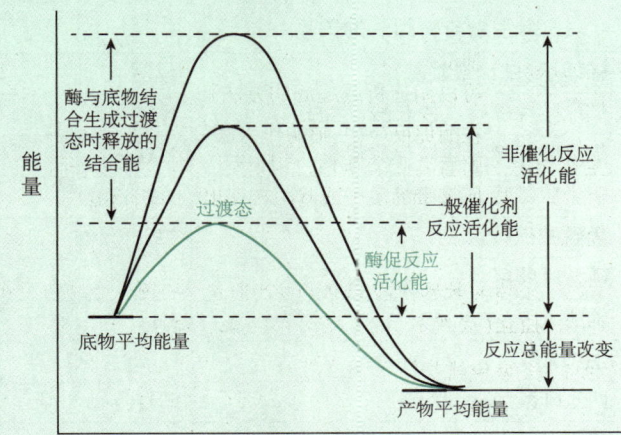

酶促反应活化能的变化

（2）**高度的特异性**　与一般催化剂不同，酶对所催化的底物具有较严格的选择性，即一种酶仅作用于一种或一类化合物，或一定的化学键，催化一定的化学反应并产生一定的产物。

①绝对专一性　有的酶只作用于特定结构的底物分子,进行一种专一的反应,生成一种特定结构的产物。这种特异性称为绝对专一性。如脲酶仅能催化尿素水解生成 CO_2 和 NH_3。有些具有绝对专一性的酶可以区分光学异构体和立体异构体,只能催化一种光学异构体或立体异构体进行反应。例如,乳酸脱氢酶仅催化 L-乳酸脱氢生成丙酮酸,而对 D-乳酸无作用。

②相对专一性　有些酶对底物的专一性不是针对整个底物分子结构,而是针对底物分子中特定的化学键或特定的基团,因而可以作用于含有相同化学键或化学基团的一类化合物,这种选择性称为相对专一性。如磷酸酶对一般的磷酸酯键都有水解作用,可水解甘油或酚与磷酸形成的酯键。

(3) 酶促反应具有可调节性　许多酶的活性和酶量受体内代谢物或激素的调节。例如,磷酸果糖激酶-1 的活性受 AMP 的别构激活,而受 ATP 的别构抑制。机体通过对酶的活性与酶量的调节使得体内代谢过程受到精确调控,以使机体适应内外环境的不断变化。

酶与一般催化剂的共同点	酶促反应的特点
①它们在催化反应的过程中自身的质和量保持不变 ②都只能加速热力学上能进行的反应 ③它们都只能缩短达到化学平衡的时间,不能改变平衡点 ④在可逆反应中,一般既可催化正反应,也可催化逆反应 ⑤酶和一般催化剂加速反应的机制都是降低反应的活化能	①酶促反应具有极高的效率 ②具有高度特异性(绝对特异性、相对特异性) ③酶促反应具有可调节性

【例4】关于体内酶促反应特点的叙述,错误的是
　　A. 具有高催化效率　　　　　　B. 温度对酶促反应速率没有影响
　　C. 可大幅降低反应活化能　　　D. 只能催化热力学上允许进行的反应
　　E. 具有可调节性

3. 酶-底物复合物

酶在发挥催化作用之前,必须先和底物密切结合。这种结合不是锁与钥匙式的机械关系,而是在酶和底物相互接近时,其结构相互诱导、相互变形和相互适应,进而相互结合。这一过程称为酶-底物结合的诱导契合。酶的构象改变有利于酶与底物结合,形成酶-底物中间复合物;底物在酶的诱导下也发生变形,处于不稳定的过渡态,易受酶的催化攻击。过渡态分子和酶活性中心的结构相互吻合。

二、酶的辅因子

1. 维生素与辅因子的关系

辅因子(辅酶或辅基)	缩写	转移的基团	所含维生素
烟酰胺腺嘌呤二核苷酸(辅酶Ⅰ)	NAD^+	H^+、电子	烟酰胺(维生素 PP)
烟酰胺腺嘌呤二核苷酸磷酸(辅酶Ⅱ)	$NADP^+$	H^+、电子	烟酰胺(维生素 PP)
黄素腺嘌呤二核苷酸	FAD	氢原子	维生素 B_2(核黄素)
焦磷酸硫胺素	TPP	醛基	维生素 B_1(硫胺素)
磷酸吡哆醛		氨基	维生素 B_6
辅酶 A	CoA	酰基	泛酸(遍多酸)
生物素		二氧化碳	生物素
四氢叶酸	FH_4	一碳单位	叶酸
辅酶 B_{12}		氢原子,烷基	维生素 B_{12}
硫辛酸		酰基	硫辛酸

【例5】不属于含有 B 族维生素辅酶的是
  A. 磷酸吡哆醛   B. 细胞色素 c   C. 辅酶 A
  D. 四氢叶酸   E. 硫胺素焦磷酸

【例6】下列物质中,不属于 B 族维生素的是
  A. 硫胺素   B. 泛酸   C. 生物素
  D. 抗坏血酸   E. 叶酸

注意: ①B 族维生素包括维生素 B_1(硫胺素)、B_2(核黄素)、B_3(烟酸)、B_5(泛酸、CoA)、B_6(吡哆醇、吡哆醛、吡哆胺)、B_7(生物素)、B_{11}(叶酸、四氢叶酸)、B_{12}(钴胺素)等。
②抗坏血酸为维生素 C。

【例7】转氨酶的辅酶是
  A. 磷酸吡哆醛   B. 焦磷酸硫胺素   C. 生物素
  D. 四氢叶酸   E. 泛酸

2. 辅酶的作用

辅酶在酶促反应中主要是作为电子、质子、基团传递的运载体。如四氢叶酸是一碳单位的载体,辅酶Ⅰ可传递氢和电子。

3. 金属离子的作用

(1)金属离子 金属离子是最常见的辅助因子,约 2/3 的酶含有金属离子。
①金属酶　金属离子与酶结合紧密,提取过程中不易丢失,如羧基肽酶、黄嘌呤氧化酶等。
②金属激活酶　金属离子与酶结合不甚紧密,为可逆性结合,如己糖激酶、肌酸激酶等。

(2)金属离子作为酶的辅助因子的主要作用　①作为酶活性中心的组成部分参与催化反应,使底物与酶活性中心的必需基团形成正确的空间排列,有利于酶促反应的发生;②作为连接酶与底物的桥梁,形成三元复合物;③金属离子还可以中和电荷,减小静电斥力,有利于底物与酶的结合;④金属离子与酶的结合还可以稳定酶的空间构象。

三、酶促反应动力学

1. K_m 和 V_{max} 的概念

(1)米氏方程(Michaelis equation)　酶促反应动力学是研究酶促反应速率及其影响因素的科学。米氏方程是解释酶促反应速率(v)与底物浓度[S]之间关系的方程式:

$$v = \frac{V_{max}[S]}{K_m + [S]}$$

其中,V_{max} 为最大反应速率,[S] 为底物浓度,K_m 为米氏常数。

(2)米氏方程推导过程中的几种特例
①当 [S] 远大于 K_m 时,$v = V_{max}$,即零级反应。
②当 [S] 远小于 K_m 时,$v = \frac{V_{max}}{K_m}[S]$。
③当 $v = \frac{1}{2}V_{max}$ 时,$K_m = [S]$。即 K_m 定义,K_m 等于酶促反应速率为最大速率一半时的底物浓度。

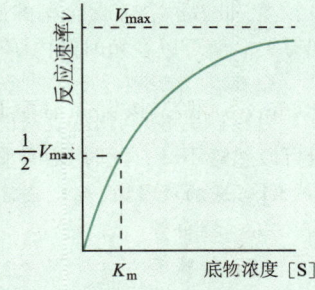

底物浓度对酶促反应速率的影响

(3) K_m 的特点
①K_m 是酶的特征性常数。K_m 的大小并非固定不变,它与酶的结构、底物结构、反应环境的 pH、温度和离子强度有关,而与酶浓度无关。

②一种酶有多种底物时，每种底物下酶的 K_m 值各不相同，所以 K_m 与底物、pH 等有关。

③如有几种底物时，K_m 最小的一种底物叫天然底物。

④对于同一底物，不同的酶有不同的 K_m 值。

⑤K_m 在一定条件下可表示酶对底物的亲和力，K_m 值越小，表示亲和力越大。

(4) V_{max}　　V_{max} 是酶完全被底物饱和时的反应速率，与酶浓度成正比。

2. 最适 pH 和最适温度

(1) **最适 pH**　　酶活性受其所在环境 pH 的影响而有显著差异。通常将酶催化活性最高时反应体系的 pH 称为酶促反应的最适 pH。溶液 pH 偏离最适 pH 时，无论偏酸还是偏碱，都将使酶的活性降低。远离最适 pH 还会使酶变性失活。动物体内多数酶的最适 pH 接近中性，但也有例外，如胃蛋白酶的最适 pH 为 1.8，肝精氨酸酶为 9.8，胰蛋白酶为 7.8。最适 pH 不是酶的特征性常数，它受底物浓度、缓冲液种类与浓度、酶纯度等因素的影响。

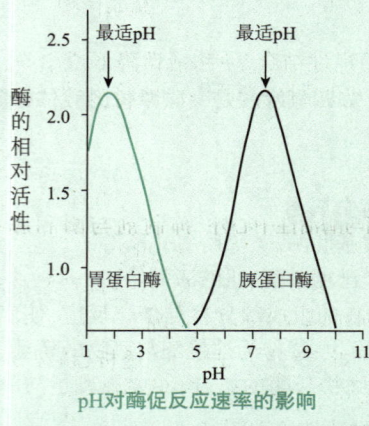
pH对酶促反应速率的影响

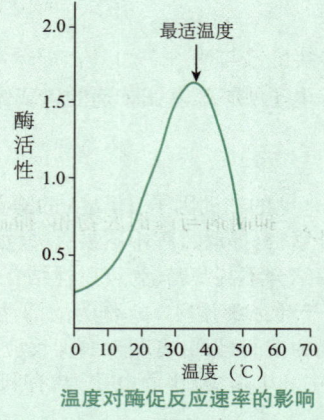
温度对酶促反应速率的影响

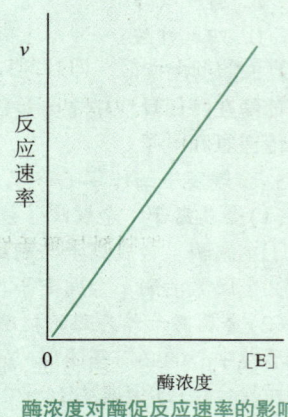
酶浓度对酶促反应速率的影响

(2) **最适温度**　　酶对温度的变化极为敏感，温度对酶促反应速率有双重影响。若自低温开始，逐渐升高温度，则酶促反应速率随之加快；但达到某一温度后，继续升高温度，则酶促反应速率反而下降。这是因为升高温度一方面可加快反应速率，同时也增加酶变性的机会。通常将酶促反应速率最快时反应体系的温度称为酶促反应的最适温度。

人体组织中酶的最适温度多在 35～40℃ 之间。能在较高温度生存的生物，细胞内酶的最适反应温度也较高，如 *Taq* DNA 聚合酶的最适温度为 72℃。酶的最适温度不是酶的特征性常数，它与反应进行的时间有关。酶可以在短时间内耐受较高的温度。相反，延长反应时间，最适温度便降低。

3. 酶浓度对酶促反应速率的影响

当底物足够时，酶浓度对酶促反应速率的影响呈直线关系。若[S]远大于[E]，则反应中[S]的变化量可以忽略不计。此时，随着酶浓度的增加，酶促反应速率增大，两者呈现正比关系。

【例 8】当底物足量时，生理条件下决定酶促反应速率的因素是

　　A. 酶含量　　　　　　　　B. 钠离子浓度　　　　　　　　C. 温度

　　D. 酸碱度　　　　　　　　E. 辅酶含量

【例 9】下列关于酶促反应调节的叙述，正确的是

　　A. 温度越高反应速率越快

　　B. 反应速率不受底物浓度的影响

　　C. 反应速率不受酶浓度的影响

　　D. 在最适 pH 下，反应速率不受酶浓度影响

　　E. 底物饱和时，反应速率随酶浓度增加而增加

四、抑制剂与激活剂

1. 抑制剂

凡能使酶催化活性下降而不引起酶蛋白变性的物质统称为酶的抑制剂。根据抑制剂与酶结合的紧密程度不同,酶的抑制作用分为不可逆性抑制和可逆性抑制。

(1) 不可逆性抑制　抑制剂与酶活性中心上的必需基团形成共价结合,不能用简单透析、超滤等方法予以去除,这一类抑制剂称为不可逆性抑制剂,所引起的抑制作用称为不可逆性抑制作用。

毒物	举例	作用机制	解毒剂
有机磷农药	敌百虫、敌敌畏、乐果、马拉硫磷	抑制胆碱酯酶	阿托品、解磷定
重金属离子	Hg^{2+}、Ag^+、Pb^{2+}、As^{3+}	抑制酶的巯基	二巯基丙醇
化学毒气	路易士气	抑制酶的巯基	二巯基丙醇

(2) 可逆性抑制　抑制剂以非共价键与酶或中间复合物发生可逆性结合,使酶活性降低或消失,应用简单透析、超滤等方法可以去除,这种抑制称为可逆性抑制。可逆性抑制分为竞争性抑制、非竞争性抑制和反竞争性抑制。

	不可逆性抑制作用	竞争性抑制作用	非竞争性抑制作用	反竞争性抑制作用
作用机制	抑制剂与酶活性中心上的必需基团以共价键结合,使酶失活	抑制剂与酶的底物相似,可与底物竞争酶的活性中心,阻碍酶与底物结合成中间产物	抑制剂与酶活性中心外的必需基团结合,不影响酶与底物的结合,底物和抑制剂无竞争关系	抑制剂与酶和底物形成的中间产物结合,使中间产物的量下降
抑制剂的去除方法	不能用透析、超滤方法去除抑制剂	可用透析、超滤方法去除抑制剂	可用透析、超滤方法去除抑制剂	可用透析、超滤方法去除抑制剂
常考例子	有机磷抑制胆碱酯酶 重金属离子抑制巯基 路易士气抑制巯基酶	丙二酸抑制琥珀酸脱氢酶,磺胺药抑制二氢蝶酸合酶	亮氨酸抑制精氨酸酶 哇巴因抑制钠泵 麦芽糖抑制α淀粉酶	苯丙氨酸对胎盘型碱性磷酸酶的抑制
表观 K_m	—(反应终止)	增大	不变	减小
最大速率 V_{max}	—(反应终止)	不变	降低	降低

【例10】有机磷农药中毒的发病机制主要是有机磷抑制了
　　A. 胆碱酯酶　　　　　　B. 葡糖-6-磷酸脱氢酶　　　　C. 细胞色素氧化酶
　　D. 糜蛋白酶　　　　　　E. 乳酸脱氢酶

【例11】关于酶竞争性抑制剂特点的叙述,错误的是
　　A. 抑制剂与底物结构相似　　　　B. 抑制剂与底物竞争酶分子中的底物结合部位
　　C. 当抑制剂存在时,K_m 值变大　　D. 抑制剂恒定时,增加底物浓度,能达到最大反应速率
　　E. 抑制剂与酶共价结合

【例12】非竞争性抑制剂存在时,酶促反应动力学的特点是
　　A. K_m 值增大,V_{max} 不变　　　B. K_m 值降低,V_{max} 不变　　　C. K_m 值不变,V_{max} 增大
　　D. K_m 值不变,V_{max} 降低　　　E. K_m 值和 V_{max} 均降低

2. 激活剂

使酶由无活性变为有活性或使酶活性增高的物质,称为酶的激活剂。激活剂多为金属离子,如 Mg^{2+}、K^+、Mn^{2+} 等;少数为阴离子,如 Cl^- 等;也有许多有机化合物激活剂,如胆汁酸盐等。

大多数金属离子激活剂对酶促反应是不可缺少的,这类激活剂称为必需激活剂,它们与酶、底物或

酶-底物复合物结合参加反应,但不转化为产物。有些激活剂不存在时,酶仍有一定的催化活性,这类激活剂称为非必需激活剂。例如,Cl^-是唾液淀粉酶的非必需激活剂。

【例13】关于酶活性的叙述,正确的是
　　A. 关键酶的活性不易被调节　　B. 缺少氟离子时唾液淀粉酶失去活性
　　C. 多数酶最适 pH 在 8.0　　　D. 25℃时 Taq DNA 聚合酶活性最高
　　E. 酶活性检测可用于疾病的诊断

五、酶活性的调节

1. 别构调节(变构调节)

别构酶是指一些效应剂与关键酶分子活性中心外的某个部位可逆性结合,使酶发生变构而改变其催化活性的一组酶。使酶活性增加的效应剂称别构激活剂,使酶活性减弱的效应剂称别构抑制剂。

别构酶(曾称变构酶)有如下特点:
①其速率方程不符合米氏方程,反应速率与底物浓度的曲线为"S"形(米氏方程为矩形双曲线)。

其速率方程式为 $v = \dfrac{V_{max}[S]^n}{K+[S]^n}$,其中 n 为每个酶分子能结合作用物分子的数目,K 为常数。

②别构酶多是关键酶,催化的反应常是不可逆反应。别构酶在细胞内控制着代谢通路的闸门。
③别构调节可引起酶的构象变化。
④别构酶常由多个亚基组成,但并非有催化亚基和调节亚基,"S"形曲线反映了多个亚基间具有协同作用。
⑤别构调节剂可能是,也可能不是参与反应的辅酶、底物或产物。
⑥别构酶有两个中心,即催化中心和调节中心(并非催化亚基和调节亚基)。
⑦别构调节是酶的快速调节方式之一。

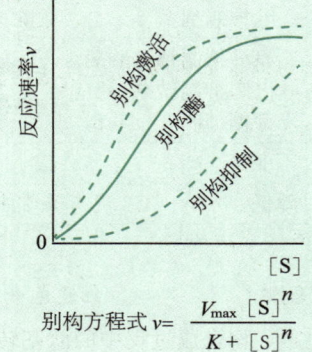

别构方程式 $v = \dfrac{V_{max}[S]^n}{K+[S]^n}$

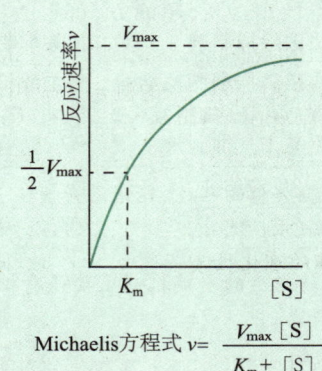

Michaelis方程式 $v = \dfrac{V_{max}[S]}{K_m+[S]}$

2. 化学修饰调节

酶蛋白肽链上的一些基团可与某种化学基团发生可逆的共价结合,从而改变酶的活性,这一过程称为酶的化学修饰(共价修饰)。酶的化学修饰特点包括:
①调节酶所发生的化学修饰有多种形式,如磷酸化和脱磷酸化、乙酰化和脱乙酰化、甲基化和脱甲基化、腺苷化和脱腺苷化、—SH 和—S—S—的互变等,其中以磷酸化修饰最常见。
②化学修饰的酶促反应进行较快,因此是体内酶的快速调节方式之一。
③调节酶在酶催化下所发生的化学修饰是不可逆反应。如果逆向反应,需在另一种酶催化下方可进行。
④酶分子发生化学修饰后或引起亚基(亚单位)的聚合或解聚,或改变酶分子与其他相互作用分子的识别、结合能力,可影响代谢信号通路功能。
⑤此类酶所催化的反应较别构酶广泛,可以是限速反应,也可以是限速反应以外的反应。

⑥因为这类酶发生的化学修饰属于酶促反应,催化效率高,此外一种化学修饰调节的酶常与其他化学修饰酶组合在一起,形成级联反应,所以有放大效应,也使代谢调节变得更加精细、准确。

注意: ①别构调节和化学修饰(共价修饰)都是酶的快速调节。酶的诱导和阻遏是酶的缓慢调节。
②化学修饰调节以调节代谢强度为主,别构调节主要通过影响关键酶而调节代谢变化方向。

3. 酶原激活

(1)概念 有些酶在细胞内合成或分泌时,是无活性的前体,必须在一定条件下,水解一个或几个特定的肽键,致使构象发生变化,表现出酶的活性,这个过程称为酶原的激活。酶原的激活大多是经过蛋白酶的水解作用,去除一个或几个肽段后,导致分子构象改变,从而表现出催化活性。酶原的激活实际上是酶的活性中心形成或暴露的过程。例如,胰蛋白酶原进入小肠后,受肠激酶的作用,第6位赖氨酸残基与第7位异亮氨酸残基之间的肽键断裂,水解掉一个六肽,分子构象发生改变,形成酶的活性中心,从而成为有催化活性的胰蛋白酶。

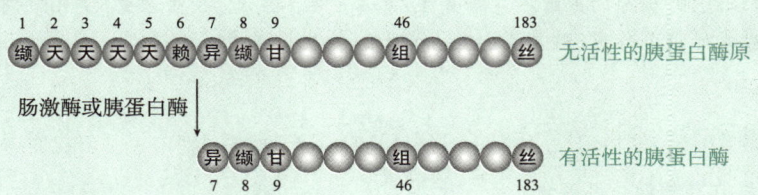

胰蛋白酶原的激活

(2)生理意义 酶原激活具有重要的生理意义:一方面保护细胞本身的蛋白质不受蛋白酶的水解破坏,另一方面保证合成的酶在特定部位和环境中发挥生理作用。如血液中通常存在的凝血酶原不会在血管中引起凝血,只有当出血时,血管内皮损伤暴露的胶原纤维所含的负电荷活化了FⅫ,进而将凝血酶原激活成凝血酶,才能发挥凝血作用,使血液凝固。

4. 同工酶

(1)定义 同工酶是指催化相同化学反应,但酶蛋白的分子结构、理化性质及免疫学性质均不相同的一组酶。

(2)同工酶的测定 同工酶的测定已应用于临床疾病的诊断。如乳酸脱氢酶有5种同工酶,其中LDH_1的含量以心肌最高,LDH_3在骨骼肌含量高,LDH_5在肝脏含量较高。肌酸激酶CK_1在脑组织、CK_2在心肌、CK_3在骨骼肌含量高。利用这些特性可帮助疾病的诊断。

【例14】有关同工酶概念的叙述,错误的是
A. 同工酶的免疫学性质不同　　B. 不同器官的同工酶谱不同　　C. 同工酶常由几个亚基组成
D. 同工酶的理化性质不同　　E. 同工酶催化不同的底物反应

六、核酶

核酶是具有催化活性的RNA,又称催化性RNA。如蛋白质生物合成过程中的肽基转移酶就属于核酶。核酶的发现在理论上和实际应用上均有重大意义。在生命起源理论上,能较好地解释自然界中先有核酸,还是先有蛋白质的问题,对于生命起源和生命进化的研究有着重要的启示;在实践上,由于核酶有内切酶活性,切割位点高度特异,因此,可以用来切割特定的基因转录产物。只要设计时使核酶的配对区碱基与要被其降解的mRNA有合适的配对,就能进行特异切割,从而破坏mRNA,抑制基因表达。这为基因功能研究、病毒感染、肿瘤的治疗提供了一个可行的途径和非常有希望的前景。

常考点 酶的组成及特性;辅酶成分;米氏方程及意义;抑制剂;别构酶。

参考答案——详细解答见《2024国家临床执业及助理医师资格考试历年考点精析(上、下册)》

1. ABCDE　　2. ABCDE　　3. ABCDE　　4. ABCDE　　5. ABCDE　　6. ABCDE　　7. ABCDE
8. ABCDE　　9. ABCDE　　10. ABCDE　　11. ABCDE　　12. ABCDE　　13. ABCDE　　14. ABCDE

第4章 糖代谢

▶ **考纲要求**

①糖的分解代谢:糖酵解和无氧氧化的基本途径、关键酶和生理意义,糖有氧氧化的基本途径、关键酶和生理意义,三羧酸循环的生理意义。②磷酸戊糖途径:关键酶和重要产物,生理意义。③糖原的合成与分解:肝糖原的合成,肝糖原的分解。④糖异生:基本途径和关键酶,生理意义,乳酸循环。⑤血糖及其调节:血糖浓度,激素的调节作用(胰岛素、胰高血糖素、糖皮质激素)。

▶ **复习要点**

一、糖的分解代谢

1. 糖无氧酵解和有氧氧化的区别

	糖的无氧酵解	糖的有氧氧化
氧参与	无	有
最终产物	乳酸	CO_2、H_2O
产生能量	每分子葡萄糖产生2ATP(从糖原开始为3ATP)	每分子葡萄糖产生 30/32ATP
反应部位	胞质	胞质和线粒体
关键酶	3个	7个
生理意义	迅速提供能量;红细胞供能的唯一方式	糖分解的主要方式,绝大多数细胞通过它获能

  A. 糖有氧氧化   B. 糖酵解   C. 2,3-二磷酸甘油酸旁路
  D. 糖异生   E. 磷酸戊糖途径
【例1】供应成熟红细胞能量的主要代谢途径是
【例2】成熟红细胞中,能产生调节血红蛋白运氧功能物质的代谢途径是

2. 糖酵解(糖的无氧氧化)

一分子葡萄糖在细胞质中可裂解为两分子丙酮酸,此过程称为糖酵解。

(1)糖酵解的基本途径 糖酵解分为两个阶段。

第一阶段(葡萄糖分解为丙酮酸) 即葡萄糖→葡糖-6-磷酸⇌果糖-6-磷酸→果糖-1,6-二磷酸⇌磷酸二羟丙酮⇌3-磷酸甘油醛⇌1,3-二磷酸甘油酸⇌3-磷酸甘油酸⇌2-磷酸甘油酸⇌磷酸烯醇式丙酮酸→丙酮酸。

①葡萄糖磷酸化为葡糖-6-磷酸 催化此反应的酶是己糖激酶(肝内为葡糖激酶),由 ATP 提供磷酸根和能量,此反应为不可逆反应。

②葡糖-6-磷酸转变为果糖-6-磷酸 此反应为可逆反应。

③果糖-6-磷酸转变为果糖-1,6-二磷酸 由磷酸果糖激酶-1催化,需要消耗 ATP,为不可逆反应。

④6 碳的果糖-1,6-二磷酸裂解为 3 碳的磷酸二羟丙酮和 3-磷酸甘油醛 后两者可互变,此反应可逆。

⑤3-磷酸甘油醛氧化为 1,3-二磷酸甘油酸 此反应由 3-磷酸甘油醛脱氢酶催化,以 NAD^+ 为辅酶接受氢和电子,生成 1 分子 $NADH+H^+$ 和含 1 个高能磷酸键的 1,3-二磷酸甘油酸。

⑥1,3-二磷酸甘油酸转变为 3-磷酸甘油酸 生成 1 分子 ATP,这是糖酵解过程中第一次产生 ATP 的

反应,此为底物水平磷酸化作用。此反应可逆,逆反应则需消耗 1 分子 ATP。
⑦3-磷酸甘油酸转变为 2-磷酸甘油酸　由变位酶催化,此反应可逆。
⑧2-磷酸甘油酸脱水生成磷酸烯醇式丙酮酸　此反应可逆。
⑨磷酸烯醇式丙酮酸转变为丙酮酸　由丙酮酸激酶催化,有 ATP 生成,此反应不可逆。

第二阶段(丙酮酸还原生成乳酸)
⑩丙酮酸还原生成乳酸　此反应由乳酸脱氢酶催化,所需的氢原子由第⑤步反应所产生的 NADH+H$^+$ 提供。3-磷酸甘油醛脱氢产生的 NADH+H$^+$,在缺氧的情况下,用于还原丙酮酸生成乳酸;在有氧的情况下,进入线粒体氧化供能。

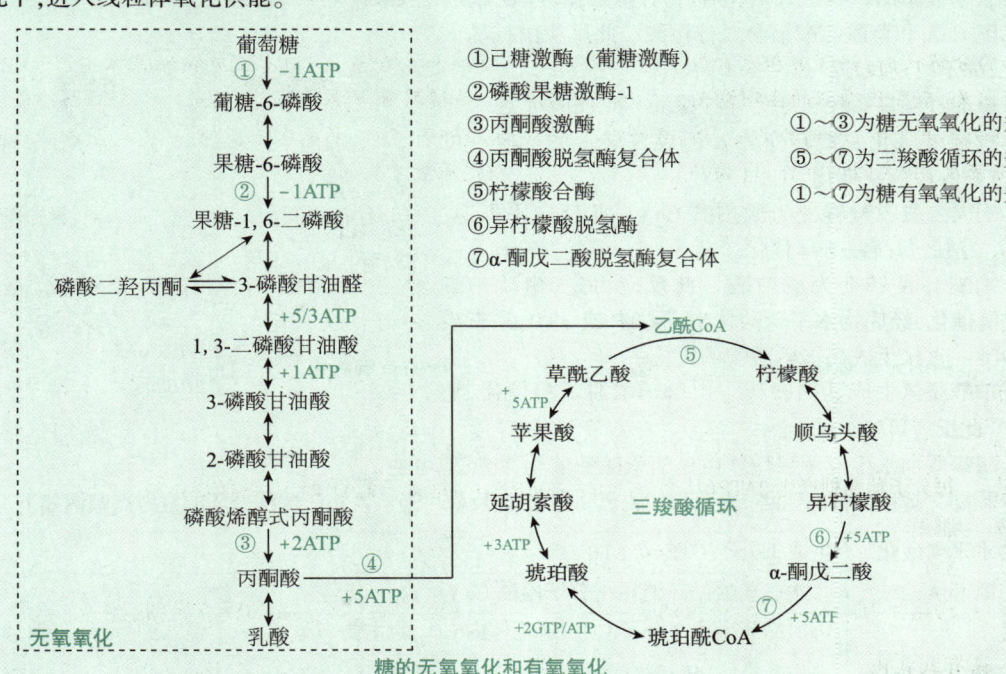

糖的无氧氧化和有氧氧化

注意:①糖酵解途径是指从葡萄糖→丙酮酸的过程,因此糖酵解途径的代谢产物是丙酮酸。
②糖酵解过程是指从葡萄糖→乳酸的过程,因此糖酵解过程的代谢产物是乳酸。

(2) **调节糖酵解的关键酶**　调节糖酵解的关键酶有 3 个,即己糖激酶、磷酸果糖激酶-1 和丙酮酸激酶。
①己糖激酶　是糖酵解的第 1 个关键酶,已发现有 4 种同工酶(Ⅰ~Ⅳ型)。肝细胞中存在的是Ⅳ型,称葡糖激酶,它对葡萄糖的亲和力很低,K_m 为 10mmol/L 左右,而脑己糖激酶的 K_m 为 0.1mmol/L 左右。由于 K_m 为酶的特征性常数,且与亲和力成反比,故脑细胞对葡萄糖的亲和力很高,即使血糖浓度很低时,脑细胞仍可以摄取葡萄糖供能,而肝细胞却不能,这样可保证脑组织在饥饿状态下的能量供给。
②磷酸果糖激酶-1　对调节糖酵解的流量最重要。
③丙酮酸激酶　是糖酵解的第二个重要调节点。

(3) **糖酵解的生理意义**
①最重要的生理意义在于迅速提供能量,这对于肌收缩尤为重要。
②糖酵解是红细胞供能的唯一方式。红细胞没有线粒体,不能进行糖有氧氧化,只能依赖糖酵解供能。
③神经细胞、白细胞、骨髓细胞等代谢极为活跃,即使不缺氧,也常由糖酵解提供部分能量。

【例3】正常细胞糖酵解途径中,利于丙酮酸生成乳酸的条件是
　　A. 缺氧状态　　　　　　　　B. 酮体产生过多　　　　　　　　C. 缺少辅酶

D. 糖原分解过快　　　　　　E. 酶活性降低

3. 糖有氧氧化

葡萄糖在有氧条件下彻底氧化为 CO_2 和水的反应过程，称为糖的有氧氧化。

(1) 基本途径　糖有氧氧化分为三个阶段。

第一阶段　葡萄糖在胞质中循糖酵解途径分解为丙酮酸(同糖无氧氧化的第一阶段)。

第二阶段　丙酮酸由胞质进入线粒体，氧化脱羧生成乙酰 CoA，此反应由丙酮酸脱氢酶复合体催化。

第三阶段　在线粒体内，乙酰 CoA 进入柠檬酸循环被彻底氧化。此循环以乙酰 CoA 和草酰乙酸缩合成含有三个羧基的柠檬酸开始，故称为柠檬酸循环(也称为三羧酸循环)，其反应过程如下：

①乙酰 CoA 和草酰乙酸缩合成柠檬酸　此反应由柠檬酸合酶催化，为不可逆反应。

②柠檬酸经顺乌头酸转变为异柠檬酸　此反应可逆。

③异柠檬酸氧化脱羧转变为 α-酮戊二酸　此反应不可逆，由异柠檬酸脱氢酶催化。

④α-酮戊二酸脱羧转变为琥珀酰 CoA　此反应不可逆，由 α-酮戊二酸脱氢酶复合体催化。

⑤琥珀酰 CoA 转变为琥珀酸　此反应可逆，由琥珀酰 CoA 合成酶催化，经底物水平磷酸化生成 GTP 或 ATP，是三羧酸循环中唯一直接生成高能磷酸键的反应。

⑥琥珀酸脱氢生成延胡索酸　由琥珀酸脱氢酶催化，辅酶是 FAD，此反应可逆。

⑦延胡索酸加水生成苹果酸　由延胡索酸酶催化，此反应可逆。

⑧苹果酸脱氢生成草酰乙酸　由苹果酸脱氢酶催化，此反应可逆。现将三羧酸循环的常考点归纳如下。

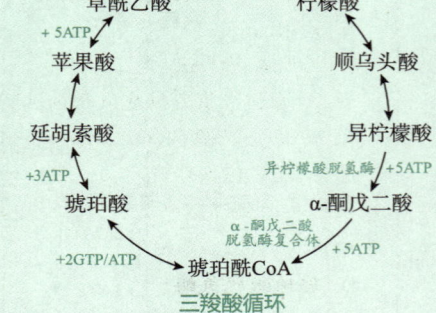

三羧酸循环

1 次底物水平磷酸化	生成 1 分子 GTP 或 ATP
1 分子乙酰 CoA	每次三羧酸循环消耗 1 分子乙酰 CoA
2 次脱羧	每次循环生成 2 分子 CO_2(这是体内 CO_2 的主要来源)
3 个关键酶	柠檬酸合酶、异柠檬酸脱氢酶、α-酮戊二酸脱氢酶复合体
4 次脱氢	3 次脱氢由 NAD^+ 接受，生成 $NADH+H^+$，进入氧化呼吸链产生 3×2.5 ATP 1 次脱氢由 FAD 接受，生成 $FADH_2$，进入氧化呼吸链产生 1.5 ATP
反应部位	线粒体
能量	乙酰 CoA→10ATP；丙酮酸→12.5ATP；葡萄糖→30/32ATP
生理意义	是三大营养物质的最终代谢通路；是糖、脂肪、氨基酸代谢联系的枢纽

(2) 糖有氧氧化的关键酶　共 7 个：己糖激酶、磷酸果糖激酶-1、丙酮酸激酶、丙酮酸脱氢酶复合体、柠檬酸合酶、异柠檬酸脱氢酶、α-酮戊二酸脱氢酶复合体。其中，柠檬酸合酶、异柠檬酸脱氢酶和 α-酮戊二酸脱氢酶复合体为三羧酸循环的关键酶。

(3) 糖有氧氧化的生理意义

①提供能量　为机体的生理活动提供能量。糖在有氧条件下彻底氧化释放的能量远多于糖的无氧氧化。在正常生理条件下，体内大多数组织细胞都要通过此途径获得能量。1mol 葡萄糖在体内经有氧氧化彻底分解，可净生成 30 或 32mol ATP。

②中间产物　糖有氧氧化途径中许多中间代谢产物是体内合成其他物质的原料，故糖有氧氧化与其他物质的代谢密切联系。

③代谢联系　糖有氧氧化途径与糖的其他代谢途径也有密切联系,如糖酵解、磷酸戊糖途径、糖醛酸、果糖、半乳糖的代谢等。

4. 三羧酸循环的生理意义

①三羧酸循环是糖、脂肪、蛋白质三大物质最终氧化的共同途径。

②三羧酸循环是糖、脂肪、某些氨基酸代谢联系和互变的枢纽。

③三羧酸循环是体内产生 CO_2 和能量的主要机制之一。

【例4】下列属于糖酵解途径关键酶的是

　　A. 6-磷酸葡萄糖酶　　　　　　B. 丙酮酸激酶　　　　　　C. 柠檬酸合酶

　　D. 苹果酸脱氢酶　　　　　　　E. 葡糖-6-磷酸脱氢酶

【例5】丙酮酸氧化脱羧生成的物质是

　　A. 丙酰 CoA　　　　　　　　B. 乙酰 CoA　　　　　　　C. 羟甲戊二酰 CoA

　　D. 乙酰乙酰 CoA　　　　　　E. 琥珀酰 CoA

【例6】糖、脂质和氨基酸彻底氧化的共同途径是

　　A. 葡萄糖-丙氨酸循环　　　　B. 柠檬酸-丙酮酸循环　　　C. 鸟氨酸循环

　　D. 甲硫氨酸循环　　　　　　E. 三羧酸循环

【例7】催化三羧酸循环的关键酶是

　　A. 异柠檬酸脱氢酶　　　　　B. 丙酮酸激酶　　　　　　C. 磷酸果糖激酶-1

　　D. 琥珀酸脱氢酶　　　　　　E. 苹果酸脱氢酶(2022)

二、磷酸戊糖途径

1. 关键酶

磷酸戊糖途径的反应主要在胞质中进行,其反应步骤:

葡萄糖──→葡糖-6-磷酸 $\xrightarrow{\text{葡糖-6-磷酸脱氢酶}}$ 6-磷酸葡萄糖酸内酯──→6-磷酸葡萄糖酸──→核酮糖-5-磷酸──→核糖-5-磷酸──→……──→果糖-6-磷酸、3-磷酸甘油醛──→糖酵解途径

总反应式为 $3×G\text{-}6\text{-}P+6NADP^+ \longrightarrow 2×F\text{-}6\text{-}P+3\text{-磷酸甘油醛}+6NADPH+6H^++3CO_2$。

关键酶为葡糖-6-磷酸脱氢酶,主要受 $NADPH/NADP^+$ 的调节(即代谢产物的负反馈调节)。

2. 重要产物

重要中间代谢产物包括 3C、4C、5C、6C、7C 糖,果糖-6-磷酸、3-磷酸甘油醛、核糖-5-磷酸,NADPH 等。

3. 生理意义

(1) 为核酸的生物合成提供核糖　磷酸戊糖途径产生的核糖-5-磷酸可参与核苷酸的合成。

(2) 提供 NADPH 作为供氢体参与多种代谢反应

①NADPH 是体内许多合成代谢的供氢体　如乙酰 CoA 合成脂肪酸、胆固醇;合成非必需氨基酸。

②NADPH 参与体内的羟化反应　如从鲨烯合成胆固醇,从胆固醇合成胆汁酸、类固醇激素等。

③NADPH 用于维持谷胱甘肽的还原状态　还原型谷胱甘肽是体内重要的抗氧化剂,可以保护含巯基的蛋白质或酶免受氧化剂(尤其过氧化物)的损害。对红细胞而言,还原型谷胱甘肽的作用更为重要,可保护红细胞膜的完整性。我国南方地区有些人群的红细胞内缺乏葡糖-6-磷酸脱氢酶,不能经磷酸戊糖途径得到充足的 NADPH,难以使谷胱甘肽保持还原状态,因而表现为红细胞易于破裂,发生溶血性黄疸。这种溶血现象常在食用蚕豆(强氧化剂)后出现,故称为蚕豆病。

【例8】蚕豆病是红细胞葡糖-6-磷酸脱氢酶(G-6-PD)缺乏症患者进食蚕豆或蚕豆制品后诱发的一种急性血管内溶血,其主要机制是体内缺乏

　　A. $NADP^+$　　　　　　　　B. NADPH　　　　　　　　C. NAD^+

D. NADH   E. FAD（2022）

三、糖原合成与分解

糖原是体内糖的储存形式。肝和肌是储存糖原的主要组织器官,但肝糖原和肌糖原的生理意义有很大不同。肌糖原主要供肌收缩的急需;肝糖原则是血糖的重要来源。

1. 肝糖原合成

（1）**合成过程**　由葡萄糖生成糖原的过程称为糖原合成。进入肝的葡萄糖先在葡糖激酶的作用下磷酸化为葡糖-6-磷酸,再转变为葡糖-1-磷酸。葡糖-1-磷酸与尿苷三磷酸（UTP）反应生成尿苷二磷酸葡萄糖（UDPG）。在糖原合酶作用下,UDPG 的葡萄糖基转移到糖原引物上形成糖苷键,使原来的糖原增加 1 个葡萄糖单位。上述反应重复进行,可使糖链不断延长。

（2）**关键酶**　糖原合成的关键酶为糖原合酶,此外还需要分支酶的参与。

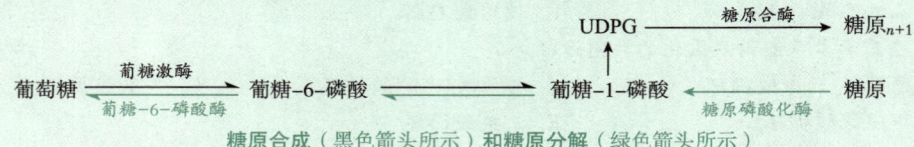

糖原合成（黑色箭头所示）和糖原分解（绿色箭头所示）

2. 肝糖原分解

糖原分解一般指肝糖原分解为葡萄糖。

（1）**分解过程**　在糖原磷酸化酶作用下,从糖原分子上分解下 1 个葡萄糖基,生成葡糖-1-磷酸。葡糖-1-磷酸再转变为葡糖-6-磷酸。经葡糖-6-磷酸酶催化,葡糖-6-磷酸水解成葡萄糖释放入血。

（2）**关键酶**　糖原分解的关键酶是糖原磷酸化酶。

（3）**肌糖原不能补充血糖**　由于葡糖-6-磷酸酶只存在于肝肾组织,不存在于肌肉中,因此肝肾糖原可以补充血糖,但肌糖原不能分解为葡萄糖,只能进行糖酵解或有氧氧化。

3. 肝糖原的合成和分解比较

	肝糖原分解	肝糖原合成
部位	肝	肝
关键酶	糖原磷酸化酶	糖原合酶
关键酶磷酸化后	活性增高	活性降低
关键酶作用的键（主链）	α-1,4 糖苷键	α-1,4 糖苷键
作用于分支的酶	脱支酶（葡聚糖转移酶+α-1,6 葡萄糖苷酶）	分支酶（将 α-1,4 转化为 α-1,6 糖苷键）
是否耗能	否	耗能（1 分子葡萄糖消耗 2ATP）
主要生理作用	维持血糖	储备葡萄糖(能量)

【例 9】直接参与葡萄糖合成糖原的核苷酸是
 A. GTP   B. UTP   C. CTP
 D. FAD   E. NAD$^+$

【例 10】糖原分解得到的最初产物是
 A. UDPG   B. 葡糖-1-磷酸   C. 葡糖-6-磷酸
 D. 葡萄糖   E. 葡糖-1-磷酸及葡萄糖（2023）

【例 11】不能补充血糖的生化过程是
 A. 食物中糖类的消化吸收   B. 肌糖原分解   C. 糖异生

D. 肝糖原分解　　　　　　E. 葡萄糖在肾小管的重吸收

四、糖异生

从非糖化合物转变为葡萄糖或糖原的过程称为糖异生。糖异生原料为乳酸、甘油、生糖氨基酸。

1. 糖异生的关键酶

糖异生途径基本上是糖酵解的逆反应过程。糖酵解途径中大多数反应都是可逆的，但由三个关键酶催化的反应是不可逆的。因此必须通过其他酶的催化，才能越过这三个不可逆反应进行糖异生。

（1）丙酮酸转变为磷酸烯醇式丙酮酸　反应由两步反应组成，分别由丙酮酸羧化酶和磷酸烯醇式丙酮酸羧激酶催化。乳酸、丙氨酸及三羧酸循环的中间产物在进行糖异生时，都需要通过这条通路。

丙酮酸 —丙酮酸羧化酶→ 草酰乙酸 —磷酸烯醇式丙酮酸羧激酶→ 磷酸烯醇式丙酮酸

（2）果糖-1,6-二磷酸转变为果糖-6-磷酸　此反应由果糖二磷酸酶-1催化，从而越过了糖酵解中由磷酸果糖激酶-1催化的第二个不可逆反应。

（3）葡糖-6-磷酸水解为葡萄糖　此反应由葡糖-6-磷酸酶催化，从而越过了糖酵解中由己糖激酶催化的第一个不可逆反应。

由此可见，参与糖异生反应的关键酶有4个，即丙酮酸羧化酶、磷酸烯醇式丙酮酸羧激酶、果糖二磷酸酶-1和葡糖-6-磷酸酶，其中以丙酮酸羧化酶最重要。

2. 糖异生的基本途径

糖异生的基本途径如下图。下图中甘油、乳酸、丙酮酸、生糖氨基酸等为糖异生的原料。

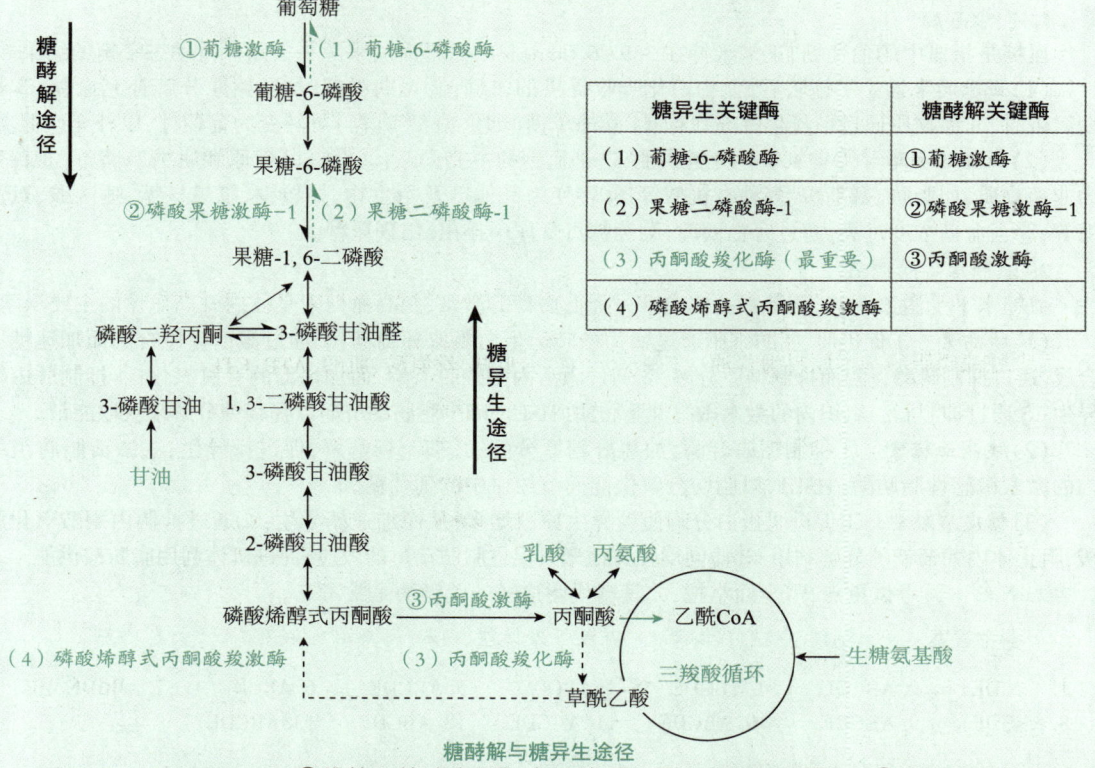

糖酵解与糖异生途径

3. 糖异生的生理意义　①维持血糖浓度的恒定是糖异生最主要的生理作用；②糖异生是补充或恢复肝糖原储备的重要途径；③肾脏糖异生增强有利于维持酸碱平衡。

【例12】催化水解产物为葡萄糖的酶是
　　A. 葡糖-6-磷酸脱氢酶　　　　B. 苹果酸脱氢酶　　　　C. 丙酮酸脱氢酶
　　D. NADH 脱氢酶　　　　　　E. 葡糖-6-磷酸酶

【例13】长期饥饿时,糖异生的生理意义之一是
　　A. 有利于脂肪合成　　　　B. 有利于补充血糖　　　　C. 有利于排钠补钾
　　D. 有利于脂肪酸合成　　　E. 有利于必需氨基酸合成

4. 乳酸循环

（1）循环过程　　肌肉收缩（尤其氧供应不足时）通过糖无氧氧化生成乳酸,乳酸透过细胞膜弥散入血液后,再入肝异生为葡萄糖。葡萄糖释放入血液后又可被肌摄取,由此构成一个循环,称为乳酸循环,也称 Cori 循环。乳酸循环的形成取决于肝和肌组织中酶的特点：在肝组织,糖异生活跃,因**葡糖-6-磷酸酶**活性高,能水解葡糖-6-磷酸,释放葡萄糖。而在肌内,无葡糖-6-磷酸酶,因此肌内乳酸不能异生为糖。

（2）生理意义　　①既能回收乳酸中的能量,又可避免乳酸堆积而引起酸中毒；②乳酸循环是耗能过程,2分子乳酸异生成葡萄糖,消耗 6ATP。

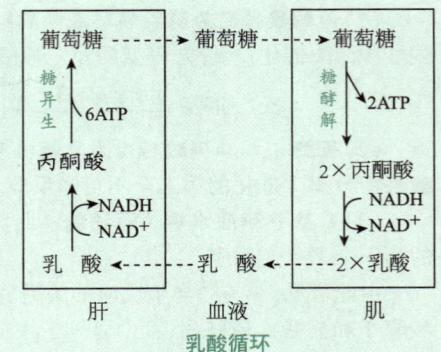

乳酸循环

五、血糖及其调节

1. 血糖浓度

血糖是指血中的葡萄糖,正常维持在 3.9~6.0mmol/L,这是血糖来源与去路保持动态平衡的结果。

（1）**血糖的来源**　　①饱餐后,食物消化吸收提供的血糖；②短期饥饿时,肝糖原分解补充血糖；③长期饥饿时,非糖物质通过糖异生补充血糖；④其他单糖（如果糖、半乳糖）可转变为葡萄糖,以补充血糖。

（2）**血糖的去路**　　①有氧氧化分解供能,这是血糖的主要去路；②合成肝糖原和肌糖原储备；③转变为非糖物质,如脂肪、氨基酸、多种有机酸等；④转变为其他糖及衍生物,如核糖、脱氧核糖、唾液酸、氨基糖等；⑤当血糖浓度过高,超过肾糖阈时,葡萄糖可从尿中排出,出现尿糖。

2. 血糖水平的调节

血糖水平受激素调节,胰岛素是体内唯一降低血糖的激素,胰高血糖素是体内升高血糖的主要激素。

（1）**胰岛素**　　①促进肌、脂肪细胞通过葡萄糖转运蛋白摄取葡萄糖；②通过激活糖原合酶而加速糖原合成,通过抑制磷酸化酶而抑制糖原分解；③通过激活丙酮酸脱氢酶,而加快糖的有氧氧化；④抑制肝内糖异生；⑤通过抑制脂肪组织内的激素敏感性脂肪酶(HSL),减少脂肪动员而以葡萄糖分解来获取能量。

（2）**胰高血糖素**　　①抑制糖原合酶,加速肝糖原分解；②抑制糖酵解,促进糖异生；③激活脂肪组织内的激素敏感性脂肪酶(HSL),以脂肪分解供能而节约血中的葡萄糖。

（3）**糖皮质激素**　　①促进肌蛋白分解使糖异生原料增多,从而加速糖异生；②通过抑制丙酮酸氧化脱羧,阻止体内葡萄糖的分解利用；③协同增强其他激素促进脂肪动员的效应,促进机体利用脂肪酸供能。

▶ **常考点**　　考试重点,需全面掌握,尤其糖代谢途径的关键酶是常考点。

参考答案——详细解答见《2024 国家临床执业及助理医师资格考试历年考点精析（上、下册）》

1. ABCDE　　2. ABCDE　　3. ABCDE　　4. ABCDE　　5. ABCDE　　6. ABCDE　　7. ABCDE
8. ABCDE　　9. ABCDE　　10. ABCDE　　11. ABCDE　　12. ABCDE　　13. ABCDE

第二篇 生物化学
第4章 糖代谢

附：糖代谢全图（包括糖酵解、葡萄糖有氧氧化、糖原合成与分解、糖异生、磷酸戊糖途径）

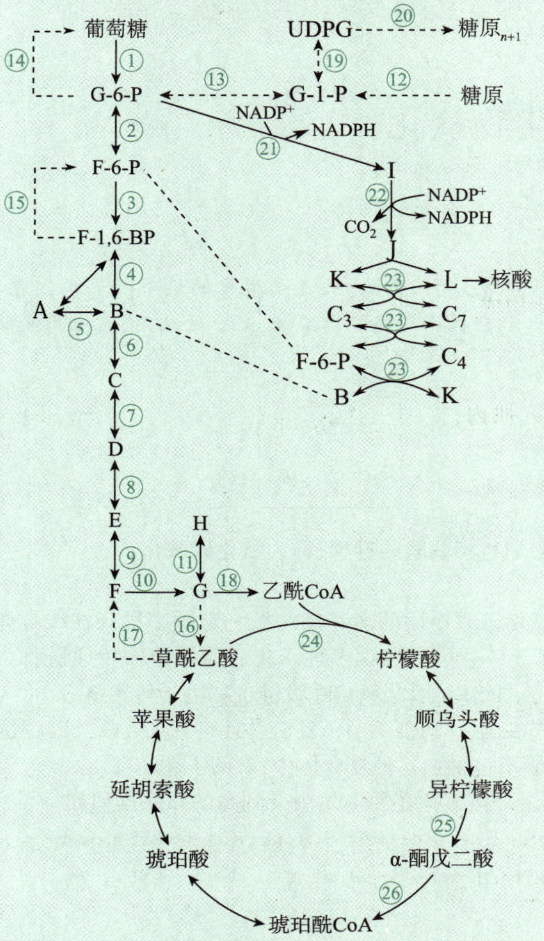

①己糖激酶	⑭葡糖-6-磷酸酶
②磷酸己糖异构酶	⑮果糖二磷酸酶-1
③磷酸果糖激酶-1	⑯丙酮酸羧化酶
④醛缩酶	⑰磷酸烯醇式丙酮酸羧激酶
⑤磷酸丙糖异构酶	⑱丙酮酸脱氢酶复合体
⑥3-磷酸甘油醛脱氢酶	⑲UDPG焦磷酸化酶
⑦磷酸甘油酸激酶	⑳糖原合酶
⑧磷酸甘油酸变位酶	㉑葡糖-6-磷酸脱氢酶
⑨烯醇化酶	㉒5-磷酸葡糖酸脱氢酶
⑩丙酮酸激酶	㉓转酮醇酶
⑪乳酸脱氢酶	㉔柠檬酸合酶
⑫糖原磷酸化酶	㉕异柠檬酸脱氢酶
⑬磷酸葡萄糖变位酶	㉖α-酮戊二酸脱氢酶复合体

A=磷酸二羟丙酮　　　G=丙酮酸
B=3-磷酸甘油醛　　　H=乳酸
C=1,3-二磷酸甘油酸　I=6-磷酸葡糖酸
D=3-磷酸甘油酸　　　J=核酮糖-5-磷酸
E=2-磷酸甘油酸　　　K=木酮糖-5-磷酸
F=磷酸烯醇式丙酮酸　L=核糖-5-磷酸

请对照上图，熟练掌握糖代谢的各反应途径、关键酶及其调节（绿色字为关键酶）：

(1) 糖酵解　葡萄糖—①—②—③—④—⑤—⑥—⑦—⑧—⑨—⑩—⑪—乳酸。

(2) 葡萄糖有氧氧化
葡萄糖—①—②—③—④—⑤—⑥—⑦—⑧—⑨—⑩—丙酮酸—乙酰CoA—三羧酸循环。

(3) 糖原分解　糖原—⑫—G-1-P—⑬—G-6-P。

(4) 糖原合成　葡萄糖—①—G-6-P—⑬—G-1-P—⑲—UDPG—⑳—糖原$_{n+1}$。

(5) 糖异生　糖异生的3个能障，就是糖酵解的3个关键酶催化的不可逆反应，即反应①、③、⑩，因此糖异生的途径大致就是绕过3个能障后的糖酵解逆反应：丙酮酸—⑯—草酰乙酸—⑰—磷酸烯醇式丙酮酸—⑨—⑧—⑦—⑥—⑤—④—F-1,6-BP—⑮—F-6-P—②—G-6-P—⑭—葡萄糖。

(6) 磷酸戊糖途径　G-6-P—㉑—I—㉒—J—K、L—㉓—C₃、C₇—F-6-P、C₄—B、K。
其中产生的F-6-P和3-磷酸甘油醛进入糖酵解途径，产生的NADPH可为机体提供大量氢。
磷酸戊糖途径的总反应式为 $3 \times \text{G-6-P} + 6\text{NADP}^+ \longrightarrow 2 \times \text{F-6-P} + 3\text{-磷酸甘油醛} + 6\text{NADPH} + 6\text{H}^+ + 3\text{CO}_2$。

第 5 章　生物氧化

▶**考纲要求**

①氧化磷酸化：氧化磷酸化的概念，两条呼吸链的组成，ATP 合酶，氧化磷酸化的调节及影响因素，NADH 向线粒体内的转运。②ATP 与其他高能化合物：ATP 循环与高能磷酸键，ATP 的利用，其他高能磷酸化合物。

▶**复习要点**

一、氧化磷酸化

1. 氧化磷酸化的概念

呼吸链电子传递的氧化过程与 ADP 磷酸化、生成 ATP 相偶联的过程，称为氧化磷酸化。

2. 两条呼吸链的组成

(1)**氧化呼吸链的概念**　在氧化呼吸链中，参与氧化还原作用的酶和辅酶按一定顺序排列在线粒体内膜上，起传递氢和电子的作用，分别称递氢体和递电子体。这一包含多种氧化还原组分的传递链称为氧化呼吸链。无论递氢体还是递电子体，都起传递电子的作用，因此氧化呼吸链也称电子传递链。

(2)**组成呼吸链的 4 种酶复合体**　线粒体呼吸链由 4 种酶复合体(复合体Ⅰ~Ⅳ)组成。因泛醌(CoQ)和 Cyt c 与线粒体内膜结合不紧密，极易分离，故不包含在 4 种复合体中，参阅下图。

(3)**两条呼吸链的组成及排列顺序**　氧化呼吸链组分按氧化还原电位由低到高的顺序排列如下。

①NADH 呼吸链　NADH→FMN→Fe-S→Q→Cyt b→Fe-S→Cyt c_1→Cyt c→CuA→Cyt a→Cyt a_3-CuB→O_2。

②$FADH_2$ 呼吸链(琥珀酸氧化呼吸链)　琥珀酸→FAD→Fe-S→Q→Cyt b→Fe-S→Cyt c_1→Cyt c→CuA→Cyt a→Cyt a_3-CuB→O_2。

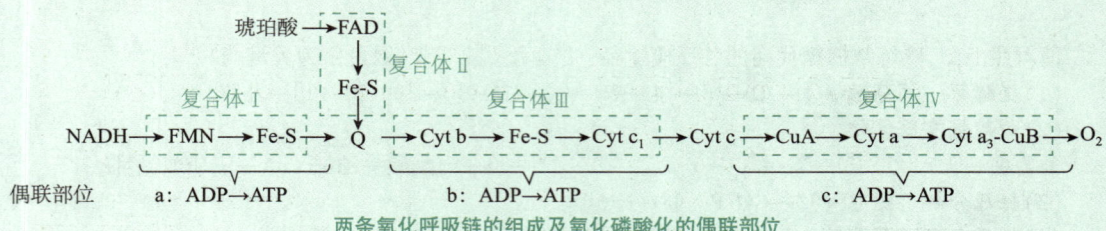

两条氧化呼吸链的组成及氧化磷酸化的偶联部位

记忆：①CoQ(Q)是线粒体中不同底物氧化呼吸链的交会点。②G-6-P 是糖代谢不同途径的交会点。③乙酰 CoA 是糖、脂肪、蛋白质三大物质代谢的交会点。

【例1】琥珀酸氧化呼吸链不含有的组分是

　　A. Cyt b　　　　　　　　　B. CoQ　　　　　　　　　C. FMN

　　D. Cyt c_1　　　　　　　　E. Cyt c

3. 呼吸链氧化磷酸化的偶联部位(大纲不作要求，但常考)

(1)**NADH 氧化呼吸链的 P/O 比值**　NADH 呼吸链共有 3 个氧化磷酸化偶联部位，也就是 3 个产生 ATP 的部位(图中标示为 abc)。一对电子经 NADH 氧化呼吸链传递，P/O 比值约为2.5，即生成 2.5ATP。

(2)琥珀酸氧化呼吸链的 P/O 比值　琥珀酸氧化脱下的 1 对氢,经过 FAD 进入呼吸链,有 2 个氧化磷酸化偶联部位(图中标示为 bc)。一对电子经琥珀酸氧化呼吸链传递,P/O 比值约为 1.5,即生成 1.5ATP。

【例2】呼吸链电子传递过程中可直接被磷酸化的物质是

　　A. CDP　　　　　　　　　　B. ADP　　　　　　　　　　C. GDP
　　D. TDP　　　　　　　　　　E. UDP

4. ATP 合酶

ATP 合酶是由多个亚基组成的复合体,是生物体能量代谢的关键酶。ATP 合酶又称复合体 V,由 F_1(亲水部分)和 F_0(疏水部分)组成,存在于线粒体内膜上,可催化 ADP 磷酸化生成 ATP。

(1)F_1　为线粒体内膜基质侧的蘑菇头状突起,由 $\alpha_3\beta_3\gamma\delta\varepsilon$ 亚基复合体和寡霉素敏感蛋白(OSCP,易与寡霉素结合而失去活性)组成,其功能是催化 ATP 合成。3 个 α、β 亚基间隔排列,形成 αβ 功能单位,像橘子瓣样围绕 γ 亚基形成六聚体。

(2)F_0　嵌于线粒体内膜中,由疏水的 a、b_2、$c_{9\sim12}$ 亚基组成,形成跨内膜质子通道,用于质子的回流。ATP 合酶由 F_1 和 F_0 组装成可旋转的发动机样结构,完成质子回流并驱动 ATP 合成。ATP 合酶转子循环一周生成 3 分子 ATP。实验表明,合成 1 分子 ATP 需要 4 个质子,其中 3 个质子通过 ATP 合酶穿线粒体内膜回流入基质,另 1 个质子用于转运 ADP、Pi 和 ATP。每分子 NADH 经呼吸链传递泵出 $10H^+$,生成约 2.5 分子 ATP,而琥珀酸氧化呼吸链每传递 2 个电子泵出 $6H^+$,生成 1.5 分子 ATP。

5. 氧化磷酸化的调节及影响因素

(1)氧化磷酸化抑制剂　可阻断电子传递链的任何环节,或抑制 ADP 的磷酸化过程,导致 ATP 合成减少。氧化磷酸化抑制剂分为以下三类:

①呼吸链抑制剂　可在特异部位阻断线粒体呼吸链中的电子传递,阻断 ATP 的产生。如鱼藤酮、粉蝶霉素 A、异戊巴比妥等可阻断复合体Ⅰ,从而阻断电子从铁硫中心到泛醌的传递。萎锈灵是复合体Ⅱ的抑制剂。抗霉素 A、黏噻唑菌醇为复合体Ⅲ的抑制剂。CN^-、N_3^- 为复合体Ⅳ的抑制剂。CO 与还原型 Cyt a_3 结合,阻断电子传递给 O_2。如下图所示,标注为"↓"。

②解偶联剂　可使氧化与磷酸化的偶联脱离,电子可沿呼吸链正常传递,但建立的质子电化学梯度被破坏,不能驱动 ATP 合酶来合成 ATP。其作用部位下图标示为"="',如二硝基苯酚(DNP)、新生儿棕色脂肪组织中的解偶联蛋白 1(UCP1)。

③ATP 合酶抑制剂　可同时抑制电子传递及 ADP 磷酸化。如寡霉素、二环己基碳二亚胺(DCCD)均可结合 F_0,阻断 H^+ 从 F_0 质子半通道回流,抑制 ATP 合酶活性。

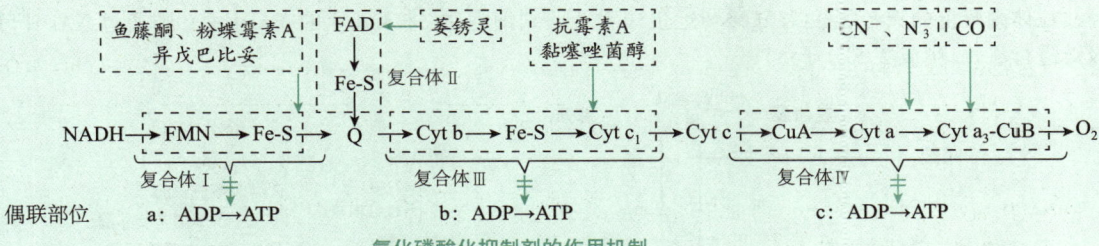

氧化磷酸化抑制剂的作用机制

注意:①CO、CN^-、N_3^- 抑制的是细胞色素 c 氧化酶,而不是细胞色素 c。细胞色素 c 氧化酶即复合体Ⅳ,由 CuA→Cyt a→Cyt a_3-CuB 组成,可见细胞色素 c 氧化酶含有的是 Cyt a_3、a_3,而不是 Cyt c。

②复合体Ⅰ被异戊巴比妥、鱼藤酮、粉蝶霉素 A 抑制——记忆为"一碗鱼粉"。

③复合体Ⅲ被黏噻唑菌醇、抗霉素 A 抑制——记忆为"三联抗菌"。

④解偶联剂为二硝基苯酚——记忆为"解偶联,当然为一分为二"。

(2) **ADP 的调节作用**　机体根据能量需求调节氧化磷酸化速率,从而调节 ATP 的生成量。电子的氧化和 ADP 的磷酸化是氧化磷酸化的根本,通常线粒体中氧的消耗量是被严格调控的,其消耗量取决于 ADP 的含量,因此,ADP 是调节机体氧化磷酸化速率的主要因素。当机体 ATP 浓度降低,ADP 浓度增高时,氧化磷酸化速率加快。

(3) **甲状腺激素的调节作用**　甲状腺激素可促进细胞膜上 Na^+,K^+-ATP 酶的表达,使 ATP 加速分解为 ADP 和 Pi,ADP 浓度增高而促进氧化磷酸化。另外,T_3 可诱导解偶联蛋白基因表达,使氧化释能和产热比率均增加,ATP 合成减少,导致机体耗氧量和产热同时增加,因此甲状腺功能亢进症病人基础代谢率增高。

(4) **线粒体 DNA(mtDNA)突变**　mtDNA 呈裸露的环状双螺旋结构,缺乏蛋白质保护和损伤修复系统,容易受到损伤而发生突变,其突变率远高于核内的基因组 DNA。mtDNA 突变可使 ATP 生成减少。

6. NADH 向线粒体内的转运

在线粒体内生成的 NADH 可直接进入氧化呼吸链进行电子传递。但 NADH 不能自由穿过线粒体内膜,故细胞质中经糖酵解等生成的 NADH 需通过穿梭机制进入线粒体呼吸链才能进行氧化。

(1) **α-磷酸甘油穿梭**　脑、骨骼肌细胞的细胞质 NADH 主要通过此穿梭机制进入线粒体呼吸链进行氧化。细胞质中的 NADH+H$^+$ 在磷酸甘油脱氢酶催化下,将 2H 传递给磷酸二羟丙酮,使其还原成 α-磷酸甘油,后者通过线粒体外膜到达线粒体内膜的膜间隙侧。在线粒体内膜的膜间隙侧结合着磷酸甘油脱氢酶的同工酶,此酶含 FAD 辅基,接受 α-磷酸甘油的 2H 生成 $FADH_2$ 和磷酸二羟丙酮。$FADH_2$ 直接将 2H 传递给泛醌进入氧化呼吸链。由于 $FADH_2$ 将 NADH 携带的一对电子从内膜的膜间隙侧直接传递给 CoQ 进行氧化磷酸化,因此,1 分子的 NADH 经此穿梭能产生 1.5 分子 ATP。

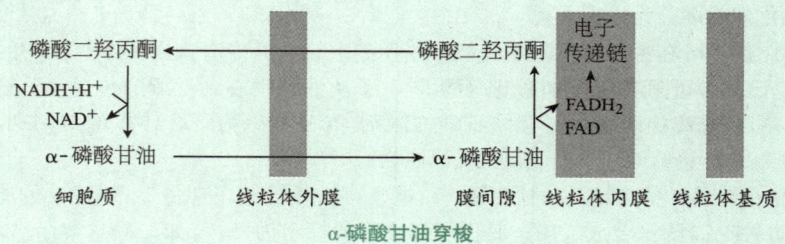

α-磷酸甘油穿梭

(2) **苹果酸-天冬氨酸穿梭**　肝、肾、心肌细胞中主要采用此机制将细胞质 NADH 转运至线粒体呼吸链。细胞质中的 NADH+H$^+$ 使草酰乙酸还原生成苹果酸,苹果酸经过线粒体内膜上的苹果酸-α-酮戊二酸转运蛋白进入线粒体基质后重新生成草酰乙酸,释放 NADH+H$^+$。基质中的草酰乙酸转变为天冬氨酸后经线粒体内膜上的天冬氨酸-谷氨酸转运蛋白重新回到细胞质,进入基质的 NADH+H$^+$ 则通过 NADH 呼吸链进行氧化,生成 2.5 分子 ATP。

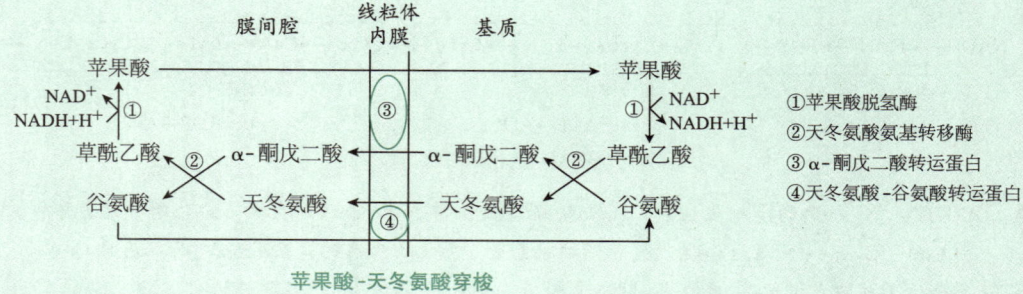

苹果酸-天冬氨酸穿梭

【例 3】不能直接影响细胞内氧化磷酸化的因素是

A. 呼吸链电子传递　　　　　　B. ATP 酶活性　　　　　　C. ADP 水平

D. 细胞内偶联磷酸化　　　　　E. 蛋白激酶的作用(2022)

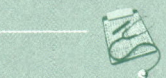

【例4】呼吸链抑制剂鱼藤酮可以抑制电子传递,其抑制对象是
　　A. 复合体Ⅰ　　　　　　　　B. 复合体Ⅱ　　　　　　　　C. 复合体Ⅲ
　　D. 复合体Ⅳ　　　　　　　　E. 复合体Ⅴ(2023)

二、ATP与其他高能化合物

1. ATP循环与高能磷酸键

(1) **高能磷酸键和高能磷酸化合物**　高能磷酸化合物是指水解时能释放较大自由能的含有磷酸基的化合物。通常其释放的标准自由能 $\Delta G > 25 kJ/mol$,并将水解时释放能量较多的磷酸酯键,称为高能磷酸键。三磷酸腺苷(ATP)是体内最重要的高能磷酸化合物。

(2) **ATP循环**　ATP含有两个高能磷酸键,末端磷酸在水解过程中释放能量用于代谢反应,ATP同时转变为ADP。ADP磷酸化又可转变为ATP。这种ATP与ADP的互变过程,称为ATP循环。ATP循环反映了体内能量的释放和储存的关系。电子传递过程中释放的能量使ADP磷酸化是ATP生成的主要方式。

2. ATP的利用

ATP是最重要的高能磷酸化合物,是细胞可以直接利用的最主要能量形式。ATP水解生成ADP和Pi,并释放出能量供机体利用。ATP在体内能量捕获、转移、储存和利用过程中处于中心位置,生物体内能量的生成和利用都以ATP为中心。ATP也可将其高能磷酸键转移给UDP、CDP、GDP,生成相应的UTP、CTP、GTP。UTP可用于糖原合成,CTP可用于磷脂合成,GTP可用于蛋白质合成。

3. 其他高能化合物

一些重要高能化合物包括三磷酸核苷(ATP、GTP、UTP、CTP、TTP)、二磷酸核苷(ADP、GDP、UDP、CDP、TDP)、磷酸肌酸、磷酸烯醇式丙酮酸、乙酰磷酸、乙酰CoA、氨基甲酰磷酸、焦磷酸、1,3-二磷酸甘油酸、葡糖-1-磷酸等。ATP是通用高能磷酸化合物。

　　A. 氧化与磷酸化的偶联　　　B. CO对电子传递的影响　　　C. 能量的储存与利用
　　D. $2H^+$ 与 $1/2 O_2$ 的结合　　E. 乳酸脱氢酶催化的反应

【例5】与ADP和ATP相互转变相关的过程是
【例6】与ATP生成有关的主要过程是

▶**常考点**　　呼吸链;氧化磷酸化的部位;呼吸链抑制剂;高能磷酸化合物。

参考答案——详细解答见《2024国家临床执业及助理医师资格考试历年考点精析(上、下册)》

1. ABCDE　　2. ABCDE　　3. ABCDE　　4. ABCDE　　5. ABCDE　　6. ABCDE

第6章 脂质代谢

▶ **考纲要求**

①脂质的生理功能：储能和供能，生物膜的组成成分，脂质衍生物的调节作用，营养必需脂肪酸。②脂质的消化与吸收：脂肪乳化及消化，甘油一酯合成途径及乳糜微粒。③脂肪的合成代谢：合成的部位，合成的原料，合成的基本途径。④脂肪酸的合成代谢：合成的部位，合成的原料。⑤脂肪的分解代谢：脂肪动员，脂肪酸 β-氧化的基本过程及调节，酮体的生成、利用和生理意义。⑥甘油磷脂代谢：基本结构与分类，合成部位和合成原料。⑦胆固醇代谢：合成部位、原料和关键酶，合成的调节，转化及去路。⑧血浆脂蛋白代谢：血脂及其组成，血浆脂蛋白的分类、代谢及功能，血脂异常。

▶ **复习要点**

一、脂质的生理功能

1. 储能和供能

脂肪的主要作用是储能及氧化供能。此外，还有保持体温、保护内脏、协助脂溶性维生素吸收的功能。

(1) **储能** 脂肪组织中的甘油三酯是主要储能形式，正常人体内的脂肪量可抵抗 2~3 个月的饥饿。

(2) **供能** 甘油三酯是重要的能量来源。正常生理活动所需能量的 17%~25% 由脂肪供给，空腹时机体 50% 以上的能量来自脂肪氧化。1g 甘油三酯彻底氧化可产生 38kJ 能量，而 1g 蛋白质或糖只产生 17kJ 能量。相同重量的甘油三酯产生的代谢能是糖原的 6 倍。因此，脂肪是禁食、饥饿时能量的主要来源。

2. 生物膜的组成成分

生物膜包括细胞膜、细胞器膜、核膜、神经髓鞘等。胆固醇、磷脂、糖脂是生物膜的重要组分。磷脂以双分子层形式构成生物膜的基本结构，其中鞘磷脂是神经髓鞘的主要组分。胆固醇在维持生物膜通透性方面起重要作用。另外，糖脂、脂蛋白也参与构成生物膜，在细胞膜信号转导活动中起着载体和受体的作用。

3. 脂质衍生物的调节作用

①某些脂质衍生物，如前列腺素、血栓烷、白三烯等，在细胞代谢的调节中发挥重要作用。
②胆固醇转化生成的 1,25-$(OH)_2$-D_3，可调节钙磷代谢；转化生成的类固醇激素可参与体内代谢。
③磷脂酰肌醇经磷酸化后再分解可产生甘油二酯和三磷酸肌醇，两者均为重要的第二信使物质。

4. 营养必需脂肪酸

人体内的不饱和脂肪酸主要包括油酸、软油酸、亚油酸、α-亚麻酸和花生四烯酸等。前两种可自身合成，后三种必须由食物提供，称为必需脂肪酸，其中以亚油酸最重要，因亚麻酸和花生四烯酸都可从亚油酸转化而来。而花生四烯酸是前列腺素的前体，因此，必需脂肪酸的缺乏可导致前列腺素(PG)减少。

亚油酸→α-亚麻酸→……→花生四烯酸→PGH_2→$PGF_{2\alpha}$、PGD_2、PGE_2、PGI_2、TXA_2。

记忆：必需脂肪酸包括亚麻酸、花生四烯酸、亚油酸——记忆为炸麻花是要油的(麻→花→亚油)。

【例1】不属于体内脂类正常生理功能的是
    A. 保持体温   B. 传递电子   C. 参与维生素吸收
    D. 构成生物膜   E. 参与信息传递

【例2】每克营养物质供能最高的是
　　A. 糖类　　　　B. 膳食纤维　　　　C. 蛋白质　　　　D. 矿物质　　　　E. 脂类

二、脂质的消化与吸收

1. 脂肪乳化及消化

(1) **脂质消化部位**　膳食中的脂质主要为脂肪(甘油三酯),还有少量磷脂和胆固醇等。由于甘油三酯不溶于水,而消化酶为水溶性物质,因此甘油三酯的消化发生在脂-水界面上。脂质消化部位在小肠上段。

(2) **胃液**　胃液虽含少量脂肪酶,但由于胃液偏酸,脂肪酶几乎不能发挥消化脂肪的活性。

(3) **胆汁**　胆汁中的胆汁酸盐是一种乳化剂,可参与脂类的消化。

(4) **胰液**　胰液中含有胰脂酶、胆固醇酯酶、磷脂酶等,为消化脂类的重要消化液。

	主要作用	作用产物
胆汁酸盐	脂肪乳化剂,使甘油三酯及胆固醇酯乳化为细小微团	乳化微团
胰脂酶	特异催化甘油三酯1、3位酯键水解	2-甘油一酯+2分子脂肪酸
辅脂酶	不具有脂酶活性,但具有与甘油三酯及胰脂酶结合的结构域	胰脂酶的辅因子
磷脂酶A_2	催化磷脂2位酯键水解	脂肪酸+溶血磷脂
胆固醇酯酶	促进胆固醇酯水解	脂肪酸+胆固醇

2. 甘油一酯合成途径及乳糜微粒

经乳化的细小微团可进入肠黏膜细胞,其中的消化产物除短链、中链脂肪酸及甘油可直接循门静脉入肝外,大部分在肠黏膜细胞内被重新酯化。长链脂肪酸与甘油一酯再合成甘油三酯,溶血磷脂吸收后也重新合成磷脂。甘油三酯与少量磷脂、胆固醇及载脂蛋白一起形成乳糜微粒,经淋巴管入血液循环。

小肠黏膜细胞利用脂肪消化产物(甘油一酯)合成脂肪的途径称为甘油一酯途径。

三、脂肪(甘油三酯)的合成代谢

1. 脂肪合成部位

肝、脂肪组织和小肠是合成甘油三酯的主要场所,这些组织细胞的内质网内含有合成甘油三酯的酶。

(1) **肝细胞**　肝细胞能合成脂肪,但不能储存脂肪,其合成的甘油三酯主要与载脂蛋白、磷脂、胆固醇等结合形成脂蛋白,经血液运输至肝外组织利用。营养不良、中毒,以及必需脂肪酸、胆碱、蛋白质缺乏等可引起肝细胞VLDL生成障碍,导致甘油三酯在肝细胞蓄积,发生脂肪肝。

(2) **脂肪细胞**　既可合成甘油三酯,也可储存甘油三酯,作为"能量仓库"供机体禁食或饥饿时利用。

(3) **小肠黏膜细胞**　可利用食物中脂肪消化产物合成甘油三酯,以乳糜微粒形式经淋巴进入血液循环。

(4) **几种物质的合成部位及原料**　大纲均需掌握,归纳总结如下。

	合成部位	合成原料	分解部位	分解产物
甘油三酯	肝、脂肪组织、小肠	甘油、脂肪酸	脂肪组织	游离脂肪酸、甘油
脂肪酸	肝、肾、脑、肺、乳腺、脂肪组织的细胞质	乙酰CoA	除脑外的组织,其中以肝、肌肉最活跃	CO_2+H_2O+ATP
胆固醇	肝、小肠细胞的细胞质和光面内质网膜	乙酰CoA	肝、肾上腺皮质、睾丸、卵巢、皮肤	胆汁酸、类固醇激素、7-脱氢胆固醇
甘油磷脂	全身细胞内质网,其中以肝、肾、肠最活跃	脂肪酸、甘油、胆碱、磷酸盐、丝氨酸	全身组织	随磷脂酶种类而定

2. 脂肪合成原料

甘油三酯的合成原料为甘油及脂肪酸。

(1)甘油　合成甘油三酯的3-磷酸甘油的来源有二：①主要来自糖代谢；②来自游离甘油。肝肾肠等组织含有甘油激酶，可以利用游离甘油。脂肪细胞无甘油激酶，故不能利用甘油合成脂肪。

$$甘油 \xrightarrow{（肝肾）甘油激酶} 3\text{-}磷酸甘油 \longleftrightarrow 磷酸二羟丙酮 \longrightarrow 糖酵解$$

(2)脂肪酸　合成甘油三酯的3个脂肪酸分子可为同一脂肪酸，也可为三种不同脂肪酸。

【例3】甘油三酯合成的基本原料是

　　A. 胆固醇酯　　　　　　　　B. 鞘氨醇　　　　　　　　C. 甘油
　　D. 胆固醇　　　　　　　　　E. 胆碱

3. 脂肪合成的基本途径

(1)甘油一酯途径　为小肠黏膜细胞合成甘油三酯的主要途径。小肠黏膜细胞利用消化吸收的甘油一酯及脂肪酸合成甘油三酯，反应由脂酰CoA转移酶催化。即2-甘油一酯→1,2-甘油二酯→甘油三酯。

(2)甘油二酯途径　为肝细胞和脂肪细胞合成甘油三酯的主要途径。来自糖代谢的3-磷酸甘油，在脂酰CoA转移酶催化下，依次加上2分子脂酰CoA生成磷脂酸。磷脂酸在磷脂酸磷酸酶的作用下，水解脱去磷酸生成1,2-甘油二酯，然后在脂酰CoA转移酶的催化下，再加上1分子脂酰CoA，生成甘油三酯。即3-磷酸甘油→1-脂酰-3-磷酸甘油→磷脂酸→1,2-甘油二酯→甘油三酯。

合成甘油三酯的关键酶是脂酰CoA转移酶，此酶在肝、脂肪组织和小肠都有，位于内质网。

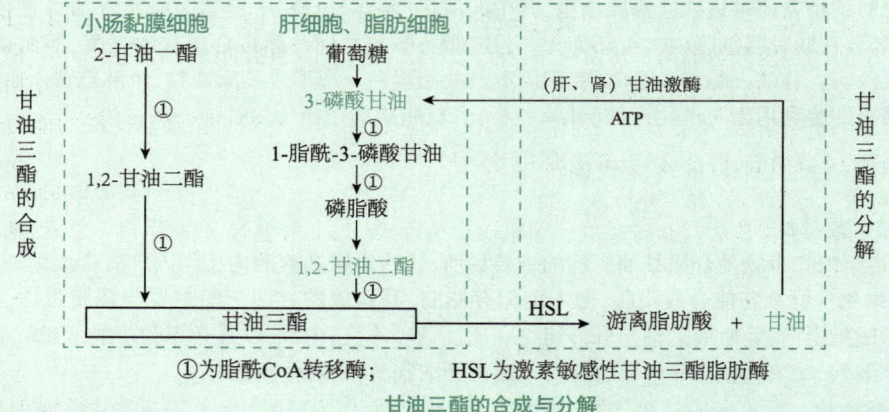

①为脂酰CoA转移酶；　　　HSL为激素敏感性甘油三酯脂肪酶

甘油三酯的合成与分解

四、脂肪酸的合成代谢

1. 合成部位

脂肪酸合成酶系存在于肝、肾、脑、肺、乳腺、脂肪等组织，位于线粒体外胞质中。

(1)肝　肝是合成脂肪酸的主要场所，其合成能力较脂肪组织大8~9倍。

(2)脂肪组织　是储存脂肪的仓库，它本身也可以葡萄糖分解代谢的中间产物为原料合成脂肪酸，进而合成脂肪，但主要摄取并储存由小肠吸收的食物脂肪酸以及肝合成的脂肪酸。

2. 合成原料

(1)主要原料　合成脂肪酸的主要原料为乙酰CoA。

各种代谢过程产生的乙酰CoA均可作为脂肪酸的合成原料，但以葡萄糖为主要碳源。脂肪酸的合成部位在胞质，故位于线粒体内的乙酰CoA只有通过柠檬酸-丙酮酸循环进入胞质后才能合成脂肪酸。

在此循环中,乙酰 CoA 首先在线粒体内柠檬酸合酶催化下,与草酰乙酸缩合生成柠檬酸;后者通过线粒体内膜载体转运进入胞质,被 ATP-柠檬酸裂解酶裂解,重新生成乙酰 CoA 和草酰乙酸。进入胞质内的草酰乙酸在苹果酸脱氢酶作用下,还原成苹果酸,再经线粒体内膜载体转运至线粒体内。苹果酸也可在苹果酸酶作用下氧化脱羧,产生 CO_2 和丙酮酸,脱下的氢将 $NADP^+$ 还原成 NADPH;丙酮酸可通过线粒体内膜上的载体转运至线粒体内,重新生成线粒体内草酰乙酸,然后继续与乙酰 CoA 缩合,将乙酰 CoA 转运至胞质,用于软脂酸合成。

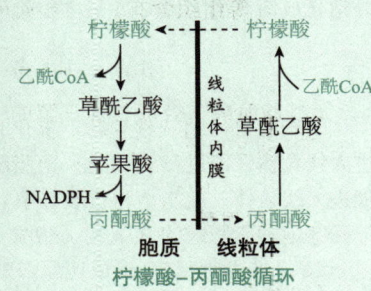

柠檬酸–丙酮酸循环

(2) 辅料　ATP、NADPH、HCO_3^-(CO_2)及 Mn^{2+} 等。

【例4】脂肪酸合成的原料乙酰 CoA 从线粒体转移至胞质的途径是

　　A. 三羧酸循环　　　　　　　B. 乳酸循环
　　C. 糖醛酸循环　　　　　　　D. 柠檬酸-丙酮酸循环
　　E. 丙氨酸-葡萄糖循环

五、脂肪的分解代谢

1. 脂肪动员

(1) 概念　脂肪动员是指储存在白色脂肪细胞内的脂肪(甘油三酯)在脂肪酶作用下,逐步水解,释放游离脂肪酸和甘油供其他组织细胞氧化利用的过程。

曾经认为,脂肪动员由激素敏感性甘油三酯脂肪酶(HSL)调控。HSL 催化甘油三酯水解的第一步,是脂肪动员的关键酶。现在发现催化甘油三酯水解第一步并不是 HSL 的主要作用,而是下面所描述的第二步反应。脂肪动员还需要多种酶和蛋白质的参与,如脂肪组织甘油三酯脂肪酶(ATGL)、Perilipin-1。

脂肪在脂肪细胞内分解的第一步由 ATGL 催化,生成甘油二酯和脂肪酸;第二步由 HSL 催化,水解甘油二酯 sn-3 位酯键,生成甘油一酯和脂肪酸;第三步由甘油一酯脂肪酶催化,生成甘油和脂肪酸。

游离脂肪酸不溶于水,不能直接在血浆中运输。血浆清蛋白具有结合游离脂肪酸的能力,可将脂肪酸运送至全身,主要由心、肝、骨骼肌等摄取利用。

(2) 关键酶　脂肪动员的关键酶为激素敏感性甘油三酯脂肪酶(HSL),受多种激素的调节。
①脂解激素　是指能启动脂肪动员、促进脂肪水解的激素,如肾上腺素、去甲肾上腺素、胰高血糖素。
②抗脂解激素　是指能抑制脂肪动员的激素,如胰岛素、前列腺素 E_2 等。

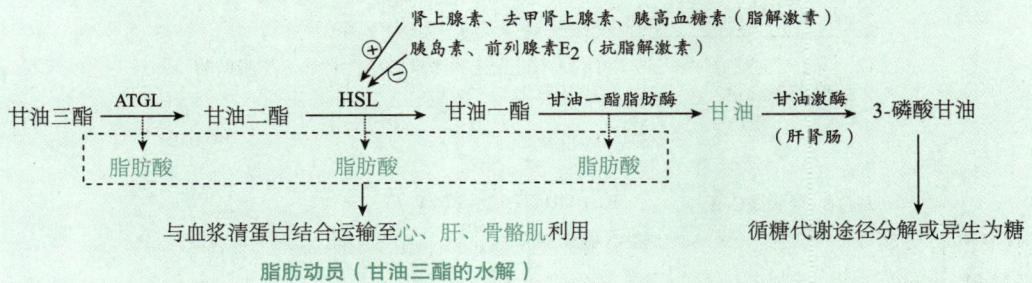

脂肪动员(甘油三酯的水解)

注意:①9 版《生物化学》:脂肪动员分为三步化学反应,分别由 ATGL、HSL、甘油一酯脂肪酶催化。
②8 版《生物化学》:脂肪动员分为三步化学反应,分别由 HSL、甘油二酯脂肪酶、甘油一酯脂肪酶催化。

　　A. 甘油　　　　　　　　B. 3-磷酸甘油　　　　　　　C. 3-磷酸甘油醛
　　D. 1,3-二磷酸甘油酸　　　E. 2,3-二磷酸甘油酸

【例5】属于脂肪动员产物的是
【例6】属于脂肪组织中合成甘油三酯原料的是

2. 脂肪酸 β-氧化的基本过程及调节

(1) 脂肪酸 β-氧化的基本过程　脂肪酸 β-氧化是脂肪酸氧化分解的主要方式,主要过程如下:

①脂肪酸的活化(脂酰 CoA 生成)　脂肪动员的主要产物是游离脂肪酸,它在进行 β-氧化前,需在线粒体外活化成活泼的脂酰 CoA 后才能进一步转变。此反应由脂酰 CoA 合成酶催化,需消耗 ATP。

$$\text{脂肪酸} + \text{CoA-SH} \xrightarrow[\text{ATP} \quad \text{AMP}]{\text{脂酰CoA合成酶}} \text{脂酰CoA} + \text{PPi}$$

②脂酰 CoA 进入线粒体　催化脂肪酸 β-氧化的酶系均存在于线粒体中,在胞质中活化的脂酰 CoA 必须进入线粒体才能进行 β-氧化。但脂酰 CoA 分子自身不能穿过线粒体内膜,必需肉碱脂酰转移酶 I 的帮助,才能进入线粒体。此步是脂肪酸 β-氧化的主要限速步骤,因此肉碱脂酰转移酶 I 是脂肪酸 β-氧化的限速酶。

③饱和脂肪酸的 β-氧化　脂酰 CoA 进入线粒体基质后,从脂酰基的 β 碳原子开始,经脱氢、加水、再脱氢、硫解 4 步酶促反应,形成比原来少 2 个碳原子的脂酰 CoA 及 1 分子乙酰 CoA。再照此循环,直至最后完成 β-氧化,形成大量乙酰 CoA,进入三羧酸循环,彻底氧化为 CO_2 及 H_2O。由于氧化过程发生在脂酰基的 β 碳原子上,故称为 β-氧化。每次 β-氧化包括 4 步连续的酶促反应:

A. 脱氢　在脂酰 CoA 脱氢酶的作用下,脂酰 CoA 的 α、β 碳原子各脱下 1 个 H,生成反 Δ^2-烯酰 CoA。脱下的 2H 由 FAD 接受,生成 $FADH_2$,经氧化呼吸链传递后最终生成 1.5 分子 ATP。

B. 加水　反 Δ^2-烯酰 CoA 在 Δ^2-烯酰 CoA 水化酶的催化下,加水生成 L(+)-β-羟脂酰 CoA。

C. 再脱氢　L(+)-β-羟脂酰 CoA 在 β-羟脂酰 CoA 脱氢酶的催化下,脱 2H 生成 β-酮脂酰 CoA。脱下的 2H 由 NAD^+ 接受,生成 $NADH+H^+$,经氧化呼吸链传递后最终生成 2.5 分子 ATP。

D. 硫解　β-酮脂酰 CoA 在 β-酮脂酰 CoA 硫解酶催化下,加 CoASH 使碳链断裂,生成 1 分子乙酰 CoA 和少 2 个碳原子的脂酰 CoA。

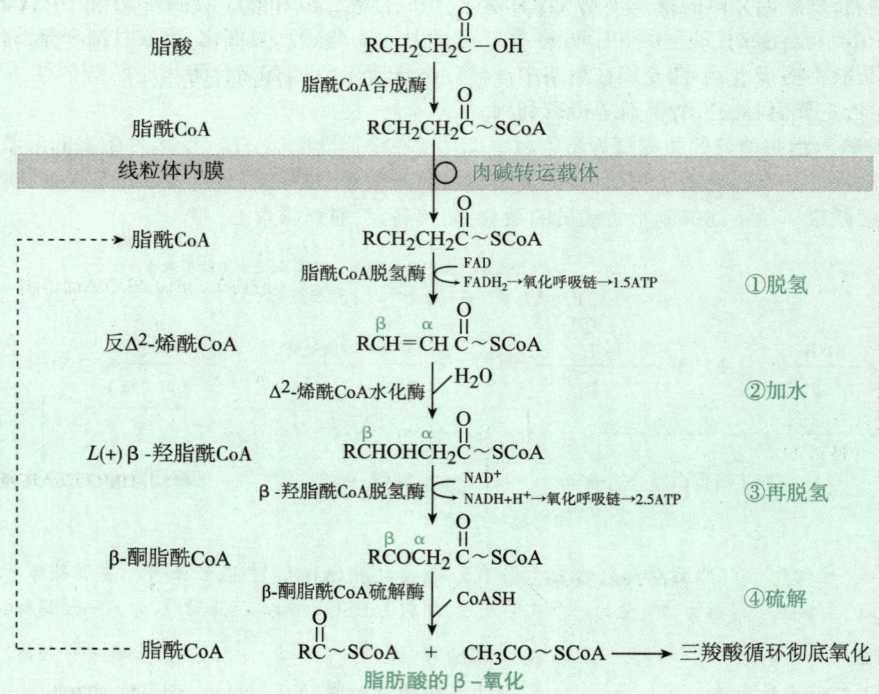

脂肪酸的 β-氧化

(2) 能量产生　脂肪酸氧化是体内重要的能量来源。例如 2n 个碳原子的脂肪酸,可进行:

(n-1)次 β-氧化,生成(n-1)分子 $FADH_2$、(n-1)分子 $NADH+H^+$ 及 n 分子乙酰 CoA。

因此产生的总能量为 $1.5\times(n-1)+2.5\times(n-1)+10\times n-2=(14n-6)$ 分子 ATP。

如软脂酸为 C_{16}，$n=8$，故 1 分子软脂酸经 β-氧化后产生的总能量为 $14\times 8-6=106$ 分子 ATP。

(3) 调节　当饥饿、高脂低糖饮食、糖尿病时，机体没有充足的糖供应，或不能有效利用糖，需脂肪酸供能，肉碱脂酰转移酶Ⅰ活性增加，脂肪酸氧化增强。相反，饱食后脂肪酸合成加强，丙二酸单酰 CoA 含量增加，抑制肉碱脂酰转移酶Ⅰ活性，使脂肪酸的氧化被抑制。

【例7】长链脂肪酸 β-氧化的限速酶是
　　A. HMG-CoA 合成酶　　　　　　　B. 肉碱脂酰转移酶Ⅰ　　　　　C. 脂酰辅酶 A 脱氢酶
　　D. β-酮脂酰辅酶 A 脱氢酶　　　　E. β-酮脂酰辅酶 A 硫解酶（2021）

【例8】下列关于脂肪酸氧化分解过程的叙述，错误的是
　　A. β-氧化中的受氢体为 NAD^+ 和 FAD　　　B. 含 16 个碳原子的软脂酸经过 8 次 β-氧化
　　C. 脂酰 CoA 需转运入线粒体　　　　　　　D. 脂肪酸首先要活化生成脂酰 CoA
　　E. β-氧化的 4 步反应为脱氢、加水、再脱氢和硫解

记忆：①$2n$ 个碳原子的脂肪酸彻底氧化产生 $(14n-6)$ 分子 ATP。
②软脂酸为 C_{16}，$n=8$，1 分子软脂酸彻底氧化净生成 106 分子 ATP。
③硬脂酸为 C_{18}，$n=9$，1 分子硬脂酸彻底氧化净生成 120 分子 ATP。
④β-氧化的循环过程为脱氢、加水、再脱氢、硫解；脂肪酸合成的循环过程为缩合、加氢、脱水、再加氢。

3. 酮体的生成、利用和生理意义

(1) 酮体的生成　酮体是脂肪酸在肝内进行正常分解代谢时所产生的中间产物，包括乙酰乙酸、β-羟丁酸和丙酮三种物质。在肝脏线粒体内，以乙酰 CoA 为原料，经酶催化，先缩合再裂解，生成酮体。
①2 分子乙酰 CoA 缩合成乙酰乙酰 CoA　由乙酰乙酰 CoA 硫解酶催化。
②乙酰乙酰 CoA 与乙酰 CoA 缩合成羟基甲基戊二酸单酰 CoA（HMG-CoA）　由 HMG-CoA 合酶催化。
③HMG-CoA 裂解产生乙酰乙酸　HMG-CoA 在 HMG-CoA 裂解酶催化下，生成乙酰乙酸和乙酰 CoA。
④乙酰乙酸还原成 β-羟丁酸　由 NADH 供氢，由 β-羟丁酸脱氢酶催化完成。
⑤少量乙酰乙酸转变为丙酮　由乙酰乙酸脱羧酶催化。

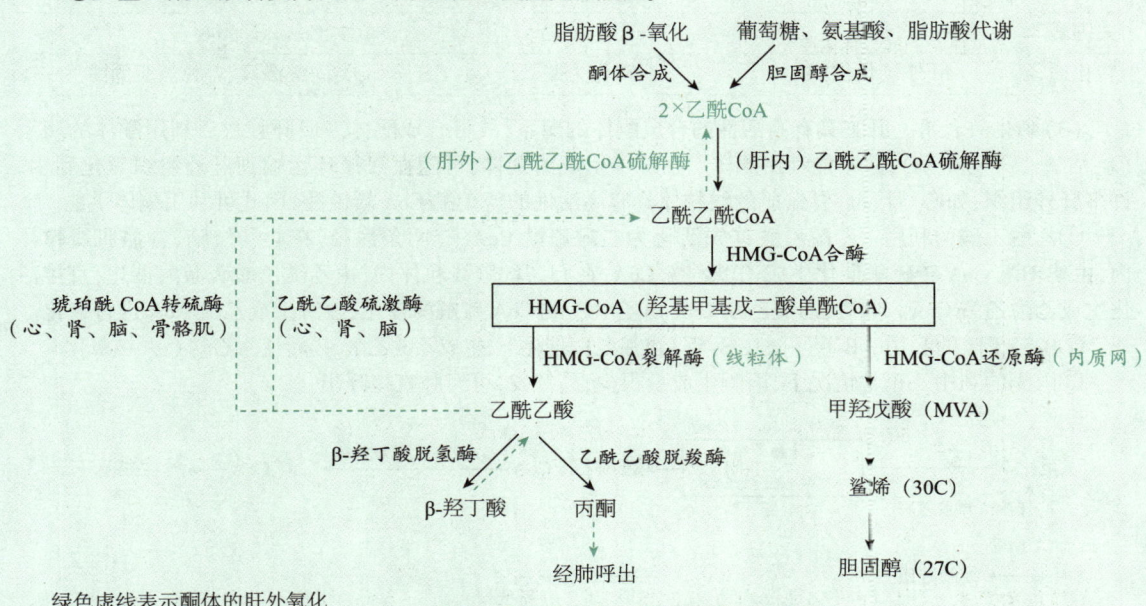

绿色虚线表示酮体的肝外氧化

酮体、胆固醇的合成及酮体的氧化示意图

【例9】能够加快脂肪酸β-氧化的因素是
　　A. 低血糖　　　　　　　　B. 低血脂　　　　　　　　C. 低血压
　　D. 高血压　　　　　　　　E. 高血糖(2023)

【例10】饥饿时能通过分解代谢产生酮体的物质是
　　A. 核苷酸　　　　　　　　B. 脂肪酸　　　　　　　　C. 氨基酸
　　D. 维生素　　　　　　　　E. 葡萄糖

【例11】生成酮体的中间反应是
　　A. 丙酮酸羧化　　　　　　B. 乙酰CoA缩合　　　　　C. 糖原分解
　　D. 黄嘌呤氧化　　　　　　E. 糖原合成

【例12】三羧酸循环中草酰乙酸的来源是
　　A. 乙酰CoA　　　　　　　B. 乙酰乙酰CoA　　　　　C. 丙酰CoA
　　D. 草酰乙酸　　　　　　　E. 葡萄糖

【例13】体内合成胆固醇的主要原料是

【例14】体内合成长链脂肪酸的主要原料是

(2) 酮体的生成和胆固醇合成的大致区别　　从乙酰CoA到HMG-CoA，两者的反应途径都是相同的。之后，在HMG-CoA裂解酶的作用下生成酮体，在HMG-CoA还原酶的作用下生成胆固醇(HMG-CoA还原酶为其关键酶)。从这里可以明确HMG-CoA合成酶、裂解酶、还原酶之间的区别和联系。

胆固醇合成是耗能过程，每合成1分子胆固醇，需要消耗18乙酰CoA、36ATP、16NADPH+H$^+$。

记忆："三高"——高耗能(36ATP)、高耗料(原材料18乙酰CoA)、高耗氢(16NADPH+H$^+$)。

	酮体的生成	胆固醇的合成
合成原料	乙酰CoA	乙酰CoA
反应部位	肝脏(100%?)	肝脏(70%~80%)、小肠(10%)
亚细胞部位	线粒体	内质网+胞液
关键酶	—	HMG-CoA(羟甲基戊二酸单酰CoA)还原酶
转化途径	肝外氧化供能	转化为胆汁酸(主要途径)、类固醇激素、7-脱氢胆固醇

(3) 酮体的利用　　肝脏具有高活性的合成酮体的酶系，故可合成酮体。但肝脏缺乏利用酮体的酶系(琥珀酰CoA转硫酶)，故不能利用酮体。在肝中生成的酮体，可随血液循环运输到肝外组织氧化利用。许多肝外组织，如心、肾、脑、骨骼肌的线粒体具有高活性的琥珀酰CoA转硫酶，因此可利用酮体供能。

①乙酰乙酸的利用　　乙酰乙酸首先活化为乙酰乙酰CoA，有两条途径：在心、肾、脑、骨骼肌线粒体内，由琥珀酰CoA转硫酶催化生成乙酰乙酰CoA；在心、肾、脑线粒体内，由乙酰乙酸硫激酶催化，直接活化生成乙酰乙酰CoA。然后，乙酰乙酰CoA由乙酰乙酰CoA硫解酶催化，硫解生成乙酰CoA进行氧化。

②β-羟丁酸的利用　　β-羟丁酸在β-羟丁酸脱氢酶催化下，生成乙酰乙酸，再转变为乙酰CoA被氧化。

③丙酮的利用　　正常情况下，丙酮生成量很少，易挥发，可经肺直接呼出。

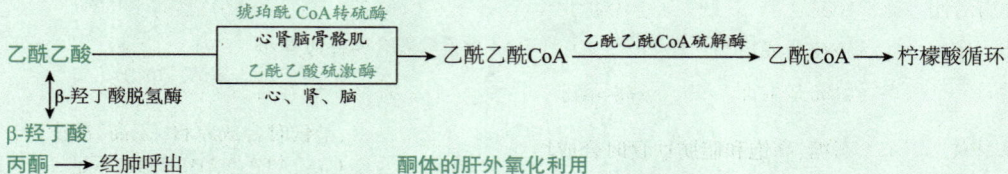

酮体的肝外氧化利用

(4) 酮体的生理意义　　①酮体是脂肪酸在肝内正常的中间代谢产物，是肝向肝外组织输出能量的重要形式。心肌和肾皮质利用酮体的能力大于利用葡萄糖的能力。脑组织虽然不能氧化分解脂肪酸,却能有效利用酮体。当葡萄糖供应充足时,脑组织优先利用葡萄糖氧化供能。但在葡萄糖供应不足时,酮体是脑组织的主要能源物质。②正常情况下,血中仅有少量酮体。但在饥饿、糖尿病时,由于脂肪动员加强,酮体生成增加,可导致酮症。严重糖尿病病人血中酮体显著增高,可导致酮症酸中毒。血酮体超过肾阈值,便可随尿排出,引起酮尿。此时,血丙酮含量也大大增加,通过呼吸道排出,产生特殊的"烂苹果气味"。

【例15】先天缺乏琥珀酰CoA转硫酶的患者若长期摄取低糖膳食,将会产生的代谢障碍是
　　A. 酮血症　　　　　　　　　B. 高脂血症　　　　　　　　C. 低血糖
　　D. 苯丙酮尿症　　　　　　　E. 尿黑酸尿症

【例16】体内脂肪大量动员时,肝内乙酰CoA主要生成的物质是
　　A. 葡萄糖　　　　　　　　　B. 酮体　　　　　　　　　　C. 胆固醇
　　D. 脂肪酸　　　　　　　　　E. 二氧化碳和水(2021)

【例17】患者,男性,50岁。平时高脂、高糖饮食。实验室检查:空腹血糖15.6mmol/L。除高糖饮食外,还应特别关注的代谢紊乱是
　　A. 尿素生成　　　　　　　　B. 酮体生成　　　　　　　　C. 一碳单位生成
　　D. 胆固醇生成　　　　　　　E. 蛋白质分解(2022)

【例18】下列关于酮体的描述,错误的是
　　A. 酮体包括乙酰乙酸、β-羟丁酸和丙酮　　　B. 合成原料是丙酮酸氧化生成的乙酰CoA
　　C. 只能在肝的线粒体内生成　　　　　　　　D. 酮体只能在肝外组织氧化
　　E. 酮体是肝输出能量的一种形式

【例19】糖尿病酮症酸中毒患者的呼出气常呈"烂苹果气味",其气味来源是
　　A. 乙酰乙酸　　　　　　　　B. β-羟丁酸　　　　　　　　C. 丙酮酸
　　D. 丙酮　　　　　　　　　　E. 乳酸(2020)

六、胆固醇代谢

1. 胆固醇的合成部位、原料及关键酶

	胆固醇	甘油三酯
大体合成部位	肝(主要部位)、小肠	肝(主要部位)、脂肪组织、小肠
亚细胞合成部位	胞液和内质网	胞液
合成原料	乙酰CoA	甘油、脂肪酸
关键酶	HMG-CoA还原酶	脂酰CoA转移酶

2. 胆固醇合成的调节
HMG-CoA还原酶是胆固醇合成的限速酶,胆固醇合成的调节主要是针对此酶。

	胆固醇合成增加	胆固醇合成减少
关键酶活性	HMG-CoA还原酶活性增高	HMG-CoA还原酶活性降低
日周期变化	午夜合成最高	中午合成最少
激素调节	胰岛素增加、甲状腺激素增加	胰高血糖素增加、皮质醇增多
饮食因素	高糖、高饱和脂肪饮食时合成增加	饥饿、禁食时合成原料"三高"减少 乙酰CoA、ATP、NADPH+H^+不足
负反馈调节	降低食物胆固醇的量	胆固醇↑、7β-羟胆固醇、25-羟胆固醇

注意："甲状腺激素"特殊,它既可诱导肝 HMG-CoA 还原酶,从而增加胆固醇的合成,同时又能促进胆固醇在肝转变为胆汁酸。但后者作用较前者强,因此甲亢患者血清胆固醇含量下降。

3. 胆固醇的转化及去路

胆固醇在体内并不能彻底氧化为 CO_2 和 H_2O,只能经氧化、还原转化为其他类固醇物质。

(1) 转化为胆汁酸　胆固醇在肝中转化为胆汁酸是胆固醇在体内代谢的主要去路(占 50%)。

胆固醇 $\xrightarrow{7\alpha羟化酶}$ 7α羟胆固醇 $\longrightarrow$ 初级游离胆汁酸 $\xrightarrow[牛磺酸]{甘氨酸}$ 初级结合胆汁酸 $\xrightarrow[水解脱羟]{肠菌}$ 次级游离胆汁酸

(2) 转化为类固醇激素　胆固醇是肾上腺皮质、睾丸、卵巢合成类固醇激素的原料。

部位	合成的类固醇激素	部位	合成的类固醇激素
肾上腺皮质球状带	醛固酮	肾上腺皮质束状带	皮质醇
肾上腺皮质网状带	雄激素	睾丸间质细胞	睾酮
卵巢卵泡内膜细胞及黄体	雌二醇、孕酮		

(3) 转化为 7-脱氢胆固醇、维生素 D_3　胆固醇可在皮肤被氧化为 7-脱氢胆固醇,经紫外线照射转变为维生素 D_3。

【例 20】胆固醇不能转化成

　　A. 胆汁酸　　　　　　　B. 维生素 D_3　　　　　　C. 睾酮

　　D. 雌二醇　　　　　　　E. 胆红素

七、甘油磷脂代谢

1. 甘油磷脂的基本结构与分类

甘油磷脂由甘油、脂酸、磷酸及含氮化合物等组成。下图为甘油磷脂的通式(X 代表不同的酯化基团),其结构特点是甘油第 1 位和第 2 位的两个羟基被脂肪酸酯化,第 3 位羟基被磷酸酯化成为磷脂酸。其中,1 位羟基常被饱和脂肪酸酯化,2 位羟基常被 $C_{16} \sim C_{20}$ 的不饱和脂肪酸(如花生四烯酸)酯化。磷脂酸的磷酸羟基再被氨基醇(如胆碱、乙醇胺或丝氨酸)或肌醇等取代,形成不同类型的甘油磷脂如下。

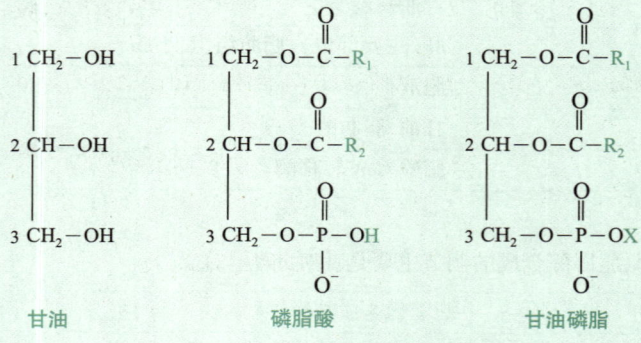

取代基团X	甘油磷脂的名称
—H	磷脂酸
—胆碱	磷脂酰胆碱(卵磷脂)
—乙醇胺	磷脂酰乙醇胺(脑磷脂)
—丝氨酸	磷脂酰丝氨酸
—甘油	磷脂酰甘油
—磷脂酰甘油	二磷脂酰甘油(心磷脂)
—肌醇	磷脂酰肌醇

甘油磷脂的基本结构

2. 甘油磷脂的合成部位

全身组织细胞内质网均含有甘油磷脂合成酶系,均能合成甘油磷脂,但以肝、肾及肠等组织最活跃。

3. 甘油磷脂的合成原料

合成甘油磷脂的基本原料为甘油、脂肪酸、磷酸盐、胆碱、丝氨酸、肌醇、ATP、CTP 等。

(1) 甘油、脂肪酸　主要由糖代谢转变而来,但一部分必需脂肪酸需由食物供给。

(2) **乙醇胺** 可由体内丝氨酸脱羧生成。

(3) **胆碱** 除从食物摄取外,体内也可经乙醇胺在酶催化下由 3 分子 S-腺苷甲硫氨酸提供甲基生成,此甲基化作用需维生素 B_{12} 和叶酸参与。

【例21】组成卵磷脂分子的成分有

  A. 乙醇胺   B. 胆碱   C. 肌醇

  D. 丝氨酸   E. 甘氨酸

八、血浆脂蛋白代谢

1. 血脂及其组成

血浆所含脂类物质统称为血脂,包括甘油三酯、磷脂、胆固醇、胆固醇酯及游离脂肪酸等。磷脂主要有卵磷脂、神经鞘磷脂及脑磷脂。血脂有外源性和内源性之分,外源性血脂是指从食物中摄取经消化吸收入血的脂质;内源性血脂是指由肝、脂肪组织等合成释放入血的脂质。

血脂含量仅占全身总脂的极少部分,并受膳食、年龄、职业、代谢状态的影响,变动范围较大。空腹时血脂含量相对恒定,其含量可反映组织器官的代谢及机能情况,有助于疾病的诊断。

2. 血浆脂蛋白的分类

(1) **按电泳法分类** 分为 4 类:α-脂蛋白、前 β-脂蛋白、β-脂蛋白及乳糜微粒。

(2) **按超速离心法分类** 分为 4 类:乳糜微粒(CM)、极低密度脂蛋白(VLDL)、低密度脂蛋白(LDL)和高密度脂蛋白(HDL),分别相当于电泳法分类的乳糜微粒、前 β-脂蛋白、β-脂蛋白和 α-脂蛋白。

3. 血浆脂蛋白代谢

(1) **乳糜微粒(CM)** CM 由小肠黏膜细胞合成,转运外源性甘油三酯及胆固醇。食物脂肪消化后,小肠黏膜细胞用摄取的中长链脂肪酸再合成甘油三酯,并与合成及吸收的磷脂、胆固醇,加上 apo B48、apo AⅠ、apo AⅡ、apo AⅣ等组装成新生 CM,经淋巴道入血,从 HDL 获得 apo C 及 apo E,形成成熟 CM。CM 中的甘油三酯很快被血管内皮细胞表面的脂蛋白脂肪酶(LPL)逐步水解释放出脂肪酸,被心肌、骨骼肌、脂肪组织及肝组织摄取利用。apo CⅡ是 LPL 不可缺少的激活剂。空腹 12~14 小时后血浆中不含 CM。

(2) **极低密度脂蛋白(VLDL)** VLDL 是运输内源性甘油三酯的主要形式,其血浆代谢产物 LDL 是运输内源性胆固醇的主要形式。肝细胞以葡萄糖分解代谢中间产物、食物来源的脂肪酸等为原料合成甘油三酯,再与 apo B100、E 等组装成 VLDL。VLDL 的甘油三酯在 LPL 作用下,逐步水解,同时 VLDL 表面的 apo C、磷脂及胆固醇向 HDL 转移,而 HDL 胆固醇酯又转移到 VLDL。VLDL 颗粒逐渐变小,密度逐渐增加,转变为中密度脂蛋白(IDL)。部分 IDL 被肝细胞摄取、降解。未被肝细胞摄取的 IDL,其甘油三酯被 LPL 及肝脂肪酶进一步水解,最后只剩下胆固醇酯和 apo B,IDL 即转变为 LDL。

(3) **低密度脂蛋白(LDL)** 主要由 VLDL 在血浆中转变而来,是转运肝合成的内源性胆固醇的主要形式。肝是降解 LDL 的主要器官(占 50%),肾上腺皮质、卵巢、睾丸等摄取及降解 LDL 的能力也较强。正常人血浆 LDL,每天约有 45%被清除,其中 2/3 经 LDL 受体途径降解,1/3 经单核-吞噬细胞系统降解。血浆 LDL 还可被修饰成氧化修饰 LDL(Ox-LDL),被清除细胞即单核-吞噬细胞系统中的巨噬细胞及血管内皮细胞清除。这两类细胞膜表面有清道夫受体(SR),可与修饰 LDL 结合而清除血浆修饰 LDL。

(4) **高密度脂蛋白(HDL)** 主要由肝合成,小肠可合成部分。主要参与胆固醇的逆向转运,即将肝外组织细胞内的胆固醇转运到肝,代谢后排出体外。

  A. IDL   B. VLDL   C. LDL

  D. CM   E. HDL

【例22】运输内源性甘油三酯的脂蛋白是

【例23】向肝内转运胆固醇的脂蛋白是(2020)

4. 血浆脂蛋白的生理功能

	CM	VLDL	LDL	HDL
密度法分类	乳糜微粒	极低密度脂蛋白	低密度脂蛋白	高密度脂蛋白
电泳法分类	乳糜微粒	前β-脂蛋白	β-脂蛋白	α-脂蛋白
主要含有的脂类	甘油三酯	甘油三酯	胆固醇	胆固醇、磷脂
合成部位、来源	小肠黏膜细胞	肝细胞	血浆、由VLDL转变而来	肝、肠、血浆
生理功能	转运外源性甘油三酯及胆固醇	转运内源性甘油三酯及胆固醇	转运内源性胆固醇	逆向转运胆固醇（肝外→肝）

5. 血脂异常

（1）诊断标准　血浆脂质水平异常升高，超过正常值上限称为高脂血症。诊断标准为成人空腹12~14小时血浆甘油三酯>2.26mmol/L、胆固醇>6.21mmol/L；儿童血浆胆固醇>4.14mmol/L。

（2）分型　WHO将高脂血症分以下6型。

分型	脂蛋白变化	甘油三酯变化	胆固醇变化
Ⅰ	CM↑	↑↑↑	↑
Ⅱa	LDL↑		↑↑
Ⅱb	LDL↑+VLDL↑	↑↑	↑↑
Ⅲ	IDL↑	↑↑	↑↑
Ⅳ	VLDL↑	↑↑	
Ⅴ	VLDL↑+CM↑	↑↑↑	↑

注意：①上表中，只有HDL没有出现，即通常的高脂血症中，一般无HDL升高。
②HDL是有助于预防动脉粥样硬化的脂蛋白（尤其HDL_2与冠状动脉硬化发生率负相关）。

▶ **常考点**　脂肪酸分解；酮体和胆固醇的合成及关键酶；磷脂合成；血浆脂蛋白的功能。

参考答案——详细解答见《2024国家临床执业及助理医师资格考试历年考点精析（上、下册）》

1. ABCDE　2. ABCDE　3. ABCDE　4. ABCDE　5. ABCDE　6. ABCDE　7. ABCDE
8. ABCDE　9. ABCDE　10. ABCDE　11. ABCDE　12. ACBDE　13. ABCDE　14. ABCDE
15. ABCDE　16. ABCDE　17. ABCDE　18. ABCDE　19. ABCDE　20. ABCDE　21. ABCDE
22. ABCDE　23. ABCDE

第7章 氨基酸代谢

▶ **考纲要求**

①蛋白质的生理功能及营养作用：氨基酸和蛋白质的生理功能，营养必需氨基酸的概念和种类，氮平衡。②蛋白质消化、吸收及腐败作用：蛋白酶在消化中的作用，氨基酸的吸收，蛋白质的腐败作用。③氨基酸的一般代谢：转氨基作用，脱氨基作用，α-酮酸的代谢。④氨的代谢：氨的来源，氨的转运，氨的去路。⑤个别氨基酸的代谢：氨基酸的脱羧基作用，一碳单位的概念、来源、载体和意义，甲硫氨酸循环、SAM、PAPS，苯丙氨酸和酪氨酸代谢，支链氨基酸代谢。

▶ **复习要点**

一、蛋白质的生理功能及营养作用

1. 氨基酸的生理功能

(1) **合成蛋白质** 氨基酸是蛋白质的基本组成单位，氨基酸的重要生理作用是合成蛋白质。

(2) **作为合成其他物质的原料** 氨基酸也是核酸、烟酰胺、儿茶酚胺、甲状腺激素的重要合成原料。

(3) **可转变为糖或脂肪** 多余的氨基酸在体内也可转变为糖或脂肪。

(4) **氧化供能** 氨基酸可作为能源物质氧化分解释放能量，但不属于主要作用。

2. 蛋白质的生理功能

(1) **蛋白质是生命的物质基础** 可维持细胞组织的生长、更新和修补。

(2) **蛋白质参与体内多种重要的生理活动** 蛋白质可参与催化物质代谢反应、代谢调节、运输物质、机体免疫、肌肉收缩、血液凝固等。

(3) **蛋白质可作为能源物质氧化供能** 蛋白质在体内氧化释放的能量为 4.1kcal/g(17.19kJ/g)。

3. 营养必需氨基酸的概念和种类

(1) **营养必需氨基酸** 是指体内需要而不能自身合成，必须由食物提供的氨基酸，包括苯丙氨酸、蛋氨酸(甲硫氨酸)、赖氨酸、苏氨酸、色氨酸、亮氨酸、异亮氨酸、组氨酸、缬氨酸共9种，记忆为笨蛋来宿舍晾一晾足(球)鞋(苯-蛋-赖-苏-色-亮-异亮-组-缬)。其余11种氨基酸体内可以合成，不必由食物供给，在营养学上称为非必需氨基酸。精氨酸虽然能够在体内合成，但合成量不多，若长期供应不足或需要量增加，也可造成负氮平衡，因此有人将精氨酸也归为营养必需氨基酸。

(2) **蛋白质的营养价值** 是指食物蛋白质在体内的利用率。蛋白质营养价值的高低主要取决于食物蛋白质中必需氨基酸的种类和比例。含必需氨基酸种类多、比例高的蛋白质，其营养价值高；反之，营养价值低。由于动物性蛋白质所含必需氨基酸的种类和比例与人体需要相近，故营养价值相对较高。

多种营养价值较低的蛋白质混合食用，彼此间必需氨基酸可以得到相互补充，从而提高蛋白质的营养价值，这种作用称为食物蛋白质的互补作用。例如谷类蛋白质含赖氨酸较少而含色氨酸较多，豆类蛋白质含赖氨酸较多而含色氨酸较少，将两者混合食用即可提高蛋白质的营养价值。

【例1】谷类和豆类食物的互补氨基酸是

A. 赖氨酸和酪氨酸　　　　B. 赖氨酸和丙氨酸　　　　C. 赖氨酸和甘氨酸
D. 赖氨酸和谷氨酸　　　　E. 赖氨酸和色氨酸

【例2】食物蛋白质的营养互补作用是
  A. 蛋白质的营养价值与脂肪酸的作用互补　　B. 营养必需氨基酸与营养必需微量元素的互补
  C. 营养必需氨基酸之间的互相补充　　　　　D. 营养必需氨基酸与非必需氨基酸互补
  E. 营养物质与非营养物质的互补

【例3】下列属于营养必需氨基酸的是
  A. 丝氨酸　　　　　　　B. 天冬氨酸　　　　　　C. 苯丙氨酸
  D. 鸟氨酸　　　　　　　E. 瓜氨酸（2023）

4. 氮平衡

氮平衡是一种测定摄入氮量与排出氮量，间接反映体内蛋白质代谢状况的实验。蛋白质的含氮量平均约为16%。摄入氮量主要来源于食物中的蛋白质，主要用于体内蛋白质的合成；而排出氮量主要来源于粪便和尿液中的含氮物质，是蛋白质在体内分解代谢的终产物。因此，测定摄入食物中的含氮量和排泄物中的含氮量，可以间接了解体内蛋白质合成与分解代谢状况。人体氮平衡有以下三种情况：

(1) **氮的总平衡**　摄入氮=排出氮，反映体内蛋白质的合成与分解处于动态平衡，见于正常成人。
(2) **氮的正平衡**　摄入氮>排出氮，反映体内蛋白质的合成大于分解，见于儿童、孕妇及恢复期病人。
(3) **氮的负平衡**　摄入氮<排出氮，反映体内蛋白质的合成小于分解，见于严重烧伤、消耗性疾病患者。

在不进食蛋白质时，成人每日最低分解约20g蛋白质。我国营养学会推荐成人蛋白质需要量为80g/d。

二、蛋白质在胃肠道的消化、吸收及腐败作用

1. 蛋白酶在消化中的作用

	蛋白酶	主要消化作用	主要产物
胃内	胃蛋白酶	主要水解由芳香族氨基酸、甲硫氨酸、亮氨酸等形成的肽键 具有凝乳作用，有利于乳汁中蛋白质的消化	多肽、氨基酸
小肠肠腔	胰液中蛋白酶	胰蛋白酶　水解由碱性氨基酸的羧基组成的肽键	小肽、氨基酸
		糜蛋白酶　水解由芳香族氨基酸的羧基组成的肽键	小肽、氨基酸
		弹性蛋白酶　水解由脂肪族氨基酸的羧基组成的肽键	小肽、氨基酸
		羧肽酶A　水解除脯氨酸、精氨酸、赖氨酸外的羧基末端肽键	小肽、氨基酸
		羧肽酶B　水解由碱性氨基酸组成的羧基末端肽键	小肽、氨基酸
小肠黏膜细胞	寡肽酶	氨肽酶　从氨基末端逐个水解出氨基酸	二肽
		二肽酶　将二肽进一步水解为氨基酸	氨基酸

蛋白酶作用示意图

2. 氨基酸的吸收

蛋白质消化产物氨基酸和寡肽主要通过耗能的钠离子依赖性主动转运机制而被吸收,小肠黏膜细胞膜上存在转运L氨基酸和寡肽的载体蛋白。

3. 蛋白质的腐败作用

(1) **概念**　食物中的蛋白质,大约95%可被消化吸收。未被消化的蛋白质和未被吸收的氨基酸,在大肠下部会被大肠杆菌分解,此分解过程称为蛋白质的腐败作用。

(2) **生理意义**　①少数腐败作用产物有一定的营养意义,如人类维生素K的供应,主要来自大肠杆菌。②多数腐败作用产物对人类是有害的,这些产物主要有胺类、酚类、吲哚、硫化氢等。

三、氨基酸的一般代谢

1. 转氨基作用

氨基酸的转氨基作用是指在转氨酶的催化下,可逆地把α-氨基酸的氨基转移给α-酮酸,结果是氨基酸脱去氨基生成相应的α-酮酸,而原来的α-酮酸则转变为另一种氨基酸。

转氨基作用只能由专一的转氨酶催化。在各种转氨酶中,以L-谷氨酸和α-酮酸的转氨酶(ALT、AST)最为重要。ALT为丙氨酸转氨酶,AST为天冬氨酸转氨酶。这些酶主要存在于细胞内,血清中的活性很低,当急性肝炎时ALT活性升高,心肌梗死时AST明显升高。转氨酶的辅酶是磷酸吡哆醛,即维生素B_6。

转氨酶催化的转氨基作用通式

丙氨酸转氨酶和天冬氨酸转氨酶催化的转氨基反应

谷氨酸+丙酮酸 $\underset{}{\overset{ALT}{\rightleftharpoons}}$ α-酮戊二酸+丙氨酸

谷氨酸+草酰乙酸 $\underset{}{\overset{AST}{\rightleftharpoons}}$ α-酮戊二酸+天冬氨酸

注意:①氨基酸转氨酶的辅酶和脱羧酶的辅酶都是磷酸吡哆醛(维生素B_6)。
②L-谷氨酸脱氢酶的辅酶是NAD^+或$NADP^+$。

【例4】磷酸吡哆醛作为辅酶参与的反应是

A. 过氧化反应　　　　　　B. 转甲基反应　　　　　　C. 酰基化反应
D. 磷酸化反应　　　　　　E. 转氨基反应

2. 脱氨基作用

氨基酸的脱氨基作用是指氨基酸脱去氨基,生成氨及相应的α-酮酸的过程,这是氨基酸的主要分解代谢途径。脱氨基的方式包括联合脱氨基(最重要)、L-谷氨酸氧化脱氨基、非氧化脱氨基等。

(1) **L-谷氨酸氧化脱氨基——通过L-谷氨酸脱氢酶催化脱去氨基**　L-谷氨酸是体内唯一能以相当高的速率进行氧化脱氨反应的氨基酸,脱下的氨进一步代谢后排出体外。L-谷氨酸的氧化脱氨反应由L-谷氨酸脱氢酶催化完成,此酶广泛存在于肝、肾、脑等组织中,属于一种不需氧脱氢酶。在L-谷氨酸脱氢酶催化下,L-谷氨酸氧化脱氨生成α-酮戊二酸和氨。L-谷氨酸脱氢酶的辅酶是NAD^+或$NADP^+$,因此它是体内唯一既能利用NAD^+又能利用$NADP^+$接受还原当量的酶。

L-谷氨酸氧化脱氨基

(2) 联合脱氨基——通过转氨酶和 L-谷氨酸脱氢酶的联合作用脱去氨基 转氨基作用只是把氨基酸分子中的氨基转移给 α-酮戊二酸或其他 α-酮酸,并没有真正实现脱氨基。若氨基转移酶与 L-谷氨酸脱氢酶协同作用,首先通过转氨基作用使其他氨基酸的氨基转移至 α-酮戊二酸生成 L-谷氨酸,然后 L-谷氨酸再脱氨基,就可以使氨基酸脱氨生成 NH_3。这种方式需要氨基转移酶与 L-谷氨酸脱氢酶联合作用,即转氨基作用与 L-谷氨酸的氧化脱氨基作用偶联进行,称为联合脱氨作用,主要在<u>肝</u>、<u>肾</u>组织中进行。

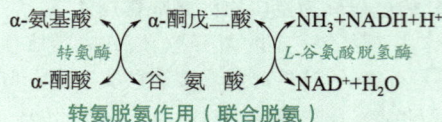

转氨脱氨作用(联合脱氨)

(3) 嘌呤核苷酸循环——通过转氨酶和腺苷酸脱氨酶的联合作用脱去氨基 肝、肾组织脱氨基主要以联合脱氨基、转氨基、L-谷氨酸氧化脱氨基方式进行。肌组织由于 L-谷氨酸脱氢酶活性低,主要通过嘌呤核苷酸循环方式脱氨基。各种脱氨基方式归纳如下:

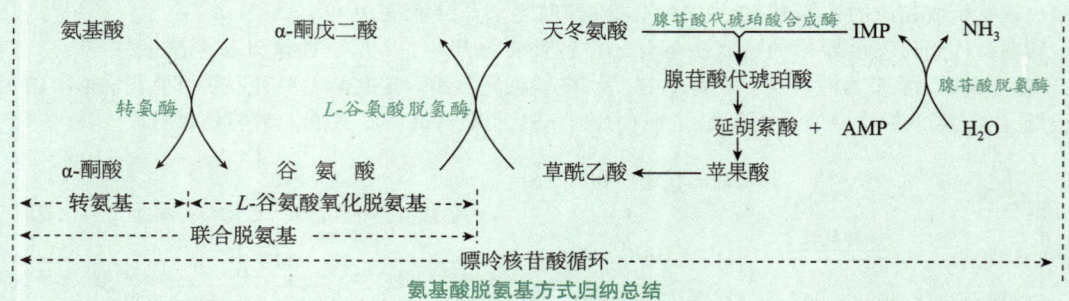

氨基酸脱氨基方式归纳总结

【例5】参与联合脱氨基的酶是
　　A. NADH-泛醌还原酶　　　　B. HMG-CoA 还原酶　　　　C. 葡糖-6-磷酸酶
　　D. L-谷氨酸脱氢酶　　　　　E. 乙酰 CoA 脱羧酶

【例6】肌肉中最主要的脱氨基方式是
　　A. 嘌呤核苷酸循环　　　　　B. 加水脱氨基作用　　　　　C. 氨基转移作用
　　D. D-氨基酸氧化脱氨基作用　E. L-谷氨酸氧化脱氨基作用

注意:①氨基酸分解代谢的最主要反应是脱氨基作用。
　　　　②肝、肾组织中最重要的脱氨基方式是联合脱氨基。
　　　　③骨骼肌、心肌中最主要的脱氨基方式是嘌呤核苷酸循环。

3. α-酮酸的代谢
氨基酸脱氨基后生成的 α-酮酸可进一步代谢,主要有以下三方面途径。
(1) α-酮酸彻底氧化供能 α-酮酸可经三羧酸循环彻底氧化成 CO_2 和 H_2O,并释放能量。
(2) α-酮酸可转变成糖和脂类化合物 即生糖氨基酸、生酮氨基酸和生糖兼生酮氨基酸的概念。
(3) α-酮酸经氨基化生成非必需氨基酸 如丙酮酸→丙氨酸、草酰乙酸→天冬氨酸、α-酮戊二酸→谷氨酸。根据氨基酸转变的情况不同,可将氨基酸分为以下三类:

氨基酸		同音记忆法
生酮氨基酸(2种)	亮、赖	同样来(酮-亮-赖)
生糖兼生酮氨基酸(5种)	异亮、苯丙、酪、色、苏	一本落色书(异-苯-酪-色-苏)
生糖氨基酸(13种)	组成人体蛋白质的20种氨基酸中,除外生酮氨基酸、生糖兼生酮氨基酸	

【例7】属于生酮兼生糖的氨基酸是

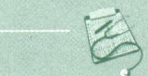

A. 亮氨酸 B. 苯丙氨酸 C. 赖氨酸
D. 精氨酸 E. 甲硫氨酸

【例8】α-酮酸可转变生成的物质是
A. CO_2 和 H_2O B. 营养必需脂肪酸 C. 营养必需氨基酸
D. 维生素E E. 维生素A

四、氨的代谢

1. 氨的来源

(1)外源性氨 是指从消化道吸收的氨。蛋白质、氨基酸在肠道细菌腐败作用下可产生氨,肠道内尿素经细菌尿素酶水解也可产生氨。肠道产氨量每天约为4g。在碱性环境中,NH_4^+ 易转变为 NH_3,而 NH_3 比 NH_4^+ 易于穿过细胞膜而被吸收。因此,肠道偏碱性时,氨的吸收增强。临床上对高血氨病人采用弱酸性透析液作结肠透析,而禁止用碱性的肥皂水灌肠,就是为了减少氨的吸收。

(2)内源性氨 由体内代谢产生。

氨基酸脱氨基生成氨	这是体内代谢产氨的主要途径
肾小管上皮细胞分泌氨	谷氨酰胺在谷氨酰胺酶的催化下生成谷氨酸和氨,氨分泌至肾小管管腔中
嘌呤及其衍生物	嘌呤及其衍生物分子中的氨基经代谢,可生成氨
嘧啶类化合物	其最终的代谢产物也有氨

2. 氨的转运

氨是有毒物质,各组织中产生的氨必须以无毒的丙氨酸、谷氨酰胺形式转运至肝或肾。

(1)氨以丙氨酸形式进行转运 氨以丙氨酸形式经丙氨酸-葡萄糖循环从肌肉转运至肝。

骨骼肌中的氨基酸经转氨基作用将氨基转给丙酮酸生成丙氨酸,丙氨酸进入血液后被运往肝。

在肝中,丙氨酸通过联合脱氨基作用生成丙酮酸,并释放出氨。氨用于尿素的合成,丙酮酸经糖异生途径生成葡萄糖。葡萄糖经血液运往肌肉,沿糖酵解途径转变成丙酮酸,后者接受氨基生成丙氨酸。

丙氨酸和葡萄糖周而复始的转变,完成骨骼肌和肝之间氨的转运,这一途径称为丙氨酸-葡萄糖循环。通过这个循环,骨骼肌组织中氨基酸的氨基("氨")以丙氨酸形式运往肝,同时,肝又为骨骼肌提供了生成丙酮酸的葡萄糖。

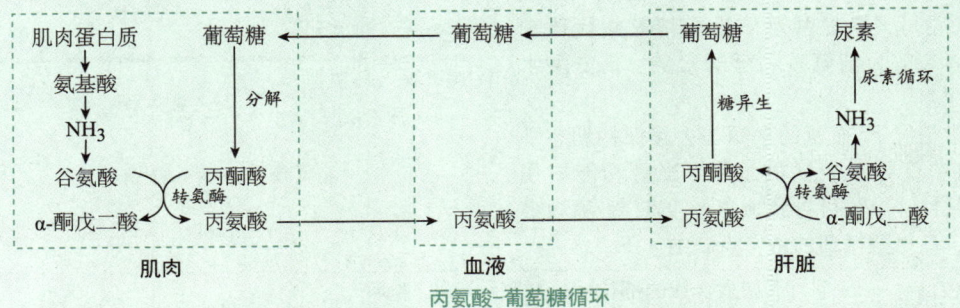

丙氨酸-葡萄糖循环

(2)氨以谷氨酰胺形式进行转运 血液中的氨以谷氨酰胺形式运输至肾,再以铵盐的形式排出体外。

①谷氨酰胺的合成 在谷氨酰胺合成酶催化下,谷氨酸与氨反应生成谷氨酰胺,此反应需消耗ATP,为不可逆反应。谷氨酰胺合成酶主要分布于脑、骨骼肌等组织中。

②谷氨酰胺的分解 谷氨酰胺的分解由谷氨酰胺酶催化,此酶主要分布于肝、肾、小肠等组织中。

谷氨酰胺的合成,对维持组织中氨的浓度起着重要作用。中枢神经系统对氨特别敏感。氨在中枢神经系统生成后,立即被转变为无毒的谷氨酰胺,然后经血液向肝、肾、小肠等组织转运,以便利用。肾可利用它释放出氨,中和肾小管腔中的 H^+ 以利于机体排出多余的酸。所以,谷氨酰胺既是氨的解毒产物,也是氨的储存和运输形式。

$$\text{谷氨酸}+NH_3 \xrightarrow{\text{(脑、肌)谷氨酰胺合成酶}} \text{谷氨酰胺} \xrightarrow{\text{经血液至肝或肾}} \text{谷氨酰胺} \xrightarrow{\text{谷氨酰胺酶}} \text{谷氨酸}+NH_3$$

注意:①脑中氨的主要去路是合成谷氨酰胺。②肌肉中氨的主要去路是合成丙氨酸。③脑中的氨运输至肝的形式是谷氨酰胺。④肌肉中的氨运输至肝的形式是丙氨酸+谷氨酰胺。⑤肌肉中的氨运往肝的主要形式是丙氨酸。⑥氨在血液中的运输形式主要是丙氨酸+谷氨酰胺。

　　A. 丙氨酸-葡萄糖循环　　　　B. 柠檬酸-丙酮酸循环　　　　C. 三羧酸循环
　　D. 鸟氨酸循环　　　　　　　E. 乳酸循环

【例9】将肌肉中的氨以无毒形式运送至肝脏

【例10】尿素产生的机制

【例11】氨在血中主要是以下列哪种形式运输的?
　　A. 谷氨酸　　　　　　　　B. 天冬氨酸　　　　　　　C. 谷氨酰胺
　　D. 天冬酰胺　　　　　　　E. 谷胱甘肽

【例12】脑中氨的主要去路是
　　A. 扩散入血　　　　　　　B. 合成尿素　　　　　　　C. 合成嘌呤
　　D. 合成氨基酸　　　　　　E. 合成谷氨酰胺

3. 体内氨的去路

(1) 转变为丙氨酸　肌组织中的氨经丙氨酸-葡萄糖循环,以丙氨酸形式运送到肝。

(2) 合成谷氨酰胺　脑、肌组织中的氨以谷氨酰胺形式运送到肝、肾。

(3) 合成谷氨酸　氨可与α-酮戊二酸反应生成谷氨酸,谷氨酸的氨基又可转移给其他α-酮酸,生成相应的非必需氨基酸。

(4) 在肝中合成尿素　体内氨的主要去路是在肝中合成尿素,再由肾排出体外。尿素合成的途径即为鸟氨酸循环、尿素循环或Krebs-Henseleit循环。

在氨基甲酰磷酸合成酶Ⅰ催化下,氨与 CO_2 反应生成氨基甲酰磷酸。氨基甲酰磷酸与鸟氨酸缩合成瓜氨酸。由精氨酸代琥珀酸合成酶催化,瓜氨酸与天冬氨酸反应生成精氨酸代琥珀酸。后者裂解为精氨酸和延胡索酸。精氨酸水解生成尿素。

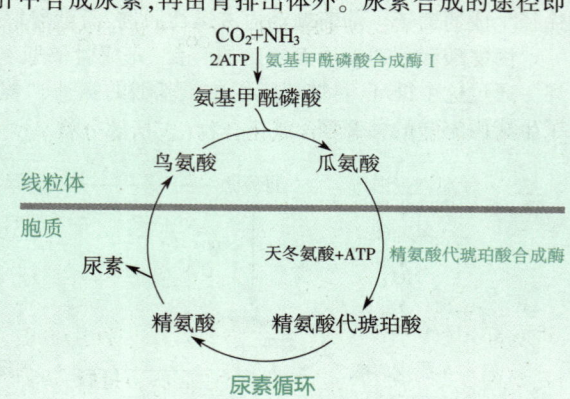

尿素循环

正常情况下,血氨的来源与去路保持动态平衡,血氨浓度处于较低的水平。当肝功能损伤时,尿素合成障碍,可导致血氨浓度增高,称为**高血氨症**。鸟氨酸循环的常考点归纳如下:

2个部位	尿素合成的部位——肝脏线粒体+胞质
2个关键酶	氨基甲酰磷酸合成酶Ⅰ、精氨酸代琥珀酸合成酶
2个N	尿素分子中2个N——1个来自 NH_3、1个来自天冬氨酸
3个重要中间产物	鸟氨酸、瓜氨酸、精氨酸
3个ATP	尿素合成是个耗能过程,每合成1分子尿素消耗3分子ATP
4个高能磷酸键	每合成1分子尿素消耗4个高能磷酸键

【例13】NH₃生成尿素通过
　　A. 柠檬酸循环　　　　　　B. 嘌呤循环　　　　　　C. 鸟氨酸循环
　　D. 丙酮酸循环　　　　　　E. 核苷酸循环

【例14】体内氨的主要去路是
　　A. 合成谷氨酰胺　　　　　B. 合成尿素　　　　　　C. 生成铵盐
　　D. 生成非必需氨基酸　　　E. 参与嘌呤、嘧啶的合成（2022）

【例15】下列关于鸟氨酸循环的叙述，正确的是
　　A. 鸟氨酸循环直接从鸟氨酸与氨结合生成瓜氨酸开始
　　B. 鸟氨酸循环从氨基甲酰磷酸合成开始　　C. 每经历一次鸟氨酸循环消耗1分子氨
　　D. 每经历一次鸟氨酸循环消耗2分子ATP　　E. 鸟氨酸循环主要在肝细胞微粒体中进行

【例16】尿素在肝的合成部位是
　　A. 胞质和微粒体　　　　　B. 胞质和线粒体　　　　C. 线粒体和微粒体
　　D. 微粒体和高尔基体　　　E. 胞质和高尔基体

【例17】属于鸟氨酸循环中间产物的氨基酸是
　　A. 丙氨酸　　　　　　　　B. 组氨酸　　　　　　　C. 谷氨酸
　　D. 甲硫氨酸　　　　　　　E. 精氨酸

五、个别氨基酸代谢

1. 氨基酸的脱羧基作用

有些氨基酸可通过脱羧基作用生成相应的胺类,催化脱羧反应的酶称为脱羧酶,其辅酶是磷酸吡哆醛。体内胺类含量虽然不高,但具有重要的生理功能。细胞内广泛存在胺氧化酶,能将胺氧化成相应的醛、NH_3 和 H_2O_2。醛类可继续氧化成羧酸,羧酸再氧化成 CO_2 和 H_2O 或随尿排出,从而避免胺类的蓄积。

$$\underset{\text{氨基酸}}{HOOC-\underset{R}{CH}-NH_2} \xrightarrow[-CO_2]{\text{脱羧酶}} \underset{\text{胺}}{R-CH_2-NH_2} \xrightarrow[\underset{H_2O\ NH_3}{O_2\ H_2O_2}]{\text{单胺氧化酶}} \underset{\text{醛}}{RCHO} \xrightarrow{+1/2\ O_2} \underset{\text{羧酸}}{RCOOH}$$

氨基酸衍生的重要含氮化合物（包括部分氨基酸脱羧基生成的相应胺）如下。

氨基酸	化合物	生理功能
谷氨酸	γ-氨基丁酸（GABA）	神经递质
半胱氨酸	牛磺酸	胆汁成分
半胱氨酸	硫酸根	活化为PAPS
色氨酸	5-羟色胺（5-HT）	神经递质、血管收缩剂
鸟氨酸	腐胺→精脒→精胺	促进细胞增殖
组氨酸	组胺	血管舒张剂
苯丙氨酸、酪氨酸	多巴胺、去甲肾上腺素、肾上腺素	神经递质、激素

记忆：①半胱氨酸可转变成牛磺酸,牛磺酸是结合胆汁酸的组成成分之一。
②含硫氨基酸氧化均可产生硫酸根,且部分变为活性硫酸根PAPS,即3'-磷酸腺苷-5'-磷酰硫酸。半胱氨酸是体内硫酸根的主要来源。
③半胱氨酸可生成牛磺酸,记忆为"半"与"牛"相似（形象记忆法）。

【例18】下列氨基酸在体内可以转化为γ-氨基丁酸（GABA）的是

A. 谷氨酸   B. 天冬氨酸   C. 苏氨酸
D. 色氨酸   E. 蛋氨酸

【例19】经代谢转变生成牛磺酸的氨基酸是
A. 半胱氨酸   B. 甲硫氨酸   C. 苏氨酸
D. 赖氨酸   E. 缬氨酸

【例20】经脱羧基作用生成的产物可引起过敏的氨基酸是
A. 色氨酸   B. 酪氨酸   C. 赖氨酸
D. 组氨酸   E. 精氨酸（2022）

2. 一碳单位

（1）概念 一碳单位是指某些氨基酸在分解代谢过程中产生的一个碳原子的基团,包括甲基(—CH_3)、亚甲基(—CH_2—)、次甲基(—CH=)、甲酰基(—CHO)、亚氨甲基(—CH=NH)等。

（2）来源 一碳单位主要来自丝氨酸、色氨酸、组氨酸、甘氨酸的分解代谢。

（3）载体 一碳单位的载体为四氢叶酸(FH_4)。一碳单位常与 FH_4 结合而参与转运和代谢。

（4）意义 一碳单位的主要功能是作为嘌呤及嘧啶的合成原料,在核酸生物合成中占有重要地位。

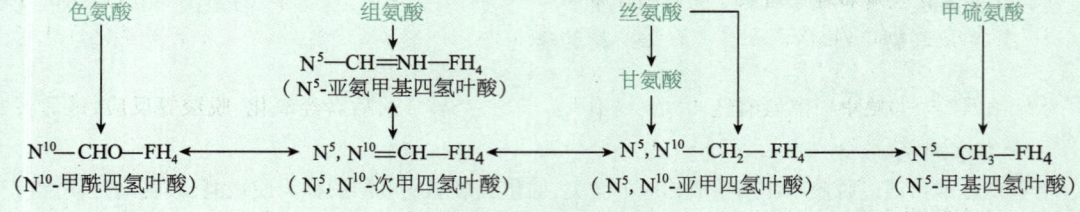

一碳单位的代谢转变

【例21】一碳单位代谢的辅酶是
A. 叶酸   B. 二氢叶酸   C. 四氢叶酸
D. NADPH   E. NADH

3. 甲硫氨酸循环、SAM 与 PAPS

（1）甲硫氨酸循环和 SAM 甲硫氨酸可与 ATP 作用生成 S-腺苷甲硫氨酸(SAM),SAM 可将甲基转移至另一种物质使其甲基化,而 SAM 即变为 S-腺苷同型半胱氨酸,后者进一步生成同型半胱氨酸,再接受甲基重新生成甲硫氨酸,这一循环过程,称为甲硫氨酸循环。此循环中的转甲基酶,也称甲硫氨酸合成酶,其辅酶是维生素 B_{12}。当维生素 B_{12} 缺乏时,甲基转移不能实现,FH_4 的再生也受到影响。

由 N^5—CH_3—FH_4 供给甲基生成甲硫氨酸,再通过 SAM 提供甲基,以进行体内广泛存在的甲基化反应。SAM 是活泼的甲基供给者,可为体内 50 多种物质提供甲基,如肾上腺素、肉碱、胆碱、肌酸等。

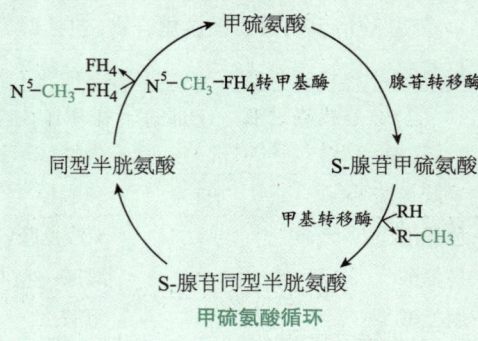

甲硫氨酸循环

记忆：①甲基供体是甲硫氨酸;甲基受体是同型半胱氨酸。活性甲基是 SAM 中的甲基。
②甲基直接供体是 S-腺苷甲硫氨酸(SAM);甲基间接供体是 N^5—CH_3—FH_4。

（2）PAPS 含硫氨基酸氧化分解均可产生硫酸根,半胱氨酸是体内硫酸根的主要来源。体内的硫酸根一部分以无机盐形式随尿排出,另一部分由 ATP 活化生成活性硫酸根,即 3′-磷酸腺苷-5′-磷酰硫酸 (PAPS)。PAPS 化学性质活泼,在肝生物转化中可提供硫酸根使某些物质生成硫酸酯,例如类固醇激素可形成硫酸酯而被灭活。此外,PAPS还可参与硫酸角质素及硫酸软骨素等分子中硫酸化氨基糖的合成。

4. 苯丙氨酸代谢

(1) **主要代谢途径**　苯丙氨酸的主要代谢是经羟化作用生成酪氨酸,此反应由苯丙氨酸羟化酶催化,为不可逆反应,因此酪氨酸不能转变为苯丙氨酸。

(2) **次要代谢途径**　苯丙氨酸的次要代谢是经转氨基作用生成苯丙酮酸。

先天性苯丙氨酸羟化酶缺陷患者,不能将苯丙氨酸羟化为酪氨酸,苯丙氨酸经转氨基作用生成大量苯丙酮酸,造成体内苯丙酮酸及其部分代谢产物(苯乳酸、苯乙酸等)蓄积,由尿排出,称为苯丙酮尿症。

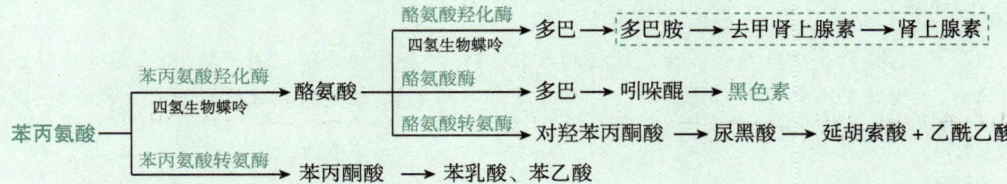

5. 酪氨酸代谢

(1) **在肾上腺髓质和神经组织**　酪氨酸在酪氨酸羟化酶的作用下,生成多巴。在多巴脱羧酶的作用下,多巴脱去羧基生成多巴胺。在肾上腺髓质,多巴胺被羟化生成去甲肾上腺素。后者甲基化生成肾上腺素。多巴胺、去甲肾上腺素及肾上腺素统称为儿茶酚胺。

(2) **在黑色素细胞中**　酪氨酸经酪氨酸酶作用,羟化生成多巴,后者经氧化、脱羧等反应,最后转变为吲哚-5,6-醌(黑色素)。

(3) **转氨基作用**　酪氨酸可在转氨酶催化下,生成对羟苯丙酮酸,后者经尿黑酸等中间产物进一步转变为延胡索酸和乙酰乙酸,进入糖、脂代谢途径进行代谢。

上述反应中,苯丙氨酸羟化酶和酪氨酸羟化酶的辅酶都是四氢生物蝶呤。

如人体缺乏酪氨酸酶,色素(吲哚醌的聚合物)合成障碍,皮肤、毛发等发白,称为白化病。

当体内分解代谢尿黑酸的酶先天性缺陷时,尿黑酸的分解受阻,可出现尿黑酸尿症。

【例22】患者,男,18岁。自幼毛发、头发、皮肤苍白。体内可能存在代谢缺陷的氨基酸是
　　A. 组氨酸　　　　　　　B. 半胱氨酸　　　　　　　C. 色氨酸
　　D. 酪氨酸　　　　　　　E. 丝氨酸 (2022)

6. 支链氨基酸代谢

(1) **分解代谢部位**　支链氨基酸都是必需氨基酸,在体内的分解代谢主要在骨骼肌中进行。

(2) **分解代谢过程**　①通过转氨基作用生成相应的α-酮酸;②通过氧化脱羧生成相应的脂酰CoA;③通过β-氧化过程生成不同的中间产物参与三羧酸循环,其中缬氨酸分解产生琥珀酰CoA,亮氨酸产生乙酰CoA和乙酰乙酰CoA,异亮氨酸产生琥珀酰CoA和乙酰CoA。所以,缬氨酸是生糖氨基酸,亮氨酸是生酮氨基酸;异亮氨酸是生糖兼生酮氨基酸。

▶ **常考点**　氨基酸的一般概念;尿素循环;一碳单位代谢;苯丙氨酸和酪氨酸代谢。

参考答案——详细解答见《2024 国家临床执业及助理医师资格考试历年考点精析(上、下册)》

1. ABCDE　2. ABCDE　3. ABCDE　4. ABCDE　5. ABCDE　6. ABCDE　7. ABCDE
8. ABCDE　9. ABCDE　10. ABCDE　11. ABCDE　12. ABCDE　13. ABCDE　14. ABCDE
15. ABCDE　16. ABCDE　17. ABCDE　18. ABCDE　19. ABCDE　20. ABCDE　21. ABCDE
22. ABCDE

第8章 核苷酸代谢

▶考纲要求

①核苷酸代谢：两条嘌呤核苷酸合成途径的原料，嘌呤核苷酸的分解代谢产物，两条嘧啶核苷酸合成途径的原料，嘧啶核苷酸的分解代谢产物。②核苷酸代谢的调节：核苷酸合成途径的主要调节酶，抗核苷酸代谢药物的生化机制。

一、核苷酸代谢

核苷酸是核酸的基本结构单位。嘌呤核苷酸、嘧啶核苷酸的合成均分为从头合成、补救合成两条途径。

1. 嘌呤核苷酸和嘧啶核苷酸从头合成的原料

记住了嘌呤碱和嘧啶碱的元素来源，也就记住了嘌呤核苷酸和嘧啶核苷酸从头合成的原料，可以参照其化学结构式进行形象记忆。嘌呤碱、嘧啶碱从头合成的元素来源分别如左下图及右下图所示。

嘌呤碱的合成原料——天冬氨酸、谷氨酰胺、甘氨酸、CO_2、甲酰基（来自 FH_4）。

嘧啶碱的合成原料——天冬氨酸、谷氨酰胺、CO_2。

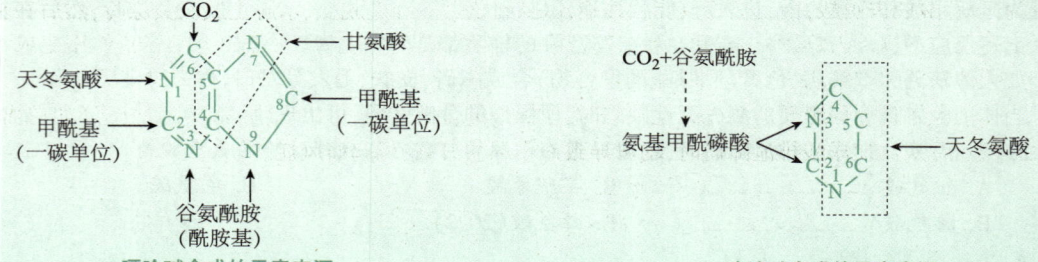

嘌呤碱合成的元素来源　　　　　　　　嘧啶碱合成的元素来源

记忆：①嘌呤碱合成的元素来源——"甘氨酸中间站，谷酰坐两边。左上天冬氨，头顶二氧化碳"。
②嘧啶碱合成的元素来源——"天冬氨酸右边站，谷酰直往左上蹿，剩余废物二氧化碳"。
说明左上3位 N 来源于谷氨酰胺，左下 C 来源于 CO_2 的 C。

2. 嘌呤核苷酸合成途径及其原料

嘌呤核苷酸合成途径有两条，即从头合成与补救合成途径，其合成原料如下。

	嘌呤核苷酸的从头合成	嘌呤核苷酸的补救合成（重新合成）
定义	指利用磷酸核糖、氨基酸、一碳单位及 CO_2 等简单物质为原料，经过一系列酶促反应，合成嘌呤核苷酸	指利用体内游离的嘌呤或嘌呤核苷，经简单反应过程，合成嘌呤核苷酸
原料	天冬氨酸、谷氨酰胺、甘氨酸、CO_2、FH_4	游离的嘌呤碱、嘌呤核苷
合成部位	肝（主要部位）、小肠黏膜及胸腺的胞液	脑、骨髓
反应特点	是复杂的酶促反应，需消耗氨基酸等原料及大量 ATP	是简单反应，消耗能量少
所占比例	主要合成途径（占总合成的90%）	次要合成途径（占总合成的10%）

3. 嘧啶核苷酸合成途径及其原料

嘧啶核苷酸合成途径有两条，即从头合成与补救合成途径，其合成原料如下。

	嘧啶核苷酸的从头合成	嘧啶核苷酸的补救合成
定义	是指利用天冬氨酸、谷氨酰胺、CO_2 等简单物质为原料，经过一系列酶促反应，合成嘧啶核苷酸	是指利用体内游离的嘧啶碱合成嘧啶核苷酸
原料	天冬氨酸、谷氨酰胺、CO_2	游离的嘧啶碱
反应特点	先合成嘧啶环，再磷酸核糖化而生成核苷酸	补救合成虽无实际意义，但哺乳动物体内确实存在该合成途径

【例1】嘌呤从头合成的氨基酸有
    A. 鸟氨酸　　　　　　　　　B. 谷氨酸　　　　　　　　　C. 天冬酰胺
    D. 天冬氨酸　　　　　　　　E. 丙氨酸

【例2】合成嘌呤、嘧啶的共同原料是
    A. 甘氨酸　　　　　　　　　B. 天冬酰胺　　　　　　　　C. 谷氨酸
    D. 天冬氨酸　　　　　　　　E. 氨基甲酰磷酸

【例3】HGPRT参与的代谢途径是
    A. 嘌呤核苷酸从头合成　　　B. 嘧啶核苷酸从头合成　　　C. 嘌呤核苷酸补救合成
    D. 嘧啶核苷酸补救合成　　　E. 嘌呤核苷酸分解代谢（超纲题，2022）

4. 嘌呤核苷酸的分解代谢

体内嘌呤核苷酸的分解代谢主要在肝、小肠和肾中进行。首先，细胞中的核苷酸在核苷酸酶的作用下，嘌呤核苷酸脱去磷酸，生成嘌呤核苷。其中，腺嘌呤核苷酸经过脱氨、水解生成次黄嘌呤，然后在黄嘌呤氧化酶催化下氧化为黄嘌呤。鸟嘌呤核苷酸则被直接水解，生成鸟嘌呤，然后经脱氨基作用生成黄嘌呤。黄嘌呤在黄嘌呤氧化酶催化下生成尿酸。

尿酸是人体嘌呤分解代谢的终产物，水溶性差。当进食高嘌呤饮食、体内核酸大量分解（如白血病、恶性肿瘤）、肾疾病使尿酸排泄障碍时，均可导致血中尿酸升高，引起痛风症。

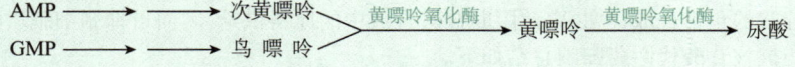

嘌呤核苷酸的分解代谢

【例4】与体内尿酸堆积相关的酶是
    A. 酰胺转移酶　　　　　　　B. 四氢叶酸还原酶　　　　　C. 转甲酰基酶
    D. 黄嘌呤氧化酶　　　　　　E. 磷酸核糖焦磷酸合成酶

【例5】男，51岁。近3年来出现关节炎症状和尿路结石，进食肉类食物时病情加重。该患者发生的疾病涉及的代谢途径是
    A. 糖代谢　　　　　　　　　B. 脂代谢　　　　　　　　　C. 嘌呤核苷酸代谢
    D. 嘧啶核苷酸代谢　　　　　E. 氨基酸代谢

【例6】与痛风发病机制密切相关的代谢过程是
    A. 甘油三酯代谢　　　　　　B. 嘌呤核苷酸代谢　　　　　C. 嘧啶核苷酸代谢
    D. 糖原分解代谢　　　　　　E. 氨基酸代谢（2023）

5. 嘧啶核苷酸的分解代谢产物

嘧啶碱的降解主要在肝中进行。嘧啶核苷酸首先经核苷酸酶及核苷酶的作用脱去磷酸及戊糖，生成嘧啶碱。胞嘧啶和尿嘧啶主要在肝脏内经脱氨、氧化、还原、脱羧等反应生成β-丙氨酸、氨和 CO_2。胸腺嘧啶则分解为β-氨基异丁酸、氨和 CO_2。与尿酸不同，嘧啶碱分解代谢产物均易溶于水。

胞嘧啶（C）⟶ 尿嘧啶（U）⟶ ⟶ 二氢尿嘧啶 ⟶ β-丙氨酸 + CO_2 + NH_3

胸腺嘧啶（T）⟶ ⟶ ⟶ β-脲基异丁酸 ⟶ β-氨基异丁酸 + CO_2 + NH_3

嘧啶核苷酸的分解代谢

【例7】 在体内能分解生成 β-氨基异丁酸的是

  A. AMP   B. GMP   C. CMP

  D. UMP   E. TMP

二、核苷酸代谢的调节

1. 核苷酸合成途径的主要调节酶

（1）**嘌呤核苷酸从头合成的关键酶** 是磷酸核糖焦磷酸合成酶(PRPP合成酶)和磷酸核糖焦磷酸酰胺转移酶(PRPP酰胺转移酶)，受代谢产物的反馈调节。

（2）**嘧啶核苷酸从头合成的关键酶** 是氨基甲酰磷酸合成酶Ⅱ、天冬氨酸氨基甲酰转移酶，受代谢产物的反馈调节。

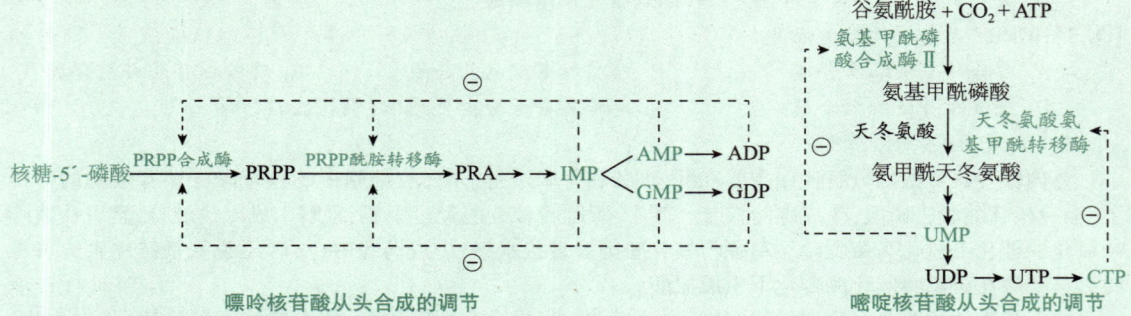

嘌呤核苷酸从头合成的调节　　嘧啶核苷酸从头合成的调节

2. 抗核苷酸代谢药物的生化机制

某些药物是嘌呤、嘧啶、叶酸、某些氨基酸的类似物，它们可作为核苷酸的抗代谢物，通过竞争性抑制干扰或阻断核苷酸的正常合成代谢，由此阻断核酸合成中的原料供给，因而可抑制细胞增殖，临床上常用作抗肿瘤药物。抗核苷酸代谢药归纳总结如下。

抗代谢剂	类似于	作用
6MP	次黄嘌呤	作用部位最广的抗代谢剂，抑制IMP转变为AMP、GMP等
氮杂丝氨酸	谷氨酰胺	干扰谷胺酰胺在嘌呤核苷酸中的作用，抑制嘌呤核苷酸的合成
甲氨蝶呤	叶酸	抑制二氢叶酸还原酶，阻断叶酸还原为FH_2及FH_4
别嘌呤醇	次黄嘌呤	抑制黄嘌呤氧化酶，减少尿酸形成，用于痛风的治疗
5-氟尿嘧啶	胸腺嘧啶	抑制胸苷酸合酶，阻断dUMP→dTMP（即dTMP的合成）
阿糖胞苷	核苷	抑制CDP还原成dCDP，也能影响DNA的合成

【例8】 氮杂丝氨酸干扰核苷酸合成是因为它的结构相似于

  A. 丝氨酸   B. 甘氨酸   C. 天冬氨酸

  D. 天冬酰胺   E. 谷氨酰胺

▶**常考点**　嘌呤及嘧啶核苷酸合成原料；分解代谢产物。

参考答案——详细解答见《2024国家临床执业及助理医师资格考试历年考点精析(上、下册)》

1. ABCDE　2. ABCDE　3. ABCDE　4. ABCDE　5. ABCDE　6. ABCDE　7. ABCDE　8. ABCDE

第9章 遗传信息的传递

▶ **考纲要求**

①遗传信息传递概述：基因与基因组的概念，中心法则。②DNA合成：基本概念，复制过程，逆转录的概念，DNA的损伤与修复。③RNA合成：基本概念，转录体系的组成及转录过程，转录后加工过程。④蛋白质生物合成概述（基本概念，合成体系和遗传密码，基本过程）。蛋白质生物合成与医学的关系（蛋白质生物合成障碍与疾病，蛋白质生物合成抑制剂）。⑤基因表达调控概述：基因表达及调控的概念和意义，基因表达的时空性，基因的组成性表达、诱导与阻遏，基因表达的多级调控，基因表达调控的基本要素。⑥基因表达调控的基本原理：原核基因表达调控（乳糖操纵子），真核基因表达调控（顺式作用元件、反式作用因子）。⑦重组DNA技术概述：基本概念，基因工程的基本原理及过程。⑧基因工程与医学：生物制药，基因诊断，基因治疗。

▶ **复习要点**

一、遗传信息传递概述

1. 基因与基因组的概念

(1) **基因** 基因是能够编码蛋白质或RNA等具有特定功能产物的、负载遗传信息的基本单位。

(2) **基因组** 是指一个生物体内所有遗传信息的总和。人类基因组包含了细胞核染色质DNA（常染色体和性染色体）及线粒体DNA所携带的所有遗传物质。

2. 中心法则

遗传信息的传递是生命延续的根本保证，也是生物性状代代相传的基本途径。DNA是遗传信息的载体。遗传信息的传递包括DNA的生物合成（复制）、RNA的生物合成（转录）、蛋白质的生物合成（翻译）。

基因是为生物活性产物编码的DNA功能片段，这些产物主要是蛋白质或各种RNA。蛋白质是生命活动的执行者。通过基因转录和翻译，由DNA决定蛋白质的一级结构，从而决定蛋白质的功能。DNA还通过复制，将基因信息代代相传。1958年，Crick把上述遗传信息的传递方式归纳为<u>中心法则</u>。

$$\text{复制} \circlearrowleft \text{DNA} \underset{\text{逆转录}}{\overset{\text{转录}}{\rightleftarrows}} \text{RNA} \xrightarrow{\text{翻译}} \text{蛋白质}$$

遗传信息的传递

【例1】 RNA指导的DNA合成称

    A. 复制   B. 转录   C. 反转录

    D. 翻译   E. 整合

二、DNA合成

1. DNA合成的基本概念

DNA生物合成也称复制，是指以DNA为模板合成子链DNA的过程。在这个过程中，亲代DNA作为合成模板，按照碱基配对原则合成子代分子，其化学本质是酶促脱氧核苷酸聚合反应。

2. DNA 复制的特征

(1) 半保留复制　在复制时,亲代双链 DNA 解开为两股单链,各自作为模板,依据碱基配对规律,合成序列互补的子链 DNA 双链。1958 年,Meselson M 和 Stahl FW 用实验证实自然界的 DNA 复制方式是半保留式的。半保留复制的基本内容包括:

①亲代的 DNA 分子中双螺旋的碱基配对是 A=T、G≡C。
②复制时,DNA 分子双链解开,各自作为模板。
③按碱基配对原则,在模板的指引下合成新的子链。
④新合成的子代 DNA 双链,与亲代 DNA 碱基序列一致。
⑤子代的双链 DNA 分子,一条单链从亲代完整地接受过来,另一条单链则完全重新合成。

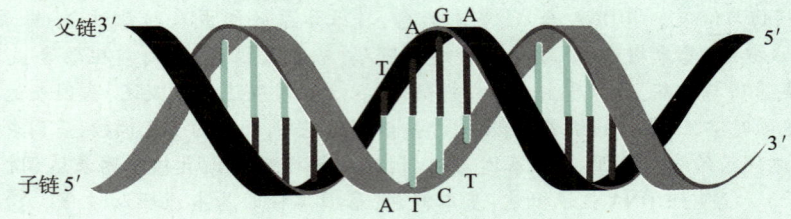

DNA半保留复制

(2) 双向复制　DNA 复制从起始点向两个方向延伸。
①原核基因复制　原核生物基因组是环状 DNA,只有一个复制起始点。复制从起点开始,向两个方向进行解链,进行单点起始双向复制。复制中的模板 DNA 形成 2 个延伸方向相反的开链区,称为复制叉。

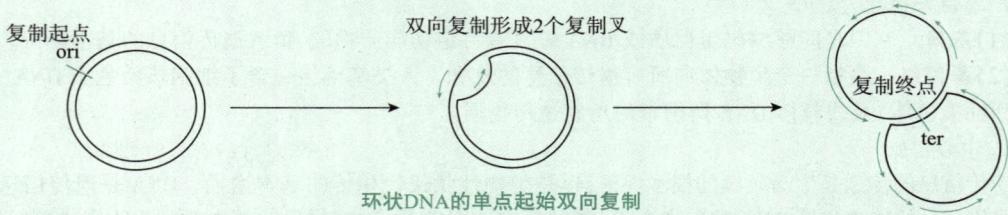

环状DNA的单点起始双向复制

②真核基因复制　真核生物基因组庞大复杂,由多个染色体组成,全部染色体均需复制,每个染色体又有多个起点,呈多起点双向复制特征。每个起点产生两个移动方向相反的复制叉,复制完成时,复制叉相遇并汇合连接。从一个 DNA 复制起点起始的 DNA 复制区域称为复制子。复制子是含有一个复制起点的独立完成复制的功能单位。高等生物有数以万计的复制子,为多复制子复制。

(3) 半不连续复制　DNA 双链是反向平行的,一条链为 5′→3′方向,另一条为 3′→5′方向。DNA 聚合酶只能催化 DNA 链从 5′→3′方向的合成,故子链沿着模板复制时,只能从 5′→3′方向延伸。

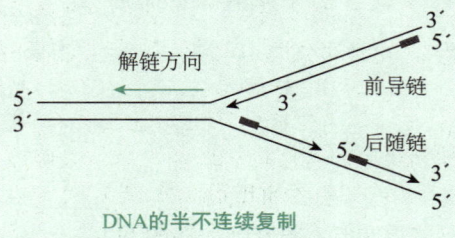

DNA的半不连续复制

①前导链　DNA 复制时,复制方向与解链方向一致,即按 5′→3′进行连续复制的子链。
②后随链　DNA 复制时,另一条子链,其复制方向与解链方向相反,为不连续复制。

③冈崎片段 指后随链上不连续复制的片段。真核冈崎片段长度为 100~200 个核苷酸残基,原核为 1000~2000 个核苷酸残基。复制完成后,这些不连续片段经过去除引物,填补引物留下的空隙,连接成完整的 DNA 长链。

④半不连续复制 前导链连续复制而后随链不连续复制,称半不连续复制。

(4) 高保真性 DNA 复制具有高保真性,其错配概率约为 10^{-10}。半保留复制确保亲代和子代 DNA 分子之间信息传递的绝对保真性。高保真 DNA pol 利用严格的碱基配对原则来保证复制的保真性。

【例2】DNA 复制时,以 5'-TAGA-3' 为模板,合成产物的互补结构为

A. 5'-TCTA-3'　　　　　　B. 5'-TAGA-3'　　　　　　C. 5'-ATCT-3'
D. 5'-AUCU-3'　　　　　　E. 5'-UCUA-3'

3. DNA 复制体系

DNA 复制是在酶催化下的核苷酸聚合过程,需要多种生物分子共同参与。

原料(底物)	dNTP = dATP、dGTP、dCTP、dTTP
酶	DNA pol(依赖 DNA 的 DNA 聚合酶)
模板	解开成单链的 DNA 母链
引物	提供 3'-OH 末端,使 dNTP 可以依次聚合

【例3】合成 DNA 的原料是

A. dAMP、dGMP、dCMP、dTMP　　　B. dADP、dGDP、dCDP、dTDP　　　C. dATP、dGTP、dCTP、dTTP
D. AMP、GMP、CMP、TMP　　　　　E. ADP、GDP、CDP、TDP

4. DNA 复制所需的酶类

(1) DNA 聚合酶 催化 DNA 合成最重要的酶是 DNA 聚合酶(DNA pol),也称依赖 DNA 的 DNA 聚合酶。原核生物的 DNA 聚合酶有 3 种。真核生物的 DNA 聚合酶至少有 15 种,常见的有 5 种。

①原核生物和真核生物 DNA 聚合酶的比较。

原核生物的 DNA 聚合酶	真核生物的 DNA 聚合酶
DNA pol Ⅰ:复制校对、复制和修复中填补空隙	DNA pol α:催化 RNA 链的合成,具有引物酶活性
DNA pol Ⅱ:参与 DNA 损伤的应急状态修复	DNA pol β:复制的保真度低,参与应急修复复制
DNA pol Ⅲ:复制延长中真正起催化作用的酶	DNA pol γ:是线粒体 DNA 复制的酶
	DNA pol δ:后随链的合成
	DNA pol ε:前导链的合成

②原核生物的 DNA 聚合酶 按发现的先后顺序,分别命名为 DNA pol Ⅰ、Ⅱ、Ⅲ。

DNA pol Ⅰ 只能催化延长约 20 个核苷酸,说明它<u>不是</u>复制延长中起主要作用的酶。DNA pol Ⅰ 在活细胞内的功能主要是对复制中的错误进行校对,对复制和修复中出现的空隙进行填补。

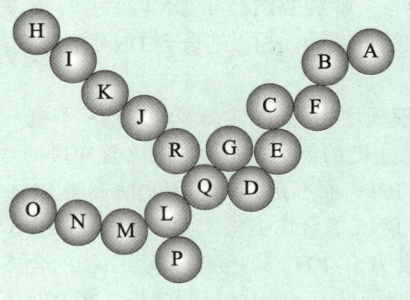

DNA pol Ⅰ

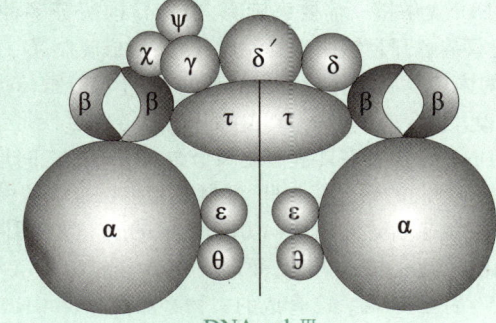

DNA pol Ⅲ

DNA pol Ⅱ 对模板的特异性不高,即使在已发生损伤的 DNA 模板上,它也能催化核苷酸聚合。因此认为,它可能参与 DNA 损伤的应急状态修复(SOS 修复)。

DNA pol Ⅲ 是由 10 种(17 个)亚基组成的不对称异聚合体,由 2 个核心酶通过 1 对 β 亚基构成的滑动夹与 1 个 γ-复合物(即夹子加载复合体)连接组成。DNA pol Ⅲ 的聚合反应比活性远高于 DNA pol Ⅰ,每分钟可催化多至 10^5 次聚合反应,因此 DNA pol Ⅲ 是原核生物复制延长中真正起催化作用的酶。

	DNA pol Ⅰ	DNA pol Ⅱ	DNA pol Ⅲ
外切酶活性的方向	两个方向	一个方向	一个方向
3′→5′外切酶活性	有	有	有
5′→3′外切酶活性	有	无	无
5′→3′聚合活性	有	有	有
功能	①对复制中的错误进行校对 ②复制和修复中填补空隙	参与 DNA 损伤的应急状态修复	复制延长中真正起催化作用的酶

注意:①请注意"5′→3′聚合活性"与"5′→3′外切酶活性"的区别!
②DNA pol 有 3′→5′外切酶活性,故有校对功能,合成错误率低($10^{-10} \sim 10^{-9}$)。
③RNA pol 和逆(反)转录酶均无 3′→5′外切酶活性,故无校对功能,合成错误率高(10^{-6})。
④合成方向为 5′→3′者——DNA 复制、RNA 转录、逆(反)转录。

③真核生物 DNA pol 至少有 15 种,常见的有 5 种,各种 DNA pol 都有 5′→3′核酸外切酶活性。

	DNA pol α	DNA pol β	DNA pol γ	DNA pol δ	DNA pol ε
3′→5′外切酶活性	—	—	有	有	有
5′→3′外切酶活性	有	有			
5′→3′聚合活性	有	?(有)			
功能	引物酶	DNA 修复	线粒体 DNA 复制	负责合成后随链	负责合成前导链

【例 4】关于 DNA 聚合酶的叙述,错误的是
A. 需模板 DNA   B. 需引物 RNA   C. 合成方向为 5′→3′
D. 以 NTP 为原料   E. 具有 3′→5′外切酶活性

(2) **DNA 连接酶** 复制中的模板链是连续的,新链是分段合成的,是不连续的,最后留有缺口。DNA 连接酶可以封闭这些缺口。封闭缺口时,是以磷酸二酯键连接 3′-OH 端和 5′-P 末端,从而将两段相邻的 DNA 链连接成完整的链。此催化作用需要消耗 ATP。

5. 原核生物的 DNA 复制过程

(1) **DNA 复制起始** 包括 DNA 解链和引物合成两个步骤:

①DNA 解链 需要解旋酶、拓扑异构酶等多种蛋白质参与。解旋酶结合于 DNA 并沿解链方向移动,使双链解开足够用于复制的长度,形成复制叉。单链 DNA 结合蛋白(SSB)结合到 DNA 单链上,在一定时间内使复制叉保持适当的长度,利于核苷酸依据模板掺入。

②引物合成 母链 DNA 解开成单链以后,不会立即按照模板序列将 dNTP 聚合为 DNA 子链。这是因为 DNA 聚合酶不具备催化两个游离 dNTP 之间形成磷酸二酯键的能力,只能催化核酸片段的 3′-OH 端和 dNTP 间的聚合。为此,复制起始部位合成的引物只能是 RNA,而不是 DNA。引物酶属于 RNA 聚合酶,是复制起始时催化 RNA 引物合成的酶。短链引物 RNA 为 DNA 的合成提供 3′-OH 末端,在 DNA 聚合酶催化下,逐一加入 dNTP 而形成 DNA 子链。RNA 引物的长度为 5~10 个核苷酸不等。引物的合成方向也是 5′-端至 3′-端。已合成的引物必然留有 3′-OH 末端,此时就可进入 DNA 的复制延长。在 DNA pol Ⅲ

的催化下,引物末端与新配对进入的 dNTP 生成磷酸二酯键。新链每次反应后也留有 3′-OH 末端,复制就可以继续进行下去。

(2) **DNA 链的延长**　复制中 DNA 链的延长是在 DNA 聚合酶催化下进行的。dNTP 分子逐个加入至引物或延长中子链的 3′-OH 上,形成磷酸二酯键。前导链连续复制,子链沿着 5′→3′方向连续延长。而后随链以不连续复制方式合成,形成冈崎片段。

(3) **DNA 复制终止**　包括切除引物、填补空缺、连接切口。由于复制的半不连续性,在后随链上会出现许多冈崎片段。每个冈崎片段上的引物都是 RNA 而不是 DNA。复制的完成还包括去除 RNA 引物和换成 DNA,最后把 DNA 片段连接成完整的子链。引物的水解靠细胞核内的 DNA pol Ⅰ,水解后留下空隙。空隙填补由 DNA pol Ⅰ而不是 DNA pol Ⅲ催化。然后,由 DNA 连接酶连接缺口,完成 DNA 复制过程。

> **记忆**:可以将"引物的合成"形象地记忆为大量合成 DNA 前"种植的实验田",但这种实验田又不同于接下来的 DNA 合成,它是"DNA 原野上"种植的一小块"RNA 实验田"。

【例5】在 DNA 复制中 RNA 引物的作用是
  A. 使 DNA 聚合酶活化并使 DNA 双链解开　　B. 提供 5′末端作为合成新 DNA 链的起点
  C. 提供 5′末端作为合成新 RNA 链的起点　　D. 提供 3′-OH 末端作为合成新 DNA 链的起点
  E. 提供 3′-OH 末端作为合成新 RNA 链的起点

6. 真核生物的 DNA 复制过程

(1) **复制起始**　真核生物与原核生物的复制起始有许多不同点,如下。

	原核生物复制起始	真核生物复制起始
复制起始点	一个(*oriC*)	很多(可多达千个)
起始点辨认	DnaA 蛋白	可能有"蛋白质-DNA 复合物"参与
起始点长度	长(*oriC* 为 245bp,其中下游区为 AT 区)	短(酵母含 11bp 富含 AT 的核心序列)
复制方向	双向,一个复制单位	双向,多个复制单位
参与起始	DnaA、B、C、SSB,引物酶	DNA pol α、δ,拓扑酶,复制因子,增殖细胞核抗原

(2) **复制延长**　DNA pol α 主要催化合成引物,然后迅速被具有连续合成能力的 DNA pol δ、DNA pol ε 所替换,这一过程称为**聚合酶转换**。DNA pol δ 负责合成后随链,DNA pol ε 负责合成前导链。真核生物是以复制子为单位各自进行复制,所以引物和后随链的冈崎片段都比原核生物的短。真核生物 DNA 合成,就酶的催化速率而言,远比原核生物**慢**,估算为 50 个 dNTP/s(原核生物为 3800 个 dNTP/s)。但真核生物是**多复制子复制**,总体速度是**不慢**的。

(3) **复制终止**　复制终止时,染色体端粒区域的 DNA 有可能缩短或断裂。端粒酶通过一种称为爬行模型的机制合成端粒 DNA。**端粒**是真核生物染色体线性 DNA 分子末端的结构。其作用为维持染色体的稳定性和 DNA 复制的完整性。**端粒酶**是一种由 RNA 和蛋白质组成的酶。复制终止时,染色体线性 DNA 末端可缩短,但通过端粒的不依赖模板的复制,可以补偿这种末端缩短。在端粒合成过程中,端粒酶以其自身携带的 RNA 为模板合成互补链,故端粒酶可看作一种特殊的逆转录酶。

【例6】下列关于真核生物 DNA 复制特点的描述,错误的是
  A. RNA 引物较小　　　　　　　　　　B. 冈崎片段较短
  C. 片段连接时由 ATP 供给能量　　　　D. 在复制单位中,DNA 链的延长速度较慢
  E. 仅有一个复制起点

7. 逆转录的概念

逆转录也称反转录,是指在宿主细胞中,逆转录病毒的逆转录酶以**病毒 RNA** 为模板,以宿主细胞的 4 种 **dNTP** 为原料催化合成 **DNA** 的过程。即按病毒 RNA 中核苷酸的碱基序列合成 DNA。催化此反应的

酶称逆转录酶(也称反转录酶)。逆转录现象和逆转录酶的发现拓展了遗传中心法则理论。

【例7】逆转录是指
　　A. 以 RNA 为模板合成 RNA　　B. 以 DNA 为模板合成 DNA　　C. 以 DNA 为模板合成 RNA
　　D. 以 RNA 合成蛋白质　　　　E. 以 RNA 为模板合成 DNA

【例8】能以 RNA 为模板催化合成与 RNA 互补的 DNA(cDNA)的酶称为
　　A. DNA 聚合酶Ⅰ　　　　　B. DNA 聚合酶Ⅱ　　　　　C. DNA 聚合酶Ⅲ
　　D. RNA 聚合酶　　　　　　E. 逆转录酶

8. DNA 的损伤与修复

(1)导致 DNA 损伤的因素

①DNA 复制错误　在 DNA 复制过程中，碱基的异构互变、4 种 dNTP 之间的浓度不平衡等均可引起碱基的错配，即产生非 Watson-Crick 碱基对；DNA 片段的缺失或插入。

②DNA 自身的不稳定性　是 DNA 自发性损伤中最频繁和最重要的因素。

③机体代谢过程中产生的活性氧　可直接作用于碱基，如修饰鸟嘌呤，产生 8-羟基脱氧鸟嘌呤。

④物理因素　电离辐射可破坏 DNA 分子结构，导致 DNA 分子发生碱基氧化修饰、碱基环破坏、DNA 链交联与断裂等。紫外线可引起 DNA 链上相邻的两个嘧啶碱基发生共价结合，生成嘧啶二聚体。

⑤化学因素　包括自由基、碱基类似物、碱基修饰物、嵌入染料等。许多化疗药物可诱导 DNA 损伤，阻断 DNA 复制或 RNA 转录，而抑制肿瘤细胞的增殖。

⑥生物因素　主要指病毒，如麻疹病毒、风疹病毒、疱疹病毒、真菌、黄曲霉素等。

(2)突变的 DNA 分子改变类型

碱基错配(点突变)	指 DNA 链上碱基的置换，发生在基因的编码区域，可引起氨基酸的改变
碱基缺失	指 DNA 链上碱基的脱落而缺失，碱基缺失可造成框移突变
碱基插入	指 DNA 链上某碱基的插入，碱基插入可造成框移突变
框移突变	指三联体密码的阅读方式改变，造成蛋白质氨基酸排列顺序发生改变
重排/重组	DNA 分子内发生较大片段的交换

(3)DNA 损伤的修复　是指纠正 DNA 两条单链间错配的碱基、清除 DNA 链上受损的碱基或糖基、恢复 DNA 正常结构的过程。其方式主要有直接修复、切除修复、重组修复和损伤跨越修复。

①直接修复　嘧啶二聚体的直接修复又称为光复活修复，是指生物体内的光修复酶直接识别和结合于 DNA 链上的嘧啶二聚体，将之解聚为单体核苷酸，恢复为原来的结构。

②切除修复　是生物界最常见最重要的 DNA 修复方式，分为碱基切除修复、核苷酸切除修复两种类型，其修复过程包括去除损伤的 DNA、填补空隙和连接。

③重组修复　若 DNA 分子双链断裂，没有互补链提供修复断裂的遗传信息时，则需要进行重组修复。重组修复是指依靠重组酶系，将另一段未受损伤的 DNA 转移到损伤部位，提供正确的模板，进行修复的过程。重组修复包括同源重组和非同源末端连接的重组修复。

④跨越损伤修复 当 DNA 双链发生大范围损伤,DNA 损伤部位失去模板作用,或复制叉已解开母链,致使系统无法通过上述方式进行有效修复时,细胞可以诱导一个或多个应急途径,跨过损伤部位先进行复制,再设法修复。跨越损伤修复分为重组跨越损伤修复、合成跨越损伤修复(SOS 修复)。

【例9】紫外线对 DNA 的损伤主要是引起
  A. 碱基缺失   B. 碱基插入   C. 碱基置换
  D. 嘧啶二聚体形成   E. 磷酸二酯键断裂

【例10】涉及核苷酸数目变化的 DNA 损伤形式是
  A. DNA(单链)断裂   B. 链间交联   C. 链内交联
  D. 插入突变   E. 置换突变

三、RNA 合成

1. 基本概念

生物体以 DNA 为模板合成 RNA 的过程称为转录,意指将 DNA 的碱基序列转抄为 RNA。在生物界,RNA 合成的方式有两种:一种是 DNA 指导的 RNA 合成,也称转录,为生物体内的主要合成方式;另一种为 RNA 依赖的 RNA 合成,也称 RNA 复制,常见于病毒。

2. 转录体系的组成

转录体系包括 DNA 模板、4 种 NTP、RNA 聚合酶、某些蛋白质因子和必要的无机离子。

(1) **转录模板** 原核 RNA pol 可直接结合 DNA 模板,真核 RNA pol 需与辅助因子结合后才结合模板。

(2) **RNA 聚合酶(RNA pol)** 可催化 RNA 的转录合成。该反应以 DNA 为模板,以 ATP、GTP、UTP、CTP 为原料,还需要 Mg^{2+} 作为辅基。RNA pol 通过在 RNA 的 3′-OH 端加入核苷酸,延长 RNA 链而合成 RNA。

DNA 聚合酶启动 DNA 链延长时需要 RNA 引物存在,而 RNA pol 能够在转录起始点处使两个核苷酸间形成磷酸二酯键,即直接启动转录,因而 RNA 链的起始合成不需要引物。

①原核生物 RNA 聚合酶 大肠杆菌 RNA pol 是由 5 种亚基组成的六聚体蛋白质($α_2ββ′ωσ$)。RNA pol 的 5 个主要亚基($α_2ββ′ω$)称为核心酶。σ 亚基加上核心酶称为全酶($α_2ββ′ωσ$)。活细胞的转录起始是需要全酶的,转录延长阶段则仅需核心酶。

RNA pol 各亚基的功能为 α 亚基决定哪些基因被转录;β 亚基与转录全过程有关(催化);β′亚基主要功能是结合 DNA 模板(开链);ω 亚基参与 β′折叠和稳定性维持;σ 亚基主要功能是辨认转录起始点。

利福平可以特异性结合 β 亚基,从而抑制原核生物的 RNA pol,成为抗结核菌治疗的药物。

②真核生物 RNA 聚合酶 有 3 种,即 RNA pol Ⅰ、Ⅱ、Ⅲ,与原核生物 RNA pol 的比较如下。

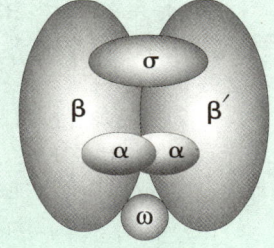

RNA 聚合酶

原核生物 RNA 聚合酶	真核生物 RNA 聚合酶
1 种(RNA pol),5 种亚基的六聚体($α_2ββ′ωσ$)	3 种(RNA pol Ⅰ、Ⅱ、Ⅲ)
RNA pol 没有校对功能,缺乏 3′→5′外切酶活性 ①α:位于启动子上游,决定哪些基因被转录 ②β:与底物 NTP 结合,形成磷酸二酯键(催化) ③β′:结合 DNA 模板(开链) ④ω:参与 β′折叠和稳定性维持 ⑤σ:辨认起始点(无催化活性)	RNA pol Ⅰ、Ⅱ、Ⅲ由于识别不同启动子而分别负责不同的基因转录: ①RNA polⅠ:定位核仁,转录产生 45S-rRNA ②RNA polⅡ:定位核浆,转录产生 hnRNA→mRNA ③RNA polⅢ:定位核浆,转录产生 tRNA、5S-rRNA、snRNA

【例11】关于真核生物 RNA 聚合酶的叙述,正确的是
  A. 真核生物 RNA 聚合酶有 3 种   B. 由 4 个亚基组成的复合物   C. 全酶中包括一个 σ 因子
  D. 全酶中包括两个 β 因子   E. 全酶中包括一个 α 因子

记忆：①真核生物 RNA pol Ⅱ 转录产生 hnRNA→mRNA，记忆为"Ⅱ"个桥洞(hn 或 m)。
②真核生物 RNA pol Ⅲ 转录产生 tRNA、5S-rRNA、snRNA，记忆为 tRNA——"t"hree(Ⅲ)；5S-rRNA——"三"五香烟；snRNA——拼音"san"(Ⅲ)。

(3)蛋白质因子　真核生物转录过程还需要多种蛋白质因子(如转录因子)的参与，能直接、间接辨认和结合转录基因不同区段 DNA 的蛋白质，现已发现数百种，统称为反式作用因子。

3. 转录过程

以 RNA pol Ⅱ 催化的基因转录过程为例，转录反应分为转录起始、转录延长、转录终止三个阶段。

(1)**转录起始**　基因转录起始点上游存在特殊的基因调节 DNA 序列，包括启动子、启动子上游元件等近端调控元件，还有增强子等远隔序列，这些序列统称为顺式作用元件。真核生物的转录起始需要 RNA pol 对转录起始点上游的 DNA 序列(启动子)进行辨认和结合，生成转录起始复合物。

(2)**转录延长**　RNA pol Ⅱ 催化 RNA 转录合成时需要依靠众多的转录因子(TF Ⅱ)。在转录起始复合物形成时，RNA pol Ⅱ 不能直接与启动子的 DNA 序列结合，而是需要转录起始因子首先识别启动子序列，即 TF Ⅱ D 的 TBP 亚基结合于启动子核心序列 TATA 上，在 TF Ⅱ A、TF Ⅱ B 的配合下，形成 TF Ⅱ D-TF Ⅱ A-TF Ⅱ B-DNA 复合体，接着 RNA pol Ⅱ 在 TF Ⅱ F 引导下结合启动子，完成起始复合体的装配。

真核生物 RNA 链的延长特点包括：①RNA pol 负责 RNA 链的延长反应；②RNA 链沿 5′→3′端延长，新的核苷酸都是加到 3′-OH 上；③DNA 模板链的阅读方向是 3′→5′端，合成的 RNA 链与之反向互补；④合成区域存在着动态变化的 RNA-DNA 杂合双链；⑤模板 DNA 的双螺旋结构随着 RNA pol 的移动发生解链和再复合的动态变化。因有核膜相隔，真核生物不存在原核生物特有的转录与翻译同步进行的现象。

(3)**转录终止**　当 RNA pol 到达基因末端的终止子时，合成的 RNA 链被释放，RNA pol 从模板上脱落，这一过程称为转录终止。转录终止与 RNA 的加工修饰可同步完成，如 RNA pol Ⅱ 所催化的 hnRNA 的转录终止是与 poly A 尾的形成同时发生的。

4. 转录后加工过程

真核生物转录生成的 RNA 分子是初级 RNA 转录产物，几乎所有的初级 RNA 转录产物都需要经过加工，才能成为具有功能的成熟的 RNA。RNA 的转录后加工主要在细胞核内进行。

(1)**mRNA 转录后加工**　包括首尾修饰、前体 mRNA 剪接、mRNA 编辑等。

①首、尾修饰　即 5′-端加帽，3′-端加尾。5′-帽结构可使 mRNA 免遭核酸酶的攻击。3′-端 poly A 尾的功能是维持 mRNA 作为翻译模板的活性，增加 mRNA 本身的稳定性。

②前体 mRNA 剪接　是指去除初级转录产物上的内含子，把外显子连接为成熟 mRNA 的过程。hnRNA 是 mRNA 的未成熟前体。在合成 mRNA 过程中，hnRNA 核苷酸链中的一些片段将不出现在相应 mRNA 中，这些片段称内含子。保留于 mRNA 中的片段称外显子。因此 hnRNA 转变为 mRNA 时，切除了一些片段，保留的片段重新合成 mRNA。由于外显子是编码序列，故成熟 mRNA 多由外显子串联而成。

③mRNA 编辑　是指对基因的编码序列进行转录后加工。有些基因的蛋白质产物的氨基酸序列与基因的初级转录产物序列并不完全对应，mRNA 上的一些序列在转录后发生了改变，称为 mRNA 编辑。

(2)**rRNA 前体的加工**　真核生物基因组的 rRNA 基因中，18S、5.8S、28S rRNA 基因是串联在一起的，转录后产生 45S 的转录产物。45S rRNA 是 3 种 rRNA 的前身。45S rRNA 经过某些核糖核酸内切酶、核糖核酸外切酶的剪切，去除内含子等序列，而产生成熟的 18S、5.8S、28S 的 rRNA。rRNA 成熟后，就在核仁上装配，与核糖体蛋白质一起形成核糖体，输送到胞质。

(3)**tRNA 前体的加工**　真核生物的大多数细胞有 40~50 种不同的 tRNA 分子。前体 tRNA 分子需要多种转录后加工才能转变为成熟的 tRNA，其加工过程包括：

①切除前体中 5′-端的一部分序列。

②切除 3′-端的 2 个核苷酸，再由核苷酸转移酶加上 3 个核苷酸，形成氨基酸臂所特有的 CCA 末端。

③某些核苷酸的碱基经化学修饰为稀有碱基，包括某些嘌呤甲基化生成甲基嘌呤、某些尿嘧啶还原

为二氢尿嘧啶(DHU)、尿嘧啶核苷转变为假尿嘧啶核苷(ψ)、腺苷酸脱氨成为次黄嘌呤核苷酸(I)。

④通过剪接切除内含子。

【例12】真核生物转录生成的mRNA前体的加工过程不包括
A. 5′-端加帽　　　　　　　B. 3′-端加多聚A尾　　　　　C. 甲基化修饰
D. 磷酸化修饰　　　　　　E. 剪接去除内含子并连接外显子

【例13】真核生物进行mRNA编辑的过程是
A. 磷酸化修饰　　　　　　B. 乙酰化修饰　　　　　　　C. 内含子剪除
D. 转录后加工　　　　　　E. 翻译后加工(2022)

四、蛋白质生物合成

1. 基本概念

蛋白质的合成是遗传信息从DNA经mRNA传递到蛋白质的过程,此时mRNA分子中的遗传信息被具体地翻译成蛋白质的氨基酸排列顺序,这一过程也称为翻译。翻译与复制、转录的鉴别如下。

	DNA复制	RNA转录	蛋白质合成(翻译)
原料	4种dNTP	4种NTP	20种氨基酸
模板	DNA双链	DNA单链	mRNA
酶或蛋白质因子	DNA聚合酶、解链解螺旋酶类、引物酶、连接酶	RNA聚合酶、ρ因子	氨酰-tRNA合成酶、转肽酶、释放因子、起始因子、延长因子
引物	需要(寡核苷酸)	不需要	不需要
碱基配对	A-T、G-C	A-U、T-A、G-C	密码与反密码配对:A-U、G-C、I-A、C、U
合成方向	5′→3′端	5′→3′端	N→C端
显著特点	DNA→DNA	DNA→RNA	RNA→蛋白质
产物	子代双链DNA	mRNA、tRNA、rRNA	蛋白质多肽链
产物加工修饰	不需要	需要(剪切、修饰等)	需要(修饰成高级结构)
供能物质	ATP	—	ATP、GTP

2. 蛋白质生物合成体系和遗传密码

(1)**氨基酸**　20种氨基酸为合成蛋白质的原料。

(2)**mRNA**　mRNA为蛋白质合成的直接模板。

①mRNA的编码区　mRNA都由5′-端非翻译区、编码区(可读框)和3′-端非翻译区组成,真核生物mRNA的5′-端还有帽结构,3′-端有多聚A尾。mRNA分子的编码区中的核苷酸序列作为遗传密码,在蛋白质合成过程中被翻译成蛋白质中的氨基酸序列。

5′-端非翻译区	编码区[可读框(ORF)]	3′-端非翻译区
5′-帽结构	密码子	3′-多聚A尾

真核生物mRNA的结构示意图

②**遗传密码**　生物对mRNA分子中核苷酸序列的翻译方式以3个相邻核苷酸为单位进行。在mRNA的编码区,以每3个相邻的核苷酸为一组,编码一种氨基酸。这种存在于mRNA编码区的三联体形式的核苷酸序列称为遗传密码(密码子)。遗传密码共64个,其中,起始密码为AUG,终止密码为UAA、UAG、UGA。遗传密码的重要特点如下。

方向性	组成密码子的各碱基在 mRNA 序列中的排列具有方向性 每个密码子的 3 个核苷酸必须从 5′→3′方向阅读,不能倒读 mRNA 阅读框中从 5′→3′端排列的核苷酸顺序决定了肽链中从 N-端到 C-端的氨基酸排列顺序
连续性	mRNA 密码子之间没有间隔核苷酸,从起始密码开始,密码子被连续阅读,直至终止密码出现 mRNA 序列上的各个密码子及密码子的各碱基是连续排列的,3 个一组连续不间断
简并性	①密码子共 64 个,除 3 个终止密码外,其余 61 个密码子代表 20 种氨基酸。有的氨基酸可由多个密码子编码,这种现象称为简并性。为同一种氨基酸编码的各密码子称为同义密码子 ②除 Trp、Met 各有 1 个密码子外,其他均有 2、3、4 或 6 个密码子,同义密码子的头两位碱基大多相同,仅第三位有差异,提示第 3 位碱基改变往往不改变其密码子编码的氨基酸
通用性	是指从简单的病毒到高等动物的人类,几乎使用同一套遗传密码,称遗传密码的通用性
摆动性	是指密码子与反密码子配对时,出现的不严格遵守 Watson-Crick 碱基配对规律的现象

遗传密码的摆动性　mRNA 密码子的翻译通过与 tRNA 的反密码子配对反应而实现。发生摆动配对时,mRNA 密码子的第 1 位和第 2 位碱基(5′→3′)与 tRNA 反密码子的第 3 位和第 2 位碱基(5′→3′)之间仍为 Watson-Crick 配对,而反密码子的第 1 位碱基与密码子的第 3 位碱基配对存在摆动现象。如 tRNA 上的反密码子第 1 位是次黄嘌呤核苷(I),则可分别与 mRNA 密码子第 3 位的 A、C 或 U 配对。可见,摆动配对能使一种 tRNA 识别 mRNA 序列中的多种简并性密码子。

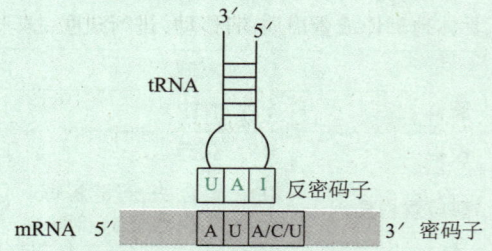

反密码子与密码子的识别方式与摆动配对

(3) tRNA　tRNA 是氨基酸的运载工具及蛋白质生物合成的适配器。胞质中的氨基酸需要由 tRNA 运载到核糖体上才能组装成多肽链,可见 tRNA 起着运载氨基酸的作用。tRNA 的适配器作用是指 mRNA 序列中密码子的排列顺序通过 tRNA 改写成多肽链中氨基酸的排列顺序。

(4) 核糖体(核蛋白体)　核糖体是蛋白质生物合成的场所,由大、小两个亚基组成,每个亚基都由多种核糖体蛋白质和 rRNA 组成。

(5) 蛋白质合成的其他因子　氨酰-tRNA 合成酶、转肽酶、转位酶、起始因子、延长因子、释放因子等。

【例 14】遗传密码的简并性是指

A. 蛋氨酸密码可作起始密码
B. 一个密码子可代表多个氨基酸
C. 多个密码子可代表同一氨基酸
D. 密码子与反密码子之间不严格配对
E. 所有生物可使用同一套密码

3. 蛋白质合成的基本过程

蛋白质的生物合成包括 3 个反应过程,即氨基酸的活化、肽链的合成、肽链合成后的加工修饰。此外,多种递质在胞质合成后还需要定向输送到相应部位才能发挥作用。

(1) 氨基酸的活化　氨基酸与特异的 tRNA 结合形成氨酰-tRNA 的过程,称为氨基酸的活化。氨酰-tRNA 合成酶催化各种氨酰-tRNA 的合成,每个氨基酸活化需消耗 2 个高能磷酸键。氨酰-tRNA 合成酶对底物氨基酸和 tRNA 都有高度专一性,保证了每一种 tRNA 都能准确携带其应该装载的氨基酸。

$$氨基酸 + tRNA + ATP \xrightarrow{氨酰\text{-}tRNA合成酶、Mg^{2+}} 氨酰\text{-}tRNA + AMP + PPi$$

(2) 肽链合成的起始　翻译起始是指 mRNA、起始氨酰-tRNA 分别与核糖体结合,而形成翻译起始复合物的过程。起始密码子编码甲硫氨酸,原核生物的起始氨酰-tRNA 为 fMet-tRNA^{fMet},真核生物为 tRNA$_i^{Met}$。翻译起始复合物的装配过程非常复杂,需要多种翻译起始因子的帮助,才能将核糖体、mRNA、起始氨酰-tRNA按照各自正确的部位组装,启动多肽链的合成。

(3) 肽链的延长　翻译起始复合物形成后,核糖体从mRNA的5'-端向3'-端移动,依据密码子顺序,从N-端开始向C-端合成多肽。这是一个在核糖体上重复进行的进位、成肽、转位的循环过程,每循环1次,肽链上即可增加1个氨基酸残基,该过程称为核糖体循环。

①进位　是指氨酰-tRNA按照mRNA模板的指令进入核糖体A位的过程,又称注册。

②成肽　是指核糖体A位和P位上的tRNA所携带的氨基酸缩合成肽的过程,即由肽酰转移酶(转肽酶)催化两个氨基酸之间形成肽键的过程。肽酰转移酶的化学本质不是蛋白质,而是RNA,在原核生物为23S rRNA,在真核生物为28S rRNA。因此,肽酰转移酶属于一种核酶。

③转位　是指核糖体向mRNA的3'-端移动一个密码子的距离,A位空出且准确定位在mRNA的下一个密码子。核糖体从5'→3'-端移动,进行进位、成肽、转位的循环反应。

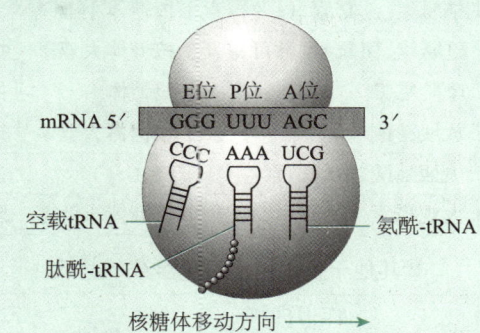

核糖体在翻译中的功能部位

(4) 肽链合成的终止　当核糖体不断移动,至A位上出现终止密码子时,没有任何氨酰-tRNA可以与之结合,故释放因子与之结合,肽链从肽酰-tRNA上释出,mRNA、核糖体大小亚基等相继解离,这一过程称为肽链合成终止。

(5) 蛋白质翻译后修饰　新合成的肽链并不具备蛋白质的生物学活性,必须经过复杂的加工过程才能转变为具有天然构象的功能蛋白质,这一过程称为翻译后加工修饰。翻译后加工修饰包括多肽链折叠为天然的三维构象、对肽链一级结构的修饰、空间结构的修饰等。

①肽链折叠　蛋白质在合成时,尚未折叠的肽段有许多疏水基团暴露在外,使蛋白质不能形成正确的空间构象。实际上,细胞中大多数天然蛋白质折叠都不是自发完成的,其折叠过程需要其他酶或蛋白质的辅助,这些辅助性蛋白质可以指导新生肽链按特定方式正确折叠,它们被称为分子伴侣。

②氨基酸残基的化学修饰　肽链两端及内部的氨基酸残基均可发生化学修饰。这些化学修饰包括糖基化、羟基化、甲基化、磷酸化、二硫键形成、亲脂性修饰等。

③肽链末端水解　新生肽链的有限水解是一种最常见的翻译后加工形式,如新生肽链N-端的甲硫氨酸残基,在肽链离开核糖体后,大部分即由特异的蛋白水解酶切除。某些无活性的蛋白质前体,经蛋白酶水解,可生成具有活性的蛋白质或多肽,如胰岛素原被酶解可生成胰岛素。

(6) 定向输送　蛋白质合成后还需要被输送到合适的亚细胞部位才能行使各自的生物学功能。蛋白质的亚细胞定位信息存在于自身结构中,所有靶向输送的蛋白质一级结构中都存在分选信号,可引导蛋白质转移到细胞的适当靶部位。

4. 蛋白质生物合成与医学的关系

(1) 蛋白质生物合成障碍与疾病　蛋白质在细胞内翻译合成后未能完成正确折叠,或细胞内所发生的异常蛋白质折叠所致的蛋白质高级结构异常,称为蛋白质错折叠。部分蛋白质错误折叠后发生相互聚集,可形成抗蛋白水解酶的淀粉样沉淀,并堆积在组织内产生毒性。由蛋白质错折叠引起的疾病,称为蛋白质错折叠病,或称蛋白质构象病,如人纹状体脊髓变性病、阿尔茨海默病、亨廷顿病、舞蹈病等。

(2) 蛋白质生物合成的抑制剂　凡干扰翻译起始、肽链延长、肽链终止各个环节的药物,均可降低细胞蛋白质合成的效率。有的药物结合在核糖体上抑制其功能,有的结合在rRNA上,阻止tRNA或mRNA结合到核糖体上。翻译过程中的各种蛋白质因子、翻译起始因子、延长因子也是药物作用的靶点。

①抑制蛋白质合成的药物　有的药物只对原核细胞蛋白质合成有抑制作用,可抑制细菌繁殖,但不影响人的蛋白质合成,可作为抗菌药物用于预防和治疗感染性疾病。有的药物可抑制真核细胞蛋白质合

成,可作为抗肿瘤药物使用。

抗生素	作用位点	作用原理	作用生物	应用
伊短菌素	核糖体小亚基	阻碍翻译起始复合物的形成	真核+原核	抗病毒药
四环素	核糖体小亚基	抑制氨酰-tRNA 与小亚基结合	原核生物	抗菌药
链霉素、新霉素、巴龙霉素	核糖体小亚基	改变构象致读码错误,抑制起始	原核生物	抗菌药
红霉素、氯霉素、林可霉素	核糖体大亚基	抑制转肽酶,阻断肽链延长	原核生物	抗菌药
嘌呤霉素	核糖体	使肽酰基转移到它的氨基上后脱落	真核+原核	抗肿瘤药
放线菌酮	核糖体大亚基	抑制转肽酶,阻断肽链延长	真核生物	医学研究
夫西地酸、微球菌素	EF-G	抑制 EF-G,阻止转位	原核生物	抗菌药
大观霉素	核糖体小亚基	阻止转位	原核生物	抗菌药

②其他干扰蛋白质生物合成的物质

	作用机制	作用生物
白喉毒素	使真核生物延长因子 eEF-2 发生 ADP 糖基化失活,阻止肽链合成延长	真核生物
蓖麻毒素	使核糖体的大亚基 28S rRNA 降解失活	真核生物

【例 15】能与原核生物核糖体小亚基结合,改变其构象,引起读码错误的抗生素是
　　A. 红霉素　　　　　　　　B. 氯霉素　　　　　　　　C. 链霉素
　　D. 嘌呤霉素　　　　　　　E. 放线菌酮

五、基因表达调控

1. 基因表达调控概述

（1）基因表达及调控的概念和意义　基因表达就是基因转录和翻译的过程,也是基因所携带的遗传信息表现为表型的过程,包括基因转录成互补的 RNA 序列;对于蛋白质编码基因,mRNA 继而翻译成多肽链,并装配加工成最终的蛋白质产物。在一定调控机制下,大多数基因经历"激活—转录—翻译—产生蛋白质"的过程。但并非所有基因表达过程都产生蛋白质。rRNA、tRNA 编码基因转录产生 RNA 的过程也属于基因表达,但并不产生蛋白质。

（2）基因表达的时空性　所有生物的基因表达都具有严格的规律性,表现为时间和空间特异性。
　①时间特异性　是指某一特定基因的表达严格按一定的时间顺序发生。多细胞生物从受精卵发育成为一个成熟个体,经历很多不同的发育阶段,因此,多细胞生物基因表达的时间特异性又称阶段特异性。
　②空间特异性　是指多细胞生物个体在某一特定生长发育阶段,同一基因在不同的组织器官表达不同。基因表达伴随时间或阶段顺序所表现出的这种空间分布差异,实际上是由细胞在器官的分布所决定的,因此基因表达的空间特异性也称细胞特异性或组织特异性。

基因表达的时间、空间特异性由特异的基因启动子(序列)和(或)调节序列与调节蛋白相互作用决定。

（3）基因的组成性表达、诱导与阻遏
　①管家基因　有些基因产物对生命全过程都是必需的或必不可少的,这类基因在一个生物个体的几乎所有细胞中持续表达,通常称为管家基因。
　②基因的组成性表达　管家基因的表达水平受内外环境因素影响较小,因此将这类基因表达称为组成性基因表达。但实际上,组成性基因表达水平并不是绝对"一成不变"的。
　③诱导与阻遏　另有一些基因表达易受内外环境因素影响,随着环境信号变化,这类基因表达水平可以出现升高或降低的现象。在特定环境信号刺激下,相应的基因被激活,基因表达产物增加的现象,称

为诱导;基因表达产物水平降低,称为阻遏。

④管家基因与可诱导/阻遏基因的比较。

	管家基因	可诱导/阻遏基因
定义	在一个生物个体的几乎所有细胞中持续表达	受特定环境信号刺激后表达
环境影响	表达水平较少受环境变化的影响	基因表达易受环境变化的影响
表达方式	持续表达,或变化很小	基因表达产物水平增高(诱导)或降低(阻遏)
影响因素	基本的基因表达只受启动程序或启动子与RNA pol作用的影响,而不受其他机制的调节	除受启动程序/启动子与RNA pol作用影响外,还受其他机制的调节
举例	三羧酸循环关键酶的编码基因	DNA损伤时的修复酶基因、乳糖操纵子机制

【例16】细菌经紫外线照射会发生DNA损伤,为修复这种损伤,细胞合成DNA修复酶的基因表达增强,这种现象称为
  A. DNA损伤   B. DNA修复   C. DNA表达
  D. 诱导   E. 阻遏

【例17】有些基因在一个生物个体的几乎所有细胞中持续表达,这类基因称为
  A. 可诱导基因   B. 可阻遏基因   C. 操纵基因
  D. 启动基因   E. 管家基因

(4)**基因表达的多级调控** 基因表达调控可发生在遗传信息传递过程的任何环节。从理论上讲,改变遗传信息传递过程的任何环节均会导致基因表达的变化。因此,基因表达受到多级调控。

遗传信息以基因的形式贮存于DNA分子中,基因拷贝数越多,其表达产物也会越多,因此基因组DNA的扩增可影响基因表达。在多细胞生物中,某一特定类型细胞的选择性基因扩增,可能通过此种机制使某种或某些蛋白质分子高表达。为适应某种特定需要而进行的DNA重排,以及DNA甲基化等均可在遗传信息水平上影响基因表达。遗传信息经转录由DNA传向RNA过程中的许多环节,是基因表达调控最重要、最复杂的一个层次。此外,转录后加工和翻译调控也是基因表达调控的重要环节。

(5)**基因表达调控的基本要素** 虽然在遗传信息传递的各个水平上均可进行基因表达调控,但在转录水平,尤其是转录起始水平的调节,对基因表达起着至关重要的作用。转录起始是基因表达的基本控制点,其主要包括:①特异DNA序列决定基因的转录活性;②转录调节蛋白可以增强或抑制转录活性;③转录调节蛋白通过与DNA或与蛋白质相互作用对转录起始进行调节;④RNA pol与基因的启动子相结合。

2. 基因表达调控的基本原理

(1)**原核基因表达调控** 操纵子机制在原核基因表达调控中具有普遍意义。

①**操纵子的概念** 绝大多数原核基因按功能相关性成簇地串联、密集在染色体上,共同组成一个转录单位,称为操纵子。操纵子通常由2个以上的编码序列与启动序列、操纵序列、其他调节序列在基因组中成簇串联组成。启动序列是RNA聚合酶结合并启动转录的特异DNA序列。

②**乳糖操纵子** 含有3个结构基因Z、Y、A,1个操纵序列O,1个启动序列P,1个调节基因I,1个分解(代谢)物基因激活蛋白CAP。结构基因Z、Y、A分别编码β-半乳糖苷酶、通透酶(原称透酶)和乙酰基转移酶。由P序列、O序列和CAP结合位点共同构成lac操纵子的调控区。三个酶的编码基因由同一调控区调节,实现基因产物的协调表达。

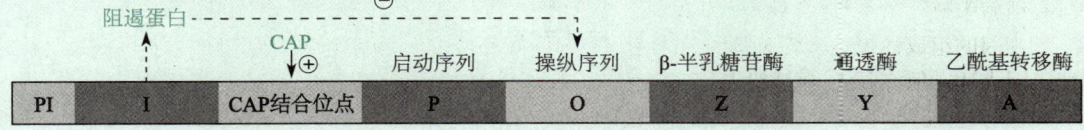

乳糖操纵子结构示意图

调节基因 I 具有独立的启动子(PI)，编码的是一种**阻遏蛋白**，阻遏蛋白与 O 序列结合，使操纵子受阻遏而处于关闭状态。在启动序列 P 上游还有 1 个 CAP 结合位点。

乳糖操纵子受到阻遏蛋白和 CAP 的双重调节。阻遏蛋白的调节为负性调节，而 CAP 的调节属于正性调节。在没有乳糖存在时，lac 操纵子处于阻遏状态；当有乳糖存在时，lac 操纵子即可被诱导。

> **记忆**：①1——1 个 CAP 结合位点(产生正性调节)。
> ②2——2 种调节机制(阻遏蛋白负性调节＋CAP 正性调节)。
> ③3——3 个结构基因(Z、Y、A)，3 个调控基因(I、P、O)。

【例 18】原核生物基因表达调控的基本结构单元是
　　A. 密码子　　　　　　　　　　B. 启动子　　　　　　　　　　C. 增强子
　　D. 沉默子　　　　　　　　　　E. 操纵子

【例 19】一个操纵子通常含有
　　A. 一个启动序列和一个编码基因　　　　B. 一个启动序列和数个编码基因
　　C. 数个启动序列和一个编码基因　　　　D. 数个启动序列和数个编码基因
　　E. 两个启动序列和数个编码基因

(2)**真核基因表达调控**　与原核基因表达调控存在明显差别，包括真核细胞内含有多种 RNA 酶，处于转录激活状态的染色质结构会发生明显变化，如对核酸酶敏感，DNA 碱基的甲基化修饰，组蛋白的乙酰化、甲基化或磷酸化修饰等。此外，微小 RNA(miRNA)对真核基因表达调控的影响也日益受到重视。

①**顺式作用元件**　绝大多数真核基因都受顺式作用元件的调控。**顺式作用元件**是指可影响自身基因表达活性的 DNA 序列。真核生物基因组中每一个基因都有各自特异的顺式作用元件。顺式作用元件通常是非编码序列，但是并非都位于转录起始点上游。顺式作用元件分为启动子、增强子、沉默子及绝缘子等。

A. **启动子**　真核生物启动子包括至少 1 个转录起始点以及 1 个以上的功能组件。常见的功能组件包括 TATA 盒(TATAAAA)、GC 盒(GGGCGG)、CAAT 盒(GCCAAT)等。

B. **增强子**　是指真核基因转录调控区中能增强基因转录活性的一段 DNA 序列。

C. **沉默子**　是指真核基因调控区中抑制或阻遏基因转录的一段 DNA 序列。

D. **绝缘子**　一般位于增强子或沉默子与启动子之间，与特异蛋白因子结合后，阻碍增强子或沉默子对启动子的作用。绝缘子与增强子类似，发挥作用与序列的方向性无关。

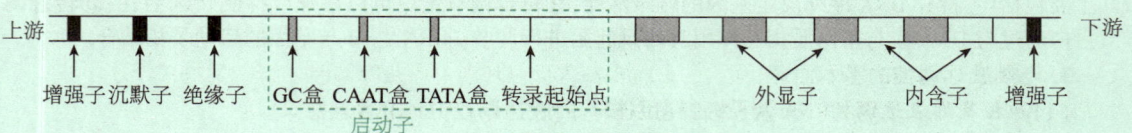

真核基因的顺式作用元件

②**转录因子**　真核基因的转录调节蛋白又称转录因子(TF)、反式作用因子。绝大多数真核基因转录因子由其编码基因表达后进入细胞核，通过识别、结合特异的顺式作用元件而增强或降低相应基因的表达。真核生物转录调控的基本方式是反式作用因子对顺式作用元件的识别与结合，即通过 DNA-蛋白质的相互作用实施调控。大多数转录因子起反式调节作用，但也可起顺式调节作用。

【例 20】属于顺式作用元件的是
　　A. 转录抑制因子　　　　　　　B. 转录激活因子　　　　　　　C. σ 因子
　　D. ρ 因子　　　　　　　　　　E. 增强子

【例 21】下列属于反式作用因子的是
　　A. 延长因子　　　　　　　　　B. 增强子　　　　　　　　　　C. 操作序列
　　D. 启动子　　　　　　　　　　E. 转录因子

六、重组 DNA 技术

1. 概述

(1) 基本概念

①自然界基因转移和重组　重组 DNA 技术是在人们对自然界基因转移和重组的认识基础上创立的新技术，是指在体外将两个或两个以上的 DNA 分子重新组合并在适当细胞中增殖形成新 DNA 分子的过程。

自然界基因转移伴发重组有多种方式，包括位点特异的重组、同源重组、转座重组、接合、转化、转导等。其中前三种方式在原核和真核细胞均可发生，后三者通常发生在原核细胞。在两个 DNA 序列的特异位点间发生的整合，称为位点特异的重组，依赖整合酶。发生在同源序列间的重组，称为同源重组。某些基团从一个位置移动到另一位置，称为转座重组。

②重组 DNA 技术　细菌的基因转移包括接合作用、转化作用、转导作用等。

A.接合作用　当细胞与细胞或细菌通过菌毛相互接触时，质粒 DNA 就可从一个细胞(细菌)转移至另一个细胞(细菌)，这种类型的 DNA 转移称为接合作用。

B.转化作用　通过自动获取或人为地供给外源 DNA，使细胞或培养的受体细胞获得新的遗传表型，称为转化作用。

C.转导作用　当病毒从被感染的细胞(供体)中释放出来，再次感染另一细胞(受体)时，发生在供体和受体细胞之间的 DNA 转移及基因重组称为转导作用。

所谓克隆就是指来自同一始祖的相同副本或拷贝的集合。获取同一拷贝的过程称为克隆化，也就是无性繁殖。为研究基因的结构与功能，从构建的基因组 DNA 文库或 cDNA 文库中分离、扩增某一感兴趣的基因，称为基因克隆或分子克隆，又称为重组 DNA 技术。

(2) 重组 DNA 技术常用的工具酶　①限制性核酸内切酶是一类能识别 DNA 特异性序列，并在识别位点或其周围切割双链 DNA 的核酸内切酶。②DNA 连接酶能催化 DNA 分子中相邻的 5′-磷酸基和 3′-羟基末端之间形成磷酸二酯键，使 DNA 切口封闭或使两个 DNA 分子或片段连接。

(3) 基因工程的基本原理和过程　一个完整的 DNA 克隆过程应包括目的基因的获取，基因载体的选择与构建，目的基因与载体的连接，重组 DNA 分子导入宿主细胞，筛选并无性繁殖含重组分子的受体细胞。重组 DNA 技术的步骤可简单记忆为"分、切、接、转、筛、表达"。

①分　即目的基因的获取。目的基因也称外源基因，其来源包括：

A.化学合成　通过 DNA 合成仪合成目的基因。

B.基因组 DNA 文库筛选　利用限制性核酸内切酶切割染色体获取基因。

C.cDNA 文库法　以 mRNA 为模板，利用逆转录酶合成互补的 DNA。

D.聚合酶链反应(PCR)技术　设计引物，通过 PCR 仪，扩增获得目的 DNA。

②切　即基因载体的选择和构建。可作为基因载体的 DNA 分子有质粒 DNA、噬菌体 DNA、病毒DNA，它们经过适当改造后仍具有自我复制能力，或兼有表达外源基因的能力。

③接　即通过 DNA 的体外重组，将外源 DNA 与载体 DNA 连接在一起。这种连接方式包括黏性末端连接、平端连接、同聚物加尾连接和人工接头连接等。

④转　即重组 DNA 导入宿主细胞。外源 DNA(含目的 DNA)与载体在体外连接成重组 DNA 分子(嵌合 DNA)后，需将其导入宿主细胞，随受体细胞生长、增殖，重组 DNA 分子得以复制、扩增。

⑤筛　即重组体的筛选，包括：A.直接选择法是针对载体携带某种或某些标志基因和目的基因而设计的筛选方法，如抗药性标志选择、标志补救、分子杂交法等；B.免疫学方法是指利用特异抗体与目的基因表达产物相互作用进行的筛选，属于非直接选择法。

⑥表达　即克隆基因表达。克隆基因可以在原核或真核表达体系中进行表达，获得所需要的蛋白质。

【例 22】基因工程中的"转"指的是

A. 目的基因的获取　　　　B. 基因载体的选择　　　　C. 基因载体的构建
　　D. 重组 DNA 导入宿主细胞　　E. 外源 DNA 与载体 DNA 的连接（2022）

【例23】在 DNA 重组实验中,使用 DNA 连接酶的目的是
　　A. 使 DNA 片段与载体结合　B. 鉴定重组 DNA 片段　　C. 催化质粒与噬菌体的连接
　　D. 获得较小的 DNA 片段　　E. 扩增特定 DNA 序列

【例24】下列 DNA 中,一般不用作克隆载体的是
　　A. 质粒 DNA　　　　　　　B. 大肠埃希菌 DNA　　　　C. 病毒 DNA
　　D. 噬菌体 DNA　　　　　　E. 酵母人工染色体

【例25】下列可在基因克隆技术中生成的物质是
　　A. 组织或细胞中直接提取的物质　B. 小鼠基因组 DNA　　C. 酵母基因组 DNA
　　D. 质粒 DNA　　　　　　　　　　E. 人类基因组 DNA

　　A. RNA 聚合酶　　　　　　B. 转肽酶　　　　　　　　C. 引物酶
　　D. 逆转录酶　　　　　　　E. DNA 聚合酶

【例26】参与蛋白质合成的酶是
【例27】参与合成 cDNA 的酶是

2. 基因工程与医学

　　(1) 生物制药　利用基因工程生产有药用价值的蛋白质、多肽产品。

　　(2) 基因诊断　基因诊断也称 DNA 诊断,就是利用分子生物学及分子遗传学的技术和原理,在 DNA 水平分析、鉴定遗传性疾病所涉及基因的置换、缺失或插入等突变。其基本过程为首先分离、扩增待测的 DNA 片段,然后利用适当分析手段,区分或鉴定 DNA 的异常。

　　(3) 基因治疗　基因治疗就是向有功能缺陷的细胞导入具有相应功能的外源基因,以纠正或补偿其基因缺陷,从而达到治疗的目的。基因治疗包括体细胞基因治疗和性细胞基因治疗。前者指针对体细胞进行基因改良的基因治疗;后者因对后代的遗传性状有影响,目前仅限于动物实验。

▶ **常考点**　一些最基本的概念,知识点考得不深。

　　参考答案——详细解答见《2024 国家临床执业及助理医师资格考试历年考点精析(上、下册)》

1. ABCDE	2. ABCDE	3. ABCDE	4. ABCDE	5. ABCDE	6. ABCDE	7. ABCDE
8. ABCDE	9. ABCDE	10. ABCDE	11. ABCDE	12. ABCDE	13. ABCDE	14. ABCDE
15. ABCDE	16. ABCDE	17. ABCDE	18. ABCDE	19. ABCDE	20. ABCDE	21. ABCDE
22. ABCDE	23. ABCDE	24. ABCDE	25. ABCDE	26. ABCDE	27. ABCDE	

第10章　癌基因与抑癌基因

▶ **考纲要求**

①癌基因与抑癌基因：癌基因的概念，抑癌基因的概念。②生长因子：生长因子的概念，生长因子的作用机制。

▶ **复习要点**

一、癌基因与抑癌基因

细胞的正常生长与增殖是由两大类信号调控的，一类信号促进细胞生长和增殖，并阻止其发生终末分化，该类信号过度激活时则表现为肿瘤细胞的恶性生长，现已知多数癌基因起这一作用；另一类信号则抑制增殖，促进分化、成熟和衰老，或发生凋亡，抑癌基因则在这方面发挥作用。这两类信号在细胞内产生的效应相互拮抗，维持平衡，对正常细胞的生长、增殖和衰亡进行精确的调控。当这两类基因中任何一种或几种发生变化时，即有可能引起细胞增殖失控导致肿瘤的发生。

1. 癌基因的概念

(1) **癌基因**　癌基因原指能在体外引起细胞转化，在体内诱发肿瘤的基因。目前广义的"癌基因"是指能编码生长因子、生长因子受体、细胞内生长信息传递分子，以及与生长有关的转录调节因子的基因。

(2) **原癌基因(细胞癌基因)**　是指存在于生物正常细胞基因组中的癌基因。原癌基因的特点如下

①广泛存在于生物界中，从酵母到人的细胞普遍存在。

②在进化过程中，基因序列具有高度保守性。

③它们存在于正常细胞不仅无害，而且对维持正常生理功能、调控细胞生长和分化起重要作用，是细胞生长和分化、组织再生、创伤愈合等所必需。原癌基因编码的蛋白质与细胞生长调控的许多因子密切相关，如生长因子、生长因子受体、细胞内信号转导体等，均参与细胞生长、增殖分化各个环节的调控。

④在某些因素作用下，原癌基因一旦被激活，发生数量或结构上的变化时，就可能导致正常细胞癌变。

正常情况下，存在于基因组中的原癌基因处于低表达或不表达状态，并发挥重要的生理功能。但在某些条件下，如病毒感染、化学致癌物或辐射作用等，原癌基因可被异常激活，转变为癌基因，诱导细胞发生癌变。癌基因被激活的方式有获得启动子和(或)增强子、染色体易位、原癌基因扩增、点突变等。

原癌基因根据其功能不同，分为5个家族：*src*家族、*ras*家族、*myc*家族、*sis*家族和*myb*家族。

(3) **病毒癌基因**　是一类存在于肿瘤病毒(多为逆转录病毒)中的，能使靶细胞发生恶性转化的基因。肿瘤病毒是一类能使敏感宿主产生肿瘤或使培养细胞转化为癌细胞的动物病毒，根据核酸组成分为DNA病毒和RNA病毒。如Rous肉瘤病毒为逆转录病毒，致瘤机制是因其含有病毒癌基因*src*。病毒癌基因*src*存在于正常细胞的基因组中，并发现细胞癌基因在维持细胞的正常功能方面也起着重要作用。

【例1】下列有关病毒癌基因概念的叙述，正确的是

　　A. 表达产物可抑制细胞恶变　　　B. 亦称为原癌基因　　　C. 存在于正常细胞

　　D. 具有致宿主细胞恶变能力　　　E. 表达产物为宿主活动所必需

2. 抑癌基因的概念

抑癌基因是一类抑制细胞过度生长、增殖从而遏制肿瘤形成的基因。

对于正常细胞，调控生长的基因(如原癌基因等)和调控抑制生长的基因(如抑癌基因等)的协调表达是控制细胞生长的重要机制之一。癌基因激活与过量表达，或抑癌基因的失活，都可能导致肿瘤的发生。

在正常细胞中存在一类肿瘤抑制基因，当这种基因缺失或变异时，抑瘤功能丧失，可导致肿瘤生成。而在两种不同肿瘤细胞杂交融合后，由于它们缺失的抑癌基因不同，在形成的杂交体中各自缺失的抑癌基因发生交叉互补，所以不会发生肿瘤。目前发现的抑癌基因有 10 余种，如 $TP53$、RB、$P16$、APC 等。

正常情况下，视网膜细胞含有活性 RB 基因，控制着视网膜细胞的生长发育及视觉细胞的分化。当 RB 基因先天性缺失或丧失功能时，视网膜细胞可出现异常增殖，形成视网膜细胞瘤。RB 基因失活还见于骨肉瘤、小细胞肺癌、乳腺癌等，说明 RB 基因的抑癌作用具有一定的广泛性。

【例 2】关于抑癌基因的正确叙述是
 A. 其产物具有抑制细胞增殖的能力　　B. 与癌基因的表达无关　　C. 肿瘤细胞出现时才表达
 D. 不存在于人类正常细胞　　E. 缺失与细胞的增殖和分化有关的因子

二、生长因子

1. 生长因子的概念

生长因子是指调节细胞生长与增殖的多肽类物质。生长因子是细胞合成与分泌的一类多肽物质，它作用于靶细胞受体，将信息传递至细胞内部，促进细胞生长增殖。根据生长因子产生细胞与接受生长因子作用的细胞之间的关系，可概括为三种模式：内分泌、旁分泌和自分泌。常见的生长因子如下。

生长因子	代号	来源	功能
表皮生长因子	EGF	颌下腺	促进表皮与上皮细胞的生长
促红细胞生成素	EPO	肾、尿	调节红细胞的发育
类胰岛素生长因子	IGF	血清	促进硫酸盐掺入到软骨组织 促进软骨细胞的分裂，对多种细胞起胰岛素样作用
神经生长因子	NGF	颌下腺	营养交感及某些感觉神经元
血小板源生长因子	PDGF	血小板	促进间质及胶原细胞的生长
转化生长因子 α	TGF-α	肿瘤细胞、转化细胞	类似于 EGF
转化生长因子 β	TGF-β	肾、血小板	对某些细胞起促进与抑制双向作用

2. 生长因子的作用机制

生长因子由不同的细胞合成后分泌，作用于靶细胞上相应的受体。

(1) 膜受体　当生长因子与这类受体结合后，受体所包含的酪氨酸激酶被活化，使胞内的相关蛋白质直接被磷酸化。另一些膜上的受体则通过胞内信号传递体系，产生相应的第二信使，后者使蛋白激酶活化，活化的蛋白激酶同样可使胞内相关蛋白质磷酸化。这些被磷酸化的蛋白质再活化核内的转录因子，引发基因转录，达到调节生长与分化的作用。

(2) 胞内受体　当生长因子与胞内相应受体结合后，形成生长因子-受体复合物，后者进入胞核活化基因，促进细胞生长。

▶ **常考点**　往年很少考。

参考答案——详细解答见《2024 国家临床执业及助理医师资格考试历年考点精析(上、下册)》

1. ABCDE　　2. ABCDE

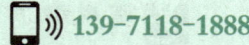

第11章 细胞信号转导

▶ **考纲要求**

①信号分子：概念，分类。②受体：受体分类和作用特点。③膜受体介导的信号转导机制：G蛋白偶联受体介导的信号转导通路，单跨膜受体介导的信号转导通路。④胞内受体介导的信号转导机制：概念和分类，信号转导机制。

▶ **复习要点**

一、信号分子

1. 概念

(1) **细胞通讯** 是指体内一部分细胞发出信号，另一部分细胞接受信号并将其转变为细胞功能变化的过程。

(2) **信号转导** 细胞针对外源信息所发生的细胞内生物化学变化及效应的全过程称为信号转导。

(3) **细胞通讯和信号转导的基本线路**

　　细胞外信号──→受体──→细胞内多种分子的浓度、活性、位置变化──→细胞应答反应

(4) **第一信使** 即细胞间信息物质，是指由细胞分泌的调节靶细胞生命活动的化学物质。

(5) **第二信使** 是指在细胞内传递信息的小分子化合物，如 cAMP、cGMP、Ca^{2+}、IP_3、DAG、Cer 等。

(6) **第三信使** 是指负责细胞核内外信息传递的物质，又称 DNA 结合蛋白。

2. 信号分子的分类 细胞外化学信号有可溶性和膜结合型两种形式。

(1) **可溶性信号分子** 根据溶解性，分脂溶性和水溶性化学信号两大类；根据体内作用距离，分为内分泌信号、旁分泌信号、神经递质三大类。有些旁分泌信号还作用于发出信号的细胞自身，称自分泌。

	神经分泌	内分泌	旁分泌及自分泌
化学信号名称	神经递质	激素	细胞因子
作用距离	nm	m	mm
受体位置	膜受体	膜受体、胞内受体	膜受体
举例	乙酰胆碱、谷氨酸	胰岛素、甲状腺激素、生长激素	表皮生长因子、白细胞介素、神经生长因子

(2) **膜结合型信号分子** 需要细胞间接触才能传递信号，每个细胞的质膜外表面都有众多的蛋白质、糖蛋白、蛋白聚糖分子。相邻细胞可通过膜表面分子的特异性识别和相互作用而传递信号。

二、受体

1. 受体的分类

(1) **受体的定义** 细胞接受信号时，通过受体将信号导入细胞内。受体是指细胞膜上或细胞内能识别外源化学信号并与之结合的蛋白质分子，个别糖脂也具有受体作用。

(2) **受体的分类** 按照其在细胞内的位置，受体可分为细胞内受体和细胞表面受体两类。

①**细胞内受体** 可接受脂溶性化学信号(如类固醇激素、甲状腺激素、维A酸)而发挥生理作用。这些脂溶性信号分子可直接通过双层脂质膜进入细胞内。

②细胞表面受体　位于靶细胞的细胞质膜表面,可接受水溶性化学信号(如生长因子、细胞因子、水溶性激素等),需要进行复杂的信号跨膜传递和转换过程才能发挥生理作用。

2. 受体的作用特点

(1) **高度专一性**　受体选择性地与配体结合,这种选择性是由分子的空间构象所决定的。受体与配体的特异性识别和结合保证了调控的准确性。

(2) **高度亲和力**　体内化学信号的浓度非常低,受体与信号分子的高亲和力保证了很低浓度的信号分子也可充分起到调控作用。

(3) **可饱和性**　细胞内受体和细胞表面受体的数目都是有限的。增加配体浓度,可使受体与配体的结合达到饱和。当受体全部被配体占据时,再提高配体浓度不会增加效应。

(4) **可逆性**　受体与配体以非共价键结合,当生物效应发生后,配体即与受体解离。受体可恢复到原来的状态再次接受配体信息。

(5) **特定的作用模式**　受体的分布和含量具有组织和细胞特异性,并呈现特定的作用模式,受体与配体结合可引起某种特定的生理效应。

三、膜受体介导的信号转导机制

根据结构、接受信号种类、信号转换方式的不同,膜表面受体可分为三种类型:离子通道受体、G 蛋白偶联受体(七次跨膜受体)、酶偶联受体(单跨膜受体)。每种类型受体都有许多种,各种受体激活的信号转导通路由不同的信号转导分子组成,但同一类型受体介导的信号转导具有共同的特点。

1. G 蛋白偶联受体介导的信号转导通路

(1) **G 蛋白偶联受体(GPCR)**　在结构上为单体蛋白,氨基端位于细胞膜外表面,羧基端位于细胞膜内侧,具有 7 个跨膜区段,因此称为七次跨膜受体。由于存在多个肽链跨膜区段,在膜外侧和膜内侧形成几个环形结构,分别负责接受外源信号(化学、物理信号)的刺激和细胞内的信号传递,受体的细胞内部分可与异三聚体 G 蛋白(αβγ)相互作用。此类受体均需要通过 G 蛋白向下游传递信号,因此称为 G 蛋白偶联受体。不同的 G 蛋白(不同的 αβγ 组合)可与不同的下游分子组成信号转导通路。

(2) **信号转导通路**　GPCR 介导的信号传递可通过不同的通路产生不同的效应,但信号转导通路的基本模式大致相同,主要包括以下几个步骤。

①细胞外信号分子结合受体,通过别构效应将其激活。

②受体激活 G 蛋白,G 蛋白在有活性(结合 GTP)和无活性状态(结合 GDP)之间连续转换,称为 G 蛋白循环。

③活化的 G 蛋白激活腺苷酸环化酶、磷脂酶 C 等下游分子。

G蛋白的状态

④效应分子再向下游传递信号的主要方式是催化产生小分子第二信使,如腺苷酸环化酶催化产生 cAMP,磷脂酶 C 催化产生甘油二酯(DAG)和三磷酸肌醇(IP_3)。

⑤小分子信使作用于相应的靶分子(主要是蛋白激酶),使之构象改变而激活。

⑥蛋白激酶通过对底物蛋白质的磷酸化激活一些与代谢相关的酶、转录因子,而产生细胞应答反应。

(3) **蛋白激酶 A(cAMP-PKA)通路**　以靶细胞内 cAMP 浓度改变和 PKA(蛋白激酶)的激活为主要特征,是激素调节物质代谢的主要途径。胰高血糖素、肾上腺素、促肾上腺皮质激素等可激活此通路。激素作用于各自的特异性受体,这些受体均属于 G 蛋白偶联受体。活化的 G 蛋白激活腺苷酸环化酶,催化生成大量 cAMP,cAMP 结合于 PKA 使之活化,催化多种蛋白质底物的丝/苏氨酸残基发生磷酸化,改变其活性状态。PKA 的底物分子包括一些糖代谢和脂代谢相关的酶类、离子通道和某些转录因子。即:激素作用于膜受体→G 蛋白由非活化型转变为活化型→激活腺苷酸环化酶(AC)→AMP 环化为 cAMP→cAMP 激活蛋白激酶 A(PKA)→蛋白质的丝氨酸/苏氨酸残基磷酸化→调节细胞物质代谢和基因表达。

(4) **蛋白激酶 C(IP_3-DAG-PKC)通路**　IP_3-DAG 通路介导细胞对促甲状腺释放激素、去甲肾上腺素、抗利尿激素等信号的应答反应。信号与受体结合后所激活的 G 蛋白可激活磷脂酶 C(PLC)。PLC 水解膜组分磷脂酰肌醇二磷酸(PIP_2),生成 IP_3 和甘油二酯(DAG)。IP_3 结合于细胞钙库膜上的受体,促进钙库内的 Ca^{2+} 迅速释放,使细胞内的 Ca^{2+} 浓度升高。Ca^{2+} 可与细胞内的钙调蛋白结合成复合物分子 CaM,CaM 又可进一步激活下游多种分子而发挥作用。DAG 则可激活蛋白质激酶 C(PKC),PKC 进而磷酸化修饰多种蛋白质,如各种酶,而进一步发挥生物学作用。

2. 单跨膜受体介导的信号转导通路

(1)**单跨膜受体** 酶偶联受体大多只有 1 个跨膜区段,故称为单跨膜受体,主要是生长因子、细胞因子受体。此类受体介导的信号转导的主要效应是调节蛋白质的功能和表达水平、调节细胞增殖和分化。这些受体中以酪氨酸激酶受体最重要。酪氨酸激酶受体是当前上市的肿瘤分子靶向药物的主要靶标分子。

(2)**信号转导通路** 细胞内的蛋白激酶有许多种,不同蛋白激酶组合成不同的信号转导通路:①胞外信号分子与受体结合,导致第一个蛋白激酶被激活。②通过蛋白质-蛋白质相互作用,或蛋白激酶的磷酸化修饰作用激活下游信号分子,从而传递信号,最终仍是激活一些特定的蛋白激酶。③蛋白激酶通过磷酸化修饰激活代谢途径的关键酶、转录调控因子等,影响代谢途径、基因表达、细胞运动、细胞增殖等。

(3)**举例** 表皮生长因子受体(EGFR)介导的丝裂原激活蛋白激酶(MAPK)通路的基本过程:①EGFR 与 EGF 结合后形成二聚体,激活 EGFR 的蛋白酪氨酸激酶活性。②EGFR 自身的酪氨酸残基磷酸化,形成蛋白质相互作用结构域 SH2 的结合位点,募集含有 SH2 结构域的接头蛋白 Grb2。③Grb2 的 2 个 SH3 结构域与 SOS 分子(RAS 活化分子)中的富含脯氨酸序列结合,并使 SOS 活化。④活化的 SOS 结合 RAS,促进 RAS 释放 GDP 结合 GTP。⑤活化的 RAS 蛋白(RAS-GTP)启动 MAPK 的级联磷酸化和活化。⑥活化的 MAPK 通过磷酸化作用激活多种效应蛋白质,而产生生物学应答。

四、胞内受体介导的信号转导机制

1. 概念和分类

胞内受体是指位于细胞内的受体,多为转录因子。当与相应配体结合后,能与 DNA 的顺式作用元件结合,在转录水平调节基因表达。胞内受体分为胞核受体和胞质受体两类。

2. 信号转导机制

(1)**胞内受体介导的信号转导机制** 当激素进入细胞后,如果其受体位于细胞核内,激素可被运输到核内,与受体形成激素-受体复合物。如果受体位于细胞质中,激素则在细胞质中结合受体,导致受体的构象变化,与热激蛋白分离,并暴露出受体的核内转移部位及 DNA 结合部位。激素-受体复合物向细胞核内转移,穿过核孔,迁移进入细胞核内,并结合于其靶基因邻近的激素反应元件上。结合于激素反应元件的激素-受体复合物再与位于启动子区域的基本转录因子及其他的特异转录调节分子作用,从而开放或关闭其靶基因,进而改变细胞的基因表达谱。不同的激素-受体复合物结合于不同的激素反应元件。

(2)**举例** 能与胞内受体结合的信号分子包括类固醇激素、甲状腺激素、视黄酸、维生素 D 等。

【例1】可以激活蛋白激酶 A 的是

  A. IP_3 B. DG   C. cAMP   D. cGMP   E. PIP_3

【例2】肾上腺素与靶细胞受体结合后,细胞内发生的变化是

  A. 核受体激活   B. cAMP 升高   C. cGMP 降低

  D. PKC 途径   E. 钙调蛋白依赖的蛋白激酶通路激活(2022)

▶ **常考点** 往年很少考。

参考答案——详细解答见《2024 国家临床执业及助理医师资格考试历年考点精析(上、下册)》

1. ABCDE   2. ABCDE

第 12 章 血液与肝的生物化学

▶考纲要求

①血液的化学成分:水和无机盐,血浆蛋白质,非蛋白质含氮物质,不含氮的有机化合物。②血浆蛋白质:分类,来源,功能。③红细胞的代谢:血红素合成的原料、部位和关键酶,成熟红细胞的代谢特点。④肝的生物转化作用:基本概念和特点,反应类型及酶系,影响因素。⑤胆汁酸代谢:胆汁酸的化学,胆汁酸的代谢,胆汁酸代谢的调节。⑥胆色素代谢:游离胆红素和结合胆红素的性质,胆色素代谢与黄疸。

▶复习要点

一、血液的化学成分

正常人体的血液总量约占体重的 8%。血液由血浆与混悬在其中的红细胞、白细胞和血小板组成。血浆占全血容积的 55%~60%。血液凝固后析出淡黄色透明液体,称为血清。凝血过程中,血浆中的纤维蛋白原转变成纤维蛋白析出,故血清中无纤维蛋白原。

1. 水和无机盐

正常人血液含水量为 77%~81%,比重 1.050~1.060,pH 为 7.40±0.05,渗透压约为 300mOsm/(kg·H_2O)。血液的固体成分可分为无机物和有机物两大类。无机盐主要为电解质,重要的阳离子有 Na^+、K^+、Ca^{2+}、Mg^{2+},重要的阴离子有 Cl^-、HCO_3^-、HPO_4^{2-} 等。它们在维持血浆晶体渗透压、酸碱平衡及神经肌肉的正常兴奋性等方面起重要作用。

2. 血浆蛋白质

正常人血浆蛋白质总浓度为 70~75g/L,它们是血浆主要的固体成分。目前已知的血浆蛋白质有 200 多种,其中既有单纯蛋白质,也有结合蛋白质,如糖蛋白和脂蛋白。血浆中还有几千种抗体。

3. 非蛋白质类含氮物质

血浆中的非蛋白质类含氮物质主要有尿素、肌酸、肌酸酐、尿酸、胆红素和氨等,它们中的氮总称为非蛋白氮(NPN)。其中血尿素氮(BUN)约占非蛋白氮的 1/2。

4. 不含氮的有机化合物

血浆中不含氮的有机化合物包括糖类、脂类、小分子有机酸等。

二、血浆蛋白质

1. 血浆蛋白质的分类

通常按来源、分离方法和生理功能将血浆蛋白质进行分类。分离血浆蛋白质的常用方法包括电泳和超速离心。

(1) 按电泳分离蛋白质的方法进行分类 电泳是最常用的分离蛋白质的方法。

①醋酸纤维素薄膜电泳 临床上常用。以 pH 8.6 的巴比妥溶液作为缓冲液,可将血清蛋白质分为 5 条区带:从阳极至阴极依次为清蛋白、α_1 球蛋白、α_2 球蛋白、β 球蛋白和 γ 球蛋白(如下图)。

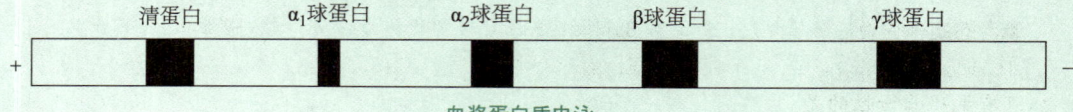

血浆蛋白质电泳

第二篇 生物化学
第12章 血液与肝的生物化学

血浆蛋白质电泳分离时,清蛋白分子量小,所带电荷相对较多,在电场中最先向阳极泳动;γ球蛋白分子量大,泳动速度最慢。清蛋白是人体血浆中最主要的蛋白质,约占血浆总蛋白的50%,浓度达38~48g/L。清蛋白以前清蛋白的形式合成。球蛋白浓度为15~30g/L。

②聚丙烯酰胺凝胶电泳　可将血清蛋白质分成数十条区带。

(2) **按超速离心法进行分类**　超速离心是根据蛋白质密度将血清蛋白质分离,如血浆脂蛋白的分离。

【例1】以醋酸纤维素薄膜作支持物进行血清蛋白质电泳的缓冲液常用的pH为
　　A. 3.5　　　　　　　　B. 5.5　　　　　　　　C. 6.5
　　D. 7.5　　　　　　　　E. 8.6

【例2】在血浆蛋白质电泳中,泳动最慢的蛋白质是
　　A. 清蛋白　　　　　　B. $α_1$球蛋白　　　　　C. $α_2$球蛋白
　　D. β球蛋白　　　　　E. γ球蛋白

2. 血浆蛋白质的来源

除γ球蛋白由浆细胞合成外,绝大多数血浆蛋白质都在肝脏合成。血浆蛋白质的合成场所一般位于核糖体上。在进入血浆之前,它们在肝细胞内经历了从粗面内质网到高尔基复合体,再抵达质膜而分泌入血液的过程。即合成的蛋白质转移入内质网池,然后被酶切去信号肽,前蛋白变成成熟蛋白。

血浆蛋白质种类	生成部位	主要功能	正常含量(g/L)
清(白)蛋白	肝	维持血浆渗透压,运输	38~48
$α_1$球蛋白	主要在肝	—	
$α_2$球蛋白	主要在肝	—	
β球蛋白	大部分在肝	运输	
γ球蛋白	浆细胞(肝外)	免疫	
纤维蛋白原	肝	凝血	2~4

3. 血浆蛋白质的功能

(1) **维持血浆胶体渗透压**　虽然血浆胶体渗透压仅占血浆总渗透压的1/230,但它对水在血管内外的分布起决定性作用。血浆胶体渗透压主要取决于清蛋白的浓度,75%~80%由清蛋白产生。

(2) **维持血浆正常的pH**　血浆蛋白盐与相应血浆蛋白形成缓冲对,参与维持血浆的正常pH。

(3) **运输作用**　血浆蛋白质分子表面分布有众多的亲脂性结合位点,维生素A、类固醇激素等脂溶性物质可与其结合而被运输。血浆中的清蛋白能与脂肪酸、Ca^{2+}、胆红素、磺胺等结合,参与运输。血浆中的铜蓝蛋白可将二价铁氧化成三价铁。这些载体蛋白质还具有调节被运输物质代谢的作用。

(4) **免疫作用**　血浆中的免疫球蛋白(IgG、IgA、IgM、IgD、IgE)可参与体液免疫。

(5) **催化作用**　各种血清酶参与催化体内的生化反应。

(6) **营养作用**　每个成人3L左右的血浆中约有200g蛋白质。体内的某些细胞,如单核-吞噬细胞系统,吞饮血浆蛋白质,然后由细胞内的酶类将吞入细胞的蛋白质分解为氨基酸掺入氨基酸池,用于组织蛋白质的合成,或转变为其他含氮物质。此外,蛋白质还能分解供能。

(7) **凝血、抗凝血和纤溶作用**　血浆中存在众多凝血因子、抗溶血、纤溶的物质,它们在血液中相互作用,相互制约,保持循环血流通畅。但当血管损伤、血液流出血管时,即发生血液凝固,以防止血液的大量流失。

　　A. 免疫球蛋白　　　　B. 肌红蛋白　　　　　C. 脂蛋白
　　D. 铜蓝蛋白　　　　　E. 清(白)蛋白

【例3】具有氧化酶活性的是

【例4】转运游离脂肪酸的是

三、红细胞的代谢

1. 血红素合成的原料、部位和关键酶

血红蛋白(Hb)是红细胞中最主要的成分,由珠蛋白和血红素组成。血红素是血红蛋白、肌红蛋白、细胞色素、过氧化物酶等的辅基。

(1)**合成原料** 合成血红素的基本原料是甘氨酸、琥珀酰CoA、Fe^{2+}。

(2)**合成部位** 血红素可在体内多种细胞内合成,参与血红蛋白组成的血红素主要在骨髓的幼红细胞和网织红细胞中合成。成熟红细胞不含线粒体,故不能合成血红素。

体内绝大多数组织都具有合成血红素的能力,但主要合成部位是骨髓和肝。血红素合成的起始和终末阶段都在线粒体内,中间阶段则在胞质中进行。

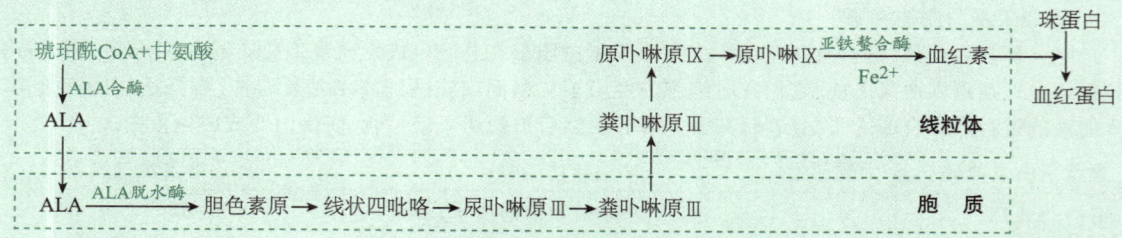

血红素的生物合成

(3)**关键酶** 血红素合成可分为4个步骤:δ-氨基-γ-酮戊酸(ALA)的合成;胆色素的合成;尿卟啉原和粪卟啉原的合成;血红素的合成。在ALA合酶作用下,甘氨酸和琥珀酰CoA反应生成ALA。ALA合酶为血红素合成的关键酶。血红素的合成受多种因素的调节,其中最主要的调节步骤是ALA的合成。

①ALA合酶 ALA合酶主要受代谢产物血红素的负反馈调节。ALA合酶的辅酶是磷酸吡哆醛(维生素B_6),因此维生素B_6缺乏可影响血红素的合成。

②ALA脱水酶与亚铁螯合酶 ALA脱水酶虽可被血红素抑制,但正常生理情况下,不起明显作用。重金属(如铅)中毒可抑制ALA脱水酶和亚铁螯合酶的活性,从而使血红蛋白合成受阻。

③促红细胞生成素(EPO) EPO由肾合成,可促进有核红细胞的成熟及血红素、血红蛋白的合成。

注意:①血红素主要在骨髓幼红细胞和网织红细胞内合成;成熟红细胞不含线粒体,故不能合成血红素。
②血红素合成的起始和终末阶段均在线粒体内,中间阶段在胞质中进行。
③ALA合酶、氨基酸转氨酶、脱羧酶的辅酶都是磷酸吡哆醛(维生素B_6)。
④ALA合酶为血红素合成的关键酶,主要受代谢产物血红素的反馈调节。
⑤ALA脱水酶、亚铁螯合酶为血红素合成的非关键酶,其活性可被重金属(如铅)抑制。
⑥睾酮在肝内可转化为5-β氢睾酮,诱导ALA合酶的合成,从而促进血红素合成。

【例5】合成血红素的关键酶是
　　A. ALA合酶　　　　　　　　B. 葡萄糖激酶　　　　　　　　C. 丙酮酸激酶
　　D. HMG-CoA裂解酶　　　　E. 异柠檬酸脱氢酶

【例6】影响血红素合成关键酶的相关维生素是
　　A. 维生素A　　　　　　　　B. 维生素B_1　　　　　　　　C. 维生素B_6
　　D. 维生素B_{12}　　　　　　E. 维生素C

【例7】下列关于血红蛋白合成的叙述,正确的是
　　A. 以甘氨酸、天冬氨酸为原料　　B. 只有在成熟红细胞内才能进行

C. 与珠蛋白合成无关　　　　　D. 受肾分泌的促红细胞生成素调节
E. 合成全过程仅受 ALA 合酶的调节

2. 成熟红细胞的代谢特点

（1）糖代谢
①葡萄糖是成熟红细胞的主要能量物质。
②成熟红细胞除质膜和胞质外，无其他细胞器，不能进行糖有氧氧化，只能利用糖酵解供能（1分子葡萄糖酵解产生 2ATP），其中 90%～95% 经糖酵解和 2,3-二磷酸甘油酸（2,3-BPG）旁路进行代谢，5%～10% 通过磷酸戊糖途径进行代谢。

	经典糖酵解途径	2,3-BPG 旁路	磷酸戊糖途径
占糖代谢	45%～81%	10%～45%	5%～10%
主要功能	为红细胞供能	调节血红蛋白的运氧能力	为各种反应提供 NADPH

③红细胞内的糖酵解还存在侧支循环，即 2,3-二磷酸甘油酸（2,3-BPG）旁路。
④红细胞利用能量的代谢机构退化。
⑤红细胞寿命约为 120 天。

（2）脂代谢　　成熟红细胞的脂类几乎都存在于细胞膜。成熟红细胞已不能从头合成脂肪酸，但膜脂的不断更新却是红细胞生存的必要条件。红细胞通过主动参入和被动交换不断地与血浆进行脂质交换，维持其正常的脂类组成、结构和功能。

A. 糖有氧氧化　　　　　B. 糖酵解　　　　　C. 2,3-二磷酸甘油酸旁路
D. 糖异生　　　　　　　E. 磷酸戊糖途径

【例8】供应成熟红细胞能量的主要代谢途径是
【例9】成熟红细胞中，能产生调节血红蛋白运氧功能物质的代谢途径是

四、肝的生物转化作用

1. 基本概念和特点

（1）生物转化的概念　　人体内有些物质的存在不可避免，这些物质既不能作为构建组织细胞的成分，又不能作为能源物质，其中一些还对人体有一定的生物学效应或潜在的毒性作用。机体在排出这些物质之前，需对它们进行代谢转变，使其水溶性提高，极性增强，易于通过胆汁或尿排出，这一过程称为生物转化。肝是机体内生物转化最重要的器官。皮肤、肺、肾等也有一定的生物转化作用。需进行生物转化的物质有内源性和外源性之分。
①内源性物质　　包括体内物质代谢的产物或代谢中间物（如胺类、胆红素等）以及发挥生理作用后有待灭活的各种生物活性物质（如激素、神经递质等）。
②外源性物质　　是人体在日常生活和（或）生产过程中不可避免接触的异源物（如药物、毒物、环境化学污染物等）以及从肠道吸收的腐败产物。

（2）生物转化的特点（意义）
①解毒作用　　通过生物转化，可对体内的大部分待转化物质进行代谢处理，使其生物学活性降低或丧失（灭活）或使有毒物质的毒性减低或消除，称为解毒作用。
②排毒作用　　生物转化作用可增加某些待转化物质的水溶性和极性，从而易于从胆汁或尿液中排出。应当指出，有些物质经过肝的生物转化作用后，虽然溶解性增加，但其毒性反而增强；有的还可能溶解性下降，不易排出体外。如烟草中含有一种多环芳烃类化合物——苯并（a）芘，其本身没有直接致癌作用，但经过生物转化后反而成为直接致癌物。这显示肝生物转化作用的解毒与致毒双重性的特点，因此，并不能将生物转化作用简单地称为"解毒作用"。

【例10】生物转化最重要的作用是
　　A. 使毒物的毒性降低　　B. 使物质的毒性增强　　C. 使生物活性物质灭活
　　D. 使药物失效　　E. 增强非营养性物质极性,利于排泄(2023)

2. 生物转化的反应类型和酶系

(1) 生物转化的反应类型　肝的生物转化可分为两相反应。

① 第一相反应　包括氧化、还原和水解。许多物质通过第一相反应,分子中的某些非极性基团可转变为极性基团,水溶性增加,有利于排出体外。

② 第二相反应　即各种结合反应,其中以葡糖醛酸结合反应最普遍。有些物质经过第一相反应后,还须进一步与葡糖醛酸、硫酸等极性更强的物质相结合,以得到更大的溶解度才能排出体外,这些结合反应属于第二相反应。

(2) 生物转化的酶系　肝内参与生物转化的酶类如下。

反应类型	酶类	作用或生化意义	反应部位
氧化反应	单加氧酶系(羟化酶)	最重要,占总反应的50%	内质网
	胺氧化酶	胺类物质—醛类—酸	线粒体
	脱氢酶类	催化醇类—醛—酸	胞质+线粒体
还原反应	硝基还原酶	硝基化合物—胺类	内质网
	偶氮还原酶	偶氮化合物—胺类	内质网
水解反应	水解酶类	脂类、酰胺类和糖苷类—水解	胞质+内质网
结合反应	葡糖醛酸基转移酶	极性基团化合物—与UDPGA结合	内质网
	硫酸基转移酶	醇、酚或芳香胺类—硫酸酯类PAPS	细胞质
	谷胱甘肽S-转移酶	环氧、卤代化合物—含GSH的结合物	胞质+内质网
	乙酰基转移酶	催化乙酰基转到含氨基或肼的化合物	胞质
	酰基转移酶	含羧基化合物—酰基CoA—转至Gly	线粒体
	甲基转移酶	催化含氧、氮、硫等基团的化合物甲基化	胞质+内质网

注意:PAPS为活性硫酸供体,即3'-磷酸腺苷5'-磷酰硫酸,主要来源于半胱氨酸的分解。

【例11】下列不参与肝生物转化第二相反应的酶是
　　A. 硫酸基转移酶　　B. 甲基转移酶　　C. 肽基转移酶
　　D. 葡糖醛酸基转移酶　　E. 谷胱甘肽S-转移酶

3. 肝脏生物转化的影响因素

(1) 一般影响因素　肝的生物转化受年龄、性别、营养、疾病及遗传等多种因素影响。

① 年龄　年龄对生物转化有明显的影响,如新生儿由于肝生物转化酶系发育尚不完善,对内外源性非营养物质的转化能力较弱,容易发生药物及毒素中毒。新生儿的高胆红素血症即与缺乏葡糖醛酸转移酶有关。老年人肝的生物转化能力虽属正常,但其肝血流量和肾的廓清速度下降,导致老年人血浆药物的清除率降低,药物在体内的半衰期延长。

② 性别　女性体内醇脱氢酶活性高于男性,因此女性对乙醇的代谢处理能力比男性强。氨基比林在男性体内的半衰期约为13.4小时,而女性则为10.3小时,说明女性对氨基比林的转化能力也比男性强。妊娠期妇女肝清除抗癫痫药的能力升高,但晚期妊娠妇女的生物转化能力普遍降低。

③ 营养　蛋白质的摄取可以增强肝细胞生物转化酶的活性,提高生物转化的效率。饥饿数天,肝谷胱甘肽S-转移酶(GST)作用受到明显影响,其参加的生物转化水平降低。

④疾病 严重肝病时,微粒体单加氧酶系活性可降低50%,可严重影响肝的生物转化。

⑤遗传 遗传因素可显著影响生物转化酶的活性。遗传变异可引起个体之间生物转化酶类分子结构的差异或酶合成量的差异。

(2)许多异源物可诱导生物转化的酶类 在加速其自身代谢转化的同时,也可影响对其他异源物的生物转化。此外,食物中也常含有诱导或抑制生物转化酶的非营养物质。

【例12】导致人体内生物转化能力下降的主要因素是

A. 高脂肪饮食　　　　　　B. 高糖饮食　　　　　　C. 肝功能减退
D. 心肌缺血　　　　　　　E. 轻度肥胖

五、胆汁酸代谢

胆汁由肝细胞分泌,肝细胞初分泌的胆汁称为肝胆汁。肝胆汁进入胆囊后浓缩为胆囊胆汁。胆汁的主要固体成分是**胆汁酸盐**(占50%),其次是无机盐、黏蛋白、磷脂、胆固醇、胆色素等。胆汁中的胆汁酸盐主要与脂质消化、吸收有关;磷脂与胆汁中胆固醇的溶解状态有关;其他成分多属于排泄物。

1. 胆汁酸的化学

(1)初级胆汁酸 胆汁酸按其来源分为初级胆汁酸和次级胆汁酸两类。在肝细胞内,以胆固醇为原料直接合成的胆汁酸,称为初级胆汁酸,包括初级游离胆汁酸(胆酸、鹅脱氧胆酸)及初级结合胆汁酸(甘氨胆酸、甘氨鹅脱氧胆酸、牛磺胆酸、牛磺鹅脱氧胆酸)。

(2)次级胆汁酸 初级胆汁酸进入肠道后,在肠道细菌的作用下,第7位α羟基脱氧生成的胆汁酸称为次级胆汁酸,主要包括脱氧胆酸、石胆酸及其在肝中分别与甘氨酸或牛磺酸结合生成的产物。

初级游离胆汁酸=胆酸+鹅脱氧胆酸
初级结合胆汁酸=甘氨胆酸+甘氨鹅脱氧胆酸+牛磺胆酸+牛磺鹅脱氧胆酸

(3) 游离型胆汁酸 无论初级胆汁酸,还是次级胆汁酸,只要未与甘氨酸、牛磺酸结合,就称游离型胆汁酸,包括胆酸、鹅脱氧胆酸、脱氧胆酸、石胆酸。

(4) 结合型胆汁酸 无论初级胆汁酸,还是次级胆汁酸,只要与甘氨酸、牛磺酸结合,都称结合型胆汁酸。胆汁中的胆汁酸几乎都以结合型存在,结合型胆汁酸包括甘氨胆酸、牛磺胆酸、甘氨鹅脱氧胆酸、牛磺鹅脱氧胆酸。

2. 胆汁酸的代谢

(1) 初级胆汁酸 在肝细胞微粒体和胞质中,以胆固醇为原料合成初级胆汁酸,是胆固醇在体内的主要代谢去路。胆固醇首先在胆固醇 7α-羟化酶的催化下生成 7α-羟胆固醇,再经过 3α 及 12α 羟化、加氢还原、侧链氧化断裂、加水后生成 24C 的胆酰辅酶 A 和鹅脱氧胆酰辅酶 A。胆酰辅酶 A、鹅脱氧胆酰辅酶 A 既可水解生成初级游离胆汁酸,也可直接与甘氨酸或牛磺酸结合生成相应的初级结合胆汁酸。

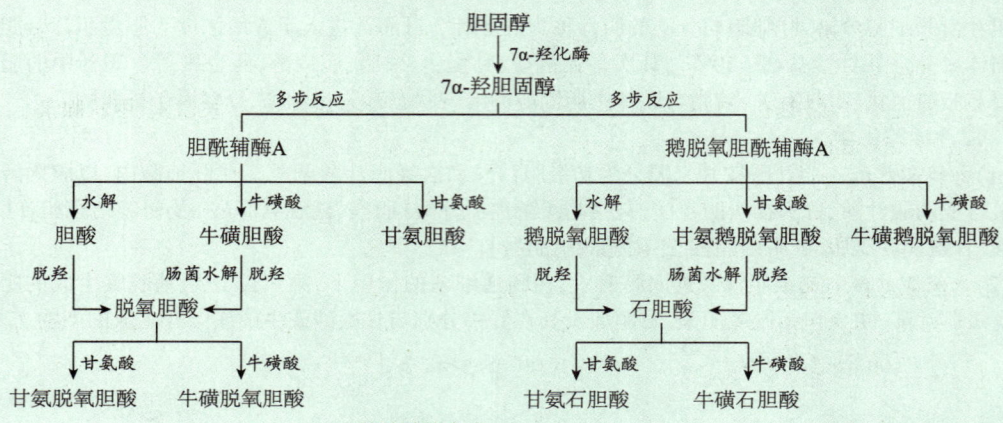

胆汁酸的合成

(2) 次级胆汁酸 肝细胞合成的初级胆汁酸,随胆汁进入肠道,在肠道细菌酶的催化下,经去结合反应、脱去 7α-羟基转变为次级胆汁酸。胆酸脱去 7α-羟基生成脱氧胆酸,鹅脱氧胆酸脱去 7α-羟基生成石胆酸。这两种次级游离胆汁酸若经肠肝循环被重吸收进入肝脏,可与甘氨酸或牛磺酸结合而成为次级结合胆汁酸。

次级游离胆汁酸=脱氧胆酸+石胆酸

	初级胆汁酸	次级胆汁酸
合成原料	胆固醇	初级胆汁酸
合成部位	肝细胞	肠道
生化特点	7α-羟化	7α-脱羟
游离型	胆酸、鹅脱氧胆酸	脱氧胆酸、石胆酸
结合型	甘氨胆酸、牛磺胆酸 甘氨鹅脱氧胆酸、牛磺鹅脱氧胆酸	甘氨脱氧胆酸、牛磺脱氧胆酸 甘氨石胆酸、牛磺石胆酸

注意:①胆汁酸合成的原料为胆固醇,合成的关键酶是胆固醇7α-羟化酶。
②胆固醇合成的原料为乙酰辅酶A,合成的关键酶是HMG-CoA还原酶。

(3)胆汁酸的肠肝循环 由肝脏合成进入肠道的初级胆汁酸,在回肠和结肠上段细菌作用下形成次级胆汁酸。排入肠腔的胆汁酸(包括初级、次级、结合型与游离型)约95%被重吸收→门静脉→肝脏→肝细胞摄取。在肝细胞内,游离型胆汁酸被重新合成为结合型胆汁酸,与新合成的结合型胆汁酸一同再随胆汁排入小肠。这样形成胆汁酸的**肠肝循环**。肠道的胆汁酸重吸收包括结合型胆汁酸在回肠的主动重吸收,及游离型胆汁酸在小肠各部和大肠的被动重吸收。肝每天合成胆汁酸0.4~0.6g,肝胆的胆汁酸库3~5g,每天进行肠肝循环6~12次,经肠循环重吸收的胆汁酸总量为12~32g。
胆汁酸肠肝循环的意义是使有限的胆汁酸库存循环利用,以满足机体对胆汁酸的生理需求。

3. 胆汁酸代谢的调节
胆固醇在体内的主要代谢去路是合成胆汁酸。胆固醇合成的关键酶是 HMG-CoA 还原酶,胆汁酸合成的关键酶是胆固醇7α-羟化酶,两者均系诱导酶,同时受胆汁酸和胆固醇的调节。
(1)7α-羟化酶活性增加,胆汁酸合成增多 高胆固醇饮食、糖皮质激素、生长激素、甲状腺素。
(2)7α-羟化酶活性降低,胆汁酸合成减少 胆汁酸浓度升高。

【例13】胆汁酸合成的限速酶是
A. HMG-CoA 还原酶 B. 鹅脱氧胆酰 CoA 合成酶 C. 胆固醇 7α-羟化酶
D. 胆酰 CoA 合成酶 E. 7α-羟胆固醇氧化酶

【例14】正常情况下,适度升高血胆汁酸浓度的结果是
A. 红细胞生成胆红素减少 B. 胆固醇7α-羟化酶合成抑制 C. 血中磷脂含量升高
D. 脂肪酸生成酮体加快 E. 甘油三酯合成增加

六、胆色素代谢

胆色素是体内铁卟啉化合物的主要分解代谢产物,包括胆绿素、胆红素、胆素原和胆素等。体内铁卟啉化合物包括血红蛋白、肌红蛋白、细胞色素、过氧化物酶和过氧化氢酶等。
各种胆色素之间的变化关系很难理解,也易混淆,现将考试中常用到的知识点归纳如下:

血红蛋白 ⟶ 血红素 —血红素加氧酶→ 胆绿素 —胆绿素还原酶→ 胆红素 —还原→ 胆素原 —氧化→ 胆素

1. 游离胆红素和结合胆红素的性质
(1)在单核吞噬系统 正常人每天可生成250~350mg胆红素,其中约80%来自衰老红细胞破坏所释放的血红蛋白。血红蛋白随后分解为珠蛋白和血红素。珠蛋白可降解为氨基酸供体内再利用,血红素则由单核吞噬系统降解生成胆红素释放入血。

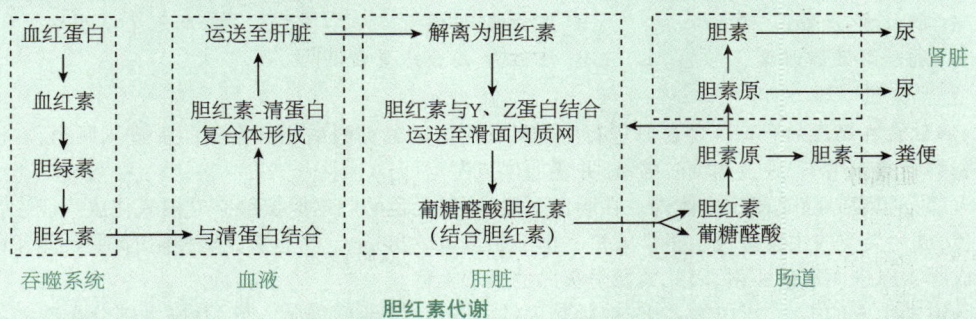

胆素素代谢

(2)在血浆中 胆红素与清蛋白结合形成胆红素-清蛋白复合体,运输至肝脏进行生物转化。血液中与清蛋白结合的胆红素称为未结合胆红素,其分子内存在氢键,不能直接与重氮试剂反应,只有在加入乙

醇或尿素等破坏氢键后才能与重氮试剂反应,故未结合胆红素也称为间接胆红素、游离胆红素。

(3)**在肝脏** 胆红素-清蛋白复合体运送至肝脏后,解离为胆红素被肝细胞摄取。胆红素在胞质中与Y蛋白和Z蛋白结合,被运送至滑面内质网,在UDP-葡糖醛酸基转移酶的催化下,生成葡糖醛酸胆红素,此为结合胆红素。与葡糖醛酸结合的胆红素因分子内没有氢键,分子中间的甲烯桥可以迅速、直接与重氮试剂发生反应,因此结合胆红素也称直接胆红素。苯巴比妥为UDP-葡糖醛酸基转移酶的诱导剂,可加速胆红素代谢,减轻新生儿黄疸。

注意:①在血液中,胆红素与清蛋白是非特异性、非共价、可逆性结合,仅起暂时性解毒作用。这种未经肝进行生物转化,处于运输状态的胆红素称为未结合胆红素(血胆红素、游离胆红素、间接胆红素)。
②只有进入肝脏,与葡糖醛酸结合进行生物转化后的胆红素,才能称为结合胆红素(直接胆红素)。

(4)游离胆红素和结合胆红素性质的比较

	游离胆红素	结合胆红素
别名	间接胆红素、游离胆红素、血胆红素、肝前胆红素	直接胆红素、肝胆红素
定义	指未与葡糖醛酸结合的胆红素	指与葡糖醛酸结合的胆红素
与重氮试剂的反应	慢,间接阳性	迅速,直接阳性
水溶性	小	大
脂溶性	大	小
经肾随尿排出	不能	能
对细胞膜的通透性	大	小
对脑的毒性	大	无

【例15】能够诱导UDP-葡糖醛酸转移酶的合成从而减轻黄疸的药物是
   A. 苯巴比妥   B. 磺胺嘧啶   C. 青霉素
   D. 氢氯噻嗪   E. 阿司匹林

【例16】下列关于游离胆红素的叙述,正确的是
   A. 胆红素与葡糖醛酸结合   B. 水溶性较大   C. 易透过生物膜
   D. 可通过肾脏随尿排出   E. 与重氮试剂呈直接反应

【例17】下列对直接胆红素的说法哪一项是错误的?
   A. 为胆红素葡糖醛酸二酯   B. 水溶性较大   C. 不易透过生物膜
   D. 不能通过肾脏随尿排出   E. 与重氮试剂起反应的速度快,呈直接反应

【例18】下列哪种物质是结合胆红素?
   A. 胆红素-清蛋白   B. 胆红素-Y蛋白   C. 胆红素-Z蛋白
   D. 葡糖醛酸胆红素   E. 胆红素-结合珠蛋白

2. 胆色素代谢与黄疸

(1)**胆红素在肠道的代谢** 经肝脏进行生物转化生成的葡糖醛酸胆红素随胆汁进入肠道,在回肠下段和结肠的肠菌作用下,脱去葡糖醛酸基,并还原生成胆素原。

①大部分胆素原随粪便排出体外。在肠道下段,这些无色的胆素原接触空气被氧化成为胆素。胆素呈黄褐色,成为粪便的主要颜色。正常人每日排出胆素40~280mg。当胆道完全梗阻时,胆红素不能排入肠道形成胆素原进而形成胆素,因此粪便呈灰白色或陶土色。

②肠道中生成的胆素原10%~20%被肠黏膜细胞重吸收,经门静脉入肝,其中大部分再次随胆汁排入肠腔,形成胆素原的肠肝循环。

③只有小部分胆素原进入体循环入肾脏随尿液排出,称为尿胆素原。正常人每日随尿排出尿胆素原

0.5~4.0mg。尿胆素原被空气氧化后生成尿胆素,成为尿的主要色素。

注意:①胆红素是胆汁的主要色素;尿胆素是尿液的主要色素;胆素是粪便的主要色素。
②经尿液排出体外的是尿胆素原+尿胆素;经粪便排出体外的是胆素原+胆素。
③经肝细胞排出随胆汁进入肠道的是结合胆红素。
④进行肠肝循环的是胆素原;经肠道被肠黏膜重吸收的是胆素原。

(2)**黄疸** 胆红素生成过多,或肝细胞对胆红素的摄取、转化及排泄能力下降等均可引起血浆胆红素增多,称为高胆红素血症。过量的胆红素扩散进入组织造成组织黄染,称为黄疸。

	正常	溶血性黄疸	肝细胞性黄疸	阻塞性黄疸
主要病理		红细胞破坏过多 胆红素产生过多	肝细胞受损,摄取、转化、排泄胆红素↓	结合胆红素排泄↓
血总胆红素	<10mg/L	>10mg/L	>10mg/L	>10mg/L
血结合胆红素	极少		↑	↑↑
血未结合胆红素	0~8mg/L	↑↑	↑	
尿胆红素	—	—	++	++
尿胆素原	少量	↑	不一定	↓
尿胆素	少量	↑	不一定	↓
粪尿胆素原	40~280mg/24h	↑	↓或正常	↓或—
粪便颜色	正常	深	变浅或正常	完全阻塞时陶土色

【例19】完全性梗阻性黄疸时,正确的是
 A. 尿胆素原(-),尿胆红素(-)   B. 尿胆素原(+),尿胆红素(-)
 C. 尿胆素原(-),尿胆红素(+)   D. 尿胆素原(+),尿胆红素(+)   E. 粪胆素(+)

(3)三种黄疸的胆色素代谢检查结果 CB 为结合胆红素,UCB 为未结合胆红素,STB 为总胆红素。

	血清 CB	血清 UCB	血清 CB/STB	尿胆红素	尿胆素原
正常人	0~6.8μmol/L	1.7~10.2μmol/L	0.2~0.4	阴性	0.84~4.2μmol/L
胆汁淤积性黄疸	明显增加	轻度增加	>0.5	强阳性	减少或缺如
溶血性黄疸	轻度增加	明显增加	<0.2	阴性	明显增加
肝细胞性黄疸	中度增加	中度增加	0.2~0.5	阳性	正常或轻度增加

 A. 尿含铁血黄素阳性
 C. 尿胆素原弱阳性,尿胆红素阴性
 E. 血直接胆红素升高,尿胆素原阴性
 B. 血直接、间接胆红素均升高,尿胆素原阳性
 D. 血间接胆红素升高,直接胆红素正常

【例20】与肝细胞性黄疸检查结果符合的是
【例21】与梗阻性黄疸检查结果符合的是

➡ **常考点** 血浆蛋白;胆红素代谢;胆汁酸代谢。

参考答案——详细解答见《2024国家临床执业及助理医师资格考试历年考点精析(上、下册)》

1. ABCDE   2. ABCDE   3. ABCDE   4. ABCDE   5. ABCDE   6. ABCDE   7. ABCDE
8. ABCDE   9. ABCDE   10. ABCDE   11. ABCDE   12. ABCDE   13. ABCDE   14. ABCDE
15. ABCDE   16. ABCDE   17. ABCDE   18. ABCDE   19. ABCDE   20. ABCDE   21. ABCDE

第13章 维生素与钙、磷代谢

▶考纲要求

①脂溶性维生素:脂溶性维生素的生理功能及缺乏症。②水溶性维生素:水溶性维生素的生理功能及缺乏症。③钙与磷代谢:钙的代谢、功能及钙缺乏。磷的代谢及功能。

▶复习要点

一、脂溶性维生素

维生素	主要功能	活性形式	缺乏症
维生素A	视黄醛参与视觉传导;视黄酸调控基因表达和细胞生长与分化;维生素A具有抗氧化作用,可抑制肿瘤生长	视黄醇 视黄醛、视黄酸	夜盲症 眼干燥症
维生素D	调节钙磷代谢,影响细胞分化,抑制肿瘤细胞增殖	$1,25-(OH)_2-D_3$	佝偻病、软骨病
维生素E	是体内最重要的脂溶性抗氧化剂 具有调节基因表达的作用,可促进血红素的合成	生育酚	溶血性贫血症 神经功能障碍
维生素K	是凝血因子Ⅱ、Ⅶ、Ⅸ、Ⅹ合成所必需的辅酶	2-甲基-1,4-萘醌	易出血

二、水溶性维生素

维生素	主要功能	活性形式	缺乏症
维生素B_1	α-酮酸氧化脱羧酶的辅酶,参与氧化脱羧反应;转酮醇酶的辅酶,参与转酮醇作用;抑制胆碱酯酶的活性	焦磷酸硫胺素 (TPP)	脚气病 末梢神经炎
维生素B_2	也称核黄素。氧化还原酶的辅基,递氢;FAD是谷胱甘肽还原酶的辅酶,与$CytP_{450}$结合,参与药物代谢	FMN、FAD	口角炎、舌炎 唇炎、阴囊炎
维生素B_6	氨基酸脱羧酶、转氨酶、ALA合成酶的辅酶 可终止类固醇激素作用的发挥	磷酸吡哆醛 磷酸吡哆胺	未发现缺乏症
维生素B_{12}	转甲基酶的辅酶;5'-脱氧腺苷钴胺素是L-甲基丙二酰CoA变位酶的辅酶,参与琥珀酰CoA的生成	甲钴胺素 5'-脱氧腺苷钴胺素	巨幼细胞贫血 神经脱髓鞘
维生素PP	多种不需氧脱氢酶的辅酶,作为递氢体参与生物氧化	NAD^+、$NADP^+$	糙皮病
维生素C	参与体内羟化反应;参与氧化还原作用 具有增强机体免疫力的作用	抗坏血酸	坏血病
泛酸	构成酰基转移酶的辅酶,参与三大物质代谢及生物转化	CoA、ACP	缺乏症很少见
叶酸	FH_4是体内一碳单位转移酶的辅酶 一碳单位在体内参与嘌呤、胸腺嘧啶核苷酸等的合成	FH_4	巨幼细胞贫血
生物素	构成羧化酶的辅基,参与CO_2固定;参与细胞信号转导	生物素辅酶	很少出现缺乏症

三、钙与磷代谢

1. 钙

(1) 钙的代谢 人体内 99% 的钙以羟基磷灰石的形式存在，少量为无定形钙。成人血浆中的钙含量为 2.25~2.75mmol/L，约一半是游离 Ca^{2+}，另一半为结合钙。结合钙绝大部分与血浆蛋白质结合，小部分与柠檬酸、重碳酸盐等结合。与血清蛋白质结合的钙主要与清蛋白结合，少量与球蛋白结合。

游离钙与蛋白质结合钙在血浆中呈动态平衡状态。血浆 pH 可影响钙的平衡，当血浆偏酸时，蛋白质结合钙解离，血浆游离钙增多；当 pH 升高时，蛋白质结合钙增多，而游离钙减少。

(2) 钙的功能

①构成骨和牙的主要成分　羟基磷灰石是钙构成骨和牙的主要成分，起着支持和保护作用。

②正常血钙水平的作用　血钙的正常水平对于维持骨骼内骨盐的含量、血液凝固过程、调节多种酶的活性、维持细胞膜的完整性与通透性和神经肌肉的兴奋性等方面具有重要作用。

③胞质钙　在启动骨骼肌和心肌细胞的收缩、作为第二信使在信号转导中发挥重要的生理作用。

(3) 钙缺乏　维生素 D 缺乏可引起钙吸收障碍，导致儿童佝偻病和成人骨软化症。骨基质丧失和进行性骨骼脱盐可导致中、老年人骨质疏松症。甲状旁腺功能减退症可引起低钙血症。

2. 磷

(1) 磷的代谢　正常成人的磷主要分布于骨（约占 85.7%），其次为各组织细胞（约 14%），仅少量（约 0.03%）分布于体液。骨磷总量为 600~900g，是钙含量的一半。成人血浆中无机磷的含量为 1.1~1.3mmol/L。正常人血液中钙和磷的浓度相当稳定，每 100ml 血液中钙与磷含量之积为一常数，即 $[Ca] \times [P] = 35~40$。因此，血钙降低时，血磷会略有升高。

(2) 磷的功能

①磷是构成骨盐的成分，可参与成骨作用。

②磷是核酸、核苷酸、磷脂、辅酶等重要生物分子的组成成分，可发挥各自重要的生理功能。

③许多生化反应和代谢调节过程需要磷酸根的参与，ATP 和磷酸肌酸等高能磷酸化合物作为能量的载体，在生命活动中起着十分重要的作用。

④无机磷酸盐是机体重要的缓冲体系成分。

▶ **常考点**　维生素的生物化学特点。

第三篇 生理学

第1章 绪 论

▶ **考纲要求**

①机体的内环境:体液及其分布,内环境及其稳态。②机体生理功能的调节:神经调节、体液调节和自身调节。③体内自动控制系统:反馈(负反馈和正反馈),前馈。

▶ **复习要点**

一、机体的内环境

1. 体液及其分布

人体内的液体称为体液。正常成年人的体液量约占体重的60%,其中细胞内液约占2/3,细胞外液约占1/3。在细胞外液中,组织液约占3/4,血浆约占1/4(即占体重的5%)。此外,还有少量的淋巴液和脑脊液等。人体各部分体液彼此间隔开,但又相互沟通。血浆是沟通各部分体液并与外界环境进行物质交换的重要媒介,因而是各部分体液中最为活跃的部分。

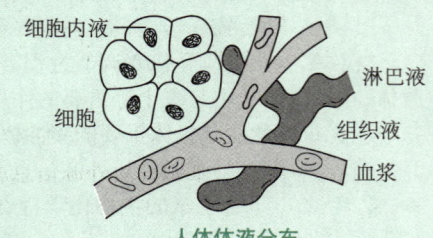

人体体液分布

2. 内环境及其稳态

(1)内环境　人体内绝大多数细胞并不与外环境相接触,而是浸浴于机体内部的细胞外液中,因此细胞外液是细胞直接接触和赖以生存的环境。生理学中将围绕在细胞周围的体液即细胞外液,称为机体的内环境,以区别于整个机体所处的外环境。机体生存在两个环境中,一个是不断变化着的外环境,另一个是比较稳定的内环境。内环境的相对稳定是机体能自由和独立生存的首要条件。

(2)内环境的稳态　是指内环境的理化性质,如温度、pH、渗透压和各种液体成分等的相对恒定状态。内环境理化性质的相对恒定并非固定不变,而是可在一定范围内变动但又保持相对稳定的状态,是一种动态平衡。例如,血浆 pH 可在 7.35~7.45 之间波动,血钾可在 3.5~5.5mmol/L 之间波动。稳态的维持是机体自我调节的结果,需要全身各系统和器官的共同参与和相互协调。

(3)稳态的维持和生理意义　稳态具有十分重要的生理意义。因为细胞的各种代谢活动都是酶促生化反应,因此,细胞外液中需要有足够的营养物质、氧和水分,以及适宜的温度、离子浓度、酸碱度和渗透压等。细胞膜两侧一定的离子浓度和分布也是可兴奋细胞保持其正常兴奋性和产生生物电的重要保证。稳态的破坏将影响细胞功能活动的正常进行。因此,内环境的稳态是细胞维持正常生理功能的必要条件,也是机体维持正常生命活动的必要条件。

二、机体生理功能的调节

机体对各种功能活动进行调节的方式主要有三种,即神经调节、体液调节和自身调节。

1. 神经调节

(1)**定义** 机体内许多生理功能是由神经系统的活动调节完成的,称为神经调节。反射是神经调节的基本形式。反射活动的结构基础是反射弧,它由感受器、传入神经、中枢、传出神经和效应器五个基本成分组成。反射弧任何一个部分受损,反射活动将无法进行。

(2)**特点** ①是人体生理功能调节中最主要的形式;②反应迅速,起作用快,调节精确,持续时间短暂;③神经反射通常包括非条件反射和条件反射。

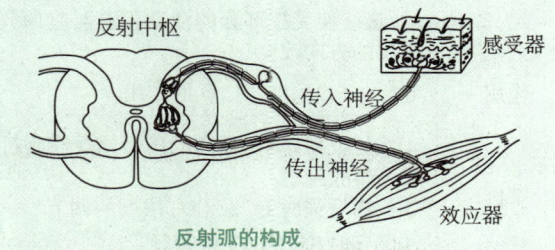

反射弧的构成

2. 体液调节

(1)**定义** 体液调节是指体内某些特殊的化学物质通过体液途径而影响生理功能的一种调节方式。

①远距分泌调节 一些内分泌细胞分泌的激素可循血液途径作用于全身各处的靶细胞,产生一定的调节作用,称为远距分泌调节。如甲状腺激素分泌后由血液运送到全身组织,对体内几乎所有细胞都有调节作用。

②旁分泌调节 有些细胞产生的生物活性物质可不经血液运输,而是在组织液中扩散,作用于邻旁细胞,这种方式称旁分泌调节,如生长抑素在胰岛内抑制α细胞分泌胰高血糖素。

③神经内分泌调节 一些神经元能将其合成的某些化学物质释放入血,然后经血液运行至远处,作用于靶细胞,这些化学物质称为神经激素,如血管升压素。神经激素分泌的方式称为神经内分泌。

④神经-体液调节 人体内多数内分泌腺或内分泌细胞接受神经的支配,在这种情况下,体液调节便成为神经调节反射弧的传出部分,这种调节称为神经-体液调节。

(2)**特点** 与神经调节相比,体液调节是一种较为原始的调节方式,其作用缓慢而持久,作用面较广泛,调节方式相对稳定,它对人体生命活动的调节和自身稳态的维持起着十分重要的作用。

3. 自身调节

(1)**定义** 自身调节是指某些细胞或组织器官凭借本身内在特性,而不依赖神经调节和体液调节,对内环境变化产生特定适应性反应的过程。

(2)**特点** 调节强度较弱,影响范围小,且灵敏度较低,调节常局限于某些器官或组织细胞内,但对于该器官或组织细胞生理活动的功能调节仍然具有一定的意义。

三、体内自动控制系统

控制系统分为非自动控制系统、反馈控制系统和前馈控制系统。非自动控制系统在体内并不多见。

1. 反馈控制系统

反馈控制系统是由比较器、控制部分、受控部分组成的一个闭环系统。反馈信号对控制部分的活动可产生不同的影响,据此可将反馈分为负反馈和正反馈两种类型。

(1)**负反馈** 来自受控部分的输出信息反馈调整控制部分的活动,最终使受控部分的活动向与其原先活动的相反方向改变,称为负反馈。负反馈调节的意义是使系统处于一种稳定状态。在正常人体内,大多数情况下为负反馈调节。负反馈控制都有一定的调定点,调定点可使受控部分的活动只能在设定的工作点附近的一个狭小范围内变动。临床上,调定点可被视为各生理指标正常范围的均数。

(2)**正反馈** 来自受控部分的输出信息反馈调整控制部分的活动,最终使受控部分的活动向与其原先活动的相同方向改变，称为正反馈。正反馈的意义在于产生"滚雪球"效应，或促进某一生理活动过程很快达到高潮并发挥最大效应。

（3）负反馈调节和正反馈调节的区别

	负反馈控制系统	正反馈控制系统
比例	大多数情况下的控制机制	少数情况下的控制机制
定义	受控部分发出的反馈信息调整控制部分的活动，最终使受控部分的活动朝着与它原先活动相反的方向改变	受控部分发出的反馈信息促进与加强控制部分的活动，最终使受控部分的活动朝着与它原先活动相同的方向改变
作用	起纠正、减弱控制信息的作用	起加强控制信息的作用
举例	①减压反射（动脉血压的压力感受性反射） ②肺牵张反射 ③代谢增强时 O_2 及 CO_2 浓度的调节 ④甲亢时 TSH 分泌减少	①排尿反射、排便反射、分娩过程 ②病理情况下恶性循环 ③神经纤维膜上达到阈电位时 Na^+ 通道开放 ④血液凝固过程 ⑤胰蛋白酶原激活的过程有正反馈

2. 前馈控制系统

控制部分在反馈信息到达前已受到纠正信息（前馈信息）的影响，及时纠正其指令可能出现的偏差，这种自动控制形式称为前馈。负反馈调节具有"滞后"和"波动"的缺点；而前馈调节则较快速，并具有预见性，因而适应性更大。但前馈控制有时会发生失误，这是前馈控制的一个缺点。如见到食物后引起唾液和胃酸分泌，却可能因某种原因，结果并没有真正吃到食物，则唾液和胃酸的分泌就成为一种失误。

▶ **常考点**　2019年新增考点，往年很少考。

第2章 细胞的基本功能

▶考纲要求

①细胞膜的物质转运功能:单纯扩散,易化扩散,主动转运,膜泡运输。②细胞的电活动:静息电位和动作电位及其产生机制,兴奋性及其周期性变化、局部电位,动作电位在同一细胞上的传导。③骨骼肌的收缩功能:骨骼肌神经-肌接头处的兴奋传递及其影响因素,骨骼肌的兴奋-收缩耦联和收缩机制,影响骨骼肌收缩的因素(前负荷、后负荷和肌肉收缩能力)。

▶复习要点

一、细胞膜的物质转运功能

物质跨细胞膜的转运方式包括单纯扩散、易化扩散、主动转运、膜泡运输四种。

1. 单纯扩散

脂溶性的小分子物质从细胞膜的高浓度一侧向低浓度一侧移动的过程,称为单纯扩散。单纯扩散既不需要膜蛋白的帮助,也不消耗能量,属于被动转运方式。物质扩散的方向及速度取决于该物质在细胞膜两侧的浓度差和膜对该物质的通透性,后者取决于物质的脂溶性和分子大小。

2. 易化扩散

(1)概念 易化扩散是指非脂溶性小分子物质或带电离子在跨膜蛋白(通道或载体)帮助下,顺浓度和(或)电位梯度进行的跨膜转运。易化扩散无须消耗 ATP,属于被动转运。

(2)分类 易化扩散分为经通道的易化扩散和经载体的易化扩散两种类型。

	经通道的易化扩散	经载体的易化扩散
介导方式	借助于通道蛋白质的介导	借助于载体蛋白质的介导
转运方向	顺浓度梯度或电位梯度进行	顺浓度梯度进行
转运速率	快($10^6 \sim 10^8$ 个离子/秒)	慢($10^2 \sim 10^5$ 个离子或分子/秒)
特性	离子通道具有离子选择性和门控特性	载体与溶质的结合具有化学结构特异性
特点	相对特异性,特异性无载体蛋白质高 通道的导通有开放和关闭两种不同状态 无饱和现象	化学结构特异性 竞争性抑制 饱和现象
举例	带电离子 K^+、Na^+、Cl^-、Ca^{2+} 的快速移动	葡萄糖、氨基酸、核苷酸等的跨膜转运

经载体介导的易化扩散易发生饱和现象,是由于细胞膜中载体的数量和转运速率有限,当被转运的底物浓度增加到一定程度时,底物的扩散速度便达到最大值,不再随底物浓度的增加而增大。

(3)离子通道的特点 经通道介导的溶质几乎都是离子,因而通道也称离子通道。离子通道可分为电压门控通道、化学门控通道和机械门控通道等。离子通道有静息、激活和失活三种功能状态,通道对离子的导通表现为开放和关闭两种状态。离子通道的两个重要特征为离子选择性和门控特性。

【例1】Na^+通过离子通道的跨膜转运过程属于

　　A. 单纯扩散　　　　　　　B. 易化扩散　　　　　　　C. 主动转运

D. 出胞作用　　　　　　　　　E. 入胞作用

【例2】由载体介导的易化扩散发生饱和现象的机制是
A. 跨膜浓度梯度降低　　　B. 载体特异性较差　　　C. 跨膜电位梯度降低
D. 物质转运能量不足　　　E. 载体转运达极限

3. 主动转运

主动转运是指某些物质在膜蛋白的帮助下,由细胞代谢提供能量而进行的逆浓度梯度和(或)电位梯度的跨膜转运。根据膜蛋白是否直接消耗能量,主动转运可分为原发性主动转运和继发性主动转运。

(1)原发性主动转运　细胞直接利用代谢产生的能量将物质逆浓度梯度和(或)电位梯度转运的过程,称为原发性主动转运。原发性主动转运的底物通常为带电离子,故介导这一过程的膜蛋白或载体被称为离子泵,如钠-钾泵(Na^+、K^+-ATP酶,简称钠泵)等,其特点如下:

①钠泵是普遍存在于哺乳动物细胞膜上的一种特殊蛋白质,对维持细胞的正常功能起重要作用。

②维持细胞膜内外 Na^+、K^+ 浓度差。静息状态下,细胞内 K^+ 浓度约为细胞外液中的 30 倍,细胞外液中 Na^+ 浓度约为胞质内的 10 倍。一个细胞将它所获能量的 20%~30% 用于钠泵的转运。

③钠泵活动能维持胞内渗透压和细胞容积。

④建立 Na^+ 的跨膜浓度梯度,为继发性主动转运的物质提供势能储备。如葡萄糖、氨基酸在小肠和肾小管的重吸收,就是利用 Na^+ 经主动转运造成的跨膜浓度梯度作为驱动力。

⑤钠泵活动形成的跨膜离子浓度梯度也是细胞发生电活动的前提条件。

⑥钠泵活动是生电性的,可直接影响膜电位,使膜内电位的负值增大。

⑦哇巴因是钠泵的特异性抑制剂。

(2)继发性主动转运　某种物质的主动转运不直接来自ATP分解的能量,而是利用原发性主动转运机制建立起来的 Na^+ 或 H^+ 的浓度梯度,在 Na^+ 或 H^+ 顺浓度梯度扩散的同时,使其他物质逆浓度梯度和(或)电位梯度跨膜转运,这种间接利用ATP能量的主动转运过程,称为继发性主动转运。

继发性主动转运依赖于原发性主动转运,实际上就是经载体易化扩散与原发性主动转运相耦联的转运过程。如葡萄糖在小肠黏膜上皮的主动吸收就是由 Na^+-葡萄糖同向转运体和钠泵耦联完成的,因此属于继发性主动转运。

【例3】在继发性主动转运过程中,驱动小管液葡萄糖进入肾小管上皮细胞的直接动力是
A. 泵蛋白水解ATP释放的能量　　　B. 同向转运体水解ATP释放的能量
C. 膜内外两侧的电位差　　　　　　D. 钠泵活动造成的膜两侧 Na^+ 浓度差
E. 由同向转入细胞的物质提供能量

【例4】细胞膜内、外正常 Na^+ 和 K^+ 浓度差的形成与维持是由于
A. 安静时 K^+ 比 Na^+ 更易通过细胞膜　　B. 兴奋时 Na^+ 比 K^+ 更易通过细胞膜
C. K^+ 的不断外流和 Na^+ 的不断内流　　　D. 膜上载体和通道蛋白的共同作用
E. 膜上 Na^+,K^+ 依赖式ATP酶的活动

(3)原发性主动转运和继发性主动转运的鉴别

	原发性主动转运	继发性主动转运
转运方向	逆浓度梯度和(或)电位梯度进行转运	逆浓度梯度和(或)电位梯度进行转运
是否耗能	必须消耗能量	必须消耗能量
能量来源	主要来自钠泵分解ATP供能 直接利用ATP分解供能	主要来自 Na^+ 在膜两侧的浓度势能差 间接利用钠泵分解ATP的能量
举例	Na^+ 移出胞外,K^+ 移入胞内	葡萄糖、氨基酸在小肠和肾小管的吸收

(4)单纯扩散、易化扩散和主动转运的鉴别　如下。

第三篇　生理学
第2章　细胞的基本功能

	单纯扩散	易化扩散	主动转运
定义	是指脂溶性的小分子物质从细胞膜的高浓度一侧向低浓度一侧移动的过程	是指非脂溶性或脂溶性低的物质在膜蛋白介导下,由膜的高浓度侧向低浓度侧转移的过程	是指物质依靠膜上的泵蛋白,逆浓度(或电位)梯度通过细胞膜的过程,需消耗能量
举例	O_2、CO_2、N_2、H_2O、乙醇、尿素、甘油等的跨膜转运	葡萄糖进入红细胞、普通细胞离子(K^+、Na^+、Cl^-、Ca^{2+})转运	肠及肾小管吸收葡萄糖钠泵、钙泵、质子泵
移动方向	物质分子或离子从高浓度的一侧移向低浓度的一侧	物质从高浓度或高电位一侧移向低浓度或低电位的一侧	物质分子或离子逆浓度差或逆电位差移动
移动过程	无须帮助,自由扩散	需离子通道或载体的帮助	需"泵"的参与
终止条件	达细胞膜两侧浓度相等或电化学势差=0时停止	达细胞膜两侧浓度相等或电化学势差=0	受"泵"的控制
能量消耗	不消耗所通过膜的能量 能量来自高浓度本身势能	不消耗所通过膜的能量 属于被动转运	消耗能量 由膜或膜所属细胞供给

注意:①红细胞和普通细胞摄取葡萄糖——经载体易化扩散。
②小肠上皮细胞和肾小管上皮细胞吸收葡萄糖——伴随Na^+重吸收的继发性主动转运。
③单纯扩散在于"简单"——不消耗能量,不需要载体。
④易化扩散在于"容易"——不消耗能量,但需要载体(或通道)。
⑤主动转运在于"主动"——需要消耗能量。
⑥继发性主动转运在于"继发"——能量是借助原动力。

(5) 几种物质的跨膜转运方式

葡萄糖从肠腔内、肾小管吸收	继发性主动转运(伴随Na^+的重吸收)
葡萄糖被红细胞、脑细胞摄取	经载体易化扩散
Na^+、K^+、Ca^{2+}的跨膜转运	主动转运、经通道易化扩散
水分子	单纯扩散、经通道易化扩散
单胺类、肽类递质、碘的摄取	继发性主动转运
O_2、CO_2、NH_3、N_2、乙醇、尿素等通过细胞膜	单纯扩散

4. 膜泡运输

大分子和颗粒物质进出细胞并不直接穿过细胞膜,而是由膜包围形成囊泡,通过膜包裹、膜融合和膜离断等一系列过程完成,故称为膜泡运输。膜泡运输是一个主动过程,需要消耗能量,也需要更多蛋白质参与,同时伴有细胞膜面积的改变。膜泡运输包括出胞和入胞两种形式。

	出胞	入胞
定义	是指胞质内的大分子物质以分泌囊泡的形式排出细胞的过程	是指大分子物质或物质团块借助于细胞膜形成吞噬泡或吞饮泡的方式进入细胞的过程
特点	细胞排出大分子物质	大分子物质进入细胞
举例	主要见于细胞的分泌活动: ①内分泌腺细胞将合成的激素分泌到血液、组织液 ②外分泌腺细胞将酶原、黏液分泌到腺管的管腔中 ③神经纤维末梢突触囊泡内神经递质的释放	见于细胞外某些团块物质进入细胞的过程: ①部分多肽类激素、抗体、运铁蛋白、LDL ②病毒(流感、脊髓灰质炎)、大分子营养物质

【例5】神经末梢释放神经递质的方式是
　　A. 单纯扩散　　　　　　B. 经通道易化扩散　　　　C. 经载体易化扩散
　　D. 主动转运　　　　　　E. 出胞

二、细胞的电活动

细胞在进行生命活动时都伴有电现象,称为细胞生物电。细胞生物电是由一些带电离子(如 Na^+、K^+、Cl^-、Ca^{2+})跨细胞膜流动而产生的,表现为一定的跨膜电位,简称膜电位。细胞的膜电位主要有两种表现形式,即安静状态下的静息电位和受刺激时迅速发生并向远处传播的动作电位。机体所有的细胞都具有静息电位,而动作电位仅见于神经细胞、肌细胞和部分腺细胞等可兴奋细胞。

1. 静息电位及其产生机制

(1)**静息电位的概念**　在安静状态下,细胞膜两侧存在的外正内负且相对平稳的电位差,称为静息电位。据测定,当细胞外液固定于零电位时,各类细胞的静息电位均为负值,范围在 $-10 \sim -100$ mV 之间:骨骼肌细胞约为 -90 mV,神经细胞约 -70 mV,平滑肌细胞约 -55 mV,红细胞约 -10 mV。

极化	是指安静时,细胞膜两侧处于外正内负的状态
超极化	是指细胞膜静息电位向膜内负值增大的方向变化
去极化或除极化	是指细胞膜静息电位向膜内负值减小的方向变化
反极化	是指去极化至零电位后,膜电位进一步变为正值
复极化	是指细胞膜去极化后,再向静息电位方向恢复的过程
超射	细胞膜电位高于零电位的部分称为超射

记忆:①极化(正常膜电位内负外正的状态)是基础;②去极化是"去掉"内负外正的状态(内负降低);③复极化是"恢复"内负外正的状态;④超极化是"超过"内负外正的状态(内负增大)。

(2)**静息电位的产生机制**　跨膜电位的形成取决于两个因素:一是细胞内外多种离子的不均衡分布;二是膜对不同离子的通透性变化。

①静息电位主要与 K^+ 平衡电位有关　正常时细胞内的 K^+ 浓度高于细胞外,而细胞外 Na^+ 浓度高于细胞内。在安静状态下,虽然细胞膜对各种离子的通透性都很小,但相比之下,对 K^+ 有较高的通透性,于是细胞内的 K^+ 在浓度差的驱使下,由细胞内向细胞外扩散。由于膜内带负电荷的蛋白质大分子不能随之移出细胞外,所以随着带正电荷的 K^+ 外流,将使膜内电位变负而膜外变正。但是,K^+ 的外流并不能无限制地进行下去,因为最先流出膜外的 K^+ 所产生的"外正内负"的电场力,将阻碍 K^+ 的继续外流。随着 K^+ 外流的增加,这种阻碍 K^+ 外流的力量(膜两侧的电位差)也不断增强。当促使 K^+ 外流的浓度差与阻碍 K^+ 外流的电位差这两种力量达到平衡时,膜对 K^+ 的净通量为零。于是,不再有 K^+ 的跨膜净移动,而此时膜两侧的电位差也就稳定于某一数值不变,此电位差即为 K^+ 的平衡电位。

②Na^+ 平衡电位对静息电位的影响　除 K^+ 平衡电位外,静息时细胞膜对 Na^+ 也有极小的通透性,由于 Na^+ 顺浓度差内流,因而可部分抵消由 K^+ 外流所形成的膜内负电位。因此,静息电位的实测值略小于由 Nernst 公式计算所得的 K^+ 平衡电位。

③钠泵活动对静息电位的影响　钠泵活动所形成的 Na^+、K^+ 不对等转运也可加大膜内负电位。

2. 动作电位及其产生机制

(1)**动作电位(AP)的概念**　AP 是指可兴奋细胞(包括神经细胞、肌细胞、部分腺细胞)在静息电位基础上接受有效刺激后,产生的一个可迅速向远处传播的膜电位波动。以神经细胞为例,当受到一个有效刺激时,其膜电位从 -70 mV 逐渐去极化达到阈电位水平,此后迅速上升至 $+30$ mV,形成动作电位上升支(去极相);随后又迅速下降至接近静息电位水平,形成动作电位下降支(复极相)。两者共同形成尖峰状的电位变化,称为锋电位。锋电位是动作电位的主要部分,是动作电位的标志。膜电位在零电位以上的部分称为超射。

(2) 动作电位的产生机制

①静息状态　在静息状态下,细胞膜外 Na^+ 浓度大于膜内, Na^+ 有向膜内扩散的趋势。但是,由于静息时膜上的钠通道多数处于关闭状态,膜对 Na^+ 通透性很小,因此, Na^+ 不可能大量内流。

②动作电位上升支　当细胞受到一个阈刺激或阈上刺激时,电压门控钠通道开放,膜对 Na^+ 的通透性突然增大,并且超过了膜对 K^+ 的通透性, Na^+ 迅速大量内流,以至于膜内负电位因正电荷的增加而迅速消失。由于膜外高 Na^+ 所形成的内向浓度势能, Na^+ 在膜内负电位减小到零电位时仍可继续内移,进而出现正电位,直至膜内正电位增大到足以阻止由浓度差所引起的 Na^+ 内流时,膜对 Na^+ 的净通量为零,从而形成动作电位上升支,此时膜两侧的电位差,称为 Na^+ 平衡电位。 Na^+ 平衡电位的数值也可根据 Nernst 公式计算得出,计算所得的数值与实际测得的动作电位的超射值相近,后者略小于前者。

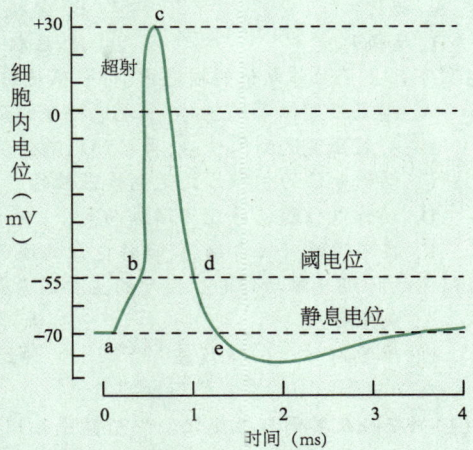

静息电位: K^+ 通道开放, Na^+ 通道关闭
阈电位: 造成细胞膜对 Na^+ 通透性突然增大的临界膜电位
abc: 动作电位上升支 (膜对 Na^+ 通透性增大, Na^+ 大量内流)
cde: 动作电位下降支 (Na^+ 通道失活, K^+ 通道开放, K^+ 外流)

神经纤维动作电位模式图

③动作电位下降支　膜内电位并不停留在正电位状态,而是很快出现动作电位的复极相,这是因为钠通道开放时间很短,它很快就进入失活状态,从而使膜对 Na^+ 的通透性变小。与此同时,电压门控钾通道开放,于是膜内 K^+ 在浓度差和电位差的推动下向膜外扩散,使膜内电位由正值向负值发展,直至恢复到静息电位水平,进而形成动作电位下降支。

④生电性钠泵的作用　膜电位在恢复到静息电位水平后,钠泵活动加强,将动作电位期间进入细胞的 Na^+ 转运到细胞外,同时将外流的 K^+ 转运入细胞内,从而使膜内外离子分布恢复到原初静息水平。

(3) 动作电位的主要特点

①"全或无"现象　单一神经纤维或骨骼肌细胞动作电位的一个重要特点就是刺激强度若达不到阈值,将不会产生动作电位;刺激强度一旦达到阈值,就会暴发动作电位。

②不衰减传播　动作电位产生后,并不停留在受刺激处的局部细胞膜,而是沿膜迅速向四周传播,直至传遍整个细胞,而且其幅度和波形在传播过程中始终保持不变。

③呈脉冲式发放　由于动作电位发生过程中绝对不应期的存在,即使给予连续刺激也表现为一个个分离的电位波动,而不会发生融合。

【例6】关于细胞静息电位的论述,不正确的是
　A. 细胞膜处于极化状态　　　　　　B. 静息电位主要是由 K^+ 内流形成的
　C. 静息状态下,细胞膜对 K^+ 通透性增大　D. 细胞在静息状态时处于外正内负的状态
　E. 静息电位与膜两侧 Na^+-K^+ 泵的活动有关

【例7】当低温、缺氧或代谢障碍等因素影响 Na^+-K^+ 泵活动时,可使细胞的
　A. 静息电位增大,动作电位幅度减小　B. 静息电位减小,动作电位幅度增大
　C. 静息电位增大,动作电位幅度增大　D. 静息电位减小,动作电位幅度减小
　E. 静息电位和动作电位幅度均不变

【例8】在神经纤维动作电位的去极相,通透性最大的离子是
　A. Na^+　　　　　　　B. K^+　　　　　　　C. Cl^-
　D. Ca^{2+}　　　　　　E. Mg^{2+}

【例9】细胞静息电位为-90mV，当其受到刺激后变为-100mV时的膜电位变化称为
　　　A. 极化　　　　　　　　B. 复极化　　　　　　　　C. 超极化
　　　D. 反极化　　　　　　　E. 去极化

【例10】下列关于动作电位的描述中，哪一项是正确的？
　　　A. 刺激强度低于阈值时，出现低幅度的动作电位
　　　B. 刺激强度达到阈值后，再增加刺激强度能使动作电位幅度增大
　　　C. 动作电位的扩布方式是电紧张性的
　　　D. 动作电位随传导距离增加而变小
　　　E. 在不同的可兴奋细胞，动作电位的幅度和持续时间是不同的

【例11】影响神经纤维动作电位幅度的主要因素是
　　　A. 刺激强度　　　　　　B. 刺激时间　　　　　　C. 阈电位水平
　　　D. 细胞内、外 Na^+ 浓度差　　E. 神经纤维的直径

3. 兴奋性及其周期性变化与局部电位

(1) 兴奋性及其周期性变化　兴奋性是指可兴奋细胞接受刺激后产生动作电位的能力。可兴奋细胞在发生一次兴奋后，其兴奋性周期性变化为绝对不应期—相对不应期—超常期—低常期。

	绝对不应期	相对不应期	超常期	低常期
兴奋性	0	小于正常	轻度高于正常	轻度低于正常
阈值	无穷大	刺激强度>原阈强度	刺激强度稍<原阈强度	刺激强度稍>原阈强度
持续时间	0.3~0.4ms	3ms	12ms	70ms
对应关系	相当于动作电位的锋电位	相当于动作电位的负后电位前期	相当于动作电位的负后电位后期	相当于动作电位的正后电位
生理机制	大部分钠通道或钙通道已进入失活状态，不可能再次接受刺激而激活	失活的钠通道或钙通道虽已开始复活，但复活的通道数量较少，部分尚处于复活过程中	钠通道或钙通道已基本复活，而膜电位尚未完全回到静息电位，距离阈电位水平较近	钠通道或钙通道虽已完全复活，但膜电位处于轻度的超极化状态，与阈电位水平的距离加大

(2) 局部电位

① 局部电位的定义及与动作电位的区别　如下。

	动作电位	局部电位（局部反应）
刺激	由阈刺激或阈上刺激引起	由阈下刺激引起
结果	可导致该细胞去极化，能产生动作电位	可导致受刺激的膜局部出现一个较小的膜的去极化，单个局部电位不能引起动作电位
电位幅度	电位幅度大，达阈电位以上 一旦产生，增加刺激强度，幅度不增加	电位幅度小，在阈电位以下波动 电位幅度随刺激强度增加而增加
传播特点	局部电流形式传导 能进行远距离无衰减传播	电紧张传播 不能进行远距离无衰减传播
总和	不能总和	可以总和（包括时间总和及空间总和）
不应期	有	无
生理机制	Na^+通道开放数目多，Na^+内流大	Na^+通道开放数目少，Na^+内流少

注意："局部电位（局部反应）"指没有达到动作电位水平，而下面要讲到的"局部电流"是指动作电位的传播方式，两者是截然不同的概念。

②局部电位的主要特点　局部电位具有电紧张电位的电学特征。
　　A. 等级性电位　即其幅度与刺激强度有关，而不具有"全或无"特点。
　　B. 衰减性传导　局部电位以电紧张的方式向周围扩布，扩布范围一般不超过1mm半径。
　　C. 没有不应期　反应可以叠加总和，其中相距较近的多个局部反应同时产生的叠加称为空间总和，多个局部反应先后产生的叠加称为时间总和。

【例12】组织细胞在绝对不应期时其兴奋性
　　A. 为零　　　　　　　　B. 小于正常　　　　　　C. 大于正常
　　D. 无限大　　　　　　　E. 正常

【例13】用阈下刺激即可诱发心肌细胞产生期前收缩的兴奋性周期时相是
　　A. 绝对不应期　　　　　B. 相对不应期　　　　　C. 低常期
　　D. 局部反应期　　　　　E. 超常期

　　A. 静息电位　　　　　　B. 后电位　　　　　　　C. 阈电位
　　D. 局部电位　　　　　　E. 动作电位

【例14】细胞在未受刺激时所具有稳定的细胞内外电位差的膜电位是
【例15】Na^+通道突然大量开放的临界膜电位是

4. 动作电位在同一细胞上的传导
　　细胞膜某一部位产生的动作电位沿细胞膜不衰减地传遍整个细胞的过程称为传导。
　　(1) **无髓神经纤维和肌细胞动作电位的传导**　兴奋在同一细胞上的传导，实际上是已兴奋的膜处，通过局部电流刺激未兴奋的膜，使之出现可沿细胞膜传导到整个细胞的动作电位。由于动作电位的传导其实是沿细胞膜不断产生新的动作电位，因此它的幅度和形状在长距离传导中呆持不变(不衰减传导)。
　　(2) **有髓神经纤维动作电位的传导**　为跳跃式传导，其传导速度比无髓纤维快得多。有髓纤维的髓鞘电阻大，基本不导电，又不允许离子通过，但郎飞结处，髓鞘断裂，具有传导性，允许离子移动，因此有髓纤维动作电位的传导是沿郎飞结的跳跃式传导。髓鞘可提高神经纤维的传导速度，减少能量消耗。

三、骨骼肌的收缩功能

1. 骨骼肌神经-肌接头处的兴奋传递

(1) **兴奋传递过程**　骨骼肌神经-肌接头由"接头前膜-接头间隙-接头后膜(终板膜)"组成。当神经冲动沿轴突传导到运动神经末梢时，在去极化的作用下，末梢膜上的电压门控钙通道开放，细胞间液中的Ca^{2+}进入轴突末梢内，促使囊泡向轴突末梢膜内侧面靠近，并通过出胞作用将囊泡中的乙酰胆碱(ACh)以量子式释放的方式释放至接头间隙。乙酰胆碱经扩散到达终板膜，与终板膜上的N_2型胆碱受体结合，由此导致这一阳离子通道开放，终板膜对Na^+的通透性增大，出现Na^+内流，使终板膜去极化，这一电位称为终板电位。终板电位的实质是局部电位，因此可以电紧张的方式向其周边扩布。终板电位的幅度足以使邻旁普通肌细胞膜去极化而达到阈电位，使普通肌细胞膜上的电压门控钠通道大量开放而暴发动作电位，并将动作电位传导到整个肌细胞膜，从而完成

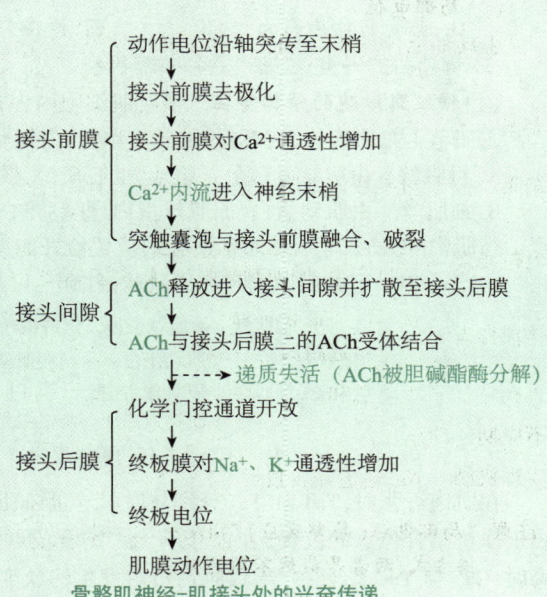

骨骼肌神经-肌接头处的兴奋传递

神经纤维到肌细胞的兴奋传递过程,为肌细胞下一步收缩奠定基础。随后,乙酰胆碱被存在于接头间隙内的胆碱酯酶迅速水解灭活而终止传递过程。终板电位与骨骼肌动作电位的比较如下。

	终板电位	骨骼肌动作电位
电位性质	局部电位	动作电位
去极化	乙酰胆碱受体阳离子通道激活开放	电压门控钠通道激活开放
复极化	乙酰胆碱被胆碱酯酶水解,通道失活关闭	电压门控钾通道激活开放,膜主动复极化
时程	10~20ms	1~3ms
阻断剂	筒箭毒碱	河豚毒素
特点	幅度随乙酰胆碱释放量而变化	幅度具有"全或无"特性
传导方式	电紧张扩布	不衰减传导
有无总和	有时间总和和空间总和	无总和现象

(2)**影响因素** 由于骨骼肌神经-肌接头处的兴奋传递是化学传递,因此,凡能影响递质合成、释放、消除的因素,均能影响其兴奋传递。

①细胞外液 Ca^{2+} 浓度降低或 Mg^{2+} 浓度增高 可减少乙酰胆碱的释放量,从而影响兴奋传递。

②黑寡妇蜘蛛毒素 能促进接头前膜释放乙酰胆碱,导致乙酰胆碱耗竭,造成接头传递受阻。

③筒箭毒碱和α银环蛇毒 可与终板膜上N型乙酰胆碱门控通道结合,与乙酰胆碱竞争结合位点,从而导致接头传递受阻。

④有机磷农药和新斯的明 均属于胆碱酯酶抑制剂,可抑制乙酰胆碱的水解,造成乙酰胆碱在接头间隙大量堆积,并持续作用于终板膜上的通道蛋白质分子,导致肌肉震颤等一系列中毒症状。

【例16】神经-骨骼肌接头处的化学递质是

　　A. 肾上腺素　　　　　　　B. 去甲肾上腺素　　　　　　C. 乙酰胆碱

　　D. 5-羟色胺　　　　　　　E. γ-氨基丁酸

【例17】下列关于骨骼肌神经-肌接头处兴奋传递特点的描述,错误的是

　　A. 单向传递　　　　　　　B. 化学传递　　　　　　　C. 时间延搁

　　D. 易受药物的影响　　　　E. 神经兴奋后肌肉不一定收缩

2. 骨骼肌的兴奋-收缩耦联和收缩机制

(1)**横纹肌细胞的结构特征** 横纹肌细胞内含有大量的肌原纤维和高度发达的肌管系统。

①肌节 是肌肉收缩和舒张的基本单位,由粗肌丝和细肌丝组成。

A. 粗肌丝 由肌球蛋白分子组成,上有横桥,横桥具有ATP酶活性,能与细肌丝的肌动蛋白结合。

B. 细肌丝 由肌动蛋白、原肌球蛋白、肌钙蛋白构成。肌动蛋白构成细肌丝主干,上有横桥结合位点。当肌肉舒张时,原肌球蛋白所在的位置恰好能掩盖肌动蛋白上的横桥结合位点,抑制肌丝滑行。肌钙蛋白(Tn)以一定的间距出现在原肌球蛋白上,可与原肌球蛋白分子以1∶1的比例结合。

肌丝 { 粗肌丝 —— 肌球蛋白,形成横桥
　　　 细肌丝 { 肌动蛋白 —— 与粗肌丝横桥头部结合
　　　　　　　 原肌球蛋白 —— 阻止肌动蛋白与横桥结合,调节肌肉收缩过程
　　　　　　　 肌钙蛋白 —— 与Ca^{2+}结合通过构象改变启动收缩

肌丝的组成成分

在肌肉舒张时,TnT和TnI分别与原肌球蛋白、肌动蛋白紧密相连,将原肌球蛋白保持在遮盖肌动蛋白上横桥结合位点的位置。TnC上有 Ca^{2+} 结合位点,每分子TnC可结合4个 Ca^{2+},在胞质中 Ca^{2+} 浓度升高时,Ca^{2+} 与TnC结合,而导致肌钙蛋白发生构象变化,进而引起TnI与肌动蛋白的结合减弱、原肌球蛋

白分子向肌动蛋白双螺旋沟槽的深部移动,从而暴露出肌动蛋白上的横桥结合位点,引发横桥与肌动蛋白的结合,产生肌丝滑行而导致肌肉收缩。

②肌管系统　横纹肌细胞中有横管和纵管两种肌管系统。

A. 横管　也称T管,是与肌原纤维走行方向垂直的膜性管道,由细胞膜内陷并向深部延伸而成。

B. 纵管　也称L管,是与肌原纤维走行方向平行的膜性管道,即肌质网(SR),其中在肌原纤维周围包绕、交织成网的部分称为纵行肌质网(LSR),其膜上有钙泵,可逆浓度梯度将胞质中 Ca^{2+} 转运至肌质网内。肌质网与T管膜或肌膜(见于心肌)相接触(但不连接)的末端膨大,称为连接肌质网(JSR)或终池。JSR内的 Ca^{2+} 浓度约比胞质中高近万倍。JSR膜中嵌有钙释放通道(ryanodine受体),其分布与T管膜或肌膜中的L型钙通道相对应。在骨骼肌,T管与其两侧的终池形成三联管结构;在心肌,T管与单侧的终池相接触而形成二联管结构,这些结构是兴奋-收缩耦联的关键部位。

(2) 横纹肌细胞的收缩机制　可用肌丝滑行理论来解释,即肌肉的缩短和伸长系粗肌丝与细肌丝在肌节内发生相互滑行所致,而粗肌丝和细肌丝本身的长度均不改变。

(3) 兴奋-收缩耦联的主要步骤　①肌细胞膜动作电位通过横管(T管)传导至肌细胞深处。②三联管处的信息传递。③肌质网(即纵管系统)释放 Ca^{2+},与细肌丝上的肌钙蛋白结合,使肌丝上的原肌球蛋白分子构象改变,从而暴露出细肌丝上肌动蛋白的结合位点,解除肌动蛋白和粗肌丝肌球蛋白头部相结合的阻碍。肌动蛋白与肌球蛋白头部结合后,肌球蛋白横桥构象改变,使肌球蛋白头部向肌节M线方向扭动,利用ATP分解释放的能量牵引细肌丝向M线滑行,使肌节明带、H带变窄,肌细胞收缩。④动作电位终止后,肌质网钙泵可回收和再蓄积 Ca^{2+},当肌浆中 Ca^{2+} 浓度降低时,粗细肌丝回位,肌细胞舒张。可见,骨骼肌兴奋-收缩耦联的结构基础是三联管,耦联因子是 Ca^{2+}。

3. 影响骨骼肌收缩的因素

(1) 前负荷和后负荷

	前负荷	后负荷
定义	肌肉在收缩前所承受的负荷	肌肉在收缩后所承受的负荷
曲线图	肌肉的长度-张力关系曲线(在等长收缩条件下,测定不同初长度时,肌肉主动收缩产生的张力,得到主动张力与肌肉长度的关系曲线)	肌肉的张力-速度关系曲线(在等张收缩条件下,测定不同后负荷情况下肌肉收缩产生的张力与缩短速度的关系曲线)
曲线意义	肌肉收缩存在最适初长度,肌肉收缩产生的张力与能和细肌丝接触的横桥数目成比例	随着后负荷增加,收缩张力增加而缩短速度减小。负荷对横桥周期的影响

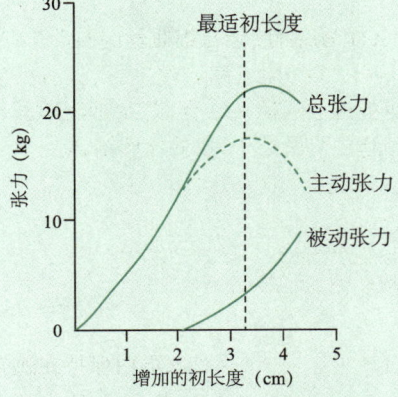

肌肉等长收缩时的长度-张力关系

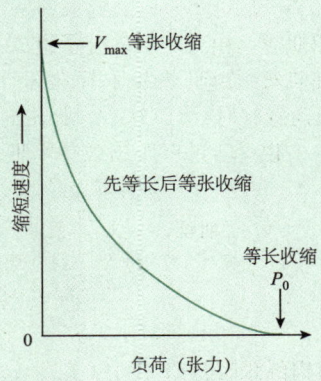

肌肉等张收缩时的张力-速度关系

(2)肌肉收缩能力 肌肉收缩能力是指与前负荷和后负荷无关,又能影响肌肉收缩效能的肌肉内在特性。前负荷和后负荷对收缩效能的影响,都是在一定肌肉收缩能力(内在因素)条件下,外加因素的作用。当肌肉收缩能力改变时,前负荷和后负荷的影响也将发生变化,如肌肉收缩能力提高可导致长度-张力关系曲线上移、张力-速度关系曲线右上移。由于肌肉收缩能力涉及多方面与肌肉收缩相关的内在因素,可以看作除前、后负荷相关因素外,肌肉内在结构和功能特性的总和,如兴奋-收缩耦联过程中胞质内 Ca^{2+} 浓度的变化、与肌丝滑行有关的横桥 ATP 酶活性、肌细胞能量代谢水平、各种功能蛋白及其亚型的表达水平、肌原纤维的肥大与否等。更为重要的是,机体的神经和体液调节系统、一些致病因素、治疗药物也可通过影响这些内在特性,调节肌肉收缩能力。

【例18】骨骼肌兴奋-收缩耦联的耦联因子是
  A. Na^+ B. IP_3 C. DG
  D. Mg^{2+} E. Ca^{2+}

【例19】能与粗肌丝横桥结合,启动肌节收缩的蛋白质是
  A. 肌球蛋白   B. 肌动蛋白   C. 原肌球蛋白
  D. 肌钙蛋白   E. 肌凝蛋白(2022)

【例20】将骨骼肌细胞膜的电变化和肌细胞收缩过程耦联起来的关键部位是
  A. 横管系统   B. 纵管系统   C. 肌质网
  D. 纵管终末池   E. 三联管结构(2023)

▶ **常考点** 静息电位和动作电位的特点及其产生机制,神经-肌接头处的兴奋传递。

参考答案——详细解答见《2024 国家临床执业及助理医师资格考试历年考点精析(上、下册)》

1. ABCDE   2. ABCDE   3. ABCDE   4. ABCDE   5. ABCDE   6. ABCDE   7. ABCDE
8. ABCDE   9. ABCDE   10. ABCDE   11. ABCDE   12. ABCDE   13. ABCDE   14. ABCDE
15. ABCDE   16. ABCDE   17. ABCDE   18. ABCDE   19. ABCDE   20. ABCDE

第3章 血液

▶考纲要求

①血液的组成与理化特性：血液的组成和血细胞比容，血液的理化特性。②血细胞及其功能：红细胞生理（红细胞的数量和形态、生理特性和功能、造血原料及辅助因子、红细胞生成的调节），白细胞生理（白细胞的总数、分类计数、生理特性及其功能），血小板生理（血小板的数量、生理特性及功能）。③生理性止血：生理性止血的基本过程，凝血因子、凝血过程和抗凝，纤维蛋白溶解。④血型与输血原则：血型与红细胞凝集反应，ABO血型系统和Rh血型系统，血量与输血原则。

▶复习要点

一、血液的组成与理化特性

1. 血液的组成和血细胞比容

(1) 血液的组成 血液由血浆和血细胞组成。

①**血浆** 是含有复杂成分的水溶液。全血经抗凝和离心处理后，所得到的浅黄色液体为血浆，即正常血液中除血细胞以外的液体组分。血浆包含水（90%~91%）、蛋白质（6.5%~8.5%）和小分子物质（约2%）。血浆中电解质成分、含量与组织液基本相同，血浆与组织液的最大不同是血浆蛋白。

血浆蛋白是血浆中多种蛋白质的总称，其中白蛋白含量最多。

血清是指血液凝固后，血凝块发生回缩所析出的淡黄色液体。与全血和血浆不同，血清不能凝固。血清缺乏纤维蛋白原和少量参与凝血的凝血因子，但增添了少量血液凝固时由内皮细胞、血小板释放的一些化学物质。根据临床诊疗和实验研究的要求，可分别选用全血、血浆或血清。

②**血细胞** 可分为红细胞、白细胞、血小板三类，其中以红细胞数量最多，约占血细胞总数的99%。

(2) 血细胞比容 全血经抗凝处理后离心（3000r/min）30分钟可分离出血浆和血细胞，其中血细胞在血液中所占的容积百分比，称为血细胞比容。正常成年男性的血细胞比容为40%~50%，女性为37%~48%，新生儿约为55%。贫血患者的血细胞比容降低。

> **注意：**①血细胞比容是指血细胞在血液中所占的容积百分比。
> ②红细胞比容是指红细胞在血液中所占容积百分比。
> ③注意全血、血浆、血清的区别。

【例1】体重为60kg的患者体内血量约为
A. 3.0L　　　　　　　　B. 4.4L　　　　　　　　C. 5.0L
D. 6.0L　　　　　　　　E. 9.0L

【例2】血清和血浆的主要不同点是前者不含
A. 钙离子　　　　　　　B. 球蛋白　　　　　　　C. 白蛋白
D. 凝集素　　　　　　　E. 纤维蛋白原（2010、2023）

2. 血液的理化特性

(1) 血液的比重 利用红细胞和血浆比重的差异，可进行血细胞比容、红细胞沉降率的测定，以及红细胞和血浆的分离。

	正常值	临床意义
全血比重	1.050~1.060	血液中红细胞越多,全血比重越大
血浆比重	1.025~1.030	血浆蛋白越多,血浆比重越大
红细胞比重	1.090~1.092	红细胞内血红蛋白含量越高,红细胞比重越大

(2)血液的黏度 液体的黏度来源于液体内部分子或颗粒间的摩擦,即内摩擦。

	正常值	临床意义
全血相对黏度	4.0~5.0	全血黏度主要取决于血细胞比容的高低、血流切率
血浆相对黏度	1.6~2.4	血浆黏度主要取决于血浆蛋白含量

(3)血浆渗透压 由晶体物质形成的渗透压,称为晶体渗透压。由蛋白质形成的渗透压,称为胶体渗透压。血浆渗透压等于晶体渗透压和胶体渗透压之和,正常值约为 300mOsm/(kg·H$_2$O)。溶液渗透压的高低取决于单位容积溶液中的溶质颗粒(分子或离子)数目的多少,而与溶质的种类、颗粒的大小无关。蛋白质分子量大、分子数少,电解质分子量小、分子数多,因此血浆渗透压主要由晶体渗透压决定。

	血浆晶体渗透压	血浆胶体渗透压
正常值	298.7mOsm/(kg·H$_2$O)	1.3mOsm/(kg·H$_2$O)(25mmHg)
特点	构成血浆渗透压的主要部分	构成血浆渗透压的次要部分
来源于	80%来自 Na$^+$、Cl$^-$	来自蛋白质(75%~80%来自白蛋白)
作用	对细胞内、外水平衡起重要作用	对血管内、外水平衡起重要作用

注意: ①血浆中电解质含量与组织液基本相同,因此它们的晶体渗透压基本相等。
②血浆与组织液的最大不同是血浆蛋白,因此它们的胶体渗透压不同。
记忆: ①"晶体"是透明的,所以"晶体渗透压"由"亮晶晶"的"NaCl"产生。
②"胶体"是黏糊糊的,所以"胶体渗透压"是由蛋白质维持的。
③由于"胶体"是黏糊糊的,只能用血管"盛装",因此胶体渗透压维持的是血管内、外的水平衡。

(4)血浆 pH 正常人血浆 pH 为 7.35~7.45。血浆 pH 的相对恒定有赖于血液中的缓冲物质、肺和肾的正常功能。血浆中的缓冲物质主要包括 NaHCO$_3$/H$_2$CO$_3$、蛋白质钠盐/蛋白质和 Na$_2$HPO$_4$/NaH$_2$PO$_4$ 三个缓冲对,其中最重要的是 NaHCO$_3$/H$_2$CO$_3$。此外,红细胞内还有血红蛋白钾盐/血红蛋白、氧合血红蛋白钾盐/氧合血红蛋白、K$_2$HPO$_4$/KH$_2$PO$_4$、KHCO$_3$/H$_2$CO$_3$ 等缓冲对,参与维持血浆 pH 的恒定。

【例3】血浆胶体渗透压决定于
　　A. 血浆总蛋白含量　　　　　B. 红细胞数目　　　　　C. 血浆球蛋白含量
　　D. 血浆白蛋白含量　　　　　E. 血浆氯化钠含量

二、血细胞及其功能

1. 红细胞生理

(1)红细胞的数量 我国成年男性红细胞数量为 $(4.0~5.5)\times10^{12}$/L,女性为 $(3.5~5.0)\times10^{12}$/L。

(2)红细胞的形态 正常红细胞呈双凹圆碟形,平均直径 6μm,中央较薄,周边较厚。这种形状使红细胞具有较大的表面积,有利于红细胞的可塑变形,并有助于运输气体。

(3)红细胞的生理特征 红细胞具有可塑变形性、悬浮稳定性、渗透脆性等生理特性,这些特征均与红细胞的双凹圆碟形有关。

①可塑变形性　是指正常红细胞在外力作用下具有变形的能力。红细胞可经过变形通过比自身直径小的毛细血管和血窦孔隙。可塑变形性是红细胞生存所需的最重要的特性。红细胞的变形能力取决于红细胞的几何形状、红细胞内的黏度和红细胞膜的弹性，其中红细胞正常的双凹圆碟形的几何形状最为重要。正常的双凹圆碟形使红细胞具有较大的表面积与体积之比，使红细胞受到外力时易于变形。遗传性球形红细胞增多症患者，由于红细胞呈球形，其表面积与体积之比降低，变形能力减弱。

②悬浮稳定性　血沉试验时，红细胞在第1小时末下沉的距离称红细胞沉降率（血沉，ESR）。ESR愈快，表示红细胞的悬浮稳定性愈小。ESR 与红细胞叠连有关，而后者又主要取决于血浆成分的变化，因此 ESR 与血浆成分的变化有关，而与红细胞本身无关。

ESR 加速——见于血浆中胆固醇↑、球蛋白↑、纤维蛋白原↑。

ESR 减慢——见于白蛋白↑、卵磷脂↑。

记忆：血沉的影响因素记忆为荡秋千、白卵（胆球纤，白卵）——一个美丽的小姑娘在**荡秋千**，越荡越高，然后下来，走在**白色的鹅卵石**上。

③渗透脆性　是指红细胞在低渗盐溶液中发生膨胀破裂的特性。红细胞在等渗的 0.9%NaCl 溶液中，可保持其正常形态和大小。若将红细胞悬浮于低渗 NaCl 溶液中，水将在渗透压差的作用下渗入细胞，于是红细胞由双凹圆碟形逐渐胀大，成为球形；当 NaCl 浓度降至 0.35% 时，红细胞全部破裂而发生溶血。生理情况下，衰老红细胞对低渗盐溶液的抵抗力弱，即脆性高；而初成熟的红细胞的抵抗力较强，即脆性低。有些疾病可影响红细胞的脆性，如遗传性球形红细胞增多症患者的红细胞脆性变大。

(4) 红细胞的功能

①红细胞的主要功能是运输氧和二氧化碳，此功能是靠红细胞内的血红蛋白来实现的，一旦红细胞破裂，血红蛋白逸出到血浆中，红细胞即丧失运输氧的功能。

②红细胞内含有多种缓冲对，对血液中的酸性、碱性物质有一定的缓冲作用。

(5) 造血原料及辅助因子　在红细胞生成过程中，需要有足够的蛋白质、铁、叶酸和维生素 B_{12} 的供应。蛋白质和铁是合成血红蛋白的重要原料，而叶酸和维生素 B_{12} 是合成 DNA 所需的重要辅酶，为红细胞成熟所必需的物质。此外，红细胞生成还需要氨基酸、维生素 B_6、维生素 B_2、维生素 C、维生素 E 和微量元素等。若铁摄入不足可导致低色素小细胞性贫血；叶酸和维生素 B_{12} 缺乏可导致巨幼细胞贫血。

(6) 红细胞生成的调节　主要受促红细胞生成素（EPO）、性激素等的调节。

①EPO　晚期红系祖细胞因存在较密集的 EPO 受体，主要受 EPO 的调节，是 EPO 作用的主要靶细胞。早期红系祖细胞因 EPO 受体稀疏而较少受 EPO 的影响。EPO 主要由肾产生，组织缺氧是促进 EPO 分泌的生理性刺激因素。任何引起肾氧供不足的因素，如贫血、缺氧、肾血流减少均可促进 EPO 的合成与分泌。

②性激素　雄激素可刺激骨髓，促进红细胞生成；可促进血红蛋白的合成。雌激素可降低红系祖细胞对 EPO 的反应，抑制红细胞的生成。青春期后男性红细胞数量多于女性与此有关。

③其他　甲状腺激素、肾上腺皮质激素、生长激素等可改变组织对氧的要求而间接促进红细胞的生成。

【例4】红细胞生成的基本原料是

　　A. 铁、维生素 B_{12}　　　　　B. 叶酸、维生素 B_{12}　　　　　C. 蛋白质、叶酸

　　D. 蛋白质、维生素 B_{12}　　E. 铁、蛋白质

【例5】促红细胞生成素（EPO）的产生部位主要是

　　A. 肝　　　　　　　　　　　B. 肾　　　　　　　　　　　　C. 脾

　　D. 骨髓　　　　　　　　　　E. 血液

【例6】衰老红细胞难以通过微小血管和孔隙的主要原因是

　　A. 渗透脆性增加　　　　　　B. 细胞体积增大　　　　　　　C. 悬浮稳定性下降

　　D. 血红蛋白减少　　　　　　E. 变形能力减退

【例7】促红细胞生成素的主要生理作用是促进红细胞增殖和分化,其主要靶细胞是
　　A. 造血干细胞　　　　　　　B. 幼红细胞　　　　　　　C. 网织红细胞
　　D. 早期红系祖细胞　　　　　E. 晚期红系祖细胞(2020)

2. 白细胞生理

(1) 白细胞总数　　正常成人白细胞数为$(4.0\sim10.0)\times10^9/L$。当白细胞总数$>10\times10^9/L$时,为白细胞增多。当白细胞总数$<4.0\times10^9/L$时,为白细胞减少。机体有细菌感染性炎症时,白细胞常增多。

(2) 白细胞的分类计数　　白细胞可分为5类:中性粒细胞占50%~70%,嗜酸性粒细胞占0.5%~5%,嗜碱性粒细胞占0~1%,单核细胞占3%~8%,淋巴细胞占20%~40%。

(3) 白细胞的生理特性　　各类白细胞均参与机体的防御功能。白细胞所具有的变形、游走、趋化、吞噬、分泌等特性,是执行防御功能的生理基础。

(4) 白细胞的功能　　通过吞噬、消化、免疫反应,抵抗病原微生物对机体的损害,实现对机体的防御功能。

①中性粒细胞　　是血液中主要的吞噬细胞,它能吞噬病原微生物、组织碎片和其他异物。发生急性化脓性细菌感染时,中性粒细胞是首先到达炎症部位的效应细胞。此外,中性粒细胞还可吞噬和清除衰老的红细胞和抗原-抗体复合物等。

②单核细胞　　从骨髓进入血液的单核细胞仍未成熟,在血液中停留10~20小时后迁入组织中,继续发育成巨噬细胞,后者具有很强的吞噬能力。激活的单核-巨噬细胞可合成、释放多种细胞因子,如集落刺激因子(CSF)、白介素(IL-1、IL-3、IL-6)、肿瘤坏死因子(TNF-α)、干扰素(INF-α、INF-β),参与其他细胞活动的调控。单核-巨噬细胞还可有效地加工处理并呈递抗原,在特异性免疫应答中起重要作用。

③嗜酸性粒细胞　　限制嗜碱性粒细胞和肥大细胞在I型超敏反应中的作用;参与对蠕虫的免疫反应。

④嗜碱性粒细胞　　其胞质中的颗粒含有多种生物活性物质,如组胺、肝素、嗜酸性粒细胞趋化因子A等。这些活性物质一方面可引起哮喘、荨麻疹等过敏反应症状,另一方面可吸引嗜酸性粒细胞聚集。

⑤淋巴细胞　　主要在免疫应答中起重要作用。T细胞主要参与细胞免疫,B细胞主要参与体液免疫,NK细胞主要参与天然免疫。

3. 血小板生理

(1) 血小板的数量　　正常成人血小板数量为$(100\sim300)\times10^9/L$。

(2) 血小板的生理特性　　血小板具有以下五种生理特性。

黏附	是指血小板与非血小板表面的黏着
聚集	是指血小板与血小板之间的相互黏着
释放	是指血小板受刺激后将储存在致密体、α-颗粒或溶酶体内的物质排出的现象
收缩	血小板具有收缩能力。血小板活化后,胞质内的Ca^{2+}增高可引起血小板的收缩反应 当血块中的血小板发生收缩时,可使血块回缩。当血小板数量减少或功能下降时,血块回缩不良
吸附	是指血小板表面可吸附血浆中多种凝血因子

(3) 血小板的功能

①有助于维持血管壁的完整性　　当血小板降至$50\times10^9/L$时,患者的毛细血管脆性增高,微小的创伤即可使之破裂而出现小的出血点。血小板维持血管壁完整性的机制尚未完全阐明。

②有利于受损血管的修复　　血小板可释放血管内皮生长因子(VEGF)、血小板源生长因子(PDGF),有利于受损血管的修复。

③在生理性止血中起重要作用　　循环中的血小板一般处于"静止"状态,当血管损伤时,血小板可被激活而在生理性止血过程中起重要作用。

4. 三种血细胞的比较

	红细胞(RBC)	白细胞(WBC)	血小板(Plt)
正常值	男$(4.0\sim5.5)\times10^{12}/L$ 女$(3.5\sim5.0)\times10^{12}/L$	$(4.0\sim10.0)\times10^9/L$	$(100\sim300)\times10^9/L$
主要功能	运输O_2及CO_2；缓冲作用；免疫功能	防御功能	生理性止血
寿命	120天	难确定	7~14天
生成调节	造血原料(蛋白质、维生素B_{12}、叶酸、Fe^{2+}) 爆式促进活性(BPA)、EPO、性激素	集落刺激因子(CSF)	血小板生成素(TPO)

三、生理性止血

1. 生理性止血的基本过程

生理性止血是指正常情况下,小血管受损出血几分钟内自行停止的现象,包括以下3个过程。

(1) **受损小血管收缩** 生理性止血首先表现为受损血管局部和附近的小血管收缩。引起血管收缩的原因:①损伤性刺激反射性使血管收缩;②血管壁的损伤引起局部血管肌源性收缩;③黏附于损伤处的血小板释放5-HT、TXA_2等缩血管物质,引起血管收缩。

(2) **血小板止血栓的形成** 损伤血管暴露出内皮下的胶原组织,激活血小板,使其释放活性物质,促使更多血小板黏附、聚集于血管破损处,形成松软的血小板血栓,暂时堵塞较小的出血口,称为一期止血。

(3) **血凝块形成** 血管受损可启动凝血系统,局部发生血液凝固,使血浆中可溶性纤维蛋白原转变成不溶性的纤维蛋白,并交织成网,称二期止血。最后,局部纤维组织增生,并长入血凝块,达到永久性止血。

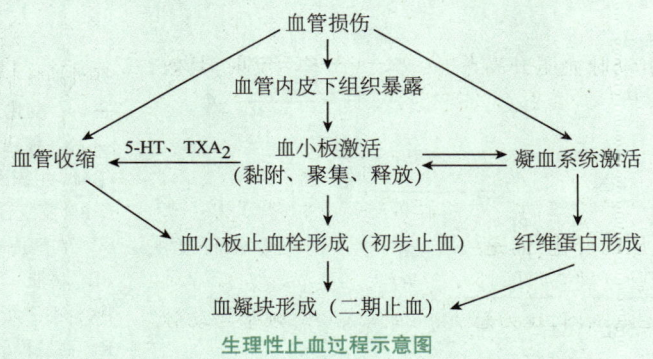

生理性止血过程示意图

2. 凝血因子、凝血过程和抗凝

(1) **凝血因子** 是指血浆与组织中直接参与血液凝固的物质,目前已知的凝血因子有14种。

成分	除FⅣ是Ca^{2+}外,其他均为蛋白质
存在部位	除FⅢ存在于组织外,其他凝血因子均存在于新鲜血浆中
依赖维生素K	FⅡ、FⅦ、FⅨ、FⅩ的合成需维生素K参与,称依赖维生素K的凝血因子
存在形式	血中具有酶特性的凝血因子都以无活性的酶原形式存在,只有激活后才能发挥生理作用
最不稳定	最不稳定的凝血因子是FⅤ、FⅧ

记忆: ①依赖维生素K的凝血因子是2、7、9、10——记忆为"爱(2)妻(7)就(9)是(10)依赖维生素K"。
②FⅠ为纤维蛋白原,记忆为工资1千元(Ⅰ-纤-原)。
③FⅣ为钙离子,记忆为四(Ⅳ)个乞丐(Ca^{2+})。FⅤ为易变因子,记忆为悟(Ⅴ)空七十二变。
④最不稳定的凝血因子,记忆为舞吧(5、8)——找个整天泡舞吧的男或女朋友,是最不稳定的。

(2) 凝血过程 分为以下 3 个步骤。

① 凝血酶原酶复合物的形成　凝血酶原酶复合物为 FⅩa-FⅤa-Ca²⁺-磷脂复合物,它的形成首先需要激活 FⅩ。根据凝血酶原酶复合物形成的始动途径和参与的凝血因子不同,可将凝血过程分为内源性、外源性凝血途径。虽然内源性和外源性凝血途径的启动方式和参与的凝血因子不同,但两条途径中的某些凝血因子可以相互激活,故两者间相互联系,并不各自完全独立。

	内源性凝血途径	外源性凝血途径
发生条件	血管损伤或血管内凝血	组织损伤
凝血因子分布	全部存在于血液中	存在于血液和组织中
启动因子	血管内膜下胶原纤维或异物激活 FⅫ	组织损伤产生 FⅢ
共同途径	FⅩ	FⅩ
不同因子	参与的不同凝血因子为 FⅧ、FⅨ、FⅪ、FⅫ	参与的不同凝血因子为 FⅢ、FⅦ
FⅩ的激活	FⅩ 被 FⅨa-FⅧa-Ca²⁺ 复合物激活为 FⅩa	FⅩ 被 FⅢ-FⅦa 复合物激活为 FⅩa
凝血速度	较慢(约数分钟)	较快(约十几秒)

② 凝血酶原的激活　在凝血酶原酶复合物的作用下,无活性的凝血酶原被激活为有活性的凝血酶。

③ 纤维蛋白的生成　在凝血酶作用下,溶于血浆中的纤维蛋白原(FⅠ)转变为纤维蛋白单体。同时,凝血酶激活 FⅩⅢ,使纤维蛋白单体相互连接形成不溶于水的纤维蛋白多聚体,并彼此交织成网,形成血凝块,完成凝血过程。

注意: 血友病甲、乙、丙分别缺乏凝血因子 FⅧ、FⅨ、FⅪ。

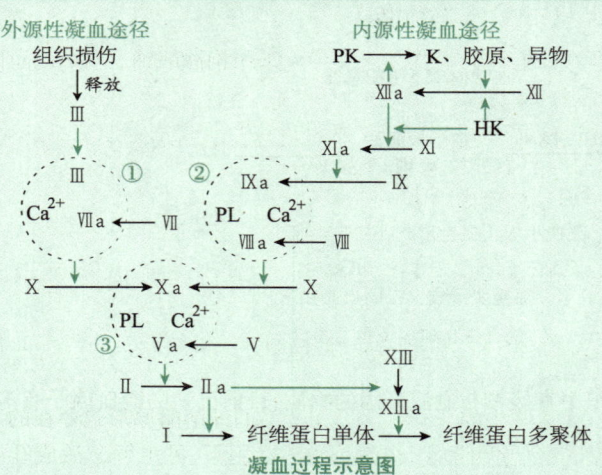

凝血过程示意图

【例8】在生理性止血过程中,血小板的作用不包括

　　A. 血小板黏附于受损血管内皮下的胶原上
　　B. 血小板释放 ADP 和 TXA₂,引起血小板聚集
　　C. 血小板释放 5-HT、TXA₂ 等缩血管物质,引起血管收缩
　　D. 参与血小板止血栓的形成,完成初步止血
　　E. 使纤溶蛋白原转变成不溶性纤溶蛋白,形成血凝块(2022)

【例9】下列凝血因子中,不属于维生素 K 依赖性的是

　　A. Ⅶ　　　　　　　　　　B. Ⅹ　　　　　　　　　　C. Ⅷ

D. Ⅸ　　　　　　　　　　　E. Ⅱ

【例10】外源性凝血系统的作用起始于
　　A. 组织受伤释放组织因子Ⅲ　　B. 凝血酶的形成　　　　C. 第Ⅻ因子被激活
　　D. 血小板第3因子的释放　　　E. 第Ⅹ因子被激活

　　A. 缺少凝血因子Ⅷ或Ⅸ　　　　B. 缺少凝血因子Ⅱ和Ⅹ　　C. 缺少凝血因子Ⅳ和Ⅶ
　　D. 缺少凝血因子Ⅲ和Ⅹ　　　　D. 缺少凝血因子Ⅲ和Ⅴ

【例11】血友病患者可能出现的凝血因子异常是
【例12】肠切除术后肠瘘长期禁食患者可能出现的凝血因子异常是(2019、2023)

（3）**抗凝**

①**生理性抗凝物质**　血液中有许多抗凝物质,最重要的是抗凝血酶和肝素。

抗凝物质	产生部位	生理作用及作用机制
抗凝血酶	肝脏 血管内皮细胞	能封闭FⅨa~FⅫa的活性中心,使这些凝血因子灭活而起抗凝作用 为最主要的抗凝物质,负责灭活60%~70%的凝血酶
蛋白质C系统	肝脏	可灭活FⅧa、FⅤa,减弱FⅩa的效应,促进纤维蛋白溶解
TFPI	血管内皮细胞	组织因子途径抑制物(TFPI)是**外源性凝血途径**的特异性抑制剂
肝素	肥大细胞 嗜碱性粒细胞	具有较强的抗凝作用,可使**抗凝血酶**与凝血酶的亲和力增强100倍 但缺乏抗凝血酶时,肝素的抗凝作用很弱

②**促凝和抗凝**

A. 外科手术时,常用温盐水纱布压迫止血,这是因为纱布是异物,可激活FⅫ及血小板,适当加温可加速凝血过程中的酶促反应。

B. 血液凝固的多个环节都需要Ca^{2+}的参与,故临床工作中可采用枸橼酸钠、草酸铵、草酸钾等与Ca^{2+}结合而去除血浆中游离的Ca^{2+},而实现**体外**抗凝。

C. 维生素K拮抗剂(如华法林)可抑制FⅡ、FⅦ、FⅨ、FⅩ等维生素K依赖性凝血因子的合成,在**体内**具有抗凝作用。

D. 肝素在**体内、体外**均能立即发挥抗凝作用。

3. 纤维蛋白溶解

止血栓的溶解主要依赖于纤维蛋白溶解系统,简称纤溶系统。纤维蛋白和纤维蛋白原被分解的过程,称为纤维蛋白溶解,简称纤溶。

（1）**纤溶系统**　包括纤维蛋白溶解酶原(纤溶酶原)、纤溶酶、纤溶酶原激活物、纤溶抑制物。

（2）**纤溶过程**　分为以下两个阶段。

①**纤溶酶原的激活**　正常情况下,血浆中的纤溶酶是以无活性的纤溶酶原形式存在的。纤溶酶原主要由肝产生,嗜酸性粒细胞也可少量合成。纤溶酶原在激活物的作用下,可水解激活成纤溶酶。纤溶酶原激活物包括组织型纤溶酶原激活物(t-PA)、尿激酶型纤溶酶原激活物(u-PA)、FⅫa和激肽释放酶。

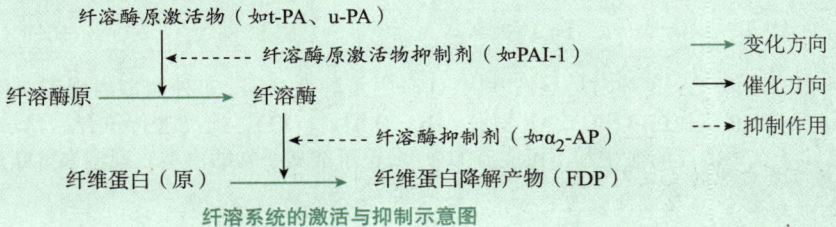

纤溶系统的激活与抑制示意图

②纤维蛋白和纤维蛋白原的降解　纤溶酶属于丝氨酸蛋白酶,它最敏感的底物是纤维蛋白和纤维蛋白原。在纤溶酶作用下,纤维蛋白和纤维蛋白原分解为许多可溶性小肽,称纤维蛋白降解产物(FDP)。纤维蛋白降解产物通常不再发生凝固,其中部分小肽还具有抗凝作用。纤溶酶是血浆中活性最强的蛋白酶。当纤溶亢进时,可因凝血因子的大量分解和纤维蛋白降解产物的抗凝作用而有出血倾向。

(3)纤溶抑制物　包括纤溶酶原激活物抑制物-1(PAI-1)、α_2-抗纤溶酶(α_2-AP)。PAI-1 主要由血管内皮细胞产生,通过与 t-PA(组织型纤溶酶原激活物)、u-PA(尿激酶型纤溶酶原激活物)结合而使之灭活发挥作用。α_2-抗纤溶酶主要通过与纤溶酶结合成复合物而抑制后者的活性。

【例13】能增强抗凝血酶抗凝作用的物质是
　　A. 肝素　　　　　　　　　　B. 蛋白质C　　　　　　　　　C. 凝血酶调制素
　　D. 组织因子途径抑制物　　　E. α_2-巨球蛋白

四、血型与输血原则

1. 血型和红细胞凝集反应

(1)血型　通常是指红细胞膜上特异性抗原的类型。

(2)红细胞凝集　将血型不相容的两个人的血液混合在一起,红细胞发生凝集成簇的现象,称为红细胞凝集。红细胞凝集的本质是抗原-抗体反应。发生抗原-抗体反应时,由于每个抗体上具有 2~10 个抗原结合位点,因此抗体可在若干个带有相应抗原的红细胞之间形成桥梁,使它们聚集成簇。

(3)凝集原　指镶嵌在红细胞膜上的一些特异多肽或糖,在凝集反应中起抗原作用。

(4)凝集素　指能与红细胞膜上的凝集原起反应的特异性抗体。凝集素为 γ-球蛋白,存在于血浆中。

【例14】决定血型的物质是
　　A. 红细胞膜特异性凝集原　　B. 红细胞膜特异性受体　　　C. 红细胞膜特异性凝集素
　　D. 血浆特异性凝集原　　　　E. 血浆特异性凝集素

2. ABO 血型系统和 Rh 血型系统

(1)ABO 血型系统

①ABO 血型的分型　红细胞膜上有两种抗原,即 A 抗原和 B 抗原。在血浆中存在两种相对应的抗体,即抗 B 抗体和抗 A 抗体。根据红细胞膜上是否存在 A 抗原和 B 抗原,可将血液分为 4 种 ABO 血型,即 A、B、AB、O 型。红细胞膜上只有 A 抗原称为 A 型血,红细胞膜上只有 B 抗原称为 B 型血,红细胞膜上既有 A 抗原也有 B 抗原称为 AB 型血,红细胞膜上既无 A 抗原也无 B 抗原称为 O 型血。O 型红细胞虽然不含有 A、B 抗原,但有 H 抗原。A、B 抗原都是在 H 抗原的基础上形成的。

血型	红细胞上抗原(凝集原)	血清中的抗体(凝集素)	血型鉴定	
			A 型血清(含抗 B)	B 型血清(含抗 A)
A 型	A	抗 B	阴性	阳性
B 型	B	抗 A	阳性	阴性
AB 型	A+B	无	阳性	阳性
O 型	无	抗 A+抗 B	阴性	阴性

②ABO 血型的遗传　A、B 基因是显性基因,O 基因是隐性基因。4 种血型表现型对应于 6 组基因型:A 型血(AA、AO)、B 型血(BB、BO)、AB 型血(AB)、O 型血(OO)。血型遗传符合孟德尔遗传规律,应用此规律可推知子女可能有的血型和不可能有的血型,也可能从子女的血型表现型来推断亲子关系。

注意:①在 ABO 血型中,O 型红细胞上不含有 A、B 抗原,但含有 H 抗原。
　　②在 Rh 血型中,红细胞上含有 D 抗原者称为 Rh 阳性,不含有 D 抗原者称为 Rh 阴性。

【例15】ABO 血型中,O 型血红细胞表面具有的抗原是
　　A. A 抗原　　　　　　　B. B 抗原　　　　　　　C. O 抗原
　　D. H 抗原　　　　　　　E. MHC 抗原(2022)

(2)**Rh 血型系统**　已发现有 50 多种 Rh 抗原,与临床关系密切的 5 种按抗原性强弱依次为 D>E>C>c>e。因 D 抗原的抗原性最强,故临床意义最重要。通常将红细胞上含 D 抗原者称为 Rh 阳性,缺乏 D 抗原者称为 Rh 阴性。在我国,汉族和其他大部分民族的人群中,Rh 阳性者占 99%,Rh 阴性者占 1%。

	Rh 血型系统	ABO 血型系统
凝集原	Rh 抗原(D、E、C、c、e)	A、B
抗原部位	Rh 抗原只存在于红细胞上	A、B、H 抗原可存在于红细胞、淋巴细胞、血小板、上皮细胞、内皮细胞的膜上
遗传特性	控制 Rh 血型抗原的等位基因位于 1 号染色体	控制 ABO 血型抗原的等位基因位于 9 号染色体
凝集素	血清中不存在天然凝集素(抗体) 要通过体液免疫产生	出生几个月后,血清中一直存在天然凝集素 不需要通过体液免疫产生
抗体类型	为不完全抗体 IgG,分子量小,可通过胎盘	天然抗体多属 IgM,分子量大,不能通过胎盘 免疫性抗体属 IgG,分子量小,可通过胎盘
溶血反应	①只发生在再次输血,或多次输入 Rh 阳性血液时,即产生抗 Rh 抗体后 ②Rh 阴性母亲怀有 Rh 阳性的胎儿,第二胎时可使 Rh 阳性的胎儿产生溶血	①ABO 血型不合的输血 ②母子 ABO 血型不合,母亲为 O 型,胎儿为 A 型或 B 型,可引起症状很轻的新生儿溶血病

【例16】可导致输血反应的天然抗体类型是
　　A. IgM　　　　　　　　B. IgG　　　　　　　　C. IgD
　　D. IgB　　　　　　　　E. IgA

3. 血量与输血原则

(1)**血量**　血量是指全身血液的总量。正常成年人的血液总量相当于体重的 7%~8%(70~80ml/kg)。体重 60kg 的人,血量为 4.2~4.8L。血量=红细胞总容积/血细胞比容。

(2)**输血原则**　①为防止血型不符发生溶血反应,应首选同型输血。②输血前应进行交叉配血。把供血者红细胞和受血者血清进行配合试验,称交叉配血主侧。再将受血者红细胞与供血者血清作配合试验,称交叉配血次侧。如果交叉配血的两侧都没有发生凝集反应,即为配血相合,可以进行输血。如果主侧发生凝集反应,则为配血不合,不能进行输血。如果主侧不发生凝集反应,而次侧发生凝集反应,称为配血基本相合,这种情况见于将 O 型血输给其他血型的受血者或 AB 型受血者接受其他血型的血液。

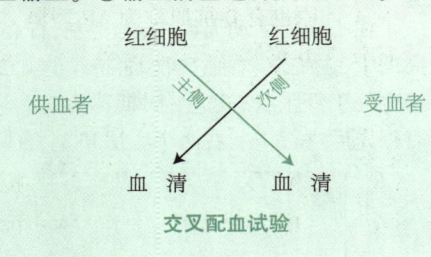

交叉配血试验

【例17】献血者为 A 型血,经交叉配血试验,主侧不凝集而次侧凝集,受血者的血型应为
　　A. B 型　　B. AB 型　　C. A 型　　D. O 型　　E. A 型或 B 型

▶ **常考点**　血浆渗透压,红细胞生理,血型,输血原则。

参考答案——详细解答见《2024 国家临床执业及助理医师资格考试历年考点精析(上、下册)》

1. ABCDE　2. ABCDE　3. ABCDE　4. ABCDE　5. ABCDE　6. ABCDE　7. ABCDE
8. ABCDE　9. ABCDE　10. ABCDE　11. ABCDE　12. ABCDE　13. ABCDE　14. ABCDE
15. ABCDE　16. ABCDE　17. ABCDE

第4章 血液循环

▶ **考纲要求**

①心脏的泵血功能：心动周期(心动周期和心率的概念、心脏泵血的过程和机制)，心脏泵血功能的评定指标(搏出量与射血分数、心输出量与心指数、心脏做功量)，影响心输出量的因素(前负荷、后负荷、心肌收缩能力和心率)，心泵功能储备。②心肌的电活动和生理特性：心肌工作细胞和自律细胞跨膜电位及其形成机制，心肌的生理特性(兴奋性、自动节律性、传导性和收缩性)，正常心电图的波形及其意义。③血管生理：各类血管的功能特征，血流动力学(血流量、血流阻力和血压及其相互关系)，动脉血压(动脉血压的形成、正常值和影响因素)，静脉血压(中心静脉压、静脉回心血量及其影响因素)，微循环的组成、血流通路及其作用。组织液的生成和回流及其影响因素。④心血管活动的调节：神经调节(心脏和血管的神经支配、动脉压力感受性反射)，体液调节[肾素-血管紧张素系统、肾上腺素和去甲肾上腺素、血管升压素、血管内皮生成的血管活性物质、心房利尿钠肽(心房钠尿肽)]。⑤器官循环：冠脉循环的血流特点及血流调节。

▶ **复习要点**

一、心脏的泵血功能

1. 心动周期

(1) **心动周期和心率的概念** 心脏的一次收缩和舒张，构成一个机械活动周期，称为**心动周期**。在一个心动周期中，心房和心室的机械活动都可分为收缩期和舒张期。由于心室在心脏泵血活动中起主要作用，故心动周期通常指心室的活动周期。心动周期是**心率**的倒数。如果心率为75次/分，则每个心动周期持续约0.8s。

在心房的活动周期中，先是左、右心房收缩，持续约0.1s；继而心房舒张，持续约0.7s。在心室活动周期中，先是左、右心室收缩，持续约0.3s；随后心室舒张，持续约0.5s。在心室舒张期的前0.4s期间，心房也处于舒张状态，这一时期称为**全心舒张期**。在一个心动周期中，心房和心室的活动按一定的次序和时程先后进行，左、右两个心房和左、右两个心室的活动都是同步进行的。

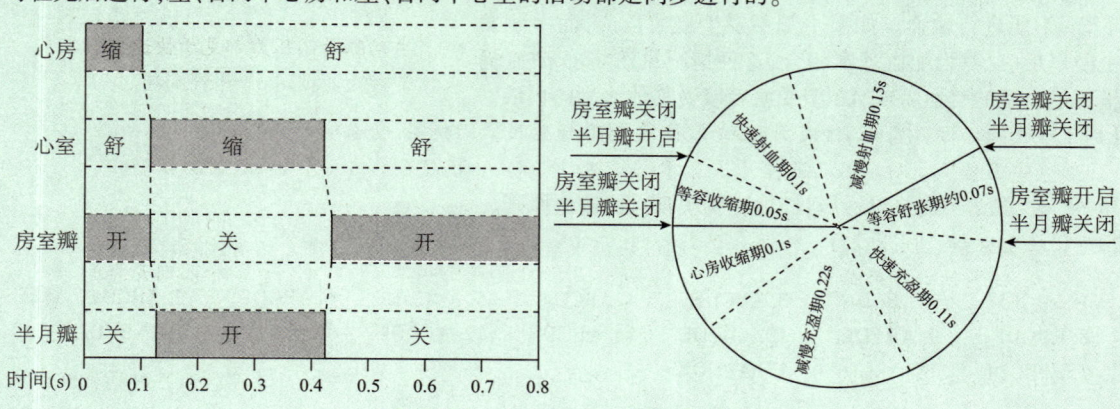

心动周期中心房和心室活动的顺序与时间的关系

(2) 心脏泵血的过程和机制

①心动周期的分期　左、右心室的泵血原理基本相同,以左心室为例的典型心动周期的分期为等容收缩期→快速射血期→减慢射血期→等容舒张期→快速充盈期→减慢充盈期→心房收缩期。

②心动周期的特点　了解心动周期的特点,可帮助记忆。

等容收缩期的特点	等容舒张期的特点
①心室第一次密闭 ②室内压升高最快 ③心室容积最大,保持不变	①心室第二次密闭 ②室内压下降最快 ③心室容积最小,保持不变
心室射血期的特点	心室充盈期的特点
①因心室收缩引起室内压升高,射血得以完成 ②心室容积由大至小 ③射血速度由快至慢	①因心室舒张致室内压下降低于房内压,充盈得以实现 ②心室容积由最小至最大 ③充盈速度由快至慢,最后0.1s速度再次加快

③典型心动周期的生理表现　在一个心动周期中,心室的收缩和舒张,造成瓣膜两侧压力差的变化,引起瓣膜的开放和关闭,从而导致血液定向流动,血液进出心室导致心室容积变化。

	等容收缩期	快速射血期	减慢射血期	等容舒张期	快速充盈期	减慢充盈期	心房收缩期
所属时期	心室收缩期	心室收缩期	心室收缩期	心室舒张期	心室舒张期	心室舒张期	心室舒张期
持续时间	0.05s	0.1s	0.15s	0.06~0.08s	0.11s	0.22s	0.1s
房室瓣	关闭	关闭	关闭	关闭	开启	开启	开启
动脉瓣	关闭	开启	开启	关闭	关闭	关闭	关闭
压力变化	$P_a < P_V < P_A$	$P_a < P_V > P_A$	$P_a < P_V < P_A$	$P_a < P_V < P_A$	$P_a > P_V < P_A$	$P_a > P_V < P_A$	$P_a > P_V < P_A$
心室容积	无变化	迅速减小	继续减小	无变化	迅速增大	继续增大	继续增大
血流方向	滞留心室	心室→动脉	心室→动脉	滞留心房	心房→心室	心房→心室	心房→心室

注:$P_房$ 为左心房压力,$P_室$ 为左心室压力,$P_主$ 为主动脉压力。

常考点为压力及容积改变的"最大、最小"极值。

①左心室压力最高——快速射血期末；　②左心室容积最小——等容舒张期末；
③左心室容积最大——心房收缩期末；　④主动脉压力最高——快速射血期末；
⑤主动脉压力最低——等容收缩期末；　⑥主动脉血流量最大——快速射血期；
⑦室内压升高最快——等容收缩期；
⑧心室回心血量主要靠心室舒张的抽吸作用(占75%),心房收缩射血约占25%。

注意: ①"只有压力最高的时候,才能快速将血射出去",因此左心室、主动脉最高压力都见于快速射血期末。
②"只有射血速度最快,才能血流量最大",因此主动脉血流量最大也见于快速射血期。

【例1】在心动周期中,心室内压力上升最快的阶段是
　　A. 快速射血期　　　　　　B. 等容收缩期　　　　　　C. 减慢射血期
　　D. 等容舒张期　　　　　　E. 快速充盈期

【例2】主动脉瓣关闭发生于
　　A. 快速射血期开始时　　　B. 快速充盈期开始时　　　C. 等容舒张期开始时
　　D. 等容收缩期开始时　　　E. 减慢充盈期开始时

【例3】在心动周期中,心室充盈主要依靠
　　A. 胸腔大静脉收缩　　　　B. 心房收缩期射血　　　　C. 心室舒张引起的低压抽吸

215

D. 胸膜腔负压抽吸　　　　　　E. 心包的周期性扩张

2. 心脏泵血功能的评定指标

指标	定义	正常值
每搏输出量	是指一侧心室在一次心搏中射出的血液量,简称搏出量	70ml
每分输出量	是指一侧心室每分钟射出的血液量,简称心输出量 心输出量=搏出量×心率	男为4.5~6.0L/min 女比男低10%左右
心指数	以单位体表面积计算的心输出量称为心指数 心指数=心输出量/体表面积	3.0~3.5L/(min·m²)
射血分数	是指搏出量占心室舒张末期容积的百分比 射血分数=[搏出量(ml)/心室舒张末期容积(ml)]×100%	55%~65%
左室每搏功	=搏出量(L)×血液比重×(平均动脉压-6mmHg)×13.6×9.807/1000	0.803J
每分功	是指心室每分钟内收缩射血所做的功,每分功=每搏功×心率	60.2J/min

【例4】男,54岁。活动时喘憋渐加重,出现夜间憋醒。高血压病史10余年。超声心动图:左心房、左心室扩大,LVEF35%。患者喘憋的机制为
　　A. 左心室充盈压明显降低　　　　　　B. 左心室舒张功能明显受损
　　C. 左心室每搏功明显高于右心室每搏功　　D. 左心室搏出量明显少于右心室搏出量
　　E. 心室搏出量占心室舒张末期容积的百分比明显降低

3. 影响心输出量的因素
　　由于心输出量等于搏出量与心率的乘积,因此,凡能影响搏出量和心率的因素均可影响心输出量,而搏出量的多少决定于前负荷、后负荷和心肌收缩能力等。
　　(1)**前负荷**　是指心肌收缩前所负载的负荷,即心室舒张末期压或心室舒张末期容积。

	前负荷	后负荷
定义	心肌收缩前所负载的负荷	心肌开始收缩时所遇到的负荷
类型	心室舒张末期压(心室舒张末期容积、心房内压力)	大动脉压(主动脉压、肺动脉压)
影响因素	静脉回心血量、射血后心室内剩余血量	动脉血压
调节机制	异长自身调节	异长自身调节+等长调节

　　(2)**后负荷**　是指心肌开始收缩时所遇到的负荷。对于左心室射血而言,就是主动脉压;对于右心室射血而言,就是肺动脉压。动脉血压的变化将通过影响心室肌的收缩过程影响搏出量。在心率、心肌初长度、收缩能力不变的情况下,如果动脉血压增高,可使等容收缩期延长而射血期缩短,搏出量减少,结果造成心室内剩余血量增加,充盈量增加,随后可通过异长自身调节机制使搏出量恢复正常水平。但是,如果后负荷持续增高,使心肌长期加强收缩,最终将导致心泵功能减退。
　　(3)**心肌收缩能力**　是指心肌不随前、后负荷变化而改变其力学活动的一种内在特性,即通过改变心肌细胞兴奋-收缩耦联各个环节而影响心肌的收缩强度和速度,使心脏搏出量和每搏功发生相应改变。心肌收缩能力增强,搏出量增加,反之则减少。这种机制与心肌初长度无关,故称为等长调节。
　　(4)**心率**　正常成人安静状态下心率为60~100次/分,平均约75次/分。由于心输出量=心率×搏出量,因此在一定范围内,心率增快,心输出量增加。但是,如果心率>180次/分,心室充盈期缩短,充盈量减少,将导致搏出量减少,心输出量降低。反之,如心率太慢(<40次/分),心输出量也会降低。

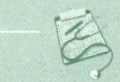

注意：①心室舒张末期压、心室舒张末期容积、心室舒张末期充盈量含义相同，都指前负荷。
②后负荷主要指大动脉压，对于左心室而言为主动脉压，对于右心室而言为肺动脉压。

【例5】导致心输出量减少的因素为
  A. 妊娠   B. 运动   C. 贫血
  D. 焦虑   E. 甲状腺功能减退

【例6】正常人心率超过180次/分时，心输出量减少的原因主要是
  A. 心室充盈期缩短   B. 快速射血期缩短   C. 减慢射血期缩短
  D. 心室肌氧气供应不足   E. 经减压反射调节后心缩力减弱

4. 心泵功能储备

心泵功能储备（心力储备）是指心输出量随机体代谢需要而增加的现象。心力储备以活动时心脏的最大工作能力与安静状态之差来表现。如安静时心输出量为5L/min，活动时的最大心输出量为25L/min，则心力储备为20L/min。心力储备的大小顺序为心率储备>心缩期储备>心舒期储备。通常情况下，主要通过心率加快、心室收缩加强来增加心输出量。当机体需要的时候，首先动用心率储备来增加心输出量。

二、心肌的电活动和生理特性

1. 心肌工作细胞和自律细胞跨膜电位及其形成机制

心肌工作细胞包括心房肌、心室肌细胞，它们有稳定的静息电位，主要执行收缩功能。自律细胞主要包括窦房结细胞、浦肯野细胞，大多没有稳定的静息电位，但可自动产生节律性兴奋。

(1) **心肌工作细胞跨膜电位及其形成机制**

①静息电位　心肌工作细胞的静息电位稳定，为$-90 \sim -80$mV，主要由K^+外流引起的K^+平衡电位所致。

②心室肌细胞动作电位　由去极化和复极化两个过程五个时期组成，其产生机制如下。

	别称	电位变化	时程	离子流（形成机制）
0期	快速去极化期	$-90 \to +30$mV	$1 \sim 2$ms	Na^+内流为主
1期	快速复极化初期	$+30 \to 0$mV	约10ms	K^+外流为主
2期	平台期	0mV上下	$100 \sim 150$ms	K^+外流，Ca^{2+}内流（主要）
3期	快速复极化末期	$0 \to -90$mV	$100 \sim 150$ms	K^+外流
4期	完全复极化期/静息期	$-90 \sim -80$mV	—	钠泵活动↑，Na^+-Ca^{2+}交换↑

心室肌细胞动作电位的特点：A. 0期去极化速度快、幅度高。B. 有平台期，有超射，有平台期是心室肌细胞动作电位持续时间较长的主要原因，也是它区别于骨骼肌细胞和神经细胞动作电位的主要特征。C. 静息电位负值大，达-90mV。D. 4期电位稳定，无自动去极化。

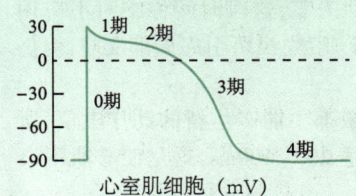
心室肌细胞（mV）

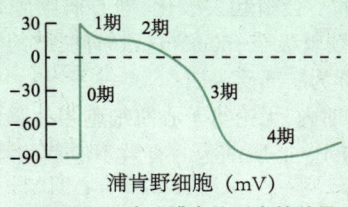
浦肯野细胞（mV）

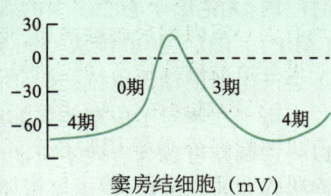
窦房结细胞（mV）

不同心肌细胞跨膜电位形态的差异

③心房肌细胞动作电位　与心室肌细胞基本相同，但持续时间较短。其0期去极化速度快、幅度高。

(2) **心肌自律细胞的跨膜电位及其形成机制**　如下。

①窦房结 P 细胞　动作电位特点：A. 最大特点就是有明显的 4 期自动去极化，且自动去极化速度快（0.1V/s），4 期自动去极化是自律细胞产生自动节律的基础。B. 其动作电位由 0 期（去极化）、3 期（复极化）和 4 期（自动去极化）组成，无 1 期、2 期。C. 最大复极电位（−70mV）及阈电位（−40mV）的绝对值均低于心室肌细胞。D. 最大复极电位、阈电位的绝对值小于浦肯野细胞。E. 无明显超射。

②心室肌细胞和窦房结 P 细胞动作电位形成机制的比较。

分期	心室肌细胞动作电位的形成机制	窦房结 P 细胞动作电位形成机制
静息电位	大量 K^+ 外流达平衡，少量 Na^+ 内流	同左
0 期（去极化过程）	快 Na^+ 通道开放，Na^+ 内流增加	Ca^{2+} 缓慢内流
1 期（快速复极化初期）	快 Na^+ 通道关闭，一过性 K^+ 外流（I_{to}）增加	无
2 期（平台期）	Ca^{2+} 内流、少量 Na^+ 负载、K^+ 外流	无
3 期（快速复极化末期）	Ca^{2+} 内流停止，K^+ 外流增多	K^+ 外流超过 Ca^{2+} 内流
4 期（静息期/自动去极化）	钠泵活动加强，Na^+-Ca^{2+} 交换	K^+ 外流逐渐减少（主要因素）Na^+、Ca^{2+} 内流逐渐增加

　　A. 动作电位去极相有超射现象　　B. 复极时间长于去极时间　　C. 有复极 2 期（平台期）
　　D. 有明显的 4 期自动去极化　　E. 动作电位的总时间长于骨骼肌

【例 7】心室肌细胞动作电位的主要特点是
【例 8】窦房结细胞动作电位的主要特点是

2. 心肌的生理特性
（1）**兴奋性**　心室肌在一次兴奋过程中兴奋性的周期性变化为有效不应期—相对不应期—超常期。

	绝对不应期	局部反应期	相对不应期	超常期
代号	ARP	LRP	RRP	SNP
电位区间	从 0 期到 3 期膜电位恢复到 −55mV 期间	3 期复极化时膜电位 −55mV 至 −60mV 期间	3 期复极化时膜电位 −60mV 至 −80mV 期间	3 期复极化时膜电位 −80mV 至 −90mV 期间
动作电位	无论任何刺激，心肌都不能产生动作电位	强刺激可引起局部去极化反应，不能产生动作电位	给予阈刺激，心肌不能产生动作电位；给予阈上刺激，可能产生动作电位	给予阈下刺激，心肌也可能产生动作电位
兴奋性	0	极低	低于正常	高于正常
发生机制	Na^+ 通道全部失活	Na^+ 通道少量复活	部分 Na^+ 通道复活，但仍未达静息电位水平	Na^+ 通道已大部分恢复到静息状态

①**有效不应期**　心室肌细胞发生一次兴奋后，从 0 期去极化到复极化 3 期膜电位达到 −55mV 这段时间内，无论给予心肌多强的刺激都不会引起去极化，即心肌细胞兴奋性为零，这段时间称绝对不应期（ARP）。随后，膜电位从 −55mV 继续复极至 −60mV 这段时间，若给予阈上刺激，虽可引起局部反应，但仍不会产生新的动作电位，这一时段称为局部反应期。

由于在绝对不应期和局部反应期内，无论给予心肌细胞多么强的刺激都不能产生新的动作电位，所以将这两期合称为有效不应期（ERP）。心肌细胞的有效不应期相当长，达 200～300ms，这是使心肌不会产生强直收缩的原因。

②**兴奋性的周期性变化与收缩活动的关系**　正常情况下，当窦房结产生的每一次兴奋传到心房肌和心室肌时，心房肌和心室肌前一次兴奋的不应期均已结束，因此能不断产生新的兴奋，于是，整个心脏就能按照窦房结的节律进行活动。如果在心室肌的有效不应期后，下一次窦性兴奋冲动到达前，心室受到

一次外来刺激,则可提前产生一次兴奋和收缩,分别称为 期前兴奋 和 期前收缩。期前兴奋也有自身的有效不应期,当紧接在期前兴奋后的一次窦房结兴奋传到心室时,如果正好落在期前兴奋的有效不应期内,则此次正常下传的窦房结兴奋不能引起心室的兴奋和收缩,即形成一次兴奋和收缩的脱失。这样,在一次期前收缩之后往往出现一段较长的心室舒张期,称为 代偿间歇,然后恢复窦性心律。

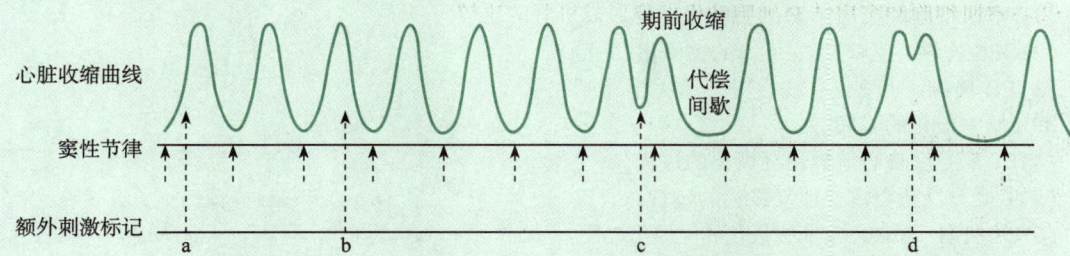

额外刺激a、b落在有效不应期内,不引起反应;额外刺激c、d落在相对不应期内,引起期前收缩和代偿间歇

期前收缩和代偿间歇

【例9】心肌兴奋性变化的特点是
　　A. 绝对不应期短　　　　　　B. 有效不应期特别长　　　　C. 相对不应期短
　　D. 超常期特别长　　　　　　E. 低常期较长

【例10】男,24岁。不洁饮食后腹泻2天,心悸1天。心电图示频发提前发生的宽大畸形QRS波群,时限>0.12s。其最可能发生在心肌细胞的
　　A. 相对不应期　　　　　　　B. 快速复极初期　　　　　　C. 有效不应期
　　D. 静息期　　　　　　　　　E. 超常期

(2) 自动节律性(自律性)

①心脏起搏点　在心脏自律组织中,以 窦房结P细胞 的自律性最高,约为100次/分,但在体内情况下,由于受到心迷走紧张性的影响,其自律性表现为70次/分左右。房室交界区约为50次/分,房室束约为40次/分,末梢浦肯野细胞约为25次/分。因此窦房结P细胞的自律性最高,而成为心脏正常起搏点。

②窦房结　是心脏正常起搏点,它对潜在起搏点的控制,是通过抢先占领和超速驱动压抑来实现的。

③心肌的自律性不同　心肌细胞的自律性为窦房结>房室交界区(结区除外)>房室束>浦肯野细胞>心房肌、心室肌。正常生理状态下,心房肌和心室肌无自律性。

④衡量心肌自律性的标准　为心肌细胞自动兴奋的频率,即4期膜电位去极化的速度。

(3) 传导性

①传导途径　窦房结→心房肌→房室交界→房室束、左右束支→浦肯野纤维→心室肌。

②传导速度　心房肌0.4m/s,房室交界0.02m/s,心室肌1m/s,末梢浦肯野纤维4m/s。可见,房室交界处传导最缓慢,称 房-室延搁,具有重要的生理意义,可避免房室的收缩重叠。

③传导方式　以局部电流方式通过细胞间 缝隙连接 直接扩散至相邻细胞使心肌细胞 同步收缩。
　　A. 窦房结　　　　　　　　　B. 心房肌　　　　　　　　　C. 房室交界
　　D. 浦肯野纤维　　　　　　　E. 心室肌

【例11】心脏内传导速度最快的部位是

【例12】心肌自律性最高的部位是(2023)

(4) 收缩性　与骨骼肌相比,心肌收缩有以下特点。

A. 同步收缩　心肌细胞间有低电阻的闰盘存在,兴奋可通过缝隙连接在细胞之间迅速传播,引起所有细胞几乎同步兴奋和收缩,因此心肌可看作一个功能合胞体。心肌的同步收缩也称为"全或无"式收缩。

B. 不发生强直收缩　由于心肌兴奋性周期的有效不应期特别长,相当于整个收缩期和舒张早期。在

有效不应期内,心肌细胞不再接受任何刺激而产生兴奋和收缩。因此,正常情况下心脏不会发生强直收缩。

C. 对细胞外 Ca^{2+} 依赖性强　由于心肌细胞的肌质网不如骨骼肌发达,贮存的 Ca^{2+} 量较少,其兴奋-收缩耦联过程高度依赖于细胞外的 Ca^{2+} 内流。

3. 正常心电图的波形及生理意义

(1) P 波　反映左、右心房的去极化过程。

(2) QRS 波群　反映左、右心室的去极化过程。

(3) PR 间期　反映左、右心房开始去极化到左、右心室开始去极化的时间。

(4) ST 段　反映心室缓慢复极化的过程。

(5) T 波　反映心室快速复极化的过程。

(6) QT 间期　反映心室肌去极化和复极化过程。

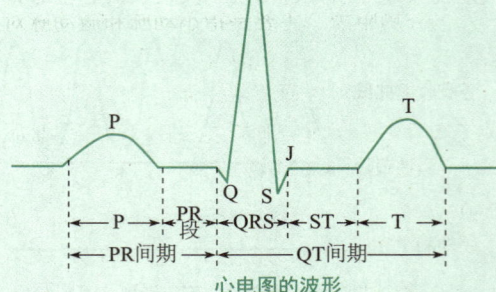

心电图的波形

【例 13】下列哪一项变化可以在心电图中看到?

　　A. 窦房结去极化　　　　　　B. 心房肌去极化　　　　　　C. 房间束去极化
　　D. 房室结去极化　　　　　　E. 希氏束去极化

注意:①衡量细胞自律性的指标为自动兴奋的频率,即 4 期自动去极化速度。
②心肌不会产生强直收缩的原因是心肌细胞的有效不应期特别长。
③房-室延搁的生理意义是使心房和心室不会同时收缩,避免房室收缩重叠。
④自律性最高的是窦房结,收缩力最强的是心室肌细胞。
⑤传导速度最快的是浦肯野纤维,传导速度最慢的是房室交界处。

三、血管生理

1. 各类血管的功能特点

功能名称	结构名称	生理特点	生理功能
弹性储器血管	主动脉、大动脉	管壁厚,富有弹性纤维,可储备弹性势能	使心室间断射血成为血管内连续血流,缓冲心室内压大幅变化,减小动脉压波动
阻力血管	小动脉、微动脉	管壁平滑肌比例高,管径细,构成血流阻力的主要部分	形成外周血管阻力,控制器官供血
交换血管	毛细血管	管壁薄,仅为单层内皮,血流速度慢	进行物质交换的场所
容量血管	静脉系统	管壁薄,管腔粗,可扩张,流速慢	储备血液,调节回心血量
短路血管	动-静脉吻合支	血管短,连通微动脉与微静脉	参与回心血量、体温的调节

2. 血流动力学

血流量(Q)是指单位时间内流经血管某一截面的血量。血流速度是指血液中某一质点在管中移动的线速度。当血液在血管内流动时,血流速度与血流量成正比,而与血管的横截面成反比。

$$Q = \frac{\pi(P_1 - P_2)r^4}{8\eta L}; \qquad R = \frac{8\eta L}{\pi r^4}$$

其中 $P_1 - P_2$ 为血管两端的压力差,r 为血管半径,η 为血液黏滞度,L 为血管长度,R 为血流阻力。

3. 动脉血压

(1) 动脉血压的形成　血压是指血管内流动着的血液对于单位面积血管壁的侧压力,即压强。各段血管的血压并不相同,平常所说的血压是指动脉血压。动脉血压的形成条件主要包括以下 4 个方面。

①心血管系统有足够的血液充盈　这是动脉血压形成的前提条件。循环系统中血液的充盈程度可用循环系统平均充盈压来表示，其高低主要取决于血量和循环系统容积之间的相对关系。

②心脏射血　这是动脉血压形成的必要条件。心室射血时所释放的能量一部分作为血液流动的动能，推动血液向前流动；另一部分则转化为大动脉扩张所储存的势能，即压强能。

③外周阻力　主要是指小动脉和微动脉对血流的阻力。外周阻力使得心室每次收缩射出的血液只有大约1/3在心室收缩期流到外周，其余的暂时储存于主动脉和大动脉中，因而使得动脉血压升高。

④主动脉与大动脉的弹性储器作用　这对减小动脉血压在心动周期中的波动幅度具有重要意义，还可使左心室的间断射血变为动脉内的连续血流，另外又可维持舒张期血压，使之不会过度降低。

(2) 动脉血压的正常值

收缩压	心室收缩时，主动脉压升高，在收缩期的中期达到最高值，此时的动脉血压值称收缩压
舒张压	心室舒张时，主动脉压下降，在心舒末期动脉血压的最低值，称舒张压
脉压（脉搏压）	脉搏压＝收缩压－舒张压
平均动脉压	一个心动周期中每一瞬间动脉血压的平均值称为平均动脉压，等于舒张压＋1/3脉压
正常值	收缩压100～120mmHg，舒张压60～80mmHg，脉压30～40mmHg，平均动脉压100mmHg

血液从主动脉流向心房的过程中，需要不断消耗能量以克服阻力，故血压逐渐降低。在各段血管中，血压降落的幅度以微动脉最显著，故动脉舒张压的高低主要反映外周阻力的大小。

(3) 影响动脉压的因素　以下变化均不考虑其他因素的影响。

①心脏每搏量　每搏量的改变主要影响收缩压。每搏量增加时，心缩期射入主动脉的血量增多，动脉管壁所承受的压强也增大，故收缩压明显升高。由于动脉血压升高，血流速度加快，在心舒期末存留在大动脉中的血量增加不多，舒张压的升高相对较小，故脉压增大。

②外周阻力　主要影响舒张压。外周阻力增大时，心舒期内血液外流的速度减慢，因而舒张压明显升高。在心缩期，动脉血压升高使得血流速度加快，因而收缩压升高不如舒张压升高明显，故脉压减小。

③心率　心率的变化主要影响舒张压。心率加快时，心室舒张期明显缩短，因此在心舒期从大动脉流向外周的血流量减少，存留在主动脉内的血量增多，致使舒张压明显升高。由于舒张期末主动脉内存留的血量增多，致使心缩期主动脉内血量增多，收缩压也相应升高，但由于血压升高使血流速度加快，在心缩期有较多的血流流向外周，使收缩压升高程度较小，故脉压减小。

④主动脉和大动脉弹性储器作用　弹性储器作用主要使心动周期中动脉血压的波动幅度减小。老年人由于动脉硬化，大动脉的弹性储器作用减弱，故收缩压明显升高而舒张压明显降低，导致脉压增大。

⑤循环血量和血管系统容量的匹配情况　生理情况下，循环血量和血管容量是相匹配的，即循环血量略多于血管系统容量，使之产生一定的循环系统平均充盈压，这是血压形成的重要前提。大失血后，循环血量减少，此时血管系统容量变化不大，则体循环平均充盈压降低，动脉血压便下降。如果血管系统容量明显增大而循环血量不变，也将导致动脉血压下降。

心脏每搏量	每搏量↑—收缩压↑—脉压↑（舒张压升高不明显）
心率	心率↑—舒张压↑—脉压↓（收缩压升高不明显）
外周血管阻力	外周阻力↑—舒张压↑—脉压↓（收缩压升高不明显）
主动脉和大动脉的顺应性	老年人动脉硬化—大动脉弹性储器作用↓—血压波动大，脉压↑
循环血量和血管容量的比例	失血时—循环血量↓—动脉压↓

注意：①收缩压的高低主要反映每搏量的多少，舒张压的高低主要反映外周阻力的大小。
②心率的变化主要影响舒张压，大动脉弹性储器作用主要影响脉压。

A. 主要为收缩压升高　　　B. 收缩压升高,舒张压降低　　　C. 主要为舒张压升高
D. 收缩压降低,舒张压升高　　　E. 收缩压与舒张压均升高

【例14】严重甲状腺功能亢进患者的动脉血压变化特点是

【例15】正常老年人动脉血压的生理性变化特点是

【例16】以小动脉硬化为主的患者动脉血压变化特点是

【例17】生理情况下,对收缩压影响最大的是
A. 心率的变化　　　B. 每搏量　　　C. 外周阻力的变化
D. 循环血量的变化　　　E. 大动脉管壁弹性的变化

【例18】女,68岁。心悸、头晕1小时。既往高血压病史2个月,规律服用降压药,平时血压(130~150)/(60~70)mmHg。查体:BP80/50mmHg,心率40次/分。该患者血压降低最可能的原因是
A. 左心室后负荷增加　　　B. 左心室舒张功能损害　　　C. 心包内压力增加
D. 每搏输出量降低　　　E. 左心室前负荷增加

4. 静脉血压

(1) **中心静脉压**　中心静脉压(CVP)是指右心房和胸腔内大静脉的血压,而各器官静脉的血压称外周静脉压。中心静脉压的高低取决于心脏射血能力和静脉回心血量之间的相互关系。如果心脏射血能力较强,能及时地将回流入心脏的血液射入动脉,中心静脉压就降低。反之,心脏射血能力减弱时,中心静脉压就升高。另外,如果静脉回流速度加快,中心静脉压也会升高。

①正常值　中心静脉压的正常值为 $4\sim12cmH_2O$。

②生理意义　CVP降低见于心脏射血能力增强。CVP升高见于心脏射血能力减弱、静脉回流速度加快、血量增加、全身静脉收缩、微动脉舒张。

(2) **静脉回心血量及其影响因素**

①体循环平均充盈压　当血容量增加或容量血管收缩时,体循环平均充盈压升高,静脉回心血量增加。

②心脏收缩力　右心衰竭时,血液淤积在右心房和大静脉内,中心静脉压升高,回心血量减少;左心衰竭时,左心房压和肺静脉压升高,造成肺淤血和肺水肿。

③骨骼肌的挤压作用　下肢肌肉进行节律性舒缩运动时,肌肉泵的作用可加速静脉回流。

④呼吸运动　吸气时,胸内负压增大,有利于外周静脉血回流至右心房。呼气时相反。

⑤体位改变　站立位时,由于低垂部位的静脉充盈扩张,可比卧位多容纳 $400\sim600ml$ 血液,故回心血量减少。人在高温环境中,皮肤血管舒张,皮肤血管中容纳的血量增多,回心血量减少。

注意:①CVP 的正常值:《生理学》为 $4\sim12cmH_2O$,《外科学》为 $5\sim10cmH_2O$ ($1cmH_2O=98Pa$)。
②左心衰竭导致肺淤血,右心衰竭导致中心静脉压升高。

5. 微循环

(1) **微循环的组成**　微循环是指微动脉和微静脉之间的血液循环。典型的微循环由微动脉、后微动脉、毛细血管前括约肌、真毛细血管、通血毛细血管、动-静脉吻合支和微静脉等部分组成。

微动脉	其收缩和舒张可控制微血管的血流量;调节血压;是阻力血管的一部分
后微动脉	为微动脉的分支,向真毛细血管供血
真毛细血管	具有物质交换功能
通血毛细血管	使一部分血液能迅速通过微循环进入静脉;骨骼肌组织中多见
动-静脉吻合支	体温调节;手指、足趾、耳郭等处多见
微静脉	其舒缩状态可影响毛细血管血压,从而影响毛细血管处的体液交换和静脉回心血量

(2) **血流通路**　微动脉和微静脉之间的沟通除典型的迂回通路外,还可存在直捷通路和动-静脉短路。

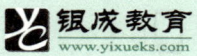

	迂回通路	直捷通路	动-静脉短路
别称	营养通路	—	非营养通路
定义	是指血液经微动脉→后微动脉→毛细血管前括约肌→真毛细血管→微静脉	是指血液经微动脉→后微动脉→通血毛细血管→微静脉	是指血液经微动脉→动-静脉吻合支→微静脉
常见部位	肠系膜、肝、肾	骨骼肌	皮肤(手指、足趾、耳郭)
血管特点	微动脉管壁有环行平滑肌,其缩舒可控制微血管的血流量	管壁平滑肌逐渐减少以至消失	管壁结构类似微动脉
开放状态	20%轮流交替开放	经常开放	环境温度高时开放增多 环境温度低时关闭增多
血流特点	血流慢、容量大	血流速度较快	血流速度最快
主要功能	物质交换	使一部分血液迅速经微循环进入静脉	体温调节

(3) **微循环的作用**　微循环是机体进行物质和气体交换的场所。

6. 组织液

(1) **组织液的生成和回流**　组织液是血浆滤过毛细血管壁而形成的。液体通过毛细血管壁的滤过和重吸收取决于有效滤过压。流经毛细血管的血浆,0.5%～2%在毛细血管动脉端以滤过的方式进入组织间隙,其中约90%在静脉被重吸收回血液,其余约10%进入毛细淋巴管成为淋巴液。

有效滤过压=(毛细血管血压+组织液胶体渗透压)-(组织液静水压+血浆胶体渗透压)。

(2) **影响组织液生成和回流的因素**

原因	举例
毛细血管血压增高	静脉回流受阻,如右心衰竭引起静脉压升高导致的静脉回流受阻
组织液胶体渗透压增高	病理性毛细血管通透性增加,部分血浆蛋白质滤过进入组织液
血浆胶体渗透压降低	低蛋白血症
淋巴回流受阻	丝虫病导致的淋巴管阻塞;乳腺癌阻塞淋巴管
毛细血管通透性增高	炎症、过敏反应

【例19】维持组织液生成量与回流量平衡的机制是
　　A. 主要受局部代谢产物的调节　　B. 毛细血管通透性发生改变　　C. 毛细血管交替性开放和关闭
　　D. 改变毛细血管前后阻力比　　E. 多余的生成部分经毛细淋巴管回流
【例20】发生右心衰竭时,引起组织水肿的主要原因是
　　A. 毛细血管压力增高　　B. 血浆胶体渗透压降低　　C. 组织液静水压降低
　　D. 淋巴回流受阻　　E. 毛细血管通透性增高
【例21】静脉注射后能促使组织液水分移至毛细血管内的是
　　A. 1.5%氯化钠溶液　　B. 丙种球蛋白　　C. 5%葡萄糖溶液
　　D. 20%葡萄糖溶液　　E. 白蛋白

四、心血管活动的调节

1. 神经调节

(1) **心脏和血管的神经支配**
①**心脏的神经支配**　心脏接受心交感神经、心副交感神经(迷走神经)的双重支配。

	心交感神经	心副交感神经(迷走神经)
节前神经递质	乙酰胆碱(ACh)	乙酰胆碱(ACh)
节后神经递质	去甲肾上腺素(NA)	乙酰胆碱(ACh)
递质作用部位	心肌细胞膜的 β_1 受体	心肌细胞膜的 M 型受体
支配部位	窦房结、房室交界、房室束、心房肌、心室肌	窦房结、房室交界、房室束、心房肌(心室肌迷走神经少,对 ACh 不敏感)
效应	正性变时、正性变力、正性变传导	负性变时、负性变力、负性变传导
变兴奋作用(兴奋性)	↑(静息电位变小、阈电位下移)	↓(膜电位增大,与阈电位的距离加大)
变时作用　(自律性)	↑(窦房结 4 期 Ca^{2+} 内流↑)	↓(窦房结 4 期 Ca^{2+} 内流↓、Na^+ 内流↓)
变力作用　(收缩性)	↑(激活 Ca^{2+} 通道,Ca^{2+} 内流↑)	↓(抑制 L 型钙通道,Ca^{2+} 内流减少)
变传导作用(传导性)	↑(Ca^{2+} 内流↑,0 期去极化↑)	↓(0 期 Ca^{2+} 内流↓,0 期去极化↓)

②血管的神经支配　大多数血管接受交感缩血管纤维单一支配,少数还接受交感舒血管神经纤维支配。

	交感缩血管神经纤维	交感舒血管神经纤维
节前神经递质	ACh	—
节后神经递质	去甲肾上腺素	ACh
血管平滑肌受体	α 受体为主,β_2 受体少	M 型受体
受体阻断剂	酚妥拉明	阿托品
效应	α 受体兴奋收缩血管,β_2 受体兴奋舒张血管	舒血管
支配	①几乎所有血管都接受交感缩血管纤维的支配　其密度:皮肤>骨骼肌、内脏>冠脉、脑血管　②大多数血管接受交感缩血管纤维的单一支配	骨骼肌的微动脉接受交感缩血管、交感舒血管神经纤维的双重支配
紧张性活动	平时有紧张性活动,作用大	平时无紧张性活动,无作用
生理作用	起紧张性作用,调节血管(主要是小动脉)阻力和血压	不参与血压调节,与情绪激动、防御反应时骨骼肌血流量增加有关

(2)动脉压力感受性反射　当内外环境发生变化时,机体可通过各种心血管反射,使心血管活动发生相应的改变,以适应机体所处的状态或环境的变化。动脉血压升高可引起压力感受性反射,其效应表现为心率减慢,外周阻力减小,血压降低,因此压力感受性反射也称减压反射。

①动脉压力感受器　最重要的是颈动脉窦、主动脉弓压力感受器,这些感受器是位于颈动脉窦、主动脉弓血管外膜下的感觉神经末梢,并不能直接感受血压的变化,而是感受血管壁的机械牵张程度。当动脉血压升高时,动脉壁被牵张的程度增大,压力感受器发放的神经冲动就增多。在一定范围内,压力感受器的传入冲动频率与动脉壁被扩张的程度成正比。

②传入神经和中枢联系　颈动脉窦压力感受器的传入神经纤维组成颈动脉窦神经,窦神经加入舌咽神经,进入延髓,到达孤束核。主动脉弓压力感受器的传入神经纤维行走于迷走神经干内,然后进入延髓,到达孤束核。

③反射效应　动脉血压升高时,压力感受器传入冲动增多,通过中枢整合,使心迷走紧张加强,心交感

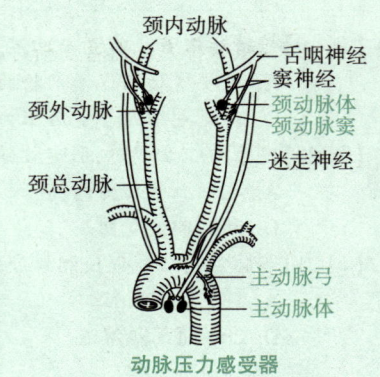

动脉压力感受器

紧张和交感缩血管紧张减弱,其效应表现为心率减慢,心输出量减少,外周阻力降低,故动脉血压回降。

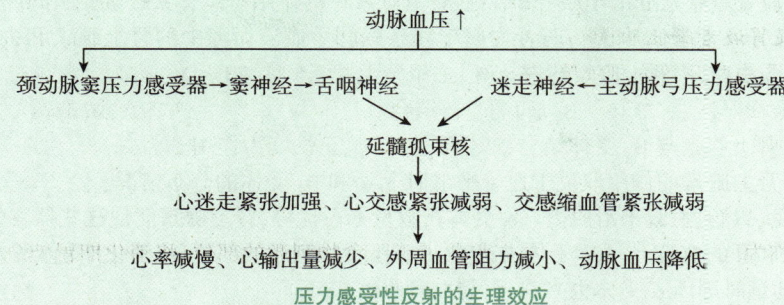

压力感受性反射的生理效应

④生理意义　该反射是一种负反馈调节,其主要作用是在心输出量、外周阻力、血容量等发生突然变化时,对动脉血压进行快速调节,其意义在于维持动脉血压的相对稳定,防止动脉血压过高或过低。

⑤反射特点　A.该反射主要对动脉血压进行调节,对呼吸无明显调节作用;B.该反射主要对动脉血压进行快速调节,在动脉血压的长期调节中不起重要作用;C.该反射主要维持动脉血压的相对稳定,而不是降压,因此对高血压患者无降压作用。

【例22】患者,78岁。突然从卧位转为立位时感头晕,立即测血压80/60mmHg。患者将会发生的生理变化为

　　A. 窦神经传入冲动增强,心迷走传出增强　　B. 窦神经传入冲动增强,心交感传出增强
　　C. 窦神经传入冲动减少,心迷走传出增强　　D. 窦神经传入冲动减少,心迷走传出减弱
　　E. 窦神经传入冲动减少,心交感传出减弱（2022）

【例23】男,16岁。阵发性心悸1年余,突发突止,发作间期心电图正常。10分钟前再次发作,心电图示快速、规则的QRS波群,形态正常,未见明显P波。急诊医师在患者右胸锁乳突肌内缘平甲状软骨水平处按摩数秒后,心律突然恢复正常。该治疗手法的作用机制是

　　A. 减弱心迷走神经紧张　　B. 兴奋颈动脉体感受器　　C. 加强心交感神经紧张
　　D. 兴奋主动脉弓压力感受器　　E. 兴奋颈动脉窦压力感受器

2. 体液调节

(1) 肾素-血管紧张素系统(RAS)　是人体重要的体液调节系统,对心血管系统的正常发育、心血管功能稳态、电解质和体液平衡的维持,以及血压的调节均具有重要作用。

①肾素、血管紧张素的转换过程　肝脏合成的血管紧张素原,在肾近球细胞合成的肾素的作用下生成血管紧张素Ⅰ,后者在血管紧张素转换酶(ACE)作用下生成血管紧张素Ⅱ。血管紧张素Ⅱ在氨基肽酶的作用下依次酶解为血管紧张素Ⅲ、血管紧张素Ⅳ。

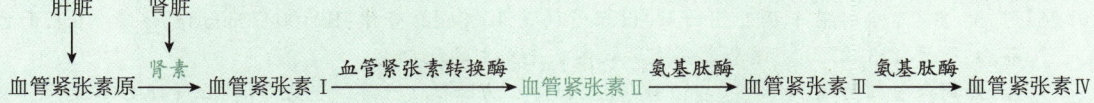

肾素-血管紧张素系统的组成与成员转换示意图

②肾素-血管紧张素系统的激活　循环血量减少导致肾血流灌注减少、血浆Na^+浓度降低、交感神经兴奋→入球小动脉感受器兴奋、致密斑兴奋→近球细胞合成和分泌肾素增多→使血管紧张素原转化为血管紧张素Ⅰ→血管紧张素Ⅱ→血管紧张素Ⅲ→肾上腺皮质分泌醛固酮增多→血容量增加、保Na^+排K^+。

③血管紧张素Ⅱ的生理功能　收缩全身微动脉,使外周血管阻力增加、血压升高;收缩静脉,使回心血量增多;使交感神经末梢释放递质增加;使交感缩血管中枢紧张加强;促进神经垂体释放血管升压素和缩宫素;增强促肾上腺皮质激素释放激素的作用;刺激醛固酮分泌;引起渴觉,导致饮水行为。

④其他血管紧张素的作用　血管紧张素Ⅰ一般无作用;血管紧张素Ⅱ的缩血管作用最强;血管紧张素Ⅲ的作用仅为血管紧张素Ⅱ的10%~20%;血管紧张素Ⅳ的作用与血管紧张素Ⅱ不同或相反。

(2)肾上腺素和去甲肾上腺素　两者均属于儿茶酚胺。血液循环中的肾上腺素和去甲肾上腺素主要由肾上腺髓质分泌,其中肾上腺素约占80%,去甲肾上腺素约占20%。

①肾上腺素　可与 α 和 β($β_1$+$β_2$)两类受体结合。

A. 在心脏　肾上腺素与 $β_1$ 受体结合,产生正性变时、正性变力作用。

B. 在血管　肾上腺素的作用取决于血管平滑肌上 α 和 $β_2$ 受体的分布情况。

C. 在皮肤、肾、胃肠、血管平滑肌上　α 受体在数量上占优势,肾上腺素能使这些器官的血管收缩。

D. 在骨骼肌和肝的血管上　$β_2$ 受体占优势,小剂量的肾上腺素常以兴奋 $β_2$ 受体的效应为主,引起血管舒张;而大剂量时则因 α 受体也兴奋,引起血管收缩。

②去甲肾上腺素　主要与血管 α 受体结合,也可与心肌 $β_1$ 受体结合,但与血管平滑肌 $β_2$ 受体结合的能力较弱。静脉注射去甲肾上腺素可使全身血管广泛收缩,动脉血压升高;而血压升高又使压力感受性反射活动加强,由于压力感受性反射对心脏的效应超过去甲肾上腺素对心脏的直接效应,故心率减慢。

	肾上腺素	去甲肾上腺素
来源	肾上腺髓质	肾上腺髓质、肾上腺素能神经末梢释放
比例	占80%	占20%
作用机制	可与 α、β 受体结合	与血管 α 受体结合的能力大于与心肌 $β_1$ 受体结合的能力
对心肌作用	与 $β_1$ 受体结合(正性变时、正性变力)	与心肌 $β_1$ 受体结合(次要作用)
对血管作用	取决于血管平滑肌上 α、$β_2$ 受体的分布情况	与血管 α 受体结合(主要作用)
生理效应	小剂量静脉注射后,血管舒张,外周阻力降低,脉压增高,心输出量增加,心率增快	静脉注射后,全身血管收缩,外周阻力增加,血压升高,心率减慢(注意!)

注意:9 版《生理学》P128 和 P136 去甲肾上腺素作用的区别,前者是指去甲肾上腺素对离体心脏的生理作用,后者是指对整体心血管系统的生理作用。

【例24】在肾脏产生的激素是
　　A. 皮质醇　　　　　　　　B. 醛固酮　　　　　　　　C. 肾上腺素
　　D. 去甲肾上腺素　　　　　E. 肾素

【例25】关于血管紧张素Ⅱ生理作用的描述,错误的是
　　A. 收缩全身阻力血管　　　B. 收缩容量血管　　　　　C. 促进肾上腺皮质释放醛固酮
　　D. 促进下丘脑释放血管升压素　E. 促进交感神经末梢释放去甲肾上腺素

【例26】男,35 岁。1 小时前车祸外伤出血,出血量约为 1000ml。查体:BP100/70mmHg,体重 70kg,面色苍白,心率 125 次/分。该患者受伤后机体首先发生的反应是
　　A. 外周血管阻力增加　　　B. 外周血管阻力降低　　　C. 外周血管阻力不变
　　D. 脑和心脏的血管收缩　　E. 循环血液中儿茶酚胺减少
　　A. 心交感神经冲动增多　　B. 交感缩血管纤维冲动增多　C. 心迷走神经冲动增多
　　D. 主动脉神经传入冲动减少　E. 交感舒血管纤维冲动增多

【例27】体位性低血压恢复正常时,心率加快的原因是

【例28】临床上按摩颈动脉窦治疗阵发性室上性心动过速的直接作用是

【例29】颈动脉窦灌注压升高时诱发降压反射的起因是(2021)

(3)血管升压素(VP)　也称抗利尿激素(ADH),是由下丘脑神经元合成的激素。

①当血浆晶体渗透压升高时,可通过下丘脑渗透压感受器促进血管升压素在神经垂体的释放。当血容量减少、血压降低时,则通过容量感受器和压力感受器反射性促进血管升压素释放。

②血管升压素生理水平的升高,可增强集合管对水的通透性,有助于水的重吸收,产生抗利尿作用,调节细胞外液量。但在失血、失水、禁水等情况下,由于血管升压素大量释放入血,不仅继续调节体液渗透压,维持血容量,而且还可促进血管收缩,对恢复动脉血压的稳态起到重要的作用。

(4)血管内皮产生的血管活性物质　血管内皮细胞可产生并释放多种血管活性物质。

①血管内皮生成的舒血管物质　主要有一氧化氮(NO)和前列环素(PGI_2)。

②血管内皮生成的缩血管物质　内皮素是内皮细胞合成的多肽,具有强烈而持久的缩血管效应。

(5)心房钠尿肽(ANP)　主要由心房肌细胞合成,具有利钠、利尿、舒张血管、降低血压、减慢心率、调节细胞增殖的作用。

五、器官循环

1. 冠状动脉(冠脉)循环的血流特点

(1)灌注压高,血流量大　冠状动脉直接开口于主动脉根部,其开口处的血压等于主动脉压。冠状动脉血流量占心输出量的4%~5%,而心脏重量仅占体重的0.5%左右,可见冠状动脉血流量极大。

(2)摄氧率高,耗氧量大　心肌富含肌红蛋白,其摄氧能力很强。动脉血流经心脏后,约70%的氧可被心肌摄取,远高于其他器官组织(25%~30%)。心肌耗氧量也很大。

(3)血流量受心肌收缩的影响发生周期性变化

①冠状动脉血流量的主要影响因素　冠状动脉血流量的多少主要取决于<u>动脉舒张压</u>的高低和<u>心舒期</u>的长短。当体循环外周阻力增加时,动脉舒张压升高,冠状动脉血流量增加。当心率加快时,心舒期缩短,冠状动脉血流量减少。

②心动周期对冠状动脉血流量的影响　在一次心动周期中,冠状动脉血流量急剧降低的时相是等容收缩期,冠状动脉血流量急剧增加的时相是等容舒张期。

心动周期	冠状动脉血流量	原因
左心室等容收缩期	冠状动脉血流量↓	心肌收缩压迫左冠状动脉
左心室射血期	冠状动脉血流量↑	主动脉压升高,导致冠状动脉血压增高
左心室减慢射血期	冠状动脉血流量↓	—
左心室舒张期	冠状动脉血流量↑	因心室舒张,对冠状动脉的压迫解除
左心室等容舒张期	在舒张早期达高峰,后逐渐降低	—
左心房收缩	对冠状动脉血流量影响不明显	—

2. 冠状动脉血流量的调节

	使冠状动脉血流量增加的因素	使冠状动脉血流量减少的因素
心肌代谢水平影响	心肌代谢增强,代谢产物堆积,引起冠状动脉舒张:腺苷(作用最强)、H^+、CO_2、乳酸、缓激肽、前列腺素E	—
神经调节	在完整机体,神经因素的影响被心肌代谢改变引起的变化掩盖	—
激素调节	肾上腺素、去甲肾上腺素、甲状腺素	血管紧张素、大剂量血管升压素

注意:"舒、缩血管物质"与"使冠状动脉血流量增、减因素"的区别与联系:

①缩血管物质儿茶酚胺并非使冠状动脉收缩、血流量减少,而是使冠状动脉血流量增加;

②缩血管物质血管紧张素Ⅱ、血管紧张素Ⅲ、抗利尿激素(ADH)使冠状动脉血流量减少;

③舒血管物质前列腺素(PG)、缓激肽可使冠状动脉血流量增加。

【例30】使冠状动脉血流量增多的因素是
　　A. 主动脉舒张压降低　　B. 体循环外周阻力减小　　C. 心室舒张期延长
　　D. 心室收缩期延长　　　E. 心率增加

注意：一般而言，心肌收缩时可压迫冠状动脉，使冠状动脉血流量减少；舒张期冠状动脉血流量增加，因此收缩期延长使冠状动脉血流量减少，舒张期延长使冠状动脉血流量增加。

【例31】可导致冠状动脉强烈舒张的因素是
　　A. 交感神经兴奋α受体　　B. 迷走神经兴奋N受体　　C. 腺苷
　　D. ATP　　　　　　　　　E. 洋地黄（2022）

▶ **常考点**　　考试重点，需全面掌握。

　　参考答案——详细解答见《2024国家临床执业及助理医师资格考试历年考点精析(上、下册)》

1. ABCDE　　2. ABCDE　　3. ABCDE　　4. ABCDE　　5. ABCDE　　6. ABCDE　　7. ABCDE
8. ABCDE　　9. ABCDE　　10. ABCDE　　11. ABCDE　　12. ABCDE　　13. ABCDE　　14. ABCDE
15. ABCDE　　16. ABCDE　　17. ABCDE　　18. ABCDE　　19. ABCDE　　20. ABCDE　　21. ABCDE
22. ABCDE　　23. ABCDE　　24. ABCDE　　25. ABCDE　　26. ABCDE　　27. ABCDE　　28. ABCDE
29. ABCDE　　30. ABCDE　　31. ABCDE

第5章 呼 吸

▶ **考纲要求**

①肺通气:肺通气原理(肺通气的动力和阻力),肺容积和肺容量,肺通气量与肺泡通气量。②呼吸气体交换:肺换气的过程及其影响因素。③气体在血液中的运输:氧在血液中的运输(血红蛋白与氧的运输、血氧指标、氧解离曲线及其影响因素),二氧化碳在血液中的运输形式及其影响因素。④化学感受性呼吸反射:外周和中枢化学感受器,化学因素(PCO_2、$[H^+]$和低氧)的调节作用。

▶ **复习要点**

一、肺通气

1. 肺通气原理

肺通气是指气体在外界大气和肺泡之间的交换过程。

(1)肺通气的动力 呼吸肌的收缩和舒张,引起胸廓节律性扩大和缩小,导致肺的舒张和缩小,造成外界环境和肺泡间周期性压力差,实现肺通气过程。可见,肺通气的直接动力是外界环境和肺泡间的气压差,原动力是呼吸肌收缩和舒张引起的节律性呼吸运动。

①胸膜腔 肺和胸廓之间存在一个潜在的密闭性腔隙,称为胸膜腔,由紧贴肺表面的胸膜脏层和紧贴于胸廓内壁的胸膜壁层构成。胸膜腔内没有气体,仅有少量浆液。

②胸膜腔内压 胸膜腔内的压力称为胸膜腔内压。正常情况下,胸膜腔内压总是低于大气压,故称胸内负压。胸膜腔内压=肺内压-肺回缩压。在吸气末或呼气末,肺内压=大气压,若以大气压=0,则胸膜腔内压=-肺回缩压。因此平静呼吸时,吸气末胸膜腔内负压绝对值最大。

呼吸肌的收缩和舒张是肺通气的原动力,它引起胸廓的张缩,由于胸膜腔和肺的结构功能特点,肺随胸廓的张缩而张缩,肺容积的这种变化又造成肺泡气与外界大气之间的压力差,此压力差直接推动气体进出肺。

注意:肺通气的原动力是呼吸肌的舒缩,肺通气的直接动力是肺泡气与外界大气之间的压力差。

【例1】肺通气的直接动力是
  A. 肺内压与胸内压之差　　B. 胸内压与跨壁压之差　　C. 大气压与肺内压之差
  D. 大气压与胸内压之差　　E. 大气压与跨壁压之差

【例2】胸膜腔内压等于
  A. 大气压-非弹性阻力　　B. 大气压+跨肺压　　C. 大气压+跨胸壁压
  D. 大气压-肺弹性回缩力　　E. 大气压+肺弹性回缩力

(2)肺通气的阻力 是指肺通气过程中遇到的阻力,分为弹性阻力和非弹性阻力两类。

①弹性阻力 包括肺的弹性阻力和胸廓的弹性阻力,其中以前者最重要。

A.肺的弹性阻力 主要来自肺组织本身的弹性阻力和肺泡表面张力产生的回缩力。

肺组织本身的弹性阻力主要来自弹性纤维和胶原纤维,占肺总弹性阻力的1/3。

肺泡表面张力产生的回缩力主要来自液-气界面表面张力所产生的回缩力,占肺总弹性阻力的2/3。

B. 胸廓的弹性阻力　主要来自胸廓的弹性成分。

C. 肺表面活性物质　由肺泡Ⅱ型细胞分泌,主要成分是二棕榈酰卵磷脂(DPPC)。

分子特点	DPPC 是双嗜性分子,一端为非极性疏水的脂肪酸,不溶于水;另一端是极性的,易溶于水 DPPC 分子垂直排列于肺泡内液-气界面,极性端插入液体层,非极性端朝向肺泡腔
功能	①降低肺泡表面张力,有助于肺泡的稳定性 　　肺泡大时,DPPC 密度减小,使肺泡表面张力增大,可防止肺泡过度膨胀 　　肺泡小时,DPPC 密度增大,使肺泡表面张力减小,可防止肺泡塌陷 ②减少肺组织液生成,防止肺水肿 ③防止肺不张 ④可使肺顺应性变大,能减小肺的弹性阻力 ⑤降低吸气阻力,减少吸气做功
DPPC↓	成年人患肺炎、肺血栓时,可因 DPPC 减少发生肺不张 导致新生儿呼吸窘迫综合征(肺泡内表面透明质膜形成,发生肺不张) 肺顺应性降低,导致吸气性呼吸困难

D. 弹性阻力与顺应性的关系　弹性阻力是指物体对抗外力作用所引起的变形的力。顺应性是指弹性体在外力作用下发生变形的难易程度。顺应性与弹性阻力成反比:容易变形者弹性阻力小;不易变形者弹性阻力大。肺和胸廓均为弹性组织,均具有弹性阻力。

②非弹性阻力　包括惯性阻力、黏滞阻力和气道阻力。气道阻力来自气体流经呼吸道时气体分子间和气体分子与气道壁之间的摩擦,是非弹性阻力的主要成分,占 80%~90%。

健康成人平静时,总气道阻力主要发生在鼻(约占总阻力 50%)、声门(约占 25%)、气管和支气管(约占 15%)等部位,仅约 10%的阻力发生在口径<2mm 的细支气管。

气道阻力受气流速度、气流形式、气道口径等因素的影响。气流速度快、气流呈湍流、气道口径减小等都能使气道阻力增大而影响肺通气。其中,气道口径最为重要。

	弹性阻力	非弹性阻力
比例	占总通气阻力的 70%	占总通气阻力的 30%
阻力类型	弹性阻力在气流停止的静止状态下仍存在 属于静态阻力	非弹性阻力只在气体流动时才有 属于动态阻力
阻力来源	①肺的弹性阻力——最主要 　　肺组织本身的弹性阻力(占 1/3) 　　肺泡内侧面表面张力产生的回缩力(占 2/3) ②胸廓的弹性阻力——胸廓的弹性成分	①气道阻力——为非弹性阻力的主要部分 　　主要受气道口径的影响 ②惯性阻力——平静呼吸时很小 ③组织的黏滞阻力——平静呼吸时很小
计算公式	肺顺应性 = $\dfrac{\text{肺容积的变化}}{\text{跨肺压的变化}}$ (L/cmH$_2$O) 胸廓顺应性 = $\dfrac{\text{胸腔容积的变化}}{\text{跨胸壁压的变化}}$ (L/cmH$_2$O)	气道阻力 = $\dfrac{\text{大气压与肺内压之差 (cmH}_2\text{O)}}{\text{单位时间内气体流量 (L/s)}}$ 气道阻力 $R \propto (1/r^4)$
总阻力	总顺应性 = 0.1L/cmH$_2$O	总气道阻力 = 1~3cmH$_2$O/(L/s)

【例 3】肺表面活性物质减少将导致

　　A. 肺难于扩张　　　　　　　　　B. 肺弹性阻力减小　　　　　C. 肺顺应性增大
　　D. 肺泡内液体表面张力降低　　　E. 小肺泡内压小于大肺泡内压

2. 肺容积和肺容量

(1)肺容积　是指不同状态下肺所能容纳的气体量,随呼吸运动而变化。通常肺容积可分为潮气量、补吸气量、补呼气量和余气量,它们互不重叠,全部相加后等于肺总量。

指标	代号	定义	成人正常值
潮气量	TV	是指每次呼吸时吸入或呼出的气体量。潮气量的大小取决于呼吸肌收缩的强度、胸和肺的机械特性以及机体的代谢水平	400~600ml
补吸气量	IRV	是指平静吸气末,再尽力吸气所能吸入的气体量 补吸气量反映吸气的储备量	1500~2000ml
补呼气量	ERV	是指平静呼气末,再尽力呼气所能呼出的气体量 补呼气量反映呼气的储备量	900~1200ml
余气量	RV	是指最大呼气末尚存留于肺内不能呼出的气体量 余气量的存在可避免肺泡在低肺容积条件下发生塌陷	1000~1500ml

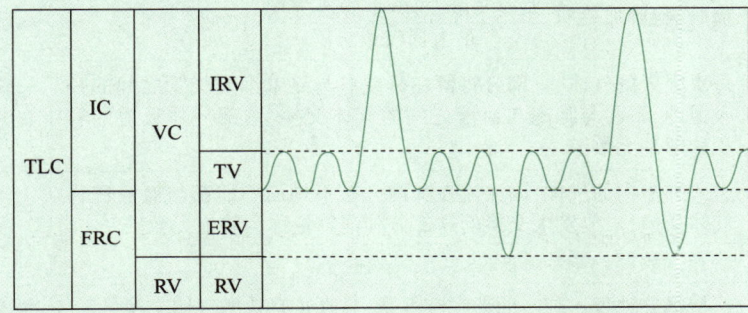

(2)**肺容量**　是指肺容积中两项或两项以上的联合气体量,包括深吸气量、功能余气量、肺活量、肺总量。

指标	代号	定义	成人正常值
深吸气量	IC	是指从平静呼气末做最大吸气时,所能吸入的气体量 深吸气量是衡量最大通气潜力的重要指标	—
功能余气量	FRC	①是指平静呼气末尚存留在肺内的气体量;②其意义是缓冲呼吸过程中肺泡气 PO_2 和 PCO_2 的变化幅度	2500ml
肺活量	VC	是指尽力吸气后,从肺内所能呼出的最大气体量 可反映一次通气的最大能力,为肺功能测定的常用指标	男3500ml,女2500ml
用力肺活量	FVC	一次最大吸气后,尽力尽快呼气所能呼出的最大气体量	略小于肺活量
1秒用力呼气量	FEV_1	尽力最大吸气后,再尽力尽快呼气,第1秒所能呼出的最大气体量	—
FEV_1/FVC%	—	1秒用力呼气量与用力肺活量的百分比	83%
肺总量	TLC	肺所能容纳的最大气体量。TLC=肺活量+余气量	男5000ml,女3500ml

注意:肺总量="肺活量+余气量",而不是"肺活量+功能余气量"。

临床上,FEV_1/FVC在阻塞性肺疾病和限制性肺疾病的鉴别诊断中具有重要价值。在支气管哮喘等阻塞性肺疾病患者,FEV_1的降低比FVC更明显,因而FEV_1/FVC变小,要呼出相当于FVC的气体量往往需要较长的时间,此外还显示余气量增大;而在肺纤维化等限制性肺疾病患者,FEV_1和FVC均下降,但FEV_1/FVC仍可基本正常,此外还显示余气量减少。

【例4】患者肺活量为3600ml,潮气量为400ml,补吸气量为2600ml。其补呼气量是
　　A. 600ml　　　　　　　　B. 1000ml　　　　　　　　C. 2600ml
　　D. 3600ml　　　　　　　E. 4000ml(2022)

【例5】女,20岁。咳嗽、胸闷1周。查体:右下肺呼吸音消失。胸部X线片示右侧大量胸腔积液。该患者肺通气功能检查最不可能出现的结果是
  A. 一秒量下降   B. 余气量下降   C. 肺总量下降
  D. 用力肺活量下降   E. 一秒率下降

3. 肺通气量和肺泡通气量

(1) 基本概念

指标	定义	成人正常值
肺通气量	肺通气量是指每分钟吸入或呼出的气体总量 肺通气量=潮气量×呼吸频率	=500ml×(12~18) =6~9L/min
最大随意通气量	尽力作深、快呼吸时,每分钟吸入或呼出的最大气体量	150L
通气储量百分比	通气储量(%)= $\dfrac{最大通气量-每分平静通气量}{最大通气量}$ ×100%	≥93%
解剖无效腔	每次吸入的气体,一部分将留在鼻或口与终末细支气管之间的呼吸道内,不参与肺泡与血液之间的气体交换,这部分呼吸道的容积称解剖无效腔	150ml
肺泡无效腔	进入肺泡内的气体,因血流在肺内分布不均而不能都与血液进行气体交换,未能发生交换的这部分肺泡容量称为肺泡无效腔	—
生理无效腔	生理无效腔=解剖无效腔+肺泡无效腔	—
肺泡通气量	是指每分钟吸入肺泡的新鲜空气量,是真正有效的气体交换量 肺泡通气量=(潮气量−无效腔气量)×呼吸频率	每次呼吸仅使肺泡内气体更新1/7

(2) 各种呼吸方式对肺泡通气量的影响 如下。

	潮气量(ml)	呼吸频率(次/分)	肺通气量(ml/min)	肺泡通气量(ml/min)
平静呼吸	500	16	500×16=8000	(500−150)×16=5600
浅快呼吸	250	32	250×32=8000	(250−150)×32=3200
深慢呼吸	1000	8	1000×8=8000	(1000−150)×8=6800

注意:①无效腔气量=150ml,潮气量=500ml。
②肺通气量=潮气量×呼吸频率。
③肺泡通气量=(潮气量−无效腔气量)×呼吸频率=肺通气量−无效腔气量×呼吸频率。

【例6】每分通气量和肺泡通气量之差等于
  A. 潮气量×呼吸频率   B. 功能余气量×呼吸频率   C. 余气量×呼吸频率
  D. 无效腔气量×呼吸频率   E. 肺活量×呼吸频率

【例7】呼吸频率加倍,潮气量减半,将使
  A. 每分通气量增加   B. 每分通气量减少   C. 肺泡通气量增加
  D. 肺泡通气量减少   E. 肺泡通气量不变

二、呼吸气体交换

1. 肺换气的过程

肺换气是指肺泡与肺毛细血管间的气体交换。肺换气是以气体扩散方式进行的。
气体分子总是从压力高处向压力低处发生净转移,故气体交换的关键因素是交换部位两侧的气压

差,它是气体交换的动力。

O₂ 和 CO₂ 的交换都是以**单纯扩散**方式通过细胞膜实现的。气体总是顺分压差进行扩散。在肺泡,O₂ 从分压高的肺泡通过呼吸膜扩散到血液,而 CO₂ 则从分压高的毛细血管血液中扩散到分压低的肺泡中。O₂ 和 CO₂ 在血液和肺泡间的扩散极为迅速,不到 0.3s 即可达到平衡。

血液由心脏→动脉→毛细血管→组织细胞→静脉。随着血液循环,心脏射出的含氧丰富的动脉血,经肺毛细血管与肺泡之间、组织液和细胞之间进行气体交换后,O₂ 分压越来越低,CO₂ 分压越来越高。

注意:①气体交换的动力是交换部位两侧气体的分压差。
②肺通气的直接动力是大气和肺泡间的气压差,肺通气的原动力是呼吸肌的收缩与舒张。

【例8】肺换气的驱动力是
  A. 呼吸膜通透性   B. 气体分子溶解度   C. 气体分子与血红蛋白亲和力
  D. 呼吸膜气体交换面积 E. 呼吸膜两侧气体分压梯度

【例9】体内 CO₂ 分压最高的部位是
  A. 静脉血液   B. 毛细血管血液   C. 动脉血液
  D. 组织液   E. 细胞内液

2. 肺换气的影响因素

(1) **呼吸膜的厚度** 肺换气的结构基础是呼吸膜。正常情况下,呼吸膜的平均厚度为 0.6μm,气体容易通过。气体扩散速率与呼吸膜厚度成反比,呼吸膜越厚,单位时间内交换的气体量越少。

(2) **呼吸膜的面积** 气体扩散速率与扩散面积成正比。正常成年人两肺的肺泡总数约 7 亿个,总扩散面积达 70m²。运动时,扩散面积增大;肺不张、肺实变、肺气肿时扩散面积缩小。

(3) **通气/血流($\dot{V}_A/\dot{Q}$)比值** 是指每分肺泡通气量和每分肺血流量的比值。

	原因	生理意义
$\dot{V}_A/\dot{Q}=0.84$	$\dot{V}_A/\dot{Q}=\dfrac{每分肺泡通气量}{每分肺血流量}=\dfrac{4.2}{5}=0.84$	健康成人肺总的 $\dot{V}_A/\dot{Q}=0.84$ 只有适宜的 $\dot{V}_A/\dot{Q}$ 比值,才能实现适宜的肺换气
$\dot{V}_A/\dot{Q}>0.84$	$\dot{V}_A\uparrow$(肺通气过度) $\dot{Q}\downarrow$(肺血流减少)	部分肺泡气体未能与血液进行充分气体交换 相当于肺泡无效腔增大
$\dot{V}_A/\dot{Q}<0.84$	$\dot{V}_A\downarrow$(肺通气不足) $\dot{Q}\uparrow$(肺血流相对过剩)	①部分血液流经通气不良的肺泡,混合静脉血中的气体不能得到充分更新,就直接流回了心脏 ②相当于发生了功能性动-静脉短路

【例10】可导致肺通气/血流比值>0.8 的疾病是
  A. 肺血栓栓塞   B. 肺气肿   C. 肺水肿
  D. 肺不张   E. 肺纤维化(2022)

三、气体在血液中的运输

1. 氧在血液中的运输

(1) **氧的运输形式** O₂ 和 CO₂ 在血液中均以物理溶解和化学结合两种形式进行运输。

	O₂ 的运输形式	CO₂ 的运输形式
物理溶解	占总运输量的 1.5%	占总运输量的 5%
化学结合	氧合血红蛋白(HbO₂,占 98.5%)	碳酸氢盐(HCO₃⁻,占 88%) 氨基甲酰血红蛋白(HHbNHCOOH,占 7%)

(2)血红蛋白与氧的运输 O_2 主要以氧合血红蛋白(HbO_2)的化学结合方式在血液中运输。扩散入血的 O_2 能与红细胞中的血红蛋白(Hb)发生可逆性结合。由于肺部 O_2 分压较高,促进 Hb 与 O_2 结合,反应向右进行。血液流经组织处, O_2 分压较低,则反应向左进行, HbO_2 解离,释放出 O_2。

$$Hb + O_2 \xrightleftharpoons[PO_2 \text{低}]{PO_2 \text{高}} HbO_2$$

(3)血氧指标

①血红蛋白的氧含量 是指 100ml 血液中血红蛋白实际结合的氧量。

②血红蛋白的氧容量 是指 100ml 血液中血红蛋白能结合的最大氧量。

③血红蛋白的氧饱和度 指血红蛋白氧含量和氧容量的百分比。正常人动脉血血红蛋白的氧饱和度为 97%。

(4)氧解离曲线 是表示血液 PO_2 与 Hb 氧饱和度关系的曲线。该曲线既表示在不同 PO_2 下 O_2 与 Hb 的解离情况,同样也反映在不同 PO_2 时 O_2 与 Hb 的结合情况。该曲线呈 S 形,可分为三段。

①氧解离曲线的上段 相当于 PO_2 在 60~100mmHg 之间时的 Hb 氧饱和度,反映 Hb 与 O_2 结合的部分。这段曲线的特点是比较平坦,表明在这个范围内 PO_2 变化对 Hb 氧饱和度或血氧含量影响不大。

②氧解离曲线的中段 比较陡峭,相当于 PO_2 在 40~60mmHg 之间的 Hb 氧饱和度,是反映 HbO_2 释放 O_2 的部分。PO_2 为 40mmHg 时,Hb 氧饱和度约为 75%,血氧含量约为 14.4ml/100ml(血液),即每 100ml 血液流经组织时释放 5ml O_2。

③氧解离曲线的下段 相当于 PO_2 在 15~40mmHg 之间时的 Hb 氧饱和度,也是反映 HbO_2 与 O_2 解离的部分。在组织活动加强时,组织中的 PO_2 可降至 15mmHg,HbO_2 进一步解离,Hb 氧饱和度降至更低点,血氧含量仅约为 4.4ml/100ml(血液)。可见,该段曲线可反映血液中 O_2 的储备。

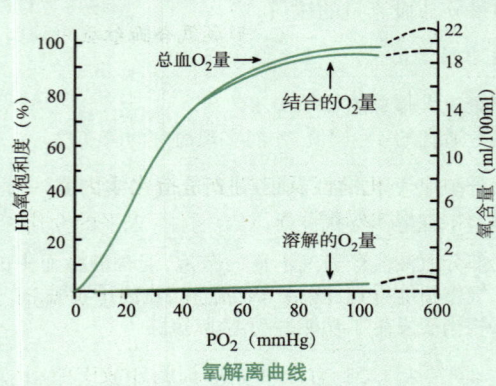
氧解离曲线

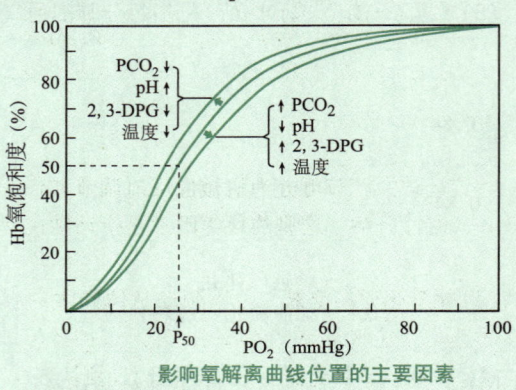
影响氧解离曲线位置的主要因素

(5)氧解离曲线的影响因素 O_2 与 Hb 的结合或解离受多种因素的影响。

①氧解离曲线右移(可增加氧的利用)——$PCO_2 \uparrow$、2,3-DPG$\uparrow$、T$\uparrow$、pH$\downarrow$。

②氧解离曲线左移(可减少氧的利用)——$PCO_2 \downarrow$、2,3-DPG$\downarrow$、T$\downarrow$、pH$\uparrow$。

【例 11】下列哪一种情况下氧解离曲线发生右移?

A. 肺通气阻力减小   B. 代谢性碱中毒   C. 2,3-二磷酸甘油酸增多

D. 血温降低   E. 血 CO_2 分压下降

【例 12】男,56 岁。因"肺部感染、休克"入监护室治疗。血气分析示该患者存在"代谢性酸中毒,Ⅱ型呼吸衰竭"。为保证患者的组织氧供,此时不宜快速纠正酸中毒,其主要原因在于酸中毒时

A. 组织氧摄取能力增加   B. 血红蛋白结合氧增加   C. 肺可获得更多的氧

D. 组织氧耗量减少   E. 氧离曲线右移

A. 氧分压   B. 氧含量   C. 氧容量

D. 氧饱和度　　　　　　　E. 氧合 Hb 的亲和力

【例 13】血中 Hb 所能结合的氧量是

【例 14】血中 Hb 实际结合的氧量是

2. 二氧化碳在血液中的运输及其影响因素

(1) **二氧化碳的运输形式**　CO_2 的运输形式有两种：物理溶解（约占 5%）和化学结合（约占 95%），后者的主要形式是碳酸氢盐（HCO_3^- 占 88%）和氨基甲酰血红蛋白（占 7%）。

① 碳酸氢盐　在血浆或红细胞内，溶解的 CO_2 与水结合生成 H_2CO_3，H_2CO_3 解离为 HCO_3^- 和 H^+。此反应快，可逆，但需要酶的催化（碳酸酐酶）。反应方向取决于 PCO_2 的高低，在组织，反应向右进行；在肺部，反应向左进行。碳酸酐酶在 CO_2 的运输中具有非常重要的意义。

$$CO_2+H_2O \underset{}{\overset{碳酸酐酶}{\rightleftharpoons}} H_2CO_3 \rightleftharpoons HCO_3^- + H^+$$

② 氨基甲酰血红蛋白　进入红细胞的一部分 CO_2 可与 Hb 的氨基结合，生成氨基甲酰血红蛋白（HHbNHCOOH）。此反应迅速、可逆，不需要酶的催化，受氧合作用的调节。

$$HbNHO_2+H^++CO_2 \underset{在肺}{\overset{在组织}{\rightleftharpoons}} HHbNHCOOH+O_2$$

(2) **影响二氧化碳运输的因素**　PO_2 影响 CO_2 与血红蛋白结合形式的运输。在 PO_2 高的肺部，Hb 与 O_2 结合形成 HbO_2，而不易与 CO_2 结合，因而动脉血 CO_2 含量少。但在 PO_2 低的全身组织，HbO_2 释放 O_2 后，酸性弱的 Hb 易与 CO_2 结合，并生成氨基甲酰血红蛋白，向肺部运输 CO_2。这种 PO_2 影响血红蛋白与 CO_2 结合的现象，称为何尔登效应。

【例 15】二氧化碳在血液中运输的主要方式是

A. 物理溶解　　　　　　B. 与水结合成碳酸　　　　　　C. 形成氧合血红蛋白

D. 形成碳酸氢盐　　　　E. 与血浆白蛋白结合

四、呼吸运动的调节

呼吸运动的调节可分为机械性反射调节和化学性反射调节。化学性反射调节是指化学因素对呼吸运动的反射性调节。这里的化学因素是指动脉血液、组织液或脑脊液中的 O_2、CO_2 和 H^+ 水平的变化。

1. 化学感受器

(1) **外周化学感受器**　位于颈动脉体和主动脉体。当动脉血 PO_2 降低、PCO_2 或 H^+ 浓度升高时，外周化学感受器受刺激，冲动经窦神经、迷走神经传入延髓，反射性引起呼吸加深加快。

(2) **中枢化学感受器**　位于延髓腹外侧浅表部位，生理性刺激是脑脊液和局部细胞外液中的 H^+，而不是 CO_2。当中枢化学感受器周围细胞外液中的 H^+ 浓度升高时，可刺激该感受器，兴奋呼吸中枢。

	外周化学感受器	中枢化学感受器
部位	颈动脉体（主要调节呼吸） 主动脉体（主要调节循环）	延髓腹外侧浅表部位的头区、尾区 （中区不具备化学感受性）
感受器	颈动脉体 I 型细胞	化学敏感神经元
特点	适宜刺激为 $H^+\uparrow$、$PaCO_2\uparrow$、$PaO_2\downarrow$ 感受的是 PaO_2，并不是 O_2 含量 对 $PaCO_2$ 突然增高的调节反应快	适宜刺激物为 H^+、CO_2（血液中 CO_2 进入中枢转变为 H^+） 对缺 O_2 不敏感，但对 H^+ 的敏感性高 对 $PaCO_2$ 突然增高的调节反应慢
生理功能	在机体低 O_2 时，维持对呼吸的驱动	调节脑脊液的 H^+ 浓度 使中枢神经系统有一定稳定的 pH 环境

注意：①$PaCO_2$ 可通过中枢化学感受器和外周化学感受器调节呼吸运动；
中枢化学感受器对 $PaCO_2$ 的敏感性高于外周化学感受器。
②PaO_2 只能通过外周化学感受器调节呼吸运动，因为中枢化学感受器对 PaO_2 的变化不敏感。
③H^+ 可通过中枢化学感受器和外周化学感受器调节呼吸运动；
中枢化学感受器对 H^+ 的敏感性高于外周化学感受器。

2. 化学因素对呼吸的调节作用

（1）CO_2 对呼吸的调节作用　CO_2 是调节呼吸运动的*最重要*的生理性化学因素。CO_2 既可通过刺激中枢化学感受器，又可通过外周化学感受器再兴奋呼吸中枢，使呼吸加深加快，其中以中枢化学感受器起主要作用。因此，一定水平的 $PaCO_2$ 对维持呼吸和呼吸中枢的兴奋性是必要的。

（2）H^+ 对呼吸的调节作用　H^+ 可通过外周和中枢化学感受器对呼吸进行调节，但中枢化学感受器的敏感性约为外周化学感受器的 25 倍。因 H^+ 通过血脑屏障的速度较慢，故*脑脊液中的 H^+* 才是中枢化学感受器的最有效刺激。在动脉血中，中枢化学感受器对 H^+ 的敏感性小于外周化学感受器。

（3）缺氧对呼吸的调节作用　缺 O_2 只能通过外周化学感受器对呼吸进行调节。外周化学感受器感受的是 PaO_2，并不是 O_2 含量。贫血或 CO 中毒时，血 O_2 含量降低，但 PaO_2 正常，故并不能加强呼吸。缺氧对中枢的直接作用是抑制。

（4）PCO_2、$[H^+]$ 和低氧在呼吸运动调节中的相互作用　在自然呼吸状况下，一种因素的改变往往会引起另一种或两种因素相继改变或几种因素同时改变。PCO_2、$[H^+]$ 和低氧三因素之间具有相互作用，对肺通气的影响既可因总和而增强，也可因相互抵消而减弱。通常，CO_2 对呼吸的刺激作用最强，H^+ 作用次之，低氧的作用最弱。

【例 16】缺氧对呼吸的影响通过
　　A. 中枢化学感受器　　　　B. 外周化学感受器　　　　C. 体液
　　D. 神经　　　　　　　　　E. 氢离子

【例 17】缺氧引起呼吸加深加快的原因是
　　A. 直接刺激呼吸中枢　　　B. 刺激中枢化学感受器　　C. 刺激外周化学感受器
　　D. 刺激呼吸肌　　　　　　E. 通过肺牵张反射

【例 18】动脉血 PCO_2 在 40~60mmHg 范围内升高时，呼吸运动的改变是
　　A. 幅度变深，频率变快　　B. 幅度变浅，频率变快　　C. 幅度变深，频率变慢
　　D. 幅度变浅，频率变慢　　E. 幅度变深，频度不变

【例 19】血液中 H^+ 浓度变化调节呼吸运动的主要刺激部位是
　　A. 支气管壁内肺牵张感受器　　B. 颈动脉窦和主动脉弓　　C. 延髓腹侧面化学感受器
　　D. 肺毛细血管旁感受器　　　　E. 颈动脉体和主动脉体

▶ **常考点**　考试重点，应全面掌握。

参考答案——详细解答见《2024 国家临床执业及助理医师资格考试历年考点精析(上、下册)》

1. ABCDE　　2. ABCDE　　3. ABCDE　　4. ABCDE　　5. ABCDE　　6. ABCDE　　7. ABCDE
8. ABCDE　　9. ABCDE　　10. ABCDE　　11. ABCDE　　12. ABCDE　　13. ABCDE　　14. ABCDE
15. ABCDE　　16. ABCDE　　17. ABCDE　　18. ABCDE　　19. ABCDE

第6章 消化和吸收

▶ **考纲要求**

①消化道平滑肌的特性：一般生理特性，电生理特性。②胃肠功能的调节：消化道的神经支配及其作用，胃肠激素及其作用。③胃内消化：胃液的性质、主要成分及其作用，胃液分泌的调节，胃的运动形式、胃排空及其控制。④小肠内消化：胰液的性质、主要成分及其作用，胰液分泌的调节。胆汁及其分泌和排出的调节。小肠的运动及其调节。⑤大肠的功能：排便反射，大肠内细菌的作用。⑥吸收：小肠作为吸收主要部位的特征，小肠内食物主要成分的吸收。

▶ **复习要点**

一、消化道平滑肌的特性

1. 一般生理特性

（1）**兴奋性较低，收缩缓慢** 消化道平滑肌的兴奋性较骨骼肌低，收缩的潜伏期、收缩期和舒张期所占的时间均比骨骼肌长得多，而且变异较大。

（2）**具有自律性** 消化道平滑肌在离体后，置于适宜的人工环境内仍能自动进行节律性收缩和舒张，但其节律较慢，远不如心肌规则。

（3）**具有紧张性** 消化道平滑肌经常保持一种微弱的持续收缩状态，即具有一定的紧张性。消化道各部分（如胃、肠）之所以能保持一定的形状和位置，与平滑肌具有紧张性这一特性密切相关。平滑肌的紧张性还能使消化道内经常保持一定的基础压力，有助于消化液向食物中渗透。平滑肌的各种收缩活动也都是在紧张性的基础上进行的。

（4）**富有伸展性** 作为中空容纳性器官，消化道平滑肌能适应接纳食物的需要进行很大的伸展，以增加其容积。良好的伸展性具有重要生理意义，能使消化道有可能容纳几倍于原初容积的食物，而消化道内压力却不明显升高。

（5）**对不同刺激的敏感性不同** 消化道平滑肌对电刺激较不敏感，而对机械牵拉、温度和化学性刺激却特别敏感。消化道平滑肌的这一特性与它所处的生理环境密切相关，消化道内食物对平滑肌的机械扩张、温度和化学性刺激可促进消化腺分泌及消化道运动，有助于食物的消化。

2. 电生理特性

消化道平滑肌的电位变化主要有静息电位、慢波电位和动作电位等三种形式。

（1）**静息电位** 消化道平滑肌的静息电位较小，通常为$-50\sim-60\text{mV}$，且不稳定，存在一定波动。静息电位主要因K^+平衡电位而形成。

（2）**慢波电位** 消化道平滑肌细胞在静息电位的基础上，自发地产生周期性的轻度去极化和复极化，由于其频率较慢，故称为慢波。因慢波频率对平滑肌的收缩节律起决定性作用，故又称基本电节律。

①不同部位的慢波频率不同，胃约3次/分，十二指肠约12次/分，回肠末端为8~9次/分。

②慢波波幅为$10\sim15\text{mV}$，持续时间由数秒至十几秒。

③慢波起源于消化道环形肌和纵行肌之间的Cajal间质细胞。它是胃肠活动的起搏细胞。

④去除胃肠平滑肌的支配神经后慢波依然出现，说明慢波的产生不依赖外来神经的支配，但慢波的

幅度和频率可接受自主神经的调节。

(3) **动作电位**　当慢波自动去极化达阈电位水平(约-40mV)时,可产生动作电位。动作电位时程较短,10~20ms,故又称为快波。消化道平滑肌锋电位去极化过程较慢,持续时间较长,幅度较低,且大小不等。去极化主要依赖 Ca^{2+} 内流,复极化由 K^+ 外流所致。

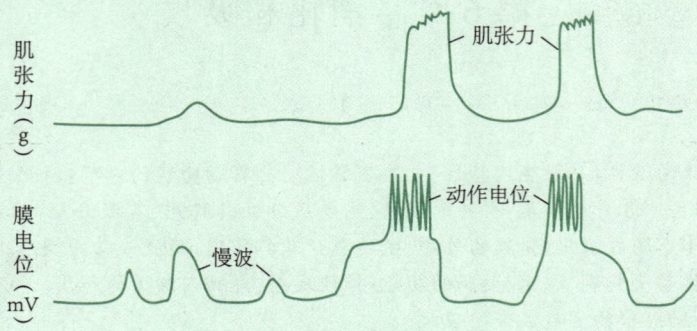

消化道平滑肌的电活动

平滑肌慢波、动作电位和收缩三者之间是紧密联系的。收缩主要在动作电位之后产生,而动作电位则在慢波去极化的基础上发生。因此,慢波被认为是平滑肌收缩的起步电位,是平滑肌收缩节律的控制波,它决定消化道运动的方向、节律和速度。

二、胃肠功能的调节

1. 消化道的神经支配及其作用

消化道平滑肌的神经支配包括内在神经系统和外来神经系统。前者包括肌间神经丛、黏膜下神经丛;后者包括交感神经和副交感神经。

	分布	神经递质	作用
肌间神经丛 (欧氏神经丛)	消化道纵行肌和环行肌之间	ACh、VIP NO、P 物质	参与消化道运动的控制
黏膜下神经丛 (麦氏神经丛)	消化道环行肌和黏膜层之间	ACh、VIP	调节腺体和内分泌细胞的分泌 调节肠内物质的吸收、局部血流控制
交感神经	壁内神经丛内的胆碱能神经元 消化道平滑肌、血管平滑肌 消化腺细胞	去甲肾上腺素	抑制消化道运动,抑制腺体分泌 减少血流量,收缩消化道括约肌
副交感神经	腺细胞、上皮细胞 血管和消化道平滑肌细胞	ACh	消化道收缩,增加腺体分泌 松弛消化道括约肌

【例1】关于胃肠内在神经丛的叙述,正确的是
　　A. 包括黏膜下神经丛和肌间神经丛
　　B. 含大量神经纤维,但神经元不多
　　C. 递质仅是乙酰胆碱或去甲肾上腺素
　　D. 仅有运动功能,而无感觉功能
　　E. 不受外来自主神经系统的控制

2. 胃肠激素及其作用

(1) **胃肠激素对消化器官的主要作用**　从胃到大肠的黏膜层内散在分布数十种内分泌细胞,由它们分泌的激素统称为胃肠激素。胃肠激素对消化器官的主要作用如下。

①调节消化腺的分泌和消化道的运动　不同的胃肠激素对不同的器官、组织可产生不同的调节作

用;一种激素可调节多个消化器官的功能,而一个消化器官的功能往往接受多种激素的调节。

②营养作用　一些胃肠激素具有促进消化道组织代谢和生长的作用,称为营养作用。例如,促胃液素可刺激胃泌酸腺区黏膜和十二指肠黏膜 DNA、RNA 和蛋白质的合成,从而促进其生长。

③调节其他激素的释放　如在消化期,抑胃肽可刺激胰岛素的分泌等。

(2) 主要胃肠激素的生理作用

激素名称	主要生理作用	引起释放的刺激物
促胃液素	促进胃酸和胃蛋白酶原分泌,使胃窦和幽门括约肌收缩,延缓胃排空,促进胃肠运动和胃肠上皮生长	蛋白质消化产物 迷走神经递质、扩张胃
缩胆囊素	刺激胰液分泌和胆囊收缩,增强小肠和大肠运动,抑制胃排空 增强幽门括约肌收缩、松弛壶腹括约肌,促进胰腺外分泌部的生长	蛋白质消化产物、脂肪酸
促胰液素	刺激胰液及胆汁中的 HCO_3^- 分泌,抑制胃酸分泌和胃肠运动 收缩幽门括约肌,抑制胃排空,促进胰腺外分泌部生长	盐酸、脂肪酸
抑胃肽	刺激胰岛素分泌,抑制胃酸和胃蛋白酶原分泌,抑制胃排空	葡萄糖、脂肪酸、氨基酸

【例2】有关促胃液素的叙述,错误的是

　　A. 促进胃酸的分泌　　　　B. 促进胃窦的运动　　　　C. 刺激胰岛素的释放

　　D. 刺激消化道黏膜的生长　　E. 促进胰液的分泌和胆固醇的合成

三、胃内消化

1. 胃液的性质、主要成分及其作用

(1) 胃液的性质　纯净的胃液是无色的酸性液体,pH 0.9~1.5,正常成年人每日分泌 1.5~2.5L。

(2) 胃液的主要成分　主要包括水分、盐酸、胃蛋白酶原、黏液、碳酸氢盐、内因子等。

(3) 胃液的作用　胃液中的胃酸由壁细胞分泌。胃液中的 H^+ 浓度为 150~170mmol/L,比血浆 H^+ 浓度高 $3×10^6$ 倍。因此,壁细胞分泌 H^+ 是逆巨大的浓度梯度而进行的原发性主动转运过程。H^+ 的分泌是依靠壁细胞顶端分泌小管膜中的质子泵实现的。质子泵具有转运 H^+、K^+ 和催化 ATP 水解的功能,故也称为 H^+,K^+-ATP 酶。质子泵每水解 1 分子 ATP 所释放的能量可驱使一个 H^+ 从胞内进入分泌小管,同时驱动一个 K^+ 从分泌小管腔进入胞内。

	分泌细胞	功能
盐酸(胃酸)	壁细胞	①激活胃蛋白酶原;②使食物中的蛋白质变性,有利于蛋白质的水解;③杀灭随食物进入胃内的细菌;④有助于小肠对铁和钙的吸收;⑤促进促胰液素、缩胆囊素的释放,引起胰液、胆汁和小肠液分泌
胃蛋白酶原	主细胞(为主)、颈黏液细胞、贲门腺、幽门腺	胃蛋白酶原被盐酸激活成胃蛋白酶后,消化水解蛋白质 已被激活的胃蛋白酶可自我激活胃蛋白酶原(正反馈)
胃的黏液	胃黏膜表面的上皮细胞、泌酸腺、贲门腺和幽门腺的黏液细胞	黏液具有较高的黏滞性和形成凝胶的特性,分泌后即覆盖于胃黏膜表面,形成一层厚约 500μm 的保护层。该保护层可在黏膜表面起润滑作用,减少粗糙食物对胃黏膜的机械损伤
碳酸氢盐	胃黏膜内非泌酸细胞	黏液-碳酸氢盐屏障能有效保护胃黏膜免受胃内盐酸和胃蛋白酶的损伤;可显著减慢离子在黏液层中的扩散速度
内因子	壁细胞	内因子可与维生素 B_{12} 结合,促进维生素 B_{12} 吸收。若内因子缺乏,可因维生素 B_{12} 吸收障碍而影响红细胞生成,引起巨幼红细胞性贫血

【例3】胃壁细胞分泌 H^+ 的方式是

A. 原发性主动转运 B. 继发性主动转运 C. 出胞作用
D. 单纯扩散 E. 易化扩散(2022)

【例4】女,72岁,乏力、面色苍白1年。40年前行胃大部切除术。查体:T36.5℃,P90次/分,R16次/分,BP110/80mmHg。皮肤及睑结膜苍白,双肺呼吸音清,心率90次/分,心律齐,各瓣膜听诊区未闻及杂音。腹软,上腹部见一长约7cm陈旧性手术瘢痕,全腹无压痛及反跳痛,未触及包块。实验室检查:Hb70g/L;粪隐血(-)。胃镜:吻合口炎症。与患者贫血有关的因素不包括

A. 叶酸缺乏 B. 胃蛋白酶缺乏 C. 维生素B_{12}缺乏
D. 铁缺乏 E. 胃酸缺乏

【例5】男,66岁。上腹胀痛10余年。胃镜检查:胃体黏膜变薄,血管透见,皱襞稀疏。病理检查:胃体腺体萎缩。该患者不应出现的生理变化是

A. 胃蛋白酶原分泌减少 B. 铁吸收减少 C. 维生素B_{12}吸收减少
D. 血清促胃液素降低 E. 胃酸分泌减少

【例6】可分泌胃蛋白酶原的主要细胞是

A. 肥大细胞 B. 壁细胞 C. 黏液细胞
D. 杯状细胞 E. 主细胞

2. 胃液分泌的调节

(1) **消化期的胃液分泌** 在消化间期(空腹时),胃液分泌很少,称消化间期胃液分泌。进食可刺激胃液大量分泌,称为消化期胃液分泌。根据消化道感受食物刺激的部位,将消化期胃液分泌分为头期、胃期和肠期三个时相,实际上这三个时期几乎是同时开始,相互重叠的。

	头期胃液分泌	胃期胃液分泌	肠期胃液分泌
分泌量	占整个消化期总量的30%	占整个消化期总量的60%	占整个消化期总量的10%
胃液特点	酸度和胃蛋白酶原含量很高,持续时间长,分泌量多	酸度和胃蛋白酶原含量很高	酸度不高,消化能力不是很强,胃蛋白酶原的含量低
消化能力	很强	比头期弱	很弱
刺激因素	由进食动作引起	食物对胃底、胃体部感受器的机械性和化学性刺激	食物进入小肠后,通过对小肠黏膜的机械性和化学性刺激
主要调节	神经调节	神经调节+体液调节	体液调节
作用机制	条件反射性分泌 非条件反射性分泌	经迷走-迷走反射引起胃液分泌 扩张幽门→G细胞→促胃液素 肽、氨基酸→G细胞→促胃液素	十二指肠黏膜释放促胃液素、肠泌酸素刺激胃酸分泌

(2) **促进胃酸分泌的主要因素**

①迷走神经 分泌的神经递质不同时,其生理作用各异。

A. 神经末梢释放乙酰胆碱(ACh)直接作用于壁细胞上的M_3受体,促进胃酸分泌。

B. 神经末梢释放ACh作用于胃黏膜内的肠嗜铬样(ECL)细胞,引起后者分泌组胺,组胺与壁细胞上的H_2受体结合,促进胃酸分泌。

C. 神经末梢释放促胃液素释放肽(GRP,又称铃蟾素、蛙皮素),作用于幽门部G细胞,后者分泌促胃液素,刺激壁细胞分泌胃酸。

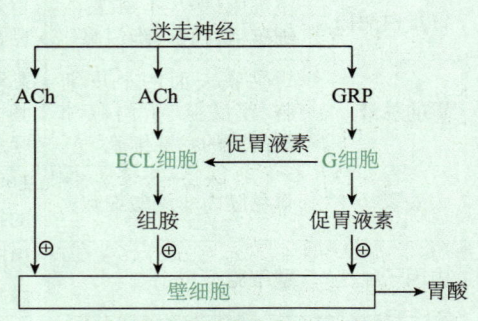

迷走神经兴奋刺激胃酸分泌示意图

②组胺 由 ECL 细胞分泌,以旁分泌的方式作用于壁细胞 H_2 受体,引起壁细胞分泌胃酸。

③促胃液素 促胃液素(胃泌素)由胃窦、十二指肠及空肠上段黏膜中的 G 细胞分泌,其生理作用有:A. 迷走神经兴奋时释放 GRP,可刺激 G 细胞分泌促胃液素,后者可强烈刺激壁细胞分泌胃酸;B. 刺激胃蛋白酶原的分泌;C. 刺激 ECL 细胞分泌组胺,间接促进壁细胞分泌胃酸;D. 促进消化道黏膜的生长和刺激胃、肠、胰的蛋白质合成,即营养作用;E. 加强胃肠运动和胆囊收缩,促进胰液、胆汁的分泌。

(3) 抑制胃液分泌的主要因素

①盐酸 消化期在食物入胃后可刺激 HCl 分泌,当 HCl 分泌过多时,可负反馈抑制胃酸分泌。当胃窦内 pH 降到 1.2~1.5 或十二指肠内 pH 降到 2.5 以下时,胃酸分泌受到抑制。其机制有:HCl 直接抑制胃窦黏膜 G 细胞释放促胃液素;胃酸刺激小肠黏膜释放促胰液素和球抑胃素,从而抑制胃酸分泌。

②脂肪 脂肪及其消化产物进入小肠后,可刺激小肠黏膜分泌多种胃肠激素,如促胰液素、缩胆囊素、抑胃肽、神经降压素、胰高血糖素等,抑制胃酸分泌。

③高张溶液 消化期当食糜进入十二指肠后,肠腔内出现高张溶液。高张溶液可刺激小肠内的渗透压感受器,通过肠-胃反射来抑制胃酸分泌。

> **注意:**①刺激组胺分泌的因素——促胃液素、乙酰胆碱。②抑制组胺分泌的因素——生长抑素。

【例 7】将蛋白质类食物通过胃瘘直接放入胃内引起胃液分泌的特点是
  A. 量大,酸度高,消化力较弱 B. 量大,酸度高,消化力较强 C. 量大,酸度低,消化力较强
  D. 量小,酸度低,消化力较弱 E. 量小,酸度低,消化力较强

【例 8】迷走神经兴奋刺激胃窦部 G 细胞分泌胃泌素的神经递质是
  A. 组胺 B. 乙酰胆碱 C. 铃蟾素
  D. 肾上腺素 E. 5-羟色胺

  A. 碳酸氢盐 B. 内因子 C. 盐酸
  D. 胃蛋白酶 E. 黏液

【例 9】能正反馈激活自身分泌的胃液成分是
【例 10】能负反馈抑制自身分泌的胃液成分是
【例 11】能促进促胰液素分泌的胃液成分是

3. 胃的运动、胃排空及其控制

(1) 胃的运动

①胃的运动形式 包括容受性舒张、紧张性收缩和蠕动,其中容受性舒张是胃特有的运动形式。

	容受性舒张	紧张性收缩	蠕动
定义	是指进食时食物刺激口腔、咽、食管等处的感受器,可反射性引起胃底和胃体的舒张	是指胃壁平滑肌经常处于一定程度的缓慢持续收缩状态	是指由胃平滑肌顺序舒缩引起的一种向前推进的波形运动
运动部位	胃头区(胃底和胃体上 1/3)	全胃	胃尾区(胃体下 2/3 和胃窦)
开始部位	胃头区	胃头区	胃中部
方向性	因无收缩,故无方向性	—	开始于胃中部,向幽门推进
生理功能	能使胃容量大大增加,以接纳大量食物入胃,而胃内压却无显著升高;防止食糜过早排入小肠,有利于食物在胃内充分消化	使胃保持一定的形状和位置,防止胃下垂;使胃内保持一定压力,以利于胃液渗入食团中,促进化学性消化;它是其他运动形式的基础	使食糜和胃液充分混合,以利于胃液发挥化学性消化作用,有利于块状食物进一步被磨碎和粉碎,并将食糜由胃排入十二指肠

②胃的容受性舒张　由进食动作(如咀嚼、吞咽)和食物对咽、食管等处感受器的刺激反射性地引起胃底和胃体平滑肌的舒张，称为**容受性舒张**。

A. 主要刺激物　食物对咽、食管等处感受器的刺激。

B. 反射机制　其传出、传入神经都是迷走神经，故称迷走-迷走反射。在这个反射过程中，迷走传出纤维是抑制性的，其末梢释放的递质为**血管活性肠肽(VIP)或 NO**。

C. 生理效应　胃的容受性舒张可使胃容量从空腹时的 50ml 扩大至 1.5L 左右，此时胃内压升高不明显，从而使胃能很好地接纳和暂时储存大量食物。

(2) 胃排空及其控制

①胃排空　是指食物由胃间断排入十二指肠的过程。食物入胃后 5 分钟开始胃排空，排空速度与食物的物理性状和化学组成有关。液体食物较固体食物排空快，小颗粒食物比大块食物快，等渗溶体较非等渗液体快。三类营养物质中，**糖类排空最快**，蛋白质次之，脂肪最慢。混合食物需要 **4~6 小时**完全排空。

②胃排空的控制　胃排空的直接动力是胃和十二指肠内的压力差，原动力是胃平滑肌的收缩。当胃运动加强使胃内压大于十二指肠内压时，便发生一次胃排空。在食糜进入十二指肠后，受十二指肠内因素的抑制，胃运动减弱而使胃排空暂停。如此反复，直至食糜全部排入十二指肠，故胃排空是间断进行的。

	胃内促进胃排空的因素	十二指肠内抑制胃排空的因素
影响因素	①食糜对胃的扩张刺激通过迷走-迷走反射、壁内神经丛反射加强胃的运动，促进胃排空 ②蛋白质消化产物对胃的扩张刺激和化学刺激引起**促胃液素**释放，它既可促胃运动，也能增强幽门括约肌收缩，其总效应是**延缓胃排空**	①食糜中的酸、脂肪、高渗溶液和对肠壁的机械性扩张，刺激十二指肠的多种感受器，通过肠-胃反射抑制胃的运动，减慢胃排空 ②食糜中的酸、脂肪可刺激小肠黏膜释放**促胰液素、抑胃肽**等而抑制胃的运动，延缓胃排空
反射方式	迷走-迷走反射，壁内神经丛反射	肠-胃反射
生理作用	加强胃的运动，促进胃排空	抑制胃的运动，延缓胃排空

A. 迷走-迷走反射　　　　　　B. 壁内神经丛反射　　　　　　C. 肠-胃反射

D. 迷走-迷走反射+肠-胃反射　　E. 迷走-迷走反射+壁内神经丛反射

【例 12】参与胃容受性舒张的有

【例 13】促进胃排空的因素有

【例 14】抑制胃排空的因素有

四、小肠内消化

1. 胰液及其分泌的调节

(1) 胰液的性质　胰液无色，无臭，偏碱性，为等渗液，其渗透压与血浆相等。其主要阳离子有 Na^+、K^+ 等，与血浆浓度相近，比较恒定；主要阴离子有 HCO_3^- 和 Cl^-；多种消化酶如下。

	分泌形式	主要功能	备注
胰淀粉酶	活性	是一种 α-淀粉酶，可将淀粉水解为糊精、麦芽糖	最适 pH6.7~7.0
胰脂肪酶	活性	可分解甘油三酯为脂肪酸、一酰甘油和甘油 其脂肪消化作用需**辅脂酶**的帮助	最适 pH7.5~8.5
胰蛋白酶	酶原	激活后能分解蛋白质为䏡和胨	酶原被肠激酶激活
糜蛋白酶	酶原	激活后能分解蛋白质为䏡和胨；还有较强的凝乳作用	酶原被胰蛋白酶激活
羧基肽酶	酶原	作用于多肽末端的肽链，释出具有自由羧基的氨基酸	酶原被胰蛋白酶激活
RNA 酶	酶原	可使相应的核糖核酸部分水解为单核苷酸	酶原被胰蛋白酶激活
DNA 酶	酶原	可使相应的脱氧核糖核酸部分水解为单核苷酸	酶原被胰蛋白酶激活

蛋白水解酶包括胰蛋白酶、糜蛋白酶、羧基肽酶,其中胰蛋白酶的含量最多。无活性的胰蛋白酶原在肠激酶作用下激活为有活性的胰蛋白酶,经正反馈再激活胰蛋白酶原。已活化的胰蛋白酶可以激活糜蛋白酶原、羧基肽酶原、核糖核酸酶原(RNA 酶原)、脱氧核糖核酸酶原(DNA 酶原)。

胰液含有消化三种营养物质的消化酶,是所有消化液中消化力最强、消化功能最全面的消化液。当胰液分泌障碍时,即使其他消化腺分泌正常,食物中的脂肪和蛋白质仍然不能完全被消化和吸收,常引起脂肪泻,但对糖的消化和吸收影响不大。

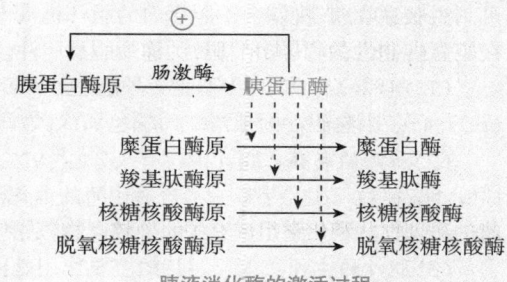

胰液消化酶的激活过程

(2)**胰液的生理作用** ①胰液有很强的消化能力;②HCO_3^- 中和进入十二指肠的胃酸,保护肠黏膜免受强酸的侵蚀;③HCO_3^- 造成的弱碱环境可为小肠内多种消化酶提供最适宜的 pH 环境。

(3)**胰液分泌的调节** 胰腺分泌受神经、体液因素的双重调节,以体液调节为主。

①神经调节 食物的感官性状和对所经消化道的刺激,可分别通过条件反射和非条件反射引起胰液分泌。反射的传出神经主要是迷走神经,可直接作用于胰腺引起胰液分泌,也可通过增强促胃液素的分泌间接促进胰液分泌。

②体液调节 主要受促胰液素、缩胆囊素的调节。刺激小肠黏膜分泌促胰液素最强的因素是盐酸,其次为蛋白质分解产物和脂酸钠,糖类几乎不起作用。迷走神经不能引起促胰液素释放。此外,参与调节胰液分泌的体液因素还有促胃液素、血管活性肠肽等,其作用与缩胆囊素、促胰液素相似。

	迷走神经兴奋	促胰液素	缩胆囊素(胆囊收缩素)
刺激物	食物的性状、气味以及食物对口腔、食管、胃、小肠的刺激,可兴奋迷走神经	盐酸(最强)>蛋白质分解产物>脂酸钠>糖类(几乎无作用)	蛋白质分解产物>脂酸钠>盐酸>脂肪>糖类(无作用)
作用部位	胰腺腺泡细胞	胰腺小导管上皮细胞	胰腺腺泡细胞
胰液特点	迷走神经兴奋可致胰液量少酶多即水分和碳酸氢盐少、胰酶多	促胰液素可致胰液量多酶少即水分和碳酸氢盐多、胰酶少	缩胆囊素可致胰液量少酶多即水分和碳酸氢盐少、胰酶多

注意:①迷走神经、胆囊收缩素(CCK)作用部位是腺泡细胞,主要分泌胰酶,故胰液特点为量少酶多。
②促胰液素作用部位是导管细胞,主要分泌水分和碳酸氢盐,故胰液特点为量多酶少。
③可采用形象记忆法记忆:"缩胆囊素"含"胆囊",胆囊的形状似"灯泡",因此作用部位为"腺泡"。"促胰液素"中的"液"或"胰泌素"中的"泌"都含"三点水",因此分泌的胰液含"水"多,而水又是流经"导管"的,因此作用部位就是"导管"细胞。

【例 15】激活糜蛋白酶原的是
　　A. 肠激酶　　　　　　　　B. 胰蛋白酶　　　　　　　　C. 盐酸
　　D. 组胺　　　　　　　　　E. 辅脂酶

【例 16】下列食物成分进入十二指肠后,刺激胆囊收缩素分泌作用最强的是
　　A. 电解质　　　　　　　　B. 碳水化合物　　　　　　　C. 脂肪
　　D. 蛋白质　　　　　　　　E. 纤维素

【例 17】患者,女,25 岁。腹泻、腹痛半个月。大便可见大量油性物质。胃镜检查发现十二指肠降部多发溃疡。基础胃素分泌量 12mmol/h(参考值 1~5mmol/h),血清促胃液素 1145.7pg/ml(参考值 50~150pg/ml)。出现脂肪泻的原因是
　　A. 小肠液分泌不足　　　　B. 胰液分泌不足　　　　　　C. 胆盐微胶粒群聚

D. 胆汁分泌不足　　　　　　E. 胰脂肪酶失活

2. 胆汁及其分泌和排出的调节

肝细胞能持续分泌胆汁。在非消化期，肝脏分泌的胆汁主要储存于胆囊内。进食后，食物及消化液可刺激胆囊收缩，将储存于胆囊内的胆汁排入十二指肠。直接从肝细胞分泌的胆汁，称为肝胆汁。储存在胆囊内并由胆囊排出的胆汁，称为胆囊胆汁。

(1) 胆汁的性质　　胆汁是一种有色、味苦、较稠的液体。肝胆汁呈金黄色，透明清亮，呈弱碱性(pH7.4)。胆囊胆汁因被浓缩而颜色加深，为深棕色，因 HCO_3^- 在胆囊中被吸收而呈弱酸性(pH6.8)。

(2) 胆汁的成分　　胆汁中含有水分(占97%)、无机物(Na^+、K^+、Ca^{2+}、HCO_3^-)、有机物(**胆盐**、胆色素、胆固醇、卵磷脂)。胆汁是唯一不含消化酶的消化液，**胆盐**是胆汁中最重要的成分，主要作用是促进脂肪的消化和吸收。**胆色素**是血红素的分解产物，是决定胆汁颜色的主要成分。**胆固醇**是肝脏脂肪代谢的产物。

(3) 胆汁的生理功能　　胆汁的主要作用是促进脂肪的消化和吸收。

① 促进脂肪的消化　　胆汁中的胆盐、卵磷脂、胆固醇均可作为乳化剂，降低脂肪的表面张力，使脂肪乳化成微滴分散在水性的肠液中，因而可增加胰脂肪酶的作用面积，促进脂肪的分解消化。

② 促进脂肪和脂溶性维生素的吸收　　肠腔中的脂肪分解产物，如脂肪酸、一酰甘油等均可掺入由胆盐聚合成的微胶粒中，形成水溶性的混合微胶粒。混合微胶粒则很容易穿过静水层而到达肠黏膜表面，从而促进脂肪分解产物的吸收。胆汁的这一作用，也有助于脂溶性维生素 A、D、E、K 的吸收。

③ 中和胃酸　　肝胆汁呈弱碱性，排入十二指肠后，可中和一部分胃酸。胆囊胆汁不能中和胃酸。

④ 促进胆汁自身分泌　　通过肠-肝循环重吸收的胆盐，可刺激肝细胞合成和分泌胆汁。

> **注意**：① 胆汁最重要的成分是胆盐，有利胆作用的主要成分是胆盐，促进脂肪消化吸收最重要的成分是胆盐。
> ② 食物是引起胆汁分泌和排出的自然刺激物，其中以高蛋白食物刺激作用最强。

(4) 胆汁分泌和排出的调节　　食物是引起胆汁分泌和排出的自然刺激物，按其刺激作用的强弱依次为高蛋白食物>高脂肪和混合性食物>糖类食物。胆汁的分泌和排出受神经、体液因素的调节，但以体液调节为主。

① 神经调节　　进食动作、食物对胃和小肠黏膜的刺激均可通过迷走神经反射引起肝胆汁分泌及胆囊收缩。

② 体液调节　　有多种体液因素参与调节胆汁的分泌和排出。

促胃液素	可通过血液循环作用于肝细胞引起胆汁分泌，也可先引起盐酸分泌，然后由盐酸作用于十二指肠黏膜，使之释放促胰液素进而促进胆汁分泌
促胰液素	主要促进胰液分泌，但也可刺激肝胆汁分泌，主要促进胆管上皮分泌大量的水和 HCO_3^-
缩胆囊素	可引起胆囊强烈收缩和 Oddi 括约肌舒张，促进胆汁排出；也有较弱的促胆汁分泌作用
胆盐	通过肠肝循环回吸收的**胆盐**是促进胆汁分泌的最主要刺激物

【例 18】胆汁排出障碍时，消化作用减弱的酶是
A. 肠激酶　　　　　　　B. 胰蛋白酶　　　　　　C. 糜蛋白酶
D. 胰脂肪酶　　　　　　E. 胰淀粉酶

【例 19】胆汁中促进脂肪消化和吸收的有效成分是
A. 脂肪酶　　　　　　　B. 胆红素　　　　　　　C. 胆绿素
D. 胆盐　　　　　　　　E. 胆固醇

【例 20】男，75 岁。腹胀、便秘、食欲不振半年。无腹痛、腹泻，无呕吐。既往体健。查体：T36.5℃，P80 次/分，R18 次/分，BP140/80mmHg，双肺呼吸音清，心律齐，腹软，无压痛，Murphy 征(-)。腹部 B 超示胆囊萎缩。可能受影响的情况是
A. 蛋白质分解　　　　　B. 蛋白质分解产物吸收　　C. 单糖吸收
D. 脂肪分解产物吸收　　E. 淀粉类食物消化分解

3. 小肠的运动及其调节

(1) 小肠的运动　小肠有紧张性收缩、分节运动、蠕动等运动形式。分节运动是小肠特有的以节段性肠壁环行肌交替舒缩为主的一种节律性活动。分节运动在空腹时几乎不存在,进食后逐渐增强。小肠各段分节运动的频率是不同的,上部频率较高,下部较低。分节运动的生理意义在于:①使食糜与消化液充分混合,有利于化学性消化;②增加食糜与小肠黏膜的接触,并不断挤压肠壁以促进血液和淋巴回流,有助于吸收;③分节运动本身对食糜的推进作用很小,但分节运动存在由上至下的频率梯度,这种梯度对食糜有一定的推进作用。

	紧张性收缩	分节运动	蠕动	蠕动冲
运动时期	消化间期+消化期	消化期	消化期	肠道病变时
发生部位	整个小肠平滑肌	被食糜充盈的小肠段	任何部位的小肠	梗阻或发生感染的小肠
运动特点	是小肠其他运动形式的基础,即使空腹时也存在,进食后显著增强	小肠分节段进行交替性收缩和舒张	蠕动慢(0.5~2cm/s),传播近(数厘米),食糜移动慢(1cm/min)	强烈快速蠕动,数分钟内将食糜从小肠始端一直推送到末端或直达结肠
主要功能	使小肠平滑肌保持一定的紧张度和腔内压,有利于吸收的进行	混合食糜和消化液有利于消化和吸收并不明显地推进食糜	缓慢推进肠内容物	快速推进肠内容物

(2) 小肠运动的调节　小肠运动主要受肌间神经丛的调节。
①神经调节　副交感神经兴奋时肠壁紧张性增高,肠蠕动加强。交感神经的作用与此相反。
②体液调节　促胃液素、P 物质、脑啡肽、5-羟色胺等可促进小肠的运动,促胰液素、生长抑素、肾上腺素等可抑制小肠运动。

【例21】小肠特有的运动形式是
　　A. 容受性舒张　　　　　　B. 袋状往返运动　　　　　　C. 蠕动
　　D. 紧张性收缩　　　　　　E. 分节运动(2023)

【例22】当小肠被食糜充盈时,小肠反复进行分节运动,其主要作用是
　　A. 充分混合食糜与消化液　　B. 将食糜不断向前推进　　C. 刺激胃肠激素的释放
　　D. 促进消化液继续分泌　　　E. 促进水分和营养物质的吸收

五、大肠的功能

1. 排便反射

正常人直肠内通常没有粪便。当肠蠕动将粪便推入直肠时,可扩张刺激直肠壁内的感受器,冲动沿盆神经和腹下神经传至腰、骶段脊髓的初级排便中枢,同时上传到大脑皮层引起便意。若条件许可,即可发生排便反射。这时冲动由盆神经传出,使降结肠、乙状结肠、直肠收缩,肛门内括约肌舒张。同时阴部神经的传出冲动减少,使肛门外括约肌舒张,于是粪便被排出体外。在排便过程中,支配腹肌、膈肌的神经也兴奋,因而腹肌和膈肌收缩,腹内压增加,有助于粪便的排出。

2. 大肠内细菌的作用

大肠内有大量细菌,主要是大肠杆菌、葡萄球菌等,主要来自食物和空气。粪便中死的和活的细菌占粪便固体重量的20%~30%。这些细菌通常不致病。细菌菌体内含有能分解食物残渣的酶。
细菌对糖和脂肪的分解称为发酵,能产生乳酸、乙酸、CO_2、甲烷、脂肪酸、甘油、胆碱等。
细菌对蛋白质的分解称为腐败,能产生胨、氨基酸、氨、硫化氢、组胺、吲哚等。
大肠内的细菌可以合成维生素 B 复合物和维生素 K,这些维生素可被人体吸收利用。

六、吸收

1. 小肠作为吸收主要部位的特征

(1)吸收面积大　正常成人小肠长4~5m,其黏膜具有许多环状皱褶,皱褶上有大量绒毛,在绒毛的每个柱状上皮细胞顶端又有1700条左右微绒毛。这样的结构可使小肠黏膜的总面积增加600倍,达到200~250m^2,几乎是成人体表面积的130倍。

(2)小肠绒毛节律性伸缩和摆动　可促进绒毛内毛细血管网、中央乳糜管内的血液和淋巴向静脉与淋巴管流动,有利于吸收。

(3)营养物质已被消化　营养物质在小肠内已被消化为结构简单的可吸收物质。

(4)停留时间较长　食物在小肠内停留时间较长,一般为3~8小时,有利于吸收。

【例23】小肠作为吸收主要部位的原因中,错误的是
　　A. 小肠绒毛内富含毛细血管　　　　B. 小肠含有丰富的平滑肌
　　C. 食物在小肠内停留时间很长　　　D. 小肠黏膜表面积巨大
　　E. 食物在小肠内已被分解为小分子物质

2. 小肠内食物主要成分的吸收

(1)水的吸收　水的吸收都是跟随溶质分子的吸收而被动吸收的,NaCl主动吸收所产生的渗透压梯度是水吸收的主要动力。在十二指肠和空肠上部,水从肠腔进入血液和水从血液进入肠腔的量都很大,因此肠腔内液体的减少并不明显。在回肠,离开肠腔的液体比进入的多,因而肠内容物大为减少。

(2)钠的吸收　成人每日摄入5~8g钠,每日分泌入消化液中的钠为20~30g,而每日吸收的钠为25~35g,表明肠内容物中97%~99%的钠被重吸收回血液。小肠黏膜对钠的吸收属于主动转运过程。

(3)铁的吸收　成人每日吸收铁约1mg,约占每日膳食中含铁量的1/10。铁的吸收与人体对铁的需要量有关。体内铁过多时,其吸收量较少。孕妇、儿童、急性失血者对铁的吸收量增加,比正常人高2~5倍。食物中的铁绝大部分为高铁(Fe^{3+}),不易被吸收,维生素C能将Fe^{3+}还原成Fe^{2+},因而可促进铁的吸收。Fe^{2+}的吸收速率要比Fe^{3+}快2~15倍。铁在酸性环境中易溶解而便于被吸收,胃大部切除病人因胃酸分泌不足易发生缺铁性贫血。铁主要在小肠上部被吸收,是一个主动过程。

(4)钙的吸收　小肠黏膜对Ca^{2+}的吸收通过跨上皮细胞和细胞旁途径两种方式进行,以后者为主,其主要吸收部位为空肠和回肠。儿童和哺乳期妇女对Ca^{2+}的需要量增大而吸收增多。钙三醇是促进小肠吸收Ca^{2+}最重要的调节因素。钙盐仅在溶解状态,且在不被其他物质沉淀的情况下,才能被吸收。肠内一定的酸度、脂肪等可促进Ca^{2+}的吸收;食物中的磷可与Ca^{2+}形成不溶性化合物,妨碍Ca^{2+}的吸收。

(5)糖的吸收　食物中的糖类一般需分解为单糖后才能被小肠上皮细胞吸收。各种单糖的吸收速率差别很大。己糖的吸收很快,但戊糖则很慢。在己糖中,以半乳糖和葡萄糖的吸收最快,果糖次之,甘露糖最慢。

(6)蛋白质的吸收　食物中的蛋白质必须在肠道中分解为氨基酸和寡肽后才能被吸收。寡肽在上皮细胞内进一步被寡肽酶分解为氨基酸。氨基酸的吸收途径是血液,其吸收机制属于与Na^+同向转运的继发性主动转运,不同种类的氨基酸由不同的转运体转运,具有较高的选择性。

(7)脂肪的吸收　在小肠内,脂类的消化产物脂肪酸、一酰甘油、胆固醇与胆汁中的胆盐结合形成水溶性的混合微胶粒。由于胆盐的双嗜特性,它能携带脂肪消化产物通过覆盖于小肠黏膜细胞表面的不流动水层到达上皮细胞表面。一酰甘油、脂肪酸、胆固醇等从混合微胶粒释出,透过上皮细胞质膜而进入细胞。

①长链脂肪酸　含12C以上的长链脂肪酸及一酰甘油,进入小肠上皮细胞后,在内质网中重新合成为甘油三酯,并与载脂蛋白合成乳糜微粒。再以出胞的方式进入组织间液,然后扩散入淋巴管中。

②中、短链甘油三酯　含12C以下的中、短链甘油三酯水解产生的脂肪酸和一酰甘油是水溶性的,可直接进入血液而不入淋巴管。膳食中含有很多15C以上的长链脂肪酸,其脂肪的吸收途径以淋巴为主。

(8)维生素的吸收　①大多数水溶性维生素(如维生素B_1、B_2、B_6、PP)是通过依赖于Na^+的同向转运

体被吸收的,但维生素 B_{12} 的吸收较特殊,是与内因子结合成复合物后,再到回肠而被<u>主动吸收</u>的。②脂溶性维生素 A、D、E、K 的吸收与脂类消化产物相同。

注意:维生素 B_{12}、胆盐在回肠被吸收——记忆为"12 号回单位",即 12—回(回肠)—单(胆—胆盐)—位(维)。

【例 24】维生素 B_{12} 是许多代谢过程所必需的,下列哪种情况不会引起其缺乏?
　　A. 慢性胃炎引起的胃酸缺乏　　B. 胃壁细胞的自身免疫性破坏　　C. 外科切除空肠
　　D. 外科切除回肠　　　　　　　E. 胃全切除

▶ **常考点**　　各种消化液的分泌、成分及作用;胃肠的运动形式及影响因素。

参考答案——详细解答见《2024 国家临床执业及助理医师资格考试历年考点精析(上、下册)》

1. A BCDE　　2. A BCDE　　3. A BCDE　　4. A BCDE　　5. A BCDE　　6. A BCDE　　7. A BCDE
8. A BCDE　　9. A BCDE　　10. A BCDE　　11. A BCDE　　12. A BCDE　　13. A BCDE　　14. A BCDE
15. A BCDE　　16. A BCDE　　17. A BCDE　　18. A BCDE　　19. A BCDE　　20. A BCDE　　21. A BCDE
22. A BCDE　　23. A BCDE　　24. A BCDE

第7章 能量代谢与体温

▶ **考纲要求**

①能量代谢:能量代谢及其影响因素,基础代谢率。②体温:体温及其正常变动,体热平衡(产热和散热),体温调节(自主性体温调节)。

▶ **复习要点**

一、能量代谢

1. 能量代谢及其影响因素

(1) **能量代谢的概念** 能量代谢是指生物体内与物质代谢伴随发生的能量的释放、转移、储存和利用。

(2) **机体可利用的能量形式** 包括ATP(腺苷三磷酸)和CP(磷酸肌酸)。ATP是人体组织细胞功能活动的直接供能物质,也是能量储存的重要形式。CP是主要存在于肌肉和脑组织中的另一种高能化合物。

(3) **机体能量的来源** 机体利用的能量来源于食物中糖、脂肪、蛋白质分子结构中蕴藏的化学能。当这些营养物质被氧化分解时,碳氢键断裂,释放出化学能。然而,机体的组织细胞在进行各种功能活动时并不能直接利用这种形式的能量,实际上组织细胞所需要的能量是由ATP直接提供的。ATP是糖、脂肪、蛋白质在生物氧化过程中合成的一种高能化合物。当机体需要消耗能量时,ATP被水解为ADP及磷酸,同时释放出能量供机体利用。机体所需的能量来源于食物中的糖(50%~70%)、脂肪(30%~50%)和蛋白质(少量)。生理状况下,主要由体内的糖和脂肪供能。只有在某些特殊情况下,如长期不能进食或体力极度消耗时,机体才会依靠由组织蛋白质分解所产生的氨基酸供能,以维持基本的生理功能。

(4) **机体能量的利用** 各种能源物质在体内氧化过程中释放的能量,50%以上转化为热能,其余部分是以化学能的形式储存于ATP等高能化合物的高能磷酸键中,供机体完成各种生理活动时使用,如肌肉的收缩和舒张,合成组织细胞成分及生物活性物质,物质的跨膜主动转运,产生生物电活动,腺体的分泌和递质的释放等。以上除骨骼肌收缩对外界物体做一定量的机械功(简称外功)外,其他所做的功最终都转变为热能。热能是最低形式的能,不能再转化为其他形式的能,主要用于维持体温,体热最终主要由体表散发到外界环境中去,较少部分的体热通过呼出气、排泄物等被带出体外。

(5) **机体能量的平衡** 成年人的能量摄入与能量消耗是平衡的,表现为其身高、体重、腰围等都保持不变,称为机体的能量平衡。在临床上常用的衡量指标是体质指数(BMI),即体重(kg)/身高^2(m^2)。在我国成年人,若BMI为24~28,可视为超重;若BMI>28则可判定为肥胖。

(6) **影响能量代谢的因素**

①**肌肉活动** 肌肉活动对于能量代谢的影响最为显著,可将能量代谢率作为评估肌肉活动强度的指标。

②**精神活动** 在睡眠和精神活动活跃的状态下,脑组织中葡萄糖的代谢率几乎无差异,但当人体处于精神紧张状态时,如烦恼、恐惧或情绪激动时,能量代谢率可显著增加。

③**食物的特殊动力作用** 人在进食后的一段时间,即使在安静状态下,也会出现能量代谢率增高的现象,一般从进食后1小时左右开始,延续7~8小时。进食能刺激机体额外消耗能量的作用,称为食物的特殊动力作用。在三种主要营养物质中,进食蛋白质所产生的食物特殊动力作用最为显著,约为30%,进食糖、脂肪、混合性食物的特殊动力作用分别为6%、4%、10%。因此,在计算机体所需摄入的能量时,

应注意到额外消耗的这部分能量而给予相应的补充。

④**环境温度** 当人在安静时,环境温度在 20~30℃ 范围内,在裸体或只穿薄衣的情况下,其能量代谢最为稳定,主要是因为肌肉比较松弛。环境温度低于 20℃ 或高于 30℃,能量代谢率均增加。

⑤**其他** 如年龄、性别、疾病等因素可影响能量代谢。

【例1】影响能量代谢最主要的因素是
　A. 寒冷　　　　　　　　B. 高温　　　　　　　　C. 肌肉活动
　D. 精神活动　　　　　　E. 进食

【例2】由于存在食物的特殊动力效应,进食时应注意
　A. 增加蛋白质的摄入量　　B. 调整各种营养成分的摄入比例　C. 适当增加能量摄入总量
　D. 适当减少能量摄入总量　E. 细嚼慢咽,以减少这种特殊动力效应

【例3】下列物质中,食物的特殊动力作用最强的是
　A. 糖　　　　　　　　　B. 脂肪　　　　　　　　C. 蛋白质
　D. 维生素　　　　　　　E. 氨基酸(2022)

2. 基础代谢率

(1)**定义** 基础代谢率(BMR)是指人体在清醒及极度安静的情况下,不受精神紧张、肌肉活动、食物及环境因素等影响时的能量代谢率。基础代谢率一般比安静时的代谢率要低,但不是最低的,因为熟睡时的代谢率更低(比安静时低 8%~10%)。

(2)**测定 BMR 的条件** 清醒,静卧,肌肉放松,无精神紧张,食后 12~14 小时,室温保持在 20~25℃。

(3)**影响基础代谢率的因素** 基础代谢率除受性别(男性高于女性)、年龄(儿童高于成年)及月经周期的影响外,还受下列因素的影响:

基础代谢率升高——红细胞增多症、白血病、甲亢、伴有呼吸困难的心脏病、糖尿病、体温升高。

基础代谢率降低——甲减、肾上腺皮质功能低下、垂体功能低下、肾病综合征、病理性饥饿。

注意: 导致 BMR 升高的疾病包括红细胞增多症、白血病、甲亢、心脏病、糖尿病,记忆为红白夹心糖。

【例4】基础代谢率低于正常范围的疾病是
　A. 白血病　　　　　　　B. 库欣综合征　　　　　C. 垂体性肥胖症
　D. 中暑　　　　　　　　E. 糖尿病

【例5】测定基础代谢率时,正确的做法是
　A. 测量可在 24 小时内任何时刻进行　　B. 测量前一天晚上的饮食不受任何限制
　C. 受试者应处于睡眠状态　　　　　　D. 受试者无精神紧张和肌肉活动
　E. 室温不限高低,但要求恒定不变

二、体温

1. 体温及其生理波动

(1)**体温的概念** 体温是指机体核心部分的温度。直肠温度正常值为 36.9~37.9℃;口腔温度正常值为 36.7~37.7℃;腋窝温度正常值为 36.0~37.4℃;食管温度比直肠温度低 0.3℃。

(2)**体温的生理波动**

①**昼夜变化** 清晨 2~6 时体温最低,午后 1~6 时最高。体温的这种昼夜周期性波动,称为体温的日节律。体温的日节律与机体的精神或肌肉活动状态等无关,而是由下丘脑视交叉上核控制的。

②**性别的影响** 成年女子的体温平均比男子高 0.3℃。育龄妇女的体温随月经周期而发生波动,其基础体温在卵泡期内较低,排卵日最低,排卵后升高 0.3~0.6℃。排卵后体温升高是由于黄体分泌的孕激素所致。

③年龄的影响　儿童和青少年的体温较高,老年人体温较低。新生儿,特别是早产儿,由于体温调节能力差,体温易受环境因素的影响而变动。

④肌肉活动、情绪激动、精神紧张、进食等　肌肉活动时产热量增加,可使体温升高。

【例6】昼夜体温波动的特点是

　　A. 昼夜间体温呈周期性波动　　B. 午后4~6时体温最低　　C. 上午8~10时体温最高
　　D. 昼夜间波动的幅度超过1℃　　E. 体温波动与生物钟无关

2. 体热平衡

(1) 产热

①主要产热器官　代谢水平高的组织器官,其产热量大,反之则产热量小。

A. 安静时　机体在安静时主要是内脏产热,约占总产热量的56%。在内脏各器官中,肝脏的代谢最为旺盛,产热量最高。肝脏的血液温度比主动脉血液温度高0.4~0.8℃。

B. 运动时　当机体运动时,骨骼肌是主要的产热器官。在运动时,骨骼肌的产热量可由总产热量的18%增加到73%。剧烈运动时,可达总产热量的90%。

C. 新生儿　新生儿褐色脂肪组织含量多,在寒冷环境下发挥重要产热作用。

②产热的形式　在一般环境温度下,机体的热量主要产自全身各组织器官的基础代谢、食物特殊动力效应、骨骼肌舒缩活动等过程。在寒冷环境下,则主要依靠战栗产热、非战栗产热来增加产热量。

A. 战栗产热　战栗是指骨骼肌的屈肌和伸肌同时发生不随意的节律性收缩,此时肌肉收缩活动不做外功,能量全部转化为热量。在寒冷环境下,机体首先出现肌紧张,随后出现战栗,使产热量明显增加。

B. 非战栗产热　又称代谢性产热,是一种通过提高组织代谢率来增加产热的形式。非战栗产热作用最强的组织是分布在肩胛下区、颈部大血管周围、腹股沟等处的褐色脂肪组织。在褐色脂肪组织细胞的线粒体内膜存在解耦联蛋白(UCP),当受到甲状腺激素、肾上腺素作用时,UCP就成为易化质子通道,H^+顺浓度梯度沿UCP返回到线粒体基质中,使经线粒体呼吸链电子传递建立的质子跨膜电-化学势能以热能的形式释放出来,而不用于ATP的合成。褐色脂肪组织的代谢产热量大,但成年人体内含量很少,在新生儿体内则较多。新生儿体温调节功能尚不完善,不能发生战栗,故寒冷条件下主要依赖代谢性产热维持体温。

③产热活动的调节　包括神经调节和体液调节。

A. 神经调节　寒冷刺激可兴奋下丘脑后部的战栗中枢,引起战栗;还可刺激甲状腺激素的释放;也可兴奋交感神经,促进肾上腺髓质释放肾上腺素、去甲肾上腺素,通过神经-体液调节使代谢性产热增加。

B. 体液调节　甲状腺激素是调节非战栗产热活动最重要的激素。此外,肾上腺素、去甲肾上腺素、生长激素也能促进代谢性产热。

④产热反应的归纳总结

产热器官	机体在安静时主要产热器官是肝,运动时主要产热器官是骨骼肌 新生儿的褐色脂肪组织参与寒冷环境下的非战栗产热
产热形式	①产热形式多样,包括基础代谢产热、骨骼肌运动产热、食物的特殊动力效应、战栗和非战栗产热 ②一般环境温度下,热量主要来自各组织器官的基础代谢、食物特殊动力效应、骨骼肌舒缩活动等 ③寒冷状态下,主要依靠战栗产热和非战栗产热来增加产热量,维持体热平衡 　A. 战栗产热——寒冷环境下,骨骼肌不随意的节律性收缩,不做外功,产热很高 　B. 非战栗产热——也称代谢性产热,以褐色脂肪组织的代谢产热为主,占非战栗产热的70%
产热调节	神经调节——寒冷刺激可兴奋下丘脑战栗中枢、交感神经,促进肾上腺素、去甲肾上腺素的释放 体液调节——甲状腺激素(最重要)、肾上腺素、去甲肾上腺素、生长激素等促进代谢性产热

第三篇 生理学
第7章 能量代谢与体温

注意：①影响基础代谢的最重要激素为甲状腺激素，调节产热活动的最主要激素为甲状腺激素。
②肾上腺素的产热作用迅速，但维持时间短。甲状腺激素的产热作用缓慢，但维持时间长。
③安静状态下，最主要的产热器官是肝而不是脑组织，运动状态下最主要的产热器官是骨骼肌。
④一般情况下，人体产热的主要方式是基础代谢，寒冷环境中人体最主要的产热方式是战栗产热。
⑤新生儿最主要的非战栗产热方式是褐色脂肪组织的代谢产热。

(2) 散热 人体的主要散热部位是皮肤。
①**散热方式** 机体散热的方式主要有辐射、传导、对流和蒸发4种。

	辐射散热	传导散热	对流散热	蒸发散热
定义	人体以热射线的形式将体热传给外界较冷的物质	机体的热量直接传给与之接触的温度较低的物体	通过气体流动进行热量交换的一种散热方式	水分从体表汽化时吸收热量而散发体热的一种方式
散热条件	皮温>环境温度	皮温>环境温度	皮温>环境温度	皮温>环境温度为不感蒸发 皮温≤环境温度为可感蒸发
生理特点	安静状态下的主要散热方式	肥胖者传导散热量少	散热量受风速影响极大	可感蒸发是高温环境中唯一有效的散热方式
举例	空调降温	冰袋、冰帽降温	电风扇降温	酒精擦浴降温

【例7】能引起机体发热但是效果短暂的激素是
  A. 胰岛素　　　　　　　　B. 肾上腺素　　　　　　　　C. 甲状腺激素
  D. 皮质醇　　　　　　　　E. 醛固酮

【例8】成年人受到持续寒冷刺激时，产热量大为增加的主要方式是
  A. 肝脏代谢增强　　　　　B. 基础代谢增强　　　　　　C. 肌紧张产热
  D. 骨骼肌代谢增强　　　　E. 褐色脂肪组织产热

【例9】在环境温度低于30℃，机体处于安静状态下的主要散热方式是
  A. 辐射散热　　　　　　　B. 传导散热　　　　　　　　C. 对流散热
  D. 不感蒸发　　　　　　　E. 可感蒸发

【例10】用酒精给高热病人擦浴的散热方式是
  A. 传导散热　　　　　　　B. 不感蒸发散热　　　　　　C. 蒸发散热
  D. 辐射散热　　　　　　　E. 对流散热

②**蒸发散热** 每蒸发1g水，可使机体散发2.43kJ的热量。蒸发散热分不感蒸发和可感蒸发。
A. **不感蒸发** 是指体液的水分从皮肤和黏膜(主要是呼吸道黏膜)表面不断渗出而被汽化的形式。
B. **可感蒸发(发汗)** 是指汗腺主动分泌汗液的过程。通过汗液蒸发可有效带走大量体热。汗液中水分约占99%，固体成分约占1%。固体成分大部分为NaCl，也有少量乳酸、KCl、尿素等。汗液中NaCl的浓度一般低于血浆，这是汗液流经汗腺管腔时受醛固酮的调节，将部分NaCl重吸收所致。因此大量发汗造成的脱水常表现为高渗性脱水。发汗是一种反射性活动，人体汗腺受交感胆碱能纤维支配，通过末梢释放乙酰胆碱作用于M受体而引起发汗。发汗中枢位于下丘脑。

【例11】出汗是人体的散热方式之一，属于
  A. 蒸发散热　　　　　　　B. 辐射散发　　　　　　　　C. 对流散热
  D. 传导散热　　　　　　　E. 不感蒸发(2021)

3. 体温调节
(1) 温度感受器 包括外周温度感受器和中枢温度感受器。

	外周温度感受器	中枢温度感受器
分布	皮肤、黏膜、内脏中	下丘脑、脑干网状结构、脊髓等处的温度敏感神经元
结构	主要为神经末梢	主要为神经元
局部温度升高	热感受器兴奋	热敏神经元发放冲动频率↑（多位于PO/AH）
局部温度降低	冷感受器兴奋	冷敏神经元发放冲动频率↑（多位于网状结构、弓状核）

（2）**体温调节中枢** 体温调节的基本中枢在下丘脑。下丘脑的视前区-下丘脑前部(PO/AH)中的某些温度敏感神经元不仅能感受局部脑温的变化，而且能对下丘脑以外的部位，如中脑、延髓、脊髓，以及皮肤、内脏等处的温度变化发生反应。PO/AH 是体温调节中枢整合结构的中心部位。

（3）**体温调定点学说** 体温调节类似于恒温器的调节。PO/AH 通过某种机制决定体温调定点水平，如 37℃。体温调节中枢就按照这个设定温度进行体温调节，即当体温与调定点的水平一致时，机体的产热与散热取得平衡。当体温高于调定点水平时，中枢的调节活动会使产热活动降低，散热活动加强；反之，当体温低于调定点水平时，产热活动加强，散热活动降低，直到体温回到调定点水平。调定点是由 PO/AH 温度敏感神经元的工作特性决定的。细菌所致的发热是在致热原作用下体温调定点上移的结果。在发热开始前，先出现寒战等产热反应，直到体温升高到 39℃，此时，产热和散热过程在新的调定点(39℃)水平达到平衡，即发热属于调节性体温升高，是体温调节活动的结果。中暑时，也可出现体温升高，这是体温调节中枢本身的功能障碍所致，并不是体温调节中枢调定点的上移。

【例12】体温调节中枢在
    A. 大脑   B. 延髓   C. 下丘脑
    D. 小脑   E. 基底核

【例13】某疟疾患者突发畏寒、寒战，体温达 39℃，这主要是由于
    A. 体温调定点上调   B. 皮肤血管扩张   C. 散热中枢兴奋
    D. 产热中枢抑制   E. 体温调节功能障碍

▶ **常考点** 能量代谢的影响因素；基础代谢率；机体产热和散热；体温调定点学说。

参考答案——详细解答见《2024 国家临床执业及助理医师资格考试历年考点精析(上、下册)》
1. ABCDE 2. ABCDE 3. ABCDE 4. ABCDE 5. ABCDE 6. ABCDE 7. ABCDE
8. ABCDE 9. ABCDE 10. ABCDE 11. ABCDE 12. ABCDE 13. ABCDE

第8章 尿的生成和排出

▶考纲要求

①肾小球的滤过功能:肾小球滤过率和滤过分数,肾小球滤过作用及其影响因素。②肾小管与集合管的物质转运功能:对Na^+、Cl^-、水、HCO_3^-、葡萄糖和氨基酸的重吸收,对H^+、K^+、NH_3和NH_4^+的分泌,影响肾小管和集合管功能的因素(渗透性利尿、球-管平衡)。③尿生成的调节:神经调节,体液调节[血管升压素、肾素-血管紧张素-醛固酮系统、心房利尿钠肽(心房钠尿肽)]。④清除率:基本概念和计算方法,测定意义(用以测定肾小球滤过率、肾血浆流量、滤过分数和肾血流量以及推测肾小管的功能)。⑤尿的排放:排尿反射。

▶复习要点

一、肾小球的滤过功能

1. 肾的功能解剖　大纲不要求掌握,但有助于对后述内容的理解。

(1)肾的大体解剖　肾为实质性器官,分为肾髓质和肾皮质两部分。皮质位于髓质表层,富有血管,主要由肾小体和肾小管构成。髓质位于皮质深部,血管较少,由15~25个肾锥体构成。在肾单位和集合管生成的尿液,经肾小盏、肾大盏、肾盂、输尿管进入膀胱。

(2)肾单位　肾单位是尿生成的基本功能单位。人类每个肾约有100万个肾单位。肾单位由肾小体和肾小管构成,但集合管不属于肾单位的组成成分。肾小体由肾小球和肾小囊组成。

①**肾小球**　是位于入球小动脉和出球小动脉之间的毛细血管网。

②**肾小囊**　分脏层和壁层。脏层、毛细血管内皮细胞、基膜共同构成滤过膜,壁层延续至肾小管。

③**肾小管**　包括近端小管、髓袢细段和远端小管。远端小管经连接小管与集合管相连接。

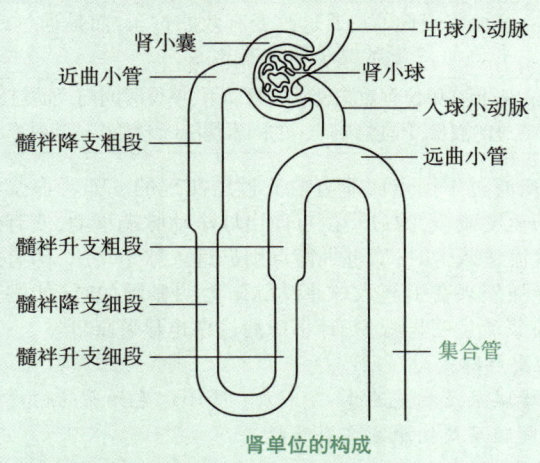

肾单位的构成

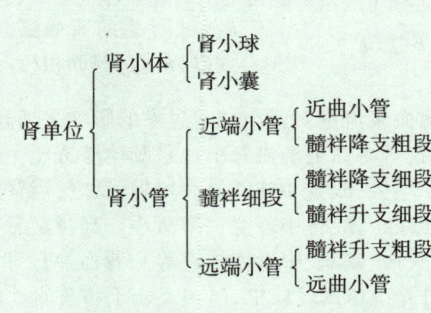

注意:集合管不属于肾单位

2. 肾小球滤过率和滤过分数

(1)肾小球滤过率(GFR)　是指单位时间内(每分钟)两肾生成的超滤液量,正常值为125ml/min。

菊粉的清除率可用来代表肾小球滤过率。正常成人每天两肾的肾小球滤过液总量约为180L。

(2) **肾血浆流量（RPF）** 由肾血流量和血细胞比容可计算肾血浆流量。若肾血流量为1200ml，血细胞比容为45%，则肾血浆流量＝1200×(1－45%)＝660ml/min。

(3) **滤过分数（FF）** 滤过分数＝肾小球滤过率/肾血浆流量×100%，正常值为125/660×100%≈19%。这表明当血液流经肾脏时，约有19%的血浆经滤过进入肾小囊腔，形成超滤液。

3. 肾小球滤过作用及其影响因素

(1) **肾小球滤过膜** 当血液流经肾小球毛细血管时，除蛋白质分子外的血浆成分经滤过膜进入肾小囊腔，形成超滤液。肾小球滤过的结构基础是滤过膜。肾小球滤过膜由**毛细血管内皮细胞（内层）、内皮下基膜（中间层）**和肾小囊脏层足细胞的足突（外层）构成，其中，起最主要屏障作用的是基膜。

滤过膜的滤过屏障包括机械屏障和电荷屏障。在滤过膜的三层结构中，基膜是主要的阻挡大分子物质滤过的机械屏障。此外，各层滤过膜都含有带负电荷的糖蛋白，它们构成滤过膜的电荷屏障。因此分子量大、带负电荷的蛋白质分子不易通过滤过膜。对于不带电荷的分子，能否通过滤过膜主要取决于它的有效半径。当有效半径＜2.0nm时，可自由通过滤过膜；当有效半径＞4.2nm时，则不能通过滤过膜；当有效半径在2.0～4.2nm之间时，滤过率随有效半径增大而降低。

(2) **肾小球有效滤过压** 有效滤过压是肾小球滤过的动力。
肾小球有效滤过压＝(肾小球毛细血管静水压+囊内液胶体渗透压)－(血浆胶体渗透压+肾小囊内压)。
由于肾小囊内超滤液蛋白质含量极低，肾小囊内滤液的胶体渗透压可以忽略不计，故上式可改写为
肾小球有效滤过压＝肾小球毛细血管静水压－(血浆胶体渗透压+肾小囊内压)。

(3) **肾小球滤过的影响因素**

影响因素	正常生理	作用机制
肾小球毛细血管血压	当血压在80～160mmHg时，肾可通过自身调节维持肾小球毛细血管血压不变	血容量减少、伤害刺激、情绪激动时，交感神经兴奋加强，肾小球入球小动脉收缩，可导致肾血流量和毛细血管血压降低
肾小球囊内压	正常情况下一般比较稳定	输尿管梗阻—囊内压升高—肾小球滤过率下降
血浆胶体渗透压	正常情况下一般比较稳定	输入大量生理盐水、低蛋白血症—胶体渗透压降低—肾小球滤过率增加
肾血浆流量	肾血浆流量下降时，肾小球滤过率降低	肾血浆流量不是通过改变有效滤过压，而是通过改变平衡点，来影响肾小球滤过率
滤过系数(K_f)	K_f＝滤过膜的有效通透系数(k)×滤过膜面积(s)	K_f指在单位有效滤过压的驱动下，单位时间内经滤过膜滤过的液量，凡能影响k、s的因素都能影响肾小球滤过率

肾血浆流量对肾小球滤过率的影响是通过改变滤过平衡点而非有效滤过压实现的。如肾血浆流量增大时，肾小球毛细血管中血浆胶体渗透压上升的速度减缓，滤过平衡点向出球小动脉端移动，使有效滤过面积增大，故肾小球滤过率增加；反之，当肾血浆流量减少时，滤过平衡点则靠近入球小动脉，即有效滤过面积减小，故肾小球滤过率减小。当肾交感神经强烈兴奋引起入球小动脉阻力明显增加时（如剧烈运动、大失血、缺氧、中毒性休克等），肾血流量和肾血浆流量明显减少，肾小球滤过率也显著降低。

【例1】肾小球滤过膜中，阻挡大分子物质滤过的主要屏障是
A. 肾小囊脏层足细胞足突　　B. 肾小囊脏层足细胞胞体　　C. 肾小球毛细血管内皮细胞
D. 肾小球毛细血管内皮下基膜　　E. 肾小囊脏层足细胞足突裂隙膜

【例2】人体交感神经兴奋时，尿量减少的主要原因是
A. 肾小球毛细血管血压下降　　B. 血浆胶体渗透压升高　　C. 肾素分泌减少
D. 醛固酮分泌减少　　E. 抗利尿激素分泌减少

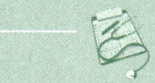

【例3】下列可使肾小球滤过率增加的因素是
    A. 肾血浆流量增多　　　　B. 有效滤过压降低　　　　C. 肾小囊内压升高
    D. 毛细血管血压降低　　　E. 血浆胶体渗透压升高

二、肾小管与集合管的物质转运功能

1. 对 Na^+、Cl^-、水、HCO_3^-、葡萄糖和氨基酸的重吸收

(1) 对 Na^+、Cl^- 的重吸收　可在所有肾小管进行，其中以近端小管重吸收为主，总吸收量为 99%。

①**近端小管前半段**　Na^+ 进入上皮细胞的过程与 H^+ 的分泌、葡萄糖及氨基酸的转运相耦联。基底侧膜上钠泵的作用可造成细胞内低 Na^+，小管液中的 Na^+ 和细胞内的 H^+ 由管腔膜上 Na^+-H^+ 交换进行逆向转运，H^+ 分泌进入小管液，小管液中的 Na^+ 则顺浓度梯度进入上皮细胞内。小管液中的 Na^+ 还可由顶端膜中的 Na^+-葡萄糖同向转运体和 Na^+-氨基酸同向转运体与葡萄糖、氨基酸共同转运，在 Na^+ 顺电-化学梯度通过顶端膜进入细胞的同时，也将葡萄糖、氨基酸转运入细胞内。进入细胞的 Na^+ 再由基底侧膜中的钠泵泵出细胞，进入细胞间隙。进入细胞内的葡萄糖、氨基酸则经载体易化扩散通过基底侧膜离开上皮细胞，进入血液循环。由于 Na^+-H^+ 交换使细胞内的 H^+ 进入小管液，HCO_3^- 便被重吸收，而 Cl^- 不被重吸收，因此小管液中 Cl^- 浓度高于管周组织间液中 Cl^- 浓度。

②**近端小管后半段**　上皮细胞顶端膜中存在 Na^+-H^+ 交换体和 Cl^--HCO_3^- 交换体，其转运结果使 Na^+ 和 Cl^- 进入细胞内，H^+ 和 HCO_3^- 进入小管液。HCO_3^- 可以 CO_2 的形式重新进入细胞。进入细胞内的 Cl^- 由基底侧膜中的 K^+-Cl^- 同向转运体转运至细胞间液，再吸收入血。由于近端小管后半段小管液的 Cl^- 浓度较细胞间液中的 Cl^- 浓度高 20%～40%，Cl^- 顺浓度梯度经紧密连接进入细胞间隙而被重吸收。由此造成的电位梯度，驱使小管液内 Na^+ 顺电位梯度也通过细胞旁途径被动重吸收。

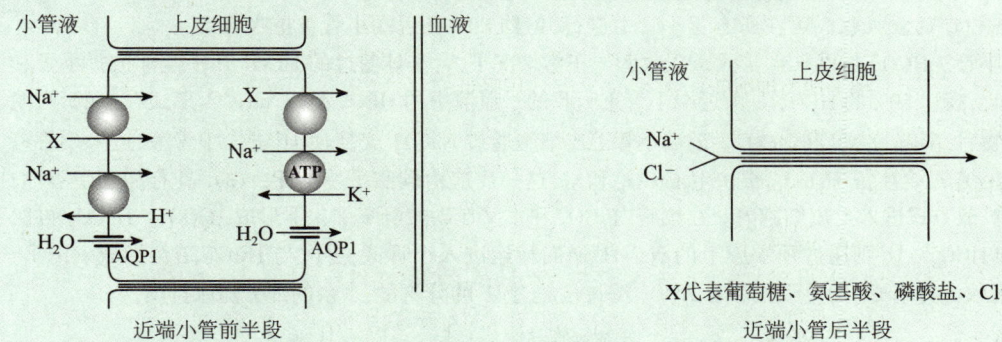

近端小管的物质转运示意图

③**髓袢**　髓袢降支细段、升支细段、升支粗段三个节段功能不同。

  A. **髓袢降支细段**　对溶质通透性低，对 Na^+ 不易通透，但对水通透性较高，这段小管上皮细胞的顶端膜、基底外侧膜存在大量 AQP1，可促进水的重吸收，使水能迅速进入组织液，小管液渗透浓度不断地增高。

  B. **髓袢升支细段**　对水不通透，对 Na^+ 和 Cl^- 易通透，NaCl 不断地通过被动的易化扩散进入组织间液，小管液渗透浓度逐渐降低。

  C. **髓袢升支粗段**　是 NaCl 在髓袢重吸收的主要部位，而且是主动重吸收。顶端膜中的 Ⅱ 型 Na^+-K^+-$2Cl^-$ 同向转运体（NKCC2）可将小管液中 1 个 Na^+、1 个 K^+ 和 2 个 Cl^- 同向转运入上皮细胞内。进入细胞内的 Na^+ 通过基底侧膜中的钠泵泵至组织间液，Cl^- 顺浓度梯度经基底侧膜中的氯通道进入组织间液，而 K^+ 则顺浓度梯度经顶端膜返回小管液中，并使小管液呈正电位。K^+ 返回小管内造成小管液正电位，这一电位差又使小管液中的 Na^+、K^+ 和 Ca^{2+} 等正离子经细胞旁途径而被动重吸收。

髓袢升支粗段对水不通透，故小管液在沿升支粗段流动时，渗透压逐渐降低，而管外渗透压却逐渐升高。这种水盐重吸收分离的现象是尿液稀释和浓缩的重要基础。

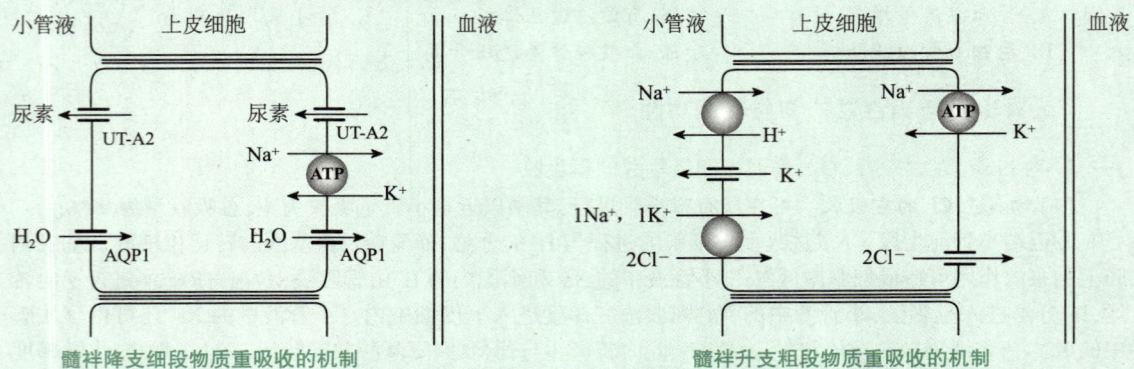

髓袢降支细段物质重吸收的机制　　　　髓袢升支粗段物质重吸收的机制

④远曲小管和集合管　此部位对水、盐的重吸收是可调节的，Na^+的重吸收主要受醛固酮调节。

(2) 对水的重吸收

①近端小管　水在近端小管的重吸收是伴随 NaCl 吸收的被动吸收，与体内是否缺水无关。近端小管中物质的重吸收为等渗重吸收，小管液为等渗液。

②远曲小管　对水不通透，随着 NaCl 的重吸收，小管液渗透压继续降低。

③集合管　水在集合管的重吸收随体内出入量而变化，受抗利尿激素的调节。集合管对水的重吸收量取决于主细胞对水的通透性，主细胞顶端膜和胞质中的囊泡内含有水通道蛋白2(也称水孔蛋白2，AQP2)，而在基底侧膜中则有 AQP3 和 AQP4 分布。上皮细胞对水的通透性取决于顶端膜 AQP2 的数量。

④髓袢升支细段和粗段　髓袢升支细段和粗段是不易通透水分的。

(3) 对 HCO_3^- 的重吸收　可在所有肾小管中进行，但约 80% 在近端小管被重吸收。

①近端小管　HCO_3^- 是以 CO_2 形式重吸收的。正常情况下，肾小球滤过的 HCO_3^- 几乎全部被肾小管和集合管重吸收，高达 80% 的 HCO_3^- 是由近端小管重吸收的。血液中 HCO_3^- 是以 $NaHCO_3$ 形式存在的，当滤过进入肾小囊后，离解为 Na^+ 和 HCO_3^-。近端小管上皮细胞通过 Na^+-H^+ 交换使 H^+ 进入小管液，进入小管液中的 H^+ 与 HCO_3^- 结合生成 H_2CO_3，很快生成 CO_2 和水，这一反应由碳酸酐酶催化。CO_2 具有高度脂溶性，很快以单纯扩散方式进入上皮细胞内。在细胞内，CO_2 和水又在碳酸酐酶催化下形成 H_2CO_3。H_2CO_3 再次离解为 H^+ 和 HCO_3^-。H^+ 则通过顶端膜上的 Na^+-H^+ 逆向转运进入小管液，再次与 HCO_3^- 结合形成 H_2CO_3。HCO_3^- 的重吸收优先于 Cl^- 的重吸收。若 HCO_3^- 滤过量超过 H^+ 的分泌量，多余的部分随尿排出。

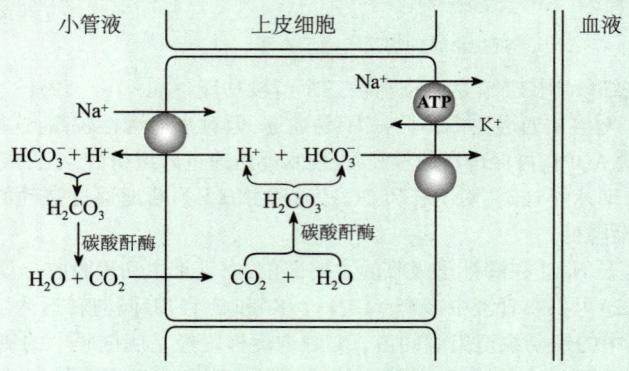

近端小管重吸收 HCO_3^- 的细胞机制示意图

②髓袢　髓袢对 HCO_3^- 的重吸收主要发生在升支粗段，其机制同近端小管。

第三篇 生理学
第8章 尿的生成和排出

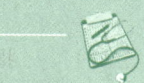

(4) 对葡萄糖和氨基酸的重吸收 100%的葡萄糖和氨基酸在近端小管被重吸收。转运机制见前述Na^+重吸收。近端小管对葡萄糖的重吸收是有一定限度的。当血糖浓度达180mg/100ml(血液)时,有一部分肾小管对葡萄糖的吸收已达极限,尿中开始出现葡萄糖,此时的血浆葡萄糖浓度称为肾糖阈。

(5) 重要物质重吸收的归纳总结 归纳总结如下,近端小管是最重要的重吸收部位。

重要物质	吸收部位	吸收机制
Na^+、Cl^-	近端小管(70%)、髓袢(20%)、远曲小管和集合管	在近端小管主动重吸收占2/3,被动重吸收占1/3
水	近端小管(70%)、髓袢(15%)、集合管	被动吸收
HCO_3^-	近端小管(80%)、髓袢升支粗段、远曲小管、集合管	是以CO_2的形式重吸收,而不是直接以HCO_3^-的形式重吸收
葡萄糖、氨基酸	近端小管(100%)	继发性主动转运,伴Na^+同向转运

(6) 各种利尿剂的作用机制 归纳总结如下。

利尿剂	作用部位	作用机制
呋塞米 依他尼酸	髓袢升支粗段	通过抑制髓袢升支粗段上皮细胞顶端膜Ⅱ型Na^+-K^+-$2Cl^-$同向转运体(NKCC2),抑制髓袢对Na^+和Cl^-的重吸收而利尿
噻嗪类	远曲小管	通过抑制Na^+-Cl^-同向转运体(NCC),抑制NaCl的主动重吸收而利尿
阿米洛利	集合管	通过抑制顶端膜上皮细胞钠通道(ENaC),减少Na^+的重吸收和Cl^-经细胞旁途径的被动转运而利尿

【例4】关于肾小管HCO_3^-重吸收的叙述,错误的是
    A. 主要在近端小管重吸收   B. 与H^+的分泌有关
    C. HCO_3^-以CO_2扩散的形式被重吸收   D. HCO_3^-的重吸收需碳酸酐酶的帮助
    E. Cl^-的重吸收优先于HCO_3^-的重吸收

【例5】正常情况下,肾近端小管对Na^+和水的重吸收率
    A. 约占滤过量的99%   B. 受肾小球滤过率的影响   C. 与葡萄糖的重吸收平行
    D. 受血管升压素的调节   E. 受醛固酮的调节

【例6】患者经抗肿瘤治疗后尿检发现大量葡萄糖和氨基酸,推测其肾单位受损部位是
    A. 近端小管   B. 肾小球   C. 集合管
    D. 髓袢升支粗段   E. 远端小管(2022)

2. 对H^+、K^+、NH_3和NH_4^+的分泌

(1) **对H^+的分泌** 肾小管各段和集合管均可分泌H^+。①近端小管主要通过Na^+-H^+交换的方式分泌H^+。②远曲小管和集合管的闰细胞可主动分泌H^+。③肾小管和集合管的H^+分泌量与小管液的酸碱度有关。

(2) **对K^+的分泌** 主要发生在远端小管和集合管,受多种因素的影响和调节。
①一方面,远端小管和集合管上皮细胞因其基底侧膜上钠泵活动而使细胞内K^+浓度较高;另一方面,小管液中的Na^+被重吸收而使小管液呈负电位,均有利于K^+的分泌。
②小管液流量增大(如肾血流量增大、应用利尿剂)、小管液Cl^-浓度降低(如应用利尿剂引起低氯性碱中毒、胃酸丢失),也有利于K^+的分泌。
③K^+的分泌还与肾小管泌H^+有关,在近端小管,除有Na^+-H^+交换外,还有Na^+-K^+交换,两者之间存在竞争性抑制关系。当发生酸中毒时,Na^+-H^+交换增强,Na^+-K^+交换则减弱,可造成血钾浓度升高。反之,发生碱中毒时,Na^+-H^+交换减弱,Na^+-K^+交换则加强,可造成血钾浓度降低。

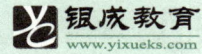 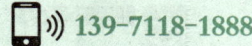

④远端小管和集合管分泌 K^+ 受醛固酮的调节,醛固酮的作用是保钠排钾,同时也促进水的重吸收。

(3) **对 NH_3 和 NH_4^+ 的分泌**　NH_3 和 NH_4^+ 都来源于小管上皮细胞内的谷氨酰胺,1 分子谷氨酰胺被代谢时,生成 2 个 NH_4^+ 和 2 个 HCO_3^-。在近端小管,主要是 NH_4^+ 通过上皮细胞顶端膜上的 Na^+-H^+ 交换体进入小管液(由 NH_4^+ 代替 H^+)。NH_3 是脂溶性分子,可通过单纯扩散进入小管液。在上皮细胞内,NH_4^+ 与 NH_3+H^+ 处于一定的平衡状态。在集合管,管腔膜对 NH_3 高度通透,而对 NH_4^+ 通透性较低,所以细胞内生成的 NH_3 主要以单纯扩散方式进入小管液,进入小管液的 NH_3 与分泌的 H^+ 结合形成 NH_4^+ 随尿排出体外。这一反应使尿中每排出 1 个 NH_4^+,就有 1 个 HCO_3^- 被重吸收回血。

肾小管分泌 H^+、K^+、NH_3 和 NH_4^+ 在维持机体酸碱平衡中具有重要意义。

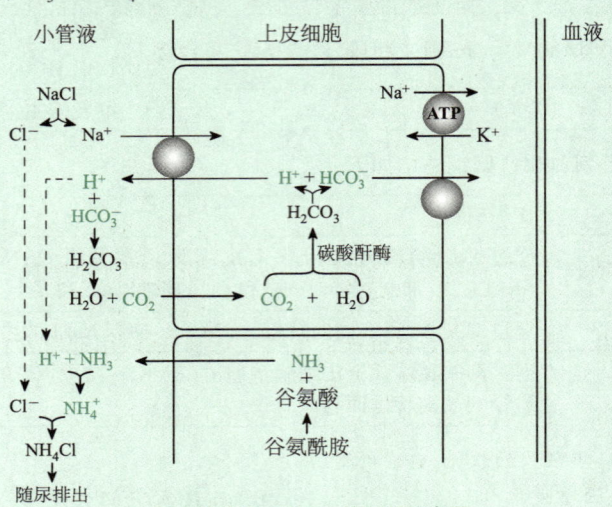

肾小管分泌 H^+ 和 NH_3 的机制示意图

3. 影响肾小管和集合管功能的因素

(1) **渗透性利尿**　小管液溶质的浓度决定小管液渗透压。小管液溶质浓度越高,则小管液渗透压越高,从而妨碍肾小管(特别是近端小管)对水的重吸收,导致尿量增多,NaCl 排出增多。这种由于小管液中溶质浓度增高导致利尿的现象,称为渗透性利尿。糖尿病患者多尿、甘露醇利尿就是这个原理。

现象	生理意义或原因
糖尿病患者多尿	渗透性利尿(肾小管中溶质浓度增加)
进食大量葡萄糖后多尿	渗透性利尿(肾小管中溶质浓度增加)
静脉注射高渗葡萄糖、甘露醇后多尿	渗透性利尿(肾小管中溶质浓度增加)
大量饮清水后多尿	血浆晶体渗透压下降
大量饮用等渗盐水(0.9%NaCl 溶液)后尿量增加	晶体渗透压不升高,体液量增加
失水、禁水后少尿	血浆晶体渗透压升高
大量出汗后少尿	血浆晶体渗透压升高

注意: 水利尿是指大量饮清水后尿量增多的现象。请注意,这里是饮清水,而不是生理盐水,因为饮生理盐水后排尿量不会显著增加(9 版《生理学》P246 图 8-17)。水利尿有体液调节的参与,不属于自身调节。

【例 7】男性,15 岁。多食、多饮、多尿 2 个月。查体:血压 100/75mmHg。随机血糖 35.6mmol/L,尿糖(++++)。患者多尿的原因是

A. 肾小球滤过率增加　　　　B. 肾小管中溶质浓度增加　　　　C. 肾小管分泌增加
D. 血浆晶体渗透压升高　　　　E. 醛固酮分泌增加（2022）

【例8】大量出汗时尿量减少，主要原因是
A. 血浆胶体渗透压升高,导致肾小球滤过减少　　B. 血浆晶体渗透压升高,引起 ADH 分泌增多
C. 血容量减少,导致肾小球滤过减少　　　　　　D. 交感神经兴奋,引起肾小球滤过减少
E. 肾素-血管紧张素系统活动增强,可引起醛固酮分泌增多

(2) **球-管平衡**　是指近端小管对溶质（特别是 Na^+）和水的重吸收随肾小球滤过率的变化而改变，表现为定比重吸收，即近端小管中 Na^+ 和水的重吸收率总是占肾小球滤过率的 $65\%\sim70\%$。当肾小球滤过率增大时，近端小管对 Na^+ 和水的重吸收率也增大；而肾小球滤过率减小时，近端小管对 Na^+ 和水的重吸收率也减小。这种定比重吸收的现象，称为球-管平衡。其生理意义在于尿中排出的 Na^+ 和水不会随肾小球滤过率的增减而出现大幅度的变化，从而保持尿量和尿钠的相对稳定。

三、尿生成的调节

1. 神经调节

肾无副交感神经支配，所谓神经调节是指交感神经的作用。交感神经兴奋的生理效应如下。

(1) **对肾血管的作用**　通过兴奋肾血管平滑肌的 α 受体，引起肾血管收缩。由于入球小动脉收缩作用大于出球小动脉，肾小球毛细血管灌注压降低，肾小球滤过率下降。

(2) **对球旁器的作用**　通过激活球旁器近球细胞膜上的 β 受体，引起肾素释放，再促使循环血中血管紧张素Ⅱ和醛固酮含量增加，增加肾小管对 NaCl 和水的重吸收。

(3) **对肾小管的作用**　直接刺激近端小管对 Na^+、Cl^- 和水的重吸收。

2. 体液调节

(1) **抗利尿激素（血管升压素）**　由下丘脑视上核和室旁核的神经元合成，有 V_1 和 V_2 两种受体。

① V_1 受体　分布于血管平滑肌，激活后可引起平滑肌收缩，血流阻力增大，而使血压升高。

② V_2 受体　主要分布于肾集合管上皮细胞，属于 G 蛋白耦联受体，其跨膜信号转导是通过 V_2 受体-G_s-AC-cAMP-PKA 通路而实现的，最终使上皮细胞内含水孔蛋白 AQP-2 的小泡镶嵌到上皮细胞的顶端膜中，形成水通道，从而使顶端膜对水的通透性增加。小管液中的水在肾小管、集合管上皮细胞之间渗透压梯度的作用下，通过水通道而进入上皮细胞。进入上皮细胞内的水再经基底侧膜的水孔蛋白 AQP-3、AQP-4 进入细胞间液而被重吸收入血。血管升压素在高浓度情况下可促进 AQP-2 的合成。通过对 AQP-2 膜转位和合成的调控，血管升压素能控制肾小管上皮细胞顶端膜对水的通透性，从而影响水的吸收。X 染色体连锁的肾性尿崩症患者，由于集合管上皮细胞 V_2 受体缺陷，血管升压素无法发挥正常的生理学功能，可使尿量增加、尿渗透压降低。

> **注意**：3版8年制《生理学》P197：抗利尿激素至少有两种受体，即 V_1 和 V_2 受体。
> 抗利尿激素与 V_1 受体结合，经过 IP_3-DAG-PKC 通路进行信号转导，导致血管平滑肌强烈收缩。
> 抗利尿激素与 V_2 受体结合，经过 cAMP-PKA 通路进行信号转导，导致集合管对水的重吸收增加。

【例9】由于 V_2 受体缺陷引起肾性尿崩症，其相关的水孔蛋白是
A. AQP-1　　　　　　　B. AQP-2　　　　　　　C. AQP-3
D. AQP-4　　　　　　　E. AQP-5

(2) **肾素-血管紧张素-醛固酮系统**　肾素由球旁细胞合成、储存和释放，可催化血管紧张素原转变为血管紧张素Ⅰ。血管紧张素Ⅰ在血管紧张素转换酶作用下生成血管紧张素Ⅱ。血管紧张素Ⅱ可刺激肾上腺皮质球状带合成和分泌醛固酮。这一系统称为肾素-血管紧张素-醛固酮系统（RAAS）。

① **肾素分泌的调节**　肾素的分泌受多种因素的调节。

A. 肾内机制　当肾动脉灌注压降低时,入球小动脉壁受牵拉的程度减小,可刺激肾素释放。反之,当肾动脉灌注压升高时,则肾素释放减少。
B. 神经机制　肾交感神经兴奋时,可直接刺激肾素释放。
C. 体液机制　循环血液中的儿茶酚胺可刺激肾素释放,血管紧张素Ⅱ则可抑制肾素释放。

②血管紧张素Ⅱ调节尿生成的功能　A. 刺激醛固酮的合成和分泌;B. 直接刺激近端小管对 NaCl 的重吸收;C. 刺激神经垂体释放抗利尿激素;D. 在血管紧张素Ⅱ低浓度时,主要引起出球小动脉收缩(出球小动脉对血管紧张素Ⅱ的敏感性比入球小动脉大),对肾小球滤过率影响不大;在血管紧张素Ⅱ高浓度时,入球小动脉强烈收缩,则肾小球滤过率降低。

③醛固酮的功能　醛固酮主要作用于肾远曲小管和集合管,增加 K^+ 的排泄和 Na^+、水的重吸收。

	抗利尿激素(血管升压素)	醛固酮
来源	主要为下丘脑视上核分泌,室旁核少量分泌	肾上腺皮质的球状带合成及释放
作用部位	集合管	远曲小管和集合管
作用机制	增加集合管对水的通透性	增加远曲小管和集合管对 Na^+ 的重吸收
作用结果	水重吸收增加、尿量减少、血压升高	保 Na^+ 排 K^+、水、Cl^- 重吸收增加
刺激释放	血浆晶体渗透压增高(最重要因素) 血容量减少(次敏感因素) 恶心、疼痛、应激、血管紧张素Ⅱ 低血糖、尼古丁、吗啡(注意:乙醇为抑制因素)	血钠↓、血钾↑—醛固酮分泌↑ 肾素-血管紧张素的作用—醛固酮分泌↑

【例10】血管升压素的主要生理作用是
　　A. 作用于集合管,促进水的重吸收　　　B. 作用于近端肾小管,促进水的重吸收
　　C. 作用于远端肾小管,促进钠的重吸收　D. 作用于远端肾小管,促进水的排出
　　E. 作用于近端肾小管,促进水的排出

【例11】关于血管紧张素Ⅱ对肾小球入球及出球小动脉的收缩作用,正确的是
　　A. 对入球小动脉的收缩作用大于出球小动脉　B. 对入球小动脉的收缩作用小于出球小动脉
　　C. 对入球小动脉的收缩作用等于出球小动脉　D. 对入球小动脉无收缩作用
　　E. 对出球小动脉无收缩作用

(3)**心房钠尿肽**　是心房肌细胞合成并释放的肽类激素。
①适宜刺激　心房壁受牵拉(如血量过多、头低足高位、中心静脉压升高、身体浸入水中)均可刺激其释放。此外,乙酰胆碱、去甲肾上腺素、降钙素基因相关肽、ADH、高血钾均可刺激心房钠尿肽的释放。
②主要作用　使血管平滑肌舒张,促进心脏排钠和排水。
③对肾脏的作用　心房钠尿肽可舒张入球小动脉,使滤过分数增加,导致肾小球滤过率增大;抑制集合管对水、钠的重吸收;抑制肾素、醛固酮和抗利尿激素的合成和分泌。

四、清除率

1. 基本概念
血浆清除率是指两肾在 1 分钟内能将多少毫升血浆中的某一物质完全清除(排出),这个被完全清除了该物质的血浆的毫升数,就称为该物质的血浆清除率。

2. 计算方法

$$清除率(C_X) = \frac{尿中某物质(X)的浓度(mg/100ml) \times 每分钟尿量(ml/min)}{血浆中某物质的浓度(mg/100ml)} = U_X \times V/P_X$$

C_X 为某物质的血浆清除率,U_X 为尿中某物质的浓度,V 为每分钟尿量,P_X 为血浆中某物质的浓度。

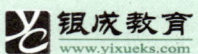
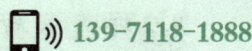

清除率能反映肾对不同物质的排泄能力,是一个较好的肾功能测定方法。但实际上,肾不可能将某一部分血浆中的某种物质完全清除出去,所以清除率只是一个推算的数值,它更能反映的是每分钟所清除的某种物质的量来自多少毫升血浆,或相当于多少毫升血浆中所含的某物质的量。

3. 测定意义

（1）**用以测定肾小球滤过率** 以菊粉清除率测定最准确。

①菊粉清除率 菊粉可被肾小球自由滤过,但在肾小管和集合管中既不被重吸收,也不被分泌,因此菊粉清除率应等于肾小球滤过率。应用菊粉测定肾小球滤过率虽然准确可靠,但操作不便。

②内生肌酐清除率 内生肌酐是指体内组织代谢所产生的肌酐。内生肌酐从肾小球滤过后,既能被肾小管和集合管少量分泌,也能被少量重吸收,因此内生肌酐清除率的值可以大致评估肾小球滤过率,即内生肌酐清除率≈肾小球滤过率。

（2）**用以测定肾血浆流量、滤过分数和肾血流量** 静脉滴注碘锐特或对氨基马尿酸,维持血浆浓度在 1~3mg/100ml,当血液流经肾脏一个周期后,碘锐特或对氨基马尿酸经过肾脏约有 90%从血浆中清除,因此碘锐特或对氨基马尿酸的清除率可用来代表有效肾血浆流量,即每分钟流经两肾全部肾单位的血浆量。通过测定碘锐特或对氨基马尿酸的清除率,可计算肾血浆流量（注意：肾血浆流量≠肾血流量）。

典型代表	经肾排出的方式	临床意义	正常值
菊粉	某物质可自由通过肾小球滤过膜,该物质在肾小囊超滤液中的浓度等于血浆浓度,该物质在肾小管既不被重吸收,也不被分泌	清除率=肾小球滤过率	125ml/min
内生肌酐	全由肾小球滤出,肾小管少量重吸收、少量分泌	清除率≈肾小球滤过率	80~120ml/min
碘锐特 对氨基马尿酸	某物质流经肾脏后,肾静脉血中的浓度接近 0,则表示血浆中该物质经肾小球滤过、肾小管和集合管转运后,被全部从血浆中清除,则该物质在尿中的排出量=每分钟肾血浆流量×血浆中该物质的浓度	清除率=有效肾血浆流量	RPF=660ml/min FF=19% RBF=1200ml/min
葡萄糖	全部由肾小球滤出,经肾小管全部吸收,其清除率≈0	肾小管最大吸收率	TmG=340mg/min
尿素	从肾小球滤过后,被肾小管和集合管净重吸收	清除率<肾小球滤过率	70ml/min

（3）**用以推测肾小管功能** 通过对物质清除率的测定,可推测哪些物质能被肾小管净重吸收,哪些物质能被肾小管净分泌,从而推论肾小管对不同物质的转运功能。

①如某一物质的清除率小于肾小球滤过率,则该物质一定在肾小管被重吸收,但不能排除该物质也被肾小管分泌的可能性,因为当重吸收量大于分泌量时,其清除率仍可小于肾小球滤过率。

②如某一物质的清除率大于肾小球滤过率,则表明肾小管必定能分泌该物质,但不能排除该物质也被肾小管重吸收的可能性,因为当其分泌量大于重吸收量时,其清除率仍可大于肾小球滤过率。

【例 12】若测得某物质的肾清除率为 80ml/min,则可认为肾小管对该物质

A. 必定能重吸收,但不能确定能否分泌　　B. 必定能分泌,但不确定能否重吸收

C. 必定能重吸收,也必定能分泌　　D. 必定不能重吸收,也必定不能分泌

E. 能否重吸收和分泌都不能确定

五、尿的排放

1. 排尿反射的定义和机制

排尿反射是一种脊髓反射,但脑的高级中枢可抑制或加强其反射过程。

当膀胱内尿量达一定充盈度(400~500ml)时,膀胱壁(特别是后尿道)上的感受器受牵张刺激而兴奋,冲动沿盆神经传入纤维传至脊髓骶段的排尿反射初级中枢。同时,冲动也上传到脑干和大脑皮层的排尿反射高级中枢,并产生尿意。高位中枢可发出强烈抑制或兴奋冲动控制骶髓初级排尿中枢,脑桥可产生抑制和兴奋冲动,大脑皮层主要产生抑制性冲动。

排尿时,骶髓排尿中枢的传出信号经盆神经传出,引起逼尿肌收缩,尿道内括约肌舒张,尿液排出。进入后尿道的尿液刺激尿道的感受器,冲动沿阴部神经再次传入骶髓排尿中枢,进一步加强其活动,这是一个正反馈过程。

2. 排尿反射的临床意义

如果排尿反射弧的任何一个部位受损,或骶髓排尿中枢与高位中枢失去联系,都将导致排尿异常。

	病因	常见于
无张力膀胱	膀胱的传入神经受损,膀胱充盈的传入信号不能传至骶髓,膀胱充盈时不能反射性引起张力增加,膀胱充盈膨胀,膀胱壁张力下降	膀胱传入神经受损
溢流性尿失禁	膀胱过度充盈时,可发生溢流性滴流	脊髓休克期
尿潴留	支配膀胱的传出神经(盆神经)或骶髓受损,排尿反射不能发生,膀胱松弛,大量尿液滞留膀胱	膀胱传出神经受损 骶髓受损
尿失禁	高位脊髓受损,骶部排尿中枢的活动得不到高位中枢的控制	脊髓休克恢复后

【例13】排尿反射的初级中枢位于
    A. 脑桥   B. 延髓   C. 骶髓
    D. 腰髓   E. 胸髓

▶ **常考点**   肾小球滤过;各种物质吸收的部位及原理;尿生成的调节;排尿异常。

参考答案——详细解答见《2024国家临床执业及助理医师资格考试历年考点精析(上、下册)》

1. ABCDE 2. ABCDE 3. ABCDE 4. ABCDE 5. ABCDE 6. ABCDE 7. ABCDE
8. ABCDE 9. ABCDE 10. ABCDE 11. ABCDE 12. ABCDE 13. ABCDE

第9章 神经系统的功能

▶考纲要求

①神经纤维的兴奋传导和突触传递:神经纤维传导兴奋的特征和影响因素,化学性突触传递的过程及其影响因素,突触后电位、突触后神经元动作电位的产生,中枢兴奋传播的特征。②外周神经递质和受体:乙酰胆碱及其受体,去甲肾上腺素及其受体。③反射:非条件反射和条件反射,反射的中枢整合、中枢神经元之间的联系方式。④神经系统的感觉功能:感受器的一般生理特性,感觉通路中的信息编码和处理,感觉传入通路(特异投射系统和非特异投射系统),痛觉(躯体痛和内脏痛)。⑤神经系统对姿势和躯体运动的调节:脊髓休克及其发生和恢复的意义,脊髓对姿势反射的调节(屈肌反射与对侧伸肌反射、骨骼肌牵张反射、反牵张反射),低位脑干对肌紧张的调节,小脑的运动调节功能,基底神经节的运动调节功能,大脑皮层的运动调节功能。⑥神经系统对内脏活动的调节:自主神经系统的功能及其特征,脊髓、低位脑干和下丘脑对内脏活动的调节。⑦脑电活动以及睡眠和觉醒:正常脑电图的波形及其意义,睡眠和觉醒。⑧脑的高级功能:大脑皮层的语言中枢,大脑皮层功能的一侧优势。

▶复习要点

一、神经纤维的兴奋传导和突触传递

1. 神经纤维传导兴奋的特征和影响因素

(1)神经纤维传导兴奋的特征 如下。

完整性	是指对完整的神经纤维结构和功能的依赖性 神经纤维只有在其结构和功能都完整的情况下才能传导兴奋
绝缘性	是指互不干扰性。一条神经干内含有多条神经纤维,但它们同时传导兴奋时互不干扰
双向性	是指神经纤维的一个局部发生的动作电位,会同时向相反的两个方向传导
相对不疲劳性	是指神经纤维能长时间保持其传导兴奋的能力(注意:突触传递较易发生疲劳)

(2)神经纤维传导兴奋的影响因素 不同类型的神经纤维传导兴奋的速度有很大的差别。

影响因素	生理特点
神经纤维直径	神经纤维直径越大,传导速度越快。两者的关系式为:传导速度(m/s)≈6×直径(μm) 轴索直径与神经纤维总直径之比为0.6:1时,传导速度最快,出现速度峰值
有无髓鞘	有髓神经纤维的传导速度比无髓纤维快得多,因为有髓纤维是沿郎飞结的跳跃式传导
髓鞘的厚度	有髓神经纤维的髓鞘在一定范围内增厚,传导速度将随之增快
温度	温度在一定范围内升高,传导速度加快

2. 化学性突触传递的过程及其影响因素

(1)化学性突触传递的过程 突触由突触前膜、突触间隙、突触后膜组成,其传递过程如下。

①突触前膜Ca^{2+}通道开放 当突触前神经元兴奋传到轴突末梢时,突触前膜去极化。当去极化达一定水平时,突触前膜电压门控Ca^{2+}通道开放,细胞外液中Ca^{2+}进入末梢轴浆内,导致轴浆Ca^{2+}浓度瞬间升高。

②突触囊泡递质释放　轴浆内 Ca^{2+} 浓度升高，可触发囊泡的出胞，引起末梢神经递质的量子式释放。

③递质达突触后膜　神经递质释放入突触间隙，经扩散抵达突触后膜。

④突触后电位形成　递质作用于突触后膜特异性受体或化学门控通道，导致突触后膜对某些离子的通透性改变，引起突触后膜去极化或超极化，形成突触后电位。

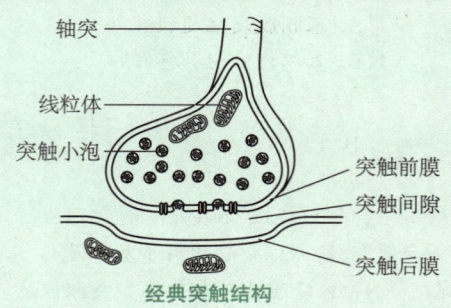

经典突触结构

(2) 影响化学性突触传递的因素

①影响递质释放的因素　递质的释放量主要决定于进入神经末梢的 Ca^{2+} 量，因此，凡能影响神经末梢处 Ca^{2+} 内流的因素都能改变递质的释放量。如细胞外 Ca^{2+} 浓度升高能使递质释放增多。到达突触前末梢动作电位的频率或幅度增加，也可使进入末梢的 Ca^{2+} 量增加。递质释放还可受突触前膜上自身受体的调制，如突触前 α_2 受体可抑制突触前膜释放去甲肾上腺素。此外，一些梭状芽胞菌毒素，如破伤风毒素、肉毒梭菌毒素能灭活与囊泡着位有关的蛋白质而抑制递质释放。

②影响已释放递质消除的因素　已释放的递质通常被突触前末梢重摄取，或被酶解代谢而消除，因此，凡能影响递质重摄取和酶解代谢的因素都能影响突触传递。如三环类抗抑郁药可抑制脑内去甲肾上腺素在突触前膜的重摄取，从而使神经递质的传递效率增强；利血平可抑制末梢轴浆内突触囊泡膜对去甲肾上腺素的重摄取，从而使突触传递受阻；新斯的明、有机磷农药可抑制胆碱酯酶，使乙酰胆碱持续发挥作用，从而影响相关的突触传递。

③影响受体的因素　在递质释放量发生改变时，受体与递质结合的亲和力以及受体的数量均可发生改变，即受体发生上调或下调，从而影响突触传递。另外，由于突触间隙与细胞外液相通，因此凡能进入细胞外液的药物、毒素以及其他化学物质均能到达突触后膜而影响突触传递。例如，筒箭毒碱、α-银环蛇毒可特异地阻断骨骼肌终板膜中的 N_2 型 ACh 受体阳离子通道，使神经-肌接头的传递受阻，肌肉松弛。

3. 突触后电位与突触后神经元动作电位的产生

(1) 突触后电位及其产生机制　突触后电位包括兴奋性突触后电位和抑制性突触后电位。

①兴奋性突触后电位(EPSP)　是指突触后膜在某种神经递质作用下产生的局部去极化电位。其产生机制是兴奋性神经递质作用于突触后膜的相应受体，使递质门控通道(化学门控通道)开放，突触后膜对 Na^+ 和 K^+ 通透性增大，并且由于 Na^+ 内流大于 K^+ 外流，故发生净内向电流，导致细胞膜的局部去极化。

②抑制性突触后电位(IPSP)　是指突触后膜在某种神经递质作用下产生的局部超极化电位。其产生机制是抑制性中间神经元释放的抑制性递质作用于突触后膜，使突触后膜上的递质门控 Cl^- 通道开放，引起 Cl^- 内流，结果使突触后膜发生超极化。

③兴奋性突触后电位与抑制性突触后电位的鉴别　如下。

	兴奋性突触后电位(EPSP)	抑制性突触后电位(IPSP)
神经递质	作用于突触后膜的神经递质为兴奋性递质	作用于突触后膜的神经递质为抑制性递质
后膜电位	递质作用后，突触后膜发生去极化	递质作用后，突触后膜发生超极化
兴奋性	突触后神经元对刺激的兴奋性升高	对其他刺激的兴奋性降低
产生机制	递质作用于突触后膜，突触后膜对 Na^+ 和 K^+ 通透性增高，导致突触后膜去极化	突触后膜对 Cl^- 通透性增高，Cl^- 内流，超极化 K^+ 通透性增高，Na^+、Ca^{2+} 通道关闭
后膜离子	Na^+ 内流↑↑、K^+ 外流↑	Cl^- 内流↑↑↑、K^+ 外流↑
特点	EPSP 可以总和，为局部电位	IPSP 也可以总和，为局部电位
结果	突触后神经元容易兴奋(兴奋)	突触后神经元更不容易兴奋(抑制)

第三篇 生理学
第9章 神经系统的功能

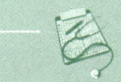

【例1】在突触传递过程中,触发神经末梢递质释放的关键因素是
    A. 末梢膜发生超极化   B. 末梢膜上 K$^+$ 通道激活   C. Ca^{2+} 进入末梢内
    D. 末梢内囊泡数量增加   E. 末梢内线粒体数量增加

    A. K$^+$ B. Na$^+$ C. Ca^{2+}
    D. Cl$^-$ E. H$^+$

【例2】促使轴突末梢释放神经递质的离子是
【例3】可产生抑制性突触后电位的离子基础是
【例4】静息电位产生的离子基础是
【例5】下列关于抑制性突触后电位的叙述,正确的是
    A. 是局部去极化电位   B. 具有"全或无"性质
    C. 是局部超极化电位   D. 由突触前膜递质释放量减少所致
    E. 由突触后膜对 Na$^+$ 通透性增加所致

(2) **突触后神经元动作电位的产生** 由于一个突触后神经元常与多个突触前神经末梢构成突触,而产生的突触后电位既有 EPSP,也有 IPSP,因此,突触后神经元胞体就好比是个整合器,突触后膜上电位改变的总趋势取决于同时产生的 EPSP 和 IPSP 的代数和。当总趋势为超极化时,突触后神经元表现为抑制;当突触后膜去极化并达到阈电位水平时,即可爆发动作电位。

<u>轴突始段</u>(并不是胞体)首先引发动作电位,然后扩布至整个神经元。动作电位首先在轴突始段产生的原因为始段<u>钠通道</u>密度较大;始段细小,EPSP 扩散至该处引起的跨膜电流密度较大。

4. 中枢兴奋传播的特征
(1) **单向传播** 在反射活动中,兴奋经化学性突触传递,只能从突触前末梢传向突触后神经元。
(2) **中枢延搁** 兴奋通过一个化学性突触通常需要 0.3~0.5ms,比在同样距离的神经纤维上传导要慢得多。<u>反射通路上跨越的化学性突触数目越多,则兴奋传递所需时间越长</u>。
(3) **兴奋的总和** 包括时间总和及空间总和。如果总和未达到阈电位水平,此时突触后神经元虽未出现兴奋,但膜电位与阈电位水平之间的差距缩小,此时只需接受较小刺激使之进一步去极化,便能达到阈电位,因此表现为<u>易化</u>。
(4) **兴奋节律的改变** 突触后神经元的兴奋节律往往不同于突触前神经元。
(5) **后发放** 是指当神经冲动经过<u>环式联系</u>时,由于冲动在环路中反复循环,原先刺激虽已停止,但在一定时间内传出通路上仍有冲动持续发放的现象,后发放常发生在<u>环式联系</u>的反射通路中。

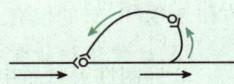
后发放存在于环式联系中

(6) **对内环境变化敏感和易疲劳** 因为突触间隙与细胞外液相通,所以内环境理化因素的变化可影响化学性突触传递。突触传递易发生疲劳,可能与神经递质的耗竭有关。

【例6】在整个反射弧中,最易出现疲劳的部位是
    A. 感受器   B. 传入神经元   C. 反射中枢的突触
    D. 传出神经元   E. 效应器

【例7】完成一个反射所需时间的长短主要取决于
    A. 传入和传出纤维的传导速度   B. 刺激的强弱和性质   C. 经过中枢突触的多少
    D. 感受器的敏感性   E. 效应器的敏感性

二、外周神经递质和受体

1. 乙酰胆碱及其受体
(1) **胆碱能纤维** 以乙酰胆碱为递质的神经纤维,称为胆碱能纤维。外周神经系统主要包括骨骼肌

运动神经纤维、所有自主神经节前纤维、大多数副交感节后纤维(少数释放肽类或嘌呤类递质的纤维除外)、少数交感节后纤维(如支配多数小汗腺的交感节后纤维、支配骨骼肌血管的舒血管纤维等)。

(2)**胆碱能受体** 能与乙酰胆碱特异性结合的受体称为胆碱能受体,分为 M 受体和 N 受体两类。
①M 受体(毒蕈碱受体) 是指能与毒蕈碱相结合产生毒蕈碱样作用(M 样作用)的受体。
②N 受体(烟碱受体) 是指能与烟碱结合并产生烟碱样作用(N 样作用)的受体。
③M 受体和 N 受体的鉴别。

	M 受体(毒蕈碱受体)	N 受体(烟碱受体)
作用	M 样作用(毒蕈碱样作用)	N 样作用(烟碱样作用)
特点	ACh 效应能被毒蕈碱模拟 ACh 效应能被阿托品阻断	六烃季铵阻断 N_1、十烃季铵阻断 N_2 受体 筒箭毒碱阻断 N_1+N_2 受体
分型	5 种亚型($M_1 \sim M_5$ 受体),均为 G-蛋白耦联受体	2 种亚型(N_1、N_2 受体)
中枢分布	几乎参与了神经系统的所有功能	几乎参与了神经系统的所有功能
周围分布	多数副交感节后(除少数释放肽类、嘌呤类外) 少数交感节后(支配骨骼肌的舒血管和小汗腺)	CNS 和自主神经节后神经元上(N_1) 骨骼肌神经-肌接头处的终板膜中(N_2)
效应	心脏活动抑制 支气管、胃肠平滑肌、膀胱逼尿肌、虹膜环行肌收缩 消化腺分泌↑、汗腺分泌↑,骨骼肌血管舒张	引起自主节后神经元兴奋 引起骨骼肌收缩

记忆:筒箭毒碱阻断 N_1+N_2 受体,记忆为一箭双雕(N_1、N_2)。

2. 去甲肾上腺素及其受体

(1)**肾上腺素能纤维** 以去甲肾上腺素为递质的神经纤维称为肾上腺素能纤维,外周神经系统中主要是多数交感节后纤维(除支配温热性汗腺的交感纤维和支配骨骼肌血管的交感舒血管纤维外)。

(2)**肾上腺素能受体** 能与去甲肾上腺素或肾上腺素结合的受体称为肾上腺素能受体,分为 α 受体和 β 受体。α 受体可细分为 $α_1$ 和 $α_2$ 受体。β 受体可细分为 $β_1$、$β_2$ 和 $β_3$ 受体。α 受体和 β 受体分布广泛,多数交感神经节后纤维支配的效应细胞上都有肾上腺素能受体,但某一效应器官上不一定都有 α 受体和 β 受体,有的仅有 α 受体,有的仅有 β 受体,有的兼有两类受体。

(3)α 受体和 β 受体的区别

	α 受体	β 受体
分型	2 种亚型($α_1$、$α_2$ 受体),均为 G-蛋白耦联受体	3 种亚型($β_1$、$β_2$ 和 $β_3$ 受体),均为 G-蛋白耦联受体
分布	广泛分布于中枢和周围神经系统	广泛分布于中枢和周围神经系统
周围	皮肤、肾、胃肠的血管平滑肌以 α 受体为主	骨骼肌、肝脏的血管平滑肌、心脏以 β 受体为主
作用	①与 NE 结合主要产生平滑肌兴奋效应(血管、子宫、虹膜辐射状肌) ②少数为抑制性效应(如小肠舒张)	$β_1$ 与 NE 结合产生正性效应(心率↑、传导↑、心缩力↑) $β_2$ 与 NE 结合产生抑制效应(血管、子宫、小肠、支气管) $β_3$ 主要分布在脂肪组织,与脂肪分解有关
特点	哌唑嗪阻断 $α_1$ 受体 育亨宾阻断 $α_2$ 受体 酚妥拉明阻断 $α_1+α_2$ 受体	阿替洛尔、美托洛尔阻断 $β_1$ 受体 心得乐(丁氧胺)阻断 $β_2$ 受体 心得安(普萘洛尔)阻断 $β_1+β_2$ 受体

【例 8】下列药物或毒物中,可阻断 N 型胆碱能受体的物质是
  A. 筒箭毒碱   B. 普萘洛尔(心得安)   C. 酚妥拉明
  D. 阿托品   E. 烟碱

3. 外周胆碱能和肾上腺素能受体的分布以及结合递质后产生的生理作用

效应器	胆碱能受体		肾上腺素能受体	
	受体	生理效应	受体	生理效应
自主神经节	N_1	节前-节后兴奋传递		
骨骼肌	N_2	骨骼肌神经-肌接头传递		
眼				
虹膜环行肌	M	收缩(缩瞳)		
虹膜辐射状肌			α_1	收缩(扩瞳)
睫状体肌	M	收缩(视近物)	β_2	舒张(视远物)
心				
窦房结	M	心率减慢	β_1	心率加快
房室传导系统	M	传导减慢	β_1	传导加快
心肌	M	收缩力减弱	β_1	收缩力增强
血管				
冠状血管	M	舒张	α_1	收缩
			β_2	舒张(为主)
皮肤黏膜血管	M	舒张	α_1	收缩
骨骼肌血管	M	舒张	α_1	收缩
			β_2	舒张(为主)
脑血管	M	舒张	α_1	收缩
腹腔内脏血管			α_1	收缩(为主)
			β_2	舒张
唾液腺血管	M	舒张	α_1	收缩
支气管				
平滑肌	M	收缩	β_2	舒张
腺体	M	促进分泌	α_1	抑制分泌
			β_2	促进分泌
胃肠				
胃平滑肌	M	收缩	β_2	舒张
小肠平滑肌	M	收缩	α_2	舒张
			β_2	舒张
括约肌	M	舒张	α_1	收缩
腺体	M	促进分泌	α_2	抑制分泌
胆囊和胆道	M	收缩	β_2	舒张
膀胱				
逼尿肌	M	收缩	β_2	舒张
三角区和括约肌	M	舒张	α_1	收缩
输尿管平滑肌	M	收缩	α_1	收缩
子宫平滑肌	M	可变	α_1	收缩(有孕)
			β_2	舒张(无孕)
皮肤				
汗腺	M	促进温热性发汗	α_1	促进精神性发汗
竖毛肌			α_1	收缩
唾液腺	M	分泌大量稀薄唾液	α_1	分泌少量黏稠唾液
糖酵解			β_2	加强
脂肪分解			β_3	加强

【例9】属于 N_1 型胆碱能受体拮抗剂的是

    A. 十烃季铵   B. 阿托品   C. 六烃季铵

D. 酚妥拉明　　　　　　　　　　E. 普萘洛尔

【例10】男，60岁，诊断为重症肌无力。治疗过程中出现呼吸困难、多汗、流涎、瞳孔缩小，可能的原因是
A. 胆碱能系统亢进　　　　　B. 胆碱能系统抑制　　　　C. 肾上腺素能系统亢进
D. 肾上腺素能系统抑制　　　E. 5-HT系统亢进

【例11】去甲肾上腺素激活α受体后引起舒张效应的部位是
A. 冠状血管　　　　　　　　B. 皮肤黏膜血管　　　　　C. 脑血管
D. 小肠平滑肌　　　　　　　E. 竖毛肌

A. α_1 受体　　　　　　　　B. α_2 受体　　　　　　　C. β_1 受体
D. β_2 受体　　　　　　　　E. β_3 受体

【例12】激活后能促进糖酵解代谢的主要受体是
【例13】激活后能促进脂肪分解代谢的受体是

A. 多巴胺　　　　　　　　　B. 5-羟色胺　　　　　　　C. 谷氨酸
D. 乙酰胆碱　　　　　　　　E. γ-氨基丁酸

【例14】属于兴奋性氨基酸类神经递质的是
【例15】属于抑制性氨基酸类神经递质的是（2021，超纲题）

三、反射

1. 非条件反射和条件反射

反射是指机体在中枢神经系统的参与下，对内、外环境刺激所作出的规律性应答，可分为以下两类。

(1) **非条件反射**　是指生来就有、数量有限、比较固定和形式低级的反射活动。

(2) **条件反射**　是指通过后天学习和训练而形成的反射。条件反射是条件刺激和非条件刺激在时间上多次结合而建立起来的，这个过程称为**强化**。例如，给狗喂食可引起唾液分泌，这是非条件反射，食物是非条件刺激。给狗以铃声不会引起唾液分泌，因为铃声与食物无关，但若每次给狗喂食前出现铃声，经多次反复后，只要一出现铃声，狗就会分泌唾液。在这种情况下，铃声就成了条件刺激。在条件反射建立后，如果反复给予铃声而不给食物，条件反射就会减弱，最后完全消失，这称为条件反射的**消退**。条件反射的消退不是条件反射的简单丧失，而是中枢将原先引起兴奋的信号转变为产生抑制的信号。

	非条件反射	条件反射
定义	指生来就有、数量有限、比较固定和形式低级的反射活动	指通过后天学习和训练而形成的反射
反射中枢	低位中枢	高位中枢
反射数量	很少	无数
举例	防御反射、食物反射、性反射、吸吮反射	巴甫洛夫实验
形成时间	先天就有，种族性	后天通过学习而得，个体性
生理意义	对于个体和种族的生存具有重要意义	使机体能更精确地适应内外环境的变化

【例16】下列各项生理功能活动中，属于条件反射的是
A. 咀嚼、吞咽食物引起胃酸分泌　　　　　B. 闻到食物香味引起唾液分泌
C. 叩击股四头肌肌腱引起小腿前伸　　　　D. 强光刺激视网膜引起瞳孔缩小
E. 异物接触角膜引起眼睑闭合

2. 反射的中枢整合

反射的基本过程是刺激信息经"感受器→传入神经→中枢→传出神经→效应器"顺序传递的过程，中枢是反射弧中最复杂的部位。在整体情况下，无论是简单反射还是复杂反射，传入冲动进入脊髓或脑干后，除在同一水平与传出部分发生联系并发出传出冲动外，还有上行冲动传到更高级的中枢部位进一

步整合,再由高级中枢发出下行冲动来调整反射的传出活动。因此,进行反射时,既有初级水平的整合活动,也有较高级水平的整合活动,在通过多级水平的整合后,反射活动将更具有复杂性和适应性。

3. 中枢神经元之间的联系方式

在多突触反射中,以数量众多的中间神经元为桥梁,中枢神经元相互连接成网。神经元之间的联系方式多种多样,归纳起来主要有以下几种。

(1) **单线式联系** 是指一个突触前神经元仅与一个突触后神经元发生突触联系。例如,视网膜视锥系统的联系方式,这种联系方式可使视锥系统具有较高的分辨能力。绝对的单线式联系其实很少见。

(2) **辐散式联系** 是指一个神经元通过其轴突侧支或末梢分支与多个神经元形成突触联系,这种联系方式在传入通路中较多见。如脊髓中央灰质后角,传入神经元既有纤维分支与本节段脊髓的中间神经元及传出神经元发生联系,又有上升与下降的分支在邻近或远隔的脊髓节段与中间神经元发生突触联系。

(3) **聚合式联系** 是指一个神经元可接受来自许多神经元轴突末梢的投射而建立突触联系,这种联系方式在传出通路中较多见,如脊髓中央灰质前角运动神经元接受不同轴突来源的突触传入。

(4) **链锁式联系** 在神经通路中,若由中间神经元构成的辐散与聚合式联系同时存在,则可形成链锁式联系,从而扩大空间作用范围。

(5) **环式联系** 在神经通路中,中间神经元可形成环式联系,其特征是后一级神经元会通过其侧支再次与前一级神经元发生突触联系,从而在结构和功能联系上都形成闭合的环路。通过环式联系,可因负反馈而使活动及时终止,也可因正反馈而使兴奋增强和延续。在环式联系中,即使最初的刺激已经停止,传出通路上的冲动发放仍能持续一段时间,这种现象称为后发放或后放电。

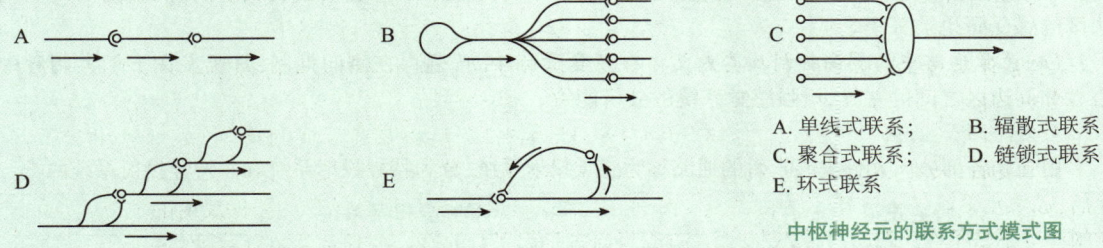

A. 单线式联系; B. 辐散式联系
C. 聚合式联系; D. 链锁式联系
E. 环式联系

中枢神经元的联系方式模式图

四、神经系统的感觉功能

1. 感受器的一般生理特性

感受器是指生物体内一些专门感受内、外环境变化的结构或装置。

(1) **适宜刺激** 一种感受器通常只对某种特定形式的刺激最敏感,这种形式的刺激就称为该感受器的适宜刺激,如可见光是视网膜感光细胞的适宜刺激,声波则为耳蜗毛细胞的适宜刺激。

(2) **换能作用** 感受器的功能是将作用于它们的各种形式的刺激能量转换为传入神经的动作电位,这一作用称为感受器的换能作用,这是各种感受器的共同特点。在换能过程中,一般不是直接把刺激能量转变为神经冲动,而是先产生感受器电位或发生器电位,总和达阈值后产生动作电位,冲动沿神经纤维传入。感受器电位与终板电位一样,是一种过渡性慢电位,具有局部电位的特点:不具备"全或无"的特征;可以发生总和;能以电紧张形式沿所在的细胞膜作短距离传播;可使该感受器的传入神经纤维发生去极化并产生动作电位。

> **注意:** ①局部电位——终板电位、EPSP、IPSP、感受器电位(发生器电位)。它们都具有局部电位的特征。
> ②EPSP 为兴奋性突触后电位,IPSP 抑制性突触后电位。

(3) **编码功能** 感受器在把外界刺激转换为神经动作电位时,不仅发生了能量的转换,而且把刺激所包含的环境变化的信息也转移到了动作电位的序列中,起到了信息的转移作用,称感受器的编码功能。

感觉编码的机制,至今尚不清楚。目前认为,感觉系统将刺激信号转变为可识别的感觉信号,主要包括刺激的类型、部位、强度、持续时间四个基本属性。

(4)**适应现象** 若以一个强度恒定的刺激持续作用于某一感受器,相应的感觉神经纤维上的动作电位频率将随时间的延长而逐渐降低,这一现象称为感受器的适应。适应的程度在各类感受器存在很大的差异。感受器的换能过程、离子通道的功能状态、感受器细胞与感觉神经纤维之间的突触传递特性等,均可影响感受器的适应。适应并非疲劳,因为感受器对某一强度的刺激产生适应后,若进一步加大同样性质刺激的强度,其相应的传入冲动又可增加。

根据感受器发生适应的快慢,可将感受器分为快适应感受器和慢适应感受器。

快适应感受器——皮肤触觉感受器,即环层小体、麦斯纳(Meissner)小体等。

慢适应感受器——梅克尔盘(Merkel 盘)、鲁菲尼(Ruffini)小体、伤害感受器、肌梭、关节囊感受器、颈动脉窦和主动脉弓压力感受器、颈动脉体和主动脉体化学感受器。

2. 感觉通路中的信息编码和处理

(1)**特异神经能量定律** 感觉系统对不同感觉类型的判断除与感受器有关外,还取决于传入冲动经过的专门通路和它们最终到达的大脑皮层的特定部位,称为特异神经能量定律。

(2)**感觉通路中的感受野** 是指由所有能影响某中枢感觉神经元活动的感受器所组成的空间范围。中枢感觉神经元的感受野要比感受器的感受野大,高位神经元的感受野要比低位神经元的感受野大,这是因为聚合式联系在传入通路中极为多见。

(3)**感觉通路对刺激强度的编码** 当刺激较弱时,阈值较低的感受器首先兴奋。当刺激强度增加时,阈值较高的感受器也参与反应,感受野将扩大,即不再局限于那些直接接受刺激的感受野,而是其周边区的感受野也被募集。

(4)**感觉通路中的侧向抑制及其意义** 在感觉通路中,普遍存在侧向抑制,其意义在于加大刺激中心区和周边区之间的差异,增强感觉系统的分辨能力。

3. 感觉传入通路

由丘脑各部分向大脑皮层投射的通路称为感觉投射系统,分为特异投射系统和非特异投射系统两类。

	特异投射系统	非特异投射系统
定义	是指丘脑特异感觉接替核及其投射至大脑皮层的神经通路	是指丘脑非特异投射核及其投射至大脑皮层的神经通路
投射细胞群	丘脑的第一、二类细胞群	丘脑的第三类细胞群
投射范围	投向大脑皮层的特定区域	投向大脑皮层的广泛区域
投射关系	点对点投射	弥散投射(不具备点对点投射关系)
传导的冲动	特异性感觉	各种不同感觉的共同上传途径 失去了专一的特异性感觉传导功能
功能	引起特定感觉 激发大脑皮层发出神经冲动	本身不能单独激发大脑皮层神经元放电 主要是维持和改变大脑皮层兴奋状态
受药物影响	不易受影响	易受影响

网状结构上行激动系统是通过非特异投射系统发挥作用的,存在于脑干网状结构内。它是多突触接替系统,因此易受药物影响而发生传导阻滞,如巴比妥类药物的作用机制就是阻断这一系统的传导。

【例17】非特异感觉投射的生理特点,正确的是
    A. 不通过脑干网状结构上行激动系统起作用   B. 与大脑皮层具有点对点的投射关系
    C. 没有专一的感觉传导功能   D. 为单突触传递系统
    E. 不易受巴比妥类药物的影响

4. 痛觉

痛觉是一种与组织损伤有关的不愉快感觉和情感性体验。痛觉感受器不存在适宜刺激,任何形式(机械、温度、化学)的刺激只要达到对机体伤害的程度均可使痛觉感受器兴奋,因而痛觉感受器又称**伤害感受器**。痛觉感受器不易发生适应,属于慢适应感受器,对机体具有保护意义。

(1) 躯体痛　发生在体表某处的疼痛称为体表痛。发生在躯体深部(骨、关节、骨膜、肌腱、韧带、肌肉)等处的疼痛称为深部痛。躯体痛包括体表痛(分快痛、慢痛)和深部痛。

	快痛	慢痛	深部痛
感觉部位	皮肤	皮肤	躯体深部(骨、关节、肌肉等)
时相	受刺激时迅速发生	在受刺激后0.5~1.0秒才发生	同慢痛
疼痛性质	尖锐刺痛	烧灼痛	一般表现为慢痛(烧灼痛)
定位	定位清楚	定位不明确	定位不明确
撤除刺激后	疼痛立即消失	疼痛持续几秒钟	疼痛持续几秒钟
传入纤维	A_δ 纤维	C 纤维	C 纤维(后根传入) A_α 纤维(肌梭传入)
投射部位	大脑皮层第一、第二感觉区	扣带回	扣带回

注意: ①快痛由 A_δ 纤维传导,慢痛由 C 纤维传导——记忆为快A慢C(A—Acute—急性的,C—Chronic—慢性的)。
②快痛主要经特异投射系统投射到大脑皮层的第一和第二感觉区,慢痛主要投射到扣带回。
③许多痛觉纤维经非特异投射系统投射到大脑皮层的广泛区域。
④深部痛的特点是定位不明确,可伴有恶心、出汗和血压改变等自主神经反应。

(2) 内脏痛　内脏痛常由机械性牵拉、痉挛、缺血、炎症等刺激所致。内脏痛的特点:①**定位不准确**是最主要特点;②发生缓慢、持续时间长;③对牵拉刺激、扩张性刺激敏感,对切割、烧灼刺激不敏感;④特别能引起不愉快的情绪活动。

【例18】内脏痛的主要特点是
　　A. 刺痛　　　　　　　　　B. 快痛　　　　　　　　　C. 定位不精确
　　D. 必有牵涉痛　　　　　　E. 对牵拉不敏感

五、神经系统对姿势和躯体运动的调节

1. 脊髓休克及其发生和恢复的意义

(1) 脊髓休克及其发生　当人和动物的脊髓在与高位中枢离断后,反射活动能力暂时丧失而进入无反应状态的现象,称为**脊髓休克**,简称脊休克。脊休克主要表现为离断面以下的脊髓所支配的躯体与内脏反射均减退或消失,如肌紧张降低甚至消失,外周血管扩张,血压下降,发汗反射消失,粪、尿潴留。

(2) 脊髓休克的恢复　脊休克发生后,一些以脊髓为中枢的反射可逐渐不同程度地恢复。其恢复速度与动物进化程度有关,因为不同动物的脊髓反射对高位中枢的依赖程度不同。如蛙在脊髓离断后数分钟内反射即可恢复;狗可于数天后恢复;而人类因外伤引起的脊休克,则需数周至数月才能恢复。各种反射的恢复也有先后,比较简单和较原始的反射(屈肌反射、腱反射)恢复较早,相对复杂的反射(对侧伸肌反射、搔爬反射)恢复较慢。血压也逐渐回升到一定水平,排便与排尿反射也可有所恢复。脊休克恢复后,通常是伸肌反射减弱而屈肌反射增强,说明高位中枢平时具有易化伸肌反射和抑制屈肌反射的作用。

2. 脊髓对姿势反射的调节

姿势是指身体各部分之间以及身体与空间的相对位置。中枢神经系统通过反射改变骨骼肌的肌紧张或产生相应的动作,以保持或改变身体的姿势,避免发生倾倒,称为**姿势反射**。

(1) **屈肌反射** 当脊椎动物一侧肢体的皮肤受到伤害性刺激时,可反射性引起受刺激侧肢体关节的屈肌收缩,而伸肌舒张,使肢体屈曲,这一反射称为屈肌反射,简称屈反射。屈肌反射具有躲避伤害的保护意义,但不属于姿势反射。在此反射中,肢体屈曲程度与刺激强度有关。若较弱的刺激作用于足底时,只引起踝关节屈曲,随着刺激强度的增强,膝关节和髋关节也可发生屈曲。

屈肌反射是多突触反射,它的基本中枢在脊髓,可受脊髓中枢的调节,脊髓离断后该反射增强。当反射活动进行时,神经冲动通过环状联系反复兴奋,增加了作用的持久性,虽然刺激已经停止,但屈肌活动仍在进行,称之为后放电。如Babinski征就是原始的屈肌反射。

(2) **对侧伸肌反射** 随着刺激强度的加大,除引起同侧肢体屈曲外,还可引起对侧肢体的伸展,这一反射称对侧伸肌反射。对侧伸肌反射是一种姿势反射,在保持身体平衡中具有重要意义。

(3) **骨骼肌牵张反射** 是指骨骼肌受外力牵拉时,引起被牵拉的同一肌肉发生收缩的反射活动。

①感受器 牵张反射的感受器是肌梭。肌梭与梭外肌纤维平行排列,两者呈并联关系,因此当肌纤维受到牵拉刺激时,肌梭能感受肌肉长度的变化。

当肌肉受外力牵拉时,肌梭感受装置被动拉长,Ⅰa类纤维传入冲动增加,肌梭传入冲动增加可引起支配同一肌肉的α运动神经元兴奋,使梭外肌收缩,从而形成一次牵张反射。

②类型 牵张反射包括腱反射和肌紧张两种类型。

	腱反射	肌紧张
定义	指快速牵拉肌腱发生的牵张反射	指缓慢持续牵拉肌腱发生的牵张反射
作用	肌肉快速收缩,产生肌肉收缩的明显动作	受牵拉肌肉紧张性收缩,阻止被拉长,无明显收缩动作
反射时间	完成反射的时间短	反射持续进行
感受器	肌梭	肌梭
效应器	肌肉收缩速度快的快肌纤维	肌肉收缩速度慢的慢肌纤维
收缩特点	同步性快速收缩,表现为明显的动作 不能持久进行,易疲劳	持续性交替收缩,不表现为明显的动作 能持久进行,不易疲劳
反射类型	单突触反射	多突触反射
举例	膝反射、跟腱反射、肘反射	各种姿势反射(坐、直立、运动等)

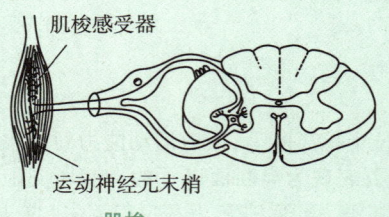
肌梭

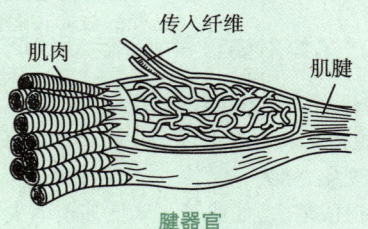
腱器官

(4) **反牵张反射** 肌梭是一种感受肌肉长度的感受器,其传入冲动对同一肌肉的α运动神经元起兴奋作用。除肌梭外,骨骼肌中还有一种能感受肌肉张力的感受器,称为腱器官。它分布于肌腱胶原纤维之间,与梭外肌纤维呈串联关系,传入神经为Ⅰb类纤维,其传入冲动对支配同一肌肉的α运动神经元起抑制作用。当肌肉受外力牵拉而被拉长时,首先兴奋肌梭感受器引发牵张反射,使被牵拉的肌肉收缩以对抗牵拉。当牵拉力量加大时,腱器官可因受牵拉张力的增加而兴奋,其反射效应是抑制牵张反射,即反牵张反射,从而避免肌肉被过度牵拉而受损。

【例19】维持躯体姿势的最基本方式是

A. 屈肌反射　　　　　　　B. 对侧伸肌反射　　　　　　　C. 腱反射

D. 肌紧张反射　　　　　　　E. 翻正反射

【例20】快速牵拉肌肉时发生的牵张反射是使
A. 受牵拉的肌肉发生收缩　　B. 同一关节的协调肌抑制　　C. 同一关节的拮抗肌兴奋
D. 其他关节的肌肉也收缩　　E. 伸肌和屈肌同时收缩

【例21】用力牵拉肌肉时,肌张力突然降低的原因是
A. 肌梭抑制　　　　　　　　B. 拮抗肌抑制　　　　　　　C. 骨骼肌疲劳
D. 协同肌兴奋　　　　　　　E. 腱器官兴奋

3. 低位脑干对肌紧张的调节

（1）**脑干网状结构抑制区和易化区**　抑制区是指脑干网状结构内存在的抑制肌紧张及肌运动的区域,位于延髓网状结构的腹内侧部分。易化区是指脑干网状结构内存在的加强肌紧张及肌运动的区域,位于延髓网状结构的背外侧部分、脑桥被盖、中脑中央灰质及被盖、下丘脑和丘脑中线核群等部位。与抑制区相比,易化区活动较强,在肌紧张的平衡调节中略占优势。除脑干外,大脑皮层运动区、纹状体、小脑前叶蚓部等区域也有抑制肌紧张的作用。而前庭核、小脑前叶两侧部和后叶中间部等部位则有易化肌紧张的作用。这些区域的功能都是通过脑干网状结构内的抑制区和易化区来完成的。

（2）**去大脑僵直**　①在动物中脑上、下丘之间切断脑干后,动物出现抗重力肌(伸肌)的肌紧张亢进,表现为四肢伸直,坚硬如柱,头尾昂起,脊柱挺硬,称为去大脑僵直。去大脑僵直是一种增强的牵张反射。是由于去除大脑皮层运动区、纹状体等与脑干网状结构抑制区的联系,造成易化区活动明显占优势的结果。②人类去大脑僵直表现为头后仰,上下肢均僵硬伸直,上臂内旋,手指屈曲。③人类发生蝶鞍上囊肿,引起皮层和皮层下失去联系时,可表现为明显的下肢伸肌僵直和上肢的半屈状态,称为去皮层僵直。

【例22】在中脑上、下丘之间切断脑干的动物,将出现
A. 肢体痉挛性麻痹　　　　　B. 脊髓休克　　　　　　　　C. 去皮层僵直
D. 去大脑僵直　　　　　　　E. 上运动神经元麻痹

4. 小脑的运动调节功能

根据小脑的传入、传出纤维联系,可将小脑分为前庭小脑、脊髓小脑和皮层小脑三个功能区。

	前庭小脑	脊髓小脑	皮层小脑
主要功能	控制躯体平衡和眼球运动	调节正在进行的动作,协调大脑皮层对随意运动的控制	参与随意运动的设计和程序编程
主要组成	绒球小结叶	蚓部和半球中间部	半球外侧部
伤后表现	站立不稳,步基宽 步态蹒跚,容易跌倒 随意运动仍能协调 位置性眼球震颤	运动变得笨拙 随意运动不能很好地控制 意向性震颤,小脑性共济失调 四肢乏力	一般无症状 可有起始运动延缓和已形成的快速而熟练动作的缺失

记忆：①前庭小脑的功能及伤后表现,记忆为冲锋在前(前庭小脑)的战士,容(绒球小结叶)易受伤,受伤后站立不稳、步态蹒跚、容易跌倒、翻白眼(位置性眼球震颤)。
②脊髓小脑—蚓部和中间部—小脑性共济失调、意向性震颤——记忆为"谁在营中—小意"。

【例23】小脑损伤不可能出现的临床表现是
A. 柔软性肌肉痉挛　　　　　B. 肌张力下降　　　　　　　C. 共济失调
D. 位置性眼球震颤　　　　　E. 意向性震颤(2023)

5. 基底神经节的运动调节功能

（1）**基底神经节的组成**　基底神经节是指皮层下一些核团的总称,由纹状体(尾核、壳核、苍白球)、中脑黑质、丘脑底核等组成。尾核和壳核称新纹状体,苍白球称旧纹状体,苍白球是纤维联系的中心。

（2）**基底神经节的功能**　①可能参与运动的设计和程序编制,并将一个抽象的设计转换为一个随意

运动。②可能与随意运动的产生和稳定、肌紧张的调节、本体感受传入冲动信息的处理等有关。

（3）黑质-纹状体投射系统　黑质和纹状体之间有许多往返的纤维联系，从黑质至纹状体的纤维是多巴胺能系统，从纹状体至黑质的纤维是 GABA 能系统。此外，在纹状体内部还有乙酰胆碱（ACh）能系统。多巴胺能系统的作用是抑制乙酰胆碱递质系统的功能。

（4）相关疾病

①帕金森病　当黑质受损时，黑质细胞的多巴胺能系统受损，脑内多巴胺含量下降，对 ACh 能系统的抑制作用减弱，机体出现 ACh 递质亢进的症状。常表现为全身肌张力增高、肌肉强直、随意运动减少、动作迟缓、表情呆板。此外，还有静止性震颤，可能与丘脑外侧腹核的功能异常有关。

②舞蹈病　是由于纹状体受损，体内胆碱能神经元和 γ-氨基丁酸能神经元功能减退所致。多巴胺神经元功能相对亢进，出现与帕金森病相反的症状。

	帕金森病（震颤麻痹）	舞蹈病（亨廷顿病）
临床特点	全身肌紧张增高，肌肉强直 随意运动减少，动作缓慢，面部表情呆板 常伴有静止性震颤	肌张力降低 随意运动过多（不自主的上肢和头部舞蹈样动作）
病变部位	黑质	新纹状体
受损系统	多巴胺能系统、中缝核 5-羟色胺能系统	ACh 能系统、GABA 能系统
脑内多巴胺	降低	一般正常
临床治疗	左旋多巴（多巴胺前体） 东莨菪碱、苯海索（M 受体拮抗剂）	利血平（耗竭多巴胺）

【例24】帕金森病的主要发病原因是
　A. 丘脑底核受损　　　　B. 纹状体受损　　　　C. 大脑皮层运动区受损
　D. 大脑皮层、纹状体回路受损　　E. 黑质-纹状体多巴胺通路受损

【例25】用左旋多巴或 M 受体拮抗剂治疗震颤麻痹（帕金森病），不能缓解的症状是
　A. 肌肉强直　　　　B. 随意运动减少　　　　C. 动作缓慢
　D. 面部表情呆板　　E. 静止性震颤

【例26】帕金森病患者可出现的症状是
　A. 运动共济失调　　　　B. 骨骼肌张力降低　　　　C. 静止性震颤
　D. 意向性震颤　　　　E. 皮肤感觉迟钝

6. 大脑皮层的运动调节功能

（1）大脑皮层运动区　包括中央前回、运动前区、后顶叶皮层等。中央前回、运动前区为主要运动区。

（2）运动传出通路　主要由皮层脊髓束和皮层脑干束组成。

①皮层脊髓束　由皮层发出，经内囊、脑干下行，到达脊髓前角运动神经元的传导束，称为皮层脊髓束，可分为皮层脊髓侧束和皮层脊髓前束。

	皮层脊髓侧束	皮层脊髓前束
定义	皮层脊髓束中约 80% 的纤维在延髓锥体跨过中线，在对侧脊髓外侧索下行而形成	皮层脊髓束中约 20% 的纤维在延髓不跨越中线，而在脊髓同侧前索下行而形成
纵贯	纵贯脊髓全长	一般只下降到脊髓胸部

	皮层脊髓侧束	皮层脊髓前束
功能	控制四肢远端肌肉的活动 与精细的、技巧性的运动有关	控制躯干和四肢近端肌肉,尤其是屈肌的活动 与姿势的维持和粗略的运动有关
受损表现	丧失用两手指夹起细小物品的能力 动物仍能大体上应用其手,并能站立和行走	近端肌肉失去神经控制 躯体平衡的维持、行走和攀登均发生困难

②**皮层脑干束** 是指由皮层发出,经内囊到达脑干内各脑神经运动神经元的传导束。

③**运动传出通路损伤时的表现** 运动传出通路损伤后,临床上常出现软瘫和硬瘫两种表现。

	软瘫(柔软性麻痹)	硬瘫(痉挛性麻痹)
麻痹范围	常较局限	常较广泛
随意运动	丧失	丧失
肌紧张(张力)	减退,松弛	过强,痉挛
腱反射	减弱或消失	增强
浅反射	减弱或消失	减弱或消失
Babinski征	阴性	阳性
肌萎缩	明显	不明显
产生原因	脊髓或脑运动神经元损伤	姿势调节系统损伤

六、神经系统对内脏活动的调节

1. 自主神经系统的功能及其特征

调节内脏功能的神经称为自主神经系统,又称内脏神经系统,分为交感神经和副交感神经两个系统,其功能在于调节心肌、平滑肌和腺体(消化腺、汗腺、部分内分泌腺)的活动。

(1) 自主神经系统的功能 交感神经和副交感神经的生理功能如下。

系统	交感神经兴奋	副交感神经兴奋
循环	心率增快,心缩力增强 不重要脏器血管收缩(内脏、皮肤、唾液腺) 肌肉血管收缩(肾上腺素能)或舒张(ACh能)	心率减慢,心缩力减弱 部分血管舒张(软脑膜、外生殖器)
呼吸	支气管平滑肌舒张	支气管平滑肌收缩,黏液分泌增加
消化	分泌黏稠唾液 胃肠蠕动和胆囊活动减弱,括约肌收缩	分泌稀薄唾液 胃肠蠕动和胆囊活动增强,括约肌舒张
泌尿生殖	逼尿肌舒张,括约肌收缩 有孕子宫收缩,无孕子宫舒张	逼尿肌收缩、括约肌舒张
眼	瞳孔扩大	瞳孔缩小,泪腺分泌增加
皮肤	竖毛肌收缩,汗腺分泌	—
代谢	血糖升高(糖原分解增加,胰岛素分泌减少)	血糖降低(糖原分解减少,胰岛素分泌增加)

> 记忆:①如果你不知捷径,第一天背,第二天就可能忘得一干二净!其实,利用场景记忆就非常简单。
> ②你可以想象一下,交感神经兴奋的典型场景是什么?就是在战场上,战士们杀敌的场面:他们手拿冲锋枪,大喊一声:"冲啊!"然后向敌人阵地冲去。此时人体的变化就是交感神经兴奋的表现。

系统	交感神经兴奋的表现	记忆方法
循环	心率增快、心缩力增强	只有心潮澎湃,热血沸腾才能杀敌
	不重要脏器血管收缩	杀敌时不可能想到肚子饿了,要吃饭了
	骨骼肌血管舒张	只有这样才能拿好枪
呼吸	支气管平滑肌舒张	冲锋时,当然喘着粗气
消化	分泌黏稠唾液	想想上甘岭的战斗吧
	胃肠蠕动↓、胆囊活动↓、括约肌收缩↑	杀敌时不可能想到肚子饿了,要吃饭了
泌尿生殖	逼尿肌舒张、括约肌收缩	杀敌时不可能想到上厕所
	有孕子宫收缩,无孕子宫舒张	怀孕的女兵冲锋后很可能子宫收缩导致流产
眼	瞳孔扩大	两眼圆瞪!恨不得吃下敌人
皮肤	竖毛肌收缩,汗腺分泌	怒发冲冠,大汗淋漓
代谢	血糖增高(糖原分解增加,胰岛素分泌减少)	只有血糖升高才有精力冲锋,否则只能躲在猫耳洞里

【例27】交感神经兴奋时可引起
　　A. 瞳孔缩小　　　　　　B. 逼尿肌收缩　　　　　　C. 消化道括约肌舒张
　　D. 孕妇的子宫平滑肌收缩　　E. 支气管平滑肌收缩

【例28】副交感神经的作用是
　　A. 瞳孔扩大　　　　　　B. 糖原分解增加　　　　　　C. 逼尿肌收缩
　　D. 骨骼肌血管舒张　　　E. 消化道括约肌收缩

(2)自主神经系统的特征
①紧张性支配　交感神经和副交感神经对效应器的支配具有持久的紧张性作用,如支配血管的交感缩血管神经,其紧张性活动能使它所支配的血管维持一定的收缩状态,对于维持动脉血压具有重要意义。
②对同一效应器的双重支配　许多组织器官都受交感和副交感神经的双重支配,两者的作用往往相互拮抗。但有时两者对某一器官的作用也有一致的方面,如交感和副交感神经都能促进唾液腺的分泌,交感神经兴奋可使唾液腺分泌少量黏稠唾液,副交感神经兴奋可分泌大量稀薄唾液。
③受效应器所处功能状态的影响　自主神经的外周作用与效应器本身的功能状态有关。例如,刺激交感神经可导致动物无孕子宫抑制,有孕子宫收缩。
④对整体生理功能调节的意义　交感神经的活动一般比较广泛,常以整个系统参与反应,其主要作用在于动员体内许多器官的潜在力量,以适应环境的急骤变化。而副交感神经的活动一般比较局限,其整个系统的活动主要在于保护机体、休整恢复、促进消化、积蓄能量、加强排泄和生殖功能。

2. 脊髓、低位脑干和下丘脑对内脏活动的调节
(1)脊髓　脊髓是内脏反射的初级中枢。脊髓可完成基本的血管张力反射、发汗反射、排尿反射、排便反射、阴茎勃起反射等,但这些反射平时受高位中枢的控制。
(2)低位脑干　延髓、脑桥和中脑合称脑干。延髓网状结构中有呼吸、循环中枢,因此延髓有生命中枢之称。中脑是瞳孔对光反射的中枢,因此通过检查瞳孔对光反射可初步判断颅脑损伤是否累及脑干。
(3)下丘脑　下丘脑是较高级的内脏活动调节中枢。
①体温调节　体温调节中枢位于下丘脑,视前区-下丘脑前部存在温度敏感神经元。
②水平衡调节　下丘脑对肾排水的调节是通过控制视上核和室旁核合成和释放抗利尿激素实现的。下丘脑前部存在脑渗透压感受器,它能按血液中渗透压的变化来调节血管升压素的分泌。
③对腺垂体和神经垂体激素分泌的调节　下丘脑可调节下丘脑调节肽的分泌。

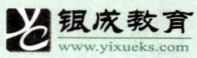

④生物节律控制　控制日周期节律的关键部位是视交叉上核。
⑤其他　参与调节摄食行为、饮水行为和性行为等本能行为，还可参与睡眠、情绪及情绪生理反应等。

3. 一些常考的神经中枢

摄水中枢	下丘脑外侧区（与摄食中枢极为接近）
摄食中枢	下丘脑外侧区
饱中枢	下丘脑腹内侧核
日周期中枢	下丘脑视交叉上核
防御反应区	下丘脑近中线的腹内侧区
体温调节中枢	下丘脑（视交叉后较靠前侧为散热中枢，靠后侧为产热中枢）

　　A. 脊髓　　　　　　　　　B. 延髓　　　　　　　　　C. 大脑
　　D. 中脑　　　　　　　　　E. 下丘脑

【例29】瞳孔对光反射中枢位于

【例30】基本生命中枢位于

七、脑电活动以及睡眠和觉醒

1. 正常脑电图的波形及其意义

在头皮表面记录到的自发脑电活动称为脑电图。正常人有α、β、θ、δ四种波形，列表如下。

	δ波	θ波	α波	β波
频率（Hz）	0.5~3	4~7	8~13	14~30
波幅（μV）	20~200	100~150	20~100	5~20
常见部位	颞叶、枕叶	颞叶、顶叶	枕叶	额叶、顶叶
出现条件	成人入睡后 婴幼儿正常时	成人困倦时 少年正常时	成人清醒、安静并闭眼时	成人活动时
常见人群	婴幼儿、成人	儿童、成人	成人	成人
生理意义	同步化，抑制状态	同步化，抑制状态	同步化，抑制状态	去同步化，兴奋状态

记忆：①α波见于成人安静时——记忆为安静的汉语拼音 an—a—α。
　　　②δ波见于成人熟睡时——记忆为熟睡—sleep—s—δ。
　　　③θ波见于成人困倦时——记忆为困倦时眼睛的符号—θ。
　　　④β波见于成人活动时——记忆为成人弯腰干活的形状—β。

【例31】幼儿脑电波是
　　A. θ波　　　　　　　　　B. α波　　　　　　　　　C. β波
　　D. γ波　　　　　　　　　E. δ波

【例32】正常人安静状态时出现的脑电波应为
　　A. α波　　　　　　　　　B. β波　　　　　　　　　C. γ波
　　D. δ波　　　　　　　　　E. θ波

【例33】正常人白天工作时的脑电波为
　　A. α波　　　　　　　　　B. β波　　　　　　　　　C. γ波
　　D. δ波　　　　　　　　　E. θ波

2. 睡眠和觉醒

（1）睡眠　人在睡眠时会出现周期性的快速眼球运动,因此根据睡眠过程中眼电图、肌电图、脑电图的变化观察,可将睡眠分为非快眼动睡眠(NREM)和快眼动睡眠(REM)。

①非快眼动睡眠　其脑电图呈现高幅慢波,因而也称为慢波睡眠(SWS)。

②快眼动睡眠　表现为低幅快波,故又称为快波睡眠(FWS)或异相睡眠(PS)。

	慢波睡眠（slow wave sleep, SWS）	快波睡眠（fast wave sleep, FWS）
别称	非快眼动睡眠（non-rapid eye movement sleep, NREMS），正相睡眠（orthodox sleep, OS）	快眼动睡眠（rapid eye movement sleep, REMS），异相睡眠（paradoxical sleep, PS）
睡眠特点	睡眠过程中慢波睡眠和快波睡眠两个时相相互交替,睡眠后由慢波睡眠进入快波睡眠	觉醒状态下,一般只能进入慢波睡眠,不能直接进入快波睡眠
持续时间	每个周期持续 80~120 分钟	每个周期持续 20~30 分钟
脑电图	同步化、高振幅慢波（α、θ、δ 波）	去同步化、低振幅快波（β 波）
肌张力	四肢、颈后肌张力减退	肌张力显著降低,肌肉几乎完全松弛
眼电图	少或无快速眼球运动	有快速眼球运动（特征）
血压	偏低,但较稳定	可增高,有发作性升降运动
呼吸节律	缓慢而均匀	加快而不规则
躯体运动	无运动	部分躯体抽动
唤醒阈	较高	更高
做梦	少	多（为异相睡眠期间的特征之一）
生长激素	生长激素分泌增加	生长激素分泌减少
特点	机体耗氧量下降,脑耗氧量不变	脑耗氧量增加,脑血流量增加
生理功能	有利于促进生长发育和体力恢复	有利于促进学习记忆和精力恢复

（2）觉醒　觉醒的产生与脑干网状结构的活动有关（若切断动物的网状结构,动物将处于昏睡状态）。觉醒包括行为觉醒和脑电觉醒。行为觉醒的维持可能与黑质多巴胺能系统的功能有关。脑电觉醒的维持可能与蓝斑上部去甲肾上腺素能系统和脑干网状结构胆碱能系统的作用有关。

八、脑的高级功能

1. 大脑皮层的语言中枢

功能障碍	临床表现	受损定位
流畅失语症	话语中充满杂乱语和自创词,不能理解别人说话和书写的含义对部分词语不能很好地组织或想不起来	颞上回后端的 Wernicke 区
运动失语症	能看懂文字和听懂别人的谈话,但不能说话,发音器官正常	中央前回底部前方的 Broca 区
失写症	能说话、看懂文字,能听懂别人的谈话,但不会书写,手部运动正常	额中回后部接近中央前回的手部代表区
感觉失语症	能说话、书写、看懂文字,但听不懂别人的谈话,听力正常	颞上回后部
传导失语症	对部分词语不能很好地组织起来,言语错乱	弓状束
失读症	看不懂文字含义,但视觉和其他语言功能均正常	角回

2. 大脑皮层功能的一侧优势

人类两侧大脑半球的功能是不对等的，习惯于使用右手的成年人，其语言活动功能主要在左侧大脑皮层。而右侧皮层在非语词性认知功能上占优势，如对空间的辨认、深度知觉、触-压觉认识、图像视觉认识、音乐欣赏分辨等。

脑的高级功能向一侧半球集中的现象，称一侧优势，这种一侧优势仅见于人类。

两侧大脑皮层功能优势是相对的，对不同认知功能具有互补性专门化现象。

【例 34】男,45 岁,右利手。因头痛和言语障碍 6 月余就诊。头颅 MRI 显示左侧中央前回底部前方有占位性病变,脑膜瘤可能性大。该患者的言语障碍最可能是

A. 失写　　　　　　　B. 失读　　　　　　　C. 感觉性失语
D. 传导性失语　　　　E. 运动性失语

▶ **常考点**　突触传递;牵张反射;感觉投射系统;帕金森病;脑电图波形。

参考答案——详细解答见《2024 国家临床执业及助理医师资格考试历年考点精析(上、下册)》

1. ABCDE	2. ABCDE	3. ABCDE	4. ABCDE	5. ABCDE	6. ABCDE	7. ABCDE
8. ABCDE	9. ABCDE	10. ABCDE	11. ABCDE	12. ABCDE	13. ABCDE	14. ABCDE
15. ABCDE	16. ABCDE	17. ABCDE	18. ABCDE	19. ABCDE	20. ABCDE	21. ABCDE
22. ABCDE	23. ABCDE	24. ABCDE	25. ABCDE	26. ABCDE	27. ABCDE	28. ABCDE
29. ABCDE	30. ABCDE	31. ABCDE	32. ABCDE	33. ABCDE	34. ABCDE	

第10章 内分泌

▶ **考纲要求**

①下丘脑的内分泌功能:下丘脑与垂体的内分泌功能联系。②垂体的内分泌功能:腺垂体和神经垂体激素,生长激素的生理作用及分泌调节。③甲状腺激素:生理作用,分泌调节。④调节钙、磷代谢的激素:甲状旁腺激素的生理作用及分泌调节,降钙素的生理作用及分泌调节,维生素D_3的生理作用及生成调节。⑤肾上腺皮质和髓质激素:糖皮质激素的生理作用及分泌调节,肾上腺髓质激素的生理作用及分泌调节。⑥胰岛素:生理作用,分泌调节。

▶ **复习要点**

一、下丘脑与垂体的内分泌功能联系

下丘脑和垂体之间在结构与功能上的联系非常密切,可视作下丘脑-垂体功能单位,包括下丘脑-腺垂体系统和下丘脑-神经垂体系统两部分。下丘脑-垂体功能单位是内分泌系统的调控中枢。下丘脑的一些神经细胞具有内分泌功能,能分泌肽类激素,称为肽能神经元。

1. 垂体门脉系统

下丘脑和腺垂体之间并没有直接的神经联系,但存在独特的血管网络,即垂体门脉系统。垂体上动脉先进入正中隆起,形成初级毛细血管网,然后汇集几条垂体长门脉血管进入垂体,并再次形成次级毛细血管网。这种结构可经局部血流直接实现腺垂体与下丘脑之间的双向沟通,而不需通过体循环。

2. 下丘脑-神经垂体束

神经垂体不含腺细胞,不能合成激素。神经垂体激素实际是由下丘脑视上核和室旁核大细胞神经元合成的。大细胞神经元轴突向下投射到神经垂体,形成下丘脑-神经垂体束。视上核和室旁核合成的血管升压素和缩宫素经轴浆运输到神经垂体的末梢并储存,机体需要时释放入血。

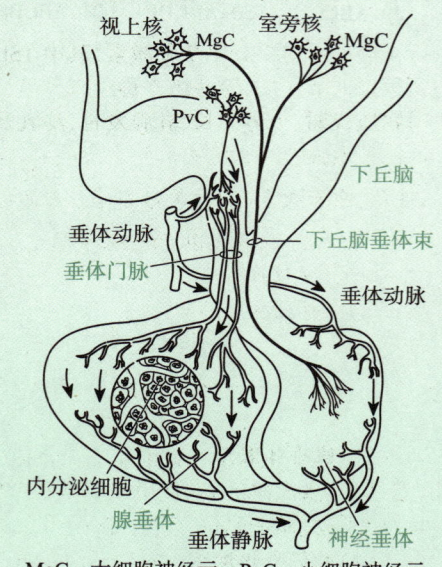

MgC:大细胞神经元;PvC:小细胞神经元
下丘脑-垂体功能结构联系

3. 下丘脑分泌的激素

	下丘脑-神经垂体系统	下丘脑-腺垂体系统
部位	下丘脑视上核、室旁核	下丘脑内侧基底部促垂体区
特性	大细胞神经元(胞体大)	小细胞神经元(胞体小)
分泌激素	血管升压素(抗利尿激素)、缩宫素	下丘脑调节肽(如TRH、CRH等9种)
激素运送	经下丘脑垂体束的轴浆→神经垂体	经垂体门脉系统→腺垂体

【例1】不具有内分泌功能的细胞是

A. 胰腺导管细胞　　　　　　　B. 睾丸间质细胞　　　　　　　C. 甲状旁腺主细胞
　　D. 肾上腺皮质细胞　　　　　　E. 胃黏膜的 G 细胞(2023)

　　A. 皮质醇　　　　　　　　　　B. 泌乳素　　　　　　　　　　C. 肾上腺素
　　D. 血管加压素　　　　　　　　E. 促甲状腺激素释放激素

【例2】腺垂体分泌的激素是
【例3】神经垂体储存的激素是

4. 下丘脑-垂体-靶腺轴的对应关系

下丘脑促垂体区分泌的激素(9种)→腺垂体激素(7种)→靶器官/靶组织的对应关系如下。

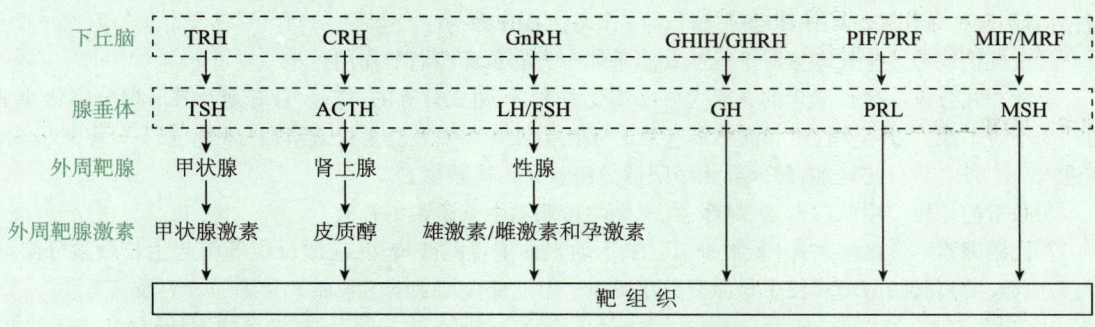

下丘脑-腺垂体-外周靶腺调节轴

　　腺垂体主要分泌 7 种激素,其中 TSH、ACTH、LH 和 FSH 均有各自的靶腺,可直接作用于各自的靶腺而发挥调节作用,这些激素称为**促激素**,而腺垂体分泌的 GH、PRL、MSH 是直接作用于靶组织或靶细胞,对物质代谢、个体生长、乳腺发育、泌乳及黑色素代谢等生理过程发挥调节作用,而不是通过促进靶腺分泌激素发挥作用,此为**无靶腺激素**。

　　注意：生长激素(GH)是腺垂体分泌的；生长抑素(SS)是下丘脑分泌的。

【例4】不属于腺垂体激素靶腺的是
　　A. 甲状腺　　　　　　　　　　B. 睾丸　　　　　　　　　　　C. 胰腺
　　D. 肾上腺　　　　　　　　　　E. 卵巢

二、垂体的内分泌功能

1. 腺垂体和神经垂体激素

　　(1) 腺垂体激素　腺垂体主要分泌 7 种激素,包括生长激素(GH)、催乳素(PRL,也称泌乳素)、促黑(素细胞)激素(MSH)、促甲状腺激素(TSH)、促肾上腺皮质激素(ACTH)、卵泡刺激素(FSH)、黄体生成素(LH),如前图所示。其中,FSH 和 LH 合称为促性腺激素。

　　(2) 神经垂体激素　神经垂体不含腺细胞,其自身**不能合成激素**。所谓的"神经垂体激素",实际上是由**下丘脑**合成的。神经垂体激素有 2 种：血管升压素(也称血管加压素、抗利尿激素)和缩宫素(也称催产素)。

　　这两种激素由下丘脑视上核和室旁核分泌后经下丘脑-垂体束运输到神经垂体储存(神经垂体的神经部和腺垂体的中间部合称垂体后叶),在需要时释放入血,作用于远处靶细胞。

【例5】由下丘脑产生的激素是
　　A. 促肾上腺皮质激素　　　　　B. 生长激素　　　　　　　　　C. 血管紧张素
　　D. 泌乳素　　　　　　　　　　E. 血管加压素

2. 生长激素(GH)的生理作用及分泌调节

生长激素是腺垂体中含量最多的激素,其化学结构式与 PRL 十分相似,因此两者有一定的重叠效应。

(1) 生长激素的生理作用

①促生长作用　生长激素是促进生长发育最重要的激素。幼年缺乏将患侏儒症，分泌过多将患巨人症；成人分泌过多易患肢端肥大症。生长激素主要促进骨、软骨、肌肉和其他组织细胞的分裂增殖和蛋白质合成，从而加速骨骼和肌肉的生长发育。

②调节代谢　促进蛋白质合成、促进脂肪分解、升高血糖。

③参与应激反应　应激时生长激素分泌增多。

(2) 生长激素分泌的调节

①下丘脑对生长激素分泌的调节　生长激素受下丘脑 GHRH 与 GHIH 的双重调节，前者起促进作用，后者则起抑制作用。GHRH 起经常性调节作用，GHIH 参与应激调节。

②负反馈调节　生长激素对下丘脑和腺垂体本身有负反馈调节作用。

③脉冲式分泌　生长激素的脉冲式分泌不受血糖、代谢成分等的影响。青春期及其后期分泌脉冲平均约 3 小时 1 次。青年女性生长激素的连续分泌比男性青年明显。生长激素在觉醒状态下分泌量极少；在进入慢波睡眠后分泌增加；转入异相睡眠后分泌量又迅速减少。

④激素的作用　甲状腺激素、雌激素、睾酮均可刺激生长激素的释放。

⑤代谢因素　低血糖因素(低血糖、饥饿、运动)、血中氨基酸增多、应激反应等引起生长激素分泌增多；高血糖、游离脂肪酸增多使生长激素分泌减少。急性低血糖刺激生长激素分泌的效应最显著。

注意：应激时,血糖升高、GH 分泌增多；但高血糖使 GH 分泌减少，低血糖使 GH 分泌增多。

【例 6】下列关于生长激素功能的叙述，错误的是
　　A. 加速蛋白质的合成　　　　B. 促进脂肪的合成　　　　C. 促进生长发育
　　D. 升高血糖水平　　　　　　E. 减少尿氮排出

【例 7】一昼夜人体血液中生长素水平最高是在
　　A. 觉醒时　　　　　　　　　B. 困倦时　　　　　　　　C. 饥饿时
　　D. 寒冷时　　　　　　　　　E. 熟睡时

三、甲状腺激素

1. 生理作用

促进生长发育	甲状腺激素是促进机体生长发育必不可少的激素。幼儿缺乏时导致克汀病(呆小症) 甲状腺激素和生长激素具有协同作用，调控幼年期生长发育
对神经系统的影响	甲状腺激素是胎儿和新生儿脑发育的关键激素，是影响神经系统发育最重要的激素 甲状腺激素可促神经元增殖、分化，促进胶质细胞生长，促进神经元骨架发育
增强能量代谢	显著的产热效应——1mg T_4 可使机体增加产热量 4200kJ，基础代谢率提高 28% 产热效应与 Na^+-K^+-ATP 酶活性升高、氧化磷酸化加强等有关
对代谢的影响	甲亢时基础代谢率增高、耗氧量增加、产热增加
对糖代谢的影响	大剂量 T_3、T_4 可促进糖的吸收和肝糖异生，因此甲亢患者血糖升高 T_3、T_4 还可加速外周组织对糖的利用，降低血糖，故随后血糖又很快降低
对脂类代谢的影响	血胆固醇降低(甲状腺激素既可促胆固醇清除，也可促合成，但促清除>促合成)
对蛋白质代谢的影响	生理量的甲状腺激素——促进蛋白质合成 大量 T_3、T_4 时(如甲亢)——促进蛋白质分解
对心血管活动的影响	心率加快、心肌收缩力增强、心输出量增加、脉压增大

注意：①呆小症——幼年时缺乏甲状腺激素。②侏儒症——幼年时生长激素分泌不足。③黏液性水肿——成年时缺乏甲状腺激素。④甲亢——成年时甲状腺激素分泌过多。⑤巨人症——幼年时生长激素分泌过多。⑥肢端肥大症——成年时生长激素分泌过多。⑦地方性甲状腺肿——食物中缺碘。⑧水牛背（向心性肥胖）——糖皮质激素过多。⑨促进生长发育最重要的激素是生长激素，尤其是骨和软骨的生长发育。⑩影响神经系统发育最重要的激素是甲状腺激素（生长激素不能促进神经系统的生长发育）。⑪生长激素是腺垂体中含量最多的激素，功能上与催乳素存在一定的交叉作用（因化学结构相似）。⑫甲状腺是人体最大的内分泌腺，是唯一将激素储存在细胞外的内分泌腺。⑬甲状腺激素是人体储存量最大的激素，能满足机体50～120天的代谢需求。

【例8】关于激素的叙述，错误的是
    A. 大多数激素基于机体需要即刻产生 B. 生化信号参与激素的合成
    C. 甲状腺激素的储备很少 D. 部分激素的分泌具有昼夜节律性
    E. 垂体通过分泌促激素来控制内分泌靶腺激素的产生（2023）

2. 分泌调节

（1）**下丘脑-腺垂体-甲状腺轴调节系统** 下丘脑释放的TRH通过垂体门脉系统刺激腺垂体分泌TSH，TSH刺激甲状腺激素的合成和分泌。当血液中游离的T_3和T_4达到一定水平时又产生负反馈效应，抑制TSH和TRH的分泌，如此形成"TRH-TSH-T_3和T_4"分泌的反馈自动控制环路。

（2）**甲状腺功能的自身调节** 甲状腺可根据血碘水平，通过自身调节改变摄取与合成甲状腺激素的能力。血碘开始增加时可诱导碘的活化和甲状腺激素合成；但当血碘升高到一定水平后反而抑制碘的活化过程，使甲状腺激素合成减少。这种过量碘抑制甲状腺激素合成的效应称为碘阻滞效应（Wolff-Chaikoff效应）。

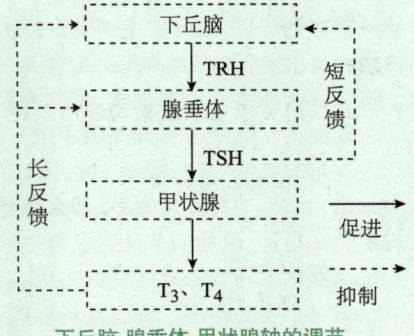

下丘脑-腺垂体-甲状腺轴的调节

（3）**甲状腺功能的神经调节** 甲状腺受交感和副交感神经纤维的双重支配。交感神经兴奋可促进甲状腺激素的分泌，副交感神经可能在甲状腺激素分泌过多时进行抗衡性调节。

（4）**甲状腺功能的免疫调节** 甲状腺滤泡细胞膜上存在许多免疫活性物质和细胞因子的受体，因而许多免疫活性物质可影响甲状腺的功能。

【例9】影响神经系统发育最重要的激素是
    A. 生长激素 B. 甲状腺激素 C. 糖皮质激素
    D. 胰岛素 E. 性激素

【例10】直接调节甲状腺激素产生与分泌的激素是
    A. 糖皮质激素 B. 甲状腺球蛋白 C. 促甲状腺激素
    D. 甲状旁腺激素 E. 降钙素

【例11】甲状腺激素分泌不足可引起
    A. 黏液性水肿 B. 小儿麻痹 C. 巨人症
    D. 侏儒症 E. 肢端肥大症

四、调节钙、磷代谢的激素

1. 甲状旁腺激素（PTH）的生理作用及分泌调节

（1）**甲状旁腺激素的生理作用** 主要作用是升高血钙、降低血磷，其靶器官是肾与骨。

①对肾的作用　甲状旁腺激素(PTH)可促进远曲小管和集合管对钙的重吸收,减少尿钙排泄,从而升高血钙;同时可抑制近端和远端小管对磷的重吸收,促进尿磷排出,使血磷降低。

②对骨的作用　PTH可促进骨钙入血,升高血钙。PTH分泌过多可增强溶骨过程,导致骨质疏松。

(2)甲状旁腺激素分泌的调节

①血钙　是调节PTH分泌的主要因素。血钙浓度的轻微降低,在1分钟内即可引起PTH分泌增加。如果发生长时间的低血钙,可使甲状旁腺增生,导致甲状旁腺功能亢进。

②血磷　血磷升高可使血钙降低,间接刺激PTH分泌。

③血镁　血镁降低也可抑制PTH分泌。

④儿茶酚胺、组胺　儿茶酚胺可通过兴奋β受体、组胺通过兴奋H_2受体促进PTH分泌。

⑤α受体激动剂、前列腺素　可抑制PTH分泌。

2. 降钙素(CT)的生理作用及分泌调节

(1)降钙素的生理作用　主要作用是降低血钙和血磷。

①对骨的作用　CT能抑制破骨细胞的活动,减弱溶骨过程;增强成骨过程,使骨组织钙、磷沉积增加,从而降低血钙和血磷。

②对肾的作用　CT能减少肾小管对钙、磷的重吸收,增加尿中钙、磷的排泄量。

(2)降钙素分泌的调节

①血钙　CT的分泌主要受血钙水平的调节。血钙浓度增加时,CT分泌增加。CT与PTH对血钙的作用相反,两者共同调节血钙浓度,维持血钙的稳态。

②胃肠激素　促胃液素、促胰液素、缩胆囊素、胰高血糖素可刺激CT分泌。

③血镁　血镁浓度升高可刺激CT分泌。

3. 1,25-二羟维生素D_3的生理作用及生成调节

(1)1,25-二羟维生素D_3的生物学作用　维生素D_3不是内分泌细胞合成的激素,需要转化为活性形式才能参与钙、磷的调节代谢。维生素D_3先在肝内25-羟化酶作用下生成25-(OH)-D_3,然后在肾内1α-羟化酶催化下转变为高活性的1,25-$(OH)_2$-D_3,后者的主要作用是升高血钙和血磷。

①对小肠的作用　促进小肠黏膜上皮细胞对钙的吸收。

②对骨的作用　一方面可增加破骨细胞数量,增强骨的溶解,使骨钙和骨磷释放入血;另一方面又可刺激成骨细胞活动,促进骨钙沉积和骨的形成。1,25-$(OH)_2$-D_3的总效应是升高血钙和血磷。

③对肾的作用　促进肾小管对钙、磷的重吸收。

(2)1,25-二羟维生素D_3生成的调节　血钙、血磷降低时,1,25-$(OH)_2$-D_3的生成增加。PTH可通过诱导肾内1α-羟化酶活性促进1,25-$(OH)_2$-D_3的生成。

【例12】下列属于甲状旁腺激素作用的是
　　A. 抑制肾小管磷的重吸收　　B. 抑制肾小管钙的重吸收　　C. 抑制活性维生素D合成
　　D. 抑制肠道钙的吸收　　E. 抑制破骨细胞的活性

【例13】分泌降钙素的细胞是
　　A. 甲状旁腺细胞　　B. 甲状腺滤泡细胞　　C. 甲状腺滤泡旁细胞
　　D. 破骨细胞　　E. 成骨细胞

【例14】甲状腺滤泡旁细胞(又称C细胞)分泌的降钙素的作用是
　　A. 促进细胞内的氧化作用　　B. 维持糖、蛋白质、脂肪正常的代谢
　　C. 促进机体的正常生长发育　　D. 抑制溶骨反应
　　E. 保持机体各系统、器官的生理功能(2019、2023)

【例15】甲状旁腺激素对血钙的调节主要是通过
　　A. 肠和胃　　B. 肝和胆　　C. 胰和胆

D. 骨和肾　　　　　　E. 脑垂体

五、胰岛素

1. 胰岛素的生理作用

胰岛素是促进合成代谢，维持血糖浓度稳态的主要激素，也参与能量平衡的调节。

(1) **糖**　胰岛素可使血糖降低（促进全身组织摄取和氧化葡萄糖，促进糖原合成与储存，抑制糖异生，促进葡萄糖转变为脂肪酸，并储存于脂肪组织中）。

(2) **脂肪**　胰岛素可促进脂肪酸合成，抑制脂肪动员和分解。

(3) **蛋白质**　胰岛素可促进蛋白质合成，抑制蛋白质分解。胰岛素可在蛋白质合成的各个环节发挥作用，是蛋白质合成与储存不可缺少的激素。

(4) **调节能量平衡**　胰岛素可在整体水平参与机体摄食平衡的调节。

2. 胰岛素的分泌调节

(1) **促进胰岛素分泌的因素**　血糖升高(最强的因素)，某些氨基酸(如赖氨酸、精氨酸)，脂肪(作用较弱)，胃肠激素(促胃液素、促胰液素、缩胆囊素、抑胃肽)，胰高血糖素，生长激素，皮质醇，迷走神经兴奋。

(2) **抑制胰岛素分泌的因素**　血糖降低，生长抑素，肾上腺素，交感神经兴奋。

六、肾上腺皮质和髓质激素

1. 糖皮质激素

(1) **生理作用**　肾上腺糖皮质激素由肾上腺皮质束状带分泌，属于类固醇激素。

对糖代谢的影响	使血糖升高（减少组织对糖的利用，加速肝糖原异生，抑制胰岛素与其受体结合）
对脂肪代谢的影响	使脂肪重新分布——水牛背、圆月脸（四肢脂肪分解，头面躯干脂肪合成增强）
对蛋白质代谢的影响	对肝内和肝外组织细胞的蛋白质代谢影响不同 对肝外组织——抑制蛋白质合成，加速其分解，减少氨基酸转运入肌肉组织 对肝内组织——促进蛋白质合成，促进肝外组织产生的氨基酸转运入肝内
参与应激反应	当机体遭受各种伤害性刺激时，启动下丘脑-腺垂体-肾上腺皮质系统，腺垂体立即释放ACTH，刺激糖皮质激素快速大量分泌，引起机体非特异性适应反应。此外，儿茶酚胺、催乳素、生长激素、血管升压素、β-内啡肽、胰高血糖素、醛固酮也增加
对血细胞的影响	使红细胞、血小板和中性粒细胞数量增加，淋巴细胞和嗜酸性粒细胞数量减少
对循环系统的影响	糖皮质激素本身无缩血管作用，但对儿茶酚胺有很好的允许作用 抑制前列腺素的合成，降低毛细血管的通透性，减少血浆滤过，有利于维持循环血量
对胃肠道的影响	促进胃腺分泌盐酸和胃蛋白酶原，增高胃腺细胞对迷走神经、促胃液素的反应性
对水盐代谢的影响	保钠排水排钾。肾上腺皮质功能不足患者，肾排水障碍，可出现水中毒 减少小肠黏膜对钙的吸收，抑制肾近端小管对钙、磷的重吸收，增加其排泄量
其他	促进胎儿肺泡发育及肺表面活性物质的生成，防止新生儿呼吸窘迫综合征的发生 维持中枢神经系统的正常兴奋性，改变行为和认知能力，影响胎儿和新生儿的脑发育

记忆：①使蛋白质合成增加的激素——生长激素、生理量的甲状腺激素、胰岛素、睾酮、雌激素。
②使蛋白质分解增加的激素——糖皮质激素、大量的甲状腺激素(如甲亢)。
③以上说明甲状腺激素的特殊性：生理量促进蛋白质合成，大剂量促进蛋白质分解。

(2) **分泌调节**　糖皮质激素的基础分泌和应激分泌，均由下丘脑-垂体-肾上腺皮质轴进行调控。

【例16】降糖升蛋白质的激素是

A. 甲状腺素   B. 胰岛素   C. 雄激素
D. 生长激素   E. 雌激素

【例17】下列激素中,能最显著地促进胰岛素分泌的是
A. 抑胃肽   B. 促胃液素   C. 促胰液素
D. 生长激素   E. 皮质醇

【例18】调节胰岛素分泌最重要的因素是
A. 血中氨基酸浓度   B. 血糖浓度   C. 血中脂肪酸浓度
D. 迷走神经   E. 胰高血糖素

【例19】下列属于类固醇激素的是
A. 肾上腺髓质激素   B. 肾上腺皮质激素   C. 促甲状腺素
D. 甲状腺激素   E. 促肾上腺皮质激素(2021)

【例20】糖皮质激素升高血糖的机制是
A. 减少糖异生   B. 抑制肝外组织的葡萄糖利用   C. 促进糖类转变为脂肪
D. 促进脂肪酸合成   E. 促进葡萄糖氧化

【例21】个体处于应急状态时,表现为心率加快、血压增高、呼吸加快、血糖升高和肌张力增强。这些生理反应说明活动增强的神经内分泌系统是
A. 下丘脑-垂体-甲状腺轴   B. 下丘脑-垂体-肾上腺皮质轴   C. 交感-肾上腺髓质轴
D. 下丘脑-垂体-性腺轴   E. 下丘脑-垂体后叶轴系

注意:①应急反应——可导致交感-肾上腺髓质系统活动增强。
②应激反应——可导致下丘脑-腺垂体-肾上腺皮质系统活动增强。

【例22】女性,22岁。睡眠差、食欲增加半年。伴月经周期不规律。查体:血压140/90mmHg,满月脸,水牛背,向心性肥胖。该患者可能会体现出的实验室检查异常是
A. 血脂肪酸浓度下降   B. 血钠下降   C. 血钾下降
D. 血红细胞数量减少   E. 血中性粒细胞数量减少(2023)

2. 肾上腺髓质激素

(1) **生理作用** 肾上腺髓质激素的作用与交感神经兴奋分泌儿茶酚胺相似。
①中枢神经系统兴奋性增高 机体处于警觉状态,反应灵敏。
②呼吸系统 呼吸加快,每分通气量加大。
③心血管系统 心率加快,心肌收缩力加强,心输出量增加,血压升高。
④物质代谢 血糖升高、脂肪分解加速、葡萄糖与脂肪酸氧化增强。

(2) **分泌调节**
①交感神经的作用 交感神经兴奋,儿茶酚胺分泌增加。
②ACTH 和皮质醇 可间接促进儿茶酚胺的分泌。
③反馈调节 当儿茶酚胺含量增加到一定水平时,可负反馈抑制酪氨酸羟化酶活性,阻止其合成。

▶ **常考点** 各种激素的生理作用及调节。

参考答案——详细解答见《2024国家临床执业及助理医师资格考试历年考点精析(上、下册)》

1. ABCDE   2. ABCDE   3. ABCDE   4. ABCDE   5. ABCDE   6. ABCDE   7. ABCDE
8. ABCDE   9. ABCDE   10. ABCDE   11. ABCDE   12. ABCDE   13. ABCDE   14. ABCDE
15. ABCDE   16. ABCDE   17. ABCDE   18. ABCDE   19. ABCDE   20. ABCDE   21. ABCDE
22. ABCDE

第11章 生殖

▶ **考纲要求**
①男性生殖：雄激素的生理作用及分泌调节。②女性生殖：雌激素、孕激素的生理作用，卵巢和子宫内膜的周期性变化及其激素的调节，女性一生各阶段的生理特点，生殖器其他部位的周期性变化。

▶ **复习要点**

一、男性生殖

1. 雄激素的生理作用

（1）**影响胚胎分化**　雄激素可诱导含Y染色体的胚胎向男性化方向分化，促进内生殖器的发育。

（2）**维持生精作用**　睾酮进入支持细胞转变为双氢睾酮，随后进入生精小管，促进生精细胞的分化和精子的生成过程。

（3）**刺激附属性器官的生长和维持性欲**　促进男性第二性征出现，并维持其正常状态。

（4）**对代谢的影响**　促进蛋白质合成，特别是肌肉和生殖器官的蛋白质合成；促进骨骼生长、钙磷沉积和红细胞生成。

2. 雄激素分泌的调节

（1）**下丘脑-垂体-睾丸轴的调节**　下丘脑分泌的GnRH作用于腺垂体，促进腺垂体分泌卵泡刺激素（FSH）和黄体生成素（LH）。FSH主要作用于曲细精管，影响精子的生成；LH主要作用于睾丸间质细胞，调节睾酮分泌。FSH和LH有协同作用，共同调节睾丸的生精作用及内分泌活动。

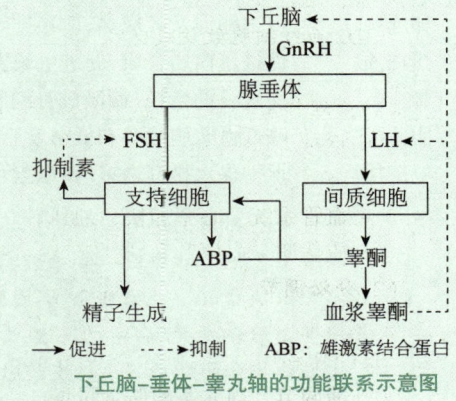

下丘脑-垂体-睾丸轴的功能联系示意图

①**对生精作用的影响**　FSH和LH对生精过程都有调节作用。FSH并不是直接作用于生精细胞，而是通过支持细胞产生雄激素结合蛋白（ABP），后者与睾酮结合后作用于生精细胞，促进生精过程。FSH主要是始动生精，而睾酮主要是维持生精。LH对生精过程有调节作用，但并非直接作用于生精细胞，而是通过刺激睾丸间质细胞释放睾酮而间接发挥作用。

②**对睾酮分泌的调节**　睾丸间质细胞分泌睾酮，主要受LH的调节。LH可促进胆固醇进入线粒体合成睾酮，也可增强间质细胞中与睾酮合成有关酶的活性，加速睾酮合成。FSH也可促进睾酮的分泌，但FSH并非直接作用于间质细胞促进睾酮合成，而是通过诱导LH受体间接实现的，说明FSH和LH对间质细胞分泌睾酮有协同作用。

（2）**睾酮对下丘脑-腺垂体的负反馈调节**　睾酮可反馈性抑制下丘脑（GnRH）和腺垂体（LH）的分泌，而对FSH的分泌无影响。睾丸分泌的抑制素可负反馈抑制FSH的合成，而对LH的分泌无影响。

（3）**睾丸内的局部调节**　睾丸内各种细胞分泌的局部调节因子，如生长因子、胰岛素样因子、免疫因子可以自分泌或旁分泌的形式参与睾丸功能的调控。睾丸支持细胞内存在芳香化酶，可将睾酮转化为雌二醇,减少睾酮的合成。

【例1】FSH对生精过程进行调节的靶细胞是睾丸的
- A. 精原细胞
- B. 支持细胞
- C. 间质细胞
- D. 生精细胞
- E. Leydig细胞(2023)

【例2】下列有关睾酮功能的叙述,错误的是
- A. 促进精子生长发育
- B. 抑制蛋白质合成
- C. 促进骨骼生长
- D. 促进第二性征的出现
- E. 维持正常性欲

【例3】睾丸内合成睾酮的细胞是
- A. 生精细胞
- B. 支持细胞
- C. 间质细胞
- D. 成纤维细胞
- E. 肌样细胞

二、女性生殖

卵巢分泌的激素包括雌激素和孕激素,此外,还能分泌抑制素、少量雄激素和多种肽类激素。卵泡期主要由颗粒细胞和卵泡膜细胞分泌雌激素,而黄体期则由黄体细胞分泌孕激素和雌激素。人类的雌激素以雌二醇的生物活性最强,孕激素则以孕酮的活性最强。

1. 雌激素、孕激素的生理作用

(1)雌激素的生理作用

乳腺	促进乳腺发育(刺激乳腺导管增生、促使脂肪沉积于乳腺)
女性特征	全身脂肪和毛发分布具有女性特征,音调高,骨盆宽大,臀部肥厚
子宫	促进子宫发育,使子宫内膜发生增生期变化,增加宫颈黏液的分泌
输卵管	促进输卵管上皮增生、分泌增多、运动增强,有利于精子与卵子的运行
阴道	促进阴道黏膜上皮增生、角化,糖原含量增加,阴道分泌物呈酸性
卵泡	促进卵泡发育成熟,诱导排卵前LH峰的出现,从而促进排卵
蛋白质	促进蛋白质合成,促进生长发育
骨	促进骨的生长(刺激成骨细胞的活动,抑制破骨细胞的活动)
胆固醇	降低血浆胆固醇和低密度脂蛋白含量,增加高密度脂蛋白含量
电解质	保钠保水排钾增多(雌激素可使醛固酮分泌增多)

记忆:①雌激素的作用记忆为美女特征——纤瘦(胆固醇↓)+柔情似水(水钠潴留↑)。
②导致血浆胆固醇降低——雌激素、甲状腺激素增多(Graves病)。
③导致水钠潴留——雌激素、醛固酮;保钠排钾排水——糖皮质激素。
④使蛋白质合成增加——生长激素、生理量的甲状腺激素、胰岛素、睾酮、雌激素。
⑤使蛋白质分解增加——糖皮质激素、大量的甲状腺激素(如甲亢)。
⑥青春期乳腺发育——雌激素、生长激素。
⑦妊娠期乳腺发育——雌激素、孕激素、催乳素、糖皮质激素、胰岛素、甲状腺激素。

【例4】关于雌激素生理作用的叙述,不正确的是
- A. 使子宫发育
- B. 促进水与钠的排泄
- C. 促进输卵管发育
- D. 促进骨中钙的沉积
- E. 促进阴道上皮细胞的增生(2009)

【例5】属于雌激素生理作用的是
- A. 使宫颈黏液分泌减少
- B. 抑制阴道上皮细胞增生
- C. 促进乳腺腺泡发育成熟
- D. 促进水钠潴留
- E. 抑制输卵管肌收缩的振幅(2022)

(2) 孕激素的生理作用

对子宫的影响	促使子宫内膜增生(增生期—分泌期)——"铺床" 为受精卵的生存和着床提供适宜的环境——"着床" 降低子宫肌的兴奋性,抑制母体对胎儿的排斥反应——"安睡"
对乳腺的影响	在雌激素作用下,孕激素可促进乳腺发育和成熟,并与缩宫素等激素一起为泌乳作准备
产热作用	排卵后基础体温升高 0.5℃,临床上常将基础体温双相型变化作为排卵的标志

注意:①雌激素主要促进乳腺导管细胞发育,孕激素主要是促进乳腺腺泡细胞发育。
②雌激素主要促进子宫内膜发生增生期变化,孕激素主要促进子宫内膜发生分泌期变化。

【例6】能够引起排卵后基础体温升高的激素是
　　A. 黄体生成素　　　　　　B. 卵泡刺激素　　　　　　C. 雌激素
　　D. 孕激素　　　　　　　　E. 催乳素 (2021)

2. 卵巢和子宫内膜的周期性变化及其激素的调节

(1) **卵巢的生卵作用**　青春期后,卵巢在腺垂体促性腺激素作用下,生卵功能出现月周期性变化:卵泡期→排卵→黄体期。卵巢的周期性活动受下丘脑-腺垂体的调节,而卵巢分泌激素的周期性变化又使子宫内膜发生周期性变化,同时对下丘脑-腺垂体进行反馈调节。

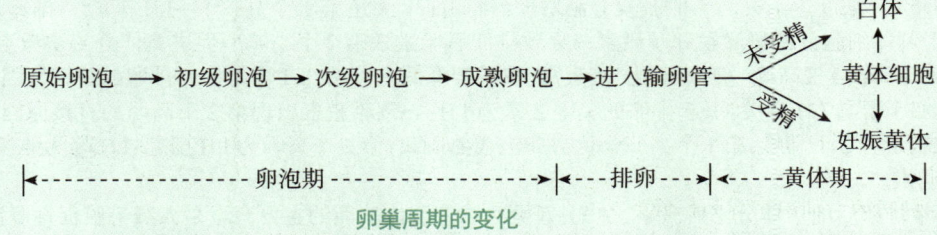

卵巢周期的变化

(2) **月经及月经周期的概念**　育龄妇女卵巢的卵泡生长、排卵和黄体形成及伴随雌激素、孕激素分泌具有明显的周期性特征,由此引起子宫内膜周期性剥脱、出血的现象,称为月经。以月经为特征的这种周期性变化,称为月经周期。正常成年女性月经周期一般为 21～35 天,平均为 28 天。

(3) **月经周期的调控**　月经周期中,血液中的 GnRH、FSH、LH 及卵巢激素的水平均发生周期性变化。

①下丘脑-垂体-卵巢轴的功能联系　月经周期是下丘脑、垂体、卵巢三者相互作用的结果。进入青春期后,下丘脑开始脉冲式释放 GnRH,可上调腺垂体促性腺激素细胞 GnRH 受体,并促进其分泌 FSH 和 LH,进而影响卵巢的功能活动,形成女性特有的周期性活动。卵巢分泌的雌激素、孕激素、抑制素又对下丘脑和垂体进行反馈调节。雌激素、孕激素除排卵前短时间内对下丘脑及腺垂体进行正反馈调节外,主要进行负反馈调节。抑制素则主要选择性抑制 FSH 的合成与分泌。

②月经周期各期的内分泌调控　月经周期的不同阶段,下丘脑-垂体-卵巢轴的功能活动有所不同。

A. 卵泡期的早期　由于前次月经周期的黄体退化,雌激素和孕激素的分泌减少,解除了对下丘脑和腺垂体的抑制,腺垂体分泌 FSH 和 LH 增加,尤以 FSH 增加更为明显。一群卵泡被周期性招募进入快速生长阶段,合成分泌雌激素增加,子宫内膜增生。当雌激素增加到一定程度时,可负反馈抑制 FSH 的分泌,导致大多数卵泡得不到足够的 FSH 的支持而退化闭锁,只有一个优势卵泡得以继续发育。

B. 月经周期的中期　随着优势卵泡的成熟,体内雌激素水平进一步增高,高浓度的雌激素对下丘脑和腺垂体产生正反馈调节作用,触发下丘脑 GnRH 大量释放,刺激腺垂体 LH、FSH 大幅增加达峰值,尤以 LH 峰最明显。一般在 LH 峰出现后 16～24 小时排卵。

C. 排卵后的黄体期　雌激素分泌一过性下降。在 LH 作用下黄体发育,分泌雌激素和孕激素增加,一般在排卵后 7~8 天形成雌激素第 2 个高峰及孕激素分泌高峰。大量孕激素的作用使子宫内膜发生分泌期改变。同时,增加的雌激素、孕激素对下丘脑和腺垂体的负反馈作用,导致腺垂体 LH 和 FSH 的分泌一直处于较低水平。如果排卵后卵子没有受精,在排卵后第 9~10 天黄体开始退化,雌激素、孕激素分泌减少。对腺垂体的负反馈作用减弱,LH 和 FSH 分泌又开始增加,于是进入下一个月经周期。

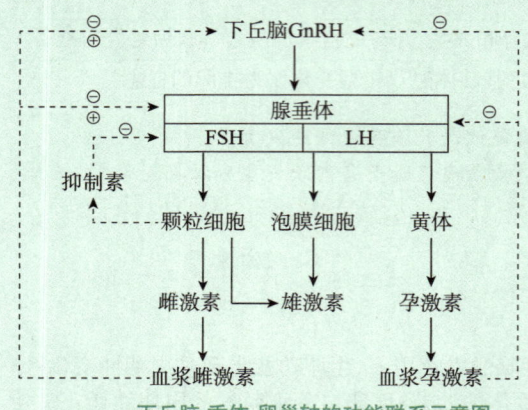

下丘脑-垂体-卵巢轴的功能联系示意图

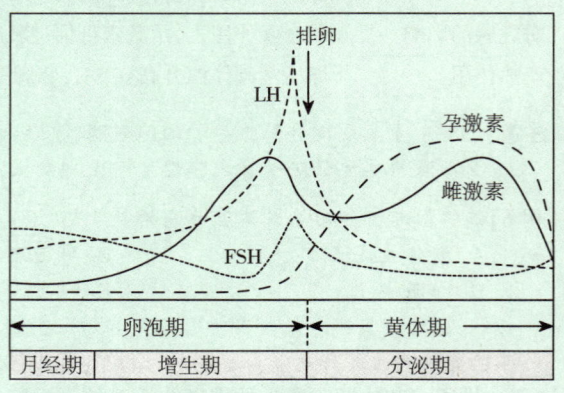

月经周期中相关激素的变化

(4) 解题时的注意事项

①FSH、LH 浓度逐渐升高→雌激素分泌增加(排卵前 1 天达第 1 个高峰)→LH 高峰→排卵。LH 升高,作用于黄体细胞分泌雌激素和孕激素→导致排卵后雌激素第 2 个高峰→促进黄体分泌孕激素→排卵后 7~8 天出现孕激素高峰→黄体退化,雌激素、孕激素降低。可见,LH 峰是控制排卵的关键性因素。

②排卵主要与 LH 有关:引起排卵的关键激素为 LH;导致雌激素出现第 2 个高峰的直接原因为 LH。

③雌激素有 2 个高峰,第 1 个高峰为优势卵泡成熟所致;第 2 个高峰为 LH 引起;LH 峰为雌激素的第 1 个高峰诱发。

④正常排卵后的黄体分泌雌激素、孕酮;妊娠时维持黄体功能的主要激素是人绒毛膜促性腺激素。

【例 7】正常月经周期中雌激素出现第 2 个高峰的直接原因是
A. 雌激素的正反馈作用 B. 孕激素的正反馈作用 C. 催乳素的作用
D. 黄体生成素的作用 E. 促卵泡激素的作用

【例 8】月经周期中控制排卵发生的关键因素是
A. 排卵前雌激素高峰 B. 孕激素高峰 C. 卵泡刺激素高峰
D. 黄体生成素高峰 E. 促性腺激素释放激素高峰

【例 9】月经来潮的原因是
A. 血中雌激素水平和孕激素水平都升高 B. 血中雌激素水平降低,孕激素水平升高
C. 血中雌激素水平降低,孕激素水平不变 D. 血中雌激素水平升高,孕激素水平降低
E. 血中雌激素水平和孕激素水平都降低

3. 女性一生各阶段的生理特点

参阅妇产科学女性生殖系统解剖与生理部分。

4. 生殖器其他部位的周期性变化

参阅妇产科学女性生殖系统解剖与生理部分。

▶ **常考点**　睾酮、雌激素、孕激素的生理作用;月经周期中各激素变化的关系。

参考答案——详细解答见《2024 国家临床执业及助理医师资格考试历年考点精析(上、下册)》

1. ABCDE　2. ABCDE　3. ABCDE　4. ABCDE　5. ABCDE　6. ABCDE　7. ABCDE
8. ABCDE　9. ABCDE

第四篇　医学微生物学

第1章　微生物的基本概念、细菌形态结构与细菌生理

▶ **考纲要求**

①微生物的定义、分类及特点：微生物与微生物组的定义、特点，三大类微生物及其特点。②细菌的大小与形态：细菌的测量单位及三种形态。③细菌的基本结构：细菌基本结构的概述，肽聚糖的结构，革兰阳性菌和阴性菌细胞壁结构的异同和医学意义，细菌细胞质中与医学有关的重要结构与意义。④细菌的特殊结构：荚膜、鞭毛、菌毛、芽胞的概念及与医学的关系。⑤细菌的染色方法：革兰染色的结果判定和医学意义。⑥细菌的生长繁殖：细菌生长繁殖的基本条件、方式与生长曲线，根据对氧需求进行细菌分类。⑦细菌的代谢：与医学有关的主要分解及合成代谢产物。

▶ **复习要点**

一、微生物的基本概念

1. 微生物与微生物组的定义、特点

(1) 定义

①微生物　是存在于自然界的一大群体形微小、结构简单、肉眼直接看不见，必须借助光学显微镜或电子显微镜放大数百倍、数千倍，甚至数万倍才能观察到的微小生物。

②微生物群　是特定时间特定生境中所有微生物有机体的总称。

③微生物组　是特定时间特定生境中微生物群所包含的基因序列（含同源序列）的总和。

(2) 特点　微生物具有体积微小、结构简单、种类繁多、繁殖迅速、分布广泛、易变异、分布广等特点。

2. 三大类微生物及其特点

	非细胞型微生物	原核细胞型微生物	真核细胞型微生物
细胞结构	是最小的一类微生物 大小以纳米为测量单位	是单细胞微生物 大小以微米为测量单位	为多细胞或单细胞微生物 大小不等
细胞器	无典型细胞结构，无细胞器	很不完善，只有核糖体	有各种细胞器
细胞核	无细胞核，核酸仅为传染性蛋白粒子	无核膜，无核仁	细胞核高度分化，有细胞核
核酸类型	为 DNA 或 RNA，两者不能同时存在	DNA 和 RNA 同时存在	DNA 和 RNA 同时存在
生存繁殖	无产生能量的酶系统 只能在活细胞内生长繁殖	具有独特的代谢方式 可在极端环境下生存	易在体外生长繁殖
举例	病毒、朊粒	细菌、支原体、衣原体、立克次体、螺旋体、放线菌	真菌（念珠菌、隐球菌、酵母菌）

【例1】有完整细胞核的微生物是
　　A. 立克次体　　　　　　B. 放线菌　　　　　　C. 细菌
　　D. 真菌　　　　　　　　E. 衣原体

【例2】属于原核细胞型微生物的是
　　A. 酵母菌、淋病奈瑟菌　　B. 放线菌、破伤风梭菌　　C. 链球菌、念珠菌
　　D. 隐球菌、结核分枝杆菌　　E. 小孢子菌、大肠埃希菌

　　A. 衣原体　　　　　　　B. 病毒　　　　　　　　C. 支原体
　　D. 螺旋体　　　　　　　E. 真菌

【例3】只有一种核酸类型的微生物是

【例4】缺乏细胞壁的原核细胞型微生物是

二、细菌的形态与结构

1. 细菌的大小与形态

（1）**细菌的测量单位**　细菌一般以微米（μm）为测量单位，$1\mu m = 10^{-3}$mm。

（2）**细菌的三种形态**　细菌按其外形主要分为球菌、杆菌和螺形菌三种形态。

	球菌	杆菌	螺形菌
大小	直径在1μm左右	大小、长短、粗细很不一致	有的长2~3μm，有的长3~6μm
外形	呈圆球形，近似球形	多数呈直杆状，有的稍弯曲	菌体弯曲
举例	双球菌、链球菌、葡萄球菌、四联球菌、八叠球菌	链杆菌、棒状杆菌、球杆菌、分枝杆菌、双歧杆菌	弧菌（霍乱弧菌）、鼠咬热螺菌、幽门螺杆菌

2. 细菌的基本结构

细菌的结构分基本结构和特殊结构。基本结构包括细胞壁、细胞膜、细胞质、核质等，为各种细菌所共有。特殊结构包括荚膜、鞭毛、菌毛和芽胞等，仅某些细菌所特有。

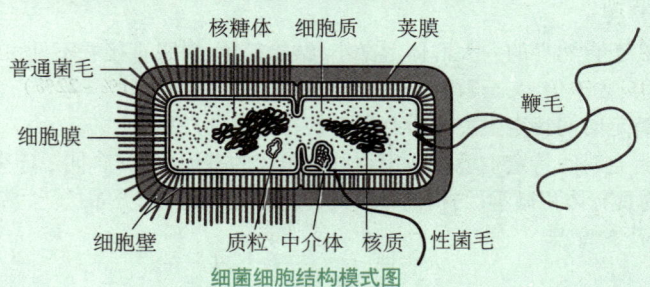
细菌细胞结构模式图

（1）**细菌基本结构的概述**　细菌基本结构包括细胞壁、细胞膜、细胞质、核质等。

	结构特点	功能
细胞壁	为包绕细胞膜周围的膜状结构，主要成分为肽聚糖	保持菌体固有形态，维持菌体内外的渗透压
细胞膜	为紧包着细胞质的结构，厚约7.5nm 由磷脂和多种蛋白质组成，不含胆固醇	物质转运，呼吸和分泌 生物合成，参与细菌分裂
细胞质	为细胞膜包裹的溶胶状物质 含核糖体、质粒、胞质颗粒等结构	核糖体为蛋白质合成场所，质粒为染色体外的遗传物质，胞质颗粒多为贮藏的营养物质
核质	细菌的遗传物质称核质（拟核） 无核膜、核仁和有丝分裂器	功能与真核细胞的染色体相似，故也称细菌的染色体

第四篇　医学微生物学
第1章　微生物的基本概念、细菌形态结构与细菌生理

(2)肽聚糖的结构　肽聚糖也称黏肽或胞壁质，为细菌所特有，是细菌细胞壁的主要组分。聚糖骨架由 N-乙酰葡糖胺和 N-乙酰胞壁酸交替间隔排列，经 β-1,4 糖苷键联结而成。各种细菌细胞壁的聚糖骨架均相同，但 G^+ 菌和 G^- 菌肽聚糖的构成有所不同：G^+ 菌的肽聚糖由聚糖骨架、四肽侧链与五肽交联桥三部分组成，G^- 菌的肽聚糖由聚糖骨架与四肽侧链两部分组成。

(3)革兰阳性菌和阴性菌细胞壁结构的异同和医学意义
①革兰阳性菌和阴性菌细胞壁结构的比较如下。

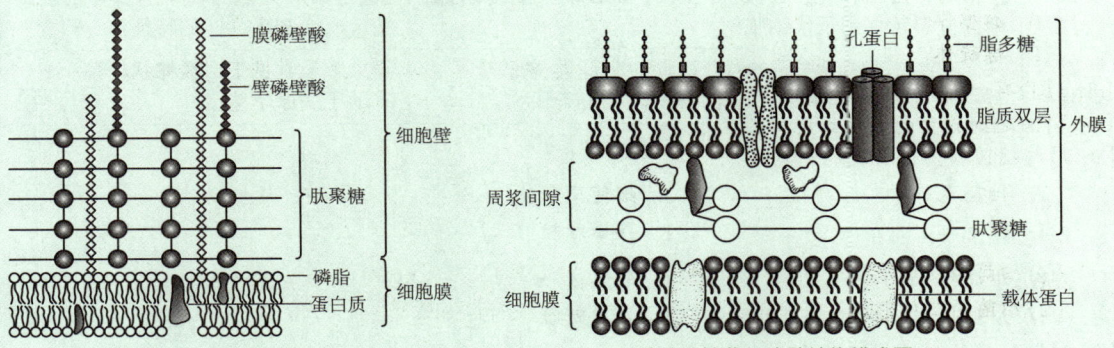

革兰阳性菌细胞壁结构模式图　　　　革兰阴性菌细胞壁结构模式图

细胞壁	革兰阳性菌	革兰阴性菌
厚度	细胞壁较厚(20~80nm)	细胞壁较薄(10~15nm)
强度	较坚韧	较疏松
肽聚糖层数	多，可达50层	少，1~2层
肽聚糖的组成	由聚糖骨架、四肽侧链与五肽交联桥三部分组成	由聚糖骨架与四肽侧链两部分组成
五肽交联桥	有，三维空间(立体结构)	无，二维空间(平面结构)
肽聚糖含量	多(占细胞壁干重50%~80%)	少(占细胞壁干重5%~20%)
糖类含量	多(约45%)	少(15%~20%)
脂类含量	少(1%~4%)	多(11%~22%)
磷壁酸	+	-
外膜	-	+

②细菌细胞壁结构差异的医学意义　由于细菌细胞壁结构不同，它们的染色性不同，据此可将其分为 G^+ 菌和 G^- 菌两大类。两者的抗原性、致病性、免疫原性及对抗生素的敏感性都不相同。G^+ 菌和 G^- 菌的病原学诊断方法及防治原则也不相同。

有些抗菌药物通过作用于细菌细胞壁而抗菌：如青霉素能抑制 G^+ 菌肽聚糖的五肽交联桥；多肽类抗生素(如万古霉素和杆菌肽等)能抑制四肽侧链的连接；磷霉素能抑制聚糖骨架的合成；溶菌酶可水解聚糖骨架的 β-1,4 糖苷键而发挥抗菌作用。

【例5】细菌细胞壁特有的成分是
　　A. 肽聚糖　　　　　　　　B. 外膜　　　　　　　　C. 脂蛋白
　　D. 脂多糖　　　　　　　　E. 类脂

【例6】青霉素作用的细菌靶位是
　　A. 细胞质的质粒　　　　　B. 细胞质的核糖体　　　C. 细胞壁的聚糖骨架
　　D. 细胞壁的磷壁酸　　　　E. 细胞壁的五肽交联桥

(4)细菌细胞质中与医学有关的重要结构与意义 如下。

	特点	临床意义
核糖体	是蛋白质合成的场所。细菌核糖体沉降系数为70S,由50S和30S两个亚基组成	链霉素与30S亚基结合,红霉素与50S亚基结合,干扰蛋白质合成,杀死细菌
质粒	是染色体以外的遗传物质,为闭合环状双链DNA,带有遗传信息,可控制细菌某些遗传性状。质粒能独立复制,随细菌分裂转移到子代细胞中	质粒编码的细菌性状有菌毛、细菌素、毒素和耐药性的产生等,赋予细菌致病性和耐药性的特征
胞质颗粒	又称内含物,为细菌贮藏的营养物质多糖、脂类、磷酸盐等有一种主要成分是RNA和多偏磷酸盐,为异染颗粒	异染颗粒常见于白喉棒状杆菌有助于病原学鉴定

【例7】与细菌耐药性有关的结构是
  A. 性菌毛   B. 细菌染色体   C. 质粒
  D. 鞭毛   E. 异染颗粒

  A. 中介体   B. 包涵体   C. 吞噬体
  D. 质粒   E. 异染颗粒

【例8】与细菌的呼吸作用有关的结构是
【例9】可用于鉴别细菌的结构是
【例10】在病毒的增殖过程中,可出现的结构是

3. 细菌的特殊结构
细菌的特殊结构包括荚膜、鞭毛、菌毛及芽胞等,为某些细菌所特有。
(1)细菌的特殊结构及与医学的关系

	特点	临床意义
荚膜	是指某些细菌在细胞壁外包绕的一层黏液性物质,厚度≥0.2μm,其化学成分多数为多糖,少数为多肽	抗吞噬作用(荚膜能增强细菌的侵袭力)黏附作用,抗有害物质的损伤作用,鉴别细菌
鞭毛	所有的弧菌和螺菌、半数的杆菌和个别球菌,在菌体上附有细长且弯曲的丝状物,称为鞭毛	细菌的运动器官,可使鞭毛菌趋向营养物质,逃离有害物质,且具有抗原性并与致病性有关
菌毛	许多G⁻菌和少数G⁺菌菌体表面存在着一种直的、比鞭毛更细、更短的丝状物,称为菌毛	普通菌毛与细菌的致病性密切相关;细菌的毒力、耐药性等性状可通过性菌毛的接合作用传递;性菌毛也是某些噬菌体吸附于菌细胞的受体
芽胞	某些细菌在一定的环境条件下,胞质脱水浓缩,在菌体内部形成一个圆形或卵圆形小体,称芽胞	与细菌的抵抗力有关芽胞是否被杀灭可作为灭菌效果的指标

注意:①使细菌具有侵袭力的结构成分是荚膜;使细菌具有抵抗力的结构成分是芽胞。
②使细菌具有耐药性的结构成分是质粒;与细菌致病性有关的结构成分是菌毛、质粒。

【例11】使细菌具有侵袭力的结构成分是
  A. 芽胞   B. 肽聚糖   C. 荚膜
  D. 核糖体   E. 异染颗粒

【例12】肺炎链球菌的致病力主要来源于
  A. 杀白细胞素   B. 血浆凝固酶   C. 外毒素
  D. 荚膜侵袭力   E. 内毒素

(2)菌毛 菌毛分为普通菌毛和性菌毛两类。

①普通菌毛　数量多,每个细菌可有数百根,短而直,直径3~8nm,长0.2~2μm。普通菌毛可促使细菌黏附于宿主细胞表面而致病。

②性菌毛　也称F菌毛,每个细菌仅1~4根,粗而长,呈中空管状,它由F质粒表达。带有性菌毛的细菌称为F⁺菌。F⁺菌的菌体内质粒或染色体DNA,通过中空的性菌毛与F⁻菌表面相应的受体接合,可将遗传信息,如细菌毒力、耐药性及耐热性等,传递给F⁻受体菌,使之获得新的遗传性状。此外,性菌毛也是某些噬菌体的受体,使噬菌体吸附于F⁺菌,并使后者获取致病物质,如霍乱弧菌获取霍乱肠毒素等。

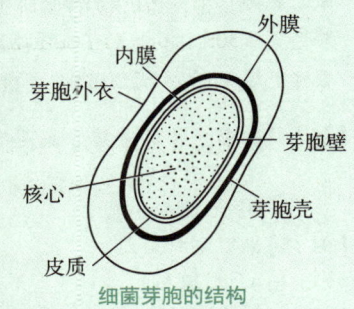

细菌芽胞的结构

(3) **芽胞**　需氧芽胞杆菌属或厌氧芽胞梭菌属的细菌繁殖体,当处于不利的外界环境中时,胞质脱水浓缩,在菌体内形成一个圆形或卵圆形小体,称为芽胞。它是细菌的休眠状态,其抵抗力远大于繁殖体,是灭菌效果的指征。芽胞可存活在自然界数年以上,一旦条件适宜,又能出芽回复为繁殖体而致病,例如炭疽杆菌、破伤风梭菌、肉毒杆菌、气性坏疽梭菌等。

【例13】细菌芽胞最显著的特性是
　　A. 抗吞噬性　　　　　　B. 具有毒素活性　　　　　　C. 耐热性
　　D. 黏附性　　　　　　　E. 侵袭性

4. 细菌的染色方法

(1) **革兰染色的步骤**　革兰染色是由丹麦细菌学家革兰(Hans Christian Gram)于1884年创建的细菌染色方法。革兰染色的步骤为细菌玻片涂片经结晶紫初染、碘液媒染、95%乙醇脱色、复红复染。

(2) **革兰染色的结果判定**　凡未被95%乙醇脱色,菌体被结晶紫和复红染成紫色者,为G⁺菌。经乙醇脱色后,被复红染成红色者,称为G⁻菌。

(3) **革兰染色的医学意义**　革兰染色法可将细菌分为G⁺菌和G⁻菌,在初步鉴别细菌、指导选择抗生素、研究细菌致病性等方面均具有重要意义。

三、细菌的生理

1. 细菌的生长繁殖

(1) 细菌生长繁殖的基本条件

营养物质	包括水、碳源、氮源、无机盐、生长因子 充足的营养物质可以为细菌的新陈代谢及生长繁殖提供必要的原料和充足的能量
最适pH	大多数病原菌为7.2~7.6(嗜酸性细菌低至3.0,嗜中性细菌为6.8~8.9,嗜碱性细菌高至10.5)
最适温度	嗜温菌的最适生长温度为37℃
气体环境	细菌生长代谢需要一定的气体环境,如O_2、CO_2等
渗透压	一般培养基的盐浓度和渗透压对大多数细菌是安全的,嗜盐菌需要在高浓度NaCl中才能生长良好

(2) **细菌生长繁殖的方式**　细菌以简单的二分裂方式进行无性繁殖,向不同平面分裂而形成细菌不同的排列方式。细菌分裂数量倍增所需时间称为代时,多数细菌为20~30分钟,而结核分枝杆菌的代时则为18~20小时。

(3) **细菌的生长曲线**　细菌的群体生长繁殖规律,即生长曲线,包括迟缓期、对数期、稳定期、衰亡期四个期。一般细菌对数期在培养后的8~18小时,其细菌繁殖最快,代谢活跃,细菌形态、染色、生物活性都很典型,对外界环境因素的作用十分敏感,因此研究细菌的生物学性状以此期为最好。处于稳定期的细菌形态和生理性状常有改变,但芽胞、抗生素、外毒素等代谢产物大多在稳定期产生。

(4) **根据细菌代谢时对氧需要与否进行分类**　可将细菌分为以下4类。

	代谢方式	举例
专性需氧菌	有氧呼吸	结核分枝杆菌、铜绿假单胞菌
微需氧菌	介于有氧呼吸和无氧酵解之间	空肠弯曲菌、幽门螺杆菌
兼性厌氧菌	介于有氧呼吸和无氧酵解之间	大多数病原菌均属于此类
专性厌氧菌	无氧酵解（不能在有氧环境中生长繁殖）	破伤风梭菌、脆弱类杆菌

【例 14】细菌个体的繁殖方式是
　　A. 有性繁殖　　　　　　B. 菌丝断裂　　　　　　C. 细胞出芽
　　D. 无性二分裂　　　　　E. 核酸复制

【例 15】幽门螺杆菌是
　　A. 无鞭毛　　　　　　　B. 革兰染色阳性　　　　C. 营养要求低
　　D. 微需氧　　　　　　　E. 呈球形

2. 细菌的代谢

（1）**细菌分解代谢产物和细菌的生化反应**　　细菌的代谢产物包括分解代谢产物与合成代谢产物。各种细菌所具有的酶不完全相同，对营养物质的分解产物也不同。利用生物化学方法检测其分解产物，以鉴别细菌种类的试验方法，称为细菌的生化反应。常用的生化反应有糖发酵试验、硫化氢试验、尿素酶试验、VP 试验、甲基红试验、吲哚试验、枸橼酸盐利用试验等。吲哚（I）、甲基红（M）、VP（V）、枸橼酸盐利用（C）4 种试验常用于鉴别肠道杆菌，合称为 IMViC 试验。如大肠埃希菌对这 4 种试验的结果分别是"++--"，产气杆菌则为"--++"。

（2）**细菌合成代谢产物及其医学意义**　　细菌通过合成代谢不断合成菌体成分，还合成许多在医学上具有重要意义的代谢产物，如热原质、毒素、侵袭性酶、色素、细菌素、抗生素、维生素等，前三种是细菌的致病物质，与细菌的致病性有关。不同的细菌产生不同的色素和细菌素，可用于细菌的鉴定。抗生素、维生素是用于临床治疗的药物。

▶ **常考点**　　微生物分类；细菌细胞壁和细胞质的结构；荚膜和芽胞。

参考答案——详细解答见《2024 国家临床执业及助理医师资格考试历年考点精析（上、下册）》

1. ABCDE　　2. ABCDE　　3. ABCDE　　4. ABCDE　　5. ABCDE　　6. ABCDE　　7. ABCDE
8. ABCDE　　9. ABCDE　　10. ABCDE　　11. ABCDE　　12. ABCDE　　13. ABCDE　　14. ABCDE
15. ABCDE

第2章 消毒灭菌、噬菌体与细菌的遗传变异

▶**考纲要求**

①消毒与灭菌的基本概念:消毒、灭菌、无菌的概念。②物理灭菌法:热力灭菌法的种类及其应用,辐射灭菌法的原理和应用,滤过除菌法的应用。③化学消毒灭菌法:常用化学消毒剂的种类、浓度和应用。④噬菌体的生物学形状:噬菌体的概念、形态、化学组成及主要应用。⑤温和噬菌体:温和噬菌体的概念及其与细菌遗传物质转移的关系。⑥细菌遗传与变异的物质基础:细菌遗传物质(基因组)的组成特点。⑦细菌遗传与变异的机制:转化、接合、转导及溶原性转换的概念,耐药质粒的分类及其与耐药性的关系。

▶**复习要点**

一、消毒与灭菌

1. 基本概念

(1)**灭菌** 是指杀灭物体上所有微生物的方法,包括杀灭细菌芽胞、病毒和霉菌在内的全部病原微生物和非病原微生物。消毒与灭菌的方法一般分为物理方法和化学方法两大类。

(2)**消毒** 是指杀死物体上或环境中的病原微生物,并不一定能杀灭细菌芽胞或非病原微生物的方法。用以消毒的化学药品称为消毒剂。一般消毒剂在常用浓度下,只对细菌的繁殖体有效,对细菌芽胞无效。

(3)**无菌** 是指不存在活菌的状态,多指灭菌的结果。防止微生物进入人体或其他物品的操作技术,称为无菌操作。例如进行外科手术时需防止细菌进入创口,微生物学实验中要防止污染和感染等。

【例1】杀灭所有微生物的方法是

    A. 灭菌   B. 消毒   C. 抑菌

    D. 防腐   E. 无菌

2. 物理灭菌法

(1)**热力灭菌法的种类及其应用** 高温对细菌具有明显的致死作用,因此常用于消毒和灭菌。多数无芽胞细菌经55~60℃作用30~60分钟后死亡。但细菌芽胞对高温有很强的抵抗力。

①**干热灭菌法** 干热的杀菌作用是通过脱水、干燥和大分子变性来实现的。在干燥状态下,80~100℃经1小时可杀死普通细菌,杀灭芽胞则需要更高温度。干热灭菌法主要有以下4种方法。

	灭菌原理	应用
焚烧	直接点燃或在焚烧炉内焚烧,是一种彻底的灭菌方法	病理性废弃物品、动物尸体等
烧灼	直接用火焰灭菌	微生物学实验室的接种环、试管口等
干烤	利用干烤箱灭菌(171℃1小时、160℃2小时或121℃16小时)	高温下不变形、不损坏、不蒸发的物品,如玻璃器皿、瓷器、玻璃注射器
红外线	1~10μm波长的红外线热效应最强	医疗器械的灭菌

②**湿热灭菌法** 湿热灭菌法最常用,在同一温度下,比干热灭菌效果好。其原因是:A.湿热中细菌体蛋白较易凝固变性;B.湿热的穿透力较干热大;C.湿热的蒸汽有潜热效应存在,水由气态转变为液态时放出大量的潜热,可迅速提高被灭菌物体的温度。热力灭菌效果可靠,且简便易行,为首选灭菌方法。

	灭菌原理	应用
巴氏消毒法	用较低温度杀灭液体中致病菌(61.1~62.8℃30分钟或71.7℃15~30秒)	牛奶、酒类的消毒
煮沸法	1个大气压,100℃,5分钟杀灭繁殖体,1~2小时杀死芽胞;加入2%碳酸氢钠,沸点105℃,可促进芽胞的死亡、防止金属器皿生锈	消毒食具、剪刀、注射器
流动蒸汽消毒法	也称常压蒸汽消毒法,利用1个大气压下100℃的水蒸气进行消毒,15~30分钟杀灭细菌繁殖体,常不能杀死芽胞	Arnold消毒器（类似蒸笼）
间歇蒸汽灭菌法	将需要灭菌的物品置于流通蒸汽灭菌器内,100℃15~30分钟,杀灭繁殖体。取出后放37℃孵箱过夜,使残存的芽胞发育成繁殖体,次日再蒸1次。如此连续3次以上,可达到灭菌的效果	一些不耐高温的含糖、牛奶的培养基
高压蒸汽灭菌法	是灭菌效果最好的方法。103.4kPa、121.3℃、15~20分钟能杀灭包括芽胞在内的所有微生物(不能杀灭朊粒)	一般培养基、生理盐水、手术敷料、耐湿热物品

(2) 辐射灭菌法的原理和应用

	灭菌原理	应用
紫外线	波长265~266nm杀菌作用最强。可使DNA链上两个相邻腺嘧啶以共价键结合,形成二聚体,干扰DNA复制与转录	手术室、传染病房、无菌实验室的空气消毒,不耐热物品的表面消毒
电离辐射	主要利用β射线和γ射线的作用 干扰DNA合成、破坏细菌细胞膜	一次性医疗塑料制品的消毒 食品、药品及生物制品的消毒灭菌
微波	主要依靠热效应发挥作用 微波可穿透玻璃、陶瓷、薄塑料等	食品、非金属器械、检验室用品、食品用具、药杯的消毒

(3) 滤过除菌法　是用物理阻留的方法除去液体或空气中的细菌、真菌,以达到无菌的目的,但不能除去病毒、支原体和衣原体。滤菌器含有微细小孔,大于孔径的细菌、真菌等颗粒不能通过,主要用于一些不耐高温的血清、毒素、抗生素的除菌。生物洁净技术可滤过空气中的尘埃,达到洁净空气的目的,一般用于生物安全柜、超净工作台、无菌手术室等。

3. 化学消毒灭菌法

种类	类别	浓度	应用	效果
漂白粉	含氯消毒剂	加有效氯量4g/L	饮水消毒	高效
次氯酸钠	含氯消毒剂	有效氯含量100~1000g/L	皮肤、物品表面、排泄物、污水	高效
过氧化氢	过氧化物消毒剂	3%	皮肤、物品表面、空气	高效
过氧乙酸	过氧化物消毒剂	0.1%~0.5%	皮肤、物品表面、空气	高效
二氧化氯	过氧化物消毒剂	空气浓度4mg/m³	空气	高效
戊二醛	醛类消毒剂	2%	精密医疗器械、内窥镜	高效
碘酊	含碘消毒剂	3%	皮肤、黏膜、物品表面	中效
碘伏	含碘消毒剂	0.3%~0.5%有效碘溶液	皮肤、黏膜、物品表面	中效
乙醇	醇类消毒剂	70%~75%	皮肤、医疗护理器材、浸泡体温计	中效
苯扎溴铵	季铵盐消毒剂	0.4%~1.6%溶液	皮肤、黏膜、物品表面	低效
氯己定	洗必泰	0.5%~4.0%	皮肤、黏膜、物品表面	低效
高锰酸钾	氧化剂	1~10g/L溶液	皮肤、黏膜、食具、蔬菜、水果	低效

第四篇　医学微生物学
第2章　消毒灭菌、噬菌体与细菌的遗传变异

【例2】关于高压蒸汽灭菌法，不正确的描述是
　　A. 灭菌效果最可靠　　　　　　　　　　B. 适用于耐高温和耐湿物品的灭菌
　　C. 可杀灭包括细菌芽胞在内的所有微生物　　D. 通常灭菌时间为1小时
　　E. 通常灭菌温度为121.3℃

【例3】普通培养基最适宜的灭菌方法是
　　A. 巴氏消毒法　　　　　B. 煮沸法　　　　　　C. 高压蒸汽灭菌法
　　D. 流通蒸汽灭菌法　　　E. 间歇蒸汽灭菌法

【例4】医学上主要用于空气灭菌的电磁辐射是
　　A. 紫外线　　　　　　　B. 红外线　　　　　　C. γ射线
　　D. 可视线　　　　　　　E. 微波辐射

二、噬菌体

1. 噬菌体的生物学性状

（1）噬菌体的概念　　噬菌体是感染细菌、真菌、放线菌或螺旋体等微生物的病毒。只含有一种核酸（DNA或RNA）。噬菌体具有病毒的基本特性：①个体微小，可通过细菌滤器；②无细胞结构，主要由蛋白质构成的衣壳和包含于其中的核酸组成；③只能在活的微生物细胞内复制增殖，是一种专性胞内寄生的微生物。

（2）噬菌体的形态　　噬菌体有蝌蚪形、微球形、细杆形3种形态。大多数呈蝌蚪形，由头部和尾部组成。

（3）噬菌体的化学组成　　噬菌体由核酸和蛋白质组成。
①核酸　是噬菌体的遗传物质，其基因组大小为2~200kb。噬菌体的核酸分为DNA或RNA。
②蛋白质　构成噬菌体的头部衣壳与尾部，起保护核酸的作用，并决定噬菌体外形和表面特征。

（4）噬菌体的主要应用
①噬菌体结构简单，基因数量少，易于培养，可作为基因工程和分子生物学研究的重要工具。
②由于噬菌体特异性寄居于易感宿主菌内，故可用于细菌的鉴定与分型。
③有时临床上利用噬菌体作为某些局部感染的辅助治疗。

2. 温和噬菌体

（1）温和噬菌体的概念　　温和噬菌体也称为溶原性噬菌体，当感染宿主菌后，本身并不增殖，不产生子代噬菌体，也不引起细菌裂解。噬菌体的基因组整合于宿主菌基因组中，随细菌基因的复制而复制，并随细菌的分裂而分配至子代细菌的基因组中去。这种整合在细菌染色体上的噬菌体基因称为前噬菌体。带有前噬菌体的细菌称为溶原性细菌。

（2）温和噬菌体与细菌遗传物质转移的关系　　某些前噬菌体可导致细菌的基因型和性状发生改变，称为溶原性转换。
①发生毒力变异　白喉棒状杆菌产生白喉毒素、肉毒梭菌产生肉毒毒素、化脓性链球菌产生红疹毒素。
②抗原性变异　沙门菌、志贺菌等抗原结构和血清型受溶原性噬菌体的控制，若失去前噬菌体，则有关性状发生改变。

三、细菌的遗传与变异

1. 细菌遗传与变异的物质基础

细菌的遗传物质包括细菌核质内染色体、质粒、转位因子（转座子）、整合子及噬菌体基因组等。

（1）染色体　　细菌的各种遗传特性主要受细菌核质内染色体环状双链DNA(dsDNA)所控制。

（2）质粒　　质粒是细菌染色体外的遗传物质，是存在于细胞质中的环状闭合dsDNA，相当于0.5%~10%的染色体，仅含几十个至几百个基因。细菌所携带的重要质粒有致育性质粒（F质粒）、耐药质粒（R

质粒)、毒力质粒(Vi 质粒)、细菌素质粒(Col 质粒)、代谢质粒等。

(3) **细菌基因组的特殊结构**　细菌基因组中存在一些特殊的移动元件或转座元件,是一类不依赖于同源重组即可在细菌或其他生物基因组中改变自身位置的独特 DNA 片段,包括插入序列、转座子、整合子。

①插入序列(IS)　是最简单的转位因子,含有 300～2200bp,仅携带与转座功能有关的基因。

②转座子(Tn)　结构复杂,含有 2000～25000bp,除两端携带插入序列外,还携带多种与转座功能无关的基因,如耐药基因、肠毒素基因、糖发酵基因、重金属抗性基因等。

③整合子(In)　定位于细菌染色体、质粒或转座子上,是一种可移动的、独特的 DNA 分子。

(4) **噬菌体基因组**　带有温和噬菌体的溶原性细菌,其噬菌体基因组片段可整合到细菌染色体中(称为前噬菌体),使其细菌性状发生改变,称溶原性转换。

【例5】细菌"核质以外的遗传物质"是指
  A. mRNA　　　　　　　B. 核蛋白体　　　　　　　C. 质粒
  D. 异染颗粒　　　　　　E. 性菌毛

2. 细菌遗传与变异的机制

(1) **转化、接合、转导及溶原性转换的概念**　细菌间基因的转移和重组是发生遗传性变异的重要原因之一。基因转移和重组分为转化、接合、转导、溶原性转换等。

①转化　受体菌直接摄取供体菌(外源)DNA 片段,而获得新的遗传性状的过程,称为转化,如活的无毒力的肺炎链球菌可摄取死的有毒力的肺炎链球菌 DNA 片段,从而转化为活的有毒株。

②接合　是指细菌通过性菌毛相互连接沟通,将遗传物质从供体菌传递给受体菌的方式。质粒是最常被传递的遗传物质,通过接合方式转移的质粒称为接合性质粒,主要包括 F 质粒、R 质粒等。通过接合可以传递包括耐药基因、毒力相关基因、代谢性基因等性状。

③转导　是指由噬菌体介导,将供体菌 DNA 片段转入受体菌,重组后使受体菌获得供体菌的部分遗传性状。转导可分为普遍性转导和局限性转导,前者由毒性及温和噬菌体介导,后者仅由温和噬菌体介导。

④溶原性转换　是指温和噬菌体感染细菌(称为溶原性细菌)后,以前噬菌体形式与溶原性细菌的染色体整合,导致溶原性细菌的基因型改变及获得新的遗传特性。经过溶原性转换,如白喉棒状杆菌、产气荚膜梭菌、肉毒梭菌等,可分别转变为产生白喉毒素、α 毒素、肉毒毒素的产毒株。

(2) **耐药质粒(R 质粒)的分类及其与耐药性的关系**

①耐药质粒的分类　根据耐药质粒有无自行转移的能力,可将耐药质粒分为接合性与非接合性耐药质粒。

A. 接合性耐药质粒　由耐药性传递因子(RTF)和耐药决定因子(r 决定因子)两部分组成。RTF 的功能与 F 质粒相似,可编码性菌毛,并通过接合方式转移耐药基因。r 决定因子可表达耐药基因。

B. 非接合性耐药质粒　分子量小,必须借助于转化、转导等基因转移方式才能将耐药基因转入受体菌。

②耐药质粒与细菌耐药性的关系　耐药质粒转移是细菌产生耐药性的主要原因之一。在人体内,一种细菌可携带多种耐药质粒,而一种耐药质粒又可携带多种耐药性基因群,并可通过转化、接合、转导等多种基因转移或重组形式,在细菌之间传播,可导致多重耐药菌株的出现。

【例6】质粒在细菌间的转移方式主要为
  A. 转化　　　　　　　　B. 接合　　　　　　　　　C. 转导
  D. 易位　　　　　　　　E. 溶原性转换

▶ **常考点**　往年很少考。

参考答案——详细解答见《2024 国家临床执业及助理医师资格考试历年考点精析(上、下册)》

1. ABCDE　2. ABCDE　3. ABCDE　4. ABCDE　5. ABCDE　6. ABCDE

第3章 细菌的感染与免疫、细菌感染的检测方法与防治原则

▶ **考纲要求**

①正常菌群与机会致病菌：正常菌群、机会致病菌、菌群失调、菌群失调症的概念，机会致病菌的致病条件。②细菌的致病性：细菌的毒力，细菌内、外毒素的概念及主要区别。③宿主的抗菌免疫：吞噬细胞吞噬作用的后果，胞外菌、胞内菌感染及外毒素致病的免疫特点。④医院感染：医院感染的概念与类型，医院感染的微生态特征，医院感染的控制。⑤感染的发生与发展：细菌感染的来源，毒血症、内毒素血症、菌血症、败血症和脓毒血症的概念。⑥细菌学诊断：检测程序与方法。⑦血清学诊断：血清学诊断的概念与常用方法。⑧细菌感染的特异性防治：细菌类疫苗，人工被动免疫制剂。

▶ **复习要点**

一、细菌的感染与免疫

1. 正常菌群与机会致病菌

(1) 概念

①正常菌群　正常菌群是指正常寄居在宿主体内，对宿主无害而有利的细菌群，是宿主微生物群的重要构成部分。正常菌群的生物学意义：A. 生物拮抗作用，防御病原微生物的感染；B. 营养作用，参与宿主蛋白质、碳水化合物和脂肪等物质的代谢及合成维生素；C. 免疫作用，促进宿主免疫器官的发育成熟，增强特异性和非特异性免疫功能的作用；D. 抗肿瘤作用；E. 抗衰老作用。

②机会致病菌　当正常菌群与宿主间的生态平衡失调时，一些正常菌群会成为机会致病菌而引起宿主发病，故机会致病菌也称为条件致病菌。

③菌群失调　是指寄生于正常人体某部位的正常菌群，各菌种之间的比例发生了较大幅度的超出正常范围的改变，多由滥用抗生素引起。

④菌群失调症　由菌群失调引起的疾病，称为菌群失调症。

(2) 机会致病菌的致病条件

①正常菌群的寄生部位改变　如大肠埃希菌从原寄居的肠道进入泌尿道，可引起尿道炎、肾盂肾炎等。

②菌群失调　菌群失调时，常引起二重感染或重叠感染。

③宿主免疫力低下　长期大剂量应用糖皮质激素、抗肿瘤药物及患艾滋病，可造成免疫力低下，从而使一些正常菌群在原寄居部位穿透黏膜屏障，引起局部或全身感染。

【例1】引起菌群失调症的原因是
　A. 正常菌群的遗传特性明显改变　B. 正常菌群的耐药性明显改变　C. 正常菌群的增殖方式明显改变
　D. 正常菌群的组成和数量明显改变　E. 大量使用生态制剂

【例2】引起肠道菌群失调的最主要病因是
　A. 正常菌群异位　　　　　　B. 宿主免疫力低下　　　　　　C. 滥用抗生素
　D. 黏膜表面损伤　　　　　　E. 长期大剂量应用糖皮质激素

2. 细菌的致病性

细菌对宿主致病的能力，称为细菌的致病性。能使宿主致病的细菌称为致病菌。细菌致病力的强弱

程度称为细菌毒力,常用半数致死量(LD_{50})或半数感染量(ID_{50})表示。细菌侵入机体能否致病取决于三个因素:细菌毒力、侵入细菌的数量及侵入的部位、机体的免疫力。

(1) **细菌毒力** 是由侵袭力和毒素决定的。

①侵袭力 是指致病菌突破宿主皮肤、黏膜等生理屏障,进入机体并在体内定植和繁殖扩散的能力。侵袭力包括黏附素、荚膜、侵袭素、侵袭性酶类、细菌生物被膜等。

	定义	意义
黏附素	黏附素是一类存在于细菌表面的与黏附有关的分子 细菌的黏附作用与其致病性密切相关	细菌首先要黏附并定植在宿主黏膜上皮细胞表面,才能侵入细胞生长繁殖而致病
荚膜	荚膜具有抗宿主吞噬细胞和抵抗体液中杀菌物质的作用,使致病菌能在宿主体内大量繁殖和扩散	荚膜在细菌的免疫逃逸现象中起着重要作用,避免被宿主的免疫防御机制杀灭
侵袭素	由细菌侵袭基因编码的蛋白质称为侵袭素	侵袭素能介导细菌侵入邻近上皮细胞,主要侵入黏膜上皮细胞内
侵袭性酶类	许多细菌可释放侵袭性胞外酶	有利于致病菌抗吞噬和向周围组织扩散
细菌生物被膜	是细菌附着后由细菌及其所分泌的胞外多聚物(胞外多糖)共同组成的膜状细菌群体	是细菌在生长过程中,为了适应周围环境而形成的一种保护性生存方式

②毒素 细菌毒素按其来源、性质、作用不同,可分为内毒素和外毒素。

【例3】与细菌侵袭力无关的致病因素是
    A. 黏附素   B. 荚膜   C. 细菌生物被膜
    D. 外毒素   E. 透明质酸酶

【例4】关于细菌致病因素的描述,错误的是
    A. 细菌有黏附因子   B. 细菌有荚膜、微荚膜   C. 与细菌的胞外酶有关
    D. 与细菌的内、外毒素有关   E. 与细菌侵入的数量并无密切关系

(2) 细菌内、外毒素的概念及主要区别

	细菌外毒素	细菌内毒素
来源	革兰阳性菌和少数革兰阴性菌	革兰阴性菌
编码基因	质粒、前噬菌体或染色体基因	染色体基因
释放方式	多从活菌中分泌出来,少数为细菌崩解后释出	为细菌细胞壁组分,只能在细菌崩解后释出
化学成分	蛋白质	脂多糖
毒性作用	毒性作用强,对组织器官具有高度选择性	毒性作用较弱,对组织器官无选择性
稳定性	不稳定(60~80℃,30分钟被破坏)	耐热(160℃,2~4小时才被破坏)
抗原性	抗原性强,能刺激机体产生抗毒素	抗原性弱,刺激机体产生的中和抗体作用弱
甲醛处理	经甲醛处理可脱毒成类毒素	经甲醛处理不形成类毒素

【例5】内毒素的主要成分是
    A. 肽聚糖   B. 蛋白质   C. 脂蛋白
    D. 核酸   E. 脂多糖

【例6】关于内毒素性质的错误叙述是
    A. 来源于革兰阴性菌   B. 用甲醛脱毒可制成类毒素   C. 其化学成分是脂多糖
    D. 性质稳定,耐热   E. 菌体死亡裂解后释放

【例7】关于内毒素的描述,错误的是

A. 来源于革兰阴性细菌　　B. 化学成分为蛋白质　　C. 死亡裂解释放
D. 毒性作用较弱，引起发热等　　E. 耐热，160℃ 2~4 小时才被破坏

【例8】细菌内毒素的特征是
A. 只有革兰阴性细菌产生　　B. 少数革兰阳性细菌产生　　C. 细菌在生活状态下释放
D. 抗原性强　　E. 不耐热

3. 宿主的抗菌免疫

(1) 吞噬细胞吞噬作用的后果　吞噬细胞吞噬病原菌后，有完全吞噬和不完全吞噬两种后果。

①**完全吞噬**　是指病原体被吞噬细胞杀死和消化，未消化的残渣被排出胞外。

②**不完全吞噬**　是指某些胞内菌（如结核分枝杆菌、嗜肺军团菌）等病原体，只被吞噬细胞吞噬而未被杀死，并被吞噬细胞携带转移，引起病原体扩散至其他器官或组织。不完全吞噬现象对机体不利，可造成病原体隐藏在吞噬细胞内，甚至在其内继续生长繁殖，导致细胞死亡。在适应性免疫产生后，不完全吞噬现象可转变为完全吞噬，例如巨噬细胞功能显著增强后，可促进结核分枝杆菌隐性感染的康复。

(2) 胞外菌和胞内菌感染的免疫特点

	胞外菌感染	胞内菌感染
寄生部位	胞外菌寄居于宿主细胞外的组织间隙、血液、淋巴液、组织液中	兼性胞内菌可在胞内+胞外生长繁殖 专性胞内菌只能在活细胞内生长繁殖
细菌举例	大多数致病菌均属于胞外菌，如葡萄球菌、链球菌、肺炎链球菌、霍乱弧菌、白喉棒状杆菌、破伤风梭菌、百日咳鲍特菌	①兼性胞内菌有结核分枝杆菌、麻风分枝杆菌、伤寒沙门菌、布鲁菌、嗜肺军团菌 ②专性胞内菌有立克次体、衣原体
致病机制	主要是产生外毒素、内毒素和侵袭性胞外酶，并引起局部化脓性炎症	主要引起免疫病理损伤 常有肉芽肿形成，并伴有迟发型超敏反应
起病快慢	常导致急性感染	常导致慢性感染
免疫机制	以体液免疫为主	以细胞免疫为主

(3) 外毒素致病的免疫特点　产生外毒素的致病菌，如霍乱弧菌、白喉棒状杆菌和破伤风梭菌等，一般仅在黏膜或局部寄生，毒素入血而致病，不引起菌血症；而鼠疫耶尔森菌感染，则可引起菌血症，甚至脓毒症。因此，临床实验室选择检查方法时，应区别对待。胞外菌感染性疾病的恢复主要依靠体液免疫，而毒血症主要依靠抗毒素免疫治疗。

4. 医院感染

(1) 医院感染的概念　医院感染是指病人或医务人员在医院环境内发生的感染。

(2) 医院感染的类型　根据引起感染的病原体来源不同，可将医院感染分为以下两类。

①**内源性医院感染**　也称自身感染，是指病人在医院内由于某种原因（如机体免疫功能低下），自身体内寄居的微生物（包括正常菌群和潜伏的致病性微生物）大量繁殖而导致的感染。

②**外源性医院感染**　是指病人在医院环境中，遭受医院内非自身存在的病原体侵入而发生的感染。外源性医院感染又可分为

A. **交叉感染**　是指病人之间、病人与医务人员之间通过咳嗽、交谈，特别是经手等方式密切接触而发生的直接感染，或通过生活用品等物质而发生的间接感染。

B. **环境感染**　是指在医院环境内，因吸入污染的空气或接触到受污染的医院内设施而获得的感染。

C. **医源性感染**　是指病人在治疗、诊断、预防过程中，由于所用器械消毒不严而造成的感染。

(3) 医院感染的微生态特征

①**主要为机会致病菌**　包括医院环境中和病人体内的内源性机会致病菌。引起医院感染的病原体中，细菌占 90% 以上，且以革兰阴性杆菌为主。

②常具有耐药性　在医院感染病人中分离的细菌,大多数具有耐药性,部分是多重耐药。
③常发生种类的变迁　医院感染的微生物种类常随着抗生素使用品种的不同而发生变迁。
(4) **医院感染的控制**　①合理应用消毒与灭菌措施及无菌诊断治疗操作。②正规采用隔离传染源和切断传播途径的预防措施。③合理使用抗菌药物,杜绝滥用广谱抗生素。④建立健全对医院感染的监测和规范化管理。

【例9】某患者住院期间长期使用免疫抑制剂,在医院内最可能发生的感染类型是
　　A. 环境感染　　　　　　　B. 外源性感染　　　　　　　C. 内源性感染
　　D. 交叉感染　　　　　　　E. 医源性感染 (2023)

5. 感染的发生与发展

(1) **细菌感染的来源**
①外源性感染　来源于宿主体外的细菌感染称为外源性感染,多由有毒力的病原菌引起,其传染源常为急性或慢性病人、带菌者、病畜、带菌动物等。
②内源性感染　当机体免疫力低下,或滥用抗生素时,由机体体内或体表的机会致病菌,或者潜伏体内的病原体所引起的感染,称为内源性感染。

(2) **毒血症、内毒素血症、菌血症、败血症、脓毒血症的概念**
①毒血症　致病菌侵入宿主体内后,只在机体局部生长繁殖,不进入血液循环,但其产生的外毒素入血。外毒素经血到达易感的组织和细胞,引起特殊的毒性症状,例如白喉。
②内毒素血症　革兰阴性菌侵入血流,并在其中大量繁殖,崩解后释放出大量内毒素;也可由病灶内大量革兰阴性菌死亡,释放的内毒素入血所致。
③菌血症　致病菌由局部组织侵入血液循环,尚未大量繁殖和引起严重的临床症状,称为菌血症。菌血症多为一过性,常作为细菌感染的临床早期,如伤寒病的第一次菌血症。
④败血症　是指致病菌侵入血液循环后,在其中大量繁殖并产生毒性产物,引起严重的全身中毒症状,如高热、皮肤和黏膜瘀斑、肝脾肿大等。
⑤脓毒血症　是指化脓性细菌侵入血流后,在其中大量繁殖,并通过血流扩散至宿主体内的其他组织或器官,产生新的化脓性病灶。例如金黄色葡萄球菌的脓毒血症,常导致多发性肝脓肿、皮下脓肿等。

【例10】可以引起菌血症的细菌是
　　A. 霍乱弧菌　　　　　　　B. 肉毒梭菌　　　　　　　C. 白喉棒状杆菌
　　D. 破伤风梭菌　　　　　　E. 伤寒沙门菌

二、细菌感染的检测方法与防治原则

1. 细菌学诊断

(1) **检测程序**　细菌感染的实验室检查程序包括标本的正确采集、病原菌的分离培养、形态学检查、代谢产物和毒素的测定、细菌抗原及其核酸检测、机体免疫应答产物(抗体)的检测等。

(2) **检验方法**　细菌学诊断检验方法可分为4类:
①镜下直接观察　不染色标本主要用暗视野显微镜或相差显微镜检查在生活状态下的细菌的动力及运动情况,如霍乱弧菌、螺旋体的标本。对涂片染色后可用光学显微镜观察到菌体形态、大小、排列方法和染色性。细菌染色方法有多种,革兰染色法最常用。抗酸染色法用于鉴别结核、麻风等分枝杆菌。
②病原菌分离、培养和鉴定　是将标本接种于培养基,分离单一菌种后,进行形态学观察和生化试验鉴定等。目前,自动化微生物鉴定和药敏分析系统已在临床实验室广泛应用。
③病原菌的抗原检测　常用酶免疫、免疫荧光试验、间接血凝试验等。
④病原菌核酸的检测　用核酸杂交、聚合酶链式反应(PCR)扩增、高通量测序和基因芯片等技术,检测微生物特异性 RNA 或 DNA 片段,使病原学检测进入微量化、快速化、灵敏化、特异化时代,并正在走向

综合应用,即通过一个基因芯片试验可分别检出多种病原体的核酸。

2. 血清学诊断

(1)血清学诊断的概念　病原菌侵入机体能刺激免疫系统产生特异性抗体,存在于血清或其他体液中。用已知的细菌或其特异性抗原检测病人血清或其他体液中的抗体及其效价的变化,可以作为感染性疾病的辅助诊断。由于多采用病人血清检测抗体,故称为血清学诊断。

①适用范围　血清学诊断一般适用于抗原性较强以及病程较长的传染病的诊断,因为机体感染后到血清中能检出抗体常需 2 周时间。

②确诊标准　在血清学诊断中,通常采用双份血清检测,以区分现症感染和既往感染。如果恢复期或 1 周后血清抗体效价比早期升高 4 倍以上(含 4 倍),可确诊为现症感染。

(2)血清学诊断的常用方法

①直接凝集试验　如诊断伤寒、副伤寒的肥达反应,诊断钩端螺旋体病的显微凝集试验等。

②补体结合试验　对诊断慢性布鲁菌病意义较大。

③中和试验　如诊断链球菌性风湿病的抗 O 试验等。

④乳胶凝集试验　常用于检测流感嗜血杆菌、脑膜炎奈瑟菌等。

⑤ELISA　广泛应用于细菌、病毒等多种病原体的微生物学诊断和流行病学调查。

3. 细菌感染的特异性防治

人工主动免疫即接种细菌类疫苗,用于特异性预防某些细菌感染性疾病。人工被动免疫制剂可用于某些传染病的紧急预防和治疗。

(1)细菌类疫苗

①细菌减毒活疫苗　是通过毒力变异或人工筛选获得的减毒或无毒株。如卡介苗、鼠疫耶尔森菌、布鲁氏菌、炭疽芽胞杆菌等减毒活疫苗等。

②细菌灭活疫苗　是用物理、化学方法杀死病原微生物,但仍保持其抗原性的一种生物制剂,常用的有钩端螺旋体病灭活菌苗、吸附纯化百日咳疫苗、A 群脑膜炎球菌多糖疫苗、伤寒 Vi 多糖疫苗、b 型流感嗜血杆菌多糖疫苗等。

③类毒素疫苗　是外毒素经甲醛处理后,失去了毒性,但仍保持免疫原性的生物制品,如精制白喉类毒素、精制破伤风类毒素等。

④联合疫苗　主要有白喉-百日咳-破伤风联合疫苗(简称百白破疫苗)、百白破-b 型流感嗜血杆菌联合疫苗、伤寒-副伤寒甲-乙三联疫苗、伤寒-副伤寒甲-乙与霍乱四联灭活疫苗、肺炎链球菌荚膜多糖多价疫苗、脑膜炎球菌荚膜多糖多价疫苗等。

⑤基因工程疫苗　正在研制中。

⑥亚单位疫苗　是去除病原体中与激发保护性免疫无关或有害的成分,但保留有效免疫原成分的疫苗,如肺炎链球菌、脑膜炎奈瑟菌疫苗。

(2)人工被动免疫制剂　是指输入含有特异性抗体的免疫血清、纯化免疫球蛋白等免疫制剂,使机体立即获得特异性免疫力的过程,可用于某些急性传染病的紧急预防和治疗。

①抗毒素　主要有白喉抗毒素、破伤风抗毒素、肉毒抗毒素、气性坏疽抗毒素等。

②丙种球蛋白　主要用于对某些疾病的紧急预防及烧伤病人预防细菌感染,也可用于丙种球蛋白缺乏症病人以及经长期化疗或放疗的肿瘤病人。

▶ 常考点　细菌的致病因素;内毒素;人工免疫的临床应用。

参考答案——详细解答见《2024 国家临床执业及助理医师资格考试历年考点精析(上、下册)》

1. ABCDE　　2. ABCDE　　3. ABCDE　　4. ABCDE　　5. ABCDE　　6. ABCDE　　7. ABCDE
8. ABCDE　　9. ABCDE　　10. ABCDE

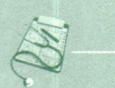

第4章 病原性球菌、肠道杆菌、弧菌与螺杆菌属

▶ **考纲要求**

①葡萄球菌属:形态染色与分类,金黄色葡萄球菌的主要生物学性状,金黄色葡萄球菌的致病性,金黄色葡萄球菌的鉴定要点,凝固酶阴性葡萄球菌的致病特点。②链球菌属:形态染色与分类原则,A群链球菌的主要生物学性状,A群链球菌的致病性,链球菌溶素O和临床检验的关系,肺炎链球菌的形态染色、致病性和防治原则,其他链球菌(B群、D群、甲型溶血性、变异链球菌)的致病特点。③肠球菌属:肠球菌的致病性与耐药性特点。④奈瑟菌属:奈瑟菌的形态染色与培养特点、标本采集与送检原则,脑膜炎奈瑟菌的致病性、预防原则,淋病奈瑟菌的致病性、防治原则。⑤肠道杆菌的共同特征:形态染色特点和抗原结构,生化反应的特点。⑥埃希菌属:大肠埃希菌的致病特点(肠道外与肠道内感染),致病性大肠埃希菌的种类及所致疾病,大肠埃希菌在卫生细菌学检查中的应用。⑦志贺菌属:种类、致病性,标本采集、分离培养与鉴定。⑧沙门菌属:主要致病菌种类、致病性,微生物学检查法。⑨克雷伯菌属:肺炎克雷伯菌杆菌的致病性与耐药性特点。⑩霍乱弧菌:生物学性状,致病性。⑪副溶血性弧菌:所致疾病。⑫幽门螺杆菌:形态染色、培养和生化反应特点、所致疾病和防治原则。

▶ **复习要点**

一、病原性球菌

病原性球菌也称为化脓性球菌,主要包括葡萄球菌属、链球菌属、肠球菌属、奈瑟菌属。

1. 葡萄球菌属

(1) **形态** 球形,直径约 $1\mu m$,呈葡萄串状排列,无芽胞,无鞭毛,无荚膜。

(2) **染色** 革兰染色阳性,衰老死亡后或被中性粒细胞吞噬后的菌体常转为革兰染色阴性。

(3) **分类** 葡萄球菌属细菌分为金黄色葡萄球菌(金葡菌)、表皮葡萄球菌、腐生葡萄球菌3个菌种。金葡菌为凝固酶阳性菌,多为致病菌,而表皮葡萄球菌、腐生葡萄球菌为凝固酶阴性菌,多为非致病菌。

(4) **金葡菌的主要生物学性状** 90%的金葡菌表面存在葡萄球菌A蛋白(SPA),它可与IgG1、IgG2和IgG3分子Fc段非特异性结合,结合后的IgG的Fab段仍能与抗原特异性结合。多数金葡菌还可产生荚膜多糖等抗原。金葡菌易产生耐药性,耐甲氧西林金葡菌是目前医院感染最常见的致病菌。

(5) **金葡菌的致病性** 致病物质如下。

血浆凝固酶	加入该酶,能否使含有抗凝剂的人或兔血浆凝固,是鉴定致病性葡萄球菌的重要指标
葡萄球菌溶素	能破坏多种细胞,故又称细胞毒素,对人有致病作用的主要是α溶素
杀白细胞素	又称 Panton-Valentine 杀白细胞素,可损伤中性粒细胞和巨噬细胞
肠毒素	①对热稳定(100℃煮沸30分钟),属于超抗原;②可直接或间接刺激呕吐中枢导致以呕吐为主要症状的急性胃肠炎(食物中毒);③能抵抗胃肠液中蛋白酶的水解作用
表皮剥脱毒素	可裂解表皮组织的棘状细胞层,使表皮和真皮脱离,称烫伤样皮肤综合征(剥脱性皮炎)
毒性休克综合征毒素-1	为外毒素,可引起机体发热、休克及脱屑性皮疹;增加机体对内毒素的敏感性可引起机体多个器官系统的功能紊乱或毒性休克综合征(TSS)

第四篇　医学微生物学
第4章　病原性球菌、肠道杆菌、弧菌与螺杆菌属

注意：可引起食物中毒的致病菌——葡萄球菌、沙门菌、副溶血性弧菌。

【例1】男,45岁。2周前烧伤,烧伤面积40%左右,近5天开始发热,体温38～39℃,间歇性,逐渐加重并伴有寒战。血培养出的细菌可产生凝固酶、杀白细胞素、肠毒素。最可能感染的细菌是
　　A. 肺炎链球菌　　　　　　　B. 溶血性链球菌　　　　　　C. 厌氧芽胞菌
　　D. 大肠埃希菌　　　　　　　E. 金黄色葡萄球菌

【例2】可引起毒性休克综合征的细菌是
　　A. 肺炎链球菌　　　　　　　B. 脑膜炎奈瑟菌　　　　　　C. 溶血性链球菌
　　D. 表皮葡萄球菌　　　　　　E. 金黄色葡萄球菌

(6) 金黄色葡萄球菌所致疾病
①侵袭性疾病(化脓性感染)　A. 以形成局部脓肿为主,如皮肤化脓性感染、毛囊炎、疖、痈等；B. 各种器官的化脓性感染,如气管炎、肺炎、脓胸、心内膜炎、骨髓炎、中耳炎等；C. 全身感染,多由局部感染或器官感染扩散恶化,而引起败血症、脓毒血症等。葡萄球菌脓肿的脓汁金黄而黏稠。
②毒素性疾病　由外毒素引起的中毒性疾病:肠毒素性食物中毒、烫伤样皮肤综合征、毒性休克综合征等。

(7) 金黄色葡萄球菌的鉴别要点　①镜检符合葡萄球菌的形态特征和染色特点；②菌落色素为金黄色,并产生透明溶血环；③血浆凝固酶试验阳性；④耐热核酸酶试验阳性；⑤甘露醇发酵试验阳性。

(8) 凝固酶阴性葡萄球菌的致病特点　除金黄色葡萄球菌外,其他葡萄球菌均不产生凝固酶,统称为凝固酶阴性葡萄球菌。一般为正常菌群,但在机体抵抗力降低时,可发生机会性感染。主要包括泌尿系统感染、细菌性心内膜炎、败血症、术后和植入医疗器械引起的感染等。

2. 链球菌属

(1) 形态染色与分类原则
①形态染色　链球菌革兰染色阳性,直径0.6～1.0μm,呈链状排列,无鞭毛,不形成芽胞,幼龄菌可有透明质酸形成的荚膜。
②分类原则　链球菌常用的分类方法有三种:
A. 按溶血现象分类　根据在血琼脂平板培养基上生长繁殖后溶血现象的不同,将链球菌分为三类。

	甲型溶血性链球菌	乙型溶血性链球菌	丙型链球菌
别称	草绿色链球菌	溶血性链球菌	不溶血性链球菌
溶血现象	甲型溶血(α溶血)	乙型溶血(β溶血)	不产生溶血
溶血环	菌落周围有1～2mm宽的草绿色溶血环。α溶血环中的红细胞并未完全溶解	菌落周围有2～4mm宽、界限分明、完全透明的无色溶血环。β溶血环中的红细胞完全溶解	菌落周围无溶血环
致病力	多为机会致病菌	致病力强,引起多种疾病	不致病,常存在于乳类和粪便中

B. 按细胞壁多糖抗原的不同分类　根据链球菌细胞壁中抗原结构的不同,分为A～H、K～V 20个群。对人致病的溶血性链球菌,约90%属A群。
C. 按生化反应分类　对一些不具有特异性的链球菌(如肺炎链球菌、草绿色链球菌等),需用生化反应、药物敏感性实验、对氧的需要进行分类。如按对氧的需要进行分类,可分为需氧性、兼性厌氧性、厌氧性链球菌三类。前两类对人有致病性,厌氧性链球菌主要为口腔、消化道、泌尿生殖道中的正常菌群,在特定条件下可成为机会致病菌。

(2) A群链球菌的主要生物学性状　具备链球菌的形态和染色特点,根据M抗原可分为150个型,多数引起乙型溶血。

(3) A群链球菌的致病性　如下。

①致病物质　A群链球菌的致病物质包括胞壁成分、外毒素类、胞外酶(侵袭性酶)。

分类	致病物质	临床意义
胞壁成分	黏附素	由脂磷壁酸(LTA)和菌毛蛋白(F蛋白)构成 对细胞膜有高度亲和力,有利于细菌定植在皮肤、呼吸道黏膜表面
	M蛋白	含M蛋白的链球菌具有抗吞噬和抵抗吞噬细胞内杀菌作用的能力 M蛋白可刺激机体产生特异抗体,损害人类心血管组织
	肽聚糖	具有致热、溶解血小板、提高血管通透性、诱发实验性关节炎等作用
外毒素类	致热外毒素	又称红疹毒素,是人类猩红热的主要毒性物质。抗原性强,具有超抗原作用
	链球菌溶素	可溶解破坏红细胞、白细胞、血小板及多种组织
侵袭性酶	透明质酸酶	能分解细胞间质的透明质酸,使致病菌易在组织中扩散
	链激酶	能使血液中纤维蛋白酶原转变成纤维蛋白酶 溶解血块、阻止血浆凝固,有利于致病菌在组织中扩散
	链道酶	能降解脓液中具有高度黏稠性的DNA,使脓液稀薄,促进病菌扩散

②所致疾病　A群链球菌引起的疾病约占人类链球菌感染的90%,所致疾病大致分为三类:
A. 化脓性感染　淋巴管炎、淋巴结炎、蜂窝织炎、咽炎、鼻窦炎、产褥感染、乳突炎等。
B. 中毒性疾病　猩红热、链球菌毒素休克综合征。
C. 变态反应性疾病　风湿热、急性肾小球肾炎等。
(4)链球菌溶素O和临床检验的关系　抗链球菌溶素O试验,简称抗O试验,常用于风湿热的辅助诊断。风湿热患者血清中抗O抗体明显增高,大多在250U左右,活动性风湿热患者一般超过400U。
(5)肺炎链球菌的形态染色、致病性和防治原则
①形态染色　革兰染色阳性,菌体呈矛头状,多成双排列,无鞭毛,无芽胞,有些毒株可形成荚膜,在血琼脂培养基平板上形成草绿色α溶血环。此菌能产生自溶酶,培养24小时后菌体自溶形成脐状菌落,自溶酶可被胆汁激活加速细菌溶解。肺炎链球菌可发酵菊糖,故胆汁溶菌试验及菊糖发酵试验可鉴别肺炎链球菌和甲型溶血性链球菌。
②主要致病物质

荚膜	荚膜有抗吞噬作用,是肺炎链球菌的主要毒力因子 当有荚膜的光滑(S)型细菌失去荚膜成为粗糙(R)型时,其毒力减弱或消失
溶素O	肺炎链球菌溶素O可损伤红细胞膜;能活化补体经典途径,引起发热、炎症、组织损伤
脂磷壁酸	在肺炎链球菌黏附到肺泡上皮细胞、血管内皮细胞的表面时起重要作用
神经氨酸酶	能分解细胞膜和糖脂的N-乙酰神经氨酸,与肺炎链球菌在鼻咽部和支气管黏膜上的定植、繁殖和扩散有关

【例3】肺炎链球菌最重要的致病因素是
　　A. 炎症因子　　　　　　　B. 蛋白水解酶　　　　　　C. 内毒素
　　D. 外毒素　　　　　　　　E. 荚膜侵袭性
【例4】不属于肺炎链球菌致病物质的是
　　A. M蛋白　　　　　　　　B. 荚膜　　　　　　　　　C. 神经氨酸酶
　　D. 肺炎链球菌溶素　　　　E. 脂磷壁酸
③所致疾病　肺炎链球菌主要引起大叶性肺炎,其次为支气管炎和化脓性脑膜炎。
④防治原则　已有多价荚膜多糖疫苗用于预防接种,治疗首选青霉素。

⑤葡萄球菌属、链球菌属、肺炎链球菌的鉴别

	葡萄球菌属	链球菌属	肺炎链球菌
革兰染色	阳性	阳性	阳性
形态	直径 1μm 呈葡萄串状排列	直径 0.6～1μm 球形或椭圆形 呈链状排列	菌体矛头状,成双排列 宽端相对,尖端向外 菌体周围有透明环
特殊结构	无荚膜,无鞭毛,无芽胞	幼龄菌可有荚膜,无鞭毛,无芽胞	有毒株可有荚膜,无鞭毛,无芽胞
分类	金黄色葡萄球菌 表皮葡萄球菌 腐生葡萄球菌	甲型溶血性链球菌 乙型溶血性链球菌 丙型链球菌	可分86个血清型 成人肺炎主要为1、2、3型 儿童肺炎主要为14型
主要致病菌	金黄色葡萄球菌	乙型溶血性链球菌	1、2、3、14型肺炎链球菌
致病物质	血浆凝固酶、葡萄球菌溶素、杀白细胞素、表皮剥脱毒素、肠毒素、毒性休克综合征毒素-1	黏附素、M蛋白、肽聚糖、致热外毒素、链球菌溶素、透明质酸酶、链激酶、链道酶	荚膜、溶血素O、脂磷壁酸、神经氨酸酶
所致疾病	化脓性疾病、毒素性疾病(食物中毒、烫伤样皮肤综合征、毒性休克综合征)	化脓性疾病、中毒性疾病、变态反应性疾病、感染性心内膜炎	大叶性肺炎(主要) 支气管肺炎、化脓性脑膜炎

(6)**其他链球菌(B群、D群、甲型溶血性、变异链球菌)的致病特点**
B群链球菌多引起新生儿感染,常经带菌的产道、医护人员呼吸道而感染,导致败血症、脑膜炎、肺炎。
D群链球菌可引起老年人、中青年女性、体弱者、肿瘤病人的机会性感染。
甲型溶血性链球菌可引起感染性心内膜炎。
变异链球菌为厌氧菌,与口腔常见龋齿密切相关。

3. 肠球菌属
(1)**肠球菌的致病性** 肠球菌属细菌是人类和动物肠道正常菌群的一部分,近年研究已证实肠球菌具有致病性,是仅次于葡萄球菌的重要医院感染致病菌。对人类致病者主要为粪肠球菌、屎肠球菌,可引起尿路感染、皮肤软组织感染、腹腔感染、盆腔感染、败血症、心内膜炎、脑膜炎等。
(2)**肠球菌的耐药性** 肠球菌由于细胞壁坚厚,对许多抗生素表现为固有耐药,也可出现获得性耐药。肠球菌对青霉素、氨基糖苷类、万古霉素等抗生素均有耐药性。肠球菌在体外可利用外源叶酸,使磺胺甲噁唑-甲氧苄啶失去抗菌作用。

4. 奈瑟菌属
(1)**形态染色** 奈瑟菌属细菌为革兰阴性球菌,直径0.6～0.8μm,呈肾(咖啡豆)形成双排列,不形成芽胞,无鞭毛,大多数有荚膜和菌毛。
(2)**培养特点** 营养要求较高,需用营养培养基,即血琼脂(巧克力色)培养基才能培养,初次分离培养尚需5%～10%的二氧化碳气体环境。
(3)**标本采集与送检原则** 对人致病的为脑膜炎奈瑟菌和淋病奈瑟菌。由于它们对外界抵抗力均弱,尤其离体后或在低温下易死亡(脑膜炎奈瑟菌含有自溶酶),因此标本采集后须立即常温(保暖保湿)送检。前者采集患者脑脊液、血液、皮肤出血斑内容物或带菌者鼻咽拭子等标本,后者采集患者泌尿生殖道或其他患处脓性分泌物、子宫颈口表面分泌物等标本,可作涂片革兰染色后直接镜检,如发现细胞内外有革兰阴性双球菌,即可初步作出诊断。分离培养时,应将标本直接接种于血琼脂平板(脑脊液或血液标本一般须先增菌),置35～36℃、5%～10%二氧化碳环境中培养24～48小时,挑取可疑菌落涂片、染色、镜检,作出初步诊断,并做生化反应、凝集试验、血清学试验鉴定。

(4) 脑膜炎奈瑟菌和淋病奈瑟菌的致病性

	脑膜炎奈瑟菌	淋病奈瑟菌
革兰染色	阴性	阴性
形态	肾形双球菌,直径0.6~0.8μm,排列较不规则 两菌接触面较平坦或略内陷	球菌,直径0.6~0.8μm,常成双排列 两菌接触面平坦,似一对咖啡豆
特殊结构	无芽胞,无鞭毛,有荚膜,有菌毛	无芽胞,无鞭毛,有荚膜,有菌毛
常位于	患者脑脊液中,多位于中性粒细胞内	脓汁标本中,多位于中性粒细胞内
需氧情况	专性需氧	专性需氧
培养特点	营养要求高,需巧克力培养基 5%CO_2,pH7.4~7.6,37℃	营养要求高,需巧克力培养基 5%CO_2,35~36℃
致病物质	荚膜(抗吞噬)、菌毛(吸附易感菌) IgA1蛋白酶(黏附作用) 脂寡糖(LOS具有内毒素活性)	外膜蛋白(黏附作用)、菌毛(吸附易感菌) IgA1蛋白酶(黏附作用) 脂寡糖(LOS具有内毒素活性)
所致疾病	流行性脑脊髓膜炎,人是唯一宿主	淋病,人是唯一宿主

(5) **脑膜炎奈瑟菌的预防原则** 关键是尽快控制传染源、切断传播途径、提高人群免疫力。对于易感儿童,注射流脑多糖疫苗作特异性预防,流行期间可口服磺胺药物。

(6) **淋病的防治原则** 淋病是一种性传播疾病。
①开展防治性病的知识教育,禁止卖淫嫖娼、防止不正当的两性关系是非常重要的环节。
②对患者进行根治治疗,可选用青霉素、新青霉素、博来霉素等。
③治疗淋病密切接触者。
④目前尚无有效疫苗供特异性预防。

【例5】引起流行性脑脊髓膜炎的病原体属于
　　A. 奈瑟菌属　　　　　　B. 念珠菌属　　　　　　C. 隐球菌属
　　D. 链球菌属　　　　　　E. 葡萄球菌属

　　A. 葡萄球菌　　　　　　B. 溶血性链球菌　　　　C. 肺炎链球菌
　　D. 大肠埃希菌　　　　　E. 淋病奈瑟菌
【例6】有典型荚膜结构的是
【例7】黏膜表面黏附时可产生IgA1蛋白酶的是
【例8】引发猩红热的病原体是

注意:①肺炎链球菌不仅具有典型的荚膜结构,而且荚膜是其主要的致病物质。
　　　　②淋病奈瑟菌虽有荚膜,但荚膜不典型,且荚膜不是其主要致病物质。

二、肠道杆菌

1. 肠道杆菌的共同特征

(1) **形态与染色** 革兰染色阴性,中等大小、杆状,大多有菌毛和周鞭毛,无芽胞,少数有荚膜。
(2) **生化反应特点** 肠杆菌科目前分为44个菌属,170多种细菌,其生化反应共同特点:
①触酶阳性,能还原硝酸盐为亚硝酸盐。
②氧化酶阴性,能分解多种糖和蛋白质,其中乳糖发酵试验可初步鉴别致病菌(志贺菌、沙门菌)和非致病菌,致病菌一般不能发酵乳糖,而非致病菌大多能发酵乳糖。

第四篇　医学微生物学
第4章　病原性球菌、肠道杆菌、弧菌与螺杆菌属

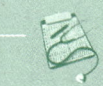

（3）抗原结构　主要有菌体抗原(O抗原)、鞭毛抗原(H抗原)、荚膜抗原(K抗原或Vi抗原)、菌毛抗原等。各菌种间可存在交叉抗原。

	菌体抗原	鞭毛抗原	荚膜抗原
别称	O抗原	H抗原	K抗原,Vi抗原
存在部位	细胞壁脂多糖的最外层	鞭毛蛋白	O抗原外围
抗原特性	具有属特异性 耐热,100℃不被破坏	不耐热 60℃30分钟即被破坏	具有型特异性 不耐热,60℃30分钟被破坏
产生抗体	主要引起IgM抗体	主要引起IgG抗体	—
变异	细菌若失去O特异性多糖,菌落由S型转变为R型,为S-R变异	细菌失去鞭毛后,O抗原外露,为H-O变异	—

【例9】 在鉴别肠道致病菌和非致病菌的单糖发酵试验中,具有鉴别意义的单糖是
　　A. 葡萄糖　　　　　　　　B. 麦芽糖　　　　　　　　C. 蔗糖
　　D. 菊糖　　　　　　　　　E. 乳糖

【例10】 患者,男,55岁。上腹部胀痛不适1个月,加重伴高热、呕吐4天。糖尿病病史6年。查体:体温39.5℃,脉率110次/分,皮肤、巩膜无黄染。右上腹肌紧张,有压痛,无反跳痛,肝肋下3cm,质软,有压痛,肝区叩击痛(+)。外周血 WBC20×10⁹/L,N0.85。腹部B超示肝右叶5.0cm×4.0cm×4.0cm液性暗区。超声引导下行脓腔穿刺抽液,细菌培养结果提示革兰阴性杆菌,吲哚试验阳性,糖发酵试验能发酵葡萄糖和乳糖。其致病菌最可能是
　　A. 大肠埃希菌　　　　　　B. 痢疾志贺菌　　　　　　C. 肠炎沙门菌
　　D. 伤寒沙门菌　　　　　　E. 类杆菌属(2022)

2. 埃希菌属

（1）大肠埃希菌的致病特点　埃希菌属细菌为肠道正常菌群的重要成员,大肠埃希菌为主要代表菌种。大多数大肠埃希菌为肠道内正常菌群,仅在异位时引起肠道外机会性感染,如尿路感染、败血症等。少数携带致病基因的大肠埃希菌株,可直接引起肠道内感染,导致腹泻等症状。

（2）致病性大肠埃希菌的种类及所致疾病　大肠埃希菌是临床最常见、最重要的一个菌种,是肠道中重要的正常菌群。致病性大肠埃希菌主要有以下5种。

	肠产毒素性大肠埃希菌	肠侵袭性大肠埃希菌	肠致病性大肠埃希菌	肠出血性大肠埃希菌	肠集聚性大肠埃希菌
简称	ETEC	EIEC	EPEC	EHEC	EAEC
部位	小肠	大肠	小肠	大肠	小肠
患者	<5岁婴幼儿、旅行者	较大儿童、成人	婴幼儿	<5岁儿童	婴儿、旅行者
临床症状	婴幼儿腹泻,旅行者腹泻,水样便,恶心呕吐,腹痛,低热	水样便,继之少量血便,腹痛、发热	婴儿腹泻,水样便,恶心呕吐,发热	水样便,继之大量出血,剧烈腹痛,低热	婴儿腹泻,持续性水样便,呕吐,脱水,低热
致病机制	分泌不耐热肠毒素(LT)和耐热肠毒素(ST),导致小肠黏膜对水分吸收功能障碍	由质粒介导、侵袭和破坏肠黏膜上皮细胞	由质粒介导破坏肠黏膜上皮细胞微绒毛刷状缘,导致微绒毛萎缩变平,造成严重水样腹泻	EHEC表达志贺毒素,引起肠黏膜上皮细胞微绒毛的A/E损伤	质粒介导集聚性黏附上皮细胞,伴绒毛变短,单核细胞浸润和出血,液体吸收下降

注意: ①引起霍乱样症状的大肠埃希菌是ETEC(肠产毒素性大肠埃希菌)。
②引起菌痢样症状的大肠埃希菌是EIEC(肠侵袭性大肠埃希菌)。
③引起出血性结肠炎的大肠埃希菌是EHEC(肠出血性大肠埃希菌)。

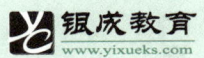
311
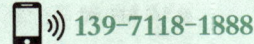

肠出血性大肠埃希菌(EHEC)O157:H7血清型可引起以反复出血性腹泻和严重腹痛为特征的出血性结肠炎，表现为大量血样便腹泻。在5岁以下的患儿中，易并发溶血性尿毒综合征(HUS)，表现为溶血性贫血，继而发展为急性肾衰竭。

【例11】引起急性出血性结肠炎的病原体是
  A. 志贺菌   B. 伤寒沙门菌   C. 新型肠道病毒70型
  D. 大肠埃希菌O157:H7型   E. 轮状病毒A组

【例12】大肠埃希菌O157:H7引起的腹泻特点是
  A. 脓性便   B. 血样便   C. 米泔水样便
  D. 蛋花样便   E. 黏液便

(3) **大肠埃希菌在卫生细菌学检查中的应用**　大肠埃希菌为人和动物肠道寄生菌之一，它的存在表明外环境、水和食物被人或动物粪便污染，且污染程度与其数量相关，或间接提示肠道致病菌污染的可能。大肠菌群系指能够发酵乳糖的肠道杆菌，包括埃希菌属、枸橼酸杆菌属、克雷伯菌属、肠杆菌属等。

我国的生活饮用水卫生标准(GB 5749—2006)规定，在100ml饮用水中不得检出大肠菌群，1ml饮用水中细菌总数不得超过100个菌落形成单位(CFU)。

【例13】我国饮用水的卫生标准(GB 5749—85)中规定
  A. 每毫升饮水中细菌总数不超过10个
  B. 每毫升饮水中细菌总数不超过100个
  C. 每毫升饮水中细菌总数不超过1000个
  D. 每100ml饮水中细菌总数不超过10个
  E. 每500ml饮水中细菌总数不超过10个（老试题，原试题为85标准）

注意：我国饮用水的卫生标准，解题时注意大肠菌群数与菌落总数的区别。
①大肠杆菌菌群数为卫生标准，参阅9版《医学微生物学》P106。
③大肠杆菌菌落总数为原卫生部标准，参阅2版8年制《医学微生物学》P129。

3. 志贺菌属

(1) **种类**　志贺菌属也称痢疾杆菌，根据菌体抗原(O抗原)和分解甘露醇的能力，将其分为4群，即痢疾志贺菌(A群)、福氏志贺菌(B群)、鲍氏志贺菌(C群)、宋内志贺菌(D群)。

(2) **致病物质**　志贺菌属的致病物质包括侵袭力、内毒素和外毒素。
①**侵袭力**　菌毛与其侵袭力有关。
②**内毒素**　内毒素作用于肠黏膜，引起炎症、溃疡、出血坏死等。
③**外毒素**　A群志贺菌能产生肠毒性外毒素即志贺毒素(Stx)，与肠出血性大肠埃希菌(EHEC)产生的毒素相同，可导致肠黏膜上皮细胞损伤。在少数患者，志贺毒素也可损伤肾小球内皮细胞，导致溶血性尿毒综合征(HUS)。

(3) **所致疾病**　志贺菌主要引起细菌性痢疾。痢疾志贺菌(A群)易引起小儿急性中毒性菌痢和溶血性尿毒综合征。宋内志贺菌(D群)多引起轻型感染，福氏志贺菌(B群)易转变为慢性。我国流行型别主要是宋内志贺菌(D群)和福氏志贺菌(B群)。

记忆：我国细菌性痢疾的流行型别主要是宋内志贺菌和福氏志贺菌——记忆为送福(宋、福)。

(4) **标本采集**　应采集粪便的脓血或黏液部分，在使用抗生素之前采样。中毒性菌痢患者可取肛拭子。

(5) **分离培养与鉴定**　采样后，标本应接种于肠道选择性培养基上，37℃孵育18~24小时，取可疑菌落作生化反应和血清学试验，以确定其菌群(种)和菌型。

【例14】与志贺毒素致病作用类似的毒素是
  A. 肉毒外毒素   B. 大肠埃希菌内毒素   C. 霍乱外毒素

312

D. 金黄色葡萄球菌外毒素　　　E. 伤寒杆菌内毒素

【例15】某人在参加一次聚餐3天后,突然出现发热、腹痛和腹泻。腹泻,始为水样便,1天后转变为黏液脓血便,并有里急后重感。根据以上症状,应考虑的疾病和检查方法是
　　A. 伤寒,取脓血便进行免疫荧光检查
　　B. 葡萄球菌食物中毒,取剩余食物分离致病菌
　　C. 沙门菌食物中毒,取剩余食物分离致病菌
　　D. 霍乱,取脓血便直接镜检
　　E. 细菌性痢疾,取脓血便分离肠道致病菌

4. 沙门菌属

(1) 主要致病菌种类　根据DNA同源性,沙门菌属分为两个种,即肠道沙门菌和邦戈沙门菌。沙门菌属中的伤寒沙门菌、甲型副伤寒沙门菌、肖氏沙门菌和希氏沙门菌是人的病原菌。

(2) 致病物质　沙门菌有较强的内毒素,一定的侵袭力,个别菌型尚能产生肠毒素。
①侵袭力　菌毛、侵袭蛋白(Sips)、Vi(荚膜)抗原与其侵袭力有关。
②内毒素　可导致肠道局部炎症反应、全身性中毒症状。
③肠毒素　个别沙门菌(如鼠伤寒沙门菌)可产生霍乱样肠毒素,导致严重腹泻。

(3) 所致疾病　人类沙门菌感染有以下4种类型。其中,以胃肠炎最常见,占70%。

所致疾病	别称	致病菌
肠热症	伤寒、副伤寒	伤寒沙门菌引起伤寒,甲型副伤寒沙门菌、肖氏沙门菌、希氏沙门菌引起副伤寒
胃肠炎	食物中毒	鼠伤寒沙门菌、猪霍乱沙门菌、肠炎沙门菌等污染食物引起
败血症	—	鼠伤寒沙门菌、猪霍乱沙门菌、肠炎沙门菌、希氏沙门菌
无症状带菌者	健康带菌者	1%~5%的伤寒或副伤寒患者,可成为无症状带菌者,细菌潴留在胆囊中

(4) 微生物学检查法
①标本采集　应根据病程采集标本,感染初期,粪检阳性率低,因此发病第1周后取外周静脉血,第2周起应取粪便,第3周起还可取尿液,第1~3周均可取骨髓液。

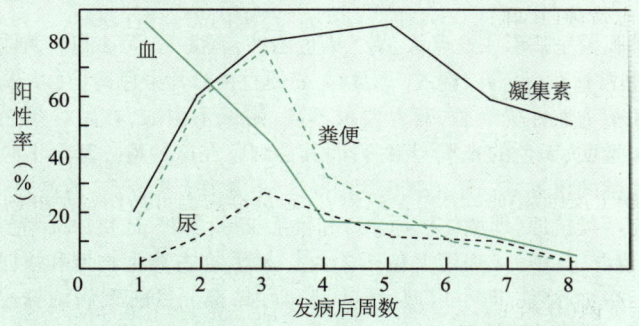

伤寒病人不同病期血、尿、粪中病原菌和特异性凝集素的检出阳性率

②分离鉴定　血液和骨髓液需要增菌,然后接种于肠道选择性培养基。粪便和离心尿沉淀物可直接接种于SS培养基,37℃孵育24小时后,挑取无色半透明菌落,接种至双糖或三糖铁培养基上进行鉴别,再做生化反应和凝集试验予以确定。

③肥达试验和结果判断　肥达试验(Widal test)是一种直接凝集试验,是用已知的伤寒沙门菌的菌体抗原(O抗原)、鞭毛抗原(H抗原),以及副伤寒沙门菌的鞭毛抗原(H抗原),与患者系列稀释血清进行定量凝集试验,检测血清中有无相应抗体以及抗体的效价。

	菌体(O)	鞭毛(H)
正常值	伤寒沙门菌 O 凝集效价<1∶80	伤寒沙门菌 H 凝集效价<1∶160 副伤寒沙门菌 H 凝集效价<1∶80
诊断	动态观察,效价逐次递增≥4 倍	动态观察,效价逐次递增≥4 倍
抗体特点	O 抗体属于 IgM,出现较早,持续约半年 消退后不易受非伤寒沙门菌的非特异性刺激而出现	H 抗体属于 IgG,出现较晚,持续数年 消退后易受非伤寒沙门菌的非特异性刺激而出现
临床意义	O、H 凝集效价均高——肠热症可能性大 O、H 凝集效价均低——肠热症可能性小	O 效价不高 H 高——预防接种或非特异性回忆反应 O 效价高 H 不高——感染早期、其他沙门菌感染

【例 16】患者张某,疑似伤寒入院,2 次取血做肥达试验的结果:入院后第 4 天结果,抗 H 1∶80,抗 O 1∶80,抗 A、抗 B、抗 C 1∶40;入院后第 12 天,抗 H、抗 O 1∶320,抗 A、抗 B、抗 C 1∶40,可能诊断为
    A. 伤寒　　　　　　　　B. 甲型副伤寒　　　　　　C. 乙型副伤寒
    D. 沙门菌早期感染　　　　E. 回忆反应

5. 克雷伯菌属
(1)肺炎克雷伯杆菌的致病性
①致病物质　包括荚膜、荚膜合成相关基因、气杆菌素。
②所致疾病　肺炎克雷伯杆菌可引起重症肺炎、肠炎、婴幼儿脑膜炎、泌尿系统感染和败血症等。
(2)肺炎克雷伯杆菌的耐药性特点
①肺炎克雷伯杆菌可产生超广谱 β-内酰胺酶,该酶能水解绝大多数头孢菌素类、青霉素和单酰胺类抗生素,而且使得产 β-内酰胺酶的细菌对氨基糖苷类、氟喹诺酮类、磺胺类交叉耐药。
②肺炎克雷伯杆菌可通过质粒介导的 AmpC 酶、碳青霉烯酶、氨基糖苷钝化酶等产生多重耐药。

三、弧菌属

1. 霍乱弧菌
(1)生物学性状
①形态与染色　霍乱弧菌呈弧形或逗点状,革兰染色阴性,有菌毛,无芽胞。菌体有单鞭毛,取米泔水样粪便作悬滴观察,运动非常活泼,呈穿梭样或流星状。粪便直接涂片染色镜检,可见其排列如"鱼群"状。
②培养特性　霍乱弧菌为兼性厌氧菌,营养要求不高,耐碱不耐酸,在碱性蛋白胨培养基(pH8.8～9.0)上生长良好,呈细小、透明、无色的光滑型菌落;而其他细菌在这种培养基上不易生长,故此种培养基可作为选择性增殖霍乱弧菌的培养基。霍乱弧菌可在无盐环境中生长,而其他弧菌则不能。
③抗原结构　该菌有两类抗原,即菌体抗原(O)和鞭毛抗原(H)。H 抗原无特异性。根据 O 抗原的不同,将其分为 200 个血清群,其中 O1 血清群包括 2 个生物型,即古典生物型和埃尔托(El-Tor)生物型,两个生物型均可再分为三个血清型,即小川型、稻叶型和彦岛型。目前致病菌株主要是 O139 群和 O1 群。O2～O128 群不致霍乱,可致散发性肠炎。
(2)致病性
①致病物质　霍乱弧菌的主要致病物质有霍乱肠毒素、鞭毛和菌毛。霍乱肠毒素是目前已知的致泻作用最强的毒素,可作用于腺苷酸环化酶,使细胞内 cAMP 浓度增高,肠黏膜细胞分泌增加,导致严重的水样腹泻与呕吐。鞭毛运动有助于细菌穿过肠黏膜而接触肠壁上皮细胞。菌毛有助于细菌定居于小肠。
②所致疾病　霍乱弧菌主要引起烈性肠道传染病霍乱,霍乱为我国的法定甲类传染病。
【例 17】关于霍乱弧菌的生物学性状,错误的描述是
    A. 增菌培养基通常为碱性蛋白胨水　　　B. 有菌毛和单鞭毛　　　C. 悬滴观察呈"穿梭"样运动

第四篇 医学微生物学
第4章 病原性球菌、肠道杆菌、弧菌与螺杆菌属

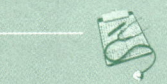

  D. El-Tor 生物型可形成芽胞   E. 革兰染色为阴性

【例18】霍乱弧菌的致病因素不包括
  A. 鞭毛   B. 菌毛   C. 荚膜
  D. 肠毒素   E. 内毒素

2. 副溶血性弧菌所致疾病

  副溶血性弧菌主要存在于近海的海水、海底沉积物和鱼类、贝壳等海产品中。在含35g/L氯化钠的培养基上最易生长，无盐则不能生长，故又称为嗜盐性细菌。副溶血性弧菌主要引起细菌性食物中毒，表现为腹痛、水样腹泻、呕吐及发热等，为自限性疾病。

【例19】耐盐细菌是
  A. 痢疾志贺菌   B. 破伤风梭菌   C. 副溶血性弧菌
  D. 白喉棒状杆菌   E. 结核分枝杆菌

四、螺杆菌属

1. 幽门螺杆菌的形态染色、培养和生化反应特点

  (1)形态染色 幽门螺杆菌是一种单极、多鞭毛、螺旋形弯曲的细菌，革兰染色阴性。
  (2)培养特点 培养基中需加入5%~10%羊血或马血，或者5%~10%小牛血清。微需氧，生长时需CO_2，最适温度为37℃，pH6~8时繁殖最为活跃，还需一定湿度（相对湿度98%），生长缓慢，培养2~6天可见针尖状无色透明菌落。
  (3)生化反应 生化反应不活泼，尿素酶丰富，可迅速分解尿素释放氨，是鉴定该菌的主要依据之一。

2. 幽门螺杆菌所致疾病和防治原则

  (1)所致疾病 胃窦炎、十二指肠溃疡、胃溃疡、胃腺癌、胃黏膜相关B细胞淋巴瘤（MALT）。
  (2)防治原则 目前尚无预防性疫苗可用。根治幽门螺杆菌感染，可使用质子泵抑制剂，加两种抗生素（克拉霉素、阿莫西林、四环素、甲硝唑等任选2种）服用7~14日的三联方案。

【例20】幽门螺杆菌是
  A. 无鞭毛   B. 革兰染色阳性   C. 营养要求低
  D. 微需氧   E. 呈球形

【例21】与慢性胃炎和消化性溃疡有密切关系的病原菌为
  A. 空肠弯曲菌   B. 幽门螺杆菌   C. 胎儿弯曲菌
  D. 鼠伤寒沙门菌   E. 副溶血性弧菌

【例22】男，40岁。上腹部不适伴纳差1个月，既往体健。胃镜检查结果为黏膜相关性淋巴样组织淋巴瘤。与该病发生密切相关的病原体是
  A. 军团菌   B. 粪肠球菌   C. 幽门螺杆菌
  D. 产气肠杆菌   E. 大肠埃希菌

▶**常考点** 淋病奈瑟菌；霍乱弧菌及其致病特点；幽门螺杆菌。

  参考答案——详细解答见《2024国家临床执业及助理医师资格考试历年考点精析(上、下册)》

1. ABCDE 2. ABCDE 3. ABCDE 4. ABCDE 5. ABCDE 6. ABCDE 7. ABCDE
8. ABCDE 9. ABCDE 10. ABCDE 11. ABCDE 12. ABCDE 13. ABCDE 14. ABCDE
15. ABCDE 16. ABCDE 17. ABCDE 18. ABCDE 19. ABCDE 20. ABCDE 21. ABCDE
22. ABCDE

第5章 厌氧菌、分枝杆菌与嗜血杆菌属

▶ **考纲要求**

①厌氧芽胞梭菌:破伤风梭菌的生物学性状、致病性和防治原则,产气荚膜梭菌的生物学性状、致病性、微生物学检查和防治原则,肉毒梭菌的形态、致病性和防治原则,艰难梭菌的致病性和防治原则。②无芽胞厌氧菌:致病条件、感染特征及所致疾病种类。③结核分枝杆菌:形态染色、培养特性和抵抗力,致病性及感染的免疫学特点,微生物学检查和防治原则。④麻风分枝杆菌:形态染色和致病性。⑤非结核分枝杆菌:概念与机会致病性。⑥流感嗜血杆菌:形态染色特点、培养特性、所致疾病及防治原则。

▶ **复习要点**

一、厌氧菌

1. 厌氧芽胞梭菌

(1)破伤风梭菌、产气荚膜梭菌和肉毒梭菌的生物学性状、致病物质、所致疾病

	破伤风梭菌	产气荚膜梭菌	肉毒梭菌
革兰染色	阳性	阳性	阳性
菌体大小	菌体细长	粗大杆菌	短粗杆菌
芽胞特点	正圆,比菌体粗大 位于菌体顶端 细菌呈鼓槌状(典型特征)	呈椭圆形,不大于菌体 位于次极端 两端几乎平切	呈椭圆形,粗于菌体 位于次极端 细菌呈汤匙状或网球拍状
鞭毛	有周鞭毛	无鞭毛	有鞭毛
荚膜	无荚膜	很少形成	无荚膜
培养基	在血平板上形成羽毛样菌落 菌落周围伴β溶血	在血平板上形成双溶血环 在牛奶培养基中形成汹涌发酵	在普通琼脂平板上,能产生脂酶
生化反应	大多为阴性反应 不发酵糖类,不分解蛋白质	Nagler反应(特点) 分解多种糖类,能产酸产气	在卵黄培养基上,菌落周围出现混浊圈
生存特点	芽胞在100℃ 1小时可被杀灭,在干燥土壤和尘埃中可存活数年	A型为主要致病菌,易从外界环境中分离到,B~E群在土壤中不能存活,但可定居在动物肠道内	存在于土壤中,在厌氧环境中产生肉毒毒素而致病。肉毒毒素不耐热,煮沸1分钟即可被破坏
致病物质	两种外毒素,即破伤风溶血毒素和痉挛毒素,其中破伤风痉挛毒素为主要致病物质	有10余种外毒素,其中,α毒素最重要(卵磷脂酶)、β毒素(坏死作用)、ε毒素(增加胃肠壁通透性)、ι毒素(坏死作用、增加血管通透性)、肠毒素	主要为神经外毒素。肉毒毒素是目前已知的最剧烈的毒物,可作用于外周胆碱能神经,抑制神经肌肉接头处乙酰胆碱的释放,导致弛缓性瘫痪
所致疾病	破伤风	气性坏疽、食物中毒	肉毒中毒、婴儿肉毒病

【例1】男,30岁。全身乏力,面部肌肉紧张2天。7天前田间劳动时足部刺伤。局部分泌物标本检出致

第四篇 医学微生物学
第5章 厌氧菌、分枝杆菌与嗜血杆菌属

病微生物为革兰阳性菌，有周鞭毛，无荚膜，厌氧培养呈羽毛样菌落。最可能的致病微生物是
　　A. 破伤风梭菌　　　　　B. 产气荚膜梭菌　　　　　C. 铜绿假单胞菌
　　D. 溶血性链球菌　　　　E. 金黄色葡萄球菌

【例2】男，35岁。田间耕作时被带锈铁钉刺伤右足，伤口深约3cm，自行包扎未就医。6天后患者出现全身乏力，头晕，头痛，并觉张口困难，颈强直(+)，头后仰，角弓反张。对造成该疾病的致病菌特点的描述，正确的是
　　A. 革兰染色阴性　　　　B. 芽胞对热、干燥不耐受　　　C. 致病毒素主要为内毒素
　　D. 细菌形态为球菌　　　E. 感染必须具有缺氧环境

（2）破伤风梭菌的防治原则
①正确处理伤口　及时彻底清创，防止厌氧微环境的形成。
②特异性预防措施　采用百日咳疫苗、白喉类毒素和破伤风类毒素的百白破三联制剂，对3~6个月的儿童进行基础免疫，受伤后立即再接种一针类毒素。若未进行基础免疫，可于伤后立即注射破伤风抗毒素（TAT）以获得被动免疫作紧急预防。
③特异性治疗　对已发病者，应早期、足量使用TAT，以中和游离的破伤风外毒素。

（3）产气荚膜梭菌的微生物学检查
①直接涂片镜检　为极有价值的快速诊断法。从深部伤口取材涂片，革兰染色，镜检见有革兰染色阳性粗大杆菌、白细胞甚少且形态不典型、伴有其他杂菌三个特点，即可报告初步结果。
②细菌分离培养　取坏死组织制成悬液，接种于血平板、庖肉培养基，厌氧培养，观察生长情况；取培养物涂片镜检，接种于牛乳培养基中可观察到汹涌发酵等生化反应。必要时，可接种小鼠进行动物实验。

（4）产气荚膜梭菌的防治原则
①尽早清创　切除感染和坏死组织，必要时截肢以防止病变扩散。
②大剂量使用青霉素等　以杀灭病原菌和其他细菌。
③有条件者可使用气性坏疽多价抗毒素。
④高压氧舱疗法　可使血液和组织中的氧含量提高15倍，能部分抑制厌氧菌的生长。

（5）肉毒梭菌的防治原则　加强食品卫生管理和监督，注意个人食品卫生防护，多价抗毒素治疗等。

（6）艰难梭菌的致病性　艰难梭菌是人类肠道中正常菌群之一。长期使用抗生素导致肠道菌群失调后，耐药的艰难梭菌能引起抗生素相关性腹泻和假膜性结肠炎。

2. 无芽胞厌氧菌

无芽胞厌氧菌包括革兰阴性厌氧杆菌（脆弱类杆菌最重要）、革兰阴性厌氧球菌（韦荣菌最重要）、革兰阳性厌氧杆菌（丙酸杆菌最常见）、革兰阳性厌氧球菌（消化链球菌属）。

（1）致病条件　①机体受机械或病理性损伤，使皮肤黏膜屏障被破坏；②机体组织局部坏死、缺血，异物留存，或与需氧菌共生感染，造成局部厌氧环境；③菌群失调；④各种因素引起机体免疫力降低。

（2）感染特征　无芽胞厌氧菌感染多为慢性过程，其特征如下。
①口腔、颌面部、鼻咽腔、胸腹腔、盆腔、肛门会阴部等处的慢性深部脓肿多见。
②感染部位的分泌物或脓液为血性、黑色或乳白色混浊液，有恶臭，有时有气体产生。
③脓液直接涂片染色常可见革兰阴性或阳性细菌，但普通培养基培养为阴性；所致的败血症、心内膜炎、脓毒性血栓性静脉炎等，常规血培养阴性，但特殊培养基厌氧培养可能有阳性结果。
④使用氨基糖苷类抗生素等治疗无效。

【例3】在下述情况中，排除无芽胞厌氧菌的依据是
　　A. 机体多个部位的脓肿　　　　B. 血性分泌物，恶臭或有气体　　　C. 分泌物直接涂片可见细菌
　　D. 在普通肉汤培养基中呈表面生长　　　E. 在无氧环境下的血平板中长出微小菌落

（3）所致疾病种类　如下。

①口腔感染　无芽胞厌氧菌是坏死性溃疡性牙龈炎、牙周炎、坏疽性口腔炎等口腔感染的主要病因。
②女性生殖道及盆腔感染　盆腔脓肿、输卵管卵巢脓肿、子宫内膜炎的致病菌主要是厌氧菌。
③腹部和会阴部感染　消化道厌氧菌主要引起腹膜炎、腹腔脓肿；类杆菌主要引起阑尾和大肠的感染；脆弱类杆菌主要引起腹部、会阴部感染（占60%以上）。
④肺部及胸膜感染　以普雷沃菌属、坏死梭杆菌、核梭杆菌、消化道链球菌和脆弱类杆菌等多见。
⑤中枢神经系统感染　最常见的为脑脓肿，以革兰阴性厌氧杆菌最为多见。
⑥败血症　多为脆弱类杆菌，其次为革兰阳性厌氧菌。原发灶约50%来自胃肠道。
⑦其他　无芽胞厌氧菌还可引起皮肤和软组织感染、心内膜炎等。

二、分枝杆菌

1. 结核分枝杆菌

（1）**形态染色**　结核分枝杆菌细长略弯曲，大小（1~4）μm×0.4μm。单个或分枝状排列，无鞭毛，无芽胞，有荚膜，不产生内外毒素。因其细胞壁含大量脂质，故不易着色，经齐-尼抗酸染色，结核分枝杆菌被染成红色，而其他非抗酸菌被染成蓝色。

【例4】结核分枝杆菌化学组成最显著的特点是含有大量的
　　A. 蛋白质　　　　　　　　B. 脂类　　　　　　　　C. 多糖
　　D. RNA　　　　　　　　　E. 磷壁酸

【例5】结核分枝杆菌形态学诊断最常用的染色方法是
　　A. 革兰染色　　　　　　　B. 抗酸染色　　　　　　C. 亚甲蓝染色
　　D. 镀银染色　　　　　　　E. 荚膜染色

（2）**培养特性**　结核分枝杆菌为专性需氧菌，营养要求高。在含有蛋黄、马铃薯、甘油、天门冬酰胺等的改良罗氏培养基上生长良好。最适pH为6.5~6.8，最适温度为37℃，生长缓慢，接种后3~4周才出现肉眼可见的菌落。

（3）**抵抗力**　结核分枝杆菌脂类含量高，对某些理化因子的抵抗力较强。在干痰中可存活6~8个月。对酸、碱、干燥、自然环境有较强抵抗力，但对湿热、紫外线、乙醇的抵抗力弱。对抗结核药易产生耐药性。

（4）**致病物质**　结核分枝杆菌不产生内、外毒素以及侵袭性酶，其致病作用主要与菌体成分有关，特别是胞壁中所含的大量脂质、蛋白质、多糖、荚膜等。

（5）**所致疾病**　为结核病，以肺结核多见，肺外结核病多见于原发后感染。

（6）**结核分枝杆菌感染的免疫学特点**

①抗结核免疫属于有菌免疫（或称传染性免疫）　即免疫力依赖于结核分枝杆菌在机体内的存活，一旦体内结核分枝杆菌消亡，抗结核免疫力也随之消失。

②抗结核免疫主要是细胞免疫　包括致敏的T细胞和被激活的巨噬细胞。致敏T细胞可释放白细胞介素-2、肿瘤坏死因子和干扰素等多种淋巴因子，使巨噬细胞聚集于炎症部位，并增强巨噬细胞对结核分枝杆菌的杀伤作用，而机体产生的特异性抗体无保护作用。

③抗结核免疫与机体迟发型超敏反应同时存在　结核分枝杆菌感染时，细胞免疫与迟发型超敏反应同时存在。因此测定机体对结核分枝杆菌有无超敏反应（结核菌素试验），即可判定其有无免疫力。

（7）**微生物学检查**　根据感染部位，采取可疑标本，直接涂片或集菌后涂片，抗酸染色后镜检。同时接种于罗氏培养基中进行分离培养，也可直接感染动物后观察发病情况。

（8）**防治原则**

①预防接种　卡介苗（结核减毒活疫苗）的接种已列为我国国家计划免疫项目。

②积极治疗患者　对结核分枝杆菌感染者，应联合使用抗结核药物，发挥药物的协同作用，降低耐药性的产生，减少药物的毒性作用。进行药物敏感试验指导临床选用敏感药物，以提高疗效。

第四篇 医学微生物学
第5章 厌氧菌、分枝杆菌与嗜血杆菌属

【例6】适宜卡介苗(BCG)接种的主要对象是
　　A. 结核性脑膜炎患者　　　　B. 结核菌素试验阳性者　　　　C. 严重的结核病患者
　　D. 细胞免疫功能低下者　　　E. 新生儿及结核菌素试验阴性的儿童

【例7】男，26岁。腰痛、低热、进行性加重半年。体格检查：L_1棘突压痛，叩击痛(+)。X线片提示骨质破坏、腰大肌影增宽。CT引导下行脓肿穿刺涂片提示抗酸染色(+)。为明确病原体，其培养应使用
　　A. 罗氏培养基　　　　B. 巧克力培养基　　　　C. SS琼脂培养基
　　D. 双糖铁培养基　　　E. 疱肉培养基

2. 麻风分枝杆菌

(1) **形态染色**　麻风分枝杆菌的形态染色与结核分枝杆菌相似，抗酸染色和革兰染色均为阳性，在细胞中可呈束状排列。该菌是典型的胞内寄生菌，病人的渗出物标本中可见有大量麻风分枝杆菌存在于细胞内，这种细胞的胞质呈泡沫状，称为泡沫细胞或麻风细胞，这是与结核分枝杆菌感染的一个主要区别。

(2) **致病性**　麻风分枝杆菌可通过直接接触、呼吸道传播，其所致疾病麻风主要分为两型，即瘤型和结核样型，少数患者居于两型之间，称为界限类和未定类麻风。

3. 非结核分枝杆菌

(1) **概念**　结核分枝杆菌复合群和麻风分枝杆菌之外的分枝杆菌，统称为非结核分枝杆菌，正常存在于环境中，一些菌种可机会性引起人类结核样病变、皮肤病等。对一些抗结核药物天然耐药，或极易产生耐药，根据色素产生情况、生长速度、生化反应特点，可将其分为Ⅰ~Ⅳ组。

(2) **机会致病性**　第Ⅲ组中的鸟分枝杆菌、胞内分枝杆菌有许多相似之处，统称为鸟-胞内分枝杆菌，广泛分布于自然环境中，在正常人群中很少引起疾病，但在艾滋病患者中常是最多见的机会致病菌。

【例8】鸟分枝杆菌的特点是
　　A. 细胞壁有磷壁酸　　　　B. 属于机会性致病菌　　　　C. 药物治疗效果差
　　D. 生长速度较快　　　　　E. 抗酸染色阴性(2023)

三、嗜血杆菌属

1. 流感嗜血杆菌的形态染色特点

流感嗜血杆菌因于1892年首次从病毒性流行性感冒患者鼻咽标本中分离培养成功，当时误认为是流感的病原菌，因需用含有血液的培养基培养，故取此名。

流感嗜血杆菌为革兰阴性小杆菌或球杆菌，大小为宽$0.3~0.4\mu m$，长$1.0~1.5\mu m$。无鞭毛，无芽胞，多数有菌毛。有毒菌株在血培养基上生长可形成明显荚膜，但上呼吸道正常菌群中的绝大多数流感嗜血杆菌是无荚膜的。

2. 流感嗜血杆菌的培养特性

(1) **培养较困难**　需氧或兼性厌氧，培养较困难，最适生长温度为35~37℃。由于该菌氧化还原酶系统不完善，生长时需要X因子和V因子辅助。

(2) **巧克力色血平板**　流感嗜血杆菌在巧克力色血平板上生长良好。培养18~24小时，可见无色微小菌落，透明似露珠，48小时后形成灰白色较大的圆形、透明菌落，无溶血。

(3) **"卫星现象"**　如将流感嗜血杆菌与金黄色葡萄球菌于血平板上共同培养，在金黄色葡萄球菌菌落周围的流感嗜血杆菌菌落较大，离金黄色葡萄球菌菌落越远的菌落越小，此现象称为"卫星现象"。

3. 流感嗜血杆菌所致疾病

(1) **原发性感染**　多为荚膜b型菌株引起的急性化脓性感染，如化脓性脑膜炎、鼻咽炎、咽喉炎、化脓性关节炎、心包炎等，以小儿多见。

(2) **继发性感染**　多由呼吸道寄居的无荚膜菌株引起，常继发于流感、麻疹、百日咳、结核病等，临床表现有慢性支气管炎、鼻窦炎、中耳炎等，以成人多见。

4. 流感嗜血杆菌的防治原则

（1）**接种疫苗**　Hib 荚膜多糖疫苗具有较好的免疫效果，有效保护率可达 90% 左右。Hib 结合疫苗还被推荐作为多价联合疫苗成分，如白喉、百日咳、破伤风、脊髓灰质炎和 Hib 五联疫苗，减少了接种次数，方便了患儿及家长。

（2）**抗菌治疗**　宜早期应用，可以选用磺胺、青霉素、链霉素、四环素、氨苄青霉素、氯霉素等。

▶ **常考点**　考点凌乱。

参考答案——详细解答见《2024 国家临床执业及助理医师资格考试历年考点精析（上、下册）》

1. ABCDE　　2. ABCDE　　3. ABCDE　　4. ABCDE　　5. ABCDE　　6. ABCDE　　7. ABCDE
8. ABCDE

第6章 动物源性细菌、其他细菌、放线菌属与诺卡菌属

▶ **考纲要求**

①布鲁菌：形态染色特点、种类、所致疾病和防治原则。②鼠疫耶尔森菌：形态染色特点、所致疾病和防治原则。③炭疽芽胞杆菌：形态染色特点、抵抗力、所致疾病和防治原则。④贝纳柯克斯体：致病特点。⑤巴通体：主要种类及致病特点。⑥白喉棒状杆菌：形态染色、致病特点及防治原则。⑦百日咳鲍特菌：形态染色、所致疾病和防治原则。⑧嗜肺军团菌：传播途径及其所致疾病。⑨铜绿假单胞菌：形态染色、色素及所致疾病。⑩空肠弯曲菌：致病性。⑪不动杆菌属：鲍曼不动杆菌的致病性及防治原则。⑫放线菌属：主要致病性放线菌及其致病性，硫黄样颗粒及其临床意义。⑬诺卡菌属：主要致病性诺卡菌及其致病性。

▶ **复习要点**

一、动物源性细菌

以动物作为传染源，能引起人畜共患病的病原菌，称为动物源性细菌。动物源性细菌主要包括布鲁菌属、耶尔森菌属、芽胞杆菌属、柯克斯体属、巴通体属等。

1. 布鲁菌

（1）**形态染色特点** 布鲁菌为小球杆状菌，大小为长 0.5~1.5μm，宽 0.4~0.8μm，革兰染色阴性，无鞭毛，无芽胞，一般无荚膜，在光滑型菌株有微荚膜。

（2）**种类** 布鲁菌属分为羊布鲁菌、牛布鲁菌、猪布鲁菌、犬布鲁菌、绵羊布鲁菌及沙林鼠布鲁菌等 6 个生物种，另再分为 19 个生物型。在我国流行的菌种主要为羊布鲁菌，其次为牛布鲁菌。

（3）**所致疾病** 人类主要通过接触病畜或接触被污染的畜产品，经皮肤、黏膜、眼结膜、消化道、呼吸道等途径感染布鲁菌。进入人体的布鲁菌被中性粒细胞和巨噬细胞吞噬，但不能被杀灭，而成为胞内寄生菌，随淋巴到达局部淋巴结生长繁殖后，再次侵入血流引起菌血症。由于内毒素的作用，导致患者发热，随后细菌进入肝、脾、骨髓和淋巴结等部位，发热逐渐消退。细菌在细胞内繁殖到一定程度后可再度入血，又出现菌血症而致体温升高。如此反复形成菌血症，使患者热型呈波浪式，临床上称为波浪热。

（4）**防治原则** 控制和消灭家畜布鲁菌病、切断传播途径和免疫接种是三项主要预防措施。免疫接种以畜群为主，疫区人群也应该接种减毒活疫苗。急性期病人，治疗首选利福平与多西环素联合使用。

2. 鼠疫耶尔森菌

耶尔森菌属包括 13 个种和亚种，属于肠杆菌科，其中鼠疫耶尔森菌俗称鼠疫杆菌，是鼠疫的病原菌。

（1）**形态染色特点** 为卵圆形、两端钝圆并浓染的短小杆菌，有荚膜，无鞭毛，无芽胞，革兰染色阴性。

（2）**所致疾病** 鼠疫是自然疫源性烈性传染病，鼠类是鼠疫耶尔森菌的贮存宿主，鼠蚤为其主要传播媒介。鼠疫一般先在鼠类间发病和流行，人类鼠疫由带菌的鼠蚤叮咬引起。人患鼠疫后，又可通过人蚤或呼吸道等途径在人群中流行。临床上常见的有腺鼠疫、肺鼠疫和败血症型鼠疫。

①**腺鼠疫** 常表现为急性淋巴结炎，多累及腹股沟淋巴结、腋下淋巴结。

②**肺鼠疫** 吸入染菌尘埃可引起原发性肺鼠疫，也可由腺鼠疫、败血症型鼠疫蔓延而致继发性肺鼠疫。

③**败血症型鼠疫** 重症腺鼠疫或肺鼠疫患者的病原菌可侵入血流，导致败血症型鼠疫。

(3)防治原则　灭鼠灭蚤,切断鼠疫传播环节是根本措施。一旦发现病人应尽快隔离,以阻断人间鼠疫进一步流行。与病人接触者可口服磺胺嘧啶,对具有潜在感染可能性的人群进行预防接种。我国目前使用无毒株 EV 活疫苗。早期应用抗生素是降低病死率的关键。

3. 炭疽芽胞杆菌

(1)形态染色特点　炭疽芽胞杆菌为粗大杆菌,大小为宽 1~3μm,长 5~10μm,革兰染色阳性。两端截平,无鞭毛。新鲜标本直接涂片时,常单个或呈短链;经培养后则形成竹节样排列的长链。在有氧条件下可形成椭圆形芽胞,位于菌体中央。有毒菌株在体内或含血清的培养基中可形成荚膜。

(2)抵抗力
①环境　细菌芽胞在干燥土壤或皮毛中能存活数年至 20 余年。牧场一旦被污染,传染性可持续数十年。
②芽胞对化学消毒剂抵抗力较强　5%石炭酸需 5 天才能杀死炭疽芽胞杆菌。
③对碘及氧化剂较敏感　1∶2500 碘液 10 分钟、0.5%过氧乙酸 10 分钟即可杀死芽胞。
④灭菌　高压蒸汽 121℃ 15 分钟或 140℃ 干热 3 小时,可杀灭芽胞。

(3)所致疾病　炭疽芽胞杆菌的主要致病物质是荚膜和炭疽毒素,主要为食草动物(牛、羊、马等)炭疽病的病原体。人类主要通过接触病畜及其皮毛引起皮肤炭疽(占 95%);食入未煮熟的病肉类、病畜奶或被污染的食物,可引起肠炭疽;吸入含有大量炭疽芽胞的尘埃,可引起肺炭疽。各型炭疽均可并发败血症,并引起急性出血性脑膜炎。感染炭疽芽胞杆菌后,可获得持久的免疫力。

(4)防治原则
①防治重点　控制家畜感染和牧场污染。病畜应严格隔离或处死深埋,死畜严禁剥皮或煮食。
②特异性预防　接种炭疽减毒活疫苗,免疫力可持续 1 年。接种对象为疫区牧民、屠宰人员、兽医等。
③积极治疗　首选青霉素 G,青霉素过敏者可选用环丙沙星、红霉素等。

4. 布鲁菌、鼠疫耶尔森菌与炭疽芽胞杆菌的鉴别

	布鲁菌	鼠疫耶尔森菌	炭疽芽胞杆菌
革兰染色	阴性	阴性	阳性
形态特点	短小杆菌	短小杆菌,两端钝圆,两极浓染	粗大杆菌,两端截平
鞭毛	无鞭毛	无鞭毛	无鞭毛
芽胞	无芽胞	无芽胞	有氧时形成椭圆形芽胞,位于菌体中央
荚膜	光滑型菌株有微荚膜	有荚膜	有毒菌株可形成荚膜
致病物质	主要为内毒素 荚膜和侵袭酶增强其侵袭力	F1 抗原、V/W 抗原 外膜抗原、鼠素	荚膜、炭疽毒素
所致疾病	布鲁菌病、菌血症、波浪热	腺鼠疫、肺鼠疫、败血症型鼠疫	皮肤炭疽、肠炭疽、肺炭疽

5. 内纳柯克斯体

内纳柯克斯体又称 Q 热柯克斯体,通过蜱叮咬在啮齿动物和家畜中传播。人类主要经消化道或偶尔经呼吸道接触而感染,引起 Q 热。

6. 巴通体属

巴通体属主要有汉塞巴通体和五日热巴通体,前者通过猫或犬咬伤、抓伤或直接接触而感染,引起人类猫抓病;后者通过虱叮咬传播而感染,引起五日热,人是唯一传染源。

【例1】能引起人畜共患病的病原体是
A. 淋病奈瑟菌　　　　　　B. 白喉棒状杆菌　　　　　　C. 布鲁菌
D. 霍乱弧菌　　　　　　　E. 梅毒螺旋体

【例2】鼠疫耶尔森菌可引起的疾病是
A. 波浪热　　　　　B. 鼠疫　　　　　C. 皮肤炭疽
D. 白喉　　　　　　E. 肠热症

二、其他细菌

1. 白喉棒状杆菌

(1) **形态与染色**　白喉棒状杆菌的菌体细长而弯曲,粗细不一,两端膨大呈棒状,故名棒状杆菌。排列呈栅栏状、V字形、L字形。无荚膜,无鞭毛,无芽胞。革兰染色阳性。用Albert或Neisser stain法染色,可见深染的异染颗粒,有鉴定意义。

(2) **致病物质**　主要为白喉外毒素,此外还有索状因子、K抗原。

当棒状杆菌噬菌体侵袭无毒白喉棒状杆菌时,其编码外毒素的 *tox* 基因与宿主菌染色体整合,无毒白喉棒状杆菌则成为产毒的白喉棒状杆菌而产生白喉毒素,此毒素是一种毒性和抗原性均很强的蛋白质。

(3) **所致疾病**　主要引起白喉,典型体征为喉部假膜。

(4) **防治原则**

①注射白喉类毒素　是预防白喉的重要措施。目前我国主要应用白喉类毒素、百日咳菌苗、破伤风类毒素三联混合疫苗(DPT),进行人工主动免疫。

②注射白喉抗毒素　对密切接触病人的易感儿童,需肌内注射白喉抗毒素进行紧急预防。

③积极治疗患者　早期、足量使用白喉抗毒素血清,并配合抗生素。

2. 百日咳鲍特菌

百日咳鲍特菌俗称百日咳杆菌,是人类百日咳的病原体。人类是百日咳鲍特菌唯一宿主。

(1) **形态与染色**　百日咳鲍特菌为革兰阴性短小杆菌或椭圆形菌,常单个分散存在。用石炭酸甲苯胺染色,两端浓染。该菌为专性需氧菌,无鞭毛,无芽胞,有毒菌株具有荚膜和菌毛。

(2) **所致疾病**　传染源为早期病人和带菌者。儿童为易感者,主要通过飞沫传播。百日咳鲍特菌不进入血流,主要侵犯呼吸道黏膜,引起婴幼儿百日咳。其病程较长,分为卡他期、痉咳期和恢复期。

(3) **防治原则**　接种百白破三联疫苗(DPT)进行预防,治疗首选红霉素、氨苄西林等。病后可获得较为持久的局部黏膜免疫力。

3. 嗜肺军团菌

(1) **传播途径**　军团菌为革兰阴性需氧菌,细胞内寄生。该菌普遍存在于天然淡水、自来水、热水淋浴器、中央空调等环境中,主要经带菌飞沫传播,多流行于夏秋季节。尚未发现人与人之间的直接传播。

(2) **所致疾病**　主要引起军团菌病,也可引起医院感染。军团菌病主要有流感样型、肺炎型和肺外感染三种临床类型。流感样型预后良好,肺炎型患者病死率高达15%~20%。

4. 铜绿假单胞菌

(1) **形态与染色**　铜绿假单胞菌(绿脓杆菌)为革兰阴性小杆菌。有荚膜,有鞭毛,有菌毛,无芽胞。

(2) **产生的色素**　有些菌株能产生带荧光的水溶性色素(青脓素与绿脓素),使培养基变成亮绿色。

(3) **所致疾病**　铜绿假单胞菌为医院感染的常见病原菌,其感染常见于皮肤黏膜受损部位,主要表现为局部化脓性炎症,也可引起中耳炎、角膜炎、尿道炎、胃肠炎、心内膜炎、脓胸、菌血症、败血症等。

5. 空肠弯曲菌

空肠弯曲菌的致病因素主要与肠毒素、细胞毒素、内毒素、黏附和定植能力有关,可引起机体肠道感染和各种肠道外感染。空肠弯曲菌是散发性细菌性胃肠炎最常见的致病菌之一,常通过污染饮食、牛奶、水源等感染。近20年来的研究表明,空肠弯曲菌HS19型感染与吉兰-巴雷综合征有关。

【例3】白喉棒状杆菌最主要的致病物质是
A. 内毒素　　　B. 外毒素　　　C. 芽胞　　　D. 荚膜　　　E. 索状因子

6. 鲍曼不动杆菌

易感者为老年病人、早产儿和新生儿,手术创伤、严重烧伤、气管切开或插管、使用人工呼吸机、行静脉导管透析者,广谱抗菌药物或免疫抑制剂使用者也易感染。该菌对多种抗生素耐药。

三、放线菌

1. 放线菌属

(1) **主要致病性放线菌** 放线菌属是一类丝状,呈分枝状生长的原核细胞型微生物。常见的有衣氏放线菌、牛型放线菌、内氏放线菌、黏液放线菌和龋齿放线菌等,其中对人致病性较强的为衣氏放线菌。

(2) **致病性** 放线菌为人体的正常菌群,多存在于口腔等与外界相通的体腔中。当机体抵抗力下降、口腔卫生不良、拔牙或口腔黏膜受损时,可致内源性感染,引起放线菌病。

①慢性肉芽肿 放线菌病是一种软组织的化脓性炎症,若无继发性感染,则表现为慢性肉芽肿。

②好发部位 放线菌病可累及全身任何系统和器官,临床上分为面颈部、胸部、腹部、盆腔和中枢神经系统放线菌病。其中以面颈部最为常见,约占患者的60%。面颈部放线菌病患者大多近期有口腔炎、拔牙史或下颌骨骨折史,临床表现为后颈面部肿胀,不断产生新结节、多发性脓肿和瘘管形成。

③龋齿和牙周炎 内氏放线菌和黏液放线菌主要形成龋齿,其他细菌主要引起牙龈炎、牙周炎。

(3) **硫黄样颗粒及临床意义** 放线菌感染表现为慢性脓肿、瘘管形成,向外排出的黄色黏稠脓液中,肉眼可见黄色米粒大小的颗粒,称为硫黄样颗粒,为放线菌病的特征。

2. 诺卡菌属

(1) **主要致病性诺卡菌** 诺卡菌属有42个菌种,广泛分布于土壤,不属于人体正常菌群。对人致病的主要有星形诺卡菌和巴西诺卡菌。

(2) **致病性**
诺卡菌主要引起外源性感染,常表现为肺部化脓性炎症与坏死,严重者可通过血流播散至全身。

①星形诺卡菌 主要经呼吸道或创口侵入机体,引起化脓性感染,特别是免疫力低下的感染者,如AIDS患者、肿瘤患者、长期使用免疫抑制剂的病人,感染后可引起肺炎、肺脓肿,慢性者类似肺结核、肺真菌病。星形诺卡菌易通过血行播散,引起脑膜炎与脑脓肿。若该菌经皮肤创伤感染,可侵入皮下组织引起慢性化脓性肉芽肿、瘘管形成。瘘管脓液中可见小颗粒,为诺卡菌的菌落。

②巴西诺卡菌 可侵入皮下组织引起慢性化脓性肉芽肿。感染好发于腿部和足,称为足分枝菌病,星形诺卡菌也可引起本病。

3. 放线菌属与诺卡菌属的鉴别

	放线菌属	诺卡菌属
革兰染色	阳性	阳性
抗酸性	非抗酸性丝状菌	弱抗酸性
需氧性	厌氧或微需氧	专性需氧
分布	寄生于人和动物口腔、上呼吸道、胃肠道、泌尿生殖道	存在于土壤等自然环境中,多为腐生菌
感染性	主要引起内源性感染	主要引起外源性感染
代表菌种	衣氏放线菌(致病性最强)、牛型放线菌、龋齿放线菌、内氏放线菌、黏液放线菌	星形诺卡菌、巴西诺卡菌

▶ **常考点** 往年很少考。

参考答案——详细解答见《2024国家临床执业及助理医师资格考试历年考点精析(上、下册)》

1. ABCDE 2. ABCDE 3. ABCDE

第7章 支原体、立克次体、衣原体与螺旋体

▶ 考纲要求

①支原体:生物学性状(概念、主要生物学特性),主要病原性支原体(肺炎支原体所致疾病,解脲脲原体所致疾病)。②立克次体:生物学性状(概念、形态染色及其共同特点),主要病原性立克次体(普氏立克次体、斑疹伤寒立克次体、恙虫病东方体的传染源、传播媒介和所致疾病)。③衣原体:生物学性状(概念及染色、形态与发育周期),主要致病性衣原体(沙眼衣原体的生物型和所致疾病,肺炎衣原体所致疾病,鹦鹉热衣原体所致疾病)。④螺旋体:钩端螺旋体(形态染色、所致疾病和防治原则),密螺旋体(梅毒螺旋体的形态染色、所致疾病及防治原则),疏螺旋体(伯氏疏螺旋体的形态染色及所致疾病)。

▶ 复习要点

一、支原体

1. 生物学性状

(1) **支原体的概念** 支原体是一类缺乏细胞壁、呈高度多形性、能通过滤菌器、在无生命培养基中能生长繁殖的最小原核细胞型微生物,大小 0.3～0.5μm。从人体分离出的支原体有 16 个菌种,其中致病性支原体主要有肺炎支原体、人型支原体、生殖支原体、发酵支原体、穿透支原体、梨支原体、解脲脲原体。

(2) **主要生物学特性** 支原体的细胞膜厚 7.5～10nm,可分外、中、内三层,内外两层为蛋白质及糖类,中层为脂类,主要为磷脂。胆固醇位于磷脂分子之间,对保持细胞膜的完整性具有一定作用。凡能作用于胆固醇的物质,如皂苷、洋地黄苷、两性霉素 B 等均能破坏支原体的细胞膜而导致其死亡。

有些支原体具有一种特殊的顶端结构,能黏附在宿主上皮细胞表面,与支原体的致病有关。肺炎支原体、生殖支原体、穿透支原体的顶端结构均有黏附作用,能黏附上皮细胞、红细胞、单核细胞、$CD4^+T$ 细胞。

  A. 衣原体   B. 病毒   C. 支原体
  D. 螺旋体   E. 真菌

【例1】只有一种核酸类型的微生物是
【例2】缺乏细胞壁的原核细胞型微生物是

  A. 炭疽芽胞杆菌   B. 解脲脲原体   C. 柯萨奇 B 组病毒
  D. 伯氏疏螺旋体   E. 汉坦病毒

【例3】人类病毒性心肌炎的重要病原体是
【例4】人类非淋菌性尿道炎的重要病原体是
【例5】肾综合征出血热的病原体是

2. 主要病原性支原体

(1) **肺炎支原体所致疾病** ①主要经空气飞沫传播,引起人类肺炎支原体肺炎,病理改变为间质性肺炎。临床症状较轻,以咳嗽、发热、头痛、咽喉痛和肌肉痛为主。②少数患者可见呼吸道外并发症。

(2) **解脲脲原体所致疾病** ①解脲脲原体主要通过性接触传播,引起非淋菌性尿道炎、前列腺炎、附睾炎等泌尿生殖道疾病。②解脲脲原体可通过胎盘感染胎儿,引起自然流产、早产、死胎等。

二、立克次体

1. 生物学性状

(1)概念 立克次体是一类以节肢动物为传播媒介、严格细胞内寄生的原核细胞型微生物。立克次体目分为立克次体科和无形体科。其中,对人类致病的立克次体有3个属,即立克次体科的立克次体属和东方体属以及无形体科的埃立克体属。立克次体属分为斑疹伤寒群、斑点热群、恙虫病群3个群。

(2)形态染色 立克次体大小介于细菌和病毒之间,均可在光学显微镜下观察到,形态多样,以球杆状或杆状为主。有细胞壁且含有肽聚糖和脂多糖(LPS),胞质内有核糖体,无细胞器。革兰染色阴性,但不易着色,常用Giemsa染色法或Gimenez染色法进行染色。

(3)共同特点 ①多数引起自然疫源性疾病;②以节肢动物作为传播媒介或储存宿主;③大小介于细菌和病毒之间;④有细胞壁,但形态多样;⑤专性细胞内寄生,以二分裂方式繁殖;⑥对多数抗生素敏感。

2. 主要病原性立克次体

	传染源	传播媒介	传播方式	所致疾病
普氏立克次体	病人	人虱	人虱⇌人	流行性斑疹伤寒(虱传斑疹伤寒)
斑疹伤寒立克次体	鼠	鼠虱、鼠蚤	鼠⇌虱或蚤→人	地方性斑疹伤寒(鼠型斑疹伤寒)
恙虫病立克次体	鼠	恙螨幼虫	鼠⇌恙螨幼虫→人	恙虫病

A. 蚊　　B. 人虱　　C. 鼠蚤　　D. 恙螨　　E. 蜱

【例6】登革热的传播媒介是
【例7】地方性斑疹伤寒的传播媒介是
【例8】流行性斑疹伤寒的传播媒介是

三、衣原体

1. 生物学特性

(1)概念 衣原体是一类严格真核细胞内寄生,具有独特发育周期,并能通过细菌滤器的原核细胞型微生物。共同特性:①有细胞壁,革兰染色阴性;②具有独特发育周期,以二分裂方式繁殖;③有DNA和RNA两种核酸;④含有核糖体;⑤具有独特的酶系统,但不能产生代谢所需的能量,须利用宿主细胞的三磷酸盐和中间代谢物作为能量来源,因而具有严格的细胞内寄生性;⑥对多种抗生素敏感。

(2)形态染色 衣原体革兰染色阴性,在宿主细胞内生长繁殖。

(3)发育周期 有原体、始体两种形态。原体是发育成熟的衣原体,在宿主细胞外较为稳定,具有高度感染性。始体由原体在细胞内空泡中发育而成,无感染性,为繁殖体形式,以二分裂方式繁殖,产生新的原体。

	原体	始体(网状体)
形态大小	小而致密的颗粒结构,直径0.2~0.4μm	大而疏松的结构,直径0.5~1.0μm
外形	球形、椭圆形、梨形	圆形、椭圆形
细胞壁	有	无
染色	Giemsa染色呈紫色,Macchiavello染色呈红色	Macchiavello染色呈蓝色
繁殖能力	在宿主细胞外较为稳定,无繁殖能力	是衣原体发育周期中的繁殖型,有繁殖能力
代谢活性	代谢不活跃	代谢活跃
感染性	具有强感染性	不具有感染性
RNA:DNA	1:1	3:1

第四篇 医学微生物学
第7章 支原体、立克次体、衣原体与螺旋体

注意：①专性细胞内寄生——衣原体、立克次体。
②兼性细胞内寄生——结核分枝杆菌、麻风杆菌、伤寒沙门菌、布鲁菌、嗜肺军团菌、李斯特菌等。
③胞外寄生菌——大多数致病菌均为胞外菌，如葡萄球菌、链球菌、肺炎链球菌、淋病奈瑟菌等。

【例9】衣原体的繁殖体形式为
    A. 原体   B. 始体   C. 包涵体
    D. 内基小体   E. 中介体(2022)

2. 主要病原性衣原体

（1）沙眼衣原体的生物型和所致疾病　沙眼衣原体的主要自然宿主是人类，可分为3个生物型。
①沙眼生物型　包括A、B、Ba、C四个血清型。血清型不同，传播途径也不同。沙眼生物型主要通过眼-眼或眼-手-眼传播，引起沙眼。B和Ba型还与生殖生物型类似，引起包涵体结膜炎、游泳池结膜炎。
②生殖生物型　包括D、Da、E、F、G、H、I、Ia、J、Ja、K共11个血清型。可通过性接触引起泌尿生殖道感染，或通过产道和出生后接触引起婴儿包涵体结膜炎或婴幼儿肺炎。也可经性接触、手-眼或游泳池水引起游泳池结膜炎（又称为滤泡性结膜炎）。
③性病淋巴肉芽肿生物型　包括L1、L2、L2a、L3四个血清型。人是性病淋巴肉芽肿衣原体的自然宿主，无动物储存宿主，主要通过性接触在人间传播，引起性病淋巴肉芽肿。

（2）肺炎衣原体所致疾病　肺炎衣原体只有一个血清型，即TWAR株，主要通过空气飞沫或呼吸道分泌物传播，可引起肺炎、支气管炎、咽炎和鼻窦炎等，此外还与冠心病、动脉粥样硬化等有关。

（3）鹦鹉热衣原体所致疾病　鹦鹉热衣原体主要引起鹦鹉热。病禽粪便、分泌物或羽毛尘埃经呼吸道或破损皮肤黏膜及眼结膜感染人体，可引起间质性肺炎，严重者可致大叶性肺炎。

四、螺旋体

螺旋体是一类细长、柔软、弯曲、运动活泼的原核细胞型微生物。

1. 钩端螺旋体

（1）形态染色　钩端螺旋体（钩体）具有细密而规则的螺旋，菌体一端或两端弯曲呈问号状或C、S形。暗视野显微镜下可见钩体像一串发亮的微细珠粒。革兰染色阴性，但着色较难，常用Fontana镀银染色法，将其染成棕褐色。电镜下可见外膜和两根内鞭毛。

（2）所致疾病　钩体所致钩体病为自然疫源性疾病，鼠类和猪为主要传染源和储存宿主。动物感染钩体后常不发病，但钩体在肾脏中长期繁殖，随尿排出而污染环境。人在接触疫水后，钩体通过破损的皮肤或黏膜进入机体而感染，也可通过进食被污染的食物或饮水而感染，偶尔还可经吸血昆虫传播。

人群普遍对钩体易感。临床上根据损伤脏器不同，将钩体病分为流感伤寒型、肺出血型、黄疸出血型、脑膜脑炎型、肾衰竭型等类型。患者病后可获得对同型钩体的持久免疫力，以体液免疫为主。

（3）防治原则　钩体病的预防主要是防鼠、灭鼠，加强带菌家畜的管理，保护水源，对易感人群进行多价死疫苗接种。治疗首选青霉素，对于青霉素过敏者，可选用庆大霉素或多西环素等。

【例10】男，25岁。头痛、全身痛、乏力伴发热3天于8月15日来诊。发病前曾收割水稻多日。查体：T39℃，P110次/分，神志清，球结膜充血，腹股沟淋巴结肿大，腓肠肌压痛。此患者所患疾病的病原学特点是
    A. 革兰染色阴性杆菌，有菌毛，无鞭毛及荚膜
    B. 菌体纤细，有12~18个螺旋，镀银染色呈黑色
    C. 革兰染色阴性弧菌，形态弯曲
    D. 革兰染色阴性杆菌，在含胆汁培养基上生长更好
    E. 革兰染色阴性双球菌，裂解释放内毒素致病

2. 梅毒螺旋体

(1) **形态染色** 有8~14个致密而规则的螺旋,两端尖直,运动活泼。菌体表面有荚膜样物质,有细胞壁和细胞膜。革兰染色阴性,但不易着色,应用镀银染色可被染成棕褐色。

(2) **所致疾病** 梅毒螺旋体只感染人,人是梅毒的唯一传染源。梅毒可分为先天梅毒和后天梅毒。

①**先天梅毒** 系梅毒孕妇通过胎盘传给胎儿所致,故也称为胎传梅毒。

②**后天梅毒** 分为三期,表现为反复、隐伏和再发的特点。第一、二、三期梅毒的特征性表现分别为硬下疳、梅毒疹和梅毒瘤。

(3) **防治原则** 梅毒是一种性传播疾病,预防的根本措施是加强性卫生的宣传教育和严格社会管理。对梅毒患者应早期诊断并彻底治疗,治疗首选青霉素,应给予足量、足疗程的规范化治疗,并定期检查病人血清抗体,治疗3个月至1年后血清抗体转阴为治愈标准。

3. 伯氏疏螺旋体

(1) **形态染色** 伯氏疏螺旋体有3~10个稀疏而不规则的螺旋,呈波浪状,有内鞭毛。革兰染色阴性,但不易着色,常用姬姆萨(Giemsa)或瑞特(Wright)染色,均呈紫红色。

(2) **所致疾病** 伯氏疏螺旋体主要引起莱姆病。莱姆病是自然疫源性疾病,传播媒介为硬蜱,主要储存宿主是野鼠和驯养的哺乳动物。莱姆病多发生于户外工作者或旅行者,表现为慢性游走性红斑,并可累及心脏、神经和关节等多系统。

4. 三种螺旋体的比较

	钩端螺旋体	梅毒螺旋体	伯氏疏螺旋体
属于	钩端螺旋体属	密螺旋体属	疏螺旋体属
形态	螺旋细密而规则,菌体弯曲呈问号状或C、S形	螺旋致密而规则,两端尖直,运动活泼	螺旋稀疏而不规则,呈波浪形,两端稍尖,运动活泼
大小	(0.1~0.2)μm×(6~20)μm	(0.1~0.2)μm×(6~20)μm	(0.2~0.25)μm×(10~40)μm
革兰染色	阴性,但不易着色	普通染色不着色	阴性,但不易着色
特殊染色	常用Fontana镀银染色法,将其染成棕褐色	常用Fontana镀银染色法,将其染成棕褐色	常用Giemsa或Wright染色,将其染成紫红色
所致疾病	钩端螺旋体病(钩体病)	梅毒	莱姆病
疾病所属	钩体病是一种人畜共患病	梅毒是一种性传播疾病	莱姆病是一种自然疫源性传染病
防治原则	防鼠、灭鼠;加强带菌家畜管理;疫苗接种	加强性卫生的宣传教育和严格社会管理;对病人早诊早治	疫区人员加强个人防护,避免硬蜱叮咬,使用灭活疫苗
治疗首选	首选青霉素,过敏者选用庆大霉素、多西环素	青霉素,应足量、足疗程应用	四环素、多西环素、阿莫西林、红霉素

A. 黄疸与出血   B. 咽峡炎   C. 关节炎与关节畸形
D. 脊髓瘤与动脉瘤   E. 反复发热与缓解

【例11】梅毒螺旋体感染可引起

【例12】钩端螺旋体感染可引起

▶ **常考点**   病原体,传播媒介,所致疾病。

参考答案——详细解答见《2024国家临床执业及助理医师资格考试历年考点精析(上、下册)》

1. ABCDE   2. ABCDE   3. ABCDE   4. ABCDE   5. ABCDE   6. ABCDE   7. ABCDE
8. ABCDE   9. ABCDE   10. ABCDE   11. ABCDE   12. ABCDE

第8章 病毒的基本性状、病毒的感染与免疫

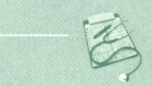

▶考纲要求

①病毒的概述：病毒与病毒体的概念、形态和测量单位。②病毒的结构和化学组成：结构，化学组成与功能。③病毒的增殖：病毒复制周期的概念。④理化因素对病毒的影响：理化因素，应用原则。⑤病毒的传播方式：水平传播和垂直传播。⑥病毒的感染类型：隐性感染，显性感染，急性感染，持续性感染（慢性感染、潜伏感染、慢发病毒感染和急性病毒感染的迟发并发症）。⑦致病机制：病毒对宿主细胞的致病作用，病毒感染的免疫病理作用，病毒的免疫逃逸。⑧抗病毒免疫：干扰素的概念及抗病毒机制，中和抗体的概念及作用机制。

▶复习要点

一、病毒的基本性状

1. 病毒的概述

（1）**病毒的概念**　病毒是形态最微小，结构最简单的微生物。病毒只有一种核酸为遗传物质（即 DNA 或 RNA），必须在活细胞内才能显示生命活性，无完整细胞结构，是以复制方式进行增殖的非细胞型微生物。

（2）**病毒体的概念**　一个完整成熟的病毒颗粒（病毒粒子）称为病毒体，是病毒在细胞外的典型结构形式，并有感染性。病毒体多指细胞外的成熟病毒。

（3）**形态**　多数人和动物病毒呈球形，少数为杆状、丝状、弹状和砖块状，噬菌体多呈蝌蚪状。

（4）**病毒的测量单位**　为纳米或毫微米（1nm = 1/1000μm）。病毒体的大小差别悬殊，最大的约为 300nm，如痘病毒；最小的约为 20nm，如微小病毒；多数为 150nm 左右。

2. 病毒的结构和化学组成

（1）**结构**　病毒体的基本结构是核衣壳，核衣壳外可有包膜。

①核衣壳　由核心和衣壳构成。核心为核酸（DNA 或 RNA），在核酸外围有蛋白质外壳，称为衣壳。衣壳由一定数量的蛋白质壳粒组成，每个壳粒又由一个或多个多肽分子组成。

②包膜　有些病毒在核衣壳外面包裹有包膜，包膜是病毒在成熟过程中以出芽方式向宿主细胞外释放时获得的，故含有宿主细胞膜或核膜的成分，包括脂质和少量的糖类。包膜表面常有不同形状的突起，称为刺突或包膜子粒。有包膜的病毒称为包膜病毒；无包膜的病毒称为裸露病毒，其核衣壳即为病毒体。

	核心	衣壳	包膜
位置	病毒体的中心	包绕在核酸外面	包绕在核衣壳外面
成分	核酸，为 DNA 或 RNA	蛋白质	脂质+少量糖类
功能	为病毒复制、遗传和变异提供遗传信息	具有抗原成分 是病毒体的主要抗原成分	维护病毒体结构的完整性
特殊结构	仅有一种类型的核酸，即 DNA 或 RNA	衣壳由壳粒组成 壳粒呈对称性排列	包膜表面有刺突（或称包膜子粒）

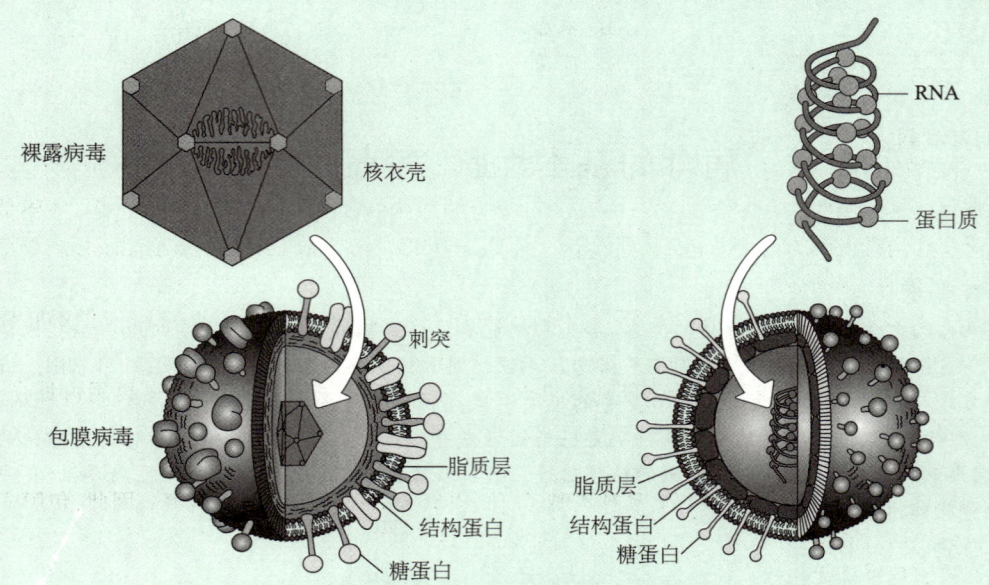

包膜病毒、裸露病毒二十面体对称和螺旋对称结构示意图

(2) 病毒的化学组成与功能

①核酸 为 DNA 或 RNA，借此分为 DNA 病毒和 RNA 病毒两大类。DNA 病毒多为双链，RNA 病毒多为单链。核酸构成病毒的基因组，决定病毒的增殖、遗传、变异等功能，并决定病毒的感染性。

②蛋白质 病毒蛋白质是构成衣壳和包膜的主要成分，对病毒核酸具有保护作用。衣壳蛋白和包膜上的蛋白突起可特异地吸附到易感细胞表面受体上，介导病毒核酸进入宿主细胞，引起感染。病毒蛋白具有抗原性，可刺激机体产生免疫应答。此外，有些病毒还含有非结构蛋白，即蛋白质酶类。

③脂类和糖类 病毒体的脂类和糖类来自宿主的细胞膜，并与病毒蛋白共同构成病毒包膜。因为病毒包膜含有脂质成分，故包膜病毒对脂溶剂敏感。

【例1】对病毒生物学性状的描述，不正确的是
　　A. 测量大小的单位为纳米（nm）　　B. 含有 DNA 和 RNA 两种核酸　　C. 以复制方式增殖
　　D. 必须寄生于活细胞内　　E. 属于非细胞型微生物

【例2】属于人和动物共患的最常见病毒形态是
　　A. 球形　　B. 砖块状　　C. 杆状
　　D. 蝌蚪形　　E. 丝状（2023）

【例3】脊髓灰质炎、甲型肝炎等病毒的病毒体结构组成是
　　A. 核酸和刺突　　B. 衣壳和包膜　　C. 基质蛋白和衣壳
　　D. 核酸和包膜　　E. 核酸和衣壳

3. 病毒的增殖

(1) 病毒增殖的概念 病毒缺乏增殖所需的酶系统，只能在有易感性的活细胞内进行增殖。病毒增殖的方式是以基因组为模板，在 DNA 聚合酶或 RNA 聚合酶的作用下，按照碱基配对原则，合成大量病毒结构蛋白，最终释放出子代病毒。这种以病毒核酸分子为模板进行复制的方式，称为自我复制。

(2) 病毒复制周期的概念 从病毒吸附并进入宿主细胞开始，经过基因组复制、转录、翻译出相应的病毒蛋白质，到最后释放出子代病毒，称为一个复制周期。人和动物病毒的复制周期主要包括吸附、穿入、脱壳、生物合成、装配与释放病毒粒子（病毒体）五个步骤。

【例4】以核酸为模板进行增殖的微生物是

第四篇 医学微生物学
第8章 病毒的基本性状、病毒的感染与免疫

A. 细菌　　　　　　　　B. 衣原体　　　　　　　　C. 病毒
D. 立克次体　　　　　　E. 真菌

4. 理化因素对病毒的影响

(1) 物理因素

①温度　大多数病毒耐冷不耐热，在0℃以下，特别是在干冰温度(-70℃)和液态氮温度(-196℃)下可长期保持其感染性。大多数病毒在50~60℃、30分钟即被灭活。热对病毒的灭活作用，主要是使病毒衣壳蛋白和病毒包膜的糖蛋白刺突发生变性，因而阻止病毒吸附于宿主细胞。热也能破坏病毒复制所需的酶类，使病毒不能脱壳。

②pH　大多数病毒在pH6~8的范围内比较稳定，而在pH<5或pH>9时迅速灭活，但不同病毒对pH的耐受能力有很大的不同。

③射线　γ射线、X射线、紫外线都能使病毒灭活。有些病毒经紫外线灭活后，若再用可见光照射，因激活酶的活性，可使灭活的病毒复活，故不宜用紫外线来制备病毒灭活疫苗。

(2) 化学因素

①脂溶剂　病毒包膜含脂质成分，易被乙醚、氯仿、去氧胆酸盐等脂溶剂所溶解。因此，包膜病毒进入人体消化道后，即被胆汁破坏。在脂溶剂中，乙醚对病毒包膜具有最大的破坏作用，所以乙醚灭活试验可鉴别有包膜病毒和无包膜病毒。

②氧化剂、卤素及其化合物　病毒对这些化学物质都较敏感。

(3) 应用原则　可利用理化因素灭活或保藏病毒。

二、病毒的感染与免疫

1. 病毒的传播方式

	水平传播	垂直传播
定义	是指病毒在人群不同个体之间的传播，也包括从动物到动物再到人的传播	是指病毒由宿主的亲代传给子代的传播方式
发生率	大多数病毒的传播方式	少数病毒的传播方式
表现形式	经呼吸道传播、经消化道传播、直接接触传播、性接触传播、虫媒传播、经输血传播	胎盘传播(母婴传播)、产道传播、父子传播
举例	流感病毒、腺病毒、鼻病毒、轮状病毒	风疹病毒、巨细胞病毒、HIV、乙肝病毒

病毒在机体内呈不同程度的播散，有些病毒只在入侵部位感染局部组织细胞，称为局部感染；另一些病毒可在入侵局部增殖，经血流、淋巴液或神经系统向全身或远离入侵部位的器官播散，称为全身感染。

【例5】病毒感染机体后，在体内由局部向远处扩散的方式不包括

A. 沿神经播散　　　　　B. 经血行播散　　　　　C. 经淋巴播散
D. 经组织间隙播散　　　E. 经免疫系统播散

【例6】常见的可引起先天性婴儿畸形的病毒是

A. 风疹病毒　　　　　　B. 麻疹病毒　　　　　　C. 狂犬病病毒
D. 脊髓灰质炎病毒　　　E. EB病毒

A. 中介体　　　　　　　B. 包涵体　　　　　　　C. 吞噬体
D. 质粒　　　　　　　　E. 异染颗粒

【例7】与细菌的呼吸作用有关的结构是
【例8】可用于鉴别细菌的结构是

【例9】在病毒的增殖过程中,可出现的结构是

2. 病毒的感染类型

(1)**隐性感染** 病毒进入机体不引起临床症状的感染,称为隐性感染或亚临床感染。

(2)**显性感染** 病毒感染后出现临床症状和体征,称为显性感染或临床感染。

(3)**急性感染** 是指病毒侵入机体后,在细胞内增殖,经数日至数周的潜伏期后发病,如甲型流感。

(4)**持续性感染** 是指病毒在机体持续存在数月至数年,甚至数十年。可出现症状,也可不出现症状而长期携带病毒,成为重要的传染源,如HIV、乙肝病毒感染等。持续性感染可分为潜伏感染、慢性感染、慢发病毒感染、急性病毒感染的迟发并发症4种类型。

①**潜伏感染** 是指在显性感染或隐性感染后,病毒基因存在于组织或细胞内,但并不能产生感染性病毒体。在某些条件下,病毒可被激活而出现临床急性发作。疱疹病毒常导致潜伏感染。

②**慢性感染** 是指显性感染或隐性感染后,病毒并未完全清除,仍持续存在于血液或组织中,并不断排出体外或经输血、注射而传播给易感者。慢性感染常见于乙型肝炎、丙型肝炎。

③**慢发病毒感染** 是指显性或隐性感染后,病毒有很长的潜伏期,可达数年,甚至数十年。在症状出现后呈进行性加重,最终导致死亡。HIV、狂犬病毒常导致慢发病毒感染。

④**急性病毒感染的迟发并发症** 急性病毒感染后一年或数年,发生致死性的并发症,如亚急性硬化性全脑炎等。该病是在儿童期感染麻疹病毒后,到青春期才发作,表现为中枢神经系统疾病。

3. 病毒的致病机制

(1)**病毒对宿主细胞的直接作用** 不同病毒与宿主细胞之间的相互作用,有多种作用类型,如下。

	定义	具体形式	意义
杀细胞性感染	是指病毒在宿主细胞内增殖过程中,可在短期内释放大量子代病毒,导致细胞裂解死亡	在病毒大量复制过程中,细胞核、细胞膜、内质网、线粒体均可被损伤,导致细胞裂解死亡	常见于无包膜、杀伤性强的病毒,如脊髓灰质炎病毒、腺病毒等
稳定状态感染	是指病毒进入细胞后能够复制,病毒以出芽的方式缓慢释放子代,不会使细胞立即溶解死亡	病毒复制时,过程缓慢,不阻碍细胞代谢,不破坏溶酶体膜,不导致细胞立即死亡,不具有杀细胞效应	见于有包膜病毒,如流感病毒、疱疹病毒、某些披膜病毒
包涵体形成	某些病毒感染细胞后,在光镜下见到的与正常细胞结构和着色不同的圆形或椭圆形斑块	包涵体可位于胞质内(痘病毒)、胞核内(疱疹病毒)、胞核+胞质内(麻疹病毒)	包涵体是诊断病毒感染的依据,如发现内基小体,可诊断为狂犬病
促进细胞凋亡	细胞凋亡是指一种由基因控制的程序性细胞死亡,属于正常的生物学现象	病毒感染可导致宿主细胞发生凋亡,既可促进细胞中病毒释放;也可限制病毒增殖的数量	HIV、腺病毒、丙肝病毒等可抑制磷酸化酶,而抑制细胞凋亡的通路
基因组整合感染	某些DNA病毒和逆转录病毒在感染过程中,可将基因整合于宿主细胞基因组中	①逆转录病毒以RNA为模板合成cDNA,再以cDNA为模板合成双链DNA,后者整合于染色体中;②DNA病毒复制时,将部分DNA片段随机整合于细胞染色体中	整合作用可使细胞遗传性状发生改变
细胞增殖与转化	疱疹病毒、CMV、EBV等感染,非但不抑制细胞生物合成,反而促进细胞增生,甚至癌变	细胞转化可由病毒蛋白诱导发生	细胞转化可使细胞生物学性状发生改变

(2)**病毒感染的免疫病理作用** 在病毒感染过程中,病毒的包膜抗原和衣壳抗原均可刺激机体产生免疫应答,包括抗病毒免疫和免疫病理,后者常导致组织损伤。因病毒感染而出现的自身抗原,也能诱发

免疫病理反应。此外,有些病毒(如 HIV、SARS 冠状病毒等)可直接侵犯免疫细胞,破坏其免疫功能。

①体液免疫病理作用　当受感染的细胞表面存在病毒抗原时,可与体液中相应的抗体形成抗原-抗体复合物,产生Ⅱ型超敏反应,引起组织细胞损伤。病毒抗原与相应抗体结合形成的抗原-抗体复合物可广泛沉积于血管内皮表面,激活补体引发Ⅲ型超敏反应,导致自身免疫病,如 HBV、登革病毒等感染。

②细胞免疫病理作用　抗病毒免疫以细胞免疫为主,细胞免疫在发挥其抗病毒感染作用的同时,特异性细胞毒性 T 细胞(CTL)也对宿主细胞产生损伤,引起类似胞内菌(如分枝杆菌)感染的Ⅳ型超敏反应。例如,麻疹病毒、腮腺炎病毒感染后脑炎等的发病机制可能与针对自身抗原的细胞免疫有关。

③抑制免疫系统功能　某些病毒(如麻疹病毒、风疹病毒、巨细胞病毒)感染可抑制免疫功能。

(3)病毒的免疫逃逸　病毒可能通过逃避免疫监视、防止免疫激活或阻止免疫应答的发生等方式逃脱免疫应答。有些病毒通过编码特异性免疫反应蛋白实现免疫逃逸,有些病毒形成合胞体让病毒在细胞间传播逃避抗体作用。常见的免疫逃逸机制如下。

①细胞内寄生　所有病毒皆为严格细胞内寄生,通过逃避抗体、补体作用,而逃避免疫机制的作用。

②抗原变异　HIV、甲型流感病毒高频率的抗原变异使得免疫应答滞后。

③抗原结构复杂　鼻病毒、柯萨奇病毒、ECHO 病毒等型别多,抗原多态性致使免疫应答不利。

④损伤免疫细胞　HIV、EB 病毒、麻疹病毒等可在 T 或 B 细胞内寄生,并导致宿主细胞死亡。

⑤降低抗原表达　腺病毒、巨细胞病毒可抑制 MHC Ⅰ 转录、表达。

⑥病毒的免疫增强作用　登革病毒再次感染,因机体内预先存在或经胎盘获得中和抗体能促进游离的病毒进入单核细胞内,并大量繁殖,导致病毒血症及病毒-抗体复合物形成,导致登革热休克综合征。

4. 抗病毒免疫

(1)干扰素的概念及抗病毒机制

①概念　干扰素(IFN)是病毒或其他干扰素诱生剂刺激感染细胞所产生的一种糖蛋白,具有抗病毒、抗肿瘤和免疫调节等多种生物学活性。巨噬细胞、淋巴细胞和体细胞均可产生干扰素。

②干扰素的抗病毒机制　干扰素具有广谱抗病毒作用,但只能抑制病毒而无杀灭病毒的作用。干扰素主要通过诱导宿主细胞合成抗病毒蛋白(AVP)发挥效应。抗病毒蛋白有 20 多种,其中主要有 2′,5′-腺嘌呤核苷合成酶和蛋白激酶。前者主要通过降解病毒 mRNA;后者主要通过抑制病毒多肽链的合成,阻断转录和翻译,抑制蛋白质的合成,终止病毒的复制。

(2)中和抗体的概念及作用机制　病毒中和抗体是指能与细胞外游离病毒结合,消除病毒感染能力的抗体。其作用机制:①直接封闭与细胞受体结合的病毒抗原表位,或改变病毒表面构型,阻止病毒吸附侵入易感细胞;②中和抗体与病毒形成免疫复合物,被巨噬细胞吞噬清除;③包膜病毒与中和抗体结合后,通过激活补体导致病毒裂解。中和抗体不能直接灭活病毒。

【例10】免疫系统清除病毒感染细胞的主要机制是
　　A. 诱导免疫抑制　　　　　B. 诱导特异性 CTL 产生　　　C. 上调 IL-10
　　D. 诱导免疫耐受　　　　　E. 下调 HLA 分子的表达

【例11】干扰素抗病毒的机制主要是
　　A. 滤过灭活血液中的病毒颗粒　　B. 激活巨噬细胞　　C. 激活 NK 细胞
　　D. 直接灭活病毒　　　　　　　　E. 诱导宿主细胞合成 AVP

▶ **常考点**　病毒的基本结构;病毒的增殖;病毒包涵体。

参考答案——详细解答见《2024 国家临床执业及助理医师资格考试历年考点精析(上、下册)》

1. ABCDE　　2. ABCDE　　3. ABCDE　　4. ABCDE　　5. ABCDE　　6. ABCDE　　7. ABCDE
8. ABCDE　　9. ABCDE　　10. ABCDE　　11. ABCDE

第9章 病毒感染的检查方法、防治原则与呼吸道病毒

▶**考纲要求**

①病毒感染的检查方法:病毒感染的常用诊断方法。②病毒感染的防治原则:病毒类疫苗,抗病毒药物。③正黏病毒:流感病毒的分型,甲型流感病毒(人流感病毒及禽流感病毒)生物学性状和变异,致病性和免疫性,防治原则。④副黏病毒:麻疹病毒的主要生物学性状、致病性、免疫性和防治原则,腮腺炎病毒的致病性和防治原则。⑤冠状病毒:生物学性状,SARS 冠状病毒、MERS 冠状病毒、SARS 冠状病毒-2 的致病性及防治原则。⑥其他病毒:腺病毒的生物学性状和致病性,风疹病毒的致病性及防治原则,呼吸道合胞病毒的生物学性状和致病性。

▶**复习要点**

一、病毒感染的检查方法

病毒感染的诊断非常复杂,常用方法可分为形态学检查、病毒成分检测和血清学诊断。

1. 形态学检查

(1)**电镜和免疫电镜检查** 含有高浓度病毒颗粒的样品,可直接应用电镜技术进行观察。对于那些含低浓度病毒的样本,可用免疫电镜技术观察。

(2)**光学显微镜检查** 有些病毒在宿主细胞内增殖后,于细胞的一定部位出现嗜酸性或嗜碱性包涵体,可在光镜下观察到,对病毒感染的诊断有一定价值。

2. 病毒成分检测

(1)**病毒蛋白抗原检测** 常采用酶免疫测定、免疫荧光测定方法。

(2)**病毒核酸检测** 检测患者血清中病毒基因或核酸片段的技术有多种:①病毒核酸扩增试验,即聚合酶链反应(PCR)技术;②核酸杂交技术,包括斑点杂交、原位杂交、DNA 印迹(Southern blot)及 RNA 印迹(Northern blot);③基因芯片技术;④病毒基因测序等。

3. 病毒感染的血清学诊断

应用血清学方法辅助诊断病毒性疾病,其原理是用已知病毒抗原来检测病人血清中有无相应抗体,故需待病人感染后体内产生抗体时才能检出,因此不能进行早期诊断。常用的血清学诊断方法包括传统的中和试验、血凝抑制试验、补体结合试验等,以及应用免疫标记技术发展起来的特异灵敏的微量血清学方法,如酶联免疫吸附试验(ELISA)、放射免疫测定(RIA)、免疫荧光测定(IFA)等。

(1)**中和试验** 是一种病毒在细胞培养中被特异性抗体中和而失去感染性的试验,常用于检测患者血清中抗体的消长情况,也可用来鉴定未知病毒或对病毒进行半定量。中和抗体特异性高,在体内维持时间长,因此常用于流行病学调查。中和抗体阳性不一定表示正在感染中,也可能是以前的隐性感染。

(2)**血凝抑制试验** 具有血凝素的病毒能凝集鸡、豚鼠、人等的红细胞,称为血凝现象。这种现象能被相应抗体抑制,称为血凝抑制试验。其原理是相应抗体与病毒结合后,阻抑了病毒表面的血凝素与红细胞的结合,常用于黏病毒、乙型脑炎病毒感染的辅助诊断和流行病学调查,也可用于鉴定病毒的型和亚型。

(3)**补体结合试验** 用已知病毒可溶性补体抗原检测病人血清中相应的补体抗体,特异性较低,但由于补体抗体出现较早,消失较快,故可作为近期感染的指标。

(4) 酶联免疫吸附试验(ELISA)、放射免疫测定(RIA)、免疫荧光测定(IFA) 均为用于检测感染者血清中特异性抗体或抗原的方法,其原理是采用标记的抗原检测血清中的特异性抗体,或采用标记的抗体检测血清中特异性抗原。

(5) 蛋白印迹试验(Western blot,WB) 是在 ELISA 基础上发展起来的一项新技术,用以检测病毒的特异性蛋白抗原或患者相应的蛋白抗体,为检测病毒抗原及相应抗体确证试验方法,灵敏度高,特异性强。

二、病毒感染的防治原则

人工主动免疫是预防某些病毒感染性疾病的主要措施。

1. 病毒类疫苗

(1) 减毒活疫苗 主要有口服脊髓灰质炎减毒活疫苗(OPV 或称 Sabin 活疫苗)、麻疹活疫苗、甲型肝炎活疫苗、风疹(冻干)活疫苗、流行性腮腺炎活疫苗、黄热病活疫苗等。

(2) 灭活疫苗 主要有脊髓灰质炎灭活疫苗(或称 Salk 疫苗)、乙型脑炎灭活疫苗、人用狂犬病灭活提纯疫苗、肾综合征出血热灭活疫苗、森林脑炎灭活疫苗、甲型肝炎灭活疫苗等。

(3) 基因工程疫苗 如乙肝基因重组疫苗,为将 HBV S 重组基因导入酵母菌并表达 HBsAg 疫苗成分。

(4) 联合疫苗 主要有预防麻疹、腮腺炎、风疹联合活疫苗(简称麻腮风三联疫苗,MMR),还有预防单一疾病的多价联合疫苗,如脊髓灰质炎 1、2、3 型联合活疫苗、流行性感冒灭活疫苗(含有甲型流感病毒不同亚型多个流行株及乙型流感病毒流行株的抗原成分)。

(5) 核酸疫苗或 DNA 疫苗 尚处于研究阶段。

2. 抗病毒药物

抗病毒药物必须进入细胞内才能作用于病毒,且必须对病毒有选择性抑制作用,而对宿主细胞或机体无损伤。从理论上讲,病毒复制周期中的任何一个环节都可作为抗病毒药物作用的靶位,如阻止病毒吸附和穿入宿主细胞,阻碍病毒脱壳,干扰病毒核酸复制与生物合成,抑制病毒的装配、成熟、释放等。

常用的抗病毒药物包括核苷类、非核苷类反转录酶抑制剂、蛋白酶抑制剂、其他抗病毒药物等。

三、呼吸道病毒

1. 正黏病毒

正黏病毒只有流行性感冒病毒(简称流感病毒)一个种,分甲、乙、丙三型,是人流行性感冒的病原体。

(1) 流感病毒分型 根据核蛋白和基质蛋白抗原性的不同,将流感病毒分为甲、乙、丙三型。

①甲型流感病毒 根据其表面血凝素(HA)和神经氨酸酶(NA)抗原性的不同,又分为若干亚型(HnNn),迄今发现 HA 有 16 种(H1~H16)、NA 有 9 种抗原(N1~N9),理论上至少有 141 种血清亚型。甲型流感病毒可根据感染宿主的不同,分为人流感病毒、禽流感病毒、猪流感病毒、马流感病毒等。

②乙型流感病毒 目前未发现亚型,其抗原性稳定。

③丙型流感病毒 目前未发现亚型,其抗原性稳定。

(2) 甲型流感病毒的生物学性状 流感病毒呈球形,直径 80~120nm。其结构由内而外分为三部分:

①核心 为单链负股 RNA 基因组,可分为 8 个片段,与核蛋白(NP)、RNA 多聚酶共同组成核糖核蛋白(RNP)。NP 为螺旋对称的衣壳,抗原很少发生变异,具有型特异性。

②基质蛋白(MP) 位于包膜与核心之间,抗原性稳定,也具有型特异性。

③包膜 表面有两种病毒编码的糖蛋白刺突,分别为血凝素(HA)和神经氨酸酶(NA),为甲型流感病毒亚型划分的依据,其抗原性易发生变异。HA 能与鸡、豚鼠和人的红细胞表面受体结合引起红细胞凝集,简称血凝。HA 具有免疫原性,能刺激机体产生特异性抗体,抑制血凝现象,并能中和病毒,是机体主要的保护性抗体。NA 也具有抗原性,但其抗体不能中和病毒。

注意：①血凝素具有抗原性，能刺激机体产生特异性抗体，能中和病毒，为保护性抗体。
②神经氨酸酶也具有抗原性，能刺激机体产生抗体，但不能中和病毒，不属于保护性抗体。
③血凝素和神经氨酸酶抗原性不稳定，易发生变异，是甲型流感病毒划分亚型的依据。
④核蛋白和基质蛋白抗原性稳定，很少发生变异，具有型特异性，其抗体无中和病毒的能力。

（3）**甲型流感病毒的变异** 流感病毒易发生变异，抗原性变异是其变异的主要形式，病毒表面抗原 HA 和 NA 是主要的变异成分。流感病毒的抗原性变异包括 抗原性转变 和 抗原性漂移 两种形式。

①抗原性转变 属于质变，变异幅度大，形成新的亚种，由于人群缺少对变异病毒株的免疫力，这些新亚型可引起较大规模的流行或发生世界性大流行。

②抗原性漂移 属于量变，即亚型内变异，其变异幅度小，这种变异常引起小规模的流感流行。

（4）**禽流感病毒（AIV）** AIV 与人甲型流感病毒均为甲型流感病毒，同属于一个血清型。AIV 原本只感染鸡、火鸡、鸭、水禽及候鸟等禽类，随着病毒变异，自 1981 年发现 H7N7 亚型禽流感病毒可感染人类以来，又相继发现 H5N1、H9N2、H7N2 和 H7N3 等亚型的高致病性禽流感病毒。目前禽流感仅偶尔从禽类传给人，尚未证明能人传人。

（5）**致病性** 流感病毒经空气飞沫传播，是引起流行性感冒的主要病原体。

①甲型流感病毒 其致病力强，易变异，故可引起较大范围人群的甲型流感流行，甚至世界性大流行。年老体弱者和婴幼儿易继发肺炎。除感染人类外，甲型流感病毒还可以感染禽、猪、马等动物。

②乙型流感病毒 其变异性较弱，仅引起散发病例，在人和猪中都有流行。

③丙型流感病毒 其抗原性基本稳定，仅引起散发病例，只感染人类。

（6）**免疫性** 甲型流感病后对同亚型病毒有牢固免疫力。呼吸道黏膜局部分泌的 SIgA 抗体有阻断病毒感染的保护作用，一般可持续几个月。血清中抗 HA（血凝素）特异性抗体为中和抗体，有抗病毒感染、减轻病情的作用，可持续数月至数年。

（7）**防治原则** 甲型流感病毒血清亚型较多，易变异，且主要通过呼吸道传播，所以容易造成大流行。

①切断传播途径 流行期间，应及早发现、隔离患者，尽可能减少人群聚集的公共场所。流行期间外出应佩戴口罩，注意洗手。保障公共场所的空气对流，必要时对空间用 1:10 的乳酸溶液进行熏蒸消毒。

②接种流感疫苗 是预防流感最有效的措施。疫苗接种应在流行高峰前 1~2 个月进行。

③抗流感药物 金刚烷胺、金刚乙胺可阻止病毒穿入和脱壳，具有预防和在感染早期治疗甲型流感的作用。针对病毒神经氨酸酶的抑制剂奥司他韦、扎那米韦是新的抗流感药物，对甲、乙型流感均有效。

【例1】甲型流感病毒最容易发生变异的成分是
A. 包膜脂类　　　　　　B. 神经氨酸酶和血凝素　　　　　C. 衣壳蛋白
D. 基质蛋白　　　　　　E. 核蛋白

【例2】最容易发生变异的呼吸道病毒是
A. 甲型流感病毒　　　　B. 副流感病毒　　　　C. 麻疹病毒
D. 腮腺炎病毒　　　　　E. 呼吸道合胞病毒

2. 副黏病毒

副黏病毒科包括副流感病毒、麻疹病毒、呼吸道合胞病毒、腮腺炎病毒、尼帕病毒、人偏肺病毒等。

（1）**麻疹病毒**

①主要生物学性状 病毒有包膜，呈球形或丝形，直径 120~250nm，基因组为单负链 RNA。

②致病性 麻疹病毒主要引起麻疹，也可引起亚急性硬化性全脑炎（SSPE）。麻疹常见于儿童。传染源是急性期患者，主要通过飞沫传播。麻疹传染性极强，易感者接触后几乎全部发病。

③免疫性 麻疹病毒抗原性较稳定，只有一个血清型，病后人体可获得终生免疫力。

④防治原则 预防麻疹的主要措施是隔离患者。麻疹减毒活疫苗是当前最有效的疫苗之一，免疫力

可维持10年。对接触麻疹的易感者，可紧急使用丙种球蛋白进行人工被动免疫，预防发病或减轻症状。

（2）腮腺炎病毒

①致病性　腮腺炎病毒是流行性腮腺炎的病原体，只有一个血清型。病毒主要通过飞沫传播。学龄儿童为易感者，潜伏期7～25天，可引起一侧或双侧腮腺肿大、疼痛及发热，可并发睾丸炎、卵巢炎等。病程持续7～12天，病后可获得持久免疫力。

②防治原则　预防上应及时隔离腮腺炎患者，接种腮腺炎减毒活疫苗或MMR（麻疹、腮腺炎、风疹）三联疫苗。目前尚缺乏针对腮腺炎的特效药。

（3）正黏病毒和副黏病毒的鉴别

	流行性感冒病毒	麻疹病毒	腮腺炎病毒
属于	正黏病毒科	副黏病毒科	副黏病毒科
所致疾病	流行性感冒	麻疹	流行性腮腺炎
传染源	患者、隐性感染者	急性期患者	患者
传播途径	飞沫传播、气溶胶	飞沫传播、密切接触、日用品	飞沫传播
易感人群	人群普遍易感	儿童	儿童
中间宿主	人、动物	人为唯一自然宿主	人为唯一中间宿主
免疫力	可产生同型免疫力	1个血清型，获得终生免疫力	1个血清型，获得持久免疫力
核心	单负链RNA，对RNA酶敏感	单负链RNA，对RNA酶稳定	单负链RNA，对RNA酶稳定
核衣壳	呈螺旋对称	呈螺旋对称	呈螺旋对称
包膜	有包膜	有包膜	有包膜
刺突	有血凝素、神经氨酸酶两种刺突，均为糖蛋白	有血凝素、溶血素两种刺突，为糖蛋白	有血凝素、神经氨酸酶两种刺突，均为糖蛋白
病毒形态	球形，直径80～120nm	球形或丝形，直径120～250nm	球形，直径100～200nm
抗原变异	高频率	低频率	低频率
血清型	抗原性不稳定，甲型血凝素有16种，神经氨酸酶有9种	抗原性稳定，只有1个血清型	抗原性稳定，只有1个血清型
血凝特点	有	有	有
溶血特点	无	有	有

3. 冠状病毒

（1）生物学性状

①形态和结构　冠状病毒呈球形，直径80～160nm，因其病毒包膜上有花冠状刺突而得名。核衣壳为螺旋对称型，核酸为非分节段的单正链RNA，基因组约29kb。

②体外培养　冠状病毒易于体外培养，已能实验感染小鼠、大鼠等多种动物。

③对外界抵抗力　冠状病毒对外界抵抗力不强，加热75℃ 30分钟、37℃数小时、75%乙醇、0.1%～0.5%过氧乙酸或0.2%～0.5%氯胺溶液作用5分钟，均可使之灭活。

④分型　冠状病毒主要有229E、OC43和SARS冠状病毒三个型别。229E株常引起上呼吸道感染、普通感冒、婴幼儿间质性肺炎。OC43株常引起新生儿、婴幼儿急性腹泻和胃肠炎。SARS株常引起人严重急性呼吸综合征。

（2）致病性

①SARS冠状病毒　为2003年新发现并命名的，主要引起严重急性呼吸综合征（SARS）。SARS冠状

病毒主要经飞沫传播，也可经手接触及其他密切接触而传播，还可能经粪-口传播，潜伏期平均 3~7 天，主要侵犯肺、脾和淋巴组织细胞，引起呼吸窘迫综合征和免疫力低下。病死率约为 14%。SARS 自 2003—2004 年一过性流行后，目前尚未见新发病例，患者病后免疫力不强。

②MERS 冠状病毒　于 2012 年发现，是一种新型的可感染人类的冠状病毒，引起的症状与 SARS 相似，大多数病例发生在沙特，故称为中东呼吸综合征冠状病毒（MERS-CoV）。

③SARS 冠状病毒-2　于 2019 年 12 月新发现的新型冠状病毒，主要引起新型冠状病毒感染，疫情传播迅速。

(3) **防治原则**　目前缺乏针对病原学的特异预防和治疗方法。预防流行的关键是早期隔离患者和医学检疫可疑患者。在医院应建立健全防控措施，对室内环境进行必要的消毒和灭菌，以切断传播途径。相关样品处理、病毒培养和动物实验需要在生物安全三级实验室中进行

4. 风疹病毒

(1) **致病性**　风疹病毒是引起风疹的病原体，主要经呼吸道传播和垂直传播。人是风疹病毒的唯一自然宿主。人群对风疹病毒普遍易感，但以儿童最常见。在青少年和成人中，约 25% 的被感染者可不出现症状。风疹的临床表现与麻疹类似，但症状一般较轻。如果孕妇在孕期 4 个月以内感染风疹病毒，则易引起垂直传播，导致胎儿先天性感染，出现流产、死胎、先天性耳聋、白内障、心脏病等畸形，称为先天性风疹综合征。

(2) **防治原则**　接种风疹减毒活疫苗是预防风疹的主要措施，通常使用麻疹、腮腺炎和风疹三联疫苗（MMR），接种对象主要是进入育龄期的女青年，尤其是结婚之前的育龄女性。孕妇禁忌接种风疹疫苗。

【例3】常见的可引起先天性婴儿畸形的病毒是
　　A. 风疹病毒　　　　　　B. 麻疹病毒　　　　　　C. 狂犬病病毒
　　D. 脊髓灰质炎病毒　　　E. EB 病毒

【例4】为预防风疹和先天性风疹综合征，禁忌接种风疹减毒活疫苗的人群是
　　A. 育龄期女青年　　　　B. 结婚登记时的女青年　　C. 1 岁以上的少年儿童
　　D. 妊娠妇女　　　　　　E. 注射过抗风疹人血清免疫球蛋白的孕妇

5. 腺病毒

(1) **生物学性状**　腺病毒为双链 DNA 病毒，无包膜，直径 60~90nm，核衣壳呈 20 面体立体对称，表面有 12 根大头针状触须为其特点。其核衣壳即为病毒体。有 42 个血清型，其中 26 个对人类致病。

(2) **致病性**　腺病毒可引起上呼吸道感染及腺病毒肺炎，主要经呼吸道传染。有些腺病毒可通过胃肠道和眼结膜等途径传播，引起咽结膜热、流行性角膜炎（俗称红眼病）和小儿胃肠炎。

　　A. 风疹病毒　　　　　　B. 腺病毒　　　　　　　　C. 麻疹病毒
　　D. 腮腺炎病毒　　　　　E. 呼吸道合胞病毒

【例5】可以引起人类呼吸道、胃肠道、泌尿道及眼部感染的病毒是

【例6】可引起先天性耳聋的病毒是

6. 呼吸道合胞病毒

(1) **生物学性状**　呼吸道合胞病毒为单负链 RNA 病毒，只有 1 个血清型。病毒抵抗力较弱，对热、酸、胆汁及冻融处理敏感。

(2) **致病性**　呼吸道合胞病毒主要引起细支气管炎和肺炎，多见于 6 个月以下婴儿。

▶ **常考点**　流感病毒的变异；风疹病毒的致畸性。

参考答案——详细解答见《2024 国家临床执业及助理医师资格考试历年考点精析(上、下册)》

1. ABCDE　　2. ABCDE　　3. ABCDE　　4. ABCDE　　5. ABCDE　　6. ABCDE

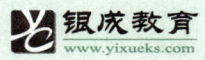

第10章 胃肠道病毒与肝炎病毒

▶ 考纲要求

①胃肠道病毒概述：肠道病毒属病毒的共同特性。②脊髓灰质炎病毒：病毒型别，致病性，免疫性和防治原则。③柯萨奇病毒，埃可病毒，肠道病毒68型、70型及71型：致病性、免疫性。④急性胃肠炎病毒：种类，轮状病毒的生物学性状和致病性，诺如病毒的致病性。⑤甲型肝炎病毒：生物学性状，致病性与免疫性，微生物学检查和预防原则。⑥乙型肝炎病毒：生物学性状，致病性与免疫性，微生物学检查与防治原则。⑦丙型肝炎病毒：生物学性状，致病性与免疫性，微生物学检查与防治原则。⑧丁型肝炎病毒：生物学特点和致病性。⑨戊型肝炎病毒：生物学性状，致病性，微生物学检查和防治原则。

▶ 复习要点

一、胃肠道病毒

1. 概述

(1) 人类肠道病毒的种类　人类肠道病毒属于小RNA病毒科的肠道病毒属，包括脊髓灰质炎病毒、柯萨奇病毒、埃可病毒、新型肠道病毒等。

(2) 人类肠道病毒的共性

①为无包膜的小RNA病毒，衣壳为二十面体立体对称。基因组为单正链RNA，是感染性核酸。

②在易感细胞中增殖，迅速产生细胞病变。

③对理化因素的抵抗力较强，耐酸、乙醚和去垢剂，对脂溶剂不敏感，pH6~9均稳定。

④主要经粪-口途径传播，隐性感染多见。病毒在肠道中增殖，却引起多种肠道外感染性疾病。

【例1】关于人类肠道病毒的特点，不正确的是

    A. 为RNA病毒　　　　　　　　B. 无包膜　　　　　　　　C. 主要经粪-口途径传播

    D. 显性感染多见　　　　　　　E. 在肠道中增殖，引起肠外症状

2. 脊髓灰质炎病毒

(1) 病毒型别　脊髓灰质炎病毒有1、2、3三个血清型，三个血清型之间缺乏共同的抗原。

(2) 致病性　脊髓灰质炎病毒是脊髓灰质炎的病原体。主要通过粪-口途径传播，也可经密切接触及飞沫传播，好发于儿童，病毒可侵犯脊髓前角运动神经细胞，引起暂时性或永久性弛缓性肢体麻痹，故也称小儿麻痹症。约90%以上的脊髓灰质炎病毒感染者(尤其是成人)，不出现或仅出现轻微临床症状，称为隐性感染或亚临床感染；仅0.1%~2%的感染者出现麻痹症状，可遗留后遗症。

(3) 免疫性

①型间缺乏交叉免疫　该病毒有三个血清型，各型间无交叉免疫。

②同型有牢固免疫　病毒感染后，同型病毒有较牢固的特异性免疫力，以体液免疫为主。局部SIgA可阻止病毒在咽喉部、肠道内的吸附和初步增殖，阻断病毒经粪便排出播散。血清中和抗体IgG、IgM能持续多年，甚至终生，可阻止病毒侵入中枢神经系统。

③垂直传播　母血中的IgG可经胎盘传给胎儿，故出生后6个月以内的婴儿较少发病。

(4) 防治原则　主要是对婴儿和儿童实行人工主动免疫。我国已将口服脊髓灰质炎减毒活疫苗

（OPV 或 Sabin 苗）纳入儿童计划免疫规划,是预防效果显著的疫苗之一。

3. 柯萨奇病毒,埃可病毒,肠道病毒 68 型、70 型及 71 型

(1)**柯萨奇病毒和埃可病毒的致病性**　柯萨奇病毒按目前分类系统分别属于人类肠道病毒 A、B、C 种,埃可病毒属于人类肠道病毒 A 种。柯萨奇病毒和埃可病毒的血清型别多,因而引起的疾病谱复杂。柯萨奇病毒 A 组分为 23 个血清型、B 组 6 个血清型,埃可病毒有 31 个血清型。

①致病特点　其显著致病特点是病毒在肠道中增殖却很少引起肠道疾病,不同的肠道病毒可引起相同的临床综合征,同一种病毒也可引起几种不同的临床疾病。

②隐性感染　与脊髓灰质炎病毒类似,柯萨奇病毒和埃可病毒以隐性感染居多。

③显性感染　较少,包括无菌性脑膜炎、疱疹性咽峡炎、手足口病等,如下。

	病原体	临床表现	特点
无菌性脑膜炎	柯萨奇病毒、埃可病毒	发热、头痛、脑膜刺激征	夏秋季发病
疱疹性咽峡炎	柯萨奇 A 组病毒	发热、咽痛 软腭、悬雍垂周围出现水疱性溃疡	夏秋季多见 好发于 1~7 岁儿童
手足口病	A 组柯萨奇病毒 16 型 肠道病毒 71 型	手足皮肤和口舌出现水疱性损伤 伴发热	夏秋季多见 好发于 5 岁以下小儿
流行性胸痛	柯萨奇 B 组病毒	突发性发热、单侧胸痛	胸片无异常
心肌炎和心包炎	柯萨奇 B 组病毒	短暂发热、感冒,继而出现心脏症状	新生患儿死亡率高
眼病	A 组柯萨奇病毒 24 型 肠道病毒 70 型	柯萨奇病毒 A24 型引起急性结膜炎 肠道病毒 70 型引起急性出血性结膜炎	结膜充血、水肿,分泌物增加,结膜下出血

【例 2】肠道病毒一般不引起的疾病是
　　A. 心肌炎　　　　　　　　B. 手足口病　　　　　　　C. 尿道炎
　　D. 脊髓灰质炎　　　　　　E. 无菌性脑膜炎

　　A. 炭疽芽胞杆菌　　　　　B. 解脲脲原体　　　　　　C. 柯萨奇 B 组病毒
　　D. 伯氏疏螺旋体　　　　　E. 汉坦病毒
【例 3】人类病毒性心肌炎的重要病原体是
【例 4】人类非淋菌性尿道炎的重要病原体是
【例 5】肾综合征出血热的病原体是

(2)**肠道病毒 68 型(EV68)的致病性**　EV68 主要引起儿童毛细支气管炎和肺炎。

(3)**肠道病毒 70 型(EV70)的致病性**　EV70 不能感染肠道黏膜细胞,但可直接感染眼结膜,是人类急性出血性结膜炎的主要病原体。主要表现为点状、片状突发性结膜下出血,主要通过接触传播,传染性较强,患者以成人多见。

(4)**肠道病毒 71 型(EV71)的致病性**　EV71 的病毒受体广泛分布于白细胞、内皮细胞和神经细胞表面,因此 EV71 感染常累及中枢神经系统,其重症率和病死率较高。①EV71 可引起疱疹性咽峡炎、无菌性脑膜炎、脑干脑炎、脊髓灰质炎等多种疾病。②EV71 可引起手足口病的暴发流行,是我国近年来手足口病的主要病原之一,手足口病已被列为丙类传染病。

4. 急性胃肠炎病毒

(1)**种类**　急性胃肠炎病毒是指经消化道感染和传播,主要引起急性肠道内感染性疾病的胃肠道感染病毒,包括轮状病毒、诺如病毒、星状病毒、肠道腺病毒。

(2)**轮状病毒**

①生物学性状　轮状病毒颗粒为球形,直径 60~80nm,呈 20 面体立体对称,双层衣壳,无包膜。负染后在电镜下观察,病毒外形呈车轮状,故名。

第四篇　医学微生物学
第10章　胃肠道病毒与肝炎病毒

②**致病性**　轮状病毒是人类腹泻的重要病原体，常引起急性胃肠炎，主要通过粪-口传播。

轮状病毒分为7个组（A~G），A~C组轮状病毒能引起人类和动物腹泻，D~G组只能引起动物腹泻。A组轮状病毒感染最常见，它是6个月~2岁婴幼儿严重胃肠炎最常见的病原体。在温带地区，秋冬季是疾病发生的主要季节，故称为婴幼儿秋季腹泻。

	发病率	所致疾病	特点
A组轮状病毒	最常见	6个月~2岁婴幼儿严重胃肠炎	占病毒性胃肠炎的80%，为婴幼儿的主要死因
B组轮状病毒	较常见	成人腹泻	可引起暴发流行
C组轮状病毒	少见	婴幼儿腹泻	发病率很低

（3）诺如病毒

①**生物学性状**　诺如病毒直径27nm，无包膜。该病毒在细胞质中进行复制，但至今不能人工培养。

②**致病性**　主要引起急性病毒性胃肠炎暴发流行。

二、肝炎病毒

肝炎病毒是指一大类能引起病毒性肝炎的病原体，分为甲、乙、丙、丁、戊型肝炎病毒等类型。

1. 甲型肝炎病毒（HAV）

（1）**生物学性状**　HAV属于小RNA病毒科嗜肝病毒属，为单正链RNA病毒。HAV颗粒呈球形，直径27~32nm，核衣壳为20面体立体对称，无包膜。HAV抗原性稳定，只有1个血清型，但有7个基因型，我国流行株主要为ⅠA亚型。HAV对理化因素有较强的抵抗力，可耐受乙醚、氯仿，在pH为3的酸性环境中稳定，在60℃条件下可存活4小时，100℃5分钟可使之灭活，对紫外线、甲醛、氯敏感。

（2）**致病性**　HAV为甲型肝炎的病原体，其传染源为病人和隐性感染者，主要经粪-口传播。甲型肝炎的潜伏期为15~50天，平均30天。在潜伏期末，病毒随粪便大量排出，传染性强。发病2周开始，粪便中不再排出病毒。HAV主要侵犯儿童和青少年，多为隐性感染，不出现明显临床症状，可暴发流行。

（3）**免疫性**　HAV经口及肠道侵入人体，最终定位在靶器官肝脏。HAV在肝细胞内缓慢增殖，一般不直接造成肝细胞损伤。肝细胞损伤主要由机体对HAV的免疫病理反应引起，与T细胞和其他具有杀伤作用的免疫细胞介导的细胞免疫有关。而中和抗体抗-HAV所介导的体液免疫，在HAV感染与发病过程中可能起到控制病毒在细胞间扩散的作用。HAV显性或隐性感染均可诱导机体产生持久的免疫力。

①抗-HAV IgM　在感染早期即可出现，发病后1周达高峰，维持2个月左右逐渐下降。

②抗-HAV IgG　在急性期后期或恢复期早期出现，可维持多年，对HAV的再感染有免疫保护作用。

（4）**微生物学检查**　临床诊断甲型肝炎，一般不做病原体检查。为与其他肝炎鉴别，可做血清学检查。

①抗-HAV IgM　出现早，消失快，是甲型肝炎早期诊断最可靠的血清学指标。

②抗-HAV IgG　主要用于了解既往感染史或进行流行病学调查。

（5）**预防原则**

①控制传染源　病人排泄物、食具、床单、衣物等，要认真消毒处理。

②切断传播途径　做好卫生宣教工作，加强食物、水源、粪便管理，是预防甲型肝炎的主要环节。

③保护易感人群　已有减毒活疫苗和灭活疫苗用于甲型肝炎的特异性预防。

【例6】男，17岁。发热伴乏力、纳差、眼黄、尿黄5天。实验室检查：ALT860U/L，AST620U/L，TBil60μmol/L。经常在街边小摊进餐。曾注射乙肝疫苗。该患者所患疾病的病原体属于

A. 小RNA病毒　　　　B. 单股正链RNA病毒　　　　C. 单股负链RNA病毒

D. 双股RNA病毒　　　E. DNA病毒

2. 乙型肝炎病毒（HBV）

（1）**生物学性状**　HBV属于嗜肝DNA病毒科正嗜肝DNA病毒属。

①形态与结构　1970年,Dane首先在乙肝患者血清中发现了完整的HBV颗粒,故称为Dane颗粒。Dane颗粒呈球形,直径约42nm,具有双层结构。**外层**相当于病毒的包膜,由脂质双层和包膜蛋白构成,包膜蛋白含有HBV表面抗原(HBsAg)。**内层**为病毒的核心,即HBV核心抗原(HBcAg),核心的内部含有病毒双链DNA和DNA聚合酶等。HBV DNA聚合酶既具有DNA聚合酶的功能,也具有逆转录酶和RNA酶H的活性。

②病毒DNA复制　乙肝病毒dsDNA中长链为负链,短链为正链。在病毒自身DNA聚合酶作用下,在肝细胞核内修补成完整的共价闭环超螺旋双链DNA(cccDNA),以负链DNA为模板转录合成4种不同长度的mRNA,其中3.5kb mRNA既可作为前基因组RNA(pgRNA),又可作为mRNA翻译为逆转录酶等。以pgRNA为模板,在DNA聚合酶催化下逆转录为子代病毒负链DNA,形成RNA-DNA中间体,随后RNA链被RNA酶H水解。再以负链DNA为模板,复制合成部分单链的dsDNA,即HBV DNA。HBV归属逆转录DNA病毒。HBV DNA逆转录复制是其病毒易于变异的主要原因,而cccDNA长期遗留于肝细胞核内是其长期携带病毒,导致HBV慢性感染的重要机制。

③主要抗原组成

A．表面抗原(HBsAg)　乙型肝炎患者和感染者血清中的HBsAg以三种形式存在:小球形颗粒、大球形颗粒和管形颗粒。HBsAg大量存在于感染者血清中,是检查HBV感染的主要标志。HBsAg具有抗原性,可刺激机体产生保护性抗体(抗-HBs)。

B．核心抗原(HBcAg)　HBcAg为衣壳蛋白,存在于Dane颗粒核衣壳的表面,因其外表被HBsAg所覆盖,故不易在血液循环中检测到。HBcAg抗原性强,能刺激机体产生抗-HBc,但这种抗体不是保护性抗体。HBcAg可在感染的肝细胞表面表达,是杀伤性T细胞识别并清除HBV感染细胞的靶抗原之一。

抗-HBc IgM阳性提示HBV处于复制状态,具有强的传染性。

抗-HBc IgG在血清中持续时间较长,是感染过HBV的标志,低滴度提示既往感染,高滴度提示急性感染。

C．e抗原(HBeAg)　HBeAg是前C(PreC)蛋白翻译加工后的产物,为可溶性蛋白质,游离存在于血液循环中,其消长与病毒颗粒及病毒DNA聚合酶的消长基本一致,故HBeAg可作为HBV复制及血清具有强传染性的指标之一。HBeAg可刺激机体产生抗体(抗-HBe)。

④动物模型和细胞培养　黑猩猩是对HBV最敏感的动物。HBV尚不能进行细胞培养,目前仅能将HBV DNA转染肝癌细胞系,表达出HBsAg、HBcAg和HBeAg。

⑤抵抗力　HBV对外界抵抗力较强,对低温、干燥、紫外线均有耐受性。不被70%乙醇灭活。高压蒸汽100℃,加热10分钟可灭活HBV。0.5%过氧乙酸、5%次氯酸钠等常用于HBV的消毒。

(2)致病性与免疫性

①传染源　HBV的传染源主要是急性和慢性乙肝患者、无症状性HBV携带者。乙型肝炎的潜伏期为45~180日,平均2~3个月。HBV可导致急性、慢性肝炎和亚临床型感染。

②传播途径　HBV主要经血液、血液制品进行传播。

A．经血液、血液制品等传播　人对HBV极易感。经输血、注射、外科手术、拔牙、针刺、共用剃须刀、皮肤黏膜微小损伤等,均可致传播。

B．母-婴传播　分娩时婴儿的微小伤口被母体产道内血液、分泌物中的病毒感染所致。

C．性接触传播　夫妻有一方为乙肝传染源,可通过性关系传播给对方。

此外,与传染源日常生活接触或工作中接触,只要无血液暴露,一般不会被传染。

③致病性　HBV是乙型肝炎的病原体,可导致急性、慢性乙型肝炎,也可成为无症状性HBV携带者。慢性乙型肝炎还可发展为肝硬化。HBV是肝细胞性肝癌的重要相关因素。

④免疫性　人感染HBV后,可产生各种特异性抗体。

A．抗-HBc　最早出现的抗体是抗-HBc IgM,然后是抗-HBc IgG。前者可作为早期感染的指标,后者可作为既往感染HBV的指标。

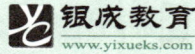 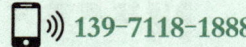

B. 抗-HBe 一般在 HBeAg 消失后出现抗-HBe。
C. 抗-HBs HBsAg 消失后隔一段时间才出现，为中和抗体，对再感染有保护作用，为疾病恢复的指标。
T 细胞免疫，尤其是细胞毒性 T 细胞（CTL）所介导的细胞免疫反应，对机体清除 HBV 至关重要。研究表明，CD8$^+$T 细胞主要通过释放炎性介质（如 γ 干扰素、TNF-α），以一种非溶细胞机制清除 HBV。

(3) **微生物学检查**
①血清抗原、抗体检测 用 ELISA 法检测病人血清中 HBV 抗原和抗体，是目前临床上诊断乙型肝炎最常用的方法，主要检测 HBsAg、抗-HBs、HBeAg、抗-HBe 和抗-HBc（俗称"两对半"）。HBV 抗原抗体检测结果的临床分析如下。

HBsAg	HBeAg	抗 HBs	抗 HBe	抗 HBc IgM	抗 HBc IgG	结果分析
+	−	−	−	−	−	HBV 感染者或无症状携带者
+	+	−	−	+	−	急性乙肝，传染性强，俗称"大三阳"
+	−	−	+	−	+	急性感染趋向恢复，俗称"小三阳"
+	+	−	−	−	+	急性或慢性乙肝，或无症状携带者
−	−	+	+	−	+	乙肝恢复期
−	−	−	−	−	+	既往感染
−	−	+	−	−	−	既往感染或接种过疫苗

②血清 HBV DNA 检测 包括 HBV DNA 的定性和定量检测。目前常使用 PCR 技术检测血清中 HBV DNA 水平，用于慢性 HBV 感染的诊断、HBV DNA 水平监测、抗病毒药物的疗效评价等。
③HBV 基因型检测 检测慢性乙肝患者的 HBV 基因型，有助于确定发生肝硬化、肝癌的危险性。
④HBV 变异株检测 常用于耐药变异株的检测，以确定是否进行抗病毒治疗。

(4) **防治原则**
①主动免疫 接种乙肝疫苗是最有效的预防措施。乙肝疫苗有血源疫苗和基因工程疫苗两种。血源疫苗为第一代乙肝疫苗，由于来源和安全性问题，现已停止使用。
②被动免疫 含有高效价抗-HBs 的人血清免疫球蛋白（HBIg），可用于紧急预防。在紧急情况下，立刻注射 HBIg0.08mg/kg，在 8 天内有预防效果，2 个月后需重复注射 1 次。

3. 丙型肝炎病毒（HCV）
(1) **生物学性状** HCV 属于黄病毒科丙型肝炎病毒属。HCV 呈球形，直径约 50nm，有包膜和刺突。HCV 为单股正链 RNA 病毒，长约 9.5kb，由 5′端非编码区、编码区和 3′端非编码区组成。5′端非编码区核苷酸保守性强，在各株病毒间很少变异，可用于引物设计进行核酸检测。编码包膜蛋白 E1 和 E2 的基因具有高度变异性，导致包膜蛋白的抗原性变异，而不被原有的抗包膜抗体所识别，病毒得以持续感染，此乃 HCV 感染易于慢性化的原因，也是引起免疫逃逸作用的主要原因和 HCV 疫苗研制的一大障碍。

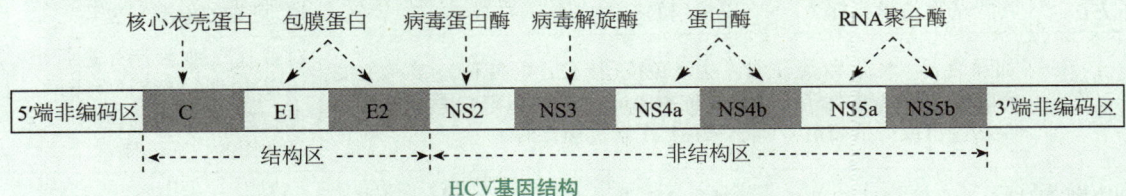
HCV基因结构

根据 HCV 基因组全序列同源性的差异，可将 HCV 分为 7 个基因型和至少 100 个基因亚型。欧美流行株多为 1 型和 2 型。中东地区以 4 型多见。我国以 1 型、2 型、3 行、6 型流行为主。
(2) **致病性** HCV 为丙型肝炎的病原体。HCV 主要经血液传播，性传播、母婴传播率较低。HCV 感染引起的临床过程轻重不一,可表现为急性肝炎、慢性肝炎或无症状。HCV感染极易慢性化,40%~50%的丙肝病人可转变为慢性肝炎,约20%的慢性肝炎可发展为肝硬化,并导致肝癌。在我国肝癌患者中约10%抗-HCV阳性,即被HCV感染。

(3)**免疫性**　丙型肝炎患者恢复后,仅有低水平免疫力,且免疫力不牢固。

(4)**微生物学检查**

①检测血清抗-HCV　抗-HCV是HCV感染指标,不是中和抗体,它不能区分是近期感染,还是既往感染。在HCV感染4~10周后,即可检出抗-HCV。应用酶联免疫分析(ELISA)检测感染者血清中特异性HCV抗体是一种简便、快速、可靠的检测手段,可用于丙型肝炎的诊断、献血员的筛选、流行病学调查。

②检测血清HCV RNA　应用定性或定量逆转录聚合酶链反应(RT-PCR),检测血清中HCV RNA水平,对处于抗-HCV窗口期或免疫力低下的抗-HCV阴性的HCV感染者,更具有诊断意义。

③HCV核心抗原检测　临床意义同血清HCV RNA检测。

④HCV基因型检测　对于选择抗病毒治疗方案具有一定的指导意义。

(5)**防治原则**　①对献血员进行抗-HCV检测,以减少HCV的感染和传播;②对血液制品进行HCV检测以防污染;③HCV抗原性不强,且毒株易于变异,因此疫苗的研制较为困难;④长效干扰素联合利巴韦林可使多数丙肝患者获得持久性病毒学应答,实现临床治愈,直接抗病毒治疗可提高疗效。

(6)**甲型肝炎病毒、乙型肝炎病毒和丙型肝炎病毒的鉴别**

	甲型肝炎病毒	乙型肝炎病毒	丙型肝炎病毒
属于	小RNA病毒科嗜肝病毒属	嗜肝DNA病毒科正嗜肝DNA病毒属	黄病毒科丙型肝炎病毒属
形态	球形,直径27~32nm	大球形、小球形、管形	球形,直径50nm
包膜	无	有	有
颗粒类型	①实心颗粒为完整病毒体,有感染性;②空心颗粒缺乏病毒核酸,无感染性	①大球形颗粒(Dane颗粒,完整病毒体,有感染性);②小球形颗粒(中空,成分为HBsAg,无感染性);③管形颗粒(由小球形颗粒组成)	外有脂质外壳、囊膜和棘突结构,内有核衣壳
类型	单正链RNA	不完全双链DNA	单正链RNA
传染源	病人、隐性感染者	病人、无症状携带者	病人、无症状携带者
传播途径	粪-口途径	血液或血液制品、垂直传播、性传播	输血、血液制品(最常见)脏器移植、血液透析
易感者	儿童、青少年	普通人群极易感	人类普遍易感
临床表现	多为隐性感染 不出现明显症状和体征	临床表现多样,如无症状携带者、急性肝炎、慢性肝炎、重症肝炎	临床表现多样,但**极易慢性化**,多数为慢性感染
免疫	感染后可产生持久免疫力	感染HBV后可产生各种特异性抗体	感染HCV后无免疫力
检查方法	抗HAV IgM是早期诊断**最可靠的血清学指标**	HBV抗原和抗体检测是诊断乙肝**最常用**的检测方法	抗-HCV抗体检查是简便、快速、可靠的检测方法
防治原则	加强食品、水源和粪便管理,防治粪-口感染,接种减毒活疫苗或灭活疫苗	主动免疫(接种乙肝疫苗);被动免疫(抗-HBs的免疫球蛋白);无特效治疗药物,广谱抗病毒药物	对献血员、血液制品进行抗-HCV检测;疫苗研制困难;无特效治疗药物;IFN-α为最常用的抗病毒制剂

注意:①输血和血液制品是丙型病毒性肝炎最主要的传播途径,输血后肝炎70%以上为丙型病毒性肝炎。
②丙型病毒性肝炎多呈慢性过程,HCV感染易于慢性化。
③感染丙型肝炎病毒后,人体无免疫力,抗-HCV抗体并非保护性抗体。
④除乙型肝炎病毒为DNA病毒外,甲肝病毒、丙肝病毒、丁肝病毒、戊肝病毒均为RNA病毒。

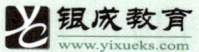
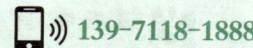

【例7】血清中常规检查检测不到的HBV标志物是
   A. HBsAg　　　　　　　B. HBeAg　　　　　　　C. HBcAg
   D. 抗-HBe　　　　　　 E. 抗-HBc

【例8】下列乙肝标志物检查结果，可作为献血员的是
   A. HBsAg(+),抗HBs(-),抗HBe(-),抗HBc(-)
   B. HBsAg(+),抗HBs(-),抗HBe(-),抗HBc(+)
   C. HBsAg(+),抗HBs(-),抗HBe(+),抗HBc(+)
   D. HBsAg(-),抗HBs(+),抗HBe(+),抗HBc(+)
   E. HBsAg(-),抗HBs(+),抗HBe(-),抗HBc(-)

   A. 消化道传播　　　　　B. 输血传播　　　　　　C. 虫媒传播
   D. 呼吸道传播　　　　　E. 直接接触传播

【例9】戊型肝炎病毒(HEV)的主要传播途径是
【例10】丙型肝炎病毒(HCV)的主要传播途径是
【例11】乙型脑炎病毒的主要传播途径是

4. 丁型肝炎病毒(HDV)

(1) **生物学性状**　HDV呈球形，直径35~37nm，有包膜，但包膜蛋白由HBV编码，是HBV的HBsAg。病毒复制必须在HBV或其他嗜肝DNA病毒辅助下才能完成，因此称为缺陷性病毒。

HDV RNA为单股负链环状RNA，基因组长度约1.7kb，是已知动物病毒中最小的基因组。

HDAg主要存在于肝细胞内，在血清中出现早，维持时间短，故不易检测到。但HDAg可刺激机体产生特异性抗体抗HDV IgM和IgG，这些抗体均不是中和抗体，不能清除病毒。

(2) **致病性**　HDV为缺陷性病毒，其复制必须在HBV或其他嗜肝DNA病毒的辅助下才能进行。HDV感染后可表现为急性肝炎、慢性肝炎或无症状携带者。其感染方式有两种：

①联合感染　既往未感染HBV的正常人同时感染HBV和HDV。

②重叠感染　已受HBV感染的乙肝患者或无症状的HBsAg携带者再发生HDV感染。

5. 戊型肝炎病毒(HEV)

(1) **生物学性状**　HEV呈球形，直径32~34nm，无包膜，核酸为单股正链RNA。

(2) **致病性**　HEV主要经粪-口感染，临床表现为急性戊型肝炎，不发展为慢性肝炎。孕妇感染HEV后病情常较重，尤以妊娠6~9个月为重，常发生流产或死胎，病死率高达15%~20%。

(3) **微生物学检查**

①血清抗体检测　临床上最常用的方法是检测血清中抗HEV IgM或IgG。抗HEV IgM出现早，消失快，可作为早期现症病人的诊断依据。抗HEV IgG出现晚，在血中持续时间长达数月至数年，因此抗HEV IgG阳性不能排除既往感染。

②血清或粪便HEV RNA检测　通常采用发病早期标本，使用RT-PCR法检测，HEV RNA阳性也是临床诊断HEV感染的指标之一。

(4) **防治原则**　HEV复制必须在HBV的辅助下才能完成，故丁型肝炎的预防原则与乙型肝炎相同。

▶ **常考点**　各型肝炎的传播途径，乙肝病毒的生物学性状。

参考答案——详细解答见《2024国家临床执业及助理医师资格考试历年考点精析(上、下册)》

1. ABCDE　　2. ABCDE　　3. ABCDE　　4. ABCDE　　5. ABCDE　　6. ABCDE　　7. ABCDE
8. ABCDE　　9. ABCDE　　10. ABCDE　　11. ABCDE

第 11 章 黄病毒、出血热病毒与疱疹病毒

▶ **考纲要求**

①流行性乙型脑炎病毒:传播途径,致病性,免疫性和防治原则。②登革病毒:主要传播媒介和致病性。③寨卡病毒:致病性。④汉坦病毒:生物学性状、流行环节、致病性及免疫性。⑤其他出血热病毒(埃博拉病毒、克里米亚-刚果出血热病毒):生物学特点、传播途径、致病性。⑥单纯疱疹病毒:致病性。⑦水痘-带状疱疹病毒:致病性和防治原则。⑧EB 病毒:致病性。⑨巨细胞病毒:致病性。⑩其他感染人的疱疹病毒:致病性。

▶ **复习要点**

一、黄病毒

黄病毒是指通过吸血节肢动物叮咬易感的脊椎动物而传播疾病的病毒,包括流行性乙型脑炎病毒、森林脑炎病毒、登革病毒、寨卡病毒等。

1. 流行性乙型脑炎病毒(乙脑病毒)

(1) **传播途径** 乙脑病毒的传染源主要是带毒的猪、牛、马、羊等家畜和鸟类。幼猪是最重要的传染源和中间宿主。乙脑病毒的主要传播媒介是三带喙库蚊。蚊子不仅是传播媒介,而且是重要的储存宿主。病毒通过蚊子在蚊子-动物-蚊子中不断循环,其间带毒蚊子若叮咬人类,则可引起人类感染。

因人感染乙脑病毒后病毒血症短暂,且血中病毒滴度不高,故病人一般不是主要的传染源。

(2) **致病性** 乙脑的潜伏期为 10~15 天。人感染乙脑病毒后,绝大多数表现为隐性感染,只有少数免疫力不强的病人,出现中枢神经系统症状,如脑实质和脑膜炎症,并多留有后遗症。

(3) **免疫性** 乙脑患者病后免疫力稳定而持久。机体对乙脑病毒的免疫包括体液免疫、细胞免疫和完整的血脑屏障。感染后机体可产生具有中和作用的特异性 IgM、IgG 抗体和血凝抑制抗体。

(4) **防治原则**

①计划免疫 使用乙脑灭活疫苗或减毒疫苗进行计划免疫,接种后免疫保护率达 60%~90%。

②控制传染源 猪是乙脑病毒的主要传染源和中间宿主,应加强管理。

③切断传播媒介 驱蚊灭蚊。

2. 登革病毒

(1) **主要传播媒介** 登革病毒是登革热的病原体,患者和隐性感染者为主要传染源。人是登革病毒的主要储存宿主,白纹伊蚊、埃及伊蚊是主要的传播媒介,主要通过蚊虫叮咬而致病。

(2) **致病性** 登革病毒感染可表现为普通登革热(DF)和登革出血热/登革休克综合征(DHF/DSS)。DF 为自限性疾病,病情较轻,表现为发热、头痛、全身肌肉酸痛、淋巴结肿大及皮疹等典型登革热的症状和体征。DHF/DSS 病情较重,初期有典型登革热症状,随后表现为严重出血,皮肤大片紫癜及瘀斑、消化道出血等。登革病毒感染后,对同血清型病毒有较强的免疫力,并持续多年。

3. 寨卡(Zika)病毒

寨卡病毒为黄病毒科成员,主要通过携带病毒的伊蚊叮咬而传播,也可通过母婴传播、血液传播、性传播。病毒感染人体后经血液播散,并可越过血脑屏障进入中枢神经系统。患者一般临床症状较轻,为

自限性急性传染病,但可引起吉兰-巴雷综合征。寨卡病毒感染孕妇,可导致婴儿小头畸形。

二、出血热病毒

出血热病毒不是病毒科或属的名称,而是引起出血热症状体征的一大群病毒的总称,如汉坦病毒、登革病毒、克里米亚-刚果出血热病毒等,其中汉坦病毒是我国最重要的引起出血热的病毒。

1. 汉坦病毒

(1) 生物学性状

①形态和结构　汉坦病毒有包膜,具有多形性,多数呈圆形或卵圆形,直径75～210nm,基因组核酸为单股负链RNA,分为L、M、S三个片段,分别编码病毒的RNA聚合酶、包膜糖蛋白和核壳蛋白。

②主要型别　汉坦病毒属有20个血清型,我国流行的主要是Ⅰ型和Ⅱ型。

③培养特性　多种细胞对汉坦病毒敏感,实验室常用非洲绿猴肾细胞(Vero E6)来分离培养该病毒。病毒在细胞内增殖一般不引起可见的细胞病变,通常需采用免疫学方法来检测证实。汉坦病毒在培养细胞内生长缓慢,需接种培养7～14日后观察,可见培养细胞内形成多形性包涵体。汉坦病毒的易感动物有多种,如黑线姬鼠、长爪沙鼠、小白鼠和大白鼠等。

(2) 流行环节

①传染源　汉坦病毒是引起人畜共患性疾病肾综合征出血热(HFRS)的病原体。传染源和储存宿主主要为带毒的啮齿动物,特别是鼠类,如黑线姬鼠、褐家鼠等。

②传播途径　A. 动物源性传播,即带毒动物通过唾液、粪、尿污染环境,人经呼吸道、消化道摄入或直接接触受到传染;B. 胎盘传播,即感染病毒的孕妇通过胎盘传给胎儿,带毒孕鼠也可将病毒传给胎鼠;C. 虫媒传播,即汉坦病毒可经虫媒传播。

③肾综合征出血热(HFRS)的流行疫区和流行季节　与宿主动物的分布和活动密切相关。在我国,汉坦病毒的主要宿主和传染源是黑线姬鼠和褐家鼠,主要存在着姬鼠型疫区、家鼠型疫区和混合型疫区。流行高峰:姬鼠型疫区为11—12月,家鼠型疫区为3—5月,混合型疫区为冬春季。

(3) 致病性　肾综合征出血热的潜伏期一般为2周,起病急,发展快。典型病例具有三大主症:发热、出血、肾脏损害。临床经过分为发热期、低血压休克期、少尿期和恢复期。

(4) 免疫性　人对汉坦病毒普遍易感,但多为隐性感染,仅少数人发病。感染后2天即可检测出特异性IgM抗体,第3～4天可检测出IgG抗体,可持续多年甚至终生。肾综合征出血热病后可获得稳定而持久的免疫力,二次发病者极为罕见。

(5) 乙脑病毒、登革病毒与汉坦病毒的比较

	乙脑病毒	登革病毒	汉坦病毒
所致疾病	流行性乙型脑炎	登革热 登革出血热/登革休克综合征	肾综合征出血热
病毒形态	球形,有包膜	球形,有包膜	多形性,呈圆形或卵圆形,有包膜
病毒类型	单正链RNA病毒	单正链RNA病毒	单负链RNA病毒
传染源	带毒的家畜(尤其是幼猪)	患者及隐性感染者	鼠类
储存宿主	幼猪	人和灵长类动物	鼠类
传播媒介	三带喙库蚊	蚊(白纹伊蚊、埃及伊蚊)	动物源性传播
易感人群	10岁以下的儿童	普遍易感,儿童发病率高	普遍易感
发病情况	多为隐性感染,少数发生脑炎	两种类型:DF、DHF/DSS	多为隐性感染,少数发病
免疫力	病后获得稳定而持久免疫力	感染后产生非中和类IgG抗体	病后获得稳定而持久免疫力

【例1】乙型脑炎(简称为"乙脑")的主要传染源是
　　A. 猪　　　　　　　　B. 乙脑病毒携带者　　　　C. 乙脑患者
　　D. 蚊虫　　　　　　　E. 野鼠

　　A. 炭疽芽胞杆菌　　　B. 解脲脲原体　　　　　　C. 柯萨奇B组病毒
　　D. 伯氏疏螺旋体　　　E. 汉坦病毒
【例2】人类病毒性心肌炎的重要病原体是
【例3】人类非淋菌性尿道炎的重要病原体是
【例4】肾综合征出血热的病原体是

2. 其他出血热病毒

(1) 埃博拉病毒　是埃博拉出血热的病原体。病毒颗粒呈管状、丝状、索状等多种形态,外被包膜,直径为80nm,长度差异很大,一般约800nm。基因组为单股负链RNA。埃博拉病毒的自然宿主为猴子、猩猩等野生非人灵长类动物,由这类患病或死亡的野生动物传播给人类。

埃博拉出血热是目前世界上致死率最高的病毒性出血热。该病毒在人群中主要通过接触病人的血液、唾液、汗水、呕吐物、分泌物等途径传播。感染者起病急骤,早期为感冒样症状,数天后出现严重出血、呕吐、腹泻、皮肤瘀斑、高热等症状。目前尚无特异性药物治疗及疫苗进行预防。隔离患者、切断传播途径是目前采用的重要防控措施。

(2) 克里米亚-刚果出血热病毒　是克里米亚-刚果出血热的病原体。病毒颗粒呈圆形或椭圆形,直径90~120nm,外被包膜。该病毒主要通过蜱虫叮咬进行传播。该病以发热、出血、高死亡率为特点。

三、疱疹病毒

疱疹病毒科共有100余种病毒,均呈球形,有包膜,为线性双链DNA病毒。对人类有重要意义的主要为人疱疹病毒1型(HHV-1)或称单纯疱疹病毒1型(HSV-1)、人疱疹病毒2型(HHV-2)或称单纯疱疹病毒2型(HSV-2)、人疱疹病毒3型(HHV-3)或称水痘-带状疱疹病毒(VZV)、人疱疹病毒4型(HHV-4)或称EB病毒(EBV)以及人疱疹病毒5型(HHV-5)或称巨细胞病毒(CMV)。

1. 单纯疱疹病毒

单纯疱疹病毒有2个血清型,即HSV-1和HSV-2。患者和病毒携带者为传染源,密切接触和性接触为主要传播途径,病毒经黏膜和破损皮肤进入人体。多数细胞表现为溶细胞感染,典型皮损为水疱。人群中HSV感染非常普遍,且形式多样。

(1) 感染形式

①原发感染　HSV-1常引起龈口炎,多见于儿童。HSV-2常引起生殖器疱疹,多见于成人。

②潜伏感染　单纯疱疹病毒(HSV)原发感染后,如机体不能彻底清除病毒,HSV则由感觉神经传递到感觉神经节,以非活化的状态潜伏。在潜伏感染中,HSV-1常潜伏于三叉神经节和颈上神经节,HSV-2常潜伏于骶神经节。潜伏的HSV并不复制,故对抗病毒药物不敏感。

③复发性感染　当机体受到发热、月经、感染等非特异性刺激后,潜伏的病毒被激活,病毒沿感觉神经轴索下行至末梢,感染邻近的黏膜或皮肤,进行增殖而引起复发性局限疱疹。

④新生儿先天性感染　孕妇因原发感染或潜伏感染的HSV被激活后可经胎盘感染胎儿,造成流产、早产、死胎、先天性畸形等。新生儿可经产道感染,引起疱疹性脑膜炎、疱疹性角膜结膜炎等。

(2) HSV-1所致疾病　龈口炎、唇疱疹、角膜结膜炎、脑炎等。

(3) HSV-2所致疾病　生殖系统疱疹、新生儿疱疹、无菌性脑膜炎等。

2. 水痘-带状疱疹病毒

(1) 致病性　水痘-带状疱疹病毒(VZV)只有1个血清型。人是VZV的唯一自然宿主,皮肤是VZV的主要靶部位。VZV是水痘和带状疱疹的病原体,水痘为原发感染,带状疱疹为复发感染。

第四篇 医学微生物学
第11章 黄病毒、出血热病毒与疱疹病毒

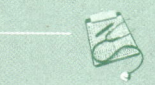

①原发感染 VZV经呼吸道侵入机体。儿童原发感染多表现为水痘，病情较轻。成人由于细胞免疫过强，感染后可引起广泛的细胞损伤，并发严重的病毒性肺炎。若患者细胞免疫缺陷，则易得重症水痘。

②复发感染 儿童在水痘痊愈后，VZV可长期潜伏于脊髓后根神经节或颅神经的感觉神经节中。中年以后，当机体细胞免疫力下降时，潜伏的病毒被激活，沿感觉神经轴索到达胸、腹、脸部皮肤，在细胞内增殖引起水疱。因水疱沿感觉神经支配的皮肤分布，串联成带状，故称为带状疱疹。

（2）防治原则 VZV减毒活疫苗已用于特异性预防，接种人群为1岁以上的健康易感患儿。在接触传染源72~96小时内，水痘-带状疱疹免疫球蛋白对预防感染或减轻临床症状有一定效果，但无治疗和预防复发的作用。

【例5】女性，33岁。外阴瘙痒、刺痛伴灼热感3天，发热1天。停经30周，G_1P_0。妇科检查：外阴散在疱疹，直径0.2~0.5cm，部分破溃呈脓疱。最可能感染的病原体及潜伏部位是

　　A. HSV-1，骶神经节　　　　　B. HSV-2，骶神经节　　　　　C. HSV-1，三叉神经节
　　D. HSV-2，三叉神经节　　　　E. VZV，脊髓后根神经节（2022）

3. EB病毒

EB病毒（EBV）是嗜B细胞的人类疱疹病毒，在B细胞中可引起两种形式的感染，即增殖性感染和非增殖性感染（包括潜伏感染和恶性转化）。EBV难以进行细胞培养。

（1）感染特点 EBV在人群中感染非常普遍，主要通过唾液传播。3~5岁儿童EBV抗体阳性率达90%以上。幼儿感染后多数无明显症状。青春期发生原发感染，约50%出现传染性单核细胞增多症。

（2）所致和相关疾病 传染性单核细胞增多症、Burkitt淋巴瘤、鼻咽癌、淋巴组织增生性疾病等。

【例6】与EB病毒感染无关的疾病是

　　A. 鼻咽癌　　　　　　　　B. 淋巴组织增生性疾病　　　　　C. 宫颈癌
　　D. 非洲儿童恶性淋巴瘤　　E. 传染性单核细胞增多症

4. 巨细胞病毒

巨细胞病毒（CMV）具有种属特异性，即人巨细胞病毒（HCMV）只能感染人，不能感染其他动物。CMV仅在成纤维细胞中增殖，且增殖速度缓慢，复制周期长，其特点是细胞肿胀，核变大，形成巨核细胞，核内和胞质内均可产生大型的嗜酸性包涵体，宛如"猫头鹰眼"。

（1）致病性
①传染源 CMV的传染源为病人及隐性感染者。
②传播方式 可经母婴传播、接触传播、性传播、医源性传播。
③易感人群 CMV在人群中的感染极为普遍，60%~90%的成人有CMV抗体。人感染CMV后虽可产生相应抗体，但多数长期带毒成为潜伏感染者。病毒可潜伏于唾液腺、乳腺、肾、白细胞或其他腺体中。

（2）所致疾病 孕妇发生原发性或复发性CMV感染时，病毒可通过胎盘侵袭胎儿，引起子宫内先天性感染和畸形（如智力低下、运动障碍、耳聋、视力障碍等），发生率为0.5%~2.5%。

（3）四种疱疹病毒致病性归纳总结

	单纯疱疹病毒	水痘-带状疱疹病毒	EB病毒	人巨细胞病毒
代号	HSV-1、HSV-2	VZV	EBV	HCMV
别称	HHV-1、HHV-2	HHV-3	HHV-4	HHV-5
所致疾病	原发感染为儿童龈口炎 潜伏感染、复发感染 新生儿感染 孕妇感染	原发感染为水痘 复发感染为带状疱疹	传染性单核细胞增多症、非洲儿童恶性淋巴瘤、淋巴组织增生性疾病、鼻咽癌	先天性和围生期感染、儿童和成人原发感染、免疫功能低下者可发生严重的感染

【例7】孕早期妇女感染下列哪种病原体易导致胎儿先天性感染？

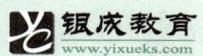

A. 沙眼衣原体　　　　　B. 淋病奈瑟菌　　　　　C. 白假丝酵母菌
D. 人乳头瘤病毒　　　　E. 巨细胞病毒

A. 淋病奈瑟菌　　　　　B. 苍白密螺旋体　　　　C. 人乳头瘤病毒
D. 沙眼衣原体　　　　　E. 单纯疱疹病毒

【例8】导致生殖道尖锐湿疣并且与宫颈癌发病有关的病原体是
【例9】引起生殖器水疱样病变的病原体是

A. EBV　　　　　　　　B. HTLV　　　　　　　C. HBV
D. VZV　　　　　　　　E. HPV

【例10】与白血病有关的病毒是
【例11】可引起潜伏感染的病毒是

5. 其他感染人的疱疹病毒

人疱疹病毒6型(HHV-6)感染在人群中十分普遍。健康带毒者是主要传染源，主要经唾液传播，垂直传播也时有发生。HHV-6原发感染后仅少数可引起幼儿丘疹、婴儿玫瑰疹或导致中枢神经系统症状，也是引起器官移植受者发热的原因之一。

人疱疹病毒8型(HHV-8)主要存在于艾滋病患者卡波西肉瘤组织、淋巴瘤组织中。HHV-8与卡波西肉瘤的发生、血管淋巴细胞增生性疾病及一些增生性皮肤疾病的发病有关。HHV-8可通过性交传播，多见于男性同性恋中。由于病毒可在B淋巴细胞中复制，故能通过输入污染的血细胞传播。

▶ **常考点**　　病原体，传播媒介。

参考答案——详细解答见《2024国家临床执业及助理医师资格考试历年考点精析(上、下册)》

1. ABCDE　　2. ABCDE　　3. ABCDE　　4. ABCDE　　5. ABCDE　　6. ABCDE　　7. ABCDE
8. ABCDE　　9. ABCDE　　10. ABCDE　　11. ABCDE

第12章 逆转录病毒、其他病毒与朊粒

▶ 考纲要求

①人类免疫缺陷病毒:生物学特点,致病性,微生物学检查,防治原则。②狂犬病病毒:生物学性状,致病性和防治原则。③人乳头瘤病毒:分型、致病性及防治原则。④新发病毒性传染病病原:主要生物学性状、致病性。⑤朊粒:生物学性状,致病性。

▶ 复习要点

一、人类免疫缺陷病毒

人类免疫缺陷病毒(HIV)是获得性免疫缺陷综合征(AIDS)的病原体。

1. 生物学特点

(1)形态与结构 HIV 呈球形,直径 100~120nm。外层为脂蛋白包膜,其中嵌有 gp120 和 gp41 两种病毒糖蛋白,构成包膜表面刺突。gp120 与易感细胞表面的受体结合决定病毒的亲嗜性,在慢性感染中,gp120 易发生变异,有利于病毒逃避免疫清除。gp41 为跨膜蛋白,可介导病毒包膜与宿主细胞膜的融合。在包膜内侧衬有内膜蛋白 p17,核衣壳由 p24 衣壳蛋白构成致密的圆柱形,内含逆转录酶、蛋白酶、整合酶、RNA 酶 H、RNA 基因组。基因组为两条相同的单股正链 RNA,以二聚体形式存在,长约 9.2kb。

(2)HIV 的复制 HIV 的主要受体是靶细胞表面的 CD4 分子,辅助受体是趋化因子受体 CXCR4、CCR5。其复制过程:HIV 的包膜糖蛋白 gp120 首先与靶细胞表面的 CD4 分子结合,然后再与辅助受体结合,gp120 构象发生改变,使 gp41 介导病毒包膜与细胞膜融合。病毒核衣壳进入细胞内脱壳,释放出基因组 RNA 进行复制。在逆转录酶催化下,以病毒 RNA 为模板合成负链 DNA(cDNA),形成 RNA:DNA 杂化双链。在 RNA 酶作用下,RNA 链被水解,再由负链 DNA 合成互补正链 DNA,形成双链 DNA(dsDNA)。在整合酶的作用下,病毒双链 DNA 基因组整合入细胞染色体中,称为前病毒。当前病毒活化后,病毒进行生物合成,形成核衣壳,并经出芽释放获得包膜,组成完整的子代病毒体。

HIV 具有高度变异性,其逆转录酶没有校正活性,错配性高是导致 HIV 基因颇繁变异的重要因素。env 基因最易发生突变,导致其编码的 gp120 抗原变异,从而逃避免疫清除,这是研制 HIV 疫苗的一大障碍。

【例 1】可作为人免疫缺陷病毒(HIV)受体的表面分子是
    A. CD20   B. CD3   C. CD4
    D. CD21   E. CD8

【例 2】HIV 与感染细胞膜上 CD4 分子结合的病毒刺突是
    A. gp120   B. gp41   C. P24
    D. P17   E. gp160

2. 致病性

(1)传染源和传播途径 AIDS 的传染源是患者和 HIV 感染者。HIV 感染者是指血中 HIV 抗体或抗原阳性而无症状的感染者,是重要的传染源。HIV 主要存在于血液、精液或阴道分泌物中,其传播途径有:

①性传播 是 HIV 的主要传播方式。性活跃人群(包括同性恋和异性恋者)是高危人群。

②血液传播 HIV 可通过输血、血液制品、器官移植、注射等方式传播。静脉毒品成瘾者是高危人群。

③垂直传播 通过胎盘、产道传播,其中胎儿经胎盘感染最常见。母婴间还可通过哺乳进行传播。

(2)致病机制 AIDS由HIV感染所致,以损害全身免疫系统为特征。HIV主要侵犯靶细胞$CD4^+T$细胞、单核及巨噬细胞和树突状细胞等。

①HIV感染$CD4^+T$细胞 $CD4^+T$细胞为HIV感染的主要细胞,CD4分子是HIV的受体。HIV借助于gp120与上述细胞受体结合,使病毒侵入细胞。受感染的$CD4^+T$细胞被溶解破坏,数量进行性减少和功能丧失,导致严重免疫缺陷和多种病原体的机会性感染。

②HIV感染单核细胞和巨噬细胞 单核细胞和巨噬细胞也能表达少量CD4分子。与$CD4^+T$细胞不同,单核细胞和巨噬细胞可以抵抗HIV的溶细胞作用,一旦感染可长期携带HIV,并随细胞游走使病毒向脑和肺组织播散。感染的巨噬细胞丧失吞噬和诱导免疫应答的功能。

③HIV感染小胶质细胞 HIV可感染脑组织中的小胶质细胞和巨噬细胞,引起神经细胞损伤,从而引起痴呆等中枢神经系统症状。

3. 微生物学检查

检测HIV感染主要用于:AIDS的诊断;指导用药;筛查和确认HIV感染者,以阻断HIV的传播途径。

(1)检测HIV抗体 包括筛查试验(含初筛及复检)和确证试验。目前HIV抗体筛查试验方法包括酶联免疫吸附试验(ELISA)、化学发光或免疫荧光试验、快速检测(斑点ELISA、斑点免疫胶体金)等。确证试验常用方法是蛋白质印迹法(WB)。

若HIV抗体筛查两次均为阳性,则需蛋白质印迹法(Western blot,WB)进行确诊,方可报告HIV感染。通常HIV抗体在感染4~8周之后才能在血液中检出,因此HIV抗体检测不能用于早期诊断。

(2)检测病毒抗原 在急性感染期,HIV p24抗原检测可用于早期辅助诊断。

(3)检测病毒核酸 采用RT-PCR定量测定血浆中HIV RNA,可监测疾病进展、评估抗病毒治疗效果。

(4)病毒分离 多采用外周血单核细胞分离病毒。最敏感的分离技术是共培养,即将未感染者的外周血单核细胞与病人的单核细胞作混合培养。

(5)测定外周血$CD4^+T$细胞数量 用以判断HIV复制状态及病情。

4. 防治原则

(1)药物治疗 HIV感染者应终生服药,以便减低其血液中病毒载量,推迟病情发展,延长生存期。常用药物有4类:核苷类逆转录酶抑制剂、非核苷类逆转录酶抑制剂、蛋白酶抑制剂及以gp41为作用靶点的融合抑制剂。为防止耐药性的产生,目前治疗HIV感染常采用多种抗病毒药物的联合治疗,称为高效抗逆转录病毒治疗(HAART)。HAART一般是联合应用2种逆转录酶抑制剂(齐多夫定AZT、拉米夫定3TC)+1种蛋白酶抑制剂(茚地那韦IDV),俗称鸡尾酒疗法。

(2)HIV疫苗 目前尚无疫苗上市。

(3)预防措施 ①普遍开展预防AIDS的宣传教育;②建立AIDS的监测网络,及时掌握疫情;③对献血、献器官、献精液者必须作HIV抗体检测;④禁止共用注射器、针头、牙刷等;⑤提倡安全性生活;⑥HIV抗体阳性妇女,应避免怀孕或避免母乳喂养;⑦预防职业暴露,一旦意外暴露于HIV阳性血液、组织及其他分泌物,应尽量挤出伤口内血液,并用肥皂液和流动水冲洗伤口,以75%乙醇或0.5%碘伏消毒伤口,于事故发生2小时内,开始规范服用抗HIV药物(齐多夫定、拉米夫定、茚地那韦),建议连续服用6个月,经2次检查血清抗HIV为阴性,方可停药。

二、狂犬病病毒

1. 生物学性状

狂犬病病毒属于弹状病毒科狂犬病病毒属,是一种能引起急性脑组织病变的嗜神经病毒。狂犬病病毒形态似子弹状,有包膜。包膜含有糖蛋白G刺突和M2膜蛋白。N核蛋白、P/M1膜蛋白、L蛋白(即依赖 RNA 的 DNA 聚合酶)共同构成螺旋对称型衣壳。病毒基因组为单股负链 RNA,基因组总长 12kb。G 刺突与病毒对宿主细胞的吸附、感染、毒力有关,且具有凝血作用和抗原性。从自然感染动物体内分离的狂犬病病毒毒力强,称为野毒株。经多次细胞培养传代后,毒力减弱称为固定毒株。狂犬病病毒对热、紫外线、日光、干燥的抵抗力弱,56℃30 分钟或 100℃2 分钟即可使之灭活。冷冻干燥后的病毒可保存数年。

2. 致病性

狂犬病病毒是狂犬病(又称恐水症)的病原体,狂犬病是一种人畜共患的自然疫源性疾病。

(1) *传染源*　犬(占 80%~90%)是主要传染源,其次为家猫和狼。

(2) *传播途径*　主要通过患病动物咬伤、抓伤或密切接触而感染。患病动物唾液中含有大量病毒,于发病前 5 天即具有传染性。

(3) *易感人群*　人对狂犬病病毒普遍易感。

(4) *临床表现*　狂犬病病毒对神经组织有很强的亲和力。病毒在伤口周围的横纹肌细胞内缓慢增殖,4~6 天后侵入周围神经,进而沿周围神经迅速上行到达背根神经节后大量增殖,并侵入脊髓和中枢神经系统,侵犯脑干及小脑等处神经元,临床上出现恐水、呼吸困难、吞咽困难等症状。

3. 防治原则

(1) *对犬预防接种*　对犬等动物进行预防接种、严格管理、捕杀野犬等措施,可有效降低狂犬病发病率。

(2) *对人预防接种*　是控制狂犬病发生的关键。

(3) *伤口处理*　人被犬咬伤后,应立即彻底清创,正确处理伤口。

(4) *暴露后预防接种*　人被狂犬病病毒感染后,应及时接种狂犬病病毒灭活疫苗,分别于伤后第 0、3、7、14、28 天各肌内注射 1ml。全程免疫后在 7~10 天获得中和抗体,保持免疫力 1 年左右。

(5) *暴露前接种*　对于长期接触家畜、野生动物或进行狂犬病病毒研究的高危人群,可分别于第 0、7、21 或 28 天接种狂犬病疫苗,全程 3 针,有效期 2 年。

(6) *被动免疫*　在伤口严重时,应联合应用抗狂犬病人免疫球蛋白或抗狂犬病马血清进行被动免疫。

三、人乳头瘤病毒

1. 分型

人乳头瘤病毒(HPV)属于乳头瘤病毒科,分为 100 个以上的型别,均可特异性感染人不同部位的皮肤和黏膜上皮细胞。病毒感染仅停留于皮肤和黏膜中,不产生病毒血症。

2. 致病性

人是 HPV 唯一的自然宿主,是人类肿瘤病毒。由于 HPV 型别及感染部位不同,所致疾病不尽相同。

(1) *皮肤疣*　包括寻常疣、跖疣和扁平疣。HPV1~4 常引起寻常疣,多见于少年和青春期。HPV7 常引起屠夫寻常疣。HPV3、HPV10 常引起扁平疣,多发于青少年颜面、手背、前臂等处。

(2) *尖锐湿疣*　低危性 HPV6、HPV11 等引起生殖器尖锐湿疣,很少癌变。

(3) *宫颈癌*　高危性 HPV16、HPV18 等与子宫颈癌的发生密切相关。

3. 防治原则

(1) *治疗*　局部药物治疗、冷冻、电灼、激光、手术等,可用于皮肤、黏膜的寻常疣和尖锐湿疣的治疗。

(2) *预防*　由 L1 蛋白制备的 HPV 病毒样颗粒疫苗(HPV VLP)包括 HPV 二价(16、18 型)疫苗、HPV 四价(6、11、16、18 型)疫苗和 HPV 九价(6、11、16、18、31、33、45、52、58 型)疫苗,可用于预防宫颈癌和生殖器疣等。

【例 3】与宫颈癌有关的病毒是

A. HEV　　　　　　　　B. HIV　　　　　　　　C. HAV

D. HBV　　　　　　　　E. HPV

四、朊粒

1. 生物学性状

朊粒是一种由宿主细胞基因编码的、构象异常的蛋白质,不含核酸,具有自我复制能力和传染性。在正常情况下,PrP基因编码产生细胞朊蛋白(PrP^C)。PrP^C以α螺旋为主,具有一定的生理功能,没有致病性。当PrP^C的构型发生变化时,便成为朊粒(PrP^{Sc}),其构型以β折叠为主,有致病性。因此,PrP^C和PrP^{Sc}的根本差别是<u>空间构象不同</u>。

	朊蛋白(PrP^C)	朊粒(PrP^{Sc})
分子构型	α螺旋占40%,β折叠占3%	α螺旋占20%,β折叠占50%
对蛋白酶K的抗性	敏感	抗性
在非变性去污剂中	可溶	不可溶
存在于	正常及感染动物	感染动物
致病性及传染性	无	有

朊粒对理化因素有很强的抵抗力。<u>高压蒸汽灭菌(121.3℃,20分钟)不能破坏朊粒</u>,134℃、≥2小时才能使其失去传染性。朊粒对紫外线、辐射及常用消毒剂都有很强的抗性。PrP^C在土壤中可存活20年。

2. 致病性

朊粒在人和动物中引起朊粒病,即传染性海绵状脑病,这是一种中枢神经系统慢性退行性、致死性疾病。朊粒病包括羊瘙痒病、牛海绵状脑病、库鲁病、克雅病、克雅病变种等。

【例4】引起疯牛病和人类克雅病、库鲁病等的病原因子是
A. 病毒　　　　　　　　　B. 类病毒　　　　　　　　C. 拟病毒
D. 朊病毒(朊粒)　　　　　E. 衣原体

▶ **常考点**　　往年很少考。

参考答案——详细解答见《2024国家临床执业及助理医师资格考试历年考点精析(上、下册)》

1. ABCDE　　2. ABCDE　　3. ABCDE　　4. ABCDE

第13章 真 菌

▶**考纲要求**

①概述：概念，形态结构与分类，培养特性，致病性。②主要病原性真菌：皮肤癣菌的种类及其致病性、白假丝酵母菌的生物学性状、致病性和微生物学检查，新型隐球菌的生物学性状、致病性和微生物学检查，卡氏肺孢子菌的致病性。

▶**复习要点**

一、概述

1. 概念

真菌是一大类真核细胞型微生物。细胞核高度分化，有核膜和核仁，胞质内有完整细胞器。核糖体的沉降系数为80S，对常用的抗细菌的抗生素不敏感。

2. 形态结构与分类

（1）**单细胞真菌** 呈圆形或椭圆形，包括酵母型真菌和类酵母型真菌。

	酵母型真菌	类酵母型真菌
产生菌丝	不产生菌丝	产生假菌丝
繁殖方式	母细胞以芽生方式繁殖	以芽生方式繁殖
菌落特点	与细菌菌落相似	与酵母型真菌相似，但培养基内可见假菌丝体
举例	隐球菌	白假丝酵母菌

（2）**多细胞真菌** 又称丝状菌、霉菌，由菌丝和孢子两大基本结构组成。各种霉菌长出的菌丝和孢子形态不同，是鉴别多细胞真菌的重要标志。

①菌丝 孢子生出嫩芽，称为芽管。芽管逐渐延长呈丝状，称为菌丝。菌丝分为有隔菌丝和无隔菌丝。绝大多数病原性丝状真菌为有隔菌丝。菌丝长出许多分枝，交织成团，称为菌丝体。菌丝体按功能又分为营养菌丝和气中菌丝。部分气中菌丝可产生孢子，称为生殖菌丝。

②孢子 孢子是真菌的生殖结构，是由生殖菌丝产生的，分为无性孢子和有性孢子。无性孢子是指不经过两性细胞的配合而产生的孢子，病原性真菌绝大多数产生无性孢子。有性孢子是由细胞间配合产生的孢子。非致病性真菌绝大多数产生有性孢子。

【例1】真菌孢子的主要作用是

　　A. 起黏附作用　　　　　　　B. 抗吞噬　　　　　　　C. 引起变态反应
　　D. 引起超敏反应　　　　　　E. 进行繁殖

3. 培养特性

（1）**培养基** 真菌对营养的要求不高，常用沙保弱（Sabouraud）培养基培养。培养真菌的温度为22~28℃，某些深部感染真菌的最适生长温度为37℃。最适酸碱度为pH4.0~6.0。多数病原性真菌生长缓慢，培养1~4周才出现典型菌落。

（2）**菌落形态** 以沙保弱培养为标准，不同真菌可形成以下3种不同类型的菌落：①酵母型菌落：为单细胞真菌的菌落形式,如隐球菌;②类酵母型菌落(酵母样菌落):为单细胞真菌的菌落形式,如白假丝酵母菌;③丝状型菌落:是多细胞真菌的菌落形式。

4. 致病性

(1)**真菌性感染** 既可由致病性真菌引起,也可由机会致病性真菌引起。

(2)**真菌性超敏反应** 包括感染性超敏反应和接触性超敏反应。

(3)**真菌毒素中毒** 真菌毒素有些可致急性中毒,有些可致慢性中毒,黄曲霉素可致肝细胞癌等。

二、主要病原性真菌

1. 皮肤癣菌

(1)**常见的种类** 皮肤癣菌大约有40多个种,分属于3个属,即表皮癣菌属、毛癣菌属和小孢子菌属。

(2)**致病性** 皮肤癣菌可引起皮肤癣,以手足癣最多见。

2. 白假丝酵母菌和新生隐球菌

	白假丝酵母菌(白念珠菌)	新型隐球菌(新生隐球菌)
属于	假丝酵母属	隐球菌属
菌体形态	圆形或卵圆形,直径3~6μm	圆形,直径4~12μm
染色特点	革兰染色阳性	墨汁负染色后镜检,可见透亮菌体
繁殖方式	以芽生方式繁殖,孢子伸长成芽管,不与母体脱离,形成较长的假菌丝	以芽生方式繁殖,常呈单芽,有时出现多芽,但不形成假菌丝
培养基	在普通琼脂、血琼脂、沙保弱培养基上均生长良好	在血琼脂、沙保弱培养基上生长良好
菌落特点	菌落呈类酵母型,可长出厚膜孢子	菌落呈酵母型,菌体外周有肥厚的胶质样荚膜
致病性	机会致病菌,当抵抗力降低或菌群失调时,可引起各种白假丝酵母菌病:皮肤黏膜感染、内脏感染、中枢神经系统感染等	机会致病菌,多引起外源性感染,也可引起内源性感染,导致隐球菌病。播散病灶最易侵犯中枢神经系统,引起慢性脑膜炎
直接镜检	见到出芽的酵母和假菌丝,可以确诊	见到圆形有折光性的菌体,外周有透明肥厚荚膜,即确诊
分离培养	沙保弱培养基分离培养1~4天,形成乳白色酵母样菌落。镜检可见假菌丝、芽生孢子	沙保弱培养基分离培养2~3天,形成乳白色、不规则酵母样菌落。镜检可见圆形菌体,无假菌丝

【例2】根据微生物的分类,新生隐球菌属于
  A. 细菌   B. 立克次体   C. 真菌
  D. 放线菌   E. 支原体

【例3】标本涂片可见圆形或卵圆形菌体,革兰染色阳性,从菌体上有芽管伸出,但不与菌体脱离,形成假菌丝。将标本接种至玉米粉培养基上,可长出厚膜孢子,此微生物可能是
  A. 葡萄球菌   B. 链球菌   C. 白念珠菌
  D. 放线菌   E. 毛癣菌

3. 卡氏肺孢子菌的致病性 肺孢子菌经呼吸道吸入肺内,多为隐性感染。当宿主抵抗力低下时,潜伏在肺内及新侵入的肺孢子菌得以大量繁殖,引起肺孢子菌肺炎。

▶ **常考点** 往年很少考。

  参考答案——详细解答见《2024国家临床执业及助理医师资格考试历年考点精析(上、下册)》

  1. ABCDE   2. ABCDE   3. ABCDE

第五篇 医学免疫学

第1章 免疫学绪论与抗原

▶ **考纲要求**

①绪论:免疫的概念及免疫系统的组成,免疫防御的基本类型,免疫系统的生理功能。②抗原的基本概念:抗原及其特性,抗原表位的概念与类型,交叉抗原,耐受原与变应原。③抗原的分类:完全抗原与半抗原,胸腺依赖性抗原和胸腺非依赖性抗原,异嗜性抗原,异种抗原,同种异型抗原,自身抗原和独特型抗原。④超抗原:超抗原的概念,超抗原的种类,超抗原相关疾病。⑤佐剂:佐剂的概念,佐剂的种类,佐剂的临床应用。

▶ **复习要点**

一、绪论

1. 免疫的概念及免疫系统的组成

(1) **免疫的概念** 免疫是指机体免疫系统识别和清除外来抗原或发生变异的自身抗原的过程。生理状态下,免疫具有抗感染、抗肿瘤等免疫保护作用。病理状态下,则可能产生组织损伤等病理效果。

(2) **免疫系统的组成** 免疫系统由中枢免疫器官、外周免疫器官、免疫细胞、免疫分子组成。

①中枢免疫器官 包括骨髓、胸腺。

②外周免疫器官 包括脾脏、淋巴结、黏膜相关淋巴组织、皮肤相关淋巴组织等。

③免疫细胞 包括 T 细胞、B 细胞、NK 细胞、吞噬细胞、树突状细胞、粒细胞、肥大细胞等。

④免疫分子 包括免疫球蛋白、补体、TCR、BCR、MHC 分子、CD 分子、细胞因子、黏附分子等。

2. 免疫防御的基本类型

根据免疫应答发生的时间、抗原识别特点、效应及其机制等,可将免疫防御分为固有免疫、适应性免疫两类。两者相辅相成,在不同时间、不同空间先后发挥保护机体的功能。

(1) **固有免疫** 又称先天性免疫、非特异性免疫,常发生于机体遭遇抗原的 0~4 天,是机体抵御病原体入侵和肿瘤的第一道防线。参与固有免疫的细胞(单核-巨噬细胞、树突状细胞、粒细胞、NK 细胞),通过固有免疫识别受体如模式识别受体(PRR)去识别病原体相关模式分子(PAMP)的结构,并在此基础上发挥免疫效应。例如,许多革兰氏阴性菌细胞壁的脂多糖(LPS),可被单核-巨噬细胞和树突状细胞的 Toll 样受体(TLR-4)识别,从而引起固有免疫应答。

(2) **适应性免疫** 也称获得性免疫或特异性免疫,依赖于抗原提呈过程,于遭受抗原 4~7 天后诱导。适应性免疫应答分三个阶段:

①识别阶段 T 细胞通过 T 细胞受体(TCR)特异性识别抗原提呈细胞(APC)递呈的 T 细胞抗原表位,B 细胞通过 B 细胞受体(BCR)特异性识别 B 细胞抗原表位。

②活化增殖阶段　识别抗原后的T、B细胞在协同刺激分子参与下，发生活化、增殖、分化，产生效应细胞(如杀伤性T细胞)、效应分子(如抗体、细胞因子)和记忆细胞。

③效应阶段　由效应细胞和效应分子清除抗原。

3. 免疫系统的生理功能

免疫系统有三大功能，即免疫防御、免疫监视、免疫自稳。

免疫功能	生理功能(有利)	病理状态(有害)
免疫防御	防止外界病原体入侵 清除入侵病原体和其他有害物质	免疫防御功能过低或缺如——发生免疫缺陷病 免疫应答过强或持续时间过长——发生超敏反应
免疫监视	随时发现和清除体内出现的"非己"成分，如肿瘤细胞、衰老细胞、凋亡细胞	免疫监视功能低下——发生肿瘤、持续性病毒感染
免疫自稳	通过自身免疫耐受和免疫调节机制达到免疫系统内环境的稳定	免疫功能紊乱——发生自身免疫病、过敏性疾病

【例1】免疫系统的三大功能为
　　A. 免疫防御、免疫应答、免疫记忆　　B. 免疫应答、免疫记忆、免疫监视　　C. 免疫防御、免疫记忆、免疫监视
　　D. 免疫防御、免疫自稳、免疫监视　　E. 免疫应答、免疫自稳、免疫监视

【例2】免疫应答的基本过程包括
　　A. 识别、活化、效应三个阶段　　B. 识别、活化、排斥三个阶段　　C. 识别、活化、反应三个阶段
　　D. 识别、活化、增殖三个阶段　　E. 识别、活化、应答三个阶段

二、抗原

1. 基本概念

(1)**抗原及其特性**　抗原是指所有能激活和诱导免疫应答的物质，通常是指能被T、B细胞表面特异性抗原受体(TCR或BCR)识别及结合，激活T、B细胞增殖、分化、产生免疫应答效应产物(特异性淋巴细胞或抗体)，并与效应产物结合，进而发挥适应性免疫应答效应的物质。抗原具有两个重要特性：

①免疫原性　是指抗原能刺激机体产生免疫应答，诱导产生抗体或致敏淋巴细胞的能力。

②抗原性　是指抗原与其诱导产生的抗体或致敏淋巴细胞特异性结合的能力。

分子量较小的半抗原，不具备单独诱导特异性免疫应答的能力，即没有免疫原性。但当其与蛋白载体结合提供必需的T细胞辅助后诱导的特异性抗体，可结合该半抗原，即半抗原具有抗原性。

(2)**抗原表位的概念与类型**　抗原分子中决定抗原特异性的特殊化学基团，称为抗原表位。它是与TCR、BCR或抗体特异性结合的基本结构单位，可分为T细胞抗原表位和B细胞抗原表位。

	T细胞抗原表位	B细胞抗原表位
识别表位受体	T细胞(抗原)受体(TCR)	B细胞(抗原)受体(BCR)
表位类型	T细胞仅能识别由抗原提呈细胞加工提呈的线性表位	B细胞能识别线性表位或构象表位
表位性质	线性短肽	天然多肽、多糖、脂多糖、有机化合物
表位大小	8~12个氨基酸($CD8^+$ T细胞) 13~17个氨基酸($CD4^+$ T细胞)	5~17个氨基酸
表位位置	可位于抗原分子的任意部位	多位于抗原分子的表面
MHC分子参与	必需	无须

(3)**交叉抗原**　是指两个不同来源的抗原所含有的相同或相似的表位。由交叉抗原激发的免疫反

应,称为交叉反应。交叉抗原的存在使 A 群链球菌感染人体,诱导的特异性免疫应答攻击心脏内类似的交叉抗原,可诱发风湿性心脏病。

(4)耐受原与变应原 可诱导机体产生免疫耐受(特异性免疫无应答)的抗原称为耐受原,如人类常见食物均不会诱导免疫应答,为人体耐受原。能诱导机体产生超敏反应的抗原称为变应原,如花粉、尘螨等。

2. 抗原的分类

	定义	特点	举例
完全抗原	是指既有免疫原性又有抗原性的抗原,也称免疫原	同时具有免疫原性和抗原性	微生物、异种蛋白
半抗原	是指只有抗原性,而无免疫原性的简单小分子抗原	单独作用无免疫原性,但与蛋白质载体偶联后形成半抗原-载体复合物,即可获得免疫原性	某些多糖、类脂、药物
胸腺依赖性抗原(TD-Ag)	是指需要 T 细胞辅助才能激活 B 细胞产生抗体的抗原	既能引起体液免疫,也能引起细胞免疫	绝大多数蛋白质抗原,如微生物、类毒素、血细胞、血清蛋白
非胸腺依赖性抗原(TI-Ag)	是指无须 T 细胞辅助,就能直接激活 B 细胞产生抗体的抗原	只能引起体液免疫	细菌脂多糖(LPS)肺炎球菌荚膜多糖聚合鞭毛素
异嗜性抗原	是一类与种属无关,存在于人、动物及微生物之间的共同抗原	最初由 Forssman 发现,故也称 Forssman 抗原	大肠杆菌 O_{14} 脂多糖与人结肠黏膜有共同抗原
异种抗原	是指来源于另一物种的抗原	用于治疗的动物免疫血清,常是特异性抗体,也是异种抗原	病原微生物、植物蛋白、异种器官移植物
同种异型抗原	是指同一种不同个体之间所存在的抗原	也称同种抗原或同种异体抗原	血型抗原组织相容性抗原
自身抗原	是指在感染、外伤等影响下,隔离的自身组织抗原释放,或自身组织细胞发生改变和修饰,可诱发机体对其产生免疫应答	这些可诱发特异性应答的自身成分,称为自身抗原	甲状腺球蛋白
独特型抗原	为 TCR、BCR 或 Ig 的 V 区所具有的独特的氨基酸序列和空间构型	这些独特的氨基酸序列所组成的抗原表位称为独特型(Id)	Id 可诱导自体产生抗独特型抗体或抗抗体

【例3】不完全抗原(半抗原)
  A. 是蛋白质大分子 B. 有免疫原性 C. 有抗原性
  D. 与抗原决定簇无关 E. 与载体的含义相似

【例4】属于非胸腺依赖性抗原的是
  A. 绵羊红细胞 B. 病原微生物 C. 脂多糖
  D. 类毒素 E. 抗病毒血清(2022)

【例5】最容易刺激机体产生抗体的物质是
  A. 寡糖 B. 蛋白质 C. 单糖
  D. 核苷酸 E. 脂类(2020)

  A. 自身抗原 B. 异种抗原 C. 异嗜性抗原
  D. 肿瘤相关抗原 E. 肿瘤特异性抗原

【例6】甲胎蛋白为

【例7】甲状腺球蛋白为

3. 超抗原

（1）概念　通常普通蛋白质抗原仅能激活机体总T细胞库中$1/10^6 \sim 1/10^4$的T细胞。但某些物质只需要极低浓度（1~10ng/ml）即可激活2%~20%的T细胞克隆，相比普通蛋白质抗原，这类抗原能产生极强的免疫应答，称为超抗原（SAg），其实质为多克隆激活剂。

（2）种类　超抗原分外源性（细菌来源）超抗原、内源性（病毒来源）超抗原。

①外源性超抗原　G^+菌来源的超抗原包括金黄色葡萄球菌肠毒素、中毒性休克综合征毒素-1、A群链球菌致热外毒素等。

②内源性超抗原　为逆转录病毒整合于宿主基因组的毒素基因，如鼠乳腺瘤病毒感染小鼠可将次要淋巴细胞激活外毒素基因整合于小鼠胸腺基质细胞基因组，胸腺T细胞发育的阴性选择使小鼠免疫系统对该病毒毒素基因产生耐受。

（3）超抗原相关疾病

①人接触大量金黄色葡萄球菌肠毒素可引起恶心、呕吐、腹痛、腹泻，导致金黄色葡萄球菌食物中毒。

②月经期妇女长期使用卫生棉条可导致金黄色葡萄球菌产生大量中毒性休克综合征毒素（TSST），刺激大量T细胞在短期释放大量细胞因子，可引起患者发热、脱水、皮疹、休克、全身器官衰竭，为中毒性休克综合征。

③约50%慢性鼻窦炎兼鼻息肉的患者鼻腔分泌物可检出金黄色葡萄球菌肠毒素，且血清特异性IgE水平较健康人显著增高。

④超抗原也参与川崎病、特应性皮炎、滴状银屑病、类风湿关节炎、糖尿病、猩红热等的发病。

4. 佐剂

（1）概念　预先或与抗原同时注入体内，可增强机体对该抗原的免疫应答或改变免疫应答类型的**非特异性**免疫增强型物质，称为佐剂。

（2）种类　佐剂的种类很多，包括卡介苗（BCG）、氢氧化铝、人工合成胞苷酸（poly I:C）、双链多聚腺苷酸:U尿苷酸（poly A:U）。动物实验中常用的佐剂包括弗氏完全佐剂和弗氏不完全佐剂。

（3）临床应用　美国FDA批准上市的三种人乳头瘤病毒疫苗Cervarix、Gardasil、GARDASIL9，分别以氢氧化铝、AS04、硫酸羟基磷酸铝作为佐剂，AS04佐剂为铝盐和MPL的混合物。

▶**常考点**　免疫系统的功能，免疫应答，抗原类型及特点。

参考答案——详细解答见《2024国家临床执业及助理医师资格考试历年考点精析（上、下册）》

1. ABCDE　2. ABCDE　3. ABCDE　4. ABCDE　5. ABCDE　6. ABCDE　7. ABCDE

第2章 免疫器官与免疫细胞

▶ 考纲要求

①中枢免疫器官：中枢免疫器官的组成，中枢免疫器官的主要功能。②外周免疫器官：外周免疫器官的组成，外周免疫器官的主要功能。③T淋巴细胞：T淋巴细胞的表面标志，TCR复合物的组成，T淋巴细胞亚群、功能及临床意义。④B淋巴细胞：B淋巴细胞的表面标志，BCR复合物的组成，B淋巴细胞亚群、功能及临床意义。⑤自然杀伤（NK）细胞：NK细胞的表面标志，NK细胞受体，NK细胞的功能及临床意义。⑥抗原提呈细胞：抗原提呈细胞的概念，抗原提呈细胞的种类，外源性抗原的提呈，内源性抗原的提呈，抗原的交叉提呈。⑦其他免疫细胞：单核巨噬细胞，中性粒细胞，嗜酸性粒细胞，嗜碱性粒细胞，肥大细胞，固有淋巴样细胞，γδT细胞，NKT细胞。

▶ 复习要点

一、免疫器官

免疫器官按其发生和功能不同，可分为中枢免疫器官和外周免疫器官。

1. 中枢免疫器官

(1) **组成** 中枢免疫器官是免疫细胞发生、分化、发育和成熟的场所，包括骨髓和胸腺。

(2) **主要功能** 骨髓是各类血细胞和免疫细胞（如B细胞）发生、分化、发育、成熟的场所。胸腺则是T细胞分化、发育、成熟的场所。

2. 外周免疫器官

(1) **组成** 外周免疫器官包括淋巴结、脾脏、黏膜相关淋巴组织等。

(2) **主要功能** 外周免疫器官是成熟淋巴细胞定居的场所，也是抗原激活淋巴细胞免疫应答的场所。

①淋巴结 分为皮质区、髓质区两部分。

A. 浅皮质区 是B细胞定居的场所，称为非胸腺依赖区。该区内大量B细胞、巨噬细胞、滤泡树突状细胞（DC）聚集形成初级淋巴滤泡。受抗原刺激后，分化为浆细胞并产生抗体。

B. 深皮质区 是T细胞定居的场所，称为胸腺依赖区，是树突状细胞提呈抗原肽给Th细胞的场所。

C. 髓质区 含有B细胞、浆细胞和巨噬细胞，巨噬细胞有较强的滤过作用。

②脾脏 是人体最大的外周免疫器官，除具有与淋巴结相似的免疫功能外，还有造血、储血和清除自身衰老损伤细胞及免疫复合物的作用。

③黏膜相关淋巴组织（MALT） 也称黏膜免疫系统，包括呼吸道、胃肠道、泌尿生殖道黏膜固有层和上皮细胞下散在的无被膜淋巴组织，以及某些带有生发中心的器官化的淋巴组织，如扁桃体、小肠派氏（Peyer）集合淋巴结和阑尾等。MALT可分为肠相关淋巴组织、鼻相关淋巴组织和支气管相关淋巴组织等。MALT是机体重要的黏膜防御屏障，黏膜局部B细胞受抗原刺激后产生大量SIgA，经黏膜上皮细胞分泌至黏膜表面，成为黏膜局部抵御病原微生物感染的主要机制。

【例1】免疫应答发生的主要场所是

　　A. 淋巴管 　　　　B. 肝脏 　　　　C. 胸腺

　　D. 外周血 　　　　E. 淋巴结

【例2】属于黏膜免疫系统的免疫器官是
　　A. 胸腺　　　　　　　　　B. 脾　　　　　　　　　C. 扁桃体
　　D. 骨髓　　　　　　　　　E. 肝

【例3】属于中枢免疫器官的是
　　A. 骨髓　　　　　　　　　B. 阑尾　　　　　　　　C. 淋巴结
　　D. 脾　　　　　　　　　　E. 扁桃体（2023）

二、免疫细胞

免疫细胞是指所有参加免疫应答及与免疫应答有关的细胞和前体细胞，包括造血干细胞、淋巴细胞、单核-巨噬细胞、粒细胞等。免疫活性细胞特指T淋巴细胞和B淋巴细胞。

1. T淋巴细胞

T淋巴细胞由胸腺发育成熟进入外周淋巴器官，占脾脏、外周血淋巴细胞总数的60%左右。

(1) T淋巴细胞的表面标志　T细胞表面有许多重要的膜分子，它们参与T细胞识别抗原、活化、增殖、分化及效应功能的发挥，其中一些膜分子还是区分T细胞及其亚群的重要标志。

	表达细胞	功能
TCR	所有T细胞	T细胞受体(TCR)为所有T细胞表面的特征性标志
CD3	T细胞、胸腺T细胞	组成TCR-CD3复合体，是T细胞信号转导分子
CD4	T细胞亚群、单核细胞亚群	与MHC-Ⅱ类分子结合，增强T细胞与抗原提呈细胞或靶细胞之间的相互作用，并辅助TCR识别抗原
CD8	T细胞亚群、胸腺细胞亚群	与MHC-Ⅰ类分子结合，增强T细胞与抗原提呈细胞或靶细胞之间的相互作用，并辅助TCR识别抗原
CD28	$CD4^+$、$CD8^+$T细胞	与CD80、CD86互为配体，提供T细胞协同刺激信号
CD152	活化的$CD4^+$、$CD8^+$T细胞	CTLA-4(CD152)与CD80、CD86结合，下调或终止T细胞活化
ICOS	活化的T细胞	调节活化的T细胞多种细胞因子的产生，促进T细胞增殖
PD-1	活化的T细胞	抑制T细胞增殖、细胞因子(IL-2和IFN-γ)的产生

【例4】只有T细胞才具有的表面标记为
　　A. 识别抗原受体　　　　　B. C3受体　　　　　　　C. 细胞因子受体
　　D. CD3分子　　　　　　　E. 有丝分裂原受体

(2) TCR复合物的组成　由TCR和CD3分子组成，是T细胞特有的标志，表达于所有T细胞表面。

①TCR　T细胞受体(TCR)是由两条肽链构成的异二聚体，大多数T细胞表达TCRαβ（称为αβT细胞），少数表达TCRγδ（称为γδT细胞）。

②CD3　CD3分子由γ、δ、ε、ζ、η五种肽链组成。肽链胞质区含免疫受体酪氨酸活化基序(ITAM)，ITAM的酪氨酸残基被酪氨酸蛋白激酶P56^{lck}磷酸化后，可募集酪氨酸蛋白激酶(ZAP-70)，再经酪氨酸激酶级联反应向下传递活化信号。

③TCR-CD3复合物　TCR每条肽链的胞膜外区各含有1个可变区(V区)和1个恒定区(C区)。TCR两条肽链的V区构成其识别抗原肽-MHC复合物的结构域。TCR不能直接识别抗原表位，只能特异性识别抗原提呈细胞或靶细胞表面的抗原肽-MHC分子复合物(pMHC)。TCR识别pMHC时具有双重特异性，既要识别抗原肽的表位，也要识别自身MHC分子的多态性部分。TCR通过其跨膜区与CD3

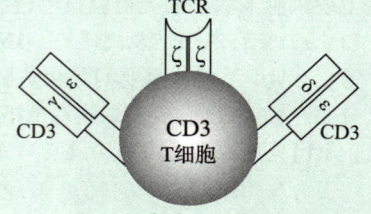

TCR-CD3复合物结构示意图

的跨膜区连接,形成 TCR-CD3 复合物。TCR 识别抗原所产生的活化信号由 CD3 传导至 T 细胞内。

(3)T 淋巴细胞亚群、功能及临床意义

①T 淋巴细胞亚群　根据其表型及功能特征,可以将 T 细胞分成许多不同的类别及亚群。

A. 根据分化阶段　可将 T 细胞分为初始 T 细胞、效应 T 细胞、记忆性 T 细胞三种。

B. 根据 TCR 的类型　可将 T 细胞分为 αβT 细胞、γδT 细胞两类。

C. 根据免疫效应　将 T 细胞分为辅助性 T 细胞(Th)、细胞毒性 T 细胞(CTL)、调节性 T 细胞(Treg)三类。

D. 根据是否表达 CD4 或 CD8 分子　可将 T 细胞分为 $CD4^+$T 细胞和 $CD8^+$T 细胞。

E. 根据转录因子表达和效应不同　可将 $CD4^+$Th 细胞分为 Th1、Th2、Th9、Th17、Th22、T_{FH}、Treg 等。

②功能及临床意义

A. 辅助性 T 细胞(Th)　Th 是能辅助 T、B 细胞免疫应答的功能亚群。

	Th1 细胞	**Th2 细胞**	**Th17 细胞**
细胞因子	分泌 IL-2、IFN-γ、LTα	分泌 IL-4、IL-5、IL-6、IL-10、IL-13	分泌 IL-17、IL-21、IL-22
主要参与	细胞免疫应答	体液免疫应答	固有免疫
病理情况	参与迟发型超敏反应 器官特异性自身免疫病	在过敏性疾病、感染性疾病中发挥作用	介导炎性反应、自身免疫病、移植排斥、肿瘤的发生发展

B. 调节性 T 细胞(Treg)　是具有免疫抑制作用的功能亚群。Treg 可分自然调节性 T 细胞(nTreg)和适应性调节性 T 细胞(iTreg),它们的表型特征均为 $CD4^+CD25^+Foxp3^+$。nTreg 直接从胸腺中分化而来,占外周血 $CD4^+$T 细胞的 5%～10%,维持外周耐受。iTreg 在外周由初始 $CD4^+$T 细胞经抗原及 TGF-β 诱导产生,负性调控抗原特异性 T、B 细胞免疫应答。

C. αβT 细胞　识别由 MHC 分子提呈的抗原肽,并介导细胞免疫应答,具有自身 MHC 限制性。

D. γδT 细胞　分布于皮肤和黏膜组织,其 TCR 缺乏多样性,只能识别由 CD1 分子(MHCI 样分子)提呈的糖脂、病毒糖蛋白、分枝杆菌的磷酸糖、热休克蛋白等,通过杀伤靶细胞发挥抗胞内菌和抗肿瘤作用。

E. 细胞毒性 T 细胞(CTL)　是具有免疫杀伤效应的功能亚群,其主要功能是特异性直接杀伤靶细胞,如肿瘤细胞、病毒感染的组织细胞等。CTL 主要通过两种机制发挥细胞毒作用:一是分泌穿孔素、颗粒酶、颗粒溶解素及淋巴毒素等物质直接杀伤靶细胞;二是通过 Fas/FasL 途径诱导靶细胞凋亡。人类 CTL 的特征性表型为 $CD3^+CD4^-CD8^+CD28^+$。

【例 5】Th2 细胞主要分泌

　　A. IFN-α　　　　　　　B. IL-4　　　　　　　C. IFN-γ

　　D. IFN-β　　　　　　　E. IL-2

【例 6】Th1 细胞主要分泌

　　A. IFN-γ　　　　　　　B. IL-4　　　　　　　C. IL-5

　　D. IL-6　　　　　　　　E. IL-10

【例 7】产生 IL-2 的细胞是

　　A. 巨噬细胞　　　　　　B. 肥大细胞　　　　　C. T 细胞

　　D. B 细胞　　　　　　　E. 嗜酸性粒细胞

【例 8】T 细胞不能

　　A. 产生细胞因子　　　　B. 直接杀伤靶细胞　　C. 参与病毒的免疫应答

　　D. 介导 ADCC 效应　　　E. 诱导抗体的类别转换

2. B 淋巴细胞

B 细胞由骨髓淋巴样干细胞分化发育,定居于外周淋巴器官。B 细胞约占外周淋巴细胞总数的 20%。B 细胞通过产生抗体参与特异性体液免疫,也是重要的抗原提呈细胞。

(1) B 淋巴细胞的表面标志　如下。

①BCR　B 细胞受体（BCR）是特异性表达于 B 细胞表面的膜型免疫球蛋白（mIg）。

②B 细胞共受体　B 细胞表面的 CD19、CD21 及 CD81 非共价相连形成的复合体，称为 B 细胞共受体，能增强 BCR 信号，提高 B 细胞对抗原刺激的敏感性。在 CD19/CD21/CD81 复合体中，CD19 分子可放大 BCR 传递的活化信号；CD21 分子又称 CR2，是补体活化片段 C3d 的受体，通过结合 BCR 所识别的抗原上包被的补体成分，将共受体与 BCR 交联在一起。

③共刺激分子　抗原与 B 细胞的 BCR 结合产生的信号是 B 细胞活化的第一信号，但仅有第一信号不足以使 B 细胞活化，还需要第二信号。而第二信号主要由 Th 细胞、B 细胞表面的共刺激分子（CD28-B7、CD40L-CD40）间的相互作用产生。

④CD20　是 B 细胞特征性标志，在 B 细胞分化、增殖中起重要调节作用。

⑤CD32　即 FcγRⅡ，FcγRⅡB 亚型能负反馈调节 B 细胞活化及抗体的分泌。

　　A. 树突状细胞　　　　　　　B. T 淋巴细胞　　　　　　　C. 巨噬细胞
　　D. NK 细胞　　　　　　　　E. B 淋巴细胞

【例 9】既能产生抗体又能提呈抗原的免疫细胞是

【例 10】可用于艾滋病辅助诊断的免疫细胞是

(2) BCR 复合物的组成　BCR 是特异性表达于 B 细胞表面的膜型免疫球蛋白（mIg）。BCR 复合物由 mIg 和传递抗原刺激信号的 Igα/Igβ（CD79a/CD79b）异源二聚体组成。Igα/Igβ 胞质区含有免疫受体酪氨酸活化模体（ITAM），通过募集下游信号分子，可转导特异性抗原与 BCR 结合所产生的信号。

(3) B 淋巴细胞亚群　根据是否表达 CD5，将 B 细胞分为 B-1、B-2 细胞两个亚群。

	B-1 细胞	B-2 细胞
CD5 分子表达	CD5⁺	CD5⁻
分泌的抗体	主要是 IgM，其次为 IgG	主要是 IgG，其次为 IgM
参与免疫反应	主要参与固有免疫	主要参与适应性体液免疫
占比	占 B 细胞总数的 5%～10%	是分泌抗体和体液免疫应答的主要细胞
主要定居部位	胸腔、腹腔和肠道黏膜固有层中	淋巴器官
发育时期	出现较早（在个体发育的胚胎期即产生）	出现较晚（在个体发育中出现较晚）
自我更新能力	具有自我更新能力	由骨髓产生
针对的抗原	糖类（如细菌多糖等）	蛋白质类
Th 细胞的辅助	无须	需要
抗体类型	天然抗体，表现为多反应性	单特异性抗体
抗原刺激	在无明显外源性抗原刺激的情况下，可产生天然抗体，行使固有免疫功能	在抗原刺激和 Th 细胞辅助下，B-2 细胞分化为浆细胞，产生抗体，行使体液免疫功能

【例 11】可以作为 B 细胞活化的协同刺激分子是
　　A. CD4　　　　　　　　　　B. CD19　　　　　　　　　　C. CD21
　　D. CD28　　　　　　　　　 E. CD40

【例 12】有特异性抗原受体的细胞是
　　A. B 淋巴细胞　　　　　　　B. 浆细胞　　　　　　　　　C. 巨噬细胞
　　D. NK 细胞　　　　　　　　E. 单核细胞

【例 13】天然血型抗体是
　　A. IgA　　　　　　　　　　B. IgM　　　　　　　　　　　C. IgG
　　D. IgE　　　　　　　　　　E. IgD

(4) B 淋巴细胞的功能及临床意义　如下。

①B 细胞的主要功能　是产生抗体介导体液免疫应答。

A. 中和作用　某些针对病原体的抗体,可阻断病原体与靶细胞的结合,称为抗体的中和作用。

B. 调理作用　抗体与病原体表面结合,其 Fc 段又可与吞噬细胞表面的 Fc 受体结合,将病原体带至吞噬细胞处,使之易于吞噬,抗体的这种作用称为抗体的调理作用。

C. 参与补体的溶细胞或溶菌作用　IgG 和 IgM 抗体结合细胞或细菌,可通过经典途径激活补体,最后形成攻膜复合物(MAC),导致细胞或细菌溶解。

D. 抗体依赖细胞介导的细胞毒作用(ADCC)　IgG 抗体结合病毒感染细胞或肿瘤细胞后,NK 细胞可通过表面的 Fc 受体与 IgG 的 Fc 段结合,从而杀伤靶细胞。

②B 细胞的次要功能　是向 T 细胞提呈可溶性抗原。专职的抗原提呈细胞(巨噬细胞和树突状细胞),均不能有效地摄取可溶性抗原,而活化的 B 细胞可借其表面的 BCR 结合可溶性抗原,对其进行加工、处理后,以抗原肽-MHC 分子复合物的形式提呈给 T 细胞。

  A. NK 细胞　　　　　　　　　B. B 细胞　　　　　　　　　C. 肥大细胞
  D. 细胞毒性 T 细胞　　　　　　E. 浆细胞

【例 14】具有特异性细胞毒作用的是

【例 15】能分泌抗体的是

【例 16】可提呈抗原的是

3. 自然杀伤(NK)细胞

自然杀伤(NK)细胞是一类可非特异性直接杀伤肿瘤细胞和病毒感染细胞的固有免疫淋巴细胞。

(1) NK 细胞的表面标志　NK 细胞不表达特异性抗原识别受体,表达 IgG Fc 受体(FcγRⅢ),能杀伤与 IgG 抗体结合的靶细胞,这种杀伤作用称为抗体依赖细胞介导的细胞毒作用(ADCC)。NK 细胞表达 TCR^-、mIg^-、$CD16^+$、$CD56^+$。NK 细胞表面的 NCR,如 NKp30、44、46 是 NK 细胞特有的标志。

(2) NK 细胞受体　NK 细胞表面有两种不同的受体:

①杀伤细胞活化受体(KAR)　是指能激发 NK 细胞杀伤作用的受体。

②杀伤细胞抑制受体(KIR)　是指能抑制 NK 细胞杀伤作用的受体。

(3) NK 细胞的功能及临床意义

①非特异性杀伤作用　NK 细胞无须抗原预先致敏,即可通过 ADCC 作用直接杀伤某些肿瘤细胞、病毒感染细胞,在机体抗肿瘤、早期抗病毒或胞内寄生菌感染的免疫应答中起重要作用。

②分泌细胞因子　活化的 NK 细胞可分泌 IFN-γ 和 TNF-α 等,增强机体抗感染效应,并参与免疫调节。

【例 17】关于免疫细胞和膜分子,错误的组合是

  A. 辅助性 T 细胞——CD4 抗原阳性　　　　B. 单核吞噬细胞——MHC Ⅱ 类抗原阳性
  C. 细胞毒性 T 细胞——CD8 抗原阳性　　　D. NK 细胞——CD4 抗原阳性
  E. 人红细胞——MHC Ⅰ 类抗原阴性

【例 18】介导 ADCC 的是

  A. CD3　　　　　　　　B. IgG　　　　　　　　C. IFN-γ
  D. IL-4　　　　　　　　E. CD4

  A. CD3　　　　　　　　B. CD19　　　　　　　C. KIR
  D. MHC Ⅱ　　　　　　E. IL-2

【例 19】T 细胞的表面分子是

【例 20】树突状细胞的表面分子是

【例 21】NK 细胞的表面分子是

【例22】可通过抗原非特异性方式杀伤病毒感染细胞的免疫细胞是
A. 中性粒细胞　　　　　　　B. T 细胞　　　　　　　　C. B 细胞
D. 肥大细胞　　　　　　　　E. NK 细胞

4. 抗原提呈细胞

(1) **概念**　抗原提呈细胞(APC)是指能够摄取、加工处理抗原，并将抗原信息提呈给 T 细胞的一类细胞。在机体的免疫识别、免疫应答、免疫调节中起重要作用。

(2) **种类**　抗原提呈细胞(APC)分为专职抗原提呈细胞和非专职抗原提呈细胞两类。

	专职 APC	非专职 APC
表达	可组成性表达 MHC Ⅱ 类分子、T 细胞活化所需的共刺激分子和黏附分子	通常情况下，不表达 MHC Ⅱ类分子，但在炎症、IFN-γ 等作用下，可表达 MHC Ⅱ类分子、共刺激分子和黏附分子
功能	具有显著的抗原摄取、加工、处理与提呈功能	具有较弱的抗原处理和提呈能力
细胞种类	树突状细胞、巨噬细胞、B 细胞	内皮细胞、成纤维细胞、上皮细胞、间皮细胞、嗜酸性粒细胞等

① **树突状细胞(DC)**　是目前已知的功能最强的抗原提呈细胞，能显著刺激初始 T 细胞增殖，是机体适应性 T 细胞免疫应答的始动者，而巨噬细胞、B 细胞仅能刺激已活化的或记忆性 T 细胞。此外，树突状细胞还表达丰富的免疫识别受体，能敏感地识别入侵的病原微生物，通过快速释放大量细胞因子参与固有免疫应答。因此，树突状细胞被视为连接固有免疫和适应性免疫的桥梁。

② **巨噬细胞**　定居于各组织脏器、皮肤和黏膜，体积大，变形能力强，通过其表面丰富的补体受体、Fc 受体、甘露糖受体等，具有很强的抗原摄取吞噬能力和蛋白处理能力。虽低表达 MHC 和共刺激分子，但 IFN-γ 可显著上调巨噬细胞的抗原提呈能力。

③ **B 细胞**　B 细胞无吞噬作用，主要通过 BCR 特异性识别和结合抗原，或通过胞饮作用摄取抗原，在胞内加工处理抗原后提呈给 CD4⁺Th 细胞。B 细胞的抗原提呈功能对 Th 细胞的活化具有重要意义。

【例23】在免疫应答中，巨噬细胞可
A. 产生抗体　　　　　　　B. 表达 TCR　　　　　　　C. 产生细胞因子
D. 表达 CD3 分子　　　　　E. 发生基因重排

(3) **外源性抗原的提呈**　外源性抗原(细菌、蛋白质等)被 APC 识别和摄取，在胞内形成内体。内体转运至溶酶体或与溶酶体融合，抗原随后被降解为多肽而转运至 MHC Ⅱ 类分子腔室(MⅡC)中。MⅡC 中含有 MHC Ⅱ 类分子。最后在 MⅡC 中形成稳定的抗原肽-MHC Ⅱ 类分子复合物，然后转运至 APC 膜表面，最终将抗原提呈给 CD4⁺T 细胞。

(4) **内源性抗原的提呈**　内源性抗原在胞内合成后，被胞质中的蛋白酶体降解为多肽。多肽经抗原加工相关转运物(TAP)选择性转运至内质网中，与内质网内组装的 MHC Ⅰ 类分子结合形成抗原肽-MHC Ⅰ类分子复合物，再经高尔基体将此复合物转运至细胞膜表面，供 CD8⁺T 细胞识别结合。

	内源性抗原	外源性抗原
定义	是指细胞(靶细胞)内合成的抗原	是指来源于抗原提呈细胞(APC)之外的抗原
抗原提呈	经 MHC Ⅰ 类分子途径	经 MHC Ⅱ 类分子途径
举例	被病毒感染的细胞合成的病毒蛋白、肿瘤细胞内合成的肿瘤抗原、某些胞内的自身成分	被吞噬的细胞、细菌、蛋白质抗原等

(5) **抗原的交叉提呈**　是指抗原提呈细胞将外源性抗原摄取、加工、处理后，不仅可通过 MHC Ⅱ 类分子途径提呈给 CD4⁺T 细胞，还可通过 MHC Ⅰ 类分子途径提呈给 CD8⁺T 细胞。同样，内源性抗原在某些情况下，也可通过 MHC Ⅱ 类分子途径提呈给 CD4⁺T 细胞。抗原的交叉提呈参与了机体对病毒(如疱疹病

毒)、细菌(如李斯特菌)感染和大多数肿瘤的免疫应答,但不是抗原提呈的主要方式。

【例24】受MHC限制的是
　　A. CTL杀伤病毒感染细胞　　　B. NK细胞杀伤肿瘤细胞　　　C. 巨噬细胞吞噬细菌
　　D. 抗体结合病毒　　　　　　　E. 树突状细胞摄取抗原

【例25】肿瘤细胞被细胞毒性T细胞杀伤的关键条件是
　　A. 表达黏附分子　　　　　　B. 表达MHCⅠ类分子　　　　C. 表达MHCⅡ类分子
　　D. 表达CD分子　　　　　　　E. 分泌细胞因子

5. 其他免疫细胞

(1) 单核-巨噬细胞　单核细胞由骨髓造血干细胞分化发育而成,在血液循环中游走1~3天后,进入全身组织,分化为巨噬细胞。在免疫应答过程中,单核-巨噬细胞具有吞噬、抗原提呈、产生细胞因子的作用。

①吞噬　在炎症信号的刺激下,单核细胞可迅速到达感染部位,并分化成巨噬细胞和树突状细胞。单核-巨噬细胞可摄入并消化微生物和颗粒状物质,这种吞噬作用可被抗体或补体增强。

②抗原提呈　单核-巨噬细胞可将摄入的微生物抗原加工、提呈给T细胞并使其激活。

③产生细胞因子　单核-巨噬细胞可通过模式分子识别受体直接识别病原体而被激活,并产生炎性细胞因子,如TNF、IL-1和IL-12等,促进炎症反应。

(2) 中性粒细胞　占血液白细胞总数的60%~70%,是白细胞中数量最多的一种。中性粒细胞具有很强的趋化作用和吞噬功能。①病原体在局部引发感染时,中性粒细胞可迅速穿越血管内皮细胞进入感染部位,对入侵的病原体发挥吞噬杀伤和清除作用。②中性粒细胞表面表达IgG Fc受体和补体C3b受体,可通过调理作用促进和增强中性粒细胞的吞噬、杀菌作用。

(3) 嗜酸性粒细胞　来源于骨髓干细胞。在外周血中数量为$(0.05~0.5)×10^9/L$,在组织中的数量约为外周血中的100倍,主要分布于呼吸道、消化道和泌尿生殖道黏膜组织中。嗜酸性粒细胞的主要生物学功能:①拮抗和调节速发型超敏反应;②吞噬作用;③抗寄生虫和病毒感染;④产生炎症介质。

(4) 嗜碱性粒细胞　占外周血白细胞总数0.2%,胞质含嗜碱颗粒,颗粒中含有组胺、肝素等炎症介质。嗜碱性粒细胞与肥大细胞均表达IgE高亲和力受体(FcεRI),是介导Ⅰ型超敏反应的主要效应细胞。

(5) 肥大细胞　定居于多种组织,其胞质内预存大量含组胺、5-羟色胺和肝素的颗粒。变应原首次接触诱导肥大细胞致敏,激活的肥大细胞可释放组胺、血栓素、前列腺素D_2、白三烯C_4、血小板激活因子等,引发过敏性鼻炎、哮喘、湿疹、瘙痒、过敏性结膜炎、全身性过敏反应等Ⅰ型超敏反应性疾病。

(6) 固有淋巴样细胞(ILCs)　为组织定居型淋巴细胞,分为三个亚群ILC1、ILC2、ILC3,分别分泌IFN-γ、IL-5/IL-13、IL-17/IL-22。ILC通过分泌特征性细胞因子在局部组织、黏膜启动局部早期免疫,显著影响Th1、Th2、Th17适应性免疫的诱导,启动炎症病理性疾病的发生。肺组织定居的ILC2通过激活嗜酸性粒细胞增多、局部浸润和IgE增高,在过敏性哮喘、变态反应性皮炎发病中发挥重要启动和效应功能。

(7) γδT细胞　分布于皮肤和黏膜组织,其TCR缺乏多样性,可识别由CD1分子提呈的糖脂、病毒糖蛋白、分枝杆菌的磷酸糖、热休克蛋白等,通过杀伤靶细胞发挥抗胞内菌和抗肿瘤作用。

(8) NKT细胞　自然杀伤T细胞(NKT细胞)是指既表达NK细胞表面标志CD56又表达T细胞表面标志TCRαβ-CD3复合体的固有淋巴细胞。

▶ **常考点**　重点内容,要求全面掌握。

参考答案——详细解答见《2024国家临床执业及助理医师资格考试历年考点精析(上、下册)》

1. ABCDE　　2. ABCDE　　3. ABCDE　　4. ABCDE　　5. ABCDE　　6. ABCDE　　7. ABCDE
8. ABCDE　　9. ABCDE　　10. ABCDE　　11. ABCDE　　12. ABCDE　　13. ABCDE　　14. ABCDE
15. ABCDE　　16. ABCDE　　17. ABCDE　　18. ABCDE　　19. ABCDE　　20. ABCDE　　21. ABCDE
22. ABCDE　　23. ABCDE　　24. ABCDE　　25. ABCDE

第3章 免疫球蛋白与补体系统

▶ **考纲要求**

①免疫球蛋白的基本概念：免疫球蛋白/抗体，多克隆抗体，单克隆抗体，基因工程抗体与人源化抗体。②免疫球蛋白的结构：免疫球蛋白的基本结构，免疫球蛋白的功能区。③免疫球蛋白的类与型：免疫球蛋白的类及亚类，免疫球蛋白的型及亚型。④免疫球蛋白的功能：免疫球蛋白V区的功能，免疫球蛋白C区的功能。⑤各类免疫球蛋白的特性和功能：IgG的特性和功能，IgM的特性和功能，IgA的特性和功能，IgE的特性和功能，IgD的特性和功能。⑥抗体的应用：抗血清(多克隆抗体)的临床应用，单克隆抗体的临床应用，基因工程抗体与人源化抗体的临床应用。⑦补体系统概述：补体的概念，补体系统的组成与命名。⑧补体系统的激活：经典激活途径，旁路激活途径，凝集素激活途径。⑨补体激活的调节：补体调控分子，补体固有成分自身调控。⑩补体的生物学功能：膜攻击复合物的生物学功能，补体活性片段介导的生物学功能。⑪补体与疾病：补体与疾病的发生，补体与疾病诊治。

▶ **复习要点**

一、免疫球蛋白

1. 基本概念

(1) **免疫球蛋白(Ig)** 是指具有抗体活性并具有抗体化学结构的球蛋白。免疫球蛋白分为分泌型(SIg)和膜型(mIg)。分泌型免疫球蛋白(SIg)即为抗体，主要存在于血液及组织液中，具有抗体的各种功能。膜型免疫球蛋白(mIg)与Igα/Igβ共同构成B细胞膜上的抗原受体(BCR)。

(2) **抗体(Ab)** 是介导体液免疫的重要效应分子，是B细胞接受抗原刺激后增殖分化为浆细胞所产生的糖蛋白，主要存在于血清等体液中，通过与相应抗原特异性结合，发挥体液免疫作用。

(3) **多克隆抗体(pAb)** 天然抗原性物质因含有多个不同抗原表位，免疫动物后可同时激活多个抗原特异性B细胞，产生多种不同抗原特异性抗体，因此天然个体血清抗体为由不同B细胞克隆分泌的抗体混合物，即多克隆抗体。

(4) **单克隆抗体(mAb)** 通过单个B细胞克隆分离鉴定和用生化技术，当前通过杂交瘤技术可产生仅针对单个B细胞表位的单克隆抗体。

(5) **基因工程抗体** 通过基因工程技术制备的抗体或抗体片段称为基因工程抗体。

(6) **人源化抗体** 又称互补决定区移植抗体，是指抗体的可变区部分或抗体全部由人类抗体基因编码的抗体，主要由鼠源单克隆抗体以基因工程及DNA重组技术改造，重新表达而成。

2. 免疫球蛋白的结构

(1) **免疫球蛋白的基本结构** 免疫球蛋白单体的基本结构呈"Y"字形，由两条相同的重(H)链和两条相同的轻(L)链借二硫键连接组成。重链近氨基端1/4区域、轻链近氨基端1/2区域内的氨基酸序列多变，称为可变区(V区)。而重链和轻链近羧基端区域的氨基酸序列相对稳定，称为恒定区(C区)。重链可变区(VH)和轻链可变区(VL)各有3个区域的氨基酸排列顺序高度可变，称为高变区(HVR)或互补决定区(CDR)，分别称为CDR1、CDR2、CDR3。重链可变区和轻链可变区的6个CDR区共同组成抗体分子的抗原结合部位，决定着抗体的特异性，并负责识别及结合抗原。

(2) 免疫球蛋白的功能区 Ig 的两条重链和两条轻链都可折叠为数个球形结构域，称为 Ig 的功能区。

①轻链功能区 轻链有 VL 和 CL 两个功能区。

②重链功能区 IgA、IgG、IgD 重链有 VH、CH1、CH2、CH3 四个功能区。IgM 和 IgE 重链有 VH、CH1、CH2、CH3、CH4 五个功能区。

③抗原结合部位 VH 和 VL 是与抗原特异性结合的部位。

④补体结合部位 IgG 的 CH2 和 IgM 的 CH3 是补体（C1q）的结合部位，参与补体的激活。

⑤IgG 的 CH2 和 CH3 能与具有相应 Fc 受体的巨噬细胞、NK 细胞结合，产生调理吞噬作用、ADCC 作用。

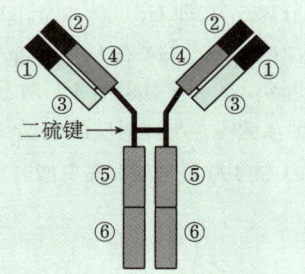

①③轻链（L 链）
②④⑤⑥重链（H 链）
①轻链可变区（VL）
②重链可变区（VH）
③轻链恒定区（CL）
④⑤⑥重链恒定区（CH1、CH2、CH3）

免疫球蛋白的基本结构示意图

⑥**免疫球蛋白的酶解片段** 若用木瓜蛋白酶水解 IgG 分子，断裂部位在二硫键的氨基端，可将其裂解为三个片段，即两个完全相同的抗原结合片段（Fab）和一个可结晶片段（Fc）。若用胃蛋白酶水解 IgG，则断裂部位在二硫键的羧基端，可将其裂解为一个大分子片段 F(ab′)$_2$ 和若干无活性小片段 pFc′。

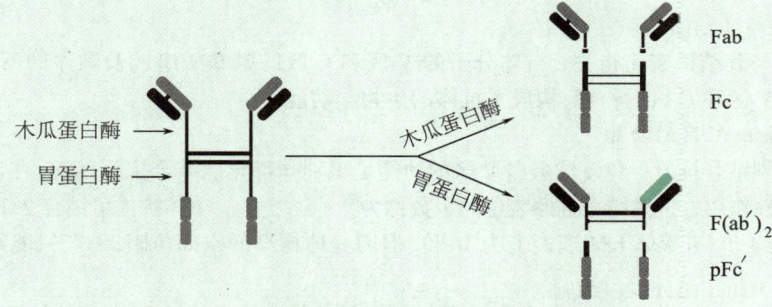

免疫球蛋白的酶解片段

F(ab′)$_2$ 由 2 个 Fab 及铰链区组成，因此为双价，可同时结合两个抗原表位。F(ab′)$_2$ 片段保留了结合相应抗原的生物学活性，又避免了 Fc 段抗原性可能引起的副作用和超敏反应，因而被广泛用作生物制品，如白喉抗毒素、破伤风抗毒素经胃蛋白酶水解后精制提纯的制品。pFc′ 最终被降解，不发挥生物学作用。

⑦**Ig 的其他成分** 某些 Ig 除有轻链和重链的基本结构外，还有其他辅助成分，如 J 链和分泌片。

A. J 链 由浆细胞合成，主要功能是将单体 Ig 连接为二聚体或多聚体。2 个 IgA 单体由 J 链连接形成二聚体。5 个 IgM 单体由二硫键、J 链连接形成五聚体。IgG、IgD 和 IgE 常为单体，无 J 链。

B. 分泌片 由肠黏膜上皮细胞分泌，以非共价键形式结合于 IgA 二聚体上使其成为 SIgA。分泌片的作用是使 IgA 分泌到黏膜表面，具有黏膜免疫作用；可保护 SIgA 的铰链区免受蛋白水解酶的降解。

【例1】关于免疫球蛋白和抗体的说法，正确的是
  A. 免疫球蛋白就是抗体，二者具有相同的含义
  B. 免疫球蛋白均为抗体，抗体不一定都是免疫球蛋白
  C. 免疫球蛋白与抗体不同，二者也不相关

D. 抗体均为免疫球蛋白,而免疫球蛋白并不一定都是抗体
E. 抗体和免疫球蛋白只存在于血液和体液中,二者均具有免疫功能

注意:免疫球蛋白涵盖的范围要大于抗体,如膜型免疫球蛋白(mIg)即属于免疫球蛋白,但不属于抗体。

3. 免疫球蛋白的类与型

	划分依据	划分结果
类	Ig 重链 C 区所含抗原表位的不同	将重链分为 γ、α、μ、δ、ε 链 5 种 与此对应的 Ig 分为 5 类,即 IgG、IgA、IgM、IgD、IgE
亚类	同一类重链的抗原性及二硫键数目和位置的不同	IgG 有 $IgG_1 \sim IgG_4$ 4 个亚类,IgA 有 IgA_1 和 IgA_2 2 个亚类 IgM 有 IgM_1 和 IgM_2 2 个亚类,IgD 和 IgE 尚未发现亚类
型	Ig 轻链 C 区所含抗原表位的不同	将轻链分为两种:λ 和 κ。与此对应的 Ig 分别为 λ 型和 κ 型
亚型	Ig 轻链 C 区 N 端氨基酸排列差异	再分为亚型,如 λ 链 190 氨基酸为亮氨酸时称 OZ(+),为精氨酸时称 OZ(−)

【例2】免疫球蛋白分类的主要依据是
  A. L 链   B. H 链   C. 二硫键数目
  D. 单体数   E. 分子量大小

【例3】决定免疫球蛋白类别的结构是
  A. 轻链可变区   B. 轻链恒定区   C. 重链恒定区
  D. 铰链区   E. 重链可变区

4. 免疫球蛋白的功能

抗体的功能与其结构密切相关。抗体分子的 V 区和 C 区的氨基酸组成及顺序的不同,决定了它们功能上的差异。V 区和 C 区的作用,构成了抗体的生物学功能。

(1) 免疫球蛋白 V 区的功能

①特异性识别结合抗原 免疫球蛋白 V 区的功能是识别并特异性结合抗原,CDR 在识别和结合特异性抗原中起决定性作用。抗体结合抗原表位的个数称为抗原结合价。单体抗体可结合 2 个抗原表位,为双价;分泌型 IgA 为 4 价;五聚体 IgM 理论上为 10 价,但因立体构型的空间位阻,一般只能结合 5 个抗原表位,故为 5 价。

②中和病原体及其毒素 免疫球蛋白 V 区通过特异性结合病原微生物表面的抗原表位、或细菌毒素,封闭了病原体或毒素作用于细胞的结构域,从而阻断病原体入侵或毒素效应,称为中和作用。

③mIgM 构成 B 细胞抗原识别受体(BCR),特异性识别抗原表位,启动 B 细胞活化。

④IgV 区 CDR 所具有的高度特定的氨基酸表位称为独特位,可诱导机体产生抗独特型抗体。

(2) 免疫球蛋白 C 区的功能

①激活补体 IgG1、IgG2、IgG3 及 IgM 与相应抗原结合后,通过经典途径激活补体系统。IgA、IgE 和 IgG_4 可通过旁路途径激活补体系统。IgD 不能激活补体。

②调理作用 是指 IgG 的 Fc 段与巨噬细胞、中性粒细胞的 Fc 受体结合,增强吞噬细胞的吞噬作用。

③抗体依赖的细胞介导的细胞毒作用(ADCC) IgG 与细菌、肿瘤或病毒感染的靶细胞结合后,可通过其 Fc 段与具有杀伤活性的 NK 细胞表面的 IgG Fc 受体结合,增强 NK 细胞对靶细胞的杀伤作用。

注意:抗体(IgG)与靶细胞上抗原的结合是特异性的,而 NK 细胞的杀伤作用是非特异性的。

④介导 I 型超敏反应 IgE 的 Fc 段与肥大细胞、嗜碱性粒细胞的 Fc 受体结合,使其致敏。当相同抗原再次与致敏靶细胞的特异性 IgE 结合,可使之脱颗粒,释放组胺等生物活性介质,引起 I 型超敏反应。

第五篇 医学免疫学
第3章 免疫球蛋白与补体系统

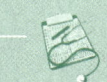

⑤穿过胎盘和黏膜　IgG是唯一能通过胎盘的免疫球蛋白。SIgA可通过分泌片穿越黏膜上皮,进入呼吸道和消化道管腔,发挥局部黏膜免疫作用。

5. 各类免疫球蛋白的特性和功能

	占血清Ig	特性	功能
IgG	75%~85%	唯一能通过胎盘的免疫球蛋白;血清中含量最高;生后3个月开始合成,3~5岁达成人水平;是产生再次免疫应答的主要抗体	新生儿抗感染免疫;是机体抗感染的主力军;经典途径激活补体,发挥调理作用、ADCC等
IgM	5%~10%	①最早合成和分泌的抗体,是初期免疫应答最早出现的抗体;检出IgM表示新近感染 ②天然的血型抗体是IgM ③胚胎晚期的胎儿即可产生IgM	是机体抗感染的先头部队 用于早期诊断 血型不符的输血,可致严重溶血反应 脐带血检出IgM提示宫内感染
IgA	10%~15%	SIgA合成和分泌的部位在肠道、呼吸道、乳腺、唾液腺和泪腺等	SIgA是黏膜局部抗感染的主要因素 婴儿从初乳中获得,为重要被动免疫
IgD	0.3%	膜结合型IgD(mIgD)是B细胞分化的标志 未成熟的B细胞表达膜结合型IgM(mIgM) 成熟的B细胞表达mIgM和mIgD	生物学功能不清
IgE	0.02%	血清中含量最少;为亲细胞抗体 可与肥大细胞、嗜碱性粒细胞Fc受体结合	引起Ⅰ型变态反应

注意:①IgG生后3个月开始合成,3~5岁达成人水平;8~10岁达成人水平(《儿科学》)。
②早期抗感染主要是IgM,晚期抗感染主要是IgG。
③IgG能通过胎盘,在新生儿抗感染免疫中起重要作用。
④IgA能通过乳汁获得,在婴儿抗感染免疫中起重要作用。

【例4】具有亲细胞作用的抗体是
　　A. IgM　　　　　　　　　B. IgD　　　　　　　　　C. IgE
　　D. IgG　　　　　　　　　E. IgA

【例5】天然血型抗体是
　　A. IgA　　　　　　　　　B. IgM　　　　　　　　　C. IgG
　　D. IgE　　　　　　　　　E. IgD

【例6】患者感染病原微生物后,血清中最早出现的特异性免疫球蛋白是
　　A. IgM　　　　　　　　　B. IgD　　　　　　　　　C. IgG
　　D. IgA　　　　　　　　　E. IgE

【例7】与黏膜免疫应答密切相关的免疫球蛋白是
　　A. IgG　　　　　　　　　B. IgA　　　　　　　　　C. IgE
　　D. IgD　　　　　　　　　E. IgM

6. 抗体的应用

(1)**抗血清(多克隆抗体)的临床应用**　天然抗原含有多个抗原表位,免疫动物后多个B细胞克隆被激活,产生多种特异性抗体(抗血清),称为多克隆抗体。如破伤风抗毒素、狂犬病病毒抗毒素、抗蛇毒血清等均属于临床上广泛应用的抗血清。

(2)**单克隆抗体的临床应用**　将产生特异性抗体的单个B细胞与长寿的恶性骨髓瘤细胞融合,筛选获得只识别某一特定抗原表位的B细胞杂交瘤细胞,而产生高度均质、高度专一性的抗体。因为该抗体是由一个B细胞克隆产生的,故称为单克隆抗体(mAb)。mAb因其靶向性、特异性高,而毒副作用低,成

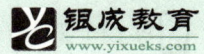

为当前生物医药领域最为瞩目的明星。

①mAb 在肿瘤治疗中的应用　抗 CD20 单抗(利妥昔单抗)已用于治疗非霍奇金 B 细胞淋巴瘤,曲妥珠单抗用于治疗 *HER*2 过度表达的转移性乳腺癌,贝伐珠单抗用于治疗晚期肺癌、结直肠癌。

②mAb 在炎症性疾病、靶向治疗中的应用　抗 TNF-α 单抗(阿达木单抗)已用于类风湿关节炎、强直性脊柱炎的治疗。将毒性物质、药物、放射性核素等偶联于 mAb,可实现靶向性药物治疗。

③mAb 在蛋白定性定量定位检测中的应用　蛋白质定性定量检测的突破来自酶标或荧光标记蛋白特异性 mAb 的制备,可使用免疫荧光、免疫印记、免疫组化技术进行蛋白质定性定量检测。

④mAb 在流式检测定性、定量、分选中的应用　流式细胞术是对免疫细胞定性、定量、功能测定和分选的重大技术突破,依靠蛋白特异性荧光标记单抗,应用多色流式检测,可快速检测外周血及组织免疫细胞的组成、比例、绝对数、分群及功能,并精确分离所需的免疫细胞。

(3)基因工程抗体与人源化抗体的临床应用　大规模制备单克隆抗体必须应用小鼠体系,但是必须克服 Ig 为鼠源性,其 Fc 段在人体应用具有很强免疫原性的弊端,因此必须置换除 CDR 功能区外的非人源性氨基酸序列,通过基因工程手段,可获得人-鼠嵌合抗体、部分或全部人源化抗体。

二、补体系统

1. 概述

(1)补体的概念　补体是存在于人和动物血清及组织液中一组不耐热、经活化后具有酶活性、可介导免疫应答和炎症反应的蛋白质,包括 30 多种可溶性蛋白和膜结合蛋白,故称为**补体系统**。

(2)补体系统的组成　补体系统由补体固有成分、补体调节蛋白和补体受体组成。

	补体固有成分	补体调节蛋白	补体受体
位于	血浆、体液中	血浆中、细胞膜表面	细胞膜表面
生理作用	构成补体基本组成的蛋白质	通过调节补体激活途径中关键酶而控制补体活化强度和范围	能与补体激活过程所形成的活性片段结合,介导多种生物效应
组成成分	C1~C9,B 因子、D 因子、P 因子 MBL(甘露糖结合凝集素) MASP(MBL 相关丝氨酸蛋白酶)	C1INH、C4bp、H 因子、I 因子 S 蛋白、Sp40/40、羧肽酶 N FHL(H 因子样蛋白) FHR(H 因子相关蛋白)	CR1、CR2、CR3、CR4、CR5 C3aR、C4aR、C5aR、C1qR C3eR、HR(H 因子受体)

(3)补体的命名原则　参与补体激活经典途径的固有成分按其被发现的先后分别命名为 C1、C2……C9;补体系统的其他成分以英文大写字母表示,如 B 因子、D 因子、P 因子、H 因子;补体调节蛋白多以其功能命名,如 C1 抑制物、C4 结合蛋白、衰变加速因子等;补体活化后的裂解片段以该成分的符号后面附加小写英文字母表示,如 C3a、C3b 等;灭活的补体片段在其符号前加英文字母 i 表示,如 iC3b。

2. 补体系统的激活

(1)三条补体激活途径　包括经典激活途径、旁路激活途径和凝集素(MBL)激活途径。

①经典激活途径　IgG 或 IgM 与抗原结合后,导致其 Fc 段的补体 C1q 结合点暴露。C1q 与两个以上的 Fc 段结合后依次活化 C1r、C1s,进而将 C4 裂解为 C4a 和 C4b。C2 与固相 C4b 结合,而后被 C1s 裂解为 C2a 和 C2b,形成具有 C3 转化酶活性的 C4b2a 复合物,该复合物使 C3 裂解为 C3a 和 C3b,形成 C5 转化酶(C4b2a3b),继而启动膜攻击阶段:C5 转化酶将 C5 裂解为 C5a 和 C5b,C5b 在液相中与 C6、C7 结合形成 C5b67 复合物,嵌入细胞膜疏水脂质层中,进而与 C8、C9 分子聚合,形成 C5b6789n 复合物,即攻膜复合物(MAC),形成穿膜的亲水性孔道,导致细胞崩解。

②旁路激活途径　C3 分子自发裂解形成 C3b 后与 B 因子结合,其中 B 因子被 D 因子裂解为 Bb 和 Ba,C3bBb 构成旁路激活途径的 C3 转化酶。其中,Bb 片段具有丝氨酸蛋白酶活性,可裂解 C3 分子生成

C3b。C3b 与附近膜表面结构共价结合,结合于自身组织细胞表面的 C3b 可被多种调节蛋白降解灭活,而结合于细菌激活物表面的 C3b 与 B 因子结合,固相 B 因子被 D 因子裂解为 Bb,形成旁路 C3 转化酶(C3bBb)。备解素(P 因子)与 C3b 和 Bb 分子结合可稳定 C3 转化酶。部分 C3b 与 C3 转化酶结合为旁路途径 C5 转化酶(C3bBb3b),其后的终末反应过程与经典途径完全相同。

③凝集素(MBL)激活途径 MBL 的分子结构类似于 C1q 分子,能与多种病原微生物表面的 N 氨基半乳糖或甘露糖结合,发生构型改变,导致 MBL 相关的丝氨酸蛋白酶(MASP)活化。MASP 有两类:活化的 MASP1 能直接裂解 C3 生成 C3b,形成旁路途径 C3 转化酶(C3bBb),参与并加强旁路途径正反馈环路。活化的 MASP2 能以类似 C1s 的方式裂解 C4 和 C2,生成类似经典途径的 C3 转化酶(C4b2a),进而激活后续补体成分。因此,MBL 途径对补体经典途径和旁路途径活化具有交叉促进作用。

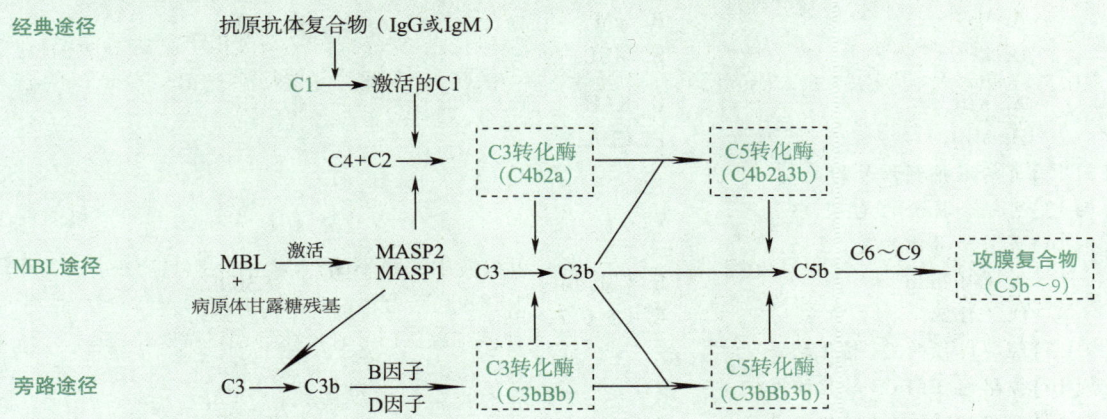

(2)三条补体激活途径的比较

	经典激活途径	旁路激活途径	甘露糖结合凝集素(MBL)途径
别称	传统激活途径	替代激活途径	凝集素激活途径
定义	是指激活物与 C1q 结合,顺序活化 C1r、C1s、C4、C2、C3,形成 C3 转化酶与 C5 转化酶的级联酶促反应过程	是指不依赖于抗体,而由微生物或外源异物直接激活 C3,由 B 因子、D 因子和备解素参与,形成 C3 转化酶与 C5 转化酶的级联酶促反应过程	指 MBL 直接识别病原体表面的 N 氨基半乳糖或甘露糖,依次活化 MASP1、MASP2、C4、C2、C3,形成 C3 转化酶与 C5 转化酶的级联酶促反应过程
激活物	抗原与抗体(IgM、IgG$_3$、IgG$_1$、IgG$_2$)形成的复合物	某些细菌、内毒素、酵母多糖、葡聚糖	含 N 氨基半乳糖或甘露糖基的病原微生物
识别机制	C1q 识别抗原抗体复合物	激活物直接激活 C3	由 MBL 直接识别
参与补体	C1~C9	C3、C5~C9、B 因子、D 因子、P 因子	MBL、MASP、C2~C9
所需离子	Ca^{2+}、Mg^{2+}	Mg^{2+}	Ca^{2+}
C3 转化酶	C4b2a	C3bBb	C4b2a、C3bBb
C5 转化酶	C4b2a3b	C3bBb3b	C4b2a3b、C3bBb3b
功能	参与特异性体液免疫的效应阶段	参与非特异性免疫 在感染早期即发挥作用	对经典和旁路途径有交叉促进作用,在感染早期或未免疫个体发挥抗感染作用

【例8】各种补体成分浓度达到成人水平的年龄是

A. 2个月　　　　　　　　B. 3个月　　　　　　　　C. 4个月
D. 5个月　　　　　　　　E. 6个月

【例9】能与IgG结合的补体是
A. C9　　　　　　　　　B. C7　　　　　　　　　C. C1q
D. C3　　　　　　　　　E. C5

【例10】参与经典途径激活补体的是
A. IgE　　　　　　　　B. LPS　　　　　　　　C. IgD
D. IgA　　　　　　　　E. IgM

【例11】参与替代途径激活补体的物质是
A. IgG　　　　　　　　B. IgM　　　　　　　　C. IgD
D. LPS　　　　　　　　E. MBL

A. KIR　　　　　　　　B. KAR　　　　　　　　C. TCR
D. MBL　　　　　　　　E. CEA

【例12】可传递抑制信号的是
【例13】可结合抗原的是
【例14】可激活补体的是

A. C4b2a3b　　　　　　B. C3bnBb　　　　　　　C. C3bBb
D. C4b2a　　　　　　　E. C5、6、7、8、9n

【例15】经典途径的C3转化酶是
【例16】旁路途径的C3转化酶是
【例17】经典途径的C5转化酶是

3. 补体激活的调节

(1)C1抑制物(C1INH)　　C1INH可抑制C1r/C1s和MASP活性,使之不能裂解C4和C2,从而阻断C3转化酶C4b2a的形成。

(2)补体受体1(CR1)(CD35)　　广泛表达于红细胞及有核细胞表面,可识别C3b和C4b。CR1与C4b结合,可阻断C4与C2结合,抑制C4b2a的形成。CR1也能促进I因子对C4b的灭活作用。

(3)C4结合蛋白(C4bp)　　与C2竞争性结合C4b而阻断C4b2a的组装,也可促进I因子对C4b的灭活。

(4)衰变加速因子(DAF)(CD55)　　表达于血细胞、内皮细胞、上皮细胞膜表面,抑制C4b2a的形成,分解已在细胞膜表面形成的C4b2a,或促进C3bBb中Bb与C3b的解离。

(5)I因子　　是一种血浆蛋白,可将C4b裂解为C4c和C4d,从而抑制C4b2a的活性或阻断C4b2a的形成。

(6)膜反应性溶破抑制物(CD59)　　表达于血细胞、多种组织细胞表面,可干扰C8/C9结合,抑制攻膜复合物(MAC)的形成,限制MAC对自身细胞的溶破。

4. 补体的生物学功能

(1)**攻膜复合物的生物学功能**　　三条补体激活途径形成的攻膜复合物(MAC),形成穿膜通道,破坏局部磷脂双层,最终导致细胞崩解。MAC的生物学效应是溶解红细胞、血小板和有核细胞;参与宿主抗细菌和抗病毒防御机制。

(2)补体活性片段介导的生物学功能

①调理作用　　C3b/C4b与细菌等颗粒性抗原或免疫复合物结合,再与表面具有补体受体的吞噬细胞结合,促进吞噬。补体的调节吞噬作用是机体抵御全身性细菌和真菌感染的主要机制之一。

②免疫黏附　　C3b/C4b与细菌等颗粒性抗原或免疫复合物结合,再与表面具有补体受体的红细胞或血小板结合,此即免疫黏附作用,形成的大分子聚合物易被吞噬清除。

③过敏毒素　　C3a和C5a被称为过敏毒素,可与肥大细胞、嗜碱性粒细胞表面的C3aR和C5aR结

合,触发靶细胞脱颗粒,释放组胺和其他血管活性介质,介导局部超敏反应。

④趋化促炎作用　C5a 可趋化中性粒细胞和单核-巨噬细胞向炎症病灶部位聚集,并刺激细胞分泌炎性介质,促进局部炎症应答。

【例18】补体系统在激活后可以
　　A. 诱导免疫耐受　　　　　　B. 抑制变态反应　　　　　　C. 结合细胞毒性 T 细胞
　　D. 启动抗体的类别转换　　　E. 裂解细菌

【例19】具有调理吞噬作用的补体裂解产物是
　　A. C2b　　　　　　　　　　B. C3b　　　　　　　　　　　C. C5a
　　D. C2a　　　　　　　　　　E. C4a

5. 补体与疾病

(1) 补体与疾病的发生
①C1 抑制物缺陷导致遗传性血管神经性水肿。
②DAF 缺陷导致阵发性睡眠性血红蛋白尿症。
③多种补体抑制分子缺陷导致非典型溶血尿毒综合征。
④C8 缺陷导致反复奈瑟菌感染。

(2) 补体与疾病诊治　人工合成的 C1 抑制剂(cinryze)用于治疗遗传性血管水肿。抗 C5 的人源化单克隆抗体(eculizumab)用于治疗非典型溶血尿毒综合征、阵发性睡眠性血红蛋白尿症。

▶**常考点**　免疫球蛋白的概念;各种抗体的特性;补体激活途径。

参考答案——详细解答见《2024 国家临床执业及助理医师资格考试历年考点精析(上、下册)》

1. ABCDE　　2. ABCDE　　3. ABCDE　　4. ABCDE　　5. ABCDE　　6. ABCDE　　7. ABCDE
8. ABCDE　　9. ABCDE　　10. ABCDE　　11. ABCDE　　12. ABCDE　　13. ABCDE　　14. ABCDE
15. ABCDE　　16. ABCDE　　17. ABCDE　　18. ABCDE　　19. ABCDE

第4章　细胞因子、白细胞分化抗原与黏附分子

▶**考纲要求**

①细胞因子的基本概念：细胞因子的生物学特性与功能。②细胞因子的种类：白细胞介素，干扰素，肿瘤坏死因子，集落刺激因子，趋化因子，其他细胞因子。③细胞因子受体：细胞因子受体的种类与特性。④细胞因子及其受体与疾病：细胞因子及其受体与疾病的发生，细胞因子及其受体与疾病的诊断，细胞因子及其受体与疾病的治疗。⑤白细胞分化抗原：CD分子的概念与功能。⑥黏附分子：黏附分子的种类与功能，黏附分子缺失与疾病。

▶**复习要点**

一、细胞因子

1. 基本概念

(1) 细胞因子的生物学特性

①多效性　一种细胞因子可以对不同的细胞发挥不同作用。
②重叠性　两种或两种以上的细胞因子具有同样或类似的生物学作用。
③协同性　一种细胞因子可增强另一种细胞因子的功能。
④拮抗性　一种细胞因子可抑制另一种细胞因子的功能。
⑤网络性　在免疫应答过程中，免疫细胞之间通过具有不同生物学效应的细胞因子相互刺激、彼此约束，形成复杂而有序的细胞因子网络，对免疫应答进行调节，维持免疫系统的稳态平衡。

(2) 细胞因子的功能　细胞因子是由免疫细胞及组织细胞分泌的在细胞间发挥相互调控作用的一类小分子可溶性蛋白质，通过结合相应受体调节细胞生长分化和效应，可调控免疫应答，在一定条件下也参与炎症等多种疾病的发生。

2. 细胞因子的种类

(1) 白细胞介素　白细胞介素是指由白细胞和组织细胞产生，在细胞间发挥广泛的激活、促炎、促效应以及抑制作用。目前已发现的白细胞介素有38种，按照其发现顺序命名为IL-1~IL-38。

①IL-1家族　包括多种炎症细胞因子，与炎症性肠病、类风湿关节炎的发病相关。
②IL-2　为T细胞生长因子。
③Th1型细胞因子　如IL-2、IL-12、IFN-γ，具有促进T细胞活化增殖、抗病毒、抗胞内菌、抗肿瘤作用。
④IFN-γ、IFN-α　其作用是促进巨噬细胞活化、吞噬杀菌。
⑤Th2型细胞因子　如IL-4、IL-5、IL-10、IL-13，可促进Th2分化，促进体液免疫。
⑥TGF-β、IL-5　可促进IgA的诱生。
⑦炎症细胞因子　如TNF-α、IL-1β、IL-6，在系统性红斑狼疮、类风湿关节炎发病中起重要作用。
⑧Th17型细胞因子　如IL-17A、IL-21、IL-23，具有抗胞外菌、抗真菌作用。
⑨Treg效应因子　如TGF-β、IL-10，主要发挥免疫抑制作用。

【例1】巨噬细胞产生的主要细胞因子是

　　A. IL-1　　　　　　　　　　B. IL-2　　　　　　　　　　C. IL-4

第五篇 医学免疫学
第4章 细胞因子、白细胞分化抗原与黏附分子

  D. IL-5   E. IL-10
【例2】产生 IL-2 的细胞是
  A. 巨噬细胞   B. 肥大细胞   C. T 细胞
  D. B 细胞   E. 嗜酸性粒细胞

注意：①IL-1 由巨噬细胞、单核细胞、树突状细胞、上皮细胞等产生。
   ②IL-2 由活化 T 细胞(主要为 Th1 细胞)等产生。

  (2) 干扰素 干扰素(IFN)具有干扰病毒感染和复制的功能，分为两型：
  ① Ⅰ型干扰素 包括 IFN-α 和 IFN-β，由树突状细胞、巨噬细胞、成纤维细胞产生，可干扰病毒复制及转录。
  ② Ⅱ型干扰素 即 IFN-γ，由活化 T 细胞产生，可通过激活 APC 抗原提呈功能、激活巨噬细胞吞噬杀菌、激活 NK 细胞和 CTL 的杀伤功能，而发挥抗感染和抗肿瘤作用。

  (3) 肿瘤坏死因子 肿瘤坏死因子(TNF)因最初被发现其能造成肿瘤组织坏死而得名，包括 TNF-α 和 TNF-β，前者主要由活化的单核/巨噬细胞产生，后者主要由活化的 T 细胞产生，又称淋巴毒素(LT)。TNF 家族目前已发现 TRAIL、FasL、CD40L 等 30 余种细胞因子，它们在调节免疫应答、杀伤靶细胞、诱导细胞凋亡等过程中发挥重要作用。

  (4) 集落刺激因子 集落刺激因子(CSF)是指能够刺激多能造血干细胞和不同发育分化阶段的造血祖细胞增殖、分化的细胞因子。如粒细胞集落刺激因子(G-CSF)、巨噬细胞集落刺激因子(M-CSF)、粒细胞-巨噬细胞集落刺激因子(GM-CSF)、促红细胞生成素(EPO)、血小板生成素(TPO)、干细胞因子(SCF)等。IL-3 可作用于多种早期造血祖细胞，因此也具有集落刺激因子的功能。

  (5) 趋化因子 是一类结构相似，分子量 8～12kD，具有趋化功能的细胞因子。趋化因子有几十种，分为 4 个亚家族。趋化因子除介导免疫细胞定向迁移外，还能活化免疫细胞，参与淋巴器官的形成及免疫细胞的发育，参与炎症反应，并启动和调控适应性免疫应答，调节血管生成、细胞凋亡等。

  (6) 其他细胞因子
  ①生长因子 转化生长因子 β 可刺激成纤维细胞和成骨细胞生长，促进损伤修复。血管内皮细胞生长因子可促进血管生长。表皮生长因子可促进上皮细胞、成纤维细胞、内皮细胞增殖，促进皮肤创口愈合。
  ②B 细胞活化因子 可促进 B 细胞活化、增殖、分化为浆细胞及类别转换。

【例3】细胞因子不包括
  A. 干扰素   B. 肿瘤坏死因子   C. 过敏毒素
  D. 血管内皮生长因子   E. IL-2

3. 细胞因子受体

  细胞因子通过结合特异性的细胞因子受体发挥生物学作用。细胞因子受体均为跨膜分子，由胞膜外区、跨膜区和胞质区组成。细胞因子和细胞因子受体结合后启动细胞内的信号转导，调节细胞的功能。

  (1) 种类 根据其结构特征，将细胞因子受体分为免疫球蛋白超家族受体(IgSF)、造血因子家族受体、干扰素家族受体、肿瘤坏死因子受体超家族、趋化因子家族受体等多种类型。

  (2) 特性 多数细胞因子受体是由两个或两个以上亚单位组成的异源二聚体或多聚体，通常包括一个特异性配体结合链和一个信号转导链。许多细胞因子受体共用亚单位导致细胞因子功能的重叠。IL-2 受体 γ 链为 IL-2R、IL-4R、IL-7R、IL-9R、IL-15R 共用。

4. 细胞因子及其受体与疾病

  (1) 细胞因子及其受体与疾病的发生 细胞因子参与多种疾病的发生，如 TNF-α 和 IL-1 是类风湿关节炎的致病因子，IFN-α 是银屑病性关节炎、系统性红斑狼疮的致病因子。

  (2) 细胞因子及其受体与疾病的诊断 检测血液中的细胞因子水平，有助于某些疾病的辅助诊断，如类风湿关节炎、强直性脊柱炎、银屑病性关节炎患者血清 TNF-α 水平增高，IL-7 升高与卵巢癌有关，IL-

377

1β 和 TNF-α 水平升高与心血管疾病的发生相关,血清 IL-6、TNF-α 水平增高有助于诊断新生儿败血症。

(3)细胞因子及其受体与疾病的治疗

①炎症细胞因子与疾病的治疗　抗 TNF-α 抗体用于治疗类风湿关节炎、克罗恩病、银屑病、强直性脊柱炎。IL-1R 拮抗蛋白(利纳西普)、抗 IL-1b 单抗(卡纳单抗)、IL-6R 抑制剂(妥珠单抗)用于治疗类风湿关节炎及有关节炎症状的多种自身免疫病。IFN-β 用于治疗多发性硬化症。

②干扰素与肿瘤、慢性感染性疾病的治疗　重组 IFN-α 用于治疗人毛细胞白血病、Kaposi 肉瘤、尖锐湿疣、丙型肝炎、乙型肝炎等疾病。TNF-α 分泌抑制剂(来那度胺)用于治疗多发性骨髓瘤。

③生长因子与疾病治疗　促红细胞生成素(EPO)用于治疗肾性贫血,G-CSF 和 IL-2 用于治疗白细胞减少症,IL-11 用于治疗化疗性血小板减少症,抗血管内皮细胞生长因子(VEGF)单抗用于治疗转移性结肠癌,抗表皮细胞生长因子受体(EGFR)单抗用于治疗转移性结直肠癌和头颈部肿瘤。

④趋化因子与肿瘤治疗　人源化抗 CCL2/MCP-1 单抗用于治疗前列腺癌,CXCR4 拮抗剂(AMD3100)用于治疗艾滋病、转移性肿瘤、非霍奇金淋巴瘤、多发性骨髓瘤等。

二、白细胞分化抗原和黏附分子

1. 白细胞分化抗原

(1)CD 分子的概念　白细胞分化抗原主要是指造血干细胞在分化成熟为不同谱系淋巴细胞及其活化过程中,出现或消失的细胞表面标志。过去命名较为混乱,目前以统一的分化群(cluster of differentiation)标识代替对白细胞分化抗原的命名,即以单克隆抗体鉴定,将来自不同实验室的单克隆抗体所识别的同一种白细胞分化抗原称为 CD。人 CD 的命名从 CD1 至 CD363,划分为 14 个组。

(2)CD 分子的功能　包括特异性识别抗原、抗感染、调理吞噬、诱导细胞凋亡、免疫调节等。

2. 黏附分子

细胞黏附分子(CAM)是介导细胞间或细胞与细胞外基质间相互结合和作用的分子。黏附分子以受体-配体结合的形式发挥作用,使细胞与细胞间或细胞与基质间发生黏附,参与细胞的附着和移动,细胞的发育和分化,细胞的识别、活化和信号转导。

(1)黏附分子的种类　黏附分子根据其结构特点可分为免疫球蛋白超家族、整合素家族、选择素家族、黏蛋白样血管地址素、钙黏蛋白家族等 5 大家族或 5 类。

(2)黏附分子的功能

①作为免疫细胞识别中的辅助受体和协同刺激信号或抑制信号　T 细胞-APC 识别时最为常见的提供协同刺激信号的黏附分子有 CD4-MHC Ⅱ类分子、CD8-MHC Ⅰ类分子、CD28-CD80 或 CD86、CD2-CD58 等。

②介导炎症过程中白细胞与血管内皮细胞的黏附　促使中性粒细胞穿出血管到达炎症部位。

③介导淋巴细胞归巢　表达在淋巴细胞上的黏附分子,与表达于内皮细胞上的血管地址素相互作用,介导初始 T 细胞和淋巴结中的高内皮微静脉(HEV)结合,而进入淋巴结。

(3)黏附分子缺失与疾病　黏附分子广泛参与体内重要的生理病理过程,如参与细胞发育、分化、附着、移动、凝血、血栓形成等,也参与肿瘤的浸润、转移等病理过程。若黏附分子缺乏,则可导致多种疾病的发生,如 CD18 基因缺陷,可导致 LFA-1(CD11a/CD18)、Mac-1(CD11b/CD18)等整合素分子功能不全,白细胞不能黏附和穿出血管内皮细胞,称为白细胞黏附缺陷病,这是一种严重的免疫缺陷病。

▶ **常考点**　各类细胞因子的产生及作用。

参考答案——详细解答见《2024 国家临床执业及助理医师资格考试历年考点精析(上、下册)》

1. ABCDE　　2. ABCDE　　3. ABCDE

第5章 主要组织相容性复合体与免疫应答

▶ **考纲要求**

①主要组织相容性复合体的基本概念：主要组织相容性抗原，主要组织相容性基因复合体。②HLA基因复合体及其编码产物：HLA基因复合体的结构，HLA分子的分类，HLA基因复合体的遗传特征。③HLAⅠ类抗原：HLAⅠ类抗原的结构，HLAⅠ类抗原的分布及表达调控，HLAⅠ类抗原的主要功能。④HLAⅡ类抗原：HLAⅡ类抗原的结构，HLAⅡ类抗原的分布及表达调控，HLAⅡ类抗原的主要功能。⑤HLA与临床：HLA的生理学意义，HLA与疾病的相关性，HLA与同种器官移植、输血反应的关系。⑥免疫应答的基本概念：免疫应答的类型及特点。⑦固有免疫应答：固有免疫识别的分子机制，固有免疫应答的过程与效应，固有免疫应答异常与炎症，固有免疫应答异常与疾病。⑧适应性免疫应答概述：适应性免疫应答的概念，适应性免疫应答的分类。⑨B淋巴细胞介导的体液免疫应答：TD抗原诱导的体液免疫应答，TI抗原诱导的体液免疫应答，体液免疫应答的一般规律。⑩T淋巴细胞介导的细胞免疫应答：T淋巴细胞应答中的双识别与双信号，Th1细胞的效应，Th2细胞的效应，Th17细胞的效应，CTL的细胞毒效应，Treg细胞的效应。

▶ **复习要点**

一、主要组织相容性复合体

1. 基本概念

（1）**主要组织相容性抗原** 是指在因组织不相容引起的移植物排斥反应中起主要作用，并通过涉及抗原提呈而调节免疫应答的一组多肽分子。人的主要组织相容性抗原，称为人类白细胞抗原（human leukocyte antigen，HLA），其编码基因为 HLA 基因。

（2）**主要组织相容性基因复合体（MHC）** 位于同一染色体上编码主要组织相容性抗原的一组紧密连锁的基因群称为主要组织相容性基因复合体（MHC）。小鼠的 MHC 称为 H-2 复合体。MHC 的主要功能是以其产物提呈抗原肽进而激活 T 淋巴细胞，因而 MHC 在启动适应性免疫应答中起重要作用。

2. HLA 基因复合体及其编码产物

（1）**HLA 基因复合体的结构** HLA 基因复合体定位于第 6 号染色体短臂 6p21.31，全长 3600kb，共有 224 个基因座位，其中 128 个为功能性基因（有表达产物），96 个为假基因。HLA 基因复合体分为三个基因区。

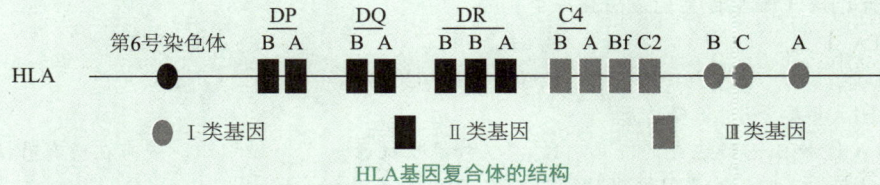

HLA基因复合体的结构

①**Ⅰ类基因区** 包括 B、C、A 三个基因座位，产物称为 HLA Ⅰ类产物。Ⅰ类基因仅编码Ⅰ类分子异二聚体中的重链（α链）；轻链又名 β_2 微球蛋白，由 15 号染色体上的基因编码。

②Ⅱ类基因区　由 DP、DQ、DR 三个亚区组成，每个亚区又包括 A 和 B 两种功能基因座位，分别编码 HLAⅡ类分子的 α 链和 β 链，形成三种 α/β 异二聚体蛋白（DPα-DPβ、DQα-DQβ 和 DRα-DRβ）。

③Ⅲ类基因区　位于Ⅰ类与Ⅱ类基因区之间，含免疫功能相关基因（如补体 C4、C2、TNF-α/β、抗原肽加工相关转运体 TAP 基因等），主要参与调控固有免疫应答，不显示或仅显示有限的多态性。

（2）HLA 分子的分类　HLA 基因产物分为两类：MHCⅠ类分子和 MHCⅡ类分子。

（3）HLA 基因复合体的遗传特征

①多基因性　是指在同一个体中，MHC 复合体由多个紧密相邻的基因座位所组成。

②多态性　是指群体中不同个体在 MHC 的每个基因座位上存在多个等位基因。对一个基因座位，一个个体最多只能有两个等位基因，分别出现在来自父母双方的同源染色体上。一个细胞可表达的经典Ⅰ、Ⅱ类等位基因及其产物最多有 12 种。然而，MHC 的多态性是一个**群体概念**，是指群体中不同个体在等位基因拥有状态上存在差别。多态性是指群体中各座位等位基因数量的变化。已知 HLA 是人体多态性最丰富的基因系统。

③单元型遗传　HLA 基因复合体同一染色体上紧密连锁的等位基因很少发生同源染色体间的交换，以一完整的遗传单元型由亲代传给子代。单元型是紧密连锁的 MHC 等位基因在同一单个染色体上的组合。

④共显性遗传　同源染色体上的一个 MHC 基因座位上的两个等位基因均表达相应 MHC 分子，因此一个免疫细胞的表面通常可以检测到分别来自父母双方 6 对共 12 种 HLAⅠ类和Ⅱ类抗原。

⑤连锁不平衡　是指分属两个或两个以上基因座位的等位基因，同时出现在一条染色体上的概率高于随机出现的频率。

【例 1】HLA 基因复合体不编码
A. HLAⅠ类分子的重链　　B. HLAⅠ类分子的轻链　　C. HLAⅡ类分子的 α 链
D. HLAⅡ类分子的 β 链　　E. B 因子

3. HLAⅠ类抗原和 HLAⅡ类抗原的结构、分布、表达调控与主要功能

	HLAⅠ类抗原	HLAⅡ类抗原
基因类型	包括 B、C、A 三个座位	由 DP、DQ、DR 三个亚区组成，每个亚区包括 A 和 B 两种功能基因座位
分子结构	α 链为 45kD，轻链为 $β_2$ 微球蛋白（12kD）	α 链为 35kD，β 链为 28kD
肽结合结构域	$α_1 + α_2$	$α_1 + β_1$
表达特点	共显性	共显性
组织分布	所有有核细胞表面	APC、活化的 T 细胞
主要功能	识别和提呈内源性抗原肽，与辅助受体 CD8 结合，对 CTL 的识别起限制作用	识别和提呈外源性抗原肽，与辅助受体 CD4 结合，对 Th 的识别起限制作用

【例 2】能够为 $CD8^+T$ 细胞提呈抗原的分子是
A. HLAⅠ　　B. HLAⅡ　　C. BCR
D. CD4　　E. HLA-B27（2023）

【例 3】关于 HLAⅡ类分子，正确的是
A. 由 α 链和 $β_2m$ 链组成　　B. 提呈外源性抗原　　C. 分布在所有有核细胞表面
D. 由 HLA A、B、C 等基因编码　　E. 可与 CD8 分子结合
A. MHCⅠ类分子　　B. MHCⅡ类分子　　C. MHCⅢ类分子
D. TCR　　E. BCR

【例4】与CD4分子结合的配体是
【例5】与CD8分子结合的配体是

4. HLA与临床

(1) **HLA的生理学意义** HLA有两大生理学功能：①HLA提呈抗原肽，激活T细胞应答，因HLA的高度多态性，决定了不同个体对同一抗原的T细胞反应性截然不同；②位于人体所有有核细胞表面的一群HLA分子，是每个个体的独特遗传标志，是同种移植排斥反应的主要靶抗原，决定了移植排斥性。

(2) **HLA与疾病的相关性** 某些特定HLA等位基因或单体型与疾病密切相关。如强直性脊柱炎与HLA-B27高度相关(阳性率高达58%～98%)，类风湿关节炎与DR4高度相关，乳糜泻与DR3高度相关，多发性硬化症与DR2相关。

(3) **HLA与同种器官移植、输血反应的关系**

①同种异体器官移植的成败主要取决于供、受者之间的HLA抗原相复合的程度。因此器官移植前，需要对供、受者进行HLA分型和混合淋巴细胞反应试验。

②多次输血可导致患者发生非溶血性输血反应，表现为发热和白细胞减少，发病机制与患者血清中存在抗白细胞和抗血小板HLA抗原的抗体有关。

【例6】与强直性脊柱炎密切相关的HLA分子是

  A. HLA-A5   B. HLA-B5   C. HLA-B7

  D. HLA-B27   E. HLA-DR3

【例7】男，46岁。确诊急性白血病1年，拟行异基因造血干细胞移植，有利于提高移植物存活最重要的措施是

  A. HLA配型相同   B. 血型相同   C. 输注血液制品前辐照

  D. 输注脐带血干细胞   E. 适时应用免疫抑制药物

二、免疫应答

1. 基本概念

免疫应答是指机体免疫系统受抗原刺激后，淋巴细胞特异性识别抗原分子，发生活化、增殖、分化，并发挥以清除抗原为主的生物学效应的过程。在某些情况下，免疫应答也可能对机体造成损害，引起超敏反应性疾病或其他免疫相关性疾病。

(1) **免疫应答的类型** 免疫应答分固有免疫应答和适应性免疫应答。

①固有免疫应答 是在机体遇到病原体后，迅速(96小时内)发动的非特异性免疫应答，具有初级防御作用。参与固有免疫应答的细胞包括吞噬细胞(中性粒细胞和巨噬细胞)、NK细胞、NKT细胞、γδT细胞、肥大细胞、嗜酸性粒细胞、嗜碱性粒细胞等。

②适应性免疫应答 是在机体接受抗原刺激后，产生的针对抗原的特异性免疫应答。参与细胞包括T细胞、B细胞和抗原提呈细胞，可分为B细胞介导的体液免疫应答和T细胞介导的细胞免疫应答。

(2) **免疫应答的特点** 固有免疫应答由位于黏膜、组织局部的固有免疫细胞所介导，适应性免疫应答以T、B细胞特异性免疫应答为核心。

2. 固有免疫应答

固有免疫应答是在体内固有免疫细胞和固有免疫分子识别、结合病原体及其产物或其他抗原性异物后，被迅速活化，并产生相应生物学效应，从而将病原体等抗原性异物杀伤、清除的过程。

(1) **固有免疫识别的分子机制** 固有免疫的"模式识别理论"将固有免疫针对的主要靶分子信号称为病原体相关模式分子(PAMP)，固有免疫细胞表达的相对应的识别受体称为模式识别受体(PRR)。

①病原体相关模式分子(PAMP) 是部分病原体及其毒素所共有的高度保守的分子结构，不存在于人类。PAMP可被人类固有免疫细胞的模式识别受体(PRR)所识别。PAMP包括G⁻菌的脂多糖(LPS)、G⁺菌的肽聚糖和脂磷壁酸(LTA)、分枝杆菌的脂蛋白和脂肽、鞭毛蛋白、细菌DNA、双链RNA等。

②损伤相关分子模式（DAMPs） 由坏死细胞或应激细胞释放，包括透明质酸钠片段、热休克蛋白（HSP）、S100家族蛋白、β淀粉样蛋白、尿酸、ATP、核相关蛋白等。

③模式识别受体（PRR） 是指固有免疫细胞表面、胞内器室膜上能够识别PAMP的受体，此类受体主要包括甘露糖受体、清道夫受体和Toll样受体。

A. 甘露糖受体（MR） 巨噬细胞和树突状细胞高表达甘露糖受体，能与病原体的细胞壁糖蛋白和糖脂分子末端的甘露糖和岩藻糖残基结合，促进巨噬细胞吞噬及抗原提呈。

B. 清道夫受体（SR） 可识别乙酰化低密度脂蛋白、G^-菌脂多糖（LPS）、G^+菌磷壁酸及磷脂酰丝氨酸（凋亡细胞的重要表面标志），参与清除病原体、衰老红细胞和凋亡细胞。

C. Toll样受体（TLR） 包膜TLR能识别病原微生物表面的PAMP，胞内TLR能识别胞质病毒双/单链RNA和细菌、病毒非甲基化CpG DNA。巨噬细胞表面的TLR2可识别G^+菌的肽聚糖和磷壁酸、分枝杆菌的阿拉伯甘露糖脂、酵母菌的酵母多糖；TLR4主要识别G^-菌的脂多糖（LPS）、G^+菌磷壁酸及热休克蛋白60（HSP60）；TLR9可识别细菌来源的低甲基化CpG DNA。

（2）固有免疫的过程与效应

①固有免疫的过程 局部皮肤细菌感染，首先遭遇局部溶菌酶、补体MBL/旁路途径激活、局部朗格汉斯细胞等吞噬细胞的清除。同时，细菌PAMP被DC/巨噬细胞、上皮细胞表面TLR4、TLR9等识别、激活固有信号通路，快速诱导效应分子（Ⅰ型干扰素、抗菌肽等）、炎症因子（TNF-α、IL-12等）、趋化因子（MCP-1、IL-8等）的快速分泌，趋化因子吸引外周中性粒细胞、单核吞噬细胞达到感染部位，发挥杀菌功能。此间，皮肤局部少量的DC摄取、处理、提呈抗原肽。上调MHC分子和B7分子，成为成熟DC，于24小时迁移至引流淋巴结，激活Th应答，继而活化$CD8^+$CTL实施除菌应答。

②固有免疫的效应 固有免疫的最终效应是局部快速分泌抗感染效应分子，以直接抵抗病原微生物、炎症细胞因子和趋化因子的炎症趋化效应、APC抗原提呈功能的显著上调。

（3）固有免疫应答与炎症 固有免疫细胞如单核细胞、巨噬细胞、粒细胞等具有吞噬、杀菌的作用，均可以参与炎症反应。

（4）固有免疫应答异常与疾病 病原体侵入机体的不同部位，在呼吸道黏膜、消化道黏膜、皮肤等遇到宿主固有免疫应答，可造成组织的直接损伤而致病，如TLR7和TLR9过度激活可促发系统性红斑狼疮，TLR4过度激活可引起脓毒血症性休克、急性移植排斥反应、自身免疫性炎症性肠病。

3. 适应性免疫应答

（1）概念 适应性免疫应答是指机体T、B细胞经TCR、BCR特异性识别结合抗原表位刺激后产生的特异性免疫应答，与固有免疫应答的鉴别点如下。

	适应性免疫应答	固有免疫应答
参与细胞	αβT细胞、B-2细胞	吞噬细胞、树突状细胞、NK细胞、NK T细胞、γδT细胞、B-1细胞
参与分子	特异性抗体、细胞因子	补体、细胞因子、抗菌蛋白、酶类物质
作用时相	96小时后启动	即刻至96小时
识别受体	特异性抗原识别受体，具有高度多样性	模式识别受体，较少多样性
识别特点	识别APC提呈的抗原肽-MHC分子复合物或B细胞表位，具有高度特异性	直接识别病原体某些共有高度保守的分子结构，具有多反应性
作用特点	经克隆扩增和分化，成为效应细胞后发挥免疫作用，有免疫记忆功能	未经克隆扩增和分化，迅速产生免疫作用，没有免疫记忆功能
维持时间	维持时间较长	维持时间较短

(2)**分类** 适应性免疫应答分为 T 细胞介导的细胞免疫应答和 B 细胞介导的体液免疫应答。

4. B 淋巴细胞介导的体液免疫应答
B 细胞介导的体液免疫应答是指抗原诱导 B 细胞活化、增殖,并最终分化为浆细胞,产生特异性抗体,清除抗原的过程。B 细胞识别的抗原包括 T 细胞依赖性抗原(TD-Ag)和非 T 细胞依赖性抗原(TI-Ag)。

(1)**TD-Ag 诱导的体液免疫应答**
①B 细胞受体(BCR)对抗原的识别 BCR 对抗原的识别与 TCR 不同,BCR 不仅能识别蛋白质抗原,也能识别核酸、多糖、脂类、小分子化合物等。BCR 识别抗原不依赖抗原提呈,也无 MHC 限制性。
②B 细胞的活化过程 在对 TD-Ag 的应答过程中,B 细胞活化需要多个信号,即 BCR-特异性抗原传递的第一信号、协同刺激分子提供的第二信号、细胞因子提供的第三信号。
A. B 细胞的 BCR 与 TD-Ag 表位直接结合,由 Igα/Igβ 传递抗原第一信号进入胞核,在成熟 B 细胞表面有 CD19/CD21/CD81 共受体复合物。CD21 能识别结合于抗原的补体成分 C3d,通过 CD19 向胞内传递信号,降低抗原激活 B 细胞的阈值,提高 B 细胞对抗原刺激的敏感性。
B. 通过 B 细胞表面表达的 CD40 分子与活化 Th 细胞表面的 CD40L 结合产生第二信号。
C. Th2 细胞通过分泌 IL-4 和 IL-5 等细胞因子向 B 细胞传递第三信号。
③B 细胞分化增殖 在 TD-Ag 刺激下和 Th 细胞辅助下,B 细胞被激活,进一步增殖、分化,多数分化成产生大量特异性抗体的浆细胞,少数分化为记忆性 B 细胞。

(2)**TI-Ag 诱导的体液免疫应答** 细菌多糖、脂多糖、多聚蛋白质等均属于 TI-Ag,激活初始 B 细胞而无须 Th 细胞辅助。根据激活 B 细胞方式的不同,TI-Ag 又分为 TI-1 抗原和 TI-2 抗原。TI-1 抗原即 B 细胞丝裂原,可通过与 B 细胞膜表面的 BCR 和丝裂原受体结合而活化 B 细胞。TI-2 抗原多为具有高度重复结构的细菌胞壁与荚膜多糖成分,可通过交联 BCR 而激活成熟 B 细胞。TI-Ag 通常诱导产生低亲和力的 IgM,发挥调理吞噬活性。肺炎球菌荚膜多糖激活 CD5⁻ B-1b 细胞,产生保护性中等亲和力 IgM。

(3)**体液免疫应答的一般规律**

	初次免疫应答	再次免疫应答(回忆应答)
定义	是指特定抗原初次刺激机体所引发的免疫应答	是指初次应答中所形成的记忆淋巴细胞再次接触相同抗原后产生的迅速、高效、持久的应答
潜伏期	长(数小时至数周)	短(初次免疫应答潜伏期的一半)
抗原剂量	所需抗原剂量较大	所需抗原剂量较小
抗体特点	抗体浓度低,维持时间短	抗体浓度高,增加快,维持时间长
抗体类型	多为低亲和力的 IgM	多为高亲和力的 IgG

【例8】参与非特异性免疫应答的是
  A. 胎盘屏障   B. 胃肠道 IgG   C. 脑脊液 IgM
  D. 血 IgA   E. T 淋巴细胞(2020,超纲题)
【例9】参与 TD-Ag 刺激机体产生抗体的细胞是
  A. B 细胞   B. T 细胞和 B 细胞   C. 巨噬细胞、B 细胞、T 细胞
  D. 巨噬细胞和 B 细胞   E. 巨噬细胞和 T 细胞

5. T 淋巴细胞介导的细胞免疫应答
未与特异性抗原接触的成熟 T 细胞被称为初始 T 细胞,经血液循环到达外周淋巴器官,并在体内循环。初始 T 细胞通过其细胞膜表面的 TCR 与抗原提呈细胞(APC)表面的抗原肽-MHC 分子复合物特异结合称为抗原识别,这是 T 细胞特异活化的第一步。抗原识别后,在其他辅助因子的作用下,活化、增殖、分化为效应 T 细胞,以完成对抗原的清除。在免疫应答过程中,有部分活化 T 细胞分化为记忆 T 细胞。
(1)**T 细胞应答中的双识别与双信号** T 细胞必须同时识别抗原表位和 MHC 分子的沟槽两端,才能

被活化,称为T细胞活化的双识别。同时T细胞的活化不仅需要来自抗原表位的特异性第一信号,还需要来自共刺激分子传递的第二信号,此外还需若干重要的细胞因子(第三信号)维持T细胞的激活、记忆、分化和效应。

①T细胞活化的第一信号　抗原提呈细胞(APC)将MHC提呈给T细胞,TCR特异性识别结合在MHC分子沟槽中的抗原肽,启动抗原识别信号(即第一信号)。此外,T细胞表面的CD4/CD8分子作为共受体,分别与APC表面的MHC识别并结合(即MHC的限制性)。

②T细胞活化的第二信号　T细胞与APC表面多对协同刺激分子相互作用产生T细胞活化的第二信号。早期CD28(T)-B7(APC)共刺激信号可促进T细胞内IL-2基因转录合成,促进T细胞增殖。而活化后期T细胞上调表达CTLA-4,与B7结合传导负性信号,抑制T细胞激活。缺乏共刺激信号可导致T细胞无能。

③胞内信号传导　当TCR结合MHC-抗原肽后,与TCR耦联的蛋白酪氨酸激酶(PTK)P56^{lck}及P59^{fyn}被活化,促使胞质尾部聚集在一起的CD3、CD4、CD8分子的ITAM中的酪氨酸发生磷酸化而活化,产生激酶活化的级联反应,将活化信号传递给下游,引起细胞增殖及分化。

(2)Th1细胞的效应

①分泌IFN-γ,激活巨噬细胞吞噬、内体-溶酶体融合、ROS合成等杀菌效应。

②分泌IFN-γ和IL-2,活化DC,促进CD8$^+$T细胞成熟增殖。

③分泌IFN-γ,促进B细胞类别转化,分泌IgG。

④产生TNF-α和MCP-1,活化血管内皮细胞,促进中性粒细胞和单核细胞迁移至局部杀菌。

(3)Th2细胞的效应

①产生IL-4、IL-5等,促进B细胞增殖、分化为浆细胞,产生抗体。

②分泌IL-4、IL-5、IL-13,激活肥大细胞、嗜碱性粒细胞,参与抗寄生虫感染及超敏反应的发生。

③分泌IL-5,活化嗜酸性粒细胞,激活抗寄生虫免疫。

(4)Th17细胞的效应　Th17细胞分泌IL-17,可刺激上皮细胞、内皮细胞、成纤维细胞和巨噬细胞等分泌多种细胞因子;①分泌IL-8、MCP-1等趋化因子,趋化和募集中性粒细胞和单核细胞;②分泌G-CSF和GM-CSF等集落刺激因子,活化中性粒细胞和单核细胞,并可刺激骨髓造血干细胞;③分泌IL-1β、IL-6、TNF-α等诱导局部炎症反应。因此,Th17细胞主要参与炎症反应、感染性疾病以及自身免疫病的发生。此外,Th17细胞也可在固有免疫中发挥重要作用。

(5)CTL的效应　CTL对靶细胞的杀伤具有特异性,需要TCR识别靶细胞表面MHCⅠ-抗原肽复合物。CTL通过两条途径杀伤靶细胞:①穿孔素-颗粒酶途径:CTL在效-靶细胞接触免疫突触部位向靶细胞脱颗粒,颗粒中的穿孔素插入靶细胞膜形成孔道,释放颗粒酶,诱导靶细胞凋亡;②死亡受体途径:表达膜型FasL及可溶型FasL或TNF-α,分别与靶细胞表面的Fas和TNF受体结合,激活胞内胱天蛋白酶级联反应,诱导靶细胞凋亡。一个CTL可循环杀伤多个靶细胞。

(6)Treg细胞的效应　①天然Treg由胸腺产生,至外周血及肠道,天然诱导自身免疫耐受,维持肠道耐受;②抗原激活诱导的Treg,可分泌TGF-β、IL-10等,发挥对效应T细胞、DC的广谱免疫抑制作用。

【例10】Th2细胞主要分泌

  A. IFN-α　　　　　　　　　　B. IL-4　　　　　　　　　　C. IFN-γ

  D. IFN-β　　　　　　　　　　E. IL-2

▶常考点　　MHC(HLA),白细胞介素。

参考答案——详细解答见《2024国家临床执业及助理医师资格考试历年考点精析(上、下册)》

1. ABCDE　　2. ABCDE　　3. ABCDE　　4. ABCDE　　5. ABCDE　　6. ABCDE　　7. ABCDE
8. ABCDE　　9. ABCDE　　10. ABCDE

第6章 黏膜免疫与免疫耐受

▶**考纲要求**

①黏膜免疫概述：基本概念，黏膜免疫系统的组成。②黏膜免疫的功能及应用：参与食物与肠道菌群免疫耐受，黏膜抗感染免疫。参与超敏反应。③免疫耐受概述：免疫耐受的概念与分类。④免疫耐受与临床：建立免疫耐受，打破免疫耐受。

▶**复习要点**

一、黏膜免疫

1. 概述

(1)基本概念 黏膜是病原体入侵机体的最初部位。覆盖在胃肠道、呼吸道、泌尿生殖道及一些外分泌腺的黏膜，是病原体进入人体的主要门户，而且人体黏膜免疫细胞占所有免疫细胞的80%，所诱导的抗原特异性免疫应答(SIgA等)，称为黏膜免疫。黏膜免疫主要参与早期和局部抗感染免疫，特别对于经黏膜途径感染的病原体(结核分枝杆菌、流感病毒、HIV等)的清除至关重要。

(2)黏膜免疫系统的组成 黏膜免疫系统由各组织器官定居的黏膜相关淋巴组织(MALT)组成，包括呼吸道、胃肠道、生殖道黏膜固有层、器官化黏膜淋巴组织(扁桃体)、上皮内淋巴细胞、M细胞等。

①肠相关淋巴组织(GALT) 包括肠道的派氏集合淋巴结、淋巴小结(淋巴滤泡)、上皮间淋巴细胞、固有层中弥散分布的淋巴细胞等。

②鼻相关淋巴组织(NALT) 包括咽扁桃体、腭扁桃体、舌扁桃体及鼻后部其他淋巴组织，它们共同组成韦氏环，其主要作用是抵御经空气传播的病原微生物的感染。

③支气管相关淋巴组织(BALT) 主要分布于各肺叶的支气管上皮下，其结构类似于派氏淋巴小结。

2. 黏膜免疫的功能及应用

(1)参与食物与肠道菌群的免疫耐受 肠道黏膜免疫微环境呈现Th2、Th17、Treg混合的免疫抑制格局，天然IL-10水平较高，以建立和保证食物免疫耐受。胃肠道每天都以食物的形式接触大量的外源性抗原，正常情况下并无适应性免疫应答产生。实验性口饲外源性抗原，可导致特异性无应答状态，称为口服耐受。黏膜免疫系统对暴露的大多数抗原均能产生免疫耐受。黏膜免疫是诱导对食物等的特异性口服耐受的重要机制。人工诱导对过敏原的口服耐受可用于治疗食物过敏、哮喘等。

(2)黏膜抗感染免疫 MALT是机体重要的黏膜防御屏障，黏膜局部B细胞受抗原刺激后产生大量SIgA，经黏膜上皮细胞分泌至黏膜表面，成为黏膜局部抵御病原微生物感染的主要机制。

(3)参与超敏反应 食物超敏应答、哮喘在儿童发病日益增多。治愈I型超敏性疾病的根本在于扭转食物、哮喘变应原诱导的病理性IgE应答为SIgA，重建免疫耐受。成功范例是以微量花生变应原多次经鼻或口服免疫患者，用量循序渐进，数月治疗可通过诱导SIgA应答和Treg重建食物免疫耐受，治愈超敏疾病。

二、免疫耐受

1. 概述

(1)免疫耐受的概念 免疫耐受是指抗原特异性的免疫无应答。免疫耐受具有免疫特异性，即只对特定的抗原不应答,对不引起耐受的抗原仍能进行良好的免疫应答。诱导免疫耐受的抗原称为耐受原。免疫耐受不同于免疫抑制,后者是一种抗原非特异的免疫不应答或低应答状态。对自身抗原的耐受,可避免发生自身免疫病。

(2)**免疫耐受的分类** 免疫耐受可分为中枢免疫耐受和外周免疫耐受。

①中枢免疫耐受 是指在胚胎发育阶段及出生后免疫细胞的中枢发育过程中,尚未成熟的T细胞和B细胞接受自身抗原的刺激,形成了对自身抗原的免疫耐受。

②外周免疫耐受 是指成熟的T细胞和B细胞,在接触内源性或外源性抗原后形成的免疫耐受。在外周,对组织特异自身抗原应答的T、B细胞,因克隆无能、克隆不活化等,不能执行免疫应答。

2. 免疫耐受与临床

(1)**建立免疫耐受** 在免疫系统尚未成熟的个体,易诱导免疫耐受。胚胎期最易诱导免疫耐受,在新生期次之,成年期较难。可溶型、小分子、结构简单的物质易诱导免疫耐受。给予少量抗原、多次免疫易诱导免疫耐受,抗原经静脉注射、口服最易诱导免疫耐受。成年个体应用免疫抑制剂(如全身淋巴组织射线照射、环磷酰胺、环孢素A、糖皮质激素等)有利于免疫耐受的诱导。当前实体器官移植的成功率约为70%,以组织配型、使用免疫抑制剂为主要手段,如能在器官移植前诱导对供体HLA的免疫耐受、建立HLA嵌合体,可显著提高移植成功率与移植物存活率。

(2)**打破免疫耐受** 病毒慢性感染的少量抗原的持续刺激,易诱导机体产生特异免疫耐受,使药物和免疫治疗难以产生效果。恶性肿瘤患者通常存在免疫耐受。彻底清除慢性感染病原和肿瘤,需要从免疫激活的源头:抗原的改造、DC的充分激活入手,DC有效抗原提呈的增强有助于增强特异性T细胞应答打破免疫耐受。CAR-T肿瘤免疫治疗中,联合应用DC体外培养激活、T细胞抗原特异性改造来实现打破肿瘤的免疫耐受,有利于消灭肿瘤,使疾病得以控制。

【例1】通过诱导免疫耐受可用于治疗
    A. 慢性细菌感染性疾病　　B. 病毒的持续性感染　　C. 自身免疫病
    D. 免疫缺陷病　　E. 恶性肿瘤

▶**常考点** 往年很少考。

参考答案——详细解答见《2024国家临床执业及助理医师资格考试历年考点精析(上、下册)》

1. ABCDE

第7章 抗感染免疫与超敏反应

▶ **考纲要求**

①抗感染免疫概述：抗感染免疫的基本概念。②抗感染免疫的效应机制：抗感染固有免疫，抗感染适应性免疫，针对病毒、细菌、真菌、寄生虫等不同病原体的免疫应答特点。③病原体的免疫逃逸：病原体的免疫逃逸机制。④超敏反应概述：超敏反应的概念，超敏反应的分型。⑤Ⅰ型超敏反应：Ⅰ型超敏反应的特点，Ⅰ型超敏反应的变应原、变应素及所涉及的细胞，Ⅰ型超敏反应的发生机制，临床常见的Ⅰ型超敏反应性疾病，Ⅰ型超敏反应性疾病的防治原则。⑥Ⅱ型超敏反应：Ⅱ型超敏反应的发生机制，临床常见的Ⅱ型超敏反应性疾病。⑦Ⅲ型超敏反应：Ⅲ型超敏反应的发生机制，临床常见的Ⅲ型超敏反应性疾病。⑧Ⅳ型超敏反应：Ⅳ型超敏反应的发生机制，临床常见的Ⅳ型超敏反应性疾病。

▶ **复习要点**

一、抗感染免疫

1. 抗感染免疫的基本概念

抗感染免疫是指免疫系统针对感染性病原体（如细菌、病毒等）产生的旨在清除病原体的免疫应答。

2. 抗感染免疫的效应机制

(1) 抗感染固有免疫 固有免疫发生在感染的早期（0~4天）和皮肤、黏膜局部，补体、单核-巨噬细胞、中性粒细胞、NK细胞、Ⅰ型干扰素等在抗感染固有免疫中发挥重要作用。

①抗细菌固有免疫 主要依赖补体、肥大细胞、单核-巨噬细胞、中性粒细胞等。补体系统通过替代途径、MBL途径裂解细菌，C3b、C5a片段可调理吞噬细胞的杀菌作用，C3a、C5a或巨噬细胞分泌的趋化因子可趋化中性粒细胞、淋巴细胞到达感染部位杀灭细菌。

②抗病毒固有免疫 病毒通常在感染细胞3~5天内达到复制高峰，组织细胞、DC等分泌的IFN-α/β可迅速激活邻近细胞合成抗病毒蛋白和RNase L裂解病毒RNA，上皮细胞、免疫细胞以TNFR识别IFN-α/β后合成多种干扰素诱导基因，发挥抑制病毒转录复制的重要作用。NK细胞可直接杀伤病毒感染细胞，还可分泌IFN-γ激活邻近的巨噬细胞发挥吞噬作用、增强抗原提呈功能。

③抗真菌固有免疫 真菌感染多见于黏膜，黏膜γδT或ILC3激活及其分泌的IL-17A用于抗真菌感染。

(2) 抗感染适应性免疫 适应性免疫通常在感染后5~7天诱导，组织黏膜局部DC吞噬病原提呈抗原后，迁移至引流淋巴结，激活CD4$^+$Th细胞，进而激活特异性B细胞、CD8$^+$CTL细胞，浆细胞分泌特异性抗体，释放入血，中和病原及其毒素，效应Th和CTL则循趋化因子至感染局部发挥杀伤、免疫调节作用。

①抗细菌适应性免疫 组织局部的树突状细胞吞噬细菌后，迁移至引流淋巴结激活Th2细胞，淋巴结的树突状细胞捕获抗原，并在Th辅助下激活B细胞分泌特异性抗体。抗体随血液循环至全身，可中和游离的细菌及其毒素。而分泌型IgA(SIgA)可阻断细菌的黏膜黏附。Th2细胞应答对清除胞外菌很关键：A. 可诱导抗体中和细菌和毒素；B. 促进吞噬杀菌。

②抗病毒适应性免疫 A. 病毒特异性CTL是清除病毒的重要因素，可彻底杀伤被病毒感染的靶细胞。B. Th1细胞激活及其所分泌的细胞因子(IFN-γ、IL-2)对于诱导CTL必不可少。C. 病毒特异性IgG抗体不仅可中和血液和体液中游离的病毒，还可通过调理吞噬和ADCC激活吞噬细胞、NK细胞清除病毒。

③抗寄生虫免疫　抗体和T细胞均不足以清除体型较大的寄生虫,Th2型免疫有助于清除寄生虫:寄生虫及其产物诱导肥大细胞分泌IL-4,促进Th2分化,促进B细胞分泌IgE,肥大细胞、嗜碱性粒细胞通过FcεRⅠ结合包被IgE的寄生虫,并脱颗粒杀虫;Th2分泌IL-5可趋化嗜酸性粒细胞达到感染部位杀虫。

(3)**针对病毒、细菌、真菌、寄生虫等不同病原体的免疫应答特点**　抗病毒主要依赖细胞免疫。抗真菌主要依赖细胞免疫。抗胞内菌主要依赖细胞免疫,抗胞外菌主要依赖体液免疫。不同的寄生虫引发不同类型的免疫应答。

3. 病原体的免疫逃逸机制

(1)**抗原性的变化**　许多病毒和细菌在复制过程中经常发生高频突变,导致病原体抗原不断变异,使免疫系统无法识别或发挥免疫效应,如HIV、流感病毒、结核分枝杆菌等的抗原变异。

(2)**持续性感染**　某些病毒感染机体后,通过与机体染色体整合,病毒蛋白处于低水平或不表达状态,免疫系统无法识别病毒抗原。当免疫力下降或病毒被激活时,进入活动感染期。

(3)**病原蛋白抑制免疫细胞、免疫分子功能**

①病原抵御吞噬细胞的吞噬杀病原功能　带荚膜的肺炎链球菌可抵抗吞噬细胞的吞噬作用。结核分枝杆菌可抑制巨噬细胞内体与溶酶体融合,抑制其杀菌功能,是导致结核慢性感染和肉芽肿的重要原因。

②病原抑制抗原提呈相关蛋白　腺病毒早期蛋白E1和E3可分别干扰抗原提呈细胞MHC分子的mRNA转运和糖基化,下调MHCⅠ类分子表达,抑制CTL诱导。

③病原蛋白拮抗抑制宿主细胞因子、趋化因子、补体等功能　腺病毒E3可拮抗TNF对感染细胞的裂解作用。EB病毒的BCRF1蛋白类似于IL-10,可抑制IL-2和IFN-γ合成,抑制Th1型抗病毒免疫。

④直接杀伤免疫细胞　HIV可直接杀伤$CD4^+$T细胞,造成严重的免疫缺陷。

二、超敏反应

1. 概述

(1)**超敏反应的概念**　超敏反应又称变态反应,是指机体受到某些抗原刺激时,出现生理功能紊乱或组织细胞损伤的异常适应性免疫应答。

(2)**超敏反应的分型**　根据超敏反应的发生机制和临床特点,将其分为Ⅰ、Ⅱ、Ⅲ、Ⅳ型。Ⅰ~Ⅲ型超敏反应由抗体介导,Ⅳ型超敏反应由T细胞介导。

2. Ⅰ型超敏反应

(1)**特点**　①由特异性IgE介导;②发生速度快、消退快;③通常引起功能紊乱,但不造成组织细胞损伤;④具有明显的个体差异和遗传背景。

(2)**Ⅰ型超敏反应的变应原、变应素与效应细胞**

①变应原　是指能够选择性诱导机体产生特异性IgE的免疫应答,引起速发型变态反应的抗原物质:

A. 药物或化学物质　如青霉素、磺胺、普鲁卡因、有机碘化合物等,本身无免疫原性,但进入机体后可作为半抗原,与某种蛋白结合获得免疫原性,成为变应原。

B. 吸入性变应原　如花粉颗粒、尘螨排泄物、真菌丝及孢子、昆虫毒液、动物皮毛等。

C. 食物变应原　如奶、蛋、鱼虾、蟹贝等。

D. 酶类物质　尘螨中的半胱氨酸蛋白可引起呼吸道过敏反应,枯草菌溶素可引起支气管哮喘。

②变应素　是指能引起Ⅰ型超敏反应的IgE类抗体。IgE为亲细胞抗体,通过其Fc段与肥大细胞和嗜碱性粒细胞IgE Fc受体结合,而使机体处于致敏状态,因此过敏者体内IgE含量显著增高。

③效应细胞　主要有B细胞、Th2细胞、肥大细胞、嗜碱性粒细胞和嗜酸性粒细胞等。

(3)**Ⅰ型超敏反应的发生机制**　正常人血清中IgE抗体含量很低,过敏患者体内的IgE含量显著增高。IgE可通过其Fc段与肥大细胞和嗜碱性粒细胞表面高亲和力IgE Fc受体(FcεRⅠ)结合,使其处于致敏状态,该致敏状态可维持数月甚至更长时间。肥大细胞主要分布于呼吸道、胃肠道和泌尿生殖道的黏膜上皮。嗜碱性粒细胞主要分布于外周血中,也可招募到变态反应的发生部位。相同的变应原再次进入机体后,与致敏细胞表面的 2 个或 2 个以上相邻 IgE 交联,使肥大细胞脱颗粒、释放生物学活性介质作用于效应器官,引起全身或局部过敏反应。

(4)临床常见的Ⅰ型超敏反应性疾病
①药物过敏性休克　以青霉素引发最常见,严重者可致死亡。
②血清过敏性休克　临床应用的动物免疫血清,如破伤风抗毒素、白喉抗毒素可引发过敏性休克。
③呼吸道过敏反应　常因吸入花粉、尘螨、真菌等引起,如过敏性鼻炎、过敏性哮喘等。
④消化道过敏反应　过敏体质者进食鱼虾、蛋、奶等可发生过敏性胃肠炎等。
⑤皮肤过敏反应　如荨麻疹、特应性皮炎(湿疹)、血管神经性水肿等。

(5)Ⅰ型超敏反应性疾病的防治原则
①远离变应原　查明变应原,避免与之接触是预防Ⅰ型超敏反应发生最有效的方法。
②脱敏治疗　可采用异种血清脱敏、特异性变应原脱敏疗法。
③药物防治　如抑制生物活性介质合成和释放的药物、生物活性介质拮抗药、改善效应器官反应性的药物等。

【例 1】在Ⅰ型超敏反应中具有重要负反馈调节作用的细胞是(超纲题)
　　A. 中性粒细胞　　　　　B. 嗜碱性粒细胞　　　　　C. 嗜酸性粒细胞
　　D. 单核吞噬细胞　　　　E. 肥大细胞

3. Ⅱ型超敏反应
(1)发生机制　Ⅱ型超敏反应是由 IgG 或 IgM 抗体与靶细胞表面的相应抗原结合后,在补体、巨噬细胞、中性粒细胞和 NK 细胞参与下,引起的以细胞溶解和组织损伤为主的免疫病理反应。

(2)临床常见的Ⅱ型超敏反应性疾病
①输血反应　多发生于 ABO 血型不符的输血。供血者红细胞表面的血型抗原与受血者血清中的天然抗体(IgM)结合后,激活补体溶解红细胞,引起溶血反应。
②新生儿溶血症　多因母子 Rh 血型不符引起,Rh 阴性母亲怀有 Rh 阳性胎儿,第二胎时可使 Rh 阳性的胎儿发生新生儿溶血。
③自身免疫性溶血性贫血　机体产生抗红细胞表面抗原的抗体,造成溶血性贫血。
④药物过敏性血细胞减少症　多由青霉素、磺胺、安替比林、奎尼丁、非那西汀等引起。
⑤肺出血-肾炎综合征　也称 Goodpasture 综合征,是由于肺泡基底膜与肾小球基底膜之间存在共同抗原,刺激机体产生 IgG 类抗体,激活补体或通过调理吞噬作用,导致肺出血和肾炎。
⑥甲状腺功能亢进(Graves 病)　是一种特殊的抗体刺激型超敏反应。

4. Ⅲ型超敏反应
(1)发生机制　血液中的可溶性抗原与相应的 IgG 或 IgM 结合,可形成可溶性抗原-抗体复合物。该免疫复合物沉积于局部或全身多处毛细血管基底膜,激活补体,并在中性粒细胞、血小板、嗜碱性粒细胞等效应细胞参与下,引起以充血水肿、局部坏死和中性粒细胞浸润为主要特征的炎症反应和组织损伤。

(2)临床常见的Ⅲ型超敏反应性疾病
①局部免疫复合物反应　如局部反复注射胰岛素可在局部出现红肿、出血、坏死等局部炎症反应,Arthus 反应,类 Arthus 反应。
②全身性免疫复合物反应　包括血清病、链球菌感染后肾小球肾炎、类风湿关节炎等。

5. Ⅳ型超敏反应
(1)Ⅳ型超敏反应的发生机制　抗原特异性 Th1 细胞免疫引起的以单个核细胞浸润和组织损伤为主要特征的炎症反应。常在接触相同抗原后 24~72 小时出现,故又称迟发型超敏反应。

(2) 临床常见的Ⅳ型超敏反应性疾病

①结核菌素反应　结核菌素试验即通过注射PPD(结核分枝杆菌细胞壁的纯蛋白衍生物)于被检者上臂皮内,观察48~72小时后皮肤凸起的肿块大小,来判断既往是否接种过卡介苗,或是否曾被结核分枝杆菌感染。

②接触性皮炎　接触小分子半抗原物质,如油漆、染料、农药、化妆品、某些药物(磺胺、青霉素)、金属镍等引起。小分子半抗原与表皮细胞蛋白质结合成完全抗原,经朗格汉斯细胞提呈、活化Th1细胞应答,导致局部皮下浸润Th1/单核-巨噬细胞形成肉芽肿性炎,常表现为局部红肿、硬结、水疱,严重者可发生剥脱性皮炎。

(3) 各型超敏反应的比较

	Ⅰ型超敏反应	Ⅱ型超敏反应	Ⅲ型超敏反应	Ⅳ型超敏反应
别称	过敏反应	细胞毒型超敏反应 细胞溶解型超敏反应	免疫复合物型超敏反应 血管炎型超敏反应	迟发型超敏反应
抗原	可溶性抗原	细胞性抗原	可溶性抗原	可溶性抗原、细胞性抗原
介导	IgE抗体介导	IgG、IgM抗体介导	IgG抗体介导	T细胞介导、CTL
特点	发生快,消退也快;常引起生理紊乱,不引起炎症组织损伤;有明显个体差异和遗传倾向	有抗体、补体、吞噬细胞和NK细胞参与;引起以细胞溶解或组织损伤为主的病变	以局部充血水肿坏死、中性粒细胞浸润为主的炎症反应;组织损伤重	引起以单个核细胞浸润、组织损伤为主的炎症反应;发生较慢;其发生与抗体和补体无关
发生机制	变应原与结合在肥大细胞和嗜碱性粒细胞上的IgE结合,细胞释放生物活性介质,使平滑肌收缩、血管扩张、通透性增强、黏膜腺体分泌增加	抗体与抗原结合,通过激活补体和ADCC破坏细胞	抗原抗体复合物沉积组织,通过活化补体、中性粒细胞集聚、活化血小板,导致炎性组织损伤	致敏Th1细胞释放细胞因子活化CTL细胞和巨噬细胞,导致局部组织损伤;CTL直接识别细胞性抗原杀伤靶细胞
常见疾病	药物过敏性休克 枯草热、支气管哮喘 食物过敏症、湿疹 皮肤过敏反应	输血反应、新生儿溶血症、自身免疫性溶血性贫血、药物过敏性血细胞减少症、Goodpasture综合征、Graves病	Arthus反应 类Arthus反应、血清病 链球菌感染后肾炎 类风湿关节炎	①感染性迟发型超敏反应(结核性损伤) ②接触性迟发型超敏反应(接触性皮炎)

【例2】属于Ⅰ型超敏反应的是
　　A. 血清病　　　　　　　　B. 过敏性休克　　　　　　C. 免疫复合物性肾小球肾炎
　　D. 类风湿关节炎　　　　　E. 感染性迟发型超敏反应

【例3】Ⅱ型超敏反应导致的疾病是
　　A. 青霉素过敏性休克　　　B. 接触性皮炎　　　　　　C. 新生儿溶血病
　　D. 花粉过敏性哮喘　　　　E. 食物过敏性腹泻

【例4】Ⅱ型超敏反应
　　A. 由IgG介导　　　　　　B. 属迟发型超敏反应　　　C. 与NK细胞无关
　　D. 与巨噬细胞无关　　　　E. 不破坏细胞

【例5】男,30岁,患再生障碍性贫血3年。由于贫血加重予输血治疗,在输血开始后10分钟患者突然寒战、发热、腰背痛、恶心、呕吐、心悸、呼吸困难、烦躁不安、无尿。急查血浆游离血红蛋白增高。该患者发生的不良反应,所属超敏反应的类型是
　　A. Ⅰ型　　　　　　　　　B. Ⅱ型　　　　　　　　　C. Ⅲ型

第五篇 医学免疫学
第7章 抗感染免疫与超敏反应

  D. Ⅳ型   E. 不能定型

【例6】男,25岁。腹部外伤后输血治疗1小时,出现寒战、高热、心悸、气短、酱油色尿。实验室检查:尿隐血(+++),尿红细胞(-)。发生上述临床症状的主要免疫学基础是

  A. CTL细胞杀伤红细胞   B. 补体激活导致红细胞溶解   C. NK细胞裂解红细胞

  D. 巨噬细胞吞噬导致红细胞破坏   E. 中性粒细胞吞噬导致红细胞破坏

【例7】属于Ⅲ型超敏反应性疾病的是

  A. 变态反应性鼻炎   B. 新生儿溶血   C. Arthus反应

  D. 接触性皮炎   E. 支气管哮喘

【例8】佩戴金属首饰后局部皮肤出现炎症反应,其免疫病理基础可能是

  A. Ⅱ型超敏反应   B. Ⅰ型超敏反应   C. Ⅲ型超敏反应

  D. Ⅳ型超敏反应   E. Arthus反应

【例9】介导Ⅳ型超敏反应的免疫细胞是

  A. T细胞   B. B细胞   C. 嗜酸性粒细胞

  D. 肥大细胞   E. 中性粒细胞

【例10】结核病属于哪型超敏反应?

  A. Ⅰ型超敏反应   B. Ⅱ型超敏反应   C. Ⅲ型超敏反应

  D. Ⅳ型超敏反应   E. Ⅴ型超敏反应(2015、2023)

  A. 皮肤迟发型超敏反应   B. 血清谷丙转氨酶测定   C. 血清免疫球蛋白测定

  D. 血清β微球蛋白测定   E. 硝基四唑氮蓝还原试验

【例11】体液免疫测定是指

【例12】细胞免疫测定是指

  A. CTL细胞   B. B细胞   C. NK细胞

  D. 浆细胞   E. 肥大细胞

【例13】介导Ⅰ型超敏反应的细胞是

【例14】介导主要组织相容性复合体(MHC)非限制杀伤的细胞是

  A. 接触性皮炎   B. 新生儿溶血病   C. 支气管哮喘

  D. 荨麻疹   E. 链球菌感染后肾小球肾炎

【例15】属于Ⅱ型超敏反应导致的疾病是

【例16】属于Ⅳ型超敏反应导致的疾病是

  A. 支气管哮喘   B. 血清病   C. 药物过敏性休克

  D. 接触性皮炎   E. 自身免疫性溶血性贫血

【例17】属于Ⅱ型超敏反应的疾病是

【例18】属于Ⅲ型超敏反应的疾病是

▶**常考点** 超敏反应的常见疾病。

参考答案——详细解答见《2024国家临床执业及助理医师资格考试历年考点精析(上、下册)》

1. ABCDE   2. ABCDE   3. ABCDE   4. ABCDE   5. ABCDE   6. ABCDE   7. ABCDE
8. ABCDE   9. ABCDE   10. ABCDE   11. ABCDE   12. ABCDE   13. ABCDE   14. ABCDE
15. ABCDE   16. ABCDE   17. ABCDE   18. ABCDE

第8章 自身免疫病与免疫缺陷病

▶ **考纲要求**

①自身免疫和自身免疫病的概念:自身抗原、自身免疫与自身免疫病。②临床常见的自身免疫病:抗体介导的自身免疫病,T淋巴细胞介导的自身免疫病。③自身免疫病的发生机制:隐蔽抗原的释放,自身抗原的改变,分子模拟,表位扩展,免疫调节异常,遗传易感性改变。④自身免疫病的治疗:自身免疫病的常规治疗,自身免疫病的免疫生物治疗。⑤免疫缺陷病概述:免疫缺陷病的概念,免疫缺陷病的分类。⑥原发性免疫缺陷病:B淋巴细胞缺陷相关疾病,T淋巴细胞缺陷相关疾病,联合免疫缺陷病,吞噬细胞缺陷相关疾病,补体系统缺陷相关疾病。⑦获得性免疫缺陷病:获得性免疫缺陷综合征,其他获得性免疫缺陷病。

▶ **复习要点**

一、自身免疫和自身免疫病

1. 概述

(1) **自身抗原** 是指来自自身组织细胞的抗原,包括蛋白质、糖脂、核酸等。

(2) **自身免疫** 是指机体免疫系统对自身细胞或自身成分所发生的免疫应答。

(3) **自身免疫病** 是在某些内因和外因诱发下,自身免疫耐受状态被打破,持续迁延的自身免疫对自身抗原产生异常的免疫应答,造成了自身细胞破坏、组织损伤或功能异常,导致的临床病症。

自身免疫病的特点:①患者体内可检测到针对自身抗原的自身抗体和(或)自身反应性T细胞;②自身抗体和(或)自身反应性T细胞介导对自身细胞或自身成分的适应性免疫应答,造成损伤或功能障碍;③病情的转归与自身免疫反应强度密切相关;④易反复发作,慢性迁延。

2. 临床常见的自身免疫病

(1) **抗体介导的自身免疫病**

①抗血细胞膜抗体 自身抗体启动,破坏自身细胞而引发自身免疫病。

	自身抗体	后果或临床表现
恶性贫血	抗内因子的自身抗体	维生素B_{12}缺乏导致巨幼细胞贫血
药物诱导的溶血性贫血	药物吸附在红细胞表面改变其抗原性,刺激机体产生自身红细胞抗体	红细胞裂解,溶血性贫血
自身免疫性血小板减少性紫癜	抗血小板表面成分抗体	血小板破坏,凝血功能障碍
自身免疫性中性粒细胞减少症	抗中性粒细胞抗体	中性粒细胞减少性疾病 患者易患化脓菌感染

②抗细胞表面受体的自身抗体 A. 激动型抗受体自身抗体:如毒性弥漫性甲状腺肿(Graves病)是血清中有针对促甲状腺激素受体(TSHR)的IgG抗体引起的自身免疫病;B. 阻断型抗受体自身抗体:重症肌无力是由于体内存在针对乙酰胆碱受体的自身抗体引起的自身免疫病。

③抗细胞外成分的自身抗体 Goodpasture综合征是抗肾小球基底膜自身抗体所致的自身免疫病。

第五篇 医学免疫学
第8章 自身免疫病与免疫缺陷病

④**自身抗原抗体免疫复合物** 如系统性红斑狼疮患者体内存在多种针对DNA和组蛋白的自身抗体，也可存在抗红细胞、血小板、白细胞和凝血因子等自身抗体。这些自身抗体与自身抗原形成的大量免疫复合物沉积在全身各部位，造成组织损伤。

(2)**T淋巴细胞介导的自身免疫病** 体内存在的针对自身反应性$CD8^+$ CTL和Th1细胞都可造成自身细胞的免疫性损伤。胰岛素依赖性糖尿病患者体内存在的自身反应性T细胞，可持续杀伤胰岛中的B细胞，致使胰岛素分泌严重不足引起糖尿病。髓鞘碱性蛋白(MBP)特异性Th1细胞在小鼠可引起实验性自身免疫性脑脊髓炎，人类的多发性硬化的发病机制与此类似。

【例1】主要由自身反应性T细胞介导的自身免疫病是
　　A. 肺出血-肾炎综合征　　B. 桥本甲状腺炎　　C. 免疫性血小板减少性紫癜
　　D. 重症肌无力　　E. 胰岛素依赖性糖尿病

【例2】不属于器官特异性自身免疫病的是
　　A. 慢性甲状腺炎　　B. 恶性贫血　　C. 重症肌无力
　　D. 特发性血小板减少性紫癜　　E. 类风湿关节炎

3. 自身免疫病的发生机制

(1)**隐蔽抗原的释放** 隐蔽抗原是指体内某些与免疫系统在解剖位置上隔绝的抗原成分，如脑、睾丸、眼球、心肌、子宫等内容常被视为隐蔽抗原(隔离抗原)。在正常情况下，隐蔽抗原不进入血液循环和淋巴液。例如，眼外伤时，释放的隐蔽抗原可刺激机体产生特异性CTL，可对健侧眼的细胞发动攻击，引发自身免疫性交感性眼炎。

(2)**自身抗原的改变** 生物、物理、化学、药物等因素可使自身抗原发生改变引起自身免疫病。肺炎支原体可改变红细胞的抗原性，使其刺激机体产生抗红细胞的抗体，引起溶血性贫血。青霉素、头孢菌素等，可吸附到红细胞表面，使其获得免疫原性，刺激机体产生抗体，引起药物相关的溶血性贫血。

(3)**分子模拟** 有些微生物与人体的细胞或细胞外成分有类似的抗原表位，在感染人体后引发的针对微生物抗原的免疫应答，也能攻击含有相似表位的人体细胞或细胞外成分，这种现象称为分子模拟。如EB病毒编码的一种蛋白与髓鞘磷脂碱性蛋白(MBP)有较高的同源性，其感染可能引发多发性硬化的症状。柯萨奇病毒感染诱发的免疫应答可攻击人胰岛的B细胞，引发糖尿病。化脓性链球菌感染产生的抗体可引发急性肾小球肾炎和风湿热。

(4)**表位扩展** 一个抗原分子可能有多种表位，存在优势表位和隐蔽表位。优势表位也称原发性表位，是在一个抗原分子的众多表位中首先激发免疫应答的表位。隐蔽表位也称继发性表位，是在一个抗原分子的众多表位中后续刺激免疫应答的表位。免疫系统针对一个优势表位发生免疫应答后，可能对隐蔽表位相继发生免疫应答，这种现象称为表位扩展。系统性红斑狼疮、类风湿关节炎、多发性硬化和胰岛素依赖性糖尿病均有表位扩展现象。

(5)**免疫调节异常** Th1功能亢进促进器官特异性自身免疫病的进展，如胰岛素依赖性糖尿病。Th2功能亢进促进全身性自身免疫病的进展，如系统性红斑狼疮。

(6)**遗传易感性改变** HLA等位基因的基因型和人类自身免疫病的易感性相关，如HLA-DR3与重症肌无力、系统性红斑狼疮、胰岛素依赖性糖尿病、突眼性甲状腺肿相关联；HLA-DR4与类风湿关节炎、寻常性天疱疮、胰岛素依赖性糖尿病关联；HLA-B27与强直性脊柱炎关联；HLA-DR2与肺出血肾炎综合征关联；HLA-DR5与桥本甲状腺炎关联等。

4. 自身免疫病的治疗

(1)**常规治疗** 目前，自身免疫病尚无特效疗法，通常针对免疫应答的各个环节进行阻断以影响疾病进程，或是根据疾病的病理变化和组织损伤所致的后果进行相应的处理，来达到治疗的目的。

应用抗炎药物是临床常规治疗，糖皮质激素可以诱导抗炎分子的合成，抑制炎症因子的产生，诱导炎性细胞凋亡，抑制免疫反应，抗休克等，因此可以有效地抑制自身免疫病的炎症反应。

(2) 免疫生物治疗 自身免疫病是自身反应性 T 细胞、多克隆激活 T 细胞及自身抗体对于自身细胞成分的失控攻击，目前缺乏有效治疗措施。根本治疗原则是去除自身抗原，重建对于自身抗原的免疫耐受。对症治疗策略主要是免疫抑制剂抑制过度激活的自身反应性 T 细胞、避免反复感染。

①免疫抑制剂 真菌代谢物(环孢素 A、FK506)通过抑制 IL-2 等基因的活化，进而抑制 T 细胞的分化和增殖，对多种自身免疫病有明显效果。

②细胞因子及其受体的抗体或阻断剂 如 IL-1 受体拮抗蛋白(IL-Rα)、TNF-α 单克隆抗体可用于类风湿关节炎的治疗。

③自身抗原制备的自身免疫病治疗性疫苗 四肽乙酸盐(商品名 Copaxone)通过抑制特异 TCR 活化、诱导髓鞘碱性磷酸酶特异性免疫耐受，成为全球治疗复发缓解型多发性硬化的一线用药。

二、免疫缺陷病

1. 概述

(1) 免疫缺陷病的概念 免疫缺陷病是免疫系统先天发育不全或后天损害而使免疫细胞的发育、增殖、分化和代谢异常，并导致免疫功能不全所出现的临床综合征。

(2) 免疫缺陷病的分类

①根据病因的不同 分为原发性免疫缺陷病和获得性免疫缺陷病。

②根据受累免疫系统成分的不同 分为体液免疫缺陷、细胞免疫缺陷、联合免疫缺陷、吞噬细胞缺陷和补体缺陷等。B 细胞、吞噬细胞、补体缺陷者易患化脓性细菌感染；细胞免疫缺陷者易患病毒、真菌、胞内寄生菌、原虫引起的感染；免疫缺陷病患者发生恶性肿瘤的概率比正常人高 100 倍以上。

2. 原发性免疫缺陷病

	病因	举例	常见临床表现
B 细胞缺陷	B 细胞发育和/或功能异常以 Ig 减少或缺乏为特征	X-连锁无丙种球蛋白血症 选择性 IgA/G 缺乏症	外周血 B 细胞减少或缺乏，T 细胞数目正常，反复化脓菌感染
T 细胞缺陷	T 细胞发生、分化和功能障碍	Di George 综合征 T 细胞活化和功能缺陷	不仅影响效应 T 细胞，还可间接影响单核-吞噬细胞和 B 细胞，常有体液免疫缺陷
联合免疫缺陷	T、B 细胞均出现发育障碍	X-连锁重症联合免疫缺陷病 腺苷脱氨酶缺陷 MHC Ⅰ 类或 Ⅱ 类分子缺陷	多见于新生儿和婴幼儿，T、B 细胞均受损，易反复出现病毒、细菌和真菌感染
吞噬细胞缺陷	吞噬细胞数量减少和功能异常	粒细胞减少症、慢性肉芽肿病 白细胞黏附缺陷	反复化脓性细菌、真菌感染
补体系统缺陷	补体成分缺陷	遗传性血管神经性水肿 阵发性睡眠性血红蛋白尿症	抗感染功能低下 C3 缺陷导致严重化脓菌感染

3. 获得性免疫缺陷病

(1) 获得性免疫缺陷综合征(AIDS) 是人类免疫缺陷病毒(HIV)感染和破坏人体 $CD4^+T$ 细胞和单核细胞所诱导的免疫缺陷病。当血清 $CD4^+T$ 细胞降至 200/μl 以下时，可发生严重细胞免疫缺陷病，导致多种机会性感染、细菌病毒感染、恶性肿瘤、神经系统病变等而死亡。

(2) 其他获得性免疫病 除 AIDS 外，获得性免疫缺陷病也可继发于其他疾病或由其他因素所致，如肿瘤(白血病、淋巴瘤、骨髓瘤)、其他感染(结核分枝杆菌、麻风杆菌、EB 病毒、巨细胞病毒、寄生虫)、遗传性疾病、外科手术等。药物引起的免疫缺陷主要与免疫抑制剂有关，营养不良是获得性免疫缺陷病最常见的诱因之一，营养不良极易造成淋巴样组织的损伤和功能不全。

A. 淋巴细胞的多克隆激活 B. 表位扩展 C. 分子模拟
D. 自身抗原的改变 E. 隐蔽抗原的释放

【例3】柯萨奇病毒感染人体引发糖尿病的机制是

【例4】因使用青霉素引起药物诱导的溶血性贫血的机制是

A. 抗CD3单克隆抗体 B. 抗肿瘤坏死因子抗体 C. β干扰素
D. α干扰素 E. EPO

【例5】治疗多发性硬化症可使用

【例6】治疗贫血可使用

【例7】治疗类风湿关节炎可使用

【例8】不属于免疫缺陷病的疾病是

A. 系统性红斑狼疮 B. 艾滋病 C. 遗传性血管神经性水肿
D. X-连锁慢性肉芽肿病 E. X-连锁无丙种球蛋白血症

【例9】下列属于补体系统缺陷导致的疾病是

A. 急性肾小球肾炎 B. 过敏性休克 C. 接触性皮炎
D. 桥本甲状腺炎 E. 遗传性血管神经性水肿

【例10】属于免疫缺陷性疾病的是

A. 艾滋病 B. 系统性红斑狼疮 C. 青霉素过敏
D. 白血病 E. 接触性皮炎

【例11】男性，36岁。婚后2年有性生活，未避孕，未育。既往有睾丸外伤史。免疫学检查结果提示精液抗精子抗体(+)。患者抗精子抗体产生的机制是

A. 抗原抗体交叉反应 B. 分子模拟 C. 隐蔽抗原释放
D. 抗原表位扩展 E. 自身抗原的改变

▶ **常考点**　免疫缺陷病的举例。

参考答案——详细解答见《2024 国家临床执业及助理医师资格考试历年考点精析(上、下册)》

1. ABCDE　2. ABCDE　3. ABCDE　4. ABCDE　5. ABCDE　6. ABCDE　7. ABCDE
8. ABCDE　9. ABCDE　10. ABCDE　11. ABCDE

第9章 肿瘤免疫与移植免疫

▶考纲要求

①肿瘤抗原:肿瘤抗原的概念,肿瘤抗原的分类。②抗肿瘤免疫的效应机制:抗肿瘤固有免疫,抗肿瘤适应性免疫。③肿瘤的免疫逃逸机制:肿瘤抗原调变,上调免疫抑制性因子,诱导免疫抑制性细胞。④肿瘤的免疫诊断与防治:肿瘤的免疫诊断,肿瘤的免疫预防,肿瘤的免疫治疗。⑤移植免疫的基本概念:自体移植、同种异基因移植及异种移植,宿主抗移植物反应、移植物抗宿主反应。⑥同种移植排斥反应:同种移植排斥反应的类型,同种移植排斥反应的机制。⑦抗移植排斥临床策略:组织配型,免疫抑制,诱导耐受。

▶复习要点

一、肿瘤免疫

1. 肿瘤抗原

(1)**概念** 肿瘤抗原是细胞癌变过程中出现的新抗原、肿瘤细胞异常或过度表达的抗原物质的总称。

(2)**分类**

①**肿瘤特异性抗原** 是指肿瘤细胞特有的或只存在于某种肿瘤细胞而不存在于正常细胞的新抗原。

②**肿瘤相关抗原** 是指肿瘤细胞和正常细胞组织均可表达的抗原,只是其含量在细胞癌变时明显增高。此类抗原只表现出量的变化而无严格肿瘤特异性,如癌胚抗原(CEA)、甲胎蛋白(AFP)等。

③**病毒肿瘤相关抗原** 多种病毒与肿瘤的发生有关,如 EB 病毒和鼻咽癌有关,乳头瘤病毒与子宫颈癌有关,乙肝病毒与肝癌有关,这些肿瘤细胞可表达相应病毒基因编码的抗原。

【例1】肿瘤相关抗原通常不能诱导有效抗肿瘤免疫的主要原因是
  A. 多为 TI 抗原   B. 不能被 NK 细胞识别   C. 多为自身抗原
  D. 表达量低   E. 无诱导抗体产生能力

2. 抗肿瘤免疫的效应机制

宿主对肿瘤的免疫应答是细胞免疫和体液免疫的综合结果,机体抗肿瘤免疫以细胞免疫为主。

(1)**抗肿瘤固有免疫** NK 细胞可天然杀伤 MHC Ⅰ 分子下调的肿瘤细胞,是早期监视和清除肿瘤的重要效应细胞,是机体抗肿瘤的第一道防线。IFN-γ 活化的巨噬细胞也是杀伤肿瘤的效应细胞。

(2)**抗肿瘤适应性免疫** $CD8^+$ CTL 是抗肿瘤免疫最重要的杀伤细胞,通过特异性杀伤肿瘤细胞或分泌 IFN-γ、TNF-β 等激活 NK、巨噬细胞间接杀伤肿瘤细胞。

3. 肿瘤的免疫逃逸机制

(1)**肿瘤抗原调变** 是指肿瘤细胞特异性抗原或相关抗原表达减少或丢失,使肿瘤细胞逃避宿主免疫识别和 CTL 杀伤。肿瘤细胞 MHC Ⅰ 类分子表达缺陷或低下,逃避 Ⅰ 类抗原提呈、$CD8^+$ CTL 识别和杀伤效应。

(2)**上调免疫抑制性因子** 肿瘤细胞分泌 TGF-β、IL-10 等,广谱抑制 Th1 型免疫应答的诱导和效应。肿瘤细胞显著上调表达抑制性共刺激分子 CTLA4、PD-1L 等,诱导 DC 免疫耐受,抑制 T 细胞活化和杀伤。肿瘤细胞高表达多种抗凋亡分子(如 Bcl-2),不表达或弱表达 Fas 等死亡受体,从而逃避 CTL 的 FasL 介导诱导凋亡杀伤效应。

（3）诱导免疫抑制性细胞

①肿瘤微环境显著上调的 TGF-β、RA、IL-2 等诱导 iTreg 的显著上调，发挥强大免疫抑制效果。

②肿瘤内浸润巨噬细胞表型为 Arg-1$^+$CD206$^+$，为免疫抑制功能的肿瘤相关巨噬细胞（TAM），其分泌 IL-6、IL-10 和 TGF-β，促进肿瘤细胞增殖、抑制 CTL、NK 细胞的活化和肿瘤杀伤。

③肿瘤局部还大量浸润免疫抑制功能的髓系来源抑制细胞（MDSC），表型为 CD11b$^+$Grl$^+$，通过模拟 TGF-β1 显著抑制外周和肿瘤局部 CTL、NK 细胞的活化和杀伤功能。

4. 肿瘤的免疫防治

（1）**肿瘤的免疫预防**　已知多种病原体感染与高发肿瘤相关，如 HBV 感染与原发性肝癌有关、HPV 感染与宫颈癌有关。制备相关的病原体疫苗可降低这些肿瘤的发生，如 HBV 疫苗的接种，可降低乙肝的发生率，同时也降低了肝癌的发生率；HPV 疫苗的接种，可用于宫颈癌的预防。

（2）**肿瘤的免疫治疗**

①非特异性免疫治疗　是指应用免疫调节剂，非特异性增强宿主的免疫功能，激活宿主的抗肿瘤免疫应答，如卡介苗、短小棒状杆菌、酵母多糖、香菇多糖、OK432 等。

②主动免疫治疗　是利用肿瘤抗原的免疫原性，采用各种免疫手段，使宿主免疫系统产生针对肿瘤抗原的抗肿瘤免疫应答，如使用灭活的瘤苗、异构的瘤苗、抗独特型抗体瘤苗、蛋白多肽瘤苗等。

③被动免疫治疗　是指给机体输注外源性的免疫效应物质，包括抗体、细胞因子、免疫效应细胞等。

二、移植免疫

1. 基本概念

（1）**移植**　是指应用异体或自体正常细胞、组织、器官置换病变的或功能缺损的细胞、组织、器官，以维持和重建机体生理功能。

（2）**自体移植**　是指移植物取自受者自身，不发生排斥反应。

（3）**同种异基因移植**　也称同种异体移植，是指同种内遗传基因不同的个体间移植，临床上此种移植最多见，移植后一般会发生排斥反应。

（4）**异种移植**　指不同种属个体间的移植，移植后可能发生严重排斥反应。

（5）**同系移植（同基因移植）**　是指供受体基因完全相同（如同卵双生）的异体移植。

（6）**宿主抗移植物反应**　是指受者对供者移植物发生的免疫应答，也称为排斥。

（7）**移植物抗宿主反应**　是指移植物中免疫细胞可识别受者组织抗原并产生免疫应答。

2. 同种移植排斥反应的类型及机制

	超急性排斥反应	急性排斥反应	慢性排斥反应
定义	指移植器官与受者血管接通后数分钟至 24 小时内发生的排斥反应	是指移植术后数天至 2 周左右发生的排斥反应	是指移植术后数月，甚至数年发生的排斥反应
发病情况	见于反复输血、多次妊娠、长期血液透析、再次移植的个体	是同种异基因移植中最常见的排斥反应类型	病变类似慢性肾炎 肾功能进行性减退
发病原因	受者体内预先存在抗供者组织抗原的抗体，包括供者 ABO 血型抗原、血小板抗原、HLA 抗原、血管内皮细胞抗原的抗体；供体器官灌流不畅、缺血时间过长	移植物组织出现大量巨噬细胞和淋巴细胞浸润	尚未阐明
病理变化	移植物血管内凝血和血栓形成 移植器官缺血、变性和坏死	急性血管炎、急性间质炎	血管慢性排斥为主要形式，表现为血管内皮细胞损伤
治疗	免疫抑制剂效果不佳	及早应用免疫抑制剂可获缓解	对免疫疗法不敏感

【例2】与急性同种异基因移植排斥关系最密切的细胞是
　　A. NK 细胞　　　　　　　　B. B 细胞　　　　　　　　C. CD8$^+$T 细胞
　　D. 肥大细胞　　　　　　　　E. 嗜酸性粒细胞

【例3】男，18岁。因终末期肾病行肾移植手术，其母亲为供肾者，这种移植类型是
　　A. 同基因转移　　　　　　　B. 同种异体移植　　　　　C. 异种移植
　　D. 同系移植　　　　　　　　E. 自体移植

【例4】反复输血的个体进行实体器官移植时易发生的现象是
　　A. 异种移植排斥反应　　　　B. 超急性排斥反应　　　　C. 急性排斥反应
　　D. 慢性排斥反应　　　　　　E. 自体移植排斥

　　A. 供体内预存有抗受体的 ABO 血型抗体　　B. 供体内预存有抗受体的 HLA Ⅰ类抗原的抗体
　　C. 受体内预存有抗供体的 ABO 血型抗体　　D. 受体内有针对供体组织器官的 Tc 细胞
　　E. 移植物中含有足够数量的免疫细胞

【例5】移植器官超急排斥反应是由于

【例6】引起移植物抗宿主反应是由于

3. 抗移植排斥临床策略

(1) 组织配型　器官移植成败主要取决于供、受者间的组织相容性，术前必须进行一系列检查：
①红细胞血型检查　供受者 ABO、Rh 血型抗原须相符，或至少符合输血原则。
②检测受者血清中预存的细胞毒性抗 HLA 抗体　取供者淋巴细胞与受者血清进行交叉细胞毒试验，可检出受者血清中是否含有针对供者淋巴细胞的预存细胞毒抗体，以防止超急性排斥反应的发生。
③HLA 分型　HLA 型别匹配程度是决定供、受者间组织相容性的<u>关键因素</u>，对移植排斥的影响以 HLA-DR <u>最为重要</u>，其次为 HLA-B 和 HLA-A。
④交叉配型　在骨髓移植中尤为重要。其方法：将供者和受者淋巴细胞互为反应细胞，即做两组单向混合淋巴细胞培养，两组中任何一组反应过强，均提示供者选择不当。

(2) 免疫抑制　防治移植排斥反应<u>最有效</u>的措施是给予免疫抑制药。
①化学免疫抑制药　包括糖皮质激素、环孢素 A、雷帕霉素、环磷酰胺等。其中，环孢素 A <u>最常用</u>，其作用机制为直接或间接抑制 Th 细胞产生细胞因子(IL-2)，并抑制活化的 T 细胞表达 IL-2 受体。
②生物制剂　如抗淋巴细胞球蛋白(ALG)、抗胸腺细胞球蛋白(ATG)及抗 CD3、CD4、CD8 单抗等。
③清除预存抗体　移植前进行血浆置换，可去除受者血液中预存的特异性抗体，以防止超急性排斥反应。
④其他免疫抑制方法　受者脾切除、放射线照射移植物等。

(3) 诱导耐受　①封闭同种反应性TCR；②阻断共刺激信号；③供者特异性输血；④过继输注 Treg 细胞；⑤过继输注或诱导未成熟 DC；⑥定向调控 Th 细胞亚群分化；⑦阻断效应细胞向移植物局部浸润。

【例7】一存活多年的同种异体肾移植接受者的体内虽有供体 HLA 表达却未发生明显的排斥反应，其原因可能是
　　A. 受者的免疫细胞功能活跃　　B. 移植物的免疫细胞功能活跃　　C. 移植物已失去了免疫原性
　　D. 受者对移植物发生了免疫耐受　　E. 移植物对受者发生了免疫耐受

▶ **常考点**　肿瘤抗原；移植排斥反应。

参考答案——详细解答见《2024国家临床执业及助理医师资格考试历年考点精析(上、下册)》

1. ABCDE　　2. ABCDE　　3. ABCDE　　4. ABCDE　　5. ABCDE　　6. ABCDE　　7. ABCDE

第10章 免疫学检测技术与免疫学防治

▶ **考纲要求**

①抗原-抗体反应相关检测技术：免疫凝集实验，免疫荧光技术，放射免疫技术，酶免疫(ELISA)技术，免疫组化技术，免疫沉淀实验，免疫印迹技术。②免疫细胞的检测技术：流式细胞术检测，细胞增殖检测，细胞毒检测，细胞凋亡检测，细胞因子的生物活性检测。③免疫预防：人工主动免疫，人工被动免疫，我国儿童计划免疫的常用疫苗及程序。④免疫治疗：基于抗体的治疗策略，细胞免疫治疗，细胞因子治疗疗，免疫增强与抑制策略。

▶ **复习要点**

一、免疫学检测技术

1. 抗原-抗体反应相关检测技术

利用抗原和抗体特异性结合的性质，可采用抗原对抗体进行定性、定量检测，也可采用抗体对抗原进行定性、定量检测。由于实验中所采用的抗体常存在于血清中，因此将抗原-抗体反应称为血清学反应。

(1) 免疫凝集实验　是检测血清中血凝素中和抗体的试验。流感病毒包膜上的血凝素可凝集红细胞，血凝素中和抗体可抑制这种血凝素。在微量培养板的微孔中加入流感病毒、红细胞、待检血清共同反应，若待检血清中含有血凝素特异性中和抗体，则凝集反应被抑制。该试验常用于定量检测流感病毒感染者、流感疫苗接种者血清中流感病毒的中和抗体。

(2) 免疫荧光技术　是用荧光素标记的抗体(或抗原)检测相应的抗原(或抗体)的技术。该技术可用于CD分子的鉴定、细胞蛋白组织定位等，需用荧光显微镜、流式细胞仪或共聚焦显微镜捕获荧光信号。

(3) 放射免疫技术　是应用放射性标记的抗体(或抗原)检测相应的抗原(或抗体)分子的技术，常用的放射性核素有 ^{51}Cr 和 ^{125}I 等。放射免疫技术常用于激素等微量物质的检测。

(4) 酶免疫(ELISA)技术　是将抗原(或抗体)与固相载体(常为聚苯乙烯板)结合，然后加入待测抗原(或抗体)，最后以酶标二抗和底物进行显色，以检测抗体(或抗原)的技术。ELISA检测方法简单、快速，特异性强，是目前应用最广泛的定量检测抗原或血清抗体的免疫学方法。

(5) 免疫组化技术　是应用标记的特异性抗体在组织细胞原位，通过抗原-抗体反应和酶-底物的显色反应，对细胞中的抗原进行定位、定性检测的方法。

(6) 免疫沉淀实验　是利用特异性抗体白细胞裂解物分离特异性蛋白抗原的方法。基本方法：在细胞裂解液中加入特异性抗体，这种特异性抗体与特异性蛋白抗原结合；然后用葡萄球菌蛋白A(结合免疫球蛋白Fc段)琼脂糖珠纯化分离免疫复合物。免疫复合物中的抗原是被特异性抗体沉淀出来的蛋白质。对沉淀出来的蛋白质进行免疫印迹检测，可对其进行功能测定，如激酶活性测定等。

(7) 免疫印迹技术　是将十二烷基磺酸钠聚丙烯酰胺凝胶电泳分离得到的按分子量大小排列的蛋白质转移到固相载体膜上，再用标记的特异性抗血清或单克隆抗体对蛋白质进行定性或定量分析的技术。

2. 免疫细胞的检测技术

(1) 流式细胞术(FCM)检测　是一种可对细胞进行多参数定量测定和综合分析的方法：将待测细胞悬液与荧光素标记抗体反应后，在压力作用下，细胞排成单列经流动室下方喷嘴喷出形成液滴射流，每一液滴中包裹一个细胞。当液滴射流与高速聚焦激光束相交,液滴中的细胞受激发光照射,产生散射光并发出各种荧光信号,后者被接收器检测。分选部件对所欲分选细胞赋予电荷,带电液滴在分选器的作用下偏向带相反电荷的偏导板,落入适当容器中,达到分选目的。FCM 可进行细胞分选、细胞周期及细胞凋亡的分析。

(2)**细胞增殖检测**　在活化增殖的 T、B 细胞培养液中加入放射性核素或化学分子标记的合成原料,通过检测所掺入原料的多少指示细胞的增殖程度,可通过以下两种方法进行检测。

①^{3}H-TdR 掺入法　T 细胞在增殖过程中,DNA 和 RNA 合成明显增加,若加入氚标记的胸腺嘧啶核苷(^{3}H-TdR),会被掺入 DNA 分子中。细胞增殖水平越高,掺入的放射性核素越多,培养结束后收集细胞,用液体闪烁仪测定样本中放射性活性,可直接反映 T 细胞的增殖水平。

②MTT 比色法　MTT 是一种噻唑盐,为一种淡黄色的可溶性物质。T 细胞增殖时,线粒体中的琥珀酸脱氢酶可将 MTT 还原为紫褐色的甲臜颗粒。该颗粒被随后加入的异丙醇或二甲基亚砜所溶解,用酶标仪测定细胞培养上清液的紫褐色甲臜产生的 OD 值,即可反映 T 细胞的增殖水平。

(3)**细胞毒检测**　是检测 CTL、NK 细胞等杀伤靶细胞活性的一种细胞学技术。基本流程是:将效应细胞(CTL 或 NK 细胞)和用 ^{51}Cr 标记的靶细胞相互作用 4 小时,被杀伤的靶细胞可释放 ^{51}Cr。测定培养上清中 ^{51}Cr 的放射性,即可判断细胞毒的强弱,放射性越高说明细胞毒活性越强。该试验常用于肿瘤免疫、移植排斥反应和病毒感染等方面的研究。

(4)**细胞凋亡检测**　凋亡是一种重要的生理和病理过程,常用的检测方法有:

①形态学检测法　凋亡细胞体积变小、细胞变圆、失去微绒毛、胞质浓缩、内质网扩张、核仁消失等。

②琼脂糖凝胶电泳法　凋亡细胞的 DNA 被核酸内切酶在核小体之间切割,产生核小体及其倍数的寡核苷酸片段,在琼脂糖凝胶电泳时呈现梯状 DNA 区带图谱。

③FACS 法(荧光激活细胞分选仪分离法)　又称流式细胞术(FCM)。正常细胞 DNA 为二倍体,当细胞凋亡时,由于 DNA 断裂成非二倍体或亚二倍体,故在 FACS 的二倍体峰前出现一个亚二倍体峰。根据峰值大小可判断细胞凋亡的百分率。

④TUNEL 法　在细胞培养物中加入末端脱氧核苷酸转移酶(TdT)和生物素标记的核苷酸(dUTP),TdT 可将含有标记生物素的 dUTP 连接至断裂的 DNA 3′末端,根据标记 DNA 断裂处生物素的含量,可以判断细胞的凋亡程度。

(5)**细胞因子的生物活性检测**　是根据不同的细胞因子具有不同的生物学活性,采取相应的测定方法。

①细胞增殖法检测细胞因子的促细胞生长活性　某些细胞必须依赖某种细胞因子才能生长,细胞增殖与所加细胞因子的含量正相关,如采用 IL-2 依赖的 CTL 细胞株做细胞增殖试验,可检测 IL-2 的活性。

②细胞病变抑制法检测干扰素的抗病毒活性　干扰素具有抗病毒作用。体外培养细胞中加入含干扰素的标本后,再加入病毒液感染细胞,干扰素可抑制病毒干细胞,通过抑制程度可判断干扰素活性高低。

③趋化试验检测趋化因子的趋化活性　在上、下细胞培养室之间隔有 5~8μm 膜的趋化池或 Transwell 微孔板中,上室加入免疫细胞,下室加入待测趋化因子或样本,作用 2~4 小时后,取上室,固定后,棉签擦去沉淀在膜上的细胞,结晶紫染色技术或光镜观察越过膜进入下室的细胞数量,反映趋化因子对于趋引免疫细胞定向移动的活性。

二、免疫学防治

1. 免疫预防

(1)**人工主动免疫**　人工主动免疫是指用疫苗接种机体,使之主动产生适应性免疫应答,从而预防或治疗疾病的措施。疫苗是接种后能使机体对相应疾病产生免疫力的生物制剂的统称。

①灭活疫苗(死疫苗)　是用灭活的病原体制成的疫苗。死疫苗可诱导特异性抗体的产生,为维持血清抗体水平,常需多次接种,如目前使用的伤寒、百日咳、霍乱、流感、狂犬病、乙型脑炎等灭活疫苗。

②减毒活疫苗 是用减毒或无毒力的活病原微生物制成。活疫苗接种类似隐性感染或轻症感染,病原体在体内有一定的生长繁殖能力,一般只需接种一次。免疫缺陷者和孕妇一般<u>不宜接种活疫苗</u>。
③类毒素 是用细菌的外毒素经0.3%甲醛处理制成,因已失去外毒素的毒性,但保留了免疫原性,接种后能诱导机体产生抗毒素。
④亚单位疫苗 是去除病原体中与激发保护性免疫无关或有害的成分,保留有效免疫原成分制作的疫苗。
⑤结合疫苗 细菌荚膜多糖具有抗吞噬作用,可保护细菌免受机体吞噬细胞的吞噬,提取细菌荚膜多糖制作的多糖疫苗早已应用。
⑥合成肽疫苗 是根据有效免疫原的氨基酸序列,设计和合成的免疫原性多肽,以期用最小的免疫原性肽来激发有效的特异性免疫应答。
⑦基因工程疫苗 包括重组抗原疫苗、重组载体疫苗、DNA疫苗、转基因植物疫苗等。
(2)人工被动免疫 是给人体注射含有特异性抗体(如抗毒素)等制剂,使之被动获得适应性免疫应答,以治疗或紧急预防疾病的措施。常用人工被动免疫的制剂包括:
①抗毒素 是用细菌外毒素或类毒素免疫动物制备的免疫血清,具有中和外毒素的作用,常用的有破伤风抗毒素、白喉抗毒素等。这些制剂都是异种蛋白,反复使用可能引起超敏反应。
②人免疫球蛋白 从大量混合血浆或胎盘血中分离制备的免疫球蛋白(含抗病原体的抗体),肌内注射可紧急预防甲型肝炎、丙型肝炎、麻疹、脊髓灰质炎等病毒感染。
③细胞因子 预先注射IFN-α/β,可一定程度预防病毒的细胞感染。
④单克隆抗体 人源抗-V3环单克隆抗体在HIV感染前预先注射或感染几小时后紧急注射,通过封闭HIV变构表位与CD4和CCR5结合,可有效预防HIV感染CD4$^+$T细胞和单核细胞。
(3)我国儿童计划免疫的常用疫苗及程序 接种疫苗是预防传染病最有效的手段。
①五苗七病 儿童计划免疫疫苗有5种,即卡介苗、乙肝疫苗、脊髓灰质炎疫苗、百白破疫苗、麻疹活疫苗。
②15种传染病 2007年我国扩大计划免疫范围到15种,即在原来"五苗七病"的基础上,增加了甲肝疫苗、乙脑疫苗、流脑多糖疫苗、风疹疫苗、腮腺炎疫苗、钩体病疫苗、流行性出血热疫苗、炭疽疫苗。
③常用疫苗种类及接种程序 如下。

疫苗名称	第一次	第二次	第三次	加强	预防传染病
卡介苗	出生				结核病
乙肝疫苗	出生	1月龄	6月龄		乙型病毒性肝炎
脊髓灰质炎疫苗	2月龄	3月龄	4月龄	4周岁	脊髓灰质炎
百白破疫苗	3月龄	4月龄	5月龄	18~24月龄	百日咳、白喉、破伤风
白破疫苗	6周岁				白喉、破伤风
麻风疫苗	8月龄				麻疹、风疹
麻腮风疫苗	18~24月龄				麻疹、流行性腮腺炎、风疹
乙脑疫苗	8月龄	2周岁			流行性乙型脑炎
A群流脑疫苗	6~18月龄	间隔3个月			流行性脑脊髓膜炎
A+C群流脑疫苗	3周岁	6周岁			流行性脑脊髓膜炎
甲肝疫苗	18月龄				甲型肝炎
出血热双价纯化疫苗					出血热
炭疽减毒活疫苗					炭疽
钩体灭活疫苗					钩体病

2. 免疫治疗

(1) 基于抗体的治疗策略

①抗血清治疗　如破伤风抗毒素,可用于破伤风的紧急预防和治疗;人免疫球蛋白可用于治疗丙种球蛋白缺乏症、预防麻疹和传染性肝炎等。

②单克隆抗体治疗　抗 CD20 单抗(抗细胞表面分子的单抗)可用于 B 细胞淋巴瘤的治疗,抗 TNF-α 单抗(抗细胞因子单抗)可用于类风湿关节炎的治疗。

③抗体靶向治疗　利用抗体与抗原特异性结合的原理,可靶向特定分子,进行精准治疗,如过表达 HER2 的转移性乳腺癌患者,应用曲妥珠单抗(抗 HER2 单抗)联合放化疗效果良好。

(2) 细胞免疫治疗

①定义　细胞免疫治疗是指给机体输入细胞制剂,以激活或增强机体的特异性免疫应答。

②分类　分为细胞疫苗、过继免疫细胞治疗、干细胞移植等。细胞疫苗包括肿瘤细胞疫苗、基因修饰的瘤苗、树突状细胞疫苗。过继免疫细胞治疗包括肿瘤浸润淋巴细胞、嵌合抗原受体修饰的 T 细胞、双特异性 T 细胞衔接子等。

(3) 细胞因子治疗

①重组细胞因子　广泛用于肿瘤、感染、造血障碍性疾病的治疗。如促红细胞生成素(EPO)常用于治疗肾性贫血,IL-11 常用于治疗肿瘤化疗所致的血小板减少症,GM-CSF 常用于治疗粒细胞缺乏症,IFN-α 常用于治疗毛细胞白血病。

②细胞因子拮抗疗法　细胞因子拮抗剂可阻止细胞因子发挥生物学效应,如重组可溶型 IL-1 受体可抑制器官移植的排斥反应。

(4) 免疫增强与抑制策略

①免疫增强　免疫增强剂也称为佐剂,卡介苗、灵芝多糖等广谱免疫增强剂,可用于免疫治疗。

②免疫抑制　免疫抑制剂如糖皮质激素对单核-巨噬细胞、T 细胞、B 细胞均有显著抑制作用;环磷酰胺可抑制 DNA 复制和蛋白质合成,均可用于治疗自身免疫病、器官移植后的排斥反应。

▶ **常考点**　往年很少考。

第六篇 病理学

第1章 细胞组织的适应、损伤与修复

▶考纲要求
①适应性改变：萎缩的概念、类型及病理变化，肥大、增生和化生的概念、类型及病理变化。②损伤：可逆性损伤的类型、概念及病理变化，不可逆性损伤（细胞死亡）的类型、结局、概念及病理变化。③修复：再生的概念，各种细胞的再生潜能及不同组织的再生过程，肉芽组织及瘢痕组织的形态与作用，皮肤创伤愈合和骨折愈合。

▶复习要点

一、适应性改变

1. 萎缩的概念、类型及病理变化

（1）**萎缩的概念** 萎缩是指已发育正常的实质细胞、组织或器官的体积缩小。

（2）**萎缩的类型及病理变化** 萎缩分为生理性萎缩和病理性萎缩。病理性萎缩的分类和特点如下。

分类	概念	好发部位及特点
营养不良性萎缩	因蛋白质摄入不足、消耗过多和血液供应不足所致的萎缩 脂肪组织最先萎缩，其次为肌肉、肝、肾，最后为心肌、脑	慢性消耗性疾病肌肉萎缩 脑动脉硬化后的脑萎缩
压迫性萎缩	因组织与器官长期受压产生的萎缩	尿路梗阻所致的肾萎缩
失用性萎缩	因器官组织长期工作负荷减少和功能代谢低下所致	久卧不动时肌肉萎缩
去神经性萎缩	因运动神经元或轴突损害引起的效应器萎缩	脊髓损伤所致的肌肉萎缩
内分泌性萎缩	因内分泌腺功能下降引起的靶器官细胞萎缩	垂体缺血导致肾上腺萎缩
老化性萎缩	大脑和心脏发生老化	神经细胞和心肌细胞萎缩
损伤性萎缩	病毒和细菌感染所致慢性炎症引起细胞、组织、器官萎缩	慢性萎缩性胃炎

2. 肥大、增生和化生的概念、类型及病理变化

（1）**肥大的概念、类型及病理变化**

①概念 细胞、组织和器官体积的增大，称为肥大。

②类型及病理变化 肥大按性质分为生理性肥大和病理性肥大，按原因分为代偿性肥大和内分泌性（激素性）肥大。肥大若因相应器官和组织功能负荷过重所致，称为代偿性肥大，如举重运动员的上肢骨骼肌肥大，高血压患者的左心室肥大等。肥大若因内分泌激素作用于效应器所致，称为内分泌性肥大，如妊娠期孕激素增加所致的子宫平滑肌肥大等。

(2)**增生的概念、类型及病理变化**　细胞有丝分裂活跃而致组织或器官内细胞数目增多的现象,称为增生。增生按其性质,分为生理性增生和病理性增生。生理性增生包括代偿性增生和内分泌性(激素性)增生。病理性增生最常见的原因是激素过多或生长因子过多。

(3)**化生的概念、类型及病理变化**　一种分化成熟的细胞类型被另一种分化成熟的细胞类型所取代的过程,称为化生。化生有多种类型,通常发生在同源细胞之间,即上皮组织之间或间叶组织之间。

①**上皮组织的化生**　以鳞状上皮化生(简称"鳞化")最常见。化生的上皮可以恶变。

上皮组织的化生	常见例子	化生癌变
柱状上皮→鳞状上皮	慢性支气管炎假复层纤毛柱状上皮化生	支气管黏膜发生鳞癌
移行上皮→鳞状上皮	肾盂上皮的化生、膀胱上皮化生	膀胱鳞癌
腺上皮→含杯状细胞或潘氏细胞的肠上皮组织	慢性萎缩性胃炎的肠上皮化生(肠化) 胃窦胃体部腺体由幽门腺取代称为假幽门腺化生	胃黏膜发生肠型腺癌

②**间叶组织的化生**　间叶组织中幼稚的成纤维细胞在损伤后,可转变为成骨细胞或成软骨细胞,称骨化生或软骨化生,如骨化性肌炎。

【例1】高血压可引起左心室的心肌细胞
　　A. 再生　　　　　　　　B. 化生　　　　　　　　C. 肥大
　　D. 增生　　　　　　　　E. 变性(2021)

【例2】支气管假复层纤毛柱状上皮变为鳞状上皮的过程是
　　A. 变性　　　　　　　　B. 机化　　　　　　　　C. 增生
　　D. 再生　　　　　　　　E. 化生

【例3】营养不良性萎缩时,最早发生萎缩的组织是
　　A. 心肌组织　　　　　　B. 脂肪组织　　　　　　C. 骨骼肌组织
　　D. 脑组织　　　　　　　E. 胸腺组织(2022)

二、损伤

1. 可逆性损伤的概念、类型及病理变化

(1)**概念**　可逆性损伤原称变性,是指细胞或细胞间质受损伤后,因代谢发生障碍,而使细胞内或细胞间质内出现异常物质或正常物质异常蓄积的现象,常伴细胞功能低下。

(2)**类型和病理变化**

类型	定义	好发于
细胞水肿	细胞内水的蓄积	肝、心、肾等器官的实质细胞
脂肪变	非脂肪细胞的细胞质中甘油三酯的蓄积	肝(最常见)、心肌、肾小管上皮细胞
玻璃样变	细胞内或细胞间质中蛋白质的异常蓄积	肾小管上皮细胞、纤维结缔组织、细小动脉壁
淀粉样变	细胞间质内淀粉样蛋白质和黏多糖复合物的蓄积,因具有淀粉染色特征而得名	皮肤、结膜、舌、喉、肺 霍奇金病、多发性骨髓瘤、甲状腺髓样癌
黏液样变	细胞间质内黏多糖和蛋白质的蓄积	间叶组织肿瘤、风湿病、动脉粥样硬化
病理性色素沉着	细胞内外色素的异常蓄积	慢性肺淤血、萎缩的肝细胞和心肌细胞
病理性钙化	骨和牙齿之外的组织中固态钙盐的沉积	甲状旁腺功能亢进、维生素D摄入过多

①**细胞水肿(水变性)**　细胞水肿是细胞损伤最早出现的改变,系因线粒体受损,ATP生成减少,细胞膜Na^+-K^+泵功能障碍,导致细胞内Na^+和水的过多积聚所致。病变初期,细胞线粒体和内质网肿胀,形

第六篇 病理学
第1章 细胞组织的适应、损伤与修复

成光镜下细胞质内出现的红染细颗粒状物。继而细胞肿胀,胞质疏松,气球样变,胞核也可肿胀。

病毒性肝炎时,常发生的病理改变为胞质疏松化→细胞水肿→气球样变→溶解性坏死。

②脂肪变 好发于肝细胞(最常见)、心肌细胞、肾小管上皮细胞、骨骼肌细胞等。光镜下胞质中出现球形脂滴,HE染色不着色而呈空泡状,苏丹Ⅲ、苏丹Ⅳ等特殊染色可阳性。心肌脂肪变性常累及左心室内膜下和乳头肌,肉眼观脂肪变的心肌呈黄色,与正常心肌的暗红色相间,形成黄红色斑纹,称为虎斑心。

③玻璃样变 HE染色呈嗜伊红均质状。玻璃样变包括细胞内、结缔组织和细小动脉壁玻璃样变。

A. 细胞内玻璃样变 是指胞质内出现异常蛋白质的蓄积,镜下通常为均质红染的圆形小体。

受累细胞	病理改变	病理结果
肝细胞	胞质中细胞中间丝前角蛋白变性	形成Mallory小体
肾小管上皮细胞	具有吞饮作用的小泡,重吸收原尿中的蛋白质,与溶酶体融合	形成玻璃样小滴
浆细胞	粗面内质网中免疫球蛋白蓄积	形成Rusell小体

注意:9版《病理学》P18的Rusell小体是错误的写法,正确写法应为Russell小体。

B. 纤维结缔组织玻璃样变 见于纤维结缔组织的生理性、病理性增生,为纤维组织老化的表现。见于萎缩的子宫、乳腺间质、瘢痕组织、动脉粥样硬化纤维斑块。

C. 细小动脉壁玻璃样变 又称细动脉硬化,常见于缓进型高血压和糖尿病的肾、脑、脾等器官的细小动脉壁,因血浆蛋白渗入和基底膜代谢物沉积,而使管壁增厚、管腔狭窄,易继发扩张、破裂和出血。

④淀粉样变 HE染色镜下特点为淡红色均质状物,刚果红染色为橘红色,遇碘则为棕褐色。局部性淀粉样变好发于皮肤、黏膜、睑结膜、舌、喉、肺,见于霍奇金病、多发性骨髓瘤、甲状腺髓样癌等。全身性淀粉样变可发生于长期慢性炎症性疾病,如结核病、慢性化脓性骨髓炎、类风湿关节炎等。

⑤黏液样变 常见于间叶性肿瘤、动脉粥样硬化斑块、风湿病时的血管壁。肉眼观见组织肿胀,切面灰白透明,似胶冻状。HE切片见疏松间质内有多突起的星芒状纤维细胞,散在于灰蓝色黏液基质中。

⑥病理性色素沉着 沉着的色素可为含铁血黄素、脂褐素、胆红素、黑色素等内源性色素,也可为炭尘、煤尘、文身色素等外源性色素。萎缩的肝细胞、心肌细胞内可有脂褐素沉着。

⑦病理性钙化 骨和牙齿之外的组织中固态钙盐的沉积称为病理性钙化,包括营养不良性钙化和转移性钙化,光镜下呈蓝色颗粒状至片块状。

	营养不良性钙化	转移性钙化
发生率	多见	少见
定义	指钙盐沉积于坏死或即将坏死的组织或异物中	指由于全身钙磷代谢失常(高钙血症)而致钙盐沉积于正常组织内
发病原因	可能与局部碱性磷酸酶增多有关	与体内钙磷代谢异常有关
代谢特点	钙磷代谢正常	高钙血症
常见于	结核病、血栓、动脉粥样硬化斑块心脏瓣膜病变、瘢痕组织、虫卵	高钙——甲旁亢、骨肿瘤、维生素D摄入过多 钙代谢障碍——肾、肺、胃的间质组织

A. 细胞水肿 B. 玻璃样变 C. 黏液变性
D. 淀粉样变 E. 脂肪沉积(脂变性)

【例4】虎斑心属于

【例5】病毒性肝炎肝细胞气球样变属于

【例6】脂肪变性最常发生的器官是

A. 脾 B. 心 C. 肺

D. 肝　　　　　　　　　　　　E. 肾

【例7】细胞质内出现大小不等、圆形、均质、红染物质的病变,见于
　　A. 纤维化肾小球　　　　　　B. 纤维瘢痕组织　　　　　　C. 高血压时的细动脉
　　D. 动脉粥样硬化的纤维斑块　　E. 慢性肾小球肾炎时的肾小管

【例8】脂褐素大量增加最常见于
　　A. 细胞萎缩　　　　　　　　B. 细胞坏死　　　　　　　　C. 细胞凋亡
　　D. 细胞水样变　　　　　　　E. 细胞玻璃样变

【例9】转移性钙化可发生于
　　A. 血栓　　　　　　　　　　B. 肾小管　　　　　　　　　C. 干酪样坏死
　　D. 粥瘤　　　　　　　　　　E. 死亡血吸虫卵

⑧几个易混的病理学名词

常考名词	病理改变	好发疾病
Mallory 小体	指肝细胞玻璃样变时,胞质中细胞中间丝前角蛋白变性	酒精性肝病
Rusell 小体	指浆细胞变性时,胞质粗面内质网中免疫球蛋白的蓄积	慢性炎症
Councilman 小体	也称嗜酸性小体。凋亡的肝细胞皱缩,质膜完整,胞质致密,细胞器密集、不同程度退变,形成许多凋亡小体。多呈圆形或椭圆形,大小不等,胞质浓缩,强嗜酸性,可有或无固缩深染的核碎片	急性病毒性肝炎
Negri 小体	在神经细胞变性时其胞质内可见到嗜酸性包涵体,圆形或卵圆形,直径 3~10μm,称 Negri 小体	狂犬病

2. 不可逆性损伤(细胞死亡)

(1) **细胞死亡的概念及类型**　当细胞发生致死性代谢、结构和功能障碍时,便可引起细胞不可逆性损伤,称为细胞死亡。细胞死亡分为坏死和凋亡两种类型。

(2) **坏死的概念及病理变化**　坏死是以酶溶性变化为特点的活体内局部组织细胞的死亡,其基本表现是细胞肿胀、细胞器崩解和蛋白质变性。炎症时渗出的中性粒细胞释放的溶酶体酶,可促进坏死的进一步发生和局部实质细胞溶解。细胞坏死的基本病理改变为核固缩、核碎裂和核溶解。
①核固缩　细胞核染色质 DNA 浓聚、皱缩、使核体积减小,嗜碱性增强,提示 DNA 转录合成停止。
②核碎裂　由于核染色质崩解、核膜破裂,细胞核发生碎裂,使核物质分散于胞质中。
③核溶解　非特异性 DNA 酶和蛋白激酶,分解核 DNA 和核蛋白,核染色质嗜碱性下降,死亡细胞核在 1~2 天内完全消失。

(3) **坏死的类型**　坏死分凝固性、液化性和纤维素样坏死 3 个基本类型。此外,还有坏疽等特殊类型。
①凝固性坏死　蛋白质变性凝固且溶酶体酶水解作用较弱时,坏死区呈灰黄、干燥、质实状态,称为凝固性坏死。凝固性坏死最为常见。坏死灶与健康组织界限明显,镜下特点为细胞微细结构消失,而组织轮廓仍可保存;坏死区周围形成充血、出血和炎症反应带。
②液化性坏死　由于坏死组织中可凝固的蛋白质少,或坏死细胞自身及浸润的中性粒细胞等释放大量水解酶,或组织富含水分或磷脂,则细胞组织坏死后易发生溶解液化,称为液化性坏死。镜下特点为死亡细胞完全被消化,局部组织快速被溶解。
③纤维素样坏死　旧称纤维素样变性,是结缔组织及小血管壁常见的坏死类型。见于某些变态反应性疾病,如风湿病、结节性多动脉炎、急进性肾炎、急进型高血压、胃溃疡底部小血管等。
④干酪样坏死　在结核病时,因病灶中含脂质较多,坏死区呈黄色、质地松软、细腻,状似干酪,称为干酪样坏死。镜下为无结构颗粒状红染物,不见坏死部位原有组织结构的残影,甚至不见核碎屑,是更为彻底的凝固性坏死。由于坏死灶内含有抑制水解酶活性的物质,故干酪样坏死物不易溶解也不易吸收。

第六篇 病理学
第1章 细胞组织的适应、损伤与修复

干酪样坏死除常见于结核病外，还可偶见于某些梗死、肿瘤、结核样麻风等。

> **记忆：**①凝固性坏死是"土葬"，可保留原组织的大致形态。
> ②液化性坏死是"海葬"，原组织溶解液化。
> ③干酪样坏死是"火葬"，不见原组织的残骸。

⑤**脂肪坏死** 急性胰腺炎时，细胞释放胰酶分解脂肪酸，乳房创伤时脂肪细胞破裂，可分别引起酶解性或创伤性脂肪坏死，也属于液化性坏死。脂肪坏死后，释出的脂肪酸与钙离子结合，形成肉眼可见的灰白色钙皂，称皂化斑（脂肪酸钙）。

⑥**坏疽** 是指局部组织大块坏死并继发腐败菌感染。坏疽分为干性、湿性和气性等类型。

	干性坏疽	湿性坏疽	气性坏疽
病因	血液循环障碍引起的缺血性坏死	血液循环障碍引起的缺血性坏死	由产气荚膜杆菌等厌氧菌感染引起，属于湿性坏疽
致病条件	动脉阻塞但静脉回流通畅的四肢末端	动脉阻塞且静脉回流受阻的四肢末端；与外界相通的内脏	狭深的开放性创伤伴产气荚膜杆菌感染
病理特点	坏死后水分蒸发，腐败变化轻，边界清楚	坏死后水分不易蒸发，腐败菌感染重，边界不清	属于湿性坏疽，多合并厌氧菌感染，产生大量气体
肉眼观	坏死区干燥皱缩，呈黑色	坏死区水分较多	坏死区水分较多，皮下积气
病灶边界	与正常组织界限清楚	与正常组织界限不清	与正常组织界限不清
细菌感染	腐败菌感染较轻	腐败菌感染较重，易繁殖	病情发展很快
全身症状	轻	重	重
好发部位	四肢末端	肠管、胆囊、子宫、肺	小而狭深的开放性伤口

> **注意：**①最易发生液化坏死的是脑和脊髓；②最易发生脂肪变的是肝；③最易发生气球样变的是肝；
> ④最易发生干性坏疽的是四肢；⑤不发生化生的组织是神经纤维；⑥不发生癌的是软骨组织。

⑦坏死类型归纳总结

坏死类型	病理特点	好发部位/疾病
凝固性坏死	坏死细胞的蛋白质凝固，常保持其轮廓残影，最为常见	心、肝、肾、脾
液化性坏死	坏死组织因酶性分解而发生溶解液化 镜下见死亡细胞完全被消化，局部组织快速被溶解	脑、脊髓
纤维素样坏死	病变部位形成丝状、颗粒状、小条块状无结构物质	常见于某些变态反应性疾病
干酪样坏死	是彻底的凝固性坏死，坏死部位不见原组织结构残影	坏死物既不易溶解也不易吸收
脂肪坏死	急性胰腺炎的酶解性坏死，创伤性脂肪坏死	急性胰腺炎，乳房创伤
坏疽	是指局部组织大块坏死并继发腐败菌感染	分干性、湿性和气性坏疽

> **注意：**①干酪样坏死不属于结核病的特征性病变，因其还可见于某些梗死、肿瘤和结核样麻风等。
> ②干酪样坏死是结核病具有诊断意义的病变。

(4) 坏死的结局

①**溶解吸收** 坏死细胞及周围中性粒细胞释放水解酶，使坏死组织溶解液化，由淋巴管或血管吸收；不能吸收的碎片，则由巨噬细胞吞噬清除。坏死细胞溶解后，可引发周围组织急性炎症反应。

②**分离排出** 坏死灶较大不易被完全溶解吸收时，表皮黏膜的坏死物可被分离，形成组织缺损。皮肤、黏膜浅表的组织缺损称为糜烂，较深的组织缺损称为溃疡。组织坏死后形成的只开口于皮肤黏膜表

面的深在性盲管,称为窦道。连接两个内脏器官或从内脏器官通向体表的通道样缺损,称为瘘管。肺、肾等内脏坏死物液化后,经支气管、输尿管等自然管道排出,所残留的空腔,称为空洞。

③机化与包裹　新生肉芽组织长入并取代坏死组织、血栓、脓液、异物等的过程,称为机化。如坏死组织等太大,肉芽组织难以向中心部完全长入或吸收,则由周围增生的肉芽组织将其包围,称为包裹。机化和包裹的肉芽组织最终都可形成纤维瘢痕。

④钙化　坏死细胞碎片若未被及时清除,则日后易吸收钙盐和其他矿物质沉积,引起营养不良性钙化。

(5)凋亡　是活体内个别细胞程序性死亡的表现形式,是由体内、外某些因素触发细胞内预存的死亡程序而导致的细胞主动性死亡方式。

	细胞凋亡	坏死
机制	基因调控的程序性细胞死亡,主动进行(自杀性)	意外事故性细胞死亡,被动进行(他杀性)
诱因	生理性或轻微病理性刺激因子诱导发生	病理性刺激因子诱导发生
死亡范围	多为散在的单个细胞	多为集聚的多个细胞
细胞膜	仍保持完整	完整性受到破坏
细胞体积	细胞固缩→固缩性坏死	细胞肿胀增大
核染色质	边集	絮状或边集
细胞器	仍保持完整,未崩解	细胞器膜溶解破裂
溶酶体	保持完整,酶不外溢	破坏,酶外溢
后期	膜可发泡成芽形成凋亡小体,被邻近巨噬细胞吞噬	细胞破裂、溶解,残屑被巨噬细胞吞噬
炎症反应	不引起周围组织炎症反应和修复再生	引起周围组织炎症反应和修复再生

【例10】细胞坏死的主要形态学特征是
　　A. 核分裂　　　　　　　　B. 细胞核异型　　　　　　C. 线粒体肿胀
　　D. 细胞核碎裂　　　　　　E. 细胞质脂质增多

【例11】湿性坏疽常发生在
　　A. 脑、脾、肝　　　　　　B. 脑、肠、子宫　　　　　C. 肺、肠、肝
　　D. 肺、肾、脑　　　　　　E. 肺、肠、子宫

【例12】坏疽是指坏死组织表现为
　　A. 淤血性改变　　　　　　B. 缺血性改变　　　　　　C. 干酪样改变
　　D. 充血性改变　　　　　　E. 腐败菌的感染

【例13】关于结核病坏死的大体描述,不正确的是
　　A. 干燥　　　　　　　　　B. 奶酪样　　　　　　　　C. 容易液化
　　D. 颜色微黄　　　　　　　E. 质地松软

【例14】肉眼观察不能确定的坏死是
　　A. 凝固性坏死　　　　　　B. 液化性坏死　　　　　　C. 纤维素样坏死
　　D. 脂肪坏死　　　　　　　E. 干酪样坏死(2021)

三、修复

1. 再生的概念

再生是指组织和细胞损伤后,由周围的同种细胞来完成修复过程,如果完全恢复了原组织的结构和功能,则称为完全再生。若由纤维结缔组织来修复,形成瘢痕则称为纤维性修复或瘢痕修复。再生可分生理性再生及病理性再生。

第六篇 病理学
第1章 细胞组织的适应、损伤与修复

(1) **生理性再生** 是指在生理过程中,有些细胞、组织不断老化、消耗,由新生的同种细胞不断补充,以保持原有的结构和功能的再生。例如,表皮角化细胞脱落后由基底细胞增生分化予以补充;各种血细胞的不断更新;子宫内膜周期性脱落,由基底部细胞增生加以恢复。生理性再生多为完全性再生。

(2) **病理性再生** 是指病理状态下,细胞组织缺损后发生的再生。病理性再生可为完全性再生,也可为不完全性再生。

【例15】组织和细胞损伤后,周围细胞增殖、修复的过程是
    A. 增生　　　　　　　　B. 再生　　　　　　　　C. 化生
    D. 肥大　　　　　　　　E. 机化

2. 各种细胞的再生潜能
根据再生能力不同,将人体细胞分为不稳定细胞、稳定细胞和永久性细胞。

	不稳定细胞	稳定细胞	永久性细胞
别称	持续分裂细胞	静止细胞	非分裂细胞
定义	这类细胞总在不断地增殖,以代替衰亡或破坏的细胞	在生理情况下,这类细胞增殖现象不明显,但受到组织损伤的刺激时,表现出较强的再生能力	这类细胞不能进行再生或再生能力极弱
再生能力	再生能力很强	再生能力较强	再生能力极弱或不能再生
常见细胞	表皮细胞、呼吸道及消化道黏膜被覆细胞、淋巴细胞、造血细胞、间皮细胞	腺体实质细胞(肝、胰、汗腺、内分泌腺)、肾小管的上皮细胞、平滑肌细胞	神经细胞、骨骼肌细胞、心肌细胞

注意: ①再生能力:结缔组织细胞>平滑肌细胞>心肌细胞>神经细胞。
②神经(节)细胞不能再生,神经胶质细胞和神经纤维可以再生。
③平滑肌细胞是稳定细胞,骨骼肌细胞则是永久细胞。
④骨组织再生能力很强,骨折后可以完全再生(完全修复),但软骨的再生能力差。

【例16】男,32岁。因肝损伤行急诊手术。曾患甲型肝炎已治愈。术中见肝右叶外侧5cm裂口,深3cm。术后肝、肾功能检查正常,食欲、体力恢复正常。肝损伤得以顺利修复,从内环境分析,主要起再生作用的是
    A. 不稳定细胞　　　　　B. 肥大细胞　　　　　　C. 纤维细胞
    D. 稳定细胞　　　　　　E. 永久性细胞

【例17】属于永久性细胞的是
    A. 血管内皮细胞　　　　B. 造血细胞　　　　　　C. 肝细胞
    D. 中枢神经细胞　　　　E. 表皮细胞

3. 不同组织的再生过程

(1) 上皮组织的再生

①被覆上皮再生　鳞状上皮缺损时,由创缘或底部的基底层细胞分裂增生,向缺损中心迁移,先形成单层上皮,以后增生分化为鳞状上皮。胃肠黏膜上皮缺损后,同样也由邻近的基底部细胞分裂增生和组织干细胞分化增殖来修补。新生的上皮细胞起初为立方形,以后增高变为柱状细胞。

②腺上皮再生　再生情况根据损伤状态而异,如有腺上皮缺损但腺体的基底膜未破坏,则可由残存细胞分裂补充,完全恢复原来腺体结构;如腺体构造完全被破坏,则难以再生。

(2) 纤维组织的再生 在损伤刺激下,受损处的成纤维细胞进行分裂、增生。成纤维细胞可由静止状态的纤维细胞转变而来,或由未分化的间叶细胞分化而来。当成纤维细胞停止分裂后,开始合成并分泌前胶原蛋白,在细胞周围形成胶原纤维,细胞逐渐成熟,成为纤维细胞。

(3) **软骨组织和骨组织的再生** 软骨再生起始于软骨膜的增生,这些增生的幼稚细胞形似成纤维细胞,以后逐渐变为软骨母细胞,并形成软骨基质,细胞被埋在软骨陷窝内而变为静止的软骨细胞。软骨再生能力弱,软骨组织缺损较大时需由纤维组织参与修补。骨组织再生能力强,骨折后可完全修复。

(4) **血管的再生** 毛细血管的再生过程又称为血管形成,是以生芽方式完成的。大血管离断后需手术吻合,吻合处两侧内皮细胞分裂增生,互相连接,恢复原来的内膜结构。但离断的肌层不易完全再生,而由结缔组织增生连接,形成瘢痕修复。

(5) **肌组织的再生** 肌组织的再生能力很弱,平滑肌有一定再生能力,但心肌再生能力极弱。

(6) **神经组织的再生** 脑和脊髓内的神经细胞破坏后不能再生,只能由神经胶质细胞及其纤维修补,形成胶质瘢痕。外周神经受损时,如果与其相连的神经细胞仍然存活,则可完全再生。

4. 肉芽组织

(1) **形态** 肉芽组织由新生毛细血管、增生的成纤维细胞及炎性细胞构成。

①新生毛细血管 肉眼观鲜红色,颗粒状。镜下观新生薄壁的毛细血管扩张,对着创面垂直生长。

②成纤维细胞 在毛细血管周围有许多新生的成纤维细胞。肉芽组织中一些成纤维细胞的胞质中含有肌细丝,尚有收缩功能,称为肌成纤维细胞。成纤维细胞是坏死灶机化时的特征性细胞。

③炎性细胞 肉芽组织中,常有大量渗出液和炎性细胞。炎性细胞以巨噬细胞为主,也有多少不等的中性粒细胞及淋巴细胞。肉芽组织最后变为瘢痕组织。

(2) **作用**

①抗感染保护创面 肉芽组织中的中性粒细胞和巨噬细胞可杀灭细菌,吞噬异物,并通过水解酶使之分解,保护创面。

②填补创口及其他组织缺损 早期肉芽组织能填补伤口,初步连接缺损,以后成纤维细胞转变为纤维细胞,最后成为瘢痕组织,含有大量胶原纤维,抗张力明显增强。

③机化或包裹坏死、血栓及其他异物 肉芽组织向伤口生长,可机化血凝块和坏死组织。

【例18】肉芽组织的成分不包括
A. 血管内皮细胞   B. 成纤维细胞   C. 平滑肌细胞
D. 炎症细胞   E. 肌成纤维细胞

【例19】肉芽组织内发挥抗感染作用的主要成分是
A. 毛细血管内皮细胞   B. 肌成纤维细胞   C. 炎性细胞
D. 成纤维细胞   E. 胶原纤维

【例20】完成瘢痕修复的物质基础是
A. 上皮组织   B. 肉芽组织   C. 毛细血管网
D. 纤维蛋白网架   E. 炎性渗出物

5. 瘢痕组织

(1) **形态** 瘢痕组织是指肉芽组织经改建成熟形成的纤维结缔组织。此时组织由大量平行或交错分布的胶原纤维束组成。纤维细胞很少,核细长而深染,组织内血管减少。

(2) **作用** 瘢痕组织对机体的影响概括为两个方面。

①对机体有利的一面 它能把损伤的创口或其他缺损长期地填补并连接起来,可使组织器官保持完整性;由于瘢痕组织含有大量胶原纤维,因此比肉芽组织抗张力大,可使组织器官保持其坚固性。

②对机体不利的一面 瘢痕收缩;瘢痕性粘连;瘢痕组织增生过度,形成瘢痕疙瘩。

6. 皮肤创伤愈合

(1) **创伤愈合的基本过程**

①伤口的早期变化 伤口局部有不同程度的组织坏死和血管断裂出血,数小时内便出现炎症反应。早期白细胞浸润以中性粒细胞为主,3天后转为巨噬细胞为主。伤口中的血液和渗出液中的纤维蛋白原

很快凝固形成凝块,有的凝块表面干燥形成痂皮,凝块和痂皮起着保护伤口的作用。

②伤口收缩　2~3日后边缘的整层皮肤及皮下组织向中心移动,于是伤口迅速缩小,直到14天左右停止。伤口收缩的意义在于缩小创面。伤口收缩是由伤口边缘新生的肌成纤维细胞的牵拉作用引起的,而与胶原无关,因为伤口收缩的时间正好是肌成纤维细胞增生的时间。

③肉芽组织增生和瘢痕形成　大约从第3天开始,从伤口底部及边缘长出肉芽组织填平伤口。第5~6天成纤维细胞产生胶原纤维,其后1周胶原纤维形成甚为活跃,以后逐渐缓慢下来。随着胶原纤维越来越多,出现瘢痕形成过程,大约在伤后1个月瘢痕完全形成。

④表皮及其他组织再生　创伤发生24小时内,伤口边缘及募集的表皮干细胞在凝块下面向伤口中心迁移,并增生、分化成为鳞状上皮。健康的肉芽组织对表皮再生十分重要。皮肤附属器(毛囊、汗腺、皮脂腺)如遭完全破坏,则不能完全再生,而出现瘢痕修复。

(2)创伤愈合的类型　根据损伤程度及有无感染,创伤愈合可分为以下两种类型。

①一期愈合　见于组织缺损小、创缘整齐、无感染、经黏合或缝合后创面对合严密的伤口。这种伤口只有少量的血凝块,炎症反应轻微,表皮再生在24~48小时可将伤口覆盖。肉芽组织在第3天可从伤口边缘长出,并很快将伤口填满。5~7天伤口两侧出现胶原纤维连接,此时切口已可拆线,切口达到临床愈合。

②二期愈合　见于组织缺损较大、创缘不整、哆开、无法整齐对合、或伴有感染的伤口。这种伤口愈合炎症反应明显;伤口大,伤口收缩明显;愈合的时间较长,形成的瘢痕较大。

7. 骨折愈合

骨的再生能力很强。一般而言,经过良好复位后的单纯性外伤性骨折,几个月内便可完全愈合,恢复正常结构和功能。骨折愈合过程分以下几个阶段。

(1)血肿形成　骨组织和骨髓均有丰富的血管,在骨折的两端及其周围伴有大量出血,形成血肿,数小时后血肿发生凝固。与此同时,常出现轻度的炎症反应。

(2)纤维性骨痂形成　骨折后2~3天,血肿由肉芽组织取代而机化,继而发生纤维化形成纤维性骨痂。肉眼和X线检查见骨折局部呈梭形肿胀。约1周,增生的肉芽组织及纤维组织可进一步分化,形成透明软骨。透明软骨的形成一般多见于骨外膜的骨痂区,骨髓内骨痂区则少见。

(3)骨性骨痂形成　上述纤维性骨痂逐渐分化出骨母细胞,并形成类骨组织,以后出现钙盐沉积,类骨组织转变为编织骨。纤维性骨痂中的软骨组织也经软骨化骨过程演变为骨组织,至此形成骨性骨痂。

(4)骨痂改建或再塑　编织骨结构不够致密,骨小梁排列紊乱,仍达不到正常功能需要。为了适应骨活动时所受应力,编织骨可进一步改建成为成熟的板层骨,皮质骨和髓腔的正常关系以及骨小梁正常的排列结构也重新恢复。改建是在破骨细胞的骨质吸收及骨母细胞的新骨质形成的协调作用下完成的。

▶ **常考点**　重点内容,请全面掌握。

参考答案——详细解答见《2024 国家临床执业及助理医师资格考试历年考点精析(上、下册)》

1. ABCDE　2. ABCDE　3. ABCDE　4. ABCDE　5. ABCDE　6. ABCDE　7. ABCDE
8. ABCDE　9. ABCDE　10. ABCDE　11. ABCDE　12. ABCDE　13. ABCDE　14. ABCDE
15. ABCDE　16. ABCDE　17. ABCDE　18. ABCDE　19. ABCDE　20. ABCDE

第2章 局部血液循环障碍

▶考纲要求

①充血和淤血：充血的概念和类型，淤血的概念、原因、病理变化和对机体的影响。②血栓形成：血栓和血栓形成的概念，血栓形成的条件，血栓的类型和形态，血栓的结局，血栓对机体的影响。③栓塞：栓塞及栓子的概念，栓子的运行途径，栓塞的类型，栓塞对机体的影响。④梗死：概念，梗死形成的原因和条件，梗死的类型和病理变化。

▶复习要点

一、充血和淤血

充血和淤血都是指局部组织血管内血液含量的增多。

1. 充血的概念和类型

（1）**充血的概念** 器官或局部组织血管内血液含量增多称为充血。器官或组织由于动脉输入血量增多而发生的充血，称为动脉性充血，是一种主动过程。

（2）**充血的类型** 常见的充血分为生理性充血和病理性充血。

①生理性充血 是指局部组织或器官因生理需要和代谢增强而发生的充血。例如进食后胃肠道黏膜充血、运动时骨骼肌充血、妊娠时子宫充血等。

②病理性充血 是指各种病理状态下局部组织或器官发生的充血。炎症性充血是较为常见的病理性充血，特别是在炎症反应的早期，由于致炎因子的作用使细动脉扩张充血，可使局部组织变红和肿胀。较长时间受压的局部器官或组织，当压力突然解除后，细动脉发生反射性扩张引起的充血，称为减压性充血。

	动脉性充血	静脉性充血（淤血）
定义	指器官或组织因动脉输入血量的增多而发生的充血。动脉性充血是一种主动过程	指器官或局部组织因静脉回流受阻，血液瘀积于小静脉和毛细血管内。淤血是一种被动过程
原因	生理性或病理性因素导致血管舒张神经兴奋性增高，或血管收缩神经兴奋性降低	静脉受压、静脉阻塞、心力衰竭
病变	器官或组织体积增大、红润、温度升高	局部血液停滞、发绀、水肿、温度降低
后果	短暂的血管反应 病因解除后恢复正常，对机体无不良影响	短期淤血——后果轻微 慢性淤血——细胞萎缩、变性、坏死、硬化
光镜	镜下见局部细动脉及毛细血管扩张充血	局部细静脉及毛细血管扩张，红细胞积聚
分类	生理性充血、炎症性充血、减压后充血	肺淤血——多见于左心衰竭 肝淤血——多见于右心衰竭

2. 淤血的概念、原因、病理变化和对机体的影响

（1）**淤血的概念** 器官或局部组织因静脉回流受阻，血液瘀积于小静脉和毛细血管内，称为淤血，又称静脉性充血。淤血是一被动过程，可发生于局部或全身。

（2）**淤血的原因** 包括以下三种。

①静脉受压　静脉受压,血液回流障碍,可导致器官或组织淤血。如肿瘤压迫局部静脉引起相应组织淤血;妊娠时增大的子宫压迫髂总静脉引起下肢淤血水肿。

②静脉阻塞　静脉血栓形成,可阻塞静脉血液回流,局部可出现淤血。

③心力衰竭　心力衰竭时,心脏不能排出正常容量的血液进入动脉,心腔内血液瘀积,压力增高,阻碍静脉回流,可造成淤血。左心衰竭常导致肺淤血,右心衰竭常导致体循环淤血。

（3）淤血的病理变化　光镜下小静脉和毛细血管扩张充盈,可见出血、间质水肿。

①由于静脉回流受阻,血液滞留在小静脉和毛细血管内,故淤血器官和组织体积增大。

②淤血区血液流动缓慢,缺氧,氧合血红蛋白减少,还原血红蛋白增多,故淤血器官呈暗红色。

③毛细血管淤血导致静脉压升高,通透性增高,产生漏出液滞留组织内,引起淤血性水肿。

（4）淤血对机体的影响　①淤血可致淤血性出血、组织水肿;②淤血严重时可致脏器实质细胞萎缩、变性、坏死;③长期淤血可致结缔组织增生、脏器硬化。

（5）肺淤血　主要见于左心衰竭,肺淤血包括急性肺淤血和慢性肺淤血。

①急性肺淤血　肉眼观肺体积增大,暗红色,切面流出泡沫状红色血性液体。镜下特点为肺泡毛细血管扩张充血,肺泡壁增厚,肺泡间隔水肿,部分肺泡充满伊红色水肿液及出血。

②慢性肺淤血　慢性左心衰竭时由于慢性肺淤血,巨噬细胞吞噬了红细胞并将其分解,胞质内形成含铁血黄素颗粒,这种细胞称为心衰细胞,该细胞可见于慢性左心衰竭、肺出血、出血性肺炎、胸部穿通伤,可见,心衰细胞并不是左心衰竭的特征性细胞。

若长期左心衰竭和慢性肺淤血,导致肺间质网状纤维胶原化和纤维结缔组织增生,使肺质地变硬,加之大量含铁血黄素的沉积,肺呈棕褐色,称为肺褐色硬化。

（6）肝淤血　包括急性肝淤血和慢性肝淤血,主要见于右心衰竭。

①急性肝淤血　肉眼观肝体积增大,暗红色。镜下,小叶中央静脉和肝窦扩张,充满红细胞。严重时可有小叶中央肝细胞萎缩、坏死,小叶外围汇管区附近的肝细胞由于靠近肝小动脉,缺氧程度较轻,可仅出现肝脂肪变性。

②慢性肝淤血　慢性肝淤血时,淤血与脂肪变同时存在,肝切片上呈现红（淤血区）黄（脂肪变区）相间的状似槟榔切面的条纹,称槟榔肝。

注意：①尘细胞是指肺泡内的巨噬细胞吞噬了粉尘,见于肺硅沉着症。
②泡沫细胞是指单核细胞(巨噬细胞)吞噬了脂质,见于动脉粥样硬化。
③心衰细胞是指肺内巨噬细胞吞噬了破坏的红细胞、含铁血黄素,见于慢性左心衰竭。
④伤寒细胞是指巨噬细胞吞噬了伤寒杆菌,见于肠伤寒。

【例1】槟榔肝的典型病变是
　　A. 肝小叶结构破坏　　　　B. 肝细胞萎缩　　　　C. 肝细胞坏死
　　D. 门静脉分支扩张淤血　　E. 肝血窦扩张淤血,肝细胞脂肪变性

【例2】心衰细胞是肺褐色硬化灶内含有含铁血黄素的
　　A. 嗜酸性粒细胞　　　　B. 淋巴细胞　　　　C. 中性粒细胞
　　D. 巨噬细胞　　　　　　E. 嗜碱性粒细胞(2020)

【例3】心衰细胞中含有的色素是
　　A. 含铁血黄素　　　　　B. 脂褐素　　　　　C. 钙盐
　　D. 大量脂质　　　　　　E. 胆红素(2022)

【例4】肺褐色硬化是下列哪种疾病的形态改变?
　　A. 特发性肺纤维化　　　B. 机化性肺炎　　　C. 慢性肺淤血
　　D. 大叶性肺炎　　　　　E. 小叶性肺炎

【例5】肺严重淤血时不出现的改变是
A. 合并感染　　　　　　B. 透明膜形成　　　　　　C. 肺泡出血
D. 肺泡水肿　　　　　　E. 肺泡内含铁血黄素细胞

二、血栓形成

1. 概念

血栓形成	在活体心脏和血管内，血液发生凝固或血液中某些有形成分凝集形成固体质块的过程
血栓	是指在活体心脏和血管内，血液成分形成的固体质块
栓塞	是指在循环血液中，出现不溶于血液的异常物质，随血流运行阻塞血管腔的现象
栓子	是指循环血液中，阻塞血管的异常物质
缺血	器官或组织的血液供应减少或中断称为缺血
梗死	是指器官或局部组织由于血管阻塞、血流停止导致缺氧而发生的坏死

【例6】在活体的心脏或血管内，血液发生凝固或血液中某些有形成分互相聚集形成的固体质块是
A. 血栓　　　　　　　　B. 栓塞　　　　　　　　C. 淤血
D. 栓子　　　　　　　　E. 凝血（2016、2023）

2. 血栓形成的条件

（1）**心血管内皮细胞损伤**　血管内皮细胞具有抗凝和促凝两种生理特性。生理情况下，以抗凝作用为主，从而保证血液的正常流动。心血管内膜的损伤是血栓形成的最重要和最常见的原因。

①血管内皮细胞的抗凝作用机制　包括屏障作用、抗血小板黏附作用、合成抗凝血酶或凝血因子、促进纤维蛋白溶解作用等。

②血管内皮细胞促进血液凝固的机制　激活外源性凝血过程、辅助血小板黏附、抑制纤维蛋白溶解等。

（2）**血流状态的异常**　血流状态异常主要指血流减慢和血流产生漩涡等改变，有利于血栓的形成。静脉发生血栓的概率比动脉高4倍。

（3）**血液凝固性增加**　高凝状态易导致血栓形成，第Ⅴ因子基因突变是最常见的遗传性高凝状态。

3. 血栓的类型和形态

	白色血栓	混合血栓	红色血栓	透明血栓
别称	血小板血栓 析出性血栓	层状血栓	—	微血栓 纤维素性血栓
发生	血流较快的情况下	血流缓慢的静脉	血流缓慢的静脉	DIC晚期
常见	心瓣膜、心腔内、动脉内、静脉血栓头部	静脉延续性血栓的体部	静脉延续性血栓的尾部	毛细血管内、DIC
镜下	血小板+少量纤维蛋白	血小板+纤维蛋白+红细胞	纤维蛋白+红细胞+白细胞	纤维蛋白
肉眼	灰白色、赘生物状 与血管壁黏着 不易脱落	灰褐相间的条纹结构 粗糙、干燥、圆柱状 与血管壁粘连不易脱落	暗红色 新鲜时湿润，有弹性 与血管壁无粘连	不能看见 只能镜下观
举例	急性风湿性心内膜炎 静脉性血栓的头部	房颤时左心房的球形血栓 二狭时左心房的球形血栓 动脉瘤内的附壁血栓	容易脱落导致栓塞	休克晚期 DIC微小血栓

第六篇　病理学

第2章　局部血液循环障碍

> **注意：**①心瓣膜上的疣状赘生物是白色血栓，但房颤或二狭时左心房的球形血栓是混合血栓。
> ②最易脱落导致栓塞的是红色血栓。
> ③白色血栓、混合血栓、红色血栓分别成为静脉延续性血栓的头部、体部、尾部。

【例7】血栓形成的条件，不正确的是
　　　A. 血管内皮损伤　　　　　　B. 新生血小板增多　　　　　　C. 涡流形成
　　　D. 纤维蛋白溶酶增加　　　　E. 组织因子释放

【例8】血栓头部一般属于
　　　A. 白色血栓　　　　　　　　B. 红色血栓　　　　　　　　　C. 透明血栓
　　　D. 混合血栓　　　　　　　　E. 延续性血栓

【例9】微血栓的主要成分是
　　　A. 血小板　　　　　　　　　B. 白蛋白　　　　　　　　　　C. 纤维素
　　　D. 红细胞　　　　　　　　　E. 白细胞

【例10】关于血栓的叙述，错误的是
　　　A. 静脉血栓多于动脉血栓　　B. 下肢血栓多于上肢血栓　　　C. 层状血栓是混合性血栓
　　　D. 心室内血栓多为红色血栓　E. 毛细血管内血栓多为纤维蛋白性血栓

【例11】心房颤动时，左心房内的球形血栓是
　　　A. 混合性血栓　　　　　　　B. 白色血栓　　　　　　　　　C. 红色血栓
　　　D. 透明血栓　　　　　　　　E. 延续性血栓

4. 血栓的结局
（1）**软化、溶解、吸收**　新近形成的血栓可软化、溶解、吸收。
（2）**机化、再通**　由肉芽组织逐渐取代血栓的过程，称为血栓机化。较大的血栓约2周可完全机化。部分栓塞可再通，部分恢复血流。
（3）**钙化**　如血栓未能软化又未完全机化，可发生钙盐沉着，称为钙化。血栓钙化后成为静脉石或动脉石。

5. 血栓对机体的影响
血栓形成对破裂的血管起止血作用，这是对机体有利的一面。但多数情况下对机体有不利的影响。
（1）**阻塞血管**　动脉血管管腔未完全阻塞时，可引起局部器官或组织缺血，实质细胞萎缩。若完全阻塞而又无有效的侧支循环时，则引起局部器官或组织缺血性坏死（梗死）。
（2）**栓塞**　当血栓与血管壁黏着不牢固时，血栓脱落成为栓子，随血流运行，引起相应血管栓塞，心瓣膜上形成的血栓最易脱落成为栓子。若栓子内含有细菌，可引起栓塞组织的败血型梗死或脓肿形成。
（3）**心瓣膜变形**　心瓣膜血栓机化后，可引起心瓣膜粘连、增厚、变形，导致心瓣膜狭窄或关闭不全。
（4）**广泛性出血**　见于弥散性血管内凝血（DIC），微循环内广泛性纤维素性血栓形成。

【例12】不属于血栓结局描述的是
　　　A. 溶解　　　　　　　　　　B. 钙化　　　　　　　　　　　C. 软化
　　　D. 机化　　　　　　　　　　E. 硬化

三、栓塞

1. 栓塞和栓子的概念
（1）**栓塞**　是指在循环血液中出现不溶于血液的异常物质，随血流运行阻塞血管腔的现象。
（2）**栓子**　是指阻塞血管的异常物质。栓子可为固体（血栓栓子）、液体（羊水栓子）、气体（空气栓子）。

【例13】活体内异常物体沿血流运行阻塞相应血管的过程称为
　　　A. 梗塞　　　　　　　　　　B. 栓塞　　　　　　　　　　　C. 梗死
　　　D. 栓子　　　　　　　　　　E. 血栓形成

2. 栓子的运行途径

栓子运行途径一般与血流方向一致。来自不同血管系统的栓子,其运行途径不同。

(1)**静脉系统及右心栓子** 主要引起肺动脉及其分支栓塞。

(2)**主动脉系统及左心栓子** 主要引起体循环动脉栓塞,常见于脑、脾、肾、四肢等。

(3)**门静脉系统栓子** 来自肠系膜静脉的栓子,可引起肝内门静脉分支的栓塞。

(4)**交叉性栓塞** 是指心脏或大血管有异常血流通路时发生的罕见栓塞,如左心房内的血栓脱落经先天性房间隔缺损处抵达右心,可发生肺动脉及其分支栓塞。

(5)**逆行性栓塞** 极罕见于下腔静脉系统,因腹压突然增高,栓子逆流栓塞于肝、肾等较小静脉分支。

3. 栓塞的类型

	栓子来源	栓塞好发部位/病理特性
肺动脉栓塞	下肢膝以上的深静脉(占95%)、盆腔静脉、右心附壁血栓	肺动脉小分支或主干
体循环栓塞	栓子80%来自左心腔。常见于亚急性感染性心内膜炎时心瓣膜上的赘生物、二狭时左心房的附壁血栓、心肌梗死的附壁血栓	下肢、脑、肠、肾、脾 上肢动脉、肝脏栓塞很少梗死
脂肪栓塞	循环血流中出现脂肪滴阻塞小血管,称为脂肪栓塞 直径>20μm的脂滴栓子常引起肺栓塞 直径<20μm的脂滴栓子常引起脑栓塞	长骨(股骨)骨折、脂肪组织烧伤 脂肪组织严重挫伤、脂肪肝 非创伤性疾病,如糖尿病、酗酒
空气栓塞	指大量空气迅速进入血液循环,形成气泡阻塞心血管 大量气体(>100ml)迅速进入静脉,可导致猝死	头颈胸肺手术、创伤时损伤静脉 正压静脉输液、分娩或流产时
减压病	原来溶于血液内的气体迅速游离,形成气泡阻塞心血管 深潜水或沉箱作业者迅速浮出水面,导致氮气潴留于血液	又称沉箱病、潜水员病
羊水栓塞	分娩过程中羊水进入了肺循环,易引起DIC	死亡率>80%
癌性栓塞	肿瘤细胞进入血管造成远处器官的栓塞	可合并癌转移
血吸虫栓塞	成虫或虫卵都可造成肝内门静脉分支的栓塞	—

羊水栓塞 在分娩过程中,羊膜破裂、早破或胎盘早期剥离,又逢胎儿阻塞产道时,由于子宫强烈收缩,宫内压增高,可将羊水压入子宫壁破裂的静脉窦内,经血液循环进入肺动脉分支、小动脉及毛细血管内引起羊水栓塞。羊水栓塞的证据是在显微镜下观察到肺小动脉和毛细血管内有羊水成分,包括角化鳞状上皮、胎毛、胎脂、胎粪和黏液。也可在母体血液涂片中找到羊水成分。

4. 栓塞对机体的影响

(1)**肺栓塞** 小的血栓栓子常引起肺出血性梗死。巨大的血栓栓子可引起急性右心衰竭,同时引起肺动脉、冠状动脉和支气管动脉痉挛,从而导致猝死。

(2)**体循环动脉栓塞** 引起血管支配的相应脏器的缺血性梗死。

(3)**脂肪栓塞** 可引起肺水肿、肺出血、肺不张、脑水肿等,甚至猝死。

(4)**羊水栓塞** 可导致患者出血、DIC、休克、昏迷、猝死等。

【例14】诊断羊水栓塞的主要病理依据是
  A. 肺血管内有角化上皮 B. 肺泡腔内透明膜形成 C. 肺泡腔内广泛出血
  D. 肺泡腔内有胎粪小体 E. 微循环内透明血栓

【例15】右心感染性心内膜炎最常见的栓塞部位是
  A. 冠状动脉 B. 肺动脉 C. 肾动脉
  D. 大脑中动脉 E. 下肢动脉

【例16】关于动脉栓塞的描述,正确的是
  A. 栓子多为肺源性　　　　B. 栓子多为心源性　　　　C. 栓子多为血管源性
  D. 栓子多来自动脉穿刺损伤处　　E. 栓塞部位上肢较下肢多见

【例17】男,28岁。潜水后四肢肌肉及关节疼痛3天。3天前潜水时发现呼吸器故障,立刻快速上升出水。随后出现眩晕、定向力障碍、恶心、呕吐等症状,休息及吸氧后症状缓解,但持续性四肢肌肉痉挛、抽搐、疼痛及关节痛。该患者疼痛的最可能原因是
  A. 慢性炎症细胞浸润　　　B. 应激性溃疡　　　　　C. 局部组织凝固性坏死
  D. 血液中CO_2浓度升高　　E. 血管腔内气泡栓塞(2022)

四、梗死

1. 概念

器官或局部组织由于血管阻塞、血流停止导致缺氧而发生的坏死,称为梗死。梗死一般是由于动脉的阻塞而引起的局部组织缺血坏死,但静脉阻塞,使局部血流停滞缺氧,也可引起梗死。梗死灶的形状取决于发生梗死的器官血管分布方式,如脾、肾、肺的梗死灶呈锥体形,心肌梗死灶呈不规则的地图形,肠梗死呈节段形。

  A. 肺　　　　　　　　　B. 脑　　　　　　　　　C. 肾
  D. 肠　　　　　　　　　E. 心

【例18】梗死灶呈地图状改变的脏器是
【例19】贫血性梗死灶呈锥形改变的脏器是

2. 梗死形成的原因

(1)**血栓形成**　是梗死最常见的原因。主要见于冠状动脉、脑动脉粥样硬化合并血栓形成时引起的心肌梗死和脑组织梗死。静脉内血栓形成一般只引起淤血、水肿,但肠系膜静脉血栓形成可引起所属静脉引流肠段的梗死。

(2)**动脉栓塞**　多为血栓栓塞,也可为气体、羊水、脂肪栓塞,常引起脾、肾、肺和脑的梗死。

(3)**动脉痉挛**　冠状动脉强烈而持续的痉挛,可引起心肌梗死。

(4)**血管受压闭塞**　多见于血管外肿瘤的压迫、肠扭转、肠套叠引起肠系膜血管受压,卵巢囊肿扭转引起血管受压,从而引起相应组织的坏死。

3. 梗死形成的条件

(1)**供血血管的类型**　有双重血液循环的器官,其中一条动脉阻塞,因为另一条动脉可以维持供血,通常不易引起梗死,如肺(肺动脉+支气管动脉)、肝(肝动脉+门静脉)、前臂(桡动脉+尺动脉)。而有些器官动脉的吻合支少,易发生梗死,如肾、脾、脑等。

(2)**局部组织对缺血的敏感程度**　大脑、心肌对缺血敏感,易发生梗死,骨骼肌、纤维组织对缺血耐受性较强,不易发生梗死。

4. 梗死的类型和病理变化

	贫血性梗死	出血性梗死
别名	白色梗死	红色梗死
梗死灶颜色	含血量少,颜色灰白	含血量多,颜色暗红
发生于	支配该器官的动脉分支被阻塞后 组织结构较致密,侧支循环不丰富的实质器官	在严重淤血的基础上发生 组织疏松,双重血供或吻合支丰富的器官
好发器官	心、肾、脾、脑	肺、肠、卵巢囊肿蒂扭转

【例20】贫血性梗死主要发生于
- A. 心、肝、肾
- B. 心、肺、脾
- C. 心、肾、脾
- D. 大脑、肺、肾
- E. 小肠、肝、心

▶ **常考点**　充血及淤血；血栓的分类及特点；栓塞的分类及特点；梗死类型。

参考答案——详细解答见《2024国家临床执业及助理医师资格考试历年考点精析(上、下册)》

1. ABCDE 2. ABCDE 3. ABCDE 4. ABCDE 5. ABCDE 6. ABCDE 7. ABCDE
8. ABCDE 9. ABCDE 10. ABCDE 11. ABCDE 12. ABCDE 13. ABCDE 14. ABCDE
15. ABCDE 16. ABCDE 17. ABCDE 18. ABCDE 19. ABCDE 20. ABCDE

第3章 炎 症

▶ **考纲要求**

①炎症概述:概念,原因,炎症的基本病理变化,炎症的局部表现和全身反应,炎症的分类和结局。②急性炎症:急性炎症过程中的血管反应,急性炎症过程中的白细胞反应,炎症介质的概念和主要作用,急性炎症的类型和病理变化。③慢性炎症:一般慢性炎症的病理变化和特点,慢性肉芽肿性炎的概念、病因和病变特点。

▶ **复习要点**

一、炎症概述

1. 炎症的概念

炎症是具有血管系统的活体组织对各种损伤因子的刺激所发生的以防御反应为主的基本病理过程。并非所有活体动物都能发生炎症反应,单细胞和多细胞生物对局部损伤发生的反应,例如吞噬损伤因子等,就不能称为炎症。只有当生物进化到具有血管时,才能发生以血管反应为中心环节的炎症反应。

2. 炎症的原因

(1) **物理性因子**　高温、低温、机械性创伤、紫外线、放射线等。

(2) **化学性因子**　外源性化学物质包括强酸、强碱、强氧化剂、芥子气等。内源性化学物质包括坏死组织的分解产物、病理条件下堆积于体内的代谢产物如尿素等。

(3) **生物性因子**　最常见,如细菌、真菌、病毒、支原体、衣原体、寄生虫等。

(4) **组织坏死**　任何原因引起的组织坏死都是潜在的致炎因子。

(5) **变态反应**　当机体免疫反应状态异常时,可引起不当的免疫反应,造成组织损伤,引发炎症反应。

(6) **异物**　手术缝线、二氧化硅晶体或物质碎片等残留在机体组织内可导致炎症。

3. 炎症的基本病理变化

炎症的基本病理变化包括局部组织的变质、渗出和增生,其中渗出是炎症最具特征性的变化。

(1) **变质**　炎症局部组织发生的变性和坏死统称为变质。实质细胞的变质性变化包括细胞水肿、脂肪变性、细胞凝固性坏死和液化性坏死等。间质细胞的变质性变化包括黏液样变性和纤维素性坏死等。

(2) **渗出**　渗出液是由于血管通透性增高和白细胞主动游出血管所致,应与漏出液鉴别。

	病因	外观	比重	细胞总数	蛋白质	凝固性
渗出液	炎症	浑浊	>1.018	>500×10^6/L	>30g/L	易自凝
漏出液	非炎症	清亮	<1.018	<100×10^6/L	<30g/L	不自凝

(3) **增生**　包括实质细胞和间质细胞的增生。炎症性增生具有限制炎症扩散和修复损伤组织的功能。

【例1】以变质为主的炎症,实质细胞的主要变化是

　　A. 增生和变性　　　　　　B. 变性和坏死　　　　　　C. 坏死和萎缩

　　D. 增生和再生　　　　　　E. 萎缩和变性

4. 炎症的局部表现和全身反应

(1) 炎症的局部表现 包括红、肿、热、痛和功能障碍。

红(局部发红)	局部血管扩张、充血所致
肿(局部肿胀)	局部血管通透性增高,液体和细胞成分渗出所致
热(发热)	由于动脉性充血、血流加快、代谢旺盛所致
痛(疼痛)	是由于渗出物压迫、炎症介质作用于感觉神经末梢所致
功能障碍	炎症引起局部器官的功能障碍所致,如关节炎引起关节活动不灵活、肺炎引起换气障碍

(2) 炎症的全身反应 包括发热、末梢血白细胞数目改变、心率加快、血压升高、寒战、厌食等。

①发热 是外源性和内源性致热原共同作用的结果。细菌产物可刺激 WBC 释放 IL-1 和 TNF,引起发热。

②末梢血白细胞 多数细菌感染引起中性粒细胞增加;寄生虫感染和过敏反应引起嗜酸性粒细胞增加;某些病毒感染可引起淋巴细胞比例增加;多数病毒、立克次体、原虫、伤寒杆菌感染引起白细胞降低。

③心血管反应 严重的全身感染(如败血症),可引起全身血管扩张、血浆外渗、有效循环血量减少、休克。

【例2】急性炎症时组织变红的主要原因是
　　A. 组织间隙水肿　　　　　B. 炎症灶内炎症细胞浸润　　　C. 炎症灶内血栓形成
　　D. 肉芽组织增生　　　　　E. 血管扩张、血流加速

【例3】伤寒的临床特点不包括
　　A. 玫瑰疹　　　　　　　　B. 肝、脾大　　　　　　　　　C. 血白细胞升高
　　D. 持续发热　　　　　　　E. 相对缓脉

5. 炎症的分类
(1) 依据炎症累及的器官进行分类　　如心肌炎、肝炎、肾炎等。
(2) 依据炎症病变的程度进行分类　　分为轻度炎症、中度炎症、重度炎症。
(3) 依据炎症的基本病变性质进行分类　　分为变质性炎、渗出性炎和增生性炎。
(4) 依据炎症持续的时间进行分类　　分为急性炎症、慢性炎症。

6. 急性炎症的结局
(1) 痊愈　在炎症过程中,若致炎因子被清除,坏死组织和渗出物被吸收,炎症可以痊愈。
(2) 迁延为慢性炎症　如果致炎因子不能在短期内被清除,在机体内持续起作用,不断损伤组织造成炎症迁延不愈,可使急性炎症转变为慢性炎症,病情时轻时重。
(3) 蔓延扩散　当机体抵抗力低下,或病原微生物毒力强、数量多的情况下,病原微生物可不断繁殖,并沿组织间隙、脉管系统向周围和全身器官扩散。

①局部蔓延　病原体通过组织间隙、自然管道向周围播散,如急性膀胱炎可向上蔓延至肾盂等。

②淋巴道蔓延　病原微生物随淋巴扩散,可引起继发性淋巴管炎、淋巴结炎等。

③血行蔓延　病原微生物侵入血液循环,可引起菌血症。细菌的毒性产物或毒素被吸收入血,称为毒血症。细菌进入血液循环大量繁殖,并产生毒素,引起全身中毒症状,称为败血症。化脓菌引起的败血症进一步发展,可导致多发性脓肿,称为脓毒败血症。

二、急性炎症

1. 急性炎症过程中的血管反应
在急性炎症过程中,血管发生的反应为:①血流动力学改变,引起血流量增加;②血管通透性增加,血浆蛋白和白细胞会渗出到血管外组织或体腔内。

(1) 血流动力学改变　急性炎症过程中组织发生损伤后,很快发生如下血流动力学改变。

血流动力学改变　细动脉短暂收缩 → 血管扩张和血流加速 → 血流速度减慢 → 血流显著减慢甚至淤滞

白细胞反应　　　　　　　　　　　　　　　　　白细胞主动游出血管外

红细胞反应　　　　　　　　　　　　　　　　　血管通透性增高，红细胞被动漏出血管外

血流动力学改变	病理变化	发生机制
细动脉短暂收缩	损伤后立即出现，仅持续几秒	神经调节+化学介质引起
血管扩张和血流加速	首先细动脉扩张，然后毛细血管床开放 导致局部血流加快、血流量增加	神经调节+体液调节 （组胺、NO、缓激肽、前列腺素扩张血管）
血流速度减慢	血液黏稠度增加，血流阻力增大 血流速度减慢，甚至血流淤滞	血管通透性升高导致血浆渗出 小血管内红细胞浓集

（2）**血管通透性增加**　这是炎症时局部液体和蛋白渗出血管的重要原因，导致血管通透性增加的因素为内皮细胞收缩、内皮细胞损伤、内皮细胞穿胞作用增强、新生毛细血管高通透性。

2. 急性炎症过程中的白细胞反应

（1）**白细胞渗出**　白细胞通过血管壁游出到血管外的过程，称为白细胞渗出，是炎症反应最重要的特征。白细胞渗出包括以下4个阶段。

①白细胞边集和滚动　在毛细血管后小静脉，随着血流缓慢和液体的渗出，移动较快的红细胞逐渐把移动较慢的白细胞推离血管的中心部（轴流），白细胞达血管的边缘部，称为白细胞边集。随后，内皮细胞被细胞因子和炎症介质激活，并表达黏附分子，白细胞和内皮细胞表面的黏附分子不断地发生结合和分离，白细胞在内皮细胞表面翻滚，称为白细胞滚动。

②白细胞黏附　由白细胞表面的整合素与内皮细胞表达的配体介导。

③白细胞游出　白细胞穿过血管壁进入周围组织的过程，称为白细胞游出。

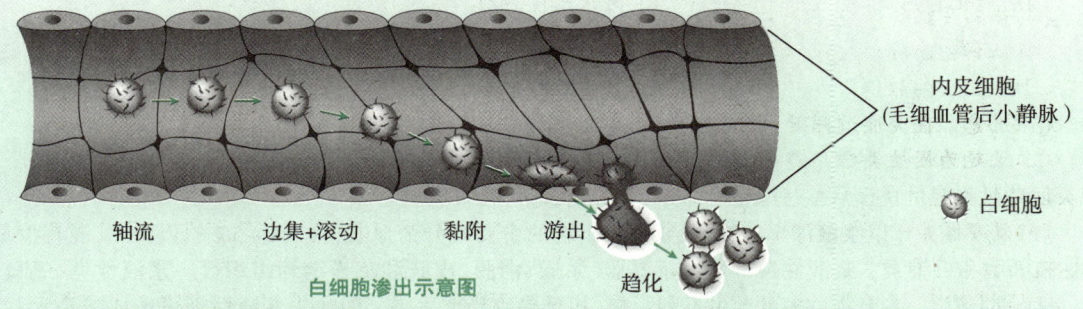

白细胞渗出示意图

游出方式	在化学趋化因子的作用下，白细胞以阿米巴运动的方式从内皮细胞连接处逸出
游出细胞	在急性炎症的早期（24小时内）以中性粒细胞游出为主 急性炎症24~48小时以单核细胞浸润为主
细胞种类	葡萄球菌和链球菌感染以中性粒细胞浸润为主 病毒感染以淋巴细胞浸润为主，过敏反应以嗜酸性粒细胞浸润为主

注意：①渗出是炎症最具特征性的变化。
　　　　②白细胞渗出是炎症反应最重要的特征。

④趋化作用　是指白细胞沿化学物质浓度梯度向着化学刺激物作定向移动。这些吸引白细胞定向移动的化学刺激物称为趋化因子。

（2）**白细胞激活**　白细胞聚集到组织损伤部位后，通过多种受体来识别感染的微生物和坏死组织，

然后被激活,发挥杀伤和清除作用。在此过程中,吞噬作用和免疫作用发挥了重要功能。

3. 炎性介质的概念和主要作用

(1) **炎性介质的概念** 急性炎症时,血管扩张、通透性增高、白细胞渗出是炎症的主要发生机制。除致炎因子可直接损伤血管内皮外,炎症反应主要是通过一系列化学因子的作用实现的,这些化学因子称为炎症介质。炎症介质的特点如下。

①炎症介质可来自血浆和细胞,在致炎因子作用下由细胞合成并释放。
②大多数炎症介质通过与靶细胞表面的受体特异性结合发挥其生物活性。
③炎症介质可刺激靶细胞释放新的炎症介质。
④一种炎症介质可作用于一种或多种靶细胞,可产生不同的效应。
⑤炎症介质释放后存在的时间很短,很快被酶降解灭活,或被拮抗分子抑制或清除。

(2) **炎症介质的主要作用**

功能	炎症介质
血管扩张	组胺、前列腺素、NO
血管通透性升高	组胺、5-羟色胺、缓激肽、C3a、C5a、LTC_4、LTD_4、LTE_4、PAF、P 物质
趋化作用、白细胞渗出和激活	TNF、IL-1、IL-8、化学趋化因子、C3a、C5a、白三烯 $B_4(LTB_4)$
发热	IL-1、TNF、前列腺素
疼痛	前列腺素、缓激肽、P 物质
组织损伤	白细胞溶酶体酶、活性氧、NO

【例 4】炎症细胞自血管内游出,在组织内做定向运动的现象称为
    A. 炎性浸润   B. 炎性渗出   C. 炎性漏出
    D. 趋化作用   E. 阿米巴样运动

    A. 引起发热   B. 起趋化作用   C. 使血管通透性升高
    D. 导致疼痛   E. 加重组织损伤

【例 5】渗出的组胺主要作用是
【例 6】氧自由基的主要作用是

4. 急性炎症的类型和病理学变化

(1) **浆液性炎** 以浆液渗出为特征,浆液渗出物的主要成分为血浆,含 3%～5% 的蛋白质,混有少量中性粒细胞和纤维素。浆液性炎常发生于黏膜、浆膜、滑膜、皮肤和疏松结缔组织等。浆液性炎一般较轻,炎症易于消退,渗出物过多可产生不利影响,甚至导致严重后果。如喉头浆液性炎可造成喉头水肿,引起窒息;胸膜和心包的大量浆液渗出可影响心功能。

(2) **纤维素性炎** 以纤维蛋白原(可转变为纤维蛋白,即纤维素)渗出为特征,在 HE 切片中,纤维素呈红染、相互交织的网状、条状或颗粒状。纤维素性炎好发于黏膜、浆膜和肺组织。
①黏膜 发生于黏膜者,常见于上呼吸道和肠道。黏膜发生的纤维素性炎,渗出的纤维素、中性粒细胞、坏死黏膜组织、病原菌等可在黏膜表面形成一层灰白色膜状物,称为"伪膜"或"假膜",故此种类型的纤维素性炎又称伪膜性炎或假膜性炎。白喉的伪膜性炎,若发生于咽部,不易脱落,称为固膜性炎;发生于气管时容易脱落,称为浮膜性炎。细菌性痢疾时,肠黏膜表面可形成假膜。
②浆膜 浆膜的纤维素性炎可引起体腔纤维素性粘连。
③肺组织 发生于肺的纤维素性炎,除有大量纤维素渗出外,还可见大量中性粒细胞渗出,常见于大叶性肺炎。若纤维素吸收不良,可发生机化,即大叶性肺炎肺肉质变。

(3) **化脓性炎** 以中性粒细胞渗出,并伴有不同程度的组织坏死和脓液形成为特点。分型如下。

第六篇 病理学
第3章 炎症

	表面化脓和积脓	蜂窝织炎	脓肿
定义	是发生于黏膜和浆膜的化脓性炎	是指疏松结缔组织的弥漫性化脓性炎	是局限性化脓性炎
好发部位	黏膜、浆膜	皮肤、肌肉、阑尾	皮下、内脏
致病菌	化脓菌	溶血性链球菌	金黄色葡萄球菌
病理特点	中性粒细胞向黏膜表面渗出 深部浸润不明显	组织内大量中性粒细胞弥漫性浸润 细菌常经组织间隙和淋巴管扩散	脓腔形成 迁徙性脓肿多见

(4) 出血性炎 是指炎症病灶的血管损伤严重，渗出物中含有大量红细胞，常见于出血热、鼠疫。

(5) 急性炎症的归纳总结

炎症类型	病理特点	好发疾病或部位
浆液性炎	以浆液渗出为主要特征 可导致积液——胸腔、心包、关节、腹腔 炎症一般较轻，易于消退	好发于黏膜、浆膜、疏松结缔组织 发生于黏膜者可引起浆液性卡他性炎 发生于浆膜者可引起体腔积液 发生于关节者可引起关节腔积液
纤维素性炎	特征为纤维蛋白原渗出，后形成纤维蛋白，即纤维素 血管壁损伤重，血管通透性明显增高 发生于黏膜者可形成伪膜性炎（细菌性痢疾） 发生于浆膜者可引起体腔纤维素粘连（绒毛心）	好发于黏膜、浆膜和肺组织 发生于黏膜——细菌性痢疾 发生于浆膜——绒毛心 发生于肺组织——大叶性肺炎
化脓性炎	特征为中性粒细胞渗出为主 伴不同程度的组织坏死和脓液形成	阑尾、皮肤、皮下、肌肉、内脏、浆膜等处
出血性炎	特征为血管损伤严重，渗出物含大量红细胞	流行性出血热、钩端螺旋体病、鼠疫

【例7】溶血性链球菌主要引起的炎症是
　　A. 脓肿　　　　　　　　B. 出血性炎　　　　　　C. 假膜性炎
　　D. 纤维素性炎　　　　　E. 蜂窝织炎

【例8】疏松结缔组织的弥漫性化脓性炎属于
　　A. 肉芽肿　　　　　　　B. 浆液性炎　　　　　　C. 卡他性炎
　　D. 蜂窝织炎　　　　　　E. 纤维素性炎

　　A. 变质性炎　　　　　　B. 浆液性炎　　　　　　C. 纤维素性炎
　　D. 蜂窝织炎　　　　　　E. 化脓性炎

【例9】细菌性痢疾属于
【例10】阿米巴肝脓肿属于
【例11】急性化脓性阑尾炎属于
【例12】乙型脑炎属于
【例13】渗出性结核性胸膜炎属于

注意：①急性化脓性阑尾炎、急性阑尾炎应回答为蜂窝织炎，而不要回答为化脓性炎(9版《病理学》P77)。
②渗出性结核性胸膜炎属于浆液纤维素性炎(9版《病理学》P343)，故无答案可选，答案B不严谨。

三、慢性炎症

慢性炎症是持续数周甚至数年的炎症，根据其病理特点，可分为一般慢性炎症和特异性慢性炎症(慢性肉芽肿性炎)两类。

1. 一般慢性炎症的病理变化和特点

(1)**慢性炎症的病理变化** 单核巨噬细胞系统激活是慢性炎症的一个重要特征。

①慢性炎症时,变性坏死和渗出性病变轻微。

②慢性炎症时,纤维结缔组织增生,常伴有瘢痕形成,可造成管道性脏器狭窄,如慢性节段性肠炎可引起肠腔狭窄,甚至肠梗阻。在黏膜可形成炎性息肉,如鼻息肉、宫颈息肉,在肺内可形成炎性假瘤。

(2)**慢性炎症的特点**

①炎症灶内浸润的细胞主要为淋巴细胞、浆细胞和单核细胞,反映了机体对损伤的持续反应。

②主要由炎症细胞引起组织破坏。

③常出现较明显的纤维结缔组织、血管及上皮细胞、腺体和实质细胞增生,以替代和修复损伤的组织。

2. 慢性肉芽肿性炎的概念、病因和病变特点

(1)**概念** 慢性肉芽肿性炎是一种特殊的慢性炎症,以肉芽肿形成为特点,但并不是所有的肉芽肿性炎均为慢性经过,如伤寒肉芽肿就呈急性经过。

(2)**慢性肉芽肿性炎的常见病因**

①细菌感染 结核分枝杆菌引起结核病,麻风杆菌引起麻风,一种革兰阴性杆菌引起的猫抓病。

②螺旋体感染 梅毒螺旋体引起梅毒。

③真菌和寄生虫感染 组织胞质菌引起组织胞质菌病,血吸虫引起血吸虫病。

④异物 手术缝线、石棉、滑石粉引起的慢性炎症。

⑤原因不明 如结节病。

(3)**慢性肉芽肿性炎的病变特点** 慢性肉芽肿性炎的基本特点是肉芽肿形成。

肉芽肿是指由巨噬细胞局部增生构成的境界清楚的结节状病灶。直径一般为0.5~2mm。肉芽肿分异物性肉芽肿和感染性肉芽肿。肉芽肿的主要细胞成分是上皮样细胞和多核巨细胞。

肉芽肿内的巨细胞是由上皮样细胞融合而来的,由上皮样细胞融合的多核巨细胞体积巨大,细胞核数目可达数十个甚至数百个,其功能与上皮样细胞相似。若胞核排列在细胞周边,称为Langhans巨细胞。若细胞核散在分布于胞质内,称为异物巨细胞。

风湿性肉芽肿、结核性肉芽肿、伤寒性肉芽肿、血吸虫病慢性虫卵结节等,均属于感染性肉芽肿。

结核性肉芽肿又称结核结节,是最具有代表性的肉芽肿,其中心为干酪样坏死,周围有大量上皮样细胞呈放射性排列,并见散在不等的Langhans巨细胞,结节外层为大量淋巴细胞及纤维结缔组织包绕。

注意:①肉芽肿的主要成分——上皮样细胞、多核巨细胞。

②肉芽组织的主要成分——新生毛细血管、成纤维细胞、炎症细胞(主要是巨噬细胞)。

【例14】关于慢性肉芽肿性炎的描述,错误的是

A. 指肉芽组织增生形成的结节状病灶 B. 病灶呈结节状,境界清楚

C. 结核病为肉芽肿性炎 D. 肉芽肿性炎是一种特殊性增生性炎

E. 梅毒为肉芽肿性炎

【例15】不属于肉芽肿性炎的疾病是

A. 血吸虫病 B. 结核病 C. 梅毒

D. 伤寒 E. 淋病

【例16】不引起肉芽肿性炎的病原体是

A. 结核分枝杆菌 B. 痢疾杆菌 C. 麻风杆菌

D. 梅毒螺旋体 E. 伤寒杆菌

【例17】肉芽肿构成成分是

A. 上皮样细胞和多核巨细胞 B. 淋巴细胞 C. 中性粒细胞

D. 嗜酸粒细胞 E. 嗜碱粒细胞

【例18】葡萄球菌感染灶内浸润的主要炎症细胞是
  A. 单核细胞　　　　B. 中性粒细胞　　　　C. 嗜酸性粒细胞
  D. 淋巴细胞　　　　E. 嗜碱性粒细胞

【例19】感染日本血吸虫后,出现的基本病理变化是
  A. 浆液性炎症　　　B. 纤维素性炎　　　　C. 化脓性炎
  D. 出血性炎　　　　E. 肉芽肿形成(2021)

注意:①肉芽肿性炎以上皮样细胞、多核巨细胞为主;②慢性炎症以淋巴细胞和单核细胞为主;
③细菌性感染以中性粒细胞为主;④寄生虫感染和过敏以嗜酸性粒细胞为主;
⑤急性炎症的24小时内以中性粒细胞渗出为主,24~48小时内以单核细胞渗出为主。

▶ **常考点**　　炎症反应过程;炎性因子;炎症类型的鉴别;肉芽肿性炎。

　　参考答案——详细解答见《2024国家临床执业及助理医师资格考试历年考点精析(上、下册)》

1. ABCDE　　2. ABCDE　　3. ABCDE　　4. ABCDE　　5. ABCDE　　6. ABCDE　　7. ABCDE
8. ABCDE　　9. ABCDE　　10. ABCDE　　11. ABCDE　　12. ABCDE　　13. A3CDE　　14. ABCDE
15. ABCDE　　16. ABCDE　　17. ABCDE　　18. ABCDE　　19. ABCDE

第4章 肿 瘤

▶ **考纲要求**

①概述：概念，肿瘤的形态特点与异型性。②肿瘤的生物学行为：肿瘤的生长，肿瘤的扩散，肿瘤的分级与分期，良、恶性肿瘤的区别，交界性肿瘤的概念，肿瘤对机体的影响。③肿瘤的命名和分类：肿瘤的命名原则，癌前病变、异型增生、上皮内瘤变和原位癌，癌与肉瘤的区别。④常见的上皮性肿瘤：上皮组织良性肿瘤，上皮组织恶性肿瘤。⑤常见的非上皮性肿瘤：间叶组织良性肿瘤，间叶组织恶性肿瘤，其他类型肿瘤。⑥肿瘤的病因学和发病学：肿瘤发生的分子生物学基础，常见的化学、物理和生物性致癌因素，影响肿瘤发生、发展的内在因素。

▶ **复习要点**

一、肿瘤概述

1. 肿瘤的概念

（1）**定义** 肿瘤是机体的细胞异常增殖形成的新生物，常表现为机体局部的异常组织团块（肿块）。

（2）**肿瘤性增殖** 是指导致肿瘤形成的细胞增殖。肿瘤的增殖一般是克隆性的，即一个肿瘤中的肿瘤细胞群，是由发生了肿瘤性转化的单个细胞反复分裂增殖产生的子代细胞组成的。肿瘤生长旺盛，不同程度地失去了分化成熟的能力，即使致瘤因素不再存在，仍能继续生长。因而与生理状态或炎症损伤修复时的细胞增殖有着本质的区别。

	肿瘤性增殖	非肿瘤性增殖
定义	指导致肿瘤形成的细胞增殖	指不一定导致肿瘤形成的细胞异常增殖
特性	一般是克隆性的	一般是多克隆性的
细胞特点	肿瘤细胞的形态、代谢和功能均有异常 不同程度地失去了分化成熟的能力	属于正常新陈代谢所需的细胞更新，有的是针对一定刺激或损伤的防御性、修复性反应
对机体影响	常表现为肿块，与机体不协调，对机体有害	为正常的细胞更新、损伤引起的防御、修复反应，通常符合机体需要的生物学过程
病理特点	肿瘤细胞生长旺盛，失去控制，具有相对自主性 消除致瘤因素后，肿瘤仍能持续生长	细胞增殖受到控制，有一定限度 引起细胞增殖的原因消除后不再继续增生

【例1】下列叙述中，不属于肿瘤特点的是
　A. 增生细胞具有多克隆性　　B. 增生细胞分化程度不一　　C. 增生细胞基因异常
　D. 增生细胞不成熟　　E. 增生细胞有异型性

2. 肿瘤的形态特点

（1）**肉眼形态** 大体观察时，应注意肿瘤的数目、大小、形状、颜色、质地等。

①数目 有些患者为单发肿瘤，有些患者为多发肿瘤，故体检或对手术切除标本进行检查时，应全面仔细。

②大小 肿瘤体积差别很大。极小的肿瘤肉眼观察很难查见。很大的肿瘤，重量可达数十千克。一般而言，恶性肿瘤的体积越大，发生转移的机会也越大。因此，恶性肿瘤的体积是肿瘤分期的一项重要指标。

③形状 肿瘤形态各异,如乳头状、绒毛状、息肉状、结节状、分叶状、浸润性、溃疡状、囊状等。

④颜色 肿瘤的颜色由组成肿瘤的组织、细胞及其产物的颜色决定。比如,纤维组织的肿瘤,切面多呈灰白色;脂肪瘤呈黄色;血管瘤常呈红色;黑色素瘤常呈黑色。

⑤质地 肿瘤质地与其类型、肿瘤细胞与间质的比例有关。纤维间质较少的肿瘤质地较软;伴有纤维增生反应的浸润性癌,质地较硬。

⑥与周围组织的关系 良性肿瘤可形成包膜,与周围组织常常分界清楚。恶性肿瘤多向周围组织浸润性生长,导致界限不清,也可推挤周围组织形成假包膜。

(2)**肿瘤的组织形态** 肿瘤组织分为肿瘤实质和间质两部分。

①肿瘤实质 肿瘤细胞构成肿瘤实质,细胞形态、组成的结构或其产物是判断肿瘤分化方向、进行肿瘤组织学分类的主要依据。肿瘤实质是影响肿瘤生物学行为的主要因素。

②肿瘤间质 一般由结缔组织、血管、淋巴细胞组成,起着支持和营养肿瘤实质、参与肿瘤免疫反应等作用。肿瘤间质构成的微环境对肿瘤细胞生长、分化、迁移具有重要作用。

3. 肿瘤的异型性

肿瘤的异型性是指肿瘤的细胞形态和组织结构与正常组织的差异性。良性肿瘤分化程度高、异型性小;恶性肿瘤分化程度低,异型性大。因此,异型性是区别肿瘤良、恶性的重要组织学依据。肿瘤的异型性有两个方面:结构异型性和细胞异型性。

(1)**结构异型性** 是指肿瘤细胞形成的组织结构,在空间排列方式上与相应正常组织的差异。

①良性肿瘤 虽然良性肿瘤的细胞异型性较小,但仍可有不同程度的结构异型性,因此诊断良性肿瘤主要依靠其组织结构的异型性。

②恶性肿瘤 恶性肿瘤的结构异型性明显,癌细胞排列紊乱,失去正常的结构和层次,丧失了极性,如鳞癌的癌细胞排列成巢团状或条索状,可出现癌珠。

(2)**细胞异型性** 良性肿瘤细胞的异型性小,恶性肿瘤细胞具有高度异型性。肿瘤细胞的异型性主要表现在:肿瘤细胞通常比相应正常细胞大;肿瘤细胞的多形性;肿瘤细胞核的多形性;肿瘤细胞核的体积增大,核仁明显,数目增多;核分裂象常增多。

二、肿瘤的生物学行为

1. 肿瘤的生长

肿瘤的生长方式主要有以下三种。良性肿瘤多为外生性、膨胀性生长;恶性肿瘤可为浸润性、外生性、膨胀性生长,但主要为浸润性生长。

(1)**膨胀性生长** 其生长速度缓慢,肿瘤逐渐增大,推挤四周组织,但不侵犯周围组织,与周围组织分界清楚,肿瘤常有完整包膜,手术容易摘除,术后不易复发。

(2)**外生性生长** 发生在体表、体腔或管道器官腔面的肿瘤,常突向表面,呈乳头状、息肉状、菜花状,这种生长方式称为外生性生长。

(3)**浸润性生长** 肿瘤细胞长入并浸润周围组织间隙、淋巴管或血管,与邻近的正常组织无明显界限,手术不易切除干净。

2. 肿瘤的扩散

肿瘤扩散是恶性肿瘤最重要的生物学特点,包括局部浸润、直接蔓延和转移。

(1)**局部浸润和直接蔓延** 直接蔓延是指恶性肿瘤随着体积不断增大,肿瘤细胞沿着组织间隙或神经束衣连续地浸润生长,破坏邻近器官或组织。

(2)**转移** 恶性肿瘤细胞从原发部位侵入淋巴管、血管或体腔,迁徙到其他部位继续生长,形成同样类型肿瘤的过程称为转移。转移是恶性肿瘤独有的生物学特点。恶性肿瘤转移方式如下:

①淋巴道转移 大多数为区域淋巴结转移,也可为"跳跃式"转移。胃肠等消化道肿瘤可经胸导管

转移至左锁骨上淋巴结,称为菲尔绍(Virchow)淋巴结。

②血道转移　①腹腔内的肿瘤经门静脉转移到肝脏;②四肢肿瘤经体循环转移到肺;③肺癌随动脉系统而致全身播散到骨、脑;④经脊椎静脉丛(Batson 脊椎静脉系统)进行转移,如乳腺癌的椎体转移、甲状腺癌的颅骨转移、前列腺癌的骨盆转移等。

③种植性转移　为肿瘤细胞脱落后在体腔或空腔脏器内的转移,最多见的为胃癌种植到盆腔。胃癌种植转移到卵巢称 Krukenberg 瘤。当然,Krukenberg 瘤也可以通过淋巴道和血道转移形成,但少见。

3. 肿瘤的分级与分期

(1)肿瘤的分级　通常根据恶性肿瘤的分化程度、异型性及核分裂象的数目来确定恶性肿瘤的级别。①Ⅰ级:高分化,分化良好,恶性程度低;②Ⅱ级:中度分化,中度恶性;③Ⅲ级:低分化,恶性程度高。

(2)肿瘤的分期　是指恶性肿瘤的生长范围和播散程度。对肿瘤进行分期,需要考虑:原发肿瘤的大小、浸润深度、浸润范围、邻近器官受累情况、局部和远处淋巴结转移情况、远处转移等因素。国际上广泛采用 TNM 分期系统:T 指肿瘤原发灶的情况,N 指区域淋巴结受累情况,M 指远处转移情况。

4. 良性肿瘤和恶性肿瘤的区别

	良性肿瘤	恶性肿瘤
生长速度	缓慢	较快
生长方式	膨胀性生长、外生性生长	浸润性生长(主要方式)、外生性生长
特征	有包膜,不侵犯周围组织,可推动	无包膜,浸润破坏周围组织,境界不清,活动受限制
转移	不转移	可转移
继发改变	少见	常见,如出血、坏死、溃疡形成等
全身影响	较小,主要为局部压迫或阻塞	较大,破坏原发部位和转移部位的组织
复发	不复发或很少复发	易复发
镜下表现	分化好,异型性小 核分裂象无或少,不见病理性核分裂象	分化不好,异型性大 核分裂象多,可见病理性核分裂象
组织结构	与原来正常组织相似	不规则,与正常组织不同

【例2】关于高分化肿瘤的叙述,正确的是
　　A. 瘤细胞极性消失　　　　　　B. 瘤细胞呈巢状生长　　　　　C. 瘤细胞异型性大
　　D. 瘤细胞呈结节性生长　　　　E. 瘤细胞与起源的细胞相似

【例3】男,56 岁。上腹胀痛不适 10 年,常于进食后半小时加重,可自行缓解,近 3 个月来体重减轻 5kg。胃镜检查示胃小弯侧直径 3cm 溃疡病灶,取活组织标本行病理检查。能够诊断溃疡病灶属恶性的病理形态学依据是
　　A. 细胞质出现空泡　　　　　　B. 细胞质黏తᄑᆫ明显增多　　　C. 细胞核大小一致
　　D. 核仁清楚　　　　　　　　　E. 细胞异型性明显

【例4】关于肿瘤的恶性程度,正确的是
　　A. Ⅰ级分化细胞恶性程度高　　　　　　　B. Ⅲ级分化细胞接近正常分化程度
　　C. 高分化较低分化者核分裂象多　　　　　D. 低分化者较高分化者 DNA、RNA 含量增多
　　E. Ⅰ级分化较Ⅲ级分化细胞排列紊乱

【例5】胃癌淋巴转移的常见部位是
　　A. 左锁骨上淋巴结　　　　　　B. 右锁骨上淋巴结　　　　　　C. 左颈部淋巴结
　　D. 右颈部淋巴结　　　　　　　E. 左颌下淋巴结(2021)

【例6】判定恶性肿瘤最重要的依据是

第六篇 病理学
第4章 肿瘤

  A. 核分裂象多见   B. 瘤巨细胞形成   C. 膨胀性生长
  D. 常发生坏死   E. 转移

5. 交界性肿瘤的概念
交界性肿瘤是指介于良性与恶性之间的肿瘤，如侵蚀性葡萄胎、骨巨细胞瘤。

6. 肿瘤对机体的影响
(1) 良性肿瘤对机体的影响
①局部压迫和阻塞　良性肿瘤分化较成熟，生长缓慢，在局部生长，不浸润，不转移，一般对机体的影响较小，主要表现为局部压迫和阻塞症状。其严重程度主要与肿瘤发生部位有关。如颅内的良性肿瘤。
②继发性改变　良性肿瘤有时对机体带来不同程度的影响，如子宫黏膜下肌瘤常引起出血和感染。
③分泌过多激素　内分泌腺的良性肿瘤可分泌过多激素而引起症状，如垂体生长激素瘤引起巨人症。
(2) 恶性肿瘤对机体的影响
①死亡　恶性肿瘤分化不成熟，生长迅速，浸润并破坏器官的结构和功能，还可发生转移，因此对机体的影响严重，治疗效果不理想，患者死亡率高，生存率低。
②继发性改变　恶性肿瘤除可引起局部压迫和阻塞症状外，还易并发溃疡、出血、穿孔等。
③恶病质　晚期恶性肿瘤常表现为严重消瘦、贫血、厌食、全身衰弱等，称为癌症性恶病质。
(3) 异位内分泌综合征　一些非内分泌腺肿瘤，可产生和分泌激素或激素样物质，而引起症状，称为异位内分泌综合征。此类肿瘤多为恶性肿瘤，以癌居多，如肺癌、胃癌、肝癌等。
(4) 副肿瘤综合征　由于肿瘤的产物(包括异位激素)、异常免疫反应等，可引起内分泌、神经、消化、造血、骨关节、肾脏及皮肤等系统的异常，称为副肿瘤综合征。这些表现不是由原发肿瘤或转移瘤直接引起，而是通过产生某种物质间接引起的。异位内分泌综合征属于副肿瘤综合征。

【例7】交界性或临界性肿瘤是指
  A. 良性肿瘤位于两个脏器交界处   B. 良性肿瘤来源于两种组织者
  C. 形态属良性，但浸润性生长   D. 良性肿瘤位于重要器官
  E. 有内分泌功能的良性肿瘤

【例8】良性肿瘤对机体影响最大的因素是
  A. 生长部位   B. 生长速度   C. 组织来源
  D. 生长时间   E. 体积大小

三、肿瘤的命名和分类

1. 肿瘤的命名原则
(1) 良性肿瘤的命名　组织或细胞类型+瘤，如平滑肌瘤。
(2) 来源于上皮组织的恶性肿瘤的命名　上皮名称+癌，如鳞状细胞癌、腺癌。
(3) 来源于间叶组织的恶性肿瘤的命名　间叶组织名称+肉瘤，如纤维肉瘤、脂肪肉瘤、骨肉瘤。
(4) 命名的特殊情况
①结合肿瘤大体形态来命名，如乳头状囊腺瘤、乳头状囊腺癌。
②肿瘤形态类似于某些幼稚组织或细胞称母细胞瘤。母细胞瘤一般是恶性肿瘤，但也有良性的。
  属于良性的母细胞瘤——骨母细胞瘤、软骨母细胞瘤、肌母细胞瘤。
  属于恶性的母细胞瘤——肾母细胞瘤、神经母细胞瘤、髓母细胞瘤、视网膜母细胞瘤、肝母细胞瘤。
③一些病名为"×瘤""×病"的，既可为恶性肿瘤，也可为良性肿瘤，有些却不是肿瘤。
  属于良性肿瘤的——神经鞘瘤、间皮瘤。
  属于恶性肿瘤的——精原细胞瘤、绿色瘤、黑色素瘤、淋巴瘤、白血病、霍奇金病、鲍文病。
  属于交界性肿瘤——骨巨细胞瘤。

不属于肿瘤的是——结核瘤、迷离瘤、动脉瘤、炎性假瘤、错构瘤。
④以肿瘤细胞的形态来命名,如透明细胞肉瘤。
⑤肿瘤多发称为瘤病,如神经纤维瘤病、脂肪瘤病、血管瘤病。

注意: ①这些命名的特殊情况,是常考点,请牢记。有些知识点即使教科书上没有,也常考,请注意。
②母细胞瘤起源幼稚,一般为恶性肿瘤,但也可为良性肿瘤。

  A. 神经纤维瘤   B. 软骨母细胞瘤   C. 骨母细胞瘤
  D. 成熟性畸胎瘤   E. 髓母细胞瘤

【例9】属于恶性肿瘤的是
【例10】含有两个胚层以上成分的肿瘤是

2. 癌前病变、异型增生、上皮内瘤变和原位癌

癌前病变	某些疾病或病变本身不是恶性肿瘤,但具有发展为恶性肿瘤的潜能,称为癌前病变,如大肠腺瘤、乳腺纤维囊性病、慢性胃炎伴肠化、溃疡性结肠炎、皮肤慢性溃疡、黏膜白斑
异型增生	指细胞增生并出现异型性,但不足以诊断为肿瘤,增生未累及上皮全层(累及全层者为原位癌)
上皮内瘤变	轻度、中度非典型增生分别称为上皮内瘤变Ⅰ、Ⅱ级 上皮内瘤变Ⅲ级=重度非典型增生+原位癌
原位癌	指异型增生的细胞与癌细胞相同,并累及上皮全层,但未突破基底膜
浸润癌	指突破了基底膜的癌
早期浸润癌	癌浸润仅限于黏膜及黏膜下层者

【例11】女,33岁。B超检查在左乳房外上象限发现0.3cm×0.2cm大小的结节。局部切除送病理检查,结节内查见癌细胞,累及上皮全层,但未浸破基底膜。正确的病理诊断是
  A. 上皮内瘤变Ⅰ级   B. 上皮内瘤变Ⅱ级   C. 重度非典型增生
  D. 原位癌   E. 早期浸润癌

【例12】不属于癌前病变的是
  A. 黏膜白斑   B. 溃疡性结肠炎   C. 十二指肠溃疡
  D. 乳腺导管上皮乳头状瘤样增生   E. 家族性腺瘤性肠息肉病

3. 癌和肉瘤的区别

	癌	肉瘤
组织分化	上皮组织	间叶组织
发病率	较高,为肉瘤的9倍	较低
好发年龄	40岁以上	有些类型见于青少年,有些类型见于中老年
好发部位	皮肤、黏膜、内脏多见	四肢、躯干多见
大体形态	质较硬、色灰白、较干燥	质软、色灰红、湿润、鱼肉状
镜下特点	多形成癌巢,实质与间质分界清楚,纤维组织常有增生	肉瘤细胞多弥漫分布,实质与间质分界不清,间质内血管丰富,纤维组织少
网状纤维	见于癌巢周围,癌细胞间多无网状纤维	肉瘤细胞间多有网状纤维
转移方式	多经淋巴道转移	多经血道转移

【例13】区别癌与肉瘤的主要依据是
  A. 浸润性生长,无包膜   B. 异型性明显,有核分裂象   C. 通过血道转移

D. 组织来源　　　　　　　E. 肿瘤体积巨大

四、常见的上皮性肿瘤

1. 上皮组织良性肿瘤

	乳头状瘤	管状腺瘤、绒毛状腺瘤	囊腺瘤
好发部位	鳞状上皮、尿路上皮覆盖的部位	结肠、直肠黏膜	卵巢
病理特点	外生性生长,指状或乳头状,镜下乳头中心由血管和结缔组织等间质构成	常呈息肉状,可有蒂,可为广基,绒毛状腺瘤癌变率高	大小不等的囊腔,可分泌浆液、黏液等

2. 上皮组织恶性肿瘤

类型	病理特点	好发部位
鳞癌	分化好的鳞癌,癌巢中央可见角化珠或癌珠,细胞间可见细胞间桥 分化差的鳞癌,可无角化珠,细胞间桥少或无	鳞状上皮覆盖的部位:皮肤、口腔、唇、食管、喉
腺癌	癌细胞大小不等,排列成腺腔样结构,核分裂象多见 可表现为乳头状腺癌、囊腺癌、乳头状囊腺癌、黏液癌	腺上皮的恶性肿瘤:胃肠道、肺、乳腺、子宫
黏液癌	分泌大量黏液的腺癌称为黏液癌(胶样癌) 腺腔扩张,含大量黏液,癌细胞似漂浮在黏液中	胃、大肠
印戒细胞癌	为特殊类型的黏液癌,黏液积聚在癌细胞内,将细胞核推向一边	胃、大肠

五、常见的非上皮性肿瘤

1. 间叶组织良性肿瘤

类型	病理特点	好发部位
脂肪瘤	最常见的良性软组织肿瘤,多见于成人,常呈分叶状	肩、背、颈、四肢
纤维瘤	瘤组织内的胶原纤维排成束状,外观结节状,与周围组织分界明显	四肢、躯干
血管瘤	有毛细血管瘤、海绵状血管瘤、静脉血管瘤等,可自然消退	皮肤、肌肉、内脏器官
淋巴管瘤	由增生的淋巴管构成,内含淋巴液,多见于小儿	表皮
平滑肌瘤	由梭形细胞构成,核分裂象罕见	子宫
软骨瘤	可恶变	骨膜、手足短骨、四肢长骨

2. 间叶组织恶性肿瘤

类型	病理特点	好发部位
脂肪肉瘤	多见于成人	深部软组织、腹膜后
横纹肌肉瘤	多见于儿童和婴幼儿,恶性程度高,早期易发生血道转移	头颈部、泌尿生殖道
平滑肌肉瘤	软组织平滑肌肉瘤多见于中老年人	子宫
血管肉瘤	易出血坏死	皮肤、乳腺、肝、脾、骨
纤维肉瘤	镜下为异型的梭形细胞呈鲱鱼骨样排列	四肢皮下组织
骨肉瘤	为最常见的骨恶性肿瘤,镜下肿瘤细胞异型明显,可见肿瘤骨	四肢长骨干骺端
软骨肉瘤	软骨基质中有异型的软骨细胞	骨盆

3. 其他类型肿瘤

（1）**黑色素瘤** 是一种能产生黑色素的高度恶性肿瘤，预后差。最常见于足底部、外阴、肛门。大多由交界痣恶变而来。黑痣如迅速增大、破溃、发炎、出血，应警惕癌变。瘤细胞可呈各种形态，多边形、梭形、小圆形，甚至印戒状。核大，核仁明显，胞质内大多含有黑色素颗粒。

（2）**畸胎瘤** 来源于有多向分化潜能的生殖细胞肿瘤，往往含有两个以上胚层的组织成分。畸胎瘤好发于卵巢和睾丸。根据组织分化成熟程度，分为成熟性畸胎瘤和未成熟性畸胎瘤。

①**成熟性畸胎瘤** 多为囊性，肿瘤内可见皮肤及其附件、软骨、呼吸道、消化道上皮及神经组织等。

②**未成熟性畸胎瘤** 多为实性，肿瘤内可见原始神经管、神经母细胞瘤成分、未成熟的骨或软骨等。

【例14】HE染色切片，显微镜下在癌巢中见到角化珠和细胞间桥，可确诊为

　　A. 高分化的鳞状细胞癌　　B. 低分化的鳞状细胞癌　　C. 高分化的腺癌

　　D. 低分化的腺癌　　E. 移行细胞癌（2022）

【例15】男孩，1岁。出生时左前额有一扁平红色突起，不痛不痒，持续增大。下列符合组织学改变的是

　　A. 红细胞增生　　B. 毛细血管增生　　C. 脑瘤增生

　　D. 梭形细胞排列　　E. 脑膜炎改变（2023）

　　A. 息肉状　　B. 乳头状　　C. 分叶状

　　D. 结节状　　E. 囊状

【例16】皮下脂肪瘤常见的肉眼特点是

【例17】乳腺纤维腺瘤外观常见的肉眼特点是（2022）

六、肿瘤的病因学和发病学

1. 肿瘤发生的分子生物学基础

（1）**癌基因** 癌基因是指一段可将正常细胞转化为肿瘤细胞的核酸片段，首先在逆转录病毒（RNA病毒）中发现，称为病毒癌基因。后来，在正常细胞基因组中也发现与病毒癌基因十分相似的DNA序列，称为原癌基因或细胞癌基因（如c-ras、c-myc等）。这些基因正常时并不导致肿瘤，它们编码的产物是对促进细胞生长增殖十分重要的蛋白质（如生长因子、生长因子受体、转录因子等）。在某些因素的作用下，原癌基因发生数量或结构上的变化时，原癌基因可转化为癌基因，称为原癌基因的激活。其激活方式有三种，即点突变、基因扩增和染色体转位等。

（2）**肿瘤抑制基因** 是指在细胞生长与增殖调控中起重要作用的基因，这些基因的产物能限制细胞的生长，其丢失或功能的丧失可导致细胞恶性转化。目前已知的抑癌基因有10余种，如APC、RB、p53、NF-1、BRCA-1、BRCA-2等。RB基因是第一个发现的肿瘤抑制基因，其丢失或失活可导致视网膜母细胞瘤、膀胱癌、肺癌、乳腺癌、骨肉瘤等。p53是研究最广泛的抑癌基因，人类肿瘤50%有p53基因突变。

（3）**凋亡调节基因** 肿瘤的生长取决于细胞增殖与细胞凋亡的比例，因此调节细胞凋亡的基因在某些肿瘤的发生上也起重要作用。如Bcl-2蛋白抑制凋亡，而Bax蛋白促进凋亡。Bcl-2基因的过度表达与滤泡型恶性淋巴瘤的发生发展有关。

（4）**DNA修复基因** 电离辐射、紫外线、烷化剂、氧化剂等因素，均可引起DNA损伤。正常细胞内DNA的轻微损伤，可通过DNA修复机制予以修复，这对维持基因组稳定性具有重要意义。当DNA修复机制有异常时，DNA损伤被保留下来，可能导致肿瘤的发生，如着色性干皮病患者，因为不能修复紫外线导致的DNA损伤，其皮肤癌的患病率极高。

（5）**端粒酶和肿瘤** 染色体末端存在称为端粒的DNA重复序列，其长度随细胞的每一次分裂逐渐缩短。细胞分裂一定次数后，端粒短缩到一定长度，细胞便死亡。生殖细胞具有端粒酶活性，可使缩短的端粒长度恢复；但大多数体细胞没有端粒酶活性，因此体外培养细胞只能分裂50次左右。许多恶性肿瘤

细胞都含有端粒酶活性,使其端粒不会缩短,这与肿瘤细胞的永生化有关。因此,端粒的缩短可以看成是一种肿瘤抑制机制,端粒可以称为细胞的生命计时器。

(6)微小 RNA 近年来发现真核细胞内存在一类小 RNA 分子,它们有相应的基因编码,转录后通过一系列加工过程,形成成熟的微小 RNA 分子,是调节编码蛋白质的 mRNA 分子,可抑制其翻译或导致其降解。通过抑制癌基因的微小 RNA 表达降低,可导致癌基因的过表达。通过抑制抑癌基因的微小 RNA 过度表达,可导致肿瘤抑癌基因表达降低。微小 RNA 在基因和蛋白质表达调控方面的功能,是生物医学研究的一项重要进展,对于深入揭示肿瘤发生的分子机制具有重要意义。

【例 18】属于抑癌基因的是

A. RB B. RAS C. MYC

D. C-ERBB-2 E. SIS

2. 常见的化学、物理和生物性致癌因素

(1)化学性致癌因素 目前已知可以致癌的化学物质有 1000 多种,多数化学致癌物需在体内(主要在肝)代谢活化后才能致癌,称为间接致癌物(如多环芳烃、芳香胺、亚硝胺、真菌毒素等)。少数化学致癌物不需在体内进行代谢转化即可致癌,称为直接致癌物(如烷化剂及酰化剂等)。

①多环芳烃 致癌作用特别强的是 3,4-苯并芘、1,2,5,6-双苯并蒽等,可能与肺癌、胃癌的发生有关。

②致癌的芳香胺类 如乙萘胺、联苯胺等,与膀胱癌发生有关;氨基偶氮染料可引起实验性肝细胞癌。

③亚硝胺类物质 致癌性强、致癌谱广。亚硝酸盐可由细菌分解硝酸盐产生。在胃内酸性环境下,亚硝酸盐与来自食物的二级胺作用合成亚硝胺。亚硝胺在体内经过羟化作用而活化,形成一个有很强反应性的烷化碳离子而致癌。

④真菌毒素 黄曲霉菌广泛存在于霉变食品中,霉变的花生、玉米及谷类含量最高。黄曲霉毒素有多种,以黄曲霉毒素 B1 致癌性最强。黄曲霉毒素 B1 是异环芳烃,在肝脏代谢为环氧化物,可使肿瘤抑制基因 p53 发生点突变而失去活性,从而诱发肝细胞癌,其致癌性与 HBV 感染有协同作用。

⑤烷化剂及酰化剂 为直接化学致癌物,如环磷酰胺等化疗后可诱发粒细胞性白血病。

(2)物理性致癌因素

①紫外线 可引起皮肤鳞癌、基底细胞癌和恶性黑色素瘤等。紫外线可使 DNA 中相邻的两个嘧啶基团形成二聚体,造成 DNA 分子复制错误。着色性干皮病患者先天性缺乏修复 DNA 所需的酶,不能修复紫外线导致的 DNA 损伤,因此皮肤癌的发病率很高。

②电离辐射 能使染色体发生断裂、转位和点突变,导致癌基因激活或肿瘤抑制基因的灭活。

(3)生物性致癌因素 下表为《病理学》《内科学》和《外科学》内容的归纳总结。

寄生虫/微生物	相关肿瘤
华支睾吸虫	肝癌、胆管癌
慢性血吸虫	结肠癌
HPV6、HPV11	生殖道、喉等部位的乳头状瘤
HPV16、HPV18	宫颈原位癌和浸润癌
Epstein-Barr 病毒(EBV)	伯基特淋巴瘤、鼻咽癌
乙肝病毒(HBV)、丙肝病毒(HCV)	肝细胞癌
RNA 肿瘤病毒(逆转录病毒)	急性转化病毒含有病毒癌基因(如 v-src、v-abl、v-myb) 慢性转化病毒不含癌基因,可促进转录,引起原癌基因激活和过度表达
人类 T 细胞白血病/淋巴瘤病毒 I	成人 T 细胞白血病/淋巴瘤
幽门螺杆菌(Hp)	胃黏膜相关淋巴组织(MALT)淋巴瘤、胃腺癌

【例19】肿瘤的发生与亚硝胺类化合物关系不密切的是
  A. 食管癌   B. 胃癌   C. 胆囊癌
  D. 大肠癌   E. 肝癌

【例20】黄曲霉毒素B1的靶器官是
  A. 脾   B. 肝   C. 心
  D. 肺   E. 脑

【例21】与胃MALT淋巴瘤发病有关的病原体是
  A. EBV   B. HIV   C. HPV
  D. Hp   E. HTLV-1

3. 影响肿瘤发生、发展的内在因素

肿瘤的发生、发展除了外界致癌因素外，机体内在因素也起十分重要的作用。

(1) 肿瘤与遗传 遗传因素在一些肿瘤的发生中起重要作用，如家族性视网膜细胞瘤患者从亲代遗传了一个 *RB* 等位基因，当其发生突变、丢失等异常时，可导致视网膜母细胞瘤。

综合征	受累基因	相关肿瘤	遗传类型
家族性视网膜母细胞瘤	*RB*	视网膜母细胞瘤、骨肉瘤	常染色体显性遗传
家族性腺瘤性息肉病	*APC*	结直肠癌	常染色体显性遗传
神经纤维瘤病Ⅰ型	*NF1*	神经纤维瘤、恶性神经鞘瘤	常染色体显性遗传
Bloom综合征	*BLM*	白血病、实体肿瘤	常染色体隐性遗传
Li-Fraumeni综合征	*p53*	肉瘤、乳腺癌、白血病、脑肿瘤	常染色体隐性遗传
Fanconi贫血	*FACC*、*FACA*	白血病	常染色体隐性遗传
着色性干皮病	*XPA*、*XPB*	皮肤癌	常染色体隐性遗传
毛细血管扩张性共济失调症	*ATM*	淋巴瘤、白血病	常染色体隐性遗传

【例22】属于常染色体显性遗传的肿瘤综合征是
  A. Bloom综合征   B. 着色性干皮病   C. Fanconi贫血
  D. 神经纤维瘤病Ⅰ型   E. 毛细血管扩张性共济失调症

(2) 肿瘤免疫 发生了肿瘤性转化的细胞可引起机体的免疫反应。引起机体免疫反应的肿瘤抗原和机体抗肿瘤免疫机制，是肿瘤免疫学研究的内容。肿瘤抗原可分为肿瘤特异性抗原和肿瘤相关抗原。

①肿瘤特异性抗原 是肿瘤细胞独有的抗原，不存在于正常细胞。

②肿瘤相关抗原 是指既存在于肿瘤细胞，也存在于某些正常细胞的抗原。

③肿瘤胎儿抗原 有些抗原在胎儿组织中大量表达，在分化成熟组织中不表达或表达量很少，但在癌变组织中表达增加，这种抗原称为肿瘤胎儿抗原。例如，甲胎蛋白可见于胎肝细胞和肝细胞癌中。

④肿瘤分化抗原 是正常细胞和肿瘤细胞都具有的与某个方向的分化有关的抗原。例如，前列腺特异性抗原(PSA)既可见于正常前列腺上皮，也可见于前列腺癌细胞。

▶ **常考点** 考试重点，需全面掌握。

参考答案——详细解答见《2024国家临床执业及助理医师资格考试历年考点精析(上、下册)》

1. ABCDE   2. ABCDE   3. ABCDE   4. ABCDE   5. ABCDE   6. ABCDE   7. ABCDE
8. ABCDE   9. ABCDE   10. ABCDE   11. ABCDE   12. ABCDE   13. ABCDE   14. ABCDE
15. ABCDE   16. ABCDE   17. ABCDE   18. ABCDE   19. ABCDE   20. ABCDE   21. ABCDE
22. ABCDE

第5章 心血管系统疾病

▶ **考纲要求**

①动脉粥样硬化:血管的病理变化,心脏、肾脏和脑的病理变化。②原发性高血压:血管的病理变化,心脏、肾脏和脑的病理变化。③风湿病:概述及基本病理变化,各器官病理变化。④感染性心内膜炎:概述,心脏及血管的病理变化,对机体的影响。⑤心瓣膜病:概述,类型和病理变化,对机体的影响。⑥心肌病:病因、类型及病理变化。⑦心肌炎:病因、类型及病理变化。

▶ **复习要点**

一、动脉粥样硬化

1. 血管的病理变化

动脉粥样硬化主要累及全身大、中动脉,动脉壁的病变包括脂纹、纤维斑块、粥样斑块和继发性病变。

分期	病理特点
脂纹	①为最早的肉眼病变,位于主动脉后壁及其分支出口处;②镜下见大量泡沫细胞聚集 ③泡沫细胞来源于巨噬细胞和平滑肌细胞
纤维斑块	①由脂纹发展而来;②镜下见表层为大量胶原纤维玻璃样变,平滑肌细胞增生并分泌大量细胞外基质组成纤维帽,纤维帽下可见数量不等的泡沫细胞、平滑肌细胞、炎细胞等
粥样斑块	由纤维斑块深层细胞的坏死发展而来 镜下见纤维帽下大量粥样物质、胆固醇结晶和钙盐沉积,斑块底部和边缘出现肉芽组织
继发性病变	继发性病变是在纤维斑块和粥样斑块的基础上继发的病变 包括斑块内出血、破裂、血栓形成、钙化、动脉瘤形成、血管腔狭窄

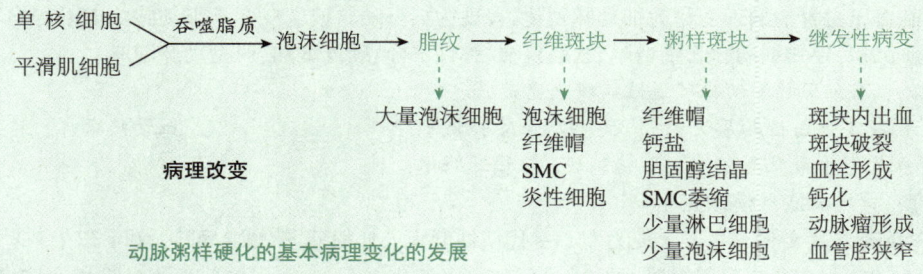

动脉粥样硬化的基本病理变化的发展

【例1】早期动脉粥样硬化病变,最早进入动脉内膜的细胞是

  A. 红细胞   B. 淋巴细胞   C. 脂肪细胞

  D. 中性粒细胞   E. 巨噬细胞(2022)

【例2】男,55岁。反复活动时胸部闷痛2年,快步行走及上楼梯可诱发,休息3~5分钟后可缓解。冠状动脉造影见前降支中段狭窄80%。其血管病变的始动环节是

  A. 巨噬细胞形成泡沫细胞   B. 纤维帽破溃、血栓形成   C. 平滑肌细胞增殖和迁移

D. 内皮受损及功能失调　　　　E. 内皮下脂质沉积
　2. 心脏、肾脏和脑的病理变化
　　(1) **心脏的病理变化**　表现为心绞痛和心肌梗死。心绞痛分为稳定型心绞痛、不稳定型心绞痛和变异型心绞痛。心肌梗死分为心内膜下心肌梗死和透壁性心肌梗死。心肌梗死的病理特点包括：
　　①发病部位　50%发生于左冠状动脉前降支供血区，如左心室前壁、心尖部、室间隔前2/3；25%发生于右冠状动脉供血的左心室后壁、室间隔后1/3；也易见于左冠状动脉回旋支供血的左心室侧壁。
　　②肉眼观　新鲜心肌梗死呈不规则形，黄白色，周围可见充血、出血带。陈旧性心肌梗死为瘢痕组织。
　　③光镜下　为凝固性坏死，心肌细胞嗜酸性增强，出现肌质凝聚和肌原纤维溶解，肌细胞核消失，间质内可见中性粒细胞浸润。
　　(2) **肾脏的病理改变**　肾动脉粥样硬化最常累及肾动脉开口处及主动脉近侧端。
　　①肾梗死　肾动脉粥样硬化可引起肾梗死，新鲜肾梗死呈三角形，灰白色，周围可见充血出血带。
　　②动脉粥样硬化性固缩肾　梗死灶机化后遗留较大凹陷瘢痕，多个瘢痕可使肾脏缩小，称为动脉粥样硬化性固缩肾。
　　(3) **脑的病理改变**　脑动脉粥样硬化可引起脑萎缩、脑软化和脑出血。
　　①脑萎缩　表现为大脑皮质变薄、脑回变窄、脑沟变宽且加深、脑的重量减轻。
　　②脑软化　主要发生于颞叶、内囊、豆状核和丘脑。
　　③脑出血　脑动脉硬化可引起小动脉瘤形成，当血压突然升高时，小动脉瘤可破裂形成脑出血。
　【例3】冠状动脉粥样硬化最常发生的部位是
　　A. 左冠状动脉主干　　　　B. 左冠状动脉前降支　　　　C. 左冠状动脉左旋支
　　D. 右冠状动脉主干　　　　E. 右冠状动脉后降支
　【例4】引起脑萎缩的最常见原因是
　　A. 脑水肿　　　　　　　　B. 脑外伤　　　　　　　　　C. 脑动脉粥样硬化
　　D. 脑脓肿　　　　　　　　E. 脑结核

二、原发性高血压

原发性高血压分为良性高血压和恶性高血压。良性高血压约占原发性高血压的95%。
　1. 血管的病理变化
　　良性高血压血管的病理变化为细动脉硬化，表现为细小动脉玻璃样变。细动脉内皮下有均匀红染的蛋白性物质沉积，导致细动脉管壁增厚、管腔狭窄、弹性下降、硬度增加，肌型动脉增厚。
　【例5】原发性高血压时细动脉可逆性病理改变是
　　A. 内膜下蛋白性物质沉积　　B. 血管腔狭窄　　　　　　C. 血管痉挛
　　D. 血管壁平滑肌萎缩　　　　E. 血管纤维化
　2. 心脏、肾脏和脑的病理变化
　　(1) **心脏的病理变化**　主要表现为左心室代偿性肥大。心脏重量增加，可达400g以上（正常男性约260g，女性约250g）。左心室壁增厚，可达1.5~2.0cm（正常≤1.0cm）。左心室乳头肌和肉柱增粗，心腔不扩张，相对缩小，称为向心性肥大。当左心室失代偿时，心肌收缩力降低，逐渐出现心腔扩张，称为离心性肥大。可见，心脏的典型病理变化为早期向心性肥大，晚期离心性肥大，严重时发生心衰。
　　(2) **肾脏的病理变化**　高血压时，由于入球小动脉玻璃样变及肌型小动脉硬化、肾小管萎缩、间质增生，病变相对较轻的肾小球代偿性肥大，肾小管代偿性扩张。肉眼观，双肾对称性缩小，质地变硬，肾表面凸凹不平，呈细颗粒状，称为原发性颗粒性固缩肾。
　　(3) **脑的病理变化**　包括高血压脑病、脑软化、脑出血等。脑出血常发生于基底节、内囊，其次为大脑白质、脑桥和小脑,多见于基底节区域,尤以豆状核区最多见,这是因为供应该区域的豆纹动脉从大脑中动脉呈直角分支,直接受到大脑中动脉压力较高的血流冲击和牵引,致豆纹动脉易破裂出血。

【例6】高血压的肾脏病理变化表现为

A. 颗粒性固缩肾　　　　　　B. 肾脏单发性贫血性梗死　　　　C. 肾动脉动脉瘤形成

D. 肾的多发性大瘢痕凹陷　　E. 肾脏淤血

【例7】男性,58岁。间断头晕、头痛半年,休息后稍缓解,多次测量血压偏高,未治疗。门诊查体:脉搏75次/分,血压165/95mmHg。患者早期可能出现的病理改变是

A. 眼底出血　　　　　　　　B. 左心室肥大　　　　　　　　C. 肝硬化

D. 脑出血　　　　　　　　　E. 颗粒性固缩肾(2022)

三、风湿病

1. 概述及基本病理变化

(1)概述　风湿病是一种与A组β型溶血性链球菌感染有关的变态反应性疾病。病变主要累及全身结缔组织及血管,常形成特征性风湿性肉芽肿。病变以心脏病变最为严重。

(2)基本病理变化

①分期　风湿病根据病变发展过程分为变质渗出期、增生期(肉芽肿期)、纤维化期(硬化期)三期。

	变质渗出期	增生期	纤维化期
别称	—	肉芽肿期	硬化期
病程	持续1个月(早期病变)	持续2~3个月	持续2~3个月
病理特征	胶原纤维的纤维素样坏死	Aschoff小体形成	梭形瘢痕形成
其他病变	结缔组织基质的黏液样变性 浆液纤维素渗出、炎性细胞浸润	心肌间质、心内膜下水肿 基质内蛋白多糖增多 Aschoff细胞(小体)形成	Aschoff小体内的坏死细胞被吸收,Aschoff小体(细胞)纤维化,形成梭形瘢痕

②Aschoff小体　又称风湿小体、风湿小结,为风湿病增生期的特征性病变。Aschoff小体主要由Aschoff细胞、少量T淋巴细胞、浆细胞等组成。Aschoff小体多位于纤维素样坏死灶内;在心肌间质内,Aschoff细胞多位于小血管旁。Aschoff细胞为巨噬细胞源性,在纤维素样坏死基础上,巨噬细胞增生、吞噬纤维素样坏死物质后形成,因镜下可见单核、双核或多核,有人将多核者称为Aschoff巨细胞。

2. 各器官病理变化

(1)风湿性心脏病　包括风湿性心内膜炎、风湿性心外膜炎(心包炎)、风湿性心肌炎。

	风湿性心内膜炎	风湿性心肌炎	风湿性心外膜炎(心包炎)
累及部位	心瓣膜(二尖瓣最常见)	心肌间质结缔组织	心外膜脏层
特征病理	瓣膜闭锁缘疣状赘生物	间质血管附近出现风湿小体	浆液性炎症或纤维素性炎症
其他病变	①瓣膜肿胀,瓣膜内出现黏液样变性,纤维素样坏死,浆液渗出 ②内膜灶性增厚、附壁血栓形成如左房后壁的McCallum斑	①风湿小体位于左心室、室间隔、左心房及左心耳 ②间质性心肌炎,间质水肿 ③少量淋巴细胞浸润	浆液性——量多、心外膜腔积液 纤维素性——量少、绒毛心 渗出的大量纤维素如不被溶解吸收,可形成缩窄性心外膜炎
临床表现	心尖区轻度收缩期/舒张期杂音,风湿停止杂音消失	急性充血性心力衰竭 可出现传导房室阻滞	干性心外膜炎→心包摩擦音 湿性心外膜炎→心音弱而遥远

(2)风湿性关节炎　75%的风湿热患者在疾病早期出现风湿性关节炎,需与类风湿关节炎鉴别。

	风湿性关节炎	类风湿关节炎
起病	亚急性	缓慢
最常侵犯	膝、踝、肩、腕、肘等大关节	腕、掌指关节、近端指间关节
病理改变	滑膜充血肿胀	滑膜炎性渗出、滑膜下血管扩张
渗出性质	浆液及纤维蛋白渗出，渗出物易被完全吸收	纤维蛋白渗出，渗出物不易吸收
关节畸形	不遗留畸形	遗留关节畸形
临床特点	游走性疼痛，反复发作性	关节痛呈对称性，持续性，但时轻时重

(3) **皮肤病变** 急性风湿病时，皮肤出现环形红斑和皮下结节，具有诊断意义。
①环形红斑 为渗出性病变。多见于躯干和四肢皮肤。好发于儿童，常在1~2天内消退。
②皮下结节 为增生性病变。多见于肘、腕、膝、踝关节附近的伸侧面皮下结缔组织。镜下，结节中心为大片状纤维蛋白样坏死物，周围有放射状排列的Aschoff细胞和成纤维细胞，伴有以淋巴细胞为主的炎细胞浸润。
(4) **风湿性动脉炎** 大小动脉均可受累，以小动脉受累多见。如冠状动脉、肾动脉、肠系膜动脉等。
(5) **风湿性脑病** 多见于5~12岁儿童，女孩多见。主要病变为脑的风湿性动脉炎和皮质下脑炎。当锥体外系受累时，患儿出现肢体的不自主运动，称为小舞蹈症。

【例8】有关风湿病的描述，错误的是
　　A. 属于变态反应性疾病　　　　B. 与溶血性链球菌感染有关　　　C. 心脏病变的后果最为严重
　　D. 可累及全身结缔组织　　　　E. 风湿性关节炎常导致关节畸形

【例9】不属于慢性风湿性心脏病病理改变的是
　　A. 二尖瓣增厚、缩短、变形　　　B. Osler小结形成　　　　　C. McCallum斑形成
　　D. 心肌间质小瘢痕形成　　　　　E. 心外膜浆液性或纤维素性渗出

注意：①风湿病既可为浆液性渗出，又可为纤维素性渗出。
②风湿性关节炎是浆液性渗出，故易吸收，不遗留关节畸形（5版《病理学》P143）。
③风湿性关节炎是浆液性渗出+纤维素性渗出，渗出物可完全吸收，不遗留关节畸形。
④类风湿关节炎呈纤维素性渗出，不易吸收，容易遗留关节畸形。

四、感染性心内膜炎

1. 概述

感染性心内膜炎是由病原微生物经血行途径直接侵袭心内膜，特别是心瓣膜而引起的炎症性疾病，常伴赘生物形成，常见病原体为链球菌。感染性心内膜炎根据病情和病程，分为急性和亚急性心内膜炎；根据瓣膜类型，可分为自体瓣膜和人工瓣膜心内膜炎。

2. 心脏及血管的病理变化和对机体的影响

(1) **急性感染性心内膜炎** 病原体在身体某部位发生感染，当抵抗力降低时，细菌入血引起脓毒血症，并侵犯二尖瓣和主动脉瓣，引起急性化脓性心内膜炎，在受累心瓣膜上形成赘生物。赘生物由脓性渗出物、血栓、坏死组织、大量细菌菌落组成。赘生物脱落可引起心、脑、肾、脾等的感染性梗死和脓肿。

(2) **亚急性感染性心内膜炎**
①心脏　常侵犯二尖瓣和主动脉瓣，在病变瓣膜上形成赘生物。瓣膜损害可致瓣膜口狭窄或关闭不全，临床上可听到相应的杂音。瓣膜变形严重可出现心力衰竭。
②血管　细菌毒素和赘生物破裂脱落形成的栓子，可引起动脉性栓塞和血管炎。栓塞最多见于脑，其次为肾、脾等。由于栓子不含细菌或仅含极少的细菌，细菌毒力弱，常为无菌性梗死。
③变态反应　因变态反应或微栓塞的发生可引起局灶性或弥漫性肾小球肾炎。皮肤出现Osler小结。

④败血症 脱落的赘生物内有细菌,侵入血流,并在血流中繁殖,致患者有长期发热、脾大、白细胞增多,皮肤、黏膜、眼底常有小出血点,以及贫血等表现。

(3)急性感染性心内膜炎、亚急性感染性心内膜炎与风湿性心内膜炎的比较 见下表。

	风湿性心内膜炎	急性感染性心内膜炎	亚急性感染性心内膜炎
别名	疣状心内膜炎	急性细菌性心内膜炎	亚急性细菌性心内膜炎
发病原因	变态反应性疾病	由致病力强的化脓菌引起	由致病力弱的细菌引起
致病菌	A组β型溶血性链球菌	金葡菌、溶血性链球菌、肺炎球菌	草绿色链球菌
脓肿形成	无	可有脓肿,可形成溃疡	瓣膜上可形成溃疡
受累部位	二尖瓣(最常见)>二尖瓣+主动脉瓣>三尖瓣	二尖瓣+主动脉瓣(《病理学》P171)主动脉瓣(《内科学》P309)	二尖瓣+主动脉瓣(《病理学》P171)二尖瓣+主动脉瓣(《内科学》P308)
病变基础	常累及正常心瓣膜	常累及正常心瓣膜	常累及已发病的心瓣膜
赘生物	有	有	有
①部位	瓣膜闭锁缘上	瓣膜表面	瓣膜上
②特点	单行排列,细小 灰白色,半透明	体积庞大,质地松软 灰黄或浅绿色	大小不一,单个或多个 息肉状或菜花状,质松脆,易破碎
③脱落	附着牢固,不易脱落	易脱落,形成细菌栓子	易破碎,易脱落
④细菌	不含细菌(变态反应)	含细菌(化脓性感染)	不含细菌或仅含极少的细菌
⑤组成	由血小板、纤维蛋白构成伴小灶状纤维素样坏死	脓性渗出物、血栓、坏死组织、大量细菌菌落	血小板、纤维蛋白、细菌菌落 中性粒细胞、坏死组织
瓣膜情况	瓣膜增厚、心内膜增厚	瓣膜严重破坏时,可破裂穿孔	瓣膜变形,导致慢性心瓣膜病

A. 金黄色葡萄球菌　　　　　B. 草绿色链球菌　　　　　C. A组乙型溶血性链球菌
D. 大肠埃希菌　　　　　　　E. 肺炎球菌

【例10】风湿性心内膜炎的常见致病菌是
【例11】亚急性细菌性心内膜炎的常见致病菌是

五、心瓣膜病

1. 概述

心瓣膜病是指心瓣膜受到各种致病因子损伤后或先天发育异常所形成的器质性病变,表现为瓣膜口狭窄和(或)关闭不全,常导致心功能不全。瓣膜口狭窄主要是瓣膜相互粘连、瓣膜纤维增厚、弹性减低、瓣环狭窄所致。心瓣膜关闭不全主要由于瓣膜增厚、变硬、卷曲、缩短引起。

2. 类型和病理变化

(1)二尖瓣狭窄(二狭)　正常情况下,血液由右心房→三尖瓣→右心室→肺动脉瓣→肺→左心房→二尖瓣→左心室→主动脉瓣→主动脉。当二狭时,血液从左心房流入左心室受阻,出现左心房高压。

(2)二尖瓣关闭不全(二闭)　二闭时,在收缩期,左心室部分血流通过关闭不全的二尖瓣口反流至左心房内,产生心尖区全收缩期杂音。左心房既接受肺静脉的血流,又接受左心室反流的血液,致左心房血容量较正常增多,久之出现左心房代偿性肥大,继而左心房、左心室容积负荷增加,使左心室代偿性肥大。右心室、右心房代偿性肥大,右心衰竭和大循环淤血。

(3)主动脉瓣狭窄(主狭)　主狭时,左心室排血受阻,左心室发生代偿性肥大,室壁增厚,向心性肥大。后期左心代偿性失调,出现左心衰竭,进而引起肺淤血、右心衰竭、大循环淤血。

(4) **主动脉瓣关闭不全(主闭)** 在舒张期主动脉部分血流反流至左心室,使左心室血容量增加,发生代偿性肥大。久而久之,相继发生左心衰竭、肺淤血、肺动脉高压,继而引起右心肥大,大循环淤血。

3. 对机体的影响

	病因	血流动力学	临床表现
二狭	风湿性心内膜炎反复发作 感染性心内膜炎引起少见	左心房扩大→左心房衰竭→右心室扩大 →右心衰竭	体循环淤血、梨形心 心尖部舒张期隆隆样杂音
二闭	风湿性心内膜炎的后果 亚急性细菌性心内膜炎	左心房扩大→左心房衰竭→左心室扩大	球形心 心尖部收缩期吹风样杂音
主狭	多由风湿性主动脉炎引起	左心室扩大→左心室衰竭→右心衰竭	体循环淤血、靴形心 主动脉瓣区收缩期杂音
主闭	多由风湿性主动脉炎引起	左心室衰竭→肺动脉高压→右心衰竭	主动脉瓣区舒张期杂音 周围血管征

注意:9版《病理学》P173 主狭为靴形心,9版《内科学》P299 和 9 版《诊断学》P165 主闭为靴形心。

【例 12】二尖瓣狭窄早期出现的心脏改变是
  A. 左心房扩张   B. 左心室扩张   C. 右心房扩张
  D. 左心房肥大   E. 右心室肥大

【例 13】男,61 岁。胸闷、乏力 20 年。查体:脉搏 80 次/分,血压 150/83mmHg。颈动脉搏动明显。双肺未闻及干、湿啰音。心界向左下扩大,胸骨左缘第 3 肋间闻及递减型叹气样舒张期杂音。水冲脉、股动脉枪击音、毛细血管搏动征均为阳性。患者主动脉瓣最可能出现的病理变化是
  A. 弹性降低   B. 瓣环硬化   C. 粘连
  D. 钙化   E. 卷曲(2022)

六、心肌病

  心肌病是指除冠心病、高血压性心脏病、心脏瓣膜病、先天性心脏病、肺源性心脏病等以外的以心肌结构和功能异常为主要表现的一组疾病。三种常见心肌病的病因及病理变化如下。

	扩张型心肌病(充血性心肌病)	肥厚型心肌病	限制型心肌病
特征	主要表现为心脏扩大 并有一定程度的心肌肥厚 可产生充血性心力衰竭	特征为非对称性室间隔肥厚 左心室显著肥厚 左心室流出道受阻	单侧或双侧心室充盈受限 舒张期容量减少 心室内膜和内膜下心肌纤维化
病因	特发性、遗传性、获得性、继发性	50%家族史,常染色体显性遗传	特发性,病因不明
肉眼	心脏重量增加,两侧心腔扩张 心室壁略厚或正常(离心性肥大) 心尖部室壁呈钝圆形	心脏增大、重量增加 心室壁肥厚,以室间隔肥厚突出 二尖瓣及主动脉瓣下内膜增厚	心腔狭窄 心内膜和内膜下纤维性增厚 可有三尖瓣关闭不全或二闭
光镜	心肌细胞不均匀肥大、伸长 心肌细胞核大、不整、浓染 心肌间质纤维化、瘢痕灶	心肌细胞弥漫性肥大 心肌细胞核大、畸形、深染 心肌纤维走行紊乱	心内膜纤维化、玻璃样变、钙化 伴有附壁血栓形成 心内膜下心肌萎缩、变性
临床表现	充血性心力衰竭的症状和体征 部分病人可发生猝死 心电图示心肌劳损、心律不齐	心排出量下降 肺动脉高压导致呼吸困难 附壁血栓脱落引起栓塞	与缩窄性心包炎酷似 心力衰竭和栓塞 少数可发生猝死

七、心肌炎

心肌炎是各种原因引起的心肌局限性或弥漫性炎症病变,以病毒性心肌炎最多见。

1. 病毒性心肌炎

(1) **病因**　多由嗜心肌性病毒感染引起,常见病毒是柯萨奇病毒 B 组 2~5 型、A 组 9 型,其次为 ECHO 病毒和腺病毒,还有流感病毒、风疹病毒、巨细胞病毒、肝炎病毒等。

(2) **病理变化**　病毒可直接导致心肌细胞损伤,也可通过 T 细胞介导的免疫反应间接地引起心肌细胞损伤。①肉眼观:心脏略增大或无明显变化。②镜下观:心肌细胞间质水肿,其间可见大量淋巴细胞、单核细胞浸润,将心肌分割成条索状,可有心肌断裂,伴有心肌间质纤维化等。

2. 细菌性心肌炎

(1) **病因**　常见细菌有白喉杆菌、沙门菌属、链球菌、结核杆菌、脑膜炎双球菌、肺炎双球菌等。

(2) **病理变化**　可见心肌及间质多发性小脓肿灶,其周围有不同程度的心肌细胞变性坏死,间质以中性粒细胞浸润为主。

3. 孤立性心肌炎

孤立性心肌炎又称特发性心肌炎、Fiedler 心肌炎,病因不明,好发于 20~50 岁青中年人。

(1) **弥漫性间质性心肌炎**　主要表现为心肌间质或小血管周围有较多淋巴细胞、单核细胞、巨噬细胞浸润。早期心肌细胞较少发生变性、坏死。病程较长者,心肌间质纤维化,心肌细胞肥大。

(2) **特发性巨细胞性心肌炎**　病灶处可见心肌灶状坏死、肉芽肿形成,中心有红染、无结构的坏死物,周围有淋巴细胞、单核细胞、浆细胞、嗜酸性粒细胞浸润,并混有多量的多核巨细胞。

▶ **常考点**　动脉粥样硬化的病理特征;冠心病、心梗的好发部位;高血压的病理特点;风湿小体。

参考答案——详细解答见《2024 国家临床执业及助理医师资格考试历年考点精析(上、下册)》

1. ABCDE　　2. ABCDE　　3. ABCDE　　4. ABCDE　　5. ABCDE　　6. ABCDE　　7. ABCDE
8. ABCDE　　9. ABCDE　　10. ABCDE　　11. ABCDE　　12. ABCDE　　13. ABCDE

第6章 呼吸系统疾病

▶ **考纲要求**

①肺炎：细菌性肺炎概述、类型、病理变化和并发症。病毒性肺炎概述和病理变化。支原体肺炎概述和病理变化。②急性呼吸窘迫综合征：概述，病理变化。③慢性支气管炎：概述、病理变化及临床病理联系。④肺气肿：概述及病理变化，类型和对机体的影响。⑤慢性肺源性心脏病：病因及发病机制，病理变化，病理临床联系。⑥肺硅沉着症（硅肺、矽肺）：概述，病理变化及并发症。⑦肺癌：病理类型和病理变化，扩散。

▶ **复习要点**

一、细菌性肺炎

1. 大叶性肺炎

(1) 概述　大叶性肺炎是主要由肺炎球菌引起的以肺泡内弥漫性纤维素渗出为主的炎症，病变常累及肺大叶的全部或大部。本病多见于青壮年，起病急，主要表现为寒战高热、咳嗽、胸痛、呼吸困难、咳铁锈色痰，有肺实变体征及外周血白细胞增多。一般经5~10天，体温下降，症状和体征消退。

(2) 病理变化　主要病理变化为肺泡腔内的纤维素性炎，典型的自然病程分为四期。

	充血水肿期	红色肝样变期	灰色肝样变期	溶解消散期
病程	发病后1~2天	发病后3~4天	发病后5~6天	发病后7天（历时1~3周）
肉眼	肺叶肿胀，暗红色	肺充血肿大，暗红色	肺叶仍肿大，灰白色	肺开始缩小，质软
光镜	肺泡壁毛细血管扩张 肺泡内浆液性渗出 红细胞（少量） 中性粒细胞（少量） 巨噬细胞（少量）	肺泡壁毛细血管扩张 中量纤维素渗出 红细胞（大量） 中性粒细胞（少量） 巨噬细胞（少量）	肺泡壁毛细血管受压 大量纤维素渗出 红细胞（大量溶解） 中性粒细胞（大量） 巨噬细胞（中量）	肺组织逐渐恢复 纤维素逐渐溶解 红细胞（极少） 中性粒细胞（死亡） 巨噬细胞（大量）
胸片	片状模糊阴影	大片致密阴影	—	恢复正常
临床表现	寒战、高热 白细胞计数升高	发绀、咳铁锈色痰	缺氧症状减轻 咳黏液脓痰	体温下降 症状体征消失

记忆：①纤维素变化规律：无→中量→大量→溶解；②红细胞：少→多→少→极少；③中性粒细胞：少→少→多→死亡溶解；④巨噬细胞：少→少→中→多（因其为慢性炎细胞）。

(3) 并发症　大叶性肺炎的并发症现已少见。

①肺肉质变（机化性肺炎）　由于肺内炎性病灶中中性粒细胞渗入过少，释放的蛋白酶量不足以溶解渗出物中的纤维素，大量未能被溶解吸收的纤维素被肉芽组织取代而机化。病变肺组织呈褐色肉样外观。

②胸膜肥厚和粘连　纤维素性胸膜炎时，渗出的纤维素不能完全溶解吸收而发生机化引起。

③肺脓肿和脓胸　病原菌毒力大或机体抵抗力低下时，金葡菌和肺炎链球菌混合感染者易发生肺脓肿。

④败血症或脓毒败血症　严重感染时，细菌侵入血液大量繁殖并产生毒素所致。

⑤感染性休克　见于重症病例,是大叶性肺炎的严重并发症。

注意: ①慢性肺淤血可导致肺褐色硬化。②大叶性肺炎容易并发肺肉质变。

2. 小叶性肺炎(支气管肺炎)

(1) **概述**　小叶性肺炎是主要由化脓性细菌引起,以肺小叶为病变单位的急性化脓性炎症。病变常以细支气管为中心,故又称为支气管肺炎。主要发生于儿童、体弱老人、久病卧床者。

(2) **病理变化**　小叶性肺炎的病变特征是以细支气管为中心的肺组织化脓性炎症。

①肉眼观　双肺表面和切面散在分布灰黄、质实病灶,以下叶和背侧多见。病灶大小不一,直径多在0.5~1cm(相当于肺小叶范围),形状不规则,病灶中央常可见病变细支气管的横断面。严重病例,病灶可相互融合成片,甚或累及整个大叶,发展为融合性支气管肺炎,一般不累及胸膜。

②镜下观　早期,病变的细支气管黏膜充血、水肿,表面附着黏液性渗出物,周围肺组织或肺泡间隔仅有轻度充血。随着病情进展,病灶中支气管、细支气管管腔及其周围的肺泡腔内出现较多中性粒细胞、少量红细胞。病灶周围肺组织充血,可有浆液渗出,部分肺泡过度扩张。严重病例,呈完全化脓性炎症改变。

(3) **并发症**　小叶性肺炎的并发症多,且危险性大。常见的有呼吸功能不全、心力衰竭、脓毒血症、肺脓肿和脓胸等。

(4) **大叶性肺炎和小叶性肺炎的鉴别**

	大叶性肺炎	小叶性肺炎(支气管肺炎)
病原菌	肺炎链球菌(占90%)、溶血性链球菌、肺炎杆菌、金葡菌、流感嗜血杆菌	肺炎球菌、葡萄球菌、流感嗜血杆菌、肺炎克雷伯杆菌、链球菌、铜绿假单胞菌、大肠埃希菌
典型病变	起始于肺泡→肺段或整个肺叶	起始于细支气管→以肺小叶为单位灶性散布
病变范围	肺大叶	肺小叶
好发人群	青壮年	小儿和年老体弱者
好发部位	单侧肺,左肺或右肺下叶	双肺下叶和背侧
特点	支气管不受累	胸膜不受累
病理变化	①渗出性炎症,以肺泡纤维素渗出为主 ②典型的四期表现:充血水肿期、红色肝样变期、灰色肝样变期、溶解消散期	①化脓性炎症,以肺组织中性粒细胞浸润为主 ②纤维素渗出少 ③红细胞、脱落的肺泡上皮细胞量少
并发症	肺肉质变(机化性肺炎)、胸膜肥厚和粘连、肺脓肿及脓胸、败血症、感染性休克	呼吸功能不全、心力衰竭、脓毒血症、肺脓肿、脓胸

3. 军团菌肺炎

(1) **概述**　军团菌肺炎是由嗜肺军团杆菌引起的,以肺组织急性纤维素性化脓性炎为病变特点的急性传染病。军团菌为需氧的多形革兰阴性杆菌,其传染源是人、水源、空调系统,主要通过空气传播。该菌常规染色不能着色,须由改良 Dieterle 饱和银染色法或直接免疫荧光法才能检出。

(2) **病理变化**　以肺组织急性纤维素性化脓性炎为病变特点。

①肉眼观　肺体积增大,质较硬,表面粗糙,有纤维素附着。切面病灶呈片状或团块状,暗灰色,实性。早期病变常局限于单个肺叶,晚期可波及多个肺叶。严重病例可见肺脓肿形成。

②镜下观　早期以大量纤维素和中性粒细胞渗出为主,常伴肺组织和细支气管的坏死。晚期主要表现为渗出物、坏死组织的机化及间质纤维化。

【例1】男,30岁。寒战、高热、咳铁锈色痰3天,加重1天。查体:右下肺可闻及湿啰音。痰培养提示肺炎链球菌。影像学检查提示右肺下野大片致密阴影。右肺病灶处肺泡腔内的主要成分是

A. 浆液和红细胞　　　　　　B. 中性粒细胞和纤维素　　　　　　C. 纤维素和红细胞

D. 浆液和巨噬细胞　　　　　　　　E. 淋巴细胞和纤维素（2022）

【例2】肺肉质变常见于

　　A. 大叶性肺炎　　　　B. 小叶性肺炎　　　　C. 急性肺淤血
　　D. 慢性肺淤血　　　　E. 慢性左心衰竭

　　A. 淋巴细胞渗出为主的炎症　　　　B. 纤维蛋白渗出为主的炎症　　　　C. 浆液渗出为主的炎症
　　D. 中性粒细胞渗出为主的炎症　　　　E. 单核巨噬细胞渗出为主的炎症

【例3】大叶性肺炎是

【例4】小叶性肺炎是（2023）

4. 病毒性肺炎和支原体肺炎

	病毒性肺炎	支原体肺炎
致病菌	流感病毒（最常见）、呼吸道合胞病毒、腺病毒、麻疹病毒、巨细胞病毒	支原体
病理特征	①间质性肺炎；②肺泡间质受累，肺泡间隔明显增宽，血管扩张、水肿 ③肺间质炎细胞浸润（主要为单核细胞、淋巴细胞） ④肺泡腔一般无渗出物，或仅有少量浆液性渗出	间质性肺炎 （同左）
包涵体	在增生的上皮细胞和多核巨细胞内可见病毒包涵体	无
好发年龄	儿童	儿童、青少年
临床特征	剧烈咳嗽为主，呼吸困难，发绀缺氧	咳嗽为突出症状

注意：①病毒性肺炎和支原体肺炎由于不是细菌感染，故无中性粒细胞浸润。
②胸膜不受累——支原体肺炎、小叶性肺炎。
③胸膜常受累——大叶性肺炎、肺结核、硅肺。
④以咳嗽为突出症状的肺炎为支原体肺炎、病毒性肺炎。

二、成人呼吸窘迫综合征

1. 概述

成人呼吸窘迫综合征（ARDS）是指全身遭受严重创伤、感染、肺内严重疾患时出现的一种以进行性呼吸窘迫、低氧血症为特征的急性呼吸衰竭综合征。现认为这是一种急性肺损伤的严重阶段，并常和全身多器官功能衰竭同时出现。因本病多发生在创伤、休克之后，故也称为休克肺或创伤后湿肺。又因可由弥漫性肺泡毛细血管损伤而引起，故又称为弥漫性肺泡损伤。

本病起病急，呼吸窘迫症状不仅重，而且难以控制，预后极差，病死率高达50%～60%。

2. 病理变化

(1) 肉眼观　双肺肿胀，重量增加，暗红色，湿润，可有散在出血点或出血斑。

(2) 镜下观　①肺间质毛细血管扩张、充血，间质内可见点状出血和灶状坏死。②透明膜形成。③肺泡上皮弥漫性损伤。④微血管内常见透明血栓和白细胞栓塞。

三、慢性支气管炎

1. 概述

慢性支气管炎是发生于支气管黏膜及其周围组织的慢性非特异性炎性疾病，是一种常见多发病。主要临床特征为反复发作的咳嗽、咳痰或伴有喘息症状，且症状每年至少持续3个月，连续2年以上。

2. 病理变化

(1) 黏液-纤毛排送系统受损　纤毛柱状上皮变性坏死，再生的上皮杯状细胞增多，并发生鳞状上皮化生。

(2) 黏膜下腺体增生肥大和浆液性上皮发生黏液腺化生　导致黏液分泌增多。
(3) 管壁充血水肿、炎性细胞浸润　炎性细胞多为淋巴细胞和浆细胞。
(4) 管壁平滑肌断裂、萎缩　喘息型者平滑肌束增生、肥大;软骨可变性、萎缩或骨化。
(5) 细支气管炎和细支气管周围炎　为慢性支气管炎反复发作的结果,是引起慢性阻塞性肺气肿的病变基础。

3. 临床病理联系

(1) 咳嗽咳痰　患者因支气管黏膜受炎症的刺激及分泌的黏液增多而出现咳嗽咳痰的症状。痰液一般为白色黏液泡沫状。在急性发作期,咳嗽加剧,可出现黏液脓性或脓性痰。
(2) 喘息　支气管痉挛狭窄、黏液阻塞管腔可导致喘息。双肺听诊可闻及哮鸣音、干、湿啰音等。
(3) 阻塞性通气功能障碍　小气道的狭窄和阻塞可导致阻塞性通气功能障碍。

【例5】慢性阻塞性肺疾病的慢性气道炎症最主要的效应细胞是
　　A. 巨噬细胞　　　　　　B. 中性粒细胞　　　　　　C. 树突状细胞
　　D. 嗜酸性粒细胞　　　　E. 淋巴细胞

【例6】慢性支气管炎患者发生阻塞性通气功能障碍的病变基础是
　　A. 支气管上皮细胞变性、坏死　　B. 支气管平滑肌萎缩　　C. 支气管软骨萎缩、纤维化
　　D. 细支气管炎及细支气管周围炎　　E. 支气管腺体增生、肥大

四、肺气肿

1. 概述及病理变化

(1) 概述　肺气肿是末梢肺组织(呼吸性细支气管、肺泡管、肺泡囊和肺泡)因含气量过多伴肺泡间隔破坏,肺组织弹性减弱,导致肺体积膨大、功能降低的一种疾病状态,是支气管和肺部疾病最常见的合并症。

(2) 病理变化

①肉眼观　肺体积增大,边缘钝圆,色灰白,柔软而缺乏弹性,指压后压痕不易消退。切面肺组织呈海绵状,可见含气囊泡形成,囊腔大小不等。

②镜下观　肺泡呈弥漫性高度扩张,肺泡间隔变窄、断裂,相邻肺泡融合成较大的囊腔。肺泡间隔内毛细血管床数量减少,间质内肺小动脉内膜纤维性增厚,管腔狭窄。

2. 类型

(1) 腺泡中央型肺气肿　位于腺泡中央的呼吸性细支气管囊状扩张,而肺泡管、肺泡囊扩张不明显。
(2) 腺泡周围型肺气肿　也称隔旁肺气肿,呼吸性细小支气管基本正常,肺泡管、肺泡囊扩张。
(3) 全腺泡型肺气肿　其发病与遗传性 α_1-抗胰蛋白酶缺乏有关。病变特点是呼吸性细支气管、肺泡管、肺泡囊和肺泡都扩张,含气小囊腔布满肺腺泡内。

3. 对机体的影响

患者有阻塞性通气功能障碍的表现,可出现呼气性呼吸困难,气促、胸闷、发绀等缺氧症状。严重者可形成肺气肿病人特有的体征——"桶状胸",最终可因肺动脉高压导致慢性肺心病。

【例7】遗传性 α_1-抗胰蛋白酶缺乏与下列哪种肺气肿的发生关系密切?
　　A. 腺泡中央型肺气肿　　B. 间质性肺气肿　　　　C. 全腺泡型肺气肿
　　D. 腺泡周围型肺气肿　　E. 瘢痕旁肺气肿

【例8】细支气管不完全阻塞所致的阻塞性通气功能障碍可造成
　　A. 肺不张　　　　　　　B. 肺纤维化　　　　　　C. 支气管扩张
　　D. 气胸　　　　　　　　E. 肺气肿

五、慢性肺源性心脏病

肺源性心脏病(肺心病)的基本病理变化为各种原因所致的肺动脉高压→肺循环障碍→右心室肥大、扩张→肺心病。

1. 病因及发病机制

(1) **肺疾病** 最常引起肺心病的是慢性阻塞性肺疾病(COPD),其中以慢性支气管炎并发阻塞性肺气肿最常见(占80%~90%),其次为支气管哮喘、支气管扩张症、肺尘埃沉着症、慢性纤维空洞型肺结核和肺间质纤维化。此类疾病时肺毛细血管床减少,小血管纤维化、闭塞,使肺阻力增加。此外COPD时,缺氧可导致肺小动脉痉挛,肺血管构型改建,即发生无肌细动脉肌化、肺小动脉中膜增生肥厚等变化,从而增大肺循环阻力,使肺动脉压升高,最终导致右心肥大、扩张。

(2) **胸廓运动障碍性疾病** 较少见。如严重脊柱弯曲、类风湿关节炎、胸膜广泛粘连等。

(3) **肺血管疾病** 甚少见。原发性肺动脉高压症、广泛或反复发生的肺小动脉栓塞(如虫卵、肿瘤细胞栓子)等可直接引起肺动脉高压,导致肺心病。

2. 病理变化

(1) **肺部病变** 除原有肺疾病的表现外,肺内的主要病变是肺小动脉的变化,如下。

①无肌型细动脉肌化。

②肌型小动脉中膜增生肥厚、内膜下出现纵行肌束。

③肺小动脉炎、肺小动脉弹力纤维及胶原纤维增生。

④腔内血栓形成和机化。

⑤肺泡间隔毛细血管数量减少。

(2) **心脏病变**

①肉眼观:以右心室病变为主,右心室壁肥厚,心室腔扩大,扩大的右心室占据心尖部,外观钝圆。心脏重量增加,可达850g。右心室前壁肺动脉圆锥显著膨隆,右心室内乳头肌、肉柱显著增粗,室上嵴增厚。通常以肺动脉瓣下2cm处右心室前壁肌层厚度>5mm(正常3~4mm)作为诊断肺心病的病理形态标准。

②镜下观:右心室壁心肌细胞肥大,核增大、深染;也可见因缺氧引起的心肌纤维萎缩、肌浆溶解、横纹消失,心肌间质水肿、胶原纤维增生等。

3. 临床病理联系

其临床表现:原有肺疾病的临床症状和体征+呼吸功能不全的表现+右心衰竭的表现。病情严重者,可合并呼吸性酸中毒、脑水肿,甚至发生肺性脑病。

【例9】慢性肺源性心脏病右心室的病理改变不包括

A. 室壁增生和肥厚　　　　　　B. 圆锥部显著突出　　　　　　C. 心尖部圆隆上翘

D. 心室腔扩张　　　　　　　　E. 乳头肌萎缩(2022)

六、肺硅沉着症(硅肺)

1. 概述

肺硅沉着症简称硅肺,是因长期吸入含游离二氧化硅(SiO_2)的粉尘,沉着于肺组织所引起的一种常见职业病。患者多在接触硅尘10~15年后发病,病程进展缓慢,即使脱离硅尘接触,肺部病变仍可继续发展。其致病与SiO_2颗粒的数量、大小及形状密切相关。

2. 病理变化

硅肺的基本病理变化为硅结节形成和肺组织的弥漫性纤维化。

(1) **硅结节** 为硅肺特征性病理变化。

①形态　直径3~5mm,圆形或椭圆形结节,色灰白、质硬,触之有沙砾感。

②组成　早期,吞噬硅尘的巨噬细胞聚集形成细胞性结节。随着病情进展,结节发生纤维化形成纤维性结节。其内胶原纤维呈同心圆或旋涡状排列,部分结节中胶原纤维发生玻璃样变。结节中央常可见到管壁增厚、管腔狭窄的小血管。玻璃样变的硅结节内含有较多的免疫球蛋白,病人血清中出现IgG、IgM及抗核抗体异常。

③发展 相邻的硅结节可以融合形成大的结节状病灶,其中央常因缺血、缺氧发生坏死、液化,形成硅肺性空洞。肺门淋巴结内也可有硅结节形成。

(2)**肺组织弥漫性纤维化** 晚期病例可达全肺2/3以上。镜下为致密的玻璃样变的胶原纤维。

(3)**胸膜纤维化而增厚** 厚度可达1~2cm。

3. 并发症

(1)**肺结核** 硅肺患者易并发肺结核,称为硅肺结核病。Ⅲ期硅肺的肺结核发生率为70%以上。

(2)**慢性肺心病** 60%~75%晚期硅肺患者并发慢性肺心病。肺组织弥漫性纤维化使肺毛细血管床减少,肺小动脉闭塞性脉管炎及缺氧引起的肺小动脉痉挛,可导致肺动脉压增高,发展为慢性肺心病。

(3)**肺部感染** 患者抵抗力降低,呼吸道预防能力减弱,易继发严重的细菌和病毒感染,导致死亡。

(4)**阻塞性肺气肿** 晚期硅肺患者常合并不同程度的阻塞性肺气肿,导致自发性气胸。

【例10】肺硅沉着症中,关于硅结节的叙述,不正确的是
  A. 早期为细胞性结节 B. 早期分布在肺组织内 C. 晚期为玻璃样变性结节
  D. 其形成与患者从事的职业有关 E. 其形成与吸入的SiO_2颗粒大小和形状有关

注意:①硅结节是肺硅沉着症的特征性病理改变。
  ②肺硅沉着症最早出现的硅结节在肺门淋巴结,而不在肺组织内。

【例11】硅肺的特征性病变是
  A. 类上皮肉芽肿 B. 胸膜呈斑状增厚 C. 硅肺性空洞
  D. 硅结节 E. 肺间质纤维化

【例12】肺硅沉着症最常见的并发症是
  A. 肺真菌感染 B. 肺栓塞 C. 胸膜间皮瘤
  D. 肺结核 E. 肺鳞癌

七、肺癌

1. 病理类型和病理变化

(1)**肉眼类型** 分为中央型(肺门型)、周围型和弥漫型,其中弥漫型少见。

	中央型(肺门型)肺癌	周围型肺癌	弥漫型肺癌
占肺癌	60%~70%	30%~40%	2%~5%
发生部位	主气管或叶支气管	肺段或其远端支气管	末梢肺组织
肿块形状	巨大肿块	结节状,球形,直径2~8cm	粟粒状,多发性结节
肺门转移	发生早,肿大淋巴结与肺门融合	发生较晚	—
病理类型	鳞状细胞癌最多见,多有吸烟史	腺癌最多见	肺泡细胞癌多见

注意:①恶性程度最低的肺癌类型是类癌。
  ②恶性程度最高的肺癌类型是小细胞癌。
  ③肺癌中发病率最高的类型是鳞癌。
  ④男性肺癌发病率最高的类型是鳞癌。
  ⑤女性肺癌发病率最高的类型是腺癌。
  ⑥具有内分泌功能的肺癌类型是小细胞癌。
  ⑦对化疗最敏感的肺癌类型是小细胞癌(《病理学》《内科学》《外科学》内容总结)。

(2)**组织学类型** 肺癌分为鳞状细胞癌、腺癌、小细胞癌、大细胞癌等类型。

	肺鳞状细胞癌	肺腺癌	肺小细胞癌	肺大细胞癌
占肺癌	30%~50%	30%~35%	10%~20%	15%~20%
类型	80%~85%为中央型	65%为周围型	中央型,多发于大支气管	多发生于大支气管
特点	多有吸烟史 肿瘤生长缓慢 易被纤支镜发现 角化珠为其特征	常累及胸膜,占77% 女性多见 分化最好者为细支气管 肺泡癌	常具有内分泌功能 生长迅速、转移早 由嗜银细胞发生 对放化疗敏感	生长迅速 易发生血行转移

注意: ①肺大细胞癌多发生于大支气管,多为中央型肺癌(9版《病理学》P204)。
②肺大细胞癌常见于老年男性,多为周围型肺癌(8版《外科学》P283,9版《外科学》已删除)。

2. 扩散

(1) **直接蔓延**　中央型肺癌直接侵犯纵隔、心包,或沿支气管向对侧肺转移。周围型肺癌可侵犯胸膜。

(2) **经淋巴道转移**　肺癌淋巴道转移常发生较早,且扩散速度较快。癌组织首先转移到支气管旁、肺门淋巴结,再扩散到纵隔、锁骨上、腋窝、颈部淋巴结。

(3) **血道转移**　常见于脑、肾上腺、骨等器官和组织,也可转移至肝、肾、甲状腺、皮肤等处。

【例13】周围型肺癌最常见的病理类型是
  A. 类癌　　　　　　　　B. 鳞癌　　　　　　　　C. 大细胞肺癌
  D. 小细胞肺癌　　　　　E. 腺癌
  A. 列兵样排列　　　　　B. 形成管状结构　　　　C. 形成乳头状结构
  D. 有角化珠　　　　　　E. 有假菊形团结构
【例14】最符合肺小细胞癌组织学特点的是
【例15】最符合肺高分化鳞癌组织学特点的是

▶ **常考点**　大叶性肺炎和小叶性肺炎的病理特点;慢性支气管炎病理改变;硅结节;肺癌的特点。

参考答案——详细解答见《2024国家临床执业及助理医师资格考试历年考点精析(上、下册)》
1. ABCDE　　2. ABCDE　　3. ABCDE　　4. ABCDE　　5. ABCDE　　6. ABCDE　　7. ABCDE
8. ABCDE　　9. ABCDE　　10. ABCDE　　11. ABCDE　　12. ABCDE　　13. ABCDE　　14. ABCDE
15. ABCDE

第7章 消化系统疾病

▶ **考纲要求**

①胃炎:慢性胃炎类型及病理变化。②消化性溃疡:概述及病理变化,结局及并发症。③炎症性肠病:克罗恩病的病理变化,溃疡性结肠炎的病理变化。④病毒性肝炎:基本病理变化,类型和病变特点。⑤肝硬化:概述,类型及病理变化,病理临床联系。⑥食管癌:病理变化及扩散。⑦胃癌:病理变化及扩散。⑧大肠癌:病理变化及扩散。⑨原发性肝癌:概述,病理变化及扩散。⑩胰腺癌:病理变化,扩散,病理临床联系。

▶ **复习要点**

一、慢性胃炎

1. 慢性胃炎类型及病理变化

(1)非萎缩性胃炎 也称慢性浅表性胃炎,好发于胃窦部,病变呈多灶性或弥漫性。
①肉眼观 胃黏膜充血水肿,淡红色,点状出血和糜烂,表面可有灰黄色或灰白色黏液性渗出物覆盖。
②镜下观 黏膜浅层固有膜内淋巴细胞、浆细胞浸润,但腺体保持完整,无萎缩性改变。

(2)慢性萎缩性胃炎 病理特点为胃黏膜萎缩变薄,黏膜腺体减少甚至消失,伴有肠上皮化生,固有层内多量淋巴细胞、浆细胞浸润。
①肉眼观 胃黏膜由正常的橘红色变为灰色,黏膜变薄,皱襞变浅甚至消失,黏膜下血管清晰可见。
②镜下观 病变区胃黏膜变薄,腺体变小,数目减少;固有层内有多量淋巴细胞、浆细胞浸润;胃黏膜内可见纤维组织增生;常出现腺上皮化生。肠上皮化生是指病变区胃黏膜上皮被肠型腺上皮替代的现象。假幽门腺化生是指胃体或胃底部的壁细胞和主细胞消失,为类似幽门腺的黏液分泌细胞所取代。

2. 慢性萎缩性胃炎 A 型和 B 型的鉴别

	A 型胃炎(慢性胃体炎)	B 型胃炎(慢性胃窦炎)
好发部位	胃体部、胃底部	胃窦部
发病率	少见	很常见
病因	自身免疫	幽门螺杆菌感染(占 60%~70%)
血清中自身抗体	阳性(>90%)	阴性
自身抗体	抗内因子抗体阳性、抗壁细胞抗体阳性	抗内因子抗体阴性、抗壁细胞抗体阴性
胃内 G 细胞增生	有	无
血清胃泌素水平	高	低
胃酸分泌	明显降低	中度降低或正常
血清维生素 B_{12} 水平	降低	正常
恶性贫血	常有	无
伴发消化性溃疡	无	高

二、消化性溃疡

1. 概述

消化性溃疡是以胃或十二指肠黏膜形成慢性溃疡为特征的一种常见病。胃溃疡占25%，十二指肠溃疡占70%，胃和十二指肠同时发生溃疡者称为复合性溃疡，占5%。

2. 病理变化

（1）**肉眼观**　溃疡通常为一个，呈圆形或椭圆形，常深达肌层。胃溃疡多位于胃小弯侧，直径多<2cm。十二指肠溃疡多位于球部前壁或后壁，直径多<1cm，溃疡较浅且易愈合。

（2）**镜下观**　溃疡底部由内向外（由黏膜侧到浆膜面）分为4层：

①炎症层　为最表层，由少量炎性渗出物（白细胞、纤维素等）覆盖。

②坏死组织层　为炎症层的下一层。

③肉芽组织层　为新鲜的肉芽组织。

④瘢痕组织层　为最下层，由肉芽组织移行为陈旧瘢痕组织。瘢痕底部小动脉因炎症刺激常有增殖性动脉内膜炎，使小动脉管壁增厚、管腔狭窄或有血栓形成，造成局部供血不足，妨碍组织再生使溃疡不易愈合，但这种变化却可防止溃疡血管破裂、出血。溃疡底部的神经节细胞和神经纤维常发生变性、断裂及小球状增生，这种变化可能是患者产生疼痛的原因之一。

【例1】胃溃疡底部常见动脉内血栓机化，该处血栓形成的最主要机制是

　　A．溃疡组织释放大量组织凝血酶原　　B．溃疡处动脉内膜炎致内膜粗糙
　　C．溃疡处动脉血流缓慢　　　　　　　D．溃疡处纤维化使动脉内血流不规则
　　E．胃液促进凝血过程

3. 结局及并发症

	发生率	原因	临床表现或结果
出血	10%~35%	溃疡底部毛细血管或大血管破裂	大便潜血试验阳性，呕血，便血
穿孔	5%	十二指肠溃疡因肠壁较薄更易穿孔	大量胃肠内容物进入腹腔引起腹膜炎
幽门狭窄	3%	由于瘢痕收缩，可引起幽门狭窄	幽门梗阻，胃扩张，反复呕吐，碱中毒
癌变	<1%	长期胃溃疡癌变率<1%	十二指肠溃疡几乎不发生癌变

【例2】胃溃疡最少见的并发症是

　　A．癌变　　　　　　　　B．呕血　　　　　　　　C．幽门梗阻
　　D．穿孔　　　　　　　　E．黑便

三、炎症性肠病

1. 克罗恩病的病理变化

（1）**肉眼观**　病变呈节段性。病变处肠壁变厚、变硬，肠黏膜高度水肿。皱襞块状增厚呈铺路石样（鹅卵石样）改变，黏膜面有纵行溃疡并进而发展为裂隙，重者可引起肠穿孔及瘘管形成。

（2）**镜下观**　病变复杂多样，裂隙状溃疡表面被覆坏死组织，其下肠壁各层可见大量淋巴细胞、巨噬细胞与浆细胞浸润，称为透壁性炎症，可见淋巴组织增生并有淋巴滤泡形成。约半数以上病例出现结核样肉芽肿，但无干酪样改变（俗称非干酪样肉芽肿）。

2. 溃疡性结肠炎的病理变化

（1）**肉眼观**　病变多从直肠开始，可累及结肠各段。病变呈连续性、弥漫性分布。可表现为多发性糜烂或表浅小溃疡，并可累及黏膜下层。肠黏膜充血、水肿并增生形成假息肉。

(2)**镜下观** 固有膜内可见中性粒细胞、淋巴细胞、浆细胞及嗜酸性粒细胞浸润,继而有广泛溃疡形成,可见隐窝炎及隐窝脓肿。

四、病毒性肝炎

病毒性肝炎是指由肝炎病毒引起的以肝实质细胞变性、坏死为主要病变的一种常见传染病。

1. 基本病理变化

病毒性肝炎的基本病理变化为肝细胞变性、坏死,同时伴有不同程度的炎症细胞浸润、肝细胞再生和间质纤维组织增生。即肝炎病变是变质、渗出、增生三种改变交织而成,但其中以变质性改变为主。

(1)**肝细胞变性** 包括细胞水肿(严重者发展为气球样变)、嗜酸性变和脂肪变性。

(2)**肝细胞坏死** 以溶解性坏死最常见,由严重的肝细胞水肿发展而来。溶解性坏死分为以下类型。

坏死类型	定义及临床意义	常见于
点状坏死	是指散在分布的单个或数个肝细胞的坏死	急性普通型肝炎
碎片状坏死	是指肝小叶周边部界板肝细胞的灶性坏死和崩解	慢性肝炎
桥接坏死	是指中央静脉与门管区之间,两个门管区之间,或两个中央静脉之间出现的相互连接的坏死带,为慢性肝炎的特征性病变	较重的慢性肝炎
亚大块坏死	是指肝细胞坏死占肝小叶大部分	重型肝炎
大块坏死	是指肝细胞坏死几乎占据整个肝小叶	重型肝炎

(3)**肝细胞凋亡** 由嗜酸性变发展而来,胞质进一步浓缩,核也浓缩消失,最终形成深红色浓染的圆形小体,称为嗜酸性小体或凋亡小体。嗜酸性小体属于细胞凋亡,仅见于病情较轻的普通型肝炎。

(4)**炎症细胞浸润** 主要为淋巴细胞、单核细胞浸润于肝细胞坏死区或汇管区。

2. 类型和病变特点

(1)**普通型病毒性肝炎** 又分为急性和慢性两种类型。

①急性普通型肝炎 病程在半年以内,分为黄疸型和无黄疸型两型。

A. 肉眼观 肝脏肿大,质地软,表面光滑。

B. 镜下观 肝细胞广泛的肿胀变性,水样变为主,伴有气球样变。肝细胞坏死轻微,可见点状坏死与嗜酸性小体。肝小叶内与门管区少量炎症细胞浸润。

②慢性普通型肝炎 病程持续半年以上,根据炎症、坏死、纤维化程度,将其分为轻、中、重度三型。

	轻度慢性肝炎	中度慢性肝炎	重度慢性肝炎
坏死程度	肝细胞变性坏死程度轻	肝细胞变性坏死明显	肝细胞变性坏死严重
坏死类型	多为点状坏死 偶为轻度碎片状坏死	中度碎片状坏死 特征性桥接坏死	重度碎片状坏死 大范围桥接坏死
肝小叶	肝小叶结构清晰 界板无坏死	小叶结构大部分保存 内有纤维间隔形成	小叶结构不规则 纤维间隔分割肝小叶
再生	肝细胞完全再生	肝细胞再生较明显	坏死区肝细胞不规则再生

毛玻璃样肝细胞并非指肝细胞的"玻璃样变",应予注意。HE 染色光镜下,在乙肝表面抗原(HBsAg)携带者和慢性肝炎患者,其肝细胞胞质内充满嗜酸性细颗粒物质,胞质不透明似毛玻璃样,称此种细胞为毛玻璃样肝细胞。免疫组化和免疫荧光检查示 HBsAg 反应阳性。电镜下,见细胞质滑面内质网增生,内质网池可见较多的 HBsAg 颗粒。

(2)**重型病毒性肝炎** 又分为急性重型和亚急性重型两种,病理特点如下。

	急性普通型肝炎	慢性普通型肝炎	急性重型肝炎	亚急性重型肝炎
坏死类型	点状坏死	点状坏死 碎片状坏死、桥接坏死	大块坏死	亚大块坏死
再生	完全再生	少量再生	再生不明显	结节状再生
炎性浸润	轻度炎症细胞浸润	慢性炎症细胞浸润	大量炎症细胞浸润	明显炎症细胞浸润
肝脏大小	肿胀变大、质较软	无变化，或略增大	明显缩小	缩小
肝脏被膜	紧张	稍紧张	皱缩	皱缩
临床表现	肝脏肿大、肝区疼痛肝功能异常、黄疸	指病程超过半年以上者可无任何临床症状	黄疸、出血倾向、肝衰竭、肝性脑病、死亡	可治愈，但常转化为坏死后性肝硬化

注意：①急性普通型肝炎为点状坏死。
②急性、亚急性重型肝炎为大片坏死。
③桥接坏死为慢性肝炎的特征性病理改变(8版《病理学》P198,9版《病理学》已删除)。

【例3】急性普通型肝炎的主要病理变化是
　　A. 肝细胞变性　　　　　　　B. 肝细胞坏死　　　　　　　C. 黄疸为主
　　D. 无黄疸　　　　　　　　　E. 点灶状坏死

注意：急性普通型肝炎以肝细胞广泛肿胀变性为主伴气球样变,肝细胞坏死轻微。参阅9版《病理学》P219。

【例4】急性普通型肝炎的肝细胞坏死类型为
　　A. 碎片状坏死　　　　　　　B. 大片坏死　　　　　　　　C. 桥接坏死
　　D. 点状坏死　　　　　　　　E. 灶状坏死

【例5】女,30岁。呕吐、腹胀5天,神志不清、胡言乱语1天。平素体健。查体:T36.5℃,P90次/分,BP120/80mmHg。巩膜明显黄染,心、肺未见明显异常,腹软,无压痛,肝浊音界缩小。实验室检查:血ALT520U/L,TBil215μmol/L,DBil138μmol/L。其典型的肝脏病理改变主要是
　　A. 肝细胞脂肪变性　　　　　B. 汇管区纤维化　　　　　　C. 汇管区中性粒细胞浸润
　　D. 淤血性改变　　　　　　　E. 多个小叶或大片肝细胞坏死

【例6】男,45岁。食欲减退6天。实验室检查:血ALT438U/L,TBil56μmol/L,PTA88%,HBV DNA 4.5×10⁵copies/ml。其肝脏最可能的病理表现是
　　A. 肝细胞大块坏死　　　　　B. 淋巴细胞浸润　　　　　　C. 肝细胞水肿
　　D. 中性粒细胞聚集　　　　　E. 肝细胞点状、灶状坏死

【例7】女,16岁。低热伴乏力、纳差、恶心、呕吐3天,来诊当日发现巩膜黄染。实验室检查:ALT860U/L,TBil120μmol/L。出生时曾注射乙肝疫苗。该病的病理特点不包括
　　A. 假小叶形成　　　　　　　B. 肝细胞气球样变性　　　　C. 肝细胞点状坏死
　　D. 炎症细胞浸润　　　　　　E. 毛细胆管内胆栓形成

【例8】患者体检时发现HBsAg阳性,平时无不适,查体无异常。经皮肝穿刺活组织病理检查示肝细胞胞质不透明,胞质内充满嗜酸性颗粒物质,此病变称为
　　A. 毛玻璃样肝细胞　　　　　B. 气球样变肝细胞　　　　　C. 嗜酸性变肝细胞
　　D. 嗜酸性小体　　　　　　　E. 肝细胞玻璃样变（2022）

五、肝硬化

1. 概述

肝硬化是各种病因引起的肝脏疾病的终末期病变,病变以慢性进行性、弥漫性的肝细胞变性坏死、肝

内纤维组织增生、肝细胞结节状再生为基本病理特征,广泛增生的纤维组织分割原来的肝小叶并包绕成大小不等的圆形或类圆形的肝细胞团(即假小叶),引起肝小叶结构及血管的破坏和改建。

2. 类型

(1)临床分型　根据病因不同,将肝硬化分为肝炎后、酒精性、胆汁性、淤血性肝硬化。

(2)曾用分型　将肝硬化分为门脉性、坏死后性、胆汁性肝硬化。

(3)国际分型　依据大体形态学特点,将肝硬化分为以下三型。

①小结节性肝硬化　结节大小相仿,直径<3mm,纤维间隔较细。

②大结节性肝硬化　结节粗大且大小不均,多数结节直径>3mm,纤维间隔较宽,且宽窄不一。

③混合结节性肝硬化　<3mm和>3mm的结节约各占一半,为上述两型的混合型。

3. 病理变化

(1)肉眼观　早期肝体积正常或稍增大,重量增加,质地正常或稍硬。晚期肝体积缩小,重量减轻,质地变硬。表面和切面呈弥漫全肝的结节,结节可呈现正常肝脏色泽、黄褐色(肝细胞脂肪变性)、黄绿色(淤胆)。纤维间隔多呈灰白色。

(2)镜下观　特征性病理变化是假小叶形成。假小叶是指广泛增生的纤维组织分割原来的肝小叶并包绕成大小不等的圆形或类圆形的肝细胞团,其特点如下。

①正常肝小叶结构破坏,被假小叶所取代。

②假小叶内肝细胞排列紊乱,可有变性、坏死、再生的肝细胞。

③中央静脉缺如、偏位或有两个以上。

④包绕假小叶的纤维间隔内可有少量慢性炎症细胞(淋巴细胞和单核细胞)浸润。

⑤假小叶内可见小胆管增生。

4. 病理临床联系

(1)门脉高压症的原因　注意与《外科学》门静脉高压症的原因相区别。

①窦性阻塞　肝内广泛结缔组织增生,肝血窦闭塞或窦周纤维化,使门静脉循环受阻。

②窦后性阻塞　假小叶压迫小叶下静脉,使肝窦内血液流出受阻,从而影响门静脉血流入肝血窦。

③窦前性　肝内肝动脉与门静脉小分支在汇入肝血窦前形成异常吻合,使高压力的动脉血流入门静脉内。

(2)门脉高压症的症状和体征

①慢性淤血性脾大　肝硬化患者70%～85%出现脾大。镜下见脾窦扩张、窦内皮细胞增生、肿大,脾小体萎缩,红髓内纤维组织增生,部分可见含铁结节。脾大后可引起脾功能亢进。

②腹水　腹水形成的原因如下。A.门静脉压力增高使门静脉系统的小静脉和毛细血管流体静压升高,加之管壁缺氧通透性增高,使水、电解质及血浆蛋白漏入腹腔。B.门静脉高压使肝血窦压力升高,增高的静水压差使进入Disse间隙的富含蛋白质的淋巴液增多,从淋巴管外溢入腹腔。C.肝脏受损后,肝细胞合成蛋白质减少,造成低蛋白血症,使血浆胶体渗透压降低,导致腹水形成。D.肝功能障碍导致醛固酮、抗利尿激素灭活减少,血中水平升高,导致水钠潴留而促进腹水形成。

③侧支循环形成　门静脉和腔静脉之间有4个交通支,其中以胃底食管下段交通支最重要。

交通支	门脉高压症的临床表现
胃底食管下段交通支	最重要的交通支。门脉高压时,可曲张破裂导致上消化道大出血
直肠下端肛管交通支	痔
前腹壁交通支	脐周浅静脉怒张,形成海蛇头现象
腹膜后交通支	Retzius静脉丛扩张。只能于术中见到

④胃肠淤血、水肿　患者出现腹胀、食欲减退等症状。

(3)肝功能障碍　主要是肝细胞长期反复受到损伤所致。

蛋白质合成障碍	肝合成白蛋白减少,导致血浆白蛋白降低,白/球蛋白比值下降或倒置
出血倾向	肝合成凝血因子(纤维蛋白原、凝血酶原、凝血因子Ⅴ)减少,导致皮肤、黏膜、皮下出血
胆色素代谢障碍	主要与肝细胞坏死、毛细胆管淤胆有关,常表现为肝细胞性黄疸
灭活作用减弱	肝对雌激素灭活减少,雌激素增多,导致睾丸萎缩、男乳发育、月经不调、蜘蛛痣、肝掌
肝性脑病	肝功能极度衰竭的表现,为毒性物质(氨、胺类)未经肝细胞代谢解毒而进入体循环所致

【例9】男,46岁。腹胀、尿黄1个月。反复肝功能异常10余年。查体:面色晦暗,巩膜黄染,肝掌及蜘蛛痣(+),移动性浊音(+)。实验室检查:ALT180U/L,TBil37μmol/L,PTA60%。肝最可能的病理变化是

　　A. 肝细胞水肿,纤维结缔组织增生　　　　B. 肝细胞大片坏死
　　C. 肝细胞灶状坏死,假小叶形成　　　　　D. 肝细胞亚大片坏死伴肝细胞增生
　　E. 肝细胞水肿,有大量炎症细胞浸润

【例10】肝硬化时,脾大的主要原因是

　　A. 脾窦扩张,红细胞淤滞　　　B. 脾窦巨噬细胞增多　　　C. 脾内淋巴细胞聚集
　　D. 脾内纤维组织增生　　　　　E. 脾小体大量中性粒细胞浸润

　　A. 男性乳腺发育　　　　　　　B. 食管静脉曲张　　　　　C. 氨中毒
　　D. 凝血因子减少　　　　　　　E. 黄疸

【例11】肝硬化时,门静脉高压可引起
【例12】肝硬化时,肝解毒功能下降表现为
【例13】肝硬化时,肝激素灭活功能下降表现为
【例14】肝硬化时,肝合成功能下降表现为

六、食管癌

食管癌是食管黏膜鳞状上皮或腺体发生的恶性肿瘤,男性多于女性。

1. 病理变化

(1)**早期食管癌**　是指病变局限,未侵犯肌层的癌,多为原位癌或黏膜内癌,无论是否存在淋巴结转移。
①肉眼观　癌变处黏膜轻度糜烂或表面呈颗粒状、微小的乳头状。
②镜下观　绝大部分为鳞状细胞癌。

(2)**中晚期食管癌**　是指癌肿穿破黏膜下层,侵犯肌层。
①肉眼观　根据肉眼形态特点,分为以下4型。

病理类型	病理特点
髓质型	最多见,癌组织在食管壁内浸润性生长,累及食管全周或大部分,管壁增厚、管腔变小。切面癌组织质地较软,似脑髓,色灰白。癌组织表面常有溃疡
蕈伞型	癌呈扁圆形肿块,突向食管腔,表面有浅溃疡。肿瘤组织侵犯食管管周的部分或大部
溃疡型	肿瘤表面有较深溃疡,深达肌层,底部凹凸不平,多浸润食管管周的一部分
缩窄型	癌组织质硬,内有明显结缔组织增生,浸润食管全周,使食管呈环形狭窄,狭窄上端食管腔明显扩张

②镜下观　90%以上为鳞状细胞癌,其次为腺癌等类型。

注意:①9版《病理学》P228:早期食管癌无论有无淋巴结转移。
②8版《病理学》P208:早期食管癌无淋巴结转移。
③Barrett食管是指正常食管的鳞状上皮被腺上皮所取代。
④普通食管癌好发于食管中段,以鳞状细胞癌最常见。
⑤Barrett食管所致的食管癌好发于食管下段,以腺癌最多见。

2. 扩散

(1) **直接蔓延** 癌组织穿透食管壁向周围组织及器官浸润。

(2) **淋巴转移** 转移部位与食管淋巴引流途径一致。上段癌可转移至颈淋巴结和上纵隔淋巴结；中段癌常转移到食管旁或肺门淋巴结；下段癌常转移至食管旁、贲门旁及腹腔上部淋巴结。

(3) **血道转移** 晚期可发生血道转移，常转移至肝、肺。

3. 早期食管癌和中晚期食管癌的比较

	早期食管癌	中晚期食管癌
好发部位	三个生理狭窄(中段最常见、下段次之、上段少见)	同左
定义	病变局限，未侵犯肌层，无论是否淋巴结转移	癌肿穿破黏膜下层，侵犯肌层
临床症状	无明显症状	多有典型症状：进行性吞咽困难
X线钡餐	管壁轻度局限性僵硬或正常(8版《病理学》P208) 食管黏膜皱襞紊乱、粗糙或有中断 局限性管壁僵硬，蠕动中断 小的充盈缺损；小龛影(9版《外科学》P275)	9版《病理学》P228 未叙述 明显不规则狭窄和充盈缺损，管壁僵硬 狭窄上方食管有不同程度的扩张 (9版《外科学》P275)
肉眼观	黏膜轻度糜烂或表面呈颗粒状、微小的乳头状	髓质型(最多见)、蕈伞型、溃疡型和缩窄型
镜下观	绝大多数为鳞状细胞癌	鳞癌(90%)、腺癌、腺鳞癌、腺样囊性癌

【例15】Barrett 食管是指

A. 食管鳞状上皮增生 　　　　B. 上皮层内中性粒细胞和淋巴细胞浸润

C. 黏膜糜烂或溃疡形成 　　　D. 黏膜固有层内中性粒细胞和淋巴细胞浸润

E. 食管鳞状上皮被腺上皮所取代(2022)

【例16】男，60岁。进行性吞咽困难4月余。无反酸、嗳气、腹痛，无发热。发病以来体重无明显变化。查体：T36.5℃，R18次/分，P80次/分，BP120/80mmHg。浅表淋巴结未触及。双肺呼吸音清，未闻及干湿啰音，心律齐。腹软，无压痛。胃镜：食管中段可见隆起型病变，累及食管全周，长约4cm，伴不规则溃疡形成、黏膜粗糙、质硬、易出血。行活组织病理检查，最可能的结果是

A. 平滑肌瘤 　　　　B. 鳞癌 　　　　C. 腺癌

D. 淋巴瘤 　　　　　E. Barrett 食管(2022)

【例17】男，72岁。反酸、烧心30年，吞咽困难、乏力2个月。间断口服质子泵抑制剂，起初有效，近2个月效果不佳。胃镜检查见食管下段及贲门区隆起溃疡性病变，质脆，易出血。最可能的活组织病理检查结果是

A. 淋巴瘤 　　　　　B. 神经内分泌肿瘤 　　C. 胃肠间质瘤

D. 鳞癌 　　　　　　E. 腺癌

七、胃癌

胃癌是由胃黏膜上皮和腺上皮发生的恶性肿瘤。好发年龄40~60岁，男多于女，好发于胃窦部小弯侧。临床上将胃癌分为早期胃癌和中晚期(进展期)胃癌。

【例18】胃癌的好发部位为

A. 胃体 　　　　　　B. 胃窦 　　　　　　C. 胃角

D. 贲门 　　　　　　E. 胃大弯(2022)

1. 病理变化

(1) **早期胃癌** 是指癌组织浸润仅限于黏膜或黏膜下层，无论有无淋巴结转移。在早期胃癌中，若

直径<0.5cm者,称为微小癌(微小胃癌);直径0.6~1.0cm者,称为小胃癌。内镜检查时,在该癌变处钳取活检确诊为癌,但手术切除标本经节段性连续切片均未发现癌,称为一点癌。

①肉眼观 分为以下3型。

隆起型	肿瘤从黏膜面明显隆起或呈息肉状,此型较少
表浅型	肿瘤呈扁平状,稍隆起于黏膜表面
凹陷型	又名溃疡周边癌性糜烂,系溃疡周边黏膜的早期癌,此型最多见

②镜下观 以管状腺癌多见,其次为乳头状腺癌,未分化癌最少见。

注意:①9版《外科学》P346:癌灶直径<1.0cm的胃癌称为小胃癌,<0.5cm者称为微小胃癌。
　　　②9版《病理学》P230:癌灶直径0.6~1.0cm的胃癌称为小胃癌,<0.5cm者称为微小癌。

(2)中晚期(进展期)胃癌 是指癌组织浸润超过黏膜下层的胃癌。
①肉眼观 分为以下3型。

息肉型或蕈伞型	又称结节蕈伞型,癌组织向黏膜表面生长,呈息肉状或蕈伞状,突入胃腔内
溃疡型	癌组织坏死脱落形成溃疡,溃疡较大,边界不清,多呈皿状、火山口状,底部凹凸不平
浸润型	癌组织向胃壁内局限性或弥漫性浸润,与周围正常组织分界不清。其表面胃黏膜皱襞大部分消失,有时可见浅表溃疡。如为弥漫性浸润,可导致胃壁普遍增厚,变硬,胃腔变小,状如皮革,称为"革囊胃"

当癌细胞分泌大量黏液时,癌组织肉眼观呈半透明的胶冻状,称为胶样癌。
②镜下观 主要为腺癌,WHO常见类型有管状腺癌、乳头状腺癌、黏液腺癌、低黏附性癌(包括印戒细胞癌)、混合性癌。少见类型为腺鳞癌、鳞状细胞癌、未分化癌。

2. 扩散

(1)直接蔓延 癌组织向胃壁各层浸润,当穿透浆膜后,可向周围组织和邻近器官广泛蔓延。
(2)淋巴道转移 为主要转移途径。首先转移到局部淋巴结,最常见于幽门下胃小弯的局部淋巴结。进一步转移至腹主动脉旁淋巴结、肝门或肠系膜根部淋巴结。晚期可经胸导管转移至左锁骨上淋巴结(Virchow信号结)。
(3)血道转移 常经门静脉转移至肝,也可转移到肺、脑、骨等器官。
(4)种植性转移 胃癌特别是胃黏液癌癌细胞浸润至胃浆膜表面时,可脱落至腹腔,种植于腹腔及盆腔脏器的浆膜上。常在双侧卵巢形成转移性黏液癌,称为克鲁根勃(Krukenberg)瘤。

3. 早期胃癌和中晚期胃癌的比较

	早期胃癌	中晚期胃癌
定义	是指癌组织浸润仅限于黏膜或黏膜下层,而不论有无淋巴结转移。包括微小癌、小胃癌、一点癌	是指癌组织浸润超过黏膜下层的胃癌
肉眼观	隆起型、表浅型、凹陷型(最常见)	息肉型或蕈伞型、浸润型、溃疡型(最常见)
镜下观	管状腺癌多见,乳头状腺癌次之,未分化癌少见	主要为腺癌

注意:肉眼观,早期胃癌以凹陷型最常见,中晚期胃癌以溃疡型最常见。

　　A. 0.4cm　　　　　　　　B. 0.8cm　　　　　　　　C. 1.2cm
　　D. 1.6cm　　　　　　　　E. 2.0cm
【例19】符合小胃癌的肿瘤大小是直径
【例20】符合微小胃癌的肿瘤大小是直径

【例21】符合早期胃癌诊断条件的是
　　A. 肿瘤局限于胃窦　　　B. 肿瘤直径小于1cm　　　C. 肿瘤直径小于0.5cm
　　D. 癌未累及肌层　　　　E. 黏膜皱襞消失

4. 几个易混概念

一点癌	胃癌内镜检查时钳取活检确诊为癌,但手术切除标本经节段性连续切片均未发现癌
胶样癌	当癌细胞分泌大量黏液时,癌组织肉眼呈半透明的胶冻状
革囊胃	为晚期胃癌。指胃癌弥漫性浸润,可导致胃壁普遍增厚、变硬,胃腔变小,状如皮革
Virchow信号结	晚期胃肠道肿瘤,易经胸导管转移至左锁骨上淋巴结(Virchow信号结)
Krukenberg瘤	胃癌转移至卵巢,在双侧卵巢形成转移性黏液癌,称克鲁根勃(Krukenberg)瘤

【例22】男,30岁。胃部不适3个月,加重伴疼痛、消瘦半个月。胃镜检查见胃小弯巨大病灶。活检病理报告描述为"细胞较小,大小较一致,呈弥漫分布,部分排列成小条索状,无腺管形成"。诊断是
　　A. 胃未分化癌　　　　　B. 胃黏液腺癌　　　　　C. 胃乳头状腺癌
　　D. 胃印戒细胞癌　　　　E. 胃管状腺癌

八、大肠癌

大肠癌好发于直肠(50%),其余依次为乙状结肠、盲肠及升结肠、横结肠、降结肠。

1. 病理变化

(1) **肉眼观**　大体形态分为以下4型。

分型	病理特点	备注
隆起型	肿瘤呈息肉状或盘状向肠腔突出,可伴表浅溃疡	多为分化较高的腺癌
溃疡型	肿瘤表面形成较深溃疡,或呈火山口状	本型较常见
浸润型	癌组织向肠壁深层弥漫浸润,常累及肠管全周,使局部肠管周径明显缩小	易形成环状狭窄
胶样型	癌细胞分泌大量黏液,肿瘤表面及切面均呈半透明、胶冻状	此型预后较差

注意:①中晚期食管癌肉眼类型——髓质型(最常见)、蕈伞型、溃疡型、缩窄型。
　　　②中晚期胃癌肉眼类型——息肉型或蕈伞型、溃疡型、浸润型。
　　　③大肠癌肉眼类型——隆起型、溃疡型(较多见)、浸润型、胶样型。

(2) **镜下观**　包括管状腺癌、黏液腺癌、印戒细胞癌、锯齿状腺癌、髓样癌、筛状粉刺型腺癌、微乳头状腺癌、未分化癌、腺鳞癌、鳞状细胞癌、梭形细胞癌等。临床上以管状腺癌多见。

2. 扩散

(1) **直接蔓延**　可直接蔓延至邻近器官,如前列腺、膀胱、腹膜等处。
(2) **淋巴转移**　癌组织未穿透肠壁肌层时,较少发生淋巴道转移。一旦穿透肌层,则转移率明显增加。一般先转移至局部淋巴结,再沿淋巴引流方向到达远隔淋巴结。偶可侵入胸导管而达锁骨上淋巴结。
(3) **血道转移**　晚期可沿血道转移至肝,甚至更远的器官,如肺、脑等。
(4) **种植性转移**　癌细胞穿破肠壁浆膜后,癌细胞可脱落,播散到腹腔内形成种植性转移。

【例23】大肠癌最好发的部位是
　　A. 乙状结肠　　　　　　B. 降结肠　　　　　　　C. 横结肠
　　D. 直肠　　　　　　　　E. 升结肠

九、原发性肝癌

1. 概述

原发性肝癌是指肝细胞或肝内胆管上皮细胞发生的恶性肿瘤。根据组织学来源和特点分为三型：肝细胞癌、胆管细胞癌、混合细胞型肝癌。

2. 病理变化

（1）**肝细胞癌** 发生于肝细胞，占原发性肝癌的90%以上。

①肉眼观 肿块单个或多个，局限性或弥漫性分布，肉眼形态一般可分为以下四种类型。

类型	病理特点	发病率
小肝癌型	单个癌结节最大直径<3cm 或两个癌结节合计最大直径<3cm 的原发性肝癌 小肝癌多呈球形，边界清楚，切面均匀一致，出血及坏死少见	多为早期肝癌
多结节型	通常合并肝硬化，癌结节可为单个或多个，散在，圆形或椭圆形，大小不等	最常见
弥漫型	癌组织弥散于肝内，结节不明显，常发生在肝硬化基础上，形态上与肝硬化易混淆	较少见
巨块型	肿瘤体积巨大，直径多>10cm，圆形，右叶多见，切面中心常有出血坏死 瘤体周围常有多少不一的卫星状癌结节，不合并或仅合并轻度肝硬化	次常见

②镜下观 肝细胞癌分化程度差异较大：分化高者癌细胞类似于肝细胞，分泌胆汁，癌细胞排列呈巢状，血管多，间质少；分化低者异型性明显，癌细胞大小不一，形态各异。

（2）**胆管细胞癌** 发生于肝内胆管上皮，占原发性肝癌的10%以下。此型与肝硬化、HBV 感染无关。

①肉眼观 多为单个肿块，含丰富纤维结缔组织，色苍白。

②镜下观 癌细胞呈腺管状排列，可分泌黏液，癌组织间质较多。

（3）**混合细胞型肝癌** 含有肝细胞癌和胆管细胞癌的成分，极少见。

3. 扩散

（1）**肝内直接蔓延** 肝癌首先在肝内直接蔓延，易在肝内沿门静脉分支播散、转移。

（2）**肝外转移** 多经淋巴道转移至肝门淋巴结，也可转移至上腹部淋巴结、腹膜后淋巴结。

（3）**血道转移** 晚期通过肝静脉转移至肺、肾上腺、脑及肾等处。

（4）**种植性转移** 侵入肝表面的癌细胞脱落后可形成种植性转移。

【例24】男，70岁。体检发现肝占位性病变1周。既往 HBsAg 阳性病史40年。查体：T37.0℃，R18次/分，P70次/分，BP130/85mmHg。巩膜、皮肤无黄染，双肺未闻及干、湿啰音。肝肋下3cm，质硬，不规则，无压痛，脾肋下未触及，移动性浊音（±）。B超检查提示肝右叶占位性病变，大小4cm×4cm，腹水。实验室检查：血 AFP 明显增高。经皮肝穿刺活检显示细胞呈巢状排列，体积大，胞浆丰富，核大，核仁明显，核分裂象易见，血窦丰富，间质少。其病理诊断为

    A. 肝细胞癌　　　　　　　　B. 胆管细胞癌　　　　　　　　C. 混合细胞型肝癌

    D. 肝海绵状血管瘤　　　　　　E. 肝硬化（2022）

【例25】男，48岁。右季肋区疼痛伴消瘦2个月。既往有乙型病毒性肝炎病史10年。腹部B超检查见肝右叶巨大肿块。血 AFP 明显增高。符合该肿瘤病理学特点的是

    A. 肿瘤组织间质较多　　　　　B. 癌细胞呈腺管状排列　　　　C. 癌细胞分泌黏液且血管少

    D. 癌细胞与肝细胞类似　　　　E. 发生于肝内胆管上皮最多见

【例26】小肝癌的直径不应超过

    A. 0.5cm　　　　　　　　　　B. 1cm　　　　　　　　　　　C. 3cm

    D. 6cm　　　　　　　　　　　E. 9cm

【例27】男，45岁。血 AFP 明显升高1个月。有慢性乙型肝炎病史10年。腹部B超发现肝内有3个实性

结节,最大径分别为 0.5cm、0.7cm 和 1.2cm,周围肝组织呈明显的肝硬化改变。术后病理为原发性肝细胞性肝癌,其分型属于
A. 多结节型肝癌　　　　　B. 巨块型肝癌　　　　　C. 弥漫型肝癌
D. 小肝癌　　　　　　　　E. 大肝癌

十、胰腺癌

胰腺癌一般指外分泌胰腺发生的癌,根据其发生部位分为胰头癌、胰体癌、胰尾癌和全胰癌。

1. 病理变化

(1) **分布**　胰腺癌可发生于头部(60%)、体部(15%)、尾部(5%)或整个胰腺,尤其常见于胰头部。

(2) **肉眼观**　肿块大小和形态不一,肿瘤呈硬性结节突出于胰腺表面,或瘤结节埋藏于胰腺内,不进行深部取材难以确诊。癌周组织常见硬化,使全胰变硬,甚至剖腹探查时都很难与慢性胰腺炎相鉴别。

(3) **镜下观**　常见组织学类型有导管腺癌(占85%以上)、囊腺癌、黏液癌、实性癌、未分化癌、多形性癌、鳞状细胞癌、腺鳞癌等。

2. 扩散

胰头癌早期可直接蔓延至邻近组织和器官,如胆管、十二指肠。中期可转移至胰头旁及胆总管淋巴结。经门静脉肝内转移最常见,尤以体尾癌为甚,进而侵入腹腔神经丛周淋巴间隙,远处转移至肺、骨等处。体尾癌常伴多发性静脉血栓形成。

3. 病理临床联系

胰腺癌的主要症状是无痛性黄疸。胰体尾部癌因累及腹腔神经丛而有深部刺痛。此外,可有贫血、呕血、便秘、广泛血栓形成。

【例28】胰尾癌最常见的转移途径是
A. 经血行转移至腰椎　　　　B. 经淋巴转移至腹膜后淋巴结　　　　C. 经血行转移至肺
D. 经门静脉转移至肝　　　　E. 经直接蔓延转移至腹膜(2023)

▶ **常考点**　消化性溃疡的并发症;肝炎坏死类型;假小叶;早期食管癌和胃癌。

参考答案——详细解答见《2024 国家临床执业及助理医师资格考试历年考点精析(上、下册)》

1. ABCDE　2. ABCDE　3. ABCDE　4. ABCDE　5. ABCDE　6. ABCDE　7. ABCDE
8. ABCDE　9. ABCDE　10. ABCDE　11. ABCDE　12. ABCDE　13. ABCDE　14. ABCDE
15. ABCDE　16. ABCDE　17. ABCDE　18. ABCDE　19. ABCDE　20. ABCDE　21. ABCDE
22. ABCDE　23. ABCDE　24. ABCDE　25. ABCDE　26. ABCDE　27. ABCDE　28. ABCDE

第8章 淋巴造血系统疾病

▶ **考纲要求**

①淋巴结良性病变：反应性淋巴结炎的病理变化，淋巴结特殊性感染的病理变化。②霍奇金淋巴瘤：类型及特点。③非霍奇金淋巴瘤：分型，类型及特点。

▶ **复习要点**

一、淋巴结良性病变

1. 反应性淋巴结炎的病理变化

反应性淋巴结炎是淋巴结最常见的良性病变，微生物感染或炎症刺激可导致白细胞增多、淋巴结肿大。可引起淋巴结炎的原因多种多样，但其病理变化基本相似，缺乏特异性，故称为非特异性淋巴结炎。

(1) **急性非特异性淋巴结炎** 常见于局部感染的引流淋巴结。

①肉眼观 发炎的淋巴结肿胀，灰红色。

②镜下观 可见淋巴滤泡增生，生发中心扩大。如果是化脓菌感染，滤泡生发中心可能会发生坏死，形成脓肿；而感染不重时，可见中性粒细胞在滤泡周围或淋巴窦内浸润。

③临床表现 病变淋巴结肿大，局部疼痛和触痛。当有脓肿形成时，则有波动感。

(2) **慢性非特异性淋巴结炎** 常引起淋巴结反应性增生。

①淋巴滤泡增生 常由刺激B细胞增生的免疫反应引起，表现为淋巴滤泡增大、数量增多，生发中心明显扩大，内有各种激活的B细胞。如类风湿关节炎、HIV感染的早期可有明显的淋巴滤泡增生。

②副皮质区增生 常见于病毒感染，如传染性单核细胞增多症、接种病毒性疫苗后、药物引起的过敏反应等。病变特征是淋巴结副皮质区增宽，可见活化的免疫母细胞。

③窦组织细胞增生 常见于癌肿引流区的淋巴结，也见于淋巴造影后的淋巴结。表现为淋巴窦明显扩张，窦内巨噬细胞增生、内皮细胞肥大。

2. 淋巴结特殊性感染的病理变化

(1) **结核性淋巴结炎** 常表现为一组淋巴结肿大，颈部淋巴结多见。受累淋巴结可相互粘连呈串珠状分布。典型病变是结核性肉芽肿形成，结核结节中央可见干酪样坏死灶，周围见上皮样细胞围绕。

(2) **猫抓病** 是由汉赛巴通体属立克次体感染引起的自限性淋巴结炎。患者被猫抓伤或咬破皮肤后1~2周出现淋巴结肿大，皮肤损伤部位可出现红斑状丘疹、脓疱或痂皮。引流区淋巴结肿大，多数位于腋下和颈部。病理变化是由组织细胞演变的上皮样细胞形成肉芽肿，肉芽肿中央可见中性粒细胞浸润形成微小脓肿。脓肿外周有类上皮细胞增生，有时呈栅栏状排列，一般没有多核的朗汉斯巨细胞。

(3) **传染性单核细胞增多症（传单）** 是由EB病毒感染引起的一种自限性淋巴组织增生性疾病。

①临床特点 传单好发于青少年，常表现为临床三联征，即不规则发热、咽炎、淋巴结肿大。外周血白细胞计数和淋巴细胞比例增高，其中可见到$CD8^+$的异型T细胞。

②肉眼观 主要是淋巴结肿大，尤其是颈后、腋下、腹股沟淋巴结肿大。

③镜下观 可见增生活跃的淋巴细胞主要分布在副皮质区，淋巴滤泡增生。

(4) **组织细胞坏死性淋巴结炎** 可能与病毒感染有关。常表现为颈部淋巴结肿大、疼痛、发热。镜下见淋巴结被膜下和副皮质区不规则凝固性坏死,可见明显的核碎片,中性粒细胞稀少;坏死灶及周边巨噬细胞活跃增生,常见吞噬核碎片的现象;可见散在或灶状分布的浆细胞样树突状细胞和淋巴细胞等。

【例1】最容易引起淋巴结窦组织细胞增生的疾病是

    A. 传染性单核细胞增多症   B. 癌肿引流区的淋巴结   C. 药物引起的过敏反应

    D. 急性化脓性淋巴结炎   E. 接种病毒性疫苗后(2022)

【例2】病理表现为中性粒细胞反应的肉芽肿性疾病是

    A. 结节病   B. 猫抓病   C. 反应性淋巴结炎

    D. 结核病   E. 组织细胞坏死性淋巴结炎

二、霍奇金淋巴瘤

1. 病理类型

根据WHO分类,霍奇金淋巴瘤分为结节性淋巴细胞为主型(NLPHL)和经典型(CHL)两类,其中,经典型霍奇金淋巴瘤包括4个亚型:结节硬化型、混合细胞型、富于淋巴细胞型、淋巴细胞减少型。

2. 病理特点

(1)**肉眼观** 可见受累淋巴结肿大,随着病情发展,淋巴结粘连、融合成大块,直径可超过10cm。

(2)**镜下观** 以混合性反应细胞为背景,有数量不等、形态不一的肿瘤细胞散在其间。瘤细胞体积大,胞质丰富,略嗜酸性或嗜碱性,核大,类圆形,双核或多核,核仁大而红,形成典型的R-S细胞(诊断性细胞)及其变异型细胞,如陷窝细胞、爆米花样细胞、霍奇金细胞、单核R-S细胞、多核巨细胞等。

(3)**结节性淋巴细胞为主型霍奇金淋巴瘤(NLPHL)的病理特点** 在小淋巴细胞背景上,分布有上皮样组织细胞及爆米花样细胞。肿瘤细胞表达B细胞标记(如CD20阳性),不表达CD15,偶表达CD30。

(4)**经典型霍奇金淋巴瘤(CHL)的病理特点** 肿瘤细胞表达CD30、CD15,分为4型。

类型	病理特点
结节硬化型	由成熟的胶原束将瘤组织分隔成多个结节,瘤细胞多为陷窝细胞,反应细胞可多可少
混合细胞型	瘤细胞呈多样性,常有较多典型的R-S细胞及反应细胞
富于淋巴细胞型	可见淋巴细胞明显增生及数量不等的组织细胞,典型R-S细胞难找,其他反应细胞少见
淋巴细胞减少型	淋巴细胞数量明显减少,R-S细胞较多,纤维组织及多形性细胞较多

三、非霍奇金淋巴瘤

1. 分型 非霍奇金淋巴瘤分为B细胞、T细胞/NK细胞肿瘤。根据细胞分化程度又进一步分为前体细胞淋巴瘤、成熟细胞淋巴瘤、白血病及不同的亚型:前体B/T细胞淋巴瘤、成熟B/T细胞淋巴瘤、成熟T细胞及NK细胞淋巴瘤等。常用免疫学标记:B细胞为CD20、CD19,T细胞为CD3,NK细胞为CD56。

2. 类型及特点

(1)**弥漫大B细胞淋巴瘤** 是最常见的淋巴瘤类型,占B细胞淋巴瘤的50%以上。多见于中老年人,男性略多见。常累及淋巴结,结外常见部位是胃肠道、纵隔、口咽、脑等处。镜下表现为细胞形态多样、体积较大的淋巴样细胞弥漫增生浸润,胞质丰富,核大,核分裂象多见。瘤细胞表达B细胞标记,CD20阳性。

(2)**滤泡性淋巴瘤** 是来源于淋巴滤泡生发中心的B细胞肿瘤。镜下见瘤细胞呈滤泡样生长,排列紧密。此型淋巴瘤为惰性淋巴瘤,预后较好。Bcl-2蛋白水平检测有助于与反应性增生的滤泡相鉴别。

(3)**黏膜相关淋巴组织(MALT)淋巴瘤** 多见于胃肠道,其次为眼附属器、甲状腺、涎腺、肺等部位。肿瘤为体积较小的淋巴样细胞增生浸润,表达B细胞标记,增殖活性较低,浸润范围可以较广泛。

(4)**NK/T细胞淋巴瘤** 属于高度侵袭性肿瘤。常见于鼻咽部(占2/3),其他可见于皮肤、胃肠道等。常表现为肿瘤性破坏,导致局部坏死、溃疡形成、穿孔等。属于EB病毒高度相关性淋巴瘤。瘤细胞多形性,体积大;胞质淡染;核大,多形,核分裂象多见。瘤细胞 CD3、CD56 阳性。

(5) 外周 T 细胞淋巴瘤,非特指型　高度恶性,表现为淋巴结肿大,结构破坏,瘤细胞增生浸润,反应性增生的成分如内皮增生的小血管、上皮样组织、嗜酸性粒细胞浸润。瘤细胞多形性,胞质透明,核多形。

(6) 蕈样霉菌病　病变早期局限于皮肤,呈湿疹样病损,逐渐发展,皮肤变成增厚变硬的斑块。镜下见表皮和真皮有大量体积较大的肿瘤细胞浸润,瘤细胞核大,高度扭曲,呈脑回状的瘤细胞聚集似小脓肿。

【例 3】MALT 淋巴瘤最常发生于

　　A. 胃肠道　　　　　　　　　B. 皮肤　　　　　　　　　C. 乳腺
　　D. 眼附属器　　　　　　　　E. 甲状腺

【例 4】男,45 岁。左颈部淋巴结进行性肿大 3 个月。淋巴结活检病理结果示弥漫性大 B 细胞淋巴瘤。最可能出现的细胞免疫表型是

　　A. CD10$^+$　　　　　　　　B. CD13$^+$　　　　　　　C. CD20$^+$
　　D. CD5$^+$　　　　　　　　　E. CD34$^+$

【例 5】B 型急性淋巴细胞白血病免疫分型为

　　A. CD3$^+$　　　　　　　　　B. CD4$^+$　　　　　　　　C. CD19$^+$
　　D. CD34$^+$　　　　　　　　E. CD56$^+$

【例 6】在我国最多见的淋巴瘤类型是

　　A. MALT 淋巴瘤　　　　　　B. 弥漫性大 B 细胞淋巴瘤　　C. NK/T 细胞淋巴瘤
　　D. 蕈样霉菌病　　　　　　　E. 滤泡性淋巴瘤

【例 7】男性,20 岁。发热、颈部淋巴结肿大 1 个月。体检发现双侧颈部及左侧腹股沟淋巴结肿大,最大直径 3cm。淋巴结活检病理学切片检查提示淋巴结边缘融合、破坏。细胞免疫表型 CD20 阳性。该患者最不可能的病理诊断是

　　A. 滤泡性淋巴瘤　　　　　　B. 间变性大细胞淋巴瘤　　　C. 套细胞淋巴瘤
　　D. 弥漫性大 B 淋巴细胞瘤　　E. Burkitt 淋巴瘤(2023)

▶ **常考点**　往年每年 1~2 题,考点散乱。

参考答案——详细解答见《2024 国家临床执业及助理医师资格考试历年考点精析(上、下册)》

1. A**B**CDE　　2. AB**C**DE　　3. **A**BCDE　　4. AB**C**DE　　5. AB**C**DE　　6. A**B**CDE　　7. A**B**CDE

第9章 泌尿系统疾病

▶ **考纲要求**

①肾小球肾炎：各型病理变化，病理临床联系。②肾盂肾炎：概述，病理变化，病理临床联系。③肾细胞癌：分类，病理变化，病理临床联系。④肾母细胞瘤：病理变化，病理临床联系。⑤尿路上皮肿瘤：病理变化，病理临床联系。

▶ **复习要点**

一、肾小球肾炎

1. 各型病理变化

(1) 急性弥漫性增生性肾小球肾炎与急进性肾小球肾炎的鉴别

	急性弥漫性增生性肾小球肾炎	急进性肾小球肾炎
别称	毛细血管内增生性肾小球肾炎、急性肾炎	新月体性肾小球肾炎、快速进行性肾小球肾炎
起病	急	更急骤
病史	1~4周前A族乙型溶血性链球菌感染	可有前驱感染史
发病年龄	多见于儿童	Ⅰ型好发于青中年，Ⅱ及Ⅲ型好发于老年
临床表现	急性肾炎综合征	急进性肾炎综合征
临床特点	蛋白尿、血尿、水肿、高血压、一过性肾功能减低	蛋白尿、血尿、水肿、高血压、短期内肾功能衰竭
肉眼观	肾脏肿大，大红肾、蚤咬肾	肾脏肿大，色苍白，肾皮质表面点状出血
病理特点	毛细血管内皮细胞和系膜细胞增生	肾小球壁层上皮增生形成新月体
光镜	毛细血管内皮细胞和系膜细胞增生 近曲小管上皮细胞发生变性 肾间质水肿，少量炎症细胞浸润	肾小球球囊内广泛新月体形成 肾小管上皮细胞玻璃样变 肾间质水肿，炎症细胞浸润，后期纤维化
电镜	驼峰状电子致密物沉积	新月体形成，Ⅱ型可见电子致密物
免疫病理	IgG、C3沉积于脏层上皮细胞和肾小球基膜之间、基膜内、内皮下、系膜区（颗粒状）	Ⅰ型基底膜内 IgG、C3 线性沉积，Ⅱ型免疫复合物沉积（颗粒状），Ⅲ型无沉积

【例1】急性弥漫性增生性肾小球肾炎增生的细胞是
　　A. 肾小球壁层上皮细胞和脏层上皮细胞　　B. 肾小球脏层上皮细胞和炎症细胞
　　C. 肾小球毛细血管内皮细胞和系膜细胞　　D. 肾小球脏层上皮细胞和系膜细胞
　　E. 肾小球周围纤维细胞和系膜细胞

【例2】弥漫性新月体性肾小球肾炎中形成新月体的细胞是
　　A. 肾小球球囊壁层上皮细胞　　B. 肾小球球囊壁层上皮细胞和单核细胞
　　C. 肾小球球囊脏层上皮细胞和单核细胞　　D. 肾小球系膜细胞和内皮细胞
　　E. 肾小球系膜细胞

【例3】急性链球菌感染后肾小球肾炎电镜下的典型表现是
A. 广泛足突消失　　　　　　B. 电子致密物呈"飘带"样在肾小球基底膜沉积
C. 电子致密物在系膜区沉积　　D. 电子致密物呈"驼峰"样在上皮下沉积
E. 毛细血管腔内中性粒细胞浸润

(2) 一些常考概念

大红肾	急性肾小球肾炎
大白肾	脂性肾病、膜性肾病、膜性增生性肾炎的早期、新月体性肾小球肾炎的中期
蚤咬肾	急性肾小球肾炎
原发性颗粒性固缩肾	高血压肾病(9版《病理学》P161)
继发性颗粒性固缩肾	慢性肾小球肾炎(9版《病理学》P273)
动脉粥样硬化性固缩肾	动脉粥样硬化(9版《病理学》P161)
不规则瘢痕肾	慢性肾盂肾炎(9版《病理学》P276)

【例4】肉眼观肾体积明显缩小,质地变硬,表面有大的不规则瘢痕凹陷,该病变性质最可能是
A. 晚期肾小球肾炎　　　　　B. 局灶性节段性肾小球肾炎　　C. 轻微病变性肾小球肾炎
D. 良性高血压病引起的肾萎缩　E. 慢性肾盂肾炎

【例5】肉眼形态表现为颗粒性固缩肾的疾病是
A. 慢性硬化性肾小球肾炎　　B. 慢性肾盂肾炎　　　　　C. 新月体性肾小球肾炎
D. 膜性肾小球肾炎　　　　　E. 急性弥漫性增生性肾小球肾炎

(3) 微小病变性肾小球病、膜增生性肾小球肾炎与膜性肾小球病

	微小病变性肾小球病	膜增生性肾小球肾炎	膜性肾小球病
别称	脂性肾病、微小病变性肾小球肾炎	系膜毛细血管性肾小球肾炎	膜性肾病
病理特点	弥漫性上皮细胞足突消失 基底膜正常	肾小球基膜增厚 肾小球细胞增生,系膜基质增多	毛细血管壁弥漫性增厚 上皮下免疫复合物沉积
发病	好发于儿童(占80%)	好发于儿童和青年	好发于成人
特点	儿童最常见的肾病综合征	占原发肾病综合征10%~20%	成人最常见的肾病综合征
光镜	肾小球基本正常 肾小管上皮细胞内脂质沉积	系膜细胞增生、系膜基质增多 肾小球基膜明显增厚 增厚的基膜呈双轨状	早期肾小球基本正常,之后 肾小球毛细血管壁弥漫性增厚
电镜	肾小球正常,无免疫沉积物 基底膜正常 弥漫性脏层上皮细胞足突消失	①Ⅰ型:系膜区和内皮下沉积 ②Ⅱ型:基底膜致密层带状沉积(致密物沉积病)	沉积物之间钉状突起 基底膜明显增厚、虫蚀样 上皮细胞肿胀、足突消失
免疫	免疫荧光阴性	Ⅰ型:C3颗粒状沉积,可有IgG、C1q、C4 Ⅱ型:显示C3沉积,无IgG、C1q、C4	IgG和C3沉积于基底膜 颗粒状荧光
临床表现	典型肾病综合征的表现 选择性蛋白尿(小分子)	多数表现为肾病综合征 少数表现为急性肾炎综合征 Ⅱ型常出现低补体血症	肾病综合征(80%) 非选择性蛋白尿

注意:①膜增生性肾炎的病理特点是肾小球基膜增厚、系膜细胞增生和系膜基质增多。增生的系膜细胞突起插入邻近毛细血管袢形成"双轨征"。"双轨征(车轨状、分层状)"为其特征性病理表现。
②膜性肾病的特征性病变是钉状突起——记忆为铁钉磨(膜)成针。
③微小病变性肾病的特征性病变是足突消失——记忆为微不足道。

第六篇 病理学
第9章 泌尿系统疾病

【例6】毛细血管基底膜可形成钉状突起,见于
  A. 弥漫性毛细血管内增生性肾小球肾炎　　B. 弥漫性膜性增生性肾小球肾炎
  C. 弥漫性膜性肾小球肾炎　　D. 轻微病变性肾小球肾炎
  E. 弥漫性新月体性肾小球肾炎

【例7】弥漫性膜性增生性肾小球肾炎时,增生的细胞主要是
  A. 肾小球脏层细胞和中性粒细胞　　B. 肾小球壁层细胞和系膜细胞
  C. 肾小球系膜细胞和基质　　D. 肾小球毛细血管基底膜增厚和系膜细胞增生
  E. 肾小球各种细胞均有较明显增生

【例8】致密沉积物病属于下列哪种肾小球肾炎?
  A. 膜性肾小球肾炎　　B. 快速进行性肾小球肾炎　　C. 系膜增生性肾小球肾炎
  D. 膜性增生性肾小球肾炎　　E. 毛细血管内增生性肾小球肾炎

  A. 微小病变肾病　　B. 新月体性肾小球肾炎　　C. IgA 肾病
  D. 毛细血管内增生性肾小球肾炎　　E. 膜性肾病

【例9】链球菌感染后急性肾小球肾炎的病理类型为
【例10】儿童原发性肾病综合征最常见的类型为

(4)局灶性节段性肾小球硬化与系膜增生性肾小球肾炎

	局灶性节段性肾小球硬化	系膜增生性肾小球肾炎
病理特点	部分肾小球的部分小叶发生硬化	弥漫性系膜细胞增生及系膜基质增多
好发人群	青少年男性	青少年男性
发病率	占原发性肾病综合征的5%~10%	占原发性肾病综合征的30%
光镜观察	病变局灶性分布,肾小球部分毛细血管袢内系膜基质增多,基膜塌陷,严重者管腔闭塞	弥漫性系膜细胞增生及系膜基质增多
电镜观察	弥漫性脏层上皮细胞足突消失 部分上皮细胞从肾小球基膜剥脱	弥漫性系膜细胞增生及系膜基质增多 系膜区见电子致密物沉积
免疫荧光	IgM 和 C3 沉积	IgG 和 C3 沉积或阴性
临床表现	大部分表现为肾病综合征,少数表现为蛋白尿	肾病综合征、无症状蛋白尿、血尿

【例11】关于原发性肾小球疾病的光镜下病理特点,错误的是
  A. 膜性肾病为不伴细胞增生的弥漫性肾小球毛细血管基底膜增厚
  B. 微小病变肾病无明显异常,电镜下可见上皮细胞肿胀、足突广泛融合
  C. 急进性肾炎是50%以上肾小球的肾小囊中有大新月体形成
  D. 急性链球菌感染后肾小球肾炎是弥漫增生性肾小球炎症(内皮与系膜细胞增生)
  E. 系膜增生性肾炎是系膜细胞及肾小球基底膜不同程度的弥漫增生

注意:①膜增生性肾炎的病理特点是系膜细胞增生和系膜基质增多+肾小球基膜增厚,增厚的基膜呈双轨征。
②系膜增生性肾炎的病理特点是系膜细胞增生和系膜基质增多,而无肾小球基膜增厚,答案为E。
③膜性肾病的病理特点是肾小球毛细血管基底膜弥漫性增厚,形成钉状突起(A 正确)。

(5)慢性肾小球肾炎　为不同类型肾小球肾炎发展的终末阶段。
①肉眼观　双肾体积缩小,表面呈弥漫性细颗粒状,皮质薄,皮髓质界限不清,肾盂周围脂肪增多。
②镜下观　病变特点是肾小球玻璃样变性和硬化,可见肾小管萎缩消失,间质纤维化,伴有淋巴细胞及浆细胞浸润。也可见代偿性改变,如肾小球肥大、肾小管扩张、管型形成。

(6) **IgA 肾病**　可为原发性疾病，也可为继发性病变，如过敏性紫癜、肝脏和肠道疾病可引起继发性 IgA 肾病。病理变化差异很大，最常见的是系膜增生性病变，也可表现为局灶性节段性增生或硬化。少数病例可有较多新月体形成。免疫荧光特点是系膜区有 IgA 沉积，电镜下系膜区有电子致密物沉积。

2. 病理临床联系

肾小球毛细血管损伤可引起血尿、蛋白尿、管型尿。肾小球细胞肿胀和增生压迫毛细血管引起血尿，同时由于肾组织缺血致肾素分泌增加造成高血压。肾小球滤过减少导致水钠潴留，引起水肿。大量蛋白尿可引起低蛋白血症、水肿、高脂血症，称为肾病综合征。大量肾小球纤维化，形成颗粒性固缩肾，导致尿毒症。

二、肾盂肾炎

1. 概述

肾盂肾炎是肾盂、肾间质和肾小管的炎性疾病，而肾小球肾炎是以肾小球损害为主的变态反应性疾病。

2. 病理变化

(1) **急性肾盂肾炎**

①肉眼观　肾脏体积增大，表面充血，有散在、稍隆起的黄白色小脓肿，周围见紫红色充血带。多个病灶可相互融合，形成大脓肿。肾脏切面肾髓质内见黄色条纹。肾盂黏膜充血水肿，表面有脓性渗出物。

②镜下观　组织学特征为灶状间质性化脓性炎或脓肿形成，肾小管腔内中性粒细胞集聚和肾小管坏死。急性期后中性粒细胞数量减少，巨噬细胞、淋巴细胞及浆细胞增多；局部胶原纤维增多，瘢痕形成。

(2) **慢性肾盂肾炎**　特点是肾小管和肾间质的慢性化脓性炎症，肾组织纤维化和瘢痕形成。

	慢性肾盂肾炎	慢性肾小球肾炎
肉眼观	不规则的瘢痕，瘢痕分布不均匀 两侧肾脏病变不对称，不规则瘢痕肾	表面规则的颗粒状，颗粒分布均匀 两侧肾脏病变对称，继发性颗粒性固缩肾
肾萎缩	可有	可有
肾盂	肾乳头萎缩，肾盏肾盂因瘢痕收缩而变形	周围脂肪组织增多
肾间质	不规则纤维化，炎症细胞浸润	规则纤维化，可见淋巴细胞浸润
肾小球	早期无变化；小动脉玻璃样变、硬化 晚期纤维化、玻璃样变；病变轻的地方扩张代偿	原先肾炎的病变；小动脉玻璃样变、硬化 肾小球玻璃样变、纤维化；病变轻的地方扩张代偿
肾小管	萎缩，病变轻的地方扩张代偿 胶样管型（变性的白细胞和蛋白质）	萎缩，病变轻的地方扩张代偿
肾功能	减退	减退

3. 病理临床联系

(1) **急性肾盂肾炎**　起病急，患者常表现为尿频、尿急、尿痛、发热、寒战、腰痛、肾区叩痛、白细胞增多等。尿检查显示脓尿、蛋白尿、管型尿、菌尿，白细胞管型对于诊断意义较大。

(2) **慢性肾盂肾炎**　起病缓慢，早期可有腰背痛、发热、脓尿、菌尿等。晚期肾组织破坏严重，出现氮质血症和尿毒症。有的患者数年后出现局灶性节段性肾小球硬化，常伴有严重蛋白尿，预后不佳。

【例 12】上行性感染的肾盂肾炎病变最轻的部位是
  A. 肾小管　　　　　　　B. 肾间质　　　　　　　C. 肾盂黏膜
  D. 肾乳头　　　　　　　E. 肾小球

【例 13】慢性肾盂肾炎的肾脏肉眼观察不同于慢性肾小球肾炎的是
  A. 体积缩小　　　　　　B. 肾脏内小动脉硬化　　C. 有不规则的凹陷瘢痕
  D. 颜色苍白　　　　　　E. 表面颗粒状

【例14】慢性肾盂肾炎大体描述正确的是
  A. 肾弥漫性颗粒状   B. 肾肿大、苍白   C. 肾表面散在出血点
  D. 肾弥漫性肿大   E. 肾不对称性缩小

三、肾细胞癌(肾癌)

1. 分类
组织学分类包括透明细胞癌(占 70%~80%)、乳头状癌(占 10%~15%)、嫌色细胞癌(占 5%)等。

2. 病理变化
(1) **肉眼观**　肾细胞癌多见于肾脏上、下极,上极更常见。常表现为单个圆形肿物,切面淡黄色或灰白色,可有灶性出血、坏死,肿瘤界限清楚,可有假包膜形成。

(2) **镜下观**　透明细胞癌多见,肿瘤细胞体积较大,圆形或多边形,胞质丰富,透明或颗粒状,间质具有丰富的毛细血管和血窦。

3. 病理临床联系
肾细胞癌常表现为间歇性无痛性血尿。腰痛、肾区肿块、血尿为具有诊断意义的三个典型症状。肿瘤可产生异位激素,出现副肿瘤综合征,如红细胞增多症、高钙血症、Cushing 综合征、高血压等。

【例15】肾癌的典型肉眼特征是
  A. 肾组织切面灰白色   B. 肾组织切面鲜红色   C. 在肾上极,有包膜
  D. 肿瘤位于肾中央   E. 双肾累及,有多个癌块

四、肾母细胞瘤

肾母细胞瘤又称 Wilms 瘤,肿瘤起源于后肾胚基组织,为儿童期肾脏最常见的恶性肿瘤,多见于儿童。

1. 病理变化
(1) **肉眼观**　多表现为单个实性肿物,体积较大,边界清楚,可有假包膜形成。少数病例为双侧和多灶性。肿瘤质软,切面鱼肉状,灰白或灰红色,可有灶状出血、坏死或囊性变。

(2) **镜下观**　具有肾脏不同发育阶段的组织学结构,细胞成分包括以下三种:
①上皮样细胞　体积小,圆形或多边形,可形成小管或小球样结构,并可出现鳞状上皮分化。
②间叶细胞　多为纤维性或黏液性,细胞较小,梭形或星状,可出现横纹肌、软骨、骨或脂肪等分化。
③幼稚细胞　胚基幼稚细胞为小圆形或卵圆形原始细胞,胞质少。

2. 病理临床联系
肾母细胞瘤的主要症状是腹部肿块,部分病例可出现血尿、腹痛、肠梗阻、高血压等症状。肿瘤可侵及肾周脂肪组织或肾静脉,可出现肺转移,有的病例在诊断时已发生肺转移。

【例16】肾母细胞瘤的组织学特征是肿瘤细胞
  A. 胞质丰富且透明   B. 胞质丰富,呈颗粒状
  C. 腺样排列,核分裂象多见   D. 巢状排列,可见角化珠
  E. 包括间叶细胞、上皮样细胞和幼稚细胞三种成分(2022)

五、尿路上皮肿瘤

1. 病理变化
(1) **大体**　膀胱癌好发于膀胱侧壁和膀胱三角区近输尿管开口处。肿瘤可为单个,也可为多灶性。肿瘤大小不等,可呈乳头状、息肉状。

(2) **镜下**　癌细胞核浓染,异型性明显,核分裂象较多,可有病理性核分裂象,细胞排列紊乱。

2. 病理临床联系

膀胱癌最常见的症状是无痛性血尿。部分病例因肿瘤侵犯膀胱壁，刺激膀胱黏膜，出现膀胱刺激征。

▶常考点　各类肾小球肾炎的病理类型是考试的重点，应全面掌握。

参考答案——详细解答见《2024国家临床执业及助理医师资格考试历年考点精析（上、下册）》

1. ABCDE　　2. ABCDE　　3. ABCDE　　4. ABCDE　　5. ABCDE　　6. ABCDE　　7. ABCDE
8. ABCDE　　9. ABCDE　　10. ABCDE　　11. ABCDE　　12. ABCDE　　13. ABCDE　　14. ABCDE
15. ABCDE　　16. ABCDE

第六篇 病理学
第10章 生殖系统与乳腺疾病

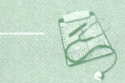

第10章 生殖系统与乳腺疾病

▶ **考纲要求**

①子宫颈上皮内瘤变:类型和病理变化。②子宫颈浸润癌:组织学类型和病理变化,扩散。③子宫内膜异位症:概述及病理变化。④子宫内膜癌:概述和病理变化,扩散及病理临床联系。⑤子宫平滑肌瘤:基本病理变化。⑥妊娠滋养细胞疾病:组织学类型和病理变化,病理临床联系。⑦卵巢肿瘤:浆液性肿瘤的病理变化,黏液性肿瘤的病理变化,性索间质肿瘤的常见类型及病理变化,生殖细胞肿瘤的常见类型及病理变化。⑧前列腺增生症:概述及病理变化。⑨前列腺癌:概述及病理变化。⑩乳腺增生性病变:组织学类型及病理变化。⑪乳腺癌:组织学类型和病理变化,扩散。

▶ **复习要点**

一、子宫颈上皮内瘤变

1. 类型

子宫颈上皮内瘤变(CIN)包括子宫颈上皮异型增生和子宫颈原位癌。

2. 病理变化

(1) 子宫颈上皮异型增生 原称非典型增生,属于癌前病变,是指子宫颈上皮部分被不同程度异型性的细胞所取代。表现为细胞大小形态不一,核增大深染,核质比例增大,核分裂象增多,细胞极性紊乱。病变由基底层逐渐向表层发展。根据其病变程度不同,分为三级。

Ⅰ级是指异型细胞局限于上皮的下1/3。

Ⅱ级是指异型细胞累及上皮层的下1/3至2/3。

Ⅲ级是指增生的异型细胞超过全层的2/3,但尚未累及上皮全层。

(2) 子宫颈原位癌

①原位癌 是指异型增生的细胞累及子宫颈黏膜上皮全层,但病变仍局限于上皮内,未突破基底膜。

②原位癌累及腺体 原位癌的癌细胞可由表面沿基底膜通过宫颈腺口蔓延至子宫颈腺体内,取代部分或全部腺上皮,但仍未突破腺体的基底膜,称为原位癌累及腺体,仍然属于原位癌的范畴。

(3) 上皮内瘤变、异型增生与原位癌的关系 CIN包括子宫颈上皮异型增生和子宫颈原位癌。CIN Ⅰ相当于Ⅰ级异型增生,CIN Ⅱ相当于Ⅱ级异型增生,CIN Ⅲ包括Ⅲ级异型增生和原位癌。新近的分类将CIN Ⅰ级归入低级别鳞状上皮内病变(LSIL),CIN Ⅱ和CIN Ⅲ归入高级别鳞状上皮内病变(HSIL)。

不典型增生/原位癌	异型增生/原位癌	子宫颈上皮内瘤变	最新分类
轻度不典型增生	异型增生Ⅰ级	CIN Ⅰ	低级别SIL(LSIL)
中度不典型增生	异型增生Ⅱ级	CIN Ⅱ	高级别SIL(HSIL)
重度不典型增生/原位癌	异型增生Ⅲ级/原位癌	CIN Ⅲ	高级别SIL(HSIL)

【例1】患者,女,40岁。接触性阴道流血。妇科检查见宫颈呈糜烂样改变,病理活检可见异型细胞局限于宫颈上皮的下1/3黏膜下,炎细胞浸润。最可能的是

A. 微小浸润癌　　　　　B. 慢性弥漫性宫颈炎　　　　C. 宫颈高级别鳞状上皮内病变

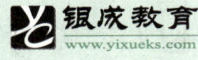
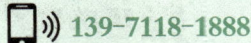

D. 宫颈低级别鳞状上皮内病变　　E. 慢性宫颈炎伴鳞状上皮化生

二、子宫颈浸润癌

子宫颈浸润癌是指癌细胞突破基底膜,向固有膜间质内浸润。

1. 组织学类型

子宫颈癌分为鳞癌(约占80%)和腺癌(约占20%)两种类型。

2. 病理变化

(1) **肉眼观**　肉眼观分为4型:糜烂型、外生菜花型、内生浸润型和溃疡型。

(2) **镜下观**　分见鳞癌、腺癌两种类型。

①子宫颈鳞癌　宫颈上皮由宫颈阴道部的鳞状上皮和宫颈管的柱状上皮组成。子宫颈鳞状上皮和柱状上皮交界处(即移行带),为子宫颈鳞状癌的好发部位。子宫颈鳞状癌分早期浸润癌和浸润癌。

A. 早期浸润癌　指癌细胞突破基底膜向固有层浸润,但浸润深度不超过基底膜下5mm。

B. 浸润癌　指癌细胞浸润深度超过基底膜下5mm。

②子宫颈腺癌　分高分化、中分化、低分化3型。

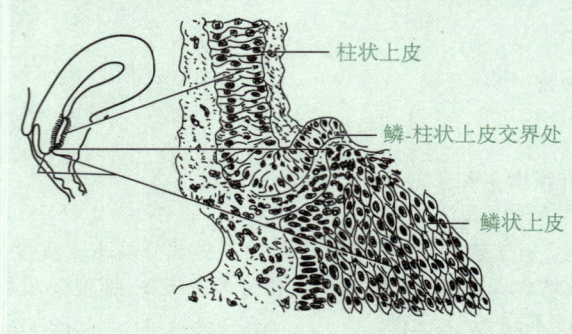

宫颈癌好发于鳞-柱状上皮交界处

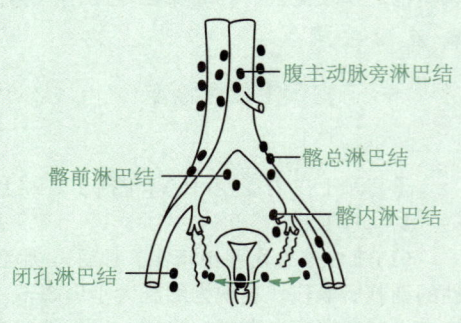

宫颈癌淋巴转移示意图

3. 扩散

(1) **直接蔓延**　向上→整段子宫颈;向下→阴道穹窿及阴道壁;向前→膀胱;向后→直肠;向两侧→宫旁及盆壁组织。若肿瘤侵犯或压迫输尿管,可引起肾盂积水和肾衰竭,肾衰竭是本病的主要死因。

(2) **淋巴道转移**　是最常见和最重要的转移途径,首先转移至子宫旁淋巴结,然后依次至闭孔、髂内、髂外、髂总、腹股沟及骶前淋巴结,晚期可转移至锁骨上淋巴结。

(3) **血道转移**　血道转移较少见,晚期可经血道转移至肺、骨、肝。

【例2】子宫颈早期浸润性癌不超过基底膜下

　　A. 2mm　　　　　　　　B. 3mm　　　　　　　　C. 4mm

　　D. 5mm　　　　　　　　E. 6mm

【例3】子宫颈癌最常见的转移途径是

　　A. 直接蔓延　　　　　　B. 淋巴道转移　　　　　C. 血道转移

　　D. 局部浸润　　　　　　E. 种植性转移

三、子宫内膜异位症

1. 概述

子宫内膜异位症是指子宫内膜腺体和间质出现于子宫内膜以外的部位,如卵巢(占80%)、子宫阔韧带、直肠阴道陷窝、盆腔腹膜、腹部手术瘢痕、脐部、阴道、外阴和阑尾等。

2. 病理变化

(1) 肉眼观　点灶状紫红色或棕黄色结节，质软似桑葚，病灶出血区机化可与周围器官发生纤维性粘连。如发生在卵巢，反复周期性出血可致卵巢体积增大，形成囊腔，内含黏稠的咖啡色液体，称巧克力囊肿。

(2) 镜下观　可见正常的子宫内膜腺体、子宫内膜间质及含铁血黄素。病程较长时，可仅见增生的纤维组织和吞噬含铁血黄素的巨噬细胞。

四、子宫内膜癌

1. 概述

子宫内膜癌又称子宫体癌，是来源于子宫内膜上皮细胞的恶性肿瘤，多见于绝经期和绝经后妇女。

2. 病理变化

(1) 肉眼观　子宫内膜癌分为弥漫型和局限型两型。
① 弥漫型　表现为子宫内膜弥漫性增厚，表面粗糙不平，常有出血坏死，并不同程度地浸润子宫肌层。
② 局限型　多位于子宫底或子宫角，常呈息肉状或乳头状生长，突向宫腔。

(2) 镜下观　子宫内膜腺癌可为高、中、低分化，以高分化腺癌居多。

	高分化腺癌	中分化腺癌	低分化腺癌
腺体成分	占比≥95%	占比50%~94%	占比<50%
腺体特点	腺体排列拥挤、紊乱	腺体不规则，排列紊乱	腺样结构显著减少
异型性	细胞呈轻至中度异型	异型性明显，核分裂象易见	癌细胞分化差，异型性显著
镜下特点	形态似增生期子宫内膜腺体	可见实性癌灶，癌细胞向腺腔内生长，可形成乳头状或筛状结构	呈实体片状排列 1/3伴鳞状细胞分化

3. 扩散

子宫内膜癌以直接蔓延为主，预后主要与子宫壁的浸润深度有关。晚期可经淋巴道转移，血道转移比较少见。子宫内膜腺癌与子宫颈癌扩散途径的比较见下表。

	子宫颈癌	子宫体癌（子宫内膜腺癌）
直接蔓延	向上→整段子宫颈；向下→阴道穹隆及阴道壁 向前→膀胱；　　　向后→直肠 向两侧→宫旁及盆壁组织	向上→子宫角、输卵管、卵巢 向下→宫颈管和阴道 向外→浆膜、输卵管、卵巢、腹膜、大网膜
淋巴道转移	是最常见最重要的转移途径 首先转移至子宫旁淋巴结	子宫底部的癌多转移至腹主动脉旁淋巴结 子宫角部的癌转移至腹股沟淋巴结 累及宫颈管者可至宫旁、髂内髂外髂总淋巴结
血道转移	肺、骨、肝	肺、肝、骨

4. 病理临床联系

常表现为阴道不规则流血、阴道分泌物增多。晚期可有下腹部、腰骶部疼痛等症状。

五、子宫平滑肌瘤

子宫平滑肌瘤是女性生殖系统最常见的肿瘤，30岁以上妇女的发病率高达75%。

1. 肉眼观

多数肿瘤发生于子宫肌层，一部分可位于黏膜下或浆膜下，脱垂于子宫腔或子宫颈口。既可单发，也可多发。肿瘤表面光滑，边界清，无包膜。切面灰白，质韧，编织状或旋涡状。有时肿瘤可出现均质的透明、黏液变性或钙化。当肌瘤间质血管内有血栓形成时，肿瘤局部可发生梗死伴出血，肉眼呈暗红色，称为红色变性。

2. 镜下观

瘤细胞与正常子宫平滑肌细胞相似，梭形、束状或旋涡状排列，胞质红染，核呈长杆状，两端钝圆，核分裂象少见，缺乏异型性。肿瘤与周围正常平滑肌界限清楚。

六、妊娠滋养细胞疾病

1. 组织学类型和病理变化

	葡萄胎	侵蚀性葡萄胎	绒毛膜癌
别称	水泡状胎块	恶性葡萄胎	绒癌
发病年龄	任何年龄，<20岁和>40岁多见	—	<20岁和>40岁多见
病变性质	良性，非肿瘤	交界性肿瘤	恶性肿瘤
与妊娠关系	异常妊娠	继发于葡萄胎	葡萄胎、流产、正常妊娠后
滋养层细胞	不同程度增生，异型性很小	高度增生，有一定异型性	异常增生，异型性显著
绒毛结构	水泡状绒毛不侵入肌层	水泡状绒毛侵入子宫肌层	无绒毛结构
绒毛间质	有绒毛，间质高度水肿	有绒毛，间质高度水肿	无绒毛，无间质
间质血管	间质血管消失或少量	—	无血管
出血坏死	少见	常见	极常见
转移灶	无	少见	肺（占90%）、脑、阴道壁
治疗	手术	化疗	手术为主，辅以化疗
预后	绝大多数能痊愈，10%转为侵蚀性葡萄胎，2%转为绒癌	预后良好。转移灶内的瘤组织可自然消退	差

注意：①侵蚀性葡萄胎和葡萄胎的主要区别是前者水泡状绒毛侵入子宫肌层，后者不侵入肌层。②绒毛膜癌与侵蚀性葡萄胎的主要区别是前者无绒毛、无间质、无血管（"三无产品"），后者则有。③侵蚀性葡萄胎可有阴道壁紫蓝色出血坏死结节，为水泡状绒毛侵入子宫肌层所致；绒毛膜癌也可见紫蓝色的癌结节，为癌结节出血坏死所致。④绒毛膜癌极易经血道转移，最常转移至肺（占90%），其次为脑、胃肠道、肝、阴道壁等；子宫颈癌极易经淋巴道转移，最先转移至子宫旁淋巴结。

【例4】绒毛膜癌的组织来源是
A. 腹膜间皮细胞　　　　　　B. 滋养层细胞　　　　　　C. 子宫颈上皮细胞
D. 子宫内膜上皮细胞　　　　E. 输卵管上皮细胞

【例5】女性，28岁，G_1P_1。阴道不规则流血1月余，加重1周。伴咳嗽、咳痰、胸闷、气急。子宫孕14周大，形态不均匀。诊断性刮宫病理学检查可见滋养细胞异型增生，无间质。胸部X线检查提示肺内多个结节。患者最可能的诊断是
A. 肺结核伴子宫转移　　　　B. 侵蚀性葡萄胎伴肺转移　　C. 绒毛膜癌伴肺转移
D. 肺癌伴子宫转移　　　　　E. 子宫内膜癌伴肺转移（2023）

2. 病理临床联系

滋养层细胞疾病主要表现为葡萄胎或妊娠数月甚至数年后，阴道出现持续性不规则出血，子宫增大，血尿hCG增高。血道转移是绒毛膜癌的显著特点，最常转移至肺。

七、卵巢肿瘤

卵巢肿瘤种类繁多,结构复杂,依照其组织发生主要分为以下三大类。

上皮性肿瘤 包括浆液性肿瘤、黏液性肿瘤、子宫内膜样肿瘤、透明细胞肿瘤、移行细胞肿瘤、浆-黏液性肿瘤和未分化癌。

生殖细胞肿瘤 包括畸胎瘤、无性细胞瘤、内胚窦瘤和绒毛膜癌。

性索间质肿瘤 包括颗粒细胞-卵泡膜细胞瘤、支持-间质细胞瘤。

卵巢上皮性肿瘤是最常见的卵巢肿瘤,约占所有卵巢肿瘤的90%,可分为良性、恶性和交界性3种类型。交界性卵巢上皮性肿瘤是指形态和生物学行为介于良性和恶性之间,具有低度恶性潜能的肿瘤。

1. 卵巢浆液性肿瘤和卵巢黏液性肿瘤的病理变化

	卵巢浆液性肿瘤	卵巢黏液性肿瘤
发病率	高(浆液性囊腺瘤是最常见的卵巢肿瘤)	较低(占所有卵巢肿瘤的25%)
肿瘤性质	可为良性、交界性、恶性	可为良性、交界性、恶性
肉眼观	单个或多个囊腔,囊内含有清亮囊液 双侧卵巢发生多见 良性——囊壁光滑 交界性——囊壁较多乳头突起 恶性——大量实性组织和乳头出现	多个囊腔,内含黏稠液体,乳头较少 双侧发生较少见 良性——肿瘤表面光滑,囊壁光滑 恶性——大量乳头和实性区域、出血坏死、包膜浸润
良性肿瘤	囊腔为单层立方或矮柱状上皮,具有纤毛 乳头较宽、细胞无异型性	囊腔为单层高柱状上皮,无纤毛 细胞无异型性
交界性肿瘤	囊腔上皮 2~3 层 乳头增多、细胞轻度异型,核分裂象增加 可有或无间质浸润	囊腔上皮 2~3 层 乳头增多、细胞轻度异型,核分裂象增加 无间质和被膜浸润
恶性肿瘤	囊腔上皮超过3层 乳头呈树枝状分布,常见砂粒体 细胞异型性明显,核分裂象多见 癌细胞破坏性间质浸润(最主要特点)	囊腔上皮超过3层 复杂的腺体和乳头结构 细胞异型性明显 癌细胞间质浸润

2. 性索间质肿瘤的常见类型及病理变化

	颗粒细胞瘤	卵泡膜细胞瘤	支持-间质细胞瘤
肿瘤性质	低度恶性	良性	交界性(潜在恶性)
肿瘤分泌	雌激素	雌激素	雄激素
肉眼特点	体积较大,囊实性,常伴出血 肿瘤呈黄色,间质呈白色	实体状 肿瘤呈黄色	实性结节、分叶状 肿瘤呈黄色或棕黄色
镜下特点	瘤细胞大小一致、体积小 细胞核呈咖啡豆样外观 可见 Call-Exner 小体	瘤细胞排列成束,核卵圆形 胞质因富含脂质而呈空泡状 瘤细胞呈巢状分布	支持细胞和间质细胞按不同比例混合而成,不同分化程度镜下表现不一

【例6】属于卵巢性索间质肿瘤的是
    A. 卵黄囊瘤   B. 卵巢黏液性囊腺瘤   C. 卵巢黄素化囊肿
    D. 卵巢颗粒细胞瘤   E. 畸胎瘤

3. 生殖细胞肿瘤的常见类型及病理变化

生殖细胞肿瘤最常见的是畸胎瘤。大多数畸胎瘤含有至少两个或三个胚层的成分，分为两类。

	成熟性畸胎瘤	未成熟性畸胎瘤
发病率	多见（最常见的生殖细胞肿瘤）	少见（占20岁以下女性所有恶性肿瘤的20%）
好发年龄	20~30岁女性	<20岁女性
肿瘤性质	良性	恶性
预后	好	差
肉眼特点	肿瘤呈囊性，囊内充满皮脂样物 囊壁可见头节，表面附有毛发，可见牙齿	肿瘤呈实体分叶状，可含小囊腔 实体内含未成熟的组织
镜下特点	肿瘤由三个胚层的各种成熟组织构成：皮肤、毛囊、汗腺、脂肪、肌肉、骨、软骨、呼吸道上皮、消化道上皮、甲状腺、脑组织	在成熟畸胎瘤基础上，见到未成熟的组织；如未成熟的原始神经管（最常见）和菊形团，未成熟的骨或软骨组织等

八、前列腺增生症与前列腺癌

	前列腺增生症	前列腺癌
好发部位	前列腺的中央区和移行区（中叶为主）	前列腺的周围区（后叶为主）
肉眼特点	结节状增大，质地较软 和周围正常前列腺组织分界不清	灰白结节状，质地韧硬 和周围正常前列腺组织界限不清
镜下特点	增生的成分为纤维、平滑肌和腺体 腺上皮向腔内呈乳头状或形成皱褶 增生腺体的腺腔内可见淀粉小体	分化好的癌细胞排列规则、拥挤、背靠背 腺上皮向腔内呈乳头状或筛状 核仁增大，外层基底细胞缺如（诊断性）
病理特点	以前列腺上皮和间质增生为特征	多为分化较好的腺癌，腺体外层基底细胞缺如、核仁增大是高分化腺癌的主要诊断依据
临床表现	尿道梗阻，排尿困难，尿流不畅	排尿困难，血尿

【例7】男，65岁。排尿时间延长、夜尿增多2年余，加重3个月。患者排尿困难、无力、尿流变细。盆腔B超示前列腺增大。患者的病变部位多见于前列腺

A. 尿道区　　　　　　　B. 周围区　　　　　　　C. 中央区
D. 移行区　　　　　　　E. 中央区和移行区（2022、2023）

九、乳腺增生性病变

1. 乳腺导管增生

（1）**普通型导管增生**　在导管内增生性病变中最为常见，以增生细胞呈流水样分布为特征，为乳腺癌的癌前病变，长期随访结果显示，其发生浸润癌的风险为普通人群的1.5~2倍。

（2）**非典型导管增生**　是介于良性和恶性之间的一种病变，属于导管内肿瘤性病变，以分布均匀、单一形态的上皮细胞增生为特征。病变累及范围相当小，被累及的导管范围合计≤2mm。乳腺X线照射检查中，多发性微小钙化是本病最常见的表现。

2. 硬化性腺病

硬化性腺病是增生性纤维囊性乳腺病的少见类型，主要特征是小叶中央或小叶间纤维组织增生使小叶腺泡受压而扭曲变形，一般无囊肿形成。

（1）**大体**　灰白，质硬，与周围乳腺界限不清。

(2) **镜下**　每一终末导管的腺泡数目增加，小叶轮廓尚存，病灶部位纤维组织不同程度的增生，腺泡受压而扭曲，腺腔缩小或消失，成为细胞条索，组织图像与浸润性癌相似。腺泡外层的肌上皮细胞明显可见，这是区别于浸润癌的主要特征。

【例8】乳腺硬化性腺病与小叶浸润性癌的形态区别是
　　A. 肌上皮细胞增生　　　　　B. 腺泡细胞增生　　　　　C. 脂肪细胞增生
　　D. 纤维组织增生　　　　　　E. 间质血管细胞增生

十、乳腺癌

乳腺癌是来自乳腺终末导管小叶单元上皮的恶性肿瘤，其发病与雌激素长期作用、家族遗传倾向、环境因素、长时间大剂量接触放射线等有关。约20%的遗传性乳腺癌患者中可查见突变的 *BRCA1* 基因。
　　A. 白血病　　　　　　　　　B. 结肠癌　　　　　　　　C. 甲状腺癌
　　D. 肺癌　　　　　　　　　　E. 乳腺癌

【例9】携带缺陷基因 *BRCA1* 者易患的疾病是
【例10】适用 Dukes 分期的疾病是

1. 组织学类型和病理变化

(1) **病理学分类**　乳腺癌分为非浸润性癌、浸润性癌、特殊类型浸润性癌三大类，以前两类多见。

乳腺癌
- 非浸润性癌——导管原位癌、小叶原位癌
- 浸润性癌——浸润性导管癌（占乳腺癌70%）、浸润性小叶癌
- 特殊类型浸润性癌
  - 髓样癌、小管癌、黏液癌、分泌性癌、实性乳头状癌——预后较好
  - 浸润性微乳头状癌、化生性癌、炎性乳癌、富于脂质性癌——预后较差

注意：①乳腺癌最常见的病理类型是浸润性导管癌，约占乳腺癌的70%（9版《病理学》P296）。
②乳腺癌最常见的病理类型是浸润性非特殊癌，占乳腺癌的80%左右（9版《外科学》P243）。

(2) **非浸润性癌**　分为导管原位癌和小叶原位癌，两者均来自终末导管-小叶单元上皮细胞，局限于基底膜以内，未向间质、淋巴管、血管浸润。

①导管原位癌（DCIS）　占所有乳腺癌的15%～30%，远比小叶原位癌多见。导管原位癌导管明显扩张，癌细胞局限于扩张的导管内，导管基膜完整。组织学上分粉刺癌和非粉刺型导管内癌。钼靶X线检查多表现为簇状微小钙化灶。DCIS 分为三级：

级别	病理特点
低级别	病变范围超过 2mm，由小的、单形性细胞组成，细胞形态、大小一致，核仁不明显，核分裂象少见
中级别	结构表现多样，细胞异型性介于高级别和低级别 DCIS 之间
高级别	由较大的多形性细胞构成，核仁明显，核分裂象常见，管腔内常出现有大量坏死碎屑的粉刺样坏死

经活检证实的导管原位癌，如不经任何治疗，20年后，其中30%可发展为浸润性癌，说明并不是所有的导管原位癌都转变为浸润性癌。如转变为浸润性癌，通常需经历几年或十余年。

②小叶原位癌　镜下见扩张的乳腺小叶末梢导管和腺泡内充满呈实体排列的肿瘤细胞，小叶结构尚存。细胞体积较导管内癌的细胞小，大小形状较为一致，核圆形或椭圆形，核分裂象罕见。

(3) **浸润性癌**　主要分为浸润性导管癌和浸润性小叶癌。

①浸润性导管癌　导管内癌的癌细胞突破导管基底膜进入间质，即为浸润性导管癌。组织学形态多样，癌细胞排列成巢状、条索状，腺样结构不明显。根据实质和间质比例不同，又可分为三类：
　　A. 单纯癌　癌组织实质和间质大致相等。
　　B. 硬癌　癌组织实质少，间质多。

C. 不典型髓样癌　癌组织实质多，间质少，间质内无明显淋巴细胞浸润。
②浸润性小叶癌　为小叶原位癌突破基底膜所致，癌细胞体积小，呈单行串珠状排列。

	浸润性导管癌（非特殊型浸润性癌）	浸润性小叶癌
来源	由导管内癌突破基膜向间质浸润而来	由小叶原位癌突破基膜向间质浸润而来
比例	占整个乳腺癌的70%（最常见）	占整个乳腺癌的5%~10%
镜下观	癌细胞排列成巢状、团索状，伴少量腺样结构；癌细胞多形性明显，核分裂象多见；肿瘤间质有纤维组织增生，癌细胞在纤维间质内浸润生长	癌细胞单行串珠状浸润于纤维间质之间，或环形排列在正常导管周围；癌细胞小，大小一致，核分裂象少见，细胞形态和小叶原位癌的瘤细胞相似
肉眼观	灰白色，质硬，切面砂粒感，无包膜，与周围分界不清，活动度差。肉眼呈橘皮样外观	切面呈橡皮样，色灰白柔韧无包膜，与周围组织无明显界限

③特殊类型癌　主要有髓样癌、小管癌、黏液癌和佩吉特病。

佩吉特病(Paget病)又称湿疹样乳腺癌，伴有或不伴有间质浸润的导管内癌的癌细胞沿乳腺导管向上扩散，累及乳头和乳晕，在表皮内可见大而异型、胞质透明的肿瘤细胞，在病变下方可见导管内癌或伴有浸润，乳头和乳晕可见渗出和浅溃疡，呈湿疹样改变。

注意：①乳腺癌的好发部位是乳腺外上象限（占50%以上）。②Paget病的好发部位是乳头和乳晕。

2. 扩散

(1) 直接蔓延　癌细胞沿乳腺导管直接蔓延，可累及相应的乳腺小叶腺泡；也可沿导管周围组织蔓延。
(2) 淋巴道转移　最常见的转移途径，多数经同侧腋窝淋巴结→锁骨下淋巴结→锁骨上淋巴结。
(3) 血道转移　至肺、骨、肝、肾上腺、脑等组织或器官。

【例11】下列乳腺癌类型中常表现为粉刺癌的是
　　A. 浸润性小叶癌　　　　B. 浸润性导管癌　　　　C. 导管原位癌
　　D. 小叶原位癌　　　　　E. 髓样癌

【例12】女，33岁。左乳肿块2个月。手术中切除活检，见肿瘤剖面较多乳腺导管的断端有黄白色膏样物质溢出。显微镜下：癌细胞分布于乳腺导管内，未突破基底膜并有坏死物质积聚于乳腺导管内。病理诊断应是
　　A. 乳腺浸润性导管癌　　B. 湿疹样乳腺癌　　　　C. 乳腺粉刺癌
　　D. 乳腺黏液癌　　　　　E. 乳腺浸润性小叶癌

【例13】下述哪种是原位癌？
　　A. 小肝癌　　　　　　　B. 大肠黏膜下癌　　　　C. 胃黏膜内癌
　　D. 早期食管癌　　　　　E. 乳腺导管内癌

【例14】女，45岁。体检发现右乳肿块，直径2cm，活动度差，边界不清。术后病理可见乳腺间质中有串珠样单行癌细胞排列。最可能的诊断是
　　A. 髓样癌　　　　　　　B. 导管原位癌　　　　　C. 小叶原位癌
　　D. 浸润性导管癌　　　　E. 浸润性小叶癌

▶ **常考点**　子宫颈原位癌、浸润癌；滋养层细胞肿瘤的鉴别；乳腺癌常见病理类型。

参考答案——详细解答见《2024国家临床执业及助理医师资格考试历年考点精析（上、下册）》

1. ABCDE　　2. ABCDE　　3. ABCDE　　4. ABCDE　　5. ABCDE　　6. ABCDE　　7. ABCDE
8. ABCDE　　9. ABCDE　　10. ABCDE　11. ABCDE　12. ABCDE　13. ABCDE　14. ABCDE

第11章 内分泌系统疾病

▶ **考纲要求**
　　甲状腺疾病：弥漫性甲状腺肿的概述及病理变化，甲状腺肿瘤的类型及病理变化。

▶ **复习要点**

一、弥漫性甲状腺肿

1. 概述
根据有无甲状腺功能亢进，可将弥漫性甲状腺肿分为弥漫性非毒性和弥漫性毒性甲状腺肿两类。

2. 病理变化

(1) 弥漫性非毒性甲状腺肿　也称单纯性甲状腺肿，一般<u>不伴甲状腺功能亢进</u>。

	增生期	胶质贮积期	结节期
别称	弥漫性增生性甲状腺肿	弥漫性胶样甲状腺肿	结节性甲状腺肿
肉眼	甲状腺弥漫性对称性中度增大 表面光滑，<150g 甲状腺功能正常	甲状腺弥漫性对称性显著增大 表面光滑，200~300g 半透明胶冻状	甲状腺不对称结节状增大 结节大小不一，多无包膜 可出血坏死钙化
光镜	滤泡上皮增生呈立方或低柱状 伴小滤泡和小假乳头形成 胶质少，间质充血	滤泡大小不等，部分上皮增生 可有小滤泡或假乳头形成 滤泡腔扩大，内有大量胶质贮积	滤泡上皮柱状或乳头样增生 小滤泡形成，有胶质贮积 结节大小不一

(2) 弥漫性毒性甲状腺肿　常伴甲状腺功能亢进。
①肉眼观　甲状腺弥漫性对称性增大，表面光滑，血管充血，质较软，切面灰红呈分叶状，无结节。
②镜下观　滤泡上皮增生伴小滤泡形成；滤泡腔内胶质稀薄；间质血管丰富、充血，淋巴组织增生。

二、甲状腺肿瘤

1. 甲状腺腺瘤
甲状腺腺瘤是甲状腺滤泡上皮发生的一种常见良性肿瘤。中青年女性多见，多为单发，圆形或类圆形肿块，有完整包膜，常压迫周围组织，直径一般3~5cm。根据形态特征，可分为以下几型：

类别	别称	病理特点
单纯型腺瘤	正常大小滤泡型腺瘤	包膜完整，瘤细胞大小较一致，排列拥挤，类似成人甲状腺组织
胶样型腺瘤	巨滤泡型腺瘤	肿瘤组织由大滤泡或大小不一的滤泡组成，肿瘤间质少
胎儿型腺瘤	小滤泡型腺瘤	肿瘤组织由小滤泡组成，内含少量胶质，类似胎儿甲状腺组织
胚胎型腺瘤	梁状和实性腺瘤	瘤细胞小，大小一致，分化好，呈条索状排列，无胶质，间质水肿
嗜酸细胞型腺瘤	Hurthle细胞腺瘤	瘤细胞大而呈多角形，胞质中含有嗜酸性红染颗粒
非典型腺瘤	—	瘤细胞丰富，排列成索或巢片状，间质少，无包膜和血管侵犯

2. 甲状腺癌

(1) 类型　甲状腺癌是起源于滤泡上皮细胞或滤泡旁细胞的一类恶性肿瘤,可发生于任何年龄,但以40~50岁多见。根据组织形态不同,甲状腺癌可分为乳头状癌、滤泡癌、未分化癌、髓样癌4种类型。

(2) 病理变化

	乳头状癌	滤泡癌	未分化癌	髓样癌
占比	60%	20%	15%	7%(5%~10%)
好发年龄	青少年女性	40岁以上女性	50岁以上女性	40~60岁
恶性程度	低	中	高	中
颈淋巴结	转移早	10%转移	转移早,50%转移	可有转移
远处转移	少	33%有	迅速	可有
肉眼观	肿块2~3cm,圆形 无包膜,可出血坏死	结节状,质软 包膜不完整	形状不规则,无包膜 常出血坏死	单发或多发 假包膜,质实而软
光镜 电镜	核呈毛玻璃状,无核仁 间质内有砂粒体	不同分化程度的滤泡,异型性	小细胞型、梭形细胞型、巨细胞型、混合型	电镜下可见胞质内存在神经内分泌颗粒
预后	好(5年生存率>90%)	较好	最差(生存3~6个月)	较差
免疫组化	Thyroglobulin 阳性 Calcitonin 阴性	Thyroglobulin 阳性 Calcitonin 阴性	Thyroglobulin 阳性 Calcitonin 阴性	Thyroglobulin 阴性 Calcitonin 阳性

注意:①恶性程度从高到低:未分化癌>髓样癌>滤泡癌>乳头状癌。
②最易发生转移的甲状腺癌是未分化癌,最易发生血道转移的是滤泡癌。
③髓样癌可分泌降钙素,属于APUD瘤,可引起手足抽搐。
④含有砂粒体(钙化小体)的甲状腺癌是乳头状癌。

【例1】结节性甲状腺肿的病理特点为
　　A. 滤泡上皮呈柱状增生　　B. 滤泡腔内大量胶质贮积　　C. 结节包膜完整,边界清晰
　　D. 结节呈单发性　　E. 小滤泡形成

【例2】诊断甲状腺乳头状癌最重要的依据是
　　A. 癌细胞核明显异型　　B. 癌细胞有大量核分裂象　　C. 癌细胞核明显深染
　　D. 癌细胞核有粗大核仁　　E. 癌细胞核呈毛玻璃状

【例3】男,30岁。颈部包块6个月。查体:甲状腺右叶可触及直径2cm质硬结节。B超检查示:甲状腺右叶下极实性结节,2.0cm×1.5cm,边界不规则,内可见细小钙化。行穿刺活检,最可能的病理类型是
　　A. 鳞癌　　B. 滤泡癌　　C. 未分化癌
　　D. 乳头状癌　　E. 髓样癌

【例4】患者,女,55岁。体检发现颈部包块3天。查体:生命体征稳定,甲状腺左叶结节,质地较硬,活动欠佳。实验室检查:血清降钙素轻度升高,甲状腺功能正常。B超引导下穿刺活组织病理学检查见增生细胞呈弥漫分布,异型性明显,间质内见淀粉样物质沉着。其病理学诊断应为
　　A. 单纯性甲状腺肿　　B. 甲状腺癌　　C. 甲状腺滤泡癌
　　D. 甲状腺髓样癌　　E. 桥本甲状腺炎

▶ **常考点**　往年很少考。

参考答案——详细解答见《2024国家临床执业及助理医师资格考试历年考点精析(上、下册)》

1. ABCDE　　2. ABCDE　　3. ABCDE　　4. ABCDE

第12章 流行性脑脊髓膜炎与流行性乙型脑炎

▶ **考纲要求**

①流行性脑脊髓膜炎：概述及病理变化，病理临床联系。②流行性乙型脑炎：概述及病理变化，病理临床联系。

▶ **复习要点**

一、流行性脑脊髓膜炎

1. 概述及病理变化

流行性脑脊髓膜炎（流脑）是由脑膜炎双球菌引起的脑脊髓膜的急性化脓性炎症。好发于儿童和青少年，表现为发热、头痛、呕吐、皮肤瘀斑（瘀点）和脑膜刺激征。根据病情进展，一般分为三期：

(1) **上呼吸道感染期** 细菌在鼻咽部黏膜繁殖，经2～4天潜伏期后，出现上感症状，主要表现为黏膜充血水肿，少量中性粒细胞浸润。1～2天后，部分患者进入败血症期。

(2) **败血症期** 患者皮肤、黏膜出现瘀点（斑），此处刮片可找到细菌，此期血培养可阳性。

(3) **脑膜炎症期** 此期的特征性病变是脑脊髓膜的化脓性炎症。

①肉眼观 脑脊膜血管高度扩张充血，蛛网膜下腔充满灰黄色脓性渗出物，使脑回、脑沟模糊不清。脓性渗出物主要沿血管分布，可累及大脑凸面矢状窦附近或脑底部视神经交叉及邻近各池（如交叉池、脚间池）。由于炎性渗出物的阻塞，脑脊液循环发生障碍，可引起不同程度的脑室扩张。

②镜下观 蛛网膜血管高度扩张充血，蛛网膜下腔增宽，其中可见大量中性粒细胞、浆细胞及纤维素渗出。脑实质一般不受累。严重病例可累及邻近脑膜的脑实质，称为脑膜脑炎。

2. 病理临床联系

(1) **脑膜刺激征** 表现为颈项强直、屈髋伸膝（Kernig）征阳性。

(2) **颅内压升高症状** 表现为剧烈头痛、喷射性呕吐、视乳头水肿、小儿前囟饱满等。

(3) **脑脊液改变** 表现为压力增高，脓性、细胞数及蛋白质增多，糖量减少，涂片可找到脑膜炎双球菌。

二、流行性乙型脑炎（乙脑）

1. 概述及病理变化

流行性乙型脑炎是由乙型脑炎病毒感染引起的急性传染病，表现为高热、嗜睡、抽搐、昏迷等。乙脑广泛累及脑脊髓实质，引起神经细胞变性、坏死，胶质细胞增生和血管周围炎性细胞浸润。病变以大脑皮质、基底核和视丘最为严重，小脑皮质、丘脑和脑桥次之，脊髓病变最轻，常仅限于颈段脊髓。

(1) **肉眼观** 软脑膜充血水肿，脑回变宽，脑沟窄而浅。切面脑组织充血水肿，脑实质内粟粒大小半透明软化灶，其境界清楚，以顶叶、丘脑等处最明显。

(2) **镜下观** 可出现以下几种基本病变：

①血管改变和炎症反应 脑实质血管高度扩张充血，血管周围间隙增宽，并有淋巴细胞套形成。

②神经细胞变性坏死 表现为神经细胞肿胀，尼氏小体消失，胞质内出现空泡，核偏位。严重者神经细胞可发生核固缩、核溶解。可见卫星现象和噬神经细胞现象。

③**软化灶形成** 病变严重时,神经组织液化性坏死,形成筛状软化灶,对本病的诊断具有特征性意义。
④**胶质细胞增生** 主要是小胶质细胞弥漫性或局灶性增生,形成胶质结节。
(3) **常考概念** 筛状软化灶为其特征性病变。

淋巴细胞套	是指乙脑时,以淋巴细胞为主的炎性细胞围绕血管周围间隙形成的袖套状浸润
卫星现象	乙脑时,变性坏死的神经细胞被增生的少突胶质细胞包绕 若一个神经元被5个或5个以上的少突胶质细胞围绕,称为卫星现象
噬神经细胞现象	是指乙脑时,神经细胞变性坏死,小胶质细胞或血源性巨噬细胞吞噬坏死神经元的现象。注意:小胶质细胞并不是真正的神经胶质细胞,而属于单核巨噬细胞系统
筛状软化灶	是指乙脑时神经组织发生灶性液化性坏死,形成的质地疏松,染色较淡的镂空筛网状病灶

2. 病理临床联系
(1) **昏迷和嗜睡** 常是最早出现的主要症状,为神经元广泛受累所致。
(2) **脑神经麻痹症状** 脑神经核团受损可出现肌张力增强、腱反射亢进、抽搐、痉挛等上运动神经元损害的表现。脑桥和延髓的运动神经元受损,可出现吞咽困难、呼吸困难、循环衰竭等。
(3) **颅内压增高症状** 由于脑内血管扩张充血,血管通透性增高,脑水肿等,可导致颅内压增高,引起剧烈头痛、呕吐等,严重时可致脑疝形成。
(4) **脑膜炎症状** 由于脑膜有轻度炎症反应,故可出现脑膜刺激症状。

3. 流脑和乙脑的鉴别

	流行性脑脊髓膜炎	流行性乙型脑炎
简称	流脑	乙脑
病原体	细菌(脑膜炎双球菌)	病毒(乙型脑炎病毒)
寄生部位	病人和带菌者的鼻咽部	中枢神经系统
传染源	病人、带菌者	病人,中间宿主家畜、家禽
传播途径	呼吸道直接传播(飞沫传播)	通过媒介(蚊)传播
发病季节	冬春季	夏秋季
病变特征	化脓性炎症	变质性炎症
发病	多见于儿童、青少年	多见于10岁以下儿童
病损部位	主要为脑脊髓膜(软膜、蛛网膜) 脑实质一般不受累	主要为脑实质(神经元) 脑膜病变轻微
病理改变	脑脊髓膜血管高度扩张充血 蛛网膜下腔灰黄色脓性渗出物 病变以额顶叶最明显	脑实质血管高度扩张充血 脑回变宽、脑沟变浅,以顶叶及丘脑最明显 可见筛状软化灶(特征性诊断意义)
炎症变性	蛛网膜下腔脓性渗出,炎性细胞浸润 脑脊膜血管充血扩张	神经细胞变性坏死,卫星现象,噬神经细胞现象 血管充血扩张,血管套形成 软化灶形成,胶质细胞增生
临床表现	脑膜刺激征明显(颈项强直、Kernig征阳性) 颅压增高征(头痛、呕吐、视乳头水肿) 脑脊液压力增高、蛋白增多、脓细胞阳性 败血症表现(发热、中毒性休克)	脑膜刺激征不明显(主要为脑实质损害) 神经元损伤症状 脑组织水肿时,颅内压可增高 脑脊液细胞数增多
后遗症	脑积水、颅神经受损、脑梗死	痴呆、语言障碍、肢体瘫痪

第六篇 病理学
第12章 流行性脑脊髓膜炎与流行性乙型脑炎

【例1】流行性乙型脑炎的炎症性质是
　　A. 纤维素性炎　　　　　　　　B. 变质性炎　　　　　　　　C. 化脓性炎
　　D. 肉芽肿性炎　　　　　　　　E. 出血性炎

【例2】流行性乙型脑炎不具有的改变是
　　A. 血管周围淋巴细胞浸润和血管套形成　　B. 筛网状软化灶和脑水肿
　　C. 蛛网膜下腔以中性粒细胞为主的炎性渗出　　D. 胶质结节形成
　　E. 神经细胞变性、坏死，出现噬神经细胞和卫星现象

【例3】流行性乙型脑炎病变最轻微的部位是
　　A. 脑桥　　　　　　　　　　　B. 脊髓　　　　　　　　　　　C. 基底核
　　D. 丘脑　　　　　　　　　　　E. 延髓

【例4】流行性脑脊髓膜炎的主要病变部位在
　　A. 大脑皮质　　　　　　　　　B. 丘脑及基底核　　　　　　　C. 硬脑膜
　　D. 蛛网膜下腔　　　　　　　　E. 脑室内

【例5】男，5岁。发热、头痛、呕吐4天，昏迷半天，于2月10日入院。查体：T39.6℃，P115次/分，R26次/分，BP60/25mmHg。神志不清，皮肤可见出血点，球结膜水肿，心、肺、腹（−），颈抵抗（+），双侧Babinski征（+）。实验室检查：血WBC16.4×10⁹/L，N0.88，L0.12。患者抢救无效于次日死亡。其脑组织病理检查最可能出现的结果是
　　A. 颅底多发性闭塞性动脉内膜炎，引起脑实质损害
　　B. 软脑膜充血、水肿、出血
　　C. 脑沟和脑回可见小的肉芽肿、结节和脓肿，蛛网膜下腔有胶样渗出物
　　D. 病变多发生在灰质、白质交界处，引起脑室扩大、脑积水及蛛网膜炎
　　E. 脑脊膜血管高度扩张充血，蛛网膜下腔充满黄色脓性渗出物

【例6】女，19岁。因发热伴头痛、烦躁2天，于1月28日入院。查体：T39℃，BF130/80mmHg，精神差，神志清楚，全身散在瘀点、瘀斑，颈抵抗阳性，Kernig征及Babinski征均阳性。实验室检查：腰穿脑脊液压力240mmH₂O，外观混浊，白细胞1200×10⁶/L，蛋白质1.5g/L，糖2.5mmol/L，氯化物100mmol/L。该病蛛网膜切片的病理改变不包括
　　A. 血管扩张充血　　　　　　　B. 可见大量中性粒细胞　　　　C. 可见纤维素
　　D. 明显水肿　　　　　　　　　E. 可见大量淋巴细胞和单核细胞

　　A. 阿绍夫细胞　　　　　　　　B. 陷窝细胞　　　　　　　　　C. 类上皮细胞
　　D. 泡沫细胞　　　　　　　　　E. 噬神经细胞现象

【例7】动脉粥样硬化症可见
【例8】乙型脑炎可见
【例9】风湿性心内膜炎可见
【例10】结核病可见

▶ **常考点**　流行性脑膜脊髓炎和流行性乙型脑炎的病理特点。

　　参考答案——详细解答见《2024国家临床执业及助理医师资格考试历年考点精析（上、下册）》

1. ABCDE　　2. ABCDE　　3. ABCDE　　4. ABCDE　　5. ABCDE　　6. ABCDE　　7. ABCDE
8. ABCDE　　9. ABCDE　　10. ABCDE

第13章 传染病与寄生虫病

▶**考纲要求**
①结核病:概述及基本病理变化,原发性肺结核病的病理变化和结局,继发性肺结核病的类型、病理变化和结局,肺外结核病的病理变化。②伤寒:概述及病理变化,病理临床联系。③细菌性痢疾:概述及病理变化,病理临床联系。④血吸虫病:概述及基本病理变化,肝、肠的病理变化及后果。

▶**复习要点**

一、结核病

1. 概述及基本病理变化

(1)概述 结核病是结核分枝杆菌引起的一种慢性特异性炎症。
(2)基本病理变化 结核病的基本病理变化是渗出、增生、坏死,其特征性病变为结核结节。

	机体免疫力	机体变态反应	细菌数量	细菌毒力	病理特征
以渗出为主的病变	低	较强	多	强	浆液性或浆液纤维素性炎
以增生为主的病变	较强	较弱	少	较低	结核结节(具有诊断价值)
以坏死为主的病变	低	强	多	强	干酪样坏死(有一定诊断意义)

(3)结核结节 对结核病具有诊断价值。
①结核结节的组成　结核结节由上皮样细胞、朗汉斯巨细胞、淋巴细胞、少量反应性增生的成纤维细胞构成。典型结核结节中央有干酪样坏死。
②朗汉斯巨细胞　来源于骨髓中的单核细胞进入外周血发育成为巨噬细胞,吞噬能力增强,吞噬结核分枝杆菌后体积增大,逐渐转变为上皮样细胞。上皮样细胞的活性增强,有利于吞噬和杀灭结核分枝杆菌。多数上皮样细胞相互融合,形成朗汉斯巨细胞。朗汉斯巨细胞是一种多核巨细胞,直径可达300μm,胞质丰富,核的数目由十几个到几十个不等。核排列在胞质周围呈花环状、马蹄形或密集于胞体的一端。
③干酪样坏死　坏死灶中含一定量的结核分枝杆菌,可成为恶化进展的原因。

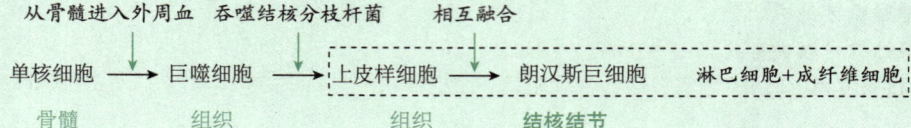

【例1】结核结节中最具有诊断意义的细胞成分是
　　A. 朗汉斯巨细胞和淋巴细胞　　B. 朗汉斯巨细胞和上皮样细胞　　C. 淋巴细胞和上皮样细胞
　　D. 上皮样细胞和异物巨细胞　　E. 异物巨细胞和成纤维细胞

2. 原发性肺结核病的病理变化和结局

原发性肺结核病是指第一次感染结核分枝杆菌所引起的肺结核病,多见于儿童。
(1)病理变化 原发性肺结核病的病理特征是原发综合征的形成。

①**原发综合征** 是原发性肺结核病的病理特征。原发性肺结核病时,肺的原发病灶、淋巴管炎、肺门淋巴结结核称为原发综合征。X线呈哑铃状阴影。

②**Ghon灶** 原发性肺结核病时,最初在通气较好的上叶下部或下叶上部近胸膜处形成的1~1.5cm大小的灰白色炎性实质性病灶,称为原发病灶(Ghon灶)。绝大多数病灶中央有干酪样坏死。

(2)**结局** 原发综合征的转归有三:

①**自然痊愈** 95%病例由于细胞免疫的建立,不再发展,病灶进行性纤维化、钙化,而自行痊愈。

②**形成支气管淋巴结结核** 有时肺门淋巴结病变继续发展,形成支气管淋巴结结核。

③**扩散** 结核分枝杆菌可通过淋巴道、血道、支气管播散。少数营养不良者病灶扩大、干酪样坏死、形成空洞,有的甚至肺内播散形成粟粒性肺结核病、全身播散形成全身性粟粒性结核病。

【例2】原发性肺结核病和继发性肺结核病均可见的病理类型是
　　A. 粟粒性肺结核　　　　　　　B. 浸润型肺结核　　　　　　C. 结核球
　　D. 局灶型肺结核　　　　　　　E. 慢性纤维空洞型肺结核

【例3】提示原发型肺结核病变恶化的病理转归是
　　A. 结核性胸膜炎　　　　　　　B. 原发病灶扩大,产生空洞　　C. 支气管淋巴结肿大
　　D. 支气管淋巴结周围炎　　　　E. 急性粟粒性肺结核

3. 继发性肺结核病的类型、病理变化和结局

继发性肺结核病是指再次感染结核分枝杆菌所引起的肺结核病,多见于成人。

(1)**病理特点** 继发性肺结核病的特点可归纳为32个字:"肺尖开始,病程迁延。自上而下,气道蔓延。时好时坏,波浪前进。上重下轻,上旧下新"。

(2)**局灶型肺结核** 是继发性肺结核病的早期病变。病灶常位于肺尖下2~4cm处,直径0.5~1cm。病灶境界清楚,有纤维包裹。镜下病变以增生为主,中央为干酪样坏死。病人常无症状,属非活动性结核病。

(3)**浸润型肺结核** 是临床最常见的活动性、继发性肺结核。多由局灶型肺结核发展而来。病变以渗出为主,中央有干酪样坏死,病灶周围有炎症包绕。如病变继续发展,干酪样坏死扩大,局部可形成急性空洞,急性空洞一般容易愈合;但若经久不愈,则可发展为慢性纤维空洞型肺结核。

(4)**慢性纤维空洞型肺结核**

①肺内可有一个或多个厚壁空洞。多位于肺上叶。空洞分三层:内层为干酪样坏死物质,含大量结核分枝杆菌;中层为结核性肉芽组织;外层为纤维结缔组织。

②同侧或对侧肺组织可见新旧不一、大小不等、病变类型不同的病灶。

③后期肺组织严重破坏,广泛纤维化,胸膜增厚并与胸壁粘连,可严重影响肺功能。

④病变空洞与支气管相通,成为结核病的传染源,故此型又有开放性肺结核之称。

(5)**干酪性肺炎** 可由浸润型肺结核、急慢性空洞型肺结核播散而来。

(6)**结核球** 又称结核瘤,是直径2~5cm,有纤维包裹的孤立的境界分明的干酪样坏死灶。常单个存在,位于肺上叶。X线片上有时很难与周围型肺癌相鉴别。结核球可能来自:①浸润型肺结核的干酪样坏死灶纤维包裹;②结核空洞引起支气管阻塞,空洞由干酪样坏死物填充;③多个结核病灶融合。

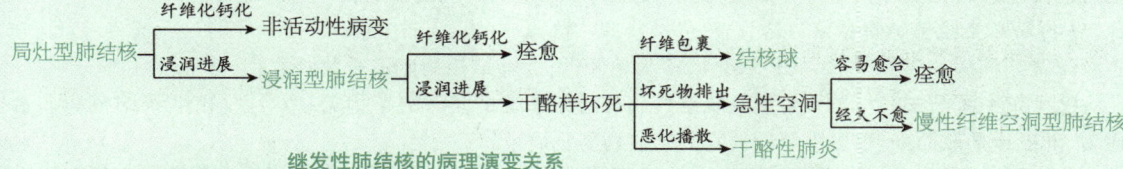

继发性肺结核的病理演变关系

(7)**结核性胸膜炎** 结核性胸膜炎分干性和湿性两种。①干性胸膜炎又称增殖性结核性胸膜炎,是由肺膜下结核病灶直接蔓延到胸膜所致,常见于肺尖,病变局限,以增生为主,一般通过纤维化愈合。②湿性

胸膜炎又称渗出性结核性胸膜炎,病变为浆液纤维素性炎,渗出多,不易吸收,可因机化而致胸膜增厚粘连。

(8)原发性肺结核病与继发性肺结核病的鉴别

	原发性肺结核病	继发性肺结核病
定义	指第一次感染结核分枝杆菌所引起的肺结核	指再次感染结核分枝杆菌所引起的肺结核
好发年龄	儿童	成人
免疫力	开始时对结核分枝杆菌无免疫力,病程中产生	有免疫力
好发部位	原发病灶→淋巴管炎→肺门淋巴结结核	病变多样,新旧病灶并存,较局限
起始部位	肺上叶下部、下叶上部近胸膜处	肺尖部
起病情况	隐匿	缓慢,干酪型可急性发病
病程长短	病程短,95%自愈	病程长,波动性,需治疗
临床表现	轻微且短暂,类似上呼吸道感染	迁延,全身毒性症状、咳嗽、咯血等
并发症	无	干酪性坏死、空洞形成
播散途径	淋巴道、血道	支气管
预后	95%自愈,可肺内播散为粟粒性肺结核 少数血行播散为全身粟粒性结核病	可有多种表现

注意:①继发性肺结核病的好发部位——肺尖部(9版《病理学》P342)。
②继发性肺结核病的好发部位——肺上叶尖后段、下叶背段和后基底段(9版《内科学》P65)。

4. 肺外结核病的病理变化

(1)**肠结核病** 分原发性和继发性两型。原发性肠结核很少见,常发生于小儿,一般由饮用带有结核分枝杆菌的牛奶或乳制品而感染。绝大多数肠结核继发于活动性空洞型肺结核,多因反复咽下含结核分枝杆菌的痰液引起。肠结核病好发于回盲部(约85%)。根据其病变特点,临床分为两型:

①溃疡型 多见。结核分枝杆菌侵入肠壁淋巴组织,形成结核结节,以后结节逐渐融合并发生干酪样坏死,破溃后形成溃疡。肠壁淋巴管环肠管走行,病变沿淋巴管扩散,因此典型的肠结核溃疡多呈环形,其长轴与肠腔长轴垂直。溃疡愈合后由于瘢痕形成和纤维收缩,可致肠腔狭窄。

②增生型 少见。以肠壁大量结核性肉芽组织形成和纤维增生为特征。肠壁高度肥厚、肠腔狭窄。黏膜面可有浅溃疡或息肉形成。临床上表现为慢性不完全低位肠梗阻。

(2)**结核性腹膜炎** 儿童多见。感染途径以腹腔内结核灶直接蔓延为主,溃疡型肠结核是最常见的原发病灶,其次为肠系膜淋巴结结核、结核性输卵管炎。由腹膜外结核灶经血道播散至腹膜者少见。

(3)**结核性脑膜炎** 儿童多见,成人较少。主要为结核分枝杆菌经血道播散所致。①在儿童,多是肺原发综合征血道播散的结果。②在成人,除肺结核病外,骨关节结核、泌尿生殖系统结核病是血道播散的根源。③部分病例也可由脑实质内的结核球溃破所致。病理改变病变以脑底部最明显。在脑桥、脚间池、视神经交叉、大脑外侧裂等处的蛛网膜下腔内,有大量灰黄色混浊的胶冻样渗出物积聚。

(4)**泌尿生殖系统结核病**
①肾结核病 多见于20~40岁男性,多为单侧性,为肺结核病血道播散所致。
②生殖系统结核病 男性生殖系统结核病与泌尿系统结核病密切相关。女性生殖系统结核病多由血道、淋巴道播散而来,也可由邻近器官的结核病蔓延而来。

(5)**骨与关节结核病** 骨与关节结核多见于儿童和青少年,多由血道播散所致。骨结核多侵犯脊椎骨、指骨、长骨骨骺。关节结核以髋、膝、踝、肘关节多见。

【例4】女,4岁。发热、呕吐1周,双眼呆滞1天。查体:消瘦明显,颈项强直。经治疗无效死亡,尸体解剖见脑膜血管扩张淤血,脑底蛛网膜下腔见灰白色胶样渗出物聚集,以脑桥、脚间池、视神经交叉处最明显,并见灰白色粟粒大小结节弥漫分布。镜下见渗出物中有淋巴细胞、单核细胞、纤维素及肉芽肿。最可能的诊断是

A. 流行性乙型脑炎　　　B. 化脓性脑脊髓膜炎　　　C. 真菌性脑膜炎
D. 结核性脑膜炎　　　　E. 多发性脑脓肿

A. 直肠息肉形成　　　　B. 脾脏白色锥形病灶　　　C. 回盲部肠腔狭窄
D. 胃壁溃疡形成　　　　E. 肝脏体积增大

【例5】肺外结核病最常引起的形态改变是
【例6】慢性肺淤血可引起的脏器改变是

二、伤寒

1. 概述

伤寒是由伤寒杆菌引起的急性传染病,病理特征是全身单核巨噬细胞系统增生,以回肠末端淋巴组织的病变最为突出。临床表现为持续高热、相对缓脉、脾大、皮肤玫瑰疹及中性粒细胞、嗜酸性粒细胞减少。伤寒杆菌可在胆囊内大量繁殖,成为慢性带菌者或终生带菌者。

2. 肠道病理变化

(1)**伤寒的特征性病理变化**　伤寒引起的炎症是以巨噬细胞增生为特征的急性增生性炎。增生活跃时,巨噬细胞胞质中吞噬有伤寒杆菌、红细胞和细胞碎片,这种巨噬细胞称为伤寒细胞。伤寒细胞常聚集成团,形成小结节,称为伤寒肉芽肿或伤寒小结,是伤寒的特征性病变,具有病理诊断价值。

(2)**伤寒肠道病理变化**　伤寒肠道病变以回肠下段集合和孤立淋巴小结的病变最为常见且最明显。

	起病时间	病理变化	典型表现
髓样肿胀期	第1周	回肠下段淋巴组织略肿胀,隆起于黏膜表面,色灰红,质软	集合淋巴小结病变
坏死期	第2周	病灶局部肠黏膜坏死	—
溃疡期	第3周	坏死肠黏膜脱落后形成溃疡;集合淋巴小结发生的溃疡长轴与肠管长轴平行;孤立淋巴小结处的溃疡小而圆	特征性溃疡并发穿孔、出血
愈合期	第4周	肉芽组织增生填平溃疡,溃疡边缘上皮再生覆盖	—

(3)**一些常考溃疡的特征**

疾病	好发部位	典型溃疡的特征
肠伤寒	回肠下段	圆形或椭圆形溃疡,溃疡长轴与肠管长轴平行
肠结核	回盲部	溃疡呈横带状(半环形),溃疡长轴与肠管长轴垂直
急性细菌性痢疾	乙状结肠、直肠	地图状溃疡,或称"大小不等、形状不一的浅溃疡"
肠阿米巴病	盲肠、升结肠	口小底大的烧瓶状溃疡
肠血吸虫病	直肠、乙状结肠、降结肠	大小不等的溃疡,无特殊形态
克罗恩病	回肠末端	节段性纵行裂隙状溃疡
溃疡性结肠炎	大肠各段	连续性弥漫性,位于黏膜、黏膜下层的表浅性溃疡
胃癌	胃窦小弯	火山口状溃疡

【例7】肠伤寒坏死灶的主要部位是
　　　A. 黏膜下层　　　　　　B. 皱襞内　　　　　　C. 淋巴组织内

D. 黏膜层　　　　　　　　E. 毛细血管内

3. 病理临床联系

（1）**发热**　伤寒是伤寒杆菌引起的急性增生性炎症，故患者可有发热。

（2）**肝脾肿大**　全身单核巨噬细胞系统增生，可导致肝脾肿大。

（3）**肠道溃疡**　回肠末端淋巴组织病变最为明显，肠道溃疡可导致肠出血而发生失血性休克；肠穿孔可引起弥漫性腹膜炎。

（4）**其他**　肝脾、肠系膜淋巴结肿大，肝脾、肠系膜淋巴结和骨髓巨噬细胞明显增生，形成伤寒小结。胆囊病理变化较轻，但可向肠道排放伤寒杆菌，成为传染源。心肌可有广泛变性。皮肤可出现玫瑰疹。

三、细菌性痢疾

1. 概述

细菌性痢疾简称菌痢，是由痢疾杆菌引起的一种假膜性肠炎。病变多局限于结肠，尤其是乙状结肠和直肠。

2. 病理变化

（1）**病原菌**

菌群	产生毒素	细菌毒力	临床常见类型
福氏痢疾杆菌	内毒素	较低	急性菌痢、慢性菌痢、中毒性菌痢
宋内痢疾杆菌	内毒素	较低	急性菌痢、中毒性菌痢
鲍氏痢疾杆菌	内毒素	较强	急性菌痢多见
志贺痢疾杆菌	内毒素+外毒素	强	急性菌痢多见

（2）**病理变化**　菌痢的病理变化主要发生于大肠，尤以乙状结肠和直肠为重。

①**急性细菌性痢疾**　肠道病变早期表现为急性卡他性炎，随后出现假膜性炎和溃疡。假膜性炎是特殊的纤维素性炎，为急性菌痢的特征性病变。

②**慢性细菌性痢疾**　菌痢病程超过2个月称为慢性菌痢，多由急性菌痢转变而来。

③**中毒性细菌性痢疾**　肠道病变一般为卡他性炎，有时肠壁集合和孤立淋巴滤泡增生肿大。

	急性细菌性痢疾	慢性细菌性痢疾	中毒性细菌性痢疾
致病菌	福氏、宋内、鲍氏、志贺痢疾杆菌	福氏痢疾杆菌	福氏、宋内痢疾杆菌
起病急缓	起病较急	起病缓慢，病程超过2个月	起病急骤
临床特点	不洁饮食史，起病较急 阵发性腹痛腹泻，里急后重	多由急性转变而来，症状随肠道病变而定。肠道病变此起彼伏，新旧溃疡交替，肠息肉	起病急 全身中毒症状重 肠道病变和症状轻
预后	病程1~2周 多数痊愈，少数转为慢性	病程可长达数月至数年 可痊愈，少数转为慢性带菌者	起病数小时即出现中毒性休克、呼衰而死亡

【例8】女，30岁。腹痛、腹泻伴里急后重3天。最初为稀便，2天后为黏液脓血便，偶见片状灰白色膜状物排出。此病变最可能的炎症类型是

　　A. 纤维素性炎　　　　　　B. 变质性炎　　　　　　　C. 浆液性炎

　　D. 出血性炎　　　　　　　E. 化脓性炎（2014、2022）

3. 病理临床联系

（1）**毒血症**　患者可有发热、头痛、乏力、食欲不振、外周血白细胞增多。

(2) **腹痛腹泻** 与炎性渗出及病变肠管蠕动增加有关。
(3) **里急后重和排便次数增多** 与直肠壁受炎症刺激有关。
(4) **中毒性休克** 好发于2~7岁儿童,表现为严重的毒血症,多由福氏或宋内痢疾杆菌引起。

四、血吸虫病

1. 概述

血吸虫病是由血吸虫寄生于人体引起的一种寄生虫病。日本血吸虫的生活史可分虫卵、毛蚴、胞蚴、尾蚴、童虫及成虫等阶段。

```
  ┌──→ 寄生在人门静脉-肠系膜静脉系统内 ──→ 虫卵 ──→ 毛蚴 ──→ 宿主钉螺 ──→ 母胞蚴
 成虫                                                                        ↓
  └── 肠系膜静脉 ←── 体循环 ←── 血管 ←── 童虫 ←── 离开钉螺入水 ←── 尾蚴 ←── 子胞蚴
                                  血吸虫生活史
```

2. 基本病理变化

血吸虫发育各阶段均可对宿主造成损害,但以虫卵引起的病变最为严重,对机体危害最大。

(1) **尾蚴引起的损害** 尾蚴侵入皮肤后,主要引起尾蚴性皮炎,表现为真皮充血、出血、水肿,初期为中性粒细胞、嗜酸性粒细胞浸润,后期浸润细胞以单核细胞为主。发病主要与Ⅰ型和Ⅳ型变态反应有关。

(2) **童虫引起的损害** 童虫在体内移行可引起血管炎和血管周围炎,以肺组织损伤最明显。

(3) **成虫引起的损害** 对机体的损害较轻。死亡虫体周围大量嗜酸性粒细胞浸润,形成嗜酸性脓肿。

(4) **虫卵引起的损害** 虫卵沉着所引起的损害是最主要的病变,其基本病理变化为虫卵结节。

急性虫卵结节	慢性虫卵结节
①结节中心部位有多少不等的虫卵	①放射状物质没有以前多
②虫卵表面有放射状嗜酸性棒状体(Hoeppli现象)	②出现冠状带
③周围有大量嗜酸性粒细胞浸润	③外周有肉芽组织
④嗜酸性脓肿(状似脓肿而非脓肿),实际上为嗜酸性粒细胞的堆积	④假结核结节,大量类上皮细胞、少量异物巨细胞,钙化等

3. 肝、肠病理变化及后果

(1) **肝脏病变及后果** 虫卵沉积于汇管区,大量纤维组织增生和虫卵压迫导致窦前性门静脉高压。

(2) **肠道病变及后果** 病变常累及全部结肠,以直肠、乙状结肠、降结肠最为显著。

①**急性期** 虫卵沉积于结肠黏膜及黏膜下层,形成急性虫卵结节。

②**慢性期** 虫卵反复沉着,肠黏膜反复发生溃疡和肠壁纤维化,导致肠壁增厚变硬、肠腔狭窄、肠梗阻。

【例9】男,45岁,湖北渔民。经常腹痛、腹泻,体力逐渐下降半年。当地有类似患者。查体:体温正常,慢性病容,腹膨隆,脾肋下2cm,移动性浊音(+)。血常规:Hb90g/L,WBC2.5×10⁹/L,N0.6。该患者所患疾病的病理特点是

  A. 干酪样坏死   B. 肝内门静脉周围纤维化   C. 肝静脉血栓形成
  D. 门静脉血栓形成   E. 肝细胞坏死及假小叶形成

▶ **常考点** 结核结节;原发性和继发性肺结核病;伤寒和菌痢的基本病理变化;血吸虫虫卵结节。

参考答案——详细解答见《2024国家临床执业及助理医师资格考试历年考点精析(上、下册)》

1. ABCDE   2. ABCDE   3. ABCDE   4. ABCDE   5. ABCDE   6. ABCDE   7. ABCDE
8. ABCDE   9. ABCDE

第 14 章　艾滋病与性传播疾病

▶ **考纲要求**
　　①艾滋病:概述及病理变化。②淋病:概述及病理变化。③尖锐湿疣:概述及病理变化。④梅毒:概述及病理变化。

▶ **复习要点**

一、艾滋病

1. 概述
　　获得性免疫缺陷综合征(AIDS)即艾滋病,是由人类免疫缺陷病毒(HIV)感染引起的以全身性严重免疫缺陷为特征的致命性传染病。HIV 属于反转录病毒,为单链 RNA 病毒,分为 HIV-1 和 HIV-2 两个亚型。

2. 发病机制
　　(1)**HIV 感染 CD4⁺T 细胞**　CD4 是 HIV 的主要受体。当 HIV 进入人体后,病毒包膜上的 gp120 与 CD4⁺T 细胞膜上的 CD4 受体结合,在共受体作用下进入细胞内。然后进行逆转录、复制,与宿主基因组整合。整合后的环状病毒 DNA 称为前病毒。经过数月或数年的临床潜伏期,前病毒可被某些因子激活而开始不断复制,在细胞膜上装配成新病毒,并以芽生方式释放入血,释出后的病毒再侵犯其他靶细胞。病毒复制的同时可直接导致受感染的 CD4⁺T 细胞破坏、溶解。CD4⁺T 细胞在免疫应答中起核心作用。CD4⁺T 细胞在 HIV 直接和间接作用下,大量破坏、功能受损,导致细胞免疫缺陷。由于其他免疫细胞均不同程度受损,因而促进并发各种严重的机会性感染和肿瘤。
　　(2)**HIV 感染组织中的单核巨噬细胞**　存在于脑、淋巴结和肺等器官组织中的单核巨噬细胞可有 10%~50% 被感染。病毒可在巨噬细胞内大量复制,储存于胞质内,成为 HIV 的储存场所,并在病毒扩散中起重要作用,可携带病毒通过血脑屏障,从而引起中枢神经系统感染。
　　(3)**HIV 感染淋巴结生发中心的滤泡树突状细胞**　成为 HIV 的储备池。
　　HIV 感染可导致机体严重免疫缺陷,是 AIDS 发病的中心环节,从感染病毒至出现症状约需 5 年。

【例1】HIV 感染细胞时,主要的入侵门户是
　　A. CD3　　　　　　B. CD4　　　　　　C. CD8
　　D. CD20　　　　　 E. CD56

【例2】获得性免疫缺陷综合征患者主要受损的靶细胞是
　　A. CD4⁺T 细胞　　　B. CD8⁺T 细胞　　　C. B1 细胞
　　D. B2 细胞　　　　 E. NK 细胞

【例3】HIV 主要感染的细胞不包括
　　A. CD4⁺T 淋巴细胞　B. 单核巨噬细胞　　C. 库普弗细胞
　　D. B 淋巴细胞　　　E. 小神经胶质细胞

3. 病理变化
　　(1)淋巴组织的变化
　　①早期　淋巴结肿大,淋巴滤泡明显增生,生发中心活跃,髓质内出现较多浆细胞。电镜下可见 HIV

颗粒位于生发中心内,主要集中于滤泡树突状细胞,也可出现于巨噬细胞及 $CD4^+T$ 细胞内。

②中期 滤泡外层淋巴细胞越来越少,小血管增生,生发中心被零落分割;副皮质区 $CD4^+T$ 细胞进行性减少,代之以浆细胞浸润。

③晚期 淋巴结一片荒芜,淋巴细胞几乎消失殆尽,仅残留少许巨噬细胞和浆细胞。

④其他 脾、胸腺也表现为淋巴细胞减少。

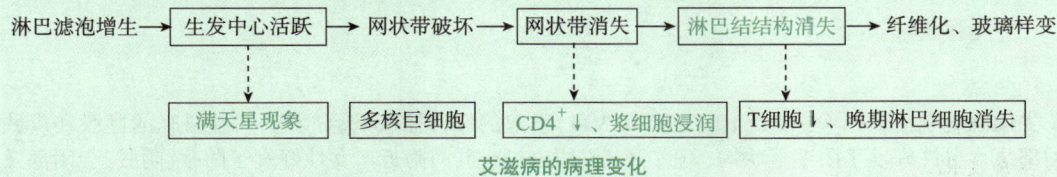

艾滋病的病理变化

注意: ①类风湿关节炎发病中起主要作用的细胞是 $CD4^+T$ 细胞。
②AIDS 病人晚期外周血细胞减少最显著的是 $CD4^+T$ 细胞。
③参与结核免疫反应和变态反应的主要细胞是 $CD4^+T$ 细胞。

(2)继发性感染 多发机会性感染可累及各器官,但以中枢神经系统、肺、消化道受累最常见。

肺孢子虫感染	最常见,70%~80%患者可经历一次或多次肺孢子虫感染,约50%死于此感染,有诊断参考价值
结核杆菌感染	因严重免疫缺陷,肺结核很少出现典型肉芽肿病变,但结核分枝杆菌甚多
弓形虫、真菌感染	70%病例有中枢神经系统弓形虫或新型隐球菌感染,导致脑炎、脑膜炎
病毒感染	巨细胞病毒、乳头瘤空泡病毒感染,导致进行性多灶性白质脑病
HIV 直接感染	引起脑膜炎、亚急性脑病、痴呆

(3)恶性肿瘤 最常见为 Kaposi 肉瘤(占30%),其他常见伴发肿瘤为淋巴瘤。

【例4】 艾滋病患者肺部最常见的机会性感染的病原体是
 A. 肺孢子菌 B. 念珠菌 C. 弓形虫
 D. 衣原体 E. 隐球菌

【例5】 很少引起 AIDS 患者机会性感染的病原体是
 A. 巨细胞病毒 B. 卡氏肺孢子菌 C. EB 病毒
 D. 弓形虫 E. 新型隐球菌

【例6】 艾滋病晚期的淋巴结病理改变是
 A. 淋巴滤泡增生 B. 淋巴细胞明显减少 C. 大片坏死
 D. 肉芽肿形成 E. 大量浆细胞浸润(2023)

【例7】 AIDS 患者晚期淋巴结的病理变化特点是
 A. 淋巴滤泡增生 B. 副皮质区增生 C. 窦组织细胞增生
 D. 淋巴细胞消失殆尽 E. 副皮质区变窄(2010)

二、淋病

1. 概述

淋病是由淋球菌引起的急性化脓性炎,是最常见的性传播疾病。本病主要通过直接接触传染,成人淋病几乎全部通过性交而传染;儿童可通过接触患者用过的衣物等而传染。

2. 病理变化

淋球菌主要侵犯泌尿生殖系统,对柱状上皮和移行上皮有特别亲和力。

男性的病变从前尿道开始,可逆行蔓延到后尿道,波及前列腺、精囊和附睾。
女性的病变主要累及外阴和阴道腺体、子宫颈内膜、输卵管及尿道。

【例8】我国女性中居首位的性传播疾病是
　　A. 淋病　　　　　　　　　B. 尖锐湿疣　　　　　　　　C. 生殖器疱疹
　　D. 梅毒　　　　　　　　　E. 艾滋病

三、尖锐湿疣

1. 概述
　　尖锐湿疣是由HPV(主要是HPV6和HPV11)引起的性传播疾病,好发于潮湿温暖的黏膜和皮肤交界的部位。男性好发于阴茎冠状沟、龟头、系带、尿道口或肛门附近。女性好发于阴蒂、阴唇、会阴部及肛周。尖锐湿疣主要通过性接触而传播,但也可通过非性接触的间接感染而致病。

2. 病理变化
　　(1) **肉眼观**　初期为小而尖的突起,呈疣状颗粒。晚期可呈结节、菜花状。部分可为斑块或丘疹。
　　(2) **镜下观**　表皮角质层轻度增厚,几乎全为角化不全细胞,棘层肥厚,有乳头瘤样增生,表皮钉突增粗延长。表皮浅层发现凹空细胞有助于诊断。凹空细胞较正常细胞大,胞质空泡状,核大,不规则,染色深,核周空泡状,单核或多核,核居中,胞质透明。真皮层可见毛细血管及淋巴管扩张,大量慢性炎症细胞浸润。

【例9】光镜下发现下列哪种细胞对尖锐湿疣的诊断价值最大?
　　A. 基底细胞　　　　　　　B. 凹空细胞　　　　　　　　C. 镜影细胞
　　D. 泡沫细胞　　　　　　　E. 毛玻璃样细胞

四、梅毒

1. 概述
　　梅毒是由梅毒螺旋体引起的传染病。梅毒螺旋体又称苍白螺旋体,体长6~15μm,宽0.1~0.2μm,有8~14个致密而规则的螺旋。暗视野显微镜下可见其运动,Fontana镀银染色呈棕褐色。该螺旋体在体外活力低,不易生存,对理化因素抵抗力极弱,对四环素、青霉素、汞、砷、铋剂敏感。

2. 传播途径
　　(1) **传染源**　梅毒患者是唯一传染源。早期梅毒患者,即一、二期梅毒患者的皮肤、黏膜活动性病变中有大量梅毒螺旋体,具有高度的传染性。病原体常在直接接触破损的皮肤或黏膜时进入机体。
　　(2) **传播途径**
　　①后天性梅毒　95%以上通过性交传播,少数可因输血、接吻、医务人员不慎受染等直接接触传播。
　　②先天性梅毒　是由患病母亲经胎盘传给胎儿(母婴传播)所引起的。

梅毒	患者为唯一传染源	AIDS	患者+HIV感染者
伤寒	患者+带菌者	急性细菌性痢疾	患者+带菌者
肺结核	空洞型肺结核患者		

3. 病理变化
　　(1) **闭塞性动脉内膜炎和小血管周围炎**　闭塞性动脉内膜炎是指小动脉内皮细胞及纤维细胞增生,使管壁增厚,血管腔狭窄闭塞。小动脉周围炎是指围管性单核细胞、淋巴细胞和浆细胞浸润。浆细胞恒定出现是本病的病变特点之一。血管炎病变见于各期梅毒。
　　(2) **树胶样肿(梅毒瘤)**　仅见于三期梅毒,为梅毒的特征性病变,可发生在任何器官,以皮肤、黏膜、肝、骨和睾丸常见。镜下结构与结核结节相似,中央为凝固性坏死,形态类似干酪样坏死,唯坏死不如干酪样坏死彻底,弹力纤维尚保存。弹力纤维染色可见组织内原有血管壁轮廓。

第六篇　病理学
第14章　艾滋病与性传播疾病

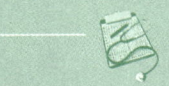

注意：①树胶样肿——类似干酪坏死；绝少钙化；坏死灶周围含大量淋巴细胞、浆细胞；类上皮细胞和朗汉斯巨细胞很少；必有闭塞性小动脉内膜炎和动脉周围炎。
②结核结节——干酪坏死；可有钙化；含大量淋巴细胞、上皮样细胞和朗汉斯巨细胞。

(3) **后天性梅毒**　分为一、二、三期。一、二期梅毒称为早期梅毒，有传染性。三期梅毒又称为晚期梅毒，因常累及内脏，故又称为内脏梅毒。

	第一期梅毒	第二期梅毒	第三期梅毒
分期	早期梅毒	早期梅毒	晚期梅毒
传染性	有传染性	传染性最大	无传染性
时间	梅毒螺旋体侵入人体后3周左右	下疳发生后7~8周	感染后4~5年
临床表现	会阴部硬性下疳 局部淋巴结肿大	皮肤黏膜广泛梅毒疹 全身非特异性淋巴结肿大	病变累及内脏（心血管、中枢神经系统等）
病理变化	闭塞性小动脉炎、动脉周围炎	典型的血管周围炎改变	树胶样肿形成(特征性)

三期梅毒可累及内脏：
①心血管　主要侵犯主动脉，可引起梅毒性主动脉炎、主动脉瓣关闭不全及主动脉瘤等。梅毒性主动脉瘤破裂是患者猝死的主要原因。
②中枢神经系统　主要累及中枢神经和脑脊髓膜，可导致麻痹性痴呆和脊髓痨。
③肝脏　主要形成树胶样肿。
④骨关节损害　鼻骨破坏形成马鞍鼻，长骨、肩胛骨与颅骨也常受累。

【例10】梅毒树胶样肿与结核性肉芽肿的主要区别在于前者
　A. 易见朗汉斯巨细胞　　　B. 见大量中性粒细胞　　　C. 见干酪样坏死
　D. 见大量浆细胞　　　　　E. 见大量上皮样细胞

【例11】下述哪项关于梅毒的叙述是正确的？
　A. 均为性传播　　　　　　B. 树胶样肿内可见大量类上皮细胞
　C. 树胶样肿和血管炎是基本病变　D. 可导致主动脉瓣狭窄　　E. 骨骼不受累

【例12】一期梅毒的特征病变是
　A. 树胶样肿　　　　　　　B. 硬下疳　　　　　　　C. 软下疳
　D. 梅毒疹　　　　　　　　E. 闭塞性动脉内膜炎

▶ **常考点**　重点内容，需全面掌握。

　　参考答案——详细解答见《2024 国家临床执业及助理医师资格考试历年考点精析(上、下册)》

1. ABCDE　　2. ABCDE　　3. ABCDE　　4. ABCDE　　5. ABCDE　　6. ABCDE　　7. ABCDE
8. ABCDE　　9. ABCDE　　10. ABCDE　　11. ABCDE　　12. ABCDE

第七篇　病理生理学

第1章　疾病概论

▶考纲要求

①病因学：病因，条件。②发病学：一般规律。③疾病的转归：死亡。

▶复习要点

一、病因学

1. 病因

病因是指引起疾病必不可少的、赋予疾病特征或决定疾病特异性的致病因素。根据来源，可将病因分为外源性和内源性两大类。

(1) 外源性病因

①生物因素　主要包括病原微生物和寄生虫。这类病因引起感染性疾病，其致病性取决于病原体侵入的数量、毒性及侵袭力，亦与机体本身的防御及抵抗力有关。生物致病因素的作用特点如下：

A. 病原体有特定的入侵门户和定位。

B. 病原体必须与被侵个体相互作用才能引起疾病。

C. 病原体作用于机体后常可引起免疫反应，而致病微生物的自身变异可产生抗药性。

②理化因素　主要包括高温或寒冷、高压或突然减压、电流、辐射、机械力、噪声、强酸、强碱、毒物等，其致病性主要取决于理化因素本身的作用强度、部位及持续时间。

A. 物理因素的致病特点　大多数物理性致病因素只引发疾病但不影响疾病的发展；除紫外线和电离辐射外，一般潜伏期较短或无潜伏期；对组织损伤无明显选择性；致病作用与机体的反应性关系不大。

B. 化学因素的致病特点　多数化学因素对组织、器官的损伤有一定选择性，如 CCl_4 主要引起肝细胞中毒、汞主要损伤肾脏等；在疾病发生发展中都起作用，可被体液稀释、中和或被机体解毒；其致病作用除与毒物本身的性质、剂量有关外，还与其作用部位和整体的功能状态有关；除慢性中毒外，化学因素致病的潜伏期一般较短。

③环境生态因素　自然资源的过度开发，"三废"处理不善而造成的生态平衡破坏，大气、水和土壤的污染，已成为危害人类健康、导致疾病发生的重要因素。

④营养因素　各种营养素(如糖、脂肪、蛋白质、维生素、无机盐等)、某些微量元素(如氟、硒、锌、碘)以及纤维素是维持生命活动必需的物质，摄入不足或过多时都可引起疾病。

⑤社会-心理因素　包括长期的紧张工作，不良的人际关系，恐惧、焦急、悲伤、愤怒等情绪反应，以及自然灾害、生活事件的突然打击等因素。

(2) 内源性病因　包括遗传因素、先天因素和免疫因素。

①遗传因素　是指染色体畸变和基因变异引起的疾病。染色体畸变包括数目畸变和结构畸变两类，其中常染色体畸变通常可导致先天性智力低下，生长发育迟缓，伴五官、四肢、反纹、内脏等多发畸形。性染色体畸变表现为性征发育不全，有时伴智力低下等。基因变异包括基因点突变、缺失、插入或倒位等突变类型，这些异常通过改变DNA碱基顺序或碱基类型，致使蛋白质结构、功能发生变化而致病。

②先天因素　指那些损害胎儿发育的因素，而由先天因素引起的疾病被称为先天性疾病。例如，先天性心脏病与妇女怀孕早期患风疹、荨麻疹或其他病毒感染性疾病有关，通常婴儿出生时就已患病。

③免疫因素　免疫反应过强、免疫缺陷、自身免疫反应等免疫因素均可对机体造成影响。例如，机体对破伤风抗毒素、青霉素等过敏可导致过敏性休克；某些花粉或食物可引起支气管哮喘、荨麻疹等变态反应性疾病。当机体对自身抗原发生免疫反应时，可导致自身组织损伤或自身免疫病，如系统性红斑狼疮。

2. 疾病发生的条件

（1）概念　疾病发生的条件是指能促进或减缓疾病发生的某种机体状态或自然环境。条件本身不引起疾病，但可影响病因对机体的作用。例如，结核分枝杆菌是引起结核病的病因，但在生活条件和生活习惯良好、营养充足的人群，一定量的结核分枝杆菌侵入可不引起结核病。然而，在营养不良、居住条件恶劣、过度疲劳等条件下，由于机体抵抗力减弱，即使少量结核分枝杆菌进入机体便可引起结核病。

（2）诱因　是指能加强病因的作用而促进疾病发生发展的因素。有些疾病的发生有明显诱因，如肝硬化患者因食管静脉曲张破裂而发生上消化道大出血时，可致血氨突然增高而诱发肝性脑病。

（3）危险因素　是指促进特定疾病发生发展的因素。危险因素可能是疾病的致病因素或条件，也可能是该疾病的一个环节。例如，在分析动脉粥样硬化的病因时，常把肥胖、吸烟、运动过少、应激、糖尿病、高血压等称为危险因素。

二、发病学

发病学主要研究疾病发生发展的规律和机制，不同疾病均有其特定的发生机制和发展规律。疾病发生发展的一般规律如下。

1. 内稳态失衡

机体的内稳态平衡是保证生命活动和健康的先决条件，内稳态平衡是生物体内各种自我调节的结果。例如，当甲状腺素分泌过多时，可反馈性抑制下丘脑分泌TRH和腺垂体分泌TSH，使甲状腺素的分泌量降至正常水平，反之亦然。当遗传性甲状腺素合成酶缺陷使甲状腺素的合成不足时，上述反馈机制不能发挥作用而导致内稳态失衡，此时TSH的过度分泌将导致甲状腺实质细胞大量增生、甲状腺肿、甲状腺素分泌过多，表现为甲状腺功能亢进。

2. 损伤与抗损伤并存

在疾病发生发展过程中，损伤与抗损伤作用常常同时出现，贯穿始终且不断变化。以烧伤为例，高温引起皮肤、组织坏死，大量渗出可导致循环血量减少、血压下降等损伤性变化。与此同时，机体启动抗损伤反应，如白细胞增加、微动脉收缩、心率加快、心输出量增加等。如果损伤较轻，则通过各种抗损伤反应和恰当的治疗，机体即可恢复健康。反之，若损伤较重，则病情恶化。

3. 因果交替

因果交替是指疾病发生发展过程中，由原始病因作用于机体所产生的结果又可作为病因，引起新的后果。这种因果的相互转化常常加重病情，导致恶性循环。例如，由不同原因引起的失血性休克中组织血液灌流进行性下降的过程，是因果交替导致恶性循环而加重损伤的典型范例。

4. 局部与整体关联

疾病可表现为局部变化或全身变化或二者兼有。通过神经体液途径的调节，局部病变可影响整体，而机体的全身功能状态也可影响局部病变的发生发展。例如，毛囊炎可引起局部充血、水肿等炎性反应，还可通过神经体液途径引起白细胞升高、发热、寒战等全身性表现。

三、疾病的转归

1. 死亡的概念

死亡是生命活动过程的必然结局，分生理性和病理性两种。生理性死亡是由机体各器官的自然老化所致，又称为衰老死亡。病理性死亡是指由疾病以及各种严重伤害导致的死亡。

2. 心肺死亡

心肺死亡是指心跳和呼吸的永久性停止。然而，随着起搏器、呼吸机等复苏技术的普及和不断进步，"心肺死亡"的确诊面临挑战。

3. 脑死亡

脑死亡的"哈佛标准"：①自主呼吸停止，由于脑干是控制呼吸和心跳的中枢，脑干死亡以呼吸、心跳停止为标准。然而，由于心肌具有自发收缩特性，在脑干死亡后的一定时间内还可能有微弱的心跳。因此，自主呼吸停止被认为是临床脑死亡的首要指标。②不可逆性深度昏迷。③脑干神经反射消失。④脑电波消失。⑤脑血液循环完全停止。

4. 诊断脑死亡的意义

①可协助医务人员判定患者的死亡时间，适时终止复苏抢救。不但可节省卫生资源，还可减轻社会和家庭的经济和情感负担。②有利于器官移植。虽然确定"脑死亡"并非器官移植的需要，然而，由于借助呼吸、循环辅助装置，可使脑死亡者在一定时间内维持器官组织的低水平血液灌注，有利于局部器官移植后的功能复苏，为更多人提供生存和健康生活的机会。

5. 脑死亡与"植物状态"

植物状态是指大脑皮质功能严重受损导致主观意识丧失，但患者仍保留皮质下中枢功能的一种状态。在植物状态与脑死亡众多差异中，最根本的区别是植物状态患者仍保持自主呼吸功能。

▶ **常考点** 2019年新增考点，往年很少考。

第 2 章 水、电解质代谢紊乱

▶ **考纲要求**
①水、钠代谢紊乱:正常水、钠平衡,脱水,水中毒,水肿。②钾代谢紊乱:正常钾平衡,钾代谢紊乱。

▶ **复习要点**

一、水、钠代谢紊乱

1. 正常水、钠平衡

(1) 体液的容量和分布 体液含量可因性别、年龄、胖瘦的影响而有差别。
①年龄 成人体液含量相对较低,儿童的体液含量相对较高。
②性别 成年男性体液含量较高,女性因脂肪较多,体液含量相对较低。成年男性体液总量约占体重的 60%,女性约占 50%。
③体液分布 人体体液主要分布在两个不同的区域:细胞内液和细胞外液,其中细胞内液约占体重的 40%,细胞外液约占体重的 20%。细胞外液包括血浆(约占体重的 5%)和组织间液(约占体重的 15%)。组织间液中有极少的一部分分布于一些密闭的腔隙(如关节囊、颅腔、胸膜腔、腹膜腔)中,称为第三间隙液或跨细胞液。

(2) 体液的电解质成分 细胞内液和细胞外液的电解质成分差异很大。细胞外液的组织间液和血浆的电解质在构成和数量上大致相等,主要区别在于血浆含有较高浓度的蛋白质(7%),组织间液的蛋白质含量仅为 0.05%~0.35%,这与蛋白质不易透过毛细血管进入组织间液有关。

	细胞内液	细胞外液
主要阳离子	K^+	Na^+
次要阳离子	Na^+、Ca^{2+}、Mg^{2+}	K^+、Ca^{2+}、Mg^{2+}
主要阴离子	HPO_4^{2-} 和蛋白质	Cl^-
次要阴离子	HCO_3^-、Cl^-、SO_4^{2-}	HCO_3^-、HPO_4^{2-}、SO_4^{2-}、有机酸和蛋白质
电中性	各部分体液中,所含阴、阳离子的总和相等,并保持电中性	各部分体液中,所含阴、阳离子的总和相等,并保持电中性
总渗透压	细胞内液≈细胞外液	细胞内液≈细胞外液
游离状态	绝大多数电解质在体液中是游离状态	绝大多数电解质在体液中是游离状态
渗透压	主要取决于 K^+	主要取决于 Na^+

(3) 体液的渗透压 溶液的渗透压取决于溶质分子或离子的数目,体液内起渗透作用的溶质主要是电解质。维持细胞内液渗透压的离子主要是 K^+ 与 HPO_4^{2-},特别是 K^+。血浆和组织间液的渗透压 90%~95% 来源于 Na^+、Cl^- 和 HCO_3^-,主要是 Na^+。血浆蛋白质所产生的胶体渗透压极小。正常人血浆渗透压在 290~310mmol/L 之间,在此范围里称为等渗,低于此范围的称为低渗,高于此范围的称为高渗。

(4) 水的主要生理功能 促进物质代谢,调节体温,润滑作用,以结合水的形式发挥特定生理功能。

(5) 水平衡　正常人每日水的摄入和排出处于动态平衡之中。

①水的来源　包括饮水、食物水和代谢水。成人每天饮水量为1000~1300ml，食物水含量700~900ml，每天糖、脂肪、蛋白质等营养物质代谢产生的代谢水约300ml。

②水的排出　水主要通过消化道(粪)、皮肤(显性汗和非显性蒸发)、肺(呼吸蒸发)、肾脏(尿)排出。健康成人每日经粪便排出的水约150ml，由皮肤蒸发的水(非显性汗)约500ml，通过呼吸蒸发的水约350ml，由尿排出的水为1000~1500ml。

正常成人每天必须排出至少500ml尿液才能清除体内的代谢废物，再加上非显性汗和呼吸蒸发以及粪便排水量，每天最低排出的水约为1500ml。为了维持水分出入量的平衡，每天需水量为1500~2000ml，称日需要量。正常情况下每日水的出入量保持平衡，尿量则视水分的摄入和其他途径排水的情况而增减。

(6) 电解质的生理功能　机体的电解质分为有机电解质(如蛋白质)、无机电解质(即无机盐)两部分。无机电解质的主要功能是：维持体液的渗透压平衡和酸碱平衡；维持神经、肌肉、心肌细胞的静息电位并参与其动作电位的形成；参与新陈代谢和生理功能活动。

(7) 钠平衡　正常成人体内含钠总量为40~50mmol/kg体重，其中60%~70%是可以交换的，约40%是不可交换的，主要结合于骨骼的基质。总钠量的50%存在于细胞外液，10%存在于细胞内液。血清Na^+浓度的正常范围是135~145mmol/L，细胞内液Na^+浓度仅为10mmol/L左右。成人每天饮食摄入钠100~200mmol，主要来自食盐。摄入的钠几乎全部由小肠吸收，Na^+主要经肾随尿排出。摄入多，排出亦多；摄入少，排出亦少。此外，少量的钠随汗液、粪便排出。

(8) 渗透压的调节　主要通过下丘脑-垂体后叶-抗利尿激素(ADH)系统进行调节。

①感受器　渗透压感受器主要分布于下丘脑视上核和室旁核，当成人细胞外液渗透压有1%~2%变动时，即可影响ADH的释放。非渗透压性刺激(血容量、血压变化)可通过左心房、胸腔大静脉处的容量感受器和颈动脉窦、主动脉弓压力感受器而影响ADH的分泌。细胞外液渗透压升高、血容量和血压显著降低以及血管紧张素Ⅱ水平升高均能刺激第三脑室前腹侧面与下丘脑视前区前侧即口渴中枢的神经细胞，从而引起口渴的感觉，导致主动饮水。

②ADH　ADH由下丘脑视上核、室旁核分泌，沿下丘脑-神经垂体束运送至神经垂体储存。当细胞外液渗透压升高、低血压、血容量减少时，可刺激ADH释放进入血液循环系统。ADH与肾脏远曲小管和集合管上皮细胞基侧膜上的V_2受体结合，激活腺苷酸环化酶，促使cAMP升高，并进一步激活上皮细胞的蛋白激酶，触发水通道蛋白转位到上皮细胞管腔侧的顶端膜上，形成水通道，从而增加远曲小管和集合管上皮细胞对水的通透性，加强肾小管对水分的重吸收。

(9) 体液容量的调节　主要通过肾素-血管紧张素-醛固酮系统进行调节。

①醛固酮　细胞外液量减少、肾动脉压降低、交感神经系统兴奋、血浆Na^+浓度降低、血浆K^+浓度增高，均可刺激球旁细胞分泌肾素。肾素进入血液循环，刺激血管紧张素原转化为血管紧张素Ⅰ→血管紧张素Ⅱ。血管紧张素Ⅱ既可收缩血管，又可刺激肾上腺皮质分泌醛固酮。醛固酮直接作用于肾远曲小管和集合管上皮细胞，增加肾脏对钠、水的重吸收，并且促进肾脏排H^+，排K^+。

②心房钠尿肽(ANP)　心房扩大、血容量增加、血钠增高，均可刺激心房肌细胞分泌ANP，从以下4个方面影响水钠代谢：A.减少肾素的分泌；B.抑制醛固酮的分泌；C.对抗血管紧张素的缩血管效应；D.拮抗醛固酮的滞Na^+作用。

2. 脱水

脱水是指人体由于饮水不足或病变消耗大量水分，不能及时补充，导致细胞外液减少而引起新陈代谢障碍的一组临床症候群。根据血钠水平，脱水可分为低渗性脱水(即细胞外液减少合并低血钠)、高渗性脱水(即细胞外液减少合并高血钠)、等渗性脱水(即细胞外液减少而血钠正常)。

(1) 低渗性脱水(低容量性低钠血症)　低渗性脱水的特点是失Na^+多于失水，血清Na^+浓度<135mmol/L，血浆渗透压<290mmol/L，伴有细胞外液量的减少。

①原因和机制　常见的原因是经肾或肾外丢失大量的液体或液体积聚在第三间隙后处理措施不当,如只给水而未给电解质平衡液。

长期连续使用利尿药	呋塞米、依他尼酸、噻嗪类等可抑制髓袢升支对 Na^+ 的重吸收
肾上腺皮质功能不全	醛固酮分泌不足,肾小管对钠的重吸收减少
肾实质性疾病	如间质性肾疾病,可导致 Na^+ 随尿液排出增加
肾小管酸中毒	集合管分泌 H^+ 功能降低, H^+-Na^+ 交换减少,导致 Na^+ 随尿排出增加
经消化道失液	丧失大量消化液而只补充水分(最常见),如呕吐、腹泻丢失体液后仅补充水分
液体积聚在第三间隙	胸膜炎形成大量胸水,腹膜炎、胰腺炎形成大量腹水
经皮肤丢失	汗液为低渗液,但大量出汗可造成 Na^+ 大量丢失,若只补充水分,可发生低渗性脱水

②对机体的影响
A. 易发生休克　低渗性脱水的主要特点是细胞外液量减少。由于丢失的主要是细胞外液,严重者细胞外液量显著下降,同时由于细胞外液处于低渗状态,水分可从细胞外液向渗透压相对较高的细胞内转移,从而进一步减少细胞外液量,故容易发生低血容量性休克。
B. 血浆渗透压降低　无口渴感,故机体虽然缺水,但却不思饮水,难以自觉口服补充液体。在晚期血容量显著降低时,ADH 释放可增多,可出现少尿。
C. 明显失水体征　由于血容量减少,组织间液向血管内转移,导致组织间液明显减少,故失水征明显。
D. 尿钠　经肾失钠的低钠血症病人,尿钠含量增多。若是肾外因素所致者,则尿钠含量减少。
(2) **高渗性脱水(低容量性高钠血症)**　高渗性脱水的特点是失水多于失钠,血清 Na^+ 浓度>150mmol/L,血浆渗透压>310mmol/L。细胞外液和细胞内液量均减少。
①原因和机制

水摄入减少	水源断绝、进食与饮水困难、中枢神经系统损害导致口渴感缺失
经呼吸道失水过多	癔症、代谢性酸中毒导致的过度通气
经皮肤失水过多	高温环境、大量出汗、甲状腺功能亢进、发热、大面积烧伤
经肾失水过多	中枢性尿崩症、渗透性利尿
经胃肠道失水过多	剧烈呕吐、大量腹泻、消化道引流

②对机体的影响
A. 口渴　由于细胞外液高渗,通过渗透压感受器刺激口渴中枢,引起口渴感。
B. 细胞外液容量减少　由于失水多于失钠,细胞外液渗透压升高,可引起 ADH 分泌增加,加强了肾小管对水的重吸收,因而尿量减少而尿比重增高。
C. 细胞内液向细胞外液转移　由于细胞外液高渗,导致细胞内液向细胞外液转移,这有助于循环血量的恢复,但同时可引起细胞脱水皱缩。
D. 血液浓缩　这类患者血液浓缩、血压下降、氮质血症的程度一般比低渗性脱水轻。
(3) **等渗性脱水**　特点是机体水钠成比例丢失,血容量减少,但血清 Na^+ 浓度和血浆渗透压仍在正常范围。任何等渗性液体的大量丢失所造成的血容量减少,短期内均属等渗性脱水。可见于呕吐,腹泻,大面积烧伤,大量抽放胸、腹水等。等渗性脱水不进行处理,病人可通过不感蒸发、呼吸等途径不断丢失水分而转变为高渗性脱水;如果补给过多的低渗溶液,则可转变为低钠血症或低渗性脱水。

3. 水中毒
(1) **特点**　病人水潴留使体液量明显增多,血钠下降,血清 Na^+ 浓度<135mmol/L,血浆渗透压<290mmol/L,但体钠总量正常或增多,故也称为高容量性低钠血症。

(2)原因和机制
①水的摄入过多　如用无盐水灌肠、肠道吸收水分过多、精神性饮水过量、静脉输入含盐少或不含盐的液体过多过快,超过肾脏的排水能力。
②水排出减少　多见于急性肾衰竭、ADH分泌过多、交感神经兴奋(恐惧、疼痛、失血、休克、外伤等)。肾功能良好的情况下,一般不易发生水中毒,故水中毒最常发生于急性肾功能不全而输液不恰当时。
(3)对机体的影响
①细胞外液量增加,血液稀释。
②细胞内水肿　血钠降低,细胞外液低渗,水自细胞外向细胞内转移,造成细胞内水肿。
③中枢神经系统症状　脑细胞肿胀和脑组织水肿,导致颅内压增高,表现为头痛、恶心呕吐、记忆力减退、淡漠、神志不清、嗜睡、视盘水肿。
④实验室检查　血红蛋白浓度、血细胞比容降低,早期尿量增加,尿比重下降。

4. 水肿
(1)定义　水肿是指过多的液体在组织间隙或体腔内的积聚。水肿不是独立的疾病,而是多种疾病的重要的病理过程。如水肿发生于体腔内,则称为积水,如心包积水、胸腔积水、腹腔积水等。
(2)分类
①按水肿波及的范围分　可分为全身性水肿、局部性水肿。
②按发病原因分　可分为肾性水肿、肝性水肿、心性水肿、营养不良性水肿、淋巴性水肿、炎性水肿。
③按发生水肿的器官分　可分为皮下水肿、脑水肿、肺水肿等。
④特发性水肿　是指原因不明的全身性水肿。
(3)水肿的发病机制
①血管内外液体交换平衡失调
A.毛细血管流体静压增高　可造成有效滤过压增大,组织液生成增多,当超过淋巴回流的代偿能力时,便可引起水肿。充血性心力衰竭、肿瘤压迫静脉或血栓形成可使毛细血管的流体静压增高。
B.血浆胶体渗透压降低　血浆白蛋白含量减少,血浆胶体渗透压下降,可造成有效滤过压增大,组织液生成增加,导致水肿。引起血浆白蛋白含量下降的原因主要有蛋白质合成障碍(肝硬化、严重营养不良)、蛋白质丧失过多(肾病综合征)、蛋白质分解代谢增强(慢性感染、恶性肿瘤)。
C.微血管壁通透性增加　血浆蛋白从毛细血管滤出,引起组织间液的胶体渗透压上升,造成组织间液生成增多,见于各种炎症。
D.淋巴回流受阻　含蛋白的水肿液在组织间隙中积聚,形成淋巴性水肿。常见于恶性肿瘤侵入并堵塞淋巴管、乳腺癌根治术时摘除主干通过的淋巴结、丝虫病引起的淋巴管道堵塞。
②体内外液体交换平衡失调导致的钠水潴留　球-管平衡失调可造成钠水潴留,导致水肿发生。
A.肾小球滤过率下降　常见于广泛的肾小球病变(急性肾小球肾炎、慢性肾小球肾炎)、有效循环血量明显减少(充血性心力衰竭、肾病综合征)。
B.近曲小管重吸收钠水增多　常见于心房钠尿肽分泌减少、肾小球滤过分数增加。
C.远曲小管和集合管重吸收钠水增加　见于醛固酮含量增高、抗利尿激素分泌增加。
(4)水肿的特点
①水肿液的特点　漏出液的特点是水肿液比重<1.015,蛋白质的含量<25g/L,细胞数<500/100ml;渗出液的特点是水肿液的比重>1.018,蛋白质含量可达30~50g/L,可见较多的白细胞。
②水肿的皮肤特点　皮下水肿是全身或躯体局部水肿的重要体征。当皮下组织有过多的液体积聚时,皮肤肿胀、弹性差,用手指按压时可能有凹陷,称为凹陷性水肿或显性水肿。实际上,全身性水肿患者在出现凹陷性水肿之前已有组织液增多,体重可增加10%,此时称为隐性水肿。
③全身性水肿　心性水肿首先出现在低垂部位,肾性水肿先表现为眼睑、面部水肿,肝性水肿以腹水为主。

(5) 水肿对机体的影响　除炎性水肿具有稀释毒素、运送抗体等抗损伤作用外,其他水肿对机体都有不同程度的不利影响。其影响的大小取决于水肿的部位、程度、发生速度、持续时间。

二、钾代谢紊乱

1. 正常钾代谢

(1) 钾的体内分布与代谢　钾是体内最重要的无机阳离子之一,正常人体内的含钾量为 50～55mmol/kg 体重。其中约 90% 存于细胞内,约 7.6% 存于骨组织,约 1% 存在于跨细胞液,仅约 1.4% 存在于细胞外液。正常人钾的摄入和排出处于动态平衡,且保持血钾浓度在正常范围内。成人每日随饮食摄入 50～120mmol 的钾,摄入钾的 90% 经肾随尿排出,10% 随粪便、汗液排出。

(2) 钾平衡的调节　机体通过以下途径维持血钾平衡:①通过细胞膜 Na^+-K^+ 泵,改变钾在细胞内外液的分布;②通过细胞内外的 H^+-K^+ 交换,影响细胞内外液钾的分布;③通过肾小管上皮细胞内外跨膜电位的改变影响其排钾量;④通过醛固酮和远曲小管液流速,调节肾排钾量;⑤通过结肠的排钾及出汗形式。

(3) 钾的生理功能　维持细胞新陈代谢、保持细胞静息电位、调节细胞内外的渗透压、调控酸碱平衡。

2. 低钾血症

(1) 定义　低钾血症是指血清钾浓度低于 3.5mmol/L。通常情况下,血钾浓度能反映体内总钾含量,但异常情况下,两者之间并不一定呈平行关系。而且低钾血症患者的体内钾总量也不一定减少,但多数情况下,低钾血症常伴有缺钾。

(2) 原因和机制

①摄入不足　消化道梗阻、昏迷、神经性厌食、手术后长期禁食、静脉补液未加钾或补钾不够。

②丢失过多　经消化道丢失(严重呕吐、腹泻、胃肠减压、肠瘘)、经肾丢失(长期大量使用呋塞米、醛固酮增多症、肾疾病多尿期、肾小管性酸中毒、镁缺失)、经皮肤丢失(大量出汗)。

③细胞外钾转移至细胞内　碱中毒(H^+ 从细胞内溢出细胞外而细胞外 K^+ 进入细胞内)、过量使用胰岛素(可促使细胞外钾转入细胞内)、β 肾上腺素能受体活性增强、低钾性周期性麻痹。

(3) 对机体的影响

①对神经-肌肉的影响　急性低钾血症常表现为全身软弱无力,重症者可发生弛缓性麻痹,其机制主要是超极化阻滞状态的发生。慢性低钾血症的临床表现不明显。

②对心肌的影响　主要表现为心肌生理特性的改变及引发的心电图变化、心肌功能损害。

兴奋性增高	低钾血症时,心肌细胞膜 K^+ 电导性下降,对 K^+ 的通透性降低,因而静息电位绝对值减小,与阈电位间距离缩短,心肌兴奋性增高
自律性增高	低钾血症时,心肌细胞膜对 K^+ 的通透性下降,复极化 4 期 K^+ 外流减慢,而 Na^+ 内流相对加速,使快反应自律细胞的自动去极化加速,心肌自律性增高
传导性降低	低钾血症时,心肌细胞膜静息电位绝对值减小,去极化时 Na^+ 内流速度减慢,故动作电位 0 期去极化速度减慢、幅度降低,兴奋的扩布因而减慢,心肌传导性降低
收缩性改变	轻度低钾血症——对 Ca^{2+} 内流的抑制作用减弱,复极 2 期 Ca^{2+} 内流增多,心肌收缩增强 重度低钾血症——可因细胞内缺钾,心肌细胞代谢障碍,导致心肌收缩减弱
心电图变化	代表复极化 2 期的 ST 段压低;复极化 3 期的 T 波低平、U 波增高;相当于心室动作电位时间的 Q-T 间期延长;严重低钾血症可见 P 波增高、P-Q 间期延长和 QRS 波群增宽

③对药物的影响　低钾血症可加强洋地黄类强心药物对心肌的毒性作用,并显著降低其治疗效果。

④骨骼肌损害　严重缺钾患者,肌肉运动时不能释放足够的钾,以致发生缺血缺氧性肌痉挛、坏死、横纹肌溶解。

⑤肾脏损害　常表现为髓质集合管上皮细胞肿胀、增生,严重者可累及各段肾小管,甚至肾小球,出

现间质性肾炎样表现。

⑥对酸碱平衡的影响　低钾血症可引起代谢性碱中毒，同时发生反常性酸性尿。其发生机制是：

A. 细胞外液 K^+ 浓度降低，此时细胞内液 K^+ 外流，而细胞外液 H^+ 内移，引起细胞外液碱中毒。

B. 肾小管上皮细胞内 K^+ 浓度降低，H^+ 浓度增高，可造成肾小管 K^+-Na^+ 交换减弱而 H^+-Na^+ 交换加强，尿排 K^+ 减少，排 H^+ 增多，加重代谢性碱中毒，且尿液呈酸性。

3. 高钾血症

(1) 定义　高钾血症是指血清钾浓度高于 5.5mmol/L。

(2) 原因和机制

①钾摄入过多　如静脉输入过多钾盐、输入大量库存血。

②钾排出减少　主要是肾脏排钾减少（最常见原因），如急性肾衰竭少尿期、慢性肾衰竭晚期、盐皮质激素缺乏、长期应用潴钾利尿剂（螺内酯、三氨蝶呤）。

③细胞内钾转移到细胞外　如酸中毒、高血糖合并胰岛素不足、某些药物（β 受体阻断剂、洋地黄中毒、氯化琥珀胆碱）、组织分解（溶血、挤压综合征）、缺氧、高钾性周期性麻痹等。

(3) 对机体的影响

对神经-肌肉的影响	急性轻度高钾，神经肌肉静息膜电位绝对值减小，与阈电位间距离缩短而兴奋性增高；急性重度高钾，神经肌肉静息膜电位绝对值减小，接近阈电位，快钠通道失活，细胞处于去极化阻滞状态而不能兴奋，表现为肌肉软弱无力
兴奋性改变	急性轻度高钾，心肌兴奋性增高 急性重度高钾，心肌兴奋性降低，其机制与高钾血症时神经-肌肉的变化机制相似
自律性降低	高钾血症时，细胞膜对 K^+ 通透性增高，复极化 4 期 K^+ 外流增加，而 Na^+ 内流相对缓慢，慢反应自律细胞的 4 期自动去极化减慢，因而心肌自律性降低
传导性降低	心肌细胞静息膜电位绝对值变小，导致去极化的速度减慢、幅度变小、心肌传导性降低
收缩性减弱	细胞外液 K^+ 增高抑制了复极化 2 期 Ca^{2+} 内流，细胞内 Ca^{2+} 降低，心肌收缩性降低
对酸碱平衡的影响	高钾血症可引起代谢性酸中毒，并出现反常性碱性尿

记忆：①钠的排泄规律——多吃多排，少吃少排，不吃不排。
②钾的排泄规律——多吃多排，少吃少排，不吃也排。
③血清钾正常值 3.5~5.5mmol/L，<3.5mmol/L 为低钾血症，>5.5mmol/L 为高钾血症。

▶**常考点**　2019 年新增考点，往年很少考。

第3章　酸碱平衡和酸碱平衡紊乱

▶ **考纲要求**

①酸碱平衡及其调节：概念，调节，常用指标。②酸碱平衡紊乱：代谢性酸中毒，代谢性碱中毒，呼吸性酸中毒，呼吸性碱中毒，双重性酸碱失衡。

▶ **复习要点**

一、酸碱平衡及其调节

1. 概念

(1) 酸碱平衡　正常人血浆的酸碱度在范围很窄的弱碱性环境内变动，动脉血 pH 为 7.35~7.45，平均值为 7.40。机体依靠各种缓冲系统以及肺、肾的调节，以维持血浆 pH 的相对稳定。机体这种自动调节酸碱物质的含量和比例、维持体液 pH 相对稳定的过程，称为酸碱平衡。

(2) 酸碱的概念　在化学反应中，能释放出 H^+ 的化学物质称为酸，例如 HCl、H_2CO_3 等。相反，能接受 H^+ 的化学物质称为碱，如 NH_3 和 HCO_3^- 等。

(3) 酸的来源　包括挥发酸（机体代谢产生的大量的 CO_2，CO_2 与水结合生成碳酸）、固定酸。固定酸包括蛋白质分解代谢产生的硫酸、磷酸、尿酸；糖酵解生成的丙酮酸、乳酸，糖氧化过程生成的三羧酸；脂肪代谢产生的 β-羟丁酸、乙酰乙酸等。此外，机体还可摄入一些酸性食物或酸性药物，成为机体酸性物质的另一来源。

(4) 碱的来源　体内碱性物质主要来自食物，特别是蔬菜、瓜果中所含的有机酸盐，如柠檬酸盐、草酸盐。体内代谢过程中也可产生碱性物质，如氨基酸脱氨基所产生的氨，可经肝代谢后生成尿素。

2. 酸碱平衡的调节

机体对体液酸碱度的调节主要通过体液的缓冲系统、肺、组织细胞和肾的调节来实现。

(1) 血液缓冲系统　血液缓冲系统包括血浆缓冲系统和红细胞缓冲系统，都是弱酸（缓冲酸）及其相应的弱酸盐（缓冲碱）组成，主要有碳酸氢盐缓冲系统、磷酸盐缓冲系统、血浆蛋白缓冲系统、血红蛋白缓冲系统、氧合血红蛋白缓冲系统 5 种。

缓冲体系	存在部位	占全血缓冲系统(%)	备注
碳酸氢盐	血浆及红细胞	血浆 HCO_3^- 占 35 红细胞 HCO_3^- 占 18	缓冲能力最强，含量最多，可进行开放性调节，可缓冲所有固定酸，不能缓冲挥发酸
磷酸盐	细胞内外液	5	包括血浆的 NaH_2PO_4/Na_2HPO_4、细胞内的 KH_2PO_4/K_2HPO_4
血浆蛋白	血浆	7	只有当其他缓冲系统被调动后，其作用才显示出来
Hb 及 HbO_2	红细胞内	35	主要缓冲挥发酸

(2) 肺在酸碱平衡中的调节作用　肺通过改变 CO_2 的排出量来调节血浆碳酸的浓度，使血浆中 HCO_3^- 与 H_2CO_3 的比值接近正常，以保持 pH 的相对恒定。呼吸运动的调节包括中枢调节和外周调节。

①呼吸运动的中枢调节　肺泡通气量是受延髓呼吸中枢控制的。呼吸中枢化学感受器对脑脊液和局部细胞中 H^+ 浓度的变化非常敏感，H^+ 浓度升高，兴奋呼吸中枢，使呼吸运动加深加快。血液中的 H^+ 不易通过血脑屏障，故血液 pH 的变动对中枢化学感受器的作用较小，而血液 CO_2 能迅速通过血脑屏障，使中枢 H^+ 浓度升高，从而兴奋呼吸中枢。$PaCO_2$ 只需升高 2mmHg，就可刺激中枢化学感受器，增强肺通气，从而降低血中 H_2CO_3 浓度。然而，如果 $PaCO_2 \geq 80mmHg$，反而会抑制呼吸中枢，产生 CO_2 麻醉。

②呼吸运动的外周调节　颈动脉体、主动脉体化学感受器，能感受缺氧、pH 变化、CO_2 的刺激。缺氧、pH 降低、$PaCO_2$ 升高均可刺激外周化学感受器，反射性兴奋呼吸中枢，导致呼吸加深加快。但 $PaCO_2$ 需升高 10mmHg 才能刺激外周化学感受器，所以外周化学感受器主要感受缺氧刺激，反射性兴奋呼吸中枢，增加 CO_2 的排出。但 PaO_2 过低对呼吸中枢的直接效应是抑制。

(3) 组织细胞在酸碱平衡中的调节作用　细胞可通过离子交换对酸碱平衡进行调节，如红细胞、肌细胞等通过 H^+-K^+、H^+-Na^+、Na^+-K^+ 以及 Cl^--HCO_3^- 交换调节酸碱平衡。当细胞外液 H^+ 过多时，H^+ 弥散入细胞内，而 K^+ 则从细胞内移出。反之，当细胞外液 H^+ 过少时，H^+ 由细胞内移出，而 K^+ 则进入细胞。所以，酸中毒往往伴有高血钾，碱中毒常伴低血钾。

记忆：①高钾酸中毒，反常性碱性尿——高钾可导致酸中毒，酸中毒可导致高钾，尿液呈碱性。
　　　②低钾碱中毒，反常性酸性尿——低钾可导致碱中毒，碱中毒可导致低钾，尿液呈酸性。

(4) 肾在酸碱平衡中的调节作用　肾小管上皮细胞通过排酸（H^+）、保碱（重吸收 HCO_3^-）来调节固定酸。

①近曲小管泌 H^+ 和对 $NaHCO_3$ 的重吸收　近曲小管细胞在主动分泌 H^+ 的同时，从管腔中回吸收 Na^+，两者转运方向相反，称 H^+-Na^+ 交换，这种 H^+-Na^+ 交换常伴有 HCO_3^- 的重吸收。肾小管细胞内富含碳酸酐酶，能催化 H_2O 和 CO_2 结合生成 H_2CO_3，H_2CO_3 解离出 H^+ 和 HCO_3^-。细胞内 H^+ 经管腔膜 Na^+-H^+ 载体与滤液中 Na^+ 交换，分泌的 H^+ 与滤过的 HCO_3^- 结合成 H_2CO_3，H_2CO_3 再迅速分解成 CO_2 和 H_2O，H_2O 随尿排出，CO_2 又弥散回肾小管上皮细胞。进入细胞内的 Na^+ 经基侧膜钠泵主动转运入血，使细胞内 Na^+ 浓度维持在 10~30mmol/L 的低水平，有利于管腔内 Na^+ 弥散入肾小管上皮细胞，并促进 H^+ 的分泌，而肾小管上皮细胞内的 HCO_3^- 经基侧膜的 Na^+-HCO_3^- 转运体进入血液循环。

②远曲小管及集合管泌 H^+ 和对 $NaHCO_3$ 的重吸收　远曲小管和集合管的闰细胞也可分泌 H^+，此细胞又称泌氢细胞，它并不能转运 Na^+，主要通过细胞管腔膜 H^+-ATP 酶的作用向管腔泌 H^+，同时在基侧膜以 Cl^--HCO_3^- 交换的方式重吸收 HCO_3^-。远曲肾小管泌 H^+ 到集合管管腔后，与管腔滤液中的碱性 HPO_4^{2-} 结合形成可滴定酸 $H_2PO_4^-$，使尿液酸化。

③NH_4^+ 的排出　近曲小管上皮细胞中谷氨酰胺酶水解谷氨酰胺产生大量的 NH_3，酸中毒越严重，谷氨酰胺酶的活性越高，产生的 NH_3 越多。NH_3 与细胞内碳酸解离的 H^+ 结合成 NH_4^+，NH_4^+ 通过上皮细胞管腔膜的 NH_4^+-Na^+ 交换进入管腔，由尿排出。Na^+ 与 HCO_3^- 同向转运进入血液循环。远曲小管和集合管也可泌 NH_3，脂溶性的 NH_3 通过细胞管腔膜自由扩散进入小管腔，可中和尿液中 H^+，形成 NH_4^+ 随尿排出。

综上所述，机体通过上述调节共同维持体内的酸碱平衡，但在作用时间和强度上是有差别的。血液缓冲系统反应最为迅速，但缓冲作用不易持久；肺的调节作用效能大，也很迅速，在几分钟内开始，30 分钟时达最高峰；细胞通过细胞内外离子交换来维持酸碱平衡，3~4 小时后发挥调节作用；肾脏的调节作用发挥较慢，常在酸碱平衡紊乱发生后 12~24 小时才发挥作用，但效率高，作用持久。

3. 酸碱平衡紊乱常用检测指标

(1) pH 和 H^+ 浓度　是酸碱度的指标，不能作为呼吸性或代谢性指标。H^+ 浓度的负对数即为 pH。动脉血正常 pH 为 7.35~7.45，平均值是 7.40。pH<7.35 为失代偿性酸中毒，pH>7.45 为失代偿性碱中毒。pH 在正常范围内，表示酸碱平衡正常、代偿性酸中毒、代偿性碱中毒、混合型酸中毒或混合型碱中毒。

(2) 动脉血 CO_2 分压（$PaCO_2$）　$PaCO_2$ 是血浆中呈物理溶解状态的 CO_2 分子产生的张力。$PaCO_2$ 是反映呼吸性因素的重要指标。$PaCO_2$ 正常值为 33～46mmHg，平均 40mmHg。$PaCO_2$>46mmHg，表示肺通气不足，有 CO_2 潴留，见于呼吸性酸中毒、代偿后代谢性碱中毒。$PaCO_2$<33mmHg，表示肺通气过度，CO_2 排出过多，见于呼吸性碱中毒、代偿后的代谢性酸中毒。

（3）**实际碳酸氢盐（AB）和标准碳酸氢盐（SB）** AB 是指在隔绝空气的条件下，在实际 $PaCO_2$、体温、血氧饱和度条件下测得的血浆 HCO_3^- 浓度，因而受呼吸、代谢两方面的影响。SB 是指全血在标准状态下，即 $PaCO_2$ 为 40mmHg、温度为 38℃、血红蛋白氧饱和度为 100%时测得的血浆中 HCO_3^- 的含量。由于标准化后 HCO_3^- 不受呼吸因素的影响，因此，SB 是判断代谢性因素的指标。

正常人 AB 与 SB 相等，正常范围是 22～27mmol/L，平均为 24mmol/L。

AB 与 SB 均降低表明有代谢性酸中毒；AB 与 SB 均升高表明有代谢性碱中毒。

若 SB 正常，AB>SB，则表明有 CO_2 滞留，见于呼吸性酸中毒。

若 SB 正常，AB<SB，则表示 CO_2 排出过多，见于呼吸性碱中毒。

（4）**缓冲碱（BB）** 是血液中一切具有缓冲作用的负离子碱的总和。包括血浆和红细胞中的 HCO_3^-、Hb^-、HbO_2^-、Pr^- 和 HPO_4^{2-}，正常值为 45～52mmol/L，平均值为 48mmol/L。缓冲碱是反映代谢性因素的指标，代谢性酸中毒时 BB 减少，代谢性碱中毒时 BB 升高。

（5）**碱剩余（BE）** 是指标准条件下，用酸或碱滴定全血标本至 pH 7.40 时，所需的酸或碱的量（mmol/L）。若用酸滴定，使血液标本 pH 达 7.40，则表示被测血液的碱过多，BE 用正值表示。如需用碱滴定，说明被测血液标本的碱缺失，BE 用负值来表示。全血 BE 正常值为-3.0～+3.0mmol/L，BE 不受呼吸因素的影响，是反映代谢性因素的指标。代谢性酸中毒时 BE 负值增加，代谢性碱中毒时 BE 正值增加。

（6）**阴离子间隙（AG）** 是指血浆中未测定的阴离子（UA）与未测定的阳离子（UC）的差值，即 AG=UA-UC。血浆 Na^+ 占阳离子总量的 90%，称为可测定阳离子。HCO_3^- 和 Cl^- 占血浆阴离子总量的 85%，称为可测定阴离子。血浆中未测定的阳离子包括 K^+、Ca^{2+} 和 Mg^{2+}，未测定的阴离子包括 Pr^-、HPO_4^-、SO_4^{2-} 和有机酸阴离子。临床一般仅测定阳离子中的 Na^+，阴离子中的 Cl^- 和 HCO_3^-。

因血浆中的阴、阳离子总当量数相等，即 Na^++UC=HCO_3^-+Cl^-+UA，故 AG=UA-UC=Na^+-(HCO_3^-+Cl^-)。

AG 正常范围是（12±2）mmol/L。AG 既可增高，也可降低，但增高的意义较大，可帮助区分代谢性酸中毒的类型和诊断混合型酸碱平衡紊乱。若 AG>16mmol/L，可诊断为 AG 增高性代谢性酸中毒，常见于固定酸增多的情况，如磷酸盐潴留、硫酸盐潴留、乳酸堆积、酮体过多、水杨酸中毒、甲醇中毒等。AG 增高还可见于与代谢性酸中毒无关的情况，如脱水、使用大量含钠盐的药物、骨髓瘤病人释出本-周蛋白过多。

记忆：①反映呼吸性因素的指标（用于判断呼酸或呼碱）——动脉血 CO_2 分压（$PaCO_2$）。
②反映代谢性因素的指标（用于判断代酸或代碱）——标准碳酸氢盐（SB）、缓冲碱（BB）、碱剩余（BE）。
③既不能作为呼吸性因素，也不能作为代谢性因素的指标——pH（酸碱度的指标）。

二、酸碱平衡紊乱

1. 代谢性酸中毒

（1）**定义** 代谢性酸中毒是指细胞外液固定酸（H^+）增加和（或）HCO_3^- 丢失引起的 pH 下降，其特征为血浆 HCO_3^- 原发性减少，是临床上常见的酸碱平衡紊乱类型。

（2）**原因和机制**
①肾脏排酸障碍 肾衰竭固定酸不能由尿排出、肾小管功能障碍、应用碳酸酐酶抑制剂乙酰唑胺。
②HCO_3^- 丢失过多 严重腹泻、肠瘘、肠道引流，可导致大量 HCO_3^- 丢失。
③代谢障碍产酸过多 乳酸酸中毒（休克、心搏骤停、肺水肿、严重贫血）、酮症酸中毒。
④外源性固定酸摄入过多 水杨酸中毒、大量摄入阿司匹林、长期服用氯化铵。

⑤高钾血症　可导致代谢性酸中毒。
⑥血液稀释　快速大量输入不含 HCO_3^- 的液体或生理盐水,可导致稀释性代谢性酸中毒。

(3) 分类　代谢性酸中毒分为 AG 增高型代谢性酸中毒、AG 正常型代谢性酸中毒。

	AG 增高型代谢性酸中毒	AG 正常型代谢性酸中毒
特点	AG 增高,血氯正常	AG 正常,血氯升高
举例	乳酸酸中毒、酮症酸中毒、水杨酸中毒、磷酸和硫酸排泄障碍	消化道直接丢失 HCO_3^-、肾小管重吸收 HCO_3^- 减少或泌 H^+ 障碍、高钾血症、含氯的酸性盐摄入过多、稀释性酸中毒

(4) 机体的代偿调节
①血液的缓冲及细胞内外离子交换的缓冲代偿调节作用　代谢性酸中毒时,血液中增多的 H^+ 立即被血浆缓冲系统进行缓冲,HCO_3^- 及其他缓冲碱不断被消耗。约 50% 的 H^+ 通过离子交换方式进入细胞内被细胞内缓冲系统缓冲,而 K^+ 从细胞内移出,以维持细胞内外的电解质平衡,故酸中毒易引起高钾血症。
②肺的代偿调节作用　血液 H^+ 浓度升高,刺激颈动脉体、主动脉体化学感受器,反射性兴奋呼吸中枢,使呼吸加深加快,血液 H_2CO_3 浓度降低,维持 $[HCO_3^-]/[H_2CO_3]$ 比值接近正常,使血液 pH 趋于正常。
③肾的代偿调节作用　代谢性酸中毒时,肾加强泌 H^+、泌 NH_4^+、回收 HCO_3^-,使血浆 HCO_3^- 浓度升高。

(5) 常用检测指标　代谢性酸中毒时,pH 下降;由于 HCO_3^- 原发性降低,所以 AB、SB、BB 均降低,BE 负值加大;因为呼吸代偿,$PaCO_2$ 继发性下降,AB<SB。

(6) 对机体的影响
①心血管系统改变　严重代谢性酸中毒可导致室性心律失常、心肌收缩力下降、血管对儿茶酚胺的反应性降低。
②中枢神经系统改变　代谢性酸中毒可引起中枢神经系统的代谢与功能障碍,主要表现为意识障碍、知觉迟钝、嗜睡或昏迷,最后可因呼吸中枢、血管运动中枢麻痹导致死亡。
③骨骼系统改变　慢性酸中毒时,骨骼长期释放钙盐进行缓冲,不仅可以影响儿童的骨骼发育,而且可以引起纤维性骨炎、肾性佝偻病、成人骨软化症。

2. 代谢性碱中毒

代谢性碱中毒是指细胞外液碱增多和(或) H^+ 丢失引起的 pH 升高,以血浆 HCO_3^- 原发性增多为特征。

(1) 原因和机制　H^+ 丢失、HCO_3^- 进入细胞外液增多,均可导致血浆 HCO_3^- 浓度升高。

酸性物质经胃丢失	大量呕吐,胃酸丢失,可导致低钾低氯性代谢性碱中毒
酸性物质经肾丢失	髓袢利尿剂、噻嗪类利尿剂可导致低氯性碱中毒,醛固酮增多症导致低钾性碱中毒
HCO_3^- 过量负荷	服用或输入过多 $NaHCO_3$,摄入乳酸钠、乙酸钠,大量输入含柠檬酸盐抗凝的库存血
低钾血症	H^+ 进入细胞内,造成低钾性碱中毒

(2) 分类　按给予生理盐水后代谢性碱中毒能否得到纠正,而将其分为以下两类:
①盐水反应性碱中毒　主要见于呕吐、胃液吸引、应用利尿剂后。由于伴随细胞外液减少、有效循环血量不足、存在低钾和低氯血症,影响肾排出 HCO_3^- 的能力,给予等张或半张的盐水扩充细胞外液、补充 Cl^- 能促进过多的 HCO_3^- 经肾排出,从而使碱中毒得以纠正。
②盐水抵抗性碱中毒　见于全身性水肿、原发性醛固酮增多症、严重低血钾、Cushing 综合征等,维持因素是盐皮质激素的直接作用和低钾,因此给予盐水并不能明显纠正这种碱中毒。

(3) 机体的代偿调节
①血液的缓冲及细胞内外离子交换的缓冲代偿调节作用　代谢性碱中毒时,H^+ 浓度降低,OH^- 浓度升高,OH^- 可被缓冲系统中弱酸所缓冲。同时细胞内 H^+ 逸出,细胞外液 K^+ 进入细胞,从而发挥代偿作用。

②肺的代偿调节　H^+ 浓度降低，呼吸中枢受抑制，呼吸变浅变慢，肺泡通气量减少，$PaCO_2$ 或血浆 H_2CO_3 继发性升高，从而使血浆 $[HCO_3^-]/[H_2CO_3]$ 的比值接近正常，使 pH 有所降低。

③肾的代偿调节　血浆 H^+ 浓度降低，抑制肾小管上皮的碳酸酐酶和谷氨酰胺酶的活性，导致肾脏泌 H^+ 和泌 NH_4^+ 减少，HCO_3^- 重吸收减少。

（4）常用检测指标　HCO_3^- 原发性增高，pH 升高，AB、SB、BB 均升高，BE 正值加大。由于呼吸抑制，通气量下降，$PaCO_2$ 继发性升高，AB>SB。

（5）对机体的影响　轻度代谢性碱中毒多无症状，但重度代谢性碱中毒可引起许多功能代谢变化。

①中枢神经系统功能改变　碱中毒时，患者表现出烦躁不安、精神错乱、谵妄、意识障碍等中枢神经系统症状，其发生机制包括：A. 因 pH 增高，γ-氨基丁酸转氨酶活性增强，而谷氨酸脱羧酶活性降低，使抑制性神经递质 γ-氨基丁酸分解加强而生成减少；B. 血液 pH 升高可使血红蛋白与 O_2 的亲和力增强，血红蛋白氧离曲线左移，血红蛋白不易将结合的 O_2 释出，从而造成组织摄取氧不足，导致组织缺氧。

②对神经肌肉的影响　碱中毒时，因血液 pH 升高，血浆游离钙减少，神经肌肉的应激性增高，患者表现为腱反射亢进、面部和肢体肌肉抽动、手足搐搦。

③低钾血症　碱中毒往往伴有低钾血症，这是因为碱中毒时，细胞外 H^+ 浓度降低，细胞内 H^+ 与细胞外 K^+ 交换导致细胞外 K^+ 浓度降低；同时，肾小管上皮细胞 H^+ 减少，H^+-Na^+ 交换减弱而 K^+-Na^+ 交换增强，导致 K^+ 大量从尿中丢失。

3. 呼吸性酸中毒

呼吸性酸中毒是指 CO_2 排出障碍或吸入过多引起的 pH 下降，以血浆 H_2CO_3 浓度原发性升高为特征。

（1）原因和机制

①呼吸中枢抑制　颅脑损伤、脑血管意外、麻醉剂用量过大、酒精中毒等，导致 CO_2 排出障碍。

②呼吸道阻塞　喉头痉挛、溺水、异物堵塞气管、COPD、支气管哮喘等，造成 CO_2 排出障碍。

③呼吸肌麻痹　急性脊髓灰质炎、脊神经根炎、有机磷中毒、重症肌无力等，造成 CO_2 排出障碍。

④胸廓病变　胸部创伤、严重气胸、胸膜腔积液、严重胸廓畸形等，可造成 CO_2 排出障碍。

⑤肺部疾患　如心源性急性肺水肿、重度肺气肿、肺部广泛性炎症、肺组织广泛纤维化、ARDS 等。

⑥人工呼吸器管理不当　通气量过小，使 CO_2 排出困难。

⑦CO_2 吸入过多　较为少见，见于外环境 CO_2 浓度过高，导致 CO_2 吸入过多。

（2）分类　按病程可分为急性呼吸性酸中毒、慢性呼吸性酸中毒（$PaCO_2$ 持续升高>24 小时）。

（3）机体的代偿调节　呼吸性酸中毒发生的最主要环节是肺通气功能障碍，所以呼吸系统往往不能发挥代偿作用，主要依靠血液非碳酸氢盐缓冲系统、细胞内外离子交换、肾代偿。

①急性呼吸性酸中毒的代偿调节　由于肾的代偿作用十分缓慢，因此急性呼吸性酸中毒主要依靠细胞内外离子交换、细胞内缓冲作用来代偿。血红蛋白系统是呼吸性酸中毒时较重要的缓冲体系。急性呼吸性酸中毒时，CO_2 在体内潴留，血浆 H_2CO_3 浓度不断升高，H_2CO_3 解离为 H^+ 和 HCO_3^- 后，H^+ 与细胞内 K^+ 进行交换，H^+ 进入细胞可被细胞内缓冲系统（K_2HPO_4、HPr）缓冲。同时，血浆中的 CO_2 迅速弥散入红细胞，生成 H_2CO_3，再解离为 H^+ 和 HCO_3^-，H^+ 被血红蛋白和氧合血红蛋白缓冲，HCO_3^- 则与血浆中 Cl^- 交换，代偿结果是血浆 HCO_3^- 有所增加，而 Cl^- 则降低。

②慢性呼吸性酸中毒的代偿调节　$PaCO_2$ 和 H^+ 浓度持续升高24小时以上，可刺激肾小管上皮细胞内碳酸酐酶和线粒体中谷氨酰胺酶活性，促使肾小管上皮泌 H^+、泌 NH_4^+，对 HCO_3^- 的重吸收增加，从而发挥代偿作用，但这种作用的充分发挥常需 3~5 天才能完成。肾的代偿是慢性呼吸性酸中毒的主要代偿方式。

（4）常用检测指标　呼吸性酸中毒时，$PaCO_2$ 原发性增高，pH 降低。通过代偿后，代谢性指标继发性升高，AB、SB、BB 值均升高，AB>SB，BE 正值加大。

(5) 对机体的影响　呼吸性酸中毒对机体的影响与代谢性酸中毒相似,可引起心律失常、心肌收缩力减弱、外周血管扩张、血钾升高等。此外,$PaCO_2$ 升高可引起一系列血管运动和神经精神方面的障碍。

4. 呼吸性碱中毒

呼吸性碱中毒是指肺通气过度引起的 $PaCO_2$ 降低、pH 升高,其特征为血浆 H_2CO_3 浓度原发性降低。

(1) 原因和机制

①低氧血症和肺疾患　缺氧刺激外周化学感受器,反射性兴奋呼吸中枢,使呼吸运动增强,CO_2 排出增多。外呼吸功能障碍如肺炎、肺梗死、间质性肺疾病时,给氧并不能完全纠正过度通气。

②呼吸中枢受到直接刺激或精神性过度通气　中枢神经系统疾病,如脑血管意外、脑炎、脑外伤、脑肿瘤等均可刺激呼吸中枢引起过度通气。癔症发作也可以引起精神性通气过度。

③机体代谢旺盛　见于高热、甲状腺功能亢进时,由于血温过高、机体分解代谢亢进,可刺激引起呼吸中枢兴奋,过度通气,导致 $PaCO_2$ 降低。

④人工呼吸机使用不当　常因通气量过大,而引起严重呼吸性碱中毒。

(2) 分类　按发病时间不同,可将呼吸性碱中毒分为以下两类:

①急性呼吸性碱中毒　一般指 $PaCO_2$ 在 24 小时内急剧下降而导致 pH 升高。

②慢性呼吸性碱中毒　是指持久的 $PaCO_2$ 下降超过 24 小时而导致 pH 升高。

(3) 机体的代偿调节

①细胞内外离子交换和细胞内缓冲作用　急性呼吸性碱中毒时,一方面,血浆 H_2CO_3 浓度迅速降低,血浆 HCO_3^- 相对增高,H^+ 从细胞内移出至细胞外并与 HCO_3^- 结合,从而降低血浆 HCO_3^- 浓度,升高血浆 H_2CO_3 浓度。另一方面,HCO_3^- 进入红细胞,Cl^- 和 CO_2 逸出红细胞,促使血浆 H_2CO_3 回升、HCO_3^- 降低。

②肾脏代偿调节　急性呼吸性碱中毒时,肾脏来不及代偿。慢性呼吸性碱中毒时,碳酸酐酶和谷氨酰胺酶活性降低,导致肾脏泌 H^+、泌 NH_4^+ 减少,HCO_3^- 重吸收减少,使血浆 HCO_3^- 代偿性降低。肾的代偿是慢性呼吸性碱中毒的主要代偿方式。

(4) 常用检测指标　呼吸性碱中毒时,$PaCO_2$ 降低,pH 升高,AB<SB。代偿后,代谢性指标继发性降低,AB、SB、BB 均降低,BE 负值加大。

(5) 对机体的影响　低碳酸血症可引起脑血管收缩、脑血流量减少。因此,呼吸性碱中毒比代谢性碱中毒更易出现眩晕、四肢及口周围感觉异常、意识障碍及抽搐等。呼吸性碱中毒还可引起低钙血症、低钾血症以及氧离曲线左移使组织供氧不足。

5. 双重性酸碱失衡

通常将两种酸中毒或两种碱中毒合并存在,使 pH 向同一方向移动的情况称为酸碱一致型酸碱平衡紊乱。如果是一种酸中毒与一种碱中毒合并存在,使 pH 向相反方向移动称为酸碱混合型酸碱平衡紊乱。

(1) 酸碱一致型

①呼吸性酸中毒合并代谢性酸中毒　多见于严重通气障碍引起呼吸性酸中毒,因持续缺氧而发生代谢性酸中毒。患者常表现为 HCO_3^- 降低、$PaCO_2$ 增高、pH 明显减低、AB 降低、SB 降低、BB 降低、AB>SB。

②代谢性碱中毒合并呼吸性碱中毒　多见于高热伴呕吐。患者常表现为 HCO_3^- 升高、$PaCO_2$ 降低、pH 明显升高、AB 升高、SB 升高、BB 升高、AB<SB。

(2) 酸碱混合型

①呼吸性酸中毒合并代谢性碱中毒　多见于 COPD 引起慢性呼吸性酸中毒,大量使用排钾利尿剂,引起代谢性碱中毒。患者常表现为 HCO_3^- 升高、$PaCO_2$ 升高、AB 升高、SB 升高、BB 升高、pH 变动不大。

②代谢性酸中毒合并呼吸性碱中毒　多见于糖尿病、肾衰竭等。患者常表现为 HCO_3^- 降低、$PaCO_2$ 降低,pH 变动不大。

▶ **常考点**　2019 年新增考点,往年很少考。

第4章 缺 氧

▶ **考纲要求**

①概述:常用血氧指标。②类型:低张性缺氧,血液性缺氧,循环性缺氧,组织性缺氧。③功能与代谢改变:呼吸系统,循环系统,血液系统。

▶ **复习要点**

一、常用血氧指标

1. 血氧分压(PO_2)

血氧分压(PO_2)是指物理溶解于血液中的氧所产生的张力。动脉血氧分压(PaO_2)正常约为100mmHg,其高低主要取决于吸入气的氧分压和肺的通气与弥散功能。静脉血氧分压(PvO_2)约为40mmHg,其变化反映组织、细胞对氧的摄取和利用状态。

2. 血氧容量(CO_2max)

血氧容量是指在氧分压为150mmHg、二氧化碳分压为40mmHg、温度为38℃时,在体外100ml血液中的Hb所能结合的氧量,即Hb充分氧合后的最大携氧量,取决于血液中Hb的含量及其与O_2结合的能力。1g Hb充分氧合时可结合1.34ml氧,正常成人Hb为15g/dl,血氧容量为20ml/dl。

3. 血氧含量(CO_2)

血氧含量(CO_2)是指100ml血液中实际含有的氧量,包括物理溶解、化学结合的氧量,因正常时物理溶解的氧仅为0.3ml/dl,可忽略不计。血氧含量取决于血氧分压和血氧容量。正常动脉血氧含量(CaO_2)约为19ml/dl,静脉血氧含量(CvO_2)约为14ml/dl。动-静脉氧含量差(CaO_2-CvO_2)反映组织的摄氧能力,正常约为5ml/dl。

4. 血红蛋白氧饱和度(SO_2)

血红蛋白氧饱和度是指血液中氧合Hb占总Hb的百分数,约等于血氧含量与血氧容量的比值。正常动脉血氧饱和度(SaO_2)为95%~98%,静脉血氧饱和度(SvO_2)为70%~75%。SO_2主要取决于PO_2,两者之间的关系曲线呈"S"形,称为氧合Hb解离曲线,简称氧离曲线。此外,血液pH下降、温度升高、CO_2分压升高、红细胞内2,3-DPG增多时,Hb与氧的亲和力降低,氧离曲线右移;反之,氧离曲线左移。

二、缺氧类型

1. 低张性缺氧

(1)**概念** 低张性缺氧是指以动脉血氧分压降低、血氧含量减少为基本特征的缺氧。

(2)**原因**

①吸入气氧分压过低 多发生于海拔3000m以上的高原、高空、通风不良的矿井,由于大气压下降或氧含量降低,吸入气氧分压也相应降低,致使肺泡气氧分压降低,弥散进入血液的氧减少,SaO_2降低。

②外呼吸功能障碍 肺通气功能障碍可引起肺泡气氧分压降低;肺换气功能障碍时经肺泡弥散到血液中的氧减少,PaO_2和血氧含量降低。外呼吸功能障碍引起的缺氧又称呼吸性缺氧。

③静脉血分流入动脉 多见于存在右向左分流的先天性心脏病,如房间隔、室间隔缺损伴有肺动脉

狭窄或肺动脉高压、法洛四联症。

(3)血氧变化特点　动脉血氧分压、氧含量、氧饱和度降低,血氧容量正常或增高,动-静脉血氧含量差降低或正常。

(4)血氧改变机制　①进入血液的氧减少,导致 PaO_2 降低。②当 PaO_2 降至 60mmHg 以下时,动脉血氧含量、氧饱和度均显著降低。

(5)低张性缺氧与发绀　正常毛细血管血液中脱氧 Hb 浓度约为 2.6g/dl。低张性缺氧时,动、静脉血中的脱氧 Hb 浓度增高。当毛细血管血液中脱氧 Hb≥5g/dl 时,皮肤和黏膜呈青紫色,称为发绀。在 Hb 正常的人,发绀与缺氧同时存在,可根据发绀的程度大致估计缺氧的程度。当 Hb 过多或过少时,发绀与缺氧常不一致。例如重度贫血患者,Hb 可降至 5g/dl 以下,出现严重缺氧,但不会出现发绀。红细胞增多者,血中脱氧 Hb 超过 5g/dl,出现发绀,但可无缺氧症状。

2. **血液性缺氧**

(1)定义　由于 Hb 含量减少或性质改变,血液携氧能力降低或与 Hb 结合的氧不易释出而引起的缺氧,称为血液性缺氧。血液性缺氧时,血液中物理溶解的氧量不变,PaO_2 正常,故又称等张性缺氧。

(2)原因

①Hb 含量减少　见于各种原因引起的严重贫血。

②CO 中毒　CO 可与 Hb 结合形成碳氧血红蛋白(HbCO)。CO 与 Hb 的亲和力是氧的 210 倍。当吸入气中含有 0.1% 的 CO 时,约有 50% 的 Hb 与之结合形成 HbCO 而失去携氧能力。当 CO 与 Hb 分子中的某个血红素结合后,将增加其余 3 个血红素对氧的亲和力,使 Hb 结合的氧不易释放,氧离曲线左移。同时,CO 还可抑制红细胞内糖酵解,使 2,3-DPG 生成减少,导致氧离曲线左移,进一步加重组织缺氧。

③高铁血红蛋白血症　血红素中的 Fe^{2+} 可在氧化剂的作用下氧化成 Fe^{3+},形成高铁血红蛋白,导致高铁血红蛋白血症。正常成人血液中的高铁血红蛋白含量不超过 Hb 总量的 2%。当食用大量含硝酸盐的腌菜后,硝酸盐经肠道细菌作用还原为亚硝酸盐,吸收入血后,可使大量 Hb 氧化成高铁血红蛋白。高铁血红蛋白中的 Fe^{3+} 因与羟基结合牢固,失去结合氧的能力。

④Hb 与氧的亲和力异常增高　某些因素可增强 Hb 与氧的亲和力,使氧离曲线左移,氧不易释放,引起组织缺氧。如输入大量库存血,由于库存血中 2,3-DPG 含量低,氧离曲线左移。

(3)血氧变化特点　动脉血氧分压、血氧饱和度正常,血氧含量、血氧容量降低,动-静脉氧含量差减小。

(4)血氧改变机制　①外呼吸功能正常,氧的摄入和弥散正常,PaO_2 正常。②动脉血氧饱和度主要取决于 PaO_2,由于 PaO_2 正常,故 SaO_2 正常。③贫血患者 Hb 含量降低,或 CO 中毒者血液中 HbCO 增多,均可使血氧含量降低。④贫血患者毛细血管床中的平均血氧分压较低,血管-组织间的氧分压差减小,氧向组织弥散的驱动力减小,动-静脉氧含量差减小。

(5)皮肤颜色改变　贫血患者皮肤、黏膜呈苍白色。CO 中毒患者,皮肤、黏膜呈樱桃红色。Hb 与 O_2 的亲和力异常增高时,皮肤、黏膜呈鲜红色。高铁血红蛋白血症患者,皮肤、黏膜呈棕褐色。

3. **循环性缺氧**

(1)定义　循环性缺氧是指因组织血流量减少使组织供氧量减少所引起的缺氧,又称为低动力性缺氧。其中,因动脉血灌流不足引起的缺氧称为缺血性缺氧,因静脉血回流障碍引起的缺氧,称为淤血性缺氧。

(2)原因

①全身性循环障碍　见于心力衰竭、休克。心力衰竭患者心输出量减少,向全身各组织器官运送的氧量减少,同时又可因静脉回流受阻,引起组织淤血和缺氧。

②局部性循环障碍　见于动脉硬化、血管炎、血栓形成和栓塞、血管痉挛或受压等。因血管阻塞或受压,局部组织缺血或淤血性缺氧。

(3)血氧变化特点　动脉血氧分压、氧饱和度、氧容量、氧含量均正常,动-静脉血氧含量差增大。

(4) **血氧改变机制**　①外呼吸功能正常,氧的摄入和弥散正常,PaO_2、氧饱和度正常。②Hb 的质和量没有改变,血氧容量、血氧含量正常。③循环障碍使血液流经组织毛细血管的时间延长,细胞从单位容量血液中摄取的氧量增多,同时由于血流淤滞,二氧化碳含量增加,使氧离曲线右移,释氧增加,动-静脉血氧含量差增大。

(5) **皮肤颜色改变**　缺血性缺氧时皮肤、黏膜苍白。淤血性缺氧时呈暗红色;由于细胞从血液中摄取的氧量较多,毛细血管中脱氧 Hb 含量增加,易出现发绀。

4. 组织性缺氧

(1) **定义**　组织性缺氧是指在组织供氧正常的情况下,因组织、细胞氧利用障碍而引起的缺氧。

(2) **原因**　氧化磷酸化是细胞生成 ATP 的主要途径,而线粒体是氧化磷酸化的主要场所。因此,线粒体损伤是引起组织性缺氧的最常见原因。

①**线粒体损伤**　高温、放射线照射、细菌毒素均可损伤线粒体,导致细胞生物氧化障碍,ATP 生成减少。

②**呼吸链抑制**　许多药物或毒物可抑制或阻断呼吸链中某一部位的电子传递,使氧化磷酸化过程受阻,引起组织性缺氧。例如氰化物中毒,CN^-与 Cyt aa_3 结合,导致呼吸链中断,生物氧化受阻。

③**氧化磷酸化解耦联**　2,4-二硝基苯酚等解耦联剂虽不抑制呼吸链的电子传递,但可使呼吸链电子传递过程中泵出的 H^+ 不经 ATP 合酶的 F_0 质子通道回流,而通过线粒体内膜中其他途径返回线粒体基质,从而使底物氧化产生的能量不能用于 ADP 的磷酸化,使氧化磷酸化解耦联,ATP 生成减少。

④**呼吸酶合成减少**　维生素 B_1 是丙酮酸脱氢酶的辅酶成分,维生素 B_1 缺乏患者可因细胞丙酮酸氧化脱羧和有氧氧化障碍而发生脚气病。维生素 B_2(核黄素)是黄素酶的组成成分,维生素 PP(烟酰胺)是辅酶Ⅰ和辅酶Ⅱ的组成成分,这些维生素的严重缺乏可影响氧化磷酸化过程。

(3) **血氧变化特点**　组织性缺氧发生的关键是细胞对氧的利用障碍,此时动脉血氧分压、氧含量、氧容量、氧饱和度均正常。由于组织对氧的利用减少,静脉血氧分压、氧含量、氧饱和度均高于正常,动-静脉血氧含量差减小。

(4) **皮肤颜色改变**　细胞用氧障碍,毛细血管中 HbO_2 较正常时为多,患者皮肤可呈红色或玫瑰红色。

5. 四种类型缺氧时血氧变化特点　比较如下。

缺氧类型	动脉血氧分压	动脉血氧含量	动脉血氧容量	动脉血氧饱和度	动-静脉血氧含量差
低张性缺氧	↓	↓	正常或↑	↓	正常或↓
血液性缺氧	正常	↓	正常或↓	正常或↓	↓
循环性缺氧	正常	正常	正常	正常	↑
组织性缺氧	正常	正常	正常	正常	↓

【例 1】长期食用腌制食品容易造成的缺氧类型是

　　A. 低张性缺氧　　　　　　　　B. 血液性缺氧　　　　　　　　C. 循环性缺氧

　　D. 组织性缺氧　　　　　　　　E. 乏氧性缺氧(2022)

【例 2】女性,35 岁,乏力 1 月余。查动脉血氧分压 98mmHg,动脉血氧饱和度 96%,动脉血氧含量 6.5mmol/L。该患者最可能出现的情况是

　　A. 肺气肿　　　　　　　　　　B. 贫血　　　　　　　　　　　C. 室间隔缺损

　　D. 房间隔缺损　　　　　　　　E. 休克(2021)

三、缺氧时机体的功能与代谢改变

1. 呼吸系统的变化

(1) **肺通气量增大**　PaO_2 降低可刺激颈动脉体、主动脉体化学感受器,反射性兴奋呼吸中枢,使呼吸

加深加快,肺泡通气量增加,称为低氧通气反应,这是对急性缺氧最重要的代偿反应。

(2) **高原肺水肿** 是指从平原快速进入 2500m 以上高原时,因低压缺氧而发生的一种高原特发性疾病,临床表现为呼吸困难、严重发绀、咳粉红色泡沫痰或白色泡沫痰、肺部有湿啰音等。高原肺水肿的发生机制包括:①缺氧引起肺血管收缩,肺动脉压增高,肺毛细血管内压增高,血浆、蛋白和红细胞经肺泡-毛细血管壁漏出至间质或肺泡;②缺氧可引起肺血管内皮细胞通透性增高,液体渗出增加;③缺氧时外周血管收缩,肺血流量增多,液体容易外漏;④肺水清除障碍。

(3) **中枢性呼吸衰竭** 当 $PaO_2<30mmHg$ 时,可严重影响中枢神经系统的能量代谢,直接抑制呼吸中枢,导致肺通气量减少。中枢性呼吸衰竭表现为呼吸抑制,呼吸节律和频率不规则,出现周期性呼吸,甚至呼吸停止。周期性呼吸常表现为潮式呼吸、间停呼吸。潮式呼吸又称陈-施呼吸,其特点是呼吸逐渐增强、增快,再逐渐减弱、减慢,与呼吸暂停交替出现。间停呼吸又称比-奥呼吸,其特点是在一次或多次强呼吸后,继以长时间呼吸停止,之后再次出现数次强的呼吸。

2. 循环系统的变化

(1) **心脏功能和结构变化**

①心率 急性轻中度缺氧时,交感神经兴奋,心率加快。严重缺氧可抑制心血管运动中枢,心率减慢。

②心肌收缩力 缺氧初期,交感神经兴奋,心肌收缩力增强。缺氧晚期,心肌收缩力减弱。

③心输出量 低张性缺氧时,交感神经兴奋,心率加快,心肌收缩力增强,心输出量增加。严重缺氧可因心率减慢、心肌收缩力减弱、回心血量减少,使心输出量降低。

④心律 严重缺氧可引起窦性心动过缓、期前收缩。缺氧时细胞内、外离子分布改变,心肌细胞内 K^+ 减少,Na^+ 增多,静息膜电位降低,心肌兴奋性、自律性增高,传导性降低,易发生异位心律和传导阻滞。

⑤心脏结构改变 久居高原或慢性阻塞性肺疾病患者,由于持久的肺动脉压升高和血液黏滞度增加,右心室负荷加重,右心室肥大,严重时发生心力衰竭。

(2) **血流分布改变** 缺氧时,全身各器官的血流分布发生改变,心和脑的血流量增多,而皮肤、内脏、骨骼肌、肾的组织血流量减少。

(3) **肺循环的变化** 急性缺氧引起肺血管收缩。慢性缺氧可引起肺血管收缩、重塑,导致肺动脉高压。

(4) **组织毛细血管增生** 慢性缺氧可引起组织中毛细血管增生,尤其是心脏和脑的毛细血管增生更为显著。缺氧时毛细血管增生的机制:①缺氧时诱导因子-1 表达增加,上调血管内皮生长因子等的基因表达,进而促进毛细血管增生;②缺氧时 ATP 生成减少,腺苷增多,可刺激血管生成。组织中毛细血管增生、密度增大,缩短了氧从血管向组织弥散的距离,增加了组织供氧量,具有代偿意义。

3. 血液系统的变化

缺氧可使骨髓造血增强、红细胞增多、氧离曲线右移,从而增加氧的运输和释放,在缺氧的代偿中有重要意义。

(1) **红细胞和 Hb 增多** 慢性缺氧可刺激促红细胞生成素释放,促进骨髓造血,导致红细胞和 Hb 增多。

(2) **红细胞内 2,3-DPG 增多,红细胞释氧能力增强** 从平原进入高原后,红细胞内 2,3-DPG 含量迅速增高,返回平原后迅速恢复。

▶ **常考点** 2019 年新增考点,往年很少考。

参考答案——详细解答见《2024 国家临床执业及助理医师资格考试历年考点精析(上、下册)》

1. ABCDE   2. ABCDE

第5章 发 热

> **考纲要求**
> ①概述、病因和机制：概述，病因，发病机制。②功能与代谢改变：代谢改变，功能改变。

> **复习要点**

一、概述、病因和机制

1. 概述

发热是由发热激活物作用于机体，激活产内生致热原细胞使之产生和释放内生致热原（EP），再经一些后续环节引起的体温升高。

2. 病因

发热激活物包括外致热原和某些体内产物。

(1) 外致热原 外致热原是指来自体外的致热物质。

①细菌 包括革兰氏阳性细菌、革兰氏阴性细菌、分枝杆菌等。

②病毒 病毒感染是人体常见的传染病。病毒是以其全病毒体和其所含的血细胞凝集素致热。

③真菌 真菌的致热因素是全菌体及菌体内所含的荚膜多糖和蛋白质。

④螺旋体 螺旋体感染是引起发热的原因之一。钩端螺旋体内含有的溶血素和细胞毒因子等可致热，回归热螺旋体的代谢裂解产物入血后引起高热，梅毒螺旋体内所含的外毒素可导致低热。

⑤疟原虫 疟原虫感染人体后，其潜隐子进入红细胞并发育成裂殖子，当红细胞破裂时，大量裂殖子和代谢产物(疟色素等)释放入血，引起高热。

(2) 体内产物

①抗原抗体复合物 抗原抗体复合物对产内生致热原细胞有激活作用。

②类固醇 体内某些类固醇产物有致热作用，睾酮的中间代谢产物本胆烷醇酮是其典型代表。

③体内组织的大量破坏 严重心脏病急性发作、大手术等导致机体组织大量破坏，均可引起发热。

(3) 内生致热原 产内生致热原细胞在发热激活物的作用下，产生和释放的能引起体温升高的物质，称为内生致热原。

①内生致热原的种类 包括白细胞介素-1(IL-1)、肿瘤坏死因子(TNF)、干扰素(IFN)、白细胞介素-6(IL-6)、巨噬细胞炎症蛋白-1(MIP-1)等。

②内生致热原的产生和释放 包括产内生致热原细胞的激活、产生和释放。所有能够产生和释放内生致热原的细胞都称为产内生致热原细胞，包括单核细胞、巨噬细胞、内皮细胞、淋巴细胞、星状细胞以及肿瘤细胞等。当这些细胞与发热激活物如LPS结合后，即被激活，从而始动内生致热原的合成。

3. 发热时的体温调节机制

(1) 体温调节中枢 体温调节中枢位于视前区-下丘脑前部（POAH），该区含有温度敏感神经元，能对来自外周和深部的温度信息起整合作用。发热体温正负调节学说认为，发热体温调节中枢可能由两部分组成，一个是正调节中枢，主要包括POAH等；另一个是负调节中枢，主要包括中杏仁核、腹中隔、弓状核等。当外周致热信号通过这些途径传入中枢后，启动体温正负调节机制，一方面通过正调节介质使体温上升,另一方面通过负调节介质限制体温升高。正、负调节相互作用的结果决定调定点上移的水平及发热的幅度和时程。因此,发热体温调节中枢是由正、负调节中枢构成的复杂的功能系统。

(2) 致热信号传入中枢的途径

①EP 通过血脑屏障转运入脑　这是一种较直接的信号传递方式。在血脑屏障的毛细血管床部位分别存在 IL-1、IL-6、TNF 的可饱和转运机制,推测其可将相应的 EP 特异性地转运入脑。另外,作为细胞因子的 EP 也可能从脉络丛部位渗入或者易化扩散入脑,通过脑脊液循环分布到 POAH。

②EP 通过终板血管器作用于体温调节中枢　终板血管器(OVLT)位于视上隐窝上方,紧靠 POAH,是血脑屏障的薄弱部位。该处存在有孔毛细血管,对大分子物质有较高的通透性,EP 可能由此入脑。但也有人认为,EP 并不直接进入脑内,而是被分布于此处的巨噬细胞、神经胶质细胞的膜受体识别结合,产生新的信息介质,将致热原的信息传入 POAH。

(3) 发热中枢调节介质　进入脑内的 EP 首先作用于体温调节中枢,引起发热中枢介质的释放,从而使调定点改变。发热中枢介质可分为两类,即正调节介质和负调节介质。正调节介质包括前列腺素 E(PGE)、环磷酸腺苷(cAMP)、Na^+/Ca^{2+} 比值、CRH、一氧化氮等。负调节介质包括精氨酸加压素、黑素细胞刺激素、膜联蛋白 A1、白细胞介素-10。

(4) 发热时体温调节的方式及发热的时相　调定点的正常设定值在 37℃ 左右。发热时,来自体内外的发热激活物作用于产 EP 细胞,引起 EP 的产生和释放,EP 再经血液循环到达颅内,在 POAH 或 OVLT 附近,引起中枢发热介质的释放,后者作用于相应的神经元,使调定点上移。体温调节中枢对产热和散热进行调整,从而把体温升高到与调定点相适应的水平。在体温上升的同时,负调节中枢也被激活,产生负调节介质,进而限制调定点的上移和体温的上升。正、负调节相互作用的结果决定体温上升的水平。发热持续一定时间后,随着激活物被控制或消失,EP 及增多的介质被清除或降解,调定点迅速或逐渐恢复到正常水平,体温也相应被调控下降至正常。这个过程大致分为三个时相。

①体温上升期　在发热的开始阶段,由于正调节占优势,调定点上移,此时原来的正常体温变成了"冷刺激",中枢对"冷"信息起反应,发出指令经交感神经到达散热中枢,引起皮肤血管收缩和血流减少,导致皮肤温度降低和散热减少,同时指令到达产热器官,引起寒战和物质代谢加强,产热随之增加。寒战是骨骼肌不随意的节律性收缩,由于是屈肌和伸肌同时收缩,所以不表现外功,肢体不发生伸屈运动,但产热率可比正常增加 4~5 倍。

此期的热代谢特点:机体一方面减少散热,另一方面增加产热,结果使产热大于散热,体温因而升高。

临床表现:由于皮肤温度下降,患者感到发冷或恶寒(其实此时的中心温度已经开始上升)。另外,因立毛肌收缩,皮肤可出现"鸡皮疙瘩"。

②高温持续期(高峰期)　当体温升高到调定点的新水平时,便不再继续上升,而是在与新调定点相适应的高水平上波动,称为高温持续期,也称高峰期或稽留期。由于此期中心体温已与调定点相适应,所以寒战停止并开始出现散热反应。

此期的热代谢特点:产热与散热在高水平保持相对平衡。

临床表现:患者有酷热感,因散热的反应皮肤血管扩张、血流量增加,皮温高于正常,患者不再感到寒冷,皮肤的"鸡皮疙瘩"消失。此外,皮肤温度的升高加强了皮肤水分的蒸发,因而皮肤和口唇比较干燥。此期持续时间因病因不同而异,从几小时(如疟疾)、几天(如大叶性肺炎)到 1 周以上(如伤寒)。

③体温下降期(退热期)　经历了高温持续期后,由于激活物、EP 及发热介质的消除,体温调节中枢的调定点返回到正常水平。这时由于血温高于调定点,POAH 的温敏神经元发放频率增加,通过调节作用使交感神经的紧张性活动降低,皮肤血管进一步扩张。

此期的热代谢特点:散热增强,产热减少,体温开始下降,逐渐恢复到与正常调定点相适应的水平。

临床表现:大量出汗,严重者可致脱水,此期由于高血温及皮肤温度感受器传来的热信息对发汗中枢的刺激,汗腺分泌增加。退热期持续几小时或一昼夜(骤退),甚至几天(渐退)。

二、代谢与功能的改变

1. 物质代谢的改变

体温升高时,物质代谢加快。体温每升高1℃,基础代谢率提高13%,所以发热病人的物质消耗明显增多。如果持久发热,营养物质没有得到相应的补充,病人就会消耗自身的物质,导致消瘦和体重下降。

(1) **糖代谢**　发热时由于产热的需要,能量消耗大大增加,因此,糖的分解代谢加强,糖原贮备减少。尤其在寒战期糖的消耗更大,乳酸的产量也大增。

(2) **脂肪代谢**　发热时因能量消耗的需要,脂肪分解也明显加强。由于糖原贮备不足,加上发热病人食欲较差,营养摄入不足,机体动员脂肪贮备。另外,交感-肾上腺髓质系统兴奋性增高,脂解激素分泌增加,也促进脂肪加速分解。

(3) **蛋白质代谢**　正常成人每日约需摄入30~45g蛋白质才能维持总氮平衡。发热时由于高体温和EP促进骨骼肌蛋白分解的作用,病人体内蛋白质分解加强,尿氮比正常人增加2~3倍。

(4) **水、盐及维生素代谢**　在发热的体温上升期,由于肾血流量的减少,尿量也明显减少,Na^+和Cl^-排泄也减少。但到退热期因尿量的恢复和大量出汗,Na^+、Cl^-排出增加。高温持续期的皮肤和呼吸道水分蒸发的增加及退热期的大量出汗可导致水分的大量丢失,严重者可引起脱水。因此,高热病人退热期应及时补充水分和适量的电解质。

2. 生理功能改变

(1) **中枢神经系统功能改变**　发热使神经系统兴奋性增高,特别是高热时,病人可能出现烦躁、谵妄、幻觉。有些病人出现头痛。在小儿,高热比较容易引起抽搐(热惊厥),这可能与小儿中枢神经系统尚未发育成熟有关。有些高热病人神经系统可处于抑制状态,出现淡漠、嗜睡等,可能与IL-1的作用有关。

(2) **循环系统功能改变**　发热时心率加快,体温每上升1℃,心率约增加18次/分。心率加快主要是由热血对窦房结的刺激所致。在一定限度内(150次/分),心率增加可增加心输出量,但如果超过此限度,心输出量反而下降。在寒战期间,心率加快和外周血管的收缩,可使血压轻度升高;高温持续期和退热期因外周血管舒张,血压可轻度下降。少数病人可因大汗而致虚脱,甚至循环衰竭,应及时预防。

(3) **呼吸功能改变**　发热时血温升高可刺激呼吸中枢并提高呼吸中枢对CO_2的敏感性,再加上代谢加强、CO_2生成增多,共同促使呼吸加快加强,从而有更多的热量从呼吸道散发。

(4) **消化功能改变**　发热时消化液分泌减少,各种消化酶活性降低,因而产生食欲减退、口腔黏膜干燥、腹胀、便秘等临床征象。可能与交感神经兴奋、副交感神经抑制以及水分蒸发较多有关。

3. 防御功能改变

发热对机体防御功能的影响,既有有利的一面,也有不利的一面。

(1) **抗感染能力的改变**　有些致病微生物对热比较敏感,一定程度的高温可将其灭活。发热时,某些免疫细胞(如白细胞)的功能加强;但发热也可降低NK细胞的功能、降低机体抗感染能力。

(2) **对肿瘤细胞的影响**　肿瘤性发热是肿瘤本身引起的发热,其机制可能与下列因素有关:肿瘤细胞生长迅速,肿瘤组织相对缺氧,引起组织坏死;肿瘤细胞大量释放肿瘤坏死因子;肿瘤细胞产生内源性致热原;肿瘤内白细胞浸润,引起炎症反应等。

(3) **急性期反应**　急性期反应是机体在细菌感染和组织损伤时所出现的一系列急性时相的反应。EP在诱导发热的同时,也引起急性期反应。主要包括急性期蛋白的合成增多、血浆微量元素浓度的改变、白细胞计数的改变。

综上所述,发热对机体防御功能的影响是利弊并存,可能与发热程度有关。中等程度的发热可能有利于提高宿主的防御功能,但高热就有可能产生不利的影响。

▶ **常考点**　2019年新增考点,往年很少考。

第6章 应 激

▶ **考纲要求**
①概述:应激、应激原。②功能代谢改变及机制:神经内分泌反应,急性期反应,细胞反应。③应激与疾病:应激性溃疡,创伤后应激障碍(PTSD)。

▶ **复习要点**

一、概述

1. 应激

应激是指机体在感受到各种因素的强烈刺激时,为满足其应对需求,内环境稳态发生的适应性变化与重建。在高等动物,各种躯体因素和社会心理因素的强烈刺激,都可以引起应激反应。

2. 应激原

引起应激反应的各种因素,统称为应激原。根据来源的不同,应激原可分为外环境因素、内环境因素、社会心理因素三大类。

二、功能代谢改变及机制

1. 神经内分泌反应

(1)蓝斑-交感-肾上腺髓质(LSAM)系统兴奋 蓝斑是 LSAM 系统的主要中枢整合部位,位于第四脑室、脑桥前背部,富含上行和下行的去甲肾上腺素能神经元。应激时,LSAM 系统兴奋,血浆去甲肾上腺素、肾上腺素浓度迅速升高,并通过对血液循环、呼吸、代谢等多个环节的紧急动员和综合调节,使机体处于一种唤起状态,保障心、脑、骨骼肌等重要器官在应激反应时的能量需求。其机制包括以下 4 个方面:
①增强心脏功能 交感神经兴奋可导致心率增快、心肌收缩力增强、心输出量增加。
②调节血液灌流 在儿茶酚胺的作用下,心、脑、骨骼肌血管扩张,皮肤、胃肠道、肾脏等脏器血管收缩,以保证应激时心、脑、骨骼肌的血液灌流。
③改善呼吸功能 儿茶酚胺可扩张支气管,有利于改善肺泡通气。
④促进能量代谢 儿茶酚胺可促进糖原、脂肪分解,满足应激时机体组织增加的能量需求。

(2)下丘脑-垂体-肾上腺皮质激素系统(HPAC)的变化 应激时,HPAC 兴奋,糖皮质激素(GC)分泌增多。GC 在应激反应中的正面作用包括:
①有利于维持血压 GC 本身对心血管没有直接调节作用,但是儿茶酚胺发挥心血管调节活动需要 GC 的存在,这种作用称为 GC 的允许作用。
②有利于维持血糖 GC 可促进蛋白质分解、葡萄糖异生,补充肝糖原储备,诱导肌肉组织对葡萄糖的利用,从而有利于升高血糖,以保证脑等重要器官的葡萄糖供应。
③有利于脂肪动员 儿茶酚胺、胰高血糖素、生长激素对脂肪动员具有允许作用,促进脂肪分解供能。
④对抗细胞损伤 GC 可增加细胞膜的稳定性,减轻溶酶体对组织细胞的损害,对细胞具有保护作用。
⑤抑制炎症反应 GC 可抑制中性粒细胞活化,促进抗炎介质的产生,从而发挥抑制炎症反应的作用。

但 GC 持续分泌增加也会对机体产生一系列不利影响:①抑制免疫系统功能,使机体的免疫力下降,易发生感染;②导致代谢改变,如血脂升高、血糖升高,并参与形成胰岛素抵抗等;③抑制甲状腺轴和性腺轴,导致内分泌紊乱、性功能减退、儿童生长发育迟缓。

(3) **胰高血糖素和胰岛素**　应激时,交感神经兴奋,胰高血糖素分泌增加,胰岛素分泌减少。

(4) **抗利尿激素和醛固酮**　应激时,抗利尿激素和醛固酮分泌增加,导致肾小管上皮细胞对水钠的重吸收增加,尿量减少,有利于维持血容量。

(5) **β-内啡肽**　应激时,β-内啡肽分泌增加,可减轻创伤疼痛及其诱发的其他不良应激反应。

(6) **其他**　应激还可引起其他许多神经内分泌的变化,如下。

名称	分泌部位	应激时的变化
β-内啡肽	腺垂体	升高
抗利尿激素(ADH)	下丘脑(室旁核)	升高
促性腺激素释放激素(GnRH)	下丘脑	降低
生长激素(GH)	腺垂体	急性应激升高,慢性应激降低
催乳素	腺垂体	升高
促甲状腺素释放激素(TRH)	下丘脑	降低
促甲状腺素(TSH)	垂体前叶	降低
T_4、T_3	甲状腺	降低
黄体生成素(LH)	垂体前叶	降低
卵泡刺激素(FSH)	垂体前叶	降低

2. 急性期反应

(1) **定义**　急性期反应是感染、烧伤、大手术、创伤等强烈应激原诱发机体产生的一种快速防御反应,表现为体温升高、血糖升高、分解代谢加强、血浆蛋白含量的急剧变化。

(2) **APP**　与急性期反应相关的血浆蛋白质,统称为急性期反应蛋白(APF)。目前已发现的有200多种,如C反应蛋白(CRP)、血清淀粉样蛋白A、$α_1$-抗胰蛋白酶、$α_1$-酸性糖蛋白、$α_1$-抗糜蛋白酶、纤维蛋白原等。APP主要由肝脏产生,其主要功能:

① **抗感染**　C反应蛋白(CRP)可结合细菌细胞壁,发挥抗体样调理作用;还可激活补体经典途径,增强吞噬细胞的功能,从而有利于快速清除细菌。

② **抗损伤**　在创伤、感染等应激状态,体内蛋白水解酶释放增加,可导致组织的损害。$α_1$-抗胰蛋白酶、$α_1$-抗糜蛋白酶、C1酯酶抑制因子等APP为蛋白酶抑制物,能抑制蛋白酶对组织细胞的损伤。

③ **调节凝血与纤溶**　在组织损伤早期,凝血因子增加,可促进凝血。在凝血后期,纤溶酶原增加,可促进纤溶系统的激活和纤维蛋白凝块的溶解,有利于组织修复。

④ **结合运输功能**　作为载体蛋白,结合珠蛋白、铜蓝蛋白、血红素结合蛋白等可与相应的物质结合,调节其代谢与功能,避免过多的游离Cu^{2+}、血红素等对机体造成危害。

3. 细胞反应(细胞应激反应)

细胞应激反应是指在各种有害因素导致生物大分子(如膜脂质、蛋白质、DNA)损伤、细胞稳态破坏时,细胞通过调节自身的蛋白表达与活性,产生一系列防御性反应,以增强其抗损伤能力、重建细胞稳态。

(1) **热休克反应(HSR)**　是指生物体在热刺激或其他应激原作用下,所表现出以热休克蛋白(HSP)生成增多为特征的细胞反应。除了热应激,许多其他对机体有害的应激原,如低氧、缺血、活性氧、基因毒物质、ATP缺乏、酸中毒、炎症、感染等,都可快速诱导HSP的生成,故HSP又称为应激蛋白。

① **HSP的分类**　HSP是生物体中广泛存在的一组高度保守的胞内蛋白质。按其分子量分成若干个

家族,如HSP9O、HSP70、HSP27等。按其生成方式不同,可将HSP分为组成性HSP和诱导性HSP。

②HSP的功能　HSP主要参与蛋白质的折叠、转位、复性、降解等生化过程,被称为分子伴侣。HSP还可增强细胞应对有害刺激的抗损伤能力,从而发挥非特异性保护作用。

③HSP表达的调控　正常情况下,大多数HSP在细胞中有不同程度的基础表达,即组成性表达。应激状态下,HSP表达水平进一步升高,称为诱导性表达。有些HSP在正常状态下表达水平很低,应激状态下急剧升高,如HSP70。

(2)**氧化应激**　正常生理条件下,机体的氧化-抗氧化能力保持相对稳态。在应激状态下,机体自由基产生过多和(或)清除过少,可导致氧化-抗氧化稳态失衡,过多自由基可引起组织细胞的氧化损伤反应,称为氧化应激。

三、应激与疾病

1. 应激性溃疡

(1)**定义**　应激性溃疡是指由强烈应激(如严重创伤、大手术、重病等)导致的胃、十二指肠黏膜急性病变,主要表现为糜烂、浅溃疡、渗血等,严重时可发生胃肠道穿孔和大出血,是应激最具有特征性的病理变化。

(2)**发生机制**

①胃黏膜缺血　应激时由于交感-肾上腺髓质系统兴奋,胃肠黏膜血管强烈收缩,血液灌流显著减少,胃肠黏膜缺血缺氧,导致胃肠黏膜损伤。

②糖皮质激素的作用　应激时明显增多的糖皮质激素一方面抑制胃黏液的合成和分泌,另一方面可使胃肠黏膜细胞的蛋白质合成减少,分解增加,从而使黏膜细胞更新减慢,再生能力降低而削弱黏膜屏障功能。

③黏膜屏障功能降低　黏膜缺血使黏膜上皮能量不足,不能产生足量的碳酸氢盐和黏液,使黏膜细胞之间的紧密连接及覆盖于黏膜表面的碳酸氢盐-黏液层所组成的黏膜屏障受到破坏。与此同时,胃腔中的H^+将顺浓度差弥散进入黏膜组织中,易导致黏膜损伤。

④其他损伤因素　胆汁逆流在胃黏膜缺血的情况下,可损害黏膜的屏障功能,使黏膜通透性增高,H^+反向逆流入黏膜增多。此外,一些损伤性应激时氧自由基对黏膜上皮的损伤也与应激性溃疡的发生有关。

2. 创伤后应激障碍(PTSD)

创伤后应激障碍(PTSD)是指经受异乎寻常的威胁性或灾难性心理创伤后,延迟出现并长期持续的精神障碍综合征。个体以反复重现和体验先前的恐怖经历或目睹的应激场面为特征,表现为极度恐惧、痛苦、无助,并伴有情绪的易激惹和回避行为。

▶ **常考点**　2019年新增考点,往年很少考。

第7章 缺血-再灌注损伤

▶ **考纲要求**

①概述:概念。②发病机制:自由基,钙超载,炎症反应过度激活。③功能代谢变化:心肌缺血-再灌注损伤。

▶ **复习要点**

一、概述

机体的组织细胞必须持续不断地获得氧、生成 ATP 以维持正常的功能代谢,充足的血液灌注对于维持氧及营养物质的供应至关重要。由于各种原因造成组织血液灌注减少,而使细胞发生损伤,称为缺血性损伤。研究表明,恢复某些缺血组织器官的血液灌注及氧供反而会加重组织损伤的现象,称为缺血-再灌注损伤。缺血-再灌注损伤可继发于许多病理过程,如心肌梗死、缺血性卒中、急性肾衰竭、创伤等。

二、发病机制

1. 自由基增多

(1) **概念** 自由基是在外层电子轨道上含有单个不配对电子的原子、原子团或分子的总称。由于特殊的电子排列结构,分子氧(O_2)极易形成自由基,这些由氧分子形成的自由基,统称为氧自由基,如超氧阴离子(O_2^-)、羟自由基($OH·$)、一氧化氮自由基($NO·$)。$OH·$是目前发现最活跃的氧自由基。

(2) **自由基的代谢** 在生理情况下,O_2通过线粒体细胞色素氧化酶系统,接受 4 个电子还原成水,经过氧化磷酸化,同时释放能量 ATP。其中,只有 1%～2% 的氧接受 1 个电子生成 O_2^-,获得 2 个电子生成 H_2O_2,获得 3 个电子生成 $OH·$。此外,在其他反应中也可生成自由基。由于自由基化学性质活泼,在体内可引起脂质过氧化、破坏蛋白质及核酸结构,引起机体损伤。为防御自由基对机体的损害,体内存在两类重要的化学物质(酶性抗氧化剂和非酶性抗氧化剂),可及时清除自由基,故对机体并无有害影响。

(3) **缺血-再灌注导致自由基增多的机制**

①线粒体损伤 线粒体是细胞氧化磷酸化反应的主要场所。当缺血缺氧时,细胞内氧分压降低、ATP 生成减少,Ca^{2+}进入线粒体增多,细胞色素氧化酶系统功能失调,电子传递链受损,SOD 活性下降,以致再灌注阶段进入细胞内的氧经单电子还原形成的活性氧增多。

②中性粒细胞聚集及激活 中性粒细胞在吞噬活动时耗氧量显著增加,所摄取的氧绝大部分经细胞内 NADPH 氧化酶和 NADH 氧化酶的催化,接受电子形成氧自由基。

③黄嘌呤氧化酶形成增多 缺血时,由于 ATP 减少,钙泵功能障碍,Ca^{2+}进入细胞激活 Ca^{2+}依赖性蛋白水解酶,使黄嘌呤脱氢酶大量转变为黄嘌呤氧化酶;而 ATP 的降解产物次黄嘌呤在缺血组织中堆积。再灌注时,大量分子氧随血液进入缺血组织,黄嘌呤氧化酶催化次黄嘌呤转变为黄嘌呤以及黄嘌呤转变为尿酸的代谢反应中会产生大量的O_2^-和 H_2O_2,以及更为活跃的 $OH·$。

④儿茶酚胺自身氧化增加 缺血-再灌注损伤也是一种应激反应,交感-肾上腺髓质系统兴奋,可产生大量的儿茶酚胺。过多的儿茶酚胺及其氧化产物,通过自氧化可产生大量的氧自由基。

(4) **自由基增多引起机体损伤的机制** 自由基性质极为活泼,可与各种细胞成分,如膜磷脂、蛋白质、核酸等发生反应,造成细胞结构损伤和功能代谢障碍。

①膜脂质过氧化　自由基可与不饱和脂肪酸作用引发脂质过氧化反应,使膜结构受损,引起细胞损伤。

②蛋白质功能抑制　自由基与活性氧可与细胞结构蛋白和酶的巯基氧化形成二硫键,使氨基酸残基氧化,胞质及膜蛋白和某些酶形成二聚体或更大复合物,直接损伤蛋白质的功能。

③核酸及染色体破坏　自由基(特别是OH·)可使核酸碱基羟化及DNA断裂。

2. 钙超载

(1)概念　钙超载是指各种原因引起的细胞Ca^{2+}转运机制异常、细胞内钙含量异常增多,导致细胞结构损伤和功能代谢障碍的现象。

(2)缺血-再灌注导致钙超载的机制　缺血-再灌注导致的细胞内钙超载主要发生在再灌注期,是由钙内流增加,而不是钙外流减少所致。

①Na^+-Ca^{2+}交换异常　生理条件下,Na^+/Ca^{2+}交换蛋白以正向转运的方式将细胞内Ca^{2+}转移至细胞外,与内质网和细胞膜钙泵共同维持细胞静息状态时的低钙浓度。病理条件下,如细胞内Na^+明显升高或膜内正电位等,Na^+/Ca^{2+}交换蛋白则以反向转运的方式将细胞内Na^+排出,细胞外Ca^{2+}进入细胞。现已证实,Na^+/Ca^{2+}交换蛋白的反向转运增强是导致缺血再灌注时Ca^{2+}超载的主要途径。

②蛋白激酶C(PKC)激活　组织缺血、再灌注时,内源性儿茶酚胺释放增加,一方面作用于α_1肾上腺素能受体,激活G蛋白-磷脂酶C介导的细胞信号转导通路,促进磷脂酰肌醇分解,生成三磷酸肌醇(IP_3)和甘油二酯(DG)。其中IP_3促进内质网释放Ca^{2+},DG经激活PKC促进H^+-Na^+交换,进而增加Na^+-Ca^{2+}交换,促进胞外Ca^{2+}内流,共同使胞质Ca^{2+}浓度升高。另一方面,儿茶酚胺作用于β肾上腺素能受体,通过激活腺苷酸环化酶增加L型钙通道的开放,从而促进胞外Ca^{2+}内流,进一步加重细胞内钙超载。

③生物膜损伤　细胞膜脂质过氧化可使其通透性增强,细胞外Ca^{2+}顺浓度差进入细胞,线粒体等细胞器膜损伤可使细胞内Ca^{2+}分布异常,加重细胞功能紊乱与结构破坏。

(3)钙超载导致损伤的机制　钙超载既是缺血-再灌注的结果,又是缺血-再灌注导致细胞损伤的原因。

①能量代谢障碍　聚集在胞质内的Ca^{2+}被线粒体摄取时需消耗大量ATP。同时进入线粒体的Ca^{2+}与含有磷酸根的化合物结合,形成不溶性磷酸钙,既干扰线粒体的氧化磷酸化,使ATP生成减少,又损伤线粒体膜而加重细胞能量代谢障碍。

②细胞膜及结构蛋白分解　细胞内Ca^{2+}增加可激活磷脂酶类,促使膜磷脂降解,造成细胞膜结构受损。

③加重酸中毒　细胞能量代谢障碍,可导致ATP生成减少,糖无氧酵解加强,乳酸产生增多,细胞酸中毒;细胞内Ca^{2+}浓度升高可激活ATP酶,导致细胞高能磷酸盐水解,释放出大量H^+,加重细胞内酸中毒。

3. 炎症反应过度激活

(1)黏附分子生成增多　黏附分子是指由细胞合成的、可促进细胞与细胞之间、细胞与细胞外基质之间黏附的一类大分子物质的总称,如整合素、选择素、细胞间黏附分子、血管细胞黏附分子等,在维持细胞结构完整、细胞信号转导中起重要作用。缺血和再灌注时多种黏附分子表达增强,引起中性粒细胞与受损血管内皮细胞之间的广泛黏附和聚集。

(2)趋化因子与细胞因子生成增多　组织损伤时,细胞膜磷脂降解,花生四烯酸代谢产物如白三烯(LT)、血小板活化因子(PAF)、补体、激肽等增多,具有很强的趋化作用,吸引大量白细胞进入组织或黏附于血管内皮。同时,中性粒细胞与血管内皮细胞本身也可释放许多具有趋化作用的炎性介质,使微循环中白细胞进一步增加。

三、功能代谢变化

心肌缺血-再灌注损伤包括再灌注心律失常、心肌舒缩功能障碍、心肌结构变化。

▶ **常考点**　2019年新增考点,往年很少考。

第8章 休 克

> **考纲要求**
>
> ①概念、病因和分类：概念，病因，分类。②发病机制：微循环机制。③功能与代谢改变：代谢障碍，器官功能障碍。④几种常见休克的特点：失血性休克，感染性休克，过敏性休克，心源性休克。

> **复习要点**

一、概念、病因和分类

1. 概念
休克是指机体在严重失血失液、感染、创伤等强烈致病因子的作用下，有效循环血量急剧减少，组织血液灌流量严重不足，引起细胞缺血缺氧，以致各重要生命器官的功能、代谢障碍或结构损害的全身性危重病理过程。

2. 病因
(1) **失血**　大量失血可引起失血性休克，常见于创伤失血、胃溃疡出血、食管静脉出血、宫外孕、DIC等。

(2) **失液**　剧烈呕吐或腹泻、肠梗阻、大汗淋漓、糖尿病多尿等，均可导致大量体液丢失。

(3) **烧伤**　严重的大面积烧伤常伴有血浆的大量渗出而丢失，可造成有效循环血量减少。

(4) **创伤**　严重的创伤可因剧烈的疼痛、大量失血和失液、组织坏死而引起休克，称为创伤性休克。

(5) **感染**　细菌、病毒、真菌、立克次体等病原微生物的严重感染可引起脓毒性休克。

(6) **过敏**　某些过敏体质的人可因注射某些药物(如青霉素)、血清制剂、疫苗，进食某些食物或接触某些物品(如花粉)后，发生Ⅰ型超敏反应而引起休克，称为过敏性休克。

(7) **心脏功能障碍**　大面积急性心肌梗死、急性心肌炎、心室壁瘤破裂等心脏病变和心脏压塞、肺栓塞、张力性气胸等影响血液回流和心脏射血功能的心外阻塞性病变，均可导致心排血量急剧减少，有效循环血量严重不足而引起休克，称为心源性休克。

(8) **强烈的神经刺激**　剧烈疼痛、高位脊髓损伤或麻醉、中枢镇静药过量可抑制交感缩血管功能，使阻力血管扩张，血管床容积增大，有效循环血量相对不足而引起休克，称为神经源性休克。

3. 分类
(1) **按病因分类**　可分为失血性休克、烧伤性休克、创伤性休克、脓毒性休克、过敏性休克、心源性休克、神经源性休克等，是目前临床上常用的分类方法。

(2) **按始动环节分类**　可将休克分为3类：

①**低血容量性休克**　是指机体血容量减少所引起的休克。常见病因为失血、失液、烧伤、创伤等。

②**血管源性休克**　是指由于外周血管扩张，血管床容量增加，大量血液淤滞在扩张的小血管内，使有效循环血量减少且分布异常，导致组织灌流量减少而引起的休克，故又称低阻力性休克或分布异常性休克。

③**心源性休克**　是指由于心脏泵血功能障碍，心排出量急剧减少，使有效循环血量和微循环灌流量显著下降所引起的休克。其病因可分为心肌源性和非心肌源性两类。心肌源性病因常见于大面积心肌梗死、心肌病、严重的心律失常、瓣膜性心脏病等的晚期。非心肌源性病因包括压力性或阻塞性的病因，如急性心脏压塞、心脏肿瘤和张力性气胸，或心脏射血受阻，如肺血管栓塞、肺动脉高压等。

二、发病机制

1. 微循环的特点

(1)定义 微循环是指微动脉和微静脉之间的微血管内的血液循环,是血液和组织进行物质交换的基本结构和功能单位。这些微血管包括:微动脉、后微动脉、毛细血管前括约肌、真毛细血管、直捷通路、动静脉短路和微静脉。微动脉、后微动脉、毛细血管前括约肌又称前阻力血管,决定微循环的灌入血量,并参与全身血压调节和血液分配。真毛细血管又称交换血管,是血管内外物质交换的主要场所。微静脉又称后阻力血管,决定微循环的流出血量,参与回心血量的调节。

(2)微循环的调节 微循环主要受神经体液的调节。交感神经支配微动脉、后微动脉和微静脉平滑肌,兴奋时通过α-肾上腺素能受体使血管收缩,血流减少。全身性体液因子如儿茶酚胺、血管紧张素Ⅱ、血管加压素、血栓素 A_2、内皮素等可使微血管收缩;而局部血管活性物质如组胺、激肽、腺苷、PGI_2、内啡肽、TNF、一氧化氮等则引起血管舒张;乳酸等酸性产物的堆积则可降低血管平滑肌对缩血管物质的反应性,而导致血管扩张。

2. 休克的微循环学说

各种类型休克的基本发病环节都是微循环血液灌注障碍,以失血性休克为例,将休克病程分为三期:

(1)微循环缺血期 又称休克早期、休克代偿期、缺血性缺氧期。

①微循环变化特点 此期微循环血液灌流减少,组织缺血缺氧。此时全身小血管,包括小动脉、微动脉、后微动脉、毛细血管前括约肌和微静脉、小静脉都发生收缩痉挛,口径明显变小,尤其是毛细血管前阻力血管收缩更明显,前阻力增加,大量真毛细血管网关闭,微循环内血液流速减慢,轴流消失,血细胞出现齿轮状运动。因开放的毛细血管数量减少,血流主要通过直捷通路或动-静脉短路回流,组织灌流明显减少。所以,此期微循环灌流特点是少灌少流,灌少于流,组织呈缺血缺氧状态。

②微循环变化机制 主要是有效循环血量减少使微循环血液灌注减少以及交感-肾上腺髓质系统兴奋和缩血管物质增多进一步加重微循环的缺血缺氧。

A.交感神经兴奋 休克病因作用机体最早最快的反应是交感-肾上腺髓质系统兴奋,使儿茶酚胺大量释放入血,可导致皮肤、腹腔脏器、肾脏的小血管收缩,外周阻力升高,组织器官血液灌流不足,微循环缺血缺氧,但对心脑血管影响不大;也可导致动-静脉短路开放、组织灌流量减少,组织缺血缺氧。

B.其他缩血管体液因子释放 如血管紧张素Ⅱ、血管加压素、血栓素 A_2、内皮素等均为缩血管物质。

③微循环变化的代偿意义 休克早期交感神经强烈兴奋,缩血管物质大量释放,可导致不重要脏器血管收缩,通过增加回心血量、增加心排出量、提高外周血管阻力,来维持动脉血压,以保证心、脑等重要生命器官的血液供应。

④临床表现 此期病人表现为脸色苍白、四肢湿冷、出冷汗、脉搏加快、脉压减小、尿量减少、烦躁不安。

(2)微循环淤血期 又称可逆性休克失代偿期、休克进展期、微循环淤血性缺氧期。

①微循环变化特点 此期微循环血液流速显著减慢,红细胞和血小板聚集,白细胞滚动、贴壁、嵌塞、血液黏度增大,血液"泥化"淤滞,微循环淤血,组织灌流量进一步减少,缺氧更为严重。这是因为微动脉、后微动脉、毛细血管前括约肌收缩性减弱甚至扩张,大量血液涌入真毛细血管网。微静脉虽也表现为扩张,但因血流缓慢、细胞嵌塞,使微循环流出道阻力增加,毛细血管后阻力大于前阻力而导致血液淤滞于微循环中。此期微循环灌流特点是灌而少流,灌大于流,组织呈淤血性缺氧状态。

②微循环变化机制 主要是组织细胞长时间缺氧,导致酸中毒、扩血管物质生成增多、白细胞黏附。

A.微血管扩张机制 进入微循环淤血期后,尽管交感-肾上腺髓质系统持续兴奋,血浆儿茶酚胺浓度进一步增高,但微血管却表现为扩张,这是因为乳酸酸中毒使血管平滑肌对儿茶酚胺的反应性降低;长期缺血缺氧导致扩血管物质生成增多。酸中毒与扩血管物质联合作用,使微血管扩张,血压进行性下降,心、脑血液供应不能维持,休克早期的代偿机制逐渐丧失,全身各脏器缺血缺氧的程度加重。

B. 血液淤滞机制　在缺氧、酸中毒、感染等因素的刺激下,炎症细胞活化,白细胞黏附于微静脉,增加了微循环流出通路的血流阻力,导致毛细血管中血流淤滞。血液浓缩,血液黏度增加,红细胞和血小板聚集,进一步减慢微循环血流速度,加重血液泥化淤滞。

③失代偿及恶性循环的产生　本期因微血管反应性下降,血液大量淤滞在微循环内,回心血量急剧减少,自身输液停止,心、脑血液灌流量减少,导致整个循环系统功能恶化,形成恶性循环。

④临床表现　A. 血压和脉压进行性下降,脉搏细速;B. 大脑血液灌流明显减少导致中枢神经系统功能障碍;C. 肾血流量严重不足,出现少尿、无尿;D. 微循环淤血,使脱氧血红蛋白增多,皮肤黏膜发绀。

(3) 微循环衰竭期　又称难治期、DIC 期、不可逆期。

①微循环变化特点　此期微血管发生麻痹性扩张,毛细血管大量开放,微循环中可有微血栓形成,血流停止,出现不灌不流状态,组织几乎完全不能进行物质交换,得不到氧气和营养物质供应,甚至可出现毛细血管无复流现象,即指在输血补液治疗后,血压虽可一度回升,但微循环灌流量仍无明显改善,毛细血管中淤滞停止的血流也不能恢复流动的现象。

②微循环变化机制　严重的酸中毒、大量一氧化氮和局部代谢产物的释放以及血管内皮细胞和血管平滑肌的损伤等,均可使微循环衰竭,导致微血管麻痹性扩张或 DIC 的形成。

③微循环变化的严重后果　微循环的无复流现象及微血栓形成,可导致全身器官的持续低灌流,内环境受到严重破坏,特别是溶酶体酶的释放以及细胞因子、活性氧等的大量产生,造成组织器官和细胞功能的损伤,严重时可导致多器官功能障碍或衰竭,甚至死亡。

④临床表现　本期病情危重,其临床表现:

A. 循环衰竭　患者出现进行性顽固性低血压,甚至测不到,采用升压药难以恢复;心音低弱,脉搏细弱而频速,中心静脉压下降;浅表静脉塌陷,静脉输液十分困难。

B. 并发 DIC　出现出血、贫血、皮下瘀斑等典型临床表现,使休克进一步恶化。

C. 重要器官功能障碍　血液灌流停止,加重细胞损伤,使心、脑、肺、肝、肾等重要器官功能代谢障碍加重,可出现呼吸困难、少尿或无尿、意识模糊,甚至昏迷等多器官功能障碍的临床表现。

三、功能与代谢改变

1. 代谢障碍

(1) 物质代谢　休克时物质代谢变化一般表现为氧耗减少,糖酵解加强,糖原、脂肪和蛋白分解代谢增强,合成代谢减弱。脓毒性休克时出现的这种现象,称为脓毒性自身分解代谢。

(2) 组织氧债增大　休克过程中机体因高代谢状态,能量消耗增高,所需氧耗量增大而导致组织氧债增大。氧债指机体所需的氧耗量与实测氧耗量之差。氧债增大说明组织缺氧。

(3) 电解质与酸碱平衡紊乱

①代谢性酸中毒　休克时微循环障碍,组织缺氧,糖无氧酵解增强,乳酸生成增多,导致代谢性酸中毒。

②呼吸性碱中毒　休克早期,创伤、出血、感染等刺激可引起呼吸加深加快,通气量增加,$PaCO_2$ 下降,导致呼吸性碱中毒。休克后期由于休克肺的发生,通气、换气功能障碍,又可出现呼吸性酸中毒。

③高钾血症　休克时 ATP 生成减少,使细胞膜上的钠泵运转失灵以及酸中毒所致。

2. 器官功能障碍

休克过程中由于微循环功能障碍及全身炎症反应综合征,常引起重要器官受损,甚至导致多器官功能障碍综合征(MODS)。肺是休克引起 MODS 时最常累及的器官,其发生率高达 83%~100%。

四、几种常见休克的特点

1. 失血性休克

失血后是否引起休克,取决于失血量和失血速度。一般 15~20 分钟内失血少于全身总血量的 10%~15% 时,机体可通过代偿使血压和组织灌流量基本保持在正常范围内。若在 15 分钟内快速大量失血,超过总血量的 20%（约 1000ml）,则超出了机体的代偿能力,即可发生失血性休克。如果失血量超过总血量的 45%~50%,会很快导致死亡。失血性休克分期较为明显,发展过程基本上遵循缺血性缺氧期、淤血性缺氧期、微循环衰竭期逐渐发展的特点,具有"休克综合征"的典型临床表现。

2. 感染性休克

感染性休克是指病原微生物感染所引起的休克,常见于细菌性痢疾、大叶性肺炎、腹膜炎等严重感染性疾病。G^-菌感染引起的脓毒性休克在临床最为常见,细菌所释放的内毒素即脂多糖（LPS）是其重要的致病因子。如给动物直接注射 LPS,可引起与脓毒性休克类似的表现,称为内毒素性休克。

感染性休克的发生机制十分复杂,与休克的三个始动环节均有关。感染灶中的病原微生物及其释放的各种毒素均可刺激单核-巨噬细胞、中性粒细胞、肥大细胞等释放大量炎症介质,引起 SIRS,促进休克的发生发展。其中某些细胞因子和血管活性物质可增加毛细血管通透性,使大量血浆外渗,导致血容量减少,或引起血管扩张,使血管床容量增加,导致有效循环血量相对不足。此外,细菌毒素、炎症介质可直接损伤心肌细胞,造成心泵功能障碍。感染性休克按其血流动力学变化可分为两种类型:

（1）**高动力型休克** 指病原体或其毒素侵入机体后,引起高代谢和高动力循环状态,即出现发热、心排出量增加、外周阻力降低、脉压增大等特点,又称为高排低阻型休克或暖休克。常表现为皮肤呈粉红色、温热而干燥,少尿,血压下降等。感染性休克大多先表现为高动力型休克,可继续发展为低动力型休克。

（2）**低动力型休克** 具有心排出量减少、外周阻力增高、脉压缩小等特点,又称低排高阻型休克或称冷休克。常表现为皮肤苍白、四肢湿冷、少尿或无尿、血压明显下降及乳酸酸中毒。

	高动力型休克	低动力型休克
血压	略降或正常	明显降低
心输出量	高	低
外周血管阻力	低	高
脉搏	缓慢有力	细速
脉压	较高（>30mmHg）	较低（<30mmHg）
皮肤色泽	淡红或潮红	苍白或发绀
皮肤温度	温暖干燥	湿冷
尿量	减少	少尿或无尿

3. 过敏性休克

过敏性休克又称变应性休克,属Ⅰ型变态反应,即速发型变态反应,常伴有荨麻疹以及呼吸道、消化道的过敏症状,发病急骤,如不紧急使用缩血管药,可导致死亡。其发生主要与休克的两个始动环节有关:①过敏反应使血管广泛扩张,血管床容量增大;②毛细血管通透性增高使血浆外渗,血容量减少。

4. 心源性休克

心源性休克的始动环节是心泵功能障碍导致的心输出量迅速减少。此型休克的特点为血压在休克早期就显著下降,其微循环发展过程与低血容量性休克相似。

▶ **常考点** 2019 年新增考点,往年很少考。

第9章 弥散性血管内凝血

▶ **考纲要求**

弥散性血管内凝血(DIC)：概念，病因和发病机制，影响因素，功能与代谢改变及其机制。

▶ **复习要点**

一、概念、病因和发病机制

1. 概念

弥散性血管内凝血(DIC)是指在某些致病因子的作用下，大量促凝物质入血，凝血因子和血小板被激活，使凝血酶增多，微循环中形成广泛的微血栓，继而因凝血因子和血小板大量消耗，引起继发性纤维蛋白溶解功能增强，机体出现以止、凝血功能障碍为特征的病理生理过程。主要临床表现为出血、休克、器官功能障碍、微血管病性溶血性贫血等，是一种危重的综合征。

2. 病因

(1) **感染性疾病** 占31%～43%，常见于革兰氏阴性或阳性菌感染、败血症、病毒性肝炎、流行性出血热。

(2) **肿瘤性疾病** 占24%～34%，常见于胰腺癌、结肠癌、食管癌、胆囊癌、肝癌、胃癌、白血病、前列腺癌、肾癌、膀胱癌、绒毛膜上皮癌、卵巢癌、子宫颈癌、恶性葡萄胎等。

(3) **妇产科疾病** 占4%～12%，常见于流产、妊娠中毒症、子痫及先兆子痫、胎盘早期剥离、羊水栓塞、子宫破裂、宫内死胎、腹腔妊娠、剖宫产手术等。

(4) **创伤及手术** 占1%～5%，常见于严重软组织创伤，挤压伤综合征，大面积烧伤，前列腺、肝、脑、肺、胰腺等脏器大手术，器官移植术等。

3. 发病机制

(1) **组织因子释放，外源性凝血系统激活，启动凝血过程** 严重的创伤、烧伤、大手术、产科意外等导致的组织损伤，肿瘤组织坏死，白血病放、化疗后所致的白血病细胞大量破坏等情况下，可释放大量组织因子入血，激活外源性凝血系统，启动凝血过程。

(2) **血管内皮细胞损伤，凝血、抗凝调控失调** 缺氧、酸中毒、严重感染等原因，均可损伤血管内皮细胞，导致：①损伤的血管内皮细胞释放组织因子，启动外源性凝血系统；②血管内皮细胞的抗凝作用降低；③血管内皮细胞产生组织型纤溶酶原激活物减少，PAI-1增多，使纤溶活性降低；④血管内皮细胞损伤使一氧化氮、前列腺素等产生减少，其抑制血小板黏附、聚集的功能降低，而且由于血管内皮细胞损伤，基底膜胶原暴露，血小板的黏附、活化、聚集功能增强；⑤胶原暴露后，可激活 FⅫ，启动内源性凝血系统，并可激活激肽和补体系统，促进 DIC 的发生。

(3) **血细胞大量破坏，血小板被激活**

①红细胞大量破坏 异型输血、疟疾、PNH 等可引起急性溶血反应，导致红细胞大量破坏，释放大量 ADP 等促凝物质，促进血小板黏附、聚集，导致凝血；红细胞膜磷脂可浓缩并局限 FⅦ、FⅨ、FⅩ及凝血酶原等，生成大量凝血酶，促进 DIC 的发生。

②白细胞的破坏或激活 急性早幼粒细胞白血病病人放、化疗导致白细胞大量破坏，释放组织因子样物质，激活外源性凝血系统，启动凝血，促进 DIC 的发生。内毒素、白细胞介素-1、肿瘤坏死因子α等可

诱导血液中的单核细胞、中性粒细胞表达组织因子，启动凝血。

③血小板的激活　在 DIC 发生发展过程中，血小板减少多为继发性作用。只有在少数情况下，如血栓性血小板减少性紫癜，血小板减少才起原发性作用。

(4)促凝物质进入血液　急性坏死性胰腺炎时，大量胰蛋白酶入血，可激活凝血酶原，促进凝血酶生成。蛇毒，如斑蝰蛇毒含有多种促凝成分，可促进 DIC 的发生；锯鳞蝰蛇毒可直接将凝血酶原转变为凝血酶。某些肿瘤细胞也可分泌促凝物质，激活 FX 等，羊水中含有组织因子样物质。此外，内毒素可损伤血管内皮细胞，并刺激血管内皮细胞表达组织因子，促进 DIC 的发生。

多数情况下，DIC 的病因通过多种机制引起 DIC 的发生、发展。例如：严重感染是临床上引起 DIC 最常见的原因。严重感染时，由于机体凝血功能增强，抗凝和纤溶功能不足，以及血小板、白细胞激活等，凝血与抗凝血平衡发生紊乱，促进微血栓的形成，导致 DIC 的发生、发展。

二、影响 DIC 发生发展的因素

1. 单核-吞噬细胞系统功能受损

单核-吞噬细胞系统具有吞噬功能，可吞噬、清除血液中的凝血酶、纤维蛋白原及其他凝血物质。当其吞噬功能严重障碍，其吞噬功能"封闭"时，可促进 DIC 发生。例如：全身性 Shwartzman 反应时，由于第一次注入小剂量内毒素，单核-吞噬细胞系统功能"封闭"，第二次注入内毒素时易引起 DIC。

2. 肝功能严重障碍

主要的抗凝物质，如蛋白 C、AT-Ⅲ、纤溶酶原等均在肝脏合成。FIXa、FXa、FXIa 等凝血因子也在肝脏灭活。当肝功能严重障碍时，可使凝血、抗凝、纤溶过程失调。病毒、某些药物，既可损害肝细胞，又可激活凝血因子。此外，肝细胞大量坏死时可释放组织因子等，启动凝血，促进 DIC 的发生。

3. 血液高凝状态

妊娠第三周开始，孕妇血液中血小板及凝血因子（Ⅰ、Ⅱ、Ⅴ、Ⅶ、Ⅸ、Ⅹ、Ⅻ等）逐渐增多；而 AT-Ⅲ、组织型纤溶酶原激活物等降低；胎盘产生的 PAI 增多。随着妊娠时间的增加，血液渐趋高凝状态，妊娠末期最明显。故当产科意外时，易发生 DIC。酸中毒可损伤血管内皮细胞，使凝血因子的酶活性增高，肝素的抗凝活性减弱，并促进血小板的聚集，这些均使血液处于高凝状态，促进 DIC 的发生发展。

4. 微循环障碍

休克等原因导致微循环严重障碍时，血液淤滞，甚至"泥化"，此时，红细胞聚集，血小板黏附、聚集；微循环障碍所致的缺血、缺氧可引起酸中毒及血管内皮细胞损伤等；巨大血管瘤、低血容量也都可促进 DIC 的发生发展。此外，临床上不适当地应用纤溶抑制剂（如 6-氨基己酸）等药物，过度抑制了纤溶系统，导致血液黏度增高等也可促进 DIC 的发生发展。

三、功能与代谢变化及其机制

1. 出血

出血常为 DIC 病人最初的症状，可表现为多部位出血。DIC 导致出血的机制可能与下列因素有关：

(1)凝血物质被消耗而减少　在 DIC 发生、发展过程中，大量血小板和凝血因子被消耗。虽然肝脏和骨髓可代偿性产生增多，但若消耗过多，代偿不足，则凝血过程发生障碍，可导致出血。

(2)纤溶系统激活　血液中 FⅫ激活的同时，激肽系统也被激活，产生激肽释放酶，使纤溶酶原变成纤溶酶，激活纤溶系统。纤溶酶是活性较强的蛋白酶，可降解纤维蛋白，水解凝血因子（如 FⅤ、FⅧ、凝血酶、FⅫ等），使凝血功能发生障碍，引起出血。

(3)纤维蛋白(原)降解产物形成　在凝血过程中，凝血酶使纤维蛋白原转变为纤维蛋白单体，最终形成交联的纤维蛋白多聚体。纤溶系统激活后，纤溶酶分解纤维蛋白原，裂解出纤维肽 A(FPA)和纤维肽 B

(FPB)，余下为X片段，继续被分解为D片段和Y片段，Y片段可继续分解为D和E片段。纤溶酶水解纤维蛋白(原)产生的各种片段，统称为纤维蛋白(原)降解产物(FDP)。这些片段有明显的抗凝作用，如X、Y、D片段可妨碍纤维蛋白单体聚合，Y、E片段有抗凝血酶作用。此外，多数碎片可与血小板膜结合，降低血小板的黏附、聚集、释放等功能。因此，FDP形成是导致DIC出血的一种非常重要的机制。

各种FDP片段检查在DIC的诊断中具有重要意义，目前临床常用的是D-二聚体的检查。D-二聚体是纤溶酶分解纤维蛋白多聚体的产物。原发性纤溶亢进时，因血中没有纤维蛋白多聚体形成，故D-二聚体并不增高。换言之，只有在继发性纤溶亢进时，血液中才会出现D-二聚体。因此，D-二聚体是反映继发性纤溶亢进的重要指标。

(4)微血管损伤　在DIC发生发展过程中，微血管损伤、微血管壁通透性增强，也是DIC出血的机制之一。

2. 器官功能障碍

DIC时，大量微血栓引起微循环障碍，可导致缺血性器官功能障碍。这些微血栓既可在局部形成，亦可来自别处。微血栓主要阻塞局部的微循环，造成器官缺血、局灶性坏死。严重或持续时间较长可致器官功能衰竭。不同脏器受累可有不同的临床表现。肾上腺受累可引起肾上腺皮质出血性坏死，导致沃-弗综合征，又称出血性肾上腺综合征。垂体受累发生坏死，可致希恩综合征。由于DIC的累及范围、病程、严重程度不同，轻者可影响个别器官的部分功能，重者可累及多个器官，同时或相继出现两种或两种以上脏器功能障碍，即发生多器官功能衰竭，这也是DIC引起患者死亡的重要原因之一。

3. 休克

急性DIC时常伴有休克，DIC和休克可互为因果，形成恶性循环。DIC导致休克的原因如下。

①大量微血栓形成，阻塞微血管，使回心血量明显减少。

②广泛出血可使血容量减少。

③心肌损伤可使心输出量减少。

④FⅫ的激活可激活激肽系统、补体系统、纤溶系统，产生一些血管活性物质，如激肽、补体成分(C3a、C5a)。C3a、C5a可使嗜碱性粒细胞、肥大细胞释放组胺等，激肽、组胺均可使微血管平滑肌舒张，管壁通透性增强，外周阻力降低，回心血量减少。

⑤FDP的某些成分可增强组胺、激肽的作用，促进微血管的扩张。这些因素均可导致全身微循环障碍，促进休克的发生发展。

4. 贫血

DIC患者可出现微血管病性溶血性贫血。患者外周血涂片中可见一些特殊的形态各异的红细胞，其外形呈盔形、星形、新月形等，统称为裂体细胞或红细胞碎片。由于该碎片脆性高，故易发生溶血。

DIC是产生这些碎片的主要原因，这是因为在凝血反应的早期，纤维蛋白丝在微血管腔内形成细网，当血流中的红细胞通过网孔时，被黏着、滞留或挂在纤维蛋白丝上，然后这些红细胞在血流不断的冲击下发生破裂。当微循环受阻时，红细胞还可通过血管内皮细胞间的裂隙，被挤压到血管外，出现扭曲、变形、破碎。除机械作用外，某些DIC的病因也可使红细胞变形能力降低，容易破碎。

▶**常考点**　2019年新增考点，往年很少考。

第 10 章　心功能不全

▶ **考纲要求**

①概述：概念、病因和诱因。②代偿反应：神经-体液调节机制，心脏本身的代偿，心脏以外的代偿。③发病机制：心肌收缩相关蛋白的改变，心肌能量代谢障碍，心肌兴奋-收缩耦联障碍，心肌舒张功能降低，心室壁舒缩活动不协调。④功能与代谢改变：心排血量减少，静脉淤血。⑤防治的病理生理基础：干预心室重塑，减轻前后负荷。

▶ **复习要点**

一、概述

1. 概念

心功能不全是指各种原因引起心脏结构和功能的改变，使心室泵血量和（或）充盈功能低下，以致不能满足组织代谢需要的病理生理过程，在临床上表现为呼吸困难、水肿、静脉压升高等静脉淤血和心排血量减少的综合征。心力衰竭是指心功能不全的失代偿阶段，两者在本质上并无差别，可以通用。部分病人由于钠水潴留、血容量增加，出现心腔扩大、静脉淤血、组织水肿的表现，称为充血性心力衰竭。

2. 病因

（1）**心肌收缩性降低**　心肌梗死、心肌炎、心肌病时，心肌细胞发生变性、坏死、组织纤维化，导致收缩性降低。而心肌缺血和缺氧首先引起心肌能量代谢障碍，久之亦合并有结构异常，导致心脏泵血能力降低。阿霉素等药物和酒精亦可以损害心肌的代谢和结构，抑制心肌的收缩性。

（2）**心室负荷过重**　心室的负荷过重可引起心肌发生适应性改变，以维持相对正常的心脏排血。但长期负荷过重，超过心肌的代偿能力时，将导致心肌的舒缩功能降低。

①前负荷过重　心室的前负荷是指心脏收缩前所承受的负荷，相当于心室舒张末期容量或压力，又称容量负荷。左心室前负荷过重常见于二尖瓣关闭不全、主动脉瓣关闭不全；右心室前负荷过重常见于房间隔缺损、室间隔缺损、三尖瓣关闭不全、肺动脉瓣关闭不全。

②后负荷过重　后负荷是指心室射血时所要克服的阻力，又称压力负荷。左心室后负荷过重常见于高血压、主动脉缩窄、主动脉瓣狭窄。右心室后负荷常见于肺动脉高压、肺动脉瓣狭窄。

（3）**心室舒张及充盈受限**　是指在静脉回心血量无明显减少的情况下，因心脏本身的病变引起的心脏舒张和充盈障碍。例如，心肌缺血可引起能量依赖性舒张功能异常。

3. 诱因

凡是能增加心脏负荷，使心肌耗氧量增加和（或）供血供氧减少的因素都可能成为心力衰竭的诱因。

（1）**感染**　引起心力衰竭较常见的诱因是感染，特别是呼吸道感染。

（2）**心律失常**　快速型心律失常（室上速、伴有快速心室律的房颤、房扑）均可诱发心力衰竭。心率增快可使心肌耗氧量增加，舒张期缩短，既减少冠脉供血，又引起心室充盈不足。缓慢型心律失常，如高度房室传导阻滞等，当每搏心排血量的增加不能弥补心率减慢造成的心排血量降低时可诱发心力衰竭。

（3）**妊娠**　妊娠期血容量增加，易出现稀释性贫血及心脏负荷加重。分娩时疼痛、精神紧张，使交感-肾上腺髓质系统兴奋，除增加心率外，还引起外周小血管收缩，加重心脏后负荷。

(4) 药物　使用某些可抑制心肌收缩力的药物以及洋地黄中毒可诱发心力衰竭。
(5) 过量或过快输液　可加重心脏前负荷而诱发心力衰竭。
(6) 电解质代谢紊乱　K^+可通过干扰心肌兴奋性、传导性和自律性引起心律失常,诱发心力衰竭。
(7) 酸中毒　主要通过干扰心肌钙离子转运,抑制心肌的收缩性,诱发心力衰竭。
(8) 其他　劳累、气温变化、情绪波动、外伤、手术等均可加重心脏负荷,诱发心力衰竭。

二、代偿反应

生理条件下,心排血量可以随着机体代谢需要的升高而增加,这主要是通过对心率、心室前负荷、心室后负荷、心肌收缩性的调控实现的。心脏泵血功能受损时,心排血量减少可以通过多种途径引起内源性神经-体液调节机制激活,这是心功能减退时介导心内与心外代偿与适应反应的基本机制。

1. 神经-体液调节机制激活

在神经-体液调节机制中,最为重要的是交感-肾上腺髓质系统和肾素-血管紧张素-醛固酮系统的激活。

(1) 交感-肾上腺髓质系统的激活　心功能不全时,心排血量减少可以通过颈动脉窦、主动脉弓的压力感受器激活交感-肾上腺髓质系统,表现为交感神经活性升高,血浆儿茶酚胺浓度升高。交感神经兴奋可使心肌收缩性增强、心率增快、心排血量增加,提高心脏本身的泵血功能。

(2) 肾素-血管紧张素-醛固酮系统的激活　肾脏低灌流、交感神经系统兴奋和低钠血症等都可以激活肾素-血管紧张素-醛固酮系统。血管紧张素Ⅱ增加可以通过直接的缩血管作用及与去甲肾上腺素的协同作用维持血流动力学稳态。血管紧张素Ⅱ可以升高肾灌注压,通过肾内血流的重新分布维持肾小球血流量,从而维持肾小球滤过率。醛固酮增加可以引起钠潴留,通过维持循环血量而保持心排血量正常。

(3) 钠尿肽系统的激活　心房肌主要分泌心房钠尿肽(ANP),心室肌主要分泌B型钠尿肽(BNP),它们均属于钠尿肽家族的成员。钠尿肽类激素具有利钠排尿、扩张血管、抑制肾素及醛固酮的作用,在心功能不全的代偿过程中起重要作用。

2. 心脏本身的代偿

在神经-体液机制的调控下,机体对心功能降低的代偿反应可以分为心脏本身的代偿和心外代偿两部分。心脏本身的代偿形式包括心率加快、心脏紧张源性扩张、心肌收缩性增强、心室重塑。

(1) 心率加快　心功能不全时,由于损伤的心脏每搏输出量相对固定,难以增加,心率加快成为决定心排血量的主要因素。心率加快的机制主要是:①心排血量减少,经主动脉弓和颈动脉窦压力感受器反射性引起心率加快;②心脏泵血减少使心腔内剩余血量增加,刺激心房和心室的容量感受器,反射性引起交感神经兴奋;③如果合并缺氧,可刺激主动脉体、颈动脉体化学感受器,反射性引起心率加快。

心率加快会增加心肌耗氧量,特别是当成人心率>180次/分时,会明显缩短心脏舒张期,不但减少冠脉灌流量,使心肌缺血、缺氧加重;且可缩短心室充盈时间,减少充盈量,心排血量反而降低。

(2) 心脏紧张源性扩张　根据Frank-Starling定律,肌节长度在1.7~2.2μm的范围内,心肌收缩能力随心脏前负荷(心肌纤维初长度)的增加而增加。当心脏收缩功能受损时,由于每搏输出量降低,使心室舒张末期容积增加,心肌纤维初长度增大(肌节长度不超过2.2μm),此时心肌收缩力增强,代偿性增加每搏输出量,这种伴有心肌收缩力增强的心腔扩大称为心脏紧张源性扩张,有利于将心室内过多的血液及时泵出。但是,心脏紧张源性扩张的代偿能力也是有限的,当舒张末期容积或压力过高时,心室扩张使肌节长度超过2.2μm,有效横桥的数目反而减少,心肌收缩力降低,每搏输出量减少。

(3) 心肌收缩性增强　心功能受损时,由于交感-肾上腺髓质系统兴奋,儿茶酚胺增加,通过激活β肾上腺素受体,导致胞质Ca^{2+}浓度升高而发挥正性变力作用。在心功能损害的急性期,心肌收缩性增强有助于维持心排血量和血流动力学稳态。而慢性心力衰竭时,心肌β肾上腺素受体减敏,血浆中虽存在大量儿茶酚胺,但正性变力作用的效果显著减弱。

(4) **心室重塑**　心脏由心肌细胞、非心肌细胞(如成纤维细胞等)、细胞外基质组成。心室重塑是指心肌损伤、负荷增加时,通过改变心室的结构、代谢、功能而发生的慢性综合性代偿适应性反应。

①心肌细胞重塑　包括心肌肥大和心肌细胞表型的改变。

A. 心肌肥大　是指心肌细胞体积增大,在细胞水平上表现为细胞直径增宽、长度增加;在器官水平表现为心室重量增加、心室壁增厚。心肌肥大可分为向心性肥大、离心性肥大两类。

	向心性肥大	离心性肥大
作用机制	心脏在长期过度的后负荷作用下所致	心脏在长期过度的前负荷作用下所致
病理表现	收缩期室壁张力持续增加 心肌肌节呈并联性增生 心肌细胞增粗	舒张期室壁张力持续增加,肌节呈串联性增生,心肌细胞增长,心腔容积增大;而心腔增大又使收缩期室壁应力增大,进而刺激肌节并联性增生,使室壁有所增厚
病理特征	心室壁显著增厚而心腔容积正常甚或减小,使室壁厚度与心腔半径之比增大	心腔容积显著增大与室壁轻度增厚并存室壁厚度与心腔半径之比基本保持正常
典型病例	高血压性心脏病、主动脉瓣狭窄	二尖瓣关闭不全、主动脉瓣关闭不全

B. 心肌细胞表型改变　是指由于心肌所合成的蛋白质种类变化所引起的心肌细胞"质"的改变。在引起心肌肥大的机械信号和化学信号刺激下,成年心肌细胞中处于静止状态的胎儿期基因被激活,引起细胞表型改变。表型转变的心肌细胞在细胞膜、线粒体、肌质网、肌原纤维及细胞骨架等方面均与正常心肌有差异,从而导致其代谢与功能发生变化。

②非心肌细胞及细胞外基质的变化　许多促使心肌肥大的因素(如血管紧张素Ⅱ、去甲肾上腺素、醛固酮等)均可促进非心肌细胞活化或增殖,分泌大量不同类型的胶原等细胞外基质,同时又合成降解胶原的间质胶原酶和明胶酶等,通过对胶原合成与降解的调控,使胶原网络结构的生物化学组成(如Ⅰ型与Ⅲ型胶原的比值)和空间结构都发生改变,引起心肌间质的增生与重塑。

3. 心脏以外的代偿

(1) **增加血容量**　慢性心功能不全时的代偿方式之一是增加血容量,进而使静脉回流、心排血量增加。血容量增加的机制有:

①交感神经兴奋　心功能不全时,心排血量和有效循环血量减少,引起交感神经兴奋,肾血管收缩,肾血流量下降,近曲小管重吸收钠、水增多,血容量增加。

②肾素-血管紧张素-醛固酮系统激活　促进远曲小管、集合管对水、钠的重吸收。

③抗利尿激素(ADH)释放增多　随着钠的重吸收增加,以及血管紧张素Ⅱ的刺激,ADH的合成增加;加上淤血的肝脏对ADH的灭活减少,使血浆ADH水平增高,促进远曲小管和集合管对水的重吸收。

④抑制钠、水重吸收的激素减少　PGE_2 和心房钠尿肽可促进钠、水排出。心功能不全时,PGE_2 和心房钠尿肽的合成和分泌减少,促进钠、水潴留。

(2) **血流重新分布**　心功能不全时,交感-肾上腺髓质系统兴奋,使外周血管选择性收缩,引起全身血流重新分布,主要表现为皮肤、骨骼肌、内脏器官的血流量减少,其中以肾血流量减少最明显,而心、脑血流量不变或略增加。这样既防止血压下降,又保证重要器官的血流量。

(3) **红细胞增多**　心功能不全时,体循环淤血和血流速度减慢可引起循环性缺氧,肺淤血和肺水肿又可引起乏氧性缺氧。缺氧刺激肾间质细胞分泌促红细胞生成素增加,后者促进骨髓造血功能,使红细胞和血红蛋白生成增多,以提高血液携氧的能力,改善机体缺氧。

(4) **组织利用氧的能力增加**　心功能不全时,低灌注导致组织细胞的供氧量减少,引起细胞线粒体数量增多、细胞色素氧化酶活性增强、磷酸果糖激酶活性增强,可以使细胞从糖酵解中获得一定的能量补充。通过组织细胞自身代谢、功能与结构的调整,使细胞利用氧的能力增强,以克服供氧不足带来的不利影响。

三、发病机制

心肌收缩能力降低是造成心脏泵血功能减退的主要原因,可以由心肌收缩相关的蛋白改变、心肌能量代谢障碍、心肌兴奋-收缩耦联障碍分别或共同引起。

1. 心肌收缩相关的蛋白改变

(1)**心肌细胞数量减少**　心肌梗死、心肌炎、心肌病等均可导致心肌细胞变性、萎缩,严重者因心肌细胞死亡而使有效收缩的心肌细胞数量减少,造成原发性心肌收缩力降低。

(2)**心肌结构改变**　①在分子水平上,肥大心肌的表型改变,胎儿期基因过表达;而一些参与细胞代谢和离子转运的蛋白质等合成减少。②在细胞水平上,心肌过度肥大时,肌丝与线粒体不成比例的增加,可导致肌节不规则叠加,肌原纤维排列紊乱,心肌收缩力降低。③在器官水平上,与代偿期的心腔扩大和心室肥厚不同,衰竭时的心室表现为心腔扩大而室壁变薄,扩张的心室几何结构发生改变,横径增加使心脏由正常的椭圆形变成球状,心室扩张使乳头肌不能锚定房室瓣,主动脉和肺动脉瓣环扩大,可造成功能性瓣膜反流,导致心室泵血功能进一步降低。

2. 心肌能量代谢障碍

心肌能量代谢包括产生、储存、利用三个环节。任何一个环节发生障碍,都可导致心肌收缩性减弱。

(1)**能量生成障碍**　生理状态下,维持心脏收缩和代谢所必需的 ATP 主要来自线粒体的氧化代谢,极少量来源于糖酵解。心肌缺血是造成心肌能量生成不足的最常见原因,休克、严重贫血等也可以减少心肌的供血供氧,引起心肌能量生成障碍。此外,维生素 B_1 缺乏引起的丙酮酸氧化脱羧障碍,也使心肌细胞有氧氧化障碍,导致 ATP 生成不足。

(2)**能量储备减少**　心肌以 ATP 和磷酸肌酸(CP)的形式储存能量,其中磷酸肌酸是心肌细胞内储存能量的主要形式。损伤心肌内磷酸肌酸激酶同工型发生转换,导致磷酸肌酸激酶活性降低,使储能形式的磷酸肌酸含量减少,作为能量储备指数的 CP/ATP 比值明显降低。

(3)**能量利用障碍**　心肌对能量的利用是指把 ATP 储存的化学能转化成为心肌收缩的机械做功的过程。在收缩期,Ca^{2+} 与肌钙蛋白 C 结合,位于肌球蛋白头部的 Ca^{2+}-Mg^{2+}-ATP 酶是决定心肌对 ATP 进行有效利用的物质基础。肥大心肌的肌球蛋白头部的 ATP 酶活性降低,利用 ATP 的能力降低。

3. 心肌兴奋-收缩耦联障碍

心肌的兴奋是电活动,而收缩是机械活动,Ca^{2+} 在把心肌兴奋的电信号转化为收缩的机械活动中发挥了极为重要的中介作用,任何影响心肌对 Ca^{2+} 转运和分布的因素都会导致心肌兴奋-收缩耦联障碍。心力衰竭时,肌质网钙释放蛋白的含量或活性降低,向胞质释放 Ca^{2+} 减少,供给心肌收缩的 Ca^{2+} 不足;肌质网 Ca^{2+}-ATP 酶含量或活性降低,使舒张期肌质网摄取 Ca^{2+} 减少,延缓心肌舒张,亦减少肌质网贮存的 Ca^{2+} 量。此外,细胞膜 L 型钙通道的功能障碍,可导致细胞外 Ca^{2+} 内流受阻。在酸中毒时,由于 H^+ 与肌钙蛋白的亲和力比 Ca^{2+} 大,H^+ 占据了肌钙蛋白上的 Ca^{2+} 结合位点,Ca^{2+} 与肌钙蛋白结合减少,心肌收缩功能降低。酸中毒还可引起高钾血症,减少钙离子内流。

4. 心肌舒张功能降低

任何使心室充盈量减少、弹性回缩力降低、心室壁僵硬度增加的疾病都可以引起心室舒张功能降低。心室顺应性是指心室在单位压力变化下所引起的容积改变(dV/dp),其倒数 dp/dV 即为心室僵硬度。高血压、肥厚型心肌病时心室壁增厚,心肌炎症、纤维化及间质增生等均可引起心室壁成分改变,导致心室顺应性降低。

5. 心室壁舒缩活动不协调

在心肌损伤时,由于病变呈区域性分布,病变轻的区域心肌舒缩活动减弱,病变重的心肌完全丧失收缩功能,非病变心肌功能相对正常,甚至代偿性增强。不同功能状态的心肌共处一室,必然使整个心脏的舒缩活动不协调。无论是房室活动不协调还是两侧心室不同步舒缩，心排血量均有明显降低。

四、功能与代谢改变

心功能不全时主要以心排血量降低引起的器官组织灌流量减少、肺循环或体循环静脉淤血为特征，表现为相应的症候群。

1. 心排血量减少

（1）心脏泵血功能降低

①心排血量减少及心脏指数降低　心排血量是评价心脏泵血功能的重要指标之一。

②左室射血分数降低　左室射血分数（LVEF）是每搏输出量占左心室舒张末容积的百分比，在静息状态下正常值为55%~65%，是评价左心室射血效率的常用指标，能较好地反映心肌收缩功能的变化。心力衰竭时，每搏输出量降低而左心室舒张末容积增大，故射血分数降低。

③心室充盈受损　通常以肺毛细血管楔压（PCWP）反映左心房压和左心室舒张末压；以中心静脉压（CVP）反映右心房压和右心室舒张末压。由于射血分数降低、心室射血后剩余血量增多，心室容量负荷增大，心室充盈受限。在心力衰竭早期阶段即可出现心室舒张末压升高。

④心率增快　心悸常是心功能不全病人最早、最明显的症状。而过快的心率不但可使心排血量转而降低，且可造成心肌缺血、缺氧而加重心肌损害。

（2）器官血流重新分配

①动脉血压的变化　急性心力衰竭时（如急性心肌梗死），由于心排血量锐减，动脉血压下降，甚至发生心源性休克。慢性心力衰竭时，由于交感-肾上腺髓质系统神经兴奋，外周阻力增大、心率加快以及血容量增多等，动脉血压可维持在正常范围。

②器官血流重新分配　器官血流量取决于灌注压和灌注阻力。心功能不全时，各组织器官的灌注压降低和阻力血管收缩的程度不一，导致器官血流量重新分配。

A. 肾血流量减少　心功能不全时，心排血量减少通过对压力感受器和肾球旁装置的刺激使肾血流量明显减少，肾小球滤过率减少和肾小管重吸收增加，患者尿量减少，出现水钠潴留，亦可伴有氮质血症。

B. 骨骼肌血流量减少　由于心功能不全患者的血管内皮功能受损，运动时的扩血管反应减弱，骨骼肌的血液灌注不足，长期低灌注可导致骨骼肌萎缩、氧化酶活性降低、线粒体数量和氧化能力降低，这是心功能不全患者运动耐力降低、易疲乏的主要机制。

C. 脑血流量减少　随着心排血量的进一步减少，脑血流量也可以减少。脑供血不足可引起头晕、头痛、失眠、记忆力减退和烦躁不安等表现。部分患者在变换体位时出现头晕、晕厥等直立性低血压的表现。当心排血量急性减少时，可导致脑缺血而发生短暂性意识丧失，称为心源性晕厥。严重者晕厥发作可持续数秒并伴有四肢抽搐、呼吸暂停、发绀等临床表现，称为阿-斯综合征。

D. 皮肤血流量减少　心功能不全时，皮肤血流量减少，表现为皮肤苍白、皮肤温度降低、发绀。

2. 静脉淤血

根据静脉淤血的主要部位不同，分为体循环淤血和肺循环淤血。

（1）体循环淤血　体循环淤血主要见于右心衰竭及全心衰竭，常表现为体循环静脉系统的过度充盈、静脉压升高、内脏充血和水肿等。

①静脉淤血和静脉压升高　右心衰竭时因钠、水潴留及右心室舒张末期压力升高，上、下腔静脉回流受阻，静脉异常充盈，静脉压升高，表现为下肢和内脏的淤血。右心淤血明显时出现颈静脉充盈或怒张。按压肝脏后颈静脉异常充盈，称为肝颈静脉反流征阳性。

②肝肿大及肝功能损害　由于下腔静脉回流受阻，肝淤血和肝静脉压升高，导致肝脏肿大、局部压痛。长期右心衰竭，还可造成心源性肝硬化。

③胃肠功能改变　慢性心功能不全时，由于胃肠道淤血及动脉血灌流不足，可出现消化系统功能障碍，表现为消化不良、食欲不振、恶心、呕吐、腹泻等。

④水肿　水肿是右心衰竭以及全心衰竭的主要临床表现之一，称为心性水肿。受重力的影响，心性水肿在体位低的下肢表现最为明显，严重者可伴腹水、胸水等。毛细血管血压增高是心性水肿的始发因素，而肾血流量减少可引起肾小球滤过率降低、醛固酮增加，造成水钠潴留，促进水肿的发展。

（2）肺循环淤血　主要见于左心衰竭患者，肺淤血、肺水肿的共同表现是呼吸困难。

①呼吸困难发生的基本机制　肺淤血、肺水肿导致肺顺应性降低，要吸入同样量的空气，需要增加呼吸肌做功，消耗更多的能量，故患者感到呼吸费力；支气管黏膜充血、肿胀及气道内分泌物导致气道阻力增大；肺毛细血管压增高和间质水肿使肺间质压力增高，刺激肺毛细血管旁 J 受体，引起反射性浅快呼吸。

②呼吸困难的表现形式　根据肺淤血、肺水肿的严重程度，呼吸困难可有不同的表现形式。

A．劳力性呼吸困难　为左心衰竭最早的表现。劳力性呼吸困难的发生机制是：体力活动时四肢血流量增加，回心血量增多，肺淤血加重；体力活动时心率加快，舒张期缩短，左心室充盈减少，肺循环淤血加重；体力活动时机体需氧量增加，但衰竭的左心室不能相应地提高心排血量，因此机体缺氧进一步加重，刺激呼吸中枢，使呼吸加快加深，出现呼吸困难。

B．夜间阵发性呼吸困难　患者夜间入睡后因突感气闷、气急而惊醒，被迫坐起，可伴有咳嗽或咳泡沫样痰，发作较轻者在坐起后有所缓解，经一段时间后自行消失。严重者可持续发作，咳粉红色泡沫样痰，甚至发展为急性肺水肿。夜间阵发性呼吸困难的发生机制是：入睡后由端坐位改为平卧位，下半身静脉回流增多，水肿液吸收入血液循环也增多，加重肺淤血；入睡后迷走神经紧张性增高，使小支气管收缩，气道阻力增大；熟睡后中枢对传入刺激的敏感性降低，只有当肺淤血程度较为严重、动脉血氧分压降低到一定程度时，方能刺激呼吸中枢，使患者感到呼吸困难而惊醒。若在气促咳嗽的同时伴有哮鸣音，则称为心性哮喘。

C．端坐呼吸　患者在静息时已出现呼吸困难，平卧时加重，故须被迫采取端坐位以减轻呼吸困难的程度，称为端坐呼吸。其发生机制是：端坐位时下肢血液回流减少，肺淤血减轻；膈肌下移，胸腔容积增大，肺活量增加，通气改善；端坐位可减少下肢水肿液的吸收，使血容量降低，减轻肺淤血。端坐呼吸是左心衰竭造成严重肺淤血的表现。

D．急性肺水肿　为急性左心衰竭的主要临床表现。由于突发左心室排血减少，肺静脉和肺毛细血管压力急剧升高，毛细血管壁通透性增大、血浆渗出到肺间质与肺泡而引起急性肺水肿。患者可出现发绀、气促、端坐呼吸、咳嗽、咳粉红色泡沫样痰等症状和体征。

左心衰竭引起长期肺淤血，肺循环阻力增加，使右心室后负荷增加，久之可引起右心衰竭。当病情发展到全心衰竭时，由于部分血液淤积在体循环，肺淤血可较单纯左心衰竭时有所减轻。

【例1】患者，男，60岁。阵发性心悸、呼吸困难8年。感冒后心悸、呼吸困难、不能平卧、双下肢水肿2天。既往高血压病史20年。查体：T39℃，R18次/分，P100次/分，BP125/85mmHg。颈静脉怒张，双肺底散在湿啰音。HR100次/分，律齐，心尖区可闻及3/6级收缩期吹风样杂音，肝肋下2cm，质软，无触痛，肝颈静脉回流征阳性，双下肢凹陷型水肿。患者下肢水肿的原因不包括

A．毛细血管血压增高　　　　　B．醛固酮增多　　　　　C．肾小球滤过率下降

D．肾小球滤过分数减小　　　　E．肾血流量减少（2022）

五、防治的病理生理基础

1. 干预心室重塑

神经-体液系统的功能紊乱在心室重塑和心功能不全的发生和发展中起重要作用。血管紧张素转换酶抑制剂（ACEI）通过抑制循环和心脏局部的肾素-血管紧张素系统，延缓心室重塑；并可作用于激肽酶Ⅱ，抑

制缓激肽的降解,减少胶原沉积,促进一氧化氮和前列腺素的产生,改善急性心肌梗死后冠状动脉血流。目前,ACEI 已成为治疗慢性心力衰竭的常规药物,可以降低心力衰竭患者的住院率、病残率和病死率。对于不能耐受 ACEI 的患者,可改用血管紧张素受体Ⅱ阻滞剂(ARB)。

2. 减轻前后负荷

(1) **调整心脏前负荷**　对有淤血和液体潴留的心功能不全患者,应适当限制钠盐的摄入,以减轻心脏前负荷。目前,利尿剂、ACEI、β 肾上腺素受体阻滞剂都是治疗心功能不全的主要药物。静脉血管扩张剂如硝酸甘油等,可减少回心血量,减轻心脏前负荷。

(2) **降低心脏后负荷**　ACEI 可降低外周血管阻力,不仅可降低心脏后负荷,还可减少心肌耗氧量。

▶ **常考点**　2019 年新增考点,往年很少考。

参考答案——详细解答见《2024 国家临床执业及助理医师资格考试历年考点精析(上、下册)》

1. ABCDE

第11章　肺功能不全

▶ **考纲要求**
①发病机制：肺通气功能障碍，弥散功能障碍，肺泡通气-血流比例失调，解剖分流增加。②功能与代谢改变：酸碱平衡及电解质紊乱，肺源性心脏病，肺性脑病。③防治的病理生理基础：呼吸衰竭的给氧治疗。

▶ **复习要点**

呼吸衰竭是指各种原因引起肺通气和（或）换气功能严重障碍，以致在静息呼吸状态，吸入空气时，出现低氧血症（PaO_2 降低）伴有或不伴有二氧化碳潴留（$PaCO_2$ 增高），从而引起机体一系列病理生理改变和临床表现的综合征。由于呼吸衰竭缺乏特异性临床表现，所以其诊断主要依赖动脉血气分析结果：在海平面、静息状态、呼吸空气的条件下，$PaO_2<60mmHg$，伴有或不伴有 $PaCO_2>50mmHg$，而且排除呼吸功能外的原因，可诊断为呼吸衰竭。当吸入气的氧浓度（FiO_2）不足 20% 时，用呼吸衰竭指数（RFI）作为呼吸衰竭的诊断指标。$RFI=PaO_2/FiO_2$，如 $RFI\leqslant300$，可诊断为呼吸衰竭。根据动脉血气特点，可将呼吸衰竭分为两类：Ⅰ型呼吸衰竭（低氧血症型呼吸衰竭），血气特点为 $PaO_2<60mmHg$，$PaCO_2$ 降低或正常；Ⅱ型呼吸衰竭（高碳酸血症型呼吸衰竭），血气特点为 $PaO_2<60mmHg$，同时伴有 $PaCO_2>50mmHg$。

一、发病机制

1. 肺通气功能障碍

肺通气功能障碍包括限制性通气不足和阻塞性通气不足。

(1) 肺泡通气不足

①限制性通气不足　指吸气时肺泡的扩张受限所引起的肺泡通气不足，常见病因和发病机制包括：

A. 呼吸肌活动障碍　中枢或周围神经的器质性病变如脑外伤、脑血管意外、脑炎、脊髓灰质炎、多发性神经炎等；由过量镇静药、安眠药、麻醉药所引起的呼吸中枢抑制；呼吸肌本身的收缩功能障碍如呼吸肌疲劳、营养不良所致呼吸肌萎缩；由低钾血症、缺氧、酸中毒等所致呼吸肌无力等。

B. 胸廓的顺应性降低　严重的胸廓畸形、胸膜纤维化等可限制胸部的扩张。

C. 肺的顺应性降低　如严重的肺纤维化或肺泡表面活性物质减少可降低肺的顺应性，使肺泡扩张的弹性阻力增大而导致限制性通气不足。

D. 胸腔积液和气胸　胸腔大量积液或张力性气胸压迫肺，使肺扩张受限。

②阻塞性通气不足　指气道狭窄或阻塞所致的通气障碍。气道阻塞分为中央性与外周性两种。

A. 中央性气道阻塞　指气管分叉处以上的气道阻塞。

吸气性呼吸困难：若阻塞位于胸外（如声带麻痹、炎症、水肿等），吸气时气体流经病灶引起的压力降低，可使气道内压明显低于大气压，导致气道狭窄加重；呼气时则因气道内压大于大气压而使阻塞减轻，故病人表现为吸气性呼吸困难。

呼气性呼吸困难：如阻塞位于中央气道的胸内部位，吸气时由于胸内压降低使气道内压大于胸内压，则阻塞减轻；呼气时由于胸内压升高而压迫气道，则气道狭窄加重，病人表现为呼气性呼吸困难。

B. 外周性气道阻塞　是指内径 <2mm 的小支气管阻塞，吸气时随着肺泡的扩张，细支气管受周围弹性组织牵拉，其口径变大和管道伸长；呼气时则小气道缩短变窄，病人表现为呼气性呼吸困难。

C. 慢性支气管炎引起呼吸困难的机制　大支气管内黏液腺增生,小气道管壁炎性充血水肿、炎症细胞浸润、上皮细胞与成纤维细胞增生、细胞间质增多,两者均可引起气道管壁增厚狭窄;气道高反应性和炎症介质可引起支气管痉挛;炎症累及小气道周围组织,引起组织增生和纤维化可压迫小气道;气道炎症使表面活性物质减少,表面张力增加,使小气道缩小而加重阻塞;黏液腺及杯状细胞分泌增多可加重炎性渗出物形成黏痰堵塞小气道。由于小气道的阻塞,患者在用力呼气时,气体通过阻塞部位形成的压差较大,使阻塞部位以后的气道内压低于正常,以致等压点由大气道上移至无软骨支撑的小气道,在用力呼气时小气道外的压力大于小气道内的压力,使气道阻塞加重,甚至使小气道闭合。

D. 肺气肿引起呼吸困难的机制　蛋白酶与抗蛋白酶失衡,如炎症细胞释放的蛋白酶过多或抗蛋白酶不足,可导致细支气管与肺泡壁中弹性纤维降解,肺泡弹性回缩力下降,此时胸内负压降低(即胸内压升高),可压迫小气道,导致小气道阻塞;肺气肿患者肺泡扩大而数量减少,使细支气管壁上肺泡附着点减少,肺泡壁通过密布的附着点牵拉支气管壁是维持细支气管的形态和口径的重要因素,附着点减少则牵拉力减少,可引起细支气管缩小变形,阻力增加,气道阻塞;由于上述因素造成肺气肿患者胸内压力(气道外的压力)增高,导致等压点上移至小气道,引起小气道闭合而出现呼气性呼吸困难。

(2)肺泡通气不足时的血气变化　总肺泡通气量不足会使肺泡气氧分压(P_{AO_2})下降、肺泡气二氧化碳分压(P_ACO_2)升高,因而流经肺泡毛细血管的血液不能被充分动脉化,导致PaO_2降低,$PaCO_2$升高,最终出现Ⅱ型呼吸衰竭。$PaCO_2$是反映总肺泡通气量变化的最佳指标。

2. 肺换气功能障碍
肺换气功能障碍包括弥散功能障碍、肺泡通气与血流比例失调、解剖分流增加。
(1)弥散功能障碍　是指肺泡膜面积减少、肺泡膜异常增厚、弥散时间缩短引起的气体交换障碍。
①弥散功能障碍的常见原因
A. 肺泡膜面积减少　正常成人肺泡总面积约为80m²,静息时参与换气的面积为35~40m²,运动时增大。由于储备量大,只有当肺泡膜面积减少一半以上时,才会发生换气功能障碍。肺泡膜面积减少见于肺实变、肺不张、肺叶切除等。

B. 肺泡膜厚度增加　肺泡膜的薄区由肺泡上皮、毛细血管内皮及两者共有的基底膜所构成,其厚度不到1μm,是气体交换的部位。虽然气体从肺泡腔到达红细胞内还需经过肺泡表面的液体层、血管内血浆和红细胞膜,但总厚度不到5μm,故正常气体交换很快。当肺水肿、肺泡透明膜形成、肺纤维化、肺泡毛细血管扩张等导致血浆层变厚时,可因弥散距离增宽使弥散速度减慢。

C. 弥散时间缩短　正常静息时,血液流经肺泡毛细血管的时间约为0.75秒,而血液氧分压只需0.25秒就可升至肺泡气氧分压水平。在体力负荷增加使肺血流加快时,血液和肺泡接触时间缩短,导致低氧血症。
②弥散功能障碍时的血气变化　肺泡膜病变加上肺血流增快只会引起PaO_2降低,不会使$PaCO_2$增高。因为CO_2在水中的溶解度比O_2大,故弥散速度比O_2快,能较快地弥散入肺泡使$PaCO_2$与P_ACO_2取得平衡。只要病人肺泡通气量正常,就可保持$PaCO_2$正常。如果存在代偿性通气过度,则可使$PaCO_2$低于正常。

(2)肺泡通气与血流比例失调　血液流经肺泡时,能否获得足够的氧和充分地排出CO_2,使血液动脉化,还取决于肺泡通气量与血流量的比例。如肺的总通气量和总血流量正常,但肺通气和血流不均匀,造成部分肺泡通气与血流比例失调,也可以引起气体交换障碍,导致呼吸衰竭。
①部分肺泡通气不足
A. 原因和机制　支气管哮喘、慢性支气管炎、阻塞性肺气肿等引起的气道阻塞,以及肺纤维化、肺水肿等引起的限制性通气障碍的分布往往是不均匀的,可导致肺泡通气的严重不均。病变重的部分肺泡通气明显减少,而血流未相应减少,甚至还可因炎性充血等使血流增多(如大叶性肺炎早期),使$\dot{V}_A/\dot{Q}$显著降低,以致流经这部分肺泡的静脉血未经充分动脉化便掺入动脉血内。这种情况类似动-静脉短路,故称功能性分流,又称静脉血掺杂。正常成人由于肺内通气分布不均匀形成的功能性分流约占肺血流量的3%,慢性阻塞性肺疾病严重时,功能性分流可增加到肺血流量的30%~50%,从而严重地影响换气功能。

B. 血气改变　部分肺泡通气不足时,病变肺区的 $\dot{V}_A/\dot{Q}$ 可低达 0.1 以下,流经此处的静脉血不能充分动脉化,其氧分压与氧含量降低而二氧化碳分压与含量则增高。这种血气变化可引起代偿性呼吸运动增强和总通气量恢复正常或增加,主要是使无通气障碍或通气障碍较轻的肺泡通气量增加,以致该部分肺泡的 $\dot{V}_A/\dot{Q}$ 显著大于 0.8。流经这部分肺泡的血液 PO_2 显著升高,但氧含量则增加很少(由氧离曲线特性决定),而二氧化碳分压与含量均明显降低(由二氧化碳解离曲线决定)。来自 $\dot{V}_A/\dot{Q}$ 降低区与 $\dot{V}_A/\dot{Q}$ 增高区的血液混合而成的动脉血的氧含量和氧分压均降低,二氧化碳分压和含量则可正常。如代偿性通气增强过度,尚可使 $PaCO_2$ 低于正常。如肺通气障碍的范围较大,加上代偿性通气增强不足,使总的肺泡通气量低于正常,则 $PaCO_2$ 高于正常。

	病变的肺区	健康的肺区	全肺		
$\dot{V}_A/\dot{Q}$	<0.8	>0.8	=0.8	>0.8	<0.8
PaO_2	↓↓	↑↑	↓	↓	↓
CaO_2	↓↓	↑	↓	↓	↓
$PaCO_2$	↑↑	↓↓	N	↓	↓
$CaCO_2$	↑↑	↓↓	N	↓	↓

注:N 为正常;PaO_2 为动脉血氧分压;$PaCO_2$ 为动脉血二氧化碳分压;CaO_2 为动脉血氧含量;$CaCO_2$ 为动脉血二氧化碳含量。

②部分肺泡血流不足

A. 原因和机制　肺动脉栓塞、弥散性血管内凝血、肺动脉炎、肺血管收缩等,都可使部分肺泡血流减少,导致 $\dot{V}_A/\dot{Q}$ 显著大于正常。患部肺泡血流少而通气多,肺泡通气不能充分被利用,称为无效腔样通气(死腔样通气)。正常人的生理无效腔(VD)约占潮气量(VT)的 30%,疾病时功能性无效腔(VDf)可显著增多,使 VD/VT 高达 60%～70%,从而导致呼吸衰竭。

B. 血气改变　部分肺泡血流不足时,病变肺区肺泡 $\dot{V}_A/\dot{Q}$ 可高达 10 以上,流经的血液 PaO_2 显著升高,但其氧含量却增加很少(由氧离曲线特性决定);而健康肺区却因血流量增加而使其 $\dot{V}_A/\dot{Q}$ 低于正常,这部分血液不能充分动脉化,其氧分压与氧含量均显著降低,二氧化碳分压与含量均明显增高。最终混合而成的动脉血 PaO_2 降低,$PaCO_2$ 的变化则取决于代偿性呼吸增强的程度,可以降低、正常或升高。

	病变的肺区	健康的肺区	全肺		
$\dot{V}_A/\dot{Q}$	>0.8	<0.8	=0.8	>0.8	<0.8
PaO_2	↑↑	↓↓	-	↓	↓
CaO_2	↑	↓↓	-	↓	↓
$PaCO_2$	↓↓	↑↑	N	↓	↓
$CaCO_2$	↓↓	↑↑	N	↓	↓

注:N 为正常;PaO_2 为动脉血氧分压;$PaCO_2$ 为动脉血二氧化碳分压;CaO_2 为动脉血氧含量;$CaCO_2$ 为动脉血二氧化碳含量。

(3)解剖分流增加　解剖分流是指一部分静脉血经支气管静脉和极少的肺内动-静脉交通支直接流入肺静脉。生理情况下,肺内也存在少量的解剖分流。这些解剖分流的血流量正常占心输出量的 2%～3%。支气管扩张症可伴有支气管血管扩张和肺内动-静脉短路开放,使解剖分流量增加,静脉血掺杂异常增多而导致呼吸衰竭。解剖分流的血液完全未经气体交换过程,故称为真性分流。

在肺实变、肺不张时,病变肺泡完全失去通气功能,但仍有血流,流经的血液完全未进行气体交换而掺入动脉血,类似解剖分流。吸入纯氧可有效地提高功能性分流的 PaO_2,而对真性分流的 PaO_2 则无明显作用,用这种方法可对两者进行鉴别。

【例1】诊断Ⅱ型呼吸衰竭的临床标准是

　　A. $PaO_2<50mmHg$,$PaCO_2>45mmHg$　　　　B. $PaO_2<50mmHg$,$PaCO_2>60mmHg$

C. $PaO_2<60mmHg,PaCO_2>50mmHg$ D. $PaO_2<40mmHg,PaCO_2>40mmHg$
E. $PaO_2<70mmHg,PaCO_2>55mmHg$(2021)

A. PaO_2 为 70mmHg，$PaCO_2$ 为 45mmHg B. PaO_2 为 65mmHg，$PaCO_2$ 为 40mmHg
C. PaO_2 为 70mmHg，$PaCO_2$ 为 40mmHg D. PaO_2 为 55mmHg，$PaCO_2$ 为 60mmHg
E. PaO_2 为 50mmHg，$PaCO_2$ 为 40mmHg

【例2】诊断Ⅰ型呼吸衰竭的临床指标是

【例3】诊断Ⅱ型呼吸衰竭的临床指标是(2021)

【例4】下列与死腔样通气描述不符合的是
A. 正常肺泡通气/血流比值降低 B. 动脉血 $PaCO_2$ 降低 C. 动脉血 PaO_2 升高
D. 动脉血氧含量降低 E. 病变肺泡通气/血流比值大于 0.8(2021)

【例5】肺解剖分流增加最常见于
A. 阻塞性肺气肿 B. 慢性支气管炎 C. 支气管哮喘
D. 支气管扩张 E. 肺纤维化(2023)

二、功能与代谢改变

1. 酸碱平衡及电解质紊乱

Ⅰ型和Ⅱ型呼吸衰竭时均有低氧血症，因此均可引起代谢性酸中毒；Ⅱ型呼吸衰竭时低氧血症和高碳酸血症并存，因此可有代谢性酸中毒和呼吸性酸中毒；ARDS 患者由于代偿性呼吸加深加快，可出现代谢性酸中毒和呼吸性碱中毒；若给呼吸衰竭患者应用人工呼吸机、过量利尿剂或 $NaHCO_3$ 等则可引起医源性呼吸性或代谢性碱中毒。一般而言，呼吸衰竭时常发生混合性酸碱平衡紊乱。

(1)**代谢性酸中毒** 严重缺氧时无氧代谢加强，乳酸等酸性产物增多，可引起代谢性酸中毒。此外，呼吸衰竭时可能出现功能性肾功能不全，肾小管排酸保碱功能降低，以及引起呼吸衰竭的原发疾病或病理过程，如感染、休克等均可导致代谢性酸中毒。此时血液电解质主要有以下变化：
①血清钾浓度增高 酸中毒可使细胞内 K^+ 外移及肾小管排 K^+ 减少，导致高血钾。
②血清氯浓度增高 代谢性酸中毒时，HCO_3^- 降低，肾排 Cl^- 减少，故血 Cl^- 常增高。

(2)**呼吸性酸中毒** Ⅱ型呼吸衰竭时，大量二氧化碳潴留可引起呼吸性酸中毒，此时可有高血钾和低血氯。造成低血氯的主要原因是：高碳酸血症使红细胞中 HCO_3^- 生成增多，后者与细胞外 Cl^- 交换使 Cl^- 转移入细胞；酸中毒时肾小管上皮细胞产生 NH_3 增多，$NaHCO_3$ 重吸收增多，使尿中 NH_4Cl 和 $NaCl$ 的排出增加，均使血清 Cl^- 降低。当呼吸性酸中毒合并代谢性酸中毒时，血 Cl^- 可正常。

(3)**呼吸性碱中毒** Ⅰ型呼吸衰竭时因过度通气，导致呼吸性碱中毒，可有血钾降低、血氯增高。

2. 肺源性心脏病

呼吸衰竭可累及心脏，主要引起右心肥大与右心衰竭，即肺源性心脏病。其发病机制如下：
①肺泡缺氧和 CO_2 潴留所致血液 H^+ 浓度过高，可引起肺小动脉收缩，肺动脉压升高。
②肺小动脉长期收缩、缺氧可引起无肌型肺微动脉肌化，肺血管平滑肌、成纤维细胞增生，胶原蛋白与弹性蛋白合成增加，导致肺血管壁增厚和硬化，管腔变窄，由此形成持久而稳定的慢性肺动脉高压。
③长期缺氧引起的代偿性红细胞增多症可使血液的黏度增高，也会增加肺血流阻力、加重右心负荷。
④有些肺部病变如肺小动脉炎、肺毛细血管床的大量破坏、肺栓塞等也能成为肺动脉高压的原因。
⑤缺氧和酸中毒降低心肌舒缩功能。
⑥呼吸困难时，用力呼气则使胸膜腔内压异常增高，心脏受压，影响心脏的舒张功能，用力吸气则胸膜腔内压异常降低，即心脏外面的负压增大，可增加右心收缩的负荷，促使右心衰竭。

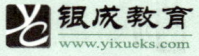 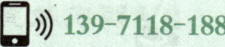

3. 肺性脑病

由呼吸衰竭引起的脑功能障碍称为肺性脑病。

(1)酸中毒和缺氧对脑血管的损伤 酸中毒使脑血管扩张。$PaCO_2$升高10mmHg可使脑血流量增加约50%，缺氧也使脑血管扩张。缺氧和酸中毒还能损伤血管内皮使其通透性增高，导致脑间质水肿。缺氧使细胞ATP生成减少，影响Na^+-K^+泵功能，可引起细胞内水钠潴留，导致脑细胞水肿。脑充血、水肿使颅内压增高，压迫脑血管，更加重脑缺氧，由此形成恶性循环，严重时可导致脑疝形成。此外，脑血管内皮损伤尚可引起血管内凝血，这也是肺性脑病的发病因素之一。

(2)酸中毒和缺氧对脑细胞的损伤 正常脑脊液的缓冲作用较血液弱，其pH也较低，PCO_2比动脉血高。因血液中HCO_3^-及H^+不易通过血脑屏障进入脑脊液，故脑脊液的酸碱调节需时较长。呼吸衰竭时脑脊液的pH变化比血液更为明显。当脑脊液pH<7.25时，脑电波变慢，pH<6.8时脑电活动完全停止。神经细胞内酸中毒一方面可增加脑谷氨酸脱羧酶活性，使γ-氨基丁酸生成增多，导致中枢抑制；另一方面增强磷脂酶活性，使溶酶体水解酶释放，引起神经细胞和组织的损伤。

三、防治的病理生理基础

呼吸衰竭患者必有低张性缺氧，应尽快将PaO_2提高到50mmHg以上。Ⅰ型呼吸衰竭只有缺氧而无CO_2潴留，可给予高浓度吸氧（氧浓度一般不超过50%）。Ⅱ型呼吸衰竭患者吸氧浓度不宜超过30%，并应控制吸氧流量，使PaO_2升高到50~60mmHg即可，避免缺氧完全纠正后，因高碳酸血症引起呼吸抑制而加重病情。

▶ **常考点** 2019年新增考点，往年很少考。

参考答案——详细解答见《2024 国家临床执业及助理医师资格考试历年考点精析(上、下册)》

1. ABCDE   2. ABCDE   3. ABCDE   4. ABCDE   5. ABCDE

第12章 肝性脑病

▶**考纲要求**
　　肝性脑病：概念，发病机制，诱因，防治的病理生理基础。

▶**复习要点**

一、概念

肝性脑病是指在排除其他已知脑疾病前提下，继发于肝功能障碍的一系列严重神经精神综合征。肝性脑病早期表现具有可逆性，主要包括人格改变、智力减弱、意识障碍等，晚期发生不可逆性肝昏迷。

二、发病机制

肝性脑病的发病机制尚不完全清楚，目前解释肝性脑病发病机制的主要学说如下。

1. 氨中毒学说

（1）**实验依据**　大量研究结果表明氨与肝性脑病的发病相关。肝硬化腹水患者采用阳离子交换树脂降腹水过程中，因树脂吸收钠盐而释放铵离子，患者形成间歇性脑病；肝硬化患者摄入含氮物质出现行为异常及类似于肝性脑病的症状；临床上约80%的肝性脑病患者血及脑脊液中氨水平升高，且降血氨治疗有效。这些研究结果为氨中毒学说的确立提供了充分的依据。星形胶质细胞为神经元提供乳酸、α-酮戊二酸、谷氨酰胺及丙氨酸等营养物质，星形胶质细胞功能异常可以直接影响神经元的功能及代谢。氨中毒学说的基础是星形胶质细胞功能受损参与肝性脑病的发生发展过程。

（2）**血氨增高的原因**　体内氨的生成和清除维持着动态平衡，血氨浓度不超过59μmol/L。当氨生成增多而清除不足时，可使血氨水平增高。过量的氨通过血脑屏障进入脑内，作为神经毒素诱发肝性脑病。

①氨清除不足　体内产生的氨一般在肝脏进入鸟氨酸循环，通过生成尿素而被清除。鸟氨酸循环的特点包括：A. 酶促反应的速度随底物（鸟氨酸、瓜氨酸、精氨酸）浓度的增高而加快；B. 氨经鸟氨酸循环生成尿素的过程中需消耗能量，2分子氨经鸟氨酸循环生成1分子尿素，需消耗4分子的ATP。

肝性脑病时血氨增高的原因主要是由肝脏疾病所致的鸟氨酸循环障碍。肝功能严重障碍时，由于代谢障碍，供给鸟氨酸循环的ATP不足，鸟氨酸循环的酶系统严重受损，以及鸟氨酸循环的各种底物缺失等均可使由氨生成尿素过程障碍，导致血氨增高。

②氨的产生增多　血氨主要来源于肠道产氨：A. 肠道内的蛋白质经消化转变为氨基酸，在肠道细菌释放的氨基酸氧化酶作用下产氨；B. 经尿素的肠-肝循环弥散入肠道的尿素，在细菌释放的尿素酶作用下也可产氨。正常时，肠道每天产氨约4g，经门静脉入肝，转变为尿素而被解毒。

肝脏功能严重障碍时产氨增多，主要是由于：A. 肝功能受损，消化吸收功能降低，未经消化吸收的蛋白成分在肠道潴留，肠道产氨增加；B. 门静脉血流受阻，肠黏膜淤血、水肿，肠蠕动减弱，胆汁分泌减少等，使消化吸收功能降低，导致肠道细菌活跃，可使细菌释放的氨基酸氧化酶和尿素酶增多，肠道产氨增加；C. 肝硬化晚期合并肾功能障碍，尿素排除减少，弥散入肠道的尿素增加；D. 肾脏也可产生少量氨，主要是在肾小管上皮细胞的谷氨酰胺酶作用下分解产氨，如果尿pH偏低，进入管腔的NH_3与H^+结合成NH_4^+被排出，但肝功能障碍患者因伴有呼吸性碱中毒或应用碳酸酐酶抑制剂利尿，肾小管腔中H^+减少，生成NH_4^+减少,而NH_3弥散入血增加,血氨增高;E. 肝性脑病患者昏迷前,出现明显的躁动不安、震颤等肌肉活动增强的表现,肌肉的腺苷酸分解代谢增强,使肌肉产氨增多。

$$NH_3 + H^+ \underset{pH>6.0}{\overset{pH<6.0}{\rightleftharpoons}} NH_4^+$$
（有毒）　　　　　　　　（无毒）
NH_3和NH_4^+的相互转变

(3) 氨对脑的毒性作用　NH_3属弱碱性,主要以铵离子(NH_4^+)形式存在,NH_4^+不易通过血脑屏障,而NH_3可自由通过血脑屏障进入脑内。血氨增高,氨入脑增多。氨对脑组织的毒性作用如下：

①氨使脑内神经递质发生改变　正常状态下,脑内兴奋性神经递质与抑制性神经递质保持平衡。在肝性脑病的发生发展过程中,脑内氨增高直接影响脑内神经递质的水平及神经传递。

A. 对谷氨酸能神经传递的作用　谷氨酸为脑内主要兴奋性神经递质,脑内氨水平增高可直接影响谷氨酸水平及谷氨酸能神经的传递。在肝性脑病进展到昏迷前期以前,氨可明显抑制α-酮戊二酸脱氢酶活性,但对丙酮酸脱氢酶作用相对较小,因而在葡萄糖代谢过程中造成α-酮戊二酸蓄积,经转氨基作用生成谷氨酸,患者表现为兴奋性增强。随着肝病进展,脑内氨进一步增加,谷氨酸在谷氨酰胺合成酶(只表达于星形胶质细胞)作用下,与氨结合生成谷氨酰胺,以解除氨毒性作用。但由于谷氨酰胺增多,发挥近似于抑制性神经递质的作用,同时诱导星形胶质细胞肿胀、大量自由基生成等变化。肝性脑病晚期,当脑内氨水平极度增高时,丙酮酸脱氢酶及α-酮戊二酸脱氢酶活性均受到抑制,因而三羧酸循环过程受抑,谷氨酸生成减少,神经传递障碍。此外,临床上部分患者全脑谷氨酸水平降低,但表现为兴奋性神经活动增强,其主要原因为突触间隙谷氨酸水平增高,这可能与氨刺激的钙依赖性谷氨酸过度释放,或与低表达兴奋性氨基酸转运体2所致的谷氨酸摄取减少有关。

B. 抑制性神经元活动增强　氨水平增高可介导抑制性神经元活动增强,如GABA、甘氨酸等神经活动变化等,有关GABA及其受体在肝性脑病发生发展过程中的作用将在GABA学说部分阐述。

C. 对其他神经递质的影响　在肝性脑病晚期,由于氨抑制丙酮酸脱氢酶活性,从而抑制了丙酮酸的氧化脱羧,乙酰辅酶A生成减少,导致乙酰辅酶A与胆碱结合生成中枢兴奋性递质乙酰胆碱减少。

综上所述,脑内氨增高,一方面使中枢兴奋性递质谷氨酸、乙酰胆碱等减少;另一方面使谷氨酰胺、GABA等抑制性递质活动增强,脑内神经递质平衡失调,导致中枢神经系统功能紊乱。

②氨干扰脑细胞能量代谢　脑内糖原贮存极少,脑内能量主要来源于葡萄糖的有氧氧化过程。肝性脑病发生时,尤其是晚期,脑内葡萄糖代谢率明显降低。主要表现为糖酵解增强,乳酸堆积,而ATP和磷酸肌酸水平降低。进入脑内的氨增多,可引起如下后果：A. 抑制丙酮酸脱氢酶的活性,妨碍丙酮酸的氧化脱羧过程,使NADH和乙酰辅酶A生成减少,进而三羧酸循环过程停滞,导致ATP产生减少；B. 抑制α-酮戊二酸脱氢酶,使三羧酸循环反应过程不能正常进行,ATP产生减少；C. α-酮戊二酸经转氨基作用生成谷氨酸的过程消耗了大量NADH,NADH是呼吸链中完成递氢过程的重要物质,其大量消耗使ATP产生减少；D. 大量的氨与谷氨酸结合生成谷氨酰胺时,消耗了大量ATP。

③氨对神经细胞膜的影响　肝性脑病晚期,血氨增高可干扰神经细胞膜Na^+-K^+-ATP酶活性,影响细胞内外Na^+、K^+分布。但细胞膜对铵离子的选择性通透强于钾离子,铵离子可与K^+竞争入胞,结果细胞外K^+浓度增高。细胞内外Na^+、K^+分布异常直接影响膜电位、细胞的兴奋及传导等活动。

2. γ-氨基丁酸(GABA)学说

(1) 学说原理　GABA属于抑制性神经递质,GABA能神经元活动变化与肝性脑病的发生发展密切相关。GABA-A受体又称GABA/苯二氮䓬类受体,为亲离子型受体。当突触前神经元兴奋时,GABA从囊泡中释放,通过突触间隙与突触后膜上的GABA受体结合,使细胞膜对Cl^-通透性增高,由于细胞外的Cl^-浓度比细胞内高,因而,Cl^-由细胞外进入细胞内,产生超极化,从而发挥突触后抑制作用。GABA也具有突触前抑制作用,当GABA作用于突触前的轴突末梢时,也可使轴突膜对Cl^-通透性增高,但由于轴浆内的 Cl⁻浓度比轴突外高,因而,Cl⁻由轴突内流向轴突外,进而产生去极化,使末梢在冲动到来时,释放神经递质的量减少,从而产生突触前抑制作用。

(2) **实验室依据**　GABA 学说建立的基础是因 GABA 能神经元抑制性活动增强。GABA 能神经元活动增强可能与脑内 GABA 浓度增加、GABA-A 受体复合物完整性发生变化等有关。早期 GABA 学说认为,肝功能不全时,血浆中 GABA 累积增加,血脑屏障通透性增高,GABA 入脑增多参与了肝性脑病的发生发展。但最近大量研究表明,脑内 GABA、内源性苯二氮䓬类物质并不增加,同时 GABA-A 受体复合物完整性也未发生变化。因而,肝性脑病时,解释 GABA 能神经元抑制性活动增强的机制主要基于 GABA-A 受体复合物与配体的结合能力变化以及内源性 GABA-A 受体变构调节物质增加等方面的证据。

3. 假性神经递质学说

(1) **芳香族氨基酸的代谢**　食物中蛋白质在消化道中经水解产生氨基酸。其中芳香族氨基酸(苯丙氨酸、酪氨酸),经肠道细菌释放的脱羧酶的作用,分别被分解为苯乙胺、酪胺。正常情况下,苯乙胺、酪胺进入肝脏,在单胺氧化酶作用下,被氧化分解而解毒。当肝功能严重障碍时,由于肝脏的解毒功能低下,或苯乙胺、酪胺经侧支循环绕过肝脏直接进入体循环,使其血中浓度增高。尤其是当门静脉高压时,由于肠道淤血,消化功能降低,使肠内蛋白分解过程增强时,将有大量苯乙胺和酪胺入血。

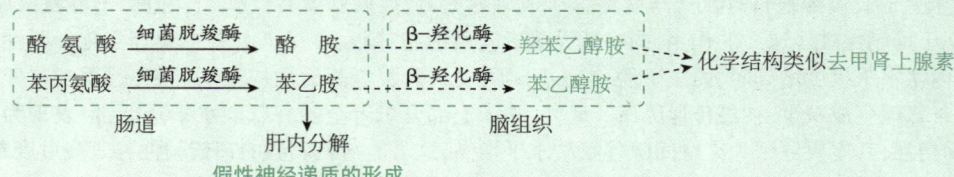

假性神经递质的形成

(2) **学说原理**　脑干网状结构的主要功能是保持清醒状态或维持唤醒功能。去甲肾上腺素、多巴胺等为脑干网状结构中的主要神经递质。肝功能严重障碍时,苯乙胺、酪胺大量入脑。在脑干网状结构的神经细胞内,苯乙胺、酪胺在β-羟化酶作用下,分别生成苯乙醇胺、羟苯乙醇胺。苯乙醇胺、羟苯乙醇胺在化学结构上与正常神经递质去甲肾上腺素、多巴胺相似,但生理效应极弱,被称为假性神经递质。当假性神经递质增多时,可取代去甲肾上腺素、多巴胺被神经元摄取,并贮存在突触小体的囊泡中。但其被释放后的生理效应则远较去甲肾上腺素、多巴胺弱,脑干网状结构的唤醒功能不能维持,从而发生昏迷。

(3) **理论依据**　①肝性脑病患者脑内多巴胺、去甲肾上腺素等神经递质减少。②应用左旋多巴可以明显改善肝性脑病患者的状况。左旋多巴可进入脑内,在脑内转变成多巴胺和去甲肾上腺素,使正常神经递质增多,并与假性神经递质竞争,使神经传导功能恢复,有助于维持觉醒。

4. 氨基酸失衡学说

肝脏脑病患者或门-体分流术后动物,常表现为血浆氨基酸失平衡,即支链氨基酸(BCAA)减少,而芳香族氨基酸(AAA)增多,两者比值(BCAA/AAA)可由正常的 3.0~3.5 下降至 0.6~1.2。

(1) **血浆氨基酸失衡的原因**　肝脏功能严重障碍时,肝细胞灭活胰岛素、胰高血糖素能力降低,使两者浓度均增高,但胰高血糖素升高更显著,导致血中胰岛素/胰高血糖素比值降低,分解代谢增强。胰高血糖素使组织蛋白分解代谢增强,大量氨基酸释放入血。肝功能严重障碍时,芳香族氨基酸的降解能力降低;同时因肝糖异生途径障碍,芳香族氨基酸转变为糖的能力降低,故血中芳香族氨基酸含量增高。

支链氨基酸主要在骨骼肌中进行代谢,胰岛素可促进肌肉组织摄取和利用支链氨基酸。肝功能严重障碍时,血中胰岛素水平增高,肌肉组织摄取和利用支链氨基酸增强,故血中支链氨基酸含量减少。

(2) **芳香族氨基酸与肝性昏迷**　生理情况下,芳香族氨基酸与支链氨基酸同属电中性氨基酸,借同一载体转运系统通过血脑屏障并被脑细胞摄取。血中芳香族氨基酸的增多和支链氨基酸的减少,则必然使芳香族氨基酸(主要是苯丙氨酸、酪氨酸)入脑增多。

正常神经递质的生成过程:脑神经细胞内的苯丙氨酸在苯丙氨酸羟化酶作用下,生成酪氨酸;酪氨酸在酪氨酸羟化酶作用下,生成多巴;多巴在多巴脱羧酶作用下,生成多巴胺;多巴胺在多巴胺β-羟化酶作用下,生成去甲肾上腺素。

当进入脑内的苯丙氨酸、酪氨酸增多时,高水平苯丙氨酸可抑制酪氨酸羟化酶的活性,从而使正常神经递质生成减少。苯丙氨酸可在芳香族氨基酸脱羧酶作用下,生成苯乙胺,进一步在β-羟化酶作用下生成苯乙醇胺。而高水平酪氨酸也可在芳香族氨基酸脱羧酶作用下生成酪胺,进一步在β-羟化酶作用下生成羟苯乙醇胺。因而,血中氨基酸失平衡时,苯丙氨酸、酪氨酸进入脑内增多,使脑内产生大量假性神经递质(苯乙醇胺、羟苯乙醇胺),抑制正常神经递质的合成,并起竞争作用,抑制性神经活动增强,严重者可出现昏迷。

5. 各种学说的相互关系

肝性脑病的发病机制较为复杂,并非单一因素所致。氨中毒学说已成为解释肝性脑病发病机制的中心环节,与其他学说之间的联系越来越密切。

(1)**脑内氨增高诱导突触间隙 GABA 水平增高** 增强 GABA-A 受体复合物与其配体结合能力,通过外周型苯二氮䓬受体诱导神经类固醇类物质生成增多,并变构调节 GABA-A 受体活性,增强中枢抑制作用。

(2)**高血氨可引起血浆氨基酸的失衡** 因为高血氨可使高血糖素增多,进而使胰岛素分泌增多,促使血中芳香族氨基酸含量增高,胰岛素增加及氨的解毒作用促使支链氨基酸减少。

(3)**高血氨所致的脑内谷氨酰胺的增多** 可促进中性氨基酸进入脑内,并减少其从脑内外流,入脑的支链氨基酸通过转氨基作用参与氨的解毒过程,而芳香族氨基酸则可能参与假性神经递质的生成,结果表现为假性神经递质生成及氨基酸失衡。

三、诱因

1. 氮的负荷增加

氮的负荷过度是诱发肝性脑病最常见的原因。肝硬化患者常见的上消化道出血、过量蛋白饮食、输血等外源性氮负荷过度,可通过促进血氨增高而诱发肝性脑病。并发肝肾综合征等所致的氮质血症、低钾性碱中毒或呼吸性碱中毒、便秘、感染等内源性氮负荷过重等,也常诱发肝性脑病。

2. 血脑屏障通透性增强

正常状态下,某些神经毒质不能通过血脑屏障。细胞因子水平增高、能量代谢障碍等可使血脑屏障通透性增高;严重肝病患者合并的高碳酸血症、脂肪酸、饮酒等也可使血脑屏障通透性增高,导致神经毒质入脑增多,参与肝性脑病的发病过程。

3. 脑敏感性增高

严重肝病患者,体内各种神经毒质增多,在毒性物质的作用下,脑对药物或氨等毒性物质的敏感性增高;当使用止痛、镇静、麻醉药及氯化铵等药物时,则易诱发肝性脑病。感染、缺氧、电解质紊乱等也可增强脑对毒性物质的敏感性而诱发肝性脑病。

总之,凡能增加毒性物质的来源,提高脑对毒性物质的敏感性以及使血脑屏障通透性增高的因素,均可成为肝性脑病的诱因,促进肝性脑病的发生发展。

四、防治的病理生理基础

防止诱因(减少氮负荷,防止上消化道出血,防止便秘,慎用止痛、镇静、麻醉等药物),降低血氨(口服乳果糖,应用门冬氨酸鸟氨酸制剂,口服新霉素),使用支链氨基酸,肝移植等。

▶**常考点** 2019年新增考点,往年很少考。

第13章 肾功能不全

▶ **考纲要求**
①急性肾损伤：病因与分类，发病机制，功能与代谢改变。②慢性肾脏病：发病机制，功能与代谢改变。

▶ **复习要点**
当各种病因引起肾功能严重障碍时，会出现多种代谢产物、药物、毒物在体内蓄积，水、电解质和酸碱平衡紊乱，以及肾脏内分泌功能障碍，从而出现一系列症状和体征，这种临床综合征称为肾功能不全。

一、急性肾损伤（急性肾衰竭）

1. 病因与分类

引起急性肾衰竭（ARF）的病因很多，根据发病环节，可将其分为肾前性、肾性、肾后性三大类。但无论是肾前性还是肾后性损伤，如果损伤严重或持续较久，均可转为肾性肾衰竭。

（1）**肾前性急性肾衰竭** 是指肾脏血液灌流量急剧减少所致的急性肾衰竭，肾脏无器质性病变，一旦肾灌流量恢复，则肾功能可迅速恢复。所以这种肾衰竭又称功能性肾衰竭或肾前性氮质血症。常见于各型休克早期。由于血容量减少、心泵功能障碍、血管床容积增大，可引起有效循环血量减少和肾血管强烈收缩，导致肾血液灌流量和肾小球滤过率（GFR）显著降低，出现尿量减少、氮质血症等内环境紊乱。

（2）**肾性急性肾衰竭** 是由于各种原因引起肾实质病变而产生的急性肾衰竭，又称器质性肾衰竭。根据损伤的组织学部位，可分为肾小管、肾小球、肾间质和肾血管损伤，其主要病因如下：

①急性肾小管坏死（ATN） 是引起肾性急性肾衰竭最常见、最重要的原因，主要病因包括：

A. 肾缺血和再灌注损伤 肾前性急性肾衰竭的各种病因在早期若未及时救治，因持续的肾缺血将引起 ATN，即由功能性肾衰竭转为器质性肾衰竭。休克复苏后的再灌注损伤也是 ATN 的主要病因。

B. 肾中毒 引起肾中毒的毒物很多，可分为两类。外源性肾毒物包括药物（氨基糖苷类、四环素族、两性霉素 B、X 线造影剂）、有机溶剂（四氯化碳、乙二醇、甲醇）、重金属（汞、铋、铅、锑、砷）、生物毒素（生鱼胆、蛇毒、蜂毒）等。内源性肾毒物包括血红蛋白、肌红蛋白、尿酸等。如血型不合的输血引起的溶血、挤压综合征引起的横纹肌溶解症等，从红细胞和肌肉分别释出的血红蛋白、肌红蛋白经肾小球滤过而形成肾小管管型，堵塞并损害肾小管，可引起 ATN。

②肾小球、肾间质和肾血管疾病 见于急性肾小球肾炎、狼疮性肾炎、多发性结节性动脉炎、过敏性紫癜性肾炎等引起的肾小球损伤；急性间质性肾炎、药物过敏、巨细胞病毒感染等导致的肾间质损伤；肾小球毛细血管血栓形成和微血管闭塞等微血管疾病，以及肾动脉粥样栓塞、肾动脉狭窄等大血管病变。

（3）**肾后性急性肾衰竭** 由肾以下尿路（从肾盏到尿道口）梗阻引起的肾功能急剧下降，称肾后性急性肾衰竭，又称肾后性氮质血症。常见于双侧输尿管结石、盆腔肿瘤、前列腺肥大等引起的尿路梗阻。

2. 发病机制

不同原因所致 ARF 的机制不尽相同，但其中心环节均为肾小球滤过率降低。肾前性、肾后性肾衰竭时肾小球滤过率降低的机制已如前述，下面阐述急性肾小管坏死（ATN）所致肾性肾衰竭的发病机制。

（1）**肾血管及血流动力学异常** 虽然 ATN 时细胞损伤以肾小管上皮细胞为主，但引起肾功能障碍、内环境持续紊乱的中心环节仍是肾小球滤过率降低。

①肾灌注压降低 当动脉血压低于 80mmHg，有效循环血量减少程度超过肾脏自身调节的范围时，

肾脏血液灌流量即明显减少,肾小球滤过率降低。

②肾血管收缩　肾皮质血管收缩的机制主要与下列因素有关:

A.交感-肾上腺髓质系统兴奋　ATN 时,有效循环血量减少,交感-肾上腺髓质系统兴奋,血中儿茶酚胺水平升高,通过刺激 α-肾上腺素受体可使肾血管收缩,肾血流量减少,肾小球滤过率降低。

B.肾素-血管紧张素系统激活　有效循环血量减少使肾血管灌注压降低,入球小动脉壁受牵拉程度减小,可刺激肾小球球旁细胞分泌肾素。交感神经兴奋时释放的肾上腺素、去甲肾上腺素亦可刺激球旁细胞释放肾素。肾素可促使肾内血管紧张素Ⅱ生成增加,引起入球小动脉及出球小动脉收缩。

C.肾内血管收缩及舒张因子释放失衡　肾缺血或肾中毒使肾血管内皮细胞受损,可引起血管内皮源性收缩因子(如内皮素)分泌增多以及血管内皮源性舒张因子(如一氧化氮)释放减少。收缩与舒张因子的释放失衡可加强肾血管的持续收缩,使肾小球滤过率降低。

③肾毛细血管内皮细胞肿胀　肾缺血、缺氧、肾中毒时 ATP 生成不足,Na^+-K^+-ATP 酶活性减弱,细胞内水钠潴留,导致细胞水肿、细胞膜通透性增大,大量 Ca^{2+} 涌入细胞内,形成细胞内 Ca^{2+} 超载。细胞内游离钙增加又可妨碍线粒体的氧化磷酸化功能,使 ATP 生成更加减少,从而形成恶性循环。肾细胞水肿,特别是肾毛细血管内皮细胞肿胀,可使血管管腔变窄,血流阻力增加,肾血流量减少。

④肾血管内凝血　急性肾衰竭病人血液黏度升高,血和尿中纤维蛋白降解产物(FDP)增多,部分病人的肾小球毛细血管内有纤维蛋白、血小板沉积。

(2)肾小管损伤　ATN 时,肾小管细胞可因缺血、缺血后再灌流、毒物、缺血与中毒共同作用引起损伤,导致肾小管细胞的重吸收与分泌功能紊乱、肾小管坏死。肾小管损伤机制包括:

①肾小管阻塞　肾缺血、肾毒物引起肾小管坏死时,脱落的细胞碎片、异型输血时的血红蛋白、挤压综合征时的肌红蛋白等,均可在肾小管内形成各种管型,阻塞肾小管管腔,使原尿不易通过,引起少尿。同时,由于管腔内压升高,肾小球囊内压增加,有效滤过压降低,可导致肾小球滤过率降低。

②原尿返漏　在持续肾缺血、肾毒物的作用下,肾小管上皮细胞变性、坏死、脱落,原尿通过受损肾小管壁处返漏入周围肾间质,可导致尿量减少、肾间质水肿、囊内压升高,使肾小球滤过率降低。

③管-球反馈机制失调　管-球反馈是在肾单位水平上的自身调节,即当肾小管液中的溶质浓度和流量改变时,其信号通过致密斑和肾小球旁器感受、放大和传递,从而改变肾小球的灌流和肾小球滤过率,达到平衡。若管-球反馈机制失调,将导致肾小球滤过率持续降低。

(3)肾小球滤过系数降低　肾小球滤过率的大小不仅取决于肾小球有效滤过压,而且与肾小球滤过系数(K_f)密切相关。肾小球滤过率=滤过系数×有效滤过压。K_f 代表肾小球的通透能力,与滤过膜的面积及其通透性的状态有关。肾缺血、肾中毒时 K_f 降低,也是导致肾小球滤过率降低的机制之一。

3. 功能与代谢变化(少尿型)

少尿型急性肾衰竭的发病过程包括少尿期、移行期、多尿期、恢复期四个阶段。

(1)少尿期　为病情最危重阶段,可持续数天至数周,持续愈久,预后愈差。此期不仅尿量显著减少,而且还伴有严重的内环境紊乱,常有以下功能代谢变化:

①尿的变化

少尿或无尿	尿量<400ml/d(少尿)、<100ml/d(无尿),是由肾血流减少、肾小管损害、滤过系数降低所致
低比重尿	常固定于 1.010~1.015,是由肾小管损伤造成肾脏对尿液的浓缩稀释功能障碍所致
尿钠高	肾小管对钠的重吸收障碍导致尿钠含量增高
管型尿	血尿、蛋白尿、管型尿,是由肾小球滤过障碍、肾小管受损所致

功能性肾衰竭和器质性肾衰竭,均有尿量减少,但前者无肾小管受损,其少尿是肾小球滤过率降低所致;后者是肾小球、肾小管的损伤所致。以下为 9 版《病理生理学》数据,有改动。

	功能性肾衰竭(肾前性肾衰竭)	器质性肾衰竭(ATN少尿期)
尿比重	>1.020	<1.015
尿渗透压(mmol/L)	>500	<350
尿钠(mmol/L)	<20	>40
尿/血肌酐比值	>40:1	<20:1
尿蛋白	阴性或微量	+~++++
尿沉渣镜检	轻微	显著,褐色颗粒管型、红白细胞及变形上皮细胞
甘露醇利尿效应	良好	差

②水中毒　是由尿量减少,体内分解代谢加强,内生水增多,治疗不当输入葡萄糖溶液过多所致。

③高钾血症　是急性肾衰竭最危险的变化,其主要发生原因:A.尿量减少使钾随尿排出减少;B.组织损伤和分解代谢增强,使钾大量释放到细胞外液;C.酸中毒时,细胞内钾离子外逸;D.输入库存血。

④代谢性酸中毒　肾小球滤过率降低,大量酸性代谢产物在体内蓄积,可导致代谢性酸中毒。

⑤氮质血症　主要是由肾脏排泄功能障碍、体内蛋白质分解增加所致。

(2)**移行期**　当尿量>400ml/d时,标志着病人已度过少尿期进入移行期,提示肾小管上皮细胞已开始修复再生,是肾功能开始好转的信号。在移行期,由于肾功能尚处于刚开始修复阶段,肾脏排泄能力仍低于正常,因此,氮质血症、高钾血症、酸中毒等内环境紊乱还不能立即改善。

(3)**多尿期**　尿量可达3000ml/d或更多。多尿期产生多尿的机制:①肾血流量和肾小球滤过功能渐恢复正常;②肾小管上皮细胞开始再生修复,但是新生的肾小管上皮细胞功能尚不成熟,钠水重吸收功能仍然低下;③肾间质水肿消退,肾小管内管型被冲走,阻塞解除;④少尿期中潴留在血中的尿素等代谢产物经肾小球大量滤出,产生渗透性利尿。

(4)**恢复期**　多尿期过后,肾功能已显著改善,尿量逐渐恢复正常,血尿素氮、血肌酐基本恢复到正常水平,水、电解质和酸碱平衡紊乱得到纠正。此时,坏死的肾小管上皮细胞已被再生的肾小管上皮细胞所取代,但肾小管功能需要数月甚至更长时间才能完全恢复。

【例1】急性肾损伤患者出现原尿返漏的原因是

A. 肾小球滤过率降低　　　　B. 肾间质水肿挤压肾小管　　　　C. 肾小球滤过分数降低

D. 肾小管上皮细胞坏死、脱落　　E. 肾小管的水、钠重吸收减弱(2022)

【例2】急性肾功能不全少尿期高钾血症的主要原因是

A. 肾排钾减少　　　　B. 酸中毒时钾从细胞内溢出　　　　C. 钾摄入过多

D. 输入过多库存血　　E. 组织分解代谢增强,钾从细胞内溢出(2021)

二、慢性肾脏病

各种慢性肾脏疾病引起肾单位慢性进行性、不可逆性破坏,以致残存的肾单位不足以充分排出代谢废物和维持内环境稳定,导致水、电解质和酸碱平衡紊乱,代谢废物在体内积聚,以及肾内分泌功能障碍,并伴有一系列临床症状的病理过程,称为慢性肾衰竭(CRF)。

1. 发病机制

(1)**原发病的作用**　各种慢性肾脏疾病和继发于全身性疾病的肾损害导致肾单位破坏,使其功能丧失的机制不尽相同,有些疾病以损伤肾小球为主,有些疾病则以损害肾小管、破坏肾间质为主。

①炎症反应　如慢性肾小球肾炎、慢性肾盂肾炎、肾结核。

②缺血　如肾小动脉硬化症、结节性动脉周围炎。

③免疫反应　如膜性肾小球肾炎、肾毒性血清性肾炎、系统性红斑狼疮。

④尿路梗阻　如尿路结石、前列腺肥大。
⑤大分子沉积　如淀粉样变性。

(2) **继发性进行性肾小球硬化**　是导致继发性肾单位丧失的重要因素,其发病机制:

①健存肾单位假说　该学说认为各种损害肾脏的因素持续不断地作用于肾脏,造成病变严重部分的肾单位功能丧失,而另一部分损伤较轻或未受损伤的"残存"或"健存"肾单位加倍工作以进行代偿,从而适应机体需要。当代偿不足以完成肾脏的排泄和调节等功能时,机体则表现出代谢废物潴留、水、电解质及酸碱平衡紊乱等 CRF 的症状。

②肾小球过度滤过假说("三高假说")　对健存肾单位假说进行了修正。该学说认为,部分肾单位被破坏后,健存肾单位血流动力学发生改变,单个健存肾单位的血流量和血管内流体静压增高,使肾小球滤过率相应增高,形成肾小球高压力、高灌注、高滤过的"三高"状态。健存肾单位的过度灌注、过度滤过导致肾小球纤维化和硬化,进一步破坏健存肾单位,导致继发性肾单位丧失,从而促进肾衰竭。

③系膜细胞增殖和细胞外基质产生增多　肾小球系膜细胞是产生和分泌细胞外基质的主要细胞,系膜细胞增殖及细胞外基质增多是肾小球硬化的关键。

(3) **肾小管-间质损伤**　表现为肾小管肥大或萎缩,肾小管腔内细胞显著增生、堆积、堵塞管腔,间质炎症与纤维化。其机制主要与慢性炎症、慢性缺氧、肾小管高代谢、高血压、高血脂、高血糖等有关。

2. 功能与代谢变化

(1) **尿的变化**

夜尿	早期有夜间排尿增多,夜间尿量和白天尿量相近,甚至超过白天尿量
多尿	是指成人 24 小时尿量超过 2000ml
少尿	是指 24 小时总尿量少于 400ml
低渗尿	临床上常以尿比重来判定尿渗透压变化,正常尿比重为 1.003~1.030,<1.003 为低渗尿(CRF 早期)
等渗尿	尿比重常固定在 1.008~1.012 之间,尿渗透压为 260~300mmol/L(CRF 晚期)
蛋白尿	蛋白尿是指尿蛋白>150mg/d,蛋白尿的程度与肾功能受损严重程度成正相关
血尿	尿沉渣镜检红细胞>3 个/HP,称为血尿
管型尿	可见各种管型,但以颗粒管型最为常见

(2) **氮质血症**　血浆尿素氮、血浆肌酐、血浆尿酸氮均增高。

(3) **水、电解质和酸碱平衡紊乱**　常表现为脱水(摄水不足时)、水中毒(摄水过多时)、低钠、高钾(少尿期)、低钾(多尿期)、高镁、高磷、低钙、代谢性酸中毒。

(4) **肾性骨营养不良(肾性骨病)**　是指慢性肾衰竭所引起的骨病,包括儿童的骨佝偻病和成人的骨质软化、纤维性骨炎、骨质疏松、骨囊性纤维化等。其发病机制包括高血磷、低血钙、继发性甲状旁腺功能亢进、维生素 D_3 活化障碍、酸中毒、铝积聚等。

(5) **肾性高血压**　因肾实质病变引起的高血压称为肾性高血压,为继发性高血压中最常见的一种类型,与水钠潴留、肾素分泌增多、肾脏降压物质(激肽、PGE_2、PCA_2、$Ang1\sim7$)生成减少有关。

(6) **出血倾向**　与血小板第 3 因子释放受抑、血小板的黏着和聚集功能减弱有关。

(7) **肾性贫血**　主要与促红细胞生成素生成减少有关。

▶ **常考点**　2019 年新增考点,往年很少考。

参考答案——详细解答见《2024 国家临床执业及助理医师资格考试历年考点精析(上、下册)》

1. ABCDE　　2. ABCDE

第八篇 药理学

第1章 药物代谢动力学与药物效应动力学

▶ **考纲要求**

①吸收：消化道给药，注射给药，呼吸道吸入给药，局部用药。②分布：血浆蛋白结合率，血脑屏障，胎盘屏障，体液的pH与药物的解离度。③代谢：药物代谢酶，药酶诱导药，药酶抑制药。④排泄：肾脏排泄，肝肠循环。⑤药物消除动力学：一级消除动力学，零级消除动力学。⑥药物代谢动力学重要参数：半衰期，生物利用度，稳态血浆浓度，负荷剂量。⑦药物的基本作用：特异性和选择性，对因治疗和对症治疗。⑧不良反应：副反应，毒性反应，后遗效应，停药反应，超敏反应，特异质反应。⑨药物剂量与效应关系：半数有效量，半数致死量，治疗指数，效价强度。⑩药物与受体：激动药，阻断药。

▶ **复习要点**

一、药物代谢动力学

药物代谢动力学主要是研究药物的体内代谢过程（包括吸收、分布、代谢和排泄），并运用数学原理和方法阐释体内药物浓度随时间变化的动态规律。

1. 吸收

吸收是指药物自用药部位进入血液循环的过程。药物只有经吸收后才能发挥全身作用。有些用药只要求产生局部作用，则不必吸收。不同给药途径有不同的药物吸收过程和特点。

（1）消化道给药（口服给药）　口服是最常用的给药途径。首过消除是影响药物口服吸收的重要因素。首过消除是指从胃肠道吸收的药物在到达全身血液循环前被肠壁和肝脏部分代谢，从而使进入全身血液循环内的有效药物量减少的现象，也称首过代谢、首过效应、首关清除、首关代谢、首关效应等。首过消除高时，机体可利用的有效药物量少，要达到治疗浓度，必须加大用药剂量。但因剂量加大，代谢产物也会明显增多，可能出现代谢产物的毒性反应。因此，在应用首过消除高的药物而决定采用大剂量口服时，应先了解其代谢产物的毒性作用和消除过程。为了避免首过消除，通常采用舌下及直肠下部给药，以使药物不经过胃肠道和肝脏吸收，直接进入全身血液循环。

（2）注射给药　静脉注射可使药物迅速而准确地进入全身血液循环，不存在吸收过程。药物肌内注射、皮下注射时，主要经毛细血管以简单扩散、滤过方式吸收，吸收速率受注射部位血流量、药物剂型影响，一般较口服快。有时为了使药物靶向至特殊组织器官，也可采用动脉注射。

（3）呼吸道吸入给药　除了吸入性麻醉药以外，容易气化的药物也可以采用吸入途径给药，如沙丁胺醇。

（4）局部用药　其目的是在皮肤、眼、鼻、咽喉、阴道等部位产生局部作用。使用穿透力强的局部麻醉药进行表面麻醉时也是一种局部用药。有时在直肠给药以产生局部抗炎作用，但大部分直肠给药是为

第八篇 药理学

第1章 药物代谢动力学与药物效应动力学

了产生吸收作用。直肠给药可在一定程度上避免首过消除。

【例1】 经肠道消化吸收的药物经过肝脏后药物浓度明显下降的原因是
- A. 生物转化
- B. 重吸收
- C. 首过消除
- D. 首剂效应
- E. 肠肝循环

【例2】 可引起首关消除的主要给药途径是
- A. 吸入给药
- B. 舌下给药
- C. 口服给药
- D. 直肠给药
- E. 皮下注射（2022）

【例3】 引起药物首过消除最主要的器官是
- A. 肝
- B. 肾
- C. 肺
- D. 肠黏膜
- E. 门静脉

注意：①首过消除最常见的给药途径是口服给药。
②首过消除最主要的器官是肝脏，肺和肠壁细胞也可成为首过消除的器官。
③舌下给药后经颊黏膜吸收，可避免在肝脏迅速代谢，可在很大程度上避免肝脏的首过消除。
④直肠给药有50%的药物可经下痔静脉至下腔静脉，避开肝脏，可部分避免肝脏的首过消除。

2. 分布

药物被吸收进入血液循环后，便可分布到机体的各个部位和组织。药物吸收后从血液循环到达机体各个部位和组织的过程，称为**分布**。药物在体内的分布受很多因素的影响，包括药物的脂溶度、毛细血管通透性、器官和组织的血流量、与血浆蛋白和组织蛋白的结合能力、药物的 pKa 和局部的 pH、药物转运载体的数量和功能状态、特殊组织膜的屏障作用等。

（1）血浆蛋白结合率 大多数药物在血浆中均可与血浆蛋白不同程度地结合而形成结合型药物，与游离型药物同时存在于血液中。弱酸性药物主要与清蛋白结合，弱碱性药物主要与 α_1-酸性糖蛋白结合，脂溶性强的药物主要与脂蛋白结合。结合型药物不能跨膜转运，是药物在血液中的一种暂时贮存形式。药物与血浆蛋白结合的特异性较低，与相同血浆蛋白结合的药物之间可发生竞争性置换作用。

（2）血脑屏障与胎盘屏障

	血脑屏障	胎盘屏障
屏障部位	是指血浆与脑脊液之间的屏障	是指胎盘绒毛与子宫血窦之间的屏障
结构特点	脑组织内的毛细血管内皮细胞紧密相连，内皮细胞之间无间隙，且毛细血管外表面几乎均为星形胶质细胞包绕	胎盘对药物的通透性与一般的毛细血管无明显差别。因此，药物进入胎盘后，即可在胎儿体内循环
屏障作用	只允许脂溶性高的药物通过 阻滞许多大分子、水溶性或解离型药物通过	胎盘对药物的转运无屏障作用，几乎所有的药物都能穿透胎盘进入胎儿体内
转运方式	简单扩散	胎盘对药物的转运无屏障作用
生理意义	脑膜炎患者,血脑屏障对青霉素通透性增大，使青霉素在脑脊液中可达到有效治疗浓度，但健康人则不能	胎儿血液的药物浓度通常与母亲的血浆药物浓度相似，因此孕妇应禁用有致畸作用或对胎儿有毒性的药物

（3）体液的 pH 与药物的解离度 在生理作用下，细胞内液 pH 为 7.0，细胞外液为 7.4。由于弱酸性药物在较碱性的细胞外液中解离增多，所以细胞外液浓度高于细胞内液，升高血液 pH 可使弱酸性药物由细胞内向细胞外转运，降低血液 pH 则使弱酸性药物向细胞内转移；弱碱性药物则相反。

【例4】 不影响药物在体内分布的因素是
- A. 药物的脂溶度
- B. 药物的 pKa
- C. 给药剂量

D. 血脑屏障　　　　　　　　E. 器官和组织的血流量

【例5】某弱酸性药物的pKa是3.4,在血浆中的解离百分率约为
A. 1%　　　　　　　　B. 10%　　　　　　　　C. 90%
D. 99%　　　　　　　　E. 99.99%

3. 代谢

代谢是指药物吸收后在体内经酶或其他作用发生一系列的化学反应,导致药物化学结构上的转变。

(1) **药物代谢酶**　大多数药物的代谢反应需要药物代谢酶的参与。肝脏中药物代谢酶种类多而含量丰富,因此,肝脏是药物代谢的主要器官。药物经过代谢后药理活性或毒性发生改变,大多数活性降低,少数活性增加,须经代谢活化才能产生药理效应的药物称为前药。催化药物代谢的酶称为药物代谢酶。

(2) **药酶诱导药**　是指能使药物代谢酶活性增高、药物代谢加快的药物。

(3) **药酶抑制药**　是指能使药物代谢酶活性降低、药物代谢减慢的药物。

4. 排泄

排泄是药物以原形或代谢产物的形式经不同途径排出体外的过程。药物及其代谢产物主要经肾脏从尿液排泄,其次经胆汁从粪便排泄。挥发性药物主要经肺随呼出气体排泄。

(1) **肾脏排泄**　肾脏对药物的排泄方式为肾小球滤过和肾小管分泌,肾小管重吸收是对已经进入尿内药物的回收再利用过程。

(2) **肠肝循环**　部分药物经肝脏转化形成极性较强的水溶性代谢产物,被分泌到胆汁内经胆道进入肠腔,然后随粪便排泄,经胆汁排入肠腔的药物部分可再经小肠上皮细胞吸收经肝脏进入血液循环,这种肝脏、胆汁、小肠间的循环称肠肝循环。肠肝循环可延长药物的血浆半衰期和作用维持时间。

5. 药物消除动力学

(1) **一级消除动力学与零级消除动力学的鉴别**

	一级消除动力学	零级消除动力学
别称	一级动力学过程也称线性动力学过程	零级动力学过程也称非线性动力学过程
定义	是指体内药物在单位时间内消除的药物百分比不变,即单位时间内消除的药物量与血浆浓度成正比,血浆浓度越高,单位时间内消除的药物越多	是指药物在体内以恒定的速度消除,即不论血浆药物浓度高低,单位时间内消除的药物量不变
药-时曲线	在常规坐标图上呈曲线 在半对数坐标图上为直线,呈指数衰减	在常规坐标图上呈直线 在半对数坐标图上下降部分呈曲线
坐标图	常规坐标作图(血浆药物浓度-时间)	半对数坐标作图(血浆药物浓度-时间)

(2) **一级消除动力学的特点**

① 体内药物按瞬时血药浓度以恒定的百分比消除,但单位时间内实际消除的药量随时间递减。

② 药物消除半衰期恒定,与剂量或药物浓度无关。

第八篇　药理学
第1章　药物代谢动力学与药物效应动力学

③绝大多数药物都按一级动力学消除,这些药物在体内经过5个$t_{1/2}$后,可基本消除干净。

④每隔一个$t_{1/2}$给药一次,则体内药量(或血药浓度)可逐渐累积,经过5个$t_{1/2}$后,消除速度和给药速度相等,达到稳态。

【例6】按一级动力学消除的药物特点为
- A. 药物的半衰期与剂量有关
- B. 为绝大多数药物的消除方式
- C. 单位时间内实际消除的药量不变
- D. 单位时间内实际消除的药量递增
- E. 体内药物经2~3个$t_{1/2}$后可基本清除干净

【例7】一级消除动力学的特点是
- A. 药物的半衰期不是恒定值
- B. 为少数药物的消除方式
- C. 单位时间内实际消除的药量随时间递减
- D. 为一种恒速消除动力学
- E. 其消除速度与初始血药浓度高低有关

【例8】以一级动力学消除的某药物,其半衰期$t_{1/2}$为8小时,若按照恒定剂量每隔一个半衰期给药一次,达到稳态血药浓度所需的时间为
- A. 10小时
- B. 20小时
- C. 30小时
- D. 40小时
- E. 50小时(2022)

【例9】用药的间隔时间主要取决于
- A. 药物与血浆蛋白的结合率
- B. 药物的吸收速度
- C. 药物的排泄速度
- D. 药物的消除速度
- E. 药物的分布速度

6. 药物代谢动力学重要参数

(1) **半衰期**　药物消除半衰期($t_{1/2}$)是血浆药物浓度下降一半所需要的时间,其长短可反映体内药物的消除速度。按一级动力学消除的药物,$t_{1/2}$为一个常数,不受药物初始浓度、给药剂量的影响。按零级动力学消除的药物,其$t_{1/2}$与血浆药物初始浓度成正比,即给药剂量越大,$t_{1/2}$越长。根据半衰期可确定给药间隔时间,通常给药间隔时间约为1个半衰期。

(2) **生物利用度**　是指药物经血管外途径给药后,吸收进入全身血液循环的相对量和速度,是评价药物制剂质量的一个重要指标。除了以进入全身循环药物量的多少来表示生物利用度外,生物利用度还有一个含义,即药物进入全身血液循环的速度。一般来说,应用不同剂型的药物后,在血内达到最高浓度的时间先后反映了生物利用度的速度差异。

$$生物利用度 = \frac{A}{D} \times 100\%$$　(其中,A为体内药物总量,D为用药总量)

静脉注射后全部药物进入全身血液循环,生物利用度为100%。口服药物的生物利用度可能<100%,主要原因是吸收不完全,到达全身血液循环之前即有一部分在肠道内、肠壁细胞内、门静脉或肝脏内被代谢。

生物利用度可分为绝对生物利用度和相对生物利用度。

①**绝对生物利用度**　药物在体内的量以血药浓度-时间曲线下面积(AUC)表示。因静脉注射后的生物利用度为100%,故以血管外给药(如口服)的AUC和静脉注射的AUC进行比较,则可得出该药的绝对生物利用度:

$$F = \frac{AUC_{血管外给药}}{AUC_{静脉给药}} \times 100\%$$

②**相对生物利用度**　如对同一血管外给药的某一种制剂(如不同剂型、不同药厂生产的相同剂型、同一药厂生产的同一品种的不同批号等)的AUC与相同的标准制剂进行比较,则可得出相对生物利用度:

$$F = \frac{AUC_{受试制剂}}{AUC_{标准制剂}} \times 100\%$$

(3) **稳态血浆浓度**　临床上,大多数药物是采用口服多次给药的,按照一级动力学规律消除的药物,

其体内药物总量随着不断给药而逐步增多,直至从体内消除的药物量和进入体内的药物量相等,从而达到平衡,此时的血浆药物浓度称为稳态血浆浓度。多次给药后药物达到稳态血浆浓度的时间仅取决于药物的消除半衰期。一般来说,药物在剂量和给药间隔时间不变时,经4~5个半衰期可分别达到稳态血浆浓度的94%~97%。

(4)负荷剂量　按维持剂量给药时,通常需要4~5个$t_{1/2}$才能达到稳态血药浓度,增加剂量或缩短给药间隔时间均不能提前达到稳态,只能提高药物浓度,因此如果患者急需达到稳态血药浓度以迅速控制病情时,可用负荷剂量给药法。负荷剂量是指首次剂量加大,然后再给予维持剂量,使稳态血药浓度提前产生。如果口服间歇给药采用每隔1个$t_{1/2}$给药1次,负荷剂量可采用首剂加倍给药;持续静脉滴注时,负荷剂量可采用1.44倍第1个$t_{1/2}$的静脉滴注量静推。

【例10】化学药品A适应证为原发性高血压,现拟用B药进行人体生物等效性研究,口服给药剂量为0.5mg,A药与B药的血药浓度-时间曲线下面积(*AUC*)分别为27.2ng/(h·ml)和23.3ng/(h·ml)。下面关于A药与B药生物利用度的描述,正确的是

A. A药与B药不具有生物等效性　　B. A药的绝对生物利用度是54%

C. B药的绝对生物利用度是46%　　D. B药对A药的相对生物利用度为86%

E. A药对B药的相对生物利用度为86%(2023)

二、药物效应动力学

1. 药物的基本作用

(1)特异性和选择性

①特异性　多数药物是通过化学反应而产生药理效应的,这种化学反应的专一性使药物的作用具有特异性。例如,阿托品可特异性阻断毒蕈碱型胆碱受体(M胆碱受体),而对其他受体影响不大。药物作用特异性的物质基础是药物的化学结构。

②选择性　药物的作用还有其选择性,有些药物可影响机体的多种功能,有些药物只影响机体的一种功能,前者选择性低,后者选择性高。药物作用特异性强并不一定引起选择性高的药理效应,即二者不一定平行。作用特异性强和(或)效应选择性高的药物应用时针对性较好。

(2)对因治疗和对症治疗

①对因治疗　用药目的在于消除原发致病因子,彻底治愈疾病,称为对因治疗,如用抗生素杀灭体内致病菌。

②对症治疗　用药目的在于改善症状,称为对症治疗。对症治疗不能根除病因,但对病因未明、暂时无法根治的疾病是必不可少的。

2. 不良反应

凡是与用药目的无关,并为病人带来不适或造成痛苦的反应,统称为药物不良反应。多数不良反应是药物固有的效应,在一般情况下是可以预知的,但不一定是能够避免的。少数较严重的不良反应较难恢复,称为药源性疾病,如庆大霉素引起的神经性耳聋等。不良反应包括以下几个方面:

(1)副反应(副作用)　由于药物选择性低,药理效应涉及多个器官,当某一效应用作治疗目的时,其他效应就成为副反应。例如,阿托品用于解除胃肠痉挛时,可引起口干、心悸、便秘等副反应。副反应是在治疗剂量下发生的,是药物本身固有的作用,多数较轻微并可以预料。

(2)毒性反应　是指在剂量过大或药物在体内蓄积过多时发生的危害性反应,一般比较严重。毒性反应一般是可以预知的,应该避免发生。毒性反应有急性和慢性之分。

①急性毒性反应　多损害循环、呼吸、神经系统功能。

②慢性毒性反应　多损害肝、肾、骨髓、内分泌功能等。致癌、致畸、致突变也属于慢性毒性反应。

第八篇 药理学
第1章 药物代谢动力学与药物效应动力学

（3）**后遗效应** 是指药物停用后，血药浓度已降至最小有效浓度以下时残存的药理效应，例如服用巴比妥类催眠药后，次晨出现的乏力、困倦等现象。

（4）**停药反应** 是指长期用药的患者，突然停药后原有疾病加剧的现象，也称反跳反应，例如长期服用可乐定降血压，停药后次日血压将明显回升。

（5）**超敏反应** 也称变态反应，是一类免疫反应，是指非肽类药物作为半抗原与机体蛋白结合为抗原后，经过接触10天左右的敏感化过程而发生的反应。常见于过敏体质患者。反应性质与药物原有效应无关，用药理性拮抗药解救无效。反应的严重程度差异很大，与剂量无关，从轻微的皮疹、发热至造血系统抑制、肝肾功能损害、休克等。停药后反应逐渐消失，再用时可能再发。致敏物质可能是药物本身，也可能是其代谢物，甚至是制剂中的杂质。临床用药前虽常做皮肤过敏试验，但仍有少数假阳性或假阴性反应。

（6）**特异质反应** 少数特异质病人对某些药物反应特别敏感，反应性质也可能与常人不同，但与药物固有的药理作用基本一致，反应严重程度与剂量成比例，药理性拮抗药救治可能有效。这种反应不是免疫反应，而是一类先天性遗传异常所致的反应，故无须预先敏化过程。例如，对骨骼肌松弛药琥珀酰胆碱发生的特异质反应是由先天性血浆胆碱酯酶缺乏所致。

【例11】药物的副反应是
　　A. 难以避免的　　　　　　　　　　B. 较严重的药物不良反应
　　C. 剂量过大时产生的不良反应　　　D. 药物作用选择性
　　E. 与药物治疗目的有关的效应

【例12】药物副作用
　　A. 一般都很严重　　　B. 发生在大剂量情况下　　C. 是可以避免的
　　D. 发生在治疗剂量下　　E. 产生原因与药物作用的选择性高有关

【例13】停药后血浆中药物浓度降至阈浓度以下仍显现的药理作用称为
　　A. 耐受性　　　　　　B. 后遗效应　　　　　　C. 特异质反应
　　D. 副作用　　　　　　E. 停药反应

3. 药物剂量与效应关系

药理效应与剂量在一定范围内成比例关系，这就是剂量-效应关系，简称量-效关系。

药理效应按性质分为量反应和质反应两种情况。药理效应的强弱呈连续增减的变化，可用具体数量或最大反应的百分率表示者称为量反应。以药物剂量或浓度为横坐标，以效应强度为纵坐标作图，可获得直方双曲线。如将药物浓度改用对数值作图，则呈典型的对称 S 形曲线，这就是通常所称的量-效曲线。药理效应不随药物剂量或浓度的增减而呈连续性量的变化，而表现为反应性质的变化，称为质反应。

（1）**半数有效量（ED_{50}）** 质反应中，能引起50%的试验动物出现阳性反应时的药物剂量，称为半数有效量（ED_{50}）。

（2）**半数致死量（LD_{50}）** 质反应中，能引起50%的试验动物死亡的药物剂量，称为半数致死量（median lethal dose, LD_{50}）。

（3）**治疗指数（TI）** 通常将药物的 LD_{50}/ED_{50} 的比值称为治疗指数（TI），用以表示药物的安全性。

治疗指数大的药物较治疗指数小的药物相对安全。但以治疗指数来评价药物的安全性，并不完全可靠。为此，有人用1%致死量（LD_1）与99%有效量（ED_{99}）的比值或5%致死量（LD_5）与95%有效量（ED_{95}）之间的距离来衡量药物的安全性。

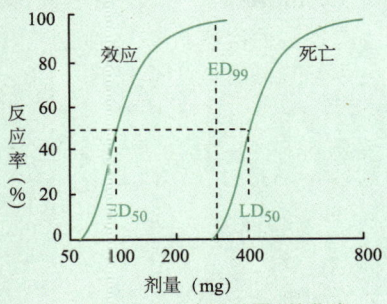
药物效应和毒性的量-效曲线

（4）**效价强度** 是指能引起等效反应的相对浓度或剂量，其值越小则强度越大。

【例14】治疗指数为

    A. 比值越大就越安全   B. ED_{50}/LD_{50} C. ED_{50}/TD_5
    D. 比值越大,药物毒性越大   E. LD_{50}/ED_{50}

4. 药物与受体

(1) **药物分类** 根据药物与受体结合后所产生效应的不同,将作用于受体的药物分为完全激动药、部分激动药、拮抗药(阻断药)三类。

	受体激动药	受体拮抗药(阻断药)
定义	是指与受体既有亲和力,又有内在活性的药物	是指与受体有亲和力,而无内在活性的药物
生理作用	按药物内在活性的大小可分为完全激动药和部分激动药,前者具有较强亲和力和较强内在活性;后者有较强亲和力,但内在活性不强,与完全激动药合用时还可拮抗完全激动药的部分效应	拮抗药本身不产生作用,但因占据受体而拮抗激动药的效应。少数拮抗药以拮抗作用为主,同时尚有较弱的内在活性,故有较弱的激动受体作用
举例	吗啡为完全激动药 喷他佐辛为部分激动药	纳洛酮、普萘洛尔均属拮抗药 β受体拮抗药氧烯洛尔具有较弱的激动效应

(2) **拮抗药分类** 根据拮抗药与受体结合是否具有可逆性将其分为竞争性拮抗和非竞争性拮抗。

①**竞争性拮抗药** 能与激动药竞争相同的受体,其结合是可逆的。通过增加激动药的剂量与拮抗药竞争结合部位,可使量-效曲线平行右移,但最大效能不变。

②**非竞争性拮抗药** 与激动药合用时,可使其亲和力与活性均降低,即不仅使激动药的量-效曲线右移,而且也降低其最大效能。

【例15】受体阻断药的特点是
    A. 对受体无亲和力,无内在活性   B. 对受体无亲和力,有内在活性
    C. 对受体有亲和力,无内在活性   D. 对受体有亲和力,有内在活性
    E. 效应强度与其对受体的亲和力无关

▶ **常考点** 一些基本概念。

参考答案——详细解答见《2024 国家临床执业及助理医师资格考试历年考点精析(上、下册)》

1. ABCDE   2. ABCDE   3. ABCDE   4. ABCDE   5. ABCDE   6. ABCDE   7. ABCDE
8. ABCDE   9. ABCDE   10. ABCDE   11. ABCDE   12. ABCDE   13. ABCDE   14. ABCDE
15. ABCDE

第2章 胆碱受体激动药、抗胆碱酯酶药与胆碱酯酶复活药

▶ **考纲要求**

①毛果芸香碱：药理作用，临床应用。②易逆性抗胆碱酯酶药：药理作用及机制，临床应用。③难逆性抗胆碱酯酶药：中毒机制，急性中毒。④胆碱酯酶复活药：药理作用及机制，临床应用。

▶ **复习要点**

一、胆碱受体激动药

1. 毛果芸香碱的药理作用

毛果芸香碱也称匹鲁卡品，能直接作用于副交感神经（包括支配汗腺的交感神经）节后纤维支配的效应器的M胆碱受体，尤其对眼和腺体的作用较明显。毛果芸香碱与阿托品作用相反，可对比记忆。

	毛果芸香碱	阿托品
瞳孔	缩瞳（激动瞳孔括约肌M受体，使瞳孔缩小）	扩瞳（松弛瞳孔括约肌，使瞳孔扩大）
眼压	降低眼压（瞳孔缩小，虹膜向中心拉动，前房角间隙扩大，房水易于流入巩膜静脉窦）	升高眼压（瞳孔扩大，虹膜退向四周，前房角间隙变窄，阻碍房水回流入巩膜静脉窦）
眼调节	调节痉挛（使睫状肌紧张，悬韧带松弛，晶状体变凸，只适于视近物，造成视远物模糊不清）	调节麻痹（使睫状肌松弛，悬韧带紧张，晶状体变扁，只适于视远物，造成视近物模糊不清）
腺体	分泌增加（汗腺、唾液腺、泪腺、胃肠腺、胰腺、呼吸道黏膜）	分泌减少（汗腺、唾液腺、泪腺、胃肠腺、胰腺、呼吸道黏膜）

2. 毛果芸香碱的临床应用

（1）**青光眼** 低浓度的毛果芸香碱滴眼可以用于治疗闭角性青光眼（充血性青光眼），对开放性青光眼（单纯性青光眼）的早期也有一定效果。用药后可缩小瞳孔，扩大前房角间隙，从而降低眼压。

（2）**虹膜炎** 与扩瞳药交替使用，以防止虹膜与晶状体粘连。

（3）**其他** 本药可增加唾液分泌，口服本品可用于治疗颈部放疗后的口腔干燥，但汗液分泌也明显增加。毛果芸香碱可用作抗胆碱药阿托品中毒的解救药。

【例1】毛果芸香碱的作用是
 A. 缩瞳、降压、调节痉挛 B. 扩瞳、降压、调节痉挛 C. 缩瞳、升压、调节痉挛
 D. 扩瞳、升压、调节痉挛 E. 缩瞳、降压、加重痉挛

【例2】毛果芸香碱（匹鲁卡品）对眼的作用表现为
 A. 降低眼压、扩瞳、调节痉挛 B. 降低眼压、缩瞳、调节麻痹 C. 降低眼压、缩瞳、调节痉挛
 D. 升高眼压、扩瞳、调节痉挛 E. 升高眼压、缩瞳、调节痉挛

二、抗胆碱酯酶药和胆碱酯酶复活药

1. 易逆性抗胆碱酯酶药

（1）**作用机制** 乙酰胆碱酯酶（AChE）主要存在于胆碱能神经末梢突触间隙，特别是运动神经终板

突触后膜处,其特异性较高,可将乙酰胆碱水解为乙酸和胆碱。抗胆碱酯酶药与乙酰胆碱类似,可与胆碱酯酶结合,使胆碱酯酶活性受到抑制,从而导致乙酰胆碱堆积,产生拟胆碱作用。

易逆性抗胆碱酯酶药能可逆地与胆碱酯酶结合,抑制胆碱酯酶活性,造成乙酰胆碱堆积。易逆性抗 AChE 药分子结构中带正电荷的季铵基团和酯结构与 AChE 的阴离子部位结合,同时其分子中的羧基碳与 AChE 酯解部位的丝氨酸羟基形成共价键,生成药物与 AChE 的复合物。然后药物中的二甲胺基甲酰基转移到丝氨酸羟基上,生成二甲胺基甲酰化 AChE。该酶中二甲胺基甲酰化 AChE 较乙酰化 AChE 水解速度慢,故酶的活性暂时消失,但比有机磷酸酯类短,因此属于易逆性抗胆碱酯酶药。

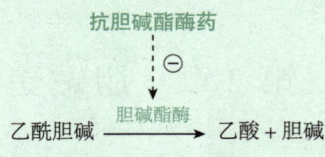

(2) 药理作用 由于体内乙酰胆碱堆积,故表现出乙酰胆碱的 M 样作用和 N 样作用。

①M 样作用 易逆性抗胆碱酯酶药(新斯的明)的 M 样作用与阿托品的作用相反,可对比记忆。

	易逆性抗胆碱酯酶药(新斯的明)	阿托品
眼	缩瞳、降低眼压、调节痉挛	扩瞳、升高眼压、调节麻痹
腺体	分泌增加(汗腺、唾液腺、泪腺、胃肠腺、胰腺、呼吸道)	分泌减少(汗腺、唾液腺、泪腺、胃肠腺、胰腺、呼吸道)
胃酸	促进胃酸分泌	抑制胃酸分泌
胃肠道	促进胃、小肠、大肠的活动,促进肠内容物排出	抑制胃、小肠、大肠的活动,抑制肠内容物排出
平滑肌	收缩支气管和输尿管平滑肌	舒张输尿管平滑肌
心血管	心率减慢、心输出量下降,大剂量可致血压下降	心率增快,治疗量对血管及血压无明显影响

②N 样作用 对骨骼肌有一定兴奋作用。治疗量新斯的明可导致骨骼肌收缩力增强,大剂量可导致肌纤维震颤、肌束震颤、肌张力下降。

(3) 临床应用
①重症肌无力 为神经肌肉接头传递障碍所致慢性疾病,表现为受累骨骼肌极易疲劳。新斯的明可兴奋神经肌肉接头的 N_2 受体,增强骨骼肌收缩力,常用于控制疾病症状。
②腹部胀气及尿潴留 可用于术后腹部胀气及尿潴留。
③阵发性室上性心动过速。
④非去极化型肌松药(如筒箭毒碱)过量的解救。

注意:①新斯的明可收缩支气管平滑肌、输尿管平滑肌,禁用于支气管哮喘、机械性泌尿系梗阻。
②由于新斯的明可增强肠蠕动,因此禁用于机械性肠梗阻。
③机械性肠梗阻是新斯的明的禁忌证,麻痹性肠梗阻是其适应证。

【例3】临床上,新斯的明禁用于
　　A. 麻痹性肠梗阻　　　　B. 机械性肠梗阻　　　　C. 手术后尿潴留
　　D. 重症肌无力　　　　　E. 筒箭毒碱过量中毒

2. 难逆性抗胆碱酯酶药——有机磷酸酯类
有机磷酸酯类主要为有机磷杀虫剂,如敌百虫、敌敌畏、乐果、对硫磷(1605)等。

(1) 中毒机制 有机磷酸酯类进入人体后,与胆碱酯酶(AChE)牢固结合,形成难以水解的磷酰化 AChE,使 AChE 失去水解乙酰胆碱的能力,造成体内大量乙酰胆碱堆积而引起临床症状。

(2) 急性中毒 有机磷酸酯类急性中毒后所引起的 M 样症状、N 样症状和中枢神经系统症状及记忆方法,请参阅本书内科学部分。

第八篇 药理学
第2章 胆碱受体激动药、抗胆碱酯酶药与胆碱酯酶复活药

【例4】 有机磷酸酯类急性中毒表现为
- A. 腺体分泌减少、胃肠平滑肌兴奋
- B. 膀胱逼尿肌松弛、呼吸肌麻痹
- C. 支气管平滑肌松弛、唾液腺分泌增加
- D. 神经节兴奋、心血管作用复杂
- E. 脑内乙酰胆碱水平下降、瞳孔扩大

3. 胆碱酯酶复活药

(1) 药理作用及机制 碘解磷定(PAM)是最早应用于临床的胆碱酯酶复活药，其药理作用如下。

①恢复胆碱酯酶活性 与磷酰化胆碱酯酶结合成复合物，复合物再裂解形成磷酰化碘解磷定，使胆碱酯酶游离而复活。

②直接解毒作用 直接与体内游离的有机磷酸酯类结合，成为无毒的磷酰化碘解磷定，从尿中排出，从而阻止游离的毒物继续抑制胆碱酯酶活性。

(2) 临床应用

①解除N样症状 碘解磷定可明显减轻N样症状，对骨骼肌痉挛的抑制作用最为明显，能迅速抑制肌束颤动。

②改善中枢神经系统症状 碘解磷定对中枢系统中毒症状有一定改善作用。

③对M样作用的影响 较小，故有机磷农药中毒时应与阿托品合并使用，以控制症状。

注意： ①胆碱酯酶复活药主要解除烟碱样(N样)症状，也可解除毒蕈碱样(M样)症状，但作用较弱。
②胆碱酯酶复活药对有机磷农药中毒后24~48小时已老化的胆碱酯酶无复活作用。
③抢救有机磷农药中毒时，首选的胆碱酯酶复活药是氯解磷定，次选药是碘解磷定。

【例5】 胆碱酯酶复活药不具备的药理作用是
- A. 恢复已经老化的胆碱酯酶活性
- B. 解除烟碱样症状
- C. 恢复被抑制的胆碱酯酶活性
- D. 与阿托品合用可发挥协同作用
- E. 增高全血胆碱酯酶活性(内科学试题)

▶ **常考点** 考点散乱。

参考答案——详细解答见《2024国家临床执业及助理医师资格考试历年考点精析(上、下册)》

1. ABCDE　　2. ABCDE　　3. ABCDE　　4. ABCDE　　5. ABCDE

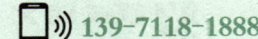

第3章　M胆碱受体阻断药、肾上腺素受体激动药与阻断药

▶ **考纲要求**

①阿托品:药理作用,临床应用及不良反应。②去甲肾上腺素:药理作用及机制,临床应用及不良反应。③肾上腺素:药理作用及机制,临床应用及不良反应。④多巴胺:药理作用及机制,临床应用及不良反应。⑤异丙肾上腺素:药理作用及机制,临床应用及不良反应。⑥α肾上腺素受体阻断药:药理作用,临床应用。⑦β肾上腺素受体阻断药:药理作用,不良反应。

▶ **复习要点**

一、M胆碱受体阻断药(阿托品)

1. 药理作用

阿托品为乙酰胆碱的竞争性拮抗药,对M受体有较高的选择性,但大剂量时对神经节的N受体也有阻断作用。阿托品的作用广泛,各器官对其敏感性不同。随着剂量增加可依次出现腺体分泌减少、瞳孔扩大和调节麻痹,心率加快,胃肠道及膀胱平滑肌抑制,大剂量可出现中枢症状。

眼	扩瞳——松弛瞳孔括约肌,使瞳孔开大肌功能占优势 升高眼压——瞳孔扩大,虹膜退向外缘,前房角间隙变窄,阻碍房水回流入巩膜静脉窦 调节麻痹——睫状肌松弛,悬韧带紧张,晶状体变扁,折光度减低,只适合看远物
腺体	分泌减少——可阻断M胆碱受体,抑制唾液腺、汗腺、泪腺、呼吸道腺体分泌
胃酸	可抑制胃酸分泌(但不能阻断胃肠道激素和非胆碱能神经递质对胃酸分泌的影响)
胃肠道	抑制胃肠道平滑肌痉挛,降低蠕动的幅度和频率,缓解胃肠绞痛 阿托品对胆道、子宫平滑肌的作用较弱
泌尿系统	舒张尿道、输尿管平滑肌
心血管系统	心率增快,治疗量对血管及血压无明显影响
中枢神经系统	治疗剂量可轻度兴奋延髓及高级中枢,较大剂量可轻度兴奋延髓和大脑

2. 临床应用

(1) **解除平滑肌痉挛**　对胃肠绞痛、膀胱刺激征疗效较好,对胆绞痛、肾绞痛疗效较差。

(2) **抑制腺体分泌**　用于全身麻醉前给药,以减少呼吸道腺体分泌和唾液腺分泌,防止分泌物阻塞呼吸道、吸入性肺炎的发生。也可用于严重的盗汗、重金属中毒、帕金森病的流涎症等。

(3) **虹膜睫状体炎**　0.5%~1%阿托品溶液滴眼,可松弛虹膜括约肌和睫状体,使之充分休息,有助于炎症消退。也可与缩瞳药交替使用,以防虹膜与晶状体的粘连。

(4) **眼底检查**　使用阿托品滴眼液,可充分扩瞳,以利于眼底检查。

(5) **验光**　阿托品溶液滴眼可使睫状肌松弛,晶状体固定,从而准确测定晶状体的屈光度。

(6) **缓慢型心律失常**　可用于治疗迷走神经兴奋所致的窦房阻滞、房室阻滞等缓慢型心律失常。

(7) **抗休克**　对于暴发型流行性脑脊髓膜炎、中毒性菌痢、中毒性肺炎等所致的感染性休克,可用大剂量阿托品,解除血管痉挛,舒张外周血管,改善微循环。

(8) **解救有机磷酸酯类中毒** 主要是解除其 M 样症状。

3. 不良反应

(1) **常见不良反应** 口干、视物模糊、心率加快、瞳孔扩大、皮肤潮红等。

(2) **中枢中毒症状** 大剂量阿托品可导致中枢中毒症状,如运动失调、不安、激动、幻觉、谵妄、昏迷等。阿托品中毒的解救药主要是毒扁豆碱,缓慢静脉注射,可迅速对抗阿托品中毒症状(包括谵妄和昏迷)。患者中枢兴奋症状明显时,可用地西泮对抗。

【例1】具有缓解胃肠痉挛作用的自主神经递质受体阻断剂是
  A. 阿替洛尔   B. 阿托品   C. 酚妥拉明
  D. 育亨宾   E. 筒箭毒碱

二、肾上腺素受体激动药

1. 去甲肾上腺素

(1) **药理作用及机制** 去甲肾上腺素为 α 受体激动药,对 $α_1$ 和 $α_2$ 受体无选择性,对心脏 $β_1$ 受体作用较弱,对 $β_2$ 受体几乎无作用。

	去甲肾上腺素	肾上腺素	多巴胺	异丙肾上腺素
类别	α 受体激动药	α、β 受体激动药	α、β 受体激动药	β 受体激动药
α 受体	+++	++++	+	-
$β_1$ 受体	++	+++	++	+++
$β_2$ 受体	+/-	+++	+/-	+++

去甲肾上腺素的主要作用是收缩血管、兴奋心脏、升高血压等。

收缩血管	激动血管 $α_1$ 受体,收缩血管,特别是小动脉和小静脉 皮肤黏膜血管收缩最明显,其次为肾、脑、肝、肠系膜、骨骼肌血管等 可使冠状动脉舒张(主要是心脏兴奋、心肌代谢产物增加所致)
兴奋心脏	激动心脏 $β_1$ 受体,使心缩力加强、心率加快、传导加速 在整体,心率由于血压升高而反射性减慢,心排血量由于射血阻力增加而不变或下降
升高血压	小剂量静脉滴注,缩血管作用不明显,心脏兴奋后收缩压升高,舒张压升高不明显,脉压加大 大剂量静脉滴注,使外周血管收缩,外周阻力增加,收缩压和舒张压均升高,脉压变小
其他	在大剂量时可出现血糖升高,可增加孕妇子宫收缩的频率,对中枢神经系统的作用较弱

(2) **临床应用** 在休克的治疗中已不占重要地位,目前仅用于早期神经源性休克及嗜铬细胞瘤切除后或药物中毒时的低血压。本药稀释后口服,可使食管和胃内血管收缩,产生局部止血作用。

(3) **不良反应**

①**局部组织缺血坏死** 静脉滴注时渗漏,可引起局部血管收缩,缺血坏死,应停止注射或更换注射部位,并用普鲁卡因或 α 受体阻断药酚妥拉明局部浸润注射,以扩张血管。

②**急性肾衰竭** 滴注时间过长或剂量过大,可使肾脏血管剧烈收缩,产生肾实质损害。

  A. 左旋多巴   B. 阿托品   C. 毛果芸香碱
  D. 去甲肾上腺素   E. 酚妥拉明

【例2】能直接拮抗心迷走神经兴奋效应的药物是
【例3】能拮抗交感缩血管神经效应的药物是
【例4】能强烈收缩血管的药物是

A. 普萘洛尔　　　　B. 去甲肾上腺素　　　　C. 左旋多巴
D. 酚妥拉明　　　　E. 肾上腺素

【例5】临床上常作为升压药使用的药物是
【例6】能减弱心肌收缩力并减慢心率的药物是
【例7】由交感缩血管神经末梢释放的主要神经递质是

2. 肾上腺素

(1) 药理作用及机制　对 α 和 β 受体均有较强的激动作用。

	药理机制	药理作用
心脏	激动心脏 $β_1$ 受体	正性作用（心缩力加强、心率加快、传导加速、自律性增强）
血管	激动血管 α 受体	皮肤、黏膜、内脏（胃肠道、肾）血管显著收缩
	激动 $β_2$ 受体	冠状动脉、骨骼肌及肝脏血管舒张
血压	效应与药物剂量有关	治疗量使收缩压升高，舒张压不变或下降，脉压增大 大剂量使收缩压和舒张压均增高
支气管	激动平滑肌 $β_2$ 受体	显著舒张支气管
	激动黏膜及肥大细胞 $β_2$ 受体	抑制肥大细胞释放组胺和其他过敏性物质
	激动黏膜血管的 α 受体	使其收缩，消除支气管黏膜水肿
胃肠道	激动胃肠平滑肌 $β_1$ 受体	抑制胃肠运动，使收缩频率和幅度均减小
糖代谢	激动 α 和 $β_2$ 受体	使肝糖原分解，升高血糖
脂代谢	激动 $β_3$ 受体	加速脂肪分解，使游离脂肪酸增高
CNS	肾上腺素不易通过血脑屏障	治疗量无中枢兴奋作用，大剂量出现中枢兴奋症状

(2) 临床应用

① **心脏骤停**　是心三联的首选药物，用于溺水、麻醉和手术过程中的意外、药物中毒、传染病和心脏传导阻滞等所致的心脏骤停。对电击所致的心脏骤停用肾上腺素配合心脏除颤器或利多卡因等除颤，一般采用心内注射（现已改为静脉注射），同时行有效的人工呼吸、心脏按压和纠酸治疗等。

② **过敏性疾病**　如抢救过敏性休克、控制支气管急性哮喘发作、缓解血管神经性水肿及血清病等。

③ **配伍**　局麻药中加入浓度为1/25万的肾上腺素，可延缓局麻药的吸收，延长局麻药的作用时间。

④ **局部止血**　少用。

⑤ **治疗青光眼**　通过促进房水流出，降低眼压。

(3) 不良反应　主要不良反应为心悸、烦躁、头痛、血压升高等。剂量过大时，α 受体过度兴奋可使血压骤升，有发生脑出血的危险，故高危人群应慎用；β 受体过度兴奋可使氧耗量增加，引起心肌缺血和心律失常，应严格掌握剂量。

3. 多巴胺

(1) 药理作用及机制　多巴胺主要激动 α 受体、β 受体和外周的多巴胺受体。

	药理机制	药理作用
心脏	高浓度(20μg/kg)时激动 $β_1$ 受体	心肌收缩力、心排血量、收缩压、脉压均增加
血管	高浓度(>20μg/kg)时激动 α 受体	外周血管收缩，外周阻力增加，血压升高
	低浓度(10μg/kg)时激动 D_1 受体	肾脏、肠系膜血管及冠状动脉舒张
肾脏	低浓度时激动 D_1 受体	舒张肾血管，使肾血流量增加。大剂量时，使肾血管明显收缩

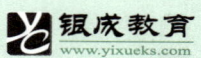 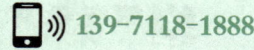

(2) 临床应用
①各型休克　如感染性休克、心源性休克、出血性休克等,应用前需补足血容量。
②急性肾衰竭　多巴胺与利尿剂联合用于急性肾衰竭,具有改善血流动力学的作用。
(3) 不良反应　一般较轻,偶见恶心、呕吐。

【例8】使用过量氯丙嗪的精神病患者,如使用肾上腺素后,主要表现为
　　A. 升压　　　　　　　　　　B. 降压　　　　　　　　　　C. 血压不变
　　D. 心率减慢　　　　　　　　E. 心率不变

【例9】小剂量可以增加肾动脉血流量的药物是
　　A. 肾上腺素　　　　　　　　B. 去甲肾上腺素　　　　　　C. 异丙肾上腺素
　　D. 多巴胺　　　　　　　　　E. 氨茶碱(2023)

4. 异丙肾上腺素
(1) 药理作用及机制　主要激动 β 受体,对 $β_1$ 和 $β_2$ 受体选择性很低,对 α 受体几乎无作用。

	药理机制	药理作用
心脏	激动心脏 $β_1$ 受体	正性作用(心缩力加强、心率加快、传导加速)
血管	激动 $β_2$ 受体	舒张骨骼肌血管、肾血管、肠系膜血管及冠状动脉
血压	效应与给药方式有关	静脉滴注时收缩压↑、舒张压略↓;静脉注射时舒张压明显↓
支气管	激动平滑肌 $β_2$ 受体	舒张支气管平滑肌
	激动黏膜及肥大细胞 $β_2$ 受体	抑制肥大细胞释放组胺
	对黏膜血管无作用	不能消除支气管黏膜水肿
糖代谢	激动 α 和 $β_2$ 受体	使肝糖原分解,升高血糖
脂代谢	激动 $β_3$ 受体	加速脂肪分解,使游离脂肪酸增加
CNS	异丙肾上腺素不易通过血脑屏障	中枢兴奋作用不明显

(2) 临床应用
①支气管哮喘　用于控制支气管哮喘急性发作,舌下或喷雾给药,疗效快而强。
②房室传导阻滞　舌下含化或静脉滴注给药,用于治疗二、三度房室传导阻滞。
③心脏骤停　常为心三联的成分之一。
④感染性休克　适用于中心静脉压高、心排血量低的感染性休克,但要注意补液。
(3) 不良反应　心悸、头晕。

【例10】肾上腺素与异丙肾上腺素共同的适应证是
　　A. 过敏性休克　　　　　　　B. 房室传导阻滞　　　　　　C. 局部止血
　　D. 支气管哮喘　　　　　　　E. 与局麻药配伍,延长局麻药的作用时间

三、肾上腺素受体阻断药

1. α 肾上腺素受体阻断药
(1) 药理作用　酚妥拉明为 α 受体阻断药,对 $α_1$、$α_2$ 受体有相似的亲和力。
①血管　可阻断血管 $α_1$ 受体,直接扩张小血管,导致血压降低,外周阻力降低。
②心脏　可兴奋心脏,使心肌收缩力增强,心率加快,心输出量增加,有时可导致心律失常。
③拟胆碱样作用　使胃肠平滑肌兴奋。
④组胺样作用　使胃酸分泌增加。
(2) 临床应用　如下。

①外周血管痉挛性疾病　如肢端动脉痉挛的雷诺综合征、血栓闭塞性脉管炎、冻伤后遗症等。
②去甲肾上腺素静脉滴注外漏　可用酚妥拉明做皮下浸润注射，以扩张局部血管。
③嗜铬细胞瘤　酚妥拉明可用于嗜铬细胞瘤引起的高血压危象及手术前准备。
④抗休克　可舒张血管，降低外周阻力，使心排出量增加，并能降低肺循环阻力，防止肺水肿的发生，从而改善休克状态时的内脏血液灌注，解除微循环障碍。适用于感染性、心源性、神经源性休克。
⑤急性心肌梗死和顽固性充血性心衰　酚妥拉明可舒张血管，降低外周阻力，使心排血量增加。
⑥药物引起的高血压　用于肾上腺素等拟交感药物过量所致的高血压。

2. β肾上腺素受体阻断药

β受体阻断药分非选择性和选择性两类。非选择性β受体阻断药可阻断 $β_1+β_2$ 受体，如普萘洛尔、吲哚洛尔等。选择性β受体阻断药可选择性阻断 $β_1$ 受体，如美托洛尔、阿替洛尔、艾司洛尔等。

(1) 药理作用

	药理机制	药理作用
心脏	阻断心脏 $β_1$ 受体	负性作用（心缩力降低、心率减慢、心输出量和耗氧量减少）
血管	阻断 $β_2$ 受体	肝、肾、骨骼肌血管及冠状动脉收缩，血流量减少
血压	效应与状态有关	对正常人血压无影响，对高血压患者有降压作用
支气管	阻断平滑肌 $β_2$ 受体	收缩支气管平滑肌，诱发哮喘发作
糖代谢	对正常人血糖无影响	延缓使用胰岛素后血糖水平的恢复
脂代谢	阻断 $β_3$ 受体	减少游离脂肪酸的释放
肾素	阻断肾小球旁器 $β_1$ 受体	抑制肾素释放，降低血压
ISA	内在拟交感活性	有些β受体阻断药有部分β受体激动作用，如吲哚洛尔、拉贝洛尔
膜稳定	降低细胞膜对离子通透性	有些β受体阻断药有局麻作用和奎尼丁样作用

【例11】β受体阻断药
　　A. 可使心率加快、心排血量增加　　B. 有时可诱发或加重哮喘发作　　C. 促进脂肪分解
　　D. 促进肾素分泌　　E. 升高眼压作用

(2) 不良反应

①心血管反应　可阻断心脏 $β_1$ 受体，导致心脏功能抑制，特别是心力衰竭、房室阻滞者。
②诱发支气管哮喘　由于对支气管平滑肌 $β_2$ 受体的阻断作用，非选择性β受体阻断药可使呼吸道阻力增加，诱发或加重哮喘，对哮喘患者应慎用。
③反跳现象　长期应用β受体阻断药，突然停药时，可引起原来的病情加重，可能与受体上调有关。
④其他　偶见眼-皮肤黏膜综合征、幻觉、失眠、抑郁症状等。

　　A. 利尿药　　　　　　　　　　B. α受体阻断药　　　　　　　　C. β受体阻断药
　　D. 血管紧张素转化酶抑制药　　E. 二氢吡啶类钙通道阻滞药

【例12】妊娠患者最不宜选用的降压药为
【例13】哮喘患者最不宜选用的降压药为

▶ **常考点**　考点散乱。

参考答案——详细解答见《2024国家临床执业及助理医师资格考试历年考点精析(上、下册)》

1. ABCDE　2. ABCDE　3. ABCDE　4. ABCDE　5. ABCDE　6. ABCDE　7. ABCDE
8. ABCDE　9. ABCDE　10. ABCDE　11. ABCDE　12. ABCDE　13. ABCDE

第4章 局部麻醉药与镇静催眠药

▶考纲要求

①普鲁卡因：临床应用及不良反应。②利多卡因：临床应用及不良反应。③丁卡因：临床应用。④罗哌卡因：临床应用。⑤苯二氮䓬类：药理作用及机制，临床应用及不良反应。⑥非苯二氮䓬类：药理作用及机制，临床应用。

▶复习要点

一、局部麻醉药

1. 普鲁卡因、利多卡因和丁卡因的临床应用及不良反应

	普鲁卡因	利多卡因	丁卡因
别称	奴佛卡因	赛罗卡因	地卡因
所属类别	酯类局麻药	酰胺类局麻药	酯类局麻药
药理特点	亲脂性低，对黏膜穿透力弱	起效快，作用持久，穿透力强	麻醉效能强，毒性大，穿透力强
临床应用	浸润麻醉、传导麻醉、腰麻、硬膜外麻醉、局部封闭	全能麻醉药 用于传导麻醉、硬膜外麻醉	表面麻醉、传导麻醉、腰麻、硬膜外麻醉
不良反应	中枢神经系统和心血管反应，过敏反应	神经损害	毒性反应
注意事项	使用前需做皮试 不用于表面麻醉	应用最多的局麻药 普鲁卡因过敏者可选用	毒性大 一般不用于浸润麻醉

2. 罗哌卡因的临床应用

硬膜外麻醉、臂丛阻滞、局部浸润麻醉。

【例1】丁卡因的作用或应用为
　A. 可用于浸润麻醉　　　　　B. 脂溶性低　　　　　C. 穿透力低
　D. 作用较普鲁卡因弱　　　　E. 可用于表面麻醉

【例2】局部麻醉药普鲁卡因的特点是
　A. 亲脂性强　　　　　　　　B. 不易发生过敏反应　　C. 毒性大
　D. 容易成瘾　　　　　　　　E. 对黏膜穿透力弱，不适合作表面麻醉（2021）

二、镇静催眠药

1. 苯二氮䓬类

（1）作用机制　苯二氮䓬通过与脑内苯二氮䓬受体结合，促进γ-氨基丁酸（GABA）与GABA受体结合，使Cl^-通道开放的频率增加，导致更多的Cl^-内流，从而增加了GABA能神经的抑制效应。

（2）药理作用及临床应用　如下。

①抗焦虑作用　抗焦虑作用的选择性较高,小剂量即可明显改善焦虑症状。对各种原因引起的焦虑均有显著疗效,主要用于焦虑症。抗焦虑作用可能是通过对边缘系统中苯二氮䓬受体的作用而实现的。

②镇静催眠作用　随着剂量增大,可出现镇静及催眠作用。能明显缩短入睡时间,显著延长睡眠持续时间,减少觉醒次数。主要延长非快动眼睡眠(NREMS)的第2期,对快动眼睡眠(REMS)影响较小,停药后出现反跳性快动眼睡眠延长较巴比妥类轻,其依赖性和戒断症状也较轻。缩短3期和4期的NREMS,减少发生于此期的夜惊或梦游症。

③抗惊厥作用　临床上可用于辅助治疗破伤风、子痫、小儿高热惊厥、药物中毒性惊厥等。

④抗癫痫作用　地西泮静脉注射是目前治疗癫痫持续状态的首选药物。

⑤中枢性肌肉松弛作用　本药有较强的肌肉松弛作用,可缓解动物的去大脑僵直,也可缓解人类大脑损伤所致的肌肉僵直。

⑥其他　较大剂量可致暂时性记忆缺失、肺泡换气功能受抑、血压降低、心率减慢等。

(3)**不良反应**　主要是后遗效应,包括头晕、乏力、嗜睡、记忆力下降等。大剂量可导致共济失调。一次性大剂量服用或静脉注射过快可致呼吸循环功能抑制,出现呼吸频率减慢、血压下降、循环衰竭,可用苯二氮䓬类拮抗剂氟马西尼进行鉴别诊断和抢救。与其他中枢抑制药合用可导致中枢抑制作用加重。长期大剂量应用可产生依赖性和成瘾。长期用药可致畸形,故妊娠早期禁用。产前和哺乳期慎用。

2. 非苯二氮䓬类(巴比妥类)

(1)**作用机制**　巴比妥类对中枢神经系统有普遍性抑制作用。

(2)**药理作用及临床应用**

①镇静催眠　小剂量巴比妥类药物具有镇静作用,可缓解焦虑、烦躁不安状态。中等剂量具有催眠作用,可缩短入睡时间、减少觉醒次数和延长睡眠时间。

②抗惊厥　苯巴比妥有较强的抗惊厥及抗癫痫作用。常用于癫痫大发作和癫痫持续状态的治疗。

③麻醉　硫喷妥钠可用于静脉麻醉。

【例3】苯二氮䓬类抗焦虑药物的主要作用为
　　A. 精神松弛　　　　　　B. 肌肉松弛　　　　　　C. 精神和肌肉都松弛
　　D. 阻断多巴胺受体　　　E. 阻断5-羟色胺受体

【例4】癫痫持续状态首选的治疗药物是
　　A. 苯妥英钠　　　　　　B. 地西泮　　　　　　　C. 水合氯醛
　　D. 异戊巴比妥　　　　　E. 苯巴比妥钠

　　A. 地西泮　　　　　　　B. 异丙嗪　　　　　　　C. 苯妥英钠
　　D. 氯丙嗪　　　　　　　E. 乙琥胺

【例5】治疗脊髓损伤所引起的肌强直的药物是

【例6】治疗顽固性呃逆的药物是

▶ **常考点**　丁卡因;苯二氮䓬类药理作用。

　　参考答案——详细解答见《2024国家临床执业及助理医师资格考试历年考点精析(上、下册)》

1. ABCDE　　2. ABCDE　　3. ABCDE　　4. ABCDE　　5. ABCDE　　6. ABCDE

第5章 抗癫痫药与抗惊厥药

▶**考纲要求**
①苯妥英钠：药理作用、临床应用及不良反应。②卡马西平：药理作用及机制、临床应用。③苯巴比妥、扑米酮：临床应用及不良反应。④乙琥胺：临床应用及不良反应。⑤丙戊酸钠：作用机制、临床应用及不良反应。⑥拉莫三嗪：药理作用、临床应用。⑦硫酸镁：药理作用及机制、临床应用。

▶**复习要点**

一、抗癫痫药

癫痫是一种反复发作的神经系统疾病，发作时出现脑局部病灶神经元阵发性异常高频放电，并向周围扩散，导致大脑功能短暂失调。根据癫痫发作的临床表现，可将其分为局限性发作和全身性发作。

1. 苯妥英钠

(1) 药理作用 苯妥英钠不能抑制癫痫病灶异常放电，但可阻止它向正常脑组织扩散。这可能与其抑制突触传递的强直后增强（PTP）有关。PTP是指反复高频电刺激（强直刺激）突触前神经纤维，引起突触传递的易化，再以单个刺激作用于突触前神经元，使突触后纤维的反应较未经强直刺激前为强。在癫痫病灶异常放电的扩散过程中，PTP也起易化作用。治疗浓度的苯妥英钠可选择性抑制PTP形成，使异常放电的扩散受到阻抑。

苯妥英钠具有膜稳定作用，可降低神经细胞膜对Na^+和Ca^{2+}的通透性，抑制Na^+和Ca^{2+}内流，导致动作电位不易产生。这种作用除与其抗癫痫有关外，也是其治疗三叉神经痛、抗心律失常的药理基础。

(2) 临床应用
①抗癫痫 为治疗癫痫大发作、局限性发作的首选药，但对小发作（失神发作）无效，甚至使病情恶化。
②中枢疼痛综合征 可用于治疗三叉神经痛、舌咽神经痛等中枢疼痛综合征。
③抗心律失常 本品是强心苷所致室性心律失常的首选药。

(3) 不良反应
①局部刺激 药物的强碱性刺激胃肠道引起恶心、呕吐、食欲缺乏等，长期应用可引起牙龈增生。
②神经系统症状 常见为眩晕、头痛、共济失调。
③造血系统症状 药物抑制二氢叶酸还原酶，影响叶酸代谢，引起巨幼细胞贫血。
④过敏反应 常见有皮疹、发热，偶见严重皮肤反应，如剥脱性皮炎、系统性红斑狼疮等。

【**例1**】苯妥英钠的不良反应不包括
　　A. 牙龈损害　　　　　　B. 共济失调　　　　　　C. 肾损害
　　D. 过敏反应　　　　　　E. 贫血（2023）

2. 卡马西平

(1) 药理作用及机制 卡马西平的作用机制类似苯妥英钠，治疗浓度时能阻滞Na^+通道，抑制癫痫病灶及其周围神经元放电。目前已证明，本品能增强γ-氨基丁酸（GABA）在突触后的作用。

(2) 临床应用
①抗癫痫 本品为广谱抗癫痫药，对多种癫痫均有治疗作用，是治疗单纯性局限性发作和大发作的

首选药物之一。同时还有抗复合性局限性发作和小发作作用。对癫痫并发的精神症状也有效。

②神经痛　本品治疗神经痛效果优于苯妥英钠,故三叉神经痛常首选卡马西平。

③尿崩症　本品还可用于治疗尿崩症。

④抗抑郁　本品有很强的抗抑郁作用,常用于治疗锂盐无效的躁狂症、抑郁症等。

3. 苯巴比妥和扑米酮

(1) 临床应用

①苯巴比妥　本品既能抑制癫痫病灶的异常放电,又能抑制异常放电的扩散,对大多数惊厥动物模型有效,缺乏选择性。临床上主要用于治疗癫痫大发作及癫痫持续状态,对单纯的局限性发作及精神运动性发作也有效,均不作为首选。对小发作和婴儿痉挛效果差。

②扑米酮　与苯巴比妥相比无特殊优点,且价格昂贵,仅用于其他药物不能控制的癫痫患者。

(2) 不良反应

①苯巴比妥　用药初期易出现嗜睡、精神萎靡等副作用,长期使用能产生耐受性。

②扑米酮　中枢神经系统症状为镇静、嗜睡、眩晕、复视、共济失调等。血液系统毒性反应有白细胞减少、血小板减少、贫血等。

4. 乙琥胺

(1) 临床应用　乙琥胺可对抗戊四氮引起的阵挛性惊厥。对小发作(失神发作)疗效好,其疗效虽稍逊于氯硝西泮,但副作用及耐受性的产生较少,故为治疗小发作的首选药。对其他类型癫痫无效。

(2) 不良反应　常见副作用为胃肠道反应,其次为中枢神经系统症状。有神经病史者慎用,易引起精神行为异常。偶见嗜酸性粒细胞缺乏症或粒细胞缺乏症,严重者可发生再生障碍性贫血。

5. 丙戊酸钠

(1) 作用机制　本品不能抑制癫痫病灶放电,但能阻止病灶异常放电的扩散。丙戊酸钠抗癫痫作用与 GABA 有关,它是 GABA 转氨酶的抑制剂,能减少 GABA 代谢,增加脑内 GABA 含量,从而增强 GABA 能神经突触后抑制作用。

(2) 临床应用　本品为广谱抗癫痫药,对各型癫痫都有一定疗效,对大发作疗效不及苯巴比妥、苯妥英钠,对小发作优于乙琥胺,但因其肝脏毒性不作为首选药物。对精神运动性发作疗效与卡马西平相似。对复杂部分性发作疗效近似卡马西平。对非典型的小发作疗效不及氯硝西泮,它是大发作合并小发作的首选药物,对其他药物未能控制的顽固性癫痫可能奏效。

(3) 不良反应　常见消化系统症状有恶心、呕吐、腹痛等。中枢神经系统反应少,主要表现为嗜睡、平衡失调、乏力、震颤等。多发生肝损害,主要表现为天冬氨酸氨基转移酶升高。偶见重症肝炎、急性胰腺炎、高氨血症。少数患者表现为皮疹、脱发、血小板减少、血小板聚集所致的出血时间延长。

6. 拉莫三嗪

(1) 药理作用　本品为苯三嗪类衍生物,是新型抗癫痫药。本品为电压敏感性钠通道阻滞剂,可通过减少钠通道 Na^+ 内流而增加神经元的稳定性。也可作用于电压门控钙离子通道,减少谷氨酸的释放而抑制神经元过度兴奋。在体外培养神经元中,可抑制兴奋性神经递质谷氨酸诱发的暴发性放电;阻滞癫痫病灶异常高频放电和神经细胞膜去极化,从而阻止病灶异常放电,但不影响正常神经兴奋传导。

(2) 临床应用

①动物实验发现本品可对抗超强电刺激引起的强直性惊厥。

②可作为成人局限性发作的辅助治疗药物。

③单独使用可治疗全身性发作,对失神发作也有效。

④临床上多与其他抗癫痫药合用治疗一些难治性癫痫。

7. 常用抗癫痫药的比较

抗癫痫药	别称	临床应用
苯妥英钠	大仑丁	大发作和局限性发作的首选药，对小发作无效 治疗三叉神经痛、舌咽神经痛等中枢疼痛综合征 治疗强心苷所致室性心律失常的首选药
卡马西平	酰胺咪嗪	大发作和单纯性局限性发作的首选药之一 治疗神经痛效果优于苯妥英钠，为首选药 用于尿崩症、锂盐治疗无效的躁狂症、抑郁症
苯巴比妥	鲁米那	主要用于治疗癫痫大发作、癫痫持续状态，但不作为首选 对单纯性局限性发作、精神运动性发作有效，对小发作无效
扑米酮	扑癫酮	与苯巴比妥相比无特殊优点，且价格较贵，只用于其他药物不能控制的癫痫患者
乙琥胺	—	主要用于小发作(失神发作)，因副作用少而成为防治小发作的首选药
丙戊酸钠	二丙基醋酸钠	广谱抗癫痫药，对各型癫痫均有效。对大发作疗效不及苯妥英钠、苯巴比妥 对小发作优于乙琥胺(因肝毒性不作为首选)，对复杂部分性发作疗效近似卡马西平 对非典型小发作疗效不及氯硝西泮。为大发作合并小发作的首选药

【例2】治疗癫痫小发作的首选药物是
    A. 乙琥胺　　　　　　　　B. 硫酸镁　　　　　　　　C. 苯巴比妥
    D. 扑米酮　　　　　　　　E. 苯妥英钠

【例3】能治疗癫痫发作而无镇静催眠作用的药物是
    A. 地西泮　　　　　　　　B. 苯妥英钠　　　　　　　C. 苯巴比妥
    D. 扑米酮　　　　　　　　E. 以上都不是

【例4】对各型癫痫都有一定疗效的药物是
    A. 乙琥胺　　　　　　　　B. 苯妥英钠　　　　　　　C. 卡马西平
    D. 丙戊酸钠　　　　　　　E. 苯巴比妥

【例5】三叉神经痛首选
    A. 氯硝西泮　　　　　　　B. 苯妥英钠　　　　　　　C. 卡马西平
    D. 氯丙嗪　　　　　　　　E. 丙米嗪

【例6】苯妥英钠不能用于治疗的病症是
    A. 三叉神经痛　　　　　　B. 舌咽神经痛　　　　　　C. 癫痫局限性发作
    D. 癫痫大发作　　　　　　E. 癫痫小发作

注意：①癫痫大发作首选苯妥英钠，小发作首选乙琥胺，大发作合并小发作首选丙戊酸钠。
②癫痫局限性发作首选苯妥英钠，癫痫持续状态首选地西泮。
③广谱抗癫痫药物包括丙戊酸钠、卡马西平；丙戊酸钠对各型癫痫均有效。
④三叉神经痛、舌咽神经痛等中枢性疼痛首选卡马西平，次选苯妥英钠。

二、抗惊厥药(硫酸镁)

惊厥是中枢神经系统过度兴奋的一种症状，表现为全身骨骼肌不自主地强烈收缩，呈强直性或阵挛性抽搐，多见于小儿高热、子痫、破伤风、癫痫大发作、中枢兴奋药中毒等。常用抗惊厥药包括巴比妥类、苯二氮䓬类中的部分药物、水合氯醛、硫酸镁等。

1. 硫酸镁的药理作用及机制

（1）**药理作用** 镁（Mg^{2+}）是细胞内重要的阳离子，主要存在于细胞内液，细胞外液中仅占 5%。血 Mg^{2+} 浓度的正常值为 2~3.5mg/100ml，低于此浓度时，神经肌肉的兴奋性增高。Mg^{2+} 参与多种酶活性的调节，影响神经冲动传递和维持肌肉的应激性。静脉注射硫酸镁能抑制中枢及外周神经系统，使骨骼肌、心肌、血管平滑肌松弛，从而发挥肌松作用和降压作用。

（2）**作用机制** 可能是由于 Mg^{2+} 和 Ca^{2+} 化学性质相似，可以特异地竞争 Ca^{2+} 结合位点，拮抗 Ca^{2+} 的作用。如运动神经末梢 ACh 的释放过程需要 Ca^{2+} 参与，而 Mg^{2+} 竞争拮抗 Ca^{2+} 的这种作用，干扰 ACh 的释放，使神经肌肉接头处 ACh 减少，导致骨骼肌松弛。同时 Mg^{2+} 也作用于中枢神经系统，引起感觉和意识丧失。

2. 硫酸镁的临床应用

硫酸镁主要用于缓解子痫、破伤风等的惊厥，也常用于高血压危象。

▶ **常考点** 癫痫治疗的首选药物。

参考答案——详细解答见《2024 国家临床执业及助理医师资格考试历年考点精析（上、下册）》

1. AB<u>C</u>DE   2. A<u>B</u>CDE   3. A<u>B</u>CDE   4. ABC<u>D</u>E   5. AB<u>C</u>DE   6. ABCD<u>E</u>

第6章　治疗中枢神经系统退行性疾病药与抗精神失常药

▶ **考纲要求**

①拟多巴胺药:药理作用及机制,临床应用及不良反应。②左旋多巴增效药:药理作用及机制,临床应用。③多巴胺受体激动药:临床应用。④抗胆碱药:临床应用。⑤治疗阿尔茨海默病药:作用机制,临床应用。⑥经典抗精神病药:药理作用及机制,临床应用及不良反应。⑦非典型抗精神病药:药理作用及机制,临床应用及不良反应。⑧抗躁狂症药:药理作用及机制,临床应用及不良反应。⑨抗抑郁药:药理作用及机制,临床应用及不良反应。

▶ **复习要点**

一、治疗中枢神经系统退行性疾病药

黑质和纹状体之间有许多往返的纤维联系,从"黑质→纹状体"的纤维是多巴胺能系统,从"纹状体→黑质"的纤维是γ-氨基丁酸(GABA)能系统。此外,在纹状体内部还有乙酰胆碱(ACh)能系统。多巴胺能系统的作用是抑制乙酰胆碱递质系统的功能。当黑质受损时,黑质细胞的多巴胺能系统受损,脑内多巴胺含量下降,对乙酰胆碱能系统的抑制作用减弱,机体出现乙酰胆碱递质亢进的症状。临床上表现为全身肌张力增高、肌肉强直、随意运动减少、运动迟缓、共济失调、静止性震颤,称为帕金森病。

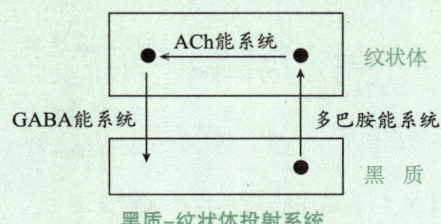

黑质–纹状体投射系统

经典的抗帕金森病药主要包括拟多巴胺类药和抗胆碱药两类。前者通过直接补充多巴胺前体或抑制多巴胺的降解而产生作用,后者通过拮抗相对过高的胆碱能神经功能而缓解症状。两药合用可增加疗效。

1. 拟多巴胺药(左旋多巴)

左旋多巴是由酪氨酸形成儿茶酚胺的中间产物,为多巴胺的前体,需进入脑内转变为多巴胺才能发挥治疗作用。左旋多巴口服后,经小肠芳香族氨基酸转运体迅速吸收,极大部分在外周组织(如肠黏膜、肝、心、肾等)被L-芳香族氨基酸脱羧酶脱羧成为多巴胺,仅约1%的左旋多巴能进入中枢神经系统,在中枢脱羧酶的作用下,转化为多巴胺而发挥疗效。左旋多巴在外周脱羧形成的多巴胺,不易通过血脑屏障,却在外周引起不良反应,如恶心、呕吐等。

若同时合用L-芳香族氨基酸脱羧酶抑制药(如卡比多巴),可减少外周多巴胺的生成,使左旋多巴更多地进入脑内,转化为多巴胺而提高疗效,并可减少不良反应的发生。

由左旋多巴生成的多巴胺,一部分通过突触前的摄取机制返回多巴胺能神经末梢重新利用,另一部分被单胺氧化酶(MAO)或儿茶酚胺-O-甲基转移酶(COMT)代谢,经肾排泄。

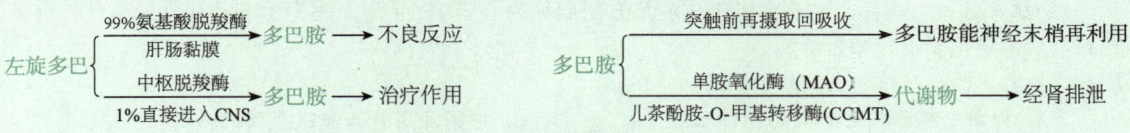

左旋多巴与多巴胺在体内的代谢

（1）药理作用及机制　左旋多巴为多巴胺的前体，通过血脑屏障后转化为多巴胺，补充纹状体中多巴胺的不足而发挥治疗作用。请注意：多巴胺不易通过血脑屏障，故不能用于治疗帕金森病。

(2) 临床应用　治疗各型帕金森病，无论年龄、性别、病程长短均适用，其作用特点：
①起效慢，用药 2~3 周出现体征改善，用药 1~6 个月后疗效最强。
②疗效与黑质纹状体病损程度有关，轻症、年轻患者疗效较好，重症、年老患者疗效较差。
③对改善肌肉僵直、运动困难疗效较好，对肌肉震颤疗效较差。
④适用于各型帕金森病，但对阻断多巴胺受体的抗精神病药（如吩噻嗪类）所引起的帕金森综合征无效。
⑤只能缓解症状，不能阻止病情发展。

(3) 不良反应　分早期反应和长期反应。
早期反应包括胃肠道反应、心血管反应，长期反应包括运动过多症、症状波动和精神症状。

不良反应	发生率	临床表现	原因	处理
胃肠道反应	80%	厌食、恶心、呕吐	左旋多巴转化为多巴胺，分别刺激胃肠道和兴奋延脑催吐化学感受器 D_2 受体	D_2 受体阻断药多潘立酮
心血管反应	30%	直立性低血压，心律不齐	外周多巴胺抑制交感神经释放 NA，作用于 DA 受体，舒张血管	β 受体阻断药
运动过多症	2 年 90%	异常动作舞蹈	多巴胺受体过度兴奋，出现手足、躯体和舌的不自主运动	多巴胺受体拮抗药 左旋千金藤啶碱
症状波动	3~5 年 40%~80%	症状快速波动，出现开-关反应	病情发展导致多巴胺的储存能力下降	DOPA/AADC 抑制药缓释剂、DA 受体激动药、MAO 抑制剂
精神症状	10%~15%	梦幻、幻想、幻视，抑郁症状	多巴胺作用于皮质下边缘系统	非经典安定药氯氮平

【例1】左旋多巴的体内代谢特点是
　　A. 口服后主要在胃内吸收　　　　　　B. 口服后大部分在肾内被吸收
　　C. 其在外周不能代谢为多巴胺　　　　D. 其进入中枢后经多巴脱羧酶代谢失活
　　E. 口服后进入中枢的药物量很少

【例2】左旋多巴治疗帕金森病的药理机制主要是补充
　　A. 纹状体中左旋多巴的不足　　B. 纹状体中多巴胺的不足　　C. 黑质中左旋多巴的不足
　　D. 黑质中多巴胺的不足　　　　E. 外周左旋多巴的不足

【例3】用左旋多巴或 M 受体阻断剂治疗震颤麻痹（帕金森病），不能缓解的症状是
　　A. 肌肉强直　　　　　　　　B. 随意运动减少　　　　　　C. 动作缓慢
　　D. 面部表情呆板　　　　　　E. 静止性震颤

2. 左旋多巴增效药（卡比多巴）

（1）药理作用及机制　卡比多巴又称洛得新，是外周氨基酸脱羧酶抑制剂，单用基本无药理作用。卡比多巴不易通过血脑屏障，与左旋多巴合用时，只能抑制外周氨基酸脱羧酶的活性，减少左旋多巴在外周转化为多巴胺的量，使进入脑内的左旋多巴增加，从而使不良反应明显减少，症状波动减轻。

(2) 临床应用　本品与左旋多巴组成的复方制剂称为心宁美，混合比例为 1:4 或 1:10，现有心宁美控释剂。主要用于治疗帕金森病。

【例4】卡比多巴治疗帕金森病的机制是
　　A. 抑制中枢氨基酸脱羧酶的活性　　　B. 抑制外周氨基酸脱羧酶的活性
　　C. 抑制多巴胺的再摄取　　　　　　　D. 激动中枢多巴胺受体

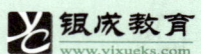
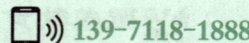

第八篇 药理学
第6章 治疗中枢神经系统退行性疾病药与抗精神失常药

E. 激动外周多巴胺受体

3. 多巴胺受体激动药的临床应用
溴隐亭为多巴胺受体激动药,与左旋多巴合用治疗帕金森病,能减少症状波动。

4. 抗胆碱药(苯海索)
(1) **药理作用** 苯海索又称安坦,可通过阻断中枢胆碱受体,减弱黑质-纹状体通路中 ACh 的作用,抗震颤效果好,也能改善运动障碍和肌肉强直,但对动作迟缓无效。

(2) **临床应用** 对帕金森病的疗效不如左旋多巴,临床仅用于:①早期轻症患者;②不能耐受左旋多巴或禁用左旋多巴的患者;③抗精神病药所致的帕金森综合征。

苯海索的副作用与阿托品相同,但症状较轻,禁用于青光眼、前列腺肥大患者。

> **注意**:①左旋多巴是适用于各型帕金森病,但对吩噻嗪类抗精神病药所致的帕金森综合征无效。
> ②苯海索为中枢性抗胆碱药,适用于轻症帕金森病,对抗精神病药所致的帕金森综合征有效。

5. 治疗阿尔茨海默病药
阿尔茨海默病是一种与年龄高度相关的、以进行性认知障碍和记忆力损害为主的中枢神经系统退行性疾病,可给予胆碱酯酶抑制药(加兰他敏)、美金刚等进行治疗。

二、抗精神失常药

精神失常是由多种病理因素导致的精神活动障碍的一大类疾病,包括精神分裂症、躁狂症、抑郁症和焦虑症。治疗这些疾病的药物统称为抗精神失常药。根据其临床用途,分为抗精神分裂症药物(氯丙嗪、氯氮平)、抗躁狂症药物(碳酸锂)、抗抑郁症药物(丙米嗪)和抗焦虑症药物(苯二氮䓬类)。

1. 经典抗精神病药(氯丙嗪)
(1) **药理作用及机制** 氯丙嗪又名冬眠灵,是吩噻嗪类药物的典型代表,主要通过拮抗脑内边缘系统多巴胺(DA)受体而发挥抗精神分裂症作用。氯丙嗪也能拮抗 α 肾上腺素受体和 M 胆碱受体,因此其药理作用广泛,这是其长期应用产生严重不良反应的基础。DA 能神经元并不只存在于边缘系统,如 D_2 样受体也分布在黑质-纹状体系统(锥体外系)以及其他区域(如下丘脑控制激素释放因子处)。因此,DA 受体拮抗剂氯丙嗪虽可改善神经分裂症症状,但长期应用也可导致锥体外系运动障碍和内分泌改变。

	药理机制	药理作用
抗精神病作用	拮抗脑内边缘系统多巴胺受体	对中枢神经系统具有较强的抑制作用 对精神运动性兴奋、幻觉妄想等阳性症状疗效较好 对情感淡漠、思维贫乏等阴性症状疗效差
镇吐作用	小剂量阻断延髓第四脑室底部的催吐化学感受区的 D_2 受体 大剂量可直接抑制呕吐中枢	具有较强镇吐作用,用于顽固性呃逆的治疗 对前庭刺激所致的呕吐无效
体温调节	强烈抑制下丘脑体温调节中枢	既能降低发热机体的体温,又能降低正常体温
自主神经系统	阻断 α 肾上腺素受体及 M 胆碱受体	血管扩张、血压下降、口干、便秘、视物模糊
内分泌系统	可阻断结节-漏斗系统中的 D_2 受体 D_2 受体可促进下丘脑分泌催乳素释放抑制因子、卵泡刺激素释放因子、黄体生成素释放因子、ACTH 等	促进催乳素分泌 抑制促性腺激素、糖皮质激素、生长激素分泌

(2) **临床应用**
①精神分裂症 能显著缓解阳性症状(攻击、亢进、妄想、幻觉),但对阴性症状(冷漠)效果不显著。

A. Ⅰ型精神分裂症（精神运动性兴奋和幻觉妄想为主） 急性期效果显著，但不能根治。
B. Ⅱ型精神分裂症（情感淡漠、思维贫乏等阴性症状为主） 无效，甚至加重病情。
C. 慢性精神分裂症 疗效差。
②呕吐和顽固性呃逆 氯丙嗪具有显著的镇吐作用，对顽固性呃逆疗效显著，对晕动症无效。
③低温麻醉 物理降温（冰袋、冰浴）配合氯丙嗪应用，可降低患者体温，因而可用于低温麻醉。
④人工冬眠 应用冬眠合剂（由氯丙嗪、哌替啶和异丙嗪组成），有利于机体度过危险的缺氧缺能阶段，为进行其他有效的对因治疗争取时间。人工冬眠多用于严重创伤、感染性休克、高热惊厥、中枢性高热、甲状腺危象等病症的辅助治疗。

(3) **不良反应**
①常见不良反应 包括中枢抑制症状（嗜睡、淡漠、无力）、M受体拮抗症状（视物模糊、口干、无汗、便秘、眼压升高等）、α受体拮抗症状（鼻塞、血压降低、直立性低血压、反射性心悸等）。
②锥体外系反应 长期大量服用氯丙嗪可出现以下3种反应：
A. 帕金森综合征 表现为肌张力增高，面容呆板，动作迟缓，肌肉震颤，流涎等。
B. 静坐不能 患者表现为坐立不安，反复徘徊。
C. 急性肌张力障碍 多出现在用药后第1~5天。由于舌、面、颈及背部肌肉痉挛，患者可出现强迫性张口、伸舌、斜颈、呼吸运动障碍及吞咽困难。
以上三种反应是由于氯丙嗪拮抗了黑质-纹状体通路的 D_2 样受体，使纹状体中的多巴胺功能减弱、乙酰胆碱功能增强而引起的，可通过减少药量、停药来减轻或消除，也可用抗胆碱药以缓解。
③精神异常 如意识障碍、萎靡、淡漠、兴奋、躁动等，应与原发病相鉴别。一旦发生，应立即停药。
④惊厥与癫痫 少数患者可出现局部或全身抽搐，脑电有癫痫样放电。
⑤过敏反应 如皮疹、接触性皮炎等。少数出现肝损害、黄疸、粒细胞减少、溶血性贫血、再障等。
⑥心血管反应 直立性低血压、持续性低血压休克，多见于年老伴动脉硬化、高血压患者。
⑦内分泌系统反应 长期用药可导致内分泌紊乱，如乳腺增大、泌乳、月经停止、抑制儿童生长等，主要是由于氯丙嗪拮抗了DA介导的下丘脑催乳素释放抑制途径，引起高催乳素血症，导致乳漏、闭经、妊娠试验假阳性；正常的男性激素向雌激素转变受到影响时会导致性欲增强。
⑧急性中毒 表现为嗜睡、血压下降、心肌损害，如心动过速、心电图异常等，需立即对症治疗。

【例5】抗精神病药物的抗精神病作用的主要通路是
　　A. 锥体外系统　　　　　　　B. 结节-漏斗系统　　　　　　C. 网状上行系统
　　D. 中脑-边缘系统　　　　　　E. 黑质-纹状体系统
【例6】不属于氯丙嗪临床应用的选项是
　　A. 精神分裂症　　　　　　　B. 感染中毒性精神病　　　　　C. 顽固性呃逆
　　D. 洋地黄引起的呕吐　　　　E. 前庭刺激所致晕动症

　　A. 房室传导阻滞和甲状腺危象　　　　　B. 低温麻醉和人工冬眠
　　C. 异烟肼和链霉素治疗无效的结核病　　D. 心源性休克和急性肾衰竭
　　E. 过敏性休克和支气管哮喘急性发作
【例7】多巴胺的临床应用是
【例8】氯丙嗪的临床应用是

2. 非典型抗神经病药（氯氮平）

(1) **药理作用及机制** 氯氮平属于二苯二氮䓬类，为新型抗精神病药，几乎无锥体外系反应，可特异性拮抗中脑-边缘系统和中脑-皮层系统的 D_4 受体，对黑质-纹状体系统的 D_2、D_3 受体几无作用。

(2) **临床应用** 如下。

第八篇　药理学
第6章　治疗中枢神经系统退行性疾病药与抗精神失常药

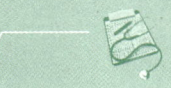

①抗精神分裂症　氯氮平为精神分裂症的首选药,对精神分裂症的疗效与氯丙嗪相当,但起效迅速,多在1周内见效,对其他抗精神病药无效的精神分裂症阴性和阳性症状均有效。

②抗精神病　氯氮平抗精神病作用强,对其他药物无效的病例仍有效,也适用于慢性患者。

③迟发运动障碍　氯氮平可用于治疗长期给予氯丙嗪等抗精神病药物引起的迟发运动障碍,原有精神疾病也可得到控制。

④氯氮平对情感淡漠、逻辑思维障碍的改善较差。

(3)**不良反应**　粒细胞减少,染色体畸变。

3. 抗躁狂症药(碳酸锂)

(1)**药理作用及机制**　碳酸锂主要是锂离子发挥药理作用,治疗剂量对正常人的精神行为没有明显的影响。其治疗机制主要在于:①在治疗浓度抑制神经元去极化和Ca^{2+}依赖的去甲肾上腺素(NA)和多巴胺(DA)从神经末梢释放,而不影响或促进5-羟色胺(5-HT)的释放;②摄取突触间隙中的儿茶酚胺,并增加其灭活,从而降低突触间隙去甲肾上腺素的浓度;③抑制腺苷酸环化酶和磷脂酶C所介导的反应;④影响Na^+、Ca^{2+}、Mg^{2+}的分布,影响葡萄糖的代谢。

(2)**临床应用**

①躁狂症　碳酸锂对躁狂症(尤其对急性躁狂症和轻度躁狂症)疗效显著,有效率约为80%。

②抑郁症　碳酸锂主要用于治疗躁狂症,但对抑郁症也有效,故有情绪稳定药之称。

③躁狂抑郁症　碳酸锂还可用于治疗躁狂抑郁症,该症的特点是躁狂和抑郁双相循环发生。长期重复使用碳酸锂不仅可以减少躁狂复发,对预防抑郁复发也有效,但对抑郁的疗效不如躁狂显著。

(3)**不良反应**　本品不良反应较多,安全范围较窄,最适药物浓度为0.8~1.5mmol/L,>2mmol/L即出现中毒症状。

①轻度毒性症状　包括恶心呕吐、腹痛腹泻、细微震颤。

②重度毒性症状　包括精神紊乱、反射亢进、明显震颤、发音困难、惊厥、昏迷、死亡。

③血药浓度监测　至关重要,当血药浓度>1.6mmol/L时,应立即停药。

【例9】碳酸锂中毒的早期症状为
　　A. 厌食、恶心、呕吐等胃肠道反应　　B. 震颤、共济失调　　C. 发热、定向障碍
　　D. 癫痫大发作　　E. 下肢水肿、多尿

4. 三环类抗抑郁药(丙米嗪)

(1)**药理作用及机制**　丙米嗪为三环类抗抑郁药。

	药理机制	药理作用
中枢神经系统	阻断去甲肾上腺素、5-HT在神经末梢的再摄取,使突触间隙的递质浓度增高,促进突触传递功能	患者连续服药后出现精神振奋现象2~3周后疗效显著,情绪高涨,症状减轻
自主神经系统	治疗量丙米嗪可显著阻断M胆碱受体	表现为视物模糊、口干、便秘、尿潴留等
心血管	阻断单胺类神经递质的再摄取,导致心肌中去甲肾上腺素浓度增高	血压降低、心律失常、心动过速对心肌有奎尼丁样直接抑制效应

(2)**临床应用**

①抑郁症　用于各种原因引起的抑郁症均有效,对内源性抑郁症、更年期抑郁症效果较好,对反应性抑郁症效果次之,对精神病的抑郁成分效果较差。此外,抗抑郁药也可用于强迫症的治疗。

②遗尿症　对于儿童遗尿症可试用丙米嗪。

③焦虑和恐惧症　对伴有焦虑的抑郁症疗效显著,对恐惧症也有效。

(3)**不良反应**　口干、扩瞳、视物模糊、便秘、排尿困难、心动过速等。

5. 抗抑郁药(氟西汀)

(1)药理作用及机制 是一种强效选择性 5-羟色胺再摄取抑制剂,比抑制去甲肾上腺素摄取作用强 200 倍。氟西汀对肾上腺素受体、组胺受体、$GABA_B$ 受体、M 受体、5-羟色胺受体几乎没有亲和力。

(2)临床应用 抑郁症、神经性贪食症、强迫症。

(3)不良反应 偶有恶心、呕吐、头痛头晕、乏力失眠、厌食、体重下降、震颤、惊厥等。

▶ **常考点** 左旋多巴的作用机制及临床应用;氯丙嗪、碳酸锂、丙米嗪的作用机制及不良反应。

参考答案——详细解答见《2024 国家临床执业及助理医师资格考试历年考点精析(上、下册)》

1. ABCDE 2. ABCDE 3. ABCDE 4. ABCDE 5. ABCDE 6. ABCDE 7. ABCDE
8. ABCDE 9. ABCDE

第8篇 药理学
第7章 镇痛药与解热镇痛抗炎药

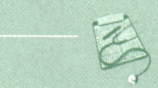

第7章 镇痛药与解热镇痛抗炎药

▶ **考纲要求**

①吗啡:药理作用及机制,临床应用及不良反应。②哌替啶:药理作用,临床应用及不良反应。③芬太尼:药理作用,临床应用。④纳洛酮:药理作用,临床应用。⑤阿司匹林:药理作用及机制,临床应用及不良反应。⑥对乙酰氨基酚:药理作用及机制,临床应用及不良反应。⑦布洛芬:药理作用及机制,临床应用及不良反应。⑧塞来昔布:药理作用及机制,临床应用及不良反应。

▶ **复习要点**

一、镇痛药

1. 吗啡

(1) 药理作用

	药理作用机制	药理作用
镇痛作用	激动脊髓胶质区、丘脑内侧、脑室及导水管周围灰质的阿片受体,使感觉神经末梢细胞膜超极化,阻断神经冲动传递	具有强大的镇痛作用 对各类疼痛都有效 对神经性疼痛效果较差
镇静作用	激活边缘系统、蓝斑核的阿片受体	改善疼痛所致的焦虑、紧张、恐惧等
致欣快作用	激活边缘系统、蓝斑核的阿片受体	引起欣快症,表现为满足感、飘然欲仙感
抑制呼吸	降低脑干呼吸中枢对血液 CO_2 张力的敏感性,抑制脑桥呼吸调节中枢	呼吸频率、潮气量、每分通气量均降低,呼吸抑制是吗啡急性中毒的主要死因
镇咳作用	直接抑制延髓咳嗽中枢	咳嗽反射减轻或消失,与呼吸抑制无关
缩瞳	兴奋支配瞳孔的副交感神经,瞳孔括约肌收缩	瞳孔缩小成针尖样
胃肠道平滑肌	减慢胃蠕动,延迟胃排空,延缓肠内容物通过	食物反流,腹胀,便秘
胆道平滑肌	导致胆道奥迪括约肌痉挛性收缩	胆道、胆囊内压力增高,胆绞痛
支气管平滑肌	吗啡能促进柱状细胞释放组胺	收缩支气管,诱发哮喘,哮喘患者禁用
子宫平滑肌	吗啡可降低子宫张力、收缩频率及收缩幅度	延长产妇产程,因此产妇禁用
膀胱括约肌	吗啡可提高膀胱外括约肌张力和膀胱容积	引起尿潴留
心血管系统	吗啡能扩张血管、降低外周阻力	血压降低,直立性低血压
免疫系统	与激动μ受体有关	吗啡可抑制免疫系统

  A. 瞳孔扩大   B. 呼吸抑制   C. 共济失调
  D. 急性心力衰竭 E. 再生障碍性贫血

【例1】吗啡可引起
【例2】碳酸锂可引起
【例3】乙琥胺可引起

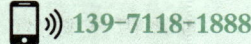

(2) 作用机制　现认为内源性阿片肽和阿片受体共同组成机体的抗痛系统。阿片类药物的镇痛作用是通过同时抑制源自脊髓背角的痛觉上行传入通路和激活源自中脑的痛觉下行控制环路来实现的。

① 上行系统　痛觉传入神经末梢通过释放谷氨酸、SP等神经递质而将痛觉冲动传向中枢,内源性阿片肽由特定的神经元释放后,可激动脊髓感觉神经突触前、后膜上的阿片受体,通过百日咳毒素-敏感的G蛋白偶联机制,抑制腺苷酸环化酶、促进K^+外流、减少Ca^{2+}内流,使突触前膜递质释放减少、突触后膜超极化,最终减弱或阻滞痛觉信号的传递而产生镇痛作用。

② 下行系统　内源性阿片肽可增加中枢下行抑制系统对脊髓背角感觉神经元的抑制作用而镇痛。

③ 吗啡的镇痛机制　是通过激动脊髓胶质区、丘脑内侧、脑室及导水管周围灰质等部位的阿片受体,主要是μ受体,模拟内源性阿片肽对痛觉的调制功能而产生镇痛作用。其缓解疼痛所引起的不愉快、焦虑等情绪,及致欣快的药理作用,则与其激活中脑边缘系统和蓝斑的阿片受体而影响多巴胺能神经功能有关。

(3) 临床应用

① 镇痛　吗啡对多种原因引起的疼痛均有效,可缓解或消除严重创伤、烧伤、手术等引起的剧痛和晚期癌症疼痛;对内脏平滑肌痉挛引起的绞痛,如胆绞痛、肾绞痛,应加用 M 胆碱受体阻断药。

② 心源性哮喘　应用吗啡可迅速缓解患者气促和窒息感,促进肺水肿液的吸收。

③ 止泻　适用于减轻急、慢性消耗性腹泻症状,可选用阿片酊、复方樟脑酊。

【例4】吗啡的适应证为

A. 哺乳期妇女止痛　　　　B. 分娩止痛　　　　C. 急性严重创伤疼痛

D. 颅脑外伤疼痛　　　　　E. 诊断未明急腹症疼痛

(4) 不良反应

① 一般不良反应　治疗量吗啡可引起眩晕、恶心呕吐、便秘、呼吸抑制、排尿困难、胆绞痛、直立性低血压等。

② 耐受性及依赖性　长期反复应用阿片类药物易产生耐受性和药物依赖性。

③ 急性中毒　吗啡过量可引起急性中毒,表现为昏迷、深度呼吸抑制、瞳孔针尖样大小、血压降低、严重缺氧、尿潴留等。呼吸麻痹是致死的主要原因。解救药为阿片受体阻断药纳洛酮。

2. 哌替啶(度冷丁)

	哌替啶(度冷丁、麦啶)	吗啡
作用机制	主要是激动μ受体	主要是激动μ受体
镇痛作用	较弱(为吗啡的1/10~1/7),持续2~4小时	较强,持续4~6小时
镇静作用	两者相当	两者相当
致欣快感	两者相当	两者相当
扩血管	两者相当	两者相当
镇咳作用	无明显中枢性镇咳作用	有明显中枢性镇咳作用
便秘、尿潴留	较少发生	较常发生
对产妇影响	对妊娠末期子宫收缩无影响,不延长产程	能降低子宫收缩,延长产程,故产妇禁用
对胎儿影响	对新生儿呼吸抑制作用极为敏感,故产妇临产前2~4小时不宜使用	可抑制胎儿和新生儿呼吸,故禁用于分娩止痛和哺乳期妇女止痛
支气管	治疗量无影响,大剂量收缩支气管平滑肌	治疗量无影响,大剂量收缩支气管平滑肌
临床应用	镇痛、心源性哮喘、麻醉前给药、人工冬眠	镇痛、心源性哮喘、止泻
不良反应	治疗量与吗啡相当	见前述

【例5】产妇临产前2~4小时内不宜使用的药物是

A. 哌替啶 B. 丙磺舒 C. 对乙酰氨基酚
D. 喷他佐辛 E. 布洛芬

【例6】吗啡和哌替啶的共同作用不包括
A. 体位性低血压 B. 止泻 C. 成瘾性
D. 镇痛 E. 抑制呼吸

3. 芬太尼

(1) **药理作用**　芬太尼为 μ 受体激动药,属短效镇痛药,镇痛效力是吗啡的 100 倍。

(2) **临床应用**　主要用于麻醉辅助用药和静脉复合麻醉。也可通过硬膜外或蛛网膜下腔给药用于治疗急性手术后痛和慢性痛。此外,芬太尼透皮贴适用于中至重度癌性疼痛。

4. 纳洛酮

(1) **药理作用**　对各型阿片受体均有竞争性拮抗作用,作用强度依次为 μ>κ>δ 受体。

(2) **临床应用**

①阿片类药物急性中毒　首选用于已知或疑为阿片类药物过量引起的呼吸抑制和昏迷,可迅速改善呼吸,使意识清醒。对阿片类药物的其他效应均有对抗。也能解除喷他佐辛引起的焦虑、幻觉等精神症状。对阿片类药物依赖者,可同时促进戒断症状。

②解除阿片类药物麻醉的术后呼吸抑制及其他中枢抑制症状　芬太尼、哌替啶等作静脉复合麻醉或麻醉辅助用药时,术后呼吸抑制仍明显者,纳洛酮可反转呼吸抑制。

③阿片类药物成瘾者的鉴别诊断　对阿片类药物依赖者,肌内注射本品可诱发严重戒断症状,结合用药史和尿检结果,可确诊阿片类药物成瘾。但纳洛酮鉴别试验阴性者,不能排除阿片类药物依赖性。

④适用于急性酒精中毒、休克、脊髓损伤、中风、脑外伤的救治。

⑤研究疼痛与镇痛的重要工具药。

二、解热镇痛抗炎药

1. 阿司匹林(乙酰水杨酸)

(1) **药理作用及机制**　阿司匹林及其代谢产物对 COX-1 和 COX-2 的抑制作用基本相当。

①解热作用　阿司匹林可抑制下丘脑 COX 活性,减少局部组织前列腺素的合成而发挥解热作用。当体温升高时,阿司匹林可使升高的体温恢复正常,但阿司匹林对正常体温没有明显影响。

②镇痛作用　阿司匹林对炎症和组织损伤引起的疼痛尤其有效,主要通过抑制前列腺素的合成而使局部痛觉感受器对缓激肽等致痛物质的敏感性降低。但对尖锐的一过性刺痛无效。

③抗炎作用　其机制与抑制体内 COX 活性,减少前列腺素的合成有关。

④抑制血小板聚集　低剂量阿司匹林可减少血栓素 A_2(TXA_2)的合成,进而影响血小板聚集及抗血栓形成,起到抗凝作用。

(2) **临床应用**

①解热镇痛　本品有较强的解热、镇痛作用,常用于头痛、牙痛、肌肉痛、痛经、感冒发热等对症治疗。

②抗风湿　本品能减轻炎症引起的红、肿、热、痛等症状,迅速缓解风湿性关节炎的症状。

③防治血栓性疾病　临床上常采用小剂量阿司匹林治疗和预防缺血性心脏病、脑缺血病、心房颤动、人工瓣膜置换、动静脉瘘或其他手术后的血栓形成。

④川崎病的治疗　儿科用于皮肤黏膜淋巴结综合征(川崎病)的治疗。

(3) **不良反应**

①胃肠道反应　最常见,与直接刺激局部胃黏膜细胞和抑制胃壁组织 COX-1 生成前列腺素 E_2(PGE_2)有关。胃黏膜保护剂米索前列醇可降低溃疡发生率。

②加重出血倾向　阿司匹林能不可逆地抑制环氧化酶,对血小板合成 TXA_2 有强大而持久抑制作用,使血小板凝集受到抑制,使血液不易凝固,出血时间延长。大剂量阿司匹林还可抑制凝血酶原的形成,引起凝血功能障碍,加重出血倾向,维生素 K 可以预防。

③水杨酸反应　阿司匹林剂量过大(5g/d)时,可出现头痛、眩晕、恶心呕吐、耳鸣、视力及听力减退,总称为水杨酸反应,为水杨酸中毒的表现,严重者可出现过度呼吸、高热、脱水、酸碱平衡失调,甚至精神错乱。

④过敏反应　少数患者可出现荨麻疹、血管神经性水肿和过敏性休克。某些哮喘患者服用阿司匹林或其他解热镇痛抗炎药后可诱发哮喘,称为"阿司匹林哮喘"。

⑤瑞夷(Reye)综合征　在儿童感染病毒性疾病(如流感、水痘、麻疹等),使用阿司匹林退热时,偶可出现急性肝脂肪变性-脑病综合征(瑞夷综合征),以肝衰竭合并脑病为突出表现,预后不佳。

⑥对肾脏的影响　少数老年人使用阿司匹林后,可引起水肿、多尿等肾小管受损的症状。

【例7】非甾体抗炎药引起急性胃炎的主要机制是
　A. 激活磷脂酶 A　　　　　B. 抑制弹性蛋白酶　　　　C. 抑制前列腺素合成
　D. 促进胃泌素合成　　　　E. 抑制脂肪酶

【例8】既能治疗风湿性关节炎,又有抗血栓形成作用的药物是
　A. 肝素　　　　　　　　　B. 布洛芬　　　　　　　　C. 阿司匹林
　D. 喷他佐辛　　　　　　　E. 哌替啶

2. 对乙酰氨基酚(扑热息痛)

(1)**药理作用及机制**　本品解热镇痛作用与阿司匹林相当,但抗炎作用极弱。

①解热镇痛　在中枢神经系统,对乙酰氨基酚可抑制前列腺素的合成,进而产生解热镇痛作用。

②抗炎作用　在外周组织,对乙酰氨基酚不能抑制环氧化酶的活性,因此无明显抗炎作用。

(2)**临床应用**　本品主要用于退热和镇痛。由于本品无明显胃肠刺激作用,故对不宜使用阿司匹林的头痛发热患者,适用本药。

(3)**不良反应**　①短期使用不良反应轻,常见恶心呕吐,偶见皮疹、粒细胞缺乏、贫血、药热、黏膜损害等过敏反应;②过量中毒可引起肝损害;③长期大量用药,尤其在肾功能低下者,可出现肾绞痛或急/慢性肾衰竭,称为镇痛药性肾病。

3. 布洛芬

(1)**药理作用及机制**　布洛芬为非选择性 COX 抑制剂,有明显的抗炎、解热、镇痛作用。

(2)**临床应用**　主要用于治疗风湿性关节炎、骨关节炎、强直性关节炎、急性肌腱炎、滑液囊炎、痛经。

(3)**不良反应**　胃肠道反应(最常见)、皮肤过敏、血小板减少、头痛、头晕等。

4. 塞来昔布

(1)**药理作用及机制**　为选择性环氧化酶-2(COX-2)抑制剂,抑制 COX-2 的作用较 COX-1 高 375 倍,对 TXA_2 的合成无影响,但可抑制 PGI_2 的合成,有抗炎、镇痛、解热作用。

(2)**临床应用**　用于风湿性关节炎、类风湿关节炎、骨关节炎、手术后疼痛、牙痛、痛经的治疗。

(3)**不良反应**　胃肠道不良反应、出血、溃疡等。

▶ **常考点**　往年很少考。

参考答案——详细解答见《2024 国家临床执业及助理医师资格考试历年考点精析(上、下册)》

1. ABCDE　　2. ABCDE　　3. ABCDE　　4. ABCDE　　5. ABCDE　　6. ABCDE　　7. ABCDE
8. ABCDE

第8章 钙通道阻滞药与抗心律失常药

▶ **考纲要求**

①选择性钙通道阻滞药:药理作用及机制,临床应用及不良反应。②非选择性钙通道阻滞药:药理作用,临床应用及不良反应。③Ⅰ类钠通道阻滞药:临床应用及不良反应。④Ⅱ类β肾上腺素受体阻断药:临床应用及不良反应。⑤Ⅲ类选择性延长复极的药物:临床应用及不良反应。⑥Ⅳ类钙通道阻滞药:临床应用及不良反应。

▶ **复习要点**

一、钙通道阻滞药

1. 分类及代表药物

(1) 选择性钙通道阻滞药 主要是选择性作用于电压依赖性L型钙通道的药物,分为3个亚类:
① 二氢吡啶类 硝苯地平、尼卡地平、尼群地平、氨氯地平、尼莫地平等。
② 苯并噻氮䓬类 地尔硫䓬、克仑硫䓬、二氯呋利等。
③ 苯烷胺类 维拉帕米、加洛帕米、噻帕米等。

(2) 非选择性钙通道阻滞药 如普尼拉明、苄普地尔、卡罗维林、氟桂利嗪等。

2. 药理作用、作用机制及临床应用

	药理机制	药理作用
负性肌力	钙通道阻滞药使心肌细胞内 Ca^{2+} 减少	心肌收缩力降低,心肌耗氧量减少
负性频率	窦房结细胞0期、4期去极化均由 Ca^{2+} 内流引起	钙通道阻滞药可降低窦房结自律性
负性传导	房室结细胞0期、4期去极化均由 Ca^{2+} 内流引起	钙通道阻滞药可减慢房室结传导速度
普通血管	血管收缩时所需的 Ca^{2+} 主要来自细胞外	可明显舒张血管(主要是动脉,对静脉影响较小)
外周血管	舒张外周血管,解除其痉挛	用于治疗高血压、外周血管疾病
脑血管	对脑血管的舒张作用较敏感	尼莫地平舒张脑血管作用较强,增加脑血流量
冠状动脉	可舒张冠脉,增加冠脉血流量及侧循环量	用于治疗心绞痛
平滑肌	可舒张支气管平滑肌	较大剂量也可舒张胃肠道、输尿管、子宫平滑肌
粥样硬化	Ca^{2+} 参与动脉粥样硬化的病理过程	具有抗动脉粥样硬化的作用
红细胞	红细胞膜的稳定性与 Ca^{2+} 密切相关	抑制 Ca^{2+} 内流,减轻 Ca^{2+} 超负载对红细胞的损伤
血小板	地尔硫䓬可抑制 TXA_2 的产生	抑制血小板聚集
肾功能	可舒张肾血管,降低肾动脉压	可保护肾功能

注意:①钙通道阻滞药可舒张——血管(普通血管、外周血管、脑血管、冠状动脉)+支气管。
②钙通道阻滞药可保护——动脉(抗粥样硬化)+红细胞(防损伤)+血小板(防聚集)+肾功能。
③钙通道阻滞药对心肌的负性作用——负性肌力+负性频率+负性传导。

3. 不良反应

钙通道阻滞药相对比较安全,但其作用广泛,选择性相对较低,可出现与其阻滞钙通道、扩张血管、抑制心脏相关的不良反应。常见的一般性不良反应表现为颜面潮红、眩晕、恶心、便秘等。

【例1】下列属于苯烷胺类选择性钙通道拮抗药的是

  A. 硝苯地平   B. 维拉帕米   C. 普尼拉明
  D. 哌克昔林   E. 氟桂利嗪

二、抗心律失常药

1. 抗心律失常药的分类

分类		作用原理	代表药物
Ⅰ类钠通道阻滞药	Ⅰa类	适度阻滞钠通道,减慢传导,延长复极(以ERP为著)	奎尼丁、普鲁卡因胺
	Ⅰb类	轻度阻滞钠通道,传导略减慢或不变,加速复极	利多卡因、苯妥英
	Ⅰc类	明显阻滞钠通道,减慢传导,对复极影响小	普罗帕酮、氟卡尼
Ⅱ类β肾上腺素受体阻断药		阻断心脏β受体,降低自律性、传导性	普萘洛尔
Ⅲ类选择性延长复极的药物		抑制多种钾通道,延长复极(APD)和ERP	胺碘酮
Ⅳ类钙通道阻滞药		降低窦房结自律性,减慢房室传导	维拉帕米、地尔硫䓬

  注:APD为动作电位时程,ERP为有效不应期。

【例2】属于Ⅰc类的抗心律失常药物是

  A. 奎尼丁   B. 利多卡因   C. 普罗帕酮
  D. 胺碘酮   E. 维拉帕米

2. Ⅰb类钠通道阻滞药(利多卡因)

  (1)**药理作用** 利多卡因对激活和失活状态的钠通道均有阻滞作用,对除极化组织(如缺血区)的作用较正常心肌组织强,因此对于缺血或强心苷中毒所致的除极化型心律失常有较强的抑制作用。利多卡因对心房肌细胞钠通道的阻滞作用较弱,因此对房性心律失常疗效差。利多卡因可抑制动作电位2期的少量钠内流,缩短浦肯野纤维和心室肌的动作电位时程,使静息期延长。利多卡因能减小动作电位4期除极斜率,提高兴奋阈值,降低自律性。对正常心肌组织的电生理特性影响小。

  (2)**临床应用** 主要用于治疗室性心律失常,如心脏手术、心导管手术、急性心肌梗死、强心苷中毒所致的室速或室颤。

  (3)**不良反应** 肝功能不良患者静脉注射过快,可出现头晕、嗜睡、激动不安、感觉异常等。

3. Ⅱ类β肾上腺素受体阻断药(普萘洛尔)

  (1)**药理作用** 普萘洛尔能降低窦房结、心房和浦肯野纤维自律性,在运动及情绪激动时作用明显。普萘洛尔能减少儿茶酚胺所致的迟后除极发生,减慢房室结传导,延长房室结有效不应期。

  (2)**临床应用**

  ①室上性心律失常 普萘洛尔主要用于治疗室上性心律失常,对交感神经兴奋性增高、甲亢、嗜铬细胞瘤等引起的窦性心动过速效果良好。与强心苷合用,对控制房扑、房颤、阵发性室上速的效果较好。

  ②心肌梗死 心肌梗死患者应用本品,可减少心律失常的发生,缩小心肌梗死范围,降低死亡率。

  ③室性心律失常 用于运动或情绪波动所致的室性心律失常,减少肥厚型心肌病所致的心律失常。

  (3)**不良反应** 窦性心动过缓、房室传导阻滞、低血压、精神抑郁、记忆力减退等。

4. Ⅲ类选择性延长复极的药物(胺碘酮)

  (1)**药理作用** ①胺碘酮对心脏多种离子通道[如I_{Na}、$I_{Ca(L)}$、I_K、I_{K1}、I_{to}]均有抑制作用,可降低窦房

第八篇 药理学
第8章 钙通道阻滞药与抗心律失常药

结、浦肯野纤维的自律性和传导性,明显延长动作电位时程(APD)和有效不应期(ERP)。②可非竞争性抑制 α、β 肾上腺素能受体,扩张血管平滑肌,扩张冠脉、增加冠脉血流量,减少心肌耗氧量。

(2)临床应用　胺碘酮为广谱抗心律失常药,对房扑、房颤、室上速、室速都有效。

(3)不良反应　窦性心动过缓、房室传导阻滞、尖端扭转型室性心动过速等。

5. IV类钙通道阻滞药(维拉帕米)

(1)临床应用　维拉帕米治疗室上速和房室折返引起的心律失常效果好,对急性心肌梗死、心肌缺血、洋地黄中毒引起的室早也有效,为阵发性室上速的首选药。

(2)不良反应　便秘、腹胀、头痛、瘙痒等。

6. 利多卡因、普萘洛尔、胺碘酮、维拉帕米的比较

	利多卡因	普萘洛尔	胺碘酮	维拉帕米
属于	Ib类	II类	III类	IV类
机制	阻断 Na^+ 通道 抑制 Na^+ 内流	阻断 β 受体	阻滞 Na^+、K^+ 通道 阻断 α、β 受体	阻滞 Ca^{2+} 通道
药理作用	降低自律性 延长有效不应期 使缺血心肌传导↓	降低自律性 延长有效不应期 减慢传导	降低自律性,延长 APD 和 ERP,减慢传导,松弛血管平滑肌,扩张冠脉,减低心肌氧耗	降低自律性 延长 APD 和 ERP 减慢传导,终止折返
临床应用	室性心律失常,如室速、室颤	室上性心律失常,如窦速、房扑、房颤、阵发性室上速	广谱抗心律失常药,对房扑、房颤、室上速、室速均有效	室上性和房室结返引起的心律失常,阵发性室上速的首选药,对急性心梗、心肌缺血、洋地黄中毒引起的室早也有效

【例3】对心房颤动无治疗作用的药物是
　　A. 强心苷　　　　　　　　B. 奎尼丁　　　　　　　　C. 利多卡因
　　D. 维拉帕米　　　　　　　E. 普萘洛尔

【例4】胺碘酮的药理作用是
　　A. 增加心肌耗氧量　　　　B. 明显延长心肌不应期　　C. 增加心肌自律性
　　D. 加快心肌传导　　　　　E. 收缩冠状动脉

【例5】便秘发生率最高的降压药是
　　A. 硝苯地平　　　　　　　B. 维拉帕米　　　　　　　C. 氯沙坦
　　D. 普萘洛尔　　　　　　　E. 卡托普利

【例6】具有抗心律失常、抗高血压及抗心绞痛作用的药物是
　　A. 可乐定　　　　　　　　B. 普萘洛尔　　　　　　　C. 利多卡因
　　D. 硝酸甘油　　　　　　　E. 氢氯噻嗪

▶**常考点**　钙通道阻滞药的使用原则;抗心律失常药的药理机制及应用。

参考答案——详细解答见《2024国家临床执业及助理医师资格考试历年考点精析(上、下册)》

1. ABCDE　2. ABCDE　3. ABCDE　4. ABCDE　5. ABCDE　6. ABCDE

第9章 利尿药与抗高血压药

▶ 考纲要求

①袢利尿药：药理作用及机制，临床应用及不良反应。②噻嗪类：药理作用及机制，临床应用及不良反应。③螺内酯：药理作用及机制，临床应用及不良反应。④乙酰唑胺：药理作用及机制，临床应用及不良反应。⑤甘露醇：药理作用及机制，临床应用。⑥抗高血压之利尿药：降压作用机制，临床应用。⑦钙通道阻滞药：临床应用。⑧β肾上腺素受体阻断药：药理作用及机制，临床应用。⑨血管紧张素转化酶抑制药：药理作用及机制，临床应用及不良反应。⑩血管紧张素Ⅱ受体阻断药：药理作用及机制，临床应用。⑪α受体阻断药：临床应用及不良反应。

▶ 复习要点

一、利尿药与脱水药

1. 袢利尿药和噻嗪类利尿药的药理作用、作用机制、临床应用及不良反应的比较

袢利尿药和噻嗪类利尿药的作用机制都是抑制NaCl的重吸收，两者有许多相似之处。

	袢利尿药	噻嗪类利尿药
利尿效能	高效利尿药，为最有效利尿药	中效能利尿药
代表药	呋塞米（速尿）、依他尼酸、布美他尼	氢氯噻嗪（DHCT）、吲达帕胺、美托拉宗
作用部位	髓袢升支粗段（故称袢利尿药）	远曲小管近端
作用机制	特异性与Cl^-结合位点结合，抑制管腔膜侧的Na^+-K^+-$2Cl^-$共转运子，因而抑制NaCl的重吸收	抑制远曲小管近端Na^+-Cl^-共转运子 抑制NaCl的重吸收
K^+排泄	远曲小管和集合管Na^+增加，促进Na^+-K^+交换，使K^+排泄增加（排钾型利尿药）	远曲小管Na^+增加，促进Na^+-K^+交换，使K^+排泄增加（排钾型利尿药）
电解质	尿中Na^+、Cl^-、K^+、Mg^{2+}、Ca^{2+}排出增加	尿中Na^+、Cl^-、K^+排出增加，Ca^{2+}排出减少
HCO_3^-排出	大剂量抑制碳酸酐酶活性，使HCO_3^-排出增加	轻度抑制碳酸酐酶活性，使HCO_3^-排出略增加
前列腺素	袢利尿药可促进前列腺素（PG）合成 非甾体药可抑制PG生成而抑制其利尿作用	噻嗪类的作用依赖于PG的产生 非甾体药可抑制其利尿作用
抗利尿	无抗利尿作用	能明显减少尿崩症患者的尿量及减轻口渴感
降压作用	可降低心衰患者左心室充盈压，增加全身静脉血容量，减轻肺淤血，可用于急性肺水肿的治疗	通过利尿、减少血容量而降低血压；长期用药还可扩张外周血管，而用于高血压的治疗
临床应用	急性肺水肿、脑水肿、其他严重水肿 急慢性肾衰竭、高钙血症、加速毒物的排泄	轻中度水肿、高血压、高尿钙伴肾结石 肾性尿崩症、垂体性尿崩症
水电紊乱	低钾、低钠、低氯、低镁、代谢性碱中毒、低血容量	低钾、低钠、低氯、低镁、代谢性碱中毒
高尿酸	可造成高尿酸血症，痛风者慎用	可造成高尿酸血症，痛风者慎用
代谢影响	可致高血糖、高血脂（高LDL、高甘油三酯、低HDL）	可造成高血糖、高脂血症

第八篇 药理学
第9章 利尿药与抗高血压药

【例1】主要作用于髓袢升支粗段皮质部和髓质部的利尿药是
   A. 螺内酯（安体舒通）　　B. 氨苯蝶啶　　C. 甘露醇
   D. 呋塞米（速尿）　　　　E. 氢氯噻嗪

【例2】心力衰竭合并肾衰竭患者利尿药物首选
   A. 阿米洛利　　　　　　　B. 氨苯蝶啶　　C. 呋塞米
   D. 螺内酯　　　　　　　　E. 氢氯噻嗪

【例3】具有抗尿崩症作用的药物是
   A. 氢氯噻嗪　　　　　　　B. 螺内酯（安体舒通）　　C. 甘露醇
   D. 呋塞米（速尿）　　　　E. 50%葡萄糖

【例4】某心源性水肿患者，用地高辛和氢氯噻嗪治疗，2周后患者出现多源性室性期前收缩，其主要原因是
   A. 低血钾　　　　　　　　B. 低血钙　　　　C. 低血钠
   D. 高血镁　　　　　　　　E. 低氯碱血症

2. 螺内酯

(1) **药理作用及机制**　螺内酯的化学结构与醛固酮相似，是醛固酮的竞争性拮抗药。由于醛固酮的生理作用为保钠保水排钾，所以螺内酯的药理作用应为排钠排水保钾，故螺内酯为保钾型利尿药。

(2) **临床应用**　螺内酯的利尿作用较弱，起效缓慢而持久。服药后1天起效，2~4天达最大效应。其利尿作用仅在体内有醛固酮存在时才发挥作用。对切除肾上腺的动物则无利尿作用。
   ①治疗与醛固酮升高有关的顽固性水肿　对肝硬化、肾病综合征水肿较为有效。
   ②充血性心衰　可通过排钠、利尿、抑制心肌纤维化等多方面的作用，改善病人的状况。

(3) **不良反应**
   ①一般不良反应　头痛、困倦、精神紊乱等。
   ②高钾血症　螺内酯为保钾型利尿药，故肾功能不全者，可致高钾血症。
   ③性激素样副作用　可引起男子乳房女性化、性功能障碍、妇女多毛症等，停药后可消失。

【例5】女性患者，22岁。在一次车祸中头部严重受伤，颅压升高。治疗方案中包括选用利尿药，不宜选用的药物是
   A. 呋塞米　　　　　　　　B. 甘露醇　　　　C. 螺内酯
   D. 布美他尼　　　　　　　E. 依他尼酸

【例6】可引起男子乳房女性化和妇女多毛症的药物是
   A. 甘露醇　　　　　　　　B. 螺内酯　　　　C. 呋塞米
   D. 糖皮质激素　　　　　　E. 氢氯噻嗪

3. 乙酰唑胺

(1) **药理作用及机制**　乙酰唑胺主要通过抑制碳酸酐酶活性而抑制HCO_3^-的重吸收。

注意：①袢利尿药、噻嗪类药的利尿机制——抑制NaCl的重吸收（通过抑制Na^+-K^+-$2Cl^-$共转运子）。
　　　②乙酰唑胺的利尿机制——抑制HCO_3^-的重吸收（通过抑制碳酸酐酶活性）。
　　　③螺内酯的利尿机制——竞争性抑制醛固酮受体（螺内酯为醛固酮的类似物）。
　　　④作用部位——袢利尿药为髓袢升支粗段，噻嗪类为远曲小管，乙酰唑胺为近曲小管，螺内酯为远曲小管+集合管。

(2) **临床应用**　目前乙酰唑胺很少作为利尿药使用，但有以下几种特殊用途。
   ①治疗青光眼　可抑制碳酸酐酶活性，减少房水生成，降低眼压，治疗各型青光眼，是本品最佳适应证。
   ②急性高山病　登山前24小时口服乙酰唑胺，可减少脑脊液生成、降低脑脊液和脑组织pH，减轻脑水肿。
   ③碱化尿液　通过乙酰唑胺碱化尿液，可促进尿酸、胱氨酸、弱酸性物质的排泄，但只在使用初期有效。

④纠正代谢性碱中毒　心衰患者使用过多利尿剂造成的代谢性碱中毒,使用乙酰唑胺纠正。
⑤其他　乙酰唑胺可用于治疗癫痫、伴有低钾血症的周期性瘫痪、严重高磷酸盐血症等。
(3)**不良反应**　过敏反应、代谢性酸中毒、尿结石、失钾等。

4. 甘露醇

(1)**药理作用及机制**

①脱水作用　甘露醇静脉注射后,不易从毛细血管渗入组织,能迅速提高血浆渗透压,使组织间液向血浆转移而产生组织脱水作用。甘露醇口服后可造成渗透性腹泻,可用于从胃肠道消除毒性物质。

②利尿作用　静脉注射甘露醇后,通过稀释血液可增加循环血量及肾小球滤过率。该药在肾小球滤过后不易被重吸收,使水在髓袢升支和近曲小管的重吸收减少,而产生利尿作用。

(2)**临床应用**

①脑水肿、降低颅内压,为首选药物;②青光眼急性发作和术前准备,降低眼压;③预防急性肾衰竭。

> **注意**：治疗急性脑水肿首选甘露醇静脉注射。
> 治疗急性肺水肿(急性左心衰竭)首选呋塞米静脉注射。

【例7】静脉滴注甘露醇后引起利尿的性质是
　　A. 水利尿　　　　　　　　　B. 排钠性利尿　　　　　　　C. 保钾性利尿
　　D. 渗透性利尿　　　　　　　E. 排钾性利尿

二、抗高血压药

凡能降低血压而用于高血压治疗的药物,称为抗高血压药。

1. 利尿药

(1)**降压作用机制**　各类利尿剂单用即有降压作用,并可增强其他降压药的作用。

①用药初期　利尿药可减少细胞外液容量及心输出量。

②长期用药　长期用药后,心输出量逐渐恢复到给药前水平而降压作用仍能维持,但细胞外液容量仍有一定程度的减少。利尿药长期使用后可降低外周血管阻力,但该作用并非直接作用,最可能的机制是持续地降低体内 Na^+ 浓度及降低细胞外液容量。血管平滑肌细胞内 Na^+ 浓度降低可能导致细胞内 Ca^{2+} 浓度降低,从而使血管平滑肌对缩血管物质的反应性减弱。

(2)**临床应用**　噻嗪类利尿药是抗高血压最常用的一类利尿药。

【例8】利尿药初期的降压机制为
　　A. 降低血管壁细胞内 Ca^{2+} 的含量　　　　B. 降低血管壁细胞内 Na^+ 的含量
　　C. 降低血管壁对缩血管物质的反应性　　　D. 排 Na^+ 利尿,降低细胞外液和血容量
　　E. 诱导动脉壁产生扩张血管的物质

2. 钙通道阻滞药

(1)**临床应用**　钙通道阻滞药常用于高血压的治疗。其中二氢吡啶类药物硝苯地平、尼卡地平、尼莫地平等扩张外周血管作用较强,用于控制严重高血压。维拉帕米、地尔硫䓬用于治疗轻、中度高血压。

(2)**不良反应**　钙通道阻滞药相对比较安全,但其作用广泛,选择性相对较低,可出现与其阻滞钙通道、扩张血管、抑制心脏相关的不良反应。常见的一般性不良反应表现为颜面潮红、眩晕、恶心、便秘等。

【例9】属于非二氢吡啶类钙通道阻滞药的是
　　A. 氨氯地平　　　　　　　　B. 维拉帕米　　　　　　　　C. 硝苯地平
　　D. 非洛地平　　　　　　　　E. 吲达帕胺

【例10】高血压伴心绞痛及哮喘者,出现肾功能不全时,最适合的治疗药是
　　A. 卡托普利　　　　　　　　B. 普萘洛尔　　　　　　　　C. 硝苯地平

D. 氢氯噻嗪　　　　　　　　　　E. 哌唑嗪

【例11】男,65岁。高血压患者,使用依那普利控制血压不佳,改用氢氯噻嗪、螺内酯、硝苯地平、美托洛尔进行治疗,导致面色潮红、头痛。引起此并发症的药物是

A. 氢氯噻嗪　　　　　　　　　B. 螺内酯　　　　　　　　　C. 硝苯地平
D. 美托洛尔　　　　　　　　　E. 依那普利（2021）

3. β肾上腺素受体阻断药

(1) 药理作用　不同的β受体阻断药在许多方面,如脂溶性、对β₁受体的选择性、内在拟交感活性及膜稳定性等方面有所不同,但均为同样有效的降压药,广泛用于各种程度的高血压。长期应用一般不引起水钠潴留,也无明显的耐受性。不具内在拟交感活性的β受体阻断药可增加血浆甘油三酯浓度,降低HDL-胆固醇浓度,而有内在拟交感活性者对血脂影响很小。

(2) 作用机制　①阻断心脏β₁受体,降低心排血量;②阻断肾小球旁器的β₁受体,减少肾素分泌,从而抑制肾素-血管紧张素系统活性;③通过血脑屏障进入中枢,阻断中枢β受体,使外周交感神经系统活性降低;④阻断外周去甲肾上腺素能神经末梢突触前膜β₂受体,抑制正反馈调节作用,减少去甲肾上腺素的释放;⑤促进前列环素的生成。

(3) 临床应用　常用的β受体阻断药包括普萘洛尔、阿替洛尔、拉贝洛尔、卡维地洛等,均可用于高血压的治疗。

4. 血管紧张素转化酶抑制药(ACEI)

(1) 药理作用及机制　ACEI能抑制血管紧张素转化酶活性,使血管紧张素Ⅱ的生成减少以及缓激肽的降解减少,扩张外周血管,降低血压。ACEI包括卡托普利、依那普利、赖诺普利、贝那普利等。

(2) 临床应用　ACEI不仅具有良好的降压效果,而且对高血压的并发症及一些伴发疾病也具有良好的影响。可作为高血压合并糖尿病、左心室肥厚、左心功能不全、急性心肌梗死患者的<u>首选</u>药物。可阻断醛固酮合成,增强利尿药效果。

(3) 不良反应
①高钾血症　可阻断交感-肾素-血管紧张素-醛固酮系统,减少醛固酮合成,使排钾减少,导致钾潴留。
②血管神经性水肿　为其少见而严重的不良反应。
③顽固性咳嗽　与缓激肽降解减少,缓激肽增多有关。不能忍受时,可改用血管紧张素Ⅱ受体拮抗药。

记忆:①交感-肾素-血管紧张素-醛固酮系统→血管紧张素Ⅱ可收缩血管,醛固酮可保钠保水排钾。
②ACEI抑制血管紧张素转化酶→血管紧张素Ⅱ减少→血管扩张→血压降低。
③醛固酮减少→水钠潴留减少→血压降低,醛固酮减少→排钾减少→血钾增高。

【例12】血管紧张素转换酶抑制剂最适合于

A. 高血压伴双侧肾动脉狭窄　　B. 高血压伴左心室肥厚　　C. 高血压伴主动脉瓣狭窄
D. 高血压伴高钾血症　　　　　E. 妊娠期高血压

【例13】男,45岁。慢性肾小球肾炎、高血压病史3年。规律服用血管紧张素转换酶抑制剂和螺内酯治疗。1周前"上呼吸道感染"后出现尿量减少,近2天尿量约100ml/d。该患者最可能出现的电解质紊乱是

A. 血钾降低　　　　　　　　　B. 血镁降低　　　　　　　　C. 血钙升高
D. 血钾升高　　　　　　　　　E. 血钠升高

A. 地尔硫䓬　　　　　　　　　B. 硝苯地平　　　　　　　　C. 氢氯噻嗪
D. 贝那普利　　　　　　　　　E. 美托洛尔

【例14】高血压伴双侧肾动脉狭窄的患者降压不宜选用
【例15】高血压伴痛风的患者降压不宜选用

A. 利尿剂　　　　　　　　　　B. α受体拮抗剂　　　　　　C. β受体拮抗剂

D. 二氢吡啶类钙通道阻滞剂　　E. 血管紧张素转换酶抑制剂

【例16】妊娠患者最不宜选用的降压药为
【例17】哮喘患者最不宜选用的降压药为

注意：①血管紧张素转换酶抑制剂用于妊娠患者可引起胎儿畸形、发育不良，甚至死胎，应禁用。
②《内科学》为血管紧张素转换酶抑制剂，《药理学》为血管紧张素转化酶抑制药。

5. 血管紧张素Ⅱ受体阻断药

（1）**药理作用及机制**　血管紧张素Ⅱ受体分为两型，即 AT_1 受体和 AT_2 受体。目前已发现的血管紧张素Ⅱ受体阻断药主要为 AT_1 受体阻断药，均具有良好的降压作用，而没有 ACEI 的血管神经性水肿、咳嗽等不良反应。氯沙坦为血管紧张素Ⅱ受体阻断药的代表药，可竞争性阻断 AT_1 受体。为 5-羧基酸性代谢产物 EXP-3174，后者可非竞争性阻断 AT_1 受体。它们都能与 AT_1 受体选择性结合，对抗血管紧张素Ⅱ的绝大多数药理作用，从而产生降压作用。

（2）**临床应用**　该类药物不仅具有良好的降压效果，而且对高血压患者的并发症及一些伴发疾病也具有良好影响，常作为高血压合并糖尿病、左心室肥厚、左心功能障碍、急性心肌梗死的首选降压药物。

【例18】属于 AT_1 受体阻断药的是
　　A. 尼群地平　　　　　　B. 硝苯地平　　　　　　C. 氨氯地平
　　D. 尼莫地平　　　　　　E. 氯沙坦

【例19】在动物实验中，观察氯沙坦的药理作用主要通过测定
　　A. 肾素活性　　　　　　B. ACE 活性　　　　　　C. 尿量改变
　　D. 其抗 AT_1 受体的活性　　E. 血管平滑肌细胞内 Ca^{2+} 含量

6. α 受体阻断药

（1）**临床应用**　用于治疗各种程度的高血压，与利尿药、β 受体阻断药合用可增强其降压作用。
（2）**不良反应**　首剂现象(低血压)，一般服用数次后即可消失。

▶ **常考点**　各类降压药的机制及临床应用。

参考答案——详细解答见《2024国家临床执业及助理医师资格考试历年考点精析（上、下册）》

1. ABCDE　2. ABCDE　3. ABCDE　4. ABCDE　5. ABCDE　6. ABCDE　7. ABCDE
8. ABCDE　9. ABCDE　10. ABCDE　11. ABCDE　12. ABCDE　13. ABCDE　14. ABCDE
15. ABCDE　16. ABCDE　17. ABCDE　18. ABCDE　19. ABCDE

第八篇 药理学
第10章 治疗心衰的药物、抗动脉粥样硬化药与抗心绞痛药

第10章 治疗心衰的药物、抗动脉粥样硬化药与抗心绞痛药

▶ **考纲要求**

①治疗心力衰竭的药物：血管紧张素转化酶抑制药与受体阻断药（药理作用及机制，临床应用及不良反应），β肾上腺素受体阻断药（药理作用及机制，临床应用及不良反应），利尿药（临床应用及不良反应），强心苷（药理作用及机制，临床应用、不良反应及防治），醛固酮受体阻断药（药理作用及机制）。②调血脂药与抗动脉粥样硬化药：HMG-CoA还原酶抑制药（药理作用及机制，临床应用及不良反应），贝特类和烟酸（药理作用、机制及临床应用），胆固醇吸收抑制剂（药理作用及机制，临床应用及不良反应）。③抗心绞痛药：硝酸酯类（药理作用及机制，临床应用及不良反应），β肾上腺素受体阻断药（临床应用），钙通道阻滞药（药理作用，临床应用）。

▶ **复习要点**

一、治疗心力衰竭的药物

1. 血管紧张素转化酶抑制药（ACEI）与受体阻断药（ARB）

（1）**药理作用及机制** ACEI代表药物为卡托普利、依那普利、贝那普利等，其抗心力衰竭的作用机制如下。ARB代表药物是氯沙坦、缬沙坦等，作用机制与ACEI相似。

①降低外周血管阻力，降低心脏后负荷 ACEI可抑制血管紧张素转化酶（ACE），抑制体循环及局部组织中血管紧张素Ⅰ向血管紧张素Ⅱ（ATⅡ）的转化，使血液及组织中ATⅡ的含量降低，从而减弱其缩血管效应。ACEI还能抑制缓激肽的降解，使血液中缓激肽含量增加，缓激肽可促进NO和PGI_2的生成，发挥扩血管、降低心脏后负荷的作用。

②减少醛固酮生成 减轻水钠潴留，降低心脏前负荷。

③抑制心肌及血管重构 ATⅡ和醛固酮是促进心肌细胞增生、胶原含量增加、心肌间质纤维化，导致心肌及血管重构的主要因素。当ATⅡ及醛固酮减少时，可防止和逆转心肌和血管重构，改善心功能。

④对血流动力学的影响 ACEI能扩张血管，降低全身血管阻力，增加心搏出量，增加运动耐量。

（2）**临床应用** 对各阶段心衰患者均有作用。

（3）**不良反应** 首剂低血压、高血钾、低血糖等。

【例1】卡托普利抗心衰作用的机制是
A. 增加去甲肾上腺素分泌　　B. 减少前列腺素合成　　C. 拮抗钙离子的作用
D. 减少血管紧张素Ⅱ的生成　　E. 增加心肌耗氧量

【例2】治疗慢性心功能不全和逆转心肌肥厚并能降低病死率的药物是
A. 强心苷　　　　　　　　B. 哌唑嗪　　　　　　　C. 硝酸甘油
D. 酚妥拉明　　　　　　　E. 卡托普利

2. β肾上腺素受体阻断药

（1）**药理作用及机制** β肾上腺素受体阻断药的代表药物是卡维地洛、美托洛尔。

①拮抗交感活性 交感-肾素-血管紧张素系统激活是充血性心衰最重要的神经-体液变化。β受体阻断药可阻断心脏β受体、拮抗过量儿茶酚胺对心脏的毒性作用，防止过量儿茶酚胺所致的大量Ca^{2+}内

流,并减轻由此导致的大量能量消耗与线粒体损伤,避免心肌细胞坏死,改善心肌重构;减少肾素释放,防止高浓度 ATⅡ对心脏的损害;上调心肌β受体的数量,恢复其信号转导能力;改善β受体对儿茶酚胺的敏感性。此外,卡维地洛还兼有阻断$α_1$受体、抗氧化等作用,表现出较全面的抗交感神经作用。

②**抗心律失常及抗心肌缺血作用** β受体阻断药具有明显的抗心肌缺血、抗心律失常作用,后者也是其降低慢性心衰患者病死率和猝死的重要机制。

(2)**临床应用** β受体阻断药主要用于扩张型心肌病的治疗。对扩张型心肌病、缺血性慢性心衰,长期应用可阻止临床症状恶化、改善心功能、降低猝死及心律失常的发生率。

(3)**不良反应** 窦性心动过缓、房室传导阻滞、低血压、精神抑郁等。

【例3】美托洛尔降低心肌收缩力的机制

A. $α_1$受体激动剂　　　　　B. $α_2$受体激动剂　　　　　C. $β_1$受体阻断剂
D. $β_2$受体阻断剂　　　　　E. M受体激动剂(2022)

3. 利尿药(呋塞米)

(1)**临床应用** 主要用于中、重度充血性心衰或单用噻嗪类疗效不佳者,对于严重充血性心衰、慢性心衰急性发作、急性肺水肿、全身水肿者,宜静脉注射呋塞米。

(2)**不良反应** 水、电解质紊乱、耳毒性、高尿酸血症等。

4. 强心苷(地高辛)

(1)**药理作用及机制**

	药理作用	作用机制
正性肌力	加强心肌收缩力,增加心输出量并不增加心肌耗氧量	强心苷与心肌细胞膜上 Na^+-K^+-ATP 酶结合并抑制其活性,导致钠泵失灵,使细胞内 Na^+ 增加,通过 Na^+-Ca^{2+} 交换,使细胞内的 Ca^{2+} 增加,心肌收缩力加强
负性频率	显著减慢心衰患者的心率	应用强心苷后心搏出量增加,反射性兴奋迷走神经增加心肌对迷走神经的敏感性
自律性	治疗剂量下可降低窦房结自律性高浓度时自律性提高	治疗剂量下反射性兴奋迷走神经高浓度时过度抑制钠泵,使细胞失钾,最大舒张电位减小
传导性	减慢房室传导	治疗剂量下,反射性兴奋迷走神经
神经系统	强心苷中毒可引起呕吐	中毒剂量的强心苷可兴奋延髓催吐化学感受器
心律失常	强心苷中毒可引起快速型心律失常	中毒剂量的强心苷可兴奋交感神经中枢
内分泌	心衰患者ATⅡ及醛固酮含量降低	心衰患者血浆肾素活性降低
利尿作用	对心衰患者有明显的利尿作用	心功能改善后,肾血流量增加、肾小球滤过功能增强
血管作用	能直接收缩血管平滑肌	使外周血管阻力上升

(2)**临床应用**

①**心力衰竭(心衰)** 地高辛常用于心衰的治疗,但对不同类型心脏病所致的心衰疗效不同。

疗效	导致心衰的原因
疗效最佳	房颤伴心室率快的心衰
疗效较好	心脏瓣膜病、风心病、冠心病、高心病所致的心衰
疗效较差	肺心病、活动性心肌炎、严重心肌损伤所致的心衰
疗效差	严重二尖瓣狭窄、缩窄性心包炎、扩张型心肌病、肥厚型心肌病所致的心衰及舒张性心衰

②**心房颤动** 强心苷可通过兴奋迷走神经或对房室结的直接作用而减慢房室传导、减慢心室率、增

第八篇 药理学
第10章 治疗心衰的药物、抗动脉粥样硬化药与抗心绞痛药

加心排血量，从而改善循环障碍，但对多数病人并不能终止心房颤动。

③心房扑动 强心苷是治疗心房扑动最常用的药物，它可不均一地缩短心房的有效不应期，使心房扑动转变为心房颤动。停用强心苷后部分病人可恢复窦性心律。

④阵发性室上性心动过速 强心苷可降低心房的兴奋性而终止阵发性室上性心动过速的发作。

【例4】急性左心衰竭合并房颤急性发作时，首选药物是
A. 胺碘酮　　　　　　　B. 强心苷　　　　　　　C. 奎尼丁
D. 维拉帕米　　　　　　E. 利多卡因(2022)

【例5】强心苷对下列哪种原因所致的慢性心功能不全疗效较好？
A. 甲状腺功能亢进　　　B. 维生素B_1缺乏　　　C. 严重二尖瓣狭窄
D. 先天性心脏病　　　　E. 缩窄性心包炎

【例6】强心苷治疗心房颤动的机制主要是
A. 缩短心房有效不应期　B. 减慢房室传导　　　　C. 抑制窦房结
D. 直接抑制心房纤颤　　E. 延长心房不应期

(3) 不良反应及防治

不良反应	临床表现或机制	防治措施
快速型心律失常	强心苷中毒最多见和最早见的心律失常是室性早搏	静脉滴注氯化钾：不可过量，并发传导阻滞者不可补钾 严重心律失常者，使用苯妥英钠 室性心动过速、室颤者，使用利多卡因
房室传导阻滞	强心苷可兴奋迷走神经、抑制钠泵，可致房室传导阻滞	不能补钾，可用M受体阻断药阿托品治疗
窦性心动过缓	强心苷可抑制窦房结，降低自律性而发生窦性心动过缓	不能补钾，可用M受体阻断药阿托品治疗
胃肠道反应	为最常见的早期症状，表现为厌食、恶心呕吐、腹泻	剧烈呕吐易致失钾，应补钾或停药
视觉异常	黄视、绿视、视物模糊	视觉异常为停药指征

注意：①停用强心苷指征为视觉异常、心率<60次/分、低钾血症。
②强心苷中毒最常见的不良反应是心律失常。
③强心苷中毒最常见的心律失常是室性早搏。
④强心苷中毒最常见的早期症状是胃肠道反应。
⑤强心苷中毒的先兆为视觉异常。

【例7】强心苷中毒最常见的心律失常类型是
A. 房性早搏　　　　　　B. 室上性早搏　　　　　C. 室性早搏
D. 房颤　　　　　　　　E. 室颤

【例8】男，65岁。腹泻1周、心悸2天入院。既往有高血压、心房颤动病史。口服培哚普利、华法林、硝酸酯类、地高辛治疗。急诊心电图示频繁室性期前收缩、短阵室性心动过速。为明确患者病情转变的原因，应选择的检查是
A. 地高辛浓度测定　　　B. 凝血时间测定　　　　C. D-二聚体测定
D. 血浆脑钠肽测定　　　E. 心肌坏死标志物测定(2023)

5. 醛固酮受体阻断药(螺内酯)

在常规治疗的基础上，加用醛固酮受体阻断药螺内酯可明显降低慢性心衰患者的病死率，防止左心室肥厚，改善血流动力学状态和临床症状。

二、调血脂药与抗动脉粥样硬化药

1. HMG-CoA 还原酶抑制药(他汀类)

(1)药理作用及机制

①调血脂作用　羟甲基戊二酸甲酰辅酶A(HMG-CoA)还原酶是肝细胞合成胆固醇的限速酶,他汀类的化学结构与 HMG-CoA 相似,可竞争性抑制 HMG-CoA 还原酶,减少内源性胆固醇的合成。

②非调血脂性作用　A.可改善血管内皮功能,提高血管内皮对扩血管物质的反应性;B.抑制血管平滑肌细胞的增殖和迁移,促进其凋亡;C.降低血浆C反应蛋白,减轻动脉粥样硬化过程的炎性反应;D.抑制单核-巨噬细胞的黏附和分泌功能;E.通过抑制血小板聚集和提高纤溶活性发挥抗血栓作用;F.抗氧化作用;G.减少动脉壁巨噬细胞及泡沫细胞的形成,使动脉粥样硬化斑块稳定和缩小。

③肾保护作用　具有抗细胞增殖、抗炎症、免疫抑制、抗骨质疏松等作用,减轻肾损害的程度。

(2)临床应用

①调节血脂　主要用于杂合子家族性和非家族性Ⅱa、Ⅱb、Ⅲ型高脂血症的治疗,也可用于2型糖尿病、肾病综合征引起的高胆固醇血症的治疗。对病情严重者可与其他调脂药合用。

②肾病综合征　他汀类具有肾功能保护作用,与其抑制肾小球系膜细胞增殖、延缓肾动脉硬化有关。

③预防心脑血管急性事件　他汀类可增加粥样斑块的稳定性,减少脑卒中、心绞痛、心肌梗死的发生。

④抑制血管成形术后再狭窄、缓解器官移植后的排异反应、治疗骨质疏松。

(3)不良反应

①暂时性反应　大剂量应用时患者偶可出现胃肠道反应、肌痛、皮肤潮红、头痛。

②酶学升高　偶见无症状性转氨酶升高,肌酸激酶(CK)升高,停药后即恢复正常。

③横纹肌溶解症　偶可出现横纹肌溶解症,常表现为肌痛、肌无力、肌酸激酶升高等。

④白内障　超大剂量可引起犬的白内障。

2. 贝特类

(1)代表药物　吉非贝齐、非诺贝特、苯扎贝特。

(2)药理作用及机制　贝特类药物能明显降低 TG 及 VLDL-C 水平,也能降低 TC、LDL-C 水平,其作用强度与剂型不同有关。本药物也能升高 HDL 水平。

(3)临床应用　主要用于以 TG 或 VLDL 升高为主的原发性高脂血症。

3. 他汀类和贝特类比较

	他汀类	贝特类
代表药物	洛伐他汀、辛伐他汀、普伐他汀	吉非贝齐、非诺贝特、苯扎贝特
调脂机制	抑制 HMG-CoA 还原酶,使胆固醇合成受阻。负反馈调节使 LDL 受体合成增加,使血浆 LDL 摄入肝脏,降低血浆 LDL、VLDL	抑制乙酰 CoA 羧化酶,减少脂肪酸进入肝脏合成 TG 及 VLDL;促进 CM 及 VLDL 的分解;促进胆固醇逆向转运;促进 LDL 清除
主要作用	降低血浆胆固醇、LDL、VLDL	降低血浆 TG、VLDL、TC、LDL,升高 HDL
其他作用	改善血管内皮功能,抑制血管平滑肌细胞迁移和增殖,减少泡沫细胞形成,抑制巨噬细胞黏附和分泌,抑制血小板聚集、提高纤溶活性	抗凝血、抗血栓、抗炎性作用
临床应用	Ⅱa、Ⅱb 和Ⅲ型高脂血症 2型糖尿病和肾病综合征引起的高胆固醇血症	原发性高甘油三酯血症,Ⅲ型高脂血症 混合性高脂血症,伴2型糖尿病的高脂血症
不良反应	胃肠道反应、肌痛、肌病、皮肤潮红、头痛	消化道反应(食欲不振、恶心)、头痛、失眠

第八篇 药理学
第10章 治疗心衰的药物、抗动脉粥样硬化药与抗心绞痛药

4. 烟酸

(1) **药理作用及机制** 大剂量烟酸可降低血浆 TG 及 VLDL。

(2) **临床应用** 主要用于治疗Ⅱb和Ⅳ型高脂血症。

5. 胆固醇吸收抑制剂（依折麦布）

(1) **药理作用及机制** 可通过抑制小肠黏膜对胆固醇的吸收而降低血浆胆固醇浓度。

(2) **临床应用** 与他汀类合用具有良好的调血脂作用。

(3) **不良反应** 头痛、乏力、腹痛、便秘、腹泻、腹胀、恶心等。

【例9】HMG-CoA 还原酶抑制药药理作用为

  A. 抑制体内胆固醇氧化酶　　B. 阻断 HMG-CoA 转化为甲羟戊酸　C. 使肝脏 LDL 受体表达减弱

  D. 具有促进细胞分裂作用　　E. 具有增强细胞免疫作用

【例10】男，60岁。2个月前患急性前壁心肌梗死。规律服用美托洛尔、阿司匹林、雷米普利、辛伐他汀，1周来双下肢无力，不伴胸闷、气短。查体：BP110/70mmHg，心、肺无异常。血清肌钙蛋白水平正常。血清肌酸激酶升高至正常值的5倍。心电图正常。该患者双下肢无力的最可能原因是

  A. 雷米普利不良反应　　B. 辛伐他汀不良反应　　C. 阿司匹林不良反应

  D. 再发心肌梗死　　E. 美托洛尔不良反应

【例11】女，70岁。冠心病、高血压、糖尿病患者。近1个月调整用药为阿司匹林、比索洛尔、辛伐他汀、二甲双胍。近3天双下肢无力及疼痛，双侧足背动脉搏动一致。实验室检查：血 CK2200U/L，cTnI 0.01ng/ml，血肌酐 368μmol/L。出现双下肢无力及疼痛的最可能原因是

  A. 糖尿病足　　B. 主动脉夹层　　C. 间歇性跛行

  D. 横纹肌溶解　　E. 腰椎间盘突出症

三、抗心绞痛药

1. 硝酸酯类（硝酸甘油）

(1) **药理作用** 硝酸甘油的基本作用是松弛平滑肌，以对血管平滑肌的作用最显著。

①降低心肌耗氧量　小剂量硝酸甘油可扩张静脉血管，减少回心血量，使射血时间缩短，减少心肌耗氧量。较大剂量的硝酸甘油可扩张动脉，降低心脏射血阻力，降低心脏耗氧量。

②扩张冠状动脉，增加缺血区血液灌注　硝酸甘油可选择性扩张较大的心外膜血管、输送血管及侧支血管，尤其在冠状动脉痉挛时更为明显。用药后血液将顺压力差从输送血管经侧支血管流向缺血区，从而增加缺血区的血液供应。

③降低左心室充盈压，增加心内膜供血，改善左心室顺应性。

④保护缺血的心肌细胞，减轻缺血损伤　硝酸甘油释放一氧化碳(NO)，促进内源性 PGI$_2$、降钙素基因相关肽等的生成及释放，这些物质对心肌细胞均有直接保护作用。

(2) **作用机制**

①NO 扩血管作用　硝酸甘油是 NO 的供体，在平滑肌细胞内经谷胱甘肽转移酶的催化释放出 NO。NO 与受体结合后可激活鸟苷酸环化酶，增加 cGMP 含量，减少细胞内 Ca^{2+} 释放和外 Ca^{2+} 内流，使血管平滑肌松弛。

②PGI$_2$　NO 可促进内源性 PGI$_2$ 释放，从而舒张血管。

③降钙素基因相关肽　可参与离体血管的扩张。

④其他　硝酸甘油通过产生 NO 而抑制血小板聚集、黏附，有利于冠心病的治疗。

(3) **临床应用**

①心绞痛　舌下含化硝酸甘油能迅速缓解各类心绞痛。在预计可能发作前用药，也可预防发作。

②急性心肌梗死　对急性心肌梗死多采用静脉给药，不仅能降低心肌耗氧量、增加缺血区供血，还可

抑制血小板聚集和黏附,从而缩小梗死范围。反复连续使用要限制用量,以免血压过度降低,引起心、脑等重要器官灌注压过低,反而加重心肌缺血。

③心力衰竭　硝酸甘油可降低心脏前、后负荷,可用于心衰的治疗。

④急性呼吸衰竭、肺动脉高压　硝酸甘油可舒张肺血管,降低肺血管阻力,改善肺通气,可用于急性呼吸衰竭、肺动脉高压的治疗。

(4)不良反应　多数不良反应由血管舒张作用引起,如面颊部皮肤潮红、搏动性头痛等。

【例12】硝酸甘油抗心绞痛的作用机制是
　　A. 增加心肌供氧量　　　　B. 抑制心肌收缩力　　　　C. 收缩外周血管
　　D. 减慢房室传导　　　　　E. 释放NO

【例13】不属于硝酸甘油作用机制的是
　　A. 降低室壁张力　　　　　B. 降低心肌氧耗量　　　　C. 扩张心外膜血管
　　D. 降低左心室舒张末压　　E. 降低交感神经活性

2. β肾上腺素受体阻断药的临床应用

(1)**稳定型心绞痛**　对硝酸甘油疗效差的稳定型心绞痛,可使发作次数减少。

(2)**无症状的心绞痛**　长期使用β受体阻断药,能缩短无症状心绞痛患者的缺血时间。

(3)**近期有心梗病史的心绞痛**　可降低其心绞痛发病率和死亡率。

(4)**变异型心绞痛**　对变异型心绞痛不宜应用,因β受体阻断后,α受体占优势,易致冠脉收缩。

(5)**心肌梗死**　对心肌梗死也有效,能缩小梗死范围,因可抑制心肌收缩力,故应慎用。

(6)**β受体阻断药+硝酸甘油**　两药合用能协同降低耗氧量,同时β受体阻断药能对抗硝酸甘油所引起的反射性心率加快和心肌收缩力增强。由于两药均可降压,如血压下降过多,冠脉血流量减少,对心绞痛不利。

【例14】普萘洛尔与硝酸酯类合用治疗心绞痛的协同作用是
　　A. 增加心室容积　　　　　B. 降低心肌耗氧量　　　　C. 加强心肌收缩力
　　D. 保护缺血心肌细胞　　　E. 松弛血管平滑肌

【例15】最可能加重变异型心绞痛的药物是
　　A. 抗血小板药物　　　　　B. 硝酸酯类药物　　　　　C. 钙通道阻滞药
　　D. 调脂药物　　　　　　　E. β受体阻断药

3. 钙通道阻滞药

(1)**抗心绞痛作用**　钙通道阻滞药可阻滞心肌细胞和平滑肌细胞的Ca^{2+}通道,抑制Ca^{2+}内流而产生以下作用。

①降低心肌耗氧量　能减弱心肌收缩,减慢心率,降低血压,减轻心脏负荷,从而降低心肌耗氧量。

②舒张冠状动脉　特别是对处于痉挛状态的冠脉具有显著的解除痉挛的作用。

③保护缺血心肌细胞　钙通道阻滞药阻滞Ca^{2+}内流,可减轻缺血心肌的Ca^{2+}超负荷。

④抑制血小板聚集　钙通道阻滞药可阻滞Ca^{2+}内流,降低血小板内Ca^{2+}浓度,抑制血小板聚集。

(2)**临床应用**

①变异型心绞痛是最佳适应证,因钙通道阻滞药有强大的扩张冠脉的作用。

②对稳定型心绞痛及急性心肌梗死也有效。

③对于心肌缺血伴支气管哮喘者更适合,因钙通道阻滞药可舒张支气管平滑肌。

④较少诱发心衰,因钙通道阻滞药对心肌抑制作用较弱。

注意:①硝苯地平具有显著的扩张冠脉和外周小血管的作用,首选用于变异型心绞痛。
②维拉帕米扩张冠脉的作用较弱,对变异型心绞痛不宜单独使用;对稳定型心绞痛有效,但不是首选。
③地尔硫䓬对变异型、稳定型和不稳定型心绞痛均有效,但首选用于稳定型心绞痛。

第八篇 药理学
第10章 治疗心衰的药物、抗动脉粥样硬化药与抗心绞痛药

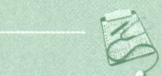

【例16】变异型心绞痛首选
- A. 尼莫地平
- B. 硝苯地平
- C. 氨氯地平
- D. 地尔硫䓬
- E. 尼群地平

【例17】男,57岁。心前区疼痛2年。多于安静状态发生,近日于睡眠中突发心前区疼痛。查心电图ST段抬高,冠脉造影见一过性狭窄。给予硝苯地平治疗的主要药理学依据是
- A. 选择性增加心内膜下心肌供氧量
- B. 选择性扩张冠状动脉,增加心肌供血
- C. 显著减慢心率,降低心肌耗氧量
- D. 显著抑制心肌收缩力,降低心肌耗氧量
- E. 抑制或逆转心肌肥厚,降低心肌耗氧量

▶ **常考点** 各类药物的药理作用及临床应用。

参考答案——详细解答见《2024国家临床执业及助理医师资格考试历年考点精析(上、下册)》

1. ABCDE 2. ABCDE 3. ABCDE 4. ABCDE 5. ABCDE 6. ABCDE 7. ABCDE
8. ABCDE 9. ABCDE 10. ABCDE 11. ABCDE 12. ABCDE 13. ABCDE 14. ABCDE
15. ABCDE 16. ABCDE 17. ABCDE

第 11 章 作用于血液及造血器官的药物与组胺受体阻断药

▶**考纲要求**

①肝素类抗凝血药:药理作用及机制,临床应用及不良反应。②香豆素类抗凝血药:药理作用及机制,临床应用、不良反应及药物相互作用。③新型口服抗凝药(NOACs):作用机制,临床应用及其特异拮抗药。④抗血小板药:作用机制,临床应用。⑤纤维蛋白溶解药:作用机制,临床应用及不良反应。⑥促凝血药:临床应用及不良反应。⑦铁剂:临床应用。⑧叶酸:临床应用。⑨维生素 B_{12}:临床应用。⑩促红细胞生成素:临床应用。⑪右旋糖酐:临床应用。⑫H_1 受体阻断药:药理作用,临床应用。⑬H_2 受体阻断药:药理作用,临床应用。

▶**复习要点**

一、作用于血液及造血器官的药物

1. 肝素类抗凝血药(肝素)

(1)药理作用及机制

①抗凝作用 肝素在体内、体外均有强大抗凝作用。静脉注射后,抗凝作用立即发生,可使多种凝血因子灭活。静脉注射 10 分钟内,血液凝固时间及活化部分凝血活酶时间(APTT)均明显延长,作用维持 3~4 小时。肝素的抗凝作用主要依赖于抗凝血酶Ⅲ(ATⅢ)的活性。ATⅢ是凝血酶及凝血因子Ⅸa、Ⅹa、Ⅺa、Ⅻa 的抑制剂。肝素可加速 ATⅢ-凝血酶复合物的形成,使酶失活。

②调节血脂 肝素可使血管内皮释放脂蛋白脂酶,水解血中乳糜微粒和 VLDL 而发挥调血脂作用。

③抗炎作用 肝素可抑制炎性介质活性和炎症细胞活动。

④抗血管内膜增生 肝素可抑制血管平滑肌细胞增生。

⑤抑制血小板凝聚 这可能是继发于抑制凝血酶的结果(凝血酶促进血小板聚集)。

(2)临床应用

①血栓栓塞性疾病 主要用于防治血栓形成和栓塞,如深静脉血栓、肺栓塞等。

②弥散性血管内凝血(DIC) 各种原因引起的 DIC 是肝素的主要适应证。

③防治心肌梗死、脑梗死、心血管手术及外周静脉术后血栓形成。

④体外抗凝 如心导管检查、体外循环、血液透析等。

(3)不良反应 出血、血小板减少症、过敏反应、骨质疏松等。

【例1】具有体内、外抗凝血作用的药物是
   A. 肝素　　　　　　B. 阿司匹林　　　　　C. 香豆素类
   D. 链激酶　　　　　E. 右旋糖酐

【例2】抗凝血酶Ⅲ作用是
   A. 封闭凝血因子活性中心　　B. 抑制 PG 合成　　　　C. 抑制血小板聚集
   D. 抑制 TXA_2 形成　　　　　E. 增加纤维蛋白溶解

2. 香豆素类抗凝血药

常用的香豆素类有双香豆素、华法林、醋硝香豆素等。

第八篇 药理学
第11章 作用于血液及造血器官的药物与组胺受体阻断药

(1) **药理作用及机制** 凝血因子Ⅱ、Ⅶ、Ⅸ、Ⅹ的合成需维生素K的参与,称**维生素K依赖的凝血因子**。香豆素类是**维生素K的拮抗剂**,可抑制维生素K在肝内由环氧化物向氢醌型转化,从而阻止维生素K的反复利用,影响维生素K依赖的凝血因子的合成,发挥抗凝作用。其特点:①口服有效;②体内有效,体外无效;③起效慢,作用时间长;④血浆蛋白结合率高。

(2) **临床应用** 防治血栓栓塞性疾病。

(3) **不良反应** 自发性出血。

(4) **药物相互作用**

	原因	抗凝血活性
维生素K↓	广谱抗生素抑制肠道产生维生素K的菌群	增强
凝血因子↓	肝病时,肝脏合成凝血因子减少	增强
香豆素类↑	阿司匹林、保泰松可置换血浆蛋白,使血中游离香豆素类浓度升高	增强
香豆素类↑	水杨酸盐、甲硝唑、西咪替丁为肝药酶抑制药,可使香豆素类作用加强	增强
香豆素类↓	苯巴比妥、苯妥英钠、利福平为肝药酶诱导药,可加速香豆素类代谢	降低

【例3】可减弱香豆素类药物抗凝血作用的药物是
  A. 甲苯磺丁脲 B. 奎尼丁 C. 阿司匹林
  D. 口服避孕药 E. 羟基保泰松

【例4】下列药物中,属于肝药酶抑制药的是
  A. 利福平 B. 苯妥英钠 C. 苯巴比妥
  D. 西咪替丁 E. 双香豆素

3. 新型口服抗凝药(NOACs)

(1) **药理作用及机制** NOACs主要包括Ⅱa因子抑制剂达比加群酯、Xa因子抑制药利伐沙班等,是血栓栓塞性疾病治疗的新兴替代选择,主要临床应用为替代华法林,用于非瓣膜病性心房颤动患者。

(2) **特异性拮抗药** 用药后一旦发生出血,可使用特异性拮抗药依达赛珠单抗抑制其抗凝作用。

4. 抗血小板药

	阿司匹林	双嘧达莫
别称	乙酰水杨酸	潘生丁
主要机制	抑制血小板聚集	抑制血小板聚集,体内、外均有抗血栓作用
作用机制	①小剂量可抑制环氧合酶活性,抑制血小板和血管内膜TXA$_2$的合成,而对PGI$_2$无影响;②较大剂量也能抑制血管内皮PGI$_2$合酶活性而减少PGI$_2$合成	①抑制磷酸二酯酶活性,增加细胞内cAMP含量;②增强PGI$_2$活性;③激活腺苷活性;④轻度抑制血小板环氧合酶,使TXA$_2$合成减少;⑤促进血管内皮PGI$_2$的生成
临床应用	防治冠状动脉性疾病、心肌梗死、脑梗死、深静脉血栓形成、肺梗死	血栓栓塞性疾病、心脏瓣膜置换术后防止血小板血栓形成、阻止动脉粥样硬化过程

5. 纤维蛋白溶解药(链激酶)

(1) **作用机制** 纤维蛋白溶解药可使纤维蛋白溶酶原(又称纤溶酶原)转变为纤维蛋白溶酶(又称纤溶酶),纤溶酶通过降解纤维蛋白和纤维蛋白原而限制血栓增大和溶解血栓,故又称血栓溶解药。链激酶可与内源性纤溶酶原(纤维蛋白溶酶原)结合成复合物,使无活性的纤溶酶原转变成有活性的纤溶酶。纤溶酶可迅速水解血栓中的纤维蛋白,导致血栓溶解。

(2) **临床应用** 主要用于治疗血栓性疾病,如急性肺栓塞、急性心肌梗死的冠脉血栓等。

(3) **不良反应** 引起出血,注射局部可出现血肿。

【例5】链激酶属于
A. 促凝血药　　　　　B. 纤维蛋白溶解药　　　　　C. 抗贫血药
D. 抗血小板药　　　　E. 补血药

6. 促凝血药(维生素K)

(1) **临床应用**

①维生素K缺乏导致的出血　如梗阻性黄疸、胆瘘、慢性腹泻、早产儿、新生儿出血。

②凝血酶原过低导致的出血　如香豆素类、水杨酸过量使用等。

③预防维生素K缺乏症　长期应用广谱抗生素,可抑制肠道产维生素K的菌群,导致维生素K缺乏。

(2) **不良反应**

①维生素K_1快速静脉注射时,可产生面部潮红、出汗、血压下降,甚至虚脱,一般以肌内注射为宜。

②维生素K_3和维生素K_4常致胃肠道反应,如恶心、呕吐等。

③较大剂量可致新生儿、早产儿溶血性贫血、高胆红素血症、黄疸等。

④对红细胞缺乏葡萄糖-6-磷酸脱氢酶的特异质者可诱发急性溶血性贫血。

7. 铁剂

对于失血过多或需铁增加所致的缺铁性贫血,应用铁剂(硫酸亚铁、右旋糖酐铁)疗效极佳。对于慢性失血(如月经过多、痔疮出血、子宫肌瘤)、营养不良、妊娠、儿童生长发育所引起的贫血,用药后一般症状及食欲迅速改善。

8. 叶酸

叶酸主要用于治疗巨幼细胞贫血。对缺乏维生素B_{12}所致的恶性贫血,叶酸仅能纠正异常血象,而不能改善神经损伤症状。叶酸对缺铁性贫血无效。

【例6】叶酸可以治疗
A. 地中海贫血　　　　B. 缺铁性贫血　　　　C. 巨幼细胞贫血
D. 溶血性贫血　　　　E. 出血

9. 维生素B_{12}

维生素B_{12}主要用于治疗恶性贫血和巨幼细胞贫血。

10. 促红细胞生成素(EPO)

EPO主要用于治疗慢性肾衰竭所致的肾性贫血。

11. 右旋糖酐的临床应用

①各类右旋糖酐主要用于治疗低血容量性休克,包括急性失血性休克、创伤性休克、烧伤性休克等。

②低分子和小分子右旋糖酐主要用于治疗中毒性休克、外伤性休克、休克晚期DIC。

③可用于防治心肌梗死、心绞痛、脑血栓形成、血管闭塞性脉管炎、视网膜动静脉血栓等。

二、组胺受体阻断药

1. H_1受体阻断药

目前已发现的组胺受体分H_1、H_2和H_3三种亚型。组胺激活H_1受体,可导致支气管与胃肠道平滑肌兴奋、局部毛细血管通透性增加、部分血管扩张。组胺激活H_2受体,可引起胃酸分泌增加、部分血管扩张。组胺激活H_3受体,可导致自身释放减少。

第一代H_1受体阻断药包括苯海拉明、异丙嗪、氯苯那敏(扑尔敏)、多塞平等,因对中枢活性强、受体特异性差,故可引起明显的镇静、抗胆碱作用,表现出"(困)倦、耐(药)、(作用时间)短、(口鼻眼)干"的缺点。第二代 H_1 受体阻断药包括氯雷他定、西替利嗪（仙特敏）、阿司咪唑（息斯敏）等，具有如下特点：①大多长效；②无嗜睡作用；③对打喷嚏、流清涕和鼻痒效果好，而对鼻塞效果较差。

(1) 氯苯那敏的药理作用、临床应用及不良反应
①药理作用　氯苯那敏的药理作用包括：
A. 抗 H_1 受体作用　H_1 受体阻断药可完全对抗组胺引起的支气管、胃肠道平滑肌的收缩作用；抑制组胺引起的局部毛细血管扩张和通透性增加。
B. 中枢抑制作用　H_1 受体阻断药可通过血脑屏障，导致不同程度的中枢抑制，主要表现为镇静、嗜睡等。中枢抑制作用产生的原因，可能是由于中枢 H_1 受体被阻断，拮抗了脑内源性组胺介导的觉醒反应。
②临床应用　主要用于皮肤黏膜变态反应性疾病，如荨麻疹、过敏性鼻炎等，可作为首选药物，现多用第二代 H_1 受体阻断药。对昆虫咬伤所致的皮肤瘙痒、水肿也有良效。对血清病、药疹、接触性皮炎有一定疗效。对支气管哮喘疗效差，对过敏性休克无效。
③不良反应　氯苯那敏的不良反应包括：
A. 中枢抑制　如镇静、嗜睡、乏力等，故驾驶员、高空作业者不宜使用。
B. 消化道反应　口干、厌食、便秘、腹泻等。
C. 其他　偶见粒细胞减少、溶血性贫血等。

(2) 氯雷他定的药理作用、临床应用及不良反应
①药理作用　氯雷他定为阿扎他定的衍生物，是一种没有中枢镇静作用和抗胆碱作用的第二代 H_1 受体阻断药。它可选择性阻断外周 H_1 受体，起效快，作用强大而持久。此外，还可减少 IgE 中介的组胺释放，一次给药作用可持续 24 小时。
②临床应用　常用于过敏性鼻炎、慢性荨麻疹和其他过敏性皮肤病。
③不良反应　罕见乏力、头痛、口干，偶见肝功能异常，哺乳期妇女慎用。

2. H_2 受体阻断药
(1) 雷尼替丁的药理作用　选择性阻断胃壁细胞基底膜的 H_2 受体，抑制胃酸分泌。
(2) 雷尼替丁的临床应用　消化性溃疡、胃食管反流病、应激性溃疡等。
　A. 中和胃酸　　　　　　　B. 促进胃排空　　　　　　　C. 抑制胃酸分泌
　D. 黏膜保护作用　　　　　E. 阻断促胃液素受体
【例7】雷贝拉唑的主要作用是
【例8】雷尼替丁的主要作用是

▶ **常考点**　考点散乱。

参考答案——详细解答见《2024 国家临床执业及助理医师资格考试历年考点精析（上、下册）》
1. ABCDE　　2. ABCDE　　3. ABCDE　　4. ABCDE　　5. ABCDE　　6. ABCDE　　7. ABCDE
8. ABCDE

第 12 章　作用于呼吸系统与消化系统的药物

▶ **考纲要求**

①平喘药:药理作用及机制,临床应用及不良反应。②镇咳药:作用机制及临床应用。③祛痰药:作用机制及临床应用。④抗酸药:作用机制及临床应用。⑤抑酸药:作用机制及临床应用。⑥黏膜保护药:作用机制及临床应用。⑦消化系统功能调节药物:作用机制及临床应用。

▶ **复习要点**

一、平喘药

平喘药按作用方式可分为抗炎平喘药、支气管扩张药和抗过敏平喘药。

1. 抗炎平喘药(糖皮质激素)

(1) 药理作用及机制　①抑制多种参与哮喘发病的炎症细胞和免疫细胞的功能;②抑制细胞因子和炎症介质的产生;③抑制气道高反应性;④增强支气管以及血管平滑肌对儿茶酚胺的敏感性。

(2) 临床应用　主要用于治疗支气管扩张药不能有效控制的慢性哮喘。

(3) 不良反应　吸入常用剂量的糖皮质激素一般不产生不良反应。

2. 支气管扩张药

包括 β 受体激动药(沙丁胺醇、特布他林)、茶碱类(氨茶碱)和抗胆碱类(异丙托溴铵、噻托溴铵)。

(1) 沙丁胺醇和特布他林　均属于 $β_2$ 受体激动药,可松弛支气管平滑肌,常用于治疗支气管哮喘。

	沙丁胺醇	特布他林
所属类别	选择性 $β_2$ 受体激动药	选择性 $β_2$ 受体激动药
药理作用	松弛支气管平滑肌,作用较强	松弛支气管平滑肌,作用稍弱
临床应用	支气管哮喘、喘息型支气管炎 伴有支气管痉挛的呼吸道疾病	支气管哮喘 伴有支气管痉挛的呼吸道疾病
气雾吸入	5~15 分钟起效,持续 3~6 小时,$t_{1/2}$ 3.8 小时	5 分钟内起效,持续 4~6 小时
口服	30 分钟起效,持续 6 小时	60~120 分钟起效,持续 4~8 小时

(2) 氨茶碱

①药理作用与作用机制　氨茶碱具有平喘、强心、利尿、扩张血管和中枢兴奋的作用。

A. 抑制磷酸二酯酶(PDE)　为其主要机制,氨茶碱为非选择性磷酸二酯酶抑制剂,可使细胞内 cAMP、cGMP 水平升高。cAMP 和 cGMP 分别激活蛋白激酶 A 与蛋白激酶 G 而舒张支气管平滑肌。

B. 阻断腺苷受体　治疗浓度的氨茶碱可阻断腺苷受体,减轻内源性腺苷所致的气道收缩作用。

C. 增加内源性儿茶酚胺的释放　治疗浓度的氨茶碱可致儿茶酚胺释放,间接舒张支气管。

D. 免疫调节和抗炎作用　氨茶碱在低浓度时可抑制肥大细胞、嗜酸性粒细胞、巨噬细胞、T 淋巴细胞的功能,减少炎症介质的释放,降低微血管通透性,减轻气道炎症反应。

E. 增加膈肌收缩力并促进支气管纤毛运动　氨茶碱能增强膈肌收缩力,有利于慢性阻塞性肺疾病的治疗。氨茶碱能促进纤毛运动,从而加速纤毛清除痰液,有助于哮喘急性发作的治疗。

F. 对心脏的影响　氨茶碱能增强心肌收缩力,增加心输出量,低剂量一般不加快心率。

②临床应用

A. 支气管哮喘　氨茶碱主要用于慢性哮喘的维持治疗,以防止急性发作。氨茶碱扩张支气管作用不及 $β_2$ 受体激动药强,且起效慢,一般情况下不宜采用。当急性哮喘病例在吸入 $β_2$ 受体激动药疗效不显著时,可静脉注射氨茶碱,以收到相加作用的疗效。

B. 慢性阻塞性肺疾病　对病人气促症状有明显改善的疗效。

C. 中枢型睡眠呼吸暂停综合征　氨茶碱可使通气功能明显增强,改善症状。

(3) 异丙托溴铵、噻托溴铵

①异丙托溴铵　为非特异性 M 胆碱受体阻断药,对气道平滑肌有较高的选择性,有较强的支气管平滑肌松弛作用。口服不易吸收,需气雾吸入给药,作用时间持续 4~6 小时。用于缓解阻塞性肺疾病引起的支气管痉挛、喘息症状;对于高迷走神经活性以及对 $β_2$ 受体激动药不能耐受的哮喘患者更为适用。

②噻托溴铵　是一种长效抗胆碱药,对毒蕈碱受体 M_1~M_5 有相似的亲和力。在呼吸道中,噻托溴铵可竞争性且可逆性抑制 M_3 受体,引起平滑肌松弛,作用呈剂量依赖性,并可持续 24 小时以上。因此,其能长时间阻滞胆碱能神经介导的支气管平滑肌收缩,长时间扩张支气管,缓解呼吸困难。噻托溴铵以干粉吸入给药,主要用于慢性阻塞性肺疾病的维持治疗以及急性发作的预防。

3. 抗过敏平喘药(色甘酸钠)

(1) 药理作用　对速发型过敏反应(Ⅰ型变态反应)具有明显抑制作用,能抑制肥大细胞由抗原诱发的过敏介质(组胺、LTD_4、PGE_2 等)的释放,从而阻断速发型过敏反应。

(2) 临床应用　主要用于预防速发型过敏反应(Ⅰ型变态反应)所致的哮喘发作,需在抗原和刺激物接触前 7~10 天给药,对过敏性、运动性、非特异性的外源性刺激效果较好。

(3) 不良反应　少见,偶有咽喉与气管刺痛感或支气管痉挛。

【例1】对 $β_2$ 受体有选择性激动作用的平喘药是
　　A. 茶碱　　　　　　　　　B. 肾上腺素　　　　　　　　C. 沙丁胺醇
　　D. 色甘酸钠　　　　　　　E. 异丙肾上腺素

【例2】下列药物中,具有强心作用的药物是
　　A. 氨茶碱　　　　　　　　B. 乙酰唑胺　　　　　　　　C. 呋塞米
　　D. 甘露醇　　　　　　　　E. 氢氯噻嗪

【例3】主要用于预防Ⅰ型变态反应所致哮喘的药物是
　　A. 氨茶碱　　　　　　　　B. 肾上腺素　　　　　　　　C. 特布他林
　　D. 色甘酸钠　　　　　　　E. 异丙肾上腺素

二、镇咳与祛痰药

1. 镇咳药

(1) 中枢性镇咳药　可直接抑制延髓咳嗽中枢而发挥镇咳作用。代表药物为磷酸可待因,主要用于治疗剧烈干咳。

(2) 外周性镇咳药　可通过抑制咳嗽反射弧而发挥镇咳作用。代表药物为盐酸那可汀,主要用于治疗牵张反射引起的咳嗽。

2. 祛痰药

祛痰药包括痰液稀释药(氯化铵)和黏痰溶解药(乙酰半胱氨酸),可促进痰液排出。

三、作用于消化系统的药物

1. 抗酸药

抗酸药为弱碱性物质，代表药物为碳酸钙、氢氧化镁，主要用于治疗消化性溃疡和反流性食管炎。

2. 抑酸药（质子泵抑制药，PPI）

（1）药理作用及机制

①抑制胃酸分泌　PPI 能抑制胃壁细胞 H^+-K^+-ATP 酶，从而抑制胃酸分泌，其抑酸作用强大而持久，是目前抑酸作用<u>最强、疗效最好</u>的制酸剂。

②刺激胃泌素分泌　由于胃酸分泌受抑制，可反馈性使胃黏膜 G 细胞分泌胃泌素增多。

③保护胃黏膜　奥美拉唑对阿司匹林、乙醇、应激所致的胃黏膜损伤有预防保护作用。

④抗幽门螺杆菌　体外试验证明奥美拉唑有抗幽门螺杆菌作用。

（2）临床应用　主要用于治疗消化性溃疡、反流性食管炎、上消化道出血、幽门螺杆菌感染等。

（3）不良反应

①神经系统症状　头痛、头晕、失眠、外周神经炎等。

②消化系统症状　口干、恶心、呕吐、腹胀。

③其他　男性乳腺发育、皮疹、溶血性贫血等。

3. 胃黏膜保护药

胃黏膜保护药是指增强胃黏膜屏障功能的药物，代表药物为米索前列醇，主要用于治疗消化性溃疡。

4. 消化系统功能调节药物

消化系统功能调节药物包括助消化药、止吐药、胃肠动力药、止泻药、泻药等，主要用于对症治疗。

【例4】根据作用机制，奥美拉唑是

　　A. 黏膜保护药　　　　　　　B. 胃壁细胞 H^+ 泵抑制药　　　C. 促胃液素受体阻断药

　　D. H_2 受体阻断药　　　　　E. M 胆碱受体阻断药

【例5】通过抑制 H^+-K^+-ATP 酶而用于治疗消化性溃疡的药物是

　　A. 异丙嗪　　　　　　　　　B. 肾上腺皮质激素　　　　　　C. 雷尼替丁

　　D. 奥美拉唑　　　　　　　　E. 苯海拉明

【例6】奥美拉唑减少胃酸分泌的机制是可抑制

　　A. 乳酸脱氢酶　　　　　　　B. Na^+-K^+-ATP 酶　　　　　C. H^+-K^+-ATP 酶

　　D. HMG-CoA 还原酶　　　　 E. 葡糖-6-磷酸酶（2022）

【例7】特异性抑制胃壁细胞质子泵活性的药物是

　　A. 哌仑西平　　　　　　　　B. 奥美拉唑　　　　　　　　　C. 氢氧化镁

　　D. 枸橼酸铋钾　　　　　　　E. 雷尼替丁

【例8】奥美拉唑的临床应用适应证是

　　A. 胃肠平滑肌痉挛　　　　　B. 萎缩性胃炎　　　　　　　　C. 消化道功能紊乱

　　D. 慢性腹泻　　　　　　　　E. 消化性溃疡

▶ **常考点**　平喘药的分类；奥美拉唑的药理作用。

参考答案——详细解答见《2024 国家临床执业及助理医师资格考试历年考点精析（上、下册）》

1. ABCDE　　2. ABCDE　　3. ABCDE　　4. ABCDE　　5. ABCDE　　6. ABCDE　　7. ABCDE
8. ABCDE

第13章 糖皮质激素类药、抗甲状腺药与降糖药

▶ **考纲要求**

①糖皮质激素类药:药理作用及机制,临床应用及不良反应。②甲状腺激素:药理作用、临床应用及不良反应。③硫脲类:临床应用及不良反应。④碘及碘化物:临床应用及不良反应。⑤β受体阻断药:临床应用及不良反应。⑥放射性碘:临床应用及不良反应。⑦胰岛素:药理作用,临床应用及不良反应。⑧双胍类:作用机制、临床应用及不良反应。⑨磺酰脲类:作用机制、临床应用及不良反应。⑩α-葡萄糖苷酶抑制药:作用机制、临床应用及不良反应。⑪胰岛素增敏药:作用机制、临床应用及不良反应。⑫GLP-1受体激动药:作用机制及临床应用。⑬DDP-Ⅳ抑制药:作用机制及临床应用。

▶ **复习要点**

一、糖皮质激素类药(糖皮质激素)

1. 药理作用及机制

(1) 对物质代谢的影响

	总趋势	生化药理机制
糖代谢	升高血糖	促进糖异生,特别是利用肌蛋白代谢产生的氨基酸为原料合成糖原;减少机体组织对葡萄糖的利用;减慢葡萄糖氧化分解
蛋白质代谢	加速分解,抑制合成	加速胸腺、肌肉、骨等组织蛋白质分解代谢,造成负氮平衡;大剂量糖皮质激素还能抑制蛋白质合成
脂肪代谢	脂肪重新分布	短期使用对脂肪代谢无影响;长期大剂量使用可提高血浆胆固醇,促进脂肪重新分布,表现为向心性肥胖、满月脸、水牛背
水电代谢	弱的保钠排钾作用	增加肾小球滤过率,拮抗抗利尿激素,减少肾小管对水的重吸收;肾上腺皮质功能不足者,可出现水中毒;长期用药造成骨质脱钙

(2) 抗炎作用 糖皮质激素具有强大的抗炎作用,能抑制多种原因引起的炎症反应。

(3) 免疫抑制作用 糖皮质激素对免疫系统有多方面的抑制作用。糖皮质激素能干扰淋巴组织在抗原作用下的分裂和增殖,阻断致敏T淋巴细胞所诱发的单核细胞和巨噬细胞的聚集等,从而抑制组织器官的移植排异反应和皮肤迟发性过敏反应。

(4) 抗过敏作用 糖皮质激素能减少过敏介质的产生,减轻过敏症状。

(5) 抗休克作用 常用于严重休克,特别是感染中毒性休克的治疗。大剂量糖皮质激素抗休克作用的机制:①抑制某些炎症因子的产生,减轻全身炎症反应综合征及组织损伤,使微循环血流动力学恢复正常,改善休克状态;②稳定溶酶体膜,减少心肌抑制因子的形成;③扩张痉挛收缩的血管,兴奋心脏,增强心脏收缩力;④提高机体对细菌内毒素的耐受力,但对外毒素无防御作用。

(6) 允许作用 糖皮质激素对有些组织虽无直接活性,但可为其他激素发挥作用创造有利条件,称为允许作用。如糖皮质激素能增加组织对儿茶酚胺和胰高血糖素的敏感性。

(7) 退热作用 常用于严重的中毒性感染,具有迅速而良好的退热作用。

(8)血液与造血系统　糖皮质激素能刺激骨髓造血,使红细胞、血小板、中性粒细胞增多。

(9)中枢神经系统　可提高中枢兴奋性,诱发精神失常。

(10)骨骼　长期大量用药可出现骨质疏松。

(11)心血管系统　部分患者可出现高血压。

【例1】关于糖皮质激素抗炎作用的正确叙述是
　　A. 能提高机体的防御功能　　　B. 直接杀灭病原体　　　C. 促进创口愈合
　　D. 抑制病原菌生长　　　E. 对抗各种原因,如物理、生物因素等引起的炎症

【例2】不属于糖皮质激素类药物抗休克作用机制的是
　　A. 稳定溶酶体膜　　　B. 扩张痉挛收缩的血管　　　C. 抑制炎性细胞因子释放
　　D. 增强心肌收缩力　　　E. 中和细菌外毒素

2. 临床应用

(1)严重急性感染　主要用于中毒性感染或同时伴有休克者,如中毒性菌痢、中毒性肺炎、暴发型流脑、败血症等。在应用抗生素的同时,可用糖皮质激素作为辅助治疗。

(2)抗炎治疗及防治某些炎症的后遗症　早期应用糖皮质激素能减少炎性渗出,减轻愈合过程中纤维组织过度增生及粘连,防止后遗症的发生。

(3)自身免疫性疾病　应用糖皮质激素能缓解症状。对多发性皮肌炎,为首选药物。

(4)过敏性疾病　对严重病例可以选用。

(5)器官移植排斥反应　术前术后均可应用。

(6)抗休克治疗　主要用于感染中毒性休克。

(7)血液病　可用于治疗儿童急淋白血病、再生障碍性贫血、过敏性紫癜等。

(8)局部应用　可局部外用、局部封闭、关节腔内注射等。

(9)替代治疗　可用于急、慢性肾上腺皮质功能不全者。

3. 不良反应

(1)长期大剂量应用引起的不良反应
①医源性肾上腺皮质功能亢进　表现为满月脸、水牛背、皮肤变薄、多毛、水肿等。
②诱发或加重感染　长期应用可诱发感染或使体内潜在感染病灶扩散,尤其是抵抗力低下的患者。
③消化系统并发症　可诱发或加剧消化性溃疡、消化道出血、穿孔等。
④心血管系统　可致水钠潴留,引起高血压。
⑤骨质疏松、肌肉萎缩、伤口延迟愈合等。
⑥糖尿病　约半数病人出现糖耐量受损或糖尿病(类固醇性糖尿病)。

(2)停药反应
①医源性肾上腺皮质功能不全　长期用药的病人,突然停药,特别是遇到感染、创伤、手术等严重应激情况时,可引起肾上腺皮质功能不全或危象,表现为恶心、呕吐、乏力、低血压和休克等。
防治方法:停药须经缓慢的减药过程,不可突然停药;停用糖皮质激素后连续应用 ACTH 7 天左右;在停药1年内,如遇应激情况,应及时给予足量糖皮质激素。
②反跳现象　可能是病人对糖皮质激素产生了依赖性或病情尚未完全控制,突然停药或减量过快而致原病复发或恶化。常需加大剂量再行治疗,待症状缓解后再缓慢减量、停药。

【例3】地塞米松的临床应用不包括
　　A. 风湿性心肌炎　　　B. 骨质疏松　　　C. 系统性红斑狼疮
　　D. 过敏性紫癜　　　E. 感染中毒性休克

【例4】糖皮质激素可用于治疗
　　A. 原发性血小板增多症　　　B. 急性淋巴细胞白血病　　　C. 慢性粒细胞白血病

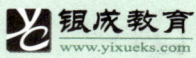　　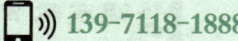

D. 真性红细胞增多症　　　　E. 骨质疏松

【例5】长期应用糖皮质激素后，突然停药所产生的反跳现象是由于病人
A. 对糖皮质激素产生耐药性　　B. 对糖皮质激素产生了依赖或病情未能完全控制
C. 肾上腺皮质功能亢进　　D. 肾上腺皮质功能减退　　E. ACTH分泌减少

二、甲状腺激素及抗甲状腺药

1. 甲状腺激素

（1）**药理作用**　①维持正常生长发育；②促进代谢和产热；③提高机体交感-肾上腺系统的反应性。

（2）**临床应用**　主要用于治疗甲状腺功能减退、单纯性甲状腺肿。

（3）**不良反应**　甲状腺激素过量可引起心悸、手震颤、多汗、体重减轻、失眠等。

2. 硫脲类

（1）**代表药物**　甲硫氧嘧啶、丙硫氧嘧啶。

（2）**药理作用**

①抑制甲状腺激素的合成　硫脲类通过抑制甲状腺过氧化物酶，进而抑制酪氨酸的碘化及偶联，减少甲状腺激素的生物合成，对已合成的甲状腺激素无效。

②抑制外周组织的 T_4 转化为 T_3　丙硫氧嘧啶能抑制外周组织 T_4 转化为 T_3，迅速控制血清中生物活性较强的 T_3 的水平，故在重症甲亢、甲状腺危象时，首选丙硫氧嘧啶。

③减弱β受体介导的糖代谢　硫脲类可减少心肌、骨骼肌的β受体数目，降低腺苷酸环化酶活性。

④免疫抑制作用　甲亢的发生与甲状腺刺激性免疫球蛋白(TSI)有关，本品能降低血液循环中的TSI。

（3）**临床应用**

①甲亢的内科治疗　适用于轻症、年轻、不宜手术、不宜用放射碘治疗者，疗程1~2年。

②甲亢术前准备　适用于基础代谢率较高的甲亢患者。

③甲状腺危象的治疗　首选丙硫氧嘧啶，剂量为治疗量的2倍，疗程不超过1周。

（4）**不良反应**　丙硫氧嘧啶较少发生，甲硫氧嘧啶发生较多。

①过敏反应　最常见，表现为斑丘疹、皮肤瘙痒、药疹等。

②胃肠道反应　恶心、呕吐、胃肠道不适，甲硫氧嘧啶偶有味觉、嗅觉异常。

③粒细胞缺乏症　为最严重不良反应，一般发生在治疗后2~3个月。

④甲状腺肿及甲状腺功能减退　多发生于长期服药者。

3. 碘及碘化物

（1）**代表药物**　复方碘溶液、碘化钠、碘化钾。

（2）**药理作用**　不同剂量的碘化物对甲状腺可产生不同的作用。

①小剂量碘　碘是合成甲状腺激素的原料，小剂量碘剂可预防单纯性甲状腺肿，对早期患者疗效显著。如加碘食盐，可按1/10万~1/1万的比例加入碘化钾或碘化钠。

②大剂量碘　具有抗甲状腺作用。主要是抑制甲状腺激素的释放，还能拮抗TSH促进激素释放。

（3）**临床应用**　主要用于甲亢的术前准备、甲状腺危象的治疗。

（4）**不良反应**　包括过敏反应、诱发甲状腺功能紊乱等。

4. β受体阻断药

（1）**代表药物**　普萘洛尔、美托洛尔、阿替洛尔。

（2）**临床应用**　适用于不宜用抗甲状腺药、不宜手术及 ^{131}I 治疗的甲亢患者。

（3）**不良反应**　较少影响常用甲状腺功能测定试验以及硫脲类对甲状腺的作用，但应注意防止本类药物对心血管系统和气管平滑肌等造成的不良反应。

5. 放射性碘

（1）**临床应用** 适用于不宜手术、手术后复发、对硫脲类无效或过敏的甲亢患者。

（2）**不良反应** 剂量过大易导致甲状腺功能减退。

A. 放射性碘　　　　　B. 酚苄明　　　　　C. 左甲状腺素钠
D. 丙硫氧嘧啶　　　　E. 溴隐亭

【例6】属于抑制激素合成的药物是

【例7】属于α受体阻断药的是

三、胰岛素及其他降糖药

1. 胰岛素

（1）**药理作用** 主要促进肝脏、脂肪、肌肉等靶组织糖原和脂肪的储存。

①促进糖原合成和储存　抑制糖原分解和异生，加速葡萄糖氧化和酵解，从而降低血糖。

②促进脂肪合成　减少游离脂肪酸和酮体的生成，增加脂肪酸和葡萄糖的转运，使其利用增加。

③促进蛋白质合成　增加氨基酸转运和蛋白质合成，抑制蛋白质分解。

④促进核酸合成。

⑤增快心率，加强心肌收缩力，减少肾血流。

记忆：胰岛素是促进合成代谢的激素——促进糖原、脂肪、蛋白质、核酸的合成。

（2）**临床应用**

①胰岛素注射剂　是治疗1型糖尿病的最主要药物。主要用于：1型糖尿病、2型糖尿病经口服降血糖药未能控制、发生各种急性或严重并发症、糖尿病病人处于应激状态、细胞内缺钾者。

②胰岛素吸入剂　可大大缓解长期反复注射胰岛素给病人带来的痛苦和不便，提高病人生活质量。

（3）**不良反应**

①低血糖症　是最常见、最严重的不良反应。

②过敏反应　少见。

③胰岛素抵抗　急性抵抗多因并发感染、创伤、手术等应激状态所致，慢性抵抗病因复杂。

④脂肪萎缩　见于注射部位，女性多于男性。

2. 双胍类

（1）**代表药物** 二甲双胍、苯乙双胍。

（2）**作用机制** 促进脂肪组织摄取葡萄糖，减少葡萄糖在肠的吸收及糖异生，抑制胰高血糖素释放。

（3）**临床应用** 主要用于轻症糖尿病患者，尤其适用于肥胖、单用饮食控制无效者。

（4）**不良反应** 食欲下降、恶心、腹部不适、腹泻、乳酸性酸血症、酮血症等。

3. 磺酰脲类

（1）**代表药物** 甲苯磺丁脲、氯磺丙脲、格列本脲、格列吡嗪。

（2）**作用机制** 刺激胰岛β细胞释放胰岛素；降低血清糖原水平；增强胰岛素与靶组织的结合能力。

（3）**临床应用** 胰岛功能尚存的2型糖尿病且单用饮食控制无效者；氯磺丙脲可用于治疗尿崩症。

（4）**不良反应** 皮肤过敏、胃肠不适、嗜睡、神经痛、黄疸、肝损害。

注意：①用于尿崩症治疗——卡马西平、氢氯噻嗪、氯磺丙脲、加压素、垂体后叶素。

②胰岛素的降糖机制——增加葡萄糖的去路，抑制葡萄糖的来源。

③罗格列酮的降糖机制——为胰岛素增敏剂，增加靶组织对胰岛素的敏感性，改善胰岛素抵抗。

④磺酰脲类的降糖机制——促进残存胰岛β细胞分泌胰岛素，因此降糖前提是要有β细胞残存。

第八篇 药理学
第13章 糖皮质激素类药、抗甲状腺药与降糖药

4. α-葡萄糖苷酶抑制剂

(1) **代表药物** 阿卡波糖。

(2) **作用机制** 在小肠上皮刷状缘与碳水化合物竞争水解碳水化合物的糖苷水解酶，从而减慢碳水化合物水解及产生葡萄糖的速度并延缓葡萄糖的吸收。

(3) **临床应用** 主要用于餐后血糖增高为主的糖尿病。

(4) **不良反应** 胃肠道反应。

5. 胰岛素增敏剂

(1) **代表药物** 吡格列酮、罗格列酮。

(2) **作用机制** 改善胰岛素抵抗、降低高血糖；改善脂肪代谢紊乱；防治2型糖尿病血管并发症；改善胰岛β细胞的功能。

(3) **临床应用** 2型糖尿病，尤其是胰岛素抵抗者。

(4) **不良反应** 嗜睡、肌肉和骨骼痛、头痛、消化道症状、低血糖。

6. 胰高血糖素样肽-1(GLP-1)受体激动药

(1) **代表药物** 依克那肽。

(2) **作用机制** GLP-1由肠道L细胞分泌，可刺激胰岛β细胞合成和分泌胰岛素，抑制胰岛α细胞分泌胰高血糖素，从而降低血糖。

(3) **临床应用** 主要用于治疗2型糖尿病。

(4) **不良反应** 胃肠道反应，如恶心、呕吐、腹泻等。

7. 二肽基肽酶-Ⅳ(DDP-Ⅳ)抑制药

(1) **代表药物** 西他列汀、维格列汀。

(2) **作用机制** 内源性GLP-1可迅速被DDP-Ⅳ降解而失去生物活性，因此DDP-Ⅳ抑制药可通过减少GLP-1的降解，促进胰岛β细胞释放胰岛素而降低血糖。

(3) **临床应用** 主要用于治疗2型糖尿病。

(4) **不良反应** 可能产生神经源性炎症、血压升高、促发免疫反应。

【例8】磺酰脲类药物的药理作用为

    A. 使电压依赖性钾通道开放   B. 可促进胰岛素释放而降血糖

    C. 不改变体内胰高血糖素水平   D. 可使电压依赖性钠通道开放

    E. 能抑制抗利尿激素的分泌

➤ **常考点** 糖皮质激素的作用及应用；降糖药的作用机制。

参考答案——详细解答见《2024国家临床执业及助理医师资格考试历年考点精析(上、下册)》

1. ABCDE   2. ABCDE   3. ABCDE   4. ABCDE   5. ABCDE   6. ABCDE   7. ABCDE

8. ABCDE

第14章 子宫平滑肌兴奋药

▶ **考纲要求**

①缩宫素：临床应用及不良反应。②垂体后叶素：临床应用及不良反应。③麦角生物碱：临床应用及不良反应。④前列腺素：临床应用。

▶ **复习要点**

一、缩宫素

1. 临床应用

(1) **催产** 小剂量缩宫素对无产道障碍、胎位正常、头盆相称、宫缩乏力难产者，具有促进分娩作用。

(2) **引产** 对于死胎、过期妊娠或其他原因需要提前终止妊娠者，可用缩宫素引产。

(3) **产后出血** 产后出血时，立即皮下或肌内注射较大剂量缩宫素，可迅速引起子宫平滑肌强直性收缩，压迫子宫肌层内的血管起到止血作用。

2. 不良反应

(1) **子宫强直性收缩** 缩宫素过量可引起子宫高频率甚至持续性强直性收缩，从而可能导致胎儿宫内窒息或子宫破裂等严重后果。

(2) **过敏** 缩宫素的人工合成品不良反应较少，应用生物制剂偶见过敏反应。

(3) **抗利尿作用** 大剂量使用缩宫素时，出现水潴留、低钠血症。

二、垂体后叶素

1. 药理作用

垂体后叶素是从牛、猪的垂体后叶中提取的粗制品，内含缩宫素、加压素两种成分，两者的化学结构基本相似。加压素具有抗利尿、收缩血管、升高血压、兴奋子宫的作用。由于对子宫平滑肌的选择性不高，现已很少在临床上使用。

2. 临床应用

垂体后叶素可用于治疗尿崩症、肺出血。

3. 不良反应

垂体后叶素可引起面色苍白、心悸、胸闷、恶心、腹痛、过敏反应等。

三、麦角生物碱

1. 临床应用

(1) **子宫出血** 麦角生物碱主要用于预防和治疗产后由于子宫收缩乏力造成的子宫出血，通过强直性收缩子宫平滑肌而机械压迫血管止血。

(2) **子宫复原** 可应用于产后子宫复原缓慢，通过收缩子宫而加速子宫复原。

(3) **偏头痛** 麦角胺能使脑血管收缩，可用于偏头痛的诊断和发作时的治疗。

(4) **人工冬眠** 二氢麦角碱对中枢神经系统有抑制作用，可与异丙嗪、哌替啶组成冬眠合剂，用于人工冬眠。

2. 不良反应

麦角新碱可引起恶心、呕吐、血压升高,偶见过敏反应。

四、前列腺素

1. 药理作用

前列腺素具有收缩子宫的作用,其中以地诺前列酮(PGE_2)、地诺前列素($PGF_{2\alpha}$)的活性最强,尤其在分娩中具有重要意义。前列腺素对妊娠各期子宫都有兴奋作用,对分娩前的子宫更为敏感。前列腺素引起子宫收缩的特性与生理性的阵痛相似,在增强子宫平滑肌节律性收缩的同时,尚能使子宫颈松弛。

2. 临床应用

前列腺素主要用于终止早期或中期妊娠,还可用于足月或过期妊娠引产,发生良性葡萄胎时可用于排出宫腔内的异物。

▶**常考点**　2019年新增考点,往年很少考。

第15章 β-内酰胺类、大环内酯类与林可霉素类抗生素

▶ **考纲要求**

①青霉素类：抗菌作用，常用药物的临床应用及不良反应。②头孢菌素类：抗菌作用及机制，常用药物的临床应用。③碳青霉烯类：抗菌作用及临床应用。④β-内酰胺酶抑制药及复方制剂：抗菌作用及临床应用。⑤大环内酯类：抗菌作用及机制，常用药物的临床应用及不良反应。⑥林可霉素类：抗菌作用及机制，临床应用及不良反应。⑦多肽类：抗菌作用及机制，临床应用及不良反应。

▶ **复习要点**

一、β-内酰胺类抗生素

1. 青霉素类抗生素

(1) 青霉素G、氨苄西林与阿莫西林的抗菌作用及临床应用

	青霉素G	氨苄西林	阿莫西林
属于	窄谱青霉素类	广谱青霉素类	广谱青霉素类
高度敏感	①G^+球菌：溶链、肺炎球菌、草绿色链球菌、金黄色葡萄球菌、表皮葡萄球菌 ②G^+杆菌：白喉棒状杆菌、炭疽杆菌、产气荚膜杆菌、破伤风梭菌、乳酸杆菌 ③G^-球菌：脑膜炎奈瑟菌、敏感淋病奈瑟菌 ④G^-杆菌：流感杆菌、百日咳鲍特菌 ⑤螺旋体：梅毒螺旋体、钩体、回归热螺旋体 ⑥放线菌：牛放线菌	①G^-杆菌：伤寒沙门菌、副伤寒沙门菌、百日咳鲍特菌、大肠埃希菌、痢疾志贺菌 ②球菌：粪链球菌	与氨苄西林类似，但对肺炎球菌、肠球菌、沙门菌属、幽门螺杆菌的杀菌作用较氨苄西林强
较敏感	大多数G^-球菌	球菌、G^+杆菌、螺旋体	与氨苄西林类似
不敏感	肠球菌、真菌、原虫、立克次体、病毒	耐药金黄色葡萄球菌	与氨苄西林类似
临床应用	敏感的G^+球菌和杆菌、G^-球菌及螺旋体所致的感染，为首选药	敏感菌所致的呼吸道感染、伤寒、副伤寒、尿路感染、胃肠道感染、软组织感染、脑膜炎、败血症、心内膜炎	敏感菌所致的呼吸道、尿路、胆道感染，伤寒，慢性活动性胃炎和消化性溃疡

(2) 青霉素G的不良反应

①变态反应　为青霉素最常见的不良反应。各种类型的变态反应均可出现，最严重的是过敏性休克。
　A. 原因　是青霉素溶液中的降解产物青霉噻唑蛋白、青霉烯酸、6-APA高分子聚合物所致。
　B. 临床表现　主要为呼吸衰竭、循环衰竭、中枢抑制。
　C. 预防措施　对青霉素过敏者禁用青霉素；常规皮试；每次用药后观察30分钟，无反应才能离去。
　D. 急救　皮下或肌内注射肾上腺素0.5~1.0mg，必要时加用糖皮质激素和抗组胺药。
②赫氏反应　应用青霉素治疗梅毒、钩体、雅司、炭疽等感染时，可有症状加剧现象，表现为全身不适、寒战、发热、咽痛、心跳加快等症状。此反应可能是大量病原体被杀死后释放的物质引起的。

第八篇 药理学

第15章 β-内酰胺类、大环内酯类与林可霉素类抗生素

③其他不良反应　肌内注射青霉素可产生局部疼痛、红肿、硬结等。

【例1】对青霉素G最敏感的病原体是
- A. 立克次体
- B. 钩端螺旋体
- C. 衣原体
- D. 支原体
- E. 真菌

【例2】青霉素抗革兰阳性(G^+)菌作用的机制是
- A. 干扰细菌蛋白质合成
- B. 抑制细菌核酸代谢
- C. 抑制细菌脂代谢
- D. 破坏细菌细胞膜结构
- E. 抑制细菌细胞壁肽聚糖(黏糖)的合成(超纲题)

【例3】青霉素G的主要不良反应是
- A. 肾损害
- B. 过敏
- C. 听力减退
- D. 肝损害
- E. 胃肠道反应

- A. 抑制细菌细胞壁合成
- B. 抑制细菌蛋白质合成
- C. 抑制细菌DNA合成
- D. 抑制细菌二氢叶酸还原酶
- E. 抑制细菌DNA依赖的RNA聚合酶

【例4】β-内酰胺类的作用机制是

【例5】喹诺酮类的作用机制是

2. 头孢菌素类抗生素

	第一代头孢菌素	第二代头孢菌素	第三代头孢菌素	第四代头孢菌素
代表	头孢噻吩、头孢唑啉	头孢呋辛、头孢孟多	头孢噻肟、头孢哌酮	头孢匹罗、头孢吡肟
抗菌作用	对G^+菌作用较第二、三代强，对G^-菌作用弱	对G^+菌作用逊于第一代，对G^-菌敏感，对厌氧菌有效，对铜绿假单胞菌无效	对G^+菌作用不及第一、二代，对G^-菌有较强作用，对厌氧菌有较强作用	对G^+菌、G^-菌均有高效
酶	可被β-内酰胺酶破坏	对β-内酰胺酶比较稳定	对β-内酰胺酶较稳定	对β-内酰胺酶高度稳定
临床应用	敏感菌所致呼吸道、尿路感染、皮肤和软组织感染	敏感菌所致的肺炎、胆道感染、菌血症、尿路感染和其他组织器官感染	危及生命的败血症、脑膜炎、肺炎、骨髓炎、尿路感染、铜绿假单胞菌感染	对第三代头孢菌素耐药的细菌感染

【例6】第三代头孢菌素的作用特点是
- A. 主要用于轻、中度呼吸道和尿路感染
- B. 对革兰阴性菌有较强的作用
- C. 对组织穿透力弱
- D. 对肾脏毒性较第一、第二代头孢菌素大
- E. 对β-内酰胺酶的稳定性较第一、第二代头孢菌素低

【例7】女,32岁。发热、腰痛、尿频、尿急1个月,近3天全身关节酸痛、尿频、尿急加重。体检:体温39.5℃,白细胞$13×10^9$/L,中性粒细胞86%,尿培养大肠埃希菌阳性,诊断为大肠埃希菌性尿路感染,应首选
- A. 青霉素
- B. 红霉素
- C. 灰黄霉素
- D. 头孢曲松
- E. 林可霉素

3. 碳青霉烯类抗生素

(1) **代表药物**　亚胺培南、美罗培南。

(2) **抗菌作用**　抗菌谱广,抗菌活性强,对G^+、G^-需氧和厌氧菌均敏感。

(3) **临床应用**　主要用于敏感菌所致的各种严重感染,如尿路、皮肤软组织、呼吸道、腹腔、妇科感染,以及败血症、骨髓炎等。

4. β-内酰胺酶抑制药

(1) **代表药物**　克拉维酸、舒巴坦。

(2)**抗菌作用**　对普通细菌,如金黄色葡萄球菌、肠杆菌、淋病奈瑟菌等有强大抑制作用;对肺炎杆菌、变形杆菌、脆弱拟杆菌等有快速抑制作用;对沙门菌属、铜绿假单胞菌等抑制作用较差。
　　(3)**临床应用**　主要用于敏感菌所致的各种感染。

　5. β-内酰胺酶抑制药复方制剂
　　(1)**代表药物**　优立新(氨苄西林+舒巴坦)、奥格门汀(阿莫西林+克拉维酸)。
　　(2)**抗菌作用**　增强β-内酰胺酶类抗生素的抗菌效果,减少耐药性。
　　(3)**临床应用**　主要用于敏感菌所致的各种感染。

二、大环内酯类抗生素、林可霉素类及多肽类抗生素

　1. 大环内酯类抗生素
　　(1)**代表药物**　红霉素。
　　(2)**抗菌机制**　主要是不可逆地结合细菌核糖体50S亚基,抑制细菌蛋白质的合成。
　　(3)**抗菌作用**
　　①G^+菌　对G^+菌抗菌作用强,如金黄色葡萄球菌(包括耐药菌)、表皮葡萄球菌、链球菌等。
　　②G^-菌　对部分G^-菌高度敏感,如脑膜炎奈瑟菌、淋病奈瑟菌、流感杆菌、布鲁斯菌、军团菌等。
　　③其他　对某些螺旋体、肺炎支原体、立克次体、螺杆菌,也有抗菌作用。
　　(4)**临床应用**
　　①青霉素过敏　抗菌效力不及青霉素,常用于治疗耐青霉素的金黄色葡萄球菌和青霉素过敏者。
　　②敏感菌所致感染　用于厌氧菌引起的口腔感染和肺炎支原体、肺炎衣原体、溶脲脲原体等非典型病原体所致的呼吸系统、泌尿生殖系统感染。
　　(5)**不良反应**　胃肠道反应、肝损害、过敏性药疹、药热、耳鸣等。

【例8】可以治疗军团菌、支原体、衣原体感染的药物是
　　A. 人工合成类　　　　　　B. 氨基苷类抗生素　　　　C. 四环素类
　　D. 大环内酯类　　　　　　E. 头孢类

【例9】治疗军团菌病的首选药物是
　　A. 青霉素G　　　　　　　B. 红霉素　　　　　　　　C. 四环素
　　D. 氯霉素　　　　　　　　E. 头孢唑林

　　A. 真菌感染　　　　　　　B. 结核分枝杆菌感染　　　C. 肠道寄生虫感染
　　D. 肺炎链球菌感染　　　　E. 肠道G^-杆菌感染

【例10】红霉素主要用于治疗的感染为
【例11】阿米卡星主要用于治疗的感染为

　2. 林可霉素类抗生素
　　(1)**代表药物**　林可霉素、克林霉素。
　　(2)**抗菌机制**　可与细菌核糖体50S亚基不可逆地结合,从而抑制细菌蛋白质的合成。
　　(3)**抗菌作用**　林可霉素和克林霉素的抗菌谱相同,但克林霉素的抗菌活性比林可霉素强4~8倍,口服吸收好,毒性更低,临床常用。
　　①G^+菌　对需氧G^+菌显著敏感。
　　②G^-菌　对部分需氧G^-菌有抑菌作用。
　　③厌氧菌　对各类厌氧菌(包括脆弱拟杆菌)有强大抗菌作用。
　　④抑菌作用　对人型支原体、沙眼衣原体有抑制作用。
　　⑤不敏感　肠球菌、G^-杆菌、耐甲氧西林金黄色葡萄球菌(MRSA)、肺炎支原体。

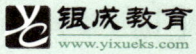 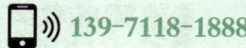

(4) 临床应用
①首选药　对金黄色葡萄球菌引起的骨髓炎为首选药。
②厌氧菌　用于厌氧菌，包括脆弱类杆菌、产气荚膜梭菌、放线杆菌等引起的口腔、腹腔、妇科感染。
③需氧 G^+ 菌　需氧 G^+ 菌引起的呼吸道、骨与软组织、胆道感染，败血症，心内膜炎等。
(5) 不良反应　胃肠道反应、过敏反应、黄疸、肝损伤等。

  A. 具有较强抗铜绿假单胞菌作用 B. 主要用于金黄色葡萄球菌引起的骨与关节感染
  C. 为支原体肺炎首选药物 D. 具有抗 DNA 病毒的作用
  E. 对念珠菌有强大抗菌作用

【例 12】阿昔洛韦
【例 13】克林霉素

3. 多肽类抗生素
(1) 代表药物　万古霉素。
(2) 抗菌机制　与细菌细胞壁前体肽聚糖结合，阻断细胞壁合成，造成细胞壁缺陷而杀灭细菌。
(3) 抗菌作用　本品对 G^+ 菌具有强大杀菌作用。
(4) 临床应用　仅用于严重 G^+ 菌感染，特别是 MRSA、MRSE 和肠球菌属所致感染，如败血症、心内膜炎、骨髓炎、呼吸道感染等。
(5) 不良反应　耳毒性、肾毒性、过敏反应等。

▶ **常考点**　各类抗生素的抗菌谱。

  参考答案——详细解答见《2024 国家临床执业及助理医师资格考试历年考点精析（上、下册）》

1. ABCDE 2. ABCDE 3. ABCDE 4. ABCDE 5. ABCDE 6. ABCDE 7. ABCDE
8. ABCDE 9. ABCDE 10. ABCDE 11. ABCDE 12. ABCDE 13. ABCDE

第 16 章 氨基苷类、四环素类及氯霉素类抗生素

▶ **考纲要求**

①氨基苷类:抗菌作用及机制,临床应用及不良反应。②四环素:抗菌作用及机制,常用药物的临床应用及不良反应。③氯霉素:抗菌作用及机制,常用药物的临床应用及不良反应。

▶ **复习要点**

一、氨基苷类抗生素

1. 抗菌作用及机制

(1)抗菌作用

①G⁻杆菌　对各种需氧 G⁻杆菌有强大抗菌活性,如大肠埃希菌、铜绿假单胞菌、变形杆菌属、克雷伯菌属、肠杆菌属、志贺菌属、枸橼酸杆菌属等。

②G⁻球菌　对 G⁻球菌抗菌作用差,如淋病奈瑟菌、脑膜炎奈瑟菌等。

③杆菌　对产碱杆菌属、不动杆菌属、嗜血杆菌属、沙门菌属,有一定抗菌作用。

④MRSA、MRSE　对耐甲氧西林金葡菌(MRSA)、耐甲氧西林表皮葡萄球菌(MRSE)有较好抗菌活性。

⑤不敏感　对肠球菌和厌氧菌不敏感。

⑥结核分枝杆菌　链霉素、卡那霉素对结核分枝杆菌有效。

(2)抗菌机制　氨基苷类的抗菌机制主要为抑制细菌蛋白质合成,还能破坏细菌胞质膜的完整性。本类药物对蛋白质合成的影响包括:①抑制核蛋白体 70S 亚基始动复合物形成;②选择性与细菌核蛋白体 30S 亚基上的靶蛋白结合,使 mRNA 在翻译时出现错误,导致异常无功能蛋白质的形成;③阻滞肽链释放因子进入 A 位,使已合成的肽链不能释放;④抑制核糖体 70S 亚基的解离,使菌体内核糖体循环利用受阻。

【例1】氨基苷类抗生素的抗菌机制是
　　A. 抑制细菌蛋白质合成　　B. 抑制细菌细胞壁合成　　C. 影响细菌细胞膜通透性
　　D. 抑制细菌 RNA 合成　　E. 抑制细菌 DNA 合成

【例2】链霉素和红霉素抗菌作用针对的细菌结构部位是
　　A. 细胞壁上肽聚糖　　B. 细胞壁上脂多糖　　C. 细胞质中核蛋白体
　　D. 细胞膜上中介体　　E. 细胞染色体 DNA

2. 临床应用及不良反应

(1)临床应用　主要用于敏感需氧 G⁻杆菌所致的全身感染,如脑膜、呼吸道、泌尿道、皮肤软组织、胃肠道、创伤、骨关节等部位的感染。

(2)不良反应　氨基苷类的不良反应主要是耳毒性和肾毒性,尤其在儿童和老人中更易引起。

①耳毒性　包括前庭神经和耳蜗听神经损伤。

A. 前庭神经损伤　表现为头昏、视力减退、眼球震颤、眩晕、恶心、呕吐、共济失调。其发生率:新霉素>卡那霉素>链霉素>西索米星>阿米卡星≥庆大霉素>妥布霉素>奈替米星>依替米星。

B. 耳蜗听神经损伤　表现为耳鸣、听力减退、永久性耳聋。其发生率:新霉素>卡那霉素>阿米卡星>西索米星>庆大霉素>妥布霉素>奈替米星>链霉素>依替米星。该毒性还能影响子宫内的胎儿。

第八篇 药理学
第16章 氨基苷类、四环素类及氯霉素类抗生素

②**肾毒性** 氨基苷类是诱发药源性肾衰竭的<u>最常见</u>因素。其肾毒性发生率：新霉素>卡那霉素>庆大霉素>妥布霉素>阿米卡星>奈替米星>链霉素>依替米星。

③**神经肌肉麻痹** 可引起心肌抑制、血压下降、肢体瘫痪和呼吸衰竭。其严重程度：新霉素>链霉素>卡那霉素>奈替米星>阿米卡星>庆大霉素>妥布霉素>依替米星。

④**过敏反应** 包括皮疹、发热、血管神经性水肿、口周发麻等。接触性皮炎是局部应用新霉素最常见的反应。链霉素可引起过敏性休克，其发生率仅次于青霉素。

【例3】氨基苷类抗生素的主要不良反应是
　　A. 抑制骨髓　　　　　　　B. 耳毒性　　　　　　　C. 肝毒性
　　D. 心脏毒性　　　　　　　E. 消化道反应

3. 常用氨基苷类抗生素的临床应用

	庆大霉素	妥布霉素	阿米卡星
给药	口服难吸收，肌内注射给药	口服难吸收，肌内注射给药	肌内注射
临床应用	①G⁻杆菌感染的主要抗菌药，对沙雷菌属作用更强，为氨基苷类药物的<u>首选药</u> ②与青霉素合用，治疗肺炎球菌、铜绿假单胞菌、肠球菌、葡萄球菌、草绿色链球菌感染 ③用于术前预防和术后感染	①抗菌谱与庆大霉素类似，对肺炎杆菌、肠杆菌属、变形杆菌属的抑菌或杀菌作用分别较庆大霉素强4倍和2倍 ②对铜绿假单胞菌的作用是庆大霉素的2~5倍 ③对其他G⁻杆菌的抗菌活性不如庆大霉素	①抗菌谱较广，对G⁻杆菌、金黄色葡萄球菌有较强作用，但作用较庆大霉素弱 ②对某些氨基苷类耐药菌仍有效，为首选药 ③用于治疗粒细胞减少或免疫缺陷者严重G⁻杆菌感染
不良反应	耳毒性、肾毒性 神经肌肉麻痹、过敏反应	不良反应较庆大霉素轻	耳毒性强于庆大霉素 肾毒性低于庆大霉素

注意：①对铜绿假单胞菌最敏感的氨基苷类抗生素是妥布霉素，最敏感的喹诺酮类抗生素是环丙沙星。
②抗菌谱最广的氨基苷类是阿米卡星。
③严重G⁻杆菌感染首选的氨基苷类是庆大霉素。

二、四环素类及氯霉素类抗生素

1. 四环素

(1)**抗菌机制** 与细菌核糖体30S亚基结合，从而抑制细菌肽链延长和蛋白质合成。

(2)**抗菌作用** 对G⁺菌的抑制作用强于G⁻菌，但对G⁺菌的作用不如青霉素类和头孢菌素类，对G⁺菌的作用不如氨基苷类及氯霉素类。

(3)**临床应用** 由于耐药菌株日益增多和药物的不良反应，四环素一般不作为首选药。四环素还可用于支原体肺炎和衣原体感染的治疗。

(4)**不良反应** 局部刺激作用、二重感染、影响骨骼和牙齿的生长发育。

2. 氯霉素

(1)**抗菌机制** 与细菌核糖体50S亚基结合，从而抑制细菌蛋白质合成。

(2)**抗菌作用** 对G⁻菌的抗菌作用强于G⁺菌，属于抑菌药。但是对流感嗜血杆菌、脑膜炎奈瑟菌、肺炎链球菌具有杀灭作用。对G⁺菌的抗菌活性不如青霉素类和四环素类。

(3)**临床应用** 由于氯霉素的毒性作用，临床已很少应用。氯霉素对造血系统可能产生致命的毒性，须严格掌握适应证。

(4)**不良反应** 血液系统毒性(可逆性血细胞减少、再生障碍性贫血)、灰婴综合征、胃肠道反应。

【例4】对铜绿假单胞菌作用最强的氨基苷类抗生素是
A. 卡那霉素　　　　　B. 庆大霉素　　　　　C. 阿米卡星
D. 妥布霉素　　　　　E. 链霉素

　　A. 四环素　　　　　B. 利巴韦林　　　　　C. 妥布霉素
　　D. 氟康唑　　　　　E. 林可霉素
【例5】对治疗立克次体感染最有效的药物是
【例6】能有效控制铜绿假单胞菌感染的药物是
【例7】能抑制DNA病毒的药物是
A. 对病毒感染有效　　　B. 对念珠菌属的细菌感染有效　　C. 杀灭结核分枝杆菌
D. 抑制二氢蝶酸合酶活性　　E. 对立克次体感染有效
【例8】多西环素的药理作用是
【例9】磺胺药的药理作用是

▶ **常考点**　　考点散乱。

　　参考答案——详细解答见《2024国家临床执业及助理医师资格考试历年考点精析(上、下册)》
1. ABCDE　　2. ABCDE　　3. ABCDE　　4. ABCDE　　5. ABCDE　　6. ABCDE　　7. ABCDE
8. ABCDE　　9. ABCDE

第八篇 药理学
第17章 人工合成的抗菌药、抗病毒药与抗真菌药

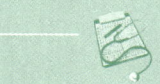

第17章 人工合成的抗菌药、抗病毒药与抗真菌药

▶**考纲要求**

①喹诺酮类：抗菌作用及机制，临床应用及不良反应。②磺胺类：抗菌作用及机制，临床应用及不良反应。③甲氧苄啶：抗菌作用及机制，临床应用及不良反应。④甲硝唑：抗菌作用及机制，临床应用及不良反应。⑤抗生素类药：作用机制及临床应用。⑥唑类：作用机制及临床应用。⑦丙烯胺类：作用机制及临床应用。⑧抗疱疹病毒药：作用机制及临床应用。⑨抗流感病毒药：作用机制及临床应用。⑩抗肝炎病毒药：作用机制及临床应用。

▶**复习要点**

一、人工合成的抗菌药

1. 喹诺酮类抗菌药

（1）**代表药物** 第三代喹诺酮类药（即氟喹诺酮类药）包括诺氟沙星、环丙沙星、氧氟沙星、左氧氟沙星等。

（2）**抗菌机制** DNA回旋酶（DNA 螺旋酶）是喹诺酮类抗G^-菌的重要靶点。一般认为，DNA回旋酶的A亚基是喹诺酮类的作用靶点，通过形成DNA回旋酶-DNA-喹诺酮三元复合物，抑制酶的切口活性和封口活性，阻碍细菌DNA复制而达到杀菌目的。拓扑异构酶是喹诺酮类抗G^+菌的重要靶点。通过抑制拓扑异构酶Ⅳ，干扰细菌DNA的复制。

（3）**抗菌作用** 氟喹诺酮类属于广谱杀菌药。除对G^-菌有良好的抗菌活性外，对G^+菌、结核分枝杆菌、军团菌、支原体、衣原体均有杀灭作用。特别是对厌氧菌，如脆弱类杆菌、峻杆菌属、消化链球菌属、厌氧芽胞梭菌属等的抗菌活性强。对铜绿假单胞菌以环丙沙星的杀灭作用最强。

（4）**临床应用** 用于敏感菌所致的各种感染，如泌尿生殖系统、呼吸系统、肠道感染等。

（5）**不良反应**

①胃肠道反应 胃部不适、恶心呕吐、腹痛腹泻等，一般不严重，患者可耐受。

②中枢神经系统毒性 轻症者表现为失眠、头晕、头痛；重症者可出现精神异常、抽搐、惊厥等。发生机制和抑制GABA与$GABA_A$受体结合，激动NMDA受体，导致中枢神经兴奋有关，故不宜用于有精神病、癫痫病史者。

③光敏反应（光毒性） 表现为光照部位皮肤出现瘙痒性红斑，严重者出现皮肤糜烂、脱落。

④心脏毒性 罕见但后果严重，可见QT间期延长、尖端扭转型室性心动过速、室颤等。

⑤软骨损害 氟喹诺酮类可影响胎儿、幼儿软骨发育，故禁用于妊娠期妇女、骨骼系统未发育完全的小儿。

注意：①氨基苷类的机制是抑制细菌蛋白质合成。
②第三代喹诺酮类的机制是抑制细菌DNA合成。
③磺胺类的抗菌机制是抑制细菌核酸合成。
④青霉素类的抗菌机制是抑制细菌细胞壁的合成。

【例1】第三代喹诺酮类药物的抗菌机制是其抑制了细菌的

　　A. 蛋白质合成　　　　　B. 细胞壁合成　　　　　C. DNA螺旋酶

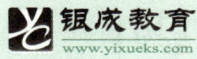
613
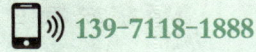

D. 二氢叶酸还原酶　　　　　　E. 二氢叶酸合成酶

【例2】不属于氟喹诺酮类药物药理学特性的是
A. 抗菌谱广　　　　　　B. 口服吸收好　　　　　　C. 与其他抗菌药物无交叉耐药性
D. 不良反应较多　　　　E. 体内分布较广

【例3】孕妇,25岁。孕37周,检查发现小阴唇内侧小菜花状赘生物,同时合并肺部感染。针对该患者抗感染治疗,不能使用的药物是
A. 红霉素　　　　　　　B. 喹诺酮类　　　　　　　C. 头孢菌素类
D. β-内酰胺类　　　　　E. 青霉素类

【例4】女,16岁。随旅行团到偏远地区旅游,晚饭后发生腹痛、腹泻。1天腹泻4次,于当地卫生院治疗后好转。第2天烈日下阳光照射后皮肤出现红斑、瘙痒。导致该不良反应的药物可能是
A. 头孢他啶　　　　　　B. 庆大霉素　　　　　　　C. 盐酸小檗碱
D. 氧氟沙星　　　　　　E. 吡喹酮（2023）

2. 磺胺类抗菌药
(1)**代表药物**　柳氮磺吡啶、磺胺嘧啶、磺胺异噁唑、磺胺甲噁唑(SMZ)。
(2)**抗菌机制**　对磺胺药敏感的细菌,不能利用现成的叶酸,必须以对氨基苯甲酸(PABA)为原料,在二氢蝶酸合成酶的作用下生成二氢蝶酸,并进一步与谷氨酸生成二氢叶酸。后者在二氢叶酸还原酶催化下被还原成四氢叶酸。活化后的四氢叶酸,作为一碳单位载体的辅酶参与嘧啶核苷酸和嘌呤的合成。磺胺药的结构与PABA相似,可与PABA竞争二氢蝶酸合成酶,阻止细菌二氢叶酸合成,从而发挥抑菌作用。哺乳类动物细胞能直接利用现成的叶酸,因此磺胺药不影响人体细胞的核酸代谢。

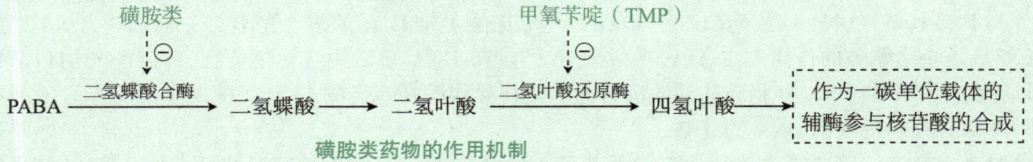

磺胺类药物的作用机制

(3)**抗菌作用**　对大多数G⁺菌和G⁻菌有良好的抗菌活性,其中最敏感的是A群链球菌、肺炎链球菌、脑膜炎奈瑟菌、淋病奈瑟菌、鼠疫耶尔森菌等,对沙眼衣原体、疟原虫、卡氏肺孢子虫、弓形虫滋养体有抑制作用。但是,对支原体、立克次体和螺旋体无效。磺胺米隆和磺胺嘧啶银对铜绿假单胞菌有效。
(4)**临床应用**　主要用于敏感菌所致的感染,但由于磺胺药的不良反应,其临床应用受到限制。磺胺药对流行性脑脊髓膜炎、鼠疫等疗效显著。
(5)**不良反应**
①泌尿系统损害　体内的磺胺药主要由肾脏排出,在尿液中可形成较高浓度,尿液中的磺胺药一旦在肾脏形成结晶,可产生尿道刺激和梗阻症状,甚至造成肾损害。
②过敏反应　局部用药易发生,常表现为药热、皮疹。本类药有交叉过敏反应,有过敏史者禁用。
③血液系统反应　长期用药可抑制骨髓造血功能,导致白细胞减少、血小板减少。
④神经系统反应　少数患者可出现头晕、头痛、萎靡、失眠等症状,用药期间应避免高空作业和驾驶。
⑤其他　如恶心、呕吐、上腹部不适、食欲减退等。

3. 甲氧苄啶(TMP)
(1)**抗菌机制**　TMP是细菌二氢叶酸还原酶抑制剂,其抗菌谱与SMZ相似,属于抑菌药。
(2)**抗菌作用**　抗菌谱与SMZ相似,属于抑菌药,抗菌活性比SMZ强数十倍。
(3)**临床应用**　临床上,常将SMZ和TMP按5:1比例制成复方制剂,即复方磺胺甲噁唑(复方新诺明,SMZco),广泛用于大肠埃希菌、变形杆菌、克雷伯菌引起的泌尿道感染;肺炎链球菌、流感嗜血杆菌及

大肠埃希菌引起的上呼吸道感染;腹股沟肉芽肿;霍乱弧菌引起的霍乱;伤寒沙门菌引起的伤寒;志贺菌属引起的肠道感染;卡氏肺孢子虫肺炎;诺卡菌属引起的诺卡菌病。

(4) **不良反应** 可引起叶酸缺乏症,导致巨幼细胞贫血、白细胞减少、血小板减少等。

4. 甲硝唑

(1) **抗菌机制** 甲硝唑属硝基咪唑类药物,其分子中的硝基在细胞内无氧环境中被还原成氨基,从而抑制病原体 DNA 合成,发挥抗厌氧菌作用。

(2) **抗菌作用** 甲硝唑的主要作用是抗厌氧菌,对脆弱类杆菌尤为敏感。对滴虫、阿米巴滋养体、破伤风梭菌具有很强的杀灭作用。对需氧菌或兼性需氧菌无效。

(3) **临床应用** 主要用于治疗厌氧菌引起的口腔、腹腔、女性生殖器、下呼吸道、骨和关节等部位的感染。对幽门螺杆菌感染的消化性溃疡、四环素耐药艰难梭菌所致的假膜性肠炎有特殊疗效。也是治疗阿米巴病、滴虫病、破伤风的首选药物。

(4) **不良反应** 胃肠道反应、过敏反应、外周神经炎等。

  A. 二氢蝶酸合酶   B. 二氢叶酸还原酶   C. 四氢叶酸合酶
  D. DNA 回旋酶   E. 二氢蝶酸合酶+二氢叶酸还原酶

【例5】磺胺类药物的抗菌机制主要是抑制
【例6】甲氧苄啶的抗菌机制主要是抑制
【例7】复方磺胺甲噁唑的抗菌机制主要是抑制

二、抗病毒药

1. 抗疱疹病毒药

(1) **代表药物** 阿昔洛韦。

(2) **作用机制** 阿昔洛韦为广谱抗病毒药,在体外,对单纯性疱疹病毒、水痘带状疱疹病毒、巨细胞病毒等均具有抑制作用。药物进入疱疹病毒感染的细胞后,与脱氧核苷竞争病毒胸苷激酶或细胞激酶,药物被磷酸化成活化型阿昔洛韦三磷酸酯,从而抑制病毒复制。

(3) **临床应用** 阿昔洛韦是治疗疱疹病毒感染的首选药物,多用于皮肤科、眼科的病毒感染。也被用于艾滋病、慢性乙型肝炎的治疗。

2. 抗流感病毒药

(1) **代表药物** 金刚烷胺、金刚乙胺。

(2) **作用机制** 金刚烷胺、金刚乙胺均可特异性抑制 A 型流感病毒,大剂量也可抑制 B 型流感病毒、风疹病毒等。它们主要作用于病毒复制早期,通过防止 A 型流感病毒进入宿主,干扰宿主细胞中 A 型流感病毒 RNA 脱壳和病毒核酸到宿主胞质的转移而发挥作用。

(3) **临床应用** 主要用于流行性感冒的治疗。

3. 抗肝炎病毒药

(1) **代表药物** 拉米夫定。

(2) **作用机制** 可抑制 HBV 复制。

(3) **临床应用** 主要用于治疗慢性 HBV 感染。

  A. 四环素   B. 利巴韦林   C. 妥布霉素
  D. 氟康唑   E. 林可霉素

【例8】对立克次体感染最有效的药物是
【例9】能有效控制铜绿假单胞菌感染的药物是
【例10】能抑制 DNA 病毒的药物是

A. 具有较强抗铜绿假单胞菌作用　　B. 主要用于金黄色葡萄球菌引起的骨与关节感染
C. 为支原体肺炎首选药物　　D. 具有抗DNA病毒的作用　　E. 对念珠菌有强大抗菌作用

【例11】阿昔洛韦
【例12】克林霉素

三、抗真菌药

1. 抗生素类药

(1) **代表药物**　两性霉素B。
(2) **作用机制**　本品可与真菌细胞膜中的麦角固醇结合,从而改变膜通透性,抑制真菌生长。
(3) **临床应用**　静脉滴注用于治疗深部真菌感染。

2. 唑类药

(1) **代表药物**　氟康唑。
(2) **作用机制**　可干扰真菌细胞中麦角固醇的生物合成,使真菌细胞膜缺损,增加膜通透性,进而抑制真菌生长或使真菌死亡。
(3) **临床应用**　氟康唑是广谱抗真菌药,对隐球菌属、念珠菌属、球孢子菌属等均有作用。氟康唑是治疗艾滋病患者隐球菌性脑膜炎的首选药,与氟胞嘧啶合用可增强疗效。

【例13】女,32岁。恶心、头晕、呕吐5天。查体:T38.9℃,R16次/分,P80次/分,BP128/80mmHg。心、肺(−)。脑膜刺激征阳性。实验室检查:外周血WBC15×10^9/L,HIV抗体阳性。脑脊液:细胞数(200~300)×10^6/L,墨汁染色(+)。患者的治疗药物应选择

A. 伊曲康唑　　B. 氟康唑　　C. 伏立康唑
D. 恩替卡韦　　E. 制曲霉素(2022)

A. 利福平　　B. 利巴韦林　　C. 伯氨喹
D. 氟康唑　　E. 环磷酰胺

【例14】属于广谱抗真菌药物的是
【例15】用于治疗麻风病的药物是
【例16】用于器官移植排斥反应的药物是

▶ **常考点**　氟喹诺酮类的作用机制;抗病毒药和抗真菌药的抗菌谱。

参考答案——详细解答见《2024国家临床执业及助理医师资格考试历年考点精析(上、下册)》

1. ABCDE　2. ABCDE　3. ABCDE　4. ABCDE　5. ABCDE　6. ABCDE　7. ABCDE
8. ABCDE　9. ABCDE　10. ABCDE　11. ABCDE　12. ABCDE　13. ABCDE　14. ABCDE
15. ABCDE　16. ABCDE

第八篇 药理学
第18章 抗结核药、抗疟药与抗恶性肿瘤药

▶ **考纲要求**

①异烟肼：药理作用及临床应用，不良反应。②利福平：药理作用及临床应用，不良反应。③乙胺丁醇：药理作用及临床应用。④吡嗪酰胺：药理作用及临床应用。⑤青蒿素、氯喹：药理作用及机制，临床应用。⑥伯氨喹：药理作用，临床应用。⑦乙胺嘧啶：药理作用，临床应用。⑧细胞毒药物：作用机制，常用药物的临床应用及不良反应。⑨靶向药物：作用机制，常用药物的临床应用及不良反应。⑩免疫治疗药物：作用机制，常用药物的临床应用及不良反应。

▶ **复习要点**

一、抗结核药

1. 异烟肼

（1）**药理作用** 异烟肼对结核分枝杆菌具有高度的选择性，对生长旺盛的活动期结核分枝杆菌有强大的杀灭作用。

（2）**临床应用** 异烟肼对各种类型的结核病均为首选药。对早期轻症肺结核或预防用药可单独使用，规范化治疗时必须联合使用其他抗结核药，以防止或延缓耐药性的产生。

（3）**不良反应**
①神经系统 常见反应为周围神经炎，表现为手脚麻木、肌肉震颤和步态不稳等。大剂量可出现头痛、头晕、兴奋和视神经炎，严重时可导致中毒性脑病和精神病。及时补充维生素 B_6，可预防该不良反应。
②肝脏毒性 异烟肼可损伤肝脏，故应定期检查肝功能。肝功能不良者慎用。
③其他 如皮疹、发热、胃肠道反应、粒细胞减少、血小板减少、溶血性贫血、脉管炎、关节炎综合征。

【例1】可引起周围神经炎的药物是
　　A. 利福平　　　　　　B. 异烟肼　　　　　　C. 阿昔洛韦
　　D. 吡嗪酰胺　　　　　E. 卡那霉素

2. 利福平

（1）**药理作用** 利福平抗菌谱广且作用强大，对静止期和繁殖期的细菌均有作用，可增强链霉素、异烟肼的抗菌活性。

（2）**临床应用**
①利福平与其他抗结核药联合使用可治疗各种类型的结核病，包括初治及复发患者。与异烟肼合用治疗初发患者，与乙胺丁醇及吡嗪酰胺合用治疗复发患者。
②用于治疗麻风病、耐药金黄色葡萄球菌及其他敏感细菌所致的感染。
③因利福平在胆汁中浓度较高，可用于重症胆道感染。
④利福平可局部用于沙眼、急性结膜炎、病毒性角膜炎的治疗。

（3）**不良反应**
①胃肠道反应 常见恶心、呕吐、腹痛、腹泻，一般不严重。
②肝脏毒性 长期大量使用可出现黄疸、肝大、肝功能减退等症状。

③流感综合征　大剂量间隔使用可诱发发热、寒战、头痛、肌肉痛等类似感冒的症状。

【例2】能诱发"流感综合征"的药物是
　　A. 利福平　　　　　　　B. 多黏菌素　　　　　　C. 链霉素
　　D. 哌拉西林　　　　　　E. 头孢孟多

　　A. 磺胺嘧啶　　　　　　B. 四环素　　　　　　　C. 异烟肼
　　D. 甲氧苄啶　　　　　　E. 环丙沙星

【例3】治疗结核病选用的药物是
【例4】治疗铜绿假单胞菌感染首选的药物是
　　A. 庆大霉素　　　　　　B. 乙胺嘧啶　　　　　　C. 头孢噻肟
　　D. 利福平　　　　　　　E. 红霉素

【例5】治疗嗜肺军团菌肺炎选用的药物是
【例6】用于治疗结核病和麻风病的药物是

3. 乙胺丁醇

（1）**药理作用**　乙胺丁醇对<u>繁殖期</u>结核分枝杆菌有较强的抑制作用。其作用机制为与 Mg^{2+} 络合，阻止菌体内亚精胺与 Mg^{2+} 结合，<u>干扰细菌 RNA 的合成</u>，从而抑制细菌生长。乙胺丁醇对其他细菌无效，单独使用可产生耐药性。常与其他抗结核药联合使用，无交叉耐药现象。

（2）**临床应用**　用于各型肺结核和肺外结核。与异烟肼合用治疗初治患者，与利福平和卷曲霉素合用治疗复治患者。特别适用于经链霉素和异烟肼治疗无效的患者。

4. 吡嗪酰胺

（1）**药理作用**　在酸性环境下对结核分枝杆菌有较强的抑制和杀灭作用。

（2）**临床应用**　单用易产生耐药性，常与异烟肼、利福平合用治疗结核病。

二、抗疟药

1. 疟原虫的生活史及疟疾的发病机制

寄生于人体的疟原虫有4种，即间日疟原虫、三日疟原虫、恶性疟原虫和卵形疟原虫，分别引起间日疟、三日疟、恶性疟和卵形疟。4种疟原虫的生活史基本相同，可分为人体内的发育阶段和雌性按蚊体内的发育阶段。抗疟药可作用于疟原虫生活史不同环节，用以治疗或预防疟疾。

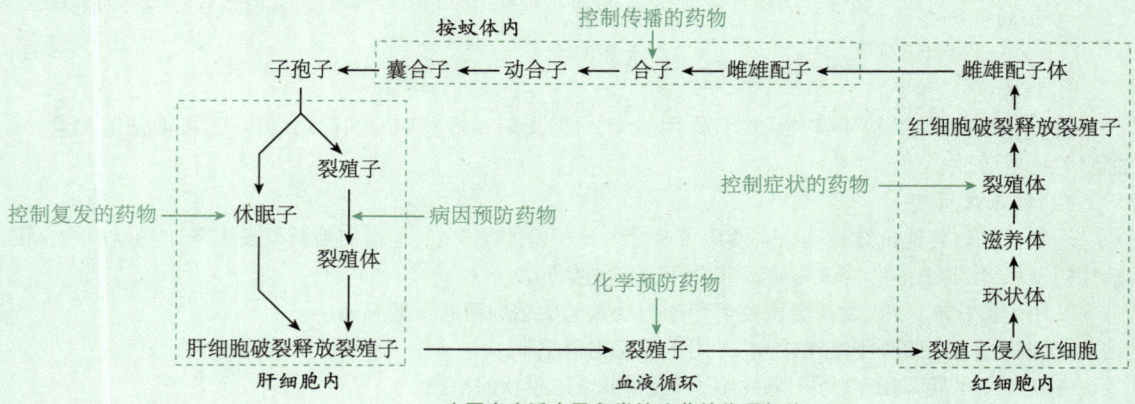

疟原虫生活史及各类抗疟药的作用部位

（1）**人体内的发育**　分为肝细胞内发育（红细胞外期）和红细胞内期发育两个阶段。

①红细胞外期　受感染的雌性按蚊刺吸人血时，子孢子随唾液进入人体，经血液循环迅速进入肝脏，

第八篇 药理学
第18章 抗结核药、抗疟药与抗恶性肿瘤药

在肝细胞内经9~16天从裂殖子发育为成熟的裂殖体。此期不产生症状,为疟疾的潜伏期。间日疟原虫和卵形疟原虫有一部分子孢子侵入肝脏后,可进入数月或数年的休眠期,称为休眠子,可再度被激活,成为疟疾远期复发的根源。恶性疟原虫和三日疟原虫无休眠子,故不复发。

②红细胞内期　当寄生裂殖体的肝细胞破裂时,可释放大量裂殖子,进入血液循环侵入红细胞,发育成早期滋养体(环状体),经滋养体发育为成熟的裂殖体。裂殖体破坏红细胞,释放裂殖子、疟色素及其他代谢产物,刺激机体,引起寒战高热等症状,即疟疾发作。释放出的裂殖子可再次侵入其他正常红细胞,如此反复循环,可引起临床症状反复发作。

(2)按蚊体内的发育　按蚊在刺吸疟原虫感染者的血液时,红细胞内发育的各期疟原虫随血液进入蚊胃,仅雌、雄配子体能继续发育,两者结合成合子,进一步发育产生子孢子,成为感染人的直接传染源。

2. 青蒿素
(1)药理作用及机制　青蒿素对各种疟原虫红细胞内期裂殖体均有快速杀灭作用,对红细胞外期疟原虫无效。青蒿素的抗疟机制可能是血红素或Fe^{2+}催化青蒿素形成自由基,破坏疟原虫表膜和线粒体结构,导致疟原虫死亡。

(2)临床应用　用于治疗耐氯喹或多药耐药的恶性疟。因可透过血脑屏障,对脑性疟有较好效果。

3. 氯喹
(1)药理作用及机制
①抗疟作用　氯喹对各种疟原虫的红细胞内期裂殖体具有较强的杀灭作用,能迅速有效地控制疟疾的临床发作;但对子孢子、休眠子和配子体均无效,不能用于病因预防及控制远期复发和传播。氯喹具有在红细胞内尤其是被疟原虫入侵的红细胞浓集的特点,有利于杀灭疟原虫,具有起效快、疗效高的特点。
②抗肠道外阿米巴病作用　氯喹能杀灭阿米巴滋养体。
③免疫抑制作用　大剂量氯喹能抑制免疫反应,偶尔用于类风湿关节炎、系统性红斑狼疮的治疗。

(2)临床应用　本药对各种疟原虫的红细胞内期裂殖体均有杀灭作用,能有效控制临床症状。

4. 伯氨喹
(1)药理作用　伯氨喹对间日疟、卵形疟肝脏中的休眠子有较强的杀灭作用。

(2)临床应用　伯氨喹是预防疟疾远期复发的主要药物。与红细胞内期抗疟药合用,能根治良性疟,减少耐药性的产生。能杀灭各种疟原虫的配子体,阻止疟疾传播。对红细胞内期的疟原虫无效。

5. 乙胺嘧啶
(1)药理作用　乙胺嘧啶为二氢叶酸还原酶抑制剂,能阻止二氢叶酸转变为四氢叶酸,阻碍核酸合成,并且对疟原虫的亲和力远大于对人体的酶,从而抑制疟原虫的增殖。对已发育成熟的裂殖体则无效,故控制临床症状起效缓慢。

(2)临床应用　乙胺嘧啶常用于疟疾的病因性预防。

【例7】预防性抗疟疾药是

A. 乙胺嘧啶　　　　　　　B. 乙胺丁醇　　　　　　　C. 异烟肼
D. 氯喹　　　　　　　　　E. 伯氨喹

A. 乙胺嘧啶　　　　　　　B. 氯喹　　　　　　　　　C. 奎宁
D. 哌喹　　　　　　　　　E. 伯氨喹

【例8】控制普通型疟疾发作多选用的药物是

【例9】防止疟疾复发选用的药物是

A. 吡喹酮　　　　　　　　B. 乙胺嘧啶　　　　　　　C. 氯喹
D. 伯氨喹　　　　　　　　E. 奎宁

【例10】控制间日疟发作的首选药物是

【例 11】防止疟疾复发的药物是

6. 常考抗疟药的比较

	氯喹	青蒿素	伯氨喹	乙胺嘧啶
属于	控制症状的药物	控制症状的药物	控制复发和传播的药物	病因性预防的药物
主要杀灭	对各种疟原虫的红细胞内期裂殖体具有较强的杀灭作用	对各种疟原虫的红细胞内期裂殖体具有快速的杀灭作用	对间日疟和卵形疟肝脏中的休眠子有较强的杀灭作用，能杀灭各种疟原虫的配子体	抑制疟原虫的增殖
无效	对子孢子、休眠子和配子体均无效	对红细胞外期的疟原虫无效	对红细胞内期的疟原虫无效	对已发育成熟的裂殖体无效
临床应用	能迅速有效地控制疟疾的临床发作，不能用于病因预防、控制远期复发及传播	能迅速有效地控制疟疾的临床发作，用于耐氯喹或多药耐药的恶性疟。因可透过血脑屏障，故用于脑性疟的抢救	是防治疟疾远期复发的主要药物，与红细胞内期抗疟药合用，能根治良性疟。可阻止疟疾传播	常用于病因性预防。不能直接杀灭配子体，但能阻止疟原虫在蚊体内的发育，阻断传播
特点	起效快，疗效高，用药 24~48 小时内症状消失，48~72 小时血中疟原虫消失	48 小时血中疟原虫消失	耐药菌株罕见	控制临床症状起效缓慢，常用于病因性预防
不良反应	罕见	罕见	高铁血红蛋白血症 急性溶血	巨细胞性贫血 粒细胞减少

三、抗恶性肿瘤药

1. 细胞毒药物

常用药物	作用机制	临床应用	不良反应
甲氨蝶呤	抑制二氢叶酸还原酶	儿童急性白血病、绒毛膜上皮癌；鞘内注射治疗中枢神经系统白血病	消化道反应，骨髓抑制最突出，肝、肾损害
氟尿嘧啶	抑制脱氧胸苷酸合成酶	消化系统癌、乳腺癌、宫颈癌、卵巢癌、绒癌、膀胱癌、头颈部肿瘤	骨和消化道毒性较大
巯嘌呤	抑制嘌呤核苷酸互变	急性淋巴细胞白血病，绒癌	骨髓抑制，消化道黏膜损害
羟基脲	抑制核苷酸还原酶	慢性粒细胞白血病，黑色素瘤	骨髓抑制，消化道反应，致畸
环磷酰胺	导致 DNA 交联	恶性淋巴瘤、多发性骨髓瘤、急性淋巴细胞白血病、肺癌、乳腺癌、卵巢癌、神经母细胞瘤、睾丸肿瘤	骨髓抑制、恶心、呕吐、脱发、出血性膀胱炎
阿霉素	干扰 mRNA 合成	急性白血病、淋巴瘤、乳腺癌、肺癌	心脏毒性，骨髓抑制

2. 靶向药物

常用药物	作用机制	临床应用	不良反应
利妥昔单抗	作用于 B 细胞分化抗原	非霍奇金淋巴瘤	发热、畏寒、寒战
曲妥珠单抗	作用于表皮生长因子受体	转移性乳腺癌	头痛、腹泻、恶心、寒战
伊马替尼	抑制蛋白质酪氨酸激酶	胃肠道间质瘤	消化道反应、液体潴留

第八篇　药理学
第 18 章　抗结核药、抗疟药与抗恶性肿瘤药

3. 免疫治疗药物

常用药物	作用机制	临床应用	不良反应
伊匹单抗	针对 CTLA-4	转移性黑色素瘤	疲乏、腹泻、瘙痒、皮疹
尼伏单抗	针对程序性死亡受体-1	黑色素瘤、非小细胞肺癌	皮疹、肺炎、肝炎、肾炎
派姆单抗	人源化程序性死亡受体-1 单抗	转移性黑色素瘤	疲劳、咳嗽、恶心、瘙痒、皮疹
阿替珠单抗	程序性死亡受体-1 配体单抗	转移性尿路上皮癌	疲劳、食欲减退、尿路感染、发热
度伐单抗	程序性死亡受体-1 配体单抗	转移性尿路上皮癌	疲劳、咳嗽、恶心

  A. 对心脏的影响最大　　　　B. 对肾的影响最大　　　　C. 对肺毒性最大
  D. 对骨髓抑制最重　　　　　E. 发生腹泻最重

【例 12】阿霉素

【例 13】顺铂

> **注意**：①阿霉素——心脏毒性(最严重)、骨髓抑制、消化道反应、皮肤色素沉着、脱发等。
> ②顺铂——骨髓抑制、消化道反应、周围神经炎、耳毒性、大剂量可致肾毒性。

  A. 环磷酰胺　　　　　　　　B. 甲氨蝶呤　　　　　　　C. 长春新碱
  D. 阿霉素　　　　　　　　　E. L-门冬酰胺酶

【例 14】常引起周围神经炎的化疗药是

【例 15】常引起心脏毒性的化疗药是

▶ **常考点**　　药物分类及药理作用。

  参考答案——详细解答见《2024 国家临床执业及助理医师资格考试历年考点精析(上、下册)》

1. ABCDE　　2. ABCDE　　3. ABCDE　　4. ABCDE　　5. ABCDE　　6. ABCDE　　7. ABCDE
8. ABCDE　　9. ABCDE　　10. ABCDE　　11. ABCDE　　12. ABCDE　　13. ABCDE　　14. ABCDE
15. ABCDE

严格依据新大纲编写 | 包含全部新增考点

2024

国家临床执业医师资格考试
辅导讲义（中册）

武汉大学中南医院 | 贺银成 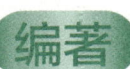 编著

中国·武汉

图书在版编目(CIP)数据

2024国家临床执业医师资格考试辅导讲义：上、中、下册/贺银成编著. —武汉：华中科技大学出版社,2024.1
ISBN 978-7-5772-0331-7

Ⅰ.①2… Ⅱ.①贺… Ⅲ.①临床医学-资格考核-自学参考资料 Ⅳ.①R4

中国国家版本馆 CIP 数据核字(2023)第 236096 号

2024 国家临床执业医师资格考试辅导讲义（上、中、下册） 贺银成 编著
2024 Guojia Linchuang Zhiye Yishi Zige Kaoshi Fudao Jiangyi(Shang、Zhong、Xiace)

总 策 划：	车 巍
策划编辑：	莫 愚 彭 斌
责任编辑：	丁 平 曾奇峰
封面设计：	廖亚萍
责任校对：	刘 竣
责任监印：	赵 月
出版发行：	华中科技大学出版社（中国·武汉） 电话：(027)81321913
	武汉市东湖新技术开发区华工科技园 邮编：430223
录 排：	华中科技大学惠友文印中心
印 刷：	三河市龙大印装有限公司
开 本：	780mm×1100mm 1/16
印 张：	124
字 数：	3829 千字
版 次：	2024 年 1 月第 1 版第 1 次印刷
定 价：	299.00 元（全三册）

本书若有印装质量问题，请向出版社营销中心调换
全国免费服务热线：400-6679-118 竭诚为您服务
版权所有 侵权必究

Contents 目录

中　　册

第九篇　内科学 …………………………………………………………（623）

第1章　慢性阻塞性肺疾病与支气管哮喘 …………………………………（623）
第2章　支气管扩张症 ………………………………………………………（635）
第3章　肺部感染性疾病 ……………………………………………………（637）
第4章　肺结核与肺血栓栓塞症 ……………………………………………（648）
第5章　间质性肺疾病与阻塞性睡眠呼吸暂停低通气综合征 ……………（657）
第6章　肺动脉高压与慢性肺源性心脏病 …………………………………（661）
第7章　胸腔积液与急性呼吸窘迫综合征 …………………………………（666）
第8章　呼吸衰竭与呼吸支持技术 …………………………………………（676）
第9章　心力衰竭 ……………………………………………………………（684）
第10章　心律失常 …………………………………………………………（693）
第11章　冠状动脉性心脏病 ………………………………………………（707）
第12章　高血压 ……………………………………………………………（721）
第13章　心肌疾病 …………………………………………………………（730）
第14章　心脏瓣膜病 ………………………………………………………（736）
第15章　心包疾病 …………………………………………………………（749）
第16章　感染性心内膜炎 …………………………………………………（753）
第17章　主动脉夹层与心脏骤停 …………………………………………（757）
第18章　胃食管反流病、胃炎与消化性溃疡 ……………………………（761）
第19章　肠结核与结核性腹膜炎 …………………………………………（773）
第20章　炎症性肠病与功能性胃肠病 ……………………………………（779）
第21章　脂肪性肝病与肝硬化 ……………………………………………（789）
第22章　原发性肝癌与肝性脑病 …………………………………………（798）
第23章　消化道出血 ………………………………………………………（805）
第24章　尿液检查与肾小球疾病 …………………………………………（810）
第25章　急性间质性肾炎与尿路感染 ……………………………………（822）
第26章　急性肾损伤与慢性肾衰竭 ………………………………………（828）
第27章　贫血 ………………………………………………………………（835）

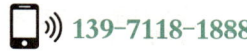

第 28 章	白细胞减少和粒细胞缺乏症	(852)
第 29 章	骨髓增生异常综合征与白血病	(853)
第 30 章	淋巴瘤与多发性骨髓瘤	(866)
第 31 章	出血性疾病	(875)
第 32 章	输血	(886)
第 33 章	内分泌疾病总论与下丘脑-垂体疾病	(894)
第 34 章	甲状腺功能亢进症与甲状腺功能减退症	(906)
第 35 章	库欣综合征与原发性醛固酮增多症	(914)
第 36 章	原发性慢性肾上腺皮质功能减退症与嗜铬细胞瘤	(920)
第 37 章	糖尿病与低血糖症	(923)
第 38 章	高尿酸血症与骨质疏松症	(938)
第 39 章	风湿性疾病	(940)
第 40 章	中毒与中暑	(957)

第十篇　外科学　(970)

第 1 章	无菌术	(970)
第 2 章	外科病人的体液和酸碱平衡失调	(972)
第 3 章	休克	(980)
第 4 章	围术期处理	(986)
第 5 章	外科病人的代谢与营养治疗	(990)
第 6 章	外科感染	(996)
第 7 章	创伤与烧伤	(1005)
第 8 章	颅内压增高与脑疝	(1012)
第 9 章	颅脑损伤与颅内肿瘤	(1016)
第 10 章	甲状腺与甲状旁腺疾病	(1026)
第 11 章	乳房疾病	(1038)
第 12 章	胸部损伤与脓胸	(1046)
第 13 章	肺癌、食管癌与纵隔肿瘤	(1052)
第 14 章	腹外疝	(1060)
第 15 章	腹部损伤	(1067)
第 16 章	急性化脓性腹膜炎	(1073)
第 17 章	消化性溃疡与胃癌	(1077)
第 18 章	肠梗阻与阑尾炎	(1086)

第19章	结、直肠与肛管疾病	(1094)
第20章	肝脓肿与门静脉高压症	(1103)
第21章	胆道疾病	(1109)
第22章	胰腺疾病	(1115)
第23章	周围血管疾病	(1124)
第24章	隐睾症与泌尿系统外伤	(1130)
第25章	前列腺炎与附睾炎	(1136)
第26章	泌尿系统与男性生殖系统结核	(1138)
第27章	尿路梗阻	(1142)
第28章	尿路结石	(1146)
第29章	泌尿、男生殖系统肿瘤	(1151)
第30章	精索静脉曲张与鞘膜积液	(1162)
第31章	骨折概论	(1165)
第32章	上肢骨折	(1174)
第33章	下肢骨折	(1179)
第34章	脊柱、脊髓损伤与骨盆骨折	(1188)
第35章	关节脱位与损伤	(1194)
第36章	手外伤与断肢（指）再植	(1201)
第37章	周围神经损伤	(1203)
第38章	运动系统慢性损伤与骨关节炎	(1206)
第39章	骨与关节感染	(1218)
第40章	骨肿瘤	(1227)

第九篇　内科学

第1章　慢性阻塞性肺疾病与支气管哮喘

▶ **考纲要求**

①慢性阻塞性肺疾病。②支气管哮喘。

▶ **复习要点**

一、慢性阻塞性肺疾病

1. 概述

慢性阻塞性肺疾病（COPD）简称慢阻肺，其特征是持续存在的呼吸系统症状和气流受限。肺功能检查对确定气流受限有重要意义，在吸入支气管扩张剂后，第一秒用力呼气容积（FEV_1）占用力肺活量（FVC）之比值（FEV_1/FVC）<70%表明存在持续气流受限。

COPD与慢性支气管炎、肺气肿有密切关系。慢性支气管炎是指除外慢性咳嗽的其他已知原因后，病人每年咳嗽、咳痰3个月或更长时间，连续2年或2年以上者。肺气肿是指肺部终末细支气管远端气腔出现异常持久的扩张，并伴有肺泡和细支气管的破坏，而无明显的肺纤维化。当慢性支气管炎、肺气肿病人肺功能检查出现持续气流受限时，可诊断为慢阻肺。如病人只有慢性支气管炎、肺气肿，而无持续气流受限，则不能诊断为慢阻肺。一些已知病因或具有特征性病理表现的疾病，也可导致持续气流受限，如支气管扩张症、肺结核纤维化病变、严重的间质性肺疾病、弥漫性泛细支气管炎、闭塞性细支气管炎等，均不属于慢阻肺。

【例1】慢性支气管炎的诊断标准是除外其他已知病因所致的慢性咳嗽后，病人每年咳、痰、喘

　　A. 至少6个月，持续10年以上　　B. 至少1个月，持续3年以上　　C. 至少2个月，持续5年以上

　　D. 至少6个月，持续5年以上　　E. 至少3个月，持续2年以上（2020）

2. 病因

病因不明，可能是多种环境因素与机体自身因素长期相互作用的结果。

（1）**吸烟**　吸烟为最重要的环境发病因素，吸烟者慢性支气管炎的患病率比不吸烟者高2~8倍。烟草中的焦油、尼古丁、氢氰酸等化学物质具有多种损伤效应：

①损伤气道上皮细胞和纤毛运动，使气道净化能力下降。

②促使支气管黏液腺和杯状细胞增生肥大，黏液分泌增多。

③刺激副交感神经而使支气管平滑肌收缩，气道阻力增加。

④使氧自由基产生增多，诱导中性粒细胞释放蛋白酶，破坏肺弹力纤维，诱发肺气肿形成。

（2）**职业粉尘和化学物质**　如烟雾、变应原、工业废气、室内空气污染等，均可能促进慢性支气管炎的发病。

(3) **空气污染**　大量有害气体可损伤气道黏膜上皮,使纤毛清除功能下降,利于细菌感染。
(4) **感染因素**　病毒、支原体、细菌等感染是慢性支气管炎发生发展的重要原因之一。
(5) **其他因素**　免疫功能紊乱、气道高反应性、年龄增大等机体因素和气候环境因素等。

注意：①吸烟是COPD最重要的环境发病因素,感染是COPD最重要的病情加重因素。
②戒烟是预防COPD最重要的措施。

3. **发病机制**

(1) **炎症机制**　气道、肺实质及肺血管的慢性炎症是慢阻肺的特征性改变,中性粒细胞、巨噬细胞、T淋巴细胞等炎症细胞参与了慢阻肺的发病过程。中性粒细胞的活化和聚集是慢阻肺炎症过程的一个重要环节,通过释放中性粒细胞弹性蛋白酶等多种生物活性物质,引起慢性黏液高分泌状态并破坏肺实质。

(2) **蛋白酶-抗蛋白酶失衡**　蛋白水解酶对组织有损伤、破坏作用。抗蛋白酶对弹性蛋白酶等多种蛋白酶具有抑制功能,其中α_1-抗胰蛋白酶(α_1-AT)是活性最强的一种。蛋白酶增多或抗蛋白酶不足均可导致组织结构破坏,产生肺气肿。吸入有害气体、有害物质可导致蛋白酶产生增多或活性增强,而抗蛋白酶产生减少或灭活加快;同时氧化应激、吸烟等危险因素也可降低抗蛋白酶活性。先天性α_1-抗胰蛋白酶缺乏多见于北欧血统的个体。我国尚未见报道。

(3) **氧化应激**　COPD病人氧化应激增加。氧化物主要有超氧阴离子、羟根、次氯酸、H_2O_2和一氧化氮(NO)等。氧化物可直接作用并破坏许多生化大分子,如蛋白质、脂质、核酸等,导致细胞功能障碍或细胞死亡;引起蛋白酶-抗蛋白酶失衡;促进炎症反应,激活转录因子NF-κB,参与多种炎症介质的转录,如IL-8、TNF-α等的转录。

(4) **其他机制**　如自主神经功能失调、营养不良、气温变化等都有可能参与COPD的发生、发展。

【例2】下列细胞因子中,与慢性阻塞性肺疾病慢性气道炎症发病关系最密切的是
　A. IL-4　　　　　　　　B. IL-5　　　　　　　　C. IL-8
　D. IL-10　　　　　　　E. IL-13(2017、2022)

注意：①9版《内科学》P22:慢性阻塞性肺疾病的发病与IL-8有关。
②9版《内科学》P28:支气管哮喘的发病与IL-4、IL-5、IL-13有关。

4. **病理生理**

(1) **通气功能障碍**　COPD的特征性病理生理变化是持续气流受限导致肺通气功能障碍。
(2) **换气功能障碍**　随着病情发展,肺组织弹性减退,残气量、残气量占肺总量的百分比增加。肺气肿加重导致大量肺泡周围的毛细血管受肺泡膨胀的挤压而退化,致使肺毛细血管大量减少,肺泡间的血流量减少,此时肺泡虽有通气,但肺泡壁无血液灌注,导致生理无效腔气量增大;也有部分肺区虽有血液灌注,但肺泡通气不良,不能参与气体交换,导致功能性分流增加,从而产生通气与血流比例失调。同时,肺泡及毛细血管大量丧失,弥散面积减少,进而导致换气功能障碍。
(3) **呼吸衰竭**　通气和换气功能障碍可导致缺氧和CO_2潴留,发生不同程度的低氧血症和高碳酸血症,最终出现呼吸功能衰竭。

【例3】慢性阻塞性肺疾病最核心的特征是
　A. 长期大量吸烟　　　　　　B. 慢性咳嗽、咳痰　　　　　　C. 持续气流受限
　D. 小气道功能障碍　　　　　E. 与季节相关的症状反复发作(2023)

5. **临床表现**

(1) **慢性咳嗽咳痰**　为白色黏液或浆液性泡沫痰,偶可带血丝。急性发作期痰量增多,可有脓性痰。
(2) **气短或呼吸困难**　是COPD的标志性症状。
(3) **喘息和胸闷**　部分病人特别是重度病人或急性加重时可出现喘息。
(4) **体征**　早期可无异常,晚期可有肺气肿体征。

①视诊　胸廓前后径增大,肋间隙增宽,剑突下胸骨下角增宽,称为桶状胸。部分病人呼吸变浅,频率加快。

②触诊　双侧语颤减弱。

③叩诊　肺部过清音,心浊音界缩小,肺下界和肝浊音界下降。

④听诊　两肺呼吸音减弱,呼气延长,部分病人可闻及湿啰音和(或)干啰音。

6. 临床分期

(1) 急性加重期　是指短期内咳嗽咳痰、气短、喘息加重,痰量增多,呈脓性或黏液脓性。急性加重最多见的原因是细菌或病毒感染,常见病原菌为肺炎链球菌、流感嗜血杆菌、卡他莫拉菌、肺炎克雷伯杆菌等,对于指导抗生素的选用具有一定意义,参阅3版8年制《内科学》P39。

(2) 稳定期　是指病人咳嗽、咳痰、气短等症状稳定或症状轻微。

注意: ①COPD 急性加重期常见的致病菌——肺炎链球菌、流感嗜血杆菌、卡他莫拉菌、肺炎克雷伯杆菌。
②支气管扩张症感染常见致病菌——铜绿假单胞菌、流感嗜血杆菌、卡他莫拉菌、肺炎克雷伯杆菌。

【例4】慢性阻塞性肺疾病急性加重时,常见的致病菌是
A. 大肠埃希菌　　　　　　B. 肺炎链球菌　　　　　　C. 铜绿假单胞菌
D. 金黄色葡萄球菌　　　　E. 军团菌(2021)

7. 辅助检查

(1) 肺功能检查　为**首选检查**。是判断持续气流受限的主要客观指标。吸入支气管扩张剂后, $FEV_1/FVC<70\%$ 可确定为**持续气流受限**。肺总量(TLC)、功能残气量(FRC)、残气量(RV)增高,肺活量(VC)降低,表明肺过度充气。

检查项目	临床意义
FEV_1/FVC	第一秒用力呼气容积/用力肺活量(FEV_1/FVC)是评价气流受限的敏感指标
$FEV_1\%$预计值	是评价 COPD 严重程度的良好指标,其变异性小,易于操作
吸入支气管扩张剂后	$FEV_1/FVC<70\%$ 可确定为持续气流受限
TLC、FRC、RV	肺总量(TLC)、功能残气量(FRC)、残气量(RV)增高对诊断 COPD 有参考价值
VC	肺活量(VC)减低对诊断 COPD 有参考价值
RV/TLC	残气量/肺总量(RV/TLC)增加(>40%)对诊断阻塞性肺气肿有重要意义

(2) 胸部 X 线　早期无改变,晚期出现肺纹理增粗、紊乱等非特异性改变,对诊断 COPD 价值不大。

(3) 血气分析　对确定发生低氧血症、高碳酸血症、酸碱平衡失调及判断呼吸衰竭类型有重要价值。

注意: ①肺功能检查是判断气流受限的主要客观指标。血气分析主要用于判断酸碱失衡及呼吸衰竭类型。
②肺功能检查对 COPD 的诊断、严重程度评价、疾病进展、预后及治疗反应等有重要意义。
③"FEV_1/FVC"用于判断有无气流受限,"FEV_1 占预计值的百分比"用于判断 COPD 的严重程度。

【例5】目前用于判断慢性阻塞性肺疾病严重程度的肺功能指标是
A. MMFR 占预计值百分比　　B. FVC 占预计值的百分比　　C. RV/TLC(残总比)
D. FEV_1/FVC(一秒率)　　　 E. FEV_1 占预计值的百分比

【例6】早期慢性支气管炎患者胸部 X 线表现是
A. 两肺纹理增粗、紊乱　　　B. 肺野透亮度增加　　　　　C. 胸廓扩张,肋间增宽
D. 双肺轻度渗出性改变　　　E. 无特殊征象

8. 诊断及严重程度评估

(1) 诊断　根据吸烟等高危因素史、临床症状及体征等资料,临床可以怀疑慢阻肺。肺功能检查确

定持续气流受限是COPD诊断的必备条件,吸入支气管扩张剂后,$FEV_1/FVC<70\%$可确定为持续气流受限,若能排除其他已知病因或具有特征病理表现的气流受限疾病,则可明确诊断慢阻肺。

(2)稳定期病情严重程度评估

①肺功能评估　可使用GOLD分级,慢阻肺病人吸入支气管扩张剂后$FEV_1/FVC<70\%$,再根据其FEV_1下降程度进行气流受限的严重程度分级。

肺功能分级	病人肺功能FEV_1占预计值的百分比(%pred)
GOLD1级(轻度)	≥80%
GOLD2级(中度)	50%~79%
GOLD3级(重度)	30%~49%
GOLD4级(极重度)	<30%

②症状评估　可采用改良版英国医学研究委员会呼吸困难问卷(mMRC问卷)进行评估。

mMRC分级	呼吸困难症状
0级	剧烈活动时出现呼吸困难
1级	平地快步行走或爬缓坡时出现呼吸困难
2级	由于呼吸困难,平地行走时比同龄人慢或需要停下来休息
3级	平地行走100m左右或数分钟后即需要停下来喘气
4级	因严重呼吸困难而不能离开家,或在穿衣服时即出现呼吸困难

③急性加重风险评估　上一年发生2次或2次以上急性加重,或者1次及1次以上需要住院治疗的急性加重,均提示今后急性加重的风险增加。根据上述症状、急性加重风险和肺功能改变等,即可对稳定期慢阻肺病人的病情严重程度做出综合性评估,并依据该评估结果选择稳定期的主要治疗药物。

病人综合评估分组	特征	上一年急性加重次数	mMRC分级或CAT评分	首选治疗药物
A组	低风险,症状少	≤1次	0~1级或<10	SAMA或SABA,必要时
B组	低风险,症状多	≤1次	≥2级或≥10	LAMA或(和)LABA
C组	高风险,症状少	≥2次	0~1级或<10	LAMA,或LAMA+LABA或ICS+LABA
D组	高风险,症状多	≥2次	≥2级或≥10	LAMA+LABA,或+ICS

注:SABA:短效β₂受体激动剂;SAMA:短效抗胆碱能药物;LABA:长效β₂受体激动剂;LAMA:长效抗胆碱能药物;ICS:吸入型糖皮质激素

【例7】肺功能测定对诊断慢性阻塞性肺疾病有决定性意义的检查项目是
　　A. RV/TLC>40%,MVV<预计值80%,FEV_1正常60%
　　B. RV/TLC>40%,MVV>预计值80%,FEV_1<正常60%
　　C. RV/TLC>40%,FEV_1<预计值80%,$FEV_1/FVC<70\%$
　　D. RV/TLC<40%,MVV<预计值80%,FEV_1>正常60%
　　E. RV/TLC<40%,MVV>预计值80%,FEV_1<正常60%(2023)

【例8】女,62岁。间断咳嗽、咳少量白黏痰10年。查体:双肺呼吸音粗,未闻及干、湿啰音。血常规正常,胸部X线片示肺纹理增粗紊乱,肺功能示FEV_1占预计值的百分比为83%,$FEV_1/FVC67\%$(舒张后)。该患者最可能的诊断是
　　A. 支气管哮喘　　　　　　B. 支气管结核　　　　　　C. 支气管扩张

第九篇　内科学
第1章　慢性阻塞性肺疾病与支气管哮喘

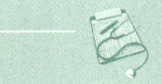

  D. 慢性阻塞性肺疾病　　　　　　E. 特发性肺纤维化

【例9】男,68岁。常规体检胸部X线片示双肺纹理增粗、紊乱。既往体健。吸烟20余年,每天20支。行肺功能检查示$FEV_1/FVC 68.5\%$,FEV_1占预计值的68%,支气管舒张试验FEV_1改善2.5%(30ml)。该患者首先考虑的诊断是

  A. 支气管扩张症　　　　　　B. 慢性阻塞性肺疾病　　　　　　C. 阻塞性肺气肿
  D. 支气管哮喘　　　　　　　E. 慢性支气管炎（2022）

注意：①慢性阻塞性肺疾病：肺功能检查示FEV_1/FVC降低,支气管舒张试验$FEV_1/FVC<70\%$。
②慢性支气管炎：肺功能检查示FEV_1/FVC降低,支气管舒张试验$FEV_1/FVC\geq 70\%$。
③支气管哮喘：肺功能检查示FEV_1/FVC降低,支气管舒张试验FEV_1改善$\geq 12\%$或增加$\geq 200ml$。

9. 鉴别诊断
（1）**支气管哮喘**　多在儿童或青少年起病,以发作性喘息为特征,发作时两肺布满哮鸣音,缓解后症状消失,常有家族史或个人过敏史。哮喘发作时,一秒率虽下降,但支气管舒张试验常阳性。
（2）**支气管扩张**　主要表现为反复咳嗽、咳大量脓痰和(或)反复咯血。肺部固定而持久的局限性湿啰音。部分胸片显示肺纹理粗乱或呈卷发状。高分辨CT可确诊支气管扩张。
（3）**肺结核**　可有午后低热、乏力、盗汗等结核中毒症状,痰检可发现结核分枝杆菌。
（4）**支气管肺癌**　可反复咳嗽、咳痰,痰中带血,或出现刺激性咳嗽,胸部占位性病变。

10. 并发症
（1）**慢性呼吸衰竭**　常在COPD急性加重时发生,其症状加重,表现为低氧血症和(或)高碳酸血症。
（2）**自发性气胸**　COPD病人如有突然加重的呼吸困难,伴明显发绀,患侧肺部叩诊鼓音,听诊呼吸音减弱或消失,应考虑并发自发性气胸,通过X线检查可以确诊。
（3）**慢性肺心病**　COPD可引起肺血管床减少及缺氧致肺动脉痉挛,血管重塑,导致肺动脉高压,右心室肥厚扩大,最终发生右心功能不全。

（10~11题共用题干）男,66岁。活动后突发左侧胸痛伴呼吸困难1天。既往慢性阻塞性肺疾病病史10余年。查体:R26次/分,BP95/60mmHg。口唇发绀,左肺呼吸音明显减弱,心率102次/分,律齐。

【例10】该患者最可能的诊断是
  A. 急性心肌梗死　　　　　　B. 自发性气胸　　　　　　C. 阻塞性肺不张
  D. 胸腔积液　　　　　　　　E. 肺栓塞

【例11】为明确诊断,应先采取的检查措施是
  A. CT肺动脉造影　　　　　　B. 胸腔穿刺　　　　　　　C. 支气管镜
  D. 胸部X线片　　　　　　　　E. 心电图

11. 治疗
（1）**稳定期的治疗**
①**教育与管理**　最重要的是劝导吸烟病人戒烟,这是减慢肺功能损害最有效的措施。
②**支气管扩张剂**　是现有控制症状的主要措施,可根据病情严重程度选用β_2肾上腺素受体激动剂(沙丁胺醇、沙美特罗等)、抗胆碱能药(异丙托溴铵、噻托溴铵)、茶碱类(氨茶碱)。
③**糖皮质激素**　对高风险(C组和D组)病人,长期吸入糖皮质激素与长效β_2肾上腺素受体激动剂的联合制剂,可增加运动耐量、减少急性加重发作频率、提高生活质量。常用剂型有沙美特罗+氟替卡松、福莫特罗+布地奈德。
④**祛痰药**　对痰不易咳出者可应用,常用药物有盐酸氨溴索、N-乙酰半胱氨酸、羧甲司坦等。
⑤**长期家庭氧疗(LTOT)**　对慢阻肺并发慢性呼吸衰竭者实施LTOT,可提高生活质量和生存率,对血流动力学、运动能力、精神状态均会产生有益的影响。其指征:$PaO_2 \leq 55mmHg$或$SaO_2 \leq 88\%$,有或没有高碳酸血症;$PaO_2\ 55\sim 60mmHg$,或$SaO_2 < 89\%$,并有肺动脉高压、右心衰竭或红细胞增多症。

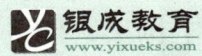
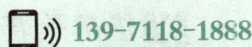

(2) 急性加重期的治疗
①确定病情加重的原因　最常见原因是细菌或病毒感染。根据病情严重程度，决定门诊或住院治疗。
②支气管扩张剂　药物同病情稳定期。有严重喘息症状者可给予较大剂量的雾化吸入治疗。
③低流量吸氧　给氧浓度(%) = 21+4×氧流量(L/min)，一般为28%~30%。
④抗生素　当病人呼吸困难加重，咳嗽伴痰量增加、有脓痰时，应选用抗生素。
⑤糖皮质激素　对需住院治疗的急性加重期病人可考虑口服泼尼松龙，或静脉给予甲泼尼龙。
⑥机械通气　对于并发较严重呼吸衰竭的病人，可使用机械通气治疗。

【例12】目前慢性阻塞性肺疾病最重要的治疗药物是
　　A. 支气管扩张剂　　　　B. 吸入糖皮质激素　　　　C. 祛痰药
　　D. 抗氧化剂　　　　　　E. 黏液生成抑制剂

【例13】男，68岁，慢性阻塞性肺疾病(COPD)病史12年。动脉血气分析 pH7.36，PaO_2 43mmHg，$PaCO_2$ 52mmHg。对该患者可以改善预后的措施是
　　A. 预防性使用抗生素　　B. 吸入糖皮质激素　　　　C. 使用支气管扩张剂
　　D. 肺康复锻炼　　　　　E. 长期家庭氧疗

　　A. 有创机械通气　　　　B. 无创机械通气　　　　　C. 间断高浓度吸氧
　　D. 持续高频呼吸机通气　E. 持续低流量吸氧
【例14】慢性阻塞性肺疾病的氧疗最常用的是
【例15】慢性阻塞性肺疾病急性加重伴呼吸功能不全早期，为防止呼吸功能不全加重最常用的是

12. 预防
(1) 戒烟　是预防慢阻肺最重要的措施，在疾病的任何阶段戒烟都有助于防止慢阻肺的发生和发展。
(2) 控制环境污染　减少有害气体或有害颗粒的吸入。
(3) 免疫接种　流感疫苗、肺炎链球菌疫苗、细菌溶解物对防止慢阻肺病人反复感染可能有益。
(4) 增强体质　加强体育锻炼、增强体质、提高机体免疫力，可帮助改善机体一般状况。

二、支气管哮喘

1. 概念
支气管哮喘是一种以慢性气道炎症和气道高反应性为特征的异质性疾病，临床表现为反复发作性的喘息、气急、胸闷、咳嗽等症状，常在夜间及凌晨发作或加重，多数病人可自行缓解或经治疗后缓解。

2. 病因
(1) 遗传因素　哮喘是一种复杂的、具有多基因遗传倾向的疾病，其发病有家族集聚现象，亲缘关系越近，患病率越高。目前已经鉴定了多个哮喘易感基因，如 *YLK40*、*IL6R*、*PDE4D*、*IL33* 等。
(2) 环境因素
①变应原性因素　如室内变应原(尘螨、家养宠物、蟑螂)、室外变应原(花粉、草粉)、职业性变应原(油漆、活性染料)、食物(鱼、虾、蛋类、牛奶)、药物(阿司匹林、抗生素)。
②非变应原因素　如大气污染、吸烟、运动、肥胖等。

3. 发病机制
哮喘的发病机制未明，目前概括为气道免疫-炎症机制、神经调节机制及其相互作用。
(1) 气道免疫-炎症机制　包括细胞免疫和体液免疫。
①气道炎症形成机制　气道慢性炎症反应是由多种炎症细胞、炎症介质和细胞因子共同参与、相互作用的结果。当外源性变应原进入机体后，被抗原提呈细胞内吞并激活T淋巴细胞。
A. 产生哮喘症状　活化的辅助性Th2细胞产生IL-4、IL-5、IL-13等激活B淋巴细胞，并合成特异性抗体IgE，后者结合于肥大细胞、嗜碱性粒细胞等表面的IgE受体。若变应原再次进入体内，可与结合在

第九篇　内科学
第1章　慢性阻塞性肺疾病与支气管哮喘

细胞表面的 IgE 交联,使该细胞合成并释放多种活性介质,导致气道平滑肌收缩、黏液分泌增加、炎症细胞浸润,产生哮喘的临床症状。

B. 导致气道炎症　活化的辅助性 Th2 细胞分泌的 IL 等细胞因子可直接激活肥大细胞、嗜酸性粒细胞、巨噬细胞等,这些细胞可进一步分泌多种炎症因子,如组胺、白三烯、前列腺素、活性神经肽、嗜酸性粒细胞趋化因子等,导致气道慢性炎症。

②气道高反应性(AHR)　是指气道对各种刺激因子如变应原、理化因素、运动、药物等呈现的高度敏感状态,表现为病人接触这些刺激因子时气道出现过强或过早的收缩反应。气道高反应性是哮喘的基本特征。气道慢性炎症是导致气道高反应性的重要机制之一。当气道受到变应原刺激后,多种炎症细胞释放炎症介质和细胞因子,引起气道上皮受损、上皮下神经末梢裸露,从而导致气道高反应性。

(2)神经调节机制　神经因素是哮喘发病的重要环节之一。支气管受自主神经支配,除肾上腺素能神经、胆碱能神经外,还有非肾上腺素能非胆碱能(NANC)神经系统。哮喘病人 β 肾上腺素受体功能低下,而病人对吸入组胺和乙酰甲胆碱的反应性显著增高则提示存在胆碱能神经张力的增加。NANC 神经系统能释放舒张支气管平滑肌的神经介质(如血管活性肠肽、NO)及收缩支气管平滑肌的介质(P 物质、神经激肽),两者平衡失调则可引起支气管平滑肌收缩。

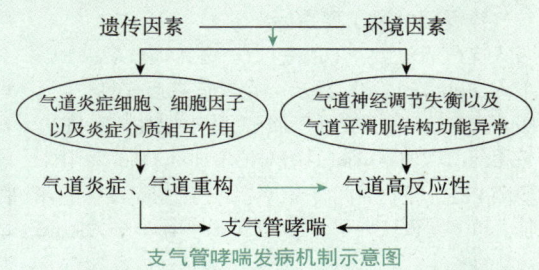

支气管哮喘发病机制示意图

注意: ①9 版《内科学》P29 第 8 行:气道高反应性是哮喘的基本特征。
　　　②9 版《内科学》P29 第 29 行:气道慢性炎症是哮喘的基本特征。

【例16】男,21 岁。3 天前受凉后"感冒",症状已好转。1 小时前参加篮球比赛后出现气促。查体:双肺散在哮鸣音,心率84 次/分。该患者发病最可能的机制是
　　A. 肺血管阻力增加　　　　　B. 心力衰竭　　　　　　C. 神经调节失衡
　　D. 气道高反应性　　　　　　E. 气道重构

【例17】支气管哮喘属于下列哪型过敏反应?
　　A. Ⅰ型　　　　　　　　　　B. Ⅱ型　　　　　　　　C. Ⅲ型
　　D. Ⅳ型　　　　　　　　　　E. 迟发型(2020)

【例18】男,35 岁。反复咳嗽伴呼吸困难20 年,再发1 天,吸入"万托林"或口服"氨茶碱片"后可缓解。查体:双肺闻及干啰音。外周血 WBC7.8×10^9/L。与该患者发病关系最密切的免疫球蛋白是
　　A. IgE　　　　　　　　　　　B. IgD　　　　　　　　　C. IgG
　　D. IgA　　　　　　　　　　　E. IgM(2020、2023)

【例19】女,36 岁。发作性喘息、呼吸困难10 年,再发加重1 小时。既往发作后给予"氨茶碱"可以缓解症状。查体:体温 37.1℃,呼吸36 次/分,脉搏128 次/分,血压125/78mmHg。精神萎靡,鼻翼煽动,双肺呼吸音粗糙,可闻及广泛哮鸣音。参与喘息急性发作的白细胞介素有
　　A. IL-1　　　　　　　　　　B. IL-2　　　　　　　　　C. IL-3
　　D. IL-4　　　　　　　　　　E. IL-8(2022)

4. 临床表现
(1)**典型症状**　为发作性伴有哮鸣音的呼气性呼吸困难,症状可在数分钟内发生,并持续数小时至

数天,可经平喘药物治疗后缓解或自行缓解。夜间及凌晨发作或加重常是哮喘的重要临床特征。

(2) **运动性哮喘**　有些青少年病人,其哮喘症状在运动时出现,称为运动性哮喘。

(3) **咳嗽变异性哮喘(CVA)**　指发作时以咳嗽为唯一症状的不典型哮喘。

(4) **胸闷变异性哮喘(CTVA)**　是指发作时,以胸闷为唯一症状的不典型哮喘。

(5) **体征**　①哮喘发作时典型体征是双肺可闻及广泛的哮鸣音,呼气音延长。②在非常严重的哮喘发作时,哮鸣音反而减弱,甚至完全消失,表现为"沉默肺",是病情危重的表现。严重病人可出现心率增快、奇脉、胸腹反常运动和发绀。③非发作期体检可无异常发现,故未闻及哮鸣音,不能排除哮喘。

> 注意:①沉默肺、奇脉、胸腹反常运动、动脉血 PCO_2 升高均提示支气管哮喘病情危重。
> ②夜间及凌晨发作是支气管哮喘的重要临床特征。

5. 辅助检查

(1) **肺功能检测**　哮喘发作时呈阻塞性通气功能障碍表现。

	检测目的	哮喘发作时表现或阳性标准	备注
通气功能检测	肺通气功能	吸入支气管扩张剂后,$FEV_1/FVC<70\%$ 为判断持续气流受限的最重要指标	阻塞性通气障碍表现肺的弥散功能正常
支气管激发试验	气道反应性	吸入支气管激发剂(乙酰甲胆碱、组胺)后,FEV_1 下降≥20%为阳性,提示存在气道高反应性	只适用于非哮喘发作期、$FEV_1 \geq$ 正常预计值70%者
支气管舒张试验	气道可逆性	吸入支气管舒张剂(沙丁胺醇、特布他林)后,FEV_1 较用药前增加≥12%,且绝对值增加≥200ml 为阳性	阳性提示气道阻塞具有可逆性
PEF 及变异率测定	PEF 反映气道通气功能变化	监测 PEF 日间、周间变异率有助于诊断和病情评估。PEF 昼夜变异率>10%或周变异率>20%为阳性	阳性提示存在气道可逆性改变;哮喘发作时 PEF 下降

> 注意:①支气管激发试验是吸入支气管激发剂使支气管平滑肌收缩,具有一定的危险性,临床上少用。
> ②支气管舒张试验是吸入支气管舒张剂使支气管平滑肌舒张,一般较安全,临床上常用。

(2) **胸部 X 线检查**　哮喘发作时胸片示两肺透亮度增加,缓解期多无明显异常,对哮喘诊断价值不大。

(3) **胸部 CT 检查**　胸部 CT 在部分病人中可见支气管壁增厚、黏液阻塞。

(4) **动脉血气分析**　一般情况下,PaO_2 降低必伴有 $PaCO_2$ 升高,但本病血气分析结果不同。

①**呼吸性碱中毒**　严重哮喘发作时可有缺氧,PaO_2 降低,因过度通气,$PaCO_2$ 也降低——呼吸性碱中毒。

②**呼吸性酸中毒**　重症哮喘,病情进一步发展,可有缺氧和 CO_2 潴留,$PaCO_2$ 升高——呼吸性酸中毒。

③**合并代谢性酸中毒**　如缺氧明显,可合并代谢性酸中毒。

(5) **特异性变应原检测**　外周血变应原特异性 IgE 增高,结合病史有助于病因诊断,但血清总 IgE 测定对哮喘的诊断价值不大。体内变应原试验包括皮肤变应原试验和吸入变应原试验。

【例20】女,25岁。突发呼吸困难2天。发病时有鼻痒、打喷嚏症状。既往有类似发作史。查体:R20次/分,P90次/分,双肺呼气相略延长,未闻及干、湿啰音,律齐。行肺功能检查,最可能出现的异常是

　　A. 肺活量下降　　　　　　B. FEV_1/FVC 下降　　　　　C. CO 弥散量下降

　　D. 功能残气量下降　　　　E. 肺总量下降

(21~22共用题干)男,32岁。支气管哮喘20年,喘息加重1周,意识恍惚1天急诊。查体:T37.5℃,P90次/分。面色暗红,口唇发绀。可见胸腹矛盾运动,双肺呼吸音低,可闻及低调哮鸣音。

【例21】该患者此时最可能出现的动脉血气变化是

　　A. PaO_2 降低、$PaCO_2$ 升高、pH 升高　　　B. PaO_2 降低、$PaCO_2$ 正常、pH 降低

　　C. PaO_2 降低、$PaCO_2$ 降低、pH 升高　　　D. PaO_2 降低、$PaCO_2$ 升高、pH 降低

　　E. PaO_2 降低、$PaCO_2$ 升高、pH 正常

【例22】该患者首选的治疗措施是
A. 无创通气　　　　　B. β_2受体激动剂雾化吸入　　　C. 气管插管、机械通气
D. 面罩吸氧　　　　　E. 大剂量糖皮质激素静脉点滴

6. 诊断与鉴别诊断

(1) 诊断标准　符合下列①~③，同时具备④的任何一条，可诊断为支气管哮喘。
① 反复发作喘息、气急、胸闷或咳嗽，常与接触变应原、冷空气、理化刺激、病毒性上呼吸道感染、运动等有关。
② 发作时在双肺可闻及散在或弥漫性哮鸣音，呼气相延长。
③ 上述症状和体征可经治疗缓解或自行缓解。
④ 可变气流受限的客观检查：
A. 支气管舒张试验阳性。
B. 支气管激发试验阳性。
C. 平均每日 PEF 昼夜变异率>10%或 PEF 周变异率>20%。

(2) 支气管哮喘的分期
① 急性发作期　是指气促、咳嗽、胸闷等症状突然发生或加剧，常有呼吸困难，以呼气流量降低为特征。
② 非急性发作期　是指病人虽然没有哮喘急性发作，但在相当长的时间内仍有不同频度和不同程度的喘息、咳嗽、胸闷等症状，可伴有肺通气功能下降。
③ 临床缓解期　是指病人无哮喘、气急、胸闷、咳嗽等症状，并维持1年以上。

(3) 支气管哮喘的分级　哮喘可分为急性发作期、慢性持续期和临床缓解期。
① 急性发作期　根据病情严重程度，可将哮喘分为轻度、中度、重度、危重4级。

临床特点	轻度	中度	重度	危重
气短	步行、上楼梯时	稍事活动	休息时	—
体位	可平卧	喜坐位	端坐呼吸	—
讲话方式	连续成句	讲话常有中断	只能发单字表达	不能讲话
精神状态	可有焦虑	时有焦虑或烦躁	常有焦虑、烦躁	嗜睡、意识模糊
呼吸频率	轻度增加	增加	常>30 次/分	—
三凹征	常无	可有	常有	胸腹矛盾呼吸
哮鸣音	散在哮鸣音	响亮、弥漫的哮鸣音	响亮、弥漫的哮鸣音	哮鸣音减弱，甚至消失
脉律	无奇脉	可有奇脉	有奇脉	脉律不规则
脉率	<100 次/分	100~120 次/分	>120 次/分	脉率变慢
PaO_2	正常	60~80mmHg	<60mmHg	严重低氧血症
$PaCO_2$	<45mmHg	≤45mmHg	>45mmHg	高 CO_2 血症
SaO_2	>95%	91%~95%	≤90%	严重降低
pH	正常	正常	可降低	降低

② 慢性持续期　根据病人过去4周是否存在4项症状(日间哮喘症状>2次/周、夜间因哮喘憋醒、使用缓解药次数>2次/周、哮喘引起的活动受限)，可将哮喘分为3级：良好控制(无以上4项症状)、部分控制(存在1~2项症状)、未控制(存在3~4项症状)。
③ 临床缓解期　是指病人无喘息、气急、胸闷、咳嗽等症状，并维持1年以上。

(4) 鉴别诊断　支气管哮喘与心源性哮喘的鉴别如下。

	支气管哮喘	左心衰竭引起的喘息样呼吸困难(心源性哮喘)
病史	家族史、过敏史、哮喘发作史	高血压、冠心病、风心病、二狭等病史
发病年龄	儿童、青少年多见	40岁以上多见
发作时间	常于夜间及凌晨发作和加重	常于夜间发病
主要症状	呼气性呼吸困难	混合性呼吸困难,咳粉红色泡沫样痰
肺部体征	双肺满布哮鸣音	双肺广泛湿啰音和哮鸣音
心脏体征	正常	左心界扩大、心率增快、心尖部奔马律
胸片	肺野清晰,肺气肿征象	肺淤血征、左心扩大
治疗	支气管解痉剂有效	洋地黄有效

【例23】男,45岁。间断咳嗽2年。每年均于秋季出现,干咳为主,夜间明显,伴憋气,常常影响睡眠,白天症状常不明显。使用多种药物抗感染治疗无效,持续1~2个月后症状可自行消失。本次入秋后再次出现上述症状,体格检查未见明显异常。胸部X线片未见明显异常,肺通气功能正常。为明确诊断,宜采取的进一步检查措施是

A. 肺部CT　　　　　　　B. 支气管镜　　　　　　　C. 睡眠呼吸监测
D. 血气分析　　　　　　E. 支气管激发试验

7. 治疗

哮喘治疗的目标是长期控制症状、预防未来风险的发生,即在使用最小有效剂量药物治疗的基础上或不用药物,能使病人与正常人一样生活、学习和工作。

(1)确定并减少危险因素接触　脱离变应原是防治哮喘<u>最有效</u>的方法。
(2)治疗药物的特点　治疗哮喘的药物分为缓解性药物和控制性药物两类。

	缓解性药物	控制性药物
别称	解痉平喘药	抗炎药
机制	支气管扩张剂,解除支气管痉挛,缓解哮喘症状	治疗气道慢性炎症,使哮喘病人维持临床控制
常用药物	短效 β_2 受体激动剂(SABA) 短效吸入型抗胆碱药(SAMA) 短效茶碱类药、全身用糖皮质激素	吸入型糖皮质激素(ICS)、白三烯(LT)调节剂 长效 β_2 受体激动剂(LABA,<u>不单独使用</u>) 茶碱缓释剂、色甘酸钠、酮替酚、抗IgE抗体
使用	按需使用	长期使用

①糖皮质激素　是当前控制哮喘<u>最有效</u>的药物。糖皮质激素通过作用于气道炎症形成过程中的诸多环节,如抑制嗜酸性粒细胞等炎症细胞在气道的聚集、抑制炎症因子的生成和介质释放、增强平滑肌细胞 β_2 受体的反应性等,有效抑制气道炎症。分为吸入、口服和静脉用药。

	吸入用药	口服用药	静脉用药
常用药物	倍氯米松、布地奈德、氟替卡松	泼尼松、泼尼松龙	氢化可的松、甲泼尼龙
适应证	长期抗炎治疗的<u>最常用</u>药物	ICS无效,需要短期加强的病人	重度、严重哮喘急性发作
临床特点	需规律用药1~2周才能生效	起效较缓慢	注射后2~6小时起效
注意事项	长期大剂量吸入者应注意预防全身性不良反应	不主张长期口服糖皮质激素用于哮喘控制的治疗	地塞米松在体内半衰期较长,不良反应较多,慎用

② β_2 受体激动剂　主要通过激动气道 β_2 受体,舒张支气管平滑肌,缓解哮喘症状。分为短效 β_2 受

体激动剂(SABA)、长效 β_2 受体激动剂(LABA)两类。

	短效 β_2 受体激动剂(SABA)	长效 β_2 受体激动剂(LABA)
起效速度	快速起效(数分钟起效)	缓慢起效(30分钟起效)
维持时间	4~6小时	10~12小时
剂型	吸入(最常用)、口服、静脉	干粉剂
常用药物	沙丁胺醇、特布他林	沙美特罗、福莫特罗
适应证	哮喘急性发作的首选药物	LABA+ICS 是控制哮喘最常用的药物,LABA 不单用

③白三烯(LT)调节剂　通过调节白三烯的生物活性而发挥抗炎作用,常用药物为扎鲁司特、孟鲁司特,多用于治疗轻度哮喘,尤其用于阿司匹林哮喘、运动性哮喘、伴有过敏性鼻炎的哮喘。

④茶碱类　能抑制磷酸二酯酶,提高平滑肌细胞内 cAMP 浓度,舒张支气管。口服缓释茶碱片,平喘作用可维持 12~24 小时,可用于控制夜间哮喘。静脉注射氨茶碱主要用于治疗重危哮喘。

⑤抗胆碱药　通过阻断节后迷走神经,降低迷走神经张力而舒张支气管、减少痰液分泌。SAMA(异丙托溴铵)主要用于哮喘急性发作的治疗,多与 β_2 受体激动剂联合应用。LAMA(噻托溴铵)主要用于哮喘合并慢阻肺及慢阻肺病人的长期治疗。

	代表药物	作用机制	注意事项
糖皮质激素	倍氯米松 布地奈德	通过诸多环节有效抑制气道炎症;抑制嗜酸性粒细胞等炎症细胞在气道的聚集,抑制炎症介质的生成和释放,增强平滑肌细胞 β_2 受体反应性	控制哮喘最有效的药物 长期应用副作用严重 可吸入、口服、静脉用药
β_2 受体激动剂	沙丁胺醇 沙美特罗	可激动气道 β_2 受体,舒张支气管,缓解哮喘症状	治疗急性发作的首选药物 LABA 与 ICS 联合最常用
LT 调节剂	孟鲁司特 扎鲁司特	通过调节白三烯(LT)的生物活性而发挥抗炎作用,舒张支气管平滑肌	副作用为胃肠道症状 不良反应较轻微
茶碱类	氨茶碱	抑制磷酸二酯酶、提高平滑肌细胞内 cAMP 浓度 拮抗腺苷受体,增强呼吸肌的收缩 增强气道纤毛清除功能、舒张支气管、气道抗炎	不良反应包括恶心、呕吐、心律失常、血压下降、多尿
抗胆碱药	异丙托溴铵 噻托溴铵	通过阻断节后迷走神经通路,降低迷走神经张力而起到舒张支气管、减少黏液分泌的作用	SAMA 治疗哮喘急性发作 LAMA 治疗哮喘并 COPD

为了便于同学们理解和记忆,现将常考平喘药的作用机制图示如下。

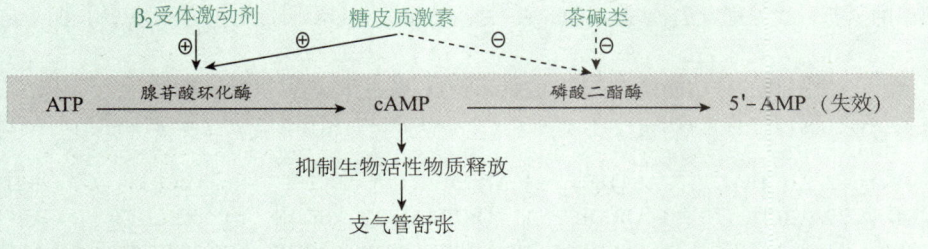

【例 24】主要作用机制为控制支气管哮喘气道炎症的药物是
　　A. 茶碱　　　　　　　　　　B. M 受体拮抗剂　　　　　　C. 长效 β_2 受体激动剂
　　D. 白三烯受体调节剂　　　　E. H_1 受体拮抗剂

(3)急性发作期的治疗　治疗目标是尽快缓解气道痉挛,纠正低氧血症,恢复肺功能。

①轻度　吸入短效 β₂ 受体激动剂，在第 1 小时内每 20 分钟吸入 1~2 喷，随后调整为每 3~4 小时吸入 1~2 喷。效果不佳时加用缓释茶碱片，或加用短效抗胆碱药气雾剂吸入。

②中度　雾化吸入短效 β₂ 受体激动剂，第 1 小时内持续雾化吸入。联合应用雾化吸入短效抗胆碱药、激素混悬液。也可联合静脉注射茶碱类。若治疗效果不佳，应尽早口服糖皮质激素，同时吸氧。

③重度至危重度　持续雾化吸入短效 β₂ 受体激动剂，联合雾化吸入短效抗胆碱药、激素混悬液及静脉滴注茶碱类，吸氧。应尽早静脉应用激素，待病情控制后改为口服。当 pH<7.20 且合并代谢性酸中毒时，应适当补碱。经上述处理后，病情仍无改善者，应及时行机械通气，其指征包括呼吸肌疲劳、$PaCO_2$≥45mmHg、意识改变（需进行有创机械通气）。此外，应预防呼吸道感染。

(4) 慢性持续期的治疗　必须个体化，联合应用。哮喘长期治疗方案分 5 级，具体如下。

治疗方案	第 1 级	第 2 级	第 3 级	第 4 级	第 5 级
推荐选择控制药物	不需使用药物	低剂量 ICS	低剂量 ICS+LABA	中/高剂量 ICS+LABA	加其他治疗如口服激素
其他选择控制药物	低剂量 ICS	LT 受体拮抗剂 低剂量茶碱	中/高剂量 ICS 低剂量 ICS+LT 受体拮抗剂 低剂量 ICS+茶碱	中/高剂量 ICS+LABA+LAMA 高剂量 ICS+LT 受体拮抗剂 高剂量 ICS+茶碱	+LAMA +IgE 抗体 +IL-5 抗体
缓解药物	按需使用 SABA	按需使用 SABA	按需使用 SABA 或低剂量布地奈德/福莫特罗或倍氯米松		

注：SABA=短效 β₂ 受体激动剂，为控制哮喘急性发作的首选药物，如沙丁胺醇、特布他林。
LABA=长效 β₂ 受体激动剂，与 ICS 联合是目前最常用的控制哮喘的药物，如沙美特罗、福莫特罗。
ICS=吸入型糖皮质激素，低剂量指每日吸入布地奈德 200~400μg，中等剂量为>400~800μg，高剂量为>800~1600μg。

【例 25】女，35 岁。诊断支气管哮喘 2 年，间断口服糖皮质激素及氨茶碱治疗，时有发作。该患者应采取的主要治疗措施是
A. 规律使用氨茶碱　　　B. 规律口服糖皮质激素　　　C. 规律使用吸入型糖皮质激素
D. 规律吸入 β₂ 受体激动剂　　　E. 肌内注射长效糖皮质激素

【例 26】目前用于控制支气管哮喘患者气道高反应最主要的措施是
A. 使用 H₁ 受体拮抗剂　　　B. 吸入支气管舒张剂　　　C. 特异性免疫治疗
D. 吸入糖皮质激素　　　E. 使用白三烯调节剂

8. 管理

哮喘病人的教育和管理是提高疗效、减少复发、提高病人生活质量的重要措施。为每位初诊病人制订长期防治计划，使病人在医生和专科护士指导下学会自我管理，包括了解哮喘的激发因素及避免诱因的方法、熟悉哮喘发作先兆表现及相应处理办法、学会在家中自行监测病情变化并进行评定、学会哮喘发作时进行简单的紧急自我处理方法、掌握正确的吸入技术，和医生共同制订防止复发、保持长期稳定的方案。

▶ **常考点**　慢阻肺的肺功能检查；支喘的临床特点；各种平喘药物的机制及特点。

参考答案——详细解答见《2024 国家临床执业及助理医师资格考试历年考点精析（上、下册）》

1. ABCDE　　2. ABCDE　　3. ABCDE　　4. ABCDE　　5. ABCDE　　6. ABCDE　　7. ABCDE
8. ABCDE　　9. ABCDE　　10. ABCDE　　11. ABCDE　　12. ABCDE　　13. ABCDE　　14. ABCDE
15. ABCDE　　16. ABCDE　　17. ABCDE　　18. ABCDE　　19. ABCDE　　20. ABCDE　　21. ABCDE
22. ABCDE　　23. ABCDE　　24. ABCDE　　25. ABCDE　　26. ABCDE

第2章 支气管扩张症

▶ **考纲要求**
支气管扩张症。

▶ **复习要点**

1. 概念
支气管扩张症是指急、慢性呼吸道感染和支气管阻塞后,反复发生支气管化脓性炎症,致使支气管壁结构破坏,管壁增厚,引起支气管异常和持久性扩张,主要表现为慢性咳嗽、咳大量脓痰、反复咯血。

2. 病因
(1) **先天性** 少见。弥漫性支气管扩张常发生于有遗传、免疫或解剖缺陷的病人,如囊性纤维化、纤毛运动障碍、严重的 α_1-抗胰蛋白酶缺乏病人。低免疫球蛋白血症、免疫缺陷和罕见的气道结构异常也可引起弥漫性支气管扩张,如巨大气管-支气管症、支气管软骨发育不全等。
(2) **继发性** 局灶性支气管扩张可源于未经治疗的肺炎或气道阻塞,如异物、肿瘤、外源性压迫等。
(3) **诱发因素** 支气管扩张症的诱发因素详见9版《内科学》P36 表2-5-1。

3. 发病机制
上述疾病损伤了宿主气道清除和防御功能,易发生感染和炎症。细菌反复感染可使充满炎症介质和病原菌黏稠脓性液体的气道逐渐扩大,形成瘢痕和扭曲。支气管壁由于水肿、炎症和新血管形成而变厚。周围间质组织和肺泡的破坏导致了纤维化、肺气肿。

4. 临床表现
(1) **慢性咳嗽、咳大量脓痰** 主要症状为持续或反复的咳嗽、咳痰或咳脓痰。无明显诱因者常隐匿起病,无症状或症状轻微。呼吸困难和喘息常提示有广泛的支气管扩张或潜在的慢阻肺。随着感染加重,可出现痰量增多和发热。当支气管扩张伴急性感染时,病人可表现为咳嗽、咳脓痰和伴随肺炎。
(2) **反复咯血** 50%~70%的病人可有咯血,大出血常为小动脉被侵蚀或增生的血管被破坏所致。
(3) **干性支气管扩张** 部分病人以反复咯血为唯一症状,称为干性支气管扩张。
(4) **好发部位** 支气管扩张症好发于左下叶、舌叶支气管。
(5) **体征** 早期可无异常肺部体征。气道内有较多分泌物时,体检可闻及湿啰音和干啰音。病变严重尤其是伴有慢性缺氧、肺源性心脏病、右心衰竭的病人可出现杵状指和右心衰竭的体征。

5. 实验室和其他辅助检查
(1) **胸部X线片** 对判断有无支气管扩张缺乏特异性,病变轻时影像学检查可正常。

	支气管囊状扩张	支气管柱状扩张
典型表现	卷发样阴影	双轨征(纵切面)、环形阴影(横切面)
产生机制	扩张的气道有显著囊腔,囊腔内可有液气平面	受累肺实质通气不足、萎陷,扩张气道聚拢
其他表现	气道壁增厚(支气管周围炎症所致)	气道壁增厚(支气管周围炎症所致)

(2) **胸部高分辨率CT(HRCT)** 可在横断面上清楚地显示扩张的支气管,具有无创、易重复、易接受的特点,现已成为确诊支气管扩张的主要(首选)方法。

(3) **支气管碘油造影** 可确诊支气管扩张,因其为创伤性检查,现已被高分辨 CT(HRCT)所取代。

(4) **纤维支气管镜检查** 仅具有辅助诊断价值,主要用于局灶性支气管扩张,且位于段支气管以上者。

(5) **肺功能测定** 对支气管扩张诊断价值不大。

6. 诊断、鉴别诊断与并发症

(1) **诊断** 根据反复咳脓痰、咯血病史,既往有诱发支气管扩张的呼吸道感染病史,HRCT 显示支气管扩张的异常影像学改变,即可确诊支气管扩张。

(2) **鉴别诊断** 应与慢性支气管炎、肺脓肿、肺结核、先天性肺囊肿、弥漫性泛细支气管炎等相鉴别。

(3) **并发症** 肺气肿、肺心病等。

【例1】支气管扩张症患者咯血是下列哪个血管损伤所致?
  A. 肺毛细血管　　　　　B. 肺小动脉　　　　　C. 肺大动脉
  D. 肺静脉　　　　　　E. 支气管静脉(2023)

【例2】对明确支气管扩张咯血患者出血部位,最有价值的检查是
  A. 支气管动脉造影　　　B. 胸部 CT　　　　　C. 肺动脉造影
  D. 支气管镜　　　　　E. 胸部 X 线片

7. 治疗

(1) **治疗基础疾病** 对活动性肺结核伴支气管扩张应抗结核治疗,低免疫球蛋白血症可用免疫球蛋白替代治疗。

(2) **控制感染** 是急性感染期的主要治疗措施。引起感染的常见致病菌为铜绿假单胞菌、流感嗜血杆菌、卡他莫拉菌、肺炎克雷伯杆菌、金黄色葡萄球菌、百日咳杆菌(9 版《内科学》P36)。

(3) **改善气流受限** 使用支气管舒张剂(如长效 β_2 受体激动剂、长效抗胆碱能药物、吸入型糖皮质激素/长效 β_2 受体激动剂)可改善气流受限,对伴有气道高反应及可逆性气流受限的病人常有一定疗效。

(4) **清除气道分泌物** 包括物理排痰和化痰药物。

(5) **咯血** 若咯血量少,可口服卡巴克洛(安络血)、云南白药。若出血量中等,可静脉给予垂体后叶素或酚妥拉明。若出血量大,经内科治疗无效者,可考虑介入栓塞治疗或手术治疗。

(6) **外科治疗** ①局限性支气管扩张,经充分内科治疗仍顽固反复发作者,可考虑手术切除病变肺组织;②大出血来自增生的支气管动脉、经休息和抗生素等保守治疗不能缓解,仍反复大咯血,病变局限者可考虑外科手术,否则采用支气管动脉栓塞术治疗;③尽管采取了所有治疗但仍致残的病例,合适者可考虑肺移植。

【例3】支气管扩张症患者,长期反复感染,最有可能的致病菌是
  A. 军团菌　　　　　　B. 金黄色葡萄球菌　　　C. 肺炎球菌
  D. 白色念珠菌　　　　E. 铜绿假单胞菌

【例4】女,35 岁。间断咳嗽、咳脓痰伴咯血10 余年,再发2 天入院。咯血总量约 600ml,经抗感染、静脉点滴垂体后叶素治疗后咯血停止。行胸部 X 线检查示多发囊状及柱状影,部分囊腔内可见液平,余肺未见异常。该患者进一步采取的最佳治疗措施是
  A. 支气管动脉栓塞　　　B. 规律使用流感疫苗　　C. 感染时联合使用抗生素
  D. 手术切除病变肺叶　　E. 抗生素预防感染

▶ **常考点** 支气管扩张症的临床特点及治疗。

参考答案——详细解答见《2024 国家临床执业及助理医师资格考试历年考点精析(上、下册)》

1. ABCDE　　2. ABCDE　　3. ABCDE　　4. ABCDE

第3章 肺部感染性疾病

▶ **考纲要求**

①肺炎概述。②肺炎链球菌肺炎。③金黄色葡萄球菌肺炎。④肺炎克雷伯杆菌肺炎。⑤肺炎支原体肺炎。⑥军团菌肺炎。⑦病毒性肺炎。⑧肺真菌病。⑨肺脓肿。

▶ **复习要点**

一、肺炎概述

肺炎是指终末气道、肺泡、肺间质的炎症，可由病原微生物、理化因素、免疫损伤、过敏及药物所致。

1. 肺炎的流行病学

社区获得性肺炎（CAP）和医院获得性肺炎（HAP）年发病率分别为（5～11）/1000人口和（5～10）/1000住院病人。CAP病人门诊治疗者病死率<1%～5%，住院治疗者平均为12%，入住重症监护病房者约为40%。发病率和病死率高的原因包括：①社会人口老龄化、吸烟、伴有基础疾病、免疫功能低下，如COPD、心力衰竭、肿瘤、糖尿病、尿毒症、神经系统疾病、药瘾、嗜酒、艾滋病、久病体衰、大型手术、应用免疫抑制剂、器官移植等。②病原体变迁、新病原体出现、医院获得性肺炎发病率增加、病原学诊断困难、不合理使用抗菌药物导致细菌耐药性增加，尤其是多耐药（MDR）病原体增加。

2. 病因和发病机制

(1) 是否发生肺炎取决于两个因素 正常的呼吸道免疫防御机制可使下呼吸道免除于细菌等致病菌感染。是否发生肺炎取决于两个因素：病原体和宿主因素。如果病原体数量多、毒力强和（或）宿主呼吸道局部和全身免疫防御系统损害，即可发生肺炎。

(2) 感染途径

①CAP感染途径 包括空气吸入；血行播散；邻近感染部位蔓延；上呼吸道定植菌的误吸。

②HAP感染途径 主要通过误吸胃肠道的定植菌（胃食管反流），通过人工气道吸入环境中的致病菌引起。

3. 分类

(1) 解剖分类 肺炎可分为大叶性肺炎、小叶性肺炎、间质性肺炎。

	大叶性肺炎	小叶性肺炎	间质性肺炎
特点	病原体先在肺泡引起炎症，经肺泡间孔向其他肺泡扩散，致使部分肺段或整个肺段、肺叶发生炎症	病原体经支气管入侵，引起细支气管、终末细支气管、肺泡炎症，常继发于其他疾病，如支气管炎、支扩、上呼吸道感染、长期卧床的危重者	以肺间质为主的炎症，累及支气管壁及周围组织，有肺泡壁增生、间质水肿，病变仅在肺间质，呼吸道症状较轻，病变广泛则呼吸困难明显
病原体	多为肺炎链球菌	肺炎链球菌、葡萄球菌、病毒、肺炎支原体、军团菌	细菌、支原体、衣原体、病毒、肺孢子菌
胸片	肺叶或肺段的实变阴影	沿着肺纹理分布的不规则斑片状阴影，边缘密度浅而模糊，无实变征象，肺下叶常受累	一侧或双侧肺下部不规则阴影可呈磨玻璃状、网格状其间可有小片肺不张阴影

(2) 病因分类

①细菌性肺炎　如肺炎链球菌、金黄色葡萄球菌、甲型溶血性链球菌、肺炎克雷伯杆菌、流感嗜血杆菌、铜绿假单胞菌、鲍曼不动杆菌等所致的肺炎。

②非典型病原体所致肺炎　如军团菌、支原体、衣原体等所致的肺炎。

③病毒性肺炎　如冠状病毒、腺病毒、呼吸道合胞病毒、流感病毒、麻疹病毒等所致的肺炎。

④肺真菌病　如念珠菌、曲霉菌、隐球菌、肺孢子菌、毛霉等所致的肺炎。

⑤其他病原体所致肺炎　如立克次体、弓形虫、寄生虫等所致的肺炎。

⑥理化因素所致的肺炎　如放射性损伤引起的放射性肺炎、胃酸吸入引起的化学性肺炎等。

【例1】治疗社区获得性肺炎时,可覆盖非典型病原体的抗生素是
　　A. 头孢菌素类　　　　　　B. 糖肽类　　　　　　　　C. 青霉素类
　　D. 大环内酯类　　　　　　E. 氨基糖苷类

注意:社区获得性肺炎的非典型病原体包括军团菌、支原体、衣原体等,治疗均首选大环内酯类抗生素。

(3) 患病环境分类　分为社区获得性肺炎和医院获得性肺炎两类。

①社区获得性肺炎(CAP)　是指在医院外罹患的感染性肺实质炎症,包括具有明确潜伏期的病原体感染而在入院后于潜伏期内发病的肺炎。

A. 诊断依据　a. 社区发病。b. 肺炎的相关临床表现:新近出现的咳嗽、咳痰或原有呼吸道疾病症状加重并出现脓性痰,伴或不伴胸痛/呼吸困难/咯血;发热;肺实变体征和(或)闻及湿性啰音;WBC$>10×10^9$/L或$<4×10^9$/L。c. 胸部影像学检查显示片状、斑片状浸润性阴影或间质性改变,伴或不伴胸腔积液。

符合a、c及b中的任何1项,并除外肺结核、肺部肿瘤、非感染性肺间质性疾病、肺水肿、肺不张、肺栓塞、肺嗜酸性粒细胞浸润症、肺血管炎等后,可建立临床诊断。

B. 常见病原体　包括肺炎链球菌(约占50%)、支原体、衣原体、流感嗜血杆菌、呼吸道病毒(甲、乙型流感病毒、腺病毒、呼吸道合胞病毒、副流感病毒)等。

②医院获得性肺炎(HAP)　也称医院内肺炎,是指病人住院期间没有接受有创机械通气,未处于病原感染的潜伏期,且入院≥48小时后在医院内新发生的肺炎。

A. 诊断依据　胸片或CT显示新出现或进展性的浸润影、实变影、磨玻璃影,加上下列3个临床症状中的2个或以上,即可诊断:a. 发热,体温>38℃;b. 脓性气道分泌物;c. 外周血WBC$>10×10^9$/L或$<4×10^9$/L。

B. 常见病原体　包括鲍曼不动杆菌、铜绿假单胞菌、肺炎克雷伯杆菌、大肠埃希菌、金黄色葡萄球菌。

注意:①社区获得性肺炎的病原体包括支原体、肺炎链球菌、衣原体、流感嗜血杆菌、呼吸道病毒,记忆为在小区里支起铁链晒衣服,衣服上的水流到了过道上——小区(社区获得性肺炎)、支(支原体)、铁链(肺炎链球菌)、衣服(衣原体)、流到(流感嗜血杆菌)、过道(呼吸道病毒)。
②肺炎的常见病原体常考,但不同版本的教材内容不一样,以上为9版《内科学》P42内容。

【例2】医院获得性肺炎中,病原体进入肺组织引发肺炎最主要的途径是
　　A. 污染空气吸入　　　　　B. 胃食管反流物误吸　　　C. 血行播散
　　D. 口咽部分泌物吸入　　　E. 飞沫(气溶胶)吸入

注意:①3版8年制《内科学》P73:口咽部定植菌吸入是医院获得性肺炎最主要的感染来源和感染途径。
②9版《内科学》P41:误吸胃肠道的定植菌(胃食管反流)是医院获得性肺炎最主要的感染途径。

【例3】可诊断为医院获得性肺炎的是
　　A. 就诊后感染　　　　　　B. 入院前感染　　　　　　C. 入院时感染
　　D. 入院后感染　　　　　　E. 新生儿住院分娩时感染(2023)

4. 临床表现

(1) 常见症状　细菌性肺炎的症状可轻可重,取决于病原体和宿主的状态。常见症状为咳嗽、咳痰,

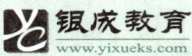
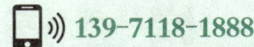

可有脓性痰或血痰,伴或不伴胸痛。肺炎病变范围大者可有呼吸困难、呼吸窘迫。大多数病人有发热。

(2) **体征**　早期无异常。肺实变时有典型体征,如叩诊浊音、语颤增强、支气管呼吸音、湿啰音等。

5. 诊断与鉴别诊断

(1) **确定肺炎诊断**　CAP 和 HAP 的诊断标准如前所述。

(2) **评估严重程度**　确诊肺炎后,符合下列 1 项主要标准或≥3 项次要标准者,可诊断为重症肺炎。

①主要标准　A. 需气管插管行机械通气治疗;B. 脓毒症休克经液体复苏后仍需血管活性药物治疗。

②次要标准　A. 呼吸频率≥30 次/分;B. 氧合指数(PaO_2/FiO_2)≤250mmHg;C. 多肺叶浸润;D. 意识障碍和(或)定向障碍;E. 血尿素氮≥7.14mmol/L;F. 收缩压<90mmHg,需要积极的液体复苏。

(3) **确定病原体**　目前常用的方法有:

①痰　咳痰标本采集方便,是最常用的下呼吸道病原学标本,但应注意污染菌。痰定量细菌培养致病菌浓度≥10^7cfu/ml,可以认为是肺部感染的致病菌;≤10^4cfu/ml,则为污染菌;介于两者之间,应重复痰细菌培养。

②经支气管镜或人工气道吸引　如吸引物细菌培养其浓度≥10^5cfu/ml,可认为是致病菌。

③防污染样本毛刷　若细菌浓度≥10^3cfu/ml,可认为是致病菌。

④支气管肺泡灌洗　如细菌浓度≥10^4cfu/ml,可认为是致病菌。

⑤经皮细针吸检和开胸肺活检　敏感性和特异性均很好,但由于是有创检查,临床上少用。

⑥血培养和胸腔积液培养　肺炎病人血培养和痰培养分离到相同细菌,可确定为肺炎的病原体。若仅为血培养阳性,但不能用其他原因如腹腔感染、静脉导管相关性感染解释菌血症的原因,血培养的细菌也可认为是肺炎的致病菌。胸腔积液培养到的细菌则基本可认为是肺炎的致病菌。由于血或胸腔积液标本的采集均经过皮肤,故其结果须排除操作过程中皮肤细菌的污染。

(4) **鉴别诊断**

①区分肺炎与呼吸道感染　呼吸道感染虽有咳嗽、咳痰、发热等症状,但上、下呼吸道无肺实质浸润,胸部 X 线检查可资鉴别。

②区分肺炎与其他类似肺炎的疾病　如肺结核、肺癌、肺血栓栓塞症、非感染性肺部浸润等。

6. 治疗

抗感染治疗是肺炎治疗的关键环节,包括经验性治疗和抗病原体治疗。

(1) **CAP**　青壮年和无基础疾病的 CAP 病人,常用青霉素类、第一代头孢菌素。老年人和有基础疾病或住院的 CAP 病人常用呼吸氟喹诺酮类,第二、三代头孢菌素,β-内酰胺酶抑制剂,可联合大环内酯类药物。

(2) **HAP**　常用第二、三代头孢菌素,β-内酰胺酶抑制剂,氟喹诺酮类,碳青霉烯类药物。

抗感染治疗一般于热退 2~3 天且主要呼吸道症状明显改善后停药,不必以肺部阴影吸收程度作为停用抗菌药物的指征,因为影像学改善滞后于临床症状。

注意:①治疗肺炎时,抗菌药物停药指征为热退 2~3 天且主要呼吸道症状明显改善。
②治疗肺脓肿时,抗菌药物停药指征为 X 线胸片示脓腔和炎症消失,仅有少量的残留纤维化。

【例 4】治疗社区获得性肺炎,抗生素疗程的长短主要取决于
　　A. 胸部 X 线病灶是否好转　　　　　　B. 咳嗽、咳痰是否明显改善
　　C. 肺部体征是否消失　　　　　　　　D. 体温是否恢复正常
　　E. 外周白细胞计数是否恢复正常(2023)

二、肺炎链球菌肺炎

1. 病因

肺炎链球菌为革兰染色阳性球菌,有荚膜,其致病力与荚膜中的多糖结构及含量有关。肺炎链球菌可分为 86 个血清型,成人致病菌多属 1~9 及 12 型,以第 3 型毒力最强,儿童多为 6、14、19 及 23 型。

2. 发病机制

（1）**发病率**　约占社区获得性肺炎的半数，是最常见的社区获得性肺炎。

（2）**不易形成空洞**　肺炎链球菌不产生毒素，不引起原发性组织坏死，故不易形成空洞。病变消散后肺组织多无损坏，不留纤维瘢痕。极个别病人肺泡内纤维素吸收不完全，可形成机化性肺炎。

（3）**最易发生大叶性肺炎**　肺炎链球菌是革兰阳性球菌，首先在肺叶引起病变，经肺泡间孔（Cohn孔）向肺的中央部分扩展，累及几个肺段或整个肺叶，典型表现为肺实质炎性变，并不累及支气管。

（4）**易累及胸膜**　因病变开始于肺的外周，故肺叶间分界清楚，易累及胸膜，引起渗出性胸膜炎。

3. 临床表现

（1）**症状**　常表现为青年人受凉、淋雨、疲劳、醉酒后急性起病，寒战高热，咳嗽咳痰，可痰中带血或出现特征性铁锈色痰液。可有患侧胸痛，放射到肩部或腹部，咳嗽或深呼吸时加剧。

（2）**体征**　急性热面容，鼻翼扇动，口角及鼻周有单纯疱疹，病变广泛时可出现发绀。有脓毒症者，可出现皮肤、黏膜出血点，巩膜黄染。早期肺部体征不明显。肺实变时叩诊浊音，触觉语颤增强并可闻及支气管呼吸音。消散期可闻及湿啰音。重症感染时可有休克、急性呼吸窘迫综合征及神经精神症状。

【例5】社区获得性肺炎最常见的病原体是
　　A. 肺炎支原体　　　　　　B. 金黄色葡萄球菌　　　　　C. 肺炎链球菌
　　D. 铜绿假单胞菌　　　　　E. 流感嗜血杆菌（2022）

【例6】大叶性肺炎不应出现的体征是
　　A. 湿啰音　　　　　　　　B. 肺部叩诊浊音　　　　　　C. 气管向健侧移位
　　D. 胸膜摩擦音　　　　　　E. 支气管呼吸音

【例7】男，18岁，3天前淋雨受凉后出现寒战、发热、咳嗽。查体：T39.5℃，急性热面容，右肺呼吸音减弱，语音共振增强。胸部X线片示右下肺大片状模糊阴影。该患者最可能的诊断是
　　A. 肺炎克雷伯杆菌肺炎　　B. 金黄色葡萄球菌肺炎　　　C. 结核性胸膜炎
　　D. 肺炎链球菌肺炎　　　　E. 肺炎支原体肺炎

4. 诊断

根据典型症状和体征，结合胸部X线片，容易作出初步诊断。病原菌检测是确诊本病的主要依据。

5. 并发症

（1）**感染性休克**　严重脓毒症或毒血症病人易发生感染性休克，尤其老年人，表现为血压降低、四肢厥冷、多汗、发绀、心动过速、心律失常，而高热、胸痛、咳嗽等症状并不突出。

（2）**其他**　包括胸膜炎、脓胸、心包炎、脑膜炎、关节炎等。

6. 治疗

（1）**抗菌药物治疗**　首选青霉素。轻症病人，青霉素240万U/d，分3次肌内注射；病情稍重者，青霉素240万~480万U/d，分次静脉滴注，每6~8小时1次；重症及并发脑膜炎者，可增至1000万~3000万U/d，分4次静脉滴注。对青霉素过敏者，可选用呼吸氟喹诺酮类、头孢噻肟或头孢曲松等。多重耐药菌株感染者可用万古霉素、替考拉宁或利奈唑胺。

（2）**支持疗法**　病人卧床休息，补充足够的蛋白质、热量和维生素。不用阿司匹林或其他解热药，以免过度出汗及干扰真实热型。对烦躁不安者，可给予镇静药，禁用抑制呼吸的镇静药。

（3）**并发症的处理**　经抗菌药物治疗后，高热常在24小时内消退。若体温降而复升或3天后仍不降者，应考虑肺外感染，如脓胸、心包炎、关节炎等。10%~20%的肺炎并发胸腔积液，5%并发脓胸，应做相应处理。

【例8】治疗肺炎链球菌肺炎的首选抗生素是
　　A. 红霉素　　　　　　　　B. 庆大霉素　　　　　　　　C. 氧氟沙星
　　D. 青霉素　　　　　　　　E. 林可霉素

三、金黄色葡萄球菌肺炎

葡萄球菌肺炎是由葡萄球菌引起的急性肺化脓性炎症。多急骤起病,临床表现为寒战高热,胸痛,咳嗽,咳脓性痰。胸片显示坏死性肺炎,如肺脓肿、肺气囊肿、脓胸。

1. 病因和发病机制

葡萄球菌为革兰染色阳性球菌,可分为凝固酶阳性的葡萄球菌(主要为金黄色葡萄球菌,简称金葡菌)和凝固酶阴性的葡萄球菌(如表皮葡萄球菌、腐生葡萄球菌)。其致病物质主要是毒素与酶,如溶血毒素、杀白细胞素、肠毒素等,具有溶血、坏死、杀白细胞及血管痉挛等作用。葡萄球菌的致病力可用血浆凝固酶来测定,阳性者致病力较强。金黄色葡萄球菌凝固酶为阳性,是化脓性感染的主要原因。

2. 临床表现

(1)**症状** 常急性起病,寒战高热,胸痛,咳脓性痰,量多,带血丝或呈脓血性,毒血症明显。血源性葡萄球菌肺炎常有皮肤伤口、疖、痈、中心静脉导管置入史、或静脉吸毒史,较少咳脓性痰。

(2)**体征** 早期可无体征,常与严重中毒症状和呼吸道症状不平行,然后可出现两肺散在湿啰音。病变较大或融合时可有肺实变体征。气胸或脓气胸时,则有相应体征。

3. 诊断

(1)**初步诊断** 根据全身毒血症状、咳嗽、咳痰、白细胞计数增高、X线胸片表现,即可作出初步诊断。胸片常表现为肺段或肺叶实变,早期可形成空洞,或呈小叶状浸润,其中有单个或多发液气囊腔。

(2)**确诊** 细菌学检查是确诊的依据,可行痰、胸腔积液、血、肺穿刺物培养。

4. 治疗

强调早期清除和引流原发病灶。近年来,金黄色葡萄球菌对青霉素的耐药率高达90%左右,因此可选用耐青霉素酶的半合成青霉素或头孢菌素,如苯唑西林钠、氯唑西林、头孢呋辛钠,联合氨基糖苷类如阿米卡星等。对耐甲氧西林金黄色葡萄球菌(MRSA)则应选用万古霉素、替考拉宁、利奈唑胺等。

【例9】男,70岁。高热、咳嗽、咳脓血痰1周,糖尿病病史10年。查体:T39.5℃,精神差,双肺底可闻及湿啰音。胸部X线片见双下肺斑片状影,多发小气囊腔。血 WBC18.2×10^9/L,N0.92。该患者最可能感染的病原体是

A. 肺炎克雷伯杆菌　　　　B. 肺炎链球菌　　　　C. 军团菌
D. 肺炎支原体　　　　　　E. 金黄色葡萄球菌

四、肺炎克雷伯杆菌肺炎

1. 病因与发病机制

肺炎克雷伯杆菌革兰染色阴性,为当今肺炎常见的G^-杆菌之一,常寄生在人体的上呼吸道和肠道。该菌具有荚膜,在肺泡内生长繁殖时,可引起组织坏死、液化,形成单个或多个脓肿。若病变累及胸膜或心包,可引起渗出性或脓性积液。当机体抵抗力降低时,该菌可经呼吸道进入肺内引起大叶或小叶融合性病变,以上叶多见。此外,由于病灶中渗出液黏稠而重,常致叶间裂下坠。

2. 临床表现

(1)**症状** 肺炎克雷伯杆菌肺炎起病突然。部分病人有上呼吸道感染前驱症状。酗酒是最重要的发病危险因素。主要症状为寒战、发热、咳嗽、咳痰和呼吸困难等。早期常见病人全身衰弱等毒血症表现。痰液无臭、黏稠、痰量中等,由血液和黏液混合而呈砖红色,为本病的特征。

(2)**体征** 急性病容,呼吸困难,严重者有全身衰竭、休克、黄疸。病变呈大叶性者可有肺实变体征。

3. 诊断

(1)**胸片** 示大叶实变或小叶浸润和脓肿形成。若病灶为右上叶实变,因其渗出物稠厚且比重高,常使水平叶间裂呈弧形下坠,有病原学提示和诊断价值。半数病人病变累及多个肺叶,16%~50%伴肺脓肿形成。

(2) 病原学确诊 需从下呼吸道防污染标本、血液或胸腔积液标本培养出肺炎克雷伯杆菌。合格痰标本培养本菌生长并达到≥10^6cfu/ml,有诊断参考意义。

4. 治疗

抗感染治疗可选择 β-内酰胺类,重症病人联合氨基糖苷类或喹诺酮类。在抗生素使用频度较低的地区,可选用第一至第三代头孢菌素或广谱青霉素。在第三代头孢菌素广泛使用的地区,耐药菌株流行,需应用碳青霉烯类抗生素。

五、肺炎支原体肺炎

1. 病因和发病机制

肺炎支原体肺炎是由肺炎支原体引起的肺部急性间质性炎症改变,常同时伴有咽炎和支气管炎。

2. 临床表现

(1) 症状 起病较缓慢,主要表现为乏力、头痛、咽痛、肌肉酸痛、咳嗽明显,多为发作性干咳,持久的阵发性剧咳为支原体肺炎的典型表现。一般为中等度发热,也可以不出现发热。

(2) 体征 咽部和鼓膜可见充血,颈部淋巴结肿大。10%~20%的病人可出现斑丘疹、多形红斑。胸部体征不明显,与肺部病变程度不相符。很少出现肺实变体征。

3. 诊断

根据临床症状、X线影像学表现、血清学检查结果可作出诊断。培养分离出肺炎支原体虽对诊断有决定性意义,但检出率较低,且所需时间较长。血清学试验只能作回顾性诊断。

(1) 冷凝集试验 起病 2 周后,约 2/3 的病人冷凝集试验阳性,滴度≥1:32,若滴度逐步升高,更有诊断价值。如血清支原体 IgM 抗体≥1:64,或恢复期抗体滴度有 4 倍增高,可进一步确诊。

(2) 痰标本 直接检测呼吸道标本中肺炎支原体抗原,可用于早期快速诊断。

(3) X 线胸片 显示肺部多种形态的浸润影,呈节段性分布,以肺下野多见。可出现少量胸腔积液。

【例 10】患者,女,37 岁。发热、气短 10 天,伴明显刺激性咳嗽、咽痛、头痛。外周血白细胞计数增高。胸片示双下肺点片状浸润影。最有可能的诊断是
  A. 肺炎链球菌肺炎   B. 葡萄球菌肺炎   C. 肺结核
  D. 肺炎支原体肺炎   E. 肺孢子菌肺炎

4. 治疗

(1) 首选大环内酯类 如红霉素、罗红霉素、阿奇霉素等。疗程一般 2~3 周。

(2) 次选药物 对大环内酯类不敏感者,可选用氟喹诺酮类、四环素类。

(3) 无效药物 因肺炎支原体无细胞壁,故青霉素、头孢菌素等抗生素无效。

(4) 镇咳治疗 对于剧烈咳嗽者,应适当给予镇咳药。

六、军团菌肺炎

1. 病因和发病机制

军团菌为需氧 G^- 杆菌,广泛存在于自然界,特别是水体中。主要经呼吸道感染,老年人、慢性病病人、免疫低下者为本病的高危人群。军团菌的外膜蛋白、脂多糖和多种蛋白酶可造成肺组织损伤。细菌成分或产物可经淋巴或血行播散至肺外器官,引起多系统性病变和症状。军团菌主要引起肺炎,但常伴有肺外表现。

2. 临床表现

(1) 症状 起病初感乏力、肌痛、头痛,24~48 小时后体温升高至 39~40℃,呈稽留热,伴反复寒战。咳嗽,有少量黏痰,有时见脓痰或血痰。部分病人有胸痛、呼吸困难、恶心呕吐、水样腹泻和消化道出血。重症病人出现呼吸、循环或肾衰竭。

(2) 体征 病人呈急性病容,出汗,呼吸急促,发绀,肺部湿啰音或实变体征。

3. 辅助检查与诊断
（1）X线胸片　表现为斑片状影或肺段实变，无空洞形成，进展迅速。偶有胸腔积液。
（2）病原菌培养　凡肺炎病人肺外症状明显、相对缓脉、低钠血症以及对β-内酰类无效者，均应警惕本病。培养分离到军团菌是确诊本病的可靠依据，但需要特殊培养基（BCYE），其阳性率较低，生长缓慢。
（3）血清学抗体和抗原检测　以双份血清抗体滴度升高≥4倍、尿抗原（嗜肺军团菌1型）检测最常用。
4. 治疗
传统治疗首选红霉素，重症者加用利福平。目前推荐新大环内酯类和喹诺酮类。

七、病毒性肺炎

病毒性肺炎是由病毒侵入呼吸道上皮及肺泡上皮细胞引起的肺部炎症。

1. 发病机制
常见病毒为甲、乙型流感病毒，腺病毒，副流感病毒，呼吸道合胞病毒和冠状病毒等。病毒性肺炎多为吸入性感染，通过人与人之间的飞沫传染，主要是由上呼吸道病毒感染向下蔓延所致，常伴气管-支气管炎。单纯病毒性肺炎多为间质性肺炎，病变吸收后可遗留肺纤维化。

2. 临床表现
（1）症状　与肺炎支原体肺炎相似，但起病较急，发热、头痛、全身酸痛等全身症状突出。可有咳嗽，少痰。重症病人可有呼吸困难、发绀、嗜睡、精神萎靡，甚至发生休克、心力衰竭、呼吸衰竭、ARDS等。
（2）体征　常无显著胸部体征。

3. 诊断
（1）外周血象　白细胞计数正常、稍高或偏低。
（2）病毒培养　临床上病毒培养较困难，少用。
（3）血清抗体检测　血清病毒特异性IgM抗体检测，有助于早期诊断。急性期和恢复期的双份血清抗体滴度增高4倍或以上有确诊意义。
（4）病毒核酸检测　PCR检测病毒核酸对新发变异病毒或少见病毒有确诊价值。
（5）胸片　可见肺纹理增多，磨玻璃状阴影，小片状浸润或广泛浸润、实变。
（6）胸部CT　常见小叶分布的毛玻璃影、小结节病灶，也可表现为网织索条影。

4. 治疗
（1）对症治疗　以对症为主，必要时氧疗，注意隔离消毒，预防交叉感染。
（2）病毒抑制药物　如利巴韦林、阿昔洛韦、更昔洛韦、阿糖腺苷等。

5. 常见肺炎的鉴别诊断
（1）肺炎支原体肺炎与病毒性肺炎的鉴别　两者的主要临床表现都是剧烈咳嗽，容易混淆。

	肺炎支原体肺炎	病毒性肺炎
好发季节	秋冬季，但季节差异性不大	冬春季，可暴发流行，也可散发
好发人群	儿童、青年人	儿童、成人
发病率	占所有肺炎的10%，非细菌性肺炎的1/3	约占住院社区获得性肺炎的8%
病原体	肺炎支原体	甲乙型流感病毒、腺病毒、副流感病毒、冠状病毒
部位	病原体存在于纤毛上皮之间，不侵入肺实质	病毒侵入细支气管上皮引起细支气管炎
基本病变	表现为间质性肺炎	表现为间质性肺炎
前驱症状	较缓慢、发热、头痛、乏力、肌痛、耳痛等	较急、发热、头痛、全身酸痛、倦怠等
咳嗽	多为阵发刺激性咳嗽，少量黏液	咳嗽，少痰或白色黏痰
体征	无明显体征，严重症状与轻微体征不相称	常无显著体征，严重者肺部干、湿啰音

(2) 其他类型肺炎的鉴别

	肺炎链球菌肺炎	葡萄球菌肺炎	肺炎克雷伯杆菌肺炎	肺炎支原体肺炎
起病缓急	急	急	急	缓
前驱症状	病前数日上感史	全身关节、肌肉酸痛	病前上感症状	咽痛、头痛、肌肉酸痛
寒战发热	39~40℃(稽留热)	39~40℃	39℃左右	38℃左右,偶39℃
咳嗽咳痰	咳铁锈色痰	脓性痰,量多,带血丝	红棕(砖红)色胶冻痰	少量黏痰,刺激性咳嗽
疾病特点	不易形成空洞	毒血症状明显	特征性砖红色胶冻痰	咳嗽为突出症状
X线	大片炎症浸润影或实变影,支气管充气征假空洞征	肺段或肺叶实变空洞,液气囊腔肺部阴影易变	肺大叶实变,小叶浸润多发性蜂窝状肺脓肿水平叶间裂弧形下坠	肺部多种形态浸润影呈节段性分布多见于肺下野
诊断依据	典型症状+体征+胸片	毒血症+咳嗽、脓血痰+WBC增高+胸片	老年急性肺炎病人中毒症状+砖红色痰液	临床症状+胸片+血清学检查
确诊依据	痰细菌学检查	痰细菌学检查	痰细菌学检查	检出肺炎支原体
首选药物	青霉素	耐青霉素酶的半合成青霉素、头孢菌素	β-内酰胺类,重症+氨基糖苷类或喹诺酮类	红霉素、罗红霉素、阿奇霉素
次选药物	氟喹诺酮类头孢菌素、万古霉素	MRSA选用万古霉素、替考拉宁	头孢菌素广谱青霉素	氟喹诺酮类四环素类

记忆:各类肺炎的首选药物记忆为支-援-红-军-送-白-糖。
支原体和军团菌首选红霉素,克雷伯杆菌首选氨基糖苷类。

(3) 鉴别技巧

①从特征性痰液入手　铁锈色痰常见于肺炎链球菌肺炎;红棕(砖红)色胶冻痰常见于肺炎克雷伯杆菌肺炎;脓血性痰常见于金黄色葡萄球菌肺炎。

②从特征性X线表现入手　肺叶实变、其中有液气囊腔、X线表现易变性见于葡萄球菌肺炎;肺大叶实变、蜂窝状肺脓肿、叶间隙下坠见于肺炎克雷伯杆菌肺炎;胸片示磨玻璃样阴影见于病毒性肺炎。

③从特殊临床表现入手　以刺激性咳嗽为突出症状、胸部体征较少见于肺炎支原体肺炎、病毒性肺炎。

④从特殊病史入手　青年人受凉、淋雨后突然发病,常见于肺炎链球菌肺炎;病前1~2周有旅游史,常提示肺炎支原体肺炎;冠周炎病史,常见于厌氧菌肺炎。

⑤从特殊体征入手　口角疱疹常见于肺炎链球菌肺炎;颈淋巴结肿大常见于肺炎支原体肺炎。

⑥从敏感抗生素入手　对大环内酯类敏感者常见于非典型病原体肺炎(军团菌、支原体、衣原体)。

【例11】男,68岁。发热、干咳5天。伴头痛、倦怠、全身肌肉酸痛。胸部X线片显示双肺纹理增多,磨玻璃状阴影,大部分融合。为明确诊断,患者最需要做的检查是
A. 病原抗原检测　　　　B. 病原抗体检测　　　　C. 痰培养
D. 病原核酸检测　　　　E. 血培养+药敏试验(2022)

【例12】患者,男,16岁。咳嗽、乏力、全身酸痛半月。曾使用红霉素治疗5天,体温波动于38.0~39.0℃之间。查体:T38.8℃,R18次/分,P100次/分,BP110/78mmHg。双肺呼吸音稍粗糙,未闻及干、湿啰音。胸部CT示左下肺斑片状阴影。实验室检查血清支原体IgM阳性。首选的抗菌药物是
A. 莫西沙星　　　　B. 环丙沙星　　　　C. 头孢曲松
D. 阿奇霉素　　　　E. 青霉素(2022)

A. 金黄色葡萄球菌　　　B. 厌氧菌　　　　C. 肺炎克雷伯杆菌
D. 肺炎链球菌　　　　　E. 肺炎支原体

【例13】男,56岁。"流感"后出现高热、咳嗽、黄痰伴痰中带血。胸部X线片示右下肺大片状影,其内可见多个圆形透亮区。最可能感染的病原体是

【例14】男,66岁。慢性阻塞性肺病患者。"上感"后出现高热、咳嗽、脓痰伴痰中带血。胸部X线片示右上肺大片状影,其内可见多个圆形透亮区,叶间裂略下移。最可能感染的病原体是

八、肺真菌病

1. 病因和发病机制

肺真菌病是最常见的深部真菌病。

(1) **外源性感染**　真菌多在土壤中生长,孢子飞扬于空气中,被吸入到肺部可引起肺真菌病。

(2) **内源性感染**　有些真菌为寄生菌,当机体免疫力下降时可引起感染。

2. 临床表现

常表现为畏寒、高热、咳白色泡沫痰,有酵臭味,痰或呈胶冻状,有时咯血,临床酷似急性细菌性肺炎。

3. 辅助检查

(1) **胸部X线检查**　可见双下肺纹理增多,有纤维条索影,呈支气管肺炎表现;或融合的均匀大片浸润,自肺门向周边扩展,可形成空洞。

(2) **痰液检查**　包括痰显微镜检或培养。

4. 诊断

诊断肺念珠菌病(真菌病),要求合格的痰或支气管分泌物标本2次显微镜检酵母假丝菌或菌丝阳性以及真菌培养有念珠菌生长且两次培养均为同一菌种。另外,血清1,3-β-D-葡聚糖抗原检测(G试验)连续2次阳性。但确诊仍需组织病理学的依据。

5. 治疗

氟康唑、伊曲康唑均有效。临床上,应根据病人的状态和真菌药敏结果选用抗真菌药物。

九、肺脓肿

肺脓肿是由多种病原体引起的肺组织化脓性病变,早期为化脓性肺炎,继而坏死、液化、脓肿形成。临床特征为高热、咳嗽和咳大量脓臭痰。胸部X线或CT显示肺实质内厚壁空洞或伴液平。

1. 病因和发病机制

(1) **感染途径和常见致病菌**　根据感染途径不同,将肺脓肿分为吸入性、继发性、血源性三类。

感染途径	临床特点	病原菌
吸入性肺脓肿	多为误吸所致,占所有肺脓肿的60%	多为厌氧菌混合感染(占吸入性肺脓肿的90%)
血源性肺脓肿	某处感染灶经血液循环播散至肺部	金黄色葡萄球菌(最多见)、链球菌、表皮葡萄球菌
继发性肺脓肿	细菌性肺炎、支气管扩张、支气管囊肿、支气管肺癌、肺结核空洞、支气管异物阻塞、阿米巴肝脓肿溃破而继发	金黄色葡萄球菌、铜绿假单胞菌、肺炎克雷伯杆菌

(2) **好发部位**　肺脓肿的好发部位与感染途径及体位有关。

吸入性肺脓肿	好发于右肺,脓肿常为单发	血源性肺脓肿——好发于两肺外野,脓肿常为多发
	仰卧位——上叶后段或下叶背段	原发性肺结核——肺下部或下叶上部近胸膜处
	坐位——下叶后基底段	继发性肺结核——上叶尖后段、下叶背段、后基底段
	右侧卧位——右上叶前段或后段	支气管扩张症——左下叶、左舌叶支气管

【例15】肺部感染后,易形成肺脓肿空洞的病原体是

A. 结核分枝杆菌　　　　　B. 真菌　　　　　　　　C. 肺炎链球菌
D. 金黄色葡萄球菌　　　　E. 铜绿假单胞菌(2022)

2. 临床表现

	肺脓肿	支气管扩张症
发病年龄	壮年,男多于女	儿童和青年
起病缓急	70%~90%为急性起病	多慢性经过
典型表现	高热、咳嗽、咳大量脓臭痰	慢性咳嗽、咳大量脓痰和(或)反复咯血
痰液特性	量多(可达300~500ml/d) 脓性臭味痰 静置后可分3层	按痰液量分轻中重度,急性感染时每日可达数百毫升 放置后分4层:上层为泡沫,中间为浑浊黏液,下层为脓性成分,最下层为坏死组织
咯血	1/3病例,血源性肺脓肿极少咯血	50%~70%病人有程度不同的咯血,咯血量不等
体征	体征与脓肿大小和部位有关 慢性肺脓肿常有杵状指(趾)	早期或干性支扩无异常体征;病重或继发感染者可有湿性啰音;慢性支扩可有杵状指(趾)
致病菌	吸入性肺脓肿多为厌氧菌 血源性肺脓肿多为金黄色葡萄球菌	铜绿假单胞菌、金葡菌、流感嗜血杆菌、肺炎链球菌、卡他莫拉菌、肺炎克雷伯杆菌
X线	浓密的炎性阴影中有空腔、气液平面 血源性肺脓肿表现为两肺多发性肺脓肿	支气管柱状扩张表现为双轨征 支气管囊状扩张表现为卷发样阴影
确诊方法	胸腔积液和血培养对确定病原菌价值很大	胸部高分辨CT(现在),支气管碘油造影(过去)
抗感染治疗	吸入性:首选青霉素 血源性:耐β-内酰胺酶青霉素类、头孢 阿米巴痰:甲硝唑	开始时给予氨苄西林、阿莫西林、头孢克洛 铜绿假单胞菌感染给予喹诺酮、第三代头孢 慢性咳脓者给予长疗程抗生素

注意:①咳大量臭脓痰的常见疾病为急性肺脓肿、支气管扩张症急性感染期。
　　　　②痰液放置后,分3层者为肺脓肿,分4层者为支气管扩张症。

【例16】男,50岁。咳嗽、间断咯血3个月,咳大量脓痰伴发热1周来诊。吸烟史30年。胸部X线片示左下肺阴影伴空洞,洞壁厚薄不一,有液平,诊断为肺脓肿。该患者应首先考虑的基础疾病是
A. 支气管囊肿　　　　　　B. 肺结核　　　　　　　C. 肺血管炎
D. 支气管肺癌　　　　　　E. 支气管扩张

【例17】吸入性肺脓肿最常见的病原体是
A. 铜绿假单胞菌　　　　　B. 厌氧菌　　　　　　　C. 表皮葡萄球菌
D. 金黄色葡萄球菌　　　　E. 肺炎链球菌

3. 辅助检查

(1)**血常规**　急性肺脓肿白细胞总数达$(20~30)×10^9/L$,中性粒细胞90%以上。

(2)**微生物学检查**　痰、胸腔积液、血细菌培养(包括需氧菌+厌氧菌培养)可确定致病菌。

(3)**胸片**　早期表现为大片浓密模糊炎性浸润影。脓腔形成后,脓腔中可出现圆形透亮区及液平面,其四周被浓密的炎症浸润所环绕。慢性肺脓肿脓腔壁增厚,内壁不规则,可呈多房性。

(4)**胸部CT**　可见类圆形厚壁脓腔,内有液平面,脓腔内壁不规则,周围有模糊炎性影。

(5)**纤维支气管镜**　有助于明确病因和病原学诊断,并可用于治疗。

4. 诊断和鉴别诊断

(1)**诊断**　依据口腔手术、昏迷呕吐、异物吸入,急性发作的畏寒、高热、咳嗽、咳大量臭脓痰病史,结合白细胞计数显著增高,胸片示浓密炎性阴影中有脓腔、液平面的X线征象,即可作出急性肺脓肿的诊

第九篇 内科学
第3章 肺部感染性疾病

断。痰、血培养,包括厌氧菌培养,有助于作出病原诊断。

(2) 鉴别诊断　肺脓肿应与X线胸片呈现空洞的肺部疾病相鉴别。

肺脓肿	脓腔为圆形透亮区,有液平面,四周被浓密炎症浸润环绕,脓腔内壁光整或略不规则
空洞性肺结核	空洞形态不一,多由干酪渗出病变溶解形成洞壁不明显、多个空腔的虫蚀样空洞
肺鳞癌	可发生坏死液化,形成空洞,空洞壁较厚,呈偏心性,残留的肿瘤组织使内壁凹凸不平,空洞四周炎症病变少,可有肺门淋巴结肿大,一般无中毒性或急性感染症状
肺囊肿继发感染	囊肿内有气液平面,四周炎症反应轻,无明显中毒症状和脓痰
肺炎链球菌肺炎	假空洞征(肺部炎性浸润吸收速度较快所致)

【例18】女,20岁。发热、咳嗽、咳脓痰3天。查体:体温38.6℃,左肺中下湿啰音,呼吸音减低。X线胸片示左中、下肺野大片状致密阴影,内有液气平面。1周以前服用安定后昏迷,经洗胃后治疗清醒。最可能的诊断是
　　A. 肺结核　　　　　　　B. 金黄色葡萄球菌肺炎　　　　C. 急性肺脓肿
　　D. 军团菌肺炎　　　　　E. 肺炎克雷伯杆菌肺炎

【例19】肺癌空洞的典型X线表现是
　　A. 厚壁空洞,内壁凹凸不平　　B. 薄壁空洞,内壁光滑　　　C. 薄壁空洞,形状不规则
　　D. 厚壁空洞,内有液平　　　　E. 厚壁空洞,内壁光滑

5. 治疗

(1) 抗生素治疗　抗生素疗程6~8周,或直至胸片示脓腔和炎症消失,仅有少量的残留纤维化。
① 吸入性肺脓肿多合并厌氧菌感染,首选青霉素治疗;若青霉素效果不佳,可使用克林霉素、甲硝唑等。
② 血源性肺脓肿多为脓毒血症的并发症,可选用耐β-内酰胺酶的青霉素或头孢菌素。
③ 若为阿米巴肺脓肿,则用甲硝唑治疗。

(2) 脓液引流　是提高疗效的有效措施。痰液黏稠不易咳出者,可用祛痰药、雾化吸入以利痰液引流。引流的体位应使脓腔处于最高位,每日2~3次,每次10~15分钟。可经纤维支气管镜冲洗并吸引。

(3) 手术治疗　手术适应证:①肺脓肿病程超过3个月,经内科治疗脓腔不缩小,或脓腔过大(>5cm)估计不易闭合者;②大咯血经内科治疗无效或危及生命;③伴有支气管胸膜瘘或脓胸经抽吸、引流和冲洗疗效不佳者;④支气管阻塞限制了气道引流,如肺癌。

注意:①尽管吸入性肺脓肿多为厌氧菌感染,但首选抗生素不是厌氧菌的特效药甲硝唑,而是青霉素。
②脆弱拟杆菌对青霉素不敏感,而对林可霉素、克林霉素、甲硝唑敏感。
③肺脓肿抗生素治疗的疗程8版、9版《内科学》P60均为6~8周,7版《内科学》P38为8~12周。

【例20】男,42岁。5个月前咳嗽、咳黄脓痰,经检查诊断为"右下肺脓肿"。现住院治疗4月余,仍有断咯血、发热。复查胸部X线片示右下肺可见空洞、内有液平。此时,应采取的最佳治疗是
　　A. 经皮穿刺引流　　　　B. 祛痰及体位引流　　　　C. 纤维支气管镜冲洗、引流
　　D. 手术切除病变组织　　E. 继续抗感染治疗

▶ **常考点**　各型肺炎的鉴别,各型肺炎的首选治疗药物;肺脓肿的感染途径、病原菌、诊断及治疗。

参考答案——详细解答见《2024国家临床执业及助理医师资格考试历年考点精析(上、下册)》

1. ABCDE　　2. ABCDE　　3. ABCDE　　4. ABCDE　　5. ABCDE　　6. ABCDE　7. ABCDE
8. ABCDE　　9. ABCDE　　10. ABCDE　　11. ABCDE　　12. ABCDE　　13. ABCDE　　14. ABCDE
15. ABCDE　　16. ABCDE　　17. ABCDE　　18. ABCDE　　19. ABCDE　　20. ABCDE

第4章 肺结核与肺血栓栓塞症

考纲要求
①肺结核。②肺血栓栓塞症。

复习要点

一、肺结核

1. 概念

肺结核是由结核分枝杆菌引起的肺部慢性特异性炎性疾病。

2. 结核分枝杆菌的生物学特性

(1)**多形性** 典型结核分枝杆菌是细长稍弯曲两端圆形的杆菌,可呈T、V、Y形及丝状、球状、棒状等。

(2)**抗酸性** 抗酸染色是鉴别结核分枝杆菌和其他细菌的方法之一。

(3)**生长缓慢** 结核分枝杆菌的增代时间为14~20小时,培养时间一般为2~8周。

(4)**抵抗力强** 结核分枝杆菌对干燥、冷、酸、碱等抵抗力强,但对紫外线较敏感。

(5)**菌体结构复杂** 结核分枝杆菌的菌体成分主要是类脂质、蛋白质和多糖类。

菌体成分		临床意义
类脂质	占菌体成分总量的50%~60%,其中蜡质占50%	与组织坏死、干酪液化、空洞发生、变态反应有关
蛋白质	菌体蛋白质以结合形式存在,为结核菌素主要成分	诱发皮肤变态反应
多糖类	与血清反应等免疫应答有关	参与免疫应答

记忆: 蜡质→蜡烛→在肺内燃烧→与组织坏死、空洞形成、干酪液化有关。

【例1】结核分枝杆菌敏感的理化因素是
　　A. 紫外线　　　　　　B. 酸　　　　　　　　C. 寒冷
　　D. 干燥　　　　　　　E. 碱

3. 发病机制

(1)**结核病在人群中的传播**

①传染源　结核病在人群中的传染源主要是结核病病人,即痰直接涂片阳性者。

②传播途径　肺结核多经呼吸道传播,以飞沫传播最重要,经消化道、皮肤等途径传播罕见。

③易感人群　婴幼儿、老年人、HIV感染者、免疫抑制剂使用者、慢性疾病病人。

(2)**结核病在人体的发生与发展**

①原发感染　首次吸入含结核分枝杆菌的气溶胶后,可在肺组织形成炎性病变,称为原发病灶。原发病灶中的结核分枝杆菌沿着肺内引流淋巴管到达肺门淋巴结,引起淋巴结肿大。原发病灶和肿大的气管支气管淋巴结核称为原发综合征。原发病灶继续扩大,可直接或经血流播散到邻近组织器官,发生结核病。95%的原发综合征可自愈,但仍有少量结核分枝杆菌长期处于休眠期,成为继发性结核病的来源。

②结核病免疫和迟发性变态反应　结核分枝杆菌并不分泌毒素,而是通过细胞免疫对人体组织造成破坏,体液免疫对控制结核分枝杆菌感染的作用并不重要。人体感染结核分枝杆菌后,首先是肺泡内巨

噬细胞作出反应,大量分泌 IL-1、IL-6 和 TNF-α 等细胞因子,吸引淋巴细胞、单核细胞积聚在结核分枝杆菌周围,逐渐形成结核性肉芽肿,限制结核分枝杆菌扩散并杀灭结核分枝杆菌。**$CD4^+T$ 细胞参与其中**。

③继发性肺结核　有明显的临床症状,容易出现空洞和排菌,有传染性。与原发性肺结核的鉴别如下。

	原发性肺结核	继发性肺结核
定义	指结核分枝杆菌初次感染在肺内发生的病变	指肺结核复发或再次感染肺结核
好发年龄	儿童	成人
好发部位	肺上叶下部、下叶上部近胸膜处(9版《病理学》P342)	肺上叶尖后段、下叶背段和后基底段
起病情况	隐匿	缓慢,干酪型可急性发病
临床表现	轻微且短暂,类似"上感"	迁延,全身毒性症状、咳嗽、咯血等
并发症	一般无	干酪性坏死、空洞形成
播散途径	淋巴道、血道	支气管
预后	95%自愈	可多种表现

注意:①继发性肺结核的好发部位——肺尖部(9版《病理学》P342)。
②继发型肺结核的好发部位——肺上叶的尖后段、下叶的背段和后基底段(9版《内科学》P65)。
③继发型肺结核的好发部位——肺上叶尖后段和下叶背段(7版《内科学》P50)。

【例2】降低肺结核传染性最主要的措施是
　　A. 接种卡介苗　　　　　　B. 合理处理肺结核患者痰液　　C. 高危人群预防性化学治疗
　　D. 治愈涂阳肺结核患者　　E. 减少接触排菌者的密切程度

【例3】结核病最重要的社会传染源是
　　A. 原发性肺结核　　　　　B. 浸润型肺结核　　　　　　　C. 急性粟粒型肺结核
　　D. 慢性血行播散型肺结核　E. 慢性纤维空洞型肺结核

【例4】肺结核原发综合征的临床表现是
　　A. 病灶常为多结节性　　　B. 肺内可有一个或多个空洞　　C. 病灶位于锁骨上、下
　　D. 肺内常见结核球　　　　E. 原发灶、淋巴管炎及肺门淋巴结结核

4. 临床表现

(1) **全身症状**　发热为最常见症状,多为长期午后潮热,即体温于下午或傍晚开始升高,翌晨降至正常。部分病人有乏力、盗汗、食欲减退、体重减轻等。育龄期女性病人可以有月经不调。

(2) **呼吸系统症状**
①咳嗽咳痰　咳嗽、咳痰2周以上或痰中带血是肺结核的常见可疑症状,咳嗽较轻,干咳或少量黏液痰。
②咯血　约1/3的病人咯血。多数病人为少量咯血,少数为大咯血。痰中带血主要为炎性病灶毛细血管扩张所致;中等量以上咯血,则与小血管损伤或来自空洞的血管瘤破裂有关。咯血后低热可能因小支气管内残留血块吸收或阻塞支气管感染所致。若发热持续不退,则应考虑结核病灶播散。
③胸痛　结核病灶累及胸膜时可表现为胸痛,为胸膜性胸痛。
④呼吸困难　多见于干酪性肺炎、大量胸腔积液病人。

(3) **体征**　取决于病变性质和范围。
①病变范围较小　可无任何体征。
②渗出性病变范围较大或干酪样坏死　肺实变体征,如语颤增强、叩诊浊音、支气管呼吸音和细湿啰音。
③较大的空洞病变　可闻及支气管呼吸音。
④较大范围的纤维条索形成　气管移向患侧,患侧胸廓塌陷,叩诊浊音,呼吸音减弱,可闻及湿啰音。
⑤结核性胸膜炎和支气管结核　结核性胸膜炎可有胸腔积液征,支气管结核可闻及局限性哮鸣音。

⑥结核性风湿症　少数病人可以有类似风湿热样表现,称为结核性风湿症。多见于青少年女性。常累及四肢大关节,在受累关节附近可见结节性红斑或环形红斑,间歇出现。

【例5】女,24岁。近2个月来常四肢关节疼痛,伴皮肤结节、红斑。10天前发热(体温38℃),咳嗽,咳少量痰。胸部X线片示右上肺斑片状影伴空洞形成。该患者最可能的诊断是
　　A. 肺囊肿继发感染　　　　B. 肺脓肿　　　　C. 肺结核
　　D. 支气管肺癌　　　　　　E. 细菌性肺炎

5. 辅助检查

(1) **X线检查**　胸部X线检查是诊断肺结核的常规首选方法。肺结核的影像学特点是病变多发生在上叶的尖后段、下叶的背段和后基底段,密度不均匀、边缘较清晰、变化较慢,易形成空洞和播散病灶。

(2) **CT**　能提高分辨率,对病变细微特征进行评价。常用于对肺结核的诊断以及与其他胸部疾病的鉴别。

(3) **痰涂片检查**　是简单、快速、易行和可靠的方法,但欠敏感。每毫升痰中至少含5000~10000个细菌时可呈阳性结果。痰涂片阳性只能说明痰中含有抗酸杆菌,不能区分是结核分枝杆菌还是非结核性分枝杆菌,因非结核性分枝杆菌致病的机会非常少,故痰中检出抗酸杆菌对诊断肺结核有极重要的意义。

(4) **痰结核分枝杆菌培养**　是诊断结核病的金标准,但费时较长,一般为2~8周,临床上少用。

(5) **纤维支气管镜检查**　常用于支气管结核和淋巴结支气管瘘的诊断,可以取活组织检查。

(6) **结核菌素试验(PPD试验)**　该试验广泛用于检出结核分枝杆菌的感染,而非检出结核病。结核菌素试验对儿童、少年和青年的结核病诊断有参考意义。由于我国广泛推行卡介苗接种,结核菌素试验阳性不能区分是结核分枝杆菌的自然感染还是卡介苗接种的免疫反应。因此,结核菌素试验阳性仅对未接种卡介苗的婴幼儿的诊断较有价值。结核分枝杆菌感染后需4~8周才能建立充分的变态反应,在此之前,结核菌素试验可呈阴性;营养不良、HIV感染、麻疹、水痘、癌症、严重的细菌感染(包括重症结核病如粟粒性结核病、结核性脑膜炎)等,结核菌素试验结果则多为阴性或弱阳性。

(7) **γ-干扰素释放试验(IGRAs)**　通过特异性抗原ESAT-6和GFP-10与全血细胞共同孵育,然后检测γ-干扰素水平,可以区分结核分枝杆菌的自然感染与卡介苗接种和大部分非结核性分枝杆菌感染,因此诊断结核感染的特异性明显高于PPD试验。

【例6】对未接种卡介苗者,结核菌素试验阳性的解释,最准确的是
　　A. 曾感染结核分枝杆菌　　B. 曾接触肺结核患者　　C. 处于结核病的活动期
　　D. 体液免疫功能正常　　　E. 已获得对结核感染的免疫力

【例7】下列检查结果对确诊肺结核最有价值的是
　　A. 结核菌素试验阳性　　　B. 痰结核分枝杆菌PCR阳性　　C. 血清结核抗体阳性
　　D. 痰培养示结核分枝杆菌阳性　　E. 胸部X线片示肺部空洞性病变

【例8】对明确肺结核是否具有传染性最有价值的检查是
　　A. γ-干扰素释放试验　　　B. 痰涂片抗酸染色　　　C. 结核菌素试验
　　D. 胸部CT　　　　　　　　E. 抗结核抗体检测(2023)

6. 诊断

(1) **肺结核的诊断程序**

①可疑症状病人的筛选　可疑症状包括咳嗽持续2周以上,咯血,午后低热,乏力,盗汗,月经不调,有肺结核接触史或肺外结核。对于可疑病人要进行痰抗酸杆菌及胸部X线检查。

②是否肺结核　凡X线检查肺部发现异常阴影者,应进行系统检查以确定病变性质。

③有无活动性　如果诊断为肺结核,应进一步明确有无活动性,因为活动性病变必须给予治疗。

A. 活动性病变　胸片表现为边缘模糊不清的斑片状阴影,可有中心溶解和空洞,或出现播散病灶。

B. 非活动性病变　胸片表现为钙化、硬结、纤维化,痰检查不排菌,无任何症状。

④是否排菌　确定活动性后还要明确是否排菌,是确定传染源的唯一方法。

第九篇　内科学
第4章　肺结核与肺血栓栓塞症

⑤是否耐药　通过药敏试验确定是否耐药,用于指导治疗。

【例9】判断患者肺结核具有活动性最有价值的结果是
　　A. 血清结核抗体阳性　　　　B. PPD试验强阳性　　　　C. 血沉显著增快
　　D. 胸部X线片示肺部空洞性改变　E. 痰涂片抗酸杆菌染色阳性

(2)结核病分类标准及诊断要点　结核病分为6类,即原发型肺结核、血行播散型肺结核、继发型肺结核(浸润性肺结核、空洞性肺结核、结核球、干酪性肺炎、纤维空洞性肺结核)、结核性胸膜炎、其他肺外结核、菌阴肺结核。

	原发型肺结核	血行播散型肺结核	浸润性肺结核	纤维空洞性肺结核
好发人群	少年儿童	婴幼儿、青少年	成人	成人
发病	隐匿	急性、亚急性、慢性	缓慢	慢性迁延、反复进展
好发部位	通气较大的部位	全肺或双上、中肺野	肺尖和锁骨下	不定
特点	最易自愈的类型	最严重的类型	最常见的类型	肺组织破坏严重
X线胸片	原发综合征表现(哑铃型阴影)	急性、亚急性、慢性的表现不同(见下)	小片状或斑点状阴影,可融合并形成空洞	纤维厚壁空洞形成,广泛纤维增生

	急性血行播散型肺结核(急性粟粒型肺结核)	亚急性、慢性血行播散型肺结核
好发人群	婴幼儿、青少年(成人少见)	成人
发病情况	抵抗力低下,结核分枝杆菌经血行入肺	人体免疫力较高,少量结核分枝杆菌经血行入肺
起病情况	起病急,持续高热,全身中毒症状重	起病较缓,症状轻,全身中毒症状轻或无
X线胸片	病变分布——全肺(从肺尖至肺底)大小、密度、分布三均匀的粟粒状结节阴影	病变分布——双上、中肺野大小不等、密度不同、分布不均的粟粒状阴影

①空洞性肺结核　空洞形态不一。多由干酪渗出病变溶解形成洞壁不明显的、多空腔的虫蚀样空洞;伴有周围浸润病变的新鲜的薄壁空洞,也可出现张力性空洞、干酪溶解性空洞。

②结核球　直径2~4cm,多由干酪样病变吸收和周边纤维包裹或干酪空洞阻塞性愈合而形成,中间可有钙化灶或液化坏死形成的空洞,同时80%以上结核球有卫星灶,可作为诊断及鉴别诊断的参考。

③干酪性肺炎　多发生于机体免疫力差、细菌数量多,或有淋巴结支气管瘘,淋巴结中的大量干酪样物质进入肺内。大叶性干酪性肺炎X线呈大叶性密度均匀磨玻璃状阴影,逐渐出现溶解区,呈虫蚀样空洞,痰菌阳性。小叶性干酪性肺炎症状体征较轻,X线呈小叶斑片播散病灶,多发生在双肺中下部。

④纤维空洞性肺结核　病程长,反复进展,肺组织破坏重,肺功能严重受损,可出现纤维厚壁空洞和广泛纤维增生,造成肺门抬高和肺纹理呈垂柳样,患侧肺组织收缩,纵隔移向患侧。长期痰菌阳性且耐药。

⑤菌阴肺结核　菌阴肺结核为三次痰涂片及一次痰培养均阴性的肺结核,其诊断标准:A. 典型肺结核临床症状和胸部X线表现;B. 抗结核治疗有效;C. 临床可排除其他非结核性肺部疾病;D. PPD(5IU)强阳性,血清抗结核抗体阳性;E. 痰结核分枝杆菌PCR和探针检测呈阳性;F. 肺外组织病理证实结核病变;G. 支气管肺泡灌洗(BAL)液中检出抗酸分枝杆菌;H. 支气管或肺部组织病理证实结核病变。具备A~F中3项或G~H中任何1项可确诊。

【例10】下列检查结果中,对诊断菌阴肺结核意义最大的是
　　A. PPD试验阳性　　　　B. 典型的胸部X线表现　　　　C. 血清抗结核抗体阳性
　　D. 痰结核分枝杆菌PCR阳性　　E. 血ADA(腺苷脱氨酶)水平增高

【例11】女,28岁,工人。发热、干咳1个月。发病时胸部X线片示肺纹理增多,先后使用"青霉素""头孢菌素"抗感染治疗半个月余症状未见好转。查体:T39.8℃,消瘦,双侧颈部可触及多个成串小淋

巴结，双肺未闻及干、湿啰音。PPD试验(−)，胸部X线片示双肺弥漫分布直径约2mm的小结节影。该患者最可能的诊断是

A. 真菌性肺炎　　　　B. 过敏性肺炎　　　　C. 急性粟粒型肺结核
D. 病毒性肺炎　　　　E. 细菌性肺炎

7. 鉴别诊断

(1) **肺炎**　起病急，伴发热、咳嗽咳痰。胸片为密度较淡且较均匀的片状或斑片状阴影，抗菌治疗有效。

(2) **慢阻肺(COPD)**　多表现为慢性咳嗽、咳痰，少有咯血。肺功能检查为阻塞性通气功能障碍。

(3) **支气管扩张**　慢性反复咳嗽、咳痰，多有大量脓痰，常反复咯血。胸片及高分辨CT可确诊。

(4) **肺癌**　多有长期吸烟史，表现为刺激性咳嗽，痰中带血，胸痛，消瘦等。胸部X线或CT表现肺癌肿块呈分叶状，有毛刺、切迹。癌组织坏死液化后，可以形成偏心厚壁空洞。

(5) **肺脓肿**　多有高热、咳大量脓臭痰。胸片表现为带有液平面的空洞伴周围浓密的炎性阴影。

8. 并发症

结核性脓(气)胸、自发性气胸、肺心病、支气管扩张、肺外结核等。

9. 治疗

(1) **化疗原则**　早期、规律、全程、适量、联合。整个过程分强化和巩固两个阶段。

(2) **化疗的主要作用**　杀菌、灭菌、防止耐药菌产生。

(3) **化学治疗的生物学机制**

①药物对不同代谢状态和不同部位结核分枝杆菌的作用　结核分枝杆菌根据代谢状态，分为A、B、C、D 4个菌群。

	A 群结核分枝杆菌	B 群结核分枝杆菌	C 群结核分枝杆菌	D 群结核分枝杆菌
繁殖状态	快速繁殖	半静止状态	半静止状态	完全休眠状态
存在部位	巨噬细胞外，干酪液化处	巨噬细胞内，空洞壁	干酪灶中	病灶中
特性	细菌数量大 易产生耐药变异菌	繁殖速度缓慢	可间歇性短暂繁殖	数量少，不繁殖，无致病力，无传染性
敏感药物	异烟肼>链霉素>利福平	吡嗪酰胺>利福平>异烟肼	利福平>异烟肼	无任何药物敏感

记忆：①A群结核分枝杆菌对**异**烟肼最敏感——记忆为英文字母"A"对应数字"1"→异。
②B群结核分枝杆菌对**吡**嗪酰胺最敏感——记忆为英文字母"B"为"吡"拼音的首个字母。

②**耐药性**　现代化疗多采用联合用药，通过交叉杀菌作用来**防止耐药性产生**。

③**间歇化疗**　其理论基础是结核分枝杆菌的延缓生长期。氨硫脲没有延缓生长期，不适于间歇化疗。

④**顿服**　研究证实顿服的效果优于分次口服。

(4) **常用抗结核药物**

	制菌机理	作用部位	特点	副作用
异烟肼(INH,H)	抑制DNA合成	巨噬细胞内外	杀菌剂	周围神经炎，偶有肝功能损害
利福平(RFP,R)	抑制mRNA合成	巨噬细胞内外	杀菌剂	肝功能损害、过敏反应
链霉素(SM,S)	抑制蛋白质合成	巨噬细胞外	杀菌剂	耳毒性、前庭功能损害、肾毒性
吡嗪酰胺(PZA,Z)	独特杀菌作用	巨噬细胞内	杀菌剂	高尿酸血症、肝损害、关节痛
乙胺丁醇(EMB,E)	抑制RNA合成	—	抑菌剂	视神经炎
对氨基水杨酸(PAS,P)	干扰中间代谢		抑菌剂	胃肠不适、肝功能损害、过敏反应

第九篇 内科学
第4章 肺结核与肺血栓栓塞症

记忆： ①肝毒性药物——异烟肼-对氨基水杨酸-利福平-吡嗪酰胺，记忆为"一对利比亚人"（异对利吡）。
②杀菌剂包括异烟肼、利福平、链霉素、吡嗪酰胺，抑菌剂包括乙胺丁醇、对氨基水杨酸。

【例12】抑制结核分枝杆菌DNA与细胞壁合成的抗结核药物是
A. 异烟肼　　　　　　　　B. 利福平　　　　　　　　C. 吡嗪酰胺
D. 乙胺丁醇　　　　　　　E. 链霉素

【例13】仅对细胞外碱性环境中的结核分枝杆菌有杀菌作用的药物是
A. 乙胺丁醇　　　　　　　B. 利福平　　　　　　　　C. 异烟肼
D. 吡嗪酰胺　　　　　　　E. 链霉素

【例14】女，67岁。因右侧胸腔积液给予规律三联试验性抗结核治疗2个月，近2天出现视力异常。导致上述表现最可能的原因是
A. 类赫氏反应　　　　　　B. 溶血尿毒综合征　　　　C. 乙胺丁醇不良反应
D. 异烟肼不良反应　　　　E. 利福平不良反应

(5) 标准化疗方案 初治活动性肺结核和复治涂阳肺结核的治疗方案如下。

	每日用药方案	间歇用药方案
初治活动性涂阳肺结核	2HRZE/4HR	$2H_3R_3Z_3E_3/4H_3R_3$
初治活动性涂阴肺结核	2HRZE/4HR	$2H_3R_3Z_3E_3/4H_3R_3$
复治涂阳肺结核	2HRZSE/6~10HRE	$2H_3R_3Z_3S_3E_3/6\sim10H_3R_3E_3$

(6) 耐多药肺结核（MDR-TB） ①详细了解用药史，该地区常用抗结核药物和耐药流行情况；②尽量作药敏试验；③严格避免只选用一种新药加到原失败方案；④WHO推荐采用氟喹诺酮类药物（左氧氟沙星、氧氟沙星）；⑤不使用交叉耐药的药物；⑥治疗方案至少含4种二线的敏感药物；⑦至少包括吡嗪酰胺、氟喹诺酮类、注射用卡那霉素或阿米卡星、乙硫或丙硫异烟肼（应为"乙硫异烟胺"）和PAS或环丝氨酸；⑧药物剂量依体重决定；⑨加强期应为9~12个月，总治疗期为20个月或更长，以治疗效果决定。监测治疗效果最好以痰培养为准。

(7) 咯血的治疗 咯血是肺结核的常见症状。
①少量咯血　多以安慰病人、消除紧张、卧床休息为主，可用氨基己酸、氨甲苯酸（止血芳酸）、酚磺乙胺（止血敏）、卡巴克洛（安络血）等药物止血。
②大量咯血　首选**垂体后叶素**缓慢静脉注射。垂体后叶素可收缩小动脉，使肺循环血量减少而达到较好的止血效果，但高血压、冠状动脉粥样硬化性心脏病、心力衰竭病人和孕妇禁用。
③支气管动脉破裂造成的大咯血　可采用支气管动脉栓塞法。

(8) 糖皮质激素 仅用于结核毒性症状严重者，且必须确保在有效抗结核药物治疗的情况下使用。

(9) 外科治疗 当前肺结核外科手术治疗的主要适应证是经合理化学治疗后无效、多重耐药的厚壁空洞、大块干酪灶、结核性脓胸、支气管胸膜瘘、大咯血保守治疗无效者。

【例15】男，24岁。浸润性肺结核患者，使用"异烟肼、利福平、吡嗪酰胺、乙胺丁醇"四联抗结核治疗。治疗过程中患者双手及双足麻木感。首先应采取的措施是
A. 加用维生素B_6　　　　B. 停用异烟肼　　　　　　C. 停用利福平
D. 停用吡嗪酰胺　　　　　E. 停用乙胺丁醇

【例16】男，31岁。因低热、咳嗽、痰中带血1月余，诊断为左上肺肺结核，现正规抗结核治疗（2HRZE/4HR）已4个月。近1周来纳差，肝功能检查示ALT较正常升高4倍。此时应采取的最佳措施是
A. 加用护肝药　　　　　　B. 停抗结核药物　　　　　C. 改用HE+链霉素
D. 改用HE+对氨基水杨酸　E. 改用HE+左氧氟沙星

注意：很多抗结核药物可损害肝功能，如ALT高于正常者上限3倍需停药(2版8年制《内科学》P113)。

【例17】患者，男，35岁。发热2个月，咳痰、痰中带血3天。2年前曾患"胸膜炎"。查体：T38℃。PPD试验(+++)。X线胸片示左上肺尖后段高密度阴影。ESR30mm/h，WBC8×10⁹/L。适宜采取的治疗是
  A. SM+INH+PAS   B. INH+RFP+EMB   C. 静脉注射莫西沙星
  D. 长期口服阿奇霉素   E. 抗真菌治疗

  A. 利福平   B. 左氧氟沙星   C. 异烟肼
  D. 吡嗪酰胺   E. 乙胺丁醇

【例18】杀菌作用最强的抗结核药物是
【例19】耐多药肺结核的治疗方案中宜增加的药物(2022)

10. 结核病控制策略与措施

(1) **全程督导化学治疗** 其实质是医务人员承担规律用药的责任，这是解决当前结核病由于不能坚持规律用药所导致的治愈率低、复发率高、耐药率高等严重后果的最佳途径。

(2) **病例报告和转诊** 肺结核属于乙类传染病，各级医疗预防机构要有专人负责，做到及时、准确、完整地报告肺结核疫情。同时做好转诊工作，转诊对象是肺结核、疑似肺结核者。

(3) **病例登记和归口管理** 由于肺结核病程较长、易复发、具有传染性，因此需长期随访，掌握病人从发病、治疗到治愈的全过程。

(4) **卡介苗接种** 对预防成年人肺结核效果很差，但对预防常发生在儿童的结核性脑膜炎、粟粒型肺结核有较好作用。新生儿进行卡介苗接种后，仍须注意采取与肺结核病人隔离的措施。

(5) **预防性化学治疗** 主要用于受结核分枝杆菌感染易发病的高危人群。

二、肺血栓栓塞症

1. 概述及危险因素

(1) **概述** 肺栓塞是以各种栓子阻塞肺动脉或其分支为其发病原因的一组疾病或临床综合征的总称，包括肺血栓栓塞症、脂肪栓塞综合征、羊水栓塞、空气栓塞等。肺血栓栓塞症是肺栓塞最常见的类型，是来自静脉系统或右心的血栓阻塞肺动脉或其分支所导致的以肺循环和呼吸功能衰竭为主要临床和病理生理特征的疾病。引起肺血栓栓塞症的血栓主要来源于深静脉血栓形成。

(2) **危险因素** 包括任何可以导致静脉血液淤滞、静脉系统内皮损伤和血液高凝状态的因素。
①遗传性危险因素 包括抗凝血酶缺乏、蛋白S缺乏、蛋白C缺乏、V因子突变等。
②获得性危险因素 包括血液高凝状态、血管内皮损伤、静脉血流淤滞。其中，年龄是独立的危险因素，随着年龄的增长，深静脉血栓形成和肺血栓栓塞症的发病率逐渐增高。

【例20】肺血栓栓塞症的继发性危险因素中，属于独立危险因素的是
  A. 创伤   B. 年龄   C. 骨折
  D. 口服避孕药   E. 肿瘤家庭史

2. 临床表现

肺血栓栓塞症的临床表现多种多样，但均缺乏特异性。临床上有时出现所谓的"三联征"，即同时出现呼吸困难、胸痛及咯血，见于约20%的病人。

(1) **呼吸困难** 不明原因的呼吸困难及气促，为最常见的症状。
(2) **胸痛** 包括胸膜炎性胸痛、心绞痛样疼痛。
(3) **咯血** 常为小量咯血，大咯血少见。
(4) **晕厥** 可为唯一或首发症状。
(5) **其他** 烦躁不安、惊恐甚至濒死感、咳嗽、心悸。

(6)**体征** 呼吸急促最常见。肺部可闻及哮鸣音、细湿啰音。心动过速,血压变化,颈静脉充盈或搏动,肺动脉瓣区P_2亢进或分裂,三尖瓣区收缩期杂音。可伴低热。

3. 诊断与鉴别诊断

(1)**疑诊** 如病人存在危险因素,出现上述临床表现及体征,应进行如下检查:
①血浆D-二聚体 敏感性高而特异性差。急性肺血栓栓塞症时升高。若$<500\mu g/L$有排除诊断价值。
②动脉血气分析 常表现为低氧血症、低碳酸血症、肺泡-动脉血氧分压差增大。
③胸片 可显示肺动脉栓塞征、肺动脉高压征、右心扩大征、肺野局部片状阴影等。
④下肢深静脉超声检查 为诊断深静脉血栓形成最简便的方法。

注意:肺血栓栓塞症、支气管哮喘急性发作、急性呼吸窘迫综合征的早期均可表现为低氧血症、低碳酸血症、呼吸性碱中毒。

(2)**确诊** 以下4项中有1项阳性即可确诊。
①螺旋CT 是目前最常用的肺血栓栓塞症的确诊手段。CT肺动脉造影(CTPA)能准确发现段以上肺动脉内的血栓。A. 直接征象:肺动脉内低密度充盈缺损,远端血管不显影;B. 间接征象:肺野楔形密度增高影,条带状高密度区或盘状肺不张,中心肺动脉扩张及远端血管分支减少或消失。
②放射性核素肺通气/血流灌注扫描 是诊断肺血栓栓塞症的重要方法。
③磁共振显像(MRI) MRI肺动脉造影对段以上肺动脉内血栓的诊断敏感性和特异性均较高。
④肺动脉造影 为有创检查,是诊断肺血栓栓塞症的金标准。直接征象有肺动脉内造影剂充盈缺损,伴或不伴轨道征的血流阻断。间接征象有肺动脉造影剂流动缓慢,局部低灌注,静脉回流延迟等。

(3)**求因** 明确有无深静脉血栓形成,寻找发病诱因。

(4)**鉴别诊断** 应与冠心病、肺炎、特发性肺动脉高压、主动脉夹层、胸腔积液、晕厥、休克等鉴别。

4. 治疗

(1)**一般处理与循环支持治疗** 对高度怀疑或确诊肺血栓栓塞症的病人,应严密监测呼吸、血压、心率、心电图及血气变化。避免大便用力,以防深静脉血栓脱落。积极纠正低氧血症。对于出现右心功能不全并血压下降者,可应用多巴胺、去甲肾上腺素等。

(2)**治疗原则** 抗凝是基本治疗方法,溶栓是重要的治疗方法,手术是补救治疗方法。
①高危病人 对于低血压、右心室功能不全的大块肺动脉栓塞病人,应先行溶栓治疗,再行抗凝治疗。
②中危病人 对于血压正常,但右心功能不全的次大块肺动脉栓塞病人,是否行溶栓治疗目前尚无定论,但无论是否行溶栓治疗,均应行抗凝治疗。
③低危病人 对于血压正常,右心功能正常的肺动脉栓塞病人,不宜溶栓,直接行抗凝治疗。

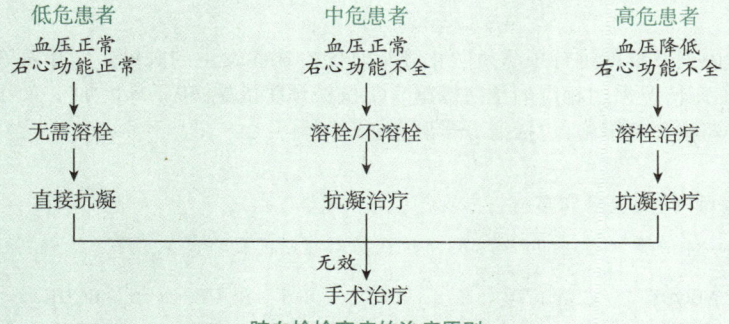

肺血栓栓塞症的治疗原则

(3)**抗凝治疗** 抗凝治疗可有效防止血栓复发和再形成,为机体发挥自身的纤溶机制溶解血栓创造条件。临床疑诊肺血栓栓塞症时,如无禁忌证,应立即开始抗凝治疗。常用药物如下。

①**普通肝素** 静脉滴注,根据APTT调整剂量,维持APTT于正常值的1.5~2.5倍。
②**低分子肝素** 皮下注射,使用时不需监测APTT、调整剂量。
③**华法林** 是维生素K拮抗剂,可口服长期维持治疗。由于华法林需数天才能在体内发挥全部作用,因此与肝素类药物需至少重叠应用5天。抗凝治疗的疗程一般为3~6个月。

(4) **溶栓治疗** 主要适用于高危病例(有明显呼吸困难、胸痛、低氧血症者)。对于部分中危病例,若无禁忌证可考虑溶栓。对于低危病例(血压、右心室功能均正常者),不宜溶栓。
①**溶栓时机** 溶栓的时间窗一般为14天以内,但若近期有新发肺血栓栓塞征象可适当延长。
②**常用药物** 尿激酶、链激酶、重组组织型纤溶酶原激活剂(rt-PA)。
③**监测指标** 每2~4小时测定一次活化部分凝血活酶时间(APTT)。

(5) **其他治疗** 包括肺动脉血栓摘除术、肺动脉导管碎解和抽吸血栓等。手术取栓适用于大的肺动脉栓塞,由于死亡率高达30%~44%,因此仅用于溶栓治疗无效或溶栓治疗禁忌的病人。

注意:①肺血栓栓塞症溶栓治疗的时间窗为起病14天以内。
②急性心肌梗死溶栓治疗的时间窗为起病12~24小时内。
③肺血栓栓塞症和急性心肌梗死溶栓治疗的常用药物均为尿激酶、链激酶、rt-PA。

【例21】男,62岁。左胸痛5天,胸闷、气促2天。查体:双下肺呼吸音粗糙,心率108次/分,$P_2>A_2$。胸部X线片示左下肺透亮度增加。对明确诊断,最有价值的检查是
A. 超声心动图　　　　　　B. 血D-二聚体　　　　　　C. 心电图
D. 胸部高分辨CT　　　　　E. CT肺动脉造影(CTPA)

【例22】判断肺血栓栓塞患者需要溶栓治疗的主要依据是
A. 合并下肢深静脉血栓　　B. 存在体循环功能障碍　　C. 出现肺动脉高压
D. 出现右心功能异常　　　E. 出现呼吸衰竭

【例23】男,52岁。突发呼吸困难4小时。既往糖尿病、高血压病史10年。查体:R32次/分,BP100/70mmHg,颈静脉怒张,双肺呼吸音清晰,未闻及干、湿啰音。心率105次/分,$P_2>A_2$。行CTPA示右下肺动脉内充盈缺损。该患者宜采取的治疗措施首选
A. 口服华法林　　　　　　B. 静脉滴注rt-PA　　　　　C. 肺动脉内注射尿激酶
D. 皮下注射低分子肝素　　E. 手术取栓

【例24】男,57岁。咳嗽、咯血2天,突发呼吸困难1小时。血D-二聚体明显升高,心电图见$S_IQ_{III}T_{III}$,确诊为急性肺栓塞。经rt-PA50mg溶栓治疗后症状改善。此时应采取的治疗措施是
A. 口服华法林　　　　　　B. 皮下注射低分子肝素　　C. 口服氯吡格雷
D. 维持rt-PA静脉注射　　 E. 口服阿司匹林

5. 预防

早期识别危险因素并早期进行预防是防止静脉血栓栓塞症发生的关键。对于存在发生本病危险因素的病例,应根据临床情况采用相应的预防措施。①机械预防措施,包括梯度加压弹力袜、间歇充气压缩泵、静脉足泵等;②药物预防措施,包括低分子肝素、华法林等。

▶**常考点** 重点内容,应全面掌握。

参考答案——详细解答见《2024国家临床执业及助理医师资格考试历年考点精析(上、下册)》

1. ABCDE　2. ABCDE　3. ABCDE　4. ABCDE　5. ABCDE　6. ABCDE　7. ABCDE
8. ABCDE　9. ABCDE　10. ABCDE　11. ABCDE　12. ABCDE　13. ABCDE　14. ABCDE
15. ABCDE　16. ABCDE　17. ABCDE　18. ABCDE　19. ABCDE　20. ABCDE　21. ABCDE
22. ABCDE　23. ABCDE　24. ABCDE

第5章 间质性肺疾病与阻塞性睡眠呼吸暂停低通气综合征

▶ **考纲要求**
①特发性肺纤维化。②非特异性间质性肺炎。③阻塞性睡眠呼吸暂停低通气综合征。

▶ **复习要点**

一、特发性肺纤维化

1. 概念

特发性肺纤维化（IPF）是一种慢性、进行性、纤维化性间质性肺炎，组织学和（或）胸部HRCT特征性表现为普通型间质性肺炎（UIP），病因不清，好发于老年人。IPF是最常见的一种特发性间质性肺炎。

2. 病因

（1）吸烟　吸烟指数超过20包年，患病的危险性明显增加。

（2）病毒感染　研究表明，病毒（如EB病毒）感染与本病有关，但在发病中的确切作用不明确。

（3）胃食管反流　IPF常合并胃食管反流，提示胃食管反流所致的微小吸入可能与IPF发病有关。

（4）遗传易感性　家族性IPF病例的报道提示本病存在一定的遗传易感性，但尚未证实特定的遗传异常。

3. 发病机制

目前认为IPF起源于肺泡上皮反复发生微小损伤后的异常修复。反复的微小损伤导致肺泡上皮凋亡增加，上皮再生修复不足，残存细胞发生间充质样转化，呈现促纤维化表型，大量分泌促纤维化因子，形成促纤维化微环境，使成纤维细胞活化转变为肌成纤维细胞，产生过量的细胞外基质沉积，导致纤维瘢痕与蜂窝囊形成、肺结构破坏和功能丧失。

4. 临床表现

（1）起病隐匿　多于50岁以后发病，呈隐匿起病。

（2）呼吸困难　主要表现为活动性呼吸困难，渐进性加重，常伴干咳。

（3）全身症状　不明显。可有不适、乏力、体重减轻，但很少发热。75%有吸烟史。

（4）体征　约半数病人可见杵状指。90%的病人可在双肺基底部闻及吸气末细小的Velcro啰音。病程晚期可出现明显发绀、肺动脉高压、右心功能不全征象。

5. 辅助检查

（1）胸部X线　通常显示双肺外带、胸膜下、基底部分布明显的网状或网结节模糊影，伴有蜂窝样变。

（2）HRCT　可显示普通型间质性肺炎的特征性改变，诊断准确性大于90%，因此高分辨CT（HRCT）已成为诊断本病的重要方法，可以替代外科肺活检。HRCT典型普通型间质性肺炎的表现为：①病变呈网格改变，蜂窝改变伴或不伴牵拉支气管扩张；②病变以胸膜下、基底部分布为主。

（3）肺功能　主要表现为限制性通气功能障碍、弥散量降低伴低氧血症或Ⅰ型呼吸衰竭。早期静息肺功能可以正常或接近正常，但运动肺功能表现为$P_{(A-a)}O_2$增加、氧分压降低。

（4）BALF/TBLB　支气管肺泡灌洗液（BALF）细胞分析多表现为中性粒细胞、嗜酸性粒细胞增加，淋巴细胞增加不明显。经支气管肺活检（TBLB）取材太小，不可能作出普通型间质性肺炎的病理诊断，故BALF和TBLB对IPF无诊断意义。

(5) **外科肺活检** 适用于 HRCT 呈不典型改变、诊断不清楚、没有手术禁忌证的病人。

注意：①诊断 IPF 的主要临床表现为 Velcro 啰音，其他次要表现包括呼吸困难、杵状指。
②诊断 IPF 的首选检查为 HRCT，并不是肺功能检查、病理学检查，BALF 和 TBLB 无诊断价值。
③HRCT 诊断 IPF 的特征性表现为网格改变、蜂窝改变，多分布于双下肺、胸膜下、基底部。
④IPF 肺功能检查常表现为限制性通气功能障碍(Ⅰ型呼吸衰竭)、弥散量降低。

6. 诊断标准

(1) **IPF 的诊断标准** ①间质性肺疾病，但排除了其他原因，如环境、药物、结缔组织疾病等；②HRCT 表现为普通型间质性肺炎；③联合 HRCT 和外科肺活检病理表现诊断为普通型间质性肺炎。

(2) **IPF 急性加重** 是指 IPF 病人出现新的弥漫性肺泡损伤导致急性或显著的呼吸困难恶化。诊断标准：①过去或现在诊断为 IPF；②1 个月内发生显著的呼吸困难加重；③CT 表现为普通型间质性肺炎背景下出现新的双侧磨玻璃影伴或不伴实变影；④不能完全由心力衰竭或液体过载解释。

7. 鉴别诊断

IPF 的诊断需要排除其他原因所致的间质性肺疾病。

(1) **过敏性肺炎** 多有环境抗原暴露史，如饲养鸽子、鹦鹉等，BAL 细胞分析显示淋巴细胞比例增加。

(2) **石棉沉着病、硅沉着病、尘肺** 多有石棉、二氧化硅、粉尘接触史。

(3) **结缔组织疾病** 多有皮疹、关节炎、全身多系统受累、自身抗体阳性。

8. 治疗

IPF 不可能治愈，治疗目的是延缓疾病进展，改善生活质量，延长生存期。

(1) **抗纤维化药物治疗** ①吡非尼酮、尼达尼布作为两种抗纤维化药物，可减慢 IPF 肺功能下降，已开始在临床上用于 IPF 的治疗。②N-乙酰半胱氨酸作为一种祛痰药，高剂量(1800mg/d)时具有抗氧化，进而抗纤维化作用，部分病人可能有用。

(2) **非药物治疗** 尽可能进行肺康复训练，静息状态下存在明显低氧血症的病人应实行长程氧疗。

(3) **肺移植** 是目前最有效的治疗方法。

(4) **合并症治疗** 积极治疗并存的胃食管反流。IPF 合并肺动脉高压多不推荐给予波生坦等治疗。

(5) **急性加重的治疗** 临床上推荐高剂量激素治疗。氧疗、防控感染、对症支持是主要治疗手段。一般不推荐使用机械通气治疗 IPF 所致的呼吸衰竭，但可酌情使用无创机械通气。

(6) **对症治疗** 减轻病人因咳嗽、呼吸困难、焦虑带来的痛苦，提高生活质量。

二、非特异性间质性肺炎

1. 概念

非特异性间质性肺炎(NSIP)是间质性肺炎的一个组织亚型。2013 年发布的新 IIP 分类，将 NSIP 划归慢性致纤维化性间质性肺炎。参阅 16 版《实用内科学》P1142。

2. 病因

NSIP 可继发于感染、自身免疫性疾病、药物性肺损伤、有机粉尘吸入等。

3. 发病机制

NSIP 发病可能与抗原吸入、胶原血管病、某些药物等引起的肺泡损伤有关。

4. 临床表现

(1) **起病** 多于 40~50 岁起病，女性略多于男性。

(2) **症状** 主要表现为进行呼吸困难，伴干咳、乏力和低热，部分患者体重减轻。

(3) **体征** 肺底部可闻及吸气末爆裂音(Velcro 啰音)。少部分患者有杵状指。

5. 辅助检查

(1) **胸部 X 线片** 可以正常。

(2) **HRCT** 表现为双下肺对称性分布的磨玻璃影、网格影伴牵拉性支气管或细支气管扩张,蜂窝肺罕见。

(3) **肺功能检查** 表现为限制性通气功能障碍,以及不同程度的肺弥散功能障碍。

(4) **支气管肺泡灌洗液** BALF 细胞总数明显增多,平均为 $(4.4\sim4.5)\times10^8/L$。其中,中性粒细胞、嗜酸性粒细胞和淋巴细胞均有不同程度的升高,但以淋巴细胞增多明显,且以 $CD8^+T$ 淋巴细胞为主,CD4/CD8 比值明显下降。

(5) **血生化检查** 血沉、抗核抗体、类风湿因子可以增高,但无特异性。

6. 诊断与鉴别诊断

(1) **诊断** 可根据临床表现、典型胸部影像学检查结果、肺功能改变、肺活检病理检查结果进行诊断。

(2) **鉴别诊断** 需与 IPF 相鉴别。IPF 多见蜂窝状影。

7. 治疗

(1) **去除病因** 病因明确者,应去除病因。对于症状轻微及肺功能受损较轻的患者,可给予密切观察随访,中至重度患者应给予治疗。

(2) **糖皮质激素** 为 NSIP 的主要治疗药物。

(3) **免疫抑制剂** 对于激素不能耐受或治疗效果不佳者,可以使用低剂量糖皮质激素联合免疫抑制剂如硫唑嘌呤治疗。

(4) **肺移植** 药物治疗无效者可考虑肺移植。

三、阻塞性睡眠呼吸暂停低通气综合征

1. 概念

睡眠呼吸暂停低通气综合征(SAHS)是一种常见的睡眠呼吸紊乱疾病,患者在睡眠过程中出现口鼻呼吸气流消失或明显减弱,包括阻塞性、中枢性和混合性 SAHS。其中,以阻塞性睡眠呼吸暂停低通气综合征(OSAHS)最常见。

2. 主要危险因素

(1) **肥胖** 体重超过标准体重 20%,即体重指数(BMI)$\geq 28kg/m^2$。

(2) **年龄** 随年龄增长患病率增加,女性绝经后患病者增多,70 岁以后患病率趋于稳定。

(3) **性别** 女性绝经前发病率显著低于男性。

(4) **上气道解剖异常** 鼻腔阻塞、Ⅱ度以上扁桃体肥大、软腭松弛、咽腔狭窄等。

(5) **遗传因素** 具有 OSAHS 家族史。

3. 病因和发病机制

其发病有家族聚集性和遗传倾向,多数患者肥胖或超重,存在上呼吸道解剖结构异常。部分内分泌疾病如甲状腺功能减退症、肢端肥大症常合并本病。

4. 临床表现

(1) **夜间临床表现** ①其临床特点是睡眠时打鼾,几乎所有患者均有打鼾。夜间或晨起口干是自我发现夜间打鼾的可靠征象。②呼吸暂停。③夜间憋醒。④睡眠时多动不安。⑤夜尿增多。⑥睡眠行为异常。

(2) **白天临床表现** 嗜睡、疲倦乏力、认知障碍、头痛、头晕、性格改变、性功能减退。

(3) **体征** 多数患者肥胖,颈粗短、下颌短小、下颌后缩,鼻甲肥大、鼻息肉、鼻中隔偏曲等。

5. 辅助检查

(1) **血常规** 病程长、低氧血症严重者,可有红细胞计数和血红蛋白升高。

(2) **血气分析** 病情严重者,可有低氧血症、高碳酸血症、呼吸性酸中毒。

(3) **多导睡眠(PSG)监测** 通过多导生理记录仪进行睡眠呼吸监测是确诊本病的主要手段。

(4) **肺功能检查** 可有阻塞性通气功能障碍的表现。

6. 诊断与鉴别诊断

(1) **诊断** 根据患者睡眠时打鼾伴呼吸暂停、白天嗜睡、肥胖、颈围粗、上气道狭窄等,可初步诊断

OSAHS。进一步确诊需行多导睡眠监测,若多导睡眠监测显示每夜至少 7 小时的睡眠过程中呼吸暂停和(或)低通气反复发作 30 次以上,或者 AHI(睡眠呼吸暂停低通气指数)≥5 次/小时,可以确诊 OSAHS。

(2) **鉴别诊断** 鼾症、上气道阻力综合征、发作性睡病。

7. 治疗

(1) **一般治疗** 控制体重、睡眠体位改变、戒烟酒、慎用镇静药物或肌肉松弛剂。

(2) **药物治疗** 目前尚无有效的药物治疗。

(3) **无创气道正压通气治疗** 为中至重度 OSAHS 的一线治疗。

(4) **手术治疗** 需严格掌握手术适应证。

▶**常考点** 2024 年新增内容。

第6章　肺动脉高压与慢性肺源性心脏病

▶ **考纲要求**
①肺动脉高压。②慢性肺源性心脏病。

▶ **复习要点**

一、肺动脉高压

1. 概念

肺动脉高压是由多种已知或未知原因引起的肺动脉压异常升高的一种病理生理状态,血流动力学诊断标准:在海平面、静息状态下,右心导管测量平均肺动脉压(mPAP)≥25mmHg。

2. 分类

(1) **动脉性肺动脉高压**　包括特发性肺动脉高压、遗传性肺动脉高压、药物和毒物所致的肺动脉高压(结缔组织病、HIV感染、门静脉高压、先天性心脏病、血吸虫病)等。

(2) **左心疾病所致的肺动脉高压**　包括左心室收缩性功能不全、左心室舒张性功能不全、左心瓣膜性心脏病、左心流入道/流出道梗阻和先天性心肌病、先天性/获得性肺静脉狭窄等。

(3) **肺疾病和(或)低氧所致的肺动脉高压**　包括慢性阻塞性肺疾病、间质性肺疾病、睡眠呼吸障碍、肺泡低通气、长期居住高原环境、肺发育异常等。

(4) **慢性血栓栓塞性肺动脉高压和其他肺动脉阻塞性疾病**　包括慢性肺动脉血栓性、非血栓性阻塞。

(5) **未明和(或)多因素机制所致的肺动脉高压**　如血液系统疾病、代谢性疾病、肿瘤性疾病、纤维素性纵隔炎、长期透析的慢性肾衰竭、节段性肺动脉高压等。

【例1】肺动脉高压的诊断标准是静息状态下
　　A. 右心导管测量平均肺动脉压≥25mmHg　　B. 右心导管测量平均肺动脉压≥30mmHg
　　C. 超声心动图测量平均肺动脉压≥25mmHg　　D. 超声心动图测量平均肺动脉压≥30mmHg
　　E. 超声心动图测量收缩期肺动脉压≥25mmHg(2023)

【例2】主要引起动脉性肺动脉高压的疾病是
　　A. 睡眠呼吸障碍　　　　　　B. 慢性阻塞性肺疾病　　　　　　C. 二尖瓣狭窄
　　D. 特发性肺动脉高压　　　　E. 肺动脉栓塞

3. 继发性肺动脉高压

(1) **病因和发病机制**　呼吸系统的气道、肺实质、胸廓、神经肌肉病变,均可导致肺动脉高压。

①**气道病变**　慢性阻塞性肺疾病(COPD)是导致肺动脉高压和肺源性心脏病最常见的原因。

②**肺实质性病变**　可分为肺泡、肺间质疾病两类,前者包括肺水肿、急性呼吸窘迫综合征等,常伴肺动脉高压;后者包括间质性肺疾病、结节病、尘肺等。

③**肺血管病变**　如肺血栓栓塞症、肺静脉闭塞病、肺毛细血管瘤病、胶原血管病等。

④**神经肌肉病变**　如胸廓畸形、吉兰-巴雷综合征、麻痹性脊髓灰质炎等。

(2) **临床表现**　早期临床表现以上述基础疾病的临床表现为主,晚期则以右心衰竭的表现为主。

(3) **诊断**　参照基础疾病及肺动脉高压的诊断标准。

(4) **治疗** 以治疗基础疾病为主,多数情况下肺动脉高压可随基础疾病的改善而得到控制。

【例3】引起继发性肺动脉高压最常见的原因是

  A. 结缔组织病   B. 肺血栓栓塞   C. 慢性阻塞性肺疾病

  D. 间质性肺炎   E. 肺结核

4. 特发性肺动脉高压

特发性肺动脉高压是一种不明原因的肺动脉高压,过去称为原发性肺动脉高压。

(1) **病因和发病机制** 目前认为其发病与遗传因素、自身免疫及肺血管缩舒功能障碍等有关。

①遗传因素 11%～40%的散发病人存在骨形成蛋白受体2(BMPR2)基因变异。

②免疫因素 29%的病人抗核抗体水平明显升高,但缺乏结缔组织病的特异性抗体。

③肺血管内皮功能障碍 肺血管收缩因子(TXA_2、内皮素-1)和舒张因子(前列环素、NO)的比例失调,可导致肺血管收缩,引起肺动脉高压。

④血管壁平滑肌细胞 K^+ 通道缺陷 可见血管平滑肌增生肥大,电压依赖性 K^+ 通道功能缺陷,K^+ 外流减少,细胞膜处于除极状态,使 Ca^{2+} 进入细胞内,从而使血管处于收缩状态。

(2) **临床表现**

①呼吸困难 是最常见的症状,多为首发症状,主要表现为活动后呼吸困难,进行性加重。

②胸痛 因右心负荷增加、耗氧增多、冠脉供血减少引起,常在活动或情绪激动时发生。

③头晕或晕厥 因心排血量减少,脑组织供血突然减少所致,常在活动时出现。

④咯血 咯血量通常较少,有时也可出现大咯血而致死亡。

⑤其他症状 疲乏、无力,雷诺现象,Ortner 综合征(增粗的肺动脉压迫喉返神经引起声音嘶哑)。

⑥体征 肺动脉高压及右心负荷增加的有关体征。

> **注意:**①特发性肺动脉高压可出现 Ortner 综合征,即增粗的肺动脉压迫喉返神经引起声音嘶哑。
> ②甲状腺癌侵犯喉返神经可出现声音嘶哑(《外科学》)。
> ③室间隔缺损患儿,有时扩张的肺动脉压迫喉返神经可引起声音嘶哑(《儿科学》)。
> ④原发型肺结核患儿,胸内淋巴结肿大压迫喉返神经可引起声音嘶哑(《儿科学》)。

【例4】女,36岁。呼吸困难伴声嘶2个月,活动后明显。无慢性咳嗽、咳痰和关节疼痛病史。查体:口唇发绀,颈静脉充盈,肝颈回流征阳性,P_2 亢进,三尖瓣区可闻及 3/6 级收缩期杂音,双下肢水肿。其最可能的诊断是

  A. 特发性肺动脉高压   B. 风湿性心脏瓣膜病   C. 房间隔缺损

  D. 室间隔缺损   E. 扩张型心肌病

(3) **诊断和鉴别诊断** 除外各种引起肺动脉高压的病因后,根据前述标准,可作出肺动脉高压的诊断。

(4) **治疗**

①氧疗 低氧刺激可引起肺血管收缩,从而加速本病进展,故伴有低氧血症时,应给予氧疗。

②血管舒张药 可以选用钙通道阻滞剂、前列环素、NO、内皮素受体拮抗剂等。

③抗凝治疗 并不能改善病人症状,但可延缓疾病进展,改善预后。华法林为首选抗凝药。

④心肺移植 晚期病例可行肺或心肺移植治疗。

二、慢性肺源性心脏病

1. 概念

肺源性心脏病简称肺心病,是指由支气管-肺组织、胸廓或肺血管病变致肺血管阻力增加,产生肺动脉高压,继而右心室结构和(或)功能改变的疾病。发生本病的先决条件是肺动脉高压。根据起病缓急和病程长短,可将肺心病分为急性和慢性肺心病两类。急性肺心病常见于急性大面积肺栓塞。

2. 病因

(1) 支气管、肺疾病　以慢性阻塞性肺疾病(COPD)最多见，占 80%～90%，其次为支气管哮喘、支气管扩张、肺结核、间质性肺疾病等。

(2) 胸廓运动障碍性疾病　较少见，严重胸廓或脊椎畸形、神经肌肉疾患均可引起胸廓活动受限、肺受压、支气管扭曲或变形，导致肺功能受损。气道引流不畅，肺部反复感染，并发肺气肿或纤维化。

(3) 肺血管疾病　特发性肺动脉高压、慢性栓塞性肺动脉高压、肺小动脉炎均可引起肺血管阻力增高。

(4) 其他　原发性肺泡通气不足、先天性口咽畸形、睡眠呼吸暂停低通气综合征等可引起肺心病。

【例5】急性肺源性心脏病最常见的病因是
A. 过敏性肺炎　　　　　B. 重症肺结核　　　　　C. 慢性阻塞性肺疾病
D. 支气管哮喘　　　　　E. 肺血栓栓塞

3. 发病机制

(1) 肺动脉高压的形成

①肺血管阻力增加的功能性因素　缺氧、高碳酸血症和呼吸性酸中毒使肺血管收缩痉挛，其中缺氧是肺动脉高压形成的最重要因素。缺氧时收缩血管的活性物质增多，如白三烯、5-羟色胺、血管紧张素Ⅱ、血小板活化因子等使肺血管收缩，血管阻力增加。

②肺血管阻力增加的解剖学因素　长期反复发作的慢阻肺及支气管周围炎，可引起肺小动脉血管炎、管壁增厚、管腔狭窄或纤维化、肺血管重塑、血栓形成等，均可导致肺动脉高压。

③血液黏稠度增加和血容量增多　慢性缺氧导致继发性红细胞增多，血液黏稠度增加。缺氧可使醛固酮分泌增加→水钠潴留→血容量增加。

(2) 心脏病变和心力衰竭　长期肺动脉高压，可导致右心室负荷增加、右室肥大，最终造成右心衰竭。

(3) 其他重要脏器的损害　缺氧和高碳酸血症除影响心脏外，还可导致其他重要脏器如脑、肝、肾、胃肠及内分泌系统、血液系统等发生病理改变，引起多脏器的功能损害。

4. 临床表现

(1) 肺、心功能代偿期

	肺功能代偿期	右心功能代偿期
症状	咳嗽咳痰，气促，呼吸困难，少有胸痛或咯血	活动后心悸
体征	缺氧体征——不同程度的发绀 原发疾病体征——肺气肿，干、湿性啰音 肺动脉高压体征——$P_2>A_2$，颈静脉充盈甚至怒张	右心室肥厚——三尖瓣区可出现收缩期杂音 剑突下心脏收缩期搏动增强

(2) 肺、心功能失代偿期

	肺功能失代偿期	右心功能失代偿期
症状	呼吸困难加重，头痛、失眠、食欲下降，严重时出现肺性脑病	明显气促，心悸，食欲不振，腹胀，恶心
体征	缺氧——明显发绀，球结膜充血、水肿 严重者——视网膜血管扩张，视盘水肿 腱反射减弱或消失，出现病理反射 CO_2潴留——周围血管扩张的表现(皮肤潮红、多汗)	发绀明显，剑突下收缩期杂音，甚至出现舒张期杂音，心率增快，颈静脉怒张，肝颈静脉回流征阳性，肝大有压痛，下肢水肿，腹腔积液

注意：①肺心病肺心功能代偿期——有颈静脉怒张，但肝颈静脉回流征阴性。
②肺心病肺心功能失代偿期——有颈静脉怒张，且肝颈静脉回流征阳性。

【例6】男，69岁。反复咳嗽、咳痰、喘息20年，加重2周，嗜睡1周。无发热、咯血。既往吸烟30年，每日约1包。查体：T36.8℃，BP160/95mmHg，昏睡状，口唇发绀，颈静脉充盈，肝颈静脉回流征阳性，双肺可闻及哮鸣音和细湿啰音,心率130次/分,$P_2>A_2$,双下肢水肿,病理征(-)。该患者肺动脉高压形成的最主要机制是

A. 肺小动脉结构重塑　　　　B. 肺毛细血管静水压升高　　　　C. 原位血栓形成
D. 血红蛋白浓度升高　　　　E. 缺氧、CO_2 潴留致血管收缩

5. 辅助检查

(1) **X 线检查**　除肺、胸基础疾病及急性肺部感染的特征外,尚有肺动脉高压征。X 线诊断标准:①右下肺动脉干扩张,其横径≥15mm,或右下肺动脉横径/气管横径≥1.07,或动态观察右下肺动脉干增宽>2mm;②肺动脉段明显突出或其高度≥3mm;③中心肺动脉扩张和外周分支纤细,形成"残根"征;④圆锥部显著凸出(右前斜位45°)或其高度≥7mm;⑤右心室增大。具有上述任何1条,均可诊断。

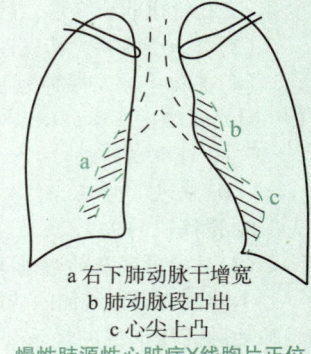

a 右下肺动脉干增宽
b 肺动脉段凸出
c 心尖上凸
慢性肺源性心脏病X线胸片正位

(2) **心电图检查**　慢性肺心病的心电图诊断标准如下:①额面平均电轴≥+90°;②$V_1 R/S≥1$;③重度顺钟向转位($V_5 R/S≤1$);④$R_{V1}+S_{V5}≥1.05mV$;⑤$aVR\ R/S$ 或 $R/Q≥1$;⑥$V_1\sim V_3$ 呈 QS、Qr 或 qr(酷似心肌梗死,应注意鉴别);⑦肺型 P 波。具有1条即可诊断。

(3) **超声心动图检查**　慢性肺心病的超声心动图诊断标准:①右心室流出道内径≥30mm;②右心室内径≥20mm;③右室前壁厚度≥5mm 或前壁搏动幅度增强;④左、右心室内径比值<2;⑤右肺动脉内径≥18mm 或肺动脉干≥20mm;⑥右心室流出道/左心房内径>1.4;⑦肺动脉瓣曲线出现肺动脉高压征象者。

(4) **血气分析**　失代偿期可出现低氧血症、高碳酸血症(合并肺性脑病时的首选检查)。

(5) **血液化验**　红细胞、血红蛋白可升高。全血黏度、血浆黏度可增加。

【例7】慢性肺源性心脏病患者胸部 X 线片典型的心脏形态特征是
A. 心尖上翘　　　　B. 心脏向右扩大　　　　C. 心脏向左扩大
D. 心脏普大　　　　E. 心腰部凹陷

注意:①左心室增大——心界向左下增大,心腰部凹陷,X 线胸片呈"靴形心"(9 版《诊断学》P147)。
②右心室增大——心界向左右两侧增大,X 线胸片提示"心尖上凸"。
③双心室增大——心界向左右两侧增大,左界向左下增大,X 线胸片呈"普大型心"。

【例8】男,54 岁。因"进行性呼吸困难 1 年"就诊,既往体健。查体:口唇轻度发绀,双肺呼吸音清晰,未闻及干、湿啰音。心界无扩大,P_2 亢进、分裂,三尖瓣区可闻及 2/6 级收缩期杂音。左下肢轻度凹陷性水肿,并可见浅静脉曲张。该患者最可能的诊断是
A. 慢性肺源性心脏病　　　　B. 冠心病　　　　C. 扩张型心肌病
D. 先天性心脏病　　　　E. 风湿性心脏瓣膜病

【例9】女,67 岁。间断咳嗽、咳痰 15 年,心悸、气短伴双下肢水肿 3 天。心电图示胸前导联重度顺钟向转位,V_1 导联呈 Rs 型,$V_5 R/S<1$,$R_{V1}+S_{V5}=1.5mV$。该患者最可能的诊断是
A. 扩张型心肌病　　　　B. 慢性肺源性心脏病　　　　C. 风湿性心脏瓣膜病
D. 心包积液　　　　E. 冠心病,心肌梗死

6. 诊断与鉴别诊断

(1) **诊断**　根据病人有慢阻肺病史,出现肺动脉高压、右心室增大征象,如颈静脉怒张、$P_2>A_2$、剑突下心脏搏动增强、肝大压痛、肝颈静脉回流征阳性,即可作出诊断。

(2) **鉴别诊断**　本病须与冠状动脉粥样硬化性心脏病、风湿性心脏病、原发性心肌病等相鉴别。

7. 治疗

(1) **肺、心功能代偿期**　采取综合治疗措施,延缓基础支气管、肺疾病的进展,增强病人的免疫功能,预防感染,减少或避免急性加重,必要时行长期家庭氧疗或家庭无创呼吸机呼吸,以改善病人的生活质量。

第九篇 内科学
第6章 肺动脉高压与慢性肺源性心脏病

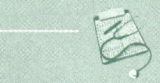

(2) 肺、心功能失代偿期 治疗原则为积极控制感染,通畅呼吸道,改善呼吸功能,纠正缺氧和 CO_2 潴留,控制呼吸衰竭和心力衰竭,防治并发症。

治疗项目		临床要求
控制感染		是急性加重期的关键治疗
控制呼吸衰竭		给予支气管扩张剂,通畅呼吸道,纠正缺氧和 CO_2 潴留,必要时机械通气
利尿剂	作用机制	抑制肾脏水钠重吸收而增加尿量,消除水肿,减少血容量,减轻右心前负荷
	用药原则	应选用作用温和的利尿剂,联合保钾利尿药,小剂量、短疗程使用
	副作用	易出现低钾、低氯性碱中毒,使缺氧加重,痰液黏稠不易咳出和血液浓缩
洋地黄	用药原则	宜选用作用快、排泄快的洋地黄制剂
	用药剂量	常用剂量的 1/2~2/3
	常用药物	毒毛花苷K、毛花苷丙
	用药指征	感染已控制,呼吸功能已改善,利尿剂无效者;以右心衰竭为主且无感染者;合并急性左心衰竭;合并室上性快速心律失常,如室上性心动过速、心房颤动(心室率>100次/分)
	注意事项	用药前应注意纠正缺氧,防治低钾血症。心率快慢不能作为衡量疗效的指征
血管扩张剂		可减轻心脏前后负荷,降低心肌氧耗,增强心肌收缩力,对部分顽固性心力衰竭有效

  A. 呼吸性酸中毒   B. 呼吸性碱中毒   C. 代谢性碱中毒
  D. 呼吸性酸中毒合并呼吸性碱中毒 E. 呼吸性酸中毒合并代谢性碱中毒

【例10】肺泡通气不足容易导致的酸碱平衡失调是

【例11】慢性肺源性心脏病失代偿期患者,同时合并Ⅱ型呼吸衰竭,为减轻双下肢水肿,大量应用袢利尿剂,可能导致的酸碱平衡失调是

【例12】慢性阻塞性肺疾病合并肺性脑病患者,气管插管、机械通气后设置了较大的潮气量,将 $PaCO_2$ 迅速降至正常范围,可能导致的酸碱平衡失调是(2022)

(13~14题共用题干)男,70岁。间断咳嗽30余年,加重伴意识障碍2天入院。查体:T38.0℃,P102次/分,R21次/分,BP120/80mmHg。烦躁不安,球结膜充血水肿,口唇发绀。桶状胸,双肺可闻及哮鸣音,双下肺少量湿啰音。

【例13】对诊断最有意义的检查是
  A. 心电图   B. 脑电图   C. 痰细菌培养
  D. 动脉血气分析   E. 胸部CT

【例14】该患者禁忌使用的药物是
  A. 甲泼尼龙   B. 地西泮   C. 氨茶碱
  D. 地塞米松   E. 头孢曲松

▶ **常考点** 肺动脉高压的病因,慢性肺心病发病机制与治疗。

参考答案——详细解答见《2024 国家临床执业及助理医师资格考试历年考点精析(上、下册)》

1. ABCDE   2. ABCDE   3. ABCDE   4. ABCDE   5. ABCDE   6. ABCDE   7. ABCDE
8. ABCDE   9. ABCDE   10. ABCDE   11. ABCDE   12. ABCDE   13. ABCDE   14. ABCDE

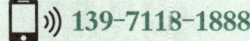

第7章 胸腔积液与急性呼吸窘迫综合征

▶ **考纲要求**
①胸腔积液概述。②结核性胸膜炎。③类肺炎性胸腔积液。④恶性胸腔积液。⑤急性肺损伤。

▶ **复习要点**

一、胸腔积液

1. 概述

胸膜腔是位于肺和胸壁之间的一个潜在的腔隙。在正常情况下,脏层胸膜和壁层胸膜表面上有一层很薄的液体,在呼吸运动时起润滑作用。任何因素使胸膜腔内液体形成过快或吸收过缓,即产生胸腔积液,简称胸水。依据胸腔积液液体的性状,分为浆液性、血性(血胸)、脂性(乳糜胸)、脓性(脓胸)。

2. 病因和发病机制

(1)胸腔积液的病因及发病机制 胸腔积液临床常见,肺、胸膜和肺外疾病均可引起。

胸腔积液的病因及发病机制	临床常见疾病
胸膜毛细血管内静水压升高	充血性心力衰竭、缩窄性心包炎、血容量增加、上腔静脉或奇静脉受阻
胸膜通透性增加	胸膜炎(肺结核、肺炎)、风湿性疾病(系统性红斑狼疮、类风湿关节炎)、胸膜肿瘤(恶性肿瘤转移、间皮瘤)、肺梗死、膈下炎症
胸膜毛细血管内胶体渗透压降低	低蛋白血症、肝硬化、肾病综合征、急性肾小球肾炎、黏液性水肿
壁层胸膜淋巴引流障碍	癌症淋巴管阻塞、发育性淋巴管引流异常
损伤	主动脉瘤破裂、食管破裂、胸导管破裂等产生的血胸、脓胸、乳糜胸
医源性	药物(甲氨蝶呤、胺碘酮、苯妥英、呋喃妥因、β受体阻滞剂)、放射治疗、消化内镜检查和治疗、支气管动脉栓塞术、液体负荷过大、骨髓移植等

(2)胸腔积液的性质 胸腔积液的主要病因和积液性质如下。

胸腔积液性质	常见病因
漏出性胸腔积液	充血性心衰、缩窄性心包炎、上腔静脉阻塞、肝硬化 肾病综合征、急性肾小球肾炎、腹膜透析、黏液性水肿、药物过敏
渗出性胸腔积液	胸膜炎、膈下感染、胸膜恶性肿瘤、肺梗死、系统性红斑狼疮、类风湿关节炎、气胸、胸部手术
脓胸(渗出性)	各类肺感染、肺结核、胸腔穿刺术后感染、胸外伤、气胸、食管瘘
血胸(渗出性)	肺结核、恶性肿瘤、肺梗死、胸外伤、气胸
乳糜胸(渗出性)	胸导管外伤、胸导管阻塞

【例1】下列胸腔积液类型中,主要发病机制为淋巴管阻塞所致的是
    A. 结缔组织病所致胸腔积液   B. 恶性胸腔积液   C. 乳糜胸
    D. 类肺炎性胸腔积液   E. 结核性胸膜炎

A. 漏出液　　　　　　　B. 渗出液　　　　　　　C. 脓性胸腔积液
D. 血性胸腔积液　　　　E. 乳糜性胸腔积液

【例2】充血性心力衰竭所产生的胸腔积液为
【例3】系统性红斑狼疮所产生的胸腔积液为
【例4】金黄色葡萄球菌肺炎并发的胸腔积液为
【例5】胸导管阻塞或破裂所致的胸腔积液为

3. 临床表现

(1) **呼吸困难**　呼吸困难是最常见的症状,可伴有胸痛和咳嗽。

(2) **结核性胸膜炎**　多见于青年人,常有发热、干咳、胸痛,随着胸腔积液量的增加胸痛可缓解。

(3) **恶性胸腔积液**　多见于中年以上病人,一般无发热,胸部隐痛,伴有消瘦、呼吸道肿瘤症状。

(4) **炎性胸腔积液**　为渗出液,常伴咳嗽、咳痰、胸痛及发热。

(5) **积液量**　积液量<300ml 时症状不明显。积液量>500ml 时,可表现为胸闷、呼吸困难,局部叩诊浊音。积液量进一步增加,出现呼吸困难加重,纵隔向健侧移位。

(6) **体征**　与积液量有关。

少量积液时无明显体征,可触及胸膜摩擦感、闻及胸膜摩擦音。

中至大量积液时,可有典型胸腔积液的体征,如患侧胸廓饱满、触觉语颤减弱、叩诊浊音、呼吸音减低或消失。

	胸腔积液	气胸	肺气肿	肺炎实变
胸廓	患侧饱满	患侧饱满	桶状	对称
呼吸运动	患侧减弱	患侧减弱	两侧减弱	患侧减弱
气管位置	向健侧移位	向健侧移位	居中	居中
语颤	减弱或消失	减弱或消失	两侧减弱	患侧增强
呼吸音	减弱或消失	减弱或消失	减弱	支气管呼吸音
啰音	无	无	无	湿啰音

【例6】女,21岁。午后发热伴胸闷、气短1周入院。胸部X线片示左侧胸腔积液(大量)。其气短的最主要的原因是

A. 阻塞性通气功能障碍　　B. 肺组织弥散功能障碍　　C. 限制性通气功能障碍
D. 通气/血流比例失调　　　E. 动-静脉分流

4. 辅助检查

(1) **诊断性胸穿和胸腔积液检查**　对明确积液性质及病因诊断均至关重要。疑为渗出性胸腔积液,必须作胸腔穿刺。如有漏出液病因则避免胸腔穿刺。不能确定时,也应做胸腔穿刺抽液检查。

①外观和气味　漏出液透明清亮,静置不凝固,比重<1.018。渗出液可呈多种颜色,以草黄色多见,稍浑浊,易有凝块,比重>1.018。

胸腔积液外观	临床意义	胸腔积液外观	临床意义
血性胸腔积液	肿瘤、结核病、肺栓塞	乳状胸腔积液	乳糜胸
巧克力胸腔积液	阿米巴肝脓肿破溃入胸腔	黑色胸腔积液	曲霉感染
黄绿色胸腔积液	类风湿关节炎	胸腔积液有恶臭味	厌氧菌感染

②细胞　胸膜炎症时,胸腔积液中可见各种炎症细胞及增生与退化的间皮细胞。漏出液细胞数常<100×10^6/L,以淋巴细胞和间皮细胞为主。渗出液的白细胞数常>500×10^6/L。

胸腔积液性质	临床意义
中性粒细胞增多	急性炎症
淋巴细胞为主	结核性、肿瘤性
嗜酸性粒细胞增多	寄生虫感染、结缔组织病
红细胞>5×10^9/L	可呈淡红色,多见于恶性肿瘤、结核病
红细胞>100×10^9/L	创伤、肿瘤、肺梗死
血胸	胸腔积液红细胞比容>外周血红细胞比容50%以上
脓胸	白细胞数常>10×10^9/L

40%~90%的恶性胸腔积液可查到恶性肿瘤细胞。结核性胸腔积液中的间皮细胞比例常低于5%。

③生化检查　正常胸腔积液pH接近7.6,葡萄糖含量与血中含量相近。

指标	临床意义
pH	pH降低:脓胸、食管破裂、类风湿关节炎及结核性、恶性胸腔积液
葡萄糖	葡萄糖正常:漏出液、大多数渗出液葡萄糖含量正常 葡萄糖降低:脓胸、类风湿关节炎、系统性红斑狼疮、恶性胸腔积液
蛋白质	漏出液:<30g/L,以白蛋白为主,胸腔积液/血清蛋白<0.5,黏蛋白(Rivalta)试验阴性 渗出液:>30g/L,胸腔积液/血清蛋白>0.5,黏蛋白(Rivalta)试验阳性
类脂	乳糜胸:呈乳状浑浊,甘油三酯>1.24mmol/L,胆固醇正常,见于胸导管破裂 假性乳糜胸:甘油三酯正常,胆固醇>5.18mmol/L,见于陈旧性结核、类风湿关节炎、肿瘤、肝硬化
ADA	结核性胸膜炎:胸腔积液腺苷脱氨酶(ADA)>45U/L;非结核性——ADA多正常
LDH	渗出液:胸腔积液乳酸脱氢酶(LDH)>200U/L,胸腔积液LDH/血清LDH>0.6;反之为漏出液 LDH是反映胸膜炎症程度的指标。LDH>500U/L提示脓胸、恶性肿瘤
CEA	癌胚抗原(CEA)>10~15μg/L或胸腔积液/血清CEA>1为恶性胸腔积液,见于胃肠道腺癌

(2)胸部X线　胸片是用于发现胸腔积液的首要影像学方法。

在胸片上判断胸腔积液量的标准:在第4前肋间以下为少量胸腔积液;第4前肋与第2前肋之间,属于中等量胸腔积液;积液位于第2前肋以上者,为大量胸腔积液。

积液量或性质	胸部X线片典型表现
<300ml	极小量的游离胸腔积液,后前位胸片仅见肋膈角变钝
300~500ml	积液量增多时显示有向外侧、向上的弧形上缘的积液影
>500ml	大量胸腔积液时患侧胸部致密影,气管和纵隔推向健侧
包裹性积液	不随体位改变而变动,边缘光滑饱满,多局限于叶间或肺与膈之间,呈D字形

(3)胸部CT　可显示少量胸腔积液、肺内病变、肿瘤等,有助于病因诊断(定性诊断)。

(4)B超　是敏感性最高的检查胸腔积液的无创性诊断方法。还可在B超引导下穿刺抽液。

(5)胸膜针刺活检　可发现肿瘤、结核和其他胸膜肉芽肿性病变。具有简单、易行、损伤性较小的优点,阳性诊断率为40%~75%。CT或B超引导下活检可提高成功率。

(6)胸腔镜或开胸活检　适用于上述检查不能确诊者。

(7)支气管镜检查　对咯血或疑有气道阻塞者可行此项检查。

第九篇　内科学
第7章　胸腔积液与急性呼吸窘迫综合征

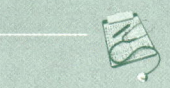

注意：①解题时应注意，为确定胸腔积液的有无，首选的检查是B超，而不是胸片。
②若已确诊胸腔积液，为明确胸腔积液的性质，首选的检查是胸腔穿刺+胸腔积液检查。
③一般情况下，影像学检查不能对疾病进行定性，但CT、PET/CT检查可对胸腔积液进行定性诊断。

【例7】下列疾病中，可引起单侧胸廓饱满，呼吸音减低的是
　　A. 肺不张　　　　　　　　　B. 肺气肿　　　　　　　　C. 肺脓肿
　　D. 肺炎实变　　　　　　　　E. 胸腔积液（2022）

【例8】女，28岁。咳嗽、咳痰2周。查体：体温38℃，右下肺呼吸音消失，语音共振减弱。X线胸片示右下肺大片高密度外高内低弧形影。为明确诊断，首选检查是
　　A. 肺活检　　　　　　　　　B. 痰找结核杆菌　　　　　　C. 胸部CT
　　D. 痰培养　　　　　　　　　E. 胸水常规加生化检查（2023）

5. 诊断和鉴别诊断

(1) 确定有无胸腔积液　中等量以上胸腔积液，其症状、体征较为明显，诊断不难。

(2) 区别漏出液和渗出液　根据Light标准，符合以下任何1项即可诊断为渗出液：
①胸腔积液蛋白/血清蛋白比例>0.5。
②胸腔积液LDH/血清LDH比例>0.6。
③胸腔积液LDH水平大于血清正常值高限的2/3。

	漏出液	渗出液
原因	液体漏出所致	炎症所致液体渗出
外观	清澈透明，无色或浅黄色 静置后不凝固	稍混浊，草黄色或棕红色 静置后可自行凝固
比重	<1.018	>1.018
Rivalta试验	阴性	阳性
蛋白定性（定量）	阴性（<30g/L）	阳性（>30g/L）
葡萄糖定量	与血糖相近	低于血糖水平
细胞计数	$<100\times10^6/L$	$>500\times10^6/L$
胸腔积液蛋白/血清蛋白	<0.5	>0.5
胸腔积液LDH/血清LDH	<0.6	>0.6

(3) 寻找胸腔积液的病因
①漏出性胸腔积液　导致漏出液的常见原因如下。

充血性心衰	多为双侧，积液量右侧多于左侧，血清、胸腔积液中N末端前脑利钠肽明显升高
缩窄性心包炎	多为双侧，左侧多于右侧
肝硬化	多伴有腹腔积液，极少仅表现为胸腔积液
肾病综合征	多为双侧，可表现为肺底积液
低蛋白血症	多伴有全身水肿
腹膜透析	类似于腹透液，葡萄糖高，蛋白质<1.0g/L
肺不张	由于胸膜腔负压升高，也可产生漏出液

②渗出性胸腔积液　我国以结核性胸膜炎最常见，其次为恶性肿瘤、细菌感染，肺栓塞少见。
　A. 结核性胸膜炎　是我国渗出液最常见的病因，多见于青壮年，常伴结核毒血症状。胸腔积液以淋

巴细胞为主,间皮细胞<5%,蛋白质>40g/L,腺苷脱氨酶(ADA)增高,PPD皮试强阳性。

B. 类肺炎性胸腔积液(脓胸) 是指肺炎、肺脓肿、支气管扩张感染引起的胸腔积液。病人多有发热、咳嗽、咳痰、胸痛等症状,血白细胞计数和中性粒细胞比例增高。胸片先有肺实质的浸润影、肺脓肿、支气管扩张的表现,然后出现胸腔积液,积液量一般不多。胸腔积液呈草黄色或脓性,白细胞计数明显增高,以中性粒细胞为主,葡萄糖和pH降低。胸腔积液涂片或细菌培养可有阳性结果。

C. 恶性胸腔积液 多见于中老年人,有胸痛、咳血丝痰、消瘦等症状,胸腔积液多呈血性、量大、增长迅速、CEA或其他肿瘤标志物升高、LDH>500U/L。

(4)胸腔积液性质的鉴别可按下列步骤进行
①判断是渗出液,还是漏出液 可根据胸腔积液外观、比重、蛋白定量或定性、LDH等进行判断。
②判断是结核性,还是肿瘤性 考试中最常出现的试题是要求考生区分结核性和肿瘤性。
肿瘤性——胸腔积液 pH>7.4、ADA25~45U/L、LDH>500U/L、CEA>20μg/L。
结核性——胸腔积液 pH<7.3、ADA>45U/L、LDH>200U/L、CEA正常。

注意: 判断结核性和恶性胸腔积液时,若试题给出的ADA数据与LDH数据矛盾,一般应以ADA为准。

6. 治疗原则

胸腔积液是胸部或全身疾病的一部分,其病因治疗尤为重要。漏出液在纠正病因后吸收,无须抽液。渗出性胸腔积液根据病因不同而处理有所差异,反复胸穿抽液是其重要治疗措施之一。

【例9】男,28岁。低热、消瘦2个月。查体:T37.8℃,R22次/分,P90次/分,BP128/90mmHg。右下肺呼吸音消失,语音共振减弱。右侧胸腔穿刺抽出混浊液体。胸腔积液白细胞 $600×10^6/L$、pH7.25、LDH290 U/L、ADA86U/L。该患者最可能的诊断是
A. 肺炎所致胸腔积液   B. 结核性胸腔积液   C. 恶性胸腔积液
D. 乳糜胸   E. 充血性心力衰竭所致胸腔积液(2021)

【例10】男,20岁。发热、咳黄色脓痰4天。查体:T39.2℃,右肺闻及湿啰音。胸部X线片示右肺下叶大片致密影。血 $WBC19×10^9/L$。给予抗生素治疗,2天后症状加重,出现胸痛并呼吸困难,右肺呼吸音明显降低。胸部X线片显示右侧胸腔积液。最可能的诊断是
A. 肺炎合并肺脓肿   B. 肺炎合并肺旁胸腔积液   C. 结核性渗出性胸膜炎
D. 肺癌合并胸腔积液   E. 支气管扩张合并急性感染
A. 心力衰竭所致胸腔积液   B. 类风湿关节炎所致胸腔积液   C. 恶性胸腔积液
D. 乳糜性胸腔积液   E. 类肺炎性胸腔积液

【例11】胸腔积液检查示:总蛋白 15g/L,LDH56U/L,Glu5.4mmol/L,ADA23U/L。最可能的病因是

【例12】胸腔积液检查示:有核细胞 $2000×10^6/L$,单个核0.94,总蛋白40g/L,LDH475U/L,Glu2.4mmol/L,ADA12U/L。最可能的病因是

二、结核性胸膜炎

1. 病因

结核性胸膜炎是结核分枝杆菌感染胸膜后产生的变态反应性疾病。结核性胸膜炎既可以是胸膜的原发性感染,也可以是肺结核的胸膜病变。

2. 临床表现

(1)**结核毒血症状** 起病时常有乏力、轻至中度发热、盗汗等结核毒血症状。
(2)**干性胸膜炎** 主要症状为胸痛,为剧烈尖锐刺痛,深呼吸、咳嗽时加重。
(3)**渗出性胸膜炎** 开始时有胸痛,渗出液增多时胸痛减轻,大量胸腔积液时,出现气急、呼吸困难加重。
(4)**胸腔积液体征** 积液量少可无体征。积液量多时可有患侧胸廓饱满、气管及心脏向健侧移位、语颤减弱、叩诊浊音或实音、呼吸音减弱或消失。干性胸膜炎可有胸膜摩擦音。

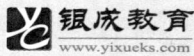
670
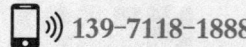

3. 诊断与鉴别诊断

(1) **诊断**　诊断依据:症状和体征,胸腔积液检查提示以淋巴细胞为主的渗出液,胸腔积液 ADA>45U/L,胸腔积液找到结核分枝杆菌,胸膜活检发现结核病变,诊断性抗结核治疗有效。

(2) **鉴别诊断**　本病需与类肺炎性胸腔积液、恶性胸腔积液、风湿性胸腔积液、胸腔漏出液等相鉴别。

4. 治疗

(1) **一般治疗**　包括休息、营养支持、对症治疗。

(2) **抽液治疗**　由于结核性胸膜炎的胸腔积液蛋白质含量高,容易引起粘连,原则上应尽快抽尽胸腔积液。穿刺抽液可每周 2~3 次,首次抽液<700ml,以后每次抽液量<1000ml,以防因胸腔压力骤降,发生复张后肺水肿或循环衰竭。抽胸腔积液后没必要向胸腔内注入抗结核药物,但可注入链激酶等防止胸膜粘连。

①复张后肺水肿　表现为大量抽液时,剧烈咳嗽、气促、咳大量泡沫状痰,双肺满布湿啰音,PaO$_2$ 下降。X 线显示肺水肿征。应立即吸氧,酌情使用糖皮质激素及利尿剂,必要时行气管插管机械通气。

②胸膜反应　表现为抽液时发生头晕、冷汗、心悸、面色苍白、脉细等,应立即停止抽液,使病人平卧,必要时皮下注射肾上腺素,密切观察病情,注意血压变化,防止休克。

(3) **抗结核治疗**　同肺结核的化疗。

(4) **糖皮质激素**　疗效不肯定。如全身毒性症状严重、大量胸腔积液,可试用泼尼松。

【例 13】结核性胸膜炎处理原则中不包括

　　A. 反复胸腔穿刺抽液　　　B. 常规使用小剂量糖皮质激素　　C. 加强营养支持
　　D. 定期检测肝功能　　　　E. 口服三联或四联抗结核药物

【例 14】结核性胸膜炎患者,除抗结核治疗外,减轻胸膜肥厚最重要的措施是

　　A. 胸腔内注射尿激酶　　　B. 胸腔内注射糜蛋白酶　　　C. 胸腔内注入抗结核药物
　　D. 口服糖皮质激素　　　　E. 反复胸腔穿刺抽液

三、类肺炎性胸腔积液

1. 概念及病因

类肺炎性胸腔积液是指肺炎、肺脓肿和支气管扩张症感染引起的胸腔积液。

2. 临床表现

(1) **症状**　患者常有发热、咳嗽、咳痰、胸痛。

(2) **体征**　可有胸腔积液体征。

3. 辅助检查

(1) **血常规**　血白细胞总数和中性粒细胞比例增高。

(2) **胸部 X 线片**　先有肺实质浸润影,然后出现胸腔积液,积液量一般不多。

(3) **胸腔穿刺液检查**　可有典型脓胸的表现。

4. 诊断

根据病史、临床表现、胸腔积液检查结果,不难诊断。

5. 治疗

早期行抗生素治疗,脓液量较大、中毒症状严重时,行胸腔闭式引流。

四、恶性胸腔积液

1. 病因

恶性胸腔积液多为胸内或胸外肿瘤直接侵犯或转移至胸膜所致,其中以肺癌、乳腺癌、淋巴瘤最常见,约占 75%,其他如胸膜间皮瘤、白血病等也可引起。

2. 临床表现

(1) **原发肿瘤**　癌性胸腔积液多为单侧性,原发肿瘤多位于肺、乳腺、卵巢等。

(2) **胸腔积液** 胸腔积液生长速度快,积液量大,常因大量胸腔积液压迫出现呼吸困难,胸腔积液呈血性。

3. **诊断与鉴别诊断**
(1) **诊断** ①胸腔积液中找到肿瘤细胞,或胸膜活检组织学检查均有确诊意义。②胸腔积液中各种肿瘤标志物,如 CEA、CA125、CA199 等显著升高有辅助诊断意义。
(2) **鉴别诊断** 本病需与良性胸腔积液相鉴别。

4. **治疗**
(1) **原发肿瘤的治疗** 胸腔积液常为晚期恶性肿瘤的并发症,故治疗效果不佳。部分小细胞肺癌所致的胸腔积液行全身化疗有一定效果,纵隔淋巴结有转移者,可行局部放疗治疗。
(2) **胸腔积液的治疗** 恶性胸腔积液生长迅速,反复抽液可使蛋白大量丢失,效果不理想。

【例15】女,50 岁。渐进性胸闷、气短 3 周。右肺叩诊呈实音,听诊右肺呼吸音明显减弱。胸部 X 线片示右侧大量胸腔积液。胸穿抽出血性胸腔积液 700ml。胸腔积液化验 CEA 明显增高。胸膜病变最可能的病理类型为
  A. 鳞癌 B. 腺癌 C. 小细胞癌
  D. 大细胞癌 E. 恶性胸膜间皮瘤

(16~17 题共用题干)男,78 岁。因进行性气短 2 周就诊,无咳嗽、发热、胸痛。胸部 X 线片示左侧大量胸腔积液。血 $WBC 8.9\times10^9/L$,$N 0.72$,$Hb 110g/L$,$ESR 36mm/h$。

【例16】为明确诊断,首先应进行的检查是
  A. 支气管镜 B. 胸腔穿刺 C. 胸腔镜
  D. 纵隔镜 E. 胸部 CT

【例17】(假设信息)该患者胸部 CT 示左侧支气管通畅,左下肺直径 2cm 分叶状结节影,纵隔可见直径 1~2cm 的肿大淋巴结。该患者胸腔积液治疗最有效的措施为
  A. 胸膜固定术 B. 手术治疗 C. 反复穿刺抽液
  D. 全身化疗 E. 免疫治疗

五、急性肺损伤(急性呼吸窘迫综合征)

1. **概念**
急性呼吸窘迫综合征(ARDS)是指由各种肺内和肺外致病因素所导致的急性弥漫性肺损伤,进而发展的急性呼吸衰竭。主要病理特征是炎症反应导致的肺微血管内皮及肺泡上皮受损,肺微血管通透性增高,肺泡腔渗出富含蛋白质的液体,进而导致肺水肿及透明膜形成。主要病理生理改变是肺容积减少、肺顺应性降低和严重通气/血流比例失调。临床表现为呼吸窘迫、难治性低氧血症,肺部影像学表现为双肺弥漫渗出性改变。1994 年美欧 ARDS 共识会议同时提出急性肺损伤(ALI)和 ARDS 的概念。事实上,ALI 与 ARDS 为同一疾病过程的两个阶段,故 9 版《内科学》P130 已取消 ALI 的命名,将本病统称为 ARDS。

2. **病因**
(1) **分类** 引起 ARDS 的危险因素很多,可分为肺内因素(直接因素)和肺外因素(间接因素)两类。
①肺内因素 包括化学性因素(如吸入性肺损伤)、物理性因素(如肺挫伤、放射性损伤)、生物性因素(如重症肺炎)。导致直接肺损伤的原因,国外以胃内容物吸入最多见,国内以重症肺炎最多见。
②肺外因素 包括严重休克、感染中毒症、严重非胸部创伤、大面积烧伤、急性胰腺炎等。
(2) **常见危险因素** 包括肺炎、非肺源性感染中毒症、胃内容物吸入、大面积创伤、肺挫伤、胰腺炎、吸入性肺损伤、重度烧伤、非心源性休克、药物过量、输血相关性急性肺损伤、肺血管炎、溺水等。

3. **发病机制**
(1) **直接损伤** 致病因素对肺泡膜造成的直接损伤占次要地位。
(2) **间接损伤** ARDS 的本质是多种炎症细胞(巨噬细胞、中性粒细胞、血管内皮细胞、血小板)及其释放的炎症介质和细胞因子间接介导的肺脏炎症反应。ARDS 是全身炎症反应综合征(SIRS)的肺部表

现。ARDS是多器官功能障碍综合征(MODS)发生时最早受累或最常出现的脏器功能障碍表现,是肺组织对多种急性而严重的肺内和肺外源性损伤作出的损伤应答反应模式。

炎症细胞和炎症介质是启动早期炎症反应和维持炎症反应的两个主要因素,在ARDS的发生发展中起关键作用。炎症细胞产生多种炎症介质和细胞因子,最重要的是肿瘤坏死因子-α(TNF-α)和白细胞介素-1(IL-1),导致大量中性粒细胞在肺血管内聚集、激活,并通过"呼吸暴发"释放氧自由基、蛋白酶和炎症介质,引起靶细胞损害,表现为肺毛细血管内皮细胞和肺泡上皮细胞损伤,肺微血管通透性增高和微血栓形成,大量富含蛋白质和纤维蛋白的液体渗出至肺间质和肺泡,形成非心源性肺水肿和透明膜。

ARDS病人由于肺间质和肺泡水肿、充血,肺表面活性物质减少引起肺表面张力增加,肺容量及残气量降低,导致肺顺应性明显降低。肺内分流量增加和通气/灌流比例失调都可引起低氧血症,但肺内分流量增加是引起顽固性低氧血症的主要原因。残气量降低和广泛肺不张使肺容量明显降低,可减少至正常肺容量的1/2以下,无效腔通气明显增加,加上通气/灌流比例失调,使静脉血得不到充分氧合,肺内真正分流量增加,导致低氧血症(参阅7版《外科学》P58,9版《外科学》已删除该知识点)。

【例18】ARDS共同性病理变化有
  A. 气道阻塞   B. 肺部感染   C. 肺不张
  D. 急性心力衰竭 E. 肺血管内皮和肺泡损害,肺间质水肿

【例19】急性呼吸窘迫综合征(ARDS)所致顽固性低氧血症的最主要机制是
  A. 分流率增加   B. 弥散功能障碍   C. 通气/血流比例失衡
  D. 呼吸功增加   E. 限制性通气功能障碍

4. 临床表现

主要表现为严重的呼吸困难和顽固性低氧血症。

(1) **发病时间** 大多数于原发病起病后72小时内发生,几乎不超过7天。

(2) **原发病的症状和体征** 原发病不同,症状和体征不同。

(3) **呼吸困难** 最早出现的症状是呼吸增快,并呈进行性加重的呼吸困难、发绀,表现为顽固性低氧血症。其呼吸困难的特点是呼吸深快、费力,病人常感到胸廓紧束、严重憋气,即呼吸窘迫,不能用通常的吸氧疗法改善,也不能用原发心肺疾病解释。

(4) **体征** 早期体征无异常,或仅在双肺闻及少量细湿啰音。后期多可闻及水泡音、管状呼吸音。

【例20】成人急性呼吸窘迫综合征最常见的呼吸特点是
  A. 呼吸浅慢   B. 呼吸浅快   C. 呼吸深慢
  D. 呼吸深快   E. 呼吸不规则

5. 辅助检查

(1) **X线胸片** 早期无异常,或呈轻度间质性改变,表现为边缘模糊的肺纹理增多,继之出现斑片状或大片状磨玻璃影或实变浸润影。其病变过程符合肺水肿的特点,快速多变,后期出现肺间质纤维化的改变。

(2) **动脉血气分析**

典型表现	PaO_2降低,$PaCO_2$降低,pH升高
早期表现	由于过度通气而出现呼吸性碱中毒,则PaO_2降低、$PaCO_2$降低、pH增高
晚期表现	由于呼吸肌疲劳或合并代谢性酸中毒,则PaO_2降低、$PaCO_2$升高、pH降低

根据血气分析和吸入氧浓度可计算肺氧合功能指标,如氧合指数(PaO_2/FiO_2)、肺泡-动脉氧分压差[$P_{(A-a)}O_2$]、肺内分流(Q_S/Q_T)等指标,对建立诊断、严重性分级、疗效评价均有重要意义。

目前,临床上以PaO_2/FiO_2最为常用。PaO_2/FiO_2正常值为400~500mmHg,$PaO_2/FiO_2 \leq 300$mmHg是诊断ARDS的必要条件。PaO_2/FiO_2=氧分压/吸入氧的比例,如某病人吸入40%氧气的条件下,PaO_2为80mmHg,则PaO_2/FiO_2=80/0.4=200mmHg。

(3) **床边呼吸功能监测** ARDS时,血管外肺水增加,肺顺应性降低,出现明显的肺内右向左分流,但

无呼吸气流受限。上述改变,对 ARDS 疾病严重性评价和疗效判断有一定的意义。

(4)**心脏超声和 Swan-Ganz 导管检查** Swan-Ganz 导管可测定肺动脉楔压(PAWP),这是反映左心房压较为可靠的指标。PAWP 一般<12mmHg,若 PAWP>18mmHg,则支持左心衰竭的诊断。但 PAWP>18mmHg 并不是 ARDS 的排除标准,如果呼吸衰竭的临床表现不能完全用左心衰竭解释时,应考虑 ARDS 的诊断。

【例21】女,34岁。因肺炎住院治疗,给予鼻导管吸氧(3L/min)。动脉血气分析 pH7.46,$PaCO_2$ 30mmHg,PaO_2 66mmHg,SaO_2 95%。该患者的氧合指数为
  A. 200mmHg   B. 300mmHg   C. 320mmHg
  D. 240mmHg   E. 280mmHg

【例22】对鉴别急性呼吸窘迫综合征与心源性肺水肿最有价值的检查是
  A. 肺功能   B. 超声心动图   C. 动脉血气分析
  D. 胸部 X 线片   E. Swan-Ganz 导管

6. **诊断** 满足以下 4 项条件方可诊断为 ARDS。
①明确诱因下 1 周内出现的急性或进展性呼吸困难。
②胸部 X 线平片/胸部 CT 显示双肺浸润影,不能完全用胸腔积液、肺叶/全肺不张和结节影解释。
③呼吸衰竭不能完全用心力衰竭、液体负荷过重解释。如果临床没有危险因素,需要用客观检查(如超声心动图)来评价心源性肺水肿。
④根据氧合指数(PaO_2/FiO_2)确诊 ARDS(PaO_2/FiO_2 正常值为 400~500mmHg)。
轻度:200<PaO_2/FiO_2≤300mmHg;中度:100<PaO_2/FiO_2≤200mmHg;重度:PaO_2/FiO_2≤100mmHg。

【例23】急性呼吸窘迫综合征的最重要的诊断依据是
  A. 呼吸频率增快,每分钟大于 28 次   B. 肺泡-动脉氧分压差[$P_{(A-a)}O_2$]降低
  C. 氧合指数(PaO_2/FiO_2)≤300mmHg   D. 肺内分流量减少
  E. 血气分析显示为低氧伴轻度二氧化碳潴留

注意:①氧合指数(PaO_2/FiO_2)为临床上最常用的计算氧合功能的指标。
②9 版《内科学》P132:PaO_2/FiO_2≤300 mmHg 是诊断 ARDS 的必要条件。

7. **鉴别诊断**
上述 ARDS 的诊断标准是非特异性的,因此确诊前应排除心源性肺水肿、大面积肺不张、大量胸腔积液、弥漫性肺泡出血等,通过详细询问病史、体检、X 线胸片、心脏超声、血液化验等可作出鉴别。

【例24】男,47岁。因腹痛 4 小时于急诊室诊断为"重症急性胰腺炎"。入院后给予禁食、补液及抗感染治疗。2 天后患者逐渐感觉气短。查体:T38.3℃,R31 次/分,BP110/75mmHg。双肺呼吸音清晰,心率 96 次/分,P_2<A_2,未闻及杂音及附加音。腹部压痛(+)。经皮氧饱和度监测示 SpO_2 由 95%逐渐下降至 88%。该患者首先考虑的诊断是
  A. 医院获得性肺炎   B. 心力衰竭   C. 急性呼吸窘迫综合征
  D. 阻塞性肺不张   E. 肺栓塞

8. **治疗**
(1)**治疗原发病** 是治疗 ARDS 的首要原则和基础。感染是导致 ARDS 的常见原因,且为首位高危因素。
(2)**纠正缺氧** 一般需采用高浓度给氧,使 PaO_2≥60mmHg 或 SaO_2≥90%。
(3)**机械通气** 轻症者可采用无创正压通气,重症者多采用呼气末正压(PEEP)通气和小潮气量。
①PEEP 的调节 适当水平的 PEEP,可使萎陷的小气道和肺泡再开放,防止肺泡随呼吸周期反复开闭,使呼气末肺容量增加,并可减轻肺损伤和肺泡水肿,从而改善肺泡弥散功能和通气/血流比例,减少肺内分流,达到改善氧合、增加肺顺应性的目的。PEEP 水平一般为 8~18cmH_2O。
②小潮气量 ARDS 机械通气常采用小潮气量,即 6~8ml/kg,旨在将吸气平台压控制在 30~35cmH_2O 以下,防止肺泡过度扩张。

第九篇　内科学
第7章　胸腔积液与急性呼吸窘迫综合征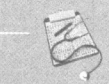

(4)**液体管理**　为减轻肺水肿,应合理限制液体入量,以可允许的较低循环容量来维持有效循环,保持肺脏处于相对"干"的状态。即液体出入量维持在轻度负平衡状态,可使用利尿药促进水肿的消退。

(5)**营养支持与监护**　ARDS时机体处于高代谢状态,应补充足够的营养。

(6)**糖皮质激素**　疗效不确定。

【例25】治疗急性呼吸窘迫综合征,最有效的措施是
　　A. 持续高浓度吸氧　　　　　B. 应用呼气末正压通气　　　　C. 早期应用糖皮质激素
　　D. 积极给予对症支持治疗　　E. 持续低浓度吸氧

▶ **常考点**　胸腔积液的病因;胸腔积液的鉴别诊断;结核性胸膜炎的治疗;ARDS是重点内容。

参考答案——详细解答见《2024国家临床执业及助理医师资格考试历年考点精析(上、下册)》

1. ABCDE　　2. ABCDE　　3. ABCDE　　4. ABCDE　　5. ABCDE　　6. ABCDE　　7. ABCDE
8. ABCDE　　9. ABCDE　　10. ABCDE　11. ABCDE　12. ABCDE　13. ABCDE　14. ABCDE
15. ABCDE　16. ABCDE　17. ABCDE　18. ABCDE　19. ABCDE　20. ABCDE　21. ABCDE
22. ABCDE　23. ABCDE　24. ABCDE　25. ABCDE

第8章　呼吸衰竭与呼吸支持技术

▶ **考纲要求**

①呼吸衰竭概述。②急性呼吸衰竭。③慢性呼吸衰竭。④呼吸支持技术。⑤感染中毒症与多器官功能障碍综合征。

▶ **复习要点**

一、呼吸衰竭概述

1. 概念

呼吸衰竭(简称呼衰)是指各种原因引起的肺通气和(或)换气功能严重障碍,使静息状态下也不能维持足够的气体交换,导致低氧血症伴(或不伴)高碳酸血症,进而引起一系列病理生理改变和相应临床表现的综合征。其临床表现缺乏特异性,确诊有赖于动脉血气分析:在海平面、静息状态、呼吸空气条件下,$PaO_2<60mmHg$,伴或不伴 $PaCO_2>50mmHg$,可诊断为呼吸衰竭。

2. 病因

(1) 9版《内科学》P135病因　对考试解题帮助不大。

气道阻塞性病变	气管-支气管的炎症、痉挛、肿瘤、异物、纤维化瘢痕等,其中以 COPD 最常见
肺组织病变	各种累及肺泡和(或)肺间质的病变,如肺炎、肺气肿、肺水肿、严重肺结核、硅肺等
肺血管病变	肺栓塞、肺血管炎等可引起肺通气/血流比例失调,导致换气功能不良,引起呼吸衰竭
心脏病变	各种缺血性心脏疾病、严重心瓣膜疾病、心肌疾病、心包疾病、严重心律失常
胸廓与胸膜病变	胸部外伤造成连枷胸、严重的自发性或外伤性气胸、脊柱畸形、大量胸腔积液、强直性脊柱炎
神经肌肉病变	脑血管病变、颅脑外伤、脑炎、镇静催眠剂中毒等可抑制呼吸中枢

(2) 3版8年制《内科学》P171病因　对考试解题帮助较大。

①急性Ⅰ型呼吸衰竭的病因

重症肺炎	细菌性、病毒性、真菌性肺炎,误吸胃内容物,淹溺
心源性肺水肿	各种严重心脏病、心力衰竭
非心源性肺水肿	ARDS(最常见)、复张性肺水肿、急性高原病
肺血管疾病	肺栓塞
胸壁和胸膜疾病	大量胸腔积液、自发性气胸、胸壁外伤、胸部手术

②急性Ⅱ型呼吸衰竭的病因

气道阻塞	呼吸道感染、呼吸道烧伤、异物、喉头水肿所致的上呼吸道急性梗阻
神经肌肉疾病	重症肌无力、多发性肌炎、低钾血症、周期性瘫痪、脑血管意外、颅脑外伤、脑炎、脑肿瘤、CO中毒、安眠药中毒所致的中枢受抑制

注意：①Ⅰ型呼吸衰竭晚期的严重阶段可出现Ⅱ型呼吸衰竭。
　　　Ⅱ型呼吸衰竭好转后，可经Ⅰ型呼吸衰竭阶段后最终治愈。
　　②气道阻塞、神经肌肉疾患所引起的呼吸衰竭均为Ⅱ型呼吸衰竭。
　　③感染是慢性呼吸衰竭最常见的诱因，并不是直接病因。
　　　严重呼吸系统感染是急性呼吸衰竭最常见的病因。

【例1】下列疾病中，最常发生Ⅱ型呼吸衰竭的是
　A. 肺炎　　　　　　　　B. 慢性阻塞性肺疾病　　　　C. 结核性胸膜炎
　D. 肺血栓栓塞　　　　　E. 间质性肺疾病

【例2】下列疾病中，最常出现Ⅱ型呼吸衰竭的是
　A. 肺结核　　　　　　　B. 硅肺　　　　　　　　　　C. 膈肌瘫痪
　D. 特发性肺纤维化　　　E. 肺水肿

3. 分类

(1) 按照动脉血气分析结果分类　分类方法很多，但最常考的是按血气分析结果进行分类。

	Ⅰ型呼吸衰竭	Ⅱ型呼吸衰竭
别称	低氧性呼吸衰竭	高碳酸性呼吸衰竭
定义	缺氧而无CO_2潴留	缺氧而伴有CO_2潴留
血气结果	$PaO_2<60mmHg$，$PaCO_2$正常或下降	$PaO_2<60mmHg$，$PaCO_2>50mmHg$
原因	肺换气功能障碍 （通气/血流比例失调、弥散障碍、肺内动-静脉分流）	肺通气功能障碍 （肺泡通气不足）
常见疾病	间质性肺疾病、急性肺栓塞、严重肺部感染、ARDS	慢性阻塞性肺疾病（COPD）

注意：①确诊呼吸衰竭的依据是血气分析的PaO_2值，只要$PaO_2<60mmHg$，就可以确诊呼吸衰竭。
　　②根据$PaCO_2$值区分Ⅰ型和Ⅱ型呼吸衰竭，若$PaCO_2>50mmHg$，就可诊断为Ⅱ型呼吸衰竭。

(2) 按照发病急缓分类　分为急性呼吸衰竭和慢性呼吸衰竭。

(3) 按照发病机制分类　分为通气性呼吸衰竭和换气性呼吸衰竭，也可分为泵衰竭和肺衰竭。

　A. PaO_2为70mmHg，$PaCO_2$为45mmHg　　　B. PaO_2为65mmHg，$PaCO_2$为40mmHg
　C. PaO_2为70mmHg，$PaCO_2$为40mmHg　　　D. PaO_2为55mmHg，$PaCO_2$为60mmHg
　E. PaO_2为50mmHg，$PaCO_2$为40mmHg

【例3】诊断Ⅰ型呼吸衰竭的临床指标是
【例4】诊断Ⅱ型呼吸衰竭的临床指标是（2021）

4. 发病机制

(1) 低氧血症和高碳酸血症的发生机制

①肺通气不足　肺泡通气减少，当然会导致肺泡氧分压（P_ACO_2）降低和二氧化碳分压（P_ACO_2）升高，从而引起缺氧和CO_2潴留。此为Ⅱ型呼吸衰竭的主要发病机制。

②弥散障碍　系指O_2、CO_2等气体通过肺泡膜进行交换的物理弥散过程发生障碍。由于CO_2的弥散系数是O_2的20倍，故在弥散障碍时，通常以低氧血症为主，此为Ⅰ型呼吸衰竭的主要发病机制。

③通气/血流（$\dot{V}_A/\dot{Q}$）比例失调　正常成人肺泡通气/血流（$\dot{V}_A/\dot{Q}$）比值约为0.8，$\dot{V}_A/\dot{Q}$比值无论增大还是减小，都会影响肺换气功能。$\dot{V}_A/\dot{Q}$比值增大常见于肺血管病变，如肺栓塞。$\dot{V}_A/\dot{Q}$比值减小常见于肺部病变，如肺泡萎陷、肺炎、肺不张、肺水肿等。$\dot{V}_A/\dot{Q}$比例失调通常仅导致低氧血症，而无CO_2潴留。此为Ⅰ型呼吸衰竭的发病机制之一。

④肺内动-静脉解剖分流增加　系指肺动脉内的静脉血未经氧合直接流入肺静脉，导致PaO_2降低，

是通气/血流比例失调的特例,常见于肺动-静脉瘘。在这种情况下,提高吸氧浓度不能提高分流静脉血的氧分压,即吸氧不能缓解症状。此为Ⅰ型呼吸衰竭的发病机制之一。

⑤氧耗量增加 发热、寒战、严重哮喘、呼吸困难、抽搐均可增加氧耗量。氧耗量增加的病人,若同时伴有通气功能障碍,则会出现严重的低氧血症。

注意:①Ⅰ型呼吸衰竭的发病机制主要是弥散功能障碍,Ⅱ型呼吸衰竭的发病机制主要是肺通气不足。
②肺内动-静脉分流是V_A/Q比例失调的特例,两者均属于Ⅰ型呼衰的发病机制之一,但不是主要机制。

(2)低氧血症和高碳酸血症对机体的影响

	缺氧对机体的影响	CO_2 潴留对机体的影响
中枢神经系统	引起神经精神症状,晚期可出现神志丧失、昏迷、神经系统不可逆损伤	脑脊液 H^+ 浓度增高,降低细胞兴奋性,抑制大脑皮质,缺氧和 CO_2 潴留导致肺性脑病
心血管	心率↑,心排血量↑,血压↑,冠状动脉血流量↑ 肺动脉血管收缩,肺动脉高压	心率↑,心排血量↑,脑血管、冠状动脉舒张 肾、脾、肌肉血管收缩
呼吸系统	颈动脉体、主动脉体兴奋,肺通气量增加 缺氧对呼吸的影响远较 CO_2 潴留的影响为小	CO_2 潴留是强有力的呼吸兴奋剂 呼吸加深加快,肺通气增加
肝肾功能	肝肾功能受损	肾血管痉挛,尿量减少
造血系统	EPO 产生增多,继发性红细胞增多	—
酸碱平衡	代谢性酸中毒、高钾血症	呼吸性酸中毒、代谢性碱中毒、低氯血症

(3)酸碱平衡失调和电解质紊乱 根据酸碱平衡公式(Henderson-Hasselbalch 方程式),动脉血的 pH $= 6.1+\lg[HCO_3^-/H_2CO_3]$,因此 pH 取决于血浆 HCO_3^- 和 H_2CO_3 的比值。HCO_3^- 主要依靠肾脏调节,需 1~3 天;H_2CO_3 主要依靠肺调节,仅需数小时。

①急性呼吸衰竭 CO_2 潴留,H_2CO_3 浓度增高,可导致 pH 迅速下降,出现呼吸性酸中毒。随着病情进展,体内大量酸性代谢产物(乳酸、无机磷酸)堆积,导致代谢性酸中毒。此时病人表现为呼吸性酸中毒合并代谢性酸中毒。最后由于能量不足,钠泵功能障碍,造成细胞内酸中毒和高钾血症。

②慢性呼吸衰竭 慢性Ⅱ型呼吸衰竭时,CO_2 潴留发展缓慢,肾脏可通过增加 HCO_3^- 的回吸收来维持 pH 恒定。当体内 CO_2 长期增高时,HCO_3^- 维持在较高水平,表现为呼吸性酸中毒合并代谢性碱中毒,此时 pH 可维持在正常范围。当呼吸衰竭恶化,CO_2 潴留进一步加重时,HCO_3^- 已不能代偿,则呈现失代偿性呼吸性酸中毒合并代谢性碱中毒,pH 低于正常范围。

  A. 弥散功能障碍   B. 通气/血流比例失调   C. 氧耗量增加
  D. 肺内动-静脉分流 E. 肺泡通气量下降

【例5】肺疾病发生单纯低氧血症最主要的机制是

【例6】间质性肺疾病发生Ⅰ型呼吸衰竭最主要的机制是

【例7】男,67岁。反复咳嗽、咳痰、喘息5年,再发加重1周。查体:嗜睡,口唇发绀,两肺可闻及哮鸣音和湿啰音,心率 120 次/分。动脉血气分析示:pH 7.10,PaO_2 54mmHg,$PaCO_2$ 103mmHg。该患者发生呼吸衰竭最主要的机制是
  A. 肺泡通气量减少   B. 无效腔通气减少   C. 呼吸中枢抑制
  D. 胸廓扩张受限   E. 弥散功能障碍

【例8】机体对慢性Ⅱ型呼吸衰竭所进行的代偿性反应是
  A. 血钾增加   B. 阴离子间隙增加   C. 肾脏回吸收 HCO_3^- 增加
  D. 呼吸频率增加   E. 潮气量增加

二、急性呼吸衰竭

1. 病因

(1) 呼吸系统疾病　严重呼吸系统感染、急性呼吸道阻塞性病变、重度哮喘、急性肺水肿、肺血管疾病、胸廓外伤、自发性气胸、急剧增加的胸腔积液,导致肺通气和(或)换气障碍。

(2) 中枢系统疾病　急性颅内感染、颅脑外伤、脑血管病变等直接或间接抑制呼吸中枢。

(3) 神经-肌肉传导系统损伤　脊髓灰质炎、重症肌无力、有机磷中毒、颈椎外伤等。

2. 临床表现

应注意区分急性呼吸衰竭和慢性呼吸衰竭的临床表现。

	急性呼吸衰竭	慢性呼吸衰竭
呼吸困难	是最早出现的症状 可表现为呼吸频率、节律、幅度的改变	COPD所致的呼吸困难表现为呼气费力伴呼气延长 CO_2潴留时可表现为CO_2麻醉
发绀	发绀是缺氧的典型表现	由于为慢性缺氧,故发绀不明显
精神神经	缺氧可出现精神错乱、躁狂、昏迷、抽搐 CO_2潴留可出现嗜睡、淡漠、扑翼样震颤	CO_2潴留引起:先兴奋后抑制,出现肺性脑病
循环系统	心率↑、周围循环衰竭、血压↓、心律失常	CO_2潴留表现为:皮肤充血、温暖多汗、血压↑、心率↑
消化泌尿	肝肾功能障碍、上消化道出血	—

【例9】呼吸衰竭最主要的临床表现是
　　A. 呼吸费力伴呼气延长　　B. 呼吸频率增快　　C. 呼吸困难与发绀
　　D. 神经精神症状　　E. 双肺有大量湿啰音

3. 诊断

除原发疾病和低氧血症及CO_2潴留导致的临床表现外,呼吸衰竭的诊断主要依靠动脉血气分析。

4. 治疗

呼吸衰竭的总体治疗原则是:加强呼吸支持(保持呼吸道通畅、纠正缺氧、改善通气),呼吸衰竭病因和诱因的治疗,加强一般支持治疗,对重要脏器功能的监测与支持。

(1) 保持呼吸道通畅　对任何类型的呼吸衰竭,保持呼吸道通畅都是最基本、最重要的治疗措施。保持呼吸道通畅的方法主要有:①昏迷病人应使其处于仰卧位,头后仰,托起下颌并将口打开;②清除气道内分泌物及异物;③必要时建立人工气道,如简便人工气道(口咽通气道、鼻咽通气道、喉罩)、气管插管、气管切开;④支气管痉挛者,应积极使用支气管扩张药物。

(2) 氧疗　确定吸氧浓度的原则是在保证PaO_2迅速提高到60mmHg或脉搏容积血氧饱和度(SpO_2)≥90%的前提下,尽量降低吸氧浓度。吸氧浓度(%)= 21+4×氧流量(L/min)。

① I 型呼衰　即缺氧不伴CO_2潴留者,可采用较高浓度吸氧(>35%),但应防止氧中毒。

② II 型呼衰　即缺氧伴CO_2潴留者,应采用持续低流量给氧。

(3) 正压机械通气　当机体出现严重的通气和(或)换气功能障碍时,以人工辅助通气装置(有创或无创正压呼吸机)来改善通气和(或)换气功能,即为正压机械通气。①正压机械通气能维持必要的肺泡通气量,降低$PaCO_2$;改善肺的气体交换效能;使呼吸肌得以休息,有利于恢复呼吸肌功能。②气管插管指征包括常规氧疗不能维持满意通气及氧合;呼吸道分泌物增多;咳嗽和吞咽反射明显减弱。

(4) 病因治疗　是治疗呼吸衰竭的根本所在。

(5) 一般支持治疗　维持水、电解质平衡。

三、慢性呼吸衰竭

1. 病因

(1) 支气管-肺疾病　为常见病因,如慢阻肺、严重肺结核、肺间质纤维化、肺尘埃沉着症等。

(2) 胸廓病变　如胸部手术、外伤、广泛胸膜增厚、胸廓畸形等。

(3) 神经肌肉病变　如脊髓侧索硬化症等。

2. 临床表现

(1) 呼吸困难　慢性阻塞性肺疾病所致的呼吸困难,病情较轻时表现为呼吸费力伴呼气延长;严重时发展成浅快呼吸。若伴 CO_2 潴留,发生 CO_2 麻醉时,病人可由呼吸过速转为浅慢呼吸或潮式呼吸。

(2) 神经症状　慢性呼吸衰竭伴 CO_2 潴留时,随 $PaCO_2$ 升高可表现为先兴奋后抑制。

(3) 循环系统表现　CO_2 潴留使外周体表静脉充盈、皮肤充血、温暖多汗、血压升高、心率加快。

3. 诊断

慢性呼吸衰竭的血气分析诊断标准如前所述。

4. 治疗

(1) 氧疗　COPD 常导致Ⅱ型呼吸衰竭,临床上多采用持续低流量给氧(<35%,1～2L/min,每日10小时以上,维持 $PaO_2 \geq 60mmHg$,$SaO_2 \geq 90\%$)。严禁采用高浓度给氧,因此种情况下多伴高碳酸血症,呼吸中枢对 CO_2 反应性差,呼吸主要靠低氧血症对颈动脉体、主动脉体化学感受器的刺激来维持。若输入高浓度氧,使血氧迅速上升,解除了低氧对外周化学感受器的刺激,便会抑制病人呼吸,甚至导致 CO_2 麻醉。

(2) 正压机械通气　根据病情选用无创机械通气或有创机械通气。慢阻肺急性加重早期及时应用无创机械通气可以防止呼吸功能不全加重,缓解呼吸肌疲劳,减少后期气管插管率,改善预后。

(3) 抗感染　因为慢性呼衰急性加重的诱因就是感染。

(4) 呼吸兴奋剂　阿米三嗪可通过刺激颈动脉体和主动脉体化学感受器兴奋呼吸中枢,增加通气量。

(5) 纠正酸碱平衡失调　慢性呼吸衰竭常有 CO_2 潴留,导致呼吸性酸中毒。治疗呼吸性酸中毒的根本原则在于改善肺泡通气,排出过多的 CO_2,一般不宜补碱。只有在 pH<7.2,或合并代谢性酸中毒时,才可少量补充碳酸氢钠。因碳酸氢钠在纠正酸中毒时,可加重 CO_2 潴留,故碳酸氢钠最好与呼吸兴奋剂、支气管舒张剂同时应用。呼吸衰竭常合并低钾、低氯、低钠血症,产生代谢性碱中毒,应及时补充电解质。

> **注意:** ①呼吸衰竭进行氧疗的指征为 $PaO_2<60mmHg$。
> ②呼吸衰竭进行机械通气的指征为 $PaO_2<40mmHg$,$PaCO_2>70mmHg$,R>35次/分。
> ③呼吸衰竭使用呼吸兴奋剂的指征为 $PaCO_2>75mmHg$。补碱指征为 pH<7.2。
> ④慢性呼衰氧疗最常用的是鼻导管吸氧,有条件的可用面罩吸氧(均为无创性人工气道)。
> ⑤有创性人工气道包括经口或鼻导管插管、气管切开等(以上为3版8年制《内科学》数据)。

  A. 有创机械通气　　　　B. 无创机械通气　　　　C. 间断高浓度吸氧
  D. 持续高频呼吸机通气　E. 持续低流量吸氧

【例10】慢性阻塞性肺疾病(COPD)的氧疗最常用的是

【例11】COPD 急性加重伴呼吸功能不全早期,为防止呼吸功能不全加重最常用的是

【例12】男,65岁。慢性阻塞性肺疾病患者,因受凉后咳嗽、咳痰伴呼吸困难加重2天入院。查体:坐位,喘息貌。球结膜轻度水肿,口唇发绀。双肺可闻及散在哮鸣音,肺底少许湿啰音。动脉血气分析示 pH7.21,$PaCO_2$ 65mmHg,PaO_2 52mmHg。该患者宜采取的治疗措施为
  A. 储氧面罩吸氧　　　　B. 有创机械通气　　　　C. 鼻导管吸氧
  D. 普通面罩吸氧　　　　E. 无创机械通气

【例13】COPD、慢性肺源性心脏病患者发生Ⅱ型呼吸衰竭时,下列治疗措施中不恰当的是

A. 静脉点滴祛痰药物　　　　B. 雾化吸入支气管舒张剂　　　　C. 持续高浓度吸氧
D. 无创机械通气　　　　　　E. 静脉点滴糖皮质激素

【例14】男,38岁。脓毒性休克患者。动脉血气分析示代谢性酸中毒、Ⅰ型呼吸衰竭。下列治疗措施中可能造成组织缺氧加重的是
A. 静脉滴注小剂量多巴胺　　B. 静脉滴注糖皮质激素　　　　C. 补充胶体液
D. 快速补充碳酸氢钠　　　　E. 快速补充晶体液

【例15】男,78岁。反复咳嗽、咳痰50年,心悸、气促10年,再发10天。吸烟40年,30支/日。查体:T36.0℃,P120次/分,R32次/分,BP135/80mmHg,SpO_2 87%(吸氧)。桶状胸,肋间隙增宽,两侧呼吸运动对称,触觉语颤减低,胸部叩诊呈过清音,双肺呼吸音减弱,双肺可闻及细湿啰音和少量哮鸣音。动脉血气分析示 pH7.39,PaO_2 50.4mmHg,$PaCO_2$ 56.8mmHg。肺功能检查:FEV_1 占预计值的27%,FEV_1/FVC 34%。该患者不宜吸入高浓度氧的原因是高浓度氧可解除
A. 低氧对外周化学感受器的兴奋作用　　B. 中枢化学感受器对低氧存在的适应现象
C. 低氧对呼吸中枢的直接兴奋作用　　　D. 低氧对中枢化学感受器的兴奋作用
E. 外周化学感受器对低氧存在的适应现象

四、酸碱平衡失调和电解质紊乱

1. 考试时判断酸碱平衡失调类型的常用指标

指标	正常值	定义	临床意义
pH	7.35～7.45	正常范围内属于代偿性	<7.35 为失代偿性酸中毒;>7.45 为失代偿性碱中毒
PaO_2	95～100mmHg	—	<60mmHg 为呼吸衰竭
$PaCO_2$	35～45mmHg	—	判断呼吸衰竭类型;确定呼酸或呼碱
CO_2CP	22～31mmol/L	血浆中呈结合状态的 CO_2	意义与 SB 相同
AB	22～27mmol/L	隔绝空气时测得的 HCO_3^-	AB>SB 为呼吸性酸中毒,AB<SB 为呼吸性碱中毒
SB	22～27mmol/L	标准状态下测得的 HCO_3^-	AB=SB<正常值为代谢性酸中毒 AB=SB>正常值为代谢性碱中毒
BE	0±2.3mmol/L	剩余碱	正值为代谢性碱中毒,负值为代谢性酸中毒
BB	45～55mmol/L	缓冲碱	血液中各种碱的总和

注意:AB 为实际碳酸氢盐含量,SB 为标准碳酸氢盐含量。若 AB>SB,说明体内 CO_2 潴留,为呼吸性酸中毒;若 AB<SB,说明体内 CO_2 呼出过多,为呼吸性碱中毒。

2. 常考酸碱平衡失调的对照表

	pH	$PaCO_2$	HCO_3^-	BE	CO_2CP	AG	K^+	Cl^-
呼酸	N/↓	↑	N/↑	N/正↑	N/↑		↑/N	N/↓
呼酸+代酸	↓↓	↑	N/↓	N	N/↓	↑		N/↓
呼酸+代碱	N/↑/↓	↑	↑↑	正	↑↑			
代酸	N/↓	N/↓	↓	负		N/↑		
呼碱	↑	↓	N/↓	N/负↑	N/↓			
代碱	N/↑	N/↑	↑	正				

注意:N 表示正常;正↑表示正值增大;负↑表示负值增大。

3. 判断酸碱平衡失调的解题技巧

(1)**从发病原因大致推测出题者会考何种类型酸碱平衡失调**

内科学考得最多的就是"COPD 合并呼吸衰竭",外科学考得最多的就是"代谢性酸中毒"。

我们知道 COPD 发生**呼吸性酸中毒**最常见(占 41.5%~78%),其次为**呼吸性酸中毒合并代谢性碱中毒(11%~34%)**、**呼吸性酸中毒合并代谢性酸中毒**(5%~13%),呼吸性碱中毒少见,仅占 1%~5%,其他类型更少见。所以考试中以前两种酸碱失衡最多见。

(2)**看 pH** pH<7.35 为失代偿性酸中毒;pH>7.45 为失代偿性碱中毒;pH 正常表明为代偿性。

(3)**看 PaO_2、$PaCO_2$** 达到呼吸衰竭诊断标准者,可诊断为呼吸衰竭。

(4)**看 AB、SB 值** AB 为实际碳酸氢盐含量,正常值 22~27mmol/L。SB 为标准碳酸氢盐含量,正常值 22~27mmol/L,平均 24mmol/L。若试题没有明确给出 SB 值,解题时可按 SB=24mmol/L 进行处理。AB>SB 为呼吸性酸中毒(CO_2 潴留);AB<SB 为呼吸性碱中毒(CO_2 呼出过多);AB↓SB↓ 为代谢性酸中毒;AB↑SB↑ 为代谢性碱中毒。

(5)**看辅助结果** 血 K^+、血 Cl^- 等。

【例 16】男,67 岁。反复咳嗽、咳痰 30 余年,加重 1 周。查体:双肺可闻及干、湿啰音。动脉血气分析示:pH7.21,$PaCO_2$75mmHg,$PaO_2$50mmHg,HCO_3^-19.6mmol/L。酸碱平衡失调的类型是

  A. 代谢性碱中毒　　　　　　B. 呼吸性酸中毒合并代谢性酸中毒　　C. 代谢性酸中毒

  D. 呼吸性酸中毒　　　　　　E. 呼吸性酸中毒合并代谢性碱中毒

  A. HCO_3^- 升高,BE 降低,pH 升高　　　　　B. HCO_3^- 降低,BE 升高,pH 降低

  C. HCO_3^- 降低,BE 降低,pH 降低　　　　　D. HCO_3^- 升高,BE 升高,pH 升高

  E. HCO_3^- 升高,BE 降低,pH 降低

【例 17】符合代谢性酸中毒的检查结果是

【例 18】符合代谢性碱中毒的检查结果是

> **注意**:①剩余碱(BE)是指在一定状态下将血液标本滴定至 pH 等于 7.40 所需要的酸或碱的量。需加酸者表示血中有多余的碱,BE 为正值;需加碱者表明血中碱缺失,BE 为负值。BE 正常值为(0±2.3)mmol/L。
> ②代谢性酸中毒时 BE 负值增大,即 BE 负值的绝对值增大,BE 实际上是降低的。
> ③代谢性碱中毒时 BE 正值增大,即 BE 升高。

五、呼吸支持技术

1. 人工气道的建立和管理

(1)**建立人工气道的目的** ①解除气道梗阻;②及时清除呼吸道内分泌物;③防止误吸;④严重低氧血症和高碳酸血症时施行正压通气治疗。

(2)**建立人工气道的方法**

①气道紧急处理　在紧急情况下,应首先保证病人有足够的通气及氧供,而不是一味强求气管插管。如迅速清除呼吸道和口咽部的分泌物或异物,压额抬颏(头后仰,托起下颌),放置口咽通气管,用简易呼吸器经面罩加压给氧等。

②人工气道的建立方式　人工气道的建立分为喉上途径和喉下途径。

喉上途径主要是指经口、经鼻气管插管,喉下途径是指环甲膜穿刺、气管切开。

③插管前的准备　喉镜、简易呼吸器、气管导管、负压吸引器等。

④插管操作　有经口或经鼻腔的插管术。

(3)**人工气道的管理**

①固定插管　固定好插管,防止脱落移位。

②详细记录　插管日期、时间、插管型号、插管外露的长度、气囊的最佳充气量等。

③严密监测　病人的生命体征，如呼吸、血压、心电图、氧饱和度等。对于长期机械通气的病人，还需观察气囊有无漏气现象。

④拔管　拔管前应清除气囊上滞留物，气囊放气，以防止误吸、呛咳和窒息。

⑤护理　每日定时口腔护理，以预防口腔病原菌所致的呼吸道感染。

2. 机械通气

(1)适应证　①以通气功能障碍为主的疾病：如阻塞性通气功能障碍(COPD加重期、哮喘急性发作期)和限制性通气功能障碍(神经肌肉疾病、间质性肺疾病、胸廓畸形等)；②以换气功能障碍为主的疾病：如ARDS、重症肺炎等。

(2)禁忌证　目前已无绝对禁忌证，相对禁忌证为气胸及纵隔气肿未行引流者。

(3)常用通气模式　包括控制通气(CMV)、辅助通气(AMV)、辅助-控制通气(A-CV)、同步间歇指令通气(SIMVS)、压力支持通气(PSV)、持续气道正压通气(CPAP)、呼吸末正压(PEEP)、双相气道正压(BIPAP)。

(4)并发症　①呼吸机相关肺损伤，如气压-容积伤、剪切伤等；②血流动力学影响，如胸腔内压力升高、心输出量减少、血压下降；③呼吸机相关肺炎(VAP)；④气囊压迫导致气管-食管瘘。

(5)无创机械通气　适用于阻塞性睡眠呼吸暂停低通气综合征、呼吸衰竭、慢阻肺急性加重早期、慢阻肺有创-无创序贯通气、急性心源性肺水肿、免疫力低下、术后预防呼吸衰竭。

【例19】下列哪项不适宜用无创机械通气治疗？
　　A. 急性呼吸窘迫综合征　　B. 有创机械通气的续贯治疗　　C. 昏迷
　　D. 心源性肺水肿　　E. 慢性阻塞性肺疾病急性加重期

六、感染中毒症与多器官功能障碍综合征

1. 系统性炎症反应综合征(SIRS)

SIRS是指机体对不同原因的严重损伤所产生的系统性炎症反应，并至少具有以下临床表现中的2项：①体温>38℃或<36℃；②心率>90次/分；③呼吸急促、频率>20次/分，或过度通气、$PaCO_2$<32mmHg；④血白细胞计数>$12×10^9$/L或<$4×10^9$/L，或未成熟(杆状核)中性粒细胞比例>10%。

(1)感染中毒症　是指感染所引起的SIRS。感染中毒症的发病率和病死率很高。

(2)严重感染中毒症　是指伴有器官功能障碍的感染中毒症。

(3)感染中毒性休克　为严重感染中毒症的一个亚型，是指虽然进行了充分的液体复苏治疗，但仍存在持续的低血压和组织灌注下降。在经过正性肌力药或缩血管药治疗后，病人可不表现为低血压，但组织低灌注或器官功能障碍仍持续存在。

2. 多器官功能障碍综合征

多器官功能障碍综合征(MODS)是SIRS进一步发展的严重阶段，是指机体在遭受急性严重感染、严重创伤、大面积烧伤等突然打击后，同时或先后出现2个或2个以上器官功能障碍，以致在无干预治疗的情况下不能维持内环境稳定的综合征。肺是这一病理生理过程中最易受累的器官，表现为ARDS。MODS不包括慢性疾病终末期发生的多个器官功能障碍或衰竭。

▶**常考点**　呼吸衰竭的诊断标准、临床表现与治疗。

参考答案——详细解答见《2024国家临床执业及助理医师资格考试历年考点精析(上、下册)》

1. ABCDE　2. ABCDE　3. ABCDE　4. ABCDE　5. ABCDE　6. ABCDE　7. ABCDE
8. ABCDE　9. ABCDE　10. ABCDE　11. ABCDE　12. ABCDE　13. ABCDE　14. ABCDE
15. ABCDE　16. ABCDE　17. ABCDE　18. ABCDE　19. ABCDE

第9章 心力衰竭

▶ **考纲要求**
①心力衰竭概述。②慢性心力衰竭。③急性左心衰竭。

▶ **复习要点**

一、心力衰竭概述

1. 概念

心力衰竭(简称心衰)是各种心脏结构或功能性疾病导致心室充盈和(或)射血功能受损,心排血量不能满足机体组织代谢需要,以肺循环和(或)体循环淤血,器官、组织血液灌注不足为临床表现的一组综合征,主要表现为呼吸困难、体力活动受限和体液潴留。

2. 基本病因与诱因

(1) 基本病因 包括心肌损害(原发性+继发性心肌损害)、心脏负荷过重(前负荷+后负荷过重)。

类型	常见病因
原发性心肌损害	冠心病(最常见)、心肌炎、心肌病
继发性心肌损害	糖尿病心肌病、甲状腺疾病、心肌淀粉样变性、结缔组织病、心脏毒性药物
前负荷过重	瓣膜关闭不全——主动脉瓣关闭不全、二尖瓣关闭不全、三尖瓣关闭不全 左右心腔分流——房间隔缺损、室间隔缺损、动脉导管未闭 循环血量增加——慢性贫血、甲状腺功能亢进、围生期心肌病、体循环动静脉瘘
后负荷过重	高血压、肺动脉高压、主动脉瓣狭窄、肺动脉瓣狭窄

注意:①前负荷也称容量负荷,是指心室舒张末期压;后负荷也称压力负荷,是指大动脉压。
②左心室后负荷是指主动脉压,右心室后负荷是指肺动脉压。

(2) 诱因 有基础心脏病的病人,其心衰症状多由一些增加心脏负荷的因素所诱发。

感染	呼吸道感染是最常见、最重要的诱因,感染性心内膜炎也不少见
心律失常	房颤是器质性心脏病最常见的心律失常之一,也是诱发心衰的最重要因素
血容量增加	钠盐摄入过多、静脉输液过多、过快
体力消耗	过度体力消耗或情绪激动,如妊娠后期、分娩过程、暴怒
治疗不当	不恰当停用利尿药、降压药
原有心脏病	原有心脏病变加重或并发其他疾病,如冠心病发生心梗、风心病活动期、合并甲亢或贫血

【例1】目前慢性心力衰竭的最常见病因是
　　A. 心房颤动　　　　　　　B. 冠心病　　　　　　　C. 风湿性心脏瓣膜病
　　D. 扩张型心肌病　　　　　E. 甲状腺功能亢进致心肌损害

【例2】慢性心力衰竭症状急性加重的最常见诱因是

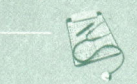

　　A. 情绪激动　　　　　　　　B. 肺血栓栓塞　　　　　　　　C. 药物治疗不当
　　D. 体力活动　　　　　　　　E. 感染

【例3】能增加左心室后负荷的临床情况是
　　A. 二尖瓣反流　　　　　　　B. 高血压　　　　　　　　　　C. 房间隔缺损
　　D. 主动脉瓣反流　　　　　　E. 室间隔缺损

3. 心力衰竭的类型

(1) 按心力衰竭部位分　分为左心衰竭、右心衰竭和全心衰竭。

(2) 按生理功能分　分为收缩性心衰和舒张性心衰，以前者常见。

(3) 按心排血量分　分为低排出量心衰和高排出量心衰。
①低排出量心衰　临床上大多数心力衰竭为低排出量心衰。
②高排出量心衰　早期由于心排血量增加，血压增高，心率增快，可出现脉压增大。常见于甲状腺功能亢进、严重贫血、动静脉瘘、脚气病和妊娠等。

(4) 按阶段分　分为无症状心衰和充血性心衰。
①无症状心衰　是指左室已有功能不全，左室射血分数降至正常50%以下而无心衰症状的阶段。
②充血性心衰　是指出现肺循环或(和)体循环淤血症状的心力衰竭。

(5) 按左室射血分数(LVEF)分　分为以下3类。
①射血分数降低性心衰(HFrEF)　是指射血分数(LVEF)<40%的心衰，以前称为收缩性心衰。
②射血分数保留性心衰(HFpEF)　是指 LVEF≥50%的心衰，以前称为舒张性心衰。
③中间范围射血分数心衰(HFmrEF)　是指 LVEF 在 40%~49% 之间的心衰。

4. 心力衰竭的分期

(1) A期(前心衰阶段)　病人存在心衰高危因素，但目前尚无心脏结构或功能异常，也无心衰的症状和(或)体征。包括高血压病、冠心病、糖尿病、代谢综合征、使用心肌毒性药物等。

(2) B期(前临床心衰阶段)　病人无心衰的症状和(或)体征，但已出现心脏结构改变，如左室肥厚、无症状瓣膜性心脏病、既往心肌梗死史等。

(3) C期(临床心衰阶段)　病人已有心脏结构改变，既往或目前有心衰的症状和(或)体征。

(4) D期(难治性终末期心衰阶段)　病人虽经严格优化内科治疗，但休息时仍有症状，常伴心源性恶病质，须反复长期住院。

5. 心功能分级

应注意心力衰竭的 NYHA 分级与急性心肌梗死泵衰竭的 Killip 分级的区别。

	心力衰竭的 NYHA 分级	急性心肌梗死泵衰竭的 Killip 分级
Ⅰ级	心脏病病人日常活动量不受限制 一般活动不引起乏力、呼吸困难等心衰症状	无明显心力衰竭 无肺部啰音和第三心音
Ⅱ级	心脏病病人体力活动轻度受限，休息时无自觉症状 一般活动下可出现心衰症状	有左心衰竭，肺部啰音<50%肺野
Ⅲ级	心脏病病人体力活动明显受限 低于平时一般活动即可引起心衰症状	有急性肺水肿，肺部啰音>50%肺野
Ⅳ级	心脏病病人不能从事任何体力活动 休息状态下也存在心衰症状，活动后加重	有心源性休克表现 (收缩压<90mmHg)
适应证	单纯性左心衰竭、收缩性心衰	急性心肌梗死

【例4】较易引起低排出量心力衰竭的是
　　A. 二尖瓣关闭不全　　　　　B. 维生素 B_1 缺乏　　　　　C. 动静脉瘘

D. 严重贫血 E. 甲状腺功能亢进症

【例5】患者无心力衰竭的症状和(或)体征,但已出现心脏结构的改变,其心功能分期是
A. A期 B. B期 C. C期
D. D期 E. 不能分期

【例6】男,66岁。急性前壁心肌梗死2天,轻微活动即喘憋。查体:BP100/60mmHg,双肺底可闻及少量细小湿啰音,心率102次/分。该患者心功能分级为
A. Killip分级Ⅱ级 B. Killip分级Ⅲ级 C. NYHA分级Ⅲ级
D. NYHA分级Ⅱ级 E. Killip分级Ⅰ级

二、慢性心力衰竭

1. 临床表现

(1) **左心衰竭的临床表现** 以肺循环淤血及心排血量降低为主要表现。

①不同程度的呼吸困难 劳力性呼吸困难→端坐呼吸→夜间阵发性呼吸困难→急性肺水肿。

呼吸困难类型	病理生理机制	备注
劳力性呼吸困难	因运动使回心血量增加,左心房压力升高,加重肺淤血	左心衰竭最早出现的症状
端坐呼吸	平卧时回心血量增多,且横膈上抬,呼吸更为困难	说明肺淤血已达一定程度
夜间阵发性呼吸困难	睡眠平卧时血液重新分配使肺血量增加;夜间迷走神经张力增加、小支气管收缩、横膈抬高、肺活量减少	病人入睡后突然因憋气而惊醒,于端坐休息后缓解
急性肺水肿	严重者可有哮鸣音,称为心源性哮喘	是左心衰竭最严重的形式

②咳嗽咳痰、咯血 早期为白色浆液性泡沫状痰,晚期为典型的粉红色泡沫样痰。

③缺血缺氧表现 乏力、疲倦、运动耐量减低、头晕、心慌、心率增快等。

④体征 两肺底闻及湿啰音是左心衰竭的特征。支气管黏膜充血、分泌物过多可引起哮鸣音。急性肺水肿时两肺满布大小水泡音和哮鸣音。心脏扩大、肺动脉瓣区第二心音亢进、舒张期奔马律。

注意:慢性左心衰竭时呼吸困难的排列顺序为劳力性呼吸困难→端坐呼吸→夜间阵发性呼吸困难→急性肺水肿,而不是劳力性呼吸困难→夜间阵发性呼吸困难→端坐呼吸→急性肺水肿。

(2) **右心衰竭的临床表现** 以体循环淤血为主要表现。

消化道症状	胃肠道及肝淤血引起腹胀、食欲不振、恶心呕吐是右心衰竭最常见的症状
劳力性呼吸困难	单纯性右心衰竭为分流型先天性心脏病或肺部疾患所致,可有明显呼吸困难
水肿	始于身体低垂部位的对称性凹陷性水肿。也可表现为胸腔积液,双侧多见
颈静脉征	颈静脉充盈、怒张是右心衰竭的主要体征,肝颈静脉反流征阳性更具特征性
肝大	肝淤血肿大常伴压痛
心脏体征	因右心室扩大而出现三尖瓣关闭不全的反流性杂音

(3) **全心衰竭的临床表现** 右心衰竭继发于左心衰竭而形成全心衰竭。全心衰竭时右心排血量减少,因此阵发性呼吸困难等肺淤血症状反而减轻。

【例7】左心衰竭最早出现的症状是
A. 劳力性呼吸困难 B. 夜间阵发性呼吸困难 C. 端坐呼吸
D. 咯血 E. 少尿

【例8】左心衰竭患者合并右心衰竭后,可能减轻左心衰竭时的临床表现是

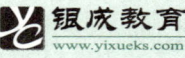
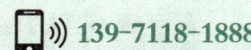

A. 颈静脉充盈　　　　　　B. 恶心　　　　　　　　　C. 喘憋
D. 下肢水肿　　　　　　　E. 肝大

A. 肝颈静脉反流征阳性　　B. 颈静脉搏动　　　　　　C. 双下肢水肿
D. 浆膜腔积液　　　　　　E. 双肺对称性湿啰音

【例9】慢性右心衰竭的特征性表现是
【例10】慢性肺循环淤血的临床表现是（2022）

注意：①9版《内科学》P111为肝颈静脉回流征,9版《内科学》P167为肝颈静脉反流征。
　　　②肝颈静脉反流征(简称肝颈征)阳性为慢性右心衰竭的特征性体征。

(4) 慢性左心衰竭和慢性右心衰竭的鉴别

	慢性左心衰竭	慢性右心衰竭
临表特点	临床表现以肺循环淤血和心排血量降低为主	临床表现以体循环淤血为主
主要表现	劳力性呼吸困难——最早出现的症状 端坐呼吸——说明淤血达到一定程度 夜间阵发性呼吸困难——多种机制促发 急性肺水肿——左心衰竭呼吸困难最严重形式 咯血——咳粉红色泡沫样痰	胃肠道——腹胀、食欲不振、恶心呕吐 肝脏——淤血性肿大、肝区痛、肝功能减退 呼吸困难——劳力性呼吸困难 胸水——多为双侧,单侧者以右侧较多 腹水,低垂部位对称性凹陷性水肿
咳嗽咳痰	白色浆液性泡沫痰为其特点	呼吸困难和咳嗽咳痰,在单纯右心衰竭不明显
心脏	以左心室扩大为主,可合并二尖瓣关闭不全,心尖部可闻收缩期杂音	单纯右心衰竭多为右心室、右心房大,可合并三尖瓣关闭不全,三尖瓣区可闻收缩期杂音
脉律	交替脉	奇脉(参阅2版《诊断学》,9版已删除)
肺部	双肺湿啰音	单纯右心衰竭无异常
其他表现	缺血缺氧表现为乏力、疲倦、头晕、心慌 肾脏缺血表现为少尿,血尿素氮、血肌酐升高	颈静脉搏动增强、充盈、怒张 肝颈静脉反流征阳性更具有特征性

注意：①交替脉——左心衰竭、高血压性心脏病、急性心肌梗死、主动脉瓣关闭不全。
　　　②奇　脉——右心衰竭、大量胸腔积液、大量心包积液、缩窄性心包炎、肺气肿、支气管哮喘。
　　　③水冲脉——甲状腺功能亢进症、脚气病、严重贫血、主动脉瓣关闭不全、动脉导管未闭、动静脉瘘。

【例11】提示左心功能不全的脉搏是
　　　A. 奇脉　　　　　　　　B. 迟脉　　　　　　　　C. 交替脉
　　　D. 水冲脉　　　　　　　E. 重搏脉
【例12】慢性阻塞性肺疾病患者,肺部感染诱发右心功能不全,可能性最小的体征是
　　　A. 下肢水肿　　　　　　B. 肝大　　　　　　　　C. 颈静脉怒张
　　　D. 脾大　　　　　　　　E. 胸腔积液

2. 诊断和鉴别诊断

(1) **诊断**　综合病因、病史、症状、体征及辅助检查可作出诊断。

①利钠肽　是诊断心力衰竭的重要指标,临床上常用脑钠肽(BNP)、N-端前脑钠肽(NT-proBNP)。BNP增高的程度与心衰严重程度呈正比。未经治疗者,BNP正常可基本排除心衰诊断。已接受治疗者BNP水平高则提示预后不良。但左心室肥厚、心动过速、心肌缺血、肺动脉栓塞、COPD等缺氧状态、肾功能不全、肝硬化、感染、败血症、高龄等均可引起BNP升高,因此其特异性不高。

②胸部X线片　是确诊左心衰竭肺水肿的主要依据,有助于心衰与肺部疾病的鉴别。胸片示Kerley B线为慢性肺淤血的特征性表现;急性肺泡性肺水肿时肺门呈蝴蝶状,肺野可见大片融合的阴影。

③超声心动图　是诊断心衰最主要的仪器检查,若左室射血分数(LVEF)<50%,可确诊左心衰竭。
④其他检查　核素显像、心脏CT、心脏磁共振、运动试验、心导管等检查也可以提供诊断信息。

(2) 鉴别诊断
①支气管哮喘　多有过敏史,发作时双肺可闻及典型哮鸣音,咳出白色黏痰后呼吸困难常可缓解。
②心包积液、缩窄性心包炎　由于上腔静脉回流受阻同样可引起颈静脉怒张、肝大、下肢水肿等表现,应根据病史、心脏及周围血管体征进行鉴别,超声心动图、CMR可确诊。
③肝硬化腹水　应与慢性右心衰竭鉴别,除基础心脏病体征有助于鉴别外,非心源性肝硬化不会出现颈静脉怒张等上腔静脉回流受阻的体征。

3. 治疗

(1) 生活方式管理
①病人教育　健康的生活方式,平稳的情绪,适当的诱因规避,规范的药物服用,合理的随访计划。
②体重管理　日常体重监测能简便地反映病人体液潴留情况及利尿剂疗效,帮助指导调整治疗方案。
③限钠限水　轻度心力衰竭患者钠摄入量应控制在2~3g/d,中、重度心力衰竭患者应<2g/d。重度心力衰竭患者应限制液体摄入<2L/d。

(2) 休息与活动　急性期或病情不稳定者应限制体力活动,卧床休息,以降低心脏负荷,有利于心功能的恢复。适宜的活动能提高骨骼肌功能,改善运动耐量。应鼓励病情稳定的心衰病人主动运动。

(3) 病因治疗　消除病因和诱因,尤其是呼吸道感染,应积极选用适当的抗感染治疗。

(4) 利尿剂　利尿剂是治疗心衰最常用的药物。
①作用原理　通过排钠排水减轻心脏容量负荷,对缓解淤血症状、减轻水肿有十分显著的效果。
②选用原则　A. 原则上在慢性心衰急性发作和有明显体液潴留时应用。B. 轻度心衰选用氢氯噻嗪(DHCT)。C. 联合应用保钾型和排钾型利尿剂。D. 间隙应用,以防电解质紊乱。E. 是唯一能控制体液潴留的药物,但不能单一治疗。
③副作用　电解质紊乱是长期使用利尿剂最容易出现的副作用,特别是高钾或低钾血症。
④常用药物　常用利尿剂分类及代表药物如下。

	代表药物	作用机制	注意事项
袢利尿剂	呋塞米（速尿）	促进髓袢升支粗段排钠排钾 对轻度心衰病人从小剂量起始,逐渐加量	为强利尿剂,副作用为低钾血症 控制体重下降0.5~1kg/d 直至干重
噻嗪类	氢氯噻嗪	抑制肾远曲小管近端、髓袢升支远端对钠的重吸收,并因Na^+-K^+交换同时降低钾的重吸收	治疗轻度心衰的首选药物 副作用为高尿酸血症、低钾血症
保钾利尿剂	螺内酯	使远曲小管保K^+排Na^+	利尿作用不强,与排钾利尿剂合用
	氨苯蝶啶	使远曲小管保K^+排Na^+	利尿作用不强,与排钾利尿剂合用
	阿米洛利	使远曲小管保K^+排Na^+	利尿作用较强,保K^+作用较弱
AVP受体拮抗剂	托伐普坦	AVP为精氨酸加压素 结合V_2受体减少水的重吸收,不增加排钠	治疗伴低钠血症的心力衰竭

注意:①9版《内科学》P171:噻嗪类利尿剂、保钾利尿剂(阿米洛利)的作用部位都是远曲小管。
　　②9版《生理学》P235:噻嗪类利尿剂作用部位是远曲小管,阿米洛利作用部位是集合管。

【例13】男,46岁。活动耐力进行性下降5年。近半年来平地步行50米左右即感呼吸急促,并出现双下肢水肿。1周前上呼吸道感染后症状加重,伴夜间阵发性呼吸困难。查体:平卧位,颈静脉怒张,肝颈静脉回流征阳性,双肺可闻及细湿啰音,双下肢凹陷性水肿。目前该患者的心衰类型为
A. 急性右心衰竭　　　　　　　B. 急性左心衰竭　　　　　　　C. 慢性右心衰竭

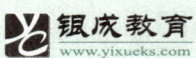　　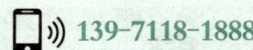

D. 全心衰竭　　　　　　　　　　E. 慢性左心衰竭

【例14】对判断左心收缩功能不全最有价值的辅助检查结果是
A. 胸部X线片示心胸比增大　　B. 超声心动图示室壁运动障碍　　C. 心电图运动负荷试验阳性
D. 胸部X线片示肺部渗出影　　E. 超声心动图示左室射血分数降低

【例15】轻度心力衰竭患者钠摄入量应控制在
A. <1g/d　　　　　　　　　　B. 2~3g/d　　　　　　　　　　C. 3~4g/d
D. 4~5g/d　　　　　　　　　　E. 5~6g/d（2023）

【例16】慢性心力衰竭患者长期使用呋塞米需监测
A. 血电解质　　　　　　　　　　B. 糖化血红蛋白　　　　　　　　C. 血脂
D. 肝功能　　　　　　　　　　　E. 尿渗透压

（5）血管紧张素转换酶抑制剂（ACEI）

作用机制	抑制肾素-血管紧张素系统，扩张血管，抑制交感神经兴奋，可改善和延缓心室重塑 抑制缓激肽的降解，可使具有血管扩张作用的前列腺素生成增多 能解除症状，延缓心衰进展，改善预后，降低远期死亡率（洋地黄不能降低总死亡率）
副作用	低血压、肾功能一过性恶化、高血钾、干咳、血管性水肿
禁忌证	低血压、双肾动脉狭窄、血肌酐>265μmol/L、血钾>5.5mmol/L、妊娠期妇女、ACEI过敏
常用制剂	卡托普利（最早应用）、贝那普利、培哚普利、雷米普利、咪达普利、赖诺普利
应用特点	干咳不能耐受者改用血管紧张素Ⅱ受体阻滞剂

注意：ACEI禁忌证——9版《内科学》P171为血肌酐>265μmol/L，P480为血肌酐>264μmol/L(3mg/dl)。

【例17】男，60岁。活动时气短2年，近期加重。既往高血压病史15年，糖尿病病史5年。查体：血压150/100mmHg，双肺底湿啰音，心率72次/分，律齐。超声心动图示左心室扩大，左室射血分数40%。为改善预后，需要长期使用的药物是
A. 氢氯噻嗪　　　　　　　　　　B. 依那普利　　　　　　　　　　C. 呋塞米
D. 硝苯地平　　　　　　　　　　E. 单硝酸异山梨酯（2023）

（6）血管紧张素受体阻断剂（ARB）　ARB可阻断ACE和非ACE途径产生的血管紧张素Ⅱ与受体结合，阻断RAS的效应，但无抑制缓激肽降解作用，因此干咳、血管性水肿的副作用较少见。
①适应证　心衰病人首选ACEI，当ACEI引起干咳、血管性水肿时，不能耐受者，可改用ARB。
②注意事项　不主张ACEI与ARB联合应用，因为不能使心衰病人获益更多，反而增加不良反应。
③制剂　如坎地沙坦、氯沙坦、缬沙坦等。

（7）醛固酮受体拮抗剂（MRA）　螺内酯等抗醛固酮制剂作为保钾利尿剂，能阻断醛固酮效应，抑制心血管重塑，改善心衰病人的远期预后。使用时应注意监测血钾，近期有肾功能不全、血肌酐升高或高钾血症者不宜使用。依普利酮是一种选择性醛固酮受体拮抗剂，适用于老年、糖尿病、肾功能不全病人。

```
                    ACEI            ARB                   醛固酮受体拮抗剂
                     ⊖               ⊖                         ⊖
                    ACE                        AT₁受体
血管紧张素原 ──肾素──→ 血管紧张素Ⅰ ──→ 血管紧张素Ⅱ ──────→ 肾上腺皮质 ──→ 醛固酮 ──醛固酮受体──→ 远曲小管和集合管
```
与肾素-血管紧张素-醛固酮系统有关的抗心衰药物作用部位及机制

（8）β受体拮抗剂　过去β受体拮抗剂以其负性肌力作用而禁用于心衰，但现代观点认为β受体拮抗剂可抑制心衰代偿机制中交感神经兴奋性增强的效应，能减轻症状，改善预后，降低死亡率和住院率。
①常用制剂　选择性β₁受体拮抗剂比索洛尔、美托洛尔与非选择性α、β₁、β₂受体拮抗剂卡维地洛。

②适应证　所有病情稳定并无禁忌证的心功能不全病人一经诊断均应立即小剂量起始应用β受体拮抗剂,逐渐增加达最大耐受剂量并长期维持。其目的在于延缓疾病进展,减少猝死。对于存在体液潴留的病人应与利尿剂同时使用。突然停用β受体拮抗剂,可导致临床症状恶化,应予避免。

③禁忌证　支气管痉挛性疾病、严重心动过缓、二度及二度以上房室阻滞、严重周围血管疾病(如雷诺病)、重度急性心衰。

【例18】女,60岁。慢性心力衰竭2年。查体:血压130/90mmHg,双肺呼吸音清,心率98次/分,律齐,双下肢无水肿。加用美托洛尔治疗,其主要目的是
　　A. 改善心肌顺应性　　　　B. 降低心脏前负荷　　　　C. 降低心脏后负荷
　　D. 扩张冠状动脉　　　　　E. 降低心肌耗氧量

【例19】女,64岁。突发气急4小时,伴咳嗽、咳粉红色泡沫样痰,不能平卧。高血压病史10余年。查体:血压190/110mmHg。心率110次/分,律齐,双肺可闻干啰音及细湿啰音。治疗措施不正确的是
　　A. 静脉推注呋塞米　　　　B. 静脉推注美托洛尔　　　　C. 静脉滴注硝普钠
　　D. 静脉推注吗啡　　　　　E. 高流量吸氧

注意:β受体拮抗剂因其负性肌力作用,仅用于慢性心衰的治疗,禁用于急性心衰。

(9)洋地黄　研究证实地高辛可显著减轻轻中度心衰病人的临床症状,改善生活质量,提高运动耐量,减少住院率,但对生存率无明显改变。

①作用机制　洋地黄可抑制心肌细胞膜上的 Na^+-K^+-ATP 酶,促进心肌细胞 Ca^{2+}-Na^+ 交换,升高细胞内 Ca^{2+} 浓度而增强心肌收缩力,发挥正性肌力作用。洋地黄也可兴奋迷走神经,而使心率减慢。

②常用制剂　地高辛为口服制剂,主要用于慢性心衰的治疗;毛花苷丙(西地兰)、毒毛花苷K为快速起效的静脉注射剂,适用于急性心力衰竭、慢性心衰加重时。

③临床应用　洋地黄的适应证、禁忌证如下。

适应证	伴有快速心房颤动/心房扑动的收缩性心力衰竭是洋地黄的最佳指征,包括扩张型心肌病、二尖瓣或主动脉瓣病变、陈旧性心肌梗死、高血压性心脏病所致的慢性心力衰竭
慎用指征	代谢异常引起的高排血量心衰(贫血性心脏病、甲状腺功能亢进、心肌炎、心肌病等)肺源性心脏病、心肌梗死、缺血性心肌病均易发生洋地黄中毒,应慎用
禁忌证	A. 预激综合征伴房颤;B. 严重房室阻滞;C. 严重窦性心动过缓;D. 肥厚型心肌病 E. 心包缩窄导致的心衰;F. 急性心梗24小时内;G. 单纯二尖瓣狭窄伴窦性心律的肺水肿

④毒性反应　洋地黄制剂应用过程中应警惕洋地黄中毒的发生。心肌缺血、缺氧、低血钾、低血镁、甲状腺功能减退、肾功能不全的情况下,更易出现洋地黄中毒。

洋地黄中毒类型	临床表现
心律失常	最重要的表现为各类心律失常,如室性期前收缩二联律(最多见)、非阵发性交界区心动过速、房性期前收缩、心房颤动、房室阻滞
胃肠症状	恶心、呕吐
神经系统症状	视物模糊、黄视、绿视、定向力障碍、意识障碍等较少见
心电图表现	快速房性心律失常伴传导阻滞是洋地黄中毒的特征性表现

⑤洋地黄中毒的治疗　发生洋地黄中毒后应立即停药。单发室早、一度房室阻滞停药后可自行消失。
　A. 对于快速型心律失常　如血钾浓度低则可静脉补钾;如血钾不低可用利多卡因或苯妥英钠。严禁使用电复律,因电复律易导致心室颤动。
　B. 对于缓慢型心律失常　有房室传导阻滞、缓慢型心律失常者可用阿托品。异丙肾上腺素易诱发

室性心律失常,不宜应用。

> **注意:** ①对提高急性心肌梗死病人生存率无影响的药物——硝酸酯类。
> ②对提高慢性心力衰竭病人生存率无明显作用的药物——钙通道拮抗剂。
> ③对降低慢性心力衰竭病人总死亡率较为肯定的药物——血管紧张素转换酶抑制剂。
> ④不能降低慢性心力衰竭病人总死亡率的药物——洋地黄。

【例20】最适合洋地黄使用的情况是
   A. 顽固性心绞痛　　　　　B. 二尖瓣狭窄伴肺水肿　　　　C. 肥厚型心肌病
   D. 缩窄性心包炎　　　　　E. 扩张型心肌病伴左心衰竭(2023)

【例21】男,71岁。高血压20年,规律服用福辛普利及氢氯噻嗪10年。近2年出现活动耐量下降,伴夜间憋醒。1周来患者感心悸,不能平卧。查体:P100次/分,BP130/80mmHg,双肺底可闻及湿啰音,心率128次/分,心律不齐,S_1强弱不等,心尖部可闻及2/6级收缩期杂音。缓解该患者心悸的最适宜药物是
   A. 地高辛　　　　　　　　B. 利多卡因　　　　　　　　　C. 美托洛尔
   D. 地尔硫䓬　　　　　　　E. 普罗帕酮

(10) **扩血管药物**　慢性心力衰竭的治疗并不推荐使用血管扩张药物,仅对伴有心绞痛、高血压的病人考虑联合治疗。对存在心脏流出道或瓣膜狭窄的病人禁用,如二尖瓣狭窄、主动脉瓣狭窄、左心室流出道梗阻,因为这些病人主要依赖升高的左心室充盈压来维持心排血量。

【例22】以扩张小动脉为主的扩血管药物应慎用于
   A. 重度二尖瓣关闭不全　　B. 重度二尖瓣狭窄　　　　　　C. 重度主动脉瓣关闭不全
   D. 室间隔缺损　　　　　　E. 扩张型心肌病

(11) **非药物治疗**
①心脏再同步化治疗(CRT)　部分心力衰竭病人存在房室、室间和(或)室内收缩不同步,进一步导致心肌收缩力降低。CRT通过改善房室、室间和(或)室内收缩同步性,增加心排血量,可改善心衰症状。
②植入型心律转复除颤器(ICD)　中至重度心衰病人逾半数死于恶性心律失常所致的心脏性猝死,而ICD可用于LVEF≤35%,优化药物治疗3个月以上NYHA仍为Ⅱ级或Ⅲ级病人的一级预防。
③左室辅助装置　适用于严重心脏事件后或准备行心脏移植的短期过渡治疗、急性心衰的辅助治疗。
④心脏移植　是治疗顽固性心力衰竭的最终治疗方法。

(12) **顽固性心衰的治疗**　顽固性心衰也称难治性心衰,是指经ACEI和(或)其他血管扩张剂、利尿剂、洋地黄治疗,但严重心衰症状仍不见好转的状况。顽固性心衰的治疗首先要努力寻找可能病因,并设法纠正。在对因治疗的基础上,加强利尿剂、血管扩张剂、正性肌力药的联合应用。必要时,可使用血液超滤治疗顽固性水肿。

三、急性心力衰竭

1. 病因

(1) **弥漫性心肌损害**　如急性冠状动脉综合征(约占15%)、急性心肌损害(急性重症心肌炎、围生期心肌病)、急性左心室心肌损害引发泵衰竭,心肌收缩力降低,心排血量减少,引起急性肺水肿。

(2) **急性心脏后负荷过重**　如突然动脉压显著升高或高血压危象、原有瓣膜狭窄(主动脉瓣、二尖瓣)或左心室流出道梗阻者突然过度体力劳动、急性心律失常并发急性心衰(快速型心房颤动或心房扑动、室性心动过速)。由于后负荷过重导致心室舒张末期压力突然升高,引起急性肺水肿。

(3) **急性容量负荷过重**　如新发心脏瓣膜反流(急性缺血性乳头肌功能不全、感染性心内膜炎伴瓣膜腱索断裂)、慢性心衰急性失代偿(约占70%)。

(4) **心源性休克** 严重的急性心衰可导致组织低灌注，通常表现为血压下降。

(5) **非心源性急性心衰** 如甲亢危象、贫血、感染败血症、快速大量输液导致容量陡增、急性肺静脉压显著增高等，均可引起急性肺水肿。

【例 23】下列临床情况最易引起急性左心衰竭的是
  A. 频发室性期前收缩 B. 二尖瓣腱索断裂 C. 1 级高血压
  D. 反复发作的肺栓塞 E. 慢性持续性房颤

2. 发病机制
心脏收缩力突然减小，心排血量急剧减少，导致肺静脉压增高，肺毛细血管压增高，造成血管内的液体渗透到肺间质和肺泡，形成急性肺水肿。

3. 临床表现
(1) **呼吸困难** 突发严重呼吸困难，呼吸频率常达 30~50 次/分，强迫坐位、面色苍白、发绀、大汗、烦躁，同时频繁咳嗽，咳粉红色泡沫痰。极重者可因脑缺氧而导致神志模糊。

(2) **体征** 听诊时两肺满布湿性啰音和哮鸣音，心尖部第一心音减弱，率快，同时可闻及舒张早期第三心音奔马律，肺动脉瓣第二心音亢进。

(3) **心源性休克** 常表现为持续性低血压，收缩压降至 90mmHg 以下持续 30 分钟以上。伴皮肤湿冷、苍白、发绀，尿量显著减少，意识障碍，代谢性酸中毒。PCWP≥18mmHg，CI≤2.2L/(min·m²)。

(4) **胸片 X 线片** 早期可显示间质性肺水肿、蝶形肺门。严重肺水肿时，为弥漫满肺的大片阴影。

4. 辅助检查
疑似病人可行脑钠肽/N-末端脑钠肽（BNP/NT-BNP）检测，阴性者几乎可以排除急性心力衰竭。

5. 治疗
(1) **体位** 病人取半卧位或端坐位，双腿下垂，以减少静脉回流。

(2) **吸氧** 立即行高流量鼻管给氧。

(3) **吗啡** 可使病人镇静、减少躁动、减少氧耗，舒张小血管，减轻心脏负荷。

(4) **快速利尿** 首选呋塞米静脉注射，有利于减轻心脏负荷、扩张静脉、缓解肺水肿。

(5) **氨茶碱** 可解除支气管痉挛，并有一定的增强心肌收缩、扩张外周血管的作用。

(6) **洋地黄** 最适合用于有快速心室率的心房颤动并心室扩大伴左室收缩功能不全者。对急性心肌梗死，在急性期 24 小时内禁用。

(7) **血管扩张剂** 可以硝酸甘油、硝普钠静脉点滴。

① **硝酸甘油** 可扩张小静脉，降低回心血量。使用时先从 10μg/min 开始，每 10 分钟调整 1 次，每次增加 5~10μg/min，以收缩压达到 90~100mmHg 为度。

② **硝普钠** 为动、静脉扩张剂，主要用于高血压危象所致的急性心衰，起始剂量为 0.3μg/(kg·min) 静脉滴注，根据血压逐步增加剂量，最大剂量可达 5μg/(kg·min)，维持量为 50~100μg/min。因含氰化物，用药时间不宜连续超过 24 小时。

(8) **正性肌力药物** 如 β 受体兴奋剂（多巴胺）、磷酸二酯酶抑制剂（米力农）、左西孟旦等。

▶ **常考点** 考试重点，尤其是慢性心力衰竭，希望全面掌握。

参考答案——详细解答见《2024 国家临床执业及助理医师资格考试历年考点精析(上、下册)》

1. ABCDE 2. ABCDE 3. ABCDE 4. ABCDE 5. ABCDE 6. ABCDE 7. ABCDE
8. ABCDE 9. ABCDE 10. ABCDE 11. ABCDE 12. ABCDE 13. ABCDE 14. ABCDE
15. ABCDE 16. ABCDE 17. ABCDE 18. ABCDE 19. ABCDE 20. ABCDE 21. ABCDE
22. ABCDE 23. ABCDE

第10章 心律失常

▶ **考纲要求**
①心律失常概述。②窦性心律失常。③房性及交界性心律失常。④室性心律失常。⑤心脏传导阻滞。

▶ **复习要点**
心律失常是指心脏冲动的频率、节律、起源部位、传导速度或激动次序的异常。

一、窦性心律失常

正常窦性心律的冲动起源于窦房结，频率为60~100次/分。心电图显示窦性心律的P波在Ⅰ、Ⅱ、aVF导联直立，aVR导联倒置，PR间期为0.12~0.20秒。窦性心律失常是由于窦房结冲动发放频率的异常或窦性冲动向心房的传导受阻所导致的心律失常。

1. 窦性心动过速
成人窦性心律的频率超过100次/分，称为窦性心动过速（窦速）。
(1) 病因
①生理状态 健康人吸烟、饮茶、喝咖啡、饮酒、体力活动、情绪激动等。
②病理状态 发热、甲亢、贫血、休克、心肌缺血、充血性心力衰竭及应用肾上腺素、阿托品等。
(2) 临床表现
①生理因素引起者多无特殊症状。
②各种疾病引起的窦速除原发疾病症状外，还可有心慌、乏力、运动耐量下降。
(3) 心电图特点
①窦性P波的频率>100次/分（大多在100~150次/分）。
②伴有房室传导或室内传导异常者，可有PR间期延长或QRS波群宽大畸形。

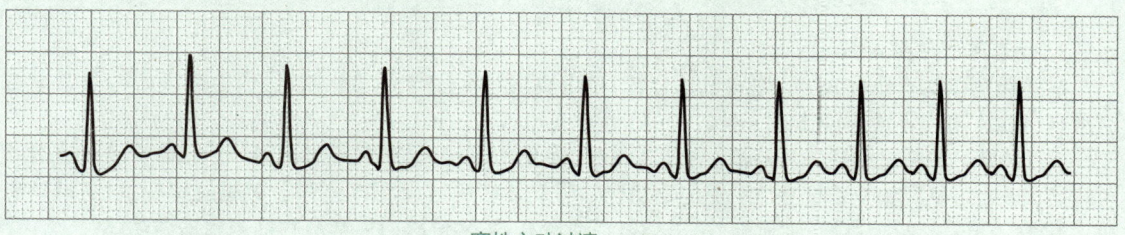
窦性心动过速

(4) 治疗
①针对病因，去除诱发因素，如治疗心力衰竭、纠正贫血、控制甲亢等。
②必要时应用β受体拮抗剂、非二氢吡啶类钙通道阻滞剂。

【例1】男，65岁。反复劳力性胸痛3月余。每次持续5~10分钟，休息2~3分钟可自行缓解。既往体健。查体：血压150/90mmHg，心率110次/分，律齐。心电图示窦性心律。为控制心率宜首选的药物是
　　A. 美托洛尔　　　　B. 胺碘酮　　　　C. 普罗帕酮
　　D. 维拉帕米　　　　E. 美西律

2. 窦性心动过缓

成人窦性心律的频率低于60次/分，称为窦性心动过缓（窦缓）。

(1) 病因

①生理状态 健康青年人、运动员、睡眠状态。

②病理状态 颅内疾病、严重缺氧、低温、甲状腺功能减退、阻塞性黄疸，以及应用拟胆碱药物、胺碘酮、β受体阻滞剂、非二氢吡啶类钙通道阻滞剂、洋地黄等药物。

(2) 临床表现

①生理因素引起者多无明显症状，运动或代谢增强时窦性心率可增加至正常。

②心率慢于60次/分，部分病人伴有窦性心律不齐而出现心律不规则。

(3) 心电图特点

①窦性P波的频率<60次/分，运动后窦性心率可逐渐增加并超过90次/分。

②静脉注射阿托品可使心率超过90次/分。

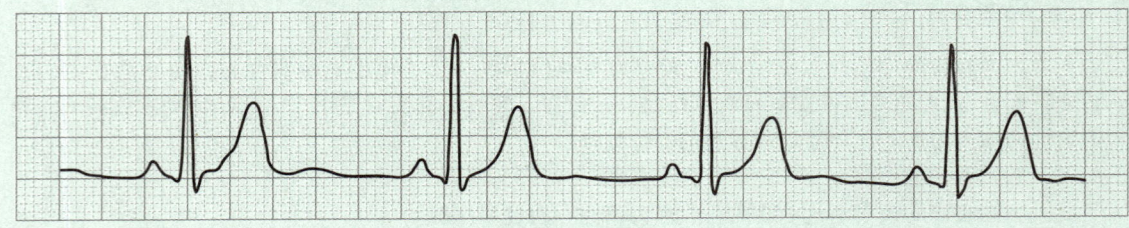

窦性心动过缓

(4) 治疗

①无症状的窦缓无须治疗。

②若因心率过慢，出现心排血量不足症状，可应用阿托品或异丙肾上腺素等药物。但长期应用往往效果不确定，易发生严重副作用，故应考虑心脏起搏治疗。

【例2】男，18岁，运动员。常规体检发现心跳慢，无自觉不适，平素体健。查体：血压120/80mmHg，心率50次/分。心电图：窦性心动过缓。为初步判断其窦性心动过缓是否为生理性，再次测量患者心率之前应嘱咐其

A. 安静休息　　　　　　B. 运动　　　　　　C. Valsalva 动作

D. 深呼气　　　　　　　E. 深吸气

3. 病态窦房结综合征

病态窦房结综合征（SSS）简称病窦综合征，是由窦房结病变导致功能减退，产生多种心律失常的综合表现。病人可在不同时间出现一种以上的心律失常。

(1) 病因　①窦房结受损：纤维化与脂肪浸润、硬化与退行性变、淀粉样变性、甲状腺功能减退等均可损害窦房结，导致窦房结起搏与窦房传导功能障碍。②窦房结周围神经和心房肌的病变，窦房结动脉供血减少。③颈动脉窦过敏、高血钾、迷走神经张力增高、某些抗心律失常药物抑制窦房结功能。

(2) 临床表现　病人出现与心动过缓有关的心、脑等脏器供血不足的症状，如发作性头晕、黑蒙、乏力等，严重者可出现心绞痛、心力衰竭、晕厥。如有心动过速发作，则可出现心悸、心绞痛等症状。

(3) 心电图特点

①持续而显著的窦性心动过缓（50次/分以下）。

②窦性停搏与窦房阻滞。

③窦房阻滞与房室阻滞并存。

④心动过缓-心动过速综合征，简称慢-快综合征。

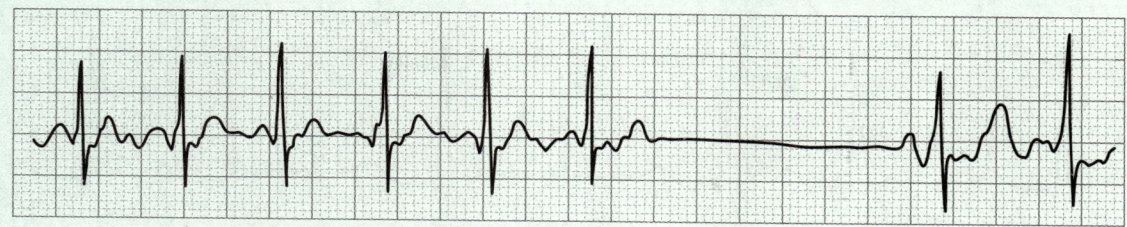

病态窦房结综合征

(4)治疗
①若病人无心动过缓有关的症状,不必治疗,仅定期随诊观察。
②对于有症状的病人,应行起搏器治疗。
③心动过缓-心动过速综合征病人发作心动过速,单独应用抗心律失常药物治疗,可能加重心动过缓。应用起搏治疗后,病人仍有心动过速发作,可同时应用抗心律失常药物。

(5)窦速、窦缓与病态窦房结综合征的比较

	窦性心动过速	窦性心动过缓	病态窦房结综合征
病因	①吸烟、饮茶、运动、激动等 ②发热、贫血、甲亢、心肌缺血、心肌炎、心衰、阿托品等	①健康青年人、运动员、睡眠状态 ②颅内疾患、严重缺氧、低温、甲减、胺碘酮、β受体阻滞剂	窦房结病变、供血减少 窦房结周围神经和心房肌病变
ECG特点	窦性P波规律出现 心率100~150次/分 PR间期0.12~0.20秒 QRS波正常	①窦性P波规律出现 ②心率<60次/分 ③常伴窦性心律不齐(同一导联上PP间期差异>0.12秒)	持续而显著的窦缓(<50次/分) 窦性停搏与窦房阻滞 窦房阻滞与房室阻滞并存 心动过缓-心动过速综合征
临床表现	可无症状,或有原发病症状	可无症状 可有心排血量不足的症状	与心动过缓有关的心、脑供血不足的症状
治疗	治疗原发病,避免诱因 β受体阻滞剂、地尔硫䓬	无症状者无须治疗。有症状者给予阿托品、异丙肾上腺素、起搏器	无症状者无须治疗 有症状者,安置起搏器

二、期前收缩

期前收缩也称过早搏动,简称早搏。分房早、室早及房室交界性早搏,其中以室早最常见。为明确区分窦性P波及非窦性P波,此处特意将后者称为P′波,9版《内科学》并无P′写法。

1. 房性期前收缩(房早)
房性期前收缩是指起源于窦房结以外心房的任何部位的心房激动,是临床上常见的心律失常。
(1)病因
①心脏结构与功能异常,如心脏瓣膜病、高血压性心脏病、冠心病、肺源性心脏病、甲亢性心脏病。
②部分房性期前收缩见于心脏正常者,易发生于紧张、焦虑、饮酒后。
(2)临床表现 主要表现为心悸,部分病人有胸闷、乏力症状,自觉停跳感。有些病人无任何症状。
(3)心电图特点
①房性期前收缩的P′波提前发生,与窦性P波形态不同。
②P′R间期>0.12秒。
③QRS波群通常形态正常。当房性期前收缩发生室内差异性传导时,可出现宽大畸形的QRS波。
④代偿间歇一般不完全。

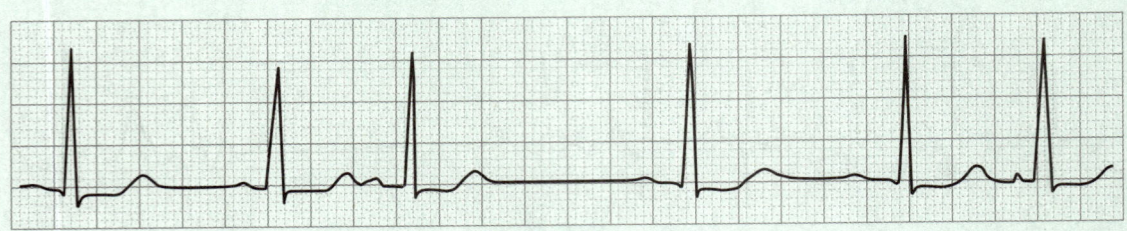
房性期前收缩

(4)治疗 ①通常无须治疗。②当有明显症状,或因房早触发室上性心动过速时,应给予治疗。③戒烟、戒酒、戒咖啡。④治疗药物包括β受体阻滞剂、非二氢吡啶类钙通道阻滞剂、普罗帕酮、胺碘酮。

【例3】心电图示提前发生的P波,形态与窦性P波略不同,PR间期0.14秒,QRS波群形态和时限正常。该心律失常最可能是

A. 房性期前收缩 B. 阵发性室性心动过速 C. 心房颤动
D. 室性期前收缩 E. 阵发性室上性心动过速

2. 室性期前收缩(室早)

(1)病因 ①室早可见于正常人。②各种心脏病病人均可发生室早,如冠心病、心肌病、风心病、心肌炎等。②药物中毒:洋地黄、奎尼丁、三环类抗抑郁药中毒。③电解质紊乱:低钾、低镁。

(2)临床表现 ①病人可有心悸、停跳感、头晕、乏力、胸闷等症状。②听诊时,室性期前收缩后出现较长的停歇,且室早的第二心音强度减弱,仅能听到第一心音。桡动脉搏动减弱或消失。

(3)心电图特点 ①提前发生的QRS波群,时限通常>0.12秒,宽大畸形,ST段、T波方向与QRS主波方向相反。②室早与其前面的窦性搏动之间期(称为配对间期)恒定。③为完全性代偿间歇。

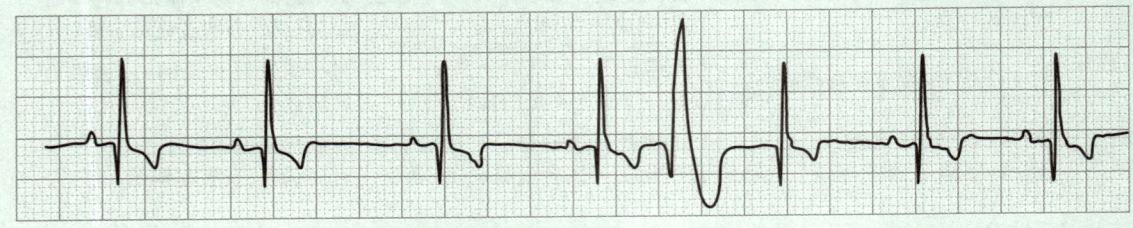
室性期前收缩

(4)治疗

①无器质性心脏病　遵循的治疗原则:无症状不治疗,有症状用药物。

A. 无明显症状或症状较轻者　无须药物治疗,因为室早不会增加此类病人发生心脏性猝死的危险。

B. 有明显症状者　消除诱因,药物宜选用β受体阻滞剂、非二氢吡啶类钙通道阻滞剂、普罗帕酮。

C. 二尖瓣脱垂发生室性期前收缩　可首先给予β受体阻滞剂。

②有器质性心脏病　器质性心脏病合并心功能不全者,原则上只处理心脏本身疾病,不必处理室早。

A. 症状明显　可选用β受体阻滞剂、非二氢吡啶类钙通道阻滞剂、胺碘酮。

B. 急性心肌缺血、急性心肌梗死合并室早　首选再灌注治疗,不主张预防性应用抗心律失常药物。若实施再灌注治疗前已出现频发室早、多源性室早,可应用β受体阻滞剂,同时补钾、补镁。应避免使用IA类和IC类抗心律失常药物,因为药物本身具有致心律失常作用,可能使总死亡率和猝死的风险增加。

③导管消融治疗　少部分起源于右心室流出道或左心室后间隔的频发室早,若病人症状明显,药物治疗效果不佳,且无明显器质性心脏病,可考虑经导管射频消融治疗。

(5) 两种期前收缩的比较　CCB 指钙通道阻滞剂。

	房性期前收缩	室性期前收缩
P 波	提早出现的房性 P'波,与窦性 P 波形态不同	无窦性 P 波
QRS 波	形态多与窦性 QRS 波相同	提早出现宽大畸形的 QRS 波为室早特征
间期	P'R 间期≥0.12 秒	无 P'波
代偿间歇	房早后不完全性代偿间歇	室早后完全性代偿间歇
病因	正常人+各种心脏病	正常人+各种心脏病,最常见的心律失常
治疗	无症状无须治疗 β受体阻滞剂、非二氢吡啶类 CCB、胺碘酮	无症状无须治疗 β受体阻滞剂、非二氢吡啶类 CCB、胺碘酮

【例 4】男,42 岁。平素无不适。体检时发现血压 120/80mmHg,心率 80 次/分,律不齐。心电图示偶发室性期前收缩。超声心动图示心脏结构功能正常。目前该患者最适宜的处置是
　　A. 暂不治疗,随诊　　　　　　B. 口服索他洛尔　　　　　　C. 口服美托洛尔
　　D. 口服胺碘酮　　　　　　　　E. 射频消融术

【例 5】以下情况最常于听诊时发现心律不齐的是
　　A. 室性心动过速　　　　　　　B. 室上性心动过速　　　　　　C. 室性期前收缩
　　D. 三度房室传导阻滞　　　　　E. 窦性心动过速

【例 6】严重心力衰竭时,治疗频发室性期前收缩首选的药物是
　　A. 胺碘酮　　　　　　　　　　B. 索他洛尔　　　　　　　　　C. 多巴酚丁胺
　　D. 氟卡尼　　　　　　　　　　E. 普罗帕酮

三、心动过速

心动过速是指窦房结或异位节律点兴奋性增高或折返激动引起的快速心律(早搏连续出现 3 次或 3 次以上)。根据节律点发生部位的不同分为窦性(如前所述)、房性、交界性及室性心动过速。因房性和交界性心动过速的 P'波不易区分,故将两者统称为室上性心动过速(室上速)。

1. 阵发性室上性心动过速(室上速)

(1) 病因　通常无器质性心脏病表现,不同性别与年龄均可发生。

(2) 临床表现　①心动过速突发突止,持续时间长短不一。症状包括心悸、胸闷、焦虑不安、头晕、若发作时心室率过快,使心输出量与脑血流量锐减,或心动过速猝然终止,窦房结未能及时恢复自律性导致心搏停顿,则可发生晕厥。②听诊心尖区第一心音强度恒定,心律绝对规则。

(3) 心电图特点

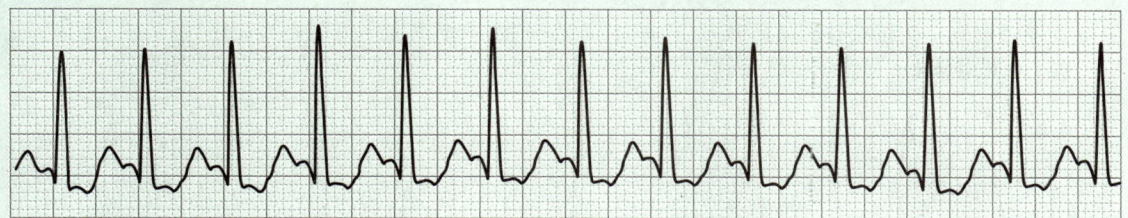

阵发性室上性心动过速

①心率 150~250 次/分,节律规则。
②QRS 波形态与时限均正常,但发生室内差异性传导阻滞时,QRS 波形态异常。
③逆行 P'波常埋藏于 QRS 波内或位于其终末部分,P'波与 QRS 波保持固定关系。

④起始突然,通常由一个房早触发,其下传的P'R间期显著延长,随之引起心动过速发作。

(4)治疗

①急性发作期　应根据病人心脏状况、既往发作情况、对心动过速的耐受程度进行适当处理。

A. 刺激迷走神经　若病人心功能与血压正常,可先尝试刺激迷走神经的方法,如颈动脉窦按摩、Valsalva 动作、诱导恶心、将面部浸没于冰水内等方法可使心动过速终止。

B. 腺苷　药物治疗是终止发作最常用和有效的方法,首选腺苷。腺苷无效,可改用静脉注射维拉帕米。

C. 洋地黄　若伴有心功能不全,可首选静脉注射洋地黄终止发作。

D. 其他药物　包括β受体阻滞剂、普罗帕酮、某些升压药物(如去甲肾上腺素、间羟胺、甲氧明)等。

E. 食管心房调搏术　常能有效中止发作。

F. 直流电复律　当病人出现严重心绞痛、低血压、充血性心力衰竭、急性发作应用上述药物无效时,应立即直流电复律。但应注意,已应用洋地黄者不宜电复律治疗。

②预防复发　首选导管消融术,安全、有效,且可根治心动过速。

【例7】女,42岁。阵发性心悸3年,无心跳间歇感。发作时按摩颈动脉窦心悸可突然终止。发作时心电图示心室率190次/分,逆行P波,QRS波群形态与时限正常。该患者最可能的诊断是

　　A. 心房扑动　　　　　　　B. 阵发性室上性心动过速　　　　C. 心房颤动
　　D. 窦性心动过速　　　　　E. 阵发性室性心动过速

【例8】阵发性室上性心动过速的首选治疗药物是

　　A. 胺碘酮　　　　　　　　B. 利多卡因　　　　　　　　　　C. 腺苷
　　D. 美托洛尔　　　　　　　E. 维拉帕米(2023)

【例9】按摩颈动脉窦用于治疗阵发性室上性心动过速,是因为兴奋了

　　A. 交感神经　　　　　　　B. 迷走神经　　　　　　　　　　C. 内脏大神经
　　D. 内脏小神经　　　　　　E. 周围神经(2021)

2. 阵发性室性心动过速(室速)

(1)病因

①器质性心脏病　最常见为冠心病,其次是心肌病、心力衰竭、二尖瓣脱垂、心瓣膜病等。

②其他病因　包括代谢障碍、电解质紊乱等。

③特发性室速　室速偶发生于无器质性心脏病者,称为特发性室速。

④遗传　少部分室速与遗传因素有关,称为离子通道病,如长QT间期综合征、Brugada综合征等。

(2)临床表现

①非持续性室速　发作时间<30秒,能自行终止,病人常无症状。

②持续性室速　发作时间>30秒,需药物或电复律始能终止发作,病人常有明显血流动力学障碍与心肌缺血。临床症状包括低血压、少尿、气促、心绞痛、晕厥等。

③体格检查　听诊心律轻度不规则,第一、二心音分裂,收缩期血压可随心搏变化。

(3)心电图特点

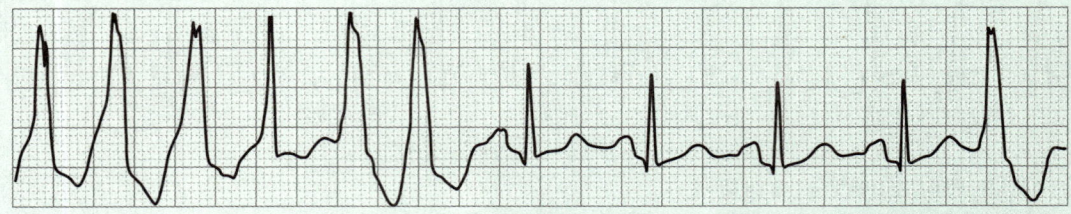

阵发性室性心动过速

①3个或3个以上的室性期前收缩连续出现。
②心室率通常为100~250次/分。
③节律规则或略不规则。
④心房独立活动与QRS波无固定关系,形成室房分离。
⑤QRS波形态畸形,时限>0.12秒,ST-T波方向与QRS波主波方向相反。
⑥偶见心室激动逆传夺获心房。
⑦发作通常突然开始。
⑧心室夺获与室性融合波为室性心动过速的特征。室速发作时,少数室上性冲动可下传心室,产生心室夺获,表现为在P波之后,提前发生一次正常的QRS波。室性融合波的QRS形态介于窦性与异位心室搏动之间,其意义为部分心室夺获。

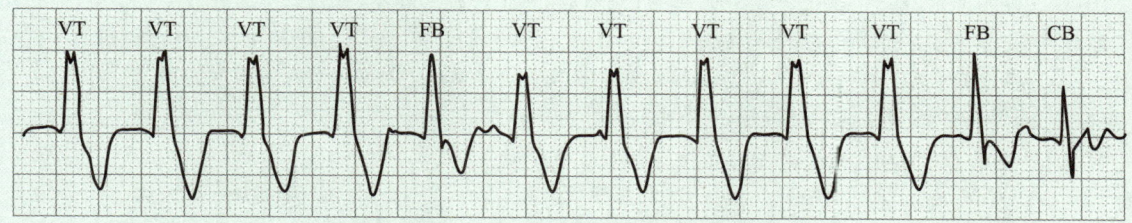

CB心室夺获,FB室性融合波,VT室性心动过速

(4)治疗 室速的治疗原则:无器质性心脏病病人发生非持续性室速,如无症状或血流动力学障碍,处理原则与室性期前收缩相同;有器质性心脏病或有明确诱因者,应首先给予针对性治疗;持续性室速发作,无论有无器质性心脏病,均应给予治疗。

①终止室速发作 A.无显著血流动力学障碍的室速,可选用利多卡因、β受体阻滞剂、胺碘酮静脉推注。B.若室速病人已出现低血压、休克、心绞痛、充血性心力衰竭、脑血流灌注不足等症状,应迅速施行电复律。C.洋地黄中毒引起的室速不宜使用电复律,应给予药物治疗。

②预防复发 A.应努力寻找和治疗诱发及维持室速的可逆性病变,如缺血、低血压、低血钾等。B.治疗充血性心力衰竭有助于减少室速的发作。C.急性心肌缺血合并室速的病人,首选冠脉血运重建,也可应用β受体阻滞剂预防室性心律失常。D.若室速频繁发作,且不能被电复律有效控制,可静脉应用胺碘酮。

(5)心动过速治疗的比较 窦性心动过速、室上性心动过速与室性心动过速的治疗如下图所示。

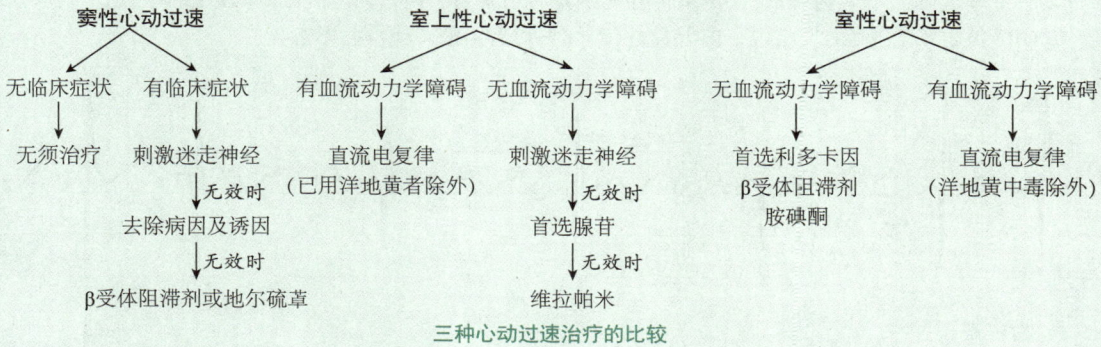

三种心动过速治疗的比较

(6)尖端扭转型室速 是多形性室速的一种特殊类型。

①心电图特点 尖端扭转型室速发作时QRS波群的振幅与波峰呈周期性改变,宛如围绕等电位线连续扭转而得名。频率200~250次/分,QT间期>0.5秒,U波显著。当室早发生在舒张晚期、落在前面

T波的终末部时(R-on-T)可诱发室速。

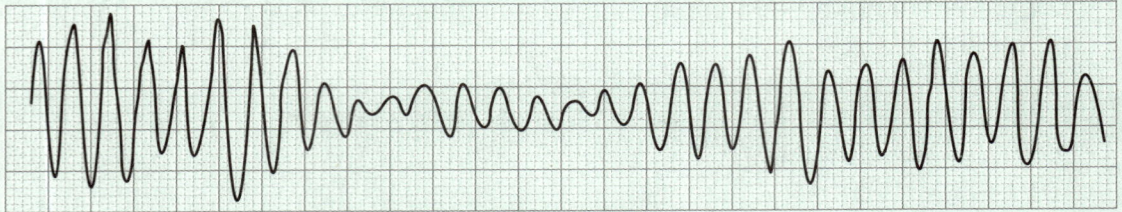

尖端扭转型室速

②治疗　A.静脉注射硫酸镁可终止和预防尖端扭转型室速的发作；B.ⅠA类、Ⅲ类药物均可使QT间期延长，不宜使用，ⅠB类药物(利多卡因、苯妥英钠)对本病无效；C.先天性长QT间期综合征治疗应选用β受体阻滞剂；D.药物治疗无效者，可考虑左颈胸交感神经切断术，或植入ICD治疗。

> 注意：①无器质性心脏病的稳定性室速首选利多卡因；②器质性心脏病合并稳定性室速首选胺碘酮。
> 　　　③洋地黄中毒引起的室速，首选苯妥英钠；④血流动力学不稳定性室速首选直流电复律。
> 　　　⑤尖端扭转型室速首选硫酸镁，而不是利多卡因。

【例10】转复长QT间期所致尖端扭转型室速的最适宜药物是
　　A. 硫酸镁　　　　　　　　B. 利多卡因　　　　　　　　C. 胺碘酮
　　D. 肾上腺素　　　　　　　E. 普罗帕酮

【例11】室性心动过速伴严重血流动力学障碍时，终止发作的首选方法是
　　A. 利多卡因　　　　　　　B. 胺碘酮　　　　　　　　　C. 同步电复律
　　D. 人工起搏超速抑制　　　E. 压迫颈动脉窦

四、心房扑动

1. 常见病因

①多见于器质性心脏病，如风湿性心脏病、冠心病、高血压性心脏病、心肌病等。②肺栓塞、慢性充血性心力衰竭、心房扩大、甲状腺功能亢进、酒精中毒、心包炎等。③部分病人无明显病因。

2. 心电图特点

①窦性P波消失，代之以振幅、间距相同的有规律的锯齿状扑动波，称为F波，扑动波之间的等电线消失，频率常为250~350次/分。

②心室率规则或不规则，取决于房室传导比例是否恒定，房扑波多以2:1及4:1交替下传。

③QRS波群形态正常，当出现室内差异性传导时，可有QRS波增宽、形态异常。

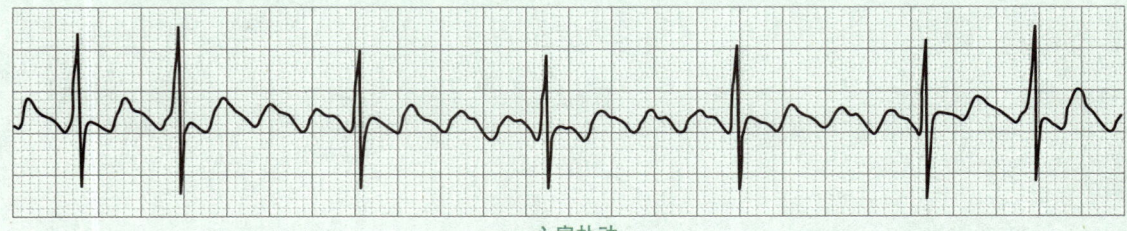

心房扑动

3. 临床表现

①心室率不快时，病人可无症状。房扑伴有极快的心室率时，可诱发心绞痛、充血性心力衰竭。

②房扑往往有不稳定的倾向，可恢复为窦性心律或进展为心房颤动，但也可持续数月或数年。

③房扑病人可产生心房血栓，进而引起体循环栓塞。

④体检可见快速的颈静脉扑动,有时可听到心房音。

4. 治疗

（1）**药物治疗** 减慢心室率的药物包括β受体阻滞剂、钙通道阻滞剂、洋地黄等。转复房扑并预防复发的药物包括ⅠA类(奎尼丁)、ⅠC类(普罗帕酮)和Ⅲ类(伊布利特、胺碘酮)药物。伊布利特用于新发房扑的复律治疗,禁用于严重器质性心脏病、QT间期延长、窦房结功能障碍者；多非利特也可选用。如房扑合并冠心病、充血性心衰时,应选用胺碘酮,因ⅠA、ⅠC类药物易导致严重室性心律失常。

（2）**直流电复律** 是终止房扑最有效的方法。

（3）**食道调搏** 也是转复房扑的有效方法,尤其适用于服用大量洋地黄制剂的病人。

（4）**导管消融** 可以根治房扑,主要适用于症状明显、血流动力学不稳定的房扑。

（5）**抗凝治疗** 持续性心房扑动的病人发生血栓栓塞的风险明显增高,应给予抗凝治疗。

五、颤动

1. 心房颤动

心房颤动是指规律有序的心房电活动丧失,代之以快速无序的颤动波,是严重的心房电活动紊乱。

（1）**病因**

①心脏疾病　房颤常发生于器质性心脏病病人,多见于高血压性心脏病、冠心病、风湿性心脏病二尖瓣狭窄、心肌病、甲状腺功能亢进、缩窄性心包炎、预激综合征等。

②肺部疾病　慢性肺源性心脏病、急性缺氧、高碳酸血症等。

③正常人　房颤可见于正常人,可在情绪激动、外科手术、运动或大量饮酒时发生。

④老年房颤　老年房颤病人中部分是心动过缓-心动过速综合征的心动过速期表现。

（2）**心房颤动的分类**

首诊房颤	首次确诊(首次发作或首次发现)
阵发性房颤	持续时间≤7天(常≤48小时),能自行终止
持续性房颤	持续时间>7天,非自限性
长期持续性房颤	持续时间≥1年,病人有转复愿望
永久性房颤	持续时间>1年,不能终止或终止后又复发

（3）**临床表现**

①症状轻重受心室率影响　心室率>150次/分,病人可发生心绞痛、充血性心力衰竭。心室率不快时,病人可无症状。房颤时心房有效收缩消失,心排血量比窦性心律时减少25%或更多。

②并发体循环栓塞　栓子来自左心房,多在左心耳,为心房失去收缩力、血流淤滞所致。非瓣膜性心脏病合并房颤发生脑栓塞机会较无房颤者高出5~7倍。二尖瓣狭窄合并房颤时,脑栓塞发生率更高。

③体检　听诊第一心音强度变化不定,心律极不规则。当心室率快时可发生脉搏短绌,原因是许多心室搏动过弱以致未能开启主动脉瓣,或因动脉血压波太小,未能传导至外周动脉。

（4）**心电图特点**

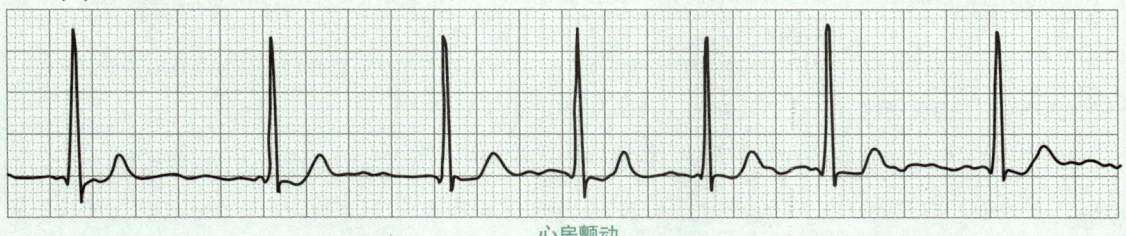

心房颤动

①P波消失,代之以小而不规则的基线波动,形态与振幅均变化不定(f波),频率350~600次/分。
②心室率极不规则。
③QRS波形态通常正常,当心室率过快,发生室内差异性传导时,QRS波可增宽变形。
(5)治疗 治疗措施包括抗凝、转复并维持窦性心律、控制心室率。
①抗凝治疗 房颤病人的栓塞发生率较高,因此,抗凝治疗是房颤治疗的重要内容。
A. 对于合并瓣膜病病人 无须评分,直接使用华法林抗凝治疗。
B. 对于非瓣膜病病人 需使用 $CHADS_2$ 或 CHA_2DS_2-VASc 评分系统进行血栓栓塞的危险分层。$CHADS_2$ 评分简单易行,但对脑卒中低危病人的评估不够准确。临床上多采用 CHA_2DS_2-VASc 评分系统:评分≥2分,需抗凝治疗;评分1分,优选抗凝治疗;评分为0分者,无须抗凝治疗。

危险因素	CHA_2DS_2-VASc(分)
充血性心力衰竭/左心室功能障碍(C)	1
高血压(H)	1
年龄≥75岁(A)	2
糖尿病(D)	1
脑卒中/短暂性脑缺血发作/血栓栓塞病史(S)	2
血管疾病(既往心肌梗死、外周动脉疾病、主动脉斑块)	1
年龄65~74岁(A)	1
性别(女性,Sc)	1

C. HAS-BLED评分系统 抗凝治疗前需使用 HAS-BLED 评分系统进行出血风险评估。HAS-BLED 评分≥3分为高出血风险,应予以注意,但不应将 HAS-BLED 评分增高视为抗凝治疗的禁忌证。

临床特点	计分(分)
高血压(收缩压>160mmHg,H)	1
肝、肾功能异常(各1分,A)	1或2
脑卒中(S)	1
出血(B)	1
INR值易波动(L)	1
老年(年龄>65岁,E)	1
药物或嗜酒(各1分,D)	1或2
最高值	9

D. 抗凝治疗药物 以华法林最常用。

药物	使用途径	临床使用特点
华法林	口服	需监测INR,维持INR在2.0~3.0,能安全而有效地预防脑卒中发生
NOACs	口服	新型口服抗凝药物,如达比加群酯、利伐沙班、阿哌沙班 常用于非瓣膜性房颤,无须监测凝血指标,较少受食物或药物影响,安全性较好
普通肝素	静脉滴注	紧急复律治疗时使用,应常规监测APTT
低分子肝素	皮下注射	紧急复律治疗时使用,无须常规监测凝血指标

E. 复律前后的抗凝治疗 房颤持续不超过24小时,复律前无须作抗凝治疗,否则应在复律前接受华

第九篇 内科学
第10章 心律失常

法林抗凝治疗。抗凝治疗遵守"前三后四"的华法林抗凝模式,即复律前要用华法林3周,维持凝血酶原时间国际标准化率(INR)在2.0~3.0,待成功复律后继续抗凝治疗3~4周。

注意:①9版《内科学》P189:对非瓣膜病进行血栓栓塞的危险分层采用 CHA_2DS_2-VASc 评分。
②8版《内科学》P189:对非瓣膜病进行血栓栓塞的危险分层采用 $CHADS_2$ 评分,且评分标准不一致。
③9版《内科学》P189:评分≥2分首选华法林抗凝;评分1分,优选抗凝;评分为0分者,无须抗凝。
④8版《内科学》P189:评分≥2分选华法林抗凝;评分1分选华法林或阿司匹林抗凝;评分0分无须抗凝。

②转复窦性心律 将房颤转为窦性心律的方法包括药物转复、电复律、导管消融三种。
A. 药物转复 可选用ⅠA类、ⅠC类或Ⅲ类药物,成功率60%左右。

类别	药物举例	临床使用特点
ⅠA类	奎尼丁、普鲁卡因胺	奎尼丁可诱发致命性室性心律失常,增加死亡率,目前已很少应用
ⅠC类	普罗帕酮	可致室性心律失常,严重器质性心脏病病人不宜使用
Ⅲ类	胺碘酮	首选胺碘酮,致心律失常发生率低,尤其适用于合并器质性心脏病的病人

B. 电复律 适用于房颤发作时伴有血流动力学障碍(如急性心衰、血压下降)、药物复律无效者。
C. 导管消融 对于症状明显、药物治疗无效的阵发性房颤,导管消融可以作为一线治疗。

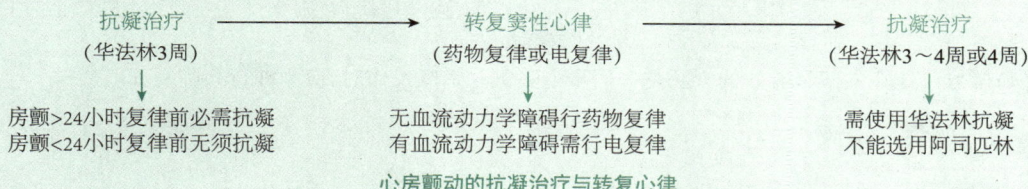

心房颤动的抗凝治疗与转复心律

③维持窦性心律 首选胺碘酮,其他药物包括多非利特、普罗帕酮、索他洛尔、决奈达隆等,也可选用,但临床疗效不及胺碘酮。外科迷宫手术也可用于维持窦性心律,且具有较高的成功率。
④控制心室率 控制心室率的药物包括β受体阻滞剂、钙通道阻滞剂、洋地黄、胺碘酮、决奈达隆等,可单用或者联合应用。对于无症状的房颤,且左心室收缩功能正常,应控制静息心室率<110次/分。对于症状明显或出现心动过速心肌病时,应控制静息心室率<80次/分且中等运动时心室率<110次/分。

【例12】引起心房颤动最主要的心外疾病是
    A. 慢性支气管炎　　　　B. 贫血　　　　　　　　C. 甲状腺功能亢进症
    D. 睡眠呼吸暂停综合征　E. 肥胖症

    A. 150~250次/分　　　B. 260~300次/分　　　C. 100~120次/分
    D. 350~600次/分　　　E. >600次/分
【例13】心房颤动时f波的频率是
【例14】阵发性室上性心动过速的心室率一般为

【例15】男,42岁。风湿性心脏病二尖瓣狭窄合并心房颤动半年余。现口服地高辛0.25mg/d,活动后心悸。心电图示心室率约130次/分。控制心律失常最宜采取的措施是
    A. 加用胺碘酮　　　　B. 地高辛加量至0.5mg/d　　C. 加用索他洛尔
    D. 加用普罗帕酮　　　E. 加用美托洛尔
【例16】男,42岁。阵发性心悸1年,加重1周。既往有高血压、糖尿病病史。查体:心率120次/分,律不齐,第一心音强弱不等,心尖部可闻及舒张期隆隆样杂音。超声心动图示左心房内径60mm。该患者最适宜的抗凝治疗药物是
    A. 普通肝素　　　　　B. 潘生丁　　　　　　C. 氯吡格雷

D. 阿司匹林　　　　　　　　　E. 华法林

【例17】无器质性心脏病慢性心房颤动患者静息心率的控制目标是

A. <60次/分　　　　B. <80次/分　　　　C. <90次/分

D. <100次/分　　　E. <110次/分

2. 心室颤动

(1)**病因**　①以缺血性心脏病最常见。②抗心律失常药物,特别是引起QT间期延长与尖端扭转的药物。③严重缺氧、缺血、预激综合征合并房颤与极快的心室率、电击伤等均可引起。

(2)**临床表现**　意识丧失、抽搐、呼吸停顿,甚至死亡。听诊心音消失,脉搏触不到,血压无法测到。伴随急性心肌梗死发生而不伴有泵衰竭或心源性休克的原发性心室颤动,预后较佳。

(3)**心电图特点**　心室颤动的波形、振幅、频率均极不规则,无法辨认QRS波、ST段与T波。

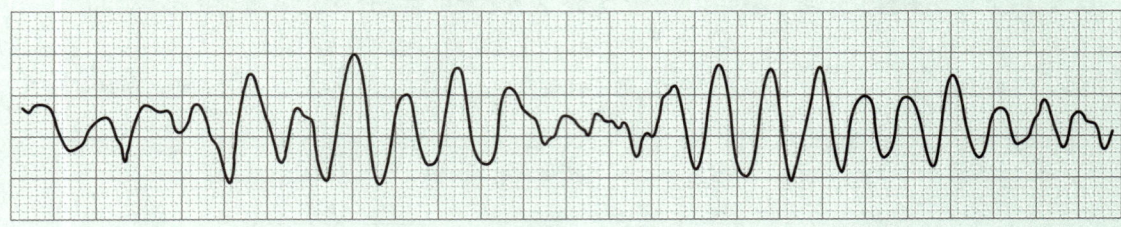

心室颤动

(4)**治疗**　终止室颤最有效的方法是非同步电除颤。室颤发作时,应立即行心肺复苏。

六、心脏传导阻滞

1. 房室阻滞

房室阻滞是指房室交界区脱离了生理不应期后,心房冲动传导延迟或不能传导至心室。

(1)**病因**　多为病理性,如冠心病急性心肌梗死、冠状动脉痉挛、心肌炎、心内膜炎、多发性肌炎、心肌病、急性风湿热等。少数见于健康人,与迷走神经张力增高有关。

(2)**心电图特点**

①一度房室阻滞　PR间期>0.20秒,每个P波后都有下传的QRS波。QRS波形态和时限均正常。

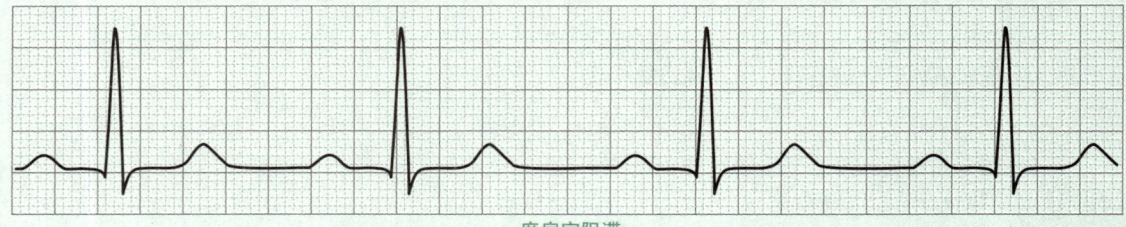

一度房室阻滞

②二度Ⅰ型房室阻滞(文氏阻滞)　A. P波规律出现;B. PR间期逐渐延长,直至P波下传受阻,脱漏1个QRS波群,最常见的房室传导比例为3:2或5:4;C. 多数情况下,阻滞位于房室结,QRS波正常。

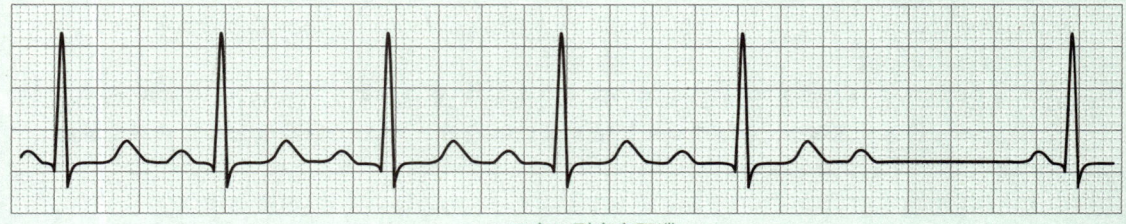

二度Ⅰ型房室阻滞

③二度Ⅱ型房室阻滞 A. PR间期固定,部分P波后无QRS波群;B. 若QRS波群正常,阻滞可能位于房室结内;若QRS波群增宽,形态异常,阻滞可能位于希氏束-浦肯野系统。

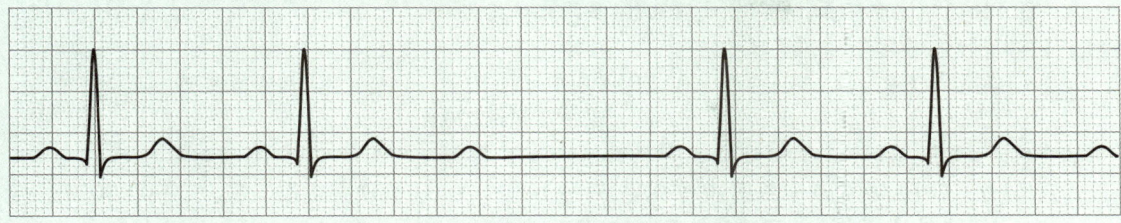

二度Ⅱ型房室阻滞

④三度(完全性)房室阻滞 A. P波与QRS波群各自成节律、互不相关;B. 心房率快于心室率,心房冲动来自窦房结或异位心房节律;C. 心室起搏点通常在阻滞部位稍下方。如心室起搏点位于希氏束及近邻,则心室率为40~60次/分,QRS波群正常,心律较为稳定;若心室起搏点位于室内传导系统的远端,则心室率可低至40次/分以下,QRS波群增宽,心室律常不稳定。

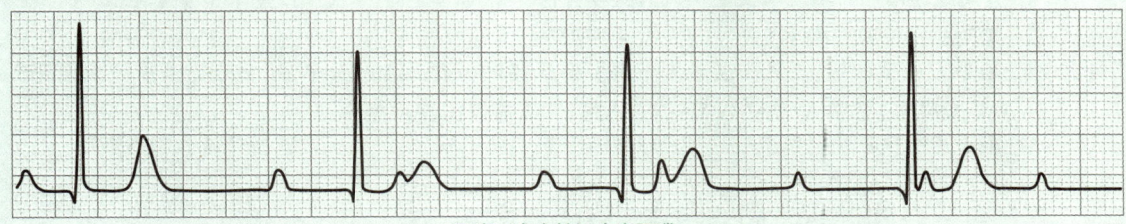

三度（完全性）房室阻滞

(3) 治疗
①一度房室阻滞与二度Ⅰ型房室阻滞 心室率不太慢时,无须特殊治疗。
②二度Ⅱ型房室阻滞与三度房室阻滞 心室率显著缓慢,伴血流动力学障碍者,应行起搏治疗。
③药物治疗 A. 阿托品可提高房室阻滞的心率,适用于阻滞部位于房室结的病人。B. 异丙肾上腺素适用于任何部位的房室阻滞,但应用于急性心肌梗死时应十分慎重,因可能导致严重室性心律失常。
④心脏起搏 药物治疗超过数天,往往效果不佳,且易发生严重不良反应,仅适用于无心脏起搏条件的应急情况。因此,对于症状明显、心室率缓慢者,应及早给予临时性或永久性心脏起搏治疗。

(4) 不同类型房室阻滞的比较

	一度房室阻滞	二度Ⅰ型房室阻滞	二度Ⅱ型房室阻滞	三度房室阻滞
病因	正常人或运动员	多为功能性	多属器质性病变	器质性病变
阻滞部位	任何部位的传导缓慢均可导致	房室结(多见) 希氏束近端(少见)	房室结 希氏束远端或束支	希氏束及其近邻 室内传导系统的远端
ECG特点	PR间期>0.20秒 P波后均有QRS波群 无QRS波群的脱落	P波规律出现,PR间期逐渐延长,直到P波下传受阻,脱漏1个QRS波群	PR间期恒定,部分P波后无QRS波群,QRS波群形态可正常或增宽	P波与QRS波群互不相关,心房率快于心室率,心室率减慢
临表	无症状	可致心悸、心搏脱漏	可致心悸、心搏脱漏	心绞痛、晕厥、心力衰竭
治疗	无须治疗	无须治疗	心室率显著缓慢,并有症状者给予起搏治疗 阿托品适用于阻滞部位在房室结者 异丙肾上腺素适用任何部位阻滞	

【例18】二度Ⅰ型房室阻滞的心电图表现是

A. P波与QRS波群无关　　　　　B. PR间期固定,时有QRS波群脱落
C. QRS波群增宽　　　　　　　D. PR间期延长,间距≥0.20s
E. PR间期逐渐延长,伴QRS波群脱落,呈周期性变化

【例19】心脏听诊,听到"大炮音"应考虑
A. 二尖瓣狭窄　　　　　　　B. PR间期缩短　　　　　C. 运动或发热
D. 完全性房室阻滞　　　　　E. 甲状腺功能亢进(2021)

【例20】患者,男性,63岁。排便时突发剧烈胸痛。入院急查心电图示前壁、下壁心肌梗死,脉率40次/分。2小时后复查心电图:P波规律,频率103次/分,QRS波群形态正常,频率40次/分。心脏传导系统可能发生异常的部位是
A. 窦房结　　　　　　　　　B. 结间束　　　　　　　C. 房室结
D. 左束支　　　　　　　　　E. 浦肯野纤维

【例21】男,62岁。持续胸痛4小时。查体:BP90/60mmHg,心率36次/分,律齐。心电图示Ⅱ、Ⅲ、aVF导联ST段抬高。该患者心率慢的最可能原因是
A. 左束支阻滞　　　　　　　B. 右束支阻滞　　　　　C. 二度Ⅰ型房室阻滞
D. 三度房室阻滞　　　　　　E. 心房颤动

【例22】男,70岁。反复心悸、头晕和黑矇1个月。查体:BP70/40mmHg,心率36次/分,律齐。心电图示三度房室阻滞。为防止患者反复心悸、黑矇,最适宜的治疗措施是
A. 静脉滴注异丙肾上腺素　　B. 静脉滴注多巴酚丁胺　　C. 植入心脏永久起搏器
D. 继续观察,暂不处理　　　　E. 口服阿托品

2. 室内阻滞　室内阻滞是指希氏束分叉以下部位的传导阻滞。

(1) **病因**　右束支阻滞常见于风湿性心脏病、先天性心脏病房间隔缺损、高血压、冠心病、肺源性心脏病。左束支阻滞常见于充血性心力衰竭、急性心肌梗死、急性感染、奎尼丁中毒、高血压心脏病、风湿性心脏病、冠心病等。

(2) **心电图特点**

①右束支阻滞　QRS时限≥0.12秒。V_1~V_2导联呈rsR,R波粗钝;V_5、V_6导联呈qRS,S波宽阔。T波与QRS主波方向相反。不完全性右束支阻滞的图形与上述相似,但QRS时限<0.12秒。

②左束支阻滞　QRS时限≥0.12秒。V_5、V_6导联R波宽大,顶部有切迹或粗钝,其前方无q波。V_1、V_2导联呈宽阔的QS波或rS波形。V_5~V_6导联T波与QRS主波方向相反。不完全性左束支阻滞的图形与上述相似,但QRS时限<0.12秒。

③左前分支阻滞　额面平均QRS电轴左偏达-45°~-90°。Ⅰ、aVL导联呈qR波,Ⅱ、Ⅲ、aVF导联呈rS图形,QRS时限<0.12秒。

④左后分支阻滞　额面平均QRS电轴右偏达+90°~+120°。Ⅰ导联呈rS波,Ⅱ、Ⅲ、aVF导联呈qR波,且$R_Ⅲ$>$R_Ⅱ$,QRS时限<0.12秒。

▶ **常考点**　各型心律失常的心电图特点及治疗。

参考答案——详细解答见《2024国家临床执业及助理医师资格考试历年考点精析(上、下册)》

1. ABCDE　　2. ABCDE　　3. ABCDE　　4. ABCDE　　5. ABCDE　　6. ABCDE　　7. ABCDE
8. ABCDE　　9. ABCDE　　10. ABCDE　　11. ABCDE　　12. ABCDE　　13. ABCDE　　14. ABCDE
15. ABCDE　　16. ABCDE　　17. ABCDE　　18. ABCDE　　19. ABCDE　　20. ABCDE　　21. ABCDE
22. ABCDE

第11章 冠状动脉性心脏病

► **考纲要求**

①冠状动脉粥样硬化性心脏病(冠状动脉性心脏病)概述。②稳定型心绞痛。③非 ST 段抬高型急性冠脉综合征。④ST 段抬高型急性心肌梗死。

► **复习要点**

一、冠状动脉性心脏病概述

1. 概念

冠状动脉性心脏病旧称冠状动脉粥样硬化性心脏病,简称冠心病,是指由于冠状动脉发生粥样硬化引起管腔狭窄或闭塞,导致心肌缺血缺氧或坏死而引起的心脏疾病,也称为缺血性心脏病。

2. 主要危险因素

(1)**年龄、性别** 多见于 40 岁以上的中老年人。女性发病率较男性低,因为雌激素有抗动脉粥样硬化的作用,但在更年期后发病率增加。年龄和性别属于无干预措施的危险因素。

(2)**血脂异常** 脂质代谢异常是动脉粥样硬化最重要的危险因素。总胆固醇(TC)、甘油三酯(TG)、低密度脂蛋白胆固醇(LDL-C)、极低密度脂蛋白胆固醇(VLDL-C)、相应的载脂蛋白 B(apoB)增高,高密度脂蛋白胆固醇(HDL-C)和载脂蛋白 A(apoA)降低都被认为是危险因素。目前最肯定的是 LDL-C 的致动脉硬化作用。此外,脂蛋白(a)[Lp(a)]增高也可能是独立的危险因素。

(3)**高血压** 60%~70%的冠状动脉硬化病人有高血压,高血压病人患冠心病概率增高 3~4 倍。

(4)**吸烟** 与不吸烟者比较,吸烟者的发病率和病死率增高 2~6 倍,且与每日吸烟的支数呈正比。

(5)**糖尿病和糖耐量异常** 糖尿病病人发病率较非糖尿病病人高出数倍。

(6)**肥胖** 体重指数(BMI)≥28kg/m² 者称为肥胖症,肥胖是动脉粥样硬化的危险因素。

(7)**家族史** 有冠心病、糖尿病、高血压、血脂异常家族史者,冠心病的发病率增加。

(8)**其他危险因素** A 型性格者、口服避孕药、西方饮食方式等。

3. 血脂紊乱的分类、诊断及治疗

(1)**分类**

①WHO 表型分类 CM 乳糜微粒,LDL 低密度脂蛋白,VLDL 极低密度脂蛋白,IDL 中间密度脂蛋白。

分型	增高的脂蛋白	血清总胆固醇	血清甘油三酯	致粥样硬化效应
Ⅰ型	CM	正常或↑	↑↑↑↑	—
Ⅱa型	LDL	↑↑	正常	+++
Ⅱb型	LDL 及 VLDL	↑↑	↑↑	+++
Ⅲ型	IDL	↑↑	↑↑	+++
Ⅳ型	VLDL	正常至↑	↑↑	+
Ⅴ型	VLDL 及 CM	↑至↑↑	↑↑↑↑	+

②临床分型　临床上将血脂异常分为以下四型,参阅 9 版《内科学》P756。

分型	甘油三酯(TG)	总胆固醇(TC)	HDL-C	相当于 WHO 表型
高胆固醇血症		↑		Ⅱa
高甘油三酯血症	↑			Ⅳ、Ⅰ
混合性高脂血症	↑	↑		Ⅱb、Ⅲ、Ⅳ、Ⅴ
低高密度脂蛋白胆固醇血症			↓	

③按发病原因　血脂异常分原发性和继发性两类。
　A. 原发性血脂异常　大多数是多因素作用的结果,已知多个基因位点与其发病有关。
　B. 继发性血脂异常　与胆固醇水平升高有关的因素包括富含饱和脂肪酸饮食、甲状腺功能减退症、肾病综合征、慢性肝病、胆汁淤积、异常球蛋白血症、库欣综合征、口服避孕药、神经性厌食、急性间歇性卟啉症。与甘油三酯升高有关的因素包括富含碳水化合物的饮食、酗酒、肥胖、妊娠、糖尿病、慢性肾衰竭、胰腺炎、暴食症、库欣综合征、垂体功能低下、异常球蛋白血症、脂肪代谢异常。

(2) **血脂紊乱的诊断**　《中国成人血脂异常防治指南(2016 年修订版)》诊断标准如下(mmol/L)。

分层	TC	LDL-C	HDL-C	非-HDL-C	TG
理想水平		<2.6		<3.4	
合适水平	<5.2	<3.4		<4.1	<1.7
边缘升高	5.2~6.19	3.4~4.09		4.1~4.89	1.7~2.29
升高	≥6.2	≥4.1		≥4.9	≥2.3
降低			<1.0		

(3) **血脂紊乱的治疗**
　①治疗性生活方式改变的措施　控制总热量的摄入、减少脂肪尤其饱和脂肪酸占摄入总量的比例(脂肪占总热量<30%,已诊断为动脉硬化者<25%,其中饱和脂肪酸占总热量<7%)、减少胆固醇摄入(每天<300mg,已诊断为动脉硬化者<200mg)、避免反式脂肪酸摄入、增加植物甾醇(每天 2~3g)及可溶性食物纤维(每天 10~25g)的摄入、减轻体重(BMI<25kg/m^2)、规律锻炼(每周至少 5 天、每天 30~60 分钟)。
　②药物治疗　适用于非药物治疗不能维持血脂水平于目标值者,常用调脂药物包括：

	他汀类	贝特类	烟酸类	树脂类
代表药物	洛伐他汀、辛伐他汀普伐他汀	非诺贝特、苯扎贝特吉非贝齐	烟酸、阿昔莫司	考来烯胺(消胆胺)考来替哌
作用机制	抑制胆固醇合成的关键酶 HMG-CoA 还原酶	促进 VLDL 和 TG 分解及胆固醇的逆向转运	抑制脂肪组织脂解,减少肝 VLDL 合成与分泌	与肠道内胆酸不可逆结合,阻断胆固醇重吸收
主要作用	主要降低血胆固醇也降低血甘油三酯	主要降低血甘油三酯也降低血胆固醇	降低血甘油三酯和总胆固醇	降低血总胆固醇
适应证	高胆固醇血症、以胆固醇升高为主的混合性高脂血症	高甘油三酯血症、以甘油三酯升高为主的混合性高脂血症	高甘油三酯血症、以甘油三酯升高为主的混合性高脂血症	高胆固醇血症、以胆固醇升高为主的混合性高脂血症

注意：①冠心病合并无论何种类型的高脂血症,其降脂治疗均首选他汀类。
　　　②若不合并冠心病,高胆固醇血症的治疗首选他汀类,高甘油三酯血症的治疗首选贝特类。
　　　③糖尿病合并无论何种类型的高脂血症,其降脂治疗均首选他汀类(9 版《内科学》P743。

【例1】我国冠状动脉粥样硬化性心脏病的主要危险因素是
A. 生活节奏快　　　　　　B. 脑力劳动者　　　　　　C. 进取心强
D. 肥胖　　　　　　　　　E. 长期饮酒

【例2】女,32岁。发现血脂升高3年。其父亲和哥哥均患有高脂血症。查体:双侧内眦黄色瘤。实验室检查:血清胆固醇7.5mmol/L,甘油三酯1.7mmol/L,低密度脂蛋白胆固醇3.1mmol/L。最可能的诊断是
A. 家族性高甘油三酯血症　　B. 家族性高胆固醇血症　　C. 继发性高甘油三酯血症
D. 继发性高胆固醇血症　　　E. 原发性混合性高脂血症(2022)

【例3】不适宜动脉粥样硬化病人的饮食是
A. 每天氯化钠摄入10g　　　　B. 脂肪摄入量不超过总热量的30%
C. 胆固醇≤300mg/d　　　　　D. 饱和脂肪酸每日不超过2g
E. 可溶性纤维每日摄入10~25g(2019)

【例4】男,68岁,陈旧性心肌梗死5年。规律服用培哚普利、美托洛尔、阿司匹林治疗,无胸痛发作。查体无异常。实验室检查:血TC5.0mmol/L,LDL-C2.9mmol/L,TG5.9mmol/L,HDL-C0.9mmol/L。该患者目前首选的降脂药物为
A. 依折麦布　　　　　　　B. 阿托伐他汀　　　　　　C. 考来烯胺
D. 瑞舒伐他汀　　　　　　E. 非诺贝特

4. 缺血性心脏病的分类

(1)**WHO分型**　WHO将缺血性心脏病(冠心病)分为5型:隐匿型或无症状型冠心病、心绞痛、心肌梗死、缺血性心肌病、猝死。

(2)**临床分类**　通常将缺血性心脏病分为急性冠脉综合征(ACS)和慢性冠脉疾病(CAD)两大类。ACS包括不稳定型心绞痛(UA)、非ST段抬高型心肌梗死(NSTEMI)和ST段抬高型心肌梗死(STEMI)。CAD包括稳定型心绞痛、缺血性心肌病和隐匿性冠心病等。

5. 心绞痛的分类

大纲不要求,但常考。某些名称现已淘汰,但仍可见于历年真题中。

(1)**劳力性心绞痛**　由运动诱发的短暂胸痛发作,休息或舌下含服硝酸甘油后,疼痛常迅速缓解。

(2)**初发型劳力性心绞痛**　通常在首发症状1~2个月以内,很轻的体力活动可诱发,程度至少达CCSⅢ级。

(3)**稳定型劳力性心绞痛**　劳力性心绞痛病情稳定数个月。

(4)**恶化型劳力性心绞痛**　在相对稳定的劳力性心绞痛基础上,心绞痛逐渐增强、疼痛更剧烈、时间更长或更频繁,CCS分级至少增加Ⅰ级水平,程度至少CCSⅢ级。

(5)**自发性心绞痛**　胸痛发作与心肌需氧量的增加无关。与劳力性心绞痛相比,疼痛一般持续时间较长,程度较重,不易为硝酸甘油缓解,未见心肌酶学改变。心电图常出现某些暂时性ST段压低或T波改变。

(6)**变异型心绞痛**　是指某些自发性心绞痛病人发作时出现暂时性ST段抬高。

【例5】男,50岁。3周来反复出现上3层楼时胸痛,为闷痛,休息3分钟能缓解,不剧烈运动则无症状,诊断为心绞痛。该患者最可能的心绞痛临床类型是
A. 初发型劳力性　　　　　B. 恶化型劳力性　　　　　C. 自发性
D. 变异型　　　　　　　　E. 稳定型

二、稳定型心绞痛

稳定型心绞痛也称劳力性心绞痛,是在冠状动脉固定性严重狭窄基础上,由心肌负荷增加引起心肌急剧的、暂时的缺血缺氧的临床综合征。

1. 发病机制

稳定型心绞痛的发病机制是冠状动脉在存在固定狭窄或部分闭塞的基础上发生需氧量的增加。当冠状动脉狭窄或部分闭塞时,其血流量减少,对心肌的供血量相对比较固定。在休息时尚能维持供需平衡,可无症状。在劳力、情绪激动、饱食、受寒等情况下,心脏负荷突然增加,使心率增快、心肌张力和心肌收缩力增加而导致心肌氧耗量增加,而存在狭窄冠状动脉的供血却不能相应地增加以满足心肌对血液的需求时,即可引起心绞痛。

2. 临床表现

（1）**症状** 典型症状是发作性胸痛,常由体力劳动、情绪激动所诱发。疼痛多发生于劳力或激动的当时,而不是在劳累之后。疼痛主要在胸骨体之后,可波及心前区,常放射至左肩、左臂内侧达无名指和小指,或至颈、咽或下颌部。胸痛常为压迫、发闷或紧缩性,也可有烧灼感,一般持续数分钟至十余分钟,多为3~5分钟,一般不超过半小时。停止活动或舌下含服硝酸甘油等硝酸酯类药物几分钟内即可缓解。

（2）**体征** 平时一般无异常体征。心绞痛发作时常见心率增快、血压升高、表情焦虑、皮肤冷或出汗,可于心尖部闻及第四或第三心音奔马律。可有暂时性心尖部收缩期杂音,是乳头肌缺血以致功能失调引起二尖瓣关闭不全所致。

3. 辅助检查

心肌酶学	肌钙蛋白 I 或 T（cTnI 或 cTnT）、肌酸激酶（CK）、肌酸激酶同工酶（CK-MB）均正常
静息心电图	约半数正常,可有陈旧性心肌梗死的表现、非特异性 ST-T 异常、T 波异常等
发作时心电图	绝大多数可出现暂时性心肌缺血引起的 ST-T 下移,有时可出现 T 波倒置
心电图负荷试验	阳性标准:ST 段水平型或下斜型压低≥0.1mV（J 点后 60~80 毫秒）,持续 2 分钟 禁忌证:心肌梗死急性期;不稳定型心绞痛;明显心衰;严重心律失常;急性疾病者
长程心电图（Holter 检查）	连续记录 24 小时（或更长时间）动态心电图 以了解胸痛发作时相应的缺血性 ST-T 改变,也可检查无痛性心肌缺血
CTA	多层螺旋 CT 冠状动脉成像（CTA）进行冠状动脉二维或三维重建 用于判断冠脉狭窄程度、管壁钙化情况、管壁内斑块分布范围和性质
超声心动图	可测定左心室功能。多数病人静息时超声心动图无异常
²⁰¹铊心肌显像	可显示心肌缺血部位,表现为缺血灶的放射性灌注缺损
放射性核素心腔造影	可测定左室射血分数、显示心肌缺血区室壁局部运动障碍
PET	正电子发射断层心肌显像（PET）可判断心肌血流灌注,了解心肌代谢情况,评估心肌活力
冠状血管造影（CAG）	有创性检查,是最准确检查方法,为诊断"金标准",可了解冠状动脉狭窄部位及程度

注意:①诊断心绞痛最常用的检查方法是——心电图检查（7 版《内科学》P277,9 版《内科学》已删除）。
②诊断冠心病最准确的检查方法是——冠状动脉造影。
③急性冠脉综合征病人,判断有无心肌梗死的首选实验室检查指标是——肌钙蛋白 I 或 T。

【例6】男,59 岁。反复胸痛 3 天,劳累时发作。休息 15 分钟或含服硝酸甘油 1 分钟后可缓解,每天发作 3~5 次。既往糖尿病病史 10 年。不适宜立即进行的检查是
  A. 心电图负荷试验   B. 冠状动脉造影   C. 动态心电图
  D. 静息心电图   E. 超声心动图

【例7】评价冠状动脉狭窄程度最可靠的检查是
  A. 放射性核素检查   B. 心电图   C. 冠状动脉造影
  D. 运动负荷试验   E. 动态心电图

4. 诊断和鉴别诊断

(1) **诊断**　根据典型心绞痛的发作特点,结合年龄和存在冠心病危险因素,一般可建立诊断。

(2) **鉴别诊断**　需与急性冠脉综合征、其他引起心绞痛的疾病、肋间神经炎、肋软骨炎、心脏神经症、反流性食管炎、膈疝、消化性溃疡、肠道疾病、颈椎病等相鉴别。

5. 治疗

治疗原则是改善冠状动脉血供和降低心肌耗氧以改善病人症状,提高生活质量,同时治疗冠脉粥样硬化,预防心肌梗死和死亡,以延长生存期。

(1) **发作时的治疗**

①休息　发作时立刻休息,一般病人在停止活动后症状即逐渐消失。

②药物治疗　较重的发作,可使用作用较快的硝酸酯制剂。其作用机制:扩张冠脉,降低阻力,增加冠脉循环的血流量;扩张周围血管,减少静脉回心血量,降低心脏前后负荷和心肌的需氧,从而缓解心绞痛。这类药物包括硝酸甘油、硝酸异山梨酯(消心痛)等,可舌下含化。

(2) **缓解期的治疗**

①生活方式的调整　尽量避免各种诱发因素。清淡饮食,一次进食不应过饱;戒烟限酒;调整日常生活和工作量;减轻精神负担;保持适当的体力活动,但以不致发生疼痛症状为度;一般不需卧床休息。

②改善缺血、减轻症状的药物　包括β受体拮抗剂、硝酸酯类药、钙通道阻滞剂等。

A. β受体阻滞剂　可减慢心率、减弱心肌收缩力、降低血压、降低心肌耗氧量,从而减少心绞痛发作。要求用药后静息心率降至55~60次/分,常用制剂是美托洛尔、比索洛尔等。但应注意低血压、严重心动过缓、高度房室阻滞、窦房结功能紊乱、外周血管疾病、支气管哮喘者不宜应用。

B. 硝酸酯类　为非内皮依赖性血管扩张剂,能减少心肌需氧和改善心肌灌注,从而减低心绞痛发作的频率和程度。缓解期主要是口服二硝酸异山梨酯、单硝酸异山梨酯普通片或缓释片。

C. 钙通道阻滞剂　可抑制心肌收缩,减少心肌氧耗;扩张冠脉,解除冠脉痉挛;扩张外周血管,降低动脉压,减轻心脏负荷。常用制剂有维拉帕米、地尔硫䓬、硝苯地平,特别适合伴有高血压的病人。

③预防心肌梗死,改善预后的药物　常用药物如下。

药物	药理作用	备注
阿司匹林	通过抑制环氧化酶(COX)的活性而阻断血栓烷A_2(TXA$_2$)的合成,达到抗血小板聚集的作用	所有病人只要没有禁忌均应服用阿司匹林;若不能耐受,可改用吲哚布芬
氯吡格雷	通过阻断血小板P_2Y_{12}受体,抑制ADP诱导的血小板活化,从而抑制血小板聚集反应	常用于支架植入以后、阿司匹林有禁忌证的病人,维持剂量为每日75mg
他汀类	能有效降低TC和LDL-C,延缓粥样斑块进展	常用药物为辛伐他汀、阿托伐他汀
ACEI或ARB	可以使冠心病病人的心血管死亡、非致死性心肌梗死等主要终点事件的相对危险性显著降低	用于稳定型心绞痛合并高血压、糖尿病、心力衰竭、左心室收缩功能不全者
β受体拮抗剂	可降低心肌氧耗,减少心绞痛发作 常用于心肌梗死后的稳定型心绞痛病人	长期使用,可减少心血管事件的发生

注意:①所有冠心病病人如无禁忌,均应使用抗血小板药物阿司匹林。
②若阿司匹林不能耐受,可改用吲哚布芬;若阿司匹林禁忌,可改用氯吡格雷。
③他汀类是冠心病病人的首选降脂药物,可延缓粥样斑块进展和稳定斑块。

④血运重建治疗　适用于规范药物治疗后,仍有明显心绞痛发作者。

A. **介入治疗(PCI)**　通过微创介入的方法,利用导管技术,将球囊导管送到冠状动脉狭窄部位,加压扩张使狭窄减轻,称为经皮冠状动脉腔内成形术(PTCA)。借助球囊导管将金属支架携带至冠状动脉病变部位,加压扩张释放支架,对局部进行支撑,称为冠状动脉支架植入术,可明显降低 PTCA 术后再狭窄率。利用特殊技术将雷帕霉素(西罗莫司)等药物装载到支架上,支架植入后在局部缓慢释放药物,抑制新生内膜形成,可进一步降低再狭窄率。这种带有抗再狭窄药物的支架,称为药物洗脱支架(DES),是目前冠脉介入治疗的主流。植入 DES 后,病人需接受阿司匹林+氯吡格雷双联抗血小板治疗至少 1 年。

B. 冠状动脉旁路移植术(CABG) 对于合并糖尿病、充血性心衰的严重多支血管病变病人,以及 SYNTAX 积分超过 32 分的左主干病变病人,应首选 CABG。移植物可选用乳内动脉、桡动脉、胃网膜右动脉或大隐静脉。动脉性移植物能获得更好的远期疗效。

【例8】男,62 岁。1 年来劳累时胸痛,休息或含服硝酸甘油后数分钟即可缓解。既往高血压病史 10 余年,药物控制满意。实验室检查:血 LDL-C2.16mmol/L。改善病人预后的药物不包括
　　A. 硝酸异山梨酯　　　　　B. 辛伐他汀　　　　　C. 福辛普利
　　D. 美托洛尔　　　　　　　E. 阿司匹林

【例9】冠心病植入药物洗脱支架者,需要接受阿司匹林及氯吡格雷抗血小板治疗的时间至少为
　　A. 1 个月　　　　　　　　B. 3 个月　　　　　　C. 6 个月
　　D. 9 个月　　　　　　　　E. 12 个月

【例10】冠状动脉粥样硬化性心脏病患者抗炎稳定斑块的药物是
　　A. 他汀类药物　　　　　　B. 抗凝药物　　　　　C. 抗生素
　　D. 抗血小板药物　　　　　E. 硝酸酯类药物

三、非 ST 段抬高型急性冠脉综合征

1. 概念

急性冠脉综合征(ACS)是一组由急性心肌缺血引起的临床综合征,主要包括不稳定型心绞痛(UA)、非 ST 段抬高型心肌梗死(NSTEMI)和 ST 段抬高型心肌梗死(STEMI)。动脉粥样硬化不稳定斑块破裂或糜烂导致冠状动脉内急性血栓形成是 ACS 发病的主要病理基础。

2. 临床表现

(1)**症状** 不稳定型心绞痛病人胸部不适的性质与稳定型心绞痛相似,通常程度更重,持续时间更长,可达数十分钟,胸痛在休息时也可发生。如有下列临床表现有助于诊断不稳定型心绞痛:
①诱发心绞痛的体力活动阈值突然或持久降低;
②心绞痛发生频率、严重程度、持续时间增加;
③出现静息或夜间心绞痛;
④胸痛放射至新的部位;
⑤发作时伴有新的相关症状,如出汗、恶心、呕吐、心悸、呼吸困难;
⑥常规休息或舌下含化硝酸甘油只能暂时甚至不能完全缓解症状;
⑦发作时有 ST 抬高的变异型心绞痛。

(2)**体征** 体检可发现一过性第三或第四心音,以及由于二尖瓣反流引起的一过性收缩期杂音。

3. 辅助检查

心电图	多数病人胸痛发作时有一过性 ST 段抬高或压低、T 波低平或倒置 ST 段抬高或压低≥0.1mV 是严重冠状动脉疾病的表现,可能会发生急性心肌梗死或猝死
连续心电监护	可发现无症状或心绞痛发作时的 ST 段改变
冠状动脉造影	可明确诊断,指导治疗,评估预后
心肌酶学	肌钙蛋白 T 或 I 较传统的 CK 和 CK-MB 更敏感、更可靠 在症状发生后 24 小时内,cTn 峰值超过正常对照值的 99 个百分位需考虑 NSTEMI 的诊断

4. 诊断

根据典型的心绞痛症状、典型的缺血性心电图改变（新发或一过性 ST 段压低≥0.1mV，或 T 波倒置≥0.2mV）以及心肌损伤标志物（cTnT、cTnI 或 CK-MB）测定，可以作出不稳定型心绞痛/非 ST 段抬高型心肌梗死的诊断。

5. 鉴别诊断

(1) 不稳定型心绞痛（UA）和稳定型心绞痛的鉴别

	稳定型心绞痛	不稳定型心绞痛
冠脉病变	稳定的粥样硬化斑块	不稳定的粥样硬化斑块继发病理改变，如斑块内出血、斑块纤维帽出现裂痕、表面有血小板聚集
劳力负荷	劳力负荷增加时可诱发心绞痛 一般停止活动后症状可消除	劳力负荷可诱发心绞痛 劳力负荷停止后胸痛并不缓解
硝酸甘油	92%的病人可缓解	往往不能缓解

注意：①稳定型心绞痛心电图 ST 段下移≥0.1mV，变异型心绞痛心电图 ST 段抬高。
②稳定型心绞痛缓解胸痛首选硝酸甘油，变异型心绞痛缓解胸痛首选钙通道阻滞剂。

(2) 变异型心绞痛与急性心肌梗死的鉴别 变异型心绞痛常继发于冠状动脉痉挛，特点是心绞痛在安静时发作，与劳累和精神紧张无关，可因卧位休息而缓解，并伴有短暂 ST 段抬高。它能导致急性心肌梗死、严重心律失常（包括室速、室颤）和猝死。

	变异型心绞痛	急性心肌梗死
冠脉病变	为冠状动脉痉挛所致 受累血管既可能是病变冠脉，也可能是正常冠脉	常为冠状动脉粥样硬化所致 受累血管常为病变冠脉
发作情况	常在安静时发作，与劳累和精神紧张无关，即心绞痛发作与心肌氧耗量增加无关	常在安静时发作，诱因多不明显
硝酸甘油	多次使用可能缓解胸痛（钙通道阻滞剂效果最好）	往往不能缓解胸痛
心电图	部分导联短暂 ST 段抬高	相应导联常有 ST 段抬高
心肌酶学	肌钙蛋白 T 或 I 正常	肌钙蛋白 T 或 I 增高
动力学	一般无血流动力学改变	可有血流动力学改变

【例11】男性，54 岁。1 年前日常活动后出现胸骨后疼痛，每日 2~3 次，近 2 个月发作次数增多，每日 5~6 次，轻微活动也能诱发，发作时心电图 ST 段呈一过性水平压低，应诊断为

　　A. 稳定型心绞痛　　　　B. 不稳定型心绞痛　　　　C. 心内膜下心肌梗死
　　D. 中间综合征　　　　　E. 变异型心绞痛

【例12】男，54 岁。阵发性胸痛 1 月余，均发生于夜间睡眠中，每次持续 30 分钟。胸痛发作时心电图示 ST 段一过性抬高。最可能的诊断是

　　A. 急性心肌梗死　　　　B. 初发型劳力性心绞痛　　C. 稳定性心绞痛
　　D. 变异型心绞痛　　　　E. 急性心包炎

6. 危险分层

临床上常用的 NSTE-ACS 危险分层方法有：

(1) TIMI 评分　按照病人是否具有下列各项特点计算总分，每符合 1 项特点记 1 分，总分越高，两周内发生死亡、急性心肌梗死、紧急血运重建的风险就越大：①年龄≥65 岁；②有至少 3 个冠心病危险因素；③已知冠状动脉狭窄≥50%；④ECG 有 ST 段变化；⑤24 小时内心绞痛发作至少 2 次；⑥发病前服用

阿司匹林超过7天;⑦血清心肌损伤标志物水平升高。

TIMI评分0~1分:14天内发生死亡、急性心肌梗死、需进行紧急血运重建的比例为4.7%,评分2分为8.3%,3分为13.2%,4分为19.9%,5分为26.2%,6~7分为40.9%。

(2)**GRACE评分** 根据年龄、心率、血压、肾功能等因素计算综合评分,评分越高发生不良事件风险也越高。

①近期风险 低危组:GRACE评分≤108分,院内死亡率<1%;中危组:GRACE评分109~140分,院内死亡率1%~3%;高危组:GRACE评分>140分,院内死亡率>3%。

②中期风险 低危组:GRACE评分≤88分,出院后6个月死亡率<3%;中危组:GRACE评分89~118分,出院后6个月死亡率3%~8%;高危组:GRACE评分>118分,出院后6个月死亡率>8%。

(3)**ESC危险分层** 欧洲心脏病协会(ESC)针对NSTE-ACS施行介入干预急迫性提出的危险分层标准。

①极高危组 血流动力学不稳定或心源性休克;反复或持续性胸痛;危及生命的心律失常或心搏骤停;合并心肌梗死的机械并发症;急性心衰;反复出现ST-T动态变化,尤其是间断出现ST段抬高。

②高危组 肌钙蛋白动态变化符合心肌梗死的诊断标准;ST-T动态变化;GRACE评分>140分。

③中危组 糖尿病;肾功能不全[eGFR<60ml/(min·1.73m^2)];LVEF<40%或有充血性心衰;心肌梗死后早期心绞痛;既往PCI;既往CABG史;GRACE评分109~140分。

④低危组 不符合以上任何一项。

【例13】男,54岁。发作性胸痛3天,于劳累时发作,休息5分钟可缓解,每天发作3~4次,最近2小时内上述症状发作2次,每次持续20分钟。该患者最恰当的处理措施是

　　A. 门诊预约超声心动图检查　　　　　　B. 立即收住院行心电图运动负荷试验
　　C. 门诊预约动态心电图检查　　　　　　D. 立即收住院监测心电图和血肌钙蛋白
　　E. 立即收住院行胸部X线检查

7. 治疗

UA/NSTEMI的治疗目的有两个:即刻缓解心肌缺血和预防严重不良反应后果(即死亡、心肌梗死或再梗死)。其治疗措施包括抗缺血治疗、抗血栓治疗和根据危险度分层进行有创治疗。

(1)**一般治疗** 病人应立即休息,保持环境安静。对有发绀、呼吸困难的病人,应给予吸氧,监测血氧饱和度,维持SaO_2>90%。积极处理引起氧耗增加的疾病,如发热、贫血、低血压、快速型心律失常等。

(2)**抗心肌缺血治疗** 主要目的是减少心肌氧耗量、扩张冠状动脉、缓解心绞痛发作。

①硝酸酯类药物 可扩张静脉,降低心脏前负荷,并降低左心室舒张末压,降低心肌耗氧量,改善左心室功能。此外,硝酸酯类还可扩张冠状动脉,缓解心肌缺血。心绞痛发作时可含服或静脉滴注硝酸甘油。

②β受体拮抗剂 主要作用于心肌β$_1$受体而降低心肌耗氧量,减少心肌缺血反复发作,减少心肌梗死的发生。应尽早用于所有无禁忌证的UA/NSTEMI病人。常使用选择性β$_1$受体阻滞剂,如美托洛尔等。

③钙通道阻滞剂 可有效减轻心绞痛症状,可作为治疗持续性心肌缺血的次选药物。钙通道阻滞剂为血管痉挛性心绞痛(即变异型心绞痛)的首选药。

(3)**抗血小板治疗**

①阿司匹林 如无禁忌证,所有UA/NSTEMI病人均应尽早使用阿司匹林,负荷量150~300mg,维持量75~100mg/d,长期服用。

②P_2Y_{12}受体拮抗剂 如无禁忌证,所有UA/NSTEMI病人均需在阿司匹林基础上联合使用氯吡格雷,负荷量300~600mg,以75mg/d维持至少12个月。其他P_2Y_{12}受体拮抗剂包括噻氯匹定、替格瑞洛等。

③血小板糖蛋白Ⅱb/Ⅲa受体拮抗剂(GPI) 激活的血小板通过GPⅡb/Ⅲa受体与纤维蛋白原结合,导致血小板血栓的形成,这是血小板聚集的最后、唯一途径。阿昔单抗可直接抑制GPⅡb/Ⅲa受体,从而抑制血小板聚集,主要用于接受介入治疗的UA/NSTEMI病人、选用保守治疗策略的中高危UA/NSTEMI病人,不建议常规术前使用GPI。

(4)**抗凝治疗** 除非有禁忌,所有病人均应在抗血小板治疗基础上常规接受抗凝治疗。常用的抗凝

药物包括普通肝素、低分子量肝素、磺达肝癸钠、比伐卢定等。

(5)**调脂治疗**　他汀类药物在急性期应用可促使内皮细胞释放 NO,有类硝酸酯的作用,远期有抗炎症、稳定斑块的作用,能降低冠状动脉疾病的死亡率和心肌梗死发生率。无论基线血脂水平,所有 UA/NSTEMI 病人均应尽早(在 24 小时内)开始使用他汀类药物。

(6)**ACEI 或 ARB**　对 UA/NSTEMI 病人,长期应用 ACEI 能降低心血管事件发生率。

(7)**冠状动脉血运重建术**　包括经皮冠状动脉介入治疗(PCI)和冠状动脉旁路移植术(CABG)。

①PCI　已成为 UA/NSTEMI 病人血运重建的主要方式,根据病情,可选择不同的侵入治疗策略。

A. 紧急侵入治疗策略(<2 小时)　适应证包括血流动力学不稳定或心源性休克、药物治疗无效的反复发作或持续性胸痛、致命性心律失常或心脏骤停、心肌梗死合并机械并发症、急性心力衰竭、反复的 ST-T 波动态改变尤其伴随间歇性 ST 段抬高等。

B. 早期侵入治疗策略(<24 小时)　适应证包括 cTn 升高或下降、ST 段或 T 波的动态改变(有或无症状)、GRACE 评分>140 分。

C. 侵入治疗策略(<72 小时)　适应证包括糖尿病、肾功能不全[$eGFR<60ml/(min·1.73m^2)$]、LVEF<40%或充血性心力衰竭、早期心肌梗死后心绞痛、PCI 史、CABG 史、GRACE 评分 109~140 分。

②CABG　选择何种血运重建策略主要根据临床因素、术者经验、基础冠心病的严重程度。CABG 的最大受益者是病变严重、有多支血管病变的症状严重和左心室功能不全的病人。

【例 14】急性心肌梗死行 PCI 手术治疗,抗血小板药物的口服用量是

A. 阿司匹林 300mg+氯吡格雷 75mg　　B. 阿司匹林 100mg+氯吡格雷 300mg

C. 阿司匹林 100mg+氯吡格雷 600mg　　D. 阿司匹林 75mg+氯吡格雷 300mg

E. 阿司匹林 300mg+氯吡格雷 600mg(2023)

四、ST 段抬高型急性心肌梗死

ST 段抬高型急性心肌梗死(STEMI)是指急性心肌缺血性坏死,大多是在冠状动脉病变的基础上,发生冠状动脉血供应剧减少或中断,使相应的心肌严重而持久地急性缺血所致。通常原因为在冠状动脉不稳定斑块破裂、糜烂基础上继发血栓形成导致冠状动脉血管持续、完全闭塞。

1. 临床表现

(1)**先兆**　50%~81%的病人发病前数日有乏力、胸部不适、活动时心悸、气急、烦躁、心绞痛等前驱症状,其中以初发型心绞痛或恶化型心绞痛最突出。

(2)**临床症状**

	发生率	发生时间	临床特点
胸痛	几乎均有	最先出现	中下段胸骨后持续性剧烈疼痛,硝酸甘油不能缓解
全身症状	大多数	24~48 小时	发热,心动过速,白细胞计数增高,血沉(ESR)增快
胃肠症状	不少见	胸痛剧烈时	频繁恶心呕吐,上腹胀痛,肠胀气,呃逆
心律失常	75%~95%	起病 1~2 天	24 小时内多见,各种心律失常中以室早最多见 室颤是心肌梗死早期的主要死因 室颤先兆:室早>5 次/分;成对出现;短阵室速;多源性室速;R-on-T
低血压	常见	疼痛时	疼痛时血压下降未必是休克。疼痛缓解而血压降低,为休克表现
休克	20%	数小时至数日	主要为心源性休克,为心肌广泛(>40%)坏死,心排血量下降所致
心力衰竭	32%~48%	起病最初几天	主要是急性左心衰竭,少数为急性右心衰竭

(3)**体征**　①心脏浊音界可正常,也可轻度至中度增大。②心率多增快,少数可减慢。③心尖区第

一心音减弱,可出现第四心音(心房性)奔马律,少数为第三心音(心室性)奔马律。④部分病人可闻及心包摩擦音,为反应性纤维性心包炎所致。⑤心尖区可出现粗糙的收缩期杂音或伴收缩中晚期喀喇音,为二尖瓣乳头肌功能失调或断裂所致。⑥室间隔穿孔时,可于胸骨左缘3~4肋间新出现粗糙的收缩期杂音伴震颤。⑦可有各种心律失常。⑧几乎所有病人均有血压降低。

注意:①前壁心梗易发生室性心律失常,下壁心梗易发生房室阻滞——记忆为下水道阻塞(下阻)。
②前壁心肌梗死若发生房室阻滞,则表明梗死范围广泛,病情严重。
③急性心肌梗死早期的主要死因为室颤,心律失常以室早最多见。

(4)泵衰竭的分级 急性心肌梗死引起的心力衰竭称为泵衰竭。

Killip Ⅰ级	无明显心力衰竭,无肺部湿啰音
Killip Ⅱ级	有左心衰竭,肺部湿啰音范围<50%肺野
Killip Ⅲ级	有急性肺水肿,肺部湿啰音范围>50%肺野
Killip Ⅳ级	有心源性休克等不同程度或阶段的血流动力学变化(收缩压<90mmHg,9版《内科学》已删除)

【例15】大部分急性心肌梗死的病因是
  A. 冠状动脉内动脉粥样斑块破裂,血栓形成 B. 冠状动脉痉挛,血栓形成
  C. 冠状动脉栓塞,继发血栓形成 D. 冠状动脉炎,血栓形成
  E. 动脉粥样斑块逐渐进展直至完全阻塞冠状动脉管腔

【例16】男,65岁。急性前壁心肌梗死3小时,既往有高血压、糖尿病病史,平时血压140~150/70~80mmHg。查体:血压90/70mmHg,双肺呼吸音清,心率85次/分,律齐。该患者血压降低的最可能原因是
  A. 主动脉壁硬化 B. 大动脉弹性降低 C. 心脏每搏输出量降低
  D. 心率降低 E. 外周阻力降低

【例17】心泵功能 Killip Ⅲ级是指
  A. 未闻及肺部湿啰音和第三心音 B. 肺部有湿啰音,但啰音范围小于1/2肺野
  C. 肺部可闻及散在的哮鸣音 D. 肺部有湿啰音,且啰音范围大于1/2肺野
  E. 血压<70/60mmHg

2. 辅助检查

(1)心电图 对急性心肌梗死的诊断、定位、定范围、估计病情和判断预后都有帮助。

心肌梗死后最早出现的心电图改变是相应导联出现异常高大的T波,数小时后,ST段弓背向上抬高形成单向曲线。随着时间的延续,ST段逐渐回落到等电位线,与此同时R波逐渐减小直至消失,出现病理性Q波,T波回落转变为倒置T波。最后可长期遗留Q波和倒置T波。心电图诊断急性心肌梗死的关键在于其动态演变。急性心肌梗死的心电图定位诊断如下。

心梗部位	导联改变	可能受累的冠脉
前间壁	V_1、V_2、V_3	左前降支近端、间隔支
局限前壁	V_3、V_4、V_5	左前降支及其分支
前侧壁	V_5、V_6、V_7、aVL	左前降支中部或左回旋支
高侧壁	Ⅰ、aVL	左回旋支
广泛前壁	V_1~V_5	左前降支近端
下壁	Ⅱ、Ⅲ、aVF	右冠脉、回旋支或前降支远端不常见
正后壁	V_7、V_8	后降支

第九篇　内科学
第11章　冠状动脉性心脏病

注意： ①ST 段抬高见于急性心梗、变异型心绞痛、急性心包炎、早期复极综合征。
②病理性 Q 波见于急性心梗、肥厚型心肌病、严重左心室纤维化的扩张型心肌病、病毒性心肌炎。
③无病理性 Q 波见于急性心包炎。可见，病理性 Q 波并不是急性心肌梗死的特征性表现。

（2）**血清心肌坏死标志物**　带●指标为现临床上常用指标，其中肌钙蛋白是诊断急性心肌梗死的敏感指标。

血清心肌酶学	代号	开始升高	达高峰时间	恢复正常时间
肌红蛋白	SMB	2 小时内	12 小时	24~48 小时
●肌钙蛋白 I	cTnI	3~4 小时	11~24 小时	7~10 天
●肌钙蛋白 T	cTnT	3~4 小时	24~48 小时	10~14 天
●肌酸激酶同工酶	CK-MB	4 小时内	16~24 小时	3~4 天
肌酸激酶	CK	6~10 小时	12 小时	3~4 天
天冬氨酸氨基转氨酶	AST	6~10 小时	24 小时	3~6 天
乳酸脱氢酶	LDH	6~10 小时	2~3 天	1~2 周

（3）**超声心动图**　可了解心室壁的运动和左心室功能，诊断室壁瘤和乳头肌功能失调。
（4）**放射性核素检查**　PET 可观察心肌代谢变化，是目前唯一能直接评价心肌存活性的影像技术。

3. 诊断与鉴别诊断
（1）**诊断**　根据典型临床表现、特征性心电图及实验室检查发现，即可诊断本病。
（2）**鉴别诊断**
①急性心肌梗死与心绞痛的鉴别　如下。

		心绞痛	急性心肌梗死
胸痛	诱因	劳力、情绪激动、受寒、饱食等	不常有
	部位	中下段胸骨后	相同，但可在较低位置或上腹部
	性质	压榨性或窒息性	相似，但程度更剧烈
	时限	短（1~5 分钟或 15 分钟以内）	长（数小时或 1~2 天）
	发作频率	频繁发作	不频繁
	硝酸甘油疗效	显著缓解	作用较差或无效
气喘或肺水肿		极少	可有
血压		升高或无显著变化	可降低，甚至发生休克
听诊特点		可闻及暂时性心尖部收缩期杂音，第二心音逆分裂或出现交替脉，第三或第四心音奔马律	心尖区粗糙收缩期杂音或伴收缩中晚期喀喇音，第一心音减弱，可出现第三或第四心音奔马律
心律失常		发生率较心梗低	可有各种心律失常，以室早最多见
心包摩擦音		无	可有
发热		无	常有
外周血白细胞		正常	常升高
血沉（ESR）		正常	常升高
血清心肌坏死标志物		正常	常升高
心电图变化		无变化，或暂时性 ST-T 改变	特征性和动态性改变

注意：①SMB——在急性心梗后出现最早,也十分敏感,但特异性不很强。SMB 为血清肌红蛋白。
②cTnT——是诊断急性心梗的确定性标志物,其诊断特异性为 74%~96%,灵敏度 50%~59%。
③cTnI——对急性心梗的诊断与 cTnT 无差异,其诊断特异性为 93%~99%,灵敏度 6%~44%。
④CK-MB——对急性心梗的诊断不如 cTnT、cTnI 敏感,但对早期(<4 小时)诊断有较重要价值。

②主动脉夹层　常表现为剧烈胸痛,病变涉及主动脉根部致冠状动脉口受累时也可出现 ST 段变化,其胸痛症状重而临床体征不明显,疼痛范围可有延伸变化。胸部 X 线片示纵隔增宽,UCG 有时可发现主动脉增宽、主动脉内撕裂的内膜片,增强 CT、MRI 可协助诊断。

③急性肺动脉栓塞　常表现为突发胸痛、呼吸困难、晕厥、低氧血症,症状类似心肌梗死,部分病人可有肌钙蛋白 I 升高。该病可能有深静脉血栓形成的诱因或表现,可作为诊断线索。CTPA 可明确诊断。

【例 18】男,65 岁。持续胸痛 4 小时,心电图提示 Ⅱ、Ⅲ、aVF 导联 ST 段抬高 0.2mV,最可能出现的心律失常是
A. 阵发性室上性心动过速　　B. 房室阻滞　　　　　　C. 室性期前收缩
D. 房性期前收缩　　　　　　E. 心房颤动

A. $V_1~V_3$　　　　　　　　B. $V_3~V_5$　　　　　　C. Ⅰ、aVL
D. Ⅱ、Ⅲ、aVF　　　　　　E. $V_7~V_9$

【例 19】高侧壁心肌梗死出现异常 Q 波的导联是

【例 20】前间壁心肌缺血时出现 ST 段下移的导联是

【例 21】最有助于提示发生急性心肌梗死的临床情况是
A. 左下肺湿啰音　　　　　　B. 胸骨后刺痛　　　　　C. 血 CK 水平高,CK-MB/CK>5%
D. 胸痛持续 5 分钟自行缓解　E. 心电图提示新出现的完全性左束支阻滞

【例 22】男,68 岁。持续胸痛 2 小时,既往体健。查体:血压 110/65mmHg,双肺呼吸音清,心率 94 次/分,心音低钝,$A_2>P_2$。心电图:$V_1~V_6$ 导联 ST 段弓背向上抬高 0.3~0.5mV。实验室检查:血清肌钙蛋白 I 水平正常。该患者最可能的诊断是
A. 急性心肌梗死　　　　　　B. 肺血栓栓塞　　　　　C. 不稳定型心绞痛
D. 急性心包炎　　　　　　　E. 急性心肌炎

4. 并发症

并发症	发生率	发生时间	临床特点
乳头肌功能失调或断裂	50%	—	①二尖瓣乳头肌缺血坏死,导致二尖瓣脱垂并关闭不全,心尖区出现收缩中晚期喀喇音和吹风样收缩期杂音,第一心音可不减弱,可引起心衰 ②乳头肌整体断裂少见,多发生在二尖瓣后乳头肌,见于下壁心肌梗死
心脏破裂	少见	1 周内	多为心室游离壁破裂。偶为室间隔破裂,在胸骨左缘 3~4 肋间出现响亮收缩期杂音,伴震颤。可急性死亡,也可为亚急性而存活数月
栓塞	1%~6%	1~2 周	多为左心室附壁血栓脱落所致,引起脑、肾、脾、四肢等动脉栓塞也可因下肢静脉血栓形成,部分脱落导致肺动脉栓塞,导致猝死
心室壁瘤	5%~20%	—	多见于左心室。可见左侧心界扩大,心搏较广,可有收缩期杂音,心音减弱,ST 段抬高。超声心动图可见左心室心缘突出,搏动减弱或反常搏动
心肌梗死后综合征	1%~5%	数周至数月	于急性心肌梗死后数周至数月出现,可反复发生。表现为心包炎、胸膜炎或肺炎,有发热、胸痛等症状,发病机制可能为自身免疫反应所致

【例 23】男,65 岁。急性广泛前壁心肌梗死 4 天,突发喘憋 2 小时。查体:血压 90/60mmHg,双肺未闻及干湿啰音,心率 105 次/分,律齐,胸骨左缘第 4 肋间可闻及响亮的收缩期杂音伴震颤。该患者喘憋最可能的原因是

A. 支气管哮喘　　　　　B. 心房颤动　　　　　　C. 感染性心内膜炎
D. 室间隔穿孔　　　　　E. 肺炎

A. 左心室血栓脱落　　　B. 心室膨胀瘤　　　　　C. 室间隔穿孔
D. 心肌梗死后综合征　　E. 乳头肌功能失调

【例24】急性心肌梗死后1天,心尖区出现收缩中晚期喀喇音和吹风样收缩期杂音,最可能出现的并发症是
【例25】心肌梗死后4周,发热、胸痛,超声心动图示心包腔内液性暗区,最可能出现的并发症是

5. 治疗

(1) 监护和一般治疗　急性期卧床休息,保持环境安静。在冠心病监护室严密监护。吸氧。

(2) 解除疼痛　心肌再灌注治疗开通梗死相关血管、恢复缺血心肌的供血是解除疼痛最有效的方法,但在再灌注治疗前可选用下列药物尽快解除疼痛。

①哌替啶或吗啡　哌替啶 50~100mg 肌内注射或吗啡 2~4mg 静脉注射,必要时可重复。

②硝酸酯类药物　通过扩张冠脉、增加冠脉血流量、增加静脉容量,降低心室前负荷而止痛。大多数急性心肌梗死病人有应用硝酸酯类的指征,而下壁心梗、可疑右心室心梗、明显低血压病人(收缩压<90mmHg)不宜使用,因为硝酸酯类会进一步影响右心室充盈,从而导致血压降低,甚至休克。

③β受体拮抗剂　能减少心肌耗氧量,改善缺血区的氧供失衡,缩小梗死面积,减少复发性心肌缺血、再梗死、室颤等,对降低急性期病死率有肯定疗效。

(3) 抗血小板治疗　各类急性冠脉综合征均需联合使用阿司匹林和氯吡格雷等抗血小板药物。静脉应用 GP Ⅱb/Ⅲa 受体拮抗剂(如阿昔单抗)主要用于接受直接介入治疗的病人,术中使用。

(4) 抗凝治疗　除非有禁忌,所有 STEMI 病人均应在抗血小板治疗的基础上,常规联合抗凝治疗。

(5) 介入治疗(PCI)　应在起病 3~6 小时内、最多 12 小时内进行,可开通闭塞的冠状动脉,使得心肌得到再灌注,挽救濒临死亡的心肌或缩小梗死的范围,减轻梗死后心肌重塑,是 STEMI 最重要的治疗措施。

(6) 溶栓疗法　若预计直接 PCI 时间>120 分钟,则首选溶栓策略,力争 10 分钟内给予溶栓药物。

①适应证　A. 两个或两个以上相邻导联 ST 段抬高,或病史提示急性心肌梗死伴左束支阻滞,起病时间<12 小时,病人年龄<75 岁;B. ST 段显著抬高的心肌梗死病人年龄>75 岁,可慎重进行;C. ST 段抬高型心肌梗死,发病时间已达 12~24 小时,但如仍有进行性缺血性胸痛、广泛 ST 段抬高者也可考虑。

②禁忌证　A. 既往发生过出血性脑卒中,6 个月内发生过脑血管事件;B. 中枢神经系统受损、颅内肿瘤;C. 2~4 周内有活动性内脏出血;D. 未排除主动脉夹层;E. 严重且未控制的高血压(>180/110mmHg);F. 目前正在使用治疗剂量的抗凝药物;G. 2~4 周内创伤史,包括头部外伤、创伤性心肺复苏或较长时间(>10 分钟)的心肺复苏;H. 3 周内外科大手术;I. 2 周内曾在不能压迫部位的大血管行穿刺术。

③溶栓药物　尿激酶、链激酶、重组组织型纤溶酶原激活剂(rt-PA)静脉滴注。

④溶栓再通的判断标准　A. 冠脉造影最直接可靠;B. 抬高的 ST 段于 2 小时内回降>50%;C. 胸痛 2 小时内基本消失;D. 2 小时内出现再灌注性心律失常;E. 血清 CK-MB 酶峰值提前出现(14 小时内)。

(7) 紧急冠状动脉旁路移植术　适用于介入失败或溶栓治疗无效有手术指征者。

注意:①急性心肌梗死的早期(3~6 小时内)治疗首选介入治疗(心肌再灌注)。
②急性心肌梗死者,无条件施行介入治疗的,应施行溶栓治疗。
③并发心源性休克的急性心肌梗死,先行主动脉内球囊反搏,待血压稳定后再行介入治疗。
④稳定型心绞痛缓解胸痛首选硝酸甘油,变异型心绞痛缓解胸痛首选钙通道阻滞剂。

(8) ACEI 或 ARB　血管紧张素转换酶抑制剂(ACEI)有助于改善恢复期心肌的重构,减少急性心梗的病死率和充血性心力衰竭的发生。除非有禁忌证,应全部选用 ACEI。一般从小剂量口服开始,在 24~48 小时逐渐增加到目标剂量。如病人不能耐受 ACEI,可考虑给予血管紧张素受体拮抗剂(ARB)。

(9) 调脂治疗　他汀类药物的使用同不稳定型心绞痛的治疗。

(10) 抗心律失常和传导障碍治疗
①室性期前收缩或室性心动过速首选利多卡因静脉注射。反复发作室性心律失常者可用胺碘酮。
②单形性室速，药物治疗无效时，可采用同步直流电复律。
③心室颤动或持续多形性室性心动过速，可采用非同步直流电除颤或同步直流电复律。
④缓慢型心律失常可用阿托品肌内注射或静脉注射。
⑤二或三度房室阻滞伴血流动力学障碍，宜用人工心脏起搏器临时起搏，待传导阻滞消失后撤除。
⑥室上性快速心律失常选用维拉帕米、洋地黄、美托洛尔、胺碘酮等。若无效则采用同步直流电转复。

(11) 抗休克治疗　休克原因包括心源性、周围血管收缩障碍、血容量不足等，应分别进行处理。为降低心源性休克的病死率，可行主动脉内球囊反搏术进行辅助循环，然后行冠脉造影。

(12) 抗心力衰竭治疗　急性心肌梗死后最早期出现的心力衰竭主要是坏死心肌间质充血、水肿引起顺应性下降所致，而左心室舒张末期容积尚不增大，因此梗死发生后 24 小时内禁用洋地黄。

(13) 右心室梗死的处理　右心室梗死多伴右心衰、低血压，无左心衰时可补充血容量。不宜用利尿剂。

(14) 非 ST 段抬高心肌梗死（NSTEMI）的处理　NSTEMI 住院期病死率较低，但再梗死率、心绞痛再发生率和远期病死率较高。NSTEMI 多为非 Q 波性，不宜溶栓治疗。低危组以阿司匹林、肝素治疗为主；中危组和高危组以介入治疗为主。

6. 预防

预防动脉粥样硬化和冠心病，属一级预防。已有冠心病和心肌梗死者，预防再次梗死和其他心血管事件，称为二级预防。二级预防可记忆为"ABCDE"：

A：aspirin（抗血小板聚集）、anti-anginal therapy（抗心绞痛治疗，硝酸酯类制剂）。
B：beta-blocker（应用 β 受体阻滞剂预防心律失常，减轻心脏负荷）、blood pressure control（控制血压）。
C：cholesterol lowing（控制血脂水平）、cigarettes quiting（戒烟）。
D：diet control（控制饮食）、diabetes treatment（治疗糖尿病）。
E：education（普及有关冠心病的教育）、exercise（鼓励有计划、适当的运动锻炼）。

【例26】下壁、右心室心肌梗死患者应慎用的治疗是
A. 静脉滴注硝酸甘油　　　　　　B. 口服氯吡格雷　　　　　　C. 皮下注射低分子肝素
D. 口服阿托伐他汀　　　　　　　E. 口服阿司匹林

【例27】女，69 岁。突发胸骨后压榨样疼痛 6 小时，持续不缓解。查体：血压 160/70mmHg，心率 97 次/分。心电图示 $V_1 \sim V_6$ 导联 ST 段水平型压低 $0.3 \sim 0.5$mV。实验室检查：血清肌钙蛋白 I 增高。该患者不宜采取的治疗是
A. 静脉滴注硝酸甘油　　　　　　B. 皮下注射低分子肝素　　　　C. 嚼服阿司匹林
D. 吸氧　　　　　　　　　　　　E. 静脉滴注尿激酶

【例28】男，68 岁，急性前壁心肌梗死。为预防再梗和猝死，如无禁忌证，宜尽早使用的药物是
A. 硝苯地平　　　　　　　　　　B. 阿托品　　　　　　　　　　C. 美托洛尔
D. 地高辛　　　　　　　　　　　E. 美西律

▶**常考点**　考试重点，需全面掌握。

参考答案——详细解答见《2024 国家临床执业及助理医师资格考试历年考点精析（上、下册）》

1. ABCDE　2. ABCDE　3. ABCDE　4. ABCDE　5. ABCDE　6. ABCDE　7. ABCDE
8. ABCDE　9. ABCDE　10. ABCDE　11. ABCDE　12. ABCDE　13. ABCDE　14. ABCDE
15. ABCDE　16. ABCDE　17. ABCDE　18. ABCDE　19. ABCDE　20. ABCDE　21. ABCDE
22. ABCDE　23. ABCDE　24. ABCDE　25. ABCDE　26. ABCDE　27. ABCDE　28. ABCDE

第 12 章　高血压

▶ **考纲要求**
　　①原发性高血压。②继发性高血压。
▶ **复习要点**

一、原发性高血压

1. 概念及分类

（1）**定义**　高血压是以体循环动脉压升高为主要临床表现的心血管综合征，可分为原发性高血压和继发性高血压。原发性高血压又称高血压病，是心脑血管疾病最重要的危险因素。

（2）**血压水平分类**　高血压的定义为未使用降压药物的情况下，诊室收缩压≥140mmHg 和（或）舒张压≥90mmHg。根据血压升高水平，又进一步将高血压分为 1~3 级。

分类	收缩压	舒张压	分类	收缩压	舒张压
正常血压	<120	<80	正常高值血压	120~139	80~89
高血压 1 级（轻度）	140~159	90~99	高血压 2 级（中度）	160~179	100~109
高血压 3 级（重度）	≥180	≥110	单纯收缩期高血压	≥140	<90

注：当收缩压和舒张压分别属于不同分级时，以较高的级别作为标准。以上标准适用于任何年龄的成年男性和女性。

【例1】我国高血压的诊断标准是未使用降压药物的情况下，血压高于
　A．120/80mmHg　　　　　B．130/80mmHg　　　　　C．135/80mmHg
　D．140/90mmHg　　　　　E．150/90mmHg（2023）

【例2】男，66岁。发现高血压 3 年，未治疗。查体：血压 150/85mmHg。该患者的血压属于
　A．正常高值　　　　　　B．单纯收缩期高血压　　　C．理想血压
　D．正常血压　　　　　　E．2 级高血压

2. 主要临床表现

（1）**症状**　大多数病人起病缓慢，缺乏特殊临床表现，仅在测量血压时或发生心、脑、肾等并发症时才被发现。常见症状有头晕、头痛、颈项板紧、疲劳、心悸等。典型的高血压头痛在血压下降后即可消失。高血压病人还可出现受累器官的症状，如胸闷、气短、心绞痛、多尿等。

（2）**体征**　一般较少。周围血管搏动、血管杂音、心脏杂音等是重点检查项目。有些体征提示继发性高血压可能，如腰部肿块提示多囊肾或嗜铬细胞瘤；股动脉搏动延迟出现或缺如，下肢血压明显低于上肢，提示主动脉缩窄等。向心性肥胖、紫纹、多毛，提示皮质醇增多症。

（3）**恶性高血压**（急进型高血压）
①起病急骤，多见于中青年。
②血压显著升高，舒张压持续≥130mmHg。
③头痛、视物模糊、眼底出血、渗出和视盘水肿。
④以肾脏损害为突出表现，表现为持续性蛋白尿、血尿、管型尿，可伴肾功能不全。

⑤进展迅速,预后很差,常死于肾功能衰竭、脑卒中或心力衰竭。

【例3】高血压眼底病变Ⅳ级的表现是
  A. 视网膜动静脉交叉压迫 B. 视盘水肿 C. 视网膜动脉反光增强
  D. 视网膜棉絮状渗出 E. 视网膜动脉变细(超纲题,2023)

【例4】男,32岁。发现血压增高3年。近1年血压持续为170~200/130~140mmHg,近1周头痛、视物模糊。眼底检查发现视盘水肿,最可能的诊断为
  A. 急性视盘病变 B. 脑出血 C. 恶性高血压
  D. 脑梗死 E. 高血压脑病

3. 并发症

(1) **高血压危象**　因紧张、疲劳、寒冷、嗜铬细胞瘤发作、突然停服降压药等诱因,小动脉强烈痉挛,血压急剧升高,影响重要脏器血液供应而产生危急症状。在高血压早期及晚期均可发生。危象发生时,出现头痛、烦躁、眩晕、恶心呕吐、心悸、气急、视物模糊等症状,可伴有动脉痉挛累及相应靶器官的缺血症状。

(2) **高血压脑病**　一般发生于重症高血压病人,由于过高的血压超过了脑血管的自身调节能力,脑组织血流灌注过多引起脑水肿。临床以脑病症状和体征为特点,表现为弥漫性严重头痛、呕吐、意识障碍、抽搐、昏迷等。

(3) **脑血管病**　包括脑出血、脑血栓形成、腔隙性脑梗死、短暂性脑缺血发作。

(4) **心力衰竭和慢性肾衰竭**　参阅相关章节。

(5) **主动脉夹层**　本病是血液渗入主动脉壁中层形成的夹层血肿,并沿着主动脉壁延伸剥离的严重血管急症。高血压是导致本病的重要因素。主要表现为突发剧烈胸痛,疼痛发作时心动过速,血压更高。可迅速出现夹层破裂(如破入心包引起急性心脏压塞)或压迫主动脉大分支的各种不同表现。

4. 诊断与鉴别诊断

(1) **诊断**　高血压诊断主要依据诊室测量的血压值。测量安静休息坐位时上臂肱动脉血压,一般需非同日测量3次血压值收缩压均≥140mmHg和(或)舒张压均≥90mmHg可诊断为高血压。但应注意:
① 若病人既往有高血压史,正在使用降压药物,即使血压正常,也应诊断为高血压。
② 如疑似直立性低血压的病人,还应测量平卧位和站立位血压。
③ 是否为高血压,不能仅凭1次或2次诊室血压测量值,需要进一步观察血压变化和总体水平。

(2) **鉴别诊断**　一旦诊断为高血压,必须鉴别是原发性还是继发性。

病名	各种继发性高血压的鉴别要点
肾实质高血压	先有肾病后有高血压,肾实质损害较重
高血压肾损害	先有高血压后有肾损害,肾实质损害较轻
肾血管性高血压	单侧或双侧肾动脉狭窄→肾缺血→激活肾素-血管紧张素-醛固酮系统 病情发展迅速,上腹部可闻及连续性高调血管杂音。肾动脉造影可确诊
原发性醛固酮增多症	高血压合并低血钾
嗜铬细胞瘤	阵发性高血压,血尿儿茶酚胺及代谢产物含量增加
主动脉缩窄	上肢血压增高,下肢血压不高或降低(双上、下肢血压不等)
皮质醇增多症	库欣综合征(向心性肥胖、紫纹、多毛)

【例5】男,58岁。突发胸痛2小时,呈持续性撕裂样疼痛,向肩背部和腰部放射。既往有高脂血症、高血压病史5年,未规范治疗。查体:左上肢血压140/85mmHg,右上肢血压180/105mmHg,双肺未闻及湿啰音,心率102次/分,律齐。为明确诊断,首选检查是
  A. 主动脉CTA B. 胸部X线 C. 心电图

D. 超声心动图 E. 冠状动脉造影(2023)

【例6】男,66岁。2天前与人争吵时觉头晕,当时测血压140/80mmHg,今天骑车10公里到县医院就诊,到达时测血压160/85mmHg。关于此时该患者的血压诊断,正确的说法是
A. 诊断为高血压2级,中危
B. 暂不能诊断高血压,须多次测量安静休息时血压后才可明确诊断
C. 诊断为单纯收缩期高血压2级,但须进一步检查后才能明确危险分组
D. 诊断为高血压1级,低危
E. 诊断为单纯收缩期高血压2级,中危(2019、2022)

【例7】女,45岁。肢体软弱无力、夜尿多2年余,今晨起双下肢不能活动。查体:血压170/100mmHg,均匀性轻度肥胖,双下肢松弛性瘫痪,血钾2.4mmol/L。最可能的诊断为
A. 原发性高血压 B. 嗜铬细胞瘤 C. 肾性高血压
D. 原发性醛固酮增多症 E. 库欣病

A. 肾动脉狭窄 B. 主动脉缩窄 C. 嗜铬细胞瘤
D. 原发性醛固酮增多症 E. 库欣综合征

【例8】血压增高,向心性肥胖,满月脸,皮肤紫纹,最可能的诊断是

【例9】上肢血压增高,且明显高于下肢血压,胸骨旁可闻及杂音,最可能的诊断是

5. 危险评估和预后

(1)影响高血压病人心血管预后的重要因素 高血压病人的预后不仅与血压水平有关,而且与是否合并其他心血管危险因素以及靶器官损害程度有关。影响高血压病人心血管预后的重要因素如下。

项目	危险因素
心血管危险因素	①高血压(1~3级);②年龄:男>55岁,女>65岁; ③吸烟;④糖耐量受损和(或)空腹血糖受损; ⑤血脂异常:TC≥5.7mmol/L,LDL-C>3.3mmol/L 或 HDL-C<1.0mmol/L; ⑥早发心血管病家族史:一级亲属发病年龄男<55岁,女<65岁; ⑦腹型肥胖:男性腰围≥90cm,女性腰围≥85cm,或体重指数(BMI)≥28kg/m^2; ⑧血同型半胱氨酸升高≥10μmol/L
靶器官损害	①左室肥厚(ECG或超声心动图);②颈动脉超声示动脉粥样斑块或内膜中层厚度(IMT)≥0.9mm; ③股动脉PWV≥12m/s;④ABI<0.9;⑤血肌酐轻度升高(男115~133μmol/L,女107~124μmol/L); ⑥尿微量白蛋白30~300mg/24h,或尿白蛋白/肌酐≥30mg/g
伴随临床疾病	①脑血管病:脑出血、缺血性脑卒中、TIA; ②心脏疾病:心肌梗死、心绞痛、冠脉血运重建、慢性心衰; ③肾脏疾病:糖尿病肾病、肾功能受损(血肌酐男≥133μmol/L,女≥124μmol/L,尿蛋白≥300mg/24h); ④周围血管病;⑤视网膜病变:出血、渗出、视盘水肿;⑥糖尿病

(2)高血压病人心血管危险分层标准 将高血压病人分为低危、中危、高危和很高危。

其他危险因素和病史	高血压1级	高血压2级	高血压3级
无其他危险因素	低危	中危	高危
1~2个其他危险因素	中危	中危	很高危
≥3个其他危险因素或靶器官损害	高危	高危	很高危
临床并发症或合并糖尿病	很高危	很高危	很高危

【例10】男,45岁,1年前发现血压170/110mmHg,长期口服氨氯地平等药物治疗。2个月前诊断为糖尿病,口服降糖药治疗,目前血压、血糖均在正常范围。该患者高血压诊断正确的是

A. 高血压3级,高危 B. 高血压1级 C. 高血压3级,很高危
D. 高血压2级,很高危 E. 高血压2级,高危

6. 治疗

(1) **降压治疗的目的**　最终目的是减少高血压病人心、脑血管病的发生率和死亡率。

(2) **治疗性生活方式干预**　适用于所有高血压病人,包括使用降压药物治疗的病人。

①减轻体重　尽可能将体重指数(BMI)控制在$<24kg/m^2$(7版《内科学》数据为25)。

②减少钠盐摄入　膳食中约80%钠盐来自烹调用盐和各种腌制品,每人每天食盐量不宜超过6g。

③补充钾盐　每人每日吃新鲜蔬菜400~500g,喝牛奶500ml,可补钾1000mg(7版《内科学》数据)。

④减少脂肪摄入　膳食中脂肪量应控制在总热量的25%以下(7版《内科学》数据,9版已删除)。

⑤戒烟限酒　饮酒量每日不可超过相当于50g乙醇(7版《内科学》数据,9版已删除)。

⑥增加运动　运动有利于减轻体重和改善胰岛素抵抗,提高心血管调节适应能力。

(3) **降压治疗的对象**　①高血压2级或以上病人;②高血压合并糖尿病,或有心、脑、肾靶器官损害者;③凡血压持续性升高,改善生活行为后血压仍未获得有效控制者;④高危和很高危病人。

(4) **血压控制目标值**　如下。

①一般主张血压目标值应<140/90mmHg。

②高血压合并糖尿病、慢性肾脏病、心力衰竭、冠心病者,血压目标值<130/80mmHg。

③老年收缩期高血压病人,收缩压控制在150mmHg以下,如能耐受可降至140mmHg以下。

(5) **用药原则**　使用降压药应遵循以下4项原则:

①小剂量开始　初始治疗时通常应采用较小的有效治疗剂量,根据需要逐步增加剂量。

②优先选择长效制剂　尽可能使用每天给药1次但能持续24小时降压的长效药物,从而有效控制夜间血压与晨峰血压,更有效地预防心脑血管并发症。

③联合用药　可增加降压效果又不增加不良反应。

④个体化　根据病人具体情况、药物有效性和耐受性、经济条件及个人意愿,选择合适的降压药物。

7. 主要降压药物的作用特点及副作用

常用降压药物分5类,记忆为A、B、C、D,即血管紧张素转换酶抑制剂ACEI+血管紧张素Ⅱ受体拮抗剂ARB(A)、β受体拮抗剂(B)、钙通道阻滞剂CCB(C)、利尿剂Diuretics(D)。

(1) **利尿剂**　有噻嗪类、袢利尿剂、保钾利尿剂三类。

常用制剂	氢氯噻嗪、氨苯蝶啶、阿米洛利、呋塞米、吲达帕胺
降压机制	通过排钠,减少细胞外容量,降低外周血管阻力
降压特点	起效平稳,缓慢,持续时间较长,作用持久
适应证	轻中度高血压,单纯收缩期高血压,盐敏感性高血压 合并肥胖、糖尿病或心衰,更年期女性,老年人高血压
不良反应	低钾血症,大剂量时可影响血脂、血糖、血尿酸代谢,尿量增多
禁忌证	高脂血症,痛风,肾功能不全(噻嗪类和保钾利尿剂不宜应用,袢利尿剂可用)
注意事项	利尿剂能增强其他降压药的疗效;长期应用利尿剂应注意补钾 保钾利尿剂不宜与ACEI、ARB合用;袢利尿剂主要用于肾功能不全者

(2) β受体拮抗剂 有选择性（β_1）、非选择性（$\beta_1+\beta_2$）和兼有α受体拮抗三类。

常用制剂	普萘洛尔、美托洛尔、阿替洛尔、倍他洛尔、比索洛尔、卡维地洛、拉贝洛尔
降压机制	通过抑制中枢和周围肾素-血管紧张素-醛固酮系统，抑制心肌收缩力，减慢心率发挥降压作用
降压特点	起效较强，而且迅速，不同β受体拮抗剂作用持续时间不同
适应证	不同程度的高血压，尤其心率较快的中青年病人或合并心绞痛、慢性心力衰竭者
不良反应	心动过缓，抑制心肌收缩力，抑制窦房结和房室结功能，收缩支气管，外周血管痉挛，诱发高尿酸
禁忌证	房室阻滞，急性心力衰竭，病态窦房结综合征，支气管哮喘，周围血管疾病
注意事项	长期应用者突然停药可发生反跳现象（即撤药综合征）；可影响糖代谢，故糖尿病病人慎用

(3) 钙通道阻滞剂（CCB） 分为二氢吡啶类和非二氢吡啶类。

常用制剂	硝苯地平、维拉帕米、地尔硫䓬、氨氯地平、拉西地平、乐卡地平
降压机制	阻断钙通道，减少细胞外 Ca^{2+} 进入血管平滑肌，减少兴奋-收缩偶联，降低阻力血管的收缩反应；减轻血管紧张素Ⅱ（ATⅡ）和 α_1 受体的缩血管效应，减少肾小管钠的重吸收
降压特点	起效迅速，降压疗效和幅度较强，疗效的个体差异较小，与其他降压药联用能增强降压作用；能抗动脉粥样硬化，对血脂、血糖无明显影响，对老年病人具有较好降压作用，对嗜酒者有效
适应证	合并冠心病、糖尿病、外周血管病者，老年单纯收缩期高血压
不良反应	血管扩张所致的头痛、颜面潮红、下肢水肿；二氢吡啶类（硝苯地平）可引起反射性心率加快；非二氢吡啶类（维拉帕米）具有负性肌力、负性传导作用
禁忌证	非二氢吡啶类不宜用于心力衰竭、窦房结功能低下、心脏阻滞

(4) 血管紧张素转换酶抑制剂（ACEI）

常用制剂	卡托普利、依那普利、贝那普利、雷米普利、培哚普利
降压机制	①抑制循环和组织血管紧张素转换酶（ACE），使血管紧张素Ⅱ（ATⅡ）生成减少（主要作用） ②抑制激肽酶使缓激肽降解减少，而缓激肽是强烈的舒血管物质（次要作用）
降压特点	①起效缓慢，3～4周达最大作用，限制钠盐摄入或联合使用利尿剂可使起效迅速和作用增强 ②能改善胰岛素抵抗，减少尿蛋白排出，对肥胖、糖尿病、心脏、肾脏等靶器官受损者疗效较好
适应证	心力衰竭、心肌梗死、房颤、蛋白尿、糖尿病、糖尿病肾病
不良反应	刺激性干咳、血管性水肿（与体内缓激肽增多有关）
禁忌证	血钾>5.5mmol/L、妊娠妇女、双侧肾动脉狭窄、肾功能严重受损（血肌酐>265μmol/L）

(5) 血管紧张素Ⅱ受体拮抗剂（ARB）

常用制剂	氯沙坦、缬沙坦、厄贝沙坦、替米沙坦
降压机制	阻滞组织血管紧张素Ⅱ（ATⅡ）受体，阻断其血管收缩、水钠潴留与重构作用
降压特点	①起效缓慢，但降压持久而平稳；低盐饮食或与利尿剂合用可增强疗效；治疗剂量窗较宽 ②最大特点是直接与药物有关的不良反应较少，一般不引起刺激性干咳，持续治疗依从性较高
适应证	同ACEI
不良反应	干咳少见，其余同ACEI
禁忌证	ACEI发生干咳可改用ARB，其余同ACEI

注意：①对血脂有影响者——BD(β受体拮抗剂、利尿剂)。
②对血脂无影响者——AC(血管紧张素转换酶抑制剂、血管紧张素Ⅱ受体拮抗剂、钙通道阻滞剂)。
③ACEI可减少ATⅡ的生成,使血管舒张,从而降低血压;因可抑制醛固酮合成,故可导致高钾血症。
④ARB可抑制ATⅡ受体,抑制ATⅡ的缩血管作用,从而降低血压。
⑤CCB可抑制血管平滑肌的钙通道,降低缩血管作用,从而降低血压。

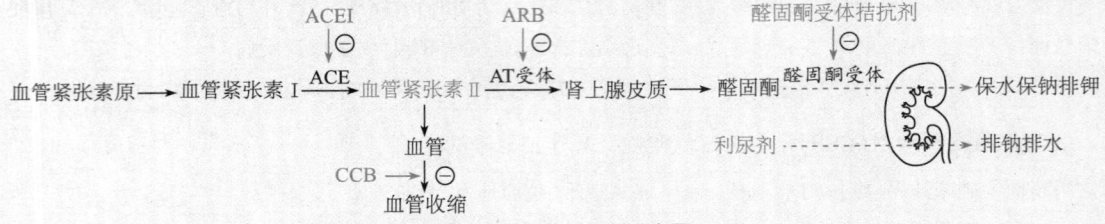

常用降压药物作用机制示意图

【例11】高血压患者应尽量做到
　　A. 每人每日食盐量不应超过8g　　B. 饮酒量每日不超过相当于75g乙醇的量
　　C. 低或中度强度的等张运动　　　D. 将体重指数(BMI)控制在30
　　E. 膳食中脂肪量控制在总量的35%以下

【例12】男,76岁。高血压病史1年,血压波动于170~190/60~65mmHg。查体未见明显异常。实验室检查:血常规、尿常规、肾功能、空腹血糖、血脂等均正常,心电图正常。该患者的收缩压控制目标值至少低于
　　A. 140mmHg　　　　　　　　B. 170mmHg　　　　　　　　C. 130mmHg
　　D. 150mmHg　　　　　　　　E. 160mmHg

【例13】女,70岁。高血压病史20年,糖尿病病史17年。血压175/85mmHg,双下肢水肿,心率85次/分,血钾5.7mmol/L,血肌酐456μmol/L,不宜使用的降压药物是
　　A. 卡托普利　　　　　　　　B. 袢利尿剂　　　　　　　　C. 硝苯地平
　　D. α受体拮抗剂　　　　　　E. 美托洛尔

注意:对于双侧肾动脉狭窄,ACEI可加重肾功能损害,甚至产生氮质血症。这是因为血管紧张素Ⅱ可通过收缩出球小动脉维持肾灌注压,ACEI可舒张出球小动脉,降低肾灌注压,导致肾小球滤过率与肾功能降低,故ACEI禁用于合并双侧肾动脉狭窄、肾功能严重受损(Scr>265μmol/L)。

【例14】高血压伴双侧肾动脉狭窄患者不宜使用的药物是
　　A. 缬沙坦　　　　　　　　　B. 美托洛尔　　　　　　　　C. 地尔硫䓬
　　D. 洋地黄　　　　　　　　　E. 呋塞米(2023)

　　A. 依那普利　　　　　　　　B. 氢氯噻嗪　　　　　　　　C. 美托洛尔
　　D. 特拉唑嗪　　　　　　　　E. 氨氯地平

【例15】糖尿病合并高血压的患者首选的降压药物为
【例16】高血压合并窦性心动过速的患者首选的降压药物为

8. 特殊人群的降压问题
　　(1) **高血压合并心力衰竭**　①高血压合并无症状的左心功能不全,应选用ACEI和β受体拮抗剂;②高血压合并有心力衰竭症状者,应选用利尿剂、ACEI或ARB和β受体拮抗剂联合治疗。
　　(2) **高血压合并冠心病**　①高血压合并稳定型心绞痛的降压治疗,应选择β受体拮抗剂、ACEI、长效钙通道阻滞剂。②发生过心肌梗死者,应选用ACEI和β受体拮抗剂,预防心室重构。
　　(3) **高血压合并糖尿病**　首选ACEI或ARB,能有效减轻和延缓糖尿病肾病的进展,改善血糖控制。

(4) **高血压合并肾脏损害** 首选 ACEI、ARB,可显著减少尿蛋白排出。

(5) **老年高血压** 年龄≥65 岁达到高血压诊断标准者即为老年高血压。半数以上为单纯收缩期高血压,此与老年人大动脉弹性减退、顺应性降低,脉压增大有关。降压治疗可降低老年高血压病人的致残率和病死率,治疗应优先选择钙通道阻滞剂、ACEI 或 ARB、利尿剂。老年人压力感受器敏感性减退,对血压的调节能力下降,易造成血压波动及直立性低血压,故宜给予小剂量降压药,缓慢平稳降压。

(6) **高血压合并妊娠** 不宜使用 ACEI 及 ARB,可选用甲基多巴。

(7) **高血压合并脑血管病** 对于已发生过脑卒中的病人,降压治疗的目的是预防再次发生脑卒中。高血压合并脑血管病病人不能耐受血压下降过快或过大,压力感受器敏感性减退,易发生直立性低血压,降压过程应缓慢平稳,最好不要减少脑血流量,可选择 ARB、长效钙通道阻滞剂、ACEI 或利尿剂。

(8) **高血压合并特殊疾病** 合并支气管哮喘、抑郁症、糖尿病不宜使用 β 受体拮抗剂;痛风病人不宜使用利尿剂;合并房室阻滞不宜使用 β 受体拮抗剂、非二氢吡啶类钙通道阻滞剂。

(9) **顽固性高血压** 约 10% 的高血压病人,尽管使用了三种以上合适剂量的降压药联合治疗(其中包括利尿剂),血压仍未能达到目标水平,称为顽固性高血压或难治性高血压。其主要原因包括:

①**血压测量错误** 如袖带大小不合适,上臂围粗大者使用普通袖带;袖带置于有弹性阻力的衣服外面;放气速度过快;听诊器置于袖带内;在听诊器上向下用力过大。有些是间接测量法引起的假性顽固。

②**降压方案不合理** 采用不合理的联合治疗不能显著增强降压效应;采用了对某些病人有明显不良反应的降压药;在三种降压药的联合治疗方案中无利尿剂。

③**药物干扰降压作用** 同时服用干扰降压作用的药物是血压难以控制的一个较隐蔽原因。

④**容量超负荷** 饮食钠盐摄入过多抵消降压药的作用。肥胖、糖尿病、肾损害时通常有容量超负荷。

⑤**胰岛素抵抗** 胰岛素抵抗是肥胖和糖尿病病人发生顽固性高血压的主要原因。

⑥**继发性高血压** 如肾动脉狭窄、原发性醛固酮增多症等,尤其是老年病人。

⑦**睡眠呼吸暂停低通气综合征、过多饮酒和重度吸烟** 也是造成顽固性高血压的原因。

【例17】女,71 岁,2 型糖尿病病史 10 年。查体:BP140/95mmHg,HR65 次/分。实验室检查:Scr160 μmol/L,血 K^+ 4.2mmol/L,尿蛋白(+)。该患者降血压药应首选

  A. 钙通道阻滞剂   B. 利尿剂   C. 血管紧张素Ⅱ受体拮抗剂

  D. α 受体拮抗剂   E. β 受体拮抗剂

【例18】男,68 岁。高血压病史 10 余年。查体:P56 次/分,BP160/90mmHg。Scr365μmol/L。降压治疗宜首选

  A. 维拉帕米   B. 美托洛尔   C. 利血平

  D. 氨氯地平   E. 贝那普利

【例19】合并冠状动脉痉挛性心绞痛的高血压患者宜首选

  A. β 受体拮抗剂   B. 利尿药   C. 血管紧张素转换酶抑制剂

  D. 钙通道阻滞剂   E. α 受体拮抗剂

注意:高血压合并心肌梗死病史——首选 β 受体拮抗剂,此为心肌梗死的二级预防。
   高血压合并急性心肌梗死——首选血管紧张素转换酶抑制剂。
   高血压合并冠心病心绞痛——首选钙通道阻滞剂。

  A. CCB   B. ACEI   C. ARB

  D. β 受体拮抗剂   E. 噻嗪类利尿剂

【例20】合并严重肾功能不全的老年收缩期高血压患者,最适宜的降压药物是

【例21】合并窦性心动过速的 1 级高血压患者,最适宜的降压药物是(2023)

9. 高血压急症和亚急症的概念和主要原因

(1) **高血压急症** 是指原发性或继发性高血压病人,在某些诱因作用下,血压突然明显升高(一般超

过 180/120mmHg),伴有进行性心、脑、肾等重要靶器官功能不全的表现。高血压急症包括高血压脑病、颅内出血、脑梗死、急性心力衰竭、急性冠脉综合征、主动脉夹层、子痫、急性肾小球肾炎、胶原血管病等所致危象、嗜铬细胞瘤危象、围术期严重高血压等。

(2) **高血压亚急症** 是指血压明显升高但不伴严重临床症状及进行性靶器官损害。病人可以有血压明显升高的症状,如头痛、胸闷、鼻出血、烦躁不安等。血压升高的程度并不是区别高血压急症与亚急症的标准,区别两者的唯一标准是有无新近发生的急性进行性靶器官损害。

(3) **治疗原则**
①及时降压 宜选择有效降压药物,静脉滴注给药。若情况允许,应及早开始口服降压药物治疗。
②控制性降压 数分钟至1小时内血压控制目标为平均动脉压的降幅不超过治疗前水平的25%;在随后2~6小时内将血压降至160/100mmHg左右;如能耐受,在随后24~48小时逐步降至正常水平。
③合理选择降压药 处理高血压急症的药物,要求起效迅速,短时间内达到最大作用;作用持续时间短,停药后作用消失较快;不良反应较小。
④避免使用的药物 高血压急症禁止使用利血平,因肌内注射后降压作用缓慢,如果短期内反复注射可导致难以预测的蓄积效应,发生严重低血压。治疗开始时不宜使用强力的利尿药,除非有心力衰竭或明显的体液容量负荷过重。

(4) **降压药物选择** 大多数情况下首选硝普钠,硝普钠可用于各种高血压急症。

	作用机制	适应证	主要副作用
硝普钠	扩张动静脉,降低前、后负荷	各种高血压急症	恶心、呕吐、肌肉颤动、硫氰酸中毒
硝酸甘油	扩张静脉,选择性扩张冠状动脉和大动脉	高血压急症伴急性心力衰竭、急性冠脉综合征	心动过速、面部潮红、头痛、呕吐
尼卡地平	降压的同时可改善脑血流量	高血压急症伴急性脑血管病	心动过速、面部潮红
拉贝洛尔	α+β受体拮抗剂	高血压急症伴妊娠、肾衰竭	头晕、直立性低血压、心脏阻滞

【例22】男,50岁。情绪激动后突感头痛,伴恶心、呕吐和视物模糊2小时来诊。高血压病史10年。查体:BP230/140mmHg,双肺未闻及干、湿啰音,心率100次/分,律不齐,早搏2~4次/分。颈无抵抗,无肢体活动障碍及言语不利。最适宜的治疗措施是
A. 静脉推注利多卡因　　　　　B. 静脉推注普罗帕酮　　　　　C. 静脉推注地西泮
D. 静脉滴注硝普钠　　　　　　E. 静脉滴注呋塞米

二、继发性高血压

1. 临床表现

(1) **肾实质高血压** 包括急性肾炎、慢性肾炎、糖尿病肾病、慢性肾盂肾炎等肾脏病变引起的高血压,是最常见的继发性高血压,表现为早期出现肾功能受损,晚期才出现高血压。
(2) **肾血管性高血压** 包括单侧或双侧肾动脉狭窄引起的高血压,表现为进展迅速、突然加重或难治性高血压,多有舒张压中、重度升高,上腹部或背部肋脊角处可闻及血管杂音。
(3) **原发性醛固酮增多症** 是肾上腺皮质增生或肿瘤分泌过多醛固酮所致,表现为高血压伴低血钾。
(4) **嗜铬细胞瘤** 发作时典型表现为阵发性血压升高,伴心动过速、头痛、出汗、面色苍白等。
(5) **皮质醇增多症** 多表现为高血压、向心性肥胖、满月脸、水牛背、皮肤紫纹、毛发增多、血糖增高。
(6) **主动脉缩窄** 表现为躯体上半部高血压,下肢低血压。多为先天性,少数为多发性大动脉炎所致。

2. 治疗原则

继发性高血压的治疗原则为找出原发病因,行病因治疗。
(1) **肾实质高血压** 严格限制钠盐摄入,包括 ACEI 或 ARB 的 3 种以上降压药联合应用。

(2) **肾血管性高血压** 经皮肾动脉成形术、手术治疗、药物治疗。

(3) **原发性醛固酮增多症** 若为肾上腺肿瘤，首选手术治疗。若为肾上腺支质增生，则用药物治疗。

(4) **嗜铬细胞瘤** 应手术治疗。

(5) **皮质醇增多症** 可手术、放疗、药物治疗等。

(6) **主动脉缩窄** 介入扩张支架植入、血管手术。

【例23】患者，男，40岁。间断发作头痛伴面色苍白、出汗、心悸，发作性血压升高，发作时血压200/130mmHg。最可能的诊断是

　　A. 原发性醛固酮增多症　　B. 肾动脉狭窄　　C. 嗜铬细胞瘤
　　D. 库欣综合征　　E. 原发性高血压

【例24】患者，男，40岁。血压升高4年，半年前出现双下肢无力，夜尿增多，食欲较前无变化。查体：血压170/100mmHg，神志清，心率80次/分，双下肢无水肿。患者最可能合并

　　A. 低钙血症　　B. 代谢性碱中毒　　C. 低磷血症
　　D. 低钾血症　　E. 低血糖

【例25】患者，女性，30岁。间断性头痛、头晕2年。查体：血压190/110mmHg。B超提示左肾动脉狭窄55%，右肾动脉狭窄50%。导致患者血压升高的原因是

　　A. 激活交感神经系统　　B. 激活激肽系统　　C. 心房利钠肽升高
　　D. 血管加压素升高　　E. 激活肾素-血管紧张素-醛固酮系统（2023）

▶ **常考点**　高血压的药物治疗。

参考答案——详细解答见《2024 国家临床执业及助理医师资格考试历年考点精析(上、下册)》

1. ABC**D**E　　2. A**B**CDE　　3. A**B**CDE　　4. ABC**D**E　　5. A**B**CDE　　6. A**B**CDE　　7. ABC**D**E
8. **A**BCDE　　9. ABCD**E**　　10. AB**C**DE　　11. AB**C**DE　　12. ABC**D**E　　13. A**B**CDE　　14. A**B**CDE
15. **A**BCDE　　16. ABC**D**E　　17. AB**C**DE　　18. AB**C**DE　　19. AB**C**DE　　20. A**B**CDE　　21. ABC**D**E
22. AB**C**DE　　23. ABC**D**E　　24. AB**C**DE　　25. AB**C**DE

第13章 心肌疾病

▶ **考纲要求**
①心肌病分类。②扩张型心肌病。③肥厚型心肌病。④心肌炎概述。⑤病毒性心肌炎。

▶ **复习要点**

一、心肌病概述

1. 概念

心肌病是指一组异质性心肌疾病，由不同病因（遗传性病因较多见）引起的心肌病变导致心肌机械和（或）心电功能障碍，常表现为心室肥厚或扩张。该病可局限于心脏本身，也可为系统性疾病的部分表现，最终可导致心脏性死亡或进行性心力衰竭。由其他心血管疾病继发的心肌病理性改变不属于心肌病范畴，如心脏瓣膜病、高血压性心脏病、先天性心脏病、冠心病等所致的心肌病变。

2. 分类

(1) **遗传性心肌病** 肥厚型心肌病、右心室发育不良心肌病、左心室致密化不全、糖原贮积症、先天性传导阻滞、线粒体肌病、离子通道病（长QT间期综合征、Brugada综合征、短QT间期综合征、儿茶酚胺敏感室速）。

(2) **获得性心肌病** 感染性心肌病、心动过速心肌病、心脏气球样变、围生期心肌病。

(3) **混合性心肌病** 扩张型心肌病、限制型心肌病。

二、扩张型心肌病

1. 概念

扩张型心肌病是一类以左心室或双心室扩大伴收缩功能障碍为特征的心肌病。

2. 病因

病因不明，部分病人有家族遗传性。可能病因包括感染（以病毒感染最常见）、非感染性炎症、中毒（包括酒精）、内分泌和代谢紊乱、遗传、精神创伤等。

3. 病理

以心腔扩大为主。肉眼可见心室扩张，室壁多变薄，纤维瘢痕形成，常伴有附壁血栓。瓣膜、冠状动脉多无改变。组织学为非特异性心肌细胞肥大、变性、程度不同的纤维化。

> **注意**：9版《内科学》P262：扩张型心肌病——心腔扩张，心室扩张，室壁多变薄。
> 9版《病理学》P173：扩张型心肌病——心腔扩张，心室扩张，室壁略增厚或正常（离心性肥大）。

4. 临床表现

(1) **症状** 早期可无症状。主要表现为活动时呼吸困难和活动耐量下降。随之可出现夜间阵发性呼吸困难、端坐呼吸等左心功能不全的症状。晚期出现食欲下降、腹胀、下肢水肿等右心功能不全的症状。

(2) **体征**

①心脏体征 心界扩大，心音减弱，可闻及第三或第四心音、奔马律，有时心尖部闻及收缩期杂音。

②左心衰竭体征 肺部可闻及湿啰音，可局限，也可遍布两肺，可伴哮鸣音。

③**右心衰竭体征** 颈静脉怒张,肝大,外周水肿。长期肝淤血可导致肝硬化、胆汁淤积和黄疸。

5. 辅助检查

(1)**胸片** 心影增大,心胸比>50%。可出现肺淤血、肺水肿、肺动脉高压征象。

(2)**心电图** 常见 ST 段压低和 T 波倒置,可见各种类型的心律失常,可有病理性 Q 波。

(3)**超声心动图** 是诊断和评估病情最常用的重要检查手段。早期表现为左心室轻度扩大,后期各心腔均扩大,以左心室扩大为著,心脏可呈球形,左心室流出道增宽。室间隔和心室游离壁的厚度变薄。室壁运动普遍减弱,心肌收缩功能下降,左室射血分数显著降低。二尖瓣瓣叶舒张活动幅度减低,运动曲线呈"钻石样"改变。瓣环扩大导致相对性二尖瓣、三尖瓣关闭不全。附壁血栓多见于左心室心尖部。

(4)**心脏磁共振(CMR)** 对心肌病诊断、鉴别诊断及预后评估均有很高价值,但不是首选检查。

(5)**冠状动脉造影** 有助于排除冠心病。

(6)**心内膜心肌活检(EMB)** 有助于决定病人应尽早心脏移植还是先用心室辅助泵。

6. 诊断与鉴别诊断

(1)**诊断** 对于有慢性心衰表现,超声心动图提示心腔扩大、心脏收缩功能减低,即可考虑本病。

(2)**鉴别诊断** 需与心脏瓣膜病、高心病、冠心病、先天性心脏病等鉴别。

7. 治疗

(1)**病因治疗** 应积极寻找病因,给予相应治疗,如控制感染、严格限酒或戒烟、治疗相应内分泌疾病或自身免疫病,纠正液体负荷过重及电解质紊乱,改善营养失衡等。

(2)**针对心力衰竭的药物治疗** 早期尚未出现心衰症状时,就应积极给予药物干预,如β受体拮抗剂、ACEI 或 ARB,可减缓心室重构,延缓病变发展。若出现心衰症状时,应按慢性心衰治疗指南进行治疗。

(3)**心力衰竭的心脏同步化治疗** 是通过植入带有左心室电极的起搏器,同步起搏左、右心室而使心室的收缩同步化。这一治疗对部分心力衰竭的病人有显著疗效,但应在药物治疗的基础上选用。

(4)**抗凝治疗** 对于有房颤、附壁血栓形成、有血栓栓塞病史的病人,须长期服用华法林抗凝。

【例1】扩张型心肌病典型的超声心动图改变是
    A. 收缩期心尖部向外膨出
    B. 舒张期室间隔厚度与左心室后壁之比≥1.3
    C. 收缩期二尖瓣前叶向前运动
    D. 心腔扩大,室壁运动弥漫性减弱,瓣口开放小
    E. 瓣膜增厚、钙化、僵硬,瓣口开放受限

【例2】男,35 岁。活动后气短 2 年,加重伴双下肢水肿 2 个月。查体:颈静脉怒张,双肺底可闻及少量湿啰音。心界扩大,心率 100 次/分,律齐,可闻及 S_3,心尖部可闻及 2/6 级收缩期吹风样杂音。肝肋下 4cm。超声心动图示全心扩大,室壁运动呈弥漫性减弱。实验室检查:尿蛋白(+)。该患者最可能的诊断是
    A. 缩窄性心包炎   B. 肝硬化   C. 心包积液
    D. 慢性肾炎   E. 扩张型心肌病

【例3】男,36 岁。活动性气急、夜间阵发性呼吸困难 3 年。查体:血压 100/60mmHg,无颈静脉怒张,双下肺可闻及少许湿啰音,心率 90 次/分,双下肢水肿(+)。超声心动图显示全心扩大,以左心室扩大为主,二尖瓣前叶舒张活动振幅降低,瓣口开放小,呈钻石样双峰图形。该患者最可能的诊断是
    A. 风湿性心脏病   B. 纤维素性心包炎   C. 渗出性心包炎
    D. 肥厚型心肌病   E. 扩张型心肌病

【例4】患者,女,32 岁。劳累后心悸、气促、下肢水肿 6 个月。查体:心界向两侧扩大,心尖区闻及 2/6 级收缩期杂音,两肺底有小水泡音。超声心动图示左室腔增大,心电图提示完全性左束支传导阻滞。该患者应诊断为

A. 急性心包炎　　　　B. 扩张型心肌病　　　　C. 急性病毒性心肌炎
D. 二尖瓣狭窄　　　　E. 肺源性心脏病

三、肥厚型心肌病

1. 概念

肥厚型心肌病是一种遗传性心肌病，以心室非对称性肥厚为解剖特点，是青少年运动猝死的最主要原因之一。根据左心室流出道有无梗阻，分为梗阻性和非梗阻性肥厚型心肌病两类。

2. 病因

本病为常染色体显性遗传，具有遗传异质性（约占50%），其中最常见的突变基因为β-肌球蛋白重链及肌球蛋白结合蛋白C的编码基因。肥厚型心肌病的表型呈多样性。

3. 病理

大体解剖主要为心室肥厚，尤其是室间隔肥厚，部分病人的肥厚部位不典型，可以是左心室靠近心尖部位。组织学改变有3大特点：心肌细胞排列紊乱、小血管病变、瘢痕形成。

4. 临床表现

（1）**症状**　最常见的症状是劳力性呼吸困难（占90%），夜间阵发性呼吸困难较少见。最常见的持续性心律失常是房颤。部分病人有晕厥，常于运动时出现。该病是青少年和运动员猝死的主要原因。

（2）**体征**　心脏轻度增大，可闻及第四心音。左心室流出道梗阻的病人可于胸骨左缘第3~4肋间闻及较粗糙的喷射性收缩期杂音。心尖部常闻及收缩期杂音。

【例5】可使肥厚型心肌病杂音减轻的药物是
A. 多巴胺　　　　　　B. 美托洛尔　　　　　　C. 地高辛
D. 硝酸甘油　　　　　E. 呋塞米

注意：①心脏杂音增强——含服硝酸甘油、应用强心药、取站位、Valsalva动作（心肌收缩力↑、前负荷↓）。
②心脏杂音减弱——使用β受体拮抗剂、取卧位或下蹲位（心肌收缩力↓、前负荷↑）。

5. 辅助检查

（1）**胸片**　提示心影可正常大小或左心室增大。

（2）**心电图**　变化多端，主要表现为QRS波左心室高电压、倒置T波和异常q波。少数病人可有深而不宽的病理性Q波。此外，病人可伴有室内传导阻滞和其他各种心律失常。

（3）**超声心动图**　是临床最主要的诊断手段。心室不对称肥厚而无心室腔增大为其特征。舒张期室间隔厚度达15mm或与后壁厚度之比≥1.3。伴有流出道梗阻的病例可见室间隔流出道部分向左心室内突出、二尖瓣前叶在收缩期前移（SAM）、左心室顺应性降低致舒张功能障碍等。

（4）**心脏磁共振（CMR）**　显示心室壁和（或）室间隔局限性或普遍性增厚。

6. 诊断与鉴别诊断

（1）**诊断**　根据病史及体格检查，超声心动图示舒张期室间隔厚度达15mm或与后壁厚度之比≥1.3。如有阳性家族史（猝死、心肌肥厚等），更有助于诊断。

（2）**鉴别诊断**　需与引起左心室肥厚的疾病相鉴别，如高血压心脏病、先天性心脏病等。

【例6】男，20岁。踢球时突然一过性意识丧失，后自行恢复。发作时无四肢抽搐、口吐白沫。超声心动图示舒张期室间隔与后壁厚度之比为1.7。SAM现象阳性。该患者意识丧失最可能的病因是
A. 癔症　　　　　　　B. 血管迷走性晕厥　　　C. 体位性低血压
D. 限制型心肌病　　　E. 肥厚型梗阻性心肌病

7. 治疗

（1）**药物治疗**　是基础治疗。但对胸闷不适者使用硝酸酯类，需除外流出道梗阻，以免加重病情。

①减轻左心室流出道梗阻 首选β受体拮抗剂,次选非二氢吡啶类CCB,丙吡胺为候选药物。

②针对心力衰竭的治疗 疾病后期可出现左心室扩大、左心室收缩功能减低、慢性左心功能不全的临床表现,药物治疗可选择ACEI、ARB、β受体拮抗剂、螺内酯,慎用地高辛。

③针对房颤的治疗 肥厚型心肌病最常见的心律失常是房颤,发生率达20%。胺碘酮可减少阵发性房颤发作。对于持续性房颤,可给予β受体拮抗剂控制心室率。

(2) **手术治疗** 对于药物治疗无效、心功能NYHA Ⅲ~Ⅳ级病人,若存在严重流出道梗阻(静息或运动时流出道压力阶差>50mmHg),需考虑行室间隔切除术。

(3) **酒精室间隔消融术** 经冠脉间隔支注入无水酒精,造成该供血区域心室间隔坏死,可减轻部分病人左心室流出道梗阻及二尖瓣反流,改善心力衰竭症状。

(4) **起搏治疗** 对于其他病因有双腔起搏置入适应证的病人,选择放置右心室心尖起搏可望减轻左心室流出道梗阻。对于药物治疗无效,而又不适合手术或消融治疗的病人,可以选择双腔起搏。

(5) **猝死的风险评估** 肥厚型心肌病是青年和运动员心脏性猝死最常见的病因。
预测高危风险的因素包括:曾经发生过心跳骤停、一级亲属中有1个或多个肥厚型心肌病猝死发生、左心室严重肥厚(≥30mm)、左心室流出道高压力阶差(>50mmHg)、Holter检查发现反复非持续室性心动过速、运动时出现低血压、不明原因晕厥(尤其是发生在运动时)。

(6) **猝死的预防** 植入型心律转复除颤器(ICD)能有效预防肥厚型心肌病猝死的发生。

8. 扩张型心肌病和肥厚型心肌病的比较

	扩张型心肌病	肥厚型心肌病
特征	左心室或双室扩大,心肌收缩功能减退伴或不伴充血性心力衰竭	左心室非对称性肥厚,尤其是室间隔肥厚无心腔增大;左心室流出道可有或无梗阻
病理特点	心腔扩大,心室扩张、室壁变薄 瓣膜、冠脉多正常,心肌细胞非特异性肥大变性	非对称性室间隔肥厚 心肌细胞肥大,形态特异,排列紊乱
症状	充血性心衰的症状和体征 部分病人可发生栓塞或猝死	心悸、胸痛、劳力性呼吸困难 运动时眩晕,甚至神志丧失
体征	心脏扩大,可闻及第三或第四心音,呈奔马律	心脏轻度增大,可闻及第四心音,心尖部收缩期杂音
心电图	房颤、传导阻滞,ST-T改变,病理性Q波少见	左心室肥大,ST-T改变,病理性Q波为其特征
心动图	心腔扩大,以左心室扩大显著 室壁运动普遍减弱,房室瓣反流	心室不对称性肥厚而无心腔增大为其特征,舒张期室间隔厚度≥15mm或与后壁厚度之比≥1.3
冠脉造影	心室造影示心腔扩大,室壁运动减弱 冠脉造影多无异常	心室造影示左心室腔变形 冠脉造影多无异常
治疗	无特效治疗 β受体拮抗剂、洋地黄、利尿剂、ACEI 无效时心脏移植,死因多为心衰和心律失常	首选β受体拮抗剂 次选非二氢吡啶类钙通道阻滞剂 介入治疗,手术治疗

注意:①对扩张型心肌病、肥厚型心肌病最有价值的诊断方法是超声心动图。
②心电图检查,肥厚型心肌病有病理性Q波为其特征;扩张型心肌病病理性Q波少见。
③肥厚型心肌病的治疗首选β受体拮抗剂。左心室后壁舒张期厚径正常值为7~11mm。

【例7】能减轻梗阻性肥厚型心肌病左心室流出道梗阻的药物是
  A. β受体阻滞剂   B. 硝酸甘油   C. 地高辛
  D. 异丙肾上腺素   E. 去甲肾上腺素(2022)

(8~9题共用题干)男,33岁。活动时气短、心前区疼痛1年。查体:血压146/80mmHg,双肺呼吸音清,心率78次/分,律齐,胸骨左缘第3~4肋间可闻及3/6级收缩期喷射性杂音。超声心动图示舒张期室间隔与左心室后壁厚度之比>1.5。

【例8】该患者最可能的诊断是
　　A. 高血压性心脏损害　　　B. 风湿性心脏病　　　C. 病毒性心肌炎
　　D. 肥厚型心肌病　　　　　E. 扩张型心肌病

【例9】该患者最适宜的治疗药物是
　　A. 硝酸甘油　　　　　　　B. 地高辛　　　　　　C. 美托洛尔
　　D. 氢氯噻嗪　　　　　　　E. 氨茶碱

四、心肌炎

1. 概述

心肌炎是指心肌的炎症性疾病,分为感染性和非感染性两大类。本节重点叙述病毒性心肌炎。

(1) **感染性心肌炎**　多由病毒(最常见)、细菌、真菌、螺旋体、立克次体、原虫、蠕虫等引起。

(2) **非感染性心肌炎**　常由药物、毒物、放射、结缔组织病、血管炎、巨细胞心肌炎、结节病等引起。

2. 病毒性心肌炎

(1) **病因**　病毒性心肌炎是指嗜心肌病毒感染引起的以心肌非特异性间质性炎症为主要表现的心肌炎。
①柯萨奇B组病毒　为最常见致病原因,占30%~50%。
②常见病毒　如小病毒B-19、人疱疹病毒6型、孤儿(Echo)病毒、脊髓灰质炎病毒等。
③其他少见病毒　人类腺病毒、流感病毒、风疹病毒、单纯疱疹病毒、脑炎病毒、肝炎(A、B、C型)病毒、EB病毒、巨细胞病毒、HIV等都可引起心肌炎。

【例10】引起病毒性心肌炎最常见的病毒是
　　A. 风疹病毒　　　　　　　B. 呼吸道合胞病毒　　C. 流感病毒
　　D. 单纯疱疹病毒　　　　　E. 柯萨奇B组病毒

(2) **临床表现**
①病史　多数病人于发病前1~3周有病毒感染等前驱症状,如发热、全身倦息等"感冒"症状。
②症状　心悸、胸痛、呼吸困难、水肿,甚至晕厥、猝死等。临床诊断的病毒性心肌炎绝大部分以心律失常为主诉或首见症状,少数可因此发生晕厥或阿-斯综合征。
③体检　常有心律失常,以房性与室性期前收缩、房室传导阻滞最为常见。心率增快与体温不相称。可闻及第三、第四心音或奔马律,部分病人可于心尖部闻及收缩期吹风样杂音。心衰病人可有颈静脉怒张、肺部湿啰音、肝大等体征。

(3) **诊断**　病毒性心肌炎的诊断为临床诊断。根据典型的前驱感染史、相应临床表现及体征、心电图、心肌酶学、超声心动图,即可作出诊断。常用的辅助检查如下:
①心电图　常见ST-T改变,包括ST段移位和T波倒置。合并急性心包炎者可有aVR导联以外ST段广泛抬高,少数可出现病理性Q波。可出现各型心律失常,特别是室性心律失常和房室传导阻滞。
②超声心动图　可正常,也可显示左心室增大,室壁运动减低,左心室收缩功能低下,附壁血栓。
③血液检查　血清肌钙蛋白(T或I)、心肌肌酸激酶(CK-MB)增高,血沉增快,C反应蛋白阳性。
④心内膜活检(EMB)　有助于病情及预后的判断。病毒性心肌炎的确诊有赖于心内膜、心肌或心包组织内病毒的检出。EMB为有创检查方法,对轻症病人,一般不作为常规检查。

注意:①病毒性心肌炎与急性心肌梗死均有心肺症状、心律失常、病理性Q波、血清肌钙蛋白和CK-MB增高。
②病毒性心肌炎——发病前1~3周有病毒感染的前驱症状,病程较长达数周。
③急性心肌梗死——发病前无病毒感染的前驱症状,病程短至数小时。

(4) **治疗**　病毒性心肌炎尚无特异性治疗,应以针对左心功能不全的支持治疗为主。

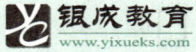
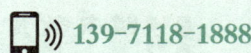

出现心力衰竭时,酌情使用利尿剂、血管扩张剂、ACEI等。病毒性心肌炎确诊后,应行抗病毒治疗。

【例11】女,20岁。活动后胸闷、气短2天。3周前曾咳嗽、持续发热1周。既往体健。查体:面色苍白,双肺呼吸音清,心界向左下扩大,心率120次/分,频发早搏,第一心音减弱,$P_2>A_2$,心尖区可闻及2/6级收缩期杂音。实验室检查:血肌钙蛋白增高。该患者最可能的诊断是

　　A. 感染性心内膜炎　　　　B. 病毒性心肌炎　　　　C. 慢性心力衰竭

　　D. 急性肺栓塞　　　　　　E. 急性心肌梗死(2023)

(12~13题共用题干)男,22岁。3周前发热、流涕、咽痛,T37~38℃。近1周自觉喘憋、心悸和乏力,呈进行性加重。既往体健。查体:T37℃,R22次/分,BP100/65mmHg。颈静脉无怒张,双下肺可闻及湿啰音。实验室检查血肌钙蛋白升高。

【例12】该患者最可能的诊断是

　　A. 扩张型心肌病　　　　　B. 肥厚型心肌病　　　　C. 急性心肌梗死

　　D. 肺血栓栓塞　　　　　　E. 病毒性心肌炎

【例13】最有助于确定喘憋原因的辅助检查是

　　A. 血气分析　　　　　　　B. 超声心动图　　　　　C. 冠状动脉造影

　　D. 心电图　　　　　　　　E. 血常规

▶ **常考点**　　心肌病的特点;病毒性心肌炎的临床表现与诊断。

参考答案——详细解答见《2024国家临床执业及助理医师资格考试历年考点精析(上、下册)》

1. ABCDE　　2. ABCDE　　3. ABCDE　　4. ABCDE　　5. ABCDE　　6. ABCDE　　7. ABCDE
8. ABCDE　　9. ABCDE　　10. ABCDE　　11. ABCDE　　12. ABCDE　　13. ABCDE

第14章 心脏瓣膜病

▶**考纲要求**
①二尖瓣狭窄。②二尖瓣关闭不全。③主动脉瓣狭窄。④主动脉瓣关闭不全。

▶**复习要点**

一、二尖瓣狭窄(二狭)

1. 病因

(1)**风湿热** 最常见,占50%。急性风湿热后形成二尖瓣狭窄至少需要2年,通常需5年以上的时间。多数病人的无症状期为10年以上,故风湿性二尖瓣狭窄一般在40~50岁发病,以女性病人居多,约占2/3。

(2)**少见病因** 包括先天性发育异常、瓣环钙化,导致瓣环钙化的原因包括老年性退行性改变及结缔组织病(如类风湿关节炎、系统性红斑狼疮、硬皮病等)。

(3)**罕见病因** 有人认为病毒(特别是Coxsackie病毒)也可引起二尖瓣狭窄。

2. 病理生理

(1)**瓣口面积及狭窄分度** 正常二尖瓣瓣口面积 $4\sim6cm^2$。瓣口面积减小至 $1.5\sim2.0cm^2$ 为**轻度**狭窄;瓣口面积 $1.0\sim1.5cm^2$ 为**中度**狭窄;瓣口面积 $<1cm^2$ 为**重度**狭窄。

(2)**病理生理** 正常情况下,血液由右心房→三尖瓣→右心室→肺动脉→肺毛细血管→肺静脉→左心房→二尖瓣→左心室→主动脉瓣→主动脉。

因此,当二尖瓣狭窄时,血液从左心房流入左心室受阻→出现左心房高压→肺静脉高压→肺毛细血管压力升高→肺动脉高压→右心室压力升高→右心室肥厚→右心衰竭。

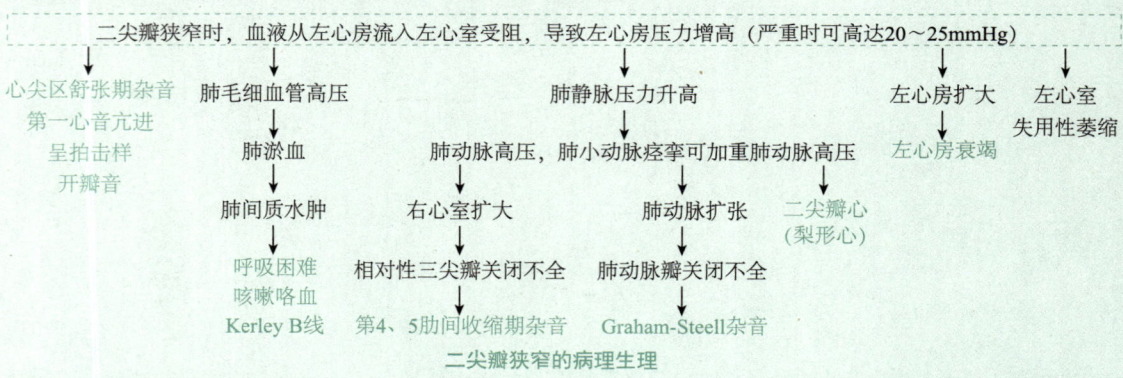

二尖瓣狭窄的病理生理

注意:9版《内科学》P288为Graham-Steel杂音(错误),9版《诊断学》P163为Graham-Steell杂音(正确)。

【例1】成人心脏正常二尖瓣瓣口面积是
    A. $0.5\sim1.0cm^2$ B. $2.0\sim3.0cm^2$ C. $4.0\sim6.0cm^2$
    D. $6.5\sim7.5cm^2$ E. $8.0\sim9.0cm^2$

【例2】单纯二尖瓣狭窄患者可有

第九篇 内科学
第14章 心脏瓣膜病

A. 左心房扩大,右心房缩小　　B. 右心房扩大,左心房缩小　　C. 右心室缩小,左心房扩大
D. 左心室缩小或正常,左心房扩大　E. 左心房扩大,左心室扩大

3. 临床表现

当二尖瓣瓣口面积<1.5cm² 时,开始出现临床表现。

(1) **呼吸困难**　为最常见也是最早期的症状,在运动、情绪激动、妊娠时最易被诱发。随着病情进展,可出现劳力性呼吸困难、静息时呼吸困难、夜间阵发性呼吸困难、端坐呼吸。

(2) **咳嗽**　多在夜间睡眠或劳动后出现,为干咳无痰或泡沫痰。

(3) **咯血**　有以下几种情况:

咯血形式	病理生理	临床意义
大咯血	是由严重二尖瓣狭窄,左心房压力突然增高,肺静脉压增高,支气管静脉破裂出血所致	可为二尖瓣狭窄的首发症状 多见于二尖瓣狭窄早期
痰中带血或血痰	与支气管炎、肺部感染、肺充血或肺毛细血管破裂有关	常伴夜间阵发性呼吸困难
咳胶冻状痰	肺梗死时咳胶冻状暗红色痰	为合并心力衰竭的晚期并发症
粉红色泡沫痰	为毛细血管破裂所致	为急性肺水肿的特征

注意:①二尖瓣狭窄大咯血是支气管静脉破裂所致(9版《内科学》P287)。
②支气管扩张症大咯血是支气管动脉破裂所致(9版《内科学》P40)。

(4) **血栓栓塞**　为二尖瓣狭窄的严重并发症,约20%的病人在病程中发生血栓栓塞。发生栓塞者约80%有心房颤动,故合并房颤的病人需予以预防性抗凝治疗。

(5) **严重二尖瓣狭窄体征**　可呈"二尖瓣面容",双颧绀红。右心室扩大时剑突下可触及收缩期抬举样搏动。右心衰竭时可出现颈静脉怒张、肝颈回流征阳性、肝大、双下肢水肿。

(6) **心音**
①二尖瓣狭窄时,若瓣叶柔顺有弹性,在心尖部多可闻及第一心音亢进,呈拍击样,可闻及开瓣音;若瓣叶钙化僵硬,则开瓣音消失。
②当出现肺动脉高压时,可闻及 P_2 亢进和分裂。

(7) **心脏杂音**
①二尖瓣狭窄的特征性杂音为心尖区舒张中晚期低调的隆隆样杂音,呈递增型,局限,左侧卧位明显,运动或用力呼气可使其增强,常伴舒张期震颤,房颤时杂音可不典型。当胸壁增厚、肺气肿、低心排血量状态、右心室明显扩大、二尖瓣重度狭窄时,此杂音可被掩盖,称为"安静型二尖瓣狭窄"。
②严重肺动脉高压时,由于肺动脉及其瓣环的扩张,相对性肺动脉瓣关闭不全,可于胸骨左缘第2肋间闻及递减型高调叹气样舒张早期杂音(Graham-Steell 杂音)。
③右心室扩大时,因相对性三尖瓣关闭不全,可于胸骨左缘第4、5肋间闻及全收缩期吹风样杂音。

```
                            P₂亢进
     三尖瓣区收缩期杂音     Graham-Steell杂音              心尖区舒张期杂音
              ↑                    ↑                              ↑
          右心室扩张            肺动脉扩张                      二尖瓣狭窄
上下腔静脉→右心房→三尖瓣→右心室→肺动脉→肺毛细血管→肺静脉→左心房→二尖瓣→左心室→主动脉瓣→主动脉
                              二尖瓣狭窄心脏体征的产生机制
```

【例3】以下心血管疾病中,最易引起咯血的是
　　A. 二尖瓣狭窄　　　　　　B. 肺动脉瓣狭窄　　　　　　C. 急性心包炎
　　D. 三尖瓣狭窄　　　　　　E. 主动脉瓣狭窄

【例4】二尖瓣狭窄大咯血的原因是

A. 支气管静脉破裂　　　　　B. 支气管动脉破裂　　　　　C. 肺毛细血管破裂
　　D. 肺淤血　　　　　　　　　E. 肺栓塞(2023)

【例5】二尖瓣狭窄患者出现右心衰竭时最可能缓解的临床表现是
　　A. 肝大　　　　　　　　　　B. 颈静脉怒张　　　　　　　C. 肝压痛
　　D. 双下肢水肿　　　　　　　E. 呼吸困难

4. 辅助检查

(1) X线检查　①胸片可见肺淤血、肺门增大、边缘模糊、上肺纹理增多、间质性肺水肿(如Kerley B线)，晚期典型表现为蝶翼状。②心影显示左心房增大，右心缘有双心房影，左心缘变直。③主动脉弓缩小，肺动脉主干突出，右心室增大，<u>心脏呈梨形</u>。

(2) 心电图　窦性心律者可见"<u>二尖瓣型P波</u>"，提示左心房扩大。QRS波群示电轴右偏、右室肥厚。

(3) 超声心动图　为<u>确诊本病最敏感、可靠的方法</u>。M型超声示二尖瓣前叶呈"<u>城墙样</u>"改变(EF斜率降低，A峰消失)，后叶与前叶同向运动，瓣叶回声增强。二维超声可以观察瓣叶的活动度、厚度、是否钙化等情况。典型者为舒张期前叶呈圆拱状，后叶活动度减少，瓣叶增厚，瓣口面积缩小。

(4) 彩色多普勒血流显像　可实时观察二尖瓣狭窄的射流，有助于连续多普勒的正确定向。连续波或脉冲波多普勒可较准确地测定舒张期跨二尖瓣的压差和二尖瓣瓣口面积，从而准确判断狭窄严重程度。

狭窄程度	平均压力阶差(mmHg)	肺动脉压(mmHg)	二尖瓣瓣口面积(cm²)
轻度二尖瓣狭窄	<5	<30	>1.5(9版《内科学》P286为1.5~2.0)
中度二尖瓣狭窄	5~10	30~50	1.0~1.5
重度二尖瓣狭窄	>10	>50	<1.0

【例6】心影呈梨形常见于
　　A. 肺动脉段膨出　　　　　　B. 左心室、右心室增大　　　C. 右心室增大
　　D. 右心房、右心室增大　　　E. 主动脉弓膨出

5. 诊断与鉴别诊断

(1) 诊断　心尖区隆隆样舒张期杂音提示二尖瓣狭窄，超声心动图检查可明确诊断。

(2) 鉴别诊断　心尖部舒张期杂音可见于主动脉瓣关闭不全、左心房黏液瘤、经二尖瓣口血流增加。

【例7】女，28岁。活动后心悸、气短1个月，既往有游走性关节肿痛病史。查体：双颧呈紫红色，叩诊心界饱满，心尖部可闻及舒张期强杂音。该患者最可能的诊断是
　　A. 主动脉瓣关闭不全　　　　B. 二尖瓣狭窄　　　　　　　C. 主动脉瓣狭窄
　　D. 肺动脉瓣狭窄　　　　　　E. 二尖瓣关闭不全

6. 并发症

(1) 心房颤动　为二尖瓣狭窄<u>最常见</u>的心律失常，也是相对早期的常见并发症。发生房颤时，舒张期变短、心房收缩功能丧失，左心室充盈减少，可使心排血量减少20%~25%，常致心衰加重，突然出现严重的呼吸困难，甚至急性肺水肿。房颤发生率随左心房增大和年龄增长而增加。

(2) 急性肺水肿　为<u>重度二尖瓣狭窄</u>的严重并发症。表现为突然出现的重度呼吸困难和发绀，不能平卧，咳粉红色泡沫痰，双肺满布干、湿性啰音，常因剧烈活动、感染、心律失常等诱发。

(3) 血栓栓塞　20%可发生体循环栓塞，其中80%伴房颤。血栓栓塞以<u>脑栓塞</u>最常见，也可发生于四肢、脾、肾、肠系膜动脉。栓子多来源于<u>扩大的左心房伴房颤者</u>。来源于右心房的栓子可造成肺栓塞。

(4) 右心衰竭　为<u>晚期并发症</u>。右心衰竭时，右心排出量减少，肺循环血量减少，肺淤血减轻，呼吸困难可有所<u>减轻</u>，发生急性肺水肿、大咯血的危险减少，但心排血量降低。

(5) 感染性心内膜炎　较少见。

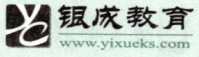 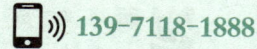

(6) 肺部感染　本病常有肺淤血,故易合并肺部感染。

【例8】女,50岁。活动后胸闷1年,夜间阵发性呼吸困难4天。查体:血压130/80mmHg,心尖部可闻及舒张期隆隆样杂音,P_2亢进。该患者最易出现的心律失常是
　　A. 三度房室阻滞　　　　　　B. 室上性心动过速　　　　　　C. 室性心动过速
　　D. 心房扑动　　　　　　　　E. 心房颤动(2023)

7. 治疗

(1) 一般治疗　预防性抗风湿治疗,预防感染性心内膜炎。窦性心律的二尖瓣狭窄禁用地高辛。

(2) 并发症的治疗

①大量咯血　应取坐位,同时使用镇静剂,静脉注射利尿剂,以降低肺动脉压。

②急性肺水肿　处理原则同急性左心衰竭所致的肺水肿。但应注意:A. 避免使用以扩张小动脉为主、减轻后负荷的血管扩张剂,应选用以扩张静脉系统、减轻前负荷为主的硝酸酯类;B. 正性肌力药物(洋地黄)对二尖瓣狭窄的肺水肿无益,仅在房颤伴快速心室率时静脉注射毛花苷丙,以减慢心室率。

③心房颤动　治疗目的为控制心室率,争取恢复和保持窦性心律,预防血栓栓塞。
　　A. 急性房颤　急性快速性房颤因心室率快,舒张期充盈时间缩短,导致左房压力急剧增加,同时心排血量减低,故应立即控制心室率。可先静脉注射洋地黄;如效果不满意,可静脉注射地尔硫䓬或艾司洛尔;当血流动力学不稳定时,如出现肺水肿、休克、心绞痛、晕厥者,应立即电复律。
　　B. 慢性房颤　应争取介入或手术解决狭窄。在此基础上,若房颤病史<1年,左房内径<60mm,且无窦房结或房室结功能障碍者,可考虑电复律或药物复律。若不宜复律、复律失败或复律后复发,则可口服β受体拮抗剂、地高辛、非二氢吡啶类钙通道阻滞剂控制心室率。

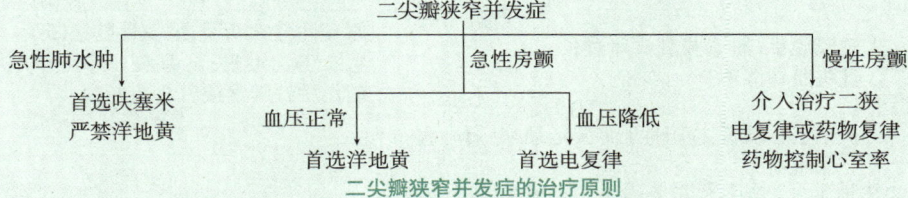

二尖瓣狭窄并发症的治疗原则

(3) 预防栓塞　二尖瓣狭窄合并房颤时,极易发生血栓栓塞。若无禁忌,均应长期口服华法林抗凝。

(4) 手术治疗　中重度二尖瓣狭窄、呼吸困难进行性加重、有肺动脉高压者应手术治疗。

手术方式	适应证	临床应用
经皮球囊二尖瓣成形术	单纯二尖瓣狭窄(最佳适应证)、瓣叶活动度好、无明显钙化	临床上常用
闭式二尖瓣分离术	单纯二尖瓣狭窄	临床上少用
直视二尖瓣分离术	瓣叶严重钙化、病变累及腱索和乳头肌、左心房内有血栓者	临床上少用
人工瓣膜置换术	严重瓣叶和瓣下结构钙化,不宜做经皮球囊二尖瓣成形术　二尖瓣狭窄合并明显二尖瓣关闭不全	临床应用渐少

(9~11题共用题干) 女,50岁。活动后胸闷1年,夜间阵发性呼吸困难4天。查体:血压130/80mmHg,P_2亢进,心尖部可闻及舒张期隆隆样杂音,余瓣膜区未闻及杂音。

【例9】该患者最可能的诊断是
　　A. 二尖瓣关闭不全　　　　　B. 主动脉瓣关闭不全　　　　　C. 主动脉瓣狭窄
　　D. 室间隔缺损　　　　　　　E. 二尖瓣狭窄

【例10】该患者最易出现的心律失常是
　　A. 三度房室传导阻滞　　　　B. 室上性心动过速　　　　　　C. 心房扑动
　　D. 室性心动过速　　　　　　E. 心房颤动

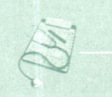

【例11】该患者突发心悸,伴胸闷、喘憋。查体:血压70/40mmHg,心率160次/分,心律绝对不齐。首选治疗措施是

A. 置入临时起搏器　　　　B. 静脉注射毛花苷丙　　　C. 静脉应用胺碘酮
D. 非同步直流电复律　　　E. 同步直流电复律

二、二尖瓣关闭不全(二闭)

1. 病因

二尖瓣结构包括瓣叶、瓣环、腱索、乳头肌四部分,正常的二尖瓣功能有赖于此四部分及左心室的结构和功能完整性,任何一个或多个部分发生结构异常或功能失调,均可导致二尖瓣关闭不全。

(1) 瓣叶　①风湿性损害<u>最常见</u>,占二尖瓣关闭不全的1/3,女性多见。②二尖瓣脱垂、感染性心内膜炎破坏瓣叶、肥厚型心肌病、先天性心脏病(心内膜垫缺损)等均可导致二尖瓣关闭不全。

(2) 瓣环扩大　①左心室扩大可造成二尖瓣瓣环扩大,从而导致二尖瓣关闭不全。②二尖瓣瓣环退行性变和瓣环钙化也可导致二尖瓣关闭不全;严重二尖瓣瓣环钙化者,50%合并主动脉瓣钙化。

(3) 腱索　如先天性异常、自发性断裂,或继发于感染性心内膜炎、风湿热的腱索断裂。

(4) 乳头肌　乳头肌缺血可导致短暂的二尖瓣关闭不全。急性心肌梗死后发生乳头肌坏死,则可导致永久性二尖瓣关闭不全。先天性乳头肌畸形、乳头肌脓肿、肉芽肿等也可导致二尖瓣关闭不全。

病变部位	慢性二尖瓣关闭不全的病因	急性或亚急性二尖瓣关闭不全的病因
瓣叶-瓣环	风湿性(过去最常见)、黏液样变性、瓣环钙化结缔组织疾病、先天性(如二尖瓣裂)	感染性心内膜炎、外伤、人工瓣瓣周漏
腱索-乳头肌	瓣膜脱垂(腱索或乳头肌过长) 乳头肌功能不全	原发性腱索断裂、继发性腱索断裂 感染性心内膜炎、心肌梗死并乳头肌功能不全 创伤所致腱索或乳头肌断裂
心肌	扩张型心肌病、梗阻性肥厚型心肌病、冠心病	—

【例12】在发达国家,慢性二尖瓣关闭不全的最常见病因是

A. 风湿性心脏病　　　　　B. 结缔组织病　　　　　　C. 二尖瓣黏液样变性
D. 感染性心内膜炎　　　　E. 二尖瓣先天异常

注意:①我国慢性二闭的病因过去以风湿热最常见,现在以腱索断裂最常见。
②在发达国家,慢性二闭的病因以二尖瓣黏液样变性最常见。

2. 病理生理

二尖瓣关闭不全的主要病理生理变化是左心室每搏射出的血液一部分反流入左心房,使前向血流减少,同时左心房负荷和左心室舒张期负荷增加,从而引起一系列血流动力学变化。

(1) 急性二闭　收缩期左心室射出的部分血液经关闭不全的二尖瓣口反流左心房,左心房容量负荷增加,使左心房压和肺毛细血管楔压急剧升高,导致肺淤血、急性肺水肿。反流入左心房的血液与肺静脉至左心房的血液汇总,在舒张期充盈左心室,致左心房和左心室容量负荷骤增,左心室舒张末压急剧上升。

(2) 慢性二闭　左心室舒张期容量负荷增加,可通过Frank-Starling机制使左心室每搏量增加,射血分数维持在正常范围,因此代偿早期可无临床症状。晚期,左心房接收左心室反流血液,持续严重的过度容量负荷终致左心房压和左心室舒张末压

二尖瓣关闭不全
↓
左心室射出的血液经关闭不全的二尖瓣口反流至左心房
↓
左心室扩大　　左心房肥大
↓　　　　　　　↓
左心衰竭　　　肺淤血
　　　　　　　肺动脉高压
　　　　　　　↓
　　　　　　　右心衰竭

二尖瓣关闭不全的病理生理

第九篇 内科学
第14章 心脏瓣膜病

明显升高,内径扩大。当失代偿时,肺静脉压和肺毛细血管楔压增高,继而发生肺淤血、左心衰竭。

3. 临床表现

	急性二尖瓣关闭不全	慢性二尖瓣关闭不全
心排血量	心排血量明显减少	心排血量减少,导致疲乏无力,活动耐力下降
肺淤血	轻症者仅有劳力性呼吸困难 重症者急性肺水肿、左心衰竭、心源性休克	不同程度呼吸困难,如劳力性呼吸困难、夜间阵发性呼吸困难、端坐呼吸
右心衰竭	病程短,极少出现右心衰竭症状	晚期出现,如腹胀、纳差、肝大、胸腹水、水肿等
心界	病程短,一般无心界扩大	心界向左下扩大,心尖搏动向左下移位
心尖搏动	心尖抬举样搏动(高动力型)	心尖抬举样搏动(高动力型)
心音	肺动脉瓣第二心音亢进,S_2分裂 心尖区可闻及第四心音	第一心音减弱,第二心音分裂 严重反流时可闻及第三心音
杂音	心尖区>3/6级收缩期粗糙吹风样杂音 累及腱索、乳头肌时出现乐音性杂音	心尖区≥3/6级全收缩期吹风样杂音 腱索断裂时可闻及海鸥鸣或乐音性杂音

注意:①二尖瓣关闭不全的特征性杂音为心尖区全收缩期吹风样杂音,可伴收缩期震颤。前叶损害为主者杂音向左腋下或左肩胛下传导,后叶损害为主者杂音向心底部传导。
②二尖瓣脱垂时心尖区可闻及收缩中晚期非喷射性喀喇音,喀喇音之后出现二尖瓣关闭不全的收缩期杂音。腱索断裂时杂音似海鸥鸣或乐音性。

4. 辅助检查

(1)**X线检查** ①轻度二尖瓣关闭不全者,可无明显异常发现。严重者左心房、左心室明显增大,明显增大的左心房可推移和压迫食管,左心衰竭者可见肺淤血、肺间质水肿。晚期可见右心室增大。②急性二尖瓣关闭不全者,心影正常或左心房轻度增大,伴肺淤血、肺水肿征。

(2)**心电图** ①轻度二闭心电图可正常。严重者可见左心室肥厚。②慢性二闭者常伴左心房增大、房颤;如为窦性心律则可见P波增宽呈双峰状(二尖瓣P波),提示左心房增大。③急性二闭心电图多正常。

(3)**超声心动图** M型和二维超声心动图不能确诊二闭。脉冲式多普勒和彩色多普勒敏感性达100%,并可对二尖瓣反流进行定量诊断。

关闭不全程度	射流面积(cm^2)	每搏反流量(ml)	反流分数(%)	半定量
轻度二尖瓣关闭不全	<4	<30	<30	反流局限于二尖瓣环附近
中度二尖瓣关闭不全	4~8	30~59	30~49	反流达到左心房中部
重度二尖瓣关闭不全	>8	>60	>50	反流直达左心房顶部

【例13】女,65岁,冠状动脉介入手术时突感呼吸困难,欲坐起。查体:血压100/70mmHg,心率102次/分,律齐,心尖部新出现收缩期吹风样杂音。该患者杂音的最可能原因是
A. 左心室流出道狭窄 B. 风湿性心脏瓣膜病 C. 主动脉瓣脱垂
D. 急性心包炎 E. 急性二尖瓣关闭不全

【例14】乳头肌断裂致急性二尖瓣关闭不全时,下列描述正确的是
A. 左心室大小无明显变化 B. 可无症状 C. 左心房明显扩大
D. 胸部X线片示肺纹理稀疏 E. 心电图示$S_{V1}+R_{V5}>4.0mV$

解题:普通的急性二尖瓣关闭不全(二闭)早期可无左心房增大,但乳头肌断裂导致的急性二闭,病情进展迅速,二尖瓣反流可使左心房和左心室压力骤然上升,导致左心房、左心室增大及肺淤血,患者可突发肺水肿及心源性休克(C对,A、D错)。E为左心室肥大(不是增大)的心电图表现。

5. 二尖瓣狭窄与二尖瓣关闭不全的鉴别

	二尖瓣狭窄(二狭)	二尖瓣关闭不全(二闭)
病程	从急性风湿热至形成二狭至少需2年	从风心病至出现二闭症状至少需20年
病因	风湿热(最常见)	过去以风湿热最常见,现在以腱索断裂最常见
心脏扩大	左心房扩大为主	左心室、左心房增大
心尖搏动	正常或不明显	高动力型(心尖搏动有力,可呈抬举性)
临床表现	二尖瓣瓣口面积<1.5cm² 才出现明显症状 如呼吸困难、咯血、咳嗽、声嘶等	急性:劳力性呼吸困难、左心衰竭、肺水肿 慢性:轻症者可终身无症状 　　　严重者疲乏无力、肺淤血出现较晚
听诊	①心尖部隆隆样舒张中晚期杂音,伴震颤 ②心尖区第一心音亢进和开瓣音 ③肺动脉高压时可有P₂亢进、分裂 ④肺动脉扩张致肺闭可出现该区舒张早期 　吹气样杂音(Graham-Steell 杂音)	心尖部全收缩期吹风样高调一贯型杂音 第一心音减低 肺动脉高压时可有P₂亢进、分裂
并发症	房颤、感染性心内膜炎、血栓栓塞、 右心衰竭、肺部感染、急性肺水肿	房颤(3/4)、感染性心内膜炎较多见、 体循环栓塞少见、心力衰竭
病情分级	瓣口面积1.5~2.0cm² 为轻度二尖瓣狭窄 瓣口面积1.0~1.5cm² 为中度二尖瓣狭窄 瓣口面积<1cm² 为重度二尖瓣狭窄	射流面积<4cm² 为轻度反流 射流面积4~8cm² 为中度反流 射流面积>8cm² 为重度反流
诊断	超声心动图是确诊二尖瓣狭窄的可靠方法	脉冲多普勒和彩色多普勒敏感性100%

注意:①正常二尖瓣口面积4~6cm²。轻度狭窄1.5~2.0cm²,中度狭窄1.0~1.5cm²,重度狭窄<1.0cm²。
②正常主动脉瓣口面积3~4cm²。轻度狭窄>1.5cm²,中度狭窄1.0~1.5cm²,重度狭窄<1.0cm²。

　　二尖瓣脱垂多为二尖瓣原发性黏液性变,使瓣叶宽松膨大或伴腱索过长,心脏收缩时瓣叶突入左心房而影响二尖瓣关闭,常表现为收缩中、晚期喀喇音合并收缩晚期杂音。喀喇音是由于二尖瓣在收缩中晚期脱入左心房,瓣叶突然紧张或其腱索的突然拉紧产生震动所致。二尖瓣脱垂可造成二尖瓣关闭不全,血液由左心室反流至左心房,而出现收缩晚期杂音。

【例15】男,32岁。体检时心脏听诊闻及心尖区收缩中期喀喇音,3/6级收缩晚期吹风样杂音。X线胸片
　　　　检查示心影正常。该患者最可能的诊断是
　　　　A. 二尖瓣脱垂　　　　　　B. 二尖瓣关闭不全　　　　　　C. 二尖瓣狭窄
　　　　D. 主动脉瓣狭窄　　　　　E. 主动脉瓣关闭不全(2023)

6. 并发症

(1) **心房颤动**　3/4的慢性重度二尖瓣关闭不全病人可发生心房颤动。

(2) **感染性心内膜炎**　较二尖瓣狭窄者常见。

(3) **体循环栓塞**　常见于左心房扩大、慢性房颤者,但较二尖瓣狭窄者少见。

(4) **心力衰竭**　在急性者早期出现,慢性者仅在晚期出现。

(5) **二尖瓣脱垂的并发症**　包括感染性心内膜炎、脑血管栓塞、心律失常、猝死、腱索断裂、心衰等。

7. 治疗

(1) **急性二尖瓣关闭不全**　外科治疗为根本措施。

①**内科治疗**　内科治疗的目的是减少反流量,降低肺静脉压,增加心排出量。动脉扩张剂(如静脉滴注硝普钠)可减低体循环血流阻力,提高主动脉输出量,同时减少二尖瓣反流量和左心房压力。若已发生

低血压,则不宜使用,而应行主动脉内球囊反搏,提高前向性心排出量。

②外科治疗 可在药物控制症状的基础上,紧急或择期行人工瓣膜置换术或修复术。

(2)慢性二尖瓣关闭不全 包括内科治疗和外科治疗。

①内科治疗 无症状、心功能正常者无须治疗,但应定期随访,重点是预防风湿热及感染性心内膜炎的发生。已有症状的二尖瓣反流,可给予血管紧张素转换酶抑制剂(ACEI)减低左心室容积,缓解症状。

②外科治疗 手术适应证:重度二尖瓣关闭不全伴 NYHA 心功能分级 Ⅲ 或 Ⅳ 级;NYHA 心功能分级 Ⅱ 级伴心脏扩大,左心室收缩末期容量指数>30ml/m^2;严重二尖瓣关闭不全,LVEF 减低。常用手术方法有二尖瓣修补术和二尖瓣置换术。

【例16】女,28 岁。劳累后心悸、气短 6 年,加重伴咳粉红色泡沫样痰 1 周。查体:心界扩大,心律绝对不齐,心尖部可闻及双期杂音。超声心动图示二尖瓣重度狭窄及中度关闭不全。该患者最恰当的治疗方案是

A. 立即行二尖瓣置换术
B. 先抗心力衰竭治疗,择期行二尖瓣瓣膜修补术
C. 立即行二尖瓣球囊扩张术
D. 先抗心力衰竭治疗,择期行二尖瓣置换术
E. 抗心力衰竭治疗后口服药物治疗,随访

三、主动脉瓣狭窄(主狭)

1. 病因

主动脉瓣狭窄的病因有三种,即先天性病变、退行性变和炎症性病变。单纯性主动脉瓣狭窄多为先天性或退行性变,极少数为炎症性,且男性多见。

2. 病理生理

正常主动脉瓣瓣口面积 3~4cm^2。当主动脉瓣瓣口面积≤1.0cm^2 时,左心室和主动脉之间收缩期的压力阶差明显,致使左心室壁向心性肥厚,左心室游离壁和室间隔厚度增加,其顺应性下降,左心室壁松弛速度减慢,使左心室舒张末压进行性升高;该压力通过二尖瓣传导至左心房,使左心房后负荷增加;长期左心房负荷增加,将导致肺静脉压、肺毛细血管楔压、肺动脉压升高,临床上出现左心衰竭的症状。

另外,主动脉瓣口狭窄导致的左心室收缩压增高,引起左心室肥厚、左心室射血时间延长,使心肌耗氧增加;主动脉瓣狭窄时,常因主动脉根部舒张压降低、左心室舒张末压增高压迫心内膜下血管,使冠状动脉灌注减少及脑供血不足。上述机制导致心肌缺血缺氧和心绞痛发作,进一步损害左心功能,并可导致头晕、黑矇、晕厥等脑缺血症状。

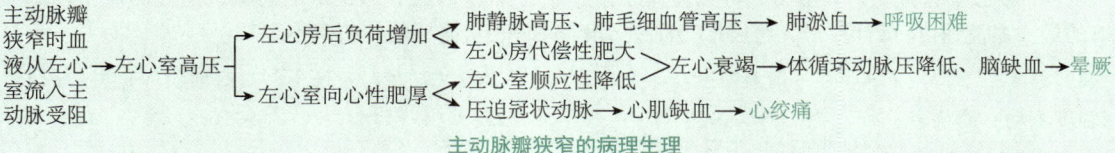

主动脉瓣狭窄的病理生理

3. 临床表现

(1)症状 主狭病人可长期无症状,直至主动脉瓣瓣口面积≤1.0 cm^2 时才出现临床症状。呼吸困难、心绞痛、晕厥是主狭的典型三联征。

①呼吸困难 劳力性呼吸困难为晚期病人常见的首发症状,见于 95% 有症状的病人。随病情发展,可出现阵发性夜间呼吸困难、端坐呼吸、急性肺水肿。

②心绞痛 心绞痛是重度主动脉瓣狭窄病人最早出现也是最常见的症状。

③晕厥 见于 15%~30% 的有症状病人,部分仅表现为黑矇,可为首发症状。晕厥多与劳累有关,常

发生于劳力当时。休息时晕厥多由心律失常(如房颤、房室传导阻滞)导致的心排出量骤减所致。

(2)体征

①心界 正常或轻度向左扩大,心尖区可触及收缩期抬举样搏动。

②心音 第一心音正常,如主动脉瓣严重狭窄或钙化,左心室射血时间明显延长,则主动脉瓣第二心音成分减弱或消失。由于左心室射血时间延长,第二心音中主动脉瓣成分延迟,严重狭窄者可呈逆分裂。

③心脏杂音 典型杂音为粗糙而响亮的射流性杂音,3/6级以上,呈递增-递减型,可向颈部传导,在胸骨右缘第1~2肋间听诊最清楚。一般来说,杂音越响,持续时间越长,高峰出现越晚,提示狭窄程度越重。

【例17】主动脉瓣狭窄的典型症状是
　　A. 呼吸困难、心绞痛、晕厥　　B. 呼吸困难、晕厥、咯血　　C. 晕厥、咯血、心绞痛
　　D. 呼吸困难、咯血、心绞痛　　E. 呼吸困难、心绞痛、低血压(2023)

【例18】最可能发生晕厥的心脏瓣膜病是
　　A. 二尖瓣狭窄　　B. 主动脉瓣狭窄　　C. 肺动脉瓣狭窄
　　D. 二尖瓣关闭不全　　E. 主动脉瓣关闭不全(2020)

【例19】男,62岁。劳累时气短进行性加重3年。既往无高血压、糖尿病病史,无吸烟史。查体:血压110/70mmHg,双肺呼吸音清,心率79次/分,律齐,胸骨右缘第2肋间可闻及4/6级收缩期喷射性杂音,向颈部传导。超声心动图提示LVEF60%。该患者气短的最可能原因是
　　A. 肺动脉高压　　B. 肺血栓栓塞　　C. 主动脉瓣狭窄
　　D. 主动脉瓣关闭不全　　E. 肺动脉瓣关闭不全

【例20】患者,女,58岁。呼吸困难、胸痛半年。查体:血压120/90mmHg,胸骨右缘第2肋间听到收缩期喷射样杂音。其病理特点是
　　A. 主动脉瓣缩窄和粘连　　B. 主动脉瓣增厚和卷曲　　C. 肺动脉瓣缩窄和粘连
　　D. 肺动脉瓣增厚和卷曲　　E. 三尖瓣增厚和卷曲

4. 辅助检查

(1)X线检查 心影一般不大,形状可略有变化,即左心缘下1/3处稍向外膨出;左心房轻度增大;75%~85%的病人呈现升主动脉扩张。侧位透视有时可见主动脉瓣钙化。

(2)心电图 轻者心电图正常,中度狭窄者可出现QRS波群电压增高伴轻度ST-T改变,重度狭窄者可出现左心室肥厚伴劳损和左心房增大的表现。

(3)超声心动图检查 二维超声心动图可见主动脉瓣瓣叶增厚、回声增强(提示瓣膜钙化),瓣叶收缩期开放幅度减小,开放速度减慢;左心室后壁及室间隔对称性肥厚;左心房可增大;主动脉根部狭窄后扩张等。

(4)彩色多普勒超声心动图 可见血流于瓣口下方加速形成五彩镶嵌的射流。通过测定主动脉瓣口的最大血流速度,可计算最大跨瓣压力阶差及瓣口面积,从而评估其狭窄程度。

狭窄程度	射流速度(m/s)	平均压力阶差(mmHg)	瓣口面积(cm^2)
轻度主动脉瓣狭窄	<3	<25	>1.5
中度主动脉瓣狭窄	3~4	25~40	1.0~1.5
重度主动脉瓣狭窄	>4	>40	<1.0

注意:①正常二尖瓣口面积为4~6cm^2,轻度狭窄1.5~2.0cm^2,中度狭窄1.0~1.5cm^2,重度狭窄<1.0cm^2。
②正常主动脉瓣口面积为3~4cm^2,轻度狭窄>1.5cm^2,中度狭窄1.0~1.5cm^2,重度狭窄<1.0cm^2。

【例21】重度主动脉瓣狭窄的跨主动脉瓣平均压力阶差至少应大于
　　A. 35mmHg　　B. 40mmHg　　C. 45mmHg
　　D. 50mmHg　　E. 55mmHg

【例22】主动脉瓣中度狭窄时瓣口面积为
　　A. <0.75cm²　　　　　B. 0.75~1.0cm²　　　　　C. 1.0~1.5cm²
　　D. 1.5~2.0cm²　　　　E. 2.0~4.0cm²

5. 并发症

(1) **心律失常**　10%的病人可发生房颤,主动脉瓣钙化累及传导系统可导致房室传导阻滞。
(2) **心脏性猝死**　无症状者少见,多发生于先前有症状者。
(3) **充血性心力衰竭**　发生左心衰竭后自然病程缩短,若不行手术治疗,50%的病人于2年内死亡。
(4) **感染性心内膜炎**　不常见。
(5) **体循环栓塞**　少见,多见于钙化性主动脉瓣狭窄者。
(6) **胃肠道出血**　多见于老年的瓣膜钙化病人,多为隐匿性和慢性。

【例23】主动脉瓣狭窄最常见的并发症是
　　A. 体循环栓塞　　　　B. 右心衰竭　　　　　　C. 心律失常
　　D. 心脏性猝死　　　　E. 感染性心内膜炎

6. 治疗

(1) **内科治疗**
① 主要是预防感染性心内膜炎。
② 无症状者无须治疗,应定期随访。轻度狭窄者每2年复查1次,体力活动不受限;中、重度狭窄者应避免剧烈体力活动,每6~12个月复查1次。一旦出现症状,即需手术治疗。
③ 心衰病人等待手术过程中,可慎用利尿剂以缓解肺充血。出现房颤,应尽早电转复,否则可能导致急性左心衰竭。ACEI及β受体拮抗剂不适用于主动脉瓣狭窄病人。

(2) **外科治疗**　凡出现症状者,均应手术治疗。
① **人工瓣膜置换术**　为成人主狭的主要手术方式,手术指征为重度主狭伴心绞痛、晕厥或心衰。无症状病人,若伴进行性心脏增大、左心功能进行性减退、活动时血压降低,也应考虑手术。
② **直视下主动脉瓣分离术**　适用于儿童和青少年的非钙化性严重主狭,甚至包括无症状者。
③ **经皮主动脉瓣球囊成形术**　应用范围局限(与二狭不同),适用于高龄、有心衰等高危病人。
④ **经皮主动脉瓣置换术**　目前不是治疗主狭的首选方法。

【例24】女,34岁。风湿性心脏瓣膜病主动脉瓣狭窄9年,进行性活动耐力减低,近1年来,每于剧烈运动中发生晕厥。无高血压、糖尿病、高脂血症病史。查体:BP100/70mmHg。心率78次/分,律齐,主动脉瓣区可闻及收缩期喷射性杂音。超声心动图提示左心室增大,LVEF40%,主动脉瓣瓣口面积1.1cm²,平均压力阶差55mmHg,跨瓣峰速度5.4m/s。对该患者最恰当的处置是
　　A. 晕厥时硝酸甘油急救　　　B. 主动脉瓣置换术　　　C. 口服阿托伐他汀
　　D. 每日口服单硝酸异山梨酯　E. 避免竞技性运动,其他体力活动不受限

四、主动脉瓣关闭不全(主闭)

1. 病因

主闭主要由主动脉瓣膜本身病变、主动脉根部疾病所致。根据发病情况,分为急性和慢性两种。

(1) **急性主闭**　病因主要包括:①感染性心内膜炎;②胸部创伤致升主动脉根部、瓣叶支持结构和瓣叶破损;③主动脉夹层血肿使主动脉瓣环扩大;④人工瓣膜撕裂等。

(2) **慢性主闭**　病因如下。
① **主动脉瓣本身病变**　A. 风湿性心脏病(占2/3);B. 先天性畸形,如二叶式主动脉瓣、主动脉瓣穿孔、室间隔损伤伴主动脉瓣脱垂;C. 感染性心内膜炎;D. 退行性主动脉瓣病变;E. 主动脉瓣黏液样变性。
② **主动脉根部扩张**　A. Marfan综合征;B. 梅毒性主动脉炎;C. 其他,如高血压性主动脉环扩张、特发

性升主动脉扩张、主动脉夹层、强直性脊柱炎、银屑病性关节炎等。

【例25】不是由主动脉瓣病变引起主动脉瓣关闭不全的疾病是

  A. 感染性心内膜炎   B. 风湿性心脏病   C. 先天性二叶主动脉瓣

  D. 梅毒性主动脉炎   E. 主动脉瓣黏液样变性

【例26】最有助于诊断主动脉瓣关闭不全的体征是

  A. Graham-Steell 杂音 B. 心尖抬举样搏动   C. 心界呈靴形

  D. 脉压增加   E. 胸骨左缘第3肋间舒张期杂音

2. 病理生理

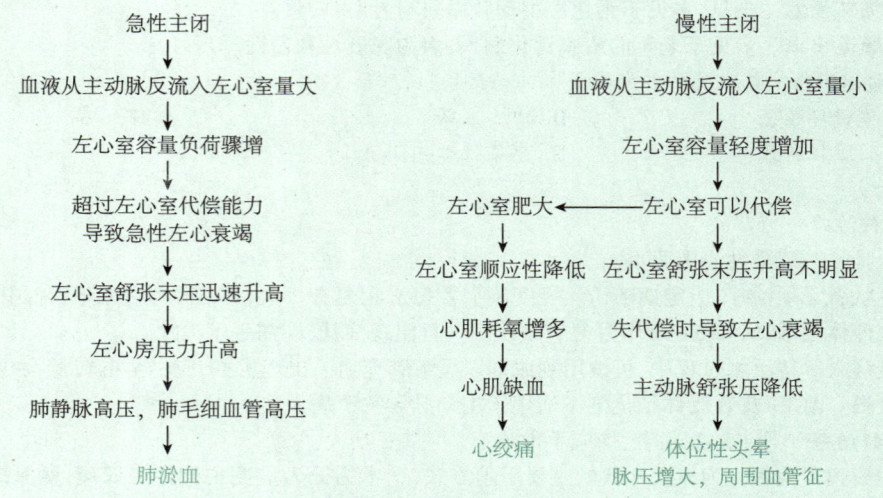

主动脉瓣关闭不全的病理生理

3. 临床表现

（1）急性和慢性主动脉瓣关闭不全的临床表现比较 如下所示。

	急性主动脉瓣关闭不全	慢性主动脉瓣关闭不全
呼吸困难	轻症者无症状 重症者可突发呼吸困难,咳粉红色泡沫痰	可在较长时间无症状,轻症者可维持20年以上 出现左心衰竭时可有典型呼吸困难
心绞痛	少见	较主动脉瓣狭窄少见
晕厥	少见	罕见,改变体位时可出现头晕或眩晕
一般体检	重者面色灰暗,唇甲发绀 脉搏细数,周围血管征不明显	面色苍白,头随心搏摆动,周围血管征明显 心尖搏动向左下移位,心界向左下扩大
心音	第一心音减弱,肺动脉高压时可有 P_2 亢进 可闻及第三心音和第四心音	第一心音减弱,主动脉瓣区第二心音减弱 心尖区可闻及第三心音
杂音	舒张期柔和、短促、低调杂音	主动脉瓣区舒张早期高调递减叹气样杂音,向心 尖传导。反流明显者可于心尖部闻及低调柔和 舒张期隆隆样杂音(Austin-Flint杂音)

【例27】男,65岁,活动时心悸、气短1年余。查体:胸骨左缘第3肋间可闻及舒张期叹气样杂音,向心尖部传导,周围血管征阳性。该患者心界叩诊最可能的表现为

  A. 向左下扩大,心腰凹陷 B. 向左扩大,心腰饱满 C. 向右侧扩大

  D. 向两侧扩大   E. 正常

【例28】男,65岁。近2年来活动时气喘。查体:血压130/50mmHg,胸骨左缘第3肋间可闻及舒张早期叹气样杂音。与上述心脏病变相关的体征为
　　A. Ewart 征　　　　　　　B. 心尖部开瓣音　　　　　　C. Austin-Flint 杂音
　　D. Graham-Steell 杂音　　　E. 奇脉
(2)**常考点**　主动脉瓣关闭不全病人由于舒张压降低,脉压增大,可出现周围血管征。

周围血管征	包括点头征、水冲脉、枪击音、Duroziez 征、毛细血管搏动征
点头征(DeMusset 征)	见于脉压增大的情况,如主动脉瓣关闭不全
水冲脉	见于主动脉瓣关闭不全、甲状腺功能亢进、严重贫血、动脉导管未闭
枪击音(Traube 征)	见于主动脉瓣关闭不全、甲状腺功能亢进、严重贫血
Duroziez 双重音	指轻压听诊器于股动脉上可闻及双期吹风样杂音,见于主动脉瓣关闭不全
毛细血管搏动征	见于脉压增大的疾病,如主动脉瓣关闭不全、甲状腺功能亢进
Austin-Flint 杂音	见于主动脉瓣关闭不全重度反流者
Graham-Steell 杂音	见于二尖瓣狭窄伴肺动脉扩张

【例29】男,15岁。查体发现水冲脉,主动脉瓣第二听诊区可闻及叹气样舒张期杂音。水冲脉的发生机制是
　　A. 收缩压和舒张压均增加,脉压不变　　　B. 收缩压升高,舒张压降低,脉压增加
　　C. 收缩压降低,舒张压增加,脉压降低　　　D. 收缩压和舒张压均降低,脉压不变
　　E. 收缩压不变,舒张压升高,脉压降低

4. 辅助检查
(1)**X 线检查**　①慢性主动脉瓣关闭不全者左心室明显增大,向左下增大,心腰加深,呈"主动脉型"心脏,即靴形心。②急性主动脉瓣关闭不全者心脏大小多正常或左心房稍增大,常有肺淤血和肺水肿表现。
(2)**心电图**　①慢性主动脉瓣关闭不全见左心室肥厚劳损伴电轴左偏,如有心肌损害,可出现心室内传导阻滞、房性和室性心律失常。②急性主动脉瓣关闭不全见窦性心动过速、非特异性 ST-T 改变。
(3)**超声心动图**　是目前诊断和评价主动脉瓣关闭不全最重要的无创检查方法。

反流程度	射流宽度	每搏反流量(ml)	反流分数(%)
轻度主动脉反流	<左心室流出道的25%	<30	<30
中度主动脉反流	左心室流出道的25%~65%	30~59	30~49
重度主动脉反流	>左心室流出道的65%	>60	>50

5. 并发症
(1)**感染性心内膜炎**　较常见,常加速心力衰竭的发生。
(2)**充血性心力衰竭**　慢性主闭常见于晚期,急性主闭常出现较早。
(3)**室性心律失常**　常见,但心脏性猝死少见。
6. 治疗
(1)**急性主动脉瓣关闭不全**　危险性高,应及早手术治疗。
①内科治疗　一般为术前准备过渡措施,包括吸氧,镇静,静脉滴注多巴胺、硝普钠、呋塞米等。
②外科治疗　人工瓣膜置换术或主动脉瓣修复术为治疗急性主动脉瓣关闭不全的根本措施。
(2)**慢性主动脉瓣关闭不全**　包括内科治疗和外科治疗。
①内科治疗　A. 无症状且左心室功能正常者无须内科治疗,但需随访。轻中度主动脉瓣关闭不全,每1~2年随访1次;重度者,每半年随访1次。B. 预防感染性心内膜炎,预防风湿活动,左心室功能减退的病人应限制重体力活动,左心室扩大但收缩功能正常者,应用血管扩张剂(如肼屈嗪、尼群地平、ACEI

等),可延迟或减少主动脉瓣手术的需要。

②外科治疗 中度以上主动脉瓣关闭不全可行人工瓣膜置换术,手术适应证:A.有症状和左心室功能不全者;B.无症状伴左心室功能不全者;C.若症状明显,即使左心室功能正常者。

7. 主动脉瓣狭窄与主动脉瓣关闭不全的鉴别

	主动脉瓣狭窄	主动脉瓣关闭不全
心血管	左室肥厚扩大 冠状动脉血流量减少导致心绞痛	左室肥厚扩大,冠状动脉血流量减少导致心绞痛 舒张压降低导致脉压增大,出现周围血管征
临床表现	出现三联征:呼吸困难、心绞痛、晕厥	舒张压低,脑供血不足导致头晕,晕厥罕见 冠状动脉供血不足,导致心绞痛 急重症者可有左心衰竭、低血压
体征	①心尖搏动局限,抬举性 ②主动脉瓣区递增-递减型喷射性收缩期杂音,杂音沿颈动脉传导,伴收缩期震颤 ③主动脉瓣区第二心音减弱,甚至消失	心尖搏动向左下移位,可呈抬举性 主动脉瓣二区递减型叹气样舒张期杂音 重度反流者可有心尖区 Austin-Flint 杂音 反流严重者主动脉瓣第二心音减弱或消失
并发症	心律失常(心房颤动)、感染性心内膜炎 心脏性猝死(1%~3%)、心力衰竭 体循环栓塞(少见)、胃肠道出血	室性心律失常(常见) 感染性心内膜炎(较常见) 心脏性猝死(少见)、心力衰竭
诊断	超声心动图是确诊主动脉瓣狭窄的可靠方法	超声心动图为可靠诊断方法,敏感性仅43%

▶ **常考点** 4种心脏瓣膜病的临床特点及治疗。

参考答案——详细解答见《2024 国家临床执业及助理医师资格考试历年考点精析(上、下册)》

1. ABCDE 2. ABCDE 3. ABCDE 4. ABCDE 5. ABCDE 6. ABCDE 7. ABCDE
8. ABCDE 9. ABCDE 10. ABCDE 11. ABCDE 12. ABCDE 13. ABCDE 14. ABCDE
15. ABCDE 16. ABCDE 17. ABCDE 18. ABCDE 19. ABCDE 20. ABCDE 21. ABCDE
22. ABCDE 23. ABCDE 24. ABCDE 25. ABCDE 26. ABCDE 27. ABCDE 28. ABCDE
29. ABCDE

第15章 心包疾病

▶考纲要求
①急性心包炎。②心脏压塞。
▶复习要点

一、急性心包炎

1. 概念

急性心包炎为心包脏层和壁层的急性炎症性疾病。以胸痛、心包摩擦音、心电图改变及心包渗出后心包积液为特征。可单独存在,也可以是某种全身疾病累及心包的表现。

2. 病因

感染性	以病毒感染 最常见,其他包括细菌、真菌、寄生虫、立克次体感染等
非感染性	自身免疫病、肿瘤、尿毒症、急性心肌梗死后心包炎、主动脉夹层、胸壁外伤、心脏手术后
病因不明	有些病人经检查仍无法明确病因,称为特发性急性心包炎或急性非特异性心包炎

注意:①急性心包炎的病因过去以结核性最常见,现在以病毒感染最常见(9版《内科学》P302)。
②缩窄性心包炎的病因以结核性最常见(9版《内科学》P306)。

【例1】慢性缩窄性心包炎最常见的病因是
  A. 结核性心包炎   B. 急性非特异性心包炎   C. 化脓性心包炎
  D. 放射性心包炎   E. 创伤性心包炎

3. 临床表现

(1)症状 胸骨后、心前区疼痛为急性心包炎的特征,常见于炎症变化的纤维蛋白渗出期。疼痛可放射至颈部、左肩、左臂,也可达上腹部,疼痛性质尖锐,与呼吸运动有关,常因咳嗽、深呼吸而加重。

(2)体征 急性心包炎最具诊断价值的体征为心包摩擦音,呈抓刮样粗糙的高频音。多位于心前区,以胸骨左缘第3~4肋间、胸骨下端、剑突区较为明显。身体前倾坐位、深吸气或将听诊器胸件加压后可能听到摩擦音增强(9版《诊断学》P158 观点为心包摩擦音为呼气末增强)。心包摩擦音可持续数小时、数天甚至数周。当积液增多将脏层和壁层心包分开时,摩擦音消失。

	纤维素性心包炎	渗出性心包炎
主要症状	心前区疼痛(主要症状)	呼吸困难(最突出的症状)
体征	心包摩擦音	心界向两侧扩大、Ewart征、心包叩击音
心脏压塞	快速心包积液时可出现	快速心包积液时可出现

注意:①纤维素性心包炎最典型的表现为心包摩擦音,但由于渗出量少,故心脏压塞症状不明显。
②渗出性心包炎由于渗出量大,故心脏压塞症状重,但无心包摩擦音。

【例2】Ewart 征见于

A. 病毒性心肌炎　　　　　B. 渗出性心包炎　　　　　C. 肥厚型心肌病
　　D. 急性心肌梗死　　　　　E. 纤维素性心包炎

【例3】女,40岁。咳嗽2周,心前区锐痛2天,深呼吸时加重,放射到颈部。查体:胸部无压痛,心界不大,胸骨左缘第3、4肋间可闻及抓刮样粗糙音,屏气后仍存在。该患者最可能的诊断是
　　A. 急性胸膜炎　　　　　　B. 急性心包炎　　　　　　C. 急性肋软骨炎
　　D. 急性心肌梗死　　　　　E. 急性心肌炎

4. 辅助检查

（1）**心电图**　①除 aVR 和 V_1 导联以外的所有常规导联可能出现 ST 段呈弓背向下型抬高,aVR 和 V_1 导联 ST 段压低;②一至数日后,ST 段回到基线,出现 T 波低平及倒置,持续数周至数月后 T 波逐渐恢复正常;③QRS 波低电压;④常有窦性心动过速;⑤无病理性 Q 波,无 QT 间期延长。

（2）**胸部 X 线检查**　心包积液量少时,可无异常发现。如心包积液量较多,则可见心影增大。通常成人积液量<250ml,儿童<150ml 时,X 线检查常为阴性。

（3）**超声心动图**　为确诊检查项目,方法简单易行,迅速可靠。并可在其引导下,行心包穿刺引流。

（4）**心脏磁共振显像（CMR）**　能清晰地显示心包积液的容量及分布,分辨积液性质,测量心包厚度。

（5）**心包穿刺**　心包穿刺的主要指征是心脏压塞,对积液性质和病因诊断也有帮助,可以对心包积液进行常规、生化、病原学（细菌、真菌等）、细胞学相关检查。大量心包积液导致心脏压塞时,行心包治疗性穿刺抽液减压缓解症状,或针对病因向心包腔内注入药物进行治疗。

注意:①病理性 Q 波——病毒性心肌炎、急性心肌梗死、肥厚型心肌病（特征性）、扩张型心肌病（少见）。
　　②急性心包炎——无病理性 Q 波、除 aVR 和 V_1 导联以外的所有常规导联 ST 段呈弓背向下型抬高。
　　③ST 段抬高型心梗——有病理性 Q 波、ST 段弓背向上抬高。
　　④变异型心绞痛——无病理性 Q 波、发作时 ST 段抬高。

5. 诊断与鉴别诊断

（1）**诊断**　根据急性起病、典型胸痛、心包摩擦音、心浊音界扩大、心音遥远、颈静脉怒张等体征,特征性心电图表现,即可诊断急性心包炎。超声心动图检查可以确诊并判断积液量。

（2）**鉴别诊断**　常见急性心包炎的鉴别诊断如下。

	特发性心包炎	结核性心包炎	化脓性心包炎	肿瘤性心包炎	心脏损伤后综合征
病史	发病前数日常有上呼吸道感染史,起病急,反复发作	常伴原发结核表现,或与其他浆膜腔结核并存	常有原发感染病灶,伴明显败血症表现	转移性肿瘤多见,可见淋巴瘤及白血病	有手术、心肌梗死、心脏创伤等史,可反复发作
发热	持续发热	常无	高热	常无	常有
心包摩擦音	明显,出现早	有	常有	少有	少有
胸痛	常剧烈	常无	常有	常无	常有
白细胞计数	正常或增高	正常或轻度增高	明显增高	正常或轻度增高	正常或轻度增高
血细菌培养	阴性	阴性	阳性	阴性	阴性
心包积液量	较少	常大量	较多	大量	一般中量
积液性质	草黄色或血性	多为血性	脓性	多为血性	常为浆液性
细胞分类	淋巴细胞较多	淋巴细胞较多	中性粒细胞较多	淋巴细胞较多	淋巴细胞较多
细菌	无	结核分枝杆菌	化脓性细菌	无	无
治疗	非甾体抗炎药	抗结核药	抗生素 心包切开	原发病治疗 心包穿刺	糖皮质激素

【例4】心包积液的典型心影形态是
A. 普大型心　　　　　B. 烧瓶心　　　　　C. 靴形心
D. 梨形心　　　　　　E. 主动脉型心（2023）

【例5】男，42岁。发热2周，持续胸痛1天。既往体健，吸烟20年。查体：血压110/80mmHg，双肺呼吸音清，心率105次/分，律齐。心电图：除aVR外的导联ST段呈弓背向下型抬高。实验室检查：血肌钙蛋白阴性。该患者胸痛的最可能原因是
A. 急性心包炎　　　　B. 气胸　　　　　　C. 急性心肌梗死
D. 变异型心绞痛　　　E. 病毒性心肌炎

6. 治疗
(1) **治疗原则**　病因治疗，解除心脏压塞，对症支持治疗。
(2) **一般治疗**　卧床休息，直至胸痛消失和发热消退。疼痛时给予非甾体抗炎药，必要时给予吗啡。
(3) **糖皮质激素**　对其他药物治疗积液吸收效果不佳的病人，可给予糖皮质激素。
(4) **心包穿刺**　心包渗液多引起急性心脏压塞时，需立即行心包穿刺引流。
(5) **外科手术**　顽固性复发性心包炎，病程超过2年，激素无法控制者，或伴严重胸痛者可手术治疗。

二、心脏压塞

1. 概念
心包疾病或其他病因累及心包可造成心包渗出和心包积液，当积液进展迅速或积液量达到一定程度时，可造成心脏输出量和回心血量明显下降而产生临床症状，称为心脏压塞。

2. 临床表现
心脏压塞的临床特征为Beck三联征，即低血压、心音低弱、颈静脉怒张。
(1) **症状**　呼吸困难为最突出的症状。还可出现上腹部疼痛、肝大、全身水肿、胸腹腔积液等。
(2) **体征**

心脏体检	心尖搏动减弱，心界向两侧增大，心音低而遥远
Ewart征	即心包积液征，是指积液量大时，可于左肩胛骨下出现叩浊音，听诊闻及支气管呼吸音
心包叩击音	缩窄性心包炎病人，可于胸骨左缘第3、4肋间及心包叩击音
脉压	大量心包积液可使收缩压降低，而舒张压变化不大，故脉压变小
奇脉	表现为桡动脉搏动呈吸气性显著减弱或消失、呼气时恢复的现象
体循环淤血	大量心包积液时，可出现颈静脉怒张、肝大、肝颈静脉回流征、腹腔积液、下肢水肿
急性心脏压塞	表现为窦性心动过速、血压下降、脉压变小、静脉压明显升高，严重者出现循环衰竭和休克
慢性心脏压塞	可产生体循环静脉淤血征象，表现为颈静脉怒张、Kussmaul征、奇脉

3. 治疗
各种心包炎如出现心脏压塞综合征，均应行心包穿刺排液以缓解症状。
(1) **心包穿刺术的指征**　①用于心包积液性质的判断；②协助心包积液病因的诊断；③缓解心脏压塞的症状；④对于化脓性心包炎行排脓、冲洗、注药等治疗。
(2) **心包穿刺术的注意事项**　①严格掌握适应证。②在超声引导下进行穿刺操作。③抽液量第一次不宜超过100~200ml，重复抽液可逐渐增加到300~500ml，抽液速度要慢，如过快、过多，可导致肺水肿。

【例6】女，37岁。因阵发性室上性心动过速行射频消融术治疗，术中患者突然出现胸闷、烦躁、呼吸困难。查体：血压80/70mmHg，颈静脉怒张，两肺呼吸音清，心界向两侧扩大，心率120次/分，律齐，各瓣膜听诊区未闻及杂音，奇脉(+)。导致其临床表现的机制是

A. 心排血量增加,静脉压升高　　B. 心排血量不变,静脉压升高　　C. 心排血量下降,静脉压降低
D. 心排血量增加,静脉压降低　　E. 心排血量下降,静脉压升高

【例7】女,67岁。在导管室行冠脉介入治疗时突发心悸、气促。查体:BP80/70mmHg,唇无发绀,颈静脉怒张,心率90次/分,心律齐。心音低钝,奇脉。已停止冠脉介入治疗,还应立即采取的治疗措施是
A. 静脉注射西地兰　　　　　　B. 呼吸机辅助呼吸　　　　　　C. 静脉滴注去甲肾上腺素
D. 心包穿刺抽液　　　　　　　E. 皮下注射低分子肝素

4. 一些常考的英文体征

体征	临床意义	见于
Duroziez 征	轻压听诊器于股动脉上可闻及连续全期吹风样杂音	主闭
Traube 征	枪击音	主闭、甲亢、严重贫血
DeMusset 征	点头征	主闭
Ewart 征	即心包积液征,是指渗出性心包炎有大量心包积液时,在左肩胛骨下可出现浊音及支气管呼吸音	心包积液
Rotch 征	指急性心包炎时,在胸骨右缘第3~6肋间出现浊音	急性心包炎
Kussmaul 征	吸气时颈静脉扩张	缩窄性心包炎
Osler 结节	为指(趾)垫出现的豌豆大的红色或紫色痛性结节	亚急性感染性心内膜炎
Roth 斑	为视网膜的卵圆形出血斑,其中心呈白色	亚急性感染性心内膜炎
Janeway 损害	为手掌和足底直径1~4mm出血红斑	急性感染性心内膜炎
Beck 三联征	颈静脉压升高、心音低钝、动脉压降低	急性心脏压塞

注意: ①Kussmaul 呼吸是指在尿毒症、糖尿病酮症酸中毒时,机体出现深长而规则的呼吸,可伴有鼾音。
②Kussmaul 征是指吸气时颈静脉扩张更明显,常见于缩窄性心包炎。
③Quincke 征是指毛细血管搏动征;Corrigan 征是指水冲脉。

【例8】心脏压塞最具特征性的临床表现是
A. 颈静脉压降低、心音低钝、动脉压降低　　　B. 颈静脉压升高、心音低钝、动脉压升高
C. 颈静脉压降低、心音低钝、动脉压升高　　　D. 颈静脉压升高、心音有力、动脉压降低
E. 颈静脉压升高、心音低钝、动脉压降低

▶ **常考点**　急性心包炎、心脏压塞症状和急救。

参考答案——详细解答见《2024国家临床执业及助理医师资格考试历年考点精析(上、下册)》

1. A**BCDE**　2. A**B**CDE　3. A**B**CDE　4. A**B**CDE　5. **A**BCDE　6. ABCD**E**　7. ABC**D**E
8. ABCD**E**

第16章 感染性心内膜炎

▶ **考纲要求**
①感染性心内膜炎的临床分型。②自体瓣膜感染性心内膜炎。

▶ **复习要点**

一、感染性心内膜炎

1. 概念

感染性心内膜炎（IE）为心脏内膜表面的微生物感染，一般因细菌、真菌或其他微生物（如病毒、立克次体等）循血行途径直接感染心脏瓣膜、心室壁内膜或邻近大动脉内膜，常伴赘生物形成。赘生物为大小不等、形状不一的血小板和纤维素团块，内含大量微生物和少量炎症细胞。瓣膜为最常受累部位，也可发生在间隔缺损部位、腱索或心壁内膜。

2. 临床分型

(1) **根据病程分** 分为急性和亚急性两类。①急性感染性心内膜炎中毒症状明显，病程进展迅速，数天至数周引起瓣膜破坏，感染迁移多见，病原体主要为金黄色葡萄球菌。②亚急性感染性心内膜炎中毒症状轻，病程数周至数月，感染迁移少见，病原体以草绿色链球菌多见，其次为肠球菌。

(2) **根据获得途径分** 感染性心内膜炎分为卫生保健相关性、社区获得性、文身、静脉药品滥用等。

(3) **根据瓣膜材质分** 感染性心内膜炎分为自体瓣膜心内膜炎、人工瓣膜心内膜炎。

【例1】感染性心内膜炎最好发的心脏部位是
A. 乳头肌　　　　　　　B. 心脏瓣膜　　　　　　C. 室间隔
D. 心室内膜　　　　　　E. 心房内膜

二、自体瓣膜心内膜炎

1. 病因

(1) **急性感染性心内膜炎** 多由金黄色葡萄球菌引起，少数由肺炎球菌、淋球菌、A族链球菌等所致。

(2) **亚急性感染性心内膜炎** 以草绿色链球菌最常见，其次为D族链球菌、表皮葡萄球菌等。

(3) **少见微生物** 真菌、立克次体、衣原体为自体瓣膜心内膜炎的少见致病微生物。

2. 亚急性感染性心内膜炎的发病机制

受血流动力学因素影响，亚急性感染性心内膜炎好发于：
①器质性心脏病的心脏瓣膜，尤其是二尖瓣关闭不全和主动脉瓣关闭不全。
②先天性心脏病，如室间隔缺损、动脉导管未闭、法洛四联症和主动脉缩窄（不是主动脉狭窄）。

这些异常的瓣膜口、先天性缺损可能与处于湍流下方部位的内膜灌注压力下降，利于微生物沉积和生长有关。本病在血流压差小的部位，如房间隔缺损、大室间隔缺损或血流缓慢（如房颤、心力衰竭）时少见，瓣膜狭窄较关闭不全少见。

3. 临床表现

(1) **周围体征** 无特异性，其可能原因为微血管炎或微血栓。

体征	临床表现	临床意义
瘀点	可出现在任何部位,以锁骨以上皮肤、口腔黏膜、睑结膜常见	病程长者多见
出血	指甲、趾甲下线状出血	—
Roth 斑	为视网膜的卵圆形出血斑,中心呈白色	亚急性多见
Osler 结节	指和趾垫出现的豌豆大的红色或紫色痛性结节	亚急性多见
Janeway 损害	手掌和足底处直径 1~4mm 无痛性出血红斑	急性多见

(2)亚急性和急性感染性心内膜炎临床表现的鉴别 如下。

	亚急性感染性心内膜炎	急性感染性心内膜炎
发病率	多见(占 2/3)	少见(占 1/3)
病原菌	草绿色链球菌最多见	金黄色葡萄球菌最多见
发热	几乎都有	几乎都有
心脏杂音	80%~85%病人有	80%~85%病人有,且杂音易变化、新杂音
杵状指	多见	少见
Osler 结节	几乎仅发生在亚急性者	无
Roth 斑	多见	少见
Janeway 损害	罕见	多见
瘀点	多见	少见
动脉栓塞	少见	多见
脾大	多见	少见
贫血	多见(多为轻、中度贫血)	少见

注意:①所有体征中,除 Janeway 损害、动脉栓塞多见于"急性感染性心内膜炎"外,其他以"亚急性"多见。
②对诊断感染性心内膜炎较有价值的临床表现为发热、新近出现的心脏杂音。

4. 并发症

并发症	临床意义	常见于
心力衰竭	最常见并发症,主要为瓣膜关闭不全所致 常累及主动脉瓣(75%)、二尖瓣(50%)、三尖瓣(19%)	急性感染性心内膜炎
心肌脓肿	可发生于心肌任何部位,以主动脉瓣环处最多见	急性感染性心内膜炎
急性心肌梗死	多为冠状动脉栓塞所致,以主动脉瓣感染时多见	急性感染性心内膜炎
化脓性心包炎	少见	急性感染性心内膜炎
细菌性动脉瘤	占 3%~5%。受累动脉为近端主动脉、脑、内脏、四肢	亚急性感染性心内膜炎
迁移性脓肿	多发生于肝、脾、骨髓、神经系统	急性感染性心内膜炎
神经系统	15%~30%有神经系统受累,脑栓塞最多见(占其中 1/2)	急性感染性心内膜炎
肾脏	肾动脉栓塞和肾梗死	急性感染性心内膜炎

注意:①并发症除"细菌性动脉瘤"以亚急性感染性心内膜炎多见外,其他均以急性感染性心内膜炎多见。
②感染性心内膜炎最常见的并发症为心衰,最常见栓塞部位为大脑中动脉。

A. Janeway 损害　　　　　　B. 瘀点　　　　　　C. 脾大

D. Roth 斑　　　　　　　　E. Osler 结节

【例2】主要见于急性感染性心内膜炎的体征是

【例3】亚急性感染性心内膜炎时发生于视网膜的病变是

【例4】感染性心内膜炎合并心力衰竭最常累及的部位是
A. 室间隔右室侧壁　　　　B. 二尖瓣　　　　　　　C. 三尖瓣
D. 肺动脉瓣　　　　　　　E. 主动脉瓣（2022）

【例5】与亚急性感染性心内膜炎无关的病变是
A. 脾大　　　　　　　　　B. 皮肤环形红斑　　　　C. 肾梗死
D. 皮肤黏膜出血点　　　　E. 心瓣膜赘生物

5. 辅助检查

(1) **尿液**　常有镜下血尿和轻度蛋白尿。肉眼血尿提示肾梗死。红细胞管型提示肾小球肾炎。

(2) **血液**　亚急性者常见正色素性正细胞性贫血，急性者常有白细胞计数增高。血沉几乎均增快。

(3) **免疫学检查**　25% 的病人有高丙种球蛋白血症。80% 的病人出现循环免疫复合物。

(4) **血培养**　是诊断感染性心内膜炎的<u>最重要方法</u>。近期未接受过抗生素治疗的病人血培养阳性率可达 95% 以上，其中 90% 以上病人的阳性结果获自入院后第一日采集的标本。但血培养阴性，也不能完全排除诊断。①对于未经治疗的亚急性病人，应在第一日间隔 1 小时采血 1 次，共 3 次。如次日未见细菌生长，应重复采血 3 次后，开始抗生素治疗。已用过抗生素者，应停药 2~7 天后采血。②急性病人应在入院后 3 小时内，每隔 1 小时 1 次共取 3 个血标本后开始治疗。本病的菌血症为持续性，无须在体温升高时采血。每次采集静脉血 10~20ml 作需氧和厌氧培养，至少应培养 3 周。念珠菌、曲霉菌、组织胞质菌、Q 热病原体、鹦鹉热衣原体等致病时，血培养阴性。

(5) **超声心动图**　若发现赘生物、瓣周并发症等支持心内膜炎的<u>证据</u>，有助于明确诊断。经胸超声心动图 (TTE) 可检出 50%~75% 的赘生物，经食管超声 (TEE) 可检出 <5mm 的赘生物，敏感性高达 95% 以上。

(6) **X 线检查**　肺部多处小片状浸润阴影提示脓毒性肺栓塞所致肺炎。

6. 诊断

血培养和超声心动图是诊断 IE 的两大基石，其 Duke 诊断标准（2015 年修订版）如下：

(1) **确诊标准**　满足 2 项主要标准，或 1 项主要标准+3 项次要标准，或 5 项次要标准。

(2) **疑诊标准**　满足 1 项主要标准+1 项次要标准，或 3 项次要标准。

主要标准	(1) 血培养阳性（符合至少 1 项标准） 　①两次不同时间的血培养检出同一典型 IE 致病微生物（如草绿色链球菌、链球菌、金葡菌等） 　②多次血培养检出同一 IE 致病微生物（2 次至少间隔 12 小时以上的血培养阳性；所有 3 次血培养均阳性，或 ≥4 次的多数血培养阳性） 　③Q 热病原体 1 次血培养阳性或其 IgG 抗体滴度>1:800 (2) 影像学阳性证据（符合以下至少 1 项标准） 　①超声心动图异常（赘生物、脓肿、假性动脉瘤、心脏内瘘、瓣膜穿孔、新发生的人工瓣膜破裂） 　②影像学方法检出人工瓣膜植入部位周围组织异常活性；③由心脏 CT 确定的瓣周病灶
次要标准	①易患因素：心脏本身存在易感因素，或静脉药物成瘾者 ②发热：体温>38℃ ③血管征象：主要动脉栓塞，感染性肺梗死，细菌性动脉瘤，颅内出血，结膜出血，Janeway 损害 ④免疫性征象：肾小球肾炎，Osler 结节，Roth 斑，类风湿因子阳性 ⑤致病微生物感染证据：不符合主要标准的血培养阳性，或与 IE 一致的活动性致病微生物感染的血清学证据

注意：①对感染性心内膜炎**最有价值**的诊断方法是血培养。
②对确诊亚急性感染性心内膜炎有**重要价值**的检查方法是超声心动图——**检出赘生物**。
③对诊断急性感染性心内膜炎**最有意义**的临床表现是发热+心脏可变杂音。

7. 治疗

(1) 抗微生物治疗的用药原则 抗微生物治疗为最重要的治疗措施，用药原则：
①**早期用药** 在连续送3~5次血培养后即可开始治疗。
②**足量用药** 成功的治疗有赖于杀菌而不是抑菌。大剂量和长疗程，旨在完全消灭藏于赘生物内的致病菌，抗生素的联合应用能起到快速的杀菌作用。
③**静脉用药为主** 可以保持高而稳定的血药浓度。
④**病原微生物不明时** 急性者选用针对金黄色葡萄球菌、链球菌和革兰阴性杆菌均有效的广谱抗生素，亚急性者选用针对大多数链球菌(包括肠球菌)的抗生素。
⑤**已分离出病原微生物时** 应根据致病微生物对药物的敏感程度选择抗微生物药物。
有条件者应测定最小抑菌浓度(MIC)，以判定致病菌对某种抗微生物药物的敏感程度。

(2) 经验治疗 抗生素选用原则：杀菌剂，联合应用，大剂量，静脉给药，长疗程(一般为 4~6 周)。
①**自体瓣膜IE** 可选用青霉素、阿莫西林或氨苄西林+庆大霉素。青霉素过敏可用头孢曲松。
②**人工瓣膜IE** 未确诊且病情稳定者，建议停用所有抗生素，复查血培养。
③**病原体可能为葡萄球菌属** 选用万古霉素+庆大霉素+利福平。万古霉素无效者，可用达托霉素。

(3) 已知致病微生物时的治疗

致病菌	抗微生物药物
葡萄球菌	MSS 首选苯唑西林，青霉素过敏者选用头孢唑林，β-内酰胺类过敏者选用万古霉素+利福平 耐甲氧西林葡萄球菌(MRS)选用万古霉素+利福平，万古霉素无效者选用达托霉素
链球菌	敏感株首选青霉素，相对耐药株用头孢曲松+庆大霉素，耐药株用万古霉素或替考拉宁+庆大霉素
肠球菌	青霉素或阿莫西林或氨苄西林+氨基糖苷类，青霉素过敏用万古霉素或替考拉宁+氨基糖苷类
需氧G⁻杆菌	选用哌拉西林+庆大霉素或妥布霉素，或头孢他啶+氨基糖苷类

(4) 外科治疗 自体瓣膜心内膜炎的手术适应证如下。
紧急手术(<24小时)适应证：主动脉瓣或二尖瓣伴有急性重度反流、阻塞、瓣周瘘导致难治性肺水肿、心源性休克。
外科手术(<7天)适应证：①主动脉瓣或二尖瓣伴有急性重度反流、阻塞引起伴有症状的心衰或超声心动图提示血流动力学异常；②未能控制的局灶性感染灶(脓肿、假性动脉瘤、瘘、不断增大的赘生物)；③真菌或多重耐药菌造成的感染；④规范抗感染、控制脓毒血症转移灶治疗措施情况下仍存在血培养阳性；⑤二尖瓣或主动脉瓣的 IE 在正确抗感染治疗下出现过≥1次栓塞事件，且赘生物>10mm；⑥二尖瓣或主动脉瓣的赘生物>10mm，严重瓣膜狭窄或反流；⑦二尖瓣或主动脉瓣的 IE 伴有单个巨大赘生物(>15mm 可考虑外科手术，>30mm 必须外科手术)。

【例6】感染性心内膜炎需行人工瓣膜置换术的适应证是
A. 并发脑损害　　B. 金黄色葡萄球菌性心内膜炎　　C. 心脏杂音的性质发生变化
D. 出现 Janeway 损害　　E. 真菌性心内膜炎

▶ **常考点** 感染性心内膜炎的临床表现及诊断。

参考答案——详细解答见《2024国家临床执业及助理医师资格考试历年考点精析(上、下册)》
1. ABCDE　　2. ABCDE　　3. ABCDE　　4. ABCDE　　5. ABCDE　　6. ABCDE

第17章 主动脉夹层与心脏骤停

▶ **考纲要求**
①主动脉夹层。②心脏骤停。

▶ **复习要点**

一、主动脉夹层

1. 概念

主动脉夹层又称主动脉夹层动脉瘤,是指主动脉内膜撕裂后,腔内的血液通过内膜破口进入动脉壁中层形成夹层血肿,并沿血管长轴方向扩展,形成动脉真、假腔病理改变的严重主动脉疾病。

2. 病因和发病机制

(1) 高血压 是发生主动脉夹层最重要的危险因素,65%~75%的病人合并高血压。

(2) 动脉粥样硬化和增龄 也是主动脉夹层的重要危险因素。

(3) 先天性因素 包括 Marfan 综合征、家族性胸主动脉瘤、主动脉瓣二瓣畸形、先天性主动脉缩窄。

(4) 医源性因素 主动脉内球囊反搏泵置入、主动脉内造影剂注射误伤内膜等。

3. 临床表现

(1) 疼痛 是本病最主要和常见的表现。80%的患者有突发前胸或胸背部持续性、撕裂样或刀割样剧痛,难以忍受。疼痛可放射到肩背部,也可沿肩胛间区向胸、腹部及下肢等处放射。

(2) 血压变化 多数病人合并高血压,且两上肢或上、下肢血压相差较大。

(3) 心血管系统 可有主动脉瓣关闭不全、心力衰竭、心肌梗死、心脏压塞等。

(4) 缺血症状 可有四肢、内脏缺血症状。

(5) 夹层动脉瘤破裂 可导致病人迅速死亡。

4. 辅助检查

(1) 超声心动图 常用于筛查,诊断本病的敏感性为 59%~85%,特异性为 63%~96%。

(2) 主动脉 CTA 和 MRA 无创检查,具有很高的诊断价值,诊断本病的敏感性和特异性高达 98%。

(3) 主动脉 DSA 为诊断本病的"金标准",有创检查,不作为常规诊断手段。

5. 治疗

(1) 即刻处理 严密监测血流动力学指标,绝对卧床休息,强效镇静与镇痛。

(2) 药物治疗 首选硝普钠静脉滴注降低血压。使用 β 受体拮抗剂降低心肌收缩力。

(3) 介入治疗 腔内隔绝术为本病的新术式。

(4) 外科手术治疗 是升主动脉夹层治疗的基石。

二、心脏骤停

1. 概念

心脏骤停是指心脏射血功能突然终止,造成全身血液循环中断、呼吸停止和意识丧失。导致心脏骤停的病理生理机制最常见的是快速型室性心律失常(室颤和室速),其次为缓慢型心律失常或心脏停搏,较少见的为无脉性电活动。心脏骤停后 10 秒左右病人即可出现意识丧失,经及时救治可获存活,否则将发生生物学死亡。心脏骤停是心脏性猝死的直接原因。心脏性猝死是指急性症状发作后 1 小时内发生的以意识突然丧失为特征的、由心脏原因引起的自然死亡。

2. 病因

(1) **冠心病**　绝大多数心脏性猝死发生在有器质性心脏病的病人。西方国家心脏性猝死中约 80% 由冠心病及其并发症引起,这些冠心病病人中约 75% 有心肌梗死病史。

(2) **心肌病**　各种心肌病引起心脏性猝死占 5%～15%,是冠心病易患年龄前(<35 岁)心脏性猝死的主要原因,如梗阻性肥厚型心肌病、致心律失常型右室心肌病。

(3) **离子通道病**　如长 QT 间期综合征、Brugada 综合征等。

(4) **其他**　极度情绪变化、精神刺激可通过兴奋交感神经、抑制迷走神经导致原发性心脏骤停;也可通过影响呼吸调节中枢,引发呼吸性碱中毒导致呼吸、心脏骤停;还可诱发原有心血管病发作导致心脏骤停。

【例 1】下列因素最易导致心脏骤停的是
A. 高血压伴左心室肥厚
B. 急性心肌梗死后左室射血分数降低
C. 甲状腺功能亢进症伴心房颤动
D. 纤维素性心包炎伴心包摩擦音
E. 慢性支气管炎伴房性期前收缩

3. 临床表现

心脏性猝死的临床经过可分为 4 个时期,即前驱期、终末事件期、心脏骤停、生物学死亡。

(1) **前驱期**　在猝死前数天至数月,有些病人可出现胸痛、气促、疲乏、心悸等非特异性症状。

(2) **终末事件期**　是指心血管状态出现急剧变化到心脏骤停发生前的一段时间,自瞬间至持续 1 小时不等。典型表现包括严重胸痛、急性呼吸困难、突发心悸或眩晕等。若心脏骤停瞬间发生,事先无预兆,则绝大部分为心脏性。因室颤猝死的病人,常先有室性心动过速。

(3) **心脏骤停**　心脏骤停后脑血流量急剧减少,可导致意识突然丧失,伴有局部或全身性抽搐,大动脉搏动消失,呼吸断续或停止,皮肤苍白或发绀,瞳孔散大,听诊心音消失,大小便失禁。

(4) **生物学死亡**　心脏骤停发生后,大部分病人将在 4~6 分钟内开始发生不可逆脑损害,随后经数分钟过渡到生物学死亡。因此心脏骤停发生后应立即实施心肺复苏和尽早除颤,是避免发生生物学死亡的关键。心肺复苏成功后死亡的最常见原因是中枢神经系统的损伤。

4. 处理

心脏骤停后抢救成功的关键是尽早进行心肺复苏(CPR)和尽早进行复律治疗。

(1) **识别心脏骤停**　首先需要判断病人的反应,快速检查是否没有呼吸或不能正常呼吸(停止、过缓或喘息),并同时判断有无脉搏(5~10 秒内完成)。确立心脏骤停诊断后,应立即开始初级心肺复苏。

(2) **呼救**　在不延缓实施心肺复苏的同时,应设法(打电话或呼叫他人打电话)通知并启动急救医疗系统(EMS),有条件时寻找并使用自动体外除颤仪(AED)。

(3) **初级心肺复苏**　即基础生命活动的支持,一旦确立心脏骤停的诊断,应立即进行。主要复苏措施包括人工胸外按压(circulation,C)、开放气道(airway,A)、人工呼吸(breathing,B)。其中人工胸外按压最为重要,因此 2010 年美国心脏协会复苏指南将成人心肺复苏顺序由原来的 A→B→C 修改为 C→A→B。在现场复苏时,首先进行胸外按压 30 次,随后再开放气道并进行人工呼吸。

①胸外按压和早期除颤　胸外按压是建立人工循环的主要方法。
A. 体位　病人仰卧平躺于硬质平面上,救助者跪在其旁。若胸外按压在床上进行,应在背部垫以硬板。
B. 按压部位　胸外按压的部位是胸骨下半部,双乳头连线中点。不要按压剑突。
C. 按压方法　救助者用一只手掌根部放在胸部正中双乳头之间的胸骨上,另一手平行重叠压在手背上,保证手掌根部横轴与胸骨长轴方向一致。施救者身体稍微前倾,使肩、肘、腕位于同一轴线,与病人身体平面垂直,按压时关节伸直,依靠上身重力垂直向下按压,每次按压后让胸廓完全回弹,放松时双手不要

第九篇 内科学
第17章 主动脉夹层与心脏骤停

离开胸壁，按压和放松的时间大致相等。按压频率区间为100~120次/分，成人按压胸骨的幅度至少为5cm，但不超过6cm。儿童和婴儿的按压幅度至少为胸部前后径的1/3(儿童约5cm，婴儿约4cm)。

D. 并发症 肋骨骨折、心包积血、心脏压塞、气胸、血胸、肺挫伤、肝脾撕裂伤、脂肪栓塞等。

注意：①胸外心脏按压的部位在胸骨下半部，双乳头连线中点，每次按压应使胸骨下陷至少5cm。
②胸外心脏按压频率区间为100~120次/分，胸内心脏按压频率为60~80次/分。
③无论是单人还是双人进行心肺复苏，胸外按压与通气的比例均为30:2。

②开放气道 先将病人仰卧，行30次心脏按压后，再开放气道。保证呼吸道通畅是成功复苏的重要一步，可采用仰头抬颏法开放气道。应清除病人口中的异物和呕吐物，若有义齿松动应取下。

③人工呼吸 开放气道后，首先进行2次人工呼吸，每次持续吹气1秒以上。

(4) **高级心肺复苏(ALS)**
①通气与氧供 充分通气的目的是纠正低氧血症。院外常用面罩、简易球囊，院内常用呼吸机维持通气。
②电除颤与复律 心脏骤停时最常见的心律失常是室颤。终止室颤最有效的方法是电除颤，尽早电除颤可显著提高复苏成功率。如采用双相波电除颤，首次能量为120J或150J。如采用单相波电除颤，首次能量应选择360J。第二次及后续的除颤能量应相当，而且可考虑提高能量。一次除颤后，应立即实施胸外按压和人工通气，5个周期CPR后(约2分钟)，再评估病人自主循环是否恢复，必要时再次除颤。
③起搏治疗 对心搏停止病人不推荐使用起搏治疗，而对有症状的心动过缓病人可考虑起搏治疗。
④药物治疗 肾上腺素是心肺复苏的首选药物，常规给药方法是静脉推注1mg，每3~5分钟重复1次，可逐渐增加剂量至5mg。严重低血压可以给予去甲肾上腺素、多巴胺、多巴酚丁胺。给予2次电除颤、CPR及肾上腺素之后，仍然是室颤或无脉室速，应考虑给予抗心律失常药物，常用药物是胺碘酮、利多卡因。硫酸镁仅适用于尖端扭转型室速。

5. 疗效判断
(1) **大动脉搏动** 心脏按压有效时可以触及颈动脉或股动脉搏动。
(2) **呼气末CO_2分压(ETCO$_2$)** 是用于判断心肺复苏效果的可靠监测指标，ETCO$_2$升高表明心排血量增加，肺和组织的灌注改善。
(3) **瞳孔变化** 心脏按压过程中，若瞳孔缩小并有对光反射，预后较好，但瞳孔的变化只能作为复苏效果的参考，不能根据瞳孔的变化来决定是否继续复苏。

【例2】心室颤动导致不可逆性脑损害，其发作至少持续
　　A. 4~6分钟　　　　　　B. 7~9分钟　　　　　　C. 30秒
　　D. 1~3分钟　　　　　　E. 10分钟

【例3】心脏骤停最重要的诊断依据是
　　A. 心音消失　　　　　　B. 手足抽搐　　　　　　C. 桡动脉搏动消失
　　D. 呼吸断续　　　　　　E. 呼之不应

【例4】男，50岁。散步时突然倒地。查体：意识丧失，大动脉搏动消失，抽泣样呼吸，随即消失。应首先采取的措施是
　　A. 舌下含服硝酸甘油　　B. 开放气道　　　　　　C. 人工呼吸
　　D. 按压人中　　　　　　E. 胸外按压

【例5】男，60岁。突发意识丧失，心电监护示心电波形、振幅与频率均极不规则，无法辨认QRS波群、ST段与T波。该患者应首选
　　A. 阿托品0.1mg静脉注射　　B. 胺碘酮150mg静脉注射　　C. 360J直流电除颤
　　D. 美托洛尔5mg静脉注射　　E. 利多卡因1~1.5mg/kg静脉注射

注意：①由于室颤时,无法辨认QRS波群,故应采用非同步电除颤。
②如采用双相波直流电除颤,可以选择120J或150J;如采用单相波直流电除颤,应选择360J。

【例6】经首次电除颤未消除心室颤动的最佳处理是
　　A. 连续以更高级别的能量进行电除颤2次　　B. 连续以更高级别的能量进行电除颤3次
　　C. 连续以同样级别的能量进行电除颤2次　　D. 连续以同样级别的能量进行电除颤3次
　　E. 进行2分钟心肺复苏后再次电除颤

【例7】心脏骤停发生时最常见的心电图表现是
　　A. 室性停搏　　　　　　B. 窦性停搏　　　　　　C. 无脉电活动
　　D. 心房颤动　　　　　　E. 心室颤动

【例8】心室颤动时电除颤的能量选择应为
　　A. 单相波120J　　　　　B. 单相波200J　　　　　C. 单相波300J
　　D. 单相波360J　　　　　E. 双相波100J

【例9】心室颤动电除颤的正确方法是
　　A. 首先需静脉推注安定　　B. 必须在心电监测下进行　　C. 不能反复多次电除颤
　　D. 非同步电除颤　　　　　E. 电击能量一般<200J

【例10】女,20岁。春天在花园游玩时突然晕倒。查体:脉搏细速,血压40/20mmHg,面色苍白,神志不清。其首要急救措施是
　　A. 多巴胺20mg 静脉滴注　　B. 地塞米松15mg 静脉滴注　　C. 给氧,严密监护
　　D. 肾上腺素1mg 皮下注射　　E. 安定10mg 静脉滴注

【例11】发现有人晕倒时,确认所处环境安全后应该立即采取的措施是
　　A. 判断意识是否清醒　　　B. 行人工呼吸　　　　　　C. 行胸外按压
　　D. 报警　　　　　　　　　E. 大声呼叫救援

▶ **常考点**　　主动脉夹层为2024新增内容;心脏骤停的病因及诊断,初级心肺复苏。

参考答案——详细解答见《2024国家临床执业及助理医师资格考试历年考点精析(上、下册)》
1. ABCDE　　2. A BCDE　　3. A BCDE　　4. ABCDE　　5. AB CDE　　6. ABCDE
7. ABCDE　　8. AB CDE　　9. ABC E　　10. ABC E　　11. A BCDE

第18章 胃食管反流病、胃炎与消化性溃疡

▶ **考纲要求**
①胃食管反流病。②急性胃炎。③慢性胃炎。④消化性溃疡(内科学部分)。

▶ **复习要点**

一、胃食管反流病

1. 概念

胃食管反流病(GERD)是一种由胃十二指肠内容物反流入食管引起不适症状和(或)并发症的疾病。反流和烧心是最常见的症状。根据是否导致食管黏膜糜烂、溃疡,可分为反流性食管炎(RE)及非糜烂性反流病(NERD)。胃食管反流病也可引起咽喉、气道等食管邻近组织的损害,出现食管外症状。

2. 病因与发病机制

胃食管反流病是以食管下括约肌(LES)功能障碍为主的胃食管动力障碍性疾病,直接损伤因素是胃酸、胃蛋白酶、非结合胆盐、胰酶等反流物。

(1) **抗反流屏障结构与功能异常** 抗反流屏障包括LES、膈肌脚、膈食管韧带、食管与胃底的锐角(His角)等。上述结构和功能的缺陷均可造成胃食管反流,其中最主要的是LES的功能状态。

①导致LES结构受损的因素 贲门失弛缓症手术后、食管裂孔疝、腹内压增高(如妊娠、肥胖、腹腔积液、便秘、呕吐、负重劳动)、长期胃内压增高(如胃排空延迟、胃扩张)等均可使LES结构受损。

②导致LES功能障碍的因素 某些激素(如缩胆囊素、胰高血糖素、血管活性肠肽)、食物(高脂肪、巧克力)、药物(钙通道阻滞剂、地西泮)等均可引起LES功能障碍或一过性松弛延长。

(2) **食管清除作用降低** 常见于导致食管蠕动异常、唾液分泌减少的疾病,如干燥综合征。食管裂孔疝时,部分胃经膈食管裂孔进入胸腔,不仅改变LES结构,还可降低食管对反流物的清除作用而致病。

(3) **食管黏膜屏障功能降低** 长期饮酒、进食刺激性食物可使食管黏膜抵御反流物损害的能力降低。

【例1】患者,男,65岁。胸骨后疼痛半年。半年来反复发作胸骨后烧灼样疼痛,伴反酸、咳嗽,凌晨发作明显。心电图、肌电图、胸部X线片均未见异常。其发病机制主要是
　A. 冠状动脉痉挛　　　　B. 胃痉挛　　　　C. 一过性食管下括约肌松弛
　D. 气道高反应性　　　　E. Oddi括约肌痉挛

【例2】具有降低食管下括约肌压力作用的药物是
　A. 钙通道阻滞剂　　　　B. 质子泵抑制剂　　　　C. β受体拮抗剂
　D. 促胃肠动力剂　　　　E. H_2受体拮抗剂

3. 临床表现

(1) **食管症状**

①典型症状 反流和烧心是本病最常见的典型症状。反流是指胃十二指肠内容物在无恶心和不用力的情况下,涌入咽部或口腔的感觉。含酸味时称为反酸。烧心是指胸骨后或剑突下烧灼感,常由胸骨下段向上延伸。反流和烧心常发生于餐后1小时,卧位、弯腰或腹内压增加时可加重。

②非典型症状 是指除反流和烧心以外的食管症状。

A. 胸痛 由反流物刺激食管引起,发生在胸骨后,严重时表现为剧烈刺痛,可放射至心前区、后背、肩部、颈部、耳后,有时酷似心绞痛(不要误诊),可伴或不伴反流和烧心。胃食管反流病是非心源性胸痛的常见病因之一。对于不伴典型反流和烧心的胸痛病人,应先排除心脏疾病后再进行 GERD 的评估。

B. 吞咽困难或胸骨后异物感 见于部分病人,可能是由食管痉挛或功能紊乱所致,呈间歇性,进食固体或液体食物均可发生;少数病人吞咽困难是由食管狭窄引起,呈持续或进行性加重。

(2) 食管外症状 由反流物刺激或损伤食管以外的组织或器官引起,如咽喉炎、慢性咳嗽、哮喘和牙蚀症。严重者可发生吸入性肺炎,甚至出现肺间质纤维化。部分病人诉咽部不适、异物感、堵塞感,但无真正吞咽困难,称为癔球症。

(3) 并发症

并发症	临床特点
上消化道出血	食管黏膜糜烂及溃疡可导致呕血、黑便
食管狭窄	食管炎反复发作引起纤维组织增生,最终导致瘢痕狭窄
Barrett 食管	是指食管远端黏膜的鳞状上皮被化生的胃肠腺上皮所替代(3 版 8 年制《病理学》P255)

注意:①Barrett 食管是食管腺癌的主要癌前病变,其腺癌的发生率比正常人高 10~20 倍。
②Barrett 食管发生的消化性溃疡,称为 Barrett 溃疡。

【例3】患者,女性,55 岁。反酸、烧心、胸骨后疼痛 1 个月,口服奥美拉唑可缓解。该患者最可能的诊断是
　　A. 胃食管反流病　　　　　B. 胃溃疡　　　　　　C. 十二指肠溃疡
　　D. 应激性溃疡　　　　　　E. 急性冠脉综合征(2021、2022)

【例4】对于胃食管反流病患者,需要定期接受内镜复查的是
　　A. 非糜烂性胃食管反流病　B. 合并食管裂孔疝　　C. 反酸、烧心反复出现者
　　D. Barrett 食管　　　　　　E. 伴有咽部异物感者

4. 辅助检查

(1) 胃镜 是诊断反流性食管炎最准确的方法,并能判断反流性食管炎的严重程度和有无并发症。胃镜下反流性食管炎的分级(洛杉矶分级法)如下。

正常	食管黏膜没有破损
A 级	一个或一个以上食管黏膜破损,长径<5mm
B 级	一个或一个以上食管黏膜破损,长径>5mm,但没有融合性病变
C 级	食管黏膜破损有融合,但<75%的食管周径
D 级	食管黏膜破损融合,至少达到 75%的食管周径

(2) 24 小时食管 pH 监测 是诊断胃食管反流病的重要方法,主要用于胃镜不能确诊的病人。应用便携式 pH 记录仪监测病人 24 小时食管 pH,可明确食管是否存在过度酸、碱反流。

(3) 食管钡剂造影 诊断敏感性不高,对于不愿意或不能耐受胃镜检查者,有助于排除食管癌等疾病。

(4) 食管测压 可了解食管动力状态,用于抗反流手术术前评估。

【例5】判断胃食管反流病严重程度与病理生理改变的最准确检查是
　　A. 胃镜　　　　　　　　　B. 动态心电图　　　　C. 食管测压
　　D. 食管钡剂造影　　　　　E. 24 小时食管 pH 监测(2023)

注意:①内镜为最准确的检查方法,或作为首选者:反流性食管炎、消化性溃疡、上消化道出血、炎性肠病。
②24 小时食管 pH 监测是诊断胃食管反流病的重要方法,主要用于胃镜不能确诊者。

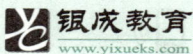
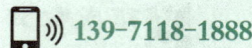

5. 诊断

(1) **GERD 的初步诊断** ①有典型反流和烧心症状;②用质子泵抑制剂试验性治疗症状明显缓解。

(2) **反流性食管炎的诊断** ①有反流和(或)烧心症状;②胃镜下发现反流性食管炎。

(3) **非糜烂性反流病的诊断** ①有反流和(或)烧心症状;②胃镜检查阴性;③24 小时食管 pH 监测表明食管存在过度酸、碱反流;④质子泵抑制剂治疗有效。

【例6】男,57 岁。胸痛、吞咽困难 2 周。既往反酸、烧心 10 余年,口服抑酸剂可缓解。为明确诊断,首选的检查是

  A. 胸部 X 线片   B. 胃镜   C. 腹部 B 超

  D. 上消化道 X 线钡餐造影   E. 胸部 CT

6. 治疗与预防

(1) **治疗** 治疗目的是控制症状、治愈食管炎、减少复发和防治并发症。

治疗方案	药物或手术方式	适应证
质子泵抑制剂	奥美拉唑、兰索拉唑、泮托拉唑	首选药物,疗效最好,适用于重症病人,疗程 4~8 周
H₂ 受体拮抗剂	法莫替丁、尼扎替丁、雷尼替丁	抑酸作用较 PPI 弱,适用于轻至中症病人,疗程 8~12 周
促胃肠动力药	多潘立酮、莫沙必利、依托必利	适用于轻症病人,或作为抑酸药联用的辅助用药
抗酸药	碳酸氢钠片	仅用于症状轻、间歇发作的病人临时缓解症状
维持治疗	H₂ 受体拮抗剂、质子泵抑制剂	质子泵抑制剂的疗效最好,为首选药物
手术治疗	抗反流手术 腹腔镜胃底折叠术目前最常用	需长期大剂量 PPI 维持治疗的病人 确诊由反流引起的严重呼吸道疾病、PPI 疗效不佳者

注意:治疗胃食管反流病效果最好的药物是质子泵抑制剂,维持治疗效果最好的也是质子泵抑制剂。

(2) **病人教育**

①有 LES 结构受损或功能异常的病人,进食后不宜立即卧床;为减少夜间反流,睡时可将床头抬高。

②减少引起腹压增高的因素,如肥胖、便秘、紧束腰带等;应避免进食使 LES 压力降低的食物;避免应用降低 LES 压力的药物及引起胃排空延迟的药物,如硝酸甘油、钙通道阻滞药、抗胆碱能药物等。

③戒烟及禁酒。

(3) **并发症治疗**

①上消化道出血 行补液输血、止血、抑酸等治疗。

②食管狭窄 严重瘢痕狭窄者可行内镜下食管扩张术。为防止术后复发,应给予 PPI 长期维持治疗。

③Barrett 食管 可用 PPI 维持治疗。定期随访有助于早期发现异型增生和癌变。

【例7】患者,女,30 岁。胸痛、反酸 3 年,加重伴干咳 3 天。胸痛和反酸常在餐后 1 小时出现,弯腰时加重。查体未见明显阳性体征。心电图、胸部 CT 未见异常。该患者最合适的治疗药物是

  A. 硝酸甘油   B. 倍氯米松   C. 泮托拉唑

  D. 硝苯地平   E. 氢氯噻嗪(2023)

二、急性胃炎

1. 概念

急性胃炎是指各种病因引起的胃黏膜急性炎症,组织学上通常可见中性粒细胞浸润,包括急性糜烂出血性胃炎、急性幽门螺杆菌胃炎和除幽门螺杆菌以外的其他急性感染性胃炎。

2. 病因和发病机制

(1) **应激** 严重创伤、手术、多器官功能衰竭、败血症、精神紧张等,可导致胃黏膜微循环障碍、缺氧,黏液分泌减少,局部前列腺素合成不足,屏障功能损坏;也可增加胃酸分泌,大量氢离子反渗,损伤血管和

黏膜,引起糜烂、出血甚至溃疡。
①Curling 溃疡　是指严重烧伤所致的急性胃黏膜病变(溃疡)。
②Cushing 溃疡　是指中枢神经系统疾病所致的急性胃黏膜病变(溃疡)。
(2)**药物**
①**非甾体抗炎药(NSAIDs)**　阿司匹林为环氧合酶(COX)抑制剂。COX 是花生四烯酸代谢的限速酶,有两种异构体:结构型 COX-1 和诱生型 COX-2。COX-1 在组织细胞中微量恒定表达,有助于上皮细胞的修复。COX-2 主要受炎症诱导表达,促进炎症介质的产生。非特异性 COX 抑制剂旨在抑制 COX-2,从而减轻炎症反应,但因其特异性差,同时也抑制了 COX-1,导致维持胃肠黏膜正常再生的前列腺素 E 合成不足,黏膜修复障碍,出现糜烂和出血,以胃窦多见。
②**抗肿瘤药物**　在抑制肿瘤生长时,常对胃肠黏膜产生细胞毒作用,导致严重的黏膜损伤。
③**口服铁剂、氯化钾**　可导致胃黏膜糜烂。

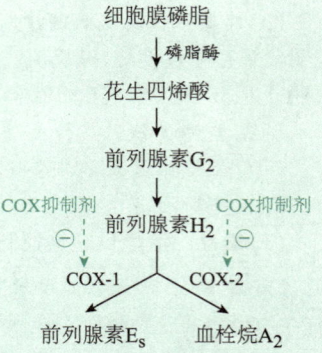

非甾体抗炎药导致胃黏膜损伤的机制

(3)**酒精**　酒精(乙醇)具有亲脂性和溶脂能力,可导致胃黏膜糜烂及黏膜出血。
(4)**创伤和物理因素**　大剂量放射线照射等均可导致胃黏膜糜烂,甚至溃疡。

【例8】急性糜烂出血性胃炎最常见的原因是
  A. 不洁饮食　　　　B. 剧烈呕吐　　　　C. 刺激性食物
  D. 口服抗生素　　　E. 口服非甾体抗炎药

  A. Cushing 溃疡　　B. 胃溃疡　　　　C. Curling 溃疡
  D. 食管腐蚀性溃疡　E. 十二指肠溃疡
【例9】最易发生癌变的溃疡是
【例10】烧伤患者发生的溃疡是(2019、2022)

3. **临床表现**
(1)**常见症状**　病人常有上腹痛、胀满、恶心、呕吐、食欲不振等。
(2)**重症病人**　可有呕血、黑粪、脱水、酸中毒或休克等。
(3)**轻症病人**　非甾体抗炎药所致者多数无症状,仅在胃镜检查时发现。

4. **诊断**
(1)**病史**　多有服用非甾体抗炎药或危重病人进行机械通气的病史。
(2)**症状**　有上述症状。
(3)**确诊**　确诊有赖于急诊胃镜检查(出血发生后 24~48 小时内进行)。内镜下可见弥漫分布的多发性糜烂、出血灶和以浅表溃疡为特征的急性胃黏膜病损。胃黏膜活检为急性炎症。

5. **治疗**
(1)**去除病因**　积极治疗原发疾病和创伤,纠正其引起的病理生理紊乱。
(2)**抑酸剂**　常用抑制胃酸分泌的药物,如 H_2 受体阻滞剂、质子泵抑制剂。
(3)**胃黏膜保护剂**　可以促进胃黏膜修复,常用药物包括硫糖铝、米索前列醇等。
(4)**上消化道大出血的治疗**　应采取综合治疗措施。

(11~12题共用题干)男,70 岁。饮酒 1 小时后呕吐咖啡样物 100ml,后排黑便 100g。既往体健。查体:P110 次/分,BP90/50mmHg。
【例11】首选的治疗药物是
  A. 多巴胺　　　　B. 硫糖铝　　　　C. 止血芳酸
  D. 纳洛酮　　　　E. 奥美拉唑

【例12】对诊断及治疗最有意义的检查是
    A. 胃镜　　　　　　　　　B. 腹部X线片　　　　　　　C. 上消化道X线钡餐造影
    D. 腹部B超　　　　　　　 E. 腹部CT

三、慢性胃炎

1. 概念

慢性胃炎是指由多种病因引起的慢性胃黏膜炎症病变,分萎缩性胃炎、非萎缩性胃炎、特殊类型三大类。慢性萎缩性胃炎是指胃黏膜已发生萎缩性改变的慢性胃炎,又细分为自身免疫性胃炎(A型胃炎)和多灶萎缩性胃炎(B型胃炎)。

2. 病因及发病机制

(1)**幽门螺杆菌(Hp)感染**　是最常见病因。Hp经口进入胃内,部分可被胃酸杀灭,部分则附着于胃窦部黏液层,依靠其鞭毛穿过黏液层,定居于黏液层与胃窦黏膜上皮细胞表面,一般不侵入胃腺和固有层内。一方面避免了胃酸的杀菌作用,另一方面难以被机体的免疫机能清除。Hp产生的尿素酶可分解尿素,产生的氨可中和反渗入黏液内的胃酸,形成有利于Hp定居和繁殖的局部微环境,使感染慢性化。

(2)**十二指肠-胃反流**　各种原因导致十二指肠-胃的长期反流,可造成胃黏膜慢性炎症。

(3)**药物和毒物**　服用非甾体抗炎药是反应性胃病的常见原因。酒精是损伤胃黏膜的最常见毒物。

(4)**自身免疫**　胃壁细胞可分泌内因子,促进维生素B_{12}的吸收。当体内出现针对壁细胞或内因子的自身抗体时,自身免疫性的炎症反应导致壁细胞总数减少,内因子分泌减少,可导致维生素B_{12}吸收不良,出现巨幼细胞贫血,称为恶性贫血。本病在北欧发病率较高。

(5)**年龄因素和其他**　老年人胃黏膜可出现退行性改变,加之Hp感染率较高,使胃黏膜修复再生功能降低,炎症慢性化,上皮细胞增殖异常及胃腺体萎缩。

注意:①与幽门螺杆菌感染有关的疾病——消化性溃疡、B型胃炎、胃癌、胃黏膜相关淋巴组织淋巴瘤。
②与幽门螺杆菌感染无关的疾病——胃食管反流病、急性糜烂出血性胃炎、A型胃炎。

【例13】慢性胃炎最主要的病因是
    A. 刺激性食物　　　　　　B. 化学损伤　　　　　　　C. 幽门螺杆菌感染
    D. 药物损伤　　　　　　　E. 物理损伤(2020、2022)

3. 临床表现

(1)**症状**　大多数病人无明显症状。即便有症状也多为非特异性。可表现为中上腹不适、饱胀、钝痛、烧灼痛等。也可呈食欲缺乏、嗳气、反酸、恶心等消化不良症状。

(2)**体征**　多不明显,可有上腹部轻压痛。

【例14】慢性胃炎的临床表现一般不包括
    A. 恶心、呕吐　　　　　　　B. 反酸、烧心　　　　　　　C. 贫血
    D. 右季肋部痛　　　　　　　E. 上腹部痛

4. 辅助检查及诊断

(1)**胃镜及活组织检查**　为最可靠的诊断方法,可同时行幽门螺杆菌检查。内镜下:
①慢性非萎缩性胃炎　可见红斑、黏膜粗糙不平、出血点、出血斑、黏膜水肿、渗出等基本表现。
②慢性萎缩性胃炎　可见黏膜呈颗粒状、红白相间、黏膜血管显露、色泽灰暗、皱襞变平甚至消失。

(2)**幽门螺杆菌检查**　可在胃镜检查的同时进行快速尿素酶检查,也可采用非侵入性检查。

(3)**自身免疫性胃炎相关检查**　表现为血清维生素B_{12}浓度降低,血清内因子抗体、壁细胞抗体阳性。

5. 鉴别诊断

自身免疫性胃炎和慢性多灶萎缩性胃炎的鉴别如下。

	自身免疫性胃炎	慢性多灶萎缩性胃炎
别称	A 型胃炎、慢性胃体炎	B 型胃炎、慢性胃窦炎
累及部位	胃体、胃底	胃窦
基本病理变化	胃黏膜萎缩、腺体减少	胃黏膜萎缩、腺体减少
发病率	少见	很常见
病因	多由自身免疫反应引起	多由幽门螺杆菌感染引起(占 90%)
贫血	常伴有,甚至恶性贫血	无
血清维生素 B_{12}	降低(恶性贫血时吸收障碍)	正常
内因子抗体(IFA)	阳性(占 75%)	多为阴性
壁细胞抗体(PCA)	阳性(占 90%)	阳性(占 30%)(大多数为阴性)
胃酸	显著降低	正常或偏低
血清胃泌素	明显增高(恶性贫血时更高)	正常或偏低

注意: ①A 型胃炎壁细胞受损,壁细胞数量减少,胃酸减少,负反馈调节使胃泌素分泌增多。
②A 型胃炎内因子分泌减少,致维生素 B_{12} 吸收不良、恶性贫血。

【例 15】慢性胃窦炎最常见的病因是
　　A. 自身免疫反应　　　　　B. 幽门螺杆菌感染　　　　　C. 胃酸分泌过多
　　D. 内因子缺乏　　　　　　E. 淋病奈瑟菌感染

【例 16】女,50 岁。纳差 5 年,面色苍白、乏力半年。胃镜检查见胃体黏膜苍白、变薄、血管透见明显。最可能的实验室检查结果是
　　A. 基础胃酸分泌增加　　　B. 正细胞正色素性贫血　　　C. 血液酸水平升高
　　D. 血促胃液素水平降低　　E. 血维生素 B_{12} 水平降低

【例 17】男,65 岁。间断腹胀、上腹隐痛 25 年。胃镜检查提示胃体黏膜变薄,血管透见,皱襞稀疏。患者可能缺乏的维生素是
　　A. 维生素 B_2　　　　　　B. 维生素 B_4　　　　　　C. 维生素 B_{12}
　　D. 维生素 C　　　　　　　E. 维生素 D(2022)

【例 18】胃镜检查对诊断慢性萎缩性胃炎最有意义的征象是
　　A. 胃黏膜糜烂　　　　　　B. 黏膜肥厚增粗　　　　　　C. 苍白平坦、黏膜下血管透见
　　D. 充血水肿呈花斑状　　　E. 粗糙不平,可见出血点(斑)

6. 治疗

大多数成人胃黏膜均有轻度非萎缩性胃炎,如 Hp 阴性,且无糜烂、无症状,可不予治疗。如慢性胃炎波及黏膜全层或呈活动性,出现癌前情况,如肠上皮化生、假幽门腺化生、萎缩、不典型增生,应予治疗。

(1) 对因治疗
①幽门螺杆菌相关胃炎　多采用四联治疗,即 1 种 PPI+2 种抗生素+1 种铋剂,疗程 10~14 天。

抗生素	克拉霉素、羟氨苄青霉素(阿莫西林)、甲硝唑、替硝唑、喹诺酮类、呋喃唑酮(痢特灵)、四环素
PPI	奥美拉唑、兰索拉唑、泮托拉唑、雷贝拉唑、埃索美拉唑、艾普拉唑
铋剂	枸橼酸铋钾、果胶铋、次碳酸铋

注意: ①8 版《内科学》P366:为三联治疗方案,即 1 种 PPI+2 种抗生素,或 1 种铋剂+2 种抗生素,疗程 7~14 天。
②9 版《内科学》P356:为四联治疗方案,即 1 种 PPI+2 种抗生素+1 种铋剂,疗程 10~14 天。

②十二指肠-胃反流　可用保护胃黏膜、改善胃肠动力等药物。

③胃黏膜营养因子缺乏　可补充复合维生素,恶性贫血者需终生注射维生素 B_{12}。

(2)对症治疗　抑制胃酸分泌、促进胃肠动力、保护胃黏膜等。

(3)癌前状态处理　在根除 Hp 的前提下,适量补充复合维生素、含硒药物等。对于药物不能逆转的局灶高级别上皮内瘤变(含重度异型增生、原位癌),可在胃镜下行黏膜切除术。

【例19】患者,男性,35 岁。间断上腹痛 2 年。查体:无贫血貌,皮肤巩膜无黄染,心肺无异常,腹软,无压痛,肝脾无肿大,^{13}C 尿素呼气试验阳性。主要治疗药物不包括

 A. 阿米卡星　　　　　　　B. 阿莫西林　　　　　　　C. 克拉霉素

 D. 枸橼酸铋钾　　　　　　E. 奥美拉唑

四、消化性溃疡

1. 概念

消化性溃疡是指胃肠黏膜发生的炎性缺损,通常与胃液的胃酸和消化作用有关,病变穿透黏膜肌层或达更深层次。消化性溃疡常发生于胃、十二指肠,也可发生于食管-胃吻合口、胃-空肠吻合口或附近、含有胃黏膜的 Meckel 憩室等。消化性溃疡是一种全球性常见病,男性多于女性,可发生于任何年龄段,估计有 10% 的人在其一生中患过本病。十二指肠溃疡(DU)多于胃溃疡(GU),两者之比约为 3∶1。十二指肠溃疡多见于青壮年,胃溃疡则多见于中老年人。

2. 病因和发病机制

(1)**胃酸和胃蛋白酶**　消化性溃疡是胃酸、胃蛋白酶的侵袭作用与黏膜屏障的防御能力间失去平衡所致。胃溃疡在发病机制上以黏膜屏障防御功能降低为主,十二指肠溃疡以高胃酸分泌起主导作用。

①胃酸　正常人胃黏膜约有 10 亿个壁细胞,每小时分泌盐酸约 22mmol;而十二指肠溃疡病人的壁细胞总数平均为 19 亿个,每小时分泌盐酸约 42mmol,比正常人高出 1 倍左右。

②胃蛋白酶　为消化性溃疡发病的另一重要因素,其活性依赖于胃液的 pH,pH 为 2~3 时,胃蛋白酶原易被激活;pH>4 时,胃蛋白酶失活。因此,抑制胃酸分泌可同时抑制胃蛋白酶的活性。

(2)**幽门螺杆菌(Hp)**　是消化性溃疡的重要致病因素。十二指肠溃疡病人的 Hp 感染率可高达 90% 以上,胃溃疡的 Hp 阳性率为 60%~90%。在 Hp 阳性率高的人群中,消化性溃疡的患病率也较高。根除 Hp 有助于溃疡的愈合及显著降低消化性溃疡的复发率。

(3)**药物**　长期服用非甾体抗炎药(NSAIDs)、糖皮质激素、氯吡格雷、双膦酸盐、西罗莫司的病人易于发生消化性溃疡。NSAIDs 是导致消化性溃疡<u>最常见</u>的药物,5%~30% 的病人可发生内镜下溃疡。

(4)**黏膜防御与修复异常**　胃黏膜防御和修复功能对维持黏膜的完整性、促进溃疡愈合非常重要。胃黏膜防御功能受损,修复能力下降,都可对溃疡的发生和转归产生影响。

(5)**遗传易感性**　部分消化性溃疡病人有明显的家族史,存在遗传易感性。

(6)**其他**　大量饮酒、长期吸烟、应激等是消化性溃疡的常见诱因。

【例20】胃溃疡的主要发病机制是

 A. 胃黏膜屏障受损　　　　B. 胃酸分泌过多　　　　　C. 迷走神经功能亢进

 D. 胃泌素分泌增加　　　　E. 胃蠕动增强(2022)

【例21】与幽门螺杆菌感染关系密切的疾病是

 A. 克罗恩病　　　　　　　B. 十二指肠溃疡　　　　　C. 胃食管反流病

 D. 功能性消化不良　　　　E. 溃疡性结肠炎

3. 临床表现

(1)**症状**　典型症状是上腹痛,性质可有钝痛、灼痛、胀痛、剧痛、饥饿样不适,特点:①慢性过程,病程可达数年或十余年;②反复或周期性发作,发作期可为数周或数月,发作有季节性,多在秋冬和冬春

之交发病;③部分病人有与进餐相关的节律性上腹痛,餐后痛多见于胃溃疡,饥饿痛或夜间痛、进餐缓解多见于十二指肠溃疡;④腹痛可被抑酸剂或抗酸剂缓解。

(2)体征　发作时剑突下、上腹部或右上腹部可有局限性压痛,缓解后无明显体征。

(3)十二指肠溃疡与胃溃疡的区别

	十二指肠溃疡(DU)	胃溃疡(GU)
好发部位	球部(前壁或后壁多见)	胃角和胃窦小弯
发病年龄	青壮年	中老年人
发病机理	主要是侵袭因素增强	主要是保护因素减弱
基础胃酸分泌量(BAO)	增高	正常或偏低
最大胃酸分泌量(MAO)	增高(20%~50%)	正常或偏低
与非甾体抗炎药的关系	5%的十二指肠溃疡与之有关	25%的胃溃疡与之有关
Hp感染率	90%以上	60%~90%
疼痛	餐前痛→进餐后缓解→餐后2~4小时再痛→进食后缓解(疼痛→进食→缓解)	餐后1小时疼痛→1~2小时逐渐缓解→下次进餐再痛(进食→疼痛→缓解)
腹痛特点	多为饥饿痛、夜间痛	多为餐后痛、进食痛,夜间痛少见
癌变	尚未发现癌变	癌变率<1%
复发率	高	低

注意:①十二指肠球部溃疡的腹痛规律:疼痛→进食→缓解。②胃溃疡的腹痛规律:进食→疼痛→缓解。③溃疡性结肠炎的腹痛规律:疼痛→便意→便后缓解。④克罗恩病的腹痛规律:进食→加重→便后缓解。⑤肠易激综合征的腹痛规律:疼痛→排便→缓解。

(4)特殊溃疡

①复合溃疡　是指胃和十二指肠均有活动性溃疡,多见于男性,幽门狭窄、幽门梗阻发生率较高。

②幽门管溃疡　胃酸分泌一般较高,餐后很快发生疼痛,易出现幽门梗阻、出血、穿孔等并发症。

③球后溃疡　是指发生于十二指肠降段、水平段的溃疡,多位于十二指肠降段的初始部及乳头附近,溃疡多在后内侧壁。严重的炎症反应可导致胆总管引流障碍,出现梗阻性黄疸。球后溃疡以夜间痛、背部放射痛多见,疼痛可向右上腹放射。对药物治疗反应稍差,较易并发出血。

④巨大溃疡　是指直径>2cm的溃疡,常见于有NSAIDs服用史者及老年病人。巨大十二指肠球部溃疡常在后壁,易发展为穿透性,周围有大的炎性团块。疼痛可剧烈而顽固,多放射至背部,老年人也可没有症状。巨大胃溃疡并不一定都是恶性的。

⑤老年人溃疡　临床表现多不典型,常无症状或症状不明显。疼痛多无规律,较易出现体重减轻和贫血。胃溃疡多位于胃体上部,溃疡常较大,易误诊为胃癌。由于NSAIDs在老年人中使用广泛,老年人溃疡有增加的趋势。

⑥儿童期溃疡　主要发生于学龄儿童,发生率低于成人。患儿腹痛可在脐周,时常出现恶心或呕吐,可能与幽门、十二指肠水肿和痉挛有关。随着年龄的增长,溃疡的表现与成人相近。

⑦无症状性溃疡　15%的消化性溃疡病人无症状,常以消化道出血、穿孔等并发症为首发症状。可见于任何年龄,以长期服用NSAIDs病人及老年人多见。

⑧促胃液素瘤　也称Zollinger-Ellison综合征(卓-艾综合征),是胰腺非β细胞瘤分泌大量胃泌素所致。促胃液素瘤以多发溃疡、不典型部位、易出现溃疡并发症、药物治疗效果差,可出现腹泻、高胃酸分泌、血清胃泌素水平升高为特征。促胃液素瘤通常较小,50%以上为恶性,部分病人发现时已有转移。

⑨难治性溃疡　经正规抗溃疡治疗而溃疡仍未愈合者,可能的因素有:病因尚未去除,如仍有Hp感

第九篇 内科学
第18章 胃食管反流病、胃炎与消化性溃疡

染,继续服用NSAIDs等致溃疡药物;穿透性溃疡;特殊病因,如克罗恩病、促胃液素瘤等;某些疾病或药物影响抗溃疡药物的疗效;误诊,如胃或十二指肠恶性肿瘤;不良因素存在,如吸烟、酗酒、精神应激等。

【例22】男,53岁。上腹胀痛10余年,多于饭后约30分钟加重。半年来上腹痛加重,伴反酸,间断呕吐胃内容物。吸烟15年,饮白酒10年,每日约半斤。患者的病变最可能位于
  A. 十二指肠球部   B. 胃窦   C. 胃体
  D. 贲门   E. 胃底

【例23】发生于下列哪个部位的消化性溃疡应特别注意卓-艾综合征?
  A. 胃窦部   B. 幽门部   C. 十二指肠球部
  D. 十二指肠降部   E. 回盲部(2023)

【例24】以下关于老年人胃溃疡特点的描述,不正确的是
  A. 可无症状   B. 溃疡常较大   C. 易合并幽门梗阻
  D. 较多位于胃体上部 E. 易误诊为胃癌

4. 辅助检查

(1) **胃镜检查及活检** 是确诊消化性溃疡的首选检查方法和金标准,可以:①确定有无病变、病变部位及分期;②鉴别良恶性溃疡;③评价治疗效果;④对合并出血者给予止血治疗;⑤对于合并狭窄梗阻者给予扩张或支架治疗;⑥超声内镜检查可评估溃疡深度、病变与周围器官的关系、淋巴结数目和大小。

(2) **X线钡剂造影** 为确诊消化性溃疡的次选检查方法,目前应用较少。X线钡剂造影适宜于:①了解胃的运动情况;②胃镜禁忌者;③不愿接受胃镜检查者。溃疡的钡剂直接征象为龛影、黏膜聚集,间接征象为局部压痛(应该为"变形")、胃大弯侧痉挛性切迹、狭窄、十二指肠球部激惹及球部畸形。

(3) **CT检查** 对于穿透性溃疡或穿孔,CT检查很有价值。

(4) **幽门螺杆菌检查** 分侵入性检查和非侵入性检查两种。

①侵入性检查 需通过胃镜检查取胃黏膜活组织进行检测,主要包括快速尿素酶试验、胃黏膜组织学切片染色检查、幽门螺杆菌培养。采集胃黏膜进行细菌培养,一般不用于临床常规诊断,多用于科研。

②非侵入性检查 主要包括^{13}C或^{14}C尿素呼气试验、粪便幽门螺杆菌抗原检测、血清学检查等。无须胃镜检查,病人依从性好,准确性较高,目前被广泛用于各医院。

检查项目	特点	适应证/评价
快速尿素酶试验	利用幽门螺杆菌可产生尿素酶的原理 用试纸检测,操作简便,费用低廉	为侵入性检查的首选方法
胃黏膜组织切片镜检	可直接观察Hp,与常规HE染色相比,采用特殊染色(银染、改良Giemsa染色)可提高阳性率	为Hp检测的金标准之一
Hp培养	技术要求较高,主要用于科研	临床上尚未普及
^{14}C尿素呼气试验	敏感性及特异性均高,无须胃镜,病人依从性好	为Hp检测的金标准之一 根除Hp治疗后复查的首选方法
粪便Hp抗原检测	仅提示胃肠道内有无幽门螺杆菌存在	临床应用价值不大
血清学检查	定性检测血清Hp抗体IgG,提示近期是否感染Hp 不受近期PPI治疗影响而呈假阴性	不宜作为根除Hp治疗后的复查

(5) **胃液分析和血清胃泌素测定** 仅在疑有胃泌素瘤时作鉴别诊断之用。

(6) **粪便隐血试验** 了解溃疡有无合并出血。

注意:①确诊消化性溃疡——首选胃镜检查,次选X线钡剂造影。
②确诊结肠克罗恩病——首选结肠镜检查,次选X线钡剂灌肠检查。
③检查幽门螺杆菌——侵入性检查首选经胃镜的快速尿素酶试验,治疗后复查首选^{14}C尿素呼气试验。
④近期应用抗生素、质子泵抑制剂、铋剂等,可造成幽门螺杆菌检查呈假阴性,血清学检查例外。

【例25】证实幽门螺杆菌现症感染的检查方法中不包括
  A. 血清幽门螺杆菌抗体检测   B. ^{13}C 尿素呼气试验   C. 胃黏膜活检幽门螺杆菌培养
  D. 胃黏膜活检快速尿素酶试验   E. 粪便幽门螺杆菌抗原检测
  A. 胃组织学检查   B. 快速尿素酶试验   C. 幽门螺杆菌培养
  D. ^{14}C 尿素呼气试验   E. 血清幽门螺杆菌抗体检测
【例26】侵入性检查幽门螺杆菌的首选方法是
【例27】行幽门螺杆菌根除治疗后复查的首选方法是
【例28】不能作为判断幽门螺杆菌是否根除的检验方法是

5. 诊断与鉴别诊断

(1) 诊断　慢性病程、周期性发作、节律性上腹疼痛、非甾体抗炎药服用史等是诊断消化性溃疡的重要线索，确诊有赖于胃镜检查。X线钡餐检查发现龛影也有确诊价值。

(2) 鉴别诊断

	胃溃疡	胃癌
年龄	中青年居多	中年以上居多
胃酸	正常或偏低，无真性缺酸现象	真性胃酸缺乏
溃疡直径	常<2cm	常>2cm
X线	龛影壁光滑，位于胃腔轮廓之外 周围胃壁柔软，可呈星状集合征	龛影边缘不整，位于胃腔轮廓之内，龛影周围胃壁僵硬，呈结节状，向溃疡集聚的皱襞有融合中断现象
内镜	圆形或椭圆形，底部平滑 溃疡周围黏膜柔软，皱襞向溃疡集中	形状不规则，底部凹凸不平，边缘结节隆起，污秽苔 溃疡周围因癌性浸润而增厚，可有糜烂出血

【例29】男，40岁。反复发作上腹部不适、疼痛6年。疼痛多发生在餐后约60分钟，1～2小时后逐渐缓解。查体：腹平软，肝脾未触及，上腹轻度压痛，无反跳痛，移动性浊音(-)。上消化道X线钡餐造影：胃小弯侧1.5cm壁外龛影，大弯侧有痉挛性切迹。最可能的诊断是
  A. 胃憩室   B. 胃炎   C. 胃溃疡
  D. 胃癌   E. 胃平滑肌瘤

6. 并发症

出血	①15%～25%的患者可并发出血。出血是消化性溃疡最常见的并发症 ②10%～25%的患者以消化道出血为首发症状；③十二指肠溃疡比胃溃疡更易出血
穿孔	穿孔率1%～5%。穿孔后果：溃破入腹腔引起腹膜炎；穿孔受阻于毗邻器官；穿入空腔器官形成瘘管
梗阻	发生率2%～4%。主要由十二指肠溃疡或幽门管溃疡引起
癌变	十二指肠溃疡一般不癌变；胃溃疡癌变率约1%。癌变常发生在溃疡边缘，故活检时应取此处组织

注意：①消化性溃疡最常见的并发症是上消化道出血，上消化道出血最常见的病因是消化性溃疡。
②十二指肠溃疡最少见的并发症是癌变(因十二指肠溃疡一般不癌变)。

【例30】消化性溃疡最常见的并发症是
  A. 腹腔脓肿   B. 癌变   C. 出血
  D. 幽门梗阻   E. 穿孔

【例31】男，35岁。反复上腹痛5年，再发1个月，加重2天。5年来反复上腹痛，多发生于饥饿时，进食及口服碱性药可缓解，1个月来再发上腹痛，口服碱性药物缓解不满意，2天来上腹痛加重向后背放射。查体：上腹部压痛。血清淀粉酶320U/L。该患者最可能的诊断是

A. 胃窦溃疡   B. 胃体溃疡   C. 胃底溃疡
D. 十二指肠球前壁溃疡   E. 十二指肠球后壁溃疡

7. 治疗

(1)治疗目标 去除病因、控制症状、促进溃疡愈合、预防复发、避免并发症。

(2)抑制胃酸分泌 目前常用于抑制胃酸分泌的药物有两种，即 H_2 受体拮抗剂和质子泵抑制剂。

	H_2 受体拮抗剂	质子泵抑制剂(PPI)
代表药物	法莫替丁＞雷尼替丁＝尼扎替丁＞西咪替丁	奥美拉唑、泮托拉唑、雷贝拉唑
作用机制	抑制壁细胞的 H_2 受体 抑制基础胃酸、夜间胃酸的分泌	不可逆地抑制壁细胞 H^+-K^+-ATP 酶 抑酸时间可长达 72 小时，2～3 天可控制症状
特点	疗效好，用药方便，价格适中，不良反应少	抑酸作用最强，最持久，疗效最好，价格昂贵
溃疡愈合	胃溃疡和十二指肠溃疡 6 周愈合率分别为 80%～95%、90%～95%	胃溃疡和十二指肠溃疡 4 周愈合率分别为 80%～96%、90%～100%

(3)根除 Hp 对 Hp 引起的消化性溃疡，根除 Hp 不但可促进溃疡愈合，而且可显著降低溃疡复发率。用常规抑酸治疗愈合的溃疡年复发率为 50%～70%，而根除 Hp 可使溃疡复发率降至 5%以下。

①指征、方案和疗程 消化性溃疡不论活动与否，Hp 阳性病人均应根除 Hp。根除 Hp 多采用四联治疗，即 1 种 PPI+2 种抗生素+1 种铋剂，疗程 10～14 天（8 版《内科学》为三联治疗，疗程 1～2 周）。

质子泵抑制剂	胶体铋剂	抗菌药物
奥美拉唑 20mg，每日 2 次	枸橼酸铋钾 240mg，每日 2 次	克拉霉素 500mg，每日 2 次
兰索拉唑 30mg，每日 2 次	次碳酸铋 300mg，每日 2 次	阿莫西林 1000mg，每日 2 次
泮托拉唑 20mg，每日 2 次		甲硝唑 400mg，每日 2 次
以上任选 1 种	以上任选 1 种	以上任选 2 种

②复检 Hp 对有并发症和经常复发的消化性溃疡病人，应追踪抗 Hp 的疗效，在治疗结束至少 4 周后复检 Hp，且在检查前应停用 PPI 或抗生素 2 周，否则会有假阴性结果。首选非侵入性的 ^{14}C 尿素呼气试验。

(4)保护胃黏膜 常用药物为铋剂，弱碱性抗酸剂临床上很少应用。

种类	代表药	作用机制	副作用或注意事项
铋剂	三钾二枸橼酸铋 次碳酸铋 果胶铋	①分子量较大，在酸性溶液中呈胶体状，与溃疡基底面的蛋白形成蛋白-铋复合物，覆于溃疡表面，阻隔胃酸、胃蛋白酶对黏膜的侵袭损害 ②可包裹 Hp 菌体，干扰 Hp 代谢，发挥杀菌作用	舌苔和粪便发黑 肾功能不良者禁用
弱碱性抗酸剂	铝碳酸镁 磷酸铝、硫糖铝 氢氧化铝凝胶	可中和胃酸，起效较快，可短暂缓解疼痛 能促进前列腺素合成，增加胃黏膜血流量 刺激胃黏膜分泌 HCO_3^- 和黏液	被视为黏膜保护剂
前列腺素类药	米索前列醇 (9 版《内科学》已删除)	抑制胃酸分泌；增加胃黏膜血流量 增加十二指肠黏膜黏液和碳酸氢盐分泌	腹泻 收缩子宫，孕妇忌用

(5)消化性溃疡的治疗方案及疗程 为达到溃疡愈合，抑酸药物的疗程通常为 4～6 周，一般推荐十二指肠溃疡的 PPI 疗程为 4 周，胃溃疡疗程为 6～8 周。根除 Hp 所需的 1～2 周疗程既可重叠在 4～8 周的抑酸药物疗程内，也可在抑酸疗程结束后进行。

(6)维持治疗 溃疡愈合后大多数病人可以停药。但对溃疡多次复发者，可给予维持治疗，即较长时间服用维持剂量的 H_2 受体拮抗剂或 PPI，疗程短者 3～6 个月，长者 1～2 年。

(7)病人教育 适当休息,减轻精神压力,停服不必要的非甾体抗炎药(NSAIDs),如确需服用,可同时加服抑酸和保护胃黏膜的药物;改善进食规律、戒烟、戒酒、少饮浓咖啡等。

【例32】男,32岁。间断上腹痛3年。腹痛多发生在饥饿时,进食后可缓解。查体:T36.5℃,P80次/分,R18次/分,BP100/60mmHg。双肺呼吸音清,未闻及干、湿啰音,心律齐,腹软,无压痛。胃镜检查:十二指肠溃疡愈合期,^{13}C尿素呼气试验阳性。最有效的治疗方案是

A. 西咪替丁+克拉霉素+左氧氟沙星
B. 法莫替丁+阿莫西林+克拉霉素+铝碳酸镁
C. 奥美拉唑+枸橼酸铋钾+克拉霉素
D. 奥美拉唑+硫糖铝
E. 奥美拉唑+阿莫西林+替硝唑+枸橼酸铋钾

【例33】男,26岁。周期性上腹痛3年,空腹及夜间加重,进食后缓解。^{13}C尿素呼气试验阳性。预防复发的最重要措施是

A. 外科手术
B. 内镜治疗
C. 抗酸剂维持治疗
D. 根除幽门螺杆菌治疗
E. 胃黏膜保护剂维持治疗

【例34】为判断幽门螺杆菌是否被根除,正确的检查时间应在治疗结束后至少

A. 3天
B. 1周
C. 2周
D. 3周
E. 4周(2018、2022)

(35~37题共用题干)女性,45岁。腹痛3个月,黑便1天。3个月来无明显诱因出现上腹隐痛,多于空腹时出现,进餐后可缓解。查^{14}C尿素呼气试验阳性。

【例35】该患者最可能的诊断是

A. 胃溃疡
B. 十二指肠溃疡
C. 胃癌
D. 胃食管反流病
E. 慢性胆囊炎

【例36】为明确诊断,首选的检查是

A. 纤维胃镜
B. 上消化道X线钡剂造影
C. 腹部超声
D. 纤维结肠镜
E. 快速尿素酶试验

【例37】与该病有关的主要发病因素是

A. 刺激性食物
B. 应激因素
C. 药物损伤
D. 物理损伤
E. 幽门螺杆菌感染(2021)

▶**常考点** 胃食管反流病的临床表现、检查及治疗;慢性胃炎鉴别表;消化性溃疡的特点及治疗。

参考答案——详细解答见《2024国家临床执业及助理医师资格考试历年考点精析(上、下册)》

1. ABCDE 2. ABCDE 3. ABCDE 4. ABCDE 5. ABCDE 6. ABCDE 7. ABCDE
8. ABCDE 9. ABCDE 10. ABCDE 11. ABCDE 12. ABCDE 13. ABCDE 14. ABCDE
15. ABCDE 16. ABCDE 17. ABCDE 18. ABCDE 19. ABCDE 20. ABCDE 21. ABCDE
22. ABCDE 23. ABCDE 24. ABCDE 25. ABCDE 26. ABCDE 27. ABCDE 28. ABCDE
29. ABCDE 30. ABCDE 31. ABCDE 32. ABCDE 33. ABCDE 34. ABCDE 35. ABCDE
36. ABCDE 37. ABCDE

第19章 肠结核与结核性腹膜炎

▶ **考纲要求**
①肠结核。②结核性腹膜炎。

▶ **复习要点**

一、肠结核

1. 概念

肠结核是结核分枝杆菌引起的肠道慢性特异性感染,常继发于肺结核。

2. 病因和发病机制

致病菌	90%以上的肠结核由人型结核分枝杆菌引起,牛型少见
感染途径	主要为经口感染(因患开放性肺结核或喉结核,吞下含菌痰液而致病) 血行播散少见,主要由粟粒性肺结核引起 腹腔内结核病灶直接蔓延,如女性生殖器结核直接蔓延引起 少数因饮用未经消毒的带菌牛奶或乳制品而发生牛型结核分枝杆菌肠结核
好发部位	回盲部(占85%)。原因:①含结核分枝杆菌的肠内容物停留时间久;②回盲部淋巴组织丰富

记忆:①90%的肠结核由肺结核引起;②90%的骨结核由肺结核引起;③90%的肾结核由肺结核引起;④诊断性腹腔冲洗的阳性率为90%;⑤腹股沟斜疝占腹外疝的90%。

3. 病理

按大体病理,肠结核分为溃疡型、增生型和混合型3型。

	溃疡型肠结核	增生型肠结核
发生率	多见	少见
发病状况	当感染菌数量多,毒力大,人体过敏反应强时,主要发展为溃疡型肠结核	当机体免疫状态良好,感染较轻时,主要发展为增生型肠结核
特点	继发性肠结核居多	原发性肠结核居多
病因	由结核分枝杆菌侵犯肠黏膜集合淋巴小结或孤立淋巴滤泡形成结核结节	是因大量结核性肉芽肿形成和纤维组织显著增生,肠壁高度肥厚变硬所致
典型病变	肠壁结核结节,干酪样坏死 环形溃疡,长径与肠轴垂直 肠腔狭窄,肠系膜淋巴结也可累及	肠壁增厚变硬,肠腔狭窄,假性息肉形成 肠系膜淋巴结内可有干酪样坏死

4. 临床表现

(1)**腹痛** 多表现为右下腹或脐周疼痛,间歇发作,餐后加重,常伴肠鸣,排便或肛门排气后缓解。其发生与进餐引起的胃肠反射导致局部肠痉挛有关。腹部可有压痛,多位于右下腹。

(2)**大便习惯改变** 溃疡型肠结核常伴腹泻,粪便呈糊样,多无脓血,不伴里急后重。增生型肠结核以便秘为主。有时腹泻与便秘交替。

(3) **腹部肿块**　多位于右下腹,质中,较固定,轻至中度压痛。多见于增生型肠结核。

(4) **全身症状和肠外结核表现**　结核毒血症多见于溃疡型肠结核,表现为长期不规则低热、盗汗、消瘦、贫血、乏力等。增生型肠结核病人一般情况较好,无明显结核毒血症。

(5) **溃疡型和增生型肠结核的鉴别**

	溃疡型肠结核	增生型肠结核
腹痛	+	+
腹泻	多见	少见
便秘	少见	多见
腹部包块	少见	多见
全身表现	多见	少见
肠外表现	常合并活动性肺结核	极少合并活动性肺结核
并发出血	少见	罕见
并发穿孔	急性穿孔少见,慢性穿孔可见	少见
钡剂灌肠	钡剂于病变肠段呈现激惹征象,排空很快,充盈不佳,而在病变的上、下肠段则钡剂充盈良好,称为 X 线钡影激惹征(特征性表现)	肠黏膜呈结节状改变,肠腔狭窄、肠段缩短变形,回肠和盲肠的正常角度消失(无特征性)

注意: ①肠结核溃疡呈带状,其长径与肠轴垂直;肠伤寒溃疡呈椭圆形,其长径与肠轴平行。
②X 线钡剂造影"激惹征(跳跃征)"是溃疡型肠结核的特征性 X 线表现,该知识点常考。
③肠结核的腹泻特点:2~4 次/日,大便糊状,不含脓血便,无里急后重,腹泻与便秘交替出现。

【例 1】肠结核最常见的发病部位是
　　A. 直肠　　　　　　　　　B. 乙状结肠　　　　　　　C. 回盲部
　　D. 回肠末段　　　　　　　E. 升结肠

【例 2】女,31 岁。腹泻、便秘交替出现 4 个月,大便多为糊状,无黏液脓血,无里急后重,伴低热、乏力、盗汗。查体:轻度贫血貌,右下腹有轻压痛。粪常规(−)。最可能的诊断是
　　A. 肠易激综合征　　　　　B. 结肠癌　　　　　　　　C. 溃疡性结肠炎
　　D. 肠阿米巴病　　　　　　E. 肠结核

5. 辅助检查

(1) **血沉(ESR)**　血沉增快提示结核病处于活动期。

(2) **OT 试验**　阳性有助于本病的诊断。

(3) **X 线钡剂灌肠**　对肠结核的诊断具有重要价值。阳性表现见上表。

(4) **结肠镜检**　对肠结核的诊断具有重要价值。内镜下见回盲部等处黏膜充血、水肿、溃疡形成,大小及形态各异的炎症息肉,肠腔变窄。病灶处活检,发现肉芽肿、干酪灶或抗酸杆菌时,可以确诊。

注意: ①确诊肠结核首选结肠镜检查+活检,若发现肉芽肿、干酪灶或抗酸杆菌,可以确诊。
②肠结核的次选检查为 X 线钡剂灌肠检查,发现"激惹征(跳跃征)"可确诊溃疡型肠结核。

【例 3】男,35 岁。腹泻、腹痛伴低热、乏力、盗汗 2 个月。查体:右下腹可触及包块,压痛(+),边界不清。结肠镜发现回盲部环形溃疡。最可能的诊断是
　　A. 结肠癌　　　　　　　　B. 克罗恩病　　　　　　　C. 肠结核
　　D. 溃疡性结肠炎　　　　　E. 阿米巴肠病

【例 4】男,28 岁。间断腹痛、腹泻 1 年。伴低热,体温波动在 36.8~38.5℃。1 年来体重减轻 5kg。查体:

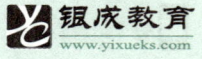 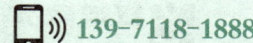

第九篇 内科学
第19章 肠结核与结核性腹膜炎

腹部无膨隆,右下腹可疑肿块。钡剂灌肠检查可见回盲部跳跃征,结肠短缩。最可能的诊断是
- A. 肠结核
- B. 克罗恩病
- C. 溃疡性结肠炎
- D. 结肠癌
- E. 肠阿米巴病(2022)

6. 诊断及鉴别诊断

(1)诊断 以下情况应考虑本病:
①中青年病人有肠外结核,主要是肺结核。
②有腹痛、腹泻、便秘等消化道症状;有右下腹压痛、腹部包块或原因不明的肠梗阻。
③X线钡剂检查发现跳跃征、溃疡、肠管变形、肠腔狭窄等征象。
④结肠镜发现回盲部的炎症、溃疡、炎性息肉或肠腔狭窄。
⑤结核菌素(PPD)试验强阳性或γ-干扰素释放试验阳性。若肠黏膜病理活检发现干酪性肉芽肿,具有确诊意义,活检组织中找到抗酸杆菌有助于诊断。
⑥对高度怀疑肠结核的病例,如抗结核治疗2~6周有效,可作出肠结核的临床诊断。

(2)鉴别诊断

	肠结核	克罗恩病
肠外结核	多见	一般无
病程	复发不多	病程长,缓解与复发交替
瘘管、腹腔脓肿、肛周病变	少见	可见
病变节段性分布	常无	有
溃疡形状	横行,浅表而不规则	纵行,裂沟状
结核菌素试验	强阳性	阴性或阳性
抗结核治疗	症状改善,肠道病变好转	症状无明显改善,肠道病变无好转
抗酸杆菌染色	可阳性	阴性
干酪性肉芽肿	可有	无

(5~6题共用题干)女性,25岁。低热、便秘腹泻交替3年。查体:右下腹5cm×5cm肿块,质中等,较固定,轻压痛。

【例5】最具有诊断意义的检查是
- A. 血沉
- B. 血常规
- C. 结肠镜检查
- D. X线钡剂透视
- E. 诊断性腹腔穿刺

【例6】最可能的诊断是
- A. 结肠癌
- B. 肠结核
- C. 克罗恩病
- D. 溃疡性结肠炎
- E. 肠血吸虫病

7. 治疗

肠结核治疗的目的是消除症状、改善全身情况、促进病灶愈合及防治并发症。

(1)抗结核治疗 是本病治疗的关键,治疗方案同肺结核的治疗。
(2)对症治疗 腹痛可用抗胆碱能药物;摄入不足或腹泻严重者应注意纠正水、电解质与酸碱失衡;对不完全性肠梗阻病人,需进行胃肠减压。
(3)手术治疗 手术适应证如下。
①完全性肠梗阻或部分性肠梗阻内科治疗无效者。
②急性肠穿孔,或慢性肠穿孔瘘管形成经内科治疗而未能闭合者。
③肠道大出血保守治疗无效者。

④诊断困难需剖腹探查者。

二、结核性腹膜炎

本病是由结核分枝杆菌引起的慢性弥漫性腹膜感染,好发于中青年,女性多见,男女之比为1∶2。

1. 病因和发病机制

	结核性腹膜炎	肠结核
主要感染途径	腹腔内结核灶直接蔓延	经口感染
次要感染途径	淋巴血行播散引起(无经口感染)	血行感染,腹腔内结核灶直接蔓延
常见原发病灶	①肠系膜淋巴结结核、输卵管结核、肠结核(最常见) ②血行感染者多为粟粒性肺结核	开放性肺结核或喉结核最常见 血行感染者多为粟粒性肺结核 直接蔓延者多为女性生殖器结核

2. 病理改变

结核性腹膜炎分渗出型、粘连型、干酪型三种类型,以前两型多见,且可混合存在。

渗出型	腹膜充血水肿,纤维蛋白渗出。腹水少量至中等量,呈草黄色(多见)、淡血性、乳糜性
粘连型	有大量纤维组织增生,腹膜、肠系膜明显增厚。本型多由渗出型在腹水吸收后形成
干酪型	以干酪样坏死病变为主,多由渗出型、粘连型演变而来。是本病的重型,并发症常见

3. 临床表现

(1)**结核性腹膜炎的临床表现**　注意与肠结核鉴别。

	结核性腹膜炎	肠结核
发热盗汗	低热或中等度热最多见,呈弛张热或稽留热	低热、弛张热、稽留热
腹痛性质	持续性或阵发性隐痛,偶可表现为急腹症	间歇发作,餐后加重,伴肠鸣,排便排气后缓解
腹痛部位	脐周、下腹或全腹	右下腹或脐周
腹部触诊	腹壁柔韧感,腹部轻压痛	无特征性表现
腹水	少量至中等量,草黄色、淡血性、乳糜性	一般无
腹块	多见于粘连型、干酪型,常位于脐周	多见于增生型肠结核
腹泻	3~4次/天,大便糊状。有时腹泻与便秘交替出现	多见于溃疡型肠结核
肠梗阻	多发生在粘连型	晚期可有
肠穿孔	干酪型多见	慢性溃疡型穿孔可见

(2)**几种内科疾病的腹泻特点及大便性状**

	腹泻特点	大便性状
肠结核	腹泻与便秘交替,无里急后重	糊状,不含黏液脓血
结核性腹膜炎	可有腹泻与便秘交替	糊状,不含黏液脓血
克罗恩病	累及下段结肠、直肠者可有黏液血便和里急后重	糊状,不含黏液脓血
溃疡性结肠炎	便血程度及大便次数反映病情轻重,里急后重	多为糊状,少数为水样便、含脓血便
肠易激综合征	可有腹泻与便秘交替	多为糊状,少数为水样便、绝不含脓血
大肠癌	少数腹泻与便秘交替,里急后重明显	脓血便

第九篇 内科学
第19章 肠结核与结核性腹膜炎

注意：①腹泻和便秘交替并不是肠结核的特异性临床表现，只是其肠功能紊乱的表现之一。
②腹泻和便秘交替可见于肠结核、结核性腹膜炎、肠易激综合征、大肠癌。

(3) 几种内科疾病腹痛特点的比较

疾病种类	腹痛特点
肠结核	多位于右下腹或脐周，间歇发作，餐后加重，常伴肠鸣，排便或肛门排气后缓解
结核性腹膜炎	脐周、下腹或全腹持续性或阵发性隐痛，偶可表现为急腹症
克罗恩病	右下腹或脐周，间歇性发作，出现持续性腹痛和明显压痛提示炎症波及腹膜
溃疡性结肠炎	左下腹或下腹轻至中度腹部隐痛，常有里急后重，有"疼痛—便意—便后缓解"的规律
肠易激综合征	几乎均有腹痛，部位不定，以下腹和左下腹多见，排便或排气后缓解，极少睡眠中痛醒

注意：①溃疡性结肠炎腹痛规律：疼痛—便意—便后缓解。②克罗恩病腹痛规律：进食—加重—便后缓解。
③十二指肠球部溃疡腹痛规律：疼痛—进食—缓解。④胃溃疡腹痛规律：进食—疼痛—缓解。
⑤肠易激综合征的腹痛规律：疼痛—排便—缓解。
⑥结核性腹膜炎的腹痛规律：持续性或阵发性隐痛。

  A. 经口　　　　　　　　　　B. 经血液循环　　　　　　　C. 经淋巴管道
  D. 腹腔病变直接蔓延　　　　E. 腰椎病变直接蔓延
【例7】肠结核的主要感染途径是
【例8】结核性腹膜炎的主要感染途径是
【例9】男性，46岁。低热、盗汗、乏力1个月。近期出现腹胀。查体：T37.8℃，P70次/分，R14次/分，BP125/80mmHg。双肺呼吸音清晰，全腹轻压痛，腹壁柔韧感，移动性浊音阳性。最可能的诊断是
  A. 结核性腹膜炎　　　　　　B. 肝硬化并自发性腹膜炎　　C. 恶性肿瘤腹膜转移
  D. 原发性肝癌　　　　　　　E. 肠结核（2023）

注意：腹壁柔韧感是结核性腹膜炎具有诊断意义的体征，此征可见于腹膜转移癌。

【例10】女，23岁。间断低热、腹痛5个月。伴腹胀、盗汗，体重下降3kg。查体：T37.5℃，P80次/分，R18次/分，BP120/80mmHg。巩膜无黄染，颈静脉无怒张，双肺呼吸音清，未闻及干、湿啰音，心律齐，全腹有轻压痛，移动性浊音(+)。腹水：比重1.020，蛋白定量38g/L，白细胞520×10^6/L，单个核细胞0.85。最可能的诊断是
  A. 化脓性腹膜炎　　　　　　B. 结核性腹膜炎　　　　　　C. 缩窄性心包炎
  D. 原发性腹膜炎　　　　　　E. 肝硬化腹水

  A. 持续性腹痛　　　　　　　B. 疼痛—排便—加重　　　　C. 进食—疼痛—缓解
  D. 疼痛—进食—缓解　　　　E. 疼痛—排便—缓解
【例11】十二指肠球部溃疡腹痛的规律是
【例12】结核性腹膜炎腹痛的规律是
【例13】胃溃疡腹痛的规律是
【例14】肠易激综合征腹痛的规律是

4. 辅助检查
(1) **血沉**　血沉是判断结核是否活动的简易指标。
(2) **结核菌素试验(PPD试验)或γ-干扰素释放试验**　强阳性对诊断有帮助，但不能确诊本病。
(3) **腹水检查**　腹水多为草黄色渗出液，静置后可自然凝固，少数浑浊或呈淡血性，偶见乳糜性。腹水生化特点：①比重>1.018。②蛋白质定性试验阳性，定量>30g/L。③WBC>500×10^6/L，以淋巴细胞或

单核细胞为主。④腺苷脱氨酶(ADA)活性常增高，但需排除恶性肿瘤，如测定 ADA 同工酶 ADA2 升高则对本病的诊断有一定特异性。⑤普通细菌培养阴性,结核分枝杆菌培养的阳性率很低。

(4) **腹部 B 超**　可在 B 超定位下穿刺抽腹水,B 超对腹部包块性质的鉴别有一定帮助。

(5) **X 线**　腹部 X 线片检查有时可见到钙化影,提示钙化的肠系膜淋巴结结核。

(6) **腹腔镜**　适用于腹腔积液较多、诊断有困难者,具有确诊价值。但禁用于有广泛腹膜粘连者。

【例 15】对结核性腹膜炎最有诊断价值的检查是
　　A. PPD 试验　　　　　　　B. 结肠镜检查　　　　　　C. CT 检查
　　D. 腹水常规　　　　　　　E. 腹腔镜检查+腹膜活检

　　A. 血性腹水　　　　　　　B. 腹水白细胞数>500×10^6/L,以多核细胞为主
　　C. 乳糜性腹水　　　　　　D. 腹水比重<1.018,蛋白<25g/L
　　E. 腹水比重>1.018,蛋白>30g/L,腹水白细胞以单核细胞为主

【例 16】最支持结核性腹膜炎诊断的是
【例 17】最支持肝硬化腹水诊断的是

5. 诊断和鉴别诊断

(1) **诊断**　本病诊断较困难,有下列情况应考虑本病:
①中青年病人,有结核病史,伴有其他器官结核病证据。
②长期发热原因不明,伴有腹痛、腹胀、腹腔积液、腹壁柔韧感或腹部包块。
③腹腔积液为渗出液,以淋巴细胞为主,普通细菌培养阴性,ADA 明显增高。
④X 线胃肠钡餐检查发现肠粘连等征象及腹部平片有肠梗阻或散在钙化点。
⑤结核菌素试验或 γ-干扰素释放试验呈强阳性。

(2) **鉴别诊断**　本病需与以下疾病相鉴别。
①以腹水为主要表现者　需与腹腔恶性肿瘤、肝硬化腹水、结缔组织病等鉴别。
②以腹部包块为主要表现者　需与腹部肿瘤、克罗恩病等鉴别。
③以发热为主要表现者　需与长期发热的其他疾病鉴别。
④以急性腹痛为主要表现者　需与外科急腹症鉴别。

6. 治疗

及早给予合理、足够疗程的抗结核化学药物治疗,以达到早日康复、避免复发和防止并发症的目的。

(1) **抗结核化疗**　①对于一般渗出型病例,由于腹水及症状消失常不需太长时间,病人可能会自行停药而导致复发,故必须强调全程规则治疗。②对粘连型或干酪型病例,由于大量纤维增生,药物不易进入病灶达到应有浓度,病变不易控制,故应加强抗结核化疗的联合应用,并适当延长抗结核的疗程。

(2) **大量腹水的治疗**　可适当放腹水以减轻症状。

(3) **手术**　指征:①并发完全性肠梗阻或不全性肠梗阻经内科治疗无效;②急性肠穿孔,或腹腔脓肿经抗生素治疗无效;③肠瘘经抗结核化疗与加强营养而未能闭合;④与急腹症不能鉴别时,可行剖腹探查。

▶ **常考点**　肠结核的好发部位;溃疡型肠结核与增生型肠结核的区别;结核性腹膜炎临床特点。

参考答案——详细解答见《2024 国家临床执业及助理医师资格考试历年考点精析(上、下册)》

1. ABCDE　　2. ABCDE　　3. ABCDE　　4. ABCDE　　5. ABCDE　　6. ABCDE　　7. ABCDE
8. ABCDE　　9. ABCDE　　10. ABCDE　　11. ABCDE　　12. ABCDE　　13. ABCDE　　14. ABCDE
15. ABCDE　　16. ABCDE　　17. ABCDE

第20章 炎症性肠病与功能性胃肠病

► **考纲要求**

①溃疡性结肠炎。②克罗恩病。③功能性消化不良。④肠易激综合征。

► **复习要点**

一、溃疡性结肠炎

1. 概念

炎症性肠病是一组病因尚未阐明的慢性非特异性肠道炎症性疾病,包括溃疡性结肠炎和克罗恩病。溃疡性结肠炎是一种病因不明的结直肠慢性非特异性炎症性疾病,病变主要局限于大肠黏膜与黏膜下层。临床表现为腹泻、黏液脓血便、腹痛。病情轻重不等,多呈反复发作的慢性病程。

2. 病因和发病机制

炎症性肠病的病因未明,可能与环境、遗传、肠道微生态等多因素相互作用导致肠道免疫失衡有关。

3. 病理

(1)病理特点 主要累及大肠黏膜与黏膜下层,呈连续性弥漫分布。①活动期时,结肠固有膜内弥漫性中性粒细胞、淋巴细胞、浆细胞、嗜酸性粒细胞浸润,黏膜糜烂、溃疡、隐窝炎、隐窝脓肿。②慢性期时,隐窝结构紊乱,腺体萎缩变形、排列紊乱、数目减少,杯状细胞减少,出现潘氏细胞化生及炎性息肉。

(2)溃疡性结肠炎与克罗恩病病理变化的比较

	克罗恩病	溃疡性结肠炎
病变分布	节段性	连续性
病变累及	肠壁全层	肠壁黏膜层及黏膜下层
受累部位	回肠末端及邻近右侧结肠最多见	直肠、乙状结肠>降结肠、横结肠>全结肠
直肠受累	少见	绝大多数受累
末端回肠	常受累	罕见受累
肉眼观	鹅口疮样溃疡、纵行溃疡、裂隙溃疡 肠黏膜呈鹅卵石样外观,肠腔狭窄	肠黏膜弥漫性充血水肿,表面细颗粒状出血、糜烂、溃疡
内镜表现	纵行或匐行溃疡,周围黏膜正常或鹅卵石样改变	浅溃疡,黏膜弥漫性充血水肿、颗粒状炎性息肉、桥状黏膜,结肠袋消失
典型病理	节段性改变,裂隙状溃疡,非干酪坏死性肉芽肿	隐窝脓肿,浅溃疡,一般局限于黏膜与黏膜下层
结肠穿孔	少见(3%)	少见
瘘管形成	多见	罕见
脓血便	有腹泻,但脓血便少见	多见
肠腔狭窄	多见,偏心性	少见,中心性

注意:①溃疡性结肠炎的溃疡病变一般局限于黏膜与黏膜下层,很少累及肌层,很少引起结肠穿孔。
②尽管结肠克罗恩病一般累及肠壁全层,但引起肠穿孔者少见(发生率3%)。

(3)一些常考溃疡的特征　包括《内科学》《外科学》及《病理学》内容。

肠伤寒溃疡	圆形或椭圆形溃疡,溃疡长径与肠轴平行
肠结核溃疡	横带状(半环形)溃疡,溃疡长径与肠轴垂直
急性细菌性痢疾	地图状溃疡,或称"大小不等、形状不一的浅溃疡"
克罗恩病溃疡	纵行裂隙状溃疡
溃疡性结肠炎	位于黏膜、黏膜下层的浅表性溃疡

【例1】男,28岁。间断腹痛、发热3年。结肠镜检查:回肠末段见4cm×1cm纵行溃疡,周围黏膜铺路石样改变。活检标本可能出现的主要病理改变是
　　A. 隐窝脓肿　　　　　　　B. 杯状细胞减少　　　　　C. 非干酪样肉芽肿
　　D. 干酪样肉芽肿　　　　　E. 可见包涵体

4. 临床表现
反复发作的腹泻、黏液脓血便及腹痛是溃疡性结肠炎的主要临床表现。
(1)消化系统表现
①腹泻　活动期最重要的表现,与炎症导致结肠黏膜对水、钠吸收障碍以及结肠运动功能失常有关。
②黏液脓血便　见于大多数病人,系黏膜炎性渗出、糜烂溃疡所致。大便次数、便血程度与病情轻重有关,轻者排便2~3次/日,便血轻或无;重者>10次/日,脓血显见,甚至大量便血。
③腹痛　多有轻至中度腹痛,为左下腹或下腹隐痛,也可累及全腹。常有里急后重,便后腹痛缓解。
④体征　轻、中度病人仅有左下腹轻压痛,重型病人可有明显压痛。若出现腹肌紧张、反跳痛、肠鸣音减弱等体征,应注意并发中毒性巨结肠、肠穿孔等并发症。
(2)全身反应　中、重度病人活动期可有低至中度发热,高热多提示病情进展、严重感染、并发症存在。重度病人可出现衰弱、消瘦、贫血、低蛋白血症、水与电解质平衡紊乱等。
(3)肠外表现　包括外周关节炎、结节性红斑、坏疽性脓皮病、巩膜外层炎、前葡萄膜炎、口腔复发性溃疡等,这些肠外表现在结肠炎控制或结肠切除后可以缓解或恢复。其他包括骶髂关节炎、强直性脊柱炎、原发性硬化性胆管炎、淀粉样变性、急性发热性嗜中性皮肤病等。
(4)临床分型
①临床类型　分为初发型、慢性复发型、慢性持续型和急性暴发型。9版《内科学》P374已删除后两型。

初发型	是指无既往史的首次发作
慢性复发型	临床上最多见,指缓解后再次出现症状,常表现为发作期与缓解期交替
慢性持续型	是指症状持续,间以症状加重的急性发作
急性暴发型	急性起病,病情严重,全身毒血症状明显,可伴中毒性巨结肠、肠穿孔、败血症等并发症

②疾病分期　分为活动期和缓解期,活动期按严重程度分为轻、中、重三度。

轻度	排便<4次/日,便血轻或无,脉搏正常,无发热及贫血,ESR<20mm/h
中度	介于轻度与重度之间
重度	腹泻≥6次/日,明显血便,体温>37.8℃,脉搏>90次/分,Hb<75%正常值,ESR>30mm/h

③病变范围　分为直肠炎、左半结肠炎、广泛结肠炎。

【例2】典型溃疡性结肠炎患者的粪便特点是

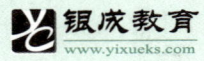

A. 脂肪泻 B. 白陶土样便 C. 含泡沫黄稀便
D. 大量水样便 E. 黏液脓血便

5. 并发症

(1) 中毒性巨结肠 约5%的重症溃疡性结肠炎病人可并发中毒性巨结肠,此时结肠病变广泛而严重,肠壁张力减退,结肠蠕动消失,肠内容物与气体大量积聚,致急性结肠扩张,以横结肠最为严重。常因低钾、钡剂灌肠、使用抗胆碱能药物或阿片类制剂而诱发。临床表现为病情急剧恶化,毒血症明显,出现肠型、腹部压痛,肠鸣音消失。X线腹部平片见结肠扩大,结肠袋形消失。易引起急性肠穿孔,预后差。

(2) 癌变 多见于广泛性结肠炎、病程漫长者,病史>20年的病人发生结肠癌风险较正常人高10~15倍。

(3) 其他并发症 结肠大出血发生率约3%。肠穿孔多与中毒性巨结肠有关。肠梗阻少见。

(4) 与克罗恩病、肠结核的并发症鉴别

克罗恩病	肠结核	溃疡性结肠炎
肠梗阻(25%)	肠梗阻	肠梗阻(少见)
肠穿孔	肠穿孔	肠穿孔
肠出血	肠出血	肠大出血(3%)
腹腔脓肿	腹腔脓肿	—
肠瘘	肠瘘	—
中毒性巨结肠(罕见)	—	中毒性巨结肠(较常见,5%)
癌变	—	直肠结肠癌变(5%~10%)

注意:①溃疡性结肠炎的好发部位是直肠和乙状结肠,但中毒性巨结肠以横结肠最严重。
②肠结核、结核性腹膜炎、克罗恩病最常见的并发症都是肠梗阻,但溃疡性结肠炎并发肠梗阻少见。
③急性暴发性(重症)溃疡性结肠炎最常见的并发症是中毒性巨结肠。
④溃疡性结肠炎累及大肠黏膜和黏膜下层,一般不发生穿孔,不形成瘘管,但克罗恩病易形成瘘管。

【例3】 急性暴发型溃疡性结肠炎最常见的并发症是
A. 腹腔内脓肿 B. 肠穿孔 C. 癌变
D. 肠梗阻 E. 中毒性巨结肠

【例4】 女,32岁。确诊溃疡性结肠炎6年。腹痛腹泻加重伴高热、腹胀3天,2天来大量便血,腹胀明显。查体:全腹压痛、反跳痛明显,腹部听诊3分钟未闻及肠鸣音。首选的检查是
A. 结肠镜 B. 腹部B超 C. 结肠X线气钡双重造影
D. 腹部CT E. 立位腹部X线片

6. 辅助检查

	溃疡性结肠炎	克罗恩病
血液检查	贫血,活动期血沉加快,C反应蛋白增高	贫血,活动期血沉加快,C反应蛋白增高
粪便检查	肉眼见黏液脓血,镜下见红细胞和脓细胞	隐血试验阳性
钡剂灌肠	①黏膜粗乱和(或)颗粒状改变;②多发性浅溃疡、小龛影、炎性息肉;③肠管缩短、铅管征	肠道炎性改变:黏膜皱襞粗乱、纵行溃疡、鹅卵石征、假息肉、瘘管形成、病变节段分布
结肠镜检	是本病诊断和鉴别诊断的最重要手段之一。镜下示黏膜血管纹理模糊、紊乱;弥漫性糜烂、多发性浅溃疡;黏膜粗糙,呈细颗粒状	一般表现为节段性、非对称性的各种黏膜炎症。非连续性病变(节段性病变)。纵行溃疡,鹅卵石样外观
活检	弥漫性炎症细胞浸润,无肉芽肿病变	典型改变为非干酪性肉芽肿

注意: ①表中的绿色字为特征性表现,是解题的关键,请牢记。
②确诊溃疡性结肠炎首选结肠镜,次选X线钡剂灌肠。钡剂灌肠仅用于结肠镜检查有困难者。
③重型、暴发型溃疡性结肠炎病例不宜行钡剂灌肠检查,以免加重病情或诱发中毒性巨结肠。

(5~6题共用题干)男,45岁。反复发作腹痛腹泻3年,为黏液脓血便,每日3~5次,量中等。查体:T37.8℃,P88次/分,BP120/84mmHg,心、肺未见异常,腹平软,左下腹轻压痛,无反跳痛,未触及包块,肠鸣音亢进,未闻及金属调音。3次粪便培养未见细菌生长。

【例5】最可能的诊断是
　　A. 肠道菌群失调　　　　B. 溃疡性结肠炎　　　　C. 肠易激综合征
　　D. 细菌性痢疾　　　　　E. 结肠癌

【例6】为明确诊断,首选的检查是
　　A. 腹部B超　　　　　　B. 血肿瘤标志物　　　　C. 腹部CT
　　D. 结肠镜　　　　　　　E. 下消化道X线钡剂造影

7. 诊断与鉴别诊断

(1) 诊断　具有持续或反复发作腹泻和黏液脓血便、腹痛、里急后重,伴或不伴不同程度的全身症状,应考虑本病。结肠镜检查至少有1项重要改变及黏膜活检所见即可确诊。

(2) 鉴别诊断　溃疡性结肠炎需与下列疾病相鉴别。

①结肠克罗恩病与肠结核

	结肠克罗恩病	肠结核	溃疡性结肠炎
腹痛	最常见,位于右下腹或脐周	右下腹痛	左下腹或下腹痛
腹泻	常见	腹泻与便秘交替	多见
大便性状	糊状,无脓血和黏液	糊状,无脓血和黏液	黏液脓血便(活动期)
里急后重	无(累及直肠、肛管时可有)	无	可见(病变在直肠者可有)
腹部包块	见于10%~20%的病人	增生型肠结核可有	无
瘘管	多见(为特征性临床表现)	少见	罕见
直肠肛管病变	见于部分病人	无	见于大多数病人
全身症状	发热、营养障碍	低热、盗汗	发热、消瘦、贫血
肠外表现	多种	肺结核	多种
肠镜检查	纵行溃疡、黏膜呈鹅卵石样,病变间黏膜正常	回盲部黏膜充血、水肿、溃疡形成、炎性息肉、肠腔狭窄	浅表溃疡、黏膜弥漫性充血水肿、颗粒状、脆性增加
活组织检查	裂隙状溃疡、非干酪性肉芽肿、黏膜下层淋巴细胞聚集	可发现肉芽肿、干酪样坏死、抗酸杆菌等	固有膜全层弥漫性炎症、隐窝脓肿、隐窝结构明显异常
钡剂灌肠	肠黏膜粗乱,纵行溃疡鹅卵石征、假息肉、瘘管	溃疡型肠结核X线钡剂灌肠显示激惹征(跳跃征)	黏膜粗乱、颗粒样改变多发性浅溃疡,铅管征

注意: ①脓血便——溃疡性结肠炎、直肠癌。
②不伴脓血便——肠结核、克罗恩病、肠易激综合征。
③黏液脓血便是溃疡性结肠炎活动期的重要表现,其病情程度分型即以此为基础。

②急性细菌性痢疾　粪便可分离出致病菌,抗生素治疗有效,通常在4周内痊愈。
③阿米巴肠炎　主要累及右侧结肠,结肠溃疡较深,边缘潜行,溃疡间黏膜正常。抗阿米巴治疗有效。
④血吸虫病　有疫水接触史,常有肝脾肿大,粪便检查可发现血吸虫卵,毛蚴孵化阳性。

第九篇 内科学
第20章 炎症性肠病与功能性胃肠病

⑤大肠癌 多见于中年以后,直肠指检常触及肿块,结肠镜及活检可确诊。
⑥肠易激综合征 粪便有黏液但绝无脓血,镜检正常,隐血试验阴性。

8. 治疗

(1)控制炎症反应

①氨基水杨酸制剂 包括5-氨基水杨酸和柳氮磺吡啶,用于轻、中度病人的诱导缓解及维持治疗。

A. 5-氨基水杨酸(5-ASA) 诱导治疗期3~4g/d口服,症状缓解后相同剂量或减量维持治疗。5-ASA灌肠剂适用于病变局限在直肠及乙状结肠者,栓剂适用于病变局限在直肠者。

B. 柳氮磺吡啶(SASP) 疗效与5-ASA相似,但不良反应远较5-ASA多见。

C. 5-氨基水杨酸控释制剂 美沙拉嗪、奥沙拉嗪、巴柳氮为5-ASA控释制剂,口服后可避免在小肠被吸收,而在结肠内发挥作用,因此不良反应少见,适用于病变广布结肠者、对SASP过敏或不能耐受者。

②糖皮质激素 首选用于5-氨基水杨酸疗效不佳的中度及重度病人,可口服给药(泼尼松)、静脉给药(氢化可的松、甲泼尼龙)。糖皮质激素只能用于活动期的诱导缓解,症状控制后应逐渐减量至停药,不能用于维持治疗。减量期间,可加用免疫抑制剂或5-氨基水杨酸维持治疗。

③免疫抑制剂 用于5-氨基水杨酸维持治疗疗效不佳、症状反复发作、激素依赖者的维持治疗。由于起效缓慢,故不单独用于活动期诱导治疗。常用制剂有硫唑嘌呤、巯嘌呤。维持治疗通常不少于4年。

(2)对症治疗 及时纠正水、电解质紊乱;贫血者可输血;低蛋白血症者应补充白蛋白。病情严重者应禁食,并予完全胃肠外营养。抗生素治疗对一般病例并无指征,但对重症继发感染者,应行抗菌治疗。

(3)外科治疗

①紧急手术指征 并发大出血、肠穿孔、中毒性巨结肠经内科治疗无效者。
②择期手术指征 并发结肠癌变,内科治疗效果不理想,药物副反应太大不能耐受者。

(4)治疗方案的选择 溃疡性结肠炎的治疗药物及方案选择如下。

常考药物	所属类别	作用部位	适应证
柳氮磺吡啶	氨基水杨酸制剂	结肠+小肠	轻、中度,重度经激素治疗后维持
美沙拉嗪、奥沙拉嗪、巴柳氮	5-氨基水杨酸控释制剂	结肠	结肠病变严重者
泼尼松、氢化可的松、地塞米松	糖皮质激素	结肠+小肠	重度病例,控制病情最有效的药物
布地奈德泡沫灌肠剂	糖皮质激素	直肠	病变局限于直肠者行保留灌肠

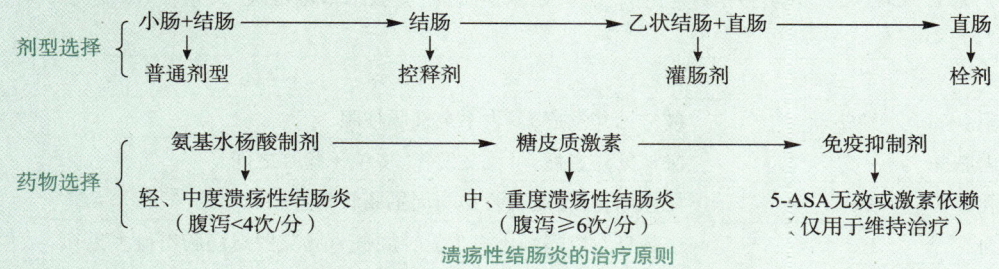

溃疡性结肠炎的治疗原则

注意: ①轻、中度溃疡性结肠炎首选5-氨基水杨酸,重度者首选糖皮质激素,激素无效者选用免疫抑制剂。
②病变局限于直肠者,给予栓剂治疗;病变位于直肠+乙状结肠者,行保留灌肠。
③病变广布结肠者,选用5-氨基水杨酸控释制剂,如美沙拉嗪、奥沙拉嗪、巴柳氮。

【例7】男,45岁。慢性腹泻6年。每日大便3~4次,便中有少量黏液脓血,抗生素治疗无效。查体:T36.5℃,P80次/分,R18次/分,BP120/80mmHg。双肺呼吸音清,未闻及干、湿啰音,心律齐,腹软,无压痛。结肠镜检查:直肠、乙状结肠多发糜烂及浅溃疡。首选的药物是

A. 口服硫唑嘌呤　　　　　B. 口服泼尼松　　　　　C. 口服柳氮磺吡啶

D. 静脉应用环孢素　　　　　　E. 静脉应用甲泼尼龙

【例8】重型溃疡性结肠炎的治疗首选
A. 静脉滴注头孢菌素　　　　B. 静脉滴注甲泼尼龙　　　　C. 禁食及营养支持
D. 口服蒙脱石散　　　　　　E. 口服柳氮磺吡啶（2021、2023）

【例9】女，18岁。间断排黏液脓血便伴发热2个月。大便10余次/日。体温波动在38.0~39.5℃，广谱抗生素治疗1周后症状无好转。结肠镜检查示全结肠弥漫性充血、糜烂，伴溃疡形成。首选治疗是
A. 应用免疫抑制剂　　　　　B. 应用糖皮质激素　　　　　C. 更换抗生素
D. 应用硫唑嘌呤　　　　　　E. 应用柳氮磺吡啶

二、克罗恩病（Crohn病）

1. 概念

克罗恩病是一种慢性炎性肉芽肿性疾病，多见于末段回肠和邻近结肠，但从口腔至肛门各段消化道均可受累，呈节段性分布。

2. 病理改变

(1) **大体形态特点**　①节段性病变；②病变黏膜呈纵行溃疡及鹅卵石样外观；③病变累及肠壁全层。

(2) **组织学特点**　①非干酪性肉芽肿；②裂隙溃疡，呈缝隙状；③肠壁各层炎症。

3. 临床表现

腹痛、腹泻、体重下降三大症状是克罗恩病的主要临床表现。

(1) **腹痛**　为最常见症状，多位于右下腹或脐周，间歇性发作，常为痉挛性阵痛伴肠鸣增加。常于进餐后加重，排便或肛门排气后缓解。体检常有右下腹压痛。

(2) **腹泻**　粪便多为糊状，可有血便，但次数及黏液脓血便没有溃疡性结肠炎明显。病变累及下段结肠或肛门直肠者，可有黏液血便及里急后重。

(3) **腹部包块**　由肠粘连、肠壁增厚、肠系膜淋巴结肿大、内瘘、局部脓肿形成所致。

(4) **瘘管形成**　较为常见，为本病的特征性临床表现。

(5) **肛门周围病变**　包括肛门周围瘘管、脓肿、肛裂等病变。

(6) **全身表现**　包括发热、营养障碍、体重下降等。

(7) **肠外表现**　与溃疡性结肠炎相似，以口腔黏膜溃疡、皮肤结节性红斑、关节炎、眼病为常见。

4. 并发症

并发症	发生率	备注
肠梗阻	25%	最常见并发症，多为不全性肠梗阻
腹腔内脓肿	—	次常见并发症，可反复发作，多位于肠袢之间
肠穿孔	3%	慢性病变，炎性肠管易与周围肠管粘连
肠出血	1%	小肠克罗恩病肠出血少见，结肠、直肠克罗恩病肠出血多见
癌变	—	直肠或结肠黏膜受累者可发生癌变

注意：肠结核、结核性腹膜炎、克罗恩病最常见的并发症均是肠梗阻。

【例10】克罗恩病的最常见并发症是
A. 中毒性休克　　　　　　　B. 结肠大出血　　　　　　　C. 肠梗阻
D. 急性肠穿孔　　　　　　　E. 癌变

5. 辅助检查

(1) **内镜检查**　①结肠镜应作为常规首选检查。镜下一般表现为节段性、非对称性的各种黏膜炎

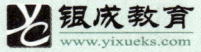
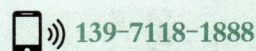

症,其中特征性的表现为非连续性病变、纵行溃疡、卵石样外观。②胶囊内镜适用于怀疑小肠克罗恩病者。③小肠镜适用于病变局限于小肠,其他检查手段无法诊断,特别是需要取组织活检者。

(2) CT 或 MR　多表现为肠壁明显增厚;肠黏膜明显强化,黏膜内环和浆膜外环明显强化,呈"靶征"或"双晕征";肠系膜血管增多、扩张、扭曲,呈"木梳征"。

(3) 胃肠钡餐造影及钡剂灌肠　可见肠黏膜皱襞粗乱、纵行溃疡、鹅卵石征、假息肉、多发性狭窄、肠壁僵硬、瘘管形成,病变呈节段性分布。

6. 诊断与鉴别诊断

(1) 诊断　对慢性起病、反复腹痛、腹泻、体重下降,特别是伴有肠梗阻、腹部压痛、腹块、肠瘘、肛周病变、发热等表现者,应考虑本病。WHO 提出的克罗恩病的诊断标准如下:

	临床	影像	内镜	活检	切除标本
①非连续性或节段性病变		+	+		+
②卵石样黏膜或纵行溃疡		+	+		+
③全壁性炎性反应改变	+(腹块)	+(狭窄)	+(狭窄)		+
④非干酪性肉芽肿				+	+
⑤裂沟、瘘管	+	+			+
⑥肛门部病变	+			+	+

具有上述①②③者为疑诊;再加上④⑤⑥三者之一可确诊;具备④者,只要再加上①②③三者之二也可确诊

(2) 鉴别诊断
①肠结核　常有肺结核病史,病变主要累及回盲部,瘘管、肛门直肠周围病变少见,OT 试验强阳性等有助于诊断。对于鉴别有困难者,建议先进行诊断性抗结核治疗。
②恶性淋巴瘤　若某一肠段内广泛侵袭,各型隆起、溃疡呈多彩性改变,应考虑恶性淋巴瘤。
③溃疡性结肠炎　脓血便多见,肠黏膜病变连续性分布,常有直肠受累,但肛门周围病变及末段回肠受累少见,罕见瘘管。结肠镜检查可以明确诊断。
④急性阑尾炎　急性起病,腹泻少见,常有转移性右下腹痛,麦氏点压痛等。

　　A. 不规则深大溃疡　　　　　B. 多发浅溃疡　　　　　C. 纵行溃疡
　　D. 环形溃疡　　　　　　　　E. 烧瓶样溃疡
【例 11】克罗恩病最典型的肠道溃疡形态是
【例 12】溃疡性结肠炎最常出现的肠道溃疡形态是

7. 治疗

(1) 活动期　主要在于控制炎症反应。
①氨基水杨酸类　对克罗恩病疗效有限,仅适用于病变局限在回肠末段或结肠的轻症病人。
②糖皮质激素　对于控制疾病活动有较好疗效,适用于各型中、重度病人以及氨基水杨酸制剂无效的轻度病人。病变局限于回肠末段、回盲部、升结肠的轻至中度病人,可使用局部作用的激素布地奈德。
③免疫抑制剂　硫唑嘌呤、硫嘌呤适用于激素治疗无效或对激素依赖的病人。
④抗菌药物　主要用于并发感染的病人,如合并腹腔脓肿、肛周脓肿的治疗。
⑤生物制剂　抗肿瘤坏死因子-α 的单克隆抗体如英夫利昔单抗(infliximab)、阿达木单抗(adalimumab)对传统治疗无效的活动性克罗恩病有效,可用于诱导缓解与维持治疗。

(2) 缓解期　氨基水杨酸仅用于症状轻,且病变局限病人的维持治疗。硫唑嘌呤、硫嘌呤是常用的维持治疗药物。使用英夫利昔单抗取得缓解者,应继续使用以维持缓解。维持治疗可至 4 年以上。

(3) 对症治疗　纠正水、电解质紊乱,贫血者可输血,低蛋白血症者输注白蛋白。重症病人酌情使用要素饮食及营养支持治疗。全肠内要素饮食除营养支持外,还有助于诱导缓解。

(4) **手术治疗** 因手术后复发率高,故手术适应证主要是针对并发症,如肠梗阻、腹腔脓肿、急性穿孔、不能控制的大出血、癌变。

【例13】克罗恩病的主要手术指征是
  A. 营养不良、体重减轻   B. 严重腹泻   C. 持续性粪隐血阳性
  D. 疑有恶变   E. 合并结肠息肉

三、功能性消化不良

1. 概念

功能性消化不良是指由胃和十二指肠功能紊乱引起的症状,而无器质性疾病的一组临床综合征。

2. 病因和发病机制

(1) **胃肠动力障碍** 包括胃排空延迟、胃十二指肠运动协调失常。

(2) **内脏感觉过敏** 病人胃的感觉容量明显低于正常人。

(3) **胃对食物的容受性舒张功能下降** 这一改变常见于有早饱症状的病人。

(4) **胃酸分泌增加** 胃十二指肠对扩张、酸、其他腔内刺激高度敏感,酷似消化性溃疡。

(5) **幽门螺杆菌感染** 目前,还无法确定幽门螺杆菌在发病中的作用。

(6) **精神和社会因素** 病人多存在个性异常,焦虑、抑郁积分显著高于正常人和十二指肠溃疡组。

【例14】女,35岁。上腹饱胀、纳差、体重下降1年。每餐进食约50g固体食物即感上腹部饱胀而无法继续进食。胃镜检查:黏膜光滑、花斑样,以红为主。该患者胃动力障碍的主要机制为
  A. 幽门痉挛   B. 胃底容受性舒张障碍   C. 胃排空延迟
  D. 胃窦蠕动减弱   E. 胃体蠕动减弱

3. 临床表现

(1) **主要症状** 包括餐后饱胀、早饱感、中上腹胀痛、中上腹灼热感、嗳气、食欲缺乏、恶心等。起病多缓慢,呈持续性或反复发作,许多病人有饮食、精神等诱发因素。

(2) **常见症状** 中上腹痛为常见症状,常与进食有关,表现为餐后痛,也可无规律性。

(3) **精神症状** 不少病人同时伴有失眠、焦虑、抑郁、头痛、注意力不集中等精神症状。
  A. 呼吸困难   B. 反复反酸、烧心伴胸痛
  C. 上腹痛伴贫血   D. 突发上腹刀割样疼痛向腰背部放射
  E. 间断餐后上腹部胀痛伴嗳气,不影响睡眠

【例15】首先考虑功能性消化不良的临床表现是

【例16】首先考虑胃癌的临床表现是

4. 诊断与鉴别诊断

(1) **诊断标准**

①存在以下1项或多项:餐后饱胀不适、早饱、中上腹痛、中上腹灼热感症状。

②呈持续或反复发作的慢性过程(症状出现至少6个月,近3个月症状符合以上诊断标准)。

③排除可解释症状的器质性疾病(包括胃镜检查)。

【例17】功能性消化不良的诊断标准是
  A. 症状至少6个月,连续2个月   B. 症状至少6个月,连续3个月
  C. 症状至少12个月,连续2个月   D. 症状至少12个月,连续3个月
  E. 症状至少12个月,连续6个月(2023)

【例18】患者,女,40岁。进食后上腹饱胀4年。每次进食正常餐量就感腹胀。无发热,无呕血、黑便,无乏力、纳差,精神可。查体:腹软,无压痛、反跳痛、肌紧张,肝脾未触及。血常规:肝肾功能未见异常。该患者最可能的诊断是

A. 功能性消化不良　　　　B. 肠易激综合征　　　　C. 溃疡性结肠炎
D. 胃癌　　　　　　　　　E. 胃食管反流病

(2) **鉴别诊断**　本病需与食管、胃、十二指肠的各种器质性病变相鉴别。

5. 治疗

(1) **一般治疗**　建立良好的生活和饮食习惯,避免烟酒及服用非甾体抗炎药。

(2) **适度抑制胃酸**　适用于以上腹痛、灼热感为主要症状的病人,可选用 H_2 受体拮抗剂或 PPI。

(3) **促胃肠动力药**　适用于餐后饱胀、早饱为主要症状者,可选用多潘立酮、莫沙必利等。

(4) **助消化药**　消化酶制剂可作为治疗消化不良的辅助用药,改善与进餐有关的上腹胀、食欲差等。

(5) **抗抑郁药物**　适用于伴随明显精神症状者。常用药物包括阿米替林、帕罗西汀等。

【例 19】患者,女性,52 岁。上腹餐后饱胀、早饱 7 个月。查体:心肺腹(－)。上消化道钡剂造影检查未见异常。宜选用的治疗药物是

A. 质子泵抑制剂　　　　B. 抗幽门螺杆菌药　　　　C. 胃黏膜保护剂
D. 助消化药　　　　　　E. 促胃动力药(2022)

四、肠易激综合征

1. 概念

肠易激综合征(IBS)是一种以腹痛伴排便习惯改变为特征而无器质性病变的常见功能性肠病。

2. 病因和发病机制

(1) **胃肠动力学异常**　结肠电生理研究显示 IBS 以便秘、腹痛为主者 3 次/分的慢波频率明显增加。腹泻型 IBS 高幅收缩波明显增加。对各种生理性和非生理性刺激的动力学反应过强,并反复发作。

(2) **内脏高敏感性**　直肠气囊充气试验表明,IBS 病人充气疼痛阈值明显低于对照组。

(3) **感知异常**　中枢神经系统对肠道刺激的感知异常和脑-肠轴调节异常。

(4) **肠道感染**　IBS 的发病与急慢性胃肠道感染的严重性及应用抗生素的时间均有一定相关性。

(5) **肠道微生态失衡**　IBS-D 病人乳酸菌、脱硫弧菌、双歧杆菌数量明显减少。

(6) **精神心理障碍**　IBS 病人焦虑、抑郁积分显著高于正常人,应激事件发生频率也高于正常人。

3. 临床表现

起病隐匿,症状反复发作或慢性迁延,病程可长达数年至数十年,但全身健康状况却不受影响。精神、饮食等因素常诱使症状复发或加重。最主要的临床表现为腹痛、排便习惯和粪便性状的改变。

(1) **腹痛**　几乎所有病人都有不同程度的腹痛,部位不定,以下腹和左下腹多见,排便或排气后缓解。极少睡眠中痛醒,不影响睡眠。

(2) **腹泻**　一般 3~5 次/日,少数严重发作期可达 10 余次/日。粪便呈稀糊状或水样,可带有黏液,但绝无脓血,排便不影响睡眠。部分病人腹泻与便秘交替发生。

(3) **便秘**　排便困难,粪便干结、量少,呈羊粪状或细杆状,大便表面可附黏液。

(4) **其他**　腹胀、消化不良、失眠、焦虑、抑郁、头晕、头痛等精神症状。

(5) **体征**　一般无明显体征,可在相应部位有轻压痛,部分病人可触及腊肠样肠管,直肠指检可感到肛门痉挛,张力较高,可有触痛。

4. 诊断标准

(1) 病程 6 个月以上且近 3 个月内反复发作腹痛,每周至少 1 次,并伴有下列特点中至少 2 项　①与排便有关;②症状发生伴随排便次数改变;③症状发生伴随粪便性状(外观)改变。

(2) 以下症状不是诊断所必备,但属常见症状,这些症状越多越支持 IBS 的诊断　①排便频率异常(每天排便>3 次或每周<3 次);②粪便性状异常(块状、硬便或稀水样便);③粪便排出过程异常(费力、急迫感、排便不尽感);④黏液便;⑤胃肠胀气或腹部膨胀感。

(3) 缺乏可解释症状的形态学改变和生化异常。

【例20】符合肠易激综合征临床特点的是
    A. 与食物无明显关系　　　　B. 症状多进行性加重　　　　C. 可伴有精神心理障碍
    D. 好发于老年男性　　　　　E. 常出现明显的体重下降

【例21】青年男性,间断脐周疼痛1年。伴腹泻,大便不成形,有黏液,无脓血,便后腹痛减轻。多次纤维结肠镜检查均为阴性。最有助于本病诊断的依据是
    A. 大便不成形　　　　　　　B. 粪便有黏液无脓血　　　　C. 便后腹痛减轻
    D. 长期间断脐周疼痛　　　　E. 纤维结肠镜检查阴性(2022)

【例22】男,35岁。间断腹痛、腹泻3年,受凉后加重,大便4次/日,多为不成形便,时带黏液,排便后腹痛可缓解。体重无明显变化,平素少量饮酒。结肠镜检查无异常。最可能的诊断是
    A. 慢性胰腺炎　　　　　　　B. 功能性消化不良　　　　　C. 酒精性肝硬化
    D. 肠易激综合征　　　　　　E. 肠道病毒感染

5. 治疗

IBS并无器质性病变,只是一种功能性肠病。治疗目的是改善症状,提高生活质量,消除病人顾虑。

	适应证	药物举例
一般治疗	去除促发因素,避免诱发食物,解除病人顾虑	镇静药
钙拮抗药	选择性作用于胃肠道平滑肌,可缓解平滑肌痉挛	匹维溴铵
抗胆碱药	缓解腹痛的短期治疗,不适于长期治疗	阿托品、莨菪碱类、颠茄制剂
止泻药	适于腹泻症状较重者,但不宜长期使用 适于腹泻症状较轻者,宜使用吸附止泻药	洛哌丁胺、地芬诺酯 蒙脱石、药用炭
泻药	便秘为主的病人,宜使用作用温和的轻泻剂	聚乙二醇、乳果糖、山梨醇
促动力药	可促进小肠和结肠的蠕动	莫沙必利、依托必利
抗抑郁药	上述治疗无效,且精神症状明显者	阿米替林
肠道微生态制剂	纠正肠道菌群失调,对腹泻、腹胀有一定疗效	双歧杆菌、乳酸杆菌、酪酸菌

(23~24题共用题干)女,28岁。间断下腹痛4年余,大便2~3次/日,稀便,无脓血,便后下腹痛可缓解。粪常规检查:未见细胞,隐血试验阴性。查体无异常发现。

【例23】该患者最可能的诊断是
    A. 溃疡性结肠炎　　　　　　B. 克罗恩病　　　　　　　　C. 肠结核
    D. 肠易激综合征　　　　　　E. 慢性细菌性痢疾

【例24】该患者最适合的治疗药物是
    A. 柳氮磺吡啶　　　　　　　B. 喹诺酮类抗生素　　　　　C. 泼尼松龙
    D. 异烟肼　　　　　　　　　E. 匹维溴铵

▶ **常考点**　　克罗恩病、溃疡性结肠炎的病理及临床特点,治疗;肠易激综合征的临床表现。

参考答案——详细解答见《2024国家临床执业及助理医师资格考试历年考点精析(上、下册)》

1. ABCDE　　2. ABCDE　　3. ABCDE　　4. ABCDE　　5. ABCDE　　6. ABCDE　　7. ABCDE
8. ABCDE　　9. ABCDE　　10. ABCDE　　11. ABCDE　　12. ABCDE　　13. ABCDE　　14. ABCDE
15. ABCDE　　16. ABCDE　　17. ABCDE　　18. ABCDE　　19. ABCDE　　20. ABCDE　　21. ABCDE
22. ABCDE　　23. ABCDE　　24. ABCDE

第 21 章 脂肪性肝病与肝硬化

▶ **考纲要求**
①脂肪性肝病。②肝硬化。

▶ **复习要点**

一、脂肪性肝病

1. 概念

脂肪性肝病（FLD）是以肝细胞脂肪过度贮积和脂肪变性为特征的临床病理综合征。根据有无长期过量饮酒的病因，脂肪性肝病可分为非酒精性脂肪性肝病和酒精性脂肪性肝病。

2. 非酒精性脂肪性肝病

非酒精性脂肪性肝病（NAFLD）是指除外酒精和其他明确的肝损害所致的，以肝脏脂肪变性为主要特征的临床病理综合征，包括非酒精性脂肪肝（单纯性脂肪肝）以及由其演变的脂肪性肝炎、脂肪性肝纤维化、肝硬化甚至肝癌。NAFLD 现已成为西方国家和我国最常见的肝脏疾病。

（1）病因

高能量饮食、含糖饮料、久坐少动等生活方式、肥胖、2 型糖尿病、高脂血症、代谢综合征为易感因素。"多重打击"学说可以解释部分 NAFLD 的发病机制。

第一次打击是肥胖、2 型糖尿病、高脂血症等伴随的胰岛素抵抗，引起肝细胞内脂质过量沉积。

第二次打击是指脂质过量沉积的肝细胞发生氧化应激和脂质过氧化，导致线粒体功能障碍、炎症介质的产生，肝星状细胞的激活，从而产生肝细胞的炎症坏死和纤维化。

（2）辅助检查

①B 超检查　为诊断脂肪性肝病重要而实用的手段，准确率达 70%～80%。

②CT 平扫　提示肝脏密度普遍降低，肝/脾 CT 平扫密度比值≤1 可明确脂肪性肝病的诊断。

③肝穿刺活检　是确诊 NAFLD 的主要方法，也是判断预后的最敏感和特异的方法。

（3）诊断　凡具备下列第①～⑤项和第⑥或第⑦项中的任何一项，即可诊断为 NAFLD：

①有易感因素：肥胖、2 型糖尿病、高脂血症等；②无饮酒史或饮酒折合乙醇量男性每周＜140g，女性每周＜70g；③除外病毒性肝炎、药物性肝炎、全胃肠外营养、肝豆状核变性和自身免疫性肝病等可导致脂肪肝的特定疾病；④除原发疾病的临床表现外，可有乏力、肝区隐痛、肝脾大等症状及体征；⑤血清转氨酶、γ-谷氨酰转肽酶（γ-GT）或转铁蛋白升高；⑥符合脂肪性肝病的影像学诊断标准；⑦肝组织学改变符合脂肪性肝病的病理学诊断标准。

（4）治疗

①病因治疗　如治疗糖尿病、高脂血症，对多数单纯性脂肪性肝病和脂肪性肝炎有效。

②药物治疗　单纯性脂肪肝一般无须药物治疗，通过改变生活方式即可。

A. 减少脂质过氧化　对于脂肪性肝炎可选用多烯磷脂酰胆碱、维生素 E、还原型谷胱甘肽等。

B. 胰岛素增敏剂　如二甲双胍、噻唑烷二酮类可用于合并 2 型糖尿病的 NAFLD 病人。

C. 降脂药物　伴有高脂血症的 NAFLD 病人，可在综合治疗的基础上应用降脂药物。

③病人教育　控制饮食、增加运动,是治疗肥胖相关 NAFLD 的最佳措施。

(5)预防　单纯性脂肪性肝病如积极治疗,可完全恢复。脂肪性肝炎如能及早发现、积极治疗,多数能逆转。部分脂肪性肝炎可发展为肝硬化、肝癌,其预后与病毒性肝炎后肝硬化、酒精性肝硬化相似。

【例1】男,45岁。发热、血 ALT 升高(ALT42～78U/L) 1个月。身高170cm,体重90kg。各项病毒学指标及自身免疫抗体均阴性。腹部B超:肝回声增强,后部衰减。最佳的治疗措施是
　　A. 应用降脂药　　　　　　　B. 休息并减少体力活动　　　　C. 应用保肝药物
　　D. 抗肝纤维化治疗　　　　　E. 调整生活方式并减轻体重

3. 酒精性肝病

酒精性肝病(ALD)是由长期大量饮酒所致的肝脏疾病,包括酒精性肝炎、酒精性脂肪肝、酒精性肝纤维化和酒精性肝硬化,可发展为肝癌。我国成人酒精性肝病患病率为4%～6%。

(1)病因　乙醇对肝脏的损害为其基本病因。增加酒精性肝病发生的危险因素有:
①饮酒量和时间　短期反复大量饮酒可发生酒精性肝炎,乙醇摄入40g/d,>5年可发展为酒精性肝病。
②遗传易感因素　被认为与酒精性肝病的发生密切相关,但具体遗传标记尚未确定。
③性别　同样的酒精摄入量,女性比男性易患酒精性肝病,与女性体内乙醇脱氢酶含量较低有关。
④其他肝病　如 HBV、HCV 感染可增加酒精性肝病发生的危险性,加重酒精性肝损害。
⑤肥胖　是酒精性肝病的独立危险因素。
⑥营养不良。

(2)辅助检查
①超声检查　具备以下3项腹部超声表现中的两项者,可诊断为弥漫性脂肪肝:
A. 肝区近场回声弥漫性增强,回声强于肾脏;B. 肝脏远场回声逐渐衰减;C. 肝内管道结构显示不清。
②CT 检查　弥漫性肝脏密度降低,肝脏与脾脏的 CT 值之比≤1。肝/脾 CT 比值≤1.0,但>0.7者为轻度;肝/脾 CT 比值≤0.7,但>0.5者为中度;肝/脾 CT 比值≤0.5者为重度。

(3)临床诊断　符合下列①②③⑤项,或①②④⑤项可诊断为酒精性肝病。仅符合①②⑤项,可疑诊为酒精性肝病。符合①项+同时有病毒性肝炎现症感染者,可诊断为酒精性肝病伴病毒性肝炎。
①饮酒史　饮酒史是诊断酒精性肝病的必备依据。有长期(>5年)饮酒史,折合乙醇量男性≥40g/d,女性≥20g/d;或2周内有大量饮酒史,折合乙醇量>80g/d。乙醇量(g)=饮酒量(ml)×乙醇含量(%)×0.8。
②症状　临床症状为非特异性,可无症状,或有右上腹胀痛、食欲缺乏、乏力、体质量减轻、黄疸等;随着病情加重,可有神经精神症状、蜘蛛痣、肝掌等表现。
③实验室检查　血清 AST(天冬氨酸氨基转移酶)、ALT(丙氨酸氨基转移酶)、GGT(谷氨酰转肽酶)、TBil(总胆红素)、PT(凝血酶原时间)、MCV(平均血红蛋白容积)、CDT(缺糖转铁蛋白)升高。其中 AST/ALT>2、GGT 升高、MCV 升高为酒精性肝病的特点,而 CDT 测定虽较特异,但临床未常规开展。禁酒后这些指标可明显下降,通常在4周内恢复正常,有助于诊断。
④影像学检查　肝脏 B 超或 CT 检查有典型表现。
⑤排除诊断　排除嗜肝病毒现症感染、药物及中毒性肝损伤、自身免疫性肝病等。

(4)组织病理学诊断　酒精性肝病的主要病变为大泡性或大泡为主伴小泡性的混合性肝细胞脂肪变性。依据病变肝组织是否伴有炎症反应和纤维化,可分为单纯性脂肪肝、酒精性肝炎、肝纤维化、肝硬化。

(5)治疗
①病人教育　戒酒是治疗酒精性肝病的最重要的措施。
②营养支持　长期嗜酒者,酒精取代了食物所提供的能量,造成蛋白质和维生素摄入不足而引起营养不良,故应在戒酒的基础上,给予高热量、高蛋白、低脂饮食,并补充多种维生素。
③药物治疗　多烯磷脂酰胆碱可稳定肝窦内皮细胞膜和肝细胞膜,降低脂质过氧化,减轻肝细胞脂肪变性及其伴随的炎症和纤维化。美他多辛可加快乙醇代谢。S-腺苷甲硫氨酸也有一定疗效。

④肝移植　严重的酒精性肝硬化病人可考虑肝移植,但要求病人肝移植前戒酒3~6个月。

(6)预防

①建议病人门诊测量肝功能,每年做包括肝脏、胆囊和脾脏在内的上腹部超声检查。建议根据病人实际情况筛查恶性肿瘤、代谢综合征相关终末器官病变以及肝硬化等并发症。

②嘱病人出院后戒酒,加强营养支持。在戒酒的基础上提供高蛋白、低脂肪饮食,并注意补充维生素。

【例2】男性,48岁。右上腹胀痛4月。伴乏力,无恶心、呕吐、发热。自发病以来尿色稍黄。既往饮白酒15年,每天150~200ml。查体:精神差,巩膜轻度黄染,无肝掌、蜘蛛痣,心、肺无异常,腹软,无压痛,肝脾未触及,移动性浊音阴性。实验室检查:ALT35U/L,AST95U/L。HBsAg(-),抗HCV(-)。腹部B超示肝实质回声弥漫性增强,远场回声明显衰减。最适宜的治疗是

　　A. 营养支持　　　　　　　B. 口服泼尼松　　　　　　　C. 戒酒
　　D. 使用保肝药物　　　　　E. 抗肝纤维化治疗(2023)

二、肝硬化

1. 概念

肝硬化是各种肝病进展至以肝脏慢性炎症、弥漫性纤维化、假小叶、再生结节和肝内外血管增殖为特征的病理阶段,以门静脉高压、肝功能减退为临床特征的慢性肝病。

2. 病因

病毒性肝炎	是我国最常见的病因(占60%~80%),其中以乙型肝炎最常见,其次为丙型肝炎
慢性酒精中毒	欧美国家最常见的病因(占50%~90%),在我国约占15%
胆汁淤积	任何原因引起肝内、外胆道梗阻,持续胆汁淤积,均可发展为胆汁性肝硬化
循环障碍	肝静脉和(或)下腔静脉阻塞(Budd-Chiari)综合征、慢性心功能不全、缩窄性心包炎,导致肝脏长期淤血、肝细胞变性和纤维化,最终发展为淤血性肝硬化
寄生虫感染	血吸虫卵被肝内巨噬细胞吞噬演变为成纤维细胞,形成纤维性结节,导致门脉性肝硬化 华支睾吸虫寄生于肝内、外胆管内,引起胆道梗阻及炎症,逐渐发展为肝硬化
遗传代谢性疾病	肝豆状核变性(铜沉积)、血色病(铁沉积)、α_1-抗胰蛋白酶缺乏、半乳糖血症、血友病、酪氨酸代谢紊乱症、遗传性出血性毛细血管扩张症
其他	脂肪性肝病、免疫疾病、药物、化学毒物等可作为肝硬化的常见病因
原因不明	部分病人难以用目前认识的疾病解释肝硬化的发生,称隐源性肝硬化,占5%~10%

注意:①肝硬化最常见病因是病毒性肝炎,以乙型病毒性肝炎为主。
②甲、乙、丙、丁、戊型病毒性肝炎中,头尾(甲型、戊型)不发展为肝硬化。

【例3】在我国,引起肝硬化的主要病因是

　　A. 病毒性肝炎　　　　　　B. 酒精中毒　　　　　　　　C. 胆汁淤积
　　D. 遗传或代谢性疾病　　　E. 化学毒物或药物

3. 发病机制

(1)肝细胞消亡　肝细胞消亡的方式有三种,即变性坏死、变性凋亡、转化为间质细胞。正常肝细胞可以缓慢更新,但在慢性炎症、药物损伤等条件下,受损肝细胞难以再生。

(2)假小叶形成　炎症等致病因素激活肝星状细胞,使其增殖和移行,胶原合成增加、降解减少,沉积于Disse间隙,间隙增宽。汇管区和肝包膜的纤维束向肝小叶中央静脉延伸扩展,这些纤维间隔包绕再生结节或将残留肝小叶重新分割,改建为假小叶。假小叶是肝硬化的特征性病理变化。

(3)肝内外血管异常增殖　肝纤维化发展的同时,伴有显著的肝内外血管异常增殖。最终导致肝内

门静脉、肝静脉、肝动脉三个血管之间失去正常关系,出现交通吻合支。肝外血管增殖,门静脉属支血容量增加,加重门静脉高压,导致食管胃底静脉曲张、脾大、门静脉高压性胃肠病等并发症。

4. 临床表现

肝硬化通常起病隐匿,病程发展缓慢,临床上将肝硬化分为肝功能代偿期和失代偿期。

(1)**代偿期** 多数病人无症状或症状较轻,可有腹部不适、乏力、食欲减退、消化不良、腹泻等症状,多呈间歇性。肝脏是否肿大取决于肝硬化的类型。脾脏因门静脉高压常有轻、中度肿大。肝功能正常或轻度异常。

注意:①肝硬化早期一般表现为肝大,晚期表现为肝萎缩,肝体积缩小。
②肝硬化无论早期还是晚期均表现为脾大。

(2)**失代偿期** 症状较明显,主要有肝功能减退和门静脉高压两类临床表现。
①肝功能减退 主要有以下表现:

项目	临床表现及病理生理机制
消化吸收不良	食欲减退、厌食、腹胀、荤食后易腹泻,多与门静脉高压时胃肠道淤血水肿等有关
营养不良	一般情况差,消瘦,乏力,精神不振,皮肤干枯或水肿
黄疸	肝细胞广泛坏死可导致皮肤、巩膜黄染,尿色深
出血和贫血	常有鼻腔、牙龈出血,皮肤黏膜瘀点、瘀斑,消化道出血 与肝合成凝血因子减少、脾功能亢进、毛细血管脆性增加有关
雌激素↑	肝功能减退时,肝脏对雌激素灭活减少所致 表现为男性性欲减退、睾丸萎缩、乳房发育;女性有月经失调、闭经、不孕;出现蜘蛛痣、肝掌
雄激素↓	雌激素增高反馈抑制垂体促性腺激素释放,导致睾丸间质细胞分泌雄激素减少
糖皮质激素↓	肝硬化时,作为肾上腺皮质激素合成原料的胆固醇脂减少,肾上腺皮质激素合成减少
促黑色生成素↑	促皮质激素释放因子受抑,肾上腺皮质功能减退,促黑色生成素增加 表现为病人面部色素沉着增加,导致面色黑黄,晦暗无光,称为肝病面容
抗利尿激素↑	肝脏对抗利尿激素灭活作用减弱,导致抗利尿激素增多,促进腹水形成
醛固酮↑	肝脏对醛固酮灭活作用减弱,导致继发性醛固酮增多,促进腹水形成
甲状腺激素↓	肝硬化病人血清总 T_3、游离 T_3 降低,游离 T_4 正常或偏高;严重者 T_4 也降低
不规则发热	肝脏对致热因子等灭活降低,还可由继发性感染所致
低清蛋白血症	病人常有下肢水肿、腹水

②门静脉高压 多属肝内型,门静脉高压常导致食管胃底静脉曲张出血、腹水、脾大、脾功能亢进、肝肾综合征、肝肺综合征等,是推动肝功能减退的重要病理生理环节,是肝硬化的主要死因之一。

A. **门腔侧支循环形成** 肝外分流形成的常见侧支循环有:

侧支循环	相应临床表现
食管胃底静脉曲张	破裂出血是肝硬化门静脉高压最常见的并发症
腹壁静脉曲张	脐周腹壁浅静脉呈水母头(海蛇头)现象(血流方向呈放射状,即脐上向上,脐下向下)
痔静脉曲张	肝硬化门静脉高压可导致痔静脉曲张,表现为痔出血
Retzius 静脉曲张	是指腹膜后门静脉与下腔静脉之间的许多细小分支(Retzius 静脉)增多和曲张
脾肾分流	门静脉的属支脾静脉、胃静脉可与左肾静脉沟通,形成脾肾分流

B. **脾大及脾功能亢进** 脾大是肝硬化门静脉高压较早出现的体征。门静脉高压时,脾脏被动淤血性肿大,随之出现脾功能亢进,表现为外周白细胞减少、贫血和血小板减少,易并发感染、出血。

第九篇 内科学
第21章 脂肪性肝病与肝硬化

C. 腹水　是肝功能失代偿期<u>最突出</u>的临床表现。腹水形成的机制如下。
a. 门静脉高压,腹腔内脏血管床静水压增高,组织液吸收减少而漏入腹腔,是腹水形成的决定性因素。
b. 低清蛋白血症,胶体渗透压降低,毛细血管内液体漏入腹腔或组织间隙。
c. 有效循环血量不足,肾血流减少,肾素-血管紧张素系统激活,肾小球滤过率降低,排钠排水减少。
d. 肝脏对醛固酮和抗利尿激素灭活作用减弱,导致继发性醛固酮增多和抗利尿激素增多。
e. 肝淋巴量超过了淋巴循环引流的能力,肝窦内压升高,肝淋巴液生成增多,自肝包膜漏入腹腔。

注意: ①腹水是肝硬化失代偿期最突出的临床表现。
②食管胃底静脉曲张是肝硬化门静脉高压最具诊断价值的临床表现。
③出现门静脉高压时,首先出现淤血性脾大,故脾大为肝硬化门静脉高压较早出现的体征。

【例4】男,50岁,乙型肝炎病史30年。腹胀、乏力、双下肢水肿伴尿少1个月。B超示肝脏回声增粗,不均匀,中等量腹水。该患者肝脏病理最可能的表现是
　　A. 肝细胞脂肪变性　　　　B. 假小叶形成　　　　C. 淤血性改变
　　D. 淋巴细胞浸润　　　　　E. 小胆管普遍淤胆

【例5】门静脉高压症的主要临床表现不包括
　　A. 脾大　　　　　　　　B. 呕血和黑便　　　　C. 肝掌
　　D. 腹水　　　　　　　　E. 食管静脉曲张

【例6】提示肝对雌激素灭活功能减退的体征是
　　A. 蜘蛛痣　　　　　　　B. 皮肤紫癜　　　　　C. 腹壁静脉曲张
　　D. 脾大　　　　　　　　E. 巩膜黄染

【例7】男,45岁。疲乏,贫血4个月入院。既往有乙型肝炎病史10年。查体:睑结膜略苍白,腹软,可见腹壁静脉曲张,肝肋下未触及,脾大,移动性浊音阳性。血 Plt50×10^9/L。血小板减少最可能的原因是
　　A. 营养不良　　　　　　B. 溶血　　　　　　　C. 骨髓抑制
　　D. 脾功能亢进　　　　　E. 出血

【例8】肝硬化失代偿期最突出的临床表现是
　　A. 腹水　　　　　　　　B. 肝大　　　　　　　C. 脾大及脾功能亢进
　　D. 低蛋白血症　　　　　E. 门静脉高压

【例9】继病因之后,促进肝硬化患者肝功能减退的主要原因是
　　A. 营养不良　　　　　　B. 对激素灭活增加　　C. 门静脉高压
　　D. 脾功能亢进　　　　　E. 腹水(2023)

5. 并发症

(1) 消化道出血　其原因如下:
①食管胃底静脉曲张破裂出血　为<u>最常见</u>并发症。常表现为上消化道大出血,可诱发肝性脑病。
②消化性溃疡　门静脉高压使胃黏膜静脉回流缓慢,屏障功能受损,易发生消化性溃疡甚至出血。
③门静脉高压性胃肠病　门静脉属支血管增殖,毛细血管扩张,管壁缺陷,广泛渗血。门静脉高压性胃病常表现为反复呕血和黑便,门静脉高压性肠病多表现为反复黑便或便血。

(2) 胆石症　患病率约为30%,胆囊及肝外胆管结石较常见。

(3) 感染　肝硬化病人免疫功能低下,常并发感染,如呼吸道、胃肠道、泌尿道感染等。
①自发性细菌性腹膜炎(SBP)　非腹内脏器感染引发的急性细菌性腹膜炎。由于腹水是细菌的良好培养基,肝硬化病人出现腹水后容易导致该病,致病菌多为来自肠道的<u>革兰阴性杆菌</u>。
②胆道感染　胆囊及肝外胆管结石所致的胆道梗阻常伴发感染,病人常有腹痛、发热、黄疸等。
③肺部、肠道及尿路感染　致病菌以<u>革兰阴性杆菌</u>多见,厌氧菌和真菌感染日益增多。

(4)肝性脑病　为本病最严重的并发症,也是最常见的死亡原因。
(5)门静脉血栓形成或海绵样变
①门静脉血栓　严重阻断入肝血流时,常表现为难治性食管胃底静脉曲张出血、中重度腹部胀痛、顽固性腹水、肠坏死、肝性脑病等,腹穿可抽出血性腹水。
②门静脉海绵样变　是指肝门部、肝内门静脉分支部分或完全慢性阻塞后,门静脉主干狭窄、萎缩甚至消失,在门静脉周围形成细小迂曲的网状血管,其形成与脾切除、内镜下食管静脉结扎术、门静脉炎、门静脉血栓形成、红细胞增多、肿瘤侵犯等有关。
(6)电解质和酸碱平衡紊乱　长期钠摄入不足、利尿、大量放腹水、腹泻、继发性醛固酮增多均是导致电解质紊乱的常见原因。常表现为低钠、低钾、低氯与代谢性碱中毒,容易诱发肝性脑病。
(7)肝肾综合征　其临床特点是"三低一高",即自发性少尿或无尿、低尿钠、稀释性低钠血症、氮质血症。肾脏本身无实质性病变,故为功能性肾衰竭。其发病机制为肝硬化大量腹水等因素,使机体有效循环血量不足,导致肾皮质血流量和肾小球滤过率持续降低。
(8)肝肺综合征　是指在肝硬化基础上,排除原有心肺疾病后,出现呼吸困难及缺氧体征如发绀、杵状指(趾),这与肺内血管扩张、动脉血氧合功能障碍有关,预后较差。
(9)原发性肝细胞癌　肝硬化特别是病毒性肝炎肝硬化和酒精性肝硬化发生肝细胞癌的危险性明显增加。当病人出现肝区疼痛、肝大、血性腹水、无法解释的发热时要考虑此病。

注意:①肝硬化最常见的并发症是上消化道出血,肝硬化最严重的并发症是肝性脑病。
②肝硬化最常见的死因是肝性脑病。

【例10】患者,男,50岁。呕吐鲜血4小时,呕吐量500ml。既往有乙肝病史20年。查体:血压96/62mmHg,颈部有蜘蛛痣,腹部无压痛、反跳痛。与消化道出血最相关的结构是
　　A. 肠系膜上静脉　　　　　B. 肠系膜下静脉　　　　　C. 直肠静脉丛
　　D. 食管静脉丛　　　　　　E. 脐部静脉丛(2021)

【例11】肝硬化最严重的并发症是
　　A. 上消化道出血　　　　　B. 肝肾综合征　　　　　　C. 电解质紊乱
　　D. 原发性腹膜炎　　　　　E. 肝性脑病

【例12】肝硬化最常见的并发症是
　　A. 上消化道出血　　　　　B. 自发性腹膜炎　　　　　C. 原发性肝癌
　　D. 肝性脑病　　　　　　　E. 肝肾综合征

【例13】男,58岁。反复腹胀、尿少3年,加重伴双下肢水肿、腹围明显增加2周。乙型肝炎病史15年。腹部查体中不可能出现的体征是
　　A. 腹式呼吸减弱　　　　　B. 尺压试验阳性　　　　　C. 全腹膨隆
　　D. 移动性浊音阳性　　　　E. 液波震颤阳性

【例14】男,38岁。患肝硬化3年。1周来畏寒发热,体温38℃左右,全腹痛,腹部明显膨胀,尿量500ml/d。以下体征中,对目前病情判断最有意义的是
　　A. 全腹压痛及反跳痛　　　B. 蜘蛛痣及肝掌　　　　　C. 腹部移动性浊音阳性
　　D. 脾大　　　　　　　　　E. 腹壁静脉曲张呈海蛇头样

【例15】女,52岁。肝炎肝硬化10年,近3个月腹围明显增大,1周来少尿。无腹痛、发热。查体:腹部无压痛,移动性浊音(+)。实验室检查:血肌酐130μmol/L,AFP正常。最可能的并发症是
　　A. 肝癌　　　　　　　　　B. 自发性腹膜炎　　　　　C. 肝肾综合征
　　D. 门静脉血栓形成　　　　E. 继发性腹膜炎

第九篇　内科学
第21章　脂肪性肝病与肝硬化

6. 辅助检查
肝硬化代偿期，各项检查多正常，以下为失代偿期肝硬化的结果。

血常规检查	脾功能亢进（脾亢）——红细胞↓、白细胞↓、血小板↓
尿常规检查	黄疸——尿胆原↑、胆红素↑
肝功能检查	AST↑、ALT↑、血清白蛋白↓、球蛋白↑、A/G倒置、总胆红素↑
凝血酶原时间	不同程度延长，且不能为注射维生素K纠正
肝纤维化指标	血清Ⅲ型前胶原氨基末端肽（PⅢP）、Ⅳ型胶原、透明质酸、层粘连蛋白均升高
腹水检查	未合并自发性腹膜炎的肝硬化腹水为漏出液，合并自发性腹膜炎者为渗出液或中间型 门静脉高压性腹水 SAAG≥11g/L，非门静脉高压性腹水 SAAG<11g/L 血清-腹水白蛋白梯度（SAAG）=血清白蛋白-腹水白蛋白（同一日所取血及腹水）
肝活检	有假小叶形成（可确诊）

【例16】反映肝纤维化的血清学指标是
　　A. 胆固醇　　　　　　　B. 乳酸脱氢酶　　　　　　　C. γ-谷氨酰转肽酶
　　D. 透明质酸　　　　　　E. 胆汁酸

7. 诊断与鉴别诊断
（1）**诊断**　①有病毒性肝炎、长期大量饮酒、血吸虫病、遗传病等相关病史；②有肝功能减退和门静脉高压的临床表现；③肝功能试验常有阳性发现；④B超或CT提示肝硬化，内镜发现食管胃底静脉曲张；⑤肝活检见假小叶形成是诊断本病的金标准。

（2）**鉴别诊断**
①引起腹水和腹部膨隆的疾病　需与结核性腹膜炎、腹腔内肿瘤、肾病综合征、缩窄性心包炎鉴别。
②肝大及肝脏结节性病变　应除外慢性肝炎、原发性肝癌、血吸虫病、血液病等。
③肝硬化并发症　A. 上消化道出血应与消化性溃疡、糜烂出血性胃炎、胃癌等鉴别；B. 肝性脑病应与低血糖、糖尿病酮症酸中毒、尿毒症、脑血管意外、脑部感染、镇静药过量等鉴别；C. 肝肾综合征应与慢性肾小球肾炎、急性肾小管坏死等鉴别；D. 肝肺综合征应与肺部感染、哮喘等鉴别。

【例17】男，58岁。乏力、腹胀伴尿少3个月。慢性肝病史17年。查体：巩膜轻度黄染，肝掌（+），肝肋下未触及，脾肋下4cm，移动性浊音阳性。化验：ALT50U/L，白蛋白28g/L，甲胎蛋白10μg/L，HBsAg（+），抗HCV-Ab（-）。最可能的诊断是
　　A. 慢性乙型肝炎　　　　B. 慢性丙型肝炎　　　　　　C. 原发性肝癌
　　D. 原发性胆汁性肝硬化　E. 乙肝肝硬化

【例18】鉴别肝性和心包疾患引起的腹水，下列哪项最有价值？
　　A. 心动过速　　　　　　B. 肝大　　　　　　　　　　C. 下肢水肿
　　D. 颈静脉怒张　　　　　E. 脾大

注意：肝性腹水无颈静脉怒张，缩窄性心包炎由于上、下腔静脉回流受阻，可有颈静脉怒张。

8. 治疗
（1）**保护或改善肝功能**
①去除或减轻病因　抗肝炎病毒治疗、针对其他病因治疗。
②慎用损伤肝脏的药物　避免不必要、疗效不确切的药物，减轻肝脏代谢负担。
③维持肠内营养　肠内营养是机体获得能量的最好方式。肝硬化病人常有消化不良，应进食易消化的食物，以碳水化合物为主，蛋白质摄入量以病人可耐受为宜，辅以多种维生素，可给予胰酶助消化。
④保护肝细胞　A. 微创手术解除胆道梗阻，可避免对肝功能的进一步损伤。B. 由于胆汁中鹅去氧

胆酸可溶解细胞膜,故可口服熊去氧胆酸降低肝内鹅去氧胆酸的比例,减少其对肝细胞膜的破坏。C.其他保护肝细胞的药物包括多烯磷脂酰胆碱、水飞蓟宾、还原型谷胱甘肽、甘草酸二铵等。

(2)腹水的治疗

限制钠水摄入	氯化钠摄入<2.0g/d,入水量<1000ml/d,如有低钠血症,则应限制在500ml/d以内
利尿	常联合使用保钾及排钾利尿剂,即螺内酯+呋塞米 肝硬化腹水利尿首选螺内酯,螺内酯结构与醛固酮相似,可竞争性结合醛固酮受体 利尿速度不宜过快,以免诱发肝性脑病、肝肾综合征
输注清蛋白	利尿剂效果不满意时,应酌情静脉输注清蛋白
TIPS	经颈静脉肝内门腔分流术(TIPS)能有效降低门静脉高压,增加肾血液灌注,但易诱发肝性脑病
排放腹水 加输清蛋白	适用于不具备TIPS技术、对TIPS禁忌、失去TIPS机会时顽固性腹水的姑息治疗 每放腹水1000ml需输注清蛋白8g,该方法易诱发肝肾综合征、肝性脑病
自发性腹膜炎	选用肝毒性小、针对革兰阴性杆菌兼顾革兰阳性球菌的抗生素,如头孢哌酮、喹诺酮类 容易复发,用药时间不得少于2周;多为肠源性感染,应保持大便通畅、维护肠道菌群

(3)食管胃底静脉曲张出血的治疗
①药物治疗 尽早给予收缩内脏血管的药物,以减少门静脉血流量,降低门静脉压,从而止血。首选生长抑素、奥曲肽,次选垂体加压素。
②内镜治疗 内镜结扎治疗不能降低门静脉高压,适用于单纯食管静脉曲张不伴胃底静脉曲张者。
③TIPS 对于急性大出血的止血率可达95%,适用于肝功能<Child-Pugh评分B级者。
④气囊压迫止血 在药物治疗无效、且不具备内镜和TIPS操作条件的大出血时暂时使用。
(4)食管胃底静脉曲张出血的预防
①一级预防 适用于食管胃底静脉曲张但尚未出血者,预防措施包括对因治疗;非选择性β受体拮抗剂(如普萘洛尔、卡地洛尔);内镜结扎治疗可用于中度食管静脉曲张。
②二级预防 适用于已发生过食管胃底静脉曲张出血者,预防措施包括:TIPS;内镜下栓塞曲张静脉的断流术;以部分脾动脉栓塞为代表的限流术;与一级预防相同的药物。
(5)胆石症 应以内科保守治疗为主,尤其是肝功能Child-Pugh评分C级者,应尽量避免手术。
(6)感染 对肝硬化并发的感染,一旦疑诊,应立即经验性抗感染治疗。自发性细菌性腹膜炎、胆道及肠道感染的抗生素选择,应遵循广谱、足量、肝肾毒性小的原则,首选第三代头孢菌素,如头孢哌酮+舒巴坦。其他如氟喹诺酮、哌拉西林+他唑巴坦及碳青霉烯类抗生素,均可根据病人情况使用。一旦培养出致病菌,则应根据药敏试验选择窄谱抗生素。
(7)门静脉血栓 包括抗凝、溶栓、TIPS等治疗。
(8)肝硬化低钠血症 轻症者,通过限水可以改善。中至重度者,可选用血管加压素V_2受体拮抗剂(托伐普坦),增强肾脏处理水的能力,使水重吸收减少,提高血钠浓度。
(9)肝肾综合征 治疗措施包括TIPS、肝移植、保护肾功能等。
(10)肝肺综合征 吸氧、高压氧舱治疗适用于轻型、早期病人,以增加肺泡内氧浓度和压力,有助于氧弥散。肝移植可逆转肺血管扩张,使氧分压、氧饱和度、肺血管阻力均明显改善。

【例19】男,65岁。间歇性乏力、腹胀3年,加重2个月。经"限盐、利尿"治疗后腹胀无明显缓解。查体:体温36.8℃,血压120/80mmHg。巩膜轻度黄染,可见肝掌、蜘蛛痣,腹膨隆,无压痛,肝脾肋下未触及,移动性浊音阳性,双下肢可见凹陷性水肿。血清清蛋白19g/L,血钾3.7mmol/L,血钠136mmol/L。最恰当的治疗措施是
  A.继续利尿、限盐   B.腹腔置管持续引流腹水   C.静脉输注清蛋白后利尿
  D.腹水培养,用敏感抗生素   E.经颈静脉肝内门腔分流术(2023)

【例20】男性,55岁。肝硬化8年,查体有少量腹水,如患者应用利尿药,首选的是
　　A. 甘露醇　　　　　　　　　B. 螺内酯(安体舒通)　　　　C. 乙酰唑胺
　　D. 氢氯噻嗪(双氢克尿塞)　　E. 呋塞米

【例21】肝硬化合并自发性细菌性腹膜炎时,选择抗生素的原则是
　　A. 针对G^-杆菌,兼顾G^+球菌　　　　　B. 针对G^+球菌,兼顾厌氧菌
　　C. 针对G^+杆菌,联合抗真菌药物　　　　D. 针对G^-球菌,兼顾厌氧菌
　　E. 针对G^-杆菌,联合抗真菌药物

9. 预防

由于肝硬化最常见的病因是病毒性肝炎,因此本病的预防首先应重视病毒性肝炎的防治。

早期发现、隔离病人,给予积极治疗。注意饮食,合理营养,节制饮酒,加强劳动保健,避免各种慢性化学中毒也是预防的积极措施。对于有上述病因而疑有肝硬化者,应及时进行全面体检及有关实验室检查,争取在代偿期得到合理积极治疗,防止向失代偿期发展。

▶ **常考点**　　考试重点,应全面掌握。

参考答案——详细解答见《2024 国家临床执业及助理医师资格考试历年考点精析(上、下册)》

1. ABCD**E**　　2. **A**BCDE　　3. **A**BCDE　　4. **A**BCDE　　5. **A**BCDE　　6. **A**BCDE　　7. **A**BCDE
8. **A**BCDE　　9. **A**BCDE　　10. **A**BCDE　　11. **A**BCDE　　12. **A**BCDE　　13. **A**BCDE　　14. **A**BCDE
15. **A**BCDE　　16. **A**BCDE　　17. ABC**D**E　　18. ABC**D**E　　19. **A**BCDE　　20. AB**C**DE　　21. **A**BCDE

第22章 原发性肝癌与肝性脑病

▶ **考纲要求**
①原发性肝癌。②肝性脑病。

▶ **复习要点**

一、原发性肝癌

1. 概念

原发性肝癌是指起源于肝细胞或肝内胆管上皮细胞的恶性肿瘤。

2. 病因

病毒性肝炎	最主要病因。我国肝癌病人约90%有HBV感染的背景。乙肝、丙肝与肝癌的发生有关 HBV感染→慢性肝炎→肝硬化→肝癌是最主要的发病机制
黄曲霉毒素	其代谢产物黄曲霉毒素B_1能通过影响ras、$P53$等基因的表达而导致肝癌
肝纤维化	病毒性肝炎、酒精性肝病、非酒精性脂肪肝后肝纤维化、肝硬化是肝癌的重要危险因素
化学毒物	长期接触氯乙烯、亚硝胺类、偶氮芥类、苯酚、有机氯农药等化学物质
寄生虫	血吸虫、华支睾吸虫感染均易导致肝癌
饮用水	长期饮用污染水、藻类异常繁殖的河沟水
香烟	香烟中的多环芳烃、亚硝胺、尼古丁具有致癌作用

3. 临床表现

(1) 肝区疼痛　最常见的症状(占50%)，多为右上腹持续性胀痛或钝痛。

(2) 肝大　最常见的体征(占95%)，多表现为肝脏进行性增大，质地坚硬，表面凸凹不平。

(3) 黄疸　一般出现在肝癌晚期，多为阻塞性黄疸，少数为肝细胞性黄疸。

(4) 肝硬化征象　腹水迅速增加且难治，腹水多为漏出液。

(5) 全身性表现　进行性消瘦、发热、食欲缺乏、乏力、营养不良、恶病质等。

(6) 伴癌综合征　是指由于癌肿本身代谢异常或肝病人内分泌/代谢异常而出现的一组综合征，表现为自发性低血糖症、红细胞增多症；其他罕见的有高钙血症、高脂血症、类癌综合征等。

【例1】原发性肝癌最常见的首发临床表现是

　　A. 肝大　　　　　　　　　B. 食欲减退　　　　　　　　C. 恶心、呕吐
　　D. 肝区疼痛　　　　　　　E. 体重下降

注意：①肝区疼痛为肝癌最常见的症状，且多为首发症状。
②肝大为肝癌最常见的体征，参阅2版8年制《内科学》P536。

4. 辅助检查

(1) 甲胎蛋白(AFP)　是诊断肝细胞癌的特异性标志物，阳性率约为70%。广泛用于肝癌的普查、诊断、疗效判断及预测复发。血清AFP浓度与肝癌大小呈正相关。

第九篇 内科学
第22章 原发性肝癌与肝性脑病

在排除妊娠、生殖腺胚胎瘤的基础上,AFP>400μg/L 为诊断肝癌的条件之一。对于 AFP 逐渐升高不降或>200μg/L 持续8周,应结合影像学及肝功能变化作综合分析或动态观察。

(2)**其他肝癌标志物** 血清岩藻糖苷酶(AFu)、γ-谷氨酰转肽酶同工酶Ⅱ(γ-GT₂)、异常凝血酶原(DCP)、磷脂酰肌醇蛋白多糖-3(GPC3)、高尔基体蛋白73(GP73)等有助于 AFP 阴性肝癌的诊断和鉴别。

(3)**影像学检查** CT平扫多为低密度占位,部分有晕圈征,大肝癌常有中央坏死;增强时动脉期病灶的密度高于周围肝组织,但随即快速下降,低于周围正常肝组织,并持续数分钟,呈"快进快出"表现。

检查方法	符合率	临床意义
B超	检出率不及CT	肝癌筛查的首选方法。能检出直径>1cm 的肝内占位性病变
增强 CT	检出率可>80%	1cm 左右肝癌的检出率可>80%
磁共振成像(MRI)	检出率可>80%	无放射性,可以短期重复检查
选择性肝动脉造影	符合率>90%	为有创检查,适用于增强 CT/MRI 难以确诊的小肝癌

(4)**肝穿刺活检** 在超声或CT引导下行细针穿刺+活组织检查是确诊肝癌最可靠的方法。

注意:①9版《内科学》肝癌的诊断标准——AFP>400μg/L,没有时间限制;AFP>200μg/L持续8周以上。
②7版《内科学》肝癌的诊断标准——AFP>500μg/L持续4周以上;AFP>200μg/L持续8周以上。
③B超是目前肝癌筛查的首选方法,能检出直径>1cm的肝内占位性病变。
④AFP目前已广泛用于肝癌的普查、诊断、判断疗效、预测复发。

【例2】普查原发性肝癌最常用的影像学检查是
　　A. 放射性核素肝扫描　　　　B. 肝脏CT　　　　　　C. 肝脏MRI
　　D. 肝脏B超　　　　　　　　E. 腹部X线片

【例3】男,55岁。右季肋部疼痛2个月,逐渐加重,并伴乏力,体重下降6kg。慢性乙型肝炎病史18年。对明确诊断最有意义的实验室检查是
　　A. 甲胎蛋白　　　　　　　　B. 碱性磷酸酶　　　　C. 谷氨酰转移酶
　　D. 丙氨酸氨基转移酶　　　　E. 白蛋白

5. 诊断与鉴别诊断

(1)**诊断** 满足下列三项中的任何一项,即可诊断为肝癌,这是国际上广泛使用的肝癌诊断标准。
①具有两种典型影像学(超声、增强CT/MRI、选择性肝动脉造影)表现,病灶>2cm。
②一项典型的肝癌影像学表现,病灶>2cm,AFP>400μg/L。
③肝脏活检阳性。

(2)**鉴别诊断** 原发性肝癌需与下列疾病相鉴别:
①**继发性肝癌** 原发于肝脏以外的癌灶转移至肝,呈多发性结节,血清 AFP 一般为阴性。
②**肝硬化结节** 增强 CT 强化,呈"快进快出",诊断为肝癌。若无强化,则考虑肝硬化结节。
③**活动性病毒性肝炎** 血清 AFP 常呈短期低浓度升高,应定期多次随访测定 AFP 和 ALT。
如 AFP 和 ALT 同步升高,或 ALT 持续增高至正常值数倍,则肝炎可能性大。
如 AFP 和 ALT 曲线分离,AFP 持续升高,往往超过 400μg/L,而 ALT 不升高,则多为肝癌。
④**肝脓肿** 多表现为发热、肝区疼痛、压痛明显,白细胞计数和中性粒细胞升高。超声检查可发现脓肿的液性暗区。必要时在超声引导下行诊断性穿刺,以明确诊断。

【例4】女,62岁。腹胀、纳差、肝区隐痛5个月。查体:T37.5℃,P80次/分,R18次/分,BP130/80mmHg。皮肤、巩膜黄染,可见两枚蜘蛛痣,双肺呼吸音清,未闻及干、湿啰音,心律齐,腹膨隆,肝肋下3cm、剑突下5cm,质硬,有压痛,脾肋下5cm,移动性浊音(+)。最可能的临床诊断是
　　A. 淋巴瘤　　　　　　　　　B. 肝脓肿　　　　　　C. 原发性肝癌

D. 转移性肝癌　　　　　　E. 肝结核

6. 治疗

肝癌对化疗和放疗均不敏感，常用治疗方法有手术切除、肝移植、血管介入、射频消融术等。

(1)**手术治疗**　早期手术切除是目前首选的、最有效的治疗方法。参阅 9 版《外科学》P419。

①手术安全性评估　A. 病人一般情况较好，无明显心、肺、肾等重要脏器质性病变；B. Child-Pugh 肝功能分级属于 A 级；或属 B 级，经短期护肝治疗后肝功能恢复到 A 级；C. 有条件的医院，术前可做 ICG 检测；D. 评估肝切除后残肝体积，手术足够维持肝功能。

②根治性切除指征　A. 没有肝外多处转移；B. 单发的微小肝癌和小肝癌；C. 单发的向肝外生长的大肝癌或巨大肝癌，受肿瘤破坏的肝组织少于 30%，肿瘤包膜完整，周围界限清楚；D. 多发肿瘤，但肿瘤结节少于 3 个，且局限在肝的一段或一叶内。

③姑息性肝切除的指征　A. 3~5 个多发性肿瘤，局限于相邻 2~3 个肝段或半肝内，影像学显示无瘤肝组织明显代偿性增大，达全肝的 50% 以上；如肿瘤分散，可分别作局限性切除；B. 左半肝或右半肝的大肝癌或巨大肝癌，边界较清楚，第一、二肝门未受侵犯，影像学显示无瘤侧肝代偿性增大明显，达全肝组织的 50% 以上；C. 位于肝中央区(肝中叶或Ⅳ、Ⅴ、Ⅵ、Ⅷ段)的大肝癌或巨大肝癌，无瘤肝组织明显代偿性增大，达全肝的 50% 以上；D. Ⅰ段的大肝癌或巨大肝癌；E. 肝门部有淋巴结转移者，如原发肝肿瘤可切除，应作肿瘤切除；F. 周围脏器(结肠、胃、膈肌或右肾上腺等)受侵犯，如原发肿瘤可切除，应连同受侵犯脏器一并切除；远处脏器单发转移性肿瘤(如单发肺转移)，可同时切除原发癌和转移癌。

④积极手术　肝癌合并胆管癌栓、门静脉癌栓和(或)腔静脉癌栓时，如癌栓形成时间不长，病人一般情况允许，原发肿瘤可切除，应施行肝切除和癌栓取出术。

(2)**局部治疗**

	治疗方法	适应证
射频消融术	超声引导或开腹时，将电极插入癌组织内，应用电流热效应毁损癌组织	直径≤3cm 肝癌
微波消融	其消融效率更高，但需要温度监控系统调控有效热场范围	直径≤3cm 肝癌
经皮穿刺瘤内注射无水酒精	在 B 超或 CT 引导下，将无水酒精直接注入肝癌组织内使癌细胞脱水、变性、凝固性坏死	直径≤3cm 肝癌
肝动脉栓塞(TAE)	TAE 是经肿瘤的供血动脉注入栓塞剂，阻断肿瘤的供血，使其发生坏死靶向性好，创伤小，可重复，是非手术治疗中晚期肝癌的常用方法。	中晚期肝癌

(3)**肝移植**　对于肝癌合并肝硬化病人，肝移植可将整个病肝切除，是治疗肝癌和肝硬化的有效手段。但若肝癌已有血管侵犯及远处转移(常见为肺、骨转移)，则不宜行肝移植术。

(4)**药物治疗**　多激酶抑制剂索拉非尼是目前唯一获得批准治疗晚期肝癌的分子靶向药物。

注意：①肝癌的治疗首选手术切除。
②当手术无法切除时，次选介入治疗，包括肝动脉栓塞、肝动脉灌注化疗。
③若术中无法切除肿瘤，可选用姑息性治疗，如肝动脉结扎、无水酒精注射等。
④肝癌一般不作全身化疗，因为局部血药浓度低，且副作用大，疗效差。

【例 5】肝癌根治性切除术的指征是
A. 大量腹水　　　　　　B. Child-Pugh 肝功能 B 或 C 级　　　C. 血清胆红素显著升高
D. AFP>100μg/L　　　　E. 肿瘤局限于一叶或一段内(2022)

【例 6】女，55 岁。右上腹隐痛、乏力 1 个月。既往有乙型肝炎病史 30 年。查体：神志清，肝肋下 3cm，质硬，边缘不规则，无明显压痛，腹部移动性浊音阴性。实验室检查：血清总胆红素 30μmol/L，血清清蛋白 20g/L，血浆凝血酶原时间 19.1s。腹部 B 超示肝右叶 4cm×3cm 实性占位病灶。合适的治

疗措施是
A. 全身化学治疗　　　　B. 肝动脉栓塞　　　　C. 靶向治疗
D. 手术治疗　　　　　　E. 无水乙醇注射(2023)

7. 预防

积极防治病毒性肝炎,注意食物清洁,预防粮食霉变,改进饮用水质,减少对各种有害物质的接触,是预防肝癌的关键。保持稳定的心理情绪,避免长期大量饮白酒。有癌肿遗传因素及肝硬化者定期体检。

二、肝性脑病

1. 概念

肝性脑病是指在肝硬化基础上因肝功能不全和(或)门-体分流引起的,以代谢紊乱为基础,中枢神经系统功能失调的综合征,临床表现轻者仅有轻微的智力减退,严重者出现意识障碍、行为失常和昏迷。

2. 病因和诱因

(1)病因　以肝硬化(尤其病毒性肝炎肝硬化)最常见,其他包括重症肝炎、暴发性肝衰竭、原发性肝癌、严重胆道感染、妊娠期急性脂肪肝等。

(2)诱因　消化道出血、大量排钾利尿、放腹水、高蛋白饮食、催眠镇静药、便秘、外科手术、感染等。

【例7】肝性脑病的诱因不包括
A. 大量放腹水　　　　　B. 给予镇静药物　　　　C. 口服抗生素
D. 肺部感染　　　　　　E. 高蛋白饮食(2022)

3. 发病机制

(1)氨中毒　是肝性脑病,特别是门-体分流性肝性脑病的重要发病机制。

①氨的来源和相互转化　消化道是氨产生的主要部位,以非离子型(NH_3)和离子型(NH_4^+)两种形式存在。NH_3和NH_4^+的相互转化受pH梯度的影响。NH_3在酸性环境下(pH<6.0),可与H^+结合形成毒性小的NH_4^+随粪便排出体外。在碱性环境下,当结肠内pH>6.0时,NH_4^+离解为NH_3和H^+,NH_3大量弥散入血,导致肝性脑病。因此,我们可以对肝性脑病病人给予弱酸灌肠,以促进氨的排出。

正常肝脏可将门静脉输入的氨转变为尿素和谷氨酰胺,故进入体循环的氨极少,不会导致氨中毒。当肝功能衰竭时,肝脏对氨的代谢能力明显减退;当存在门-体分流时,肠道的氨不经肝脏代谢而直接进入体循环,血氨增高,导致氨中毒,引发肝性脑病。

	NH_3	NH_4^+
中文	氨（氨气、非离子型）	铵（铵离子、离子型）
氨中毒	●	—
血氨	●	—
吸收率	高	低
特性	易通过血脑屏障达脑部,毒性大	不能通过血脑屏障达脑部,相对无毒

$$NH_3 + H^+ \underset{pH>6.0}{\overset{pH<6.0}{\rightleftharpoons}} NH_4^+$$
（有毒）　　　（无毒）
NH_3和NH_4^+的转化

②氨对脑功能的影响　A. 干扰脑细胞三羧酸循环,使脑细胞的能量供应不足;B. 增加脑对酪氨酸、苯丙氨酸、色氨酸的摄取,它们对脑功能具有抑制作用;C. 脑内NH_3升高,增加谷氨酰胺合成,神经细胞肿胀,导致脑水肿;D. 氨直接干扰脑神经的电活动;E. 弥散入大脑的NH_3可上调脑星形胶质细胞苯二氮䓬受体表达,促使氯离子内流,抑制神经传导。

(2)假性神经递质　食物中的芳香族氨基酸(酪氨酸、苯丙氨酸),经肠菌脱羧酶的作用,分别转变为酪胺和苯乙胺。正常情况下,这两种胺在肝内被分解清除。当肝功能衰竭时,清除发生障碍,酪胺和苯乙胺进入脑组织,经β-羟化酶的作用分别转变为β-羟酪胺和苯乙醇胺。后二者的化学结构与正常的神经递质去甲肾上腺素相似,但不能传递神经冲动或作用很弱,被称为假性神经递质。假性神经递质使脑细胞神经传导发生障碍,产生肝性脑病。

假性神经递质的形成

（3）色氨酸 血液循环中,色氨酸与清蛋白结合不易通过血脑屏障。肝病时清蛋白合成降低,血中游离色氨酸增多,通过血脑屏障后在大脑中代谢为抑制性神经递质 5-羟色胺(5-HT) 及 5-羟吲哚乙酸(5-HITT),导致肝性脑病,尤其与早期睡眠方式及日夜节律改变有关。

（4）锰离子 由于肝脏分泌入胆道的锰具有神经毒性,正常时经肠道排出。肝病时,锰不能经胆道排出,经血液循环进入脑部,导致肝性脑病。

【例8】肝硬化患者,血氨增高的常见诱因是

A. 肠道内细菌活动减弱　　B. 肠道内细菌活动增强　　C. 高蛋白饮食

D. 糖摄入增多　　E. 脂肪摄入增多

【例9】有助于诊断肝性脑病的血液化验指标是

A. 球蛋白　　B. 丙氨酸氨基转移酶　　C. 白蛋白

D. 血小板计数　　E. 血氨

4. 临床表现

主要表现为高级神经中枢的功能紊乱(如性格改变、智力下降、行为失常、意识障碍)以及运动和反射异常(如扑翼样震颤、肌阵挛、反射亢进、病理反射),其临床过程分为 5 期。

	0期	1期	2期	3期	4期
别称	潜伏期	前驱期	昏迷前期	昏睡期	昏迷期
精神行为	轻微肝性脑病,无行为性格异常	轻度性格改变和精神异常:焦虑、欣快激动、淡漠、睡眠倒错、健忘	嗜睡,行为异常,衣冠不整、言语不清、书写障碍、定向力障碍	昏睡,但可唤醒,醒时能应答,常神志不清,神经体征持续或加重	昏迷,不能唤醒
腱反射	正常	正常	亢进	亢进	浅昏迷时亢进,深昏迷时消失
肌张力	正常	正常	增高	增高	浅昏迷时增高,深昏迷时降低
病理反射	-	-	+	+	无法引出
扑翼样震颤	-	+	+	+	-
脑电图	正常	多数正常	特异性异常	异常波形	明显异常

注意:①扑翼样震颤——病人平伸手指及腕关节时,腕关节突然屈曲,然后又迅速伸直,如此震颤多动,类似鸟的翅膀在扇动,是由于基底节病变及小脑共济失调所致,多见于肝性脑病、肝豆状核变性及尿毒症。
②肝性脑病的扑翼样震颤并不是肝震颤,肝震颤见于肝棘球蚴病(9版《诊断学》P181)。

【例10】女,53 岁。腹痛、腹胀、低热 4 周,表情淡漠、嗜睡 1 天。腹部 B 超示:肝实质弥漫性病变、脾大及腹水。对该患者诊断最有意义的阳性体征是

A. 肌张力增高　　B. Babinski 征阳性　　C. 扑翼样震颤阳性

D. 腹壁反射消失　　　　　　E. 腱反射亢进

5. 辅助检查

(1) 血氨　肝硬化及门-体分流后的肝性脑病病人多有血氨增高,急性肝性脑病病人血氨可以正常。

(2) 血浆氨基酸　正常人血中支链氨基酸与芳香族氨基酸的比值>3,门-体分流性脑病病人<1。

(3) 脑电图　所有代谢性脑病病人均可出现类似变化,对 0 期和 1 期肝性脑病的诊断价值较小。2~4 期病人脑电图提示较明显的脑功能改变,故对肝性脑病预后判断有一定价值。

(4) 诱发电位　多用于轻微肝性脑病的诊断和研究。

(5) 临界视觉闪烁频率　用于检测轻微肝性脑病。

(6) 心理智能测验　用于轻微肝性脑病的筛选。

(7) 影像学检查　急性肝性脑病病人行头部 CT 或 MRI 检查可发现脑水肿。

注意:肝性脑病经常考到的实验室检查指标是血氨增高,因此治疗的关键也是降低血氨浓度。

6. 诊断和鉴别诊断

(1) 诊断　肝性脑病的主要诊断依据:①有严重肝病及肝性脑病的诱因;②出现精神紊乱、昏睡或昏迷,可引出扑翼样震颤;③肝功能指标明显异常及(或)血氨增高;④脑电图异常;⑤心理智能测验、诱发电位及临界视觉闪烁频率异常;⑥头部 CT 或 MRI 排除脑血管意外、颅内肿瘤等。

(2) 鉴别诊断　应与引起昏迷的疾病,如糖尿病、低血糖、尿毒症、脑血管意外等相鉴别。

7. 治疗

(1) 及早识别及去除肝性脑病的诱因

	病理生理机制	临床治疗措施或意义
纠正水电紊乱	低钾性碱中毒可增加氨的吸收	利尿剂剂量不宜过大;大量放腹水后应补充足够清蛋白
预防控制感染	感染是肝性脑病的诱因之一	选择肝毒性小,针对革兰阴性杆菌为主的三代头孢菌素
止血	上消化道出血是本病的诱因	按上消化道出血的治疗原则彻底止血
清除肠道积血	肠道积血是血氨的主要来源	乳果糖口服导泻;稀醋酸溶液清洁灌肠
防治便秘	便秘是肝性脑病的诱因之一	保持大便通畅,警惕低血糖
口服抗生素	抑制肠道产尿素酶的细菌	常用利福昔明、甲硝唑、新霉素
慎用镇静药	镇静催眠药可诱发肝性脑病	对于烦躁不安、抽搐病人禁用阿片类、巴比妥类、苯二氮䓬类镇静剂,可试用异丙嗪、扑尔敏等抗组胺药

(2) 营养支持　尽量保证热能供应,避免低血糖;补充各种维生素;酌情输注血浆或清蛋白;急性起病的数日内禁食蛋白质,神志清楚后,蛋白质从 20g/d 开始增加至 1g/(kg·d)。

(3) 减少肠内氮源性毒物的生成与吸收

	病理生理机制	临床治疗措施或意义
清洁肠道	上消化道出血、便秘为诱因	清洁肠道可减少肠道产氨,减少肠道对氨的吸收
乳果糖	被结肠细菌分解为乳酸和乙酸 降低肠道 pH,可减少氨的吸收	口服或保留灌肠,适用于各期肝性脑病
口服抗生素	抑制肠道产尿素酶的细菌,减少氨的生成	口服利福昔明、甲硝唑、新霉素

(4) 促进体内氨的代谢　L-鸟氨酸-L-天冬氨酸是一种鸟氨酸与天冬氨酸的混合制剂,其中鸟氨酸能增加氨基甲酰磷酸合成酶、鸟氨酸氨基甲酰转移酶的活性,其本身也可通过鸟氨酸循环合成尿素而降低血氨。天冬氨酸可促进谷氨酰胺合成酶的活性,促进脑、肾利用和消耗氨以合成谷氨酸、谷氨酰胺而降低血氨,减轻脑水肿。

(5) 调节神经递质

①γ-氨基丁酸/苯二氮䓬(GABA/BZ)复合受体拮抗剂 氟马西尼可以拮抗内源性苯二氮䓬所致的神经抑制,对部分3、4期肝性脑病病人具有促醒作用。

②减少或拮抗假性神经递质 支链氨基酸制剂是一种以亮氨酸、异亮氨酸、缬氨酸为主的复合氨基酸,可竞争性抑制芳香族氨基酸进入大脑,减少假性神经递质的形成,其疗效尚有争议。

(6) 基础病的治疗

①改善肝功能 包括慎用损伤肝脏的药物,维护肠内营养,保护肝细胞等。

②阻断肝外门-体分流 对于肝硬化门静脉高压所致严重的侧支循环开放,可通过TIPS术联合曲张静脉的介入断流术,阻断异常的肝外门-体分流。

③人工肝 用分子吸附剂再循环系统可清除肝性脑病病人血液中部分有毒物质,对肝性脑病有暂时的、一定程度的疗效,适用于急性肝衰竭病人,为肝移植作准备。

④肝移植 由肝衰竭所致的严重和顽固性的肝性脑病是肝移植的适应证。

【例11】男,55岁。10年前诊断为肝炎肝硬化,3年前行门-腔静脉分流术,2天前出现睡眠倒错、计算能力下降。该患者不宜进食的食物种类是

  A. 高维生素食物 B. 高纤维素食物 C. 高蛋白饮食

  D. 低脂饮食 E. 淀粉类食物

【例12】男,55岁。诊断乙肝肝硬化4年,黑便2天,不认家人、吵闹2小时。下列治疗中不恰当的是

  A. 口服利福昔明 B. 口服地西泮 C. 口服乳果糖

  D. 静脉应用生长抑素 E. 静脉应用奥美拉唑

【例13】有关肝性脑病治疗的说法,错误的是

  A. 消化道止血 B. 醋酸液灌肠 C. 口服抗生素

  D. 尽快食用植物蛋白 E. 慎用镇静剂(2021)

【例14】治疗肝性脑病时,可以促进氨代谢的药物是

  A. 新霉素 B. 支链氨基酸 C. 乳果糖

  D. 氟马西尼 E. L-鸟氨酸-L-天冬氨酸

  A. 甘露醇 B. 支链氨基酸 C. 糖皮质激素

  D. 左旋多巴 E. 乳果糖

【例15】治疗肝性脑病时,为减少肠内毒素生成和吸收,应使用的药物是

【例16】治疗肝性脑病时,具有纠正氨基酸代谢紊乱作用的药物是

8. 预防

①积极预防肝病,保护肝脏功能。

②对于肝病病人,应尽量避免诱发肝性脑病的因素。

③密切追踪、观察肝病病人,早期发现、及时诊断,并采取适当的治疗措施。

▶ **常考点** 考试重点,应全面掌握。

参考答案——详细解答见《2024国家临床执业及助理医师资格考试历年考点精析(上、下册)》

1. ABC**D**E   2. AB**C**DE   3. AB**C**DE   4. AB**C**DE   5. AB**C**DE   6. AB**C**DE   7. AB**C**DE

8. AB**C**DE   9. AB**C**DE   10. AB**C**DE   11. AB**C**DE   12. A**B**CDE   13. AB**C**DE   14. ABCD**E**

15. ABC**D**E   16. AB**C**DE

第23章 消化道出血

▶**考纲要求**
　　消化道出血。
▶**复习要点**

一、上消化道出血

1. 概念
　　上消化道出血是指屈氏(Treitz)韧带以近的消化道出血,常表现为急性大量出血。大出血是指一次失血量达800ml以上,即占总循环血量的20%以上。

2. 病因
　　(1) **上消化道疾病**　消化性溃疡出血为*最常见*的病因。

消化性溃疡	最常见病因(占40%~50%),其中十二指肠溃疡占3/4。10%~15%病人无溃疡病史 以十二指肠球部后壁或胃小弯溃疡多见。NSAIDs所致溃疡、吻合口溃疡易导致大出血
门静脉高压症	占20%~25%。肝硬化引起门静脉高压症多伴食管下段和胃底静脉曲张,可破裂出血
应激性溃疡	约占20%,与休克、复合伤、严重烧伤(Curling溃疡)、严重脑外伤(Cushing溃疡)有关
胃癌	占2%~4%,多发生于进展期胃癌或晚期胃癌,由于癌组织缺血坏死、侵蚀血管所致
胆道出血	每次出血量200~300ml,很少引起休克 周期性出血,间隔1~2周出血1次 胆道出血三联征——胆绞痛、梗阻性黄疸、消化道出血
其他少见病因	食管贲门黏膜撕裂综合征(Mallory-Weiss综合征)、食管裂孔疝、胃壁动脉瘤、血管畸形

注意:①引起上消化道出血的是应激性溃疡,也称糜烂性胃炎、出血性胃炎,但不是萎缩性胃炎。
　　　②Mallory-Weiss综合征是指因剧烈呕吐,食管内高压导致贲门黏膜撕裂。

　　(2) **全身性疾病**
　　①血管性疾病　如过敏性紫癜、结节性多动脉炎、系统性红斑狼疮、遗传性出血性毛细血管扩张。
　　②血液病　如血友病、原发性血小板减少性紫癜、白血病、DIC。
　　③其他　如尿毒症、流行性出血热、钩端螺旋体病等。

【例1】患者,男性,50岁。呕血、黑便2天。既往乙型肝炎病史20年。查体:巩膜黄染,脾肋下2cm。患者上消化道出血最可能的原因是
　　A. 胃溃疡　　　　　　　　　B. 十二指肠溃疡　　　　　　　C. 食管胃底静脉曲张破裂
　　D. 急性胃炎　　　　　　　　E. 急性胆囊炎 (2023)

【例2】男,26岁。饮酒后剧烈呕吐胃内容物数次,后呕鲜血600ml。既往体健。查体:BP90/60mmHg。最可能的出血原因是
　　A. 胃癌　　　　　　　　　　B. 消化性溃疡　　　　　　　　C. 贲门黏膜撕裂
　　D. 急性胃黏膜病变　　　　　E. 胃血管畸形

【例3】发生应激性溃疡最常见的部位是
A. 十二指肠　　　　　　　B. 空肠　　　　　　　C. 口腔
D. 食管　　　　　　　　　E. 胃

3. 临床表现

上消化道出血的临床表现取决于出血量、出血速度、出血部位和性质。

（1）呕血　是上消化道出血的特征性表现。出血部位在幽门以近，出血量大者常有呕血。若出血量较少、速度较慢，也可无呕血。呕血常呈咖啡色，若短期出血量大，可为鲜红色或有血块。

（2）黑便　呈柏油样，黏稠而发亮。高位小肠出血、右半结肠出血，大便可呈柏油样。

（3）便血　上消化道出血量>1000ml，可有便血，大便呈暗红色，甚至鲜红色。

（4）失血性周围循环衰竭　失血量超过总量的20%可有休克表现。

（5）贫血和血象变化　急性大量出血后，3~4小时出现稀释性贫血，24~72小时血液稀释到最大限度。急性出血病人为正细胞正色素性贫血，慢性失血者则为小细胞低色素性贫血。出血24小时内网织红细胞计数即见增高，出血停止后逐渐降至正常。

（6）发热　部分病人在出血24小时内出现低热，持续3~5天后降至正常。

（7）氮质血症　消化道大出血后，大量血液蛋白质的消化产物在肠道内被吸收，血中尿素氮浓度可暂时增高，称肠源性氮质血症。一般出血后数小时血尿素氮开始升高，24~48小时达高峰，大多不超过14.3mmol/L，3~4日后降至正常。氮质血症多因循环血容量降低、肾前性功能不全所致。

【例4】患者排柏油样便最可能出血的部位是
A. 胃　　　　　　　　　　B. 回肠　　　　　　　C. 空肠
D. 乙状结肠　　　　　　　E. 直肠

【例5】对鉴别上、下消化道出血可能有帮助的是
A. 粪便隐血试验阳性　　　B. 血尿素氮升高　　　C. 血肌酐升高
D. 血红蛋白下降　　　　　E. 血氨升高

4. 诊断与鉴别诊断

（1）确定消化道出血　根据呕血、黑粪、失血性周围循环衰竭的临床表现，呕吐物或粪便隐血试验呈强阳性，血红蛋白浓度、红细胞计数、血细胞比容下降的结果，可诊断消化道出血。但需排除消化道以外的出血，如咯血、口鼻咽部出血、食物及药物引起的黑粪（如动物血、炭粉、铁剂、铋剂等药物）。

（2）出血程度的评估和周围循环状态的判断　如下。

粪便隐血试验阳性	出血量>5ml/d	血压下降	出血量>500ml
黑便	出血量>50ml/d	中心静脉压<5cmH$_2$O	出血量>1000ml
开始呕血	胃内积血量>250ml	红细胞压积30%~40%	出血量约500ml
引起全身症状	每次出血量>400ml	红细胞压积<30%	出血量>1000ml
出现休克	短时间内出血量>1000ml	血红蛋白每下降1g	出血量300~400ml

A. 5ml　　　　　　　　　　B. 50ml　　　　　　　C. 250ml
D. 400ml　　　　　　　　　E. 1000ml

【例6】引起呕血的胃内积血量应大于

【例7】粪隐血试验阳性的消化道出血量应大于（2023）

（3）判断出血是否停止　下列情况应考虑消化道活动性出血：
①反复呕血或黑粪次数增多、粪质稀薄，肠鸣音活跃。
②周围循环状态经充分补液及输血后未见明显改善，或虽暂时好转而又恶化。

③血红蛋白浓度、红细胞计数、血细胞比容进行性下降。
④补液与尿量足够的情况下，血尿素氮持续或再次增高。

【例8】下列疾病可表现为肠鸣音活跃的是
  A. 上消化道出血   B. 肠系膜上动脉栓塞   C. 麻痹性肠梗阻
  D. 急性胰腺炎   E. 上消化道穿孔

(4) 判断出血部位及病因
①根据病史及体检结果判断

	食管或胃底出血	胃及十二指肠球部出血	胆道出血
病史	多有肝炎或血吸虫病史	多有溃疡病史、酗酒 服用阿司匹林、吲哚美辛（消炎痛）等	多有肝内感染或肝外伤史
临床表现	呕血为主，单纯便血少见	呕血为主，也可以便血为主	便血为主
出血量	每次达500~1000ml 容易导致休克	每次出血量一般<500ml 并发休克者少见	每次出血量200~300ml 很少导致休克
保守治疗	治疗后短期内反复呕血	多能止血，但日后再出血	多能止血，但常周期性复发
周期性出血	无周期性	无周期性	有，间隔1~2月出血一次
合并胆系症状	肝硬化严重时可有	无	胆道出血三联征
胃镜/X线	发现食管下段静脉曲张	胃或十二指肠球部溃疡	无特殊
体格检查	多有慢性肝功能不全表现，如肝掌、黄疸、腹水	多无特殊体征	右上腹压痛、肝区叩痛，有时可扪及肿大的胆囊

②**胃镜和结肠镜** 是诊断上、下消化道出血的首选方法，它不仅能直视病变、取活检，还可进行准确的止血治疗。内镜检查应在出血后 24~48 小时内进行，称为急诊胃镜和结肠镜检查。

③**胶囊内镜及小肠镜** 胶囊内镜是诊断小肠出血的一线检查方法。在出血活动期或静止期均可进行，对小肠病变诊断阳性率为 60%~70%。在此基础上发现的病变，可用小肠镜进行检查。

④**X线钡餐造影检查** 有助于发现肠道憩室、较大的隆起或凹陷样肿瘤，但诊断价值有限。检查一般在出血停止数天后进行，严禁急性消化道出血期间进行此项检查。

⑤**选择性腹腔动脉造影或肠系膜上动脉造影** 为有创检查，出血速度>0.5ml/min 者可呈阳性。若见造影剂从血管中外溢，则是消化道出血最可靠的征象，可立即行导管栓塞止血。

⑥**超声、CT 及 MRI** 有助于了解肝、胆、胰病变，是诊断胆道出血的常用方法。

⑦**手术探查** 各种检查均不能明确出血灶，持续大出血危及病人生命时，必须手术探查。

【例9】患者，男，27岁。反复腹痛4余年，黑便1天，呕血2小时。4年来反复发作上腹隐痛，饥饿时明显，1天前饮酒后排少量黑便，2小时前呕吐咖啡色液体200ml。查体：T36.7℃，P106次/分，BP 85/57mmHg，神志清楚，口唇苍白，皮肤巩膜无黄染，未见肝掌、蜘蛛痣，腹平软，无压痛，肠鸣音20次/分。实验室检查：Hb93g/L，WBC15.5×10^9/L，粪隐血（++）。B超示肝脾未见异常。患者消化道出血最可能的原因是
  A. 胃癌   B. 食管胃底静脉曲张   C. 消化性溃疡
  D. 食管贲门黏膜撕裂   E. 横径动脉破裂

【例10】男，35岁。呕血并黑便3小时。既往有十二指肠溃疡病史5年。目前不宜选择的检查是
  A. 腹部B超   B. 上消化道X线钡剂造影   C. 胃镜
  D. 肝功能检查   E. 凝血功能

【例11】男,57岁。进食后呕吐大量鲜血6小时,既往有乙肝病史30余年。为迅速明确出血病因,首选的检查是
　　A. 腹部CT　　　　　　　B. 选择性腹腔动脉造影　　　C. 上消化道X线钡餐造影
　　D. 胃镜　　　　　　　　E. 腹部B超

5. 治疗

消化道大量出血病情急、变化快,抗休克、迅速补充血容量应放在一切医疗措施的首位。

(1) **一般急救措施**　卧位,保持呼吸道通畅,避免呕血时吸入引起窒息。必要时吸氧,活动性出血期间应禁食。严密监测病人生命体征,如心率、血压、呼吸、尿量及神志变化。

(2) **积极补充血容量**　早期急救时可快速输入平衡盐液或葡萄糖盐水,并作输血前准备。下列情况为输浓缩红细胞的指征:①收缩压<90mmHg,或较基础收缩压降低幅度>30mmHg;②心率>120次/分;③Hb<70g/L或血细胞比容<25%。输血量以使血红蛋白达到70g/L左右为宜。

(3) **食管胃底静脉曲张破裂出血**　本病出血量大,再出血率高,死亡率高,止血措施如下:

①药物治疗　生长抑素可减少门静脉血流量,降低门静脉压,止血效果肯定,短期使用无严重不良反应,为食管胃底静脉曲张破裂出血的最常用药物。垂体后叶素通过收缩内脏小血管而止血,此药可致血压升高、心律失常、心绞痛、心肌梗死等副作用,故冠心病、高血压者忌用。

②内镜治疗　当出血量中等以下时,应紧急内镜下止血。内镜检查既可明确出血原因,又可直视下止血,是目前治疗食管胃底静脉曲张出血的首要措施。

③TIPS　急性大出血、估计内镜治疗成功率较低的病人,应在72小时内行经颈静脉肝内分流术。

④气囊压迫止血　止血效果肯定,但病人痛苦大、并发症多,故不作为首选止血措施,只限于药物治疗不能控制出血时暂时使用,以赢得时间去准备其他更有效的治疗措施。

⑤急诊手术　本病急诊手术并发症多,死亡率高,目前多不采用。

(4) **非静脉曲张出血**　以消化性溃疡出血最多见,止血措施如下:

①抑制胃酸分泌　血小板聚集及血浆凝血功能所诱导的止血作用需在pH>6.0时才能有效发挥,而且新形成的凝血块在pH<5.0的胃液中会迅速被消化。因此,抑制胃酸分泌,提高胃内pH具有止血作用。对于消化性溃疡、急性胃黏膜病变所致的大出血,应首选质子泵抑制剂(PPI)静脉注射。

②内镜治疗　消化性溃疡持续出血或再出血,应积极行内镜止血。

③介入治疗　内镜治疗不成功时,可通过选择性肠系膜动脉造影,找到出血灶并进行血管栓塞治疗。

④手术治疗　以上治疗均无效,持续大出血危及病人生命时,须不失时机地行手术治疗。

注意:①门静脉高压症食管胃底静脉曲张破裂出血的治疗药物首选生长抑素。
　　　　②消化性溃疡出血的治疗药物首选质子泵抑制剂。

　　A. 抑制胃酸　　　　　　B. 根治幽门螺杆菌　　　　C. 使用止血药物
　　D. 修护胃黏膜　　　　　E. 降低静脉压力

【例12】治疗非静脉曲张引起的上消化道出血宜选用的方法是

【例13】防治十二指肠溃疡复发宜选用的方法是(2023)

【例14】男,45岁。反复上腹痛2年,黑便2天,呕血伴头晕4小时。最适宜的止血治疗方式是
　　A. 急症手术　　　　　　B. 经胃镜止血　　　　　　C. 静脉滴注血管加压素
　　D. 冰盐水胃腔灌洗　　　E. 口服凝血酶

二、下消化道出血

1. 概念

下消化道出血是指回盲部以远的消化道出血,临床上较上消化道出血少见。

2. 病因

(1) **肠道原发疾病**

①肠道肿瘤　如癌、淋巴瘤、间质瘤、腺瘤性息肉等。

②肠道炎性病变　抗生素相关性肠炎、缺血性肠炎、放射性肠炎、溃疡性结肠炎、克罗恩病。

③肠道血管病变　如血管瘤、门静脉高压症所致的肠道静脉曲张。

④肠壁病变　如小肠憩室、肠气囊肿病、肠套叠。

⑤肛门病变　如痔、肛裂。

(2) **全身疾病累及肠道**　如白血病、出血性疾病、结节性多动脉炎、系统性红斑狼疮。

3. 临床表现

(1) **便血**　下消化道出血一般为鲜血便或暗红色血便，不伴呕血。

(2) **周围循环障碍**　出血量达总血容量10%～15%时，可有畏寒、头晕等表现；达20%以上时，可有冷汗、四肢厥冷等急性失血症状；达30%以上时，可有急性周围循环衰竭表现，如血压下降、脉搏频数微弱、休克等。

(3) **血液学改变**　早期不明显，后期由于输液，血液被稀释，红细胞比容、血红蛋白浓度逐渐降低。

4. 诊断与鉴别

(1) **除外上消化道出血**　出血量大的上消化道出血也可表现为暗红色血便，应作胃镜检查予以排除。

(2) **下消化道出血的定位诊断及病因分析**

①根据病史分析诊断的可能性

A. 年龄　老年人以大肠癌、结肠毛细血管扩张、缺血性肠炎多见。儿童以Meckel憩室、息肉多见。

B. 出血前病史　结核病、血吸虫病多引起肠道病变。动脉硬化、口服避孕药多引起缺血性肠炎。

C. 粪便颜色和性状　鲜红色血便常见于痔、肛裂。黏液脓血便常见于溃疡性结肠炎、菌痢。

D. 伴随症状　伴有发热多见于肠道炎性病变。伴不全性肠梗阻常见于克罗恩病、肠结核、大肠癌。

②体格检查提供线索　皮肤黏膜有无皮疹、紫癜；腹部有无压痛和包块；注意有无肛裂、痔等。

③实验室检查　三大常规+生化检查。疑有伤寒应作血培养、肥达试验。疑是结核病应作OT试验。

④内镜检查　结肠镜检查是诊断大肠及回肠末端病变的首选检查方法。小肠镜检可直接观察十二指肠、空肠及回肠出血病变。胶囊内镜常用于小肠疾病的诊断。

⑤X线钡剂造影　需在大出血停止至少3天之后进行，多用于诊断大肠、回盲部、阑尾病变。

⑥放射性核素扫描或选择性腹部血管造影　需在活动性出血时进行，多用于内镜检查不能确诊者。

⑦手术探查　在各种检查不能明确出血病灶，而持续大出血危及病人生命时，必须手术探查。

5. 治疗

(1) **病因治疗**　下消化道出血主要是病因治疗。

(2) **急救措施**　快速大量补液、输血。

(3) **止血治疗**　凝血酶保留灌肠、内镜下止血、血管活性药物、动脉栓塞、急诊手术。

▶ **常考点**　上消化道出血的原因及特点。

参考答案——详细解答见《2024国家临床执业及助理医师资格考试历年考点精析(上、下册)》

1. ABCDE　　2. ABCDE　　3. ABCDE　　4. ABCDE　　5. ABCDE　　6. ABCDE　　7. ABCDE

8. ABCDE　　9. ABCDE　　10. ABCDE　　11. ABCDE　　12. ABCDE　　13. ABCDE　　14. ABCDE

第24章 尿液检查与肾小球疾病

▶ **考纲要求**

①尿液检查:血尿,蛋白尿,管型尿。②肾小球疾病概述。③急性肾小球肾炎。④急进性肾小球肾炎。⑤IgA肾病。⑥肾病综合征。⑦慢性肾小球肾炎。

▶ **复习要点**

一、尿液检查

1. 血尿

镜下血尿是指离心后尿沉渣镜检,红细胞>3个/HP。肉眼血尿是指每升尿液含血量>1ml。

(1) **常见原因**　泌尿系炎症、结石、肿瘤、外伤、血液系统疾病(如血友病、血小板减少性紫癜)。

(2) **肾小球源性血尿和非肾小球源性血尿的鉴别**

	肾小球源性血尿	非肾小球源性血尿
发病原因	肾小球基底膜断裂,红细胞通过该裂缝时受到挤压损伤,在肾小管中受到不同渗透压和pH作用,呈现变形红细胞血尿	红细胞未受到挤压损伤,变形红细胞<50%,称非肾小球源性血尿(《诊断学》定义)
常见病因	急性肾小球肾炎、急进性肾炎、慢性肾炎、紫癜性肾炎、狼疮性肾炎	肾结石、泌尿系统肿瘤、肾盂肾炎、多囊肾、急性膀胱炎、肾结核
红细胞管型	典型表现	无
相差显微镜	变形红细胞血尿(变形红细胞>80%)	正常红细胞尿(变形红细胞<50%)
尿红细胞容积分布曲线	①非对称曲线;②峰值红细胞容积小于静脉红细胞分布曲线的红细胞容积峰值	①对称曲线;②峰值红细胞容积大于静脉红细胞分布曲线的红细胞容积峰值

【例1】男,38岁。间断活动后尿色加深1周。既往反复痛风发作2年。查体:BP120/80mmHg。尿常规:RBC40~50/HP,WBC3~5/HP,尿蛋白(-)。首选的进一步检查是

　　A. 尿红细胞形态　　　　　B. 肾脏增强CT　　　　　C. 尿脱落细胞检查
　　D. 清洁中段尿培养　　　　E. 肾穿刺活检

【例2】血尿的常见原因不包括

　　A. 输尿管结石　　　　　　B. 急性膀胱炎　　　　　　C. IgA肾病
　　D. 单纯性肾囊肿　　　　　E. 膀胱癌

【例3】下列提示血尿为肾小球源性的临床表现是

　　A. 终末血尿　　　　　　　B. 尿潜血试验阳性　　　　C. 变形红细胞尿
　　D. 肉眼血尿　　　　　　　E. 伴蛋白尿(2021)

【例4】不符合肾小球源性血尿的是

　　A. 可有红细胞管型　　　　B. 可伴蛋白尿　　　　　　C. 无腹痛
　　D. 变形红细胞尿为主　　　E. 尿红细胞呈均一性(2022)

第九篇 内科学
第24章 尿液检查与肾小球疾病

2. 蛋白尿

(1) **定义** ①尿蛋白定量>150mg/d,可诊断为蛋白尿;尿蛋白>3.5g/d 为大量蛋白尿。②随机尿白蛋白/肌酐比值:正常<30mg/g,30~300mg/g 为微量白蛋白尿,>300mg/g 为临床蛋白尿。

(2) **分类及常见原因**

分类	标志性蛋白	常见原因
生理性蛋白尿	功能性蛋白尿见于剧烈运动、发热等导致的一过性蛋白尿 体位性蛋白尿于直立、弯腰时出现,卧位时消失,量<1g/d	正常青少年
肾小球性蛋白尿	病变较轻时仅有清蛋白滤过,为选择性蛋白尿;病变较重时,高分子量蛋白如IgG、C3 也可滤过,为非选择性蛋白尿	急性肾炎、肾缺血、糖尿病肾病
肾小管性蛋白尿	小分子量蛋白尿,如溶菌酶、β_2-微球蛋白、核糖核酸酶	肾盂肾炎、间质性肾炎、重金属中毒、药物损害、肾移植后
溢出性蛋白尿	中小分子量蛋白尿,如本周蛋白、血红蛋白、肌红蛋白	溶血性贫血、挤压综合征、多发性骨髓瘤、浆细胞病、轻链病
组织性蛋白尿	肾组织受损所致,为 Tamm-Horsfall 蛋白	肾小管受炎症、药物刺激等

3. 管型尿

(1) **概念** 管型是由蛋白质、细胞及其崩解产物在肾小管、集合管内凝固形成的。在正常人的尿沉渣中可以偶见透明管型。若易见到透明管型(>1个/低倍视野)或见到其他管型,则被称为管型尿。

(2) **分类** 管型尿的分类如下。

透明管型	正常人偶见,发热,运动后	红细胞管型	急性肾小球肾炎、急进性肾小球肾炎
白细胞管型	急性肾盂肾炎、间质性肾炎	脂肪管型	微小病变肾病
上皮细胞管型	急性肾小管坏死	蜡样管型	慢性肾衰竭
颗粒管型	各种肾炎、肾病		

【例5】女,70岁。蛋白尿1个月,尿蛋白6g/d,蛋白电泳显示以小分子蛋白为主,呈单株峰。其蛋白尿的性质应该为
    A. 肾小管性蛋白尿   B. 肾小球性蛋白尿   C. 分泌性蛋白尿
    D. 组织性蛋白尿   E. 溢出性蛋白尿

【例6】肾病综合征蛋白尿的分类属于
    A. 肾小管性蛋白尿   B. 肾小球性蛋白尿   C. 溢出性蛋白尿
    D. 组织性蛋白尿   E. 功能性蛋白尿(2019、2022)

【例7】女,68岁。高血压病史20年,发现尿蛋白3年,尿比重1.010,红细胞0~/HP,尿蛋白0.45g/d,尿蛋白分析 β_2-MG、α_1-MG 升高。该患者蛋白尿属于
    A. 组织性   B. 溢出性   C. 肾小管性
    D. 功能性   E. 肾小球性

【例8】患者,男性,63岁。2型糖尿病14年,血压升高5年。实验室检查:尿蛋白定量2.6g/d,血肌酐132μmol/L。其蛋白尿性质应为
    A. 肾小球性   B. 功能性   C. 肾小管性
    D. 溢出性   E. 分泌性

【例9】下列有关蛋白尿的说法,错误的是
    A. 肾小球性蛋白尿以清蛋白为主   B. 尿中出现 β_2-微球蛋白为肾小管性蛋白尿

C. 尿中出现 IgG 为肾小管性蛋白尿　　　　D. 尿中出现本周蛋白为溢出性蛋白尿

E. 尿蛋白>3.5g/d 为大量蛋白尿(2023)

【例 10】女,32 岁。发热伴寒战 3 天,肉眼血尿 1 天,无尿频、尿痛。查体:右肾区叩痛(+)。尿常规:蛋白(+),RBC30～40/HP,WBC20～30/HP,管型 3～5/HP。其管型最可能是

A. 透明管型　　　　　　　　　B. 蜡样管型　　　　　　　　　C. 白细胞管型

D. 颗粒管型　　　　　　　　　E. 上皮细胞管型

二、肾小球疾病

1. 概述

(1)发病机制　多数肾小球疾病是免疫介导性炎症疾病。免疫反应是肾小球疾病的始发机制,在此基础上炎症介质的参与,导致肾小球损伤并产生临床症状。在肾小球疾病的慢性进展过程中也有非免疫、非炎症机制参与。此外,遗传因素在肾小球疾病的易感性、疾病的严重性和治疗反应上发挥着重要作用。

①免疫反应　包括体液免疫和细胞免疫。

A. 体液免疫　循环免疫复合物、原位免疫复合物及自身抗体在肾小球疾病发病机制中的作用如下。

循环免疫复合物沉积:某些外源性抗原(如致肾炎链球菌的某些成分)、内源性抗原(如 DNA 的降解产物)可刺激机体产生相应抗体,在血液循环中形成免疫复合物沉积于肾小球,激活炎症介质而致肾炎。

原位免疫复合物:血液循环中游离的抗体与肾小球固有抗原(如肾小球基底膜)相结合,或者血液中游离的抗原与种植于肾小球的外源性抗体相结合,在肾脏局部形成免疫复合物,并导致肾炎。

自身抗体:如抗中性粒细胞胞浆抗体(ANCA)可以通过与中性粒细胞、血管内皮细胞、补体活化的相互作用,引起肾小球的免疫炎症反应,导致寡免疫复合物沉积性肾小球肾炎。

B. 细胞免疫　细胞免疫在肾小球肾炎发病机制中的作用已有共识。微小病变型肾病的发病虽然没有体液免疫的参与,但可有 T 细胞功能异常。急进性肾炎早期肾小球内可有较多单核-巨噬细胞浸润。

②炎症反应　免疫反应需要引起炎症反应才能导致肾小球损伤并引起临床症状。炎症细胞主要包括中性粒细胞、单核-巨噬细胞、致敏 T 淋巴细胞、嗜酸性粒细胞、血小板等。炎症细胞可产生多种炎症介质(如补体、细胞因子、活性氧),导致肾小球肾炎。

③非免疫因素　在肾小球疾病的慢性进展过程中存在着非免疫机制的参与,主要包括肾小球毛细血管内高压力、蛋白尿、高脂血症等,这些因素有时成为病变持续、恶化的重要原因。

(2)原发性肾小球疾病的临床分型　分急性肾小球肾炎、急进性肾小球肾炎、慢性肾小球肾炎、无症状性血尿和(或)蛋白尿(过去称隐匿性肾小球肾炎)、肾病综合征 5 型。

(3)原发性肾小球疾病的病理分型　分 4 型:

①肾小球轻微病变　包括微小病变型肾病。

②局灶节段性肾小球病变　包括局灶节段性肾小球硬化、局灶性肾小球肾炎。

③弥漫性肾小球肾炎　包括膜性肾病、增生性肾炎、硬化性肾炎。

其中增生性肾炎又细分为系膜增生性肾小球肾炎、毛细血管内增生性肾小球肾炎、系膜毛细血管性肾小球肾炎、致密物沉积性肾小球肾炎、新月体性肾小球肾炎。

④未分类的肾小球肾炎。

【例 11】原发性肾小球疾病的临床分型不包括

A. 急性肾小球肾炎　　　　　　B. 急进性肾小球肾炎　　　　　C. 肾病综合征

D. IgA 肾病　　　　　　　　　E. 无症状性血尿和(或)蛋白尿(2023)

2. 急性肾小球肾炎(急性肾炎)

急性肾小球肾炎简称急性肾炎,是以急性肾炎综合征为主要临床表现的一组疾病。其特点为急性起病,表现为血尿、蛋白尿、水肿、高血压,可伴一过性肾功能不全。多见于链球菌感染后。

（1）**病因** 本病主要为 β-溶血性链球菌"致肾炎菌株"感染所致,如扁桃体炎、猩红热、脓疱疮等。感染的严重程度与急性肾炎的发生和病变轻重并不完全一致。本病系感染诱发的免疫反应所致,针对链球菌致病抗原(蛋白酶外毒素B)的抗体可能与肾小球内成分发生交叉反应、循环或原位免疫复合物沉积诱发补体异常活化等均可能参与致病,导致肾小球内炎症细胞浸润。

（2）**临床表现** 好发于儿童,男性略多。常于感染后2周起病,相当于抗原免疫后产生抗体的时间。

①血尿 临床均有肾小球源性血尿,约30%为肉眼血尿。

②蛋白尿 可有轻、中度蛋白尿,少数可呈肾病综合征范围的蛋白尿。

③水肿 80%病人有水肿,典型表现为晨起眼睑水肿及下肢水肿。肾炎性水肿是由肾小球滤过率下降,而肾小管重吸收功能基本正常,造成"球-管失衡"和肾小球滤过分数下降,引起水钠潴留所致。

④高血压 约80%病人有一过性高血压,常与水钠潴留有关。

⑤肾功能异常 可有一过性肾功能不全,表现为血肌酐轻度升高,多于1~2周后逐渐恢复。

⑥充血性心力衰竭 少数重症病人可发生充血性心力衰竭,常与水钠潴留有关。

⑦免疫学异常 起病初期血清C3及总补体下降,8周内逐渐恢复正常,对本病具有诊断意义。病人血清抗链球菌溶血素"O"滴度升高,提示近期链球菌感染。部分病人可有循环免疫复合物阳性。

注意：①急性肾炎最常见的症状是镜下血尿,但血尿最常见的病因是IgA肾病,而不是急性肾炎。
②急性肾炎 = 病前上感史 + 血尿和红细胞管型 + C3降低并于8周内恢复正常。
③上感后2周出现血尿应考虑急性肾炎,上感后数小时至数日出现血尿应考虑IgA肾病。

【例12】女,15岁。眼睑水肿3天,2周前患扁桃体炎。尿量400ml/d,尿蛋白(++),尿红细胞10~20个/高倍视野,红细胞管型1~2个/低倍视野。血补体C3降低。其水肿最可能的原因是
　A. 大量尿蛋白丢失　　　　B. 抗利尿激素分泌过多　　　C. 肾小球滤过率下降
　D. 心力衰竭　　　　　　　E. 醛固酮增高

【例13】引起急性肾小球肾炎最常见的病原体为
　A. 结核分枝杆菌　　　　　B. 金黄色葡萄球菌　　　　　C. 柯萨奇病毒
　D. 寄生虫　　　　　　　　E. 溶血性链球菌

（3）**辅助检查**

尿液	血尿	几乎100%有镜下血尿。30%有肉眼血尿。血尿和红细胞管型具有诊断意义
	蛋白尿	可伴轻、中度蛋白尿,少数病人可有大量蛋白尿
	其他	可见白细胞、上皮细胞、颗粒管型、红细胞管型
肾功能	BUN、Scr	一过性升高
免疫	C3、CH50	血清C3降低,并于发病8周内恢复正常,对本病具有诊断意义
	抗O(ASO)	滴度升高提示近期内曾有链球菌感染

（4）**诊断** 链球菌感染后1~3周出现血尿、蛋白尿、水肿、高血压、少尿及肾功能不全等急性肾炎综合征表现,伴血清C3一过性下降,病情于发病8周内逐渐恢复正常者,可临床诊断为急性肾炎。当临床诊断困难时,急性肾炎综合征病人需进行肾活检,其指征：①少尿1周以上或进行性尿量减少伴肾功能恶化者；②病程超过2个月而无好转趋势者；③急性肾炎综合征伴肾病综合征者。

（5）**鉴别诊断**

①其他病原体感染后的急性肾炎 应寻找其他病原体感染的证据,病毒感染后常不伴血清补体降低,少有水肿、高血压,肾功能一般正常,临床过程自限。

②膜增生性肾炎 常伴肾病综合征,50%~70%病人有持续性低补体血症,8周内不能恢复正常。

③IgA肾病 部分病人有前驱感染,通常在感染后数小时至数日内出现肉眼血尿,部分病人血清IgA

升高,血清 C3 一般正常,病情无自愈倾向。

(6)治疗 急性肾炎的治疗原则可与急进性肾炎、慢性肾炎的治疗一并对比记忆。

	急性肾炎	急进性肾炎	慢性肾炎
一般治疗	卧床休息 急性期给予低盐饮食 氮质血症期给予低蛋白饮食 少尿时限制液体量	卧床休息 急性期给予低盐饮食 氮质血症期给予低蛋白饮食 少尿时限制液体量	卧床休息 急性期给予低盐饮食 氮质血症期给予低蛋白饮食 少尿时限制液体量
抗感染	青霉素 10~14 天	无感染时不用	无感染时不用
对症治疗	利尿消肿、降血压	同左	同左
激素治疗	不宜应用	尽早强化治疗	不主张应用
细胞毒药	不宜应用	尽早强化治疗	不主张应用
血浆置换	不宜应用	尽早应用,需 10 次左右	不宜应用
透析	少数发生急性肾衰竭有指征者	合并急性肾衰竭有指征者应用	少用
肾移植	有自愈倾向,不用	病情静止半年后	极少应用

【例 14】女,16 岁,肉眼血尿伴水肿 2 天。半个月前曾患"急性扁桃体炎"。查体:BP140/95mmHg,眼睑及双下肢水肿。尿红细胞 40~50 个/高倍视野,尿蛋白(++),血肌酐 55μmol/L。抗链球菌溶血素"O"500U/ml(正常值<200U/ml),补体 C3 下降。其肾脏病理最可能的表现为
　　A. 膜性肾病　　　　　　　B. 硬化性肾小球肾炎　　　　C. 微小病变型肾病
　　D. 新月体性肾炎Ⅲ型　　　E. 毛细血管内增生性肾小球肾炎

【例 15】男,50 岁。水肿 2 周,少尿伴血压升高 1 周。3 周前曾有皮肤感染。尿常规:尿蛋白(+),沉渣镜检红细胞 20~30/HP,血肌酐 170μmol/L,尿素氮 11mmol/L,血 C3 降低,肾穿刺提示为毛细血管内增生性肾小球肾炎。通常该患者血 C3 恢复正常的时间约为
　　A. 2 周　　　　　　　　　B. 8 周　　　　　　　　　　C. 3 个月
　　D. 半年　　　　　　　　　E. 1 年

【例 16】女,16 岁。咽痛 2 周后出现肉眼血尿 1 天。查体:血压 150/90mmHg,颜面部轻度水肿。尿常规:蛋白(+),红细胞 20~30 个/高倍视野,血肌酐 65μmol/L,补体 C3 下降。其不适宜的治疗措施是
　　A. 卧床休息　　　　　　　B. 控制血压　　　　　　　　C. 应用糖皮质激素
　　D. 控制感染　　　　　　　E. 低盐饮食

3. 急进性肾小球肾炎(急进性肾炎)

急进性肾炎是在急性肾炎综合征基础上,肾功能快速进展,病理类型为新月体肾炎的一组疾病。

(1)常见病因

①感染　半数急进性肾炎病人有前驱上呼吸道感染病史。

②毒物　接触某些有机化学溶剂、碳氢化合物如汽油,可能与Ⅰ型急进性肾炎密切相关。

③药物　如丙硫氧嘧啶、肼苯达嗪等可引起 RPGN Ⅲ型。

(2)诊断　凡急性肾炎综合征伴肾功能急剧恶化,均应怀疑本病并及时进行肾活检。若病理证实为新月体性肾小球肾炎,根据临床和实验室检查能除外系统性疾病,则可以确诊。

(3)鉴别诊断　原发性急进性肾炎需与下列疾病鉴别:

①引起急性肾衰竭的非肾小球疾病　如急性肾小管坏死、急性过敏性间质性肾炎、梗阻性肾病。

②引起急进性肾炎综合征的其他肾小球疾病。

(4)分型　根据免疫病理,可将急进性肾炎分为 3 型,其病因及发病机制各不相同。

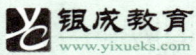 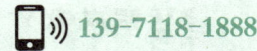

第九篇　内科学
第24章　尿液检查与肾小球疾病

	Ⅰ型急进性肾小球肾炎	Ⅱ型急进性肾小球肾炎	Ⅲ型急进性肾小球肾炎
别名	抗肾小球基底膜型肾炎	免疫复合物型肾炎	少免疫复合物型肾炎
原理	抗肾小球基底膜抗体与肾小球基底膜抗原相结合激活补体而致病	肾小球循环免疫复合物沉积或原位免疫复合物形成，激活补体而致病	50%~80%为原发性小血管炎肾损害，血清抗中性粒细胞胞质抗体（ANCA）常阳性
病理特点	新月体形成 肾小球节段性纤维素样坏死	新月体形成 肾小球内皮细胞和系膜细胞增生	新月体形成 肾小球节段性纤维素样坏死
免疫病理	IgG、C3沉积于肾小球毛细血管壁，呈光滑线条状沉积	IgG、C3沉积于系膜区及毛细血管壁，呈颗粒状沉积	肾小球内无沉积，或微量免疫复合物沉积
电镜	无电子致密物沉积	电子致密物沉积于系膜区和内皮下	无电子致密物沉积
年龄	青、中年男性多见	中、老年男性多见	中、老年男性多见
发病	少见	多见	罕见
起病	起病多急骤	起病多急骤，常有肾病综合征表现	起病隐匿，常有发热、乏力
化验	蛋白尿、血尿、氮质血症	蛋白尿、血尿、氮质血症	蛋白尿、血尿、氮质血症
免疫	抗肾小球基底膜抗体（+）	血液循环免疫复合物（+），血清C3降低	抗中性粒细胞胞质抗体（+）
治疗	强化血浆置换疗法（首选）+糖皮质激素+环磷酰胺	甲泼尼龙冲击+环磷酰胺治疗	甲泼尼龙冲击+环磷酰胺治疗

注意：①Ⅰ型急进性肾小球肾炎免疫病理有IgG、C3光滑线条状沉积，但电镜下无电子致密物沉积。
②Ⅲ型急进性肾小球肾炎也称少免疫复合物型肾炎、寡免疫复合物型肾炎、免疫反应缺乏型肾炎。
③Goodpasture综合征（肺出血肾炎综合征）是指Ⅰ型急进性肾小球肾炎的抗基底膜抗体与肺泡基底膜发生交叉免疫反应，引起的肺出血，可伴血尿、蛋白尿、高血压等肾炎症状。

【例17】Goodpasture综合征导致的肾损伤类型属于
　　A. 急性间质性肾炎　　　　B. 急性肾小管坏死　　　　C. 新月体性肾炎
　　D. 急性肾小球肾炎　　　　E. 微小病变型肾病（2022）

【例18】男，68岁。间断发热1个月，进行性少尿10天。查体：BP165/100mmHg，双中下肺可闻及湿啰音，双下肢水肿。尿常规：RBC40~50/HP，Pro（++）。Scr455μmol/L，BUN 8.5mmol/L。B超示双肾增大。抗中性粒细胞胞质抗体（ANCA）阳性。最可能的诊断是
　　A. 急进性肾小球肾炎Ⅰ型　　B. 急进性肾小球肾炎Ⅱ型　　C. 急进性肾小球肾炎Ⅲ型
　　D. IgA肾病　　　　　　　　E. 急性肾小球肾炎

【例19】男，25岁。肉眼血尿、进行性尿量减少伴恶心、呕吐1周。查体：BP160/90mmHg，双下肢中度凹陷性水肿。尿蛋白（++），尿RBC20~30/HP，血Hb90g/L，Scr490μmol/L。B超示双肾增大。最可能的临床诊断是
　　A. 急性肾盂肾炎　　　　B. 急性间质性肾炎　　　　C. 急进性肾小球肾炎
　　D. 急性肾小球肾炎　　　E. 慢性肾小球肾炎急性发作

(5) **治疗**　主要包括血浆置换疗法和激素疗法。
①血浆置换疗法　应用血浆置换机分离病人的血浆和血细胞，弃去血浆（内含致病性抗体），以等量正常人的血浆和病人血细胞重新输入体内。血浆置换疗法主要适用于Ⅰ型急进性肾炎、就诊时已发生急性肾衰竭需透析治疗的Ⅲ型急进性肾炎。对于肺出血的病人，首选血浆置换治疗。
②甲泼尼龙冲击　主要适用于Ⅱ型、Ⅲ型急进性肾炎，对Ⅰ型疗效差。
③免疫抑制治疗　强化疗法（血浆置换+甲泼尼龙冲击）需配合糖皮质激素及细胞毒药物治疗。

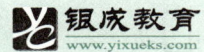
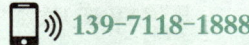

④替代治疗　凡急性肾衰竭已达透析指征者,应及时透析治疗。肾移植应在病情静止半年后进行。

【例20】男,24岁。颜面部水肿、肉眼血尿伴咳嗽、痰中带血1周,少尿3天。BP160/100mmHg,Pro(++),RBC20~30/HP,Scr420μmol/L,血清抗肾小球基底膜抗体阳性。B超示双肾增大。目前最关键的治疗是

　　A.血液透析　　　　　　　B.泼尼松　　　　　　　C.血浆置换
　　D.丙种球蛋白　　　　　　E.泼尼松联合环磷酰胺

4. IgA 肾病

(1) 概念　IgA 肾病是指肾小球系膜区以 IgA 或 IgA 沉积为主的肾小球疾病,是世界范围内最常见的原发性肾小球疾病。IgA 肾病是我国最常见的肾小球疾病,也是肾小球源性血尿最常见的病因。

(2) 病因与发病机制

①循环免疫复合物沉积　IgA 肾病免疫荧光检查以 IgA 和 C3 在系膜区沉积为主,提示本病可能是由于循环中的免疫复合物在肾脏内沉积,激活补体而致肾损害。

②自身抗体　感染等二次"打击"刺激自身抗体的产生,免疫复合物形成并沉积于肾小球产生炎症反应,继而刺激系膜细胞增殖、系膜外基质集聚等,最终导致肾小球硬化和间质纤维化。

(3) 临床表现　起病隐匿,可发生于任何年龄,但以 20~30 岁男性多见。

①前驱症状　起病前数小时或数日内有上呼吸道或消化道感染。

②血尿　为最常见的症状,几乎所有病人均有血尿。部分病人常在上感后数小时或数日出现突发性肉眼血尿,持续数小时至数日。肉眼血尿常为无痛性。

③蛋白尿　约60%伴有不同程度的蛋白尿,10%~20%可表现为肾病综合征(尿蛋白>3.5g/d)。

④高血压　20%~50%的病人有高血压,少数病人可发生恶性高血压。

⑤肾功能损害　5%的病人表现为不同程度的肾功能损害。

⑥全身症状　轻症不一,可表现为全身不适、乏力、肌肉疼痛等。

注意：① 9 版《内科学》P469:IgA 肾病常于上呼吸道感染数小时或数日突发肉眼血尿。
　　　② 9 版《内科学》P466:急性肾炎常于上呼吸道感染 2 周后出现血尿。

(4) 实验室检查

血尿	尿液检查可表现为镜下血尿或肉眼血尿,以畸形红细胞为主,提示为肾小球源性血尿
蛋白尿	60%的病人有不同程度蛋白尿,少数病人呈大量蛋白尿(>3.5g/d)
血清 IgA	30%~50%病人血清 IgA 升高,但与疾病的严重程度及病程不相关
血清补体	多数正常

(5) 诊断　年轻病人出现镜下血尿、蛋白尿,尤其是与上呼吸道感染有关的血尿,应考虑 IgA 肾病,确诊有赖于肾活检免疫病理学检查。

(6) 鉴别诊断　需与急性肾炎、非 IgA 系膜增生性肾炎、薄基底膜肾病等鉴别。

(7) 治疗

①单纯镜下血尿　预后较好,无须特殊治疗,应避免劳累、预防感染和避免使用肾毒性药物。

②反复发作性肉眼血尿　对于感染后反复出现肉眼血尿者,应积极控制感染,选用无肾毒性的抗生素,如青霉素、红霉素、头孢菌素等。慢性扁桃体炎反复发作的病人,建议行扁桃体切除。

③伴蛋白尿　可使用 ACEI 或 ARB,尽量将尿蛋白控制在<0.5g/d,以延缓肾功能进展。

【例21】下列关于 IgA 肾病错误的说法是
　　A.病理类型主要为系膜增生性肾小球肾炎　　　B.确诊有赖于肾活检病理检查
　　C.青少年好发　　　　　　　　　　　　　　　D.预后良好,很少有肾功能恶化

E. 常在感染后72小时以内发作肉眼血尿

【例22】男,35岁。发现血尿、蛋白尿3周,既往经常有咽炎发作。查体:血压145/95mmHg,下肢轻度水肿。血肌酐88μmol/L,尿蛋白定量1.25g/d,尿红细胞5~10个/高倍视野。患者最可能的肾脏病变诊断是

 A. 膜增生性肾炎   B. IgA 肾病   C. 微小病变肾病
 D. 膜性肾病   E. 新月体性肾炎

【例23】男,35岁。镜下血尿伴蛋白尿3年。辅助检查:尿红细胞20~25个/高倍视野,为异形红细胞;尿蛋白定量1.5g/d。血肌酐90μmol/L。B超示双肾大小正常。为明确诊断,需要进一步采取的检查是

 A. ANCA   B. 肾盂造影   C. 肾活检
 D. 腹部 X 线平片   E. 尿培养

【例24】IgA 肾病发展过程中加重肾损害最重要的因素是

 A. 反复发作肉眼血尿   B. 水肿   C. 高脂血症
 D. 高血压   E. 血清 IgA 水平升高

5. 肾病综合征

(1) 诊断标准

①尿蛋白>3.5g/d;②血浆白蛋白<30g/L;③水肿;④高脂血症。其中,①②项为诊断的必备条件。

(2) 病因

①病因分类 肾病综合征的病因分为原发性和继发性两大类。

分类	儿童	青少年	中老年
原发性	微小病变型肾病 (又称脂性肾病)	系膜增生性肾小球肾炎 微小病变型肾病 系膜毛细血管性肾小球肾炎 局灶节段性肾小球硬化	膜性肾病
继发性	过敏性紫癜肾炎 乙型肝炎病毒相关性肾炎 狼疮肾炎	过敏性紫癜肾炎 乙型肝炎病毒相关性肾炎 狼疮肾炎	糖尿病肾病 肾淀粉样变性 骨髓瘤性肾病 淋巴瘤或实体肿瘤性肾病

②继发性肾病综合征的常见原因 如下。

A. 过敏性紫癜肾炎 好发于青少年,有典型的皮肤紫癜,可伴关节痛、腹痛及黑便,多在皮疹出现后1~4周出现血尿和(或)蛋白尿,典型皮疹有助于诊断。肾脏病理表现与 IgA 肾病基本相同:免疫荧光可见 IgA 在系膜区和毛细血管袢沉积,光镜下表现为系膜增生型肾小球肾炎。

B. 乙肝病毒相关性肾炎 多见于儿童和青少年,以蛋白尿或肾病综合征为主要临床表现,常见病理类型为膜性肾病。乙肝病人有肾炎表现,肾活检切片找到乙肝病毒抗原即可确诊。

C. 系统性红斑狼疮肾炎 好发于青少年和中年女性,常表现为发热、皮肤损害、关节痛,可有心血管、呼吸系统、血液系统及肾脏等多系统受累表现。肾脏病变可轻可重,故临床表现多种多样。轻者只表现为血尿和(或)蛋白尿,也可表现为肾病综合征;严重者可表现为急进性肾炎。免疫学检查可检出多种自身抗体。由于免疫复合物可广泛沉积,肾脏免疫荧光可呈"满堂红"现象(IgG、IgM、IgA、C3、C4、C1q 均阳性)。肾活检有助于确诊及病理分型。

D. 糖尿病肾病 多见于10年以上病程的糖尿病病人,故本病多见于中老年人。最早临床表现是水肿和蛋白尿。从微量蛋白尿逐渐发展为持续性大量蛋白尿。糖尿病病史及特征性眼底改变有助于诊断。

E. 肾淀粉样变性 是一种全身性疾病。肾脏受累进展多缓慢,肾活检有肾内淀粉样物质沉积。多

年后出现临床表现,主要为持续性蛋白尿,病变严重者尿蛋白可达20g/d,大部分表现为肾病综合征。
　　F.恶性肿瘤相关肾病　淋巴瘤、骨髓瘤、恶性实体瘤均可引起肾病综合征,临床上应认真排除。
　　(25~26题共用题干)男,18岁。双下肢及颜面水肿1周。尿沉渣镜检:RBC0~2/HP,尿Pro 12.2g/d。血Alb18g/L,Scr79μmol/L,ANA(-),乙型肝炎病毒标志物均(-)。
【例25】该患者最可能的肾脏病理类型是
　　A.局灶节段性肾小球硬化　　　B.微小病变型肾病　　　C.膜性肾病
　　D.膜增生性肾小球肾炎　　　　E.毛细血管内增生性肾小球肾炎
【例26】如果经足量糖皮质激素治疗12周无效,其病理类型最可能是
　　A.局灶节段性肾小球硬化　　　B.微小病变型肾病　　　C.膜性肾病
　　D.膜增生性肾小球肾炎　　　　E.毛细血管内增生性肾小球肾炎
【例27】男,17岁。双下肢出血点伴关节痛2周,水肿1周。实验室检查:尿红细胞30~40个/高倍视野,尿蛋白4.2g/d,血Alb28g/L。肾免疫病理示IgA沉积于系膜区。其病因诊断为
　　A.IgA肾病　　　　　　　　　B.原发性肾病综合征　　C.过敏性紫癜肾炎
　　D.狼疮肾炎　　　　　　　　　E.乙肝病毒相关性肾炎
【例28】引起老年人继发性膜性肾病最常见的病因是
　　A.系统性血管炎　　　　　　　B.系统性红斑狼疮　　　C.过敏性紫癜
　　D.恶性肿瘤　　　　　　　　　E.乙肝病毒相关性肾小球肾炎

　　(3)并发症
　　①感染　肾病综合征的常见并发症,与蛋白质营养不良、免疫功能紊乱及应用糖皮质激素有关。常见感染部位依次为呼吸道、泌尿道、皮肤等。感染是导致肾病综合征复发和疗效不佳的主要原因。
　　②血栓和栓塞　肾病综合征,尤其膜性肾病,易发生血栓和栓塞并发症,发生率40%~50%。
　　A.发病原因　a.血液浓缩(有效血容量减少)和高脂血症造成血液黏稠度增加;b.某些蛋白质从尿中丢失,肝代偿性合成蛋白质增加,引起机体凝血、抗凝和纤溶系统失衡;c.肾病综合征时血小板过度激活、应用利尿剂和糖皮质激素等进一步加重高凝状态。
　　B.好发部位　以肾静脉血栓最多见,发生率10%~50%。其他血管发生血栓或栓塞并不少见。
　　C.临床表现　肾静脉血栓形成常表现为突发腰痛、血尿、尿蛋白增加、肾功能减退。
　　③急性肾损伤　因有效血容量不足而致肾血流量下降,可发生肾前性氮质血症。少数病例可出现急性肾损伤,以微小病变型肾病居多,常表现为少尿或无尿,扩容利尿无效。
　　④蛋白质代谢紊乱　长期低蛋白血症可导致营养不良。免疫球蛋白减少可造成机体免疫力低下,易导致感染。金属结合蛋白丢失可使微量元素缺乏。内分泌激素结合蛋白不足可诱发内分泌紊乱。
　　⑤脂肪代谢紊乱　高脂血症可增加血液黏稠度,促进血栓、栓塞并发症的发生,增加心血管系统并发症,促进肾小球硬化和肾小管-间质病变的发生,促进肾脏病变的慢性进展。

注意: ①膜性肾病最易发生血栓、栓塞并发症。
　　　　②肾病综合征发生急性肾衰竭以微小病变型肾病居多。

　　A.心力衰竭　　　　　　　　　B.肾性贫血　　　　　　C.高血压脑病
　　D.肾静脉血栓　　　　　　　　E.肾周脓肿
【例29】肾病综合征易出现的并发症是
【例30】急性肾盂肾炎易出现的并发症是

　　(4)治疗
　　①一般治疗　给予正常量的优质蛋白饮食,不主张摄入高蛋白饮食。水肿时给予低盐饮食。
　　②利尿消肿　利尿治疗不宜过快过猛,以免造成血容量不足,加重血液黏度,诱发血栓栓塞并发症。

第九篇 内科学
第24章 尿液检查与肾小球疾病

	代表药	作用机制	注意事项
噻嗪类利尿剂	氢氯噻嗪	抑制髓袢升支和远曲小管对Na^+、Cl^-重吸收	防止低钾、低钠血症
袢利尿剂	呋塞米	作用于髓袢升支,抑制Na^+、Cl^-、K^+的重吸收	防止低钾、低钠、低氯血症
潴钾利尿剂	螺内酯	作用于远曲小管,排Na^+排Cl^-、潴钾	防止高钾血症
渗透性利尿剂	低分子右旋糖酐	通过提高血浆胶体渗透压,减少水钠重吸收	对少尿病人慎用
提高血浆胶体渗透压	血浆、白蛋白	提高血浆胶体渗透压,促进组织中水分回吸收并利尿,如继而用呋塞米,利尿效果良好	多用于低血容量、利尿剂抵抗、严重低蛋白血症者

③减少尿蛋白 持续大量蛋白尿可导致肾小球高滤过、加重肾小管肾间质损伤、促进肾小球硬化,是影响肾小球疾病预后的重要因素。现已证实,减少尿蛋白可以有效延缓肾功能恶化。ACEI 或 ARB 可通过降低肾小球内压、直接影响肾小球基底膜对大分子物质的通透性,而减少尿蛋白,为首选药物。

(5)糖皮质激素的应用 为主要治疗措施。

①使用原则 糖皮质激素通过抑制免疫炎症反应,抑制醛固酮和抗利尿激素分泌,影响肾小球基底膜通透性而发挥其利尿、消除尿蛋白的作用,其使用原则如下。

起始足量	泼尼松 1mg/(kg·d),口服 8 周,必要时可延长至 12 周
缓慢减药	足量治疗后,每 2～3 周减原用量的 10%,当减至 20mg/d 时病情易复发,更应缓慢减量
长期维持	最后以最小有效剂量(10mg/d)再维持半年左右
激素用法	可采用全日量顿服,维持期间两日量隔日 1 次顿服,以减轻激素的副作用

②疗效判断 糖皮质激素使用 8～12 周内肾病综合征缓解,称为激素敏感型。糖皮质激素减量到一定程度即复发,称为激素依赖型。糖皮质激素使用 8～12 周(常规激素治疗)无效,称为激素抵抗型。

(6)并发症的防治

①感染 通常在激素治疗时无须应用抗生素预防感染。一旦发现感染,应及时选用对致病菌敏感、强效且无肾毒性的抗生素积极治疗。严重感染难以控制时应考虑减少或停用激素。

②血栓及栓塞并发症 当血浆白蛋白<20g/L 时,提示存在高凝状态,应开始预防性抗凝治疗。常用抗凝药物包括肝素、华法林。若已发生血栓、栓塞并发症,则应尽早给予尿激酶、链激酶溶栓治疗。

③急性肾损伤 可给予袢利尿剂、血液透析、治疗原发病、碱化尿液等处理。

④蛋白质及脂肪代谢紊乱 血管紧张素转换酶抑制剂(ACEI)和血管紧张素Ⅱ受体拮抗剂(ARB)均可减少尿蛋白。降脂药可选择降低胆固醇为主的他汀类,或降低甘油三酯为主的氯贝丁酯类。

(31～32 题共用题干)男,40 岁。双下肢水肿 1 个月。查体:BP150/100mmHg。尿红细胞 3～5/HP,尿蛋白 5g/d,血白蛋白 20g/L,血肌酐 70μmol/L。近 3 天腰痛,尿量减少。复查尿常规:尿红细胞 30～50/HP。B 超示右肾增大。

【例 31】血尿加重最可能的原因是
　A. 急性过敏性间质肾炎　　　　B. 肾静脉血栓形成　　　　C. 合并泌尿系统肿瘤
　D. 进展为新月体性肾炎　　　　E. 尿路感染

【例 32】为明确诊断,最重要的检查是
　A. 肾血管彩超检查　　　　　　B. 肾活检　　　　　　　　C. 尿培养
　D. 测尿钠排泄分数及尿渗透压　E. ANCA 及抗 GBM 抗体检查

(7)各种肾病综合征的治疗特点 常考,参阅 7 版《内科学》P520,9 版《内科学》已删除。

①脂性肾病(微小病变型肾病) 对糖皮质激素有效率可达 90%,初治者可单用激素治疗。疗效差、反复发作者,可加用细胞毒药物,力争达到完全缓解并减少复发。

②膜性肾病　根据不同病情,选用合适的治疗方案。
A. 单用激素无效,必须激素联合烷化剂(环磷酰胺)。
B. 早期膜性肾病疗效较好,若血肌酐>354μmol/L,则不应给予上述治疗。
C. 激素+烷化剂治疗的对象为有病变进展高危因素的病人,如严重、持续性肾病综合征。
D. 膜性肾病易发生血栓、栓塞并发症,应予以积极防治。
③局灶节段性肾小球硬化　激素对30%~50%病人有效。
④系膜毛细血管性肾小球肾炎　本病疗效差。

> 记忆:①原发肾病综合征,脂性膜性加增生。水肿高脂蛋白尿,蛋白直往三十掉(系指白蛋白<30g/L)。
> 　　　肾病综合的治疗,首先常规加利尿,其次减少蛋白尿。激素常为首选药,无效再来用"毒药"。
> 　　　激素"毒药"若无助,考虑使用环孢素。最近研究已表明,有钱可用麦考酚(系指麦考酚很昂贵)。
> 　　②脂性肾病用激素,无效再加细胞毒。局灶硬化用激素,无效试用环孢素。
> 　　　膜性肾病很顽固,首选激素加"毒物"。膜性增生疗效差,我也拿它没办法。

(33~34题共用题干)男,35岁。双下肢水肿2周。查体:BP130/80mmHg,双下肢轻度凹陷性水肿。尿常规:Pro(+++),RBC(++)。血浆 Alb28g/L,Scr78μmol/L。尿蛋白定量 3.6g/d。肾活检示肾小球系膜轻度增生,系膜区可见免疫复合物沉积。

【例33】最可能的病理诊断为
　　A. 局灶节段性肾小球硬化　　　B. 系膜毛细血管性肾小球肾炎　　　C. 微小病变型肾病
　　D. 膜性肾病　　　　　　　　　E. 系膜增生性肾小球肾炎

【例34】首选的治疗药物为
　　A. 糖皮质激素　　　　　　　　B. 环孢素 A　　　　　　　　　　　C. 霉酚酸酯
　　D. 环磷酰胺　　　　　　　　　E. 血管紧张素转换酶抑制剂

6. 无症状血尿或(和)蛋白尿
大纲不要求掌握,但常考。

(1)定义　无症状血尿和(或)蛋白尿既往称为隐匿型肾小球肾炎,是指仅表现为肾小球源性血尿和(或)轻至中度蛋白尿,而不伴水肿、高血压及肾功能损害的一组肾小球疾病。

(2)病理类型　可表现为多种病理类型,但病理改变多较轻,如轻微病变性肾小球肾炎、轻度系膜增生性肾小球肾炎、局灶性节段性肾小球肾炎等。根据免疫病理表现,又可将系膜增生性肾小球肾炎分为 IgA 肾病和非 IgA 系膜增生性肾炎。

(3)临床表现　可表现为单纯性血尿、单纯性蛋白尿、血尿+蛋白尿。

	单纯性血尿	单纯性蛋白尿	血尿+蛋白尿
临床表现	血尿	蛋白尿	血尿+蛋白尿
不表现为	蛋白尿、水肿、高血压、肾功能损害	血尿、水肿、高血压、肾功能损害	水肿、高血压、肾功能损害
常见病因	IgA 肾病	肾小球源性蛋白尿	病情复杂
需除外	尿路疾病、其他肾小球疾病	功能性蛋白尿、体位性蛋白尿	病情复杂,难以确定
确诊方法	肾活检	肾活检	肾活检
预后	较好,肾功能可长期维持正常	良好,肾功能可长期维持正常	较单纯性血尿稍差

(4)治疗　无须特殊治疗。

【例35】女,28岁。体检发现镜下血尿、蛋白尿半年。无高血压、糖尿病病史。父母体健。查体:BP110/80mmHg,下肢无水肿。尿红细胞 10~15 个/高倍视野,90%变形。尿蛋白定量 0.4g/d,血肌酐 72μmol/L,补体正常,抗核抗体阴性。该患者最可能的诊断是

第九篇　内科学
第24章　尿液检查与肾小球疾病

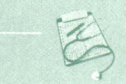

A. 肾病综合征　　　　　　B. 急性肾小球肾炎　　　　　C. 慢性肾小球肾炎
D. 慢性间质性肾炎　　　　E. 无症状性血尿和(或)蛋白尿

7. 慢性肾小球肾炎

慢性肾小球肾炎简称慢性肾炎,以蛋白尿、血尿、高血压、水肿为基本临床表现,起病方式各有不同,病情迁延并呈缓慢进展,可有不同程度的肾功能损害,部分病人最终将发展至终末期肾衰竭。

(1) **临床表现**　　慢性肾炎可发生于任何年龄,但以中青年为主,男性多见。多数起病缓慢、隐袭。临床表现多种多样,可有蛋白尿、血尿、高血压、水肿、不同程度肾功能减退。

(2) **诊断和鉴别诊断**　　病人尿检异常(蛋白尿、血尿)、伴或不伴水肿及高血压病史达3个月以上,无论有无肾功能损害均应考虑此病,在除外继发性肾小球肾炎及遗传性肾小球肾炎后,临床上可诊断为慢性肾炎。但需与 Alport 综合征、原发性高血压肾损害、慢性肾盂肾炎等相鉴别。

(3) **治疗**　　慢性肾炎的治疗应以防止或延缓肾功能进行性恶化,改善或缓解临床症状,防治心脑血管并发症为主要目的。不以消除尿红细胞或轻微尿蛋白为目标。

①积极控制高血压和减少尿蛋白　　高血压和尿蛋白是加速肾小球硬化、促进肾功能恶化的重要因素,因此积极控制高血压和减少尿蛋白是治疗的两个重要环节。高血压的治疗目标是将血压控制在<130/80mmHg。

A. 控制高血压　　慢性肾炎常有水钠潴留引起的容量依赖性高血压,故高血压病人应限盐(NaCl<6g/d);可选用噻嗪类利尿剂。当 Ccr<30ml/min 时,噻嗪类利尿剂一般无效,应改用袢利尿剂,但不宜使用过久。

B. 减少尿蛋白　　争取将尿蛋白减少至<1g/d。ACEI 或 ARB 不仅可降低血压,而且还可减少蛋白尿、延缓肾功能恶化,因此为治疗慢性肾炎合并高血压、蛋白尿的首选药物。

②限制食物中蛋白及磷的摄入量　　肾功能不全病人,应采用优质低蛋白饮食[0.6~1.0g/(kg·d)]。

③糖皮质激素和细胞毒药物　　由于慢性肾炎病因、病理类型各异,一般不主张积极运用。

④避免加重肾脏损害　　感染、劳累、妊娠、肾毒性药物,均可能损伤肾脏,导致肾功能恶化,应予以避免。

> **注意**:①血压控制目标:普通高血压<140/90mmHg,慢性肾炎高血压<130/80mmHg(9版《内科学》P479)。
> 　　　　慢性肾炎高血压:尿蛋白≥1g/d 时<125/75mmHg;尿蛋白<1g/d 时<130/80mmHg(9版《内科学》P479)。
> ②慢性肾炎尿蛋白控制在<1g/d(7~9版《内科学》标准相同)。
> ③慢性肾炎合并高血压、蛋白尿,高血压合并糖尿病的治疗均首选 ACEI 或 ARB。
> ④ACEI 可致血钾增高及一过性肾功能不全,故 Scr>264μmol/L、血钾>5.5mmol/L 慎用 ACEI。

▶ **常考点**　　考试重点,每年都有大量考题出现,且考得很细,需全面掌握。

参考答案——详细解答见《2024国家临床执业及助理医师资格考试历年考点精析(上、下册)》

1. ABCDE	2. ABCDE	3. ABCDE	4. ABCDE	5. ABCDE	6. ABCDE	7. ABCDE
14. ABCDE	8. ABCDE	9. ABCDE	10. ABCDE	11. ABCDE	12. ABCDE	13. ABCDE
15. ABCDE	16. ABCDE	17. ABCDE	18. ABCDE	19. ABCDE	20. ABCDE	21. ABCDE
22. ABCDE	23. ABCDE	24. ABCDE	25. ABCDE	26. ABCDE	27. ABCDE	28. ABCDE
29. ABCDE	30. ABCDE	31. ABCDE	32. ABCDE	33. ABCDE	34. ABCDE	35. ABCDE

第25章 急性间质性肾炎与尿路感染

▶ **考纲要求**
①急性间质性肾炎。②尿路感染概述。③急性肾盂肾炎。④急性膀胱炎。⑤慢性肾盂肾炎。⑥无症状细菌尿。

▶ **复习要点**

一、急性间质性肾炎

1. 概念

急性间质性肾炎(AIN)又称急性肾小管间质性肾炎,是以肾间质的急性炎症和水肿为病理学特征,伴有急性肾小管功能障碍的肾损伤。

2. 病因和发病机制

(1) **药物** 抗生素、非甾体抗炎药、治疗消化性溃疡的药物、呋塞米、别嘌醇等。
(2) **全身性感染** 包括布鲁氏菌病、白喉、军团菌感染、链球菌感染、钩端螺旋体病等。
(3) **原发肾脏感染** 包括肾盂肾炎、肾结核、肾真菌感染等。
(4) **免疫性** 继发于结缔组织病,如系统性红斑狼疮、原发性干燥综合征等。
(5) **特发性** 免疫机制在AIN的发病中起重要作用。

3. 临床表现

(1) **潜伏期** 药物相关性AIN,一般在用药后2~3周发病。
(2) **常见症状** 常有发热、皮疹、关节酸痛、腰背痛,但血压多正常,无水肿。
(3) **肾损伤** 20%~50%病人可出现少尿或无尿,伴不同程度的氮质血症。

4. 辅助检查

(1) **血常规** 药物相关性AIN,80%病人外周血嗜酸性粒细胞增多。
(2) **尿液检查** 95%病人有血尿,部分病人有无菌性脓尿,蛋白尿常为轻至中等量。
(3) **肾小管功能** 受损严重,常见肾性糖尿、小分子蛋白尿。
(4) **影像学** 双肾大小正常或轻度增大。

5. 诊断与鉴别诊断

根据典型病史、临床表现、实验室检查结果,可以进行临床诊断,确诊则依靠肾活检。
AIN需与急性肾小管坏死、急进性肾小球肾炎等相鉴别。

6. 治疗

(1) **去除病因** 停用可疑药物,合理应用抗生素治疗感染性AIN。
(2) **支持治疗** 若为急性肾衰竭合并高钾血症,可行透析治疗。
(3) **肾上腺皮质激素** 对于非感染性AIN,可使用泼尼松治疗。

二、尿路感染概述

尿路感染(简称尿感)可分为上尿路感染和下尿路感染,前者系指肾盂肾炎,后者主要指膀胱炎。

第九篇　内科学

第25章　急性间质性肾炎与尿路感染

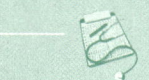

1. 病因与发病机制

(1) 常见致病菌

革兰阴性杆菌	为尿路感染最常见的致病菌,以大肠埃希菌最常见,占非复杂尿路感染的75%~90%
其他杆菌属	克雷伯杆菌、变形杆菌、柠檬酸杆菌属等
革兰阳性细菌	5%~15%的尿路感染由革兰阳性细菌引起,主要是肠球菌、凝固酶阴性的葡萄球菌
腺病毒	可以在儿童和一些年轻人中引起急性出血性膀胱炎,甚至引起流行
其他病原微生物	结核分枝杆菌、衣原体、真菌等也可导致尿路感染

【例1】导致尿路感染最常见的致病菌是
　　A. 金黄色葡萄球菌　　　　B. 大肠埃希菌　　　　C. 变形杆菌
　　D. 粪链球菌　　　　　　　E. 沙雷杆菌

【例2】金黄色葡萄球菌所致尿路感染的主要感染途径是
　　A. 上行感染　　　　　　　B. 淋巴道感染　　　　C. 性接触感染
　　D. 血行感染　　　　　　　E. 直接感染

(2) 感染途径　以上行感染最常见。

感染途径	定义	占比	常见致病菌
上行感染	指病原菌经由尿道上行至膀胱,甚至输尿管、肾盂引起的尿感	95%	大肠埃希菌
血行感染	指病原菌通过血运到达肾脏和尿路其他部位引起的感染	<2%	金黄色葡萄球菌
直接感染	指泌尿系统周围器官、组织发生感染时,病原菌偶可直接侵入泌尿系统导致的感染	少见	—
淋巴道感染	盆腔和下腹部的器官感染时,病原菌可从淋巴道感染泌尿系统	罕见	—

注意:①尿路感染最常见的致病菌是大肠埃希菌。上行尿路感染最常见的致病菌是大肠埃希菌。
　　　②下行尿路感染(血行感染)最常见的致病菌是金黄色葡萄球菌。

2. 临床表现

	急性膀胱炎	急性肾盂肾炎	无症状细菌尿
尿路刺激征	尿频、尿急、尿痛	可有尿频、尿急、尿痛	
全身症状	无	寒战、高热、恶心、呕吐	
高血压	无	无	无
氮质血症	无	无	无
血象、血沉	正常	白细胞↑、血沉↑	正常
菌尿	+	+	+

3. 并发症

(1) 肾乳头坏死　是指肾乳头及其邻近肾髓质缺血性坏死,常发生于伴有糖尿病、尿路梗阻的肾盂肾炎。常表现为寒战、高热、剧烈腰痛、腹痛、血尿等。可伴革兰阴性杆菌败血症、急性肾衰竭。

(2) 肾周围脓肿　为严重肾盂肾炎直接扩展所致,多有糖尿病、尿路结石等易感因素。致病菌常为革兰阴性杆菌,尤其是大肠埃希菌,常出现明显的单侧腰痛,向健侧弯腰时疼痛加剧。

4. 治疗

(1) 一般治疗　急性期注意休息,多饮水,勤排尿。尿感反复发作者,应积极寻找病因,去除诱因。

823

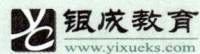 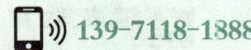

(2)**抗感染治疗** 根据尿路感染的位置,选择抗生素的种类、剂量及疗程。

三、急性肾盂肾炎

1. 临床表现

(1)**全身症状** 发热、寒战、头痛、全身酸痛、恶心呕吐,体温多在38.0℃以上。

(2)**泌尿系统症状** 尿频、尿急、尿痛、排尿困难等。

(3)**腰痛** 多为腰部钝痛或酸痛,体检可有肋脊角压痛、肾区叩击痛。

2. 辅助检查

检查项目	临床意义
尿常规	白细胞尿是指尿沉渣镜检 WBC>5 个/HP,肾盂肾炎者可有白细胞管型
尿细菌培养	取清洁中段尿、导尿、膀胱穿刺尿做细菌培养(膀胱穿刺尿最可靠): ①尿细菌定量培养<10^4/ml 可能污染;$10^4 \sim 10^5$/ml 可疑阳性;≥10^5/ml 为真性菌尿,确诊尿感 ②耻骨上膀胱穿刺尿细菌定性培养有细菌生长,即为真性菌尿
硝酸盐还原试验	原理为大肠埃希菌等革兰阴性细菌可使尿内硝酸盐还原为亚硝酸盐 此试验为尿感的过筛试验,其敏感性>70%,特异性>90%
血液常规	急性肾盂肾炎时白细胞常升高,中性粒细胞增多,核左移

3. 诊断

(1)**定性诊断** 主要依据尿细菌培养检查结果。凡有真性细菌尿者,均可诊断为尿路感染。

注意:①诊断尿感的最主要依据是真性细菌尿,而不是临床表现。真性细菌尿的诊断标准见上表。
②诊断慢性肾盂肾炎的最主要依据是静脉肾盂造影,而不是临床表现,也不是实验室检查结果。
③诊断肾衰竭的最主要依据是肾小球滤过率(原为血肌酐值),而不是临床表现。

(2)**定位诊断** 上尿路感染与下尿路感染的鉴别如下:

①根据临床表现定位 上尿路感染常有发热、寒战、毒血症症状,伴明显腰痛、输尿管点和(或)肋脊点压痛、肾区叩击痛等。而下尿路感染常以尿路刺激征为突出表现,一般少有发热、腰痛等。

②根据实验室检查定位 下列情况提示上尿路感染:A.膀胱冲洗后尿培养阳性;B.尿沉渣镜检有白细胞管型;C.尿 N-乙酰-β-D-氨基葡萄糖苷酶(NAG)升高、$β_2$ 微球蛋白($β_2$-MG)升高;D.尿渗透压降低。

注意:①上尿路感染可有尿路刺激征,有全身症状、外周血WBC增高、有肾区叩痛及尿白细胞管型。
②下尿路感染多有尿路刺激征,无全身症状、外周血WBC不高、无肾区叩痛及尿白细胞管型。

【例3】女,30岁。尿频、尿急、尿痛1天就诊,体温38.2℃。可以最好的区分急性肾盂肾炎和急性膀胱炎的实验室检查是
　　A. 尿细菌培养阳性　　　　B. 尿常规有白细胞　　　　C. 尿中有白细胞及蛋白
　　D. 尿中有白细胞管型　　　E. 尿亚硝酸盐试验阳性

　　A. 上皮细胞管型　　　　　B. 白细胞管型　　　　　　C. 颗粒管型
　　D. 红细胞管型　　　　　　E. 脂肪管型

【例4】对急性肾盂肾炎诊断有意义的尿常规检查是

【例5】对急性肾小球肾炎诊断有意义的尿常规检查是

【例6】女,25岁。妊娠7个月,发热、腰痛伴恶心、呕吐、尿频、尿急、尿痛1天。查体:T38.5℃,左肾区叩击痛阳性。血常规:WBC11.9×10^9/L,N0.82。尿常规:RBC5~8/HP,WBC30~35/HP,尿蛋白(±)。最可能的诊断是

A. 急性肾小球肾炎　　　　B. 急性肾盂肾炎　　　　C. 急性胃肠炎
D. 急性胰腺炎　　　　　　E. 急性膀胱炎

【例7】女,45岁。尿频、尿急、尿痛2天。伴高热、寒战、腰痛半天。查体:T39℃,BP110/70mmHg,左肾区有叩击痛。尿常规:蛋白(+),RBC2~5/HP,WBC40~50/HP。最可能的诊断是
A. 急性膀胱炎　　　　　　B. 慢性肾盂肾炎　　　　C. 肾结核
D. 肾肿瘤　　　　　　　　E. 急性肾盂肾炎

【例8】女,70岁。劳累后突发寒战、高热、左侧腰痛1天。无尿频、尿急、尿痛。查体:左侧肾区叩击痛阳性。尿沉渣镜检示 WBC30~40/HP,RBC5~8/HP。为明确诊断,需要作的检查是
A. 血培养　　　　　　　　B. 静脉尿路造影　　　　C. 尿细胞学检查
D. 腰部B超　　　　　　　E. 尿中段培养+药敏

4. 治疗

(1) **一般治疗**　急性期多饮水,勤排尿。尿感反复发作者应积极寻找病因,及时去除诱发因素。

(2) **用药原则**　①根据尿路感染的位置、是否存在复杂尿感的因素选择抗生素的种类、剂量及疗程;②选用敏感抗生素,无病原学结果前,首选对革兰阴性杆菌有效的抗生素,治疗3天症状无改善,应按药敏结果调整用药;③选择在尿和肾内浓度高的抗生素;④选择肾毒性小、副作用少的抗生素;⑤单一药物治疗失败、严重感染、混合感染、耐药菌株出现时,应联合用药。

(3) **抗感染治疗**　首发急性肾盂肾炎的致病菌80%为大肠埃希菌,在留取尿细菌检查标本后应立即开始治疗,首选对革兰阴性杆菌有效的药物。72小时显效者无须换药,否则应按药敏结果更换抗生素。
①轻型急性肾盂肾炎　2周疗法。可口服喹诺酮类、半合成青霉素、头孢类抗生素,有效率90%。
②重型急性肾盂肾炎　2周疗法。可静脉滴注氨苄西林、头孢噻肟钠、左氧氟沙星等。

(9~11题共用题干)患者,女,30岁。1周来发热、尿频、尿急、尿痛伴腰痛,既往无类似病史。查体:体温38.3℃,心、肺检查未见异常,腹软,肝脾肋下未触及,双肾区有叩击痛。化验:尿蛋白(+),白细胞30~50/HP,可见白细胞管型。

【例9】对该患者最可能的诊断是
A. 急性肾小球肾炎　　　　B. 急性尿道炎　　　　　C. 急性膀胱炎
D. 急性肾盂肾炎　　　　　E. 尿道综合征

【例10】不宜作为首选的治疗药物是
A. 喹诺酮类　　　　　　　B. 头孢菌素类　　　　　C. 红霉素
D. 半合成广谱青霉素　　　E. 克林霉素

【例11】一般用药的疗程是
A. 3天　　　　　　　　　　B. 7天　　　　　　　　C. 14天
D. 20天　　　　　　　　　 E. 30天

四、急性膀胱炎

1. 临床表现

(1) **尿路刺激征**　主要表现为尿频、尿急、尿痛。部分病人可出现排尿困难。
(2) **全身症状**　一般无全身感染症状。
(3) **体征**　可有耻骨上方疼痛或压痛。
(4) **尿液改变**　尿液常浑浊,约30%出现血尿。

2. 治疗

急性膀胱炎的致病菌多为大肠埃希菌,约占75%,绝大多数菌株对多种抗菌药物敏感。

(1) **女性非复杂性急性膀胱炎**　常采用3日疗法。如复方磺胺甲噁唑疗程3天,呋喃妥因疗程5~7

天,磷霉素3g单剂,阿莫西林、头孢菌素类、喹诺酮类3~7天。

(2)**女性复杂性急性膀胱炎** 常采用7日疗法。

无论何种疗法,停服抗生素7天后,需行尿细菌定量培养。如结果阴性,表示急性细菌性膀胱炎已治愈;若仍有真性细菌尿,应继续给予2周抗生素治疗。

注意:①3日疗法——急性膀胱炎、再发尿感初诊者。②1周疗法——孕妇急性膀胱炎。③2周疗法——急性肾盂肾炎、孕妇急性肾盂肾炎。④6周疗法——肾盂肾炎复发。

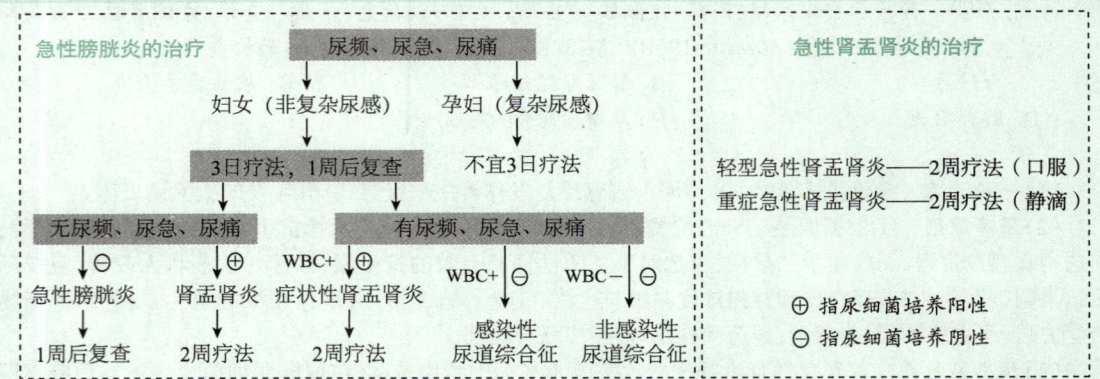

【例12】女性,25岁。尿频、尿痛伴肉眼血尿1天。既往体健。查体无异常。亚硝酸试验阳性。尿沉渣镜检提示红、白细胞满视野。抗菌药物治疗的疗程一般为
　　A. 3天　　　　　　　　　B. 5天　　　　　　　　　C. 7天
　　D. 10天　　　　　　　　E. 14天(2023)

【例13】女,62岁。尿频、尿急、尿痛1天。尿中可见血丝,伴排尿时下腹痛。无发热。不宜采用的检查方法是
　　A. 膀胱镜检查　　　　　B. 尿常规检查　　　　　C. 尿菌落计数
　　D. 静脉尿路造影　　　　E. 尿细菌培养+药物敏感试验

五、慢性肾盂肾炎

1. 诊断

诊断慢性肾盂肾炎,除反复发作尿路感染病史之外,尚需结合影像学及肾功能检查。

(1)**易感因素** 慢性肾盂肾炎多有易感因素,如尿路畸形、尿路结石、肿瘤、尿道口及其周围炎症。

(2)**病程** 反复尿路感染超过半年。

(3)**影像学及肾功能检查** ①肾外形凹凸不平,两肾大小不等;②静脉肾盂造影可见肾盂肾盏变形、缩窄;③肾小管功能持续性损害。具备①、②条的任何一条,再加第③条就可确诊。

2. 治疗

治疗的关键是寻找并去除易感因素,急性发作时治疗同急性肾盂肾炎。

【例14】女,42岁。间断发热、腰痛伴尿频2年,每次发作应用抗生素治疗可好转。近半年来夜尿增多。尿常规:尿比重1.015,RBC0~2/HP,WBC3~5/HP。静脉肾盂造影见肾盂肾盏狭窄变形,肾小盏扩张。首先考虑的诊断是
　　A. 慢性肾炎　　　　　　B. 肾积水　　　　　　　C. 肾囊肿合并感染
　　D. 慢性肾盂肾炎　　　　E. 肾结核

【例15】女,56岁。反复尿频、尿急伴腰痛3年,夜尿增多1年。查体:BP155/80mmHg,双肾区无叩痛。尿常规:蛋白微量,尿沉渣镜检 RBC10~15/HP,WBC30~35/HP。Scr76μmol/L,尿渗透压342mOsm/(kg·H$_2$O)。B超:左肾8.3cm×4.9cm。最可能的诊断是

第九篇　内科学
第25章　急性间质性肾炎与尿路感染

  A. 急性膀胱炎   B. 急性肾盂肾炎   C. 慢性肾小球肾炎
  D. 慢性肾盂肾炎   E. 泌尿系结核

六、无症状细菌尿

1. 临床表现

  无症状细菌尿是指病人有真性菌尿,而无尿路感染的症状。20~40岁女性无症状细菌尿的发病率低于5%,而老年女性及男性发病率为40%~50%。致病菌多为大肠埃希菌,病人可长期无症状,尿常规可无明显异常或白细胞增加,但尿培养有真性菌尿。

2. 治疗

  一般不需治疗,但有下列情况者应予治疗:①妊娠期无症状细菌尿;②学龄前儿童;③出现有症状感染者;④肾移植、尿路梗阻及其他尿路有复杂情况者。主张短程使用抗生素。

	治疗方法	理论依据
妇女无症状细菌尿	不需治疗	长期观察未见不良后果
妊娠妇女无症状细菌尿	必须治疗	治疗可保护母亲和胎儿
学龄前儿童无症状细菌尿	必须治疗	—
老年人无症状细菌尿	不需治疗	治疗与否与寿命无关
肾移植、尿路梗阻等引起的无症状细菌尿	7天疗法	多有尿路复杂情况

注意:无须治疗的无症状细菌尿——妇女、老年人。

【例16】需要治疗的无症状细菌尿见于
  A. 老年女性   B. 长期留置导尿管   C. 糖尿病
  D. 绝经期前非妊娠妇女 E. 妊娠妇女

▶ **常考点**　急慢性肾盂肾炎、急性膀胱炎的特点及鉴别。

  参考答案——详细解答见《2024国家临床执业及助理医师资格考试历年考点精析(上、下册)》

1. ABCDE 2. ABCDE 3. ABCDE 4. ABCDE 5. ABCDE 6. ABCDE 7. ABCDE
8. ABCDE 9. ABCDE 10. ABCDE 11. ABCDE 12. ABCDE 13. ABCDE 14. ABCDE
15. ABCDE 16. ABCDE

第 26 章 急性肾损伤与慢性肾衰竭

▶ **考纲要求**

①急性肾损伤(急性肾衰竭)。②慢性肾脏病(慢性肾衰竭)。

▶ **复习要点**

一、急性肾损伤(急性肾衰竭)

1. 概念

急性肾损伤(AKI)以往称为急性肾衰竭,是指由各种病因引起的短时间内肾功能快速减退而导致的临床综合征,表现为肾小球滤过率(GFR)下降,伴有氮质产物如肌酐、尿素氮等潴留,水、电解质和酸碱平衡紊乱,重者出现多系统并发症。

2. 病因

根据病因发生的解剖部位,可将急性肾损伤分为肾前性、肾性、肾后性 AKI 三大类。

	肾前性 AKI	肾性 AKI	肾后性 AKI
比例	占 AKI 的 55%	占 AKI 的 40%	占 AKI 的 5%
定义	各种原因引起肾实质血流灌注减少,导致肾小球滤过率下降	是指肾实质损伤所致	是指急性尿路梗阻所致
举例	有效血容量不足、心排血量降低、全身血管扩张、肾血管收缩	肾缺血、肾毒性物质所致的急性肾小管坏死(ATN)	双侧尿路结石、神经源性膀胱、盆腔肿瘤压迫

【例1】可以导致肾前性急性肾损伤的因素为

  A. 前列腺增生   B. 应用庆大霉素   C. 输尿管结石

  D. 大量丢失体液   E. 应用马兜铃酸类中药

  A. 肾前性氮质血症   B. 急进性肾小球肾炎   C. 肾后性急性肾衰竭

  D. 急性肾小管坏死   E. 急性间质性肾炎

【例2】男,32 岁。误服生鱼胆后恶心、呕吐、腹痛、腹泻伴少尿。尿比重 1.009,尿钠 45mmol/L,Scr225 μmol/L,BUN8.97mmol/L。少尿最主要的原因是

【例3】男,59 岁。慢性充血性心力衰竭患者,上呼吸道感染后喘憋加重,尿量减少,尿比重 1.020,尿钠 18.6 mmol/L,Scr256μmol/L。少尿最主要的原因是(2019)

3. 发病机制

(1)**肾前性 AKI** 由肾脏血流灌注不足所致,见于细胞外液容量减少,或虽然细胞外液容量正常,但有效循环容量下降的某些疾病,或某些药物引起的肾小球毛细血管灌注压降低。

(2)**肾性 AKI** 引起肾性 AKI 的病因包括急性肾小管坏死(ATN)、急性间质性肾炎、肾小球疾病、血管疾病、肾移植排斥反应等,其中以 ATN 最常见,多由肾缺血所致,也可由肾毒性药物引起。从肾前性 AKI 进展至缺血性 ATN 一般经历 4 个阶段,即起始期、进展期、持续期、恢复期。

(3)**肾后性 AKI** 双侧尿路梗阻或孤立肾病人单侧尿路出现梗阻时可发生肾后性 AKI。

4. 临床表现

(1) **起始期** 此期病人常遭受低血压、缺血、脓毒症、肾毒素等因素的影响,但尚未发生明显的肾实质损伤。随着肾小管上皮细胞损伤加重,GFR 逐渐下降,则进入进展期。

(2) **进展期和维持期(少尿期)** 一般持续 7~14 天。水、电解质紊乱常表现为水过多、代谢性酸中毒、高钾血症、低钠血症、低钙血症、高磷血症。

(3) **恢复期(多尿期)** GFR 逐渐升高,并恢复正常或接近正常。少尿型病人开始出现尿量增多,继而出现多尿,再逐渐恢复正常。肾小管上皮细胞功能恢复相对延迟,常需数个月才能恢复。

	急性肾损伤进展期和维持期(少尿期)	急性肾损伤恢复期(多尿期)
尿量	<400ml/d	>400ml/d
持续时间	一般 1~2 周;少尿期越长,病情越重	1~3 周
水	水中毒	尿量大时,可有脱水
氮平衡	血浆尿素氮、血肌酐升高,氮质血症	早期血浆尿素氮、血肌酐升高,氮质血症
血钾	高钾血症	早期高钾血症,晚期低钾血症(钾随尿排出)
血钠	水中毒,稀释性低钠血症、低氯血症	低钠血症,大量脱水时可高钠血症
钙	低钙血症	低钙血症
其他	高镁血症、高磷血症、出血倾向、代谢性酸中毒	低血压(尿量增加,体液减少)
主要死因	高钾血症、水中毒	低钾血症、感染

5. 实验室和辅助检查

血液检查	有轻度贫血,血肌酐和尿素氮进行性上升,pH↓,HCO_3^-↓,血钾↑,血钙↓,血磷↑
尿液检查	ATN 时可有少量蛋白尿,尿比重<1.015 且较固定,尿渗透压<350mOsm/(kg·H_2O)
影像检查	B 超、CT、MRI、放射性核素检查
肾活检	是 AKI 鉴别诊断的重要手段

6. 诊断与鉴别诊断

(1) **AKI 诊断标准** ①48 小时内血肌酐升高≥26.5μmol/L;②确认或推测 7 天内血肌酐较基础值升高≥50%;③尿量<0.5ml/(kg·h),持续时间≥6 小时。

(2) **缺血性急性肾损伤与肾前性少尿的鉴别** 见下表。

指标	肾前性氮质血症	缺血性急性肾损伤
尿沉渣	透明管型	棕色颗粒管型
尿比重	>1.018	<1.012
尿渗透压[mOsm/(kg·H_2O)]	>500	<250
尿钠浓度(mmol/L)	<10	>20
尿肌酐/血清肌酐	>40	<20
血尿素氮(mg/dl)/血清肌酐(mg/dl)	>20	<10~15
钠排泄分数(%)	<1	>1
肾衰指数	<1	>1

$$肾衰指数 = \frac{尿钠}{尿肌酐/血肌酐};\quad 钠排泄分数 = \frac{尿钠/血钠}{尿肌酐/血肌酐} \times 100\%$$

7. 治疗

(1) **治疗原则** 尽早识别并纠正可逆病因,及时采取干预措施避免肾脏受到进一步损伤,维持水、电解质和酸碱平衡,适当营养支持,积极防治并发症,适时进行肾脏替代治疗。

(2) **早期病因干预治疗** 在 AKI 起始期及时干预可最大限度地减轻肾损伤,促进肾功能恢复。

①肾前性 AKI 包括扩容、维持血流动力学稳定、改善低蛋白血症、降低后负荷、改善心输出量、停用影响肾灌注的药物、调节外周血管阻力至正常范围。

②肾性 AKI 继发于肾小球肾炎、小血管炎的 AKI,常需应用糖皮质激素、免疫抑制剂治疗。临床上怀疑急性肾小管坏死时,需尽快明确并停用可疑药物。确诊为药物所致者,及时给予糖皮质激素治疗,起始剂量为 1mg/(kg·d),总疗程 1~4 个月。

③肾后性 AKI 尽早解除尿路梗阻,如前列腺肥大应通过膀胱留置导尿,肿瘤压迫输尿管可放置输尿管支架或行经皮肾盂造瘘术。

(3) **营养支持治疗** 可优先通过胃肠道提供营养,酌情限制水分、钠盐和钾盐摄入。

(4) **高钾血症的治疗** 当血钾>6mmol/L 时,应紧急处理,措施包括:
①停用 一切含钾药物和(或)食物。
②对抗 K^+ 的心肌毒性 10%葡萄糖酸钙 10~20ml 稀释后缓慢静推。
③转移 K^+ 至细胞内 50%葡萄糖 50~100ml+胰岛素 6~12U 静脉滴注。
④纠酸 5%碳酸氢钠 250ml 静滴,以纠正酸中毒,并可促进钾离子向细胞内流动。
⑤清除 K^+ A. 离子交换树脂口服或灌肠;B. 使用袢利尿剂,可增加尿量,促进钾离子排泄;C. 透析为最有效的治疗方法,血钾>6.5mmol/L 为肾透析的指征。

(5) **代谢性酸中毒的处理** 严重酸中毒病人,如静脉血 $HCO_3^-<12mmol/L$ 或动脉血 pH<7.15~7.20 时,应静脉滴注 5%碳酸氢钠 125~250ml 纠酸,同时紧急透析治疗。

(6) **治疗感染** 应尽早使用抗生素,但不提倡预防使用抗生素,宜选用肾毒性小的药物。

(7) **肾脏替代治疗(RRT)** 是急性肾损伤治疗的重要组成部分。透析指征包括合并严重的代谢性酸中毒(动脉血 pH<7.3)、血钾症>6.5mmol/L、严重肺水肿、尿毒症脑病、心包炎、癫痫发作。

注意:①常用肾透析指征:血钾>6.5mmol/L、血肌酐>442μmol/L、血浆尿素氮>21.4mmol/L。②正常值:血钾为 3.5~5.5mmol/L、血肌酐为 88.4~176.8μmol/L、血浆尿素氮为 3.2~7.1mmol/L。

【例 4】在急性肾衰竭患者少尿期或无尿期,需紧急处理的电解质失调是
A. 低氯血症　　　　　B. 低钠血症　　　　　C. 低钙血症
D. 高镁血症　　　　　E. 高钾血症

【例 5】常规血液透析的禁忌证是
A. 严重代谢性酸中毒　B. 新发脑出血　　　　C. 肺感染
D. 糖尿病　　　　　　E. 高血压(超纲题,2019)

二、慢性肾脏病(慢性肾衰竭)

1. 概念

(1) **慢性肾脏病(CKD)** 各种原因引起的肾脏结构或功能异常≥3 个月,包括出现肾脏损伤标志(白蛋白尿、尿沉渣异常、肾小管相关病变、组织学检查异常、影像学检查异常)或有肾移植病史,伴或不伴肾小球滤过率(GFR)下降;或不明原因的 GFR 下降≥3 个月。GFR 正常值为(100±20)ml/min。

(2) **慢性肾衰竭(CRF)** 是指慢性肾脏病引起的 GFR 下降及与此相关的代谢紊乱和临床症状组成的综合征。慢性肾脏病包括 CKD1 期至 CKD5 期。慢性肾衰竭主要为 CKD4~CKD5 期。

2. 分期

(1) **国际分期** 国际公认的慢性肾脏病分期依据肾脏病预后质量倡议(K/DOQI)制定的指南分为 5 期。

第九篇 内科学
第26章 急性肾损伤与慢性肾衰竭

分期	特征	GFR[ml/(min·1.73m²)]	防治目标-措施
1	GFR 正常或升高	≥90	病因诊治,缓解症状,保护肾功能,延缓进展
2	GFR 轻度降低	60～89	评估、延缓 CKD 进展,降低心血管病风险
3	GFR 轻到重度降低	30～59	延缓 CKD 进展,评估、治疗并发症
4	GFR 重度降低	15～29	综合治疗,肾脏替代治疗准备
5	终末期肾脏病(ESRD)	<15 或透析	适时肾脏替代治疗

(2)我国慢性肾衰竭的分期(1992) 分为4期,9版《内科学》已删除该部分内容。

CRF 分期	肌酐清除率(ml/min)	血肌酐(μmol/L)	临床表现	相当于
肾功能代偿期	50～80	133～177(正常)	正常	CKD2 期
肾功能失代偿期	20～50	186～442	无。可有轻度贫血、夜尿多	CKD3 期
肾功能衰竭期	10～20	451～707	贫血、夜尿增多、胃肠道症状	CKD4 期
尿毒症期	<10	≥707	临床表现及生化值显著异常	CKD5 期

注意:①我国慢性肾衰竭分期的主要依据是血肌酐值(Scr),分4期。
②国际慢性肾衰竭分期的主要依据是肾小球滤过率(GFR),分5期。

3. 常见病因

(1)**慢性肾脏病的病因** 糖尿病肾病、高血压肾小动脉硬化、肾小球肾炎、肾小管间质病变(慢性间质性肾炎、慢性肾盂肾炎、尿酸性肾病、梗阻性肾病)、肾血管疾病、遗传性肾病(多囊肾病、遗传性肾炎)等。

(2)**发达国家慢性肾衰竭的主要病因** 糖尿病肾病、高血压肾小动脉硬化。

(3)**发展中国家慢性肾衰竭的最常见病因** 原发性肾小球肾炎。

注意:①慢性肾衰竭最常见的病因:我国为慢性肾小球肾炎,发达国家为糖尿病肾病。
②引起慢性肾衰竭的最常见继发性肾脏病是糖尿病肾病。

4. 肾功能恶化的诱因

(1)**慢性肾衰竭渐进性发展的危险因素** 包括高血糖、高血压、高脂血症、高同型半胱氨酸血症、蛋白尿、低蛋白血症、吸烟、贫血、老年、营养不良、尿毒症毒素(如甲基胍、甲状旁腺激素、酚类)蓄积等。

(2)**慢性肾衰竭急性加重的危险因素** ①累及肾脏的疾病复发或加重:原发性或继发性肾小球肾炎、高血压、糖尿病、缺血性肾病等;②有效血容量不足:低血压、脱水、大出血、休克等;③肾脏局部血供急剧减少:如肾动脉狭窄病人使用 ACEI、ARB 等药物;④严重高血压未控制;⑤肾毒性药物;⑥泌尿道梗阻;⑦其他:严重感染、高钙血症、肝衰竭、心力衰竭等。

【例6】男,27 岁。头晕 1 周,加重伴乏力、心悸、牙龈出血就诊。查体:血压 165/105mmHg。血红蛋白 69g/L,血肌酐 879μmol/L,尿蛋白(++),尿红细胞 2～3/HP。B 超示左肾 8.9cm×4.8cm×4.2cm,右肾 8.6cm×4.7cm×3.9cm,双肾皮质变薄。该患者最可能的诊断为
  A. 慢性肾小球肾炎(CKD4 期)   B. 急进性肾小球肾炎   C. 慢性肾小球肾炎(CKD5 期)
  D. 急性肾小球肾炎   E. 慢性肾小球肾炎(CKD3 期)

【例7】在我国,目前慢性肾功能不全最常见的病因是
  A. 高血压肾病   B. 糖尿病肾病   C. 遗传性肾病
  D. 原发性肾小球肾炎   E. 慢性肾盂肾炎

【例8】不属于促进慢性肾炎恶化因素的是
  A. 肾脏基础病变活动   B. 高血压   C. 高蛋白饮食

D. 高脂血症　　　　　　　　　E. 遗传因素

【例9】慢性肾功能不全恶化的常见诱因,应除外的是
　　A. 感染、发热　　　　　　B. 外伤、失血　　　　　　C. 呕吐伴腹泻
　　D. 血尿酸或血钙过低　　　E. 心力衰竭

5. 临床表现

水、电解质失衡	代谢性酸中毒、高钾血症、低钠血症、低钙血症、高磷血症、高镁血症、活性维生素D缺乏
蛋白质代谢紊乱	氮质血症、白蛋白下降、必需氨基酸下降、蛋白质分解代谢增加合成减少、负氮平衡
糖代谢异常	糖耐量减低(多见)、低血糖(少见)
脂代谢紊乱	高脂血症,甘油三酯↑、VLDL↑、LP(a)↑、HDL↓、胆固醇轻度增高
维生素代谢紊乱	血清维生素A水平增高,维生素B_6及叶酸缺乏
高血压	水钠潴留(主要原因);肾素-血管紧张素增高;某些舒张血管因子产生不足
左心室肥厚	高血压导致左心室肥厚
心力衰竭	原因为水钠潴留、高血压、尿毒症心肌病变
尿毒症性心肌病	原因为代谢废物的潴留、贫血,部分病人伴有冠状动脉粥样硬化性心脏病
心包病变	心包积液——与尿毒症毒素蓄积、低蛋白血症、心力衰竭、感染、出血等因素有关 心包炎——分为尿毒症性和透析相关性两种;前者少见,后者多为血性心包积液
血管钙化	与高磷血症、钙分布异常、血管保护性蛋白(胎球蛋白A)缺乏有关
动脉粥样硬化	病情进展迅速,血液透析后病变程度加重。除冠状动脉外,脑动脉和全身周围动脉也可受累
呼吸系统症状	Kussmaul呼吸、胸腔积液,尿毒症肺水肿病人胸片可出现蝴蝶翼征
胃肠道症状	消化系统症状是CKD最早表现,包括食欲不振、恶心、呕吐、口腔有尿味、消化道出血
贫血	多为轻至中度贫血,由于肾组织分泌促红细胞生成素(EPO)减少所致,称为肾性贫血 同时与缺铁、营养不良、红细胞寿命缩短、胃肠道慢性失血、炎症等因素有关
出血倾向	晚期有出血倾向,与血小板功能降低有关,部分病人可有凝血因子活性降低
血栓形成倾向	是指透析病人动静脉瘘容易阻塞,可能与抗凝血酶Ⅲ活性下降、纤维溶解不足有关
神经系统症状	中枢神经系统——疲乏、失眠、注意力不集中、性格改变、抑郁、谵妄、惊厥、尿毒症脑病 周围神经系统——以感觉障碍为著,肢端袜套样分布的感觉丧失(最常见)、肢体麻木 神经肌肉兴奋性增高(肌肉震颤、痉挛、不宁腿综合征)、肌无力
内分泌功能紊乱	↓(EPO、1,25-$(OH)_2D_3$),↑(肾内肾素-血管紧张素Ⅱ、泌乳素、MSH、FSH、LH、ACTH、PTH)
肾性骨营养不良	表现为纤维性骨炎、肾性骨软化症、骨质疏松症、肾性骨硬化 肾性骨病与1,25-$(OH)_2D_3$缺乏、继发性甲状旁腺功能亢进、营养不良、铝中毒有关

【例10】慢性肾衰竭患者常出现的电解质紊乱是
　　A. 高磷血症,低钙血症　　　B. 低磷血症,高钙血症　　　C. 低钙血症,低钾血症
　　D. 低磷血症,高钾血症　　　E. 低钾血症,高钙血症(2023)

【例11】慢性肾衰竭患者贫血的最主要原因是
　　A. 促红细胞生成素相对缺乏　B. 铁缺乏　　　　　　　　C. 尿毒症毒素抑制造血
　　D. 蛋白营养不良　　　　　　E. 维生素B_{12}缺乏(2010、2023)

【例12】慢性肾功能不全周围神经病变较明显的症状是
　　A. 弛缓性瘫痪　　　　　　　B. 震颤　　　　　　　　　C. 不宁腿综合征

第九篇　内科学
第26章　急性肾损伤与慢性肾衰竭

　　D. 肌无力　　　　　　　　　　E. 偏身瘫痪
　　A. 低镁血症　　　　　　　B. 高磷血症　　　　　　　C. 低钠血症
　　D. 高钙血症　　　　　　　E. 高钾血症

【例13】慢性肾脏病继发性甲状旁腺功能亢进的主要原因是
【例14】慢性肾衰竭最常危及生命的电解质紊乱是
　　A. 高钙血症　　　　　　　B. 高磷血症　　　　　　　C. 低磷血症
　　D. 低镁血症　　　　　　　E. 低钾血症
【例15】肾病综合征长期使用利尿剂常导致的电解质紊乱类型是
【例16】慢性肾脏病5期患者常出现的电解质紊乱类型是(2021)

6. 治疗

　　(1) 早期防治对策和措施　早期诊断、有效治疗原发病、去除病因，是慢性肾衰竭防治的基础。

项目	治疗目标
血压	CKD 1~5 期(尿白蛋白/肌酐≥30mg/g): 血压<130/80mmHg CKD 1~5 期(尿白蛋白/肌酐<30mg/g): 血压<140/90mmHg
血糖(糖尿病病人)	空腹 5.0~7.2mmol/L，睡前 6.1~8.3mmol/L
HbA1c(糖尿病病人)	<7%
蛋白尿	<0.5g/24h
GFR 下降速度	<4ml/(min·year)
Scr 升高速度	<50μmol/(L·year)

　　血管紧张素转换酶抑制剂(ACEI)和血管紧张素Ⅱ受体拮抗剂(ARB)具有良好降压作用，可扩张出球小动脉，从而减少肾小球高滤过、减轻蛋白尿，同时也有抗氧化、减轻肾小球基底膜损害的作用。因此慢性肾脏病合并高血压首选 ACEI/ARB。

　　(2) 营养治疗　限制蛋白饮食可减少含氮代谢产物生成，减轻症状及相关并发症，延缓病情进展。
　　①CKD1~2期病人　无论有无糖尿病，推荐蛋白摄入量 0.8~1.0g/(kg·d)。
　　②从CKD3期起至没有进行透析治疗的病人　推荐蛋白摄入量 0.6~0.8g/(kg·d)。
　　③进行血液透析和腹膜透析的病人　蛋白质摄入量为 1.0~1.2g/(kg·d)。
　　在低蛋白饮食中，约50%的蛋白质应为高生物价蛋白，如蛋、瘦肉、鱼、牛奶等。如有条件，在低蛋白饮食的基础上，可同时补充适量 α-酮酸制剂。无论何种饮食治疗方案，都必须摄入足够热量，一般为 30~35kcal/(kg·d)，此外还需补充维生素、叶酸及控制钾、磷的摄入。磷摄入量应<800mg/d。

　　(3) 纠正代谢性酸中毒和水、电解质紊乱　对症治疗。

　　(4) 贫血　透析能改善贫血。重组人促红细胞生成素(rHuEPO)治疗贫血疗效显著，应同时补充铁剂。

　　(5) 低钙血症、高磷血症和肾性骨病　明显低钙血症病人，可口服骨化三醇。当 GFR<30ml/min 时，除限制磷摄入外，可应用磷结合剂口服，以碳酸钙效果较好。

　　(6) 防治感染　抗生素的选择和应用原则与一般感染相同，但剂量需要根据 GFR 水平调整。

　　(7) 高脂血症的治疗　对于50岁以上的非透析慢性肾脏病病人，即使血脂正常，仍可考虑服用他汀类药物预防心血管疾病。对维持透析的病人，高脂血症的标准宜放宽，血胆固醇水平保持在 6.5~7.8mmol/L，血甘油三酯水平保持在 1.7~2.3mmol/L 为宜。对于透析治疗的病人，一般不建议预防性服用他汀类药物。

　　(8) 肾脏替代治疗　包括血液透析、腹膜透析和肾移植。

　　(17~18题共用题干)女，36岁。慢性肾衰竭4年。1周来水肿加重，伴恶心、呕吐、胸痛、呼吸困难。查体:体温 38.1℃,血压 180/100mmHg,心前区可闻及心包摩擦音。血红蛋白 63g/L,血尿素氮 28.6mmol/L,血肌酐 870.9μmol/L。

【例 17】此患者病情危重的主要表现是
  A. 内分泌失调   B. 高血压   C. 呼吸困难
  D. 贫血   E. 水肿

【例 18】目前治疗错误的是
  A. 血液透析   B. 利尿   C. 抗感染
  D. 快速补充血容量 E. 控制血压

▶**常考点** 急性肾衰竭的治疗;慢性肾衰竭的表现及治疗。

参考答案——详细解答见《2024 国家临床执业及助理医师资格考试历年考点精析(上、下册)》

1. ABCD**E** 2. ABC**D**E 3. ABC**D**E 4. ABC**D**E 5. AB**C**DE 6. ABC**D**E 7. ABCD**E**
8. ABCD**E** 9. ABC**D**E 10. ABC**D**E 11. A**B**CDE 12. AB**C**DE 13. A**B**CDE 14. ABCD**E**
15. ABCD**E** 16. A**B**CDE 17. ABC**D**E 18. ABC**D**E

第27章 贫 血

▶ **考纲要求**
①贫血概述。②缺铁性贫血。③巨幼细胞贫血。④再生障碍性贫血。⑤溶血性贫血。

▶ **复习要点**

一、贫血概述

1. 造血部位的变迁

(1) **中胚叶造血期（胚胎期）** 卵黄囊是胚胎期最早出现的造血场所。

(2) **肝脾造血期（胎儿期）** 卵黄囊退化后，由肝、脾替代其造血功能。

(3) **骨髓造血期（出生后）** 出生后，骨髓成为主要的造血器官。

2. 各系细胞各阶段发育的基本规律

下图为各系发育的基本规律。从图中可以看出：各系均起源于各自祖细胞，然后大致都遵循"祖细胞→原始×细胞→幼稚×细胞→成熟×细胞"的发育规律。其中红系和粒系的发育划分更详细，如红系为原始红细胞→早幼红细胞→中幼红细胞→晚幼红细胞→成熟的普通红细胞；粒系为原始粒细胞→早幼粒细胞→（中性、嗜酸性、嗜碱性）中幼粒细胞→（中性、嗜酸性、嗜碱性）晚幼粒细胞。

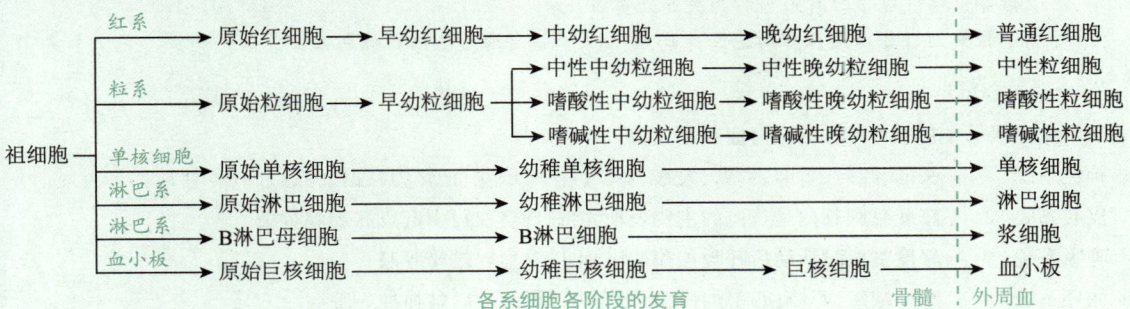

各系细胞各阶段的发育

3. 概念

贫血是指人体外周血红细胞容量减少，低于正常范围下限，不能运输足够的氧至组织而产生的综合征。由于红细胞容量测量较复杂，临床上常以血红蛋白（Hb）浓度来代替。我国规定：在海平面地区，成年男性 Hb<120g/L，成年女性（非妊娠）Hb<110g/L，孕妇 Hb<100g/L，即可诊断为贫血。

4. 分类

(1) **按贫血进展速度分** 分为急性贫血和慢性贫血。

(2) **按血红蛋白浓度分** 分为轻度、中度、重度和极重度贫血。

血红蛋白浓度	<30g/L	30~59g/L	60~90g/L	>90g/L
贫血严重程度	极重度	重度	中度	轻度

(3) **按骨髓红系增生情况分** 分为增生不良性贫血和增生性贫血。

(4) 按红细胞形态分 分为大细胞性贫血、正常细胞性贫血和小细胞低色素性贫血。

类型	MCV（fl）	MCHC（%）	常见疾病
大细胞性贫血	>100	32~35	巨幼细胞贫血、骨髓增生异常综合征、肝疾病
正常细胞性贫血	80~100	32~35	再生障碍性贫血、纯红细胞再生障碍性贫血、溶血性贫血、急性失血性贫血、骨髓病性贫血
小细胞低色素性贫血	<80	<32	缺铁性贫血、铁粒幼细胞贫血、慢性病性贫血、珠蛋白生成障碍性贫血（海洋性贫血）

注：MCV 为红细胞平均体积，MCHC 为红细胞平均血红蛋白浓度

(5) 根据病因及发病机制分

①红细胞生成减少性贫血 红细胞生成主要取决于三大因素，即造血细胞、造血调节、造血原料。

造血干/祖细胞异常	再生障碍性贫血、纯红细胞再生障碍性贫血、先天性红细胞生成异常性贫血、造血系统恶性克隆性疾病（如骨髓增生异常综合征、各类造血系统肿瘤性疾病）
造血调节异常	骨髓基质细胞受损所致贫血，如骨髓坏死、骨髓纤维化、骨髓硬化症、肿瘤骨髓转移淋巴细胞功能亢进、造血调节因子水平异常、造血细胞凋亡亢进所致贫血
造血原料不足	缺铁（缺铁性贫血）、铁利用障碍（铁粒幼细胞贫血） 叶酸或维生素 B_{12} 缺乏或利用障碍性贫血（巨幼细胞性贫血）

②红细胞破坏过多性贫血 即溶血性贫血。

③失血性贫血 根据失血速度分为急性和慢性两类，慢性失血性贫血往往合并缺铁性贫血。

注意： ①缺铁性贫血是临床上最常见的贫血。
②红细胞丢失过多性贫血也称为失血性贫血。
③急性失血性贫血是正常细胞性贫血，慢性失血性贫血是小细胞低色素性贫血。

5. 临床表现

最常见症状	贫血最常见的全身症状是乏力
神经系统	头痛、眩晕、萎靡、晕厥、失眠、多梦、耳鸣、眼花、记忆力减退、注意力不集中
皮肤黏膜	皮肤黏膜苍白是贫血的主要表现，溶血性贫血可引起皮肤黏膜黄染
呼吸系统	轻度贫血时活动后呼吸加深加快，重度贫血时端坐呼吸
循环系统	组织缺氧，心悸、心率加快、心搏有力，脉压升高，贫血性心脏病
消化系统	消化功能减低、消化不良、腹胀、食欲减退、大便规律和性状改变
泌尿系统	血管外溶血有胆红素尿和高尿胆原尿，血管内溶血有游离血红蛋白和含铁血黄素尿
内分泌系统	长期贫血影响甲状腺、性腺、肾上腺、胰腺的功能，改变促红细胞生成素和胃肠激素的分泌
生殖系统	长期贫血可减弱男性特征，导致女性月经过多
免疫系统	红细胞膜上 C3 减少会影响非特异性免疫功能；贫血病人反复输血会影响 T 细胞亚群
血液系统	贫血可使外周血细胞数量、形态、生化成分发生改变；也可影响骨髓的造血功能

A. 破碎红细胞　　　　B. 畸形红细胞　　　　C. 正常红细胞
D. 大细胞　　　　　　E. 小细胞

【例1】慢性失血性贫血的红细胞形态是
【例2】再生障碍性贫血的红细胞形态是（2022）

【例3】属于红细胞破坏过多性贫血的是
  A. 巨幼细胞贫血   B. 骨髓病性贫血   C. 铁粒幼细胞性贫血
  D. 珠蛋白生成障碍性贫血 E. 慢性病性贫血

6. 贫血的诊断

(1)贫血的诊断步骤
①确立诊断 血红蛋白和红细胞计数是确定贫血的可靠指标。
②明确贫血类型 包括细胞形态学分类、骨髓增生程度分类、病因和发病机制分类等。
③病因诊断 贫血诊断最重要的是病因诊断。

(2)诊断方法 包括病史、临床表现、体检及实验室检查。常用的实验室检查方法如下：
①血常规 包括Hb、RBC、MCV、MCH、MCHC、白细胞和血小板数量等。
②外周血涂片 可观察红细胞、白细胞、血小板数量和形态改变，有否疟原虫和异常细胞等。
③网织红细胞计数 可间接反映骨髓红系增生情况。
④骨髓检查 包括骨髓细胞涂片分类、骨髓活检。

【例4】外周血反映骨髓幼红细胞增生程度的最可靠指标是
  A. 血红蛋白及红细胞计数 B. 网织红细胞百分率 C. 网织红细胞绝对值
  D. 出现有核红细胞   E. 红细胞内出现Howell-Jolly小体

7. 治疗原则

(1)对症治疗 重度贫血病人、老年人或合并心肺功能不全的贫血病人应输注红细胞，纠正贫血，改善体内缺氧状态；急性大量失血病人应及时输血或红细胞及血浆，迅速恢复血容量并纠正贫血。

(2)对因治疗 即针对贫血发病机制进行治疗。
①缺铁性贫血 应补充铁剂，同时治疗导致缺铁的原发病。
②巨幼细胞贫血 应补充叶酸或维生素B_{12}。
③溶血性贫血 采用糖皮质激素、脾切除术。
④遗传性球形红细胞增多症 行脾切除有肯定疗效。
⑤造血干细胞质异常性贫血 可采用造血干细胞移植。

二、缺铁性贫血

1. 概念

当机体对铁的需求与供给失衡，导致体内贮存铁耗尽(ID)，继之红细胞内铁缺乏(IDE)，最终引起缺铁性贫血(IDA)。缺铁性贫血是铁缺乏症的最终阶段，表现为缺铁引起的小细胞低色素性贫血及其他异常。缺铁和铁利用障碍，将影响血红素的合成，故有学者称该类贫血为血红素合成异常性贫血。

2. 铁代谢

(1)铁的体内分布 人体内的铁分为两部分，即功能铁和贮存铁。

铁总量	正常成年男性50~55mg/kg，女性35~40mg/kg
贮存铁	男1000mg，女300~400mg，贮存铁包括铁蛋白和含铁血黄素
功能状态铁	血红蛋白铁(占体内铁的67%)、肌红蛋白铁(占体内铁的15%)、转铁蛋白铁(3~4mg)、乳铁蛋白、酶和辅因子结合的铁
正常需求	每天造血需20~25mg铁，主要来自衰老破坏的红细胞
铁摄取量	正常人维持体内铁平衡需每天从食物中摄取铁1~1.5mg，孕、乳妇2~4mg 因此妊娠和哺乳期妇女容易发生缺铁性贫血

(2)铁的来源及排泄 如下。

①铁的来源　从食物中摄入(动物性食物 Fe^{2+}、植物性食物 Fe^{3+});衰老红细胞中血红蛋白释放的铁。
②铁的排泄　大便排出(<1mg/d);尿中排出(少);皮肤汗液排出(少);哺乳妇女乳汁排出(1mg/d)。

(3)铁的吸收　铁主要在十二指肠及空肠上段以 Fe^{2+} 形式被吸收。肉类中肌红蛋白所含的铁可被直接吸收,植物中的铁多为 Fe^{3+},需还原成 Fe^{2+} 或与铁螯合物结合后才能被吸收。维生素 C 和其他还原剂能使 Fe^{3+} 还原成 Fe^{2+}。蛋白质分解后的氨基酸、酰胺和胺类可促进铁成为溶解状态,均可促进铁的吸收。

(4)铁的运输和利用　吸收入血的 Fe^{2+},经铜蓝蛋白氧化为 Fe^{3+},与血浆中的转铁蛋白结合,被转运到组织以便利用。每一分子的转铁蛋白可与两分子的 Fe^{3+} 结合。体内仅 1/3 的转铁蛋白呈铁饱和状态,故正常情况下,转铁蛋白饱和度为 33%。运送到组织中的 Fe^{3+},与转铁蛋白分离并还原成 Fe^{2+},参与形成血红蛋白。

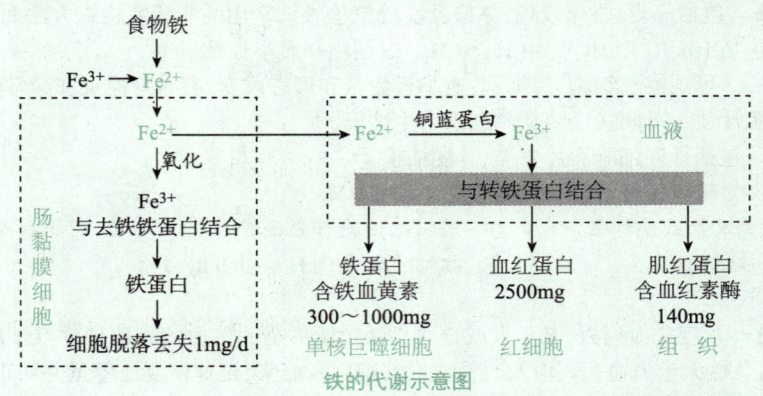

铁的代谢示意图

注意:①铁是以 Fe^{2+} 形式被吸收,以 Fe^{3+} 形式运输,又以 Fe^{2+} 形式被利用。
②动物食品多为 Fe^{2+},吸收率高(可达 20%);植物食品多为 Fe^{3+},吸收率低(1%~7%)。
③铁的吸收部位在十二指肠及空肠上段,而维生素 B_{12} 的吸收部位在回肠末端,因此切除空肠可引起铁的吸收障碍导致缺铁性贫血,切除回肠易导致巨幼细胞贫血。

(5)解题中经常用到的一些概念　如下。

项目	代号	临床意义
血清铁	SI	生理状态下,转铁蛋白仅 1/3 与铁结合,称血清铁
未饱和的转铁蛋白	UIBC	指 2/3 未与铁结合的转铁蛋白,又称未饱和的铁结合力
转铁蛋白饱和度	TS	TS=血清铁/总铁结合力×100%。正常值=33%
血清总蛋白	TP	—
血清铁蛋白	SF	—
转铁蛋白	TRF 或 TF	—
转铁蛋白受体	TFR	表达于红系造血细胞膜表面,与 Hb 合成所需的铁代谢有关
血清可溶性转铁蛋白受体	sTfR	红细胞内缺铁时,TFR 脱落进入血液成为 sTfR
红细胞游离原卟啉测定	FEP	升高表示血红素合成障碍

【例5】属于贮存铁的是
　　A. 血红蛋白铁　　　　　　　B. 肌红蛋白铁　　　　　　　C. 转铁蛋白结合的铁
　　D. 乳铁蛋白结合的铁　　　　E. 含铁血黄素(2010、2023)

【例6】人体铁吸收率最高的部位是
　　A. 十二指肠及空肠上段　　　B. 空肠及回肠上段　　　　　C. 升结肠及横结肠上段

D. 胃及十二指肠上段　　E. 回肠及升结肠上段

【例7】有关铁的描述，正确的是
A. 食物中的铁以二价铁为主　　B. 肠黏膜吸收的铁为二价铁
C. 转铁蛋白结合的铁为二价铁　　D. 体内铁蛋白中结合的铁为二价铁
E. 血红蛋白中的铁为三价铁

3. 病因及发病机制

(1) 病因

需铁量增加	多见于婴幼儿、青少年、妊娠和哺乳期妇女
铁摄入不足	婴幼儿不补充蛋类、肉类等含铁丰富的辅食，青少年偏食，妊娠、哺乳期不补充高铁食物
铁吸收障碍	胃大部切除、胃肠道功能紊乱(长期腹泻、慢性肠炎)、转运障碍(无转铁蛋白血症、肝病)
铁丢失过多	各种原因引起的慢性失血是最常见病因，如痔疮、月经过多、咯血、消化道出血等

(2) 发病机制　上述原因首先引起体内储存铁缺乏，继而发生红细胞内缺铁，最后由于血红素合成减少而导致小细胞低色素性贫血，即缺铁性贫血。

4. 临床表现

缺铁原发病表现	如消化性溃疡、肿瘤或痔疮导致的黑便、血便等，妇女月经过多等
贫血表现	乏力、易倦、头昏、头痛、眼花、耳鸣、心悸、气促、食欲缺乏、苍白、心率增快
组织缺铁表现	精神行为异常——烦躁、易怒、注意力不集中、异食癖 口腔——口腔炎、舌炎、舌乳头萎缩、口角皲裂、Plummer-Vinson综合征(缺铁性吞咽困难) 指(趾)甲——缺乏光泽、脆薄易裂；重者指(趾)甲变平，甚至凹下呈勺状(匙状甲、反甲) 皮肤毛发——皮肤干燥、皱缩，毛发干枯、脱落 其他——体力、耐力下降，易感染，儿童生长发育迟缓，智力低下

注意： ①组织缺铁表现是指组织细胞中含铁酶和铁依赖酶的活性降低，进而影响病人的精神、行为、体力、免疫功能及患儿的生长发育和智力等。
②贫血表现是指贫血病人血红蛋白减少，携氧能力降低，导致机体缺氧的一般表现。

5. 实验室检查

项目	临床结果
血象	呈小细胞低色素性贫血，网织红细胞正常或轻度增高 白细胞和血小板可正常或减低，部分病人血小板升高
外周血涂片	红细胞体积小、中央淡染区扩大
骨髓检查	①增生活跃或明显活跃，以红系增生为主(中、晚幼红细胞为主)，呈核老浆幼现象 ②粒系、巨核系无明显异常 ③骨髓涂片铁染色提示铁粒幼细胞减少或消失
铁代谢指标	血清铁(SI)↓、血清铁蛋白↓、转铁蛋白饱和度(TS)↓、总铁结合力(TIBC)↑
红细胞内卟啉代谢	红细胞游离原卟啉(FEP)测定升高(FEP升高表示血红素合成障碍)
血清转铁蛋白受体	sTfR测定是迄今反映缺铁性红细胞生成的最佳指标，sTfR>26.5nmol/L可诊断缺铁

注意： ①缺铁性贫血最可靠的诊断依据是骨髓中铁粒幼红细胞减少，骨髓可染铁消失。
②缺铁性贫血时"三低三高"，即血清铁、血清铁蛋白、转铁蛋白饱和度均降低；总铁结合力、血清sTfR、红细胞游离原卟啉升高。

【例8】缺铁性贫血最常见的病因是
　　A. 慢性胃炎　　　　　　　B. 慢性溶血　　　　　　　C. 慢性感染
　　D. 慢性肝炎　　　　　　　E. 慢性失血（2023）

【例9】缺铁性贫血患者组织缺铁的表现是
　　A. 匙状甲　　　　　　　　B. 面色苍白　　　　　　　C. 乏力
　　D. 头痛、头晕　　　　　　E. 食欲缺乏（2022）

【例10】成年典型缺铁性贫血患者，下列血象结果中不支持的是
　　A. WBC18×10⁹/L　　　　　B. MCV76fl　　　　　　　C. 网织红细胞0.02
　　D. MCHC28%　　　　　　　E. Plt350×10⁹/L

【例11】男，30 岁。间断腹痛 2 年，黑便 1 周伴乏力、活动后气促。胃溃疡病史 5 年。查体：脉率 112 次/分，结膜苍白，腹软，无压痛，肝脾不大，肠鸣音 6 次/分。最可能出现的血常规检查结果是
　　A. RBC5×10¹²/L　　　　　B. MCHC45%　　　　　　　C. MCV104fl
　　D. Hb60g/L　　　　　　　E. RDW 减小（2023）

【例12】下列疾病中，骨髓有核红细胞出现"核老浆幼"现象的是
　　A. 巨幼细胞贫血　　　　　B. 急性红白血病　　　　　C. 骨髓增生异常综合征
　　D. 缺铁性贫血　　　　　　E. 再生障碍性贫血

6. 诊断与鉴别诊断

(1) 诊断　根据病史、红细胞形态（小细胞低色素）、血清铁和铁蛋白降低、总铁结合力增高，骨髓检查及骨髓铁染色可作出缺铁性贫血的诊断。确诊后应查明缺铁原因，找到原发病。

(2) 鉴别诊断

	缺铁性贫血	铁粒幼细胞贫血	海洋性贫血	慢性病性贫血	转铁蛋白缺乏症
血清铁	↓	↑	不低且常增高	↓	↓↓
血清铁蛋白	↓	↑	不低且常增高	↑	↓↓
转铁蛋白饱和度	↓	↑	不低且常增高	↓	—
总铁结合力	↑	不低	—	↓	↓↓
骨髓铁粒幼细胞	↓	↑	—	—	—

7. 治疗

治疗原则是根除病因，补足贮铁。治疗性铁剂包括无机铁和有机铁。

(1) 无机铁　以硫酸亚铁为代表，其不良反应较有机铁明显。口服铁剂的不良反应主要是胃肠道反应，以恶心最常见。为减少胃肠道反应，宜餐后服用。进食谷类、乳类、茶等会抑制铁剂的吸收；鱼、肉类、维生素 C 可加强铁剂的吸收。

(2) 有机铁　包括右旋糖酐铁、葡萄糖酸亚铁、山梨醇铁、富马酸亚铁、琥珀酸亚铁、多糖铁复合物。注射铁剂（右旋糖酐铁）应深部肌肉缓慢注射，并注意过敏反应。临床上首选口服铁剂。

病因治疗	最基本的治疗，是缺铁性贫血能否根治的关键
口服补充铁剂	口服铁剂后，先是外周血网织红细胞增多，5～10 天达高峰 2 周后血红蛋白浓度开始升高，2 个月左右恢复正常 血红蛋白正常后，仍需服用铁剂 4～6 个月，待铁蛋白正常后停药
注射补充铁剂	适应证——口服铁剂不能耐受，胃肠道正常解剖部位发生改变而影响铁的吸收 最常用——右旋糖酐铁，肌内注射

注射用铁的总需求量(mg)=(需达到的血红蛋白浓度-病人的血红蛋白浓度)×0.33×病人体重(kg)。
- A. 血清铁增加,铁蛋白增加,总铁结合力降低
- B. 血清铁降低,铁蛋白降低,总铁结合力升高
- C. 血清铁降低,铁蛋白增加,总铁结合力升高
- D. 血清铁降低,铁蛋白降低,总铁结合力降低
- E. 血清铁降低,铁蛋白增加,总铁结合力降低

【例13】缺铁性贫血患者的改变是

【例14】慢性病性贫血患者的改变是

【例15】女,25岁。头晕、乏力2个月。既往体健,近1年来月经量明显增多。实验室检查:Hb95g/L,RBC3.5×10^{12}/L,红细胞大小不等,中心淡染区扩大,WBC4.5×10^9/L,Plt310×10^9/L,粪隐血(-)。最根本的治疗措施是
- A. 治疗妇科疾病
- B. 给予雄性激素
- C. 给予铁剂
- D. 给予糖皮质激素
- E. 给予维生素 B$_{12}$ 及叶酸

【例16】铁剂治疗缺铁性贫血有效的最早指标是
- A. 血清铁蛋白增高
- B. 血红蛋白升高
- C. 骨髓细胞外铁增多
- D. 红细胞总数升高
- E. 网织红细胞升高

三、巨幼细胞贫血

1. 概念

叶酸、维生素 B$_{12}$ 缺乏或某些影响核苷酸代谢的药物导致细胞核脱氧核苷酸(DNA)合成障碍所致的贫血,称为巨幼细胞贫血,其特点是呈大红细胞性贫血。

2. 病因和发病机制

(1) **甲硫氨酸循环** 甲硫氨酸分子中含有 S-甲基,可在腺苷转移酶催化下,生成 S-腺苷甲硫氨酸(SAM)。SAM 为最重要的甲基供应体。SAM 去甲基后生成 S-腺苷同型半胱氨酸,后者脱去腺苷生成同型半胱氨酸。N^5—CH$_3$—FH$_4$ 转甲基酶将四氢叶酸所携带的甲基转移到同型半胱氨酸,重新生成甲硫氨酸,形成一个循环,称为甲硫氨酸循环。

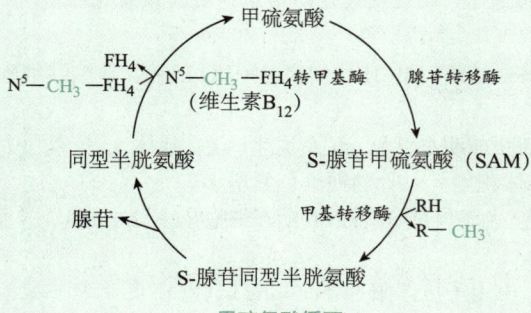

甲硫氨酸循环

(2) **叶酸代谢** 叶酸由 2-氨基-4-羟基-6-甲基蝶呤啶、对氨基苯甲酸及 L-谷氨酸结合而成。在小肠黏膜细胞二氢叶酸(FH$_2$)还原酶作用下,生成四氢叶酸(FH$_4$)。FH$_4$ 是一碳单位转移酶的辅酶,是一碳单位的载体。

(3) **维生素 B$_{12}$ 代谢** 维生素 B$_{12}$ 的活性形式为钴胺素,是 N^5—CH$_3$—FH$_4$ 转移酶的辅酶。

(4) **叶酸和维生素 B$_{12}$ 缺乏的后果** 如果叶酸和维生素 B$_{12}$ 缺乏,将影响甲硫氨酸循环,导致核苷酸合成的甲基化受阻,进而影响 DNA 的生物合成,影响细胞的分裂,病人出现巨幼细胞贫血。

(5) 叶酸缺乏的原因 如下。

摄入减少	食物加工不当(烹调时间过长或温度过高,破坏大量叶酸);偏食(食物中蔬菜、肉蛋类减少)
需要量增加	婴幼儿、青少年、妊娠期、哺乳期妇女;甲亢、慢性感染、肿瘤等消耗性疾病病人
吸收障碍	腹泻、小肠炎症、肿瘤、手术、某些药物(抗癫痫药、柳氮磺吡啶、乙醇)影响叶酸吸收
利用障碍	抗核苷酸合成药物(甲氨蝶呤、甲氧苄啶、氨苯蝶啶)干扰叶酸利用;甲基FH_4转移酶缺乏
排出增加	血液透析、酗酒等可增加叶酸排出

(6) 维生素B_{12}缺乏的原因
①摄入减少 完全素食者因摄入减少可导致维生素B_{12}缺乏,常需较长时间才出现。
②吸收障碍 A.内因子缺乏,如恶性贫血、胃切除、胃黏膜萎缩等;B.胃酸和胃蛋白酶缺乏;C.胰蛋白酶缺乏;D.肠道疾病;E.先天性内因子缺乏或维生素B_{12}吸收障碍;F.药物(对氨基水杨酸、二甲双胍、秋水仙碱、苯乙双胍)影响;G.肠道寄生虫或细菌大量繁殖消耗维生素B_{12}。
③利用障碍 先天性TCⅡ缺乏引起维生素B_{12}输送障碍;麻醉药N_2O抑制甲硫氨酸合成酶。

【例17】孕期出现巨幼细胞贫血主要是由于缺乏
　　A. 维生素B_{12}　　　　　　B. 泛酸　　　　　　　　C. 叶酸
　　D. 蛋白质　　　　　　　　E. 铁(2019、2023)

3. 临床表现
(1) 血液系统表现 起病缓慢,常有面色苍白、乏力、耐力下降、头晕、头昏、心悸等贫血症状。严重者全血细胞减少,反复感染和出血,少数病人可出现轻度黄疸。
(2) 消化系统表现 舌乳头萎缩,"牛肉样"舌。胃肠道黏膜萎缩可引起食欲不振、恶心呕吐等。
(3) 神经系统表现和精神症状 因脊髓侧束和后束变性,可出现对称性远端肢体麻木、深感觉障碍、共济失调、步态不稳、锥体束征阳性、腱反射亢进。叶酸缺乏者有易怒、妄想等精神症状。维生素B_{12}缺乏者有抑郁、失眠、记忆力下降、谵妄、幻觉、妄想,甚至精神错乱、人格改变等精神症状。
　　A. 地图舌　　　　　　　　B. 共济失调　　　　　　C. 肝、脾大
　　D. 匙状甲　　　　　　　　E. 杵状指

【例18】上述体征中,符合缺铁性贫血临床表现的是
【例19】上述体征中,符合维生素B_{12}缺乏所致巨幼细胞贫血临床表现的是

4. 实验室检查
(1) 血象 呈大细胞性贫血,MCV、MCH均增高,MCHC正常。网织红细胞计数正常或轻度增高。重者全血细胞减少。
(2) 骨髓象 骨髓增生活跃或明显活跃,红系增生为主,胞体大,巨幼变(胞体大,胞质较胞核成熟,"核幼浆老")。粒系、巨核系体积增大。骨髓铁染色常增多。
(3) 叶酸、维生素B_{12}浓度 血清叶酸<6.8nmol/L,红细胞叶酸<227nmol/L。血清维生素B_{12}<74pmol/L。
(4) 其他
①恶性贫血者胃酸降低、内因子抗体阳性、Schilling试验(测定放射性核素标记的维生素B_{12}吸收情况)阳性。
②维生素B_{12}缺乏者尿高半胱氨酸24小时排泄量增加。
③血清间接胆红素可稍增高。

注意:①缺铁性贫血表现为"核老浆幼"现象。
　　　②巨幼细胞贫血表现为"核幼浆老"现象。

【例20】女性,46岁。乏力、纳差1年。一直素食。查体:轻度贫血貌。外周血检查:Hb74g/L,MCV124fl,

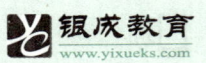

MCHC34%。最可能的诊断是

A. 巨幼细胞贫血　　　　B. 再生障碍性贫血　　　　C. 缺铁性贫血

D. 海洋性贫血　　　　　E. 急性白血病(2022)

【例21】下列不属于巨幼细胞贫血实验室检查结果的是

A. 外周血红细胞 MCV 增大　　　　B. 外周血中性粒细胞呈多分叶

C. 骨髓可见巨中、晚幼粒细胞　　　D. 骨髓巨核细胞胞体增大，分叶过多

E. 骨髓有核红细胞呈"幼浆老核"现象

5. 诊断与鉴别诊断

(1)**诊断**　①有叶酸、维生素 B_{12} 缺乏的病因及临床表现；②外周血呈大细胞性贫血；③骨髓呈典型的巨幼样改变，无其他病态造血表现；④血清叶酸、维生素 B_{12} 水平降低；⑤试验性治疗有效，给予叶酸或维生素 B_{12} 治疗一周左右网织红细胞上升者，应考虑叶酸或维生素 B_{12} 缺乏。

(2)**鉴别诊断**　应与下列疾病鉴别。

①造血系统肿瘤性疾病　如急性髓系细胞白血病 M_6 型、红白血病、骨髓增生异常综合征，骨髓可见巨幼样改变等病态造血现象，叶酸、维生素 B_{12} 水平不低且补之无效。

②有红细胞自身抗体的疾病　如温抗体型自身免疫性溶血性贫血、Evans 综合征等。

③合并高黏滞血症的贫血　如多发性骨髓瘤，因 M 蛋白成分黏附红细胞而使之呈"缗钱状"(成串状)，血细胞自动计数测出的 MCV 偏大，但巨幼细胞贫血没有骨髓瘤的特异性表现。

④非造血系统疾病　甲状腺功能减退症、肿瘤化疗后等。

6. 治疗

(1)**原发病治疗**　治疗原发病，如胃肠道疾病、自身免疫病、停用引起本病的药物等。

(2)**叶酸缺乏**　口服叶酸至贫血表现完全消失。若无原发病，不需维持治疗。如合并维生素 B_{12} 缺乏，需同时注射维生素 B_{12}，否则可加重神经系统损伤。

(3)**维生素 B_{12} 缺乏**　应肌内注射维生素 B_{12}，每周 2 次。无维生素 B_{12} 吸收障碍者，可口服维生素 B_{12} 片剂，每日 1 次，直至血象恢复正常。若有神经系统表现，治疗维持半年至 1 年。恶性贫血者，需终生治疗。

【例22】可采用维生素 B_{12}、叶酸治疗的血液病是

A. 骨髓增生异常综合征　　　B. 再生障碍性贫血　　　　C. 脾功能亢进

D. 巨幼细胞贫血　　　　　　E. 阵发性睡眠性血红蛋白尿症(2021)

四、再生障碍性贫血

1. 概念

再生障碍性贫血简称再障，是一种可能由不同病因和机制引起的骨髓造血功能衰竭症。主要表现为骨髓造血功能低下、全血细胞减少及所致的贫血、出血、感染综合征。

2. 病因

(1)**病毒感染**　特别是肝炎病毒、微小病毒 B19 等。

(2)**化学因素**　特别是氯霉素类抗生素、磺胺类药物、抗肿瘤化疗药物、苯等。抗肿瘤药物与苯对骨髓的抑制与剂量相关；但抗生素、磺胺类药物、杀虫剂引起的再障与剂量关系不大，与个人敏感性有关。

(3)**长期接触 X 射线、镭、放射性核素等**　可影响 DNA 的复制，抑制细胞有丝分裂，干扰骨髓细胞生长，导致造血干细胞数量减少。

3. 发病机制

(1)**造血干祖细胞缺陷**　包括质和量的异常。再障病人骨髓 $CD34^+$ 细胞较正常人明显减少，减少程度与病情相关，$CD34^+$ 细胞中具有自我更新及长期培养启动能力的"类原始细胞"明显减少。

(2)**造血微环境异常**　再障病人骨髓活检除发现造血细胞减少外，还有骨髓"脂肪化"，静脉窦壁水

肿、出血,毛细血管坏死等。部分再障病人骨髓基质细胞体外培养生长情况差,其分泌的各类造血调控因子明显不同于正常人;骨髓基质细胞受损的再障病人做造血干细胞移植不易成功。

(3)**免疫异常**　再障病人外周血及骨髓淋巴细胞比例增高,T细胞亚群失调,Th1细胞、$CD8^+T$抑制细胞、$CD25^+T$细胞和$γδTCR^+T$细胞比例增高,T细胞分泌的造血负调控因子($IL2$、$IFN-γ$、TNF)明显增多,髓系细胞凋亡亢进,多数病人用免疫抑制剂有效。

注意:①前T细胞在胸腺发育、分化为$CD4^+T$细胞和$CD8^+T$细胞,进入外周。$CD4^+T$细胞活化后,分化为Th1、Th2等Th细胞。其中,Th1细胞分泌$IL2$、$IFN-γ$、TNF,对造血干细胞有抑制和毒性作用;Th2细胞分泌$IL4$、$IL5$、$IL6$、$IL10$,可抑制Th1细胞的增殖。
②再障患者骨髓T细胞数量增多,T细胞亚群失调;外周血T细胞亚群分布异常,$CD4^+T$细胞减少,$CD8^+T$细胞增多,$CD4^+/CD8^+$细胞比例降低。Th1/Th2细胞比例增高。11版《实用内科学》P2089。

【**例23**】患者,男,23岁。头晕、乏力1个月,加重伴鼻出血3天。查体:贫血貌,全身皮肤散在出血点,浅表淋巴结未触及肿大,心肺及腹部未见异常。实验室检查:Hb75g/L,WBC $1.2×10^9$/L,Plt$15×10^9$/L,网织红细胞0.002。该患者可能的免疫异常是
　　A. $CD4^+T$细胞比例增高　　　　B. $CD8^+T$细胞比例增高　　　　C. TNF水平降低
　　D. $CD25^+T$细胞比例降低　　　E. $γδTCR^+T$细胞比例降低

4. 临床表现
再生障碍性贫血由于骨髓造血功能低下,故可表现为外周血全血细胞减少,导致贫血、感染和出血。
(1)**重型再障(SAA)**　起病急,进展快,病情重。
①贫血　多呈进行性加重,苍白、乏力、头晕、心悸、气短明显。
②感染　多数病人有发热,以呼吸道感染最常见,致病菌以革兰阴性杆菌、金黄色葡萄球菌、真菌为主,常合并败血症。
③出血　均有不同程度的皮肤、黏膜、内脏出血。
(2)**非重型再障(NSAA)**　起病和进展较缓慢,病情较重型轻。
①贫血　慢性过程,常见苍白、乏力、头晕、心悸、活动后气短等。输血后症状改善,但不持久。
②感染　高热较重型少见,感染相对易控制,很少持续1周以上。上呼吸道感染常见,其次为牙龈炎、支气管炎、扁桃腺炎,而肺炎、败血症等重症感染少见。常见致病菌为革兰阴性杆菌、各类球菌。
③出血　出血倾向较轻,以皮肤、黏膜出血为主,内脏出血少见。

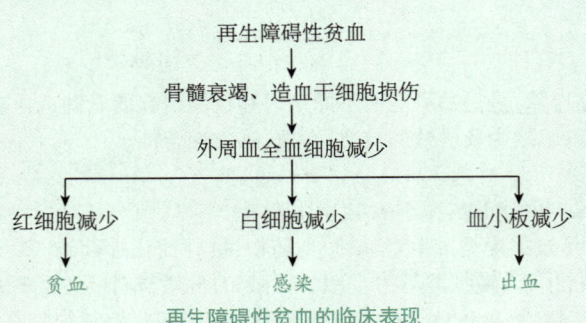

再生障碍性贫血的临床表现

注意:全血细胞减少的疾病包括再生障碍性贫血、重度骨髓增生异常综合征(MDS)、阵发性睡眠性血红蛋白尿症(PNH)、恶性组织细胞病、重度巨幼细胞贫血、急性造血功能停滞等。

　　A. 发热、贫血、出血　　　　　B. 出血　　　　　　　　　　　C. 贫血
　　D. 明显的脾大　　　　　　　　E. 发热、贫血、出血、肝脾大

【例24】急性白血病的主要临床表现
【例25】再生障碍性贫血的主要临床表现

5. 实验室检查

再生障碍性贫血的检查结果如下,注意与缺铁性贫血相鉴别。

	缺铁性贫血	再生障碍性贫血
贫血分类	小细胞低色素性贫血	正细胞正色素性贫血
MCV(fl)	<80	80~100
MCHC	<32%	32%~35%
Hb、红细胞	降低	降低
白细胞	正常或减低	降低
血小板	正常或减低	降低
网织红细胞	正常或轻度增高	降低
血片	红细胞体积缩小,中央淡染区扩大	形态正常,数量减少
骨髓	①红系——增生活跃,以中、晚幼红细胞为主,"核老浆幼"现象 ②粒系、巨核系——正常 ③骨髓涂片铁染色示铁粒幼细胞减少或消失	①多部位骨髓增生低下,红系、粒系、巨核系明显减少,形态大致正常 ②非造血细胞比例↑;骨髓小粒无造血细胞;④骨髓活检示造血组织均匀减少,脂肪组织增加

A. 骨髓巨核细胞增多,大多为颗粒型巨核细胞
B. 骨髓巨核细胞数量显著减少
C. 骨髓巨核细胞增多,原始巨核细胞显著增多
D. 骨髓巨核细胞增多,小巨核细胞增多
E. 骨髓巨核细胞增多,病态巨核细胞增多

【例26】符合再生障碍性贫血的表现是
【例27】符合特发性血小板减少性紫癜的表现是

6. 诊断

(1) 再生障碍性贫血的诊断标准
①全血细胞减少,网织红细胞百分数<0.01,淋巴细胞比例增高。
②一般无肝、脾大。
③骨髓多部位增生减低(<正常50%)或重度减低(<正常25%),造血细胞减少,非造血细胞比例增高,骨髓小粒空虚。
④除外引起全血细胞减少的其他疾病,如阵发性睡眠性血红蛋白尿症(PNH)、Fanconi贫血、Evans综合征、免疫相关性全血细胞减少等。

(2) 重型再障的诊断标准 发病急,贫血进行性加重,常伴严重感染和(或)出血。具备下述3项中2项:①网织红细胞绝对值<15×10⁹/L;②中性粒细胞<0.5×10⁹/L;③血小板<20×10⁹/L。

(3) 非重型再障的诊断标准 达不到上述重型再障诊断标准的再生障碍性贫血。

7. 鉴别诊断

(1) 阵发性睡眠性血红蛋白尿症(PNH) 典型病人有血红蛋白尿发作,易鉴别。不典型者无血红蛋白尿发作,全血细胞减少,骨髓可增生减低,易误诊为再障。但 PNH 病人酸溶血试验(Ham 试验)、蛇毒因子溶血试验(CoF 试验)均阳性,骨髓或外周血可发现 CD55⁻、CD59⁻的各系血细胞。

(2) 骨髓增生异常综合征(MDS)　MDS 中的难治性贫血(RA)有全血细胞减少,网织红细胞有时不高甚至降低,骨髓可低增生,易与再障混淆,但 RA 有病态造血现象可资鉴别。

(3) 自身抗体介导的全血细胞减少　包括 Evans 综合征和免疫相关性全血细胞减少。前者可测及外周成熟血细胞的自身抗体,后者可测及骨髓未成熟血细胞的自身抗体。

(4) 急性白血病　特别是白细胞减少和低增生性白血病,早期肝、脾、淋巴结不肿大,外周两系或三系血细胞减少,易与再障混淆。但急性白血病骨髓象原始粒、单或原(幼)淋巴细胞明显增多。

(5) 急性造血功能停滞　常由感染和药物引起,起病多伴高热,贫血重,进展快,多误诊为急性再障。病情有自限性,不需特殊治疗,2~6 周可恢复。

【例28】男,24 岁。头晕、乏力、鼻出血 3 个月,加重伴牙龈出血 1 周。查体:皮肤可见出血点,牙龈有渗血,胸骨无压痛,肝脾肋下未触及。实验室检查:Hb60g/L,WBC1.8×10^9/L,N0.2,L0.80,Plt18×10^9/L,网织红细胞绝对值 11×10^9/L。骨髓细胞学检查示增生明显低下,全片未见巨核细胞。该患者最可能的诊断是
　　A. 重型再生障碍性贫血　　　　B. 巨幼细胞贫血　　　　C. 急性白血病
　　D. 慢性再生障碍性贫血　　　　E. 特发性血小板减少性紫癜

8. 治疗

对症治疗	输血(Hb<60g/L 者)、控制感染(合并感染者)、止血(出血者)、护肝
免疫抑制治疗	抗淋巴/胸腺细胞球蛋白(ALG/ATG)主要用于<u>重型再障</u>的治疗 环孢素适于全部再障;CD3 单克隆抗体、吗替麦考酚酯、环磷酰胺、甲泼尼龙适于<u>重型再障</u>
雄激素	适用于<u>全部再障</u>,在使用 2~3 个月后生效 常用药物有<u>司坦唑醇(康力龙)、十一酸睾酮(安雄)、丙酸睾酮、达那唑</u>
造血生长因子	适用于全部再障,尤其<u>重型再障</u>。常用药物有红细胞生成素(EPO)、粒-单系集落刺激因子(GM-CSF)、粒系集落刺激因子(G-CSF)、艾曲泊帕、重组人血小板生成素(TPO)
造血干细胞移植	对 40 岁以下、无感染、有合适供体的<u>重型再障</u>,可首先考虑异基因造血干细胞移植

注意: 抗胸腺细胞球蛋白(ATG)为强力免疫抑制剂,主要是通过去除抑制性 T 淋巴细胞对骨髓造血的抑制而发挥作用。9 版《内科学》未讲述,请参阅 13 版《实用内科学》P2426。

(29~30 题共用题干)男,26 岁。乏力、间断鼻出血 3 周,既往体健。查体:T36℃,面色略苍白,双下肢可见数个瘀斑,浅表淋巴结未触及肿大,巩膜无黄染,舌尖可见血疱。心、肺检查无异常。腹平软,肝脾肋下未触及。血常规 Hb70g/L,RBC2.3×10^{12}/L,WBC2.9×10^9/L,分类 N0.30,L0.65,M0.05,Plt22×10^9/L,Ret0.001。

【例29】该患者最可能的诊断是
　　A. 骨髓增生异常综合征　　　　B. Evans 综合征　　　　C. 巨幼细胞贫血
　　D. 再生障碍性贫血　　　　　　E. 阵发性睡眠性血红蛋白尿症

【例30】如需进一步明确诊断,最重要的检查是
　　A. 血清铁和铁蛋白测定　　　　B. 血清叶酸和维生素 B_{12} 测定　　　　C. 多部位骨髓穿刺
　　D. Coombs 试验　　　　　　　E. 血细胞 CD55、CD59 测定

【例31】临床上常用 ATG 治疗的血液病是
　　A. 缺铁性贫血　　　　　　　　B. 再生障碍性贫血　　　　C. 巨幼细胞贫血
　　D. 白血病　　　　　　　　　　E. 骨髓增生异常综合征(2021)

【例32】抗胸腺细胞球蛋白(ATG)治疗重型再生障碍性贫血的机制是
　　A. 刺激造血干细胞增殖　　　　B. 抑制 T 细胞,使造血功能恢复　　　　C. 改善骨髓微环境

D. 稳定血管内皮细胞,减少出血　　E. 提高体内EPO水平

五、溶血性贫血

溶血是红细胞遭到破坏,寿命缩短的过程。骨髓具有正常造血6~8倍的代偿能力,当溶血超过骨髓的代偿能力,引起的贫血即为溶血性贫血。当溶血发生而骨髓能够代偿时,可无贫血,称为溶血状态。

1. 临床分类　大纲不作要求,但常考。

(1) **红细胞自身异常所致的溶血性贫血**

①红细胞膜异常　A. 遗传性红细胞膜异常,如遗传性球形(椭圆形、棘形、口形)红细胞增多症;B. 获得性血细胞膜糖磷脂酰肌醇(GPI)锚链膜蛋白异常,如阵发性睡眠性血红蛋白尿症(PNH)。

②遗传性红细胞酶缺乏　A. 磷酸戊糖途径酶缺陷,如葡萄糖-6-磷酸脱氢酶(G-6-PD)缺乏症;B. 无氧糖酵解途径酶缺陷,如丙酮酸激酶缺乏症;C. 核苷代谢酶系、氧化还原酶系缺陷也可导致溶血性贫血。

③遗传性珠蛋白生成障碍　A. 珠蛋白肽链结构异常,如异常血红蛋白病;B. 珠蛋白肽链数量异常,如珠蛋白生成障碍性贫血,即地中海贫血。

(2) **红细胞外部因素所致的溶血性贫血**

①免疫性溶血性贫血　A. 自身免疫性溶血性贫血,如温抗体型或冷抗体型溶血性贫血,原发性或继发性(如SLE)溶血性贫血;B. 同种免疫性溶血性贫血,如血型不相容性输血反应、新生儿溶血性贫血等。

②血管性溶血性贫血　A. 微血管病性溶血性贫血,如血栓性血小板减少性紫癜/溶血尿毒症综合征(TTP/HUS)、弥散性血管内凝血(DIC)、败血症等;B. 瓣膜病,如钙化性主动脉瓣狭窄及人工瓣膜、血管炎等;C. 血管壁受到反复挤压,如行军性血红蛋白尿。

③生物因素　蛇毒、疟疾、黑热病等。

④理化因素　大面积烧伤、血浆中渗透压改变和化学因素,如苯肼、亚硝酸盐类等中毒,可因引起获得性高铁血红蛋白血症而溶血。

【例33】由红细胞膜异常引起的贫血性疾病是
　A. 蚕豆病　　　　　　　　　B. 不稳定血红蛋白病　　　　　C. 地中海贫血
　D. 镰状细胞贫血　　　　　　E. 遗传性球形红细胞增多症

【例34】主要由于免疫因素异常引起溶血性贫血的情况是
　A. 大面积烧伤　　　　　　　B. 疟疾　　　　　　　　　　　C. 血型不合的输血
　D. 毒蛇咬伤　　　　　　　　E. 人工心脏瓣膜置换术后

【例35】属于红细胞外部异常所致的溶血性贫血是
　A. 遗传性球形红细胞增多症　B. PNH　　　　　　　　　　　C. 自身免疫性溶血性贫血
　D. 异常血红蛋白病　　　　　E. 失血性贫血

2. 发病机制

(1) **血管外溶血**　是指红细胞被脾等单核-巨噬细胞系统吞噬消化,释出的血红蛋白分解为珠蛋白和血红素。珠蛋白被分解利用,血红素被分解为铁和卟啉。铁被再利用。卟啉进一步分解为游离胆红素,被肝细胞摄取,与葡萄糖醛酸结合形成结合胆红素随胆汁排入肠道。当溶血程度超过肝处理胆红素的能力时,会发生溶血性黄疸。慢性血管外溶血因长期高胆红素血症导致肝功能损害,可出现结合胆红素升高。

(2) **血管内溶血**　是指红细胞在血液循环中被破坏,释放游离血红蛋白。

①由于血红蛋白在血管中不能进一步进行代谢,故常导致血红蛋白血症。

②游离血红蛋白能与血浆中的结合珠蛋白结合,不能通过肾小球滤过排出,需经肝细胞摄取并在肝内进行胆红素代谢。

③未被结合的游离血红蛋白从肾小球滤过,形成血红蛋白尿排出体外;其余部分血红蛋白被近端小管重吸收,并分解为卟啉、珠蛋白及铁。

④若反复发生血管内溶血,铁以铁蛋白或含铁血黄素的形式沉积于上皮细胞内,并可随尿排出,形成含铁血黄素尿。

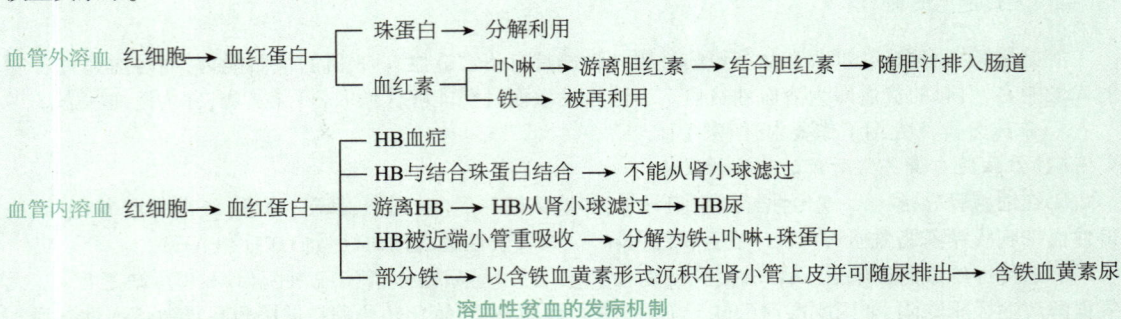

溶血性贫血的发病机制

(3) **原位溶血** 也称无效性红细胞生成,是指骨髓内的幼红细胞在释放入血液循环之前,就已经在骨髓内被破坏,可伴有黄疸,其本质是一种血管外溶血。常见于骨髓增生异常综合征和巨幼细胞贫血。

(4) **红系代偿性增生** 溶血后可引起骨髓红系代偿性增生。
①外周血网织红细胞比例增加,可达 0.05~0.20。
②血涂片可见有核红细胞,严重溶血时可见到幼稚粒细胞。
③骨髓涂片检查显示骨髓增生活跃,红系比例增高,以中幼红、晚幼红细胞为主,粒红比例可倒置,部分红细胞内含有核碎片。

(5) **血管内溶血与血管外溶血的鉴别** 如下。

	血管内溶血	血管外溶血
病因	红细胞在血液循环中遭到破坏,释放游离的血红蛋白引起症状	单核-吞噬系统吞噬裂解红细胞后,释放的血红蛋白可分解为珠蛋白和血红素
血红蛋白尿	有	无
血红蛋白血症	有	无
含铁血黄素尿	有	无
游离胆红素	不高	增高
黄疸	轻	重,明显
常见原因	血型不合的输血、输注低渗溶液、PNH 冷抗体型自身免疫性溶血性贫血	遗传性球形红细胞增多症、α地中海贫血 温抗体型自身免疫性溶血性贫血
起病	急	缓慢
病程	多发生急性溶血	多发生慢性溶血
临床症状	严重的腰痛、四肢酸痛、头痛、呕吐 寒战、高热、血红蛋白尿、黄疸 严重者出现周围循环衰竭和急性肾衰竭	"贫血、黄疸、肝脾大"三个特征 病程长,呼吸循环系统可对贫血代偿 长期高胆红素血症,致胆石症、肝功损害

注意: ①红细胞葡萄糖-6-磷酸脱氢酶(G-6-PD)缺乏症既可发生血管外溶血,也可发生血管内溶血。
②蚕豆病主要表现为血管内溶血,溶血程度与食蚕豆的量无关。
③镰状细胞贫血既可发生血管外溶血,也可发生血管内溶血。
④α地中海贫血的溶血发生在脾,不属于原位溶血。β地中海贫血为骨髓内溶血,属于原位溶血。

【例36】血管外溶血时,红细胞破坏的最主要场所是
  A. 骨髓   B. 肾   C. 肝

D. 脾　　　　　　　　　　　E. 心

【例37】可出现原位溶血的疾病是
　　A. 遗传性球形红细胞增多症　　B. G-6-PD 缺乏症　　C. 骨髓增生异常综合征
　　D. 异常血红蛋白病　　　　　　E. 阵发性睡眠性血红蛋白尿症

3. 临床表现

（1）**急性溶血性贫血**　多为血管内溶血，起病急骤，表现为严重腰背及四肢酸痛、伴头痛、呕吐、寒战、随后高热、面色苍白和黄疸、血红蛋白尿、急性肾衰竭、休克等。

（2）**慢性溶血性贫血**　多为血管外溶血，表现为贫血、黄疸、脾大三联征。

4. 实验室检查

红细胞破坏增加	①血管内溶血——血红蛋白血症（游离血红蛋白↑）、血清结合珠蛋白↓、含铁血黄素尿（慢性多见）、血红蛋白尿（尿隐血阳性、尿蛋白阳性、红细胞阴性） ②血管外溶血——高胆红素血症、总胆红素增高、粪胆原↑、尿胆原↑
红系代偿性增生	网织红细胞——增高（可达 0.05～0.20） 骨髓红系——增生旺盛，主要为中晚幼红细胞；粒红比例降低或倒置 外周血涂片——可见有核红细胞；部分红细胞含核碎片，如 Howell-Jolly 小体、Cabot 环
红细胞寿命缩短	是溶血**最可靠**的指标，^{51}Cr-RBC 测定红细胞寿命缩短（临床上少用）

【例38】下列能直接提示红细胞破坏增多的检查是外周血
　　A. 网织红细胞增多　　　　　B. 见到晚幼红细胞　　　　C. 见到晚幼粒细胞
　　D. 见到破碎红细胞　　　　　E. 靶形红细胞增多

【例39】溶血性贫血时，能提示骨髓代偿性增生的实验室检查是
　　A. 周围血出现晚幼红细胞　　B. 周围血出现破碎红细胞　　C. 血清胆红素增高
　　D. 血清结合珠蛋白降低　　　E. 尿含铁血黄素试验阳性

5. 诊断步骤

（1）**确定是否存在溶血**　贫血病人如有溶血性贫血的临床表现，实验室检查提示红细胞破坏增多，骨髓中幼红细胞代偿性增生及红细胞寿命缩短，即可确定溶血。

（2）**确定溶血部位**　区分血管内溶血和血管外溶血。血管内溶血常见于异型输血、阵发性睡眠性血红蛋白尿症、阵发性冷性血红蛋白尿等。血管外溶血常见于自身免疫性溶血性贫血。

（3）**确定溶血病因**　抗人球蛋白试验（Coombs 试验）阳性提示温抗体型自身免疫性溶血性贫血。

注意：①Ham 试验（酸溶血试验）阳性——阵发性睡眠性血红蛋白尿症（PNH）。
　　　　②Coombs 试验（抗人球蛋白试验）阳性——温抗体型自身免疫性溶血性贫血。
　　　　③高铁血红蛋白还原试验阳性——红细胞葡萄糖-6-磷酸脱氢酶（G-6-PD）缺乏症（蚕豆病）
　　　　④红细胞脆性试验阳性——遗传性球形红细胞增多症。

【例40】患者，女，28 岁。头晕、乏力 3 个月。既往有风湿病病史。查体：贫血貌，巩膜轻度黄染，脾肋下 3cm。血常规 Hb80g/L，WBC8.8×10^9/L，Ret 0.12，Coombs 试验阳性。最可能的诊断是
　　A. 阵发性睡眠性血红蛋白尿症　　B. 地中海贫血　　　　　　C. 自身免疫性溶血性贫血
　　D. 遗传性球形红细胞增多症　　　E. 葡萄糖-6-磷酸脱氢酶缺乏症

【例41】男性患者，13 岁。食蚕豆后突感畏寒，发热，皮肤发黄。血红蛋白 70g/L，网织红细胞 0.15，尿胆原阳性，胆红素阴性。对明确诊断最重要的检查是
　　A. 血总胆红素测定　　　　B. 酸化血清溶血试验　　　　C. 抗人球蛋白试验
　　D. 骨髓检查　　　　　　　E. 高铁血红蛋白还原试验

A. 阵发性睡眠性血红蛋白尿症   B. 缺铁性贫血   C. 再生障碍性贫血
D. 巨幼细胞贫血   E. 自身免疫性溶血性贫血

【例42】外周血中全血细胞减少,Ham试验阴性,见于

【例43】血红蛋白50g/L,血小板$100×10^9$/L,Coombs试验阳性,见于

6. 治疗原则

(1) **病因治疗** 针对溶血性贫血的发病机制进行治疗。如药物诱发的溶血性贫血,应立即停药并避免再次用药。自身免疫性溶血性贫血采用糖皮质激素、脾切除治疗等。

(2) **对症治疗** 针对贫血及溶血性贫血引起的并发症进行治疗。如输注红细胞,纠正急性肾衰竭、休克、电解质紊乱、抗血栓形成、补充造血原料等。

7. 自身免疫性溶血性贫血(AIHA)

(1) 分型

AIHA系因免疫调节功能发生异常,产生抗自身红细胞抗体致使红细胞破坏的一种溶血性贫血。

①根据有无病因分为原发性和继发性AIHA。

②根据致病抗体最佳活性温度,分为温抗体型和冷抗体型AIHA两型。冷抗体型自身免疫性溶血性贫血又细分为冷凝集素综合征(CAS)和阵发性冷性血红蛋白尿(PCH)两个亚型。

(2) 诊断和治疗

	温抗体型自身免疫性溶血性贫血	冷抗体型自身免疫性溶血性贫血
所占比例	占AIHA的80%~90%	占AIHA的10%~20%
致病抗体	多为IgG,其次为C3,少数为IgA	CAS多为IgM,PCH为IgG双相溶血素(D-L抗体)
抗体特性	为不完全抗体,37℃最活跃	CAS为完全抗体,0~5℃最活跃;PCH20℃以下最活跃
临床表现	多表现为慢性血管外溶血,成年女性多见,以贫血、黄疸、脾大为特征。少数表现为Evans综合征	①CAS表现为耳、鼻尖、指(趾)发绀,贫血,血红蛋白尿 ②PCH病人遇冷出现血红蛋白尿,伴发热、腰背痛、恶心、呕吐等;反复发作者可有脾大、黄疸、含铁血黄素尿
辅助检查	抗人球蛋白(Coombs)试验阳性	CAS冷凝集素试验阳性;PCH冷热溶血(D-L)试验阳性
治疗	病因治疗,糖皮质激素(首选)、脾切除、免疫抑制剂、输洗涤红细胞	保暖是最重要的治疗措施 激素疗效不佳,切脾无效,免疫抑制治疗是主要治疗措施

注意:温抗体型自身免疫性溶血性贫血的抗体为不完全抗体,吸附于红细胞表面。致敏红细胞易被巨噬细胞破坏,部分膜破坏可形成球形红细胞。

【例44】女,20岁。面色苍白、乏力、心悸1周。实验室检查:Hb65g/L,WBC9.4×10^9/L,Plt212×10^9/L,Ret0.12,Coombs试验阳性,该患者首选的治疗措施是

A. 脾切除   B. 应用硫唑嘌呤   C. 应用环孢素
D. 应用糖皮质激素   E. 输注红细胞

【例45】发生温抗体型自身免疫性溶血性贫血时,部分红细胞可出现的异常形态是

A. 泪滴状   B. 棘形   C. 球形
D. 椭圆形   E. 镰刀形

【例46】女,20岁。头晕、心悸、乏力3个月。查体:贫血貌,浅表淋巴结未触及肿大,巩膜轻度黄染,心、肺未见异常,腹平软,肝肋下1cm,脾肋下3cm。实验室检查:Hb75g/L,RBC2.5×10^{12}/L,WBC8.2×10^9/L,Plt151×10^9/L,Ret0.12,Coombs试验(+)。最可能的诊断是

A. 缺铁性贫血   B. 巨幼细胞贫血   C. Evans综合征
D. 地中海贫血   E. 自身免疫性溶血性贫血

8. 阵发性睡眠性血红蛋白尿症(PNH)

PNH 是一种后天获得的造血干细胞基因突变所致的红细胞膜缺陷性溶血病。临床表现以血管内溶血性贫血为主,可伴有血栓形成和骨髓衰竭。典型病人有特征性间歇发作的睡眠后血红蛋白尿。

(1)**诊断** 有 PNH 的临床表现,有肯定的血管内溶血实验室检查依据,酸溶血试验(Ham 试验)、蛇毒因子溶血或尿含铁血黄素试验中有任两项阳性,即可诊断。

①血红蛋白尿 晨起血红蛋白尿是本病的典型表现,约 1/4 的病人以此为首发症状。重者尿液外观呈酱油色或红葡萄酒样。轻者仅为尿隐血试验阳性。

②血细胞减少 可有不同程度的贫血。中性粒细胞减少可致各种感染。血小板减少可有出血倾向。

③血栓形成 病人有血栓形成倾向,最常发生于肝静脉,其次为肠系膜、脑静脉、下肢深静脉等。

④骨髓象 增生活跃,尤以红系明显。长期尿铁丢失过多,铁染色示骨髓内、外铁减少。

⑤溶血 可有血管内溶血表现。

⑥特异性血清学试验 包括酸溶血试验(Ham 试验)、蛇毒因子溶血、蔗糖溶血试验等,这些试验的敏感度和特异度均不高。

⑦流式细胞术检测 PNH 时,粒细胞、单核细胞、红细胞、淋巴细胞膜上的 CD55、CD59 表达下降。FLAER 是 PNH 检测的新方法,更敏感、更特异,且不受输血、溶血的影响。

(2)**治疗** 包括支持对症治疗、控制溶血发作、防治血栓形成。

①支持对症治疗 必要时输注去白细胞的红细胞,使用雄激素刺激红细胞生成,给予小剂量铁剂。

②控制溶血发作 糖皮质激素对部分病人有效。可使用碳酸氢钠、抗氧化药物、抗补体单克隆抗体。

③防治血栓形成 对已发生血栓者给予抗凝治疗,对是否采取预防性抗凝治疗尚无定论。

④异基因造血干细胞移植 是目前唯一可能治愈本病的方法。

> **注意:**①9 版《内科学》P561 认为 PNH 支持治疗应输注去白细胞的红细胞。
> ②14 版《实用内科学》P2543 认为 PNH 支持治疗应输注洗涤红细胞。

【例47】下列实验室检查结果支持阵发性睡眠性血红蛋白尿症诊断的是
  A. 红细胞渗透脆性增高 B. 高铁血红蛋白还原试验阳性 C. 酸溶血(Ham)试验阳性
  D. 血红蛋白电泳异常 E. 抗人球蛋白(Coombs)试验阳性

【例48】诊断阵发性睡眠性血红蛋白尿症最有意义的血细胞膜免疫标志是
  A. CD19、CD20 B. CD3、CD4 C. CD33、CD34
  D. CD3、CD8 E. CD55、CD59

▶**常考点** 贫血的分类;铁代谢;缺铁性贫血;再生障碍性贫血;溶血性贫血类型。

参考答案——详细解答见《2024 国家临床执业及助理医师资格考试历年考点精析(上、下册)》

1. ABCDE	2. ABCDE	3. ABCDE	4. ABCDE	5. ABCDE	6. ABCDE	7. ABCDE
8. ABCDE	9. ABCDE	10. ABCDE	11. ABCDE	12. ABCDE	13. ABCDE	14. ABCDE
15. ABCDE	16. ABCDE	17. ABCDE	18. ABCDE	19. ABCDE	20. ABCDE	21. ABCDE
22. ABCDE	23. ABCDE	24. ABCDE	25. ABCDE	26. ABCDE	27. ABCDE	28. ABCDE
29. ABCDE	30. ABCDE	31. ABCDE	32. ABCDE	33. ABCDE	34. ABCDE	35. ABCDE
36. ABCDE	37. ABCDE	38. ABCDE	39. ABCDE	40. ABCDE	41. ABCDE	42. ABCDE
43. ABCDE	44. ABCDE	45. ABCDE	46. ABCDE	47. ABCDE	48. ABCDE	

第28章 白细胞减少和粒细胞缺乏症

▶ **考纲要求**

白细胞减少和粒细胞缺乏症。

▶ **复习要点**

白细胞减少是指外周血白细胞总数持续低于 $4.0×10^9/L$。中性粒细胞减少是指外周血中性粒细胞计数低于 $2.0×10^9/L$。粒细胞缺乏症是指外周血中性粒细胞计数低于 $0.5×10^9/L$。

1. 病因

(1) 生成减少

①理化因素　电离辐射、化学毒物、细胞毒药物可损伤造血干细胞、抑制骨髓，导致粒细胞生成减少。

②血液病　A. 无效造血(如巨幼细胞贫血、骨髓增生异常综合征)；B. 正常造血受到抑制(如白血病、恶性肿瘤骨髓转移)；C. 造血干细胞障碍性疾病(如再生障碍性贫血)。

③病毒感染　如病毒性肝炎等。

④其他　周期性粒细胞减少症、家族性良性粒细胞减少症、慢性增生低下性粒细胞减少症。

(2) 破坏过多

①免疫性　如药物、自身免疫病(如系统性红斑狼疮、类风湿关节炎、Felty 综合征)引起的粒细胞减少。

②其他　如脾功能亢进、严重败血症。

(3) 分布异常　如转移性粒细胞减少、假性粒细胞减少等。

(4) 释放障碍　惰性白细胞综合征等。

2. 临床表现

(1) 白细胞减少症　起病缓慢，可无症状，常有头晕、乏力、食欲缺乏、低热、反复感染。

(2) 粒细胞缺乏症　起病急，寒战高热，常表现为急性咽喉炎、黏膜坏死、肺炎、败血症、脓毒血症。

3. 诊断

根据血常规检查结果即可作出白细胞减少、粒细胞缺乏症的诊断，关键是作出可能的病因诊断。

4. 治疗

(1) 白细胞减少症　病因治疗，促白细胞生成药物(G-CSF、碳酸锂、维生素 B_4)，预防及控制感染。

(2) 粒细胞缺乏症

①去除病因　病因明确者，应去除病因。药物引起者，立即停药。感染引起者，积极控制感染。

②消毒隔离　本病常合并严重感染，有条件者应住无菌病房、简易层流床，饮食、餐具应消毒。

③积极控制感染　首先联合应用广谱抗生素，待找到病原体后，再根据药敏试验结果调整用药。

④促白细胞生成　粒细胞集落刺激因子(G-CSF)、粒细胞-巨噬细胞集落刺激因子(GM-CSF)等。

⑤支持疗法　静脉输注丙种球蛋白。

▶ **常考点**　白细胞减少和粒细胞缺乏症的定义。

第29章 骨髓增生异常综合征与白血病

▶ **考纲要求**
①骨髓增生异常综合征。②白血病概述。③急性白血病。④慢性髓系白血病。

▶ **复习要点**

一、骨髓增生异常综合征

1. 概念

骨髓增生异常综合征(MDS)是一组起源于造血干细胞,以血细胞病态造血,高风险向急性髓系白血病(AML)转化为特征的异质性髓系肿瘤性疾病。任何年龄男女均可发病,约80%病人大于60岁。

2. 病因

(1) **原发性MDS** 病因尚未明确。
(2) **继发性MDS** 常见于烷化剂、拓扑异构酶抑制剂、放射线、有机毒物密切接触者。

3. 发病机制

MDS是起源于造血干细胞的克隆性疾病,异常克隆细胞在骨髓中分化、成熟障碍,出现病态、无效造血,并呈现高风险向急性髓系白血病转化趋势。

部分MDS病人可发现造血细胞中有基因突变、表观遗传学改变、染色体异常或骨髓造血微环境异常,这些异常改变可能参与MDS的多因素、多步骤、连续动态的发生发展过程。

4. 分型

(1) **FAB分型** 法美英(FAB)协作组根据MDS病人外周血、骨髓中原始细胞比例、形态学改变及单核细胞数量,将MDS分为5型:难治性贫血(RA)、环形铁粒幼细胞性难治性贫血(RAS)、难治性贫血伴原始细胞增多(RAEB)、难治性贫血伴原始细胞增多转变型(RAEB-t)、慢性粒-单核细胞性白血病(CMML)。MDS的FAB分型如下。

FAB分型	外周血	骨髓
RA	原始细胞<1%	原始细胞<5%
RAS	原始细胞<1%	原始细胞<5%,环形铁幼粒细胞>有核红细胞15%
RAEB	原始细胞<5%	原始细胞5%~20%
RAEB-t	原始细胞≥5%	原始细胞>20%而<30%;或幼粒细胞出现Auer小体
CMML	原始细胞<5%,单核细胞>1×10^9/L	原始细胞5%~20%

(2) **WHO分型** 世界卫生组织(WHO)提出了新的MDS分型标准,认为骨髓原始细胞达20%即为急性白血病,将RAEB-t归为急性髓系白血病,将CMML归为骨髓增生异常综合征/骨髓增殖性肿瘤。2016年版删除了"难治性贫血"的命名。将5号染色体长臂缺失伴或不伴其他一种染色体异常(除外7号染色体异常)的MDS独立为伴有孤立5q$^-$的MDS;增加了MDS未能分类(MDS-U)。目前临床MDS分型中平行使用着FAB和WHO标准。WHO分型标准如下。

分型	分类	病态造血	环形铁粒幼细胞	骨髓原始细胞	外周血原始细胞	Auer
MDS伴病态造血（MDS-LD）	MDS-SLD（单系病态造血）	1系	<15%	<5%	<1%	无
	MDS-MLD（多系病态造血）	2或3系	<15%	<5%	<1%	无
MDS伴环形铁粒细胞（MDS-RS）	MDS-RS-SLD	1系	≥15%	<5%	<1%	无
	MDS-RS-MLD	2或3系	≥15%	<5%	<1%	无
	MDS伴孤立del（5q）	1~3系	任何比例	<5%	<1%	无
MDS伴原始细胞增多（MDS-EB）	MDS-EB-1	0~3系	任何比例	5%~9%	或2%~4%	无
	MDS-EB-2	0~3系	任何比例	10%~19%	或5%~19%	或有
MDS-未分类（MDS-U）	血中有1%的原始细胞	1~3系	任何比例	<5%	=1%	无
	单系病态造血并全血细胞减少	1系	任何比例	<5%	<1%	无
	根据定义MDS的细胞遗传学异常	0系	<15%	<5%	<1%	无
	儿童难治性血细胞减少症	1~3系	无	<5%	<2%	无

注意：①9版《内科学》先后使用过环形铁幼粒细胞(P564)、环形铁粒幼细胞(P565、P566)等名称。
②FAB分型标准——MDS骨髓原始细胞<30%，急性白血病≥30%。
③WHO分型标准——MDS骨髓原始细胞<20%，急性白血病≥20%。

【例1】骨髓增生异常综合征患者的骨髓原始细胞中有Auer小体，见于
　　A. RA型　　　　　　　　　B. RAS型　　　　　　　　　C. CMML型
　　D. RAEB型　　　　　　　　E. RAEB-t型

【例2】男性，50岁。1年来面色苍白、乏力，1个月来出现牙龈出血。化验Hb68g/L，WBC2.6×10^9/L，Plt32×10^9/L。骨髓检查增生明显活跃，原始细胞4%，可见到Auer小体，铁染色结果示细胞外铁(+++)，环形铁幼粒细胞占17%，诊断骨髓增生异常综合征（MDS），根据FAB分型最可能的类型是
　　A. RA型　　　　　　　　　B. RAS型　　　　　　　　　C. RAEB型
　　D. RAEB-t型　　　　　　　E. CMML型

【例3】MDS-RCMD患者不可能出现的异常表现是
　　A. 难治性贫血　　　　　　　　　　B. 骨髓原始细胞>5%
　　C. 外周血可见幼稚细胞　　　　　　D. 血小板减少
　　E. 骨髓造血祖细胞培养集落形成减少（2016，9版《内科学》已删除相关内容）

5. 临床表现

FAB	主要症状	临床进展	中位生存期	白血病转化率
RA	以贫血为主	进展缓慢	3~6年	5%~15%
RAS	以贫血为主	进展缓慢	3~6年	5%~15%
RAEB	以全血细胞减少为主,易发生贫血、出血、感染、脾大	病情进展快	12个月	40%以上
RAEB-t	以全血细胞减少为主,易发生贫血、出血、感染、脾大	病情进展快	5个月	60%以上
CMML	以贫血为主,可有感染、出血,脾大常见	病情进展快	20个月	30%

注意：①RAEB和RAEB-t恶变率分别高达40%、60%以上,故需采用阿糖胞苷化疗。
②RA、RAS恶变率较低(5%~15%)，无须化疗。

6. 实验室检查

（1）血象和骨髓象的病态造血表现　持续一系或多系血细胞减少：Hb<100g/L、中性粒细胞<1.8×10^9/L、血小板<100×10^9/L，但骨髓增生活跃。MDS的病态造血表现如下。

第九篇 内科学
第29章 骨髓增生异常综合征与白血病

	红系	粒系	巨核系
细胞核	核出芽,核间桥,核碎裂 多核,核多分叶,巨幼样变	核分叶减少(假 Pelger-Huët) 不规则核分叶增多	小巨核细胞,核少分叶,多核 (正常巨核细胞为单核分叶)
细胞质	环状铁粒幼细胞,空泡 PAS 染色阳性	胞体小或异常增大 颗粒减少或无颗粒,Auer 小体 假 Chediak-Higashi 颗粒	—

【例4】骨髓象常见病态造血的疾病是
　　A. 再生障碍性贫血　　　B. 慢性失血所致贫血　　　C. 叶酸缺乏所致贫血
　　D. 维生素 B_{12} 缺乏所致贫血　　E. 骨髓增生异常综合征

【例5】不属于骨髓增生异常综合征骨髓常见病态造血表现的是
　　A. 红系核浆发育不平衡　　B. 粒系核分叶过多　　　C. 粒系细胞颗粒过多
　　D. 粒系细胞颗粒过少　　　E. 见到淋巴样小巨核细胞

　　(2) **血象和骨髓象**　MDS 骨髓象与血象检查结果是相反的,表现为骨髓增生活跃,但外周血三系细胞减少,此为骨髓病态造血所致。80%~90% 的 MDS 表现为骨髓增生活跃或明显活跃,仅 10%~20% 表现为骨髓增生低下。请注意骨髓增生异常综合征与再生障碍性贫血的区别。

	骨髓增生异常综合征	再生障碍性贫血
红细胞、血红蛋白	↓	↓
白细胞	↓	↓
血小板	↓	↓
网织红细胞	90%减少、10%正常或增多	减少
贫血类型	正常细胞性或大细胞性贫血 90%,小细胞性贫血 10%	正常细胞性贫血
骨髓红系	增生活跃(中幼、晚幼红为主)	增生不良
骨髓粒系	多数增生活跃,少数正常或增生减少	增生不良
骨髓巨核细胞	增生或正常	明显减少或缺如

　　(3) **细胞遗传学改变**　40%~70% 的 MDS 有染色体异常,常见异常为 +8、-5/5q⁻、-7/7q⁻、20q⁻。
　　(4) **病理检查**　正常人原粒和早幼粒细胞沿骨小梁内膜分布,MDS 病人骨髓活检时在骨小梁旁区和间区出现 3~5 个或更多的呈簇状分布的原粒和早幼粒细胞,称为不成熟前体细胞异常定位(ALIP)。
　　(5) **免疫学检查**　流式细胞术可检测到 MDS 病人骨髓细胞表型存在异常。
　　(6) **分子生物学检查**　使用高通量测序技术,多数 MDS 病人骨髓细胞中可检出体细胞性基因突变,对 MDS 的诊断和预后判断有潜在应用价值。

　7. 诊断与鉴别诊断
　　(1) **诊断**　根据病人血细胞减少、相应的临床表现、病态造血、细胞遗传学异常、病理学改变,MDS 的诊断不难确立。但 MDS 的诊断目前尚无"金标准",是一个除外性诊断。
　　(2) **鉴别诊断**　需与慢性再生障碍性贫血、PNH、巨幼细胞贫血、慢性髓系白血病等鉴别。

【例6】女,24 岁。头晕、乏力伴月经量增多 1 年。既往体健。查体:下肢皮肤瘀点,肝脾肋下未触及。血常规 Hb60g/L,WBC2.8×10⁹/L,Plt38×10⁹/L,Ret0.001。胸骨骨髓细胞学检查:骨髓增生活跃,未见巨核细胞。最可能的诊断是
　　A. 骨髓增生异常综合征　　B. 阵发性睡眠性血红蛋白尿症　　C. 再生障碍性贫血
　　D. 慢性失血性贫血　　　　E. 特发性血小板减少性紫癜

8. 治疗

支持治疗	输红细胞、血小板；防治感染；长期输血致铁超负荷者应行祛铁治疗
促造血治疗	促红细胞生成素（EPO）、雄激素能使部分病人造血功能改善
生物反应调节剂	沙利度胺、来那度胺适用于伴单纯 5q⁻ 的 MDS。免疫抑制剂可用于少部分极低危组 MDS
去甲基化药物	阿扎胞苷、地西他滨能逆转 MDS 抑癌基因启动子 DNA 过甲基化，改变基因表达
联合化疗	蒽环类抗生素+阿糖胞苷联合化疗，部分病人能获得一段缓解期
造血干细胞移植	异基因造血干细胞移植（HSCT）是目前唯一可能治愈 MDS 的疗法

注意：异基因造血干细胞移植用于治疗再生障碍性贫血、骨髓增生异常综合征、淋巴瘤、白血病。

二、白血病概述

1. 概念

白血病是一类造血干/祖细胞的恶性克隆性疾病。在骨髓和其他造血组织中，白血病细胞大量增生累积，使正常造血受抑制并浸润其他器官和组织。

2. 分类

(1) **根据白血病细胞的分化成熟程度和自然病程**　可将白血病分为急性和慢性两大类。
(2) **根据主要受累的细胞系列**　可将白血病分为淋巴细胞白血病和髓系白血病等。

3. 病因和发病机制

包括生物因素、物理因素、化学因素、遗传因素等。

三、急性白血病

1. 概念

急性白血病是造血干/祖细胞的恶性克隆性疾病，发病时骨髓中异常的原始细胞及幼稚细胞（白血病细胞）大量增殖并抑制正常造血，可广泛浸润肝、脾、淋巴结等各种脏器，表现为贫血、出血、感染、浸润征象。

2. 分类

(1) **FAB 分型**　急性白血病（AL）分为急性髓系白血病（AML）和急性淋巴细胞白血病（ALL）。
① 急性髓系白血病（AML）的分型　分以下 8 型。骨髓非红系有核细胞（NEC）是指不包括浆细胞、淋巴细胞、组织嗜碱细胞、巨噬细胞及所有红系有核细胞的骨髓有核细胞计数。

	中文名	特点
M₀	急性髓细胞白血病微分化型	骨髓原始细胞>30%，无嗜天青颗粒及 Auer 小体，髓过氧化物酶（MPO）及苏丹黑 B 阳性细胞<3%，CD33 或 CD13 阳性，淋系抗原及血小板抗原阴性
M₁	急性粒细胞白血病未分化型	原粒细胞占骨髓非红系有核细胞（NEC）>90%，其中 MPO 阳性细胞>3%
M₂	急性粒细胞白血病部分分化型	原粒细胞占骨髓 NEC30%～89%，其他粒细胞≥10%，单核细胞<20%
M₃	急性早幼粒细胞白血病	骨髓中以颗粒增多的早幼粒细胞为主，早幼粒在 NEC 中≥30%
M₄	急性粒-单核细胞白血病	骨髓原始细胞占 NEC>30%，各阶段粒细胞≥20%，各阶段单核细胞≥20%
M₅	急性单核细胞白血病	骨髓 NEC 中原单核、幼单核≥30%，原单核、幼单核及单核细胞≥80%
M₆	红白血病	骨髓中幼红细胞≥50%，NEC 中原始细胞≥30%
M₇	急性巨核细胞白血病	骨髓中原始巨核细胞≥30%，血小板抗原阳性，血小板过氧化酶阳性

【例7】男性，30 岁。1 周来发热伴皮肤出血点。化验血呈全血细胞减少，骨髓检查增生极度活跃，原始细

胞占骨髓非红系有核细胞的40%，各阶段粒细胞占50%，各阶段单核细胞占30%，诊断急性白血病，其FAB分类的类型是
A. M_1　　　　　　　　B. M_2　　　　　　　　C. M_4
D. M_5　　　　　　　　E. M_6

②急性淋巴细胞白血病(ALL)的分型　分为3个亚型。

分型	病理特点
L_1	原始和幼淋巴细胞以小细胞(直径≤12μm)为主
L_2	原始和幼淋巴细胞以大细胞(直径>12μm)为主
L_3(Burkitt型)	原始和幼淋巴细胞以大细胞为主，大小一致，细胞内有明显空泡，胞质嗜碱性，染色深

(2) WHO分型　参阅9版《内科学》P570，截至目前尚未考到。

【例8】女，35岁。发热、牙龈出血20天。查体：左侧颈部触及一个2cm×2cm大小淋巴结，质韧，无压痛。胸骨压痛(+)，肝肋下未触及，脾肋下2cm。血常规：Hb105g/L，WBC3.6×10⁹/L，Plt19×10⁹/L，骨髓细胞学检查示大的原始细胞占0.80，细胞大小均匀一致，胞质内可见明显空泡，PAS(+)，其余细胞系受抑。该患者最可能的诊断是
A. 急性髓细胞白血病(M_1)　　B. 急性髓细胞白血病(M_2)　　C. 急性淋巴细胞白血病(L_1)
D. 急性淋巴细胞白血病(L_2)　　E. 急性淋巴细胞白血病(L_3)

3. 临床表现

(1) **正常骨髓造血功能受抑制的表现**　即外周血三系减少的表现。

症状	临床特点	备注
贫血	部分病人因病程短，可无贫血	半数病人就诊时已有严重贫血，尤其继发MDS者
发热	半数以发热为早期表现，可有低热，高热往往提示有继发感染	最常见感染部位——口腔炎、牙龈炎、咽峡炎 最常见致病菌——革兰阴性杆菌(肺炎克雷伯杆菌、铜绿假单胞菌、大肠埃希菌、硝酸盐不动杆菌等)
出血	见于各部位，多表现为皮肤瘀点、瘀斑、鼻出血、牙龈出血、月经过多	急性早幼粒细胞白血病易并发弥散性血管内凝血 急性白血病死于出血者占62%，其中87%为颅内出血

(2) **白血病细胞增殖浸润的表现**　如下。

症状	临床特点	备注
淋巴结肿大	ALL多见	纵隔淋巴结肿大多见于T细胞急淋
肝脾大	肝脾大多为轻至中度	巨脾常见于慢性髓系白血病急性变
骨骼和关节	常有胸骨下段局部压痛。发生骨髓坏死可引起剧痛	可出现关节、骨骼疼痛，多见于儿童
眼部	粒细胞肉瘤(绿色瘤)常累及骨膜，以眼眶最常见	多见于急性粒细胞白血病
口腔	白血病细胞浸润可使牙龈增生、肿胀	多见于急单(M_5)或急粒-单(M_4)
皮肤	皮肤出现蓝灰色斑丘疹，隆起，变硬，呈紫蓝色结节	多见于急单(M_5)或急粒-单(M_4)
CNSL	最常见的髓外浸润，因化疗药物难以通过血脑屏障	多见于ALL化疗缓解期儿童
睾丸	次常见的髓外浸润部位，多为单侧无痛性肿大	多见于ALL化疗缓解后的幼儿和青年

注意：①急性白血病贫血的原因是红系增殖受白血病细胞的干扰。
②再生障碍性贫血的原因是骨髓造血功能衰竭。
③缺铁性贫血的原因是造血原材料(Fe^{2+})的缺乏。
④肾性贫血的原因是促红细胞生成素(EPO)的缺乏。

(3) 中枢神经系统白血病(CNSL)和睾丸白血病

	中枢神经系统白血病(CNSL)	睾丸白血病
发生时期	白血病的各个时期,但常发生于治疗后缓解期	常发生于化疗缓解后
好发类型	ALL	ALL
好发人群	儿童	幼儿、青年
临床表现	轻症者表现为头痛、头昏 严重者表现为呕吐、颈项强直,甚至抽搐、昏迷	睾丸无痛性肿大,多为一侧性 另一侧虽无肿大,但活检常阳性
发生率	最常见的白血病髓外复发根源	次常见的白血病髓外复发根源
治疗原则	颅脊椎照射、鞘内注射、全身化疗(HD MTX、Ara-C)	单侧病变也应双侧照射+全身化疗
化疗药物	鞘内注射常用甲氨蝶呤、阿糖胞苷、糖皮质激素	化疗常用 DVP 方案、HD Ara-C+NVT

4. 实验室检查

(1) 急性白血病实验室检查结果

贫血	正常细胞性贫血——红细胞、血红蛋白均减少
白细胞	多数升高——>$10\times10^9/L$ 为白细胞增多性白血病,>$100\times10^9/L$ 为高白细胞性白血病 少数正常或降低——如低于 $1.0\times10^9/L$ 为白细胞不增多性白血病
血小板	降低——50%的病人<$60\times10^9/L$
血涂片	可见数量不等的原始细胞和幼稚细胞,但白细胞不增多型病例很难找到原始细胞
骨髓	三系减少——红系↓、粒系↓、巨核↓ 原始细胞——原始细胞≥骨髓有核细胞的30%为急性白血病的诊断标准 骨髓增生——90%增生活跃(主要为原始细胞),10%增生低下(原始细胞仍>30%)

(2) 急性白血病与前述三种疾病实验室检查的鉴别 如下。

	急性白血病	骨髓增生异常综合征	再生障碍性贫血	缺铁性贫血
贫血类型	正常细胞性	正常细胞性,大细胞性	正常细胞性	小细胞低色素性
红细胞	↓	↓	↓	↓
白细胞	↑(多数)	↓	↓	可正常或降低
血小板	↓	↓	↓	可正常、降低或升高
骨髓红系	↓	↑(中、晚幼红增多)	↓(红系增生不良)	↑(中、晚幼红增多)
骨髓粒系	↓(正常粒系↓)	↑(多数),少数正常或↓	↓	正常
骨髓巨核	↓	正常或增多	↓↓(很难找到)	正常
骨髓增生	↑(90%增生活跃)	多数增生活跃	各系增生不良	红系增生活跃
原始细胞	占有核细胞≥30%	占有核细胞<30%	占有核细胞<30%	占有核细胞<30%

【例9】急性白血病患者最危及生命的出血是
    A. 消化道出血   B. 咯血   C. 眼底出血
    D. 颅内出血   E. 尿血(2023)

【例10】急性白血病患者最不可能出现的临床表现是
    A. 匙状甲   B. 脸色苍白   C. 牙龈出血
    D. 脾大   E. 间断性血尿(2023)

第九篇 内科学
第29章 骨髓增生异常综合征与白血病

【例11】急性白血病并发中枢神经系统白血病最常见于白血病的
  A. 起病时　　　　B. 缓解时　　　　C. 化疗时
  D. 耐药时　　　　E. 复发时

  A. 急性粒细胞白血病　　B. 急性早幼粒细胞白血病　　C. 急性单核细胞白血病
  D. 红白血病　　　　　　E. 急性淋巴细胞白血病

【例12】易导致肝、脾、淋巴结明显肿大的是
【例13】可导致弥散性血管内凝血(DIC)的是
【例14】常可导致牙龈肿胀、口腔溃疡的是

(3)急性白血病的细胞化学检查 主要用于协助形态鉴别各类白血病。
MPO为髓过氧化物酶,PAS为糖原染色,NSE为非特异性酯酶,NAP为中性粒细胞碱性磷酸酶。

	急性淋巴细胞白血病	急性粒细胞白血病	急性单核细胞白血病
MPO	(−)	分化差的原始细胞(−)~(+) 分化好的原始细胞(+)~(+++)	(−)~(+)
PAS	(+)成块或粗颗粒状	(−)或(+) 弥漫性淡红色或细颗粒状	(−)或(+) 弥漫性淡红色或细颗粒状
NSE	(−)	(−)或(+),NaF抑制<50%	(+),NaF抑制≥50%
NAP	增加	减少或(−)	正常或增加
Auer小体	(−)	(+)	(+)

注意:①髓过氧化物酶阴性见于急性淋巴细胞白血病,强阳性见于急性早幼粒细胞白血病。
②糖原染色强阳性(成块)见于急性淋巴细胞白血病。
③非特异性酯酶阳性,能被NaF抑制≥50%,见于急性单核细胞白血病。
④Auer小体阴性见于急性淋巴细胞白血病,阳性见于急性粒细胞白血病和急性单核细胞白血病。

(4)中性粒细胞碱性磷酸酶(NAP) 主要存在于成熟阶段的分叶核及杆状核中性粒细胞,其他血细胞均呈阴性反应。NAP的检查方法是外周血涂片经染色后,在油镜下连续观察100个中性粒细胞,记录其阳性反应细胞所占的百分率,即为阳性率。请注意:NAP阳性率检测的是外周血,计数的是100个中性粒细胞。该实验方法决定了NAP阳性率与病人外周血粒细胞总数无关,而与中性粒细胞有无发育障碍直接相关,只要成熟阶段的中性粒细胞多,即使总的粒细胞计数减少,NAP阳性率照样增高。
①急性粒细胞白血病、慢性粒细胞白血病(慢性髓系白血病)为造血干细胞的恶性疾病,有粒细胞分化和成熟障碍,尽管外周血粒细胞计数很高,但NAP阳性率仍降低。
②再生障碍性贫血并不是造血干细胞的恶性疾病,中性粒细胞的分化成熟没有障碍,因骨髓造血衰竭,常表现为外周血中性粒细胞减少,但NAP阳性率仍然增高。
③类白血病反应是指病人在某些情况下出现外周血白细胞显著增高,是正常骨髓对某些刺激的一种反应,外周血多为成熟白细胞,因此NAP阳性率显著增高。

注意:①NAP增高见于急性淋巴细胞白血病、再生障碍性贫血、类白血病反应、严重化脓性感染。
②NAP降低见于急性粒细胞白血病、慢性粒细胞白血病、阵发性睡眠性血红蛋白尿症等。
③急性单核细胞白血病NAP一般正常或降低,参阅9版《诊断学》P265。

(5)免疫学检查 根据白血病细胞表达的系列相关抗原,确定其来源。造血干/祖细胞表达CD34。M_3型(APL)细胞通常表达CD13、CD33、CD117、CD9,但不表达CD34和HLA-DR。

肿瘤类型	免疫学标记	肿瘤类型	免疫学标记
B 细胞及其肿瘤	CD10、CD19、CD20、CD24	T 细胞及其肿瘤	CD2、CD3、CD5、CD7、CD8
NK 细胞及其肿瘤	CD16、CD56	髓系、单核系	CD13、CD14、CD15、CD64
造血干/祖细胞	CD34	早期髓系	HLA-DR

各系细胞的免疫学标记

注意：①早期髓系表达 HLA-DR，但 APL 细胞（M_3 型）不表达 HLA-DR、CD34。
②9 版《内科学》P572：T 细胞免疫学标记为 CD2、CD3、CD5、CD7、CD8。
③9 版《病理学》P243：T 细胞免疫学标记为 CD2、CD3、CD4、CD7、CD8。

【例 15】高白细胞性白血病的白细胞数量最低限是

  A. $150×10^9$/L   B. $80×10^9$/L   C. $200×10^9$/L
  D. $100×10^9$/L   E. $50×10^9$/L

【例 16】男，35 岁。1 周来乏力、发热伴牙龈肿胀出血。化验 Hb65g/L，WBC3.0×10^9/L，分类见原幼细胞 30%，Plt35×10^9/L。骨髓检查原始细胞 80%，POX 染色部分呈弱阳性，非特异性酯酶染色阳性，NaF 可抑制。该例急性白血病最可能的 FAB 分型是

  A. M_1 型   B. M_2 型   C. M_3 型
  D. M_4 型   E. M_5 型

【例 17】男，26 岁。发热、乏力伴皮肤出血点 2 周。查体：贫血貌，牙龈肿胀，肝脾轻度肿大。化验：Hb75 g/L，WBC2.8×10^9/L，Plt57×10^9/L。骨髓增生极度活跃，原始细胞 84%，过氧化物酶染色弱阳性，非特异性酯酶染色阳性，阳性反应可被氟化钠抑制。该患者最可能的诊断是

  A. 急性淋巴细胞白血病   B. 急性巨核细胞白血病   C. 急性单核细胞白血病
  D. 急性粒细胞白血病   E. 红白血病

【例 18】女，18 岁。发热、鼻出血 3 天。查体：全身浅表淋巴结肿大，最大者 2.5cm×2cm 大小，胸骨压痛（+），肝脾肋下均可触及边缘。骨髓细胞学检查：骨髓原始细胞占 0.65，过氧化物酶（-），非特异性酯酶染色（-）。最可能的诊断是

  A. 急性早幼粒细胞白血病   B. 急性粒-单核细胞白血病   C. 急性单核细胞白血病
  D. 急性淋巴细胞白血病   E. 急性红白血病

【例 19】男，15 岁。因发热、乏力、刷牙时牙龈出血 1 周入院。查体：T38.5℃，牙龈肿胀，胸骨压痛（+），双下肢小腿出现散在出血点及瘀斑。血常规：Hb80g/L，WBC10.1×10^9/L，Plt30×10^9/L。骨髓增生极度活跃，原始细胞占 0.60，POX 染色呈弱阳性，非特异性酯酶染色阳性，可被 NaF 抑制。该患者原始细胞最可能的免疫表型是

  A. $CD14^+$ B. $CD41^+$ C. $CD8^+$
  D. $CD3^+$ E. $CD4^+$

（6）细胞遗传学和分子生物学检查   例如 99% 的急性早幼粒细胞白血病（M_3、APL）有 t（15；17）（q22；q12），该易位使 15 号染色体上的 *PML*（早幼粒白血病基因）与 17 号染色体上的 *RARA*（维 A 酸受体

基因)形成 PML-RARA 融合基因。这是 M_3(APL)发病及用全反式维 A 酸及砷剂治疗有效的分子基础。急性髓系白血病(AML)常见的染色体和分子学异常如下。

预后	染色体	分子学异常
良好	t(15;17)(q22;q12);t(8;21)(q22;q22) inv(16)(p13;q22)/t(16;16)(p13;q22)	正常核型:伴有孤立的 NPM1 突变 伴孤立的 CEBPA 双等位基因突变
中等	正常核型;孤立的+8;t(9;11)(p22;q23);其他异常	t(8;21)或 inv(16)伴 C-KIT 突变
不良	复杂核型(≥3 种异常);单体核型;t(6;9)(p23;q34) del(5q)、-5、del(7q)、-7;11q23 异常,除外 t(9;11) inv(3)(q21.3;q26.2);t(3;3)(q21;q26.2);t(9;22)(q34;q11)	正常核型: 伴 FLT3-ITD 伴 TP53 突变

5. 诊断及鉴别诊断

(1)诊断　根据临床表现、血象和骨髓象特点,诊断白血病一般不难。

(2)鉴别诊断　需与骨髓增生异常综合征、巨幼细胞贫血、急性粒细胞缺乏症恢复期相鉴别。

6. 治疗

(1)一般治疗

处理高白细胞血症	白细胞>$100×10^9$/L 时,应行血细胞分离,单采清除过高的白细胞,并给予水化及化疗 化疗前预处理:ALL 用地塞米松,AML 用羟基脲,然后进行联合化疗 预防白血病细胞溶解诱发的高尿酸血症、酸中毒、电解质紊乱、凝血异常
红细胞减少	输浓缩红细胞纠正贫血,但白细胞淤滞时不宜马上输注红细胞,以免增加血液黏度
粒细胞减少	特别在化、放疗后粒细胞缺乏时,宜住层流病房,使用粒细胞集落刺激因子(G-CSF) 发热时,应做细菌培养及药敏试验,并迅速进行经验性抗生素治疗
血小板减少	输注单采血小板悬液,控制出血
预防高尿酸血症肾病	多饮水、碱化尿液,使用别嘌醇以抑制尿酸合成,少尿、无尿时按急性肾衰竭处理
维持营养	补充营养,给予高蛋白、高热量、易消化食物,必要时经静脉补充营养

(2)化疗原则　早期、联合、足量、分阶段。白血病化疗分为以下两个阶段:

①诱导缓解治疗　主要方法是联合化疗,目标是使病人迅速获得完全缓解(CR)。完全缓解是指:A. 白血病的症状和体征消失;B. 外周血无原始细胞(白血病细胞),无髓外白血病,WBC 正常,N≥$1.5×10^9$/L,Plt≥$100×10^9$/L;C. 骨髓三系恢复造血,原始细胞<5%,红系及巨核系正常。部分缓解(PR)是指上述 3 项中有 1~2 项未达标,未缓解(NR)是指上述 3 项均未达标。

②缓解后治疗　主要方法是化疗和异基因造血干细胞移植(HSCT)。

(3)急淋白血病(ALL)的治疗

①诱导缓解治疗　VP 为基本方案,DVLP(试题中有时也写作"DLVP")为最常用的诱导方案。

诱导方案	药物	备注
VP 方案	VCR 长春新碱+P 泼尼松	基本化疗方案
DVP 方案	DNR 柔红霉素+VCR 长春新碱+P 泼尼松	成人常用方案
DVLP 方案	DNR 柔红霉素+VCR 长春新碱+L-ASP 左旋门冬酰胺酶+P 泼尼松	最常用方案

②缓解后治疗　分为强化巩固和维持治疗两个阶段。

A. 强化巩固治疗　主要有化疗、HSCT 两种方式。目前化疗多采用间歇重复原诱导方案,定期给予其他强化方案的治疗。强化治疗时化疗药物剂量宜大,不同种类交替轮换使用以避免蓄积毒性。

B. 维持治疗　普遍采用口服 6-MP 和 MTX 的同时,间断给予 VP 方案化疗。

③中枢神经系统白血病(CNSL)　脑脊液检查出现以下情况,应考虑 CNSL:A. 压力>200mmH$_2$O;B. WBC>10×10^6/L;C. 找到白血病细胞;D. 蛋白>450mg/L 或 Pandy 试验阳性。

CNSL 的防治采用大剂量甲氨蝶呤、阿糖胞苷全身化疗;甲氨蝶呤、阿糖胞苷、糖皮质激素鞘内注射;颅脑脊髓放疗。

(4)急性髓系白血病(AML)的治疗

①非早幼粒细胞白血病的 AML 的治疗

A. 诱导缓解治疗　9 版《内科学》最常用方案为 IA 和 DA,8 版《内科学》最常用方案为 DA。

诱导方案	药物	备注
IA 方案	IDA(去甲氧柔红霉素)+Ara-C(阿糖胞苷)	非 APL 最常用的化疗方案
DA(3+7)方案	DNR(柔红霉素)+Ara-C(阿糖胞苷)	非 APL 最常用的化疗方案
HA 方案	HHT(高三尖杉酯碱)+Ara-C(阿糖胞苷)	过去常用,现已弃用

B. 缓解后治疗　急性髓系白血病 CNSL 的发生率不到 3%,对初诊 WBC≥40×10^9/L、伴髓外病变、M$_4$/M$_5$、伴 t(8;21) 或 inv(16) 的病人,应在完全缓解后做脑脊液检查并鞘内预防性用药至少 1 次。

②早幼粒细胞白血病(APL)的治疗

A. 诱导缓解治疗　多采用全反式维 A 酸(ATRA)+蒽环类药物。ATO 为三氧化二砷。

诱导方案	备注
ATRA+蒽环类	APL 最常用的诱导缓解治疗方案
ATRA+蒽环类+ATO	加用 ATO,可缩短达到完全缓解的时间
ATRA+ATO(双诱导)	适用于低/中危组、不能耐受蒽环类药物者
辅助治疗	APL 合并凝血障碍、出血者,可输注血小板、新鲜冷冻血浆、冷沉淀

注意:急性早幼粒白血病(M$_3$ 型)化疗首选全反式维 A 酸,其诱导缓解率达 85%。

B. 缓解后治疗　可采用化疗、ATRA、砷剂等药物交替维持治疗 2 年。

【例 20】染色体检查结果为 t(15;17) 的白血病类型是

　　A. AML-M$_3$　　　　　　　　B. AML-M$_2$　　　　　　　　C. CML

　　D. AML-M$_5$　　　　　　　　E. ALL

【例 21】男,25 岁。牙龈出血 1 周。骨髓细胞学检查:增生极度活跃,原始淋巴细胞占 0.72,行 VDLP 方案化疗 14 天后体温 37.4℃。复查血常规:Hb75g/L,WBC1.4×10^9/L,分类 N0.10,L0.90,Plt30×10^9/L。目前首选的治疗是

　　A. 输注悬浮红细胞　　　　　　B. 应用抗生素控制感染　　　　C. 输注新鲜血浆

　　D. 输入浓缩血小板　　　　　　E. 皮下注射 G-CSF

【例 22】男,25 岁。头晕、乏力 1 周,发热伴牙龈出血 2 天。既往体健。查体:T38.2℃,四肢及躯干皮肤可见出血点,胸骨压痛(+),心、肺未见异常,腹平软,肝脾肋下未触及。实验室检查:Hb78g/L,WBC2.0×10^9/L,Plt20×10^9/L。骨髓细胞学检查原始细胞占 0.85,髓过氧化物酶染色(−),非特异性酯酶染色(−)。该患者应选择的化疗方案是

　　A. VAD 方案　　　　　　　　B. VDLP 方案　　　　　　　　C. ABVD 方案

　　D. DA 方案　　　　　　　　　E. CHOP 方案

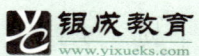
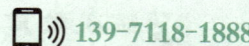

第九篇 内科学
第29章 骨髓增生异常综合征与白血病

(23~25题共用题干)女,25岁,发热伴下肢和腹部皮肤瘀斑5天。查体:双下肢和腹部皮肤有多处瘀斑,双侧颈部、腋窝和腹股沟可触及淋巴结肿大,活动,无压痛,最大者为2cm×2.5cm,胸骨压痛(+),腹软,肝肋下1.5cm,脾肋下2cm。化验:Hb78g/L,WBC18×10^9/L,分类可见原始和幼稚细胞,Plt25×10^9/L,Ret0.002。

【例23】该患者最可能的诊断是
 A. 急性淋巴细胞白血病 B. 非霍奇金淋巴瘤 C. 急性粒细胞白血病
 D. 霍奇金淋巴瘤 E. 系统性红斑狼疮

【例24】为明确诊断,首选的检查是
 A. 骨髓细胞学检查 B. 淋巴结活检 C. 骨髓活检
 D. 腹部B超 E. ANA谱

【例25】明确诊断后,首选的治疗措施是
 A. ABVD方案化疗 B. VDLP方案化疗 C. 给予大剂量糖皮质激素
 D. DA方案化疗 E. CHOP方案化疗

(26~27题共用题干)女,36岁。发热、面色苍白伴牙龈出血1周入院。入院次日即出现皮肤多处片状瘀斑、血尿。实验室检查:血红蛋白80g/L,白细胞2.0×10^9/L,血小板50×10^9/L,血浆纤维蛋白原0.8g/L。骨髓穿刺细胞学检查提示有核细胞增生极度活跃,胞质内含粗大颗粒的早幼粒细胞占85%。

【例26】该患者首选的治疗方案应为
 A. 小剂量阿糖胞苷 B. IA方案 C. DA方案
 D. HA方案 E. 全反式维A酸+砷剂+蒽环类

【例27】获得完全缓解后的治疗策略是
 A. 停药,定期随诊 B. 单用全反式维A酸维持治疗 C. 定期联合化疗
 D. 中剂量阿糖胞苷强化治疗 E. 化疗、砷剂与全反式维A酸交替治疗(2022)

四、慢性髓系白血病(慢粒)

1. 概念

慢性髓系白血病(CML)简称慢粒,是一种发生在多能造血干细胞的恶性骨髓增殖性肿瘤,主要涉及髓系。外周血粒细胞显著增多,在受累细胞系中,可找到Ph染色体和(或)*BCR-ABL*融合基因。

2. 临床表现

慢粒各年龄组均可发病,中位发病年龄45~50岁,男性多于女性。起病缓慢,早期常无自觉症状。病人可因健康检查或因其他疾病就医时才发现血象异常或脾大而被确诊。

3. 临床分期

CML自然病程分为慢性期(CP)、加速期(AP)和急变期(BC)。

(1)慢性期(CP) 一般持续1~4年。
① 一般表现 乏力、低热、多汗或盗汗、体重减轻等代谢亢进的症状,由于脾大而自觉有左上腹坠胀感。
② 脾大 脾大为最显著体征,往往就医时已达脐或脐以下,质地坚实,平滑,无压痛。
③ 肝大 肝脏明显肿大较少见。
④ 胸骨压痛 部分病人可有胸骨中下段压痛。
⑤ WBC增高 当WBC显著增高时,可有眼底充血及出血。WBC极度增高时可发生白细胞淤滞症。

(2)加速期(AP) 可维持几个月到数年。常有发热、虚弱、进行性体重下降、骨骼疼痛,逐渐出现贫血和出血。脾持续性或进行性肿大。原来治疗有效的药物无效。

(3)急变期(BC) 为慢粒的终末期,临床与急性白血病类似。多数急粒变,少数为急淋变或急单变,

偶有巨核细胞及红细胞等类型的急性变。急性变预后极差,往往在数月内死亡。

4. 实验室检查

(1)慢性期(CP)

血象	RBC——晚期可出现贫血,RBC 减少 WBC——显著增高,常>20×10⁹/L,可见各阶段粒细胞,以中性中幼、晚幼、杆状核粒细胞居多 　　　　原始细胞<10%;嗜酸性粒细胞、嗜碱性粒细胞增多,后者有助于诊断 Plt——可在正常水平,约 50%病人 Plt 增多,晚期减少
NAP	中性粒细胞碱性磷酸酶(NAP)活性降低,或呈阴性反应
骨髓象	骨髓增生极度活跃,以粒细胞为主,中性中幼、晚幼及杆状核粒细胞明显增多,原始细胞<10% 红细胞相对减少,粒红比例明显增高;巨核细胞正常或增多
Ph 染色体	为小 22 号染色体,显带分析为 t(9;22)(q34;q11)。Ph 染色体见于 CML(阳性率 95%)、急性粒细胞白血病(阳性率 2%)、急性淋巴细胞白血病(阳性率 5%~25%)。慢性淋巴细胞白血病阴性
融合基因	9 号染色体上 *C-ABL* 原癌基因易位至 22 号染色体长臂的断裂点簇集区(*BCR*)形成 *BCR-ABL* 融合基因。其编码的蛋白主要为 P_{210}。P_{210} 具有酪氨酸激酶活性,导致 CML 的发生
血液生化	血清及尿中尿酸浓度增高;血清 LDH 增高

(2)加速期(AP) ①外周血或骨髓原始细胞≥10%;外周血嗜碱性粒细胞>20%;不明原因的血小板进行性减少或增加。②Ph 染色体阳性细胞中又出现其他染色体异常,如+8、双 Ph 染色体、17 号染色体长臂的等臂[i(17q)]等。

(3)急变期(BC) 外周血或骨髓中原始细胞>20%,或出现髓外原始细胞浸润。

【例28】男性,28 岁。因左上腹肿块进行性肿大就诊。查体:肝肋下 2cm,脾肋下 4cm。血红蛋白 140g/L,白细胞 120×10⁹/L,血小板 200×10⁹/L。最可能的诊断为
　　A. 肝硬化脾功能亢进　　　　B. 急性粒细胞白血病　　　　C. 慢性粒细胞白血病
　　D. 类白血病反应　　　　　　E. 骨髓纤维化(2021)

【例29】不支持慢性粒细胞白血病加速期的血常规检查结果是
　　A. 外周血嗜碱性粒细胞>20%　　B. 血小板进行性减少　　　C. 血小板增高
　　D. 血红蛋白逐渐下降　　　　　E. 外周血原始粒细胞<10%

【例30】有关白血病的叙述,错误的是
　　A. Ph 染色体仅见于慢性粒细胞白血病　　　B. 急性淋巴细胞白血病无 Auer 小体
　　C. 红白血病幼红细胞糖原染色呈强阳性　　D. 急性粒细胞白血病过氧化物酶染色阳性
　　E. 慢性粒细胞白血病中性粒细胞碱性磷酸酶活性减低

5. 诊断

凡有不明原因的持续性白细胞增高,根据典型的血象、骨髓象改变,脾大,Ph 染色体阳性,*BCR-ABL* 融合基因阳性即可作出诊断。

6. 鉴别诊断

(1)其他原因引起的脾大　血吸虫病、慢性疟疾、黑热病、肝硬化、脾亢等均可引起脾大。

(2)类白血病反应　常并发于严重感染、恶性肿瘤等基础疾病,有相应原发病的临床表现。白细胞可增高,NAP 强阳性,Ph 染色体及 *BCR-ABL* 融合基因阴性。血小板和血红蛋白大多正常。

(3)骨髓纤维化　原发性骨髓纤维化可有脾显著肿大,外周血白细胞增多,并出现幼粒细胞,易与慢粒混淆。但骨髓纤维化外周血白细胞计数一般比慢粒少,多不超过 30×10⁹/L,NAP 阳性,Ph 染色体及 *BCR-ABL* 融合基因阴性。骨髓活检网状纤维染色阳性。

【例31】慢性粒细胞白血病与类白血病反应最主要的区别是
　　A. 外周血白细胞计数高　　　B. Ph 染色体阳性　　　C. 脾大
　　D. 骨髓检查：粒细胞增生活跃　　E. 外周血可见中幼粒、晚幼粒细胞

7. 治疗

CML 治疗应着重于慢性期早期，一旦进入加速期或急变期，则预后不良。CML 慢性期的治疗如下。

(1) **高白细胞血症的紧急处理**　需合用羟基脲和别嘌醇。当白细胞>100×10⁹/L 时，应给予治疗性白细胞单采。明确诊断后，首选伊马替尼。

(2) **分子靶向治疗**　第一代酪氨酸激酶抑制剂(TKI)甲磺酸伊马替尼(IM) 为 2-苯胺嘧啶衍生物，能特异性阻断 ATP 在 ABL 激酶上的结合位置，使酪氨酸残基不能磷酸化，从而抑制 *BCR-ABL* 阳性细胞的增殖。伊马替尼治疗 CML 的完全细胞遗传学缓解率为 92%，10 年总体生存率可达 84%。伊马替尼需终生服用。第二代 TKI 如尼洛替尼、达沙替尼治疗 CML 能够获得更快、更深的分子学反应。

(3) **干扰素**　干扰素(IFN-α)是分子靶向药物出现之前的首选药物。目前用于不适合 TKI 和异基因骨髓移植的病人。约 50% 的有效者可以获得长期生存。

(4) **羟基脲**　为细胞周期特异性化疗药，用药后两三天白细胞即下降，停药后又很快回升。常用于高龄、具有并发症、TKI 和干扰素均不能耐受的病人、高白细胞淤滞时的降白细胞处理。

(5) **异基因造血干细胞移植(allo-HSCT)**　是 CML 的根治性治疗方法，但在 CML 慢性期不作为一线选择。Allo-HSCT 仅用于移植风险很低，且对 TKI 耐药、不耐受以及进展期的 CML 病人。

> 注意：①慢粒白血病的治疗原首选羟基脲，9 版《内科学》不作为首选，仅用于 TKI、干扰素均不能耐受者。
> ②慢粒白血病的治疗首选分子靶向治疗(TKI)，次选干扰素，两者均无效则选用羟基脲。

(32～34 题共用题干) 女, 65 岁。常规体检发现脾左肋下 5cm。化验：Hb 135g/L，WBC 117×10⁹/L，分类中幼粒细胞 5%，晚幼粒细胞 12%，杆状核粒细胞 22%，分叶中性粒细胞 34%，嗜酸性粒细胞 8%，嗜碱性粒细胞 5%，淋巴细胞 14%，Plt 560×10⁹/L，NAP(-)。

【例32】为确定诊断，首选的检查是
　　A. 腹部 CT　　　　　　　B. 腹部 B 超　　　　　　C. 肝功能
　　D. 血免疫球蛋白　　　　　E. 骨髓检查

【例33】进一步应采取的检查是
　　A. 骨髓干细胞培养　　　　B. 染色体核型　　　　　C. 食管造影
　　D. 同位素扫描　　　　　　E. 骨髓活检

【例34】最有效的治疗是
　　A. 羟基脲　　　　　　　　B. 脾切除　　　　　　　C. 阿糖胞苷
　　D. 糖皮质激素　　　　　　E. 伊马替尼

▶ **常考点**　MDS 分型及特点；急性白血病的临床表现及治疗方案；慢粒的诊断及分期；Ph 染色体。

参考答案——详细解答见《2024 国家临床执业及助理医师资格考试历年考点精析(上、下册)》

1. ABCD**E**　　2. AB**C**DE　　3. **A**BCDE　　4. ABC**D**E　　5. AB**C**DE　　6. **A**BCDE　　7. ABC**D**E
8. **A**BCDE　　9. AB**C**DE　　10. ABCD**E**　　11. AB**C**DE　　12. AB**C**DE　　13. AB**C**DE　　14. ABCD**E**
15. ABC**D**E　　16. ABCD**E**　　17. AB**C**DE　　18. ABCD**E**　　19. **A**BCDE　　20. AB**C**DE　　21. ABC**D**E
22. ABCD**E**　　23. **A**BCDE　　24. AB**C**DE　　25. AB**C**DE　　26. AB**C**DE　　27. AB**C**DE　　28. ABC**D**E
29. ABCD**E**　　30. ABCD**E**　　31. AB**C**DE　　32. AB**C**DE　　33. AB**C**DE　　34. ABC**D**E

第30章 淋巴瘤与多发性骨髓瘤

▶ **考纲要求**
①淋巴瘤概述。②霍奇金淋巴瘤。③非霍奇金淋巴瘤。④多发性骨髓瘤。

▶ **复习要点**

一、淋巴瘤概述

1. 概念及分类

淋巴瘤起源于淋巴结和淋巴组织,其发生大多与免疫应答过程中淋巴细胞增殖分化产生的某种免疫细胞恶变有关,是免疫系统的恶性肿瘤。

按组织病理学改变,淋巴瘤可分为霍奇金淋巴瘤(HL)和非霍奇金淋巴瘤(NHL)两大类。

2. 病因和发病机制

感染和免疫因素起重要作用,理化因素和遗传因素也起一定作用。病毒学说受到重视。

幽门螺杆菌(Hp)抗原的存在与胃黏膜相关性淋巴样组织结外边缘区淋巴瘤(胃 MALT 淋巴瘤)的发病密切相关,抗 Hp 治疗可改善病情,Hp 可能是该类淋巴瘤的病因。

二、霍奇金淋巴瘤(HL)

HL 原发于淋巴结,特点是淋巴结进行性肿大,典型病理特征是 R-S 细胞存在于不同类型反应性炎症细胞的特征背景中,并伴有不同程度的纤维化。

1. 病理分型

HL 分为结节性淋巴细胞为主型 HL、经典 HL 两类。显微镜下可见在炎症细胞背景下散在肿瘤细胞,即 Reed-Sternberg 细胞(R-S 细胞)及其变异细胞。R-S 细胞是 HL 具有诊断意义的细胞,其典型表现为巨大双核或多核,直径 25~30μm,核仁巨大而明显。几乎所有的 HL 细胞均来源于 B 细胞。

(1)**结节性淋巴细胞为主型 HL(NLPHL)** 占 HL 的 5%。镜下以单一小淋巴细胞增生为主,其内散在爆米花样细胞。免疫学表型为大量 $CD20^+$ 的小 B 细胞形成结节。结节中有 $CD20^+$ 的肿瘤性大 B 细胞,称为淋巴和组织细胞(L/H 型 R-S 细胞),几乎所有 L/H 细胞均呈 $CD20^+$、$CD79a^+$、$bcl6^+$、$CD45^+$、$CD75^+$。

(2)**经典 HL(CHL)** 占 HL 的 95%,细分为以下 4 型。

结节硬化型	R-S 细胞呈 $CD20^+$、$CD15^+$、$CD30^+$
富于淋巴细胞型	大量成熟淋巴细胞,R-S 细胞少见
混合细胞型	瘤细胞呈 $CD30^+$、$CD15^+$、PAX-5 阳性
淋巴细胞消减型	淋巴细胞显著减少,大量 R-S 细胞,可有弥漫纤维化及坏死灶

【例1】男,18 岁。发热伴颈部淋巴结进行性无痛性肿大 3 个月。最高体温 38.7℃。血常规:WBC8.0×10^9/L,N0.70,L0.30。骨髓细胞学检查未见异常。淋巴结活检可见 R-S 细胞。最可能的诊断是
  A. 霍奇金淋巴瘤   B. 淋巴结转移癌   C. 非霍奇金淋巴瘤
  D. 急性淋巴细胞白血病   E. 急性粒细胞白血病

2. 临床表现

	霍奇金淋巴瘤(HL)	非霍奇金淋巴瘤(NHL)
发病率	占淋巴瘤8%~11%	占淋巴瘤89%~92%
发病人群	青年多见,男多于女	各年龄组,随年龄增长而增加,男多于女
首发症状	无痛性颈或锁骨上淋巴结肿大(占60%~80%)	无痛性颈或锁骨上淋巴结肿大(占22%)
原发病变	多在淋巴结,也可在结外组织	结外淋巴组织
转移方式	向邻近淋巴结依次转移	跳跃转移,更易结外浸润
压迫症状	神经(疼痛)、纵隔淋巴结肿大(咳嗽、胸闷、肺不张、上腔静脉压迫综合征)、输尿管、脊髓	易侵犯纵隔淋巴结 中枢神经系统以脑膜、脊髓为主
全身症状	盗汗、疲乏、瘙痒、消瘦较多见 周期性发热(Pel-Ebstein热)见于1/6的病人 饮酒后淋巴结疼痛为HL特有	发热、盗汗、疲乏、支肤瘙痒少见
结外累及	少见,可有肝脾肿大(占10%)	常见,胃肠道以回肠最多见(占50%)
确立诊断	淋巴结活检	淋巴结活检

注意:血液病确诊一般首选骨髓检查,但淋巴瘤骨髓涂片阳性率很低(仅3%),确诊首选淋巴结活检。

3. 临床分期

一直沿用Ann Arbor分期系统(1989),将HL分4期,此分期方案NHL也可参照使用。

(1)分组 全身症状分为A、B两组。凡无以下症状者为A组,有以下症状之一者为B组:
①不明原因发热>38℃;②盗汗;③半年内体重下降10%以上。

(2)分期

Ⅰ期	单个淋巴结区域(Ⅰ)或局灶性单个结外器官(ⅠE)受侵犯
Ⅱ期	在膈肌同侧的两组或多组淋巴结受侵犯(Ⅱ),或局灶性单个结外器官及其区域淋巴结受侵犯,伴或不伴横膈其他淋巴结区域受侵犯(ⅡE)
Ⅲ期	横膈上下淋巴结同时受累(Ⅲ),可伴有局灶性相关结外器官(ⅢE)、脾受侵犯(ⅢS)或两者皆有(ⅢS+E)
Ⅳ期	弥漫性(多灶性)单个或多个结外器官受侵犯,伴或不伴相关淋巴结肿大,或孤立性结外器官受侵犯伴远处(非区域性)淋巴结肿大。如肝或骨髓受累,即使局限也属于Ⅳ期

注意:①HL脾脏受累属于Ⅲ期,肝脏受累属于Ⅳ期。②HL骨髓受累属于Ⅳ期。

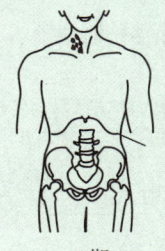 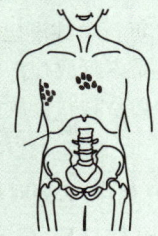 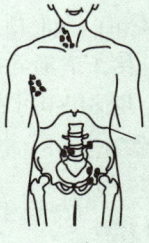 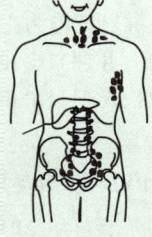

Ⅰ期　　　　　Ⅱ期　　　　　Ⅲ期　　　　　Ⅳ期

【例2】霍奇金淋巴瘤特征性的热型是
　　A. 间歇热　　　　　　B. 稽留热　　　　　　C. 弛张热
　　D. 周期性发热　　　　E. 不规则热

【例3】霍奇金淋巴瘤最典型的临床表现是

A. 发热 B. 面色苍白 C. 无痛性淋巴结肿大
D. 肝脾肿大 E. 体重减轻

【例4】男，36岁。双侧颈部淋巴结肿大伴发热1周。查体：T38.4℃，颈部和右侧腹股沟区可触及数枚肿大淋巴结，最大3cm×2cm，均活动，无压痛，心、肺未见异常，腹平软，肝肋下未触及，脾肋下2cm。实验室检查：Hb128g/L，WBC6.0×10⁹/L，Plt120×10⁹/L。左侧颈部淋巴结活检诊断为霍奇金淋巴瘤。根据Ann Arbor临床分期标准，该患者的临床分期是

A. ⅡB B. ⅡEB C. ⅢA
D. ⅢEB E. ⅢSB

4. 辅助检查

(1) **血液常规** HL常有轻或中度贫血，部分病人嗜酸性粒细胞升高。

(2) **骨髓检查** 骨髓涂片阳性率低(3%)，找到R-S细胞是HL骨髓浸润的依据。

(3) **化验检查** 活动期ESR增快，LDH增高提示预后不良。血清碱性磷酸酶或血钙升高提示骨骼受累。

(4) **B超检查** 可发现体遗漏的肿大淋巴结。

(5) **CT检查** 是腹部检查的首选方法，能显示腹主动脉旁淋巴结、脾门、肝门受累情况。

(6) **PET/CT** 正电子发射计算机体层显像CT可显示淋巴瘤病灶及部位，是评价疗效的重要指标。

5. 诊断与鉴别诊断

(1) **诊断** 根据临床表现(进行性无痛性淋巴结肿大)及病理检查(淋巴结活检)，不难诊断。

(2) **鉴别诊断** 淋巴瘤需与其他淋巴结肿大的疾病相鉴别。

①局部淋巴结肿大 需排除淋巴结炎、恶性肿瘤转移、结核病、急性化脓性扁桃体炎等。

②以发热为主要表现的淋巴瘤 需与结核病、败血症、结缔组织病、坏死性淋巴结炎、恶组等鉴别。

③结外淋巴瘤 需与相应器官的其他恶性肿瘤相鉴别。

6. 治疗

(1) **化疗** 首选ABVD方案。

①ABVD方案 ABVD=A(多柔比星)+B(博来霉素)+V(长春地辛)+D(达卡巴嗪)。对生育影响小，不引起继发性肿瘤，其缓解率和5年无病生存率均优于MOPP方案，为HL的首选化疗方案。

②MOPP方案 MOPP=M(氮芥)+O(长春新碱)+P(丙卡巴肼)+P(泼尼松)，化疗完全缓解率80%。但有相当比例的病人出现第二种肿瘤和不孕，目前MOPP已被ABVD方案取代。

(2) **放疗** HL一般从原发部位向邻近淋巴结依次转移，因此20世纪70年代开始，扩大照射成为早期HL的主要治疗方法。现在放疗趋向于降低放疗的总剂量，缩小照射野的范围。

(3) **治疗原则**

①结节性淋巴细胞为主型 多为ⅠA期，预后良好，可行单纯淋巴结切除等待观察。

②早期(Ⅰ、Ⅱ期)HL的治疗 给予适量全身化疗+受累野放疗。

③晚期(Ⅲ、Ⅳ期)HL的治疗 以ABVD化疗为主，必要时联合放疗。ABVD方案化疗6~8周期。

	早期(Ⅰ、Ⅱ期)HL的治疗	晚期(Ⅲ、Ⅳ期)HL的治疗
治疗方案	ABVD化疗+受累野放疗	ABVD化疗+必要时局部照射
化疗方法	预后良好组 ABVD 2~4疗程 预后差组 ABVD 4~6疗程	普通病人 ABVD 6~8周期 化疗中进展或早期复发，应给予挽救性高剂量化疗
放疗方法	受累野放疗30~40Gy 降低放疗总剂量，缩小照射野的范围	化疗前有大肿块或化疗后肿瘤残存者应联合应用放疗
特点	原扩大照射方案已弃用	ABVD方案为HL的首选化疗方案

A. MOPP 方案　　　　B. ESHAP 方案　　　　　　C. ABVD 方案
D. CHOP 方案　　　　E. VLDP 方案

【例5】治疗结节硬化型霍奇金淋巴瘤首选的方案是
【例6】治疗弥漫性大B细胞淋巴瘤首选的方案是

三、非霍奇金淋巴瘤(NHL)

1. 病理分型

(1) NHL 的国际工作分型　NHL 的国际工作分型(IWF,1982)如下。

低度恶性	小淋巴细胞型、滤泡性小裂细胞型、滤泡性小裂细胞与大细胞混合型
中度恶性	滤泡性大细胞型、弥漫性小裂细胞型、弥漫性小细胞与大细胞混合型、弥漫性大细胞型
高度恶性	免疫母细胞型、淋巴母细胞型、小无裂细胞型(Burkitt 或非 Burkitt 淋巴瘤)
其他	毛细胞型、皮肤 T 细胞型、组织细胞型、髓外浆细胞瘤、不能分型

(2) 淋巴组织肿瘤 WHO(2001)分型　应重点掌握 NHL 的 T、B 淋巴细胞来源类型。

①B 细胞型 NHL　包括淋巴浆细胞淋巴瘤、脾边缘区淋巴瘤、毛细胞白血病、浆细胞骨髓瘤、骨孤立性浆细胞瘤、髓外浆细胞瘤、黏膜相关性淋巴样组织结外边缘区淋巴瘤、淋巴结边缘区淋巴瘤、滤泡性淋巴瘤、套细胞淋巴瘤、原发性渗出性淋巴瘤、Burkitt 淋巴瘤等。

②T 细胞型 NHL　包括小淋巴细胞性(T)淋巴瘤、扭曲性淋巴细胞淋巴瘤、蕈样肉芽肿/Sézary综合征、免疫母细胞肉瘤(T)、淋巴上皮样细胞淋巴瘤、间变性大细胞淋巴瘤等。

(3) WHO(2008)分型　2008 年，WHO 提出了新的分型方案，具体分为前驱肿瘤、成熟 B 细胞来源淋巴瘤、成熟 T/NK 细胞淋巴瘤，并列举了较常见的淋巴瘤分型，如弥漫性大 B 细胞淋巴瘤等九种淋巴瘤。

2. 临床表现

(1) 共同临床表现　为无痛性进行性淋巴结肿大或局部肿块。

(2) NHL 的特点　①全身性，其中淋巴结、扁桃体、脾、骨髓是最易受累的部位，常伴全身症状。②临床表现的多样性。③随年龄增长而发病增加，男较女为多，除惰性淋巴瘤外，一般发展迅速。④NHL 对各器官的压迫和浸润较 HL 多见，常以高热、器官、系统症状为主要临床表现。

3. 临床分期　与 HL 相同(见前)。

4. 辅助检查

(1) 一般检查　参阅 HL 实验室检查。B 细胞 NHL 可并发抗人球蛋白试验阳性或阴性的溶血性贫血。

(2) 常见 NHL 的染色体易位和免疫学标记　请牢记，常考。

淋巴瘤类型	染色体易位	免疫标记	临床特点
边缘区淋巴瘤	t(11;18)	$CD5^+$、$bcl-2^+$	B 细胞性，属惰性淋巴瘤
滤泡性淋巴瘤	t(14;18)	$CD10^+$、$bcl-2^+$、$bcl-6^+$	B 细胞性，化疗反应好，不能治愈
套细胞性淋巴瘤	t(11;14)	$CD5^+$、$bcl-1^+$、Cyclin $D1^+$	B 细胞性，发展快，化疗效果差
弥漫性大 B 细胞淋巴瘤	t(14;18)(病理学)	$bcl-6^+$、$bcl-2^+$	最常见的侵袭性 NHL
Burkitt 淋巴瘤	t(8;14)、MYC	$CD20^+$、$CD22^+$、$CD5^-$	严重的侵袭性 NHL
间变性大细胞淋巴瘤	t(2;5)	$CD30^+$、ALK 基因(+)	T 细胞性，常有皮肤侵犯
外周 T 细胞淋巴瘤	—	$CD4^+$、$CD8^+$	侵袭性淋巴瘤，化疗效果较差
蕈样肉芽肿/Sézary综合征	—	$CD3^+$、$CD4^+$、$CD8^-$	属惰性淋巴瘤

记忆：①边缘区淋巴瘤 t(11;18)——11 可看成一双筷子,18 为一把——记忆为筷子一把边缘敲。
②滤泡性淋巴瘤 t(14;18)——14 为医师,18 为一把——记忆为医师一把抓滤泡。
③套细胞淋巴瘤 t(11;14)——11 为可看成一双筷子,14 为医师——记忆为用筷子的医师戴手套。

  A. 小无裂细胞型　　　　　　B. 滤泡性小裂细胞型　　　　C. 弥漫性小裂细胞型
  D. 滤泡性大细胞型　　　　　E. 弥漫性大细胞型

【例7】属于低度恶性淋巴瘤的是

【例8】属于高度恶性淋巴瘤的是

【例9】来源于 T 淋巴细胞的淋巴瘤类型是
  A. 边缘区淋巴瘤　　　　　　B. Burkitt 淋巴瘤　　　　　　C. 间变性大细胞淋巴瘤
  D. 套细胞淋巴瘤　　　　　　E. 滤泡性淋巴瘤

【例10】女,36 岁。右侧颈部淋巴结肿大 1 月余,左侧颈部淋巴结肿大伴发热 1 周。既往体健。查体：T38.1℃,双侧颈部可触及数个肿大淋巴结。左颈部淋巴结活检示淋巴结结构完全破坏,弥漫性大细胞浸润,免疫组化:CD20(+),CD30(-),CD5(-)。最可能的诊断是
  A. 滤泡性淋巴瘤　　　　　　B. 间变性大细胞淋巴瘤　　　C. 套细胞淋巴瘤
  D. 霍奇金淋巴瘤　　　　　　E. 弥漫性大 B 细胞淋巴瘤

5. 诊断与鉴别诊断

（1）**诊断**　进行性、无痛性淋巴结肿大者,应做淋巴结印片及病理切片或淋巴结穿刺物涂片检查。疑诊皮肤淋巴瘤时可做皮肤活检及印片。

（2）**鉴别诊断**　参阅 HL 的鉴别诊断。

6. 治疗

  NHL 多中心发生的倾向使其临床分期的价值和扩大照射的疗效不如 HL,决定了其治疗应以化疗为主。

（1）**化疗方案**　如下。

	惰性淋巴瘤	侵袭性淋巴瘤
特点	病情发展慢,化、放疗有效,但不易缓解	发展快,不论分期均应以化疗为主,辅以放疗
举例	淋巴浆细胞淋巴瘤 小淋巴细胞淋巴瘤、边缘区淋巴瘤 滤泡性淋巴瘤、蕈样肉芽肿/Sézary综合征	原始 B 淋巴细胞淋巴瘤、原始免疫细胞淋巴瘤 套细胞淋巴瘤、弥漫性大 B 细胞淋巴瘤 Burkitt 淋巴瘤、间变性大细胞淋巴瘤
特点	Ⅰ、Ⅱ期放化疗后可存活 10 年,可行姑息治疗 如病情进展,可口服苯丁酸氮芥或环磷酰胺 Ⅲ、Ⅳ期采用 COP 或 CHOP 方案化疗	无论分期,均采用侵袭性 NHL 的**标准治疗方案 CHOP**。在化疗前加用利妥昔单抗(R-CHOP 方案)为弥漫性大 B 细胞淋巴瘤的经典方案
化疗	COP(环磷酰胺、长春新碱、泼尼松) CHOP(环磷酰胺、多柔比星、长春新碱、泼尼松)	CHOP(环磷酰胺、多柔比星、长春新碱、泼尼松) EPOCH(依托泊苷、多柔比星、长春新碱、泼尼松、环磷酰胺)

  注意：①霍奇金淋巴瘤(HL)的首选化疗方案均为 ABVD。
②侵袭性非霍奇金淋巴瘤(NHL)的标准化疗方案为 CHOP。
③弥漫性大 B 细胞淋巴瘤的经典化疗方案为 R-CHOP。
④9 版《内科学》P590:套细胞淋巴瘤属于侵袭性 B 细胞淋巴瘤。
⑤9 版《病理学》P244:套细胞淋巴瘤属于惰性淋巴瘤。

（2）**生物治疗**

  ①单克隆抗体　NHL 大部分为 B 细胞性,90% 表达 CD20。HL 的淋巴细胞为主型也高度表达 CD20。凡 CD20 阳性的 B 细胞淋巴瘤,均可使用 CD20 单抗(利妥昔单抗)治疗。

②干扰素　对蕈样肉芽肿有部分缓解作用。

③抗幽门螺杆菌的药物　胃 MALT 淋巴瘤经抗幽门螺杆菌治疗后部分病人症状改善,淋巴瘤消失。

(3) 造血干细胞移植(HSCT)　55 岁以下、重要脏器功能正常、缓解期短、难治易复发的侵袭性淋巴瘤、4 个 CHOP 方案能使淋巴结缩小超过 3/4 者,可行大剂量联合化疗后进行自体或异基因造血干细胞移植。

(4) 手术治疗　合并脾功能亢进如有切脾指征,可行脾切除术。

(11~13 题共用题干)女,58 岁。乏力、低热 1 个月。查体:双侧颈部、腋窝和腹股沟均可触及肿大淋巴结,最大者直径 2cm、质韧、无触痛,胸骨无压痛,肝肋下未触及,脾肋下 3cm。实验室检查:Hb76g/L,WBC5.2×10^9/L,Plt123×10^9/L,网织红细胞 0.14,Coombs 试验(+),尿胆红素(-),尿胆原(+++)。

【例 11】最可能的诊断是
  A. 急性粒细胞白血病　　B. 淋巴瘤　　C. 淋巴结炎
  D. 急性淋巴细胞白血病　　E. 骨髓增生异常综合征

【例 12】为确诊首选的辅助检查是
  A. 腹部 B 超　　B. 骨髓活检　　C. 骨髓细胞学检查
  D. 胸部 X 线片　　E. 淋巴结活检

【例 13】针对该患者的贫血首选的治疗药物是
  A. 泼尼松　　B. 促红细胞生成素　　C. 环磷酰胺
  D. 环孢素 A　　E. 丙种球蛋白

四、多发性骨髓瘤

多发性骨髓瘤是浆细胞恶性增殖性疾病。骨髓中克隆性浆细胞异常增生,并分泌单克隆免疫球蛋白或其片段(M 蛋白),导致相关器官或组织损伤。常见表现为骨痛、贫血、肾功能损害、高钙血症、感染等。

1. 分类

临床上根据分泌异常单株免疫球蛋白(Ig)类型的不同,分为如下类型。

IgG 型	最常见,约占 50%
IgA 型	占 15%~20%
轻链型	可为轻链 κ 或轻链 λ,占 15%~20%
IgD 型	占 8%~10%
其他	少见,如 IgM 型、IgE 型、不分泌型、双克隆型、多克隆型

2. 临床表现

多发性骨髓瘤以骨髓中单克隆浆细胞大量增生为特征。克隆性浆细胞直接浸润组织和器官,分泌的 M 蛋白可导致各种临床症状,其中以骨骼损害、贫血、高钙血症、肾功能损害为特点。

(1) 骨骼损害　骨痛为主要症状,以腰骶部最多见,其次为胸部和下肢。

(2) 贫血　90%的病人可出现程度不一的贫血,为红细胞生成减少所致。

(3) 肾功能损害　可表现为蛋白尿、血尿、管型尿、急性或慢性肾衰竭。

急性肾衰竭多因脱水、感染、静脉肾盂造影等引起。

慢性肾衰竭的原因:①本周蛋白被近曲小管吸收后沉积在上皮细胞质内,使肾小管细胞变性,功能受损;②高血钙引起肾小管和集合管损害;③尿酸过多,沉积在肾小管,导致尿酸性肾病;④肾脏淀粉样变性、高黏滞综合征、骨髓瘤细胞浸润等。

(4) 高钙血症　表现为食欲缺乏、呕吐、乏力等,主要为广泛溶骨性改变、肾功能不全所致。

(5) 感染　正常多克隆免疫球蛋白和中性粒细胞减少,免疫力下降,容易发生各种感染。

(6) 高黏滞综合征　表现为头晕、眩晕、眼花、耳鸣、手指麻木、视力障碍、充血性心力衰竭等。

(7)出血倾向　鼻出血、牙龈出血、皮肤紫癜多见。
(8)淀粉样变　少数病人可发生淀粉样变性,常见舌体、腮腺肿大、心肌肥厚、心脏扩大,腹泻或便秘。
(9)神经系统损害　肌肉无力、肢体麻木、痛觉迟钝等。
(10)髓外浸润　以肝、脾、淋巴结、肾脏多见,因骨髓瘤细胞的局部浸润和淀粉样变性所致。

3. 辅助检查

(1)血象　多为正常细胞正色素性贫血。血片中红细胞呈缗钱状排列。白细胞总数正常或减少。晚期可见大量浆细胞。血小板计数多正常。

(2)骨髓　骨髓中浆细胞异常增生。骨髓瘤细胞免疫表型为 $CD38^+$、$CD56^+$。

(3)血 M 蛋白鉴定　血清中出现 M 蛋白是本病的突出特点。血清蛋白电泳可见一染色浓而密集、单峰突起的 M 蛋白,正常免疫球蛋白减少。

(4)尿液检查　尿常规可见蛋白尿、血尿、管型尿。90%有蛋白尿,约半数病人尿中出现本周蛋白。

(5)血钙和血磷　因骨质破坏,可出现高钙血症。晚期肾功能不全时血磷可升高。

(6)血清碱性磷酸酶　本病为溶骨性改变,血清碱性磷酸酶正常或轻度升高。

(7)血清 $β_2$ 微球蛋白　由浆细胞分泌,与全身骨髓瘤细胞总数显著相关,用于判断肿瘤负荷及预后。

(8)细胞遗传学　荧光原位杂交(FISH)可发现 90%以上的病人存在细胞遗传学异常。染色体异常包括 del(13)、del(17p)、t(4;14)、t(14;16)、t(14;20)、亚二倍体等。

(9)影像学检查　骨病变 X 线表现:①典型为圆形、边缘清楚如凿孔样的多个大小不等的溶骨性损害,常见于颅骨、盆骨、脊柱、股骨、肱骨等处;②病理性骨折;③骨质疏松,多在脊柱、肋骨、骨盆。

4. 诊断与鉴别诊断

(1)有症状骨髓瘤(活动性骨髓瘤)诊断标准　需满足第①及第②条,加上第③条中任何 1 条。
①骨髓单克隆浆细胞比例≥10%和(或)组织活检证明有浆细胞瘤;
②血清和(或)尿出现单克隆 M 蛋白;
③骨髓瘤引起的相关表现:
　A. 靶器官损害表现(CRAB):
　　a. [C]校正血清钙>2.75mmol/L;
　　b. [R]肾功能损害(肌酐清除率<40ml/min 或肌酐>177μmol/L);
　　c. [A]贫血(血红蛋白低于正常下限 20g/L 或<100g/L);
　　d. [B]溶骨性破坏,通过影像学检查(X 线片、CT、PET/CT)显示 1 处或多处溶骨性病变。
　B. 无靶器官损害表现,但出现以下 1 项或多项指标异常(SLiM):
　　a. [S]骨髓单克隆浆细胞比例≥60%;
　　b. [Li]受累/非受累血清游离轻链比≥100;
　　c. [M]MRI 检查出现>1 处 5mm 以上局灶性骨质破坏。

(2)无症状性骨髓瘤诊断标准　需满足第③条,加上第①条和(或)第②条。
①血清单克隆 M 蛋白≥30g/L 或 24 小时尿轻链≥0.5g;
②骨髓单克隆浆细胞比例 10%~60%;
③无相关器官及组织的损害(无 SLiM、CRAB 等终末器官损害表现及淀粉样变性)。

(3)分型　根据血清 M 成分的特点,将本病分为 8 种类型,即 IgG、IgA、IgD、IgM、IgE、轻链型、非分泌型、双克隆或多克隆免疫球蛋白型,其中以 IgG 型最常见,其次为 IgA 型。

(4)分期　目前临床常用的分期标准包括 Durie-Salmon 分期系统和国际分期系统(ISS)。
①Durie-Salmon 分期　根据贫血、血钙、M 蛋白水平,将本病分为 3 期,根据肾损害程度分为 A、B 亚型。
Ⅰ期　满足下列所有 4 项者:A. Hb>100g/L;B. 血清钙≤2.65mmol/L;C. 骨骼 X 线片:骨骼结构正常或骨型孤立性浆细胞瘤;D. 血清或尿骨髓瘤蛋白产生率低:IgG<50g/L;IgA<30g/L;尿本周蛋

白<4g/24h。

Ⅱ期　不符合Ⅰ期和Ⅲ期的所有病人。

Ⅲ期　满足以下 1 个或多个条件：A. 血红蛋白<85g/L；B. 血清钙>2.65mmol/L；C. 骨骼检查中溶骨性病变大于 3 处；D. 血清或尿骨髓瘤蛋白产生率高：IgG>70g/L；IgA>50g/L；尿本周蛋白>12g/24h。

A 亚型　肾功能正常，肌酐清除率>40ml/min 或血肌酐水平<177μmol/L。

B 亚型　肾功能不全，肌酐清除率≤40ml/min 或血肌酐水平≥177μmol/L。

②国际分期体系(ISS)及修订的国际分期体系(R-ISS)　如下。

分期	ISS 的标准	R-ISS 的标准
Ⅰ期	血清 β_2-微球蛋白<3.5mg/L，白蛋白≥35g/L	ISS Ⅰ期和非细胞遗传学高危，同时 LDH 水平正常
Ⅱ期	介于Ⅰ期和Ⅲ期之间	介于 R-ISS Ⅰ期和Ⅲ期之间
Ⅲ期	血清 β_2-微球蛋白≥5.5mg/L	ISS Ⅲ期同时细胞遗传学高危或者 LDH 水平高于正常

注：细胞遗传学高危是指间期荧光原位杂交检出 del(17p)、t(4;14)、t(14;16)。

(5) **鉴别诊断**　本病应与其他浆细胞病、反应性浆细胞增多症、溶骨性病变相鉴别。

【例 14】男，50 岁。头晕、乏力伴腰痛 3 个月。血常规：Hb72g/L，WBC6.4×10^9/L，PLT125×10^9/L。尿蛋白(+)。ESR106mm/h。血清蛋白电泳出现 M 蛋白带。骨髓细胞学检查示幼稚浆细胞占 0.42。腰椎 X 线检查见第 2、3 椎体压缩性骨折。最可能的诊断是

　　A. 霍奇金淋巴瘤　　　　　　　B. 多发性骨髓瘤　　　　　　　C. 慢性肾小球肾炎

　　D. 骨转移癌　　　　　　　　　E. 反应性浆细胞增多症(2023)

5. **治疗**

(1) **治疗原则**　①有症状者应采用系统治疗，包括诱导、巩固治疗、维持治疗。无症状者暂不治疗。②对适合自体移植的病人，诱导治疗中避免使用干细胞毒性药物，避免使用烷化剂、亚硝脲类药物。

(2) **化学治疗**　有症状骨髓瘤的初始治疗可选用硼替佐米+地塞米松(VD)、来那度胺+地塞米松(RD)、来那度胺+硼替佐米+地塞米松(VRD)、硼替佐米+多柔比星+地塞米松(PAD)等方案。

(3) **自体造血干细胞移植**　肾功能不全及老年并非移植禁忌证。

(4) **巩固治疗**　对于诱导治疗后获最大疗效的病人，可采用原诱导方案短期巩固治疗 2~4 个疗程。

(5) **维持治疗**　可用硼替佐米、来那度胺、沙利度胺单药或联合糖皮质激素。

(6) **异基因造血干细胞移植**　适用于年轻、高危、复发难治病人。

(7) **支持治疗**　骨病可使用二膦酸盐。高钙血症可行水化、碱化、利尿等治疗。贫血可给予 EPO 治疗。凝血/血栓可给予抗凝治疗。高黏滞血症可行血浆置换治疗。

(15~17 题共用题干) 男，70 岁。乏力、腰痛半个月，既往体健。查体：轻度贫血貌，第 2~4 腰椎局部压痛。实验室检查：血清总蛋白 108g/L，白蛋白 30g/L，血肌酐 177μmol/L。骨髓细胞学检查示骨髓中异常浆细胞占 0.45，腰椎 X 线片示第 2 腰椎压缩性骨折。

【例 15】为进一步明确诊断，下一步需做的检查是

　　A. 血清 β_2 微球蛋白测定　　　B. 尿本周蛋白测定　　　　　　C. 尿常规

　　D. 血清钙测定　　　　　　　　E. 血、尿免疫球蛋白鉴定

【例 16】根据目前的临床资料及 Durie-Salmon 临床分期标准，该患者最可能的临床分期是

　　A. Ⅰ期 B 组　　　　　　　　　B. Ⅱ期 A 组　　　　　　　　　C. Ⅱ期 B 组

　　D. Ⅲ期 A 组　　　　　　　　　E. Ⅲ期 B 组

【例 17】该患者疾病最可能的类型是

　　A. IgD 型　　　　　　　　　　B. IgG 型　　　　　　　　　　C. IgE 型

D. 轻链型　　　　　　　　E. 不分泌型（2019、2022）

▶ **常考点**　　R-S 细胞；淋巴瘤的临床表现、分期及化疗；多发性骨髓瘤的分型和诊断。

参考答案——详细解答见《2024 国家临床执业及助理医师资格考试历年考点精析(上、下册)》

1. ABCDE　　2. ABCDE　　3. ABCDE　　4. ABCDE　　5. ABCDE　　6. ABCDE　　7. ABCDE
8. ABCDE　　9. ABCDE　　10. ABCDE　　11. ABCDE　　12. ABCDE　　13. ABCDE　　14. ABCDE
15. ABCDE　　16. ABCDE　　17. ABCDE

第31章 出血性疾病

▶ **考纲要求**
①出血性疾病概述。②过敏性紫癜。③原发免疫性血小板减少症。④血友病。⑤弥散性血管内凝血。

▶ **复习要点**

一、出血性疾病概述

1. 概念

因先天性、遗传性或获得性因素导致血管、血小板、凝血、抗凝及纤维蛋白溶解等止血机制的缺陷或异常，而引起的以自发性或轻度损伤后过度出血为特征的疾病，称为出血性疾病。

2. 正常止血、凝血、抗凝和纤维蛋白溶解机制

（1）**止血机制** 生理性止血包括血管收缩、血小板血栓形成和血液凝固三个过程。

①**血管因素** 当血管受损时，最早通过血管收缩促进止血。血管内皮细胞受损后在止血过程中的作用包括：A.释放血管性血友病因子，导致血小板在损伤部位黏附和聚集；B.释放组织因子，启动外源性凝血途径；C.基底胶原暴露，激活FⅫ，启动内源性凝血途径；D.释放血栓调节蛋白（TM），调节抗凝系统。

②**血小板因素** 血管受损时，血小板通过黏附、聚集、释放反应参与止血过程。

③**凝血因素** 血管内皮受损，启动外源及内源性凝血途径，在磷脂等的参与下，经过一系列酶解反应形成纤维蛋白血栓。血栓填塞于血管损伤部位，使出血得以停止。

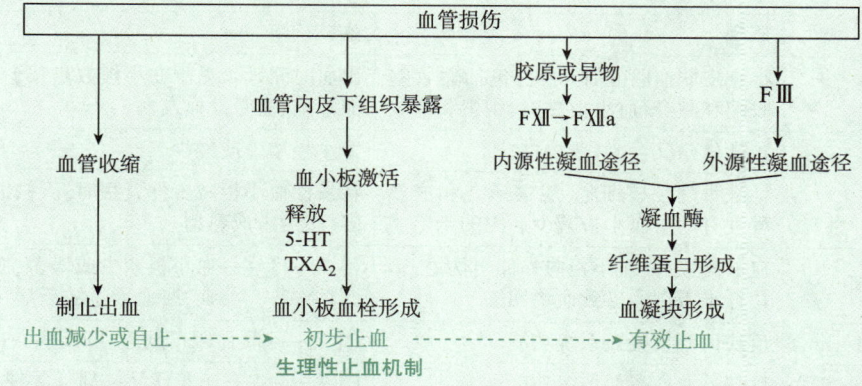

（2）**凝血机制** 血液凝固是无活性的凝血因子被有序地、逐级放大地激活，转变为有蛋白降解活性的凝血因子的过程，即所谓"瀑布学说"的一系列酶促反应。凝血过程分为以下三个阶段。

①**凝血活酶生成** 又分为外源性和内源性两种途径，结果形成凝血活酶。

②**凝血酶生成** 结果形成凝血酶。

③**纤维蛋白生成** 血浆中的纤维蛋白原转变为纤维蛋白。

（3）**抗凝与纤维蛋白溶解机制** 除凝血系统外，人体内还存在完善的抗凝与纤维蛋白溶解（简称"纤溶"）系统。体内凝血与抗凝、纤维蛋白形成与纤溶维持着动态平衡，以保证体内血流的畅通。

①抗凝系统 体内起抗凝作用的物质如下。
  A. 抗凝血酶(AT) AT是人体内最重要的抗凝物质,约占血浆生理性抗凝活性的75%,主要功能是灭活FⅩa及凝血酶,对FⅨa、FⅪa、FⅫa也有一定的灭活作用,其抗凝活性与肝素密切相关。
  B. 蛋白C系统 包括蛋白C(PC)、蛋白S(PS)、血栓调节蛋白(TM),通过灭活FⅤ、FⅧ发挥抗凝作用。
  C. 组织因子途径抑制物(TFPI) 可直接对抗FⅩa;在Ca^{2+}存在的条件下,可对抗TF/FⅦa复合物。
  D. 肝素 可灭活FⅩa及凝血酶,其抗凝作用与抗凝血酶密切相关。
②纤溶系统 主要由纤溶酶原及其激活剂、纤溶酶激活剂抑制物等组成。

3. 发病机制分类

血管壁异常	先天性——遗传性出血性毛细血管扩张症、家族性单纯性紫癜、先天性结缔组织病 获得性——败血症、过敏性紫癜、药物性紫癜、维生素C缺乏、糖尿病、结缔组织病
血小板异常	数量异常:血小板↑——原发性血小板增多症 　　　　　血小板↓——破坏过多(ITP)、消耗过多(DIC)、生成减少(再障)、分布异常(脾亢) 质量异常:遗传性——血小板无力症、巨大血小板综合征、血小板颗粒性疾病 　　　　　获得性——抗血小板药物、感染、尿毒症、异常球蛋白血症
凝血异常	遗传性——血友病、遗传性凝血酶原、FⅤ、FⅦ、FⅩ缺乏症、遗传性纤维蛋白原缺乏 获得性——维生素K缺乏症、肝病性凝血障碍、尿毒症性凝血异常
抗凝及纤维蛋白溶解异常	肝素使用过量、香豆素类药物过量、敌鼠钠过量 免疫相关性抗凝物增多、蛇咬伤、溶栓药物过量
复合性异常	复合性止血机制异常——先天性(血友病)、获得性(弥散性血管内凝血)

【例1】血小板消耗过多导致的血小板减少性疾病是
  A. 特发性血小板减少性紫癜　　B. 弥散性血管内凝血　　C. 白血病
  D. 病毒感染　　　　　　　　　E. 再生障碍性贫血

4. 实验室检查

项目	原理	临床疾病
出血时间BT	检查皮肤血管止血功能,包括血管壁收缩和黏合,血小板黏附、积聚和释放	出血时间延长见于血小板数量减少、血小板功能缺陷、血管性血友病
血小板计数	正常值(100~300)×10^9/L	血小板增多或减少
巨核细胞	计数骨髓巨核细胞,观察形态和成熟程度有助于血小板减少病因的判定	特发性血小板减少性紫癜时,巨核细胞数量增多,多为未成熟型
血块收缩时间	血液凝固后,血小板向外伸出伪足,牵拉纤维蛋白网导致血块回缩	回缩不良——血小板减少或增多、血小板无力症、凝血因子缺乏症
凝血时间(CT)	反映内源性凝血系统功能	CT↑——凝血因子缺乏、肝疾病、FDP
凝血酶原时间(PT)	反映外源性凝血系统功能	PT↑——FⅠ、FⅡ、FⅤ、FⅦ、FⅩ缺乏,DIC
凝血酶时间(TT)	反映纤维蛋白原(FⅠ)的功能	TT延长见于低(无、异常)纤维蛋白原血症
APTT	活化的部分凝血活酶时间(APTT)反映内源性凝血系统功能	APTT↑——FⅧ、FⅨ、FⅩ、FⅪ、FⅫ、FⅤ、FⅠ、FⅡ缺乏
FDP	FDP为纤维蛋白(原)降解产物	FDP↑——纤溶亢进、DIC、高凝状态

【例2】男性,16岁。3天来左膝关节肿胀。自幼于外伤后易出血不止。查体:皮肤黏膜未见出血及紫癜,出血时间为2分钟,凝血时间30分钟,凝血酶原时间正常。疾病分类应为

A. 纤维蛋白生成障碍 B. 凝血酶生成障碍 C. 血小板异常
D. 凝血活酶生成障碍 E. 血管壁功能异常

A. 肾上腺素试验 B. 凝血活酶生成及纠正试验 C. D-二聚体测定
D. 血小板聚集试验 E. 毛细血管脆性试验

【例3】确诊血友病的检查是
【例4】了解是否存在纤溶亢进的检查是

5. 诊断
(1) **出血特征**　皮肤黏膜出血点、紫癜多为血管、血小板异常所致，而深部血肿、关节出血多与凝血障碍有关。
(2) **常见出血性疾病的临床鉴别**

项目	血管性疾病	血小板疾病	凝血障碍性疾病
性别	女性多见	女性多见	80%～90%发生于男性
阳性家族史	较少见	罕见	多见
出生后脐带出血	罕见	罕见	肯见
皮肤紫癜	常见	多见	罕见
皮肤大块瘀斑	罕见	多见	可见
血肿	罕见	可见	常见
关节腔出血	罕见	罕见	多见
内脏出血	偶见	常见	常见
眼底出血	罕见	常见	少见
月经过多	少见	多见	少见
手术或外伤后渗血不止	少见	可见	多见

(3) **实验室检查**　根据筛选试验结果，结合临床表现可将出血性疾病大致分为两类：①出血时间延长、血小板正常或减少、凝血象正常者，归类为血管壁功能异常和(或)血小板异常所致的出血性疾病；②凝血时间、APTT、PT中一项或多项延长而其他结果正常者，归类为凝血异常所致的出血性疾病。

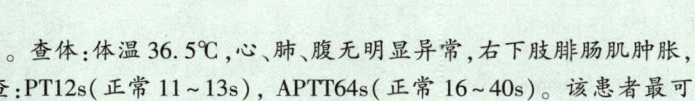

凝血途径简图

(4) **确定病因**　根据确诊试验确定出血性疾病的发病机制及可能的相关病因。

【例5】血管壁异常所致出血的特点是
A. 内脏出血 B. 迟发出血
C. 皮肤黏膜出血 D. 关节腔出血
E. 肌肉出血

【例6】男，23岁。发热、右下肢疼痛1周。查体：体温36.5℃，心、肺、腹无明显异常，右下肢腓肠肌肿胀，皮肤青紫，皮温正常。实验室检查：PT 12s(正常11～13s)，APTT 64s(正常16～40s)。该患者最可能缺乏的凝血因子是
A. FⅡ B. FⅤ C. FⅦ
D. FⅧ E. FⅩ (2022)

6. 治疗原则
(1) **病因防治**　主要适用于获得性出血性疾病。
①防治基础疾病　如控制感染，积极治疗肝胆疾病，肾病，抑制异常免疫反应等。
②避免接触、使用可加重出血的物质及药物　如血管性血友病、血小板功能缺陷症等，应避免使用阿

司匹林、吲哚美辛、噻氯匹定等抗血小板药物。凝血障碍所致如血友病等,应慎用抗凝药,如华法林等。

(2)**补充血小板和(或)相关凝血因子**　在紧急情况下,输入新鲜血浆或新鲜冷冻血浆是一种可靠的补充或替代疗法,因其含有除 TF、Ca^{2+} 以外的全部凝血因子。此外,血小板悬液、纤维蛋白原、凝血酶原复合物、冷沉淀物、FⅧ等,也可根据病情予以补充。

(3)**止血药物**　目前广泛应用于临床者有以下几类:
①收缩血管、改善其通透性的药物　如卡巴克络、曲克芦丁、垂体后叶素、维生素 C、糖皮质激素等。
②合成凝血相关成分所需的药物　如维生素 K 等。
③抗纤溶药物　如氨基己酸(EACA)、氨甲苯酸(PAMBA)等。
④促进止血因子释放的药物　如去氨加压素。
⑤重组活化因子Ⅶ(rFⅦa)　rFⅦa 是一种新的凝血制剂。
⑥局部止血药物　如凝血酶、巴曲酶、吸收性明胶海绵等。

(4)**促血小板生成的药物**　如血小板生成素(TPO)、白介素-11(IL-11)等。

(5)**其他治疗**　如免疫治疗、血浆置换、手术治疗、基因治疗等。

二、过敏性紫癜

1. 概念

过敏性紫癜又称Schönlein-Henoch综合征,是一种常见的血管变态反应性疾病,因机体对某些致敏物质产生变态反应,导致毛细血管脆性及通透性增加,血液外渗,产生紫癜、黏膜及某些器官出血。

2. 常见病因

(1)**感染**　包括细菌、病毒、寄生虫等感染。主要为β-溶血性链球菌,呼吸道感染最常见。

(2)**食物**　是机体对异体蛋白过敏所致,如鱼、虾、蟹、蛋、鸡肉、牛奶等。

(3)**药物**　如青霉素、水杨酸类、保泰松、吲哚美辛、奎宁类、磺胺类、阿托品、异烟肼等。

(4)**其他**　花粉、尘埃、疫苗接种、虫咬、寒冷刺激等。

3. 发病机制

发病机制不明,与免疫异常有关,各种刺激因子如感染源、过敏原等激活具有遗传易感性病人的 T 细胞,使其功能紊乱,致 B 细胞多克隆活化,分泌大量 IgA、IgE 和 TNF-α、IL-6 等炎症因子,形成 IgA 免疫复合物,引发异常免疫应答,导致系统性血管炎,造成组织和脏器损伤。病理改变为全身性小血管炎。

4. 临床表现

多数病人发病前1~3周有上呼吸道感染等前驱症状,随之出现典型临床表现。

分型	临床表现
单纯型(紫癜型)	最常见,表现为四肢皮肤紫癜,对称分布,以下肢、臀部多见,躯干极少累及
腹型(Henoch 型)	表现为皮肤紫癜,腹痛,呕吐,腹泻,便血。其中,以腹痛最常见
关节型(Schönlein 型)	表现为皮肤紫癜,关节肿胀、疼痛、压痛、功能障碍,多发生于膝、踝、肘、腕关节呈游走性,反复发作,经数日而愈,不遗留关节畸形,多发生于紫癜之后
肾型	表现为皮肤紫癜,血尿、蛋白尿、管型尿,偶见水肿、高血压、肾衰竭过敏性紫癜肾炎的病情最为严重,肾损害多发生于紫癜出现后2~4 周
混合型	皮肤紫癜合并两种以上临床表现

(7~8题共用题干)男,32岁。皮肤反复出现紫癜1个月,加重并出现恶心、腹痛2天。查体:四肢皮肤散在紫癜,心、肺未见异常,腹平软,脐周轻压痛,无反跳痛和肌紧张,肝脾肋下未触及,肠鸣音活跃。

【例7】下述情况对明确病因意义不大的是

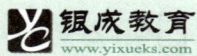 878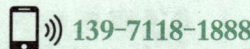

A. 有无花粉、尘埃过敏　　　B. 应用药物情况　　　C. 有无食用鱼、虾、蟹等
D. 发病前有无呼吸道感染　　E. 皮肤紫癜有无瘙痒

【例8】该患者目前不需要的治疗药物是
A. 山莨菪碱　　　　　　　B. 低分子肝素　　　　C. 泼尼松
D. 异丙嗪　　　　　　　　E. 芦丁

【例9】男,17岁。双下肢出血点伴关节痛2周,水肿1周。实验室检查:尿红细胞30~40/高倍视野,尿蛋白4.2g/d,血浆白蛋白28g/L,肾免疫病理示IgA沉积于系膜区。其病因诊断为
A. IgA肾病　　　　　　　B. 狼疮肾炎　　　　　C. 过敏性紫癜肾炎
D. 乙肝病毒相关性肾炎　　E. 原发性肾病综合征

5. 实验室检查
(1) **毛细血管脆性试验(束臂试验)** 半数以上阳性。
(2) **尿常规检查** 肾型或混合型可有血尿、蛋白尿、管型尿。
(3) **大便检查** 腹型者可有大便潜血试验阳性。
(4) **血小板计数、功能及凝血相关检查** 除出血时间(BT)可能延长外,其他均正常。
(5) **肾功能** 肾型或合并肾型表现的混合型,可有肾功能受损的表现。

6. 诊断与鉴别诊断
(1) **诊断** 主要依据:①发病前1~3周有上呼吸道感染病史;②典型四肢皮肤紫癜,可伴腹痛、关节肿痛、血尿;③血小板计数、功能及凝血相关检查正常;④排除其他原因所致的血管炎及紫癜。
(2) **鉴别诊断** 本病需与下列疾病相鉴别:①遗传性毛细血管扩张症;②单纯性紫癜;③原发免疫性血小板减少症;④风湿性关节炎;⑤肾小球肾炎;⑥系统性红斑狼疮;⑦外科急腹症。

7. 治疗
(1) **消除致病因素** 防治感染,清除局部病灶(如扁桃体炎),驱除肠道寄生虫,避免致敏食物及药物。
(2) **一般治疗** 抗组胺药、改善血管通透性药物(如维生素C、曲克芦丁、卡巴克络等)。
(3) **糖皮质激素** 可抑制抗原抗体反应、减轻炎症渗出、改善血管通透性。
(4) **免疫抑制剂** 用于上述治疗效果不佳、短期内反复发作者。
(5) **抗凝治疗** 适用于肾型病人。

三、原发免疫性血小板减少症

1. 概念
原发免疫性血小板减少症(ITP)既往称为特发性血小板减少性紫癜,是一种复杂的多种机制共同参与的获得性自身免疫性疾病。该病的发生是由于病人对自身血小板抗原的免疫失耐受,产生体液免疫和细胞免疫介导的血小板过度破坏和血小板生成受抑,导致血小板减少,伴或不伴皮肤黏膜出血。

2. 病因与发病机制
(1) **体液免疫和细胞免疫介导的血小板过度破坏** 50%~70%的ITP病人血浆和血小板表面可检测到一种或多种抗血小板膜糖蛋白自身抗体。自身抗体致敏的血小板被单核-巨噬细胞系统吞噬破坏。另外,ITP病人的细胞毒T细胞可直接破坏血小板。
(2) **体液免疫和细胞免疫介导的巨核细胞数量和质量异常,血小板生成不足** 自身抗体还可损伤巨核细胞或抑制巨核细胞释放血小板,造成ITP病人血小板生成不足。另外,$CD8^+$细胞毒T细胞可通过抑制巨核细胞凋亡,使血小板生成障碍。血小板生成不足是ITP发病的另一重要机制。

3. 临床表现
(1) **症状** 成人ITP一般起病隐匿,常表现为反复的皮肤黏膜出血,如瘀点、紫癜、瘀斑、外伤后不易

止血等,鼻出血、牙龈出血、月经过多也较常见。严重内脏出血少见。乏力是ITP另一常见临床症状。长期月经过多可出现失血性贫血。

(2)体征　皮肤黏膜紫癜或瘀斑,以四肢远侧端多见,黏膜出血以鼻出血、牙龈出血、口腔黏膜血疱多见。一般无肝、脾、淋巴结肿大。3%的病人因反复发作,可出现轻度脾大。

4. 实验室检查

血小板	血小板计数减少,生存时间明显缩短,平均体积增大,功能正常
贫血	可有程度不等的正常细胞或小细胞低色素性贫血
BT	出血时间(BT)延长,血块收缩不良,束臂试验阳性
CT	凝血时间(CT)正常
免疫学	血小板相关抗体(PAIg)阳性,血小板相关补体(PAC_3)阳性
TPO	血浆血小板生成素(TPO)水平正常或轻度升高
溶血	伴自身免疫性溶血性贫血的病人(Evans综合征)可有Coombs试验阳性
骨髓象	骨髓巨核细胞数量正常或增加,巨核细胞发育成熟障碍,表现为巨核细胞体积变小、胞质内颗粒减少、幼稚巨核细胞增多,产板型巨核细胞显著减少(<30%);红系、粒系和单核系正常

注意:①ITP时,虽然外周血中血小板减少,但骨髓巨核细胞数增多。主要是由巨核细胞发育成熟障碍所致,因此有血小板形成的(产板型)巨核细胞显著减少(<30%),而幼稚、颗粒型巨核细胞增多。
②约70%的ITP病人PAIg及PAC_3阳性,主要抗体成分为IgG,也可为IgM、IgA。

【例10】女,25岁。间断牙龈出血、皮肤瘀斑2个月,反复发生口腔溃疡。查体:双下肢和腹部散在瘀斑,浅表淋巴结无肿大,巩膜无黄染,腹软,肝肋下未触及,脾肋下刚可触及。化验:Hb121g/L,WBC 4.5×10^9/L,Plt25×10^9/L。为除外继发免疫性血小板减少性紫癜,最重要的检查是
　　A. 血小板功能　　　　　　B. 血小板抗体　　　　　　C. 抗核抗体谱
　　D. 腹部B超　　　　　　　E. 胸部X线片

【例11】女,40岁。皮肤出血点及瘀斑、牙龈出血1周。查体:肝脾不大。血常规:Hb110g/L,WBC4.0×10^9/L,Plt10×10^9/L。骨髓细胞学检查:巨核细胞95个/2cm×2cm,产板型巨核细胞1个。最可能的诊断是
　　A. 急性白血病　　　　　　B. 原发免疫性血小板减少症　　　C. 再生障碍性贫血
　　D. 骨髓增生异常综合征　　E. 巨幼细胞贫血

【例12】女,25岁。皮肤瘀斑伴月经量增多半年。血常规:Hb98g/L,RBC3.4×10^{12}/L,WBC5.6×10^9/L,Plt12×10^9/L。骨髓细胞学检查:骨髓增生明显活跃,粒系、红系增生不明显,涂片共见巨核细胞302个。该患者最可能的诊断是
　　A. 缺铁性贫血　　　　　　B. 原发免疫性血小板减少症　　　C. 巨幼细胞贫血
　　D. 再生障碍性贫血　　　　E. 急性巨核细胞性白血病(2022)

5. 诊断与鉴别诊断

(1)诊断　①至少2次检查血小板计数减少,血细胞形态无异常;②体检脾脏一般不增大;③骨髓检查巨核细胞数正常或增多,有成熟障碍;④排除其他继发性血小板减少症。

(2)鉴别诊断　需排除假性血小板减少症及继发性血小板减少症,如再生障碍性贫血、脾功能亢进、骨髓增生异常综合征、白血病、系统性红斑狼疮、药物性免疫性血小板减少等。

(3)分型与分期
①新诊断的ITP　指确诊后3个月以内的ITP病人。
②持续性ITP　指确诊后3~12个月血小板持续减少的ITP病人。
③慢性ITP　指血小板减少持续超过12个月的ITP病人。

④重症ITP 指血小板<10×10⁹/L,且就诊时存在需要治疗的出血症状或常规治疗中发生了新的出血症状,需要采用其他升高血小板药物治疗或增加现有治疗的药物剂量。

⑤难治性ITP 指满足以下3个条件的病人:A.脾切除后无效或复发;B.仍需要治疗以降低出血的危险;C.除外其他原因引起的血小板减少症,确诊为ITP。

6. 治疗

(1)一般治疗 出血严重者应注意休息。血小板<20×10⁹/L者,应严格卧床休息,避免外伤。

(2)观察 ITP病人若无明显出血倾向,血小板计数>30×10⁹/L者,可不予治疗。

(3)新诊断病人的一线治疗 包括糖皮质激素和丙种球蛋白。

①糖皮质激素 为首选治疗,近期有效率约80%。妊娠期不宜应用,因可引起子痫和精神症状。常用药物为泼尼松,1mg/(kg·d),分次或顿服,待血小板升至正常或接近正常后,1个月内尽快减至最小维持量(≤15mg/d),治疗4周仍无反应者,应迅速减量至停用。

②静脉输注丙种球蛋白 主要用于ITP的紧急治疗、不能耐受糖皮质激素治疗的病人、脾切除术前准备、妊娠或分娩前。作用机制与封闭单核-巨噬细胞系统的Fc受体、抗体中和、免疫调节有关。

(4)ITP的二线治疗 适用于一线治疗无效或需要较大剂量糖皮质激素(>15mg/d)才能维持的病人。

①促血小板生成药物 主要用于糖皮质激素治疗无效或难治性ITP。常用药物包括重组人血小板生成素(rhTPO)、非肽类TPO类似物(艾曲泊帕)、TPO拟肽(罗米司亭)。

②抗CD20单克隆抗体(利妥昔单抗) 可有效清除体内B淋巴细胞,减少抗血小板抗体的产生。

③免疫抑制剂 常用药物包括长春新碱(最常用)、环孢素、硫唑嘌呤、环磷酰胺、吗替麦考酚酯等。环孢素主要用于难治性ITP。

④脾切除 近期有效率约70%。脾切除的适应证:A.常规糖皮质激素治疗4~6周无效,病程迁延6个月以上;B.糖皮质激素虽然有效,但维持量>30mg/d;C.有糖皮质激素使用禁忌证。

(5)紧急处理 适用于伴消化系统、泌尿生殖系统、中枢神经系统或其他部位的活动性出血,或需要紧急手术的重症ITP病人(血小板<10×10⁹/L)。可给予血小板输注、静脉注射丙种球蛋白、大剂量甲泼尼龙静脉滴注、促血小板生成药物、重组人活化因子Ⅶ等。

注意:①ITP病人若血小板<30×10⁹/L,应进行药物治疗;若>30×10⁹/L,无须药物治疗。
②ITP病人若血小板<20×10⁹/L,应严格卧床,避免外伤。
③ITP病人若血小板<10×10⁹/L,应紧急输注血小板悬液,以防颅内出血。

(13~15题共用题干)女性,26岁。10天来全身皮肤出血点伴牙龈出血来诊。化验Plt 35×10⁹/L,临床诊断为原发免疫性血小板减少症。

【例13】支持ITP诊断的是
    A. 皮肤有略高出皮面的紫癜   B. 面部蝶形红斑
    C. 口腔溃疡   D. 下肢肌肉血肿
    E. 脾不大

【例14】支持原发免疫性血小板减少症诊断的实验室检查是
    A. 凝血时间延长   B. 血块收缩良好
    C. 抗核抗体阳性   D. 骨髓巨核细胞增多,产板型增多
    E. 骨髓巨核细胞增多、幼稚、颗粒型增多

【例15】该患者的首选治疗是
    A. 糖皮质激素   B. 脾切除
    C. 血小板输注   D. 长春新碱
    E. 达那唑

四、血友病

1. 概念

血友病是一组因遗传性凝血活酶生成障碍引起的出血性疾病,包括血友病 A 和血友病 B。

2. 病因和遗传规律

(1)**病因** 血友病 A 为 FⅧ缺乏所致,血友病 B 为 FⅨ缺乏所致。

(2)**遗传规律** 血友病 A、B 均属于 X 连锁隐性遗传性疾病。

3. 临床表现

(1)**出血** 多为自发性或轻度外伤、小手术后出血不止,且具备如下特点:①与生俱来,伴随终身;②常表现为软组织或深部肌肉血肿;③负重关节如膝、踝关节等反复出血。

(2)**血肿压迫** 血肿压迫周围相关组织出现相应临床表现。

4. 实验室检查

(1)**筛选试验** 出血时间、凝血酶原时间、血小板计数、血小板聚集功能正常,APTT 延长。

(2)**临床确诊试验** FⅧ活性测定辅以 FⅧ:Ag 测定和 FⅨ活性测定辅以 FⅨ:Ag 可以确诊血友病 A 和血友病 B。同时应行 vWF:Ag 测定(血友病病人正常),可与血管性血友病鉴别。

(3)**基因诊断试验** 对病人进行基因检测,可以确定致病基因。

5. 诊断参考标准

(1)**血友病 A** ①临床表现:A. 男性病人,有或无家族史;B. 关节、肌肉、深部组织出血,可呈自发性,或发生于轻度损伤、小手术后,易引起血肿及关节畸形。②实验室检查:A. 出血时间、血小板计数、PT 正常;B. APTT 延长;C. FⅧ:C 水平明显降低;D. vWF:Ag 正常。

(2)**血友病 B** ①临床表现:基本与血友病 A 相同,但程度较轻。②实验室检查:A. 出血时间、血小板计数、PT 正常;B. APTT 重型延长,轻型可正常;C. FⅨ抗原及活性减低或缺乏。

6. 治疗

血友病以替代治疗为主,即补充缺失的凝血因子,主要制剂有基因重组的纯化 FⅧ、FⅧ浓缩制剂、新鲜冷冻血浆、冷沉淀物和凝血酶原复合物等。

五、弥散性血管内凝血(DIC)

1. 概念

弥散性血管内凝血(DIC)是在许多疾病基础上,致病因素损伤微血管体系,导致凝血活化,全身微血管血栓形成,凝血因子大量消耗,并继发纤溶亢进,引起以出血及微循环衰竭为特征的临床综合征。

2. 病因

	所占比例	病因
严重感染	31%~43%	革兰阴性细菌(*最常见*,如脑膜炎球菌、大肠埃希菌、铜绿假单胞菌) 革兰阳性菌(如金黄色葡萄球菌)、病毒感染(流行性出血热病毒、肝炎病毒) 立克次体(斑疹伤寒)、其他(脑型疟疾、钩体病、组织胞浆菌病)
恶性肿瘤	24%~34%	急性早幼粒细胞白血病、淋巴瘤、前列腺癌、胰腺癌及其他实体瘤
病理产科	4%~12%	羊水栓塞、感染性流产、死胎滞留、子宫破裂、胎盘早剥、前置胎盘
手术及创伤	1%~5%	富含组织因子的器官,如脑、前列腺、胰腺、子宫、胎盘等的手术,挤压伤
严重中毒	4%~8%	毒蛇咬伤、输血反应、排斥反应等可导致 DIC
全身性疾病	—	恶性高血压、巨大血管瘤、ARDS、急性胰腺炎、重症肝炎、溶血性贫血

3. 发病机制

	激活途径	常见致病因素
组织损伤	外源性凝血系统	感染、肿瘤溶解、严重创伤、大手术、蛇毒
血管内皮损伤	外源或内源性凝血系统	感染、炎症反应、变态反应、缺氧
血小板活化	诱发血小板聚集和释放,经多种途径激活凝血	炎症反应、药物、缺氧
纤溶系统激活	直接或间接激活纤溶系统,导致凝血-纤溶失调	上述致病因素

由炎症等导致的单核细胞、血管内皮组织因子过度表达及释放,某些恶性肿瘤细胞及受损组织的组织因子异常表达及释放,是 DIC 最重要的始动机制。凝血酶与纤溶酶的形成是 DIC 发生过程中导致血管内微血栓、凝血因子减少及纤溶亢进的两个关键机制。

4. 临床表现

	发生率	临床特点
出血倾向	84%～95%	自发性、多发性出血,遍及全身,多见于皮肤黏膜出血,其次为内脏出血
休克或微循环障碍	30%～80%	为一过性或持续性血压下降,顽固性休克是 DIC 病情危重的征兆
微血管栓塞	40%～70%	可发生于浅层的皮肤、消化道黏膜的微血管。而深部器官微血管栓塞导致的器官衰竭更为常见,可表现为顽固性休克、呼吸衰竭、意识障碍
微血管病性溶血	25%	表现为进行性贫血,贫血程度与出血量不成比例,偶见皮肤巩膜黄染
原发病临床表现	各异	不同病例表现不一

5. 实验室检查

参阅下列诊断中的实验室检查部分。

6. 诊断

(1) 临床表现　①存在易引起 DIC 的基础疾病。②有下列 1 项以上临床表现:A. 多发性出血倾向;B. 不易用原发病解释的微循环衰竭或休克;C. 多发性微血管栓塞的症状、体征,如皮肤、皮下、黏膜栓塞性坏死及早期出现的肺、肾、脑等脏器衰竭。

(2) 实验室检查指标　同时有下列 3 项以上异常。

①血小板<$100×10^9$/L 或进行性下降,肝病、白血病病人血小板<$50×10^9$/L。

②血浆纤维蛋白原含量<1.5g/L 或进行性下降,或>4g/L,白血病<1.8g/L,肝病<1.0g/L。

③3P 试验阳性或血浆 FDP>20mg/L,肝病、白血病 FDP>60mg/L,或 D-二聚体水平升高或阳性。

④PT 缩短或延长 3 秒以上,肝病、白血病延长 5 秒以上,或 APTT 缩短或延长 10 秒以上。

7. 鉴别诊断

(1) DIC 与重症肝炎的鉴别

	DIC	重症肝炎
微循环衰竭	早,多见	晚,少见
黄疸	轻,少见	重,极常见
肾功能损伤	早,多见	晚,少见
红细胞破坏	多见(50%～90%)	罕见
FⅧ:C	降低	正常
D-二聚体	增加	正常或轻度增加

(2) DIC 与血栓性血小板减少性紫癜(TTP)的鉴别

	DIC	TTP
起病及病程	多数急骤,病程短	可急可缓,病程长
微循环衰竭	多见	少见
黄疸	轻,少见	极常见,较重
FⅧ:C	降低	正常
vWF 裂解酶	多为正常	多为显著降低
血栓性质	纤维蛋白血栓为主	血小板血栓为主

(3) DIC 与原发性纤维蛋白溶解亢进症的鉴别

	DIC	原发性纤维蛋白溶解亢进症
病因或基础疾病	种类繁多	多为手术、产科意外
微循环衰竭	多见	少见
微血管栓塞	多见	罕见
微血管病性溶血	多见	罕见
血小板计数	降低	正常
血小板活化产物	增高	正常
D-二聚体	增加或阳性	正常或阴性
红细胞形态	破碎或畸形	正常

【例 16】诱发 DIC 最常见的病因为
    A. 恶性肿瘤   B. 手术及外伤   C. 革兰阴性细菌感染
    D. 产科意外   E. 代谢性酸中毒

【例 17】能同时启动内源和外源性凝血途径引起 DIC 的是
    A. 羊水栓塞   B. 急性早幼粒细胞白血病   C. 广泛创伤
    D. 大型手术   E. 严重感染

【例 18】女,43 岁。乙肝肝硬化 10 年,近 1 周来高热伴乏力,出现鼻出血和皮肤多处瘀斑。为确定患者是否并发 DIC,最有价值的实验室检查指标是
    A. 血浆 FⅧ:C 下降   B. APTT 延长   C. 血浆凝血酶原下降
    D. 血浆纤维蛋白原下降   E. PT 延长

8. 治疗

(1) **治疗基础疾病及消除诱因**   如控制感染,治疗肿瘤,纠正缺氧、缺血、酸中毒,是终止 DIC 病理过程的最为关键和根本的治疗措施。

(2) **抗凝治疗**   是终止 DIC 病理过程、减轻器官损伤、重建凝血-抗凝平衡的重要措施。DIC 的抗凝治疗应在处理基础疾病的前提下,与补充凝血因子同步进行。常用药物为普通肝素、低分子肝素。

①适应证   A. DIC 早期(高凝期);B. 血小板及凝血因子呈进行性下降,微血管栓塞表现明显;C. 消耗性低凝期,但病因短期内不能去除者,在补充凝血因子情况下使用。

②禁忌证   A. 手术后或损伤创面未经良好止血者;B. 近期有大咯血或有大量出血的活动性消化性溃疡;C. 蛇毒所致的 DIC;D. DIC 晚期,病人有多种凝血因子缺乏及明显纤溶亢进。

③监测   普通肝素治疗监测最常用指标为 APTT,正常值为(40±5)秒,肝素治疗使其延长为正常值的

1.5~2.0倍为合适剂量。肝素过量可用鱼精蛋白中和。低分子肝素常规剂量下无须严格血液学监测。

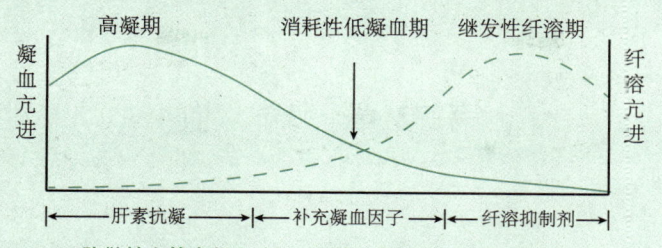

弥散性血管内凝血（DIC）的病程进展及药物选择原则

（3）**替代治疗** 适用于有明显血小板或凝血因子减少证据,已进行病因及抗凝治疗,DIC未能得到良好控制,有明显出血表现者。可以输注新鲜冷冻血浆、血小板悬液、纤维蛋白原、FⅧ及凝血酶原复合物。

（4）**纤溶抑制药物** 临床上一般不使用,仅用于DIC病因已去除,并有明显纤溶亢进者。

（5）**溶栓疗法** 由于DIC主要形成微血管血栓,多伴有纤溶亢进,故原则上不宜使用溶栓剂。

【例19】治疗弥散性血管内凝血时,监测肝素用量的试验是
　　A. 血小板计数　　　　　　　B. 3P试验　　　　　　　　C. 出血时间
　　D. 纤维蛋白原定量　　　　　E. APTT(激活的部分凝血活酶时间)
　　A. 肝素　　　　　　　　　　B. 输新鲜血浆　　　　　　C. 输新鲜全血
　　D. 氨基己酸　　　　　　　　E. 输浓缩血小板
【例20】DIC纤溶亢进期治疗时禁用
【例21】DIC消耗性低凝期首选

➡ **常考点** 出血疾病概论;过敏性紫癜的临床表现;ITP临床特点及治疗;DIC病因及治疗。

参考答案——详细解答见《2024国家临床执业及助理医师资格考试历年考点精析(上、下册)》

1. ABCDE	2. ABCDE	3. ABCDE	4. ABCDE	5. ABCDE	6. ABCDE	7. ABCDE
8. ABCDE	9. ABCDE	10. ABCDE	11. ABCDE	12. ABCDE	13. ABCDE	14. ABCDE
15. ABCDE	16. ABCDE	17. ABCDE	18. ABCDE	19. ABCDE	20. ABCDE	21. ABCDE

第32章 输 血

▶ **考纲要求**
　①合理输血。②安全输血。

▶ **复习要点**

一、合理输血

1. 输注血液成分的优点

（1）**高效**　在制备过程中，经过提纯和浓缩，血液成分纯度和浓度均大幅提高，容量减小，可根据病人的输血要求加以选择，针对性强，疗效显著。

（2）**安全**　全血的血液成分复杂，输注后发生各种不良反应的机会较多，而输注血液成分可避免不需要的血液成分所引起的不良反应。另外，不同的血液成分携带病毒的概率也不相同，以白细胞最大，血浆次之，红细胞最小。临床上需要最多的是红细胞成分，其输血传播病毒的风险最低，如果改输全血，就增加了输血传播病毒的风险。

（3）**有效保存**　目前，血液采集后全血保存所使用的保养液和保存条件（4±2）℃都是针对红细胞来设计的，对于粒细胞、血小板和血浆等血液成分是不合适的。血小板需在（22±2）℃振荡条件下保存，血浆中的凝血因子Ⅴ、Ⅷ需在-20℃以下保存。因此在全血保存过程中，红细胞不易发生保存损害，但粒细胞、血小板和某些不稳定的凝血因子则容易受损。

新鲜全血保存1天后，粒细胞几乎完全丧失，血小板和FⅧ活性丧失50%；保存3~5天后FV活性将丧失50%。保存3天后，所谓的全血仅含有红细胞、白蛋白、免疫球蛋白、纤维蛋白原等，但主要是红细胞。

（4）**保护血液资源**　一血多用，使得宝贵的血液资源得到充分的利用。

【例1】成分输血的优点不包括
　　A. 纯度高　　　　　　　B. 保护血液资源　　　　　C. 容易制备
　　D. 便于保存　　　　　　E. 疗效好

【例2】全血在保存过程中，发生了"保存损害"，丧失了一些有用成分，它们是
　　A. 血小板、粒细胞、不稳定的凝血因子　　B. 红细胞、白细胞、血小板
　　C. 白细胞、血小板、稳定的凝血因子　　　D. 白细胞、血小板、纤维蛋白原
　　E. 血小板、淋巴细胞、凝血因子Ⅶ

2. 成分血液制备

采集的全血经离心后，下层的沉淀物为红细胞悬液，上层为富含血小板的血浆。

（1）**下层**　为红细胞悬液，可进一步制备成浓缩红细胞、洗涤红细胞、去白细胞的红细胞等。

①浓缩红细胞　去掉了大部分血浆后即为浓缩红细胞，浓缩红细胞内含部分血浆、白细胞和血小板。

②洗涤红细胞　将浓缩红细胞用生理盐水洗涤3~4次，基本上不含血浆、白细胞、血小板、被污染的细菌和病毒（如肝炎病毒）、抗A及抗B抗体，称为洗涤红细胞。

③冰冻红细胞　浓缩红细胞加上甘油，在-65~-196℃低温保存，称为冰冻红细胞，保存期3~10年。

④去白细胞的红细胞　由于白细胞是短命细胞，只能保存3~5天，故多数情况下留存在血液中的白

细胞已经失去功能,去掉这部分无用的白细胞后,称为去白细胞的红细胞(LPRBC)。

(2) 上层　为富含血小板的血浆。20℃离心后,下层为血小板,上层为贫血小板血浆。贫血小板血浆在-20℃冰冻称为新鲜冰冻血浆(FFP)。FFP 在 4℃溶解,上层为冰冻血浆(FP),下层为冷沉淀。

(3) 凝血因子　凝血因子主要存在于血浆中。

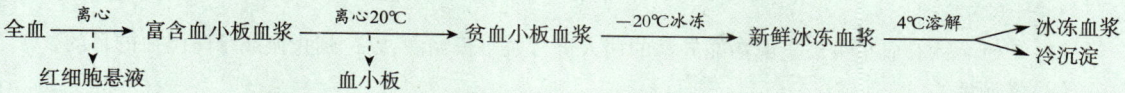

血液成分分离的大致步骤

白细胞	短命细胞(被破坏掉)	红细胞悬液	少含WBC、Plt、血浆(凝血因子)
血小板	不含血浆(凝血因子)	新鲜冰冻血浆	含全部凝血因子
冰冻血浆	纤维蛋白原、FⅧ、FV均少	冷沉淀	富含纤维蛋白原、FⅧ、vWF因子

3. 红细胞输注　参阅 14 版《实用内科学》P2543。

(1) **红细胞制品**　红细胞输注主要用于补充病人缺少的红细胞,纠正缺氧状态,是治疗贫血的有效措施。

①悬浮红细胞　从全血中尽量移除血浆,并添加保存液悬浮后制成,具有与全血相同的携氧能力而容量较小,用于心、肾、肝功能不全病人时较安全。它是最常用的红细胞制剂。

②洗涤红细胞　是全血去除血浆后,用生理盐水反复洗涤过的红细胞。常用于:A. 自身免疫性溶血性贫血;B. 输血后发生过敏反应;C. 高钾血症、肝肾功能障碍需要输血者;D. IgA 缺乏有抗 IgA 抗体者。

③少白细胞的红细胞(LPRBC)　在血液采集后,病人输注前,用滤器去除白细胞而制备的红细胞制剂,能预防 HLA 同种免疫、亲白细胞病毒(CMV、HTLV)感染、因白细胞抗体引起的非溶血性发热反应。

④冰冻红细胞　用高浓度甘油作为冷冻保护剂,在-80℃以下可保存红细胞 10 年,主要适用于稀有血型红细胞的长期贮存和军事需要。

⑤辐照红细胞　辐照血液是指血液经 γ 射线照射灭活其中的淋巴细胞,而保留其他血液成分。因此淋巴细胞已经丧失活性的血液成分,如冰冻红细胞、冷沉淀等,无须辐照。凡是具有淋巴细胞活性的血液成分,如红细胞、血小板和粒细胞,均可辐照。辐照红细胞可以预防输血相关移植物抗宿主病(TA-GVHD),主要用于免疫缺陷、骨髓移植、器官移植后病人的输血。

(2) **红细胞制品的选择**　在大多数情况下,可选择悬浮红细胞。但在以下情况下需选择洗涤红细胞:病人体内存在血浆蛋白抗体,特别是抗 IgA;②病人具有输血后发生严重过敏反应的病史。

(3) **剂量**　视病情而定,输注 1 单位红细胞可提升 Hb5g/L。200ml 全血制成的红细胞为 1 单位。

(4) **指征**　①Hb>100g/L 不需输血;②Hb<70g/L,应考虑输注浓缩红细胞;③Hb 为 70~100g/L 时,应根据病人心肺代偿能力、有无代谢率增高、年龄等因素决定。

注意:①既往输血后产生血浆蛋白过敏反应(即变态反应),应选择输注洗涤红细胞。
②多次输血产生白细胞抗体,出现非溶血性发热反应,应选择输注 LPRBC。

【例3】体重为 55kg 的成年慢性贫血患者,输注 1 单位悬浮红细胞可提高血红蛋白的量约是
　　A. 1g/L　　　　　　　　B. 2g/L　　　　　　　　C. 5g/L
　　D. 10g/L　　　　　　　E. 15g/L

【例4】男,65 岁。患再生障碍性贫血 2 年,多次输血治疗,最近 2 次输血过程中出现发热,体温达 39℃以上,经对症处理症状缓解。此次拟输血改善贫血症状,应输注的血液成分是
　　A. 浓缩红细胞　　　　　B. 辐照红细胞　　　　　C. 去除白细胞的红细胞
　　D. 冰冻红细胞　　　　　E. 悬浮红细胞(2018、2023)

【例5】急性大量失血患者需要输注红细胞时,应首选的品种是
　　A. 悬浮红细胞　　　　　B. 浓缩红细胞　　　　　C. 辐照红细胞

D. 洗涤红细胞   E. 去除白细胞的红细胞

【例6】不需要通过辐照来预防输血相关移植物抗宿主病的血液成分是
  A. 洗涤红细胞   B. 浓缩血小板   C. 新鲜冰冻血浆
  D. 悬浮红细胞   E. 浓缩白细胞

4. 血小板输注

(1) 目的 针对血小板数量或功能异常的病人进行血小板输注,以达到止血或预防出血的目的。

(2) 适应证

①血小板减少所致的活动性出血 是血小板输注主要适应证。$Plt>50×10^9/L$,不需输注血小板;$Plt<10×10^9/L$,应尽快输注血小板以防止颅内出血;Plt在$(10~50)×10^9/L$,可根据情况决定是否输注血小板。

②手术病人的预防性输注 术前$Plt>100×10^9/L$,一般不需输注;$Plt<50×10^9/L$,应考虑输注;Plt在$(50~100)×10^9/L$,应根据是否有自发性出血、伤口渗血决定是否输注。

③血小板功能障碍 很少需要输注血小板,但进行侵入性操作前,应考虑是否需要输注血小板。

④大量输血 当红细胞输注量大约相当于2倍血容量以上时,Plt可降至$50×10^9/L$以下。急性出血病人的Plt不可低于$50×10^9/L$,多发性创伤、中枢神经系统创伤病人,Plt应达到$100×10^9/L$。

⑤自身免疫性血小板减少症 不可轻易输注血小板,因为血小板在此类病人体内的存活力较低。

(3) 禁忌证

①血栓性血小板减少性紫癜 因为血小板输注可促进血栓形成,使病情恶化。

②肝素引起的血小板减少症 因为血小板输注可导致急性动脉血栓形成。

(4) 剂量 每次输注血小板时,应足量输注。

①成年病人通常输注1个治疗量,如果不存在血小板输注无效,至少可提高血小板计数$20×10^9/L$。

②年幼儿童(<20kg)输注剂量为10~15ml/kg。

③年长儿童可输注1个治疗量。

(5) 血小板制品

①浓缩血小板 从采集的全血中分离出血小板,并以适量血浆悬浮制备而成。以200ml全血制备的浓缩血小板为1个单位,其血小板含量$≥2.0×10^{10}$个。

②单采血小板 采用血小板分离机在全密闭循环的条件下,直接从献血者的全血中分离和采集血小板,同时将其他血液成分回输给献血者体内。1个单位即为1个治疗量,所含$Plt≥2.5×10^{11}$个,相当于浓缩血小板10~12单位。单采血小板的保存期限为5日。

③少白细胞的血小板 是使用专用血小板滤白器制备的少白细胞血小板制品,其主要目的是预防非溶血性发热、HLA同族免疫、嗜白细胞病毒(如CMV、HTLV)的感染。

④辐照血小板 是在单采血小板的基础上辐照制备而成,目的是预防TA-GVHD。

⑤洗涤血小板 是在单采血小板的基础上洗涤制备而成,主要用于对血浆蛋白过敏的病人。

【例7】输注血小板的主要目的是
  A. 增加血管致密度   B. 抑制纤溶活性   C. 改善止血功能
  D. 降低抗凝功能   E. 加强凝血功能

【例8】男,20岁。因重型再生障碍性贫血入院,准备10天后接受异基因造血干细胞移植。因大量鼻出血和牙龈出血拟行输血,需要预订的血液成分是
  A. 单采血小板   B. 辐照单采血小板   C. 辐照冷沉淀
  D. 辐照新鲜冷冻血浆   E. 新鲜冷冻血浆

【例9】下列属于输注血小板禁忌证的是
  A. 骨髓造血功能衰竭   B. 血小板功能障碍
  C. 血小板减少的患者手术前输注血小板   D. 血栓性血小板减少性紫癜

E. 大量输血所致的稀释性血小板减少

5. 血浆制品输注

常用的各种凝血因子制品包括新鲜冰冻血浆、普通冰冻血浆和冷沉淀。

	新鲜冰冻血浆	普通冰冻血浆	冷沉淀
英文代号	FFP	FP	Cryo
制备方法	采血后6小时内分离血浆，在-30℃以下速冻成块，并储存在-20℃以下即为FFP	从保存超过6~8小时的全血中分离的血浆，或保存期满1年的FFP	是FFP在4℃解冻，除去上清液后沉淀的白色絮状物
保存期限	在-20℃以下保存1年	在-20℃以下保存5年	在-20℃以下保存1年
内含	全部凝血因子	除FⅤ、FⅧ以外的凝血因子	FⅧ、vWF、FⅠ、纤维结合蛋白
适应证	血栓性血小板减少性紫癜、多种凝血因子缺乏、大量失血或输血引起的凝血障碍、DIC消耗性低凝期	除FⅤ、FⅧ以外的凝血因子缺乏症	血友病A、vWF缺乏遗传性或获得性纤维蛋白原缺乏FXⅢ缺乏症

6. 血浆蛋白输注

(1) **白蛋白** 主要用于：①脱水治疗、扩充血容量；②补充白蛋白；③用作体外循环的泵底液；④5%白蛋白进行血浆置换治疗凝集素综合征。白蛋白的营养支持作用有限，不应当作营养药来使用。

(2) **静脉注射用人免疫球蛋白（IVIG）** 含有广谱抗病毒、细菌的IgG抗体，具有免疫替代和免疫调节的双重治疗作用；对先天性γ球蛋白缺乏症的继发感染也有效。

【例10】临床输注冰冻血浆的目的是补充

　　A. 凝血因子　　　　　　　B. 白蛋白　　　　　　　C. 免疫球蛋白
　　D. α球蛋白　　　　　　　E. 电解质

7. 合理输血的原则

(1) **定义** 合理输血是指病人病情危重，无法采用其他方法进行有效治疗或预防时，才给予输血。

(2) **输血的目的** ①增加血液的携氧能力；②纠正止血功能异常。

(3) **审慎作出输血决定** 在作出输血决定之前，应根据病人病情对以下问题进行审慎评估：①输血的目的是什么？②能否减少出血，以降低病人的输血要求？③在决定输血前，是否应先给予其他替代治疗，如静脉输液或给氧？④是否具有临床或实验室证据表明该病人需要输血？⑤输血传播HIV、肝炎病毒、梅毒螺旋体等感染性病原体的风险有多大？⑥给该病人输血是否利大于弊？⑦如无法及时获得血液时，有何其他治疗措施？⑧是否有经验丰富的医师负责监护，一旦受血者出现输血不良反应能否迅速给予处理？⑨是否已在病程记录和输血申请单上记录输血决定及其理由？

8. 输血适应证

①**急性失血** 创伤、手术、内科或妇产科等某些疾病可导致急性失血。

A. 根据循环失血量评估红细胞输注要求。

血容量减少	失血量	处理原则
<15%	<750ml	无须输血，除非病人原有贫血、严重心肺疾病而无力代偿
15%~30%	750~1500ml	应输注晶体液或人造胶体液，很少输注红细胞
30%~40%	1500~2000ml	应输注晶体液和胶体液，快速扩容，可输注红细胞和血浆
>40%	>2000ml	应输注晶体液和胶体液，快速扩容，需要输注红细胞、血浆和血小板等成分

B. 根据血红蛋白及病情评估红细胞输注要求　原卫生部输血指南规定：Hb>100g/L，不必输血；Hb<

70g/L，应考虑输注悬浮红细胞；Hb 为 70~100g/L 时，应根据病人心肺代偿能力、年龄等因素决定。

②慢性贫血　应积极寻找贫血病因，针对病因治疗，不应轻易输血。慢性贫血病人输注红细胞的适应证：A. Hb<60g/L，且伴有明显缺氧症状者；B. 贫血严重，虽无缺氧症状，但需要手术的病人或孕妇。

③低蛋白血症　输入血浆或白蛋白纠正低蛋白血症。

④重症感染　难治性感染，当中性粒细胞低下和抗生素疗效不佳时，可输入浓缩粒细胞以控制感染。

⑤凝血机制异常　输入相关的凝血因子或成分。

【例11】女，45 岁。急性白血病接受化疗过程中诉食欲差、疲乏无力，时有恶心。查体：T37℃，P90 次/分，R18 次/分，BP110/70mmHg。血常规：Hb90g/L，RBC3.1×10^{12}/L，WBC5.6×10^9/L，Plt65×10^9/L。患者要求输血，此时正确的处理措施是

　　A. 输注悬浮红细胞1单位　　　B. 输注机采血小板1个治疗量　　C. 输注全血1单位
　　D. 输注血浆 200ml　　　　　　E. 不予输血并向患者说明理由

9. 血液保护

(1) 血液保护的概念及意义　血液保护是指通过改善生物兼容性、减少血液中某些成分激活、减少血液丢失、减少血液机械性破坏、应用血液保护药物和人造血液等各种方法，降低同种异体输血要求及其风险，保护血液资源。不必要的输血既增加了输血风险，也造成了宝贵血液资源的浪费。

在临床输血实践中大力开展血液保护，尽量做到少出血、少输血、不输血和自体输血，对于减少输血传播疾病和输血不良反应，保护血液资源，具有十分重要的意义。

(2) 血液保护的主要措施

①严格掌握输血适应证　减少不必要的输血，节约血液资源。

②减少失血　手术中精细操作，彻底完善止血，减少失血量。

③采用自身输血　自体输血是指收集病人自身血液后，在病人需要时，将自己预先贮存或失血回收的血液进行回输。主要优点是节约、简便、安全、有效，不需检测血型和交叉配血。

A. 回收式自体输血　主要适用于外伤性脾破裂、异位妊娠造成的腹腔内出血。

B. 储存式自体输血　择期手术者，于术前 1 个月开始，每 3~4 天采血 1 次，每次 300~400ml，直到术前 3 天为止，采得的血液留待术中或需要时回输。适应证：病人一般情况好，Hb>110g/L 或 Hct>0.33。

C. 稀释式自体输血　在麻醉后、发生大量出血的手术步骤开始前，抽取病人一定量自体血液，保存备用，同时输入胶体液或等渗晶体液补充血容量，使血液适度稀释，Hct 降低，手术出血时血液的有形成分丢失减少。然后根据术中失血及病人情况将自体血回输给病人。适应证：病人一般情况好，Hb>110g/L 或 Hct>0.33，估计术中有大量失血。

④血液保护药物的应用　A. 术前使用促红细胞生成素（EPO）或维生素 K；B. 预防性使用抗纤溶药（6-氨基己酸、抑肽酶）；C. 使用重组因子Ⅶ激活物。

【例12】拟实施储存式自体输血的患者，其血红蛋白水平至少应大于

　　A. 100g/L　　　　　　　　B. 110g/L　　　　　　　　C. 120g/L
　　D. 130g/L　　　　　　　　E. 140g/L

二、安全输血

1. 输血基本程序

为规范输血程序，原卫生部制定了《临床输血技术规范》，应遵照执行。

(1) 输血决定　遵循科学合理用血的原则，对病人的用血需求进行评估，做出输血决定，包括输血适应证、血液品种、输血量、输注时间等，应记入病历。输血应征得病人及家属同意，并签署《输血治疗同意书》。无家属签字的无自主意识病人的紧急输血，应报医院职能部门或主管领导同意、备案，并记入病历。

(2) **输血申请** 经治医生填写《临床输血申请书》，由主治医生核准签字后，连同受血者血样送输血科。

(3) **受血者血样采集与送检** 医护人员持输血申请单，当面核对病人姓名、性别、年龄、病案号、病室/门急诊、床号、血型和诊断，采集血样，正确标识。由医护人员或专门人员将受血者血样与输血申请单送交输血科(血库)，双方进行逐项核对。

(4) **交叉配血** 应正确无误地进行交叉配血。受血者配血试验的血标本必须是输血前3天以内采集的，最好采用新鲜采集的病人血液标本进行交叉配血。

(5) **发血** 配血完成后，由输血科将配合的血液发给临床科室医护人员。发血和取血双方必须再次核对病人情况。受血者和供血者血样应于2~6℃冰箱保存至少7日，以便对输血不良反应进行调查。

(6) **输血** 由2名医护人员再次仔细核对有关内容，正确无误后才能输血。

(7) **监护** 输血过程中严密观察有无输血反应，输血完毕，将输血记录单放入病历。

【例13】患者确需临床输血的，应由经治医师逐项填写的医疗文书是
　　A. 输血治疗同意书　　　　B. 临床输血申请单　　　　C. 交叉配血报告单
　　D. 输血反应回报单　　　　E. 同型输血认可书

【例14】关于输血基本程序的叙述，错误的是
　　A. 血中可以适当加入相应药物　　B. 记录输血过程中的不良反应　　C. 输血记录单贴在病历中
　　D. 输血前需医护人员进行核对　　E. 输血时需要两名医护人员进行核对(2021)

【例15】为便于追查输血不良反应的原因，血液发出后，受血者和供血者的血样保存于2~6℃冰箱的时间至少
　　A. 3天　　　　　　　　　B. 4天　　　　　　　　　C. 5天
　　D. 6天　　　　　　　　　E. 7天

2. 输血不良反应

(1) **溶血性输血反应** 是由于输血导致红细胞破坏增加而产生的一系列临床表现或实验室检查结果。

① **急性溶血性输血反应(AHTR)** 是指在输血开始后24小时内发生的溶血性输血反应。
A. 临床表现　寒战发热，面部潮红，胸痛，腹痛，背部或腰部疼痛，恶心呕吐，腹泻，低血压，面色苍白，黄疸，少尿或无尿，酱油色尿，弥散性出血。
B. 实验室检查　血红蛋白血症、血红蛋白尿、血清结合珠蛋白降低、高非结合胆红素血症、转氨酶增高。
C. 原因　ABO血型不符(最常见原因)；受血者体内存在红细胞自身抗体；非免疫性因素导致的溶血(输血加压泵、血液加温器故障，使用低渗溶液)。
D. 临床特点　AHTR是最常见的严重输血反应，输血5~10ml即可出现反应。
E. 处理原则　a.停止输血；b.保持呼吸道通畅，给予高浓度吸氧；c.循环支持，静脉输液，维持血容量和血压；d.利尿，预防肾衰竭；e.定期监测病人的凝血状态，防治DIC；f.严重者应尽早换血。

② **迟发性溶血性输血反应(DHTR)** 是指输血开始后24小时至28天发生的溶血性输血反应。病人具有溶血的临床表现或实验室特征，与AHTR相似，但常较轻。DHTR有时表现为输血后血红蛋白水平没有相应升高，甚至降低。血型血清学检查结果多为正常。

③ **迟发性血清学反应(DSTR)** 是指输血后产生了先前已知不存在的有临床意义的红细胞抗体，但不具有溶血的临床或实验室特征。

(2) **非溶血性发热性输血反应(FNHTR)** 发热是最常见的非溶血性不良反应，发生率约40%。

① **诊断标准** 在输血期间或输血开始后4小时内，出现以下1种或1种以上表现，排除溶血性输血反应、细菌污染反应、导致发热的其他原发疾病后，可判断存在FNHTR：A. 发热(T≥38℃)且比输血前升高≥1℃；B. 畏寒或寒战，可伴头痛和恶心。可见，FNHTR可只有寒战而无发热。

② **原因** 输血导致内生致热原释放的原因包括：血液在保存过程中释放出细胞因子；输注的白细胞和病人血清中的抗体发生了反应。

③处理原则　停止输血;保持静脉通路畅通;解热,输注血小板病人应避免使用阿司匹林。
④预防　A.反复输血者,或曾有2次以上非溶血性发热反应病史者,可在输血前1小时给予解热药物;B.减慢输血速度;C.给病人保温;D.输注去白细胞的血液成分,可显著降低发热反应的发生率。

（3）过敏反应

	发热反应	过敏反应
发生时间	多发生在输血开始后4小时以内	多发生在输血过程中或输血后
临床表现	输血过程中出现寒战、发热,血压多无变化	①过敏反应:荨麻疹、全身皮疹、支气管痉挛、休克死亡;②无发热
原因	血液、血液制品中有致热原,受血者多次受血后产生同种白细胞或血小板抗体	血液或血液制品含过敏原,受血者高过敏体质,多次受血后致敏
治疗原则	暂时停止输血,解热镇痛药、糖皮质激素有效	减慢甚至停止输血,抗过敏治疗,解痉,抗休克
预防	输血前滤去血液中的致热原、白细胞及其碎片	过敏者,输血前给抗过敏药,有过敏史者不宜献血

（4）输血相关低血压　特征性表现为低血压。低血压定义:输血期间或输血结束后1小时内,收缩压降低≥30mmHg,且收缩压≤80mmHg。多数输血相关低血压在输血开始后数分钟内即可出现,停止输血和支持治疗后迅速改善。使用血管紧张素转换酶抑制剂的病人易出现输血相关低血压。

（5）输血相关急性肺损伤(TRALI)
①临床表现　A.输血期间或输血结束后6小时以内发生急性肺损伤;B.急性发作;C.低氧血症,$PaO_2/FiO_2<300mmHg$,或室内空气环境下血氧饱和度<90%;D.胸片示双肺浸润;E.不存在左心房压力增高;F.急性肺损伤的发生与其他风险因素不存在时间关系。
②发生机制　可能与输注的血液成分中含有与受血者白细胞抗原相应的抗HLA和抗HNA有关。
③处理原则　停止输血,支持治疗。

（6）输血相关呼吸困难(TAD)　特征是输血开始后24小时内出现呼吸窘迫,但不符合TRALI、输血相关循环超负荷、过敏反应的诊断标准。呼吸窘迫是最突出的临床表现,且以病人原有疾病无法解释。

（7）输血相关移植物抗宿主病(TA-GVHD)　TA-GVHD是以发热、皮疹、肝损害、腹泻、全血细胞减少为特征的临床综合征,组织活检具有典型的异常表现,通常在输血后1~6周发生,没有其他明显的原因。检出嵌合体可支持TA-GVHD的诊断。

（8）输血后紫癜(PTP)　特征是输注血液细胞成分后5~12天出现血小板减少,可检出血小板抗体。

（9）输血相关循环超负荷(TACO)　输血量过大、速度过快、病人心肾功能受损,均可导致TACO,引发心衰和肺水肿。在输血结束后6小时以内出现以下任意4种表现,即可诊断为TACO:①急性呼吸窘迫;②心动过速;③血压升高;④胸片示急性或加剧的肺水肿;⑤体液正平衡的证据。

（10）疾病传播　病毒和细菌可经输血途径传播。
①病毒　EB病毒、巨细胞病毒、乙型肝炎病毒、丙型肝炎病毒、HIV、人类T细胞白血病病毒等。
②细菌　布氏杆菌等。
③其他　梅毒、疟疾等。

【例16】女,35岁,因输卵管妊娠破裂出血1小时急诊入院。怀孕3次,自然流产2次,顺产1胎。术前查Hb75g/L,术中输注悬浮红细胞5单位。术后第一天复查Hb100g/L。术后第8天出现皮肤、巩膜黄染,发热,T38.5℃。检查Hb70g/L。该患者可能发生的输血不良反应是
　　A. 细菌污染反应　　　　　B. 非溶血性发热性反应　　　　　C. 输血性肝炎
　　D. 过敏反应　　　　　　　E. 迟发性溶血反应

【例17】男,63岁。皮肤黏膜散在出血点10天。既往有肝硬化病史多年。给予输注新鲜冰冻血浆治疗。

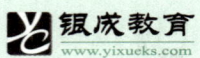
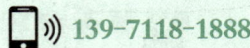

输注开始后20分钟,患者出现皮肤瘙痒、荨麻疹表现。此时正确的处理措施是
A. 停止输注
B. 减慢输注速度,并给予肾上腺素治疗
C. 换一袋血浆输注
D. 减慢输注速度,并给予抗组胺药物治疗
E. 继续输注,不做任何处理

【例18】女,50岁。因外伤骨盆骨折急诊入院手术治疗,术后第5天。查体:P100次/分,BP100/60mmHg。实验室检查:Hb75g/L。当日其子女两人各献出全血200ml给患者输注。术后第15天,患者出现腹泻,4~6次/日。查体:T39℃,皮肤出现斑丘疹。实验室检查:Hb56g/L,WBC2.36×10^9/L,Plt20×10^9/L,ALT300U/L。该患者可能发生了
A. 急性溶血反应
B. 输血传播艾滋病
C. 细菌性反应
D. 严重过敏反应
E. 输血相关移植物抗宿主病

【例19】去除血液中白细胞可有效预防的输血不良反应是
A. 非溶血性发热性输血反应
B. 过敏反应
C. 细菌污染反应
D. 迟发性溶血性输血反应
E. 急性(即发性)溶血性输血反应

【例20】男,46岁。因双眼睑及四肢无力入院。入院诊断:重症肌无力。决定给予血浆置换治疗,置换液为新鲜冰冻血浆。在血浆置换过程中患者出现面部瘙痒、潮红、胸部及四肢出现少量荨麻疹。体检:体温37.6℃,血压115/65mmHg。该患者可能出现的输血反应为
A. 非溶血性发热性输血反应
B. 细菌污染反应
C. 过敏反应
D. 溶血性输血反应
E. 循环超负荷

【例21】最容易引起细菌污染反应的血液制品是
A. 浓缩红细胞
B. 白蛋白
C. 新鲜冰冻血浆
D. 冷沉淀
E. 浓缩血小板

【例22】男,40岁。因急性粒细胞白血病入院。查体:四肢皮肤多处出血点和瘀斑。化验Plt8×10^9/L。给予单采血小板输注。输注4小时后,患者出现胸闷、呼吸困难。急查胸部X线片可见弥漫性阴影。患者最可能发生的输血不良反应是
A. 急性过敏反应
B. 急性溶血反应
C. 细菌性感染
D. 循环超负荷
E. 输血相关急性肺损伤

【例23】不能通过输血传播的病原是
A. 单纯疱疹病毒
B. EB病毒
C. 巨细胞病毒
D. 肝炎病毒
E. HIV

【例24】传播病毒危险性最大的血液成分是
A. 红细胞
B. 白细胞
C. 血小板
D. 血浆
E. 冷沉淀

▶ **常考点** 血液成分及其选择;输血适应证;输血并发症。

参考答案——详细解答见《2024国家临床执业及助理医师资格考试历年考点精析(上、下册)》

1. ABCDE 2. ABCDE 3. ABCDE 4. ABCDE 5. ABCDE 6. ABCDE 7. ABCDE
8. ABCDE 9. ABCDE 10. ABCDE 11. ABCDE 12. ABCDE 13. ABCDE 14. ABCDE
15. ABCDE 16. ABCDE 17. ABCDE 18. ABCDE 19. ABCDE 20. ABCDE 21. ABCDE
22. ABCDE 23. ABCDE 24. ABCDE

第33章 内分泌疾病总论与下丘脑-垂体疾病

▶ **考纲要求**

①内分泌系统概述。②内分泌及代谢疾病概述。③垂体腺瘤。④催乳素瘤。⑤生长激素瘤。⑥腺垂体功能减退症。⑦中枢性尿崩症。

▶ **复习要点**

一、内分泌系统概述

1. 内分泌的概念

内分泌是人体的一种特殊分泌方式,内分泌组织和细胞将其分泌的微量激素直接分泌到血液或体液中,对远处或局部激素敏感的器官或组织发挥它的生理调节效应。

2. 内分泌系统、器官和组织

(1) **内分泌系统** 是由人体内分泌腺体、内分泌组织和激素分泌细胞组成的一个体液调节系统,调节人体的生长、发育、生殖、衰老、脏器功能和新陈代谢过程,与神经系统、免疫系统一起联系和协调人体细胞、组织及器官间的功能,维持人体内环境的稳定,适应外环境的变化,保证生命活动的正常进行。

(2) **内分泌器官** 包括垂体、甲状腺、甲状旁腺、肾上腺、性腺、松果体、胸腺等。

(3) **内分泌组织** 包括下丘脑、胎盘、胰岛等分泌激素的组织。

3. 内分泌器官的生理功能

(1) **下丘脑** 下丘脑-垂体功能单位包括下丘脑-神经垂体系统和下丘脑-腺垂体系统两部分。

①下丘脑-神经垂体系统 下丘脑视上核、室旁核分泌的血管升压素、催产素,可沿下丘脑-垂体束的轴浆运送到神经垂体储存,在机体需要时释放入血发挥各自的生理作用。

②下丘脑-腺垂体系统 下丘脑促垂体区的肽能神经元可分泌9种下丘脑调节肽(TRH、CRH、Gn-RH、GHRH、SS、PRF、PIF、MRF、MIF),经垂体-门脉系统运送至腺垂体,调节腺垂体激素的合成与释放。

(2) **垂体** 由神经垂体和腺垂体组成。

①神经垂体 是血管升压素、催产素的储存和释放部位。

②腺垂体 可合成和分泌7种腺垂体激素,包括TSH、ACTH、FSH、LH、GH、PRL、MSH。

(3) **甲状腺** 甲状腺滤泡上皮细胞合成和分泌的甲状腺激素,可参与机体产热,调节物质代谢、生长发育等。甲状腺滤泡旁细胞分泌的降钙素可参与体内钙磷代谢的调节。

(4) **甲状旁腺** 甲状旁腺分泌的甲状旁腺激素主要参与钙磷代谢。

(5) **肾上腺** 分为皮质和髓质两部分。肾上腺皮质受ACTH的调节,主要分泌三种激素,即醛固酮、皮质醇、性激素,参与体内有关的代谢过程。肾上腺髓质主要分泌儿茶酚胺,参与神经系统的调节。

(6) **性腺** 男性睾丸可产生精子、睾酮,促进男性性腺的发育。女性的卵巢主要分泌雌激素和孕激素,促进女性生殖系统发育,维持正常的月经周期。

(7) **胰岛** 胰岛B细胞可分泌胰岛素,胰岛A细胞可分泌胰高血糖素,共同维持血糖浓度的稳态。

(8) **肾脏** 肾脏可分泌肾素、红细胞生成素(EPO)、前列腺素等。

【例1】下列不属于内分泌器官的是

第九篇 内科学
第33章 内分泌疾病总论与下丘脑-垂体疾病

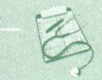

  A. 腺垂体   B. 肾上腺   C. 睾丸
  D. 前列腺   E. 甲状旁腺(2020)

【例2】不具有内分泌功能的细胞是
  A. 肾上腺髓质细胞   B. 甲状旁腺主细胞   C. 胰腺导管细胞
  D. 甲状腺滤泡旁细胞   E. 甲状腺滤泡上皮细胞(2022、2023)

二、内分泌及代谢疾病概述

1. 内分泌疾病分类

(1) **激素产生过多** 如内分泌腺肿瘤、多内分泌腺肿瘤病、伴瘤内分泌综合征等。

(2) **激素产生减少** 如内分泌腺破坏、内分泌腺激素合成缺陷、内分泌腺以外的疾病。

(3) **激素在靶组织抵抗** 激素受体突变可导致激素在靶组织不能实现生物学作用。

2. 内分泌及代谢疾病常见临床表现

(1) **身材过高或矮小** 身高是判断体格发育的重要指标之一。身材过高见于生长激素瘤、Klinefelter综合征。矮小症见于GHRH基因或GHRH受体基因突变、生长激素缺乏症、生长激素不敏感综合征、IGF-1缺乏症、性腺功能减退症(如无睾症、Turner综合征、肥胖性生殖无能症、单一性促性腺激素缺乏症)。

(2) **肥胖与消瘦** 引起肥胖的疾病有下丘脑疾病(下丘脑性肥胖)、库欣综合征、胰岛素瘤、2型糖尿病、性腺功能减退症、甲状腺功能减退症、糖原累积病、多囊卵巢综合征、代谢综合征等。引起消瘦的疾病有甲状腺功能亢进症、1型糖尿病、肾上腺皮质功能减退症、Sheehan病、嗜铬细胞瘤、神经性厌食、血管活性肠肽瘤等。

(3) **多饮多尿** 见于糖尿病、醛固酮增多症、甲状旁腺功能亢进症、肾小管性酸中毒、尿崩症等。

(4) **高血压伴低血钾** 常见于原发性醛固酮增多症、原发性高血压应用利尿剂、库欣综合征等。

(5) **皮肤色素沉着** 引起全身性色素沉着的疾病有原发性肾上腺皮质功能减退症、Nelson综合征、先天性肾上腺皮质增生症、异位ACTH综合征、ACTH依赖性库欣综合征。引起局部皮肤色素沉着的疾病有A型胰岛素不敏感综合征、黄褐斑、Albright综合征。

(6) **多毛与毛发脱落** 引起全身性多毛的疾病有多囊卵巢综合征、先天性肾上腺皮质增生症、库欣病、分泌雄激素的卵巢肿瘤。局部毛发增多见于胫前局限性黏液性水肿、A型胰岛素不敏感综合征。全身性毛发脱落见于雄激素减少。局部毛发脱落见于脂溢性皮炎、斑秃、全秃等。

(7) **皮肤紫纹和痤疮** 紫纹是库欣综合征的特征之一。病理性痤疮见于库欣病、先天性肾上腺皮质增生症、多囊卵巢综合征、分泌雄激素的卵巢肿瘤、女性服用雄激素制剂。

(8) **男性乳腺发育** 见于Klinefelter综合征、完全性睾丸女性化、分泌雌激素的睾丸肿瘤等。

(9) **突眼** 见于颅内肿瘤、海绵窦血栓形成、眼眶疾病、眶周炎、绿色瘤、眼眶癌等。

(10) **溢乳和闭经** 见于催乳素瘤、甲状腺功能减退症、其他下丘脑-垂体肿瘤、垂体柄受压或断裂等。

(11) **骨痛与自发性骨折** 见于原发性骨质疏松症、1型糖尿病、甲状腺功能亢进症、性腺功能减退症等。

3. 内分泌疾病的功能状态

(1) **激素分泌情况** 空腹或基础水平激素的测定,如测定血TSH、T_3、T_4,了解垂体-甲状腺轴功能。

(2) **激素的动态功能测定** 临床疑诊激素分泌缺乏时行兴奋试验,如对矮小儿童行低血糖兴奋试验以证实生长激素分泌是否缺乏。疑诊激素分泌过多时行抑制试验,如对身材高大者行葡萄糖负荷试验以证实生长激素分泌过多的巨人症/肢端肥大症。

(3) **放射性核素功能检查** 如甲状腺摄^{131}I率的测定。

(4) **激素调节的生化物质水平测定** 如水平衡、血糖、电解质、渗透压、游离脂肪酸等的测定。

4. 内分泌疾病的诊断

(1) **临床表现** 内分泌疾病有特异的临床表现和体征。例如垂体侏儒症的身材矮小、Graves眼病的

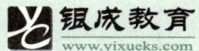
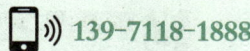

浸润性突眼、Cushing 综合征的满月脸和紫纹。病史和家族史可以提供有价值的线索。

（2）功能诊断

①激素相关的生化异常　例如原发性醛固酮增多症的低钾血症、糖尿病的高血糖和糖化血红蛋白增高、甲状旁腺功能亢进症的高钙血症、尿崩症的低比重尿。生化异常是反映激素水平的间接证据。

②激素测定　血液激素浓度是内分泌功能的直接证据，如尿游离皮质醇定量诊断 Cushing 综合征。

③激素代谢产物测定　尿中激素代谢产物可反映激素水平，如尿香草基杏仁酸反映儿茶酚胺水平。

④激素的功能测定　包括兴奋试验和抑制试验。

A. 兴奋试验　多适用于分泌功能减退的情况，试验目的是检测内分泌腺的激素储备量。

B. 抑制试验　多适用于分泌功能亢进的情况，试验目的是检测内分泌腺合成和释放激素的自主性。

（3）定位诊断　包括对产生激素的内分泌腺进行形态定位和病变定性。

①影像学检查　蝶鞍 X 线平片、CT、MRI、B 超等可以诊断垂体、甲状腺、甲状旁腺、性腺、肾上腺、胰岛肿瘤等。正电子发射断层扫描可以发现原位肿瘤，也可发现肿瘤转移全身的情况。

②放射性核素检查　内分泌肿瘤细胞摄取放射性核素标记的特定物质，定位肿瘤的存在。如甲状腺 ^{131}I 扫描不仅可发现甲状腺的肿瘤，也可以发现甲状腺转移癌。

③细针穿刺细胞学检查或活检　获得肿瘤或结节的组织标本，评价其良恶性。

④静脉导管检查　静脉导管插入内分泌腺静脉流出端，采取血液标本，测定激素浓度，可明确该腺体是否产生过量激素。如岩下窦静脉取血测定垂体激素，对于判断库欣病有诊断价值。

（4）病因诊断

①自身抗体检测　如检测促甲状腺激素受体抗体（TRAb）有助于甲状腺毒症病因的诊断。

②染色体检查　主要用于诊断性分化异常疾病，如 Turner 综合征的染色体核型是 45,XO。

③基因检查　如 CYP21 基因突变可导致先天性肾上腺皮质增生症。

【例 3】内分泌疾病定位诊断的方法不包括

　　A. B 型超声检查　　　　　B. 静脉导管分段取血　　　　C. 磁共振成像

　　D. 放射性核素显像　　　　E. 血清靶器官激素水平测定

5. 内分泌及代谢疾病的治疗

（1）内分泌功能亢进的治疗

①手术治疗　手术切除导致功能亢进的肿瘤或增生的组织。

②放射治疗　放疗毁坏肿瘤或增生组织，以减少激素分泌。

③针对内分泌腺的药物治疗　目的是抑制内分泌腺激素的合成，如奥曲肽可抑制 GH、PRL、胰岛素等的分泌；溴隐亭可抑制 PRL、GH 的分泌；赛庚啶和酮康唑治疗库欣综合征；咪唑类和硫脲类药物抑制甲状腺激素的合成，治疗甲亢。

④针对激素受体的药物治疗　如米非司酮可阻断糖皮质激素受体，缓解库欣综合征病人的症状。

⑤针对内分泌肿瘤的化学治疗　如米托坦治疗肾上腺皮质癌。

（2）内分泌功能减退的治疗

①外源激素替代治疗或补充治疗　为最常见的治疗方法，原则是"缺什么补什么，缺多少补多少，不多不少，一直到老"。如甲减者补充甲状腺激素，肾上腺皮质功能减退者补充皮质醇。

②直接补充激素产生的效应物质　如甲状旁腺功能减退者补充钙和维生素 D。

③内分泌组织移植　如胰岛移植、胰腺移植、甲状旁腺移植等。

【例 4】内分泌功能减退性疾病目前较普遍使用的替代治疗方法是给予

　　A. 生理剂量的靶腺激素　　　B. 药理剂量的靶腺激素　　　C. 药理剂量的促垂体激素

　　D. 药理剂量的垂体激素　　　E. 调节神经递质或受体的药物（2015、2022）

896

第九篇 内科学
第33章 内分泌疾病总论与下丘脑-垂体疾病

三、垂体瘤

垂体瘤包括垂体腺瘤、颅咽管瘤、颅颊裂囊肿、胶质瘤、转移性癌等,以垂体腺瘤占绝大多数。

1. 垂体的解剖和生理

(1)解剖　脑垂体位于鞍内,腺体卵圆形。垂体分为腺垂体和神经垂体两部分。腺垂体在前,神经垂体在后。腺垂体源自前肠顶端的突起,神经垂体则起自间脑底部突起。腺垂体是内分泌器官,神经垂体则是脑的一部分。正中隆凸为漏斗后下部的隆起,是下丘脑和腺垂体间血管联系的重要部位。

(2)生理

①腺垂体　具有内分泌功能,可分泌 PRL、GH、ACTH、TSH、FSH、LH 和 MSH7 种激素。

②神经垂体　无内分泌功能。由下丘脑视上核和室旁核分泌的抗利尿激素和催产素,沿下丘脑垂体束输送至神经垂体并储存。

2. 垂体瘤分类

(1)按激素分泌细胞的起源分类　分为催乳素瘤(PRL 瘤)、生长激素瘤(GH 瘤)、促肾上腺皮质激素瘤(ACTH 瘤)、促甲状腺激素瘤(TSH 瘤)和混合性腺瘤等。

(2)按肿瘤大小分类　分为微腺瘤(直径<10mm)、大腺瘤(直径≥10mm)。

(3)按肿瘤部位分类　分为鞍内肿瘤和鞍外肿瘤鞍外发展(肿瘤超越鞍膈)。

(4)按肿瘤浸润性分类　分为扩张型和浸润型肿瘤,后者极为少见。

(5)按肿瘤的激素分泌功能分类　分为功能性和无功能性两类。

①功能性垂体腺瘤　是指腺瘤激素分泌过多致血中激素水平增高,有激素分泌过多的临床表现。

②无功能性垂体腺瘤　是指无激素分泌,激素分泌量不足以致血中水平升高,或分泌的激素无生物学活性(如糖蛋白激素α亚单位),无激素分泌过多的临床表现。

在一般人群中,垂体瘤以 PRL 瘤最常见(占全部垂体腺瘤的 45%),其次为 GH 瘤和 ACTH 瘤,TSH 瘤与 LH/FSH 瘤少见。在老年人群中,以无功能性垂体腺瘤最常见,其次为 GH 瘤和 PRL 大腺瘤。

【例5】无功能性垂体腺瘤可能分泌的是

　　A. 促甲状腺激素　　　　B. 黄体生成素　　　　C. 生长激素
　　D. α亚单位　　　　　　E. 泌乳素

3. 临床表现

(1)肿瘤占位效应和局部压迫症状　头痛、视神经通路受压表现等。

(2)激素分泌异常综合征　垂体瘤激素分泌过多可引起相应综合征,激素分泌过少表现一般较轻。

4. 治疗

(1)手术治疗　除催乳素瘤外,其他垂体瘤首选手术切除。

(2)药物治疗　最常用的药物是多巴胺受体激动剂(如溴隐亭)和生长抑素类似物。

(3)放射治疗　主要作为手术的辅助治疗。

四、催乳素瘤

催乳素瘤是最常见的垂体功能性腺瘤,约占全部垂体腺瘤的 45%。

1. 临床表现

(1)高催乳素血症的相关临床表现

①女性病人　多表现为闭经-溢乳综合征、不孕。

A. 高催乳素血症可引起月经失调和生殖功能障碍,常表现为功能失调性子宫出血、月经稀发、闭经、不孕症。高催乳素血症还可导致女性病人溢乳。

B. 可有体重增加、骨痛、骨密度减低、骨质疏松。
②男性病人 多表现为性腺功能减退、阳痿。
A. 勃起功能障碍,高 PRL 血症可抑制睾酮转化为二氢睾酮,使阴茎不能勃起。
B. 性欲减退,第二性征减退,生精减退,男性不育。
(2) PRL 瘤压迫症状
①女性催乳素瘤多为微腺瘤,压迫症状少见。若为大腺瘤可压迫促性腺激素细胞,导致性腺功能低下。
②男性催乳素瘤多为大腺瘤,常产生压迫症状,可压迫垂体正常组织而有甲状腺、肾上腺功能减退。

压迫部位	压迫方向	临床表现
鞍膈	四周	直径>10mm 的肿瘤,压迫鞍膈可引起头痛
视神经交叉	前上方	视力下降、视野缺损、颞侧偏盲或双颞侧上方偏盲
下丘脑	上方	尿崩症、睡眠异常、食欲亢进或减退、体温调节障碍、自主神经功能紊乱、性早熟、性功能减退、性格改变
海绵窦	侧方	压迫第Ⅲ、Ⅳ、Ⅴ、Ⅵ对脑神经引起睑下垂、眼外肌麻痹、复视、感觉异常
垂体卒中	四周	垂体出血引起严重头痛、视力急剧减退、眼外肌麻痹、颅内高压征

注意:①男性催乳素瘤多为大腺瘤,常产生压迫症状,可压迫垂体正常组织而有甲状腺、肾上腺功能减退。
②女性催乳素瘤多为微腺瘤,压迫症状少见,多表现为闭经-溢乳综合征、不孕。

【例6】不属于垂体腺瘤典型症状或体征的是
A. 癫痫发作	B. 停经、泌乳	C. 双颞侧偏盲
D. 肢端肥大	E. 视神经萎缩(按 9 版《内科学》P660 观点无答案)

【例7】垂体泌乳素腺瘤妇女的高泌乳素血症长期不予治疗可发生
A. 高血压	B. 低钾血症	C. 骨质疏松症
D. 低蛋白血症	E. 甲状腺功能减退

2. 诊断
(1)**定性诊断** 可测定血清 PRL 浓度。正常人 PRL 基础浓度一般<20μg/L,生理因素刺激的 PRL 升高一般不超过 100μg/L。若基础值>200μg/L,则 PRL 瘤的可能性极大。若>300μg/L,则可确诊。
(2)**定位诊断**
①MRI 为首选检查,MRI 可发现直径 3mm 的微腺瘤,对于临床诊断有肯定价值。
②CT 为次选检查。
③X 线检查 缺乏特异性和灵敏性,已遭淘汰。

3. 治疗
(1)**无症状的微腺瘤** 不需治疗,但应每 6 个月复查血清催乳素水平及垂体 CT/MRI。
(2)**药物治疗** 为本病的首选治疗。
①适应证 有月经紊乱、不孕不育、泌乳、骨质疏松、脑神经受压的所有高催乳素血症病人。
②首选药物 首选多巴胺受体激动剂,如溴隐亭、卡麦角林、喹高利特等。
③疗程 药物治疗的病人在停药后易复发,不同指南推荐治疗维持时间为 2~5 年。

注意:①7 版《内科学》P691:催乳素瘤药物治疗首选溴隐亭,有效率 70%~90%。
②3 版 8 年制《内科学》P965:催乳素瘤药物治疗首选卡麦角林,因其作用更强大、不良反应少。

(3)**手术治疗** 本病药物治疗疗效确切,仅有一少部分需经蝶窦手术治疗。手术指征包括:①药物治疗无效者;②药物治疗反应较大不能耐受者;③巨大垂体腺瘤伴明显视力障碍,药物治疗一段时间后无

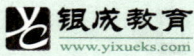
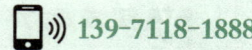

明显改善者;④侵袭性垂体腺瘤伴有脑脊液鼻漏者;⑤拒绝长期药物治疗者;⑥垂体腺瘤复发者。

(4) 放射治疗 仅作为术后辅助治疗,适用于:大的侵袭性肿瘤、术后残留或复发的肿瘤;药物治疗无效或不能耐受药物治疗者;有手术禁忌或拒绝手术的病人、不愿长期服药的病人。

【例8】疑为垂体腺瘤时,定位诊断首选
    A. 脑电图   B. CT   C. MRI
    D. 放射性核素扫描   E. 脑血管造影

【例9】女,35岁。闭经2年,体检发现双侧乳房触之溢乳。首选检测的指标是
    A. FSH   B. TSH   C. GH
    D. ACTH   E. PRL

【例10】女,28岁,婚后4年未孕。月经初潮12岁,5年前起月经稀发、经量减少,近2年闭经,体重增加8kg。查体:BP120/80mmHg,BMI26。双乳有触发泌乳。最可能的诊断是
    A. 垂体泌乳素瘤   B. 卵巢功能早衰   C. 希恩综合征
    D. 腺垂体功能减退症 E. 多囊卵巢综合征

【例11】男,40岁。性欲降低及勃起功能障碍1年,伴头痛。无视野缺损和视觉障碍,无乳腺增生,无药物服用史。查体:睾丸质软。实验室检查:血清泌乳素水平 $700\mu g/L$(正常 $<15\mu g/L$)。头颅 MRI 发现蝶鞍部有一 $2.5cm\times2.1cm\times1.5cm$ 大小的肿物,位于视神经交叉下方 5mm,并延伸进入双侧海绵窦。此时该患者最佳的处理措施为
    A. 经蝶窦手术切除肿瘤   B. 口服溴隐亭   C. 放射治疗
    D. 定期复查垂体 MRI   E. 开颅手术切除肿瘤

【例12】男,38岁。性欲减退、阳痿3年,近1年轻度头痛。头颅磁共振(MRI)检查发现直径2.8cm垂体大腺瘤、压迫视神经交叉、浸润左侧海绵窦。第2天晨取血查垂体及其靶腺功能后接受了γ刀垂体外照射放射治疗。5天后化验报告血睾酮 0.7mmol/L、FSH 及 LH 均 <2nmol/L(垂体-性腺轴功能减低),血 PRL、GH、ACTH 及 TSH、T_3、T_4 水平均无特殊。符合垂体无功能性大腺瘤。垂体腺瘤治疗为
    A. 采用γ刀放射治疗是合理的选择   B. 用睾酮类药物替代治疗后再放射治疗
    C. 首选溴隐亭等多巴胺受体激动剂治疗 D. 手术治疗后加用放射治疗
    E. 无功能性垂体腺瘤可暂不处理,观察1~2年

五、生长激素瘤

生长激素瘤属于垂体功能性肿瘤,由于生长激素持续过量分泌,在儿童可导致巨人症,在成人可导致肢端肥大症。生长激素瘤以大腺瘤多见,常伴有局部浸润,但多为良性肿瘤,恶性罕见,病因几乎都是垂体生长激素分泌细胞腺瘤。生长激素(GH)的促生长作用主要由胰岛素样生长因子-1(IGF-1)介导。

1. 临床表现

(1) 巨人症 生长激素在幼年分泌过多,可导致巨人症。

①生长发育 生长激素过度分泌,可促进骨骼生长发育。生长激素瘤如发生于骨骼融合前,身高均明显长于同龄儿童,持续长高直至青春期发育完全、骨骺闭合,身高可达 1.8m(女性)或 2.0m(男性)以上。软组织可表现为面部粗糙、手脚增厚增大,心肺等内脏增大。

②腺垂体功能减退 垂体瘤持续发展可导致腺垂体功能减退,表现为精神不振、毛发脱落、性欲减退。

③血糖升高 过多生长激素可拮抗胰岛素作用,导致糖耐量异常或糖尿病。

(2) 肢端肥大症 生长激素在成年分泌过多,可引起肢端肥大症。

①骨骼和关节 病人外貌变化明显,眉弓和颧骨高突,额骨增生肥大,下颌增大前突,齿间隙增宽,咬

合困难。手脚掌骨宽厚如铲状,手指、足趾增宽,平底足,具有特征性X线改变。骨关节症状常见,按其发生顺序为腕管综合征、背痛、周围关节痛。

②皮肤及软组织　面部、手足软组织增厚,全身皮肤变厚变粗,唇肥厚、鼻唇沟隆起、鼻宽舌大,声带粗厚,发音低沉,皮脂腺和汗腺分泌亢进,可有皮肤色素沉着,黑棘皮病,多毛。

③糖代谢　可有胰岛素抵抗,60%的病人出现糖耐量异常,30%的病人出现糖尿病。

④钙磷代谢　血钙正常,血磷升高,骨转换增加,促进骨质疏松发生。

⑤心血管系统　包括心肌病变、心脏明显增大、心力衰竭、高血压。

⑥呼吸系统　肢端肥大症病人死于呼吸系统疾病者比普通人多3倍。

⑦生殖系统　早期男性性欲增强,但以后逐渐减退、阳痿。女性性欲减退、不孕、月经紊乱、闭经。

⑧致肿瘤作用　生长激素瘤病人结肠息肉、结肠癌、甲状腺癌、肺癌等疾病的发生率可能增高。

(3) 生长激素瘤压迫症状　大的生长激素瘤可压迫正常垂体组织,引起头痛、视物模糊、视力障碍、垂体功能减退、下丘脑功能障碍甚至垂体卒中等。

2. 诊断

(1) 定性诊断

①血 GH 测定　生理状态下,GH 呈脉冲式分泌,具有昼夜节律性。正常人在运动、应激、急性低血糖时,GH 可明显升高。因此,单次随机 GH 水平测定不能作为肢端肥大症诊断的可靠依据。

②葡萄糖生长激素抑制试验　是目前诊断 GH 瘤最常用的试验,为临床确诊肢端肥大症和巨人症的"金标准"。试验时,口服葡萄糖 75g,分别于 0、30、60、90、120 分钟采血测定血 GH 水平,多数肢端肥大症病人 GH 水平不能被抑制。目前诊断标准是口服葡萄糖耐量后 GH 不能被抑制至 $<1\mu g/L$。

③血 IGF-1 测定　血 IGF-1 是反映慢性 GH 过度分泌的最优指标,其浓度在 24 小时内变化很小,能反映测定前 24 小时分泌的 GH 的生物作用,故血 IGF-1 测定常作为本病的筛选指标。

(2) 定位诊断　以确定生长激素瘤的来源。

①颅骨 X 线检查　肿瘤较大者可有蝶鞍扩大、鞍床被侵蚀的表现,临床上少用。

②CT 检查　对垂体大腺瘤诊断价值高,但对微腺瘤诊断价值有限。

③MRI 检查　对垂体瘤分辨率高于 CT,有助于微腺瘤的诊断。

④胸部和腹部 CT　主要用于诊断或排除垂体外肿瘤。

【例13】男,35 岁。面容变丑 10 年,鞋子号码从 42 增加到 44,近半年明显出汗和体力欠佳,并有明显口渴、多饮、勃起功能障碍。查体:BP160/100mmHg。为明确诊断,首选的检查是

　　A. T_3、T_4、TSH　　　　　　B. FSH、LH　　　　　　C. 胰岛素低血糖兴奋试验
　　D. OGTT 试验　　　　　　　E. 葡萄糖生长激素抑制试验

【例14】男,38 岁。口干、多饮、多尿 3 个月。查体:唇肥厚,下颌前突,咬合困难,手脚粗大肥厚。实验室检查:空腹血糖 7.2mmol/L,甘油三酯 3.0mmol/L,尿比重 1.020。最可能的诊断是

　　A. 尿毒症　　　　　　　　B. 糖尿病　　　　　　　C. 高甘油三酯血症
　　D. 肢端肥大症　　　　　　E. 甲状腺功能减退症

3. 治疗

(1) 治疗目标　肢端肥大症和巨人症的治疗目标:①严格控制生化指标;②消除或缩小垂体肿瘤并防止其复发;③消除或减轻并发症的表现;④垂体功能的保留以及重建内分泌平衡。

(2) 手术治疗　无论微腺瘤还是大腺瘤,均首选手术治疗。

微腺瘤手术切除后痊愈率可达 90%,大腺瘤则低于 50%。

常用手术方式包括传统显微镜经鼻蝶窦手术、内镜下经鼻蝶窦手术。

注意:①催乳素瘤首选药物治疗,有手术指征时才选择手术治疗。
②生长激素瘤,无论微腺瘤还是大腺瘤,均首选手术治疗。

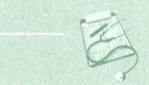

第九篇 内科学
第33章 内分泌疾病总论与下丘脑-垂体疾病

（3）**药物治疗** 适应证包括：手术后不能持续改善症状者；没有视交叉受压的大腺瘤病人；病人有明显症状和体征，但没有发现固定肿块者；手术或放疗效果不佳者；不能或不愿手术或放疗者。

①生长抑素类似物 主要用于手术治疗不能达标者，控制激素分泌水平，常用药物为奥曲肽。

②多巴胺受体激动剂 常用药物包括溴隐亭、卡麦角林，国内前者应用较多，后者应用较少。

③生长激素受体拮抗剂 是治疗肢端肥大症的新方法。培维索孟可作用于外周生长激素受体，阻断生长激素作用，能降低 IGF-1 水平，但并不能降低生长激素水平，故不主张单独使用。

（4）**放射治疗** 通常作为三线治疗方案，适应证：①手术无法切除肿瘤的病人；②药物不能控制肿瘤生长的病人；③药物或手术治疗不能使激素水平恢复正常的病人。

	催乳素瘤（PRL瘤）	生长激素瘤（GH瘤）
首选治疗	首选药物治疗 首选药物是溴隐亭、卡麦角林（多巴胺受体激动剂）	首选手术治疗 （大腺瘤、功能性腺瘤）
次选治疗	手术治疗 （有压迫症状、药物无效、大腺瘤）	药物治疗 首选药物为奥曲肽（生长抑素类似物）
三线治疗	放射治疗仅用于术后辅助治疗	放射治疗一般为三线治疗

A. 开颅手术　　　　　B. 溴隐亭　　　　　C. 放射治疗
D. 经蝶窦手术　　　　E. 长效奥曲肽

【例15】巨大生长激素瘤，首选的治疗方法是
【例16】催乳素瘤应首选的治疗方法是

六、腺垂体功能减退症

腺垂体功能减退症是指各种病因损伤下丘脑、下丘脑-垂体通路、垂体，而导致一种或多种腺垂体激素分泌不足所致的临床综合征。围生期女性因腺垂体缺血坏死所致的腺垂体功能减退症，称为希恩综合征（Sheehan 综合征）。由于垂体本身病变引起的腺垂体功能减退症，称为原发性腺垂体功能减退症。由下丘脑或其他神经系统病变或垂体门脉系统障碍引起者，称为继发性腺垂体功能减退症。

1. 病因

（1）原发性腺垂体功能减退症

①垂体肿瘤 垂体瘤为引起本病的最常见病因，包括原发性（鞍内、鞍旁肿瘤）和转移性肿瘤。

②先天性 如 Kallmann 综合征、Laurence-Moon-Biedl 综合征、Prader-Willi 综合征。

③垂体缺血坏死 妊娠期，由于雌激素刺激腺垂体分泌较多 PRL，腺垂体增生肥大，血供丰富，易遭受缺血性损害。若围生期出现前置胎盘、胎盘早剥、胎盘滞留、子宫收缩无力等引起大出血、休克、血栓形成，可使垂体大部分缺血坏死，导致腺垂体功能减退，称为希恩（Sheehan）综合征，本病好发于产后大出血者。神经垂体的血流供应不依赖门脉系统，故产后大出血一般不伴神经垂体缺血坏死。

④蝶鞍区受损 如蝶鞍区手术、放疗、创伤等。

⑤垂体感染和炎症 如脑炎、脑膜炎、流行性出血热、梅毒、疟疾等。

⑥垂体卒中。

⑦垂体浸润。

⑧其他 如自身免疫性垂体炎、空泡蝶鞍、海绵窦处颈动脉瘤等。

（2）继发性腺垂体功能减退症

①垂体柄破坏 手术、创伤、肿瘤、炎症等。

②下丘脑病变和中枢神经系统疾病 如肿瘤、炎症、肉芽肿、糖皮质激素长期治疗、营养不良。

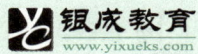 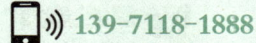

注意：①腺垂体功能减退症最常见的病因是垂体瘤。垂体腺瘤最常见的病因是催乳素瘤（PRL瘤）。
②希恩综合征是指产后大出血导致腺垂体促性腺激素分泌细胞缺血坏死，引起腺垂体功能低下而出现的一系列症状，如闭经、无泌乳、性欲减退、毛发脱落、第二性征衰退、生殖器萎缩等。

【例17】腺垂体功能减退症的最常见原因是
　　A. 希恩（Sheehan）综合征　　　B. 各种垂体肿瘤　　　C. 原发性空蝶鞍症
　　D. 糖尿病血管病变　　　　　　E. 颅内感染后遗症

2. 临床表现

腺垂体组织破坏50%以上时，出现临床症状；破坏75%时，症状明显；达95%时，症状常较严重。

（1）腺垂体各靶腺功能减退的表现　　腺垂体功能减退主要表现为各靶腺功能减退。一般GH、LH/FSH分泌不足最早出现，其次为TSH、ACTH分泌不足。单纯PRL缺乏极其罕见。希恩综合征病人因为围生期大出血休克而有全垂体功能减退症，表现为所有垂体激素缺乏。

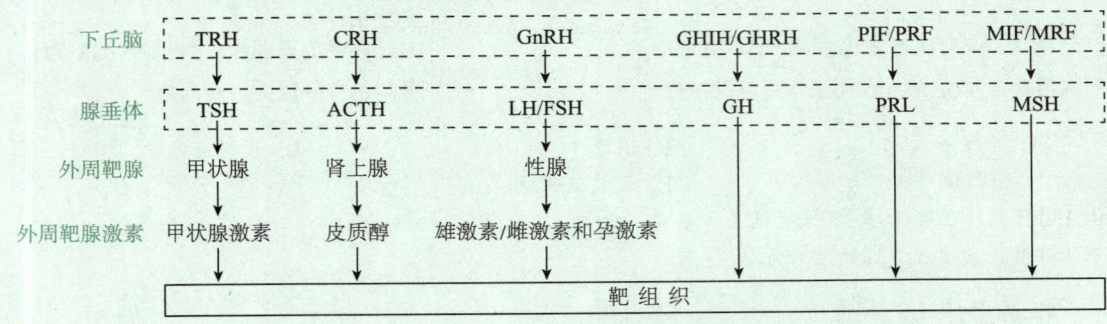

下丘脑-腺垂体-外周靶腺调节轴

①LH、FSH和PRL分泌不足　　可导致性腺功能减退，为腺垂体功能减退症最常见的表现。
A. 女性　　常有产后大出血病史，表现为产后无乳（最早表现）、闭经、乳腺萎缩、性欲减退、阴道分泌物减少、性交疼痛、不孕、阴毛和腋毛脱落、子宫和阴道萎缩、骨质疏松等。
B. 男性　　表现为性欲减退，阳痿，胡须、阴毛和腋毛稀少，睾丸萎缩，肌力减弱，脂肪增加，骨质疏松。
②TSH分泌不足　　属于继发性甲状腺功能减退症，通常无甲状腺肿大。病人常诉畏寒，皮肤干燥而粗糙，苍白，少光泽，少弹性，少汗等。严重病例可有食欲减退、便秘、精神抑郁、表情淡漠、记忆力减退、行动迟缓等。心电图示心动过缓、低电压、心肌损害，T波平坦、倒置等。
③ACTH分泌不足　　病人常极度疲乏，体力软弱。可有厌食、恶心、呕吐、体重减轻、脉搏减弱、血压降低。重症病例可有低血糖发作，对外源性胰岛素的敏感性增加。
④MSH分泌不足　　由于促黑素（MSH）分泌减少，故有皮肤色素减退、面色苍白、乳晕色素浅淡。
⑤GH分泌不足　　儿童期表现为生长发育停滞。成人期表现为肌肉张力和运动能力减弱，腹部脂肪组织增加，骨量减少，骨质疏松，心血管疾病的发生率增高。

（2）肿瘤压迫症状　　可有头痛、视力障碍，有时出现颅内压增高的症状和体征。
（3）垂体危象　　严重病例可发生腺垂体功能减退性危象，简称为垂体危象。在全垂体功能减退症基础上，各种应激（如感染、败血症、腹泻、呕吐、失水、饥饿、寒冷、急性心肌梗死、脑血管意外、手术、外伤、麻醉及使用镇静药、安眠药、降糖药等）均可引起垂体危象。临床呈现：①高热型（＞40℃）；②低温型（＜30℃）；③低血糖型；④低血压，循环虚脱型；⑤水中毒型；⑥混合型等。
各种类型均伴有相应的症状，突出表现为消化系统、循环系统、神经精神方面的症状，如高热、循环衰竭、休克、恶心、呕吐、头痛、神志不清、谵妄、抽搐、昏迷等严重垂危状态。

第九篇　内科学
第33章　内分泌疾病总论与下丘脑-垂体疾病

注意: ①腺垂体功能减退症可导致继发性肾上腺皮质功能减退,其临床表现类似原发性慢性肾上腺皮质功能减退症,但由于MSH分泌不足,故皮肤色素减退、面色苍白、乳晕色素浅淡。
②原发性慢性肾上腺皮质功能减退症可有MSH分泌增多,故全身皮肤色素加深。

【例18】Sheehan综合征的体征是
　　A. 苦笑面容　　　　　　B. 满月脸　　　　　　C. 面色苍白
　　D. 毛发旺盛　　　　　　E. 色素沉着(2022)

【例19】产后大出血引起的希恩综合征最早出现的表现是
　　A. 无乳汁分泌　　　　　B. 闭经不育　　　　　C. 食欲减退
　　D. 怕冷、便秘　　　　　E. 毛发稀少

(20~22题共用题干)女,42岁。10年前分娩后闭经。1周前因不洁饮食出现腹泻,食欲减退,精神萎靡,卧床不起。今日上午被家人发现神志不清来急诊。查体:血压80/50mmHg,皮肤苍白,毛发稀疏,消瘦,心率90次/分。血糖2.4mmol/L,血钠128mmol/L。胸部X线片提示"左上肺陈旧性结核"。

【例20】应了解的最重要的既往史是
　　A. 胃肠道疾病史　　　　B. 糖尿病病史　　　　C. 分娩出血史
　　D. 结核病病史　　　　　E. 进食异常

【例21】低血糖最可能的原因是
　　A. 长期营养不良　　　　B. 肾上腺结核　　　　C. 慢性胃炎
　　D. 早期糖尿病　　　　　E. 腺垂体功能减退

【例22】最有助于诊断的检查是
　　A. 肝功能检查　　　　　B. 胰腺MRI　　　　　　C. 糖化血红蛋白
　　D. 垂体激素检查　　　　E. 肾上腺CT

3. 诊断

(1)**定性诊断**　根据临床表现、辅助检查进行诊断。各靶腺激素及腺垂体激素均降低,如雌二醇、24小时尿17-羟皮质类固醇及游离皮质醇、血皮质醇、总T_3、总T_4、游离T_3、游离T_4、FSH、LH、TSH、ACTH、GH、PRL均减少。血皮质醇节律正常。

(2)**定位诊断**　可行影像学检查,首选MRI。读片时要注意垂体外周情况,如尿崩症病例中,正常的高密度神经垂体信号可能消失;颅咽管瘤有特征性MRI和CT的影像学表现。

4. 治疗

(1)**病因治疗**　针对病因进行治疗,如肿瘤病人可行手术、放疗和化疗。

(2)**激素替代治疗**　需长期用药,甚至终生维持治疗。一般口服给药,治疗过程中,应先补充糖皮质激素,再补充甲状腺激素,以防肾上腺危象的发生。一般不必补充盐皮质激素。

①生长激素缺乏的治疗　儿童期补充生长激素可改善病人肌力、血脂异常、抵抗力降低、低血糖等,提高病人的生活质量。成人一般不补充生长激素。

②促性腺激素缺乏的治疗　无生育要求者选用性激素替代,有生育要求者采用促性腺激素替代。

③TSH缺乏的治疗　继发性甲状腺功能减退与原发性甲减一样,采用甲状腺激素替代治疗。

④ACTH缺乏的治疗　病人确诊存在继发性肾上腺皮质功能减退症后,应尽快补充肾上腺皮质激素。肾上腺糖皮质激素的替代剂量需要根据临床情况而定。

(3)**垂体危象**　急救处理包括:①静脉推注50%葡萄糖抢救低血糖;②静脉补充大剂量糖皮质激素(氢化可的松);③纠正水电解质紊乱;④纠正休克;⑤去除病因。

(23~24题共用题干)女,33岁。产后无乳、闭经4年,昏迷1天。查体:体温35℃,脉率90次/分,

血压80/40mmHg,面色苍白,腋毛、阴毛缺失。实验室检查:血Na^+ 126.4mmol/L,K^+ 4.5mmol/L,血糖2.6mmol/L。

【例23】该患者最可能的病因为
  A. 垂体危象   B. 垂体卒中   C. 低血糖昏迷
  D. 黏液性水肿   E. Addison病

【例24】该患者的首选治疗为
  A. 静滴升压药   B. 静注高渗葡萄糖   C. 静滴高渗盐水
  D. 静滴糖皮质激素   E. 静滴甲状腺激素(2022)

七、中枢性尿崩症

1. 概念

中枢性尿崩症是指抗利尿激素(ADH)严重缺乏或部分缺乏,导致肾小管重吸收水的功能障碍,从而引起多尿、烦渴、多饮、低比重尿和低渗尿为特征的一组疾病。

2. 病因

(1)继发性尿崩症　约50%病人为下丘脑神经垂体部位的肿瘤,如颅咽管瘤、松果体瘤、第三脑室肿瘤、转移性肿瘤、白斑病等。10%由头部外伤所致。少数由脑部感染性疾病等引起。

(2)遗传性尿崩症　少数病人有家族史,呈常染色体显性遗传。

(3)特发性尿崩症　约30%病人找不到任何原因。

3. 临床表现

由于ADH的作用是促进远端小管和集合管对水的重吸收,因此,当ADH缺乏时,可表现为水重吸收减少、多尿、尿比重降低、尿渗透压降低、烦渴、多饮。

尿量增多	4~10L/d,一般不超过18L
尿比重降低	尿比重<1.005
尿渗透压降低	尿渗透压50~200mOsm/(kg·H_2O),尿色淡如清水
多饮	每日可达10余升,甚至20余升

4. 诊断

(1)拟诊尿崩症　若病人持续多尿、烦渴、多饮、尿比重降低,应考虑尿崩症,其诊断依据:①尿量多,一般4~10L/d;②低渗尿,尿渗透压<血浆渗透压,尿渗透压<200mOsm/(kg·H_2O);③尿比重降低<1.005。

(2)确诊是否为尿崩症　确诊尿崩症首选禁水试验。正常血浆渗透压为290mOsm/(kg·H_2O)。正常人禁水后尿量明显减少,尿液浓缩,尿渗透压升高>800mOsm/(kg·H_2O)。尿崩症病人禁水后尿量仍多,尿渗透压常不超过血浆渗透压。禁水试验有时难以区分精神性多饮与部分性中枢性尿崩症,此时可让病人主动限水2~4周后再进行禁水-加压素试验,可提高诊断正确率。

(3)是肾性尿崩症还是中枢性尿崩症　鉴别方法是加压素试验:皮下注射加压素3mg,尿量减少,尿比重、尿渗透压增高,即抗利尿激素能够纠正多尿、纠正低渗尿,应诊断为中枢性尿崩症。否则为肾性尿崩症。

(4)是完全性尿崩症还是部分性尿崩症　完全性尿崩症者,注射加压素后尿渗透压增加50%以上;部分性尿崩症者,注射加压素后尿渗透压增加9%~50%。

(5)中枢性尿崩症有无下丘脑-垂体区占位性病变　中枢性尿崩症确诊后,可行鞍区MRI、CT检查(首选MRI),以明确有无垂体占位病变。初次影像学检查阴性的病人,需定期随诊检查。

【例25】尿渗透压降低常见于
  A. 中枢性尿崩症   B. 甲状旁腺功能亢进症   C. 甲状腺功能亢进症

D. 糖尿病 E. 原发性醛固酮增多症

【例26】肾性与中枢性尿崩症的鉴别方法是
A. 禁水(禁饮)试验 B. 测定尿渗透压和血钠 C. 测定尿渗透压和比重
D. 测定血浆和尿渗透压 E. 加压素试验

5. 治疗

(1) 激素替代治疗
① 去氨加压素 其抗利尿作用强,不良反应少,为目前治疗中枢性尿崩症的<u>首选药</u>。
② 鞣酸加压素 肌内注射,效果可维持3~4天,具体剂量因人而异。
③ 垂体后叶素 每日须多次皮下注射,长期应用不便。主要用于脑损伤、手术后出现的尿崩症。

(2) 其他抗利尿药物 包括氢氯噻嗪、卡马西平、氯磺丙脲等。

(3) 病因治疗 获得性(继发性)尿崩症尽量治疗其原发病。

(27~28 共用题干)女性,20岁。口干、多饮、多尿半月。每日尿量7~8L。尿液检查:比重1.007,血糖4.8mmol/L。禁水试验后尿量明显减少,测血浆渗透压305mOsm/L,尿液渗透压200mOsm/L。静脉注射去氨加压素后尿量明显减少,测血浆渗透压300mOsm/L,尿渗透压550mOsm/L。

【例27】该患者最可能的诊断是
A. 完全性中枢性尿崩症 B. 部分性中枢性尿崩症 C. 完全性肾性尿崩症
D. 部分性肾性尿崩症 E. 神经性烦渴

【例28】该患者首选治疗药物是
A. 鞣酸加压素 B. 去氨加压素 C. 氢氯噻嗪
D. 氯磺丙脲 E. 垂体后叶素(2023)

▶ **常考点** 垂体瘤的临床表现及治疗;腺垂体功能减退症的临床特点;尿崩症的特点。

参考答案——详细解答见《2024国家临床执业及助理医师资格考试历年考点精析(上、下册)》

1. ABCDE 2. ABCDE 3. ABCDE 4. ABCDE 5. ABCDE 6. ABCDE 7. ABCDE
8. ABCDE 9. ABCDE 10. ABCDE 11. ABCDE 12. ABCDE 13. ABCDE 14. ABCDE
15. ABCDE 16. ABCDE 17. ABCDE 18. ABCDE 19. ABCDE 20. ABCDE 21. ABCDE
22. ABCDE 23. ABCDE 24. ABCDE 25. ABCDE 26. ABCDE 27. ABCDE 28. ABCDE

第34章 甲状腺功能亢进症与甲状腺功能减退症

▶ **考纲要求**
①甲状腺功能亢进症（内科学部分）。②甲状腺功能减退症。

▶ **复习要点**

一、甲状腺功能亢进症

1. 概念

甲状腺毒症是指血液循环中甲状腺激素过多，引起以神经、循环、消化等系统兴奋性增高和代谢亢进为主要表现的一组临床综合征。甲状腺功能亢进症简称甲亢，是指甲状腺腺体本身产生甲状腺激素过多而引起的甲状腺毒症。

2. 病因和发病机制

(1) 自身免疫 Graves病是一种器官特异性自身免疫病。

①自身抗体 Graves病病人的血清中存在针对甲状腺的自身抗体，包括TSH受体抗体（TRAb）、甲状腺过氧化物酶抗体（TPOAb）、甲状腺球蛋白抗体（TgAb）等。

A. TRAb 为特征性自身抗体，包括甲状腺刺激性抗体（TSAb）、甲状腺刺激阻断性抗体（TSBAb）。

TSAb是Graves病的致病抗体，存在于90%以上的病人。TSAb与TSH竞争性结合于TSH受体，激活腺苷酸环化酶信号系统，导致甲状腺滤泡上皮细胞增生，产生过量的甲状腺激素。TSH对TSH受体（TSHR）的刺激受到下丘脑-垂体-甲状腺轴的负反馈调节，保持甲状腺激素产生的平衡。但是TSAb对TSHR的刺激没有这种调节机制，所以出现甲状腺功能亢进症。

TSBAb的作用与TSAb相反，它可阻断TSH与TSHR的结合，引起甲状腺功能减退症。

Graves病两种抗体的滴度可以相互变化，占优势的抗体决定其甲状腺功能。

B. TPOAb 50%~90%的Graves病病人存在TPOAb，提示自身免疫病。

C. TgAb 50%~90%的Graves病病人存在TgAb，提示自身免疫病。

甲状腺自身抗体的名称	缩写	临床意义
甲状腺过氧化物酶抗体	TPOAb	90%桥本甲状腺炎阳性，提示自身免疫
甲状腺球蛋白抗体	TgAb	60%桥本甲状腺炎阳性，提示自身免疫
TSH受体抗体	TRAb	90%初发Graves病阳性，针对TSH受体
甲状腺刺激性抗体	TSAb	TRAb亚型，刺激甲状腺激素产生
甲状腺刺激阻断性抗体	TSBAb	TRAb亚型，阻断甲状腺激素产生

②淋巴细胞浸润 Graves病病人的甲状腺内存在不同程度的淋巴细胞浸润。

③T细胞 Graves病病人的循环血液和甲状腺内存在针对甲状腺抗原的T细胞。

④伴发自身免疫病 Graves病常伴发1型糖尿病、Addison病、系统性红斑狼疮等自身免疫病。

(2) 遗传 Graves病有显著的遗传倾向。发病一致率单卵孪生子是30%~35%，双卵孪生子是2%~5%。说明本病受到遗传、环境和表观遗传等多种因素的影响。

(3) 环境因素 如感染、碘摄入量、环境毒素等也参与 Graves 病的发病。

3. 临床表现

(1) 症状 主要是由循环中甲状腺激素过多引起,其症状和体征的严重程度与病史长短、激素升高的程度、病人年龄等因素相关。症状主要包括:易激动、烦躁失眠、心悸、乏力、怕热、多汗、消瘦、食欲亢进、腹泻、女性月经稀少。可伴周期性瘫痪。1%的 Graves 病伴发重症肌无力。

(2) 体征 多数病人有程度不等的甲状腺肿大。甲状腺肿为弥漫性,质地中等,无压痛,上、下极可以触及震颤,闻及血管杂音。少数病人可无甲状腺肿大,特别是老年病人。结节性甲状腺肿伴甲亢可触及结节性肿大的甲状腺。甲状腺自主高功能腺瘤可扪及孤立结节。心血管系统表现有心率增快、心脏扩大、心力衰竭、心律失常(以房颤多见)、脉压增大等。少数病人下肢胫骨前皮肤可见黏液性水肿。

甲状腺功能亢进症	两侧弥漫性肿大,对称,无痛,质中等,光滑,上、下极可闻及血管杂音
单纯甲状腺肿	弥漫性对称性肿大,无痛,质软光滑
甲状腺腺瘤	单发,圆形或椭圆形,光滑无痛,肿块随吞咽上下活动,稍硬
结节性甲状腺肿	多个,结节状,光滑无痛,肿块随吞咽上下活动,稍硬
甲状腺癌	常单个,质硬,不平,固定,肿块随吞咽上下活动度小。可有颈淋巴结转移症状
亚急性甲状腺炎	甲状腺突然肿大,发硬,吞咽困难,疼痛,并向患侧耳颞处放射
桥本甲状腺肿	无痛性弥漫性肿大,对称,质硬,表面光滑,肿块较大时可有压迫症状

(3) 眼部表现

①单纯性突眼 约占95%,包括眼球轻度突出、眼裂增宽、瞬目减少。

②浸润性突眼 表现为眼球突出明显,超过眼球突度参考值上限的 3mm 以上(中国人群突眼度参考值:男 18.6mm,女 16mm)。

【例1】甲状腺功能亢进症最主要的原因是
  A. 垂体 TSH 腺瘤　　　　　　B. 碘致甲状腺功能亢进症　　　C. 甲状腺自主高功能腺瘤
  D. 多结节性毒性甲状腺肿　　E. 弥漫性毒性甲状腺肿(2022)

【例2】引起 Graves 病基本的原因是
  A. 长期碘摄入不足　　　　　　B. 长期碘摄入过多　　　　　　C. 下丘脑分泌 TRH 过多
  D. 垂体分泌 TSH 过多　　　　E. 遗传易感性和自身免疫功能异常

【例3】甲状腺功能亢进症最常见的甲状腺改变是
  A. 结节性甲状腺肿　　　　　　B. 弥漫性甲状腺肿　　　　　　C. 甲状腺腺癌
  D. 甲状腺腺瘤　　　　　　　　E. 慢性淋巴细胞性甲状腺炎

4. 特殊类型甲亢

(1) T_3 型甲状腺毒症 是由于甲亢时产生 T_3 和 T_4 的比例失调,T_3 产生量显著多于 T_4。

①临床表现　与寻常型甲亢相同,但症状较轻。在碘缺乏地区、老年人群中多见。

②化验检查　TT_3、FT_3 均升高,但 TT_4、FT_4 正常,TSH 减低,^{131}I 摄取率增加。

③发病原因　Graves 病、毒性结节性甲状腺肿、自主高功能腺瘤都可发生 T_3 型甲状腺毒症。

(2) 淡漠型甲亢 多见于老年病人。起病隐匿,症状与常规甲亢相反:高代谢综合征、眼征和甲状腺肿均不明显。主要表现为明显消瘦、心悸、乏力、头晕、晕厥、神经质或神志淡漠、腹泻、厌食。可伴房颤、肌肉震颤和肌病等体征,70%病人无甲状腺肿大。易被误诊为恶性肿瘤、冠心病等,易发生甲状腺危象(甲危)。

注意: ①Graves 病好发于 20~50 岁女性,Graves 眼病好发于男性。

②甲亢性周期性瘫痪好发于 20~40 岁成年男性。

③淡漠型甲亢好发于老年病人。

(3) 亚临床甲亢　主要依赖实验室检查结果诊断,其特点如下。

	T_3 型甲状腺毒症	亚临床甲亢
临床表现	有甲亢的临床表现,但症状较轻	无或轻微甲亢的临床表现
血清 T_3、T_4	TT_3、FT_3 均升高,TT_4、FT_4 正常	正常
血清 TSH	降低	降低
好发人群	老年人	老年女性
基础疾病	Graves 病、毒性结节性甲状腺肿 自主高功能腺瘤、缺碘地区	Graves 病、多结节性甲状腺肿 自主高功能腺瘤、外源性甲状腺激素替代治疗

A. FT_3 正常,FT_4 减低,TSH 增高　　　B. FT_3 正常,FT_4 正常,TSH 减低
C. FT_3 正常,FT_4 正常,TSH 增高　　　D. FT_3 减低,FT_4 减低,TSH 增高
E. FT_3 正常,FT_4 正常,TSH 正常

【例 4】单纯性甲状腺肿的甲状腺功能表现是
【例 5】亚临床甲亢的甲状腺功能表现是

5. 诊断和鉴别诊断

(1)诊断　根据典型临床表现、甲状腺功能检查,可以明确诊断。

血清 FT_3、FT_4、TT_3、TT_4 增高,TSH 降低,可诊断为甲亢。仅血清 FT_3、TT_3 增高而 FT_4、TT_4 正常,应诊断为 T_3 甲亢。仅血清 FT_4、TT_4 增高而 FT_3、TT_3 正常,应诊断为 T_4 甲亢。甲亢的常用检查如下。

项目	临床意义或特点
TSH	血清 TSH 浓度的变化是反映甲状腺功能最敏感的指标,诊断亚临床甲亢的主要指标
TT_3	血清总 T_3(TT_3)20% 由甲状腺产生,80% 在外周组织由 T_4 转换而来 大多数甲亢血清总 T_3(TT_3)与血清总 T_4(TT_4)同时升高,T_3 型甲亢仅比 TT_3 增高
TT_4	该指标稳定性及重复性好,是诊断甲亢的主要指标。T_4 全部由甲状腺产生,血清中的 $T_4$99% 与蛋白质结合,其中 80%~90% 与甲状腺激素结合球蛋白(TBG)结合。TT_4 受 TBG 影响: TBG 升高(导致 TT_4 增高)——雌激素、妊娠、急性病毒性肝炎、先天因素 TBG 降低(导致 TT_4 减低)——雄激素、糖皮质激素、低蛋白血症、先天因素
FT_3、FT_4	游离 T_3、T_4(FT_3、FT_4)不受 TBG 影响,能直接反映甲状腺功能状态,是诊断甲亢的主要指标 FT_3 仅占 T_3 的 0.35%,FT_4 仅占 T_4 的 0.025%,FT_3、FT_4 含量甚微,测定的稳定性不如 TT_3、TT_4
^{131}I 摄取率	已被 sTSH 测定所取代。正常值:3 小时 5%~25%,24 小时 20%~45%,高峰在 24 小时出现 甲亢时总 ^{131}I 摄取率增加,摄取高峰前移,在 3~6 小时出现 用于甲状腺毒症病因鉴别:甲亢的甲状腺毒症^{131}I 摄取率↑,甲状腺炎的甲状腺毒症^{131}I 摄取率↓
TRAb	TSH 受体抗体(TRAb)是诊断 Graves 病一线指标,未治疗的 Graves 病阳性率 98%。TRAb 包括 TSAb 和 TSBAb,TRAb 阳性仅能反映有针对 TSH 受体抗体存在,不能反映这种抗体的功能
TSAb	甲状腺刺激抗体(TSAb)是诊断 Graves 病的重要指标,85%~100%GD 新诊断病人 TSAb 阳性 TSAb 反映了这种抗体不仅与 TSH 受体结合,而且产生了对甲状腺细胞的刺激功能
核素扫描	甲状腺核素扫描对于诊断甲状腺自主高功能腺瘤有意义

注意:①诊断甲亢最敏感的指标是 TSH,诊断甲亢的首选指标是 FT_3、FT_4。
②诊断高功能腺瘤首选甲状腺扫描。
③TRAb 对 Graves 病诊断、病情判断、是否停药、是否复发均有意义,见 3 版 8 年制《外科学》P989。

第九篇　内科学
第 34 章　甲状腺功能亢进症与甲状腺功能减退症

(2)鉴别诊断

①甲状腺毒症原因的鉴别　主要是甲亢所致的甲状腺毒症和破坏性甲状腺毒症(亚甲炎)的鉴别。两者均有高代谢表现、甲状腺肿、血清甲状腺激素水平升高。根据病史、体征和^{131}I摄取率，可以鉴别。

②甲亢原因的鉴别　即 Graves 病、结节性毒性甲状腺肿、甲状腺自主高功能腺瘤的鉴别。

【例6】判断甲状腺功能亢进症术后复发最敏感的指标是
　　A. TRAb　　　　　　　　　B. TSAb　　　　　　　　　C. TSBAb
　　D. TSH　　　　　　　　　　E. FT$_4$ (2022)

【例7】女，17岁。疲劳无力、心烦、易怒、怕热、多汗3个月。近3个月体重下降5kg。月经量减少，经期缩短。查体：脉率100次/分，血压140/70mmHg，手有颤动，双侧甲状腺弥漫性Ⅱ度肿大，无触痛。该患者最可能的诊断是
　　A. 糖尿病　　　　　　　　　B. 单纯性甲状腺肿　　　　　C. Graves 病
　　D. 结节性甲状腺肿　　　　　E. 自主神经功能紊乱 (2023)

6. 治疗

(1)甲亢治疗的指征与禁忌证　甲亢有以下三种治疗方法，其适应证及禁忌证如下。

	抗甲状腺药物治疗	^{131}I 治疗	手术治疗
作用原理	抑制甲状腺激素的合成，达到治疗目的	通过破坏甲状腺组织，减少甲状腺激素的产生达到治疗目的	通过破坏甲状腺组织，减少甲状腺激素的产生达到治疗目的
适应证	轻、中度病情 甲状腺轻、中度肿大 孕妇、高龄甲亢 严重内科疾病不宜手术者 术前和^{131}I治疗前的准备 术后复发不适宜^{131}I治疗 中至重度活动的GO病人	甲状腺肿大Ⅱ度以上 抗甲状腺药物过敏 抗甲状腺药物治疗或术后复发 甲亢合并心脏病 伴 WBC、Plt 或全血细胞减少 甲亢合并肝、肾等脏器功能损害 浸润性突眼，有手术禁忌证者	甲状腺显著肿大(>80g)，压迫症状 中、重度甲亢，长期药物治疗无效 停药复发或不能坚持服药者 胸骨后甲状腺肿 细针穿刺细胞学检查怀疑恶变 药物治疗无效或过敏的妊娠病人
禁忌证	药物过敏	妊娠和哺乳期妇女	合并心、肝、肾疾病不能耐受手术 妊娠 T1 期和 T3 期

注意：①美国治疗 Graves 病首选^{131}I，欧洲、日本和我国则首选抗甲状腺药物。
②<20 岁的年轻甲亢病人首选药物治疗，哺乳期甲亢首选药物治疗(甲巯咪唑，即他巴唑)。
③甲亢手术后复发者，首选^{131}I治疗。当有^{131}I治疗禁忌证时，再选择药物治疗。

(8~10题共用题干)女，59岁。乏力伴心悸、多汗、手颤、易饿3个月，脾气暴躁。每天大便4~5次，不成形。体重下降6.0kg。查体：甲状腺Ⅱ度肿大，质软，心率110次/分，律齐，心音有力。

【例8】该患者最可能的诊断是
　　A. 1 型糖尿病　　　　　　　B. 溃疡性结肠炎　　　　　　C. 2 型糖尿病
　　D. 甲状腺功能亢进症　　　　E. 更年期综合征

【例9】目前确定诊断的主要检查项目是
　　A. 口服葡萄糖耐量试验　　　B. 结肠镜检查　　　　　　　C. 胰岛素释放试验
　　D. 甲状腺功能测定　　　　　E. 甲状腺^{131}I 摄取率

【例10】该患者适宜的治疗是
　　A. 胰岛素　　　　　　　　　B. 口服泼尼松　　　　　　　C. 口服降血糖药
　　D. ^{131}I 治疗　　　　　　　E. 抗甲状腺药物

(2)抗甲状腺药物(ATD)　是甲亢的基础治疗，但治愈率仅约40%，复发率高达50%~60%。

①ATD 的分类　ATD 分为硫脲类和咪唑类两类。

	硫脲类	咪唑类
常用药	丙硫氧嘧啶(PTU)	甲巯咪唑(MMI、他巴唑)
特点	半衰期短(1.5 小时),需 6~8 小时给药 1 次	半衰期长(6 小时),每天单次使用即可
作用	主要为抑制甲状腺激素的合成,并不抑制释放 在外周组织可抑制 T_4 转变为 T_3,起效迅速	抑制甲状腺激素的合成,并不抑制释放 起效较慢,控制甲亢症状较慢
副作用	因 PTU 的肝毒性明显,故一般情况下首选 MMI 被美国 FDA 推荐为第二线药物	妊娠 T1 期首选 PTU,因 PTU 致畸危险小于 MMI 甲状腺危象首选 PTU,因 PTU 起效迅速

注意:①甲亢合并妊娠分为 T1 期(1~3 个月)、T2 期(4~6 个月)、T3 期(7~9 个月)。
　　　②妊娠期甲亢首选药物治疗(T1 期用 PTU,T2、T3 期用 MMI),次选手术治疗(T2 期进行)。
　　　③药物治疗甲亢复发率高达 50%~60%,复发后可选择 ^{131}I 治疗或手术治疗。

②ATD 副作用　ATD 的常见副作用如下。

	粒细胞减少症	皮疹	中毒性肝病	血管炎
发生率	0.7%	约 5%	PTU2.7%,MMI0.4%	少见
发生情况	用药数天内发生	不定	转氨酶升高,暴发性肝坏死,肝衰竭	随着用药时间延长发生率增加,特别是亚洲病人
特点	两类 ATD 存在交叉反应,故不能换药	轻者可换用另一种 ATD,重者不能换	PTU 较 MMI 肝损害严重,且常见	诱发抗中性粒细胞胞浆抗体阳性的小血管炎
主要区分	甲亢所致粒细胞减少	—	甲亢本身肝功异常	—
处理措施	给予升粒细胞治疗 $N<1.5×10^9$/L 时应停药	轻度者可给予抗组胺药,重度者换用 ^{131}I 治疗或手术治疗	监测肝功能 首选 MMI,次选 PTU	对症处理

注意:①一种 ATD 导致 $N<1.5×10^9$/L 时应停药,不应换用另一种 ATD,因为它们之间存在交叉反应。
　　　②甲亢也可引起粒细胞减少,故粒细胞减少时,应区分是甲亢所致,还是 ATD 所致。

【例 11】女,30 岁,既往无甲状腺功能亢进症病史。妊娠 2 个月时出现怕热、心悸、多汗。查体:甲状腺 I 度肿大,FT_3、FT_4 升高,TSH 降低,TRAb 阳性。该患者最合适的治疗是
　　A. 应用丙硫氧嘧啶　　　　B. 外科手术　　　　C. 应用碘化钠溶液
　　D. ^{131}I 治疗　　　　　　E. 应用甲巯咪唑

【例 12】在外周组织,能抑制 T_4 转换为 T_3 的抗甲状腺药物是
　　A. 甲硫氧嘧啶　　　　　　B. 丙硫氧嘧啶　　　　C. 甲巯咪唑
　　D. 卡比马唑　　　　　　　E. 普萘洛尔(2022)

【例 13】女,21 岁。心悸、怕热、多汗 3 个月,考虑 Graves 病。白细胞 $4.0×10^9$/L,中性粒细胞 $2.5×10^9$/L。给予甲巯咪唑和美托洛尔治疗 2 周后,复查白细胞 $1.0×10^9$/L,中性粒细胞 $0.4×10^9$/L。中性粒细胞缺乏最可能的原因是
　　A. 粒细胞分布异常　　　　B. β 受体阻断剂副作用　　　　C. 甲亢病情加重
　　D. 抗甲状腺药物副作用　　E. 叶酸或维生素 B_{12} 缺乏(2021)

(3) ^{131}I 治疗　治疗机制是 ^{131}I 被甲状腺摄取后释放出 β 射线,破坏甲状腺组织细胞,减少甲状腺激素的产生。β 射线在组织内的射程仅有 2mm,不会累及毗邻组织。^{131}I 治疗甲亢的治愈率可达 85% 以上。甲状腺功能减退症(简称甲减)是 ^{131}I 治疗难以避免的后果,故 ^{131}I 治疗后要定期监测甲状腺功能,尽

第九篇 内科学
第34章 甲状腺功能亢进症与甲状腺功能减退症

早发现甲减,及时给予甲状腺素替代治疗。^{131}I治疗的并发症包括放射性甲状腺炎、诱发甲状腺危象、加重活动性Graves眼病。

【例14】甲状腺功能亢进症^{131}I治疗后,发生永久性甲状腺功能减退症的原因是
- A. 甲状腺组织细胞遭破坏
- B. 甲状腺激素合成障碍
- C. 甲状腺腺体发育障碍
- D. 甲状腺激素代谢异常
- E. 组织对甲状腺激素抵抗

(4) 手术治疗　详见本讲义《外科学》。

(5) Graves眼病的治疗
① 一般治疗　高枕卧位,限制钠盐,使用利尿剂,可减轻眼部水肿。注意保护眼睛,可戴有色眼镜。
② 活动性Graves眼病　给予泼尼松口服,持续2~4周。
③ 球后外照射　与糖皮质激素联用可增加疗效。严重病例或不能耐受大剂量激素时采用本法。
④ 加重Graves眼病的危险因素　包括吸烟、血清T_3>5nmol/L、活动期持续超过3个月、甲亢治疗后发生甲减。
⑤ 眶减压手术　若糖皮质激素、球后外照射无效,角膜感染或溃疡,压迫视神经,可行眶减压手术。

(6) 妊娠期甲亢的治疗

	治疗方案	理由
治疗总原则	首选药物治疗,次选手术治疗	手术可引起早产、流产,麻醉剂可致畸
T1期	首选丙硫氧嘧啶	甲巯咪唑致畸危险性大于丙硫氧嘧啶
T2期、T3期	首选甲巯咪唑	丙硫氧嘧啶可导致急性重型肝炎
手术治疗	适用于丙硫氧嘧啶不能控制的甲亢	T2期(孕4~6个月)进行手术
^{131}I治疗	妊娠期甲亢严禁使用^{131}I治疗	^{131}I具有放射性

(7) 哺乳期甲亢的治疗　首选甲巯咪唑(他巴唑),监测方法同妊娠期。

【例15】女,28岁。结节性甲状腺肿10年,近半年出现怕热、多汗。T_3、T_4值高于正常值近1倍。妊娠4个月,有哮喘史。最适合的治疗方法是
- A. 抗甲状腺药物治疗
- B. 普萘洛尔治疗
- C. 碘剂治疗
- D. 放射性碘治疗
- E. 甲状腺大部切除术

7. 甲亢性心脏病的诊断和治疗

(1) 甲亢性心脏病的诊断　甲亢性心脏病多见于甲亢反复复发、未能规则治疗者,尤其结节性甲状腺肿伴甲亢者。甲亢病人有心律失常(70%为房颤)、心脏扩大、心力衰竭、心绞痛、心肌梗死、二尖瓣脱垂中的一项,排除了冠心病等其他原因的心脏病后即可诊断。甲亢性心脏病发生率随年龄增长而增高。

(2) 甲亢性心脏病的治疗
① 抗甲药　甲状腺毒症心脏病病人,应立即给予足量抗甲药,控制甲状腺功能至正常。
② ^{131}I治疗　经抗甲药控制症状后,尽早给予大剂量的^{131}I破坏甲状腺组织。
③ 房颤的处理　房颤可用普萘洛尔、洋地黄控制。控制甲亢后可以施行电复律。

8. 甲亢合并周期性瘫痪的诊断和治疗

(1) 诊断　本病好发于男性青壮年,见于Graves病、多结节性毒性甲状腺肿、桥本甲状腺炎等。甲亢程度轻重不一,常以双侧对称性肌无力起病,活动后加重,伴肌痛,双下肢最易受累。劳累、进食富含碳水化合物的食物、应用胰岛素可诱发或加重。发作时血钾降低,尿钾正常。血钾降低与肌细胞钠-钾-ATP酶(钠泵)活性增高,血清钾向细胞内急性转移有关。

(2) 治疗　本病多为低钾性,呈自限性,休息或补钾后缓解,甲亢控制后症状多明显减轻。
① 补钾　轻症者可口服补钾。严重者需静脉滴注氯化钾尽快缓解症状,病情好转后改为口服钾盐。
② 辅助呼吸　病人出现呼吸肌瘫痪时,应采用辅助呼吸。

③根除性治疗　甲亢控制后周期性瘫痪消失,因此可选用手术或^{131}I对甲亢作根除性治疗。

(16~17题共用题干) 男,37岁。多食、易饥、大便次数增多、体重下降3个月,发作性软瘫1天。查体:P110次/分,BP150/60mmHg,体型中等,匀称,皮肤潮湿。血钾3.0mmol/L。

【例16】对明确诊断最有帮助的检查是

　　A. 空腹血糖　　　　　　　B. 24小时尿游离皮质醇　　　　C. 24小时尿儿茶酚胺
　　D. FT_3、FT_4和TSH　　　E. 24小时尿钾

【例17】该患者血钾降低的原因是

　　A. 腹泻排钾增多　　　　　B. 钾摄入不足　　　　　　　　C. 尿钾排出增多
　　D. 出汗排钾增加　　　　　E. 细胞内外钾分布异常

9. 甲状腺危象的诊断和治疗

(1) 诊断　可根据甲亢诱因、症状、实验室检查结果诊断甲状腺危象(甲亢危象)。

原因	可能与循环内甲状腺激素水平增高有关。注意:外科学最主要原因是术前准备不充分
诱因	各种应激状态,如感染、手术、创伤、精神刺激等。多发生于较重甲亢未予治疗或治疗不充分的病人
症状	上吐下泻、高热大汗、谵妄昏迷
化验	FT_3、FT_4、TT_3、TT_4↑;TSH↓;白细胞计数↑、中性粒细胞计数↑

(2) 治疗

针对诱因治疗	感染、创伤、手术、精神刺激、治疗不充分
抗甲状腺药物	首选丙硫氧嘧啶口服或经胃管注入,可抑制甲状腺激素合成,抑制外周组织T_4转化为T_3
碘剂	复方碘溶液,每次5滴,每6小时1次。服用PTU后1小时开始服用,可抑制甲状腺激素的释放
普萘洛尔	可阻断甲状腺激素对心脏的刺激作用,减慢心率;抑制外周组织T_4转换为T_3
氢化可的松	防止和纠正肾上腺皮质功能减退
降温	高热者给予物理降温,避免使用乙酰水杨酸类药物

注意:①甲亢时白细胞总数减少,而甲危时白细胞总数增多。
②甲亢时淋巴细胞数、单核细胞数增多,而甲危时中性粒细胞数增多。
③甲状腺危象患者高热时,严禁使用乙酰水杨酸类药物退热。

【例18】女,40岁。因甲状腺功能亢进症药物治疗2年无效,改用^{131}I治疗。^{131}I治疗2天后突感高热、心悸,伴恶心、呕吐。查体:体温40℃,呼吸急促,大汗淋漓,脉率160次/分,律齐。最可能的诊断是

　　A. 甲状腺危象　　　　　　B. 感染中毒性休克　　　　　　C. 中枢神经系统感染
　　D. 放射性甲状腺炎　　　　E. 甲状腺功能减退症(2023)

二、甲状腺功能减退症

1. 概念

甲状腺功能减退症简称甲减,是由各种原因导致的低甲状腺激素血症或甲状腺激素抵抗而引起的全身性低代谢综合征。

2. 病因

(1) 自身免疫损伤　自身免疫性甲状腺炎最常见,包括桥本甲状腺炎、萎缩性甲状腺炎、产后甲状腺炎等。
(2) 甲状腺破坏　包括甲状腺手术、^{131}I治疗等。
(3) 碘过量　含碘药物胺碘酮诱发甲减的发生率是5%~22%。
(4) 抗甲状腺药物　如锂盐、硫脲类、咪唑类等。

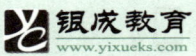
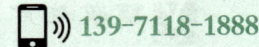

第九篇　内科学
第34章　甲状腺功能亢进症与甲状腺功能减退症

3. 临床表现

一般表现	畏寒、易疲劳、怕冷、体重增加、嗜睡、记忆力减退
消化系统	厌食、腹胀、麻痹性肠梗阻、黏液水肿性巨结肠
心血管系统	心肌收缩力降低、心率减慢、心排血量下降、心电图显示低电压
内分泌系统	月经紊乱、不孕
造血系统	血红蛋白合成障碍,肠道吸收铁障碍引起铁缺乏,叶酸缺乏,恶性贫血
骨骼肌系统	肌无力,肌进行性萎缩
体征	表情呆滞、反应迟钝、声音嘶哑、面色苍白、颜面水肿、皮肤粗糙、皮温低、胫前黏液性水肿
黏液性水肿昏迷	见于病情严重者,多在冬季发病,表现为低体温、嗜睡、心动过缓、血压降低、肌肉松弛

4. 诊断

原发性甲减	血清 TSH↑、TT_4↓、FT_4↓(严重病例 TT_3 和 FT_3 可降低) T_3 主要来源于外周组织 T_4 的转换,所以 T_3 不能作为诊断原发性甲减的必备指标
亚临床甲减	TSH↑,TT_4、FT_4 正常(TSH 比 TT_4、FT_4、TT_3、FT_3 更敏感,为诊断甲减<u>最敏感</u>的指标)
甲状腺自身抗体	血清 TPOAb 和 TgAb 阳性提示甲减是由<u>自身免疫性甲状腺炎</u>所致
^{131}I 摄取率↓	为避免 ^{131}I 对甲状腺的进一步损害,一般不做此检查
中枢性甲减	TSH↓ 或正常,TT_4、FT_4↓
TRH 刺激试验	用于鉴别原发性甲减与中枢性甲减

【例19】女,32 岁。怕冷、嗜睡 2 个月。查体:脉率 56 次/分,表情呆滞,反应迟钝,眼睑水肿,皮肤干燥。最可能的甲状腺功能表现是

　　A. TT_3 正常,TT_4 正常,TSH 减少　　　　B. TT_3 下降,TT_4 下降,TSH 增加

　　C. TT_3 增加,TT_4 增加,TSH 减少　　　　D. TT_3 增加,TT_4 增加,TSH 增加

　　E. TT_3 正常,TT_4 正常,TSH 增加(2023)

5. 治疗

(1)左甲状腺素(L-T_4)　需终身用药。治疗目标是将血清 TSH 和甲状腺激素水平恢复正常。补充甲状腺激素,重新建立下丘脑-垂体-甲状腺轴的平衡一般需要 4~6 周,所以治疗初期,每 4~6 周测定激素指标。治疗达标后,每 6~12 个月复查 1 次激素指标。

(2)亚临床甲减　高脂血症、TSH>10mU/L 时,需给予 L-T_4 治疗。

(3)黏液性水肿昏迷的治疗　①补充甲状腺激素,首选 L-T_4 静脉注射。若 24 小时无效,可给予 T_3。②支持治疗:保温、供氧、保持呼吸道通畅,必要时气管切开、机械通气。③氢化可的松持续静滴。④根据需要补液,但入水量不宜过多。⑤控制感染,治疗原发病。

注意:①8 版《内科学》P695:黏液性水肿昏迷的治疗首选 L-T_3。

　　　②9 版《内科学》P691:黏液性水肿昏迷的治疗首选 L-T_4。

▶ **常考点**　甲亢的临床特点,各种治疗的适应证;甲减的病因,诊断,替代治疗。

参考答案——详细解答见《2024 国家临床执业及助理医师资格考试历年考点精析(上、下册)》

1. ABCDE　2. ABCDE　3. ABCDE　4. ABCDE　5. ABCDE　6. ABCDE　7. ABCDE

8. ABCDE　9. ABCDE　10. ABCDE　11. ABCDE　12. ABCDE　13. ABCDE　14. ABCDE

15. ABCDE　16. ABCDE　17. ABCDE　18. ABCDE　19. ABCDE

第35章　库欣综合征与原发性醛固酮增多症

▶ **考纲要求**
　①库欣综合征。②原发性醛固酮增多症。

▶ **复习要点**

一、库欣综合征

1. 概念

库欣(Cushing)综合征即为肾上腺皮质分泌糖皮质激素过多所致。

Cushing 综合征	各种病因造成肾上腺分泌过多糖皮质激素(主要是皮质醇)所致病症的总称
Cushing 病	在 Cushing 综合征的病因中,约 70% 是由垂体 ACTH 分泌亢进所致,称 Cushing 病
Meador 综合征	不依赖 ACTH 的双侧肾上腺小结节性增生
Carney 综合征	指 Meador 综合征伴皮肤、乳腺、心房黏液瘤、睾丸肿瘤,垂体生长激素瘤

2. 病因

(1) **依赖 ACTH 的库欣综合征**　包括:①库欣病:占 70%,垂体多有微腺瘤,少数为大腺瘤,也有未能发现肿瘤者;②异位 ACTH 综合征:系垂体以外的肿瘤分泌大量 ACTH,伴肾上腺皮质增生;③异位 CRH 综合征:肿瘤异位分泌 CRH 刺激垂体 ACTH 细胞增生,ACTH 分泌增加,导致糖皮质激素分泌过多。

(2) **不依赖 ACTH 的库欣综合征**　包括:①肾上腺皮质腺瘤;②肾上腺皮质癌;③不依赖 ACTH 的双侧肾上腺小结节性增生;④不依赖 ACTH 的双侧肾上腺大结节性增生(如下图,黑点代表瘤体部位)。

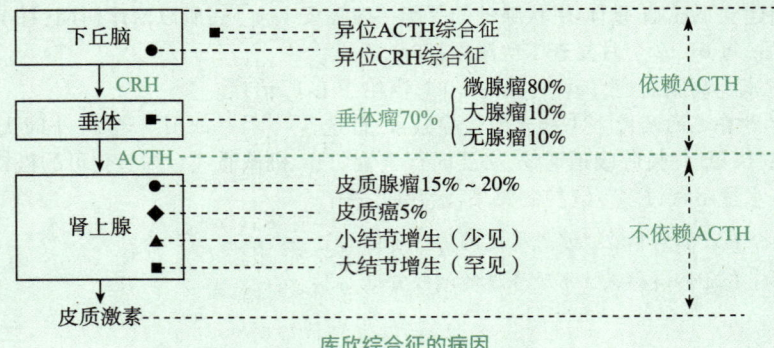

库欣综合征的病因

【例1】库欣综合征分泌过多的激素是
　　A. 肾上腺素　　　　　　B. 去甲肾上腺素　　　　　C. 醛固酮
　　D. 肾素　　　　　　　　E. 皮质醇

【例2】血 ACTH 水平不升高的库欣综合征,其病因可能是
　　A. 垂体 ACTH 微腺瘤　　B. 垂体 ACTH 细胞增生　　C. 支气管类癌
　　D. 小细胞肺癌　　　　　E. 肾上腺皮质腺瘤

3. 临床表现

(1) 库欣综合征分类 库欣综合征有多种类型。

类型	临床表现	备注
典型病例	向心性肥胖,满月脸,多血质,紫纹	库欣病、肾上腺腺瘤、异位ACTH综合征的缓进型
重型	体重减轻,高血压,水肿,低钾性碱中毒	病情严重,进展迅速,摄食减少
早期病例	以高血压为主,均匀肥胖,向心性肥胖不典型	全身情况好,尿游离反质醇明显增高
并发症为主	心衰、脑卒中、病理性骨折、精神症状、肺部感染	年龄大,库欣综合征易被忽略
周期性发作	机制不清,病因不明	部分病例可能为垂体性、异位ACTH性

(2) 典型库欣综合征的临床表现

向心性肥胖、满月脸	与糖皮质激素导致的脂肪重新分布有关
多血质外貌	与皮肤菲薄、微血管易透见、红细胞和血红蛋白增多等有关(皮质醇刺激骨髓)
全身肌肉系统	肌无力,下蹲后起立困难
神经系统	常有不同程度的精神、情绪变化,如情绪不稳、烦躁、失眠,严重者精神变态
皮肤表现	轻微损伤即可引起瘀斑。下腹两侧、大腿外侧出现紫纹,皮肤色素沉着加深
心血管表现	高血压常见,动脉硬化、肾小动脉硬化、动静脉血栓、心血管并发症发生率增加
抗感染能力减弱	长期皮质醇分泌过多使免疫力减弱,肺部感染多见;化脓性细菌感染不容易局限化
性功能障碍	与肾上腺雄激素产生过多、大量皮质醇抑制垂体促性腺激素有关。女性表现为月经减少,痤疮,明显男性化见于肾上腺皮质癌。男性表现为性欲减退,阴茎缩小,睾丸变软
代谢障碍	类固醇性糖尿病、低钾性碱中毒(见于肾上腺皮质癌、异位ACTH综合征)

4. 诊断

根据典型临床表现、皮质醇分泌增多、皮质醇失去昼夜分泌节律的特点,不难诊断库欣综合征。

(1) 筛查试验 当临床上高度怀疑库欣综合征时,应作以下检查进行筛查。

①血浆皮质醇测定及昼夜节律变化 正常成人血浆皮质醇具有明显的昼夜周期性波动,以早晨8时最高,平均为(276±66)nmol/L;下午4时为(129.6±52.4)nmol/L;夜12时最低,平均为(96.5±33.1)nmol/L。库欣综合征病人血浆皮质醇浓度早晨高于正常,晚上不明显低于清晨,表示皮质醇已失去昼夜分泌节律。

②24小时尿游离皮质醇(UFC)测定 诊断本病的敏感性及特异性较高,诊断价值较大。正常成人尿游离皮质醇排出量为(130~304)nmol/24h,库欣综合征病人UFC大多明显高于正常。

(2) 确诊试验 当筛查发现异常时,应行小剂量地塞米松抑制试验(LDDST)来确定是否存在库欣综合征。LDDST是库欣综合征的定性诊断试验,可区分是否库欣综合征。

LDDST:每6小时口服地塞米松0.5mg,连服2天。服药前、服药后第2天分别测定尿17-羟皮质类固醇或尿游离皮质醇含量。正常人、肥胖症第2天尿17-羟皮质类固醇可抑制至服药前的50%以下(表示能被抑制),尿游离皮质醇能抑制在55nmol/24h以下(表示能被抑制)。库欣综合征病人第2天尿17-羟皮质类固醇不能降至50%以下,尿游离皮质醇不能抑制在55nmol/24h以下(表示不能被抑制)。

(3) 病因诊断

①血浆ACTH测定 主要用于鉴别ACTH依赖的和非ACTH依赖的库欣综合征。血浆ACTH在肾上腺肿瘤时降低,库欣病时升高,异位ACTH综合征时更高。

②大剂量地塞米松抑制试验(HDDST) 主要用于鉴别垂体性(库欣病)与非垂体性库欣综合征。

HDDST:每6小时口服地塞米松2mg,连服2天。服药前、服药后第2天分别测定血皮质醇及24小时尿游离皮质醇含量。若服药后第 2 天皮质醇能被抑制 50% 以上，则可诊断为垂体性库欣综合征（库欣病）；而非垂体性库欣综合征（异位 ACTH 瘤、肾上腺皮质腺瘤、肾上腺皮质癌）则 90% 不能被抑制。

③CRH 兴奋试验　静脉注射 CRH 1μg/kg，分别于注射后 0、15、30、60 分钟采血，测定 ACTH 和皮质醇含量。正常人 ACTH 在 15 分钟达高峰，为基础值的 2~4 倍；皮质醇在 30~60 分钟达峰值。库欣病病人 ACTH 基础值较高，且能被 CRH 兴奋，注射 CRH 后 ACTH 升高超过 50%。肾上腺皮质腺瘤病人 ACTH 基础值低于正常，注射 CRH 后 ACTH 升高 <50%。异位 ACTH 综合征 ACTH 基础值较高，且不受 CRH 影响。

注意：①小剂量地塞米松抑制试验对排除或诊断库欣综合征有重要价值——定性诊断。
②大剂量地塞米松抑制试验对确诊 Cushing 病（鉴别库欣综合征病因）有重要价值——定位诊断。
③"小"剂量地塞米松抑制试验主要用于库欣综合征的定"性"诊断——记忆为要"小""性"子。
④"大"剂量地塞米松抑制试验主要用于库欣综合征的定"位"诊断——记忆为"大""卫"（大位）。

(4) 定位诊断　肾上腺部位的病变以 CT 检查较为敏感，垂体部位的病变则以 MRI 检查为佳。

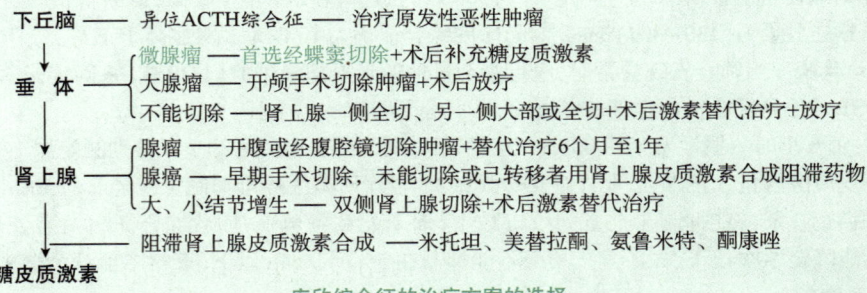

5. 治疗
应根据不同的病因，进行相应的治疗，治疗方法归纳如下图。

库欣综合征的治疗方案的选择

【例3】小剂量地塞米松抑制试验适用于
　A. 醛固酮增多症定性　　B. 肾上腺皮质醇增多症定性　　C. 肾上腺皮质醇增多症定位
　D. 肾上腺皮质功能减退症定性　　E. 肾上腺皮质功能减退症定位

【例4】女，40 岁。向心性肥胖伴乏力 3 年。查体：BP180/110mmHg，满月脸，多血质，皮肤可见宽大紫纹，

第九篇　内科学
第35章　库欣综合征与原发性醛固酮增多症

血糖12.8mmol/L,血钾3.8mmol/L,尿皮质醇增高,小剂量地塞米松试验不能抑制,但大剂量地塞米松试验能抑制。为明确病因,除肾上腺CT检查外,最需要进行的检查是

　　A. 鞍区MRI　　　　　　　B. 肾区B超　　　　　　　C. 胸部CT
　　D. 肾动脉造影　　　　　　E. 头颅X线片

(5~7题共用题干) 女,45岁。脸圆、变红1年,体重增加、月经稀发6个月。查体:血压160/100mmHg,向心性肥胖,皮肤薄,面部痤疮较多,下颌小胡须,全身毳毛增多,腹部、大腿根部可见宽大紫纹。血钾3.3mmol/L,空腹血糖15.4mmol/L。

【例5】该患者最可能的诊断是
　　A. 原发性醛固酮增多症　　B. 原发性高血压　　　　　C. 女性男性化
　　D. 库欣综合征　　　　　　E. 糖尿病

【例6】定性诊断最主要的检查是
　　A. 大剂量地塞米松抑制试验　B. 血ACTH测定　　　　C. 小剂量地塞米松抑制试验
　　D. 血皮质醇测定　　　　　　E. 血醛固酮测定

【例7】有助于了解其病因或病变部位的检查是
　　A. 大剂量地塞米松抑制试验　B. OGTT　　　　　　　　C. 小剂量地塞米松抑制试验
　　D. 血皮质醇测定　　　　　　E. 血醛固酮测定

二、原发性醛固酮增多症

1. 概念

原发性醛固酮增多症简称原醛症,是由肾上腺皮质病变引起醛固酮分泌增多,导致潴钠排钾、体液容量扩增、肾素-血管紧张素系统受抑制,表现为高血压和低血钾的临床综合征。

2. 病因

(1) **醛固酮瘤**　又称Conn综合征,最常见,多为一侧腺瘤,直径1~2cm。病人血浆醛固酮浓度和血浆ACTH的昼夜节律平行,而对血浆肾素的变化无明显反应。

(2) **特发性醛固酮增多症(特醛症)**　多见。双侧肾上腺球状带增生,有时伴结节。

(3) **糖皮质激素可治性醛固酮增多症**　青少年起病,可为家族性,以常染色体显性方式遗传。

(4) **醛固酮癌**　少见,为分泌大量醛固酮的肾上腺皮质癌。

(5) **异位醛固酮分泌性腺瘤或腺癌**　极罕见,可发生于肾内的肾上腺残余组织或卵巢内。

3. 临床表现

醛固酮的作用为保Na^+保水排K^+,因此醛固酮增多可有下列临床表现。

高血压	为最常出现的症状,其机制为保Na^+保水导致的钠水潴留
低血钾	神经肌肉功能障碍——表现为肌无力、周期性瘫痪、肢端麻木,手足搐搦 心脏表现——心电图呈低血钾图形,心律失常(阵发性室上速、室颤) 肾脏表现——慢性失钾致肾小管上皮变性,多饮、多尿、蛋白尿、尿路感染
其他表现	儿童病人可有生长发育障碍。缺钾时胰岛素分泌减少,作用减弱,可出现糖耐量减低

【例8】女,45岁。肢体软弱无力、夜尿多2年余,今晨起双下肢不能活动。查体:血压170/100mmHg,均匀性轻度肥胖,双下肢松弛性瘫痪,血钾2.4mmol/L。最可能的诊断为
　　A. 原发性高血压　　　　　B. 嗜铬细胞瘤　　　　　　C. 肾性高血压
　　D. 原发性醛固酮增多症　　E. 库欣病

4. 诊断

(1) 实验室检查

低血钾	血钾一般在 2~3mmol/L,严重者更低
高尿钾	即使血钾很低,但尿钾仍>25mmol/24h
高血钠	血钠一般在正常高限,或略高于正常
碱血症	血 pH 和 CO_2CP 为正常高限,或略高于正常
尿 pH	为中性或偏碱性
尿比重固定	多在 1.010~1.018,少数病人呈低渗尿
醛固酮	血浆及尿醛固酮均增高
血浆肾素、AT Ⅱ	血浆醛固酮高而肾素、血管紧张素Ⅱ降低是原醛症的特点

(2) 筛查试验 最佳筛查试验为血浆醛固酮/肾素比值(ARR)测定。ARR>30 为原醛症可能;>50 具有诊断意义。

(3) 确诊试验 根据高血压、低血钾、血浆及尿醛固酮均增高,而血浆肾素、血管紧张素Ⅱ活性降低,螺内酯能纠正电解质紊乱并降低高血压,可确诊原醛症。常用确诊试验包括口服钠负荷试验、生理盐水负荷试验、氟氢可的松抑制试验、卡托普利激发试验。

(4) 病因鉴别 最常用且有效的检查是肾上腺 CT 扫描,腺瘤符合率达 90%,直径<1.0cm 的腺瘤可能出现阴性结果。MRI 对肾上腺瘤的诊断不优于 CT 扫描。

【例 9】女,35 岁。头晕 3 年,夜尿增多 1 年。查体:T36.5℃,P80 次/分,R18 次/分,BP170/100mmHg,BMI22kg/m²。体格检查正常。血钾 2.8mmol/L。最有助于诊断的实验室检查是测定血浆
  A. 肾素,醛固酮   B. 生长激素   C. 甲状腺激素
  D. ACTH,皮质醇   E. 儿茶酚胺(2022)

【例 10】男,42 岁。高血压 1 年,乏力 1 周,未服药。查体:BP160/100mmHg,心率 76 次/分,律齐,腹软,全腹叩诊呈鼓音,肠鸣音 1 次/分。实验室检查:血钾 2.9mmol/L。腹部 B 超示左侧肾上腺结节 1.5cm×1.5cm。最有助于明确诊断的筛查指标是
  A. 血气分析   B. 血浆游离苷肾上腺素水平   C. 血浆肾素水平
  D. 血促肾上腺皮质激素水平   E. 血浆醛固酮/血浆肾素活性比值(2019)

5. 治疗

(1) 手术治疗 ①醛固酮瘤的根治方法为手术切除。术前宜用低盐饮食、螺内酯作准备,以纠正低血钾,并减轻高血压。术中应用氢化可的松。②特发性增生者手术效果差,应采用药物治疗。

(2) 药物治疗

药物	适应证
螺内酯	不能手术的肿瘤病人、特发性增生型病人首选螺内酯
钙拮抗剂	可使一部分原醛症病人醛固酮分泌减少,血钾和血压恢复正常,因为醛固酮的合成需钙的参与
ACEI	血管紧张素转换酶抑制剂(ACEI)对特醛症病人可以奏效
糖皮质激素	适用于糖皮质激素可治性醛固酮增多症(GRA)
化疗药物	醛固酮癌预后不良,发现时大多已失去手术根治机会,可行化学治疗

(11~12 题共用题干)女,28 岁。发现血压升高 3 年,下肢无力 1 年。无高血压家族史。查体:血压 160/100mmHg,无向心性肥胖,无满月脸和水牛背,未见紫纹,双下肢无水肿。实验室检查:尿比重 1.005,尿 pH7.0,余正常。血钠 149mmol/L,血钾 3.1mmol/L,肝、肾功能正常。

第九篇　内科学
第35章　库欣综合征与原发性醛固酮增多症

【例11】该患者最可能的诊断是
　　A. 嗜铬细胞瘤　　　　　B. 慢性肾小球肾炎　　　　C. 库欣综合征
　　D. 原发性醛固酮增多症　E. 1型糖尿病

【例12】患者高血压的特效治疗药物是
　　A. ARB　　　　　　　　B. 螺内酯　　　　　　　　C. ACEI
　　D. α受体阻断剂　　　　E. β受体阻断剂（2020）

▶ **常考点**　　库欣综合征、原发性醛固酮增多症的临床表现及鉴别诊断。

参考答案——详细解答见《2024 国家临床执业及助理医师资格考试历年考点精析（上、下册）》

1. AB<u>C</u>DE　　2. AB<u>C</u>DE　　3. <u>A</u>BCDE　　4. <u>A</u>BCDE　　5. AB<u>C</u>DE　　6. AB<u>C</u>DE　　7. A<u>B</u>CDE
8. <u>A</u>BCDE　　9. A<u>B</u>CDE　　10. <u>A</u>BCDE　　11. AB<u>C</u>DE　　12. <u>A</u>BCDE

第36章 原发性慢性肾上腺皮质功能减退症与嗜铬细胞瘤

▶ **考纲要求**

①原发性慢性肾上腺皮质功能减退症。②嗜铬细胞瘤。

▶ **复习要点**

一、原发性慢性肾上腺皮质功能减退症

原发性慢性肾上腺皮质功能减退症（Addison 病）是由双侧肾上腺的绝大部分被毁所致。

1. 病因

(1) **感染** 肾上腺结核为常见病因。

(2) **自身免疫性肾上腺炎** 大多数病人血中可检测出抗肾上腺的自身抗体。

(3) **其他少见病因** 恶性肿瘤转移、淋巴瘤、白血病浸润、双侧肾上腺切除、放射治疗破坏肾上腺等。

2. 临床表现

肾上腺皮质球状带分泌醛固酮，束状带分泌皮质醇，网状带分泌皮质醇+性激素，因此当肾上腺皮质功能减退时，可导致这些激素分泌减少，反馈性 ACTH 增加，从而引起一系列临床表现。

项目	病理生理	临床表现
ACTH↑	促黑素↑	典型体征——全身皮肤色素沉着（也可沉着于齿龈、舌部、颊黏膜等处）
醛固酮↓	保钠保水排钾↓	低血钠、血容量减少——低血压、直立性晕厥 高血钾——各系统反应性降低的表现（包括消化系统、中枢神经系统等）
皮质醇↓	抗感染	抗感染能力减弱
	类固醇性糖尿病	低血糖（糖异生↓、肝糖原消耗）
	刺激骨髓造血	正细胞正色素性贫血、中性粒细胞↓、淋巴细胞↑、嗜酸性粒细胞↑
性激素↓	内分泌失调	女性月经失调，男性性功能减退

注意：①原发性慢性肾上腺皮质功能减退症——皮肤色素沉着加深（最具特征性表现）。
②腺垂体功能减退症导致的肾上腺功能减退——皮肤色素减退。
③库欣综合征——皮肤色素沉着加深，下腹两侧、大腿外侧等处紫纹。

【例1】原发性慢性肾上腺皮质功能减退症的症状是由于缺乏
　　A. 促肾上腺皮质激素　　　　B. 醛固酮　　　　C. 皮质醇
　　D. 醛固酮及皮质醇　　　　　E. 肾上腺素及去甲肾上腺素

【例2】对原发性慢性肾上腺皮质功能减退症的诊断最有意义的血检结果是
　　A. 醛固酮下降　　　　　　　B. 血糖下降　　　　C. 血钠下降
　　D. 皮质醇下降　　　　　　　E. ACTH 下降

【例3】女，28岁。恶心、呕吐、乏力、头晕1周。近2个月体重减低，皮肤变黑。卧位血压90/60mmHg，心率84次/分，立位血压75/50mmHg，心率99次/分，身高169cm，体重50kg，皮肤黑，甲状腺Ⅰ度肿大。心、肺、腹未见异常。实验室检查：血钠124mmol/L，血钾5.8mmol/L，血糖3.5mmol/L。该患者最可能的诊断是

A. 甲状腺功能减退　　　　B. 垂体卒中　　　　C. 真菌感染
D. 慢性肾衰竭　　　　　　E. 原发性慢性肾上腺皮质功能减退症

3. 诊断

当临床表现疑为原发性慢性肾上腺皮质功能减退症时,需依据实验室检查确诊。

(1) 血浆总皮质醇和24小时尿游离皮质醇(UFC)　明显降低。

(2) 血浆ACTH　明显升高,常较正常人高5~50倍。

(3) ACTH兴奋试验　最具有诊断价值。使用ACTH后,血、尿皮质醇不升高,提示储备功能低下。

(4) B超、CT　肾上腺结核在B超或CT检查时,可发现钙化灶、肾上腺增大等征象。

(5) 抗肾上腺抗体　阳性有助于自身免疫性肾上腺炎的诊断。

4. 治疗

糖皮质激素替代治疗	需终身治疗,首选氢化可的松,有发热等并发症时应适当加量
食盐	食盐的摄入量应充分,应>8~10g/d
盐皮质激素	血压偏低、头晕、乏力者,需加用9α-氟氢可的松
病因治疗	活动性结核者,应行抗结核治疗

5. 肾上腺危象的治疗

(1) 肾上腺危象的临床表现　为Addison病的严重表现。常发生于感染、创伤、手术、分娩、过劳、大量出汗、呕吐、腹泻、失水或突然中断肾上腺皮质激素治疗等应激情况下。表现为恶心、呕吐、腹痛或腹泻、严重脱水、血压降低、心率快、脉细弱、精神失常,常有高热、低血糖症、低钠血症、血钾可低可高。

(2) 急救措施　①补充液体,第1、2日补充生理盐水2000~3000ml/d。②补充葡萄糖以避免血糖过低。③糖皮质激素的应用。④积极治疗感染及其他诱因。

二、嗜铬细胞瘤

嗜铬细胞瘤起源于肾上腺髓质、交感神经节或其他部位的嗜铬组织,这种肿瘤持续或间断地释放大量儿茶酚胺(去甲肾上腺素、肾上腺素),引起持续性或阵发性高血压和多个器官功能及代谢紊乱。

1. 临床表现

嗜铬细胞瘤分泌大量的儿茶酚胺,各系统的变化如下。

心血管系统	血压不稳定(可升高、降低或正常)、心率加快、心缩力增强、心律失常,高血压为主要症状可表现为阵发性高血压(特征性表现);持续性高血压(最常见);低血压、休克
基础代谢率	增高
物质代谢	血糖升高,糖耐量降低——肝糖原分解加速,胰岛素分泌减少,肝糖异生加强 脂肪分解加速——游离脂肪酸浓度增高
电解质	低钾——与儿茶酚胺促使K^+进入细胞内,促进肾素、醛固酮分泌有关 高钙——与肿瘤分泌甲状旁腺激素相关蛋白有关
消化系统	便秘、肠扩张——肠蠕动减慢,张力减弱 肠出血、穿孔、坏死——儿茶酚胺使胃肠壁内血管发生增殖性及闭塞性动脉内膜炎 胆结石——与儿茶酚胺使胆囊收缩减弱、Oddi括约肌张力增强,引起胆汁潴留有关
腹部肿块	少数病人在左侧或右侧中上腹部可触及肿块,触及肿块可诱发高血压
泌尿系统	病程长,病情重者可有肾功能减退
血液系统	外周血白细胞和红细胞计数增多(血细胞重新分布)

【例4】下列关于嗜铬细胞瘤患者的代谢紊乱,错误的是
A. 基础代谢率可增高　　B. 血糖升高　　C. 血游离脂肪酸增高
D. 血钾可升高　　E. 血钙可升高

2. 诊断

(1)**血、尿儿茶酚胺测定**　病人血、尿去甲肾上腺素、肾上腺素增高,常在正常高限2倍以上。

(2)**尿儿茶酚胺的代谢产物测定**　尿儿茶酚胺的代谢产物香草基杏仁酸(VMA)、甲氧基肾上腺素(MN)、甲氧基去甲肾上腺素(NMN)均升高达正常值2倍以上,其中以MN、NMN的敏感性和特异性最高。

(3)**胰高血糖素激发试验**　对于持续性高血压病人,尿儿茶酚胺及代谢物明显增高,不必作药理试验。阵发性高血压发作间歇期可进行此试验:胰高糖素1mg静滴,血浆儿茶酚胺增加3倍以上,或去甲肾上腺素升至2000pg/ml,血压升高。

(4)**影像学检查**　肾上腺B超、CT、MRI可用于肾上腺肿瘤的定位诊断。^{131}I间碘苄胍扫描可显示分泌儿茶酚胺的肿瘤、转移灶、复发灶或肾上腺外肿瘤。

【例5】男,35岁。间断血压增高伴心悸3个月。查体:正力体型,双上肢血压180/110mmHg,双肺呼吸音清,心率78次/分,律齐,腹软,腹部未闻及杂音。血压增高时测血游离间苄肾上腺素、去甲肾上腺素和尿儿茶酚胺显著增高。血钾和肌酐正常,尿常规正常。B超示双肾、肾上腺和肾动脉未见异常。该患者需首先考虑的疾病是
A. 肾动脉狭窄　　B. 嗜铬细胞瘤　　C. 皮质醇增多症
D. 原发性醛固酮增多症　　E. 肾上腺皮质功能减退症

3. 治疗

因90%的嗜铬细胞瘤都是良性肿瘤,故手术切除可根治。

(1)**术前准备和药物治疗**

①**药物**　术前用药包括α受体阻滞剂和β受体阻滞剂。由于使用α受体阻滞剂后,β受体活性增强,而出现心动过速及心律失常,故应使用β受体阻滞剂改善症状。

②**时间**　术前应用α受体阻滞剂不能少于2周,且用到手术前一天为止。术前β受体阻滞剂不必常规应用,如病人有心动过速、心律失常则需使用。但不能在未使用α受体阻滞剂的情况下,单独应用β受体阻滞剂,否则由于阻断了β受体介导的舒血管效应而使血压升高,甚至发生肺水肿。

③**时机**　主张部分阻断α受体和β受体,其标志:无明显直立性低血压,阵发性高血压发作次数减少,持续性高血压降至接近正常。

	酚苄明	哌唑嗪	普萘洛尔
作用机制	非选择性α受体阻滞剂(阻断$α_1$>$α_2$ 100倍)	只阻滞$α_1$受体,不阻滞$α_2$受体	阻断β受体,心缩力降低,心肌耗氧量降低
半衰期	36小时	3~4小时	—
副作用	直立性低血压、鼻黏膜充血	直立性低血压	不作为常规,只能与α受体阻滞剂合用

(2)**术中血压的管理**　术中接触肿瘤时,可出现急骤血压升高和(或)心律失常。对血压骤升者,给予酚妥拉明静脉推注,继之以静滴或硝普钠静滴维持。对心律失常者,给予利多卡因。

▶**常考点**　Addison病与嗜铬细胞瘤的临床表现及鉴别。

参考答案——详细解答见《2024国家临床执业及助理医师资格考试历年考点精析(上、下册)》
1. ABCDE　　2. ABCDE　　3. ABCDE　　4. ABCDE　　5. ABCDE

第37章 糖尿病与低血糖症

▶ **考纲要求**
①糖尿病。②低血糖症。③胰岛素瘤。

▶ **复习要点**

一、糖尿病

1. 概念

糖尿病是一组由多病因引起的、以慢性高血糖为特征的代谢性疾病,由胰岛素分泌和(或)利用缺陷所引起。长期碳水化合物、脂肪及蛋白质代谢紊乱可引起多系统损害,导致眼、肾、神经、心脏、血管等组织器官慢性进行性病变、功能减退及衰竭。病情严重或应激时可发生急性严重代谢紊乱,如糖尿病酮症酸中毒、高渗高血糖综合征。

2. 分型

目前国际上通用 WHO 糖尿病专家委员会于 1999 年提出的分型标准,将糖尿病分为 4 型。

1 型糖尿病(T1DM)	胰岛 β 细胞破坏,常导致胰岛素绝对缺乏。包括免疫介导性、特发性两个亚型
2 型糖尿病(T2DM)	以胰岛素抵抗为主;以胰岛素进行性分泌不足为主
其他特殊类型糖尿病	共 8 个类型数十种疾病:①胰岛 β 细胞功能的基因缺陷;②胰岛素作用的基因缺陷;③胰腺外分泌疾病;④内分泌病;⑤药物或化学品所致的糖尿病;⑥感染;⑦不常见的免疫介导性糖尿病;⑧其他与糖尿病相关的遗传综合征
妊娠期糖尿病	指妊娠期间发生的不同程度的糖代谢异常(应与"糖尿病合并妊娠"相区别)

3. 病因和发病机制

糖尿病的病因和发病机制极为复杂,至今未完全阐明。遗传因素与环境因素可能共同参与其发病。

(1) 1 型糖尿病(T1DM)   绝大多数是自身免疫性疾病,遗传因素和环境因素共同参与其发病。某些外界因素(如病毒感染、化学毒物、饮食等)作用于有遗传易感性的个体,激活 T 细胞介导的一系列自身免疫反应,引起选择性胰岛 β 细胞破坏和功能衰竭,体内胰岛素分泌不足进行性加重,最终导致糖尿病。

(2) 2 型糖尿病(T2DM)   也是由遗传因素与环境因素共同作用而引起的多基因遗传性疾病。

4. 临床表现

(1) "三多一少"   常有"三多一少"的典型表现,即多饮、多食、多尿、体重减轻。血糖升高后因渗透性利尿可引起多尿,继而口渴多饮;病人多有易饥、多食。外周组织对葡萄糖利用障碍,脂肪分解增多,蛋白质代谢负平衡,出现体重减轻。

(2) 血糖   大多升高,但也可正常,甚至出现反应性低血糖。

(3) 皮肤瘙痒   病人可有皮肤瘙痒,尤其外阴瘙痒。

(4) 视物模糊   血糖升高较快时,可使眼房水、晶状体渗透压改变而引起屈光改变,导致视物模糊。

(5) 无症状   许多病人无任何症状,仅于健康检查或因各种疾病就诊化验时发现高血糖。

(6) 并发症   部分病人无明显"三多一少"典型表现,仅因并发症和(或)伴发病而就诊。

(7) 1、2型糖尿病的鉴别

	1型糖尿病(T1DM)	2型糖尿病(T2DM)
发病机制	胰岛β细胞破坏,导致胰岛素绝对缺乏	胰岛素抵抗,胰岛β细胞功能缺陷
起病年龄(峰值)	多小于30岁(12~14岁)	多大于40岁(60~65岁)
起病方式	多急剧,少数缓慢	缓慢且隐匿
起病时体重	多正常或消瘦	多肥胖
"三多一少"症状	典型	不典型或无症状
并发酮症酸中毒	易发生	不易发生(>50岁易发生高渗性昏迷)
并发肾病	发生率35%~40%(主要死因)	发生率5%~10%
并发心脑血管病	较少	较多(主要死因)
胰岛素治疗及反应	生存依赖外源性胰岛素,对胰岛素敏感	生存不依赖胰岛素,对胰岛素抵抗

注意: ①1型糖尿病主要死因是糖尿病并发肾病。
②胰岛素问世之前糖尿病的主要死因是糖尿病酮症酸中毒(DKA)。

【例1】2型糖尿病的主要病理生理改变是
　　A. 胰岛素分泌绝对不足　　　　B. 胰岛素受体功能异常　　　　C. 胰高血糖素分泌过多
　　D. 胰岛素抵抗和分泌相对不足　　E. 自身免疫介导胰岛β细胞破坏

【例2】区分1型、2型糖尿病最有意义的检查是
　　A. 血浆胰岛素水平测定　　　　B. 糖化血红蛋白测定　　　　C. 口服葡萄糖耐量试验
　　D. 血酮体水平测定　　　　　　E. 糖尿病相关抗体测定

5. 急性并发症

(1) **糖尿病酮症酸中毒和高渗高血糖综合征**　详见后。

(2) **感染性疾病**　糖尿病容易并发各种感染,包括细菌、真菌、结核分枝杆菌等感染。

6. 慢性并发症

(1) **大血管病变**　动脉粥样硬化的易患因素,如肥胖、高血压、血脂异常等在糖尿病(主要是2型糖尿病)人群中的发生率明显增加,导致糖尿病人群动脉粥样硬化的患病率较高。动脉粥样硬化主要侵犯主动脉、冠状动脉、脑动脉、肾动脉、肢体动脉等。

(2) **微血管病变**　微血管是指微小动脉和微小静脉之间、管腔直径在100μm以下的毛细血管及微血管网。微血管病变是糖尿病的特异性并发症,其中以糖尿病肾病和视网膜病变最为重要。

①糖尿病肾病　多见于病史超过10年的病人,临床特点为持续性蛋白尿,早期可为间歇性蛋白尿。
A. 分期　GFR为肾小球滤过率,UAER为尿白蛋白排泄率(正常<10μg/min)。糖尿病肾病分5期。

	Ⅰ期	Ⅱ期	Ⅲ期	Ⅳ期	Ⅴ期
别称	糖尿病初期	临床前期	早期糖尿病肾病期	临床糖尿病肾病期	尿毒症期
病理	突出特征为肾小球超滤过,肾小球入球小动脉扩张	肾小球毛细血管基膜增厚,系膜基质轻度增宽	基膜增厚,系膜基质明显增宽,小动脉玻璃样变	肾小球病变更重,部分肾小球硬化,肾小管萎缩	多数肾单位闭锁,常伴视网膜病变
GFR	明显升高	轻度增高	稍高或正常	下降	进行性下降
UAER	正常	可间歇性增高	20~200μg/min	>200μg/min	降低
蛋白	尿蛋白阴性	运动后尿蛋白+	30~300mg/24h	>500mg/24h	尿毒症

第九篇 内科学
第37章 糖尿病与低血糖症

注意：①白蛋白尿为糖尿病肾病的常用监测指标，筛查和诊断白蛋白尿采用测定即时尿标本的白蛋白/肌酐比率：正常<30μg/mg、微量白蛋白尿30~299μg/mg、大量白蛋白尿≥300μg/mg。
②糖尿病肾病的早期表现为微量白蛋白尿，晚期表现为持续性白蛋白尿。
③糖尿病肾病和视网膜病变多发生在病史超过10年的病人。

B. 诊断　主要诊断指标是微量白蛋白尿。持续性或间歇性白蛋白尿病人，若能排除其他原因引起的肾损伤且伴肾功能不全即要考虑本病的诊断。若伴有糖尿病特异性视网膜病变，即可确诊。

②糖尿病性视网膜病变　多见于病程超过10年者。按眼底改变，分为6期。
Ⅰ~Ⅲ期为非增殖性视网膜病变（NPDR），Ⅳ~Ⅵ期为增殖性视网膜病变（PDR）。
当出现PDR时，常合并糖尿病肾病及神经病变。

Ⅰ期	微血管瘤、小出血点	Ⅱ期	出现硬性渗出
Ⅲ期	出现棉絮状软性渗出	Ⅳ期	新生血管形成，玻璃体积血
Ⅴ期	纤维血管增殖、玻璃体机化	Ⅵ期	牵拉性视网膜脱离、失明

【例3】下列提示糖尿病微血管病变的是
A. 足部溃疡　　　B. 心肌梗死　　　C. 眼底出血
D. 脑卒中　　　　E. 高血压

【例4】女，65岁。糖尿病12年，视物模糊3个月。眼底检查：视网膜微血管瘤，少量出血伴棉絮状软性渗出。患者糖尿病视网膜病变分期为
A. Ⅰ期　　　　　B. Ⅱ期　　　　　C. Ⅲ期
D. Ⅳ期　　　　　E. Ⅴ期（2023）

【例5】女，54岁。双下肢水肿7天。既往有糖尿病病史15年，高血压病史10年。查体：T37.1℃，R14次/分，P78次/分，BP145/89mmHg。实验室检查：尿蛋白(+++)，尿糖阳性，尿酮体阴性。最可能的诊断是
A. 糖尿病肾病　　　B. 慢性肾小球肾炎　　　C. 慢性肾盂肾炎
D. 高血压肾损害　　E. 急性肾盂肾炎（2022）

【例6】女，64岁。2型糖尿病10年，口服降糖药治疗，近2个月出现头昏、视物模糊。查体：血压170/100mmHg，双肺呼吸音清晰，心界不大，肝脾未触及，双下肢水肿，空腹血糖9.6mmol/L，餐后血糖14.2mmol/L，血肌酐96μmol/L，尿蛋白定量0.7g/d。目前应诊断为糖尿病肾病
A. Ⅱ期　　　　　B. Ⅰ期　　　　　C. Ⅲ期
D. Ⅳ期　　　　　E. Ⅴ期

【例7】女，64岁。近2个月出现双下肢水肿。2型糖尿病病史10年。查体：BP140/100mmHg，神志清楚，营养差，甲状腺无肿大，双肺未闻及干、湿啰音，心率70次/分，律齐，肝脾未触及，双下肢明显凹陷性水肿。实验室检查：空腹血糖9.6mmol/L，血清总胆固醇7.6mmol/L，血浆白蛋白28g/L。为明确水肿原因，首选应进行的检查是
A. 肾功能　　　　B. 双肾B超　　　C. 双肾CT
D. 肝功能　　　　E. 尿蛋白定量

(3) 神经系统病变　可累及神经系统任何一部分。
①中枢神经系统并发症　A.伴随糖尿病酮症酸中毒、高渗高血糖综合征或低血糖症出现的神志改变；B.缺血性脑卒中；C.脑老化加速及老年性痴呆等。
②周围神经病变　常见的类型包括远端对称性多发性神经病变、局灶性单神经病变、非对称性的多发局灶性神经病变、多发神经根病变(糖尿病性肌萎缩)等。
③自主神经病变　多影响胃肠、心血管、泌尿生殖系统等。表现为胃排空延迟(胃轻瘫)、腹泻、便秘

等;休息时心动过速、直立性低血压、寂静性心肌缺血、QT间期延长等;残尿量增加、尿失禁、尿潴留、阳痿;瞳孔改变(缩小且不规则、光反射消失、调节反射存在);排汗异常(无汗、少汗或多汗)等。

(4) **糖尿病足**　指与下肢远端神经异常和不同程度周围血管病变相关的足部溃疡、感染和(或)深层组织破坏。轻者表现为足部畸形、皮肤干燥和发凉、胼胝(高危足);重者可出现足部溃疡、坏疽。

【例8】下列属于糖尿病自主神经病变表现的是
　　A. 直立性低血压　　　　　B. 动眼神经麻痹　　　　　C. 肌张力减低
　　D. 共济失调　　　　　　　E. 肢端感觉异常

【例9】患者,女性,48岁。患1型糖尿病30年,长期使用胰岛素皮下注射治疗。主诉最近半年来经常感到双足趾针扎样刺痛,双足有穿着袜子的异常感觉。根据病史,应考虑患者出现的并发症是
　　A. 下肢动脉粥样硬化　　　B. 糖尿病肾病　　　　　　C. 自主神经功能紊乱
　　D. 低血糖　　　　　　　　E. 周围神经病变

7. 诊断

(1) **糖代谢异常严重程度或控制程度的检查**

检查项目	方法与临床意义	备注
尿糖测定	尿糖是否阳性与肾糖阈高低有关 尿糖阳性是诊断糖尿病的重要线索	肾糖阈升高——糖尿病肾病 肾糖阈降低——妊娠
血糖测定	血浆、血清血糖比全血血糖高15% 血糖升高是诊断糖尿病的主要依据	血糖值反映的是瞬间血糖状态 诊断糖尿病时必须用静脉血浆测定血糖
口服葡萄糖耐量试验 (OGTT)	成人口服75g无水葡萄糖+250~300ml水,测定空腹及2小时后静脉血浆血糖	当血糖高于正常范围而又未达到诊断糖尿病标准时,须进行OGTT
糖化血红蛋白测定 (GHbA1)	GHbA1的含量与血糖浓度正相关 HbA1c反映病人近8~12周平均血糖水平 正常人HbA1c占血红蛋白总量的3%~6%	①红细胞血红蛋白N端的缬氨酸与葡萄糖结合形成GHbA1 ②红细胞寿命约为120天
糖化血浆白蛋白测定 [果糖胺(FA)测定]	果糖胺与血糖浓度正相关 反映病人近2~3周内平均血糖水平	血浆白蛋白与葡萄糖反应形成FA 白蛋白半衰期为19天

注意:①诊断糖尿病最重要的检查是血糖(静脉血浆葡萄糖)测定,尿糖为诊断糖尿病的重要线索。
②当血糖高于正常,但又没有达到糖尿病诊断标准时,应进行口服葡萄糖耐量试验(OGTT)。
③糖化血红蛋白测定、果糖胺测定,均不能用于糖尿病的诊断,只能反映治疗后的血糖控制情况。

(2) **胰岛β细胞功能检查**

检查项目	方法与临床意义	备注
胰岛素释放试验	口服75g无水葡萄糖后,血浆胰岛素在30~60分钟上升至高峰,峰值为基础值的5~10倍,3~4小时恢复到基础水平	可反映基础和葡萄糖介导的胰岛素释放功能 受血清中胰岛素抗体和外源性胰岛素的干扰
C肽释放试验	方法同上,正常人空腹基础值≥400pmol/L 高峰时间同上,峰值为基础值的5~6倍	可反映基础和葡萄糖介导的胰岛素释放功能 不受血清中胰岛素抗体和外源性胰岛素的干扰
其他	静脉注射葡萄糖-胰岛素释放试验、高糖钳夹试验可了解胰岛素释放第一时相功能	胰高血糖素-C肽刺激试验、精氨酸刺激试验可了解非糖介导的胰岛素分泌功能

(3) **并发症检查**　急性严重代谢紊乱时的酮体、电解质、酸碱平衡检查,心、肝、肾、脑等的检查。

(4) **诊断标准**　糖尿病的诊断标准:糖尿病症状+随机血糖≥11.1mmol/L,或空腹血糖≥7.0mmol/L,

第九篇 内科学
第37章 糖尿病与低血糖症

或OGTT 2小时血糖≥11.1mmol/L。若无"三多一少"的症状,需再测一次确认,诊断才能成立。

静脉血浆葡萄糖(mmol/L)	空腹血糖	OGTT 2小时血糖
正常血糖(NGR)	3.9~6.0	<7.8
空腹血糖受损(IFG)	6.1~6.9	<7.8
糖耐量减低(IGT)	<7.0	7.8~11.0
糖尿病(DM)	≥7.0	≥11.1

注:1mmol/L×18=1mg/dl;2003年国际糖尿病专家委员会建议将IFG的界限值修订为5.6~6.9mmol/L。

【例10】有关糖尿病的诊断,正确的是
　　A. 尿糖阴性可排除糖尿病　　　　　　B. 两次OGTT仍不能诊断时应做第3次
　　C. 空腹血糖升高是重要的诊断指标　　D. 糖耐量减低是糖尿病的一个亚型
　　E. 空腹血糖正常可排除糖尿病

【例11】女,35岁。身高162cm,体重56kg,近3个月来觉口渴、多饮。查空腹血糖6.8mmol/L,无糖尿病家族史。为确定有无糖尿病,最有意义的实验室检查是
　　A. 餐后2小时血糖　　　B. 血谷氨酸脱羧酶抗体　　C. 口服葡萄糖耐量试验
　　D. 糖化血红蛋白　　　　E. 24小时尿糖定量

【例12】女,48岁。健康体检发现空腹血糖偏高。次日上午行75g口服葡萄糖耐量试验,血糖结果:服糖前6.8mmol/L、服糖后1小时12.2mmol/L、2小时7.6mmol/L、3小时5.8mmol/L。目前该病人的诊断是
　　A. 2型糖尿病　　　　　B. 糖耐量正常　　　　　　C. 糖耐量减低
　　D. 1型糖尿病　　　　　E. 空腹血糖受损

> **注意**:葡萄糖耐量试验结果判断的主要依据是空腹血糖值和服糖后2小时血糖值,其他如半小时、1小时、3小时血糖值不作为判断依据。

　　A. 血糖　　　　　　　　B. 胰岛素　　　　　　　　C. 糖化血红蛋白
　　D. C肽　　　　　　　　 E. 糖化血浆白蛋白

【例13】糖尿病病人使用胰岛素控制血糖,反映胰岛功能的指标是
【例14】反映糖尿病病人血糖长期控制情况的指标是

8. 综合治疗原则

(1) **治疗原则**　强调早期治疗、长期治疗、综合治疗、治疗措施个体化的原则。

(2) **治疗目标**　包括近期目标和远期目标。

①**近期目标**　是控制高血糖和相关代谢紊乱,以消除糖尿病症状和防止出现急性严重代谢紊乱。

②**远期目标**　是预防和延缓糖尿病慢性并发症的发生和发展,维持良好健康和学习、劳动能力,保障儿童生长发育,提高病人的生活质量,降低死亡率和延长寿命。2型糖尿病的控制目标如下。

指标	目标值	指标	目标值
空腹血糖	4.4~7.0mmol/L	非空腹血糖	≤10.0mmol/L
HbA1c	<7.0%	血压	<130/80mmHg
LDL-C	<2.6mmol/L(未合并冠心病)	LDL-C	<1.8mmol/L(合并冠心病)
TG	<1.7mmol/L	HDL-C	>1.0/1.3mmol/L(男/女)
尿白蛋白/肌酐比值	<2.5/3.5mg/mmol(男/女)	体重指数	<24(kg/m²)
尿白蛋白排泄率	<20μg/min(30mg/d)	主动有氧活动	≥150分钟/周

(3) **治疗措施**　国际糖尿病联盟提出了糖尿病管理的五个要点(有"五驾马车"之称):糖尿病教育、

医学营养治疗、运动疗法、血糖监测和药物治疗。

9. 口服降血糖药物治疗

2 型糖尿病在饮食治疗和运动治疗不能使血糖控制达标时,应及时应用降糖药物治疗。

（1）**磺脲类** 属于促胰岛素分泌剂,主要作用是刺激胰岛 β 细胞分泌胰岛素,其促胰岛素分泌作用不依赖于血糖浓度。磺脲类降糖作用的前提是机体保存 30% 以上有功能的 β 细胞。

①常用制剂 常用磺脲类药物的特点如下。

药物	作用时间(h)	肾排泄	临床意义
格列本脲	16~24	50%	作用强、价廉,易引起低血糖,老年人、肝肾功能不好者慎用
格列吡嗪	8~12	89%	降低血小板黏附性,可减轻、延缓并发症的发生
格列吡嗪控释片	6~12	—	作用温和,较适合老年人,轻度肾功能减退者可以选用
格列齐特	10~20	80%	降低血小板黏附性,可减轻、延缓并发症的发生
格列齐特缓释片	12~20	—	作用温和,较适合老年人,轻度肾功能减退者可以选用
格列喹酮	8	5%	代谢产物主要由胆汁排泄,适用于糖尿病合并肾功能损害者
格列美脲	24	60%	降糖作用最强

注意：①格列喹酮的代谢产物主要由胆汁排泄(占 95%),极少由肾排泄(5%),故适用于合并肾功能不全者。
②糖尿病合并肾功能不全者首选格列喹酮——记忆为肾亏（肾喹）。

②适应证 新诊断的非肥胖 2 型糖尿病、用饮食和运动治疗血糖控制不理想时。

③禁忌证 1 型糖尿病,有严重并发症或 β 细胞功能很差的 2 型糖尿病,儿童糖尿病,孕妇,哺乳期妇女,大手术围手术期,全胰切除术后,对磺脲类过敏或有严重不良反应者。

④不良反应 A. 低血糖反应最常见而重要；B. 体重增加；C. 皮肤过敏反应；D. 消化系统反应。

（2）**格列奈类** 属于非磺脲类促胰岛素分泌剂,主要通过刺激胰岛素的早时相分泌而降低餐后血糖,具有吸收快、起效快、作用时间短的特点,主要用于控制餐后高血糖。

①常用制剂 包括瑞格列奈、那格列奈。

②适应证 2 型糖尿病早期餐后高血糖阶段,或以餐后高血糖为主的老年病人。

③禁忌证 与磺脲类相同。

④不良反应 低血糖、体重增加。

（3）**双胍类** 目前广泛应用的是二甲双胍。主要作用是通过抑制肝葡萄糖输出,改善外周组织对胰岛素的敏感性、增加对葡萄糖的摄取和利用而降低血糖。二甲双胍不增加体重,并可改善血脂谱、增加纤溶系统活性、降低血小板聚集性,故有助于延缓或改善糖尿病血管并发症。

①适应证 作为 2 型糖尿病治疗的一线用药,可单用或联合其他药物。

②禁忌证 A. 肝肾功能不全、高热、慢性胃肠病、慢性营养不良病人；B. 1 型糖尿病不宜单独使用；C. 2 型糖尿病合并急性严重代谢紊乱、严重感染、缺氧、外伤、孕妇、哺乳期妇女；D. 酗酒者。

③不良反应

消化道反应	主要副作用,通过进餐时服药,从小剂量开始,逐渐增加剂量,可减少消化道不良反应
乳酸性酸中毒	为最严重的副作用
皮肤过敏反应	不常见
低血糖	单独用药极少引起低血糖
维生素 B_{12} 缺乏	长期使用可引起维生素 B_{12} 缺乏,必要时应补充维生素 B_{12}

第九篇　内科学
第37章　糖尿病与低血糖症

【例15】男,56岁。陈旧前壁心肌梗死1年,糖尿病病史3年,无高血压病史,有吸烟史。查体:血压130/80mmHg,心率67次/分,律齐。该患者血低密度脂蛋白胆固醇的治疗目标值是低于

　　A. 1.80mmol/L　　　　　　　B. 2.59mmol/L　　　　　　　C. 3.11mmol/L
　　D. 3.37mmol/L　　　　　　　E. 4.14mmol/L

【例16】二甲双胍最主要的不良反应是

　　A. 消化道反应　　　　　　　B. 乳酸性酸中毒　　　　　　C. 皮肤过敏反应
　　D. 低血糖　　　　　　　　　E. 维生素B_{12}缺乏(2022)

（4）格列酮类（噻唑烷二酮类）　主要通过激活过氧化物酶体增殖物激活受体γ(PPARγ)起作用,增加靶组织对胰岛素作用的敏感性而降低血糖。因此,此类药物也称为胰岛素增敏剂。

①常用制剂　包括罗格列酮、吡格列酮。

②适应证　2型糖尿病,尤其是肥胖、胰岛素抵抗明显者。

③禁忌证　1型糖尿病、孕妇、哺乳期妇女、儿童、心力衰竭NYHA Ⅱ级以上者。

④不良反应　体重增加和水肿是常见副作用,在与胰岛素合用时更明显。

注意： ①9版《内科学》P738:噻唑烷二酮类可用于治疗T2DM,尤其是肥胖、胰岛素抵抗者。
②9版《内科学》P738:噻唑烷二酮类的不良反应包括体重增加,故肥胖者T2DM不宜使用,两者矛盾。
③3版8年制《内科学》P1098:噻唑烷二酮类可用于治疗T2DM,尤其胰岛素抵抗者,此观点正确。

（5）α-葡萄糖苷酶抑制剂（AGI）　食物中淀粉、糊精、双糖(如蔗糖)的吸收需要小肠黏膜刷状缘的α-葡萄糖苷酶。AGI可抑制α-葡萄糖苷酶,从而延缓碳水化合物的吸收,降低餐后高血糖。

①常用制剂　包括阿卡波糖、伏格列波糖等。AGI应在进食第一口食物后立即服用。

②适应证　以碳水化合物为主要食物成分,或空腹血糖不高而餐后血糖明显升高者。

③禁忌证　胃肠功能紊乱、孕妇、哺乳期妇女、儿童、肝肾功能不全。

④不良反应　常见为胃肠道反应,如腹胀、排气增多或腹泻。

⑤4类降糖药物比较　如下。

	磺脲类	双胍类	α-葡萄糖苷酶抑制剂	噻唑烷二酮(格列酮类)
代表药物	格列本脲、格列吡嗪	二甲双胍(甲福明)	阿卡波糖、米格列醇	罗格列酮、吡格列酮
作用机理	刺激β细胞分泌胰岛素,其促胰岛素分泌作用不依赖血糖浓度	抑制肝糖输出,增加外周组织对葡萄糖的利用,增加胰岛素敏感性	抑制小肠黏膜的α-葡萄糖苷酶,延缓糖吸收,降低餐后血糖	增强靶组织对胰岛素的敏感性,减轻胰岛素抵抗,改善血脂谱
适用范围	2型糖尿病	2型糖尿病,1型应用胰岛素后血糖波动大者	2型糖尿病,尤其是餐后高血糖者	2型糖尿病,尤其胰岛素抵抗明显者
禁忌证	1型糖尿病,有严重并发症,儿童、孕妇、哺乳期,全胰切除后	1型糖尿病,有严重并发症,孕妇、哺乳期,肌酐清除率<60ml/min	胃肠功能紊乱,儿童、孕妇、哺乳期,肝肾功能不全	1型糖尿病,儿童、孕妇、哺乳期,心力衰竭、肝病者
副作用	低血糖反应(主要)、皮肤过敏、消化道反应、心血管副作用	消化道反应(常见)、皮肤过敏、乳酸性酸中毒(最严重)、低血糖	胃肠反应(主要)单用不引起低血糖	水肿、体重增加单用不引起低血糖

记忆： ①二甲双"胍"用于肥胖型糖尿病,磺"脲"类用于消瘦型糖尿病,阿卡波"糖"用于餐后高血糖。
记忆为胖子吃"瓜",瘦子喝"尿",餐后吃"糖"。

②"阿"卡波糖用于"肥"胖型餐后高血糖——记忆为"阿""飞"。
"那"格列奈用于消"瘦"型餐后高血糖——记忆为"那""瘦"子。

(6) **肠促胰素** 胃肠道摄取食物后会促进胰岛激素的分泌,如促进胰岛素的分泌,抑制胰高血糖素的分泌等。肠促胰素有很多种,目前已经上市的两种主要用于 2 型糖尿病的治疗,如胰高血糖素样肽-1(GLP-1)激动剂和二肽基肽酶(DPP-Ⅳ)抑制剂。注意:前者需皮下注射,后者需口服给药。

	胰高血糖素样肽-1(GLP-1)激动剂	二肽基肽酶(DPP-Ⅳ)抑制剂
作用机制	GLP-1 由肠道 L 细胞分泌,可刺激胰岛 β 细胞葡萄糖介导的胰岛素合成和分泌,抑制胰高血糖素分泌。GLP-1 激动剂主要通过激动 GLP-1 受体而发挥降糖作用	GLP-1 在体内可被二肽基肽酶(DPP-Ⅳ)迅速降解而失活,其半衰期不足 2 分钟。DPP-Ⅳ 抑制剂可选择性抑制 DPP-Ⅳ 活性,升高内源性 GLP-1 水平而降低血糖
制剂	艾塞那肽、利拉鲁肽	西格列汀、沙格列汀
给药途径	皮下注射	口服给药
适应证	2 型糖尿病,尤其是肥胖、胰岛素抵抗者	2 型糖尿病
禁忌证	胰腺炎病史,1 型糖尿病,DKA	孕妇、儿童、过敏,1 型糖尿病,DKA
不良反应	常见胃肠道反应,如恶心呕吐	头痛,超敏反应,肝酶升高,上呼吸道感染,胰腺炎

【例17】男,72 岁。活动后气促 1 个月。既往糖尿病病史 20 年。长期使用长效胰岛素、阿卡波糖、瑞格列奈、格列本脲、罗格列酮等控制血糖。实验室检查:空腹血糖 5.2mmol/L,餐后 2 小时血糖 6.5mmol/L。超声心动图示左室射血分数 42%。目前患者不宜使用的降糖药物是
  A. 阿卡波糖   B. 长效胰岛素   C. 瑞格列奈
  D. 格列本脲   E. 罗格列酮(2023)

【例18】可升高 2 型糖尿病患者血中胰高血糖素样肽-1(GLP-1)水平的药物是
  A. 二甲双胍   B. 格列美脲   C. 西格列汀
  D. 阿卡波糖   E. 吡格列酮

(19~20 题共用题干)男,40 岁。体检发现空腹血糖升高 2 个月。2 次查空腹血糖分别为 7.8mmol/L、7.4mmol/L,无口干、多饮、多食、多尿、体重下降。查体:身高 170cm,体重 90kg,BMI31.1,余无异常。实验室检查:HbA1c7.8%。

【例19】该患者首选的治疗药物是
  A. 罗格列酮   B. 胰岛素   C. 阿卡波糖
  D. 二甲双胍   E. 格列本脲

【例20】药物治疗 2 个月后,空腹血糖降至 6.2mmol/L,餐后 2 小时血糖 9~10mmol/L。拟采用药物联合治疗,首选的治疗药物是
  A. 罗格列酮   B. 格列本脲   C. 胰岛素
  D. 二甲双胍   E. 阿卡波糖

  A. 阿卡波糖   B. 胰岛素   C. 格列美脲
  D. 吡格列酮   E. 二甲双胍

【例21】主要减少肝糖输出的药物是

【例22】属于过氧化物酶增殖体活化因子受体 γ 激动剂的是

10. 胰岛素和胰岛素类似物治疗

(1) **适应证** ①1 型糖尿病;②各种严重的糖尿病并发症;③手术、妊娠、分娩;④新发病且与 1 型糖尿病鉴别困难的消瘦病人;⑤新诊断的 2 型糖尿病伴明显高血糖,或无明显诱因出现体重显著下降者;⑥2 型糖尿病 β 细胞功能明显减退者:2 型糖尿病经口服降糖药治疗仍未达到血糖控制目标,即空腹血糖>7.8mmol/L 和(或)糖化血红蛋白 HbA1c>7%,说明存在胰岛 β 细胞功能衰竭;⑦特殊类型糖尿病。

第九篇 内科学

第37章 糖尿病与低血糖症

【例23】妊娠合并2型糖尿病宜选用的降糖药物是
A. 阿卡波糖　　　　　　B. 格列本脲　　　　　　C. 胰岛素皮下注射
D. 胰岛素静脉滴注　　　E. 瑞格列奈及胰岛素皮下注射(2023)

(2)**胰岛素制剂**　根据起效快慢和维持时间,分为短效、中效、长效和预混胰岛素。

类别	制剂	皮下注射作用时间(小时)			注意事项
		起效	峰值	持续	
短效胰岛素	普通胰岛素(RI)	0.25~1	2~4	5~8	RI是唯一可静脉注射的胰岛素,用于抢救DKA、控制—餐后高血糖
	半慢胰岛素锌混悬液	1~2	4~6	10~16	
中效胰岛素	低精蛋白胰岛素	2.5~3	5~7	13~16	主要提供基础胰岛素 控制两餐后高血糖
	慢胰岛素锌混悬液	—	—	—	
长效胰岛素	精蛋白锌胰岛素注射液	3~4	8~10	长达20	长效胰岛素无明显作用高峰 主要提供基础胰岛素
	特慢胰岛素锌混悬液	—	—	—	
预混胰岛素	30R=中效/短效 70/30	0.5	2~12	14~24	
预混胰岛素	50R=中效/短效 50/50	0.5	2~3	10~24	

(3)**胰岛素类似物**　分为速效、长效和预混胰岛素类似物。

类别	制剂	皮下注射作用时间(小时)			注意事项
		起效	峰值	持续	
速效胰岛素类似物	门冬胰岛素	0.25	1~2	4~6	可于进餐前注射
	赖脯胰岛素	0.25	1~1.5	4~5	
长效胰岛素类似物	甘精胰岛素	2~3	无峰	长达30	提供稳定的基础胰岛素水平,血糖控制较好,低血糖发生减少
	地特胰岛素	3~4	3~14	长达24	
	德谷胰岛素	1	无峰	长达42	
预混胰岛素类似物	预混门冬胰岛素30	0.25	1~4	14~24	使用方便,由于其预混比例固定,仅适用于血糖波动小且容易控制的病人
	预混门冬胰岛素50	0.25	1~4	14~24	
	预混赖脯胰岛素25	0.25	0.5~1	16~24	
	预混赖脯胰岛素50	0.25	0.5~1	16~24	

(4)**使用原则**　①胰岛素治疗应在综合治疗基础上进行;②胰岛素治疗方案应力求模拟生理性胰岛素分泌模式;③一般从小剂量开始,根据血糖水平逐渐调整至合适剂量。

(5)**使用方法**　1型糖尿病,一经诊断就需终身替代治疗。2型糖尿病在有指征时才使用胰岛素。

(6)**早晨高血糖**　采用替代胰岛素治疗方案后,有时早晨空腹血糖仍然较高,可能原因如下。

	表现形式或原因	处理措施
夜间胰岛素应用不足	夜间高血糖	增加睡前胰岛素剂量
黎明现象	夜间血糖控制良好,无低血糖发生,仅于黎明短时间内出现高血糖,可能由于清晨皮质醇、生长激素等分泌增加所致	增加睡前胰岛素剂量
Somogyi效应	夜间曾有低血糖,在睡眠中未被察觉,导致体内胰岛素拮抗激素分泌增加,继而发生低血糖后的反跳性高血糖	减少睡前胰岛素剂量

夜间多次(于0、2、4、6、8时)测定血糖,有助于鉴别早晨高血糖的原因。

(7)**不良反应** 胰岛素的不良反应及其处理措施如下。

不良反应	临床表现或原因	处理措施
低血糖	主要不良反应是低血糖,与剂量过大、饮食失调有关	减少胰岛素剂量
轻度水肿	胰岛素治疗初期可因水钠潴留而发生轻度水肿	可自行缓解
视物模糊	部分病人可出现视物模糊,与晶状体屈光改变有关	常于数周内自然恢复
过敏反应	注射部位瘙痒、荨麻疹样皮疹,罕见严重过敏反应	更换胰岛素制剂、使用抗组胺药、糖皮质激素、脱敏疗法
脂肪营养不良	注射部位皮下脂肪萎缩或增生	经常更换注射部位

(24~26题共用题干)女性,38岁。糖尿病12年,每日皮下注射人混合胰岛素,早餐前30U,晚餐前24U,每日进餐规律,主食量300g。近来查空腹血糖12.5mmol/L,餐后血糖7.6~9.0mmol/L。

【例24】为确定空腹高血糖的原因,最有意义的检查是
A. 多次测定空腹血糖　　B. 多次测定餐后血糖　　C. 测定糖化血红蛋白
D. 夜间血糖监测　　　　E. 口服葡萄糖耐量试验

【例25】最可能的情况是
A. Somogyi效应或黎明现象　　B. 晚餐主食过多或过少　　C. 未加口服降糖药物
D. 餐后血糖控制不佳　　　　　E. 存在胰岛素抵抗

【例26】较为合适的处理是
A. 调整进餐量　　　　　　B. 胰岛素调整剂量　　　　C. 加磺酰脲类降糖药物
D. 加双胍类降糖药物　　　E. 改用口服降糖药

A. 晚餐碳水化合物摄入过多　　B. 夜间曾发生过低血糖　　C. 夜间肝脏葡萄糖产生过多
D. 清晨胰岛素作用不足　　　　E. 清晨胰岛素拮抗激素增多

【例27】Somogyi效应的原因是

【例28】黎明现象的原因是(2021)

【例29】女性,62岁。确诊糖尿病15年。采用预混胰岛素30R控制血糖,早18U、晚16U餐前半小时给药。监测晚餐后2小时血糖6.7mmol/L,夜晚感饥饿、头晕,第2天空腹血糖10.2mmol/L。为降低空腹血糖,治疗方案应调整为
A. 增加晚餐前胰岛素用量　　B. 减少晚餐前胰岛素用量　　C. 增加早餐前胰岛素用量
D. 减少早餐前胰岛素用量　　E. 增加晚餐进食量(2023)

11. 糖尿病慢性并发症的防治原则

(1)**高血压** 首选ACEI或ARB,血压一般控制在<130/80mmHg。

(2)**高血脂** 首要目标是控制LDL-C<2.6mmol/L,极高危病人应<1.8mmol/L或较基线值降低50%,首选他汀类;若TG>5.7 mmol/L,应先用贝特类,以减少发生急性胰腺炎的风险。

注意:①9版《内科学》P743:糖尿病合并高脂血症降脂治疗首选他汀类。
②9版《内科学》P217:冠心病合并高脂血症降脂治疗首选他汀类。

(3)**控制血糖** 严格的血糖控制可预防或延缓T1DM和T2DM蛋白尿的发生和进展。已有微量白蛋白尿而血压正常的早期肾脏病病人,应用ACEI或ARB也可延缓肾病进展。一旦进展至临床肾病期,治疗的重点是矫正高血压和减慢肾小球滤过率的下降速度。

(4)**视网膜病变** 重度NPDR应尽早接受视网膜光凝治疗。PDR病人存在威胁视力情况(如玻璃体

积血不吸收、视网膜前出现纤维增殖、黄斑水肿、视网膜脱离)时,应尽早行玻璃体切割手术;有威胁视力的糖尿病性黄斑水肿,也可应用抗血管内皮生长因子玻璃体腔内注射,争取尽可能保存视力。

(30~32题共用题干)男,59岁。2型糖尿病病史7年,口服格列本脲15mg/d和二甲双胍2.0g/d治疗。8个月前眼底检查可见微血管瘤、出血和硬性渗出。近1个月来视力明显减退,眼底检查可见视网膜新生血管形成和玻璃体积血。BP160/100mmHg,BMI28.4kg/m²。空腹血糖7.1mmol/L,餐后2小时血糖14.6mmol/L,糖化血红蛋白7.6%。

【例30】目前该患者糖尿病视网膜病变的分期为
  A. Ⅰ期   B. Ⅱ期   C. Ⅲ期
  D. Ⅳ期   E. Ⅴ期

【例31】对该患者糖尿病的治疗应调整为
  A. 格列本脲加量   B. 改用胰岛素   C. 二甲双胍加量
  D. 加用噻唑烷二酮类药 E. 加用α-葡萄糖苷酶抑制剂

【例32】对该患者糖尿病视网膜病变最合适的治疗为
  A. 降血压治疗   B. 抗纤溶治疗   C. 激光治疗
  D. 扩血管治疗   E. 抗凝治疗

12. 糖尿病的筛查及预防

(1) 糖尿病的筛查 针对一般人群和高危人群,但重点筛查高危人群。

①高危人群 糖耐量降低、空腹血糖受损、年龄超过45岁、肥胖(BMI≥28)、2型糖尿病病人的一级家属、高危种族、有巨大胎儿(出生体重≥4kg)生产史、妊娠糖尿病史、高血压(血压≥140/90mmHg)、血脂异常(HDL-C≤0.9mmol/L和TG≥2.75mmol/L)、心脑血管疾病、静坐生活方式。其中,血糖调节受损是最重要的2型糖尿病高危人群,每年约有10%的空腹血糖受损者进展为糖尿病。

②筛查方法 一般采用OGTT,在进行OGTT有困难的情况下,可仅监测空腹血糖,但有漏诊的可能。

③随访 如筛查结果正常,3年后重复检查。

(2) 糖尿病的预防 目前对2型糖尿病的预防采取三级预防策略。

①一级预防 是针对一般人群预防2型糖尿病的发生。
②二级预防 是对已诊断2型糖尿病的病人预防糖尿病并发症。
③三级预防 是对已发生糖尿病慢性并发症的2型糖尿病病人预防并发症的加重、降低致残率和死亡率。

【例33】糖尿病的高危因素不包括
  A. 年龄在45岁以上 B. 巨大胎儿分娩者 C. 共同生活者患有糖尿病
  D. 曾有糖调节受损 E. 肥胖(BMI≥28kg/m²)

13. 糖尿病酮症酸中毒

糖尿病酮症酸中毒(DKA)为最常见的糖尿病急症。以高血糖、酮症、酸中毒为主要表现,是胰岛素不足和拮抗胰岛素激素过多共同作用所致的严重代谢紊乱综合征。酮体包括乙酰乙酸、β-羟丁酸和丙酮。

(1) 主要病因 1型糖尿病有自发DKA倾向,2型糖尿病在一定诱因下也可发生DKA。

(2) 常见诱因 最常见诱因是感染,其他诱因包括胰岛素治疗中断或不适当减量、各种应激、酗酒、某些药物(如糖皮质激素、拟交感药物),另有2%~10%原因不明。

(3) 临床表现
①代谢性酸中毒 呼吸深快,呼气中有烂苹果味。
②糖尿病症状 意识障碍发生前,"三多一少"症状加重。
③中枢神经系统 头痛、嗜睡、烦躁不安,晚期出现反射迟钝、昏迷。
④失水 严重失水,尿少,皮肤黏膜干燥,眼眶凹陷,脉率增快,血压下降。

(4) 实验室检查 如下。

检查项目	临床意义
尿	尿糖强阳性,尿酮阳性,可有蛋白尿、管型尿
血糖	↑(血糖多为 16.7~33.3mmol/L)
血酮体	↑(正常<0.6mmol/L,DKA>4.8mmol/L)
SB	↓(SB 为标准碳酸氢盐含量)
血生化	血钠、血氯降低,血浆尿素氮及血肌酐增高
血浆渗透压	正常或轻度升高

(5)治疗

补液	是治疗的关键环节,基本原则为"先快后慢,先盐后糖",首选生理盐水 当血糖<13.9mmol/L,根据血钠情况,改输 5%葡萄糖液或糖盐水+短效胰岛素(2~4):1
胰岛素治疗	小剂量胰岛素治疗方案——短效胰岛素 0.1 U/(kg·h)+首次负荷量 10~20U 可使血清胰岛素浓度恒定达到 100~200μU/ml,该浓度有抑制脂肪分解和酮体生成的最大效应及相当强的降低血糖效应,而促进钾离子运转的作用很弱
补碱	经输液、胰岛素治疗后,酮体水平下降,酸中毒可自行纠正,一般不必补碱 补碱指征——pH<7.1,[HCO_3^-]<5mmol/L,但补碱不宜过多、过快 补碱过多过快可导致脑脊液反常性酸中毒加重、组织缺氧加重、血钾下降、反跳性碱中毒
补钾	治疗前的血钾水平不能真实反映体内缺钾程度,补钾应根据血钾、尿量而定: ①治疗前血钾低于正常:在开始胰岛素和补液治疗的同时立即开始补钾;②血钾正常、尿量>40ml/h:应立即开始补钾;③血钾正常、尿量<30ml/h:暂缓补钾;④血钾高于正常:暂缓补钾
诱因防治	积极处理休克、严重感染、心力衰竭、心律失常、肾衰竭、脑水肿、急性胃扩张

注意:①DKA 补碱的指征为 pH<7.1、[HCO_3^-]<5mmol/L(9 版《内科学》P747)。
②代谢性酸中毒补碱的指征为[HCO_3^-]<10mmol/L(9 版《外科学》P18)。

【例 34】糖尿病酮症酸中毒患者外周血中浓度显著升高的物质是
    A. 乳酸   B. 丙酮酸   C. 乙酰乙酸
    D. 甘油三酯   E. 尿酸(2023)

(35~37 题共用题干)女,21 岁。1 型糖尿病 8 年,平素 4 次(R-R-R-N)胰岛素皮下注射治疗,定期查糖化血红蛋白 7.5%~8%。2 日前患者受凉后发热,体温 37.5~38℃,因食欲不佳,自行停用胰岛素,改用阿卡波糖治疗,逐渐出现恶心、食欲不振、呕吐少量胃内容物,尿中有异味。查体:P102 次/分,BP90/60mmHg,体重 55kg,轻度脱水貌,精神萎靡。实验室检查:随机血糖 26.5mmol/L,血 K^+ 4.8mmol/L,血 Na^+ 144mmol/L,糖尿(++++),尿酮体(+++),动脉血气分析 pH7.25。

【例 35】该患者目前最佳胰岛素治疗方案是
    A. 常规人胰岛素持续静脉滴注,起始量 5.5U/h
    B. 恢复 4 次胰岛素注射治疗,并适当增加剂量
    C. 常规人胰岛素持续静脉滴注,起始量 11U/h
    D. 长效胰岛素类似物持续静脉滴注,起始量 5.5U/h
    E. 速效胰岛素类似物持续静脉滴注,起始量 11U/h

【例 36】该患者 pH 降低,合理的治疗是
    A. 静脉滴注生理盐水   B. 静脉滴注 1.25%碳酸氢钠,至尿酮体转阴
    C. 静脉滴注 5%碳酸氢钠,至血 pH 正常   D. 静脉滴注 5%碳酸氢钠,至尿酮体转阴

E. 静脉滴注1.25%碳酸氢钠,至血pH正常

【例37】患者入院后尿量约50ml/h,复查血钾4.0mmol/L,关于补钾治疗,应采取

A. 开始口服补钾　　　　　　B. 观察尿量如果有进一步的增加,则补钾
C. 开始静脉补钾　　　　　　D. 每2小时测定血钾,低于3.5mmol/L开始补钾
E. 两次测血钾均正常,不需要补钾

14. 高渗高血糖综合征(HHS)

高渗高血糖综合征以严重高血糖、高血浆渗透压、脱水为特点,无明显酮症,病人可有不同程度的意识障碍或昏迷,部分病人可伴有酮症。主要见于老年2型糖尿病,超过2/3的病人原来无糖尿病病史。

(1) **诱因**　为引起血糖增高和脱水的因素,如急性感染、外伤、手术、脑血管意外等应激状态,使用糖皮质激素、利尿剂、甘露醇等药物,水摄入不足或失水,透析治疗,误输入大量葡萄糖液等。

(2) **临床表现**　本病起病缓慢,最初表现为多尿、多饮、食欲减退。逐渐出现严重脱水和神经精神症状,病人反应迟钝、烦躁或淡漠、嗜睡、昏迷、抽搐,晚期尿少。就诊时呈严重脱水,可有神经系统损害的定位体征,但无酸中毒样大呼吸。与糖尿病酮症酸中毒相比,失水更为严重、神经精神症状更为突出。

(3) **实验室检查**

	高渗高血糖综合征	糖尿病酮症酸中毒(DKA)
血糖	显著增高≥33.3mmol/L(一般33.3~66.8mmol/L)	增高(一般16.7~33.3mmol/L)
血浆渗透压	显著增高≥320mOsm/L(一般320~430mOsm/L)	轻度增高(一般290~310mOsm/L)
酸中毒	无明显酸中毒	有明显酸中毒
尿糖	强阳性	强阳性
尿酮体	阴性或弱阳性	阳性
血钠	正常或增高	降低

(4) **治疗**　HHS的治疗原则同DKA。

①补液　HHS失水比DKA更为严重,治疗的关键是补液。首选等渗溶液,如0.9%氯化钠,24小时补液量可达6000~10000ml。休克病人应另给予血浆或全血。如无休克或休克已纠正,在输入生理盐水后血浆渗透压>350mOsm/L、血钠>155mmol/L时,可考虑适量输入低渗溶液,如0.45%氯化钠。

②胰岛素　当血糖下降至16.7mmol/L时,应开始输入5%葡萄糖液+胰岛素[(2~4):1]。

③其他治疗　应及时补钾。一般不必补碱。

二、低血糖症

1. 概念

低血糖症是一组由多种病因引起的血浆葡萄糖水平降低,并引起相应症状和体征的临床综合征。

2. 病因

(1) **肿瘤**　常见病因为胰岛素瘤,少数为非胰腺的中胚叶肿瘤产生胰岛素样活性物质过多。

(2) **严重疾病**　严重肝病、腺垂体功能减退症、肾上腺皮质功能减退症、胃大部切除胃空肠吻合术后。

(3) **药物**　应用胰岛素、口服降糖药过量。

(4) **糖尿病类型**　部分2型糖尿病可表现为餐后低血糖。

3. 临床表现

低血糖呈发作性,发作时间及频率随病因不同而异,无非特异性症状,主要包括以下两方面。

(1) **自主神经过度兴奋表现**　表现为出汗、饥饿、流涎、颤抖、心悸、面色苍白、四肢冰凉、心率加快。

(2) **大脑神经元低血糖症状**　包括认知损害、行为改变、精神运动异常、癫痫发作、昏迷等。

4. 诊断与鉴别诊断

根据 Whipple 三联征可确诊：①低血糖症状；②发作时血糖<2.8mmol/L；③供糖后症状迅速缓解。

5. 治疗

轻者口服糖水、含糖饮料。重者和疑似低血糖昏迷者，应及时测定血糖，给予 50% 葡萄糖液静脉注射；必要时可加用氢化可的松和（或）胰高血糖素。

【例38】有关低血糖症的论述中，正确的是
    A. 口服 α-葡萄糖苷酶抑制剂易发生低血糖　　B. 低血糖可伴有精神症状
    C. 2 型糖尿病患者不表现为低血糖　　　　　　D. 胰岛素瘤较少出现空腹低血糖
    E. 腺垂体功能减退低血糖时血胰岛素升高

【例39】初孕妇，26 岁。妊娠 33 周，用胰岛素治疗糖尿病，今晨 5 时惊醒，心慌、出汗。此时最有效的处理措施是
    A. 检测血糖　　　　　　　B. 检测尿糖及酮体　　　　C. 进食
    D. 静脉注射胰岛素　　　　E. 测量体温

三、胰岛素瘤

1. 概念

胰岛素瘤是最常见的胰腺分泌胰岛素的功能性神经内分泌瘤，可发生于任何年龄，约 90% 为良性肿瘤，90% 为孤立性，90% 发生在胰腺内，约 90% 的肿瘤直径<2cm。

2. 临床表现

（1）**典型表现**　为 Whipple 三联征：①清晨、空腹时发作性低血糖症状；②发作时血糖<2.8mmol/L；③口服或静脉注射葡萄糖后，症状立即消失。

（2）**不典型表现**　多数病人由于易饥或低血糖而进食增多，导致体重增加。

（3）**少见表现**　少数病人以慢性低血糖引起的精神神经症状为主要表现，易误诊为精神病。

3. 诊断

（1）**典型临床表现**　一般根据典型的 Whipple 三联征，诊断胰岛素瘤并不困难。

（2）**定性检查**

①空腹血糖　空腹血糖多<2.8mmol/L。

②血浆胰岛素和 C 肽　空腹或低血糖发作时血浆胰岛素和 C 肽测定，是确诊胰岛素瘤的直接依据。病人在空腹低血糖状态下胰岛素和 C 肽水平仍然很高，胰岛素和葡萄糖（INS/G）比值>0.3 可诊断为胰源性低血糖，且以胰岛素瘤的可能性最大。

③饥饿试验　禁食 15 小时后，血糖降低不明显时，可延长禁食时间。如禁食 15~36 小时出现低血糖，则符合胰岛素瘤的诊断。如禁食 60~72 小时仍无低血糖发作，可排除胰岛素瘤。

（3）**定位检查**　B 超、CT、MRI、选择性腹腔动脉造影可发现胰腺占位性病变。

4. 治疗

（1）**手术治疗**　为首选治疗，胰岛素瘤手术成功率可达 90%。

（2）**非手术治疗**　少数不能手术者，可用二氮嗪抑制胰岛素分泌。对于有转移者，可用链脲霉素治疗。

【例40】女，42 岁。经常于清晨或空腹后出现乏力、心悸、冷汗，重者神志不清、抽搐、昏迷。可于进食或口服、静脉点滴葡萄糖后缓解。发作时测血糖常低于 2.5mmol/L。该病人最可能的诊断是
    A. 促胃液素瘤　　　　　　B. 胰岛素瘤　　　　　　　C. 心血管疾病
    D. 脑血管疾病　　　　　　E. 癫痫

【例41】女，60 岁。1 周前家人发现晨起不能唤醒，急诊查血糖 2.1mmol/L。既往无糖尿病病史。查体：血压 120/85mmHg，心率 105 次/分，BMI 为 32kg/m²。此时，该患者最有可能异常的激素是

第九篇 内科学
第37章 糖尿病与低血糖症

A. 糖皮质激素　　　　B. 生长激素　　　　C. 胰岛素
D. 胰高血糖素　　　　E. 甲状腺激素

▶ **常考点**　　糖尿病为考试重点,请全面掌握。

参考答案——详细解答见《2024国家临床执业及助理医师资格考试历年考点精析(上、下册)》

1. ABCDE	2. ABCDE	3. ABCDE	4. ABCDE	5. ABCDE	6. ABCDE	7. ABCDE
8. ABCDE	9. ABCDE	10. ABCDE	11. ABCDE	12. ABCDE	13. ABCDE	14. ABCDE
15. ABCDE	16. ABCDE	17. ABCDE	18. ABCDE	19. ABCDE	20. ABCDE	21. ABCDE
22. ABCDE	23. ABCDE	24. ABCDE	25. ABCDE	26. ABCDE	27. ABCDE	28. ABCDE
29. ABCDE	30. ABCDE	31. ABCDE	32. ABCDE	33. ABCDE	34. ABCDE	35. ABCDE
36. ABCDE	37. ABCDE	38. ABCDE	39. ABCDE	40. ABCDE	41. ABCDE	

第38章 高尿酸血症与骨质疏松症

▶ **考纲要求**
①高尿酸血症。②骨质疏松症。

▶ **复习要点**

一、高尿酸血症

1. 概念
尿酸是嘌呤代谢的终产物,目前将血尿酸>420μmmol/L定义为高尿酸血症。

2. 病因与发病机制

(1) 尿酸生成增多　食物引起的尿酸生成与食物中的嘌呤含量成比例。富含嘌呤的食物包括动物肝脏、肾脏、凤尾鱼等。机体内源性嘌呤的产生同样可以引起高尿酸血症。

(2) 尿酸排泄减少　尿酸约2/3经肾脏排泄,其余1/3通过肠道、胆道等途径排泄。肾小球滤过率下降是慢性肾功能不全时引起高尿酸血症的原因。

3. 临床表现

(1) 无症状期　仅有波动性或持续性高尿酸血症。

(2) 痛风性关节炎　中青年男性多见。常常首发于第一跖趾关节,或踝、膝关节等。起病急,24小时内发展至高峰。初次发病常累及单个关节,持续数天至数周可完全自然缓解。

(3) 痛风石　约70%可出现痛风石,常出现于第一跖趾关节、耳廓、前臂伸面、指关节等部位。

(4) 肾脏病变　包括痛风性肾病、尿酸性肾石病。

(5) 眼部病变　肥胖痛风病人常反复发生睑缘炎,在眼睑皮下组织中发生痛风石。

4. 辅助检查

(1) 血尿酸测定　血尿酸>420μmmol/L定义为高尿酸血症。

(2) 尿尿酸测定　为区别尿酸生成增多还是尿酸排泄减少,可以测定尿酸排泄。

(3) 滑囊液或痛风石内容物检查　偏振光显微镜下可见针形尿酸盐结晶。

(4) X线检查　常规检查项目。

5. 治疗

(1) 一般治疗　限制饮酒和高嘌呤食物(如心、肝、肾等)的大量摄入。

(2) 排尿酸药物　苯溴马隆。

(3) 抑制尿酸生成药物　别嘌醇可抑制黄嘌呤氧化酶,使尿酸生成减少。

(4) 碱性药物　碳酸氢钠可碱化尿液,使尿酸不宜在尿中积聚形成结晶。

(5) 新型降尿酸药物　尿酸氧化酶降尿酸分解为可溶性产物排出,包括拉布立酶和普瑞凯希。

(6) 其他　高尿酸血症和痛风常与代谢综合征伴发,应积极行降压、降脂、减重及改善胰岛素抵抗等综合治疗。

二、骨质疏松症

1. 概念

骨质疏松症是一种以骨量降低和骨组织微结构破坏为特征,导致骨脆性增加和易于骨折的代谢性骨病。

2. 病因和危险因素

(1) **骨吸收因素** 性激素缺乏、活性维生素 D 缺乏和甲状旁腺素增加、细胞因子表达紊乱。

(2) **骨形成因素** 峰值骨量降低、骨重建功能衰退。

(3) **骨质量下降** 与遗传有关,包括骨的几何形态、矿化程度、微损伤累积、骨矿物质与骨基质的理化和生物学特性等。骨质量下降将导致骨脆性和骨折风险增高。

(4) **不良生活方式和生活环境** 如高龄、吸烟、制动、体力活动过少、酗酒、跌倒、长期卧床等。

3. 临床表现

(1) **骨痛和肌无力** 病人常诉腰背部疼痛、乏力或全身骨痛。

(2) **骨折** 常因轻微活动、创伤、弯腰、负重、挤压或摔倒后发生骨折。

(3) **并发症** 驼背、胸廓畸形等。

4. 诊断

详细的病史和体格检查是临床诊断的基本依据,但确诊有赖于影像学检查。

5. 治疗

(1) **改善营养状况** 补充足够的蛋白质有助于本病的治疗。

(2) **补充钙剂和维生素 D** 应用期间应定期监测血钙、血磷变化,防止发生高钙血症和高磷血症。

(3) **加强运动** 多从事户外活动,加强负重锻炼,减少骨折意外的发生。

(4) **补充性激素** 补充雌激素主要用于预防绝经后骨质疏松症。

▶ **常考点** 2024 年新增考点。

第39章 风湿性疾病

▶**考纲要求**
①风湿性疾病总论。②类风湿关节炎。③系统性红斑狼疮。④抗磷脂综合征。⑤脊柱关节炎。⑥骨关节炎。⑦痛风。

▶**复习要点**

一、风湿性疾病总论

1. 概念

(1)**定义** 风湿性疾病是一组累及骨、关节及其周围软组织(肌肉、肌腱、滑膜、滑囊、韧带、软骨)及其他相关组织器官的慢性疾病。风湿性疾病既可是系统性的,也可是局限性的;既可是器质性的,也可是功能性的。

(2)**特点** 弥漫性结缔组织病简称结缔组织病,是风湿性疾病的重要组成部分,但风湿性疾病不只限于弥漫性结缔组织病。弥漫性结缔组织病是风湿性疾病中的一大类,具有以下特点。

①属于自身免疫病,免疫功能紊乱是其发病基础,血清中存在多种自身抗体。
②病理基础为血管和结缔组织的慢性炎症。
③常为多系统损害,病变常累及多个器官系统,包括肌肉、骨骼系统。
④具有异质性,即同一疾病在不同病人的临床表现和预后差异很大。
⑤对糖皮质激素和(或)免疫抑制剂治疗有较好的反应。

2. 分类

弥漫性结缔组织病	类风湿关节炎、系统性红斑狼疮、系统性硬皮病、多肌炎/皮肌炎、抗磷脂综合征、系统性血管炎综合征(大动脉炎、结节性多动脉炎、肉芽肿性多血管炎)等
脊柱关节炎	强直性脊柱炎、反应性关节炎、肠病性关节炎、银屑病关节炎、未分化脊柱关节病
退行性变	(原发性、继发性)骨关节炎
遗传、代谢和内分泌疾病相关的风湿病	Marfan综合征、先天性或获得性免疫缺陷病、痛风、假性痛风、肢端肥大症、甲减、甲旁亢相关关节病等
感染相关风湿病	反应性关节炎、风湿热
肿瘤相关风湿病	原发性(滑膜瘤、滑膜肉瘤);继发性(多发性骨髓瘤、转移癌等)
神经血管疾病	神经性关节病、压迫性神经病变(周围神经受压、神经根受压)、反射性交感神经营养不良等
骨与软骨病变	骨质疏松、骨软化、肥大性骨关节病、弥漫性原发性骨肥厚、骨炎等
非关节性风湿病	关节周围病变(滑囊炎、肌腱病)、椎间盘病变、特发性腰痛、其他疼痛综合征(如纤维肌痛综合征)等
其他有关节症状的疾病	周期性风湿病、间歇性关节积液、药物相关风湿综合征、慢性肝炎等

注意:9版《内科学》P798:反应性关节炎既属于脊柱关节炎,也属于感染相关风湿病。

【例1】关于风湿性疾病的概念,说法正确的是
A. 风湿性疾病就是自身免疫性疾病　　B. 风湿性疾病就是指风湿性关节炎和类风湿关节炎
C. 结缔组织病是风湿性疾病的一部分　　D. 风湿性疾病是结缔组织病的一部分
E. 风湿性疾病就是结缔组织病

A. 骨关节炎　　　　　　B. 类风湿关节炎　　　　　　C. 抗磷脂综合征
D. 痛风关节炎　　　　　E. 银屑病关节炎

【例2】属于脊柱关节炎的风湿性疾病是
【例3】属于退行性变的风湿性疾病是(2023)

3. 病理

风湿性疾病的病理改变有炎症性和非炎症性病变,不同风湿性疾病累及的靶器官、靶组织倾向性也各不相同,由此引起各自相应的特异性临床症状。

(1) **炎症性反应**　除痛风关节炎是因尿酸盐结晶导致外,其余的大部分均因免疫反应引起,表现为局部组织出现大量淋巴细胞、巨噬细胞、浆细胞浸润和聚集。

(2) **血管病变**　是风湿性疾病的另一常见的共同病理改变,以血管壁的炎症为主,造成血管壁增厚、管腔狭窄,使局部组织器官缺血。部分弥漫性结缔组织病多系统损害的临床表现与此有关。

(3) **常见风湿性疾病的主要病理特点**　如下。

病名	主要病理特点	病名	主要病理特点
骨关节炎	关节软骨变性	类风湿关节炎	滑膜炎
系统性红斑狼疮	小血管炎	强直性脊柱炎	附着点炎
系统性硬化症	皮下纤维组织增生	干燥综合征	唾液腺炎、泪腺炎
血管炎	不同大小的动、静脉炎	痛风	关节腔炎症
多发性肌炎/皮肌炎	肌炎	抗磷脂综合征	血栓、栓塞

4. 辅助检查

(1) **常规检查**　血沉、C反应蛋白、球蛋白定量、补体的检查对于诊断及病情活动性的判断很有帮助。如类风湿关节炎、血管炎活动可有血沉、C反应蛋白升高,系统性红斑狼疮活动时可有C3、C4下降。

(2) **自身抗体检测**　病人血清中出现自身抗体是风湿性疾病的一大特点。自身抗体的检测对风湿性疾病的诊断和鉴别诊断有极大的帮助。现在应用于临床的主要自身抗体有以下5类。

抗核抗体(ANAs)	分为抗DNA、抗组蛋白、抗非组蛋白、抗核仁、抗其他细胞成分抗体五类 其中抗非组蛋白抗体中包含的抗ENA抗体,对风湿病的诊断尤为重要,但与疾病的严重程度及活动性无关
类风湿因子(RF)	见于类风湿关节炎(阳性率80%)、干燥综合征、系统性红斑狼疮、系统性硬化症也可见于感染性疾病、肿瘤、5%的正常人群
抗中性粒细胞胞浆抗体(ANCA)	靶抗原为中性粒细胞胞浆的多种成分,其中以丝氨酸蛋白酶-3、髓过氧化物酶与血管炎密切相关。ANCA对血管炎的诊断和活动性判断有帮助
抗磷脂抗体(APLs)	目前临床上常检测抗心磷脂抗体、狼疮抗凝物、抗β_2GPI抗体 这些抗体常见于抗磷脂综合征,表现为血栓形成、血小板减少、习惯性流产
抗角蛋白抗体谱	靶抗原为细胞基质中的聚角蛋白微丝蛋白,该组抗体对类风湿关节炎(RA)特异性较高,有助于RA早期诊断。临床上常检测抗核周因子抗体、抗角蛋白抗体、抗CCP抗体等,其中抗CCP抗体在RA的诊断中具有较高的敏感性和特异性

注意：①类风湿关节炎病人 RF 的阳性率约为 80%(9 版《内科学》P801)。
②类风湿关节炎病人 RF-IgM 阳性率为 75%~80%(9 版《内科学》P809)。
③RF 并不是 RA 的特异性抗体，其他慢性感染、自身免疫病、1%~5%的健康人群也可出现 RF 阳性。

（3）**人类白细胞抗原(HLA)检测**　HLA-B27 在强直性脊柱炎中的阳性率为 90%。

（4）**关节液检查**　有助于鉴别炎症性、非炎症性、化脓性关节炎。关节镜目前多用于膝关节。

（5）**病理检查**　活组织检查对诊断具有决定性意义，并可指导治疗。

（6）**影像学检查**　是重要的辅助检查手段，既有助于各种关节、脊柱受累疾病的诊断、鉴别诊断、疾病分期、药物疗效的判断，也可用于评估肌肉、骨骼系统以外脏器的受累。X 线是骨和关节检查最常用的影像学技术，有助于诊断、鉴别诊断和随访。

【例 4】疾病主要累及的靶器官，以非炎症性病理改变为主要特点的风湿病是
　　A. 骨关节炎　　　　　　　B. 类风湿关节炎　　　　　C. 系统性红斑狼疮
　　D. 痛风　　　　　　　　　E. 干燥综合征

【例 5】以滑膜炎为基本病理改变的风湿病是
　　A. 强直性脊柱炎　　　　　B. 类风湿关节炎　　　　　C. 风湿性关节炎
　　D. 骨关节炎　　　　　　　E. 痛风关节炎

【例 6】抗角蛋白抗体谱的检查有助于类风湿关节炎的早期诊断。下列选项中，属于此类抗体的是
　　A. 抗核周因子抗体　　　　B. 抗核抗体　　　　　　　C. 抗 RNP 抗体
　　D. 抗组蛋白抗体　　　　　E. 狼疮抗凝物

　　A. 附着点炎　　　　　　　B. 小血管炎　　　　　　　C. 滑膜炎
　　D. 肌炎　　　　　　　　　E. 关节腔炎症

【例 7】类风湿关节炎的基本病理变化是

【例 8】系统性红斑狼疮的基本病理变化是(2021)

5. 治疗

（1）**非甾体抗炎药(NSAIDs)**　可抑制<u>环氧化酶(COX)</u>，从而抑制花生四烯酸转化为炎症介质前列腺素，起到抗炎、解热、镇痛的作用。该药起效快，镇痛效果好，但<u>不能控制原发病的病情进展</u>，因此多与糖皮质激素或改善病情抗风湿药联合使用。COX 有 COX-1 和 COX-2 两种同工酶。COX-1 为构成性表达，产生的前列腺素主要用于维持胃黏膜的正常功能。COX-2 为诱导性表达，所产生的前列腺素主要与炎症有关。因此，抑制 COX-2 可起到抗炎镇痛的作用，但抑制 COX-1 则可能导致胃肠道不良反应。

①传统的 NSAIDs 制剂　包括布洛芬、双氯芬酸、萘普生等，能非选择性抑制 COX-1 和 COX-2，故胃肠道反应较大。

②选择性 COX-2 抑制剂　包括塞来昔布、罗非昔布等，能选择性抑制 COX-2，胃肠道反应较少。

（2）**糖皮质激素**　具有强大的抗炎作用和免疫抑制作用，是多种结缔组织病的<u>一线治疗药物，但非根治药物</u>。长期大量服用糖皮质激素不良反应较多，包括感染、高血压、高血糖症、骨质疏松、撤药反跳、股骨头无菌性坏死、肥胖、精神兴奋、消化性溃疡。故临床应用时要权衡其疗效与副作用，严格掌握适应证和药物剂量。

非甾体抗炎药导致胃黏膜损伤的机制

注意：①非甾体抗炎药(NSAIDs)可缓解风湿病的症状，但不能控制病情进展。
②糖皮质激素可迅速缓解风湿病的症状，但副作用很大。
③改善病情抗风湿药(DMARDs)可改善症状，延缓病情进展，起效缓慢，被称为慢作用抗风湿药。

(3) **改善病情抗风湿药(DMARDs)** 具有改善病情和延缓病情进展的作用,可以防止和延缓类风湿关节炎的关节骨结构的破坏,但起效慢,停药后作用的消失也慢,故曾被称为慢作用抗风湿药。

药名	作用机制	常见不良反应
柳氮磺吡啶	在肠道分解为5-氨基水杨酸,抑制前列腺素的合成	肝损害,过敏反应,胃肠道反应
抗疟药	通过改变细胞溶酶体的pH,减弱巨噬细胞的抗原递呈功能	视网膜病变,皮疹
硫唑嘌呤	干扰腺嘌呤、鸟嘌呤核苷酸的合成,抑制淋巴细胞的活化	骨髓抑制,肝损害,胃肠道反应
甲氨蝶呤	通过抑制二氢叶酸还原酶抑制嘌呤、嘧啶核苷酸的合成	骨髓抑制,肝损害,胃肠道反应
来氟米特	其活性代谢通过抑制二氢乳清酸脱氢酶抑制嘧啶核苷酸的合成,使活化淋巴细胞的合成生长受阻	肝损害,胃肠道反应,骨髓抑制,高血压
环磷酰胺	交联DNA和蛋白质,使细胞生长受阻	骨髓抑制,肝损害,胃肠道反应,出血性膀胱炎,性腺抑制
吗替麦考酚酯	其活性代谢通过抑制次黄嘌呤单核苷酸脱氢酶抑制鸟嘌呤核苷酸,使活化淋巴细胞的合成生长受阻	偶见白细胞下降,肝损害
环孢素	通过抑制IL-2合成和释放,抑制、改变T细胞的生长和反应	高血压,肝损害,肾损害,多毛

(4) **生物制剂** 通过基因工程制造的单克隆抗体或细胞因子受体融合蛋白,称为生物制剂。

商品名	药名	作用机制	临床适应证
利妥昔单抗	Rituximab	以肿瘤坏死因子为靶点的CD20单抗	非霍奇金淋巴瘤、难治性类风湿关节炎、难治性系统性红斑狼疮、溶血性贫血、免疫相关性血小板减少性紫癜
阿巴西普	Abatacept	IL-1、IL-6受体拮抗剂、共刺激分子受体CTLA-4Ig	类风湿关节炎
贝利木单抗	Belimumab	抗B细胞刺激因子单抗	轻、中度系统性红斑狼疮

【例9】不属于改善病情抗风湿药的是
    A. 甲氨蝶呤   B. 硫唑嘌呤   C. 环磷酰胺
    D. 氯喹或羟氯喹   E. 双氯芬酸(扶他林)

二、类风湿关节炎

类风湿关节炎(RA)是以侵蚀性、对称性多关节炎为主要临床表现的慢性、全身性自身免疫性疾病。确切发病机制不明。基本病理改变为关节滑膜的慢性炎症、血管翳形成,并逐渐出现关节软骨和骨破坏,最终导致关节畸形和功能丧失。类风湿关节炎可发生于任何年龄,好发于35~50岁,女性多见。

1. 病因和发病机制
病因和发病机制复杂,可能是在遗传、感染、环境等多种因素共同作用下,自身免疫反应导致的结果。
(1) **遗传易感性** 流行病学调查显示,类风湿关节炎的发病与遗传因素有关。HLA-DRB1、性别基因、球蛋白基因、TNF-α基因等与其发病相关。
(2) **环境因素** 未证实有导致本病的直接感染因子,但目前认为一些感染因子如细菌、支原体、病毒等,可能通过被感染激活的T、B淋巴细胞,分泌致炎因子,产生自身抗体,影响类风湿关节炎的发病和病情进展,感染因子的某些成分也可通过分子模拟导致自身免疫反应。研究表明,类风湿关节炎与EB病毒关系密切。65%~95%的病人具有一种抗体,称为类风湿关节炎沉淀素,可与EB病毒诱导的淋巴母细胞样细胞株的核抗原作用。这种核抗原只存在于B淋巴母细胞样细胞胞质中。EB病毒可活化B淋巴细胞,并产生 IgM 类风湿因子。

（3）**免疫紊乱**　免疫紊乱是类风湿关节炎的主要发病机制,活化的 $CD4^+$ T 细胞和 MHC-Ⅱ型阳性的抗原提呈细胞（APC）浸润关节滑膜。关节滑膜组织的某些特殊成分可作为自身抗原,被 APC 呈递给活化的 $CD4^+$ T 细胞,启动特异性免疫应答,导致相应的关节炎症状。$CD4^+$ T 细胞在发病中起重要和主要作用。

【例10】下列可能引起类风湿关节炎的感染因子中,通过活化 B 淋巴细胞而致病的感染因子是

A. 支原体　　　　　　　　B. EB 病毒　　　　　　　　C. 大肠埃希菌

D. 肺炎链球菌　　　　　　E. 柯萨奇病毒（2020,超教材内容）

2. 临床表现

（1）**关节表现**　主要表现为滑膜炎和关节结构破坏。

晨僵	见于95%的病人,为活动性指标之一。晨僵持续时间超过1小时意义较大
关节痛与压痛	关节痛是最早的症状。最常出现的部位为腕关节、掌指关节、近端指间关节 特点——对称性,持续性,时重时轻,疼痛的关节往往有压痛
关节肿胀	多因关节腔积液、滑膜增生、软组织水肿所致。受累关节均可肿胀,多呈对称性
关节畸形	为晚期表现。最常见的晚期畸形为"天鹅颈样"及"纽扣花样"表现
特殊关节	如颈椎关节、肩关节、髋关节、颞颌关节受累可有相应临床表现
关节功能障碍	关节肿痛、结构破坏都会引起关节活动障碍,分为Ⅰ~Ⅳ级

【例11】以下关节中,类风湿关节炎较少累及的是

A. 髋关节　　　　　　　　B. 掌指关节　　　　　　　　C. 跖趾关节

D. 近端指间关节　　　　　E. 腕关节

（2）**关节外表现**　如下。

皮肤类风湿结节	是本病较常见的关节外表现,可见于30%~40%的病人,其存在提示病情活动 多位于关节隆突部及受压部位的皮下,如前臂伸面、尺骨鹰嘴下方、跟腱、滑囊等处 结节大小不一,直径从数毫米至数厘米不等,质硬、无压痛、对称性分布
类风湿血管炎	见于病程长、血清 RF 阳性且病情活动的 RA 病人,整体发病率不足1%
心脏受累	以心包炎最常见,多见于 RF 阳性、有类风湿结节的病人,不足10%的病人出现症状
肺	肺间质病变（最常见）、胸膜炎、肺内结节样改变、Caplan 综合征
眼	最常见的表现是继发性干燥综合征所致的干眼症,可能合并口干、淋巴结肿大
神经系统	多因神经受压所致,如正中神经受压出现腕管综合征,胫后神经受压出现跗管综合征
血液系统	以正细胞正色素性贫血最常见;活动期可有血小板增多,病情缓解后下降
Felty 综合征	是指类风湿关节炎病人伴有脾大、中性粒细胞减少、血小板减少和贫血
肾	很少累及肾,偶有轻微膜性肾病、肾小球肾炎、肾内小血管炎、肾脏淀粉样变

【例12】Felty 综合征引起的中性粒细胞减少的最可能机制是

A. 生成减少　　　　　　　B. 成熟障碍　　　　　　　C. 免疫性破坏过多

D. 非免疫性破坏过多　　　E. 分布异常

3. 辅助检查

（1）**类风湿因子（RF）**　是 RA 病人血清中针对 IgG Fc 片段上抗原表位的一类自身抗体,可分为 IgM、IgG、IgA 型。常规工作中主要检测 IgM 型类风湿因子,75%~80%的病人类风湿因子阳性,其滴度与疾病的活动性和严重性呈比例。但类风湿因子并非类风湿关节炎的特异性抗体,其他慢性炎症、自身免疫性疾病、1%~5%的健康人群也可出现类风湿因子阳性,因此类风湿因子阳性者必须结合临床表现,方

能诊断本病。类风湿因子阴性也不能排除类风湿关节炎的诊断。

（2）**抗瓜氨酸化蛋白抗体（ACPA）** 是一类针对含有瓜氨酸化表位自身抗原的抗体的统称，包括抗核周因子抗体（APF）、抗角蛋白抗体（AKA）、抗聚丝蛋白抗体（AFA）、抗环瓜氨酸多肽（CCP）抗体、抗突变型瓜氨酸化波形蛋白（MCV）抗体。其中，抗 CCP 抗体对诊断类风湿关节炎的敏感性和特异性分别为 75%、93%~98%。而 IgM-RF 对类风湿关节炎诊断的阳性率为 75%~80%，特异性为 86%，因此抗 CCP 抗体对类风湿关节炎诊断的特异性高于类风湿因子。

注意：①RA 病人 IgM-RF 阳性率 75%~80%（9 版《内科学》P809）、RF 阳性率 80%（9 版《内科学》P801）。
②诊断类风湿关节炎最有意义的自身抗体是抗 CCP 抗体，其次是 RF。

（3）**其他检查**

项目	临床意义	反映活动性	反映严重程度
血象	轻至中度贫血，白细胞多正常	活动期血小板增高	—
血沉（ESR）	活动期升高	+	+
C 反应蛋白（CRP）	活动期升高	+	—
类风湿因子（RF）	RA 病人 IgM-RF 阳性率 75%~80%	+	+
抗 CCP 抗体	对 RA 诊断的敏感性和特异性均很高	+	—
补体	活动期升高	+	—
关节 X 线检查	①对诊断、关节病变分期、病变监测均很重要。临床应用最多的是双手、腕关节 X 线片 ②Ⅰ期：关节周围软组织肿胀阴影，关节附近骨质疏松；Ⅱ期：关节间隙变窄；Ⅲ期：关节面出现虫蚀样改变；Ⅳ期：关节半脱位和关节破坏后的纤维性和骨性强直		

注意： 类风湿关节炎 X 线检查分Ⅰ、Ⅱ、Ⅲ、Ⅳ期——记忆为疏、窄、虫蚀、变强直（一疏二窄三虫四直）。

4. **诊断与鉴别诊断**

（1）**诊断** 采用 2010 年美国风湿病学会和欧洲抗风湿病联盟提出的分类标准。病人按下表中所示的标准进行评分，总分 6 分以上可确诊 RA，<6 分目前不能确诊。

项目		评分
关节受累情况	1 个中大关节	0 分
	2~10 个中大关节	1 分
	1~3 个小关节	2 分
	4~10 个小关节	3 分
	超过 10 个关节（至少 1 个为小关节）	5 分
血清学指标	RF 和抗 CCP 抗体均阴性	0 分
	RF 或抗 CCP 抗体低滴度阳性	2 分
	RF 或抗 CCP 抗体高滴度阳性（正常上限 3 倍）	3 分
滑膜炎持续时间	<6 周	0 分
	≥6 周	1 分
急性时相反应物	CRP 和 ESR 均正常	0 分
	CRP 或 ESR 异常	1 分

注：关节受累是指关节肿胀疼痛。小关节包括掌指关节、近端指间关节、第 2~5 跖趾关节、腕关节，不包括第 1 腕掌关节、第 1 跖趾关节、远端指间关节。大关节包括肩、肘、髋、膝和踝关节。CRP 为 C 反应蛋白，ESR 为血沉。

(2) **鉴别诊断** 类风湿关节炎需与下列疾病相鉴别。

①骨关节炎 中老年多发，主要累及膝、脊柱、远端指间关节等。在远端指间关节出现结节，称为赫伯登(Heberden)结节。在近端指间关节出现结节，称为布夏尔(Bouchard)结节。X 线示关节边缘呈唇样增生、非对称性关节间隙狭窄。

②强直性脊柱炎 青年男性多见，主要侵犯骶髂关节及脊柱关节，可有家族史，90% 以上病人 HLA-B27 阳性，血清 RF 阴性。

③银屑病关节炎 多于银屑病若干年后发生，部分病人表现为对称性多关节炎，但血清 RF 多阴性。

④系统性红斑狼疮(SLE) 部分病人以指关节肿痛为首发症状，可有 RF 阳性、血沉(ESR)和 C 反应蛋白(CRP)增高，易误诊为类风湿关节炎。但 SLE 的关节病变一般为非侵蚀性，且有蝶形红斑、脱发、皮疹、蛋白尿等，血清抗核抗体、抗双链 DNA 抗体阳性。

【例 13】女，35 岁。双手第 2、5 近端指间关节和双腕关节肿痛 3 个月，双颞颌关节及颈椎疼痛 1 个月，伴晨僵 1 小时。对明确诊断，最有意义的实验室检查是

　　A. C 反应蛋白　　　　　　B. 抗"O"　　　　　　　　C. 抗环瓜氨酸多肽抗体
　　D. 血沉　　　　　　　　　E. 免疫球蛋白

【例 14】女性，55 岁。患类风湿性关节炎 2 年。拍摄双手 X 线片显示腕关节、双手指间关节关节间隙变窄及虫蚀样改变。根据 X 线片结果，患者关节病变属于

　　A. Ⅰ期　　　　　　　　　B. Ⅱ期　　　　　　　　　C. Ⅲ期
　　D. Ⅳ期　　　　　　　　　E. Ⅴ期(2022)

5. 治疗

本病不能根治，治疗的目标是达到临床缓解或低疾病活动度。

(1) **一般治疗** 包括病人教育、休息、急性期关节制动、恢复期关节功能锻炼、物理疗法等。

(2) **非甾体抗炎药** 具有镇痛抗炎作用，是缓解关节炎症状的常用药，但不能控制病情，应与改变病情抗风湿药同服。常用的非甾体抗炎药包括塞来昔布、美洛昔康、双氯芬酸、吲哚美辛、萘普生、布洛芬等。

(3) **改变病情抗风湿药(DMARDs)** 能改善和延缓病情进展，但发挥作用慢，改善临床症状需 1~6 个月，不具备镇痛、抗炎作用。甲氨蝶呤能抑制细胞内的二氢叶酸还原酶，使嘌呤合成受抑制，是目前治疗类风湿关节炎首选的改变病情抗风湿药。通常 4~6 周起效，疗程至少半年。DMARDs 还包括来氟米特、羟氯喹、氯喹、柳氮磺吡啶、金制剂、青霉胺、硫唑嘌呤、环孢素等。

(4) **生物 DMARDs** 其治疗靶点主要针对细胞因子和细胞表面分子。目前使用最普遍的是 TNF-α 拮抗剂，其他还包括 IL-1 拮抗剂、IL-6 拮抗剂、CD20 单克隆抗体、细胞毒 T 细胞活化抗原-4(CTLA-4)抗体等。为增加疗效，减少不良反应，本类药物应与甲氨蝶呤(MTX)联合应用。

(5) **糖皮质激素** 具有强大的抗炎作用，能迅速缓解关节肿痛症状和全身炎症。其应用原则是小剂量、短疗程，与改变病情抗风湿药联合应用。

(6) **外科手术** 包括人工关节置换和滑膜切除手术，前者适用于较晚期有畸形并失去功能的关节；后者可使病情得到一定程度的缓解，但术后易复发。

注意：①非甾体抗炎药对于类风湿关节炎——只能改善症状，不能控制病情。
②改变病情抗风湿药对于类风湿关节炎——既能改善症状，又能控制病情，为改变病情的首选药。
③糖皮质激素对于类风湿关节炎——只能迅速改善症状，不能控制病情。

【例 15】治疗类风湿关节炎首选的改变病情抗风湿药物是

　　A. 甲氨蝶呤　　　　　　　B. 糖皮质激素　　　　　　C. 非甾体抗炎药
　　D. 环磷酰胺　　　　　　　E. 羟氯喹

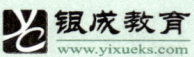
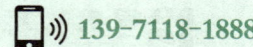

三、系统性红斑狼疮

1. 概念

系统性红斑狼疮(SLE)是一种以致病性自身抗体和免疫复合物形成并介导器官组织损伤的自身免疫病,临床上常存在多系统受累表现,血清中存在以抗核抗体为代表的多种自身抗体。SLE以女性多见,占90%,常为20~40岁的育龄妇女。

2. 病因

(1) 遗传 研究表明SLE具有家族遗传性,是多基因相关疾病。

(2) 环境因素 紫外线照射、药物、化学试剂、微生物病原体等均可诱发本病。

(3) 雌激素 女性患病率明显高于男性,在更年期前阶段为9:1,儿童及老年人为3:1。

3. 发病机制

外来抗原(如病原体、药物)引起人体B细胞活化,产生大量致病性自身抗体,造成大量组织损伤。

(1) 致病性自身抗体 以IgG型为主,与自身抗原有很高的亲和力。

自身抗体	发病机制	自身抗体	发病机制
抗DNA抗体	与肾组织直接结合,导致肾损伤	抗血小板抗体	导致血小板破坏,血小板减少
抗红细胞抗体	导致红细胞破坏,出现溶血性贫血	抗核糖体抗体	与神经精神狼疮(NP-SLE)有关
抗磷脂抗体	引起抗磷脂抗体综合征(血栓形成、血小板减少、习惯性流产)	抗SSA抗体	经胎盘进入胎儿心脏,导致新生儿心脏传导阻滞

(2) 致病性免疫复合物 自身抗原和自身抗体结合形成免疫复合物(IC)沉积于组织造成组织损伤。

(3) T细胞和NK细胞功能失调 SLE病人的$CD8^+T$细胞和NK细胞功能失调,不能产生抑制$CD4^+T$细胞的作用,因此在$CD4^+T$细胞的刺激下,B细胞持续活化而产生自身抗体。

4. 临床表现

症状	发生率	临床特点
发热	90%	可出现各种热型的发热,尤其以低、中热常见
皮肤损害	80%	蝶形红斑、盘状红斑为特征性表现;光过敏、口腔溃疡、脱发、雷诺现象、网状青斑
浆膜炎	50%	急性发作期出现多发性浆膜炎,如双侧胸腔积液、心包积液
关节痛	95%	多发于指、腕、膝关节,伴红肿者少见。常出现对称性多关节肿痛,多无关节骨破坏
肾脏病变	70%	28%~70%的SLE病人会出现肾脏受累,其中25.8%的病人以肾脏受累为首发症状主要表现为蛋白尿、血尿、管型尿、水肿、高血压,乃至肾衰竭
心血管	不定	心包炎、疣状心内膜炎(Libman-Sack心内膜炎)、心肌损害、冠状动脉受累
肺部表现	35%	35%为胸腔积液,少数为狼疮肺炎、间质性肺炎、弥漫性肺泡出血、肺动脉高压
神经系统	25%	神经精神狼疮又称狼疮脑病
消化系统	30%	食欲减退、腹痛、呕吐、腹泻,其中部分病人以此为首发症状
血液系统	—	活动性SLE病人血红蛋白下降、白细胞和(或)血小板减少 10%属于Coombs试验阳性的溶血性贫血,部分病人有淋巴结肿大、脾大
APS	—	动脉或静脉血栓形成、习惯性流产、血小板减少,称为抗磷脂抗体综合征(APS)
SS	30%	30%的SLE病人并存继发性干燥综合征(SS),有唾液腺和泪腺功能不全

注意：①类风湿关节炎的关节损害——表现为腕关节、掌指关节、近端指间关节肿痛，对称性，多有关节骨破坏。
②系统性红斑狼疮的关节损害——表现为指、腕、膝关节肿痛，对称性，多无关节骨破坏。
③类风湿关节炎的皮肤损害——表现为关节隆突部的类风湿结节。
④系统性红斑狼疮的皮肤损害——表现为蝶形红斑、盘状红斑。

【例16】女,30岁。面色苍白半年,2个月前诊断为系统性红斑狼疮。查体：贫血貌,皮肤、巩膜轻度黄染,脾肋下2cm。血常规：Hb78g/L,WBC4.4×10^9/L,Plt72×10^9/L,Ret0.14。最可能出现结果异常的实验室检查是
　　A. Ham试验　　　　　　B. Coombs试验　　　　　　C. 尿Rous试验
　　D. 红细胞渗透脆性试验　　E. 异丙醇试验

5. 辅助检查

(1) 自身抗体　病人血清中可检测到的自身抗体包括抗核抗体谱、抗磷脂抗体和抗组织细胞抗体。
　①抗核抗体谱　包括抗核抗体(ANA)、抗双链 DNA(dsDNA)抗体、抗可提取核抗原(ENA)抗体。其中,抗ENA抗体又包括抗Sm抗体、抗RNP抗体、抗SSA抗体、抗SSB抗体、抗rRNP抗体。
　②抗磷脂抗体　包括抗心磷脂抗体、狼疮抗凝物、抗$β_2$-糖蛋白1($β_2$GP1)抗体、梅毒血清试验假阳性。
　③抗组织细胞抗体　抗红细胞膜抗体,现以Coombs试验测得。抗血小板相关抗体导致血小板减少,抗神经元抗体多见于神经精神狼疮(NP-SLE)。

项目	敏感性	特异性	临床意义
抗核抗体(ANA)	约100%	65%	见于几乎所有SLE病人,为SLE的最佳筛查指标
抗dsDNA抗体	70%	95%	标记性抗体,与疾病活动有关,有确诊价值
抗Sm抗体	25%	99%	标记性抗体,与疾病活动无关,有确诊价值
抗RNP抗体	40%	不高	与SLE的雷诺现象、肺动脉高压相关
抗SSA抗体	30%	低	与皮肤病变、光过敏有关
抗SSB抗体	10%	低	与继发干燥综合征有关
抗rRNP抗体	15%	较高	阳性表示处于活动期、有NP-SLE或其他重要内脏损害
抗磷脂抗体	50%	—	可导致血栓形成、习惯性流产、血小板减少

注意：①系统性红斑狼疮的最佳筛查指标是抗核抗体,标记性抗体是抗dsDNA抗体和抗Sm抗体。
②对确诊系统性红斑狼疮最有价值的自身抗体是抗dsDNA抗体。
③对诊断系统性红斑狼疮特异性最高的自身抗体是抗Sm抗体。
④对判断系统性红斑狼疮活动性最有价值的自身抗体是抗dsDNA抗体。

(2) 补体　包括总补体(CH50)、C3和C4检测。补体低下不仅有助于SLE诊断,而且提示疾病活动。

【例17】与系统性红斑狼疮患者发生雷诺现象相关的自身抗体是
　　A. 抗Sm抗体　　　　　　B. 抗RNP抗体　　　　　　C. 抗dsDNA抗体
　　D. 抗SSA抗体　　　　　　E. ANA

【例18】与狼疮肾损害关系最密切的自身抗体是
　　A. 抗dsDNA抗体　　　　　B. 抗RNP抗体　　　　　　C. 抗SSB抗体
　　D. 抗Sm抗体　　　　　　E. 抗SSA抗体

　　A. 抗SSA抗体　　　　　　B. 抗Sm抗体　　　　　　C. 抗磷脂抗体
　　D. 抗dsDNA抗体　　　　　E. 抗RNP抗体

【例19】虽为系统性红斑狼疮标记性抗体,但与疾病活动性无关的是

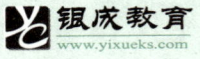
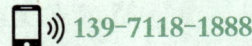

【例20】与系统性红斑狼疮疾病活动性密切相关的自身抗体是

6. 诊断与鉴别诊断

(1) **诊断**　目前普遍采用美国风湿病学会1997年推荐的SLE分类标准。该分类标准包括11项,符合4项或4项以上,可诊断为SLE:①颊部红斑;②盘状红斑;③光过敏;④口腔溃疡;⑤非侵蚀性关节炎,≥2个外周关节;⑥浆膜炎(胸膜炎或心包炎);⑦肾脏病变(尿蛋白>0.5g/24h 或管型);⑧神经病变(癫痫发作或精神病);⑨血液学疾病(溶血性贫血、白细胞减少、淋巴细胞减少或血小板减少);⑩免疫学异常(抗dsDNA抗体阳性,或抗Sm抗体阳性,或抗磷脂抗体阳性);⑪抗核抗体阳性。

(2) **鉴别诊断**　本病需与类风湿关节炎、各种皮炎、癫痫病、精神病、特发性血小板减少性紫癜、原发性肾小球肾炎、原发性干燥综合征等鉴别。

【例21】女,30岁。4年前血小板减少,2年前间断面部红斑伴低热。实验室检查:抗核抗体(+),抗心磷脂抗体(+),诊断为系统性红斑狼疮。此次妊娠6个月,胎死宫内,同时出现左下肢深静脉血栓。考虑合并的疾病是
　　A. 妊娠期高血压疾病　　　B. 干燥综合征　　　C. 弥散性血管内凝血
　　D. 抗磷脂抗体综合征　　　E. 血栓闭塞性脉管炎

7. 治疗

SLE目前不能根治,但经合理治疗后可以达到长期缓解。治疗要个体化。治疗原则是急性期积极用药诱导缓解,尽快控制病情活动;病情缓解后调整用药,维持缓解状态,保护重要器官功能。

(1) **一般治疗**　①避免使用可能诱发狼疮的药物,如避孕药等;②避免强阳光暴晒和紫外线照射;③缓解期才可作防疫注射,但尽可能不用活疫苗。

(2) **对症治疗**　①对发热、关节疼痛者,可辅以非甾体抗炎药;②对有高血压、血脂异常、糖尿病、骨质疏松者给予相应治疗;③对于SLE神经精神症状,可给予降颅压、抗癫痫、抗抑郁等治疗。

(3) **糖皮质激素**　为目前治疗SLE的首选药物,一般选用泼尼松或甲泼尼龙。
①口服泼尼松维持治疗　适用于不是非常严重的病例,但应注意长期使用激素的副作用。
②激素冲击疗法　适用于重要脏器急性进行性损伤时,即急性暴发性危重SLE,如肺泡出血、神经精神狼疮(NP-SLE)的癫痫发作、明显精神症状、严重溶血性贫血。可用甲泼尼龙(500~1000)mg+5%葡萄糖250ml静脉滴注,每天1次,连用3~5天为1个疗程。这样能较快地控制病情活动,达到诱导缓解。

(4) **免疫抑制剂**　大多数SLE病人,尤其是病情活动时,需选用糖皮质激素+免疫抑制剂联合治疗。有重要脏器受累的SLE病人,诱导缓解期应首选环磷酰胺(CTX)或霉酚酸酯(MMF)。加用免疫抑制剂有利于更好地控制SLE活动,保护重要脏器,减少复发,减少长期激素的需要量和副作用。如狼疮肾炎用激素+CTX治疗,会显著减少肾衰竭的发生。

目前认为羟氯喹应作为SLE的背景治疗,可在诱导缓解和维持治疗中长期应用。

(5) **生物制剂**　是治疗SLE的新型药物,用于治疗SLE的生物制剂包括贝利木单抗(Belimumab)、利妥昔单抗(Rituximab、抗CD20单抗)等。

(6) **合并抗磷脂综合征的治疗**　应用阿司匹林抗血小板聚集或华法林抗凝治疗。

(22~23题共用题干)女,38岁。发热、皮疹、脱发和口腔溃疡6个月。查体:T39.0℃,面部有充血性红斑,双手近端指间关节压痛,轻度肿胀,双下肢凹陷性水肿。实验室检查:尿蛋白(+++),尿红细胞(+++),24小时尿蛋白3.8g。Plt88×10⁹/L,ANA1:640,抗SSA抗体(-),抗双链DNA抗体(+),补体C3低下。

【例22】不能提示患者疾病处于活动期的指标是
　　A. 补体C3低下　　　B. 尿蛋白(+++)　　　C. 抗双链DNA抗体(+)
　　D. 血小板减少　　　E. 抗SSA(+)

【例23】最佳治疗方案是泼尼松1mg/(kg·d)联合

A. 布洛芬　　　　B. 血浆置换　　　　C. 环磷酰胺
D. 青霉素　　　　E. 柳氮磺吡啶

四、抗磷脂综合征

1. 概念

抗磷脂综合征(APS)是一种以反复动静脉血栓形成、习惯性流产、血小板减少以及抗磷脂抗体持续中高滴度阳性为主要特征的非炎症性自身免疫性疾病,多见于年轻人。

2. 病因与发病机制

(1) **抗磷脂抗体影响血管内皮细胞和血小板功能**　抗磷脂抗体可选择性抑制血管内皮细胞合成和释放 PGI_2,激活血小板,促使血小板聚集,同时致使血管收缩,血流缓慢,导致血栓形成。

(2) **促进磷脂依赖性凝血过程**　抗磷脂抗体与血小板和血管内皮细胞相互作用,启动凝血过程。

(3) **对抗凝物质的影响**　抗磷脂抗体可抑制抗凝作用。

3. 临床表现

(1) **病态妊娠**　以自然流产和死胎最常见。

(2) **血栓形成**　本病血栓形成可发生于所有大、中、小动脉和静脉,血栓可反复发生。

4. 辅助检查

(1) **抗心磷脂抗体**　是目前最常用的检查指标,多用于筛查试验。

(2) **狼疮抗凝物**　对本病有较高特异性。

(3) **抗 $β_2$GPI 抗体**　与血栓相关性强,假阳性低,是临床可靠的实验室诊断依据。

(4) **其他自身抗体**　部分病人可有抗核抗体、dsDNA 抗体、抗 ENA 抗体阳性。

5. 治疗

(1) **治疗目的和原则**　预防血栓形成,避免妊娠失败。

(2) **预防血栓形成**　主要应用抗凝和抗血小板药物。

五、脊柱关节炎

1. 总论

(1) **概念**　脊柱关节炎(SpA)曾称血清阴性脊柱关节病,是一类以累及脊柱、关节韧带和肌腱为主要表现的慢性炎症性风湿病的总称,主要包括强直性脊柱炎、反应性关节炎、银屑病关节炎、炎性肠病关节炎、幼年脊柱关节炎、未分化脊柱关节炎。其中,以强直性脊柱炎最为典型。

(2) **共同特点**　脊柱关节炎的共同特点:①最突出的特征是中轴关节(尤其骶髂关节)炎症;②炎症性外周关节炎常累及下肢关节,并为不对称性;③常见指(趾)炎和附着点炎;④与 HLA-B27 密切关联;⑤阳性家族史;⑥有关节外表现(如皮肤、生殖器、眼、肠道受累等)。

(3) **分类**　根据骨关节损害部位不同,将脊柱关节炎分为中轴型脊柱关节炎、外周型脊柱关节炎两类。

2. 发病机制

(1) **遗传易感性**　研究表明,脊柱关节炎与 HLA-B27 有密切关系,强直性脊柱炎病人 HLA-B27 阳性率高达 90%,反应性关节炎为 60%~80%,银屑病关节炎为 50%,而正常人群中 HLA-B27 阳性率仅为 4%~8%。目前的研究认为,HLA-B27 并非直接致病基因,而是这组疾病的易感基因。

(2) **感染**　肠道和泌尿道感染后可引起赖特综合征,福氏志贺菌、沙门菌属、耶尔森菌和幽门螺杆菌感染可导致反应性关节炎,肠道肺炎克雷伯杆菌感染与强直性脊柱炎有关。

(3) **分子模拟机制**　肺炎克雷伯杆菌表面固氮酶第 188~193 位的 6 个氨基酸多肽结构与 HLA-B27 超变区第 72~77 位 6 个氨基酸多肽结构相同,提示微生物表达抗原与 B27 抗原相似,微生物抗原被视为异物而引起剧烈免疫反应,但同时与自身组织交叉反应导致发病。这一学说,称为"分子模拟机制"。

（4）其他 有些学说认为HLA-B27可能是病原体抗原的受体，与抗原结合后被提呈给T细胞而导致发病。另外，T细胞受体基因也有可能参与致病过程。

3. 临床表现

脊柱关节炎的共同临床特点是侵犯脊柱、外周关节和关节周围结构，常伴有特征性关节外表现。

4. 影像学检查

（1）**X线片** 应常规拍摄骨盆正位片，以观察骶髂关节受累情况。

（2）**CT检查** 分辨率较高，有利于早期诊断。

（3）**MRI检查** 能比CT更早发现骶髂关节炎。

5. 诊断与鉴别诊断

（1）**中轴型脊柱关节炎的分类标准** 对于腰背痛至少持续3个月，发病年龄<45岁的病人，若符合以下任何1条标准，即可诊断为脊柱关节炎：

①影像学提示骶髂关节炎且伴至少1项脊柱关节炎的临床特征。

②HLA-B27阳性伴至少以下2项：炎性腰背痛；关节炎；附着点炎；前葡萄膜炎；指（趾）炎；银屑病；炎症性肠病；对非甾体抗炎药反应良好；有脊柱关节炎家族史；HLA-B27阳性史；C反应蛋白升高。

（2）**外周型脊柱关节炎的分类标准** 对于目前无炎性背痛，仅存在外周症状的病人，出现关节炎、肌腱端炎、指（趾）炎中任何1项时，加上如下其中1种情况即可作出分类：

①任何1项脊柱关节炎的临床特征 葡萄膜炎；银屑病；克罗恩病或溃疡性结肠炎；前驱感染；HLA-B27阳性；影像学提示骶髂关节炎。

②以下2项其他脊柱关节炎的临床特征 关节炎；肌腱端炎；指（趾）炎；炎性背痛史；家族史。

6. 治疗

（1）**病人教育** 是争取良好预后的关键。

（2）**非甾体抗炎药** 是治疗疼痛、晨僵的一线药物，病情活动、有临床症状的病人需要持续治疗。

（3）**中轴型脊柱关节炎** 抗TNF拮抗剂治疗前，必须使用2种非甾体抗炎药足量治疗至少4周。

（4）**外周型脊柱关节炎** 首选柳氮磺吡啶，治疗期间的反应评估至少要进行12周。

六、强直性脊柱炎

强直性脊柱炎是脊椎的慢性进行性炎症，主要累及中轴关节，病变常从骶髂关节开始逐渐向上蔓延至脊柱，导致脊柱畸形和强直。典型影像学改变是骶髂关节骨质破坏及晚期脊柱呈"竹节样"改变。

1. 病因和发病机制

（1）**遗传因素** 约90%的病人HLA-B27阳性，说明主要易感基因是HLA-B27。

（2）**环境因素** 可能与泌尿生殖道沙眼衣原体、志贺菌、沙门菌、结肠耶尔森菌等肠道病原菌感染有关，推测这些病原体激活了机体炎症和免疫应答，造成组织损伤而发病。

2. 临床表现

（1）**好发人群** 多数起病缓慢而隐匿，好发年龄为20~30岁，男女比率约1:1，男性病情较重。

（2）**下腰背痛伴晨僵** 首发症状常为下腰背痛伴晨僵。症状在夜间休息或久坐时较重，活动后减轻。对非甾体抗炎药反应良好。一般持续3个月以上。晚期可有腰椎各方向活动受限和胸廓活动度减低。

（3）**脊柱强直** 随着病情进展，整个脊柱自下而上发生强直，呈驼背畸形。

（4）**炎性腰背痛** 最典型和常见的表现为炎性腰背痛，附着点炎多见于足跟、足掌部，也见于膝关节、胸肋连接、脊椎骨突、髂嵴、大转子、坐骨结节等部位。

（5）**关节肿痛** 部分病人以下肢大关节肿痛为首发症状，如髋、膝、踝关节等，常为非对称性关节炎。

（6）**关节外症状** 30%的病人可出现反复发作的葡萄膜炎或虹膜炎。1%~33%的病人可出现升主动脉、主动脉瓣病变等。少见的有肾功能异常、间质性肺炎、下肢麻木、感觉异常、肌肉萎缩、淀粉样变。

（7）**体征** 骶髂关节压痛，脊柱前屈、后伸、侧弯和转动受限，胸廓活动度减低，枕墙距异常（>0），

Schober 试验阳性(<4cm)，"4"字试验阳性提示骶髂关节病变。

注意：①9 版《内科学》P825：强直性脊柱炎的好发年龄为 20～30 岁，男女比率约 1∶1，男性病情较重。
②9 版《外科学》P765：强直性脊柱炎好发于 16～30 岁的青、壮年，男性占 90%。

3. 实验室检查和影像学检查

(1) **实验室检查** 类风湿因子阴性，活动期可有血沉、C 反应蛋白、免疫球蛋白升高。90%的病人 HLA-B27 为阳性。虽然 90%的病人 HLA-B27 为阳性，但这只说明本病的发生与 HLA-B27 有密切关系，并不能作为诊断本病的主要依据。在血检 HLA-B27 阳性者中患强直性脊柱炎的人尚不到 10%。在缺乏影像学骶髂关节炎证据时，即使病人有症状且 HLA-B27 阳性，也不能诊断为强直性脊柱炎。

(2) **影像学检查** 放射学骶髂关节炎是诊断的关键。
①常规 X 线片 应用广泛，但敏感性较差。临床常规拍摄骨盆正位片和脊柱 X 线片，前者可观察骶髂关节病变，后者可了解脊柱的生理曲度、有无韧带钙化或"竹节样"改变。
骶髂关节 X 线分级：0 级为正常；1 级为可疑；2 级为轻微异常，可见局限性侵蚀、硬化，但关节间隙正常；3 级为明显异常，存在侵蚀、硬化，关节间隙增宽或狭窄；4 级为严重异常，表现为完全性关节强直。
②骶髂关节 CT 分辨率高，能发现骶髂关节轻微病变，有利于早期诊断。
③骶髂关节 MRI 敏感性较 X 线及 CT 高，是强直性脊柱炎的早期诊断依据。

4. 诊断

临床上常采用 1984 年修订的纽约分类诊断标准。
(1) **临床标准** ①腰痛、晨僵 3 个月以上，活动后改善，休息无改善；②腰椎额状面和矢状面活动受限；③胸廓活动度低于相应年龄、性别的正常人。
(2) **放射学标准** 双侧≥Ⅱ级或单侧Ⅲ～Ⅳ级骶髂关节炎。
(3) **诊断**
①肯定的强直性脊柱炎 符合放射学标准和 1 项(及以上)临床标准者。
②可能的强直性脊柱炎 符合 3 项临床标准，或符合放射学标准而不具备任何临床标准者。

5. 鉴别诊断

	骨关节炎	强直性脊柱炎	类风湿关节炎
好发部位	中老年,女性多见	20～30 岁,男性占 90%(外科学)	20～45 岁,女性
病理变化	以关节软骨退行性变、继发性骨质增生为特征	以原发性、慢性、滑膜血管翳破坏性炎症、韧带钙化为主	以关节滑膜慢性炎症为特征
累及部位	膝、髋、脊柱及远侧指间关节	从骶髂关节向上蔓延至脊柱	双侧腕、掌指、近端指间关节
临床表现	关节疼痛为主要症状 关节活动不灵活 关节肿胀、渗液、肌萎缩	①早期:骶髂关节痛、下背痛 ②晚期:躯干、髋关节弯曲,驼背畸形、关节僵硬	对称性多关节疼痛、晨僵 多关节受累,活动受限 晚期可有关节"鹅颈"畸形
X 线表现	软组织肿胀,关节间隙变窄,关节边缘骨赘形成。晚期骨端变形,关节表面不平整,边缘骨质增生	早期骶髂关节骨质疏松、椎间隙增宽；中期椎间隙变窄、骶髂关节融合；后期为特征性"竹节样"脊椎	早期关节周围软组织肿胀、关节间隙增宽、骨质疏松、关节积液；晚期关节间隙变窄、骨性强直
化验	一般都正常,无特异性	RF 阴性、HLA-B27 阳性	类风湿因子(RF)阳性

【例 24】男，34 岁。饮啤酒后右膝关节红肿疼痛 1 天。3 个月前左踝关节曾有相似症状发生，服用非甾体抗炎药 1 周后好转。既往银屑病史 10 年。最可能的诊断是
A. 痛风关节炎 B. 类风湿关节炎 C. 银屑病关节炎

第九篇 内科学
第39章 风湿性疾病

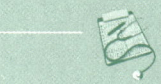

D. 化脓性关节炎　　　　　E. 强直性脊柱炎

【例25】脊柱X线片呈"竹节样"改变最常见于
A. 脊柱结核　　　　　B. 类风湿关节炎　　　　　C. 腰椎间盘突出症
D. 强直性脊柱炎　　　E. 化脓性骨髓炎

【例26】以慢性下腰痛和下肢大关节不对称关节炎为特征性临床表现的疾病是
A. 类风湿关节炎　　　B. 腰肌劳损　　　　　　　C. 痛风关节炎
D. 腰椎间盘突出症　　E. 强直性脊柱炎

【例27】男,25岁。腰痛2年。有过2次左眼虹膜炎发作。查体:左足跟轻度肿胀,压痛(+),右膝肿胀及压痛(+),浮髌试验(+)。实验室检查:HLA-B27(+),血沉32mm/h。最可能的诊断是
A. 脊柱关节炎　　　　B. 白塞病　　　　　　　　C. 类风湿关节炎
D. 痛风关节炎　　　　E. 感染性关节炎

A. HLA-B27　　　　　B. 抗Sm抗体　　　　　　　C. 抗CCP抗体
D. 类风湿因子(RF)　　E. 抗中性粒细胞胞浆抗体

【例28】对诊断类风湿关节炎特异性较高的检查指标是
【例29】对诊断强直性脊柱炎有辅助价值的检查指标是(2022)

6. 治疗

治疗目标是通过控制症状和炎症来最大限度地提高生活质量,避免远期关节畸形,保持社交能力。

(1) **非药物治疗**　包括病人教育、规律锻炼、物理治疗。

(2) **药物治疗**　非甾体抗炎药和抗肿瘤坏死因子拮抗剂是一线治疗药物。

①改变病情抗风湿药　对中轴型强直性脊柱炎无效,对于外周型强直性脊柱炎可选用柳氮磺吡啶。

②糖皮质激素　对急性眼葡萄膜炎、肌肉关节的炎症,可局部注射糖皮质激素,不宜全身使用。

(3) **外科治疗**　对于髋关节病变导致难治性疼痛、关节残疾及有放射学证据的结构破坏,无论年龄多大都应考虑全髋关节置换术。对于有严重残疾畸形的病人可以考虑脊柱矫形术。

(30~31题共用题干)男,38岁。右膝关节、右踝关节持续性肿痛2个月。既往腰痛14年,伴晨僵,活动后改善。查体:右膝及右踝关节肿胀,有压痛,右膝关节积液,枕墙距2cm,双侧"4"字试验(+)。实验室检查:血常规 WBC13.2×10⁹/L,Plt383×10⁹/L,ESR78mm/h,RF(-),HLA-B27(+)。

【例30】最可能的诊断是
A. 风湿性关节炎　　　B. 化脓性关节炎　　　　　C. 骨关节炎
D. 类风湿关节炎　　　E. 强直性脊柱炎

【例31】首选的治疗药物是
A. 青霉胺　　　　　　B. 硫酸氨基葡萄糖　　　　C. 柳氮磺吡啶
D. 秋水仙碱　　　　　E. 羟基氯喹

七、骨关节炎

骨关节炎是一种以关节软骨损害为主,并累及整个关节组织的最常见的关节疾病,最终发生关节软骨退变、纤维化、断裂、溃疡及整个关节面的损害。表现为关节疼痛、僵硬、肥大及活动受限。

1. 临床表现

本病起病隐匿,进展缓慢。主要表现为关节及其周围疼痛、僵硬、关节骨性肥大和功能障碍。

(1) **症状**

①疼痛　关节痛是本病的主要症状,多发生于活动以后,休息可以缓解。

②晨僵　晨僵时间较短,一般不超过30分钟。

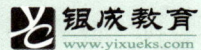
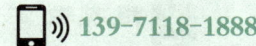

(2)体征

①关节肿胀和畸形　因局部骨性肥大或渗出性滑膜炎引起。

②压痛和被动痛　受累关节局部可有压痛。有时虽无压痛,但被动运动时发生疼痛。

③关节摩擦感　关节活动时触诊可感到粗糙的摩擦感,以膝关节多见。

④活动受限　由于骨赘、软骨丧失、关节周围肌肉痉挛以及关节破坏所致。

(3)好发部位

①手　手骨关节炎多见于中、老年女性,以远端指间关节最常受累,也可见于近端指间关节和第一腕掌关节。特征性表现为指间关节伸面内、外侧骨样肿大结节,位于远端指间关节者称为 Heberden 结节,位于近端指间关节者称为 Bouchard 结节。第一腕掌关节因骨质增生可出现"方形手"。

②膝　膝骨关节炎早期以疼痛和僵硬为主,单侧或双侧交替,多发生在上下楼时。

③髋　髋骨关节炎多见于男性老年病人,主要症状为隐匿发生的疼痛,可有放射痛。

④足　以第一跖趾关节最常见,可有骨性肥大和外翻。

(4)骨关节炎的特殊类型

①全身性骨关节炎　多见于中年以上女性,累及多个指间关节,有 Heberden 结节、Bouchard 结节。

②侵蚀性炎症性骨关节炎　主要累及指间关节,有明显炎症表现。放射学检查可见明显的骨侵蚀。

③弥漫性特发性骨肥厚　多见于老年人,与 HLA-B27 不相关,主要侵犯脊柱。

④快速进展性骨关节炎　多见于髋关节,疼痛剧烈。6 个月内关节间隙减少≥2mm 即可诊断。

注意:①类风湿关节炎的晨僵>1 小时,骨关节炎的晨僵<30 分钟,可作为两者的鉴别诊断依据之一。

②骨关节炎最常累及的关节——远端指间关节、膝关节、髋关节(记忆为远古时代)。

③类风湿关节炎最常累及的关节——腕关节、掌指关节、近端指间关节(记忆为内镜)。

④系统性红斑狼疮最常累及的关节——指、腕、膝关节。

【例32】男,70 岁。上、下楼梯时双膝关节疼痛 2 年。查体:双手远端指间关节背侧可见 Heberden 结节,双膝活动有摩擦感。实验室检查:ESR 正常,RF15U/ml(正常<20U/ml)。最可能的诊断是

A. 痛风关节炎　　　　　　B. 类风湿关节炎　　　　　　C. 半月板损伤

D. 风湿性关节炎　　　　　E. 骨关节炎

2. 辅助检查

(1)一般项目　无特异性。血沉大多正常,C 反应蛋白不高,类风湿因子(RF)和自身抗体阴性。

(2)X 线　典型表现为受累关节间隙狭窄,软骨下骨质硬化及囊性变,关节边缘骨赘形成。

(3)MRI　能显示早期软骨病变、半月板、韧带等关节结构的异常,有利于早期诊断。

(4)CT　用于椎间盘病变的诊断明显优于 X 线。

【例33】骨关节炎最典型的 X 线表现是

A. 软骨下骨硬化　　　　　B. 关节间隙变窄　　　　　　C. 关节软骨侵蚀

D. 关节肿胀　　　　　　　E. 关节周围骨质疏松

3. 诊断

(1)手骨关节炎分类标准(1990)　具有手疼痛、酸痛和晨僵,并具备以下 4 项中至少 3 项。

①10 个指定关节(双侧第 2、3 指远端和近端指间关节及第 1 腕掌关节)中硬性组织肥大≥2 个;②远端指间关节硬性组织肥大≥2 个;③掌指关节肿胀<3 个;④10 个指定的指关节中关节畸形≥1 个。

(2)膝骨关节炎分类标准(1986)

①临床标准　具有膝痛并具备以下 6 项中至少 3 项,可诊断为膝骨关节炎。

A. 年龄≥50 岁;B. 晨僵<30 分钟;C. 骨摩擦感;D. 骨压痛;E. 骨性肥大;F. 膝触之不热。

②临床加放射学标准　具有膝痛和骨赘,并具备以下 3 项中至少 1 项,可诊断为膝骨关节炎。

A. 年龄≥40岁;B. 晨僵<30分钟;C. 骨摩擦感。
(3)髋骨关节炎分类标准(1991)　临床加放射学标准:具有髋痛,并具备以下3项中至少2项。
①血沉≤20mm/h;②X线示股骨头和(或)髋臼骨赘;③X线示髋关节间隙狭窄。

4. 治疗
(1)治疗目的　缓解疼痛,保护关节功能,改善生活质量。
(2)控制症状药物　①非甾体抗炎药既可止痛,又可抗炎,是最常用的控制骨关节炎的药物。②对乙酰氨基酚疗效有限,不良反应多,不作为首选药物。③非甾体抗炎药无效者,可使用弱阿片类药物,如曲马多。④不宜全身使用糖皮质激素,但对于急性发作的剧烈疼痛、夜间痛、关节积液的严重病例,激素关节内注射能迅速缓解症状,疗效持续数周至数月。
(3)改善病情药物及软骨保护剂　常用药物包括透明质酸、氨基葡萄糖、硫酸软骨素、双醋瑞因等。
(4)手术治疗　对于关节疼痛已严重影响病人日常生活、非手术治疗无效者,可行关节置换术。

【例34】女,68岁。右膝关节疼痛、行走困难10余年。查体:右膝关节内翻畸形,屈曲挛缩。X线检查示右膝关节间隙明显狭窄,骨赘增生。最合适的治疗方法是
A. 关节内注射透明质酸钠　　　B. 关节融合术　　　C. 关节镜下行关节清理术
D. 人工膝关节置换术　　　　　E. 胫骨高位截骨术

【例35】缓解骨关节炎疼痛的首选药物是
A. 透明质酸钠　　　　　　　　B. 氨基葡萄糖　　　C. 对乙酰氨基酚
D. 泼尼松　　　　　　　　　　E. 碳酸钙

注意:①9版《内科学》P859:骨关节炎的止痛治疗首选非甾体抗炎药,对乙酰氨基酚不作为首选。
②8版《内科学》P855:骨关节炎的止痛治疗首选对乙酰氨基酚。

A. 青霉素　　　　　　　　　　B. 甲氨蝶呤　　　　C. 环孢素A
D. 泼尼松　　　　　　　　　　E. 氨基葡萄糖

【例36】上述药物中,治疗类风湿关节炎首选的改善病情抗风湿药是
【例37】上述药物中,治疗骨关节炎的常用药是

八、痛风

痛风是嘌呤代谢紊乱所致的一组异质性疾病,常表现为反复发作性关节炎、痛风石、高尿酸血症。

1. 临床表现
痛风好发于40岁以上男性,女性多在更年期后发病,常有家族遗传史。
(1)无症状期　仅有高尿酸血症,可终身无症状。随着年龄增长,痛风的患病率增加。
(2)急性关节炎期　①多在午夜或清晨突然起病,关节剧痛,数小时内出现受累关节红、肿、热、痛和功能障碍;②单侧第1跖趾关节最常见;③发作呈自限性,多于2周内自行缓解;④可伴高尿酸血症;⑤关节液或痛风石中发现尿酸盐结晶;⑥秋水仙碱治疗可迅速缓解症状;⑦可有发热等。
(3)痛风石及慢性关节炎期　痛风石是痛风的特征性表现,好发于耳廓,也常见于关节周围、鹰嘴、跟腱等处。慢性关节炎常表现为受累关节非对称性不规则肿胀、疼痛,关节内大量痛风石沉积。
(4)肾脏病变　主要表现为痛风性肾病、尿酸性肾石病、急性肾衰竭。

2. 诊断
(1)高尿酸血症　血尿酸>420μmol/L,可诊断为高尿酸血症。
(2)痛风　如出现特征性关节炎表现,应考虑为痛风性关节炎。关节腔穿刺获得的滑液、关节镜下获得的滑膜组织或痛风石标本,经偏振光显微镜发现呈针形的尿酸盐结晶是痛风诊断的金标准,可以确诊。急性关节炎期诊断困难者,行秋水仙碱试验性治疗有诊断意义。

3. 鉴别诊断

(1) 类风湿关节炎 青中年女性多见，四肢近端小关节常呈对称性梭形肿胀，晨僵明显。血尿酸不高，类风湿因子阳性，X 线片出现凿孔样缺损少见。

(2) 化脓性关节炎 关节囊液可培养出细菌、无尿酸盐结晶，血尿酸不高。

(3) 创伤性关节炎 有外伤史，无尿酸盐结晶，血尿酸不高。

【例38】急性痛风关节炎的主要临床特点不包括
 A. 常伴高尿酸血症　　　　　　　　　　　B. 秋水仙碱治疗可迅速缓解关节炎症状
 C. 疼痛剧烈，初次发作常呈自限性　　　　D. 单侧第一掌指关节肿痛最为常见
 E. 在偏振光显微镜下，关节液内发现呈双折光的针形尿酸盐结晶

【例39】男，32岁。多次于饮酒后关节红肿疼痛发作，累及的关节包括第一跖趾关节、踝或膝关节。该患者最可能出现的检查结果是
 A. 血尿酸水平升高　　　　B. X 线片示骶髂关节炎　　　　C. 血 HLA-B27(+)
 D. 尿渗透压降低　　　　　E. 关节腔穿刺液呈脓性

4. 预防和治疗

(1) 防治目的 ①控制高尿酸血症，预防尿酸盐沉积；②迅速终止急性关节炎的发作；③防止尿酸结石形成和肾功能损害。

(2) 非药物治疗 ①限酒；②减少高嘌呤食物摄入；③减少富含果糖饮料摄入；④增加新鲜蔬菜摄入；⑤大量饮水(>2000ml/d)；⑥慎用抑制尿酸排泄的药物(如噻嗪类利尿剂)；⑦防止剧烈运动或突然受凉；⑧控制体重；⑨禁烟。

(3) 急性痛风关节炎的治疗 以下三类药物是急性痛风性关节炎的一线治疗药物，应早期使用。急性发作期不进行降尿酸治疗，但已服用降尿酸药物者不需停用，以免引起血尿酸波动。
 ①非甾体抗炎药 可有效缓解痛风性关节炎症状，常用药物有吲哚美辛、双氯芬酸、依托考昔等。
 ②秋水仙碱 是治疗急性发作的*特效药*，因其毒性作用大，现已少用。
 ③糖皮质激素 治疗急性痛风有明显疗效，常用于不能耐受秋水仙碱、非甾体抗炎药或肾衰竭者。

(4) 发作间歇期和慢性期的处理 对急性痛风关节炎频繁发作(>2次/年)，有慢性痛风关节炎或痛风石的病人，应行降尿酸治疗。治疗目标是血尿酸<6mg/dl 并保持终身。
 ①抑制尿酸合成的药物 *别嘌呤醇*通过抑制黄嘌呤氧化酶，使尿酸生成减少。
 ②增加尿酸排泄的药物 可抑制尿酸经肾小管重吸收，增加尿酸排泄，降低血尿酸水平。主要用于尿酸排泄减少型、别嘌呤醇疗效不佳者。常用药物为*苯溴马隆*、*丙磺舒*等。有尿酸结石者不宜使用。
 ③碱化尿液 碳酸氢钠可碱化尿液，使尿酸不易在尿中积聚形成结晶。

(5) 伴发疾病的治疗 痛风常伴发代谢综合征，应对高血压、高脂血症、肥胖症等进行综合治疗。

▶**常考点** 类风湿关节炎和 SLE 的临床表现，辅助检查，治疗；骨关节炎和强直性脊柱炎的特点。

参考答案——详细解答见《2024 国家临床执业及助理医师资格考试历年考点精析(上、下册)》

1. ABCDE	2. ABCDE	3. ABCDE	4. ABCDE	5. ABCDE	6. ABCDE	7. ABCDE
8. ABCDE	9. ABCDE	10. ABCDE	11. ABCDE	12. ABCDE	13. ABCDE	14. ABCDE
15. ABCDE	16. ABCDE	17. ABCDE	18. ABCDE	19. ABCDE	20. ABCDE	21. ABCDE
22. ABCDE	23. ABCDE	24. ABCDE	25. ABCDE	26. ABCDE	27. ABCDE	28. ABCDE
29. ABCDE	30. ABCDE	31. ABCDE	32. ABCDE	33. ABCDE	34. ABCDE	35. ABCDE
36. ABCDE	37. ABCDE	38. ABCDE	39. ABCDE			

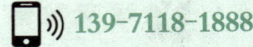

第40章 中毒与中暑

▶**考纲要求**

①中毒概述。②急性农药中毒(有机磷杀虫药、灭鼠药)。③急性一氧化碳中毒。④急性毒品中毒。⑤镇静催眠药中毒。⑥亚硝酸盐中毒。⑦中暑。

▶**复习要点**

一、中毒概述

1. 概念

进入人体的化学物质达到中毒量产生组织和器官损害引起的全身性疾病称为中毒。引起中毒的化学物质称毒物。根据毒物来源和用途分为工业性毒物、药物、农药和有毒动植物。

根据暴露毒物的毒性、剂量和时间,可将中毒分为急性中毒和慢性中毒两类。

急性中毒是指机体一次大剂量暴露或24小时内多次暴露于某种或某些有毒物质引起急性病理变化而出现的临床表现。

慢性中毒是指长时间暴露,毒物进入人体蓄积中毒而出现的临床表现。

2. 病因

(1)职业中毒 在生产过程中,暴露于有毒原料、中间产物或成品,如不注意劳动防护,即可发生中毒。在保管、使用和运输方面,如不遵守安全防护制度,也会发生中毒。

(2)生活中毒 如误食、意外接触毒物、用药过量、自杀或谋害等情况下,大量毒物进入人体都可引起中毒。

3. 中毒机制

(1)腐蚀作用 强酸或强碱吸收水分,与蛋白质或脂肪结合,引起接触部位皮肤组织细胞变性坏死。

(2)组织和器官缺氧 如CO、硫化氢、氰化物中毒等,易导致脑组织和心肌的中毒损伤。

(3)麻醉作用 亲脂性强的毒物易通过血脑屏障,进入脑组织,抑制其功能。

(4)抑制酶活性 有机磷可抑制胆碱酯酶,氰化物可抑制细胞色素氧化酶,重金属离子可抑制巯基酶。

(5)干扰细胞或细胞器功能 CCl_4进入体内可转化为三氯甲烷自由基,使线粒体及内质网变性坏死。

4. 临床表现

(1)慢性中毒 临床表现各异。

系统	临床表现
神经系统	痴呆(四乙铅、CO中毒)、震颤麻痹综合征(CO、吩噻嗪、锰中毒)等
消化系统	砷、CCl_4、三硝基甲苯、氯乙烯中毒常引起中毒性肝病
泌尿系统	镉、汞、铅中毒可引起中毒性肾脏损害
血液系统	苯、三硝基甲苯中毒可引起再障、白细胞减少
骨骼系统	氟中毒引起氟骨症,黄磷中毒引起下颌骨坏死

(2)急性中毒

系统	临床表现
皮肤黏膜	灼伤见于强酸、强碱、甲醛、苯酚等灼伤皮肤及口腔黏膜 发绀见于亚硝酸盐、苯胺、硝基苯中毒 黄疸见于毒蕈、鱼胆、四氯化碳中毒损害肝脏
眼部表现	瞳孔扩大见于阿托品、莨菪碱中毒；瞳孔缩小见于有机磷、氨基甲酸酯中毒
神经系统	①昏迷见于催眠镇静剂、农药、CO中毒；②谵妄见于阿托品、乙醇、抗组胺药中毒 ③肌纤维颤动见于有机磷农药、异烟肼、丙烯酰胺、铅中毒；④惊厥见于窒息性毒物、异烟肼中毒 ⑤瘫痪见于蛇毒、三氧化二砷、钡剂中毒 ⑥精神失常见于一氧化碳、二硫化碳、酒精、阿托品、有机溶剂、抗组胺药中毒
呼吸系统	呼出气味：乙醇中毒有酒味，氰化物中毒有苦杏仁味，有机磷中毒有蒜味 呼吸加快见于水杨酸类、甲醇中毒；呼吸减慢见于催眠药、吗啡中毒 肺水肿见于刺激性气体、有机磷杀虫药、百草枯等中毒
循环系统	心律失常见于洋地黄、拟肾上腺素药、三环类抗抑郁药、氨茶碱等中毒 心脏骤停见于心肌毒性作用(洋地黄、奎尼丁)、缺氧(CO中毒)、严重低钾血症
泌尿系统	肾小管堵塞(砷化氢中毒)、肾缺血、肾小管坏死(头孢菌素、氨基糖苷类)

【例1】某化工厂工人,在一次事故中出现头痛、胸闷、心悸、震颤等症状急诊住院。查体:皮肤黏膜呈樱桃红色,呼出气中有苦杏仁味,疑为急性职业中毒。最可能的毒物是

　　A. 一氧化碳　　　　　　B. 硫化氢　　　　　　C. 砷化氢
　　D. 苯胺　　　　　　　　E. 氰化物(2023)

【例2】呼吸呈蒜味的毒物是

　　A. 阿托品　　　　　　　B. 地西泮　　　　　　C. 酒精
　　D. 有机磷农药　　　　　E. 亚硝酸盐

5. 诊断
通常根据接触史、临床表现、实验室毒物检查分析进行诊断。

6. 治疗与预防
(1)治疗原则　①立即终止毒物接触；②紧急复苏和对症支持治疗；③清除体内尚未吸收的毒物；④应用解毒药；⑤预防并发症。

(2)急性中毒的治疗
①终止继续暴露毒物　立即将病人撤离中毒现场,转移到空气新鲜的地方;脱去污染衣物;用温水或肥皂水清洗皮肤和毛发上的毒物;用清水彻底冲洗清除眼内毒物。特殊清洗液如下。

毒物种类	特殊清洗液
碱性毒物(氨水、氨、NaOH、Na_2CO_3、硅酸钠)	弱酸(2%醋酸、3%硼酸、1%枸橼酸溶液)
酸性毒物(有机磷、甲醛、氯化锌、汽油、CCl_4、硫酸二甲酯)	5%碳酸氢钠或肥皂水+大量清水冲洗
黄磷、磷化锌	1%碳酸钠溶液
苯类(苯酚、溴苯、硝基苯、苯胺、二硫化碳)	10%酒精

②紧急复苏和对症支持治疗　急性中毒昏迷者,应保持呼吸道通畅、维持呼吸和循环功能。
③清除体内尚未被吸收的毒物　包括催吐、洗胃、吸附、导泻、灌肠等。
A. 催吐　用于意外中毒不能洗胃者。对于清醒、合作的经口摄入中毒者,可考虑催吐法。

第九篇 内科学
第40章 中毒与中暑

B. 洗胃　适用于口服毒物1小时以内;吸收缓慢的毒物,可延长至4~6小时;对无特殊解毒治疗的急性重度中毒,病人就诊时已超过6小时,仍可酌情考虑洗胃。特殊洗胃液如下。

毒物种类	洗胃液	毒物种类	洗胃液
阿司匹林、草酸	0.3%氧化镁	砷、硝酸银、溴化物及不明原因中毒	清水或生理盐水
河豚、生物碱	10%活性炭悬浮液	催眠剂、镇静剂、阿片类、烟碱、氰化物	1/5000 高锰酸钾
硫磺	液体石蜡	有机磷杀虫药、苯、铊、汞、铬、硫酸亚铁、磷	2%碳酸氢钠
碘、碘化物	10%面糊	阿片类、士的宁、氰化物、高锰酸钾	0.3%H_2O_2
氯化钡、碳酸钡	5%硫酸钠	腐蚀性毒物、硫酸铜、铬酸盐	鸡蛋清

对硫磷(1605)中毒禁用1/5000高锰酸钾洗胃,因对硫磷经高锰酸钾氧化可转化为对氧磷,后者对乙酰胆碱酯酶的抑制作用比对硫磷强300倍。

敌百虫中毒禁用2%碳酸氢钠溶液洗胃,因碱性溶液能使敌百虫转变为毒性更强的敌敌畏。

强酸(硫酸、硝酸、盐酸、石炭酸)中毒禁用2%碳酸氢钠溶液洗胃,因后者遇酸后生成二氧化碳,使胃肠道充气膨胀,有致穿孔的危险。

最常用的洗胃液是温开水。临床上应根据进入胃内毒物种类的不同,选用不同的洗胃液。

胃黏膜保护剂	吞服腐蚀性毒物时,用牛奶、蛋清、米汤、植物油等保护胃黏膜
溶剂	口服脂溶性毒物(汽油、煤油)时,先用液体石蜡150~200ml,使其溶解不被吸收,然后洗胃
活性炭吸附剂	能吸附多种毒物。不能被活性炭很好吸附的毒物有乙醇、铁、锂等
中和剂	强酸中毒可用弱碱(镁乳、氢氧化铝凝胶)中和,强碱中毒可用弱酸(食醋、果汁)中和
沉淀剂	有些化学物质可与毒物作用,生成溶解度低、毒性小的物质,因而作洗胃剂
解毒药剂	解毒药与体内存留毒物起中和、氧化、沉淀等化学作用,使毒物失去毒性

C. 吸附　活性炭是强力吸附剂,能吸附多种毒物。不能被活性炭很好吸附的毒物有乙醇、强酸、强碱、钾、铁、锂、碘、氰化物等。活性炭的效用呈时间依赖性,应在摄毒1小时内使用。

D. 导泻　不宜使用油脂类泻药,以免促进脂溶性毒物的吸收。洗胃或给予活性炭后,灌入泻药,常用导泻药有甘露醇、山梨醇、硫酸镁、硫酸钠等。硫酸镁吸收过多,可导致镁离子对中枢神经系统的抑制作用,故肾功能不全、呼吸衰竭、昏迷、磷化锌或有机磷中毒晚期不宜使用。

E. 灌肠　用于口服中毒6小时以上、导泻无效、抑制肠蠕动毒物中毒者。

④促进已吸收毒物的排出　包括强化利尿、改变尿液酸碱度、供氧、血液净化等。

⑤使用特殊的解毒剂

中毒种类	特殊解毒剂
重金属	依地酸钙钠——铅中毒;二巯丙醇——砷、汞、锑中毒 二巯丙磺钠——砷、汞、锑、铜中毒;二巯丁二钠——汞、锑、铜、铅中毒
高铁血红蛋白血症	亚硝酸盐、苯胺、硝基苯等中毒引起者,使用小剂量美蓝(亚甲蓝)
有机磷	阿托品、碘解磷定
中枢神经系统抑制剂	纳洛酮(阿片类麻醉药解毒剂)、氟马西尼(苯二氮䓬类解毒剂)

(3)慢性中毒的治疗　包括解毒、对症治疗等。

(4)预防　加强防毒宣传和管理,预防化学性食物中毒,防止误食毒物,预防地方性中毒病。

【例3】下列关于中毒诊治过程的描述,错误的是

A. 了解既往史,药物服用史　　B. 待毒物标本检验结果回报后治疗
C. 进行系统的体格检查　　　D. 了解工作环境,毒物接触史　　E. 留取可能含毒物相关标本

【例4】治疗口服中毒时最常用的吸附剂是
A. 树脂　　　　　　　　　　B. 食用油　　　　　　　　　　C. 牛奶
D. 活性炭　　　　　　　　　E. 鸡蛋清

【例5】女,40岁。1小时前口服敌百虫200ml。查体:躁动,瞳孔缩小,四肢强直,肺部可闻及湿啰音。下列处理措施,不恰当的是
A. 药物导泻　　　　　　　　B. 2%碳酸氢钠溶液洗胃　　　　C. 应用解磷定
D. 静脉应用阿托品　　　　　E. 清洗呕吐物污染的皮肤(2023)

A. 依地酸钙钠　　　　　　　B. 亚甲蓝　　　　　　　　　　C. 二巯基丁二钠
D. 氟马西尼　　　　　　　　E. 纳洛酮

【例6】阿片类麻醉药的解毒药是
【例7】亚硝酸盐中毒的解毒药是

二、急性有机磷杀虫药中毒

1. 中毒机制
乙酰胆碱是胆碱能神经释放的神经递质,传递信息后可被乙酰胆碱酯酶所降解。有机磷农药进入机体后,可抑制乙酰胆碱酯酶活性,导致乙酰胆碱在体内大量堆积,出现胆碱能神经先兴奋后抑制的临床表现,即毒蕈碱样症状、烟碱样症状和中枢神经系统症状。胆碱能神经包括副交感节前纤维、副交感节后纤维、交感节前纤维、支配汗腺分泌和血管收缩的交感节后纤维、支配横纹肌的运动神经、中枢神经元的突触。

2. 临床表现
(1) **毒蕈碱样症状(M样症状)**　为副交感神经末梢过度兴奋所致,其症状与阿托品作用相反。

	阿托品作用	M样症状		阿托品作用	M样症状
眼	眼干无泪	流泪	鼻	无涕	流涕
口	口干	口吐白沫、流涎	皮肤	干燥	多汗
大便	干燥、便秘	失禁	小便	潴留	失禁
支气管	分泌物少	分泌物多、支气管痉挛	胃肠	蠕动慢	蠕动快
瞳孔	散大	缩小(针尖大)	心率	增快	减慢

记忆: ①阿托品的作用是使所有有孔通道(眼、鼻、口、皮肤、尿道、肛门、呼吸道)分泌减少;M样症状相反。
②瞳孔、心率不同,可记忆为我们平常说哪个男生看到喜欢的女生,总是形容他"阿托品化"——瞳孔散大、心率加快、颜面潮红。

(2) **烟碱样(N样)症状**　在横纹肌神经肌肉接头处乙酰胆碱蓄积过多,出现肌纤维颤动、全身肌强直性痉挛,也可导致呼吸肌麻痹。交感神经节节后纤维末梢释放儿茶酚胺,表现为血压增高和心律失常。

(3) **中枢神经系统症状**　如头痛、头晕、烦躁不安、谵妄、抽搐、昏迷。

(4) **局部损害**　部分病人接触有机磷农药后发生过敏性皮炎、剥脱性皮炎、皮肤水泡;污染眼部时,出现结膜充血、瞳孔缩小等。

【例8】有机磷农药中毒的临床表现中属于毒蕈碱样作用的是
A. 心动过速　　　　　　　　B. 支气管平滑肌痉挛　　　　　C. 肌肉震颤
D. 昏迷、嗜睡　　　　　　　E. 肌无力

【例9】女性,55岁。1小时前口服农药"乐果"50ml,半小时后出现腹痛、恶心、呕吐、昏迷,呕吐物有大蒜

味。还可能出现的临床表现为

A. 瞳孔缩小　　　　　　B. 尿潴留　　　　　　C. 出汗减少

D. 气道分泌物减少　　　E. 唾液分泌减少（2022）

(5) 迟发性多发神经病和中间型综合征

	迟发性多发神经病	中间型综合征
发病于	急性重、中度有机磷农药中毒（甲胺磷、敌敌畏、乐果、敌百虫）	重度有机磷农药中毒（甲胺磷、敌敌畏、乐果、久效磷）
发生时间	中毒症状消失后2~3周	中毒后24~96小时
临床症状	迟发性神经损害，表现为感觉、运动型多发性神经病变，主要累及肢体末端，发生下肢瘫痪、四肢肌肉萎缩	经治疗胆碱能危象消失、迟发性多发神经病发生前，突然出现屈颈肌和四肢近端肌无力、第Ⅲ、Ⅶ、Ⅸ、Ⅹ对脑神经支配的肌肉无力
发生机制	有机磷农药抑制神经靶酯酶，使其老化	胆碱酯酶长期受抑制，影响神经肌接头处突触后功能
ChE活力	全血或红细胞乙酰胆碱酯酶活力正常	全血或红细胞胆碱酯酶活力<30%

注意：①迟发性多发神经病常于有机磷中毒症状消失后2~3周发生。
②中间型综合征常于有机磷中毒后24~96小时发生。
③CO中毒迟发性脑病常于意识障碍恢复后2~60天发生。

【例10】女，29岁。病史不清，被人发现昏迷，身边有敌敌畏空瓶。查体：T36.2℃，P56次/分，R29次/分，BP110/85mmHg。昏迷，瞳孔缩小，口腔较多分泌物，皮肤湿冷，两肺闻及广泛湿啰音。胆碱酯酶活性55%。该患者在院内治疗第2天不可能出现的并发症是

A. 呼吸衰竭　　　　　　B. 心律失常　　　　　　C. 肺水肿

D. 迟发型多发性神经病　E. 休克

【例11】女，35岁。因误服有机磷农药半小时，意识障碍逐渐加重入院。经洗胃、导泻、应用阿托品、氯解磷定，对症支持等治疗后意识恢复，症状好转。3天后患者突然出现视物模糊、面瘫、呼吸困难，并再次出现意识障碍，大小便失禁。查体：T36.7℃，P65次/分，R15次/分，BP135/75mmHg，肌力3级。SpO_2 93%。目前出现的情况最可能的原因是

A. 有机磷中毒加重　　B. 急性有机磷中毒迟发型脑病　C. 中间型综合征

D. 急性脑卒中　　　　E. 急性有机磷中毒迟发型多发性神经病变

3. 辅助检查

(1) 血胆碱酯酶活力测定　　血胆碱酯酶活力是诊断有机磷杀虫药中毒的特异性指标。正常人胆碱酯酶活力为100%，轻度中毒70%~50%，中度中毒50%~30%，重度中毒<30%。

(2) 尿中有机磷杀虫药代谢物测定　　在体内，对硫磷和甲基对硫磷氧化分解为对硝基酚，敌百虫代谢为三氯乙醇。尿中检测出对硝基酚或三氯乙醇有助于诊断上述毒物中毒。

4. 诊断、鉴别诊断与分级

(1) 诊断　　根据有机磷杀虫药接触史，结合临床表现（呼出气多有大蒜味、瞳孔缩小、多汗、肌纤维颤动、意识障碍等），一般即可作出诊断。如监测全血胆碱酯酶活力降低，更为确诊。

(2) 鉴别诊断

①中暑　多发生在气温高、空气不流通的场所，年老体弱者好发。

②急性胃肠炎　发病与进食不洁食物有关，可多人同时发病，急性呕吐、腹泻为主要临床表现。

③乙型脑炎　多发生于夏季，主要表现为高热、意识障碍、脑膜刺激征、神经系统损害征象。

④拟除虫菊酯等中毒　诊断的关键在于确切的毒物接触史，中毒所造成的临床表现，可疑毒物检测。

(3) **急性中毒诊断分级**　急性有机磷杀虫药中毒分为轻、中、重三度。

	临床表现	胆碱酯酶活力
轻度中毒	仅有 M 样症状	70%～50%
中度中毒	M 样症状+N 样症状出现	50%～30%
重度中毒	M 样症状+N 样症状+肺水肿、抽搐、昏迷、呼吸肌麻痹和脑水肿	<30%

【例12】女性，22 岁。口服不详农药 60ml 后，呕吐、流涎、走路不稳、视物模糊、呼吸困难，口中有大蒜样气味。最重要的实验室检查是
　　A. 血液胆碱酯酶活力　　　　　B. 血电解质　　　　　　C. 尿中磷分解产物检测
　　D. 肝、肾功能检查　　　　　　E. 血气分析

【例13】可判断有机磷杀虫药中毒的严重程度并指导治疗最有意义的是
　　A. 血胆碱酯酶活力　　　　　　B. 血氧分压　　　　　　C. 心率
　　D. 瞳孔大小　　　　　　　　　E. 肺部湿啰音

5. 治疗

(1) **迅速清除毒物**　立即将病人撤离中毒现场，彻底清除未被机体吸收入血的毒物，如迅速脱去污染衣服，用肥皂水清洗污染的皮肤、毛发和指甲。口服中毒者，用清水、2% 碳酸氢钠溶液洗胃（敌百虫禁用），或用 1/5000 高锰酸钾溶液洗胃（对硫磷禁用）。

(2) **紧急复苏**　有机磷中毒常死于肺水肿、呼吸肌麻痹、呼吸中枢衰竭，因此应采取复苏措施。

(3) **解毒药的应用**　常用的特效解毒药有胆碱酯酶复能药、胆碱受体阻断药。
①用药原则　早期、足量、联合、重复应用。
②胆碱酯酶复能药　能恢复胆碱酯酶活性，有效解除烟碱样毒性作用，对 M 样症状和中枢性呼吸抑制作用无明显影响。常用药物包括氯解磷定（首选）、碘解磷定（次选）、双复磷等。注意：胆碱酯酶复能药对中毒 24～48 小时后已老化的胆碱酯酶无复活作用，与阿托品合用可发挥协同作用。
③胆碱受体阻断药　常用药物为阿托品。能与乙酰胆碱争夺胆碱受体，阻断乙酰胆碱的作用。阿托品对缓解毒蕈碱样症状、中枢神经系统症状均有效。可根据病情调整阿托品的剂量，达阿托品化后应减量或停用；阿托品中毒应停用阿托品。
A. 阿托品化表现　瞳孔较前扩大，口干，皮肤干燥，心率增快（90～100 次/分），肺部湿啰音消失。
B. 阿托品中毒表现　瞳孔明显扩大，神志模糊，烦躁不安，抽搐，昏迷，尿潴留。

(4) **对症治疗**　重度有机磷中毒常有多种并发症，如酸中毒、低钾血症、严重心律失常、脑水肿等。

(5) **中间综合征的治疗**　立即给予人工机械通气，同时肌注氯解磷定，连用 2～3 天。积极对症治疗。

【例14】女，35 岁。与家人吵架后服敌百虫 100ml，30 分钟后被急送医院。查体：昏迷状态，呼吸困难，皮肤湿冷，双瞳孔如针尖大小。正确的紧急处理是
　　A. 气管插管气道保护后硫酸铜溶液洗胃+导泻　　B. 直接应用大量生理盐水洗胃+导泻
　　C. 直接应用硫酸铜溶液洗胃+导泻　　　　　　　D. 气管插管气道保护后 2% 碳酸氢钠溶液洗胃
　　E. 气管插管气道保护后应用大量温水洗胃+导泻

【例15】男，30 岁。服毒自杀，被发现后急送医院。查体：昏迷状态，呼吸急促，皮肤湿冷，双侧瞳孔如针尖大小。使用阿托品治疗后，提示治疗效果不满意的指标是
　　A. 颜面潮红　　　　　　　　　B. 口干、皮肤干燥　　　C. 心率加快
　　D. 瞳孔大小无变化　　　　　　E. 肺部啰音减少

【例16】胆碱酯酶复能药的药理作用中不包括
　　A. 提高全血胆碱酯酶活性　　　　　　　　B. 恢复被抑制的胆碱酯酶活性
　　C. 恢复已经老化的胆碱酯酶活性　　　　　D. 减轻烟碱样症状

E. 与磷酰化胆碱酯酶中的磷形成结合物

A. 阿托品　　　　　　　B. 解磷定　　　　　　　C. 美解眠
D. 尼可刹米　　　　　　E. 甘露醇

【例17】解除有机磷中毒时烟碱样毒性作用,首选
【例18】解除有机磷中毒时毒蕈碱样毒性作用,首选

三、灭鼠药中毒

灭鼠药是指可以杀死啮齿类动物的化合物,按其毒理作用可分为兴奋中枢神经系统类灭鼠药(如毒鼠强)、抗凝血类灭鼠药(如灭鼠灵、溴鼠隆、溴敌隆)、有机氟类灭鼠药(如氟乙酰胺)等。

1. 兴奋中枢神经系统类灭鼠药

(1) **中毒机制**　毒鼠强是我国最常见的致命性灭鼠药,可经呼吸道和消化道吸收。剧毒,其机制是毒鼠强可拮抗中枢神经系统抑制性神经递质γ-氨基丁酸(GABA)。当GABA对中枢神经系统的抑制作用被毒鼠强拮抗后,中枢神经系统过度兴奋而导致惊厥。毒鼠强口服后迅速吸收,于数分钟至0.5小时内发病。由于其剧烈的毒性和化学稳定性,易造成二次中毒。

(2) **临床表现**　头痛、头晕、乏力、恶心、呕吐、腹痛、不安,严重者神志模糊、抽搐、强直性惊厥、昏迷。常见死因包括呼吸肌持续痉挛导致窒息、呼吸中枢受抑制导致呼吸衰竭、严重心力衰竭导致肺水肿。

(3) **救治原则**　尽早清除毒物,迅速控制抽搐,积极防治脏器功能不全,加强对症治疗。
① 清除毒物　包括催吐、洗胃、导泻等。
② 控制抽搐　是挽救病人生命、提高抢救成功率的关键。控制抽搐宜联用苯巴比妥+地西泮。
③ 血液净化　能减轻急性症状,缩短病程,减轻毒物对脏器的损害。以血液灌流最常用。
④ 解毒剂　包括二巯丙磺钠、大剂量维生素 B_6、γ-羟丁酸钠。
⑤ 支持治疗　加强支持治疗、保护脏器功能。

2. 抗凝血类灭鼠药

(1) **中毒机制**　可干扰肝利用维生素 K,使维生素 K 依赖的凝血因子 FⅡ、Ⅶ、Ⅸ、Ⅹ 合成受阻,导致凝血时间、凝血酶原时间延长。同时,其代谢产物可直接损伤毛细血管壁,使其通透性增加而加重出血。

(2) **临床表现**　本类灭鼠药作用缓慢,误服后2~3天才出现中毒症状,如恶心、呕吐、食欲缺乏、精神不振、低热等。中毒量小者无出血现象,不治自愈。达到一定剂量时,表现为广泛性出血,如血尿、鼻衄、牙龈出血、皮下出血。重者可有咯血、呕血、便血、重要脏器出血、休克等,常死于脑出血、心肌出血。

(3) **救治原则**
① 清除毒物　口服中毒者,可行催吐、洗胃、导泻。皮肤污染者,可用清水彻底冲洗。
② 特效解毒剂　为维生素 K_1。但维生素 K_3、维生素 K_4、卡巴克络、氨苯甲酸对此类灭鼠剂中毒所致的出血无效。
③ 糖皮质激素　可降低毛细血管通透性,保护血小板和凝血因子,提高机体应激能力。
④ 输新鲜血　对出血严重者,可输新鲜血液、新鲜冷冻血浆、凝血酶原复合物,以迅速止血。
⑤ 支持治疗　加强支持治疗。

3. 有机氟类灭鼠药

(1) **中毒机制**　有机氟类灭鼠药可经消化道、受损的皮肤黏膜吸收。其中毒机制为氟乙酰胺进入人体后,经过一系列反应与细胞内线粒体的 CoA 作用,生成氟代乙酰 CoA,再与草酰乙酸反应,导致三羧酸循环受阻,从而引起中枢神经系统、心血管系统为主的毒性损害。此外,氟乙酸还可以直接损害中枢神经系统、心血管系统和消化系统,甚至呼吸抑制死亡。氟离子还可与体内钙离子结合,使体内血钙降低。

(2) **临床表现**　急性中毒的潜伏期一般为2~15小时,主要表现为以下两大综合征。
① 中枢神经系统障碍　表现为头晕、头痛、乏力、易激动、烦躁不安、肌肉震颤、意识障碍、阵发性抽

搐、强直性抽搐致呼吸衰竭。

②心血管系统障碍　表现为心悸、心动过速、血压下降、心力衰竭、心律失常、心肌损害等。

（3）**实验室检查**　血氟、尿氟增高,血钙、血糖降低,血柠檬酸增高。确诊需作毒物鉴定。

（4）**治疗措施**

①清除毒物　口服中毒者,立即催吐、洗胃、导泻。皮肤污染者,应脱去衣服,彻底冲洗污染的皮肤。

②特效解毒剂　乙酰胺是有机氟类灭鼠药的特效解毒剂,应尽早应用。

③控制抽搐　使用地西泮、苯巴比妥钠治疗。

④血液灌流　危重病人可以使用。

⑤支持治疗　加强支持治疗。

四、急性毒品中毒

毒品是指国家规定管制能使人成瘾的麻醉(镇痛)药和精神药,其具有药物依赖性、危害性和非法性。短时间内滥用、误用或故意使用大量毒品超过耐受量产生相应临床表现时,称为急性毒品中毒。麻醉药包括阿片类(如吗啡)、可卡因类(如可卡因)、大麻类(如印度大麻),精神药包括中枢抑制药(如镇静催眠药)、中枢兴奋药(如甲基苯丙胺)、致幻药(如氯胺酮)等。

1. 临床表现

（1）**麻醉药急性中毒**

①阿片类中毒　常出现"三联征",即昏迷、呼吸抑制、瞳孔缩小。吗啡中毒时"三联征"典型,并伴发绀和血压降低;海洛因中毒尚可出现非心源性肺水肿;哌替啶中毒时可出现抽搐、惊厥或谵妄、心动过速及瞳孔扩大;芬太尼中毒常引起胸壁肌强直;美沙酮中毒出现失明及下肢瘫痪。急性阿片类中毒者,大多数12小时内死于呼吸衰竭,存活48小时以上者预后较好。此外,阿片类中毒昏迷者尚可出现横纹肌溶解、肌球蛋白尿肾衰竭及腔隙综合征。

②可卡因中毒　急性重症中毒时,表现为奇痒难忍、肢体震颤、肌肉抽搐、癫痫大发作、体温和血压升高、瞳孔扩大、心率增快、呼吸急促、反射亢进等。

③大麻中毒　常表现为精神和行为异常,如高热性谵妄、惊恐、躁动不安、意识障碍或昏迷。有的出现短暂抑郁状态,悲观绝望,有自杀念头。检查可见球结膜充血、心率增快、血压升高等。

（2）**精神药急性中毒**

①苯丙胺类中毒　常表现为精神兴奋、动作多、焦虑、紧张、幻觉、神志混乱等;严重者出汗、颜面潮红、血压升高、心动过速或室性心律失常、呼吸增强、高热、震颤、肌肉抽搐、惊厥或昏迷等。

②氯胺酮中毒　常表现为神经精神症状,如精神错乱、语言含糊不清、幻觉、高热、谵妄、肌颤、木僵等。

2. 诊断

（1）**病史**　常有滥用相关毒品史。麻醉类药治疗中毒者病史较清楚。滥用中毒者不易询问出病史,但查体可发现应用毒品的痕迹,经口鼻烫吸者可见鼻中隔溃疡或穿孔,静脉注射者皮肤可见注射痕迹。

（2）**临床表现**　如上述。

（3）**实验室检查**

①毒物检测　口服中毒时,应留取胃内容物、呕吐物、尿液、血液进行毒物定性检查。

②尿液检查　怀疑海洛因中毒时,可在4小时后留尿检查毒物。应用高效液相色谱法可检测尿液AA及代谢产物。尿液检出氯胺酮及其代谢产物也可协助诊断。

③血液检测

A. 吗啡　治疗血药浓度为0.01~0.07mg/L,中毒血药浓度为0.1~1.0mg/L,致死血药浓度大于4.0mg/L。

B. 美沙酮　治疗血药浓度为0.48~0.85mg/L,中毒血药浓度为2.0mg/L,致死血药浓度为74.0mg/L。

C. 苯丙胺　中毒血药浓度为0.5mg/L,致死血药浓度大于2.0mg/L。

④动脉血气分析　严重麻醉药类中毒者,常表现低氧血症、呼吸性酸中毒。
⑤血液生化检查　血糖、电解质、肝肾功能检查。

(4) 解毒药试验诊断　如怀疑某种毒品中毒时,给予相应解毒药后观察疗效有助于诊断。如怀疑吗啡中毒,静脉给予纳洛酮后可迅速缓解。

3. 处理原则

(1) 复苏支持治疗　毒品中毒合并呼吸、循环衰竭时,首先应进行复苏治疗。

(2) 清除毒物　包括催吐、洗胃、活性炭吸附等。

(3) 解毒药

①纳洛酮　可静脉、肌内、皮下注射或气管内给药,常用于治疗阿片类中毒。
②纳美芬　治疗吗啡中毒优于纳洛酮。
③烯丙吗啡(纳洛芬)　对吗啡有直接拮抗作用。用于吗啡及其衍生物急性中毒的治疗。
④左洛啡烷(烯丙左吗南)　为阿片拮抗药,能逆转阿片类中毒引起的呼吸抑制。
⑤纳曲酮　与纳洛酮结构相似,与阿片受体亲和力强,口服吸收迅速,适用于阿片类中毒的治疗。

(4) 对症治疗　如高热、惊厥、肌肉强直、营养不良的对症治疗。

五、镇静催眠药中毒

1. 中毒机制

(1) 苯二氮䓬类　中枢神经系统作用与增强 γ-氨基丁酸(GABA)能神经的功能有关。在神经突触后膜表面有由苯二氮䓬类受体、GABA 受体和 Cl^- 通道组成的大分子复合物。苯二氮䓬类与苯二氮䓬受体结合后,可加强 GABA 与 GABA 受体结合的亲和力,使与 GABA 受体偶联的 Cl^- 通道开放而增强 GABA 对突触后膜的抑制作用。

(2) 巴比妥类　巴比妥类对 GABA 能神经的作用与苯二氮䓬类相似,但作用范围更广。苯二氮䓬类主要选择性作用于边缘系统,影响情绪和记忆力。巴比妥类主要作用于网状结构上行系统而引起意识障碍。

(3) 吩噻嗪类　主要作用于网状结构,能减轻焦虑紧张、幻觉妄想、病理性思维等精神症状。这类作用是药物抑制中枢神经系统多巴胺受体,减少邻苯二酚氨生成所致。此外,此类药物还具有抑制脑干血管运动和呕吐反射,阻断 α 肾上腺素能受体,抗组胺及抗胆碱能等作用。

2. 临床表现

(1) 急性中毒

①苯二氮䓬类中毒　中枢神经系统抑制较轻,主要症状是嗜睡、头晕、言语含糊不清、意识模糊和共济失调。很少出现长时间深度昏迷、呼吸抑制等。

②巴比妥类中毒　一次服用大剂量巴比妥类,引起中枢神经系统抑制,症状严重程度与剂量有关。

轻度中毒　嗜睡、情绪不稳定、注意力不集中、记忆力减退、共济失调、发音含糊不清和眼球震颤。

重度中毒　进行性中枢系统抑制,由嗜睡到深昏迷。呼吸抑制由浅到慢到呼吸停止。可出现低血压、休克、肌张力低下、腱反射消失、大疱样皮损等。长时间昏迷病人可并发肺炎、肺水肿、脑水肿、肾衰竭。

③吩噻嗪类中毒　以锥体外系反应最常见,包括震颤麻痹综合征、静坐不能、急性肌张力障碍等。

(2) 慢性中毒　长期滥用大量镇静催眠药的病人可发生慢性中毒,除有轻度中毒症状外,常伴有精神症状,主要表现为意识障碍和轻躁狂状态、智能障碍、人格变化。

(3) 戒断综合征　长期服用大剂量镇静催眠药的病人,突然停药或迅速减少药量,可发生戒断综合征,主要表现为自主神经兴奋性增高、神经和精神异常。

3. 治疗原则

(1) 维持昏迷病人重要器官的功能　保持呼吸道通畅、维持血压、心脏监护、促进意识恢复。

(2) 清除毒物　洗胃、活性炭、碱化尿液、利尿、血液净化。

(3) **特效解毒药** 苯二氮䓬类中毒的特效解毒药是氟马西尼。巴比妥类中毒无特效解毒药。
(4) **对症治疗** 多数镇静催眠药中毒以对症支持治疗为主,特别是吩噻嗪类药物中毒。

六、亚硝酸盐中毒

急性亚硝酸盐中毒是指由于误食亚硝酸盐或含亚硝酸盐、硝酸盐的食物,或饮用亚硝酸盐含量高的井水、蒸锅水而引起的以组织缺氧为主要表现的急性中毒。

1. 临床表现
(1) **肠源性青紫症** 食入含硝酸盐的食物时,胃肠道内硝酸盐还原菌(以沙门菌、大肠埃希菌为主)大量繁殖,硝酸盐在其硝基还原作用下转化成亚硝酸盐,机体不能及时将大量亚硝酸盐分解为氨排出体外,进入血液引起亚硝酸盐中毒,称为肠源性青紫症。常表现为全身皮肤黏膜青紫,以口唇、四肢末梢为甚。
(2) **轻症者** 常表现为头痛、心慌、恶心呕吐、腹痛腹胀等。
(3) **重症者** 常表现为口唇青紫、面色苍白、呼吸困难、心律不齐、血压下降、休克等。
(4) **极重症者** 常有抽搐、心力衰竭、呼吸衰竭、脑水肿、昏迷等多器官功能衰竭的表现。

2. 诊断
(1) **病史** 多有亚硝酸盐毒物接触史,多群体发病。
(2) **缺氧表现** 肠源性青紫症为其特点,常表现为氧分压不低的发绀,吸氧无改善。静脉血呈紫褐色,振荡后颜色不变。
(3) **毒物检测** 可确诊,血中浓度较低,不易检测。尿、呕吐物、剩余食物中浓度较高,易于检测。
(4) **实验室检查** 氧分压与发绀水平不匹配,SaO_2 与 SpO_2 不匹配。尿常规亚硝酸盐阳性。静脉血呈紫褐色。
(5) **试验性治疗** 亚甲蓝(美蓝)治疗后发绀消失,SpO_2 迅速上升。

3. 处理原则
(1) **吸氧** 氧流量 4~6L/min,必要时行高压氧疗。
(2) **解毒药** 亚甲蓝是亚硝酸盐中毒的特效解毒药。

七、急性一氧化碳中毒

1. 病因
(1) **工业生产中** 高炉煤气、水煤气等均含有大量一氧化碳,若防护措施不力,可造成吸入中毒。
(2) **日常生活中** 家庭中煤炉取暖、煤气泄漏,大量连续吸烟等,均可导致一氧化碳中毒。

2. 发病机制
一氧化碳中毒主要引起组织缺氧。一氧化碳进入人体后,85% 与血液中血红蛋白结合,形成稳定的 COHb。COHb 不能携带氧,且不易分离,从而导致组织缺氧。最易受损的器官是大脑和心脏。

3. 临床表现
(1) **急性中毒** 按中毒程度分为三级。

	轻度中毒	中度中毒	重度中毒
血液 COHb	10%~20%	30%~40%	40%~60%
临床表现	头痛、头晕、恶心、呕吐、心悸、四肢无力、心绞痛	胸闷、气短、呼吸困难、幻觉、判断力降低、运动失调、口唇黏膜樱桃红	昏迷、呼吸抑制、肺水肿、心律失常、心衰、视盘水肿
预后	氧疗后症状很快消失	氧疗后可恢复正常,无并发症	可呈去皮质综合征

(2) **急性一氧化碳中毒迟发脑病(神经精神后发症)** 急性一氧化碳中毒病人在意识障碍恢复后,经过 2~60 天的"假愈期",可出现下列临床表现之一。

精神意识障碍	痴呆木僵、谵妄、去皮质状态
锥体外系神经障碍	表情淡漠、四肢肌张力增强、静止性震颤、前冲步态等
锥体系神经损害	偏瘫、病理反射阳性、小便失禁等
大脑皮质局灶性功能障碍	失语、失明等
脑神经及周围神经损害	视神经萎缩、听神经损害、周围神经病变等

【例19】一氧化碳中毒时,最容易损害的器官或组织是
　　A. 眼睛　　　　　　　　B. 外周神经　　　　　　C. 肝
　　D. 肾　　　　　　　　　E. 脑(2018、2022)

【例20】女,60岁。被家人发现其昏迷在浴室中,浴室使用的是燃气热水器。查体:皮肤潮红,瞳孔正常大小,口唇樱桃红色。最可能的诊断是
　　A. 一氧化碳中毒　　　　B. 安眠药中毒　　　　　C. 有机磷农药中毒
　　D. 乙醇中毒　　　　　　E. 阿托品中毒

【例21】男,50岁。因急性中度一氧化碳中毒、意识障碍入院治疗,经吸氧、支持及对症治疗后,患者意识恢复,好转出院。2周后患者突然出现失语、不能站立、偏瘫、大小便失禁。查体:T36.5℃,P85次/分,R16次/分,BP125/70mmHg,双侧病理反射阳性。首先需要考虑的诊断是
　　A. 中枢神经系统感染　　B. 急性脑梗死　　　　　C. 急性脑出血
　　D. 药物中毒　　　　　　E. 急性一氧化碳中毒迟发脑病

【例22】不属于急性一氧化碳中度中毒的临床表现是
　　A. 口唇呈樱桃红色　　　B. 运动失调　　　　　　C. 视物模糊
　　D. 肺水肿　　　　　　　E. 判断力降低

4. 辅助检查
(1) **血液COHb测定**　临床意义见上表。
(2) **脑电图检查**　可见弥漫性低幅慢波,与缺氧性脑病进展相平行。
(3) **头部CT检查**　脑水肿时可见脑部有病理性密度减低区。

5. 诊断
根据吸入较高浓度CO的接触史、临床表现、体征及血液COHb测定的结果,多可确诊。

6. 治疗
(1) **终止CO吸入**　迅速将病人转移到空气新鲜处,终止CO吸入。休息,保暖,保持呼吸道通畅。
(2) **机械通气、氧疗**　吸氧,高压氧舱。
(3) **生命脏器功能支持**　CO中毒者应给予100%氧治疗,直至症状消失及COHb浓度降至10%以下。
(4) **防治脑水肿**　严重中毒后脑水肿在24~48小时发展到高峰,可给予20%甘露醇、呋塞米脱水治疗。
(5) **防治并发症和后发症**

7. 预防
加强预防CO中毒的宣传。我国规定车间空气中CO最高容许浓度为30mg/m³。

注意: ①急性CO中毒=CO接触史+昏迷+口唇樱桃红。
　　　②急性CO中毒治疗首选停止吸入CO+氧疗(尤其高压氧舱)。

【例23】重症一氧化碳中毒患者的最有效治疗措施是
　　A. 鼻导管间断低流量吸氧　　B. 高压氧舱治疗　　　　C. 吸入纯氧
　　D. 鼻导管持续低流量吸氧　　E. 面罩吸氧

【例24】救治急性一氧化碳中毒时最主要的措施是
　　A. 立即终止一氧化碳吸入并开始氧疗　　　B. 静脉补液,注射甘露醇、葡萄糖、呋塞米

C. 给予呼吸兴奋剂　　　　　　　　　　D. 给予神经细胞营养剂

E. 应用洋地黄

【例25】男,25岁。早晨被发现意识不清仰面倒在床上,床旁有呕吐物,房间内用煤炉取暖。急送医院。查体:T36.5℃,P65次/分,R25次/分,BP95/65mmHg。昏迷状态,呼吸困难,面色潮红,口唇呈轻度发绀,双侧瞳孔等圆等大,两肺可闻及湿啰音,以右侧为著,SpO_2 85%。目前应立即采取的处理措施是

A. 立即高压氧舱治疗　　　　　　　　　B. 无创通气

C. 气管插管、清理气道、机械通气　　　D. 高浓度吸氧、强心利尿

E. 吸氧、应用糖皮质激素

八、中暑

1. 病因

(1) **主要原因**　大气温度升高(>32℃)、湿度较大(>60%)、对高温环境不能充分适应及工作时间长、剧烈运动,又无充分防暑降温措施时,极易发生中暑。此外,在室温较高而无空调时,肥胖、营养不良、老年体弱、慢性疾病病人更易发生中暑。

(2) **促使中暑的原因**　环境温度过高,人体产热增加,散热障碍,汗腺功能障碍等。

2. 临床表现

(1) **热痉挛**　在高温环境下剧烈活动,大量出汗和饮用低张液体后,出现头痛、头晕和肢体、腹壁肌群痛性痉挛,肢体活动受限,数分钟缓解,无明显体温升高,无神志障碍。实验室检查:血钠、氯化物降低,尿肌酸增高。热痉挛可为热射病的早期表现。

(2) **热衰竭**　常发生于老年人、儿童和慢性疾病病人。严重热应激时,体液和体钠丢失过多引起循环容量不足所致。表现为多汗、疲乏、无力、头晕、头痛、恶心呕吐、肌痉挛,心率明显增快、直立性低血压、晕厥。中心体温不超过40℃,无神志障碍。血细胞比容增高,高钠血症,轻度氮质血症,肝功能异常。热衰竭可以是热痉挛和热射病的中介过程,如不治疗可发展为热射病。

(3) **热射病**　主要表现为高热(直肠温度≥41℃)和神志障碍。早期受损器官依次为脑、肝、肾和心脏。根据病人发病时状态和发病机制不同,将热射病分为劳力性和非劳力性两种类型。

①**劳力性热射病**　为内源性产热过多所致,多见于青壮年,从事剧烈活动或体力劳动数小时后发病,常表现为大量出汗,心率增快,脉压增大,可发生横纹肌溶解、急性肾衰竭、肝衰竭、DIC、MODS,病死率高。

②**非劳力性热射病**　为体温调节功能障碍、散热减少所致,多见于居住拥挤、通风不良的城市老年体衰居民。病人无汗,皮肤干热发红。病初表现为行为异常或痫性发作,继而出现谵妄、昏迷、瞳孔对称缩小,严重者出现低血压、休克、心律失常、心力衰竭、肺水肿、脑水肿、肾衰竭、DIC,通常在24小时内死亡。

3. 诊断

在炎热夏季热浪期,遇有体温过高伴昏迷的病人,首先应考虑中暑的可能。

4. 处理原则

(1) **降温治疗**　快速降温是治疗的基础,应在"黄金半小时内"将病人体温降至39℃。

(2) **并发症治疗**　包括昏迷的处理、液体复苏、多器官衰竭的对症支持治疗。

【例26】男,19岁。在烈日下打篮球1小时,大汗后出现头痛、头晕、胸痛、心悸、恶心,并有腹肌疼痛。T38.3℃,P108次/分,BP90/60mmHg,神志清楚,面色潮红,双肺未闻及干、湿啰音,心律齐。最可能的诊断是

A. 热痉挛　　　　　　　　B. 热衰竭　　　　　　　　C. 热射病

D. 低血糖　　　　　　　　E. 脱水

【例27】患者,男,48岁,建筑工人。下午3时于露天工作中发现大汗、头痛、腹痛、呕吐、抽搐,无尿便失

禁、流涎、吐白沫。当日天气闷热,气温38℃。既往体健。查体:体温40℃,心率126次/分,血压140/80mmHg,浅昏迷,多汗,唇无发绀,双侧瞳孔等大等圆,对光反射灵敏,直径约3mm,双肺未闻及干湿性啰音,四肢无活动障碍,急诊头颅CT未见异常。最可能的诊断为

A. 热衰竭　　　　　　　　B. 热射病　　　　　　　　C. 热痉挛
D. 癫痫发作　　　　　　　E. 蛛网膜下腔出血

【例28】男,26岁。在气温34℃时,负重跑步5公里后突发意识不清伴痉挛、抽搐2小时。查体:T41.5℃,P166次/分,R28次/分,BP100/42mmHg,瞳孔等大等圆,心尖部第一心音低钝,四肢肌张力高。最关键的治疗措施是

A. 氧疗　　　　　　　　　B. 甘露醇　　　　　　　　C. 应用抗癫痫药物
D. 应用镇静药　　　　　　E. 降温治疗

▶ **常考点**　　急性中毒的急救原则;有机磷中毒的 M 样、N 样症状的区分及治疗;中暑的诊断。

参考答案——详细解答见《2024 国家临床执业及助理医师资格考试历年考点精析(上、下册)》

1. AB**CD**E　　2. A**B**CDE　　3. AB**C**DE　　4. **A**BCDE　　5. AB**C**DE　　6. AB**C**DE　　7. ABC**D**E
8. A**B**CDE　　9. ABCD**E**　　10. AB**C**DE　　11. **A**BCDE　　12. ABC**D**E　　13. ABC**D**E　　14. ABCD**E**
15. A**B**CDE　　16. AB**C**DE　　17. **A**BCDE　　18. ABC**D**E　　19. AB**C**DE　　20. ABC**D**E　　21. ABCD**E**
22. A**B**CDE　　23. **A**BCDE　　24. AB**C**DE　　25. ABCD**E**　　26. **A**BCDE　　27. ABCD**E**　　28. ABCD**E**

第十篇　外科学

第1章　无菌术

▶ **考纲要求**
①手术器械、物品的灭菌、消毒法。②手术人员和病人手术区域的准备。③手术进行中的无菌原则。④手术室的管理。

▶ **复习要点**

一、手术器械、物品的灭菌、消毒法

方法	条件	适用范围	备注
高压蒸气灭菌法	①下排气式（102.9kPa，121℃，敷料30分钟，器械20分钟）；②预真空（205.8kPa，132~134℃，4分钟）	大多数能耐高温的医用物品：手术器械、消毒衣巾、布类敷料	最常用，效果可靠能杀灭包括细菌芽胞在内的一切微生物
化学气体灭菌法	环氧乙烷气体法：37~63℃，1~6小时 过氧化氢：45~65℃，28~75分钟 低温甲醛：50~80℃，30~60分钟	不耐高温、湿热的医疗材料如电子仪器、光学仪器、内镜、心导管、导尿管、橡胶制品	包括环氧乙烷气体法、过氧化氢等离子体低温法、甲醛蒸气灭菌法
煮沸法	杀灭细菌：100℃、15~20分钟 杀灭带芽胞的细菌：100℃、60分钟 压力锅：127.5kPa、124℃、10分钟	金属器械 玻璃制品 橡胶类物品	简单易行，效果肯定 在部分基层医疗单位或急救场合采用
药液浸泡法	2%戊二醛浸泡30分钟消毒、10小时灭菌；其他浸泡液包括10%甲醛、70%酒精、1:1000苯扎溴铵、1:1000氯己定	锐利手术器械、内镜等还可采用化学药液浸泡达到消毒目的	应注意消毒与灭菌的浸泡时间并不相同
干热法	最短灭菌时间为160℃2小时，170℃1小时，180℃30分钟灭菌	玻璃、粉剂、油剂等物品的灭菌	耐热不耐湿，蒸气或气体不能穿透物品灭菌
电离辐射法	采用⁶⁰Co释放的γ射线或者加速器产生的电子射线起到灭菌作用	无菌医疗耗材、某些药品如一次性注射器、丝线的灭菌	属于工业灭菌法

二、手术人员和病人手术区域的准备

1. 手术人员的术前准备

（1）**一般准备**　手术人员进入手术室后，先要换穿手术室准备的清洁鞋和衣裤，戴好帽子和口罩。

(2) **外科手消毒** 手臂的消毒包括清洁和消毒两个步骤。先用皂液或洗手液，按"六步洗手法"彻底清洗手臂，然后用消毒剂作皮肤消毒。目前常用的手消毒剂有乙醇、异丙醇、氯己定、碘附等。消毒方法有刷手法、冲洗法和免冲洗法。刷手法按一定顺序刷洗手臂3分钟，可达到外科手消毒标准。

(3) **穿衣戴手套** 手臂消毒完成后，需要按无菌术的要求，穿上无菌手术衣，戴无菌手套。

2. 病人手术区域的准备

(1) **目的** 病人皮肤表面存在暂居菌和常居菌。这些细菌进入切开的组织，可能导致感染。病人手术区准备的目的是清除手术切口处及其周围皮肤上的暂居菌，并抑制常居菌的移动。

(2) **消毒规范** 涂擦消毒剂时，应由手术区中心部向四周涂擦，如为感染部位手术，或肛门区手术，则应从手术区外周涂向感染处或会阴肛门处。手术区皮肤消毒范围要包括手术切口周围15cm的区域。

三、手术进行中的无菌原则

(1) **手术人员无菌区的规定** 手术人员穿无菌手术衣和戴无菌手套之后，个人的无菌空间为肩部以下、腰部以上的身前区(至腋中线)、双侧手臂。手术台及器械推车铺设无菌单后，台面范围属于无菌区。

(2) **器械的传递** 不可在手术人员的背后传递器械或物品。

(3) **更换手套** 手术中如手套破损或接触到有菌的地方，应更换无菌手套。如果前臂或肘部触碰到有菌地方，应更换无菌手术衣或加套无菌袖套。如果无菌巾、布单已被浸湿，其无菌隔离作用已不再完整，应加盖干的无菌布单。

(4) **清点物品** 手术开始前要清点器械、敷料。手术结束时，检查胸、腹等体腔，待核对器械、敷料数无误后，才能关闭切口，以免异物遗留腔内，产生严重后果。

(5) **切开空腔脏器** 切开空腔脏器前，要先用纱布垫保护周围组织，以防止或减少污染。

(6) **同侧手术人员的换位** 在手术过程中，同侧手术人员如需调换位置，一人应先退一步，背对背地转身到达另一位置，以防触及对方背部非无菌区。

(7) **参观人员** 参观手术的人员不能太多，应与手术人员和无菌器械台保持30cm以上的距离，尽量减少在手术间的走动。

四、手术室的管理

(1) **手术室的建筑布局** 应当遵守医院感染预防与控制的原则，做到布局合理、分区明确、标识清楚，符合功能流程合理和洁污区域分开的基本原则。

(2) **遵守各项制度** 进入手术室的工作人员应严格遵守手术室的各项制度，如更衣更鞋制度、参观制度、病人安全管理制度、查对制度、仪器设备使用制度等。

(3) **手术安排** 一天内同一手术间有多个手术，安排时要遵循先做无菌手术后做污染手术的原则。

(4) **工作区域消毒** 手术室的工作区域，应当每24小时清洁消毒一次。

▶ **常考点** 2024年新增考点。

第 2 章　外科病人的体液和酸碱平衡失调

▶ **考纲要求**
①水、钠代谢紊乱。②钾代谢紊乱。③钙代谢紊乱。④代谢性酸中毒。⑤代谢性碱中毒。

▶ **复习要点**

一、水和钠的代谢紊乱

在细胞外液中，水和钠的关系非常密切，脱水常伴有血钠和渗透压的变化。根据其伴有的血钠和渗透压变化，可将脱水分为等渗性脱水、低渗性脱水、高渗性脱水三种类型。

脱水类型	丢失成分	血浆渗透压	典型病症	临床表现	实验室检查
等渗性脱水	等比例丢失钠、水	正常	肠瘘	舌干，不渴	血液浓缩，血钠正常
低渗性脱水	失钠>失水	<280mOsm/L	慢性肠梗阻	神志差，不渴	血钠降低
高渗性脱水	失水>失钠	>310mOsm/L	食管癌梗阻	口渴	血钠增高

1. 等渗性脱水

等渗性脱水也称急性脱水或混合性脱水，在外科最常见，此时水和钠成比例丢失，血容量减少，但血清钠和血浆渗透压仍在正常范围。

(1)**病因**　①消化液的急性丧失，如肠外瘘、大量呕吐、腹泻等；②体液丧失在感染区或软组织内，如腹腔内或腹膜后感染、肠梗阻等；③大量抽放胸水、腹水、大面积烧伤等。

(2)**临床表现**　临床症状有恶心、厌食、乏力、少尿，但不口渴。
①一般体征　舌干燥、眼窝凹陷、皮肤干燥、松弛等。
②血容量不足的表现　若在短期内体液丧失量达到体重的5%（即细胞外液的25%），病人会出现脉搏细速、肢端湿冷、血压不稳定或血压下降等血容量不足的表现。
③休克的表现　若失液量达体重的6%~7%（即细胞外液的30%~35%），则有更严重的休克表现。

(3)**诊断**
①消化液急性大量丢失的病史。
②典型临床表现。
③辅助检查：红细胞计数、血红蛋白量、血细胞比容均增高。血清 Na^+、Cl^- 一般无降低。尿比重增高。

(4)**治疗**　原发病的治疗十分重要，若能消除病因，则脱水很容易自行纠正。
①补充细胞外液　首选平衡盐溶液，次选生理盐水。平衡盐溶液的电解质含量与血浆相仿，应为首选。因等渗盐水和血清 Cl^- 含量分别为154mmol/L 及103mmol/L，即溶液中的 Cl^- 含量比血清 Cl^- 高50mmol/L 左右，所以大量使用等渗盐水，可导致血清 Cl^- 过高，引起高氯性酸中毒。
②补充每日基本需要量　水 2000ml+氯化钠 4.5g。
③补钾　脱水纠正后，排钾量会增加，血钾浓度因细胞外液增加而稀释，故应预防低钾血症的发生。

【例1】男，32岁。大量呕吐、腹泻、少尿1天。查体：T36.5℃，P110 次/分，R24 次/分，BP85/55mmHg，体重 70kg，脉搏细速，双肺呼吸音清，未闻及干、湿啰音，心率 110 次/分，心律齐，腹软，无压痛。估计

第十篇　外科学
第2章　外科病人的体液和酸碱平衡失调

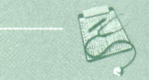

体液丢失量至少是

A. 2100ml　　　　　　　　B. 2800ml　　　　　　　　C. 3500ml
D. 4200ml　　　　　　　　E. 4900ml

【例2】下列溶液中，适合治疗等渗性缺水的是

A. 平衡盐溶液　　　　　　B. 5%葡萄糖　　　　　　　C. 0.45%氯化钠
D. 10%葡萄糖　　　　　　E. 3%氯化钠

【例3】仅用等渗盐水纠正等渗性缺水时，可导致

A. 高钠血症　　　　　　　B. 高氯血症　　　　　　　C. 水过多
D. 代谢性碱中毒　　　　　E. 低钙

2. 低渗性脱水

低渗性脱水又称慢性脱水或继发性脱水。此时水和钠同时缺失，但失钠多于失水，故血钠低于正常。

(1)病因　①大量消化液丢失而只补充水，这是最常见的原因，如反复呕吐、长期胃肠减压、慢性肠梗阻；②大创面慢性渗液；③长期连续应用排钠性利尿剂，如依他尼酸；④等渗性脱水治疗时补充水分过多。

(2)临床表现　随缺钠程度而不同。根据缺钠程度，低渗性脱水分为轻、中、重三度。

	轻度缺钠	中度缺钠	重度缺钠
血钠水平	<135mmol/L	<130mmol/L	<120mmol/L
缺氯化钠	0.5g/kg体重	0.5~0.75g/kg体重	0.75~1.25g/kg体重
临床表现	疲乏、头晕、手足麻木	左述症状+恶心呕吐、脉搏细速、血压不稳、站立性晕倒	神志不清，痉挛性抽搐，腱反射减弱或消失、昏迷、休克
尿液	尿钠减少	尿量减少，尿中几乎不含钠和氯	尿量更少，尿中不含钠和氯

(3)诊断　根据体液慢性丢失病史和临床表现，可初步诊断低渗性脱水。
①尿液检查　尿比重<1.010，尿 Na^+ 和 Cl^- 常明显减少。
②血钠测定　血钠<135mmol/L。血钠越低，提示病情越重。
③血液检测　红细胞计数、血红蛋白量、血细胞比容、血尿素氮值均增高。

(4)治疗
①积极处理原发病　最重要的治疗措施。
②静脉补液　输液速度应先快后慢，总输入量分次完成。
其补钠量(mmol)=(血钠正常值-血钠测量值)×体重(kg)×0.6(女性为0.5)。
如女性病人，体重60kg，血钠为130mmol/L，则补钠量=(142-130)×60×0.5=360mmol。以17mmol Na^+ 相当于1g钠盐计算，应补充NaCl21g。当天先补1/2，即10.5g，再加上日需量4.5g，共计15g。相当于5%葡萄糖盐水1500ml。此外，还应补充每日基本需要量2000ml。其余的一半钠，可在第二天补给。
③重度低渗性脱水的治疗　重度缺钠常伴休克，应先补足血容量，以改善微循环和组织器官灌注。晶体液和胶体液都可应用，但晶体液用量一般要比胶体液用量大2~3倍。然后可静脉滴注高渗盐水(5% NaCl)200~300ml，尽快纠正血钠过低，以进一步恢复细胞外液量和渗透压，使水从水肿的细胞中外移。

> **注意**：血钠的正常值为135~150mmol/L。无论执业医师考试还是西医综合考试，计算低渗性脱水患者补钠量时，正常值均取142mmol/L，其运算结果才与医学考试中心公布的答案一致。

3. 高渗性脱水

高渗性脱水也称原发性脱水，虽有水和钠的同时丢失，但失水多于失钠，故血清钠高于正常范围。

(1)病因　①水分摄入不足，如食管癌致吞咽困难，肠内营养给水不足；②水分丧失过多，如高热、大量出汗(汗液中含有0.25%的NaCl)、大面积烧伤暴露疗法等；③尿崩症、溶质性利尿药利尿等。

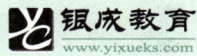
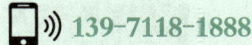

(2)**临床表现** 脱水程度不同,症状也不同。根据脱水程度不同,高渗性脱水分轻、中、重三度。

	轻度缺水	中度缺水	重度缺水
缺水占体重比例	2%~4%	4%~6%	>6%
临床表现	口渴	极度口渴,乏力,尿少,尿比重增高,唇舌干燥,皮肤无弹性,眼窝下陷	除左述症状外,还出现躁狂、幻觉、谵妄、昏迷甚至死亡

(3)**诊断** ①病史及临床表现有助于诊断;②实验室检查:尿比重增高,尿渗透压增高;红细胞计数、血红蛋白量、血细胞比容增高;血钠>150mmol/L 或血浆渗透压>310mOsm/L。

(4)**治疗**

①病因治疗 为重要措施,应积极纠正病因。

②补液 补充低渗液体,首选 5%葡萄糖或 0.45%NaCl 溶液。先根据临床表现,估计丧失水量占体重的百分比。然后按每丧失体重的 1%补液 400~500ml 计算所需补液量,所计算的补水量分两天补完。

补水量(ml)= [血钠测得值-血钠正常值]×体重(kg)×4。

另外,还需补充每天 2000ml 的生理需要量。

③补钠 高渗性脱水也缺钠,脱水纠正后,可能会出现低钠血症,应及时补钠。

④纠酸 经上述补液后,若仍有酸中毒,可酌情补给碳酸氢钠溶液。

4. 三种类型脱水的比较

	等渗性脱水	低渗性脱水	高渗性脱水
别称	急性脱水,混合性脱水	慢性脱水,继发性脱水	原发性脱水
血 Na^+	135~150mmol/L(正常)	<135mmol/L	>150mmol/L
渗透压	正常	降低	升高
主要病因	消化液或体液急性丢失(大量呕吐、肠外瘘、肠梗阻、烧伤、腹腔内或腹膜后感染)	消化液或体液慢性丢失(慢性肠梗阻、长期胃肠减压、大创面慢性渗液);排钠性利尿剂	水分摄入不足(食管癌)、大量出汗、糖尿病昏迷、溶质性利尿、大面积烧伤暴露疗法
休克	血压降低,偶尔发生休克	血压严重降低,易发生休克	血压一般正常,不容易发生休克
尿量	减少	早期增加,晚期减少	减少
尿比重	增加	降低(<1.010)	增加(>1.025)
尿 Na^+	降低	严重减少(<20mmol/L)	早期高(>50mmol/L)
临床表现	恶心厌食、乏力少尿,不口渴 脱水征:皮肤干燥、眼窝凹陷	恶心、呕吐、视觉模糊,不口渴 头晕、起立时容易晕倒	口渴,乏力 唇舌干燥、烦躁不安、谵妄昏迷
补液	纠正原发病,补充生理盐水	含盐溶液或高渗盐水	5%葡萄糖或 0.45%NaCl 溶液
补液量	丢失量+日需量(水 2000ml+NaCl 4.5g)	补 Na^+=(正常 Na^+-测量 Na^+)×体重(kg)×0.6(女为 0.5)	补水量(ml)=(测量 Na^+-正常 Na^+)×体重(kg)×4
用法	平衡液或等渗盐水静脉滴注	先快后慢,总量分次补完	计算量分 2 天补

注意:①等渗性脱水也称急性脱水,是外科最常见的脱水类型。

②"急性病因"导致的脱水为等渗性脱水,"慢性病因"导致的脱水为低渗性脱水。

③口渴为高渗性脱水(无论轻、中、重度)的特异性表现,等渗性脱水、低渗性脱水无口渴。

【例 4】低渗性缺水的常见病因是

A. 大量出汗 B. 摄入水不足 C. 急性机械性肠梗阻

D. 急性化脓性腹膜炎 E. 大量使用利尿酸类利尿药

【例 5】女,50 岁。体重 60kg。因反复呕吐 5 天入院。血清钠 130mmol/L。入院当天应补充的钠量是

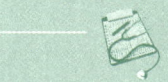

第十篇 外科学
第2章 外科病人的体液和酸碱平衡失调

    A. 25.5g   B. 21g   C. 4.5g
    D. 15g   E. 10.5g

【例6】女,70岁。吞咽、饮水困难3周。现乏力、尿少、极度口渴。查体:BP80/60mmHg,烦躁不安,出现躁狂、幻觉、谵妄,唇干,眼窝凹陷。该患者最可能的缺水类型是
    A. 重度等渗性缺水   B. 中度低渗性缺水   C. 重度低渗性缺水
    D. 中度高渗性缺水   E. 重度高渗性缺水

【例7】高渗性缺水患者常见的临床表现是
    A. 兴奋、手足麻木   B. 头晕、视力减退   C. 淡漠、反应迟缓
    D. 呆滞、嗜睡   E. 口渴、谵妄

5. 水中毒(稀释性低钠血症)

水中毒指机体摄入水的总量超过了排出量,以致水分在体内潴留,引起血浆渗透压下降和循环血量增多。
(1)病因 ①抗利尿激素增多;②肾功能不全,排尿能力下降;③机体摄水过多或输液过多。
(2)临床表现
①急性水中毒 水过多可导致脑细胞肿胀,颅内压增高,引起一系列神经、精神症状。
②慢性水中毒 症状往往被原发病的症状所掩盖,可有软弱无力、恶心、呕吐、嗜睡等。
③实验室检查 红细胞计数、血红蛋白量、血细胞比容、血浆渗透压均降低。
(3)治疗 停止水分摄入。应用渗透性利尿剂(20%甘露醇)或袢利尿剂(呋塞米、依他尼酸)等。

二、钾代谢紊乱

体内钾90%存在于细胞内,骨钾约占7.6%,跨细胞液钾约占1%,1.4%的钾存在于细胞外液,后者发挥重要生理作用。临床上测定的血钾浓度为细胞外液的钾浓度,其正常值为3.5~5.5mmol/L。

1. 低钾血症

血钾浓度<3.5mmol/L 称为低钾血症。
(1)病因 ①钾摄入不足,如消化道梗阻、长期禁食、神经性厌食等;②排出过多:应用排钾性利尿剂(呋塞米、依他尼酸)、急性肾衰竭多尿期、醛固酮过多;③钾丢失过多:呕吐、持续胃肠减压、肠瘘;④长期胃肠外营养的病人补钾不足;⑤钾向组织内转移:大量输注葡萄糖+胰岛素、呼吸性或代谢性碱中毒。
(2)临床表现 记忆为"各相关系统兴奋性降低的表现"。

肌无力	最早表现为肌无力:四肢软弱无力→躯干肌→呼吸肌→窒息;软瘫,腱反射减弱或消失
神经系统	精神萎靡、冷漠、嗜睡
胃肠系统	厌食、恶心呕吐、肠蠕动消失、腹胀
心血管系统	心脏传导阻滞、节律异常
电解质紊乱	低钾—碱中毒—反常性酸性尿
心电图	T波降低、变平、倒置,随后出现ST段降低、QT间期延长、U波出现

(3)治疗
①病因治疗 积极处理造成低钾的病因,较易纠正低钾血症。
②补钾 每天静脉补充氯化钾3~6g(即40~80mmol钾,1gKCl=13.4mmol钾)。补钾浓度不宜超过3g/L(40mmol/L),补钾速度不宜超过20mmol/h。若补钾浓度过高,补钾过快,会导致血钾浓度短期内增高很多,有致命危险。对于伴有休克的病人,应先恢复其血容量,待尿量>40ml/h后再静脉补钾。
③疗程 补钾一般是分次给予,因此要纠正体内的缺钾,常需连续3~5天的治疗。

2. 高钾血症

血钾浓度>5.5mmol/L,称为高钾血症。

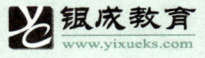
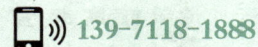

(1)病因 ①进入过多:口服钾或静脉补钾过多、大量输入库存血;②排钾过少:急、慢性肾衰竭,使用保钾利尿剂(螺内酯、氨苯蝶啶),盐皮质激素不足;③细胞内钾转移:溶血、挤压综合征、酸中毒。

(2)诊断 ①有高钾血症病因的病人,出现无法用原发病解释的临床表现时,应考虑到有高钾血症的可能;②测定血钾>5.5mmol/L,即可确诊;③心电图有辅助诊断价值。

(3)治疗 高钾血症有导致病人心搏突然停止的危险,因此一经诊断,应予积极治疗。

①停用含钾药物 应首先停用一切含钾的药物或溶液。

②对抗 K^+ 对心肌的毒性 静脉注射10%葡萄糖酸钙溶液20ml,能缓解 K^+ 对心肌的毒性作用。

③促进 K^+ 转入细胞内 静脉滴注5%碳酸氢钠溶液;静脉滴注10%葡萄糖+胰岛素溶液。

④促进钾从肾排出 使用排钾性利尿剂呋塞米、噻嗪类,可促使钾从肾排出。

⑤促进钾从消化道排出 口服阳离子交换树脂,无法口服者灌肠,可从消化道排出钾离子。

⑥透析疗法 是最快速有效的降低血钾的方法,有血液透析和腹膜透析两种。

3. 低钾血症和高钾血症的鉴别

	低钾血症	高钾血症
血钾	<3.5mmol/L	>5.5mmol/L(血钾正常值3.5~5.5mmol/L)
病因	①摄入不足:长期进食不足、TPN液中补钾不足 ②丢失过多:呕吐、肠瘘、持续胃肠减压、应用排钾性利尿剂、醛固酮增多症、肾衰多尿期 ③分布异常:大量输葡萄糖+胰岛素、碱中毒	①摄入过多:口服或静脉给予过量氯化钾、库存血 ②排出障碍:肾衰、应用保钾利尿剂、醛固酮缺乏 ③分布异常:急性酸中毒、溶血、挤压综合征
临床表现	神经肌肉系统:最早是肌无力,从四肢、躯干至呼吸肌;腱反射减弱 中枢神经系统:精神萎靡、冷漠、嗜睡 消化系统:肠蠕动减弱、腹胀、恶心呕吐 对心脏的影响:传导阻滞、节律异常 酸碱紊乱:低钾碱中毒、反常性酸性尿	临床表现无特异性: 神经肌肉系统:肢体软弱无力、感觉异常 中枢神经系统:神志模糊 心脏:心动过缓、心律不齐 酸碱紊乱:高钾酸中毒、反常性碱性尿
ECG	早期T波降低、变平或倒置,ST下移,QT间期延长 典型表现为U波出现	早期T波高尖,P波波幅下降,后出现QRS增宽 典型表现为T波高尖
合并	碱中毒、反常性酸性尿	酸中毒、反常性碱性尿
治疗	补钾浓度≤40mmol/L(3g/L) 补钾速度<20mmol/h 补钾量每天40~80mmol/d(3~6g/d)	①停用含钾药物;②5%NaHCO₃250ml静滴 ③10%葡萄糖液300~500ml+10U胰岛素静滴 ④阳离子交换树脂;⑤透析;⑥对抗心律失常
备注	临床上判断缺钾程度很难;根据血钾测定值补钾并不十分准确,故只能分次补钾,边治疗边观察	

【例8】不符合低钾血症临床表现的是
  A. 精神萎靡   B. 心律失常   C. 肠鸣音消失
  D. 腹胀   E. 腱反射亢进

【例9】男,36岁。慢性上腹痛12年。上腹胀、呕吐宿食3天。缺失最明显的电解质可能是
  A. 钾   B. 钙   C. 铁
  D. 磷   E. 铜

【例10】高钾血症常见的临床表现是
  A. 心动过缓   B. 肠蠕动消失   C. 四肢肌张力增强
  D. 腹胀   E. 恶心、呕吐
  A. 低钾血症   B. 高钾血症   C. 低钙血症

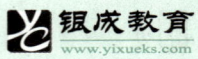
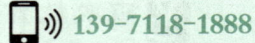

第十篇 外科学
第2章 外科病人的体液和酸碱平衡失调

D. 低钠血症　　　　　　E. 高钠血症

【例11】心电图示T波高尖的是

【例12】大量输注葡萄糖和胰岛素后出现（2020、2022）

三、钙代谢紊乱

体内约99%的钙以羟磷灰石形式存在于骨骼和牙齿中，其余以溶解状态分布于体液和软组织中。钙的主要生理功能是形成和维持骨骼、牙齿的结构，维持细胞的正常生理功能，调节细胞功能和酶的活性，维持神经-肌肉兴奋性，参与凝血过程。血钙是指血清中所含的总钙量，正常浓度为2.25~2.75mmol/L。

	低钙血症	高钙血症
血钙	<2.25mmol/L	>2.75mmol/L
病因	维生素D缺乏、甲状旁腺功能减退或手术损伤甲状旁腺、慢性肾衰竭时肠道钙吸收减少、急性重症胰腺炎	甲状旁腺功能亢进（增生、腺瘤）、多发性骨髓瘤、恶性肿瘤骨转移、维生素D中毒
临床表现	神经肌肉兴奋性增高：口周和指（趾）尖麻木及针刺感、手足抽搐、腱反射亢进、Chvostek征阳性，严重者喉、气管痉挛。可有烦躁不安、抑郁、认知能力减退	早期症状无特异性 疲乏无力、精神不集中、失眠、腱反射降低 可有尿路结石、骨骼疼痛、畸形、病理性骨折
心血管	传导阻滞，严重时出现心室颤动、心力衰竭	心肌兴奋性增高，心律失常
心电图	QT间期、ST段明显延长	QT间期缩短
治疗	①出现手足抽搐、喉头痉挛时应立即静脉补充10%葡萄糖酸钙；②伴有低镁血症者，应补镁；③长期低钙者，可口服钙剂、维生素D制剂	①甲状旁腺功能亢进者切除腺瘤或增生的腺组织；②增加尿钙排出；③抑制骨钙吸收；④减少肠道钙吸收；⑤透析治疗

四、酸碱平衡失调

1. 代谢性酸中毒

代谢性酸中毒（代酸）是最常见的酸碱失调类型，是指细胞外液H^+增加和（或）HCO_3^-丢失引起的pH下降，以血浆原发性HCO_3^-减少为特征。

（1）病因

①碱性物质丢失过多　如严重腹泻、肠瘘、胰瘘、胆道引流等均可引起$NaHCO_3$大量丢失。

②肾脏排酸保碱功能障碍　肾衰竭、肾小管中毒时体内固定酸由尿中排出障碍。

③酸性物质产生过多　组织缺血缺氧引起乳酸性酸中毒；糖尿病、严重饥饿引起的酮症酸中毒。

④外源性固定酸摄入过多　长期服用阿司匹林、氯化铵、盐酸精氨酸等药物。

⑤高钾血症　细胞外液K^+浓度增高，K^+与细胞内H^+交换，引起细胞外H^+增加，导致代谢性酸中毒。

（2）临床表现

①轻症代谢性酸中毒可无明显症状。

②重症病人可有疲乏、眩晕、嗜睡，感觉迟钝或烦躁。最明显的表现是呼吸加深加快，典型者称为Kussmaul呼吸。酮症酸中毒者呼出气带有酮味，病人面颊潮红，心率加快，血压降低，腱反射减弱，昏迷。

（3）诊断　①病人有严重腹泻、肠瘘、休克等病史，又有呼吸加深加快，即应考虑代谢性酸中毒。②血气分析示血液pH<7.35、[HCO_3^-]明显降低、BE（碱剩余）和$PaCO_2$降低。

（4）治疗

①病因治疗　最重要的治疗措施。只要消除病因，轻症者可自行纠正，无须使用碱性药物。

②补液　低血容量休克所致的轻度代谢性酸中毒，经补液、输血，纠正休克后可随之纠正。

③碱性药物　当血浆[HCO_3^-]<10mmol/L时，可在补液的同时，应用碳酸氢钠溶液纠酸。

④补钙　代谢性酸中毒纠正后,由于游离 Ca^{2+} 减少,病人易发生低钙血症,可出现手足抽搐,应静注葡萄糖酸钙以控制症状。

2. 代谢性碱中毒

代谢性碱中毒是指细胞外液碱增多和(或) H^+ 丢失引起的 pH 升高,以血浆 HCO_3^- 原发性增多为特征。

(1)病因
①酸性物质丢失过多　这是外科发生代谢性碱中毒<u>最常见</u>的原因,如严重呕吐、长期胃肠减压。
②碱性物质摄入过多　长期口服碳酸氢钠片、大量输入库存血(抗凝剂转化成 $NaHCO_3$ 致碱中毒)。
③低钾血症　可引起细胞内 K^+ 向细胞外转移,同时细胞外 H^+ 向细胞内转移,可发生代谢性碱中毒。

(2)临床表现　轻度代谢性碱中毒一般无明显症状。
①神经肌肉系统　表现为烦躁不安、精神错乱、谵妄,面部及肢体肌肉抽动、腱反射亢进、手足抽搐。
②呼吸系统　可有呼吸变浅变慢,换气量减少。
③心血管系统　碱中毒可引起各种心律失常、心脏传导阻滞、血压下降,甚至心搏骤停。

(3)诊断　①根据病史可作出初步诊断;②血气分析可确诊:血液 pH、[HCO_3^-]、BE(碱剩余)均增高。

(4)治疗
①病因治疗　为首要治疗措施。应积极治疗原发病,如解除完全性幽门梗阻等。
②补液　对于胃液丧失所致的代谢性碱中毒,可输注等渗盐水或葡萄糖盐水。
③严重碱中毒　当血浆 HCO_3^- 浓度为 45~50mmol/L,pH>7.65 时,可给予稀盐酸溶液。

(5)代谢性酸中毒和代谢性碱中毒的鉴别　如下所示。

	代谢性酸中毒	代谢性碱中毒
病因	①酸性物质产生过多: 　乳酸性酸中毒——休克、剧烈运动组织缺氧 　酮症酸中毒——糖尿病酸中毒、长期不进食 　过量供给——氯化铵、盐酸精氨酸 ②碱性物质丢失过多(腹泻、肠瘘、胆瘘、胰瘘) ③肾功能不全	①碱性物质摄入过多: 　长期服用碳酸氢钠片、大量输入库存血 ②酸性物质丢失过多: 　幽门梗阻(最常见)、长期胃肠减压 ③缺钾(缺钾导致碱中毒) ④应用利尿剂(呋塞米、依他尼酸)
临床表现	轻度代谢性酸中毒无明显症状。重度代谢性酸中毒可有呼吸深快,酮味。面颊潮红,肌张力降低,腱反射减弱	一般无症状 可有呼吸浅慢、神经精神症状
pH	↓	↑
[HCO_3^-]	↓	↑
治疗	病因治疗是首要治疗 [HCO_3^-]>16~18mmol/L 无须补碱 [HCO_3^-]<10mmol/L 应补碱:5%$NaHCO_3$	积极治疗原发疾病 胃液丧失所致代谢性碱中毒可输等渗盐水或糖盐水 严重碱中毒(pH>7.65)可给予稀盐酸溶液 纠正碱中毒不宜过速

注意:高钾——酸中毒——反常性碱性尿;低钾——碱中毒——反常性酸性尿。

【例 13】代谢性酸中毒患者一般不表现为
　　A. 面部潮红　　　　　　　　B. 心率加快　　　　　　　　C. 呼吸深而快
　　D. 尿液呈中性　　　　　　　E. 呼气有酮味

【例 14】男,56 岁。上腹部创伤高位肠瘘 5 天。血压 90/60mmHg,血 pH7.2,[HCO_3^-]15mmol/L。该患者酸碱平衡失调的类型是

第十篇 外科学
第2章 外科病人的体液和酸碱平衡失调

　　A. 呼吸性碱中毒　　　　　　　B. 代谢性碱中毒　　　　　　　C. 呼吸性酸中毒
　　D. 代谢性酸中毒　　　　　　　E. 呼吸性酸中毒合并代谢性碱中毒

【例15】严重的代谢性酸中毒纠正后,最要警惕的电解质紊乱是
　　A. 高磷血症　　　　　　　　　B. 高钙血症　　　　　　　　　C. 低钙血症
　　D. 高钾血症　　　　　　　　　E. 高镁血症(2021)

【例16】男,40岁。腹胀、呕吐3天。呕吐物为宿食。既往十二指肠溃疡病史10年。为纠正患者可能存在的水、电解质代谢紊乱和酸碱平衡失调,补液首选
　　A. 生理盐水　　　　　　　　　B. 5%葡萄糖盐水+10%氯化钾　　　C. 5%碳酸氢钠溶液
　　D. 5%葡萄糖盐水　　　　　　　E. 5%葡萄糖盐水+1.86%乳酸钠溶液(2023)

【例17】女性,35岁。下肢广泛挤压伤10小时。测血钾6mmol/L,血钠138mmol/L,血氯105mmol/L,最可能发生的酸碱平衡失调是
　　A. 代谢性碱中毒　　　　　　　B. 代谢性酸中毒　　　　　　　C. 呼吸性碱中毒
　　D. 呼吸性酸中毒　　　　　　　E. 呼吸性酸中毒合并代谢性碱中毒

【例18】患者急查血气分析和血清电解质,结果显示pH7.55,血钠142mmol/L,血钾2.5mmol/L,血氯70mmol/L。应诊断为
　　A. 低钾、低钠血症　　　　　　　　　　　　B. 低钠、低氯血症,呼吸性酸中毒
　　C. 低钠、低氯血症　　　　　　　　　　　　D. 低钠、低氯血症,代谢性酸中毒
　　E. 低钠、低氯血症,代谢性碱中毒(2022)

3. 水、电解质代谢和酸碱平衡失调的防治原则
(1) **充分掌握病史,详细检查病人体征**　了解是否存在导致水、电解质和酸碱失调的原发病。
(2) **实验室检查**　血尿常规、血细胞比容、肝肾功能、血糖、血电解质、血气分析、血尿渗透压等的检测。
(3) **确定水、电解质及酸碱失调的类型及程度**
(4) **优先处理**　①积极恢复病人的血容量,保证循环状态良好。②积极纠正缺氧状态。③纠正严重的酸中毒或碱中毒。④重度高钾血症的治疗。

【例19】男,40岁。吞咽困难30天,不能进水2天。口渴、尿少、体重下降。查体:R26次/分,BP80/50mmHg,神志清楚,烦躁。血钠152mmol/L,血钾3.2mmol/L,[HCO_3^-]18mmol/L,$PaCO_2$ 38mmHg,首要处理措施应是
　　A. 有控制的补充血钾　　　　　B. 应用升压药　　　　　　　　C. 纠正酸碱失衡
　　D. 补充血容量　　　　　　　　E. 氧疗

▶ **常考点**　　三种类型脱水的临床表现及处理;高钾及低钾血症的处理;代谢性酸中毒的临床表现及处理。

参考答案——详细解答见《2024国家临床执业及助理医师资格考试历年考点精析(上、下册)》

1. ABCDE　　2. ABCDE　　3. ABCDE　　4. ABCDE　　5. ABCDE　　6. ABCDE　　7. ABCDE
8. ABCDE　　9. ABCDE　　10. ABCDE　　11. ABCDE　　12. ABCDE　　13. ABCDE　　14. ABCDE
15. ABCDE　　16. ABCDE　　17. ABCDE　　18. ABCDE　　19. ABCDE

第 3 章 休 克

▶ **考纲要求**
①休克概论。②低血容量性休克。③感染性休克。④心源性休克。⑤过敏性休克。

▶ **复习要点**

一、休克概论

休克是机体有效循环血量减少、组织灌注不足、细胞代谢紊乱和功能受损的病理生理过程,由多种病因引起。所谓有效循环血量,是指单位时间内通过心血管进行循环的血量,不包括储存于肝、脾和淋巴血窦,或停滞于毛细血管中的血量。组织细胞氧供给不足和需求增加是休克的本质,产生炎症介质是休克的特征,因此恢复供氧,促进氧的有效利用,重新建立氧的供需平衡和保持正常的细胞功能是治疗休克的关键。休克可分为低血容量性、感染性、心源性、神经性和过敏性休克五类。创伤和失血引起的休克划入低血容量性休克,低血容量性休克和感染性休克是外科最常见的休克。

1. 临床表现

按照休克的发展过程,可分为休克代偿期(轻度休克)和休克失代偿期(中、重度休克)。

	轻度休克	中度休克	重度休克
神志	神志清楚,表情痛苦	神志尚清楚,表情淡漠	意识模糊,甚至昏迷
口渴	口渴	很口渴	非常口渴,可能无主诉
皮肤色泽	开始苍白	苍白	显著苍白,肢端青紫
皮肤温度	正常,发凉	发冷	厥冷,肢端更明显
脉搏	<100 次/分,尚有力	100~200 次/分	速而细弱,或摸不清
血压	收缩压正常或稍升高 舒张压增高,脉压缩小	收缩压 90~70mmHg,脉压缩小	收缩压<70mmHg 或测不到
体表血管	正常	表浅静脉塌陷,毛细血管充盈迟缓	表浅静脉塌陷,毛细血管充盈非常迟缓
尿量	正常	尿少	尿少或无尿
估计失血量	<20%(<800ml)	20%~40%(800~1600ml)	>40%(>1600ml)

【例1】各类型休克的根本变化是
    A. 代谢性酸中毒   B. 脉搏快   C. 尿量少
    D. 组织灌注不足   E. 低血压

【例2】关于治疗休克的叙述,错误的是
    A. 失血性休克的治疗是扩容   B. 感染性休克时可应用大剂量氢化可的松
    C. 失血性休克时,止血是不可忽视的主要手段   D. 感染性休克时,应首先使用升压药
    E. 感染性休克时应恢复有效循环血量

第十篇 外科学
第3章 休 克

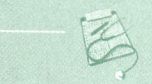

注意：休克的共同点是有效循环血量锐减，所以无论何种类型的休克，其救治原则都是补充血容量。即使是感染性休克、神经性休克等抢救时仍是补充血容量，并非抗感染或镇痛。

(3~4题共用题干)男性，35岁。汽车撞伤左季肋区4小时，神志模糊，体温37.5℃，脉搏细弱，血压60/40mmHg，全腹压痛，无反跳痛，无尿。

【例3】首先考虑的诊断是
　　A. 神经源性休克　　　　B. 感染性休克　　　　C. 中度低血容量性休克
　　D. 重度低血容量性休克　　E. 变态反应性休克

【例4】首选的治疗措施是
　　A. 静脉用强心药物　　　B. 立即手术治疗　　　C. 迅速补充平衡盐溶液
　　D. 利尿剂改善肾功能　　　E. 应用抗生素

【例5】休克代偿期表现不包括
　　A. 舒张压升高　　　　　B. 兴奋　　　　　　　C. 过度通气
　　D. 烦躁　　　　　　　　E. 血压下降

2. 诊断与监测

(1)诊断　关键是应早期及时发现休克。
①凡是遇到严重损伤、大量出血、重度感染、过敏病人和有心脏病史者，均应想到并发休克的可能。
②临床观察中，对于有出汗、兴奋、心率加快、脉压小、尿量少等症状者，应疑有休克。
③若神志淡漠、反应迟钝、皮肤苍白、呼吸浅快、收缩压<90mmHg、尿少，则标志已进入休克失代偿期。

记忆：休克的诊断方法为**一看二摸三测四量**，即一看(是否神志淡漠、反应迟钝、面色苍白)，二摸(是否脉搏快而弱)，三测(血压是否降低)，四量(是否尿量<30ml/h)。

(2)休克的监测　包括一般监测和特殊监测，下述监测中的前5项为一般监测，其余为特殊监测。

精神状态	反映脑组织灌流和全身循环状况
皮肤温度、色泽	是体表灌流情况的标志
血压	收缩压<90mmHg、脉压<20mmHg是休克存在的表现
脉率	休克指数=脉率/收缩压。休克指数≈0.5无休克，>1.0~1.5有休克，>2.0为严重休克
尿量	反映肾脏血液灌注情况。休克早期尿量<25ml/h，>30ml/h表示休克已好转
中心静脉压(CVP)	CVP代表右心房或者胸腔段腔静脉内的压力变化，可反映全身血容量与右心功能之间的关系，正常值为5~10cmH₂O。CVP<5cmH₂O表示血容量不足；CVP>15cmH₂O提示心功能不全、静脉血管床过度收缩、肺循环阻力增高；CVP>20cmH₂O提示充血性心衰
肺毛细血管楔压(PCWP)	可反映肺静脉、左心房、左心室的功能状态，正常值为6~15mmHg。降低反映血容量不足(较CVP敏感)，增高反映左心房压力增高(急性肺水肿)
心排血量	心排血量(CO)=心率×每搏输出量，成人正常值为4~6L/min
心脏指数	心脏指数(CI)=心排血量÷体表面积，正常值为2.5~3.5L/(min·m²)
动脉血气分析	动脉血氧分压(PaO₂)和二氧化碳分压(PaCO₂)反映病人肺通气情况；pH、碱剩余(BE)、缓冲碱(BB)、标准碳酸氢盐(SB)反映休克时酸碱平衡情况；碱缺失(BD)反映全身组织的酸中毒情况、休克的严重程度和复苏情况
动脉血乳酸盐测定	休克可引起无氧代谢和高乳酸血症，故监测有助于估计休克及复苏的变化趋势。正常值为1~1.5mmol/L，危重病人有时会到4mmol/L，持续升高提示预后不良
DIC检测	①血小板<80×10⁹/L；②血浆纤维蛋白原<1.5g/L；③凝血酶原时间较对照组延长3秒以上；④3P试验阳性；⑤血涂片中破碎红细胞>2%。结合临床5项中3项阳性者可确诊

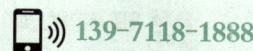

注意：①人体的微循环血量占总循环量的20%。②休克代偿期估计失血量<20%。③尿量>30ml/h表明休克已好转。④收缩压<90mmHg、脉压<20mmHg是休克存在的依据。

【例6】诊断休克失代偿期的必备条件是
A. 脉率>90次/分　　　　　B. 收缩压<90mmHg　　　　C. 脉压<20mmHg
D. 尿量<35ml/h　　　　　E. 中心静脉压<5cmH₂O（2022）

【例7】患者，男，40岁。高处坠落伤2小时。查体：T36.8℃，R18次/分，P130次/分，BP75/57mmHg。神志尚清，口渴，面色苍白。估计该患者出血量为
A. 300~500ml　　　　　　B. 600~800ml　　　　　　C. 800~1600ml
D. 1600~2000ml　　　　　E. 2000ml以上

【例8】休克患者动态监测中心静脉压值为25cmH₂O，表示
A. 肺梗死　　　　　　　　B. 静脉血管床过度收缩　　C. 肺循环阻力增加
D. 血容量不足　　　　　　E. 充血性心力衰竭

【例9】休克指数的计算方法是
A. 收缩压和舒张压之比　　B. 心率与收缩压之比　　　C. 脉率与舒张压之比
D. 脉率与脉压之比　　　　E. 脉率与收缩压之比

【例10】抗休克治疗时，与病情好转、尿量增加直接相关的指标是
A. 肾血流灌注　　　　　　B. 心排血量　　　　　　　C. 动脉舒张压
D. 肺毛细血管楔压　　　　E. 中心静脉压（2022）

二、低血容量性休克

1. 临床表现和诊断

①中心静脉压降低、回心血量减少、心排血量下降造成低血压。
②经神经内分泌机制引起外周血管收缩，血管阻力增加和心率增快。
③微循环障碍导致各组织损害和器官功能不全。
④通常当迅速失血量超过全身总血量的20%时，即出现休克。

2. 治疗

(1) 补充血容量　根据血压和脉率变化来估计失血量。补液首选平衡盐溶液，必要时输入胶体溶液、血液。若Hb>100g/L不必输血；Hb<70g/L可输入浓缩红细胞；Hb70~100g/L可根据病情决定是否输血。

CVP	血压	原因	处理
↓	↓	血容量严重不足	充分补液
↓	正常	血容量不足	适当补液
↑	↓	心功能不全或血容量相对过多	强心、纠酸、扩管
↑	正常	容量血管过度收缩	扩管
正常	↓	心功能不全或血容量不足	补液试验

注意：补液试验为区分"CVP正常，血压下降"的原因是心功能不全，还是血容量不足。方法为0.9% NaCl 250ml静脉滴注5~10分钟，如输液后血压升高、CVP不变提示血容量不足；如血压不变、CVP上升3~5cmH₂O，提示心功能不全。注意应与鉴别肾衰竭时的补液试验相区别。

(2) 止血　若病人有活动性出血，应尽快查明原因，及时处理，必要时紧急手术止血。

(3) 对症治疗　在休克纠正过程中，应重视纠正酸中毒、维持水和电解质平衡。

【例11】迅速出血后出现休克症状,表明至少已丢失全身总血量的
 A. 10% B. 15% C. 20%
 D. 25% E. 30%

【例12】失血性休克扩充血容量首选的液体是
 A. 全血 B. 中分子右旋糖酐 C. 平衡盐溶液
 D. 血浆 E. 10%葡萄糖溶液

【例13】男,25岁。因车祸伤致肝破裂、失血性休克,经急诊手术后腹腔出血得到控制。给予充分补液后脉搏100次/分,血压125/82mmHg,中心静脉压15cmH₂O。目前首选的治疗措施是
 A. 继续补液 B. 补液试验 C. 给予强心剂
 D. 给予血管扩张剂 E. 给予糖皮质激素(2023)

 A. 心功能不全,血容量正常 B. 血容量不足 C. 容量血管过度收缩
 D. 心功能不全或血容量相对过多 E. 心功能不全或血容量不足

【例14】中心静脉压低,血压低提示
【例15】中心静脉压高,血压低提示

三、感染性休克

1. 临床表现

(1) 分型 感染性休克的血流动力学分高动力型和低动力型两种。

①高动力型 又称高排低阻型休克,表现为外周血管扩张,阻力降低,心排血量增高,血流分布异常,动静脉短路开放增加,细胞代谢障碍和能量生成不足。病人皮肤比较温暖干燥,故又称为暖休克。

②低动力型 又称低排高阻型休克,表现为外周血管收缩,微循环淤滞,大量毛细血管渗出导致血容量和心排血量减少。病人皮肤湿冷,故又称为冷休克。

(2) 临床表现 感染性休克的临床表现如下。

	暖休克(高动力型)	冷休克(低动力型)
类型	高排低阻型休克	低排高阻型休克
发病率	少见	多见
致病菌	部分革兰阳性菌感染引起的早期休克	革兰阴性菌,革兰阳性菌感染的休克加重时
血管反应	以扩张为主	以收缩为主
失液	少见	多见
脉压	>30mmHg	<30mmHg
脉搏	慢,搏动清楚	细速
尿量	>30ml/h	<25ml/h
皮肤温度	比较温暖、干燥	冷湿、冷汗
皮肤色泽	淡红、潮红	苍白、发绀、花斑样发绀
毛细血管充盈时间	1~2秒	延长
神志	清醒	躁动、淡漠或嗜睡

【例16】感染性休克的常见病原体为
 A. 革兰阴性细菌 B. 革兰阳性细菌 C. 病毒
 D. 支原体 E. 钩端螺旋体

【例17】感染性休克的临床特点是
  A. 暖休克患者神志淡漠或嗜睡　　　　B. 冷休克患者,每小时尿量大于30ml
  C. 暖休克患者,每小时尿量大于30ml　　D. 冷休克患者脉搏慢、搏动清楚
  E. 暖休克患者毛细血管充盈时间延长

【例18】男,50岁。转移性右下腹痛2天,体温38.5℃,既往有糖尿病病史10年。给予抗炎补液治疗。白细胞$19.2×10^9$/L,中性粒细胞0.91。BP130/80mmHg,P110次/分,R20次/分。入院2小时后患者疼痛加重,烦躁不安。T40℃,BP70/50mmHg,R28次/分,腹肌紧张,压痛明显。患者可能的休克类型是
  A. 感染性　　　　　　B. 失血性　　　　　　C. 神经源性
  D. 过敏性　　　　　　E. 心源性

2. 治疗

治疗原则是在休克未纠正以前,应着重治疗休克,同时治疗感染;在休克纠正后,应重点治疗感染。

(1) **病因治疗**　首先是病因治疗。

(2) **补充血容量**　首先以输注平衡盐溶液为主,再配合适当的胶体液、血浆或全血,恢复足够循环血量。

(3) **控制感染**　主要措施是应用抗菌药物和处理原发感染灶。

(4) **纠正酸碱失衡**　感染性休克的病人,常有严重的酸中毒,且发生较早,应予以纠正。

(5) **心血管活性药物的应用**　经补充血容量、纠酸后,休克仍未好转者,应采用扩血管药物治疗。

(6) **糖皮质激素**　能抑制多种炎症介质的释放,稳定溶酶体膜,缓解全身性炎症反应(SIRS)。应早期、大剂量使用,可达正常用量的10~20倍,维持不宜超过48小时。

注意:①外科休克的治疗原则为先盐后糖、先晶后胶,先快后慢。
　　　　②抢救感染性休克时,糖皮质激素的应用原则是早期、大量、短期。

【例19】外科救治感染性休克时不正确的做法是
  A. 应用抗菌药物　　　　B. 补充血容量　　　　C. 采用血管扩张药物治疗
  D. 使用糖皮质激素　　　E. 待休克好转后手术处理感染灶

【例20】应用糖皮质激素治疗感染性休克时,其使用量为常规用量的
  A. 1/4　　　　　　　　B. 1/2　　　　　　　　C. 2倍
  D. 5倍　　　　　　　　E. 10倍以上

【例21】感染性休克大剂量应用糖皮质激素治疗的时间最长不宜超过
  A. 1天　　　　　　　　B. 5天　　　　　　　　C. 3天
  D. 7天　　　　　　　　E. 2天

四、心源性休克

1. 临床表现

(1) **早期**　可有烦躁不安、焦虑或激动、脉率增快、面色及皮肤苍白、出冷汗、肢体湿冷、心悸、心慌、呼吸困难等。体征有口唇和甲床略带青紫,心率增快,可闻及期前收缩,可出现心律失常,脉搏尚有力,收缩压偏低或在正常范围,舒张压升高,脉压缩小,尿量减少。

(2) **中期**　随着病情发展,休克程度加重。中度休克时,除上述表现外,神志尚清楚,软弱无力,表情淡漠,反应迟钝,脉搏细弱,收缩压<80mmHg,脉压<20mmHg,口渴,尿量明显减少。

(3) **晚期**　患者昏迷,可出现DIC和广泛心脏器质性损害。可发生急性心衰、呼衰、肾衰竭、肝衰竭、脑功能障碍而死亡。

2. 辅助检查

(1) **血液学检查**　急性心肌梗死常有血清肌钙蛋白、肌酸磷酸激酶增加。休克发生后动脉血氧饱和

度降低。可有肝肾功能异常改变。

(2) **心电图** 急性心肌梗死所致的心源性休克以 ST 段抬高最常见,但 ST 段压低或非特异性 ST 段改变约占 25%。某些患者可见新发的心室内传导异常。

(3) **超声心动图** 对诊断极有价值,可作出急性心肌梗死机械并发症的诊断。

(4) **有创检查** 如动脉压、中心静脉压、肺动脉楔压、心排血量测定等。

3. 诊断
①有引起心源性休克的病因;②有低灌注的临床表现:肢体湿冷、尿量减少、精神状态改变;③有血流动力学改变:持续低血压,收缩压<90mmHg,心排血量显著降低[CI<2.2L/(min·m²)],左心室舒张末压>18mmHg。

4. 治疗
(1) **一般紧急处理** 取平卧位,保持呼吸道通畅,吸氧,建立静脉通道,监测尿量,观察周围血管灌注。
(2) **镇痛** 使用吗啡、哌替啶,以减轻患者疼痛。
(3) **纠正低氧血症** 维持 PaO_2 达到 100mmHg,$PaCO_2$ 35~40mmHg。
(4) **维持血压** 若血压急剧下降,应立即开始静脉滴注间羟胺,也可同时加入多巴胺,以维持血压。
(5) **纠正心律失常** 伴有显著心动过速或心动过缓的各种心律失常均可加重休克,需积极纠正。
(6) **补充血容量** 休克时血容量不是绝对减少,而是相对减少,所以补充血容量极为必要。
(7) **对症治疗、应用血管活性药物等**

五、过敏性休克

1. 临床表现与诊断
①接触外界某些抗原性物质后,引起强烈的致命性全身反应。
②患者在短期内发生面色苍白、情绪紧张、神志不清或昏厥等。
③有明显休克表现,血压下降。
④既往有相关物质过敏史。

2. 治疗
①立即移去过敏原或致敏的药物,停止接触致敏物质。
②立即皮下注射肾上腺素 0.5~1mg,必要时适量重复应用。
③应用抗过敏药物,如静脉滴注地塞米松、氢化可的松等,直至休克好转。
④抢救时,血压仍不能维持正常者,可给予升压药物如多巴胺等。
⑤保持呼吸道通畅,给氧。
⑥严密监测生命体征,调整用药。

【例22】男,18 岁。因"感冒"自行服用"抗菌药物"半小时后突然出汗、面色苍白。查体:脉搏 120 次/分,血压 40/20mmHg,神志不清,面色苍白,脉搏细速,四肢冰冷。该患者主要治疗措施是
A. 多巴胺静脉滴注　　　　　B. 肾上腺素皮下注射　　　　　C. 地塞米松静脉滴注
D. 吸氧、心电监护　　　　　E. 补充血容量(2023)

▶ **常考点** 中心静脉压的概念、临床意义;各型休克的区别及处理。

参考答案——详细解答见《2024 国家临床执业及助理医师资格考试历年考点精析(上、下册)》
1. ABCDE　2. ABCDE　3. ABCDE　4. ABCDE　5. ABCDE　6. ABCDE　7. ABCDE
8. ABCDE　9. ABCDE　10. ABCDE　11. ABCDE　12. ABCDE　13. ABCDE　14. ABCDE
15. ABCDE　16. ABCDE　17. ABCDE　18. ABCDE　19. ABCDE　20. ABCDE　21. ABCDE
22. ABCDE

第4章 围术期处理

▶ **考纲要求**
①术前准备。②术后处理。③术后主要并发症的防治。

▶ **复习要点**
围术期是指从决定手术治疗时起,到与本次手术有关的治疗基本结束为止的一段时间,包括术前、术中和术后三个阶段。围术期处理目的是为病人手术顺利康复做充分而细致的工作,并促进术后尽快康复。

一、术前准备

1. 手术时限分类
按照手术的时限性,外科手术可分为以下三类。

手术分类	定义	举例
急症手术	应在最短时间内进行必要的准备后立即进行的抢救手术	外伤性肠破裂手术
限期手术	手术时间虽可选择,但不宜延迟过久,应在尽可能短的时间内做好术前准备	恶性肿瘤根治术
择期手术	可在充分的术前准备后,选择合适时机进行的手术	腹股沟疝修补术

2. 一般准备
（1）**心理准备** 病人术前难免有恐惧、紧张及焦虑等情绪,或对手术与预后有多种顾虑。医务人员应从关怀、鼓励出发,就病情、施行手术的必要性及可能取得的效果,手术的风险性及可能的并发症,以恰当的言语和安慰的口气对病人作适度的解释,使病人能以积极的心态配合手术和术后治疗。
（2）**生理准备** 调整病人的生理状态,使病人能在较好的状态下安全度过手术和术后治疗过程。

适应性锻炼	术前练习在床上大小便,教会病人正确的咳嗽和咳痰方法,术前2周应停止吸烟
输血和补液	施行大、中型手术者,术前应行血型鉴定、交叉配血试验、备血 纠正水、电解质及酸碱平衡失调,纠正贫血和低蛋白血症
预防感染	预防性抗生素的给药方法:术前0.5~2小时或麻醉开始时首次给药;手术时间>3小时或失血量>1500ml,术中可给予第二剂;总预防用药时间不超过24小时,个别情况可延长至48小时
胃肠道准备	术前8~12小时开始禁食,术前4小时禁止饮水,以防术中呕吐而引起窒息或吸入性肺炎 胃肠道手术者,术前1~2天进流质饮食;幽门梗阻者,术前应洗胃 结直肠手术者,术前2~3天开始口服肠道制菌剂,术前1天和当天清晨行清洁灌肠或结肠灌洗
其他	手术前夜,可给予镇静剂,以保证良好的睡眠;妇女月经来潮时,应延迟手术日期

3. 特殊准备
（1）**营养不良** 若血浆白蛋白<30g/L或转铁蛋白<0.15g/L,术前应行营养支持,以纠正营养不良。
（2）**脑血管病** 近期有脑卒中史者,择期手术至少推迟2周,最好6周。
（3）**高血压** 血压在160/100mmHg以下,不作特殊准备。血压>180/100mmHg,需选用合适降压药
（4）**伴有心脏疾病者** 其施行手术的死亡率明显高于非心脏病者,有时需外科医师、麻醉医师和内科

医师共同进行评估和处理。急性心肌梗死的病人发病后 6 个月内不做择期手术；6 个月以上无心绞痛发作者，可在良好的监护条件下施行手术。心力衰竭的病人，最好在心力衰竭控制 3~4 周后再施行手术。

(5) **肺功能障碍**　危险因素包括慢阻肺、吸烟、年老、肥胖、急性呼吸系统感染。对于高危病人，术前肺功能检查具有重要意义：第 1 秒最大呼气量（FEV_1）<2L 时，可能发生呼吸困难；FEV_1%<50%，提示肺重度功能不全，可能需要术后机械通气和特殊监护。若病人每天吸烟超过 10 支，则戒烟极为重要。急性呼吸道感染者，择期手术应推迟至治愈后 1~2 周。

(6) **肾疾病**　急性肾衰竭的危险因素包括术前血尿素氮和肌酐升高、充血性心力衰竭、老年、术中低血压、夹闭腹主动脉、脓毒症、使用肾毒性药物（如氨基糖苷类、放射性造影剂）等。术前准备应最大限度地改善肾功能。如需透析治疗，应在计划手术 24 小时以内进行。

(7) **糖尿病**　①仅以饮食控制病情者，术前不需特殊准备；②普通降糖药服至 手术前一天晚上，长效降糖药术前 2~3 天停药；平时用胰岛素者，手术日晨停用；③伴有酮症酸中毒，不宜施行择期手术，需接受急症手术者，应纠正酸中毒、血容量不足、电解质失衡；④术前控制血糖在 5.6~11.2mmol/L，尿糖在 +~++。

(8) **凝血障碍**　凝血试验、凝血酶原时间（PT）、活化部分凝血活酶时间（APTT）及血小板计数（Plt），对严重凝血异常的识别率低，所以仔细询问病史及体格检查显得尤为重要。术前 10 天应停用抗血小板药噻氯匹定、氯吡格雷，术前 7 天停用阿司匹林，术前 2~3 天停用非甾体抗炎药。当 Plt<50×10^9/L，建议输血小板；大手术或涉及血管部位的手术，应保持 Plt>75×10^9/L；神经系统手术，应保持 Plt≥100×10^9/L。

【例 1】按手术期限，下列属于限期手术的是
    A. 慢性阑尾炎切除术　　　　B. 直肠癌根治术　　　　C. 完全性肠梗阻造瘘术
    D. 可复性股疝修补术　　　　E. 急性上消化道穿孔修补术

【例 2】择期手术病人需进行营养支持治疗的是血浆白蛋白
    A. <30g/L　　　　　　　　B. <31g/L　　　　　　　C. <32g/L
    D. <33g/L　　　　　　　　E. <34g/L

【例 3】急性上呼吸道感染患者拟行腹腔镜胆囊切除术，手术需延期至急性上呼吸道感染症状恢复后
    A. 1~3 天　　　　　　　　B. 3~5 天　　　　　　　C. 5~7 天
    D. 7~14 天　　　　　　　 E. 14~21 天（2023）

【例 4】针对糖尿病患者的术前准备，下列正确的是
    A. 口服长效降糖药者，应在术前 1 天停药　　　B. 既往用胰岛素者，手术日晨也需要胰岛素
    C. 既往仅饮食控制病情者，改用胰岛素控制　　D. 合并酮症酸中毒者，暂不实施择期手术
    E. 禁食患者需要葡萄糖加胰岛素维持血糖值较低水平

【例 5】女，68 岁。确诊为右肺癌，拟行手术治疗。既往有糖尿病病史 10 年，高血压病史 3 年。入院查体：血压 180/110mmHg，空腹血糖 12mmol/L。关于术前准备措施，错误的是
    A. 观察病情　　　　　　　B. 将血糖降至 5.6~11.2mmol/L　　C. 给予患者心理安慰
    D. 将血压快速降至正常　　E. 不可以将血压快速降至正常（2022）

二、术后处理

1. 常规处理与监测

(1) **术后医嘱**　需书写的医疗文书包括诊断、施行的手术、监测方法、治疗措施等。

(2) **监测**　应常规监测生命体征，如体温、脉率、血压、呼吸频率、尿量，记录 24 小时出入量。有心肺疾病、心肌梗死危险的病人，还应监测中心静脉压、肺动脉楔压、心电活动等。

(3) **静脉输液**　术后输液的量、成分和速度，取决于手术大小、病人器官功能状态和疾病严重程度。

(4) **引流管**　应记录引流管的种类、吸引压力、次数，观察引流管有无脱落、阻塞、扭曲及引流物性质、

颜色和数量。拔管时间:乳胶片在术后1~2天;烟卷引流3天内;T管14天;胃肠减压管在肛门排气后。

2. 饮食

(1)非腹部手术 小手术不引起或很少引起全身反应者,手术后即可进食。大手术需待2~4天才可进食。局麻下施行手术者,如无任何不适或反应,手术后即可给予饮食。椎管内麻醉者在3~4小时后,可进饮食。全身麻醉者,在麻醉清醒,恶心、呕吐反应消失后,方能进食。

(2)腹部手术 胃肠道手术后,1~2日禁食;3~4日肠功能恢复、肛门排气后进流质饮食;5~6日进半流质饮食;7~9日恢复普通饮食。

3. 卧位

手术后,应根据麻醉方式和病人的全身情况、术式、疾病的性质等选择体位,使病人处于合适的体位。

全麻未清醒	平卧,头转向一侧	蛛网膜下隙阻滞	去枕平卧或头低卧位12小时
颅脑手术,无休克或昏迷	15°~30°头高脚低斜坡卧位	颈胸手术	高半坐位
腹部手术	低半坐位,或斜坡卧位	脊柱、臀部手术	仰卧位,或俯卧位
休克病人	下肢抬高15°~20°,头和躯干抬高20°~30°的特殊体位		

【例6】患者腹部手术后无明显不适,应采取的体位是
　　A. 低半坐位　　　　　　B. 高半坐位　　　　　　C. 15°~30°头高脚低位
　　D. 平卧位　　　　　　　E. 下肢抬高15~20°,头部和躯干抬高20~30°(2023)

4. 术后不适的处理

(1)疼痛 麻醉作用消失后,切口受到刺激会出现疼痛。术后疼痛可引起呼吸、循环、胃肠道、骨骼肌功能变化。处理:有效的镇痛会改善大手术的预后,常用的麻醉类镇痛药有吗啡、哌替啶、芬太尼。及早停用镇痛药有利于胃肠动力的恢复。硬膜外阻滞可留置导管数日,连接镇痛泵以缓解疼痛。

(2)呃逆 其原因可能是神经中枢或膈肌直接受刺激。施行上腹部手术后,如果出现顽固性呃逆,要特别警惕膈下积液或感染。应作B超、X线摄片、CT检查,一旦明确有膈下感染,需要及时处理。

5. 胃肠道

剖腹手术,胃肠道蠕动减弱。麻醉、手术对小肠蠕动影响很小,胃蠕动恢复较慢,右半结肠需48小时,左半结肠需72小时。胃和空肠手术后,上消化道推进功能的恢复需2~3天。术后有显著肠梗阻、急性胃扩张的病人,应插鼻胃管、连接负压吸引装置,并留置2~3天,直到正常的胃肠功能恢复(可闻及肠鸣音或已排气)。空肠造口的营养管可在术后第2天滴入营养液。造口管在术后3周方可拔除。

6. 活动

手术后,如果镇痛效果良好,原则上应早期床上活动,争取短期内下床活动。早期活动有利于增加肺活量,减少肺部并发症,改善全身血液循环,促进切口愈合,减少因静脉血流缓慢并发深静脉血栓形成的发生率。此外,尚有利于肠道蠕动和膀胱收缩功能的恢复,从而减少腹胀和尿潴留的发生。有休克、心力衰竭、严重感染、出血、极度衰弱者,不宜早期活动。

【例7】腹部手术后,原则上鼓励早期活动,其理由不包括
　　A. 促进切口愈合　　　　B. 改善全身血液循环　　　C. 减少深静脉血栓形成
　　D. 减少肺部并发症　　　E. 减少腹腔感染

7. 缝线拆除

(1)拆线时间 头、面、颈部在术后4~5日拆线;下腹部、会阴在术后6~7日拆线;胸部、上腹部、背部、臀部手术在术后7~9日拆线;四肢手术在术后10~12日拆线;减张缝合在术后14日拆线。

(2)切口分类 对初期完全缝合的切口,拆线时应记录切口愈合情况。

①清洁切口(Ⅰ类切口) 是指缝合的无菌切口,如甲状腺大部切除术、腹股沟疝修补术等。

第十篇 外科学
第4章 围术期处理

②可能污染切口（Ⅱ类切口） 指手术时可能带有污染的缝合切口,如胃大部切除术、皮肤不容易彻底消毒的部位、6 小时内的伤口经过清创缝合、新缝合的切口再度切开者。

③污染切口（Ⅲ类切口） 指邻近感染区或组织直接暴露于污染或感染物的切口。

(3)切口愈合

①甲级愈合 用"甲"字代表,是指愈合优良,无不良反应。

②乙级愈合 用"乙"字代表,是指愈合处有炎症,如红肿、硬结、血肿、积液等,但未化脓。

③丙级愈合 用"丙"字代表,是指切口已化脓,需切开引流。

  A. 4~5 天   B. 6~7 天   C. 7~9 天

  D. 10~12 天   E. 14 天

【例8】头、面、颈部手术切口拆线的时间应为术后

【例9】减张缝线拆除时间应为术后

三、术后主要并发症的防治

并发症	原因	预防及处理
术后出血	术中止血不完善,创面渗血未完全控制,结扎线脱落,凝血功能障碍	手术时严格止血,结扎必须规范牢靠,关腹前仔细检查
发热	术后**最常见**的症状 包括感染性发热和非感染性发热	查明原因,对症处理
肺膨胀不全	上腹部手术、老年、肥胖、长期吸烟	叩击胸背部,鼓励咳嗽和深呼吸,及时吸痰
术后肺炎	肺膨胀不全、异物吸入、大量分泌物	50% 以上为革兰阴性杆菌感染,针对性用药
肺脂肪栓塞	长骨骨折、关节置换	立即行呼气末正压通气、利尿治疗
切口裂开	营养不良、缝合技术欠佳、腹压增加所致,表现为淡红色液体流出	减张缝合;及时处理腹胀 咳嗽时最好平卧;适当的腹部包扎
切口感染	细菌入侵、血肿、异物、局部血供不良、机体抵抗力降低	切口红肿处拆除缝线,使脓液流出 已形成脓肿者,敞开引流
尿潴留	会阴部、盆腔手术后常见	导尿
尿路感染	尿潴留是**基本原因**	防止和及时处理尿潴留,抗生素的应用

【例10】对于腹部手术后切口化脓性感染,错误的处理是

  A. 应用抗菌药物   B. 切口内放置引流条   C. 局部理疗

  D. 拆除缝线,敞开切口   E. 切开引流冲洗后立即缝合

【例11】女,74 岁。行胃癌根治术后 7 天,咳嗽后腹正中伤口内有大量淡红色液体流出。最可能出现的情况是

  A. 切口内血肿   B. 切口皮下积液   C. 切口裂开

  D. 切口下异物   E. 切口感染

▶ **常考点**   特殊病人的术前准备;术后处理。

参考答案——详细解答见《2024 国家临床执业及助理医师资格考试历年考点精析(上、下册)》

1. ABCDE   2. ABCDE   3. ABCDE   4. ABCDE   5. ABCDE   6. ABCDE   7. ABCDE

8. ABCDE   9. ABCDE   10. ABCDE   11. ABCDE

第5章 外科病人的代谢与营养治疗

▶ **考纲要求**
①外科病人的代谢变化和营养状况评定。②肠外营养。③肠内营养。

▶ **复习要点**

一、外科病人的代谢变化和营养状况评定

1. 正常情况下的物质代谢

正常生命活动中需要不断摄取各种营养物质,通过转化和利用以维持机体新陈代谢。食物中的碳水化合物、脂肪、蛋白质、水、电解质、微量元素、维生素等营养底物进入人体后,参与体内一系列代谢过程,通过合成代谢使人体组织器官生长、发育、修复及再生,并为机体生命活动提供必不可少的能源。

(1) 碳水化合物 主要功能是供能,同时也是细胞结构的重要成分。正常情况下,碳水化合物提供55%~65%维持机体正常功能所需的能量。大脑神经细胞、肾上腺等则完全依赖葡萄糖氧化供能。

(2) 蛋白质 是构成生物体的重要组成成分,在生命活动中起着极其重要的作用。蛋白质的主要生理功能是参与构成各种细胞组织,维持细胞组织的生长、更新和修复,参与多种重要的生理功能和氧化供能。

(3) 脂肪 主要生理功能是提供能量、构成身体组织、供给必需脂肪酸并携带脂溶性维生素等。

2. 能量代谢

(1) 机体能量消耗的组成、测定及计算

①基础能量消耗 机体每日的能量消耗包括基础能量消耗(BEE)、食物的生热效应、兼性生热作用、活动的生热效应几个部分。其中,基础能量消耗在每日总能量消耗中所占比例最大(60%~70%),是机体维持正常生理功能和内环境稳定等活动所消耗的能量。BEE 可按 Harris-Benedict 公式计算。

男性 BEE(kcal/d) = 66+13.7W+5.0H−6.8A; 女性 BEE(kcal/d) = 655+9.6W+1.85H−4.7A

其中,W 为体重(kg),H 为身高(cm),A 为年龄(岁)。

注意:这个公式没有错,尤其女性 BEE 并没有少个小数点,别再指错了,嘿嘿。参阅9版《外科学》P100。

②静息能量消耗 由于基础代谢率的测定要求十分严格,临床实践中通常测定机体静息能量消耗(REE)而非基础能量消耗(BEE)。Weir 公式是间接测热法计算机体24小时静息能量消耗的公式。

REE(kcal/d) = [3.9(VO$_2$)+1.1(VCO$_2$)]×1440

其中,VO$_2$ 为氧耗量(L/min),VCO$_2$ 为二氧化碳产生量(L/min)。

③两者之差 Harris-Benedict 公式是健康机体基础能量消耗的估算公式,临床上各种疾病状态下病人的实际静息能量消耗值与 Harris-Benedict 公式估算值之间存在一定的差异,如择期手术 REE 约增加10%,严重创伤、多发性骨折、感染时可增加20%~30%,大面积烧伤最大可增加100%左右。

(2) 机体能量需要量的确定 临床上多采用经验公式来估算病人的能量需求。

非肥胖病人能量摄入量为 25~30kcal/(kg·d)。

BMI≥30kg/m^2 的肥胖病人,推荐的能量摄入量应为正常目标量的70%~80%。

注意:①9版《外科学》P100:正常人基础能量需要为 25~30kcal/(kg·d)。
②8版《外科学》P108:正常人基础能量需要为 20~25kcal/(kg·d)。

3. 饥饿和创伤状态下机体代谢改变

(1) **饥饿状态下机体代谢改变** ①饥饿早期,机体利用肝脏和肌肉中的糖原储备消耗供能。然后依赖糖异生供能。肝脏和肌肉蛋白质分解以提供糖异生的前体物质,蛋白质合成下降。②饥饿晚期,脂肪动员增强,成为主要能源物质,体内酮体形成,大脑和其他组织越来越多地利用酮体作为能源。

(2) **创伤状态下机体代谢改变** 外科感染、手术创伤等应激状态下,机体发生一系列代谢改变,其特征为静息能量消耗增加、高血糖及蛋白质分解增强。

①碳水化合物的代谢变化 应激状态下,内源性葡萄糖异生明显增强,机体对糖的利用率下降,组织器官葡萄糖的氧化利用下降,外周组织对胰岛素抵抗,从而造成高血糖。

②蛋白质的代谢变化 蛋白质分解增加,尿氮排出增加,出现负氮平衡,其程度和持续时间与创伤应激程度、创伤前营养状况、病人年龄、应激后营养摄入有关。

③脂肪的代谢变化 脂肪是应激病人的重要能源,创伤应激时机体脂肪分解增强,其分解产物可作为糖异生的前体物质,从而减少蛋白质分解,保存机体蛋白质。

4. 营养状态评定

(1) **临床检查** 是通过病史采集、体格检查来发现是否存在营养不良。体格检查可以发现肌肉萎缩、毛发脱落、皮肤损害、水肿或腹水、必需脂肪酸及维生素缺乏的体征并判定其程度。

(2) **人体测量** 通过测量体重、脂肪和肌肉含量,判断机体营养状况,监测营养治疗效果。

项目	测定方法	临床意义
体重	是机体脂肪组织、瘦组织群、水和矿物质的总和,是营养评价中最简单、直接而可靠的方法	体重丢失>10%(无时限限定)或3个月体重丢失>5%,即存在营养不良
BMI	体质量指数(BMI)是反映营养不良及肥胖的可靠指标,BMI=体重(kg)/身高^2(m^2)	正常18.5~24kg/m^2,<18.5kg/m^{2}为营养不良 25~30kg/m^{2}为超重,>30kg/m^{2}为肥胖
皮褶厚度	用卡尺测量三头肌皮褶厚度(TSF)	推算脂肪及肌肉总量 间接反映热能的变化
臂围	用软尺测量上臂周径	推算脂肪及肌肉总量 间接反映热能的变化
握力测定	是营养状况评价的一个良好客观指标 正常男性握力≥35kg,女性≥23kg	握力与机体营养状况密切相关 是反映肌肉功能十分有效的指标

(3) **生化及实验室检查** 常用指标如下。

项目	测定方法	临床意义
血浆蛋白	常用的血浆蛋白指标有白蛋白、前白蛋白、转铁蛋白、视黄醇结合蛋白	可反映机体蛋白质营养状况、疾病严重程度、预测手术风险程度,是临床上常用的营养评价指标之一
氮平衡试验	氮平衡=摄入氮-排出氮 氮的摄入量大于排出量为正氮平衡 氮的摄入量小于排出量为负氮平衡	氮平衡是评价机体蛋白质代谢状况的可靠指标 正氮平衡时机体合成代谢大于分解代谢 负氮平衡时机体分解代谢大于合成代谢
免疫功能	测定外周血淋巴细胞总数	正常值(2.5~3.0)×10^9/L,<1.8×10^9/L为营养不良

(4) **综合性营养评价指标** 包括主观全面评定、微型营养评定、营养不良通用筛查工具。

(5) **人体组成测定** 可准确测定体脂、瘦组织群、体细胞群等各组成含量。

【例1】关于外科手术病人术后能量代谢的叙述,错误的是
  A. 葡萄糖分解增加   B. 负氮平衡   C. 脂肪动员增加
  D. 蛋白质分解增加   E. 机体代谢加快(2022)

【例2】男,60岁,体重55kg。全胃切除术后5天,左上腹疼痛,腹腔引流管内可见少量肠液。查体:T37.2℃,P100次/分,R19次/分,BP130/80mmHg,左上腹轻压痛,无反跳痛、肌紧张。予禁食,肠

外营养。该患者的REE(实际静息能量消耗)大约是
A. 60% B. 80% C. 100%
D. 140% E. 200%(2018)

【例3】排除体液因素,提示成人存在营养不良的指标是实际体重至少比标准体重低
A. 10% B. 20% C. 25%
D. 30% E. 35%(2019)

【例4】评估患者营养状况指标不包括
A. 血浆前白蛋白 B. 血浆白蛋白 C. 血清转铁蛋白
D. 外周血血小板计数 E. 外周血淋巴细胞计数(2023)

A. 氮平衡试验 B. 三头肌皮褶厚度 C. 血清转铁蛋白
D. 上臂中部周长 E. 肌酐/身高指数

【例5】反映机体蛋白质营养状况的是
【例6】评价患者营养摄入水平和分解代谢状况的是

二、肠外营养

1. 概念
肠外营养(PN)是指通过胃肠道以外途径(即静脉途径)提供营养的方式。

2. 制剂
(1)**碳水化合物**　葡萄糖是肠外营养中最主要能源物质,供给量一般为3~3.5g/(kg·d),供能约占总热量的50%。严重应激状态下,葡萄糖供给量应降至2~3g/(kg·d),以避免摄入过量所致的代谢副作用。

(2)**脂肪乳剂**　是肠外营养中较理想的能源物质。脂肪乳剂的用量一般为0.7~1.3g甘油三酯/(kg·d),供能占总热量的30%~40%。肝功能不良的病人宜选用中/长链脂肪乳剂。

(3)**氨基酸制剂**　氨基酸是肠外营养的氮源物质,是机体合成蛋白质所需的底物。肠外营养时,氨基酸的推荐摄入量为1.2~2.0g/(kg·d),严重分解代谢状态下需要量可增至2.0~2.5g/(kg·d)。

(4)**电解质、维生素、微量元素**　根据病情,适量供给。

(5)**肠外营养液的组成**　如下。

成分	内容	供给量
能量供给	葡萄糖(5%、10%、50%葡萄糖) 脂肪乳剂(10%、20%、30%脂乳)	每日总能量 25kcal/kg 按糖脂比=1:1 计算(应激状态下 1:2)
氮源	氨基酸	每日供氮 14g(相当于7%氨基酸1500ml)
电解质	钾钠钙镁氯磷(10% KCl、10% NaCl、10% 葡萄糖酸钙、25% $MgSO_4$、格林福斯)	酌量(根据每日急查电解质结果而定)
维生素	水溶性和脂溶性维生素	水溶性和脂溶性维生素复方制剂各1支
微量元素	锌、铜、锰、铁、铬、碘等	复方注射剂1支

【例7】应用全胃肠外营养时,氮和热卡之比(g/kcal)应为
A. 1:(50~80) B. 1:(100~120) C. 1:(150~200)
D. 1:(210~240) E. 1:250以上(2021,超教材内容)

3. 全营养混合液(TNA)
将各种营养素在体外先混合在3L塑料袋内,称全营养混合液(TNA)。最近有将TNA液制成三腔袋的产品,腔内分别分装氨基酸、葡萄糖和脂肪乳剂,有隔膜将各成分分开,以防相互反应。临用时用手加

第十篇 外科学
第5章 外科病人的代谢与营养治疗

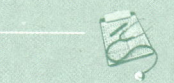

压即可撕开隔膜,使各成分立即混合。为使输入的营养物质在体内获得更好的代谢、利用,减少污染等并发症的机会,主张采用全营养液混合方法将各种营养制剂混合配制后输注。

4. 输入途径

肠外营养的输入途径主要有中心静脉和周围静脉途径。

(1) **中心静脉途径** 适用于需要长期(>2周)肠外营养,需要高渗透压营养液的病人。临床上常用的中心静脉途径有颈内静脉、锁骨下静脉、经头静脉或贵要静脉插入中心静脉导管(PICC)。

(2) **周围静脉途径** 适用于只需短期(<2周)肠外营养者。周围静脉是指浅表静脉,大多数是上肢末梢静脉。周围静脉途径具有应用方便、安全性高、并发症少而轻等优点。

5. 适应证

凡是需要营养支持,但又不能或不宜接受肠内营养(EN)者均为肠外营养的适应证,具体如下。

①1周以上不能进食或因胃肠道功能障碍或不能耐受肠内营养者。

②通过肠内营养无法达到机体需要的目标量时应该补充肠外营养。

6. 并发症

(1) **静脉导管相关并发症** 分为非感染性并发症和感染性并发症两大类。

①非感染性并发症 大多数发生于中心静脉导管放置过程中,如气胸(最常见)、空气栓塞(最严重)、血管或神经损伤;少数是长期应用、导管护理不当或拔管操作所致,如导管脱出、导管折断、导管堵塞等。

②感染性并发症 主要是指中心静脉导管相关感染。周围静脉则可发生血栓性静脉炎。

肠外营养的感染性并发症主要是导管性脓毒症,其发病与置管技术、导管使用、导管护理密切相关。临床表现为突发寒战、高热,重者可致感染性休克。发生上述症状后,应先做输液袋内液体的细菌培养及血培养,丢弃输液袋及输液管,更换输液。观察8小时,若发热仍不消退,则需拔除中心静脉导管,并做导管尖端培养。一般拔管后无须使用抗生素,发热即可自行消退。若24小时后发热仍不消退,则应选用抗生素。导管性脓毒症的预防措施包括:放置导管应严格无菌操作;避免中心静脉导管的多用途使用,不宜用于输注血制品、抽血、测压;应用全营养混合液的全封闭输液系统;置管后应定期进行导管护理等。

(2) **代谢性并发症** 肠外营养时提供的营养物质直接进入血液循环中,营养底物过量或不足容易导致代谢紊乱和器官功能异常,产生代谢性并发症,如高血糖、低血糖、氨基酸代谢紊乱、高脂血症、电解质及酸碱代谢失衡、必需脂肪酸缺乏、再喂养综合征、维生素及微量元素缺乏症等。

①补充不足

A. 血清电解质紊乱 以低钾血症、低磷血症最常见。

B. 微量元素缺乏 以锌缺乏最多见,常表现为口周及肢体皮疹、皮肤皱痕、神经炎等。

C. 必需脂肪酸缺乏 长期TPN治疗,若不及时补充脂肪乳剂,可发生必需脂肪酸缺乏症,常表现为皮肤干燥、鳞状脱屑、脱发、伤口愈合迟缓等。只需每周补充脂肪乳剂1次,即可预防必需脂肪酸的缺乏。

②糖代谢异常 低血糖主要是由胰岛素用量过大或突然停止输注高浓度葡萄糖所致。高血糖主要是由葡萄糖输注速度太快或机体的糖利用率下降所致,严重的高血糖可导致高渗性非酮性昏迷。

(3) **脏器功能损害**

①肝功能损害 长期肠外营养可引起肝脏损害,表现为肝脂肪浸润和胆汁淤积,其原因与葡萄糖超负荷导致的肝脂肪变性(最主要原因)、长期禁食时肠内缺乏食物刺激、肠道激素的分泌受抑制、不恰当的营养物质摄入等有关。为减少这种并发症的发生,应采用双能源,以脂肪乳剂替代部分能源,减少葡萄糖用量。

②肠屏障功能减退 长期禁食可导致肠黏膜上皮绒毛萎缩、通透性增加,肠道免疫功能障碍,导致肠道细菌易位而引发肠源性感染。

③胆囊内胆泥和结石形成 实施TPN治疗3个月者,胆结石发生率可高达30%,尽早改用肠内营养治疗是预防胆结石最有效的措施。

(4) **代谢性骨病** 部分长期肠外营养的病人出现骨钙丢失、骨质疏松、血清碱性磷酸酶增高、高钙血症、尿钙排出增加、四肢关节疼痛，甚至出现骨折等表现，称为代谢性骨病。

7. 监测

包括全身情况、血清电解质、血糖、血气分析、肝肾功能、营养指标等的监测。

注意：①置放中央静脉导管最常选用的血管是颈内静脉或锁骨下静脉。
②置放中央静脉导管最严重的并发症是空气栓塞。
③长期全胃肠外营养可导致肝功能损害，主要原因是葡萄糖超负荷引起的肝脂肪变性。

【例8】一般不首选肠外营养治疗的是
　　A. 严重脓毒症患者　　　　B. 不宜经口进食超过7天者　　C. 脑外伤昏迷者
　　D. 小肠仅剩50cm　　　　 E. 急性重症胰腺炎患者

【例9】疑诊中心静脉导管感染时的首要处理措施是
　　A. 应用抗真菌药物　　　　B. 预防感染性休克　　　　C. 应用广谱抗生素
　　D. 控制高热　　　　　　　E. 拔除导管，同时导管尖端送细菌培养

【例10】长期肠外营养引起肝脂肪变性的主要原因是
　　A. 过高的能量供给　　　　B. 输注白蛋白过量　　　　C. 胆汁淤积
　　D. 糖氨基酸配比不合理　　E. 维生素配比不合理

三、肠内营养

1. 概念

肠内营养（EN）是指通过胃肠道途径提供营养的方式，它具有符合生理状态、能维持肠道结构和功能的完整、费用低廉、使用和监护简便、并发症较少等优点，因而是临床营养支持首选的方法。

2. 制剂

肠内营养制剂根据其组成，分为非要素型、要素型、组件型及疾病专用型四类。

	制剂组成	临床特点	适应证
非要素型	也称整蛋白型制剂，以整蛋白或蛋白质游离物为氮源	渗透压接近等渗，口感较好，口服或管饲均可，使用方便，耐受性强	胃肠道功能较好的病人，是应用最广泛的肠内营养制剂
要素型	氨基酸或多肽、葡萄糖、脂肪、矿物质和维生素的混合物	成分明确，营养全面，不需要消化即可直接吸收，含残渣少，不含乳糖，但口感较差	胃肠道消化、吸收功能部分受损的病人，如短肠综合征、胰腺炎的病人
组件型	主要有蛋白质组件、脂肪组件、糖类组件、维生素组件、矿物质组件等	以某种或某类营养素为主，是对完全型肠内营养制剂进行补充或强化	适合病人的特殊营养需要
疾病专用型	根据不同疾病特征设计的针对特殊病人的专用制剂	糖尿病、肝病、肿瘤、婴幼儿、肺病、肾病、创伤等专用制剂	专病专用

3. 适应证

若机体胃肠道具有吸收营养素的能力，且能耐受肠内营养制剂，病人因原发疾病或因治疗需要而不能或不愿经口摄食，或摄食量不足以满足机体合成代谢需要时，均可采用肠内营养。

(1) 胃肠功能正常但营养物质摄入不足或不能摄入者 　如昏迷（脑外伤）、大面积烧伤、复杂大手术后、危重病症（非胃肠道疾病）等病人。这类病人胃肠道功能基本正常，应尽量采用肠内营养。

(2) 胃肠道功能不良者 　如消化道瘘、短肠综合征等。消化道瘘患者所用的肠内营养制剂应以肽类为主，可减轻对消化液分泌的刺激作用。营养液最好能输至瘘口的远端肠道，或采取措施将肠外瘘的瘘

第十篇 外科学
第5章 外科病人的代谢与营养治疗

口暂时封堵,以减少肠内营养液输入后从瘘口大量流失。

(3)**胃肠功能基本正常但其他脏器功能不良者** 如糖尿病、肝肾衰竭、急性胰腺炎等,原则上只要胃肠功能正常,仍属于肠内营养的适应证。

【例11】回肠肠瘘患者所用的肠内营养制剂应该是
  A. 以肽类为主   B. 以脂类为主   C. 增加维生素
  D. 减少糖类   E. 增加纤维素(2019,超教材内容)

4. 并发症

(1)**机械性并发症** 主要有鼻、咽及食管损伤,喂养管堵塞,喂养管拔出困难,造口并发症等。

(2)**胃肠道并发症** 恶心呕吐、腹泻腹胀、肠痉挛等是常见的消化道并发症。腹泻是肠内营养最常见的并发症,引起腹泻的常见原因包括:①肠腔内渗透负荷过重;②小肠对脂肪不耐受;③输注速度过快,营养液通过肠腔时间缩短,胆盐不能再吸收;④营养液中葡萄糖被肠内细菌转变为乳酸;⑤营养液被细菌、真菌等污染;⑥营养液温度过低;⑦低清蛋白血症。

(3)**代谢性并发症** 包括水、电解质及酸碱代谢异常,糖代谢异常,微量元素、维生素及脂肪酸缺乏。

(4)**感染性并发症** 主要与营养液误吸、营养液污染有关。吸入性肺炎是肠内营养<u>最严重</u>的并发症,常见于幼儿、老年人、意识障碍病人。防止胃内容物潴留及反流是预防吸入性肺炎的重要措施。

【例12】男,56岁。全胃切除术后3天行肠内营养,第4天出现腹泻。分析原因不包括
  A. 营养液温度过低   B. 营养液污染   C. 小肠对脂肪耐受改变
  D. 肠腔内渗透压过高 E. 营养液输注速度过慢

【例13】鼻饲肠内营养时,最易发生的并发症是
  A. 急性胰腺炎   B. 肠易激综合征   C. 急性胆管炎
  D. 吸入性肺炎   E. 急性胃肠炎

【例14】外科病人鼻饲输注营养液时,为预防吸入性肺炎最主要的措施是
  A. 尽量减少液体总量 B. 降低输液速度   C. 输注营养液时采取半卧位
  D. 同时给予促胃动力药 E. 控制营养液输注速度

  A. 短肠综合征   B. 冠状动脉搭桥手术后 C. 肺癌根治手术后
  D. 长期昏迷患者   E. 直肠癌 Miles 术后

【例15】需要接受肠内营养的是
【例16】需要接受肠外营养的是

▶**常考点** 应激代谢特点;肠内营养、肠外营养的适应证和并发症。

参考答案——详细解答见《2024国家临床执业及助理医师资格考试历年考点精析(上、下册)》

1. ABCDE 2. ABCDE 3. ABCDE 4. ABCDE 5. ABCDE 6. ABCDE 7. ABCDE
8. ABCDE 9. ABCDE 10. ABCDE 11. ABCDE 12. ABCDE 13. ABCDE 14. ABCDE
15. ABCDE 16. ABCDE

第6章 外科感染

▶ **考纲要求**

①外科感染概论。②浅部组织及手部细菌性感染。③脓毒症。④有芽胞厌氧菌感染。⑤外科应用抗菌药的原则。

▶ **复习要点**

一、外科感染概论

1. 概念

感染是指病原体入侵机体引起的局部或全身炎症反应，病原体主要有细菌和真菌等。外科感染是指发生在组织损伤、空腔器官梗阻和手术后的感染。外科感染的特点：常为多种细菌的混合感染；局部症状明显；多为器质性病变，常有组织化脓坏死而需外科处理。

2. 分类

(1) **按病原菌种类分** 分为非特异性感染和特异性感染。

(2) **按病程长短分** 分为急性、亚急性和慢性感染。

(3) **按感染发生条件分** 分为条件性(机会性)感染、二重感染(菌群交替)、医院内感染等。

特异性感染	一种感染性疾病由特定的病菌引起，特定的病菌只引起特定的感染，如结核病、破伤风
非特异性感染	一种感染性疾病可由多种病菌引起，一种病菌可引起多种感染性疾病，如疖、痈、丹毒
条件性感染	也称机会性感染，是指平常非致病的病菌趁机体抵抗力下降时所引起的感染
二重感染	也称菌群交替症，是指发生在抗菌药物应用过程中的新感染
急性感染	病变以急性炎症为主，病程在3周以内的外科感染
亚急性感染	病程3周至2个月的感染为亚急性感染
慢性感染	病程超过2个月的感染为慢性感染

【例1】关于外科感染的特点，错误的是
　　A. 多为混合性感染　　B. 有明显的局部症状　　C. 常需外科处理感染
　　D. 伴器质性病变　　E. 不会引起严重的全身性感染

【例2】二重感染的原因是
　　A. 全身免疫力低下　　B. 使用多种抗菌药物　　C. 使用免疫抑制剂
　　D. 细菌种类多　　E. 正常菌群寄生部位改变

3. 病因

(1) **病菌的致病因素** 外科感染的发生与致病微生物的数量和毒力有关。所谓毒力，是指病原体形成毒素或胞外酶的能力以及入侵、穿透和繁殖的能力。

①**黏附因子** 病菌的黏附因子能附着于人体组织以利于入侵；许多病菌有荚膜或微荚膜，能抵抗吞噬细胞的作用而在组织内生存繁殖；或在吞噬后抵御杀灭作用而仍能在细胞内繁殖，导致组织细胞损伤、

病变。

②侵入组织病菌的数量与增殖速率　也是导致感染发生的重要因素之一。伤口污染的细菌数如果超过 10^5 个,常引起感染,低于此数量较少引起感染。

③病菌毒素　致病菌的作用与其胞外酶、外毒素、内毒素等有关,常称为病菌毒素。

(2) **宿主的抗感染免疫**　人体抗感染的防御机制由天然免疫和获得性免疫共同参与。

(3) **人体易感染的因素**

①局部情况　皮肤黏膜病变或缺损;留置血管或体腔内的导管;管腔阻塞内容物淤积,使细菌繁殖侵袭组织;异物与坏死组织的存在使得吞噬细胞不能有效发挥作用;局部组织血流障碍或水肿、积液。

②全身性抗感染能力降低　严重损伤、大面积烧伤或休克;严重系统疾病(糖尿病、尿毒症、肝硬化等);使用免疫抑制剂、大量肾上腺皮质激素、接受化疗或放疗;高龄老人或婴幼儿;艾滋病患者。

③条件性感染　当人体抵抗能力降低后,原先本来不引起感染的病原菌可引起感染,称为条件性感染或机会性感染。在使用广谱抗生素或联合使用抗菌药物治疗感染过程中,原来的致病菌被抑制,但耐药菌株如金黄色葡萄球菌等大量繁殖,使病情加重,这种情况称为二重感染或菌群交替症。

4. 病理

(1) **非特异性感染**　此类感染的病理变化是致病菌入侵,在局部引起急性炎症反应。致病菌侵入组织并繁殖,产生多种酶与毒素,导致炎症反应。引发炎症反应的作用是使入侵微生物局限化并最终被清除,同时局部出现红、肿、热、痛等炎症的特征性表现。其转归为炎症好转、局部化脓、炎症扩散或转为慢性。

(2) **特异性感染**　有特异性病理改变和临床表现,如结核病、破伤风、气性坏疽、真菌感染等。

5. 临床表现

(1) **临床表现**　局部可有红、肿、热、痛和功能障碍。也可出现全身症状及器官、系统功能受损。

(2) **脓液特点**　大肠埃希菌为稠厚,有恶臭或粪臭。铜绿假单胞菌为淡绿色,有特殊腥臭味。溶血性链球菌为稀薄,淡红色,量较多。金黄色葡萄球菌稠厚,黄色,无臭味。无芽胞厌氧菌有恶臭,涂片可见 G^- 杆菌,但普通培养无细菌生长。

6. 诊断

根据病史、临床检查、实验室和影像学检查结果,不难诊断。

7. 预防

防止病原微生物侵入,增强机体的抗感染能力,切断病原菌的传播环节。

8. 治疗

(1) **治疗原则**　消除感染病因和毒性物质,制止病菌生长,增强人体抗感染能力,促进组织修复。

(2) **治疗措施**　局部处理、抗感染药物的应用、全身支持治疗等。

【例3】男,28岁。右大腿清创缝合术后6天,发热,局部伤口红肿,范围较大,疼痛明显。伤口局部见稀薄脓液,淡红色,量多,无异味。最可能感染的致病菌是

　　A. 大肠埃希菌　　　　　　　B. 铜绿假单胞菌　　　　　　C. 溶血性链球菌

　　D. 金黄色葡萄球菌　　　　　E. 无芽胞厌氧菌(2018、2023)

【例4】感染转为局限性化脓的主要原因是

　　A. 人体抵抗力占优势　　　　B. 病灶局部组织血循障碍　　C. 病灶仍有大量细菌

　　D. 抗生素使用剂量不足　　　E. 致病菌毒力强大

二、浅部组织及手部细菌性感染

1. 疖

(1) **病因**　疖是单个毛囊及其周围组织的急性细菌性化脓性感染,大多为金黄色葡萄球菌(金葡菌)感染,偶可因表皮葡萄球菌或其他病菌致病。好发于颈项、头面、背部毛囊与皮脂腺丰富的部位。

(2) 临床特点 初始局部皮肤有红、肿、痛的小硬结(直径<2cm)。数日后肿痛范围扩大,硬结中央组织坏死、软化,出现黄白色脓栓,触之稍有波动感。继而,脓栓自行脱落、破溃。脓液流尽后炎症逐步消退。

位于<u>危险三角</u>(鼻根及两侧上唇角之间)的疖,严禁挤压,以免致病菌经内眦静脉、眼静脉进入颅内海绵状静脉窦,引起<u>化脓性海绵状静脉窦炎</u>,出现颜面部进行性肿胀,寒战高热,头痛,呕吐,昏迷,甚至死亡。

(3) 治疗
①局部处理 红肿阶段可选用热敷、超短波、红外线等理疗,也可敷贴金黄散、玉露散或鱼石脂软膏。出现脓点或波动感时,可用碘酊点涂,或用小刀头将脓栓剔出,但严禁挤压,出脓后敷以碘附湿纱条。
②药物应用 若有发热、头痛、全身不适等症状,可选用青霉素、磺胺类抗菌药物。

2. 痈
(1) 病因 痈是指多个相邻毛囊及其周围组织的急性细菌性化脓性感染,也可由多个疖融合而成。致病菌以金黄色葡萄球菌多见。感染常从毛囊底部开始,沿深筋膜向外周扩展,进入毛囊群而形成多个脓头。

(2) 临床表现 好发于中、老年人,大部分病人合并有糖尿病。好发于项部、背部。初起表现为局部小片皮肤硬肿、热痛、肤色暗红,其中可有数个脓点,多有畏寒、发热、食欲减退和全身不适。随后皮肤硬肿范围增大,周围浸润性水肿,引流区域淋巴结肿大,局部疼痛加剧,全身症状加重。晚期局部可破溃流脓,使疮口呈蜂窝状。唇痈容易引起<u>颅内化脓性海绵状静脉窦炎</u>,危险性更大。

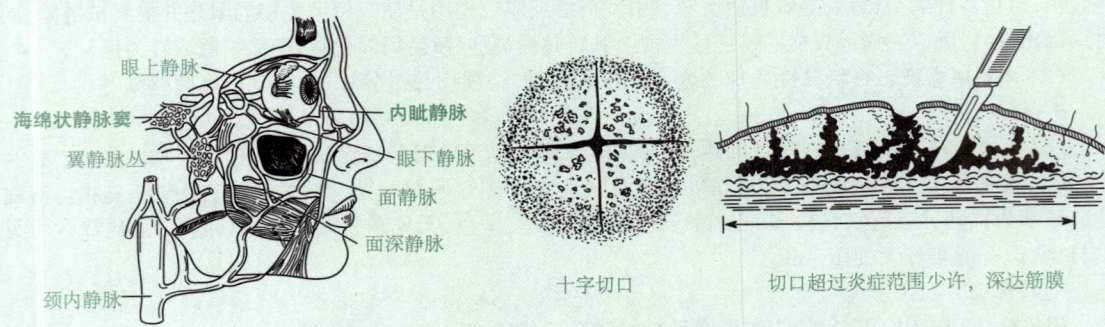

危险三角区疖/痈可导致化脓性海绵状静脉窦炎　　痈的切开引流方式

(3) 治疗
①药物应用 可先用青霉素或复方新诺明,以后根据细菌培养及药敏试验结果选药。
②局部湿敷 初期仅有红肿时,可用50%硫酸镁湿敷、鱼石脂软膏、金黄散等敷贴。
③切开引流 若出现多个脓点、表面紫褐色或已破溃流脓时,需及时切开引流。可在静脉麻醉下,做"+"或"++"形切口切开引流。切口线应达到病变边沿健康组织,深度须达到痈的基底部(深筋膜层),清除已化脓和尚未化脓但已失活的组织,在脓腔内填塞生理盐水或凡士林纱条,外用干纱布绷带包扎。

【例5】下列疾病的患者中,最易合并疖病的是
　　A. 消化性溃疡　　　　　B. 糖尿病　　　　　　C. 门静脉高压症
　　D. 胃癌　　　　　　　　E. 肝炎

【例6】男,60岁。唇部疖肿3天,如脓头被挤破,最可能发生的危险是
　　A. 化脓性海绵状静脉窦炎　　B. 脑内脓肿　　　　C. 面颈部蜂窝织炎
　　D. 上颌骨骨髓炎　　　　　　E. 眼球化脓性感染

【例7】患者,女,59岁。背部皮肤红肿7天。感局部疼痛。畏寒、发热1天。糖尿病10年。查体:T39℃,P100/分,背面红肿,范围6cm×5cm,皮肤有多个脓点。实验室检查:Hb120g/L,WBC18.6×10^9/L,Plt200×10^9/L。切开引流方法不正确的是
　　A. 每日换敷料一次　　　　B. 清除脓点　　　　　C. 作"+++"切口

D. 切口深度到筋膜　　　　E. 切口边缘在病灶范围之内

3. 急性蜂窝织炎

(1) **病因**　急性蜂窝织炎是指发生在皮下、筋膜下、肌间隙或深部蜂窝组织的急性、弥漫性、化脓性感染。致病菌主要是溶血性链球菌,其次为金黄色葡萄球菌、大肠埃希菌等。由于溶血性链球菌感染后可释放溶血素、链激酶、透明质酸酶等,故其炎症不易局限,与正常组织分界不清,扩散迅速。

(2) **临床特点**　一般为皮下蜂窝织炎。患者可先有皮肤损伤、手足等处的化脓性感染,继之患处肿胀疼痛,表皮发红、指压后可稍褪色,红肿边缘界限不清。邻近病变部位的淋巴结常有肿痛。病变加重时,皮肤部分变成褐色,可起水疱,或破溃出脓。患者常有畏寒、发热、全身不适。

(3) **治疗**
①抗菌治疗　首选青霉素或头孢类抗生素,疑有厌氧菌感染时加用甲硝唑。
②局部处理　早期急性蜂窝织炎,可用50%硫酸镁湿敷,或敷贴金黄散、鱼石脂软膏等。若脓肿形成,应及时切开引流。口底及颌下急性蜂窝织炎应及早切开减压,以防喉头水肿,压迫气管。
③对症处理　高热时给予物理降温。进食困难者,应行输液治疗,以维持营养和体液平衡。

4. 丹毒

(1) **病因**　丹毒是皮肤淋巴管网的急性非化脓性炎症,致病菌多为乙型溶血性链球菌。常有全身反应,但局部很少有组织坏死或化脓。治愈后容易复发。

(2) **临床表现**　起病急,病变多见于下肢,表现为片状皮肤红疹、色鲜红、中间稍淡、边界清楚。病变范围向外扩展时,中央红肿消退而转变为棕黄色。可有水疱及局部淋巴结肿大。下肢丹毒反复发作可导致淋巴水肿,甚至发展为"象皮肿"。

(3) **治疗**　卧床休息,抬高患肢。局部以50%硫酸镁溶液湿热敷。全身应用抗菌药物,静脉滴注青霉素、头孢菌素等。局部及全身症状消失后,继续用药3~5天,以防复发。

(4) **浅部组织细菌性感染的比较**　金黄色葡萄球菌简称金葡菌,乙型溶血性链球菌简称乙型溶链。

	概念	常见致病菌	特点
疖	单个毛囊及其周围组织的急性化脓性感染	金葡菌	危险三角的疖可导致颅内感染
疖病	不同部位同时发生或在一段时间内反复发生疖	金葡菌	可合并糖尿病
痈	指多个相邻毛囊及周围组织的急性化脓性感染,也可由多个疖融合而成	金葡菌	可合并糖尿病,好发于颈背部行脓肿切排时,可"+"字切开
急性蜂窝织炎	是指疏松结缔组织的急性感染,可发生在皮下、筋膜下、肌间隙或深部蜂窝组织	溶血性链球菌、金葡菌	不易局限,迅速扩散,无明显分界,局部淋巴结常受累,明显毒血症
丹毒	皮肤淋巴管网的急性感染	乙型溶链	很少坏死或化脓,"象皮肿"

	痈	急性蜂窝织炎	丹毒	脓肿
部位	多个毛囊和皮脂腺	各层软组织内	网状淋巴管	软组织或器官
致病菌	金葡菌	溶血性链球菌、金葡菌	乙型溶链	金葡菌
特点	紫红色,边界不清,唇痈易引起颅内化脓性海绵状静脉窦炎	不易局限,迅速扩散,无明显分界,局部淋巴结常受累	好发于下肢,片状皮肤红疹、色鲜红、中间稍淡、境界较清楚	病变局限,分界清楚,波动感,穿刺有脓
治疗	"+"字切开引流清除坏死组织	抗生素广泛切开引流	抗生素、局部热敷硫酸镁湿敷	抗生素脓肿切排

【例8】男,30岁。喉结下肿痛1周。肿胀渐至颈中部,能讲话。查体:T38.7℃,BP100/60mmHg,右颈部明显肿胀、压痛、皮肤不红,无波动。WBC15×10⁹/L,血培养阴性。该患者最可能的诊断是

A. 急性颌下腺炎　　　　　B. 急性淋巴管炎　　　　　C. 颈部蜂窝织炎
D. 急性咽喉炎　　　　　　E. 急性腮腺炎

【例9】男，39岁。3天前突然发热、畏寒，左下肢片状红疹，微隆起，色鲜红，中间稍淡，边界清楚，伴有烧灼样疼痛。有足癣史10余年。其最可能感染的病原体是
A. 真菌　　　　　　　　　B. 腐生葡萄球菌　　　　　C. 表皮葡萄球菌
D. 乙型溶血性链球菌　　　E. 金黄色葡萄球菌（2017、2023）

5. 甲沟炎

（1）**病因**　甲沟炎是皮肤沿指甲两侧形成的甲沟及其周围组织的化脓性细菌感染，常因微小刺伤、倒刺、剪指甲过深等引起。致病菌多为金黄色葡萄球菌。

（2）**临床特点**　常先发生在一侧甲沟皮下，局部红肿热痛。化脓时甲沟皮下出现白色脓点，有波动感，但不易破溃，可蔓延至甲根或另一侧甲沟，形成半环形脓肿；也可向下蔓延形成甲下脓肿，继续向深层蔓延则会导致指头炎或慢性甲沟炎。

（3）**治疗**
①脓肿未形成时　局部可选用鱼石脂软膏等外敷，超短波、红外线理疗等，并口服敏感抗菌药物。
②已形成脓肿时　应沿甲沟旁纵行切开引流。甲根处的脓肿，需要分离拔除部分指甲甚至全部指甲，术中应避免损伤甲床，以利于指甲再生。

6. 脓性指头炎

（1）**病因**　脓性指头炎为手指末节掌面的皮下化脓性细菌感染，多因甲沟炎加重、指尖或手指末节皮肤受伤后引起。致病菌多为金黄色葡萄球菌。

（2）**临床特点**　起初为指头针刺样痛，轻度肿胀。继而指头肿胀加重，有剧烈跳痛。感染加重时，可因神经末梢受压麻痹而疼痛缓解，晚期末节指骨可并发骨髓炎。

（3）**治疗**
①炎症初期，应悬吊前臂、平放患手，给予敏感抗生素，以金黄散局部外敷。
②若患指剧烈疼痛、肿胀明显、伴全身症状，应及时切开引流，以免发生指骨坏死及骨髓炎。手术时选用末节指侧面作纵行切口，切口远侧不超过甲沟1/2，近侧不超过指横纹，分离切断皮下纤维条索，通畅引流；脓腔较大者宜作对口引流，剪去多余脂肪，有死骨应当除去；避免作鱼口状切口，以免术后瘢痕影响手指功能。

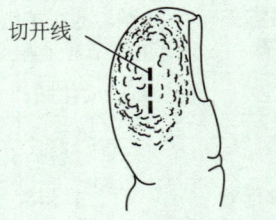 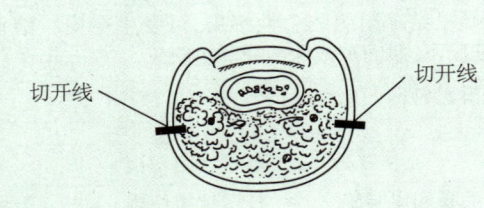

脓性指头炎的切开线

【例10】男，25岁，左手示指指甲旁红肿、疼痛1天。3天前该处曾被木刺刺伤。实验室检查：血WBC 15.0×10⁹/L，N0.79。引起该患者感染的常见细菌是
A. 金黄色葡萄球菌　　　　B. 草绿色链球菌　　　　　C. 大肠埃希菌
D. 破伤风梭菌　　　　　　E. 铜绿假单胞菌

【例11】女，28岁。右中指末节红肿8天，疼痛剧烈。掌侧肿胀明显，予切开引流。患指应采用的正确切口是
A. 关节皱褶处切开　　　　B. 掌侧横行切开　　　　　C. 甲根处切开
D. 背侧切开　　　　　　　E. 侧面纵行切开

【例12】男，18岁。右示指甲沟炎加剧1周，发热，指头剧烈肿胀、跳痛，最正确的处置是

第十篇 外科学
第6章 外科感染

A. 热盐水浸泡,每次30分钟　　B. 全身应用抗生素　　C. 患指局部注射抗生素
D. 患指侧面纵行切开　　　　　E. 患指指头做鱼口状切开

三、脓毒症

全身性外科感染主要是脓毒症,脓毒症是指致病菌在血中大量繁殖,释放毒素引起的全身性炎症反应,同时有脓肿形成或全身播散,体温、循环、呼吸有明显改变,可以区别于一般非侵入性的局部感染。多见于革兰阴性杆菌感染,继发于腹腔内各种化脓性炎症。革兰阳性球菌相对少见。

1. 脓毒症的诊断

（1）临床表现　①发热,可伴寒战;②心率加快,脉搏细速,呼吸急促或困难;③神志改变,如淡漠、烦躁、谵妄、昏迷;④肝脾可肿大,可出现皮疹。脓毒症的临床表现因致病菌不同而异。

	革兰阴性杆菌	革兰阳性球菌	厌氧菌	真菌
病菌种类	大肠杆菌、铜绿假单胞菌、变形杆菌、克雷伯菌	金黄色葡萄球菌、肠球菌、表皮葡萄球菌	拟杆菌、厌氧葡萄球菌、梭状杆菌、厌氧链球菌	白色念珠菌、曲霉菌、毛霉菌、新型隐球菌
原发病灶	腹膜炎、腹腔感染、大面积烧伤感染	严重的痈、蜂窝织炎、骨关节化脓性感染	脓肿、会阴部感染、口腔颌面部坏死性感染	长期使用广谱抗生素或免疫抑制剂、长期留置导管
特点	主要毒性为内毒素,所致脓毒症较严重,可出现"三低"现象、发生脓毒症休克多见	多为金黄色葡萄球菌、转移性脓肿多见、常伴高热、皮疹	常与需氧菌形成混合感染、感染灶组织坏死明显、有特殊腐臭味	属于条件性感染,可出现结膜瘀斑、视网膜灶性絮样斑等栓塞表现

注意:革兰阴性杆菌的"三低"现象——低温、低白细胞、低血压。

（2）实验室检查　①白细胞计数明显增高,可达$(20\sim30)\times10^9$/L以上;②可有不同程度的酸中毒、氮质血症、溶血,尿中出现蛋白、血细胞等;③寒战发热时抽血进行细菌培养,阳性率高。多次血培养阴性者,应考虑厌氧菌或真菌性脓毒症,可抽血作厌氧菌培养,或作尿、血液真菌检查及培养。

2. 治疗

（1）早期复苏　若病人有低灌注表现（急性器官功能障碍、低血压、高乳酸）或脓毒症休克,在最初3小时内应给予不少于30ml/kg的晶体液。复苏的初始目标为平均动脉压65mmHg。

（2）抗微生物治疗　应在1小时内启动静脉抗生素治疗,疗程一般维持7～10天。

（3）感染源控制　感染的原发灶应尽早明确,并及时采取措施控制感染源,如清除坏死组织和异物、消灭死腔、脓肿引流等。静脉导管感染时,拔除导管应属首要措施。

（4）辅助治疗　早期复苏成功后,应重新评价病人的血流动力学状态,酌情补液和使用血管活性药物。

【例13】为提高脓毒症血培养的阳性率,抽血的最佳时间是
A. 每天晚间　　　　　　　　B. 寒战发热后　　　　　　　C. 寒战发热时
D. 寒战发热前　　　　　　　E. 每天早晨

【例14】全身感染时,可导致低体温、低白细胞、低血压的致病菌是
A. 肺炎链球菌　　　　　　　B. 金黄色葡萄球菌　　　　　C. 变形杆菌
D. 溶血性链球菌　　　　　　E. 破伤风梭菌

【例15】女,45岁。前额部疖肿10天,多次挤压排脓。今突发寒战、高热,伴头晕,无抽搐。查体：T40℃,P90次/分,R26次/分,BP100/70mmHg,神志清楚,前额红肿,伴脓头,胸壁及肢体皮下可见瘀斑。血WBC20.2×10^9/L,核左移。血培养（-）。该患者目前的主要诊断是
A. 脓毒症　　　　　　　　　B. 额部蜂窝织炎　　　　　　C. 菌血症

D. 颅内感染　　　　　　　E. 感染性休克

四、有芽胞厌氧菌感染

1. 破伤风

破伤风是由破伤风梭菌引起的特异性感染。破伤风梭菌是一种革兰染色阳性的梭状芽胞杆菌,为厌氧菌,故只能在狭深伤口的无氧环境中繁殖生长。平时存在于人畜的肠道,随粪便排出体外,以芽胞状态分布于自然界。在缺氧环境中,破伤风梭菌的芽胞发育成增殖体,迅速繁殖并产生大量外毒素(痉挛毒素)和溶血毒素。主要是痉挛毒素引起病人产生一系列的临床症状和体征。可见,破伤风是一种毒血症。

(1) 诊断　主要根据外伤史和临床表现进行诊断。实验室检查很难诊断破伤风。

①潜伏期为7~8天,病程3~4周。潜伏期越短,预后越差;伤口部位距中枢越近,预后越差。

典型症状是在肌紧张性收缩(肌强直、发硬)的基础上,阵发性强烈痉挛。任何轻微的刺激(如光、声、接触、饮水等)均可诱发,每次发作持续数秒至数分钟。发作时病人神志清楚,表情痛苦。一般无发热,高热往往提示有肺部感染。破伤风肌肉抽搐的顺序与临床表现的对应关系如下。

抽搐肌肉及顺序	临床症状	抽搐肌肉及顺序	临床症状
①咀嚼肌	张口困难(牙关紧闭)	④背腹肌	角弓反张
②面部表情肌	苦笑面容	⑤四肢肌	屈膝半握拳
③颈项肌	颈项强直	⑥膈肌	呼吸停止

②实验室检查　伤口厌氧菌培养难以发现破伤风梭菌。

(2) 治疗　治疗的关键是控制和解除痉挛,预防窒息。

伤口处理	改变破伤风梭菌的厌氧环境,使其不能生长繁殖(3%过氧化氢溶液冲洗)
大剂量破伤风抗毒素	可中和游离毒素,只在早期应用有效,若毒素已与神经组织结合,则难以收效
破伤风人体免疫球蛋白	在早期应用有效,TIG剂量为3000~6000U,一般只需肌内注射一次
抗生素治疗	首选青霉素,可抑制破伤风梭菌生长,也可选用甲硝唑
避免刺激	病人入院后,应住隔离病室,避免光、声等刺激,避免打扰病人,可减少抽搐次数
镇静解痉药物	10%水合氯醛保留灌肠,冬眠Ⅰ号合剂静脉滴注,苯巴比妥肌内注射等
防治并发症	主要并发症有窒息、肺不张、肺部感染等。窒息是破伤风的主要死因

(3) 预防

①早期清创　创伤后早期彻底清创,改善局部循环,是预防破伤风发生的重要措施。

②主动免疫　注射破伤风类毒素,可使人体产生抗体而获得主动免疫力。每隔5~7年皮下注射类毒素0.5ml,作为强化注射。接受全程主动免疫者,伤后只需肌内注射0.5ml类毒素,即可在3~7日内形成有效的免疫抗体,不需注射破伤风抗毒素(TAT)。

③被动免疫　对于伤前未接受自动免疫的伤员,应尽早皮下注射破伤风抗毒素(TAT)1500~3000U,大人、小孩剂量相同,有效期约为10日。对于深部创伤,可能感染厌氧菌的病人,可在1周后追加注射1次量。抗毒素易引起过敏反应,注射前必须进行皮内试验。如过敏,应行脱敏法注射。

【例16】破伤风的典型症状是肌紧张性收缩,最晚受累的肌肉是

A. 四肢肌　　　　　　B. 背腹肌　　　　　　C. 膈肌

D. 面部表情肌　　　　E. 咀嚼肌(2023)

(17~18题共用题干)男,40岁。田间劳动时右足底被割破,伤口长2cm,深达肌腱,自行包扎。10天后感乏力、畏光、咀嚼无力、下肢痛,无神经系统疾病史。查体:满面大汗,苦笑脸,张口困难,角

弓反张,阵发性四肢痉挛,心、肺查体无异常,腹肌强直,无压痛。

【例17】该患者早期典型的症状是
　　A. 四肢抽搐　　　　　　B. 畏光　　　　　　　C. 咀嚼无力
　　D. 全身乏力　　　　　　E. 张口困难

【例18】下列治疗措施中最重要的是
　　A. 控制肌肉痉挛　　　　B. 中和血中毒素　　　C. 应用大剂量青霉素
　　D. 纠正水、电解质失衡　　E. 吸氧

2. 气性坏疽

气性坏疽是梭状芽胞杆菌引起的肌坏死或肌炎。梭状芽胞杆菌是一类厌氧菌,主要有产气荚膜梭菌(占70%~80%)、水肿杆菌、腐败杆菌、溶组织菌等。感染发生时,往往不是单一细菌,而是几种细菌的混合感染。产气荚膜梭菌可产生多种外毒素,其中以α毒素最重要,它是一种卵磷脂酶,能分解细胞膜上磷脂和蛋白形成的复合物,造成红细胞、白细胞、血小板和内皮细胞溶解,引起溶血、血管通透性增加、组织坏死、肝脏和心功能受损等。有些菌株可产生胶原酶、透明质酸酶、DNA酶等,造成局部组织的广泛坏死和严重毒血症。这些酶可分解糖类和蛋白质,糖分解后产生大量气体引起皮下气肿,蛋白质分解和明胶液化后产生气味恶臭的硫化氢,积聚在组织间。

(1) 诊断　早期诊断的重要依据是局部表现。

①临床表现　最早伤后8~10小时,最迟5~6天出现症状,平均1~4天出现症状。本病起病迅猛,病情急剧恶化,全身情况可在12~24小时内全面迅速恶化。伤肢肿胀进行性加重,伤口中有大量浆液性或浆液血性渗出物,恶臭,皮下气肿,可触及捻发音。皮肤表面可出现大理石样斑纹。

②伤口渗出物　涂片染色可发现革兰阳性粗大杆菌。

③X线片检查　常显示软组织间有积气。

④活组织检查　可发现肌纤维间有大量气泡和大量革兰阳性粗短杆菌。

(2) 治疗

①急诊清创　最关键的治疗措施。

②应用抗生素　首选青霉素,常见的产气荚膜梭菌多对青霉素敏感,但剂量需大,每天应在1000万U以上。大环内酯类、甲硝唑、替硝唑也有一定疗效。氨基糖苷类抗生素无效。

③高压氧治疗　可提高组织间的含氧量,造成不适合厌氧菌生长繁殖的环境,提高治愈率。

④全身支持治疗　包括输血、纠正水与电解质失调、营养支持、对症处理等。

(3) 预防

①提高警惕　对容易发生此类感染的创伤应特别注意,如开放性骨折合并大腿、臀部广泛肌肉损伤或挤压伤者、有重要血管损伤或继发血管栓塞者;用止血带时间过长、石膏包扎太紧者。

②尽早彻底清创　预防的关键是尽早彻底清创,包括清除失活、缺血的组织,去除异物,敞开狭小伤口,3%过氧化氢或1‰高锰酸钾溶液冲洗,消灭伤口的厌氧环境。

③抗生素　早期使用大剂量的青霉素和甲硝唑。

(19~20题共用题干)男,20岁。施工时左大腿开放伤,未发现骨折,行简单的创口缝合。2天后感伤部包扎过紧,疼痛剧烈,患肢肿胀明显,缝合处血性液体渗出多,恶臭。

【例19】该患者此时最可能的诊断为
　　A. 丹毒　　　　　　　　B. 气性坏疽　　　　　C. 急性淋巴管炎
　　D. 伤口化脓感染　　　　E. 急性蜂窝织炎

【例20】导致这种感染最主要的原因是
　　A. 初次缝合创面止血不充分　　B. 未应用广谱抗生素　　C. 伤口包扎过紧
　　D. 未行静脉营养　　　　　　　E. 第一次清创不彻底

五、外科应用抗菌药的原则

1. 抗菌药物的合理应用原则

(1)**尽早确认致病菌** 对明确或怀疑外科感染者,应尽早查明致病菌,并进行药敏试验,有针对性地选用抗菌药物。危重病人在未获知病原菌及药敏结果前,应在临床诊断的基础上预测最有可能的致病菌种,并结合当地细菌耐药情况,选择适当的药物进行治疗。

(2)**选择最佳抗菌药物** 应根据临床诊断、细菌学检查、药物效应、药代动力学特点,选择疗效高、毒性小、应用方便、价廉易得的药物。

(3)**制定合理的用药方案** 制定用药方案时应考虑以下因素。

①给药途径 感染局限或较轻、可接受口服给药者,应选用口服吸收完全的抗菌药物。重症感染者,应静脉给药,以确保药效。

②给药剂量 按各种抗菌药物的治疗剂量范围给药。

③给药次数 应根据药代动力学和药效学的原则,确定给药次数。

④给药疗程 多数外科感染经有效抗生素治疗5~7天即可控制,脓毒症一般需维持7~10天。抗菌药物一般在病人体温正常、白细胞计数正常、病情好转、局部病灶控制后停用。骨髓炎、感染性心内膜炎、植入物感染等常需6~12周的疗程,过早停药可使感染不易控制。

(4)**联合用药的指征** ①病因未明的严重感染,包括免疫缺陷者的严重感染;②单一抗菌药物不能控制的混合感染或严重感染,如腹膜炎、盆腔炎、感染性心内膜炎、脓毒症等;③需长时间用药,病原菌易产生耐药性的感染,如结核病、尿路感染等;④减少个别药物剂量,降低毒性反应,如两性霉素B与氟胞嘧啶联用治疗深部真菌病。

2. 围术期预防用药的原则

(1)**清洁手术** 通常不需预防性使用抗菌药物,仅在下列情况下使用:①手术范围大、时间长、污染机会增加;②手术涉及重要脏器,一旦发生污染将造成严重后果,如手术、心脏手术、眼内手术等;③异物植入手术;④病人为高龄或免疫缺陷者等高危人群。

(2)**清洁-污染手术** 是指呼吸道、消化道、泌尿道、女性生殖道手术,或经以上器官的手术。

(3)**污染手术** 指由于胃肠道、尿路、胆道液体大量溢出或开放性创伤等已造成手术野严重污染的手术。

3. 抗菌药物在特殊人群中的应用

(1)**肾功能减退者** 应选用低或无肾毒性的抗菌药物。必须使用肾毒性抗菌药物时,应调整剂量。

(2)**肝功能减退者** ①主要经肝清除的药物,若无毒性反应仍可正常使用;若有毒性反应应避免使用;②经肝、肾两种途径清除的药物,严重肝病时应减量应用;③主要经肾清除的药物,无须调整用药剂量。

(3)**老年病人** 由于肾功能生理性减退,应使用正常治疗量的1/2~2/3;宜选用毒性低、杀菌作用强的药物;若必须使用高毒性药物,应同时行血药浓度监测,并及时调整剂量。

(4)**小儿病人** 尽量避免使用有耳、肾毒性的抗生素,如氨基糖苷类、万古霉素。四环素可导致"四环素牙",严禁用于8岁以下小儿。喹诺酮类抗生素可影响骨骼发育,严禁用于未成年人。

(5)**妊娠期病人** 严禁使用对胎儿有致畸作用的药物,如四环素、喹诺酮类、氨基糖苷类、万古霉素。对母体和胎儿均无明显影响的药物,如β-内酰胺类,可以选用。

▶ **常考点** 外科感染概述;脓毒血症的鉴别;破伤风和气性坏疽的临床表现、治疗。

参考答案——详细解答见《2024国家临床执业及助理医师资格考试历年考点精析(上、下册)》

1. ABCDE 2. ABCDE 3. ABCDE 4. ABCDE 5. ABCDE 6. ABCDE 7. ABCDE
8. ABCDE 9. ABCDE 10. ABCDE 11. ABCDE 12. ABCDE 13. ABCDE 14. ABCDE
15. ABCDE 16. ABCDE 17. ABCDE 18. ABCDE 19. ABCDE 20. ABCDE

第7章 创伤与烧伤

▶ **考纲要求**
①创伤概论。②创伤诊断与治疗。③战伤救治原则。④热力烧伤。⑤电烧伤。

▶ **复习要点**

一、创伤概论

1. 概念
创伤是指机械性致伤因素作用于人体所造成的组织结构完整性的破坏或功能障碍。

2. 分类
（1）**按致伤机制分类**　可分为挫伤、擦伤、刺伤、切割伤、挤压伤、撞击伤、火器伤等。
（2）**按受伤部位分类**　可分为头部伤、颌面部伤、颈部伤、胸部伤、腹部伤、骨盆伤、多发伤等。
（3）**按伤后皮肤或黏膜完整性分类**
①闭合伤　指皮肤或黏膜完整无伤口者，如挫伤、挤压伤、扭伤、震荡伤、关节脱位、闭合性骨折等。
②开放伤　指有皮肤或黏膜破损者，如擦伤、撕裂伤、切割伤、砍伤、刺伤等。
在开放伤中，根据伤道类型可分为：A. 贯通伤：既有入口又有出口者；B. 盲管伤：只有入口没有出口者。
（4）**按伤情轻重分类**　分轻度、中度、重度伤。

分度	定义
轻度伤	指组织器官结构轻度损害或部分功能障碍，无生命危险，预后良好者
中度伤	指组织器官结构损害较重或有较严重的功能障碍，有一定生命危险，预后对健康有一定伤害者
重度伤	指组织器官结构严重损伤和功能障碍，通常危及生命，预后对健康有较大伤害者

【例1】下列按伤情分类属于重伤的是
　　A. 肱骨骨折　　　　　　　　B. 膀胱破裂　　　　　　　　C. 脾被膜下破裂
　　D. 开放性胫腓骨骨折　　　　E. 股骨干骨折合并肺脂肪栓塞

3. 影响创伤愈合的因素
（1）**局部因素**　①伤口感染是最常见的原因；②损伤范围大、坏死组织多、异物存留；③局部血液循环障碍；④局部制动不足、包扎或缝合过紧造成继发性损伤等，均不利于伤口愈合。
（2）**全身因素**　主要有营养不良（蛋白质、维生素，以及铁、铜、锌等微量元素缺乏或代谢异常）、大量使用细胞增生抑制剂（如糖皮质激素）、免疫功能低下、全身性严重感染（如多器官功能不全等）。

二、创伤诊断与治疗

1. 创伤的诊断
（1）**受伤史**　详细的受伤史对了解损伤机制和估计伤情发展有重要意义。
（2）**体格检查**　首先应从整体上观察伤员状态，判断伤员的一般情况，区分伤情轻重。对于生命体征平稳者，可做进一步仔细检查；伤情较重者，可先着手急救，在抢救中逐步检查。

(3)辅助检查 对某些部位创伤有重要的诊断价值,但应根据伤员的全身情况选择必需的项目,以免增加伤员的痛苦和浪费时间、人力和物力。

①实验室检查 首先是常规检查。血常规和血细胞比容可判断失血或感染情况;尿常规可提示泌尿系统损伤和糖尿病;血尿淀粉酶可判断有无胰腺损伤。电解质检查可分析水、电解质和酸碱紊乱情况。

②穿刺和导管检查 诊断性穿刺是一种简单、安全的辅助方法,可在急诊室内进行。放置导尿管或灌洗可诊断尿道或膀胱损伤。监测中心静脉压可辅助判断血容量和心功能。心包穿刺可证实心包积液和积血。

③影像学检查 X线检查可用于骨折、胸腹部脏器损伤的诊断。CT检查可用于诊断颅脑损伤、某些腹部实质脏器及腹膜后的损伤。B超检查可发现胸腹腔的积血、肝脾破裂等。选择性血管造影可帮助确定血管损伤和某些隐蔽的器官损伤。

2. 创伤的治疗

(1)急救 急救的目的是挽救生命和稳定伤情。必须优先抢救的急症包括心跳呼吸骤停、窒息、大出血、张力性气胸、休克等。常用的急救技术主要有复苏、通气、止血、包扎、固定和搬运等。

①复苏 心跳、呼吸骤停时,应立即进行心脏按压、口对口人工呼吸等急救。

②通气 对呼吸道阻塞的病人,应立即解除阻塞,以最简单、最迅速有效的方式给予通气,通常的方法有手指掏出致阻塞异物、抬起下颌、环甲膜穿刺或切开、气管插管、气管切开等。

③止血 常用止血方法有指压法、加压包扎法、填塞法和止血带法。

	操作要点	适应证
指压法	头颈部大出血压迫颈总动脉 上臂出血压迫腋动脉或肱动脉,下肢出血压迫股动脉	大动脉出血
加压包扎法	用灭菌纱布、敷料填塞伤口,加压包扎	小动脉、静脉损伤出血
填塞法	先用无菌纱布铺盖伤口,再以纱布填充,加压包扎	肌肉、骨端渗血
止血带法	使用止血带止血	四肢伤大出血,且加压包扎无法止血

使用止血带应注意:A. 不必缚扎过紧,以能止住出血为度;B. 应每隔1小时放松1~2分钟,且使用时间不应超过4小时;C. 上止血带的伤员必须有显著标志,并注明启用时间,优先转送;D. 松解止血带之前,应先输液或输血,补充血容量,准备好止血用材料,然后再松止血带;E. 因止血带使用时间过长,远端肢体已发生坏死者,应在原止血带的近端加上新止血带,然后再行截肢术。

④包扎 包扎的目的是保护伤口、减少污染、压迫止血、固定骨折、关节和敷料并止痛。最常用的材料是绷带、三角巾、四头带。无上述物品时,可就地取材用干净毛巾、手绢、衣服等替代。

⑤固定 骨关节损伤须固定制动,以减轻疼痛,避免骨折端损伤血管神经,以利防治休克和搬运后送。

⑥搬运 正确的搬运可减少伤员痛苦,避免继发损伤。多采用担架或徒手搬运。

(2)进一步救治 伤员经现场急救运送至救治机构后,应立即对伤情进行判断、分类,然后进行救治。

①判断伤情 根据创伤分类方法及指标进行伤情判断和分类,常常简单分为三类。

第一类 致命性创伤,如危及生命的大出血、窒息、开放性或张力性气胸。应作紧急复苏后手术治疗。

第二类 生命体征尚平稳的伤员,可观察或复苏1~2小时,应做好交叉配血、必要检查及手术准备。

第三类 潜在性创伤,性质尚未明确,有可能手术治疗者,应密切观察,并作进一步检查。

②呼吸和循环支持 维持呼吸道通畅,积极抗休克治疗。

③防治感染 遵循无菌原则,使用抗菌药物。抗菌药物在伤后2~6小时内使用可起预防作用。

④密切观察 严密注视伤情变化,特别是对严重创伤怀疑有潜在性损伤的病人。

⑤对症支持治疗 主要是维持水、电解质和酸碱平衡,保护重要脏器功能,并给予营养支持。

(3)闭合性创伤的治疗

①浅部软组织挫伤、扭伤 常用物理疗法,伤后初期局部冷敷,12小时后热敷等。

②闭合性骨折和脱位　应先复位,然后根据情况选用各种外固定或内固定。

③头、颈、胸、腹部闭合伤　可造成深部组织器官的损伤,甚至危及生命,应高度重视。

(4) 开放性创伤的处理　①开放性伤口常有污染,应行清创术。伤后6~8小时内进行清创,一般可达到一期愈合。清创术的目的是将污染伤口变成清洁伤口,为组织愈合创造良好条件。如果伤口污染较重或处理时间已超过伤后8~12小时,但尚未发生明显感染,皮肤的缝线暂不结扎,伤口内留置盐水纱条引流。24~48小时后伤口仍无明显感染者,可将缝线结扎使创缘对合。如果伤口已感染,则取下缝线,按感染伤口进行处理。②感染伤口的处理用等渗盐水纱布条敷在伤口内,引流脓液,促使肉芽组织生长。

(5) 清创术　①先用无菌敷料覆盖伤口,用无菌刷和肥皂液清洗周围皮肤;②去除伤口敷料后取出异物、血块、脱落的组织碎片,生理盐水反复冲洗;③铺无菌巾;④切除创缘皮肤1~2mm,必要时扩大创口,但肢体部位应沿纵轴切开,经关节的切口应作S形切开;⑤切除失活组织,清除血肿、凝血块和异物,对损伤的肌腱和神经可酌情修复或仅用周围组织掩盖;⑥彻底止血;⑦再次生理盐水反复冲洗伤腔;⑧彻底清创后,伤后时间短和污染轻的伤口可予缝合。

【例2】严重胸腹联合损伤后,必须首先处理的是
　　A. 轻度血压下降　　　　　B. 急性弥漫性腹膜炎　　　　C. 粉碎性胸椎骨折
　　D. 张力性气胸　　　　　　E. 粉碎性腰椎骨折

【例3】止血带法止血,总使用时间一般不超过
　　A. 1小时　　　　　　　　B. 2小时　　　　　　　　　C. 4小时
　　D. 6小时　　　　　　　　E. 8小时

【例4】软组织挫伤早期正确的处理是
　　A. 理疗　　　　　　　　　B. 应用镇痛药　　　　　　　C. 冷敷
　　D. 热敷　　　　　　　　　E. 局部使用抗生素

【例5】女,35岁。右小腿前不慎被锄头砸伤2小时,右胫前皮肤创口3cm,未见畸形。清创术中错误的处理是
　　A. 清创后放置引流片　　　　B. 清洗创口周围皮肤　　　　C. 上下纵行延长切口
　　D. 清除泥沙等异物　　　　　E. 过氧化氢冲洗

三、战伤救治原则

1. 火器伤的特点

(1) **组织损伤重、范围大、易感染**　火器伤是以火(炸)药为动力发射的投射物所引起的损伤,是战时最常见的损伤,一般由高速弹丸或弹片等投射物击中人体造成。通常情况下,组织损伤重、范围大、易感染。投射物的前冲力可直接击穿或切割其路径上的组织而形成原发伤道。其侧冲力可使组织形成比原发伤道直径大数倍至数十倍的瞬时空腔,此空腔可挤压和牵拉周围组织而形成挫伤区。挫伤区外为震荡区。

(2) **火器投射物动能大**　易造成复杂的伤道和多部位、多器官损伤。

2. 火器伤的治疗

(1) **全身治疗**　与一般创伤相同,主要是全面了解伤情,积极防治休克,维持呼吸、循环的稳定。

(2) **局部治疗**　尽早清创,充分暴露伤道,清除坏死和失活组织,清创后不宜一期缝合,因为初期清创时,挫伤区和震荡区参差交错,不易判断。此时应在伤口引流通畅3~5天后,酌情行延期缝合。

(3) **全身治疗**　积极抗感染、支持治疗。

【例6】二期处理火器伤延期缝合应在清创处理后的
　　A. 12小时至1天　　　　　B. 2~3天　　　　　　　　C. 3~5天
　　D. 8~14天　　　　　　　E. 14天以后

【例7】男,30岁。右小腿贯穿性枪伤。X线检查未发现骨折及异物残留。正确的处理是

A. 清创,开放引流3~5天,延期缝合
B. 清创,去除异物,缝合
C. 清创,切除周围皮肤3mm,缝合
D. 清创,充分引流,包扎伤口,直至愈合
E. 切开弹道全程,清创,缝合(2016、2023)

四、热力烧伤

热力烧伤是指由火焰、热液、高温气体、激光、炽热金属液体或固体等所引起的组织损害,即通常所称的烧伤。临床上也有将热液、蒸气所致的烧伤称为烫伤。由电、化学物质等所致的损伤,也属于烧伤范畴。

1. 烧伤面积的计算

烧伤面积的估算是指皮肤烧伤区域占全身体表面积的百分数。为便于记忆,将体表面积划分为11个9%的等份,另加1%,构成100%的总体表面积,即头颈部=1×9%;双上肢=2×9%;躯干部=3×9%;双下肢=5×9%+1%,共为11×9%+1%。

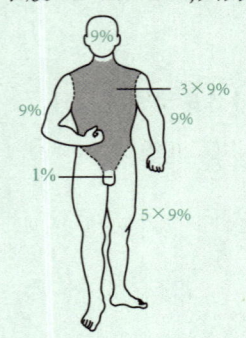

部位(%)	占成人体表面积		占儿童体表面积(%)
头颈部9×1	发部3%+面部3%+颈部3%	(9%)	9+(12-年龄)
双上肢9×2	双手5%+双前臂6%+双上臂7%	(18%)	9×2
躯干部9×3	躯干前13%+躯干后13%+会阴1%	(27%)	9×3
双下肢9×5+1	双足7%+双小腿13%+双大腿21%+双臀5%	(46%)	9×5+1-(12-年龄)

成年女性双足及臀部各为6%

烧伤面积估算(九分法)

注意:①会阴部1%计入躯干部,共计:躯干前13%+躯干后13%+会阴1%=3×9%。
②成年男性双足占7%,双臀占5%;成年女性双足及双臀各占6%,计算时应注意区分男女。
③12岁以下儿童计算烧伤面积时,头颈部及双下肢应注意校正。

2. 烧伤深度的判定

烧伤深度按三度四分法分类如下。Ⅰ度:仅伤及表皮浅层,生发层健在;浅Ⅱ度:伤及表皮生发层和真皮乳头层;深Ⅱ度:伤及真皮深层;Ⅲ度:伤及皮肤全层。

	Ⅰ度烧伤	浅Ⅱ度烧伤	深Ⅱ度烧伤	Ⅲ度烧伤
损伤深度	表皮浅层 生发层健在	表皮的生发层、真皮乳头层	皮肤的真皮深层 但残留皮肤附件	全皮层,甚至达到皮下、肌肉、骨骼、内脏
水疱	无	大小不一的水疱形成	可有,小水疱	无
创面	红斑状、干燥 轻度红肿、无感染	创面红润、潮湿 红肿明显	创面微湿,红白相间 水肿明显	焦黄、炭化焦痂 树枝状栓塞的血管
感觉	烧灼感	疼痛明显、感觉过敏	痛觉较迟钝	痛觉消失
拔毛试验	剧痛	痛	微痛	不痛,且易拔除
局部温度	微增	增高	略低	发凉
愈合时间	3~7天	1~2周	3~4周	>4周
愈合方式	脱屑愈合,无瘢痕	无瘢痕,有色素沉着	瘢痕愈合	无上皮再生,需植皮

3. 烧伤严重性分度

(1)轻度烧伤　Ⅱ度烧伤面积10%以下。

(2) 中度烧伤　Ⅱ度烧伤面积11%~30%；或Ⅲ度烧伤面积不足10%。
(3) 重度烧伤　烧伤总面积31%~50%；或Ⅲ度烧伤面积11%~20%；或Ⅱ度、Ⅲ度烧伤面积虽不到上述百分比，但已发生休克、合并较重的吸入性损伤和复合伤等。
(4) 特重烧伤　烧伤面积50%以上；或Ⅲ度烧伤面积20%以上。

严重程度	轻度烧伤	中度烧伤	重度烧伤	特重烧伤
(Ⅱ度)烧伤面积	<10%	11%~30%	31%~50%	>50%
或Ⅲ度烧伤面积	0	<10%	11%~20%	>20%
或总烧伤面积			31%~50%	>50%

【例8】女，36岁。不慎跌入热水池中烫伤双下肢（不包括臀部）。按新九分法估算，其烧伤面积是
　　A. 43%　　　　　　　　　B. 41%　　　　　　　　　C. 40%
　　D. 39%　　　　　　　　　E. 42%

【例9】女性，25岁。开水烫伤1小时。感患部剧烈疼痛。双下肢（不包括臀部）有大小不一的水疱。该患者烫伤深度和面积分别
　　A. 浅Ⅱ度，40%　　　　　B. 浅Ⅱ度，41%　　　　　C. 深Ⅱ度，40%
　　D. 深Ⅱ度，41%　　　　　E. Ⅲ度，46%（2023）

【例10】男，26岁。在工厂被锅炉高温蒸汽烫伤双上肢，伤处红肿明显，有大小不一的水疱形成，内含淡黄的澄清液体，创面红润、潮湿。对该患者病情描述正确的是
　　A. 患处痛觉迟钝　　　　　B. 愈后一般无色素沉着　　C. 愈后常有瘢痕增生
　　D. 未伤及皮肤的真皮层　　E. 如不感染，1~2周内愈合（2019、2021）

【例11】患者，女，30岁。臀部、会阴及双侧大腿烧伤2小时。查体：散在水疱，红白相间，疼痛迟钝。其烧伤面积及烧伤深度为
　　A. 28%，中度　　　　　　B. 32%，中度　　　　　　C. 34%，重度
　　D. 35%，轻度　　　　　　E. 64%，重度

4. 现场急救和治疗

(1) **迅速去除致伤原因**　包括尽快扑灭火焰、脱去着火或沸液浸渍的衣服。劝阻伤员衣服着火时站立或奔跑呼叫，以防增加头面部烧伤或吸入性损伤；迅速离开密闭和通风不良的现场；及时冷疗能防止热力继续作用于创面使其加深，并可减轻疼痛、减少渗出和水肿，越早效果越好。冷疗一般适用于中小面积烧伤，特别是四肢烧伤。方法是将烧伤创面在自来水下淋洗或浸入水中，或用冷水浸湿的毛巾敷于创面。

(2) **妥善保护创面**　在现场附近，创面只求不再污染，不再损伤。可用干净敷料或布类保护，或行简单包扎后送医院处理。避免用有色药物涂抹，增加对烧伤深度判定的困难。

(3) **保持呼吸道通畅**　火焰烧伤常伴烟雾、热力等吸入性损伤，应注意保持呼吸道通畅。

(4) **其他救治措施**　严重大面积烧伤早期应避免长途转运，休克期最好就近输液抗休克或加作气管切开。建立输液通道，放置导尿管。疼痛剧烈者可酌情使用地西泮、哌替啶等。

【例12】烧伤现场的急救措施不包括
　　A. 立即用清水冲洗创面　　B. 干净纱布覆盖创面　　C. 脱去着火的衣物
　　D. 碘酊擦拭创面　　　　　E. 立即转移到安全通风的地方（2022）

5. 初期处理

(1) **轻度烧伤**　主要是创面处理，包括清洁创周健康皮肤。①创面可用1∶1000苯扎溴铵清洗、移除异物。②浅Ⅱ度烧伤的水疱皮应予保留，水疱大者，可用消毒空针抽去水疱液。深度烧伤的水疱皮应予清除。③如果用包扎疗法，内层用油质纱布，添加适量抗生素，外层用吸水敷料均匀包扎。④面、颈、会

阴部烧伤不适合包扎,则予暴露。⑤疼痛较明显者,可给予镇静止痛剂。⑥使用抗生素和破伤风抗毒素。

(2)中、重度烧伤　①了解受伤史,记录血压、脉搏、呼吸,严重吸入性损伤应及早行气管切开。②建立输液通道开始输液。③留置导尿管。④清创,估算烧伤面积、深度。⑤制订第一个24小时输液计划。⑥大面积烧伤一般采用暴露疗法。⑦注射TAT,使用抗生素。

【例13】男,20岁。右大腿烧伤3小时,面积约为8%,布满数个大水疱,创面湿润,痛觉明显。其创面处理应是

A. 新洁尔灭消毒烧伤处,包扎　　　　B. 烧伤处涂碘酒,覆盖敷料

C. 将水疱消毒后穿刺抽液,定时换药　　D. 消毒后将水疱全部剪除,包扎

E. 暴露伤口,观察

6. 烧伤补液方法

(1)烧伤休克的临床表现与诊断　①心率增快,脉搏细弱,听诊心音低弱。②早期脉压变小,随后血压下降。③呼吸浅快。④尿量减少是低血容量休克的一个重要标志,成人尿量<20ml/h 常提示血容量不足。⑤口渴,烦躁不安,四肢冰冷。⑥血液化验结果常为血液浓缩、低血钠、低蛋白、酸中毒。

(2)体液疗法　烧伤早期大量渗出,可导致低血容量休克,故体液疗法是防治休克的主要措施。
①第1个24小时补液量　成人每1%Ⅱ、Ⅲ度烧伤面积每千克体重补液量为1.5ml,其中胶体为0.5ml、电解质为1ml(即胶晶比=1∶2),广泛深度烧伤与小儿烧伤胶晶比=1∶1。另加基础水分(5%葡萄糖溶液)2000ml(小儿60~80ml/kg)。计算出来的总量的一半应于伤后8小时内输完,后16小时输入另一半。
②第2个24小时补液量　胶体及电解质均为第1个24小时实际输入量的一半,另加上基础需要量。
③补液量计算举例　一烧伤面积60%、体重50kg 的病人,第1个24小时补液总量为60×50×1.5+2000=6500ml,其中胶体为60×50×0.5=1500ml,电解质液为60×50×1=3000ml,水分为2000ml。伤后前8小时内输入总量的一半即3250ml,后16小时补入总量的另一半3250ml。第2个24小时,胶体减半为750ml,电解质液减半为1500ml,基础水分仍为2000ml,于24小时内均匀补入。

早期补液方案	第1个24小时补液量	第2个24小时补液量
每1%Ⅱ、Ⅲ度烧伤面积每千克体重补液量	成人1.5ml(9版《外科学》数据) 小儿2.0ml(7版《外科学》数据)	第1个24小时的1/2
基础需要量(5%葡萄糖)	成人2000ml,儿童60~80ml/kg	同左
胶体∶晶体	中重度烧伤1∶2,广泛深度烧伤1∶1	同左

7. 烧伤全身性感染

(1)病因　①肠源性感染;②静脉导管感染(最常见的医源性感染)。致病菌主要为革兰阴性杆菌。

(2)诊断依据　①性格的改变,初始时仅有兴奋、多语、定向障碍,继而出现幻觉、迫害妄想,大喊大叫;②体温的骤升或骤降;③心率>140次/分;④呼吸急促;⑤创面骤变;⑥白细胞计数骤升或骤降。

(3)防治　①积极纠正休克,保护肠黏膜的组织屏障;②及时正确处理创面,早期切痂、削痂植皮,是防治全身性感染的关键措施;③正确使用抗生素,预防二重感染;④营养支持、水与电解质平衡的维护。

(14~15题共用题干)男,40岁。体重60kg,右上肢肩关节以下、右下肢膝关节以下烧伤深度为浅Ⅱ度至深Ⅱ度,右足部烧伤深度为Ⅲ度。

【例14】该患者的烧伤总面积为

A. 20%　　　　　　　　B. 38%　　　　　　　　C. 37%

D. 19%　　　　　　　　E. 18%

【例15】该患者第一个24小时的补液量应为

A. 2500ml　　　　　　B. 1700ml　　　　　　C. 2000ml

D. 3700ml　　　　　　E. 4000ml

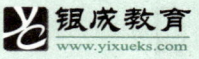
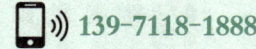

五、电烧伤

1. 特点

(1) **全身性损害** 轻者有恶心、心悸、头晕或短暂意识障碍；重者昏迷、呼吸、心搏骤停，但如及时抢救多可恢复。交流电对心脏损害较大，电流通过脑、心等重要器官，后果严重。

(2) **入口和出口** 电流通过人体有"入口"和"出口"，入口处损伤较出口处重。入口处常炭化，形成裂口或洞穴。烧伤常深达肌肉、肌腱、骨周，损伤范围常外小内大；没有明显的坏死层面；局部渗出较一般烧伤重；由于邻近血管的损害，常出现进行性坏死，伤后坏死范围可扩大数倍。

(3) **"套袖式"坏死** 见于骨骼周围。

(4) **"跳跃式"深度烧伤** 电流通过肢体时，可引发强烈痉挛，关节屈曲常形成电流短路，所以在肘、腋、膝、股等处可出现"跳跃式"深度烧伤。

2. 急救

(1) **立即切断电源** 或用不导电的物体拨离电源。

(2) **心肺复苏** 呼吸、心跳骤停者，立即进行心肺复苏。复苏后应注意心电监护。

(3) **液体复苏** 补液量不能根据表面烧伤面积计算，对深部组织损伤应充分估计。早期补液量应高于一般烧伤，补充碳酸氢钠以碱化尿液，使用甘露醇利尿。

(4) **清创** 应注意切开减张，包括筋膜切开减压。

(5) **使用抗生素及破伤风抗毒素**

▶ **常考点** 烧伤面积的估算及烧伤深度的判断；烧伤治疗原则；电烧伤特点。

参考答案——详细解答见《2024 国家临床执业及助理医师资格考试历年考点精析(上、下册)》

1. ABCDE   2. ABCDE   3. ABCDE   4. ABCDE   5. ABCDE   6. ABCDE   7. ABCDE
8. ABCDE   9. ABCDE   10. ABCDE   11. ABCDE   12. ABCDE   13. ABCDE   14. ABCDE
15. ABCDE

第8章 颅内压增高与脑疝

▶ **考纲要求**
①颅内压增高。②脑疝概述。③小脑幕切迹疝。④枕骨大孔疝。

▶ **复习要点**

一、颅内压增高

颅内压增高是颅脑损伤、肿瘤、血管病、脑积水、炎症等多种病理损害发展至一定阶段，导致颅内压持续超过正常上限，从而引起的相应综合征。成人正常颅内压为 70～200mmH$_2$O。

1. 病因
(1) 颅内占位性病变挤占了颅内空间　如颅内血肿、脑肿瘤、脑脓肿等。
(2) 脑组织体积增大　如脑水肿。
(3) 脑脊液循环和(或)吸收障碍　可导致梗阻性脑积水或交通性脑积水。
(4) 脑血流过度灌注或静脉回流受阻　见于脑肿胀、静脉窦血栓等。
(5) 先天性畸形使颅腔的容积变小　如狭颅症、颅底凹陷症等。

【例1】以下生理性与病理性因素中，不影响颅内压力变化的是
　　A. 脑脊液动力学改变　　　　B. 颅骨的完整性　　　　C. 脑组织肿胀
　　D. 脑组织血流改变　　　　　E. 颅骨密度改变

2. 临床表现
头痛+恶心呕吐+视神经乳头水肿=颅内压增高的三主征。
(1) 头痛　为颅内压增高最常见的症状之一，以早晨或晚上为重，部位多在额部及颞部。头痛程度随颅内压的增高而进行性加重。用力、咳嗽、弯腰、低头活动时常使头痛加重。
(2) 呕吐　呕吐呈喷射性，易发生于饭后，当头痛剧烈时易发生恶心呕吐。
(3) 视神经乳头水肿　为颅内压增高的客观体征。表现为视神经乳头充血，边缘模糊不清，中央凹消失，视神经乳头隆起，静脉怒张。若视神经乳头水肿长期存在，则视神经乳头颜色苍白，视力减退，视野向心缩小，称为视神经继发性萎缩。若颅内压增高不能及时解除，视力恢复困难，严重者甚至失明。
(4) 意识障碍　疾病初期意识障碍可出现嗜睡、反应迟钝。严重病例可出现昏睡、昏迷、瞳孔散大、对光反射消失，发生脑疝、去脑强直。
(5) 库欣反应　急性颅内压增高时，可引起血压升高、心率缓慢、脉压增大、呼吸减慢、体温升高等，称为库欣(Cushing)反应。这些生命体征改变是颅内高压时，延髓内后组脑神经核功能紊乱所致。
(6) 其他症状和体征　小儿可有头颅增大、头皮和额眶部浅静脉怒张、颅缝增宽、前囟饱满隆起。头颅叩诊呈破罐音(Macewen 征)。

【例2】颅内压增高的早期表现不包括
　　A. 视神经乳头水肿　　　　B. 喷射性呕吐　　　　　C. 头痛
　　D. 肢体活动障碍　　　　　E. 嗜睡、反应迟钝(2022)

【例3】急性颅内压增高时患者早期生命体征改变为

A. 血压升高,脉搏变缓,脉压变小
B. 血压升高,脉搏增快,脉压增大
C. 血压降低,脉搏变缓,脉压变小
D. 血压降低,脉搏增快,脉压变小
E. 血压升高,脉搏变缓,脉压增大

3. 治疗

(1) 一般治疗

观察监测	所有颅内压增高的病人,均应留院观察。密切注意神志、瞳孔、血压、呼吸、脉搏及体温变化
频繁呕吐	应禁食,以防吸入性肺炎;补液量应以维持出入量平衡为度,补液过度可使颅内压增高恶化
轻泻剂	用轻泻剂来疏通大便,严禁病人用力大便,**严禁作高位灌肠**,以免颅内压骤升发生脑疝
气管切开	对昏迷病人及咳痰困难者,应行气管切开,以保持呼吸道通畅,防止呼吸不畅使颅内压更高

(2) 病因治疗 对于无手术禁忌的颅内占位性病变,首先应考虑作病变切除。颅内压增高引起的急性脑疝,应进行紧急抢救或手术处理。

(3) 降低颅内压治疗 适用于颅内压增高但暂时尚未查明原因,或已查明原因,但仍需要非手术治疗的病例。若病人意识清楚、颅内压轻度增高,可口服药物。若意识障碍、颅内压重度增高,则静脉给药。
① 口服药物 氢氯噻嗪、乙酰唑胺、氨苯蝶啶、呋塞米、50%甘油盐水溶液。
② 静脉注射制剂 20%甘露醇(**首选药物**)、呋塞米、20%尿素转化糖、尿素山梨醇。

(4) 糖皮质激素 可减轻脑水肿,缓解颅内压增高,但对激素与颅脑创伤所致的脑水肿无明确疗效。

(5) 脑脊液体外引流 经脑室缓慢释放脑脊液少许,可以有效缓解颅内压增高。

(6) 巴比妥治疗 大剂量异戊巴比妥钠可降低脑代谢,减少氧耗,降低颅内压。

(7) 过度换气 动脉血 PCO_2 每下降 1mmHg,可使脑血流量递减 2%,从而使颅内压下降。

(8) 对症治疗 头痛者可给予镇痛剂,但忌用吗啡和哌替啶,以防止呼吸中枢抑制。

【例4】对颅内压增高的患者,不适宜的处理是
A. 留院观察
B. 意识不清者应维持其呼吸道通畅
C. 必要时行颅内压监测
D. 频繁呕吐者予以输液,维持水、电解质平衡
E. 便秘者行灌肠治疗

二、脑疝概述

1. 分类

脑组织在压力梯度驱使下,被挤入小脑幕裂孔、枕骨大孔、大脑镰下间隙等生理性间隙或病理性孔道中,导致脑组织、血管及脑神经等重要结构受压,从而引起一系列临床综合征,称为脑疝。根据移位的脑组织及其通过的硬脑膜间隙和孔道,将脑疝分为以下3种类型。

(1) 小脑幕切迹疝(颞叶疝) 为颞叶海马回、钩回通过小脑幕切迹被推移至幕下。
(2) 枕骨大孔疝(小脑扁桃体疝) 为小脑扁桃体及延髓经枕骨大孔推挤向椎管内。
(3) 大脑镰下疝(扣带回疝) 一侧半球的扣带回经镰下孔被挤入对侧。

2. 常见病因

颅内任何占位性病变发展到严重程度均可导致颅内各腔压力不均,引起脑疝。
(1) 外伤所致各种颅内血肿 如硬脑膜外血肿、硬脑膜下血肿、脑内血肿。
(2) 脑血管病 各类型脑出血、大面积脑梗死。
(3) 颅内肿瘤 尤其是颅后窝、中线部位、大脑半球的肿瘤。
(4) 炎症 如颅内脓肿、寄生虫病、各种肉芽肿性病变。

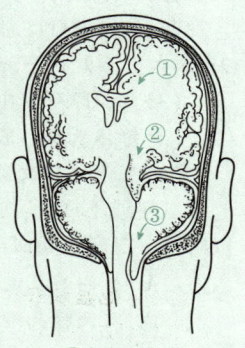

① 大脑镰下疝
② 小脑幕切迹疝
③ 枕骨大孔疝

脑疝的类型

(5) 医源性因素　对于颅内高压的病人，进行不适当的操作如腰椎穿刺，放出脑脊液过多过快，使各分腔间的压力差增大，可促使脑疝形成。

3. 临床表现
不同类型的脑疝各有其临床特点，临床上以小脑幕切迹疝、枕骨大孔疝最常见，其临床表现详见后文。

4. 诊断及鉴别诊断
根据典型临床表现及头颅CT检查，诊断并不困难。其鉴别诊断详见后文。

5. 处理原则
（1）快速降低颅内压　脑疝是因急剧颅内压增高造成的，在作出脑疝诊断的同时，应按颅内压增高的处理原则快速静脉注射高渗降颅内压的药物，以缓解病情，争取时间。首选20%甘露醇快速静脉注射。

（2）开颅手术　迅速完成开颅术前准备，尽快手术去除病因，如清除颅内血肿、切除脑肿瘤等。

（3）姑息性手术　如难以确诊或虽然确诊而病因无法去除时，为降低颅内压和抢救脑疝，可选用姑息性手术，如侧脑室体外引流、脑脊液分流术、各种减压术等。

注意：对脑疝病人的急救处理首选20%甘露醇快速静脉滴注，然后根据病情决定是否手术治疗。

【例5】高血压脑出血患者来院时昏迷，已脑疝，应首先采取的急救措施是
　　A. 开颅手术　　　　　　　　B. 腰穿放脑脊液　　　　　　C. 脑室穿刺
　　D. 静脉快速滴注甘露醇　　　E. 静脉注射50%葡萄糖

三、小脑幕切迹疝

1. 解剖
颅腔被小脑幕分成幕上腔及幕下腔，幕下腔容纳脑桥、延髓及小脑。幕上腔又被大脑镰分隔成左、右两分腔，容纳左、右大脑半球。当幕上一侧占位性病变不断增长引起颅内压增高时，脑干和患侧大脑半球向对侧移位。半球上部由于有大脑镰限制，移位较轻，而半球底部近中线结构，如颞叶的钩回等则移位明显，可疝入脚间池，形成小脑幕切迹疝。

2. 临床表现
（1）颅内压增高的症状　表现为剧烈头痛，与进食无关的频繁的喷射性呕吐，头痛进行性加重伴烦躁不安。急性脑疝病人视神经乳头水肿可有可无。

（2）瞳孔变化　①病初由于病侧动眼神经受刺激导致病侧瞳孔缩小，对光反射迟钝。②随着病情进展，病侧动眼神经麻痹，病侧瞳孔逐渐散大，直接和间接对光反射均消失，并有病侧上睑下垂、眼球外斜。③晚期，脑疝进行性恶化，影响脑干血供时，由于脑干内动眼神经核功能丧失，双侧瞳孔散大，对光反射消失，病人呈濒死状态。

（3）意识障碍　由于脑干内网状上行激动系统受累，病人随脑疝进展可出现嗜睡、浅昏迷至深昏迷。

（4）锥体束征　表现为病变对侧肢体肌力减弱或麻痹，病理征阳性。严重时出现去脑强直。

（5）生命体征改变　由于脑干受压，脑干内生命中枢功能紊乱或衰竭，可出现生命体征异常，表现为心率减慢或不规则，血压忽高忽低，呼吸不规则，体温可高达41℃以上或体温不升，最终呼吸、心跳停止。

【例6】出现颞叶钩回疝时，有定位意义的瞳孔变化是
　　A. 患侧瞳孔逐渐扩大　　　　B. 患侧瞳孔逐渐缩小　　　　C. 双侧瞳孔散大
　　D. 双侧瞳孔缩小　　　　　　E. 双侧瞳孔大小多变

四、枕骨大孔疝

1. 定义
颅腔与脊髓腔相连处的出口称为枕骨大孔。因为颅后窝容积较小，所以此处较小的占位性病变即可

第8章 颅内压增高与脑疝

使小脑扁桃体及延髓经枕骨大孔疝推挤向椎管内,形成枕骨大孔疝或小脑扁桃体疝。

2. 临床表现

(1) **枕下疼痛、项强或强迫头位** 疝出的脑组织压迫颈上部神经根,可引起枕下疼痛。为避免延髓受压加重,机体发生保护性颈肌痉挛,病人头部维持适当位置。

(2) **颅内压增高** 表现为剧烈头痛、频繁呕吐。

(3) **后组脑神经受累** 由于脑干下移,后组脑神经受牵拉,出现眩晕、听力下降等。

(4) **瞳孔变化** 由于脑干缺氧,瞳孔可忽大忽小。

(5) **生命体征改变** 生命体征紊乱出现较早,意识障碍出现较晚。由于位于延髓的呼吸中枢受损严重,病人早期可突发呼吸骤停而死亡。

3. 小脑幕切迹疝和枕骨大孔疝的鉴别

	小脑幕切迹疝	枕骨大孔疝
别称	颞叶疝	小脑扁桃体疝
解剖	为颞叶海马回、钩回通过小脑幕切迹被推移至幕下	为小脑扁桃体及延髓经枕骨大孔推挤向椎管内
临床表现	颅内压增高三主征,病侧瞳孔从小到大(病瞳散大) 病侧对光反射迟钝,甚至消失 对侧肢体肌力减弱、双侧活动消失 病理征阳性、去脑强直、嗜睡、浅昏迷、深昏迷	颅内压明显增高(剧烈头痛,频繁呕吐) 双侧瞳孔忽大忽小、颈项强直、强迫头位 生命体征紊乱出现较早,意识障碍出现较晚 较早发生呼吸骤停而死亡
治疗原则	降低颅内压,积极手术;侧脑室体外引流术 脑脊液分流术、颞肌下减压术	降低颅内压,积极手术;侧脑室体外引流术 脑脊液分流术、枕肌下减压术

注意:①小脑幕切迹疝——早期出现病侧瞳孔逐渐散大,呼吸骤停发生较晚。
②枕骨大孔疝——双侧瞳孔忽大忽小(大小多变),呼吸骤停发生较早。
③尿崩——为下丘脑损伤的常见表现。

【例7】枕骨大孔疝的临床表现不包括
  A. 昏迷   B. 呕吐   C. 颈项强直
  D. 双侧瞳孔大小多变   E. 尿崩

【例8】男,28岁。车祸后出现短暂昏迷。醒后轻微头痛,逐渐至剧烈头痛、频繁呕吐,伤后3小时意识丧失。查体:昏迷,右侧瞳孔散大,对光反射消失,左侧肢体瘫痪。头颅X线片显示右颞骨骨折,且向颅底方向延伸。其主要临床诊断是
  A. 脑震荡   B. 脑干损伤   C. 颅底骨折
  D. 脑疝   E. 脑挫裂伤

【例9】最容易引起枕骨大孔疝的颅内占位性病变是
  A. 颞叶肿瘤   B. 侧脑室肿瘤   C. 第三脑室肿瘤
  D. 鞍区肿瘤   E. 第四脑室肿瘤

➡ **常考点** 颅内压增高的临床表现及治疗;脑疝的分类及临床特点,急救。

参考答案——详细解答见《2024国家临床执业及助理医师资格考试历年考点精析(上、下册)》

1. ABCDE   2. ABCDE   3. ABCDE   4. ABCDE   5. ABCDE   6. ABCDE   7. ABCDE
8. ABCDE   9. ABCDE

第9章 颅脑损伤与颅内肿瘤

▶考纲要求

①颅脑损伤概述。②头皮损伤。③颅骨骨折。④脑震荡。⑤脑挫裂伤。⑥脑干损伤。⑦颅内血肿。⑧颅内肿瘤。

▶复习要点

一、颅脑损伤概述

1. 颅脑损伤的方式

(1) 直接损伤 是指暴力直接作用于头部引起的损伤。

①加速性损伤 相对静止的头部突然受到外力打击，头部沿外力的作用方向呈加速运动而造成的损伤，称为加速性损伤，例如钝器击伤。损伤部位主要发生在头部着力点，即着力伤。

②减速性损伤 运动着的头部，突然撞上静止的物体引起的损伤，称为减速性损伤，例如坠落伤。

③挤压性损伤 两个或两个以上不同方向的外力同时作用于头部，颅骨变形造成的损伤，称为挤压性损伤，例如车轮压轧、新生儿头颅产伤等。

(2) 间接损伤 是指暴力作用于身体其他部位，然后传导至头部所造成的损伤。①病人坠落时双下肢或臀部着地，外力经脊柱传导至颅底引起颅底骨折和脑损伤。②挥鞭伤。③创伤性窒息。

2. 分类

根据格拉斯哥昏迷计分(GCS)法，将脑外伤分为3种类型：轻型13~15分，伤后昏迷时间<20分钟；中型9~12分，伤后昏迷20分钟至6小时；重型3~8分，伤后昏迷>6小时，或在伤后24小时内意识恶化并昏迷>6小时。GCS计分依据如下。

运动反应	计分	言语反应	计分	睁眼反应	计分
按吩咐动作	6	正确	5	自动睁眼	4
定位反应	5	不正确	4	呼唤睁眼	3
屈曲反应	4	错乱	3	刺痛睁眼	2
过屈反应(去皮层)	3	难辨	2	不睁眼	1
伸展反应(去大脑)	2	不语	1		
无反应	1				

二、头皮损伤

1. 解剖特点

①根据头皮损伤情况，可判断损伤的性质和大小，头皮损伤部位常是着力点，着力点的判断有助于推断脑损伤的部位。

②头皮血运丰富，伤后极易失血，可导致病人尤其是儿童失血性休克。

③头皮抗感染和愈合能力较强，但一旦感染，便有可能向深部蔓延，引起颅骨骨髓炎和颅内感染。

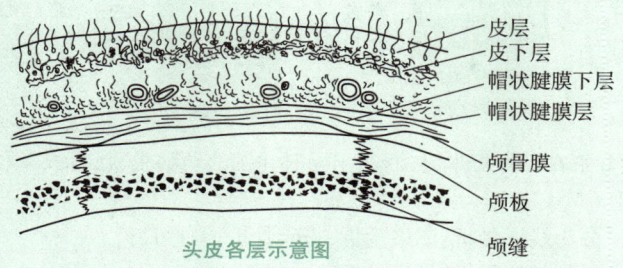

头皮各层示意图

2. 分类、诊断及治疗

头皮损伤分头皮血肿、头皮裂伤和头皮撕脱伤。

（1）**头皮血肿** 头皮富含血管，遭受钝性打击或碰撞后，可使血管破裂，而头皮仍保持完整，形成血肿。头皮血肿分皮下血肿、帽状腱膜下血肿、骨膜下血肿三类，各自特点及处理原则如下。

	皮下血肿	帽状腱膜下血肿	骨膜下血肿
血肿位置	皮下层和帽状腱膜层之间	帽状腱膜下的蜂窝组织	颅缝之间的骨膜下
血肿特点	体积小，较局限，易于看出，无波动感，周边较中心硬，易误诊为凹陷骨折	可扩散至全头，不受颅缝限制，触之较软，有明显波动感，出血量可达数百毫升，可致失血性休克	也较大，一般不超过颅缝，血肿张力较高，可有波动感，应注意是否伴有颅骨骨折
治疗原则	无须特殊处理 短期内可自行吸收	①血肿较小者，可加压包扎，待其自行吸收。②血肿较大者，穿刺抽吸后再加压包扎。③反复穿刺加压包扎，血肿仍不能缩小者，需注意是否有凝血障碍或其他原因	处理原则与帽状腱膜下血肿相似，但对于伴有颅骨骨折者不宜强力加压包扎，以防血液经骨折缝流入颅内，引起硬脑膜外血肿

注意：①皮下血肿——比较局限，无波动感，周边较中心硬，易误诊为凹陷骨折。
②帽状腱膜下血肿——较大，甚至可延及全头，不受颅缝限制，触之较软，有明显波动。
③骨膜下血肿——较大，但不超过颅缝，张力较高，可有波动。

（2）**头皮裂伤** 可由锐器和钝器伤所致。由于头皮血管丰富，出血较多，可引起失血性休克。

头皮裂伤应尽早清创缝合，由于头皮血供丰富，一期缝合时限可放宽至 24 小时（一般伤口为 6~8 小时）。术中应将裂口内的头发、泥沙等异物清除；明显挫伤污染的头皮应切除，但不可切除过多，以免缝合时产生张力；清创时观察有无骨折或碎骨片，如发现有脑脊液或脑组织外溢，应按开放性脑损伤处理。

（3）**头皮撕脱伤** 是最严重的头皮损伤，往往均因头发卷入高速转动的机器内所致。由于皮肤、皮下组织和帽状腱膜三层紧密连接，所以在强烈的牵扯下，往往将头皮自帽状腱膜下间隙全层撕脱，有时还连同部分骨膜一并撕脱。伤后失血多，易发生失血性休克。

治疗时应在压迫止血、防治休克、清创、抗感染的前提下，行中厚皮片植皮术。对骨膜已撕脱者，需在颅骨外板上多处钻孔至板障，待肉芽组织生长后植皮。

【例1】头皮裂伤可在 24 小时内清创缝合的原因是
  A. 头皮神经丰富   B. 头皮具有垂直纤维带 C. 头皮血供丰富
  D. 头皮坚韧   E. 头皮富有毛囊结构

【例2】头部外伤后，最常扪及头皮下波动的是
  A. 皮下血肿   B. 帽状腱膜下血肿   C. 骨膜下血肿
  D. 皮下积液   E. 皮下积脓

【例3】巨大帽状腱膜下血肿的处理原则是
　　A. 热敷　　　　　　　B. 冷敷　　　　　　　C. 预防感染
　　D. 抽吸引流　　　　　E. 穿刺抽吸、加压包扎（2021）

三、颅骨骨折

颅骨骨折的危害性并不在于骨折本身，而在于同时并发的硬脑膜、脑组织、颅内血管、脑神经的损伤。

1. 分类

（1）按骨折形态分　分为线形骨折、凹陷骨折、粉碎骨折、洞形骨折。

（2）按骨折部位分　分为颅盖骨折、颅底骨折。

（3）按创伤性质分　分为开放性骨折、闭合性骨折。颅底骨折虽不与外界直接沟通，但如伴有硬脑膜破损引起脑脊液漏或颅内积气，一般为内开放性骨折。

2. 颅盖骨折

颅盖骨折分为线形骨折和凹陷骨折两种，前者还包括颅缝分离，较多见，后者包括粉碎骨折。

（1）线形骨折　线形骨折多为颅骨全层骨折，少数为内板断裂。骨折线多为单一，也可多发，呈线条状或放射状，宽度一般为数毫米。

①诊断　线形骨折可伴头皮损伤，骨折线本身靠触诊很难发现，主要靠颅骨 X 线片或 CT 片确诊。

②治疗　线形骨折本身无须处理，但骨折线通过脑膜血管沟或静脉窦所在部位时，要警惕硬脑膜外血肿的发生。骨折线通过气窦者，可导致颅内积气，应注意预防颅内感染。

（2）凹陷骨折　多为颅骨全层凹陷，少数为内板内陷。陷入骨折片周边的骨折线呈环状或放射状。婴幼儿颅骨质软，着力点处的颅骨可产生乒乓球样凹陷。

①诊断　范围较大、凹陷明显、头皮出血不多时，此类骨折触诊可确定。但凹陷不深的骨折，易与头皮血肿混淆，需 CT 检查鉴别。凹陷骨折的骨折片陷入颅内时，其下方的脑组织受压或挫裂伤，临床上可出现相应病灶的神经功能障碍、颅内高压、癫痫。如凹陷的骨折片刺破静脉窦可引起致命的大出血。

②治疗　凹陷骨折好发于额骨及顶骨。手术指征：A. 凹陷深度>1cm；B. 位于脑重要功能区；C. 骨折片刺入脑内；D. 骨折引起瘫痪、失语等神经功能障碍或癫痫者。手术禁忌证：非脑功能区的轻度凹陷；无脑受压症状的静脉窦处凹陷骨折。

【例4】男，40 岁。车祸外伤后 10 小时，当时无昏迷。入院时查体：神志清楚，答话切题，右侧肢体肌力 4 级，霍夫曼征阳性，头颅 X 线片及 CT 均提示左顶骨凹陷骨折，直径 3cm，深度 2cm。正确的治疗是
　　A. 抗感染治疗　　　　　　　　　B. 手术摘除凹陷的骨折碎片，解除对脑组织的压迫
　　C. 脱水治疗　　　　　　　　　　D. 观察病情变化，决定下一步治疗方案
　　E. 保守治疗，应用神经营养剂

3. 颅底骨折

颅底骨折多为线形骨折，大多由颅盖骨折延伸而来。

（1）诊断　主要依靠临床表现来诊断，需要头颅 CT 明确诊断。颅底骨折分为颅前窝、颅中窝和颅后窝骨折，其临床表现及特点如下。

	颅前窝骨折	颅中窝骨折	颅后窝骨折
临床特征	脑脊液鼻漏，"熊猫眼"征（眶周淤血斑）	脑脊液鼻漏、耳漏	Battle 征
助记方法	眼——熊猫眼征、球结膜淤血斑 鼻——脑脊液鼻漏、嗅神经损伤	鼻——脑脊液鼻漏 耳——脑脊液耳漏	枕——Battle 征（乳突和枕下部淤血）
神经损伤	Ⅰ	Ⅱ~Ⅷ	Ⅸ~Ⅻ

注意：①颅盖骨折的诊断主要依靠颅骨X线片或CT骨窗相，而不是临床表现。
②颅底骨折的诊断主要依靠临床表现，而不是颅骨X线片。CT可确诊颅底骨折。

（2）治疗

①颅底骨折如为闭合性，本身无须特殊治疗。

②若合并脑脊液漏，即为开放性颅脑损伤，需给予抗生素预防颅内感染，不可堵塞或冲洗破口处，不做腰穿，应取头高位卧床休息，避免用力咳嗽、打喷嚏。

③漏口多在伤后1~2周内自行愈合。若超过1个月仍不停止漏液，可考虑手术修补硬脑膜。

④对伤后视力减退，疑为碎骨片挫伤或血肿压迫视神经者，应争取在24小时内行视神经探查减压术。

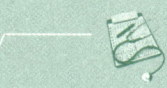

常见颅底骨折线位置

【例5】颅前窝骨折造成的"熊猫眼"征是指
A. 双侧视神经乳头水肿　　B. 乳突部皮下淤血
C. 双眼视网膜出血　　D. 眶周广泛淤血斑　　E. 双额部皮肤青紫

【例6】颅前窝骨折最易损伤的脑神经是
A. 面神经　　B. 嗅神经　　C. 视神经
D. 听神经　　E. 动眼神经（2022）

【例7】提示颅后窝骨折的临床表现是
A. 脑脊液鼻漏　　B. Battle征　　C. 视神经损伤
D. "眼镜征"　　E. 嗅神经损伤

【例8】关于颅底骨折的叙述，不正确的是
A. 颅前窝骨折可有"熊猫眼"征　　B. 诊断依据主要是临床表现　　C. X线片可显示颅内积气
D. CT无法显示颅底骨折　　E. 单纯性颅底骨折可保守治疗（2023）

【例9】女，35岁。车祸后昏迷，被送至医院3小时后清醒。查体：神志尚清，双侧眶周青紫，右鼻孔有血性液体流出，嗅觉丧失，能遵嘱活动。临床诊断颅底骨折最可靠的依据是
A. 右鼻孔流出血性液体　　B. 同向性偏盲　　C. 嗅觉丧失
D. 眶周青紫　　E. 伤后昏迷时间较长（2021）

【例10】男性，28岁。头部外伤3小时。伤后当即昏迷约15分钟，醒后出现头痛、呕吐。入院查体：神志尚清，右耳道可见少量血性液体流出。最可能的诊断为
A. 脑震荡合并颅前窝骨折　　B. 脑挫伤合并颅中窝骨折　　C. 脑震荡合并颅后窝骨折
D. 脑挫伤合并颅前窝骨折　　E. 脑震荡合并颅中窝骨折（2017、2022）

四、脑损伤

脑损伤分为原发性损伤和继发性损伤两大类。原发性脑损伤包括脑震荡和脑挫裂伤，继发性脑损伤包括脑水肿、脑肿胀和颅内血肿。闭合性脑损伤多由头部接触较钝物体或间接暴力所致，不伴头皮或颅骨损伤，或虽有头皮、颅骨损伤，但脑膜完整，无脑脊液漏。造成闭合性脑损伤的作用力分为接触力和惯性力两种。单由接触力造成的脑损伤，其范围较为固定和局限，可无早期昏迷表现。而由惯性力引起的脑损伤则较为分散和广泛，常有早期昏迷表现。

通常将受力侧的脑损伤称为冲击伤，其对侧者称为对冲伤。在惯性力的加速或减速过程中，脑损伤组织受到的剪切力和张力不仅发生在受力处局部，而且常常发生在受力处相对部位，称为对冲性损伤。

请牢记闭合性脑损伤时对冲伤的定位。该知识点虽然考试大纲不要求掌握，但解题时经常用到。

记忆：①前额着地→额颞叶受伤；②颞部着地→对侧颞叶受伤；③枕部着地→额颞叶受伤；④颞枕部着地→额颞叶受伤；⑤顶盖部着地→颞枕叶内侧受伤；⑥正常瞳孔直径为3~4mm。

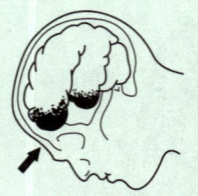 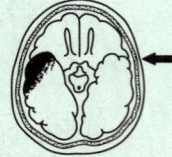 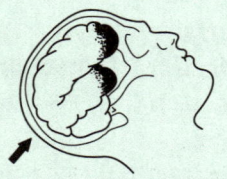 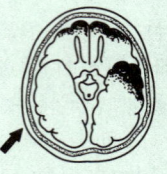 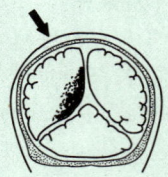

前额→额颞叶　　颞部→对侧颞叶　　枕部→额颞叶　　颞枕部→额颞叶　　顶盖部→颞枕叶内侧

颅脑对冲伤的机制

【例11】下列属于对冲性脑挫裂伤的是
　　A. 着力点处大脑凸面的损伤　　　　B. 左枕着力出现右额颞极的损伤
　　C. 枕部着力出现枕叶的损伤　　　　D. 额部着力出现额叶的损伤
　　E. 左颞顶着力出现左顶叶的损伤

1. 脑震荡
脑震荡是最轻的脑损伤，其特点为伤后即刻发生短暂的意识障碍和近事遗忘。
（1）临床表现与诊断
①颅脑外伤史　有明确的脑外伤史。
②意识障碍　伤后立即出现短暂的意识障碍，持续数分钟至十几分钟，一般≤半小时。有的仅表现为瞬间意识混乱或恍惚，并无昏迷。意识恢复后，对受伤当时和伤前近期的情况不能记忆，即逆行性遗忘。
③伴随症状　面色苍白、瞳孔改变、出冷汗、血压下降、呼吸浅慢等自主神经和脑干功能紊乱的表现。
④伤后表现　可出现头痛、头晕、疲乏无力、失眠、耳鸣、心悸、畏光、情绪不稳等，短期内可自行好转。
⑤体格检查　神经系统检查无阳性体征。
⑥脑脊液检查　如作腰椎穿刺，发现颅内压和脑脊液均在正常范围。
⑦头颅CT检查　无异常发现。
（2）治疗　无须特殊治疗，一般卧床休息5~7天即可。酌情应用镇静、镇痛药物，消除病人的畏惧心理，多数病人在2周内恢复正常，预后良好。

2. 脑挫裂伤
脑挫裂伤是头部遭受暴力造成的原发性脑器质性损伤，既可发生于着力点，也可发生在对冲部位。
（1）临床表现　可因损伤部位、范围、程度不同而异。
①意识障碍　是脑挫裂伤最突出的症状之一。伤后立即发生，持续时间长短不一，由数分钟至数小时、数日、数月乃至迁延性昏迷，与脑损伤轻重程度有关。
②头痛和恶心、呕吐　为脑挫裂伤最常见的症状，伤后1~2周最明显。
③生命体征　轻中度脑挫裂伤病人的血压、脉搏、呼吸无明显改变。重度脑挫裂伤病人由于颅内压增高，可出现血压上升、脉搏变慢、呼吸深慢，危重者出现病理呼吸。
④局灶症状和体征　伤后立即出现与脑挫裂伤部位相应的神经功能障碍或体征，如运动区损伤可出现对侧肢体瘫痪、语言中枢损伤可出现失语等。但额叶、颞叶前端等哑区损伤，可无明显神经功能障碍。
（2）诊断　根据伤后立即出现意识障碍、局灶症状和体征及较明显的头痛、恶心、呕吐等，多可诊断为脑挫裂伤。但发生在额叶、颞叶等"哑区"的损伤，可无明显症状和体征，确诊常需必要的辅助检查。
①头颅CT　目前最常用的检查。典型CT表现为局部脑组织内有高低密度混杂影，点片状高密度影为出血灶，低密度影则为水肿区。此外，还可了解脑室受压、中线结构移位等情况。
②头颅MRI　很少用于急性颅脑损伤的诊断，但对发现较轻的脑挫裂伤灶，MRI优于CT。

③腰椎穿刺　可检查脑脊液是否含有血液,同时可测定颅内压。颅内压明显增高者慎用。

（3）治疗

严密观察	应由专人护理,有条件者应送入 ICU 监护
体位	清醒病人,可将床头抬高 15°～30°,以利于颅内静脉血回流 昏迷病人,宜采用侧卧位或侧俯卧位,以免涎液或呕吐物误吸
呼吸道	保持呼吸道通畅是脑挫裂伤治疗的一项重要措施,昏迷病人必须及时清除呼吸道分泌物
营养支持	血流动力学稳定的病人,早期可采用肠外营养支持。如病情允许,尽早使用肠内营养
躁动	对于躁动不安者,应查明原因,应特别警惕可能为脑疝发生前的表现
癫痫	脑挫裂伤后癫痫可进一步加重脑缺氧,应进行紧急处理
高热	可使代谢率增高,加重脑缺氧和脑水肿。中枢性高热可采用亚低温冬眠治疗
脑水肿	戊巴比妥、神经节苷脂、胞磷胆碱、乙酰谷酰胺、高压氧舱治疗
手术治疗	继发性脑水肿严重,脱水治疗无效 颅内血肿清除后,颅内压无缓解,脑挫裂伤区继续膨出 脑挫裂伤灶或血肿清除后,病情好转,转而又恶化,出现脑疝

3. 脑干损伤

（1）临床表现
①意识障碍　伤后立即出现,多较严重,持续时间长。
②瞳孔变化　较常见,表现为双瞳不等大,且大小多变,或双瞳极度缩小,或双瞳散大。
③眼球位置和运动异常　脑干损伤累及动眼神经核、滑车神经核或外展神经核,可导致斜视、复视和相应眼球运动障碍。
④锥体束征　早期多表现为软瘫,反射消失,以后出现腱反射亢进、病理反射征阳性。严重者可有去脑强直,此为脑干损伤的特征性表现。
⑤生命体征变化　伤后立即出现呼吸功能紊乱是脑干严重损伤的重要征象之一。
（2）诊断　MRI 在显示脑干损伤病灶时优于 CT。
（3）治疗　原发性脑干损伤死亡率和致残率均较高,治疗方法类似脑挫裂伤。
（4）脑震荡、脑挫裂伤与脑干损伤的鉴别　如下。

	脑震荡	脑挫裂伤	原发性脑干损伤
概念	表现为一过性脑功能障碍	主要指发生于大脑皮层的损伤 好发于额极、颞极及其底面	脑干结构紊乱、轴突断裂、挫伤或软化,常与轴突损伤并存
肉眼	无神经病理改变	有神经病理改变	有神经病理改变
检查	头颅 CT 检查无异常发现	CT 示局部脑组织内高低密度混杂影	MRI 有助于确诊
颅内压	增高	增高	不增高
头痛	+	+	昏迷后无头痛
呕吐	+	+	
昏迷	伤后立即昏迷,<30 分钟 逆行性遗忘	伤后立即昏迷,昏迷时间>0.5 小时 重症者可长期持续昏迷	伤后立即昏迷,昏迷时间长 昏迷程度深,无中间清醒期

4. 颅内血肿

颅内血肿是颅脑损伤最常见、最严重的继发性病变。按症状出现的时间,分为急性血肿（3 日内）、亚急性血肿(3日至3周)和慢性血肿(超过3周)。按部位分为硬脑膜外血肿、硬脑膜下血肿和脑内血肿。

(1) 形成机制

①硬脑膜外血肿　主要来源于脑膜中动脉。颅内静脉窦、脑膜中静脉、板障静脉损伤也可造成硬脑膜外血肿。硬脑膜外血肿多见于颞部、额顶部和颞顶部。因脑膜中动脉主干撕裂所致的血肿,多在颞部;前支出血,血肿多在额顶部;后支出血,血肿多在颞顶部;上矢状窦破裂形成的血肿,多在其一侧或两侧。

②硬脑膜下血肿　主要来源于脑皮质血管,大多由对冲性脑挫裂伤所致,好发于额极、颞极及其底面。另一种较少见的血肿是由于大脑表面回流到静脉窦的桥静脉或静脉窦本身撕裂所致。

③脑内血肿　浅部血肿多由于挫裂的脑皮质血管破裂所致,多位于额极、颞极及其底面。深部血肿系脑深部血管破裂引起,脑表面无明显挫裂伤。

(2) 临床表现和诊断　如下。

	硬脑膜外血肿	急性硬脑膜下血肿	脑内血肿
外伤史	颅盖部、颞部外伤史	有头部外伤史	可有外伤史
血肿部位	颅骨与硬脑膜之间	硬脑膜下腔	脑挫裂伤附近,白质深部
出血来源	脑膜中动脉最常见	脑皮质血管多见	脑皮质血管多见
好发部位	颞区75%、额顶区12%	额极、颞极及其底面	额极、颞极及其底面
意识障碍	典型表现:昏迷—清醒—昏迷 有中间清醒期	伤后持续昏迷,无中间清醒期 意识障碍进行性加深	伤后持续昏迷,无中间清醒期 意识障碍进行性加深
颅内压↑	清醒时有头痛、恶心、呕吐 血压增高、呼吸和脉搏缓慢	可有头痛、恶心、呕吐 可有生命体征改变	可有头痛、恶心、呕吐 可有生命体征改变
瞳孔改变	幕上血肿病瞳缩小—散大—双侧散大;幕下血肿较少出现瞳孔改变,容易呼吸骤停	复合型血肿,容易出现脑疝,瞳孔进行性散大;单纯型或亚急性血肿瞳孔改变出现较晚	瞳孔进行性散大
诊断	头部受伤史+伤后"昏迷—中间清醒期—昏迷"+CT表现	头部受伤史+伤后立即昏迷,且进行性加重+CT表现	头部受伤史+伤后立即昏迷,且进行性加重+CT表现

(3) 颅内血肿的CT表现

①急性期表现为高密度影,亚急性期和慢性期表现为等密度影、混杂密度影或低密度影。

②局部脑沟、脑回受压移位和变形。

③中线结构移位。

④脑室、脑池受压移位或变形。

	血肿常见分布部位	CT征象
硬脑膜外血肿	颞部(常见)、额部、顶部、枕部	颅骨内板与硬脑膜之间双凸镜形或弓形高密度影
急性硬脑膜下血肿	额极、颞极及其底面	颅骨内板下新月形或半月形高密度影
慢性硬脑膜下血肿	颅骨内板下方	颅骨内板下新月形或半月形低密度影
脑内血肿	额极、颞极及其底面	脑挫裂区附近类圆形或不规则高密度影

【例12】男,27岁。脑外伤2小时,伤后2分钟清醒,清醒后立刻给家人打电话,但无法描述受伤原因。神经系统检查无阳性体征。急诊头颅CT未见明显异常。最可能的诊断是

A. 脑挫裂伤　　　　　　　　B. 脑震荡　　　　　　　　C. 急性硬脑膜下血肿

D. 急性硬脑膜外血肿　　　　E. 脑内血肿(2022)

【例13】男,48岁。摔倒后枕部着地。昏迷30分钟。急诊头颅CT检查示双额颞叶高低密度混杂影,最

可能的诊断是

    A. 脑干损伤   B. 脑震荡   C. 蛛网膜下腔出血

    D. 脑挫裂伤   E. 硬脑膜下血肿

【例 14】头部外伤后腰椎穿刺检查脑脊液呈血性,最常见的临床情况是

    A. 脑震荡   B. 急性颅内血肿   C. 脑挫裂伤

    D. 急性硬脑膜外血肿   E. 急性硬脑膜下血肿

(4) 颅内血肿的 MRI 表现　根据出血时间不同,磁共振信号强度有不同变化。

时期	受伤时间	MRI 表现
超急性期	<24 小时	T_1 加权像、T_2 加权像均为等信号,动脉内流空消失
急性期	1~3 天	T_1 加权像血肿为等信号,T_2 加权像为低信号
亚急性早期	4~7 天	T_1 加权像血肿周边为高信号,T_2 加权像为稍低信号
亚急性晚期	8~14 天	T_1、T_2 加权像均呈高信号
慢性早期	2~3 周	T_1、T_2 加权像血肿中心均为高信号,周围均等信号
慢性期	>3 周	T_1 加权像呈低信号;T_2 加权像为高信号,周围低信号包绕,形成一个囊腔

(5) 慢性硬脑膜下血肿的诊断　诊断依据如下。

①一般病情　好发于 50 岁以上的老年人,仅有轻微头部外伤史或没有外伤史。

②慢性颅内压增高的症状　头痛、恶心呕吐、视神经乳头水肿等。

③血肿压迫所致的局灶症状和体征　如轻偏瘫、失语、局限性癫痫等。

④脑萎缩、脑供血不足的症状　智力障碍、精神失常、记忆力减退等。

⑤CT 检查　显示颅骨内板下新月形或半月形低密度影,有助于确诊。

(6) 颅内血肿的治疗

①手术治疗　手术适应证:有明显颅内压增高症状和体征;CT 扫描提示明显脑受压的硬脑膜外血肿;小脑幕上血肿量>30ml、颞区血肿量>20ml、幕下血肿量>10ml;压迫大静脉窦而引起颅内高压的血肿。

②非手术治疗　凡病人伤后病情稳定,无明显意识障碍,CT 扫描提示幕上血肿量<30ml,幕下血肿量<10ml,中线结构移位<1.0cm 者,可在密切观察病情的前提下,采用非手术治疗。

(7) 颅脑损伤后瞳孔及神志的变化

	瞳孔变化	意识变化	光反射
硬脑膜外血肿	病瞳由小变大	昏迷—清醒—昏迷	光反射消失
硬脑膜下血肿	瞳孔进行性散大	进行性意识障碍,无中间清醒期	—
小脑幕切迹疝	病瞳由小变大	嗜睡—浅昏迷—深昏迷	光反射迟钝—消失
枕骨大孔疝	双瞳孔忽大忽小	较早发生呼吸骤停	—
颅前窝骨折	伤后瞳孔即散大,无进行性恶化	—	光反射消失

【例 15】男,28 岁。车祸后昏迷 3 周。查体:昏迷,压眶反射消失,颈后仰伸,四肢强直性伸直,上肢内收、过度旋前和下肢内收、内旋、踝跖屈。该患者的损害水平在

    A. 脊髓   B. 脑干   C. 大脑皮质

    D. 小脑   E. 基底节

【例 16】急性硬脑膜外血肿最常合并的颅脑损伤是

    A. 脑积水   B. 脑挫伤   C. 颅骨骨折

D. 脑干损伤　　　　　　　　E. 脑水肿

【例17】 男,80岁。半个月前出现头痛、间断呕吐,并逐渐出现左侧肢体无力。3个月前有头部外伤史。头颅CT示右顶枕新月形低密度影。最可能的诊断是
　　A. 急性硬脑膜外血肿　　　　B. 硬脑膜下积脓　　　　C. 慢性硬脑膜下血肿
　　D. 慢性硬脑膜外血肿　　　　E. 急性硬脑膜下血肿

> **注意:** ①确诊颅骨线形骨折的首选方法——颅骨X线片。
> ②确诊颅底骨折的首选方法——临床表现。
> ③定位颅底骨折的首选方法——临床表现。
> ④确诊蛛网膜下腔出血的首选方法——脑CT。
> ⑤确诊颅内血肿(硬脑膜外血肿、硬脑膜下血肿、脑内血肿)的首选方法——脑CT。
> ⑥急性硬脑膜**外**血肿有中间**清醒**期,记忆为"到**外**面散步,**清醒清醒**"。
> ⑦急性硬脑膜**外**血肿CT示**弓**形(双凸镜形)高密度影,记忆为"**外**公(**弓**)"。
> ⑧急性硬脑膜**下**血肿CT示新**月**形高密度影,记忆为"**下个月**"。

五、颅内肿瘤

原发性颅内肿瘤以胶质瘤最为常见,约占中枢神经系统肿瘤的40%。

1. 临床表现

(1) 颅内压增高　表现为颅内压增高的三主征。
①头痛　晨醒、咳嗽、大便时加重,呕吐后可暂时缓解。
②呕吐　多于清晨喷射性呕吐,系颅内压增高、肿瘤直接压迫呕吐中枢或前庭神经核引起。
③视神经乳头水肿　是颅内压增高的**重要客观体征**。晚期病人可有视力减退,视野向心性缩小。

(2) 定位症状　病人早期出现脑神经症状有定位价值。

临床症状	肿瘤定位
刺激症状	额叶肿瘤为癫痫大发作;中央区肿瘤为局灶性发作;颞叶肿瘤为伴有幻嗅的精神运动性发作
破坏症状	中央前后回肿瘤可有一侧肢体运动和感觉障碍;额叶肿瘤常有精神障碍;枕叶肿瘤可有视野障碍顶叶下部角回和缘上回肿瘤可有失算、失读、失用、命名性失语四叠体肿瘤可有眼球上视障碍;小脑蚓部肿瘤可有肌张力减退、躯干和下肢共济失调小脑半球肿瘤可有同侧肢体共济失调;脑干肿瘤可有交叉性麻痹
压迫症状	鞍区肿瘤可引起视力、视野障碍海绵窦区肿瘤压迫Ⅲ、Ⅳ、Ⅵ脑神经,可引起眼睑下垂、眼球运动障碍、面部感觉减退

(3) 癫痫发作　包括全身性大发作和局限性发作,常见于额叶、顶叶、颞叶肿瘤。
(4) 老年颅内肿瘤的特点　老年人脑萎缩,颅内空间相对增大,发生颅脑肿瘤时颅内压增高不明显,故易误诊。老年人以幕上脑膜瘤和转移瘤多见。
(5) 儿童颅内肿瘤的特点　儿童幕下以髓母细胞瘤、室管膜瘤、星形细胞瘤常见;幕上以颅咽管瘤多见。伴颅内压增高时常掩盖肿瘤定位体征,易误诊为胃肠道疾病。

2. 诊断

(1) 颅骨X线片　已基本被CT和MRI扫描取代。
(2) 头颅MRI　是诊断颅脑肿瘤的**首选**。
(3) 头颅CT　应用广泛,但可能出现假阴性结果,如颅后窝肿瘤或级别低的胶质瘤等,应予注意。
(4) PET　可早期发现肿瘤,判断脑肿瘤的恶性程度。

3. 鉴别诊断

(1) **蛛网膜囊肿** 可有颅内压增高和局限性症状，CT 和 MRI 可明确诊断。

(2) **脑脓肿** 多由中耳炎引起，起病急，体温高，外周白细胞计数明显增高。

(3) **慢性硬脑膜下血肿** 多见于老年人，可有轻微头部外伤史。以亚急性或慢性颅内压增高为主要特征，多伴有局灶性神经损害症状。CT 检查显示骨板下新月形影。

(4) **结核瘤** 多有肺结核病史。CT 检查显示圆形或卵圆形病灶，中心低密度影。

(5) **脑寄生虫病** 多有疫区生活史，外周血嗜酸性粒细胞增多，补体结合试验阳性。

(6) **脑血管病** 多见于老年人，病史短，多有高血压病史，诱发因素有助于诊断。

4. 治疗

(1) **非手术治疗** 降低颅内压，抗癫痫治疗。

(2) **手术治疗** 是治疗颅内肿瘤的主要方法。

(3) **放射治疗** 为颅内肿瘤的主要辅助治疗措施。

(4) **化学药物治疗** 术后应及早进行。

【例 18】脑干胶质瘤最早出现的临床表现常为
  A. 颅神经麻痹　　　　　　　B. 脑积水　　　　　　　C. 癫痫
  D. 视神经乳头水肿　　　　　E. 头痛

【例 19】颅内肿瘤若表现为精神症状，常考虑的肿瘤部位为
  A. 顶叶　　　　　　　　　　B. 小脑　　　　　　　　C. 额叶
  D. 枕叶　　　　　　　　　　E. 岛叶

【例 20】女孩，5 岁。头痛、呕吐、步行不稳 3 个月。查体：神志清楚，精神差，双侧视神经乳头水肿。最可能的诊断是
  A. 小脑髓母细胞瘤　　　　　B. 颞叶胶质母细胞瘤　　C. 矢状窦旁脑膜瘤
  D. 顶叶恶性淋巴瘤　　　　　E. 枕叶星形细胞瘤

【例 21】男，45 岁。右眼睑下垂伴复视 2 个月。既往有蛛网膜下腔出血病史。查体：右眼球外斜位，右侧瞳孔散大，对光反射消失。增强 CT 检查显示鞍旁右侧有一直径约 0.5cm 圆形高密度影，其周围无脑水肿征。首先考虑的诊断是
  A. 鞍旁脑膜瘤　　　　　　　B. 颈内动脉-后交通动脉瘤　　C. 三叉神经鞘瘤
  D. 颞叶胶质瘤　　　　　　　E. 颞叶脑肿瘤（2019、2022）

▶ **常考点** 头皮损伤的鉴别；颅底骨折的鉴别；硬脑膜外、硬脑膜下血肿的鉴别；颅内肿瘤的特点。

参考答案——详细解答见《2024 国家临床执业及助理医师资格考试历年考点精析（上、下册）》

1. ABCDE　　2. ABCDE　　3. ABCDE　　4. ABCDE　　5. ABCDE　　6. ABCDE　　7. ABCDE
8. ABCDE　　9. ABCDE　　10. ABCDE　　11. ABCDE　　12. ABCDE　　13. ABCDE　　14. ABCDE
15. ABCDE　　16. ABCDE　　17. ABCDE　　18. ABCDE　　19. ABCDE　　20. ABCDE　　21. ABCDE

第10章 甲状腺与甲状旁腺疾病

▶ **考纲要求**

①弥漫性非毒性甲状腺肿(单纯性甲状腺肿)。②甲状腺功能亢进的外科治疗。③亚急性甲状腺炎。④甲状腺癌。⑤甲状旁腺功能亢进症。

▶ **复习要点**

一、甲状腺的应用解剖

1. 甲状腺神经支配及受损后的临床表现

迷走神经发出喉上神经及喉返神经支配甲状腺,喉上神经分内支和外支,喉返神经分前支和后支。

神经	支配	损伤后临床表现
喉上神经内支	声门裂以上喉黏膜的感觉	喉部黏膜感觉丧失,进食或饮水时误咽
喉上神经外支	环甲肌	环甲肌瘫痪,引起声带松弛、音调降低
喉返神经前支	声带内收肌、除环杓后肌外的其余喉肌	一侧后支伤——可无症状 一侧前支或全支伤——大多声音嘶哑
喉返神经后支	声带外展肌、环杓后肌	两侧后支伤——呼吸困难,甚至窒息 两侧前支伤或全支伤——失声、呼吸困难

【例1】一患者行甲状腺次全切除术后出现声音嘶哑。喉镜检查显示左侧声带麻痹,分析手术中可能损伤的结构是
A. 舌下神经　　　　　　B. 喉上神经　　　　　　C. 舌咽神经
D. 左侧喉返神经　　　　E. 右侧喉返神经

2. 甲状腺的淋巴引流

甲状腺淋巴管网汇入颈部淋巴结。颈部淋巴结分为七区。第Ⅰ区:颏下区淋巴结和颌下区淋巴结,下以二腹肌前腹为界,上以下颌骨为界。第Ⅱ区:颈内静脉淋巴结上组,上以二腹肌后腹为界,下以舌骨为界,前界为胸骨舌骨肌侧缘,后界为胸锁乳突肌后缘。第Ⅲ区:颈内静脉淋巴结中组,从舌骨水平至肩胛舌骨下腹与颈内静脉交叉处。第Ⅳ区:颈内静脉淋巴结下组,从肩胛舌骨肌下腹到锁骨上。第Ⅴ区:颈后三角区,后界为斜方肌,前界为胸锁乳突肌后缘,下界为锁骨。第Ⅵ区(中央组):气管周围淋巴结,包括环甲膜淋巴结,气管、甲状腺周围淋巴结,咽后淋巴结等。第Ⅶ区:胸骨上凹下至前上纵隔淋巴结。

第Ⅰ区	颏下区淋巴结、颌下区淋巴结	第Ⅱ区	颈内静脉淋巴结上组
第Ⅲ区	颈内静脉淋巴结中组	第Ⅳ区	颈内静脉淋巴结下组
第Ⅴ区	颈后三角区	第Ⅵ区	即中央组,包括气管周围淋巴结,如环甲膜淋巴结,气管、甲状腺周围淋巴结,咽后淋巴结
第Ⅶ区	胸骨上凹下至前上纵隔淋巴结		

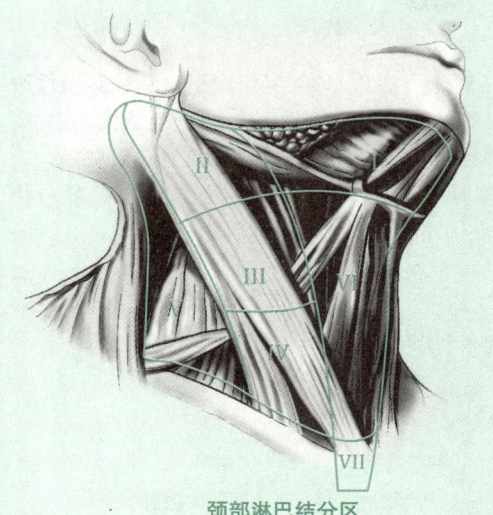

颈部淋巴结分区

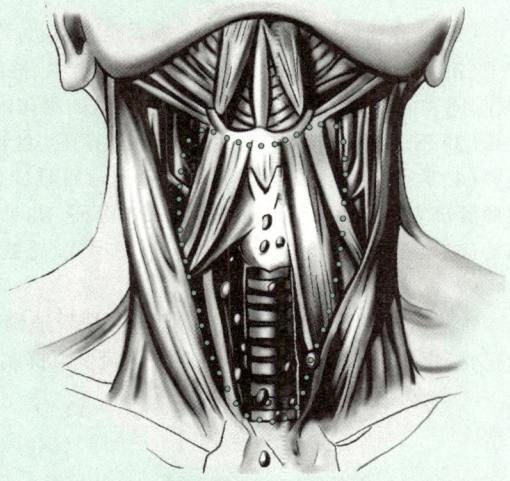

中央区颈淋巴结清扫范围

【例2】甲状腺癌根治术时，Ⅵ区（中央组）淋巴结清扫是指清扫
A. 颈内静脉中群淋巴结　　　B. 颈后三角淋巴结　　　C. 颏下和颌下淋巴结
D. 前上纵隔淋巴结　　　E. 颈总动脉内缘至气管旁的淋巴结（2021、2023）

二、弥漫性非毒性甲状腺肿（单纯性甲状腺肿）

1. 概念

单纯性甲状腺肿是指有甲状腺肿大，而甲状腺功能正常，多由环境缺碘引起。

2. 病因

（1）**甲状腺素原料（碘）缺乏**　环境缺碘是引起单纯性甲状腺肿的主要因素。高原、山区土壤中的碘盐被冲洗流失，以致饮水和食物中含碘量不足，因此这部分区域的居民患此病的较多，故又称为"**地方性甲状腺肿**"。由于碘的摄入不足，甲状腺素合成减少，便反馈性地引起垂体TSH分泌增多，并刺激甲状腺增生和代偿性肿大。初期，增生扩张的甲状腺滤泡较为均匀地散布在腺体各部，形成**弥漫性甲状腺肿**。若病变继续发展，扩张的滤泡便聚集成多个大小不等的结节，形成**结节性甲状腺肿**。

（2）**甲状腺素需要量增加**　青春发育期、妊娠期或绝经期的妇女对甲状腺素的需求量暂时性增高，可引起生理性甲状腺肿。这种甲状腺肿大常在成年或妊娠以后自行缩小。

（3）**甲状腺素合成和分泌障碍**　某些食物和药物（如久食含硫脲的萝卜、白菜或硫脲类药物），以及甲状腺素合成酶的先天缺乏等都可导致血中甲状腺素减少。

注意：①单纯性甲状腺肿可演变为结节性甲状腺肿，单纯性甲状腺肿和结节性甲状腺肿均可癌变、发生甲亢。
②结节性甲状腺肿合并癌变、甲亢都是手术治疗的指征。

【例3】地方性甲状腺肿的主要病因是
A. 自身免疫性甲状腺炎　　　B. 碘摄入过多　　　C. 甲状腺素合成障碍
D. 碘摄入不足　　　E. 致甲状腺肿物质损伤

3. 病理

（1）**早期**　甲状腺弥漫性轻度至中度肿大，血管增多，腺细胞肥大。

（2）**中期**　腺泡内大量胶质积聚，形成巨大腺泡，滤泡上皮细胞扁平，腺泡间结缔组织和血管减少。

（3）**后期**　部分腺体坏死出血、囊性变、纤维化。甲状腺显著增大，且有大小不等、质地不一的结节。

4. 临床表现

(1) 全身症状　女性多见,一般无全身症状。

(2) 甲状腺肿大　甲状腺不同程度地肿大,能随吞咽上下移动。病程早期,甲状腺呈对称性弥漫性肿大,腺体表面光滑,质地柔软。随后在肿大的腺体内可出现结节。多年以后,可发生囊肿样变、囊内出血。

(3) 压迫症状　腺体较大时,可压迫气管、食管和喉返神经,出现呼吸困难、吞咽困难和声音嘶哑。

(4) 胸骨后甲状腺肿　甲状腺向胸骨后延伸生长形成胸骨后甲状腺肿,易压迫气管和食管,还可压迫颈深部大静脉,引起头颈部静脉回流障碍,出现面部青紫、肿胀、颈胸部表浅静脉怒张。

(5) 其他　结节性甲状腺肿可继发甲亢、恶变。

5. 诊断

本病的诊断要点是居住于高原山区缺碘地带+甲状腺肿大+甲状腺功能基本正常。甲状腺摄碘率高于正常,但吸碘高峰不提前,T_3抑制试验呈可抑制反应。

6. 鉴别诊断

	单纯性甲状腺肿	甲状腺腺瘤	甲状腺癌	甲亢
局部症状	甲状腺肿大	甲状腺肿块	甲状腺肿块	甲状腺肿大
局部体征	双侧弥漫性,对称性 无痛,质软光滑 结节性肿与甲瘤相似	单发,圆形或椭圆形 光滑,无痛 活动度好,稍硬	常单个,质硬 不平,结节状,固定 可有颈淋巴结转移	双侧弥漫性,对称性 无痛,质软光滑 可随吞咽上下移动
有无压迫	较大时可有压迫症状	一般无	压迫+侵犯症状	一般无,巨大时可有
全身症状	无	一般无	无(髓样癌可有)	有
囊内出血	可有	可有	可有	无
癌变	可有	可有(10%)	—	可合并有
合并甲亢	可有	可有(20%)	可有	—
基础代谢率	正常	正常	正常	升高
摄^{131}I率	增高,吸碘高峰不提前	正常	正常	增高,吸碘高峰提前

7. 治疗

(1) 生理性甲状腺肿　可不给予药物治疗,宜多进食含碘丰富的食物,如海带、紫菜等。

(2) 青春期单纯性甲状腺肿　给予小量甲状腺素片,以抑制TSH分泌,缓解甲状腺的增生和肿大。

(3) 手术治疗　多采用甲状腺次全切除术,手术指征如下。

①有压迫症状,如压迫食管、气管、喉返神经等;②胸骨后甲状腺肿;③巨大甲状腺肿影响生活和工作者;④结节性甲状腺肿并甲亢;⑤结节性甲状腺肿疑恶变。

8. 预防

补充加碘食盐,常用剂量为每10~20kg食盐中均匀地加入碘化钾或碘化钠1.0g,以满足人体每日需要量。

【例4】女性,16岁。体检发现双侧甲状腺Ⅱ度弥漫性肿大,无压痛,未触及结节。甲状腺摄^{131}I率2小时15%,24小时35%。最可能的诊断是

　　A. 甲状腺功能减退症　　　　B. 甲状腺功能亢进症　　　　C. 桥本甲状腺炎

　　D. 结节性甲状腺肿　　　　　E. 生理性甲状腺肿(2023)

【例5】女,17岁。颈部肿大1年,无怕热、多食、易激动。查体:脉率、血压正常,甲状腺弥漫性肿大,质地柔软,未触及结节,表面光滑。采用的最佳治疗措施是

　　A. 多吃含碘丰富的食物　　　B. 小剂量甲状腺素治疗　　　C. 口服甲硫氧嘧啶治疗

　　D. 注射^{131}I治疗　　　　　　E. 甲状腺大部切除术

第十篇 外科学
第10章 甲状腺与甲状旁腺疾病

【例6】女,56岁,颈前肿大20余年就诊。查体:甲状腺Ⅲ度肿大,质地硬,多个结节,最大结节直径5.0cm,随吞咽活动,气管轻度左移。血T_3、T_4、TSH正常,TgAb、TPOAb阴性。气管正侧位X线片示气管局部受压、向左侧移位。最佳的处理措施是

A. 长期服用甲状腺素　　　　B. 定期检测甲状腺功能　　　　C. 手术治疗
D. 多食含碘丰富的食物　　　　E. 禁用含碘药物

注意:①压迫症状包括:压迫气管导致呼吸困难,压迫食管导致吞咽困难,压迫喉返神经导致声嘶,压迫颈交感神经导致Horner综合征,压迫颈静脉导致颈静脉怒张。
②无论甲亢、甲瘤、甲癌,还是单纯性甲状腺肿,只要有压迫症状,均应及时手术治疗。

【例7】胸骨后甲状腺肿的治疗首选

A. 甲状腺手术　　　　B. 抗甲状腺药物　　　　C. 复方碘剂
D. 放射性碘　　　　E. 普萘洛尔(2020、2022)

三、甲状腺功能亢进的外科治疗

1. 甲亢的分类

甲状腺功能亢进(甲亢)是由各种原因引起循环中甲状腺素异常增多而出现的以全身代谢亢进为主要特征的疾病的总称,分为原发性甲亢、继发性甲亢和高功能腺瘤三类。

	原发性甲亢	继发性甲亢	高功能腺瘤
发病率	90%以上	5%左右	5%以下
发病年龄	多在20~40岁之间	40岁以上多发	无特殊
发病时间	在甲状腺肿大的同时,出现甲亢的症状	病人先有结节性甲状腺肿,多年以后才出现甲亢症状	甲状腺内单个或多个自主性高功能结节
发病地区	近海地区	单纯甲状腺肿流行区	无特殊
肿块特点	两侧甲状腺弥漫对称性肿大无痛,质软光滑,上下活动	多由结节性甲状腺肿合并而来结节状肿大,两侧不对称,活动	单个小结节,有时不能触及肿块结节周围的甲状腺组织萎缩
有无突眼	常伴突眼	无突眼	无突眼
备注	又称"突眼性甲状腺肿"	常并发心肌损害	甲状腺素的分泌不受调节

2. 手术治疗适应证与禁忌证

(1)**手术适应证**　请注意与单纯性甲状腺肿的手术指征相鉴别。

甲亢的手术指征	单纯性甲状腺肿的手术指征
①有压迫症状者(压迫气管、食管、喉返神经等) ②胸骨后甲状腺肿、合并癌变者 ③继发性甲亢、高功能腺瘤、中度以上的原发性甲亢者 ④妊娠早、中期者 ⑤药物治疗或^{131}I治疗后复发、不能长期坚持服药者	①有压迫症状者(压迫气管、食管、喉返神经等) ②胸骨后甲状腺肿、合并癌变者 ③合并甲亢者 ④巨大甲状腺肿影响工作和生活者

(2)**手术禁忌证**　①青少年病人;②症状较轻者;③老年病人或有严重器质性疾病不能耐受手术者。

注意:①9版《外科学》P228:妊娠早、中期的甲亢,应手术治疗,可以不终止妊娠。
②9版《内科学》:甲亢合并妊娠分为T1期(1~3个月)、T2期(4~6个月)、T3期(7~9个月)。妊娠期甲亢首选药物治疗,次选手术治疗。手术只能在T2期进行。T1期首选丙硫氧嘧啶,T2和T3期首选甲巯咪唑。

【例8】女,50岁。甲状腺多发结节3年。颈部超声提示甲状腺双侧叶多发囊性、实性结节。实验室检查:T_3、T_4、TSH正常。在随访过程中,手术治疗指征不包括
A. 甲状腺结节增大伴憋气
B. 甲状腺结节的数量增加
C. 出现甲状腺功能亢进
D. 出现胸骨后甲状腺肿
E. 结节边界不清并细小钙化

3. 甲亢的术前准备

(1) 一般准备和术前检查

一般准备	精神紧张者给予安定;心率过快者给予普萘洛尔;发生心衰者给予洋地黄等
颈部摄片	了解气管有无受压或移位(气管软化试验)
心电图	常规作心电图,以了解是否合并甲亢心
喉镜检查	确定声带功能
测定基础代谢率	了解甲亢程度,选择手术时机

(2) 药物准备 是术前准备的重要环节。药物准备的常用方法包括以下几种:

药物准备方法	临床操作方法	适应证
单用碘剂	直接服用碘剂,每日3次;从3滴开始,以后逐日每次增加1滴,至每次16滴为止,然后维持此剂量,以2周为宜	甲亢症状不重、BMR约20%继发性甲亢、高功能腺瘤
碘剂和硫脲类合用	先服碘剂2周,如症状减轻不明显,可加用硫脲类待症状基本控制后,停用硫脲类,继续服用碘剂1~2周	基础代谢率30%~40%的甲亢
先硫脲类后碘剂	先服用硫脲类药物,待症状基本控制后,改服碘剂1~2周,再进行手术	基础代谢率很高(>40%)甲亢症状不易控制的患者
普萘洛尔	能减慢心率,快速降低基础代谢,控制甲亢症状可应用至术前1~2小时,术后继续口服4~7天	不能耐受碘剂或硫脲类药物心率较快者可单用普萘洛尔

注意:①碘剂是复方碘化钾溶液,其作用机制:A. 抑制蛋白水解酶,减少甲状腺球蛋白的分解,从而抑制甲状腺素的释放;B. 减少甲状腺血流量,使腺体充血减少,甲状腺变小变硬,易于手术操作。
②碘剂只是抑制甲状腺素的释放,并不能抑制其合成,所以对不准备手术者,一律禁服碘剂。否则一旦停用碘剂,贮存于甲状腺滤泡内的甲状腺球蛋白大量分解,T_3、T_4大量入血,导致甲亢症状反跳。
③硫脲类药物能使甲状腺肿大和动脉性充血,手术时极易发生出血,增加了手术困难和危险,故服用硫脲类药物后需加用碘剂2周待甲状腺缩小变硬,血管数减少后再手术。

(9~11题共用题干)女性,35岁。颈前区肿块10年,近年来易出汗、心悸,渐感呼吸困难。体检:晨起心率104次/分,血压120/60mmHg,无突眼,甲状腺Ⅱ度肿大,结节状。心电图示窦性心律不齐。

【例9】初步诊断最可能是
A. 原发性甲状腺功能亢进
B. 单纯性甲状腺肿
C. 继发性甲状腺功能亢进
D. 桥本甲状腺炎
E. 亚急性甲状腺炎

【例10】确诊的主要根据是
A. 颈部CT
B. 血T_3、T_4值
C. 甲状腺B超
D. 颈部X线检查
E. MRI

【例11】最佳的治疗方法是
A. 内科药物治疗
B. 甲状腺大部切除术
C. 甲状腺全切术
D. 放射性核素治疗
E. 外放射治疗

【例12】女,28岁。甲状腺肿大3年。性情急躁,怕热,多汗,心悸,食欲强但消瘦。有哮喘病史。拟行手

第十篇 外科学
第10章 甲状腺与甲状旁腺疾病

术治疗,其术前药物准备措施应首选的是
- A. 单用复方碘剂
- B. 单用硫脲类药物
- C. 单用普萘洛尔
- D. 应用普萘洛尔+硫脲类药物
- E. 先用硫脲类药物,后加用复方碘剂

【例13】为抑制甲状腺功能亢进患者甲状腺素的释放,外科手术前选择的常用药物是
- A. 甲巯咪唑
- B. 复方碘溶液
- C. 卡比马唑
- D. 丙硫氧嘧啶
- E. 普萘洛尔

4. 手术时机的选择
(1) 手术时机的决定因素　基础代谢率(BMR)<+20%。
(2) 手术时机的参考因素　脉率变慢、脉压减小是适当手术时机的重要标志。
(3) 甲亢基本得到控制的标志　BMR<+20%,脉率<90次/分,病人情绪稳定,睡眠良好,体重增加。
(4) 甲状腺本身的表现　①甲状腺变小变硬;②甲状腺血管杂音减小。

【例14】甲状腺功能亢进患者术前准备可以手术的基础代谢率,降至
- A. +10%以下
- B. +20%以下
- C. +25%以下
- D. +30%以下
- E. +35%以下

5. 手术的主要并发症
(1) 术后呼吸困难和窒息　多发生在术后48小时内,是术后最严重的并发症。
① 常见原因　包括出血及血肿压迫气管;喉头水肿;气管塌陷;双侧喉返神经损伤。

	双侧喉返神经损伤	气管塌陷	切口内出血
原因	声带处于内收位使声门关闭所致,呼吸困难出现快且进展迅速	巨大甲状腺切除后气管失去支撑,出现自主呼吸后,肺内负压使气管塌陷加重	出血压迫气管
时间	手术台上或在手术间	术后1~3小时出现	术后24~48小时

② 临床表现　主要为进行性呼吸困难。轻者呼吸困难不易被发现;中度者往往坐立不安、烦躁;重者可有端坐呼吸、吸气性三凹征,甚至口唇、指端发绀和窒息。
③ 治疗　急救措施为立即床旁抢救,及时剪开缝线,敞开切口,迅速除去血肿。如此时病人呼吸仍无改善,则应立即施行气管插管。待情况好转后,再送手术室作进一步检查、止血和其他处理。

注意:①甲状腺手术后最危急并发症是呼吸困难和窒息,严重并发症是甲状腺危象(7版《外科学》P293)。
②甲状腺手术后最严重并发症是呼吸困难和窒息,严重并发症是甲状腺危象(9版《外科学》P229)。

【例15】甲状腺大部切除后48小时内,需注意最危急的并发症为
- A. 喉上神经内侧支损伤
- B. 喉返神经单侧损伤
- C. 手足抽搐
- D. 呼吸困难和窒息
- E. 甲状腺危象(2021)

【例16】女,23岁。因原发性甲状腺功能亢进症在气管内插管全麻下行甲状腺双侧次全切术,术后清醒拔出气管插管后患者出现呼吸困难,伴有失声,无手足麻木。查体:T37.3℃,P92次/分,R28次/分,BP130/70mmHg,面红无发绀,颈部不肿,引流管通畅,有少许血液流出。引起该患者呼吸困难最可能的原因是
- A. 双侧喉返神经损伤
- B. 甲状腺危象
- C. 喉上神经损伤
- D. 伤口出血
- E. 甲状旁腺损伤

【例17】女,28岁。因甲状腺功能亢进症行甲状腺次全切除,术后12小时突发呼吸困难。查体:面色青紫,颈部皮肤肿胀。引起呼吸困难最可能的原因是
- A. 气管塌陷
- B. 甲状腺危象
- C. 切口内出血
- D. 喉上神经损伤
- E. 喉返神经损伤(2022)

【例18】女,55岁。因甲状腺功能亢进症行甲状腺次全切除术后1小时,突感呼吸困难。查体:面色青紫。引起呼吸困难最可能的原因是
　　A. 气管塌陷　　　　　　　B. 双侧喉返神经损伤　　　　C. 切口内出血
　　D. 喉上神经内外支损伤　　E. 甲状腺危象(2019)

注意:①切口内出血所致呼吸困难——临床上最常见,好发于术后24~48小时,多有颈部肿胀。
　　　②气管塌陷所致呼吸困难——临床上少见,好发于术后1~3小时,多无颈部肿胀。

(2)喉上神经和喉返神经损伤　见本章甲状腺的应用解剖。
(3)甲状旁腺功能减退　多在术后1~3天出现症状。
①原因　手术时误伤甲状腺旁腺或其血液供给受累,血钙浓度下降至2.0mmol/L以下。
②临床表现　A. 多数病人面部、唇部或手足部针刺样麻木感或强直感。B. 严重者出现面肌和手足伴有疼痛的持续性痉挛,甚至发生喉和膈肌痉挛,引起窒息死亡。C. 血钙下降至2.0mmol/L以下。
③治疗
　A. 手足抽搐发作时,立即静脉注射10%葡萄糖酸钙或氯化钙10~20ml。
　B. 症状较轻者可口服葡萄糖酸钙或乳酸钙片剂。
　C. 症状较重或长期不能恢复者,可加服维生素D_3,以促进钙在肠道内的吸收。
　D. 限制肉类、乳品和蛋类食品的摄入,因该类食品含磷较高,影响钙的吸收。
　E. 口服双氢速甾醇(双氢速变固醇,DT10)油剂,能明显提高血中钙含量,降低神经肌肉的应激性。
　F. 永久性甲状旁腺功能减退者,可行同种异体甲状旁腺移植。
④预防　A. 切除甲状腺时,注意保留腺体背面部分的完整。B. 切下甲状腺标本时,要立即仔细检查其背面甲状旁腺有无误切,发现时应设法移植到胸锁乳突肌中。

注意:①甲状腺手术后并发呼吸困难和窒息——多发生在术后48小时内。
　　　②甲状腺手术后并发甲状腺危象——多发生于术后12~36小时。
　　　③甲状腺手术后并发手足抽搐——多发生于术后1~3天。

【例19】男,39岁。行甲状腺癌根治术后1天,感觉面部针刺样麻木,手足抽搐。正确的处理措施是
　　A. 静脉注射钙剂　　　　　B. 伤口切开　　　　　　　　C. 口服维生素D_3
　　D. 气管切开　　　　　　　E. 口服葡萄糖酸钙

(4)甲状腺危象　多发生在术后12~36小时内,为甲亢术后的严重并发症,是因甲状腺素过量释放引起的暴发性肾上腺素能兴奋现象。
①常见原因　术前准备不充分,甲亢症状未能得到很好控制,手术应激。
②临床表现　归纳为12字:"上吐下泻,高热大汗,谵妄昏迷"。死亡率高达20%~30%。
③预防　充分的术前准备、轻柔的手术操作是预防的关键。
④治疗　应用镇静剂、降温、吸氧、维持水和电解质平衡、碘剂、普萘洛尔、氢化可的松等。
　　A. 手足抽搐　　　　　　　B. 呼吸困难和窒息　　　　　C. 呛咳
　　D. 声音嘶哑　　　　　　　E. 高热、呕吐、心率增快、大汗淋漓
【例20】甲状旁腺损伤常表现为
【例21】甲状腺危象常表现为(2021)

四、亚急性甲状腺炎

亚急性甲状腺炎也称巨细胞性甲状腺炎。常继发于病毒性上呼吸道感染,是颈前肿块和甲状腺疼痛的常见原因。病毒感染可能使部分甲状腺滤泡破坏、上皮脱落引起甲状腺异物反应和多形核白细胞、淋巴细胞、异物巨细胞浸润,并在病变滤泡周围出现巨细胞性肉芽肿是其特征。

1. 临床表现

(1) **好发人群** 多见于 30~40 岁女性。

(2) **甲状腺肿痛** 多数表现为甲状腺突然肿胀、发硬、吞咽困难及疼痛,并向病侧耳颞处放射。常始于甲状腺的一侧,很快向腺体其他部位扩展。

(3) **全身症状** 病人可有发热,血沉增快。病程约为 3 个月,病愈后甲状腺功能多不减退。

2. 诊断与鉴别诊断

(1) **诊断** 病前 1~2 周有上呼吸道感染史。病后 1 周内基础代谢率增高,血清 T_3、T_4 浓度升高,但甲状腺摄 ^{131}I 率显著降低(分离现象)和泼尼松试验治疗有效。

(2) **鉴别诊断** 亚急性甲状腺炎需与下列疾病相鉴别。

	亚急性甲状腺炎	桥本甲状腺炎	甲状腺功能亢进	单纯性甲状腺肿	甲状腺癌
病史	上呼吸道感染史	无	无	无	无
BMR	↑	↓	↑	正常	正常
摄碘率	↓↓	↓	↑	↑,高峰不提前	正常
好发	30~40 岁女性	30~50 岁女性	20~50 岁女性	青春期女性	不定
甲状腺	一侧肿大 常伴疼痛	弥漫、对称性肿大 无痛、质硬光滑	弥漫、对称性肿大 无痛、质硬光滑	弥漫、对称性肿大 无痛、质硬光滑	肿块局限,无痛,质硬不平,固定
治疗	糖皮质激素 甲状腺素片 抗生素无效	甲状腺素片 抗生素无效	抗甲药 同位素 手术	含碘丰富的食物 甲状腺素片 手术	手术、放疗

注意:①亚急性甲状腺炎病前 1~2 周多有上呼吸道感染病史,此为区别其他疾病的特征。
②亚急性甲状腺炎表现为基础代谢率增高而摄碘率降低的分离现象,为其特点之一。
③"亚急性甲状腺炎"和"慢性淋巴细胞性甲状腺炎",虽是"炎",但用抗生素治疗无效。

3. 治疗

口服泼尼松,全程 1~2 个月;同时加用甲状腺干制剂,效果较好。停药后如果复发,则给予放射治疗,效果较持久。抗生素无效。

【例 22】在病程的不同阶段,甲状腺功能可以分别出现亢进和减退的情况最常见于

  A. 亚急性甲状腺炎   B. 结节性甲状腺肿   C. Graves 病
  D. 甲状腺腺瘤   E. 桥本甲状腺炎(2018)

【例 23】女,38 岁。2 周前突发颈前部疼痛,右侧尤甚,吞咽时疼痛加重,伴有午后低热。4 周前曾有咳嗽、咽痛。查体:无突眼,甲状腺Ⅱ度肿大,右侧可触及直径 1cm 质硬结节,有触痛。实验室检查:FT_3 升高,FT_4 升高,TSH 降低,TPOAb 和 TGAb 均阴性,^{131}I 摄取率降低。最可能的诊断是

  A. 甲状腺腺瘤   B. 甲状腺功能亢进症   C. 亚急性甲状腺炎
  D. 单纯性甲状腺肿   E. 慢性淋巴细胞性甲状腺炎

五、慢性淋巴细胞性甲状腺炎

大纲不要求掌握慢性淋巴细胞性甲状腺炎,但常考。

慢性淋巴细胞性甲状腺炎又称桥本甲状腺炎,是一种自身免疫性疾病,也是甲状腺功能减退最常见的原因。由于自身抗体的损害,病变甲状腺组织被大量淋巴细胞、浆细胞和纤维化所取代。血清中可检测出甲状腺过氧化物酶抗体(TPOAb)、甲状腺球蛋白抗体(TgAb)等多种抗体。组织学显示甲状腺滤泡广泛被淋巴细胞、浆细胞浸润。

1. 临床表现

(1) **好发人群** 本病多见于 30~50 岁女性。

(2) **甲状腺肿大** 多为无痛性弥漫性甲状腺肿大，对称，质硬，表面光滑。较大腺肿可有压迫症状。

(3) **全身症状** 多伴甲状腺功能减退。

2. 诊断

(1) **临床表现** 无痛性弥漫性甲状腺肿大，对称，质硬，表面光滑。

(2) **甲状腺功能减退实验室检查结果** 基础代谢率降低、甲状腺摄^{131}I量减少。

(3) **自身抗体阳性** 血清 TPOAb、TgAb 显著增高。

(4) **确诊** 疑难时，可行穿刺活检以确诊。

注意：①甲状腺功能减退症最常见的病因是慢性淋巴细胞性甲状腺炎。
②"血清 TPOAb、TgAb 显著增高"是诊断慢性淋巴细胞性甲状腺炎的主要依据。
③"病前 1~2 周有上呼吸道感染病史"是诊断亚急性甲状腺炎的主要依据。

3. 治疗

可长期用左甲状腺素钠片治疗。有压迫、疑有恶变者可考虑手术。

　　A. 单纯性甲状腺肿　　　　　　B. Graves 病　　　　　　C. 慢性淋巴细胞性甲状腺炎
　　D. 结节性甲状腺肿　　　　　　E. 亚急性甲状腺炎

【例 24】TgAb、TPOAb 阳性率最高的疾病是

【例 25】恶性突眼常见于

六、甲状腺癌

1. 病理类型及临床病理联系

(1) **乳头状癌** 分化程度好，恶性程度较低。常有多中心病灶，约 1/3 累及双侧甲状腺，且较早便出现颈淋巴结转移，但预后较好。

(2) **滤泡状腺癌** 肿瘤生长较快，属于中度恶性，且有侵犯血管倾向，可经血运转移到肺、肝、骨及中枢神经系统。颈淋巴结转移仅占 10%，预后不如乳头状癌。

(3) **未分化癌** 发展迅速，高度恶性，预后很差，平均存活 3~6 个月。

(4) **髓样癌** 来源于滤泡旁降钙素分泌细胞（C 细胞），细胞排列成巢状或囊状，而无乳头或滤泡结构，呈未分化状，间质内有淀粉样物沉积。恶性程度中等，可有颈淋巴结侵犯和血管转移。

	乳头状癌	滤泡状腺癌	未分化癌	髓样癌
占比	60%（成人）、100%（儿童）	20%	15%	7%
好发年龄	30~45 岁女性	50 岁左右	70 岁左右	—
恶性程度	较低	中度恶性	高度恶性	中度恶性
颈淋巴结	转移早	10%转移	早，50%转移	可有转移
远处转移	少	33%有	迅速	可有
预后	好（5 年生存率>90%）	较好	最差（存活 3~6 个月）	较差

注意：①乳头状癌尽管颈淋巴结转移很早，但预后很好，这点与我们常规印象相反。
②髓样癌来源于滤泡旁降钙素分泌细胞，属于神经内分泌肿瘤，应排除 MEN-Ⅱ。

【例 26】甲状腺癌预后最好的病理类型是

　　A. 鳞状细胞癌　　　　　　　　B. 乳头状癌　　　　　　　C. 髓样癌

　　　　D. 滤泡状癌　　　　　　　　　　E. 未分化癌

【例27】与甲状腺髓样癌有关的激素是
　　　　A. 甲状腺激素　　　　B. 促甲状腺激素　　　　C. 降钙素
　　　　D. 胰高血糖素　　　　E. 促甲状腺激素释放激素（2021）

　　　　A. 乳头状癌　　　　　B. 滤泡状腺癌　　　　　C. 未分化癌
　　　　D. 髓样癌　　　　　　E. 转移癌

【例28】分泌大量降钙素的甲状腺癌是
【例29】恶性程度最高的甲状腺癌是

2. 临床表现
　　（1）**甲状腺肿块**　甲状腺内发现肿块是最常见的表现。肿块增大可压迫气管，导致气管移位。
　　（2）**侵犯症状**　肿瘤侵犯气管，可产生呼吸困难或咯血；侵犯食管，可引起吞咽困难；侵犯喉返神经可出现声音嘶哑；交感神经受压可引起Horner综合征，侵犯颈丛可出现耳、枕、肩等处疼痛。
　　（3）**淋巴结转移**　可出现颈部淋巴结转移，部分病人以此为首发症状。
　　（4）**远处转移**　晚期可转移至肺、骨等器官，出现相应临床表现。
　　（5）**其他**　髓样癌可分泌降钙素、前列腺素、5-羟色胺、肠血管活性肽等，导致腹泻、面部潮红、多汗等。

【例30】对诊断甲状腺癌最有意义的临床表现除甲状腺肿物外，还伴有
　　　　A. 吞咽困难　　　　　B. 声音嘶哑　　　　　C. 体重减轻
　　　　D. 明显疼痛　　　　　E. 明显憋气

3. 治疗
　　（1）**手术治疗**　除未分化甲状腺癌以外，手术是各型甲状腺癌的基本治疗方法。
　　①甲状腺的切除范围　分化型甲状腺癌的切除范围仍有分歧，但最小范围为腺叶切除已达成共识。
　　A. 甲状腺全切或近全切　颈部有放射史；已有远处转移；双侧癌结节；甲状腺外侵犯；肿块直径>4cm；不良病理类型；双侧颈部多发淋巴结转移；髓样癌。
　　B. 甲状腺腺叶切除　无颈部放射史；无远处转移；无甲状腺外侵犯；无不良病理类型；肿块<1cm。
　　C. 是否再次手术　因良性病变行腺叶切除，术后病理证实为分化型甲状腺癌者，若切缘阴性、对侧正常、肿块直径<1cm，可观察。否则，须再行手术。
　　②颈淋巴结清扫范围　目前仍有分歧，但最小范围清扫，即中央区颈淋巴结（Ⅵ）清扫已基本达成共识。不主张对临床淋巴结阴性（CN₀）病人作预防性颈淋巴结清扫。临床淋巴结阳性（CN₊）病人可选择根治性颈淋巴结清扫术、扩大根治性颈淋巴结清扫术、改良根治性颈淋巴结清扫术。主要依据器官受累程度和淋巴结转移范围。没有器官受累时，一般选择改良根治性颈淋巴结清扫术，即保留胸锁乳突肌、颈内静脉、副神经的Ⅱ~Ⅵ区颈淋巴结清扫。

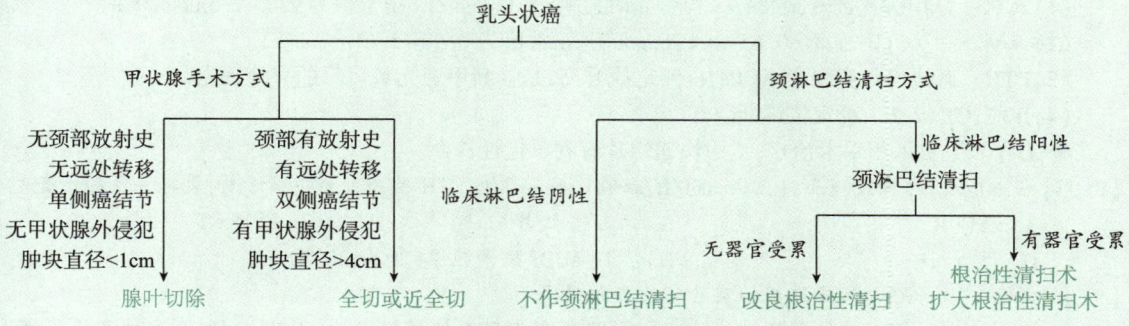

甲状腺乳头状癌手术方式的选择

(2) **放射性核素治疗** 对于乳头状癌、滤泡状腺癌有转移者术后应用^{131}I治疗。
(3) **TSH抑制治疗** 近全切或全切者需终身服用甲状腺素片，以预防甲状腺功能减退及抑制TSH。
(4) **放射外照射治疗** 主要用于未分化型甲状腺癌。

【例31】左侧甲状腺乳头状癌，伴同侧第Ⅳ区淋巴结转移，适宜的手术方式为
A. 甲状腺全切除+改良根治性颈淋巴结清扫术
B. 甲状腺左叶切除+改良根治性颈淋巴结清扫术
C. 甲状腺次全切除术+根治性颈淋巴结清扫术
D. 甲状腺左叶切除+Ⅵ区淋巴结清扫术
E. 甲状腺全切除+扩大根治性颈淋巴结清扫术（2022）

【例32】甲状腺癌颈部淋巴结的最小清扫范围是
A. Ⅱ区清扫　　　　　　　B. Ⅲ区清扫　　　　　　　C. Ⅳ区清扫
D. Ⅴ区清扫　　　　　　　E. Ⅵ区清扫（2023）

七、甲状旁腺功能亢进症

1. 甲状旁腺的解剖
甲状旁腺紧贴于甲状腺背面，一般为4枚。上甲状旁腺多位于喉返神经与甲状腺下动脉交叉上方1cm处为中心、直径2cm的一个圆形区域内（占80%）。下甲状旁腺有60%位于甲状腺下、后、侧方。

2. 甲状旁腺生理
甲状旁腺分泌甲状旁腺激素（PTH），其主要靶器官为骨和肾。PTH的功能是调节体内钙磷的代谢。它可促进破骨细胞的作用，使骨钙溶解释放入血，致血钙浓度升高。PTH同时能抑制肾小管对磷的回吸收，使尿磷增加、血磷降低。因此当甲状旁腺功能亢进（甲旁亢）时，可出现高血钙、高尿钙和低血磷。

3. 病因
(1) **腺瘤** 约占原发性甲旁亢的80%，多为单发腺瘤，多发性腺瘤占1%~5%。
(2) **增生** 约占12%，4枚腺体均受累。
(3) **腺癌** 仅占1%~2%。

4. 临床表现
(1) **无症状病例** 仅有骨质疏松等非特异性症状，血钙增高。
(2) **Ⅰ型（骨型）** 最多见，以骨病为主，病人主诉骨痛，易发生骨折。骨膜下骨质吸收为其特点。
(3) **Ⅱ型（肾型）** 以肾结石为主，长期高钙血症后逐渐发展为氮质血症。
(4) **Ⅲ型** 兼有骨骼改变和尿路结石的特点。

5. 诊断
(1) **血钙** 是甲旁亢的首要指标。甲旁亢时血钙>3.0mmol/L（正常值为2.1~2.5mmol/L）。
(2) **血磷** 甲旁亢时血磷<0.65~0.97mmol/L（正常值为0.97~1.61mmol/L）。
(3) **PTH** 血清甲状旁腺激素（PTH）测定值升高，是诊断甲旁亢最可靠的直接证据。
(4) **B超、CT检查** 可定位诊断。

6. 治疗 主要采用手术治疗，术中快速切片有利于定性诊断。

【例33】男，60岁。体检发现血钙2.9mmol/L，血磷0.6mmol/L，PTH升高。为明确诊断，最特异性的检查是
A. 颈部B超　　　　　　　B. 颈部X线片　　　　　　C. 颈部CT
D. 颈部MRI　　　　　　　E. ^{99m}Tc-MIBI核素显像（2020、2023）

【例34】符合甲状旁腺功能亢进症的实验室检查结果是
A. 低血钙、低血磷和高尿钙　　B. 高血钙、低血磷和低尿钙　　C. 高血钙、高血磷和低尿钙
D. 低血钙、高血磷和高尿钙　　E. 高血钙、低血磷和高尿钙（2018、2020）

第十篇 外科学
第10章 甲状腺与甲状旁腺疾病

【例35】男性,40岁。反复肾结石4年。最近肾区疼痛,口渴,夜尿增多。查体:T36.5℃,P80次/分,R18次/分,BP120/80mmHg,肺部听诊未闻及干、湿啰音。最有意义的检查是血清
- A. TSH
- B. PTH
- C. ACTH
- D. GH
- E. FSH(2022)

▶ **常考点** 常考,应全面掌握甲状腺疾病。

参考答案——详细解答见《2024国家临床执业及助理医师资格考试历年考点精析(上、下册)》

1. ABCDE 2. ABCDE 3. ABCDE 4. ABCDE 5. ABCDE 6. ABCDE 7. ABCDE
8. ABCDE 9. ABCDE 10. ABCDE 11. ABCDE 12. ABCDE 13. ABCDE 14. ABCDE
15. ABCDE 16. ABCDE 17. ABCDE 18. ABCDE 19. ABCDE 20. ABCDE 21. ABCDE
22. ABCDE 23. ABCDE 24. ABCDE 25. ABCDE 26. ABCDE 27. ABCDE 28. ABCDE
29. ABCDE 30. ABCDE 31. ABCDE 32. ABCDE 33. ABCDE 34. ABCDE 35. ABCDE

第11章 乳房疾病

▶**考纲要求**
①急性乳腺炎。②乳腺囊性增生病。③乳房肿瘤。

▶**复习要点**

一、急性乳腺炎

急性乳腺炎常见于产后哺乳期妇女,尤以初产妇多见,多发生在产后3~4周。最常见致病菌为金黄色葡萄球菌。因乳房血管丰富,早期就可出现寒战、高热、脉搏增快等脓毒血症表现。

1. 病因

(1) 乳汁淤积　乳汁是细菌理想的培养基,乳汁淤积将有利于细菌的生长繁殖。

(2) 细菌入侵　乳头破损或皲裂,使细菌沿淋巴管入侵是感染的主要途径。细菌也可直接侵入乳管,上行至腺小叶而致感染。多数发生于初产妇。

【例1】发生哺乳期急性乳腺炎的主要病因是
A. 乳晕皮肤皲裂　　　　　　B. 乳汁淤积,细菌入侵　　　　C. 乳腺组织发育不良
D. 乳汁分泌障碍　　　　　　E. 乳腺囊性增生病

2. 临床表现

(1) 局部症状　乳腺红、肿、热、痛,腋窝淋巴结肿大。

(2) 全身中毒症状　随着炎症发展,可有寒战高热、脉搏增快、白细胞计数明显增高。

(3) 脓肿形成或破溃　数天后形成脓肿,可以是单房或多房性。脓肿可向外破溃,深部脓肿还可穿至乳房与胸肌间的疏松组织中,形成乳房后脓肿。

3. 诊断

(1) 临床表现　哺乳期妇女,初产妇,乳房红、肿、热、痛,全身炎症中毒症状。

(2) 血常规　外周血白细胞计数明显增高。

(3) 特殊检查　炎症早期可行乳汁细菌培养;脓肿形成时在压痛最明显的炎症区域或在B超定位下进行穿刺,抽到脓液表示脓肿已形成,作脓液细菌培养+药敏试验。

4. 治疗

治疗原则是清除感染、排空乳汁。

(1) 脓肿未形成时,给予抗生素治疗　首选青霉素,或用耐青霉素酶的苯唑西林,或头孢一代抗生素如头孢拉定。对青霉素过敏者,则应用红霉素。抗生素可通过乳汁影响婴儿的健康,故四环素、氨基糖苷类、喹诺酮类、磺胺类、甲硝唑等不宜应用。

(2) 脓肿形成后作切开引流　为避免损伤乳管而形成乳瘘,应作放射状切开。乳晕下脓肿应沿乳晕边缘作弧形切口。深部脓肿或乳房后脓肿可沿乳房下缘作弧形切口,经乳房后间隙引流。脓肿切开后应以手指轻轻分离脓肿的间隔,以利引流。脓腔较大时,可在脓腔的最低部位另加切口作对口引流。

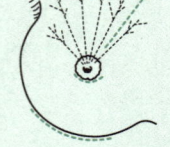

乳房脓肿的常规切口　　乳房脓肿的对口引流

(3) **一般不停止哺乳** 停止哺乳不仅影响婴儿的喂养,而且提供了乳汁淤积的机会。但病侧乳房应停止哺乳,并以吸乳器吸尽乳汁。停止哺乳的指征:感染严重;脓肿引流术后并发乳瘘。

(2~3题共用题干)女,30岁,哺乳期。左乳房胀痛、发热2天。查体:T39.4℃,P106次/分。左乳房外上象限6cm×4cm范围红肿,有明显压痛和波动感。急行切开引流术。

【例2】错误的手术措施是
A. 脓腔最低处引流　　　　B. 按轮辐方向作切口　　　　C. 行对口引流
D. 切开扩张的乳腺导管充分引流　　E. 切开后用手指探入脓腔间隔膜

【例3】术后抗感染治疗针对的主要致病菌是
A. 白色葡萄球菌　　　　B. 金黄色葡萄球菌　　　　C. 表皮葡萄球菌
D. 腐生葡萄球菌　　　　E. 溶血性链球菌

5. **预防**
关键在于避免乳汁淤积,防止乳头损伤,并保持其清洁。应加强孕期卫生宣教,指导产妇经常用温水、肥皂洗净两侧乳头。如有乳头内陷,应经常挤捏、提拉矫正之。要养成定时哺乳、婴儿不含乳头而睡的良好习惯。每次哺乳应将乳汁吸空。哺乳后应清洗乳头。乳头有破损或皲裂应及时治疗。注意婴儿口腔卫生。

【例4】初产妇哺乳期预防急性乳腺炎的措施错误的是
A. 养成定时哺乳习惯　　B. 应用抗生素预防感染　　C. 防止乳头皮肤损伤
D. 注意婴幼儿口腔卫生　　E. 避免乳汁淤积

二、乳腺囊性增生病

1. **概念**
乳腺囊性增生病也称乳腺病,其病理形态呈多样性表现,增生可发生于腺管周围并伴有大小不等的囊肿形成,囊内含淡黄色或棕褐色液体;或腺管内表现为不同程度的乳头状增生,伴乳管囊性扩张;也有发生于小叶实质者,主要为乳管及腺泡上皮增生。

2. **临床表现**
(1) **症状** 一侧或双侧乳房胀痛和肿块是本病的主要表现,部分病人具有周期性。乳房胀痛一般于月经前明显,月经后减轻,严重者整个月经周期都有疼痛。本病病程较长,发展缓慢。
(2) **体征** 体检可发现一侧或双侧乳房内有大小不一、质韧的单个或多个结节,可有触痛,与周围分界不清,也可表现为弥漫性增厚。少数病人可有乳头溢液,多为浆液性或浆液血性液体。

3. **诊断**
根据以上临床表现,诊断并不困难,但应注意本病与乳腺癌并存。应嘱病人每隔3~6个月复查。

4. **治疗**
(1) **对症治疗** 为本病的主要治疗方法,可口服中药逍遥散等。
(2) **药物治疗** 对症状较重者,可用他莫昔芬(三苯氧胺)治疗,于月经干净后5天开始口服,连用15天后停药。该药疗效较好,但对子宫内膜及卵巢有影响,不宜长期服用。
(3) **定期观察随访** 对局限性乳腺囊性增生病,应在月经干净后5天内复查,若肿块变软、缩小或消退,则予以观察,并继续中药治疗。
(4) **手术治疗** 若肿块无明显消退,疑有恶变者,应予以切除并作快速病理检查。

【例5】女,40岁。双侧乳腺月经前明显胀痛,月经后可自行缓解。乳腺超声提示双侧乳腺多发小结节,大小约0.4cm,无明显血流信号,双侧腋窝未见肿大淋巴结。最可能的诊断是
A. 乳腺癌　　　　B. 乳腺纤维腺瘤　　　　C. 乳腺囊性增生病
D. 乳腺结核　　　E. 非哺乳期乳腺炎(2016、2023)

三、乳房肿瘤

1. 乳房纤维腺瘤

乳房纤维腺瘤是乳房最常见的良性肿瘤,约占3/4。

(1)临床表现 本病高发年龄是20~25岁,其次为15~20岁和25~30岁。好发于乳房外上象限,约75%为单发,少数为多发。除肿块外,病人常无明显自觉症状。肿块增大缓慢,质硬,似橡皮球的弹性感,表面光滑,易于推动。月经周期对肿块的大小无明显影响。

(2)诊断 ①有以上典型临床表现;②B超提示肿块形态规则,边界清晰,边缘光滑整齐,内部回声均匀,血流信号检出率低;③穿刺活检可以确诊。

(3)治疗 手术切除是唯一有效的方法。应将肿瘤连同包膜整块切除,并作常规病理检查。

(4)乳房纤维腺瘤、乳腺囊性增生病和乳腺癌的鉴别 如下。

	乳房纤维腺瘤	乳腺囊性增生病(乳腺病)	乳腺癌
好发年龄	20~25岁	25~40岁	45~50岁
病程	缓慢	缓慢	快
疼痛	无	周期性(月经前痛,月经后减轻)	无
肿块	多为单个肿块,边界清楚,活动不受限	肿块多数成串,质韧,边界不清,活动不受限	常为单个肿块,质硬,不规则,边界不清,活动受限
乳头溢液	无	血性、棕色、黄色	血性、黄色、黄绿色
转移病灶	无	无	局部淋巴结
治疗	手术切除	对症治疗,必要时手术	手术为主

【例6】女,20岁。左乳房外上象限肿块,大小1cm×1cm×1cm,质硬,光滑,边界清楚,活动度好,无压痛,腋窝淋巴结无肿大。最可能的诊断是

A. 乳腺癌   B. 乳房纤维腺瘤   C. 乳腺囊性增生病
D. 急性乳腺炎   E. 乳房肉瘤(2022)

2. 乳管内乳头状瘤

(1)好发人群和好发部位 本病多见于经产妇,40~50岁为多。75%发生于大乳管近乳头的壶腹部。

(2)临床表现 一般无自觉症状,常因乳头溢液污染内衣而引起注意,溢液可为血性、暗棕色或黄色液体。瘤体很小,带蒂而有绒毛,且有很多壁薄的血管,故易出血,常不能触及肿块。

(3)治疗 以手术为主。术前需正确定位,可行乳管镜检查以明确瘤体位置和方向。

3. 乳房肉瘤

(1)概念 包括中胚叶结缔组织来源的间质肉瘤、纤维肉瘤、血管肉瘤和淋巴肉瘤。

(2)临床表现 多见于50岁以上的妇女,表现为乳房肿块,体积可较大,但有明显边界,活动度较好,皮肤表面可见扩张静脉。腋窝淋巴结转移或远处转移很少见,可出现血行转移。

(3)治疗 一般采用局部肿物扩大切除,多次复发或恶性叶状肿瘤可考虑单纯乳房切除。

4. 乳腺癌

(1)高危因素

①雌激素 雌酮和雌二醇与乳腺癌的发病有直接关系。

②年龄 20岁以上发病率逐渐上升,45~50岁发病率较高,绝经后发病率继续升高。

③月经 月经初潮年龄早、绝经年龄晚与乳腺癌的发病有关。

④生育史 不孕、初次足月产的年龄晚与乳腺癌发病有关。

⑤遗传因素　一级亲属中有乳腺癌病史者,发病风险是普通人群的2~3倍。
⑥良性疾病　乳腺良性疾病与乳腺癌的关系尚有争论。
⑦其他　营养过剩、肥胖、脂肪饮食、环境因素、生活方式与乳腺癌的发病有关。

(2) 常见组织学类型

病理类型	包括	预后
非浸润性癌	导管内癌、小叶原位癌、Paget病	属于早期,预后较好
浸润性特殊癌	乳头状癌、髓样癌(伴大量淋巴细胞浸润)、小管癌(高分化腺癌)、腺样囊性癌、黏液腺癌、大汗腺样癌、鳞状细胞癌	分化程度较高、预后尚好
浸润性非特殊癌	浸润性小叶癌、浸润性导管癌、硬癌、髓样癌(无大量淋巴细胞浸润)、单纯癌、腺癌	最常见,占80% 分化低,预后较差

(3) 转移途径
①局部扩散　癌细胞沿导管或筋膜间隙蔓延,继而侵及Cooper韧带和皮肤。
②淋巴转移　为主要转移途径。
③血运转移　癌细胞可直接侵入血液循环而致远处转移,最常见的远处转移依次为骨、肺、肝。

(4) 临床表现　乳腺癌好发于外上象限,占45%~50%。早期表现为病侧乳房无痛、单发的小肿块。肿块质硬,表面不光滑,与周围组织分界不清,在乳房内不易推动。晚期可出现浸润和转移症状。

酒窝征	癌肿累及Cooper韧带,使其缩短而致肿瘤表面皮肤凹陷
乳头凹陷	乳头或乳晕癌肿因侵入乳管使之缩短,可把乳头牵向癌肿一侧,使乳头回缩、凹陷
橘皮样变	癌细胞堵塞皮下淋巴管,引起淋巴回流障碍,出现真皮水肿,皮肤呈现橘皮样改变
卫星结节	癌细胞广泛扩散到乳腺及其周围皮肤,发生许多硬的小结节或小索
手臂白色水肿	癌细胞堵塞腋窝主要的淋巴管,引起该侧手臂淋巴回流障碍,发生的蜡白色手臂水肿
手臂青紫水肿	锁骨下或腋窝变硬的淋巴结压迫腋静脉,引起的该侧手臂青紫色水肿
炎性乳腺癌	少见,发展迅速,预后差。特征为局部皮肤呈"炎症样表现",开始较局限,以后扩展到乳腺大部分皮肤,皮肤发红、水肿、增厚、粗糙、表面温度升高。治疗采用放化疗,禁忌手术
Paget病	即乳头湿疹样乳腺癌。少见,发展慢,恶性程度低,预后好,腋窝淋巴结转移晚,乳头和乳晕瘙痒、皮肤粗糙、糜烂如湿疹样,进而形成溃疡。部分病例乳晕区可扪及肿块

注意：①乳腺癌远处转移依次为骨、肺和肝(7版《外科学》P309为肺、骨、肝)。
②乳腺癌的早期表现——肿块在乳房内不易推动、皮肤凹陷、乳头凹陷。
③乳腺癌的晚期表现——乳房不能推动、橘皮样变。

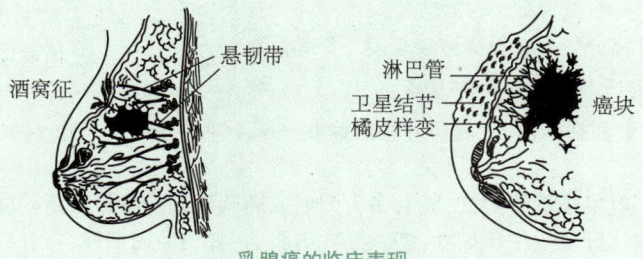

乳腺癌的临床表现

【例7】预后最好的乳腺癌病理类型是
　　A. 硬癌　　　　　　　　B. 单纯癌　　　　　　　　C. 导管内癌

D. 黏液腺癌　　　　　　　　E. 髓样癌

【例8】女,60岁,右乳头脱屑、结痂半年,去除右乳头表面痂皮,可见鲜红色糜烂创面。涂片细胞学检查见大而异型,胞质透明细胞,这种细胞称为
　　A. 印戒细胞　　　　　　B. R-S细胞　　　　　　C. 佩吉特(Paget)细胞
　　D. 浆细胞　　　　　　　E. 类上皮细胞

(9~10题共用题干)女,28岁。左乳皮肤水肿、发红2个月,口服抗生素未见好转。查体:T37.0℃,左乳皮肤发红、水肿,呈"橘皮样",乳头内陷,乳房质地变硬,无触痛,未扪及肿块。左腋下扪及多个肿大淋巴结、质硬、融合、无触痛。血常规:WBC$8.0×10^9$/L,N0.67。

【例9】首先应考虑的诊断是
　　A. 炎性乳腺癌　　　　　B. 急性乳腺炎　　　　　C. 乳房后脓肿
　　D. 乳汁淤积　　　　　　E. 乳腺囊性增生症

【例10】最佳治疗方案是
　　A. 穿刺活检后行左乳房切除　　B. 静脉应用广谱抗生素　　C. 局部按摩
　　D. 局部热敷、理疗　　　　　　E. 穿刺活检后化疗

(5)**TNM分期**　多采用国际抗癌协会建议的T(原发癌瘤)、N(区域淋巴结)、M(远处转移)分期法。

T	原发瘤	N	区域淋巴结
T_0	原发癌瘤未查出	N_0	同侧腋窝淋巴结不肿大
Tis	原位癌	N_1	同侧腋窝淋巴结肿大,但可推动
T_1	癌瘤长径≤2cm	N_2	同侧腋窝淋巴结融合,或与周围组织粘连
T_2	2cm<癌瘤长径≤5cm	N_3	同侧胸骨旁淋巴结、锁骨上淋巴结转移
T_3	癌瘤长径>5cm	M	远处转移
T_4	癌瘤大小不计,但侵及皮肤或胸壁,炎性乳腺癌属于之	M_0	无远处转移
		M_1	有远处转移

(6)**临床分期**　乳腺癌的临床分期与TNM分期的关系如下:

临床分期	TNM分期	临床分期	TNM分期
0期	$TisN_0M_0$	Ⅰ期	$T_1N_0M_0$
Ⅱ期	$T_{0~1}N_1M_0$、$T_2N_{0~1}M_0$、$T_3N_0M_0$	Ⅲ期	$T_{0~2}N_2M_0$、$T_3N_{1~2}M_0$、T_4任何NM_0、任何TN_3M_0
Ⅳ期	包括M_1的任何TN		

注意:①乳腺癌的好发部位是乳腺外上象限。
　　　②乳腺小叶原位癌的好发部位是双侧乳腺,多中心性。
　　　③Paget病的好发部位是乳头和乳晕。

(7)**诊断**　根据病史和临床检查,乳房肿块的诊断一般不难得出。
(8)**鉴别诊断**
①乳房纤维腺瘤　好发于青年妇女,肿瘤多为圆形或椭圆形,边界清楚,活动度大,发展缓慢。
②乳腺囊性增生病　好发于中年妇女,特点是乳房胀痛,肿块呈周期性,与月经周期有关。
③浆细胞性乳腺炎　是乳腺的无菌性炎症。60%病人呈急性炎症表现,肿块大时皮肤可呈橘皮样变。40%病人呈慢性炎症,表现为乳腺肿块,边界不清,可有皮肤粘连和乳头凹陷。
④乳腺结核　好发于中、青年女性,病程较长,发展缓慢。初起多为孤立结节,逐渐形成一个至数个

第十篇 外科学
第11章 乳房疾病

肿块,易与皮肤粘连,活动可受限。可有疼痛,无周期性。

(9)治疗

①手术治疗 1894年Halsted提出的乳腺癌根治术一直是治疗乳腺癌的标准术式,但后来的研究表明扩大手术范围并不能提高术后生存率,因此近年来主张缩小手术范围,加强术后综合辅助治疗。

手术名称	手术方式	适应证
乳腺癌根治术 (Halsted手术)	包括整个乳房、胸大肌、胸小肌及腋窝Ⅰ、Ⅱ、Ⅲ组淋巴结的整块切除	原来乳腺癌的标准术式,现已少用
乳腺癌扩大根治术 (Urban手术)	Halsted手术+胸廓内动、静脉及其周围的淋巴结(即胸骨旁淋巴结)切除	手术范围大,现已较少使用
乳腺癌改良根治术 (Patey手术)	与Halsted手术比较,有两种手术方式:①保留胸大肌,切除胸小肌,淋巴结清扫范围与根治术相仿;②同时保留胸大、小肌,不易清除腋上组淋巴结	适用于Ⅰ、Ⅱ期乳腺癌 该术式术后生存率与根治术无差异 但保留了胸肌,术后外观效果较好 是目前常用的手术方式
全乳房切除术	切除整个乳房,包括腋尾部及胸大肌筋膜	原位癌、微小癌、年老体弱不宜根治者
保留乳房的 乳腺癌切除术	完整切除肿块+腋淋巴结清扫 原发灶切除范围应包括肿瘤、肿瘤周围1~2cm组织,确保标本边缘无肿瘤细胞浸润	Ⅰ、Ⅱ期乳腺癌,术后必须辅以放疗 术后乳房有适当体积,外观效果好 保乳手术在我国开展逐渐增多
前哨淋巴结活检术 +腋淋巴结清扫术	对腋淋巴结阳性者应常规行腋淋巴结清扫术,范围包括Ⅰ、Ⅱ组腋淋巴结。前哨淋巴结是指接受乳腺癌病灶引流的第一站淋巴结	对于临床腋淋巴结阴性的乳腺癌病人,可先行前哨淋巴结活检术,根据病理结果决定是否作腋淋巴结清扫

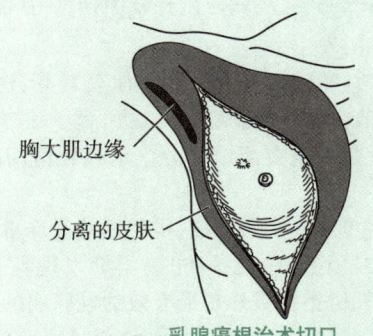

乳腺癌根治术切口

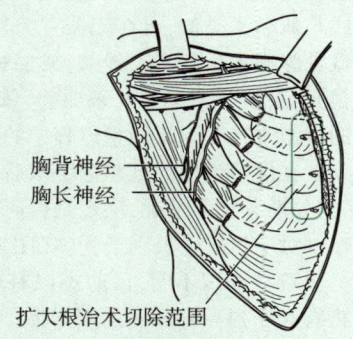

乳腺癌根治术完毕情况

注意:①Ⅰ、Ⅱ期乳腺癌原首选Halsted手术,现首选乳腺癌改良根治术。
②位于内象限的乳腺癌,若有胸骨旁淋巴结转移,首选乳腺癌扩大根治术(Urban手术)。
③乳腺原位癌、微小癌,可选择全乳房切除术,术后补充放疗。
④保留乳房的乳腺癌切除术后必须辅以放疗。

【例11】女,45岁。左乳外上象限扪及4~5cm质硬肿块,与皮肤、胸肌无粘连,左腋窝扪及肿大孤立的质硬淋巴结,活检穿刺细胞学检查见癌细胞。其余体检未见异常。其TNM分期是
  A. $T_3N_1M_0$ B. $T_4N_1M_0$ C. $T_2N_1M_0$
  D. $T_2N_2M_0$ E. $T_1N_1M_0$

【例12】乳腺癌扩大根治术的切除范围包括
  A. 乳房及同侧腋窝脂肪淋巴组织
  B. 乳房、胸大肌、胸小肌及其筋膜

C. 乳房、胸大肌、胸小肌及同侧腋窝脂肪淋巴组织
D. 乳房、胸大肌、胸小肌及同侧腋窝、锁骨上脂肪淋巴组织
E. 乳房、胸大肌、胸小肌及同侧腋窝、胸骨旁脂肪淋巴组织

【例13】乳腺癌腋下淋巴转移的常用术式是
A. 保留乳房的乳腺癌切除术　　B. 乳腺癌改良根治术　　C. 乳腺癌根治术
D. 乳腺癌扩大根治术　　E. 全乳房切除术

【例14】患者,女,35岁。右乳房肿块半个月。查体:右乳房外上象限10点处约5cm肿物,边界不清。B超示周边有毛刺、钙化。应采取的手术方式为
A. 保留乳房的乳腺癌切除术　　B. 单纯肿瘤切除术　　C. 全乳房切除术
D. 乳腺癌根治术　　E. 乳腺癌改良根治术+腋窝淋巴结清扫术

②化学治疗　由于手术尽量去除了肿瘤负荷,残存的肿瘤细胞易被化学抗癌药物杀灭。

A. 辅助化疗指征　浸润性乳腺癌伴腋淋巴结转移者是应用辅助化疗的指征。对腋淋巴结阴性者是否应用辅助化疗尚有不同意见。一般认为腋淋巴结阴性而有高危复发因素者,如原发肿瘤直径>2cm、组织学分类差、雌激素和孕激素受体阴性、癌基因HER2有过度表达者,适宜应用术后辅助化疗。

B. 化疗方案　对于肿瘤分化差、分期晚的病例常采用蒽环类+紫杉类联合化疗,如EC(表柔比星+环磷酰胺)-T(多西他赛或紫杉醇)方案。对于肿瘤分化好、分期较早的病例可考虑基于紫杉类的方案,如TC方案(多西他赛或紫杉醇、环磷酰胺)。另有CMF方案(环磷酰胺+甲氨蝶呤+氟尿嘧啶)很少使用。

术前化疗又称新辅助化疗,多用于局部晚期病例,目的在于缩小肿瘤,提高手术成功机会,探测肿瘤对药物的敏感性。多采用蒽环类+紫杉类方案,一般用4~6个疗程。

③内分泌治疗

A. 他莫昔芬　雌激素受体(ER)阳性者,内分泌治疗效果较好。ER阴性者,内分泌治疗效果较差。他莫昔芬结构式与雌激素类似,可在靶器官上与雌二醇争夺雌激素受体,影响基因转录,从而抑制肿瘤生长。该药可降低乳腺癌术后复发及转移,减少对侧乳腺癌的发生率。

B. 芳香化酶抑制剂　阿那曲唑、来曲唑、依西美坦对绝经后病人效果优于他莫昔芬,这类药物能抑制肾上腺分泌的雄激素转变为雌激素过程中的芳香化环节,从而降低雌二醇,达到治疗目的。

④放射治疗　在保留乳房的乳腺癌手术后,放射治疗是一重要组成部分。单纯乳房切除术后,可根据病人年龄、疾病分期分类等情况,决定是否应用放疗。

⑤靶向治疗　对于表皮生长因子受体(HER2)基因过度表达的乳腺癌,可使用曲妥珠单抗治疗。

(10)预防　乳腺癌病因不明,目前难以有确切的病因预防(一级预防)。早期发现乳腺癌(二级预防),早期治疗将有利于提高乳腺癌的生存率。目前认为乳房钼靶摄片是最有效的乳腺癌的筛查手段。

注意:①乳腺癌的内分泌治疗,仅适用于雌激素受体阳性者,首选药物为他莫昔芬(三苯氧胺)。
②绝经后乳腺癌内分泌治疗首选芳香化酶抑制剂(阿那曲唑、来曲唑、依西美坦)。
③HER2基因过度表达的乳腺癌,可行靶向治疗(曲妥珠单抗)。

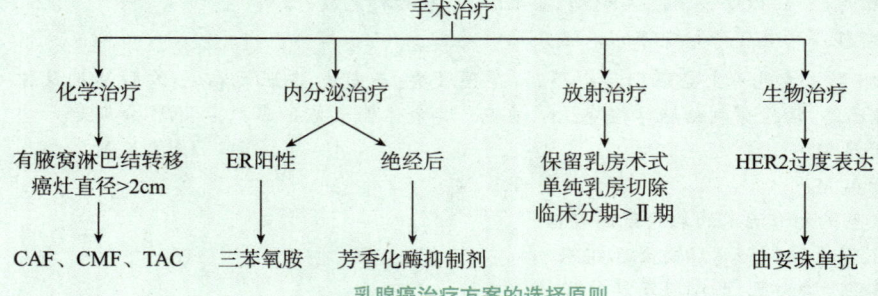

乳腺癌治疗方案的选择原则

【例15】女,40岁,月经正常,右乳腺癌根治术后。病理报告为右乳腺浸润性导管癌,右腋窝淋巴结(4/20)转移,雌激素、孕激素受体检测均为阴性。最适合的治疗是
A. 应用芳香化酶抑制药　　　B. 应用他莫昔芬　　　C. 联合化疗
D. 应用雄激素受体抑制剂　　E. 卵巢切除

(16~17题共用题干) 女,33岁。发现左乳房包块10天,无不适症状。查体:乳房视诊无异常,左乳房外上象限可触及1.5cm×1.5cm包块,质硬,不光滑,活动度良好,左腋窝未触及肿大淋巴结。钼靶X线检查示1.5cm×1.5cm密度增高影,周边有小毛刺,中央可见聚集细小钙化点。

【例16】准备手术治疗,以下可选择的术式中,必须在术后放疗的是
A. 保留胸大、小肌的改良根治术　　B. 全乳房切除术　　　C. 乳腺癌根治术
D. 保留胸大肌的改良根治术　　　　E. 保留乳房的乳腺癌切除术

【例17】术后10天拟行综合治疗,决定是否可用靶向治疗(曲妥珠单抗)的肿瘤标志物是
A. ER　　　　　B. HER2　　　　　C. P53
D. Ki67　　　　E. PR(2018、2022)

(18~19题共用题干)女,55岁。右乳房肿块6个月,不伴疼痛,无乳头溢液。查体:右乳外上象限可触及6cm×5cm肿块,质硬,边界不清,右腋窝可触及数个肿大淋巴结,部分融合。

【例18】肿块穿刺活检确诊为乳腺癌后,首选的治疗方法是
A. 保乳手术　　　　B. 改良根治术　　　C. 放射治疗
D. 术前化疗　　　　E. 靶向治疗

【例19】确定该患者是否需要进行内分泌治疗的指征是
A. HER2表达情况　　　　B. 肿瘤大小　　　　C. ER表达情况
D. 是否伴有淋巴结转移　　E. 是否伴有全身转移

▶ 常考点　　急性乳腺炎的治疗;乳腺癌的临床特点及治疗。

参考答案——详细解答见《2024国家临床执业及助理医师资格考试历年考点精析(上、下册)》

1. ABCDE　　2. ABCDE　　3. ABCDE　　4. ABCDE　　5. ABCDE　　6. ABCDE　　7. ABCDE
8. ABCDE　　9. ABCDE　　10. ABCDE　　11. ABCDE　　12. ABCDE　　13. ABCDE　　14. ABCDE
15. ABCDE　　16. ABCDE　　17. ABCDE　　18. ABCDE　　19. ABCDE

第 12 章 胸部损伤与脓胸

▶ **考纲要求**
①肋骨骨折。②气胸。③血胸。④脓胸。

▶ **复习要点**

一、肋骨骨折

1. 概述

(1) 好发部位 肋骨骨折好发于第 4~7 肋骨。

第 1~3 肋骨	粗短,且有锁骨、肩胛骨保护,不易发生骨折。一旦骨折,说明致伤暴力巨大
第 4~7 肋骨	较长而薄,最易发生骨折
第 8~10 肋骨	前端肋软骨形成肋弓与胸骨相连,不易骨折
第 11~12 肋骨	前端游离,弹性较大,不易骨折

(2) 分类 肋骨骨折分为闭合性肋骨骨折和开放性肋骨骨折。
①闭合性肋骨骨折 是指肋骨骨折处胸壁皮肤软组织完整,不与外界相通。
②开放性肋骨骨折 是指肋骨骨折处胸壁皮肤软组织不完整,与外界相通。

【例1】胸外伤中,最易发生骨折的肋骨是
　　A. 第 1 肋骨　　　　　　B. 第 2、3 肋骨　　　　　　C. 第 4~7 肋骨
　　D. 第 8~10 肋骨　　　　E. 第 11、12 肋骨

2. 病理生理

多根多处肋骨骨折,可使局部胸壁失去完整肋骨支撑而软化,出现反常呼吸运动,即吸气时软化区胸壁内陷,呼气时外突,称为连枷胸。连枷胸常伴有广泛肺挫伤,挫伤区域的肺间质或肺泡水肿导致氧弥散障碍,出现低氧血症。同时,可以使患侧肺受到塌陷胸壁的压迫,呼吸时两侧胸腔压力的不均衡造成纵隔扑动,影响肺通气,导致体内缺氧和 CO_2 滞留,并影响静脉血液回流,严重时可发生呼吸和循环衰竭。

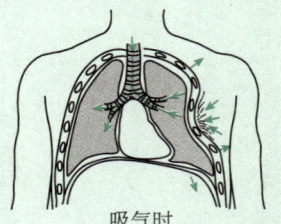

吸气时　　　　　　　　　　呼气时
多根多处肋骨骨折时胸壁软化区的反常呼吸运动（胸壁浮动）

【例2】连枷胸最突出的症状是
　　A. 胸壁吸吮伤口　　　　B. 皮下气肿　　　　　　C. 纵隔扑动
　　D. 反常呼吸运动　　　　E. 气管偏向患侧 (2023)

3. 临床表现

（1）**局部疼痛** 肋骨骨折断端可刺激肋间神经产生局部疼痛，在深呼吸、咳嗽或转动体位时加剧。

（2）**体征** 局部明显压痛，皮下淤血斑，胸廓挤压征阳性，甚至产生骨摩擦音，即可与软组织挫伤鉴别。多根多处肋骨骨折时，胸壁可有畸形，并可见患侧胸壁反常呼吸运动（连枷胸）。

（3）**并发症** 骨折断端向内可刺破胸膜、肋间血管和肺组织，产生气胸、血胸、皮下气肿或咯血。

（4）**胸片** 可显示肋骨骨折线和断端错位，但不能显示前胸肋软骨骨折。

4. 治疗

肋骨骨折的治疗原则是有效镇痛、肺部物理治疗和早期活动。一般肋骨骨折可采用镇痛剂，多根多处肋骨骨折则需要持久有效的镇痛方法。方法包括硬膜外镇痛、静脉镇痛、肋间神经阻滞、胸膜腔内镇痛。

（1）**闭合性单处肋骨骨折** 固定胸廓能减少肋骨断端活动、减轻疼痛，可采用多头胸带或弹性胸带固定胸廓。该方法也适用于胸背部、胸侧壁多根多处肋骨骨折，胸壁软化范围小而反常呼吸不严重的病人。

（2）**闭合性多根多处肋骨骨折** 有效镇痛和呼吸道管理是主要治疗原则。
① 咳嗽无力、呼吸道分泌物潴留者应施行纤支镜吸痰和肺部物理治疗。
② 呼吸功能不全的伤员需行气管插管呼吸机正压通气，正压通气可对浮动胸壁起到内固定作用。
③ 长期胸壁浮动且不能脱离呼吸机者，可施行常规手术或电视胸腔镜下固定肋骨。
④ 因其他指征需要开胸手术时，也可同时施行肋骨固定手术。

（3）**开放性肋骨骨折** 胸壁伤口需彻底清创，选用上述方法固定肋骨断端。

【例3】男，47岁。从3米高处坠落致左胸外伤8小时。查体：体温36.5℃，脉搏95次/分，呼吸16次/分，血压100/60mmHg。神清，气管居中，反常呼吸运动，左胸壁可触及多根多处肋骨断端，左肺呼吸音明显减弱。最佳治疗方案首选

A. 镇静止痛，鼓励排痰　　　　B. 胸壁加压包扎　　　　C. 开胸探查，肋骨固定
D. 胸腔闭式引流　　　　　　　E. 胸腔穿刺排气排液

二、气胸

1. 概述

胸膜腔是不含气体的密闭的潜在性腔隙。当气体进入胸膜腔造成积气状态时，称为气胸。发生气胸后，胸膜腔内负压可变成正压，致使静脉回心血流受阻，产生不同程度的心肺功能障碍。

2. 病因

（1）**肺泡、支气管、气管、食管破裂** 气体从破口进入胸腔，直到压力差消失，破口可以自行闭合。但大气管、食管破口往往难以自行愈合。

（2）**胸壁创口** 胸膜腔与外界相通，外界空气进入胸膜腔。

（3）**胸腔内感染** 由产气的微生物产生的气体所致。临床上以前两种情况多见。

3. 分类

（1）**按发病原因分** 分为自发性、外伤性和医源性气胸。
① 自发性气胸 又分为原发性和继发性。
A. 原发性自发性气胸 常发生在无肺内疾病的患者，多见于瘦高体型的青壮年，男性多见。常规X线检查肺部无显著病变，仅可能有位于肺尖部的胸膜下肺大疱，可能与吸烟、身高、小气道炎症有关。
B. 继发性自发性气胸 常发生在有肺内疾病的患者，由于病变引起细支气管不完全阻塞，形成肺大疱，肺大疱破裂发生气胸，如肺结核、COPD、肺癌、肺脓肿、肺尘埃沉着症、淋巴管平滑肌瘤等。
② 外伤性气胸 是指胸部外伤导致胸膜腔与外界相通，外界气体进入胸膜腔内。
③ 医源性气胸 由诊断和治疗操作所致，如针灸、纤支镜检、经皮肺穿刺活检等。

(2) **按胸腔内压力分** 分为闭合性、开放性和张力性气胸。
(3) **按肺萎陷程度分** 分为小量、中量和大量气胸。肺萎陷<30%为小量气胸,肺萎陷30%~50%为中量气胸,肺萎陷>50%为大量气胸,参阅7版《黄家驷外科学》P2022。

4. **发病机制**

发生气胸时,胸膜腔内负压消失,失去了对肺的牵引作用,使肺失去膨胀能力,表现为肺容积缩小、肺活量减低的限制性通气功能障碍。初期血流量并不减少,产生通气/血流比值下降,导致低氧血症。大量气胸时,胸膜腔内变成正压,对肺产生压迫,同时失去负压吸引静脉血回心的作用,使心脏充盈减少,心搏量降低,引起心率增快、血压降低,甚至休克。张力性气胸还可引起纵隔移位,致循环障碍。

(1) **闭合性气胸** 胸膜破裂口较小,可随肺萎缩而闭合,空气不再继续进入胸膜腔。胸膜腔内压接近或略超过大气压。胸膜腔积气量决定伤肺萎陷的程度。

(2) **开放性气胸** 胸膜破裂口较大,外界空气可经胸壁伤口随呼吸自由进出胸膜腔。伤口大于气管口径时,空气出入量多,胸内压几乎等于大气压,伤肺将完全萎陷,丧失呼吸功能。

(3) **张力性气胸** 气管、支气管或肺损伤处形成活瓣,气体随每次吸气进入胸膜腔并集聚增多,导致胸膜腔压力高于大气压。伤肺严重萎陷,纵隔显著向健侧移位,健侧肺受压,腔静脉回流障碍。

5. **临床表现**

	闭合性气胸	张力性气胸	开放性气胸
别称	单纯性气胸	高压性气胸	交通性气胸
胸膜裂口	小	呈单向活瓣作用	大,持续开启
空气进出	空气不能自由进出胸膜腔	空气只能进,不能出	可自由进出胸膜腔
胸腔内压	仍低于大气压	持续升高、高压	接近于0
纵隔位置	向健侧移位	向健侧显著移位	向健侧移位,纵隔扑动
气管移位	向健侧移位	向健侧显著移位	向健侧移位
伤肺	不同程度的肺萎陷	完全萎陷	肺萎陷
胸廓视诊	伤侧饱满,呼吸活动度降低	伤侧饱满	胸部吸吮伤口
皮下气肿	无	可有纵隔和皮下气肿	无
纵隔扑动	无	无	有
肺部叩诊	伤肺鼓音	伤肺鼓音	伤肺鼓音
肺部听诊	伤肺呼吸音降低	伤肺呼吸音消失	伤肺呼吸音消失
胸片检查	不同程度的肺萎陷、胸腔积气	肺完全萎陷、严重胸腔积气	肺萎陷、大量胸腔积气
治疗要点	肺压缩量<20%者先行观察 肺压缩量>20%者行穿刺抽气 自觉症状重者行闭式引流	立即穿刺抽气 自觉症状重者行闭式引流 必要时开胸探查	立即将开放性变为闭合性 自觉症状重者行闭式引流 必要时开胸探查

注意:①闭合性气胸、张力性气胸的急救处理——穿刺抽气。
②开放性气胸的急救处理——封闭创口,变开放性为闭合性。

【例4】开放性气胸主要的病理生理改变是
　　A. 反常呼吸运动　　　　　　　B. 皮下气肿　　　　　　　C. 纵隔扑动
　　D. 伤侧胸廓饱满　　　　　　　E. 纵隔向健侧显著移位(2023)

【例5】男,17岁。胸痛、气短2小时。2小时前患者大笑后突发胸痛、气短。查体:左侧胸廓饱满,左肺叩诊鼓音,左肺呼吸音消失,无啰音。心率101次/分,心电图示窦性心动过速。最可能的诊断是

A. 自发性气胸　　　　　　B. 肺栓塞　　　　　　　　C. 支气管哮喘急性发作
D. 心绞痛发作　　　　　　E. 急性心肌梗死(2023)

【例6】闭合性气胸患者，胸部 X 线片显示右侧肺野压缩 10%，恰当的处理措施是
A. 穿刺抽气　　　　　　　B. 胸腔闭式引流　　　　　C. 手术治疗
D. 吸氧、观察　　　　　　E. 静脉滴注抗生素(2021)

6. 诊断

根据临床表现、影像学检查结果，诊断并不困难。胸部 X 线片或 CT 显示气胸线是**确诊气胸的主要方法**。若病情危重无法搬动作 X 线检查时，可行诊断性穿刺，如抽出气体，可证实气胸的诊断。

【例7】诊断张力性气胸最充分的依据是
A. 呼吸困难并伴有皮下气肿　　B. 伤侧胸部叩诊呈高调鼓音　　C. 伤侧呼吸音消失
D. X 线见纵隔向健侧移位　　　E. 胸膜腔穿刺有高压气体

7. 治疗

(1) **闭合性气胸**　积气量少(肺压缩量<20%)的病人，无须特殊处理，胸腔内积气一般可在 1~2 周内自行吸收。大量气胸需行胸膜腔穿刺或胸腔闭式引流，排除积气，促使肺尽早膨胀。

(2) **开放性气胸**　①急救处理：将开放性气胸立即变为闭合性气胸，赢得挽救生命的时间，并迅速转往医院。②进一步处理：给氧，清创，缝合胸壁伤口，并作胸腔闭式引流，给予抗生素预防感染，鼓励病人咳嗽咳痰；若疑有胸腔内脏损伤或进行性出血，则需行开胸探查手术。

闭式胸腔引流术的适应证：A. 中、大量气胸，开放性气胸，张力性气胸；B. 胸穿治疗后肺无法复张者；C. 需使用机械通气或人工通气的气胸或血气胸；D. 拔除胸腔引流管后气胸或血胸复发者；E. 剖胸手术。

闭式胸腔引流术的方法：根据临床诊断确定插管部位，气胸引流在前胸壁锁骨中线第 2 肋间隙，血胸在腋中线与腋后线第 6 或 7 肋间隙。消毒后行局部麻醉，切开皮肤，经肋骨上缘置入胸腔引流管。引流管侧孔应深入胸腔内 2~3cm。引流管外接闭式引流装置，保证胸腔内气、液体克服 3~4cmH$_2$O 的压力，能通畅引流出胸腔，而外界空气、液体不会吸入胸腔。术后经常挤压引流管以保持管腔通畅，记录每小时或 24 小时引流量。引流后肺膨胀良好，已无气体或液体排出，可在病人深吸气屏气时拔除引流管，并封闭伤口。

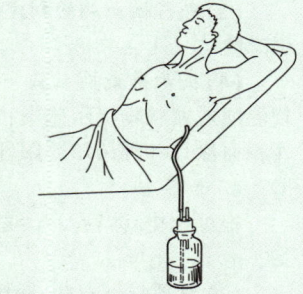
闭式胸腔引流术

(3) **张力性气胸**　是可迅速致死的危急重症。急救时需迅速使用粗针头穿刺胸膜腔减压，并外接单向活瓣装置。进一步处理应放置胸腔闭式引流管，使用抗生素预防感染。

(8~10题共用题干) 30 岁，男性。30 分钟前被刀刺伤右前胸部，咳血痰，呼吸困难。体检：血压 107/78mmHg，脉搏 96 次/分，右前胸有轻度皮下气肿，右锁骨中线 4 肋间可见 3cm 长创口，随呼吸有气体进出伤口响声。

【例8】该患者纵隔的位置是
A. 右偏　　　　　　　　　B. 左偏　　　　　　　　　C. 正口位
D. 在右侧与正中间摆动　　E. 在左侧与正中间摆动

【例9】此时应采取的急救措施是
A. 吸氧　　　　　　　　　B. 静脉穿刺输液　　　　　C. 摄胸部 X 线片
D. 立即闭合胸部创口　　　E. 立即剖胸探查

【例10】该患者半小时后被收入病房，患者呼吸困难，轻度发绀，右胸部皮下气肿明显加重。胸部 X 线片示右肺完全萎陷，纵隔向左侧偏移，右侧平膈肌水平可见液平面。正规处理是
A. 立即输血　　　　　　　B. 准备行手术探查　　　　C. 继续观察
D. 用注射器穿刺排气　　　E. 伤口清创并行胸腔闭式引流

三、血胸

胸膜腔内积血称为血胸,与气胸同时存在称为血气胸。

1. 病因

胸腔积血主要来源于心脏、胸内大血管及其分支、胸壁、肺组织、膈肌和心包血管出血。

2. 分类

(1)**根据血胸性质分**

①凝固性血胸　当胸腔内迅速积聚大量血液,超过肺、心包和膈肌运动所起的去纤维蛋白作用时,胸腔内积血发生凝固,形成凝固性血胸。

②感染性血胸　血液是细菌良好的培养基,细菌在积血中迅速繁殖引起感染性血胸,最终导致脓血胸。

③进行性血胸　持续大量出血所致的胸膜腔积血,称为进行性血胸。

④迟发性血胸　指肋骨断端活动刺破肋间血管或血管破裂处血块脱落,发生延迟出现的胸腔内出血。

(2)**根据血胸量分**　成人血胸量≤0.5L 为少量血胸;0.5~1.0L 为中量血胸;>1.0L 为大量血胸。

3. 临床表现

(1)**失血表现**　伤员可有不同程度的面色苍白、脉搏细速、血压降低、末梢血管充盈不足的表现。

(2)**胸腔积血表现**　呼吸急促,肋间隙饱满,气管移向健侧,伤侧叩诊浊音、呼吸音减弱或消失。

(3)**进行性血胸的判定标准**　①持续脉搏加快、血压降低,或虽经补充血容量血压仍不稳定;②闭式胸腔引流量>200ml/h,持续3小时;③血红蛋白、红细胞计数、红细胞压积进行性降低;④胸腔引流液迅速凝固。

(4)**提示感染性血胸**　①畏寒高热;②抽出胸腔积血1ml,加入5ml 蒸馏水,无感染呈淡红透明状,出现混浊或絮状物提示感染;③胸腔积血无感染时,红细胞白细胞计数比例为500∶1,感染时比例达100∶1;④积血涂片和细菌培养阳性。

4. 诊断

根据病史、体检及 X 线、B 超检查结果不难诊断。

5. 治疗

(1)**非进行性血胸,胸腔积血量少**　可采用胸腔穿刺,及时排出积血。

(2)**非进行性血胸,中等量积血**　应积极行闭式胸腔引流,促使肺膨胀,改善呼吸功能。

(3)**进行性血胸**　应及时开胸探查。

(4)**凝固性血胸**　应待伤员情况稳定后,尽早(伤后2~3天)手术,清除血块。

(5)**感染性血胸**　应及时改善胸腔引流,排尽感染性积血积脓。

【例11】男,60岁。肺癌根治术后1天,胸腔闭式引流1.5小时引出血性液体500ml。查体:P120次/分,BP100/75mmHg。此时最重要的处理方法是
　　A. 输注全血　　　　　　　B. 静脉点滴多巴胺　　　　　C. 开胸止血
　　D. 快速补液　　　　　　　E. 继续观察

四、脓胸

脓胸是指脓性渗出物积聚于胸膜腔内的化脓性感染。脓胸按病理发展过程分为急性和慢性。

1. 病因

脓胸的致病菌多来自肺内感染灶,也有少数来自胸内和纵隔内其他脏器或身体其他部位病灶,直接或经淋巴侵入胸膜引起感染化脓。继发于脓毒症或败血症的脓胸,则多通过血行播散。

常见致病菌包括耐药性金黄色葡萄球菌(最多见)、大肠埃希菌、铜绿假单胞菌、真菌、厌氧菌等。

2. 急性脓胸

(1)**临床表现**　常有高热、脉快、呼吸急促、食欲差、胸痛、全身乏力、白细胞增高。积脓较多者,可有胸

闷、咳嗽、咳痰症状。体检病侧语颤减弱，叩诊呈浊音，听诊呼吸音减弱或消失。严重者可伴有发绀和休克。

(2) 诊断　联合胸片、B 超、CT 及胸腔穿刺有助于诊断。

① 胸片　可见病侧积液所致的致密阴影；若有大量积液，病侧呈现大片浓密阴影，纵隔向健侧移位；若脓液在下胸部，可见外上内下的斜行弧线形阴影。

② B 超　是目前最常用的检查方法，可明确脓胸范围和准确定位，有助于胸腔积液穿刺定位。

③ 胸腔穿刺　抽出脓液即可确诊。

(3) 治疗

① 控制原发感染　针对致病菌对药物的敏感性，选用有效抗生素。

② 彻底排尽脓液　可促使肺组织尽快复张。排净脓液的方法有穿刺抽脓和胸腔闭式引流两种。

③ 胸腔镜手术　近年常用于急性脓胸的治疗，并取得了满意的效果。

3. 慢性脓胸

(1) 临床表现　常有长期低热、食欲减退、消瘦、贫血等全身中毒症状，可有气促、咳嗽、咳脓痰等症状。

(2) 诊断　根据病史、体检和 X 线胸片，诊断并不困难。

(3) 治疗

① 治疗原则　通过手术方法消灭致病原因和脓腔；使受压的肺组织复张，恢复肺通气功能。

② 改进引流手术　使引流变得通畅，如更换较粗的引流管、使引流管置于脓腔最低位。

③ 胸膜纤维板剥脱术　最大限度地恢复肺功能，是治疗慢性脓胸的主要原则之一。适用于病程较短、纤维板粘连不紧密、肺实质无病变的患者。

④ 胸廓成形术　适用于病程较长、肺实质纤维化严重、肺不能复张者。

⑤ 胸膜全肺切除术　适用于慢性脓胸合并肺内严重病变者。

4. 急性脓胸和慢性脓胸的鉴别

	急性脓胸	慢性脓胸
炎症表现	高热、胸痛、白细胞增高	长期低热
呼吸系统	咳嗽、咳痰、呼吸困难	咳嗽、咳痰、气促
视诊	纵隔向健侧移位，胸廓饱满	肋骨聚拢，瘘管，纵隔向患侧移位，胸廓塌陷
触诊	患侧语颤减弱	患侧语颤减弱
叩诊	患侧浊音	患侧浊音
听诊	患肺呼吸音减弱或消失	患肺呼吸音减弱
胸片	大量积液影、纵隔向健侧移位	纵隔向患侧移位
诊断	B 超可准确定位，穿刺可确诊	穿刺偶可确诊
化验	穿刺液细菌涂片、培养+药敏	穿刺液细菌涂片、培养+药敏
治疗原则	选用敏感抗生素 彻底排净脓液，使肺早期复张 控制原发感染、全身支持治疗	改善全身情况，消除中毒症状和营养不良 消灭致病原因和脓腔 尽力使受压的肺复张，恢复肺功能(胸膜纤维板剥脱术)

常考点　重点内容，应全面掌握。

参考答案——详细解答见《2024 国家临床执业及助理医师资格考试历年考点精析(上、下册)》

1. ABCDE　2. ABCDE　3. ABCDE　4. ABCDE　5. ABCDE　6. ABCDE　7. ABCDE
8. ABCDE　9. ABCDE　10. ABCDE　11. ABCDE

第 13 章 肺癌、食管癌与纵隔肿瘤

▶ **考纲要求**

①肺癌。②食管癌。③纵隔肿瘤。

▶ **复习要点**

一、肺癌

1. 概述

肺癌又称原发性支气管肺癌,是指起源于支气管黏膜上皮或肺泡上皮的恶性肿瘤。近年来,肺癌的发病率明显增高,已成为恶性肿瘤死因中的首位。肺癌的发病年龄大多在 40 岁以上,男性居多。

2. 病理

肺癌的分布为右肺多于左肺,上叶多于下叶。

(1) 大体分型　将起源于肺段支气管开口以近,位置靠近肺门的肺癌称为中心型肺癌。将起源于肺段支气管开口以远,位于肺周围部分的肺癌称为周围型肺癌。

(2) 组织学分型　WHO 对肺癌的常见组织学分型如下:

	肺鳞状细胞癌	肺腺癌	肺小细胞癌
占肺癌%	50%(《病理学》最常见)	30%~35%(《外科学》最常见)	10%~20%
好发人群	男性多见	较年轻女性	老年男性
肿瘤起源	较大支气管	较小支气管上皮	较大支气管
类型	80%~85%为中心型	65%为周围型	多为中心型
吸烟史	多有吸烟史	与吸烟关系不密切	与吸烟关系密切
生长速度	生长速度较缓慢	一般生长较慢	恶性程度高,生长速度快
转移	淋巴转移早,血行转移晚	血行转移早,淋巴转移较晚	很早即可出现血行和淋巴转移
其他特点	分化程度不一,肿块较大时可发生中心坏死,形成厚壁空洞	发病年龄低于鳞癌和小细胞癌	常具有内分泌功能 对放、化疗敏感,预后差

注意: ①9 版《外科学》:肺腺癌发病率近年上升,已超越鳞癌成为最常见的肺癌。《病理学》:鳞癌最常见。

②预后最差的肺癌是小细胞肺癌,预后最好的肺癌是肺类癌。

(3) 扩散及转移

①直接扩散　癌肿沿支气管壁并向支气管腔内生长,造成支气管腔阻塞;癌肿可穿越肺叶间隙侵入相邻的肺叶;肺癌可突破脏层胸膜,造成胸膜腔种植转移;癌肿可直接侵犯胸壁、纵隔内其他组织和器官。

②淋巴转移　是常见扩散途径。小细胞癌和鳞癌较多见。

③血行转移　小细胞癌和腺癌的血行转移较鳞癌常见,最常见的远处转移部位是骨、脑、肝、肾上腺。

　　A. 腺鳞癌　　　　　　　　　　B. 大细胞肺癌　　　　　　　　　C. 小细胞肺癌
　　D. 鳞癌　　　　　　　　　　　E. 腺癌

第十篇 外科学
第13章 肺癌、食管癌与纵隔肿瘤

【例1】早期出现纵隔淋巴结广泛转移的肺癌类型是
【例2】最常出现癌性空洞的肺癌类型是
【例3】肺癌最常见的转移部位是
A. 肠 　　　　　　　　　 B. 胃 　　　　　　　　　 C. 肾
D. 脾 　　　　　　　　　 E. 脑

3. 临床表现

(1) 原发肿瘤引起的症状和体征

①咳嗽　为早期症状,常为无痰或少痰的刺激性干咳,当肿瘤引起支气管狭窄后可加重咳嗽。

②痰血或咯血　多见于中央型肺癌。肿瘤向肺内生长可有痰中带血;侵蚀大血管,可引起大咯血。

③气短或喘鸣　肿瘤向气管、支气管内生长可引起部分阻塞;转移到肺门淋巴结可压迫主支气管;转移可引起大量胸腔积液、心包积液、上腔静脉阻塞等。偶可表现为喘鸣,可闻及局限性或单侧哮鸣音。

④胸痛　与肿瘤的转移或直接侵犯胸壁有关。

⑤发热　肿瘤组织坏死可引起发热,多数发热的原因为肿瘤引起的阻塞性肺炎。

⑥消瘦　为恶性肿瘤的常见表现。

(2) 肿瘤局部扩展引起的症状和体征

①胸痛　多由于肿瘤侵犯胸膜或胸壁所致。肿瘤压迫肋间神经,胸痛可累及其分布区域。

②声音嘶哑　为肿瘤压迫喉返神经所致,多见于左侧。

③吞咽困难　为肿瘤侵犯或压迫食管所致。

④胸腔积液　为肿瘤转移累及胸膜、肺淋巴回流受阻所致。

⑤心包积液　为肿瘤侵犯心包、阻塞心脏的淋巴引流所致。

⑥上腔静脉阻塞综合征　为肿瘤直接侵犯纵隔,或转移的肿大淋巴结压迫上腔静脉,或腔静脉内癌栓形成所致,表现为上肢、颈面部水肿和胸壁静脉曲张。

⑦Horner综合征　肺尖部肺癌(肺上沟瘤、Pancoast瘤)压迫颈交感神经,引起病侧上睑下垂、瞳孔缩小、眼球内陷,同侧额部与胸壁少汗或无汗,称为Horner综合征。

(3) 肿瘤远处转移引起的症状和体征　病理解剖发现,小细胞肺癌、大细胞肺癌、肺腺癌、肺鳞癌发生胸外转移的比例分别为95%、80%、80%、50%。肺癌可转移至任何器官系统。

①中枢神经系统转移　脑转移可引起颅内压增高、眩晕、共济失调、癫痫发作、偏瘫等。

②骨骼转移　常见部位为肋骨、脊椎、骨盆、四肢长骨等,多为溶骨性病变。

③腹部转移　可转移至肝脏、胰腺、胃肠道、肾上腺等。

④淋巴结转移　右锁骨上窝淋巴结是常见转移部位,腹膜后淋巴结转移也较常见。

(4) 肺癌的胸外表现　是指肺癌非转移性的胸外表现,又称副癌综合征,以小细胞肺癌多见。

①内分泌综合征　是指肿瘤细胞分泌某些具有生物活性的多肽类和胺类物质,引起相应临床表现。

内分泌综合征种类	分泌物质	临床表现	常见于
SIADH	抗利尿激素	抗利尿激素分泌异常综合征(SIADH)表现为低钠血症、低渗透压血症	小细胞肺癌
异位ACTH综合征	ACTH	库欣综合征	小细胞肺癌、类癌
高钙血症	甲状旁腺激素	口渴、多尿、恶心、呕吐、腹痛、便秘、嗜睡、昏迷	肺鳞癌
男性乳房发育	促性腺激素	男性轻度乳房发育,常伴肥大性肺性骨关节病	大细胞肺癌
类癌综合征	5-羟色胺	喘息、皮肤潮红、水样腹泻、阵发性心动过速	小细胞肺癌、腺癌

②骨骼-结缔组织综合征　常累及骨骼、结缔组织。

骨骼-结缔组织综合征	临床表现	常见于
肥大性骨关节病	30%的病人有杵状指(趾),骨膜炎,新骨形成	非小细胞肺癌
肌无力样综合征	类似肌无力的症状,即随意肌力减退,腱反射减弱	小细胞肺癌
抗神经元抗体出现	副癌脑脊髓炎、感觉神经病变、小脑变性、边缘叶脑炎、脑干脑炎	小细胞肺癌
其他	多发性周围神经炎、亚急性小脑变性、皮质变性、多发性肌炎	各型肺癌

③血液学异常 1%~8%的病人有凝血、血栓或其他血液学异常,包括游走性血栓性静脉炎、伴心房血栓的非细菌性血栓性心内膜炎、弥散性血管内凝血伴出血、贫血、粒细胞增多、红白血病等。

【例4】下列临床表现中,不属于副癌综合征的是
　　　　A. 神经肌肉综合征　　　　B. 抗利尿激素分泌失调综合征　　C. Horner综合征
　　　　D. 类癌综合征　　　　　　E. 肥大性肺性骨关节病

【例5】可导致抗利尿激素分泌异常的肺癌类型是
　　　　A. 鳞癌　　　　　　　　　B. 腺癌　　　　　　　　　　　　C. 小细胞癌
　　　　D. 大细胞癌　　　　　　　E. 肉瘤样癌(2023)

【例6】可通过产生激素而导致相应临床表现的肿瘤是
　　　　A. 甲状腺肉瘤样癌　　　　B. 食管鳞状细胞癌　　　　　　　C. 胃乳头状腺癌
　　　　D. 直肠腺癌　　　　　　　E. 肺小细胞癌(2023)

【例7】女性,41岁。刺激性干咳、偶尔痰中带血2周。查体:右侧锁骨上淋巴结肿大,2枚,大小约1cm×1cm×0.8cm,质硬,不规则,无压痛,活动度差。双肺未闻及干、湿啰音。肺部X线检查可见右下肺片状阴影。该患者最可能的诊断是
　　　　A. 胃癌　　　　　　　　　B. 淋巴瘤　　　　　　　　　　　C. 肺癌
　　　　D. 结肠癌　　　　　　　　E. 甲状腺癌(2023)

(8~9题共用题干)患者,男,65岁。头面部及双上肢肿胀2周,咳嗽、痰中带血伴喘息3天。吸烟30支/天。胸部X线片见右上肺门肿大影,右上纵隔明显增宽。

【例8】该患者最可能的诊断为
　　　　A. 淋巴瘤　　　　　　　　B. 纵隔肿瘤　　　　　　　　　　C. 肺癌
　　　　D. 肺结核　　　　　　　　E. 肺源性心脏病

【例9】患者出现面部及双上肢水肿的原因为
　　　　A. 头臂干动脉梗阻　　　　B. 上腔静脉梗阻　　　　　　　　C. 下腔静脉梗阻
　　　　D. 无名静脉梗阻　　　　　E. 淋巴回流梗阻

4. 诊断

(1)胸部X线正侧位片　是临床常用的检查手段,可发现较典型的肺内病灶。

①中心型肺癌　当癌肿向支气管腔内生长,阻塞支气管时,受累的肺段或肺叶出现肺炎征象。阻塞不完全时,呈现段、叶局限性气肿。完全阻塞时,表现为肺段、肺叶或一侧全肺不张。肺不张伴肺门淋巴结肿大,下缘可表现为"反S征"影像,是中心型肺癌特别是右上叶中心型肺癌的典型征象。

②周围型肺癌　早期呈局限性小斑片状阴影,边缘不清,密度较淡。晚期阴影增大,密度增高,呈圆形或类圆形,边缘呈分叶状,伴有脐凹或细毛刺征、胸膜凹陷征、支气管充气征、空泡征等。

(2)CT　对诊断中心型、周围型肺癌均有重要价值。低剂量胸部CT是目前肺癌筛查<u>最有效的手段</u>。肺癌常见CT征象有分叶征、毛刺征、空泡征、空气支气管征、肿瘤滋养动脉、血管切迹和集束征、胸膜凹陷或牵拉征、偏心空洞等征象。

(3)正电子发射断层扫描(PET)　可用于肺结节的鉴别诊断、肺癌分期、转移灶检测、疗效评价。

(4) **磁共振检查(MRI)** 并非肺癌的常用检查手段,但对肺上沟瘤的诊断具有重要价值。

(5) **超声检查** 对肺癌分期具有重要意义。

(6) **骨扫描** 采用^{99m}Tc标记的二膦酸盐进行骨代谢显像是肺癌骨转移筛查的重要手段。

(7) **痰细胞学检查** 中心型肺癌,特别是伴有血痰的病例,痰中找到癌细胞即可确诊。

(8) **支气管镜** 对中心型肺癌检出率较高,并可取活组织行病理学检查。

(9) **支气管内超声引导针吸活检术(EBUS-TBNA)** 可对纵隔或肺门淋巴结进行细针穿刺针吸活检,用于肺癌病理获取和淋巴结分期,比纵隔镜更加微创。

(10) **纵隔镜检查** 可明确有无纵隔淋巴结转移。

(11) **经胸壁针吸细胞学或组织学检查(TTNA)** 对周围型肺癌的肿块,若常规的痰细胞学或支气管镜检查难以确诊的病例,可考虑行TTNA,这项检查为有创检查,需在B超或CT引导下进行。

(12) **电视辅助胸腔镜检查(VATS)** 在其他检查未能取得病理诊断且高度怀疑肺癌时,可行VATS。

注意: ①中心型肺癌早期即可有刺激性咳嗽、痰中带血。由于肿块压迫,可使远端支气管阻塞致肺不张。
②确诊中心型肺癌首选纤维支气管镜+活组织检查,确诊周围型肺癌首选经胸壁穿刺活检。
③纤支镜用于中心型肺癌的检查,胸腔镜用于周围型肺癌的检查,纵隔镜用于纵隔肿瘤的检查。

【例10】肺癌普查首选的检查方法是
 A. 胸部B超   B. 胸部CT   C. 支气管镜
 D. 胸部X线片   E. 肿瘤标志物检测

【例11】周围型肺癌的典型X线影像特点不包括
 A. 团块有毛刺   B. 薄壁空洞,内见液平   C. 胸膜凹陷征
 D. 孤立性团块影   E. 团块呈分叶状

【例12】提高人群肺癌筛查检出率的首选方法是
 A. 血清肿瘤标志物   B. 高分辨CT   C. PET-CT
 D. 低剂量CT   E. 痰细胞学检查

【例13】男,50岁。干咳2周,既往有吸烟史20年,20支/天。胸部X线片示右上肺近胸膜处可见直径1.5cm的类圆形结节。为协助诊断,应首先采取的检查是
 A. 支气管镜   B. 血清肿瘤标志物   C. 胸部CT
 D. 痰细胞学检查   E. 胸部MRI

5. 鉴别诊断

需与肺结核(肺结核球、粟粒性肺结核、肺门淋巴结结核)、肺部炎症(支气管肺炎、肺脓肿)、肺部良性肿瘤(错构瘤、纤维瘤、软骨瘤)、支气管腺瘤、炎性假瘤、纵隔淋巴肉瘤等鉴别。

6. 治疗

(1) **治疗原则** 小细胞肺癌和非小细胞肺癌在治疗原则有很大的不同。

①小细胞肺癌 远处转移早,除早期($T_{1-2}N_0M_0$)的病人适于手术治疗外,其他应以非手术治疗为主。

②非小细胞肺癌 依据确诊时的TNM分期采用相应的治疗:ⅠA期采用手术治疗;ⅠB期采用手术治疗±术后化疗;Ⅱ期采用手术治疗+术后化疗;ⅢA期采用化疗+放疗±手术治疗;ⅢB期采用化疗+放疗;Ⅳ期采用综合治疗,根据基因突变情况考虑靶向治疗、化疗或免疫治疗。

(2) **手术治疗** 早期肺癌手术治疗通常能达到治愈的效果。手术适应证:Ⅰ、Ⅱ期和部分经过选择的ⅢA期(如$T_3N_1M_0$)的非小细胞肺癌。已明确纵隔淋巴结转移(N_2)的病人,手术可考虑在化疗/放疗后进行。ⅢB期、Ⅳ期肺癌,手术不应列为主要治疗手段。

(3) **放疗** 是肺癌局部治疗手段之一。对有纵隔淋巴结转移的肺癌,全剂量放疗联合化疗是主要的治疗模式。对有远处转移的肺癌,放疗仅用于对症治疗,是姑息治疗方法。一些早期肺癌病人,因高龄、心肺疾病不能耐受手术者,放疗可作为一种局部治疗手段。

放疗的敏感性为小细胞肺癌>鳞癌>腺癌>细支气管肺泡癌,参阅7版《外科学》P345。

(4) 化疗　肺癌的化疗分为术前化疗(新辅助化疗)、术后化疗(辅助化疗)和系统性化疗。肺癌的标准化疗方案:下列药物之一与铂类药(顺铂或卡铂)的两药联合方案,包括长春瑞滨、紫杉醇、吉西他滨、多西他赛、培美曲赛、依托泊苷、拓扑替康等。

(5) 靶向治疗　针对肿瘤特有的和依赖的驱动基因异常进行的治疗,称为靶向治疗。目前,肺癌治疗的靶点主要有表皮生长因子受体(EGFR)、血管内皮生长因子(VEGF)、间变淋巴瘤激酶(ALK)。东亚肺腺癌病人中,特别是女性和非吸烟者,EGFR基因突变比例超过50%,是最重要的治疗靶点。

(6) 免疫治疗　可使少数晚期病人获得远期生存。

(14~15题共用题干)男,63岁。咳嗽、痰中带血丝半年余,吸烟40余年。胸部X线片示右上肺近肺门处肿块影。

【例14】为明确病理诊断,首选的检查是
　　A. 开胸活检　　　　　　　　B. 胸腔镜活检　　　　　　　　C. 纵隔镜活检
　　D. 经胸壁肺穿刺活检　　　　E. 支气管镜活检

【例15】如拟手术治疗,下列不属于手术禁忌证的是
　　A. 对侧肺门淋巴结转移　　　B. 肝转移　　　　　　　　　　C. 锁骨上淋巴结转移
　　D. 同侧肺门淋巴结转移　　　E. 脑转移

7. 预防

(1) 避免接触与肺癌发病有关的因素　如控烟、减少大气污染,是预防肺癌发生和发展的关键。

(2) 早期诊断　当肺癌出现症状时,往往已属晚期,因此对肺癌的早期诊断尤为重要,故应进行定期胸部X线检查。高分辨率CT对发现早期肺癌有重要价值。

(3) 化学预防　目前尚无有效的肺癌化学预防措施,不吸烟和及早戒烟可能是预防最有效的方法。

二、食管癌

1. 病理

(1) 食管的分段　食管分颈段和胸段,胸段又分为上、中、下(含腹段)三段。

	起自	止于	距门齿约
颈段	食管入口	胸骨切迹	20cm
胸上段	胸骨切迹	奇静脉弓下缘	25cm
胸中段	奇静脉弓下缘	下肺静脉下缘	30cm
胸下段	下肺静脉下缘	食管裂孔上缘	40cm
腹段	食管裂孔上缘	胃食管交界处	42cm

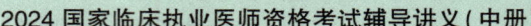

食管的分段

(2) 好发部位　食管癌的好发部位为胸中段>胸下段>胸上段。我国以鳞癌最常见,占80%以上;美国和欧洲以腺癌多见,占70%以上。

(3) 病理分期　早期病变多局限于黏膜(原位癌),表现为黏膜充血、糜烂、斑块或乳头状,少见肿块。至中、晚期癌肿长大,逐渐累及食管全周,肿块突入腔内,还可穿透食管壁全层,侵入纵隔和心包。

【例16】食管癌最常见的发生部位是
　　A. 胸上段　　　　　　　　　B. 胸中段　　　　　　　　　　C. 胸下段
　　D. 腹段　　　　　　　　　　E. 颈段

(4) 病理形态　按病理形态,食管癌可分为以下4型。

第十篇 外科学
第13章 肺癌、食管癌与纵隔肿瘤

类型	病理特点
髓质型	管壁明显增厚并向腔内外扩展，使癌瘤的上下端边缘呈坡状隆起
蕈伞型	瘤体呈卵圆形扁平肿块状，向腔内呈蘑菇样突起
溃疡型	瘤体的黏膜面呈深陷而边缘清楚的溃疡，溃疡大小和外形不一，深入肌层，阻塞程度较轻
缩窄型	即硬化型，瘤体形成明显的环行狭窄，累及食管全部周径，较早出现阻塞症状

(5)**扩散及转移** 癌肿最先向黏膜下层扩散，继而向上、下及全层浸润，很易穿透疏松的外膜侵入邻近器官。淋巴转移是食管癌的主要转移途径，血行转移发生较晚。

【例17】食管癌分型不包括
　　A. 髓质型　　　　　　　　B. 缩窄、硬化型　　　　　　C. 蕈伞形
　　D. 溃疡型　　　　　　　　E. 梗阻型

2. 临床表现
(1)**早期食管癌** 早期食管癌症状不明显，吞咽粗硬食物时可能偶有不适，如胸骨后烧灼样、针刺样或牵拉摩擦样疼痛。食物通过缓慢，并有停滞感或异物感。哽噎停滞感常通过吞咽水后缓解消失。症状时轻时重，进展缓慢。
(2)**中晚期食管癌** 典型症状是进行性吞咽困难。晚期可有浸润症状，如侵犯喉返神经出现声音嘶哑，压迫颈交感神经产生 Horner 综合征。持续胸痛或背痛，表示癌已侵犯食管外组织。

【例18】早期食管癌的症状是
　　A. 持续胸背痛　　　　　　B. 声嘶　　　　　　　　　　C. 进食呛咳
　　D. 吞咽困难　　　　　　　E. 进食梗噎

【例19】典型的食管癌症状特点是
　　A. 胸痛　　　　　　　　　B. 持续性胸骨后异物感　　　C. 反酸、烧心伴吞咽困难
　　D. 渐进性加重的吞咽困难　E. 间断吞咽困难伴呕吐

3. 诊断
(1)**食管气钡双重造影** 对可疑病例，均应作此项检查。
①早期食管癌　食管黏膜皱襞紊乱、粗糙或中断；小充盈缺损；局限性管壁僵硬，蠕动中断；小龛影。
②中、晚期食管癌　可见不规则狭窄和充盈缺损，管壁僵硬。有时狭窄上方食管有不同程度的扩张。
(2)**纤维胃镜+活检** 可见食管腔内肿物，多呈菜花样改变，病理活检可以确诊，为首选检查方法。
(3)**食管超声内镜检查（EUS）** 可用于确定食管癌的浸润深度、有无纵隔淋巴结转移。

【例20】早期食管癌的 X 线表现是
　　A. 贲门部呈光滑鸟嘴状狭窄　　B. 长的不规则线状狭窄　　C. 外压狭窄，黏膜光滑完整
　　D. 食管黏膜呈珠状改变　　　　E. 黏膜呈局限性管壁僵硬

【例21】男，70岁。吞咽困难半个月。查体无明显阳性体征。上消化道 X 线钡剂造影示食管中段黏膜紊乱，管壁僵硬，管腔狭窄。该患者最可能的初步诊断是
　　A. 食管平滑肌瘤　　　　　　B. 食管癌　　　　　　　　　C. 食管炎
　　D. 贲门失弛缓症　　　　　　E. 食管憩室（2023）

【例22】女性，23岁。间歇性吞咽困难3年，X 线钡餐检查显示食管下端呈鸟嘴样狭窄。可能性最大的是
　　A. 食管下段癌　　　　　　　B. 贲门失弛缓症　　　　　　C. 食管炎
　　D. 食管瘢痕性狭窄　　　　　E. 食管平滑肌瘤

注意：①普查食管癌首选食管拉网脱落细胞学检查。②确诊食管癌首选纤维胃镜+活组织检查。
③贲门失弛缓症行钡餐检查呈鸟嘴征。④门静脉高压症食管胃底静脉曲张行钡餐检查呈串珠状改变。
⑤食管癌行钡餐检查呈充盈缺损、管壁僵硬、龛影、黏膜断裂。
⑥进行性吞咽困难是食管癌的典型临床表现，间歇性吞咽困难是贲门失弛缓症的典型临床表现。

4. 鉴别诊断

食管癌应与食管良性肿瘤、贲门失弛缓症、食管良性狭窄相鉴别。

5. 治疗

食管癌的治疗原则是多学科综合治疗,包括手术、放疗和化疗。

(1)**内镜下黏膜切除术** 早期食管癌及癌前病变可以采用内镜下治疗,包括射频消融、冷冻治疗、内镜黏膜切除术(EMR)、内镜黏膜下剥离术(ESD)等,但应严格掌握手术适应证。

(2)**手术治疗** 是可切除食管癌的首选治疗方法,手术方式是肿瘤完全性切除(切除的长度应在距癌瘤上、下缘5~8cm以上)、消化道重建、胸腹两野或颈胸腹三野淋巴结清扫。

手术适应证:①Ⅰ、Ⅱ期和部分Ⅲ期食管癌($T_3N_1M_0$和部分$T_4N_1M_0$);②放疗后复发,无远处转移,一般情况能耐受手术者;③全身情况良好,有较好的心肺功能储备;④对较长的鳞癌估计切除可能性不大而全身情况良好者,可先行术前放化疗,待瘤体缩小后再作手术。

(3)**放疗** ①术前放疗:可增加手术切除率,提高远期生存率。②术后放疗:对术中切除不完全的残留癌组织在术后3~6周开始术后放疗。③根治性放疗:多用于颈段、胸上段食管癌;也可用于有手术禁忌证且尚可耐受放疗者。④三维适形放疗技术是目前较先进的放疗技术。

(4)**化疗** 食管癌化疗分为姑息性化疗、新辅助化疗(术前)、辅助化疗(术后)。

(5)**放化疗联合** 局部晚期食管癌但无全身远处转移,可以进行新辅助同步或序贯放化疗。

【例23】男,75岁。进行性吞咽困难3个月余,目前能进半流食。胃镜检查:食管距门齿20cm处发现一长约6cm菜花样肿物,病理报告为鳞状细胞癌。其最佳治疗方法为

A. 放疗 B. 胃造瘘术 C. 食管癌根治术

D. 姑息性食管癌切除术 E. 化疗

三、纵隔肿瘤

1. 纵隔分区

纵隔实际上是一个间隙,前为胸骨,后为胸椎,两侧为纵隔胸膜,上连颈部,下止于膈肌。纵隔内有心脏、大血管、食管、气管、神经、胸腺、胸导管、丰富的淋巴组织和结缔脂肪组织。

临床上,常采用"四分法"将纵隔分为四个部分:以胸骨角与第4胸椎下缘的水平线为界,将纵隔分为上、下两部。下纵隔再以心包前后界分为前、中、后三部分。在心包前面的间隙为前纵隔,在心包后方的间隙为后纵隔。近年来将含有很多重要器官的纵隔称为内脏器官纵隔(以往称中纵隔)。

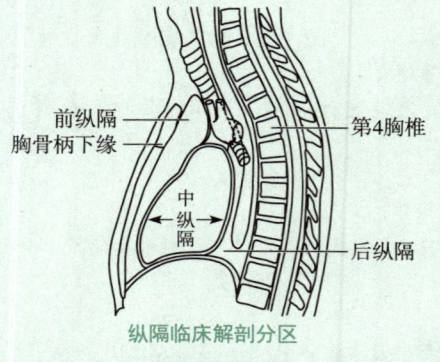

纵隔临床解剖分区

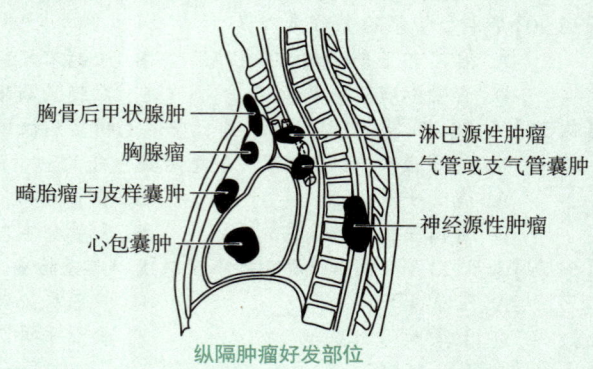

纵隔肿瘤好发部位

2. 常见的纵隔肿瘤

(1)**神经源性肿瘤** 多数起源于交感神经,少数起源于外周神经。这类肿瘤多位于后纵隔脊椎旁肋脊区,单侧多见。一般无明显症状,长大压迫神经干或恶变侵蚀周围组织时可发生疼痛。

(2)**畸胎瘤与皮样囊肿** 多位于前纵隔,接近心底部的心脏大血管前方。根据胚胎来源不同,可分

为表皮样囊肿、皮样囊肿、畸胎瘤三种类型,但其发生学相同。约10%的畸胎瘤为恶性。

(3) **胸腺瘤** 好发于前上纵隔,多为良性,包膜完整,但有潜在恶性,易浸润周围组织器官。约15%合并重症肌无力,而重症肌无力约50%合并胸腺瘤或胸腺增生异常。

(4) **纵隔囊肿** 较常见的有支气管囊肿、食管囊肿、心包囊肿,均为良性。多呈圆形或椭圆形,壁薄。

(5) **胸内异位组织肿瘤** 如胸骨后甲状腺肿、甲状旁腺瘤、淋巴瘤等。

部位	常见的纵隔肿瘤
前纵隔	畸胎瘤和皮样囊肿(最常见)
前上纵隔	胸腺瘤(最常见)、畸胎瘤、淋巴源性肿瘤、甲状腺肿瘤
前下纵隔	畸胎瘤、淋巴源性肿瘤、海绵状血管瘤、脂肪瘤
内脏器官纵隔(中纵隔)	淋巴源性肿瘤、心包囊肿、支气管囊肿、食管囊肿
后纵隔	神经源性肿瘤(最常见)
后上纵隔	神经源性肿瘤
后下纵隔	神经源性肿瘤

【例24】女,22岁。双眼睑下垂1年余,诊断为重症肌无力。胸部CT发现前上纵隔占位,大小约2cm×2cm×1cm。最可能的诊断是
A. 神经纤维瘤　　　　　　B. 胸内甲状腺　　　　　　C. 胸腺瘤
D. 畸胎瘤　　　　　　　　E. 淋巴瘤(2019、2022)

3. 临床表现

(1) **压迫症状** 压迫交感神经出现Horner综合征;压迫喉返神经出现声音嘶哑;压迫臂丛出现上臂麻木;压迫无名静脉出现单侧上肢及颈静脉压增高;压迫上腔静脉出现颈静脉怒张;压迫食管出现吞咽困难等。

(2) **特异性症状** 对确诊意义较大,如随吞咽上下移动为胸骨后甲状腺肿;咳出头发样细毛或豆腐渣样皮脂为破入肺内的畸胎瘤;伴重症肌无力为胸腺瘤等。

4. 诊断

(1) **X线正侧位胸片** 可显示肿瘤部位、密度、外形、有无钙化等。

(2) **CT** 是诊断纵隔肿瘤的重要手段。

(3) **MRI** 可以选用。

(4) **超声扫描** 有助于鉴别实质性、囊性、血管性肿瘤。

(5) **气管镜、食管镜、纵隔镜** 有助于鉴别诊断,但临床应用较少。

5. 治疗原则

①绝大多数原发性纵隔肿瘤,一经确诊,如无禁忌,均应手术治疗。

②恶性肿瘤无法切除者,可给予放疗或化疗。

③恶性淋巴源性肿瘤对放疗敏感,首选放疗,不宜手术治疗。

▶ **常考点** 重点内容,应全面掌握。

参考答案——详细解答见《2024国家临床执业及助理医师资格考试历年考点精析(上、下册)》

1. ABCDE	2. ABCDE	3. ABCDE	4. ABCDE	5. ABCDE	6. ABCDE	7. ABCDE
8. ABCDE	9. ABCDE	10. ABCDE	11. ABCDE	12. ABCDE	13. ABCDE	14. ABCDE
15. ABCDE	16. ABCDE	17. ABCDE	18. ABCDE	19. ABCDE	20. ABCDE	21. ABCDE
22. ABCDE	23. ABCDE	24. ABCDE				

第14章 腹外疝

▶考纲要求
①腹外疝概论。②腹股沟疝。③股疝。

▶复习要点

一、腹外疝概论

1. 概念

体内脏器或组织离开正常解剖部位,通过先天或后天形成的薄弱点、缺损或孔隙进入另一部位,称为疝。疝多发生于腹部,以腹外疝多见。腹外疝是由腹腔内的脏器或组织连同腹膜壁层,经腹壁薄弱点或孔隙,向体表突出所致。腹内疝是由脏器或组织进入腹腔内的间隙囊内而形成,如网膜孔疝。

2. 病因

(1)**腹壁强度降低** ①某些组织穿过腹壁的部位,如精索或子宫圆韧带穿过腹股沟管、股动静脉穿过股管、脐血管穿过脐环等处。②腹白线因发育不全成为腹壁薄弱点。③手术切口愈合不良。

(2)**腹内压增高** 慢性咳嗽、慢性便秘、排尿困难、搬运重物、举重、腹水、妊娠、婴儿经常啼哭等是引起腹内压增高的常见原因。

3. 病理解剖

(1)**组成** 腹外疝由疝环、疝囊、疝内容物和疝外被盖组成。

(2)**疝囊** 是壁腹膜的憩室样突出部,由疝囊颈和疝囊体组成。

(3)**疝囊颈** 是疝囊比较狭窄的部分,是疝环所在的部位。

(4)**疝内容物** 是进入疝囊的腹内脏器或组织,以小肠最多见,大网膜次之。

(5)**疝外被盖** 是指疝囊以外的各层组织。

4. 临床类型

①易复性疝	是指疝内容物很容易回纳入腹腔的疝,疝内容物以小肠最多见
②难复性疝	疝内容物不能回纳或不能完全回纳入腹腔内,但并不引起严重症状者
滑动性疝	疝内容物成为疝囊壁的一部分,属于难复性疝。多见于右侧,左、右之比为 1:6
③嵌顿性疝	疝囊颈较小而腹内压突然增高时,疝内容物可强行扩张疝囊颈而进入疝囊,随后因囊颈的弹性收缩,又将内容物卡住,使其不能回纳,称嵌顿性疝
逆行性嵌顿疝	嵌顿的肠管包括几个肠袢,或呈 W 形,称逆行性嵌顿疝或 Maydl 疝
Richter 疝	指嵌顿的内容物为肠管壁的一部分,也称为肠管壁疝
Littre 疝	是指嵌顿的疝内容物为小肠憩室(通常是 Meckel 憩室)
Amyand 疝	是指嵌顿的疝内容物为阑尾
④绞窄性疝	嵌顿疝合并肠壁血运障碍者,称绞窄疝

注意：①嵌顿疝——绞窄疝、逆行性嵌顿疝（Maydl 疝）、箝闭性疝（嵌顿性疝）、Richter 疝、Littre 疝。②容易嵌顿的疝——股疝、儿童腹股沟斜疝。③最易嵌顿的疝——股疝。④不容易嵌顿的疝——直疝、切口疝、脐疝。⑤属于难复性疝——滑动性疝。

记忆：①Maydl 疝为 W 形，M 倒置即为 W。②Meckel 憩室嵌顿称为 Littre 疝，记忆为两个英文单词的首写字母 ML（毫升、美菱冰箱、猛料、猛烈、忙碌、毛驴……，可自选其义）。

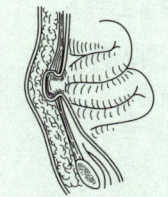
肠管壁疝（Richter 疝）

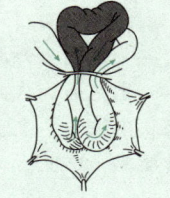
逆行性嵌顿疝（Maydl 疝）

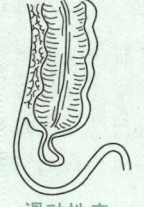
滑动性疝

【例 1】最容易发生疝内容物坏死的临床类型是
A. 难复性疝　　　　B. 易复性疝　　　　C. 滑动性疝
D. 嵌顿性疝　　　　E. 绞窄性疝

【例 2】腹外疝最常见的疝内容物是
A. 大网膜　　　　　B. 乙状结肠　　　　C. 小肠
D. 盲肠　　　　　　E. 阑尾（2021）

【例 3】男性，59 岁。因右腹股沟斜疝行手术治疗。术中发现疝囊壁的一部分由盲肠组成。此时的诊断为
A. Richter 疝　　　　B. Littre 疝　　　　 C. 滑动性疝
D. 难复性疝　　　　E. 易复性疝

【例 4】嵌顿疝与绞窄疝最主要的区别是
A. 是否出现恶心、呕吐　　B. 疝内容物是否水肿　　C. 疝内容物能否还纳
D. 是否出现低血压　　　　E. 疝内容物有无血运障碍（2022）

二、腹股沟疝

1. 概念

腹股沟疝是指发生在腹股沟区域的腹外疝。

2. 分类

（1）**腹股沟斜疝**　疝囊经过腹壁下动脉外侧的腹股沟管深环突出，向内、向下、向前斜行经过腹股沟管，再穿出腹股沟管浅环，并可进入阴囊，称为腹股沟斜疝。腹股沟斜疝是最多见的腹外疝，占全部腹外疝的 75%～90%，或占腹股沟疝的 85%～95%。

（2）**腹股沟直疝**　疝囊经腹壁下动脉内侧的直疝三角直接由后向前突出，不经过内环，也不进入阴囊，称腹股沟直疝。

3. 腹股沟区解剖

（1）**腹股沟管结构**　腹股沟管位于腹前壁、腹股沟韧带内上方，大体相当于腹内斜肌、腹横肌弓状下缘与腹股沟韧带之间的空隙。成人腹股沟管长 4～5cm。以深环为起点，腹股沟管的走向由外向内、由上向下、由深向浅斜行。女性腹股沟管内有子宫圆韧带通过，男性有精索通过。腹股沟管有两环两口四壁。

①**两环两口**　是指腹股沟管的深环即内口（内环），浅环即外口（外环）。深环（内环或腹环）位于腹股沟中点上方 2cm；浅环（外环或皮下环）位于耻骨结节外上方。

②**四壁**　是指腹股沟管有前、后、上、下四壁。

腹股沟管		股管	
两口	内口：深环　　外口：浅环(皮下环)	两口	上口：股环　　下口：卵圆窝
四壁	前壁：皮肤、皮下组织和腹外斜肌腱膜，外 1/3 尚有腹内斜肌 后壁：腹膜和腹横筋膜，内 1/3 尚有腹股沟镰 上壁：腹内斜肌、腹横肌的弓状下缘 下壁：腹股沟韧带和腔隙韧带	四缘	前缘：腹股沟韧带 后缘：耻骨梳韧带 内缘：腔隙韧带 外缘：股静脉

记忆：①腹股沟管前壁为腹**外**斜肌腱膜——记忆为**外**星人很**前**卫(黑体字所示)。
②后壁为腹**横**筋膜和腹股沟**镰**——记忆为古代某庸君很专横、不知廉耻。
③上壁为腹内斜肌和腹横肌的**弓**状下缘——皇上都有内侍手拿弓箭护卫着。
④下缘为腹股沟韧带——这个太简单，谁都会。

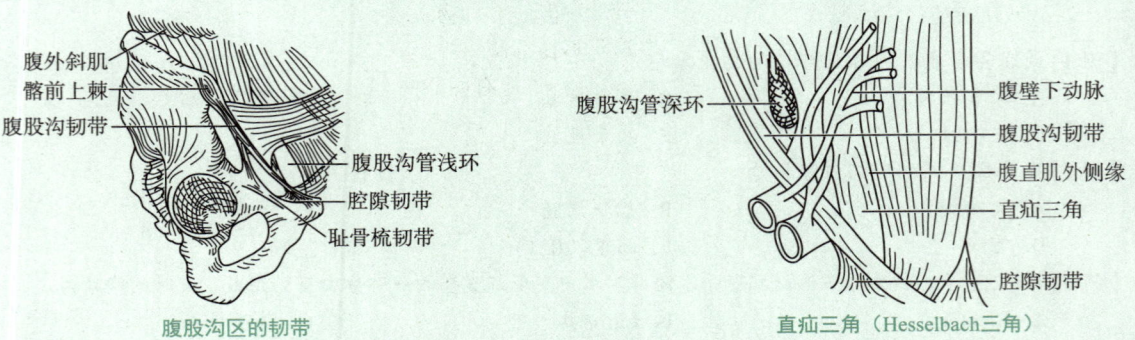

腹股沟区的韧带　　　　　　　　直疝三角（Hesselbach三角）

(2) 直疝三角(Hesselbach 三角，海氏三角)　　直疝三角的外侧边是腹壁下动脉，内侧边是腹直肌外侧缘，底边是腹股沟韧带。此处缺乏完整的腹肌覆盖，且腹横筋膜又比周围部分薄弱，故易发生疝。腹股沟直疝即在此由后向前突出，故称直疝三角。直疝三角与腹股沟管深环之间有腹壁下动脉和凹间韧带相隔。

【例 5】腹股沟管疝检查时，压迫腹股沟深环的部位应在
　　A. 腹股沟韧带中点上方 2cm　　B. 精索的内前方 2cm　　C. 耻骨结节外侧 2cm
　　D. 肿块隆起最明显处　　E. 髂前上棘与耻骨结节连线的中点

【例 6】构成腹股沟管前壁的组织结构是
　　A. 腹横肌　　B. 腹横筋膜　　C. 腹股沟韧带
　　D. 腔隙韧带　　E. 腹外斜肌腱膜

【例 7】女，50 岁。腹痛、停止排气排便 6 小时。6 小时前剧烈咳嗽后右腹股沟区突然出现一包块，伴阵发性腹痛，发病后一直未排气排便。查体：腹胀明显，肠鸣音亢进，可闻及气过水声。右腹股沟韧带下方可触及一半圆形肿块，大小 3cm×2cm×2cm，压痛明显。该包块内侧组织结构为
　　A. 股静脉　　B. 耻骨梳韧带　　C. 腹股沟韧带
　　D. 腔隙韧带　　E. 子宫圆韧带(2023)

【例 8】自 Hesselbach 三角向外突出的疝称为
　　A. 股疝　　B. 腹股沟直疝　　C. 腹股沟斜疝
　　D. 脐疝　　E. 白线疝

4. 发病机制

(1) 先天性解剖异常　　胚胎早期，睾丸位于腹膜后第 2~3 腰椎旁，以后逐渐下降，同时在未来的腹股沟管深环处带动腹膜、腹横筋膜经腹股沟管下移，并推动皮肤而形成阴囊。随之下移的腹膜形成一鞘突，

睾丸则紧贴其后壁。鞘突下段在婴儿出生后不久成为睾丸固有鞘膜,其余部分自行萎缩闭锁。如鞘突闭锁不全,则成为先天性斜疝的疝囊。右侧睾丸下降比左侧略晚,鞘突闭锁较迟,故右侧腹股沟疝多见。

(2)**后天性腹壁薄弱或缺损**　任何腹外疝,都存在腹横筋膜不同程度的薄弱或缺损。此外,腹横肌和腹内斜肌发育不全对发病也起重要作用。腹横筋膜和腹横肌的收缩可把凹间韧带牵向上外方,而在腹内斜肌深面关闭了腹股沟管深环。如腹横筋膜和腹横肌发育不全,这一保护作用就不能发挥而容易发生疝。

5. 临床表现和临床类型

(1)*易复性疝*　表现为腹股沟区可复性肿块。肿块常在站立、行走、咳嗽或劳动时出现,多呈带蒂柄的梨形,并可降至阴囊或大阴唇。用手按压肿块并嘱病人咳嗽,可有膨胀性冲击感。如病人平卧休息或用手将肿块向腹腔推送,肿块可向腹腔回纳而消失。回纳后,以手指通过阴囊皮肤伸入浅环,可感浅环扩大、腹壁软弱;此时嘱病人咳嗽,指尖有冲击感。用手指紧压腹股沟管深环,让病人起立并咳嗽,斜疝疝块并不出现;一旦移去手指,则可见疝块由外上向内下鼓出。

(2)*难复性疝*　主要特点是疝块不能完全回纳,但疝内容物未发生器质性病理改变。

(3)*滑动性疝*　疝块不能完全回纳,可有消化不良和便秘等症状。

(4)*嵌顿性疝*　表现为疝块突然增大,不能回纳,并伴有明显疼痛。若为肠管嵌顿,可出现机械性肠梗阻征象。Richter疝由于局部肿块不明显,不一定有肠梗阻表现。

(5)*绞窄性疝*　在嵌顿疝基础上合并肠管壁血运障碍,可出现腹膜刺激征,临床症状多较严重。

(6)*腹股沟直疝*　直立时出现半球形包块,不伴疼痛或其他症状。直疝很少进入阴囊,极少嵌顿。

6. 诊断与鉴别诊断

(1)*诊断*　根据临床表现,一般不难诊断。但区分腹股沟斜疝和直疝,有时并不容易。

(2)*鉴别诊断*

①腹股沟斜疝、腹股沟直疝和股疝的鉴别　如下。

	腹股沟斜疝	腹股沟直疝	股疝
发病年龄	多见于儿童与青壮年	多见于老年人	多见于40岁以上妇女
突出途径	经腹股沟管突出	由直疝三角突出	经股管突出
进入阴囊	可进入	很少进入	绝不进入
疝块外形	椭圆形或梨形,有蒂	半球形,基底较宽	半球形,位于卵圆窝处
回纳疝块后压住内环	疝块不再突出	疝块仍可突出	疝块仍可突出
精索与疝囊的关系	精索在疝囊后方	精索在疝囊前外方	—
疝囊颈与腹壁下动脉关系	疝囊颈在腹壁下动脉外侧	疝囊颈在腹壁下动脉内侧	—
嵌顿机会	较多	极少	最易嵌顿(占60%)

②**睾丸鞘膜积液**　肿块完全局限在阴囊内,可清楚扪及上界,透光试验阳性,而疝块则为阴性。

③**交通性鞘膜积液**　肿块的外形与睾丸鞘膜积液相似。于每日起床后或站立活动时肿块缓慢出现并增大。平卧或睡觉后肿块逐渐缩小,挤压肿块,其体积可逐渐缩小。透光试验阳性。

④**精索鞘膜积液**　肿块较小,在腹股沟管内,牵拉同侧睾丸可见肿块移动。

⑤**隐睾**　肿块较小,挤压肿块可出现特有的胀痛感觉。如病侧阴囊内睾丸缺如,则诊断更为明确。

⑥**急性肠梗阻**　若嵌顿的疝内容物为肠管,则可伴发急性肠梗阻。

【例9】老年人最常见的不容易发生嵌顿的腹外疝是

A. 腹股沟直疝　　　　　B. 腹股沟斜疝　　　　　C. 股疝

D. 切口疝　　　　　　　E. 脐疝(2022)

【例10】男性,15岁。右腹股沟区包块3年。查体:右腹股沟区触及3cm×3cm×4cm包块,质地软,无压

痛。包块在咳嗽时冲击感明显,平卧后消失,压迫内环站立不再突出。最可能的诊断是
A. 交通性鞘膜积液　　　　B. 精索鞘膜积液　　　　C. 腹股沟斜疝
D. 腹股沟直疝　　　　　　E. 股疝(2023)

【例11】男,30岁。右下腹可复性包块2年。查体:右侧腹股沟区可见梨形包块,平卧回纳后压住腹股沟管深环不再突出,无压痛。以下最可能的情况是
A. 直疝三角部分腹壁薄弱　　B. 精索在疝囊前外侧　　C. 疝囊颈位于腹壁下动脉外侧
D. 盲肠是疝囊壁的一部分　　E. 部分膀胱壁为疝囊壁的一部分

【例12】男,71岁。左侧腹股沟区有一包块,大小3cm×4cm×4cm,站立时出现,平卧时消失。最可能的诊断是
A. 腹股沟斜疝　　　　　　B. 腹股沟斜直疝　　　　C. 股疝
D. 嵌顿疝　　　　　　　　E. 脐疝(2022)

7. 手术治疗

(1)**非手术治疗**　适用于:①1岁以下的婴幼儿,因为婴幼儿腹肌可随躯体生长逐渐强壮,疝有自行消失的可能;②年老体弱者;③伴严重疾病禁忌手术者。

(2)**手术治疗**　腹股沟疝最有效的治疗方法是手术修补。手术方法如下。

①传统的疝修补术　手术的基本原则是疝囊高位结扎加腹股沟管修补术。

A. 疝囊高位结扎　显露疝囊颈,予以高位结扎。所谓高位,解剖上应达内环口,术中以腹膜外脂肪为标志。婴幼儿的腹肌在发育中可逐渐强壮而使腹壁加强,单纯疝囊高位结扎常能获得满意疗效,不需施行修补术。绞窄性斜疝因肠坏死而局部有严重感染,通常采取单纯疝囊高位结扎,而不修补,因感染常使修补失败,腹壁的缺损应在以后另作择期手术加强之。

B. 腹股沟管修补术　成年腹股沟疝病人都存在不同程度的腹股沟管前壁或后壁薄弱、缺损,单纯疝囊高位结扎不足以预防腹股沟疝的复发,故在疝囊高位结扎后,还需行腹股沟管修补。各种修补术式如下。

术式	加强部位	手术方法	适用证
Ferguson	加强前壁	在精索前方将腹内斜肌下缘与联合腱缝至腹股沟韧带上,目的是消灭腹内斜肌弓状下缘与腹股沟韧带之间的空隙	腹横筋膜无显著缺损 腹股沟管后壁健全的病例
Bassini	加强后壁	在精索后把腹内斜肌下缘和联合腱缝至腹股沟韧带上。精索位于腹内斜肌与腹外斜肌腱膜之间	腹横筋膜松弛、腹股沟管薄弱者 临床应用最广泛
Halsted	加强后壁	与Bassini法相似,但把腹外斜肌腱膜也在精索后方缝合。精索位于腹壁皮下层与腹外斜肌腱膜之间	腹横筋膜松弛 腹股沟管薄弱者
Shouldice	加强后壁	将疝修补重点放在内环及腹横筋膜	较大的成人腹股沟斜疝、直疝
McVay	加强后壁	在精索后方把腹内斜肌下缘和联合腱缝至耻骨梳韧带上	后壁严重薄弱者:大斜疝、复发疝、直疝、股疝、老年病人

记忆:加强腹股沟管前壁的修补术式为Ferguson——记忆为前夫(F),其他均为加强后壁的修补术式。

②无张力疝修补术　是在无张力情况下,利用人工高分子材料网片进行修补,具有术后疼痛轻、恢复快、复发率低等优点。常用的方法有三种:平片无张力疝修补术(Lichtenstein手术)、疝环充填式无张力疝修补术(Rutkow手术)、巨大补片加强内脏囊手术(Stoppa手术)。人工高分子修补材料属于异物,有潜在排异和感染的危险,故临床上应选择适应证应用。

③经腹腔镜疝修补术(LIHR)　方法有四种:经腹腔的腹膜前修补(TAPP)、完全经腹膜外路径的修补(TEP)、腹腔内的补片修补(IPOM)、单纯疝环缝合法。LIHR具有创伤小、术后疼痛轻、恢复快、复发率低、无局部牵扯感等优点,目前临床应用越来越多。

注意：①只做疝囊高位结扎，不做修补——1岁以上的小儿疝、绞窄疝、绞窄性斜疝并感染者。
②只做修补，不做疝囊高位结扎——无张力疝修补。
③既不做疝囊高位结扎，也不做修补——1岁以下的婴幼儿、年老体弱者、伴严重疾病禁忌手术者。
④需紧急手术者——嵌顿疝、绞窄疝。

【例13】男，74岁。腹股沟疝修补术后2年，复发3个月，要求再次手术治疗。考虑患者年老、腹壁薄弱，最适宜的术式是
　　A. Bassini 法　　　　　B. McVay 法　　　　　C. Halsted 法
　　D. Ferguson 法　　　　E. Lichtenstein 法

　　A. Halsted 法　　　　　B. Shouldice 法　　　　C. McVay 法
　　D. Ferguson 法　　　　E. Lichtenstein 术

【例14】重点行腹横筋膜加强缝合的方法是
【例15】加强腹股沟管前壁的疝修补术是
【例16】常用于股疝修补的手术方法是（2022、2023）
【例17】属于无张力疝修补术的手术方法是（2023）

(3) **嵌顿疝的处理原则**
①手法复位　嵌顿疝具备下列情况者可先试行手法复位：A. 嵌顿时间在3~4小时以内，局部压痛不明显，无腹部压痛或腹肌紧张等腹膜刺激征者；B. 年老体弱或伴其他严重疾病而估计肠袢尚未绞窄者。
②手术治疗　除上述情况外，嵌顿疝原则上需要紧急手术治疗，以防止疝内容物坏死，并解除伴发的肠梗阻。手术的关键在于正确判断疝内容物的活力，然后根据病情确定处理方法。

(4) **绞窄疝的处理原则**　绞窄疝嵌顿的肠管已有血运障碍，应手术切除坏死的肠管，一期肠吻合，只作疝囊高位结扎，一般不作一期疝修补，以免因感染而致修补失败。

【例18】女，62岁。右侧股疝嵌顿10小时。查体：腹胀明显，右下腹局限性压痛（+），肌紧张，肠鸣音亢进。右侧腹股沟韧带下方隆起肿块，有压痛。手术时发现小肠坏死，行坏死小肠切除后，下一步正确的手术措施是
　　A. 单纯疝囊高位结扎术　　　B. McVay 法疝修补术　　　C. Bassini 法疝修补术
　　D. Halsted 法疝修补术　　　E. Ferguson 法疝修补术

三、股疝

1. 定义
　　疝囊通过股环、经股管向卵圆窝突出的疝称为*股疝*。由于股管几乎是垂直的，疝块在卵圆窝处向前转折时形成一锐角，且股环本身较小，周围又多坚韧的韧带，因此股疝容易嵌顿。在腹外疝中，*股疝嵌顿者最多*，高达60%。股疝一旦嵌顿，可迅速发展为绞窄性疝。

2. 股管的应用解剖
　　股管是一个狭长的漏斗形间隙，长1~1.5cm，内含脂肪、疏松结缔组织和淋巴结。股管有上、下两口：①上口：称股环，直径约1.5cm，有股环隔膜覆盖。其前缘为腹股沟韧带，后缘为耻骨梳韧带，内缘为腔隙韧带，外缘为股静脉。②下口：为卵圆窝。卵圆窝是股部深筋膜上的一个薄弱部分，覆有一层薄膜，称为筛状板。它位于腹股沟韧带内侧端的下方，下肢大隐静脉在此处穿过筛状板进入股静脉。

3. 好发情况
　　股疝的发病率占腹外疝的3%~5%，多见于*40岁以上妇女*。

4. 病因
　　(1) **解剖因素**　女性骨盆宽大、联合肌腱和腔隙韧带薄弱，以致股管上口宽大松弛而易发病。

(2)**腹内压增高** 妊娠是腹内压增高的主要原因。

5. 临床表现

疝块往往不大,常在腹股沟韧带下方卵圆窝处表现为一半球形的突起。平卧回纳内容物后,疝块有时不能完全消失,这是因为疝囊外有很多脂肪堆积的缘故。由于疝囊颈较小,故咳嗽冲击感不明显。股疝发生嵌顿时,常伴有较明显的急性机械性肠梗阻的症状。

6. 诊断与鉴别诊断

根据好发人群、临床表现,本病不难诊断,需与腹股沟斜疝、脂肪瘤、肿大的淋巴结、大隐静脉曲张结节样膨大、髂腰部结核性脓肿等相鉴别。

7. 治疗

股疝容易嵌顿,容易绞窄,因此,诊断明确后,应及时手术治疗。最常用的手术是 McVay 修补术,此法不仅能加强腹股沟管后壁而用于修补腹股沟疝,同时还能堵住股环而用于修补股疝。另一方法是在处理疝囊后,在腹股沟韧带下方把腹股沟韧带、腔隙韧带和耻骨肌筋膜缝合在一起,借以关闭股环。

(19~20题共用题干)女,51岁。右腹股沟下方包块3年,平卧后可变小,4小时前搬重物后包块突然增大,并出现胀痛,逐渐加重。1小时前出现右下腹阵发性绞痛。查体:表情痛苦,肠鸣音亢进,可闻及气过水声。右腹股沟下方可及3cm×3cm包块,触痛明显,无搏动感,平卧手法还纳未成功。

【例19】如行外科治疗,传统术式中最常用的是
A. McVay 法　　　　　　　B. Bassini 法　　　　　　　C. Halsted 法
D. Ferguson 法　　　　　E. Shouldice 法

【例20】在处理疝囊后,一般将切断的腹股沟韧带修复后缝合在
A. 精索后方与腹外斜肌腱膜上　　B. 精索前方与联合腱上　　C. 精索后方与联合腱上
D. 精索前方与腹外斜肌腱膜上　　E. 耻骨肌筋膜上

▶**常考点**　重点内容,需全面掌握。

参考答案——详细解答见《2024国家临床执业及助理医师资格考试历年考点精析(上、下册)》

1. ABCDE　　2. ABCDE　　3. ABCDE　　4. ABCDE　　5. ABCDE　　6. ABCDE　　7. ABCDE
8. ABCDE　　9. ABCDE　　10. ABCDE　　11. ABCDE　　12. ABCDE　　13. ABCDE　　14. ABCDE
15. ABCDE　　16. ABCDE　　17. ABCDE　　18. ABCDE　　19. ABCDE　　20. ABCDE

第15章 腹部损伤

▶ **考纲要求**
①腹部损伤概论。②常见腹部脏器损伤。

▶ **复习要点**

一、腹部损伤概论

1. 分类
根据损伤是否穿透腹壁、腹腔是否与外界相通,腹部损伤可分为开放性和闭合性损伤两大类。

(1) **开放性损伤** 有腹膜破损者为穿透伤(多伴内脏损伤),无腹膜破损者为非穿透伤(可伴内脏损伤)。开放性损伤即使涉及内脏,其诊断常较明确。

(2) **闭合性损伤** 可能仅限于腹壁,也可同时兼有内脏损伤。闭合性损伤体表无伤口,要确定有无内脏损伤,有时很困难,故其临床意义更为重要。

(3) **医源性损伤** 穿刺、内镜、灌肠、刮宫、腹部手术等诊疗措施导致的腹部损伤称为医源性损伤。

2. 病因
(1) **开放性损伤** 常由刀刃、枪弹、弹片等利器所引起。受损内脏依次为肝、小肠、胃、结肠、大血管等。

(2) **闭合性损伤** 常系坠落、碰撞、冲击、挤压等钝性暴力所致。受损内脏依次为脾、肾、小肠、肝等。

3. 临床表现
(1) **差异很大** 由于致伤原因及伤情不同,腹部损伤后的临床表现差异很大,可从无明显症状体征到出现重度休克甚至濒死状态。一般单纯腹壁损伤的症状和体征较轻,可表现为受伤部位疼痛,局限性腹壁肿胀、压痛,或有皮下瘀斑。如为内脏挫伤,可有腹痛或无明显症状,严重者可有腹腔内出血和腹膜炎。

(2) **实质脏器损伤** 肝、脾、胰、肾等实质器官或大血管损伤主要表现为腹腔内(腹膜后)出血,严重者可发生休克。腹痛呈持续性,一般并不很剧烈,腹膜刺激征也不明显。但肝破裂、胰腺损伤可出现明显腹痛和腹膜刺激征。体征最明显处一般即是损伤所在。移动性浊音是腹腔内出血的有力证据,但已属晚期体征,对早期诊断帮助不大。肾损伤时可出现血尿。

(3) **空腔脏器破裂** 胃肠道、胆道、膀胱等空腔脏器破裂的主要表现为局限性或弥漫性腹膜炎。最为突出的是腹膜刺激征,其程度因空腔器官内容物不同而异。通常是胃液、胆汁、胰液的刺激最强,肠液次之,血液最轻。伤者可因肠麻痹而出现腹胀,严重时可发生感染性休克。空腔脏器破裂者也可有程度不同的出血,但出血量一般不大,除非合并邻近大血管损伤。

【例1】肝损伤后早期出现休克最主要的原因是
A. 急性腹膜炎　　　　B. 全身感染　　　　C. 胆瘘
D. 腹膜内出血　　　　E. 麻痹性肠梗阻

【例2】破裂后液体进入腹腔引起腹膜刺激征最严重的腹部实质脏器是
A. 肾上腺　　　　　　B. 肾脏　　　　　　C. 肝脏
D. 胰腺　　　　　　　E. 脾脏

4. 辅助检查
(1) **诊断性腹腔穿刺术和腹腔灌洗术** 阳性率可达90%以上,对于判断腹腔内脏有无损伤和哪类脏器损伤有很大帮助。如果诊断性腹穿抽到不凝血,提示实质性脏器破裂出血,这是由于腹膜的去纤维作用而使血液不凝固;抽不到液体并不能完全排除内脏损伤。诊断性腹腔灌洗符合下列之一项者为阳性:①灌洗液含有肉眼可见的血液、胆汁、胃肠内容物或证明是尿液;②显微镜下红细胞$>100\times10^9$/L 或白细胞$>0.5\times10^9$/L;③淀粉酶>100 Somogyi 单位;④灌洗液中发现细菌。

(2) X 线检查　腹腔游离气体为胃肠道破裂的证据,立位腹部平片表现为膈下新月形阴影。腹膜后积气提示腹膜后十二指肠或结直肠穿孔。

(3) B 超检查　主要用于诊断肝、脾、胰、肾等实质性脏器的损伤。

(4) CT 检查　需搬动病人,仅适于伤情稳定而又需明确诊断者,对实质性脏器损伤有重要诊断价值。

(5) 诊断性腹腔镜检查　可用于一般情况良好而不能明确有无或何种腹内脏器损伤的病人。

注意: ①实质性脏器损伤最简单、最可靠的检查方法是诊断性腹腔穿刺和腹腔灌洗术。
②空腔脏器破裂最简单、最有意义的检查方法是立位腹部平片(或透视)。

【例3】腹部损伤时作诊断性腹腔穿刺,抽出不凝固血液,最可能的诊断为
　　A. 空腔脏器破裂　　　　　　B. 误穿入腹腔血管　　　　　C. 前腹壁血肿
　　D. 实质器官破裂　　　　　　E. 后腹膜间隙血肿(2018、2022)

【例4】肝、脾损伤后可能发生的主要危险是
　　A. 腹腔内出血　　　　　　　B. 腹膜炎　　　　　　　　　C. 全身感染
　　D. 肠麻痹　　　　　　　　　E. 胃肠道出血

【例5】男,33 岁。右上腹外伤2小时。查体:P120 次/分,R28 次/分,BP90/60mmHg,全腹有压痛、反跳痛,以右上腹为著,移动性浊音(+)。最有意义的辅助检查是
　　A. 腹部 B 超　　　　　　　　B. 立位腹部 X 线片　　　　C. 腹部 CT
　　D. 诊断性腹腔穿刺　　　　　E. 腹部 MRI

5. 诊断及鉴别诊断

(1) 有无内脏损伤　有下列情况之一者,应考虑腹内脏器损伤:①早期出现休克(尤其是出血性休克征象);②持续性甚至进行性腹痛伴恶心、呕吐;③明显腹膜刺激征;④气腹表现;⑤腹部出现移动性浊音;⑥便血、呕血或尿血;⑦直肠指检发现前壁有压痛或波动感,或指套染血。

(2) 何种脏器受到损伤　下列各项表现对于判断何种脏器损伤有一定价值。
①有恶心、呕吐、便血、气腹者多为胃肠道损伤。
②有排尿困难、血尿、外阴或会阴牵涉痛者,提示泌尿系脏器损伤。
③有肩部牵涉痛者,多提示上腹部脏器损伤,其中以肝和脾破裂多见。
④有下位肋骨骨折者,应注意有无肝或脾破裂。
⑤有骨盆骨折者,提示有直肠、膀胱、尿道损伤的可能。

(3) 是否存在多发性损伤　多发性损伤可能有以下几种情况:①腹内某一脏器有多处损伤;②腹内有一个以上脏器受到损伤;③除腹部损伤外,尚有腹部以外的合并损伤;④腹部以外损伤累及腹内脏器。
无论哪种情况,在诊断和治疗中,都应提高警惕,避免漏诊而产生严重后果。

(4) 进行严密观察　对于暂时不能明确有无腹腔内脏损伤而生命体征尚平稳的病人,应严密观察。
①观察的内容　每15~30分钟测定一次血压、脉率和呼吸;每30分钟检查一次腹部体征;每30~60分钟测定一次红细胞计数、血红蛋白和血细胞比容;必要时可重复诊断性腹腔穿刺或灌洗术。
②观察期间的要求　不能随便搬动伤者,以免加重伤情;禁用或慎用止痛剂,以免掩盖伤情;暂禁食水,以免有胃肠道穿孔而加重腹腔污染。
③观察期间要进行下列处理　积极补充血容量,并防治休克;应用广谱抗生素,以预防和治疗可能存在的腹内感染;疑有空腔脏器破裂或有明显腹胀时,应进行胃肠减压。

(5) 剖腹探查指征　①全身情况有恶化趋势,出现口渴、烦躁、脉率增快、体温及白细胞计数上升或红细胞计数进行性下降;②腹痛和腹膜刺激征进行性加重或范围扩大;③肠蠕动减弱或消失,或腹部逐渐膨隆;④膈下

有游离气体,肝浊音界缩小或消失,或者出现移动性浊音;⑤积极抗休克后病情未见好转或继续恶化;⑥消化道出血;⑦腹腔穿刺抽出气体、不凝血、胆汁、胃肠内容物等;⑧直肠指检有明显触痛。

6. 治疗

(1) **急救处理** 如腹部以外另有伴发损伤,应全面权衡轻重缓急,首先处理对生命威胁最大的损伤,如进展迅速的颅脑外伤。对危重病例,心肺复苏是压倒一切的任务,解除气道梗阻是首要一环;其次要迅速控制大出血、消除开放性气胸或张力性气胸,同时尽快恢复血容量、纠正休克等。

(2) **抢救休克** 腹部损伤(尤其实质性脏器损伤)很容易发生休克,故防治休克是救治中的重要环节。

①实质脏器破裂出血伴休克的病人 <u>应边快速补液抗休克,边准备手术</u>,力争在收缩压回升至 90mmHg 以上后进行手术。若在积极治疗下休克仍未能纠正,提示腹内可能有活动性大出血,则应当机立断,在抗休克的同时迅速剖腹止血。

②空腔脏器破裂的病人 休克发生较晚,多数属于低血容量性休克,应在休克纠正的前提下进行手术治疗。少数病人因同时伴有感染性休克,导致休克不易纠正,也可在抗休克的同时进行手术治疗;对于空腔脏器破裂者,应当使用足量广谱抗生素。

(3) **麻醉选择** 应选用气管内插管麻醉,禁用椎管内麻醉,以免血压下降。

(4) **手术切口选择** 常选用<u>正中切口</u>,进腹迅速,创伤和出血较少,能满足彻底检查腹腔所有部位的需要,根据需要还可向上、下延长或向侧方添加切口甚至联合开胸。腹部开放伤时,不要通过扩大伤口去探查腹腔。

注意:①腹部损伤剖腹探查手术切口常选择腹部正中切口。
②急性继发性腹膜炎剖腹探查时若不能确定原发病灶,则选择右旁正中切口为好。

(5) **探查和处理腹腔的顺序**

①探查顺序 先探查实质性器官肝脾→膈肌、胆囊→胃→十二指肠第一段→空肠、回肠→大肠及其系膜→盆腔脏器→胃后壁和胰腺→必要时切开后腹膜探查十二指肠二、三、四段。

②处理顺序 先处理出血性损伤,后处理空腔器官破裂伤。对于空腔器官破裂伤,应先处理污染重的损伤,后处理污染轻的损伤,即结肠→回肠→空肠→胃。

【例6】腹部闭合性损伤时,不支持腹腔内脏损伤诊断的是
　　A. 早期出现休克　　　　　　B. 腹膜刺激征　　　　　　C. 有气腹征
　　D. 移动性浊音(+)　　　　　E. 肠鸣音活跃

【例7】男性,20 岁。创伤 10 分钟来院,神志清楚,面色苍白,右股外侧可见 3cm 长创口,无出血,肢体无反常活动,血压90/60mmHg,脉搏122次/分,呼吸28次/分,患者自觉腹胀,排气1次。不正确的急诊处置是
　　A. 生命体征监护　　　　　　B. 右股 X 线片检查　　　　C. 腹部超声检查
　　D. 建立静脉输液通道　　　　E. 立位胸腹部透视检查

【例8】对疑有腹腔内空腔脏器破裂的腹部闭合性损伤患者,在观察期内处理错误的是
　　A. 使用广谱抗生素　　　　　B. 注射止痛剂　　　　　　C. 禁饮食
　　D. 胃肠减压　　　　　　　　E. 补充血容量

【例9】腹部闭合性损伤行剖腹探查的指征不包括
　　A. 膈下游离气体　　　　　　B. 腹穿抽出不凝血　　　　C. 恶心、呕吐加剧
　　D. 全身情况恶化　　　　　　E. 腹膜刺激征进行性加重(2022)

【例10】男,42 岁。腹部撞伤3小时,持续性腹痛,未排尿。查体:T37.5℃,P110次/分,BP90/60mmHg,腹式呼吸受限,腹稍胀,全腹肌紧张,压痛(+),腹部移动性浊音(+),肠鸣音消失。实验室检查:Hb100g/L,WBC12×10^9/L。最佳治疗方案是
　　A. 胃肠减压观察　　　　　　B. 广谱抗生素治疗观察　　C. 急症剖腹探查
　　D. 导尿,留置尿管观察　　　E. 抗休克治疗观察

【例11】因腹部闭合性损伤行剖腹探查手术时,应最先探查的器官是

A. 胰腺　　　　　　　　　B. 结肠　　　　　　　　　C. 肝、脾
D. 胃、十二指肠　　　　　E. 盆腔器官(2023)

二、常见腹部脏器损伤

1. 肝脾损伤

(1) 肝脾损伤的临床特点及鉴别

	肝破裂	脾破裂
发病率	肝脏损伤在腹部损伤中占20%~30% 肝是腹部开放性损伤中最易受损的器官	脾是腹腔脏器最容易受损的器官之一 脾损伤占腹部创伤的40%~50% 占腹部闭合伤的20%~40%，开放伤的10%
病因	开放伤、闭合伤	闭合伤、开放伤
病理	分3种：真性破裂、被膜下破裂、中央型破裂	分3种：真性破裂(85%)、被膜下破裂、中央型破裂
分级	分为Ⅰ~Ⅵ级(美国,1994年)	分为Ⅰ~Ⅳ级(我国,2000年)
临床表现	空腔脏器和实质性脏器损伤的双重表现： ①腹腔内出血；②腹膜炎体征(胆汁外溢)； ③黑便、呕血(胆道出血)	①典型实质性脏器损伤的表现：腹腔内出血 ②可发生延迟性脾破裂，一般发生在伤后2周，也可迟至数月(该知识点考过多次)
合并症	右下位肋骨骨折	左下位肋骨骨折
破裂	右肝破裂多于左肝	多位于脾上极和膈面，85%合并包膜、实质破裂
处理	边术前准备，边紧急手术： ①暂时控制出血，尽快查明伤情 ②清创缝合术，肝动脉结扎术 ③肝切除术，纱布填塞法	处理原则：抢救生命第一，保脾第二 边术前准备，边紧急手术： ①脾切除、脾破裂修补、脾片移植、腹腔镜 ②保守治疗仅适用于轻度单纯性脾破裂
并发症	继发性肝脓肿	脾切除后凶险性感染(OPSI)，发生率1% 致病菌为肺炎球菌，多发于<2岁婴幼儿

注意：①脾是腹部闭合性损伤中最易受损的器官，脾是腹部内脏最易受损的器官。
②肝是腹部开放性损伤中最易受损的器官。
③腹部外伤史+腹腔内出血(血压下降、心率增快)—实质性脏器损伤—脾破裂。
④腹部外伤史+腹膜刺激征—空腔脏器损伤—胃肠破裂。
⑤腹部外伤史+腹腔内出血+腹膜刺激征—肝破裂。
⑥诊断实质性脏器损伤首选诊断性腹腔穿刺—抽出不凝血。
⑦诊断空腔脏器穿孔首选腹部立位透视或平片—膈下游离气体、膈肌抬高。

(2) 肝脏损伤的处理
①暂时控制出血　开腹后若发现肝破裂出血凶猛，可用纱布压迫创面暂时止血，同时阻断肝十二指肠韧带以控制出血。常温下每次阻断入肝血流不宜超过20分钟，有肝硬化者不宜超过15分钟。
②清创缝合术　适用于裂口不深、出血不多、创缘较整齐的病例。
③肝动脉结扎术　适用于裂口内有不易控制的动脉性出血。
④肝切除术　适用于大块肝组织破损，特别是粉碎性肝破裂，或肝组织挫伤严重者。
⑤纱布填塞法　适用于裂口较深或肝组织已有大块缺损而止血不满意，但又无条件进行大手术者。
⑥主肝静脉或下腔静脉出血的处理　需扩大切口，或采用胸腹联合切口进行处理。

【例12】男，26岁。因腹部外伤急诊入院，行剖腹探查，见肝右叶8cm长裂口，较深，有不易控制的动脉性出血。术中最有效的止血方法是

A. 用纱布或绷带条压迫止血 B. 全身和局部同时应用止血药物
C. 填塞大网膜后缝合裂口 D. 阻断肝门血流后止血
E. 明胶海绵或氧化纤维填入裂口

(13~15题共用题干)男,23岁。突然晕倒2小时。5天前因车祸撞伤左下胸部,曾卧床休息2天。查体:P140次/分,R30次/分,BP75/60mmHg。神志清,面色苍白,左下胸有皮肤瘀斑,腹部膨隆,轻度压痛,反跳痛,移动性浊音阳性,肠鸣音减弱。

【例13】最可能的诊断是
A. 小肠破裂 B. 结肠破裂 C. 胃破裂
D. 脾破裂 E. 肾破裂

【例14】为尽快明确诊断,首选的辅助检查是
A. 腹部 MRI B. 胸部 X 线片 C. 腹部 B 超
D. 腹部 CT E. 腹部 X 线片

【例15】最佳的处理方法是
A. 小肠修补术 B. 结肠修补术 C. 胃修补术
D. 脾切除术 E. 肾切除术

2. 胰腺损伤

胰腺损伤仅占腹部损伤的1%~2%,最常见的病因是方向盘伤、自行车把手伤(上腹部强力挤压暴力直接作用于脊柱所致),损伤部位常在胰颈、胰体。由于胰腺位置深而隐蔽,早期不易发现,甚至在手术探查时也有漏诊可能。正因如此,凡是上腹部损伤的病人,都要考虑到胰腺损伤的可能。

(1)临床表现

①腹膜刺激征 胰腺破损或断裂后,胰液可积聚于网膜囊内而表现为上腹明显压痛和肌紧张。外渗的胰液经网膜孔或破裂的小网膜进入腹腔后,可很快引起弥漫性腹膜炎伴剧烈腹痛。单纯性胰腺钝性伤,可无明显临床症状,往往容易延误诊断。

②内出血征象 胰腺损伤所引起的内出血量一般不多,所致腹膜炎在体征方面无特异性。

③淀粉酶 血淀粉酶和腹腔穿刺液淀粉酶升高,有一定参考价值。

(2)诊断 ①有上腹部受伤史;②有典型临床表现;③B超发现胰腺回声不均和周围积血、积液;④CT可显示胰腺轮廓是否完整、胰周积血、积液情况;⑤血淀粉酶和腹腔穿刺液淀粉酶升高。

(3)治疗 高度怀疑或诊断胰腺损伤,特别是有明显腹膜刺激征者,应立即手术治疗。

(4)并发症 胰腺损伤的主要并发症是假性囊肿、胰腺脓肿和胰瘘。胰腺假性囊肿常在胰腺外伤、急性胰腺炎后3~4周形成,大小为几毫米至几十厘米,可压迫邻近组织引起相应症状,囊肿穿破可致胰源性腹水。

注意:①胰腺损伤的典型受伤机制是方向盘伤、把手撞伤上腹部。
②胰腺外伤、急性胰腺炎后3~4周,出现上腹包块,应首先考虑胰腺假性囊肿。
③急性胰腺炎治疗期间或病后2~3周,出现持续高热,应首先考虑胰腺脓肿。

【例16】女,35岁。上腹胀伴恶心、呕吐20天。进食后上腹胀明显,恶心,有时呕吐所进食物,无发热,5个月前曾撞伤上腹部。查体:无贫血,无黄染,上腹部隆起,可触及18cm×4cm囊性包块,不活动,无压痛。钡餐透视见胃大弯受压上抬,横结肠下移。最可能的诊断是
A. 胰腺囊肿 B. 腹膜后血肿 C. 胰腺假性囊肿
D. 肠系膜囊肿 E. 胰腺囊腺瘤

3. 十二指肠损伤

(1)临床特点 十二指肠损伤多见于二、三部,占50%以上。十二指肠损伤如发生在腹腔内部分,破裂后胰液和胆汁流入腹腔而早期引起典型的腹膜炎,不难诊断。若为闭合伤所致的腹膜后十二指肠破裂,则

早期症状和体征不明显,晚期表现为右上腹或腰部持续性疼痛且进行性加重,腹部体征相对较轻而全身情况不断恶化,血清淀粉酶升高。X线腹部平片可见腰大肌轮廓模糊,CT显示腹膜后及右肾前间隙有气泡。

(2)**治疗**　宜手术治疗。

【例17】十二指肠降段腹膜后部分外伤性破裂典型临床表现是
　　A. 全腹痛,明显腹膜刺激征,移动性浊音(+)　　B. 全腹痛,轻度腹膜刺激征
　　C. 全腹痛,明显腹膜刺激征,肝浊音界消失　　D. 右上腹和腰背部痛,明显腹膜刺激征,肝浊音界消失
　　E. 右上腹和腰背部痛,无明显腹膜刺激征

【例18】男,18岁。练双杠时撞击上腹部,突发腹痛4小时。疼痛加重,伴背部疼痛、恶心、呕吐,呕吐物中有胃液和胆汁。既往有胆囊炎病史。腹部X线片:横结肠肝曲胀气,腹膜后有气体征象。粪隐血(−)。最可能的诊断是
　　A. 右肾破裂　　　　　　　B. 肝破裂　　　　　　　C. 胆囊破裂
　　D. 十二指肠破裂　　　　　E. 结肠破裂

4. 小肠损伤

(1)**临床特点**　小肠占据着中、下腹的大部分空间,故受伤的机会比较多。小肠损伤后可在早期即出现明显的腹膜炎,故诊断一般并不困难。小肠穿孔病人早期表现可以不明显,晚期可出现腹痛、腹胀。小肠穿孔后只有少数病人有气腹征,因此无气腹表现,并不能否定小肠损伤的诊断。

(2)**治疗**　小肠损伤一旦确诊,应立即手术治疗,手术方式以简单修补为主。

5. 结肠损伤

(1)**临床特点**　结肠损伤发病率仅次于小肠,但因结肠内容物液体成分少而细菌含量多,故腹膜炎出现得较晚,但较严重。一部分结肠位于腹膜后,受伤后容易漏诊,常常导致严重的腹膜后感染。

(2)**治疗**　由于结肠壁薄、血液供应差、含菌量大,故结肠损伤的治疗不同于小肠损伤。
①右半结肠损伤　根据全身和局部情况,行一期修补或切除吻合。
②左半结肠损伤　一期先行肠造口/肠外置,3~4周后二期关闭瘘口。

【例19】腹部钝性损伤,腹壁未破裂却导致腹内下列某一脏器破裂时,出现腹膜炎症状最晚的是
　　A. 胃　　　　　　　　　　B. 十二指肠球部　　　　　C. 空肠
　　D. 回肠　　　　　　　　　E. 结肠

6. 直肠损伤

(1)**临床特点**　直肠上段在盆底腹膜反折之上,下段在腹膜反折之下,它们损伤后的表现是不同的。如损伤在腹膜反折之上,其临床表现与结肠破裂基本相同。
如发生在腹膜反折之下,则引起严重的直肠周围感染,但并不表现为腹膜炎,诊断容易延误。腹膜外直肠损伤的临床表现:①血液从肛门排出;②会阴部、骶尾部、臀部、大腿部的开放伤口有粪便溢出;③尿液中有粪便残渣;④尿液从肛门排出;⑤直肠损伤后,直肠指检可发现直肠内有出血,有时可摸到直肠破裂口。

(2)**治疗**　应早期彻底清创、修补直肠破损、肠造瘘转流、直肠周围间隙引流。①直肠上段破裂应剖腹修补,如为毁损性严重损伤,可切除后端端吻合,同时行乙状结肠双腔造瘘术,2~3个月后闭合造口。②直肠下段破裂应充分引流直肠周围间隙以防感染扩散,并行乙状结肠造口,使粪便改道直至直肠伤口愈合。

▶ **常考点**　诊断性穿刺,腹部闭合伤的特点及处理原则;肝脾破裂的临床表现、诊断及治疗。

参考答案——详细解答见《2024国家临床执业及助理医师资格考试历年考点精析(上、下册)》

1. ABCDE　　2. ABCDE　　3. ABCDE　　4. ABCDE　　5. ABCDE　　6. ABCDE　　7. ABCDE
8. ABCDE　　9. ABCDE　　10. ABCDE　　11. ABCDE　　12. ABCDE　　13. ABCDE　　14. ABCDE
15. ABCDE　　16. ABCDE　　17. ABCDE　　18. ABCDE　　19. ABCDE

第16章 急性化脓性腹膜炎

▶ **考纲要求**
①急性化脓性腹膜炎。②腹腔脓肿。

▶ **复习要点**

一、急性化脓性腹膜炎

1. 腹膜解剖与生理

(1) **腹膜腔分大、小腹腔** 腹膜分为相互连续的壁腹膜和脏腹膜两部分。腹膜腔是壁腹膜和脏腹膜之间的潜在间隙,是人体最大的体腔。男性的腹膜腔是封闭的,女性的腹膜腔则经输卵管、子宫、阴道与体外相通。正常情况下,腹膜内有 75~100ml 黄色澄清液体,起润滑作用。病变时,腹膜腔可容纳数升液体或气体。腹膜腔分大、小腹腔,即腹腔和网膜囊,经由网膜孔(Winslow 孔)相通。

(2) **腹膜的神经支配** ①支配壁腹膜的为体神经,是肋间神经和腰神经的分支,对各种刺激敏感,痛觉定位准确。腹前壁腹膜在炎症时,可引起局部疼痛、反跳痛及肌紧张,是诊断腹膜炎的主要临床依据。②支配脏腹膜的为自主神经,来自交感神经和迷走神经末梢,对牵拉、胃肠腔内压力增加或炎症、压迫等刺激较为敏感,常表现为钝痛且定位不准确。

(3) **腹膜的面积** 腹膜有很多皱襞,其面积几乎与全身的皮肤面积相等,约 1 5m^2。

(4) **腹膜的渗透、分泌、吸收功能** 腹膜是双向半透性膜,水、电解质、尿素等可透过腹膜。腹膜能向腹腔内渗出少量液体。急性炎症时腹膜可分泌大量渗出液,以稀释毒素和减轻刺激。腹膜有很强的吸收能力,能吸收腹腔内的积液、血液、空气、毒素等。腹膜炎严重时,可因吸收大量毒性物质而引起感染性休克。

【例1】关于腹膜的解剖生理,错误的是
A. 成人腹膜总面积可达 2m^2 B. 正常腹腔可有 100ml 液体   C. 腹腔有强大吸收力
D. 腹膜可分泌大量渗出液   E. 脏腹膜比壁腹膜痛觉敏感

2. 原发性腹膜炎和继发性腹膜炎的病因及常见致病菌

(1) **原发性腹膜炎** 又称自发性腹膜炎,腹腔内无原发病灶。致病菌多为溶血性链球菌、肺炎双球菌或大肠埃希菌。细菌进入腹腔的途径:①血行播散最常见;②上行性感染;③直接扩散;④透壁性感染。

(2) **继发性腹膜炎** 常见,其病因包括:①腹腔空腔脏器穿孔、外伤引起的内脏破裂,是继发性腹膜炎最常见的病因,如消化性溃疡急性穿孔、急性胆囊炎穿孔、外伤造成的肠管破裂等;②腹腔内脏器炎症扩散也是常见病因,如急性阑尾炎、女性生殖器官化脓性感染等;③其他腹部手术中的腹腔污染,如胃肠道、胆管、胰腺吻合口渗漏等。④腹壁的严重感染也可引起腹膜炎。继发性腹膜炎的致病菌以大肠埃希菌最常见,其次为厌氧拟杆菌、链球菌、变形杆菌,一般都为混合性感染,故毒性较强。

【例2】原发性腹膜炎患者细菌进入腹腔最常见的途径是
A. 直接播散   B. 血行播散   C. 上行性感染
D. 透壁性感染   E. 空腔脏器穿孔(2021)

A. 变形杆菌   B. 大肠埃希菌   C. 肺炎双球菌
D. 铜绿假单胞菌   E. 厌氧拟杆菌

【例3】引起继发性腹膜炎的细菌主要是
【例4】通过血行播散引起的原发性腹膜炎致病菌主要是

注意：①继发性腹膜炎的致病菌以大肠埃希菌最多见，一般为混合性感染。
②原发性腹膜炎的致病菌以溶血性链球菌、肺炎双球菌最多见。
③继发性腹膜炎最常见的病因为空腔脏器穿孔及外伤，原发性腹膜炎最常见的病因是血行感染。

3. 病理生理
①胃肠内容物和细菌进入腹腔后，腹膜充血水肿，并产生大量浆液性渗出液，以稀释腹腔内的毒素。
②大量巨噬细胞、中性粒细胞渗出，加以坏死组织、细菌和凝固的纤维蛋白，使渗出液变混浊而成为脓液。以大肠埃希菌为主的脓液呈黄绿色，常与其他致病菌混合感染而变得稠厚，并有粪便的特殊臭味。
③病情较轻时，渗出液逐渐被吸收，炎症消散，自行修复和痊愈。
④若局限部位化脓，积聚于膈下、肠袢间、盆腔，则可形成局限性脓肿。
⑤腹膜炎治愈后，腹腔内多有不同程度的粘连，部分可导致粘连性肠梗阻。

4. 临床表现
(1) **症状**　腹痛是最主要的临床表现。腹痛一般都很剧烈，难以忍受，呈持续性，疼痛从原发灶部位开始，随炎症扩散而延及全腹。并伴有恶心、呕吐、发热、白细胞计数升高、感染中毒症状、休克等表现。
(2) **腹部体征**　腹胀、腹式呼吸减弱或消失。腹部压痛、腹肌紧张和反跳痛是腹膜炎的标志性体征，尤以原发部位最明显。腹胀加重是病情恶化的一项重要标志。腹胀是判断病情变化的一项重要标志。胃肠或胆囊穿孔可引起强烈的腹肌紧张，甚至呈"木板样"强直。腹部叩诊因胃肠胀气而呈鼓音。胃十二指肠穿孔时，肝浊音界缩小或消失。腹腔内积液较多时，可叩出移动性浊音。
(3) **直肠指检**　直肠前窝饱满及触痛，提示盆腔已有感染或已形成盆腔脓肿。

【例5】继发性腹膜炎最突出的腹痛特点是
　　A. 疼痛程度随时间变化　　　B. 腹痛范围有大小变化　　C. 原发病灶处疼痛最显著
　　D. 疼痛呈阵发性加剧　　　　E. 肛门排气、排便后腹痛可缓解

【例6】急性弥漫性腹膜炎提示病情加重的体征是
　　A. 肠鸣音减弱或消失　　　　B. 腹部压痛加重　　　　C. 腹肌紧张加重
　　D. 腹痛加重　　　　　　　　E. 腹胀加重（2023）

5. 诊断
根据病史和典型体征，白细胞计数及分类，辅助检查结果，腹膜炎的诊断一般比较容易。
(1) **X线检查**　腹部站立位平片小肠普遍胀气并有多个小液平面提示肠麻痹，膈下游离气体提示胃肠穿孔。
(2) **超声检查**　可显示腹腔内有不等量的液体，但不能鉴别液体的性质。
(3) **腹腔穿刺**　急性腹膜炎诊断中，最重要的就是病因判断。腹腔穿刺液的性质有助于病因判断。
(4) **CT检查**　腹膜炎时腹腔胀气明显，有时超声检查难以确定诊断，选择CT检查尤为重要。

6. 治疗
(1) **非手术治疗**　对病情较轻，或病程较长超过24小时，且腹部体征已减轻或有减轻趋势者，或伴有严重心肺等脏器疾病不能耐受手术者，可行非手术治疗。

半靠位	①渗液流向盆腔,减少吸收,减轻中毒症状；②使渗液局限,利于引流；③改善呼吸循环
禁食、胃肠减压	①减轻胃肠内积气,促进胃肠道蠕动恢复；②防止胃肠内容物继续进入腹腔
纠正水、电解质紊乱	营养支持的同时纠正水、电解质紊乱
抗生素治疗	针对致病菌选用敏感抗生素,如第三代头孢菌素等
营养支持	急性腹膜炎的代谢率约为正常人的140%,故应加强营养支持

(2) **手术治疗**　绝大多数继发性腹膜炎需要及时手术治疗。手术适应证：①经非手术治疗6~8小时

第十篇 外科学
第16章 急性化脓性腹膜炎

后(一般不超过12小时),腹膜炎症状及体征不缓解反而加重者;②腹腔内原发病严重,如胃肠道穿孔、胆囊坏疽、绞窄性肠梗阻、腹腔内脏损伤破裂等;③腹腔内炎症较重,有大量积液,出现严重的肠麻痹或中毒症状,尤其是有休克表现者;④腹膜炎病因不明确,且无局限趋势者。

手术原则为处理原发灶,清理腹腔,充分引流。进腹后应仔细寻找原发病灶进行恰当处理。手术切口应根据原发病变脏器所在的部位而定,若不能确定原发病变源于哪个脏器,则以右旁正中切口为好。开腹后立即吸净腹腔内的脓液及渗出液,清除食物残渣、粪便、异物等。用甲硝唑、生理盐水冲洗腹腔至清洁。术后常规放置腹腔引流管,以减轻腹腔感染,防止术后发生腹腔脓肿。关腹前一般不在腹腔内应用抗生素,以免造成严重粘连。

【例7】男,45岁。腹部撞伤后脐周疼痛2小时,呈持续性,伴恶心,无呕吐,腹痛范围迅速扩大。查体:P126次/分,BP146/90mmHg,全腹肌紧张,压痛和反跳痛阳性,肠鸣音消失。准备剖腹探查,手术治疗的原则不包括

A. 处理原发病灶 B. 尽量分离粘连组织 C. 留置引流管,保证引流管通畅
D. 术后禁食并行胃肠减压 E. 关腹前用生理盐水反复冲洗腹腔

二、腹腔脓肿

脓液在腹腔内积聚,由肠管、内脏、网膜或肠系膜等粘连包围,与游离腹腔隔离,形成腹腔脓肿。腹腔脓肿分为膈下脓肿、盆腔脓肿和肠间脓肿。常继发于急性腹膜炎或腹腔内手术,原发性感染少见。

1. 膈下脓肿

(1)**诊断** 根据病史、临床表现及辅助检查进行诊断。
①病史 具有急性腹膜炎、腹腔内脏器的炎性病变、腹部手术等病史。
②全身症状 发热,脉率增快,乏力,盗汗,厌食,消瘦等。
③局部症状 脓肿部位可有持续性钝痛。可出现呃逆、咳嗽、胸痛、胸水、肺不张等症状。
④体征 右季肋区叩痛,局部皮肤凹陷性水肿,皮温升高。右膈下脓肿可有肝浊音界扩大。
⑤X线检查 显示胸膜反应、胸腔积液、肺下叶部分不张;膈下占位阴影;胃底受压。
⑥超声检查 对膈下脓肿的诊断及鉴别诊断帮助很大,可在超声指导下穿刺抽脓、冲洗脓腔。

(2)**治疗** 既往主要采用手术治疗。近年来,常采用经皮穿刺置管引流术。
①经皮穿刺置管引流术 适用于与体壁靠近的局限性单房脓肿。
②切开引流术 适用于肝右叶上、肝右叶下间隙位置靠前及左膈下间隙靠前的脓肿。可通过多种切口和途径切开引流,切开腹壁各层至腹膜外,沿腹膜外层向上分离,接近脓肿,用注射器试穿,抽取脓液作细菌培养+药敏试验。沿穿刺方向和途径进入脓腔,用手指探查脓腔分开间隔,吸净脓液,置管引流。脓肿周围一般都有粘连,只要不分破粘连,脓液不会流入腹腔或扩散。

(8~9题共用题干)男,33岁。急性腹膜炎术后7天,发热,为弛张热,伴乏力、盗汗、纳差,右上腹、肋下持续性钝痛,深呼吸及咳嗽时疼痛加重。腹部B超及CT示肝右叶上方、膈肌下见6cm×4cm气液平面。诊断性穿刺可抽出脓液。

【例8】若决定行切开引流,为防止脓液流入腹腔再次引起弥漫性腹膜炎,最主要的措施是

A. 进入脓腔分离时,不要破坏粘连层 B. 切开引流同时应用有效抗生素
C. 选择合理切口,显露充分 D. 麻醉效果良好,便于操作
E. 吸净脓液,低压灌洗后留置负压引流

【例9】最常用的抗生素是

A. 第二代头孢菌素 B. 半合成青霉素 C. 第三代头孢菌素
D. 氨基糖苷类 E. 克林霉素

【例10】男,30岁,胃溃疡穿孔行胃大部切除术后5天,出现右上腹钝痛及发热,最高体温38.5℃。腹部X线透视见右侧膈肌升高,随呼吸活动受限,肋膈角模糊。最可能的诊断是
  A. 胃排空障碍   B. 膈下脓肿   C. 急性细菌性肝脓肿
  D. 吻合口漏   E. 急性胆囊炎

2. 盆腔脓肿
盆腔处于腹腔的最低位,腹腔内的炎性渗出物或脓液易积聚于此而形成脓肿。盆腔腹膜面积小,吸收毒素能力较差,故盆腔脓肿的全身中毒症状较轻。

(1)诊断　①急性腹膜炎治疗过程中,如阑尾穿孔或结直肠手术后,出现体温升高,直肠或膀胱刺激症状,如里急后重、大便数频而量少、有黏液便、尿频、排尿困难等,应考虑盆腔脓肿的可能。②腹部体检多无阳性发现。③直肠指检可在直肠前壁触及向直肠腔内膨起、有触痛、有时有波动感的肿物。④已婚病人可作阴道检查,以协助诊断,若为盆腔脓肿,可行后穹隆穿刺。⑤超声检查有助于明确诊断。

(2)治疗
①非手术治疗　脓肿较小或尚未形成时,可应用抗生素、腹部热敷、温热盐水灌肠、物理透热治疗。
②手术治疗　脓肿较大时,可经直肠穿刺抽脓+引流。已婚女病人可经后穹隆穿刺后切开引流。

3. 膈下脓肿和盆腔脓肿的鉴别

	膈下脓肿	盆腔脓肿
病因	平卧时位置最低,脓液积聚于膈下	腹腔最低位,脓液积聚于盆腔
临床特点	全身症状重,可刺激膈下产生胸膜炎 经皮穿刺置管引流术,可治愈80%的膈下脓肿	伴直肠、膀胱刺激症状,腹部检查多为阴性 直肠指检可触及波动性肿物
诊断	①有急性腹膜炎、腹腔内脏穿孔、腹部手术数日发热、腹痛病史 ②X线:透视可见患侧膈肌升高、胸膜反应 ③B超可用于诊断,也可引导穿刺 ④CT对诊断、鉴别诊断帮助较大	有急性腹膜炎、腹部手术史 直肠膀胱刺激症状 直肠指检;经直肠、阴道后穹隆穿刺抽脓 经直肠或阴道B超可明确诊断 必要时作CT检查
治疗	非手术治疗,B超引导下穿刺抽脓,手术治疗	非手术治疗,经直肠引流,经后穹隆引流

(11~12题共用题干)男,33岁。因急性坏疽性阑尾炎行阑尾切除,术后第10天出现发热,体温39.2℃,腹胀、恶心,肛门有下坠感,里急后重,曾排便4次,为黏液样便。

【例11】此时首先应选用的检查是
  A. 大便培养   B. 腹部X线片   C. 血常规
  D. 腹部B超   E. 直肠指诊

【例12】诊断明确后,除抗感染和支持疗法外,以下处理措施应首选的是
  A. 经下腹正中切口进入腹腔引流   B. 经直肠穿刺抽液定位后切开引流
  C. 经原麦氏切口进入腹腔引流   D. 腹腔透热理疗
  E. 温盐水加甲硝唑保留灌肠

▶ **常考点**　重点内容,需全面掌握。

参考答案——详细解答见《2024国家临床执业及助理医师资格考试历年考点精析(上、下册)》

1. ABCDE　　2. ABCDE　　3. ABCDE　　4. ABCDE　　5. ABCDE　　6. ABCDE　　7. ABCDE
8. ABCDE　　9. ABCDE　　10. ABCDE　　11. ABCDE　　12. ABCDE

第17章 消化性溃疡与胃癌

▶ 考纲要求

①消化性溃疡的手术治疗(外科学部分)。②胃癌。

一、消化性溃疡

1. 手术治疗的理论基础

(1) 胃大部切除术的机制 ①切除了胃体大部,壁细胞和主细胞数量减少,使得胃酸和胃蛋白酶原分泌大为减少;②切除了胃窦部,减少了 G 细胞分泌胃泌素(促胃液素)所引起的胃酸分泌,使体液性胃酸分泌减少;③切除了溃疡的好发部位;④切除了溃疡本身。

(2) 迷走神经切断术的机制 ①消除了神经性胃酸分泌;②消除了迷走神经兴奋引起的胃泌素释放所致的体液性胃酸分泌;③降低了分泌胃酸的腺体对胃泌素的敏感性;④降低了胃的张力和蠕动。

2. 手术适应证

(1) 胃溃疡 ①胃溃疡经短期(4~6周)内科治疗无效或愈合后复发者;②经 X 线或胃镜证实溃疡直径>2.5cm 或高位溃疡者;③不能除外恶变或已经恶变者;④既往有一次急性穿孔或大出血病史者。

(2) 十二指肠溃疡 ①多年病史、发作频繁、病情进行性加重,至少经一次严格的内科治疗未能使症状减轻,也不能制止复发者;②经 X 线钡餐检查证实溃疡有较大龛影、球部严重变形、有迹象表明穿透到十二指肠外或溃疡位于球后部者;③过去有穿孔史或反复多次大出血史,而溃疡仍呈活动性者。

3. 主要手术目的

消化性溃疡手术治疗的目的是治愈溃疡,消除症状,防止复发。

4. 手术方法

消化性溃疡的手术治疗方法包括胃大部切除术和迷走神经切断术。

(1) 胃大部切除术 通常应切除胃远端的 2/3~3/4。胃溃疡分为以下 4 型,低胃酸的胃溃疡切除 50%即可。根据胃肠道重建方式不同,胃大部切除术分为Billroth Ⅰ式(胃十二指肠吻合)和Billroth Ⅱ式(胃空肠吻合)两种术式。胃空肠吻合口大小以 3~4cm 为宜,过大易发生倾倒综合征,过小影响胃排空。

分型	占比	溃疡位置	特点	切胃比例
Ⅰ型	50%~60%	胃小弯角切迹附近	低胃酸	切除胃体的 50%即可
Ⅱ型	20%	胃溃疡合并十二指肠溃疡	高胃酸	切除胃体的 2/3~3/4
Ⅲ型	20%	幽门管、幽门前	高胃酸	切除胃体的 2/3~3/4
Ⅳ型	5%	胃上 1/3 或贲门周围	低胃酸	切除胃体的 50%即可

【例1】采用高选择性迷走神经切断术治疗十二指肠溃疡的主要依据是
  A. 溃疡很少恶变   B. 能够减少胃酸分泌   C. 患者年龄大于 70 岁
  D. 能防治幽门螺杆菌感染   E. 溃疡病灶小

【例2】胃溃疡外科手术治疗的适应证是
  A. 内科治愈后短期复发   B. 腹痛周期性发作   C. 年龄小于 45 岁

D. 溃疡直径小于2.5cm　　　　　E. 幽门螺杆菌反复感染

(3~4题共用题干)男,65岁。大量呕血、黑便1天。既往有胃溃疡病史20年,曾有多次出血史。查体:P126次/分,BP86/50mmHg,神情紧张、烦躁,手足湿冷,腹软,上腹部压痛(+),肠鸣音亢进。血常规:Hb90g/L,血细胞比容0.30。心电图示窦性心动过速。

【例3】对该患者目前首选的重要治疗措施是
　　A. 输注浓缩红细胞　　　　B. 立即静脉注射止血药物　　　　C. 立即静脉滴注垂体后叶素
　　D. 快速静脉滴注平衡盐溶液　　E. 冰盐水200ml+去甲肾上腺素8mg胃内灌注

【例4】经急诊胃镜发现胃角切迹大溃疡,活动性出血明显,决定行胃大部切除术,为达到治疗效果至少应切除胃的
　　A. 30%左右　　　　　　B. 50%左右　　　　　　C. 80%左右
　　D. 40%左右　　　　　　E. 60%左右

(2)迷走神经切断术

①手术方式　按照迷走神经切断水平不同,分为以下三种:

A. 迷走神经干切断术(TV)　在食管裂孔水平切断左、右腹腔迷走神经干,又称全腹腔迷走神经切断术。虽可降低胃酸,但因严重并发症而弃用,故无须掌握。

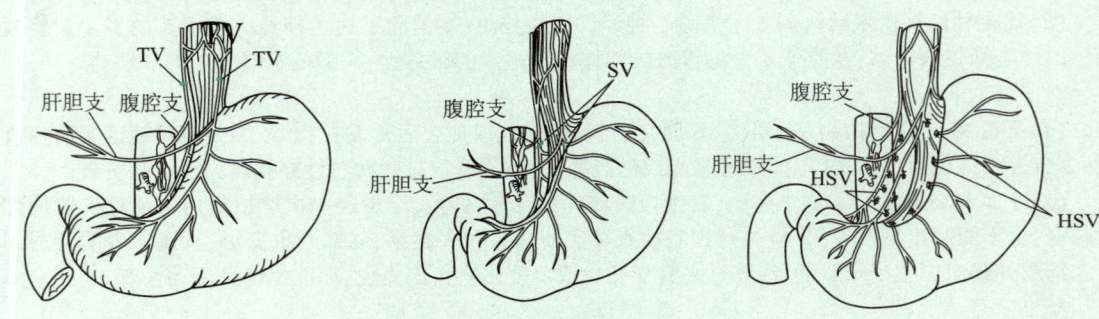

迷走神经切断术的手术方式

B. 选择性迷走神经切断术(SV)　又称全胃迷走神经切断术,是在迷走神经左干分出肝胆支,右干分出腹腔支后,再将迷走神经予以切断,切断了支配胃的所有迷走神经。

C. 高选择性迷走神经切断术(HSV)　又称胃近端迷走神经切断术或壁细胞迷走神经切断术,是指切断支配胃近端、胃底、胃体壁细胞的迷走神经,保留支配胃窦部和远端肠道的迷走神经("鸦爪支")。

②SV和HSV的比较　如下。

	选择性迷走神经切断术(SV)	高选择性迷走神经切断术(HSV)
别称	全胃迷走神经切断术	胃近端迷走神经切断术
切断部位	在迷走神经左干发出肝胆支,右干发出腹腔支以下	切断前后迷走神经分布至胃底、胃体的分支 保留胃窦的"鸦爪支"
优点	未切断肝胆支、腹腔支,避免了功能紊乱 广泛应用	保留了"鸦爪支",术后不会引起胃潴留 胃容积未变,不影响进食,手术简单安全
缺点	复发率高;丧失了幽门括约肌功能 易导致胃潴留,加幽门成形术后有胃切除术的并发症	复发率更高 对胃溃疡疗效不如胃大部切除术

③胃潴留的解决　行选择性迷走神经切断术时,由于支配胃窦部的迷走神经被切断,术后胃蠕动减退,需加作幽门成形、胃空肠吻合、胃窦切除等胃引流手术,以解决胃潴留。

【例5】对十二指肠溃疡采用选择性迷走神经切断术时,附加幽门成形术的作用是
　　A. 降低溃疡复发率　　　　B. 利于消化与吸收　　　　C. 防止发生腹泻
　　D. 避免发生胃潴留　　　　E. 进一步减少胃酸

【例6】行胃高选择性迷走神经切断术时,作为保留分支标志的是其
　　A. 胃后支　　　　　　　　B. 胃前支　　　　　　　　C. 肝胆支
　　D. 腹腔支　　　　　　　　E. "鸦爪支"

(3) 手术方式的选择
①胃溃疡　以胃大部切除术为主,尤其以毕(Billroth)Ⅰ式为首选。
②十二指肠溃疡　我国首选毕(Billroth)Ⅱ式胃大部切除术,国外首选高选迷刃或选迷切+引流手术。
在选择手术方式时,还要考虑病人的年龄、一般情况,有无溃疡穿孔、出血和幽门梗阻等因素。

注意: ①十二指肠溃疡的发病是胃酸过高所致,手术时切胃量较多,不宜选用毕Ⅰ式,只能选用毕Ⅱ式。
②迷走神经干切断术因严重并发症现已弃用。

【例7】男,45岁。5年来每于餐后半小时出现上腹饱胀、疼痛,持续约2小时后可自行缓解,常有反酸、嗳气,偶有大便颜色发黑。近期行上消化道X线钡剂造影提示胃窦小弯侧1cm大小壁外龛影,边缘光滑。该患者若手术治疗,常采用的术式是
　　A. 全胃切除术　　　　　　B. 毕Ⅰ式胃大部切除术　　C. 毕Ⅱ式胃大部切除术
　　D. 选择性迷走神经切除术　E. 高选择性迷走神经切断术

【例8】女,50岁。腹痛、腹胀5天。呕吐物为隔夜酸酵食物,见胃肠型。既往十二指肠球部溃疡病史10年。最适宜的治疗措施是
　　A. 口服奥美拉唑　　　　　B. 温盐水洗胃　　　　　　C. 胃大部切除术
　　D. 高选择性迷走神经切断术 E. 选择性迷走神经切断+幽门成形术

5. 胃大部切除术的术后并发症
(1) 分类　胃大部切除术的并发症分为早期并发症和远期并发症两类。
①早期并发症　术后出血、术后胃瘫、胃肠壁缺血坏死、吻合口瘘、十二指肠残端破裂、术后肠梗阻。
②远期并发症　倾倒综合征、碱性反流性胃炎、溃疡复发、营养性并发症、残胃癌等。

【例9】胃大部切除术后早期并发症是
　　A. 吻合口溃疡　　　　　　B. 胃排空延迟　　　　　　C. 贫血
　　D. 碱性反流性胃炎　　　　E. 残胃癌

(2) 术后出血　胃大部切除术后24小时内胃管内抽出咖啡色胃液一般不超过300ml。若术后24小时后胃管内仍可不断吸出新鲜血液,则为术后出血。
发生在术后 24 小时以内 的胃出血,多为术中止血不确切。
术后 4~6 天 发生出血,常为吻合口黏膜坏死脱落而致。
术后 10~20 天 发生出血,多为吻合口缝线处感染、黏膜下脓肿腐蚀血管所致。
绝大多数采用非手术治疗即可止血,保守治疗无效者需再次手术止血。

【例10】胃大部切除术后24小时以内的出血,最常见的原因是
　　A. 凝血障碍　　　　　　　B. 吻合口张力过高　　　　C. 术中止血不确切
　　D. 吻合口感染　　　　　　E. 吻合口黏膜脱落坏死

(3) **术后胃瘫**　术后胃瘫是胃手术后以胃排空障碍为主的综合征。胃瘫通常发生于术后2~3天,多发生在饮食由禁食改为流质或流质改为半流质时。病人出现恶心呕吐,呕吐物多呈绿色。X线上消化道造影检查,见残胃扩张、无张力,蠕动波少而弱,胃肠吻合口通过欠佳。需行保守治疗,如禁食、持续胃肠减压、营养支持、纠正水电解质紊乱、使用促进胃肠蠕动的药物,不宜再次手术治疗。

注意：胃大部切除术后胃瘫属于动力性胃通过障碍，无器质性病变，多数病人经保守治疗可以好转，严禁立即再次手术。保守治疗包括禁食、胃肠减压、营养支持、促进胃动力等。

(4) **吻合口破裂或瘘**　胃大部切除术应注意适当保留残胃大弯的胃短血管。十二指肠残端或空肠袢的血供不足也会引起肠壁缺血坏死，造成吻合口破裂或肠瘘。发生胃肠壁坏死应立即禁食，放置胃管进行胃肠减压。一旦发生坏死穿孔，出现腹膜炎体征，应立即手术探查并进行相应处理。

(5) **十二指肠残端破裂**　见于十二指肠残端处理不当或毕Ⅱ式输入袢梗阻。表现为病人突发上腹部剧痛，伴发热，腹膜刺激征，腹腔穿刺有胆汁样液体。一旦确诊，应立即手术。

(6) **术后肠梗阻**　分为以下三种类型。

①**输入袢梗阻**　多见于毕Ⅱ式吻合。又分为两种类型：

A. 急性完全性输入袢梗阻　由于梗阻近端为十二指肠残端，所以是一种闭袢性梗阻，易发生绞窄。病人表现为上腹部剧烈疼痛，伴呕吐，呕吐物不含胆汁。上腹部可扪及肿块。需手术治疗。

B. 慢性不全性输入袢梗阻　症状长期不能自行缓解，可手术治疗。

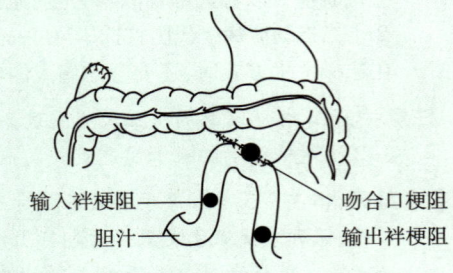

②**输出袢梗阻**　多由术后肠粘连所致。表现为上腹部饱胀不适，严重时有呕吐，呕吐物含胆汁。

③**吻合口梗阻**　多由吻合口过小或吻合口内翻过多，加上吻合口水肿所致。处理方法是胃肠减压，消除水肿。经非手术治疗后症状通常可以缓解，如非手术治疗失败，需再次手术。

梗阻部位	呕吐物性质	治疗方案
吻合口梗阻	呕吐物含食物,不含胆汁	保守治疗无效时手术治疗
输出袢梗阻	含食物及胆汁	保守治疗无效时手术治疗
急性完全性输入袢梗阻	量少,不含胆汁	立即手术治疗
慢性不全性输入袢梗阻	大量胆汁,几乎不含食物	保守治疗无效时手术治疗

(7) **倾倒综合征**　胃大部切除术后，由于失去了幽门的节制功能，胃内容物排空过快，产生一系列临床症状，称为倾倒综合征，多见于毕Ⅱ式吻合。根据进食后出现症状的时间，分为早期和晚期两种。

	早期倾倒综合征	晚期倾倒综合征
发生时间	进食后半小时	进食后2~4小时
发病机制	与餐后高渗性胃内容物快速进入肠道,导致肠道内分泌细胞大量分泌血管活性物质有关	食物进入肠道后,刺激胰岛素大量分泌,继而导致反应性低血糖,故也称低血糖综合征
临床表现	心悸、出冷汗、乏力、面色苍白等短暂血容量不足的表现,伴恶心呕吐、腹部绞痛、腹泻	头晕、面色苍白、出冷汗、乏力、脉搏细弱
治疗措施	饮食调整,少量多餐,避免过甜的高渗食品 严重者生长抑素治疗,手术宜慎重	饮食调整,减缓碳水化合物的吸收 严重病例皮下注射生长抑素

【例11】男，68岁。因胃溃疡出血行毕Ⅰ式胃大部切除术。术后第6天，有肛门排气后开始进流质饮食，进食后腹胀并呕吐，呕吐物中含胆汁。腹部可见胃型，无蠕动波。X线片示残胃内大量胃液潴留。产生此症状最可能的原理是

A. 近端空肠梗阻　　　　　　B. 远端空肠梗阻　　　　　　C. 残胃蠕动功能障碍

D. 吻合口水肿　　　　　　　E. 吻合口不全梗阻

第十篇 外科学
第17章 消化性溃疡与胃癌

【例12】男性，38岁。胃大部切除、毕Ⅱ式吻合术后20天，进食后30分钟上腹突然胀痛，喷射性呕吐大量不含食物的胆汁，吐后腹痛消失。最可能的原因是
  A. 吻合口梗阻　　　　　　　B. 急性完全性输入段梗阻　　　C. 慢性不完全性输入段梗阻
  D. 输出段梗阻　　　　　　　E. 倾倒综合征

【例13】胃大部切除术后病人，发生早期倾倒综合征的最晚时间是餐后
  A. 20分钟　　　　　　　　　B. 50分钟　　　　　　　　　　C. 40分钟
  D. 30分钟　　　　　　　　　E. 10分钟

（14~16共用题干）男，55岁。间断上腹疼痛5年。多为夜间饥饿痛，进食可缓解，近3个月来加重，口服"奥美拉唑"效果不显著。查体：腹部无明显阳性体征。

【例14】现拟行手术治疗，手术方式不包括
  A. 毕Ⅰ式胃大部切除术　　　B. 毕Ⅱ式胃大部切除术　　　　C. 选择性迷走神经干切断术
  D. 高选择性迷走神经切断术　E. 全胃切除术

【例15】胃大部切除术后3个月，患者感上腹饱胀不适，间断呕吐食物和胆汁，最可能的并发症是
  A. 吻合口瘘　　　　　　　　B. 吻合口梗阻　　　　　　　　C. 输出襻梗阻
  D. 完全性输入襻梗阻　　　　E. 不全性输入襻梗阻

【例16】手术后患者有低血糖综合征，此时常表现为
  A. 呕吐物为食物，不含胆汁　B. 呕吐物为胆汁，不含食物　　C. 呕吐物既有胆汁也有食物
  D. 呕吐物是隔夜宿食　　　　E. 无呕吐（2023）

（8）**碱性反流性胃炎**　碱性物质反流至残胃，导致胃黏膜充血水肿、糜烂，胃黏膜屏障受损。临床表现为三联征（上腹或胸骨后烧灼痛，进食加重，抑酸剂无效；胆汁性呕吐，呕吐后腹痛仍旧；体重下降）。多发生于术后数月至数年。抑酸剂治疗无效，多采用少食多餐、餐后勿平卧，口服胃黏膜保护剂、胃动力促进剂、消胆胺等。重症者可采取手术治疗，将 BillrothⅡ式吻合改为 Roux-en-Y 吻合+迷走神经切断。

（9）**吻合口溃疡**　常于术后2年内发病，症状与原来溃疡相似，疼痛更剧烈，易出血。应先进行溃疡的正规非手术治疗。

（10）**营养性并发症**
①营养不良　胃大部切除术后由于残胃容量减小，消化吸收功能受影响，常导致营养不良，体重减轻。应针对病因，调节饮食，少食多餐，选择高蛋白、低脂肪食谱，补充维生素。
②贫血　胃大部切除后壁细胞数量减少，胃酸和内因子分泌减少，胃酸减少可导致缺铁性贫血，内因子减少可导致巨幼细胞性贫血，前者应给予铁剂治疗，后者应给予叶酸、维生素 B_{12} 治疗。
③腹泻与脂肪泻　粪便中排出的脂肪超过摄入量的7%，称为脂肪泻。可进少渣易消化高蛋白饮食，应用考来烯胺（消胆胺）和抗生素治疗。
④骨病　多发生于术后5~10年，可分为隐性骨质软化、骨质疏松和混合型，可补充钙剂和维生素D。

（11）**残胃癌**　因良性疾病行胃大部切除术后5年以上，残胃发生的原发癌称为残胃癌。大多在术后10年以上出现，发生率约为2%。

【例17】男，32岁。因十二指肠溃疡行 BillrothⅡ式胃大部切除术后6个月。术后出现反酸、烧心症状，应用抑酸剂治疗无效。上述症状逐渐加重，并呕吐胆汁样物，上腹部及胸骨后烧灼样疼痛，体重减轻。查体：贫血貌，消瘦，营养不良，巩膜无黄染。胃液中无游离酸。胃镜检查见黏膜充血、水肿、糜烂。最适当的治疗措施是
  A. 采用少食多餐方式　　　　B. 应用 H_2 受体拮抗剂　　　　C. 长期应用消胆胺治疗
  D. 注意餐后勿平卧　　　　　E. 行 Roux-en-Y 胃空肠吻合术

【例18】胃大部切除术后发生残胃癌的最短时间是术后

A. 1年 B. 5年 C. 10年
D. 15年 E. 20年

6. 迷走神经切断术的术后并发症

(1) **胃潴留**　与支配幽门部的迷走神经"鸦爪支"被切断有关。治疗时一般不必再次手术，应采用保守治疗，包括禁食、持续胃肠减压、高渗盐水洗胃、补钾、肌内注射新斯的明等。

(2) **吞咽困难**　一般在 1~4 个月内自行消失。若长期不缓解，可手术治疗。

(3) **胃小弯坏死穿孔**　需立即手术修补。

(4) **其他**　包括倾倒综合征、溃疡复发、腹泻、消化不良、呕吐胆汁等。

7. 急性穿孔的诊断、治疗、手术指征

十二指肠溃疡急性穿孔 90% 发生于球部前壁，胃溃疡急性穿孔 60% 发生于胃小弯。

(1) 诊断

①病史　大多数病人既往有溃疡病病史，穿孔前数日症状加重。

②症状　饱餐后突发上腹刀割样剧痛，迅速波及全腹。可伴面色苍白、出冷汗、脉搏细弱、血压下降。

③体征　全腹压痛、反跳痛，板状腹，以右上腹为甚，肠鸣音消失，肝浊音界缩小或消失（具有诊断价值），可有移动性浊音。

④腹部立位 X 线检查　80% 的病人可见膈下游离气体（具有确诊价值）。

注意： 诊断消化性溃疡急性穿孔有价值的临床表现包括板状腹、肝浊音界缩小或消失、立位腹部 X 线片示膈下游离气体。

(2) 治疗与手术指征

①非手术治疗　约 50% 的溃疡穿孔可自行闭合或经非手术治疗而闭合。

非手术治疗适应证：临床表现轻，腹膜炎体征趋于局限；空腹穿孔；不属于顽固性溃疡，不伴有溃疡出血、幽门梗阻、可疑癌变等情况；全身条件差，难以耐受麻醉与手术者。非手术治疗方法如下。

A. 持续胃肠减压　目的在于减少胃内容物继续外漏，有利于穿孔的闭合和腹膜炎的消退。

B. 抑酸治疗　静脉应用抑酸剂，如质子泵抑制剂、H_2 受体抑制剂。

C. 抗生素　全身应用广谱抗生素。

D. 支持治疗　维持水、电解质和酸碱平衡，加强营养支持。

E. 严密观察　应严密观察症状和腹部体征的变化，若治疗 6~8 小时病情无好转，应及时手术。

②手术治疗　适应证为饱餐后穿孔、溃疡病史较长、疗效较差、曾有穿孔史、伴有幽门梗阻、大出血、癌变等并发症。手术方法主要是单纯穿孔缝合术，有顽固性溃疡病史和并发症者则行胃大部切除术。

【例 19】消化性溃疡急性穿孔最常见的部位是
A. 胃底部 B. 胃大弯 C. 胃窦部
D. 十二指肠球部前壁 E. 十二指肠球部后壁（2023）

【例 20】为明确胃十二指肠溃疡穿孔的诊断，首选检查是
A. 腹部立位 X 线平片 B. B 超 C. 增强 CT
D. 胃镜 E. PET-CT（2023）

【例 21】关于消化性溃疡急性穿孔的非手术治疗，错误的是
A. 静脉输液 B. 胃肠减压 C. 糖皮质激素
D. 质子泵抑制剂 E. 抗生素（2023）

【例 22】男，64 岁。突发上腹痛 3 小时，持续性，由上腹扩展到全腹，伴恶心、呕吐。查体：脉搏 110 次/分，血压 139/96mmHg。呼吸浅快，腹胀，腹肌紧张，压痛和反跳痛阳性，肝浊音界消失，肠鸣音消失。下列术前处理措施中最重要的是

A. 补液   B. 胃肠减压   C. 应用抗生素
D. 半卧位   E. 吸氧

8. 瘢痕性幽门梗阻的临床表现、诊断、治疗

胃十二指肠溃疡瘢痕性幽门梗阻见于胃幽门、幽门管或十二指肠球部溃疡反复发作，形成瘢痕狭窄，通常伴幽门痉挛和水肿。瘢痕性幽门梗阻需手术治疗，为手术治疗的绝对适应证。

(1) 临床表现
①症状 主要表现为腹痛与反复呕吐。初期表现为上腹部胀满不适。晚期出现腹痛和呕吐。呕吐量大，一次可达1000~2000ml，呕吐物为宿食，不含胆汁，有腐败酸臭味。呕吐后自觉胃部饱胀改善。
②体征 可有脱水征。上腹部可见胃型、胃蠕动波，晃动上腹部可闻及"振水声"。
③电解质紊乱 大量胃酸丢失，常导致低氯低钾性代谢性碱中毒。
(2) 诊断 根据病人长期溃疡病史和典型临床表现，多可确定诊断。
(3) 治疗
①非手术治疗 应先行非手术治疗，放置胃管进行胃肠减压，高渗温盐水洗胃，以减轻胃壁水肿。同时营养支持，补充液体、电解质，纠正酸碱失衡。
②手术治疗 若非手术治疗无效，可考虑手术治疗。需行术前准备，纠正脱水、贫血，改善胃壁水肿。手术治疗的目的是解除梗阻、消除病因，因此首选胃大部切除术。

【例23】幽门梗阻患者，下列术前准备最重要的是
A. 纠正碱中毒   B. 生理盐水洗胃   C. 低渗盐水洗胃
D. 高渗盐水洗胃   E. 口服抗菌药物

二、胃癌

1. 病因

(1) 地域环境 胃癌的发病有明显的地域性差别。在我国的西北和东部沿海地区，胃癌发病率明显高于南方地区。在世界范围内，日本发病率最高，美国则很低。
(2) 饮食生活因素 长期食用熏烤、盐腌食品的人群，胃远端癌的发病率高，与食品中亚硝酸盐、真菌毒素、多环芳烃化合物等致癌物含量高有关。食物中缺乏新鲜蔬菜、水果与发病也有一定的关系。吸烟者胃癌发病危险性较不吸烟者高50%。
(3) 幽门螺杆菌(HP)感染 HP 阳性者胃癌发生的危险性是 HP 阴性者的3~6倍。
(4) 癌前病变 胃溃疡、胃腺瘤性息肉、慢性萎缩性胃炎、胃大部切除术后残胃、胃黏膜上皮异型增生。
(5) 遗传和基因 胃癌病人有血缘关系的亲属其胃癌发病率较对照组高4倍。胃癌的发生与抑癌基因 *P53*、*APC*、*RB* 等缺失，癌基因 *K-RAS*、*EGFR* 等过度表达有关。

2. 病理

(1) 大体类型 胃癌好发于胃窦部(占50%)，可分为早期胃癌和进展期胃癌。
①早期胃癌 是指病变仅累及黏膜或黏膜下层者，不论病灶大小、有无淋巴结转移。直径<0.5cm 的胃癌称为微小胃癌。直径<1.0cm 的胃癌称为小胃癌。早期胃癌根据形态可分为三型。

分型	别称	病理特点
Ⅰ型	隆起型	癌灶突向胃腔
Ⅱ型	表浅型	癌灶比较平坦，没有明显的隆起与凹陷 Ⅱ型还可分为三个亚型，即Ⅱa浅表隆起型，Ⅱb浅表平坦型，Ⅱc为浅表凹陷型
Ⅲ型	凹陷型	为较深的溃疡

②进展期胃癌　是指癌组织浸润深度超过黏膜下层。按 Borrmann 分型法分为以下四型。

分型	别称	病理特点
Ⅰ型	息肉型,肿块型	为边界清楚突入胃腔的块状癌灶
Ⅱ型	溃疡局限型	为边界清楚并略隆起的溃疡状癌灶
Ⅲ型	溃疡浸润型	为边界模糊不清的溃疡,癌灶向周围浸润
Ⅳ型	弥漫浸润型	癌肿沿胃壁各层全周性浸润生长,边界不清 若全胃受累,胃腔缩窄,胃壁僵硬如革囊状,称皮革胃,恶性程度极高,发生转移早

（2）组织类型　WHO 2000 年将胃癌分为腺癌（肠型和弥漫型）、乳头状腺癌、管状腺癌、黏液腺癌、印戒细胞癌、腺鳞癌、鳞状细胞癌、小细胞癌、未分化癌及其他。其中,以腺癌最多见。

（3）胃癌的扩散与转移

①淋巴转移　为最常见的转移途径,进展期胃癌的淋巴转移率高达 70% 左右,侵及黏膜下层的早期胃癌淋巴转移率近 20%。引流胃的淋巴结有 16 组,分为 3 站。胃癌一般由 N_1 转移至 N_2,再转移至 N_3,但也可发生跳跃式转移。终末期胃癌可经胸导管转移至左锁骨上淋巴结,即菲尔绍（Virchow）淋巴结。

	第一站（N_1）	第二站（N_2）	第三站（N_3）
全胃	1,2,3,4,5,6	7,8,9,10,11	12,13,14
胃窦部	3,4,5,6	1,7,8,9	2,10,11,12,13,14
胃体部	1,3,4,5,6	2,7,8,9,10,11	12,13,14
贲门部	1,2,3,4	5,6,7,8,9,10,11	12,13,14

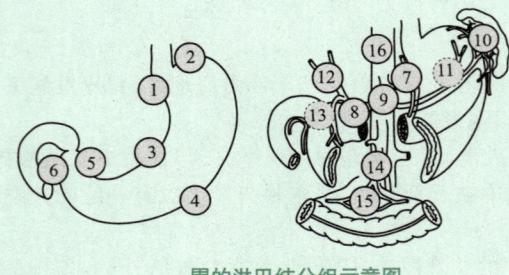

1. 贲门右淋巴结
2. 贲门左淋巴结
3. 胃小弯淋巴结
4. 胃大弯淋巴结
5. 幽门上淋巴结
6. 幽门下淋巴结
7. 胃左动脉旁淋巴结
8. 肝总动脉旁淋巴结
9. 腹腔动脉旁淋巴结
10. 脾门淋巴结
11. 脾动脉旁淋巴结
12. 肝十二指肠韧带内淋巴结
13. 胰后淋巴结
14. 肠系膜上动脉旁淋巴结
15. 结肠中动脉旁淋巴结
16. 腹主动脉旁淋巴结

胃的淋巴结分组示意图

②直接浸润　胃癌常浸润扩展至癌灶外 6cm,胃窦癌向十二指肠浸润常在幽门下 3cm 以内。

③血行转移　可转移至肝、肺、胰、骨骼,其中以肝转移最常见。

④腹膜种植转移　当胃癌浸润至浆膜外后,肿瘤细胞脱落并种植在腹膜和脏器浆膜上,可形成转移结节。女性病人胃癌细胞经腹膜种植或血行转移,形成卵巢转移性肿瘤,称为 Krukenberg 瘤。

【例 24】胃体部癌肿发生淋巴转移,一般首先受累的淋巴结群位于

A. 腹主动脉旁　　　　　　B. 腹腔动脉旁　　　　　　C. 胃大弯

D. 肝十二指肠韧带　　　　E. 结肠中动脉旁

3. 临床表现

（1）早期胃癌　无明显症状。有时出现上腹部不适,进食后饱胀、恶心等非特异性症状。

（2）进展期胃癌　疼痛与体重减轻为最常见症状。病人常有明确的上消化道症状。

4. 诊断

下列人群应重点检查以防漏诊:①40 岁以上,既往无胃病史而出现上述消化道症状者,或溃疡病腹痛规律改变者;②有胃癌家族史;③有胃癌前期病变者,如萎缩性胃炎、胃溃疡、胃息肉、胃大部切除术病

史者;④原因不明的消化道慢性失血者;⑤短期内体重明显减轻者。

常用检查有电子胃镜(**最有效**的方法)、X线钡餐、螺旋CT、正电子发射成像(PET)检查等。

【例25】在胃癌的各种检查方法中,术前即能明确肿瘤浸润深度的是
  A. 腹部CT　　　　　　　B. 腹部MRI　　　　　　　C. PET
  D. 电子胃镜　　　　　　E. X线钡餐检查(2022、2023)

5. 治疗

(1) **内镜下治疗**　直径<2cm的无溃疡表现的分化型黏膜内癌,可在内镜下行胃黏膜切除术。

(2) **手术治疗**　外科手术是胃癌的主要治疗手段,分为根治性手术和姑息性手术两类:

①**根治性手术**　胃癌根治的标准术式是D_2淋巴结清扫的胃切除术,要求胃切断线距肿瘤边缘>5cm。

②**姑息性手术**　是指原发灶无法切除,针对胃癌导致的梗阻、穿孔、出血等并发症而作的手术,如胃空肠吻合术、空肠造口术、穿孔修补术、姑息性胃大部切除术等。姑息性胃切除术不仅可以消除肿瘤出血、穿孔等危及生命的并发症,而且生存期较其他姑息性手术延长。

(3) **化疗**　早期胃癌根治术后原则上不必辅助化疗,有下列情况者需行化疗:①癌灶面积>5cm^2;②病理组织分化差;③淋巴结有转移;④多发癌灶;⑤年龄<40岁;⑥进展期胃癌根治术后,无论有无淋巴结转移均需化疗。常用化疗方案为FAM(氟尿嘧啶+多柔比星+丝裂霉素)、MF(丝裂霉素+氟尿嘧啶)、ELP(叶酸钙+氟尿嘧啶+依托泊苷)等。

(4) **其他治疗**　包括放疗、免疫治疗、靶向治疗、中医中药治疗等。靶向治疗包括曲妥珠单抗(抗HER-2抗体)、贝伐珠单抗(抗VEGFR抗体)和西妥昔单抗(抗EGFR抗体)。

【例26】男,51岁。上腹部胀痛8个月,突发剧痛2小时。消瘦,贫血貌,左锁骨上淋巴结肿大1.8cm×1.5cm,质硬。全腹肌紧张,上腹明显压痛、反跳痛(+)。腹部X线透视可见膈下游离气体。下一步治疗最合理的术式为
  A. 胃空肠吻合术　　　　B. 姑息性胃大部切除术　　C. 胃造瘘术
  D. 穿孔修补术　　　　　E. 胃癌根治术

▶ **常考点**　每年考试重点,希望同学们全面掌握。

参考答案——详细解答见《2024国家临床执业及助理医师资格考试历年考点精析(上、下册)》

1. ABCDE　2. ABCDE　3. ABCDE　4. ABCDE　5. ABCDE　6. ABCDE　7. ABCDE
8. ABCDE　9. ABCDE　10. ABCDE　11. ABCDE　12. ABCDE　13. ABCDE　14. ABCDE
15. ABCDE　16. ABCDE　17. ABCDE　18. ABCDE　19. ABCDE　20. ABCDE　21. ABCDE
22. ABCDE　23. ABCDE　24. ABCDE　25. ABCDE　26. ABCDE

第18章 肠梗阻与阑尾炎

▶ **考纲要求**
①肠梗阻。②急性阑尾炎。

▶ **复习要点**

一、肠梗阻

1. 概念
任何原因引起的肠内容物通过障碍，统称为肠梗阻，是外科常见的急腹症之一。

2. 病因和分类

(1) 按梗阻原因分 可分为机械性、动力性、血运性肠梗阻三类。

机械性肠梗阻	系机械性因素引起肠腔狭小或不通，致使肠内容物不能通过，是**临床上最常见**的类型 肠外因素——如粘连带压迫、疝嵌顿、肿瘤压迫 肠壁因素——如肠套叠、炎症性狭窄、肿瘤、先天性畸形 肠腔内因素——如蛔虫梗阻、异物、粪块、胆石堵塞等
动力性肠梗阻	是由于神经抑制或毒素刺激，以致肠壁肌运动紊乱，导致肠蠕动丧失或肠管痉挛 麻痹性肠梗阻——常见，多发生在腹腔手术后、腹部创伤、弥漫性腹膜炎、低钾血症等 痉挛性肠梗阻——少见，可见于急性肠炎、肠功能紊乱、慢性铅中毒
血运性肠梗阻	由于肠系膜血管栓塞或血栓形成，肠血运障碍，肠管失去蠕动能力 肠腔虽无阻塞，但肠内容物停止运行

(2) 按肠壁有无血运障碍分 分为单纯性和绞窄性两类。单纯性肠梗阻是指仅有肠内容物通过受阻，但无肠管血运障碍。绞窄性肠梗阻是指肠梗阻伴有肠壁血运障碍。

(3) 按梗阻部位分 分高位(空肠)梗阻、低位小肠(回肠)梗阻和结肠梗阻。结肠梗阻因有回盲瓣的作用，肠内容物只能从小肠进入结肠，而不能反流，故又称"闭袢性肠梗阻"。

(4) 按梗阻程度分 分为完全性肠梗阻和不完全性肠梗阻。

(5) 按病程发展快慢分 分急性肠梗阻和慢性肠梗阻。

【例1】男，50岁。胃大部切除术后3天出现阵发性腹痛，腹胀，无肛门排气，生命体征平稳。最可能的原因是
　　A. 吻合口炎　　　　　　　　B. 腹腔内血肿形成　　　　　C. 肠系膜血管缺血性疾病
　　D. 肠扭转　　　　　　　　　E. 手术后肠蠕动功能失调

【例2】绞窄性肠梗阻是指肠梗阻并伴有
　　A. 肠袢两端均完全阻塞　　　B. 肠壁血运障碍　　　　　　C. 肠壁穿孔、坏死
　　D. 肠系膜扭转　　　　　　　E. 肠腔高度扩张

【例3】男，60岁。腹胀6天，肛门停止排气排便4天，偶有腹痛。查体：全腹胀，肠鸣音消失，血钾3.1mmol/L。最可能的诊断是
　　A. 血运性肠梗阻　　　　　　B. 假性肠梗阻　　　　　　　C. 痉挛性肠梗阻
　　D. 机械性肠梗阻　　　　　　E. 麻痹性肠梗阻

第十篇 外科学
第18章 肠梗阻与阑尾炎

3. 病理和病理生理变化

局部变化	梗阻近段	梗阻近段肠管蠕动增强、扩张、积气积液
	梗阻远段	梗阻远段肠管瘪陷、空虚或仅存少量粪便
	梗阻部位	扩张肠管和塌陷肠管交界处即为梗阻所在,这对手术中寻找梗阻部位至为重要
	肠腔压力	不断升高,可使肠壁静脉回流受阻,肠壁充血水肿,液体外渗
	通透性	肠壁及毛细血管通透性增加,肠壁上有出血点,血性渗出液渗入肠腔和腹腔
全身变化	体液丧失	胃肠道分泌物不能被吸收,导致体液在第三间隙大量丢失
	水电失衡	高位肠梗阻丢失大量胃酸和Cl^-,导致代谢性碱中毒 低位肠梗阻丢失大量碱性消化液,导致代谢性酸中毒
	休克	感染性休克+失液性休克
	呼吸障碍	肠膨胀时腹压增高,横膈上升,影响肺内气体交换;腹痛和腹胀可使腹式呼吸减弱
	循环障碍	腹压增高和血容量不足,可使下腔静脉回流量减少,心排出量减少

【例4】男,35岁。28小时前饱餐后参加剧烈运动时突发腹痛、腹胀。持续性,伴阵发性绞痛,并有频繁呕吐,无肛门排气。病情急剧加重并昏倒。查体:T35.6℃,P126次/分,BP80/50mmHg,急性病容,四肢发绀,全身冷汗。全腹肌紧张,有压痛和反跳痛,肠鸣音消失。腹穿抽出血性液体。该患者所患疾病最主要的病理生理改变是
A. 细胞外液容量迅速减少   B. 心输出量低,外周阻力高
C. 左心室功能不全   D. 短时大量出血
E. 下腔静脉回流障碍

4. 临床表现

(1) 共同临床症状 痛(腹痛)、吐(呕吐)、胀(腹胀)、闭(停止排气排便)。

①腹痛 机械性肠梗阻的腹痛呈阵发性绞痛性质,可伴高亢的肠鸣音,呈气过水声或高调金属音。若腹痛间歇期不断缩短,甚至成为剧烈的持续性腹痛,应警惕绞窄性肠梗阻的可能。麻痹性肠梗阻因无肠蠕动,故无阵发性腹痛,仅表现为持续性胀痛或不适,听诊肠鸣音减弱或消失。

②呕吐 高位肠梗阻呕吐出现早,呕吐较频繁,呕吐物为胃及十二指肠内容物。低位肠梗阻呕吐出现晚,初期为胃内容物,后期为粪样物。绞窄性肠梗阻呕吐物呈血性。麻痹性肠梗阻呕吐呈溢出性。

③腹胀 高位肠梗阻腹胀不明显,低位肠梗阻及麻痹性肠梗阻腹胀明显,遍及全腹。结肠梗阻时,表现为腹周膨胀显著。腹部隆起不均匀对称为闭袢性肠梗阻的特点。

④停止排气排便 完全性肠梗阻时,肠内容物不能通过梗阻部位,梗阻远段肠管处于空虚状态,表现为停止排气排便。

(2) 体征 单纯性肠梗阻早期全身情况无明显变化,可表现为脱水。

①视诊 机械性肠梗阻常见肠型和蠕动波;肠扭转时腹胀多不对称;麻痹性肠梗阻时腹胀均匀。
②触诊 单纯性肠梗阻可有轻压痛,无腹膜刺激征;绞窄性肠梗阻时,可有固定性压痛和腹膜刺激征。
③叩诊 绞窄性肠梗阻时,腹腔有渗液,移动性浊音可呈阳性。
④听诊 机械性肠梗阻时肠鸣音亢进,有气过水声或金属音;麻痹性肠梗阻时,肠鸣音减弱或消失。

(3) 辅助检查
①血常规 血液浓缩、白细胞计数、血红蛋白、血细胞比容可增高。
②血气分析和电解质 可了解水、电解质及酸碱失衡情况。
③腹部X线检查 一般在肠梗阻发生4~6小时,X线检查即可显示肠腔内气体。立位X线片可见多数液平面及气胀肠袢。空肠梗阻示"鱼肋征"。回肠梗阻示"阶梯状液平面"。结肠梗阻示结肠袋形,

结肠胀气位于腹部周边。

④钡剂灌肠　主要用于诊断肠套叠、乙状结肠扭转。

注意：①结肠梗阻、肠扭转为典型的闭袢性肠梗阻，肠套叠及蛔虫性肠梗阻，并不属于闭袢性肠梗阻。
②高位肠梗阻腹胀不明显，呕吐发生早，呕吐频繁，呕吐物为胃及十二指肠内容物。
③低位肠梗阻腹胀明显，呕吐发生晚，呕吐物为粪样物。
④腹部X线片：空肠梗阻示"鱼肋征"，回肠梗阻示"阶梯状"液平面，结肠梗阻示结肠袋形。

【例5】肠梗阻的四大典型临床表现是
　　A. 腹痛、腹胀、呕吐、停止排便排气　　　　B. 腹痛、腹胀、呕吐、肠鸣音亢进
　　C. 腹痛、肠型、呕吐、停止排便排气　　　　D. 腹痛、肠型、腹胀、停止排便排气
　　E. 腹痛、呕吐、停止排便排气、肠鸣音减弱

【例6】男，56岁，阵发性腹痛6天，伴恶心、腹胀2天入院，无发热。体检：腹膨隆，见肠型，肠鸣音亢进，有气过水声。腹部X线片见腹中部扩张，小肠呈"阶梯状"液平，结肠内少量积气。可能的诊断是
　　A. 麻痹性肠梗阻　　　　B. 低位小肠梗阻　　　　C. 高位小肠梗阻
　　D. 坏死性小肠炎　　　　E. 乙状结肠扭转

5. 诊断

(1)**判定是否肠梗阻**　大多数病人具有典型临床表现，诊断并不困难。

(2)**判断肠梗阻的性质**　区分是机械性、动力性，还是血运性肠梗阻。

(3)**判断是单纯性，还是绞窄性肠梗阻**　这点极为重要，以下应考虑绞窄的可能：
①腹痛发作急骤，初始即为持续性剧烈腹痛，或在阵发加重之间仍有持续性疼痛；
②早期出现休克，抗休克治疗不见好转；
③有腹膜炎的表现，体温上升、脉率增快、白细胞计数增高；
④腹胀不对称，腹部有局部隆起或触及有压痛的肿块（孤立胀大的肠袢）；
⑤呕吐出现早而频繁，呕吐物、胃肠减压液、肛门排出物为血性，或腹腔穿刺有血性液体；
⑥腹部X线显示孤立扩大的肠袢，不随时间而改变位置；
⑦经积极的非手术治疗症状体征无明显改善。

	单纯性肠梗阻	绞窄性肠梗阻
发病	较缓慢，以阵发性腹痛为主	发病急，腹痛剧烈，为持续性绞痛
腹胀	均匀全腹胀	不对称，晚期出现麻痹性肠梗阻
肠鸣音	气过水音，金属音	气过水音
腹部压痛	轻，部位不固定	固定压痛
腹膜刺激征	无	有压痛、反跳痛、肌紧张
一般情况	良好	有中毒症状，如脉快、发热、白细胞和中性粒细胞增高
休克	无	中毒性休克，进行性加重
腹腔穿刺	阴性	可见血性液体或炎性渗出液
血性大便	无	可有，尤其乙状结肠扭转或肠套叠时
X线检查	小肠袢扩张呈梯形排列	可见孤立、位置及形态不变的肠袢，腹部局限性密度增高等

(4)**判断梗阻的部位**　①高位肠梗阻呕吐发生早而频繁，腹胀不明显。X线检查提示腹腔胀气不明显，无明显扩张胀气的肠袢。②低位肠梗阻腹胀明显，但呕吐出现晚而次数较少，并可有粪样物。腹部平片可见明显胀大的肠袢，腹中部呈现多数"阶梯状"液平面。

(5) 判断梗阻的程度　区分是完全性肠梗阻，还是不完全性肠梗阻。

(6) 判断梗阻的病因　粘连性肠梗阻最多见，占 40%～60%。新生儿以肠道先天性畸形多见，2 岁以内小儿以肠套叠多见，儿童肠梗阻以蛔虫多见，老年人以肿瘤和粪块堵塞多见。结肠梗阻多为肿瘤所致。

【例 7】老年人初发机械性肠梗阻最常见的病因是
　　A. 蛔虫团块阻塞　　　　　B. 乙状结肠扭转　　　　　C. 腹股沟疝嵌顿
　　D. 小肠扭转　　　　　　　E. 肿瘤

【例 8】关于低位肠梗阻的叙述，正确的是
　　A. 腹胀、腹痛不明显　　　B. 呕吐物多为胃内容物　　C. 梗阻多位于空肠
　　D. 呕吐出现较早　　　　　E. X 线腹透见腹部数个"阶梯状"液平面（2022）

【例 9】男，62 岁。腹部阵发性疼痛伴腹胀，停止排气排便 2 天。既往有类似发作，但较轻。查体：P100 次/分，BP110/70mmHg，腹肌紧张，压痛明显，反跳痛阳性，移动性浊音阳性。最可能的诊断是
　　A. 单纯性机械性肠梗阻　　B. 绞窄性肠梗阻　　　　　C. 不全性粘连性肠梗阻
　　D. 麻痹性肠梗阻　　　　　E. 完全性高位肠梗阻

6. 治疗

(1) 非手术治疗　仅适用于单纯性粘连性不全性梗阻，麻痹性、痉挛性、蛔虫性、粪块堵塞性肠梗阻，炎症引起的不全性肠梗阻，肠套叠早期。非手术治疗包括胃肠减压，纠正水、电解质失衡，抗感染等。

(2) 手术治疗　适用于绞窄性肠梗阻、肿瘤及先天性肠道畸形引起的肠梗阻、非手术治疗无效的肠梗阻。手术方式包括单纯解除梗阻、肠切除吻合术、肠短路吻合术、肠造口或肠外置术等。

7. 各种类型肠梗阻的特点

(1) 各类肠梗阻的鉴别

	诊断要点	治疗
粘连性肠梗阻	多有腹部手术史或感染史；典型肠梗阻表现；体检可有腹膜刺激征	争取非手术治疗 绞窄者手术治疗
肠蛔虫堵塞	多发于儿童；驱虫治疗不当常为诱因 梗阻多为回肠不全梗阻；阵发性腹痛+呕吐 腹胀不明显、腹肌不紧张	多采用非手术治疗 合并肠扭转、腹膜刺激征者手术治疗
肠扭转	小肠扭转多见于青壮年，多为高位肠梗阻 乙状结肠扭转多见于男性老年人，表现为低位肠梗阻	为闭袢性肠梗阻，容易发生绞窄 应及时手术治疗
肠套叠	钡灌肠检查：杯口状阴影 多见于 2 岁以下的儿童 阵发性腹痛、果酱样大便、回盲部空虚、腊肠样包块	灌肠治疗适用于早期回盲型、结肠型 手术：灌肠治疗不能复位或出现腹膜刺激征、病程>48 小时、疑有肠坏死

(2) 急性小肠扭转和乙状结肠扭转的鉴别

	急性小肠扭转	乙状结肠扭转
好发人群	青壮年	老年男性
病史	饱餐后剧烈活动等诱因	习惯性便秘病史
临床表现	脐周突发剧烈绞痛，持续性痛，阵发性加剧 不能平卧，频繁呕吐，腹胀一般不明显	腹部绞痛，明显腹胀，呕吐一般不明显 行低压灌肠，往往不足 500ml 便不能再灌入
常用检查	X 线检查示绞窄性肠梗阻，空肠和回肠换位，或排列成多种形态的小跨度蜷曲肠袢	钡灌肠见扭转部位钡剂受阻，呈鸟嘴征。 KUB 显示马蹄状巨大的双腔充气肠袢
治疗	扭转复位术，及时手术	扭转复位术，及时手术

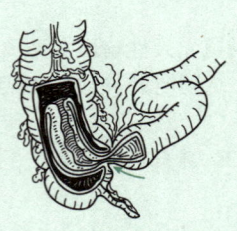 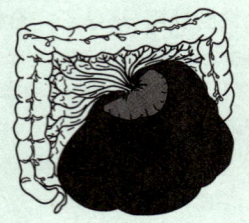 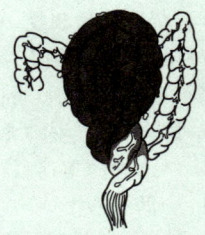

回盲部肠套叠　　　　　　　　小肠扭转　　　　　　　　乙状结肠扭转

(3) 常考 X 线征象

疾病	特异性 X 线征象
乙状结肠扭转	钡剂灌肠见扭转部位钡剂受阻,钡剂尖端呈鸟嘴征 X 线片显示马蹄状巨大的双腔充气肠袢
肠套叠	钡剂灌肠可见钡剂受阻,阻端钡剂呈杯口状阴影(结肠套叠)或弹簧状阴影(小肠套叠)
胰腺癌	合并十二指肠降部受压时,低张十二指肠造影可见倒 3 征
克罗恩病	钡餐检查见末端回肠线样征
溃疡性肠结核	钡餐检查见 X 线钡影呈跳跃征

　　　A. 横结肠　　　　　　　　B. 十二指肠　　　　　　　C. 乙状结肠
　　　D. 升结肠　　　　　　　　E. 小肠

【例 10】青壮年肠扭转最常见的部位是

【例 11】老年人肠扭转最常见的部位是

【例 12】男,70 岁。腹部绞痛伴腹胀 4 小时,无呕吐。下消化道 X 线钡剂造影示直肠上段钡剂受阻,钡影尖端呈"鸟嘴"形。最可能的诊断是
　　　A. 肠套叠　　　　　　　　B. 乙状结肠癌　　　　　　C. 乙状结肠扭转
　　　D. 直肠癌　　　　　　　　E. 小肠扭转

(13~14 题共用题干)男,1 岁。突然哭闹 4 小时,阵发性发作,不发作时如正常,发作时面色苍白伴呕吐,呕吐物为所食牛奶,大便呈果酱样。

【例 13】发作时查体,最可能的腹部体征是
　　　A. 全腹胀,可见肠型　　　B. 肝浊音界消失　　　　　C. 肠鸣音减弱或消失
　　　D. 全腹肌紧张　　　　　　E. 右腹部可扪及腊肠形肿物

【例 14】常规首选的治疗方法是
　　　A. 急症剖腹探查　　　　　B. 低压空气灌肠　　　　　C. 静脉滴注抗生素
　　　D. 胃肠减压　　　　　　　E. 镇静和止痛药物

二、急性阑尾炎

1. 阑尾的解剖与生理

(1) 麦氏点(McBurney 点)　是阑尾的体表投影点,相当于脐与右髂前上棘连线中外 1/3 交界处。

(2) 阑尾尖端指向　有 6 种类型:回肠前位、盆位、盲肠后位、盲肠下位、盲肠外侧位、回肠后位。

(3) 阑尾动脉　是回结肠动脉的分支,属于终末动脉,故急性阑尾炎易导致阑尾坏疽穿孔。

(4) 阑尾静脉　阑尾的炎症可经阑尾静脉→回结肠静脉→肠系膜上静脉→门静脉→肝脏。因此阑尾的炎症既可引起门静脉炎,也可引起肝脓肿。

(5) **阑尾的神经支配** 阑尾的神经由交感神经纤维经腹腔丛和内脏小神经传入,其传入的脊髓节段在 T_{10}、T_{11},因此急性阑尾炎初期常表现为脐周牵涉痛(属内脏性疼痛),经过6~8小时后,阑尾炎症刺激壁腹膜,可引起右下腹痛,这就是急性阑尾炎的典型腹痛表现——转移性右下腹痛的发病机理。

(6) **阑尾的组织结构** 阑尾是一个淋巴器官,具有一定的免疫功能。阑尾黏膜深部有嗜银细胞,是类癌的组织学基础。阑尾类癌占胃肠道类癌的45%,占阑尾肿瘤的90%,阑尾是消化道类癌<u>最常见部位</u>。

【例15】男,18岁。转移性右下腹痛16小时,伴恶心、呕吐。16小时前右下腹有局限性压痛,4小时前疼痛范围扩大。查体:T38.8℃,P92次/分。腹部膨胀,全腹肌紧张,压痛和反跳痛(+),右下腹为重,肠鸣音消失。血常规:WBC18.6×10⁹/L,N0.91。病情加重的主要解剖学原因是
  A. 阑尾壁内淋巴组织丰富易化脓   B. 阑尾与盲肠相通的开口狭窄易梗阻
  C. 阑尾系膜短而阑尾本身长,易坏死   D. 阑尾动脉是终末血管易痉挛坏死
  E. 阑尾蠕动弱而慢,阻塞的粪便残渣不易排出

【例16】右下腹麦氏点压痛、反跳痛、肌紧张是急性阑尾炎的典型体征。其发生的主要机制是
  A. 炎症致盲肠痉挛   B. 内脏神经反射   C. 炎症致阑尾痉挛
  D. 阑尾腔压力增高   E. 炎症刺激壁腹膜

2. 病因
(1) **阑尾管腔阻塞** 是急性阑尾炎<u>最常见</u>的病因,阻塞的原因为淋巴滤泡明显增生(60%)、肠石(35%)、异物、炎性狭窄、食物残渣、蛔虫、肿瘤等。
(2) **细菌入侵** 致病菌多为肠道内的各种革兰阴性杆菌(大肠埃希菌)和厌氧菌。
(3) **其他** 阑尾先天畸形,如阑尾过长、过度扭曲、管径细小、血运不佳等。

【例17】女,30岁。转移性右下腹痛5天,加重伴寒战、发热2天。查体:全腹肌紧张,有明显压痛和反跳痛,麦氏点压痛明显,肠鸣音消失。腹腔穿刺抽出脓性液体,细菌培养结果最有可能是
  A. 粪链球菌   B. 铜绿假单胞菌   C. 变形杆菌
  D. 金黄色葡萄球菌   E. 大肠埃希菌

3. 病理类型
急性阑尾炎的病理类型分4型,即急性单纯性、急性化脓性、坏疽性及穿孔性、阑尾周围脓肿。

4. 临床表现与诊断
(1) **典型的转移性右下腹痛** 见于70%~80%的病人,故并非所有病人都具有该典型腹痛表现。
(2) **右下腹压痛、反跳痛** 最常见的<u>重要体征</u>。发病早期腹痛尚未转移至右下腹时,右下腹便可出现固定性压痛,同样具有诊断意义。老年人对压痛的反应较轻。
(3) **右下腹包块** 若体检发现右下腹饱满,扪及一压痛性包块,边界不清,固定,应考虑<u>阑尾脓肿</u>。
(4) **腰大肌试验(psoas征)** 提示阑尾位置较深,阑尾位于腰大肌前方,盲肠后位或腹膜后位。
(5) **闭孔内肌试验(obturator征)** 提示阑尾位置较低,阑尾靠近闭孔内肌。
(6) **结肠充气试验(rovsing征)** 急性阑尾炎时可阳性,但阴性不能排除诊断。
(7) **经肛门指检** 在直肠右前方常有压痛。当形成阑尾脓肿时,可触及痛性肿块。

5. 鉴别诊断
应与消化性溃疡穿孔、右侧输尿管结石、妇产科疾病、急性肠系膜淋巴结炎等鉴别。

注意:①对急性阑尾炎诊断最有意义的临床症状是转移性右下腹疼痛。
②对急性阑尾炎诊断最有意义的体征是右下腹固定性压痛。其阳性意义大于腰大肌试验、闭孔内肌试验、结肠充气试验阳性。
③病程较长的急性阑尾炎,可发展为阑尾周围脓肿,解题时应注意此知识点。
④阑尾炎炎症可经阑尾静脉→回结肠静脉→门静脉→肝脏,故急性阑尾炎可引起门静脉炎、肝脓肿。
⑤急性阑尾炎的渗液可经右下腹髂窝流至盆腔,引起急性盆腔炎。

【例18】急性阑尾炎闭孔内肌试验阳性提示阑尾的位置是
　　A. 盲肠后位　　　　　　　　B. 盆位　　　　　　　　C. 盲肠外位
　　D. 回肠前位　　　　　　　　E. 回肠后位

【例19】急性阑尾炎最有诊断价值的体征是
　　A. 腰大肌试验阳性　　　　　B. 闭孔内肌试验阳性　　C. 结肠充气试验阳性
　　D. 麦氏点固定性压痛　　　　E. 肠鸣音减弱(2022)

6. 并发症

(1) **腹腔脓肿**　是急性阑尾炎未经及时治疗的后果，以阑尾周围脓肿最常见。表现为腹胀、压痛性肿块和全身感染中毒症状等。B超可协助诊断。一经诊断，即可在B超引导下穿刺抽脓冲洗或置管引流，必要时手术切开引流。阑尾脓肿非手术疗法治愈后复发率很高，因此应在治愈后3个月左右择期手术切除阑尾。

(2) **内、外瘘形成**　阑尾周围脓肿如未及时引流，少数病例脓肿可向小肠、大肠、膀胱、阴道、腹壁等处穿破，形成各种内瘘或外瘘。X线钡剂检查或经外瘘置管造影可协助了解瘘管走行。

(3) **化脓性门静脉炎**　阑尾炎症可沿阑尾静脉→肠系膜上静脉→门静脉，导致门静脉炎和细菌性肝脓肿，可表现为寒战、高热、肝大、剑突下压痛、轻度黄疸。应行阑尾切除，并给予大剂量抗生素治疗。

(20~22题共用题干)男性，29岁。转移性右下腹痛伴发热36小时入院，诊断为急性阑尾炎。

【例20】医师查体时，让患者仰卧，使右髋和右股屈曲，然后医师向内旋转其下肢，引起患者右下腹疼痛，提示其阑尾位置
　　A. 位于右上腹部　　　　　　B. 在右下腹麦氏点深面　　C. 靠近闭孔内肌
　　D. 位于腰大肌前方　　　　　E. 靠近脐部

【例21】入院后腹痛加重，伴有寒战，体温40℃，巩膜轻度黄染，剑突下压痛，右下腹肌紧张，右下腹明显压痛、反跳痛。最可能的诊断是
　　A. 急性阑尾穿孔　　　　　　B. 阑尾炎合并胃穿孔　　　C. 腹膜炎引起溶血性黄疸
　　D. 门静脉炎　　　　　　　　E. 阑尾与结肠形成内瘘

【例22】急症行阑尾切除术，并大剂量抗生素治疗，术后第8天，体温38.5℃，患者出现下腹坠痛，里急后重。首选的检查方法是
　　A. 腹部B超　　　　　　　　B. 盆腔CT　　　　　　　C. 直肠镜
　　D. 镇静剂灌肠　　　　　　　E. 直肠指检

7. 治疗与手术并发症

(1) **非手术治疗**　适用于单纯性阑尾炎、急性阑尾炎的早期、其他严重疾病不能耐受手术者。

(2) **手术治疗**　绝大多数急性阑尾炎一旦确诊，应早期施行阑尾切除术。一般情况下宜采用麦氏切口或横切口。如诊断不明或腹膜炎较广泛，则应采用右下腹经腹直肌探查切口，以便术中进一步探查和清除脓液。切口应加以保护，防止被污染。

(3) **阑尾切除术并发症**　腹腔内出血(最严重)、切口感染(最常见)、粘连性肠梗阻、阑尾残株炎、粪瘘。

【例23】患者，女，58岁。上腹痛5天，3天前转移至右下腹，1天前突然出现右下腹剧烈疼痛，伴全腹压痛、右下腹较重，有反跳痛，腹肌紧张。辅助检查:WBC13.8×10⁹/L，N0.83。该患者手术切口的位置是
　　A. 麦氏切口　　　　　　　　B. 上腹正中切口　　　　　C. 下腹正中切口
　　D. 左下腹切口　　　　　　　E. 右下腹经腹直肌切口

【例24】阑尾切除术后最常见的并发症是
　　A. 出血　　B. 粪瘘　　C. 腹腔脓肿　　D. 切口感染　　E. 粘连性肠梗阻

(25~27题共用题干)女，43岁。右下腹持续性疼痛5天，伴恶心、呕吐，呕出物为胃内容物。体温38.5℃。体检发现右下腹5cm×5cm大小肿块，触痛明显。

【例25】最可能的诊断是
　　A. 粪块所致肠梗阻　　　　B. 盲肠肿瘤　　　　　　C. 急性化脓性阑尾炎
　　D. 阑尾周围脓肿　　　　　E. 盲肠扭转

【例26】此时较合适的处理是
　　A. 急诊行阑尾切除术　　　B. 急诊手术脓肿引流　　C. 暂不手术，保守治疗
　　D. X线钡灌肠　　　　　　E. 肠道准备后行右半结肠切除术

【例27】如果急诊手术，最合适的手术方式是
　　A. 脓肿引流　　　　　　　B. 切除肿块　　　　　　C. 常规切除阑尾
　　D. 右半结肠切除　　　　　E. 一期肠吻合

三、特殊类型阑尾炎

	小儿阑尾炎	老年阑尾炎	妊娠阑尾炎	慢性阑尾炎
主诉	无	不强烈	不强烈	经常性右下腹痛
临床症状	不典型	不典型	不明显	可轻可重
穿孔率	高	高	穿孔后不易包裹局限	不高
体征	不明显	不明显	不明显	阑尾部位局限性固定压痛
死亡率	高	高	可造成母子危险	不高
并发症	多	多	较多	不多
感染扩散	易扩散	易扩散	易扩散	不易扩散
治疗原则	早期手术	及时手术	早期手术	手术切除阑尾

慢性阑尾炎的临床特点：①多有急性阑尾炎病史；②阑尾部位的固定性局限性压痛；③钡剂灌肠见阑尾不充盈、充盈不完全、阑尾腔不规则、72小时后仍有钡剂残留，即可诊断为慢性阑尾炎。

【例28】关于小儿急性阑尾炎的特点，正确的是
　　A. 宜保守治疗　　　　　　B. 穿孔率较高　　　　　C. 死亡率较低
　　D. 不发热、症状不明显　　E. 右下腹体征明显（2022）

【例29】老年急性阑尾炎的临床特点是
　　A. 阑尾容易缺血、坏死　　B. 腹痛、恶心明显　　　C. 常有寒战、高热
　　D. 右下腹压痛明显　　　　E. 显著腹肌紧张

【例30】女，25岁。妊娠5个月，因转移性右下腹痛2小时就诊。经检查诊断为急性阑尾炎。其治疗措施错误的是
　　A. 行阑尾切除术　　　　　B. 围手术期加用黄体酮　　C. 手术切口应偏低
　　D. 尽量不用腹腔引流　　　E. 可应用广谱抗生素

▶ **常考点**　　肠梗阻诊断与鉴别；阑尾解剖；急性阑尾炎的临床特点；特殊类型阑尾炎的临床特点。

参考答案——详细解答见《2024国家临床执业及助理医师资格考试历年考点精析(上、下册)》

1. ABCD**E**　　2. A**B**CDE　　3. AB**C**DE　　4. ABC**D**E　　5. AB**C**DE　　6. AB**C**DE　　7. ABCD**E**
8. A**B**CDE　　9. A**B**CDE　　10. AB**C**DE　　11. AB**C**DE　　12. AB**C**DE　　13. ABC**D**E　　14. **A**BCDE
15. ABC**D**E　　16. ABC**D**E　　17. AB**C**DE　　18. AB**C**DE　　19. AB**C**DE　　20. ABC**D**E　　21. ABC**D**E
22. ABC**D**E　　23. AB**C**DE　　24. ABC**D**E　　25. ABC**D**E　　26. AB**C**DE　　27. AB**C**DE　　28. A**B**CDE
29. **A**BCDE　　30. AB**C**DE

第 19 章 结、直肠与肛管疾病

▶**考纲要求**
①结肠癌。②直肠癌。③肛裂。④直肠肛管周围脓肿。⑤肛瘘。⑥痔。

▶**复习要点**

一、结肠癌

1. 病因

(1) 遗传突变 约70%的结肠癌是由腺瘤性息肉演变而来，"增生→腺瘤→癌变"的各个阶段都有遗传突变。结肠癌的发生、发展是一个多步骤、多阶段、多基因参与的细胞遗传性疾病。

(2) 高危因素 结肠癌的病因虽未明确，但其高危因素逐渐被认识。应注意与直肠癌高危因素的鉴别。

	结肠癌	直肠癌
基本病因	病因不明	病因不明
饮食因素	高动物脂肪和动物蛋白、低纤维饮食	高动物脂肪和动物蛋白、低纤维饮食
遗传因素	遗传性非息肉性结肠癌的错配修复基因突变携带者	+
癌前病变	家族性息肉病、绒毛状腺瘤 结肠血吸虫病肉芽肿、溃疡性结肠炎 结肠腺瘤、管状腺瘤(癌变率低)	家族性息肉病、绒毛状腺瘤 直肠血吸虫病肉芽肿、直肠慢性炎症 直肠腺瘤

注意：①癌变率——家族性肠息肉病(癌变率约100%)、绒毛状腺瘤(约50%)、管状腺瘤、混合性腺瘤。
②不癌变——增生性息肉、炎性息肉、幼年性息肉。

2. 病理和分期

(1) 大体分型 根据肿瘤的大体形态，结肠癌可分为隆起型、浸润型和溃疡型。

分型	病理特点	好发部位
溃疡型	肿瘤向肠壁深层生长，并向周围浸润	最常见的结肠癌类型(约占50%)
隆起型	肿瘤向肠腔内突出，肿块增大时表面可有溃疡	右侧结肠(特别是盲肠)
浸润型	沿肠壁各层弥漫浸润，容易引起肠腔狭窄和肠梗阻	左侧结肠

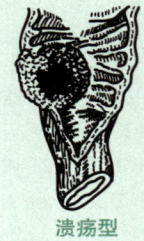
溃疡型

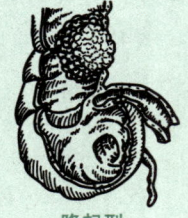
隆起型

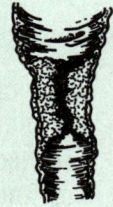
浸润型

(2) **组织学分类** 可分为腺癌(管状腺癌、乳头状腺癌、黏液腺癌、印戒细胞癌)、腺鳞癌、未分化癌。

(3) **TNM 分期** T 代表原发肿瘤,N 为区域淋巴结,M 为远处转移。

T	T_0:无原发肿瘤证据;Tis:原位癌;T_1:肿瘤侵及黏膜下层;T_2:肿瘤侵及固有肌层;T_3:肿瘤穿透肌层至浆膜下,或侵犯无腹膜覆盖的结直肠旁组织;T_4:穿透脏腹膜,或侵及其他脏器或组织
N	N_x:区域淋巴结无法评价;N_0:无区域淋巴结转移;N_1:1~3 个区域淋巴结转移;N_2:≥4 个区域淋巴结转移
M	M_x:无法估计远处转移;M_0:无远处转移;M_1:有远处转移

(4) **临床分期** 如下。

临床分期	与 TNM 分期的关系	5 年生存率
Ⅰ期	$T_{1\sim2}N_0M_0$	>90%
Ⅱ期	Ⅱ A 期:$T_3N_0M_0$;Ⅱ B 期:$T_4N_0M_0$	70%
Ⅲ期	Ⅲ A 期:$T_{1\sim2}N_1M_0$;Ⅲ B 期:$T_{3\sim4}N_1M_0$;Ⅲ C 期:任何 T、N_2M_0	70%
Ⅳ期	任何 T、任何 N、M_1	根治术 30%,姑息术 8%

【例 1】直肠息肉中癌变倾向最大的是
　　A. 管状腺瘤　　　　B. 绒毛状腺瘤　　　　C. 增生性息肉
　　D. 炎性息肉　　　　E. 幼年性息肉

【例 2】右侧结肠癌最多见的大体形态是
　　A. 浸润型　　　　　B. 溃疡型　　　　　　C. 肿块型
　　D. 浸润溃疡型　　　E. 弥漫型

3. **临床表现**

(1) **排便习惯与粪便性状改变** 常为最早出现的症状。多表现为排便次数增多、腹泻、粪便中带血。

(2) **腹痛** 常为定位不确切的持续性隐痛,出现肠梗阻时则腹痛加重或为阵发性绞痛。

(3) **腹部包块** 多为瘤体本身,有时可能为梗阻近侧肠腔内的积粪。肿块大多坚硬,呈结节状。

(4) **肠梗阻症状** 为中晚期症状,多表现为慢性低位不完全性肠梗阻,主要表现是腹胀和便秘,腹部胀痛或阵发性绞痛。左侧结肠癌有时以急性完全性结肠梗阻为首发症状就诊。

(5) **全身症状** 贫血、消瘦、乏力、低热、肝大、黄疸、水肿、腹水、锁骨上淋巴结肿大、恶病质等。

(6) **临床特点** 右侧结肠癌隆起型多见,易坏死出血及感染,故以腹痛、腹部肿块、全身症状为主要表现。左侧结肠癌浸润型多见,易引起肠腔狭窄,故以肠梗阻、排便习惯与粪便性状改变为主要表现。

4. **诊断**

(1) **高危人群** 结肠癌早期症状多不明显,易被忽视。凡 40 岁以上,有下列表现者,应列为高危人群:①一级亲属有结直肠癌病史者;②有癌症史、肠道腺瘤或息肉史者;③大便潜血试验阳性者;④以下 5 种表现具有 2 项以上者:黏液血便、慢性腹泻、慢性便秘、慢性阑尾炎史、精神创伤史。

(2) **辅助检查** 对高危人群应行下列检查。

检查项目	临床意义
结肠镜	首选检查,镜下取活组织检查可以明确诊断
X 线钡剂灌肠	次选检查,对结肠癌有很大诊断价值
B 超和 CT	有助于了解腹部肿块、肿大淋巴结、肝内有无转移
血清 CEA	约 45%病人血清癌胚抗原(CEA)升高,无特异性诊断价值,主要用于术后判断预后和复发
血清 CA19-9	约 30%病人血清糖类抗原 19-9 升高,无特异性诊断价值,主要用于术后判断预后和复发

(3) 结肠癌和直肠癌的比较

	结肠癌	直肠癌
发病情况	占大肠癌40%,大肠癌的好发部位为直肠	占大肠癌60%,直肠癌的好发部位为壶腹部
发病年龄	41~65岁多发	青年人(<30岁)发病率高
大体类型	溃疡型(最常见)、隆起型、浸润型	溃疡型(占50%)、隆起型、浸润型
组织学类型	腺癌(管状腺癌、乳头状腺癌、黏液腺癌、印戒细胞癌)、腺鳞癌,未分化癌	腺癌(管状腺癌、乳头状腺癌、黏液腺癌、印戒细胞癌)、腺鳞癌,未分化癌
转移途径	淋巴转移(最主要)、直接浸润、血行转移、种植	淋巴转移(最主要)、直接浸润、血行转移、种植
诊断	结肠镜+活检+CEA	直肠指检+肛镜+活检+CEA
治疗	结肠癌根治术	Miles、Bacon、Dixon、Hartmann手术

(4) 右侧、左侧结肠癌及直肠癌的鉴别

	右侧结肠癌	左侧结肠癌	直肠癌
肿块性质	隆起型多见	浸润型多见	溃疡型多见(50%以上)
发生转移	晚	早	早
腹部肿块	可有	较少扪及,偶尔肛诊可及	无
全身症状	重	轻	少见
贫血	可有	少见	少见(晚期可有)
大便潜血	多无	多有	阳性
肠梗阻	多无	常有	可有
手术方式	一期或二期手术	二期手术为主	有肠梗阻二期手术,无则一期

【例3】升结肠癌主要临床表现为
   A. 肠梗阻   B. 便秘   C. 便血
   D. 里急后重   E. 贫血

【例4】结肠癌最常见的发病部位是
   A. 直肠   B. 乙状结肠   C. 回盲部
   D. 升结肠   E. 降结肠(2023)

【例5】诊断成人结肠癌的首选检查是
   A. 结肠镜   B. 腹部B超   C. 腹部CT
   D. 腹部MRI   E. 消化道造影(2022)

5. 治疗

(1) 结肠癌根治手术　要求整块切除肿瘤及其远、近端10cm以上的肠管,并包括系膜和区域淋巴结。①右半结肠切除术适用于盲肠癌、升结肠癌、结肠肝曲癌。②横结肠切除术适用于横结肠癌。③左半结肠切除术适用于结肠脾曲癌、降结肠癌。④乙状结肠癌根治术适用于乙状结肠癌。

(2) 结肠癌并发急性肠梗阻　应在胃肠减压、纠正水和电解质紊乱及酸碱失衡后,早期手术。
①右侧结肠癌伴急性肠梗阻　做右半结肠切除一期回肠结肠吻合术。
②左侧结肠癌伴急性肠梗阻　可置入支架缓解梗阻,限期行根治性手术。若开腹手术见粪便较多,可行术中灌洗后予以吻合。若肠管扩张、水肿明显,可行近端造口、远端封闭,将封闭的断端固定在造口周围并做好记录,以便在回纳造口时容易寻找。如肿物不能切除,可在梗阻部位的近侧作横结肠造口,术

后行辅助治疗,待肿瘤缩小降期后,再评估能否行二期根治性切除。

(3)化学治疗　常用方案为 FOLFOX(奥沙利铂+亚叶酸钙+氟尿嘧啶)、CAPEOX(奥沙利铂+卡培他滨)。

【例6】男,50岁。右下腹隐痛伴低热、贫血4个月。下消化道X线钡剂造影示回盲部有充盈缺损,升结肠起始部肠腔狭窄。血CEA明显增高。下列手术治疗术式最合理的是
　　A. 回肠、横结肠吻合术　　B. 全结肠切除术　　C. 局部切除
　　D. 右半结肠切除术　　E. 回肠造口术

6. 预后
帮助病人平稳情绪心理、调整饮食结构,一般预后较好。根治性切除术后5年生存率为60%~80%。预后与其TNM分期有关,Ⅰ期病人根治术后5年生存率可达90%以上,而Ⅳ期病人术后5年生存率<5%。

二、直肠癌

我国直肠癌的特点:①直肠癌比结肠癌发生率高,约占60%;②低位直肠癌所占比例高,占直肠癌的60%~70%,绝大多数癌肿可在直肠指检时触及;③<30岁的青年人直肠癌比例高,占10%~15%。

1. 临床表现

(1)症状　直肠癌早期无明显症状,癌肿影响排便或破溃出血时才出现症状。局部症状出现的频率依次为便血80%~90%、便频60%~70%、便细40%、黏液便35%、肛门痛20%、里急后重20%、便秘10%。
①直肠刺激症状　便意频繁,排便习惯改变,便前肛门有下坠感,里急后重,排便不尽感,下腹痛。
②癌肿破溃出血症状　大便表面带血及黏液,甚至有脓血便。
③肠腔狭窄症状　癌肿侵犯致肠管狭窄,可有不全性肠梗阻的表现。
④局部侵犯症状　直肠癌侵犯前列腺、膀胱、阴道,可出现尿频、尿痛、血尿、阴道异常分泌物。

(2)体征
①直肠指检　60%~70%的直肠癌可在直肠指检时触及,因此直肠指检是诊断低位直肠癌最重要的体格检查,凡遇直肠刺激症状、便血、大便变细等均应进行直肠指检。
②腹股沟淋巴结肿大　齿状线以下的直肠癌,可有腹股沟淋巴结肿大。
③并发症或晚期体征　直肠癌合并肠梗阻可表现为腹部膨隆、肠鸣音亢进。肝转移可表现为肝大、黄疸、移动性浊音。晚期可表现为营养不良或恶病质。

2. 诊断
根据病史、临床表现、内镜和影像学检查,不难作出临床诊断。

(1)大便潜血　为大规模普查或高危人群的初筛方法。阳性者再作进一步检查。

(2)癌胚抗原(CEA)　CEA不能用于早期诊断,因为仅45%的结直肠癌病人初诊时CEA升高。血清CEA水平与肿瘤分期正相关,Ⅰ、Ⅱ、Ⅲ、Ⅳ期的血清CEA阳性率分别约为25%、45%、75%和85%。CEA主要用于评估肿瘤负荷、监测术后复发。

(3)糖类抗原19-9(CA19-9)　约30%的直肠癌病人血清CA19-9升高,其临床意义与CEA相似。

(4)内镜检查　分为肛门镜、乙状结肠镜、结肠镜,可明确诊断,为首选检查。

(5)影像学检查

腔内超声	对T分期的敏感性为81%~96%,特异性为91%~98%
MRI检查	可评估肿瘤浸润肠壁的深度、淋巴结是否转移、直肠系膜筋膜是否受累
CT检查	可评估肝、肺是否有远处转移
PET-CT	常用于已有淋巴结转移的结直肠癌、术后检查怀疑复发转移
腹部B超	结、直肠癌手术时10%~15%同时存在肝转移,故腹部B超应作为常规检查

注意：①9版《外科学》P383：直肠指检简单易行，能发现70%的直肠癌，是直肠癌的首选检查。
②9版《外科学》P391：直肠指检能发现60%~70%的直肠癌。
③确诊直肠癌、结肠癌首选的检查方法是结肠镜检+活组织检查。
④直肠癌的普查首选大便潜血检查。
⑤监测直肠癌的预后及复发首选血清CEA。

【例7】有关直肠癌的描述，错误的是
    A. 多有里急后重、肛门下坠感　　B. 常以完全性肠梗阻就诊　　C. 组织学类型主要为腺癌
    D. 多有带黏液的血便　　　　　　E. 早期可表现为大便习惯改变

【例8】男，50岁。大便变细、次数增多3个月，伴肛门下坠感、里急后重，常有黏液血便，进行性加重。首先应进行的检查是
    A. 腹部B超　　　　　　　　　　B. 直肠镜　　　　　　　　　　C. 大便潜血
    D. 直肠指检　　　　　　　　　　E. 下消化道X线钡剂造影（2023）

【例9】对明确直肠癌局部浸润状况最有意义的检查是
    A. 结肠镜　　　　　　　　　　　B. 全消化道X线钡剂造影　　　　C. 结肠X线钡剂造影
    D. 腹部B超　　　　　　　　　　E. 盆腹部增强CT

【例10】直肠癌术后，最常用于监测复发的肿瘤标志物是
    A. CA19-9　　　　　　　　　　　B. CA153　　　　　　　　　　　C. AFP
    D. CA242　　　　　　　　　　　E. CEA

3. 手术方法和适应证

直肠癌手术方式的选择应根据癌肿所在部位、大小、活动度、细胞分化程度、术前的排便控制能力等因素综合判断。直肠癌向远端肠壁浸润一般不超过2cm，手术时要求切缘距肿块下缘2cm以上。

(1) 局部切除　适用于肿瘤位于直肠中下段、瘤体直径<2cm、大体形态为隆起型、组织分化程度高、T_1期（局限于黏膜或黏膜下层）的直肠癌。手术方式包括经肛局部切除、骶后径路局部切除术。

(2) 腹会阴联合直肠癌根治术（Miles手术）　适用于腹膜返折以下的直肠癌。切除范围包括全部直肠、肠系膜下动脉及其区域淋巴结、全直肠系膜、肛提肌、坐骨肛门窝内脂肪、肛管及肛周3~5cm的皮肤、皮下及全部肛门括约肌，于左下腹行永久性乙状结肠单腔造口。

(3) 经腹直肠癌切除术（Dixon手术）　又称低位直肠前切除术，是目前应用最多的直肠癌根治术。适用于腹膜返折以上的直肠癌。一般要求癌肿距齿状线5cm以上，癌肿远端距切缘2cm以上；低位直肠癌至少1cm，切除肿块及其系膜，行结肠-直肠远端对端吻合。

(4) 经腹直肠癌切除、近端造口、远端封闭术（Hartmann手术）　是指切除肿瘤后，近端结肠造口，远端残腔封闭。由于避免了肛门部操作，手术时间缩短，适用于全身情况很差，不能耐受Miles手术或急性肠梗阻不宜行Dixon手术的直肠癌病人。

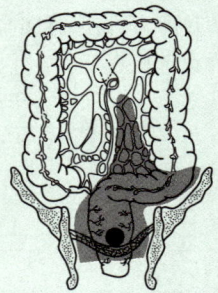
Dixon手术

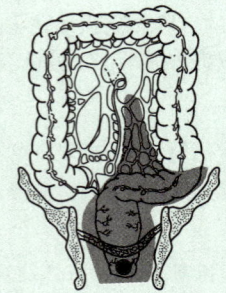
Miles手术

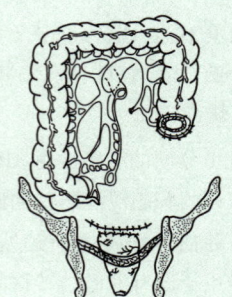
Hartmann手术

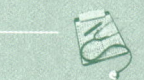

注意: ①直肠癌的手术方式根据肿块距肛门的距离而定:直肠癌下缘距肛门<5cm 选用 Miles 手术,直肠癌下缘距肛门 5~7cm 以上选用 Dixon 手术(7 版《黄家驷外科学》P1644、P1646)。
②腹膜返折以下的直肠癌选用 Miles 手术,腹膜返折(距齿状线 5cm)以上的直肠癌选用 Dixon 手术。
③若肿块广泛浸润固定,无法切除,则一期行近端造瘘解决梗阻问题,二期处理肿瘤。

【例11】男,46 岁。因直肠癌入院。癌肿距肛缘 5cm,大小为 2cm×1cm。拟行手术治疗,患者强烈要求保留肛门。该患者是否可以保肛的病理依据是癌肿
    A. 周围淋巴结状况　　　　B. 浸润肠壁的深度　　　　C. 是否侵及泌尿系统
    D. 向下的纵向浸润范围　　E. 组织学分类

【例12】对伴有完全性梗阻的高位直肠癌,最常应用的手术方式是
    A. Dixon 手术　　　　　　B. 经腹直肠癌切除、近端造口、远端封闭术(Hartmann 手术)
    C. 升结肠造瘘术　　　　　D. 姑息性病灶切除吻合术
    E. 腹会阴联合直肠癌根治术(Miles 手术)

三、肛裂

肛裂是齿状线下肛管皮肤层裂伤后形成的小溃疡,方向与肛管纵轴平行,常引起肛周剧烈疼痛。多见于青中年人,绝大多数肛裂位于肛管的后正中线上,也可位于前正中线上,侧方出现肛裂极少。

(1)临床表现　典型表现为疼痛、便秘、出血。

①疼痛　为剧烈的周期性疼痛,表现为排便时疼痛→便后缓解→再次剧痛。排便时由于肛裂病灶内神经末梢受刺激,立刻感到肛管烧灼样或刀割样疼痛,称为排便时疼痛;便后数分钟可缓解,称为间歇期;随后因肛门括约肌收缩痉挛,再次剧痛,此期可持续半小时到数小时,称为括约肌挛缩痛。直至括约肌疲劳,松弛后疼痛缓解,但再次排便时又发生疼痛。以上称为肛裂周期性疼痛。

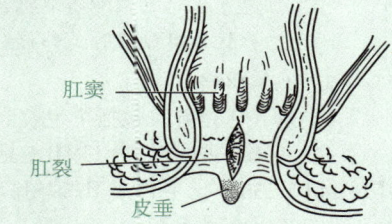
肛裂三联症=肛乳头肥大+肛裂+前哨痔

②便秘　病人因害怕疼痛不愿排便,久而久之引起便秘。
③出血　排便时常在粪便表面或便纸上见到少量血迹,或滴鲜血,大量出血少见。

(2)诊断
①临床表现　典型的周期性疼痛、便秘、出血。
②体格检查　发现肛管"三联症"。慢性裂口上端的肛门瓣和肛乳头水肿,形成肥大乳头;下端皮肤因炎症、水肿及静脉、淋巴回流受阻,形成袋状皮垂向下突出于肛门外,称为前哨痔。因肛裂、前哨痔、肛乳头肥大常同时存在,故称为肛裂"三联症",是肛裂的典型临床表现。

(3)治疗
①非手术治疗　排便后用 1:5000 高锰酸钾温水坐浴、口服缓泻剂、局部麻醉后逐步扩肛。
②手术治疗　包括肛裂切除术、肛管内括约肌切断术等。

【例13】不宜行直肠指诊的疾病是
    A. 肛裂　　　　　　　　　B. 肛窦炎　　　　　　　　C. 内痔
    D. 肛瘘　　　　　　　　　E. 肛周脓肿

四、直肠肛管周围脓肿

直肠肛管周围脓肿是指直肠肛管周围软组织内或其周围间隙发生的急性化脓性感染,并形成脓肿。脓肿溃破易形成肛瘘。绝大多数直肠肛管周围脓肿由肛腺感染引起。致病菌多为大肠埃希菌。

1. 诊断

	肛门周围脓肿	坐骨肛管间隙脓肿	骨盆直肠间隙脓肿
别称	肛周脓肿	坐骨肛管窝脓肿	骨盆直肠窝脓肿
发生率	最常见	较常见	较少见
发病机制	肛腺感染向下达肛周皮下形成	肛腺感染穿过外括约肌向外扩散到坐骨肛管间隙而形成	坐骨直肠间隙脓肿向上穿破肛提肌进入骨盆直肠间隙
脓肿特点	位置浅表，一般不大	位置较深，较大(60~90ml)	位置更深，较大
局部症状	局部症状明显 呈肛周持续性跳痛	局部症状明显，呈持续性跳痛 排尿困难，里急后重	局部症状不明显，直肠坠胀感 便意不尽，排尿困难
全身症状	全身中毒症状不明显	全身中毒症状明显	全身中毒症状明显
体检	局部红肿，硬结，压痛 脓肿形成时有波动感	患侧肛门红肿，双臀不对称 肛诊有深压痛，波动感	会阴部正常 直肠壁触痛性肿块，波动感
诊断穿刺	可抽出脓液	可抽出脓液	抽出脓液可确诊

注意：①肛门周围脓肿局部症状较重，全身症状较轻。
②骨盆直肠间隙脓肿局部症状较轻，全身症状较重。
③坐骨肛管间隙脓肿局部症状和全身症状都较重。

2. 治疗

(1) **非手术治疗**　包括抗生素治疗、温水坐浴、局部理疗、口服缓泻剂以减轻排便时疼痛。

(2) **手术治疗**　脓肿切开引流是治疗直肠肛周脓肿的主要方法。

【例14】男，30岁。肛门周围胀痛伴发热3天，排便时疼痛加重。查体：肛门周围皮肤发红、压痛明显。最可能的诊断是

　　A. 直肠黏膜下脓肿　　　　B. 肛管括约肌间隙脓肿　　　C. 直肠后间隙脓肿
　　D. 肛周皮下脓肿　　　　　E. 骨盆直肠间隙脓肿

【例15】下列疾病治疗后最易继发肛瘘的是

　　A. 肛周脓肿　　　　　　　B. 内痔　　　　　　　　　　C. 外痔
　　D. 混合痔　　　　　　　　E. 肛裂

五、肛瘘

肛瘘是指肛门周围的肉芽肿性管道，由内口、瘘管、外口三部分组成。

1. 诊断

(1) **症状**　肛瘘外口持续或间断流出少量脓性、血性、黏液性分泌物。

(2) **体检**　在肛门周围发现单个或多个外瘘口，并有少量脓性、血性、黏液性分泌物排出，有时肛门部潮湿、瘙痒或形成溃疡。瘘管位置低者，自外口向肛门方向可触及索条样瘘管。

(3) **瘘管造影**　瘘管造影发现窦道存在，即可确诊。

(4) **Goodsall规律**　在肛门中间划一横线，若外口在线后方，瘘管常是弯型，且内口常在肛管后正中处；若外口在此线前方，瘘管常是直型，内口常在肛门相应的放射状方向的肛窦上。外口数目越多，距离肛缘越远，肛瘘越复杂。

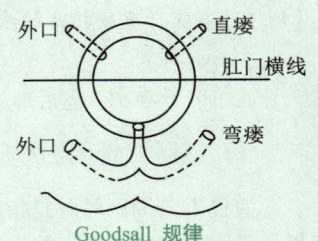

Goodsall 规律

2. 治疗

肛瘘不能自愈，必须手术治疗。治疗原则是将瘘管切开，形成敞开

的创面,促进其愈合。肛瘘手术的关键是尽量减少肛管括约肌的损伤,防止肛门失禁,避免复发。

(1)**瘘管切开** 适用于低位肛瘘。

(2)**挂线疗法** 适用于距肛门3~5cm,有内外口的低位或高位单纯性肛瘘,或作为复杂性肛瘘切开、切除的辅助治疗。该法最大优点是不会造成严重肛门失禁,且操作简单、出血少、换药痛苦相对较小。

(3)**肛瘘切除** 适用于低位单纯性肛瘘、高位肛瘘结构中瘘管成熟的较低部位或括约肌外侧部分。

【例16】女,42岁。肛门处潮湿、瘙痒,有黏液流出3个月。查体:截石位8点处肛缘旁可见一小孔,挤压时有脓液排出。该患者最可能的诊断是
A. 内痔脱出　　　　　B. 外痔　　　　　　C. 混合痔
D. 肛瘘　　　　　　　E. 肛裂

【例17】男,32岁。反复发作肛门胀痛伴畏寒、发热2个月。症状逐渐加重,排尿不适,肛门旁出现局部红肿疼痛,继之破溃出脓液。确保疗效的关键步骤是
A. 瘘管切开,形成敞开的创面　B. 抗感染治疗后手术　　C. 首先充分扩肛
D. 明确破溃外口和内口的位置　E. 1:5000高锰酸钾溶液坐浴

六、痔

1. 概念

痔是最常见的肛肠疾病。内痔是由肛垫的支持结构、静脉丛及动静脉吻合支发生病理性改变,导致肛垫充血增生肥大移位而形成。外痔是齿状线远侧皮下静脉丛的病理性扩张或结缔组织增生形成。内痔通过丰富的静脉丛吻合支和相应部位的外痔相互融合,形成混合痔。

2. 诊断

(1)临床表现

①内痔　主要表现是出血和脱出,间歇性便后出鲜血是其常见症状,内痔好发于截石位3、7、11点。

内痔分度	临床特点
Ⅰ度	便时带血、滴血或手纸带血,便后出血可自行停止,无痔脱出
Ⅱ度	常有便血,排便时有痔脱出,便后可自行还纳
Ⅲ度	偶有便血,排便或久站、咳嗽、负重时痔脱出,需用手还纳
Ⅳ度	偶有便血,痔脱出不能还纳或还纳后又脱出

②外痔　表现为肛门不适、潮湿不洁,可有瘙痒。如有血栓形成及皮下血肿有剧痛,称为血栓性外痔。

③混合痔　表现为内痔和外痔的症状同时存在。混合痔呈环状脱出肛门外,脱出的痔块在肛周呈梅花状,称为环状痔。脱出的痔块若被痉挛的括约肌嵌顿,以致水肿、淤血,甚至坏死,称为嵌顿性痔。

(2)体检　首先做肛门视诊,内痔除Ⅰ度外,其他三度均可在肛门视诊时见到。对有脱垂者,最好在蹲位排便后立即观察。直肠指检对痔的诊断意义不大,主要在于排除直肠癌、直肠息肉等病变。

3. 治疗

(1)治疗原则　无症状的痔不需治疗;有症状的痔重在减轻或消除症状而非根治;以非手术治疗为主。

(2)非手术治疗　包括调整饮食、坐浴、注射治疗、胶圈套扎治疗、多普勒超声引导下痔动脉结扎等。

(3)手术治疗　包括痔单纯切除、吻合器痔上黏膜环切钉合术(PPH)、血栓外痔剥离术等。

A. 外痔　　　　　　　B. 肛周脓肿　　　　C. 肛裂
D. 内痔　　　　　　　E. 肛瘘

【例18】排便时肛门刀割样疼痛,便后数分钟疼痛缓解,随后又出现肛门剧痛,临床表现符合

【例19】肛周有暗紫色长圆形肿物,质硬、压痛明显,临床表现符合

4. 易混概念

肛裂三联症	齿状线上肛乳头肥大+肛裂+前哨痔＝肛裂三联症
前哨痔	肛裂时下端皮肤因炎症、水肿及静脉、淋巴回流受阻,形成袋状皮垂向下突出于肛门外
内痔	齿状线上方直肠上静脉丛曲张团块形成。最常见,肛诊时不能扪及
外痔	齿状线下方直肠下静脉丛曲张团块形成
混合痔	由直肠上、下曲张静脉丛相互吻合形成
环状痔	晚期混合痔突出于肛门外,在肛周呈梅花状,称为环状痔,也称花圈痔
嵌顿痔	指痔核脱出肛门外后,括约肌痉挛嵌顿,以致水肿、出血、坏死。可伴剧痛

5. 肛裂和痔的区别

	痔	肛裂
好发部位	内痔好发于截石位 3、7、11 点	好发于截石位 6 点,次发于 12 点,侧方少见
病史	习惯性便秘者	习惯性便秘者
便血	无痛性、间歇性、便后出鲜血	少量滴鲜血
疼痛	一般无疼痛 血栓性外痔、感染或嵌顿痔可有剧痛	便时、便后剧痛(便时剧痛—缓解数分钟—括约肌痉挛剧痛半小时至数小时),即疼痛—缓解—疼痛
痔核	有	肛乳头肥大+肛裂+前哨痔＝肛裂三联症
治疗	润便、注射治疗、红外线凝固疗法 胶圈套扎疗法、手术	非手术治疗(坐浴、润便、必要时扩肛) 手术(肛裂切除术、肛管内括约肌切断术)

▶ **常考点** 结肠癌及直肠癌的特点、手术方式的选择;痔、肛裂、肛瘘、肛周脓肿的临床特点。

参考答案——详细解答见《2024 国家临床执业及助理医师资格考试历年考点精析(上、下册)》

1. ABCDE 2. ABCDE 3. ABCDE 4. ABCDE 5. ABCDE 6. ABCDE 7. ABCDE
8. ABCDE 9. ABCDE 10. ABCDE 11. ABCDE 12. ABCDE 13. ABCDE 14. ABCDE
15. ABCDE 16. ABCDE 17. ABCDE 18. ABCDE 19. ABCDE

第十篇 外科学
第20章 肝脓肿与门静脉高压症

第20章 肝脓肿与门静脉高压症

▶ **考纲要求**
①肝脓肿。②门静脉高压症。

▶ **复习要点**

一、肝脓肿

肝脏受到感染后,因未及时或正确处理而形成脓肿,常见的肝脓肿有细菌性和阿米巴性两种。

1. 细菌性肝脓肿

(1)病因和发病机制 全身细菌性感染,特别是腹腔内感染时,细菌可侵入肝内,如病人抵抗力低下,可发生肝脓肿。胆源性或经门静脉播散者以<u>大肠埃希菌</u>最常见,其次为厌氧链球菌、类杆菌属等。全身性感染(如亚急性细菌性心内膜炎、肺炎、痈等)或经肝动脉播散者以<u>金黄色葡萄球菌</u>最常见。

①胆道逆行感染 <u>主要感染途径</u>。胆道蛔虫病、胆管结石等并发化脓性胆管炎时,细菌沿胆管上行,是引起细菌性肝脓肿的主要原因(占50%左右)。

②肝动脉 人体任何部位的化脓性感染发生菌血症时,细菌通过肝动脉侵入肝脏。

③门静脉 如坏疽性阑尾炎、痔核感染、菌痢等,细菌可经门静脉入肝。

④其他 肝毗邻感染病灶的细菌循淋巴系统侵入,开放性肝损伤的细菌直接经伤口入肝,形成脓肿。

A. 艰难梭状芽胞杆菌　　B. 金黄色葡萄球菌　　C. 双歧杆菌
D. 大肠埃希菌　　　　　E. 铜绿假单胞菌

【例1】与体表化脓感染相关的肝脓肿的常见致病菌是
【例2】与胆道感染相关的肝脓肿的常见致病菌是

> **注意**:①胆源性或经门静脉播散所致的肝脓肿,致病菌以大肠埃希菌最常见。
> ②全身性感染或经肝动脉播散所致的肝脓肿,致病菌以金黄色葡萄球菌最常见。
> ③肝脓肿致病菌多为肺炎克雷伯菌、大肠埃希菌、厌氧链球菌、葡萄球菌等(9版《外科学》P414)。

(2)临床表现 起病较急,主要症状是寒战高热、肝区疼痛和肝大。

炎症表现	寒战、高热、体温升高、周身乏力
消化道症状	恶心、呕吐、食欲缺乏
局部症状	肝区疼痛、肝大、肝区叩痛。肝区钝痛或胀痛多为持续性,可伴右肩牵涉痛
溃破症状	①向上溃破→右侧脓胸;　②向下溃破→腹膜刺激征;　③向左溃破→穿入心包; ④向膈下溃破→膈下脓肿;　⑤向肝内溃破→侵犯肝内血管致大量出血
X线	右叶肝脓肿可使右侧膈肌升高,右侧反应性胸膜炎或胸腔积液
B超	<u>首选检查</u>,阳性率96%(CT阳性率90%),可在B超引导下行脓肿诊断性穿刺和治疗

【例3】女,40岁。右上腹胀痛伴畏寒、发热2天,巩膜黄染1天。查体:T39℃,P100次/分,右上腹部压痛、反跳痛及肌紧张明显,肝区叩击痛阳性。血 WBC18.2×10⁹/L,N0.85。B超示胆囊及胆总管结

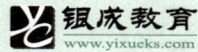
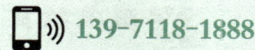

石。该患者最可能感染的致病菌是
    A. 草绿色链球菌　　　　　B. 大肠埃希菌　　　　　C. 金黄色葡萄球菌
    D. 铜绿假单胞菌　　　　　E. 肺炎链球菌

(3)诊断与鉴别诊断　根据病史、临床表现、B超和X线检查,即可诊断本病。必要时,在B超引导下行诊断性穿刺,抽出脓液即可确诊,但应与阿米巴性肝脓肿、右膈下脓肿、胆道感染、肝癌相鉴别。

	细菌性肝脓肿	阿米巴性肝脓肿
好发年龄	>50岁	20~40岁
男女比例	1.5:1	>10:1
病史	继发于胆道感染或其他化脓性疾病	继发于阿米巴痢疾
症状	急骤严重,全身中毒症状明显,寒战高热	起病慢,可有高热,或不规则发热、盗汗
血液化验	白细胞和中性粒细胞增高 血液细菌培养可阳性	白细胞增高。如无细菌感染,细菌培养阴性 血清阿米巴抗体阳性
粪便检查	无特殊发现	部分病人可找到阿米巴滋养体或包囊
脓液	多为黄白色脓液,涂片和培养可发现细菌	多为棕褐色脓液,无臭味,镜检可有滋养体 如无混合感染,涂片和培养无细菌
试验治疗	抗阿米巴治疗无效	抗阿米巴治疗有效
脓肿	较小,常多发	较大,常单发,多见于肝右叶

【例4】男,33岁。右上腹胀痛伴寒战、高热6小时。查体:体温39.9℃,皮肤黏膜无黄染,右上腹压痛,轻度肌紧张,无明显反跳痛。外周血WBC18×10^9/L,N0.85。腹部立位平片示右侧膈肌抬高。B超示肝右后叶8cm液性暗区。为明确诊断,最有价值的措施是
    A. 肝核素扫描　　　　　　B. 腹部CT检查　　　　　C. 肝动造影检查
    D. 血细菌培养　　　　　　E. 超声引导下肝穿刺(2023)

    A. 补体结合试验阳性　　　B. 甲胎蛋白阳性　　　　C. 右上腹绞痛及黄疸
    D. 穿刺抽出棕褐色脓液　　E. 突发寒战高热,肝区疼痛,肝大
【例5】细菌性肝脓肿的特点是
【例6】阿米巴性肝脓肿的特点是

(4)治疗　细菌性肝脓肿必须早期诊断,积极治疗。
①全身支持疗法　给予充分营养,纠正水和电解质失调,必要时多次小量输血和血浆,纠正低蛋白血症。
②抗生素治疗　经验性治疗通常选用三代头孢联合甲硝唑或者氨苄西林、氨基糖苷类联合甲硝唑。
③经皮肝穿刺脓肿置管引流术　适用于直径3~5cm的单个脓肿,可在B超或CT引导下行穿刺抽尽脓液并冲洗,也可置管引流。多数肝脓肿可经抗生素联合穿刺抽液或置管引流治愈。
④手术治疗　适用于脓肿较大、分隔较多;脓肿已穿破胸腔或腹腔;胆源性肝脓肿;慢性肝脓肿。
【例7】男,18岁。寒战、高热5天,伴右上腹痛、恶心、呕吐、全身之力。血常规:WBC18.6×10^9/L,N0.92。腹部B超示肝内多发液性暗区,最大直径为1.5cm。目前最主要的治疗措施是
    A. 腹腔镜引流术　　　　　B. 静脉滴注抗生素治疗　　C. 肝叶切除术
    D. 脓肿穿刺引流术　　　　E. 脓肿切开引流术

2. 阿米巴性肝脓肿
(1)病因和发病机制　阿米巴性肝脓肿是肠道阿米巴感染的并发症,绝大多数为单发。阿米巴滋养体可寄生于结肠黏膜或黏膜下层,当机体抵抗力降低时,滋养体可经破损的结肠肠壁小静脉通过肠系膜

第十篇 外科学
第20章 肝脓肿与门静脉高压症

上静脉,沿门静脉主干入肝。

(2)**临床表现** 参阅前表。

(3)**诊断与鉴别诊断** 参阅前表。

(4)**治疗** 采用非手术治疗,大多数病人可获得良好疗效。必要时反复穿刺吸脓、行支持治疗。

①经皮肝穿刺置管闭式引流 适用于病情较重,脓腔较大,有穿破危险者,经抗阿米巴治疗无效者。

②切开引流 适用于:A.经抗阿米巴治疗及穿刺引流后仍高热不退者;B.脓腔伴继发细菌感染,综合治疗无效者;C.脓肿已穿破胸腹腔并发脓胸和腹膜炎者。

【例8】男,40岁。右上腹腹痛伴间断发热3个月。1年前曾因"腹泻、菌痢?"住院治疗后缓解。腹部B超示:肝右叶单发直径10cm囊肿,曾于粪便中发现有叶状伪足的滋养体。此病原体从肠道感染至肝的途径是

A. 从腹腔经淋巴系统入肝　　B. 从胆道上行入肝　　C. 从小肠经门静脉入肝

D. 从胃经门静脉入肝　　E. 从结肠经门静脉入肝

二、门静脉高压症

门静脉高压症是指各种原因导致门静脉血流受阻、血流量增加所引起的门静脉系统压力增高,继而引起脾大、脾功能亢进、食管胃底静脉曲张、呕血、黑便、腹水的临床综合征。

1. 病因和发病机制

(1)**病因** 按阻力增加的部位,将门静脉高压症分为以下3型:

①肝前型 如肝外门静脉血栓形成、先天性门静脉畸形、外在压迫等。

②肝内型 又分为窦前、窦后和窦型。窦前阻塞以血吸虫肝硬化最常见。肝窦和窦后阻塞以肝炎后肝硬化最常见。

③肝后型 如 Budd-Chiari 综合征、缩窄性心包炎、严重右心功能衰竭。

(2)**发病机制** 门静脉主干由肠系膜上、下静脉和脾静脉汇合而成,门静脉高压症形成后,可以发生下列病理变化:

①脾大和脾功能亢进 门静脉压力升高后,脾静脉血回流受阻,脾窦扩张,从而引起脾大。血流在脾内的驻留时间延长,遭到脾脏吞噬细胞吞噬的概率增大,导致外周血白细胞、血小板、红细胞减少,称为脾功能亢进(简称脾亢)。

②交通支扩张 门静脉高压时,门腔静脉交通支大量开放,并扩张、扭曲形成静脉曲张。

门腔静脉交通支	门脉高压症时交通支扩张的后果
食管下段、胃底交通支	最重要的交通支,曲张静脉破裂可导致上消化道大出血
直肠下端、肛管交通支	直肠上、下静脉丛扩张可引起继发性痔
前腹壁交通支	脐旁静脉与腹上、下深静脉交通支扩张,引起前腹壁静脉曲张,呈"海蛇头"体征
腹膜后交通支	临床意义相对较小,偶可曲张破裂引起腹膜后血肿

③腹水 腹水产生的机制如下。

A.门静脉压力升高,使门静脉系统毛细血管床的滤过压增高。

B.肝硬化引起的低蛋白血症,造成血浆胶体渗透压降低及淋巴液生成增加。

C.淋巴液自肝表面、肠浆膜面漏入腹腔形成腹水。

D.门静脉高压症时,门静脉内血流量增加,有效循环血量减少,继发性醛固酮分泌增多,导致水钠潴留而加剧腹水形成。

E.慢性肝病时,醛固酮、抗利尿激素在肝内的灭活减少,导致水钠潴留。

④其他 约20%的门静脉高压症患者并发门静脉高压性胃病,约10%的患者自然发展为肝性脑病。

【例9】对诊断门静脉高压最有价值的依据是
　　A. 肝功能异常　　　　B. 脾大和脾功能亢进　　C. 食管胃底静脉曲张
　　D. 腹水征阳性　　　　E. 肝掌阳性

【例10】门静脉血流受阻后,首先出现的是
　　A. 充血性脾大　　　　B. 门静脉高压性胃病　　C. 脾功能亢进
　　D. 肝性脑病　　　　　E. 腹水

2. 临床表现

(1)临床表现　症状和体征如下。

脾大	门静脉高压症时,首先出现淤血性脾大
脾亢	外周血细胞减少,表现为白细胞、血小板、红细胞均减少,但以前两者减少最常见
交通支扩张	食管下段胃底曲张静脉破裂导致上消化道大出血,表现为呕血、黑便;前腹壁静脉曲张
腹水	门静脉高压症导致腹水的机制如前所述
肝功能不良	疲乏、嗜睡、厌食、黄疸、腹水、肝病面容、蜘蛛痣、肝掌、男性乳腺发育、睾丸萎缩
肝硬化	早期可触及质地较硬、边缘较钝而不规则的肝,晚期肝脏缩小难以触及

(2)辅助检查　门静脉高压症病人常需要做以下辅助检查。

血常规	脾功能亢进时,血细胞计数减少,以白细胞、血小板减少最为多见,可有贫血
肝功能	血浆白蛋白降低而球蛋白增高,白球比例倒置,许多凝血因子减少导致凝血酶原时间延长
腹部超声	可显示腹水、肝密度及质地异常、门静脉扩张(内径≥1.3cm)、血管开放、门静脉有无血栓
骨髓检查	可以排除骨髓纤维化所致的脾大,避免误切脾脏
X线钡餐	钡剂充盈时,为虫蚀样改变;钡剂排空时,为蚯蚓样或串珠状负影
内镜检查	可见胃底食管下段静脉曲张
CT或CTA	可了解肝硬化程度、肝动脉和脾动脉、门静脉和脾静脉直径、入肝血流,有助于手术方式的选择

(3)肝功能Child-Pugh分级　A级总分5~6分,肝功能良好;B级总分7~9分,肝功能中等;C级总分≥10分,肝功能差。

项目	1分	2分	3分
血清胆红素(μmol/L)	<34.2	34.2~51.3	>51.3
血浆清蛋白(g/L)	>35	28~35	<28
凝血酶原延长时间(秒)	1~3	4~6	>6
腹水	无	少量,易控制	中等量,难控制
肝性脑病	无	轻度	中度以上

【例11】肝功能Child-Pugh分级依据,不包括
　　A. 血清胆红素值　　　B. 血清白蛋白值　　　C. 食管静脉曲张程度
　　D. 是否存在腹水及其程度　　E. 凝血酶原时间

3. 诊断
根据病毒性肝炎、自身免疫性肝炎、血吸虫病等病史,脾大、脾功能亢进、呕血、黑便、腹水等临床表现,结合辅助检查,诊断并不困难。

4. 治疗
(1)治疗目的　主要针对食管胃底曲张静脉破裂出血、脾大脾亢、顽固性腹水、原发肝病进行治疗。

(2) 食管胃底曲张静脉破裂出血 应根据病人的具体情况及肝功能分级选择适宜治疗措施。

①非手术治疗 适用于一般情况不良，肝功能较差（黄疸、大量腹水，Child C 级），难以耐受手术者。

补液输血	发生急性出血时，应尽快建立有效的静脉通道进行补液，监测病人生命体征
药物治疗	止血——首选血管收缩剂，如加压素、生长抑素、奥曲肽；β 受体阻滞剂如普萘洛尔可预防出血 预防感染——使用头孢类广谱抗生素 其他——质子泵抑制剂、利尿、预防肝性脑病、护肝治疗
内镜治疗	内镜下硬化剂治疗、内镜下食管曲张静脉套扎术，后者是控制急性出血的首选方法
三腔管 压迫止血	是紧急情况下暂时控制出血的有效方法，可使 80% 病人出血得到控制，压迫不宜超过 24 小时 插管 50~60cm，胃气囊充气 150~200ml，食管气囊充气 100~150ml，管端悬吊 0.25~0.5kg 物品 病人应侧卧位或头侧转，放置时间不宜>3~5 天，每隔 12 小时应放空气囊 10~20 分钟
TIPS	经颈静脉肝内门体分流术（TIPS）可明显降低门静脉压力，用于治疗急性出血和预防再出血，适用于药物和内镜治疗无效、外科手术后再出血、等待肝移植的病人

注意：①门静脉高压症食管胃底静脉破裂大出血，肝功能 Child C 级者应保守治疗，严禁手术治疗。
②生长抑素、奥曲肽是治疗食管胃底静脉曲张出血最常用的药物（9 版《内科学》P412）。
③内镜治疗（EVL）是控制食管静脉曲张急性出血的首选方法（9 版《外科学》P426）。
④TIPS 主要用于药物治疗、内镜治疗无效者，但易并发肝性脑病，发生率为 20%~40%。

②手术治疗 肝功能较好（Child A 级或 B 级）者，可手术治疗。

A. 手术适应证 曾经或现在发生消化道出血，或静脉曲张明显和"红色征"出血风险较大，及一般情况尚可，肝功能 Child A 级、B 级，估计能耐受手术者。

B. 手术禁忌证 肝功能 Child C 级病人一般不主张手术，尽量采取非手术治疗。

C. 手术方式 包括分流术、断流术、复合手术、肝移植四大类。其中，临床上以断流术最常用。

门体分流术是通过在门静脉与腔静脉系统间建立分流通道，降低门静脉压力而达到止血效果的一类手术。门体分流术可分为非选择性、选择性两大类。非选择性门体分流术是将入肝的门静脉血完全转流入体循环，代表术式是门静脉与下腔静脉端侧分流术。选择性门体分流术旨在保存门静脉的入肝血流，同时降低食管胃底曲张静脉的压力，代表术式是远端脾-肾静脉分流术。

门奇断流术是指通过阻断门奇静脉间的反常血流，达到止血目的。手术方式较多，如贲门周围血管离断术、胃周血管缝扎术、食管下端横断术、胃底横断术、食管下端胃底切除术等，但以脾切除+贲门周围血管离断术最为有效，最为常用。贲门周围血管包括冠状静脉、胃短静脉、胃后静脉、左膈下静脉等，手术时应彻底切断这些静脉，包括高位食管支或同时存在的异位高位食管支，同时结扎、切断与静脉伴行的同名动脉，才能彻底阻断门奇静脉间的反常血流。高位食管支的离断是手术成败的关键。

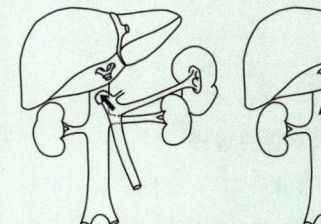 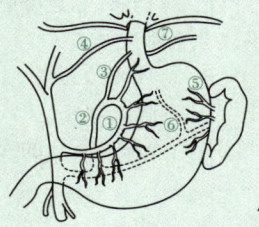 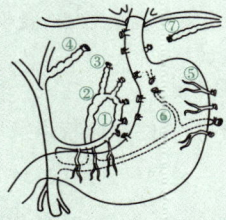

①胃支
②食管支
③高位食管支
④异位高位食管支
⑤胃短静脉
⑥胃后静脉
⑦左膈下静脉

门-腔静脉端侧分流术　　远端脾-肾静脉分流术　　贲门周围血管局部解剖　　贲门周围血管离断术

D. 手术方式选择 急诊手术首选贲周血管离断术，该术式对病人打击小，能达到即刻止血目的，又能维持入肝血流，对肝功能影响较小，手术死亡率和并发症发生率低。

E. 术式比较　三种术式的比较如下。

	非选择性分流术	选择性分流术	断流术
代表术式	门腔静脉端侧分流术	远端脾-肾静脉分流术	贲周血管离断术
术后门静脉压	降低 $10\sim16cmH_2O$ 术后降压止血效果可靠	降低 $8\sim10cmH_2O$ 术后降压效果稍差	增高
入肝血流	完全阻断入肝血流 术后入肝血流大大减少	部分阻断入肝血流 术后入肝血流稍减少	阻断了门奇静脉交通支 术后入肝血流增加
术后肝功能	得不到改善	得到一定程度改善	稍改善
术后肝性脑病	发生率高达 $30\%\sim50\%$	发生率较低	极少发生
血栓形成率	吻合口稍大,血栓形成率较高	吻合口小,血栓形成率更高	无吻合口,无血栓形成

(3) 脾大、脾功能亢进　脾切除是治疗脾功能亢进最有效的方法,既能降低门静脉压力,又能延缓肝病进展。几乎全部断流术及部分分流术均包含脾切除术。

(4) 顽固性腹水　可采用腹腔穿刺外引流、TIPS、腹腔-上腔静脉转流术、腹水皮下转流术等治疗。

(5) 原发肝病　我国绝大多数门静脉高压症是病毒性肝炎肝硬化所致,肝功能损害多较严重。行肝移植,既替换了病肝,又使门静脉系统血流动力学恢复到正常,目前认为是最根本的治疗方法。

【例12】外科治疗肝硬化门静脉高压症公认的重点是
　A. 治疗和预防出血　　　　B. 控制腹水　　　　C. 预防肝癌
　D. 防治门静脉高压性胃病　E. 治疗脾功能亢进

【例13】门静脉高压症手术,术后最易发生肝性脑病的术式是
　A. 非选择性门体分流术　　B. 食管下端胃底切除术　C. 限制性门体分流术
　D. 远端脾-肾静脉分流术　E. 贲门周围血管离断术

【例14】女,39 岁。呕血、黑便 1 天。既往肝病病史 20 年。查体:贫血貌,巩膜轻度黄染,腹膨隆,脾肋下 8cm,腹水征(+)。需要立即实施的措施中不包括的是
　A. 静脉滴注生长抑素　　B. 静脉滴注血管加压素　　C. 开腹探查止血
　D. 输血、输液　　　　　E. 急诊胃镜检查、止血

(15~16题共用题干)男,54 岁。20 天内呕血 2 次,每次约 300ml,之后大便发黑。乙肝病史 30 年。查体:贫血貌,浅表淋巴结未触及,皮肤无黄染、蜘蛛痣和出血点。腹软,肝未触及,脾肋下 4cm,腹水征(+)。肾功能正常。胃镜检查见食管静脉曲张。

【例15】最适宜的治疗方法是
　A. 远端脾肾静脉分流术　　　　B. 经颈静脉肝内门体分流术　C. 脾切除、脾肾静脉分流术
　D. 门腔静脉侧侧吻合分流术　　E. 脾切除、胃底食管下段周围血管离断术

【例16】如果治疗后又发生大出血,最易发生的并发症是
　A. 肝性脑病　　　B. 急性左心衰竭　　　C. 重度腹水
　D. 急性肾衰竭　　E. 急性肝坏死

▶ **常考点**　肝脓肿的临床特点及鉴别;门静脉高压症的病理及各种手术方式的选择。

参考答案——详细解答见《2024 国家临床执业及助理医师资格考试历年考点精析(上、下册)》

1. ABCDE 2. ABCDE 3. ABCDE 4. ABCDE 5. ABCDE 6. ABCDE 7. ABCDE
8. ABCDE 9. ABCDE 10. ABCDE 11. ABCDE 12. ABCDE 13. ABCDE 14. ABCDE
15. ABCDE 16. ABCDE

第21章 胆道疾病

▶ **考纲要求**
①胆囊结石。②肝外胆管结石。③急性胆囊炎。④急性梗阻性化脓性胆管炎。⑤胆囊癌。⑥胆管癌。

▶ **复习要点**

一、胆囊结石

胆囊结石主要为胆固醇结石或以胆固醇为主的混合性结石和黑色素结石,常见于40岁以上女性。

1. 临床表现
大多数病人无症状,称为无症状胆囊结石。胆囊结石的典型症状为胆绞痛,但只在少数病人出现。

(1)胆绞痛 为典型临床表现,多发生于饱餐、进食油腻食物后。疼痛位于右上腹,呈阵发性,或持续性疼痛阵发性加剧,可向右肩胛部和背部放射,可伴恶心、呕吐。20%~40%的病例为静止性胆囊结石。

(2)上腹隐痛 常被误诊为"胃病"。

(3)胆囊积液 胆囊结石长期嵌顿或阻塞胆囊管但未合并感染者,可导致胆囊积液(白胆汁)。

(4)其他 胆囊结石极少引起黄疸;细小的胆囊结石进入胆总管成为胆总管结石;也可诱发胆源性胰腺炎;大的结石通过瘘管进入肠道,偶可引起胆石性肠梗阻;结石及炎症的长期刺激可诱发胆囊癌。

(5)Mirizzi综合征 形成的解剖因素是胆囊管与肝总管伴行过长或者胆囊管与肝总管汇合位置过低,持续嵌顿于胆囊颈部的和较大的胆囊管结石压迫肝总管,引起肝总管狭窄;反复的炎症发作导致胆囊肝总管瘘管,胆囊管消失,结石部分或全部堵塞肝总管。临床特点是反复发作胆囊炎、胆管炎及梗阻性黄疸。

2. 诊断

(1)临床表现 典型的胆绞痛是诊断的重要依据。

(2)B超检查 为首选的影像学确诊方法,其诊断准确率接近100%。B超提示胆囊内有强回声团,随体位改变而移动,其后有声影。

(3)X线片 10%~15%的胆囊结石含钙量超过10%,这时腹部X线片也可看到,有助于确诊。

(4)CT、MRI检查 可显示胆囊结石,但不作为常规检查。

【例1】女,45岁。右上腹痛2天,2天前聚餐后突发右上腹疼痛,伴恶心,呕吐胃内容物1次。查体:T37.3℃,BP130/80mmHg,右上腹压痛(+),Murphy征阳性。血WBC14.1×10^9/L,NO.82。进一步检查首选
A. 腹部B超　　　　　　　　B. 腹部CT　　　　　　　　C. 立位腹部X线片
D. 磁共振胆胰管成像　　　　E. ERCP

3. 胆囊切除术适应证及手术方式

(1)胆囊切除适应证 无症状的静止性胆囊结石,一般不需预防性手术治疗,可观察和随诊。有症状、有并发症的胆囊结石,首选胆囊切除治疗,胆囊切除的适应证:①结石数量多及结石直径≥2~3cm;②胆囊壁钙化或瓷性胆囊;③伴有胆囊息肉≥1cm;④胆囊壁增厚(>0.3cm)即伴有慢性胆囊炎。

(2)手术方式 胆囊切除术有两种手术方式:腹腔镜胆囊切除术(LC)和开腹胆囊切除术。LC为首选术式,与开腹胆囊切除相比,LC具有恢复快、损伤小、疼痛轻、瘢痕不易发现等优点。对于病情复杂或没有腹腔镜设备的医院,也可作开腹胆囊切除。

(3) 胆总管探查的指征　行胆囊切除时,有下列情况应同时行胆总管探查术:①术前病史、临床表现或影像学检查提示胆总管有梗阻,包括梗阻性黄疸,胆总管结石,反复发作胆绞痛、胆管炎、胰腺炎;②术中证实胆总管有结石、蛔虫、肿块;③胆总管扩张(直径>1cm),胆囊壁明显增厚,发现胰腺炎或胰头肿物,胆管穿刺抽出脓性、血性胆汁或泥沙样胆色素颗粒;④胆囊结石细小,可能通过胆囊管进入胆总管。胆总管探查后应常规放置T管。

【例2】首选腹腔镜胆囊切除术的是
　　A. 胆囊癌可能　　　　　　B. 妊娠　　　　　　　　C. 腹腔内粘连严重
　　D. 胆囊多发结石　　　　　E. 慢性胆囊炎合并胆道狭窄

【例3】胆囊切除术中需探查胆总管的指征是
　　A. 胆囊多发结石　　　　　B. 胆囊增大　　　　　　C. 胆总管直径>1cm
　　D. 胆囊结石直径超过2cm　 E. 胆囊结石伴有胆囊息肉

二、肝外胆管结石

肝外胆管结石是指发生于左、右肝管汇合部以下的胆管结石,分为原发性结石和继发性结石。原发性结石多为棕色胆色素类结石。继发性结石主要是胆囊结石排进胆总管并停留在胆总管内,故多为胆固醇类结石或黑色素结石;少数可能来源于肝内胆管结石。

1. 临床表现

一般无症状或仅有上腹不适,当结石造成胆管梗阻时可出现腹痛或黄疸;如继发胆管炎,可出现典型的 Charcot 三联征,即腹痛、寒战高热、黄疸。

(1) 腹痛　为剑突下或右上腹绞痛,或持续性疼痛阵发性加剧,可向右肩或背部放射,常伴恶心呕吐。

(2) 寒战高热　胆管梗阻继发感染导致胆管炎,可引起全身性感染,约2/3的病人出现寒战高热。

(3) 黄疸　胆管梗阻后可出现黄疸。黄疸呈间歇性和波动性。常伴尿色加深,粪色变浅。

(4) 体格检查　平时无发作时可无阳性体征,或仅有剑突下和右上腹深压痛。合并胆管炎时,可有不同程度的腹膜炎征象,主要在右上腹,可有肝区叩击痛。胆囊或可触及,有触痛。

(5) 实验室检查　当合并胆管炎时,可有白细胞计数增高,血清总胆红素、结合胆红素、转氨酶、碱性磷酸酶均增高,尿胆红素升高,尿胆原降低,粪胆原减少。

(6) B超　为首选检查方法,B超能发现结石并明确结石大小及部位。若合并胆管梗阻,则可见肝内、外胆管扩张,但胆总管远端结石可因肠气干扰或肥胖而显示不清。

(7) CT扫描　能发现胆管扩张和结石的部位,可排除肠气干扰,而显示胆总管远端结石。

(8) PTC和ERCP　均为有创检查,适合于梗阻性黄疸、胆管扩张者。

2. 治疗

肝外胆管结石的治疗以手术为主。术中尽量取尽结石、解除胆道梗阻、术后保持胆汁引流通畅。

(1) 非手术治疗　应用抗生素、解痉、利胆、纠正水、电解质失衡,加强营养支持,护肝等。

(2) 胆总管切开取石+T管引流　为首选方法,可采用腹腔镜或开腹手术。适用于单纯胆总管结石、胆管上下端通畅,无狭窄或其他病变者。若伴有胆囊结石和胆囊炎,应同时行胆囊切除术。为防止和减少结石残留,术中应做胆道镜、胆道造影、超声检查。术中应妥善固定T管。放置T管后应注意:①观察胆汁引流的量和性状,术后T管引流胆汁200~300ml/d,较澄清,如T管无胆汁引出,应检查T管有无脱落或扭曲;如胆汁过多,应检查T管下端有无梗阻;如胆汁浑浊,应注意有无结石遗留或胆管炎症有无控制。②术后10~14天可行T管造影,造影后应继续引流24小时以上,再试行闭管。如病人无明显不适,即可关闭T管。③如胆道通畅无结石,开腹手术可于手术后4周左右拔管,腹腔镜手术可适当延长拔管时间。④若T管造影发现有结石遗留,应在术后4~8周再施行胆道镜检查和取石。

(3) Oddi 括约肌切开成形术　适用于胆总管结石并胆总管下端短段(<1.5cm)狭窄、胆总管下端嵌顿结石。

(4) 胆肠吻合术　适应证：①胆总管远端炎症狭窄造成的梗阻无法解除，胆总管扩张；②胆胰管汇合部异常，胰液直接流入胆管；③胆管因病变而部分切除无法再吻合。常用的吻合方式为胆管空肠 Roux-en-Y 吻合。胆总管十二指肠吻合易发生食物逆流入胆管，现已弃用。

(5) EST　行 ERCP 检查时，在内镜下行 Oddi 括约肌切开(EST)，然后向胆总管送入取石篮取出结石。

(6) ENBD　合并胆道感染者，可临时放置内镜下鼻胆管引流或支撑管，该方法操作简单，创伤小，适合于结石数量不多、病人高龄、体质差、伴有重要脏器疾病不能耐受手术者。

> **注意**：①9 版《外科学》P442：T 管造影发现结石残留，应在术后 4~8 周行胆道镜检查和取石。
> ②8 版《外科学》P457：T 管造影发现结石残留，应在术后 6 周行胆道镜检查和取石。

3. 胆囊结石与胆总管结石的比较

	胆囊结石	胆总管结石
病史	消化不良，右上腹不适，多在深夜急性发作	反复发作史
腹痛	右上腹绞痛	上腹或右上腹绞痛
黄疸	一般无	波动性、中度黄疸
发热	低热	寒战高热
体征	胆囊区触痛及肌紧张，可能触及肿大的胆囊	剑突右下方触痛，肌紧张不明显，腹直肌右侧较紧
血 AST	急性期增高，3~4 天后下降	黄疸时增高，过后迅速降低

【例4】女，58 岁。因胆囊结石、肝内胆管结石合并肝左外叶萎缩，行胆囊切除、肝左外叶切除、胆总管切开取石及 T 管引流术。术后 2 周来院复查，为了解胆总管是否残留结石，应进行的检查是
　　A. 腹部 B 超　　　　　　　B. 经 T 管胆道造影　　　　C. PTCD
　　D. MRCP　　　　　　　　E. ERCP（2022）

【例5】男，64 岁。阵发性上腹痛 5 小时。5 小时前，进食脂肪餐后突发阵发性右上腹痛，无恶心、呕吐。既往胆囊多发结石 5 年。查体：体温 38.5℃，脉搏 100 次/分，血压 85/60mmHg。皮肤、巩膜黄染，右上腹压痛，肌紧张。结石可能嵌顿的位置是
　　A. 胆囊管　　　　　　　　B. 左肝管　　　　　　　　C. 右肝管
　　D. 肝总管　　　　　　　　E. 胆总管（2023）

三、急性胆囊炎

急性胆囊炎是胆囊管梗阻和细菌感染引起的炎症。约 95%的病人有胆囊结石，称为结石性胆囊炎，多为胆道逆行感染所致，致病菌以大肠埃希菌最常见，其他有克雷伯菌、粪肠球菌、铜绿假单胞菌等，常合并厌氧菌感染。约 5%的病人无胆囊结石，称为非结石性胆囊炎。

1. 急性结石性胆囊炎

(1) **临床表现**　女性多见，50 岁以前为男性的 3 倍，50 岁以后为男性的 1.5 倍。

①上腹部疼痛　为急性发作时的主要症状。开始时仅有上腹胀痛不适，逐渐发展为阵发性绞痛。夜间发作常见，饱餐、进食肥腻食物常诱发。疼痛可放射至右肩、肩胛和背部。

②消化道症状　常伴恶心呕吐、厌食、便秘等。

③中毒症状　病人常有发热，通常无寒战。若出现寒战高热，则表明病情严重，如胆囊坏疽、穿孔等。

④黄疸　10%~20%的病人可出现轻度黄疸。

⑤体格检查　右上腹胆囊区有压痛，有些病人可触及肿大而有压痛的胆囊，Murphy 征阳性。

⑥并发症　并发胆囊穿孔可导致急性弥漫性腹膜炎,为最严重的并发症。

注意:①尽管临床上10%~20%急性胆囊炎病人可有轻度黄疸,但医考中心的常见观点是"无黄疸"。
②急性胆囊炎Murphy征阳性,但慢性胆囊炎Murphy征阴性,只在急性发作时才表现为阳性。
③急性胆囊炎时可触及肿大有压痛的胆囊,Murphy征阳性。
④胰头癌时可触及肿大而无痛的胆囊(Courvoisier征),Murphy征阴性。

(2)诊断　根据典型临床表现,结合实验室和影像学检查,诊断一般不难。
①血常规　可有外周血白细胞总数和中性粒细胞比例增高。
②肝功能　可有血清丙氨酸转氨酶、碱性磷酸酶、胆红素增高。
③B超　B超为首选诊断方法。B超对急性胆囊炎的诊断准确率为85%~95%。B超检查可见:胆囊增大、囊壁增厚(>4mm);明显水肿时可见"双边征";胆囊结石显示强回声,后伴声影。

(3)鉴别诊断　急性胆囊炎需与消化性溃疡穿孔、急性胰腺炎、高位阑尾炎、肝脓肿、胆囊癌、结肠肝曲癌、小肠憩室穿孔、右侧肺炎、胸膜炎、肝炎等鉴别。

(4)治疗　急性结石性胆囊炎最终需手术治疗,原则上应争取择期手术。
①非手术治疗　包括禁食、输液、抗感染、营养支持、补充维生素,纠正水、电解质及酸碱代谢失衡,解痉止痛、利胆等。大多数病人经非手术治疗能够控制病情发展,待日后行择期手术。
②手术治疗　急诊手术适应证包括:A.发病48~72小时以内者;B.经非手术治疗无效或病情恶化者;C.有胆囊穿孔、弥漫性腹膜炎、并发急性化脓性胆管炎、急性出血坏死性胰腺炎者。

2. 急性非结石性胆囊炎

急性非结石性胆囊炎病因不清,其病理变化与急性结石性胆囊炎相似,但病情发展更迅速。致病因素主要是胆汁淤滞和缺血,导致细菌繁殖且供血减少,故更容易出现胆囊坏疽、穿孔。

(1)临床表现　多见于男性老人,临床表现与急性结石性胆囊炎相似。腹痛症状常因病人伴有其他严重疾病而被掩盖,易误诊和延误诊断。可有右上腹压痛及腹膜刺激征,可触及肿大胆囊,Murphy征阳性。

(2)诊断　发病早期B超检查不易诊断,CT检查有帮助,经肝胆系统核素扫描约97%的病人可获得诊断。

(3)治疗　因本病易坏疽、穿孔,一经诊断,应及早手术治疗。可选用胆囊切除、胆囊造口术等。

【例6】关于急性非结石性胆囊炎的描述,正确的是
A. 易发生缺血、坏死、穿孔　　B. 治疗方法与结石性胆囊炎相同　　C. 发病早期B超即可诊断
D. 腹痛症状易帮助诊断　　E. 在急性胆囊炎中发生率最高

四、急性梗阻性化脓性胆管炎

急性梗阻性化脓性胆管炎(AOSC)是急性胆管炎的严重阶段,其发病基础是胆道梗阻和细菌感染。急性胆管炎时,如胆道梗阻未解除,胆管内细菌引起的感染没有得到控制,可发展为AOSC危及病人生命。

1. 病因　最常见病因是肝内外胆管结石,其次为胆道寄生虫、胆管狭窄、恶性肿瘤、PTC、ERCP等。

2. 临床表现

(1)病史　男女发病比例接近,青壮年多见。多数病人有反复胆道感染病史和(或)胆道手术史。

(2)Charcot三联征　腹痛+寒战高热+黄疸。

(3)Reynolds五联征　Charcot三联征+休克+中枢神经系统受抑制表现。神经系统症状主要表现为神情淡漠、嗜睡、神志不清,甚至昏迷。合并休克时,可表现为烦躁不安、谵妄等。

(4)体格检查　高热,脉搏快而弱,血压降低,唇发绀,全身皮肤可有出血点和皮下瘀斑。剑突下或右上腹压痛,可有腹膜刺激征。肝常肿大并有压痛、叩击痛。胆总管梗阻者可有胆囊肿大。

3. 诊断

(1)实验室检查　白细胞计数显著增高,肝功能有不同程度的损害。

(2) **B 超检查** 首选检查,床边 B 超可及时了解胆道梗阻的部位、肝内外胆管扩张情况及病变性质。
(3) **CT 或 MRCP 检查** 病情稳定者可以选择。
(4) **PTC 或 ERCP 检查** 适用于经皮经肝胆管引流(PTCD)或经内镜鼻胆管引流术(ENBD)减压者。

4. 治疗

立即解除胆道梗阻并引流,如胆总管切开减压 T 管引流、ENBD 和 PTCD。常考知识点归纳如下。

	急性胆囊炎	急性胆管炎	急性梗阻性化脓性胆管炎
临床表现	胆绞痛(阵发性右上腹疼痛)	典型 Charcot 三联征	轻症者 Charcot 三联征 重症者 Reynolds 五联征
首选检查	B 超	B 超	B 超
首选治疗	胆囊切除	胆总管切开取石+T 管引流,若有胆囊结石,则+胆囊切除	急诊解除胆道梗阻(胆总管切开减压 T 管引流)
黄疸	无	有	有
血压降低	无	无	重症者有(试题一般为此类)
精神症状	无	无	重症者有(试题一般为此类)

注意: ①Charcot 三联征——腹痛+寒战高热+黄疸,提示急性胆管炎。
②Reynolds 五联征——Charcot 三联征+休克+神经精神症状,提示急性梗阻性化脓性胆管炎。

(7~9 题共用题干)女,68 岁。突发上腹阵发性绞痛 2 小时,短时间内寒战、高热,小便呈浓茶样,随后嗜睡。查体:T39.6℃,P128 次/分,R30 次/分,BP80/50mmHg。神志不清,躁动,巩膜黄染,右上腹肌紧张,有压痛和反跳痛。

【例 7】导致该患者所患疾病最可能的病因是
A. 胆管肿瘤   B. 胆管结石   C. 胆道蛔虫病
D. 胆管狭窄   E. 胆管畸形

【例 8】以下非手术治疗措施中,错误的是
A. 持续吸氧   B. 联合使用足量抗生素   C. 纠正水、电解质代谢紊乱
D. 输注 2 个单位红细胞   E. 禁食、胃肠减压

【例 9】急症手术最有效的手术方式是
A. 胆总管切开减压术   B. 腹腔镜胆囊切除术   C. 胆囊造瘘术
D. 胆总管空肠吻合术   E. 胆总管十二指肠吻合术

五、胆囊癌

1. 好发人群

胆囊癌是胆囊最常见的恶性肿瘤,发病年龄绝大多数在 50 岁以上,女性发病率为男性的 3~4 倍。

2. 病因

70%病人并存胆囊结石、瓷化胆囊、胆囊腺瘤癌变、胆胰管结合部异常、溃疡性结肠炎等。直径 3cm 结石发生胆囊癌的比例是 1cm 结石病人的 10 倍。

注意: 胆囊结石直径>3cm 癌变率高,胆囊息肉直径>1cm 癌变率高。

3. 病理

胆囊癌好发于胆囊体部和底部,组织学类型以腺癌最多见(占 82%),其他包括未分化癌(7%)、鳞状细胞癌(3%)、混合性癌(1%)。

胆囊癌主要经淋巴转移,转移至肝门淋巴结少见。直接侵犯或淋巴转移是肝转移的主要原因。

4. 临床表现

早期无特异性症状,部分病人因胆囊切除标本病理检查意外发现胆囊癌。

5. 治疗

0期、Ⅰ期胆囊癌,可行单纯胆囊切除术。ⅡA、ⅡB、ⅢA期胆囊癌,可行胆囊癌根治性切除术。ⅢB、ⅣA、ⅣB期胆囊癌,可行胆囊癌扩大根治术。不能切除的胆囊癌,可行姑息性手术。

六、胆管癌

胆管癌是指发生在肝外胆管,即左、右肝管至胆总管下端的恶性肿瘤。

1. 临床表现

(1)黄疸　90%～98%的病人出现,逐渐加深。半数病人伴皮肤瘙痒和体重减轻。小便色黄,大便陶土色。

(2)胆囊肿大　中下段胆管癌可触及肿大胆囊,而上段胆管癌胆囊不可触及。Murphy征可能阴性。

(3)肝大　肋缘下可触及肝脏,黄疸时间较长者可出现腹水、双下肢水肿。

(4)胆道感染　出现典型的 Charcot 三联征。致病菌最常见为大肠埃希菌、粪链球菌、厌氧菌等。

注意:①胆管癌的主要症状为无痛性进行性加重性黄疸。②胆管炎的主要症状为有痛性波动性黄疸。③Courvoisier 征阳性是指无痛性黄疸、无痛肿大的胆囊,常见于胆总管下段癌、壶腹癌。

2. 诊断

(1)血清肿瘤标志物　CA19-9 可能升高,CEA、AFP 可能正常。

(2)B超　首选 B 超检查,可见肝内胆管扩张或见胆管肿物。

(3)CT、MRI　能显示胆道梗阻的部位、病变性质等。

3. 胆管癌时胆囊及黄疸的变化

	上段胆管癌	中段胆管癌	下段胆管癌
分布部位	左右肝管至胆囊管开口以上	胆囊管开口至十二指肠上缘	十二指肠上缘至十二指肠乳头
发生率	50%～75%	10%～25%	10%～20%
黄疸变化	出现最早,进行性加深	黄疸出现早	出现稍晚,典型无痛性黄疸
胆囊变化	胆囊不肿大,甚至缩小	胆囊可肿大	胆囊明显肿大

【例10】女,68岁。上腹部不适1个月,伴皮肤黄染、食欲不振、厌油腻饮食,体重减轻 5kg。查体:巩膜明显黄染,肝肋下未触及,在肋缘下可触及肿大的胆囊底部,无触痛。实验室检查:血胆红素 340μmol/L。首先考虑的诊断是

　　A. 肝癌　　　　　　　　B. 胆总管结石　　　　　　C. 胆囊结石

　　D. 胃癌　　　　　　　　E. 胆管癌

4. 治疗

胆管癌对放化疗不敏感,主要行手术治疗。①上段胆管癌,根据 Bismuth-Corlett 分型,采用切除手术。②中段胆管癌可行肿瘤切除+肝总管-空肠吻合术。③下段胆管癌需行胰十二指肠切除术。

▶**常考点**　考试重点,需全面掌握。

参考答案——详细解答见《2024 国家临床执业及助理医师资格考试历年考点精析(上、下册)》

1. ABCDE　　2. ABCDE　　3. ABCDE　　4. ABCDE　　5. ABCDE　　6. ABCDE　　7. ABCDE
8. ABCDE　　9. ABCDE　　10. ABCDE

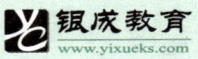　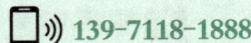

第22章 胰腺疾病

▶ **考纲要求**
①急性胰腺炎。②慢性胰腺炎。③胰腺癌。④壶腹周围癌。

▶ **复习要点**

一、急性胰腺炎

急性胰腺炎是一种常见的急腹症。按病理改变过程,分为水肿性和出血坏死性急性胰腺炎,前者占80%~90%。按临床病情,分为轻症急性胰腺炎、中症急性胰腺炎和重症急性胰腺炎,后者占10%~20%。

约85%主胰管与胆总管汇合形成"共同通道",其下端膨大称为Vater壶腹,开口于十二指肠乳头。因此,胆总管下端受压或梗阻可导致共同通道受阻,引起急性胰腺炎、黄疸。

1. 病因和发病机制

(1)病因　急性胰腺炎有多种致病危险因素,国内以胆道疾病为主,占50%以上。

胆道疾病	我国最常见病因(占50%),结石阻塞胆总管末端,共同通道受阻所致,称胆源性胰腺炎
过量饮酒	国外最常见的病因(约占60%)
暴饮暴食	最常见诱因。因此急性胰腺炎也称为"节日病"
代谢性疾病	高脂血症(占7%)、高钙血症(甲状旁腺功能亢进所致)
十二指肠液反流	当十二指肠内压力增高,十二指肠液可向胰管内反流,导致急性胰腺炎
医源性因素	ERCP可导致2%~10%病人发生胰腺炎,胰管空肠吻合口狭窄可导致残余胰腺炎
肿瘤	胰腺导管内乳头状黏液肿瘤、胰腺癌可导致胰管梗阻,从而发生急性胰腺炎
某些药物	5-氨基水杨酸、硫唑嘌呤、6-巯嘌呤、阿糖胞苷、呋塞米、噻嗪类利尿剂、雌激素、甲硝唑、丙戊酸、对乙酰氨基酚、糖皮质激素、磺胺类等可引起急性胰腺炎
创伤	上腹部钝挫伤(腹部方向盘伤)、穿通伤、手术创伤(尤其胆胰手术)均可导致胰腺炎
血液循环障碍	低血压、心肺旁路、动脉栓塞、血管炎,均可造成胰腺血液循环障碍而发生急性胰腺炎
其他	感染、妊娠、内分泌、遗传、自身免疫性疾病
病因不明	少数病因不明者,称为特发性急性胰腺炎

注意:①急性胰腺炎最常见的病因,在我国为胆道疾病在西方国家为过量饮酒。
　　　②急性胰腺炎最常见的诱因为暴饮暴食。应注意"病因"和"诱因"的区别。

【例1】国人急性胰腺炎最常见的病因是
　　A. 药物　　　　　　　　B. 自身免疫异常　　　　　　C. 胆道疾病
　　D. 高脂血症　　　　　　E. 酒精(2021、2022)

【例2】可导致急性胰腺炎的药物是
　　A. 法莫替丁　　　　　　B. 青霉素　　　　　　　　　C. 生长抑素
　　D. 奥美拉唑　　　　　　E. 糖皮质激素

(2) 7版《外科学》中的发病机制　　胆总管下端结石导致"胆胰管共同通道受阻→胰管高压→胰腺腺泡细胞破裂→胰液外溢→胰酶激活→自家消化"。胰蛋白酶原是扳机点,是最先激活的酶。脂肪酶分解脂肪成脂肪酸,脂肪酸与钙离子结合为脂肪酸钙(皂化斑),因此急性胰腺炎时血钙降低。

$$
\text{胰蛋白酶原} \rightarrow \text{胰蛋白酶} \begin{cases} \text{弹性蛋白酶} \rightarrow \text{溶解血管弹性纤维} \rightarrow \text{血管受损} \\ \text{脂肪酶} \rightarrow \text{中性脂肪分解} \rightarrow \text{脂肪坏死及液化} \\ \text{磷脂酶}A_2 \rightarrow \text{破坏细胞膜} \rightarrow \text{使胰腺坏死、溶血} \\ \text{激肽释放酶} \rightarrow \text{激肽酶原变为缓激肽和胰激肽} \rightarrow \text{舒血管} \\ \text{胰舒血管素} \rightarrow \text{使血管扩张,通透性增加} \end{cases} \text{胰腺水肿出血坏死}
$$

急性胰腺炎的发病机制

(3) 9版《外科学》P458中的发病机制　　至今尚未阐明。大多数研究者认为急性胰腺炎是腺泡内胰酶异常激活的结果。腺泡内的胰酶激活诱导胰腺实质的自身消化。在此基础上,腺泡细胞释放炎性细胞因子,诸如肿瘤坏死因子(TNF-α)、IL-1、IL-2、IL-6和抗炎介质如IL-10、IL-1受体阻断剂,可引起炎症的级联反应。严重时胰腺局部可发生出血和坏死,继而引起全身炎症反应综合征(SIRS),甚至多脏器功能衰竭。

(3～4题共用题干)男,42岁。进油腻饮食后腹胀、腹痛4小时。持续性上腹痛,伴恶心、呕吐、发热、腰背部不适。查体:T38.4℃,P124次/分,BP90/60mmHg,急性痛苦貌,巩膜无黄染,腹饱满,全腹肌紧张,有压痛和反跳痛,上腹为主,肠鸣音消失。右下腹穿刺抽出淡红色血性液。血WBC 16.2×10^9/L,N0.9。血清淀粉酶6000U/L(Somogyi法)。

【例3】出现这种病变的主要发病机制是
　　A. 细菌侵入胰周围和胰腺内　　　　　　B. 胰腺供血动脉栓塞引起供血障碍
　　C. 穿透性十二指肠溃疡导致胰腺炎性反应　D. 胆囊炎、胆囊结石堵塞胆囊管,可引起胰管梗阻
　　E. 胰腺中的消化酶被激活后导致胰腺自身消化

【例4】引起这种疾病的常见因素不包括
　　A. 腹部外伤　　　　　　B. 暴饮暴食　　　　　　C. 酗酒
　　D. 胆道感染　　　　　　E. 胃食管反流

2. 病理

基本病理改变是胰腺呈不同程度的水肿、充血、出血和坏死。

(1)急性水肿性胰腺炎　　病变较轻,多局限于胰腺体尾部。胰腺肿胀变硬,充血,被膜紧张,胰周可有积液。腹腔内的脂肪组织,特别是大网膜可见散在粟粒状或斑块状黄白色皂化斑(脂肪酸钙)。腹水淡黄色。镜下见间质充血、水肿,并有炎性细胞浸润,有时可发生局限性脂肪坏死。

(2)急性出血坏死性胰腺炎　　病变以胰腺实质出血、坏死为特征。胰腺肿胀,呈暗紫色,坏死灶呈灰黑色。腹腔内可见皂化斑和脂肪坏死灶,腹膜后广泛组织坏死。腹腔内有暗红色血性液体或血性混浊渗液。镜下可见脂肪坏死和腺泡破坏,间质小血管壁也有坏死,呈现片状出血,炎性细胞浸润。

3. 临床表现

(1)腹痛　　是本病的主要症状,常于饱餐后和饮酒后突然发作,为左上腹剧痛,呈持续性,向左肩及左腰背部放射。胆源性胰腺炎的腹痛始发于右上腹,逐渐向左侧转移。

(2)腹胀　　腹胀与腹痛同时存在。腹膜后炎症越严重,腹胀越明显。腹腔积液时可加重腹胀,病人排便、排气停止。腹腔内压增高可导致腹腔间隔室综合征。

(3)恶心、呕吐　　早期即可出现,呕吐剧烈且频繁,呕吐物为胃十二指肠液,偶可呈咖啡色。呕吐后腹痛不缓解为急性胰腺炎的特点。

(4)腹膜炎体征　　①急性水肿性胰腺炎压痛多局限于上腹部,常无明显肌紧张。②急性出血坏死性胰腺炎腹部压痛明显,并伴肌紧张和反跳痛。腹腔渗液量大者移动性浊音为阳性。肠鸣音减弱或消失。

(5)发热　　轻症急性胰腺炎可不发热或有轻度发热。重症急性胰腺炎可有持续发热。

(6)黄疸　　若胆道结石嵌顿或肿大胰头压迫胆总管可出现黄疸。

(7) **休克** 重症急性胰腺炎可有休克。早期为低血容量所致,后期继发感染使休克原因复杂化。

(8) **体征** 少数重症病人胰腺的出血可经腹膜后途径渗入皮下,在腰部、季肋部和下腹部皮肤出现大片青紫色瘀斑,称为 Grey-Turner 征;若出现在脐周,称为 Cullen 征。

(9) **其他** 胃肠出血时,可有呕血和便血。血钙降低时,可有手足抽搐。

【例5】患者出现 Grey-Turner 征的病理生理改变是
　　A. 急性腹膜炎　　　　　　B. 腹腔间隔室综合征　　　　C. 急性水肿性胰腺炎
　　D. 急性出血坏死性胰腺炎　　E. 腹腔内出血(2022)

【例6】急性胰腺炎的典型症状是
　　A. 阵发上腹部钻顶样疼痛,辗转体位　　B. 脐周阵发性疼痛,停止排便和排气
　　C. 上腹部剧烈疼痛,向左上臂内侧放射　　D. 上腹部持续性剧烈疼痛,向腰背部放射
　　E. 上腹部烧灼样疼痛,进食后可缓解

　　A. 一侧腹部阵发性绞痛,向会阴部放射
　　B. 上腹持续性剧烈疼痛,呈束带状,向腰背部放射
　　C. 上腹突发刀割样剧烈腹痛,迅速波及全腹
　　D. 上腹剧烈绞痛,阵发性发作,向右肩部放射
　　E. 上腹钻顶样剧烈腹痛,阵发性加剧,间歇期完全缓解

【例7】急性出血坏死性胰腺炎的腹痛特点是
【例8】胆总管结石嵌顿的腹痛特点是(2022)

4. 主要并发症

(1) **局部并发症** 包括急性胰周液体积聚、胰腺假性囊肿、急性坏死物积聚、包裹性坏死、胸腔积液、胃流出道梗阻、消化道瘘、腹腔或消化道出血、脾静脉或门静脉血栓形成等。

①**胰腺脓肿** 急性出血坏死性胰腺炎起病 2~3 周后,因胰腺及胰周坏死继发感染而形成脓肿,出现高热、腹痛、上腹肿块和中毒症状。脓液培养有细菌和真菌生长。

②**胰腺假性囊肿** 胰液经坏死破损的胰管溢出,在胰腺周围积聚,被纤维组织包裹形成假性囊肿。多在病程 4 周出现,多位于胰体尾部。初期为液体积聚,无明显囊壁,此后由肉芽或纤维组织构成的囊壁缺乏上皮,故称假性囊肿(与真性囊肿的区别所在)。囊内无细菌生长,但含有胰酶。假性囊肿大小 10~5000ml。囊肿可延伸至横结肠系膜、肾前后间隙及后腹膜。囊肿大时,可压迫邻近组织引起相应症状,如明显腹胀、肠道梗阻等。一般 <5cm 的假性囊肿,6 周内约有 50% 可自行吸收。

③**胰瘘** 急性胰腺炎致胰管破裂,胰液从胰管漏出 >7 天,即为胰瘘。胰内瘘包括胰腺假性囊肿、胰性胸腹水、胃肠道瘘等。胰液经腹腔引流管或切口流出体表,为胰外瘘。

④**左侧门静脉高压** 胰腺假性囊肿压迫和炎症波及,导致脾静脉血栓形成,引起左侧门静脉高压。

(2) **全身并发症** 包括 SIRS、脓毒症、多器官功能障碍综合征(MODS)、腹腔间隔室综合征等。

注意: ①急性胰腺炎治疗期间或病后 4 周,出现上腹包块,应首先考虑胰腺假性囊肿。
②急性胰腺炎治疗期间或病后 2~3 周,出现持续高热,应首先考虑胰腺脓肿。

【例9】女,40 岁。确诊为急性胰腺炎,内科正规治疗 2 周后体温仍在 38~39℃,左上腹部压痛明显。尿淀粉酶 256U/dl(Winslow 法),血白细胞 $16×10^9/L$,可能性最大的是
　　A. 病情迁延未愈　　　　　B. 并发胰腺脓肿　　　　　C. 并发胰腺假性囊肿
　　D. 败血症　　　　　　　　E. 合并急性胆囊炎

【例10】急性胰腺炎假性囊肿形成的时间一般是病后
　　A. 1 周　　　　　　　　　B. 2 周　　　　　　　　　C. 3 周
　　D. 4 周　　　　　　　　　E. 6 周

5. 辅助检查

(1) **血、尿淀粉酶测定的临床意义** 血、尿淀粉酶测定是最常用的诊断方法。肠梗阻、胆囊炎、肠系膜缺血、腮腺炎、巨淀粉酶血症等均可导致淀粉酶升高。血、尿淀粉酶超过正常上限值 3 倍才能确诊为急性胰腺炎。淀粉酶值越高，诊断正确率越大。但淀粉酶升高的幅度与胰腺炎的病情严重程度不成比例。因为轻症急性胰腺炎血清淀粉酶升高，但重症急性胰腺炎血清淀粉酶可升高、正常，甚至降低。

解题时应注意，一般情况下血淀粉酶的确诊意义要大于尿淀粉酶，但要结合发病时间。

腹腔穿刺是一种安全、简便又可靠的检查方法，若腹穿抽出液淀粉酶升高，对诊断很有帮助，但只适用于腹部移动性浊音阳性者。

(2) **实验室检查** 血清、尿淀粉酶测定是最常用的诊断方法。

	临床特点	意义
血清 AMS	血清淀粉酶(AMS)发病数小时开始升高，6~8小时可测到，24小时达高峰，4~5天逐渐降至正常	血 AMS>500U/dl(Somogyi 法)确诊 血清淀粉酶高低与病情并不平行
尿淀粉酶	24小时开始升高，48小时达高峰，1~2周后恢复正常	正常值 80~300U/dl(Somogyi 法)
CRP	C反应蛋白(CRP)增高	发病48小时>150mg/ml 提示病情较重
血清脂肪酶	发病 24~72 小时开始升高，持续 7~10 天降至正常	有特异性，比较客观的诊断指标
白细胞	多数升高	全身炎症反应的表现，无特异性
腹水淀粉酶	诊断性腹腔穿刺抽出血性渗出液	淀粉酶升高对诊断很有帮助
血糖	升高（持续>11.1mmol/L 提示胰腺坏死，预后不良）	血糖正常值 3.9~6.0mmol/L
血钙	降低(<2mmol/L 提示出血坏死性胰腺炎，预后不良)	血钙正常值 2.25~2.75mmol/L

注意：①不同的版本、不同的教材，上述数据并不一样，复习时请注意。以上数据为内、外科学综述。
②9 版《外科学》P459：尿淀粉酶于发病后 24 小时开始升高。
③7 版《内科学》P472：尿淀粉酶于发病后 12~24 小时开始升高(9 版《内科学》已删除)。
④9 版《外科学》P459：血清淀粉酶发病数小时开始升高，24 小时达高峰，4~5 天后逐渐降至正常。
⑤9 版《内科学》P431：血清淀粉酶发病 2~12 小时开始升高，48 小时开始下降，持续 3~5 天。

【例 11】急性胰腺炎患者尿淀粉酶开始升高的时间是发病后
A. 36~48 小时　　　　B. 1~2 小时　　　　C. 12~24 小时
D. 6~10 小时　　　　E. 3~4 小时

【例 12】下列有关急性胰腺炎的各项检查中，最早出现异常的是
A. 血清脂肪酶　　　　B. 血清乳酸脱氢酶　　　　C. 血清淀粉酶
D. 尿淀粉酶　　　　E. 血清正铁血白蛋白

【例 13】提示急性胰腺炎病情加重的实验室检查指标是
A. 血钙降低　　　　B. 血清淀粉酶升高　　　　C. 尿淀粉酶升高
D. 血清脂肪酶升高　　　　E. 血清正铁白蛋白升高(2022)

【例 14】急性胰腺炎患者血清淀粉酶值的高峰出现在发病后
A. 12 小时　　　　B. 8 小时　　　　C. 48 小时
D. 24 小时　　　　E. 4 小时

【例 15】女，48 岁。进大量肉食后上腹痛伴呕吐 6 小时。腹痛为持续性，阵发加重，向左腰背部放射，呕吐物为胃内容物。对明确诊断最有意义的实验室检查是
A. 尿淀粉酶　　　　B. 血淀粉酶　　　　C. 血白细胞计数
D. 血胆红素　　　　E. 尿常规

(3) **影像学检查** 最具有诊断价值的影像学检查是增强CT。

	临床特点	意义
B超	可发现胰腺肿大、胰周积液；胰腺水肿时为均匀低回声；胰腺出血坏死时为粗大的强回声；发现胆道结石、胆管扩张，提示胆源性胰腺炎	可作为初筛检查，易受胃肠气体干扰，影响诊断准确性
增强CT	为诊断胰腺坏死的最佳方法。在胰腺弥漫性肿大的基础上，出现质地不均、液化、蜂窝状低密度区，则可诊断为胰腺坏死	最具诊断价值的影像学检查
MRI	MRCP可清晰地显示胆管及胰管，对诊断胆道结石、胆胰管解剖异常引起的胰腺炎有重要作用	可提供与CT类似的诊断信息

注意：①急性胰腺炎时，最有诊断价值的检查是血淀粉酶测定，最早出现异常的检查指标是血淀粉酶。
②急性胰腺炎时，最具有诊断价值的影像学检查是增强CT(9版《外科学》P459)。

6. 诊断与鉴别诊断
(1) **诊断标准** 符合以下3项中的2项，即可诊断为急性胰腺炎：①与急性胰腺炎临床表现相符合的腹痛；②血清淀粉酶和(或)脂肪酶活性至少高于正常上限值3倍；③符合急性胰腺炎的影像学改变。
(2) **病情严重程度分级** 分为轻症、中症、重症三级。

	轻症急性胰腺炎	中症急性胰腺炎	重症急性胰腺炎
所占比例	60%	30%	10%
器官功能	无器官功能衰竭	一过性器官功能衰竭 48小时内可以自行恢复	持续的器官功能衰竭超过48小时且不能自行恢复
并发症	无局部或全身并发症	伴有局部或全身并发症	伴呼吸系统、心血管、肾功能衰竭，腹膜炎体征、腰肋部、脐周皮下瘀斑，血性或脓性腹水
预后	通常1~2周内恢复病死率极低	早期病死率低，后期如坏死组织合并感染，病死率增高	严重者发生休克出现多脏器功能障碍，病死率高达30%

(3) **鉴别诊断** 应与消化性溃疡穿孔、胆石症、急性胆囊炎、急性肠梗阻、心肌梗死等相鉴别。

7. 非手术治疗
非手术治疗适用于轻症胰腺炎及尚无外科干预指征的中症和重症急性胰腺炎。

禁食、胃肠减压	为急性胰腺炎的基础治疗。持续胃肠减压可防止呕吐、减轻腹胀、降低腹内压
补充体液	急性胰腺炎时，大量液体丢失，应大量静脉输液
防治休克	急性胰腺炎最常见的并发症就是休克，因此补充体液，防治休克是关键
镇痛解痉	在诊断明确的情况下，可给予解痉止痛药，常用的解痉药为山莨菪碱、阿托品 吗啡虽可引起Oddi括约肌张力增高，但对预后无不良影响
营养支持	禁食期主要靠完全肠外营养(TPN)。待病情稳定、肠功能恢复后可早期给予肠内营养
抑制胰酶活性	抑肽酶、加贝酯
抑制胰腺分泌	质子泵抑制剂、H_2受体阻滞剂、生长抑素、胰蛋白酶抑制剂均可抑制胰腺分泌
抗生素	常见致病菌为大肠埃希菌、铜绿假单胞菌、克雷伯菌，应选用针对G^-菌和厌氧菌的能透过血胰屏障的抗生素，如喹诺酮类/头孢类+甲硝唑，严重败血症时使用亚胺培南

注意：①急性胰腺炎的镇痛解痉常用药物为阿托品(9版《外科学》P460)。
②胆碱能受体拮抗剂阿托品可诱发或加重肠麻痹，不宜使用(9版《内科学》P434)。

【例16】男，55岁。饮酒及高脂饮食后突发上腹疼痛4小时，向背部放射，伴呕吐、大汗、尿黄色。对诊断

最有帮助的辅助检查是
A. 上消化道 X 线钡剂造影　　B. 腹部 CT　　C. 肝胆核素扫描
D. 立位腹部 X 线片　　E. 胃镜

【例17】提示重症胰腺炎的体征是
A. Courvoisier 征阳性　　B. 肝浊音界消失　　C. Grey-Turner 征阳性
D. Murphy 征阳性　　E. 肝区叩击痛阳性

【例18】治疗时需要绝对禁食的疾病是
A. 急性胰腺炎早期　　B. 急性糜烂出血性胃炎　　C. 慢性透壁性溃疡
D. 持续潜血阳性　　E. 肝性脑病昏迷

【例19】女,30 岁。饮酒后突发上腹痛 4 小时,无发热。血常规:Hb120g/L,WBC8.5×10^9/L,Plt125×10^9/L。血淀粉酶 1032U/L。腹部 B 超提示胰腺略饱满。首要的治疗措施是
A. 应用 5-氟尿嘧啶　　B. 应用广谱抗生素　　C. 禁食、胃肠减压
D. 胆管引流　　E. 剖腹探查

8. 手术治疗的适应证及手术方式

(1) **手术指征**　①急性腹膜炎不能排除其他急腹症时;②伴胆总管下端梗阻或胆道感染者;③合并肠穿孔、大出血或胰腺假性囊肿;④胰腺和胰周坏死组织继发感染。

(2) **手术方式**　①最常用的是坏死组织清除+引流术,同时行胃造口、空肠造口(肠内营养通道)、胆道引流术。②若继发肠瘘,可将瘘口外置或行近端肠管外置造口术。③形成假性囊肿者,可择期行内、外引流术。④对于胆源性胰腺炎,手术目的是解除梗阻,通畅引流;若病情允许,应同时切除胆囊。

【例20】急性胰腺炎的手术指征不包括
A. 伴胆总管下端梗阻　　B. 合并大出血或假性囊肿　　C. 胰周组织坏死继发感染
D. 血清淀粉酶>1000U/L　　E. 急性腹膜炎不能排除其他急腹症(2023)

【例21】男,40 岁。饮酒后突发腹痛 24 小时,腹痛剧烈,呈持续性,腹痛从上腹部很快波及全腹,伴恶心、呕吐。查体:腹部膨胀,全腹肌紧张,有压痛、反跳痛,脐周 Cullen 征(+)。血清淀粉酶 8500U/L(Somogyi 法)。决定手术治疗,术中常规处理措施最重要的是
A. 胰腺部分切除　　B. 胆囊切除术　　C. 空肠造口或胃造口
D. 探查并解除胆道梗阻　　E. 坏死组织清除加引流术

(22~24 题共用题干)男,45 岁。进食高脂餐并饮酒后上腹持续疼痛 8 小时,呕吐 2 次后疼痛无缓解。查体:T37.8℃,上腹偏左压痛、反跳痛阳性。

【例22】最可能的诊断是
A. 急性胃炎　　B. 急性胆囊炎　　C. 肠梗阻
D. 急性胰腺炎　　E. 急性心肌梗死

【例23】最有诊断意义的辅助检查是
A. 血清脂肪酶　　B. 血常规　　C. 血清淀粉酶
D. 立位腹部 X 线片　　E. 心电图

【例24】如需使用抗生素治疗,抗生素选择的最佳配伍是甲硝唑和
A. 阿奇霉素　　B. 克林霉素　　C. 环丙沙星
D. 亚胺培南　　E. 青霉素

二、慢性胰腺炎

慢性胰腺炎是各种原因所致胰实质和胰管的不可逆慢性炎症损害,其特征是反复发作的上腹部疼痛伴进行性胰腺内、外分泌功能减退或丧失。

第十篇 外科学
第22章 胰腺疾病

1. 病因
（1）酗酒和吸烟　长期大量饮酒和吸烟是慢性胰腺炎最常见的危险因素。
（2）其他　遗传、自身免疫、各种原因造成的胰管梗阻均可能与本病发生有关。
（3）病因不明　少数慢性胰腺炎病因不明。

2. 临床表现

腹痛	最常见症状（占90%），疼痛位于上腹部剑突下或偏左，放射至腰背部，呈束腰带状
胰腺内分泌功能不足	1/3的病人有胰岛素依赖性糖尿病
胰腺外分泌功能不足	食欲减退、恶心、呕吐、脂肪泻、消瘦、维生素A、D、E、K缺乏症
慢性胰腺炎四联症	腹痛、体重下降、糖尿病、脂肪泻

3. 诊断
①典型临床表现；②粪便检查可发现脂肪滴；③B超可见胰腺局限性结节、胰管扩张、胰腺肿大或纤维化；④X线平片可见胰腺钙化或胰管结石；⑤CT扫描可见胰管结石、胰管扩张、假性囊肿。

4. 治疗
（1）非手术治疗　①戒烟戒酒；②镇痛；③饮食疗法；④补充胰酶；⑤控制糖尿病；⑥营养支持等。
（2）手术治疗　包括胰管引流术、胰腺切除术、胰腺切除联合胰管引流等。

【例25】患者，女，50岁。反复上腹疼痛6年余，平卧时加重，弯腰可减轻。查体：上腹部轻压痛。腹部摄片示左上腹部钙化。最可能的诊断为
　A. 慢性胃炎　　　　　　　　B. 慢性胆囊炎　　　　　　　C. 慢性胰腺炎
　D. 十二指肠溃疡　　　　　　E. 胃溃疡（2020，超纲题）

【例26】男，70岁。上腹痛1年，进食后加重，大便10次/天，可见脂肪滴。查体：上腹中部压痛（+）。腹部B超示胰腺多发钙化灶。应给予的药物是
　A. 解痉止痛药物　　　　　　B. 胰酶制剂　　　　　　　　C. 消炎利胆药物
　D. 钙通道阻滞剂　　　　　　E. 质子泵抑制剂（2021，超纲题）

三、胰腺癌

胰腺癌包括胰头癌、胰体尾部癌，90%为导管腺癌，比较少见的类型有黏液性囊腺癌、腺泡细胞癌、腺鳞癌等。胰头癌占胰腺癌的70%～80%，早期诊断困难，预后很差。

1. 临床表现
常见的临床症状是上腹部疼痛、饱胀不适、黄疸、食欲降低、消瘦等。
（1）上腹疼痛　常为首发症状。约15%的病人无疼痛。
（2）黄疸　是胰头癌最主要的临床表现（占90%），常进行性加重。黄疸出现的早晚和肿瘤的位置密切相关，癌肿距胆总管越近，黄疸出现越早。胆道梗阻越完全，黄疸越深。小便深黄，大便陶土色，伴皮肤瘙痒。体检可见巩膜及皮肤黄染，肝大，多数病人可触及肿大的胆囊，表面光滑，无压痛（Courvoisier征阳性）。
（3）消化道症状　如食欲不振、腹胀、消化不良、腹泻或便秘。

【例27】胰头癌最常见的病理类型是
　A. 腺泡细胞癌　　　　　　　B. 乳头状癌　　　　　　　　C. 未分化癌
　D. 黏液腺癌　　　　　　　　E. 导管细胞癌

【例28】胰头癌最常见的临床表现是
　A. 腹痛、黄疸和消瘦　　　　B. 腹痛、黄疸和呕吐　　　　C. 腹痛、黄疸和上腹包块
　D. 黄疸、消瘦和上腹包块　　E. 黄疸、消瘦和腹胀

【例29】胰头癌常见的首发临床表现是

A. 黄疸　　　　　　　　B. 稀便　　　　　　　　C. 贫血
D. 上腹隐痛　　　　　　E. 皮肤瘙痒

2. 诊断

血生化检查	血尿淀粉酶可一过性升高,空腹或餐后血糖增高,糖耐量试验曲线异常
阻塞性黄疸	血清总胆红素、直接胆红素、碱性磷酸酶、转氨酶等均增高
CA19-9	糖类抗原19-9(CA19-9)的临床意义较大,最常用于胰腺癌的辅助诊断和术后随访
B超检查	主要用于常规检查,对胰胆管扩张比较敏感,但对胰腺常显示不清
CT检查	胰腺动态薄层增强扫描及三维重建为首选的影像学检查,对肿瘤的定性、定位诊断具有重要价值,尤其对胰腺肿瘤的术前可切除性评估具有重要意义
MRI检查	磁共振(MRI)诊断胰腺癌并不优于增强CT
MRCP检查	磁共振胆胰管造影(MRCP)能显示胰、胆管梗阻部位和扩张程度
PET	主要用于鉴别诊断,评估有无转移,判断术后肿瘤有无复发

注意:①Courvoisier征阳性是指胰头癌压迫胆总管导致胆道阻塞、黄疸进行性加深、胆囊显著肿大但无压痛。
②急性胰腺炎首选的影像学检查方法是B超,判断胰腺坏死程度的首选检查方法是增强CT。
③胰腺癌首选的影像学检查是CT,判断肿瘤切除可能性的首选检查也是CT。

【例30】常用于胰腺癌诊断和术后随访的肿瘤标志物为
A. CA19-9　　　　　　B. CA153　　　　　　C. CA125
D. AFP　　　　　　　E. CEA

【例31】术前判断胰头癌是否侵犯大血管的首选检查方法是
A. 内镜超声　　　　　B. 腹腔血管造影　　　C. 增强CT
D. B型超声　　　　　E. MRCP

【例32】男,64岁。上腹饱胀不适4个月,皮肤进行性黄染3个月。查体:皮肤、巩膜明显黄染,右上腹肋缘下可触及囊性包块,无触痛。为明确是否可行手术根治切除病灶,首选的检查是
A. 腹部B超　　　　　B. 腹部CT　　　　　C. PET-CT
D. 胃镜　　　　　　　E. 上消化道X线钡剂造影

3. 治疗

胰头癌的主要治疗方法是手术切除,常用手术方式为胰头十二指肠切除术(Whipple手术)。
对于不可切除的胰腺癌,可采用化疗、放疗、免疫治疗等综合治疗手段。
目前常用化疗药物有吉西他滨、氟尿嘧啶类、白蛋白紫杉醇等。

(33~34题共用题干)女,55岁。皮肤黄染进行性加重1个月。10天前发现小便呈浓茶样,近几天来大便呈灰白色。查体:T36.8℃,皮肤、巩膜黄染,腹软,右上腹可触及肿大的胆囊,无压痛,无反跳痛。

【例33】最可能的诊断是
A. 胆总管结石　　　　B. 肝细胞性肝癌　　　C. 肝门部胆管癌
D. 胆囊结石　　　　　E. 胰头癌

【例34】该患者手术治疗后第4天发生上腹剧烈疼痛,腹腔引流量明显增加,引流液淀粉酶15000U/L。最有可能发生的并发症是
A. 胰漏　　　　　　　B. 急性胰腺炎　　　　C. 肠系膜血栓形成
D. 肠漏　　　　　　　E. 胆漏

四、壶腹周围癌

壶腹周围癌主要包括壶腹癌、胆总管下端癌和十二指肠腺癌。

1. 临床表现

常见的临床表现为黄疸、消瘦和腹痛,与胰头癌的临床表现类似。

（1）**壶腹癌**　黄疸出现早,可波动,常合并胆管感染,类似胆总管结石。大便潜血试验可阳性。

（2）**胆总管下端癌**　恶性程度较高。黄疸出现早,进行性加重,大便陶土色。多无胆道感染。

（3）**十二指肠腺癌**　由于癌肿位于十二指肠乳头附近,因此癌肿对胆道的压迫不完全,黄疸出现较晚,黄疸不深,进展较慢。大便潜血试验可阳性。

A. 壶腹部肿瘤　　　　B. 胆总管结石　　　　C. 病毒性肝炎
D. 肝硬化　　　　　　E. 原发性肝癌

【例35】患者有黄疸症状,伴有上腹绞痛、寒战、高热。最可能的病因诊断是

【例36】患者有黄疸症状,无腹痛、发热,查体可触及肿大的胆囊,但无压痛。最可能的诊断是

2. 诊断

术前诊断的化验及影像学检查方法与胰头癌基本相同。ERCP 在诊断和鉴别诊断方面更具有重要价值。壶腹癌 ERCP 可见十二指肠乳头隆起的菜花样肿物。胆总管下端癌 ERCP 提示胆管不显影或梗阻上方胆管扩张,其下端中断,胰管可正常显影。

3. 治疗

对无手术禁忌和转移的病人,可行胰头十二指肠切除术(Whipple 手术)。

4. 胰头癌和壶腹癌的鉴别

	胰头癌	壶腹癌		胰头癌	壶腹癌
癌肿部位	胰头	壶腹部	病理类型	腺癌多见	腺癌最多见
转移途径	淋巴转移	淋巴转移	恶性程度	高	低
切除率	低	高	5 年生存率	低	高
黄疸出现	较晚	较早	黄疸特征	进行性	可波动

▶ **常考点**　急性胰腺炎的全部内容;胰腺癌与壶腹部癌的临床特点。

参考答案——详细解答见《2024 国家临床执业及助理医师资格考试历年考点精析(上、下册)》

1. ABCDE　　2. ABCDE　　3. ABCDE　　4. ABCDE　　5. ABCDE　　6. ABCDE　　7. ABCDE
8. ABCDE　　9. ABCDE　　10. ABCDE　　11. ABCDE　　12. ABCDE　　13. ABCDE　　14. ABCDE
15. ABCDE　　16. ABCDE　　17. ABCDE　　18. ABCDE　　19. ABCDE　　20. ABCDE　　21. ABCDE
22. ABCDE　　23. ABCDE　　24. ABCDE　　25. ABCDE　　26. ABCDE　　27. ABCDE　　28. ABCDE
29. ABCDE　　30. ABCDE　　31. ABCDE　　32. ABCDE　　33. ABCDE　　34. ABCDE　　35. ABCDE
36. ABCDE

第23章 周围血管疾病

▶ **考纲要求**
①动脉硬化性闭塞症。②血栓闭塞性脉管炎。③单纯性下肢静脉曲张。④下肢深静脉血栓形成。

▶ **复习要点**

一、动脉硬化性闭塞症

1. 危险因素

动脉硬化性闭塞症主要是动脉因粥样硬化病变而引起的,多见于腹主动脉及其远端主干动脉,好发于 45 岁以上的男性。高脂血症、高血压、吸烟、糖尿病、肥胖等是其高危因素。

2. 临床表现

(1) **早期症状** 病肢冷感、苍白,进而出现间歇性跛行。病变局限在主-髂动脉者,疼痛在臀、髋和股部,可伴阳痿;病变累及股-腘动脉时,疼痛在小腿肌群。早期慢性缺血可引起皮肤及其附件的营养性改变、感觉异常及肌萎缩。病肢远侧动脉搏动减弱或消失。

(2) **晚期症状** 病肢皮温明显降低、色泽苍白或发绀,出现静息痛,肢体远端缺血性坏疽或溃疡。

3. 诊断

(1) **确诊依据** 年龄 45 岁以上,出现肢体慢性缺血的临床表现,均应考虑本病。若动脉造影显示大、中动脉为主的狭窄或闭塞,即可确诊。

(2) **一般检查** 四肢和颈部动脉触诊及听诊,记录间歇性跛行时间与距离,对比测定双侧肢体对应部位皮温差异,肢体抬高试验(Buerger 试验,9 版《外科学》P487 错为"Burger 试验")。

(3) **超声多普勒** 可了解肢体有无动脉缺血,显示管壁厚度、狭窄程度、有无附壁血栓及测定流速。

(4) **X 线片** 可见病变段动脉有不规则钙化影。

(5) **动脉造影、DSA、CTA** 能显示动脉狭窄或闭塞的部位、范围,以确定诊断、指导治疗。

4. 鉴别诊断 需与血栓闭塞性脉管炎、多发性大动脉炎、动脉栓塞等鉴别。

	动脉硬化性闭塞症	血栓闭塞性脉管炎
发病年龄	多见于 45 岁以上	青壮年多见
血栓性浅静脉炎	无	常见
并发症	常有高血压、冠心病、高脂血症、糖尿病	常无高血压、冠心病、高脂血症、糖尿病
受累血管	大、中动脉	中、小动静脉
其他部位动脉病变	常见	无
受累动脉钙化	可见	无
动脉造影	不规则狭窄和节段性闭塞,硬化动脉扩张扭曲	节段性闭塞,病变近、远侧血管壁光滑

【例 1】男,76 岁。左下肢跛行 3 年,加重 1 个月。既往高血压病史 8 年,冠心病病史 5 年,曾行冠状动脉支架置入术。查体:BP150/90mmHg,左足苍白,左足及左下肢皮温明显降低,左足背动脉、腘动脉

搏动消失,左股动脉可触及搏动。最可能的诊断是左下肢
A. 急性动脉栓塞　　　　B. 动脉硬化性闭塞症　　　　C. 血栓闭塞性脉管炎
D. 深静脉血栓形成　　　E. 血栓性浅静脉炎

5. 治疗

(1)**非手术治疗**　目的是降低血脂,稳定动脉斑块,改善高凝状态,扩张血管,促进侧支循环。方法为控制体重、禁烟、适量锻炼、抗血小板聚集及扩张血管(阿司匹林、双嘧达莫、前列腺素 E_1)、高压氧舱治疗。

(2)**手术治疗**　目的在于通过手术或血管腔内治疗,重建动脉通路。

手术方式	手术要点	适应证
经皮腔内血管成形术(PTA)	经皮穿刺插入球囊导管至动脉狭窄段,以适当压力使球囊膨胀,扩大病变管腔,恢复血流	髂动脉狭窄、股动脉狭窄
内膜剥脱术	剥除病变段动脉增厚的内膜、粥样斑块及继发血栓	短段的髂-股动脉闭塞
旁路转流术	采用自体静脉或人工血管,于闭塞段近、远端间作搭桥转流	主-髂动脉闭塞、股-腘动脉闭塞
腰交感神经节切除术	先行腰交感神经阻滞试验,如阻滞后皮温升高>1~2℃,提示痉挛因素超过闭塞因素,可行同侧2、3、4腰交感神经节和神经链切除术,以解除血管痉挛、促进侧支循环	早期病例,作为旁路转流术的辅助手术
大网膜移植术	带血管蒂大网膜,将胃网膜右动、静脉分别与股动脉、大隐静脉作吻合,经皮下隧道拉至小腿与深筋膜固定,借建立侧支循环为缺血组织提供血运	动脉广泛性闭塞者,不宜作旁路转流术时

(3)**创面处理**　干性坏疽创面,应予消毒包扎,预防继发感染。感染创面应湿敷。

二、血栓闭塞性脉管炎(Buerger病)

血栓闭塞性脉管炎(TAO)又称 Buerger 病,是血管的炎性、节段性和反复发作的慢性闭塞性疾病。多侵袭四肢中、小动静脉,以下肢多见,好发于男性青壮年。多有吸烟史。

1. 病因

(1)**外来因素**　主要有吸烟、寒冷与潮湿的生活环境、慢性损伤和感染。吸烟是本病发生和发展的重要环节,大多数病人有吸烟史,戒烟可使病情缓解,再度吸烟病情常复发。

(2)**内在因素**　自身免疫功能紊乱,性激素和前列腺素失调,遗传因素等。

2. 病理

(1)**受累血管节段分布**　通常首先累及动脉,然后累及静脉,由远端向近端进展,呈节段性分布,两段之间血管比较正常。

(2)**血管壁非化脓性炎症**　活动期为受累动静脉管壁全层非化脓性炎症,有内皮细胞、成纤维细胞增生;淋巴细胞浸润,中性粒细胞减少,巨细胞偶见;管腔被血栓堵塞。

(3)**血栓机化**　后期炎症消退,血栓机化,新生毛细血管形成。动脉周围广泛纤维组织形成。

(4)**缺血性改变**　侧支循环不足以代偿时,神经、肌肉和骨骼等均可出现缺血性改变。

3. 临床表现和分期

(1)**临床表现**　本病起病隐匿,进展缓慢,多次发作后症状逐渐明显和加重,主要表现如下。

①病肢怕冷,皮肤温度降低,苍白或发绀。

②病肢感觉异常及疼痛,早期出现间歇性跛行或静息痛。

③长期慢性缺血导致组织营养障碍性改变。严重缺血者,患肢末端出现缺血性溃疡或坏疽。

④病肢的远侧动脉搏动减弱或消失。

⑤发病前或发病过程中出现复发性游走性浅静脉炎。

(2) 临床分期 分4期。

	临床表现	缺血原因
Ⅰ期	①无明显临床症状；②病肢麻木、发凉、皮温降低、苍白；③足背动脉搏动减弱；④踝/肱指数<0.9	局限性动脉狭窄
Ⅱ期	①活动后间歇性跛行为主要症状；②皮温降低、苍白更明显；③足背动脉搏动消失；最大间跛距离Ⅱa>200m，Ⅱb<200m	动脉严重狭窄 肢体靠侧支代偿而存活
Ⅲ期	①静息痛为主要症状；②趾(指)暗红，可有远端肢体水肿	动脉广泛严重狭窄
Ⅳ期	①症状进一步加重；②踝/肱指数<0.4；③静息痛、趾(指)发黑坏死	组织坏死

【例2】男，45岁。双下肢疼痛1年，加重1个月。近1年来出现双下肢疼痛，行走150m左右需停下来休息后才能再次行走。吸烟史20年，8支/天。查体：T36.8℃，P120次/分，R18次/分，心、肺、腹查体未见异常，双下肢皮温降低，足背动脉搏动消失，考虑血栓闭塞性脉管炎。其临床分期为
 A. Ⅰ期　　　　　　　　　B. Ⅱa期　　　　　　　　　C. Ⅱb期
 D. Ⅲ期　　　　　　　　　E. Ⅳ期

4. 诊断与鉴别诊断
(1)诊断　临床诊断要点：①多见于青壮年男性，多数有吸烟嗜好；②病肢有不同程度的缺血性症状；③有游走性浅静脉炎病史；④病肢足背动脉或胫后动脉搏动减弱或消失；⑤一般无高血压、高脂血症、糖尿病等易导致动脉硬化的因素。
(2)鉴别诊断　与动脉硬化性闭塞症的鉴别如前述。

【例3】男，43岁。右下肢疼痛，行走后加重3年。右小腿疼痛日益加重，时常出现沿表浅静脉走行的局部压痛、硬结。吸烟20余年。最可能的诊断是
 A. 动脉瘤　　　　　　　　B. 血栓闭塞性脉管炎　　　　C. 多发性动脉炎
 D. 雷诺综合征　　　　　　E. 动脉硬化性闭塞症

5. 治疗
(1)一般疗法　严格戒烟，防止受冷、受潮和外伤，但不应热疗，以免组织需氧量增加而加重症状。
(2)非手术治疗　应用抗血小板聚集与扩张血管的药物、高压氧舱治疗。
(3)手术治疗　目的是重建动脉血流通道，增加肢体血供，改善缺血引起的后果。
①在闭塞动脉的近侧和远侧仍有通畅的动脉时，可施行旁路转流术。
②对于Ⅰ、Ⅱ病人可行腰交感神经节切除术，可解除血管痉挛、促进侧支循环形成，近期效果良好。
③大网膜移植术、动静脉转流术、腔内血管成形术(PTA)，对部分病人有一定疗效。
④已有肢体远端缺血性溃疡或坏疽者，应积极处理创面，选用有效抗生素。
⑤组织已发生不可逆坏死时，应考虑不同平面的截肢术。

三、单纯性下肢静脉曲张(原发性下肢静脉曲张)

1. 下肢静脉解剖和生理
下肢静脉由浅静脉、深静脉、交通静脉和小腿肌静脉组成。
(1)浅静脉　有小隐静脉和大隐静脉两条主干。
①小隐静脉　起自足背静脉网的外侧，自外踝后方上行，逐渐转至小腿屈侧中线并穿入深筋膜，注入腘静脉，可有一上行支注入大隐静脉。
②大隐静脉　是人体最长的静脉，起自足背静脉网的内侧，经内踝前方沿小腿和大腿内侧上行，在腹股沟韧带下穿过卵圆窝注入股总静脉。大隐静脉在膝平面下，分别由前外侧和后内侧分支与小隐静脉交

通；于注入股总静脉前，大隐静脉主要有5个分支，即阴部外静脉、腹壁浅静脉、旋髂浅静脉、股外侧静脉和股内侧静脉。

(2) 深静脉　小腿深静脉由胫前、胫后和腓静脉组成。胫后静脉与腓静脉汇合成一短段的胫腓干，后者与胫前静脉组成腘静脉，经腘窝进入内收肌管裂孔上行为股浅静脉，至小粗隆平面，与股深静脉汇合为股总静脉，于腹股沟韧带下缘移行为髂外静脉。

(3) 肌肉静脉　小腿肌静脉分为腓肠肌静脉和比目鱼肌静脉，直接汇入深静脉。

(4) 交通静脉　穿过深筋膜连接深、浅静脉。小腿内侧的交通静脉多位于距足底(13±1)cm、(18±1)cm 和 (24±1)cm 处；小腿外侧的交通静脉多位于小腿中段；大腿内侧交通静脉多位于中、下1/3。

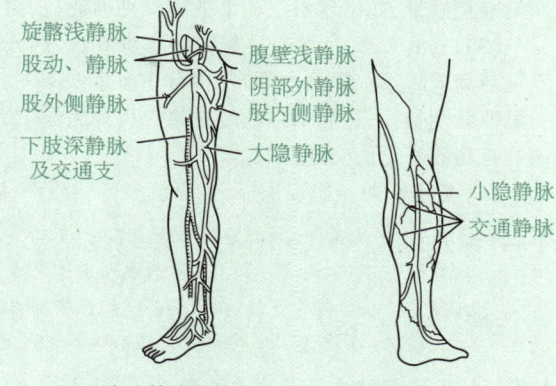

大隐静脉及其分支　　　小隐静脉及其分支

(5) 静脉壁结构　静脉壁由内膜、中膜和外膜组成。与动脉相比，静脉壁薄，肌细胞及弹性纤维少，但富含胶原纤维，对静脉壁的强度起重要作用。静脉壁结构异常主要是胶原纤维减少、断裂、扭曲，使静脉壁失去应有的强度而扩张。

(6) 静脉瓣膜　周围静脉瓣膜数量多，排列密集。静脉瓣膜有向心单向开放的功能，关闭时可忍受200mmHg以上的逆向压力，足以阻止逆向血流。瓣膜结构异常分为先天性、继发性和原发性。

(7) 血流动力学　静脉系统占全身血量的64%，因此又称容量血管，作为血流向心回流的通路，有着贮存血量、调节心脏的流出道及皮肤温度等重要生理功能。

2. 病因

静脉壁软弱、静脉瓣膜缺陷及浅静脉内压升高，是引起浅静脉曲张的主要原因。

3. 发病机制

长期站立、重体力劳动、妊娠、慢性咳嗽、习惯性便秘等因素，使瓣膜承受过度的压力，逐渐松弛，不能紧密关闭。循环血量经常超负荷，造成压力升高，静脉扩张，而形成相对性瓣膜关闭不全。当隐-股静脉或隐-腘静脉连接处的瓣膜遭到破坏而关闭不全后，就可影响远侧和交通静脉的瓣膜。由于离心越远的静脉承受的静脉压越高，因此曲张静脉在小腿部远比大腿部明显。

4. 临床表现

(1) 下肢静脉曲张　以大隐静脉曲张多见，单独的小隐静脉曲张较为少见。以左下肢多见，但双下肢可先后发病。主要临床表现为下肢浅静脉扩张、迂曲，下肢沉重感、乏力感。

(2) 皮肤营养性变化　当交通静脉瓣膜被破坏后，可出现踝部轻度肿胀和足靴区皮肤营养性变化，如皮肤色素沉着、皮炎、湿疹、皮下脂质硬化和溃疡形成。

5. 诊断

根据下肢静脉曲张的临床表现及体格检查，诊断并不困难。必要时可选用辅助检查。

(1) Perthes 试验(深静脉通畅试验)　用止血带结扎大腿浅静脉主干，嘱病人用力踢腿或作下蹲活动连续10余次，迫使静脉血液向深静脉回流，使曲张静脉排空。若活动后浅静脉曲张更明显，张力增高，甚至有胀痛，则表明深静脉不通畅。

(2) Trendelenburg 试验(大隐静脉瓣膜功

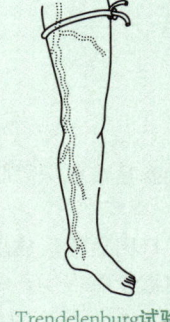
Trendelenburg试验

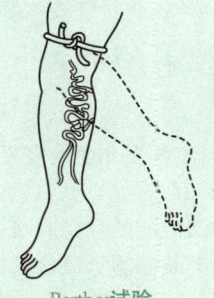
Perthes试验

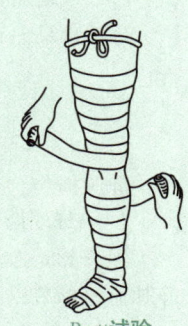
Pratt试验

能试验）　病人平卧，抬高患肢使静脉排空，在大腿根部结扎止血带，阻断大隐静脉。然后让病人站立，迅速释放止血带，如出现自上而下的静脉逆向充盈，提示瓣膜功能不全。

（3）Pratt试验（交通静脉瓣膜功能试验）　病人仰卧，抬高患肢，在大腿根部扎止血带，然后从足趾向上至腘窝缚缠第一根弹力绷带，再自止血带处向下，扎上第二根弹力绷带。让病人站立，一边向下解开第一根弹力绷带，一边向下继续缚缠第二根弹力绷带，如果在两根绷带之间的间隙内出现曲张静脉，即提示该处有功能不全的交通静脉。

（4）其他检查　如容积描记、彩色多普勒超声、静脉造影等，可以更准确地判断病变性质及部位。

注意：①Buerger试验（体位性色泽改变试验）：先抬高下肢70°~80°，持续60s，肢体远端皮肤如呈苍白色提示动脉供血不足；再将下肢下垂，正常人皮肤色泽10s内恢复，如>45s且色泽不均者，进一步提示动脉供血障碍。肢体持续下垂，出现明显潮红或发绀者，提示静脉逆流或回流障碍，常见于Buerger病。
②5P（Pain疼痛、Pallor苍白、Pulselessness无脉、Paresthesia感觉异常、Paralysis麻痹）是动脉栓塞的主征。

【例4】下肢浅静脉曲张最主要的原因是
　　A. 盆腔内占位病变　　　　B. 长时间站立活动　　　　C. 静脉壁薄弱
　　D. 妊娠后期子宫压迫　　　E. 髂股静脉血栓形成

【例5】男，45岁。右下肢静脉迂曲扩张10年。近期出现右下肢酸胀感，白天活动后肿胀，晨起消失。查体：右下肢踝部轻度水肿，足靴区皮肤色素沉着，大腿下1/3内侧及小腿后方浅静脉明显扩张、迂曲，大隐静脉瓣膜功能试验（+），深静脉通畅试验（-），交通静脉瓣膜功能试验（-）。该患者最可能的诊断是
　　A. 单纯性下肢静脉曲张　　B. 下肢深静脉血栓形成　　C. 血栓闭塞性脉管炎
　　D. 动静脉炎　　　　　　　E. 血栓性浅静脉炎（2018、2022）

【例6】大隐静脉曲张症状严重，长期未规范治疗产生的并发症中，与营养障碍密切相关的是
　　A. 皮下淤血　　　　　　　B. 局部血管破裂出血　　　C. 血栓性静脉炎
　　D. 皮肤溃疡　　　　　　　E. 下肢水肿

6. 治疗
（1）非手术疗法　穿弹力袜或用弹力绷带，使曲张静脉处于萎瘪状态。适用于症状轻微又不愿手术者；妊娠期发病，鉴于分娩后症状有可能消失，可暂行非手术疗法；手术耐受力极差者。
（2）硬化剂注射和压迫疗法　适用于少量、局限的病变；作为手术的辅助治疗，处理残留的曲张静脉。
（3）手术治疗　大隐静脉或小隐静脉高位结扎与曲张静脉剥脱术。其手术指征为下肢深静脉通畅试验（Perthes试验）阴性。Perthes试验阳性见于深静脉阻塞，为大隐静脉高位结扎的禁忌证。
　　A. 动脉硬化性闭塞症　　　B. 雷诺综合征　　　　　　C. 下肢深静脉血栓形成
　　D. 血栓闭塞性脉管炎　　　E. 单纯性下肢静脉曲张

【例7】可通过高位结扎及剥脱术治疗的疾病是
【例8】可出现Homans征阳性的疾病是

四、下肢深静脉血栓形成

1. 病因
静脉损伤、血流缓慢和血液高凝状态是造成深静脉血栓形成的三大因素。

2. 临床表现
深静脉是血液回流的主要通路，一旦因血栓形成阻塞管腔，必然引起远端静脉回流障碍的症状。深静脉血栓形成以下肢深静脉最常见，根据发病部位及病程，可作如下分型。
（1）根据急性血栓形成的解剖部位分型　分为中央型、周围型、混合型。

第十篇 外科学
第23章 周围血管疾病

	中央型	周围型	混合型
血栓形成部位	髂-股静脉血栓形成	股静脉或小腿深静脉血栓形成	全下肢深静脉血栓形成
肿胀部位	全下肢明显肿胀	小腿肿胀或大腿肿胀	全下肢明显肿胀
临床症状	病侧髂窝、股三角区疼痛和压痛，浅静脉扩张，病肢皮温和体温均升高。左侧多于右侧	①股静脉血栓形成者，大腿肿痛，下肢肿胀不明显；②小腿深静脉血栓形成者，小腿肿痛，患足不能着地踏平，作踝关节过度背屈试验可致小腿剧痛(Homans征阳性)	全下肢明显肿痛，股三角区、腘窝、小腿肌层均有压痛，常伴体温升高和脉率加快(股白肿)。晚期可出现下肢动脉供血障碍

(2)根据临床病程演变分型 分为闭塞型、部分再通型、再通型、再发型。

3. 诊断

(1)诊断 一侧下肢突然肿胀，伴胀痛、浅静脉扩张，应疑诊下肢深静脉血栓形成。

(2)超声多普勒检查 可判断下肢主干静脉是否阻塞。

(3)下肢静脉顺行造影 能显示静脉形态作出确定诊断。主要的X线征象：①闭塞或中断：深静脉主干被血栓完全堵塞而不显影，或出现造影剂在静脉某一平面突然受阻的征象，见于血栓形成的急性期。②充盈缺损：主干静脉腔内出现圆柱形造影剂密度降低区域，边缘可有线状造影剂显示形成轨道征，是静脉血栓的直接征象，为急性深静脉血栓形成的诊断依据。③再通。④侧支循环形成。

4. 治疗原则

(1)非手术治疗

①祛聚药物 可应用阿司匹林、双嘧达莫、右旋糖酐、丹参等。

②抗凝治疗 可应用普通肝素、低分子肝素、华法林等。

③溶栓治疗 可应用尿激酶、链激酶、组织型纤溶酶原激活剂(t-PA)等，溶解血栓。

出血是抗凝、溶栓治疗的严重并发症，因此治疗期间要严密观察凝血功能的变化，维持凝血时间(CT)不超过正常值的2~3倍(CT正常值8~12分)、活化部分凝血活酶时间(APTT)延长1.5~2.5倍、凝血酶时间(TT)不超过60秒(正常16~18秒)、凝血酶原时间(PT)不超过对照值1.3~1.5倍、INR控制在2.0~3.0。

(2)手术治疗 取栓术最常用于下肢深静脉血栓形成，尤其是髂-股静脉血栓形成的早期病例。取栓术的时机应在发病后3~5天内。

【例9】女，26岁。剖宫产术后1周，左下肢肿胀5天。查体：左小腿Homans阳性。其病因不包括
　A. 高凝状态　　　　　　B. 妊娠　　　　　　C. 术后长时间卧床
　D. 剖宫产术后　　　　　E. 早日下地活动(2022)

【例10】男，60岁。直肠癌切除术后4天，晨起时突发左下肢肿胀，左腿皮温增高，股三角区有深压痛。最可能的诊断是左下肢
　A. 血栓性浅静脉炎　　　B. 动脉栓塞　　　　C. 深静脉血栓形成
　D. 大隐静脉曲张　　　　E. 淋巴水肿(2019、2022、2023)

▶ **常考点** Buerger病和原发性下肢静脉曲张，下肢深静脉血栓形成的诊断。

参考答案——详细解答见《2024国家临床执业及助理医师资格考试历年考点精析(上、下册)》

1. ABCDE　2. ABCDE　3. ABCDE　4. ABCDE　5. ABCDE　6. ABCDE　7. ABCDE
8. ABCDE　9. ABCDE　10. ABCDE

第24章 隐睾症与泌尿系统外伤

▶ **考纲要求**
①隐睾症。②肾外伤。③膀胱外伤。④前尿道外伤。⑤后尿道外伤。

▶ **复习要点**

一、隐睾症

隐睾症是指睾丸下降异常,使睾丸不能降至阴囊而停留在腹膜后、腹股沟管或阴囊入口处。

1. 病因
①胚胎时期牵引睾丸下降的索带异常或缺如。
②先天性睾丸发育不全、睾丸对性激素不敏感,失去了激素对睾丸下降的动力作用。
③在胎儿发育过程中,母体缺乏促性腺激素,影响了睾丸下降的动力作用。

2. 诊断
(1) **阴囊内无睾丸** 出生时即发现一侧或双侧阴囊内无睾丸。单侧多见,双侧仅占10%~20%。
(2) **体格检查** 单侧隐睾症者,可见双侧阴囊不对称。双侧隐睾症者,可见双侧阴囊扁平,阴囊内不能扪及睾丸。约80%在腹股沟管部位可扪及偏小而活动的睾丸。

3. 治疗
(1) **内分泌治疗** 1岁以内的睾丸有自行下降的可能。若1岁以后睾丸仍未下降,可短期应用绒毛膜促性腺激素,500U,肌内注射,每周2次,总剂量5000~10000U。
(2) **手术治疗** 若2岁以前睾丸仍未下降,应采用睾丸固定术将其拉下。若睾丸萎缩,又不能被拉下并置入阴囊,而对侧睾丸正常,则可将未降睾丸切除。双侧腹腔内隐睾不能下降复位者,可作睾丸移植术。

【例1】男孩,2岁。右腹股沟包块,卧位可消失,右侧阴囊内未触及睾丸。B超示右侧睾丸位于右腹股沟。
　　正确的治疗方法是
　　A. 腹股沟疝高位结扎术　　　B. 右侧睾丸切除　　　C. 睾丸下降固定术
　　D. 绒毛膜促性腺激素治疗　　E. 疝囊高位结扎+睾丸下降固定术

二、肾外伤

1. 病因
(1) **开放性外伤** 因弹片、枪弹、刀刃等锐器致伤,常伴有胸、腹部等器官外伤,有创口与外界相通。
(2) **闭合性外伤** 因直接暴力或间接暴力所致,一般没有创口与外界相通。
(3) **医源性外伤** 经皮肾穿刺、肾造瘘、经皮肾镜碎石、体外冲击波碎石等,均可发生肾外伤。
(4) **自发性破裂** 肾本身有病变(如肾积水、肾肿瘤、肾结核、肾囊性疾病等)更易受外伤,有时极轻微的外伤,也可造成严重的"自发性"肾破裂。

2. 病理
肾外伤有多种类型,临床上以闭合性肾外伤最多见,可分为以下病理类型。
(1) **肾挫伤** 外伤仅限于部分肾实质,形成肾瘀斑和(或)包膜下血肿,肾包膜、肾盂肾盏黏膜完整。

临床症状轻微,外伤涉及肾集合系统时可有少量血尿。

(2) **肾部分裂伤** 肾近包膜部位裂伤,伴肾包膜破裂,可致肾周血肿。若肾近集合系统部位裂伤伴有肾盏肾盂黏膜破裂,则可有明显血尿。

(3) **肾全层裂伤** 肾实质深度裂伤,外及肾包膜,内达肾盏肾盂黏膜。常引起广泛的肾周血肿、血尿和尿外渗。肾横断或破裂时,可导致部分肾组织缺血。

(4) **肾蒂血管外伤** 比较少见。肾蒂或肾段血管部分或全部撕裂,可引起大出血、休克。

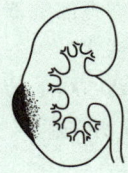 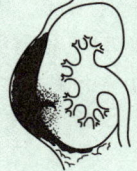 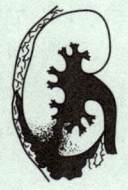 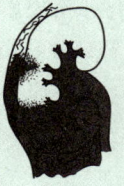 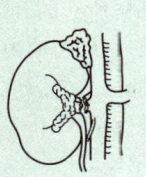 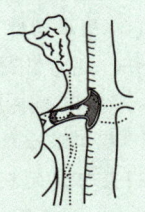

　　肾挫伤　　　肾部分裂伤　　　肾全层裂伤　　　肾横断伤　　　肾蒂血管外伤　　肾动脉内膜断裂

【例2】肾外伤病情最严重的病理类型是
　A. 自发性肾破裂　　　　　　B. 肾挫伤　　　　　　　　C. 肾部分裂伤
　D. 肾全层裂伤　　　　　　　E. 肾蒂血管损伤(2022)

【例3】一病人于3小时前从2米高处跌下,左腰部撞击伤,无昏迷,血压正常,左腰部疼痛伴轻压痛,无包块。尿常规:RBC 5~10个/HP。最可能的诊断是
　A. 肾挫伤　　　　　　　　　B. 肾部分裂伤　　　　　　C. 肾全层裂伤
　D. 肾蒂断裂　　　　　　　　E. 输尿管损伤

3. 临床表现

肾外伤主要表现为出血和尿外渗,应注意与尿道外伤相鉴别。

	肾外伤	前尿道外伤	后尿道外伤
血尿	可有	尿道出血	尿道出血
休克	可有	一般无休克	可有休克
尿外渗	尿外渗、疼痛	可有	可有
其他	腰腹部肿块、发热	局部血肿、排尿困难	血肿、排尿困难

4. 诊断

根据病史及体检结果,可作出初步诊断。

尿常规	血尿为诊断肾外伤的重要依据之一,主要用于肾外伤的<u>筛查</u>
B超检查	能提示肾外伤的程度、包膜下和肾周血肿及尿外渗情况
CT检查	可清晰显示肾皮质裂伤、尿外渗和血肿范围,为<u>首选检查</u>(9版《外科学》已删除)
MRI检查	诊断肾损伤的作用与CT类似,但对血肿的显示比CT更具有特征性
IVU	排泄性尿路造影(IVU)可评价肾外伤的范围和程度,但临床上一般不作为首选
RP	逆行肾盂造影(RP)易招致感染,<u>不宜应用</u>

注意: ①肾外伤的首选检查是CT而不是尿常规。诊断肾癌最可靠的影像学检查方法是CT。
　　　　②肾挫伤若不累及肾集合系统,可不出现血尿,故不能将尿常规作为肾挫伤的首选检查。

【例4】协助诊断肾挫伤,首要的检查是
　A. 静脉尿路造影　　　　　　B. 腹部CT平扫　　　　　　C. 血细胞比容

D. 尿常规　　　　　　　E. 血肌酐

5. 治疗

(1) **紧急处理**　有大出血、休克的病人需迅速给予抢救措施,作好手术探查的准备。

(2) **非手术治疗**　绝对卧床 2~4 周,待病情稳定,血尿消失后才可以允许病人离床活动。通常外伤后 4~6 周肾部分裂伤才趋于愈合。恢复后 2~3 个月内不宜参加体力劳动或竞技运动。其他治疗措施包括密切观察、补液,维持水、电解质平衡,预防性使用抗生素、镇痛镇静、止血等。

(3) **手术治疗**　几乎所有的开放性肾外伤均需手术治疗,包括清创、缝合、引流,并探查腹部脏器有无损伤。闭合性肾外伤一旦确定为严重肾部分裂伤、肾全层裂伤、肾蒂血管外伤,均需尽早手术。

(5~6 题共用题干)患者,女,35 岁。2 米高处跌落后 2 小时。伤后自解小便 1 次,量约 500ml,为全程肉眼血尿。查体:T37.0℃,R15 次/分,P90 次/分,BP110/70mmHg。心肺腹未见明显阳性体征。

【例 5】最可能的损伤部位是

A. 输尿管　　　　　　　B. 肾　　　　　　　　C. 尿道
D. 膀胱　　　　　　　　E. 脾

【例 6】初期不适宜的治疗措施为

A. 维持水、电解质平衡　　B. 密切观察生命体征　　C. 应用抗生素预防感染
D. 镇静,止痛　　　　　　E. 肾动脉造影,血管栓塞止血(2022)

三、膀胱外伤

1. 病因

(1) **开始性外伤**　由弹片、子弹或锐器贯通所致。

(2) **闭合性外伤**　当膀胱充盈时,若下腹部遭到撞击、挤压极易发生膀胱外伤。

(3) **医源性外伤**　见于膀胱镜检查或治疗、盆腔手术、腹股沟疝修补术等。

(4) **自发性破裂**　是指有病变(如膀胱结核、长期接受放射治疗)的膀胱过度膨胀而发生破裂。

2. 病理

膀胱外伤包括挫伤、腹膜外型膀胱破裂和腹膜内型膀胱破裂。

3. 诊断

(1) **导尿试验**　膀胱外伤时导尿管可顺利插入膀胱,但测漏试验阳性(经导尿管注入生理盐水 200~300ml,片刻后吸出,液体进出量相差很大)。

(2) **X 线检查**　膀胱外伤时,经导尿管将造影剂注入膀胱造影,发现造影剂漏于膀胱外。

4. 临床表现与治疗

	腹膜外型膀胱破裂	腹膜内型膀胱破裂
外伤部位	多见于膀胱前壁破裂	多见于膀胱后壁和顶部外伤
伴发伤	多伴骨盆骨折	时有自发性膀胱破裂
腹膜损伤	膀胱壁破裂,腹膜完整	膀胱壁破裂,腹膜破裂与腹腔相通
尿液外渗部位	膀胱周围组织、耻骨后间隙	腹腔内
主要临床症状	下腹痛、压痛、肌紧张 直肠指检可触及肿物、可有触痛	全腹压痛、反跳痛、肌紧张 移动性浊音
治疗	腹膜外切开膀胱,清除外渗尿液,修补穿孔 耻骨上膀胱造瘘	剖腹探查,修补腹膜和膀胱壁 腹膜外耻骨上膀胱造瘘

四、尿道外伤

尿道外伤是泌尿系统最常见的外伤,多见于男性。解剖上,男性尿道以尿生殖膈为界,分前、后两段。前尿道包括阴茎部和球部,后尿道包括膜部和前列腺部。尿道外伤以球部和膜部多见。

1. 前尿道外伤

(1) 病因　男性前尿道外伤多发生于球部,因这段尿道固定在会阴部。

①骑跨伤　会阴部骑跨伤时,将尿道挤向耻骨联合下方,引起尿道球部外伤。

②医源性外伤　反复插导尿管、进行膀胱镜尿道检查也可引起前尿道外伤。

(2) 病理　根据尿道外伤程度,可分为挫伤、裂伤和断裂。

①尿道挫伤　仅有局部水肿和出血,愈合后一般不发生尿道狭窄。

②尿道裂伤　尚有部分尿道壁完整,但愈合后往往有瘢痕性尿道狭窄。

③尿道断裂　尿道完全断裂时,断端退缩、分离;血肿较大时可发生尿潴留,用力排尿则发生尿外渗。

(3) 临床表现　主要表现为尿道出血、排尿困难、尿外渗。

①尿道出血　外伤后即有鲜血自尿道外口滴出或溢出,为前尿道外伤最常见的症状。

②疼痛　局部常有疼痛及压痛、排尿痛,并可向阴茎头部及会阴部放射。

③局部血肿　尿道骑跨伤可引起会阴部、阴囊处肿胀、瘀斑及蝶形血肿。

④排尿困难　尿道裂伤或断裂时,可引起排尿困难或尿潴留。

⑤尿外渗　尿道裂伤或断裂后,尿液可从裂口处渗入周围组织。

A. 尿道球部外伤　尿液渗入会阴浅筋膜包绕的会阴浅袋,使会阴、阴囊、阴茎肿胀。因会阴浅筋膜的远端附着于腹股沟部,近侧与腹壁浅筋膜深层相连续,后方附着于尿生殖膈,故尿液不会外渗到两侧股部。

B. 尿道阴茎部外伤　如阴茎筋膜完整,外渗的尿液局限于阴茎筋膜内,表现为阴茎肿胀。若阴茎筋膜破裂,则尿外渗范围扩大,与尿道球部外伤相同。

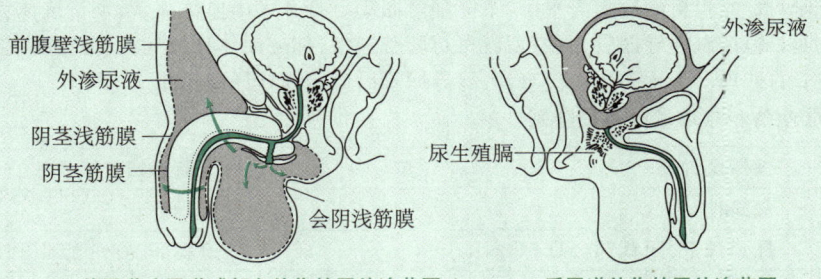

前尿道(尿道球部)外伤的尿外渗范围　　　后尿道外伤的尿外渗范围

(4) 诊断　根据会阴部骑跨伤史、典型症状、尿外渗分布的区域,可确定诊断。

①诊断性导尿　可了解尿道的完整性和连续性。如一次导尿成功,提示尿道外伤不严重。如一次插入困难,说明可能有尿道裂伤或断裂伤,不应勉强反复试插,以免加重外伤。

②逆行尿道造影　可显示尿道外伤部位和程度。尿道挫伤无造影剂外溢;如有外溢则提示部分裂伤;如造影剂未进入后尿道而大量外溢,提示尿道有严重裂伤或断裂。

　　A. 试插导尿管　　　　B. 尿道造影　　　　C. 尿道探子
　　D. B超　　　　　　　E. 尿道镜检查

【例7】确定尿道损伤部位及程度,应选用的方法是

【例8】检查尿道是否连续、完整,首选的方法是

(5) 治疗

①紧急处理　尿道球部海绵体严重出血可致休克,应立即压迫会阴部,抗休克治疗,尽早手术。

②尿道挫伤　无须特殊治疗,可行止血、止痛、预防感染等治疗,必要时插入导尿管引流1周。

③尿道裂伤　如导尿管插入顺利,可留置导尿管引流2周。如插入失败,可能有尿道部分断裂,应立即行经会阴尿道修补术,并留置导尿管2～3周。

④尿道断裂　球部远端和阴茎部的尿道完全性断裂,会阴、阴茎、阴囊内会形成大血肿,应及时经会阴切口予以清除,然后行尿道端端吻合术,留置导尿管3周。条件不许可时,可做耻骨上膀胱造瘘术。

⑤尿道狭窄的处理　术后尿道狭窄,轻者定期行尿道扩张;严重狭窄引起排尿困难者,可行内镜下尿道电切、激光等治疗;严重狭窄引起尿道闭锁者,可经会阴切除狭窄段+尿道端端吻合术。

2. 后尿道外伤

(1)病因　膜部尿道穿过尿生殖膈,当**骨盆骨折**时,附着于耻骨下支的尿生殖膈突然移位,产生剪切样暴力,使薄弱的**膜部**尿道撕裂,甚至在前列腺尖处撕断。

(2)病理　后尿道断裂后,尿液沿前列腺尖处外渗到耻骨后间隙、膀胱周围。

(3)临床表现

①休克　骨盆骨折所致后尿道外伤,一般较严重,常因合并大出血,引起创伤性、失血性休克。

②疼痛　下腹部痛,局部肌紧张,并有压痛。

③排尿困难　尿道撕裂或断裂后,尿道的连续性中断,常引起排尿困难、尿潴留。

④尿道出血　尿道外口常**无流血**或仅有少量血液流出。

⑤尿外渗及血肿　尿液一般外渗至耻骨后间隙和膀胱周围。

(4)诊断

①病史　骨盆挤压伤若出现尿潴留,应考虑后尿道外伤。

②直肠指检　可触及直肠前方肿块、压痛,前列腺尖端可浮动。若血染指套,提示合并直肠外伤。

③X线检查　骨盆前后位片可显示骨盆骨折。

(5)治疗

①紧急处理　骨盆骨折的病人需平卧,不能随意搬动。合并大出血休克者,须行抗休克治疗。

②早期处理　包括试插导尿管,尿潴留者可行膀胱造瘘,部分无休克的病人可行尿道会师复位术。

③尿道狭窄的处理　为预防尿道狭窄,去除导尿管后应定期行尿道扩张。

(6)前尿道外伤和后尿道外伤的鉴别

	前尿道外伤	后尿道外伤
常见病因	骑跨伤	骨盆骨折
外伤部位	尿道球部、阴茎部(以球部多见)	尿道膜部、前列腺部(以膜部多见)
临床表现	疼痛、尿道溢血、排尿困难	疼痛、尿道出血(少见)、排尿困难
	尿外渗(至会阴、阴茎、阴囊)	尿外渗(至耻骨后间隙、膀胱周围)
	局部血肿	休克、血肿
诊断	导尿、逆行尿道造影	导尿、经膀胱尿道造影、直肠指检
治疗	导尿管引流,导尿失败立即行尿道修补(经会阴) 病情严重者行耻骨上膀胱造瘘 术后定期尿道扩张	耻骨上膀胱造瘘 3个月后行尿道修补(经腹-会阴) 术后定期尿道扩张

注意: ①前尿道外伤多见于骑跨伤,多为**球部**外伤——记忆为**前骑球**。
②后尿道外伤多见于**骨盆骨折**,多为**膜部**外伤——记忆为**后骨膜**。
③骨盆挤压征和分离征阳性为骨盆骨折的特征性表现。

(9～10题共用题干)男,35岁。会阴部骑跨伤,受伤后尿道外口滴血,排尿时疼痛加重,会阴部和

第十篇 外科学
第24章 隐睾症与泌尿系统外伤

阴囊处轻度肿胀、瘀斑。

【例9】该患者泌尿系损伤的部位是
A. 膀胱颈部　　　　　　　B. 尿道阴茎部　　　　　　C. 尿道前列腺部
D. 尿道球部　　　　　　　E. 尿道膜部

【例10】首选的处理方法是
A. 膀胱造瘘　　　　　　　B. 尿道断端吻合　　　　　　C. 单纯血肿清除
D. 尿道会师复位　　　　　E. 试插导尿管引流尿液+抗感染治疗

A. 球部尿道　　　　　　　B. 膜部尿道　　　　　　　　C. 悬垂部尿道
D. 前列腺部尿道　　　　　E. 膀胱颈部

【例11】骑跨伤易伤及

【例12】骨盆骨折易伤及

▶ **常考点**　　重点内容,应全面掌握。

参考答案——详细解答见《2024国家临床执业及助理医师资格考试历年考点精析(上、下册)》

1. ABCDE　　2. ABCDE　　3. ABCDE　　4. ABCDE　　5. ABCDE　　6. ABCDE　　7. ABCDE
8. ABCDE　　9. ABCDE　　10. ABCDE　　11. ABCDE　　12. ABCDE

第25章 前列腺炎与附睾炎

▶ **考纲要求**
①前列腺炎。②附睾炎。

▶ **复习要点**

一、前列腺炎

前列腺炎是前列腺受到致病菌感染和(或)某些非感染因素刺激所致。

1. 分型

前列腺炎分为四型：Ⅰ型，急性细菌性前列腺炎(ABP)；Ⅱ型，慢性细菌性前列腺炎(CBP)；Ⅲ型，慢性前列腺炎/慢性骨盆疼痛综合征(CP/CPPS)；Ⅳ型，无症状性前列腺炎(AIP)。

2. 急性细菌性前列腺炎

(1) **临床表现** 发病突然，表现为尿频、尿急、排尿痛、会阴部坠胀感。可发生排尿困难或尿潴留。常可伴急性膀胱炎。直肠指检前列腺肿胀、压痛、局部温度升高，表面光滑，形成脓肿时有波动感。

(2) **诊断** 根据急性感染史，典型临床表现及体检，即可诊断急性前列腺炎。尿沉渣检查有白细胞增多，血液和(或)尿细菌培养可阳性。

(3) **治疗**

①一般治疗 卧床休息，输液，止痛，解痉，退热等对症治疗。

②耻骨上穿刺造瘘 如有急性尿潴留，应避免经尿道导尿，可行耻骨上穿刺造瘘。

③抗感染治疗 常选用喹诺酮类(环丙沙星、氧氟沙星)、头孢菌素、妥布霉素、氨苄西林等。淋病奈瑟菌感染选用头孢曲松。厌氧菌感染选用甲硝唑。

④外科治疗 少数并发前列腺脓肿者，可经会阴切开引流。

3. 慢性前列腺炎

(1) **慢性细菌性前列腺炎** 大多数慢性前列腺炎病人没有急性炎症过程。

①临床表现

排尿改变	尿频、尿急、尿痛，排尿时尿道不适或灼热
尿道分泌物	排尿和便后尿道口"滴白"。合并精囊炎时，可有血精
疼痛	会阴部、下腹隐痛不适，有时腰骶部、耻骨上、腹股沟区等有酸胀感
性功能减退	可有勃起功能障碍、早泄、遗精或射精痛
精神神经症状	头晕、头胀、乏力、疲惫、失眠、情绪低落、疑虑焦急等
并发症	可表现为变态反应，如虹膜炎、关节炎、神经炎、肌炎等

②诊断 本病的诊断依据有：反复的尿路感染发作；前列腺按摩液中持续有致病菌存在。

A. 直肠指检 前列腺饱满、增大、质软、轻度压痛。病程长者，前列腺缩小，变硬，不均匀，有硬结。

B. 前列腺液检查 白细胞>10个/HP，卵磷脂小体减少，可诊断为前列腺炎。

C. B超 显示前列腺组织结构界限不清、混乱，提示前列腺炎。

第十篇 外科学
第25章 前列腺炎与附睾炎

③治疗　治疗效果不明显。首选红霉素、多西环素(强力霉素)等穿透力较强的抗菌药物。可采取热水坐浴、理疗、前列腺按摩、中医治疗等。应忌酒及辛辣食物,避免长时间骑、坐。

(2)慢性非细菌性前列腺炎　临床表现类似慢性前列腺炎。

	慢性细菌性前列腺炎	慢性非细菌性前列腺炎
发病率	少见	常见
慢性前列腺炎症状	有	有
反复尿路感染发作	常有	无
直肠指检	前列腺饱满、质软、轻压痛	同左
前列腺液检查	WBC>10个/HP,细菌培养阳性	WBC>10个/HP,细菌培养阴性 (7版《外科学》P661 观点)
病原体	大肠埃希菌、变形杆菌、克雷伯杆菌、葡萄球菌	衣原体、支原体、滴虫、真菌、病毒
治疗	①治疗效果不理想 ②综合治疗(抗菌药物、坐浴、前列腺按摩、活血化瘀等)	①抗病原本治疗 ②综合治疗(坐浴、前列腺按摩、α受体阻滞剂等)

【例1】男,29岁。尿频、尿急、尿痛伴尿道内不适1年余。近日晨起排尿终末可见尿道口"滴白",下腹部及会阴部隐痛,无寒战和高热。最可能的诊断是
　　A. 良性前列腺增生　　　　B. 慢性膀胱炎　　　　C. 急性细菌性前列腺炎
　　D. 慢性前列腺炎　　　　　E. 慢性尿道炎

二、附睾炎

附睾炎可发生于单侧或双侧,分为急性附睾炎和慢性附睾炎。

	急性附睾炎	慢性附睾炎
病因	常由泌尿系感染和前列腺炎、精囊炎、性传播疾病扩散而致	常由急性附睾治疗不彻底形成,少数无急性炎症过程
致病菌	大肠埃希菌(最常见)、淋球菌、衣原体、病毒	同左
全身症状	起病突然,全身症状明显,寒战、高热	无明显全身症状
局部症状	患侧阴囊明显肿胀、皮肤红肿,会阴部放射痛	阴囊轻度不适,或坠胀感,休息后好转
膀胱刺激征	可伴尿频、尿急、尿痛	一般无膀胱刺激征
体检	附睾睾丸、精索均增大增粗 肿大以附睾头尾部为甚	附睾局限性增厚肿大,与睾丸界限清楚 精索输精管可增粗
诊断	根据典型临床表现,易于诊断	根据临床表现,不易诊断
鉴别诊断	附睾结核、睾丸扭转	结核性附睾炎
治疗	卧床休息,托起阴囊,止痛,热敷,精索封闭,广谱抗生素,脓肿切开	托起阴囊,局部热敷,理疗;若局部疼痛剧烈、反复发作、影响工作,可切除附睾

▶**常考点**　往年很少考。

参考答案——详细解答见《2024 国家临床执业及助理医师资格考试历年考点精析(上、下册)》
1. ABCDE

第26章 泌尿系统与男性生殖系统结核

▶ **考纲要求**
①泌尿系统结核。②男性生殖系统结核。

▶ **复习要点**

一、泌尿系统结核

泌尿系统结核包括肾结核、输尿管结核、膀胱结核和尿道结核,其中肾结核是考试重点。肾结核是由结核分枝杆菌引起的慢性进行性破坏性病变,是全身结核病的一部分。

1. 病理

90%的肾结核起源于肺结核,少数继发于骨关节结核或消化道结核。

(1)**病理肾结核** 结核分枝杆菌经血行感染进入肾,在双侧肾皮质形成多发性结核灶。若病人免疫状况良好,这种微小病变可自行愈合,常不出现症状,称为病理肾结核,但可在尿中查到结核分枝杆菌。

(2)**临床肾结核** 若病理肾结核未能自愈,结核分枝杆菌经肾小管到达肾髓质,发展为髓质肾结核,穿破肾盂肾盏,形成结核性肾盂肾炎,出现临床症状及影像学改变,称为临床肾结核。绝大多数为单侧病变。

(3)**肾结核的病理变化** 肾结核的早期病变主要是肾皮质结核结节。如病灶逐渐浸润扩大,可形成干酪样脓肿,从肾乳头处破入肾盏肾盂形成空洞性溃疡,蔓延至全肾。

(4)**肾自截** 输尿管结核结节、溃疡及纤维化、管腔狭窄或闭塞,含结核分枝杆菌的尿液不能流入膀胱,膀胱病变逐渐好转,膀胱刺激征逐渐缓解,尿液检查趋于正常,这种情况称为"肾自截"。

(5)**膀胱挛缩** 膀胱结核结节相互融合形成溃疡、肉芽肿。结核性溃疡可以累及全膀胱,病变愈合致使膀胱壁广泛纤维化和瘢痕收缩,膀胱容量显著减小(<50ml),称为膀胱挛缩。膀胱挛缩后膀胱内压升高,导致膀胱尿液反流,引起对侧肾积水。膀胱挛缩、对侧肾积水都是肾结核的晚期并发症。

注意: ①病理肾结核属于早期病变,为皮质肾结核,无临床症状,多累及双侧肾皮质。
②临床肾结核属于较晚期病变,为髓质肾结核,有临床症状,多累及单侧肾髓质。
③肾结核可导致对侧肾积水,而不是同侧肾积水,属于晚期病变。

2. 临床表现

发病特点	好发于20~40岁的青壮年,男性多于女性。90%为单侧性
尿频、尿急、尿痛	膀胱刺激征为肾结核的典型症状之一。尿频为最早出现的症状
血尿	是肾结核的重要症状,常为终末血尿,为结核性膀胱炎在排尿终末膀胱收缩所致
脓尿	肾结核的常见症状
腰痛和肿块	一般无明显腰痛,继发感染、输尿管堵塞时可有腰部钝痛或绞痛 较大肾积脓、对侧巨大肾积水时可触及腰部肿块
男性生殖系结核	男性肾结核50%~70%合并生殖系结核,主要表现为附睾结核
全身症状	全身结核症状

注意：①肾结核的病变在肾，症状在膀胱（膀胱刺激征＝尿频、尿急、尿痛）。
②髋关节结核的病变在髋关节，症状在膝关节，表现为膝关节疼痛。
③肾结核的血尿多为终末血尿，而不是全程血尿；肾外伤为全程血尿。

【例1】肾结核多起源于
　　A. 肠结核　　　　　　　　　B. 骨结核　　　　　　　　　C. 肺结核
　　D. 膀胱结核　　　　　　　　E. 生殖系结核
【例2】病变在肾，但症状表现在膀胱的疾病是
　　A. 肾癌　　　　　　　　　　B. 肾结石　　　　　　　　　C. 肾结核
　　D. 尿路感染　　　　　　　　E. 膀胱结石（2022）

3. 诊断

(1) **典型临床表现**　长期慢性膀胱刺激征，经抗菌药物治疗无效。
(2) **尿液常规**　尿液呈酸性，尿蛋白阳性，有较多红细胞和白细胞。
(3) **尿液抗酸杆菌**　尿沉渣涂片抗酸染色50%～70%的病例可找到抗酸杆菌。但找到抗酸杆菌不能作为诊断的唯一依据，因枯草杆菌、包皮垢杆菌也是抗酸杆菌。
(4) **尿液结核分枝杆菌培养**　阳性率可达90%，对诊断有决定性意义，但需时较长（4～8周）。
(5) **尿路平片（KUB）**　可见到病肾局灶或斑点状钙化影或全肾广泛钙化。
(6) **静脉尿路造影（IVU）**　可了解分肾功能、病变程度和范围，是确诊肾结核的检查方法，对肾结核治疗方案的选择必不可少。肾结核IVU常显示一侧肾功能正常，另一侧"无功能"未显影。
(7) **B超**　简单易行，对中晚期病例可初步确定病变部位，较易发现对侧肾积水及膀胱挛缩。
(8) **CT和MRI**　在静脉尿路造影显影不良时，CT和MRI有助于确定诊断。
(9) **膀胱镜检查**　病变以膀胱三角区和病侧输尿管口周围最明显。必要时可取活组织行病理检查，以明确诊断。当膀胱挛缩容量<50ml、有急性膀胱炎时禁忌检查。

注意：①对肾结核最有价值的确诊方法——尿液结核分枝杆菌培养，但少用；其次为静脉尿路造影（IVU）。
②对肾结核治疗方案的选择有决定意义的检查——静脉尿路造影（IVU）。
③对膀胱癌最有价值的检查方法——膀胱镜检查。

【例3】膀胱刺激征是指
　　A. 尿急、尿痛、血尿　　　　B. 尿频、尿痛、排尿困难　　C. 尿频、尿急、尿痛
　　D. 尿急、血尿、排尿困难　　E. 血尿、尿痛、尿失禁
【例4】肾结核的典型症状是
　　A. 血尿　　　　　　　　　　B. 脓尿　　　　　　　　　　C. 肿块
　　D. 腰痛　　　　　　　　　　E. 膀胱刺激征
【例5】以尿频、尿急为主要症状，抗生素治疗无效的疾病是
　　A. 肾结核　　　　　　　　　B. 肾积水　　　　　　　　　C. 肾肿瘤
　　D. 肾结石　　　　　　　　　E. 急性肾炎（2021）
【例6】女，40岁。反复膀胱刺激征伴低热1年。尿常规：pH5.5，蛋白（＋），WBC20～30/HP，RBC 20～30/HP。血沉增快。CT示双肾斑片状钙化。最可能的诊断是
　　A. 肾肿瘤　　　　　　　　　B. 肾结核　　　　　　　　　C. 肾结石合并感染
　　D. 输尿管结石　　　　　　　E. 尿路感染（2022）
【例7】女，31岁。反复尿频、尿痛1年，使用抗生素治疗无效。尿液检查的结果可能是
　　A. 尿呈酸性，有脓细胞，尿沉渣革兰染色无细菌　　B. 尿呈酸性，有脓细胞，尿沉渣革兰染色有细菌
　　C. 尿呈中性，无脓细胞，尿沉渣革兰染色有细菌　　D. 尿呈碱性，无脓细胞，尿沉渣革兰染色无细菌

E. 尿呈碱性,有脓细胞,尿沉渣革兰染色有细菌(2023)

【例8】对确诊肾结核有决定性意义的检查是
　　A. 膀胱镜检查　　　　　　　B. 尿结核杆菌培养　　　　　　C. 静脉尿路造影
　　D. 肾CT　　　　　　　　　　E. 尿液中找抗酸杆菌(2023)

【例9】患者,女,32岁。尿频、尿急、尿痛进行性加重半年,抗生素治疗不见好转,且伴有右侧腰部胀痛及午后潮热。为明确诊断,最有意义的尿液检查是
　　A. 尿相差显微镜检　　　　　B. 尿蛋白定量　　　　　　　　C. 尿普通细菌培养
　　D. 尿沉渣找抗酸杆菌　　　　E. 尿细胞学检查(2023)

4. 鉴别诊断

(1)**非特异性膀胱炎**　多为大肠埃希菌感染,常见于女性,发病突然,开始即有显著的尿频、尿急、尿痛,经抗感染治疗后症状很快缓解或消失,病程短,但易复发。

(2)**其他原因引起的血尿**　肾结核以终末血尿多见,但泌尿系统肿瘤常为全程无痛性肉眼血尿;肾输尿管结石引起的血尿常伴有肾绞痛;膀胱结石引起的血尿常表现为排尿中断;非特异性膀胱炎的血尿主要在急性阶段出现,血尿与膀胱刺激症状同时发生。

5. 治疗

(1)**药物治疗**　临床肾结核是进行性、破坏性病变,不经治疗不能自愈。
①**适应证**　药物治疗适用于早期肾结核,如尿中有结核分枝杆菌而影像学上肾盏、肾盂无明显改变,或仅一两个肾盏呈不规则虫蚀状,在正确应用抗结核药物后多能治愈。
②**药物选择**　首选吡嗪酰胺、异烟肼、利福平、链霉素等杀菌药物。
③**化疗方案**　多采用三联治疗,如吡嗪酰胺+异烟肼+利福平。早期病例至少需用药6~9个月。连续半年尿中未找见结核分枝杆菌,称为稳定转阴。5年不复发即可认为治愈。

(2)**手术治疗**
①**手术指征**　凡药物治疗6~9个月无效,肾破坏严重者,应在药物治疗的配合下行手术治疗。
②**肾切除**　肾切除前抗结核治疗应至少2周。
一侧严重肾结核、对侧正常——患肾切除。
双肾结核(一侧重、另侧轻)——先药物治疗,再切除病重侧肾。
双肾结核(一侧重、另侧肾积水)——先引流肾积水,再切除病重侧肾。
③**保留肾组织的肾结核手术**　如肾部分切除适用于病灶局限于肾的一极;结核病灶清除术适用于局限于肾实质表面闭合性的结核性脓肿,与肾集合系统不相通者。
④**解除输尿管狭窄的手术**　输尿管结核致使管腔狭窄引起肾积水,如肾结核病变轻,功能良好,狭窄较局限,狭窄位于中上段者,可以切除狭窄段,行输尿管对端吻合术。
⑤**膀胱挛缩的手术治疗**　肾结核并发膀胱挛缩,在患肾切除及抗结核治疗3~6个月,待膀胱结核完全愈合后,对侧肾正常、无结核性尿道狭窄的病人,可行肠膀胱扩大术。

【例10】左肾结核无功能,右肾轻度积水,功能正常,经抗结核治疗仍有膀胱刺激症状。下一步治疗方案为
　　A. 继续抗结核治疗　　　　　B. 加强支持疗法　　　　　　　C. 左肾切除术
　　D. 右肾造瘘术　　　　　　　E. 对症治疗

(11~12题共用题干)男,18岁。反复左侧腰部胀痛3年余,B超见左肾重度积水,左输尿管显示不清。总肾功能正常。尿常规:RBC(-)、WBC5~10个/HP。IVU检查示左肾显影不清晰,右肾正常。

【例11】为明确病变部位,最常用的检查方法是
　　A. KUB　　　　　　　　　　B. 放射性核素肾显像　　　　　C. B超
　　D. 逆行肾盂造影　　　　　　E. CT平扫

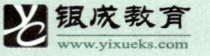

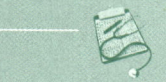

【例12】有效的治疗方法是
A. 抗感染治疗　　　　B. 肾盂输尿管成形　　　　C. 继续观察
D. 放置输尿管支架引流　　E. 左肾切除

二、男性生殖系统结核

1. 病理

(1)病程演变　男性生殖系统结核大多数继发于肾结核,一般来自后尿道感染,少数由血行直接播散所致。首先在前列腺、精囊中引起病变,以后再经输精管蔓延至附睾和睾丸。

(2)典型病理改变　主要为结核结节、干酪坏死、空洞形成和纤维化等,钙化极少见。
①前列腺结核　纤维化后形成坚硬肿块。
②精囊结核　纤维化后形成坚硬肿块。
③输精管结核　常致管腔堵塞,导致输精管变粗、变硬,呈"串珠"状改变。
④附睾结核　病变常从附睾尾开始,呈干酪样变、脓肿及纤维化,可累及整个附睾。
⑤睾丸结核　常是附睾结核直接蔓延所致。

注意:①肾结核常继发于肺结核,男生殖系统结核常继发于肾结核,睾丸结核常继发于附睾结核。
②肠结核常继发于肺结核,骨与关节结核常继发于肺结核。

2. 临床表现

(1)首发症状　结核性附睾炎可以是泌尿生殖系统结核的首发和唯一症状。
(2)前列腺、精囊结核　症状多不明显,偶有直肠内和会阴部不适。
(3)附睾结核　一般发病缓慢,表现为阴囊部肿胀不适或下坠感,附睾尾或整个附睾呈硬结状,疼痛不明显,可形成寒性脓肿。脓肿破溃后可形成经久不愈的窦道。

3. 诊断

(1)尿液检查　应做尿常规、尿找抗酸杆菌、尿结核分枝杆菌培养。
(2)影像学检查　常行静脉尿路造影,以除外肾结核。

4. 治疗

(1)前列腺结核和精囊结核　一般用抗结核药物治疗,无须手术治疗。
(2)附睾结核　早期行抗结核药物治疗,多数可以治愈。如果病变较重、疗效不好、已有脓肿形成或皮肤窦道,则应行手术治疗。

▶ **常考点**　肾结核为重点内容,应全面掌握。

参考答案——详细解答见《2024国家临床执业及助理医师资格考试历年考点精析(上、下册)》

1. ABCDE　2. ABCDE　3. ABCDE　4. ABCDE　5. ABCDE　6. ABCDE　7. ABCDE
8. ABCDE　9. ABCDE　10. ABCDE　11. ABCDE　12. ABCDE

第27章 尿路梗阻

▶ **考纲要求**
①泌尿系统梗阻概论。②肾积水。③良性前列腺增生。④尿潴留。

▶ **复习要点**

一、泌尿系统梗阻概论

尿路梗阻也称泌尿系统梗阻，是由于泌尿系统本身及其周围组织器官的疾病导致的尿路管腔不通畅，或者尿路肌肉收缩功能异常，引起梗阻近端尿路扩张积水和肾功能损害。

尿路梗阻分为上尿路梗阻和下尿路梗阻，前者是指肾、输尿管梗阻，后者是指膀胱和尿道梗阻。

1. 病因

（1）尿路结石　结石可发生在肾盏、肾盂、输尿管、膀胱、尿道，造成尿路梗阻。

（2）泌尿生殖系统肿瘤　包括肾癌、肾盂癌、输尿管癌、膀胱癌、尿道癌、阴茎癌、前列腺癌等。

（3）前列腺增生症　前列腺病理性增大，压迫尿道造成梗阻。

（4）先天发育异常　如肾盂输尿管连接部狭窄、输尿管开口异常。

（5）邻近器官病变的压迫或侵犯　结直肠癌、子宫颈癌、卵巢癌等压迫输尿管、膀胱、尿道。

（6）创伤或炎症引起的瘢痕狭窄　如输尿管炎症后的瘢痕狭窄、尿道骑跨伤造成的尿道狭窄。

（7）中枢或周围神经受损　脑出血、脑梗死、脊髓损伤造成的神经病变，可引起尿潴留。

（8）肾结核　可造成肾盏颈口狭窄、输尿管狭窄、膀胱挛缩，导致尿路梗阻。

（9）医源性输尿管梗阻　多见于盆腔手术、输尿管镜检查意外损伤输尿管。

2. 病理生理

尿路梗阻后，由于梗阻的部位及程度不同，尿路各器官的病理改变各异，但基本病理改变是梗阻部位以上压力增高，尿路扩张积水。长时间梗阻将导致肾积水和肾功能损害。

二、肾积水

尿液从肾盂排出受阻，蓄积后肾内压力增高，肾盂肾盏扩张，肾实质萎缩，功能减退，称为肾积水。肾积水容量超过1000ml或小儿超过24小时尿液总量时，称为巨大肾积水。

1. 病因

（1）上尿路梗阻　肾积水多由上尿路梗阻性疾病所致，如先天性肾盂输尿管连接部狭窄、肾下极异位血管、纤维束压迫输尿管等。膀胱以上各部位的结石、肿瘤、炎症、结核均可引起继发性肾积水。

（2）下尿路梗阻　长期的下尿路梗阻也可导致肾积水，如前列腺增生、神经源性膀胱功能障碍等。

2. 诊断

根据病史、临床表现及辅助检查，诊断肾积水并不困难。

（1）临床表现　由于原发病因、梗阻部位、程度和时间长短不同，肾积水的临床表现也不相同。

①上尿路急性梗阻　常表现为肾绞痛、恶心、呕吐、血尿、肾区压痛等。

②上尿路慢性梗阻　症状常不明显，或仅有腰部隐痛不适。当发展成巨大肾积水时，腹部可出现肿块。

③下尿路梗阻　表现为排尿困难、膀胱排空障碍，甚至出现尿潴留，而肾积水相关的症状常出现较晚。

(2) 辅助检查

B超	可鉴别肾实质肿块和肾积水，并确定肾积水的程度和肾皮质萎缩情况，为首选检查方法
尿路平片	如肾积水是结石所致，尿路平片可见到尿路结石影及积水增大的肾轮廓
静脉尿路造影	可确诊肾积水
逆行肾盂造影	当静脉尿路造影患肾显影不清晰时，可行逆行肾盂造影
CT和MRI	一般不作为首选检查
内镜检查	输尿管镜、膀胱镜可用于部分尿路梗阻病人的检查
放射性核素	放射性核素肾显像可区分肾囊肿和肾积水，并可了解肾实质损害程度及分侧肾功能
肾图检查	尤其是利尿肾图，对判定上尿路有无机械性梗阻及梗阻的程度有一定帮助

3. 治疗

最根本的治疗措施是去除病因，尽快解除梗阻，肾功能损害轻者可自行恢复。

【例1】小儿肾积水常见的尿路梗阻部位是
　　A. 肾盂　　　　　　B. 肾盂输尿管连接处　　　　C. 输尿管膀胱连接处
　　D. 输尿管　　　　　E. 尿道

【例2】可同时了解肾积水患者的肾功能及其梗阻程度的检查方法是
　　A. 逆行肾盂造影　　B. MRI　　　　　　　　　C. CT
　　D. B超　　　　　　E. 放射性核素肾图

注意：①肾积水一般无症状，首选B超检查，确诊肾积水首选静脉尿路造影(IVU)。
　　　②确诊肾结核最有意义的检查是静脉尿路造影(IVU)。

三、良性前列腺增生

良性前列腺增生(BPH)，也称前列腺增生症，是引起男性老年人排尿障碍最常见的一种良性疾病。

1. 病因

老龄和有功能的睾丸是前列腺增生发病的两个重要因素，两者缺一不可。BPH的发病率随年龄的增大而增加，男性在45岁以后前列腺有不同程度的增大，多在50岁以后出现临床症状。前列腺的正常发育有赖于雄激素，受性激素的调控，前列腺间质细胞和腺上皮细胞相互影响，各种生长因子的作用，随着年龄增大体内性激素平衡失调以及雌、雄激素的协调效应等，可能是前列腺增生的重要病因。

2. 临床表现

(1) 症状与前列腺大小不成比例　　前列腺增生多在50岁后出现症状。症状与前列腺体积大小不成比例，而取决于梗阻的程度、病变发展速度及是否合并感染等，症状可时轻时重。

(2) 尿频　　是最常见的早期症状，以夜间更明显。随着病情发展，尿频逐渐加重，并出现急迫性尿失禁。

(3) 排尿困难　　是前列腺增生最重要的症状，病情发展缓慢，典型表现为排尿迟缓、断续、尿流细而无力、射程短、终末滴沥、排尿时间延长。膀胱过度充盈可出现充溢性尿失禁。

(4) 尿潴留　　当梗阻加重达一定程度时，可使膀胱逼尿肌功能受损，可发生慢性尿潴留。在前列腺增生的任何阶段，可因气候变化、劳累、饮酒等，使前列腺充血水肿导致急性尿潴留。

【例3】良性前列腺增生最早出现的症状是
　　A. 肉眼血尿　　　　　B. 尿频　　　　　　　　　C. 尿潴留
　　D. 进行性排尿困难　　E. 尿急(2018、2023)

【例4】男，70岁。进行性排尿困难3年，加重伴尿失禁2天。此尿失禁为
    A. 充溢性尿失禁　　　　　　B. 压力性尿失禁　　　　　　C. 真性尿失禁
    D. 混合性尿失禁　　　　　　E. 急迫性尿失禁

3. 诊断与鉴别诊断
(1)诊断　根据典型临床表现，诊断并不困难。一般需作下列检查：
①直肠指检　是重要检查方法，良性前列腺增生病人均需作此项检查。
②B超　可测定前列腺体积大小、膀胱残余尿量，了解膀胱有无结石、上尿路有无继发积水等病变。
③尿流率检查　可以确定病人排尿的梗阻程度。最大尿流率<15ml/s表明排尿不畅；如<10ml/s表明梗阻严重，是手术指征之一。
④血清前列腺特异性抗原(PSA)测定　有助于排除前列腺癌。
⑤放射性核素肾图　有助于了解尿路有无梗阻及肾功能损害。

注意：①良性前列腺增生最早的症状是尿频，最重要的症状是进行性排尿困难。
②良性前列腺增生最简便、最重要的检查是直肠指检；最简便的影像学检查是B超。
③确诊良性前列腺增生最有意义的检查是细胞学穿刺。

(2)鉴别诊断　本病需与前列腺癌、膀胱颈挛缩、尿道狭窄、神经源性膀胱功能障碍等相鉴别。

4. 治疗
(1)观察等待　若症状较轻，不影响生活与睡眠，一般无须治疗，可观察等待。
(2)药物治疗　常用药物包括α受体阻滞剂、5α还原酶抑制剂、植物类药。前两类药物常合用。

	α受体阻滞剂	5α还原酶抑制剂
代表药物	特拉唑嗪、阿夫唑嗪、多沙唑嗪	非那雄胺、度他雄胺
作用机制	降低膀胱颈、前列腺平滑肌的张力，减少尿道阻力，改善排尿功能	在前列腺内阻止睾酮转变为有活性的双氢睾酮，进而使前列腺体积部分缩小，改善排尿症状
适应证	症状较轻，前列腺增生体积较小的病人	前列腺增生体积较大的病人
注意事项	副作用有头晕、鼻塞、体位性低血压	服药3个月左右才能见效，停药后症状易复发

(3)手术治疗　对症状严重、存在明显梗阻、有并发症者应行手术治疗。
①经尿道前列腺切除术(TURP)　适用于大多数良性前列腺增生病人，是目前最常用的手术方式。
②开放手术　仅用于巨大前列腺、合并巨大膀胱结石，多采用耻骨上经膀胱或耻骨后前列腺切除术。
③导管或膀胱造瘘　如有尿路感染、残余尿量较多、肾积水、肾功能不全时，应先留置导尿管或膀胱造瘘引流尿液，并给予抗感染治疗，待上述情况明显改善后再择期手术。
(4)其他疗法　经尿道球囊扩张术、前列腺尿道支架、经直肠高强度聚焦超声(HIFU)对缓解前列腺增生引起的梗阻症状有一定疗效，适用于不能耐受手术的病人。

注意：①手术指征为残余尿量>50ml，最大尿流率<10ml/s。尿流率正常值：男≥15ml/s，女≥20ml/s。
②B超检查——正常前列腺大小为4cm×3cm×2cm(《医学超声影像学》P234)。

【例5】男，72岁。进行性排尿困难6年，近1周出现排尿疼痛伴发热，T39℃。B超提示前列腺增大，残余尿400ml，双肾积水。尿常规：WBC30~50个/HP。血BUN及Scr升高。入院后首选的治疗是
    A. 抗感染治疗　　　　　　　B. α受体阻滞剂　　　　　　C. 5α还原酶抑制剂
    D. 前列腺切除　　　　　　　E. 耻骨上膀胱造瘘+抗感染治疗

【例6】男，65岁。进行性排尿困难2年，加重3个月，药物治疗无效。B超检查：残余尿100ml，双肾无积水，最大尿流率10ml/s。心、肺、肝、肾功能正常。首选的治疗方法是
    A. 耻骨后前列腺切除　　　　B. 经尿道热疗　　　　　　　C. 耻骨上膀胱造瘘

D. 经尿道前列腺切除　　　　　E. 耻骨上经膀胱前列腺切除

(7~8题共用题干)患者,男,73岁。尿频、进行性排尿困难2年。夜尿增多。直肠指诊见前列腺增大,中间沟消失,质地韧,光滑。前列腺特异性抗原(PSA)1.87μg/L。B超示双肾无积水,输尿管无扩张,膀胱壁粗糙,前列腺大小5.2cm×4.6cm×4.5cm,尿流率9ml/s。

【例7】最可能的诊断是
 A. 前列腺癌　　　　　　　B. 前列腺增生　　　　　　C. 尿道狭窄
 D. 神经源性膀胱　　　　　E. 膀胱挛缩

【例8】应采取的处理措施是
 A. 根治性前列腺切除术　　B. 膀胱造瘘　　　　　　　C. 经尿道前列腺切除术
 D. 口服5α还原酶抑制剂　　E. 观察等待

四、尿潴留

尿潴留是指膀胱内充满尿液而不能排出,常常由排尿困难发展到一定程度引起。

1. 病因
(1) **机械性梗阻**　前列腺增生(老年男性最多见)、前列腺肿瘤、膀胱颈挛缩、膀胱颈肿瘤、尿道结石。
(2) **动力性梗阻**　中枢或周围神经系统病变,如脊髓或马尾损伤、肿瘤、糖尿病、骶麻术后等;直肠或盆腔手术损伤副交感神经丛;使用各种松弛平滑肌的药物,如阿托品、普鲁苯辛、山莨菪碱等。

2. 诊断
根据病史和典型临床表现,尿潴留的诊断并不困难。
(1) **临床表现**　急性尿潴留发病突然,膀胱内充满尿液不能排出,胀痛难忍,辗转不安。体检可见耻骨上膀胱呈半球形膨胀,叩诊为浊音,用手按压有明显尿意。
(2) **B超检查**　B超检查可明确诊断。

3. 治疗
(1) **治疗原则**　解除梗阻,恢复排尿。
(2) **急诊处理**　导尿术是解除急性尿潴留最简便常用的方法。
(3) **粗针头耻骨上膀胱穿刺吸出尿液**　适用于不能插入导尿管的急性尿潴留患者。
(4) **耻骨上膀胱造瘘**　若无膀胱穿刺造瘘器械,可手术行耻骨上膀胱造瘘。

【例9】引起急性尿潴留的病因中,属于动力性梗阻的是
 A. 膀胱结石　　　　　　　B. 膀胱肿瘤　　　　　　　C. 尿道狭窄
 D. 外伤性脊髓损伤　　　　E. 良性前列腺增生

【例10】男,70岁。良性前列腺增生10年,口服药物治疗。1天前饮酒后出现不能自行排尿,下腹胀痛。首选的治疗方法是
 A. 耻骨上膀胱穿刺　　　　B. 前列腺切除手术　　　　C. 耻骨上膀胱穿刺造瘘
 D. 口服α₁受体阻滞剂　　　E. 导尿并留置导尿管

注意:①老年男性急性尿潴留最常见的病因是前列腺增生。②急性尿潴留的处理首选导尿术。

➡ **常考点**　前列腺增生和急性尿潴留为重点内容,应全面掌握。

参考答案——详细解答见《2024国家临床执业及助理医师资格考试历年考点精析(上、下册)》

1. ABCDE　2. ABCDE　3. ABCDE　4. ABCDE　5. ABCDE　6. ABCDE　7. ABCDE
8. ABCDE　9. ABCDE　10. ABCDE

第28章 尿路结石

▶考纲要求
①尿路结石概述。②上尿路结石。③膀胱结石。

▶复习要点

一、概述

尿路结石分为上尿路结石和下尿路结石,前者指肾结石和输尿管结石,后者指膀胱结石和尿道结石。

1. 形成结石的因素

(1)代谢异常
①形成尿结石的物质排出增加 尿液中钙(甲状旁腺功能亢进)、草酸(内源性合成增加)、尿酸(痛风)、胱氨酸(家族性胱氨酸尿症)排出量增加。
②尿 pH 改变 在碱性尿液中易形成磷酸镁铵及磷酸盐沉淀;在酸性尿液中易形成尿酸和胱氨酸结晶。
③尿中抑制晶体形成和聚集的物质减少 如枸橼酸、焦磷酸盐、酸性黏多糖、镁等。
④尿量减少 使盐类和有机物质浓度增高。

(2)局部病因 尿路梗阻、感染、尿路存在异物,均是诱发结石形成的局部因素。

(3)药物相关因素 引起肾结石的药物分为两类:①尿液浓度高而溶解度较低的药物,如氨苯蝶啶、茚地那韦、硅酸镁、磺胺类药物等;②能够诱发结石形成的药物,如乙酰唑胺、维生素 D、维生素 C、皮质激素等,这些药物在代谢过程中可引起其他成分结石的形成。

2. 尿路结石的成分及性质

	草酸钙结石	磷酸钙、磷酸镁铵结石	尿酸盐结石	胱氨酸结石
发病	最常见	少见	少见	罕见
病因	不明	尿路感染和梗阻	尿酸代谢异常	家族性遗传性疾病
特点	质硬,不易碎,粗糙,不规则,桑葚样,棕褐色	易碎,粗糙,不规则,鹿角形,灰白色、黄色或棕色	质硬,光滑,颗粒状,黄色或红棕色	质坚,光滑,蜡样,淡黄色至黄棕色
平片	易显影	可见多层现象	不显影	不显影

【例1】碱性尿液中容易形成的尿路结石是
A. 尿酸结石　　　　　　　B. 草酸结石　　　　　　　C. 胱氨酸结石
D. 磷酸盐结石　　　　　　E. 黄嘌呤结石(2023)

【例2】与尿路感染有关的泌尿系统结石是
A. 草酸盐结石　　　　　　B. 磷酸镁铵结石　　　　　C. 胱氨酸结石
D. 黄嘌呤结石　　　　　　E. 尿酸结石(2020)

3. 病理生理

(1)尿路结石的好发部位 输尿管结石常位于三个生理狭窄处(肾盂输尿管连接处、输尿管跨过髂血管处、输尿管膀胱壁段),其中,以输尿管下 1/3 最多见。

(2) 尿路结石可引起泌尿道直接损伤、梗阻、感染或恶性变
① 直接损伤　结石本身的直接刺激，可致尿路黏膜充血、水肿，甚至糜烂或脱落。
② 尿路梗阻　肾盂结石进入输尿管可自然排出；也可停留在尿路的任何部位，引起急性完全性尿路梗阻或慢性不完全性尿路梗阻，最终导致肾积水和肾功能损害。
③ 尿路感染　尿路结石合并梗阻时，由于尿液淤滞，易并发尿路感染，而感染又会引发结晶的析出和沉淀，使原有结石体积迅速增大，结果进一步加重尿路梗阻，由此形成恶性循环。
④ 恶性变　结石在肾盏内缓慢长大，充满肾盂及部分或全部肾盏，形成鹿角形结石。结石可合并感染，也可无任何症状，少数病例尿路移行上皮发生鳞化可继发鳞癌。

【例3】鹿角形结石引起泌尿道的病理生理改变，最严重的后果是
A. 尿路上皮恶性变　　　　B. 肾积水　　　　C. 尿路梗阻
D. 尿路感染　　　　　　　E. 尿毒症

二、上尿路结石

肾和输尿管结石为上尿路结石，主要症状是疼痛和血尿。

1. 临床表现

(1) 疼痛　肾结石可引起肾区疼痛伴肋脊角叩击痛。肾盂内大结石及肾盏结石可无明显临床症状，活动后出现上腹或腰部钝痛。输尿管结石可引起肾绞痛或输尿管绞痛。
(2) 血尿　多为镜下血尿，少数可见肉眼血尿。有时活动后镜下血尿是上尿路结石的唯一临床表现。
(3) 恶心呕吐　常见于输尿管结石引起尿路梗阻。
(4) 膀胱刺激征　常见于结石伴感染或输尿管膀胱壁段结石。

2. 诊断

(1) 典型临床表现　与活动有关的疼痛和血尿，尤其是典型的肾绞痛，疼痛发作时有肾区叩击痛，有助于本病的诊断。
(2) 尿液检查　能见到肉眼或镜下血尿。
(3) B超　为首选影像学检查，能显示结石的高回声及其后方的声影，可发现尿路平片不能显示的小结石和X线透光结石。
(4) 尿路平片　能发现90%的X线阳性结石。正侧位片可除外腹腔内其他钙化阴影，如胆囊结石、肠系膜淋巴结钙化、静脉石等。侧位片显示上尿路结石位于椎体前缘之后，腹腔内钙化阴影位于椎体之前。
(5) 静脉尿路造影　可以评价肾结石所致的肾结构和功能改变。
(6) 逆行肾盂造影　主要在其他方法不能确定结石部位时采用。
(7) CT　CT平扫能发现以上检查不能显示的或较小的输尿管中、下段结石。有助于鉴别不透光的结石、肿瘤、凝血块等。
(8) 内镜检查　包括肾镜、输尿管镜、膀胱镜检查等。通常在尿路平片未显示结石，静脉尿路造影有充盈缺损而不能确诊时，借助于内镜可以明确诊断和进行治疗。

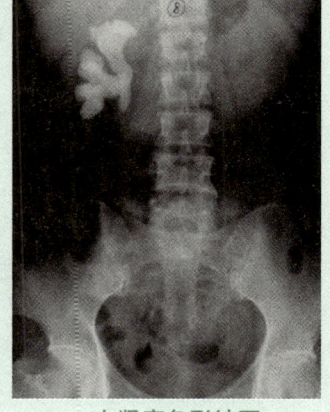

右肾鹿角形结石

注意：诊断尿路结石首选的检查9版《外科学》已改为B超，原来首选腹部平片+静脉尿路造影。

【例4】男，30岁。右侧腰腹部疼痛伴恶心、呕吐1天。尿常规RBC20～30个/HP。腹部X线片未见明显异常。B超示右肾积水，右侧输尿管上段扩张，下段因肠积气干扰显示不清。为明确诊断，首选检查为
A. 逆行肾盂造影　　　　　B. 核素肾扫描　　　　C. MRU
D. 尿液细菌培养　　　　　E. CT平扫

【例5】鉴别上尿路结石与腹腔钙化灶常用的检查方法是

A. 静脉尿路造影　　　　　　B. CT　　　　　　　　C. 腹部侧位 X 线片
D. B 超　　　　　　　　　　E. MRI

3. 鉴别诊断　需与急性阑尾炎、异位妊娠、卵巢囊肿扭转、急性胆囊炎、胆石症、肾盂肾炎等鉴别。

4. 治疗

(1) 病因治疗　少数病人能找到形成结石的病因,如甲状旁腺瘤,切除腺瘤即可防止复发;尿路梗阻者,需要解除梗阻,才能避免结石复发。

(2) 药物治疗　直径<0.6cm、表面光滑、结石以下无尿路梗阻时,可采用药物排石治疗。

纯尿酸结石	枸橼酸氢钾钠、碳酸氢钠碱化尿液,口服别嘌醇,饮食调节
胱氨酸结石	碱化尿液(使 pH>7.8),摄入大量液体,卡托普利可预防胱氨酸结石的形成
感染性结石	控制感染,口服氯化铵酸化尿液,使用脲酶抑制剂,限制食物中磷酸的摄入,应用氢氧化铝凝胶减少肠道对磷酸的吸收,大量饮水增加尿量
解痉镇痛	肾绞痛的治疗以解痉镇痛为主,如非甾体镇痛抗炎药、阿片类(哌替啶、曲马多)、解痉药(阿托品)

(3) 体外冲击波碎石(ESWL)　是一种无痛、安全、有效的非侵入性治疗,适用于绝大多数上尿路结石。

①适应证　直径≤2cm 的肾结石和输尿管上段结石。输尿管下段结石治疗成功率比输尿管镜取石低。

②禁忌证　结石远端尿路梗阻、妊娠、出血性疾病、严重心脑血管疾病、主动脉或肾动脉瘤、尚未控制的泌尿系感染等。过于肥胖、肾位置过高、骨关节严重畸形、结石定位不清等,因技术原因不宜采用此法。

③碎石效果　与结石部位、大小、性质、是否嵌顿等因素有关。结石体积较大且无肾积水的肾结石,由于碎石没有扩散空间,效果较差,需多次碎石。胱氨酸、草酸钙结石质硬,不易粉碎。

④并发症　一过性肉眼血尿、肾周围血肿、尿路感染、"石街"、肾绞痛。

(4) 经皮肾镜碎石取石术(PCNL)　适用于所有需开放性手术干预的肾结石,包括鹿角形结石,≥2.0cm 的肾结石、有症状的肾盏结石或憩室内结石、ESWL 治疗失败者、部分 L_4 以上较大的输尿管结石。

(5) 输尿管镜碎石取石术(URL)　适用于中下段输尿管结石、ESWL 失败的输尿管上段结石、X 线阴性的输尿管结石、停留时间长的嵌顿性结石、ESWL 治疗所致的石街。输尿管软镜适用于<2cm 肾结石的治疗。

(6) 腹腔镜输尿管切开取石(LUL)　适用于>2cm 的输尿管结石,经 ESWL、输尿管镜手术治疗失败者。一般不作为首选治疗方案,手术入路有经腹腔和经腹膜后两种,后者只适合于输尿管上段结石。

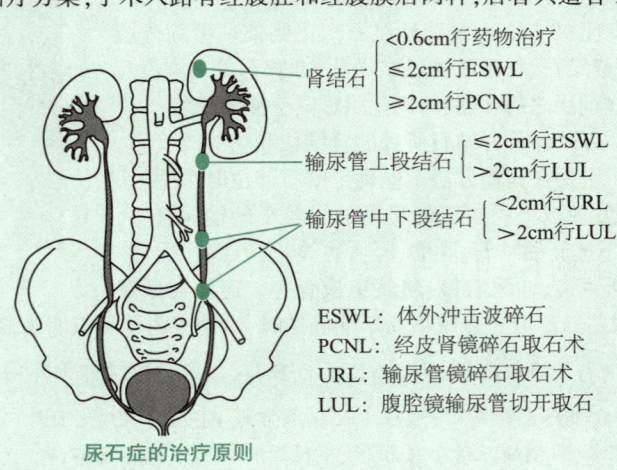

尿石症的治疗原则

(7) 开放手术治疗　由于 ESWL 及内镜技术的普遍开展,开放手术现已少用。

①肾盂切开取石术　适用于肾盂输尿管梗阻合并肾盂结石,可在取石的同时解除梗阻。

②肾实质切开取石术　适用于肾盏结石,尤其是肾盂切开不易取出或多发性肾盏结石。

③肾部分切除　适用于结石在肾的一极或结石所在肾盏有明显扩张、实质萎缩。

④肾切除术　因结石导致肾结构严重破坏，功能丧失，或合并肾积脓，而对侧肾功能良好，可将病肾切除。

⑤输尿管切开取石术　适用于嵌顿较久或其他方法治疗失败的结石。

⑥双侧尿路结石的手术原则　双侧上尿路同时存在结石约占尿路结石病人的15%，手术治疗原则如下。

双侧输尿管结石——先处理梗阻严重侧。条件许可时，应尽可能同时行双侧输尿管取石。

一侧肾结石+另一侧输尿管结石——先处理输尿管结石。

双侧肾结石——先处理容易取出且安全的一侧。若肾功能极差，梗阻严重，全身情况差，宜先行肾造瘘。

【例6】肾绞痛发作时，首选的治疗方法是
　　A. 中药排石　　　　　　B. 抗感染　　　　　　C. 饮水、补液
　　D. 碱化尿液　　　　　　E. 解痉止痛

【例7】男，46岁。反复左腰部胀痛6个月，疼痛加重伴高热1周，经抗感染治疗后症状无缓解。左腰部触痛明显。既往有左肾绞痛、血尿病史。血常规：WBC11.2×10^9/L，N0.80。尿常规：WBC(++++)。B超和KUB检查提示左输尿管上段结石，长径1.5cm，平第4腰椎横突，左肾重度积水。首选治疗方法是
　　A. 输尿管切开取石　　　B. 经皮肾镜碎石取石　　C. 体外冲击波碎石
　　D. 肾穿刺造瘘　　　　　E. 输尿管镜碎石取石

【例8】上尿路结石体外冲击波碎石的禁忌证是
　　A. 血尿　　　　　　　　B. 腰部疼痛　　　　　　C. 合并肾积水
　　D. 结石直径1.5cm　　　 E. 结石远端尿路梗阻
　　A. 经皮肾镜碎石取石术　B. 输尿管镜取石术　　　C. 体外冲击波碎石
　　D. 肾实质切开取石术　　E. 输尿管切开取石术

【例9】一侧肾盂结石，长径1.5cm，肾功能正常，B超提示双肾未见积水，首选治疗措施是

【例10】一侧肾盂结石，长径3.5cm，伴肾积水，首选治疗措施是(2022)

三、膀胱结石

原发性膀胱结石多见于男孩，与营养不良、低蛋白饮食有关。继发性膀胱结石常见于良性前列腺增生、膀胱憩室、神经源性膀胱、异物或肾、输尿管结石排入膀胱。

【例11】老年男性发生膀胱结石最常见的诱因是
　　A. 膀胱炎　　　　　　　B. 前列腺炎　　　　　　C. 膀胱挛缩
　　D. 良性前列腺增生　　　E. 膀胱异物

1. 临床表现

(1)排尿中断　典型症状为排尿突然中断，改变体位后可继续排尿。疼痛放射至远端尿道及阴茎头部。小儿常用手搓拉阴茎，跑跳或改变排尿姿势后，能使疼痛缓解，继续排尿。

(2)伴随症状　常伴血尿、感染。

2. 诊断

(1)B超检查　能发现强光团及声影，还可同时发现膀胱憩室、良性前列腺增生等。

(2)X线检查　膀胱区平片可显示绝大多数结石。

(3)膀胱镜检查　能直接见到结石，并可发现膀胱病变。

3. 治疗

(1)经尿道膀胱镜取石或碎石　适用于结石<2~3cm者。较大结石需采用超声、激光、气压弹道碎石。

(2)耻骨上膀胱切开取石　适用于结石>3cm者。合并严重尿路感染者，应待感染控制后再取石。

【例12】男孩，5岁。排尿困难，尿流中断，跳动或改变体位姿势后又可排尿。最可能的疾病是

A. 尿道瓣膜　　　　　　B. 尿道狭窄　　　　　　C. 神经源性膀胱
D. 膀胱结石　　　　　　E. 上尿路结石

A. 急性膀胱炎　　　　　B. 急性肾盂肾炎　　　　C. 泌尿系统结核
D. 膀胱结石　　　　　　E. 膀胱肿瘤

【例13】中年男性,有顽固膀胱刺激症状伴终末血尿,应先考虑
【例14】时有膀胱刺激症状,伴排尿困难及尿流中断,改变体位后可继续排尿,应先考虑

4. 上尿路结石与膀胱结石的比较

	肾结石	输尿管结石	膀胱结石
疼痛	肾区疼痛,大肾盂结石及肾盏结石可无症状	肾绞痛,腰部或上腹部阵发性疼痛,沿输尿管、腹股沟放射	排尿时突然疼痛,可放射至远端尿道,改变排尿姿势后缓解
血尿	肉眼、镜下血尿	肉眼、镜下血尿	终末血尿
膀胱刺激征	合并感染时有	合并膀胱壁段结石时有	有
典型症状	肾区痛,肋脊角叩痛,血尿	典型肾绞痛,放射痛	排尿突然中断,改变姿势后继续排尿
恶心呕吐	无	尿路完全性梗阻时有	无
治疗	药物治疗 体外冲击波碎石 肾镜取石、碎石 开放手术	药物治疗、体外冲击波碎石 输尿管镜取石、碎石 腹腔镜输尿管取石 输尿管切开取石	经尿道膀胱镜取石、碎石 耻骨上膀胱切开取石

注意: ①肾结石的典型临床表现为有痛性血尿。
②肾肿瘤的典型临床表现为无痛性血尿。
③肾结核的典型临床表现为慢性膀胱刺激征+终末血尿。

【例15】女,20岁。近1年来时有右下腹疼痛伴膀胱刺激症状。体检:腹软,右下腹深压痛,右腰部轻叩痛。尿常规红细胞++/HP,白细胞+/HP。肾图检查:右侧呈梗阻型曲线。应考虑为

A. 慢性膀胱炎　　　　　B. 急性阑尾炎　　　　　C. 慢性附件炎
D. 急性肾盂肾炎　　　　E. 右输尿管下段结石

A. 无痛性肉眼血尿　　　B. 终末血尿伴膀胱刺激症状　　　C. 初始血尿
D. 疼痛伴血尿　　　　　E. 血尿+蛋白尿

【例16】泌尿系肿瘤血尿是
【例17】泌尿系结石血尿是

➡ **常考点**　　重点内容,应全面掌握。

参考答案——详细解答见《2024 国家临床执业及助理医师资格考试历年考点精析(上、下册)》
1. ABCDE　2. ABCDE　3. ABCDE　4. ABCDE　5. ABCDE　6. ABCDE　7. ABCDE
8. ABCDE　9. ABCDE　10. ABCDE　11. ABCDE　12. ABCDE　13. ABCDE　14. ABCDE
15. ABCDE　16. ABCDE　17. ABCDE

第29章 泌尿、男生殖系统肿瘤

▶ **考纲要求**

①肾肿瘤（肾癌、肾母细胞瘤、肾血管平滑肌脂肪瘤）。②尿路上皮肿瘤（膀胱肿瘤，肾盂、输尿管癌）。③前列腺癌。④睾丸肿瘤。⑤阴茎癌。

▶ **复习要点**

一、肾癌

肾癌又称肾细胞癌，在成人恶性肿瘤中的发病率为2%~3%，占肾恶性肿瘤的85%。

1. 病理

(1) **大体** 肾癌常为单发，多为类圆形实性肿瘤，肿瘤大小不等，以4~8cm多见，有假包膜，切面以黄色、黄褐色和棕色为主，可有囊性变和钙化。

(2) **病理类型** 包括透明细胞癌、乳头状细胞癌、嫌色细胞癌、集合管癌、肾髓质癌、基因相关性肾癌、未分类肾细胞癌等。其中，透明细胞癌最常见，占70%~80%，肿瘤细胞为圆形或多边形，胞质内含大量糖原、胆固醇脂、磷脂类物质，在切片制作过程中这些物质被溶质溶解，细胞质在镜下呈透明状。

肾癌穿透假包膜后，可侵入肾周筋膜及邻近器官，向内侵及肾盂肾盏引起血尿，还可扩展至肾静脉、下腔静脉形成癌栓，经血液、淋巴转移至肺、肝、骨、脑等。淋巴转移最先到肾蒂淋巴结。

  A. 移行细胞癌　　　　B. 透明细胞癌　　　　C. 横纹肌肉瘤
  D. 鳞癌　　　　　　　E. 腺癌

【例1】膀胱肿瘤最常见的组织类型是
【例2】肾细胞癌最常见的组织类型是

2. 临床表现

(1) **好发人群** 肾癌好发于50~70岁男性。早期常无明显临床症状。

(2) **典型症状** 为肉眼血尿、腰痛和腹部肿块，称为肾癌"三联征"。典型三联征现已少见，仅占10%。

①血尿　多为间歇性无痛性肉眼血尿，表明肿瘤已侵入肾盂、肾盏。

②疼痛　常为腰部钝痛或隐痛，多由肿瘤生长牵张肾包膜或侵犯腰大肌、邻近器官所致。

③肿块　肿瘤较大时，在腹部或腰部可被触及。

(3) **副瘤综合征** 10%~20%的病人可出现副瘤综合征，表现为发热、高血压、血沉增快、高钙血症、高血糖、红细胞增多症、肝功能异常等。

(4) **转移性肿瘤症状** 约30%的病人因转移性肿瘤症状初次就诊。男性病人，如发现同侧阴囊内精索静脉曲张，且平卧位不消失，提示肾静脉或下腔静脉内癌栓形成。

3. 诊断

(1) **B超** 可作为肾癌的常规筛查手段。

(2) **尿路平片(KUB)** 可见肾外形增大，偶见肿瘤散在钙化。

(3) **静脉尿路造影(IVU)** 可见肾盏、肾盂不规则变形，拉长，移位，狭窄或充盈缺损，甚至患肾不显影。

(4) **肾动脉造影** 对于肿瘤较小，B超、CT不能确诊的肾癌作肾动脉造影，可显示肿瘤内病理性新生血管、动-静脉瘘、造影剂池样聚集与包膜血管增多。

(5) **CT 检查** 对肾癌确诊率高,是目前诊断肾癌最可靠的影像学方法。

(6) **MRI 检查** 对肾癌诊断的准确性与 CT 相仿。

【例3】男性,50岁。间歇性无痛性肉眼血尿3个月,经检查诊断为左侧肾癌。该患者出现血尿表明
　　A. 早期肾癌　　　　　　B. 晚期肾癌　　　　　　C. 肿瘤内出血
　　D. 肾癌已侵入肾门　　　E. 肾癌已侵入肾盏、肾盂(2022)

【例4】诊断肾细胞癌最可靠的影像学方法是
　　A. CT 平扫　　　　　　 B. B 超　　　　　　　　C. 尿路平片+静脉尿路造影
　　D. 肾动脉造影　　　　　E. CT 增强扫描

4. 治疗

(1) **根治性肾切除术** 是肾癌最主要的治疗方法。手术适应证:不适合行保留肾单位手术的 T_1 期肾癌、$T_2 \sim T_4$ 期肾癌。切除范围包括病肾、肾周筋膜、肾周脂肪、同侧肾上腺、从膈肌脚到腹主动脉分叉处腹主动脉或下腔静脉旁淋巴结、髂血管分叉以上输尿管。如合并肾静脉或下腔静脉内癌栓应同时取出。

(2) **保留肾单位手术** 适应证:T_1 期肾癌、肾癌发生于解剖性或功能性的孤立肾、根治性肾切除术将会导致肾功能不全或尿毒症的病人。手术切除范围:完整切除肿瘤及肿瘤周围肾周脂肪组织。

(3) **常用其他治疗** 射频消融、冷冻消融、高能聚焦超声、肾动脉栓塞等。

(4) **放疗和化疗** 肾癌对放疗及化疗均不敏感。

(5) **免疫治疗** 中高剂量的干扰素-α、白细胞介素-2 用于晚期肾癌的辅助治疗,但疗效不佳。

(6) **分子靶向治疗** 酪氨酸激酶抑制剂已用于晚期肾癌(透明细胞癌)的治疗。

【例5】一侧肾癌的主要治疗方法是
　　A. 肾肿瘤剜除术　　　　B. 单纯肾切除　　　　　C. 根治性肾切除术
　　D. 肾输尿管全切除　　　E. 化疗

二、肾盂癌和输尿管癌

肾盂癌和输尿管癌统称为上尿路恶性肿瘤。

1. 病理

(1) **大体** 肿瘤可单发,也可多发。

(2) **病理分类** 包括尿路上皮癌(占 90%)、鳞癌、腺癌等。肿瘤细胞分化和基底的浸润程度有很大差别,需区分非浸润性乳头状肿瘤(包括低度恶性潜能的乳头状尿路上皮肿瘤、低级别乳头状尿路上皮癌、高级别乳头状尿路上皮癌)、原位癌和浸润癌。

2. 临床表现

(1) **典型症状** 间歇无痛性肉眼血尿或镜下血尿,偶可出现条状血块。

(2) **腰痛** 20% 的病人有腰部钝痛,部分病人可因血块堵塞输尿管,引起肾绞痛。

(3) **晚期表现** 可出现腰部或腹部肿块、消瘦、体重下降、贫血、下肢水肿、骨痛等症状。

3. 诊断

(1) **B 超** 是血尿的筛选性检查方法。

(2) **静脉尿路造影(IVU)** 是诊断肾盂癌、输尿管癌的传统方法,可见肾盂、输尿管癌部位的充盈缺损、梗阻和肾积水。

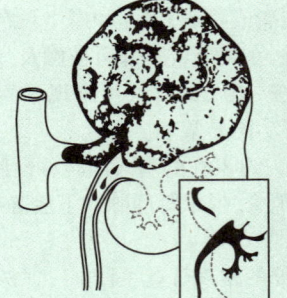
肾癌及肾盂造影所见

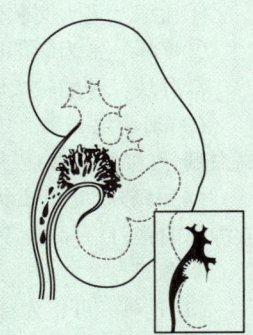
肾盂癌及肾盂造影所见

(3) **CT增强+三维重建(CTU)** 是诊断肾盂癌、输尿管癌的首要手段。
(4) **磁共振水成像(MRU)** 效能与CTU相当,适用于不能接受CT检查的病人。
(5) **膀胱镜检查** 可见病侧输尿管口喷血。
(6) **尿细胞学检查** 取新鲜尿标本或逆行插管收集病侧肾盂尿行细胞学检查,可发现癌细胞。
(7) **诊断性输尿管镜检查** 可直接观察肿瘤并行活检。

　　A. 肾盂癌　　　　　　　　B. 肾结石　　　　　　　　C. 肾结核
　　D. 肾细胞瘤　　　　　　　E. 肾积水

【例6】临床表现为无痛性肉眼血尿,静脉尿路造影显示肾盂充盈缺损,诊断为
【例7】临床表现为无痛性肉眼血尿,静脉尿路造影显示肾盏拉长、狭窄、变形,诊断为(2023)

4. 治疗
(1) **根治性肾、输尿管切除术** 肾盂癌的标准手术方法是切除病肾及全长输尿管,包括输尿管开口部位的膀胱壁。适用于多发、体积较大、高级别或影像学怀疑浸润性生长的肿瘤。术后膀胱灌注化疗药物有助于降低膀胱肿瘤的复发率。
(2) **保留肾脏手术** 肿瘤体积小、分化良好、无浸润的带蒂乳头状肿瘤,尤其是对于孤立肾或对侧肾功能已受损的肾盂癌或输尿管上段癌,可通过内镜手术切除或激光切除。
(3) **综合治疗** 对于进展期的肾盂癌,术后应给予系统的化疗或放疗,晚期病人则以系统化疗为主。

> **注意:** ①肾癌以透明细胞癌最多见。
> ②肾盂癌、膀胱癌以尿路上皮癌最多见。
> ③肾癌的标准手术方式为根治性肾切除,肾盂癌的标准手术方式为病肾+全长输尿管切除。

【例8】男,60岁。发现全程肉眼血尿伴条状血凝块1周。无尿频、尿急、尿痛。B超检查显示左肾实质占位,肿块直径55mm。为明确肿块性质,进一步检查首选
　　A. 尿细胞学检查　　　　　B. 肾动脉造影　　　　　　C. 静脉尿路造影
　　D. 腹部CT平扫+增强　　　E. 尿路平片

【例9】男,55岁。间歇性全程无痛肉眼血尿2个月。静脉尿路造影可见右肾盂充盈缺损。首先考虑的疾病是
　　A. 肾癌　　　　　　　　　B. 肾结核　　　　　　　　C. 肾盂肾炎
　　D. 肾结石　　　　　　　　E. 肾盂癌

(10~11题共用题干) 男性,52岁。反复无痛性肉眼血尿伴条状血块2个月。膀胱镜检见右输尿管口喷血,尿细胞学检查可见癌细胞。

【例10】静脉尿路造影最有诊断价值的X线表现是
　　A. 右肾不显影　　　　　　B. 右肾积水　　　　　　　C. 右肾萎缩
　　D. 右肾盂充盈缺损　　　　E. 右肾盏破坏

【例11】明确诊断后,首选的治疗方法是
　　A. 右肾切除术　　　　　　B. 右肾输尿管全切除　　　C. 化疗
　　D. 放疗　　　　　　　　　E. 免疫治疗

三、肾母细胞瘤

肾母细胞瘤又称肾胚胎瘤或Wilms瘤,是儿童最常见的恶性肿瘤。

1. 病理
(1) **大体病理** 肿瘤有假包膜形成,其切面均匀呈灰白色,常有出血与梗死,间有囊腔形成。
(2) **组织学改变** 肾母细胞瘤从胚胎性肾组织发生,由肾芽、上皮、间质三种成分组成。
(3) **转移途径** 肿瘤突破肾包膜后,可广泛侵犯周围组织和器官。转移途径同肾癌,经淋巴转移至

肾蒂及主动脉旁淋巴结；血行转移可播散至全身多个部位，以肺最常见，其次为肝、脑等。

2. 临床表现

(1) 好发人群　80%在5岁以前发病，平均年龄3.5岁，男女比例相当。多为单侧，占95%。

(2) 典型症状　无症状的腹部肿块是最常见也是最重要的症状，见于90%以上的病儿，通常是家长和医生偶然发现的。肿块常位于上腹一侧季肋部，表面光滑，中等硬度，无压痛，有一定活动度。

(3) 血尿　约20%的病儿有血尿。

(4) 高血压　约25%的病儿初次诊断时有高血压。

(5) 其他　如发热、厌食、体重减轻、恶心呕吐、贫血等。

3. 诊断

发现小儿上腹部肿块，即应考虑肾母细胞瘤的可能。影像学检查对诊断有决定性意义。

(1) B超　有助于确定实性占位的性质。

(2) CT、MRI检查　可显示肿瘤范围及邻近淋巴结有无转移。

(3) 胸片　可了解有无肺转移。

4. 鉴别诊断

肾母细胞瘤需与巨大肾积水、肾上腺神经母细胞瘤鉴别。

5. 治疗

采用手术联合化疗、放疗的综合治疗，可显著提高术后生存率。

(1) 手术　经腹根治性肾切除应作为大多数病儿的初始治疗。

(2) 化疗　①对于拟行保留肾单位手术、无法一期切除以及癌栓达肝静脉以上的病人，可行术前新辅助化疗。首选化疗药物为放线菌素D、长春新碱。②术后根据病理分型、分期辅以化疗。

(3) 放疗　术前放疗适用于曾用化疗而肿瘤缩小不明显的巨大肾母细胞瘤。术后放疗应不晚于10天，否则局部肿瘤复发机会增多。

6. 四种泌尿系统肿瘤的鉴别

	肾癌	肾母细胞瘤	肾盂癌	膀胱癌
好发年龄	50~70岁	<5岁儿童	70~90岁	50~70岁
性别	男:女=3:2	男:女=1:1	男:女=3:1	男:女=4:1
典型症状	血尿、疼痛、肿块	腹部肿块	间歇性无痛性血尿	间歇性肉眼血尿
血尿	间歇性无痛性肉眼血尿为常见症状	20%有血尿	间歇性无痛性血尿或镜下血尿	85%有间歇性无痛性全程肉眼血尿
疼痛	腰部钝痛、隐痛	可有腹痛	腰部钝痛	为晚期表现
腹部肿块	晚期症状	典型症状	晚期症状	晚期症状
全身症状	发热、高血压血沉增快	发热、高血压体重减轻	消瘦、体重下降、贫血下肢水肿、骨痛	晚期恶病质
主要诊断	B超、CT、X线、MRI	B超、CT、MRI	尿细胞学检查	膀胱镜检查
主要治疗	根治性肾切除	手术、放化疗	病肾+全长输尿管切除	手术

注意：①泌尿系统肿瘤的典型症状为间歇性无痛性肉眼血尿，但肾母细胞瘤为腹部肿块（腹膜后肿块）。

②泌尿系统肿瘤多见于中老年患者，但肾母细胞瘤好发于5岁以下的儿童。

③肾癌的手术方式为根治性肾切除，肾盂癌的手术方式为病肾+全长输尿管切除。

【例12】男孩，4岁。精神不振、低热、消瘦3个月，排尿正常。查体发现右上腹包块，表面光滑，有一定的活

动度。CT检查证实右肾占位病变,大小5cm×6cm,边界清楚,左肾未见异常。最可能的诊断是
　　A. 肾囊肿　　　　　　　　B. 肾母细胞瘤　　　　　　C. 肾上腺神经母细胞瘤
　　D. 巨大肾积水　　　　　　E. 肾癌
【例13】老年人无痛性肉眼血尿,首先应考虑
　　A. 泌尿系肿瘤　　　　　　B. 泌尿系感染　　　　　　C. 泌尿系结核
　　D. 泌尿系结石　　　　　　E. 泌尿系畸形

四、肾血管平滑肌脂肪瘤

1. 概念

肾血管平滑肌脂肪瘤(AML)又称肾错构瘤,是一种由血管、平滑肌和脂肪组织组成的肾脏良性肿瘤,以中年女性多见,发病年龄多为30~60岁。20%~30%的肾血管平滑肌脂肪瘤合并结节性硬化症。

2. 病理

(1) **肉眼观**　肿瘤大小不一,切面呈灰白、灰黄或混杂黄色,可见出血灶,向肾脏外或集合系统生长,缺乏完整包膜,但界限清楚。

(2) **镜下观**　肿瘤由血管、平滑肌和成熟的脂肪组织以不同比例构成,也可混有纤维组织。肿瘤出血的病理基础是因为肿瘤富含血管,且血管壁厚薄不一、缺乏弹性,血管迂曲形成动脉瘤样改变,在外力作用下容易破裂。

3. 临床表现

(1) **泌尿系统表现**　缺乏特异性,肿瘤较小时可无任何症状,大部分病人因体检或其他原因就诊时行超声或CT检查意外发现。如肿瘤内部出血,可出现突发局部疼痛。如大体积的肿瘤突发破裂出血,可出现急性腰腹痛、低血容量性休克、血尿、腹部肿块等表现。

(2) **肾外表现**　伴发结节性硬化症者,可有面部蝶形分布的皮脂腺腺瘤、癫痫、智力减退等。

4. 诊断

肾血管平滑肌脂肪瘤可通过超声、CT或MRI明确诊断。

5. 鉴别诊断

本病需与肾恶性肿瘤相鉴别。

6. 治疗

肾血管平滑肌脂肪瘤的治疗需要考虑自然病程,尤其是出血的风险。无论采取何种治疗方式,均应把保留肾功能放在首要位置。

(1) **观察等待**　对于<4cm的肿瘤,建议密切观察,每6~12个月监测肿瘤变化。

(2) **手术治疗**　肿瘤>4cm,有破裂风险,应考虑行保留肾单位手术。

(3) **介入治疗**　肾血管平滑肌脂肪瘤破裂出血,可行保守治疗。对破裂大出血,可考虑行选择性肾动脉栓塞。

五、膀胱癌

膀胱癌是最常见的泌尿系统肿瘤,绝大多数来自上皮组织,其中90%以上为尿路上皮癌。

1. 病理

(1) **组织学类型**　90%为尿路上皮癌,鳞癌和腺癌各占2%~3%,来自间叶组织的肉瘤占1%~5%。

(2) **生长方式**　分为原位癌、乳头状癌和浸润性癌。原位癌局限在黏膜内,无乳头,也无浸润基底膜现象,但与肌层浸润性直接相关。尿路上皮癌多为乳头状,高级别者常有浸润。

(3) **浸润深度**　是肿瘤临床和病理分期的依据,是判断预后的最有价值指标之一。根据癌浸润膀胱壁的深度,采用TNM分期标准,临床上将T_{is}、T_a、T_1期肿瘤称为非肌层浸润性膀胱癌,T_2及以上则称为

肌层浸润性膀胱癌。原位癌一般分化不良，高度恶性，易向肌层浸润性进展。TNM 分期标准如下。

T_a	非浸润性乳头状癌	N	区域淋巴结
Tis	原位癌	N_x	区域淋巴结无法评估
T_1	肿瘤侵及上皮下结缔组织	N_0	无区域淋巴结转移
T_2	肿瘤侵犯肌层	N_1	真骨盆区（髂内、闭孔、髂外、骶前）单个淋巴结转移
T_{2a}	肿瘤侵犯浅肌层（内 1/2）	N_2	真骨盆区（髂内、闭孔、髂外、骶前）多个淋巴结转移
T_{2b}	肿瘤侵犯深肌层（外 1/2）	N_3	髂总淋巴结转移
T_3	肿瘤侵犯膀胱周围组织	M	远处转移
T_{3a}	显微镜下发现肿瘤侵犯膀胱周围组织	M_x	远处转移无法评估
T_{3b}	肉眼可见肿瘤侵犯膀胱周围组织	M_0	无远处转移
T_4	肿瘤侵犯前列腺、子宫、阴道、盆壁、腹壁	M_1	有远处转移
T_{4a}	肿瘤侵犯前列腺、精囊、子宫或阴道		
T_{4b}	肿瘤侵犯盆壁或腹壁		

(4)**转移** 淋巴转移是最主要的转移途径。
①淋巴转移 主要转移至闭孔、髂血管等处盆腔淋巴结。
②直接浸润 可向膀胱壁浸润，突破浆膜层侵及邻近器官。
③血行转移 多在晚期，主要转移至肝、肺、肾上腺等。
④种植转移 见于尿道上皮、腹部切口、腹腔。

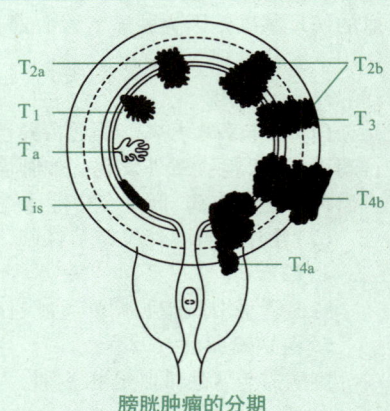

膀胱肿瘤的分期

【例14】膀胱癌在病理上最重要的是
　A. 组织类型　　　　　B. 分化程度
　C. 病变部位　　　　　D. 浸润深度
　E. 生长方式

【例15】采用 TNM 分期标准，膀胱肿瘤浸润浅肌层的分期是
　A. T_a 期　　　　　　B. T_1 期
　C. T_{2a} 期　　　　　　D. T_{2b} 期
　E. T_3 期

2. 临床表现
(1)**好发人群** 膀胱癌好发于 50~70 岁男性。
(2)**血尿** 血尿是膀胱癌最常见和最早出现的症状，约 85% 的病人表现为间歇性肉眼血尿。
(3)**膀胱刺激征** 尿频、尿急、尿痛多为晚期表现。
(4)**排尿困难** 三角区及膀胱颈部肿瘤可造成膀胱出口梗阻，引起排尿困难，甚至尿潴留。

3. 诊断
中老年出现无痛性肉眼血尿，应首先想到膀胱癌的可能。
(1)**尿常规检查** 反复尿沉渣镜检示红细胞计数>5 个/HP，应警惕膀胱癌可能。
(2)**尿细胞学检查** 在新鲜尿液中易发现脱落的肿瘤细胞，故尿细胞学检查是膀胱癌诊断和术后随访的主要方法，但低级别肿瘤细胞不易与正常尿路上皮细胞以及因炎症或结石引起的变异细胞鉴别。
(3)**尿液其他检查** 尿液膀胱肿瘤抗原（BTA）、核基质蛋白（NMP22）、ImmunoCyt 以及尿液荧光原位杂交（FISH）检查等有助于膀胱癌的早期诊断。
(4)**B 超检查** 能发现直径>0.5cm 的肿瘤，可作为最初筛查。
(5)**IVU 检查** 较大的肿瘤可显示为充盈缺损。

第十篇 外科学
第29章 泌尿、男生殖系统肿瘤

(6)**CT 和 MRI 检查** 可以判断肿瘤浸润膀胱壁深度、淋巴结和内脏转移的情况。

(7)**膀胱镜检查** 膀胱癌最常位于侧壁和后壁。膀胱镜+活检是确诊膀胱癌的最主要方法。

(8)**膀胱双合诊** 可了解肿瘤大小、浸润的范围、深度以及与盆壁的关系。

　　A. 膀胱癌　　　　　　　　B. 肾挫伤　　　　　　　　C. 肾结核
　　D. 肾癌　　　　　　　　　E. 肾结石

【例16】出现腰痛、腰部肿块、血尿，最可能的疾病是

【例17】出现间歇性无痛性肉眼血尿，最可能的疾病是（2022）

　　A. CT（平扫+增强）　　　B. 膀胱镜+活检　　　　　C. X 线片
　　D. B 超　　　　　　　　　E. 尿细胞学

【例18】确诊膀胱肿瘤最直接的手段是

【例19】了解膀胱肿瘤的浸润范围及深度、是否有盆腔淋巴结转移，应选用的检查方法是

4. 治疗

以手术治疗为主。根据肿瘤的分化程度、临床分期、病人全身情况，选择合适的手术方式。

(1)**非肌层浸润性膀胱癌（Tis、T_a、T_1 期）** 采用经尿道膀胱肿瘤电切术（TURBT），术后辅助腔内化疗或免疫治疗。腔内化疗应在术后 24 小时内膀胱灌注化疗药物，如丝裂霉素、表柔比星、吉西他滨等。卡介苗是最有效的膀胱内免疫治疗制剂，一般在术后 2 周使用。

(2)**肌层浸润性膀胱癌（T_2~T_4 期）** ①应采用根治性膀胱切除术+盆腔淋巴结清扫术，必要时术后辅助化疗或放疗。化疗采用以铂类为主的联合方案。放疗可单独或联合化疗一起应用。③若病人身体条件不能耐受或不愿接受根治性膀胱切除术，可行保留膀胱的综合治疗，术后应辅以化疗和放疗。

(3)**膀胱非尿路上皮癌（鳞癌和腺癌）** 根治性膀胱切除术+盆腔淋巴结清扫术是其主要治疗方式。

注意： 9 版《外科学》关于膀胱癌的治疗改动很大，以上为 9 版《外科学》P570 内容。

【例20】血尿患者，膀胱镜见膀胱右侧壁有 2.5cm×1.0cm 新生物，有蒂，距右输尿管口 3cm，活检诊断移行细胞癌 T_1 期。首选的治疗方法是

　　A. 膀胱灌注化疗　　　　　B. 经尿道膀胱肿瘤切除术　　C. 膀胱部分切除术
　　D. 膀胱全切除　　　　　　E. 放疗

【例21】男，52 岁。无痛性肉眼血尿 3 个月。膀胱镜检查见膀胱三角区有一 4cm×3cm 新生物，呈浸润性生长，病理诊断为膀胱腺癌。最适宜的治疗方法是

　　A. 膀胱部分切除　　　　　B. 经尿道膀胱肿瘤电切　　C. 化疗
　　D. 根治性膀胱切除　　　　E. 放疗

【例22】女，62 岁。膀胱炎病史多年，近期反复出现肉眼血尿。膀胱镜检查可见膀胱左侧壁乳头状肿瘤，大小 1.5cm×1cm，有蒂，活组织病理检查为尿路上皮癌Ⅰ级。最适宜的治疗措施是

　　A. 放疗　　　　　　　　　B. 膀胱内药物灌注治疗　　C. 膀胱全切除术
　　D. 开放保留膀胱手术　　　E. 经尿道膀胱肿瘤电切术

六、前列腺癌

前列腺癌是老年男性常见的恶性肿瘤，在欧美国家居男性实体恶性肿瘤的首位，但我国较少见。

1. 病理

(1)**病理类型** 包括腺泡腺癌（占 95%）、鳞癌、导管腺癌、黏液腺癌、小细胞癌等。

(2)**好发部位** 60%~70%发生于前列腺外周带，5%~10%发生于中央带。

(3)**组织学分级** 是根据腺体分化程度和肿瘤的生长形态来评估其恶性程度的工具，其中以 Gleason 分级系统应用最为普遍，并与肿瘤治疗预后的相关性最佳。根据 Gleason 评分≤6、7、≥8，将病人分为低

危、中危、高危组,评分越高,预后越差。

(4)临床分期　前列腺癌的临床分期多采用 TNM 分期系统,分为 4 期。
T_1 期是指前列腺增生手术标本中偶然发现的小病灶;T_2 期是指肿瘤局限于前列腺包膜内;T_3 期是指肿瘤穿破包膜或侵犯精囊;T_4 期是指肿瘤侵犯膀胱颈、尿道外括约肌、直肠、提肛肌和(或)盆壁。

T_x	原发肿瘤不能评价	N	区域淋巴结
T_0	无原发肿瘤证据	N_x	区域淋巴结不能评估
T_1	不能被扪及和影像学难以发现的临床隐匿肿瘤	N_0	无区域淋巴结转移
T_{1a}	偶发肿瘤体积<所切除组织体积的5%	N_1	区域淋巴结转移
T_{1b}	偶发肿瘤体积>所切除组织体积的5%	M	远处转移
T_{1c}	穿刺活检发现肿瘤(如由于前列腺特异性抗原升高)	M_x	远处转移无法评估
T_2	局限于前列腺内的肿瘤	M_0	无远处转移
T_{2a}	肿瘤限于单叶的1/2	M_1	有远处转移
T_{2b}	肿瘤超过单叶的1/2但限于该单叶	M_{1a}	有区域外淋巴结转移
T_{2c}	肿瘤侵犯两叶	M_{1b}	骨转移
T_3	肿瘤突破前列腺包膜	M_{1c}	其他器官组织转移
T_{3a}	肿瘤侵犯包膜外(单侧或双侧)		
T_{3b}	肿瘤侵犯精囊		
T_4	肿瘤固定或侵犯精囊外组织(尿道外括约肌、直肠、肛提肌、盆壁)		

  A. T_1 期　　　　　　　B. T_2 期　　　　　　　C. T_{3a} 期
  D. T_{2b} 期　　　　　　E. T_4 期

【例23】患者前列腺特异性抗原阴性,经尿道前列腺切除术后病理检查发现前列腺癌病灶,可能的分期是
【例24】前列腺癌根治术后,病理报告突破两叶包膜,未侵犯精囊,最可能的分期是(2023)

2. 临床表现
(1)早期　多数无明显临床症状,常因体检、前列腺增生的手术标本病理检查而发现。
(2)中期　可表现为尿频、尿急、尿流缓慢、排尿费力,甚至尿潴留或尿失禁等。
(3)晚期　可有浸润、转移症状。

3. 诊断
直肠指检、血清前列腺特异性抗原(PSA)测定、超声引导下穿刺活检是诊断前列腺癌的三个主要方法。
(1)直肠指检　可以发现前列腺结节,质地坚硬。
(2)PSA 升高　前列腺癌常伴血清 PSA 升高,有淋巴结或骨转移的患者,血清 PSA 水平常显著增高。
(3)穿刺活检　前列腺癌的确诊依靠经直肠 B 超引导下前列腺系统性穿刺活检。
(4)MRI　对前列腺癌的诊断及临床分期具有重要意义,参阅 5 版《外科学》P771。

【例25】直肠指检发现下列情况,属于前列腺穿刺活检指征的是
  A. 前列腺增大　　　　　B. 前列腺硬结　　　　　C. 前列腺触痛
  D. 前列腺囊性变　　　　E. 前列腺萎缩

  A. 血清 PSA 检查　　　　B. 前列腺 B 超　　　　　C. 前列腺 MRI
  D. 直肠指检　　　　　　E. 前列腺穿刺活检

【例26】确诊前列腺癌的检查是

【例27】前列腺癌临床分期常用的检查是

4. 治疗

(1) **手术治疗**　根治性前列腺切除术是治疗前列腺癌最有效的方法,并根据病人危险分层和淋巴结转移情况决定是否行淋巴结清扫。手术可通过传统开放手术、腹腔镜、机器人腹腔镜等完成。

(2) **放射治疗**　前列腺癌的放疗分为根治性放疗和姑息性放疗。根治性放疗适用于器官局限性肿瘤。姑息性放疗适用于前列腺癌骨转移病灶的治疗,以缓解疼痛症状。

(3) **雄激素去除治疗**(ADT)　是通过去除体内雄激素对前列腺癌的"营养作用"而达到治疗的目的。去势治疗是主要的 ADT 方法,包括外科去势和药物去势。

(4) **其他治疗**　包括冷冻治疗、高聚能超声、化疗、免疫治疗、靶向治疗等。

注意:①早期前列腺癌(肿瘤局限于前列腺内部)应行根治性前列腺切除术或根治性放疗。
②局部进展期(肿瘤突破前列腺包膜但未发生转移)、转移性前列腺癌应行 ADT 为主的姑息性治疗。

【例28】男,62岁。进行性排尿困难1年。直肠指检示前列腺稍增大,左侧叶有1枚黄豆大小硬结,PSA15ng/ml。MRI 见前列腺增大,边界清,左侧外周带有低信号病灶,精囊形态正常。前列腺穿刺诊断为前列腺癌,Gleason 分级评分 3+4=7。其余检查未见异常。首选的治疗方法是

A. 根治性前列腺切除术　　B. 经尿道前列腺切除术　　C. 内分泌治疗
D. 全身化疗　　　　　　　E. 前列腺冷冻治疗

(29~30题共用题干) 男,78岁。腰骶部疼痛2个月。直肠指诊示前列腺增大,有结节,质地坚硬且侵犯直肠。血清 PSA80.6ng/ml。前列腺穿刺活检诊断为前列腺癌,放射性核素骨显像见腰椎转移病灶。

【例29】该患者的临床分期是

A. T_4 期　　　　　　　B. T_3 期　　　　　　　C. T_{2a} 期
D. T_{2b} 期　　　　　　E. T_1 期

【例30】应选择的最佳治疗方法是

A. 根治性前列腺切除术　　B. 药物去势+抗雄激素制剂　　C. 观察、对症处理
D. 双侧睾丸切除术　　　　E. 根治性前列腺切除术+内分泌治疗

七、睾丸肿瘤

睾丸肿瘤比较少见,然而在 15~34 岁的年轻男性中其发病率列所有肿瘤之首,且几乎都是恶性。

1. 病理

睾丸肿瘤是泌尿生殖系肿瘤中成分最复杂、组织学表现最多样、肿瘤成分与治疗关系最为密切的肿瘤。

(1) **原发性睾丸肿瘤**　又分为生殖细胞肿瘤和非生殖细胞肿瘤。睾丸生殖细胞肿瘤占 90%~95%,组织学分为 5 种细胞基本类型,即精原细胞瘤、胚胎癌、畸胎瘤、绒毛膜癌和卵黄囊瘤等。非生殖细胞肿瘤占 5%~10%,包括间质细胞瘤和支持细胞瘤等。睾丸肿瘤早期即可发生淋巴转移,最先转移到肾门水平的腹主动脉及下腔静脉旁淋巴结。经血行转移可扩散至肺、骨、肝。

(2) **继发性睾丸肿瘤**　主要来自淋巴瘤和白血病等转移性肿瘤。

2. 临床表现

(1) **发病情况**　睾丸肿瘤多发于青壮年男性,但卵黄囊瘤则是婴幼儿易发生的睾丸肿瘤,睾丸淋巴瘤常发生于 50 岁以上男性。睾丸肿瘤右侧略多于左侧,双侧睾丸肿瘤仅占 1%~2%。

(2) **无痛性肿块**　典型表现是病侧阴囊内单发无痛性肿块。肿瘤较小时,临床症状不明显。随着肿瘤逐渐增大,可表现为病侧睾丸质硬而沉重,有轻微坠胀感或钝痛,附睾、输精管多无异常。少数分泌绒毛膜促性腺激素(hCG)的睾丸肿瘤可引起男性乳房女性化。

(3) **体格检查**　病侧睾丸增大或扪及肿块,质地较硬,与睾丸界限不清,透光试验阴性。

3. 诊断

主要根据睾丸肿块+透光试验阴性进行诊断。血清 AFP、hCG 检测有助于了解肿瘤性质。

【例31】男,25岁。右侧阴囊坠胀3个月。查体:右侧睾丸增大、质硬,有沉重感。应首先考虑的疾病是

A. 鞘膜积液   B. 睾丸炎   C. 睾丸扭转
D. 睾丸肿瘤   E. 睾丸结核

4. 治疗

(1) **手术治疗**   睾丸肿瘤应先行根治性睾丸切除术,再根据肿瘤组织类型和临床分期选择后续治疗。

(2) **精原细胞瘤**   对放疗比较敏感,术后可配合放疗,也可配合以顺铂为基础的化疗。

(3) **非精原细胞瘤**   行睾丸根治术后,根据具体情况可选择行腹膜后淋巴结清扫、化疗等。

八、阴茎癌

阴茎癌是指原发于阴茎头、冠状沟、包皮内板上皮细胞的恶性肿瘤。

1. 病因

(1) **包皮过长**   阴茎癌绝大多数发生于有包茎或包皮过长者,为包皮垢及炎症长期刺激所致。

(2) **癌前病变**   阴茎皮角、阴茎黏膜白斑、巨大尖锐湿疣等,可恶变发展为阴茎癌。

(3) **HPV 感染**   人乳头瘤病毒(HPV)感染可能是阴茎癌发生的重要因素。

(4) **其他高危因素**   吸烟、阴茎损伤、紫外线照射、干燥性龟头炎等。

2. 病理

(1) **组织学类型**   绝大多数为鳞癌,黑色素瘤、肉瘤、淋巴瘤、转移瘤罕见。

(2) **大体分型**   包括乳头型、结节型两型。乳头型以向外生长为主,结节型呈浸润性生长。

(3) **转移途径**   主要经淋巴转移至腹股沟、髂血管淋巴结,也可经血行转移至肺、肝、骨、脑等脏器。

3. 临床表现

(1) **好发人群**   阴茎癌多见于 40~60 岁有包茎、包皮过长的病人。

(2) **肿块**   早期肿块较小,位于包皮内,不易发现。继之可有类丘疹、疣状红斑、经久不愈的溃疡等。晚期呈菜花状外观,表面坏死形成溃疡,渗出物恶臭。

(3) **浸润症状**   晚期肿瘤可侵犯全部阴茎、尿道海绵体,造成排尿困难、尿潴留。

(4) **淋巴肿大**   可有腹股沟淋巴结肿大。

4. 诊断与鉴别诊断

(1) **活检**   本病延误诊断较常见。40 岁以上有包茎或包皮过长者,发现阴茎头部肿物或包皮阴茎头炎、慢性溃疡、湿疹等经久不愈,有恶臭分泌物,应高度怀疑阴茎癌,不易鉴别时需做活检。

(2) **淋巴结活检**   有腹股沟淋巴结转移者,可行淋巴结活检。

(3) **影像学检查**   超声、CT、MRI 检查有助于判断盆腔淋巴结与脏器转移情况,评价临床分期。

5. 治疗

(1) **手术治疗**   原则是肿瘤病灶的根治性切除与局部器官的最大程度保留。

(2) **放射治疗**   对于 T_2 期、分化较差的 T_1 期肿瘤,单纯根治性放疗可作为手术的替代方案。对于原发灶直径>5cm、浸润至阴茎根部的肿瘤及 N_3 期肿瘤,可行姑息性放疗。

(3) **化学治疗**   对于无法手术切除、多发腹股沟或盆腔淋巴结转移的病人应行术后辅助化疗。

6. 预防

(1) **包皮过长**   对于有包茎、包皮过长不易上翻,或既往反复患包皮龟头炎的病人,应尽早包皮环切术,特别是儿童。包皮过长但可上翻显露龟头者,应保持外生殖器干燥。

(2) **癌前病变**   对发现癌前病变者,应密切随诊。

(3) **其他措施**   避免高危性生活(减少性伴侣数量、正确使用避孕套)、避免紫外线暴露、控制吸烟等。

第十篇 外科学
第29章 泌尿、男生殖系统肿瘤

【例32】 预防阴茎癌最主要的措施是
- A. 体重控制
- B. 控制烟酒
- C. 控制血糖
- D. 注意卫生
- E. 尽早行包皮环切

▶ **常考点** 重点内容,应全面掌握。

参考答案——详细解答见《2024国家临床执业及助理医师资格考试历年考点精析(上、下册)》

1. A**B**CDE 2. A**B**CDE 3. AB**C**DE 4. AB**C**DE 5. AB**C**DE 6. AB**C**DE 7. ABC**D**E
8. A**B**CDE 9. A**B**CDE 10. A**B**CDE 11. AB**C**DE 12. AB**C**DE 13. AB**C**DE 14. ABC**D**E
15. A**B**CDE 16. A**B**CDE 17. A**B**CDE 18. AB**C**DE 19. AB**C**DE 20. AB**C**DE 21. ABC**D**E
22. A**B**CDE 23. A**B**CDE 24. A**B**CDE 25. AB**C**DE 26. AB**C**DE 27. AB**C**DE 28. ABCD**E**
29. **A**BCDE 30. A**B**CDE 31. A**B**CDE 32. ABCD**E**

第30章 精索静脉曲张与鞘膜积液

► **考纲要求**
①精索静脉曲张。②鞘膜积液。

► **复习要点**

一、精索静脉曲张

精索静脉曲张是指精索内蔓状静脉丛的异常伸长、扩张和迂曲。多见于青壮年,以左侧发病多见。

1. 病因

（1）**原发性精索静脉曲张** 是精索内静脉静脉瓣发育不全,静脉丛壁的平滑肌或弹力纤维薄弱等原因所致。原发性精索静脉曲张的发病率左侧明显高于右侧的原因包括：①左侧精索静脉比右侧长 8～10cm；②左侧精索静脉压大于右侧；③左精索内静脉呈直角注入左肾静脉；④左肾静脉通过主动脉和肠系膜上动脉之间；⑤左精索内静脉下段位于乙状结肠后面等。这些解剖结构使左精索内静脉容易受压,并增加静脉回流阻力。

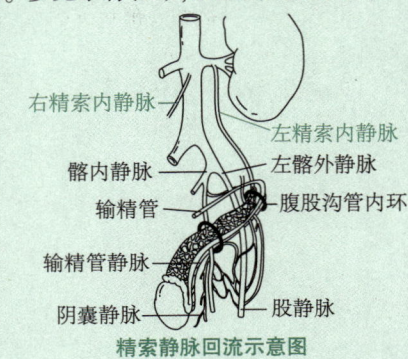

精索静脉回流示意图

（2）**继发性精索静脉曲张** 是由于腹膜后肿瘤、肾肿瘤等压迫精索内静脉或下腔静脉、肾静脉癌栓,使静脉回流受阻所致。

2. 临床表现

（1）**轻症** 原发性精索静脉曲张如病变较轻,一般多无症状,仅在体检时发现。

（2）**重症** 病情较重时,表现为病侧阴囊胀大,有坠胀感、隐痛感,步行或站立过久时症状加重,平卧位休息后症状缓解或消失。若平卧位静脉曲张不消失,则可能为继发性,应查明原因。

（3）**不育** 精索静脉曲张可影响精子产生和精液质量,为男子不育的病因之一。

3. 诊断

（1）**体检** 立位检查,可见病侧较健侧阴囊明显松弛下垂,严重者曲张的精索内静脉似蚯蚓团块状。平卧位后曲张静脉随即缩小或消失。轻者局部体征不明显,可作 Valsalva 试验,即病人站立,嘱其用力屏气增加腹压,血液回流受阻,可显现曲张静脉。

（2）**辅助检查** 超声检查、放射性核素 ^{99m}Tc 阴囊显像等可以帮助明确诊断。

（3）**精液分析检查** 如有不育者,应作精液分析检查。

（4）**X 线检查** 若平卧后,曲张静脉仍不消失,应怀疑静脉曲张属于继发性病变,须仔细检查同侧腰腹部,并作超声、CT 或 MRI 检查,以明确是否为腹膜后肿瘤、肾肿瘤或其他病变压迫所致。

4. 治疗

无症状或轻症者,不需治疗,可仅用阴囊托带或穿紧身内裤。症状较重,伴有精子异常者,应手术治疗。

【例1】精索静脉曲张,左侧多于右侧的主要原因不包括
　　A. 左肾下垂　　　　　　　B. 肾静脉处瓣膜发育不全　　　C. 乙状结肠压迫
　　D. 静脉壁平滑肌薄弱　　　E. 左侧呈直角注入左肾静脉

【例2】检查精索静脉曲张患者,应采取
　　A. 左侧卧位　　　　　　　B. 站立位　　　　　　　C. 右侧卧位
　　D. 平卧位　　　　　　　　E. 俯卧位

二、鞘膜积液

鞘膜囊内积聚的液体增多而形成囊性肿块者,称为鞘膜积液。

1. 病因

胚胎早期,睾丸位于腹膜后第2~3腰椎旁,以后逐渐下降,7~9个月时睾丸经腹股沟管下降至阴囊。同时附着于睾丸的腹膜也一并下降形成鞘状突。出生前后与腹腔相通的鞘状突部分闭合,仅睾丸周围的鞘状突最终形成一鞘膜囊,其紧贴睾丸表面的囊壁称为脏层,而靠近阴囊组织的称为壁层。正常时鞘膜囊仅有少量浆液,当鞘膜的分泌与吸收功能失去平衡,如分泌过多或吸收过少,都可形成鞘膜积液。

2. 分型

鞘状突在不同的部位闭合不全,可形成各种类型的鞘膜积液。

(1) 睾丸鞘膜积液　鞘状突闭合正常,但睾丸鞘膜囊内有较多积液,呈球形或卵圆形。由于睾丸、附睾被包裹,体检时睾丸不能触及。

(2) 精索鞘膜积液　鞘状突的两端闭合,而中间的精索鞘膜囊未闭合,且有积液,积液与腹腔、睾丸鞘膜囊都不相通,又称精索囊肿。呈椭圆形、梭形或哑铃形,沿精索生长,其下方可扪及正常睾丸、附睾。若牵拉同侧睾丸,可见一囊肿随之上下移动。

(3) 睾丸、精索鞘膜积液(婴儿型)　出生前鞘状突在内环处闭合,而精索处未闭合,并与睾丸鞘膜囊连通。外观呈梨形。外环口虽受积液压迫而扩大,但与腹腔不相通。

(4) 交通性鞘膜积液(先天性)　鞘状突完全未闭合,鞘膜囊的积液可经一小管与腹腔相通。有时可有肠管或大网膜进入鞘膜囊,导致先天性腹股沟疝。

3. 临床表现

	睾丸鞘膜积液	精索鞘膜积液	睾丸、精索鞘膜积液	交通性鞘膜积液
一般特性	临床上最多见	又称精索囊肿	主要见于婴儿	又称先天性鞘膜积液
鞘状突	闭合正常,但睾丸鞘膜内有较多积液	两端闭合,而中间的精索鞘膜未闭合且有积液	鞘状突在内环处闭合,在精索处未闭合	鞘状突完全未闭合
相通情况	鞘膜囊独立,与腹腔、精索鞘膜囊均不相通	鞘膜囊独立,与腹腔、睾丸鞘膜囊均不相通	睾丸鞘膜囊与精索鞘膜囊相通,与腹腔不通	鞘膜囊与腹腔相通
肿物形态	球形、卵圆形	椭圆形、梭形	梨形	条索形
透光试验	阳性	阳性	阳性	阳性
平卧后	肿物不消失	肿物不消失	肿物不消失	肿物可消失
睾丸扪诊	不能扪及睾丸	能扪及睾丸	不能扪及睾丸	能扪及睾丸
肿物特点	表面光滑,有弹性,无压痛	肿物与睾丸分界清楚,牵拉睾丸时肿物上下移动	肿物位于阴囊内,外环口受积液压迫而扩大	站立时肿物出现,平卧时肿物消失

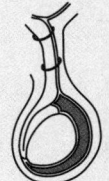 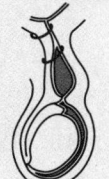 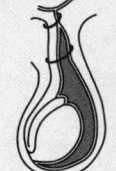 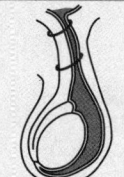

　　睾丸鞘膜积液　　　精索鞘膜积液　　　睾丸、精索鞘膜积液　　交通性鞘膜积液

4. 诊断

根据病史、临床表现及体检特点,容易诊断。

(1)**透光试验** 为可靠检查方法。在暗室内或用黑色纸筒罩于阴囊,手电筒由阴囊肿物下方上照时,积液有透光性,为透光试验阳性。若为睾丸肿物或腹股沟斜疝,则无透光性,为透光试验阴性。注意:若积液为脓性、血性或乳糜性时,透光试验也为阴性。

(2)**阴囊B超** 呈液性暗区,有助于与睾丸肿瘤及腹股沟斜疝的鉴别。

5. 鉴别诊断 参阅上表。

6. 治疗

(1)**不需手术** 婴儿先天性鞘膜积液常可自行吸收消退,可不急于手术治疗;1岁以后仍存在的建议手术治疗。成人的睾丸鞘膜积液,如积液量少,无任何症状,也不需手术治疗。

(2)**手术治疗** 成人的睾丸鞘膜积液,如积液量多,体积大、伴明显症状,应行睾丸鞘膜切除+翻转术。精索囊肿需将鞘膜囊全部切除。交通性鞘膜积液行高位鞘状突结扎术。

(3)**药物治疗** 继发性睾丸鞘膜积液,若为损伤性积血,可采用保守治疗,积血较多时需手术清除血块。若乳糜状积液找到微丝蚴,则需口服乙胺嗪(海群生)治疗,并行睾丸鞘膜翻转术。

【例3】阴囊内无痛性包块,透光试验阳性。最可能的诊断是
  A. 睾丸肿瘤   B. 腹股沟斜疝   C. 附睾结核
  D. 精索静脉曲张   E. 鞘膜积液

【例4】男孩,3岁。右侧阴囊内肿块,光滑,有波动感,右侧睾丸未触及,卧位时肿块不消失。首先考虑的诊断是
  A. 腹股沟疝   B. 精索鞘膜积液   C. 隐睾
  D. 睾丸鞘膜积液   E. 交通性鞘膜积液

【例5】男,4岁。右侧阴囊肿大,质软,透光试验阳性,平卧后可消失。最可能的诊断是
  A. 附睾囊肿   B. 腹股沟斜疝   C. 交通性鞘膜积液
  D. 睾丸鞘膜积液   E. 睾丸肿瘤(2022)

  A. 精索鞘膜积液   B. 腹股沟斜疝   C. 睾丸鞘膜积液
  D. 交通性鞘膜积液   E. 睾丸肿瘤

【例6】阴囊囊性肿块,卧位时肿块缩小或消失,透光试验阳性。最可能的诊断是

【例7】阴囊囊性肿块,卧位无缩小,表面光滑,无压痛,摸不到睾丸,透光试验阳性。最可能的诊断是

  (8~9共用题干)男性,53岁。进行性右侧睾丸肿大1年。无疼痛,行走不便。查体:右侧睾丸6cm×5cm×4cm,无压痛,右侧睾丸及不能扪及,平卧后肿大的睾丸不缩小,透光试验阳性。

【例8】该患者最可能的诊断是
  A. 睾丸鞘膜积液   B. 精索鞘膜积液   C. 交通性鞘膜积液
  D. 睾丸肿瘤   E. 腹股沟斜疝

【例9】该患者首选治疗措施是
  A. 疝囊高位结扎+修补术   B. 穿刺抽液   C. 鞘膜囊切除术
  D. 高位结扎鞘状突   E. 睾丸鞘膜切除+翻转术(2023)

▶**常考点** 鞘膜积液的鉴别诊断。

  参考答案——详细解答见《2024国家临床执业及助理医师资格考试历年考点精析(上、下册)》

1. ABCDE   2. ABCDE   3. ABCDE   4. ABCDE   5. ABCDE   6. ABCDE   7. ABCDE
8. ABCDE   9. ABCDE

第31章 骨折概论

▶ **考纲要求**
　　骨折概论。
▶ **复习要点**

一、骨折成因、分类、临床表现与影像学检查

骨折是指骨的完整性和连续性中断。

1. 骨折成因

骨折成因	定义	举例
病理性骨折	骨折由骨骼疾病所致,受轻微外力即可发生骨折	骨髓炎、骨肿瘤导致的骨折
直接暴力骨折	暴力直接作用使受伤部位发生骨折	车轮撞击小腿致胫腓骨骨干骨折
间接暴力骨折	力量通过传导、杠杆、旋转和肌收缩使肢体远端因作用力和反作用力的关系发生骨折	跌倒时手掌撑地,因上肢与地面的角度不同,暴力向上传导,导致桡骨远端骨折
疲劳性骨折	也称应力性骨折,是指长期、反复、轻微的直接或间接损伤可致肢体某一特定部位骨折	远距离行军致第 2、3 跖骨及腓骨下 1/3 骨干骨折

2. 骨折分类
　　①根据骨折处皮肤、黏膜的完整性　分为闭合性骨折和开放性骨折。
　　②根据骨折的程度和形态　分为横形骨折、斜形骨折、螺旋形骨折、粉碎性骨折、青枝骨折、嵌插骨折、压缩性骨折、骨骺损伤。
　　③根据骨折端稳定程度　分为稳定性骨折、不稳定性骨折。

骨折分类	定义	举例
闭合性骨折	骨折处皮肤或黏膜完整,骨折端与外界不相通	不伴皮肤破损的 Colles 骨折
开放性骨折	骨折处皮肤或黏膜破裂,骨折端与外界相通	伴直肠破裂的尾骨骨折
不完全骨折	骨的完整性和连续性部分中断	裂缝骨折、青枝骨折
完全骨折	骨的完整性和连续性全部中断	嵌插骨折、压缩性骨折、骨骺分离、凹陷骨折
稳定性骨折	骨折端不易发生移位的骨折	裂缝骨折、青枝骨折、横形骨折、嵌插骨折、压缩性骨折
不稳定性骨折	骨折端易发生移位的骨折	斜形骨折、螺旋形骨折、粉碎性骨折

【例1】下列选项中,属于不完全骨折的是
　　A. 横形骨折　　　　　　　B. 裂缝骨折　　　　　　　C. 压缩性骨折
　　D. 螺旋形骨折　　　　　　E. 嵌插骨折(2022)

3. 骨折的临床表现及影像学检查

(1) 骨折的全身表现　主要包括休克和发热。

①休克　成人骨盆骨折出血量可达 500~5000ml,股骨干骨折出血量可达 300~2000ml,均易引起休克。

②发热　骨折后体温一般正常,出血量较大的骨折,可有低热。开放性骨折,出现高热时,应考虑感染。

(2) 骨折的局部表现　包括一般表现和特有体征。

①骨折的一般表现　为局部疼痛、肿胀、功能障碍。

②骨折的特有体征　为局部畸形、异常活动、骨擦音或骨擦感。具有这三个体征之一者,即可诊断为骨折。但有些骨折如裂缝骨折、嵌插骨折、脊柱骨折、骨盆骨折,没有这三个典型的骨折特有体征。

(3) 骨折的 X 线检查　为首选且常规的检查。可以帮助了解骨折的类型、移位情况,对于骨折的治疗具有重要指导意义。凡疑有骨折者,均应常规进行 X 线检查。有些轻微的裂缝骨折,急诊拍片未见明显骨折线,应于伤后 2 周拍片复查。此时,骨折断端的吸收常可出现骨折线。

(4) 骨折的 CT 检查　对早期、不典型病例以及复杂的解剖部位,X 线在确定病变部位和范围上受到限制。CT 尤其是三维 CT 以其分辨率高、无重叠、图像后处理的优点,弥补了传统 X 线检查的不足。

(5) 骨折的 MRI 检查　磁共振(MRI)所获得的图像清晰,精细,分辨率高,对比度好,信息量大,特别对软组织层次的显示和观察椎体周围韧带、脊髓损伤情况和椎体挫伤较好。

【例 2】骨折的特有特征为

　　A. 局部畸形　　　　　　B. 张力性水疱　　　　　　C. 局部疼痛

　　D. 局部肿胀　　　　　　E. 皮下瘀斑(2022)

【例 3】男,32 岁。车祸致左大腿受伤。X 线片示左股骨皮质连续性中断。对诊断最有意义的临床表现是

　　A. 反常活动　　　　　　B. 瘀斑　　　　　　　　　C. 活动受限

　　D. 压痛　　　　　　　　E. 肿胀

二、骨折的并发症

1. 骨折的早期并发症

(1) 休克　因严重创伤、骨折引起大出血或重要器官损伤所致。每次失血量超过总血量的 20%(800ml)即可引起休克。骨盆骨折、股骨干骨折出血量常超过 800ml,易导致失血性休克。

(2) 脂肪栓塞综合征　多见于股骨干骨折。由于骨折处髓腔内血肿张力过大,骨髓被破坏,脂肪滴进入破裂的静脉窦内,可引起肺、脑脂肪栓塞。临床上出现呼吸功能不全、发绀。胸片显示广泛性肺实变。动脉低血氧可致烦躁不安、嗜睡,甚至昏迷和死亡。

(3) 重要脏器损伤　下位肋骨骨折可造成肝、脾破裂。肋骨骨折可造成肺损伤。骨盆骨折可造成膀胱和尿道损伤。骶尾骨骨折可导致直肠损伤。

(4) 重要周围组织损伤　骨折易造成血管、神经损伤,如下。

骨折部位	合并伤	骨折部位	合并伤
锁骨骨折	臂丛损伤	肱骨中下 1/3 骨折	桡神经
肱骨髁上骨折	肱动脉、正中神经	伸直型肱骨髁上骨折	前臂骨筋膜室综合征
股骨颈骨折	股骨头坏死	股骨髁上骨折	腘动脉
股骨下 1/3 骨折	腘动脉、静脉、胫神经、腓总神经	腓骨颈骨折	腓总神经
胫骨上段骨折	胫前或胫后动脉	胫骨中 1/3 骨折	小腿骨筋膜室综合征
耻骨骨折	尿道	尾骨骨折	直肠

注意:解题时注意"肱骨髁上骨折≠肱骨内上髁骨折"。

第十篇 外科学
第31章 骨折概论

（5）**骨筋膜室综合征** 是指由骨、骨间膜、肌间隔和深筋膜形成的骨筋膜室内肌肉和神经因急性缺血而产生的一系列早期综合征。好发于前臂掌侧和小腿，多由创伤、骨折后血肿和组织水肿引起骨筋膜室内内容物体积增加，或外包扎过紧、局部压迫使骨筋膜室容积减小而导致骨筋膜室压力增高所致。当压力达到一定程度，可使供应肌肉的小动脉关闭，形成"缺血—水肿—缺血"的恶性循环，从而导致"骨筋膜室高压→濒临缺血性肌挛缩→缺血性肌挛缩→坏疽"的结果。

根据以下四个体征确定诊断：①病肢感觉异常；②被动牵拉受累肌肉出现疼痛（肌肉被动牵拉试验阳性）；③肌肉在主动屈曲时出现疼痛；④筋膜室即肌腹处有压痛。骨筋膜室综合征常并发肌红蛋白尿，治疗时应予以足量补液、促进排尿；若骨筋膜室压力>30mmHg，应及时行筋膜室切开减压术。

【例4】最易出现失血性休克的骨折是
  A. 脊柱骨折　　　　　　B. 股骨颈骨折　　　　　C. 肱骨外上髁骨折
  D. 骨盆骨折　　　　　　E. 肱骨干骨折

【例5】骨折引起脂肪栓塞是由于
  A. 患者肥胖　　　　　　B. 脂肪肝　　　　　　　C. 骨筋膜室压力过高
  D. 创伤的应激作用　　　E. 静脉压力增高

【例6】男，35岁。左股骨干骨折内固定术后2天，突发右胸痛、咳嗽，氧饱和度显示92%，心、肺查体未见明显异常。应首先考虑的诊断是
  A. 脂肪栓塞　　　　　　B. 急性呼吸窘迫综合征　C. 肺血栓栓塞
  D. 胸膜炎　　　　　　　E. 肺不张

【例7】肱骨中下1/3骨折最可能导致
  A. 桡神经损伤　　　　　B. 坠积性肺炎　　　　　C. 尺动脉损伤
  D. 缺血性骨坏死　　　　E. 创伤性关节炎

【例8】下肢外伤后，小腿外侧和足背感觉障碍。X线片示腓骨颈骨皮质不连续。受损的神经是
  A. 胫神经　　　　　　　B. 腓肠神经　　　　　　C. 腓总神经
  D. 坐骨神经　　　　　　E. 股神经（2022）

【例9】男，25岁。1小时前重物砸伤右前臂，诊断为尺桡骨双骨折。手法复位、管型石膏固定术后X线示复位满意。此后疼痛不能缓解，且持续加重。查体：石膏固定稳妥，右手部皮肤感觉减退，手指主动活动受限，被动牵拉疼痛加重。首先应给予的处理措施是
  A. 应用消肿、止痛药物　B. 立即松绑石膏托　　　C. 抬高患肢，促进血液回流
  D. 骨筋膜室切开减压术　E. 继续观察（2022）

2. 骨折的晚期并发症

（1）**坠积性肺炎** 多见于骨折后长期卧床不起的病人，特别是老年、体弱和伴有慢性病的患者。

（2）**压疮** 严重创伤骨折，长期卧床不起，身体骨突起处受压，局部血液循环障碍，易形成压疮。常见部位有骶骨部、髋部、足跟部。特别是截瘫病人，更易发生。

（3）**下肢深静脉血栓形成** 多见于骨盆骨折或下肢骨折，下肢长时间制动，静脉血回流缓慢，加之创伤所致血液高凝状态，易发生血栓形成。

（4）**感染** 开放性骨折，特别是污染较重或伴有较严重的软组织损伤者，易发生感染。

（5）**损伤性骨化** 又称骨化性肌炎。由于关节扭伤、脱位或关节附近骨折，骨膜剥离形成骨膜下血肿，处理不当使血肿扩大，血肿机化并在关节附近软组织内广泛骨化，造成严重关节活动功能障碍。常见于肘关节，多因肱骨髁上骨折反复暴力复位、牵拉所致。

（6）**创伤性关节炎** 关节内骨折，关节面遭到破坏，未能达解剖复位，骨愈合后使关节面不平整，长期磨损致使关节负重时出现疼痛。

（7）**关节僵硬** 病肢长时间固定，静脉和淋巴回流不畅，关节周围组织中浆液纤维性渗出和纤维蛋

白沉积,发生纤维粘连,同时关节囊和周围肌肉挛缩,致使关节活动障碍。

(8)**急性骨萎缩** 即损伤所致关节附近的疼痛性骨质疏松,也称反射性交感神经性骨营养不良。好发于手、足骨折后,典型症状是疼痛、血管舒缩紊乱。

(9)**缺血性骨坏死** 常见于腕舟状骨骨折后近侧骨折端缺血坏死、股骨颈骨折后股骨头缺血坏死。

(10)**缺血性肌挛缩** 是骨筋膜室综合征处理不当的严重后果。可由骨折和软组织损伤直接所致,更常见的是骨折处理不当造成,特别是外固定过紧。典型畸形是爪形手和爪形足。

骨折并发症	常见或好发部位	骨折并发症	常见或好发部位
脂肪栓塞综合征	股骨干骨折	骨筋膜室综合征	前臂掌侧、小腿
创伤性骨关节炎	关节内骨折	损伤性骨化	肘关节(肱骨髁上骨折)
缺血性骨坏死	股骨头下型骨折	缺血性肌挛缩	前臂掌侧、小腿(爪形手或爪形足)

注意:①长期卧床的骨折并发症——坠积性肺炎、压疮、下肢深静脉血栓形成。
②骨折和关节损伤最常见的并发症——关节僵硬。
③骨折最严重的晚期并发症——缺血性肌挛缩(爪形手或爪形足)。
④急性骨萎缩为骨折的晚期并发症,而不是早期并发症。

【例10】属于骨折晚期并发症的是
    A. 急性骨萎缩   B. 休克   C. 骨筋膜室综合征
    D. 脂肪栓塞综合征   E. 周围神经损伤

【例11】骨筋膜室综合征的晚期并发症是
    A. 缺血性骨坏死   B. 肾衰竭   C. 缺血性肌挛缩
    D. 肺栓塞   E. 损伤性骨化(2023)

【例12】男性儿童,左肘摔伤急诊就医,小夹板外固定后,前臂高度肿胀,手部青白发凉,麻木无力。经X线片诊断为左肱骨髁上骨折。若不及时处理,其最可能的后果是
    A. 感染   B. 缺血性骨坏死   C. 骨化性肌炎
    D. 关节僵硬   E. 缺血性肌挛缩

    A. 膝关节   B. 肘关节   C. 前臂
    D. 上臂   E. 大腿

【例13】最容易发生骨筋膜室综合征的部位是

【例14】最容易发生损伤性骨化的部位是

三、骨折愈合的分期及临床愈合标准、影响骨折愈合的因素、急救处理

1. 骨折愈合过程

骨折愈合分三个阶段:血肿炎症机化期、原始骨痂形成期、骨痂改造塑形期。

(1)**血肿炎症机化期** 这一过程约在骨折后2周完成。
①血肿形成 肉芽组织形成过程,骨折导致骨髓腔、骨膜下、周围组织血管破裂出血,在骨折断端及其周围形成血肿。伤后6~8小时,由于内、外凝血系统被激活,骨折断端的血肿凝结成块。
②无菌性炎症反应 严重的损伤和血管断裂使骨折端缺血,可致部分软组织和骨组织坏死,在骨折处引起无菌性炎症反应。
③肉芽组织形成 缺血和坏死的细胞所释放的产物,引起局部毛细血管增生扩张、血浆渗出、水肿和炎性细胞浸润,而使血肿机化形成肉芽组织。
④纤维连接 骨折端坏死的骨细胞、成骨细胞及被吸收的骨基质,均向周围释放内源性生长因子。

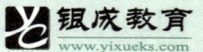 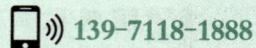

在炎症期刺激间充质细胞聚集、增殖及血管增生,并向成骨细胞转化。骨形态发生蛋白(BMP)具有独特的诱导成骨作用,主要诱导未分化的间充质细胞分化形成软骨和骨。肉芽组织内成纤维细胞合成和分泌大量胶原纤维,转化为纤维结缔组织,使骨折两端连接起来,称为纤维连接。

(2)原始骨痂形成期 成人一般需 3~6 个月。

①内骨痂和外骨痂的形成 首先形成内骨痂和外骨痂,骨内、外膜增生,新生血管长入,成骨细胞大量增生,合成并分泌骨基质,使骨折端附近内、外形成的骨样组织逐渐骨化,形成新骨,即膜内成骨。由骨内、外膜紧贴骨皮质内、外形成的新骨,分别称为内骨痂和外骨痂。

②临床愈合 骨痂不断钙化加强,当其达到足以抵抗肌肉收缩及剪力和旋转力时,则骨折达到临床愈合。此时,X 线平片上可见骨折处有梭形骨痂阴影,但骨折线仍隐约可见。骨折愈合过程中,膜内成骨速度比软骨内成骨快,而膜内成骨又以骨外膜为主。

(3)骨痂改造塑形期 这一过程需 1~2 年。原始骨痂中新生骨小梁逐渐增粗,排列逐渐规则和致密。骨折端的坏死骨经破骨和成骨细胞的侵入,完成死骨清除和新骨形成的爬行替代过程,使骨折部位形成骨性连接。随着肢体活动和负重,根据 Wolff 定律,骨的机械强度取决于骨的结构,成熟骨板经过成骨细胞和破骨细胞相互作用,在应力轴线上成骨细胞相对活跃,有更多新骨生成坚强的板层骨,而在应力轴线以外,破骨细胞相对活跃,使多余的骨痂逐渐被吸收而清除。髓腔重新沟通,骨折处恢复正常骨结构。

2. 骨折临床愈合标准

①局部无压痛及纵向叩击痛;②局部无异常活动;③X 线片显示骨折处有连续性骨痂,骨折线模糊;④拆除外固定后,如为上肢能向前平举 1kg 重物持续 1 分钟;如为下肢不扶拐能在平地连续步行 3 分钟,并不少于 30 步;连续观察 2 周骨折处不变形(9 版《外科学》已删除了标准④)。

【例 15】骨折愈合过程中,属于血肿机化演进期表现的是
  A. 可形成内骨痂、外骨痂   B. 出现无菌性炎症反应   C. 出现膜内化骨
  D. 多出现软骨内化骨   E. 可形成环状骨痂、髓内骨痂

【例 16】完成骨折血肿炎症机化期一般需要
  A. 1 周   B. 2 周   C. 3 周
  D. 4 周   E. 5 周(2021)

【例 17】关于上肢骨折临床愈合标准,不正确的叙述是
  A. 局部无压痛   B. X 线片显示骨折处有连续性骨痂
  C. 局部无异常活动   D. 拆除外固定后上肢平举 0.5kg 重物达 1 分钟
  E. 局部无纵向叩击痛

3. 影响骨折愈合的因素

(1)局部因素 影响骨折愈合的局部因素如下。

骨折的类型	螺旋形和斜形骨折,骨折断面接触面大,愈合较快 横形骨折断面接触面小,愈合较慢。多发性骨折或一骨多段骨折,愈合较慢
骨折部位的血供	这是影响骨折愈合的**重要因素**,骨折端血供不良易发生骨折延迟愈合 ①骨折两断端血液供应良好,则愈合快——多见于干骺端骨折,如胫骨髁骨折 ②骨折段一端血液供应差,则愈合慢——如胫骨中、下 1/3 骨折 ③骨折段两端血液供应都差,则愈合更慢 ④骨折段完全丧失血液供应——如股骨颈关节囊内骨折易导致股骨头缺血坏死
软组织损伤程度	严重软组织损伤,特别是开放性骨折,会影响骨折的愈合
软组织嵌入	阻碍骨折端的对合和接触,可导致骨折难愈合,甚至不愈合
感染	开放性骨折、局部感染均可严重影响骨折愈合

(2) **全身因素** 包括年龄和健康状况。
①年龄 儿童愈合快于成人。如新生儿股骨骨折2周可达坚固愈合,成人则需3个月左右。
②健康状况 健康状况欠佳,特别是患有慢性消耗性疾病者,骨折愈合时间延长。
(3) **治疗方法的影响** 多次手法复位失败、术中软组织和骨膜剥离过多、碎片摘除过多、骨折固定不牢固、骨牵引不当、过早和不恰当的功能锻炼都可使骨折愈合延迟。

【例18】影响骨折愈合最重要的因素是
　　A. 血液供应障碍　　　　B. 创面范围大　　　　C. 局部感染
　　D. 异物清除不彻底　　　E. 年老(2022)

【例19】胫骨中下段多段闭合性骨折功能复位后发生骨不愈合,最可能的原因是
　　A. 未达到解剖复位　　　B. 骨折端血液供应差　　C. 功能锻炼不够
　　D. 未用促骨折愈合药物　E. 骨折端软组织嵌入

4. 骨折的非正常愈合(超纲,但2017年考过2题)

(1) **延迟愈合** 骨折经治疗,超过一般愈合所需的时间,骨折断端仍未出现骨折连接,称骨折延迟愈合。X线片显示骨折端骨痂少,轻度脱钙,骨折线仍明显,但无骨硬化表现。

骨折延迟愈合除全身营养不良外,主要原因是骨折复位和固定不牢靠,骨折端存在剪力、旋转力或者牵引过度所致的骨端分离。骨折延迟愈合主要表现为骨折愈合速度较慢,但仍有继续愈合的能力和可能性,针对原因进行适当处理,仍可达到骨折愈合。

(2) **骨折不愈合** 骨折经过治疗,超过一般愈合时间(9个月),且经再度延长治疗时间(3个月),仍达不到骨性愈合,称为骨折不愈合。骨折不愈合根据X线片表现,分为肥大型和萎缩型两种。
①肥大型 X线片表现为骨折端膨大、硬化,呈象足样,说明曾有骨再生,但由于断端缺乏稳定性,新生骨痂难以跨越骨折线。
②萎缩型 X线片表现为骨折端无骨痂,断端分离、萎缩,说明骨折端血运差,无骨再生,骨髓腔被致密硬化的骨质所封闭,临床上骨折处有假关节活动。

骨折不愈合的常见原因包括骨折端间嵌夹较多软组织、开放性骨折清创时去除的骨片较多而造成骨缺损、多次手术对骨的血液供应破坏较大、内固定失败等。骨折不愈合,不可能通过延长治疗时间而达到愈合,而需切除硬化骨,打通骨髓腔,修复骨缺损,一般需行植骨、内固定,必要时还需加用石膏绷带外固定。带血管蒂的骨膜和骨移植以及吻合血管的游离骨膜和骨移植已成为治疗骨折不愈合的重要方法。

(3) **骨折畸形愈合** 即骨折愈合的位置未达到功能复位的要求,存在成角、旋转或重叠畸形。畸形愈合可能由于骨折复位不佳、固定不牢固、过早拆除固定等因素所致。畸形较轻者,可不予处理。畸形明显,影响肢体功能者,需行矫正。

【例20】男,24岁。右股骨中段粉碎性骨折,手术复位时彻底清除骨折碎片,行钢板内固定,半年后骨折仍未愈合。最可能的原因是
　　A. 骨折固定不确实　　　B. 未配合药物治疗　　　C. 骨折处血液循环差
　　D. 功能锻炼不够　　　　E. 骨折碎片清除过多

【例21】男,38岁。肱骨干骨折行手法复位,夹板外固定治疗,既往体健。8个月后复查X线片示骨折线存在,断端有0.3cm间隙,断端骨髓腔已封闭硬化。此时应选择的治疗是
　　A. 手术植骨并内固定　　B. 继续夹板固定　　　　C. 改为牵引固定
　　D. 改为石膏外固定　　　E. 中医中药治疗

5. 骨折的急救

骨折急救的目的是用最简单而有效的方法抢救生命、保护病肢、迅速转运、以便尽快妥善处理。

(1) **抢救休克** 首先检查病人全身情况,如处于休克状态,应注意保温,尽量减少搬动,有条件时应立即输液、输血。合并颅脑损伤处于昏迷状态者,应注意保持呼吸道通畅。

(2) **包扎伤口** 开放性骨折,绝大多数伤口出血可用加压包扎止血。大血管出血,加压包扎不能止血时,可采用止血带止血,并记录所用压力和时间。创口用无菌敷料包扎,以减少再污染。若骨折端戳出伤口,并已污染,<u>严禁</u>复位,以免将污物带到伤口深处,应送至医院经清创处理后,再行复位。

(3) **妥善固定** 固定是骨折急救的<u>重要措施</u>。凡疑有骨折者,均应按骨折处理。闭合性骨折急救时不必脱去病肢的衣裤和鞋袜,以免过多搬动病肢,增加疼痛。若病肢肿胀严重,可剪开病肢衣袖和裤脚,以减轻压迫。骨折有明显畸形,并有损伤附近重要血管、神经的危险时,可适当牵引病肢,待稳定后再行固定。

骨折固定的目的:①避免骨折端在搬运过程中对重要血管、神经、内脏的损伤;②减少骨折端的活动,减轻病人疼痛;③便于运送。

(4) **迅速转运** 病人经初步处理,妥善固定后,应尽快转运至附近的医院进行治疗。

【例22】骨折急救处理中不正确的是
  A. 包扎伤口   B. 妥善的外固定   C. 首先抢救生命
  D. 外露的骨折端立即复位 E. 迅速运往医院

【例23】女性,50岁。汽车撞伤左小腿,局部肿痛畸形,反常活动,有片状皮肤擦伤出血。现场紧急处理时最重要的是
  A. 创口消毒   B. 创口包扎   C. 创口缝合
  D. 夹板固定   E. 迅速运送医院,由医院处理

【例24】男,50岁,车祸致左小腿骨折,断端外露,活动性出血。查体:体温36.6℃。脉搏96次/分,血压140/80mmHg,心率96次/分,双肺呼吸音清晰,未闻及干、湿啰音,腹软,无压痛。现场急救,行小夹板外固定的目的是
  A. 利于手术复位   B. 防止休克   C. 减少出血
  D. 预防脂肪栓塞   E. 防止搬运中加重损伤

四、骨折的治疗

1. 骨折的治疗原则

(1) **复位** 是将移位的骨折端恢复正常或近乎正常的解剖关系,重建骨的支架作用。它是治疗骨折的首要步骤,也是骨折固定和康复治疗的基础。早期正确的复位,是骨折顺利愈合的必要条件。

(2) **固定** 即将骨折维持在复位后的位置,使其在良好对位情况下达到牢固愈合,是骨折愈合的关键。

(3) **功能锻炼及康复** 早期合理的功能锻炼和康复治疗,是恢复病肢功能的重要保证。

【例25】骨折治疗原则中的首要步骤是
  A. 功能锻炼   B. 内固定   C. 复位
  D. 包扎   E. 外固定

2. 骨折的复位

(1) **解剖复位** 骨折端通过复位,恢复了正常的解剖关系,对位和对线完全良好时,称解剖复位。

(2) **功能复位** 经复位后,两骨折端虽未恢复至正常的解剖关系,但骨折愈合后对肢体功能无明显影响者,称功能复位。功能复位的标准是:
①骨折部位的旋转移位、分离移位、成角移位必须完全矫正。
②长骨干横形骨折,骨折端对位至少达1/3,干骺端骨折至少应对位3/4。

注意:①缩短移位,成人下肢缩短<1cm;儿童若无骨骺损伤,下肢缩短<2cm在生长发育时可自行矫正。
②成角移位,与关节活动方向一致者可自行矫正;侧方成角移位、与关节活动方向垂直者必须完全复位。这两条骨折功能复位的标准,9版《外科学》P621已删除,以前常考。

(3) **复位方法** 包括手法复位(闭合复位)和切开复位。

①切开复位的指征　A. 骨折端之间有肌肉或肌腱等软组织嵌入;B. 关节内骨折;C. 骨折并发主要血管、神经损伤;D. 多处骨折;E. 不稳定性骨折,如四肢斜形、螺旋形、粉碎性骨折及脊柱骨折合并脊髓损伤者;F. 老年人四肢骨折需尽早离床活动。

②切开复位的优点　A. 最大优点是可使骨折达到解剖复位;B. 有效的内固定,可使病人提前下床活动,减少肌萎缩和关节僵硬;C. 方便护理,减少并发症。

③切开复位的缺点　A. 切开复位时分离软组织和骨膜,减少了骨折部位的血液供应;B. 增加局部软组织损伤的程度,降低局部抵抗力,易于发生感染,导致化脓性骨髓炎。

【例26】女,21岁。左胫骨下段横形骨折,经手法复位石膏固定后复查X线片。符合功能复位的是
A. 断端重叠2cm　　　　　　B. 断端分离1cm　　　　　　C. 断端旋转5°
D. 骨折向外侧成角5°　　　E. 骨折向前方成角5°

【例27】骨折切开复位相比于闭合复位的最大优点是
A. 达到解剖复位　　　　　　B. 降低感染风险　　　　　　C. 制动时间缩短
D. 缩短骨折愈合时间　　　　E. 减少骨折部位创伤

(28~30题共用题干)男,40岁。半小时前车祸中受伤,右大腿疼痛剧烈。查体:右大腿中段向外侧成角畸形并有异常活动。

【例28】现场急救处理首先应进行的是
A. 右下肢骨牵引　　　　　　B. 输血、输液　　　　　　　C. 抗生素治疗
D. 右下肢临时固定　　　　　E. 应用止血药

【例29】入院后首选的辅助检查是
A. X线片　　　　　　　　　B. CT　　　　　　　　　　　C. B超
D. 血管造影　　　　　　　　E. MRI

【例30】若患者急诊查体血压60/40mmHg,心率150次/分。首先应进行的处理是
A. 应用大剂量抗生素　　　　B. 立即补充血容量　　　　　C. 切开复位内固定
D. 右大腿夹板固定　　　　　E. 探查血管神经

3. 骨折的固定
(1)外固定　常用的外固定有小夹板、支具、石膏绷带、持续牵引、骨外固定器等。
(2)内固定　主要用于闭合复位或切开复位后,采用金属内固定物将已复位的骨折予以固定。

4. 开放性骨折的处理
开放性骨折是指骨折部位皮肤或黏膜破裂,骨折与外界相通。开放性骨折的处理原则是及时正确地处理创口,尽可能地防止感染,力争将开放性骨折转化为闭合性骨折。

(1)清创的时间　原则上,清创越早,感染机会越少,治疗效果越好。通常伤后6~8小时内是清创的黄金时间,经过彻底清创缝合术后,绝大多数可以一期愈合。超过8小时后,感染的可能性增大。

(2)清创　清创是将污染的创口,经过清洗、消毒,然后切除创缘、清除异物,切除坏死和失去活力的组织,使之变成清洁的创口。

①清洗　无菌敷料覆盖创口,用无菌刷、肥皂液刷洗病肢2~3次,用无菌生理盐水冲洗。然后用0.1%活力碘冲洗创口或用纱布浸湿0.1%活力碘敷于创口,再用生理盐水冲洗,常规消毒铺巾后行清创术。

②切除创缘皮肤　切除创缘皮肤1~2mm,皮肤挫伤者,应切除失去活力的皮肤。由浅至深,清除异物,切除污染和失去活力的皮下组织、筋膜、肌肉。清除污染部分后,保留肌腱、神经和血管并给以修复。

③关节韧带和关节囊的处理　关节韧带和关节囊严重挫伤者,应予以切除。若仅有污染,则应在彻底切除污染物的情况下,尽量予以保留,对关节的稳定和以后的功能恢复十分重要。

④骨外膜的处理　骨外膜应尽量保留,可以促进骨愈合。若已污染,可仔细将其表面切除。

⑤骨折端的处理 彻底清理干净的同时,应尽量保持骨的完整性,以利于骨折愈合。污染骨需用咬骨钳去除。粉碎性骨折的骨片应仔细加以处理。小骨片需根据骨折块是否有软组织连接慎重处理。较大骨片,尤其是与周围组织尚有联系的骨片,应予以保留,否则将造成骨缺损影响骨折愈合。

⑥再次清洗 彻底清创后,用无菌生理盐水再次冲洗创口及周围 2~3 次。然后用 0.1% 的活力碘浸泡或湿敷创口 3~5 分钟,再次清洗后应更换手套、敷单、手术器械,继续进行组织修复手术。

(3)骨折固定与组织修复 包括骨折固定、重要软组织修复、创口引流。

(4)闭合创口 对于第一、二度开放性骨折,清创后大多数创口能一期闭合。第三度开放性骨折,在清创后伤口可使用高分子材料作为临时覆盖物。待肿胀消退后,直接缝合切口或者进行游离植皮。

(5)固定 清创过程完成后,根据伤情选择适当的固定方法固定患肢。应使用抗生素预防感染。

【例 31】开放性骨折处理正确的是
  A. 不能切除创口的边缘 B. 失去活力的大块肌肉组织可以部分保留
  C. 已污染的骨膜应完全切除 D. 游离污染的小骨片应该去除
  E. 用毛刷洗刷创口内污染的骨质

▶ **常考点** 骨折概论方面的内容是考试重点,应熟练掌握。

  参考答案——详细解答见《2024 国家临床执业及助理医师资格考试历年考点精析(上、下册)》

1. ABCDE	2. ABCDE	3. ABCDE	4. ABCDE	5. ABCDE	6. ABCDE	7. ABCDE
8. ABCDE	9. ABCDE	10. ABCDE	11. ABCDE	12. ABCDE	13. ABCDE	14. ABCDE
15. ABCDE	16. ABCDE	17. ABCDE	18. ABCDE	19. ABCDE	20. ABCDE	21. ABCDE
22. ABCDE	23. ABCDE	24. ABCDE	25. ABCDE	26. ABCDE	27. ABCDE	28. ABCDE
29. ABCDE	30. ABCDE	31. ABCDE				

第32章　上肢骨折

▶ **考纲要求**

①锁骨骨折。②肱骨近端骨折。③肱骨干骨折。④肱骨髁上骨折。⑤前臂双骨折。⑥桡骨远端骨折。

▶ **复习要点**

一、锁骨骨折

锁骨呈 S 形,远端 1/3 为扁平状凸向背侧,利于肌肉和韧带的附着、牵拉,其最远端与肩峰形成肩锁关节,并有喙锁韧带固定锁骨;而近端 1/3 为菱形凸向腹侧,通过坚强的韧带组织与胸骨柄形成胸锁关节。

1. 临床表现

(1) **症状**　锁骨位于皮下,位置表浅,一旦发生骨折,即出现局部肿胀、瘀斑、肩关节活动使疼痛加重。病人常用健手托住肘部,减少肩部活动引起的骨折端移动而导致的疼痛。头部向病侧偏斜,以减轻因胸锁乳突肌牵拉骨折近端而导致疼痛。锁骨骨折可合并肺部损伤、血管损伤、臂丛神经损伤。

(2) **体检**　可扪及骨折端,有局限性压痛,有骨摩擦感。

(3) **X 线**　上胸部正位 X 线平片是不可缺少的检查方法。

2. 诊断

若体检时有骨摩擦感,易于诊断。对于无移位或儿童的青枝骨折,单靠物理检查有时难以作出正确诊断,此时上胸部的正位 X 线片可明确诊断。应注意锁骨骨折合并神经、血管损伤。

3. 治疗

(1) **三角巾悬吊**　儿童的青枝骨折、成人的无移位骨折,仅用三角巾悬吊 3~6 周即可开始活动。

(2) **手法复位+"8"字绷带固定**　适用于 80%~90% 的锁骨中段骨折。有移位的锁骨中段骨折,手法复位满意的,可行横形"8"字绷带固定。

(3) **切开复位内固定**　手术指征:①病人不能忍受"8"字绷带固定的痛苦;②复位后再移位,影响外观;③合并神经、血管损伤;④开放性骨折;⑤陈旧性骨折不愈合;⑥锁骨外端骨折合并喙锁韧带断裂。

【例1】锁骨骨折不需要手术的是
A. 锁骨近端骨折 2/3 对位　　B. 不能耐受"8"字绷带固定　　C. 陈旧性骨折不愈合
D. 开放性损伤后 3 小时　　E. 锁骨外端骨折伴喙锁韧带断裂(2023)

二、肱骨近端骨折

1. 解剖概要

肱骨近端包括肱骨大结节、小结节和肱骨外科颈三个重要的解剖部位。肱骨外科颈为肱骨大结节、小结节移行为肱骨干的交界部位,该部位是松质骨和密质骨的交接处,易发生骨折。在解剖颈下较近部位,有臂丛神经、腋血管通过,因此骨折时可合并血管神经损伤。

【例2】肱骨外科颈的解剖部位是
A. 肱骨大、小结节交界处　　B. 肱骨中上 1/3 交界处　　C. 肱骨头周围环形沟
D. 肱骨上端之骨端　　E. 肱骨大、小结节移行肱骨干之交界处

2. 诊断

根据骨折多有间接暴力病史、X线、CT检查结果,可明确诊断。

3. 治疗

(1)**保守治疗**　无移位的肱骨近端骨折(包括大结节骨折、肱骨外科颈骨折)、有轻度移位的Neer两部分骨折病人功能要求不高者,可用三角巾悬吊3~4周,复查X线片示有骨愈合迹象后,行肩部功能锻炼。

(2)**手术治疗**　多数移位的肱骨近端骨折是两部分以上的骨折,应行切开复位钢板内固定治疗。

【例3】女,72岁。摔倒后左肩部着地受伤,肩部肿胀、疼痛,肩关节活动障碍。X线片显示左侧肱骨外科颈骨皮质连续性中断,无明显移位。首选的治疗方法是

　　A. 切开复位内固定　　　　B. 小夹板外固定　　　　C. 三角巾悬吊贴胸位固定
　　D. 石膏外固定　　　　　　E. 尺骨鹰嘴骨牵引+夹板固定

三、肱骨干骨折

1. 临床表现及诊断

(1)**症状**　受伤后上臂出现疼痛、肿胀、畸形、皮下瘀斑,上肢活动障碍。

(2)**体检**　可发现假关节活动,骨摩擦感,骨传导音减弱或消失。若合并桡神经损伤,可出现垂腕,各手指掌指关节不能背伸,拇指不能伸,前臂旋后障碍,手背桡侧皮肤感觉减退或消失。

(3)**X线片**　可确定骨折类型、移位方向。

2. 并发症

肱骨干中下1/3骨折易损伤桡神经。在肱骨干中下1/3段后外侧有桡神经沟,有由臂丛神经后束发出的桡神经经内后方紧贴骨面斜向外前方进入前臂,此处骨折容易损伤桡神经。

3. 治疗

(1)**非手术治疗**　肱骨干横形、短斜形骨折可采用手法复位+外固定治疗。

(2)**切开复位内固定**　手术指征:①手法复位失败,骨折端对位对线不良,估计愈合后影响功能;②骨折有分离移位,或骨折端有软组织嵌入;③合并神经血管损伤;④陈旧骨折不愈合;⑤影响功能的畸形愈合;⑥同一肢体有多发性骨折;⑦8~12小时以内污染不重的开放性骨折。

四、肱骨髁上骨折

1. 解剖概要

(1)**好发原因**　肱骨髁上骨折是指肱骨干与肱骨髁的交界处发生的骨折。肱骨干轴线与肱骨髁轴线之间有30°~50°的前倾角,这是容易发生肱骨髁上骨折的解剖因素。

(2)**并发症**

①近期并发症　在肱骨髁内、前方,有肱动脉、正中神经经过。在神经血管束的浅面有坚韧的肱二头肌腱膜,后方为肱骨,一旦发生骨折,神经血管容易受到损伤。在肱骨髁的内侧有尺神经,外侧有桡神经,因此肱骨髁上骨折的侧方移位易损伤这些重要结构。

②远期并发症　在儿童期,肱骨下端有骨骺,若骨折线穿过骺板,有可能影响骨骺的发育,因而常出现肘内翻或肘外翻畸形,尤其以肘内翻畸形多见。

2. 临床表现

(1)**好发人群**　肱骨髁上骨折好发于10岁以下儿童。

(2)**症状**　多有手着地受伤史,肘部出现疼痛、肿胀、皮下瘀斑,肘部向后突出并处于半屈位。

(3)**体检**　局部压痛,有骨擦音及假关节活动,肘前方可扪及骨折断端,肘后三角关系正常。

(4)**分型**　肱骨髁上骨折分伸直型骨折、屈曲型骨折两型,其中伸直型占97%。

	伸直型肱骨髁上骨折	屈曲型肱骨髁上骨折
发生率	多见(占97%)	少见(占3%)
受伤机制	跌倒时手掌着地	跌倒时肘关节后方着地
远折端	向上移位	向前移位
近折端	向前下移位	向后下移位
并发症	容易损伤正中、尺、桡神经及肱动脉	不易损伤正中神经、肱动脉
临床表现	受伤后肘部疼痛、肿胀、皮下瘀斑 肘部向后突出并处于半屈位	受伤后肘部疼痛、肿胀、皮下瘀斑
体格检查	局部压痛,有骨擦音,假关节活动 肘前方可扪及骨折断端。肘后三角关系正常	肘上方压痛,后方可扪及骨折端。肘后方软组织较少,折端锐利,可刺破皮肤形成开放性骨折

注意:①肱骨髁上骨折——未累及肘关节,肘后三点关系不发生改变,肘后三角正常。
②肘关节脱位——累及肘关节,肘后三点关系发生了改变,肘后三角异常。

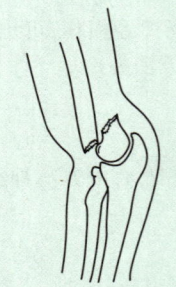 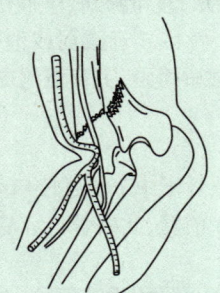 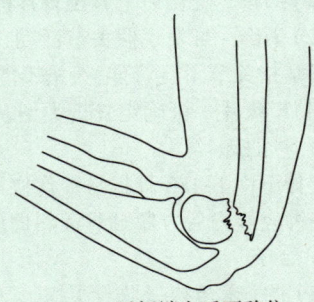

近折端向前下移位　　　　　近折端向前下移位　　　　　近折端向后下移位
远折端向上移位　　　　　　易损伤肱动脉和正中神经　　远折端向前移位
伸直型肱骨髁上骨折　　　　伸直型肱骨髁上骨折　　　　屈曲型肱骨髁上骨折

【例4】伸直型肱骨髁上骨折多见于
　　A. 老年女性　　　　　　B. 老年男性　　　　　　C. 儿童
　　D. 中年女性　　　　　　E. 中年男性(2010、2023)

【例5】符合伸直型肱骨髁上骨折特点的描述是
　　A. 肘后三角异常改变　　B. 骨折线由前上斜向后下　C. 骨折线由前下斜向后上
　　D. 不伴正中神经损伤　　E. 患肘向前突出呈后伸位

【例6】不属于肱骨髁上骨折的临床表现是
　　A. 肘部疼痛肿胀　　　　B. 肘部皮下瘀斑　　　　　C. 肘后三角异常
　　D. 手部皮肤苍白、皮温较低　E. 前臂缺血性肌坏死

3. 诊断
根据儿童手掌着地受伤史,肘部出现疼痛、肿胀、皮下瘀斑,肘部向后突出并处于半屈位,应考虑肱骨髁上骨折。拍摄肘部正侧位片可明确诊断。但应注意有无神经、血管损伤。

4. 伸直型肱骨髁上骨折的治疗
(1)**手法复位外固定**　受伤时间短,局部肿胀较轻,没有血液循环障碍者,可行手法复位外固定。
(2)**手术治疗**　手术指征:①手法复位失败;②小的开放性伤口,污染不重;③有神经、血管损伤。
(3)**康复治疗**　无论手法复位外固定,还是切开复位内固定,术后应严密观察肢体血液循环及手的感觉、运动功能。抬高病肢,早期进行手指及腕关节屈伸活动,4~6周后可进行肘关节屈伸活动。

（4）骨筋膜室综合征　伸直型肱骨髁上骨折由于近折端向前下移位，极易刺破肱动脉，加上损伤后的组织反应，局部肿胀严重，均会影响远端肢体血液循环，导致前臂骨筋膜室综合征。

①诊断　在伸直型肱骨髁上骨折的诊疗过程中，应严密观察前臂肿胀程度及手的感觉运动功能，若出现高张力肿胀，手指主动活动障碍，被动活动剧烈疼痛（剧烈疼痛是诊断骨筋膜室综合征的主要临床表现），桡动脉搏动难以扪及，手指皮温降低，感觉异常，即可确诊。

②治疗　应紧急手术，切开前臂掌、背侧深筋膜，充分减压，给予脱水剂、血管扩张剂，则可能防止前臂缺血性肌挛缩的发生。如果已出现 5P 征（Painlessness 无痛、Pulselessness 脉搏消失、Pallor 皮肤苍白、Paresthesia 感觉异常、Paralysis 肌麻痹），则为时已晚，即便手术减压也难以避免发生缺血性肌挛缩。

注意：①急性动脉栓塞 5P 征为 Pain（疼痛）、Pallor（苍白）、Pulselessness（无脉）、Paresthesia（感觉异常）、Paralysis（麻痹）（9 版《外科学》P490）。
②骨筋膜室综合征 5P 征为 Painlessness、Pallor、Pulselessness、Paresthesia、Paralysis（9 版《外科学》P637）。

五、前臂双骨折

1. 临床表现及诊断

（1）临床表现及诊断　受伤后前臂疼痛、肿胀、畸形、功能障碍。检查可发现骨摩擦音及假关节活动。骨传导音减弱或消失。X 线拍片可确诊骨折，以及是否合并桡骨头脱位或尺骨小头脱位。

（2）概念　两个常考概念请牢记。
①孟氏（Monteggia）骨折　是指尺骨上 1/3 骨干骨折合并桡骨小头脱位。
②盖氏（Galeazzi）骨折　是指桡骨干下 1/3 骨折合并尺骨小头脱位。

2. 治疗

（1）手法复位外固定　前臂双骨折可发生多种移位，如重叠、成角、旋转、侧方移位等。若治疗不当，可发生尺、桡骨交叉愈合，影响旋转功能。因此，治疗的目标除了良好的对位、对线以外，应特别注意防止畸形和旋转。手法复位成功后，可采用上肢前后石膏夹板固定，待肿胀消退后改为管型石膏固定。

①在双骨折中，若其中一骨干骨折线为横形稳定性骨折，另一骨干为不稳定的斜形或螺旋形骨折时，应先复位稳定的骨折，通过骨间膜的联系，再复位不稳定的骨折。

②若尺、桡骨骨折均为不稳定型，发生在上 1/3 的骨折，先复位尺骨；发生在下 1/3 的骨折先复位桡骨；发生在中段的骨折，一般先复位尺骨。

③在 X 线片上发现斜形骨折的斜面呈背向靠拢，应认为是远折端有旋转，应先按导致旋转移位的反方向使其纠正，再进行骨折端的复位。

（2）切开复位内固定　手术指征：①手法复位失败；②受伤时间较短、伤口污染不重的开放性骨折；③合并神经、血管、肌腱损伤；④同侧肢体有多发性损伤；⑤陈旧骨折畸形愈合。

（3）康复治疗　术后抬高患肢，警惕骨筋膜室综合征的发生。术后 2 周开始练习手指屈伸活动和腕关节活动。4 周以后开始练习肘关节、肩关节活动。8~10 周后进行前臂旋转运动。

六、桡骨远端骨折

1. 分型

桡骨远端骨折分伸直型骨折、屈曲型骨折、关节面骨折伴腕关节脱位。

2. 临床表现与诊断

（1）伸直型桡骨远端骨折　多为腕关节处于背伸位、手掌着地、前臂旋前时受伤所致，常表现为局部疼痛，肿胀，可出现典型畸形姿势，即侧面呈"银叉"畸形，正面呈"刺刀样"畸形。局部压痛明显，腕关节活动障碍。X 线拍片可见骨折远端向桡、背侧移位，近端向掌侧移位，因此表现出典型的畸形特征。

(2) **屈曲型桡骨远端骨折** 多为跌倒时,腕关节屈曲、手背着地受伤所致,常表现为腕部下垂,局部肿胀,腕背侧皮下瘀斑,腕部活动受限。检查局部有明显压痛。X 线拍片可发现典型移位,近折端向背侧移位,远折端向掌侧、桡侧移位。可合并下尺桡关节损伤、尺骨茎突骨折和三角纤维软骨损伤。

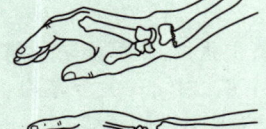
骨折远端向桡侧、背侧移位
骨折近端向掌侧移位
伸直型桡骨远端骨折

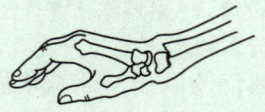
骨折远端向掌侧、桡侧移位
骨折近端向背侧移位
屈曲型桡骨远端骨折

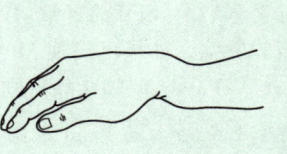
"银叉"畸形
(侧面观)
伸直型桡骨远端骨折后的畸形

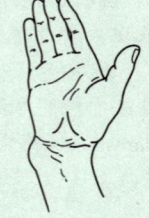
"刺刀样"畸形
(正面观)

	伸直型桡骨远端骨折	屈曲型桡骨远端骨折
别称	Colles 骨折	Smith 骨折、反 Colles 骨折
发生率	多见	少见
受伤机制	跌倒时,腕关节背伸,手掌小鱼际着地	跌倒时,腕关节屈曲,手背着地
骨折远端	向桡侧、背侧移位	向掌侧、桡侧移位
骨折近端	向掌侧移位	向背侧移位
典型畸形	侧面呈"银叉"畸形,正面呈"刺刀样"畸形	—
治疗	手法复位+小夹板或石膏外固定 手术——严重粉碎性骨折移位明显、手法复位失败	手法复位+小夹板或石膏外固定 手术——外固定不能维持复位者

(3) **桡骨远端关节面骨折伴腕关节脱位** 也称 Barton 骨折,是桡骨远端骨折的一种特殊类型。在腕背伸、前臂旋前位跌倒,手掌着地,暴力通过腕骨传导,撞击桡腕关节背侧发生骨折,腕关节也随之而向背侧移位。临床上表现为与 Colles 骨折相似的银叉畸形及相应的体征。当跌倒时,腕关节屈曲、手背着地受伤,可发生与上述相反的桡骨远端掌侧关节面骨折及腕骨向掌侧移位。

3. 治疗

(1) **伸直型桡骨远端骨折** 以手法复位外固定为主,部分需要手术治疗。手术指征:①严重粉碎性骨折移位明显,桡骨下端关节面破坏;②手法复位失败或复位成功,外固定不能维持复位。

(2) **屈曲型桡骨远端骨折** 主要采用手法复位+夹板或石膏固定。复位后若极不稳定,外固定不能维持复位者,行切开复位+钢板或钢针内固定。

(3) **Barton 骨折** 无论是掌侧还是背侧桡骨远端关节面骨折,均应行手法复位+小夹板或石膏外固定治疗。复位后若很不稳定,可切开复位、钢针内固定。

【例 7】女,75 岁。摔倒时右手撑地,腕部疼痛、肿胀。查体:右腕部呈"刺刀样"畸形。最可能的诊断是
A. Galeazzi 骨折　　　　　B. Colles 骨折　　　　　C. Monteggia 骨折
D. Chance 骨折　　　　　E. Smith 骨折

▶**常考点** 重点内容,请全面掌握。

参考答案——详细解答见《2024 国家临床执业及助理医师资格考试历年考点精析(上、下册)》
1. ABCDE　　2. ABCDE　　3. ABCDE　　4. ABCDE　　5. ABCDE　　6. ABCDE　　7. ABCDE

第33章 下肢骨折

▶ **考纲要求**

①股骨颈骨折。②股骨转子间骨折。③股骨干骨折。④胫骨平台骨折。⑤髌骨骨折。⑥胫腓骨骨折。⑦踝部骨折。⑧踝部扭伤。

▶ **复习要点**

一、股骨颈骨折

1. 解剖概要

（1）**股骨颈易发生骨折的原因** 股骨头、颈与髋臼共同构成髋关节，是躯干与下肢的重要连接装置及承重结构。股骨颈的长轴线与股骨干纵轴线之间形成<u>颈干角</u>，为110°～140°，平均为127°。在重力传导时，力线并不沿股骨颈中心线传导，而是沿股骨小转子、股骨颈内缘传导，因此形成骨皮质增厚部分，又称为"股骨矩"。若颈干角变大，为髋外翻；若颈干角变小，为髋内翻。颈干角改变，可使力的传导发生改变，故容易导致骨折。从矢状面观察，股骨颈的长轴线与股骨干的纵轴线也不在同一平面上，股骨颈有向前的角，称为<u>前倾角</u>。

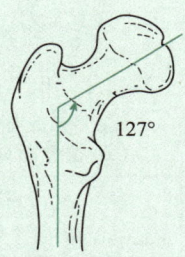

股骨的颈干角

（2）**成人股骨头的血供特点** 成人股骨头的血液供应有多种来源：

①小凹动脉 股骨头圆韧带内的小凹动脉，提供股骨头凹部的血液循环。

②股骨干滋养动脉升支 沿股骨颈进入股骨头。经股骨颈骨折时，该支受损，可导致股骨头缺血坏死。

③旋股内、外侧动脉的分支 是股骨头、颈的<u>重要营养动脉</u>。<u>旋股内侧动脉</u>发自股深动脉，在股骨颈基底部关节囊滑膜反折处，分为骺外侧动脉、干骺端上侧动脉和干骺端下侧动脉进入股骨头。骺外侧动脉供应股骨头 2/3～4/5 区域的血液循环，是股骨头最主要的供血来源。<u>旋股外侧动脉</u>也发自股深动脉，其分支供应股骨头小部分血液循环。旋股内、外侧动脉的分支互相吻合，在股骨颈基底部形成动脉环，营养股骨颈。<u>旋股内侧动脉</u>损伤是导致股骨头缺血坏死的主要原因。

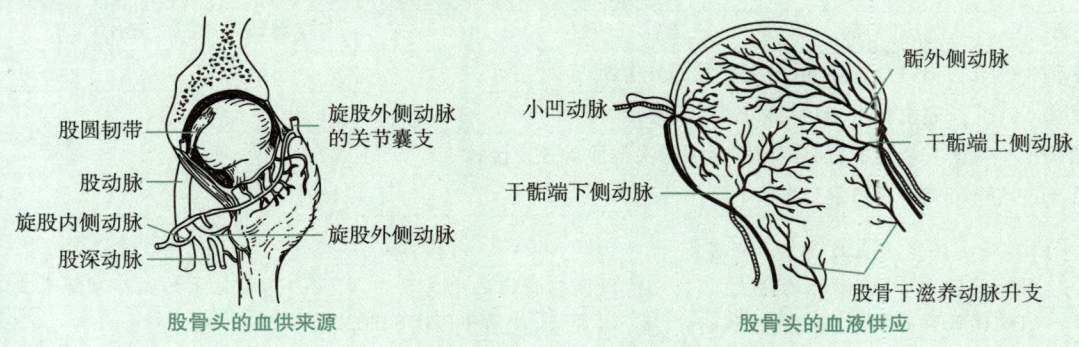

股骨头的血供来源　　　　　　　股骨头的血液供应

2. 分类

（1）**按骨折线部位分类** 将股骨颈骨折分为股骨头下骨折、经股骨颈骨折和股骨颈基底骨折三类。

①股骨头下骨折 骨折线在股骨头下,股骨头仅有小凹动脉很少量的供血,致使股骨头严重缺血,故最易发生股骨头缺血坏死。
②经股骨颈骨折 骨折线位于股骨颈中部,股骨头也有明显供血不足,较易发生股骨头缺血坏死。
③股骨颈基底骨折 骨折线位于股骨颈与大、小转子间连线处。骨折容易愈合,不易发生股骨头缺血坏死。

	股骨头下骨折	经股骨颈骨折	股骨颈基底骨折
骨折线位置	位于股骨头下	股骨颈中部,常呈斜形	股骨颈与大、小转子间连线处
损伤血管	旋股内、外侧动脉发出的营养支主要是旋股内侧动脉的分支	股骨干发出滋养动脉升支	有旋股内、外侧动脉分支合成的动脉环提供血供
并发症	最易导致股骨头缺血坏死	较易导致股骨头缺血坏死	骨折容易愈合,不易坏死

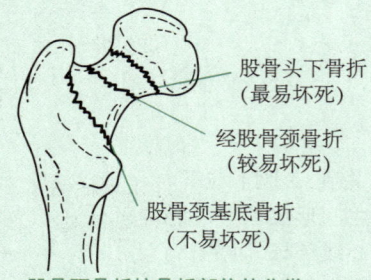
股骨颈骨折按骨折部位的分类

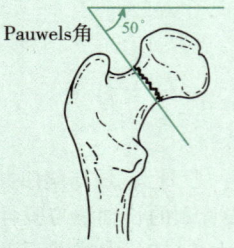
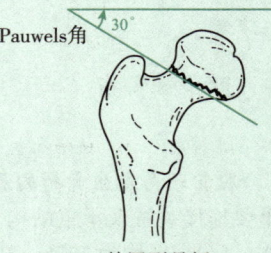
股骨颈骨折按骨折线方向分类

(2)按骨折线方向分类 可将股骨颈骨折分为内收型和外展型。

	内收型骨折	外展型骨折
Pauwels 角	>50°	<30°
临床特点	由于骨折面接触较少,容易再移位	由于骨折面接触多,不容易再移位
稳定性	属于不稳定性骨折	属于稳定性骨折

Pauwels 角是指远端骨折线与两侧髂嵴连线的夹角。Pauwels 角与股骨颈骨折的稳定性成反比,Pauwels 角越大,骨折端所遭受的剪切力越大,骨折越不稳定。相反,Pauwels 角越小,骨折越稳定。

记忆:①内收型-大于五十度-不稳定——记忆为内人打我,不稳定(媳妇打丈夫,夫妻关系不稳定)。
②外展型-小于三十度-稳定。

(3)按移位程度分类 Garden 分型常用,根据骨折近端正位 X 线片上骨折移位程度分为 4 型。

分型	临床特点	占股骨颈骨折的百分比(%)
Ⅰ型	不完全骨折,骨的完整性部分中断	0
Ⅱ型	完全骨折,但不移位或嵌插移位	21.8
Ⅲ型	完全骨折,部分移位,且股骨头与股骨颈有接触	62.8
Ⅳ型	完全移位的骨折	15.4

【例1】股骨头的主要血液供应来源是
　　A. 旋股内、外侧动脉的分支　　B. 股圆韧带内的小凹动脉　　C. 股骨干的滋养动脉升支
　　D. 闭孔动脉　　E. 阴部内、外动脉(2018、2022)
【例2】股骨颈骨折后出现股骨头坏死最主要的原因是
　　A. 固定不牢固　　B. 年龄高、体质虚弱　　C. 采用切开复位内固定
　　D. 没有达到解剖学复位　　E. 股骨头血运破坏

【例3】股骨颈骨折时,股骨头缺血坏死率最高的是
　　A. 完全性头下骨折　　　　B. 不完全性基底骨折　　　　C. 完全性基底骨折
　　D. 不完全性经颈骨折　　　E. 完全性经颈骨折

【例4】股骨颈骨折时,Pauwels角是指
　　A. 股骨颈长轴线与股骨干纵轴线之间形成的夹角
　　B. 股骨颈长轴线与股骨颈骨折线之间的夹角
　　C. 股骨颈骨折线与股骨干纵轴线之间的夹角
　　D. 股骨颈骨折线与两大转子连线之间的夹角
　　E. 股骨颈骨折线与两髂嵴连线之间的夹角

【例5】女,56岁。2小时前不慎摔倒,左髋部疼痛、无法行走。X线检查示左股骨颈中段骨折并有短缩完全移位,Pauwels角为60°。该患者股骨颈骨折的类型是
　　A. GardenⅠ型骨折　　　　B. GardenⅡ型骨折　　　　C. GardenⅢ型骨折
　　D. 内收型骨折　　　　　　E. 外展型骨折

3. 临床表现

(1) 外伤史　中、老年人有跌倒受伤史。

(2) 症状　伤后感髋部疼痛,下肢活动受限,不能站立和行走。有时伤后并不立即出现活动障碍,仍能行走,但数天后,髋部疼痛加重,逐渐出现活动后疼痛加重,甚至完全不能行走,这说明受伤时可能为稳定性骨折,以后发展为不稳定性骨折而出现功能障碍。

(3) 体检　①患肢*外旋畸形,一般在45°~60°*。这是由于骨折远端失去了关节囊及髂股韧带的稳定作用,附着于大转子的臀中肌、臀小肌、臀大肌的牵拉和附着于小转子的髂腰肌和内收肌群的牵拉,而发生外旋畸形。②股骨颈骨折伤后很少出现髋部肿胀和瘀斑,可出现局部压痛和轴向叩击痛。③肢体测量可发现患肢短缩。在平卧位,由髂前上棘向水平面垂线,再由大转子与髂前上棘的垂线画水平线,构成Bryant三角。股骨颈骨折时,此三角底边较健侧缩短。在侧卧位并半屈髋,由髂前上棘与坐骨结节之间画线,为Nelaton线,正常情况下,大转子在此线上,若大转子超过此线之上,表明大转子有向上移位。

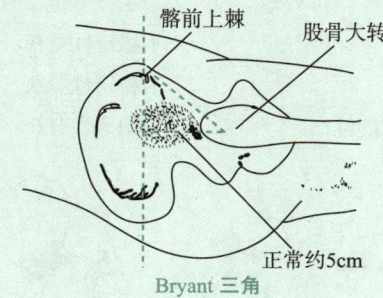
Bryant 三角

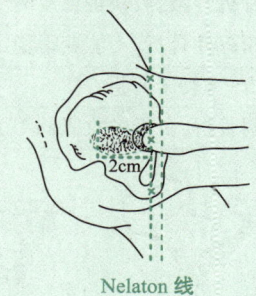
Nelaton 线

4. 诊断
根据髋部受伤史,临床表现及体检,即可诊断。X线检查可明确骨折的部位、类型、移位情况。

5. 治疗

(1) 非手术治疗　适用于年龄过大,全身情况差,合并严重心、肺、肝、肾等功能障碍不能耐受手术者。全身情况允许后应尽早尽快手术治疗。在等待手术期间,24小时内能完成手术的病人可以穿防旋鞋,24小时内不能完成手术的病人应给予皮牵引或胫骨结节牵引。

(2) 手术治疗　适用于有移位的股骨颈骨折、65岁以上老人的股骨头下骨折。常用手术方法有:
①闭合复位内固定　由于不切开关节囊,不暴露骨折端,对股骨头血液循环干扰较小,故术后骨折不愈合、股骨头坏死的发生率均较低,应尽量采用此法。

②切开复位内固定 适用于手法复位失败、固定不可靠、青壮年的陈旧骨折不愈合等。

③人工关节置换术 适用于全身情况尚好的高龄病人（>65岁）的股骨头下骨折。对全身情况尚好，预期寿命较长的 GardenⅢ、Ⅳ型股骨颈骨折的老年病人，选择全髋关节置换术。对全身情况差，合并症较多，预期寿命较短的老年病人选择半髋关节置换术。

（6~8题共用题干）女，76岁。跌倒后左髋部疼痛，不能站立行走。既往高血压、肺心病、糖尿病病史20余年，一般状态差。查体：BP190/110mmHg，左髋部压痛，左下肢呈短缩及外旋畸形。X线检查示股骨头下骨折，Pauwels 角 55°，GardenⅢ型。

【例6】首先应采取的治疗措施是
　　A. 闭合复位内固定　　　　B. 切开复位钢板固定　　　　C. 人工全髋关节置换术
　　D. 外固定架固定　　　　　E. 下肢中立位皮牵引

【例7】若该患者后期出现股骨头坏死，最主要的原因是
　　A. 股深动脉损伤　　　　　B. 闭孔动脉损伤　　　　　　C. 小凹动脉损伤
　　D. 旋股内侧动脉损伤　　　E. 旋股外侧动脉损伤

【例8】如果该患者经治疗后心、肺功能良好，血压控制在 130/80mmHg，空腹血糖控制在 7~8mmol/L，那么最佳治疗方案是
　　A. 人工髋关节置换术　　　B. 下肢中立位皮牵引　　　　C. 切开复位髓内钉固定
　　D. 切开复位钢板固定　　　E. 切开复位克氏针固定

二、股骨转子间骨折

1. 分型

参照 Tronzo-Evans 的分类方法，可将转子间骨折分为以下五型。

分型	临床特点	稳定性	占比
Ⅰ型	顺转子间骨折，骨折无移位	稳定性骨折	11.1%
Ⅱ型	小转子骨折轻微，可获得稳定的复位	稳定性骨折	17.4%
Ⅲ型	小转子粉碎性骨折，不能获得稳定的复位	不稳定性骨折	45.1%
Ⅳ型	Ⅲ型骨折+大转子骨折	不稳定性骨折	20.1%
Ⅴ型	逆转子间骨折，由于内收肌的牵引，存在移位的倾向	不稳定性骨折	6.3%

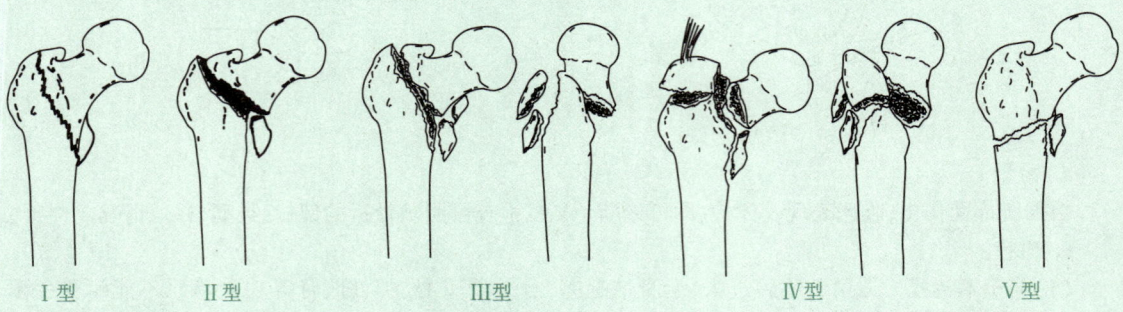

Ⅰ型　　Ⅱ型　　Ⅲ型　　Ⅳ型　　Ⅴ型

2. 临床表现

受伤后，转子区出现疼痛、肿胀、瘀斑和下肢不能活动。检查发现转子间压痛，下肢外旋畸形明显，可达90°，有轴向叩击痛。测量可发现下肢短缩。

3. 诊断、鉴别诊断与治疗

（1）诊断　根据外伤史、临床表现及体检，即可诊断。X线片可明确骨折类型及移位情况。

（2）**鉴别诊断与治疗**　股骨转子间骨折与股骨颈骨折两者相似，均好发于中老年骨质疏松病人，两者的临床特点不同，应予以鉴别。

	股骨颈骨折	股骨转子间骨折
分类	按骨折线部位分头下、经股骨颈、基底骨折；按骨折线方向分内收、外展骨折；按移位程度分4型	按Tronzo-Evans的分类方法分为Ⅰ、Ⅱ、Ⅲ、Ⅳ、Ⅴ型
临床表现	①外伤史；②髋部疼痛、下肢不能活动；③局部压痛、轴向叩击痛；④下肢缩短；⑤患肢外旋45~60°	①外伤史；②转子区疼痛、肿胀、瘀斑，下肢不能活动；③局部压痛、轴向叩击痛；④下肢缩短；⑤患肢外旋90°
治疗	①非手术治疗——年龄过大，全身情况差，合并严重心肺肾肝功能障碍不能耐受手术者 ②手术治疗——有移位、内收型骨折、65岁以上头下型骨折、陈旧骨折不愈合、影响功能的畸形愈合、股骨头缺血坏死 ③手术方法——闭合复位内固定、切开复位内固定、人工关节置换术	①非手术治疗——对有手术禁忌证者，可采用胫骨结节或股骨髁上外展位骨牵引。近几年多主张早期手术治疗 ②手术治疗——不稳定性骨折，手法复位失败者，行切开复位内固定，可采用Gamma钉、动力髋螺钉

注意：①股骨颈骨折患肢外旋45°、转子间骨折患肢外旋90°，外旋角度是两者的主要区别。
②人工髋关节置换适用于有移位、稳定性不佳、年龄>65岁的股骨颈骨折，尤其是头下型骨折。

三、股骨干骨折

1. 临床表现与诊断

受伤后出现骨折的专有体征，即可作出临床诊断。X线正、侧位片检查，可明确骨折的准确部位、类型和移位情况。但应注意，股骨干下1/3骨折时，近折端由于股前、外、内的肌牵引而向前上移位；远折端由于腓肠肌的牵拉以及肢体的重力作用而向后方移位，可能损伤腘动脉、腘静脉、胫神经和腓总神经。因此，体检时，应仔细检查远端肢体的血液循环及感觉、运动功能。

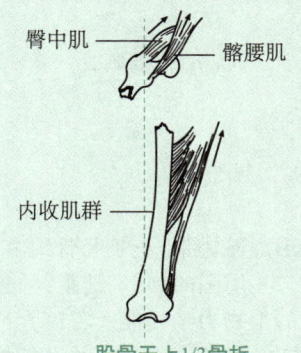
股骨干上1/3骨折

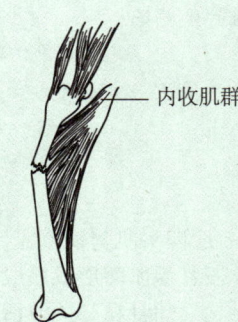
股骨干中1/3骨折

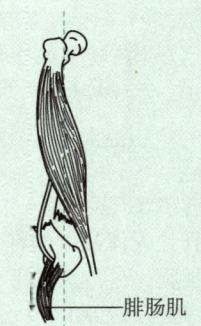
股骨干下1/3骨折

【例9】股骨干下1/3骨折时骨折端移位方向是
　　A. 近折端向前上移位，远折端向前方移位　　B. 近折端向前上移位，远折端向后方移位
　　C. 近折端向后上移位，远折端向前方移位　　D. 近折端向后下移位，远折端向内侧移位
　　E. 近折端向后下移位，远折端向前方移位

2. 治疗

（1）**非手术治疗**　适用于稳定性骨折，软组织条件差者。
①产伤新生儿　将伤肢用绷带固定于胸腹部，2周后拆除。

②3岁以下儿童　采用垂直悬吊皮肤牵引。

③3岁以上儿童　多采用手法复位+小夹板外固定，皮肤牵引维持治疗。较小的成角畸形及2cm以内的重叠，随着生长发育，可逐渐代偿，至成人后可不留痕迹。

④成人　可采用Braun架或Thomas架平衡持续牵引8～10周。

(2)**手术治疗**　成人股骨干骨折多采用钢板、带锁髓内钉固定。儿童股骨干骨折多采用弹性钉内固定。手术指征包括：①非手术治疗失败；②同一肢体或其他部位有多处骨折；③合并神经、血管损伤；④老年人的骨折，不宜长期卧床；⑤陈旧骨折不愈合或有功能障碍的畸形愈合；⑥开放性骨折。

【例10】股骨干骨折髓内针内固定的明确指征不包括

　　A. 非手术治疗失败　　　　　　B. 伴有多发性损伤　　　　　C. 粉碎性骨折
　　D. 老年人不宜卧床过久者　　　E. 3岁以内儿童

【例11】对于3岁以下儿童股骨干骨折的治疗，正确的叙述是

　　A. 应与成人骨折的治疗原则一致　　　　B. 常采用切开复位内固定治疗
　　C. 常采用骨牵引治疗　　　　　　　　　D. 可以接受轻度的旋转移位
　　E. 可以接受骨折断端有2cm以内的缩短

四、胫骨平台骨折

1. 临床表现

(1)**症状**　胫骨平台骨折时，病人出现膝部疼痛、肿胀、下肢不能负重等症状。

(2)**体征**　膝关节主动、被动活动受限，胫骨近端和膝关节局部触痛。检查时应注意骨折部位软组织覆盖情况和神经、血管情况。尽早发现腘动脉的合并损伤极为重要。对于高能量所致的胫骨平台骨折，应仔细检查患肢有否出现静息痛、被动牵拉相关肌肉诱发剧痛、小腿骨筋膜室紧张及足部感觉减弱等。

2. 治疗　胫骨平台骨折的治疗以恢复关节面的平整，韧带的完整性及膝关节活动范围为目的。

(1)**无移位的胫骨平台骨折**　可采用下肢石膏托固定4～6周，即可进行功能锻炼。

(2)**有移位的胫骨平台骨折**　为不稳定的关节内骨折，必须坚持解剖复位、坚强固定，有骨缺损时，应植骨填充，坚持早锻炼晚负重的原则。

【例12】胫骨平台骨折最容易引起的并发症是

　　A. 骨筋膜室综合征　　　　　　B. 缺血性骨坏死　　　　　　C. 骨化性肌炎
　　D. 骨折不愈合　　　　　　　　E. 创伤性关节炎

五、髌骨骨折

1. 解剖概要

髌骨是人体最大的籽骨。前方有股四头肌腱膜覆盖，并向下延伸形成髌韧带，止于胫骨结节。两侧为髌旁腱膜。后面为关节软骨面，与股骨髁髌面形成髌股关节。髌骨与其周围的韧带、腱膜共同形成伸膝装置，是下肢活动中十分重要的结构。髌骨在膝关节活动中有重要的生物力学功能。若髌骨被切除，髌韧带更贴近膝的活动中心，使伸膝的杠杆力臂缩短，股四头肌则需要比正常多30%的肌力才能伸膝，多数病人尤其老年人不能承受这种力，因此，髌骨骨折后，应尽可能恢复其完整性。

2. 病因及分类

(1)**直接暴力**　常致髌骨粉碎骨折，如跌倒时跪地，髌骨直接撞击地面，发生粉碎骨折。

(2)**肌牵拉暴力**　常致髌骨横形骨折，如跌倒时，为防止倒地，股四头肌猛烈收缩以维持身体平衡，将髌骨撕裂，造成髌骨横形骨折。

3. 临床表现

受伤后膝前肿胀，有时可扪及骨折分离出现的凹陷。

4. 诊断
(1) **膝关节正、侧位 X 线检查** 可明确骨折的部位、类型及移位程度,是选择治疗方法的重要依据。
(2) **MRI 和膝关节镜检查** 可发现髌骨骨折常合并交叉韧带、侧副韧带、半月板损伤。

5. 治疗
(1) **无移位的髌骨骨折** 采用非手术治疗。保持膝关节伸直位,用石膏托或下肢支具固定 4~6 周。
(2) **移位 0.5cm 以内的横形骨折** 采用非手术治疗。在治疗过程,应注意观察骨折端移位情况。
(3) **>0.5cm 的分离骨折** 应手术治疗,采用切开复位、克氏针钢丝张力带固定或钢丝捆扎固定。
(4) **髌骨上极或下极骨折** 若骨折块较大,可采用上述方法治疗。若骨折块太小,可予以切除,用钢丝缝合重建髌韧带,术后膝关节伸直位固定 4~6 周。
(5) **髌骨粉碎性骨折** 若关节面不平整,应手术治疗,恢复关节面的平滑,复位后用钢丝环绕捆扎固定,术后膝关节伸直位固定 4~6 周;对严重粉碎性骨折,无法恢复髌骨软骨面完整性时,可摘除髌骨,修补韧带。

六、胫腓骨骨折

1. 解剖概要
(1) **胫骨** 胫骨是支撑体重的重要骨骼,位于皮下,前方的胫骨嵴是骨折后手法复位的重要标志。胫骨干横切面呈三棱形,在中、下 1/3 交界处变成四边形。三棱形和四边形交界处是骨折的<u>好发部位</u>。由于整个胫骨均位于皮下,骨折端易穿破皮肤,成为开放性骨折。胫骨上端与下端关节面是相互平行的,若骨折对位对线不良,使关节面失去平衡,改变了关节的受力面,易发生创伤性关节炎。

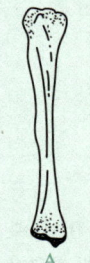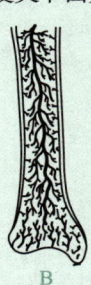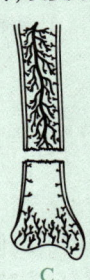

A 许多小血管经胫骨两端的小孔进入骨内,故胫骨两端血运丰富
B 滋养动脉由血管孔自上而下进入骨干,保证中、下 1/3 血液供应
C 胫骨干中、下 1/3 骨折后,滋养动脉断裂,远端丧失大部分血供

胫骨骨折对血液循环的影响

(2) **腓骨** 腓骨的上、下端与胫骨构成上、下胫腓联合,为微动关节。腓骨不产生单独运动,但可承受 1/6 的负重。胫腓骨间有骨间膜连接,踝关节承受的力除沿胫骨干向上传递外,也经骨间膜由腓骨传导。

2. 并发症

骨折类型	常见并发症	成因
胫骨上 1/3 骨折	下肢缺血坏死	此处相对固定的胫后动脉受损,导致下肢严重血液循环障碍
胫骨中 1/3 骨折	下肢血液循环障碍、缺血坏死,严重者导致骨筋膜室综合征	小腿的肌筋膜与胫骨、腓骨和胫腓骨间膜一起构成四个筋膜室。骨折后骨髓腔出血、肌肉损伤出血或血管损伤出血,均可引起骨筋膜室高压,导致骨筋膜室综合征
胫骨下 1/3 骨折	延迟愈合或不愈合	从胫骨干上、中 1/3 交界处进入骨内的营养动脉受损,胫骨下 1/3 几乎无肌肉附着
腓骨颈骨折	腓总神经损伤	在腓骨颈,腓总神经由腘窝后、外侧斜向下外方,经腓骨颈进入腓骨长、短肌及小腿前方肌群

注意:①胫骨中下 1/3 处易发生骨折的原因——骨形态转变处(三棱形和四边形交界处)。
②胫骨下 1/3 骨折易发生延迟愈合的原因——骨营养动脉损伤。

【例13】胫骨中下 1/3 交界处易骨折,其主要原因是
    A. 胫骨形状有棱角   B. 负重量较大   C. 该处皮下软组织少
    D. 易受直接或间接暴力   E. 骨的形态转变移行处

【例14】男性,35 岁。因车祸右小腿受伤,经拍 X 线片,诊断为右胫骨中下 1/3 交界处斜形骨折。其易发生
    A. 骨筋膜室综合征   B. 脂肪栓塞   C. 延迟愈合或不愈合
    D. 血管损伤   E. 神经损伤

3. 治疗

(1)治疗目的　矫正成角、旋转畸形,恢复胫骨上、下关节面的平行关系,恢复肢体长度。

(2)无移位的胫腓骨干骨折　采用石膏固定。

(3)有移位的横形或短斜形胫腓骨骨折　采用手法复位+石膏固定。

(4)不稳定的胫腓骨干双骨折　采用微创或切开复位,可选择钢板螺钉或髓内针固定。切开复位内固定指征:①手法复位失败;②严重粉碎性骨折或双段骨折;③污染不重,受伤时间较短的开放性骨折。

(5)单纯胫骨干骨折　由于有完整腓骨的支撑,多无明显移位,可用石膏固定 10～12 周后下地活动。

(6)单纯腓骨干骨折　无须特殊治疗。为减少下地活动时疼痛,可用石膏固定 3～4 周。

【例15】男,16 岁。左胫腓骨闭合性骨折,管型石膏外固定,3 小时后左小腿出现胀痛,并持续加重,足趾麻木,被动牵拉痛。对其首要的处理是
    A. 给予止痛药物、继续观察   B. 立即拆除石膏   C. 给予脱水药、继续观察
    D. 给予抗生素治疗   E. 不需处理、继续观察

【例16】男,26 岁。右小腿受伤 12 小时。查体:右小腿中段前方皮肤有一 10cm 长伤口,软组织挫伤严重,胫骨断端外露,外侧足背动脉搏动对称,感觉正常。彻底清创后最适宜的进一步治疗方法是
    A. 螺丝钉固定   B. 髓内针固定   C. 石膏固定
    D. 钢板固定   E. 外固定架固定

七、踝部骨折

1. 解剖概要

踝关节由胫骨远端、腓骨远端和距骨体构成。外踝远端较内踝远端低 1～1.5cm,偏后 1cm。由内踝、外踝和胫骨下端关节面构成踝穴,容纳距骨体。距骨体前方较宽,后方略窄,使踝关节背屈时,距骨体与踝穴匹配性好,踝关节较稳定;在跖屈位时,距骨体与踝穴的间隙增大,因而活动度也增大,使踝关节相对不稳定,这是踝关节在跖屈位容易发生损伤的解剖因素。正常情况下,以足外缘与小腿垂直为中立位 0°,踝关节可背屈 20°～30°、跖屈 45°～50°、内翻 30°、外翻 30°～35°。

2. 临床表现与诊断

(1)临床表现　踝部肿胀明显,瘀斑,内翻或外翻畸形,活动障碍。检查可在骨折处扪到局限性压痛。

(2)诊断　踝关节正位、侧位 X 线摄片可明确骨折的部位、类型、移位方向。

3. 治疗

(1)治疗原则　踝关节结构复杂,暴力作用的机制及骨折类型也较多样,按一般的原则,先手法复位外固定,失败后则采用切开复位内固定的方式治疗。以恢复踝关节的结构及稳定性为原则,灵活选择治疗方案。

(2)无移位的和无下胫腓联合分离的单纯内踝或外踝骨折　在踝关节内翻(内踝骨折时)或外翻(外踝骨折时)位石膏固定 6～8 周。固定期间可进行邻近关节功能锻炼,预防肌肉萎缩和深静脉血栓形成。

(3)有移位的内踝或外踝单纯骨折　手法复位难以成功,应切开复位,松质骨螺钉内固定。

(4)下胫腓联合分离　常在内、外踝损伤时出现,应首先复位、固定骨折,才能使下胫腓联合复位。为防止术后不稳定,在固定骨折、进行韧带修复的同时,用螺钉固定或高强度线进行下胫腓联合的仿生固定,石膏固定 4～6 周。螺钉应于术后 10～12 周下地部分负重前取出。

八、踝部扭伤

1. 解剖概要

踝关节关节囊纤维层增厚形成韧带，主要有三组。

（1）**内侧副韧带**　又称三角韧带，是踝关节最坚强的韧带。主要功能是防止踝关节外翻。

（2）**外侧副韧带**　起自外踝，分三束分别止于距骨前外侧、跟骨外侧和跟骨后方，是踝部最薄弱的韧带。

（3）**下胫腓韧带**　又称胫腓横韧带，有两条，分别于胫腓骨下端的前方和后方将胫骨、腓骨紧紧地连接在一起，加深踝穴的前、后方，稳定踝关节。

若内侧副韧带损伤，将出现踝关节侧方不稳定；若外侧副韧带损伤，将出现踝关节各方向不稳定。

2. 临床表现与诊断

（1）**临床表现**　踝部扭伤后出现疼痛、肿胀、皮下瘀斑，活动踝关节疼痛加重。检查可以发现伤处有局限性压痛点，踝关节跖屈位加压，使足内翻或外翻时疼痛加重，即应诊断为踝部韧带损伤。

（2）**X 线片**　对韧带部分损伤、松弛或完全断裂的诊断有时比较困难。在加压情况下的极度内翻位行踝关节正位 X 线摄片，可发现外侧关节间隙显著增宽，或在侧位片上发现距骨向前半脱位，多为外侧副韧带完全损伤。踝关节正、侧位摄片可发现撕脱骨折。

3. 治疗

（1）**急性损伤**　应立即冷敷，以减少局部出血及减轻肿胀程度。48 小时后可局部理疗，促进组织愈合。

（2）**韧带部分损伤或松弛者**　在踝关节背屈 90°位，极度内翻位（内侧副韧带损伤时）或外翻位（外侧副韧带损伤时）石膏固定，或用宽胶布、绷带固定 2~3 周。

【例 17】男，18 岁。右踝扭伤 2 小时。右踝肿胀，外踝前方轻压痛，关节稳定性可，X 线未见骨折移位，早期治疗不恰当的措施是

　　A. 局部按摩　　　　　　　B. 休息，减少行走　　　　　　C. 弹力绷带适当固定

　　D. 冷敷　　　　　　　　　E. 右下肢抬高（2023）

▶ **常考点**　重点内容，请全面掌握。

参考答案——详细解答见《2024 国家临床执业及助理医师资格考试历年考点精析（上、下册）》

1. ABCDE　　2. ABCDE　　3. ABCDE　　4. ABCDE　　5. ABCDE　　6. ABCDE　　7. ABCDE
8. ABCDE　　9. ABCDE　　10. ABCDE　　11. ABCDE　　12. ABCDE　　13. ABCDE　　14. ABCDE
15. ABCDE　　16. ABCDE　　17. ABCDE

第34章 脊柱、脊髓损伤与骨盆骨折

▶**考纲要求**
①脊柱骨折。②脊髓损伤。③骨盆骨折。

▶**复习要点**

一、脊柱骨折

脊柱骨折以胸腰段骨折最常见，可以并发脊髓或马尾神经损伤。胸腰段脊柱（$T_{10}\sim L_2$）位于胸腰生理弧度的交汇部，是应力集中之处，因此该处骨折十分常见。

1. 分类

(1) 颈椎骨折分类 按照病人受伤时颈椎所处的位置（前屈、直立和后伸）分为以下4种类型：

①**屈曲型损伤** 颈椎在屈曲位时受暴力所致，表现为前柱压缩、后柱牵张损伤。临床上常见的有：压缩型骨折、骨折-脱位（这类病例多有脊髓损伤）。

②**垂直压缩型损伤** 颈椎处于直立位时受到垂直应力打击所致，无过屈或过伸力量，如高空坠落、高台跳水。

A. Jefferson 骨折 即寰椎的前、后弓双侧骨折，X线平片上很难发现骨折线。CT检查可清晰显示骨折部位、数量和移位情况。MRI检查可显示脊髓受损情况。

B. 爆裂型骨折 下颈椎（$C_3\sim C_7$）椎体粉碎性骨折，多见于 C_5、C_6 椎体，四肢瘫痪发生率高达80%。

③**过伸损伤** 包括无骨折-脱位的过伸损伤、枢椎椎弓根骨折（缢死者骨折）等。

④**齿状突骨折** 齿状突骨折可以分成Ⅰ、Ⅱ、Ⅲ三型。骨折机制不明。

(2) 胸腰椎骨折分类

①**依据骨折稳定性分类** 分为稳定性骨折和不稳定性骨折。

A. 稳定性骨折 轻度和中度压缩骨折，脊柱的后柱完整，如单纯横突、棘突、椎板的骨折。

B. 不稳定性骨折 如三柱中有两柱骨折，爆裂骨折，累及前、中、后三柱的骨折-脱位。

②**依据骨折形态分类** 分为以下4类。

A. 压缩骨折 椎体前方受压缩楔形变。压缩程度以X线侧位片上椎体前缘高度占后缘高度的比值计算，一般为稳定性骨折。骨质疏松症病人，轻微外伤即可发生胸腰椎压缩骨折。

B. 爆裂骨折 椎体呈粉碎骨折，骨折块向四周移位，向后移位可压迫脊髓、神经。

C. Chance 骨折 经椎体、椎弓、棘突的横向骨折，也可是前后纵韧带-椎间盘-后柱韧带复合体的损伤。

D. 骨折-脱位 脊柱的三柱骨折，可以是椎体向前或向后或横向移位。可伴有关节突关节脱位或骨折。

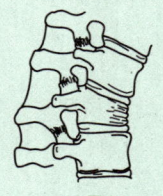 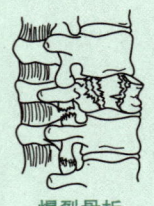 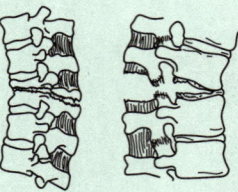 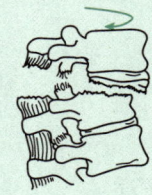

压缩骨折　　　　爆裂骨折　　　　Chance骨折　　　　骨折-脱位

【例1】Chance骨折是指胸腰椎
    A. 单纯性压缩骨折　　　　B. 骨折-脱位　　　　C. 屈曲-牵拉性损伤
    D. 稳定性爆裂骨折　　　　E. 水平状撕裂性损伤

2. 临床表现

(1) 外伤史　有严重外伤史,如交通事故、高空坠落、重物撞击腰背部等。

(2) 临床症状　①局部疼痛;②站立及翻身困难;③腹膜后血肿刺激腹腔神经丛,使肠蠕动减慢,常出现腹痛、腹胀,甚至肠麻痹症状;④如有瘫痪,则表现为四肢或双下肢感觉、运动障碍。

(3) 并发症　应注意检查是否合并颅脑、胸腹部、盆腔脏器的损伤。

(4) 体征　体检时,脊柱和四肢必须充分暴露,但要注意保暖。

体位	观察能否站立行走,是否为强迫体位
压痛	从上至下逐个按压或叩击棘突,如发现位于中线部位的局部肿胀和压痛,提示后柱已有损伤
畸形	胸腰段脊柱骨折常可看见或扪及后凸畸形
感觉	检查躯干和四肢的痛觉、触觉、温度觉。应注意检查会阴部感觉
肌力	分为6级,即0~5级
反射	膝反射,踝反射,病理反射,肛门反射,球海绵体反射

3. 影像学检查

(1) X线摄片　为首选检查方法,但X线检查不能显示椎管内受压情况。

(2) CT检查　常行压痛区域的CT检查及三维重建。CT片不能显示脊髓受损情况。

(3) MRI检查　可显示脊髓受损情况。疑有脊髓、神经或椎间盘损伤时,应作MRI检查。

(4) 其他　如超声检查腹膜后血肿,电生理检查双下肢神经情况等。

4. 诊断　根据外伤史、体格检查、影像学检查结果,一般均可作出诊断。

5. 急救搬运

脊柱骨折者从受伤现场运输至医院的急救搬运方式至关重要。一人抬头、一人抬脚或用搂抱的搬运方法十分危险,因这些方法会增加脊柱的弯曲,可能将碎骨片向后挤入椎管内,加重脊髓的损伤。

正确的搬运方法是采用担架、木板或门板运送,先使伤员双下肢伸直,担架放在伤员一侧,搬运人员用手将伤员平托至担架上;或采用滚动法,使伤员保持平直状态,成一整体滚动至担架上。无论采用何种搬运方法,都应该注意保持伤员颈部固定,以免加重颈髓损伤。

6. 治疗

(1) 急救　有严重多发者,应优先抢救生命。

(2) 复位固定　有骨折脱位者,应尽快复位固定,以恢复脊椎的原状。

(3) 手术治疗　有脊髓压迫者,应及早手术解除压迫,把保证脊髓功能恢复作为首要问题。手术指征包括:①颈、胸、腰椎骨折脱位有关节突交锁;②影像学检查显示有骨折碎片进入椎管内压迫脊髓;③截瘫平面不断上升;④非手术治疗效果不佳。

(4) 积极防治并发症

二、脊髓损伤

脊髓损伤是脊柱骨折的严重并发症,由于椎体的移位或碎骨片突入椎管内,使脊髓或马尾神经产生不同程度的损伤。胸腰段损伤使下肢的感觉与运动产生障碍,称为截瘫;而颈段脊髓损伤后,双上、下肢都出现神经功能障碍,为四肢瘫痪,称为"四肢瘫"。

硬瘫(痉挛性瘫痪)指支配肢体的上运动神经元损伤后,肢体肌张力增高、腱反射亢进、病理反射阳性。

软瘫(弛缓性瘫痪)指支配肢体的下运动神经元损伤后,肢体肌张力下降、腱反射减弱、病理反射阴性。

1. 病理生理

(1)**脊髓震荡** 与脑震荡相似,是最轻微的脊髓损伤。脊髓受到强烈震荡后而发生超限抑制,脊髓功能处于生理停滞状态。脊髓神经细胞结构正常,无形态学改变。

(2)**不完全性脊髓损伤** 伤后3小时灰质内出血较少,白质无改变;伤后6~10小时,出血灶扩大,神经组织水肿,24~48小时以后逐渐消退。脊髓挫伤的程度差异很大,预后极不相同。

(3)**完全性脊髓损伤** 伤后3小时脊髓灰质内多灶性出血,白质尚正常;6小时灰质内出血增多,白质水肿;12小时后白质内出现出血灶,神经轴索开始退变,灰质内神经细胞退变坏死;24小时灰质中心出现坏死,白质中多处轴索退变;48小时灰质中心软化,白质退变。脊髓完全性损伤后,脊髓内的病变呈进行性加重,预后恶劣。

2. 临床表现

(1)**脊髓震荡** 伤后立即发生弛缓性瘫痪,表现为损伤平面以下感觉、运动、反射完全消失或大部分消失。一般经历数小时至数天,感觉和运动功能开始恢复,不留任何神经系统后遗症。

(2)**不完全性脊髓损伤** 损伤平面以下保留某些感觉和运动功能,包括以下四种类型:

前脊髓综合征	颈髓前方受压严重,有时可引起脊髓前中央动脉闭塞,出现损伤平面以下四肢瘫痪(下肢瘫痪重于上肢),但下肢和会阴部位置觉和深感觉存在,有时甚至保留有浅感觉
后脊髓综合征	损伤平面以下深感觉障碍,但运动功能和痛温觉、触觉存在
脊髓中央管综合征	表现为损伤平面以下四肢瘫,出现特征性的上肢瘫痪重于下肢,没有感觉分离
脊髓半切综合征	即 Brown-Sequard 征。损伤平面以下同侧肢体运动及深感觉消失,对侧肢体痛温觉消失

(3)**完全性脊髓损伤** 脊髓完全性横贯性损害表现为损伤平面以下的最低位骶段感觉、运动功能完全丧失,包括肛门周围的感觉、肛门括约肌的收缩功能丧失,称为脊髓休克期。2~4周后逐渐演变成痉挛性瘫痪,表现为肌张力增高,腱反射亢进,锥体束征。胸髓损伤表现为截瘫。颈髓损伤表现为四肢瘫:上颈椎损伤的四肢瘫均为痉挛性瘫痪;下颈椎损伤的四肢瘫表现为上肢弛缓性瘫痪,下肢痉挛性瘫痪。

(4)**脊髓圆锥损伤** 正常人脊髓终止于 L_1 下缘,因此 T_{12}、L_1 骨折可发生脊髓圆锥损伤,表现为鞍区感觉障碍,括约肌功能丧失,大小便不能控制,性功能障碍,但双下肢感觉和运动功能正常。

(5)**马尾神经损伤** 马尾神经起自第2腰椎的骶脊髓,一般终止于第1骶椎下缘。损伤后表现为损伤平面以下弛缓性瘫痪、运动及感觉障碍、括约肌功能丧失,肌张力降低,腱反射消失,没有病理性锥体束征。

	主要表现	具体临床表现
颈髓损伤	四肢瘫	$C_{1~4}$ 损伤——膈肌和腹肌的呼吸肌全部瘫痪,病人极度呼吸困难,发绀,死亡 $C_{5~8}$ 损伤——膈肌运动存在,胸式呼吸消失,腹式呼吸变浅,肩以下四肢瘫 上颈椎损伤的四肢瘫均为**硬瘫**,下颈椎损伤表现为<u>上肢软瘫</u>、<u>下肢硬瘫</u>
胸髓损伤	截瘫	损伤平面以下感觉、运动、大小便功能丧失 浅反射消失——腹壁反射、提睾反射不能引出 深反射亢进——膝腱和跟腱反射亢进,下肢肌张力增高,髌阵挛,病理征阳性
腰髓损伤	感觉障碍 瘫痪	L_1~S_1 损伤——下背和腹股沟以下感觉障碍 L_1 以上横贯伤——下肢硬瘫;L_2 以下损伤——下肢软瘫
脊髓圆锥损伤	鞍区障碍	下肢——感觉、运动正常 会阴部——马鞍状感觉障碍,肛门反射及球海绵体反射消失 大小便——逼尿肌麻痹,无张力膀胱,充盈性尿失禁,大小便失去控制
马尾综合征	L_1 以下	L_1 以下为马尾,损伤后表现为感觉、运动障碍、膀胱、直肠功能障碍

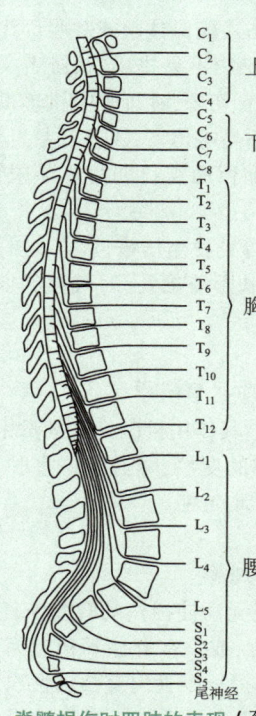

脊髓损伤时四肢的表现（颈膨大位于$C_4 \sim T_1$，腰骶膨大位于$L_2 \sim S_3$）

3. 诊断

根据外伤史、临床表现及影像学检查，即可作出诊断。

（1）**X线片和CT检查** 可发现损伤部位的脊柱骨折或脱位，但不能显示脊髓损伤情况。

（2）**MRI检查** 为首选检查方法，可观察到脊髓损害变化。

（3）**电生理检查** 体感诱发电位检查（SEP）、运动诱发电位检查（MEP）可了解脊髓的功能状态。

【例2】男，35岁。车祸致腰背部受伤，腰部活动明显受限，双下肢出现弛缓性瘫痪，大小便失禁。伤后一小时双下肢感觉、运动功能好转。最可能的诊断是

A. 马尾神经损伤　　　　　　B. 脊髓挫伤　　　　　　C. 脊髓受压

D. 脊髓震荡　　　　　　　　E. 脊髓出血（2018、2023）

【例3】患者，男，25岁。不慎被汽车撞伤，当时昏迷，醒后感四肢麻木无力。查体：神清，四肢中枢性瘫，颈4以下的深浅感觉障碍。受损部位可能是

A. 颈膨大　　　　　　　　　B. 腰骶膨大　　　　　　C. 胸髓

D. 颈膨大以上颈髓　　　　　E. 脑挫裂伤（2015、2022）

【例4】女，50岁。2小时前擦窗户从窗台坠落。查体：会阴部皮肤感觉缺失，大小便不能控制，双下肢感觉及运动正常。MRI检查显示T_{12}椎体爆裂骨折，骨折片突入椎管压迫脊髓。最可能的诊断为

A. 前脊髓综合征　　　　　　B. 后脊髓综合征　　　　C. 胸段脊髓震荡

D. 脊髓圆锥损伤　　　　　　E. 马尾神经损伤（2022）

4. 并发症

（1）**呼吸衰竭** 人体有胸式呼吸和腹式呼吸两组肌肉。胸式呼吸由肋间神经支配的肋间肌管理，而腹式呼吸则来自膈肌的收缩。膈神经由颈$_{3\sim 5}$组成，颈$_4$是主要成分。颈髓损伤后，肋间肌完全麻痹，因此伤者能否生存，很大程度上取决于腹式呼吸是否幸存。颈$_{1\sim 2}$损伤，伤者往往死于现场；颈$_{3\sim 4}$损伤，由于

影响到膈神经的中枢,也常于早期因呼吸衰竭而死亡。只有下颈髓损伤才能保住腹式呼吸而生存。

(2)**呼吸道感染** 由于呼吸肌力量不足,呼吸非常费力,呼吸道分泌物不易排出,久卧者又易发生坠积性肺炎,一般在1周内便发生呼吸道感染而死亡。为此,应适时作气管切开,进行呼吸机辅助呼吸。气管切开的指征:①上颈椎损伤;②出现呼吸衰竭者;③呼吸道感染痰液不易咳出者;④已有窒息者。

(3)**泌尿生殖道的感染和结石** 由于括约肌功能丧失,伤员因尿潴留而需长期留置导尿管,所以容易发生泌尿道的感染与结石,男性病人还会发生附睾炎。

(4)**压疮** 截瘫病人长期卧床,易在骶部、股骨大转子、髂嵴、足跟等处发生压疮。

(5)**体温失调** 颈髓损伤后,自主神经功能紊乱,受伤平面以下皮肤不能出汗,对气温的变化丧失了调节和适应能力,常易产生高热,可达40℃。

5. 治疗

(1)**非手术治疗** 伤后6小时内是关键时期,24小时内为急性期,应尽早治疗。

①药物治疗 采用甲泼尼龙冲击疗法,适用于伤后8小时以内者。其作用机制为大剂量甲泼尼龙可阻止类脂化合物的过氧化反应,稳定细胞膜,从而减轻外伤后神经细胞的变性,降低组织水肿,改善脊髓血流量,预防损伤后脊髓缺血进一步加重,促进新陈代谢和预防神经纤维变性。

②高压氧治疗 一般伤后4~6小时内应用,效果良好。

③其他 自由基清除剂、改善微循环药物、兴奋性氨基酸受体阻滞剂等。

(2)**手术治疗** 可解除对脊髓的压迫和恢复脊髓的稳定性,目前还无法使损伤的脊髓恢复功能。

手术指征:①脊柱骨折-脱位有关节交锁者;②脊柱骨折复位不满意,或仍有脊柱不稳定因素存在者;③影像学显示有碎骨片突入椎管内压迫脊髓者;④截瘫平面不断上升,提示椎管内有活动性出血者。

【例5】男,50岁。半小时前自高空坠落,上下肢完全不能活动,双侧腹股沟水平以下感觉障碍,大小便失禁。CT显示椎体爆裂骨折,椎管内可见骨折块。目前应选择的治疗方法是
  A. 药物治疗 B. 石膏固定 C. 平卧硬板床
  D. 手术治疗 E. 牵引治疗

三、骨盆骨折

1. 临床表现

(1)**外伤史** 多有强大暴力外伤史,主要是车祸、高空坠落和工业意外。

(2)**可存在严重的多发伤** 休克等常见。如为开放性损伤,死亡率高达40%~70%。

(3)**体征** 骨盆骨折常有下列体征:

①骨盆分离试验及挤压试验阳性 检查者双手交叉撑开两髂嵴,使骨盆前环产生分离,如出现疼痛即为骨盆分离试验阳性。检查者用双手挤压病人的两髂嵴,伤处出现疼痛,为骨盆挤压试验阳性。

②两侧肢体不等长 测量胸骨剑突与两髂前上棘之间的距离,向上移位的一侧长度变短。

③会阴部瘀斑 会阴部瘀斑是耻骨及坐骨骨折的特有体征。

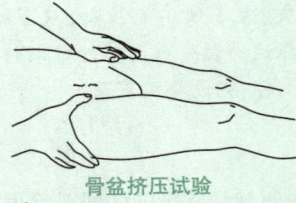
骨盆挤压试验　　骨盆分离试验

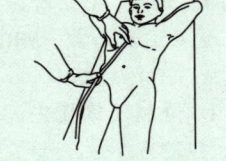
测量剑突至髂前上棘的距离

2. 诊断

根据外伤史、临床表现及影像学检查,一般即可诊断。

第十篇 外科学
第34章 脊柱、脊髓损伤与骨盆骨折

(1)**X线检查** 可显示骨折类型及骨折块移位情况。
(2)**CT检查** 更为清晰,可了解骶髂关节情况。CT三维重建可更立体直观地显示骨折类型和移位方向。

3. 并发症
(1)**腹膜后血肿** 骨盆各骨为松质骨,邻近有许多动脉、静脉丛,骨盆骨折广泛出血可致失血性休克。
(2)**盆腔内脏器损伤** 包括膀胱、后尿道、直肠损伤。耻骨支骨折移位容易并发尿道损伤。
(3)**神经损伤** 主要是腰骶神经丛和坐骨神经损伤。
(4)**脂肪栓塞与静脉栓塞** 盆腔内静脉丛破裂可引起脂肪栓塞,发生率可达35%~50%。

注意:①骨盆挤压和分离试验阳性、会阴部瘀斑为骨盆骨折的特有体征。
②脊髓位于椎管内,下端平L_1下缘,故骨盆骨折不会造成脊髓损伤。
③坐骨神经由L_{4-5}和S_{1-3}组成,因此骨盆骨折可造成坐骨神经损伤。
④骨盆骨折时,耻骨联合分离和耻骨支移位常致尿道、膀胱损伤。
⑤骨盆骨折时,耻骨下支和坐骨支骨折可刺破直肠,造成直肠损伤。

【例6】耻骨骨折不易出现
A. 血尿   B. 会阴部瘀斑   C. 坐骨神经损伤
D. 骨盆挤压试验阳性   E. 骨盆分离试验阳性

【例7】男,20岁。高处坠落,下腹部疼痛。骨盆分离和挤压试验阳性,会阴部瘀斑。首先应考虑的诊断是
A. 耻骨骨折   B. 髋关节脱位   C. 尾骨骨折
D. 腰椎骨折   E. 骶骨骨折

4. 急救处理
(1)**监测血压和脉搏** 因为骨盆骨折易导致失血性休克。
(2)**快速建立补液输血通道** 补液通道不宜建立于下肢,而应建立于上肢或颈部。
(3)**必要检查** 根据病情,及早完成X线和CT检查,并检查有无其他合并损伤。
(4)**检查有无泌尿道损伤** 嘱病人排尿,观察有无血尿。如病人不能排尿,应行导尿。
(5)**诊断性腹腔穿刺** 有腹痛、腹胀、腹膜刺激征者,可行诊断性腹腔穿刺,明确有无腹腔脏器损伤。
(6)**B超检查** 可作为腹、盆腔脏器损伤的筛查方法。

5. 治疗
根据全身情况决定治疗步骤,应优先处理危及生命的急症,如失血性休克。在进行腹腔手术时,应注意切勿打开腹膜后血肿。骨盆骨折本身的处理原则如下:
(1)**骨盆边缘性骨折** 无移位者不必特殊处理,可卧床休息3~4周。
(2)**骶骨骨折** 有明显移位者需手术治疗。无移位者,可采用非手术治疗,以卧床休息为主。
(3)**尾骨骨折** 有移位的尾骨骨折,可将手指插入肛门内,将骨折片向后推挤复位,但易再移位。
(4)**骨盆环单处骨折** 由于无明显移位,只需卧床休息。
(5)**单纯性耻骨联合分离** 分离较轻者可采用骨盆兜悬吊固定。对于耻骨联合分离>2.5cm者,目前多主张手术治疗,可采用钢板螺钉内固定。
(6)**骨盆环双处骨折伴骨盆环断裂** 多采用手术复位+内固定,必要时辅以外固定支架。

▶**常考点** 脊髓损伤的临床特点;骨盆骨折为重点内容,请全面掌握。

参考答案——详细解答见《2024国家临床执业及助理医师资格考试历年考点精析(上、下册)》
1. ABCDE   2. ABCDE   3. ABCDE   4. ABCDE   5. ABCDE   6. ABCDE   7. ABCDE

第35章 关节脱位与损伤

▶ **考纲要求**
①肩关节脱位。②桡骨头半脱位。③髋关节脱位。④膝关节韧带损伤。⑤膝关节半月板损伤。

▶ **复习要点**

一、肩关节脱位

参与肩关节运动的关节包括肱盂关节、肩锁关节、胸锁关节、肩胸关节，但以肱盂关节的活动最为重要。习惯上，将肱盂关节脱位称为肩关节脱位。肱盂关节由肱骨头和肩胛盂构成。肩胛盂浅，面积仅占肱骨头面积的 1/4～1/3，关节囊和韧带松弛薄弱，故有利于肩关节活动，但缺乏稳定性。肩胛盂关节面朝向前下外，前侧关节囊更为薄弱，故肱盂关节以前脱位<u>最为常见</u>，占所有肩关节脱位的 95% 以上。

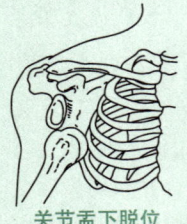
关节盂下脱位

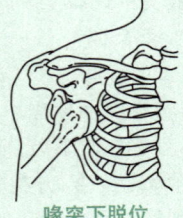
喙突下脱位

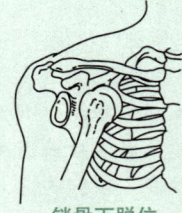
锁骨下脱位

注意：①肩关节脱位最为常见，约占全身关节脱位的 50%，次常见的关节脱位为肘关节脱位。
②肩关节脱位以前脱位多见，肘关节脱位、髋关节脱位以后脱位多见。

【例1】下列最易发生脱位的关节是
　　A. 肩关节　　　　　　　B. 髋关节　　　　　　　C. 膝关节
　　D. 肘关节　　　　　　　E. 踝关节

【例2】肩关节脱位时，肱骨头最容易脱出的方向是
　　A. 前方　　　　　　　　B. 外侧　　　　　　　　C. 内侧
　　D. 上方　　　　　　　　E. 后方

1. 临床表现和诊断

(1) **外伤史**　上肢外展外旋或后伸着地受伤史。

(2) **症状**　肩部疼痛、肿胀、肩关节活动障碍。

(3) **特殊姿势**　病人以健手托住病侧前臂、头向病侧倾斜。

(4) **体格检查**　方肩畸形，肩胛盂处有空虚感，上肢弹性固定，**Dugas 征阳性**。严重创伤时，肩关节前脱位可合并神经血管损伤，应注意检查病侧上肢的感觉和运动功能。Dugas 征阳性是指将病侧肘部紧贴胸壁时，手掌搭不到健侧肩部，或手掌搭在健侧肩部时，肘部无法贴近胸壁。

(5) **X线检查**　可明确肩关节脱位的类型、移位方向及有无撕脱骨折。

(6) **CT检查**　目前临床常规行 CT 扫描。

2. 治疗

（1）**手法复位** 肩关节前脱位首选手法复位加外固定。手法复位以 Hippocrates 法（足蹬法）最常用。复位时，病人仰卧，术者站在患侧床边，腋窝处垫棉垫，以同侧足跟置于病人腋下靠胸壁处，双手握住患肢于外展位作徒手牵引，以足跟顶住腋部作为反牵引力。持续牵引一段时间后，肩部肌肉逐渐松弛，此时内收、内旋上肢，肱骨头便会经前方关节囊的破口滑入肩胛盂内。

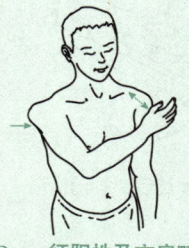
Dugas 征阳性及方肩畸形

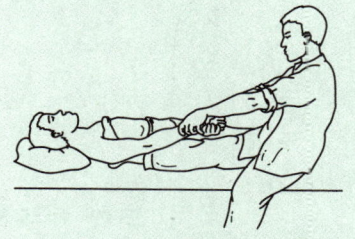
Hippocrates 法（足蹬法）

（2）**切开复位** 肩关节后脱位往往不能顺利手法复位，可行切开复位加外固定治疗。

（3）**固定方法** ①单纯性肩关节脱位复位后可用三角巾悬吊上肢，肘关节屈曲 90°，腋窝处垫棉垫固定 3 周。②合并大结节骨折者，应延长 1～2 周。③部分病例关节囊破损明显，或肩带肌肌力不足，术后摄片会有肩关节半脱位，宜采用搭肩位胸肱绷带固定，以纠正肩关节半脱位。

（4）**康复治疗** 固定期间须活动腕部与手指，解除固定后，鼓励病人主动锻炼肩关节向各个方向活动。

【例3】女，38 岁。右肩部外伤后疼痛、活动受限 2 小时。查体：右侧肩胛盂处有空虚感，Dugas 征阳性。X 线检查未见骨折。首选的治疗方法是
- A. 切开复位
- B. 肩部绷带固定
- C. 三角巾悬吊固定
- D. 外展支具固定
- E. 麻醉下 Hippocrates 法复位

【例4】单纯性肩关节前脱位手法复位后应立即采取的措施是
- A. 持续牵引
- B. 三角巾悬吊
- C. 夹板外固定
- D. 石膏外固定
- E. 肩关节功能锻炼

二、桡骨头半脱位

桡骨头半脱位好发于 5 岁以下的儿童，由于桡骨头发育尚不完全，环状韧带薄弱，当腕、手被向上提拉、旋转时，肘关节囊内负压增加，使薄弱的环状韧带或部分关节囊嵌入肱骨小头与桡骨头之间，取消牵拉力以后，桡骨头不能回到正常解剖位置，而是向桡侧移位，形成桡骨头半脱位。

1. 临床表现

（1）**受伤史** 儿童的腕、手有被动向上牵拉受伤的病史。

（2）**症状** 病儿感肘部疼痛，活动受限，前臂处于半屈位及旋前位。

（3）**体征** 检查肘部外侧有压痛。

2. 诊断

（1）**诊断依据** 根据儿童手、腕向上牵拉史及临床表现，即可作出诊断。

（2）**X 线检查** 对诊断无帮助，因为桡骨头半脱位是唯一拍片阴性的关节脱位。

3. 治疗

（1）**手法复位** 不用麻醉即可进行手法复位。术者一手握住小儿腕部，另一手托住肘部，以拇指压在桡骨头部位，肘关节屈曲至 90°，作轻柔的前臂旋后、旋前活动，反复数次，并用拇指轻轻推压桡骨头即可复位。复位成功的标志是可有轻微的弹响声、肘关节旋转、屈伸活动正常。

（2）**外固定** 复位后不必固定，但须告诫家长不可再暴力牵拉，以免复发。

注意:①确诊桡骨头半脱位主要依据上肢牵拉史而不是X线片。
②桡骨头半脱位是唯一X线片阴性的关节脱位;手法复位后无须外固定。

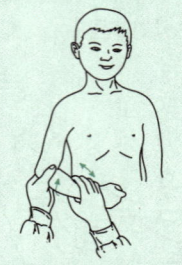 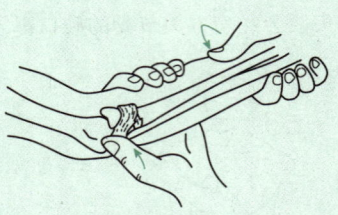

①拇指直接按在桡骨小头处　　②将前臂作旋后、旋前活动

桡骨头半脱位的复位方法

【例5】桡骨头半脱位易发生的年龄是
　　A. 26~30岁　　　　　　B. 21~25岁　　　　　　C. 16~20岁
　　D. 10~15岁　　　　　　E. 5岁以下

【例6】女孩,3岁。1小时前被牵拉右前臂后哭闹不安,不肯用右手持物。查体:右前臂处于半屈旋前位,右肘部轻度压痛,无明显肿胀。X线检查未见明显异常。最可能的诊断是
　　A. 尺神经损伤　　　　　B. 肘关节脱位　　　　　C. 桡神经损伤
　　D. 正中神经损伤　　　　E. 桡骨头半脱位

【例7】复位后不需要固定的骨折或脱位是
　　A. 桡骨头半脱位　　　　B. 孟氏骨折　　　　　　C. 盖氏骨折
　　D. Colles骨折　　　　　E. 桡骨骨折(2022)

三、髋关节脱位

1. 分类

按股骨头脱位后的方向,分为前脱位、后脱位和中心脱位,其中以**后脱位**最常见,占85%~90%。

	髋关节后脱位	髋关节前脱位	髋关节中心脱位
发生率	85%~90%	较为少见	少见
分类	Ⅰ型~Ⅴ型	闭孔下、髂骨下、耻骨下脱位	Ⅰ~Ⅳ型
临床表现	外伤史,明显疼痛,髋关节不能主动活动,病肢短缩 髋关节屈曲、内收、内旋畸形	外伤史,病肢比健肢稍长 髋关节屈曲、外展、外旋畸形 腹股沟处肿胀,可扪及股骨头	外伤史,病肢短缩不定 髋部肿胀、疼痛、活动障碍 大腿上段外侧方常有大血肿
合并症	坐骨神经损伤	很少出现合并伤	腹部内脏损伤,后腹膜间隙出血

注意:①髋关节后脱位表现为病肢短缩,髋关节前脱位表现为病肢稍延长,参阅3版8年制《外科学》P932。
②髋关节中心脱位病肢短缩情况取决于股骨头内陷的程度,参阅9版《外科学》P657。
③考试大纲只要求掌握髋关节后脱位,但前脱位、中心脱位经常考到。

2. 后脱位的临床表现

(1) **外伤史**　明显外伤史,通常暴力很大,例如车祸或高处坠落。
(2) **症状**　髋部明显的疼痛,髋关节不能主动活动。
(3) **体检**　病肢缩短,髋关节呈屈曲、内收、内旋畸形。可以在臀部摸到脱出的股骨头,大转子上移。
(4) **合并坐骨神经损伤**　髋关节后脱位可合并坐骨神经损伤,其发生率约为10%。多表现为以腓总

神经损伤为主的体征,如足下垂、趾背伸无力、足背外侧感觉障碍等。多为神经受牵拉引起的暂时性功能障碍,或受到股骨头、髋臼骨折块的轻度捻挫所致,大多数病人可于伤后逐渐恢复。

3. 后脱位的诊断

根据外伤史、临床表现、X线和CT检查,即可诊断。但需与股骨颈骨折、股骨转子间骨折相鉴别。

	临床表现	治疗方法
髋关节后脱位	病肢缩短,髋关节屈曲、内收、内旋畸形	Allis法
髋关节前脱位	病肢稍延长,髋关节屈曲、外展、外旋畸形	内收内旋法复位
髋关节中心脱位	病肢缩短不定,髋部肿胀、疼痛、活动障碍 大腿上段外侧巨大血肿	处理休克和内脏损伤 牵引、开放复位内固定
股骨颈骨折	病肢缩短,外旋45°~60°	皮牵引、闭合/开放复位内固定
股骨转子间骨折	病肢缩短,外旋90°	骨牵引、开放复位内固定

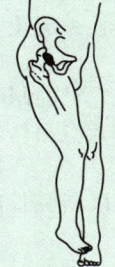
髋关节后脱位

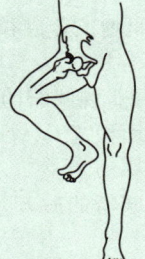
髋关节前脱位

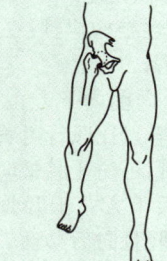
髋关节中心脱位

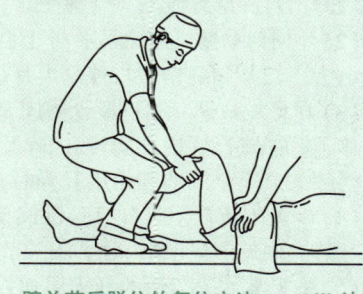
髋关节后脱位的复位方法——Allis法

【例8】髋关节后脱位的典型体征是
　　A. 髋关节伸直、内收、外旋畸形　　B. 髋关节屈曲、内收、内旋畸形　　C. 髋关节屈曲、外展、内旋畸形
　　D. 髋关节屈曲、内收、外旋畸形　　E. 髋关节伸直、外展、内旋畸形

【例9】髋关节后脱位的常见体征是
　　A. 髋关节外旋　　B. 髋关节外展　　C. 髋关节伸直
　　D. 大转子上移　　E. 患肢延长

【例10】髋关节前脱位的典型临床表现是
　　A. 伸直、外展、外旋畸形　　B. 屈曲、外展、外旋畸形　　C. 屈曲、内收、内旋畸形
　　D. 伸直、外展、内收畸形　　E. 屈曲、外旋、内收畸形(2022)

【例11】女,37岁。交通事故中右下肢受伤3小时。查体:右下肢缩短,右髋关节呈屈曲、内收、内旋畸形,右足背麻木,背屈无力。最可能的诊断是
　　A. 髋关节中心脱位,坐骨神经损伤　　B. 髋关节前脱位,坐骨神经损伤
　　C. 髋关节前脱位,闭孔神经损伤　　D. 髋关节后脱位,股神经损伤
　　E. 髋关节后脱位,坐骨神经损伤

【例12】男,21岁。车祸致右髋关节受伤,出现右髋部疼痛、外展、外旋、屈曲畸形,弹性固定。正确的诊断是
　　A. 髋关节前脱位　　B. 股骨干骨折　　C. 骨盆骨折
　　D. 髋关节后脱位　　E. 髋关节中心脱位

4. 后脱位的治疗

(1) Ⅰ型的治疗　Ⅰ型即单纯脱位或伴有髋臼后壁小骨折块,多采用手法复位+外固定。

①复位　常用的复位方法为Allis法,即提拉法。复位宜早,最初24~48小时是复位的黄金时期,应尽可能在24小时内复位完毕,48~72小时后再复位十分困难。

②固定 复位后病肢作皮肤牵引或穿丁字鞋2~3周,不必石膏固定。
③功能锻炼 卧床期间作股四头肌收缩动作。2~3周后开始活动关节。4周后扶双拐下地活动。
(2)Ⅱ~Ⅳ型的治疗 由于合并关节内骨折,故应早期切开复位+内固定。

A. 肩关节前脱位　　　　　B. 肘关节脱位　　　　　C. 膝关节脱位
D. 腕关节脱位　　　　　　E. 髋关节脱位

【例13】适合用Hippocrates手法复位的关节脱位是
【例14】适合Allis法手法复位的关节脱位是(2018、2023)

四、膝关节韧带损伤

1. 解剖概要

膝关节的稳定性主要依靠韧带和肌肉来维系,其中韧带结构包括:

(1)内侧副韧带　最为重要。它起自股骨内上髁,止于胫骨内髁,分深、浅两层纤维。浅层成三角形,坚韧有力;深层纤维与关节囊融合,部分与内侧半月板相连。

(2)外侧副韧带　起自股骨外上髁,它的远端呈腱性结构,与股二头肌腱汇合成联合肌腱,一起止于腓骨小头。在外侧副韧带与外侧半月板之间有滑囊相隔。

(3)前交叉韧带　起自股骨髁间窝外侧面的后部,向前内下方止于胫骨髁间嵴的前方,它可限制胫骨前移、膝关节过伸、内外旋转、内收及外展,其胫骨附着点比股骨附着点面积宽大,故股骨附着点损伤较多。当膝关节完全屈曲和内旋胫骨时,此韧带牵拉最紧,可防止胫骨向前移动。

(4)后交叉韧带　起自股骨髁间窝的内侧面,向后下方止于胫骨髁间嵴的后方。它可限制胫骨后移、膝过伸、内旋、外展和内收。膝关节屈曲时,可防止胫骨向后移动。

(5)关节囊　关节囊的纤维层加强了关节的稳定性。

	内侧副韧带	外侧副韧带	前交叉韧带	后交叉韧带
起点	股骨内上髁	股骨外上髁	股骨髁间窝的外侧	股骨髁间窝的内侧
止点	胫骨内髁	腓骨小头	胫骨髁间嵴的前方	胫骨髁间嵴的后方
作用	膝关节伸直时韧带拉紧	膝关节伸直时韧带拉紧	膝关节屈曲时,防止胫骨前移动	膝关节屈曲时防止胫骨向后移位
损伤暴力	膝外翻暴力	膝内翻暴力	膝伸直位内翻暴力 膝屈曲位外翻暴力	来自前方的暴力
检查	侧方应力试验	侧方应力试验	抽屉试验	抽屉试验

2. 临床表现

(1)外伤史　均有外伤病史,以青少年多见,男性多于女性,以运动员最多见。受伤时有时可听到韧带断裂的响声,很快因剧烈疼痛不能继续运动。

(2)局部症状　膝关节肿胀、压痛、积血、膝部肌痉挛,不敢活动膝部,膝关节处于强迫体位,或伸直,或屈曲。膝关节侧副韧带处有明显压痛点,有时可摸到蜷缩的韧带断端。

(3)侧方应力试验　急性期作此试验会引起剧烈疼痛,故应在局麻下进行此试验。在膝关节完全伸直位与屈曲30°位置下作被动膝内翻与膝外翻动作,并与对侧作比较。如有疼痛或发现内翻、外翻角度超出正常范围并有弹跳感,提示有侧副韧带受损。

(4)抽屉试验　急性期应在局麻下进行此试验。膝关节屈曲90°,小腿下垂,检查者固定病人足部,用双手握住胫骨上段作拉前和推后动作,并注意胫骨结节前后移动的幅度。前移增加表示前交叉韧带断裂,后移增加表示后交叉韧带断裂。

(5)Lachman试验　病人屈膝20°~30°,检查者一手握住股骨远端,另一手握住胫骨近端,对胫骨近端施加向前的应力,可感觉到胫骨的向前移动,并评定终点的软硬度,与对侧膝关节进行比较。Lachman试验比抽屉试验阳性率高,主要用于判断前、后交叉韧带损伤。

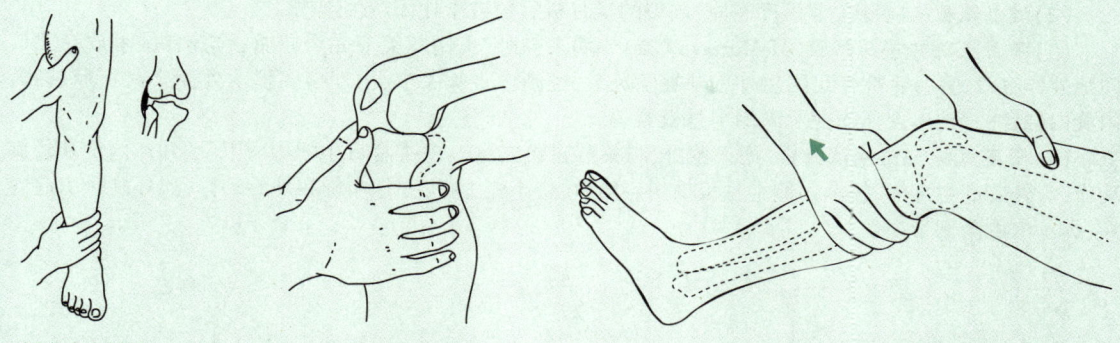

侧方应力试验　　　　　抽屉试验　　　　　　　　　Lachman试验

(6) **轴移试验**　本试验用来检查前交叉韧带断裂后出现的膝关节不稳定。病人侧卧,检查者一手握住足踝部,另一手在膝外侧并对腓骨头向前施力,使病人充分伸膝,内旋外翻胫骨,然后缓慢屈曲膝关节,至屈曲 20°~30° 位时突然出现错动与弹跳,为阳性,提示前外侧旋转不稳定。

【例15】对交叉韧带损伤有诊断意义的检查是

　　A. Hoffman 征　　　　　　B. Mills 征　　　　　　C. 直腿抬高试验
　　D. 拾物试验　　　　　　　E. 抽屉试验(2020)

【例16】患儿,男,12岁。左膝外伤1天。1天前踢足球时摔伤左侧膝部,感患部疼痛。查体:左膝关节处肿胀明显,压痛,浮髌试验(+),抽屉试验(-),Lachman 试验(+),McMurray 试验(-)。该患者最可能的诊断是

　　A. 内侧副韧带损伤　　　　B. 外侧副韧带损伤　　　C. 前交叉韧带损伤
　　D. 半月板损伤　　　　　　E. 髌骨骨折(2022)

3. 诊断

(1) **病史、临床表现和体检**　见上。

(2) **X 线片**　普通 X 线检查只能显示撕脱的骨折块。为显示有无内、外侧副韧带损伤,可拍摄应力位 X 线平片,即在膝内翻和膝外翻位置下摄片。在 X 线片上比较内、外侧间隙张开情况。一般认为两侧间隙相差 <4mm 为轻度扭伤;4~12mm 为部分断裂;>12mm 为完全断裂,可能还合并有前交叉韧带损伤。

(3) **MRI**　可清晰显示前、后交叉韧带的情况。

(4) **关节镜检查**　对诊断交叉韧带损伤十分重要。75% 的急性创伤性关节血肿可发现前交叉韧带损伤,其中 2/3 的病例同时伴有内侧半月板撕裂,1/5 有关节软骨面缺损。

五、膝关节半月板损伤

1. 临床表现

(1) **病史**　只有部分急性损伤病例有外伤病史,慢性损伤病例无明确外伤病史。

(2) **好发人群**　多见于运动员与体力劳动者,男性多于女性。

(3) **症状**　受伤后膝关节剧痛,不能伸直,局部肿胀,可有关节内积血。

急性期过后转入慢性阶段,此时肿胀已不明显,关节功能亦已恢复,但总感到关节疼痛,活动时有弹响。有时在活动时突然听到"咔嗒"一声,关节便不能伸直,忍痛活动几下小腿,再听到"咔嗒"声,关节又可伸直,此种现象称为关节交锁。

(4) **慢性阶段的体征**　关节间隙压痛、弹跳、膝关节屈曲挛缩、股内侧肌萎缩。

2. 诊断

(1) **过伸试验** 膝关节完全伸直并轻度过伸时,半月板破裂处受牵拉或挤压而产生剧痛。

(2) **过屈试验** 将膝关节极度屈曲,破裂的半月板后角被卡住而产生剧痛。

(3) **半月板旋转挤压试验(McMurray 试验)** 病人仰卧,患侧膝关节完全屈曲,检查者一手放在关节间隙处作触诊,另一手握住足跟后外旋外翻膝关节,逐渐伸直膝关节,出现疼痛提示外侧半月板撕裂;若内旋内翻膝关节,出现疼痛提示内侧半月板撕裂。

(4) **研磨试验(Apley 试验)** 病人俯卧,膝关节屈曲成90°,检查者将小腿用力下压,并作内旋和外旋动作,若外旋产生疼痛,提示内侧半月板损伤。然后,将小腿上提,并作内旋和外旋动作,如外旋时引起疼痛,提示内侧副韧带损伤。

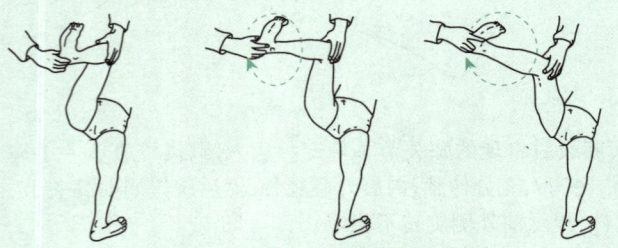

McMurray试验（半月板旋转挤压试验）

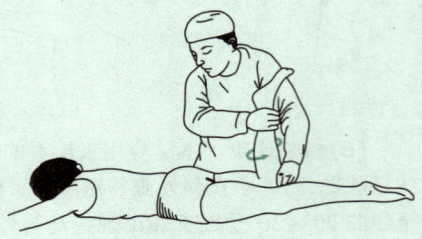

研磨试验（Apley试验）

(5) **蹲走试验** 主要用来检查半月板后角有无损伤。

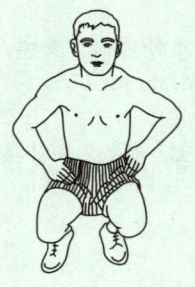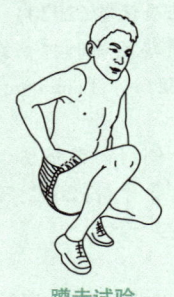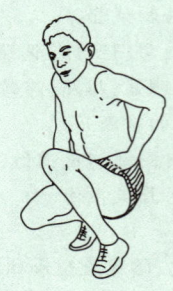

蹲走试验

(6) **X 线片检查** 不能显示半月板形态,主要是用来除外膝关节其他病变与损伤。

(7) **MRI** 可以清晰地显示出半月板有无变性、撕裂,还可察觉有无关节积液与韧带的损伤,但其准确性不及关节镜检查。

(8) **关节镜检查** 是一项新技术,不仅可用于诊断,还可以进行手术治疗。

▶ **常考点** 肩关节脱位、桡骨头半脱位的特点及治疗,髋关节脱位的特点。

参考答案——详细解答见《2024 国家临床执业及助理医师资格考试历年考点精析(上、下册)》

1. ABCDE 2. ABCDE 3. ABCDE 4. ABCDE 5. ABCDE 6. ABCDE 7. ABCDE
8. ABCDE 9. ABCDE 10. ABCDE 11. ABCDE 12. ABCDE 13. ABCDE 14. ABCDE
15. ABCDE 16. ABCDE

第十篇 外科学
第36章 手外伤与断肢(指)再植

第36章 手外伤与断肢(指)再植

▶ **考纲要求**
①手外伤。②断肢(指)再植。

▶ **复习要点**

一、手外伤

1. 现场急救
现场急救的目的是止血、减少创口进一步污染、防止加重组织损伤和迅速转运。

(1) 止血　局部加压包扎是手外伤最简单而行之有效的止血方法,可用于创面止血、腕平面的尺桡动脉断裂出血。禁忌采用束带类物在腕平面以上捆扎,因为捆扎过紧、时间过长易导致手指坏死;若捆扎压力不够,只将静脉阻断而动脉未能完全阻断,出血会更加严重。

(2) 创口包扎　采用无菌敷料或清洁布类包扎伤口,避免进一步污染。创口内不宜用药。

(3) 局部固定　可因地制宜、就地取材,固定于腕平面以上,以减轻疼痛、防止进一步损伤。

(4) 迅速转运　赢得处理的最佳时间。

2. 治疗原则

(1) 早期彻底清创　清创应在良好的麻醉和气囊止血带控制下进行,从浅层到深层,按顺序将各种组织清晰辨别、认真清创,以防漏诊,以利于修复和防止进一步损伤组织。

(2) 组织修复　清创后,应尽可能一期修复手部的肌腱、神经、血管、骨等组织。应争取在伤后6~8小时内进行。若超过12小时,创口污染严重,组织损伤广泛,可延期(3周左右)或二期修复(12周左右)。影响手部血液循环的血管损伤应立即修复,骨折、关节脱位应及时复位固定。

(3) 一期闭合伤口　皮肤裂伤,可直接缝合。碾压撕脱伤要根据皮肤活力判断切除多少组织。当有皮肤缺损时,若基底软组织良好或周围软组织可覆盖深部重要组织,可采用自体皮肤移植。若神经、肌腱、骨关节外露,应采用皮瓣转移修复。

(4) 术后处理　①将手包扎固定于功能位;②血管吻合固定2周,肌腱吻合固定3~4周,神经修复固定4周,关节脱位固定3周,骨折固定4~6周;③术后10~14天拆线。

(5) 手部骨折与脱位的治疗　治疗原则包括骨折准确复位、有效固定、早期康复锻炼。

掌、指骨骨折及关节脱位多为开放性损伤,而腕舟状骨骨折和月骨脱位多为闭合性损伤。

①开放性骨折脱位　对于开放性骨折脱位,无论创口情况和损伤的严重程度如何,均应立即复位,同时修复撕裂的关节囊、韧带。常用的手部骨折固定方式有克氏针、微型钢板螺钉、微型外固定支架等。

②闭合无明显移位的骨折或经复位较稳定的骨折　可采用非手术治疗,固定4~6周。

③末节指骨骨折　多无明显移位,一般不需内固定。

(6) 肌腱损伤修复　肌腱是关节活动的传动装置,其损伤将严重影响手的功能,因此无论是伸肌还是屈肌,均应一期修复。肌腱修复后,易产生粘连。伸肌腱具有腱周组织而无腱鞘,术后粘连较轻。屈肌腱,特别是从中节指骨中部至掌横纹,即指浅屈肌中节指骨的止点到掌指关节平面的腱鞘起点,也称"无人区",此区有屈指深、浅肌腱且被覆腱鞘,肌腱损伤修复术后容易粘连,过去多主张切除指浅屈肌腱,随着对肌腱愈合机制的研究,现主张对"无人区"深、浅屈肌腱均应修复,腱鞘也应一并修复。

(7) **神经损伤修复**　手部开放性神经断裂,应尽量在清创时一期修复。否则,清创后应及时转院,待2~3周后,伤口无感染再行修复。若创口污染严重或合并皮肤缺损,可在清创时将神经两断端的神经外膜固定于周围组织,防止神经退缩,以利于二期修复。

【例1】男,27岁。工作中被壁纸刀割伤左手示指,创口长约3cm,出血较多。现场紧急处理首选的是
　　A. 上臂行止血带捆扎　　　　　B. 夹板外固定　　　　　C. 清洁布类创口加压包扎
　　D. 腕部行止血带捆扎　　　　　E. 立即清创缝合

【例2】手外伤治疗的最终目的是
　　A. 骨折解剖复位固定　　　　　B. 一期闭合创口　　　　C. 恢复手部运动功能
　　D. 组织修复　　　　　　　　　E. 早期彻底清创

【例3】男,35岁。机器碾压致腕部、手部受伤,手掌部皮肤严重缺损,肌腱外露,手指均不能屈曲,感觉消失,第2~3掌骨骨折。不正确的处理是
　　A. 骨折必须复位固定　　　　　B. 肌腱、神经损伤必须同时一期修复
　　C. 在止血带下清创　　　　　　D. 影响血供的血管损伤应立即修复
　　E. 行皮瓣移植术

(8) **正确的术后处理**　①包扎伤口时用柔软敷料垫于指蹼间,以免汗液浸泡皮肤而发生糜烂。同时露出指尖,以便观察指端血液循环。②神经、肌腱、血管修复后要固定于无张力的状态。③术后将手部各关节固定于功能位。④抬高患肢,防止肿胀。⑤肌内注射破伤风抗毒素,并运用抗生素。⑥需二期修复的深部组织,根据创口愈合和局部情况,在1~3个月内进行修复。

【例4】男,22岁。修理水泵时绞伤右手1小时。查体:右手掌侧可见不规则伤口,出血不止,2~5指远端皮肤苍白,感觉减退,指间关节屈曲受限,行清创、肌腱、神经、血管吻合术。术后处理正确的是
　　A. 包扎时应露出指尖　　　　　B. 患肢制动,弹力绷带固定　　　C. 石膏固定手指于伸直位
　　D. 局部冰敷,预防血肿形成　　E. 下垂患肢,促进血液循环(2023)

二、断肢(指)再植

断肢(指)的急救处理如下:

(1) **现场急救**　包括止血、包扎、固定、保存断肢(指)和迅速转送。

(2) **完全性断肢(指)的处理**　创面可用无菌或清洁敷料压迫包扎,如有大血管出血,可考虑用止血带止血。

(3) **不完全性断肢(指)的处理**　用夹板确实固定,迅速送医院处理。

(4) **断肢(指)的保存**　如受伤地点距医院较近,可将离断的肢体用无菌敷料或清洁布类包好,勿须作任何处理,连同病人一起迅速送医院处理。如需远距离运送,则应采用干燥冷藏法保存。不能让断肢与冰块直接接触,以防冻伤,也不能用任何液体浸泡。到达医院后,检查断肢(指),用无菌敷料包裹,放于无菌盘中,置入4℃冰箱内。

(5) **多个断指的处理**　若为多个断指,应分别予以标记,按手术程序逐个取出,以缩短热缺血时间。

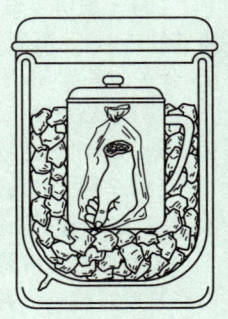

断手的保存法

▶ **常考点**　手外伤的治疗;断肢(指)保存方法。

参考答案——详细解答见《2024国家临床执业及助理医师资格考试历年考点精析(上、下册)》

1. ABCDE　　2. ABCDE　　3. ABCDE　　4. ABCDE

第37章 周围神经损伤

▶ **考纲要求**
①上肢神经损伤。②下肢神经损伤。

▶ **复习要点**

一、上肢神经损伤

1. 正中神经损伤的表现

正中神经上臂无分支，前臂段有很多分支，支配旋前圆肌、指浅屈肌、桡侧腕屈肌、掌长肌、示指及中指指深屈肌、拇长屈肌、旋前方肌。在手掌部支配拇短展肌、拇短屈肌外侧头、拇指对掌肌和1、2蚓状肌。3条指掌侧总神经支配桡侧3个半手指掌面和近侧指关节以远背侧的皮肤。正中神经易在腕部、肘上损伤。

(1) **正中神经腕部损伤** 所支配的鱼际肌、蚓状肌麻痹，表现为拇指对掌功能障碍、手的桡侧半感觉障碍，特别是示、中指远节感觉消失。

(2) **正中神经肘上损伤** 所支配的前臂肌也麻痹，除上述表现外，另有拇指和示、中指屈曲功能障碍。

【例1】患者，男，25岁。左手外伤1小时。查体：左手指拇指、食指、中指可屈曲，拇指不能对掌，桡侧半3个手指感觉障碍。受损的神经是
  A. 正中神经肘部以上   B. 正中神经腕部以下   C. 正中神经合并尺神经
  D. 桡神经   E. 尺神经

2. 尺神经损伤的表现

尺神经为臂丛内侧束延续，于肱动脉内侧下行。在前臂段发出分支支配尺侧腕屈肌、环指、小指指深屈肌，在腕上5cm发出手背支支配手背尺侧皮肤，在腕尺管(Guyon管)分为深、浅支。深支穿小鱼际肌进入手掌深部，支配小鱼际肌，全部骨间肌和3、4蚓状肌，拇收肌，拇短屈肌内侧头。浅支配手掌尺侧及尺侧一个半手指的皮肤感觉。尺神经易在腕部和肘部损伤。

(1) **尺神经腕部损伤** 主要表现为骨间肌、3、4蚓状肌、拇收肌麻痹所致的环指、小指爪形手畸形，手指内收、外展障碍，Froment征，手部尺侧半和尺侧一个半手指感觉障碍，特别是小指感觉消失。

(2) **尺神经肘部损伤** 除上述表现外，另有环指、小指末节屈曲功能障碍，一般仅表现为屈曲无力。

【例2】尺神经损伤的典型体征是
  A. Finkelstein试验阳性   B. 拇指感觉异常   C. 垂腕
  D. 拇指对掌功能受限   E. Froment征阳性

【例3】肱骨髁上骨折后出现手指不能内收、外展，夹纸试验阳性。最可能损伤的神经是
  A. 桡神经   B. 肌皮神经   C. 尺神经
  D. 正中神经 E. 腋神经

【例4】男，30岁。左上臂切割伤5小时。查体：T37.4℃，P16次/分，BP120/82mmHg，P80次/分。左侧小指感觉消失，环指、小指末节屈曲功能障碍。最可能的原因是
  A. 尺神经损伤   B. 肌皮神经损伤   C. 正中神经损伤
  D. 桡神经深支损伤   E. 桡神经浅支损伤

3. 桡神经损伤的表现

桡神经来自臂丛后束,沿肱三头肌外侧头下行,于肱桡肌与桡侧腕长伸肌之间进入前臂,分为深、浅两支。浅支与桡动脉伴行,在肱桡肌深面于桡骨茎突上 5cm 转向背侧,至手背桡侧及桡侧三个半个手指皮肤。深支又称骨间背侧神经,绕桡骨颈、穿旋后肌入前臂背侧。桡神经在上臂分支支配肱三头肌;在肘部支配肱桡肌、桡侧腕长伸肌,其深支支配桡侧腕短伸肌、旋后肌、尺侧腕伸肌、指总伸肌、示指和小指固有伸肌、拇长展肌和拇长、短伸肌。

(1) **桡神经在肱骨中、下 1/3 交界处损伤**　桡神经在此处紧贴骨面,容易损伤,表现为伸腕、伸拇、伸指、前臂旋后障碍,手背桡侧(虎口区)感觉异常。典型畸形是<u>垂腕</u>。

(2) **桡神经桡骨头处损伤**　桡骨头脱位可导致桡神经深支损伤,因桡侧腕长伸肌功能完好,故伸腕功能基本正常,仅有伸拇、伸指障碍,无手部感觉障碍。

受损神经	临床特点(运动功能障碍)	临床特点(运动和感觉障碍)
正中神经腕部伤	拇指对掌障碍	示指、中指远节感觉障碍
正中神经肘上伤	拇指对掌障碍 拇指屈曲障碍	示指、中指远节感觉障碍 示指、中指屈曲障碍
尺神经腕部伤	爪形手	手部尺侧一个半手指感觉障碍
尺神经肘上伤	爪形手	手部尺侧一个半手指感觉障碍 环指、小指末节屈曲障碍
桡神经肱骨中下 1/3 处受损	伸腕、伸拇、伸指障碍 前臂旋后障碍、垂腕	桡侧三个半手指感觉障碍 手背虎口区感觉障碍
桡神经桡骨头处受损	伸腕正常,伸拇、伸指障碍	无手部感觉障碍

注意:①正中神经的绝对支配区为示、中指远节,尺神经为小指;尺神经损伤为爪形手;桡神经损伤为垂腕。
②9 版《外科学》P645:桡神经支配手背桡侧及桡侧两个半手指皮肤。
③9 版《外科学》P701:桡神经支配手背桡侧及桡侧三个半手指皮肤。

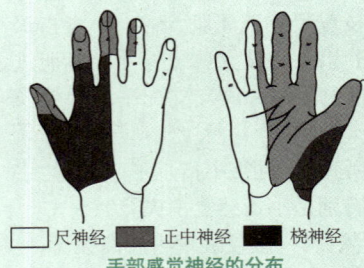
手部感觉神经的分布
尺神经　正中神经　桡神经

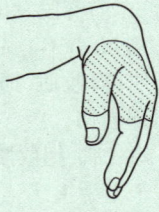
垂腕
桡神经损伤

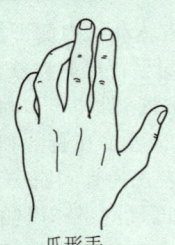
爪形手
尺神经损伤

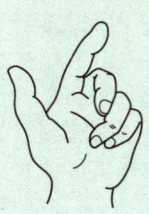
扳机手
正中神经损伤

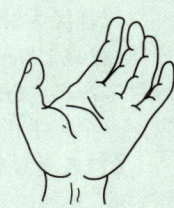
猿掌
正中+尺神经损伤

【例5】男,32 岁。右上臂被重物砸伤 2 小时,局部疼痛、肿胀、活动受限。查体:右上臂中下部可见畸形及异常活动,垂腕,手指不能伸直。最可能合并损伤的神经是
A. 桡神经　　　　　　　B. 肌皮神经　　　　　　　C. 正中神经
D. 尺神经　　　　　　　E. 腋神经

【例6】男,24 岁。左腕部切割伤 12 小时,伤及桡神经。其临床表现是
A. 拇、示、中指不能屈曲　　B. 不能屈腕　　　　　　　C. 手部内在肌萎缩
D. 手背虎口区域麻木　　　　E. 手掌桡侧感觉减弱

【例7】男,35 岁。右上臂外伤 6 小时。查体:局部肿胀、压痛、畸形,伴异常活动,垂腕、垂指。最可能的诊断是
A. 肱骨外科颈骨折合并腋神经损伤　　　B. 肱骨外科颈骨折合并肌皮神经损伤

C. 肱骨干骨折合并桡神经损伤
D. 肱骨干骨折合并尺神经损伤
E. 肱骨干骨折合正中神经损伤

二、下肢神经损伤

1. 坐骨神经损伤的表现

坐骨神经源自 L_4、L_5、S_1~S_3 神经。经坐骨切迹穿梨状肌下缘入臀部，在臀大肌深面、大转子与坐骨结节中点下行，股后部在股二头肌与半膜肌之间行走，至腘窝尖端分为胫神经和腓总神经，沿途分支支配股后部的股二头肌、半腱肌和半膜肌。损伤后表现依损伤平面而定。

（1）**坐骨神经高位损伤**　髋关节后脱位、臀部刀伤、臀部挛缩手术伤、臀部肌内注射药物等，均可导致高位损伤，表现为股后部肌肉、小腿和足部所有肌肉全部瘫痪，导致膝关节不能屈、踝关节与足趾运动功能完全丧失，呈<u>足下垂</u>。小腿后外侧和足部感觉丧失。

（2）**坐骨神经股后中、下部损伤**　表现为腘绳肌正常，膝关节屈曲功能保存，踝、足趾功能障碍。

2. 腓总神经损伤的表现

腓总神经于腘窝沿股二头肌内缘斜向外下，经腓骨长肌两头之间绕腓骨颈，分为腓浅、腓深神经。腓浅神经于腓骨长、短肌间下行，小腿下1/3穿出深筋膜至足背内侧和中间。腓深神经于趾长伸肌和胫前肌间，贴骨间膜下降，与胫前动、静脉伴行，于姆、趾长伸肌之间至足背。支配小腿前外侧伸肌群、小腿外侧和足背皮肤。腓骨颈骨折易引起腓总神经损伤，导致小腿前外侧伸肌麻痹，出现踝背伸、外翻功能障碍，呈<u>足内翻下垂</u>畸形。伸姆、伸趾功能丧失，小腿前外侧和足背前、内侧感觉障碍。

损伤神经	临床表现
坐骨神经损伤	臀部高位伤：①膝关节不能屈曲，由于股四头肌健全，膝关节呈伸直状态 ②踝关节与足趾关节功能丧失（足下垂） ③大腿后部肌肉、小腿和足所有肌肉瘫痪 ④小腿后外侧和足部感觉丧失 股中下部伤：①膝关节功能正常；②腘绳肌正常；③踝、足趾功能障碍
腓总神经损伤	腓骨小头骨折易导致腓总神经损伤：足内翻、下垂畸形

注意：①桡神经损伤表现为腕下垂，坐骨神经损伤表现为足下垂，腓总神经损伤表现为足内翻下垂。
②尺神经损伤表现为爪形手，正中神经损伤表现为扳机手，正中神经+尺神经损伤表现为猿掌。

【例8】女，45岁。不慎被汽车撞伤左下肢。查体：左膝部及小腿淤血、肿胀、疼痛，膝关节屈伸受限，足背动脉触诊不清，踝背伸、外翻功能障碍。其中，符合腓总神经损伤的表现是
A. 踝背伸、外翻功能障碍
B. 小腿淤血、肿胀
C. 足背动脉触诊不清
D. 膝关节屈伸受限
E. 小腿疼痛、活动受限

【例9】患者，男，56岁。被自行车撞伤右膝外侧。检查发现踝关节不能主动背伸。X线检查示腓骨小头骨折。首先考虑的诊断是腓骨小头骨折合并
A. 坐骨神经损伤
B. 胫神经损伤
C. 腓总神经损伤
D. 胫前肌撕裂伤
E. 腓骨长、短肌撕裂伤（2021）

▶ **常考点**　重点内容，需全面掌握。

参考答案——详细解答见《2024 国家临床执业及助理医师资格考试历年考点精析(上、下册)》

1. A**B**CDE　2. ABCD**E**　3. ABCD**E**　4. ABCD**E**　5. A**B**CDE　6. AB**C**DE　7. AB**C**DE
8. **A**BCDE　9. AB**C**DE

第38章 运动系统慢性损伤与骨关节炎

▶ **考纲要求**
①运动系统慢性损伤概论。②狭窄性腱鞘炎。③肱骨外上髁炎。④粘连性肩关节囊炎。⑤股骨头坏死。⑥颈椎病。⑦腰椎间盘突出症。⑧骨关节炎。

▶ **复习要点**

一、运动系统慢性损伤概论

运动系统慢性损伤是临床常见的病损。参与运动的组织结构无论是骨、关节、肌肉、肌腱、韧带、筋膜、滑囊及其毗邻的血管、神经等，均可因反复的机械运动而受到损害，表现出相应的临床症状和体征。

1. 病因
(1) **全身疾病** 全身疾病造成的局部组织病理性紧张、痉挛。
(2) **局部血管痉挛** 由于环境温度变化引起局部血管痉挛，循环供给下降，局部代谢产物积聚。
(3) **局部机械损伤** 长期、反复、持续地重复同一姿势，学习、工作和职业动作，超过了人体局部代偿能力，造成组织损伤并得不到及时修复。
(4) **局部异常应力** 操作中技术不熟练、注意力不集中、姿势不正确，使局部产生异常应力。
(5) **应力分布不均** 身体生理结构或姿态性异常，应力分布不均。
(6) **急性转为慢性** 急性损伤后未得到正确的康复，转为慢性损伤。

【例1】运动系统慢性损伤的病因不包括
A. 操作技术不熟练，使局部产生异常应力
B. 生理结构异常，应力分布均匀
C. 全身疾病造成的局部组织痉挛
D. 慢性损伤超过了人体局部的代偿能力
E. 急性损伤后未得到正确的康复转为慢性损伤（2022）

2. 临床特点
慢性损伤可累及机体的多处组织和器官，临床表现常有以下共性：
①局部长期慢性疼痛，但无明确外伤史。
②特定部位有一压痛点或肿块，常伴有某种特殊的体征。
③局部炎症无明显急性炎症表现。
④近期有与疼痛部位相关的过度活动史。
⑤部分病人有可导致运动系统慢性损伤的姿势、工作习惯或职业史。

3. 治疗原则
(1) **减少损伤因素** 本病是由长期不良的体位性、姿势性、职业性的局部损害所致，因此，限制致伤动作、纠正不良姿势、增强肌力、维持关节的非负重活动和适时改变姿势使应力分散，从而减少损伤性因素，而增加保护性因素是治疗的关键，否则容易复发。
(2) **物理治疗** 理疗、按摩等物理治疗可改善局部血液循环、减少粘连，有助于改善症状。局部可使

用膏药,涂抹外用非甾体抗炎药或中药制剂后反复轻柔按摩增加其皮肤渗透性,减少局部炎症反应。

(3) **非甾体抗炎药** 可减轻疼痛、消除局部炎症。使用时应注意以下几点:①短期用药;②病灶局限且较表浅者使用非甾体抗炎药的外用剂型;③为减少对胃肠道的损害,可用选择性环氧化酶 2 抑制剂;④对肾功能不全者,可选用半衰期短、对肾血流量影响较小的药物;⑤为减少对肝功能的影响,可选用结构简单、不含氮的药物,避免使用吲哚美辛、阿司匹林;⑥非甾体抗炎药应单用,合用的抗炎镇痛效果不但不会增加,反而会使药物副作用倍增。

(4) **糖皮质激素** 合理、正确使用糖皮质激素,局部注射有助于抑制损伤性炎症,减轻粘连。

(5) **手术治疗** 狭窄性腱鞘炎、神经卡压综合征、腱鞘囊肿等可行手术治疗。

【例2】对于运动系统慢性损伤非甾体抗炎药的使用,下列说法正确的是
  A. 为减少对肝功能的损害,可联合使用吲哚美辛和阿司匹林
  B. 病灶局限的浅表性病变可使用非甾体抗炎药口服剂型
  C. 为减少对胃肠道的损害,可使用选择性环氧化酶 2 抑制剂
  D. 非甾体抗炎药可多种合用,以加强疗效
  E. 应长期使用,以免复发(2023)

二、狭窄性腱鞘炎

狭窄性腱鞘炎是指腱鞘因机械性摩擦而引起的慢性无菌性炎症改变。在日常生活和工作中,频繁活动引起过度摩擦,可使腱鞘发生出血、水肿、渗出等无菌性炎症反应。临床表现为局部疼痛、压痛、关节活动受限等。手与腕部狭窄性腱鞘炎是最常见的腱鞘炎,好发于长期、快速、过度用力使用手指和腕关节的中老年妇女、轻工业工人、管弦乐器演奏家等。在手指常发生屈肌腱鞘炎,称弹响指或扳机指;在拇指为拇长屈肌腱鞘炎,称弹响拇;在腕部为拇长展肌和拇短伸肌腱鞘炎,称为桡骨茎突狭窄性腱鞘炎。

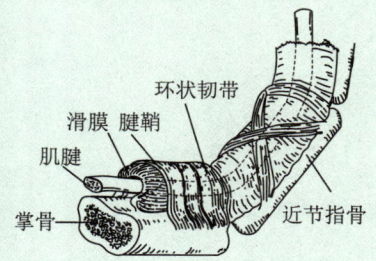
屈指肌腱的骨-纤维隧道示意图

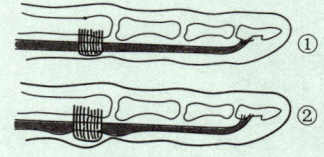
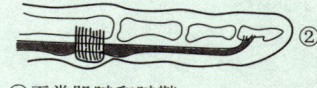
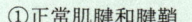
①正常肌腱和腱鞘
②发病时肌腱和腱鞘肿胀
③手指主动屈曲时发生弹响
④手指伸直时发生弹响

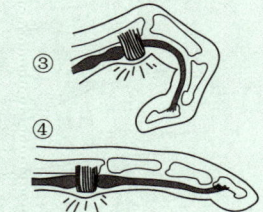
弹响指发生机制示意图

1. 临床表现和诊断

(1) **弹响指和弹响拇** 起病缓慢,初时为晨起患指发僵、疼痛,活动后消失。后出现弹响及疼痛。严重者患指屈曲,不敢活动。各手指的发病频率依次为中指、环指最多,示指、拇指次之,小指最少。病人主诉近侧指间关节痛,而不在掌指关节。体检可在远侧掌横纹处扪及黄豆大小的痛性结节,屈伸患指该结节随屈肌腱上下移动,或出现弹拨现象,并感到弹响即发生于此处。

(2) **桡骨茎突狭窄性腱鞘炎** 腕关节桡侧疼痛,逐渐加重,无力提物。局部皮肤无炎症,在桡骨茎突表面有局限性压痛,可扪及痛性结节。握拳尺偏腕关节时,桡骨茎突处出现疼痛,称为 Finkelstein 试验。

> **注意:**①狭窄性腱鞘炎病人常主诉近侧指间关节痛,而不在掌指关节。
> ②狭窄性腱鞘炎病人在远侧掌横纹处(并不是近侧指间关节)可扪及痛性结节。

2. 治疗

(1) **保守治疗** 在初始治疗中使用保守疗法,包括调整手部活动、夹板固定、短期使用 NSAID。

(2) 局部封闭　对于症状严重、扳机征发作频繁、保守治疗无效的病人，可行局部糖皮质激素注射。

(3) 狭窄腱鞘切开减压术　适用于非手术治疗无效的病人。

(4) 先天性狭窄性腱鞘炎　小儿先天性狭窄性腱鞘炎保守治疗通常无效，应行手术治疗。

【例3】拇指活动时出现弹响伴疼痛，最可能的原因是

　　A. 尺神经损伤　　　　　　B. 腱鞘囊肿　　　　　　C. 桡神经损伤

　　D. 狭窄性腱鞘炎　　　　　E. 正中神经损伤

【例4】女性，57岁。左拇指晨起僵硬伴疼痛3年。近半年疼痛加重，局部肿胀，活动受限，在远侧掌横纹处可触及痛性结节，被动活动患指可出现伴疼痛的弹响。该患者最可能的诊断是

　　A. 骨关节炎　　　　　　　B. 痛风关节炎　　　　　C. 类风湿关节炎

　　D. 风湿性关节炎　　　　　E. 狭窄性腱鞘炎（2023）

三、肱骨外上髁炎（网球肘）

肱骨外上髁炎是伸肌总腱起点处的一种慢性损伤性炎症，因早年发现网球运动员易患此病，故又称"网球肘"。在前臂过度旋前或旋后位，被动牵拉伸肌（握拳、屈腕）和主动收缩伸肌（伸腕），将对肱骨外上髁处的伸肌总腱起点产生较大张力，如长期反复这种动作，即可引起该处的慢性损伤。

1. 临床表现和诊断

(1) 症状和体征　病人出现肘关节外侧痛，用力握拳、伸腕时疼痛加重，以致不能持物。局部皮肤无炎症，肘关节活动正常。在肱骨外上髁、桡骨头及两者之间有局限性、极敏锐的压痛。

(2) 伸肌腱牵拉试验　也称前臂伸肌牵拉试验或Mills征。伸肘、握拳、屈腕，然后前臂旋前，此时肘外侧出现疼痛，为Mills征阳性。

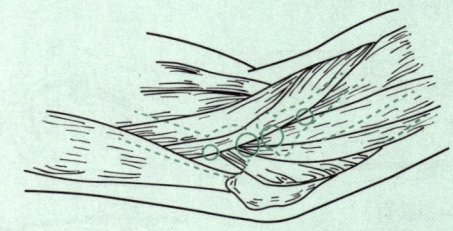　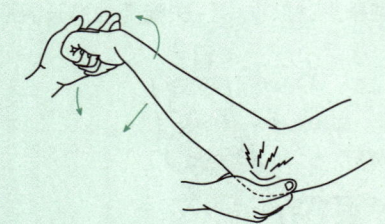

肱骨外上髁炎压痛部位　　　　　前臂伸肌牵拉试验（伸肌腱牵拉试验、Mills征）

2. 治疗

(1) 基本原则　限制腕关节活动（尤其是用力握拳、伸腕动作）是治疗和预防复发的基本原则。

(2) 封闭疗法　压痛点注射醋酸泼尼松龙，近期效果良好。

(3) 捆扎护带　对不能间断训练的运动员，应适当减少运动量，同时在桡骨头下方伸肌部位捆扎弹性保护带，以减少腱起点处的牵张应力。

(4) 手术治疗　对于非手术治疗效果不佳的顽固疼痛者，可施行伸肌总腱起点剥离松解术或卡压神经血管束切除术，或结合关节镜手术。

注意：①Mills征（伸肌腱牵拉试验、前臂伸肌牵拉试验）阳性提示肱骨外上髁炎（网球肘）。
②Finkelstein试验阳性提示桡骨茎突狭窄性腱鞘炎。

【例5】女，30岁。右肘关节外侧疼痛半年。查体：右侧Mills征阳性。X线检查未见异常。治疗和预防该病复发的关键是

　　A. 功能锻炼　　　　　　　B. 早期手术　　　　　　C. 限制腕关节活动

　　D. 药物治疗　　　　　　　E. 局部按摩

四、粘连性肩关节囊炎（肩周炎）

粘连性肩关节囊炎又称肩周炎、冻结肩、五十肩。本病是多种原因致肩盂肱关节囊炎性粘连、僵硬，以肩关节周围疼痛、各方向活动（尤其外展外旋、内旋后伸活动）受限为特点。

1. 临床表现

(1) **自限性** 本病有自限性，一般在 6~24 个月可自愈，但部分病人不能恢复到正常功能水平。

(2) **发病率** 发病率 2%~5%，多为中老年发病，女多于男，左侧多于右侧，也可两侧先后发病。

(3) **肩关节活动受限** 肩关节各方向主动和被动活动均不同程度受限，以外旋外展和内旋后伸最重。逐渐出现肩部局限性疼痛，与动作、姿势有明显关系。随着病程延长，疼痛范围扩大，可伴肩关节活动受限。若勉强增大活动范围会引起剧烈锐痛。严重者患肢不能梳头、反手触摸背部。夜间因翻身移动肩部而痛醒。

(4) **压痛点** 肩周痛以肩袖间隙区、肱二头肌长腱压痛为主。

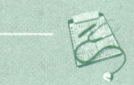

粘连性肩关节囊炎外展姿势

2. 诊断

根据典型临床表现及影像学检查结果，可确定诊断。

(1) **肩关节 X 线片** 见肩关节结构正常，可有不同程度骨质疏松。

(2) **肩关节 MRI** 见关节囊增厚，肩部滑囊可有渗出。MRI 对鉴别诊断意义较大。

3. 鉴别诊断

(1) **肩袖损伤** ①60 岁以上老人，肩颈痛，肩关节无力；②被动活动范围基本正常；③疼痛弧；④落臂征；⑤B 超、MRI 有肩袖撕裂的特征性表现。

(2) **肩峰下撞击综合征** ①肩外侧痛（夜间痛）；②外展、上举障碍；③X 线片显示肩峰、肱骨大结节硬化、骨赘形成；④B 超、MRI 排除肩袖损伤。

(3) **肩关节不稳** ①外伤史（骨折脱位）；②肩周痛、无力；③影像检查可见肱骨头或关节盂部分缺失；④关节镜可见骨或关节囊损伤征。

(4) **颈椎病** ①有神经根刺激症状；②肩关节被动活动大致正常且无痛；③颈椎斜位 X 线片显示相应椎间孔狭窄；④肌电图提示神经根型损伤。

【例6】肩周炎的临床特点为

    A. 活动时疼痛、功能受限   B. 静息时疼痛、功能受限   C. 活动时疼痛、功能无受限

    D. 静息时无痛、功能受限   E. 活动时无痛、功能受限

【例7】属于肩周炎诊断依据的是

    A. 男性多于女性   B. 右侧多于左侧   C. 肩部疼痛，与动作无关

    D. 肩关节外展、外旋、后伸受限   E. 肩部三角肌无萎缩

4. 治疗

治疗目的包括缓解疼痛、恢复功能、避免肌肉萎缩。

(1) **理疗** 早期给予理疗、针灸，适度的推拿按摩，可改善症状。

(2) **痛点注射** 痛点局限时，可局部注射醋酸泼尼松龙，能明显缓解疼痛。

(3) **止痛剂** 疼痛持续、夜间难以入睡时，可短期服用非甾体抗炎药。

(4) **主动活动肩关节** 无论病程长短、症状轻重，均应每日坚持进行，以活动不引起剧痛为限。

(5) **手术治疗** 对症状持续且重者，以上治疗无效时，可行关节镜下松解粘连。

(6) **原发病治疗** 对肩外因素所致的粘连性肩关节囊炎，除局部治疗外，还需治疗原发病。

【例8】肩周炎不正确的治疗方法是

    A. 理疗   B. 封闭   C. 按摩

D. 服用非甾体抗炎药　　　　E. 限制肩关节活动

五、股骨头坏死

股骨头坏死为股骨头血供中断或受损,引起骨细胞、骨髓成分死亡及随后的修复,继而导致股骨头结构改变,股骨头塌陷,引起病人关节疼痛、关节功能障碍的疾病。

1. 病因

股骨头坏死属于缺血性骨坏死,也称无菌性骨坏死。其病因较多,总体上分为以下两大类。

(1)创伤性因素　为常见原因。股骨颈骨折、髋关节外伤性脱位、股骨头骨折均可引起股骨头坏死。

(2)非创伤性因素

①糖皮质激素　临床上此种病因导致的股骨头坏死较多见。可能是激素导致的脂肪栓塞、血液处于高凝状态、引起血管炎、骨质疏松等骨小梁强度下降容易塌陷等原因造成股骨头坏死。

②乙醇中毒　我国北方地区多见,可能与乙醇引起肝内脂肪代谢紊乱有关。饮用多少乙醇可以引起股骨头坏死并无明确标准,与个体差异有关,但过量摄入乙醇肯定是造成股骨头坏死的一个重要因素。

③减压病　是人体所处环境的气压骤然降低,使血液中释放出来的氮气在血管中形成栓塞而造成的综合征。如沉箱工作人员、深海潜水员等。氮气在富含脂肪组织的骨髓中大量堆积而引起骨坏死。

④镰状细胞贫血　血液黏稠性增高,血流变慢而形成血栓,造成局部血供障碍引起骨坏死。

⑤其他　系统性红斑狼疮、抗磷脂综合征、戈谢病、易栓症等。

⑥特发性股骨头坏死　是指排除了以上已知的因素后仍不能得出明确病因的股骨头坏死。

【例9】男,40岁。因皮肤病曾长期服用激素药物,近2年双髋关节疼痛、活动受限。初步诊断是

A. 双髋类风湿关节炎　　　　B. 双髋创伤性滑膜炎　　　　C. 双髋退变性骨关节炎

D. 双侧股骨头缺血坏死　　　E. 双侧髋关节肿瘤性病变

2. 临床表现

(1)症状　非创伤性股骨头坏死多见于中年男性,双侧受累占50%～80%。早期多为腹股沟、臀部、大腿部位为主的关节痛,偶伴膝关节疼痛。疼痛间断发作并逐渐加重,如果是双侧病变,可呈交替性疼痛。

(2)体检　典型体征为腹股沟区深部压痛,可放射至臀或膝部,"4"字试验阳性。可有内收肌压痛、髋关节活动受限,其中以内旋、屈曲、外旋活动受限最为明显。

3. 诊断与影像学检查

(1)病史　本病与外伤、酗酒、应用激素等密切相关,诊断时需详细、全面地询问外伤史、用药史。

(2)X线片　在本病诊断中有不可替代的作用。股骨头血液供应中断后12小时骨细胞即坏死,但在X线片上看到股骨头密度改变至少需2个月或更长时间。X线片诊断股骨头坏死可分为四期。

	Ⅰ期	Ⅱ期	Ⅲ期	Ⅳ期
别称	软骨下溶解期	股骨头修复期	股骨头塌陷期	股骨头脱位期
股骨头	外形完整	外形完整	失去圆滑的外形	变扁平
股骨头负重区	关节软骨下骨质中可见1～2cm宽的弧形透明带,构成"新月征"(具有诊断价值)	关节软骨下骨质密度增高,周围可见点状及斑片状密度减低区及囊性改变,病变周围常见一密度增高的硬化带包绕	软骨下骨呈不同程度的变平和塌陷,股骨头软骨下骨的密度增高,Shenton线基本保持连续	负重区严重塌陷。股骨头内下方无塌陷,外上方未承受压力而残存突起;股骨头向外上方移位,Shenton线不连续
关节间隙	正常	正常	仍正常	变窄

(3)CT　可发现早期细微骨质改变,较普通X线片敏感,但不如核素扫描及MRI敏感。

第十篇 外科学
第38章 运动系统慢性损伤与骨关节炎

(4) **MRI** 是一种有效的非创伤性的**早期诊断方法**。大多表现为股骨头前上部异常信号：T_1WI 为条带状低信号；T_2WI 为低信号或内高外低两条并行信号影，即双线征。

(5) **放射性核素骨显像** 比MRI、CT更为敏感，对**早期诊断**具有很大的价值。与X线片相比，常可提前3~6个月诊断股骨头缺血坏死，其准确率可达91%~95%。

注意：①股骨头缺血坏死的早期诊断首选放射性核素骨显像，次选MRI。
②转移性骨肿瘤的诊断首选——放射性核素骨显像。
③髋关节结核的早期诊断首选——MRI。
④急性血源性骨髓炎的早期诊断首选——局部脓肿分层穿刺+细菌涂片检查。
⑤化脓性关节炎的早期诊断首选——关节腔穿刺+关节液检查。

【例10】诊断早期股骨头坏死最敏感的检查是
  A. 血管造影   B. X线   C. B超
  D. MRI   E. CT

【例11】女，25岁。左髋部疼痛、活动受限半年。既往系统性红斑狼疮病史2年，一直服用糖皮质激素治疗。X线平片检查显示左股骨头变平，软骨下塌陷，无关节间隙变窄。该患者病变的分期属于
  A. Ⅰ期   B. Ⅱ期   C. Ⅲ期
  D. Ⅳ期   E. Ⅴ期（2022）

4. 治疗 参阅3版8年制《外科学》P963。

(1) **非手术治疗** 适用于Ⅰ期股骨头坏死。
①单侧髋关节病变 病变侧应严格避免持重，可扶拐、带坐骨支架、用助行器行走。
②双侧髋关节同时受累 应卧床或坐轮椅。
③髋部疼痛严重 可卧床，同时行下肢牵引常可缓解症状。

(2) **股骨头钻孔及植骨术** 适用于Ⅱ期股骨头坏死。术后病人应尽早使用下肢持续被动训练器练习髋关节活动。病人离床活动应扶拐，术后避免负重至少半年。

(3) **多条血管束或带血供髂骨移植术** 对于Ⅱ期或Ⅲ期股骨头坏死，可将缺血坏死区病灶清除，采用带旋髂深血管髂骨、缝匠肌髂骨瓣、股方肌骨瓣等来充填于股骨头内，以改善股骨头的血供，促使塌陷的股骨头尽可能恢复原来的形状。

(4) **经转子间旋转截骨术** 适用于Ⅱ期患者，可改变股骨头负重面，使股骨头的正常软骨承受应力。

(5) **人工关节置换术** 全髋关节置换术适用于Ⅲ、Ⅳ期病人，可消除疼痛、改善功能。

【例12】女，60岁。右髋部疼痛20余年，近2年加重。步行200m即出现明显髋痛，不能盘腿，髋关节内外旋均受限。X线检查示右髋关节间隙消失，关节边缘骨质增生，股骨头变扁，头臼失去正常对合关系。首选的治疗方法是
  A. 股骨近端截骨术   B. 关节镜清理术   C. 人工全髋关节置换术
  D. 人工股骨头置换术   E. 口服非甾体抗炎药

六、颈椎病

颈椎病是因颈椎间盘退行性变及其继发性改变，刺激或压迫相邻的脊髓、神经、血管等组织而出现一系列症状和体征的综合征。

1. 分型
根据对脊髓、神经、血管等重要组织的压迫不同，可将颈椎病分为4种基本类型，即神经根型、脊髓型、椎动脉型、交感神经型，其中以神经根型**最常见**，占50%~60%。

2. 临床表现
(1) **神经根型颈椎病** 是由突出的椎间盘、增生的钩椎关节压迫相应的神经根所致。

①症状　颈肩痛,短期内加重,并向上肢放射。可有皮肤麻木过敏、上肢肌力下降、手指动作不灵活等。
②体征　病侧颈部肌肉痉挛,颈肩部肌肉可有压痛,患肢活动有不同程度受限。臂丛神经牵拉试验(Eaton 试验)及压头试验(Spurling 征)可出现阳性,表现为诱发根性疼痛。
A. Eaton 试验　检查者一手扶病侧颈部,一手握病腕,向相反方向牵拉。此时因臂丛神经被牵张,刺激已受压之神经根而出现放射痛。
B. Spurling 征　病人端坐,头后仰并偏向病侧,检查者用手掌在其头顶加压,出现颈痛并向患手放射。

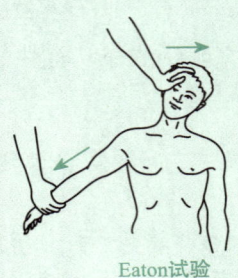
Eaton试验

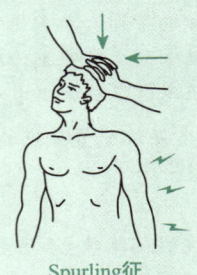
Spurling征

(2)**脊髓型颈椎病**　是由颈椎退变结构压迫脊髓所致。
①症状　表现为四肢感觉、运动、反射、二便功能障碍,为颈椎病最严重的类型。病人出现上肢或下肢麻木无力、僵硬,双足踩棉花感,束带感,双手精细动作障碍,不能用筷进餐,写字颤抖,夹持东西无力,手持物经常掉落。在后期出现排尿排便困难等。
②体征　可有感觉障碍平面,肌力减退,四肢腱反射亢进,而腹壁反射、提睾反射和肛门反射减弱或消失。髌阵挛、Hoffmann 征、Babinski 征阳性。
(3)**椎动脉型颈椎病**　是由颈椎退变,机械压迫椎动脉所致。
①症状　可有椎-基底动脉供血不足的表现,如头晕、恶心、耳鸣、偏头痛、转动颈椎时突发眩晕而猝倒。因椎动脉周围有大量交感神经的节后纤维,故可有自主神经症状,如心悸、心律失常、胃肠功能减退。
②体检　神经系统检查可正常。
(4)**交感型颈椎病**　是由颈椎椎间盘突出,压迫交感神经纤维所致。
①交感神经兴奋症状　如头痛、头晕、恶心呕吐、视物模糊、视力下降、瞳孔扩大或缩小、心率增快、心律不齐、血压升高、头颈及上肢出汗异常、耳鸣、听力下降、发音障碍等。
②交感神经抑制症状　如头昏、眼花、流泪、鼻塞、心动过缓、血压下降、胃肠胀气等。
③体检　交感型颈椎病的特点是症状多,体征少。
④ 4 型颈椎病的比较如下。

	神经根型	脊髓型	交感神经型	椎动脉型
比例	50%～60%	10%～15%	少见	少见
临床表现	颈肩痛 向上肢放射 Eaton 征阳性 Spurling 征	四肢乏力 行走、持物不稳 脊髓受压表现 病理反射阳性	①交感神经兴奋:头痛、恶心、呕吐、瞳孔扩大或缩小、心率加快 ②交感神经抑制:头昏、流泪、心率减慢、血压下降	眩晕(主要症状) 头痛、视觉障碍、猝倒 感觉障碍 神经系统检查阴性
治疗	颌枕带牵引 推拿按摩 理疗,药物治疗 无效则手术	确诊后应及时手术治疗,**严禁**颌枕带牵引、推拿按摩	颌枕带牵引 推拿按摩 理疗,药物治疗 无效则手术	颌枕带牵引 推拿按摩 理疗,药物治疗 无效则手术

注意:①神经根型颈椎病上肢放射痛、压头试验及臂丛神经牵拉试验阳性;②脊髓型颈椎病病理反射阳性;③椎动脉型颈椎病眩晕、猝倒,神经系统检查阴性;④脊髓型颈椎病严禁牵引、推拿、按摩。

第十篇 外科学
第38章 运动系统慢性损伤与骨关节炎

3. 诊断与鉴别诊断

（1）**诊断** 中年以上病人，根据病史、症状、体征、神经系统检查，结合影像学检查等，可作出诊断。

①X线片 主要用于排除其他病变，可见颈椎生理前凸消失、椎体前后缘骨赘形成、椎间隙变窄。

②CT检查 可见颈椎间盘突出、颈椎管矢状径变小、黄韧带骨化、硬膜外腔脂肪消失、脊髓受压。

③MRI检查 可见椎间盘突出、硬膜外腔消失、脊神经受压。

④椎动脉造影 椎动脉型颈椎病可有阳性发现。

（2）**鉴别诊断** 颈椎病需与下列疾病相鉴别。

①神经根型颈椎病 颈椎退变压迫神经根，可出现与周围神经卡压综合征相似的症状，如胸廓出口综合征、肘管综合征、尺管综合征等，但这些综合征均有局部的骨性和纤维嵌压神经的因素。

②脊髓型颈椎病 需与肌萎缩侧索硬化症、脊髓空洞症鉴别。肌萎缩侧索硬化症多见于40岁左右病人，发病突然，病情进展迅速，常以上肢运动改变为主要症状，有肌力减弱，而无感觉障碍，肌萎缩以手内在肌明显。脊髓空洞症多见于青壮年，病人常有感觉分离现象，痛温觉消失，触觉及深感觉存在。

③椎动脉型颈椎病 应与前庭疾病、脑血管病、Meniere综合征等鉴别。椎动脉造影或磁共振成像椎动脉显像（MRA）显示椎动脉狭窄。

④交感型颈椎病 临床征象复杂，常有神经症表现，且少有确诊的客观依据。应排除心脑血管疾病。

【例13】男，56岁。颈肩痛1个月，并向右手放射，右手拇指痛觉减弱，肱二头肌肌力弱。初步诊断是

A. 颈椎病　　　　　　　　B. 肩周炎　　　　　　　　C. 肩袖综合征
D. 臂丛神经炎　　　　　　E. 颈部劳损

【例14】女，40岁。颈肩痛3个月，伴右手麻木，无视物模糊、行走不稳和眩晕。查体：颈部压痛，伴右上肢放射痛，压头试验阳性，右手"虎口区"麻木，右侧伸腕肌肌力减弱，Hoffman征阴性。考虑颈椎病，最可能的类型是

A. 神经根型　　　　　　　B. 交感神经型　　　　　　C. 脊髓型
D. 椎动脉型　　　　　　　E. 复合型

A. 椎动脉型颈椎病　　　　B. 脊髓型颈椎病　　　　　C. 交感神经型颈椎病
D. 神经根型颈椎病　　　　E. 复合型颈椎病

【例15】手指麻木伴上肢放射痛，压头试验阳性，最可能的颈椎病类型是

【例16】手足无力、括约肌功能障碍、脚踩棉花感，最可能的颈椎病类型是

4. 治疗

（1）**非手术治疗**

①适应证 神经根型、椎动脉型、交感神经型颈椎病主要行保守治疗。

②治疗措施 颈椎牵引、颈部制动、颈部理疗、改善不良工作体位和睡眠姿势、调整枕头高度；可应用非甾体抗炎药、肌肉松弛剂等。

（2）**手术治疗**

①脊髓型颈椎病一旦确诊，应及时手术治疗。

②神经根性疼痛剧烈，保守治疗无效；脊髓或神经根明显受压，伴有神经功能障碍；症状虽不严重，但保守治疗半年无效，均应手术治疗。

七、腰椎间盘突出症

腰椎间盘突出症是指腰椎间盘发生退行性改变以后，在外力作用下，纤维环部分或全部破裂，单独或连同髓核、软骨终板向外突出，刺激或压迫窦椎神经和神经根引起的以腰腿痛为主要症状的一种病变。腰椎间盘突出症是引起腰腿痛最常见的原因，最常累及 $L_4 \sim L_5$、$L_5 \sim S_1$ 间隙，即 L_5、S_1 神经，约占95%。

注意：①$L_4 \sim L_5 = L_5$，$L_5 \sim S_1 = S_1$。等号左边 $L_4 \sim L_5$、$L_5 \sim S_1$ 指椎间隙，等号右边 L_5、S_1 指脊神经。

②$L_4 \sim L_5$ 椎间孔出来的神经根为 L_4，但 $L_4 \sim L_5$ 椎间盘突出压迫的常为 L_5，这是因为 L_4 已经向神经根管转出，L_5 发出后经侧隐窝下行，故常受累。同理，$L_5 \sim S_1$ 椎间盘突出压迫的是 S_1。

1. 临床表现

(1) 症状和体征 病人多有弯腰劳动、长期坐位工作史。首次发作常在半弯腰持重过程中发生。

发病	男女比例(4~6):1，好发于20~50岁
腰痛	最先出现的症状(发生率91%)
坐骨神经痛	下腰部→臀部→大腿后外方→小腿外侧→足跟部或足背(发生率97%)
马尾神经受压	中央型腰椎间盘突出症可压迫马尾神经，出现大小便障碍，鞍区感觉异常
腰椎侧凸	若突出髓核在神经根的肩部(外侧)——则上身向健侧弯曲，腰椎凸向病侧，可缓解疼痛 若突出髓核在神经根的腋部——则上身向患侧弯曲，腰椎凸向健侧
腰部活动受限	以前屈受限最明显(因前屈位是导致发病的重要体位)，发生率约为100%
压痛及骶棘肌痉挛	89%的病人在病变间隙的棘突间有压痛，约1/3病人有腰部骶棘肌痉挛

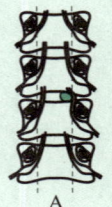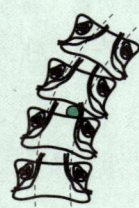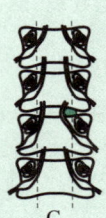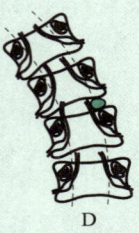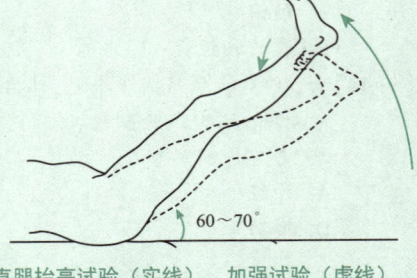

姿势性脊柱侧凸与缓解神经根受压的关系

A. 椎间盘突出在神经根腋部时
B. 神经根所受压力可因脊柱凸向健侧而缓解
C. 椎间盘突出在神经根外侧时
D. 神经根所受压力可因脊柱凸向患侧而缓解

直腿抬高试验（实线），加强试验（虚线）

(2) 直腿抬高试验及加强试验均为阳性 病人仰卧，伸膝，被动抬高患肢，正常人神经根有 4mm 的滑动度，下肢抬高到 60°~70° 始感腘窝不适。本症病人神经根受压或粘连使滑动度减少或消失，抬高在 60° 以内即可出现坐骨神经痛，称直腿抬高试验(Lasegue征)阳性。在直腿抬高试验阳性时，缓慢降低患肢高度，待放射痛消失，再被动背屈踝关节以牵拉坐骨神经，如又出现放射痛，称加强试验阳性。

(3) 神经系统表现 据此可进行定位诊断。

①感觉异常 L_5 受累表现为小腿外侧和足背痛、触觉减退。S_1 受压表现为外踝附近及足外侧痛、触觉减退。

②肌力下降 L_5 受累表现为足拇趾背伸肌力下降。S_1 受压表现为足跖屈肌力减弱。

③反射异常 S_1 受累表现为踝反射减弱。$S_3 \sim S_5$ 马尾受压表现为肛门括约肌张力下降、肛门反射减弱。

受累神经	关键感觉区	关键运动肌	反射
$L_2(L_1 \sim L_2)$	大腿前中部	屈髋肌(髂腰肌)	—
$L_3(L_2 \sim L_3)$	股骨内髁	膝伸肌(股四头肌)	膝反射
$L_4(L_3 \sim L_4)$	内踝	足背伸肌(胫前肌)	—
$L_5(L_4 \sim L_5)$	第三跖趾关节背侧	足拇长伸肌(表现为拇趾背伸无力)	—
$S_1(L_5 \sim S_1)$	足跟外侧	足跖屈肌(表现为足跖屈无力)	踝反射

2. 诊断标准

根据病史、症状、体征及影像学检查结果，即可作出初步诊断。

第十篇 外科学
第38章 运动系统慢性损伤与骨关节炎

(1) X 线片　通常作为常规检查,但不能直接反映是否存在椎间盘突出。腰椎平片的表现可以完全正常,但很多病人可见腰椎侧弯、生理前凸减少或消失、椎体边缘增生、椎间隙狭窄、纤维环钙化、骨质增生、关节突肥大、硬化等退变的表现。

(2) 造影检查　脊髓造影、硬膜外造影、椎间盘造影等方法可间接显示有无椎间盘突出及程度。这些方法均为有创操作,目前少用,只在一般的诊断方法不能确诊时才慎重进行。

(3) CT　可显示脊柱骨性结构的细节。对本病的诊断具有较大价值。CT 表现包括:椎间盘后缘变形突出、硬脊膜囊受压变形、硬膜外脂肪移位、硬膜外间隙中软组织密度影及神经根鞘受压移位等。

(4) MRI　能清楚地显示人体解剖结构的图像,对腰椎间盘突出的诊断有极大帮助。MRI 可全面地观察各椎间盘退变情况,也可了解髓核突出的程度和位置,并鉴别是否存在椎管内其他占位性病变。

(5) 其他　肌电图有助于腰椎间盘突出的诊断,并可推断神经受损的节段。

3. 鉴别诊断

(1) 腰肌劳损　与长期保持一种劳动姿势有关。无明显诱因的慢性疼痛为主要症状,腰痛为酸胀痛,休息后可缓解。直腿抬高试验阴性,下肢无神经受累表现。

(2) 第三腰椎横突综合征　主要表现为腰痛,少数可沿骶棘肌向下放射。检查可见骶棘肌痉挛,第三腰椎横突尖压痛,无神经受累体征。局部封闭有很好的近期疗效。

(3) 梨状肌综合征　主要表现为臀部和下肢疼痛,症状的出现和加重常与活动有关,休息可明显缓解。查体可见臀肌萎缩,臀部深压痛,直腿抬高试验阳性,但神经定位体征不明确。

(4) 腰椎管狭窄症　临床上以下腰痛、马尾神经或腰神经受压症状为主要表现,以神经源性间歇性跛行为主要特点。主诉症状多而阳性体征少。结合 CT 和 MRI 检查可明确诊断。

(5) 腰椎滑脱与椎弓峡部裂　表现为下腰痛,滑脱较重时可出现神经根症状,MRI 检查可确诊。

(6) 腰椎结核　常有结核中毒症状。X 线片见明显的骨破坏,受累的椎间隙狭窄,寒性脓肿阴影。

(7) 脊柱肿瘤　腰痛呈进行性加重,平卧不能减轻。恶性肿瘤多有贫血、恶病质、碱性或酸性磷酸酶增高。X 线片显示骨破坏。CT 和 MRI 均可与椎间盘突出相鉴别。

(8) 椎管内肿瘤　发病缓慢但进行性加重。首先出现足部麻木,并自下而上发展,感觉、运动障碍,反射减弱,不只是局限于某一神经支配区。括约肌功能障碍逐渐出现并加重。

(9) 盆腔疾病　早期盆腔炎、肿瘤等,可刺激腰骶神经根可出现腰骶部疼痛,或伴有下肢痛。

【例17】以下节段最常发生腰椎间盘突出的是
　　A. $T_{12} \sim L_1$　　　　　　B. $L_1 \sim L_2$　　　　　　C. $L_2 \sim L_3$
　　D. $L_3 \sim L_4$　　　　　　E. $L_4 \sim L_5$

【例18】鉴别中央型腰椎间盘突出症与椎管内肿瘤最有意义的检查是
　　A. 鞍区感觉　　　　　B. 肛门括约肌　　　　　C. X 线
　　D. MRI　　　　　　　E. CT

【例19】腰椎间盘突出症与腰椎管狭窄症临床症状的主要鉴别点是
　　A. 二便是否障碍　　　B. 有无鞍区感觉障碍　　C. 腰痛及下肢放射痛的程度
　　D. 双下肢无力的程度　E. 间歇性跛行是否为主要特点

(20~22题共用题干) 男,35 岁。1 个月前搬重物时突然出现腰痛,经理疗 1 周腰痛缓解,后逐渐出现右下肢放射痛,劳累、咳嗽、排便时症状加重,无低热、盗汗。查体:直腿抬高试验阳性。

【例20】最可能的诊断是
　　A. 强直性脊柱炎　　　B. 腰椎骨折　　　　　　C. 类风湿关节炎
　　D. 腰椎结核　　　　　E. 腰椎间盘突出症

【例21】对其定位、定性、诊断最有帮助的检查是
　　A. 电生理检查　　　　B. X 线　　　　　　　　C. 核素扫描

D. CT　　　　　　　　　　　E. B超

【例22】目前首选的治疗方法是
　　　A. 手术治疗　　　　　　　B. 加大腰部活动　　　　　C. 应用非甾体抗炎药
　　　D. 背肌锻炼　　　　　　　E. 休息牵引

4. 治疗

（1）**非手术治疗**　80%的患者可经非手术治疗缓解或痊愈。

①适应证　A. 初次发作,病程较短者;B. 休息后症状可自行缓解者;C. 由于全身疾病或局部皮肤疾病,不能施行手术者;D. 不同意手术者。

②治疗方法　卧床休息3周后带腰围下地活动;非甾体抗炎药物;骨盆牵引;理疗。

（2）**手术治疗**

①适应证　A. 症状严重,反复发作,经半年以上非手术治疗无效,且病情加重,影响工作和生活者;B. 中央型突出有马尾神经综合征,括约肌功能障碍者,应急诊手术;C. 有明显神经受累表现者。

②手术方法　A. 全椎板切除髓核摘除术:适用于椎间盘突出合并有椎管狭窄、椎间盘向两侧突出、中央型巨大突出以及游离椎间盘突出者;B. 半椎板切除髓核摘除术:适用于单纯椎间盘向一侧突出者;C. 微创腰椎间盘摘除术、经皮内镜下腰椎间盘切除术:适用于单纯腰椎间盘突出者;D. 人工椎间盘置换术。

（23~26题共用题干）男性,重体力劳动工人,腰腿痛,并向左下肢放射,咳嗽、打喷嚏时加重。检查腰部活动明显受限,并向左倾斜,直腿抬高试验阳性。病程中无低热、盗汗、消瘦症状。

【例23】首先考虑的诊断是
　　　A. 腰肌劳损　　　　　　　B. 腰椎管狭窄症　　　　　C. 腰椎间盘突出症
　　　D. 强直性脊柱炎　　　　　E. 腰椎结核

【例24】如有小腿及足外侧麻木,足趾跖屈力弱及跟腱反射弱,病变的节段应考虑是
　　　A. 腰$_1$~腰$_2$　　　　　　B. 腰$_2$~腰$_3$　　　　　　C. 腰$_3$~腰$_4$
　　　D. 腰$_4$~腰$_5$　　　　　　E. 腰$_5$~骶$_1$

【例25】为明确诊断,最有意义的检查是
　　　A. X线检查　　　　　　　B. CT　　　　　　　　　　C. 超声
　　　D. 腰椎穿刺　　　　　　　E. 肌电图

【例26】如果病史2年,并逐年加重,已严重影响生活及工作,且出现尿便障碍。其治疗方法是
　　　A. 理疗　　　　　　　　　B. 按摩　　　　　　　　　C. 牵引
　　　D. 用药　　　　　　　　　E. 手术

八、骨关节炎

骨关节炎是一种以关节软骨退行性变和继发性骨质增生为特征的慢性关节疾病。

1. 病因

（1）**主要高危因素**　年龄为主要高危因素。

（2）**其他因素**　包括外伤、肥胖、遗传、炎症、代谢等。

（3）**雌激素**　女性发病率较高,在绝经后明显增加,可能与关节软骨中雌激素受体有关。

2. 分类

（1）**原发性骨关节炎**　发病原因不明,与遗传和体质因素有一定的关系,多见于50岁以上的中老年人。

（2）**继发性骨关节炎**　多见于青壮年,可继发于创伤（关节内骨折）、炎症、关节不稳定（关节囊或韧带松弛）、慢性反复的积累性劳损、先天性疾病（先天性髋关节脱位）、关节面后天性不平整（骨的缺血性坏死造成关节面塌陷变形）、关节畸形引起的关节面对合不良（膝内翻、膝外翻）,在关节局部原有病变的基础上发生的骨关节炎。

第十篇 外科学
第38章 运动系统慢性损伤与骨关节炎

3. 病理

骨关节炎最早最主要的病理变化发生在关节软骨。首先是关节软骨退变、变性、磨损、消失,软骨下骨裸露、硬化、象牙质变。随后软骨下骨囊腔变,关节边缘骨赘形成,伴滑膜增生,关节囊、周围韧带退变、纤维化、萎缩。最终关节面完全破坏、畸形。

4. 临床表现

关节疼痛	初期为轻微疼痛,以后逐渐加重,活动后加重,休息时好转;也有的表现为静息痛
关节压痛	关节局部有压痛,在伴关节肿胀时尤为明显
关节僵硬	表现为晨僵,活动后缓解,晨僵时间一般不超过30分钟
关节肿大	手部关节肿大变形,可出现Heberden结节和Bouchard结节 部分膝关节因骨赘形成或关节积液也会造成关节肿大
骨擦音(感)	由于关节软骨破坏、关节面不平,关节活动时可出现骨擦音(感),多见于膝关节
关节活动障碍	关节疼痛,活动度下降,肌肉萎缩,软组织挛缩,关节交锁等
实验室检查	血常规、蛋白电泳、免疫复合物、血清补体均正常 伴有滑膜炎的病人可出现C反应蛋白(CRP)和血沉(ESR)轻度升高
X线检查	表现为非对称性关节间隙变窄,软骨下骨硬化、囊性变,关节边缘增生和骨赘形成

5. 9版《内科学》P858诊断标准

主要根据临床症状和X线检查进行诊断。美国风湿病学会提出的分类诊断标准如下:

(1) 手骨关节炎分类标准(1990) 临床标准:具有手疼痛、酸痛和晨僵,并具备以下4项中至少3项,可诊断为手骨关节炎:①10个指定关节中硬性组织肥大≥2个;②远端指间关节硬性组织肥大≥2个;③掌指关节肿胀<3个;④10个指定的指关节中关节畸形≥1个。注:10个指定关节是指双侧第2、3指远端和近端指间关节及第1腕掌关节。

(2) 膝骨关节炎分类标准(1986)
①临床标准 具有膝痛并具备以下6项中至少3项,可诊断为膝骨关节炎:年龄≥50岁;晨僵<30分钟;骨摩擦感;骨压痛;骨性肥大;膝触之不热。
②临床加放射学标准 具有膝痛和骨赘,并具备以下3项中至少1项,可诊断为膝骨关节炎:年龄≥40岁;晨僵<30分钟;骨摩擦感。

(3) 髋骨关节炎分类标准(1991) 临床加放射学标准:具有髋痛,并具备以下3项中至少2项,可诊断为髋骨关节炎:①血沉≤20mm/h;②X线示股骨头和(或)髋臼骨赘;③X线示髋关节间隙狭窄。

6. 治疗

(1) **非药物治疗** 包括病人教育、物理治疗、行动支持、改变负重力线等。
(2) **药物治疗** 包括非甾体抗炎药物、关节腔药物注射(透明质酸、糖皮质激素)。
(3) **手术治疗** 包括游离体摘除术、通过关节镜行关节清理术、截骨术、关节融合和关节成形术等。

▶**常考点** 颈椎病;腰椎间盘突出症;其他考点散乱。

参考答案——详细解答见《2024国家临床执业及助理医师资格考试历年考点精析(上、下册)》

1. ABCDE 2. ABCDE 3. ABCDE 4. ABCDE 5. ABCDE 6. ABCDE 7. ABCDE
8. ABCDE 9. ABCDE 10. ABCDE 11. ABCDE 12. ABCDE 13. ABCDE 14. ABCDE
15. ABCDE 16. ABCDE 17. ABCDE 18. ABCDE 19. ABCDE 20. ABCDE 21. ABCDE
22. ABCDE 23. ABCDE 24. ABCDE 25. ABCDE 26. ABCDE

第39章 骨与关节感染

▶ **考纲要求**
①急性血源性骨髓炎。②化脓性关节炎。③骨与关节结核概论。④脊柱结核。⑤髋关节结核。

▶ **复习要点**

一、急性血源性骨髓炎

1. 病因

(1)**致病菌** 以溶血性金黄色葡萄球菌最常见(占75%),乙型溶血性链球菌约占10%,大肠埃希菌、流感嗜血杆菌、产气荚膜杆菌、肺炎球菌、白色葡萄球菌等少见。

(2)**好发部位** 儿童长骨干骺端(胫骨近端和股骨远端)为好发部位,其次为肱骨、髂骨、脊柱,其他四肢骨骼、肋骨、颅骨少见。

(3)**发病机制** 致病菌系经血源性播散,先有身体其他部位的感染性病灶,一般位于皮肤或黏膜处,如疖、痈、扁桃体炎、中耳炎等。当原发病灶处理不当或机体抵抗力下降时,细菌进入血液循环发生菌血症或诱发脓毒症。菌栓进入骨营养动脉后往往受阻于长骨干骺端的毛细血管内,原因是该处血流缓慢,容易使细菌停滞。儿童骨骺板附近的微小终末动脉与毛细血管往往更为弯曲,而成为血管襻,该处血流丰富而流动缓慢,细菌更易沉积,因此儿童长骨干骺端为本病的好发部位。

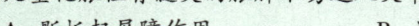

急性血源性骨髓炎
好发于儿童长骨干骺端

【例1】儿童化脓性骨髓炎的脓肿不易进入关节腔的原因是
A. 骺板起屏障作用　　　　B. 关节囊对关节腔具有保护作用
C. 脓液容易局限和吸收　　D. 儿童关节对细菌的抵抗力强
E. 脓肿容易经由软组织溃破

2. 病理

基本病理变化为骨质破坏与死骨形成,后期有新生骨,成为骨性包壳。

(1)**脓肿形成** 大量菌栓停滞在长骨的干骺端,阻塞了小血管,迅速发生骨坏死,并有充血、渗出、白细胞渗出。白细胞释放的蛋白溶解酶破坏了细菌、坏死的骨组织及邻近的骨髓组织。渗出物和破坏的碎屑成为小型脓肿并逐渐增大,使容量不能扩张的坚硬骨腔内的压力增高。

(2)**骨膜下脓肿** 脓肿向骨干髓腔蔓延,由于小儿骨骺板抵抗力较强,不易通过,所以脓液流入骨髓腔,而使骨髓腔受累。髓腔内脓液压力增高后,可再沿佛克斯管至骨膜下层,形成骨膜下脓肿。

(3)**窦道** 脓肿可穿破骨膜、软组织、皮肤,排出体外,成为窦道。

(4)**死骨** 严重病例,骨质的内、外面都浸泡在脓液中而失去血供,导致大片死骨形成。

(5)**骨性包壳** 在死骨形成过程中,病灶周围的骨膜因炎性充血、脓液的刺激而产生新骨,包围在骨干的外层,形成骨性包壳。包壳上有数个小孔与皮肤窦道相通。包壳内可有死骨、脓液、炎性肉芽组织。

(6)**化脓性关节炎** 小儿股骨头骺板位于髋关节囊内,骨髓炎可直接穿破干骺端骨密质,进入关节引起化脓性关节炎。成人骺板已经融合,脓肿可直接进入关节腔形成化脓性关节炎。

3. 临床表现

自然病程	3~4周
好发人群	儿童及青少年
好发部位	长骨干骺端(以胫骨近端和股骨远端最多见),其次为肱骨和髂骨
全身症状	起病急、寒战、高热、呕吐,有明显脓毒症症状
局部症状	患区红、肿、热、剧痛,局限性压痛
临床检查	外周血白细胞增高、中性粒细胞比例增高;血培养及分层穿刺培养可阳性
血培养	可有阳性结果。寒战高热期抽血培养或初诊时每隔2小时培养1次,共3次,可提高阳性率
早期确诊	局部脓肿分层穿刺涂片发现脓细胞或细菌即可确诊,为早期诊断的首选方法
X线片	起病14天内阴性,故不能用于早期诊断
CT检查	可以提前发现骨膜下脓肿,对细小的骨脓肿难以显示
MRI检查	可早期发现骨内的炎性病灶,观察病灶范围、炎性水肿程度、有无脓肿形成,具有早期诊断价值

【例2】对于急性化脓性骨髓炎早期诊断最具价值的检查是
　　A. B超　　　　　　　　　B. 白细胞计数　　　　　　　C. CT
　　D. X线　　　　　　　　　E. 局部分层穿刺涂片与培养

【例3】男孩,8岁。高热伴右下肢剧痛、不能活动2天。查体:T39.4℃,P135次/分,精神不振,右胫骨上端微肿,有深压痛。白细胞$26×10^9$/L,血沉80mm/h。X线检查未见明显异常,核素扫描显示右胫骨上端有浓聚区。最可能的诊断是
　　A. 风湿性关节炎　　　　　B. 膝关节结核　　　　　　　C. 急性化脓性骨髓炎
　　D. 恶性骨肿瘤　　　　　　E. 急性化脓性关节炎

4. 诊断与鉴别诊断

(1) **诊断**　凡有下列表现均应考虑急性骨髓炎:①全身中毒症状,高热寒战,局部持续性剧痛,长骨干骺端剧痛而不愿活动肢体,局部深压痛;②白细胞总数增高,中性粒细胞增高,血培养阳性;③分层穿刺见脓液和炎性分泌物;④X线片征象2周左右方有变化,不能用于早期诊断;⑤MRI检查具有早期诊断价值。

(2) **鉴别诊断**　本病需与蜂窝织炎、深部脓肿、风湿病、化脓性关节炎、骨肉瘤、尤因肉瘤等鉴别。

5. 治疗

(1) **抗生素治疗**　针对革兰阳性球菌,早期足量应用抗生素。经抗生素治疗后会出现四种结果:
①在X线片改变出现前全身及局部症状均消失,说明骨脓肿形成以前炎症已经控制,不需手术。
②在出现X线片改变后,全身及局部症状消失,说明骨脓肿已被控制,有被吸收掉的可能。不需手术治疗,但抗生素仍宜连续应用3~6周。
③全身症状消退,但局部症状加重,说明抗生素不能消灭骨脓肿,需要手术引流。
④全身和局部症状均不消退,说明:致病菌对所用抗生素有耐药性;有骨脓肿形成;产生迁徙性脓肿,为保全生命,需切开引流。

(2) **手术治疗**
①**手术时机**　宜早期进行,最好在抗生素治疗48~72小时后,仍不能控制局部症状时进行手术,也有主张提前为36小时者。延迟手术只能达到引流的目的,不能阻止急性骨髓炎向慢性阶段演变。
②**手术目的**　A.引流脓液,减少脓毒症症状;B.阻止急性骨髓炎转为慢性骨髓炎。
③**手术方式**　钻孔引流、开窗减压。不要用探针、刮匙探髓腔。
④**伤口处理**　A.脓液较多者,可行闭式灌洗引流,引流管留置3周,或体温下降、引流液连续3次培养阴性即可拔除引流管;B.脓液不多者,可放单根引流管接负压引流,每日经引流管注入少量高浓度抗

生素液;C.伤口不缝合,填充碘仿纱条,5~10天后再作延迟缝合。

（3）**全身辅助治疗**　高热时降温,补液,补充热量。化脓性感染时往往有贫血,可隔1~2天输给少量新鲜血,以增强病人的抵抗力。

（4）**局部辅助治疗**　患肢行石膏托固定,可以起到下列作用:①止痛;②防止关节挛缩畸形;③防止发生病理性骨折。如果包壳不够坚固,可用管型石膏固定2~3个月,并在窦道所在的石膏上开洞换药。

二、化脓性关节炎

1. 概念
化脓性关节炎是关节内的化脓性感染,多见于儿童,好发于髋关节、膝关节。

2. 病因
化脓性关节炎的常见致病菌为金黄色葡萄球菌(约占85%),其次为白色葡萄球菌、淋病奈瑟菌、肺炎球菌、肠道杆菌等。细菌进入关节的途径有:

（1）**血源性传播**　身体其他部位的化脓性病灶内细菌通过血液循环播散至关节内。
（2）**直接蔓延**　邻近关节附近的化脓性病灶直接蔓延至关节腔内,如髂骨骨髓炎蔓延至髋关节。
（3）**开放性关节损伤**　开放性关节损伤发生感染。
（4）**医源性**　关节手术后感染、关节内注射药物后发生感染。

3. 临床表现
（1）**全身症状**　起病急骤,有寒战高热等症状,甚至出现谵妄昏迷,小儿多见。
（2）**局部症状**　病变关节疼痛与功能障碍。浅表关节,如膝、肘、踝关节,局部红、肿、热、痛明显,关节处于半屈曲位。深部关节,如髋关节因有厚实的肌肉,局部红、肿、热都不明显,关节常屈曲、外旋、外展。
（3）**浮髌试验**　关节腔内积液在膝部最明显,可见髌上囊明显隆起,浮髌试验阳性。

4. 诊断
根据全身和局部症状、体征,一般诊断不难。X线表现出现较晚,不能作为早期诊断依据。关节穿刺和关节液检查对早期诊断很有价值。抽出液应作细菌培养+药敏试验。

（1）**常规检查**　外周血白细胞计数增高,中性粒细胞比例增高,血沉增快。
（2）**细菌培养**　寒战期间抽血培养可检出病原菌。
（3）**关节穿刺和关节液检查**　为关键的检查,有早期诊断价值。关节液可呈浆液性(清亮的)、纤维蛋白性(混浊的)、脓性(黄白色)。镜检见大量脓细胞,涂片可见大量革兰阳性球菌。
（4）**X线检查**　早期可见关节周围软组织肿胀的阴影,膝关节侧位片可见明显的髌上囊肿胀,关节间隙增宽。出现骨骼改变的第一个征象为骨质疏松;随后出现关节软骨破坏,关节间隙进行性变窄,并有虫蚀状骨质破坏。X线表现出现较晚,不能作为早期诊断依据。

注意:①化脓性关节炎的早期诊断首选关节腔穿刺+关节液检查。
②急性血源性骨髓炎的早期诊断首选局部脓肿分层穿刺+细菌涂片检查。
③髋关节结核的早期诊断首选MRI(MRI和CT均有助于诊断,但MRI更能显示骨内炎性浸润)。

【**例4**】男孩,10岁。左膝外伤后当晚出现寒战、高热,短暂谵妄。查体:T39.6℃,左膝局部肿胀、疼痛明显,浮髌试验阳性。实验室检查:血 WBC14.0×10^9/L,N0.85,ESR75mm/h。X线检查未见明显异常。首先考虑的诊断是

A. 恶性骨肿瘤　　　　　　B. 类风湿关节炎　　　　　　C. 急性骨髓炎
D. 关节结核　　　　　　　E. 急性化脓性关节炎

【**例5**】化脓性关节炎早期诊断中,最有价值的方法是
A. 关节活动度检查　　　　B. X线检查　　　　　　　　C. MRI检查
D. 关节液检查　　　　　　E. 手术探查

5. 鉴别诊断

	急性血源性骨髓炎	化脓性关节炎
致病菌	金黄色葡萄球菌	金黄色葡萄球菌
好发人群	儿童	儿童
好发部位	长骨干骺端	髋、膝关节
病理	骨坏死,死骨形成,骨壳,骨性死腔	浆液性纤维性脓性渗出,关节软骨破坏、关节强直
临床表现	起病急,寒战高热	起病急,寒战高热
中毒症状	严重	严重
局部症状	患处红肿痛、可溃破,病理性骨折	关节红肿痛,功能障碍,浮髌试验阳性,关节间隙早期增宽、晚期变窄
X线	14天内阴性,骨膜反应、骨质稀疏	早期无改变,骨质疏松,关节间隙早期增宽、晚期变窄

6. 治疗

(1) **早期足量全身性使用抗生素**　治疗原则同急性血源性骨髓炎。

(2) **关节腔内注射抗生素**　每天作一次关节穿刺,抽出关节液后,注入抗生素。若抽出液逐渐变清,而局部症状和体征缓解,说明治疗有效,可以继续使用,直至关节积液消失,体温正常。若抽出液变得更为混浊,说明治疗无效,应改为灌洗或切开引流。

(3) **经关节镜治疗**　对膝关节化脓性炎症、股骨下端慢性骨髓炎,可采用关节镜下治疗。

(4) **关节腔持续性灌洗**　适用于表浅的大关节,如膝关节。

(5) **关节切开引流**　适用于较深的大关节,如髋关节。

(6) **被动活动**　为防止关节内粘连,尽可能保留关节功能,可作持续性关节被动活动。

(7) **手术治疗**　晚期病例如陈旧性病理性脱位者可行矫形手术,髋关节强直者可行全髋关节置换术。

注意：①膝关节——因位置表浅,多使用关节腔内注射抗生素或腔内持续性灌洗。
②髋关节——因位置较深,穿刺插管难以成功,应及时作切开引流。

【例6】早期治疗膝关节化脓性关节炎最好的方法是
　A. 合理有效抗生素加石膏固定　　　　B. 足量有效抗生素加支持疗法
　C. 足量有效抗生素加关节切开引流　　D. 足量有效抗生素加功能锻炼及理疗
　E. 足量有效抗生素加关节穿刺抽液并注入抗生素

三、骨与关节结核概论

1. 发病特点

(1) **发病情况**　骨与关节结核是最常见的肺外继发性结核,其原发灶绝大多数源于肺结核,占结核病总数的5%~10%。其中以脊柱结核最多见(约占50%),膝关节结核和髋关节结核各约占15%。

(2) **发病的高危人群**　包括既往感染过结核者、高发区移民、糖尿病或慢性肾功能不全者、营养不良者、长期使用免疫抑制剂者。艾滋病病人也易同时感染骨与关节结核。

(3) **原发病灶**　80%以上的原发病灶在肺和胸膜,其余在消化道和淋巴结。

(4) **感染途径**　原发病灶中的结核分枝杆菌一般是通过血流到达骨和关节,少数是由邻近病灶蔓延而至。

2. 病理变化

骨与关节结核最初的病理变化是单纯性滑膜结核或单纯性骨结核。若病变进一步发展,结核病灶侵及关节腔,破坏关节软骨面,称为全关节结核。全关节结核若不能控制,便会出现破溃,产生瘘管或窦道,并引起继发感染，此时关节已完全毁损，必定会遗留各种关节功能障碍。

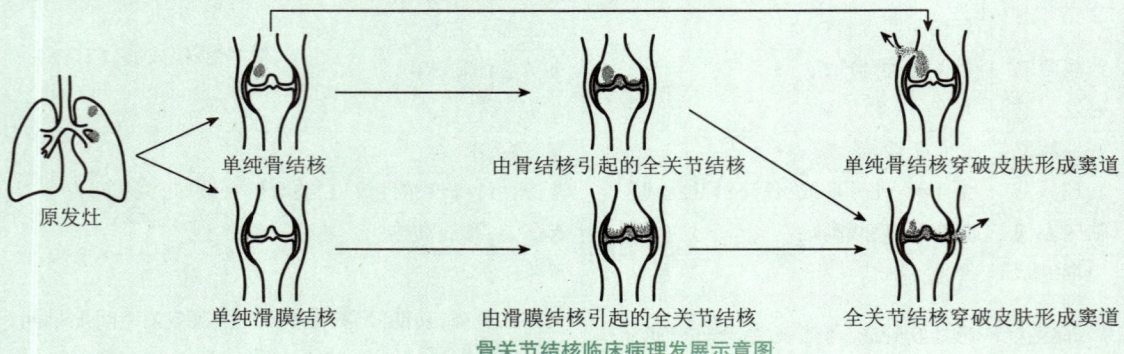

骨关节结核临床病理发展示意图

3. 临床表现

（1）**病史**　病人常有肺结核病史或家庭结核病史。可发生于任何年龄，男女发病率无明显差别。

（2）**结核中毒症状**　起病较缓慢，症状隐匿，可有轻微结核中毒症状，如午后低热、乏力、盗汗、消瘦。

（3）**局部症状**　关节病变大多为单发性，少数为多发性，但对称性罕见。30%～50%的病人起病前有局部外伤史。儿童病人常有"夜啼"。部分病人因病灶脓液破入关节腔而产生急性症状，此时疼痛剧烈。由于髋关节与膝关节神经支配有重叠现象，所以髋关节结核病人也可主诉膝关节疼痛。

（4）**体检**　浅表关节检查可见关节肿胀、积液、压痛。关节常处于半屈曲状态，以缓解疼痛。

（5）**晚期表现**　晚期可出现寒性脓肿，若破溃可产生混合性感染，出现局部急性炎症反应。

（6）**实验室检查及影像学检查**

白细胞	一般正常，有混合感染时增高
血沉	结核活动期、复发时血沉增快。血沉是检测病变是否静止、有无复发的重要指标
细菌培养	寒性脓肿的脓液结核分枝杆菌培养阳性率70%，普通窦道中脓液阳性率极低，且费时
X线	一般起病6～8周后，才有X线片改变，故不能用于早期诊断
CT	可清楚显示寒性脓肿、死骨与病骨，可在CT引导下穿刺抽脓和活检
MRI	可用于早期诊断。可显示炎性阶段的异常信号和脊髓受压情况

4. 治疗

支持治疗		注意休息，避免劳累，加强营养，有贫血者应纠正贫血
抗结核治疗		遵循"早期、联合、适量、规律、全程"的原则
局部制动		有石膏固定、支具固定与牵引等。小关节结核固定1个月，大关节结核固定3个月
局部注射		最适用于早期单纯性滑膜结核。常用药为异烟肼，100～200mg，每周注射1～2次。不主张对寒性脓肿反复穿刺注药，多次操作会导致混合性感染、窦道形成
手术	切开排脓	适用于中毒症状重，寒性脓肿混合感染，病人不能耐受病灶清除术者
	病灶清除术	①有明显死骨和大脓肿形成；②窦道长期不愈；③脊柱结核有脊髓、马尾受压者；④经非手术治疗效果不佳，病变仍有发展；⑤单纯性骨结核髓腔内压力过高者
	关节融合术	适用于关节不稳定者
	截骨术	用于矫正畸形
	关节成形术	用于改善关节功能

四、脊柱结核

脊柱结核发病率占骨与关节结核的首位,约占50%,绝大多数发生于椎体,附件结核仅占1%~2%。腰椎结核发生率最高,其次为胸椎、颈椎。儿童和成人均可发生。

1. 临床表现

(1) 结核中毒症状　起病缓慢,可有午后低热、盗汗、疲倦、消瘦、食欲缺乏、贫血等全身症状。儿童常有夜啼、呆滞、性情急躁等。

(2) 局部症状　主要有疼痛、肌肉痉挛、脊柱活动受限、神经功能障碍等。疼痛是最先出现的症状,休息时减轻,劳累后加重。局部可有压痛和叩痛。

(3) 局部畸形　颈椎结核可在颈侧摸到寒性脓肿所致的颈部肿块。胸椎结核可有脊柱后凸畸形。腰椎结核可有拾物试验阳性。

(4) 寒性脓肿　少数病人以寒性脓肿为首发症状就诊。下胸椎、腰椎结核所致的椎旁脓肿穿破骨膜后,积聚在腰大肌鞘内形成腰大肌脓肿。浅层腰大肌脓肿位于腰大肌前方的筋膜下,可向下流动积聚在髂窝内形成髂窝脓肿。深层腰大肌脓肿可以穿越腰筋膜到腰三角,形成腰三角脓肿。腰大肌脓肿还可沿腰大肌流注至股骨小转子处,成为腹股沟脓肿。它还可绕过股骨上端的后方,流注至大腿外侧,甚至沿阔筋膜向下流注至膝上部。

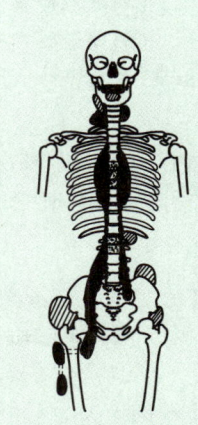

寒性脓肿流注途径

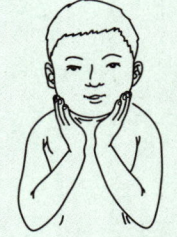 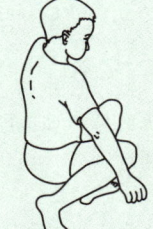 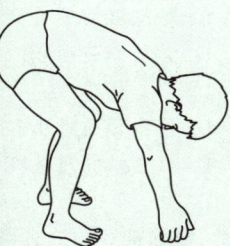 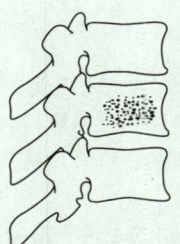 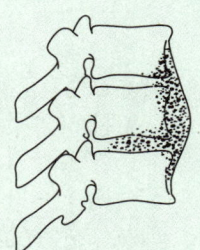

颈椎结核的典型畸形　　腰椎结核拾物试验阳性　　正常　　中心型脊柱结核　　边缘型脊柱结核

> 注意:①胸椎结核——脊柱后凸畸形常见,可为首发就诊症状。
> ②腰椎结核——脊柱后凸畸形不严重,拾物试验阳性,寒性脓肿可沿"腰大肌→髂窝→腹股沟"发展。

2. 辅助检查

(1) X线片　表现为骨质破坏、椎间隙狭窄(典型表现);脊柱侧弯或后凸畸形;椎旁软组织阴影增宽。椎体结核分为中心型和边缘型两种。

①中心型椎体结核　多见于10岁以下的儿童,好发于胸椎,一般仅侵犯一个椎体。侧位片上:骨质破坏集中在椎体中央,整个椎体被压缩成楔形,前窄后宽;早期不累及椎间盘,故椎间隙正常。

②边缘型椎体结核　多见于成人,好发于腰椎,一般累及相邻椎体的上下缘。X线片上:骨质破坏集中在椎体的上、下缘,表现为进行性椎间盘狭窄。

(2) CT检查　可清晰显示病灶部位、骨质破坏的程度、有无空洞和死骨形成。CT检查对腰大肌脓肿有独特的诊断价值。

(3) MRI检查　在结核炎性浸润阶段即可显示异常信号,能清楚地显示脊柱结核椎体骨炎、椎间盘破坏、椎旁脓肿及脊髓神经有无受压和变性。对脊柱结核具有早期诊断价值,为必不可少的检查方法。

3. 诊断与鉴别诊断

根据病史、症状、体征、影像学检查,典型病例不难诊断,但须与下列疾病相鉴别。

(1) 强直性脊柱炎　多累及骶髂关节,以后背疼痛为主。X线检查无骨破坏与死骨,脊柱呈"竹节样改变。胸椎受累后会出现胸廓扩张受限等临床表现,血清 HLA-B27 多为阳性。

(2)**化脓性脊椎炎**　发病急,有高热、明显疼痛,进展快,早期血培养可检出致病菌。

(3)**腰椎间盘突出症**　无全身症状,有下肢神经根受压症状。X 线片无骨质破坏,MRI 检查可确诊。

(4)**脊柱肿瘤**　多见于老年人,X 线片可见骨质破坏累及椎弓根,椎间隙正常,无椎旁软组织阴影。

(5)**嗜酸性肉芽肿**　多见于胸椎,12 岁以下儿童多见。整个椎体均匀性变扁成线条状,上下椎间隙正常,无发热等全身症状。

	临床特点	椎间隙或关节间隙
中心型脊柱结核	多见于 10 岁以下的儿童,好发于胸椎,一般只侵犯一个椎体	椎间隙正常
边缘型脊柱结核	多见于成人,好发于腰椎,常累及椎间盘及相邻椎体,椎间盘破坏	椎间隙狭窄
脊柱转移癌	多见于老年人,先侵犯椎弓根,后累及椎体,一般无椎旁软组织影	椎间隙正常

【例7】与脊柱结核有关的体格检查方法是
　　A. 研磨试验　　　　　　B. 直腿抬高试验　　　　　C. 抽屉试验
　　D. "4"字试验　　　　　E. 拾物试验

【例8】女,38 岁。低热 2 个月,左大腿根部肿物 10 天。查体:左腹股沟可触及 5cm×5cm 质软圆形肿物,轻度压痛。B 超显示为低回声肿物。腰椎 X 线片上见腰大肌阴影增宽,L_2、L_3 椎体边缘骨质破坏,$L_2～L_3$ 椎间隙狭窄。首先应考虑的诊断是
　　A. 骨结核　　　　　　　B. 类风湿关节炎　　　　　C. 转移性骨肿瘤
　　D. 骨髓炎　　　　　　　E. 骨巨细胞瘤

【例9】脊柱结核主要的 X 线表现是
　　A. 椎体骨质破坏和椎间隙增宽　　B. 椎体骨质增生和椎间隙狭窄　　C. 脊柱竹节样改变
　　D. 椎体骨质破坏和椎间隙狭窄　　E. 椎弓根骨质破坏和椎间隙正常

4. 治疗

脊柱结核治疗的目的是彻底清除病灶,解除神经压迫,重建脊柱稳定性,矫正脊柱畸形。

(1)**支持治疗**　注意休息,避免劳累,合理加强营养。

(2)**抗结核药物治疗**　有效的药物治疗是杀灭结核分枝杆菌、治愈脊柱结核的根本措施。

(3)**矫形治疗**　躯干支具、石膏背心、石膏床等,限制脊柱活动,减轻疼痛,矫正畸形。

(4)**脓肿穿刺或引流**　适用于脓肿较大者,可局部注入抗结核药物加强局部治疗。

(5)**窦道换药**　脊柱结核的窦道可长期不愈合。

(6)**手术治疗**

手术适应证:①经保守治疗效果不佳,病变仍有进展;②病灶内有较大的死骨及寒性脓肿;③窦道经久不愈;④骨质破坏严重,脊柱不稳定;⑤出现脊髓和马尾神经受压症状或截瘫;⑥严重后凸畸形。

手术治疗原则:①术前 4～6 周应规范化抗结核化疗,控制混合感染;②术中彻底清除病灶,解除神经及脊髓压迫,重建脊柱稳定性;③术后继续完成规范化全程化疗。

(10~12 题共用题干)女,28 岁。出现进行性背痛、下肢无力 1 个月。查体:腰部叩痛阳性,拾物试验阳性。腰椎 X 线片示第 3、4 腰椎间隙变窄,可见椎旁软组织阴影。

【例10】最可能的诊断是
　　A. 类风湿关节炎　　　　B. 腰椎间盘突出症　　　　C. 腰椎结核
　　D. 强直性脊柱炎　　　　E. 腰椎肿瘤

【例11】对确诊最有价值的检查是
　　A. 活检　　　　　　　　B. MRI　　　　　　　　　C. B 型超声

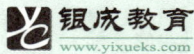
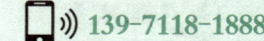

D. 血沉 E. CT

【例12】目前最适宜的治疗方法是
A. 药物治疗 B. 休息牵引 C. 支持治疗
D. 手术治疗 E. 康复理疗

五、髋关节结核

髋关节结核占全身骨与关节结核发病率的第3位,仅次于脊柱和膝关节,好发于儿童,多为单侧发病。

1. 临床表现

(1)**结核中毒症状** 起病缓慢,有低热、乏力、倦怠、食欲缺乏、消瘦、贫血等全身症状。

(2)**局部症状** 多为单发性。早期疼痛不剧烈,小儿则表现为夜啼。儿童常诉膝关节疼痛,如不注意,会延误诊断。随着疼痛的加剧,可出现跛行。晚期出现腹股沟内侧、臀部寒性脓肿。破溃后成为慢性窦道。

(3)**体征** 股骨头破坏后可形成病理性后脱位。早期髋关节可有压痛、肿胀不明显,继而出现肌萎缩。患肢屈曲、外展、外旋。随着病情发展表现为屈曲、内收、内旋畸形,髋关节强直,下肢不等长。

(4)**体格检查** "4"字试验、髋关节过伸试验、托马斯(Thomas)征阳性。

①**"4"字试验** 本试验包括髋关节屈曲、外展、外旋三种运动:病人平卧于检查床上,蜷其患肢,将外踝置于健侧肢髌骨上方。检查者用手下压其患侧膝部,若患髋出现疼痛且膝部不能接触床面即为阳性。

②**髋关节过伸试验** 可用于检查儿童早期髋关节结核。患儿俯卧,检查者一手按住骨盆,另一手握住踝部把下肢提起,直到骨盆开始从床面升起为止。同样试验对侧髋关节,两侧对比,若后伸范围不如正常侧大,称为阳性。正常侧可以后伸10°。

③**托马斯(Thomas)征阳性** 用来检查髋关节有无屈曲畸形。病人平卧于检查床上,检查者将其健侧髋、膝关节完全屈曲,使膝部贴住或尽可能贴近前胸,此时腰椎前凸完全消失而腰背平贴于床面。若患髋存在屈曲畸形,即能一目了然,根据大腿与床面所成角度,判定屈曲畸形为多少。

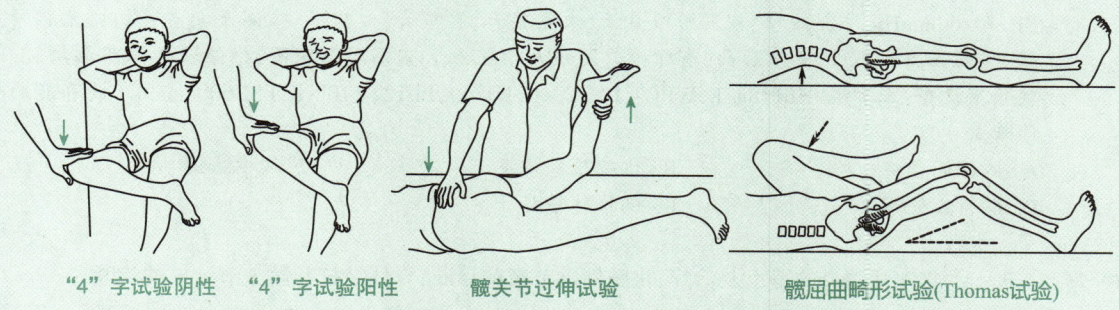

"4"字试验阴性　"4"字试验阳性　髋关节过伸试验　髋屈曲畸形试验(Thomas试验)

注意:①髋关节结核"4"字试验、髋关节过伸试验、Thomas征阳性;②腰椎结核拾物试验阳性、寒性脓肿;③髋关节结核病变在髋,症状在膝(膝部疼痛);④肾结核病变在肾,症状在膀胱(膀胱刺激征)。

2. 辅助检查

(1)**X线片** 对诊断髋关节结核十分重要。①局限性骨质疏松是最早的放射学表现。②在疾病后期,常有破坏性关节炎伴少量反应性硬化表现,偶尔可在数周内迅速出现关节的完全破坏,出现空洞和死骨。严重者股骨头几乎消失。③后期可出现病理性脱位。

(2)**CT检查** 能清楚显示髋关节积液量,发现微小骨破坏病灶,有助于早期诊断。

(3)**MRI检查** 与CT相仿,但更能显示骨内的炎性浸润,有助于早期诊断。

3. 治疗

(1)**全身支持治疗** 改善全身情况,增强机体的抵抗力。

(2) **药物治疗** 在结核病灶活动期、手术前后,规范应用抗结核药物。
(3) **牵引** 有髋部剧痛、肌肉痉挛或屈曲畸形者,应作皮肤牵引或骨牵引,以缓解疼痛、矫正畸形。
(4) **手术治疗** 非手术治疗无效者,可行手术治疗。

单纯滑膜结核	关节内注射抗结核药物;若无效,行滑膜切除+皮肤牵引+丁字鞋功能位制动3周
单纯骨结核	尽早行病灶清除术,以免发展为全关节结核
早期全关节结核	应及时行病灶清除术。儿童病例不作关节融合术
晚期全关节结核	若病变已静止,髋关节出现纤维性强直,宜作髋关节融合术 若髋关节明显屈曲、内收或外展畸形,可作转子下截骨矫形术 若结核病灶已完全控制,为了恢复关节功能,可作人工髋关节置换术

    A. Froment 试验   B. Dugas 征   C. Eaton 试验
    D. Thomas 征   E. Mills 征

【例13】肱骨外上髁炎的阳性体征是

【例14】髋关节屈曲挛缩的阳性体征是

【例15】有关髋关节结核的描述,正确的是
    A. 多见于儿童   B. 双侧发病居多   C. 不会形成寒性脓肿
    D. "4"字试验阴性   E. 髋关节过伸试验阴性

【例16】男,35岁。腰背部疼痛3个月,伴有乏力、盗汗。查体:双下肢感觉、运动功能正常。X线显示 $L_2 \sim L_3$ 椎间隙狭窄,腰大肌影增宽。最适宜的治疗方法是
    A. 抗结核药物治疗   B. 局部注射抗炎药物   C. 腰背部理疗按摩
    D. 加强腰背肌锻炼   E. 立即行病灶清除手术

【例17】女,28岁。进行性背痛半年,下肢乏力,食欲减退。查体:T37.8℃,P90次/分,R18次/分,BP110/60mmHg,未见皮疹,双肺呼吸音清,未闻及干、湿啰音,心律齐,未闻及杂音,腹软,无肌紧张,移动性浊音阴性,胸椎后凸,有叩痛。X线片示第6、7胸椎间隙变窄,椎旁软组织阴影增宽。实验室检查:血常规:Hb118g/L,WBC7.0×10⁹/L,L0.40,Plt122×10⁹/L,ESR600mm/h。最可能的诊断是
    A. 胸椎间盘突出症   B. 化脓性脊椎炎   C. 胸椎结核
    D. 胸椎血管瘤   E. 胸椎转移癌

▶ **常考点** 急性骨髓炎的特点及治疗;化脓性关节炎的诊断;脊柱结核和髋关节结核的诊断。

参考答案——详细解答见《2024国家临床执业及助理医师资格考试历年考点精析(上、下册)》

1. ABCDE   2. ABCDE   3. ABCDE   4. ABCDE   5. ABCDE   6. ABCDE   7. ABCDE
8. ABCDE   9. ABCDE   10. ABCDE   11. ABCDE   12. ABCDE   13. ABCDE   14. ABCDE
15. ABCDE   16. ABCDE   17. ABCDE

第十篇 外科学
第 40 章 骨肿瘤

第 40 章 骨肿瘤

▶**考纲要求**
①骨肿瘤概论。②骨软骨瘤。③骨巨细胞瘤。④骨肉瘤。⑤转移性骨肿瘤。⑥骨囊肿。

▶**复习要点**

一、骨肿瘤概论

1. 概念
凡发生于骨内或起源于各种骨组织成分的肿瘤,不论是原发性、继发性还是转移性统称为骨肿瘤。

2. 临床表现
(1)**疼痛与压痛** 疼痛是生长迅速的肿瘤最显著的症状。良性肿瘤多无疼痛。恶性肿瘤几乎均有局部疼痛,开始时为间歇性、轻度疼痛,以后发展为持续性剧痛、夜间痛,并可有压痛。
(2)**局部肿块和肿胀** 良性肿瘤常表现为质硬而无压痛的肿块,生长缓慢,通常被偶然发现。局部肿胀和肿块发展迅速,多见于恶性肿瘤。局部血管怒张反映肿瘤的血运丰富,多属恶性。
(3)**功能障碍和压迫症状** 邻近关节的肿瘤,由于疼痛和肿胀可使关节活动功能障碍。脊髓肿瘤不论是良、恶性都可引起压迫症状,甚至出现截瘫。位于骨盆的肿瘤可引起消化道和泌尿道机械性梗阻症状。
(4)**病理性骨折** 是某些骨肿瘤的首发症状,也是恶性骨肿瘤和骨转移癌的常见并发症。
(5)**恶病质** 晚期恶性骨肿瘤可出现贫血、消瘦、食欲不振、体重下降、低热等全身症状。远处转移多为血行转移,偶见淋巴转移。

3. 诊断
骨肿瘤的诊断必须临床、影像学、病理学三者结合,生化测定也是必要的辅助检查。
(1)**影像学检查**
①X 线检查 能反映骨与软组织的基本病变。骨内的肿瘤性破坏表现为溶骨型、成骨型、混合型。良性骨肿瘤具有界限清楚、密度均匀的特点,多为膨胀性病损或者外生性生长,通常无骨膜反应。
恶性骨肿瘤的病灶多不规则,呈虫蚀样或筛孔样,密度不均,界限不清,可有骨膜反应,如 Codman 三角(日光射线形态)多见于骨肉瘤,"葱皮"现象多见于尤因肉瘤。
②CT 和 MRI 检查 可更清楚地显示肿瘤的范围,识别肿瘤侵袭的程度。
③ECT 检查 可早期发现可疑骨转移灶,但特异性不高,不能单独作为诊断依据,须经 X 线片或 CT 证实。
④DSA 检查 可显示肿瘤血供情况,以利于做选择性血管栓塞和注入化疗药物。
(2)**病理检查** 是骨肿瘤确诊的唯一可靠检查,分为穿刺活检、切开活检两种。
(3)**生化测定** 大多数骨肿瘤病人化验检查是正常的。凡骨质有迅速破坏时,如广泛溶骨性病变,血钙往往升高;血清碱性磷酸酶反映成骨活动,在成骨性肿瘤如骨肉瘤中有明显升高;男性酸性磷酸酶的升高提示转移瘤来自前列腺癌。尿本周蛋白阳性可提示骨髓瘤的存在。

【例1】女,14 岁。右大腿下端肿痛 1 个月。查体:局部软组织肿胀、压痛,X 线片示右股骨下端溶骨性破坏,伴有骨膜反应,血碱性磷酸酶明显增高。最可能的诊断是
A. 转移性骨肿瘤　　　　　B. 骨肉瘤　　　　　C. 骨髓炎

D. 骨结核　　　　　　E. 骨巨细胞瘤

4. 良、恶性骨肿瘤的鉴别

	良性骨肿瘤	恶性骨肿瘤
最常见疾病	骨软骨瘤	骨肉瘤
疼痛	多无(恶变或骨折时可有疼痛)	常有
病理性骨折	可有	常有
肿块	质硬无压痛	有压痛
血管怒张	无	有
远处转移	无	有
X线	界限清楚,密度均匀,多为外生性生长,骨皮质膨胀变薄,有硬化性反应骨,无骨膜反应,骨质破坏呈单房性或多房性,内有骨化影	界限不清,病灶不规则,密度不均;骨破坏区不规则,呈虫蚀样或筛孔样;可见 Codman 三角(骨肉瘤)、葱皮现象(尤因肉瘤);溶骨性缺损

5. 治疗

(1) **良性骨肿瘤的外科治疗**
①刮除植骨术　适用于良性骨肿瘤及瘤样病变。
②外生性骨肿瘤的切除　手术关键是完整切除肿瘤骨质、软骨帽及软骨外膜,防止复发。

(2) **恶性骨肿瘤的外科治疗**
①保肢治疗　适应证:肢体发育成熟、ⅡA 期或化疗敏感的ⅡB 期肿瘤;血管神经束未受累,肿瘤能够完整切除;术后局部复发率和转移率不高于截肢,术后肢体功能优于义肢;病人要求保肢。
②截肢术　对于就诊较晚、破坏广泛和对其他辅助治疗无效的恶性骨肿瘤(ⅡB 期)。

(3) **化学治疗**　可提高恶性骨肿瘤病人的生存率和保肢率。

(4) **放射疗法**　骨肉瘤对放疗不敏感。尤因肉瘤对放疗敏感,能有效控制局部病灶。

二、骨软骨瘤、骨巨细胞瘤和骨肉瘤

	骨软骨瘤	骨巨细胞瘤	骨肉瘤
病变性质	良性	交界性	恶性
好发年龄	青少年	20~40 岁	10~25 岁
好发部位	长骨干骺端	长骨干骺端和椎体,特别是股骨远端和胫骨近端	股骨远端、胫骨近端和肱骨近端的干骺端
生长方式	向外生长	骨内生长	骨内向骨外生长
病史	长	中等,半年至 1 年	短,3 个月至半年
临床表现	肿块,生长缓慢	肿胀,疼痛,关节活动受限	肿胀,疼痛进行性加重
病理骨折	一般无	可有	可有
病理分级	典型三层结构	基质细胞,巨细胞 3 级	肉瘤细胞,瘤性骨样组织
X 线片	干骺端向外的骨性突起 表面为软骨帽,不显影 厚薄不一,可见不规则钙化影	骨端偏心位、溶骨性、囊性破坏 无骨膜反应、膨胀生长 骨皮质变薄,呈肥皂泡样改变	不规则骨质破坏 Codman 三角 软组织块影,瘤骨
边界	清晰	清晰,可有部分模糊	边界不清
主要治疗	一般不需治疗,有指征时手术	手术切除为主,化疗无效	综合治疗,保肢手术/截肢

【例2】关于骨软骨瘤临床表现的叙述,正确的是
  A. 一般无症状,生长缓慢的骨性突起   B. 肿物与周围界限不清
  C. X线检查可见骨膜反应   D. 肿块明显,皮肤有静脉怒张
  E. 生长较快,伴明显疼痛

【例3】患者,男性,14岁。骨折后拍片发现干骺端有一向外的基底较宽的骨性突起。最可能的诊断是
  A. 骨巨细胞瘤   B. 骨肉瘤   C. 骨软骨瘤
  D. 转移性骨肿瘤   E. 尤因肉瘤

【例4】女孩,15岁。左小腿近端持续性疼痛3个月,逐渐加重。查体:左小腿近端局部肿胀、皮温增高。X线片示左胫骨上段日光射线样改变。最可能的诊断是
  A. 骨结核   B. 骨囊肿   C. 骨髓炎
  D. 骨肉瘤   E. 骨软骨瘤

【例5】女性,下肢关节肿痛,心、肺无异常,心电图检查正常。X线片示溶骨性破坏,肥皂泡样改变。诊断为
  A. 骨肉瘤   B. 骨巨细胞瘤   C. 骨囊肿
  D. 骨软骨瘤   E. 尤因肉瘤

注意:①骨软骨瘤——良性,病程长。干骺端向外的疣状突起,边界清楚,**无骨膜反应**。
②骨巨细胞瘤——交界性,病程较长,骨端偏心性、溶骨性改变,**肥皂泡样改变**,无骨膜反应。
③骨肉瘤——恶性,病程短,干骺端不规则骨质破坏,溶骨性改变,有骨膜反应(**Codman三角**)。
④尤因肉瘤——恶性,长骨骨干浸润性骨破坏,有骨膜反应,呈**洋葱皮样改变**。
⑤转移性骨肿瘤——恶性,好发于脊椎,溶骨性、成骨性和混合性骨质破坏,无特异性。
⑥骨囊肿——良性,干骺端圆形溶骨性病灶,界限清楚,髓内单腔的瘤样病损,骨皮质变薄。

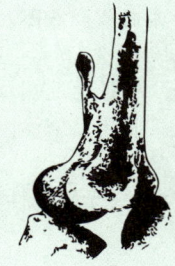 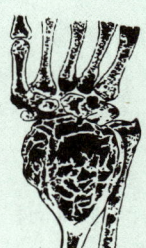 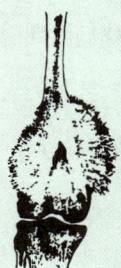 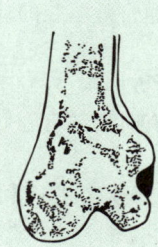 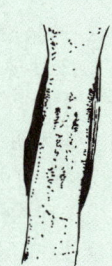

骨软骨瘤　　骨巨细胞瘤　　骨肉瘤　　软骨肉瘤　　尤因肉瘤

(6~8题共用题干)男,12岁。1个月前无明显诱因出现左胫骨近端肿痛,逐渐加重,皮肤表面静脉怒张,皮温增高。X线片见左胫骨近端呈溶骨性破坏,伴有骨膜日光放射状表现。

【例6】确诊该病的检查方法是
  A. CT   B. MRI   C. 组织活检
  D. B超   E. 核素扫描

【例7】最可能的诊断是
  A. 骨囊肿   B. 骨巨细胞瘤   C. 骨髓炎
  D. 骨肉瘤   E. 骨结核

【例8】最适合的治疗方法是
  A. 刮除植骨   B. 对症治疗   C. 单纯截肢术
  D. 放疗   E. 化疗+保肢治疗

三、转移性骨肿瘤

转移性骨肿瘤是指原发于骨外器官或组织的恶性肿瘤,经血行或淋巴转移至骨骼并继续生长,形成子瘤。

1. 临床表现

(1)发病　好发年龄为40~60岁。好发部位为躯干骨(脊椎),常发生骨转移的肿瘤依次为乳腺癌、前列腺癌、肺癌、肾癌、膀胱癌、甲状腺癌等。

(2)症状　主要症状是疼痛、肿胀、病理性骨折和脊髓压迫,以疼痛最常见。

2. 诊断

(1)X线　可表现为溶骨性(如甲状腺癌和肾癌)、成骨性(如前列腺癌)和混合型的骨质破坏,以溶骨性多见,病理性骨折常见。

(2)骨扫描　是检测转移性骨肿瘤的敏感方法。

(3)实验室检查　溶骨性骨转移时,血钙升高。成骨性骨转移时,血清碱性磷酸酶升高。前列腺癌骨转移时,酸性磷酸酶升高。

3. 治疗

转移性骨肿瘤的治疗通常是姑息性的。需针对原发癌和转移瘤进行治疗,采用化疗、放疗和内分泌治疗。

【例9】女,42岁。近1个月出现进行性腰部疼痛,夜间加重。1年前因"乳腺癌"行手术治疗。为明确腰痛原因,最有价值的检查是

　　A. 骨密度　　　　　　B. X线片　　　　　　C. CT
　　D. 核素扫描　　　　　E. B超

四、骨囊肿

骨囊肿是一种髓内、通常是单腔的、囊肿样局限性瘤样病损,囊肿腔内含有浆液或血清样液体。

1. 临床表现

骨囊肿常见于儿童和青少年,好发于长管状骨干骺端,依次为肱骨近段、股骨近端、胫骨近端及桡骨远端。多数无明显症状,有时局部有隐痛或肢体局部肿胀。绝大多数病人在发生病理骨折后就诊。

2. 诊断

X线表现为干骺端圆形或椭圆形界限清楚的溶骨性病灶,骨皮质不同程度膨胀变薄,无硬化性边缘,无骨膜反应,单房或多房性,经常毗邻骨骺生长板,但不越过生长板。

3. 治疗

①单纯性骨囊肿的标准治疗为病灶刮除+自体或异体骨移植填充缺损。②有些骨囊肿骨折后可以自愈。③年龄<14岁的患儿,若病灶紧邻骨骺,术中可能损伤骨骺,且术后局部复发率高者,应慎选手术治疗。④用甲泼尼龙注入囊腔有一定疗效。

【例10】男,10岁。左上臂疼痛1周,有摔倒病史。查体:左上臂近段肿胀,压痛。X线片显示肱骨近侧干骺端圆形境界清楚透亮区,骨皮质膨胀变薄,无骨膜反应。首先考虑的诊断是

　　A. 骨囊肿　　　　　　B. 骨结核　　　　　　C. 骨肉瘤
　　D. 骨软骨瘤　　　　　E. 骨巨细胞瘤

▶**常考点**　良、恶性肿瘤的区别;几种常见骨肿瘤的临床特点。

参考答案——详细解答见《2024国家临床执业及助理医师资格考试历年考点精析(上、下册)》

1. ABCDE　　2. ABCDE　　3. ABCDE　　4. ABCDE　　5. ABCDE　　6. ABCDE　　7. ABCDE
8. ABCDE　　9. ABCDE　　10. ABCDE

严格依据新大纲编写 | 包含全部新增考点

2024

国家临床执业医师资格考试
辅导讲义（下册）

武汉大学中南医院 | 贺银成 编著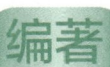

华中科技大学出版社
http://press.hust.edu.cn
中国·武汉

图书在版编目(CIP)数据

2024国家临床执业医师资格考试辅导讲义：上、中、下册/贺银成编著.—武汉：华中科技大学出版社，2024.1
ISBN 978-7-5772-0331-7

Ⅰ.①2… Ⅱ.①贺… Ⅲ.①临床医学-资格考核-自学参考资料 Ⅳ.①R4

中国国家版本馆CIP数据核字(2023)第236096号

2024国家临床执业医师资格考试辅导讲义（上、中、下册） 贺银成 编著
2024 Guojia Linchuang Zhiye Yishi Zige Kaoshi Fudao Jiangyi(Shang、Zhong、Xiace)

| 总 策 划：车 巍 |
| 策划编辑：莫 愚 彭 斌 |
| 责任编辑：丁 平 曾奇峰 |
| 封面设计：MXK 廖亚萍 |
| 责任校对：刘 竣 |
| 责任监印：赵 月 |
| 出版发行：华中科技大学出版社(中国·武汉)　电话：(027)81321913 |
| 　　　　　武汉市东湖新技术开发区华工科技园　邮编：430223 |
| 录　　排：华中科技大学惠友文印中心 |
| 印　　刷：三河市龙大印装有限公司 |
| 开　　本：780mm×1100mm　1/16 |
| 印　　张：124 |
| 字　　数：3829千字 |
| 版　　次：2024年1月第1版第1次印刷 |
| 定　　价：299.00元(全三册) |

本书若有印装质量问题，请向出版社营销中心调换
全国免费服务热线：400-6679-118　竭诚为您服务
版权所有　侵权必究

Contents 目录

下　册

第十一篇　妇产科学 …………………………………………………………（1231）

第 1 章　妊娠生理与妊娠诊断 ……………………………………………（1231）
第 2 章　产前检查与孕期保健 ……………………………………………（1241）
第 3 章　遗传咨询、产前筛查与产前诊断 ………………………………（1248）
第 4 章　妊娠并发症 ………………………………………………………（1251）
第 5 章　妊娠合并内外科疾病 ……………………………………………（1268）
第 6 章　胎儿异常与多胎妊娠 ……………………………………………（1274）
第 7 章　胎儿附属物异常 …………………………………………………（1280）
第 8 章　正常分娩 …………………………………………………………（1289）
第 9 章　异常分娩 …………………………………………………………（1302）
第 10 章　分娩并发症 ………………………………………………………（1318）
第 11 章　产褥期与产褥期疾病 ……………………………………………（1325）
第 12 章　外阴与阴道炎症 …………………………………………………（1330）
第 13 章　子宫内膜异位症与子宫腺肌病 …………………………………（1339）
第 14 章　盆腔脏器脱垂与压力性尿失禁 …………………………………（1344）
第 15 章　子宫颈肿瘤与子宫肿瘤 …………………………………………（1347）
第 16 章　卵巢肿瘤 …………………………………………………………（1358）
第 17 章　妊娠滋养细胞疾病 ………………………………………………（1364）
第 18 章　生殖内分泌疾病 …………………………………………………（1370）
第 19 章　不孕症与辅助生殖技术 …………………………………………（1381）
第 20 章　生育规划与妇女保健 ……………………………………………（1383）

第十二篇　儿科学 ……………………………………………………………（1391）

第 1 章　绪论、生长发育与儿童保健 ……………………………………（1391）
第 2 章　营养和营养障碍疾病 ……………………………………………（1396）
第 3 章　新生儿与新生儿疾病 ……………………………………………（1411）
第 4 章　免疫性疾病 ………………………………………………………（1429）
第 5 章　感染性疾病 ………………………………………………………（1434）

第6章	消化系统疾病	(1449)
第7章	呼吸系统疾病	(1461)
第8章	心血管系统疾病	(1472)
第9章	泌尿系统疾病	(1480)
第10章	造血系统疾病	(1488)
第11章	神经系统与内分泌系统疾病	(1496)
第12章	遗传性疾病	(1505)

第十三篇　传染病学与皮肤性病学 (1510)

第1章	传染病学总论	(1510)
第2章	病毒性肝炎与肾综合征出血热	(1515)
第3章	流行性乙型脑炎与艾滋病	(1526)
第4章	流行性感冒与登革热	(1531)
第5章	伤寒与霍乱	(1533)
第6章	细菌性痢疾、流行性脑脊髓膜炎与布鲁菌病	(1540)
第7章	钩端螺旋体病与疟疾	(1546)
第8章	日本血吸虫病与囊尾蚴病	(1550)
第9章	性传播疾病	(1554)

第十四篇　神经病学 (1561)

第1章	神经病学概论	(1561)
第2章	偏头痛与多发性硬化	(1572)
第3章	脑血管疾病	(1575)
第4章	单纯疱疹病毒性脑炎与重症肌无力	(1584)
第5章	帕金森病与癫痫	(1588)
第6章	视神经脊髓炎与脊髓压迫症	(1594)
第7章	周围神经疾病	(1597)

第十五篇　精神病学 (1601)

第1章	概述与症状学	(1601)
第2章	神经认知障碍	(1612)
第3章	精神活性物质使用所致障碍	(1615)
第4章	精神分裂症与心境障碍	(1620)

第 5 章　焦虑与恐惧相关障碍 …………………………………………………………（1632）

第 6 章　强迫及相关障碍 ………………………………………………………………（1636）

第 7 章　分离障碍与躯体痛苦或体验障碍 ……………………………………………（1638）

第 8 章　应激相关障碍与心理生理障碍 ………………………………………………（1640）

第十六篇　医学心理学 ……………………………………………………………（1644）

第 1 章　总论与医学心理学基础 ………………………………………………………（1644）

第 2 章　心理健康、心理应激与心身疾病 ……………………………………………（1660）

第 3 章　心理评估、心理治疗与心理咨询 ……………………………………………（1669）

第 4 章　医患关系、医患沟通与患者的心理问题 ……………………………………（1688）

第十七篇　医学伦理学 ……………………………………………………………（1699）

第 1 章　伦理学、医学伦理学的基本原则与规范 ……………………………………（1699）

第 2 章　医疗人际关系伦理与临床诊疗伦理 …………………………………………（1709）

第 3 章　安宁疗护、公共卫生伦理与健康伦理 ………………………………………（1718）

第 4 章　医学科研、医学新技术研究伦理与医学道德 ………………………………（1724）

第十八篇　医学统计学 ……………………………………………………………（1738）

第 1 章　概论与定量数据的统计描述 …………………………………………………（1738）

第 2 章　定性数据的统计描述 …………………………………………………………（1754）

第 3 章　直线相关和回归、统计图表 …………………………………………………（1761）

第 4 章　秩和检验 ………………………………………………………………………（1766）

第十九篇　预防医学 ………………………………………………………………（1769）

第 1 章　绪论 ……………………………………………………………………………（1769）

第 2 章　流行病学原理和方法 …………………………………………………………（1772）

第 3 章　临床预防服务 …………………………………………………………………（1792）

第 4 章　社区公共卫生 …………………………………………………………………（1810）

第 5 章　卫生服务体系与卫生管理 ……………………………………………………（1826）

第二十篇　卫生法规 ………………………………………………………………（1834）

第 1 章　卫生法基础知识与职业病防治法 ……………………………………………（1834）

第 2 章　医师法与医疗机构管理条例及其实施细则 …………………………………（1839）

第 3 章　医疗事故处理条例与医疗纠纷预防和处理条例 ……………………………（1848）

第 4 章　传染病防治法与艾滋病防治条例 …………………………………………………（1854）
第 5 章　突发公共卫生事件应急条例与药品管理法及其实施条例 …………………………（1863）
第 6 章　麻醉药品和精神药品管理条例与处方管理办法 ……………………………………（1867）
第 7 章　献血法与医疗机构临床用血管理办法 ………………………………………………（1872）
第 8 章　医疗损害责任与人体器官移植条例 …………………………………………………（1877）
第 9 章　放射诊疗管理规定与抗菌药物临床应用管理办法 …………………………………（1881）
第 10 章　精神卫生法与疫苗管理法 ……………………………………………………………（1886）
第 11 章　药品不良反应报告和监测管理办法 …………………………………………………（1894）
第 12 章　医疗废物管理条例 ……………………………………………………………………（1895）
第 13 章　母婴保健法和基本医疗卫生与健康促进法 …………………………………………（1897）

第二十一篇　中医学基础 …………………………………………………………………（1902）

第二十二篇　实践综合 ……………………………………………………………………（1918）

第十一篇　妇产科学

第1章　妊娠生理与妊娠诊断

▶ **考纲要求**

①妊娠生理：妊娠概念。受精，受精卵形成的过程，受精卵着床的条件。胎儿发育分期及生理特点。胎盘的结构及功能，胎膜、脐带的结构，羊水的来源及功能。母体各系统的变化。②妊娠诊断：临床分期（早期、中期、晚期妊娠）。症状与体征（蒙氏结节、黑加征）、超声检查、妊娠试验、早期超声检查的意义。胎动及胎心的正常值。胎产式、胎先露及胎方位的概念。

▶ **复习要点**

一、妊娠生理

1. 妊娠概念

妊娠是胚胎和胎儿在母体内发育成长的过程。成熟卵子受精是妊娠的开始，胎儿及其附属物自母体排出是妊娠的终止。妊娠是非常复杂而变化极为协调的生理过程。

2. 受精

获能的精子与次级卵母细胞相遇于输卵管，结合形成受精卵的过程称为受精。受精多数发生在排卵后数小时内，一般不超过24小时。

3. 受精卵形成的过程

(1) **精子获能**　精液射入阴道内，精子经宫颈管、宫腔进入输卵管。在此过程中，精子获能。

(2) **顶体反应**　获能的精子头部顶体外膜破裂，释放出顶体酶，溶解卵子外围的放射冠和透明带，称为顶体反应。精子穿过放射冠和透明带，与次级卵母细胞融合，完成受精。

(3) **透明带反应**　是指精子头部与卵子表面接触时，引起透明带结构改变，阻止其他精子进入透明带。

(4) **受精卵的形成**　精子穿过次级卵母细胞透明带为受精过程开始。精子进入卵子内引发卵子第二次减数分裂形成卵原核，卵原核与精原核融合，染色体相互混合，形成二倍体的受精卵，完成受精过程。

4. 受精卵着床的条件

受精后第6~7日，胚胎植入子宫内膜的过程，称为着床。着床需经过定位、黏附、侵入3个过程。受精卵着床的必备条件：①透明带消失；②囊胚细胞滋养细胞分化出合体滋养细胞；③囊胚和子宫内膜同步发育且功能协调；④孕妇

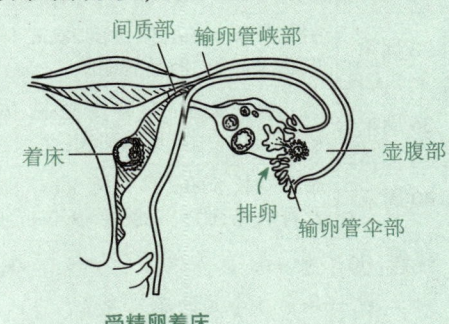

受精卵着床

体内有足够数量的雌激素和孕酮。子宫有一个极短的窗口期允许受精卵着床。

注意：①精子的获能部位在子宫腔和输卵管。
②卵子受精的部位在输卵管壶腹部与峡部连接处。
③异位妊娠以输卵管壶腹部最常见。
④子宫内膜异位症以卵巢最常见，宫骶韧带次常见。

【例1】输卵管内卵子受精的部位，正确的是
    A. 伞部　　　　　　　B. 峡部与间质部连接处　　　　　C. 间质部内
    D. 内侧1/3处　　　　E. 壶腹部与峡部连接处

5. 胎儿发育分期和生理特点

(1) 胚胎、胎儿发育分期
①胚胎　受精后8周(妊娠10周)内的人胚称为胚胎，是器官分化、形成的时期。
②胎儿　受精后9周(妊娠11周)起称为胎儿，是生长、成熟的时期。
③妊娠时间　孕周从末次月经第1日开始计算，妊娠全过程约为280日，即40周。

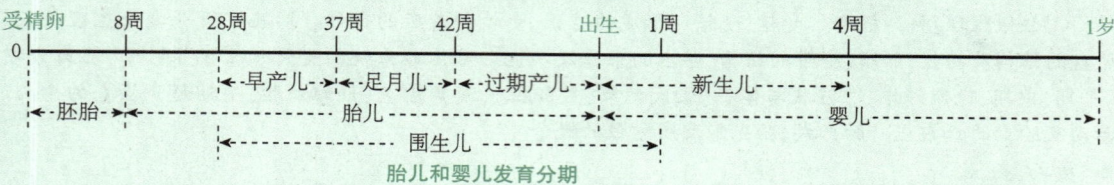

(2) 胚胎、胎儿发育特征　以4周(28天、1个妊娠月)为孕龄单位，描述胚胎及胎儿发育特征。

孕龄	发育特征	常考点
4周末	可以辨认出胚盘与体蒂	以4周为一个孕龄单位
8周末	胚胎初具人形，能分辨出眼、耳、鼻、手指、足趾	心脏已形成，B超可见心脏搏动
12周末	胎儿身长9cm，顶臀长6~7cm，体重14g。四肢可活动	外生殖器可辨性别
16周末	胎儿身长16cm，顶臀长12cm，体重110g 长出毛发，出现呼吸运动，皮肤菲薄	外生殖器可确认性别 部分经产妇能自觉胎动
20周末	胎儿身长25cm，顶臀长16cm，体重320g 开始出现吞咽、排尿功能	胎动明显增加 10%~30%时间胎动活跃
24周末	胎儿身长30cm，顶臀长21cm，体重630g。各脏器已发育	出生后有呼吸，但生存力极差
28周末	胎儿身长35cm，顶臀长25cm，体重1000g 皮肤粉红，出现胎脂，眼睛半张开，四肢活动好，有呼吸运动	出生后可存活 易患特发性呼吸窘迫综合征
32周末	胎儿身长40cm，顶臀长28cm，体重1700g 皮肤深红色，仍呈皱缩状	生存能力尚可 出生后注意护理可存活
36周末	胎儿身长45cm，顶臀长32cm，体重2500g 皮下脂肪较多，身体圆润，面部皱褶消失	指(趾)甲已达指(趾)端 出生后能啼哭及吸吮，生存率良好
40周末	胎儿身长50cm，顶臀长36cm，体重3400g 发育成熟，胎头双顶径>9.0cm，皮肤粉红，体形丰满	正常新生儿

注意：①自觉胎动：部分孕妇16周末，一般为孕20周(9版《妇产科学》P45)。听到胎心音为孕20周末。
②妊娠前5个月的胎儿身长(cm)=妊娠月数的平方，如妊娠4个月=4²=16cm。
③妊娠后5个月的胎儿身长(cm)=妊娠月数×5，如妊娠7个月=7×5=35cm。

第十一篇 妇产科学
第1章 妊娠生理与妊娠诊断

(3) 胎儿生理特点

①循环系统 胎儿的营养供给和代谢产物排出，均需经胎盘转输后由母体完成。

A. 解剖学特点 如下。

解剖学特点	数量	临床意义
脐静脉	1条	出生后闭锁为肝圆韧带
脐动脉	2条	出生后闭锁为腹下韧带
动脉导管	1条	出生后2~3个月闭锁为动脉韧带
卵圆孔	1个	生后因左心房压力增高开始关闭，多在出生后6个月完全闭锁

记忆：脐带含有一条脐静脉和两条脐动脉——记忆为一静两动。

B. 胎儿血液循环特点 胎儿体内无纯动脉血，而是动静脉混合血。进入肝、心、头部及上肢的血液含氧量较高且营养丰富，以适应需要。进入肺及身体下半部的血液含氧量及营养较少。

②血液系统 A.红细胞生成：受精3周卵黄囊开始造血，以后肝、骨髓、脾逐渐具有造血功能；妊娠32周开始红细胞生成素大量产生。B.血红蛋白生成：妊娠前半期均为胎儿血红蛋白，至妊娠最后4~6周，成人血红蛋白增多，至临产时胎儿血红蛋白仅占25%。C.白细胞生成：妊娠8周以后，胎儿血液循环中出现粒细胞；妊娠12周，胸腺、脾产生淋巴细胞，成为体内抗体的主要来源。

③呼吸系统 B超于妊娠11周可见胎儿胸壁运动，16周出现能使羊水进出呼吸道的呼吸运动。

④神经系统 妊娠6个月脑脊髓和脑干神经根的髓鞘开始形成。妊娠中期胎儿内、外及中耳已形成，妊娠24~26周胎儿已能听见一些声音。妊娠28周胎儿眼开始出现对光反应。

⑤消化系统 妊娠11周已有小肠蠕动，妊娠16周胃肠功能基本建立。

⑥泌尿系统 妊娠11~14周胎儿肾已有排尿功能，妊娠14周胎儿膀胱内已有尿液。

⑦内分泌系统 胎儿甲状腺于妊娠第6周开始发育。妊娠12周已能合成甲状腺激素、胰岛素。

⑧生殖系统 男性胎儿睾丸在妊娠第9周开始分化发育，女性胎儿卵巢在妊娠11~12周开始分化发育。

【例2】胚胎期指的是受孕后的
　　A. 8周以内　　　　　　B. 9周以内　　　　　　C. 10周以内
　　D. 11周以内　　　　　　E. 12周以内

【例3】女性胎儿卵巢开始分化发育是在妊娠
　　A. 15~16周　　　　　　B. 17~18周　　　　　　C. 9~10周
　　D. 11~12周　　　　　　E. 13~14周

6. 胎盘的结构及功能

(1) 胎盘的结构

①胎盘的结构 胎盘由羊膜、叶状绒毛膜和底蜕膜构成。

A. 羊膜 为附着于胎盘胎儿面的半透明薄膜。羊膜光滑，无血管、神经及淋巴。电镜下见上皮细胞表面有微绒毛，使羊水与羊膜间进行交换。

B. 叶状绒毛膜 构成胎盘的胎儿部分，为胎盘的主要结构。晚期囊胚着床后，着床部位的滋养层细胞迅速分裂增殖，内层为细胞滋养细胞，是分裂生长的细胞；外层为合体滋养细胞，是执行功能的细胞。滋养层内面有一层胚外中胚层，与滋养层共同组成绒毛膜。与底蜕膜相接触的绒毛营养丰富、发育良好，称为叶状绒毛膜。绒毛有胎盘屏障作用。

C. 底蜕膜 来自胎盘附着部位的子宫内膜，构成胎盘的母体部分，占胎盘很小部分。

②胎盘的功能 胎盘具有物质交换功能、防御功能、合成功能和免疫功能。

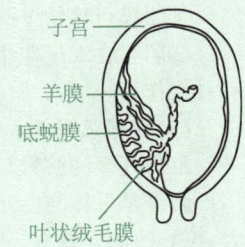

胎盘的结构

A. 物质交换功能　包括气体交换、营养物质供应、排出胎儿代谢产物。

物质交换类型	生理特点
气体交换	母儿间 O_2 和 CO_2 在胎盘中以简单扩散方式进行交换,相当于胎儿呼吸系统的功能
营养物质供应	葡萄糖是胎儿代谢的主要能源,以易化扩散方式通过胎盘,胎儿体内的葡萄糖均来自母体 氨基酸、钙、磷、碘、铁以主动运输方式通过胎盘 游离脂肪酸、水、钾、钠、镁、脂溶性维生素以简单扩散方式通过胎盘
排出代谢产物	胎儿代谢产物,如尿素、尿酸、肌酐、肌酸等,经胎盘转输入母血,由母体排出体外

B. 防御功能　胎盘屏障作用极为有限。各种病毒(如风疹病毒、巨细胞病毒)、大部分药物等,均可通过胎盘影响胎儿。母血中免疫球蛋白如 IgG 能通过胎盘,使胎儿在生后短时间内获得被动免疫。

C. 合成功能　胎盘合体滋养层细胞能合成多种激素、酶、神经递质和细胞因子。

	合成部位	生理特点	临床意义
人绒毛膜促性腺激素	合体滋养细胞	受精卵着床后 1 日可由母血中测出人绒毛膜促性腺激素(hCG),妊娠 8~10 周达峰值,持续 10 日后迅速下降,产后 2 周消失	血 hCG 检测是诊断早孕最敏感方法,血尿 hCG 检测用于早孕诊断
人胎盘生乳素	合体滋养细胞	妊娠 5 周可在母血中测出人胎盘生乳素(hPL),妊娠 39~40 周达高峰,并维持至分娩,分娩后迅速下降,产后 7 小时即测不出	用于监测胎盘功能
雌激素	卵巢黄体,胎儿-胎盘单位	妊娠末期,雌二醇(E_2)为非孕妇女的 100 倍 雌三醇(E_3)为非孕妇女的 1000 倍	血 E_3 测定可监测胎盘功能
孕激素	卵巢妊娠黄体合体滋养细胞	随妊娠进展逐渐增高,至妊娠足月时达高峰	在雌激素协同作用下,对子宫内膜、乳腺等起作用
缩宫素酶	合体滋养细胞	随妊娠进展逐渐增多,至妊娠末期达高值	灭活缩宫素,维持妊娠
耐热性碱性磷酸酶	合体滋养细胞	于妊娠 16~20 周母血中可检测,随妊娠进展逐渐增高,分娩后下降,产后 3~6 日消失	评价胎盘功能的指标

注意:①雌激素——妊娠 **10** 周后由胎盘合成,雌二醇为非孕妇女的 **100 倍**,雌三醇非孕妇女的 **1000 倍**。
②监测胎盘功能——血清雌三醇(最有意义)>人胎盘生乳素>耐热性碱性磷酸酶。
③诊断早孕——血尿 hCG 可用于早孕的诊断,放射免疫法测定血清 hCG 为诊断最敏感的方法。

D. 免疫功能　胎儿是同种半异体移植物。正常妊娠母体能容受、不排斥胎儿,具体机制尚不清楚。

(2)**胎膜的结构**　胎膜由绒毛膜和羊膜组成。
①胎膜可维持羊膜腔的完整性,对胎儿起到保护作用。
②胎膜含大量花生四烯酸的磷脂,且含有能催化磷脂生成游离花生四烯酸的溶酶体,在分娩发动上有一定作用。

(3)**脐带的结构**　脐带是连接胎儿与胎盘的条索状组织,胎儿借助脐带悬浮于羊水中。
足月妊娠的脐带长 30~100cm,平均 55cm,直径 0.8~2.0cm。脐带含 1 条脐静脉和 2 条脐动脉。
脐带是母体与胎儿进行气体交换、营养物质供应和代谢产物排出的重要通道。脐带受压使血液受阻时,可导致胎儿缺氧,甚至危及胎儿生命。

记忆:①9 版《妇产科学》:脐带正常长度为 30~100cm,平均 55cm。脐带短于 30cm 者,称为脐带过短。
②7 版《妇产科学》:脐带正常长度为 30~70cm,平均 55cm。脐带短于 30cm 者,称为脐带过短。

(4)**羊水的来源及功能**　充满在羊膜腔内的液体,称为羊水。

第十一篇　妇产科学

第1章　妊娠生理与妊娠诊断

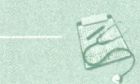

羊水来源	妊娠早期(<14周)的羊水主要来自母体血清经胎膜进入羊膜腔的透析液 妊娠中期(14周~27⁺⁶)以后,胎儿尿液成为羊水的主要来源 妊娠晚期(≥28周)胎儿肺参与羊水的生成,每日350ml液体从肺泡分泌至羊膜腔 羊膜、脐带华通胶及胎儿皮肤渗出液体,但量少
羊水吸收	①胎儿吞咽是羊水吸收的主要方式(500~700ml/d);②羊水由胎膜吸收 ③脐带每小时吸收羊水40~50ml;④20孕周前,胎儿角化前皮肤可吸收羊水,但量很少
羊水量	妊娠8周5~10ml,妊娠10周30ml,妊娠20周400ml,妊娠38周1000ml,此后羊水量逐渐减少 妊娠40周羊水量800ml。过期妊娠可减少至300ml以下
羊水性状	妊娠足月羊水比重1.007~1.025,pH7.20。妊娠早期羊水无色澄清 足月羊水略混浊、不透明,内悬胎脂、胎儿脱落上皮细胞、毳毛、毛发、少量白细胞、白蛋白、尿酸盐
羊水成分	羊水含水分98%~99%,无机盐及有机物1%~2%,大量激素和酶
羊水功能	保护胎儿;保护母体

记忆：①妊娠早期羊水主要来自母体的血清——记忆为血泡。
②妊娠中期羊水主要来自胎儿的尿液——记忆为尿泡。
③妊娠晚期胎儿肺也参与羊水的生成——记忆为痰泡。

【例4】生理状态下,能产生 hCG 的部位是
　　A. 胎盘　　　　　　　　B. 胎膜　　　　　　　　C. 子宫
　　D. 卵巢　　　　　　　　E. 脐带

【例5】妊娠10周后,雌激素的主要来源是
　　A. 卵巢黄体　　　　　　B. 胎儿-胎盘单位　　　　C. 子宫平滑肌
　　D. 胎儿肾上腺皮质　　　E. 胎盘合体滋养细胞

【例6】孕妇血清人绒毛膜促性腺激素(hCG)浓度达高峰是在妊娠
　　A. 5~7周　　　　　　　B. 8~10周　　　　　　　C. 11~13周
　　D. 14~16周　　　　　　E. 17~19周

【例7】正常脐带内含有
　　A. 一条脐动脉,一条脐静脉　　B. 两条脐动脉,一条脐静脉　　C. 两条脐动脉,两条脐静脉
　　D. 一条脐动脉,两条脐静脉　　E. 两条脐动脉

【例8】女,43岁。G₃P₁,初产。宫底在脐与剑突之间,胎心142次/分。此时,羊水的主要来源是
　　A. 胎儿尿液和肺　　　　B. 胎儿尿液和脐带　　　C. 胎儿尿液和皮肤
　　D. 胎儿尿液和胎膜　　　E. 胎儿皮肤(2022)

【例9】正常妊娠38周时的羊水量约为
　　A. 500ml　　　　　　　　B. 800ml　　　　　　　　C. 1000ml
　　D. 1200ml　　　　　　　E. 1500ml

7. 母体各系统的变化

(1) 生殖系统的变化

①子宫　妊娠期及分娩后,子宫是变化最大的器官。
　A. 子宫大小　随着妊娠进展,子宫体逐渐增大变软。至妊娠足月时子宫体积达35cm×25cm×22cm;容量约5000ml,是非孕期的500~1000倍;重量约1100g,增加近20倍。妊娠12周以后,增大的子宫逐渐超出盆腔,在耻骨联合上方可触及。自妊娠12~14周起,子宫可出现不规律无痛性收缩,这种生理性无痛宫缩称为 Braxton Hicks 收缩,其特点为宫缩稀发、不规律、不对称,随妊娠进展而增加。

B. 子宫血流量　妊娠期子宫血管扩张、增粗,子宫血流量增加。孕早期子宫血流量为 50ml/min,主要供应子宫肌层和蜕膜。妊娠足月时子宫血流量为 450~650ml/min,80%~85%供应胎盘。子宫螺旋动脉走行于子宫肌纤维之间,子宫收缩时血管被紧压,子宫血流量明显减少。过强宫缩可导致胎儿宫内缺氧。

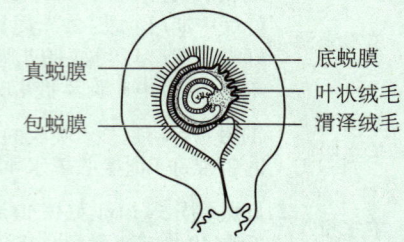

早期妊娠子宫蜕膜与绒毛的关系

C. 子宫内膜　受精卵着床后,在雌、孕激素作用下,子宫内膜腺体增大,腺上皮细胞内糖原增加,结缔组织细胞肥大,血管充血,此时的子宫内膜称为蜕膜。按蜕膜与囊胚的关系,将蜕膜分为底蜕膜、包蜕膜和真蜕膜三个部分。妊娠 14~16 周,羊膜腔明显增大,包蜕膜和真蜕膜相贴近,宫腔消失。

底蜕膜	囊胚着床部位的子宫内膜,与叶状绒毛膜相贴,以后发育成为胎盘的母体部分
包蜕膜	覆盖在囊胚表面的蜕膜,随囊胚发育逐渐突向宫腔
真蜕膜	底蜕膜和包蜕膜以外覆盖宫腔其他部分的蜕膜

D. 子宫峡部　非孕时长约 1cm,妊娠后子宫峡部变软,逐渐伸展拉长变薄,扩展为宫腔的一部分,临产后伸展至 7~10cm,成为产道的一部分,称为子宫下段,是产科手术学的重要解剖结构。

E. 子宫颈　在激素作用下,宫颈充血水肿,宫颈管内腺体增生肥大,使宫颈自妊娠早期逐渐变软,呈紫蓝色。妊娠期宫颈黏液增多,形成黏稠黏液栓,富含免疫球蛋白及细胞因子,有保护宫腔的作用。

②卵巢　妊娠期排卵和新卵泡发育均停止。于妊娠 6~7 周前产生大量雌激素和孕激素,以维持妊娠。

③输卵管　妊娠期输卵管伸长,但肌层并不增厚。黏膜层上皮细胞稍扁平,在基质中可见蜕膜细胞。

④阴道　妊娠期阴道黏膜变软,充血水肿呈紫蓝色(Chadwick 征)。阴道壁皱襞增多,周围结缔组织变疏松,肌细胞肥大,伸展性增加,有利于分娩时胎儿的通过。阴道脱落细胞及分泌物增多。阴道上皮细胞含糖原增加,乳酸含量增多,阴道 pH 降低,不利于致病菌生长,有利于防止感染。

⑤外阴　妊娠期外阴部充血,皮肤增厚,大小阴唇色素沉着,伸展性增加,利于分娩时胎儿的通过。妊娠时由于增大的子宫压迫,盆腔及下肢静脉血回流障碍,孕妇可有外阴或下肢静脉曲张,产后多消失。

(2)乳房的变化　妊娠期胎盘分泌大量雌激素刺激乳腺腺管发育,分泌大量孕激素刺激乳腺腺泡发育。

①妊娠早期　乳房开始增大,充血明显。孕妇自觉乳房发胀是妊娠早期的常见表现。

②妊娠中期　乳腺腺泡增生可导致乳腺增大并出现结节。乳头增大变黑,易勃起。乳晕颜色加深,其外围的皮脂腺肥大形成散在的结节状隆起,称为蒙氏(Montgomery)结节。

③妊娠晚期　妊娠末期,尤其接近分娩期,挤压乳房时,可有少量淡黄色稀薄液体溢出,称为初乳。

④产后　孕期有多种激素参与乳腺发育,为泌乳作准备。产后胎盘娩出,雌、孕激素水平迅速下降。

(3)循环系统的变化

①心脏　妊娠期增大的子宫使膈肌升高,心脏向左、上、前方移位,心脏沿纵轴顺时针方向扭转,加之血流量增加及血流速度加快,心浊音界稍扩大,心尖搏动左移 1~2cm。部分孕妇可于心尖部闻及Ⅰ~Ⅱ级柔和吹风样收缩期杂音,第一心音分裂及第三心音,产后逐渐消失。心电图因心脏左移出现电轴左偏约 15°。心脏容量至妊娠末期约增加 10%,心率于妊娠晚期休息时每分钟增加 10~15 次。

②心排出量　心排血量自妊娠 10 周逐渐增加,至妊娠 32~34 周达高峰,持续至分娩。

③血压　妊娠早期及中期血压偏低,妊娠 24~26 周后血压轻度升高。一般收缩压无变化,舒张压轻度降低,脉压稍增大。

(4)血液的变化　①血容量于妊娠 6~8 周开始增加;至妊娠 32~34 周达高峰,增加 40%~45%;平均约 1450ml,维持此水平直至分娩。②妊娠期骨髓造血增加,网织红细胞轻度增多。白细胞计数轻度增

第十一篇 妇产科学
第1章 妊娠生理与妊娠诊断

加。妊娠期血液处于高凝状态。

（5）**泌尿系统的变化** 妊娠期肾脏略增大，肾血浆流量及肾小球滤过率维持在高水平。

（6）**呼吸系统的变化** 妊娠期肺活量无明显变化，肺通气量约增加40%，易发生上呼吸道感染。

（7）**消化系统的变化** 妊娠期受大量雌激素的影响，齿龈易出血。妊娠期易诱发胆囊炎及胆石病。

（8）**内分泌系统的变化**

①**促性腺激素** 妊娠黄体及胎盘分泌的大量雌激素、孕激素，对下丘脑及腺垂体的负反馈作用，使黄体生成素（LH）、卵泡刺激素（FSH）分泌减少，故妊娠期间卵巢内的卵泡不再发育成熟，也无排卵。

②**催乳素** 妊娠7周开始增多，妊娠足月前达高峰。催乳素可促进乳腺发育，为产后泌乳作准备。

③**肾上腺皮质激素** 妊娠期ACTH分泌增加，导致肾上腺皮质分泌糖皮质激素、醛固酮、睾酮均增加。

激素类型	分泌部位	临床意义
皮质醇↑	束状带	因具有生物活性的游离皮质醇仅为10%，故孕妇无肾上腺皮质功能亢进的表现
醛固酮↑	球状带	由于具有活性作用的游离醛固酮仅为30%~40%，不致引起过多的水钠潴留
睾酮↑	网状带	孕妇可有阴毛、腋毛增多增粗

④**MSH** 分泌增加，使孕妇皮肤色素沉着。

⑤**甲状腺激素** 妊娠期受TSH和hCG的作用，甲状腺呈中度增大。血清甲状腺激素虽然增加，但游离甲状腺激素并未增加，因此孕妇无甲状腺功能亢进症的表现。

⑥**甲状旁腺激素** 妊娠早期孕妇血清甲状旁腺激素水平降低，中晚期逐渐增高。

（9）**皮肤的变化** 妊娠期促黑素增加，导致孕妇多处色素沉着。初产妇可出现妊娠纹。

（10）**新陈代谢的变化** ①基础代谢率早期下降，中晚期增高；②妊娠期间体重平均增加12.5kg；③妊娠期胰岛素分泌增多，因此孕妇空腹血糖略低；④妊娠期能量消耗增多；⑤孕妇对蛋白质需求增加，呈正氮平衡；⑥妊娠期机体水分平均增加7L，至妊娠末期组织间液增加1~2L，可致水肿；⑦妊娠期铁、钙等需要量增加，应适当补充。

（11）**骨骼、关节和韧带的变化** 妊娠期间骨质无改变。部分孕妇自觉腰骶部及肢体疼痛不适。

> **注意：**①乳晕深褐色结节（蒙氏结节）是指妊娠时，乳晕周围皮脂腺增生出现深褐色结节。
> ②阴道黏膜紫蓝色（Chadwick征）是指妊娠时，阴道黏膜变软，充血水肿呈紫蓝色。
> ③库弗莱尔（Couvelaire）子宫也称为子宫胎盘卒中，是指胎盘早剥发生子宫胎盘卒中，血液渗透至子宫浆膜层时，子宫表面呈现紫蓝色瘀斑。
> ④子宫表面紫蓝色结节是指侵蚀性葡萄胎、绒毛膜癌的肿瘤细胞浸润子宫表面形成的紫蓝色结节。

【例10】妊娠子宫开始出现不规律无痛性收缩的时间是
　　A. 自妊娠16周起　　　　　　B. 自妊娠12周起　　　　　　C. 自妊娠20周起
　　D. 自妊娠28周起　　　　　　E. 自妊娠24周起

【例11】关于妊娠期子宫的生理变化，正确的是
　　A. 妊娠12周后可在耻骨联合上方触及　　　　B. 子宫增大主要是因为肌细胞数目增多
　　C. 妊娠晚期子宫轻度左旋　　　　　　　　　D. 妊娠足月时，子宫容量约500ml
　　E. 妊娠早期子宫呈对称的球形（2022）

【例12】关于妊娠期母体乳房的变化，正确的是
　　A. 妊娠晚期开始分泌乳汁　　　　　　　　　B. 大量雌激素刺激乳腺腺泡发育
　　C. 大量孕激素刺激乳腺腺管发育　　　　　　D. 初乳为白色浓稠液体
　　E. 乳头增大变黑、乳晕颜色加深

【例13】底蜕膜在妊娠过程中将发育为

A. 叶状绒毛膜　　　　　　　B. 胎膜　　　　　　　　　C. 羊膜
   D. 胎盘的母体部分　　　　　E. 固定绒毛

【例14】初孕妇,26岁,妊娠38周。查体:P90次/分,R18次/分,BP120/80mmHg。叩诊心浊音界稍向左扩大,心尖部闻及2/6级收缩期吹风样杂音,踝部轻度水肿。最可能的诊断是
   A. 风湿性心脏病合并妊娠　　B. 妊娠期高血压疾病性心脏病　　C. 围生期心肌病
   D. 正常妊娠改变　　　　　　E. 心脏病合并妊娠,性质待查

【例15】关于妊娠期母体内分泌系统的变化,正确的是
   A. 黄体生成素增多　　　　　B. 催乳素增多　　　　　　C. 游离甲状腺激素增多
   D. 皮质醇减少　　　　　　　E. 卵泡刺激素增多

二、妊娠诊断

1. 临床分期

(1) **早期妊娠**　妊娠未达14周,称为早期妊娠。
(2) **中期妊娠**　妊娠第14~27^{+6}周,称为中期妊娠。
(3) **晚期妊娠**　妊娠第28周及其以后,称为晚期妊娠。

2. 早期妊娠的诊断

(1) 早期妊娠的症状和体征

	临床症状和体征	临床意义
停经	生育期、有性生活史的妇女,平时月经周期规则,一旦月经过期,应考虑妊娠;停经10日以上,应高度怀疑妊娠	停经是妊娠最早的症状,但不是妊娠特有的症状
早孕反应	停经6周左右出现畏寒、头晕、流涎、乏力、嗜睡、食欲缺乏、喜食酸物、恶心、晨起呕吐等症状,称为早孕反应	多在停经12周左右自行消失
尿频	前倾增大的子宫在盆腔内压迫膀胱所致	子宫增大超出盆腔后,尿频消失
乳房变化	自觉乳胀,静脉显露,乳头增大,乳晕色素加深,蒙氏结节	哺乳妇女妊娠后乳汁明显减少
妇科检查	阴道黏膜和宫颈阴道部充血呈紫蓝色,黑加征(Hegar)阳性,子宫逐渐增大变软,呈球形	停经8周,子宫为非孕时的2倍 停经12周,子宫为非孕时的3倍

(2) 辅助检查与诊断

	检测方法	临床意义
妊娠试验	受精后10日即可用放免法测出血清hCG 临床上多采用早孕试纸检测尿液hCG	hCG阳性和临床表现可诊断妊娠 hCG对诊断妊娠有极高特异性
B超检查	经阴道B超最早在停经35日,宫腔内见到妊娠囊 妊娠6周,见到胚芽和原始心管搏动可确诊 停经14周,测量胎儿头臀长度,能较准确估计孕周	①确诊早期妊娠快速、准确 ②经阴道B超较经腹部B超诊断早孕可提前1周
超声多普勒	子宫区能听到胎心音,110~160次/分	可以确诊早期妊娠、活胎
宫颈黏液检查	宫颈黏液少而稠,涂片镜检见排列成行的椭圆体,早期妊娠可能性较大;若宫颈黏液稀薄,涂片镜检出现羊齿植物叶状结晶,可排除早期妊娠	此法诊断早期妊娠特异性不强
基础体温	双相型基础体温的已婚妇女,若出现高温相18天持续不降,则早期妊娠可能性大	高温相若超过3周,早孕可能性更大

第十一篇 妇产科学

第1章 妊娠生理与妊娠诊断

> 注意：①蒙氏结节是指妊娠时，乳晕周围皮脂腺增生出现深褐色结节。
> ②停经6~8周时，双合诊检查子宫峡部极软，感觉宫颈与宫体似不相连，称黑加征。
> ③Chadwick征是指妊娠时，阴道黏膜变软，充血水肿呈紫蓝色。
> ④诊断早孕首选妊娠试验，其中测定血hCG较尿hCG早。
> ⑤临床上诊断早孕最常用的方法是早早孕试纸检测尿液hCG。
> ⑥确诊妊娠的方法、确诊活胎的方法为B超检查、超声多普勒。

3. 中、晚期妊娠的诊断

(1) **病史与症状** 有早期妊娠的经过，感到腹部逐渐增大，自觉胎动。

(2) **体征与检查**

①**子宫增大** 腹部检查见子宫增大，手测子宫底高度或尺测耻上子宫长度可以估计胎儿大小及孕周。

妊娠周数	手测子宫底高度	尺测子宫长度(cm)	常考点
12周末	耻骨联合上2~3横指	—	多普勒胎心听诊仪能探测到胎心音
16周末	脐耻之间	—	—
20周末	脐下1横指	18(15.3~21.4)	初孕妇自觉胎动；腹壁可触及胎体
24周末	脐上1横指	24(22.0~25.1)	触诊能区分胎头、胎背
28周末	脐上3横指	26(22.4~29.0)	—
32周末	脐与剑突之间	29(25.3~32.0)	32~34周胎动达高峰
36周末	剑突下2横指	32(29.8~34.5)	—
40周末	脐与剑突之间或略高	33(30.0~35.3)	—

②**胎动** 孕妇常在妊娠20周左右自觉胎动。胎动随妊娠进展逐渐增强，至妊娠32~34周达高峰，妊娠38周后逐渐减少。妊娠28周以后，正常胎动≥10次/2小时。

③**胎体** 妊娠20周后，经腹壁能触到胎体；24周后触诊能区分胎头、胎背、胎臀和胎儿肢体。

④**胎心音** 听到胎心音能够确诊妊娠且为活胎。

	妊娠12周末	多普勒胎心听诊仪能探测到胎心音
听诊时机	妊娠18~20周	用听诊器可听到胎心音
	正常胎心音	110~160次/分(7版《妇产科学》数据为120~160次/分)
听诊部位	妊娠24周前	多在脐下正中或稍左、偏右
	妊娠24周后	多在胎背
	先露部位	头先露时多在脐下；臀先露时多在脐上；肩先露时多在脐周
胎心音鉴别	子宫杂音	血液流过扩大的子宫血管时出现的柔和吹风样音响，与孕妇心搏数一致
	腹主动脉音	为单调的咚咚样强音响，与孕妇心搏数一致
	脐带杂音	为脐带血流受阻出现的与胎心率一致的吹风样低音响，改变体位后可消失。若脐带杂音持续存在，应注意有无脐带缠绕的可能

(3) **辅助检查与诊断**

①**超声检查** B超不仅能显示胎儿数目、胎产式、胎先露、胎方位、有无胎心搏动、胎盘位置、羊水量，还可评估胎儿体重、了解发育情况。在妊娠20~24周，可行B超系统检查，筛查胎儿结构畸形。

②**彩色多普勒超声** 可检测子宫动脉、脐动脉和胎儿动脉的血流速度波形。

记忆：①正常胎动≥10次/2小时，<10次/2小时提示胎儿缺氧(9版《妇产科学》P45、P53)。
②正常胎心音为110~160次/分(9版《妇产科学》P45)。
③妊娠12周末用多普勒胎心听诊仪能探测到胎心音；妊娠18~20周用听诊器可听到胎心音。
④孕妇在妊娠20周左右自觉胎动(9版《妇产科学》P45)。
⑤妊娠32~34周达高峰——胎动、孕妇血容量、孕妇心力衰竭。

【例16】健康育龄妇女出现恶心、食欲减退等消化道症状，问诊时不应忽视的是
　　A. 胃炎病史　　　　　　　B. 肝炎病史　　　　　　　C. 传染病史
　　D. 不洁饮食史　　　　　　E. 月经史

【例17】确诊早期妊娠最有价值的检查是B超见到
　　A. 节律性胎动　　　　　　B. 妊娠囊　　　　　　　　C. 卵黄囊
　　D. 胚芽　　　　　　　　　E. 原始心管搏动(2022、2023)

【例18】在孕妇腹壁上听诊，与母体心率相一致的音响是
　　A. 胎心音　　　　　　　　B. 子宫杂音　　　　　　　C. 脐带杂音
　　D. 胎动音　　　　　　　　E. 肠蠕动音

4. 胎产式、胎先露及胎方位的概念

	胎产式	胎先露	胎方位
定义	指胎体纵轴与母体纵轴的关系	指最先进入骨盆入口的胎儿部分	指胎儿先露部的指示点与母体骨盆的关系
分类	①纵产式指胎体纵轴与母体纵轴平行者，占99.75% ②横产式指胎体纵轴与母体纵轴垂直者，占0.25% ③斜产式指胎体纵轴与母体纵轴交叉者	①纵产式有头先露、臀先露；②横产式有肩先露；③头先露分枕先露、前囟先露、额先露、面先露；④臀先露分单臀先露、完全臀先露、不完全臀先露；⑤复合先露	①指示点：枕先露为枕骨，面先露为颏骨，臀先露为骶骨，肩先露为肩胛骨 ②根据每个指示点与母体骨盆入口左、右、前、后、横不同而有不同胎位

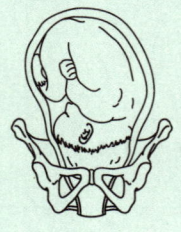
LOA

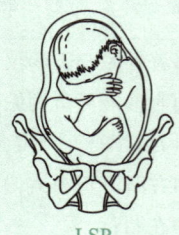
ROP

LSP

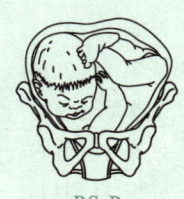
RScP

　　A. 胎方位　　　　　　　　B. 胎先露　　　　　　　　C. 骨盆轴
　　D. 胎姿势　　　　　　　　E. 胎产式

【例19】胎体纵轴与母体纵轴的关系

【例20】胎儿先露部的指示点与母体骨盆的关系(2018、2023)

常考点　　胎儿发育；胎盘的结构和功能；羊水；早孕的诊断。

　　参考答案——详细解答见《2024国家临床执业及助理医师资格考试历年考点精析(上、下册)》

1. ABCDE　　2. ABCDE　　3. ABCDE　　4. ABCDE　　5. ABCDE　　6. ABCDE　　7. ABCDE
8. ABCDE　　9. ABCDE　　10. ABCDE　　11. ABCDE　　12. ABCDE　　13. ABCDE　　14. ABCDE
15. ABCDE　　16. ABCDE　　17. ABCDE　　18. ABCDE　　19. ABCDE　　20. ABCDE

第2章　产前检查与孕期保健

▶ **考纲要求**

①围产期的概念。②推算及核对预产期,四部触诊法。③高危儿的范畴。④电子胎心监护(加速、减速、正弦波形),NST,OCT。⑤胎肺成熟度的监测。⑥孕期营养的指南、体重增加推荐。⑦孕期用药的基本原则,用药时的胎龄。

▶ **复习要点**

一、产前检查

1. 围产期的概念

围产期指产前、产时和产后的一段时间。

我国围产期定义是从妊娠达到及超过28周至产后1周。

【例1】我国现阶段采用的围产期是指
　　A. 从妊娠满28周至产后6周　　B. 从妊娠满28周至产后4周　　C. 从妊娠满20周至产后1周
　　D. 从妊娠满28周至产后1周　　E. 从胚胎成型至产后1周

注意:①妊娠10周(受精后8周)内的人胚称胚胎,妊娠11周(受精后9周)起称胎儿(9版《妇产科学》P31)。
②从妊娠28周至产后1周称为围产儿。从脐带结扎到生后28天,称为新生儿(9版《儿科学》P86)。
③从胎盘娩出至产后6周称为产褥期(9版《妇产科学》P215)。

2. 推算及核对预产期

(1) **推算预产期(EDC)**　按末次月经(LMP)第1日算起,月份-3 或+9,日数+7。如末次月经第1日是2007年9月10日,预产期应为2008年6月17日。实际分娩日期与推算的预产期可能相差1~2周。

(2) **核对预产期**　有条件者应根据妊娠早期超声检查报告来核对预产期,尤其对记不清末次月经日期或于哺乳期无月经来潮而受孕者,应采用超声检查协助推算预产期。若根据末次月经推算的孕周与妊娠早期超声检查推算的孕周时间间隔超过5日,应根据妊娠早期超声结果校正预产期。妊娠早期超声检测胎儿头臀长(CRL)是估计孕周最准确的指标。

注意:①俗话说"十月怀胎",这里推算预产期时,月份不能+10,只能+9。
②预产期根据上述公式计算后,还需根据实际年份、月份进行调整。
③《妇产科学》中所说的月份都是以每月28天计算的。
④若记不清末次月经,则妊娠早期应用超声检测胎儿头臀长是估计孕周最准确的指标。

【例2】计算预产期的方法是从末次月经
　　A. 第3天算起　　　　　　　　B. 第4天算起　　　　　　　　C. 第2天算起
　　D. 第1天算起　　　　　　　　E. 第5天算起

【例3】女,25岁。月经规则,周期正常,末次月经2022年3月15日。推算其预产期是
　　A. 2022年10月22日　　　　　B. 2022年12月22日　　　　　C. 2023年1月15日
　　D. 2023年11月22日　　　　　E. 2022年11月22日(2022)

3. 四部触诊法

妊娠中晚期,应采用四步触诊法检查子宫大小、胎产式、胎先露、胎方位及胎先露是否衔接。

(1) **第1步手法** 检查者两手置于宫底部,手测宫底高度,估计胎儿大小与孕周数是否相符。然后以两手指腹相对轻推,判断宫底部的胎儿部分,胎头硬而圆且有浮球感,胎臀软而宽且形状不规则。

(2) **第2步手法** 检查者左右手分别置于腹部左右侧,一手固定,另一手轻轻深按检查。触及平坦饱满者为胎背,可变形的高低不平部分为胎儿肢体。有时感到胎儿肢体活动。

(3) **第3步手法** 检查者右手拇指与其余4指分开,置于耻骨联合上方握住胎先露部,进一步查清是胎头或胎臀,左右推动以确定是否衔接。若胎先露部仍浮动,表示尚未入盆。若已衔接,则胎先露部不能推动。

(4) **第4步手法** 检查者左右手分别置于胎先露部的两侧,向骨盆入口方向向下深按,再次核对胎先露部的诊断是否正确,并确定胎先露入盆的程度。

(3) **产科检查** 包括腹部检查、骨盆测量、阴道检查等。

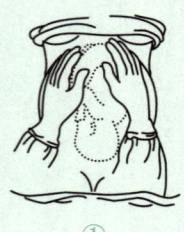 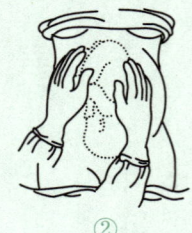 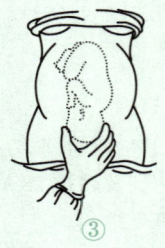 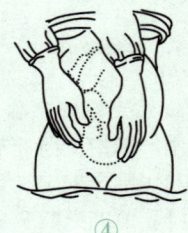

① ② ③ ④

胎儿检查的四步触诊法

二、评估胎儿健康的技术

1. 高危儿的范畴

高危孕妇应于妊娠32~34周开始评估胎儿健康状况,合并严重并发症时应于妊娠26~28周开始检测。高危儿包括:①孕龄<37周或≥42周;②出生体重<2500g;③巨大儿(≥4000g);④小于孕龄儿或大于孕龄儿;⑤出生后1分钟Apgar评分0~3分;⑥产时感染;⑦高危妊娠产妇的新生儿;⑧手术产儿;⑨新生儿的兄姐有严重的新生儿病史或新生儿期死亡等;⑩双胎或多胎儿。

【例4】女,34岁。孕24周,自觉无力,面色略苍白。实验室检查:Hb80g/L,RBC $2.8×10^{12}$/L。该孕妇应开始进行胎儿健康状况评估的时间为

  A. 孕20~24周   B. 孕36~38周   C. 孕40~42周

  D. 孕26~28周   E. 孕32~34周

【例5】高危儿主要指

  A. 产后感染   B. 新生儿的兄姐有婴儿期死亡   C. 高危产妇分娩的新生儿

  D. 出生体重>2500g   E. 孕龄>37周或<42周

2. 电子胎心监护

电子胎心监护(EFM)可在妊娠32~34周开始,高危孕妇可酌情提前。EFM能连续记录胎心率(FHR)的动态变化,同时描记子宫收缩和胎动情况。其中,胎心率是主要监测指标。

(1) **胎心率基线(BFHR)** 指在无胎动和无宫缩影响时,10分钟以上的胎心率平均值。胎心率基线包括胎心率及胎心率(FHR)变异。

①胎心率 正常FHR为110~160bpm。FHR>160bpm,持续10分钟,称为心动过速。FHR<110bpm,持续10分钟,称为心动过缓。

②胎心率变异 指胎心率有小的周期性波动。BFHR 摆动包括胎心率的摆动幅度和摆动频率。正常情况下，BFHR 摆动幅度为 6~25bpm、摆动频率≥6 次/分。BFHR 摆动表示胎儿有一定的储备能力，是胎儿健康的表现。BFHR 变平即变异消失，提示胎儿储备能力丧失。

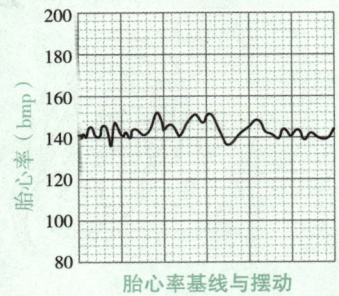
胎心率基线与摆动

(2) **胎心率一过性变化** 是指受胎动、宫缩等因素刺激，胎心率发生暂时性加速或减慢，随后又能恢复到基线水平，是判断胎儿安危的重要指标。胎心率一过性变化分加速和减速两种情况。

①胎心率加速是指宫缩时胎心率基线暂时增加 15bpm 以上，持续时间>15 秒，是胎儿良好的表现。

②胎心率减速是指宫缩时出现的暂时性胎心率减慢，分为早期减速、变异减速、晚期减速 3 种。

A. **早期减速** 胎心率曲线下降几乎与宫缩曲线上升同时开始，胎心率曲线最低点与宫缩曲线高峰相一致，即波谷对波峰。下降幅度<50 次/秒（9 版《妇产科学》已删除该数据），持续时间短，恢复快，宫缩后迅速恢复正常。一般发生于第一产程后期，为宫缩时胎头受压引起，不受孕妇体位或吸氧而改变。

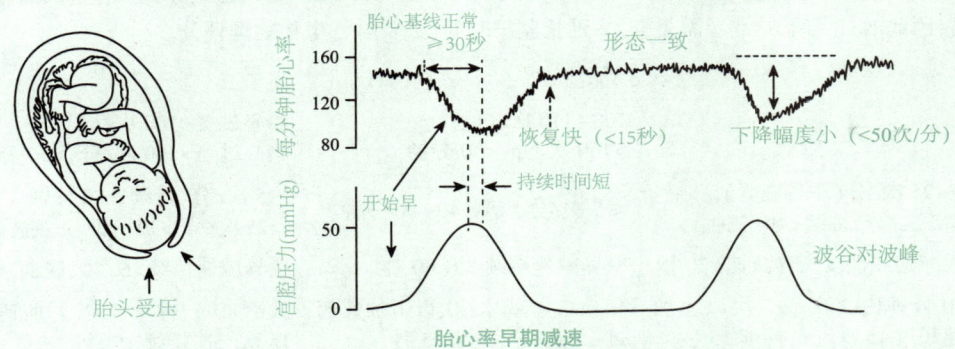
胎心率早期减速

B. **变异减速** 胎心率减速与宫缩无固定关系，下降迅速且下降幅度大（>70 次/秒）（9 版《妇产科学》为下降≥15 次/分），持续时间长短不一，但恢复迅速。此为宫缩时脐带受压，迷走神经兴奋所致。

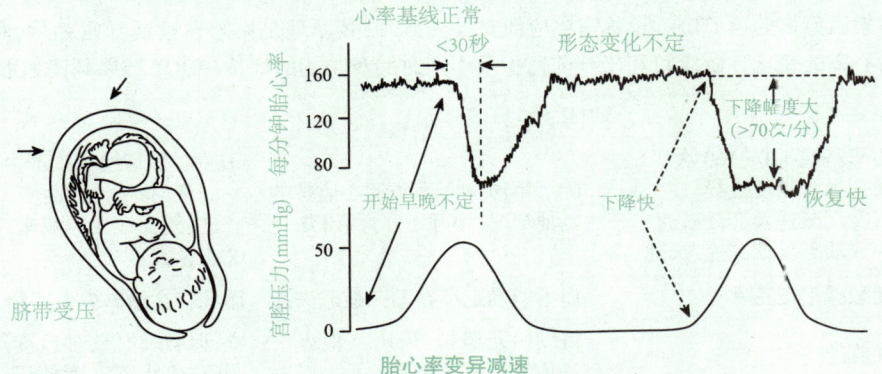
胎心率变异减速

C. **晚期减速** 胎心率减速多在宫缩高峰后开始出现，即波谷落后于波峰，时间差不多在 30~60 秒，胎心率下降幅度<50 次/秒（9 版《妇产科学》已删除该数据），胎心率恢复水平所需时间较长。晚期减速多见于胎盘功能不良、胎儿缺氧，多为胎儿预后不良的信号。

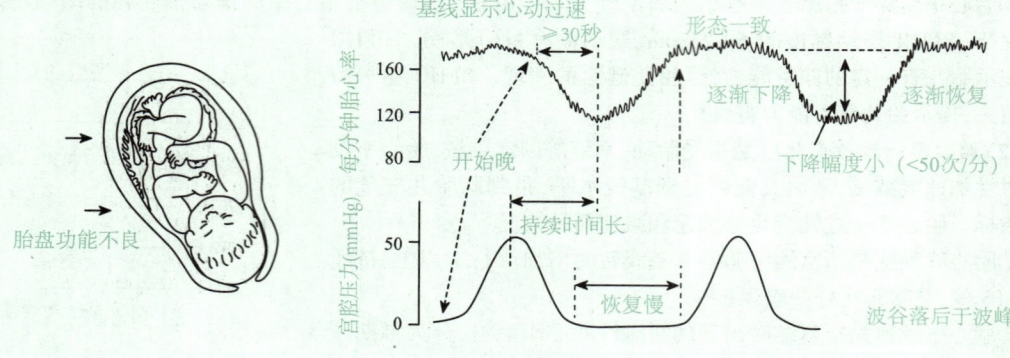

(3) 预测胎儿宫内储备能力　包括无应激试验(NST)和缩宫素激惹试验(OCT)。

①NST　指在无宫缩、无外界负荷刺激下,连续观察胎心率宫缩图,以了解胎儿储备能力。根据胎心率基线、胎动时胎心率变化等分为正常 NST、不典型 NST 和异常 NST。NST 主要用于产前监护,但其假阳性率较高,因此 NST 结果异常者需复查,并延长监护时间,必要时行生物物理评分。

参数	正常 NST(有反应型 NST)	不典型 NST(可疑型 NST)	异常 NST(无反应型 NST)
基线	110~160 次/分	100~110 次/分 >160 次/分,<30 分钟	胎心过缓<100 次/分 胎心过速>160 次/分,>30 分钟
变异	6~25 次/分(中等变异) ≤5 次/分,持续<40 分钟	≤5 次/分,持续 40~80 分钟	≤5 次/分,持续≥80 分钟 ≥25 次/分,>10 分钟,正弦波形
减速	无减速或偶发变异减速<30 秒	变异减速持续 30~60 秒	变异减速持续>60 秒;晚期减速
加速	40 分钟内 2 次或 2 次以上加速超过 15 次/分,持续 15 秒	40~80 分钟内 2 次以下加速超过 15 次/分,持续 15 秒	大于 80 分钟 2 次以下加速超过 15 次/分,持续 15 秒
处理	继续随访或进一步评估	需进一步评估(复查 NST)	①复查;②全面评估胎儿状况;③生物物理评分;④及时终止妊娠

②缩宫素激惹试验(OCT)　也称宫缩应激试验(CST),其原理是用缩宫素诱导宫缩后,利用电子监护仪记录胎心率的变化。OCT 可用于产前监护及引产时胎盘功能的评价。OCT 结果判读如下。

	Ⅰ类电子胎心监护	Ⅱ类电子胎心监护	Ⅲ类电子胎心监护
诊断条件	胎心率基线 110~160 次/分 基线变异为中度变异 没有晚期减速及变异减速 存在或缺乏早期减速、加速	除了第Ⅰ类和第Ⅲ类胎心监护的其他情况,均可划分为第Ⅱ类	①胎心率基线无变异并且存在下面任何一种情况:复发性晚期减速;复发性变异减速;胎心过缓 ②正弦波形
意义	胎儿酸碱平衡正常	尚不能确定存在胎儿酸碱失衡	胎儿存在酸碱失衡即胎儿缺氧
处理原则	常规监护 不需特殊处理	持续胎儿监护,采用其他方法评估胎儿有无缺氧,可能需要宫内复苏来改善胎儿状况	立即纠正缺氧,如改变孕妇体位、吸氧、停止缩宫素使用、纠正低血压,若无效应终止妊娠

注意:①正常胎动≥10 次/2 小时,<10 次/2 小时提示胎儿缺氧(9 版《妇产科学》P45、P53)。
②正常胎动≥6 次/2 小时,<6 次/2 小时提示胎儿缺氧(8 版《妇产科学》P149)。
③9 版《妇产科学》P45:正常胎心音为 110~160 次/分。

(4) 胎儿生物物理监测　是综合电子胎心监护及超声检查所示某些生理活动,以判断胎儿有无急、慢性缺氧的一种产前监护方法。常用的是 Manning 评分法,其满分为 10 分,10~8 分无急、慢性缺氧,8~6 分可能有急或慢性缺氧,6~4 分有急或慢性缺氧,4~2 分有急性缺氧伴慢性缺氧,0 分有急慢性缺氧。

项目	2 分(正常)	0 分(异常)
NST(20 分钟)	≥2 次胎动伴胎心加速≥15 次/分,持续≥15 秒	<2 次胎动,胎心加速<15 次/分,持续<15 秒
FBM(30 分钟)	胎儿呼吸运动(FBM)≥1 次,持续≥30 秒	无或持续<30 秒
胎动(30 分钟)	≥3 次躯干和肢体活动,连续出现计 1 次	≤2 次躯干肢体活动
胎儿张力	≥1 次躯干伸展后复屈,手指摊开合拢	无活动;肢体完全伸展;伸展缓慢,部分复屈
羊水量	羊水最大暗区垂直深度>2cm	无或最大暗区垂直深度≤2cm

【例 6】下列胎心电子检测结果提示胎儿缺氧的是
　　A. 胎心率出现早期减速　　　　B. 胎心率出现变异减速　　　　C. 胎心率出现晚期减速
　　D. 胎心率出现加速　　　　　　E. 胎心率出现无应激试验反应型

　　A. 胎儿缺氧　　　　　　　　　B. 胎儿状况良好　　　　　　　C. 胎儿受镇静药物影响
　　D. 宫缩时胎头受压　　　　　　E. 宫缩时脐带受压,兴奋迷走神经

【例 7】胎心率减速出现在宫缩高峰后,下降慢,持续时间长,恢复慢,临床提示的情况是
【例 8】胎心率减速与宫缩无固定关系,下降迅速且下降幅度大,恢复也迅速,临床提示的情况是

注意:①脐静脉暂时受压表现为胎心率加速,脐静脉持续受压表现为胎心率减速。
②胎心率加速是胎儿良好的表现,散发的、暂时的胎心率加速是无害的。
③宫缩时胎头受压表现为早期减速,脐带受压表现为变异减速。胎儿宫内缺氧表现为晚期减速。

【例 9】胎心率晚期减速的主要原因是
　　A. 宫缩时胎头受压　　　　　　B. 宫缩时脐带受压　　　　　　C. 迷走神经兴奋
　　D. 胎盘功能减退　　　　　　　E. 胎盘早剥(2022)

3. 胎肺成熟度的监测
(1)孕周　妊娠满 34 周(经妊娠早期超声核对)胎肺发育基本成熟。
(2)卵磷脂/鞘磷脂比值　若羊水卵磷脂/鞘磷脂(L/S)比值≥2,提示胎肺成熟。
(3)羊水振荡试验(泡沫试验)　可间接估计 L/S 比值。
(4)磷脂酰甘油(PG)　PG 阳性提示胎肺成熟。

【例 10】正常胎儿成熟度的判定,正确的是
　　A. 羊水卵磷脂/鞘磷脂比值>1,提示胎儿肺成熟
　　B. 羊水肌酐值≥88.4μmol/L(1mg%)提示胎儿肾成熟
　　C. 羊水胆红素类物质 ΔOD_{450}<0.10,提示胎儿肝成熟
　　D. B 超测胎头双顶径>8.5cm,提示胎儿成熟
　　E. 羊水含脂肪细胞出现率>10%,提示胎儿皮肤成熟

三、孕期营养和体重管理

1. 孕期营养的指南
(1)膳食指南　根据 2016 年中国营养学会发布的《孕期妇女膳食指南》,建议孕妇在一般人群膳食指南基础上,增加以下 5 条内容:
①补充叶酸,常吃含铁丰富的食物,选用碘盐。

②妊娠呕吐严重者,可少量多餐,保证摄入含必要量碳水化合物的食物。
③妊娠中晚期适量增加奶、鱼、禽、蛋、瘦肉的摄入。
④适量身体活动,维持孕期适宜增重。
⑤禁烟酒,积极准备母乳喂养。

(2) 妊娠早期
①膳食清淡、适口 易于消化,并有利于减少妊娠反应。
②少食多餐 进食的餐次、数量、种类及时间应根据孕妇的食欲和反应的轻重及时进行调整。
③保证摄入富含碳水化合物的食物 妊娠早期应保证每日至少摄入 130g 碳水化合物,首选易消化的粮谷类食。因妊娠反应严重而不能正常进食足够碳水化合物的孕妇应及时就医,避免对胎儿早期脑发育造成不良影响。此时不必过分强调平衡膳食。
④多摄入富含叶酸的食物并补充叶酸 妊娠早期缺乏叶酸可增加胎儿发生神经管畸形及早产的风险。妇女应从计划妊娠开始多摄取富含叶酸的动物肝脏、深绿色蔬菜及豆类。并建议每日额外补充叶酸 400~800μg。
⑤戒烟、禁酒 烟草中的尼古丁和烟雾中的氰化物、一氧化碳可导致胎儿缺氧和营养不良、发育迟缓。酒精也可通过胎盘进入胎儿体内造成胎儿宫内发育不良、中枢神经系统发育异常等。

(3) 妊娠中晚期
①增加优质蛋白质 适当增加鱼、禽、蛋、瘦肉等优质蛋白质,妊娠中期每日增加 50g,孕晚期再增加 75g。鱼类尤其是深海鱼类含有较多二十二碳六烯酸对胎儿大脑和视网膜发育有益。
②增加奶类 适当增加奶类的摄入。奶类富含蛋白质,也是钙的良好来源。
③增加碘的摄入 孕期碘的推荐摄入量为 230μg/d。
④常吃含铁的食物 孕妇是缺铁性贫血的高发人群,给予胎儿铁储备的需要,孕中期开始要增加铁的摄入,每日增加 20~50g 红肉,每周吃 1~2 次动物内脏或血液。
⑤适量身体活动 维持体重的适宜增长,每日进行不少于 30 分钟的中等强度的身体活动。
⑥禁烟、戒酒,少吃刺激性食物 烟草和酒精对胚胎发育的各个阶段有明显的毒性作用。

2. 体重增加推荐
(1) 孕妇体重增长 孕妇体重增长可以影响母儿的近、远期健康。近年来超重与肥胖孕妇的增加,孕妇体重增长过多增加了大于胎龄儿、难产、产伤、妊娠期糖尿病等的风险。孕妇体重增长不足与胎儿生长受限、早产儿、低出生体重等不良妊娠结局有关。因此要重视孕妇体重管理。
(2) 运动指导 孕妇运动是体重管理的另一项措施。通过运动能增加肌肉力量,促进机体新陈代谢;促进血液循环和胃肠运动,减少便秘;增强腹肌、腰背肌、盆底肌的能力;锻炼心肺功能,释放压力,促进睡眠。但孕期不宜开展跳跃、震动、球类、登高、长途旅行等具有一定风险的运动。

四、产科合理用药

1. 孕期用药的基本原则
①用药必须有明确指征,避免不必要的用药;②根据病情在医师指导下选用有效且对胎儿相对安全的药物;③应选择单独用药,避免联合用药;④应选用结论比较肯定的药物,避免使用较新的、尚未肯定对胎儿是否有不良影响的药物;⑤严格掌握剂量和用药持续时间,注意及时停药;⑥妊娠早期若病情允许,尽量推迟到妊娠中晚期再用药。

2. 用药时的胎龄
用药时胎龄与损害性质有密切关系:
(1) 受精后 2 周内 孕卵着床前后,药物对胚胎影响为"全"或"无"。"全"表现为胚胎早期死亡导致流产。"无"表现为胚胎继续发育,不出现异常。

(2) **受精后3~8周** 是胚胎器官分化发育阶段,胚胎开始定向分化发育,受到有害药物作用后,即可能产生形态上的异常而出现畸形,称为畸形高度敏感期。例如,神经组织于受精后15~25日,心脏于21~40日,肢体和眼睛于24~46日易受药物影响。

(3) **受精后9周至足月** 是胎儿生长、器官发育、功能完善阶段,仅有神经系统、生殖器和牙齿仍在继续分化,特别是神经系统分化、发育和增生,在妊娠晚期和新生儿期达最高峰。在此期间受到药物作用后,由于肝酶结合能力差及血脑屏障通透性高,易使胎儿受损,还可表现为胎儿生长受限、低出生体重和功能行为异常。

▶ **常考点** 预产期;胎儿监测;胎儿成熟度检测。

参考答案——详细解答见《2024国家临床执业及助理医师资格考试历年考点精析(上、下册)》

1. ABCDE 2. ABCDE 3. ABCDE 4. ABCDE 5. ABCDE 6. ABCDE 7. ABCDE
8. ABCDE 9. ABCDE 10. ABCDE

第3章 遗传咨询、产前筛查与产前诊断

▶ **考纲要求**

遗传咨询、产前筛查、产前诊断：概述。

▶ **复习要点**

一、遗传咨询

遗传咨询是由从事医学遗传的专业人员或咨询医师，对咨询者就其提出的家庭中遗传性疾病的发病原因、遗传方式、诊断、预后、复发风险、防治等问题予以解答，并就咨询者提出的婚育问题提出医学建议。

1. 目的

遗传咨询的目的是及时确定遗传性疾病患者和携带者，并对其患病后代的风险进行预测，商讨应对策略，从而减少遗传病儿的出生，降低遗传性疾病的发生率，提高人群遗传素质和人口质量。

2. 对象

遗传咨询的对象为遗传性疾病的高风险人群：

①夫妇双方或一方家庭成员中有遗传病、出生缺陷、不明原因的癫痫、智力低下、肿瘤等。
②曾生育过明确遗传病或出生缺陷儿的夫妇。
③夫妻双方或一方本身罹患智力低下或出生缺陷。
④不明原因的反复流产、死胎、死产等病史的夫妇。
⑤孕期接触不良环境因素及患有某些慢性病的夫妇。
⑥常规检查或常见遗传病筛查发现异常者。
⑦其他需要咨询者，如婚后多年不育的夫妇，或 35 岁以上的高龄孕妇；近亲婚配。

3. 程序

(1) **明确诊断** 首先通过家系调查、家谱分析、临床表现和实验室检查等手段，明确是否存在遗传性疾病。若咨询者为近亲结婚，对其遗传性疾病的影响应作正确的估计。

(2) **确定遗传方式** 评估遗传风险，预测遗传性疾病患者子代再发风险率，可根据遗传性疾病类型和遗传方式作出评估。

(3) **近亲结婚对遗传性疾病的影响** 近亲结婚增加夫妻双方将相同的有害隐性基因传给下一代的概率。当一方为某种致病基因的携带者，另一方很可能也是携带者，婚后所生的子女中常染色体隐性遗传病发生率将会明显升高。

(4) **提出医学建议** 通常有以下几种选择：

①**不能结婚** A.直系血亲和三代以内旁系血亲；B.男女双方均患有相同的遗传性疾病，或男女双方家系中患相同的遗传性疾病；C.严重智力低下，常有各种畸形，生活不能自理。

②**暂缓结婚** 如可以矫正的生殖器畸形，在矫正畸形之前应暂缓结婚。

③**可以结婚，但禁止生育** A.男女一方患严重的常染色体显性遗传性疾病，如强直性肌营养不良、先天性成骨发育不良，目前尚无治愈方法；B.男女双方均患相同的常染色体隐性遗传病，如男女均患白化病，若致病基因相同，则子女发病率几乎 100%；C.男女一方患多基因遗传病，如精神分裂症等。

第十一篇 妇产科学
第3章 遗传咨询、产前筛查与产前诊断

④**限制生育** 对产前能够作出准确诊断或植入前诊断的遗传病,可在获得确诊报告后对健康胎儿作选择性生育。对产前不能作出诊断的 X 连锁隐性遗传,可在作出性别诊断后,选择性生育。

⑤**领养孩子** 对一些高风险的夫妇,领养孩子不失为一种较好的选择。

⑥**人工授精** 夫妇双方都是常染色体隐性遗传病的携带者,或者男方为常染色体显性遗传病患者,或男方为可能导致高风险、可存活出生畸形的染色体平衡易位携带者,采用健康捐精者的精液人工授精。

⑦**捐卵者卵子体外受精+子宫内植入** 适用于常染色体显性遗传病患者,或可导致高风险可存活出生畸形的染色体平衡易位携带者等情况。

二、产前筛查常用方法

遗传筛查包括对成人、胎儿、新生儿遗传性疾病筛查三部分,对胎儿的筛查又称为产前筛查。产前筛查是通过可行的方法,对一般低风险孕妇进行一系列的检查,发现子代具有患遗传性疾病高风险的可疑人群。产前筛查不是确诊试验,筛查结果阳性的患者需要进一步确诊试验。

1. 胎儿非整倍体染色体异常的产前筛查

胎儿非整倍体产前筛查的重点是 21-三体综合征(唐氏综合征)等遗传性染色体疾病,其方案有三种,即妊娠早期筛查、妊娠中期筛查和妊娠早、中期整合筛查。参阅 2 版 8 年制《妇产科学》P62。

	妊娠早期筛查	妊娠中期筛查
筛查时机	妊娠 11~13^{+6} 周	妊娠 15~20^{+6} 周
血清学指标	妊娠相关血浆蛋白 A(PAPP-A) 人绒毛膜促性腺激素(hCG)	甲胎蛋白(AFP)、人绒毛膜促性腺激素(hCG) 游离雌三醇(E_3)、抑制素(inhibin)A
影像学指标	B 超测量胎儿颈项透明层厚度(NT)	—
筛查目的	21-三体胎儿、其他染色体异常	21-三体胎儿、其他染色体异常

【例1】孕妇,37 岁。G_2P_1,2 年前顺产 1 男婴,确诊为 21-三体综合征。本次自然受孕,现孕 16 周,咨询唐氏筛查事宜。对其合理的建议为
　A. 行孕早期唐氏筛查　　　　　　B. 20~24 周 B 超筛查有无唐氏儿可能
　C. 行孕中期唐氏筛查　　　　　　D. 行孕早期、孕中期联合唐氏筛查
　E. 羊膜腔穿刺行染色体检查(2019)

【例2】女,38 岁。G_2P_1,3 年前经阴道分娩一智能低下的男婴,后因"心脏病"而夭折。本次自然受孕,现妊娠 18 周,需要进行的检查是
　A. NT 测定　　　　　　B. 早期唐氏筛查　　　　　　C. 中期唐氏筛查
　D. 四维彩超　　　　　　E. 羊膜腔穿刺行染色体检查(2023)

2. 神经管畸形的产前筛查

(1)**血清学筛查** 95%的神经管畸形患者无家族史,但 90%的患者血清和羊水中 AFP 水平升高,因此血清 AFP 可作为神经管畸形的筛查指标。筛查应在妊娠 15~20 周进行。

(2)**B 超检查** 99%的神经管畸形可通过妊娠中期的超声检查获得诊断。

【例3】可疑神经管缺陷的羊水过多孕妇,最常应用的检测方法是
　A. 血 hCG 值　　　　　　B. 血清人胎盘生乳素值　　　　　　C. 血雌三醇值
　D. 羊水甲胎蛋白值　　　　E. 羊水卵磷脂/鞘磷脂比值

3. 胎儿结构畸形筛查

在妊娠 20~24 周期间,通过超声对胎儿的各器官进行系统筛查,目的是发现严重致死性畸形,如无脑儿、严重脑膨出、严重开放性脊柱裂、严重胸腹壁缺损并内脏外翻、单腔心、致死性软骨发育不良等。

4. 先天性心脏病

有条件的单位可以在妊娠 18～24 周行先天性心脏病的超声筛查。对疑有心脏血流异常的高危胎儿,在妊娠 20～22 周常规心脏超声检查后,在妊娠晚期应该复查。

三、产前诊断

产前诊断又称宫内诊断,是指对可疑出生缺陷的胎儿在出生前应用各种检测手段,全面评估胎儿在宫内的发育情况,对先天性和遗传性疾病作出诊断,为胎儿宫内治疗及选择性流产提供依据。

1. 产前诊断的适应证

产前诊断的对象为出生缺陷的高危人群,包括:
①羊水过多或过少。
②筛查发现染色体核型异常的高危人群、胎儿发育异常、可疑结构畸形。
③妊娠早期接触过可能导致胎儿先天缺陷的物质。
④夫妇一方患有先天性疾病或遗传性疾病,或有遗传病家族史。
⑤曾经分娩过先天性严重缺陷的婴儿。
⑥年龄达到或超过 35 周岁的孕妇。

2. 产前诊断的方法

(1) **观察胎儿的结构**　利用超声、胎儿镜、MRI 等,观察胎儿有无畸形。妊娠期胎儿超声检查可以发现许多严重的结构畸形及各种细微的变化,逐渐成为产前诊断的重要手段之一。

(2) **分析染色体核型**　利用羊水、绒毛、胎儿细胞培养,检测胎儿染色体疾病。

(3) **检测基因**　利用胎儿 DNA 分子杂交、限制性内切酶、聚合酶链反应、荧光原位杂交等技术,检测胎儿的核苷酸序列,诊断胎儿基因疾病。

(4) **检测基因产物**　利用羊水、羊水细胞、绒毛细胞、血液,进行蛋白质、酶、代谢产物检测,诊断胎儿神经管缺陷、先天性代谢性疾病等。

【例 4】产前诊断胎儿畸形最常用的手段是

　　A. 胎儿心电图　　　　　　　B. 羊膜腔穿刺羊水检查　　　　C. 胎儿头皮血 pH 检查
　　D. 羊膜镜检查　　　　　　　E. B 超检查

【例 5】诊断胎儿遗传性疾病,准确性较差的产前诊断技术是

　　A. 孕妇血提取胎儿细胞　　　B. 羊水穿刺　　　　　　　　　C. 胎儿镜下活检
　　D. 经皮脐血穿刺技术　　　　E. 绒毛穿刺取样

【例 6】下列不属于产前诊断方法的是

　　A. 羊水穿刺　　　　　　　　B. 绒毛穿刺取样　　　　　　　C. 血清学测甲胎蛋白
　　D. 胚胎植入前诊断　　　　　E. 经皮脐血穿刺

【例 7】女,35 岁,妊娠 12 周。2 年前曾因"无脑儿行引产术",其妊娠期进行产前诊断的方式不包括

　　A. 染色体核型分析　　　　　B. 基因检测　　　　　　　　　C. 脐血流监测
　　D. 影像学检查胎儿结构　　　E. 基因产物检测

▶ **常考点**　往年很少考。

参考答案——详细解答见《2024 国家临床执业及助理医师资格考试历年考点精析(上、下册)》

1. ABCDE　　2. ABCDE　　3. ABCDE　　4. ABCDE　　5. ABCDE　　6. ABCDE　　7. ABCDE

第4章 妊娠并发症

▶ **考纲要求**
①自然流产。②异位妊娠。③妊娠剧吐。④子痫前期-子痫。⑤早产。⑥过期妊娠。

▶ **复习要点**

一、自然流产

1. 概念

(1) **流产** 妊娠不足28周,胎儿体重不足1000g而终止妊娠者,称为流产。

(2) **早期流产** 妊娠12周前终止者,称为早期流产。

(3) **晚期流产** 妊娠12周或以后至不足28周终止者,称为晚期流产。

(4) **流产分类** 分为自然流产和人工流产。胚胎着床后31%发生自然流产,其中80%为早期流产。

注意:①妊娠满28周及以上,胎儿及其附属物从临产开始到全部从母体娩出的过程,称为分娩。
②妊娠满28周至不满37周期间分娩称为早产;妊娠满37周至不满42周期间分娩称为足月产。妊娠满42周及以后分娩称为过期产(9版《妇产科学》P162)。

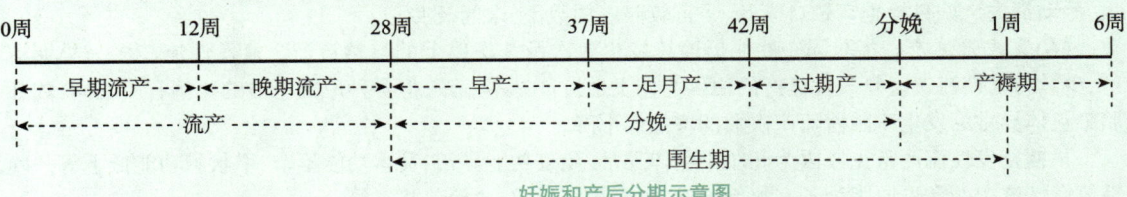

妊娠和产后分期示意图

【例1】关于分娩的概念,正确的是
A. 妊娠满37周至不满42足周分娩为足月产
B. 妊娠43周之后分娩为过期产
C. 妊娠28周至37周分娩为早产
D. 妊娠28周及28周以内分娩为流产
E. 临产后胎儿死亡为死胎

2. 病因

(1) **胚胎因素** 胚胎或胎儿染色体异常是早期流产最常见的原因,占50%~60%,中期妊娠流产约占1/3,晚期妊娠胎儿丢失仅占5%。染色体异常包括数目异常和结构异常,数目异常以三体最多见,结构异常主要有平衡易位、倒置、缺失、重叠、嵌合体等。

(2) **母体因素** 包括全身性疾病、生殖器官异常、内分泌异常、强烈应激与不良习惯、免疫功能异常等。

(3) **父亲因素** 精子染色体异常可以导致自然流产。

(4) **环境因素** 过多接触放射线及化学毒物(如砷、铅、甲醛、苯、氯丁二烯)等,可引起流产。

注意:①早期流产的最常见原因为胚胎因素——胚胎染色体异常(占50%~60%)。
②晚期流产最常见的原因为母体因素——宫颈重度裂伤、宫颈内口松弛引发胎膜早破等。

A. 胚胎染色体异常　　　　B. 免疫功能异常　　　　C. 黄体功能不足

D. 宫颈口松弛　　　　　　E. 甲状腺功能减退症

【例2】早期流产的最常见原因是

【例3】晚期习惯性流产的常见原因是

3. 临床表现

自然流产的临床表现主要为停经后阴道流血和腹痛。

(1) **早期流产**　表现为先阴道流血,后出现腹痛。早期流产时,妊娠物排出前胚胎多已死亡。开始时绒毛与蜕膜剥离,血窦开放,出现阴道流血。剥离的胚胎和血液刺激子宫收缩,产生阵发性下腹部疼痛。

(2) **晚期流产**　主要表现为先出现腹痛(阵发性子宫收缩),后出现阴道流血。晚期流产时,胎儿排出前后往往还有生机,故其临床表现与早产类似,胎儿娩出后胎盘娩出,出血不多。

4. 临床类型

(1) **先兆流产**　指妊娠28周前先出现少量阴道流血,无妊娠物排出,随后出现阵发性下腹痛或腰背痛。妇科检查宫颈口未开,胎膜未破,子宫大小与停经周数相符。经休息和治疗后症状消失,可继续妊娠;若阴道流血增多或下腹痛加重,可发展为难免流产。

(2) **难免流产**　指流产不可避免。在先兆流产基础上,阴道流血增多,阵发性下腹痛加剧,或有阴道流液(胎膜破裂)。妇检宫颈口已扩张,有胚胎组织堵塞宫颈口,子宫大小与停经周数基本相符或略小。

(3) **不全流产**　难免流产继续发展,部分妊娠物排出宫腔,部分残留于宫腔内、宫颈口,或胎儿排出后胎盘滞留宫腔或嵌顿于宫颈口,影响子宫收缩,导致大量出血,甚至发生休克。妇科检查见宫颈口已扩张,宫颈口有妊娠物堵塞及持续性流血,子宫小于停经周数。

(4) **完全流产**　指妊娠物已完全排出,阴道流血停止,腹痛消失。妇检宫颈口已关闭,子宫接近正常大小。

(5) **稽留流产(过期流产)**　指胚胎或胎儿死亡后滞留宫腔内,未能及时自然排出者。典型表现为早孕反应消失,有先兆流产症状或无任何症状,子宫不再增大反而缩小。若已到中期妊娠,孕妇腹部不见增大,胎动消失。妇科检查宫颈口未开,子宫较停经周数小,未闻及胎心。

(6) **复发性流产**　指与同一性伴侣连续发生3次及3次以上的自然流产。复发性流产多为早期流产,少数为晚期流产。复发性流产的原因与偶发性流产基本一致,但各种原因所占的比例有所不同,如胚胎染色体异常的发生率随着流产次数的增加而下降。

早期复发性流产常见原因为胚胎染色体异常、免疫功能异常、黄体功能不全、甲状腺功能低下等。晚期复发性流产的常见原因为子宫解剖异常、自身免疫异常、血栓前状态等。

(7) **流产合并感染**　流产过程中,若阴道流血时间长,有组织残留于宫腔内或非法堕胎,有可能引起宫腔内感染,常为厌氧菌及需氧菌混合感染,严重感染可扩展至盆腔、腹腔甚至全身。

> **注意:** ①9版《妇产科学》P72:复发性流产指与同一性伴侣连续发生3次及3次以上的自然流产。
> ②7版《妇产科学》P85:习惯性流产指连续自然流产3次及3次以上者。
> ③稽留流产的特点为"四无一小",即无早孕反应,无胎心,无胎动,无宫口开大,子宫缩小。

A. 先兆流产　　　　　　B. 难免流产　　　　　　C. 不全流产
D. 完全流产　　　　　　E. 稽留流产

【例4】女性,28岁,已婚。停经49天,阴道少量流血。B超示宫内妊娠,胚胎存活。最可能的诊断是

【例5】女性,26岁,已婚。妊娠13周,无不适。查体:子宫在耻骨联合上未扪及,宫颈口无妊娠物堵塞,胎心未闻及,胚胎如8周大小。最可能的诊断是(2022)

5. 诊断

根据病史、体检及辅助检查结果,容易确诊。

(1) **B超检查**　可确定妊娠囊的位置、形态,有无胎心搏动,确定妊娠部位和胚胎是否存活,以指导正确的治疗方法。若妊娠囊形态异常或位置下移,预后不良。不全流产及稽留流产可借助B超协助确诊。

第十一篇 妇产科学
第4章 妊娠并发症

(2) **妊娠试验** 多采用尿早早孕诊断试纸条法,对诊断妊娠有价值。为进一步了解流产的预后,多选用各种敏感的方法连续监测血 hCG 水平,正常妊娠 6~8 周时,其值每日应以 66% 的速度增长,若 48 小时增长速度 <66%,提示妊娠预后不良。

(3) **孕激素测定** 测定血孕酮水平,有助于判断先兆流产的预后。

6. 鉴别诊断

	先兆流产	难免流产	不全流产	完全流产
出血量	少	中→多	少→多	少→无
下腹痛	无或轻	加剧	减轻	无
组织排出	无	无	部分排出	全部排出
宫颈口	闭	扩张	扩张或有妊娠物堵塞	闭
子宫大小	与妊娠周数相符	相符或略小	小于妊娠周数	正常或略大

注意:①先兆流产——宫颈口未开。
②难免流产——宫颈口已扩张,胚胎组织堵塞于宫颈口,子宫大小与停经周数相符或略小。
③不全流产——宫颈口扩张,宫颈口有妊娠物堵塞,子宫大小小于停经周数。
④稽留流产——早孕反应消失,宫颈口未开,子宫不再增大反而缩小。

【例6】女,27岁,已婚。停经9周,阵发性下腹痛3天,阴道少量流血2天。为判断是否能继续妊娠,首选的辅助检查是
A. 尿妊娠试验
B. B超检查
C. 胎心监测
D. 胎盘功能检查
E. 监测血孕酮

7. 处理

(1) **先兆流产** 适当休息,禁止性生活。黄体功能不足者可肌内注射黄体酮。甲减者可口服小剂量甲状腺素片。经治疗,若阴道流血停止,B超提示胚胎存活,可继续妊娠。若症状加重,B超发现胚胎发育不良,血 hCG 持续不升或下降,表明流产不可避免,应终止妊娠。

(2) **难免流产** 一旦确诊,应尽早使胚胎及胎盘组织完全排出。
①早期流产 应及时行清宫术,对妊娠物应仔细检查,并送病理检查。
②晚期流产 子宫较大,出血较多,可静脉滴注缩宫素,促进子宫收缩止血。必要时行清宫术。

(3) **不全流产** 一经确诊,应尽快行刮宫术或钳刮术,清除宫腔内残留组织。阴道大出血休克者,应同时输液输血,并给予抗生素预防感染。

(4) **完全流产** 症状消失,B超检查证实无宫腔内残留物,无须特殊处理。

(5) **稽留流产** 处理较为困难。胎盘组织机化,与子宫壁紧密粘连,致使刮宫困难。晚期流产稽留时间过长可发生凝血功能障碍,导致弥散性血管内凝血(DIC),造成严重出血。处理前应检查血常规、血小板计数及凝血宫内,并做好输血准备。
①口服炔雌醇 若凝血功能正常,可口服 3~5 日雌激素,提高子宫肌对缩宫素的敏感性。
②子宫 <12 孕周者 可行刮宫术,术中肌内注射缩宫素,手术应特别小心,避免子宫穿孔。
③子宫 ≥12 孕周者 可使用米非司酮加米索前列醇,或静脉滴注缩宫素,促使胎儿、胎盘排出。
④出现凝血功能障碍 应使用肝素、纤维蛋白原、输新鲜血或血浆等,待凝血功能好转后再行刮宫。

(6) **复发性流产** 根据不同的病因分别进行处理。
①染色体异常夫妇 应于妊娠前进行遗传咨询,确定是否可以妊娠。夫妇一方或双方有染色体结构异常,仍有可能分娩健康婴儿,其胎儿有可能遗传染色体异常,必须在妊娠中期行产前诊断。
②子宫肌瘤 子宫黏膜下肌瘤应在宫腔镜下行摘除术,影响妊娠的肌壁间肌瘤可考虑行剔除术。

③纵隔子宫、宫腔粘连　应在宫腔镜下行纵隔切除、粘连松解术。
④宫颈机能不全　应在妊娠12～24周行预防性宫颈环扎术。
⑤抗磷脂抗体阳性　可在确定妊娠以后,使用低分子肝素皮下注射,或加小剂量阿司匹林口服。
⑥黄体功能不全　应肌内注射或口服黄体酮,用药至妊娠12周时停药。
⑦甲状腺功能低下　应在孕前及整个孕期补充甲状腺素。

(7)流产合并感染　治疗原则为控制感染的同时尽快清除宫内残留物。
①若阴道流血不多,可先用广谱抗生素2～3日,待感染控制后再行刮宫。
②若阴道流血量多,可静脉滴注抗生素及输血的同时,先用卵圆钳将宫内残留大块组织夹出,使出血量减少,切不可用刮匙全面搔刮宫腔,以免感染扩散。术后继续使用抗生素,待感染控制后再行彻底刮宫。
③若已合并感染性休克,应积极抗休克治疗,待病情稳定后再行彻底刮宫。
④若感染严重或盆腔脓肿形成,应行手术引流,必要时切除子宫。

　　A. 稽留流产　　　　　　　　B. 不全流产　　　　　　　　C. 先兆流产
　　D. 难免流产　　　　　　　　E. 完全流产

【例7】最容易发生宫内感染的流产类型是
【例8】最容易发生DIC的流产类型是
【例9】阴道少量流血,B超提示宫内胎儿存活的流产类型是(2023)
【例10】一经确诊,应立即清宫的自然流产是
　　A. 稽留流产　　　　　　　　B. 难免流产　　　　　　　　C. 不全流产
　　D. 先兆流产　　　　　　　　E. 完全流产(2022)

(11～13题共用题干)女,28岁。停经3个月,早孕反应消失,阴道少许流血2天。妇科检查:宫口闭,子宫如妊娠8周大,质软,双侧附件区未触及异常。

【例11】为明确诊断,首选的检查是
　　A. 腹部CT检查　　　　　　　B. 多普勒超声检查　　　　　C. B超检查
　　D. 诊断性刮宫　　　　　　　E. 血孕酮测定

【例12】该患者最可能的诊断是
　　A. 完全流产　　　　　　　　B. 难免流产　　　　　　　　C. 流产感染
　　D. 稽留流产　　　　　　　　E. 先兆流产

【例13】该患者正确的处理措施是
　　A. 继续观察1周　　　　　　 B. 孕激素保胎治疗　　　　　C. 静脉滴注缩宫素引产
　　D. 雌激素治疗后刮宫　　　　E. 孕激素治疗后刮宫

二、异位妊娠

受精卵在子宫腔以外着床称为异位妊娠(宫外孕)。异位妊娠以输卵管妊娠最常见(占95%),少见的有卵巢妊娠、腹腔妊娠、宫颈妊娠、阔韧带妊娠、剖宫产瘢痕妊娠等。在输卵管妊娠中,以壶腹部妊娠最多见,约占78%,其次为峡部、伞部,间质部妊娠较少见。

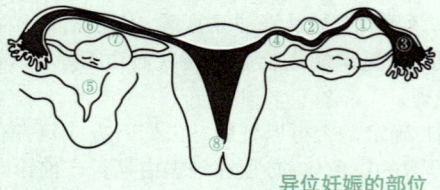

异位妊娠的部位

①输卵管壶腹部78%；②输卵管峡部
③输卵管伞部；④输卵管间质部
⑤腹腔；⑥阔韧带
⑦卵巢；⑧宫颈

【例14】输卵管妊娠最常见的着床部位在输卵管的

　　A. 伞部　　　　　　　　B. 壶腹部　　　　　　　C. 峡部
　　D. 壶腹部与峡部连接部　　E. 间质部

1. 病因

(1) **输卵管炎症**　是异位妊娠的主要病因。可分为输卵管黏膜炎和输卵管周围炎。

(2) **输卵管手术史**　输卵管绝育史和手术史。

(3) **输卵管发育不良或功能异常**　输卵管过长、肌层发育差、黏膜纤毛缺乏、输卵管憩室等，均可造成输卵管妊娠。

(4) **辅助生殖技术**　所致输卵管妊娠的发生率为2.8%。

(5) **避孕失败**　宫内节育器避孕失败、口服紧急避孕药失败，发生异位妊娠的机会较大。

(6) **其他**　子宫肌瘤、卵巢肿瘤压迫输卵管，影响输卵管管腔通畅，使受精卵运动受阻。

2. 病理

(1) **输卵管妊娠的特点**　输卵管管腔狭小，管壁薄且缺乏黏膜下组织，其肌层远不如子宫肌壁厚与坚韧，妊娠时不能形成完好的蜕膜，不利于胚胎的生长发育，常发生以下结局：

①输卵管妊娠流产和破裂　如下。

	输卵管妊娠流产	输卵管妊娠破裂	输卵管间质部妊娠破裂
好发时间	多见于妊娠8~12周	多见于妊娠6周	多见于妊娠12~16周
好发部位	输卵管壶腹部	输卵管峡部	输卵管间质部
腹痛程度	较轻	剧烈	剧烈，犹如子宫破裂
出血量	出血量一般不多	出血量多，可致休克	出血量很大，短期内致休克
出血方式	完全流产时，出血量不多，很少引起休克。不全流产时，可反复出血，形成输卵管血肿、盆腔血肿等	一般为短时间内大量出血，但也可反复出血，在盆腔和腹腔内形成血肿	多为短时间内大量出血，症状极为严重，往往短时间内发生低血容量性休克

注意：①输卵管妊娠流产——多见于妊娠8~12周，腹痛轻，出血少，一般不发生休克。
②输卵管妊娠破裂——多见于妊娠6周，腹痛剧烈，出血量多，可发生休克。
③输卵管间质部妊娠破裂——多见于妊娠12~16周，腹痛剧烈，出血凶猛，常发生休克。

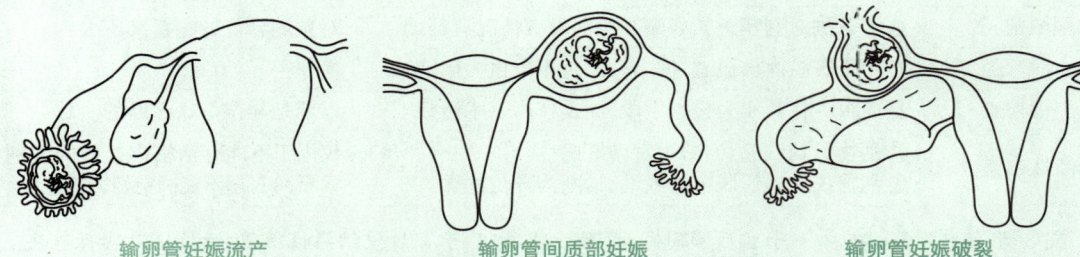

输卵管妊娠流产　　　　　　输卵管间质部妊娠　　　　　　输卵管妊娠破裂

②**陈旧性宫外孕**　输卵管妊娠流产或破裂，若长期反复内出血形成的盆腔血肿不消退，血肿机化变硬并与周围组织粘连，称为陈旧性宫外孕。机化性包块可存在多年，甚至钙化形成石胎。

③**继发性腹腔妊娠**　输卵管妊娠流产或破裂，胚胎从输卵管排入腹腔内或阔韧带内，多数死亡，偶尔也有存活者。若存活胚胎的绒毛组织附着于原位或排至腹腔后重新种植而获得营养，可继续生长发育，形成继发性腹腔妊娠。

(2) **子宫的变化**　合体滋养层细胞产生hCG，月经停止，子宫变大变软，子宫内膜出现蜕膜反应。

①**蜕膜**　若胚胎死亡，滋养细胞活力消失，蜕膜自宫壁剥离而发生阴道流血。有时蜕膜可完整剥离，

随阴道流血排出三角形蜕膜管型。排出的组织见不到绒毛,无滋养细胞,血 hCG 下降。

②子宫内膜　形态学改变多样。若胚胎死亡已久,内膜可呈增期改变,有时见 Arias-Stella(A-S)反应。若胚胎死亡后部分渗入肌层的绒毛仍存活,黄体退化迟缓,内膜可呈分泌反应。

3. 临床表现

典型症状为停经、腹痛、阴道流血,即异位妊娠三联征。

(1)停经　多有 6~8 周停经史,有 20%~30%患者无停经史。

(2)腹痛　是输卵管妊娠的主要症状,占 95%。输卵管妊娠发生流产或破裂之前,常表现为一侧下腹部隐痛;当发生流产或破裂时,突感一侧下腹部撕裂样疼痛,伴恶心、呕吐。

(3)阴道流血　胚胎死亡后常有不规则阴道流血,一般不超过月经量,可伴有蜕膜排出。

(4)晕厥与休克　为腹腔内出血及剧烈腹痛所致。症状轻重与阴道流血量不成正比。

(5)腹部包块　输卵管妊娠流产或破裂时所形成的血肿时间较久,血液凝固与周围组织粘连所致。

(6)腹腔内出血征象　贫血貌,脉搏细弱,血压下降等休克表现,下腹部压痛反跳痛,可有移动性浊音。

(7)妇科检查

①阴道　阴道内常有来自宫腔的少许血液。阴道后穹隆饱满,有触痛,后穹隆穿刺可抽出血液。

②输卵管　输卵管妊娠未发生流产或破裂者,除子宫略增大外,可触及胀大的输卵管及轻度压痛。

③子宫　宫颈举痛或摇摆痛为输卵管妊娠的主要体征之一。内出血较多时,子宫有漂浮感。子宫一侧或其后方可触及肿块,边界不清,触痛明显。

(8)陈旧性宫外孕　妇检可扪及子宫一侧有肿块,质软,表面不规则,有压痛;后穹隆穿刺可阳性;hCG 可阴性;B 超显示子宫周围不规则包块和盆腔少量积液,易与盆腔炎、附件肿瘤相混淆。所以 B 超的诊断价值有限,不能作为确诊依据。后穹隆穿刺是较可靠的诊断依据。

4. 诊断与鉴别诊断

(1)诊断　输卵管妊娠未发生流产或破裂时临床表现不明显,诊断困难。发生破裂后诊断不难。

检查方法		临床意义
B 超检查	必不可少的检查,经阴道 B 超准确性高。表现为宫腔内未见妊娠囊,宫旁见胚芽、原始心管搏动可确诊	具有确诊价值
血尿 hCG 测定	对早期诊断异位妊娠至关重要 异位妊娠时患者血 hCG 水平较宫内妊娠低	早期诊断的重要方法 保守治疗的效果评价
孕酮测定	血清孕酮对判断正常妊娠胚胎的发育情况有帮助	对预测异位妊娠意义不大
阴道后穹隆穿刺	适用于腹腔内出血者,抽出暗红色不凝血为阳性	简单可靠的诊断方法
腹腔镜检查	目前很少将其作为检查手段,而是作为手术治疗	以前是异位妊娠诊断的金标准
诊断性刮宫	诊刮物见到绒毛,诊断为宫内妊娠 诊刮物仅见到蜕膜未见绒毛,诊断为异位妊娠	仅用于不能存活宫内妊娠的鉴别诊断和 B 超不能确定妊娠部位者

注意:①子宫内膜异位症——子宫后倾固定,直肠子宫陷凹、子宫后壁触痛性结节,附件区囊实性包块。
②异位妊娠——子宫有漂浮感,子宫一侧或其后方触痛性肿块,边界不清。

【例 15】女,28 岁。在急诊室经检查后考虑为输卵管妊娠破裂。最有价值的病史及体检结果是
　　A. 下腹坠胀感明显　　　　　B. 有停经史　　　　　C. 一侧下腹部持续性剧痛
　　D. 出现多次呕吐,面色苍白　　E. 阴道流血量与重度贫血外貌不成比例

【例 16】女,26 岁。停经 50 天,左下腹胀痛不适 2 天,肛门坠胀 1 天。平素月经规律。血压 90/60mmHg。与诊断无关的体征是
　　A. 后穹隆饱满　　　　　B. 宫颈光滑　　　　　C. 宫颈举痛

第十一篇 妇产科学
第4章 妊娠并发症

  D. 宫颈软并着色　　　　　　E. 子宫稍大变软

（2）**鉴别诊断**　如下。

	输卵管妊娠	流产	急性输卵管炎	急性阑尾炎	黄体破裂	卵巢囊肿蒂扭转
停经	多有	有	无	无	多无	无
腹痛	突然下腹一侧撕裂样剧痛	下腹中央阵发性坠痛	两侧下腹持续性疼痛	持续性脐周痛转至右下腹	下腹一侧突发性疼痛	下腹一侧突发性疼痛
阴道流血	量少，暗红色，蜕膜管型排出	鲜红色，有血块或绒毛排出	无	无	无阴道出血；或有，如月经量	无
休克	休克程度与外出血不成正比	休克程度与外出血成正比	无	无	无休克，或有轻度休克	无
体温	正常，有时低热	正常	升高	升高	正常	稍高
盆腔检查	宫颈举痛，宫旁肿块	宫口稍开，子宫增大变软	举宫颈时，两侧下腹疼痛	直肠指检时右侧高位压痛	无肿块触及一侧附件玉痛	宫颈举痛，卵巢肿块，触痛
WBC	正常或稍高	正常	升高	升高	正常或稍高	稍高
Hb	下降	正常或稍低	正常	正常	下降	正常
穿刺检查	阴道后穹隆穿刺抽出不凝血	阴道后穹隆穿刺阴性	穿刺可抽出渗出液或脓液	阴道后穹隆穿刺阴性	阴道后穹隆穿刺可抽出血液	阴道后穹隆穿刺阴性
hCG	多为阳性	多为阳性	阴性	阴性	阴性	阴性
B超	一侧附件低回声区及妊娠囊	子宫腔内可见妊娠囊	可见两侧附件低回声区	子宫附件区无异常回声	可见一侧附件低回声区	一侧附件低回声区，有条索状蒂

> **注意**：①宫内妊娠诊刮物可见绒毛；异位妊娠诊刮物为蜕膜，无绒毛，可从阴道排出三角形蜕膜组织。
> ②输卵管妊娠破裂诊断首选阴道后穹隆穿刺。
> ③宫颈举痛——输卵管妊娠、急性盆腔炎、卵巢囊肿蒂扭转。

  A. 急性阑尾炎　　　　　　B. 输卵管卵巢囊肿　　　　　　C. 稽留流产
  D. 卵巢黄体破裂　　　　　E. 子宫穿孔

【例17】最易与输卵管妊娠破裂相混淆的疾病是
【例18】最易与陈旧性宫外孕相混淆的疾病是

  （19~21题共用题干）女，30岁，已婚。平时月经规律，停经40天，右下腹剧痛4小时伴头晕及肛门坠胀感。查体：血压80/56mmHg，面色苍白，痛苦貌，下腹部压痛及反跳痛（+），尤以右侧为著，肌紧张不明显，移动性浊音（+）。妇科检查：宫颈举痛，宫体稍大，右附件区触及不规则包块，大小约4cm×3cm×3cm，压痛（+），血红蛋白100g/L。

【例19】该患者最可能的诊断是
  A. 卵巢黄体囊肿破裂　　　　B. 输卵管妊娠破裂　　　　C. 卵巢囊肿蒂扭转
  D. 卵巢滤泡囊肿破裂　　　　E. 卵巢子宫内膜异位囊肿破裂
【例20】该患者简单可靠的辅助检查是
  A. 宫腔镜检查　　　　　　　B. 阴道后穹隆穿刺　　　　C. 腹部CT检查
  D. 腹部X线检查　　　　　　E. 腹腔镜检查
【例21】该患者正确的处理措施是
  A. 中药活血化瘀　　　　　　B. 肌内注射甲氨蝶呤　　　　C. 局部注射甲氨蝶呤

D. 手术治疗　　　　　　　　　E. 对症处理，严密观察

5. 治疗

(1) 手术治疗

①手术指征　A. 生命体征不稳定或有腹腔内出血征象者；B. 异位妊娠有进展者（如血 hCG>3000U/L、有胎心搏动、附件区大包块等）；C. 随诊不可靠者；D. 药物治疗禁忌或无效者；E. 持续性异位妊娠者。

②手术方式　根据是否保留患侧输卵管，可分为保守手术和根治手术两类：

A. 保守手术　适用于有生育要求的年轻妇女，特别是对侧输卵管已切除或有明显病变者。

输卵管妊娠保守手术后，残余滋养细胞有可能继续生长，再次发生出血，引起腹痛等，称为持续性异位妊娠。故术后应密切监测血 hCG 水平。若术后血 hCG 升高、术后 12 日血 hCG 仍未下降至术前值的 10%以下，均可诊断为持续性异位妊娠，可给予甲氨蝶呤治疗，必要时需再次手术。

B. 根治手术　适用于无生育要求的输卵管妊娠、内出血并发休克的急症患者。输卵管间质部妊娠，应争取在破裂前手术治疗。输卵管妊娠手术通常在腹腔镜下完成，若生命体征不稳定，则行经腹手术。

(2) 药物治疗　化疗前必须确诊异位妊娠并排除宫内妊娠。

①适应证　输卵管妊娠未发生破裂；妊娠囊直径<4cm；血 hCG<2000U/L；无腹腔内出血。

②禁忌证　生命体征不稳定；异位妊娠破裂；妊娠囊直径≥4cm 或≥3.5cm 伴胎心搏动；药物过敏。

③常用药物　为甲氨蝶呤。治疗机制为抑制滋养细胞增生，破坏绒毛，使胚胎组织坏死、脱落、吸收。

④治疗方案

A. 全身用药　甲氨蝶呤肌内注射，每日 1 次，共 5 天。应用 B 超和血 hCG 进行严密监护。

B. 局部用药　在 B 超引导下穿刺或腹腔镜下将甲氨蝶呤直接注入输卵管的妊娠囊内。

(3) 期待治疗　适用于病情稳定、血清 hCG 水平较低（<1500U/L）且呈下降趋势者。

【例22】女，22 岁。因下腹疼痛逐渐加重伴肛门坠胀感 6 小时急诊就诊。查体：P110 次/分，BP90/60mmHg。面色苍白、表情痛苦、微汗。阴道后穹隆穿刺抽出不凝血。需对该患者采取的措施是

A. 中药活血化瘀治疗　　　　B. 立刻行腹腔镜探查术　　　　C. 期待疗法，密切随访

D. 立刻行刮宫术　　　　　　E. 静脉滴注甲氨蝶呤

【例23】女，30 岁。停经45 天，阴道少量流血 1 天，平素月经规律。查体：P96 次/分，BP100/60mmHg。妇科检查：子宫稍大，左侧附件区增厚，压痛明显。B超提示左侧附件区有一 3cm×3cm×2cm 大小包块，少量盆腔积液。首选的处理是

A. 超声引导下包块穿刺　　　B. 诊断性刮宫　　　　　　　　C. 严密观察

D. 介入治疗　　　　　　　　E. 血 hCG 测定

三、妊娠剧吐

1. 概念

妊娠剧吐是指妊娠早期孕妇出现严重持续的恶心、呕吐，并引起脱水、酮症，甚至酸中毒，需要住院治疗者。有恶心呕吐的孕妇，通常只有 0.3%～1.0%发展为妊娠剧吐。

2. 病因

(1) 血 hCG 水平升高　鉴于早孕反应出现与消失的时间与孕妇血 hCG 水平上升与下降的时间相一致，加之葡萄胎、多胎妊娠孕妇血 hCG 明显升高，剧烈呕吐发生率也高，提示本病可能与血 hCG 升高有关。

(2) 甲状腺功能改变　60%妊娠剧吐患者可伴短暂甲亢，呕吐严重程度与游离甲状腺激素显著相关。

(3) 精神因素　精神过度紧张、焦急、忧虑、生活环境和经济状况较差的孕妇易发生妊娠剧吐。

3. 临床表现

(1) 好发时间　多见于年轻初孕妇，大多数妊娠剧吐发生于妊娠 10 周以前。

(2) **剧烈呕吐** 妊娠6周左右出现恶心、呕吐,逐渐加重,至妊娠8周发展为持续性呕吐,不能进食。

(3) **水电解质平衡紊乱** 孕妇出现脱水、电解质紊乱,甚至代谢性酸中毒。

(4) **严重表现** 严重者出现嗜睡、意识障碍、谵妄昏迷、死亡。孕妇肝肾功能受损出现黄疸、血胆红素和转氨酶升高、尿素氮和肌酐增高,严重者因维生素 B_1 缺乏引发 Wernicke 脑病。

4. 诊断与鉴别诊断

根据病史、临床表现及妇检不难确诊。妊娠剧吐主要应与葡萄胎、肝炎、胃肠炎等相鉴别。

5. 治疗

(1) **一般处理** 尽量避免接触容易诱发呕吐的气味、食品等,避免早晨空腹,鼓励少食多餐。

(2) **心理治疗** 对精神情绪不稳定的孕妇,给予心理治疗,解除其思想顾虑。

(3) **纠正脱水及电解质紊乱** 补液、补钾、补充维生素,每日静脉补液量3000ml左右。

(4) **止吐治疗** 常用药物包括维生素 B_6 或维生素 B_6-多西拉敏复合制剂、甲氧氯普胺、昂丹司琼等。

四、子痫前期-子痫

1. 概念与分类

(1) **概念** 妊娠期高血压疾病是妊娠期特有的疾病,多发生在妊娠20周以后,表现为高血压、蛋白尿,分娩后症状随之消失,严重时出现抽搐、昏迷,甚至母婴死亡。

(2) **分类** 分五类:妊娠期高血压、子痫前期、子痫、慢性高血压并发子痫前期、妊娠合并慢性高血压。大纲只需要掌握子痫前期-子痫。

2. 高危因素

(1) **4种疾病** 高血压、慢性肾炎、糖尿病、抗磷脂抗体综合征。

(2) **5个数据** 孕妇年龄≥40岁、妊娠时间间隔≥10年、孕早期收缩压≥130mmHg 或舒张压≥80mmHg、初次产检时 BMI≥35kg/m²(肥胖)。

(3) **子痫病史** 子痫前期病史、子痫前期家族史(母亲或姐妹)。

(4) **其他** 首次怀孕、本次妊娠为多胎、羊水过多、营养不良。

【例24】发生子痫前期的高危因素不包括

  A. 双胎妊娠   B. 糖尿病   C. 羊水过多

  D. 前置胎盘   E. 营养不良

3. 病因

(1) **子宫螺旋小动脉重铸不足** 正常妊娠时,子宫螺旋小动脉管壁平滑肌细胞、内皮细胞凋亡,代之以绒毛外滋养细胞,且深达子宫壁浅肌层。充分的螺旋小动脉重铸使血管径扩大,形成子宫胎盘低阻力循环,以满足胎儿生长发育的需要。但子痫前期绒毛外滋养细胞浸润能力受损,造成"胎盘浅着床"和子宫螺旋动脉重铸不足,使胎盘灌注减少,引发子痫前期的一系列症状。

(2) **炎症免疫过度激活** 胎儿是一个半移植物,成功的妊娠要求母体免疫系统对其充分耐受。子痫前期患者无论母胎界面局部还是全身均存在着炎症免疫反应过度激活现象。

(3) **血管内皮细胞受损** 是子痫前期的基本病理变化,它使扩血管物质,如一氧化氮(NO)、前列环素 I_2(PGI$_2$)合成减少,而缩血管物质,如内皮素(ET)、血栓素 A_2(TXA$_2$)合成增加,从而促进血管痉挛。

(4) **遗传因素** 子痫前期具有家族倾向性,提示遗传因素与该病发生有关。

(5) **营养缺乏** 低清蛋白血症,钙、镁、锌、硒等缺乏与子痫前期的发生发展有关。

4. 病理生理

基本病理生理变化是全身小血管痉挛、血管内皮损伤。全身各脏器各系统灌流减少,对母儿造成危害,甚至导致母儿死亡。由于该病表现为多脏器和系统损害,故有学者提出子痫前期-子痫综合征的概念。

	基本病变	病理变化	临床表现
脑	脑血管痉挛	脑水肿、充血、局部缺血、血栓形成及出血	头痛、脑梗死、视力下降、脑疝
肾	肾血管痉挛	肾小球扩张,肾血流量及肾小球滤过率下降	蛋白尿,血肌酐升高,肾功能受损
肝	肝血管痉挛	子痫前期可出现肝功能异常	转氨酶升高,门静脉周围出血
心血管	血管痉挛	血压升高、外周阻力增加、心排血量减少	心肌缺血、水肿、心衰
子宫	螺旋动脉痉挛	螺旋动脉直径仅为正常孕妇的1/2	子宫缺血
胎盘	胎盘血管痉挛	胎盘灌注减少,胎盘功能下降	胎儿生长受限,胎儿窘迫
凝血	凝血因子缺乏	患者呈高凝状态,可发生微血管病性溶血	血小板减少、肝酶升高、溶血
血容量	全身小血管痉挛	血容量在孕期不能像正常孕妇一样增加	贫血,红细胞受损、溶血

【例25】妊娠期高血压疾病的基本病变为
　　A. 慢性弥散性血管内凝血　　B. 全身小动脉痉挛　　C. 血液高度浓缩
　　D. 水钠严重潴留　　E. 肾素-血管紧张素-前列腺素系统平衡失调

5. 临床表现
典型临床表现为**妊娠20周后**出现高血压、水肿、蛋白尿。

	妊娠期高血压	子痫前期	重度子痫前期	子痫
血压	≥140/90mmHg	140~160/90~110mmHg	≥160/110mmHg	≥160/110mmHg
症状	一般无症状	可有上腹部不适,头痛	持续上腹部不适,头痛,视觉障碍	抽搐、昏迷
蛋白尿	阴性	+(≥0.3g/24h)	+++~++++(≥5.0g/24h)	不作为诊断标准
水肿	无	可有	可有	可有
备注	产后12周血压恢复正常,产后方可确诊	水肿为参考标准	水肿为参考标准	只要出现抽搐、昏迷即可确诊

注意:①妊娠期高血压尿蛋白(-),子痫前期尿蛋白(+),重度子痫前期尿蛋白(+++)。
②妊娠期高血压BP≥140/90mmHg,子痫前期≥140/90mmHg,重度子痫前期≥160/110mmHg。
③妊娠期高血压多无症状,子痫前期有上腹不适,重度子痫前期有上腹不适、头痛、视觉障碍。
④正常妊娠期也可出现水肿,故水肿无特异性,不能作为诊断标准,只能作为参考标准。

6. 诊断
根据病史、临床表现、体征及辅助检查即可作出诊断。
(1)妊娠期高血压　妊娠期首次出现高血压≥140/90mmHg,产后12周内血压恢复正常,但无蛋白尿。若产后12周内血压未恢复正常,应诊断为慢性高血压。
(2)子痫前期　血压升高和尿蛋白出现是诊断子痫前期的基本条件。若出现肝、肾、血液系统的实验室指标异常,或有子痫发作前的症状,如头痛、眼花、上腹部疼痛等,可使子痫前期的诊断更为明确。
下列标准至少一条符合者,即可诊断其为重度子痫前期。
①收缩压≥160mmHg,或舒张压≥110mmHg。
②血小板<100×10^9/L。
③肝功能损害(血清转氨酶水平为正常值2倍以上),严重持续性右上腹或上腹部疼痛。
④肾功能损害(血肌酐>1.1mg/dl,或血肌酐为正常值2倍以上)。
⑤肺水肿。

⑥新发生的中枢神经系统异常或视觉障碍。

(3) **子痫** 在子痫前期的基础上有抽搐发作。

(4) **慢性高血压并发子痫前期** 妊娠20周以前无尿蛋白的高血压孕妇,妊娠20周后出现尿蛋白≥0.3g/24h 或突然尿蛋白增加,或血压进一步升高,或血小板低于正常值。

(5) **妊娠合并慢性高血压** 妊娠前或妊娠20周前血压≥140/90mmHg,妊娠期无明显加重;或妊娠20周后首次诊断高血压并持续到产后12周后。

注意:①解题时,只要有抽搐、昏迷发生,即应诊断为子痫。
②妊娠期高血压、妊娠合并慢性高血压,要随访到产后12周才能确诊,故很少出现此类试题。

(6) **辅助检查** 眼底检查可了解视网膜小动脉痉挛情况,反映本病的严重程度。

7. 鉴别诊断

子痫前期应与慢性肾炎合并妊娠相鉴别。子痫应与癫痫、脑炎、脑肿瘤、脑血管畸形破裂出血、糖尿病高渗性昏迷、低血糖昏迷相鉴别。

8. 对母儿的影响

(1) **对母体的影响** 可发生胎盘早剥、肺水肿、凝血功能障碍、急性肾衰、HELLP综合征、死亡等。

(2) **对胎儿的影响** 胎盘功能减退可导致胎儿窘迫、生长受限、死胎、死产、新生儿死亡。

9. 治疗

(1) **子痫前期** 治疗原则主要是降压、解痉、镇静、利尿,适时终止妊娠是最有效的处理措施。

①**降压** 降压治疗的目的是预防子痫、心脑血管意外、胎盘早剥等严重母胎并发症。

降压指征	①血压≥160/110mmHg必须降压治疗;②血压≥150/100mmHg建议降压治疗 ③血压140~150/90~100mmHg不建议降压治疗;④妊娠前已用降压药者继续降压治疗
降压目标	①未并发脏器功能损害者,血压控制在130~155/80~105mmHg ②并发脏器功能损害者,血压控制在130~139/80~89mmHg
常用药物	拉贝洛尔、硝苯地平、尼莫地平、尼卡地平、酚妥拉明、甲基多巴、硝酸甘油、硝普钠
严禁使用	血管紧张素转换酶抑制剂(ACEI)、血管紧张素Ⅱ受体拮抗剂(ARB)、利尿剂

②**解痉** 防治子痫首选硫酸镁,效果优于地西泮、苯巴比妥和冬眠合剂等镇静药。

作用机制	镁离子抑制运动神经末梢释放乙酰胆碱,阻断神经肌肉接头间的信息传递,使骨骼肌松弛 镁离子刺激血管内皮细胞合成前列环素,抑制内皮素合成,缓解血管痉挛状态 镁离子通过阻断谷氨酸通道阻滞钙离子内流,解除血管痉挛,减少内皮细胞损伤 镁离子可提高孕妇和胎儿血红蛋白的亲和力,改善氧代谢
用药指征	控制子痫抽搐,防止再抽搐;预防重度子痫前期发展为子痫;子痫前期临产前用药预防抽搐
用药方案	静脉给药结合肌内注射,用药过程中可监测血镁浓度。硫酸镁用药量<25g/d
毒性作用	正常血镁浓度0.75~1mmol/L,治疗浓度为1.8~3.0mmol/L,若>3.5mmol/L即可发生镁中毒 镁中毒首先表现为膝反射减弱或消失,继之全身肌张力减退、呼吸困难、复视、呼吸肌麻痹等
使用条件	膝反射存在;呼吸≥16次/分;尿量≥17ml/h或≥400ml/24h;备有10%葡萄糖酸钙
中毒处理	一旦出现镁中毒,应立即静脉注射10%葡萄糖酸钙10ml
疗程	用至产后24~48小时停药,用药时限不超过5日

③**镇静** 硫酸镁无效时,可使用镇静药物来预防和控制子痫,常用药物为地西泮、苯巴妥等。

④**利尿** 子痫前期患者一般不主张应用利尿剂。仅在全身性水肿、急性心衰、肺水肿、脑水肿、肾功能不全时,酌情使用呋塞米。甘露醇主要用于脑水肿,患者心衰时禁用。

⑤促胎肺成熟　孕周<35周的患者,预计1周内可能分娩者,应给予糖皮质激素促胎肺成熟治疗。
⑥分娩时机和方式　子痫前期患者经积极治疗无效时,应终止妊娠。
A. 终止妊娠的方式　如无剖宫产指征,应阴道试产;若不能短时间内阴道分娩,可放宽剖宫产指征。
B. 分娩注意事项　注意观察自觉症状变化;监测血压并继续降压治疗,应将血压控制在≤160/110mmHg;监测胎心变化。积极预防产后出血,产时不能使用麦角新碱类药物。

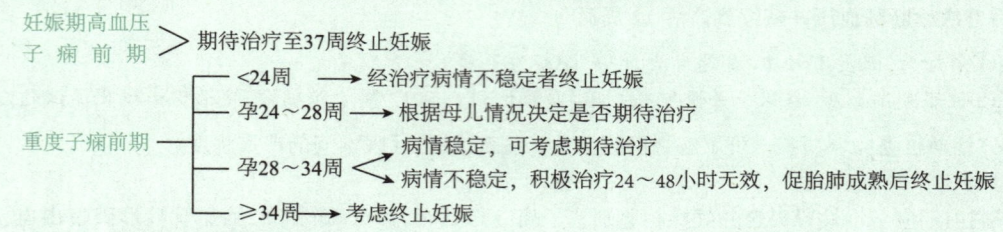

妊娠期高血压疾病的治疗原则

【例26】女,30岁。妊娠34周,血压升高伴头痛1周,抽搐,昏迷3小时。查体:BP160/110mmHg,尿蛋白(++)。该患者最可能的诊断是
　　A. 脑出血　　　　　　　　B. 癔症　　　　　　　　C. 子痫
　　D. 脑血栓形成　　　　　　E. 癫痫

【例27】初孕妇,24岁。妊娠38周,自觉头痛,视物不清4天。下列情况与疾病严重程度关系较小的是
　　A. 血压水平　　　　　　　B. 水肿程度　　　　　　C. 眼底检查
　　D. 自觉症状　　　　　　　E. 尿蛋白

【例28】初孕妇,妊娠30周。因头痛、突发视物不清1天急诊就诊。查体:P60次/分,BP160/110mmHg,脚踝部凹陷性水肿,神经系统检查未发现异常。产科检查:子宫底高度在脐上2横指,胎心率120次/分。为评估病情的严重程度,首选的检查是
　　A. 头颅CT　　　　　　　　B. 甲状腺功能测定　　　C. 尿常规
　　D. 心脏彩超　　　　　　　E. 眼底检查

【例29】女性,30岁,高血压病史5年。心率88次/分,备孕状态。首选的降压药物是
　　A. 卡托普利　　　　　　　B. 阿替洛尔　　　　　　C. 拉贝洛尔
　　D. 氢氯噻嗪　　　　　　　E. 缬沙坦(2021)

【例30】硫酸镁中毒时最早出现的临床表现是
　　A. 呼吸加快　　　　　　　B. 尿量减少　　　　　　C. 呼吸减慢
　　D. 膝反射消失　　　　　　E. 心率加快

【例31】女,27岁,妊娠32周。头痛、头晕1天。查体:体温37.5℃,呼吸24次/分,脉率92次/分,血压155/100mmHg,无腹部压痛。适宜的治疗措施是
　　A. 静脉滴注硝普钠　　　　B. 静脉注射呋塞米　　　C. 静脉滴注硫酸镁
　　D. 静脉滴注缩宫素　　　　E. 静脉滴注抗生素

【例32】初孕妇,24岁。妊娠38周,既往血压正常,5天前突觉头痛且逐渐加重。血压166/112mmHg,双下肢水肿(++),24小时尿蛋白5g,血细胞比容0.42。此时首选的处理是
　　A. 头颅CT检查　　　　　　B. 立即行剖宫产术　　　C. 呋塞米静脉注射
　　D. 硫酸镁缓慢静脉注射　　E. 硝普钠静脉滴注

(33~35题共用题干)26岁,初孕妇。现妊娠40周,近半月头痛、眼花、视物模糊,今晨出现剧烈头痛并呕吐2次来院就诊。测血压180/110mmHg。

第十一篇 妇产科学
第4章 妊娠并发症

【例33】最有参考价值的病史是
  A. 既往有无头痛史 B. 既往血压正常 C. 有高血压家族史
  D. 有患病毒性肝炎史 E. 有多次泌尿系统感染史

【例34】为与慢性高血压鉴别,最有价值的血液检查结果是
  A. 尿素氮值增高 B. 尿素值增高 C. 尿酸值增高
  D. 肌酸值增高 E. 肌酐值增高

【例35】听胎心发现胎心率176次/分,此时恰当的处置应是
  A. 静脉滴注硫酸镁 B. 静脉快速滴注甘露醇 C. 对症处理
  D. 立即行剖宫产术 E. 立即行催产素静脉滴注引产

(2)**子痫** 处理原则是控制抽搐,一旦抽搐控制即可考虑终止妊娠。
 ①**一般急诊处理** 子痫发作时需保持气道通畅,维持呼吸、循环功能稳定,密切观察生命体征,留置导尿管监测尿量。避免声光刺激,防止坠地外伤、唇舌咬伤。
 ②**控制抽搐** **首选硫酸镁**静脉注射。若硫酸镁应用禁忌或无效,可考虑使用地西泮、苯妥英钠或冬眠合剂控制抽搐。子痫患者产后需继续应用硫酸镁24~48小时。
 ③**降低颅压** 20%甘露醇250ml快速静脉滴注降低颅压。
 ④**控制血压** 脑血管意外是子痫患者死亡最常见的原因,当血压≥160/110mmHg时应积极降压。
 ⑤**纠正缺氧和酸中毒** 面罩和气囊吸氧,给予适量4%碳酸氢钠纠正酸中毒。
 ⑥**适时终止妊娠** 一旦抽搐控制后即可考虑终止妊娠。

注意:①控制妊娠子痫抽搐首选硫酸镁静脉注射。
  ②重度子痫前期患者剧烈头痛、呕吐,为颅内压增高所致,治疗首选甘露醇快速静脉滴注。
  ③重度子痫前期患者的降压治疗,首选拉贝洛尔静脉滴注。

10. 预防
(1)**低危人群** 对低危人群目前尚无有效的预防方法。
(2)**高危人群** 其预防措施如下。
①适度锻炼。
②**合理饮食** 妊娠期不推荐严格限制盐的摄入,也不推荐肥胖孕妇限制热量摄入。
③**补钙** 低钙饮食的孕妇建议补钙,口服至少1g/d。
④**阿司匹林抗凝治疗** 主要针对有特定子痫前期高危因素者,可从妊娠11~13^{+6}周(最晚不超过妊娠20周)开始使用,至36周,或者至终止妊娠前5~10日停用。

【例36】女,35岁,初产妇。妊娠34^{+1}周,头痛1天。查体:血压170/110mmHg,胎心率150次/分,胎儿大小相当于32周,羊水深度2.0cm。尿蛋白(+++)。该患者正确的处理原则是
  A. 对症处理继续妊娠 B. 降压治疗后继续妊娠 C. 硫酸镁解痉后剖宫产
  D. 降压同时缩宫素引产 E. 解痉降压后羊膜腔内注射药物引产

五、早产

1. 概念
早产指妊娠达到28周但不足37周分娩者。此时娩出的新生儿称为早产儿。

2. 病因
早产可分为自发性早产和治疗性早产。自发性早产又分为胎膜完整早产和未足月胎膜早破(PPROM)。
(1)**胎膜完整早产** 最常见的类型,约占45%。发生机制主要为:
①**宫腔过度扩张** 如双胎或多胎妊娠、羊水过多等。

②母胎应激反应 孕妇精神、心理压力过大,可导致胎盘-胎儿肾上腺-内分泌轴紊乱,过早、过多分泌促肾上腺皮质激素(CRH)和雌激素,使宫颈过早成熟而诱发宫缩。

③宫内感染 感染途径最常见为下生殖道的病原体经宫颈管逆行而上。另外,母体全身感染病原体也可通过胎盘侵及胎儿,或盆腔感染病原体经输卵管进入宫腔。最常见的病原体有阴道加德纳菌、梭形杆菌、人型支原体、解脲支原体等。

(2)胎膜早破早产 病因及高危因素包括:PPROM 史、体重指数<19.0kg/m^2、营养不良、吸烟、宫颈功能不全、子宫畸形(如纵隔子宫、单角子宫、双角子宫等)、宫内感染、细菌性阴道病、子宫过度膨胀、辅助生殖技术受孕等。

(3)治疗性早产 是指由于母体或胎儿的健康原因不允许继续妊娠,在未达到 37 周时采取引产或剖宫产终止妊娠。

【例37】早产的常见病因是
　　A. 遗传因素　　　　　　B. 下生殖道感染　　　　　C. 头盆不称
　　D. 孕激素水平升高　　　E. 胎儿畸形

3. 临床表现

子宫收缩是早产的主要临床表现。最初为不规则宫缩,常伴少许阴道流血,以后发展为规则宫缩,其过程与足月临产相似。早产可分为先兆早产和早产临产两个阶段:

(1)先兆早产 指有规则或不规则宫缩,伴有宫颈管的进行性缩短。

(2)早产临产 需符合下列条件:①出现规则宫缩(20 分钟≥4 次,或 60 分钟≥8 次),伴有宫颈的进行性改变;②宫颈扩张 1cm 以上;③宫颈容受≥80%。

4. 诊断与鉴别诊断

(1)诊断 根据病史(有晚期流产、早产、产伤史的孕妇容易发生早产)、临床表现,早产不难诊断。

(2)鉴别诊断 应与妊娠晚期生理性子宫收缩相鉴别。生理性子宫收缩不规则、无痛感、不伴宫颈管缩短和宫口扩张等改变,也称为假早产。

5. 治疗

(1)治疗原则 若胎膜完整,在母胎情况允许时,尽量保胎至 34 周,监护母胎情况,适时停止早产的治疗。若胎膜已破,则早产不可避免,应设法提高早产儿存活率。

(2)适当休息 宫缩较频繁,但宫颈无改变,不必卧床和住院。宫颈已有改变的先兆早产者,可住院并注意休息;已早产临产者,需住院治疗,应卧床休息。

(3)促胎肺成熟治疗 妊娠<35 周,1 周内有可能分娩的孕妇,应使用地塞米松促胎肺成熟。

(4)抑制宫缩治疗 先兆早产患者,通过适当控制宫缩,能延长妊娠时间。早产临产患者,宫缩抑制剂虽不能阻止早产分娩,但可能延长妊娠 3～7 日,为促胎肺成熟治疗赢得时机。

①钙通道阻滞剂 可减少 Ca^{2+} 内流,干扰细胞内 Ca^{2+} 浓度,抑制子宫收缩。常用药物为硝苯地平。

②前列腺素合成酶抑制剂 能减少前列腺素合成,从而抑制宫缩。常用药物为吲哚美辛。

③$β_2$ 受体激动剂 可兴奋子宫平滑肌的 $β_2$ 受体,抑制收缩,延长妊娠期。常用药物为利托君。

④阿托西班 是一种缩宫素的类似物,通过竞争子宫平滑肌细胞膜上的缩宫素受体,抑制由缩宫素所诱发的子宫收缩。其抗早产效果与利托君相似,但副作用轻微,无明确禁忌证。

⑤硫酸镁 Mg^{2+} 可直接作用于子宫平滑肌,拮抗钙离子对子宫的收缩活性,抑制子宫收缩。

(5)控制感染 感染是早产的重要诱因。对胎膜早破者,必须预防性使用抗生素。

(6)适时停止早产的治疗 终止早产治疗的指征:①宫缩进行性增强,经过治疗无法控制者;②有宫内感染者;③衡量母胎利弊,继续妊娠对母胎的危害性大于胎肺成熟对胎儿的好处;④妊娠≥34 周,如无母胎并发症,应停用宫缩抑制剂,顺其自然,不必干预,继续监测母胎情况。

(7)产时处理与分娩方式 大部分早产儿可经阴道分娩。

6. 预防

①加强产前保健系统　孕妇尽早就诊、建围产保健卡、定期产前检查;尽早发现早产高危因素,并对存在的高危因素进行评估和处理;指导孕期卫生。

②宫颈环扎术　分以下三种。宫颈环扎术后,妊娠达到37周或以后应拆除环扎的缝线。

　A. 预防性宫颈环扎术　以病史为指征的宫颈环扎术。典型病史为有3次及以上的妊娠中期自然流产史或早产史,应于妊娠12~14周手术。

　B. 紧急宫颈环扎术　以体格检查为指征的宫颈环扎术。指在妊娠中期排除临产及胎盘早剥的前提下,体检发现宫口已开张,甚至羊膜囊已脱出宫颈外口,除外感染、宫缩及其他禁忌证后进行的环扎术。

　C. 应急性宫颈环扎术　以超声为指征的宫颈环扎术。指既往有晚期流产或早产史,本次妊娠为单胎,妊娠24周前超声检查宫颈长度<25mm,应进行的环扎术。

③孕酮制剂　适用于单胎、妊娠中期短宫颈的孕妇,不管是否有晚期流产或早产史。

④子宫颈托　对妊娠中期宫颈缩短的宫颈机能不全患者有一定预防作用。

【例38】应行预防性宫颈环扎术的是
　A. 曾有3次以上药物流产史的孕妇　　B. 曾有3次以上人工流产史的孕妇
　C. 曾有3次以上稽留流产史的孕妇　　D. 曾有3次以上足月胎膜早破史的孕妇
　E. 曾有3次以上妊娠中期自然流产史的孕妇(2023)

【例39】女,32岁,G_3P_0。习惯性流产3次。为预防流产,行预防性宫颈环扎术的时机为妊娠
　A. 8~10周　　B. 10~12周　　C. 12~14周
　D. 14~16周　　E. 16~18周(2023)

(40~42题共用题干)初产妇,27岁。妊娠32周,阴道少量流血及规律腹痛2小时。肛门检查:宫颈管消失,宫口开大1.5cm。

【例40】该患者最可能的诊断是
　A. 先兆早产　　B. 胎盘早剥　　C. 前置胎盘
　D. 晚期流产　　E. 早产临产

【例41】该患者不恰当的处理措施是
　A. 静脉滴注硫酸镁　　B. 使用缩宫素引产　　C. 使用少量镇静剂
　D. 口服沙丁胺醇　　E. 左侧卧位

【例42】为促使胎肺成熟,应给予
　A. 5%葡萄糖液　　B. 三磷酸腺苷　　C. 倍他米松
　D. 硝苯地平　　E. 辅酶A

注意:①7版《妇产科学》P87:早产临产的诊断标准为宫颈扩张2cm以上。
　　　②9版《妇产科学》P96:早产临产的诊断标准为宫颈扩张1cm以上。

六、过期妊娠

1. 概念

过期妊娠指平时月经规则,妊娠达到或超过42周(≥294日)尚未分娩者。其发生率占妊娠总数的3%~15%。近年来由于对妊娠超过41周孕妇的积极处理,过期妊娠的发生率已明显下降。

2. 病因

(1)雌、孕激素比例失调　内源性前列腺素和雌二醇不足而孕酮水平增高,导致孕激素优势,抑制缩宫素的作用,延迟分娩发动,导致过期妊娠。

(2)头盆不称　头盆不称和胎位异常,可使胎先露部不能紧贴子宫下段及宫颈口,反射性子宫收缩

减少,容易发生过期妊娠。

（3）**胎儿畸形**　如无脑儿导致雌激素分泌减少,小而不规则的胎儿不能紧贴子宫下段及宫颈口诱发宫缩,导致过期妊娠。

（4）**遗传因素**　过期妊娠可能与遗传有关。胎盘硫酸酯酶缺乏症的胎儿,肾上腺和肝脏产生的16α-羟基硫酸脱氢表雄酮不能脱去硫酸根转变为雌二醇及雌三醇,从而使血清雌二醇及雌三醇明显减少,降低子宫对缩宫素的敏感性,使分娩难以启动。

3. 病理

（1）**胎盘**　过期妊娠的胎盘病理有两种类型。

①胎盘功能正常　除重量略增加外,胎盘外观和镜检均与足月妊娠相似。

②胎盘功能减退　胎盘老化,胎盘功能减退。

（2）**羊水**　正常妊娠 38 周后,羊水量逐渐减少,妊娠 42 周羊水量迅速减少,约 30%减至 300ml 以下;羊水粪染率明显增高;若同时伴有羊水过少,则羊水粪染率达 71%。

（3）**胎儿**　过期妊娠胎儿生长模式与胎盘功能有关,可分为以下 3 种：

①正常生长及巨大胎儿　若胎盘功能正常,能维持胎儿继续生长,约 25%成为巨大胎儿,其中 5.4%胎儿出生体重>4500g。

②胎儿过熟综合征　过熟儿表现出过熟综合征的特征性外貌,与胎盘功能减退、胎盘血流灌注不足、胎儿缺氧及营养缺乏有关。典型表现为"小老人"。

③胎儿生长受限　小样儿可与过期妊娠共存。

4. 诊断

（1）**核实孕周**　①以末次月经第 1 日计算;②根据排卵日推算;③根据性交日期推算预产期;④根据辅助生殖技术的日期推算预产期;⑤根据早孕反应出现时间、胎动时期、妇检发现的子宫大小等推算预产期;⑥根据 B 超检查确定妊娠周数;⑦根据妊娠早期血、尿 hCG 增高的时间推算妊娠周数。

（2）**判断胎儿安危状况**　确定胎盘功能是否正常是诊断的关键。

	检查方法	临床意义
胎动计数	正常胎动计数>10 次/2 小时	<10 次/2 小时或减少 50%,提示胎儿宫内缺氧
胎儿电子监护仪	无应激试验（NST）每周 2 次,若无反应,需进一步做缩宫素激惹试验（OCT）	多次反复出现晚期减速提示胎盘功能减退,胎儿明显缺氧
B 超检查	观察胎动、肌张力、呼吸运动和羊水量	判断宫内胎儿安危
羊膜镜检查	观察羊水颜色,是否破膜	羊水黄色,胎粪排出,提示胎盘功能减退

5. 对母儿的影响

（1）**对围产儿影响**　如胎儿过熟综合征、胎儿窘迫、胎粪吸入综合征、新生儿窒息、巨大儿等。

（2）**对母体影响**　产程延长和难产率增高,使手术产率及母体产伤明显增加。

6. 处理

妊娠 40 周以后胎盘功能逐渐下降,42 周以后明显下降,因此,在妊娠 41 周以后,应考虑终止妊娠。

（1）**促宫颈成熟**　评价宫颈成熟度的主要方法是 Bishop 评分。如 Bishop 评分≥7 分,可直接引产;Bishop 评分<7 分,引产前应先促宫颈成熟。常用方法:使用前列腺素 E_2 阴道制剂和宫颈扩张球囊。

（2）**终止妊娠指征**　过期妊娠者终止妊娠的指征:

①宫颈条件成熟;

②胎儿体重≥4000g 或胎儿生长受限;

③胎动计数<10 次/2 小时或减少 50%,或无应激试验为无反应、缩宫素激惹试验阳性或可疑;

④尿 E/C 比值持续为低值；
⑤羊水过少(羊水暗区<3cm)和(或)羊水粪染；
⑥并发重度子痫前期或子痫。

(3)引产 宫颈条件成熟(Bishop 评分≥7 分)，可行引产术，常用静脉滴注缩宫素，诱发宫缩直至临产。胎头已衔接者，通常先人工破膜，1~2 小时后开始静脉滴注缩宫素引产。

(4)剖宫产 过期妊娠时，胎盘功能减退，胎儿储备能力下降，需适当放宽剖宫产指征。

7. 预防

①加强孕期宣教，使孕妇及家属认识过期妊娠的危害性。

②定期进行产前检查，适时结束分娩。

【例43】与过期妊娠无关的是
A. 羊水过多　　　　　　B. 头盆不称　　　　　　C. 巨大胎儿
D. 雌、孕激素比例失调　　E. 胎盘缺乏硫酸酯酶

【例44】过期妊娠孕妇需迅速终止妊娠的情况是
A. 12 小时胎动 18 次　　　　B. 无应激试验反应型　　　　C. 胎儿监护早期减速
D. 缩宫素激惹试验阳性　　　E. B 超羊水最大暗区垂直深度 40mm

▶ **常考点**　　重点内容，请全面掌握。

参考答案——详细解答见《2024 国家临床执业及助理医师资格考试历年考点精析(上、下册)》

1. ABCDE　　2. ABCDE　　3. ABCDE　　4. ABCDE　　5. ABCDE　　6. ABCDE　　7. ABCDE
8. ABCDE　　9. ABCDE　　10. ABCDE　　11. ABCDE　　12. ABCDE　　13. ABCDE　　14. ABCDE
15. ABCDE　　16. ABCDE　　17. ABCDE　　18. ABCDE　　19. ABCDE　　20. ABCDE　　21. ABCDE
22. ABCDE　　23. ABCDE　　24. ABCDE　　25. ABCDE　　26. ABCDE　　27. ABCDE　　28. ABCDE
29. ABCDE　　30. ABCDE　　31. ABCDE　　32. ABCDE　　33. ABCDE　　34. ABCDE　　35. ABCDE
36. ABCDE　　37. ABCDE　　38. ABCDE　　39. ABCDE　　40. ABCDE　　41. ABCDE　　42. ABCDE
43. ABCDE　　44. ABCDE

第5章 妊娠合并内外科疾病

▶ **考纲要求**
①妊娠合并心脏病。②妊娠合并糖尿病。③妊娠合并急性病毒性肝炎。

▶ **复习要点**

一、妊娠合并心脏病

1. 临床表现

(1)心脏病对妊娠的影响 妊娠合并心脏病患者,先天性心脏病占35%~50%,最为常见。

①先天性心脏病 包括左向右分流型、右向左分流型、无分流型三类。

	左向右分流型	右向左分流型	无分流型
别称	潜伏青紫型	青紫型	无青紫型
举例	房间隔缺损、室间隔缺损 动脉导管未闭	法洛四联症 艾森门格综合征	肺动脉瓣狭窄、主动脉缩窄 马方综合征
对妊娠的影响	分流量小时,能耐受妊娠及分娩 分流量大时应矫正后妊娠或终止妊娠	对妊娠耐受力差,不宜妊娠 若已妊娠,应尽早终止妊娠	轻度狭窄可耐受妊娠,中重度狭窄和马方综合征不宜妊娠

②风湿性心脏病 以二尖瓣狭窄最多见,占风湿性心脏病(风心病)的2/3~3/4。

风心病类型	对妊娠的影响
二尖瓣狭窄	轻度狭窄可耐受妊娠;重度狭窄、伴肺动脉高压者不宜妊娠,已妊娠者应早期终止妊娠
二尖瓣关闭不全	一般情况下能较好耐受妊娠
主动脉瓣狭窄	严重者应手术矫正后再考虑妊娠
主动脉瓣关闭不全	一般可以耐受妊娠

③心肌炎 可发生于妊娠任何阶段。急性心肌炎病情控制良好者,可在严密监护下妊娠。心肌严重受累者,妊娠期发生心衰的危险性很大。柯萨奇B组病毒感染导致心肌炎时,病毒可能导致胎儿宫内感染。

④功能异常性心脏病 主要包括各种无心血管结构异常的心律失常,可否妊娠应请专科医师协助。

⑤妊娠期高血压疾病性心脏病 无心脏病病史的妊娠期高血压疾病孕妇,突然发生以左心衰竭为主的全心衰竭,称为妊娠期高血压疾病性心脏病。及时诊治,常能度过妊娠期和分娩期。产后病因消除,病情会逐步缓解,多不遗留器质性心脏病变。

⑥围产期心肌病 指妊娠晚期至产后6个月内发生的扩张型心肌病。初次心力衰竭经早期治疗后,1/3~1/2可完全康复,再次妊娠可能复发。曾患围产期心肌病、心力衰竭且遗留心脏扩大者,不宜再次妊娠。

(2)妊娠合并心脏病对胎儿的影响 不宜妊娠的患者一旦妊娠,或妊娠后心功能恶化者,流产、早产、死胎、胎儿生长受限、胎儿窘迫、新生儿窒息的发生率均明显增高。围产儿死亡率是正常妊娠的2~3倍。

【例1】建议在妊娠12周前行人工流产的心脏病类型是

A. 动脉导管未闭 B. 二尖瓣关闭不全 C. 二尖瓣狭窄伴肺动脉高压
D. 轻度室间隔缺损 E. 二尖瓣狭窄行人工球囊扩张术后

2. 诊断

(1) **病史** 妊娠前有心悸、气短、心力衰竭史,或曾有风湿热病史。

(2) **症状** 劳力性呼吸困难、端坐呼吸、咯血、经常性胸闷、胸痛等。

(3) **体征** 发绀、杵状指、持续性颈静脉怒张、心脏杂音、心包摩擦音、舒张期奔马律、交替脉等。

(4) **心电图** 有严重心律失常,如心房颤动、心房扑动、三度房室传导阻滞、ST-T 改变等。

(5) **影像学检查** X 线检查显示心脏扩大。超声检查提示心肌肥厚、瓣膜运动异常、心内结构畸形。

(6) **能否耐受妊娠** 应根据心脏病类型、病变程度、心功能分级,作出能否耐受妊娠的诊断。

①**可以妊娠** 心脏病变较轻,心功能Ⅰ~Ⅱ级且既往无心力衰竭史,也无其他并发症者,可以妊娠。

②**不宜妊娠** 心脏病变较重、心功能Ⅲ~Ⅳ级、有极高孕产妇死亡和严重母儿并发症风险者,不宜妊娠。年龄>35 岁,心脏病病程较长者,发生心力衰竭的可能性极大,不宜妊娠。

【例2】对妊娠早期心脏病孕妇能否继续妊娠,最主要的判定依据是
A. 心脏病种类 B. 胎儿大小 C. 病变部位
D. 孕妇年龄 E. 心功能分级

【例3】关于妊娠合并心脏病的描述,正确的是
A. 均应剖宫产终止妊娠 B. 所有孕妇均可母乳喂养 C. 容易发生心力衰竭
D. 有心力衰竭史者可以妊娠 E. 最危险的时期是产褥期后 2 周

3. 常见并发症

(1) **心力衰竭** 最易发生在妊娠 32~34 周、分娩期及产褥早期。表现为:①轻微活动后即出现胸闷、心悸、气短;②休息时心率>110 次/分,呼吸频率>20 次/分;③夜间常因胸闷而坐起呼吸,或到窗口呼吸新鲜空气;④肺底部出现少量持续性湿啰音,咳嗽后不消失。

(2) **感染性心内膜炎** 是指由细菌、真菌和其他微生物直接感染而产生的心瓣膜或心壁内膜炎症。最常见的症状是发热、心脏杂音、栓塞表现。若不及时控制,可诱发心力衰竭。

(3) **缺氧和发绀** 妊娠时外周血管阻力降低,可使发绀型先天性心脏病的发绀加重;非发绀型先天性心脏病发生暂时性右向左的分流,从而引起缺氧和发绀。

(4) **静脉栓塞和肺栓塞** 妊娠时血液呈高凝状态,易发生深静脉血栓形成。血栓脱落可导致肺栓塞。

(5) **恶性心律失常** 是指心律失常发作时导致患者血流动力学改变,出现血玉下降甚至休克。

【例4】妊娠合并心脏病最容易发生心力衰竭的时期是
A. 妊娠 26~28 周 B. 妊娠 30~32 周 C. 妊娠 32~34 周
D. 妊娠 28~30 周 E. 妊娠 34~36 周(2019、2022)

注意:①血容量在妊娠 32~34 周达高峰,心力衰竭最易发生在妊娠 32~34 周。
②高危孕妇在妊娠 32~34 周开始评估胎儿健康状况。

4. 处理

(1) **妊娠期**

①**决定是否继续妊娠** 凡不宜妊娠的心脏病孕妇,应在妊娠早期(妊娠 12 周以前)行人工流产。妊娠中期就诊者,终止妊娠的时机和方法应根据医疗条件及病情而定。

②**产前检查** 妊娠 32 周后,发生心力衰竭的概率增加,产前检查应每周 1 次。发现早期心力衰竭征象,应立即住院。孕期经过顺利者,应在妊娠 36~38 周提前住院待产。

③**防治心力衰竭**

A. 保证充分休息,避免过劳及情绪激动。

B. 限制体重过度增长,以整个妊娠期不超过 12kg 为宜。

C. 保证合理的高蛋白、高维生素和铁剂的补充，妊娠20周以后预防性应用铁剂防止贫血。
D. 预防上呼吸道感染，纠正贫血，治疗心律失常，消除心力衰竭的常见诱因。
E. 心力衰竭一旦发生需积极抢救。不主张预防性应用洋地黄，早期心力衰竭可给予作用和排泄较快的制剂，以防药物在体内蓄积；不主张使用饱和量，以备随着孕周增加、心力衰竭加重时抢救用药，病情好转即停药。
F. 妊娠晚期发生心力衰竭，原则是待心力衰竭控制后再行产科处理。
④终止妊娠的时机　A. 心脏病妊娠风险低且心功能Ⅰ级者，可以妊娠至足月；若出现严重心脏并发症或心功能下降，则提前终止妊娠。B. 妊娠风险较高但心功能Ⅰ级的心脏病患者可以妊娠至32~36周终止妊娠。C. 属妊娠禁忌的严重心脏病患者，一旦确诊需尽快终止妊娠。

(2) **分娩期**　于妊娠晚期，应提前选择好适宜的分娩方式。
①经阴道分娩　适用于心功能Ⅰ~Ⅱ级、胎儿不大、胎位正常、宫颈条件良好者。
A. 第一产程　安慰及鼓励产妇，消除紧张情绪。适当应用地西泮、哌替啶等镇静剂。一旦发现心力衰竭征象，应取半卧位，高浓度面罩吸氧，静脉注射地黄，产程开始后即应给予抗生素预防感染。
B. 第二产程　避免用力屏气和增加腹压，应行会阴侧切、胎头吸引，尽量应用助产缩短第二产程。
C. 第三产程　胎儿娩出后，产妇腹部放置沙袋，以防腹压骤降而诱发心力衰竭。为防止产后出血过多，可静脉注射缩宫素，禁用麦角新碱，以防静脉压增高。
②剖宫产　对有产科指征及心功能Ⅲ~Ⅳ级者，均应择期剖宫产。

(3) **产褥期**　分娩后3日内，尤其是产后24小时内仍是发生心力衰竭的危险时期，应严密监护。产后出血、感染、血栓栓塞是严重的并发症，极易诱发心力衰竭，应重点预防。心功能Ⅲ级及以上者，不宜哺乳。不宜再妊娠的阴道分娩者，可在产后1周行绝育术。

【例5】经产妇，28岁。合并风湿性心脏病，现妊娠38周，心功能Ⅰ级，规律宫缩7小时来院。枕左前位，胎心152次/分，估计胎儿3300g，宫口开大4cm，胎头＝0。本例正确的处理措施是
A. 静脉滴注缩宫素，尽可能缩短第一产程　　B. 不行阴道试产，行剖宫产术结束分娩
C. 适当使用镇静剂，阴道助产　　　　　　　D. 试产期间若出现心衰症状，应立即行剖宫产
E. 避免用力屏气加腹压，胎头吸引或产钳助产

【例6】女，35岁，初产妇。妊娠34周，心慌，不能平卧1天。查体：脉搏120次/分，呼吸30次/分，血压140/90mmHg。心界向左下扩大，双肺满布湿啰音，胎心率145次/分。正确的处理措施是
A. 纠正心力衰竭后期待治疗　　B. 纠正心力衰竭后引产　　C. 纠正心力衰竭后剖宫产
D. 纠正心力衰竭同时破膜引产　E. 纠正心力衰竭同时剖宫产

【例7】女，36岁，妊娠8周。心悸、气短2天。3年前确诊为"风湿性心脏病，二尖瓣狭窄"。2年前因"心力衰竭"住院治疗。适宜的处理是
A. 应用洋地黄　　　　B. 二尖瓣扩张术　　　　C. 负压吸引流产术
D. 继续妊娠　　　　　E. 药物流产

二、妊娠合并糖尿病

1. 类型

(1) **糖尿病合并妊娠**　是指孕前糖尿病的基础上合并妊娠。
(2) **妊娠期糖尿病(GDM)**　是指妊娠前糖代谢正常，妊娠期才出现的糖尿病。

2. 妊娠期糖代谢的特点

(1) **妊娠早中期**　随孕周的增加，胎儿对营养物质的需求量增加。胎儿主要通过胎盘从母体获取葡萄糖供能，因此孕妇血浆葡萄糖水平随妊娠进展而降低，空腹血糖约降低10%。因此，空腹时孕妇清除葡萄糖的能力较非妊娠期增强。

(2) **妊娠中晚期** 孕妇体内拮抗胰岛素样物质(如肿瘤坏死因子、瘦素、人胎盘生乳素、雌激素、孕酮、皮质醇、胎盘胰岛素酶)增加,使孕妇对胰岛素的敏感性随孕周增加而下降,为维持正常糖代谢水平,胰岛素需求量必须相应增加。对于胰岛素分泌受限的孕妇,妊娠期不能代偿这一生理变化而使血糖升高,出现妊娠期糖尿病或使原有糖尿病加重。

3. 临床表现
(1) **无症状** 大多数 GDM 患者无明显临床表现。
(2) **三多症状** 妊娠期有多饮、多食、多尿的三多症状。
(3) **反复感染** 外阴阴道假丝酵母菌感染反复发作。
(4) **合并症** 孕妇体重>90kg,本次妊娠并发羊水过多或巨大胎儿者,应警惕合并糖尿病的可能。

4. 诊断
(1) **孕前糖尿病(PGDM)的诊断** 符合以下 2 项中的任意 1 项者,可确诊为 PGDM。
①妊娠前已确诊为糖尿病的患者。
②妊娠前未进行过血糖检查的孕妇,达到以下任何 1 项标准,应诊断为 PGDM:
A. 空腹血糖(FPG)≥7.0 mmol/L。
B. 75g 口服葡萄糖耐量试验(OGTT):服糖 2 小时血糖≥11.1 mmol/L。妊娠早期不推荐此项检查。
C. 伴有典型的高血糖或高血糖危象症状,同时任意血糖≥11.1 mmol/L。
D. 糖化血红蛋白≥6.5%,但不推荐妊娠期常规用此项检查进行糖尿病筛查。

(2) **妊娠期糖尿病(GDM)的诊断**
①有条件的医疗机构,在妊娠 24~28 周及以后,对所有尚未诊断为 PGDM 或 GDM 的孕妇行 OGTT,若空腹及服糖后 1 小时、2 小时的血糖分别≥5.1mmol/L、10.0mmol/L、8.5mmol/L,即可诊断为 GDM。
②无条件的医疗机构,建议妊娠 24~28 周首先检查 FPG。若 FPG≥5.1mmol/L,可直接诊断为 GDM,不必行 OGTT;若 FPG 为 4.4~5.1mmol/L,应行 OGTT;若 FPG<4.4mmol/L,可暂不行 OGTT。

(3) **GDM 的高危因素**
①孕妇因素 年龄≥35 岁、妊娠前超重或肥胖、糖耐量异常史、多囊卵巢综合征。
②家族史 糖尿病家族史。
③妊娠分娩史 不明原因的死胎、死产、流产史、巨大胎儿分娩史、胎儿畸形和羊水过多史、GDM 史。
④本次妊娠因素 妊娠期发现胎儿大于孕周、羊水过多、反复外阴阴道假丝酵母菌病者。

5. 处理
(1) **糖尿病患者可否妊娠的指标** ①妊娠前应确定糖尿病的严重程度,糖尿病合并视网膜病变、糖尿病肾病者不宜妊娠;②器质性病变较轻,血糖控制良好者,可积极治疗,在密切监护下继续妊娠。

(2) **妊娠期血糖控制目标**
①GDM 患者 妊娠期血糖应控制在餐前、餐后 2 小时血糖值分别≤5.3mmol/L 和 6.7mmol/L;夜间血糖不低于 3.3mmol/L;妊娠期 HbA1c<5.5%。
②PGDM 患者 妊娠早期血糖控制不要过于严格,以防低血糖发生。妊娠期餐前、夜间血糖及空腹血糖宜控制在 3.3~5.6mmol/L,餐后峰值血糖 5.6~7.1mmol/L,HbA1c<6.0%。

(3) **医学营养治疗** 为基础治疗,饮食控制很重要。多数 GDM 患者经合理饮食控制和适当运动治疗,均能控制血糖在满意范围。

(4) **药物治疗** 血糖不能达标的 GDM 患者首选胰岛素治疗,因为口服降糖药(二甲双胍、格列本脲)的安全性未得到证实。妊娠不同时期机体对胰岛素的需求不同:①妊娠早期因早孕反应进食量较少,需根据血糖监测结果相应减少胰岛素用量;②妊娠中、后期胰岛素用量有不同程度增加,妊娠 32~36 周胰岛素用量达高峰,妊娠 36 周以后胰岛素用量稍下降。

(5) **分娩时机** 妊娠合并糖尿病应选择合理的分娩时机。

①无须胰岛素治疗而血糖达标的 GDM 孕妇,若无母儿并发症,在严密监测下可等待至预产期,到预产期仍未临产者,可引产终止妊娠。

②PGDM 及需要胰岛素治疗的 GDM 孕妇,若血糖控制良好且无母儿并发症,严密监测下,妊娠 39 周后可终止妊娠。若血糖控制不满意或出现母儿并发症,应根据病情决定终止妊娠时机。

③糖尿病伴微血管病变、既往有不良产史者,需严密监护,终止妊娠的时机应个体化。

(6)**分娩方式** 糖尿病不是剖宫产的指征。选择性剖宫产的指征:糖尿病合并微血管病变及其他产科指征,如怀疑巨大胎儿、胎盘功能不良、胎位异常者。

(7)**产后处理** 胎盘排出后,体内抗胰岛素物质迅速减少,大部分 GDM 患者在分娩后即不再需要使用胰岛素,仅少数患者仍需使用胰岛素治疗,胰岛素用量应减少至分娩前的 1/3~1/2。

(8)**新生儿出生时处理** 留脐血,进行血糖监测。无论出生时状况如何,均应视为高危新生儿,需给予监护,注意保暖和吸氧,重点预防新生儿低血糖,应在开奶同时,定期滴服葡萄糖液。

【例8】女,26 岁。妊娠33 周,妊娠期糖尿病,通过调整饮食,血糖水平控制良好,胎儿大小发育正常。下一步的处理是

A. 给予地塞米松　　　　　B. 口服二甲双胍　　　　　C. 加用胰岛素治疗
D. 继续控制饮食　　　　　E. 每日监测血糖

【例9】女,28 岁,G_1P_0。妊娠25 周,确诊为 GMD。BMI20.8kg/m^2,既往体健,其父2 型糖尿病病史。控制血糖的合适措施是

A. 医学营养治疗　　　　　B. 口服降脂药物　　　　　C. 口服降糖药物
D. 胰岛素皮下注射　　　　E. 每日高强度运动 60 分钟(2023)

【例10】糖尿病合并妊娠,孕期血糖控制良好,终止妊娠的理想时间是

A. 妊娠 32~33 周　　　　B. 妊娠 34~35 周　　　　C. 妊娠 36~37 周
D. 妊娠 38~39 周　　　　E. 妊娠 40 周

三、妊娠合并急性病毒性肝炎

1. 妊娠期肝脏的生理变化

①妊娠期基础代谢率增高,营养物质消耗增多,肝内糖原储备降低,对低糖耐受降低。

②妊娠期大量雌激素在肝内灭活,妨碍肝脏对脂肪的转运和胆汁的排泄,血脂升高。

③胎儿代谢产物需经母体肝脏代谢解毒。

④妊娠早期食欲降低,体内营养物质相对不足,如蛋白质相对缺乏,使肝脏抗病能力下降。

⑤分娩时体力消耗、缺氧、酸性代谢产物增多及产后出血等因素,加重肝脏负担。

2. 临床表现

(1)**症状** 可表现为身体不适、全身酸痛、畏寒、发热等流感样症状;乏力、纳差、尿色深黄、恶心、呕吐、腹部不适、右上腹疼痛、腹胀、腹泻等消化系统症状。

(2)**体征** 皮肤和巩膜黄染,肝区叩痛;肝脾大,因妊娠期受增大子宫的影响,常难以被触及。

3. 诊断与鉴别诊断

(1)**诊断** 妊娠期病毒性肝炎的诊断与非妊娠期相同,但比非妊娠期困难。许多患者并无病毒性肝炎密切接触史,无明显体征,症状也无特异性,仅在产前检查时发现实验室检查结果异常而得以诊断。

(2)**妊娠合并重型肝炎的诊断要点** 出现下列情况时应考虑重型肝炎:①消化道症状严重;②血清总胆红素>171μmol/L,或黄疸迅速加深,每日上升 17.1μmol/L;③凝血功能障碍,PTA<40%;④肝脏缩小,出现肝臭气味,肝功能明显异常;⑤肝性脑病;⑥肝肾综合征。当出现以下三点即可临床诊断为重型肝炎:①出现乏力、食欲缺乏、恶心、呕吐等症状;②PTA<40%;③血清总胆红素>171μmol/L。

(3)**鉴别诊断** 应与妊娠期急性脂肪肝、妊娠期肝内胆汁淤积症、HELLP 综合征等鉴别。

第十一篇 妇产科学
第5章 妊娠合并内外科疾病

4. 处理

(1) **孕前处理**

①感染 HBV 的育龄妇女　在妊娠期应行肝功能、血清 HBV DNA 检测及肝脏 B 超检查。最佳受孕时机是肝功能正常、血清 HBV DNA 低水平、肝脏 B 超无特殊改变。

②孕前若有抗病毒指征　可给予干扰素或核苷类药物治疗,应用干扰素治疗的妇女,停药后 6 个月可考虑妊娠。口服核苷类药物需要长时间治疗,最好应用替比夫定、替诺福韦,可以延续至妊娠期使用。

(2) **妊娠期处理**　①轻症急性肝炎经积极治疗后好转者,可继续妊娠。②慢性活动性肝炎,妊娠可加重病情,对母儿危害性较大,治疗后效果不好者,应考虑终止妊娠。

(3) **分娩期处理**　非重型肝炎可阴道分娩,但应注意产时产后出血。

(4) **重型肝炎的处理**

①保肝治疗　高血糖素-胰岛素-葡萄糖联合应用可以促进肝细胞再生;白蛋白可促进肝细胞再生,改善低蛋白血症;新鲜血浆可补充凝血因子;门冬氨酸钾镁可促进肝细胞再生,降低胆红素,使黄疸消退。

②防治肝性脑病　主要为去除病因,减少肠道产氨,控制血氨。如控制蛋白质摄入、口服新霉素或甲硝唑、补充支链氨基酸等。

③防治凝血功能障碍　可输注新鲜冰冻血浆与冷沉淀等改善凝血功能。

④防治肾衰竭　严格限制入液量。使用呋塞米利尿,多巴胺扩张肾血管,防止高钾血症。

⑤防止感染　重型肝炎易发生胆道、腹腔、肺部等部位的细菌感染。

⑥产科处理　经积极控制,待病情稳定 24 小时后尽快终止妊娠。分娩方式以剖宫产为主。

【例 11】孕妇于妊娠早期患重症肝炎,正确的处理应是
　A. 药物治疗重症肝炎　　　　B. 肝炎好转后继续妊娠　　　　C. 先行人工流产术
　D. 治疗肝炎的同时行人工流产术　　E. 治疗肝炎待病情好转行人工流产术

【例 12】女,30 岁,初孕妇,未临产。妊娠35 周,恶心、呕吐、乏力伴皮肤黄染、瘙痒1 周。结合化验检查诊断为妊娠合并乙型病毒性肝炎(重型)。除保肝治疗外,应采取的措施是
　A. 尽快利凡诺尔腔内引产　　B. 尽快使用子宫动脉栓塞术　　C. 尽快行剖宫产术
　D. 继续妊娠至37 周　　　　E. 静脉滴注催产素促进宫颈成熟

5. 预防

(1) **HBV 母婴传播途径**　包括宫内感染、产时感染(主要途径)、产后感染(如母儿密切接触、哺乳)。

(2) **HBV 母婴传播阻断**　包括母亲传播阻断和新生儿传播阻断。

①母亲传播阻断　对于单纯高病毒血症而肝功能正常的孕妇,可考虑在妊娠晚期行抗病毒治疗,以核苷类似物为主。HBV 感染孕妇于妊娠晚期注射乙型肝炎免疫球蛋白。

②新生儿传播阻断　对于母亲 HBsAg 阳性的新生儿,应于出生后 24 小时内注射乙肝免疫球蛋白,同时接种乙肝疫苗。在免疫接种完成后 6 个月检测 HBV 标志物,以判断免疫接种是否成功。HBsAg 阳性母亲分娩的新生儿,经主、被动联合免疫后,可以接受母乳喂养。

➡ **常考点**　妊娠合并心脏病、肝炎、糖尿病的诊断及处理原则。

参考答案——详细解答见《2024 国家临床执业及助理医师资格考试历年考点精析(上、下册)》

1. ABCDE　　2. ABCDE　　3. ABCDE　　4. ABCDE　　5. ABCDE　　6. ABCDE　　7. ABCDE
8. ABCDE　　9. ABCDE　　10. ABCDE　　11. ABCDE　　12. ABCDE

第6章 胎儿异常与多胎妊娠

▶ **考纲要求**

①胎儿生长受限。②巨大胎儿。③胎儿窘迫。④死胎。⑤双胎妊娠。

▶ **复习要点**

一、胎儿生长受限

1. 概念

(1) **小于孕龄儿（SGA）** 是指出生体重低于同胎龄体重第10百分位数的新生儿。并非所有出生体重小于同孕龄体重第10百分位数者均为病理性生长受限。SGA包含了健康小样儿，这部分SGA除了体重及体格发育较小外，各器官可无结构异常及功能障碍，无宫内缺氧表现。

(2) **胎儿生长受限（FGR）** 指胎儿应有的生长潜力受损，估测胎儿体重小于同孕龄第10百分位的SGA。

(3) **严重的FGR** 是指估测的胎儿体重小于同孕龄第3百分位。

(4) **低出生体重儿** 是指足月胎儿出生时的体重小于2500g。

2. 病因

(1) **母体因素** 最常见，占50%~60%。

①营养因素 孕妇偏食、妊娠剧吐以及摄入蛋白质、维生素、微量元素不足，胎儿出生体重与母体血糖水平呈正相关。

②妊娠并发症与合并症 妊娠并发症如妊娠期高血压疾病、多胎妊娠、胎盘早剥、过期妊娠、妊娠期肝内胆汁淤积症等。妊娠合并症如心脏病、肾炎、贫血、抗磷脂抗体综合征、甲状腺功能亢进症、自身免疫性疾病等，均可使胎盘血流量减少、灌注下降。

③其他 孕妇年龄、地区、体重、身高、经济状况、子宫发育畸形、吸烟、吸毒、酗酒、宫内感染、母体接触放射线或有毒物质，孕期应用苯妥英钠、华法林等。

(2) **胎儿因素** 生长激素、胰岛素样生长因子、瘦素等调节胎儿生长的物质在脐血中降低，可能会影响胎儿内分泌和代谢。胎儿基因或染色体异常、先天发育异常时，也常伴有胎儿生长受限。

(3) **胎盘因素** 胎盘各种病变可导致子宫胎盘血流量减少，胎儿血供不足。

(4) **脐带因素** 单脐动脉、脐带过长、过细、扭转、打结等。

3. 临床表现

(1) **胎儿发育的三个阶段** 胎儿发育分为以下三个阶段。

阶段	时间	临床特点
第一阶段	妊娠17周之前	主要是细胞增殖，所有器官的细胞数目均增加
第二阶段	妊娠17~32周	细胞继续增殖并增大
第三阶段	妊娠32周之后	细胞增生肥大为主，胎儿突出表现为糖原和脂肪沉积

(2) **FGR的分类及临床表现** 胎儿生长受限根据其发生时间、胎儿体重及病因，分为以下三类。

①内因性均称型FGR 一般发生在胎儿发育的第一阶段，因胎儿在体重、头围、身长三方面均受限，

头围和腹围均小,故称匀称型。其病因包括基因或染色体异常、病毒感染、接触放射线及其他有毒物质。

②外因性不均称型FGR 胚胎早期发育正常,至妊娠晚期才受到有害因素影响,如妊娠期高血压疾病等所致的慢性胎盘功能不全。

③外因性均称型FGR 为上述两型的混合型。其病因有母儿双方因素,多因缺乏重要生长因素,如叶酸、微量元素、有害药物影响所致,在整个妊娠期间均可产生影响。

4. 诊断

(1)病史 孕妇多有高危因素。诊断胎儿生长受限时,必须准确核对孕周。

(2)临床指标 测量宫底高度(宫高),推测胎儿大小,简单易行,可用于低危人群的筛查。妊娠26周后宫高测量值低于对应标准3cm以上,应疑诊FGR;宫高低于对应标准4cm以上,应高度怀疑FGR。

(3)B超检查 为确诊FGR的首选检查。

①测量头围、腹围和股骨 根据胎儿生长曲线估测胎儿体重。估计胎儿体重低于对应孕周胎儿体重的第10百分位数以下或胎儿腹围小于对应孕周腹围的第10百分位数以下,需考虑FGR。

②测量腹围/头围比值(AC/HC) 小于正常同孕周均值的第10百分位数,有助于估算不匀称型FGR。

③羊水量与胎盘成熟度 多数FGR出现羊水过少、胎盘老化的B超图像。

④筛查超声遗传标记物 推荐所有FGR胎儿进行详细的解剖结构检查,评估有无出生缺陷。

(4)彩色多普勒超声检查脐动脉血流 可以了解子宫胎盘灌注情况。

(5)抗心磷脂抗体(ACA)测定 研究表明ACA与部分胎儿生长受限的发生有关。

5. 处理

(1)寻找病因 对临床怀疑胎儿生长发育受限的孕妇,应尽可能找出致病原因。及早发现、监测有无合并妊娠期高血压疾病,超声检查排除胎儿结构异常,行抗磷脂抗体测定等。

(2)治疗 治疗原则是积极寻找病因、改善胎盘循环、加强胎儿监测、适时终止妊娠。

①一般治疗 目前缺乏充分的证据支持卧床休息、常规吸氧、增加饮食对治疗FGR有效。

②药物治疗 尚未证实补充孕激素、静脉补充营养、注射低分子肝素对治疗FGR有效。

③胎儿健康状况监测 FGR一经诊断即应开始严密监测。

(3)产科处理

①继续妊娠指征 胎儿状况良好,胎盘功能正常,妊娠未足月,孕妇无合并症和并发症者,可以在严密监护下妊娠至38~39周,但不应超过预产期。

②终止妊娠指征 必须综合考虑FGR的病因、监测指标异常情况、孕周等因素再决定。

③分娩方式选择 FGR胎儿对缺氧耐受力差,胎儿胎盘贮备不足,应适当放宽剖宫产指征。

【例1】最可能导致胎儿生长受限的主要危险因素是
　　A. 子宫发育畸形　　　　B. 两次刮宫史　　　　C. 母体双阴道单子宫
　　D. 孕妇年龄小于35岁　　E. 合并卵巢小囊肿

二、巨大胎儿

1. 概念

巨大胎儿是指任何孕周胎儿体重超过4000g。

2. 对母儿影响

(1)对母体影响 ①头盆不称发生率上升,增加剖宫产率;②经阴道分娩主要危险是肩难产,其发生率与胎儿体重成正比,肩难产处理不当可发生严重的阴道损伤和会阴裂伤;③子宫过度扩张易发生子宫收缩乏力、产程延长,易导致产后出血;④胎先露长时间压迫产道,容易发生尿瘘或粪瘘。

(2)对胎儿影响 胎儿大,常需手术助产,可引起颅内出血、锁骨骨折、臂丛神经损伤。

3. 诊断

（1）**病史和临床表现**　孕妇多有巨大胎儿分娩史、糖尿病病史、过期妊娠史。孕妇多肥胖或身材高大，妊娠期体重增加迅速，常在妊娠晚期出现呼吸困难，腹部沉重及两肋部胀痛等症状。

（2）**腹部检查**　腹部明显膨隆，宫高>35cm。触诊胎体大，先露部高浮。若为头先露，多数胎头跨耻征为阳性。听诊心音清晰，但位置较高。

（3）**B超检查**　测量胎儿双顶径、股骨长、腹围及头围等指标，可监测胎儿的生长发育情况。巨大胎儿的胎头双顶径>10cm，此时需进一步测量胎儿肩径及胸径，若肩径及胸径>头径，需警惕难产发生。

4. 处理

（1）**妊娠期**　对于有巨大胎儿分娩史或妊娠期疑为巨大胎儿者，应检查孕妇有无糖尿病。若确诊为糖尿病，应积极治疗，控制血糖，于足月后根据胎盘功能及糖尿病控制情况等综合评估，决定终止妊娠时机。

（2）**分娩期**　①估计胎儿体重>4000g且合并糖尿病者，建议剖宫产终止妊娠；②估计胎儿体重>4000g而无糖尿病者，可阴道试产，但产程中需放宽剖宫产指征。产时应充分评估，必要时产钳助产，同时做好处理肩难产的准备工作。

（3）**预防性引产**　对妊娠期发现巨大胎儿可疑者，不建议预防性引产。

（4）**新生儿处理**　预防新生儿低血糖，应在出生后30分钟监测血糖，出生后1~2小时开始喂糖水，及早开奶。新生儿易发生低钙血症，应补充钙剂。

【例2】巨大胎儿经阴道分娩的常见并发症不包括

A. 产程延长　　　　　　B. 产后出血　　　　　　C. 肩难产

D. 头盆不称　　　　　　E. 羊水栓塞

三、胎儿窘迫

胎儿窘迫指胎儿在子宫内因急性或慢性缺氧危及其健康和生命的综合症状。急性胎儿窘迫常发生在分娩期，慢性胎儿窘迫常发生在妊娠晚期，在临产后常表现为急性胎儿窘迫。

1. 病因

母体血液含氧量不足、母胎间血氧运输及交换障碍、胎儿自身因素异常，均可导致胎儿窘迫。

（1）**胎儿急性缺氧**　系因母胎间血氧运输及交换障碍或脐带血液循环障碍所致。常见因素有：

①胎盘　前置胎盘、胎盘早剥。

②脐带　脐带绕颈、脐带真结、脐带扭转、脐带脱垂、脐带血肿、脐带过长或过短、脐带附着于胎膜等。

③子宫　缩宫素使用不当，造成宫缩过强或不协调宫缩。

④母体　严重血液循环障碍导致胎盘灌注急剧减少，如各种原因导致休克等。

⑤抑制呼吸　孕妇应用麻醉剂或镇静剂过量，抑制呼吸。

（2）**胎儿慢性缺氧**

①母体　血液含氧量不足，如合并先天性心脏病、心衰、肺部感染、慢性肺功能不全、哮喘、重度贫血。

②胎儿　严重心肺疾病、胎儿畸形、母儿血型不符、胎儿宫内感染、颅内出血、颅脑损伤。

③胎盘　子宫胎盘血管硬化、狭窄、梗死，使绒毛间隙血液灌注不足，如妊娠期高血压疾病、过期妊娠。

2. 临床表现与诊断

（1）**羊水胎粪污染**　胎儿可在宫内排出胎粪，尽管胎儿宫内缺氧可能促发胎儿排出胎粪，但影响胎粪排出最主要的因素是孕周，孕周越大，羊水胎粪污染的概率越高，某些高危因素也会增加胎粪排出的概率，如妊娠期肝内胆汁淤积症。10%~20%的分娩中会出现羊水胎粪污染，因此羊水胎粪污染不是胎儿窘迫的征象。出现羊水胎粪污染时，如果胎心监护正常，不需要特殊处理；如果胎心监护异常，存在宫内缺氧情况，会引起胎粪吸入综合征。羊水污染分三度：Ⅰ度浅绿色；Ⅱ度黄绿色、浑浊；Ⅲ度稠厚，呈棕黄色。

第十一篇 妇产科学
第6章 胎儿异常与多胎妊娠

注意:9版《妇产科学》P139认为羊水胎粪污染不是胎儿窘迫的征象。

(2) 急、慢性胎儿窘迫的鉴别

	急性胎儿窘迫	慢性胎儿窘迫
好发于	分娩期	妊娠晚期
常见病因	脐带异常、前置胎盘、胎盘早剥、宫缩过强、产程延长、休克	妊娠期高血压疾病、慢性肾炎、糖尿病
胎动异常	缺氧初期为胎动频繁,继而胎动减弱、次数减少,进而消失	胎动减少为缺氧的重要表现,<10次/2小时或减少50%提示胎儿缺氧可能,正常胎动≥10次/2小时
胎儿监护	胎心率正常为110~160次/分 缺氧早期>160次/分,严重缺氧<100次/分 监护示多发晚期减速、重度变异减速	NST无反应型;在无胎动与宫缩时,胎心率>180次/分或<110次/分,持续10分钟以上;基线变异频率<5次/分;频发晚期减速、重度变异减速
其他检查	胎儿酸中毒:胎儿头皮血pH<7.20、PO_2<10mmHg、PCO_2>60mmHg	生物物理评分≤4分提示胎儿窘迫;5~6分为可疑缺氧脐动脉多普勒示舒张期血流降低、S/D比值升高

注意:①7版《妇产科学》P135认为正常胎心率为120~160次/分,胎儿严重缺氧的胎心率<120次/分。
②9版《妇产科学》P53认为正常胎心率为110~160次/分,胎儿严重缺氧的胎心率<100次/分。

【例3】诊断胎儿窘迫的可靠依据是
  A. 胎儿头皮血pH7.28   B. 胎心监护出现频发晚期减速   C. 胎动时胎心率170次/分
  D. 胎心监护出现多个变异减速   E. 宫缩时胎心率减慢,宫缩间期可恢复

3. 急性胎儿窘迫的处理
应采取果断措施,改善胎儿缺氧状态。
(1) 一般处理 左侧卧位,吸氧,停用催产素,阴道检查除外脐带脱垂,纠正脱水、酸中毒、电解质紊乱。
(2) 病因治疗 若为不协调性子宫收缩过强,应停用缩宫素,抑制宫缩(静脉注射特布他林),若为羊水过少,脐带受压,可经腹羊膜腔输液。
(3) 尽快终止妊娠 根据产程进展,决定分娩方式。
①宫口未开全 Ⅲ类电子胎心监护图形,但宫口未开全或预计短期内无法阴道分娩,应立即行剖宫产。剖宫产指征:A.胎心率基线变异消失伴胎心基线<110次/分,或伴频发晚期减速,或伴重度变异减速;B.正弦波;C.胎儿头皮血pH<7.20。
②宫口开全 骨盆各径线正常者,胎头双顶径已达坐骨棘平面以下,一旦诊断为胎儿窘迫,应尽快行阴道助产术结束分娩。无论阴道分娩还是剖宫产,均需做好新生儿窒息抢救准备。稠厚胎粪污染者需在胎头娩出后立即清理上呼吸道。如胎儿活力差,则要立即气管插管,洗净气道后再行正压通气。

4. 慢性胎儿窘迫的处理
应针对并发症及其严重程度,根据孕周、胎儿成熟度及胎儿缺氧程度综合判断,拟定处理方案。
(1) 一般处理 左侧卧位,吸氧,积极治疗妊娠并发症和合并症,加强胎儿监护,注意胎动变化。
(2) 期待疗法 孕周小,估计胎儿娩出后存活可能性小,尽量保守治疗,促胎肺成熟后终止妊娠。
(3) 终止妊娠 妊娠近足月或胎儿已成熟,胎动减少,频繁晚期减速或重度变异减速,应行剖宫产。

【例4】25岁,初产妇。妊娠38周,规律宫缩12小时,自然破膜8小时,宫口开大3cm,胎心率110次/分,
    胎心监护有多个晚期减速出现。正确处置应是
  A. 急查尿雌激素/肌酐比值   B. 吸氧,严密观察产程进展   C. 立即行剖宫产术
  D. 静脉滴注缩宫素,加速产程   E. 静脉注射25%葡萄糖液内加维生素C

四、死胎

1. 概念

妊娠 20 周后胎儿在子宫内死亡，称为死胎。胎儿在分娩过程中死亡，称为死产，也是死胎的一种。

2. 病因

（1）**胎盘和脐带因素** 如前置胎盘、胎盘早剥、血管前置、急性绒毛膜羊膜炎、脐带帆状附着、脐带打结、脐带脱垂、脐带绕颈缠体、胎盘大量出血或脐带异常，导致胎儿缺氧。

（2）**胎儿因素** 如胎儿严重畸形、胎儿生长受限、胎儿感染、双胎输血综合征、母儿血型不合等。

（3）**孕妇因素** ①严重的妊娠合并症与并发症：如妊娠期高血压疾病、抗磷脂抗体综合征、糖尿病、心血管疾病、休克等。②子宫局部因素：如子宫张力过大或收缩力过强、子宫畸形、子宫破裂。

3. 诊断

（1）**症状** 孕妇自觉胎动停止。

（2）**腹部检查** 听不到胎心；子宫停止增长，子宫大小与停经周数不符。

（3）**B 超检查** 可确诊。B 超提示胎心和胎动消失，胎儿死亡过久见颅板塌陷，颅骨重叠，呈袋状变形。

4. 处理

（1）**尽早引产** 死胎一经确诊，应尽早引产。引产方法有多种，包括阴道放置米索前列醇、经羊膜腔注入依沙吖啶、催产素引产等，应根据孕周、子宫有无瘢痕、孕妇意愿、知情同意下选择。原则是尽量经阴道分娩，剖宫产仅限于特殊情况下使用。①妊娠 28 周前无子宫手术史者，可阴道放置米索前列醇引产；②妊娠 28 周前有子宫手术史者，应制定个体化引产方案；③妊娠 28 周后的引产，应根据产科指南执行。

（2）**预防 DIC** 胎儿死亡 4 周尚未排出者，易导致母体凝血功能障碍、DIC 及分娩时严重出血，因此应行凝血功能检查。若纤维蛋白原<1.5g/L，血小板<100×10^9/L，可用肝素治疗，使纤维蛋白原、血小板恢复到有效止血水平，然后再引产，并备新鲜血，注意预防产后出血和感染。

【例 5】关于死胎正确的说法是

　　A. 妊娠 24 周后胎儿在子宫内死亡　　B. 听不到胎心时可确诊为死胎
　　C. 一旦确诊为死胎，应尽快引产　　D. 死胎只能阴道分娩
　　E. 胎儿死亡 4 天尚未排出，必须行凝血功能检查

五、双胎妊娠

1. 概念

一次妊娠宫腔内同时有两个胎儿时，称为双胎妊娠。

2. 分类

双胎妊娠分双卵双胎和单卵双胎两类。单卵双胎又分为 4 种类型。

	双卵双胎	单卵双胎
定义	是指两个卵子分别受精形成的双胎妊娠	是指一个受精卵分裂形成的双胎妊娠
发生率	占双胎妊娠的 70%	占双胎妊娠的 30%
原因	应用促排卵药物、多胚胎宫腔内移植、遗传因素	原因不明，不受种族、遗传、年龄、胎次的影响
特点	两个卵子分别受精形成两个受精卵，各自的遗传基因不完全相同，故形成的两个胎儿有区别，如血型、性别不同或相同，但指纹、外貌、性格类型等多种表型不同	一个受精卵分裂形成两个胎儿，具有相同的遗传基因，故两个胎儿性别、血型、外貌等相同。由于受精卵在早期发育阶段发生分裂的时间不同，形成以下 4 种类型

（1）**双绒毛膜双羊膜囊单卵双胎** 分裂发生在桑椹期，相当于受精后 3 日内，形成两个独立的胚胎、两

第十一篇　妇产科学
第6章　胎儿异常与多胎妊娠

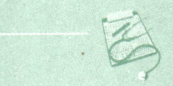

个羊膜囊。两个羊膜囊之间隔有两层绒毛膜、两层羊膜，胎盘为两个。此类型占单卵双胎的30%。

(2) **单绒毛膜双羊膜囊单卵双胎**　分裂发生在受精后第4~8日，胚胎发育处于胚泡期，羊膜囊尚未形成。胎盘为一个，两个羊膜囊之间隔有两层羊膜。此类型占单卵双胎的68%。

(3) **单绒毛膜单羊膜囊单卵双胎**　受精卵在受精后第9~13日分裂，此时羊膜囊已形成，两个胎儿共存于一个羊膜腔内，共有一个胎盘。此类型占单卵双胎的1%~2%。

(4) **联体双胎**　受精卵在受精第13日后分裂，此时原始胚盘已形成，机体不能完全分裂成两个，形成不同形式的联体儿，极为罕见。

【例6】关于双胎妊娠的叙述，错误的是
　　A. 胎盘一个或两个　　　　　B. 双胎性别一定一致　　　C. 双胎指纹可不同
　　D. 双胎外貌、性格、表型可不同　E. 羊膜腔可两个，也可一个(2022)

3. 诊断

(1) **病史和临床表现**　双卵双胎多有家族史，妊娠前曾用促排卵药或体外受精多个胚胎移植。早孕反应重。妊娠中期后体重增加迅速，腹部增大明显。妊娠晚期常有呼吸困难，活动不便。

(2) **产科检查**　子宫大于停经周数，妊娠中晚期腹部可触及多个小肢体或3个以上胎极；胎头较小，与子宫大小不成比例；不同部位可听到两个胎心，其间有无音区。

(3) **B超**　妊娠6周后宫腔内见到两个原始心管搏动，即可确诊双胎。

4. 并发症

(1) **孕妇并发症**　妊娠期高血压疾病(最重要并发症)、妊娠期肝内胆汁淤积症、贫血、羊水过多、胎膜早破、宫缩乏力、胎盘早剥、流产、产后出血等。

(2) **围产儿并发症**　早产、脐带异常、胎头交锁及胎头碰撞、胎儿畸形。

(3) **单绒毛膜双胎特有并发症**　双胎输血综合征、选择性胎儿生长受限、一胎无心畸形、贫血多血质序列征、单绒毛膜单羊膜囊双胎。

5. 处理

(1) **妊娠期处理**　补充足够营养、防治早产、及时防治妊娠期并发症，加强母胎监护。

(2) **分娩时机**　①无并发症及合并症的双绒毛膜性双胎可期待至孕38周分娩，最晚不应超过39周。②无并发症及合并症的单绒毛膜双羊膜囊双胎，可以在严密监测下妊娠至35~37周分娩。③单绒毛膜单羊膜囊双胎的分娩孕周为32~34周。④复杂性双胎，需根据具体情况而定。

(3) **终止妊娠的指征**　①合并急性羊水过多，压迫症状明显；②胎儿畸形；③母亲有严重并发症，如子痫前期或子痫，不允许继续妊娠；④已到预产期尚未临产，胎盘功能减退者。

(4) **分娩期处理**　①如果双胎妊娠计划阴道试产，无论何种胎方位，由于大约20%发生第二胎儿胎位变化，需做好阴道助产及第二胎儿剖宫产的准备。②第一胎儿为头先露的双胎妊娠可经阴道分娩。若第一胎儿为头先露，第二胎儿为非头位，第一胎儿阴道分娩后，第二胎儿需要阴道助产或剖宫产的风险较大。③如第一胎儿为臀先露，当发生胎膜破裂时，易发生脐带脱垂；而如果第二胎儿为头先露，有发生两胎儿胎头绞锁的可能，可放宽剖宫产指征。

【例7】女，28岁。双胎妊娠，39周，胎心正常。查体：血压140/90mmHg，第一胎娩出后，第二胎胎心正常，臀先露。正确的处理是
　　A. 行内倒转术　　B. 行外倒转术　　C. 剖宫产　　D. 产钳助产　　E. 臀位助产

▶ **常考点**　胎儿宫内缺氧的表现。

参考答案——详细解答见《2024 国家临床执业及助理医师资格考试历年考点精析(上、下册)》
1. ABCDE　　2. ABCDE　　3. ABCDE　　4. ABCDE　　5. ABCDE　　6. ABCDE　　7. ABCDE

第7章 胎儿附属物异常

▶ **考纲要求**
①前置胎盘。②胎盘早剥。③胎膜早破。④脐带先露与脐带脱垂。

▶ **复习要点**

一、前置胎盘

1. 概念

妊娠28周以后,胎盘位置低于胎先露部,附着在子宫下段、下缘达到或覆盖宫颈内口,称为前置胎盘。为妊娠晚期阴道流血最常见的原因,也是妊娠期严重并发症之一。

2. 病因

(1) **高危因素** 包括多次流产史、宫腔操作史、产褥感染史、高龄初产妇(>35岁)、多孕产次、吸烟或吸毒妇女、双胎妊娠、辅助生殖技术受孕、子宫形态异常、妊娠28周前B超检查提示胎盘前置状态等。

(2) **胎盘异常** 胎盘大小和形态异常。胎盘位置正常而副胎盘位于子宫下段接近宫颈内口;胎盘面积过大、膜状胎盘大而薄延伸至子宫下段;双胎较单胎妊娠前置胎盘的发生率高1倍。

(3) **子宫内膜病变或损伤** 剖宫产、子宫手术史、多次流产刮宫史、产褥感染、盆腔炎等可引起子宫内膜损伤,导致前置胎盘。前次剖宫产手术瘢痕妨碍胎盘于妊娠晚期随着子宫峡部的伸展而上移等。

(4) **受精卵滋养层发育迟缓** 受精卵到达子宫腔后,滋养层尚未发育到可以着床的阶段,受精卵继续向下移动,着床于子宫下段而发育成前置胎盘。

(5) **辅助生殖技术** 使用的促排卵药物,改变了体内性激素水平,由于受精卵的体外培养和人工植入,造成子宫内膜与胚胎发育不同步,人工植入时可诱发宫缩,导致其着床于子宫下段。

【例1】前置胎盘的常见致病因素不包括
A. 受精卵滋养层发育迟缓 B. 子宫内膜炎 C. 双胎妊娠
D. 多次刮宫史 E. 初孕妇

3. 分类

根据胎盘下缘与宫颈内口的关系,将前置胎盘分为以下4类。

(1) **完全性前置胎盘** 也称中央性前置胎盘,胎盘组织完全覆盖宫颈内口。

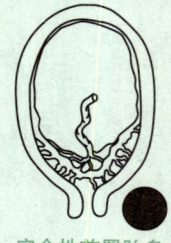 完全性前置胎盘
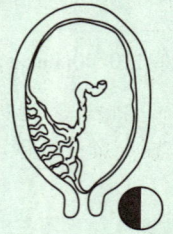 部分性前置胎盘
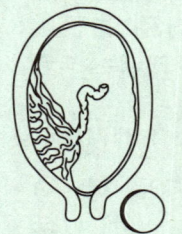 边缘性前置胎盘
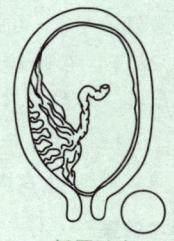 低置胎盘

(2) **部分性前置胎盘** 胎盘组织部分覆盖宫颈内口。

(3) **边缘性前置胎盘** 胎盘下缘附着于子宫下段,下缘到达宫颈内口,但未超越宫颈内口。
(4) **低置胎盘** 胎盘附着于子宫下段,边缘距宫颈内口<2cm。

4. 临床表现

(1) **典型症状** 典型症状为妊娠晚期或临产后(孕28周后),发生无明显诱因、无痛性反复阴道流血。初次出血量较少,但也可发生大量出血导致失血性休克。阴道流血发生时间、出血量多少、反复发生次数与前置胎盘的类型有关。完全性前置胎盘初次出血多在妊娠28周左右,称为"警戒性出血";边缘性前置胎盘出血多发生在妊娠晚期或临产后,出血量较少。

(2) **失血表现** 患者大量出血可有面色苍白、脉搏细弱、四肢湿冷、血压降低等休克表现。

(3) **子宫检查** 子宫软,无压痛,轮廓清楚,大小与孕周相符。临产时检查宫缩为阵发性,间歇期子宫完全松弛。当前置胎盘附着于子宫前壁时,可在耻骨联合上方闻及胎盘血流杂音。

(4) **胎儿检查** 由于胎盘占据子宫下段,影响胎先露部衔接入盆,故胎先露高浮,1/3合并胎位异常。反复出血或一次出血量过多,可使胎儿宫内缺氧,胎心音异常甚至消失,严重者胎死宫内。

	完全性前置胎盘	部分性前置胎盘	边缘性前置胎盘
定义	胎盘组织完全覆盖宫颈内口	胎盘部分组织覆盖宫颈内口	胎盘下缘附着于子宫下段,下缘到达宫颈内口,未超越宫颈内口
阴道流血	多在妊娠28周左右首次流血	介于完全性和边缘性之间	多发生于妊娠晚期或临产后
出血量	阴道流血量多	介于完全性和边缘性之间	阴道流血量少

【例2】前置胎盘阴道流血的特征是
　　A. 阴道流血常有外伤史　　B. 子宫收缩时阴道流血停止　　C. 无痛性阴道流血
　　D. 有痛性阴道流血　　E. 阴道流血量与贫血严重程度不相符

【例3】女,28岁。妊娠29周。反复无痛性阴道流血3次,且每次出血量逐渐增多。超声诊断为前置胎盘。此患者最可能的类型是
　　A. 前置状态　　B. 完全性　　C. 部分性
　　D. 边缘性　　E. 低置性

5. 诊断

(1) **病史和临床表现** 根据妊娠晚期无痛性阴道出血,且既往有多次刮宫、分娩史、子宫手术史,孕妇不良生活习惯,辅助生殖技术受孕或高龄孕妇等病史,即可对前置胎盘作出初步诊断。

(2) **阴道检查** 应采用B超确定胎盘位置。若前置胎盘诊断明确,无须再行阴道检查。禁止肛查。

(3) **B超检查** 为首选确诊检查方法,既可确诊前置胎盘,还可明确前置胎盘的类型。

(4) **MRI检查** 怀疑合并胎盘植入者,可行MRI检查,以了解胎盘植入子宫肌层的深度。

(5) **产后检查胎盘和胎膜** 对产前出血的患者,应仔细检查胎盘。若前置部位的胎盘母体面有陈旧性黑紫色血块附着,或胎膜破口距胎盘边缘<7cm,则为前置胎盘。

6. 鉴别诊断

前置胎盘应与胎盘早剥、前置血管破裂、宫颈病变等鉴别,结合病史、B超检查不难鉴别。

【例4】初产妇,32岁,G_4P_0。妊娠35周,因阴道无痛性中等量流血2天入院。查体:P72次/分,BP120/80 mmHg。产科检查:子宫长度33cm,无宫缩,头先露高浮,胎心率150次/分。该患者最可能的诊断是
　　A. 早产　　B. 临产　　C. 胎盘早剥
　　D. 宫颈炎　　E. 前置胎盘

　　A. 前置胎盘　　B. 妊娠合并阑尾炎　　C. 胎盘早剥
　　D. 先兆早产　　E. 先兆子宫破裂

【例5】初孕妇,妊娠36周。重度子痫前期患者,突然剧烈腹痛。查体:子宫板状硬,压痛,该患者最可能发生了

【例6】初孕妇,妊娠35周。晨起发现臀下床单血染。查体:子宫软,无压痛,大小与妊娠周数相符,耻骨联合上方听到胎盘杂音。该患者最可能的诊断是

7. 对母儿的影响

(1) 对母体的影响　①常发生产后出血,且难以控制。②植入性胎盘:子宫下段蜕膜发育不良,胎盘绒毛可穿透底蜕膜侵入子宫肌层,形成植入性胎盘,使胎盘剥离不全而发生产后出血。③产褥感染:前置胎盘患者易发生反复出血而致贫血,免疫力下降,容易发生产褥期感染。

(2) 对胎儿的影响　出血量多可致胎儿窘迫,甚至缺氧死亡。治疗性早产率增加,低出生体重发生率和新生儿死亡率高。

8. 治疗

(1) 治疗原则　抑制宫缩、纠正贫血、预防感染、适时终止妊娠。

(2) 期待疗法　适用于妊娠<36周、胎儿存活、一般情况良好、阴道流血量少、无须紧急分娩的孕妇。

①一般处理　注意休息,禁止肛门检查和不必要的阴道检查,密切观察阴道流血量,监护胎儿宫内情况,维持正常血容量,必要时输血。常规备血,做好急诊手术准备。

②纠正贫血　目标使Hb≥110g/L,HCT>0.30,以增加母体储备。

③止血　对于有早产风险的患者,可酌情给予宫缩抑制剂,防止因宫缩引起进一步出血。

④糖皮质激素　孕35周前有早产风险时,应使用地塞米松促进胎肺成熟。

(3) 终止妊娠

①指征　A.出血量大甚至休克,为挽救孕妇生命,无须考虑胎儿情况,应立即终止妊娠;B.出现胎儿窘迫等产科指征时,胎儿已可存活,可行急诊手术;C.临产后诊断的前置胎盘,出血量较多,估计短时间内不能分娩者,也应终止妊娠;D.无临床症状的前置胎盘,根据类型决定分娩时机:

前置胎盘类型	处理原则
前置胎盘合并胎盘植入	于妊娠≥36周择期终止妊娠
完全性前置胎盘	于妊娠≥37周择期终止妊娠
边缘性前置胎盘	于妊娠≥38周择期终止妊娠
部分性前置胎盘	应根据胎盘遮盖宫颈内口情况适时终止妊娠

②方式　包括剖宫产和阴道分娩。

A. 剖宫产　是处理前置胎盘最安全有效的方法。适用于完全性前置胎盘,持续大量阴道流血;部分性和边缘性前置胎盘出血较多,先露高浮,妊娠36周以上,短时间内不能结束分娩,有胎心、胎位异常者。

B. 阴道分娩　仅适用于边缘性前置胎盘、低置胎盘、枕先露、阴道流血不多、无头盆不称和胎位异常、估计短时间内能结束分娩者,可在有条件的医疗机构行阴道试产。

　　A. 严密观察产程进展　　　　B. 剖宫产　　　　C. 手术助产缩短第二产程
　　D. 人工破膜　　　　　　　　E. 静脉滴注缩宫素引产

【例7】女,28岁,初产妇,妊娠40周。规律性宫缩8小时,宫口开大4cm,胎心率140次/分,骨盆无异常,此时最合适的处理是

【例8】女,30岁,初产妇,妊娠36周,规律性腹痛伴阴道大量出血2小时,B超示中央性前置胎盘,胎儿双顶径8.9cm,胎心率130次/分,目前最适宜的处理措施是

(9~11题共用题干)初孕妇,25岁。妊娠31周,从妊娠29周起反复3次阴道流血,量少,无腹痛。再次阴道流血同月经量。查体:P88次/分,BP110/70mmHg。子宫软,无宫缩,枕左前位,胎头高

浮，胎心率144次/分。

【例9】首先考虑的诊断是
A. 低置胎盘 B. 中央性前置胎盘 C. 边缘性前置胎盘
D. 部分性前置胎盘 E. 前置血管破裂

【例10】应进行的辅助检查是
A. 测定血雌三醇值 B. 血常规及尿常规 C. B超检查
D. 肛查判断宫颈是否扩张 E. 盆腔X线片

【例11】错误的处理方法是
A. 卧床休息，应用宫缩抑制剂 B. 继续流血，应行剖宫产术 C. 输液备血
D. 出血停止可期待治疗 E. 直接阴道检查确定前置胎盘类型

二、胎盘早剥

1. 概念

胎盘早剥是指妊娠20周后正常位置的胎盘在胎儿娩出前，部分或全部从子宫壁剥离。胎盘早剥属于妊娠晚期的严重并发症，疾病发展迅猛，若处理不及时，可危及母儿生命。

2. 病因

（1）**血管病变** 重度子痫前期、慢性高血压、慢性肾脏疾病或全身血管病变的孕妇，由于底蜕膜螺旋小动脉痉挛或硬化，血液在底蜕膜与胎盘之间形成血肿，致使胎盘与子宫壁分离，发生胎盘早剥。

（2）**机械性因素** 腹部钝性创伤可导致子宫突然拉伸或收缩，而诱发胎盘早剥。

（3）**宫腔内压力骤减** 未足月胎膜早破；双胎妊娠分娩时，第一胎娩出过速；羊水过多时，人工破膜后羊水流出过快，可使宫腔内压力骤减，子宫骤然收缩，胎盘与子宫壁发生错位而剥离。

（4）**其他因素** 高龄多产、有胎盘早剥史的孕妇再发胎盘早剥的风险明显增高。其他因素还包括吸烟、吸毒、绒毛膜羊膜炎、接受辅助生殖技术助孕、有血栓形成倾向等。

A. 葡萄胎 B. 胎盘早剥 C. 前置胎盘
D. 前置血管 E. 子宫破裂

【例12】子痫前期常导致的并发症是

【例13】妊娠33周，反复无痛性阴道出血3次，最可能的诊断是

3. 病理

主要病理改变是底蜕膜出血、形成血肿，使该处胎盘自子宫壁剥离。

（1）**显性剥离（外出血）** 若底蜕膜出血量少，出血很快停止，可无明显临床表现。若底蜕膜继续出血，胎盘剥离面扩大，形成较大的胎盘后血肿，血液可冲开胎盘边缘及胎膜经宫颈管流出，可见阴道流血。

（2）**隐性剥离（内出血）** 如胎盘边缘或胎膜与子宫壁未剥离，或胎头进入骨盆入口压迫胎盘下缘，使血液积聚于胎盘与子宫壁间而不能外流，故无阴道流血。

当隐性剥离内出血急剧增多时，胎盘后血液积聚于胎盘和子宫壁之间，压力不断增加，血液浸入子宫肌层，引起肌纤维分离、断裂、变性。血液浸入浆膜层时，子宫表面呈蓝紫色瘀斑，以胎盘附着处明显，称为子宫胎盘卒中，又称库弗莱尔(Couvelaire)子宫。子宫肌层因血液浸润，收缩力减弱，造成产后出血。

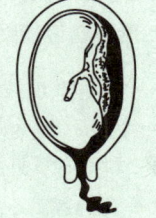
显性胎盘早剥

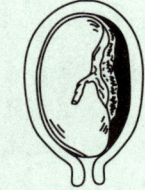
隐性胎盘早剥

4. 临床表现

典型临床表现为有痛性阴道流血，可伴子宫张力增高和子宫压痛，尤以胎盘剥离处最明显。根据病情严重程度，将胎盘早剥分为以下三度。

	Ⅰ度胎盘早剥	Ⅱ度胎盘早剥	Ⅲ度胎盘早剥
剥离面积	剥离面积<胎盘面积的1/3	剥离面积约为胎盘面积的1/3	剥离面积>胎盘面积的1/2
腹痛	无腹痛或腹痛轻微	突发持续性腹痛 疼痛程度与胎盘积血量成正比	突发持续性腹痛 较Ⅱ度早剥更重、更剧烈
阴道流血	一般无阴道流血	无阴道流血或流血量不多	阴道流血量多
休克体征	一般无失血性休克	无,贫血程度与阴道出血量不相符	休克程度与阴道出血量成正比
子宫检查	子宫软 大小与妊娠周数相符	子宫大于妊娠周数,宫缩有间歇 子宫底随血肿增大而升高 胎盘附着点压痛明显	子宫硬如板状 宫缩间歇期不能松弛
胎儿检查	胎位清楚,胎心率正常 胎儿存活	宫缩间歇期胎位可扪及 胎儿存活	胎位扪不清,胎心音消失
其他	产后检查见胎盘母体面有凝血块及压迹即可诊断	贫血程度与阴道流血量不符	无凝血功能障碍者属Ⅲa 有凝血功能障碍者属Ⅲb

注意: ①8版《妇产科学》P131:Ⅲ度胎盘早剥的休克程度与母血丢失成比例(9版《妇产科学》已删除)。
②3版8年制《妇产科学》P161:Ⅲ度胎盘早剥的休克严重程度与阴道流血量不相符。
③9版《妇产科学》P151 胎盘早剥采用 Page 分级,分为 0、Ⅰ、Ⅱ、Ⅲ级。

5. 诊断及鉴别诊断

(1) **诊断** 根据病史、症状、体征,结合实验室及超声检查结果,不难做出临床诊断。
①B 超 显示胎盘和子宫壁之间出现边缘不清的液性低回声区,胎盘异常增厚或胎盘边缘圆形裂开。
②电子胎心监护 可协助判断胎儿的宫内状况。
(2) **鉴别诊断** 胎盘早剥、前置胎盘和先兆子宫破裂的鉴别如下。

	胎盘早剥	前置胎盘	先兆子宫破裂
发病时期	多见于孕20周后、分娩期	多见于孕28周、临产	多见于分娩期
病史	妊娠期高血压疾病、外伤史	多次刮宫、分娩、子宫手术史	常有剖宫产史
发病	起病急	多无明显诱因	产程长、梗阻性难产
腹痛	突发性剧烈腹痛	无腹痛	下腹剧痛难忍
典型症状	剧烈腹痛,胎心变化 阴道出血量不多或无出血	无痛性反复阴道出血 有外出血表现	病理缩复环、下腹压痛 胎心率改变、血尿
检查子宫	子宫板状硬 宫缩间歇期不能松弛	子宫软,无压痛 子宫大小与妊娠周数相符	病理缩复环 子宫下段压痛
检查胎儿	胎位不清,胎心音可消失	胎先露高浮,易发生胎位异常	多有胎心率异常,胎先露升高

注意: ①胎盘早剥——分娩期,突发剧烈腹痛,子宫板状硬,阴道无出血或出血量少。
②前置胎盘——妊娠晚期或临产,无痛性反复阴道出血,无子宫收缩(子宫软)。
③先兆子宫破裂——分娩期,下腹剧痛难忍,子宫强直性收缩,病理缩复环。

【例14】有关Ⅲ度胎盘早剥的描述,正确的是
    A. 一般胎儿存活   B. 易导致凝血功能障碍
    C. 出现无原因无痛性阴道流血   D. 胎盘剥离面为胎盘面积的1/5
    E. 阴道流血量与贫血程度成正比

(15~17题共用题干)初孕妇,30岁。妊娠40周,子痫前期。3小时前突然腹痛伴阴道流血,色鲜红,量较多。查体:P116次/分,BP100/80mmHg,胎位不清,胎心音消失,宫颈管未消失,宫口未开大。

【例15】该患者最可能的诊断是
A. 子宫破裂 B. 先兆子宫破裂 C. 胎盘早剥
D. 前置胎盘 E. 早产

【例16】此时最有价值的辅助检查是
A. 血常规、尿常规 B. B超检查 C. 眼底检查
D. 凝血功能检查 E. 胎盘功能测定

【例17】此时最恰当的处理措施是
A. 纠正休克为主,死胎不急于引产 B. 立即扩张宫口、破膜,缩宫素引产
C. 纠正休克同时尽快剖宫产 D. 立即人工破膜,等待自然分娩
E. 静脉滴注缩宫素引产

6. 并发症

(1)**胎儿宫内死亡** 如胎盘早剥面积大,出血多,胎儿可因缺血缺氧而死亡。

(2)**弥散性血管内凝血(DIC)** 胎盘早剥是妊娠期发生凝血功能障碍最常见的原因,约1/3伴有死胎发生。临床表现为皮肤黏膜及注射部位出血,阴道出血不凝,甚至发生血尿、咯血和呕血。

(3)**失血性休克** 发生子宫胎盘卒中时,子宫肌层收缩受影响,可导致产后大出血。

(4)**急性肾衰竭** 主要是产后大出血使肾灌注减少所致。

(5)**羊水栓塞** 胎盘早剥时,羊水经剥离面开放的子宫血管进入母血循环,触发羊水栓塞。

(18~19题共用题干)患者,女性,23岁,妊娠32周。腹部受撞击后持续性腹痛1小时。阴道少量出血。既往产检健康。查体:呼吸22次/分,脉搏100次/分,血压90/60mmHg,痛苦表情,宫底位于剑突下3横指,子宫轮廓清楚,胎心率102次/分,宫口未开。

【例18】最可能的诊断是
A. 早产临产 B. 巨大胎儿 C. 胎盘早剥
D. 前置胎盘 E. 子宫破裂

【例19】此时不易发生的并发症是
A. 急性肾衰竭 B. DIC C. 产后出血
D. 胎盘残留 E. 胎儿宫内死亡

7. 对母儿的影响

(1)**对母体的影响** 剖宫产率、贫血发生率、产后出血率、DIC发生率均升高。

(2)**对胎儿的影响** 胎儿急性缺氧,早产率、新生儿窒息率、围产儿死亡率明显增高。

8. 治疗

治疗原则是早期识别、积极处理休克、及时终止妊娠、控制DIC、减少并发症。

(1)**纠正休克** 积极输血,迅速补充血容量及凝血因子,维持全身血液循环系统的稳定。

(2)**监测胎儿宫内情况** 连续监测胎心以判断胎儿宫内情况。

(3)**及时终止妊娠** 一旦确诊Ⅱ、Ⅲ级胎盘早剥,应及时终止妊娠。

①经阴道分娩 适用于0~Ⅰ级患者,一般情况良好,病情较轻,以外出血为主,宫口已扩张,估计短时间内可结束分娩者。产程中发现异常征象,应行剖宫产。

②剖宫产 适用于:A.Ⅰ级胎盘早剥,出现胎儿窘迫征象者;B.Ⅱ级胎盘早剥,不能在短时间内结束分娩者;C.Ⅲ级胎盘早剥,产妇病情恶化,胎儿已死,不能立即分娩者;D.破膜后产程无进展者;E.产妇病情急剧加重危及生命时,无论胎儿是否存活,均应立即行剖宫产。

(4)**处理并发症** 处理产后出血,纠正凝血功能障碍和肾衰竭。

三、胎膜早破

1. 概念

(1) 胎膜早破　临产前胎膜自然破裂,称为胎膜早破。

(2) 足月胎膜早破　妊娠≥37周发生胎膜自然破裂者,称为足月胎膜早破。

(3) 未足月胎膜早破　妊娠<37周发生胎膜自然破裂者,称为未足月胎膜早破。

2. 病因

(1) 生殖道感染　主要原因。病原微生物上行性感染可引起胎膜炎,使胎膜张力下降而破裂。

(2) 羊膜腔压力增高　常见于双胎妊娠、羊水过多、巨大胎儿等。

(3) 胎膜受力不均　胎位异常、头盆不称使胎先露部不能衔接,前羊膜囊受力不均,导致胎膜破裂。

(4) 创伤　羊膜腔穿刺不当、性生活刺激、撞击腹部等均可能引起胎膜早破。

(5) 营养因素　孕妇缺乏维生素C、锌、铜等,可使胎膜抗张能力下降,导致胎膜早破。

【例20】胎膜早破的病因不包括

　　A. 病原微生物上行感染　　B. 羊膜腔压力增高　　C. 胎膜受力不均

　　D. 维生素C缺乏　　E. 钙缺乏

3. 诊断

(1) 临床表现　孕妇突感较多液体自阴道流出,增加腹压时阴道流液量增多。无腹痛。

(2) 检查　孕妇取平卧位,两腿屈膝分开,可见液体自阴道流出。

①肛诊　将胎先露部上推,见阴道流液量增多。

②阴道窥器检查　见阴道后穹隆有羊水积聚,或有羊水从宫口流出,即可确诊胎膜早破。诊断胎膜早破的直接证据为阴道窥器打开时,可见液体自宫颈流出或后穹隆有较多积液。

(3) 辅助检查

①阴道液pH测定　正常阴道液pH为4.5~6.0,羊水pH为7.0~7.5。若阴道液pH≥6.5,提示胎膜早破,准确率90%,但血液、尿液、宫颈黏液、精液及细菌污染可出现假阳性。

②阴道液涂片检查　阴道后穹隆积液涂片镜检,可见羊齿植物叶状结晶为羊水,准确率95%。

③羊膜镜检查　可直视胎先露部,看不到前羊膜囊,即可诊断为胎膜早破。

④胎儿纤连蛋白(fFN)测定　fFN是胎膜分泌的细胞外基质蛋白。当宫颈及阴道分泌物内fFN >0.05mg/L时,胎膜抗张能力下降,易发生胎膜早破。

⑤胰岛素样生长因子结合蛋白-1(IGFBP-1)检测　检测人羊水中IGFBP-1,特异性强,不受血液、精液、尿液和宫颈黏液的影响。

⑥B超检查　发现羊水量较破膜前减少。

注意: ①无痛性阴道流液为胎膜早破;无痛性阴道流血为前置胎盘;有痛性阴道流血为胎盘早剥。
②大多数产科疾病首选B超检查,但胎膜早破例外。

4. 对母儿影响

(1) 对母体影响

①感染　宫内感染的风险随破膜时间延长、羊水量减少而增加。

②胎盘早剥　胎膜早破后宫腔内压力改变,易发生胎盘早剥。

③剖宫产率增加　羊水减少致使脐带受压、宫缩不协调、胎儿窘迫,需要剖宫产终止妊娠。

(2) 对胎儿影响

①早产　胎膜早破是早产的主要原因之一。

②感染　并发绒毛膜羊膜炎时,易引起新生儿吸入性肺炎、颅内感染、败血症等。

③脐带脱垂和受压　胎膜早破易导致脐带脱垂和脐带受压。
④胎肺发育不良及胎儿受压　破膜时孕周越小,胎肺发育不良风险越高。羊水过少可出现胎儿受压。

【例21】关于胎膜早破的正确描述是
  A. 胎膜早破要立即剖宫产　　B. 双胎妊娠易发生胎膜早破　　C. 指临产后发生的胎膜破裂
  D. 生殖道感染是其唯一原因　　E. 足月胎膜早破不需要任何处理

5. 处理

(1) 足月胎膜早破

①评估母胎情况　包括有无胎儿窘迫、绒毛膜羊膜炎、胎盘早剥、脐带脱垂等。
②抗生素　破膜时间**超过 12 小时**,应预防性应用抗生素,同时尽量避免频繁阴道检查。
③引产　若无明确剖宫产指征,应在破膜后 **2~12 小时**内引产。对宫颈成熟的孕妇,首选缩宫素引产。对宫颈不成熟且无阴道分娩禁忌证者,可应用前列腺素制剂促进宫颈成熟。
④剖宫产　若有明确剖宫产指征,宜行剖宫产终止妊娠。

(2) 未足月胎膜早破　应根据孕周、母胎情况、孕妇和家属意愿综合决策。

①期待疗法　适用于妊娠 24~27⁺⁶ 周,要求期待治疗者;妊娠 28~33⁺⁶ 周,无继续妊娠禁忌者。

一般处理	绝对卧床,保持外阴清洁,避免不必要的肛门和阴道检查,监测母胎情况
促胎肺成熟	妊娠<35 周者,应给予地塞米松肌内注射,促进胎肺成熟
预防感染	及时预防性使用抗生素(青霉素类、大环内酯类),5~7 日为一疗程
抑制宫缩	妊娠<34 周者,给予 β 受体激动剂(利托君)48 小时,配合促胎肺成熟治疗
保护神经系统	妊娠<32 周者,给予硫酸镁静脉滴注,预防早产儿脑瘫的发生

②终止妊娠　不宜继续妊娠者,应考虑终止妊娠。
 A. 引产　妊娠<24 周者,由于胎儿存活率低,以引产为宜;妊娠 24~27⁺⁶ 周者,可根据孕妇意愿决定。
 B. 终止妊娠指征　妊娠 34~36⁺⁶ 周者;无论任何孕周,确诊绒毛膜羊膜炎、胎儿窘迫、胎盘早剥者。
 C. 终止妊娠方式　无明确剖宫产指征时应阴道试产。有剖宫产指征时(胎头高浮,胎位异常,宫颈不成熟,胎肺成熟,明显羊膜腔感染,伴胎儿窘迫),应选择剖宫产终止妊娠。

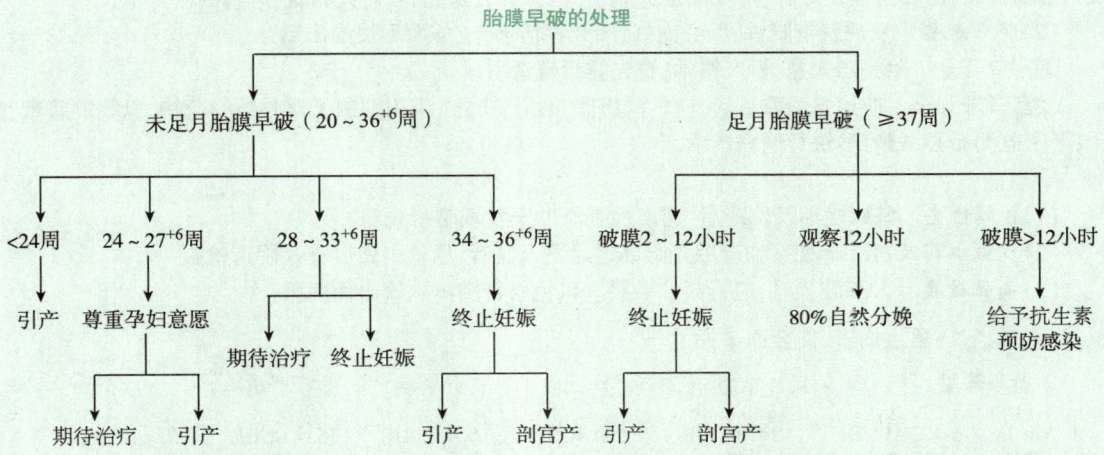

【例22】初孕妇,26 岁。妊娠 38 周,阴道流液 4 小时,无阵发性腹痛。体温 36.8℃,腹部无压痛,胎心率 140 次/分,胎儿大小与实际孕周相符。血 WBC 10×10^9/L。对于该患者最恰当的处理措施是
  A. 期待疗法　　　　　　　　　　B. 观察 12 小时,如仍未临产行剖宫产

C. 立即行剖宫产术　　　　　D. 不予处理,等待自然分娩

E. 观察12小时,如仍未临产给予引产

四、脐带先露与脐带脱垂

胎膜未破时脐带位于胎先露部前方或一侧,称为脐带先露,或隐性脐带脱垂。胎膜破裂时脐带脱出于宫颈口外,降至阴道内甚至露于外阴部,称为脐带脱垂。

1. 病因

(1) **胎先露部尚未衔接时**　如头盆不称、胎头入盆困难。

(2) **胎位异常**　如臀先露、肩先露、枕后位等。

(3) **胎儿、羊水异常**　如胎儿过小、羊水过多。

(4) **脐带异常**　如脐带过长、脐带附着异常。

(5) **胎盘位置过低**　如低置胎盘等。

2. 对母儿影响

(1) **对母体影响**　增加剖宫产率及手术助产率。

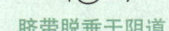 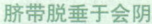
脐带脱垂于阴道　　　脐带脱垂于会阴

(2) **对胎儿影响**　发生在胎先露部尚未衔接、胎膜未破时的脐带先露,因宫缩时胎先露部下降,一过性压迫脐带导致胎心率异常。胎先露已衔接、胎膜已破者,脐带受压于胎先露部与骨盆之间,引起胎儿缺氧,甚至胎心音完全消失;以头先露最严重,肩先露最轻。若脐带血液循环阻断超过7~8分钟,可胎死宫内。

3. 诊断

(1) **胎膜未破**　于胎动、宫缩后胎心率突然变慢,改变体位、上推胎先露部、抬高臀部后迅速恢复者,应考虑脐带先露的可能,临产后应行胎心监护。

(2) **胎膜已破**　破膜后出现胎心率异常,应立即行阴道检查,了解有无脐带脱垂。在胎先露部旁或其前方以及阴道内触及脐带,或脐带脱出于外阴者,即可确诊。

(3) **超声检查**　特别是彩色多普勒超声检查有助于明确诊断。

4. 处理

(1) **脐带先露**　①经产妇、胎膜未破、宫缩良好者,取头低臀高位,密切观察胎心率,等待胎头衔接;宫口逐渐扩张,胎心持续良好者,可经阴道分娩。②初产妇、足先露、肩先露者,应行剖宫产术。

(2) **脐带脱垂**　发现脐带脱垂,胎心尚好,胎儿存活者,应争取尽快娩出胎儿。

①宫口开全　胎头已入盆,行产钳术;臀先露行臀牵引术。

②宫口未开全　产妇立即取头低臀高位,将胎先露部上推,应用抑制子宫收缩的药物,以缓解脐带受压;严密监测胎心,同时尽快行剖宫产术。

5. 预防

(1) **B超检查**　妊娠晚期及临产后,超声检查有助于发现脐带先露。

(2) **少做肛门及阴道检查**　临产后先露部迟迟不入盆者,尽量少做肛查及阴道检查。

(3) **高位破膜**　人工破膜时,应行高位破膜。以免脐带随羊水流出而脱垂。

▶**常考点**　重点内容,需全面掌握。

参考答案——详细解答见《2024国家临床执业及助理医师资格考试历年考点精析(上、下册)》

1. ABCDE　2. ABCDE　3. ABCDE　4. ABCDE　5. ABCDE　6. ABCDE　7. ABCDE
8. ABCDE　9. ABCDE　10. ABCDE　11. ABCDE　12. ABCDE　13. ABCDE　14. ABCDE
15. ABCDE　16. ABCDE　17. ABCDE　18. ABCDE　19. ABCDE　20. ABCDE　21. ABCDE
22. ABCDE

第8章 正常分娩

▶ **考纲要求**

①四大因素,产力(子宫收缩力),中骨盆平面,子宫下段的形成。②枕先露的分娩机制。③先兆临产及临产的诊断,产程的分期。④第一产程的临床表现及处理,第二产程的临床表现及处理(胎头拨露及胎头着冠),第三产程的临床表现及处理(胎盘剥离的征象)。⑤分娩镇痛的原则和种类。

▶ **复习要点**

妊娠达到及超过28周(196日),胎儿及附属物从临产开始至全部从母体娩出的过程,称为分娩。妊娠达到28周至36^{+6}周(196~258日)期间分娩,称为早产。妊娠达到37周至41^{+6}周(259~293日)期间分娩,称为足月产。妊娠达到及超过42周(≥294日)期间分娩,称为过期产。

一、影响分娩的因素

影响分娩的四大因素为产力、产道、胎儿及社会心理因素。

1. 产力

将胎儿及其附属物从子宫内逼出的力量称为产力。产力包括子宫收缩力(简称宫缩)、腹壁肌和膈肌收缩力(统称腹压)、肛提肌收缩力。

(1) **子宫收缩力** 是临产后的主要产力,贯穿于整个分娩过程中。临产后的宫缩能迫使宫颈管消失、宫口扩张、胎先露下降、胎盘和胎膜娩出。临产后正常宫缩的特点为"三性一作用":

①节律性 子宫节律性收缩是临产的重要标志。每次子宫收缩都是由弱渐强(进行期)—维持一定时间(极期)—随后由强渐弱(退行期)—直至消失进入间歇期。如此反复,直至分娩结束。

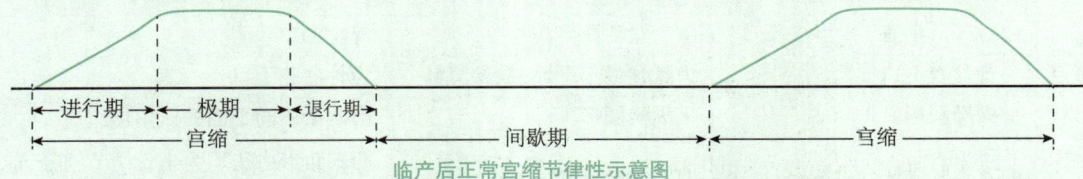

临产后正常宫缩节律性示意图

临产开始时,宫缩持续30~40秒,间歇期5~6分钟。随着产程进展,宫缩持续时间逐渐延长,间歇期逐渐缩短。当宫口开全后,宫缩持续时间长达60秒,间歇期仅1~2分钟。宫缩强度也随产程进展而增加。

②对称性 正常宫缩起自两侧子宫角部,迅速向子宫中线集中,左右对称,再以2cm/s的速度向子宫下段扩散,约15秒可均匀、协调地遍及整个子宫,此为子宫收缩的对称性。

③极性 宫缩以子宫底部最强、最持久,向下逐渐减弱,此为子宫收缩的极性。子宫底部收缩力的强度是子宫下段的2倍。

④缩复作用 每当宫缩时,子宫体部肌纤维缩短变宽,间歇期虽松弛,但不能完全恢复到原来长度,经过反复收缩,肌纤维越来越短,这种现象称缩复作用。缩复作用可使宫腔容积逐渐缩小、胎先露下降、宫颈管消失、宫口扩张。

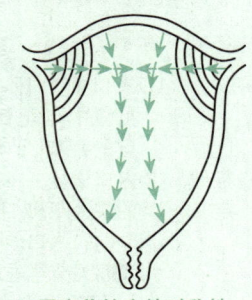

子宫收缩力的对称性

(2) **腹壁肌和膈肌收缩力** 是第二产程时娩出胎儿的重要辅助力量。宫口开全后,每当宫缩时,前羊水囊或胎先露部压迫骨盆底组织及直肠,反射性地引起排便动作,产妇主动屏气,向下用力,腹壁肌和膈肌强有力地收缩使腹内压增高。腹压在第二产程末期配以宫缩时运用最有效,能迫使胎儿娩出,在第三产程也可促使已剥离的胎盘娩出。

(3) **肛提肌收缩力** 可协助胎先露部在骨盆腔进行内旋转。当胎头枕部位于耻骨弓下时,能协助胎头仰伸及娩出。当胎盘娩出至阴道时,肛提肌收缩力有助于胎盘娩出。

	子宫收缩力	腹壁肌和膈肌收缩力	肛提肌收缩力
简称	宫缩	腹压	—
产程	贯穿于分娩全过程	第二、三产程	第二、三产程
作用	是临产后的主要产力,临产后的宫缩能使宫颈管缩短消失、宫口扩张、胎先露部下降和胎儿娩出	是第二产程时娩出胎儿的重要辅助力,在第三产程可迫使剥离的胎盘娩出	可协助胎先露部在骨盆腔进行内旋转;胎头枕部位于耻骨弓下时,能协助胎头仰伸及娩出;当胎盘降至阴道时,能协助胎盘娩出

注意:①腹壁肌和膈肌收缩力是第二产程时娩出胎儿的重要辅助力量。
②肛提肌收缩力主要协助胎先露部在骨盆腔进行内旋转。

【例1】临产后正常宫缩起自
    A. 两侧宫角部   B. 两侧子宫侧壁   C. 宫颈部
    D. 子宫下段   E. 宫底部

【例2】不属于临产后正常宫缩特点的是
    A. 节律性   B. 规律性   C. 对称性
    D. 极性   E. 缩复作用

2. 产道

产道是胎儿从母体娩出的通道,包括骨产道和软产道两部分。

(1) **骨产道** 指真骨盆。骨盆腔分为3个假想平面,每个平面又由多条径线组成。
①骨盆入口平面、中骨盆平面与骨盆出口平面 如下。

	骨盆入口平面	中骨盆平面	骨盆出口平面
特点	为骨盆腔上口	为骨盆最小平面,最狭窄部分	为骨盆腔下口
形状	呈横椭圆形	呈纵椭圆形	由两个不同平面的三角形组成
组成	前方为耻骨联合上缘 两侧为髂耻缘 后方为骶岬上缘	前方为耻骨联合下缘 两侧为坐骨棘 后方为骶骨下端	两三角形底边均为坐骨结节间径;前三角形顶端为耻骨联合下缘,两侧为耻骨降支;后三角形顶端为骶尾关节,两侧为骶结节韧带
径线	有4条径线	有2条径线	有4条径线
径线定义	①入口前后径——耻骨联合上缘中点至骶岬上缘正中点的距离,平均约为11cm ②入口横径——左右髂耻缘间的最大距离,平均约为13cm ③左(右)入口斜径——左(右)骶髂关节至右(左)髂耻隆突间距离,平均约为12.75cm	①中骨盆前后径——耻骨联合下缘中点通过两侧坐骨棘连线中点至骶骨下端间的距离,平均约为11.5cm ②中骨盆横径即坐骨棘间径,指两坐骨棘间的距离,平均约为10cm	①出口前后径——耻骨联合下缘至骶尾关节间的距离,平均约为11.5cm ②出口横径(坐骨结节间径)——两坐骨结节末端内缘距离,平均约为9cm ③出口前矢状径——耻骨联合下缘至坐骨结节连线中点的距离,平均约为6cm ④出口后矢状径——骶尾关节至坐骨结节连线中点距离,平均约为8.5cm

第十一篇 妇产科学
第8章 正常分娩

注意: ①与分娩关系密切——骨盆入口前后径、中骨盆横径(坐骨棘间径)、出口横径(坐骨结节间径)。
②判断骨盆入口平面狭窄的重要指标是骨盆入口前后径(或骶耻外径)、对角径。
③判断中骨盆狭窄的重要指标是中骨盆横径(坐骨棘间径)、坐骨切迹宽度。

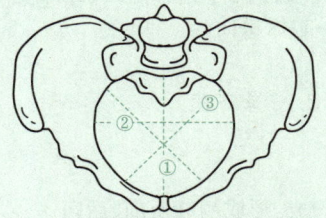

①前后径11cm
②横径13cm
③斜径12.75cm
骨盆入口平面的4条径线

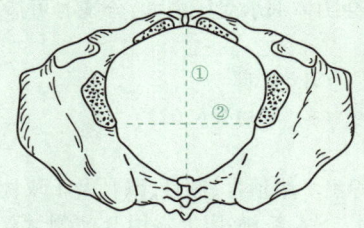

①前后径11.5cm
②横径10cm
中骨盆平面的2条径线

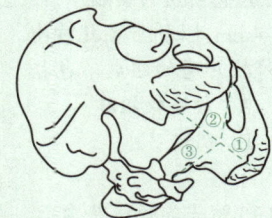

①出口横径；②前矢状径；③后矢状径
①+③>15cm经阴道分娩
①+③<15cm行剖宫产
骨盆出口平面（斜面观）

【例3】骨盆测量数值为正常的是
　A. 髂棘间径 20cm　　　　B. 髂嵴间径 22cm　　　　C. 骶耻外径 17cm
　D. 坐骨棘间径 8.5cm　　　E. 坐骨结节间径 9cm

【例4】有助于判断中骨盆狭窄的重要指标是
　A. 骶耻外径　　　　　　 B. 髂嵴间径　　　　　　 C. 髂棘间径
　D. 坐骨结节间径　　　　 E. 坐骨切迹宽度

②**骨盆轴**　指连接骨盆各假想平面中点的曲线。此轴上段向下向后，中段向下，下段向下向前。
③**骨盆倾斜度**　指妇女直立时，骨盆入口平面与地平面所成的角度，一般为60°。

(2)软产道　是由子宫下段、宫颈、阴道及盆底软组织共同组成的弯曲管道。
①**子宫下段形成**　由未孕时的子宫峡部形成。子宫峡部上界为宫颈管最狭窄的解剖学内口，下界为宫颈管的组织学内口。未孕时子宫峡部长约1cm，妊娠12周后逐渐伸展为宫腔的一部分，随着妊娠的进展被逐渐拉长，至妊娠末期形成子宫下段。临产后，规律的宫缩使子宫下段进一步拉长达7~10cm，成为软产道的一部分。由于子宫体部肌纤维的缩复作用，使上段肌壁越来越厚，下段肌壁被动牵拉而越来越薄。在子宫内面的上、下段交界处形成环状隆起，称生理性缩复环。生理情况下，此环不能从腹部见到。

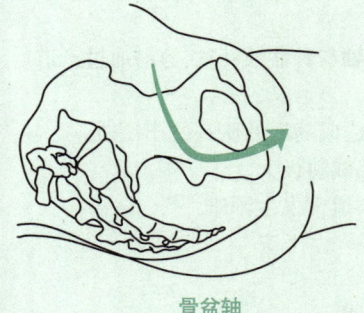
骨盆轴

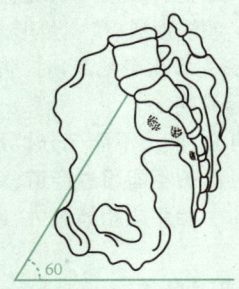
骨盆倾斜度

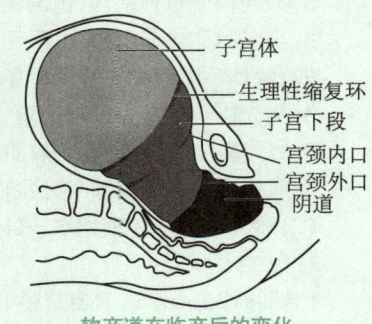
软产道在临产后的变化

②**宫颈的变化**　主要表现为宫颈管消失和宫口扩张。
A. **宫颈管消失**　临产前宫颈管长2~3cm，临产后由于宫缩牵拉及胎先露、前羊膜囊的直接压迫，使宫颈内口向上向外扩张，宫颈管形成漏斗状，随后宫颈管逐渐变短、消失。初产妇通常是先宫颈管消失，随后宫口扩张；经产妇通常是宫颈管消失与宫口扩张同时进行(记忆为看来经验很重要!)。
B. **宫口扩张**　临产时，初产妇的宫颈外口仅容一指尖。临产后，子宫收缩及缩复向上牵拉使得宫口扩张。产程不断进展,当宫口开全(10cm)时,妊娠足月胎头方能通过。

③阴道、骨盆底及会阴的变化　正常阴道伸展性良好,一般不影响分娩。临产后前羊膜囊及胎先露部将阴道上部撑开,破膜以后胎先露部下降直接压迫盆底,软产道下段形成一个向前向上弯曲的筒状通道,阴道壁黏膜皱襞展平、阴道扩张变宽。肛提肌向下向两侧扩展,肌纤维逐步拉长,使会阴由5cm厚变成2~4mm,以利于胎儿娩出。但由于会阴体部承受压力大,分娩时可造成会阴体裂伤。

【例5】软产道的组成不包括
A. 盆底软组织　　　　　B. 宫颈　　　　　　　C. 子宫下段
D. 阴道　　　　　　　　E. 阔韧带(2022)

3. 胎儿

(1)胎头各径线及囟门　胎儿颅骨由2块顶骨、额骨、颞骨及1块枕骨构成,形成颅缝及前、后囟。

①胎头各径线　胎头径线主要有以下4条,临床上常用B超测量双顶径(BPD)以判断胎儿大小。

	临床意义	正常值
双顶径	为两侧顶骨隆突间的距离,为胎头最大横径	9.3cm
枕额径	为鼻根上方至枕骨隆突间的距离,胎头以此径衔接	11.3cm
枕下前囟径	也称小斜径,为前囟中央至枕骨隆突下方的距离,胎头俯屈后以此径通过产道	9.5cm
枕颏径	也称大斜径,指颏骨下方中央至后囟顶部的距离	13.3cm

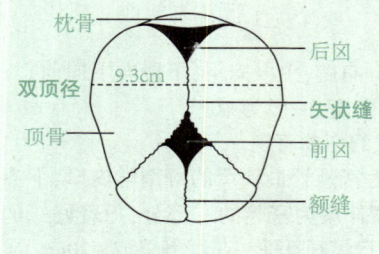
颅缝及囟门

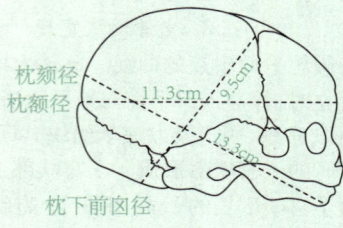
胎头径线

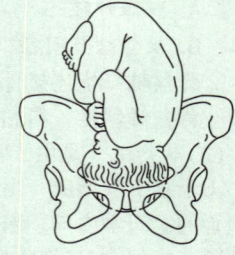
胎头衔接

②囟门　胎头两颅缝交界空隙较大处,称为囟门。囟门和矢状缝是确定胎位的重要标志。
A. 大囟门　也称前囟,由两侧额骨、两侧顶骨及额缝、冠状缝、矢状缝形成,呈菱形。
B. 小囟门　也称后囟,由两侧顶骨、枕骨、颅缝形成,呈三角形。

(2)胎位　产道为一纵行管道。纵产式(头先露或臀先露)时,胎体纵轴与骨盆轴一致,容易通过产道。
A. 头先露　胎头先通过产道,较臀先露容易娩出。
B. 臀先露　胎臀先娩出,较胎头周径小且软,产道不能充分扩张,会造成随后的胎头娩出困难。
C. 肩先露　胎体纵轴与骨盆轴垂直,足月活胎不能通过产道,对母儿威胁极大。

(3)胎儿畸形　如脑积水、联体双胎等,由于胎头或胎体过大,通过产道常发生困难。

4. 社会心理因素

产妇的社会心理因素也是影响分娩的重要因素之一。

【例6】枕先露行阴道助产时,确定胎位除注意囟门外,可作为依据的颅缝是
A. 额缝　　　　　　　B. 矢状缝　　　　　　C. 冠状缝
D. 人字缝　　　　　　E. 颞缝

二、枕先露的分娩机制

临床上枕先露最常见,占95%~97%,其中以枕左前位最多见。

1. 枕左前位的分娩机制

枕左前位的分娩机制如下图所示。

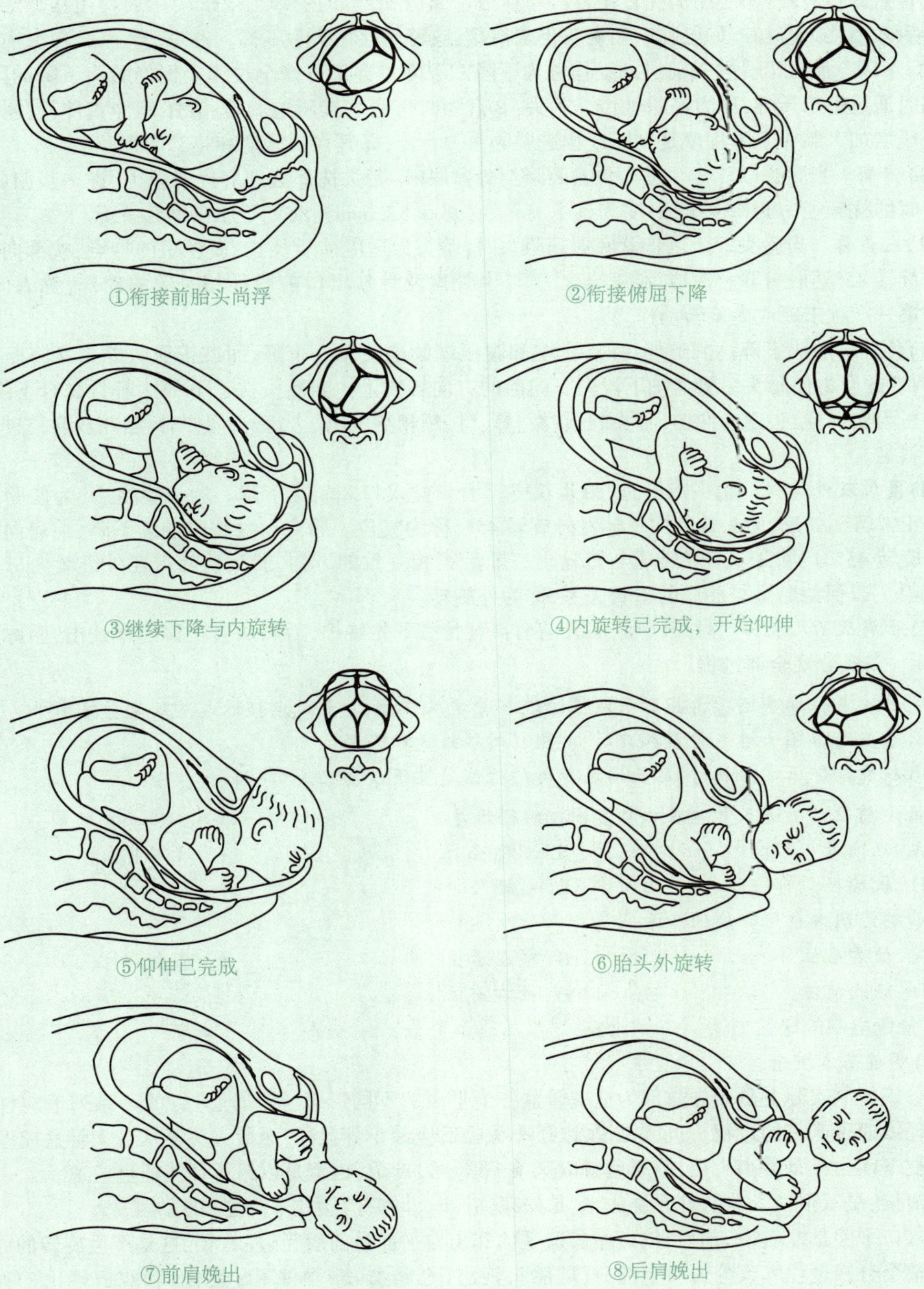

①衔接前胎头尚浮　　　　　　　　②衔接俯屈下降

③继续下降与内旋转　　　　　　　④内旋转已完成，开始仰伸

⑤仰伸已完成　　　　　　　　　　⑥胎头外旋转

⑦前肩娩出　　　　　　　　　　　⑧后肩娩出

枕左前位分娩机制

(1) 衔接 胎头双顶径进入骨盆入口平面，颅骨最低点接近或到达坐骨棘水平，称为衔接。胎头呈半俯屈状态进入骨盆入口，以枕额径衔接。由于枕额径(11.3cm)大于骨盆入口前后径(11cm)，胎头矢状缝多在骨盆入口右斜径上，胎头枕骨在骨盆左前方。部分初产妇在预产期前1~2周内衔接。经产妇多在临产后才衔接。若初产妇已临产而胎头仍未衔接，应警惕存在头盆不称。

(2) 下降 胎头沿骨盆轴前进的动作称为下降。下降贯穿于分娩全过程。促使胎头下降的因素有：①宫缩时通过羊水传导，压力经胎轴传至胎头；②宫缩时宫底直接压迫胎臀；③胎体伸直伸长；④腹肌收缩使腹压增加。胎头下降程度是判断产程进展的重要标志，尤其在活跃期和第二产程。

(3) 俯屈 当胎头以枕额径进入骨盆腔降至骨盆底时，胎头枕部遇到肛提肌阻力，进一步俯屈，使胎头衔接时的枕额径(周径34.8cm)变为枕下前囟径(周径32.6cm)，有利于胎头继续下降。

(4) 内旋转 当胎头下降至骨盆底遇到阻力时，胎头为适应前后径长、横径短的特点，枕部向母体中线方向旋转45°达耻骨联合后方，使矢状缝与中骨盆及骨盆出口前后径相一致的动作，称为内旋转。胎头于第一产程末完成内旋转动作。

(5) 仰伸 胎头下降达阴道外口时，宫缩和腹压继续迫使胎头下降，而肛提肌收缩力又将胎头向前推进，两者的合力使胎头沿骨盆轴下段向下向前的方向转向上。当胎头枕骨下部达耻骨联合下缘时，即以耻骨弓为支点，胎头逐渐仰伸，胎头的顶、额、鼻、口、颏相继娩出。当胎头仰伸时，胎儿双肩径进入骨盆入口左斜径。

(6) 复位及外旋转 胎头娩出时，胎儿双肩径沿骨盆入口左斜径下降。胎头娩出后，为使胎头与胎肩恢复正常解剖关系，胎头枕部向母体左外旋转45°，称为复位。胎肩在盆腔内继续下降，前肩向前向母体中线旋转45°时，胎儿双肩径转成与骨盆出口前后径相一致的方向，胎头枕部需在外继续向母体左外侧旋转45°，以保持胎头与胎肩的垂直关系，称为外旋转。

(7) 胎肩及胎儿娩出 外旋转后，胎儿前肩在耻骨弓下先娩出，后肩从会阴体前缘娩出，胎体及下肢随之娩出，完成分娩全部过程。

> **注意**：①枕左前位胎头衔接是指胎头双顶径进入骨盆入口，颅骨最低点接近或达到坐骨棘水平。
> ②枕左前位胎头进入骨盆入口时，其衔接的径线是枕额径。
> ③枕左前位正常分娩时，胎头通过产道的径线是枕下前囟径。

【例7】枕左前位胎头进入骨盆入口时其衔接的径线是
　　A. 双顶径　　　　　　　　B. 双颧径　　　　　　　　C. 枕下前囟径
　　D. 枕额径　　　　　　　　E. 枕颏径

【例8】能够经阴道自然分娩的胎方位是
　　A. 枕右后位　　　　　　　B. 颏左后位　　　　　　　C. 肩左前位
　　D. 颏左前位　　　　　　　E. 枕右前位

2. 分娩机制的记忆方法

(1) 明确基本概念

①分娩机制实际上是胎先露部为适应骨盆各个平面的不同形态，被动地进行的一系列适应性旋转，以最小径线通过产道的过程。也就是说，以最小头径适应最小骨盆径，而最大头径从最大骨盆径里走。

②枕下前囟径是最小头径，俯屈后就以这条径线通过产道，也就是以最小径线通过产道。

③衔接，是双顶径入盆的官方说法，这是先兆临产时母体有"胎儿下降感"的原因。

④入口平面是左右径＞前后径，而中骨盆平面和出口平面是前后径＞左右径，这是产生旋转的原因。

⑤整个分娩过程大致分为两个部分，即胎头娩出(包括衔接+俯屈+内旋转)和双肩娩出(仰伸+复位)，而双肩娩出过程其实就是重复胎头娩出的过程。

⑥枕左前位的分娩过程可简单归纳为入盆→低头→低着头往中线一歪→抬头娩出脑袋→脑袋在外

面后,助产士把头一扭→往下按前肩娩出→往上抬后肩娩出。

⑦枕左前是以母体为标准——胎儿的枕,母体的左,母体的前;左右斜径是以母体的骶髂关节为起点,骶髂关节与小囟门(胎头矢状缝)的关系,故枕左前对应右斜径,枕右前对应左斜径。

(2)枕左前位的分娩过程归纳表

	衔接	俯屈	内旋转	仰伸	复位
定义	双顶径入盆的官方说法	低头,将最小径线朝向骨盆	头向中轴方向旋转,头保持俯屈	抬头,出阴道外口,抬头娩出	回到以前位置,故也称外旋转
胎儿径线	枕额径	枕下前囟径(最小)	胎头前后径(最大)	双肩径	双肩径
骨盆平面	入口平面	入口平面(左右>前后)	中骨盆-出口平面(前后>左右)	入口平面	中骨盆-出口平面
骨盆关键径线	入口斜径与矢状缝重合	前后径(最小)	前后径(最大)	入口斜径与双肩径重合	前后径(最大)
备注	胎头最低点平坐骨棘	最小头径适应最小骨盆径	最大头径从最大骨盆径中走	头已出,差肩膀	前肩出,继之后肩出

三、先兆临产及临产的诊断

1. 先兆临产

分娩发动前,往往出现一些预示即将临产的症状,如不规律宫缩、胎儿下降感、见红等,称为先兆临产。

(1)**不规律宫缩** 又称假临产。分娩发动前,由于子宫肌层敏感性增强,可出现不规律宫缩,其特点:①宫缩频率不一致,持续时间短(<30秒)、间歇时间长且无规律;②宫缩强度未逐渐增强;③常在夜间出现,清晨消失;④不伴有宫颈管短缩、宫口扩张;⑤给予镇静剂能将其抑制。

(2)**胎儿下降感** 又称轻松感。由于胎先露部下降、入盆衔接使宫底降低。孕妇自觉上腹部较前舒适,下降的胎先露部可压迫膀胱引起尿频。

(3)**见红** 分娩发动前24~48小时内,因宫颈内口附近的胎膜与该处的子宫壁分离,毛细血管破裂而少量出血,与宫颈管内的黏液相混合呈淡血性黏液排出,称为见红,是分娩即将开始比较可靠的征象。若阴道流血量较多,量达到或超过月经量,应考虑病理性产前出血,常见原因有前置胎盘、胎盘早剥。

2. 临产诊断

临产的重要标志为规律且逐渐增强的子宫收缩,持续约30秒或以上,间歇5~6分钟,同时伴随进行性宫颈管消失、宫口扩张、胎先露下降。用镇静剂不能抑制临产。注意:临产的标志不是见红。

【例9】属于临产的标志是
    A. 羊水流出　　　　　　B. 阴道流血　　　　　　C. 腹痛
    D. 胎膜早破　　　　　　E. 规律宫缩和宫口扩张(2022)

【例10】关于临产开始的标志,错误的是
    A. 规律宫缩　　　　　　B. 宫颈管展平　　　　　C. 宫颈扩张
    D. 胎先露部下降　　　　E. 见红

四、产程的分期

1. 总产程与产程的分期

(1)**总产程** 总产程即分娩全过程,是指从规律宫缩开始,至胎儿、胎盘娩出的全过程。

(2)**产程的分期** 临床上,总产程分为第一产程、第二产程和第三产程三个时期。

	第一产程	第二产程	第三产程
别称	宫颈扩张期	胎儿娩出期	胎盘娩出期
定义	指从规律宫缩开始到宫颈口开全(10cm)的过程	指从宫口开全(10cm)至胎儿娩出的过程	指从胎儿娩出到胎盘娩出的过程
所需时间	初产妇需 11~12 小时 经产妇需 6~8 小时	无硬膜外麻醉:初产妇≤3 小时,经产妇≤2 小时 有硬膜外麻醉:初产妇≤4 小时,经产妇≤3 小时	需 5~15 分钟 不应超过 30 分钟

2. 第一产程的临床表现及处理

第一产程为正式临产到宫口开全(10cm)。由于临产时间有时难以确定,因此推荐初产妇确定正式临产后,宫颈管完全消退可住院待产。经产妇在确定临产后尽快住院分娩。

(1)**临床表现** 第一产程主要表现为规律宫缩、宫口扩张、胎先露下降、胎膜破裂。

临床表现	临床含义	注意事项
规律宫缩	开始时子宫收缩力弱,持续时间较短(30秒),间歇期较长(5~6分钟) 随之宫缩强度增加,持续时间延长(50~60秒),间歇期缩短(2~3分钟) 当宫口开全时,宫缩持续时间可长达1分钟,间歇期仅1~2分钟	规律宫缩是临产后的主要产力
宫口扩张	表现为宫颈管逐渐变软、变短、消失,宫颈展平并逐渐扩大 当宫口开全时,子宫下段、宫颈、阴道共同形成桶状的软产道	宫口扩张速度开始较慢,后期速度加快
胎先露下降	随着产程进展,先露部逐渐下降,并在宫口开大 4~6cm 后快速下降,直到先露部达到外阴及阴道口	胎先露下降是能否经阴道分娩的重要指标
胎膜破裂	胎先露部衔接后,将羊水分隔为前后两部,前羊水约 100ml 当宫缩时,羊膜腔压力增加到一定程度时胎膜自然破裂,前羊水流出	自然分娩胎膜破裂多发生在宫口近开全时

(2)**产程观察及处理** 为了细致观察产程,及时记录结果,目前多采用产程图。产程图横坐标为临产时间(小时),纵坐标左侧为宫口扩张程度(cm),纵坐标右侧为胎先露下降程度(cm),画出宫口扩张曲线和胎头下降曲线,可使产程进展一目了然。

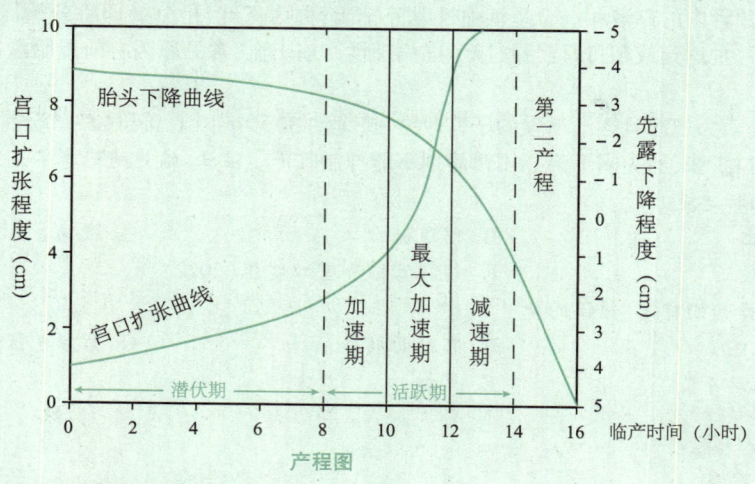

产程图

第一产程必须观察的项目包括:
①**子宫收缩** 包括宫缩频率、强度、持续时间、间歇时间等。观察子宫收缩的方法如下。
A. 腹部触诊法 最简单最重要的方法。助产人员将手掌放在产妇的腹壁上感受宫缩。

第十一篇 妇产科学
第8章 正常分娩

B. 仪器监测　用电子监护仪显示宫缩强度、频率、每次宫缩持续时间,是反映宫缩的客观指标。

②宫口扩张及胎先露下降　经阴道指诊检查宫口扩张和胎先露下降情况。

A. 宫口扩张曲线　根据宫口扩张情况,可将第一产程分为潜伏期和活跃期。潜伏期是指从临产出现规律宫缩至宫口扩张3cm,此期宫口扩张速度较慢,平均2~3小时扩张1cm,需8小时。活跃期是指宫口扩张3~10cm,此期宫口扩张速度较快,需4小时。活跃期又分为加速期、最大加速期和减速期。

	潜伏期	加速期	最大加速期	减速期
时段	临产至宫口扩张3cm	宫口扩张3~4cm	宫口扩张4~9cm	宫口扩张9~10cm
所需时间	8小时(应<16小时)	1小时30分钟	2小时	30分钟

注意： ①8版《妇产科学》P178:活跃期是指宫口扩张3~10cm(以上为8版数据,9版数据不全且混乱)。
②9版《妇产科学》P180:活跃期是指宫口扩张4~6cm至宫口开全(即10cm)。

B. 胎头下降曲线　以胎头颅骨最低点与坐骨棘平面关系标明胎头下降程度。坐骨棘平面是判断胎头高低的标志。阴道检查可触及坐骨棘,胎头颅骨最低点平坐骨棘时,以"0"表示;在坐骨棘平面上1cm时,以"-1"表示;在坐骨棘平面下1cm时,以"+1"表示,其余依此类推。

③胎膜破裂　多在宫口近开全时自然破膜,前羊水流出。一旦胎膜破裂,应立即监测胎心,观察羊水性状,检查宫缩,记录破膜时间。

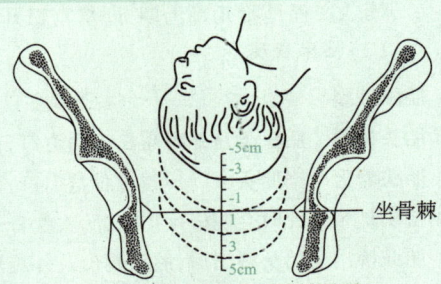

S0　胎头最低点平坐骨棘平面
S+3　胎头最低点平坐骨棘平面以下3cm
S-3　胎头最低点平坐骨棘平面以上3cm
阴道检查判断胎头高低示意图

(3)胎心观察及处理　胎心监测是产程中极为重要的观察指标。可使用听诊器、胎儿监护仪进行监测。

①听诊器听取胎心音　胎心应在宫缩间歇期听诊。潜伏期应每隔1~2小时听胎心1次。活跃期宫缩较频时,应每隔15~30分钟听胎心1次,每次听诊1分钟。

②胎儿监护仪监测胎心率　可观察胎心率变异及其与宫缩、胎动的关系,观察时应每隔15分钟对胎心曲线进行评估,宫缩频时每隔5分钟评估1次。此法能较客观地判断胎儿在宫内的状态。

(4)母体观察及处理

①生命体征　测量产妇生命体征并记录。第一产程宫缩时血压可升高5~10mmHg,间歇期恢复。

②阴道流血　观察有无阴道异常流血,警惕前置胎盘、胎盘早剥、前置血管破裂出血等情况。

③饮食　产妇宜少量多次摄入无渣饮食,保证充沛的体力。

④活动与休息　宫缩不强且未破膜时,产妇可在室内适当活动。

⑤排尿与排便　应鼓励产妇每2~4小时排尿1次,以免膀胱充盈影响宫缩及胎头下降。排尿困难者,必要时导尿。初产妇宫口扩张<4cm、经产妇<2cm时,可行温肥皂水灌肠,既能清除粪便避免排便造成污染,又能通过反射刺激宫缩,加速产程进展。但胎膜早破、阴道流血、胎头未衔接、胎位异常、有剖宫产史、宫缩强估计1小时内分娩、患严重心脏病等情况时不宜灌肠。

⑥精神支持　产妇的精神状态可影响宫缩和产程进展。

注意： ①产程进展的标志是胎头下降及宫口扩张。②了解胎头下降的标志是坐骨棘平面。
③经阴道检查确诊胎方位的标志是矢状缝及囟门。

【例11】临产后第一产程活跃期的最大加速期是指宫口扩张
　　　　A. 2~7cm　　　　　　B. 1~6cm　　　　　　C. 4~9cm
　　　　D. 3~8cm　　　　　　E. 5~10cm

【例12】临产后的胎心监护,错误的是

A. 听胎心应在宫缩间歇期宫缩刚结束时　　B. 潜伏期应每小时听胎心1次
C. 活跃期应每30分钟听胎心1次　　D. 第二产程应每15分钟听胎心1次
E. 胎心每次应听1分钟

【例13】临产后,肥皂水灌肠可用于
　　A. 胎膜早破　　　　　　　　B. 胎头未衔接　　　　　　　C. 胎位异常
　　D. 初产妇宫口开大3cm　　　 E. 严重心脏病

【例14】初孕妇,23岁,孕38周,规律宫缩10小时就诊。查体:胎心率136次/分,宫口开大8cm,胎头-2,胎膜未破。正确的处理措施是
　　A. 5U缩宫素静脉滴注　　　　B. 继续观察产程　　　　　　C. 100mg哌替啶肌内注射
　　D. 人工破膜并静脉注射缩宫素　E. 立刻行剖宫产术

3. 第二产程的临床表现及处理

第二产程是胎儿娩出期,即从宫口开全至胎儿娩出。

(1)临床表现

胎膜破裂	宫口近开全或开全后胎膜多自然破裂。若仍未破膜,可影响胎头下降,应于宫缩间歇期人工破膜
胎头拨露	胎头于宫缩时露出于阴道口,在宫缩间歇期又缩回阴道内
胎头着冠	当胎头双顶径越过骨盆出口,宫缩间歇期胎头不再回缩
会阴扩张	此时会阴极度扩张,胎头枕骨于耻骨弓下露出,出现仰伸动作,胎儿额、鼻、口、颏部相继娩出
胎儿娩出	胎头娩出后,胎头复位及外旋转,随后前肩、后肩、胎体相继娩出,后羊水随之涌出

(2)观察产程及处理

①密切监测胎心　第二产程宫缩频而强,应每5分钟听1次胎心。也可连续电子胎心监护。

②密切监测宫缩　第二产程宫缩持续时间可达60秒,间隔时间1~2分钟。

③阴道检查　每隔1小时或有异常情况时行阴道检查,评估羊水性状、胎方位、胎头下降情况。

④指导产妇用力　正确运用腹压是缩短第二产程的关键。

(3)接产

①接产准备　初产妇宫口开全(10cm)、经产妇宫口扩张6cm以上且宫缩规律有力时,应将产妇送上分娩床作分娩准备。消毒外阴,接产者准备接产。

②接产时应注意保护会阴　接产者站在产妇右侧,当胎头拨露使阴唇后联合紧张时,开始保护会阴。保护会阴并协助胎头俯屈,让胎头以最小径线(枕下前囟径)在宫缩间歇时缓慢通过阴道口,这是预防会阴撕裂的关键,产妇屏气必须与接产者配合。

③会阴切开　不应对初产妇常规会阴切开。若会阴过紧或胎儿过大、估计分娩时会阴撕裂不可避免者,或母儿有病理情况急需结束分娩者,可行会阴切开。一般在胎头着冠时切开,以减少出血。

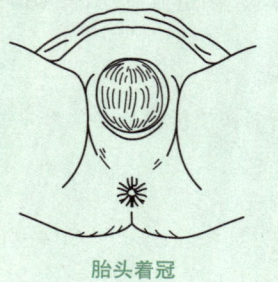
胎头着冠

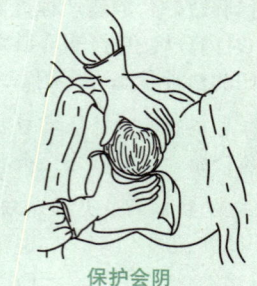
保护会阴

【例15】临产后进入第二产程的主要标志是
　　A. 外阴膨隆　　　　　　　B. 胎头拨露　　　　　　　C. 胎头着冠
　　D. 宫口开大10cm　　　　 E. 肛门括约肌松弛
【例16】初产妇枕先露时,开始保护会阴的时间是
　　A. 宫口开全　　　　　　　B. 胎头可见到时　　　　　C. 胎头着冠时
　　D. 胎头复位时　　　　　　E. 胎头拨露使阴唇后联合紧张时

4. 第三产程的临床表现及处理

第三产程为胎盘娩出期,即从胎儿娩出到胎盘娩出,需5~15分钟,不应超过30分钟。

(1) 临床表现　胎儿娩出后,宫腔容积明显减小,胎盘与子宫壁发生错位剥离,胎盘剥离面出血形成积血。子宫继续收缩,使胎盘完全剥离而娩出。胎盘剥离征象有:①宫体变硬呈球形,胎盘剥离后降至子宫下段,下段被动扩张,宫体呈狭长形被推向上方,宫底升高达脐上;②阴道口外露的一段脐带自行延长;③阴道少量流血;④接产者用手掌尺侧在产妇耻骨联合上方轻压子宫下段,宫体上升而外露的脐带不再回缩。胎盘剥离后从阴道排出体外。

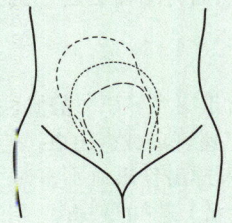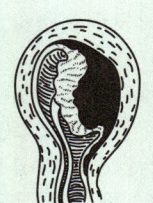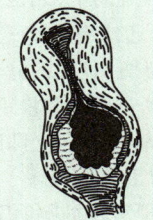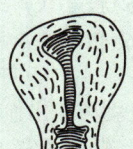

①胎盘剥离开始　　②胎盘降至子宫下段　　③胎盘娩出后

胎盘剥离时子宫的形状

记忆:胎盘剥离的征象记忆为——子宫缩成球,脐带不回缩,阴道血少流,医生摸摸手。

(2) 新生儿处理

①清理呼吸道　用吸球吸去气道黏液及羊水,当确定气道通畅仍未啼哭时,可用手轻拍新生儿足底,待新生儿啼哭后,即可处理脐带。

②新生儿阿普加(Apgar)评分　是判断新生儿窒息及严重程度的常用方法,由以下5项体征组成,每项体征赋值0分、1分或2分,然后将5项分值相加,即为Apgar评分的分值。满分为10分,8~10分为正常新生儿,4~7分为轻度窒息,0~3分为重度窒息。

体征	0分	1分	2分
每分钟心率	0	<100次	≥100次
呼吸	0	浅慢,不规则	佳,哭声响亮
肌张力	松弛	四肢稍屈曲	四肢屈曲,活动好
喉反射	无反射	有些动作	咳嗽,恶心
皮肤颜色	全身苍白	躯体红润,四肢青紫	全身粉红

出生后1分钟、5分钟进行评分。1分钟评分可评估出生时状况,反映宫内的情况。5分钟评分则反映复苏效果,与近期和远期预后关系密切。我国新生儿窒息标准为:A. 5分钟Apgar评分≤7分,仍未建立有效呼吸;B. 脐动脉血气pH<7.15;C. 排除其他引起低Apgar评分的病因;D. 产前具有可能导致窒息的高危因素。其中,A、B、C为必要条件,D为参考指标。

③脐动脉血气 pH　代表新生儿在产程中血气变化的结局,提示有无缺氧、酸中毒及其严重程度,反映窒息的病理生理本质,较 Apgar 评分更为客观,更具有特异性。

④处理脐带　剪断脐带后在距脐根上方 0.5cm 处用丝线、弹性橡皮圈或脐带夹结扎。残端消毒包扎。

(3) **协助胎盘娩出**　当胎盘完全剥离后,于宫缩时以左手握住宫底并按压,右手轻拉脐带,协助娩出胎盘。胎盘完全排出后,按摩子宫刺激其收缩以减少出血。

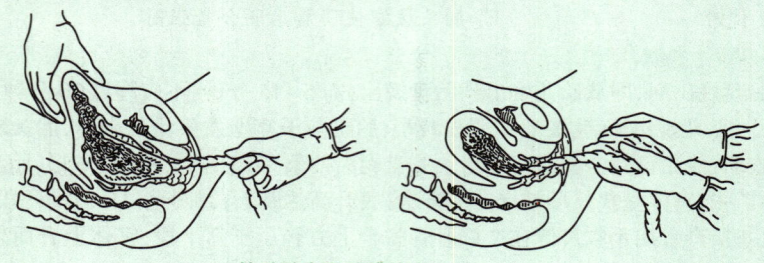

协助胎盘和胎膜娩出

(4) **检查胎盘胎膜**　将胎盘铺平,先检查胎盘母体面胎盘小叶有无缺损,然后将胎盘提起,检查胎膜是否完整,再检查胎盘胎儿面边缘有无血管断裂,及时发现副胎盘。

(5) **检查软产道**　若有裂伤,应立即缝合。

(6) **预防产后出血**　正常分娩出血量不超过 300ml。预防产后出血可在胎儿<u>前肩娩出时</u>静脉注射<u>缩宫素 10~20U</u>,也可在胎儿前肩娩出后立即肌内注射缩宫素 10U,均能使胎盘迅速剥离减少出血。若胎盘未完全剥离而出血多时,应行手取胎盘术。若第三产程超过 30 分钟,胎盘仍未排出且出血不多时,应排空膀胱、轻压子宫、静脉注射子宫收缩剂;仍不能使胎盘排出时,应行手取胎盘术。若<u>胎盘娩出后</u>出血较多,可经下腹部直接在宫体肌壁内或肌内注射<u>麦角新碱</u> 0.2~0.4mg。

注意:①缩宫素在胎儿前肩娩出时静脉注射,在前肩娩出后肌内注射,参阅 8 版《妇产科学》P184。
②麦角新碱于胎盘娩出后使用。

(7) **观察产后一般情况**　胎盘娩出 2 小时内是产后出血的高危期,有时被称为第四产程,应严密观察。产后 2 小时无异常,可将产妇和新生儿送回病房。

【例 17】新生儿娩出后首先应
　　A. 断脐　　　　　　　　　B. 擦洗新生儿面部　　　　C. 清理呼吸道
　　D. 刺激新生儿足部　　　　E. 抓紧娩出胎盘及胎膜

【例 18】新生儿出生后 1 分钟的 Apgar 评分及其意义,错误的是
　　A. 满分为 10 分,属正常新生儿　　B. 7 分以上只需进行一般处理
　　C. 4 分以下缺氧严重,应紧急抢救　D. 应于出生 5 分钟内再次评分
　　E. 评分根据呼吸、心率及皮肤颜色

【例 19】经阴道分娩时,为预防产后出血,肌内注射麦角新碱应在
　　A. 胎头拨露阴唇后联合紧张时　B. 胎头已着冠时　　　　C. 胎头娩出时
　　D. 胎肩娩出时　　　　　　　　E. 胎盘娩出时

【例 20】初产妇,29 岁。胎儿娩出 30 分钟后,出现阴道流血 200ml,用手在产妇耻骨联合上方轻压子宫下段时,外露脐带回缩,此时正确的处理措施是
　　A. 等待胎盘剥离　　　　　　B. 按压宫底,牵拉脐带　　C. 立即输血
　　D. 徒手剥离胎盘　　　　　　E. 子宫体注射麦角新碱

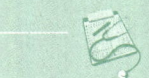

五、分娩镇痛

1. 分娩镇痛的原则
①对产程影响小;②安全、对产妇及胎儿不良作用小;③药物起效快、作用可靠、给药方法简便;④有创镇痛由麻醉医师实施并全程监护。

2. 分娩镇痛的种类

(1) **非药物镇痛** 包括调整呼吸、全身按摩、家属陪伴、导乐,可单独应用或联合药物镇痛法等应用。

(2) **全身阿片类药物麻醉** 可以通过静脉注射或肌内注射间断给予,也可以通过患者自控性镇痛。常用药物包括哌替啶、芬太尼、瑞芬太尼、纳布啡等。

(3) **椎管内麻醉镇痛** 通过局麻药让身体特定区域的感觉阻滞,包括腰麻、硬膜外麻醉、腰硬联合麻醉。其优点为镇痛平面固定,较少引起运动阻滞,易于掌握用药剂量,可以长时间保持镇痛效果。但如果麻醉平面过高可导致严重呼吸抑制。

▶ **常考点** 重点内容,需全面掌握。

参考答案——详细解答见《2024 国家临床执业及助理医师资格考试历年考点精析(上、下册)》

1. ABCDE 2. ABCDE 3. ABCDE 4. ABCDE 5. ABCDE 6. ABCDE 7. ABCDE
8. ABCDE 9. ABCDE 10. ABCDE 11. ABCDE 12. ABCDE 13. ABCDE 14. ABCDE
15. ABCDE 16. ABCDE 17. ABCDE 18. ABCDE 19. ABCDE 20. ABCDE

第9章 异常分娩

▶ **考纲要求**
①概述。②产力异常。③产道异常。④胎位异常。

▶ **复习要点**

一、概述

1. 概念
异常分娩又称难产,其影响因素包括产力、产道、胎儿及社会心理因素。任何一个或一个以上的因素发生异常及四个因素间相互不能适应,而使分娩进程受到阻碍,称为异常分娩。

2. 病因
(1) **产力异常** 包括各种收缩力异常(子宫、腹肌、膈肌、肛提肌),其中主要是子宫收缩力异常。
(2) **产道异常** 包括骨产道异常和软产道异常,以骨产道狭窄多见。
(3) **胎儿异常** 包括胎位异常、胎儿相对过大和胎儿发育异常。

3. 临床表现
(1) **母体表现**
①产妇全身衰竭症状 产程延长,产妇烦躁不安、体力衰竭、进食减少等。
②产科情况 表现为子宫收缩乏力或过强、宫颈扩张缓慢或停滞、胎先露下降延缓或停滞。
(2) **胎儿表现** 胎头未衔接或延迟衔接、胎位异常、胎头水肿、胎儿颅缝过度重叠、胎儿窘迫等。

4. 产程异常
(1) **产程曲线异常** 产程图是产程监护和识别难产的重要手段,产程进展的标志是<u>宫口扩张和胎先露部下降</u>。宫缩乏力导致的产程曲线异常如下。

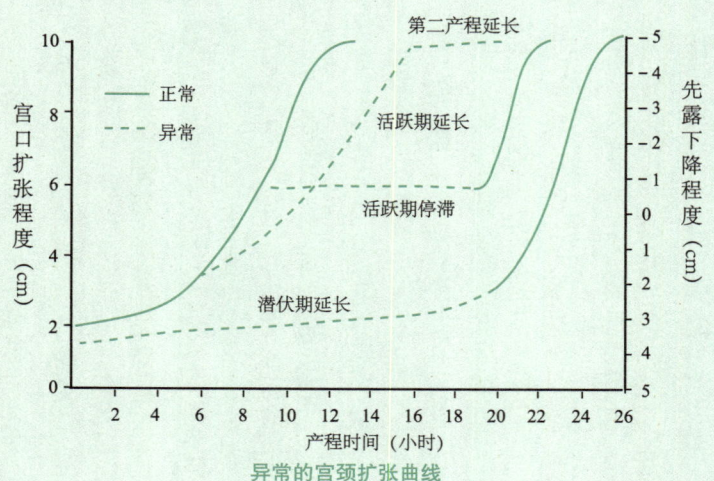

异常的宫颈扩张曲线

（2）**基本概念** 教材不同，内容迥异，下表为9版《妇产科学》P180内容。

异常产程类型	临床意义
潜伏期延长	从临产规律宫缩开始至活跃期起点（宫口扩张4~6cm），称为潜伏期 初产妇>20小时、经产妇>14小时，称为潜伏期延长
活跃期延长	从活跃期起点至宫口开全10cm称活跃期。活跃期宫口扩张速度<0.5cm/h 称活跃期延长
活跃期停滞	当破膜且宫颈口扩张≥6cm，若宫缩正常，宫颈口停止扩张≥4小时；若宫缩欠佳，宫颈口停止扩张≥6小时，称为活跃期停滞
第二产程延长	从宫口开全至胎儿娩出称为第二产程。初产妇>3小时，经产妇>2小时（硬膜外麻醉镇痛分娩时，初产妇>4小时，经产妇>3小时），产程无进展，称为第二产程延长
胎头下降延缓	第二产程初产妇胎头先露下降速度<1cm/h，经产妇<2cm/h，称为胎头下降延缓
胎头下降停滞	第二产程胎头先露停留在原处不下降>1小时，称为胎头下降停滞
滞产	总产程指开始出现规律宫缩至胎儿胎盘娩出。总产程>24小时，称为滞产

注意：9版《妇产科学》P180：潜伏期是指临产规律宫缩至宫口开大4~6cm，8版《妇产科学》为3cm。

5. 处理

（1）**阴道试产** 若无明显头盆不称，原则上应尽量阴道试产。

请注意：①第一产程宫颈扩张4cm之前，不应诊断难产；②人工破膜和缩宫素使用后，方可诊断难产。试产过程中，若出现产程异常，应根据不同情况进行及时处理。

（2）**剖宫产** 产程中一旦发现严重的胎位异常如胎头呈高直后位、前不均倾位、额先露及颏后位，应停止阴道试产，立即行剖宫产术结束分娩。

二、产力异常

1. 分类

子宫收缩力是临产后贯穿于分娩全过程的主要动力，具有节律性、对称性、极性、缩复作用的特点。任何原因引发的子宫收缩节律性、对称性及极性不正常或收缩力的强度、频率变化，均称为子宫收缩力异常（产力异常）。子宫收缩力异常有两类：子宫收缩乏力和子宫收缩过强，每类再分为协调性和不协调性。

子宫收缩力异常
- 子宫收缩乏力（宫缩乏力）
  - 协调性（低张性）
    - 原发性
    - 继发性
  - 不协调性（高张性）
- 子宫收缩过强（宫缩过强）
  - 协调性
    - 急产（无阻力时）
    - 病理缩复环（有阻力时）
  - 不协调性
    - 子宫痉挛性狭窄环（局部子宫肌收缩）
    - 强直性子宫收缩（全部子宫肌收缩）

2. 子宫收缩乏力

（1）**原因**

子宫肌源性因素	任何影响子宫肌纤维正常收缩功能的因素，均可导致宫缩乏力，如子宫肌纤维过度伸展（羊水过多、巨大胎儿、多胎妊娠）、子宫畸形、子宫肌瘤、经产妇、高龄产妇
头盆不称或胎位异常	由于胎头下降受阻，先露部不能紧贴子宫下段及宫颈内口，不能刺激子宫收缩
内分泌失调	产妇体内乙酰胆碱、宫缩素、前列腺素合成减少，子宫对缩宫物质的敏感性降低
精神源性因素	产妇对分娩有恐惧、紧张等精神心理障碍
其他因素	在产程早期大量使用宫缩抑制剂、解痉镇静剂，可直接抑制子宫收缩

(2)临床表现及诊断

①协调性宫缩乏力 又称低张力性子宫收缩乏力。特点是子宫收缩的节律性、对称性、极性均正常，仅收缩力弱，宫缩<2次/10分钟，持续时间短，间歇期较长。根据宫缩乏力的发生时间分为以下两类：

A. 原发性宫缩乏力 少见，是指产程早期出现的宫缩乏力。

B. 继发性宫缩乏力 多见，是指产程早期宫缩正常，在进展到第一产程活跃期后期或第二产程后宫缩强度减弱，使产程延长或停滞，多伴胎位异常或中骨盆狭窄。

②不协调性宫缩乏力 又称高张力性子宫收缩乏力。特点是宫缩失去正常的节律性、对称性、尤其是极性，胎先露不能如期下降，为无效宫缩。

	协调性宫缩乏力	不协调性宫缩乏力
别称	低张力性子宫收缩乏力	高张力性子宫收缩乏力
发生率	约占分娩总数的4%	约占分娩总数的1%
类型	多属于继发性宫缩乏力	多属于原发性宫缩乏力
发生时间	多发生于第一产程活跃期后期	多发生于潜伏期(需与假临产鉴别)
发病情况	中骨盆与骨盆出口狭窄、胎先露下降受阻	头盆不称、胎位异常
子宫收缩	具有正常的节律性、对称性、极性，而收缩力弱 兴奋点起自两侧子宫角部 子宫收缩波由上向下扩散	无规律性、节律性、极性，尤其无极性 兴奋点起自子宫下段 子宫收缩波由下向上扩散
宫缩时间	持续时间短，间歇期长且不规律，宫缩<2次/10分钟	收缩波小而不规律，频率高，节律不协调
宫缩特点	宫缩高峰时，宫体隆起不明显 指压宫底仍可出现凹陷	宫缩时宫底不强子宫下段强 间歇期子宫壁也不能完全松弛
宫腔内压	宫缩时宫腔内压力常<15mmHg，致使宫颈不能如期扩张、胎先露不能如期下降，导致产程延长，甚至停滞	尽管宫缩时宫腔内压力常≥20mmHg，但由于宫缩无极性，故胎先露不能下降，宫口不能扩张，属于无效宫缩
临床特点	孕妇无下腹剧痛 宫缩间歇期子宫肌松弛	孕妇自觉下腹持续疼痛，拒按，烦躁不安 宫缩间歇期子宫肌张力仍高
胎儿窘迫	出现晚	出现早
镇静剂	效果不明显	效果明显
缩宫素	效果良好	效果不佳(宫缩未恢复时禁用)

注意：①继发性宫缩乏力指产程开始宫缩正常，但在产程晚期(多为活跃期或第二产程)宫缩转弱。
②原发性宫缩乏力指产程一开始就出现宫缩乏力，宫口不能扩张，胎先露不能如期下降。

【例1】初孕妇,26岁。妊娠38周,规律宫缩8小时,宫口开大6cm,S+1,胎膜已破,胎儿体重估计3000g,血压130/80mmHg,胎心率144次/分。2小时后肛查:宫口仍6cm,边薄,先露S+1,宫缩力弱,20秒/5~6分钟,胎心好。应诊断为

A. 潜伏期延长　　　　B. 活跃期延长　　　　C. 活跃期停滞
D. 第二产程延长　　　E. 滞产

A. 活跃期停滞　　　　B. 活跃期延长　　　　C. 潜伏期延长
D. 第二产程延长　　　E. 正常产程

【例2】初产妇,25岁。妊娠39周,临产10小时,宫缩正常,羊水清亮,宫口开大6cm,头先露,S=+1,4小时后宫口仍是6cm。最可能的诊断是

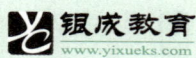

第十一篇 妇产科学
第9章 异常分娩

【例3】初产妇,26岁。妊娠38周,临产22小时,胎心136次/分,宫口开大2cm,枕先露,S=2。最可能的诊断是

注意:①正常规律宫缩——开始时宫缩持续30秒,间歇5~6分钟,强度较弱。
②随着产程进展——宫缩持续50~60秒,间歇2~3分钟,强度增强。
③当宫口开全时——宫缩持续≥1分钟,间歇1~2分钟,强度更强。
④正常胎心音110~160次/分钟。正常胎动计数≥10次/2小时,<10次/2小时提示胎儿宫内缺氧。
⑤妊娠足月儿胎头双顶径(BPD)约9.3cm。
⑥B超测定羊水最大暗区垂直深度(AFV,羊水池)≥8cm为羊水过多,≤2cm为羊水过少。
⑦人工破膜的指征——宫口扩张≥3cm、无头盆不称、胎头已衔接。这些数据解题时经常用到。

【例4】初产妇,26岁。宫口开全1小时40分,先露+1,枕右后位,宫缩由强转弱50分钟,宫缩间隔由2分钟延长为6~8分钟。最可能的原因是
A. 骨盆出口狭窄　　B. 骨盆入口狭窄　　C. 产妇乏力、肠胀气
D. 原发性子宫收缩乏力　　E. 中骨盆狭窄

(3)对母儿的影响
①对产妇的影响　产程延长,产妇休息不好,精力和体力消耗较多,出现精神疲惫、乏力、排尿困难及肠胀气。最终影响子宫收缩,手术产率增加。第二产程延长,可因产道受压过久,发生产后尿潴留,受压组织长期缺血,可发生软产道受损,形成生殖道瘘。同时,易导致产后出血和产褥感染。
②对胎儿的影响　不协调性宫缩乏力时,子宫收缩间歇期子宫壁不能完全松弛,易发生胎儿窘迫;产程延长使胎头和脐带受压过久,手术助产机会增加,易导致新生儿窒息、产伤、颅内出血、吸入性肺炎等。

(4)预防
①应对孕妇进行产前教育。
②进入产程后,消除产妇思想顾虑和恐惧心理,增强其对分娩的信心,开展陪伴分娩。
③分娩前鼓励多进食,必要时静脉补充营养。
④避免过多使用镇静剂。
⑤注意检查有无头盆不称等。

(5)处理
①协调性宫缩乏力　首先应明确病因。若发现有头盆不称或胎位异常,应及时行剖宫产。若无头盆不称和胎位异常,估计能经阴道分娩者,则应加强宫缩。
　A. 第一产程　在消除精神紧张、补充营养、排便、及时导尿的基础上,通过以下方法加强子宫收缩:

	原理	适应证	备注
人工破膜	破膜后胎头直接紧贴子宫下段及宫颈内口,反射性引起子宫收缩,加速产程进展	宫口扩张≥3cm、无头盆不称胎头已衔接而产程延缓者	破膜前应检查有无脐带先露破膜应在宫缩间歇期进行破膜后宫缩无改善再用缩宫素
静脉滴注缩宫素	缩宫素可促进子宫收缩加快产程进展	协调性宫缩乏力、胎心良好、胎位正常、头盆相称、宫口≥3cm	有明显产道梗阻、瘢痕子宫者不宜应用缩宫素
静推地西泮	地西泮能使宫颈平滑肌松弛,软化宫颈,促进宫口扩张	宫口扩张缓慢、宫颈水肿时	与缩宫素联合应用效果更佳

加强宫缩前需要评估宫缩情况。同时行阴道检查,了解宫颈口的扩张情况、长度、软硬程度、位置及先露部的位置。临床上常用Bishop评分法了解宫颈成熟度,判断引产和加强宫缩的成功率。该评分法满分为13分,≤3分多失败,4~6分成功率为50%,7~9分的成功率为80%,≥10分均成功。

指标	0分	1分	2分	3分
宫口开大(cm)	0	1~2	3~4	≥5
宫颈管消退(未消退为3cm)	0~30%	40%~50%	60%~70%	≥80%
先露位置(坐骨棘水平S=0)	-3	-2	-1~0	+1~+2
宫颈硬度	硬	中	软	—
宫口位置	后	中	前	—

经上述处理,试产2~4小时产程仍无进展或出现胎儿窘迫征象时,应及时行剖宫产术。

B. 第二产程　宫缩乏力若无头盆不称,应静脉滴注缩宫素加强宫缩;若母儿状况良好,胎头≥+3,可等待自然分娩或行阴道助产分娩;若处理后胎头下降无进展或伴胎儿窘迫,胎头≤+2,应及时行剖宫产。

C. 第三产程　胎肩娩出后可立即将缩宫素10~20U加入25%葡萄糖液20ml内静脉推注,以预防产后出血。对产程长、破膜时间久、手术产者,应给予抗生素预防感染。

【例5】协调性子宫收缩乏力行人工破膜适用的临床情况是
　　A. 臀先露,宫口开大2cm　　B. 胎头高直后位,宫口开大2cm　　C. 足先露,宫口开大4cm
　　D. 肩先露,宫口开大3cm　　E. 枕先露,S=0,宫口开大4cm

【例6】Bishop宫颈成熟度评分,得2分的是
　　A. 宫口开大4cm　　B. 先露位置-2　　C. 宫颈管消退80%
　　D. 宫口位置后方　　E. 宫颈中等硬度

②不协调性宫缩乏力　处理原则是调节子宫不协调性收缩,使其恢复正常节律性和极性。

A. 镇静剂　可给予哌替啶或吗啡肌内注射,使产妇充分休息,醒后不协调性宫缩多能恢复为协调性宫缩。若不协调性宫缩已被纠正,但宫缩仍较弱,按协调性宫缩乏力处理。

B. 剖宫产　应用镇静剂后宫缩仍不协调或出现胎儿窘迫、伴头盆不称、胎位异常,应行剖宫产。

C. 缩宫素　在不协调性宫缩恢复为协调性宫缩之前,严禁使用缩宫素。

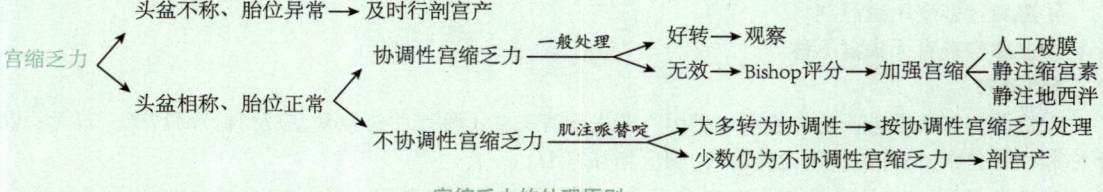

宫缩乏力的处理原则

(7~9题共用题干)25岁,初产妇。妊娠39周,阵发性腹痛20小时,10~12分钟宫缩1次,持续30秒,宫口开大3cm。

【例7】出现上述临床表现的原因是
　　A. 子宫收缩对称性异常　　B. 子宫收缩节律性异常　　C. 子宫收缩极性异常
　　D. 子宫收缩缩复作用异常　　E. 腹肌和膈肌收缩力异常

【例8】此时的处理原则应是
　　A. 肌内注射缩宫素　　B. 静脉滴注麦角新碱　　C. 肌内注射哌替啶
　　D. 人工破膜　　E. 立即行剖宫产术

【例9】若进入第二产程后,胎头+3,胎心率90次/分,此时的处理应是
　　A. 立即行剖宫产术　　B. 等待自然分娩　　C. 行产钳术助娩
　　D. 静脉滴注缩宫素　　E. 静脉注射地西泮

第十一篇　妇产科学
第9章　异常分娩

> 注意：①缩宫素用于催产只能静脉滴注，不能肌内注射，肌内注射只能用于产后止血。
> ②麦角新碱可选择性兴奋子宫平滑肌，但剂量稍大即可引起包括子宫体和子宫颈在内的子宫平滑肌强直收缩，妊娠后期子宫对其敏感性增强，因此不能用于催产和引产，只能用于产后子宫出血。

【例10】不协调性子宫收缩乏力的正确处理应是
　　　A. 针刺合谷、三阴交穴位　　B. 温肥皂水灌肠　　C. 肌内注射哌替啶
　　　D. 人工破膜　　　　　　　　E. 静脉滴注缩宫素

3. 子宫收缩过强

(1) 分类　子宫收缩过强分协调性宫缩过强和不协调性宫缩过强。
①协调性子宫收缩过强　又分为产道无阻力时的急产、产道有阻力时的病理缩复环。
②不协调性子宫收缩过强　又分为强直性子宫收缩、子宫痉挛性狭窄环。

(2) 诊断
①协调性子宫收缩过强
A. 急产　宫缩节律性、对称性、极性均正常，仅宫缩过强、过频（宫缩≥5次/10分钟）。产道无阻力，宫口迅速开全，宫口扩张速度≥5cm/h（初产妇）或≥10cm/h（经产妇），总产程<3小时，以经产妇多见。
B. 病理缩复环　若存在产道阻塞（头盆不称、胎位异常）、瘢痕子宫，当子宫收缩过强时，子宫体部肌肉增厚变短，子宫下段肌肉变薄拉长，在两者之间形成环状凹陷，称为病理缩复环，为子宫破裂的先兆。

②不协调性子宫收缩过强
A. 强直性子宫收缩　其特点是子宫收缩失去节律性，宫缩无间歇，呈持续性强直性收缩，常见于缩宫剂使用不当。主要表现为产妇持续性腹痛，烦躁不安，腹部拒按，胎位触不清，胎心听不清。若合并产道梗阻，也可出现病理缩复环、肉眼血尿等先兆子宫破裂征象。
B. 子宫痉挛性狭窄环　子宫局部平滑肌持续不放松，痉挛性不协调性收缩形成的环状狭窄。多因精神紧张、过度疲劳、不适当使用缩宫剂、粗暴阴道内操作所致。狭窄环多位于胎体狭窄部、子宫上下段交界处，与病理缩复环不同，此环不随宫缩上升。表现为产妇持续性腹痛，烦躁不安，胎心时快时慢，宫颈扩张缓慢，胎先露部下降停滞，手取胎盘时可在宫颈内口上方直接触到此环。第三产程常造成胎盘嵌顿。

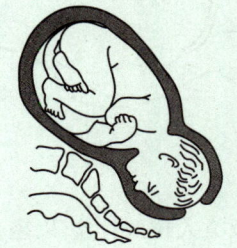
痉挛性狭窄环围绕胎颈

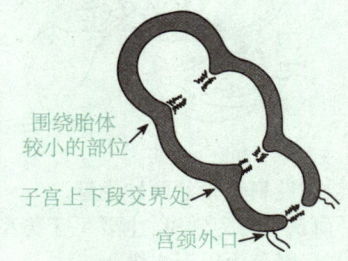
痉挛性狭窄环好发部位

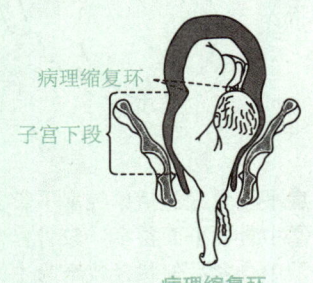
病理缩复环

(3) 处理
①协调性子宫收缩过强　预防为主，寻找原因。有急产史的孕妇，应提前住院待产。临产后慎用缩宫剂及各种加强宫缩的处理方法，如灌肠、人工破膜等。提前做好接产及抢救新生儿窒息的准备。
②不协调性子宫收缩过强　发生强直性子宫收缩或子宫痉挛性狭窄环时，应停止阴道内操作，及时给予宫缩抑制剂，如特布他林或硫酸镁，必要时使用哌替啶。若宫缩恢复正常，则等待自然分娩或阴道助产；若宫缩不缓解，已出现病理缩复环而宫口未开全，胎头位置较高，或出现胎儿窘迫，应立即行剖宫产；若胎死宫内，宫口已开全，使用药物缓解宫缩，随后以不损害母体为原则，阴道助产处理死胎。

【例11】初孕妇，32岁。妊娠39周，规律宫缩8小时，随后持续腹痛，拒按，无间歇期，胎心音不清，宫口开大5cm，胎头S-1，后囟位于1点处。该患者最可能的诊断是

A. 协调性宫缩乏力　　　　B. 强直性子宫收缩　　　　C. 先兆子宫破裂
D. 持续性枕后位　　　　　E. 宫颈扩张活跃期停滞

三、产道异常

1. 骨产道异常

骨盆径线过短或形态异常,致使骨盆腔小于胎先露部可通过的限度,阻碍胎先露部下降,影响产程顺利进展,称为狭窄骨盆。狭窄骨盆是以径线长短衡量的。

(1) 分类

①骨盆入口平面狭窄　　常见于扁平型骨盆,主要为骨盆入口平面前后径狭窄。诊断骨盆入口平面狭窄的最重要指标为对角径<11.5cm、骨盆入口前后径<10cm。其狭窄程度分为以下3级。

	Ⅰ级	Ⅱ级	Ⅲ级
别称	临界性狭窄	相对性狭窄	绝对性狭窄
对角径	11.5cm	10.0~11.0cm	≤9.5cm
骨盆入口前后径	10cm	8.5~9.5cm	≤8cm
骶耻外径	18cm	16.5~17.5cm	≤16cm
分娩方式	绝大多数可经阴道分娩	可试产后决定是否经阴道分娩	需剖宫产分娩

注意: ①对角径——骶骨岬上缘中点到耻骨联合下缘的距离,正常值为12.5~13cm。
②骨盆入口前后径(真结合径)=对角径-(1.5~2cm),正常值为11cm。
③骶耻外径为第5腰椎棘突下米氏菱形窝上角至耻骨联合上缘中点的距离,正常值为18~20cm。
④9版《妇产科学》P185:判断骨盆入口平面狭窄的指标是对角径,但试题中常用指标为骶耻外径。

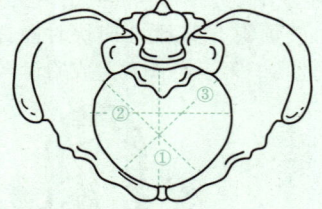
①前后径11cm;②横径13cm;③斜径12.75cm
骨盆入口平面的4条径线

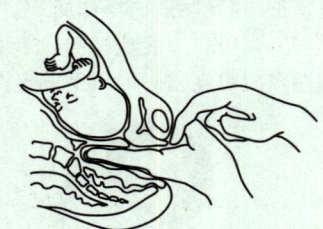
测量对角径

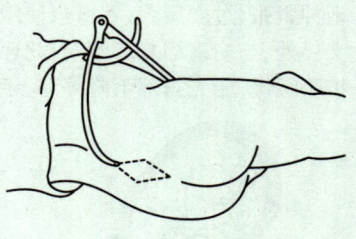
测量骶耻外径

扁平型骨盆包括单纯扁平骨盆、佝偻病性扁平骨盆两种类型。

②中骨盆平面狭窄　　较骨盆入口平面狭窄更为常见,主要见于男型骨盆及类人猿型骨盆,以坐骨棘间径及中骨盆后矢状径狭窄为主,其狭窄程度分为以下3级。

	Ⅰ级	Ⅱ级	Ⅲ级
别称	临界性狭窄	相对性狭窄	绝对性狭窄
坐骨棘间径	10cm	8.5~9.5cm	≤8.0cm
坐骨棘间径+中骨盆后矢状径	13.5cm	12.0~13.0cm	≤11.5cm

注意: ①坐骨棘间径为两坐骨棘之间的距离,正常值为10cm,是中骨盆最短的径线。
②坐骨切迹宽度代表中骨盆后矢状径,其宽度为坐骨棘与骶骨下部间的距离,即骶棘韧带宽度。正常值为3横指(5.5~6cm)。"中骨盆后矢状径"与后述的"骨盆出口后矢状径"不同!

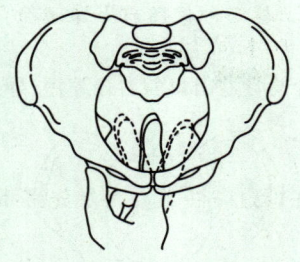

测量坐骨棘间径

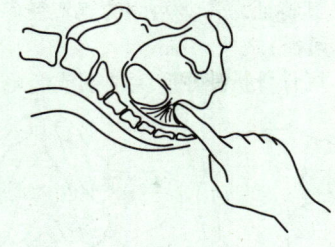

测量坐骨切迹宽度

③骨盆出口平面狭窄　常与中骨盆狭窄相伴行,主要见于男型骨盆,以坐骨结节间径和骨盆出口后矢状径狭窄为主,其狭窄程度分为以下3级。

	Ⅰ级	Ⅱ级	Ⅲ级
别称	临界性狭窄	相对性狭窄	绝对性狭窄
坐骨结节间径	7.5cm	6.0~7.0cm	≤5.5cm
坐骨结节间径+骨盆出口后矢状径	15.0cm	12.0~14.0cm	≤11.0cm

注意:①坐骨结节间径(出口横径)为两坐骨结节内侧缘的距离,为骨盆出口横径的长度,正常值为8.5~9.5cm。若坐骨结节间径<8cm,应加测骨盆出口后矢状径。
②骨盆出口后矢状径为坐骨结节间径中点至骶骨尖端的长度,正常值为8~9cm。

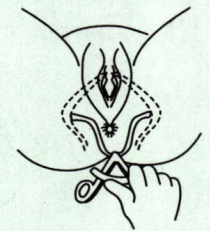

测量坐骨结节间径

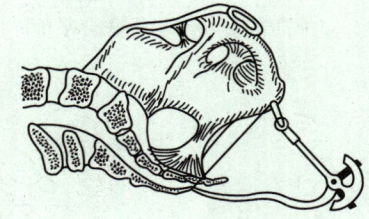

测量骨盆出口后矢状径

④中骨盆及骨盆出口平面狭窄　中骨盆及骨盆出口常同时狭窄。我国妇女常见以下两种类型。
A. **漏斗型骨盆**　骨盆入口各径线值正常。两侧骨盆壁内收,状似漏斗得名。其特点是中骨盆及骨盆出口平面均明显狭窄,使坐骨棘间径、坐骨结节间径缩短,坐骨切迹宽度(骶棘韧带宽度)<2横指,耻骨弓角度<90°,坐骨结节间径+骨盆出口后矢状径<15cm,常见于男型骨盆。
B. **横径狭窄骨盆**　与类人猿型骨盆类似。骨盆各平面横径均缩短,入口平面呈纵椭圆形。常因中骨盆及骨盆出口平面横径狭窄导致难产。

注意:①正常值:骨盆入口前后径11cm,坐骨棘间径(中骨盆横径)10cm,坐骨结节间径(骨盆出口横径)8.5~9.5cm。
②诊断骨盆入口狭窄的标准是骨盆入口前后径<10cm、骶耻外径<18cm、对角径<11.5cm。
③诊断中骨盆狭窄的标准是坐骨棘间径<10cm、坐骨棘间径+中骨盆后矢状径<13.5cm。
④诊断骨盆出口狭窄的标准是坐骨结节间径<7.5cm、坐骨结节间径+骨盆出口后矢状径<15cm。

⑤骨盆三个平面狭窄　骨盆外形属于女型骨盆,但骨盆三个平面各径均比正常值小2cm或更多,称为均小骨盆,多见于身材矮小、体形匀称的妇女。
⑥畸形骨盆　指骨盆失去正常形态及其对称性,包括跛行、脊柱侧突所致的偏斜骨盆和骨盆骨折所致的畸形骨盆。

A. 偏斜骨盆　其特征是骨盆两侧的侧斜径(一侧髂后上棘与对侧髂前上棘间径)或侧直径(同侧髂后上棘与髂前上棘间径)之差>1cm。

B. 骨盆骨折　尾骨骨折使尾骨尖前翘或骶尾关节融合使骨盆出口前后径缩短,导致骨盆出口狭窄。

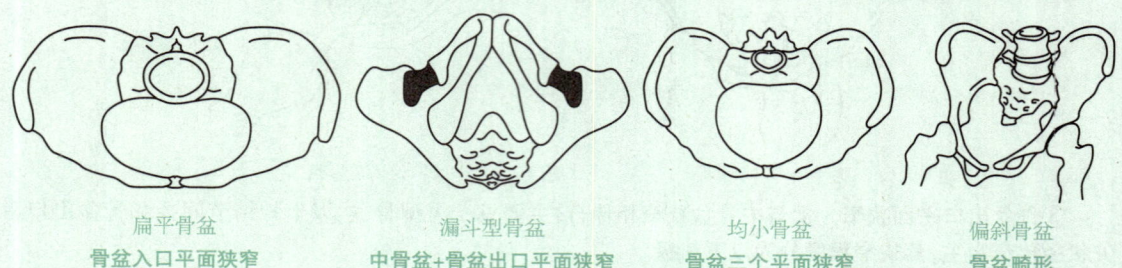

扁平骨盆　　　　　漏斗型骨盆　　　　　均小骨盆　　　　　偏斜骨盆
骨盆入口平面狭窄　中骨盆+骨盆出口平面狭窄　骨盆三个平面狭窄　骨盆畸形

(2)诊断

①一般检查　观察腹部形态,初产妇呈尖腹者,提示可能为骨盆入口平面狭窄。四步法了解胎先露、胎方位及胎先露是否衔接。也可借助B超检查协助诊断。

②估计头盆关系　正常情况下,初产妇在预产期前1~2周,经产妇于临产后胎头应入盆。若已临产胎头仍未入盆,则应估计头盆关系。检查者一手放在耻骨联合上方,另一手将胎头向盆腔方向推压。

头盆关系	临床表现	临床意义
胎头跨耻征阴性	胎头低于耻骨联合平面	胎头已衔接入盆,头盆相称
胎头跨耻征可疑阳性	胎头与耻骨联合在同一平面	可疑头盆不称
胎头跨耻征阳性	胎头高于耻骨联合平面	头盆不称,胎头不能入盆

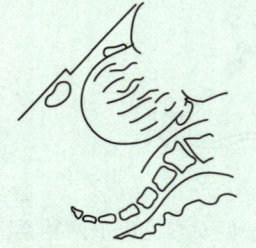 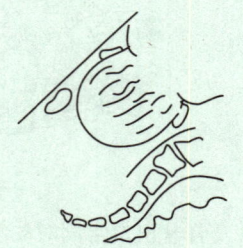 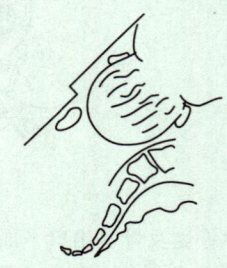

跨耻征阴性(头盆相称)　　跨耻征可疑阳性(头盆可能相称)　　跨耻征阳性(头盆不称)

③骨盆测量　包括骨盆内测量和骨盆外测量。

均小骨盆	骨盆各平面径线<正常值2cm或以上
扁平骨盆	对角径<11.5cm
漏斗骨盆	坐骨结节间径<8cm、坐骨切迹宽度<2横指、耻骨弓角度<90°
中骨盆狭窄	坐骨棘间径<10cm
骨盆出口平面狭窄	坐骨结节间径<8cm、坐骨结节间径+骨盆出口后矢状径<15cm

④胎位及产程动态监测　初产妇临产后胎头仍未衔接或呈臀先露、肩先露等异常胎先露;胎头内旋转受阻,呈持续性枕横位、枕后位等;产力和胎位正常而产程进展缓慢,均提示狭窄骨盆可能。

(3)对母儿的影响

①对产妇的影响

A. 产程延长或停滞　骨盆狭窄,胎先露下降受阻,导致继发性宫缩乏力,造成产程延长或停滞。

第十一篇 妇产科学
第9章 异常分娩

B.胎位异常　若为骨盆入口平面狭窄,影响胎先露部衔接,容易发生胎位异常。若为中骨盆平面狭窄,影响胎头内旋转,容易发生持续性枕横位或枕后位。

C.生殖道瘘　胎头长时间嵌顿于产道内,产道受压过久,可形成尿瘘或粪瘘。

D.子宫破裂　严重梗阻性难产伴宫缩过强,形成病理缩复环,可导致先兆子宫破裂或子宫破裂。

E.产褥感染　因胎膜早破、手术助产增加及产程异常,行阴道检查次数过多,产褥感染机会也增加。

②对胎儿的影响　骨盆入口狭窄使胎头高浮,容易发生胎膜早破、脐带脱垂,导致胎儿窘迫。产程延长,胎头受压,易发生缺氧缺血。产道狭窄,手术助产机会增多,易发生新生儿产伤及感染。

（4）处理

①骨盆入口平面狭窄、中骨盆平面狭窄、骨盆出口平面狭窄的处理

	骨盆入口平面狭窄	中骨盆平面狭窄	骨盆出口平面狭窄
骨盆测量	对角径<11.0cm 骨盆入口前后径<9.5cm	坐骨棘间径<10cm 坐骨切迹宽度<2横指	坐骨结节间径<8cm 坐骨结节间径+出口后矢状径<15cm
临床表现	胎先露不能衔接,胎头不能入盆,胎头跨耻征阳性,胎位异常,继发性宫缩乏力,产程延长或停滞	胎头内旋转受阻,易发生持续性枕横位或枕后位,产程活跃期或第二产程延长或停滞,继发性宫缩乏力	第一产程进展顺利 胎头达盆底受阻 第二产程停滞,继发性宫缩乏力 胎头双顶径不能通过出口横径
处理原则	绝对性狭窄者不能经阴道分娩,应在临产后行剖宫产。相对性狭窄者可试产,试产2~4小时胎头不能入盆,行剖宫产	若宫口开全,胎头双顶径达坐骨棘平面以下,可经阴道分娩;若双顶径未达坐骨棘水平,或出现胎儿窘迫,则行剖宫产	若坐骨结节间径+出口后矢状径<15cm,诊断为骨盆出口平面狭窄,不应进行试产,应行剖宫产结束分娩

②骨盆三个平面狭窄的处理　主要是均小骨盆。若胎儿不大,产力、胎位、胎心均正常,头盆相称,可以阴道试产。若胎儿较大,头盆不称,应及时行剖宫产。

③畸形骨盆的处理　若畸形严重,明显头盆不称,应尽早行剖宫产。

【例12】下列属于剖宫产绝对指征的是
　　A.骶耻外径15.5cm　　　　B.枕后位　　　　　　C.持续性枕后位
　　D.部分性前置胎盘　　　　E.完全臀先露

【例13】初产妇,25岁。妊娠41周,宫缩规律,枕左前位,胎心率144次/分,宫口开大3cm,胎头未衔接。最可能符合本产妇实际情况的骨盆测量数值是
　　A.对角径13cm　　　　　　B.髂棘间径25cm　　　C.坐骨棘间径10cm
　　D.髂嵴间径27cm　　　　　E.骶耻外径17cm

【例14】与中骨盆狭窄无关的是
　　A.坐骨切迹宽度　　　　　B.骶尾关节活动度　　　C.坐骨棘间径
　　D.骨盆侧壁倾斜度　　　　E.骶骨弯曲度

【例15】属于骨盆狭窄的径线是
　　A.髂棘间径24cm　　　　　B.骶耻外径19cm　　　　C.骨盆入口前后径10cm
　　D.坐骨棘间径10cm　　　　E.坐骨结节间径7.5cm,出口后矢状径8cm

【例16】胎头跨耻征阳性的初产妇于临产后检查,不可能出现的是
　　A.子宫收缩力异常　　　　B.病理缩复环　　　　　C.胎头衔接
　　D.胎膜早破　　　　　　　E.胎位异常

【例17】初产妇,妊娠38周。骨盆外测量骶耻外径19.5cm,髂棘间径25cm,髂嵴间径28cm,坐骨棘间径9cm,坐骨结节间径7.5cm。该孕妇的骨盆应诊断为

　　　　A. 女型骨盆　　　　　　　　B. 漏斗型骨盆　　　　　　　C. 类人猿型骨盆
　　　　D. 扁平骨盆　　　　　　　　E. 均小骨盆

【例18】初产妇,27岁。妊娠40周,规律宫缩12小时。产科检查:胎头高浮,宫口开大3cm,胎头枕骨靠近骶岬,胎心率140次/分。最恰当的处理措施是
　　　　A. 静脉滴注地诺前列酮　　　B. 静脉滴注缩宫素　　　　　C. 等待宫口开全产钳助娩
　　　　D. 等待经阴道分娩　　　　　E. 尽早进行剖宫产术

(19~21题共用题干)初产妇,妊娠39周,骨盆各径线为对角径13cm,坐骨棘间径9.5cm,坐骨结节间径7cm,耻骨弓角度80°。

【例19】本例骨盆的诊断是
　　　　A. 扁平骨盆　　　　　　　　B. 中骨盆狭窄　　　　　　　C. 漏斗骨盆
　　　　D. 均小骨盆　　　　　　　　E. 畸形骨盆

【例20】估计胎儿体重3700g,其分娩方式应为
　　　　A. 等待自然分娩　　　　　　B. 试产　　　　　　　　　　C. 剖宫产
　　　　D. 产钳助产　　　　　　　　E. 胎头吸引

【例21】若出口后矢状径为8.5cm,估计能从阴道分娩的条件是
　　　　A. 持续性枕后位　　　　　　B. 估计胎儿体重2800g　　　C. 胎儿窘迫
　　　　D. 完全臀先露　　　　　　　E. 以上都不是

2. 软产道异常

软产道由阴道、宫颈、子宫及骨盆底软组织构成。软产道异常所致的难产少见。

四、胎位异常

1. 临床分类

胎位异常包括胎头位置异常、臀先露、肩先露,是造成难产的常见原因。

2. 持续性枕后位和枕横位

在分娩过程中,胎头以枕后位或枕横位衔接,胎头双顶径抵达中骨盆平面时完成内旋转动作,大多数能向前转成枕前位,胎头得以最小径线通过骨盆最狭窄平面,顺利经阴道自然分娩。若经充分试产,胎头枕部不能转向前方,仍位于母体骨盆后方或侧方,致使分娩发生困难者,称为持续性枕后位或持续性枕横位。发生率约占分娩总数的5%。

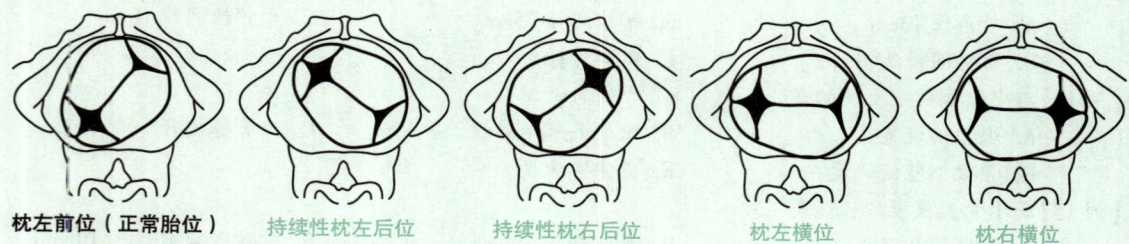

枕左前位(正常胎位)　　持续性枕左后位　　持续性枕右后位　　枕左横位　　枕右横位

(1)诊断

①临床表现　分娩发动后胎头枕后位衔接导致胎头俯屈不良及下降缓慢,胎先露部不易紧贴子宫下段及宫颈内口,易导致协调性宫缩乏力、宫颈口不能有效扩张,第二产程延长。持续性枕后位时,胎儿枕部压迫直肠,产妇自觉肛门坠胀及排便感,宫口尚未开全时就过早使用腹压,产妇体力消耗过大,宫颈前唇水肿,致使胎头下降延缓或停滞,产程延长。若在阴道口见到胎发,经过多次宫缩屏气却不见胎头继续下降,应考虑持续性枕后位的可能。

②腹部检查 前腹壁容易触及胎儿肢体,胎背偏向母体后方或侧方,胎心在胎儿肢体侧容易闻及。
③阴道检查及肛门检查 枕后位时肛查盆腔后部空虚。
若胎头矢状缝位于骨盆左斜径上,前囟在骨盆右前方,后囟在骨盆左后方,则为枕左后位。
若胎头矢状缝位于骨盆右斜径上,前囟在骨盆左前方,后囟在骨盆右后方,则为枕右后位。
若胎头矢状缝与骨盆横径一致,后囟位于骨盆左侧,则为枕左横位。
若胎头矢状缝与骨盆横径一致,后囟位于骨盆右侧,则为枕右横位。
若宫口开全,因胎头产瘤、胎头水肿、颅骨重叠时,触不清颅缝及囟门,需行阴道检查,借助胎儿耳廓、耳屏位置及方向判断胎方位。若耳廓朝向骨盆后方,则为枕后位;若耳廓朝向骨盆侧方,则为枕横位。
④B超检查 根据胎头枕部及眼眶方位,即可明确胎头位置。
(2)处理 持续性枕后位、枕横位,在骨盆无异常、胎儿不大时,可以试产。
①第一产程
A.潜伏期 让产妇向胎儿肢体方向侧卧,以利胎头枕部转向前方。若宫缩乏力,可使用缩宫素。
B.活跃期 宫口开全之前不宜过早用力屏气。除外头盆不称后,在宫口开大3cm后可行人工破膜,使胎头下降,压迫宫颈,增强宫缩,推动胎头内旋转。若宫口开大>1cm/h,伴胎先露下降,多能经阴道分娩。在试产过程中,若出现胎儿窘迫、宫口开大<0.5cm/h,应行剖宫产结束分娩。
②第二产程 若第二产程进展缓慢,初产妇已近2小时,经产妇已近1小时,应行阴道检查确定胎方位。若S≥+3(胎头双顶径已达坐骨棘平面或以下),可先行徒手将胎头枕部转向前方,使矢状缝与骨盆出口前后径一致,或自然分娩,或阴道助产。若转成枕前位困难,也可向后转至正枕后位产钳助产。若第二产程延长而胎头双顶径仍位于坐骨棘以上(S≤+2)、或伴胎儿窘迫,则需行剖宫产术。

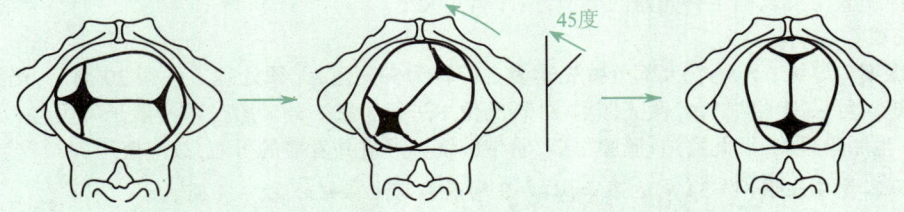

枕左横位　　　　　　　　正常情况下枕左前位的胎头内旋转

③第三产程 因产程延长,容易发生产后宫缩乏力,胎盘娩出后应立即使用宫缩剂,以防产后出血。

【例22】女,30岁,初产妇。妊娠41周,规律宫缩10小时,已破膜。产科检查:LOT,羊水黄绿色,胎心率100次/分,宫口9cm,胎头S=0。针对该患者正确的处理措施是
　　A.尽快产钳助娩　　　　B.尽快胎头吸引　　　　C.催产素促进产程
　　D.旋转胎头后自然娩出　　E.尽快剖宫产

【例23】初产妇,25岁,39周。规律宫缩10小时,宫口开全2小时,宫缩良好。阴道检查:LOT位,S=+3,骨盆正常,胎心率150次/分。正确的处理方式为
　　A.静脉滴注缩宫素　　　　B.剖宫产　　　　C.立即产钳助产
　　D.立即胎吸助产　　　　E.徒手旋转胎头后自然分娩

3. 臀先露

臀先露是最常见的异常胎位,以骶骨为指示点,有骶左(右)前、骶左(右)横、骶左(右)后6种胎方位。
(1)分类 根据胎儿双下肢的姿势,臀先露可分为以下3类。
①单臀先露或腿直臀先露 胎儿双髋关节屈曲,双膝关节伸直,以臀部为先露。此类最常见。
②完全臀先露或混合臀先露 胎儿双髋关节及双膝关节均屈曲,犹如盘膝坐,以臀部和双足为先露。
③不完全臀先露 以一足或双足、一膝或双膝、一足一膝为先露。膝先露是暂时的,产程开始后转为足先露。

【例24】围产儿预后相对较好的臀先露是
  A. 单足先露   B. 混合臀先露   C. 单臀先露
  D. 单膝先露   E. 双膝先露

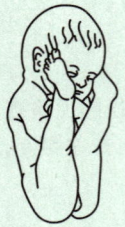
单臀先露
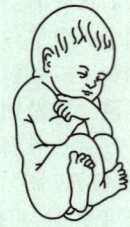
完全臀先露
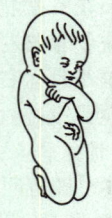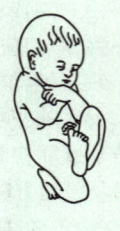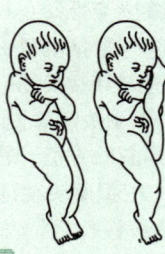
不完全臀先露

（2）诊断
①临床表现　妊娠晚期孕妇胎动时常有季肋部胀痛感。临产后因胎足及胎臀不能紧贴子宫下段及宫颈口，常导致宫缩乏力、宫口扩张缓慢、产程延长。足先露容易发生胎膜早破、脐带脱垂。
②腹部检查　宫底部可触及圆而硬的胎头，按压时有浮球感。在腹部一侧可触及宽而平坦的胎背，对侧可触及不平坦的小肢体。若未衔接，在耻骨联合上方可触及胎臀。通常在脐左（或右）上方胎背侧胎心音听诊响亮。衔接后胎心音听诊以脐下最明显。
③阴道检查　胎膜已破、宫颈扩张3cm以上时，可触及胎臀包括肛门、坐骨结节、骶骨等。触及肛门、坐骨结节时应与面先露相鉴别，准确触及胎儿的骶骨对明确胎方位很重要。
④超声检查　可以确定臀先露的类型，估计胎儿大小。

（3）处理
①妊娠期　妊娠30周前，大部分臀先露多自行转为头先露，无须处理。妊娠30周后，仍为臀先露，应予以矫正。可采用胸膝卧位、激光照射、外转胎位术进行矫正。外转胎位术一般于妊娠36~37周后进行，但有发生胎盘早剥、胎儿窘迫、胎膜早破、脐带缠绕等严重并发症的可能，故应慎用。

注意：①血容量在妊娠32~34周达高峰，心力衰竭最易发生在妊娠32~34周。
②高危孕妇行胎儿健康状况评估的时间为妊娠32~34周。
③外转胎位术的时机：8版《妇产科学》为妊娠32~34周，9版《妇产科学》P198为妊娠36~37周后。

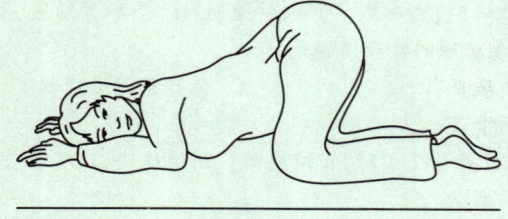
胸膝卧位
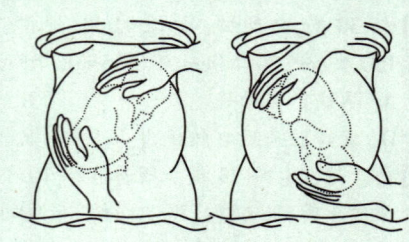
臀先露外转胎位术

②分娩期处理　应根据产妇年龄、胎产次、骨盆类型、胎儿大小等决定分娩方式。
A.择期剖宫产　指征为骨盆狭窄、瘢痕子宫、胎儿体重>3500g、胎儿生长受限、胎儿窘迫、胎头仰伸位、有难产史、妊娠合并症、脐带先露、完全和不完全臀先露。
B.阴道分娩　适用于孕周≥36周；单臀先露；胎儿体重2500~3500g；无胎头仰伸；骨盆大小正常。
a.第一产程　产妇取侧卧位休息，减少站立走动。不灌肠，少做阴道检查，不用缩宫素引产，尽可能防止胎膜早破。一旦胎膜早破，应立即听胎心。若胎心异常，应行阴道检查，了解有无脐带脱垂。若发现有脐带脱垂,宫口未开全,胎心尚好,应立即行剖宫产抢救胎儿。若无脐带脱垂,可继续严密观察胎心及产程进展。当宫缩时在阴道外口见到胎足时,此时宫口往往仅扩张4~5cm,不可误认为宫口已开全。为了使宫颈和阴道充分扩张,可采用"堵"外阴方法。待宫口开全、阴道充分扩张后,才能让胎臀娩出。不能等宫口开全时再堵,容易引起胎儿窘迫或子宫破裂。

  b.第二产程 导尿排空膀胱,初产妇应作会阴侧切,可采用自然分娩、臀位助产、臀牵引等方法分娩。

  c.第三产程 由于产程延长,易导致宫缩乏力性出血,胎盘娩出后,应立即肌内注射缩宫素防止产后出血。

【例25】26岁初孕妇,妊娠38周,主诉肋下有块状物。腹部检查:子宫呈纵椭圆形,胎先露部较软且不规则,胎心在脐上偏左。应诊断为

  A. 枕先露   B. 臀先露   C. 面先露
  D. 肩先露   E. 复合先露

【例26】女,30岁。初产妇,身高160cm。妊娠39^{+1}周,规律腹痛2小时。查体:足先露,胎膜未破,胎心率138次/分,骨盆测量正常,宫口开大1cm,估计胎儿体重3950g。恰当的处理措施是

  A. 取胸膝卧位   B. 行外转胎位术   C. 尽快剖宫产
  D. 观察产程进展   E. 人工破膜

【例27】选用外转胎位术纠正臀先露的最佳时期是

  A. 妊娠22~24周   B. 妊娠26~28周   C. 妊娠30~32周
  D. 妊娠32~34周   E. 妊娠34~36周(2009,按8版教材选D)

注意:①8版《妇产科学》P204:臀先露行外转胎位术的最佳时期为妊娠32~34周。
②9版《妇产科学》P198:臀先露行外转胎位术的最佳时期为妊娠36~37周后。

4. 肩先露

胎先露部为肩,称为肩先露,为对母儿最不利的胎位。此时,胎体横卧于骨盆入口之上,胎体纵轴与母体纵轴垂直。以肩胛骨为指示点,有肩左前、肩左后、肩右前、肩右后4种胎方位。

(1)诊断

①临床表现

A. 宫缩乏力 肩先露不能紧贴子宫下段及宫颈口,缺乏直接刺激,容易发生宫缩乏力。

B. 胎膜早破 肩先露时,先露部胎肩对宫颈压力不均,容易导致胎膜早破。

C. 胎儿窘迫 破膜后羊水迅速外流,胎儿上肢或脐带容易脱出,导致胎儿窘迫。

D. 嵌顿性肩先露 随着产程进展,胎肩及胸廓一部分被挤入骨盆入口,胎儿颈部进一步侧屈,使胎头折向肢体腹侧,嵌顿在一侧髂窝,胎臀则嵌顿在对侧髂窝或折叠在宫腔上部,胎肩先露侧上肢脱垂入阴道,另一侧上肢脱出于阴道口,形成嵌顿性肩先露。

E. 病理缩复环 嵌顿性肩先露,子宫收缩加强时,子宫上段越来越厚,子宫下段被动扩张越来越薄。由于子宫上下段肌壁厚薄相差悬殊,形成环状凹陷,并随宫缩逐渐升高,甚至可以高达脐上,形成病理缩复环,是子宫破裂的先兆。

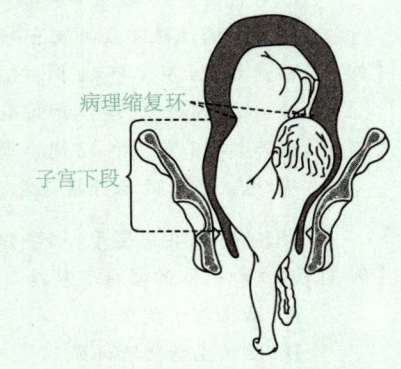

嵌顿性肩先露与病理缩复环

②腹部检查 子宫呈横椭圆形,宫底高度低于孕周,宫底部触不到胎头或胎臀,耻骨联合上方空虚;宫体横径较正常妊娠宽,一侧可触及胎头,另侧可触及胎臀。肩前位时,胎背朝向母体腹壁,触之平坦;肩后位时,可触及不规则的小肢体。胎心音在脐周两侧听诊最清晰。腹部检查多能准确定位。

③阴道检查 肩先露的判断需在胎膜已破、宫口开大的情况下行阴道检查。横位临产时胎膜多已破裂,阴道检查可触及肩胛骨或肩峰、肋骨及腋窝等。腋窝尖端指向胎儿头部及肩部,据此可决定胎头在母

体左或右侧。肩胛骨朝向母体前方为肩前位。肩胛骨朝向母体后方为肩后位。

若胎手已脱出于阴道口外,可用握手法鉴别是胎儿左手或右手,因检查者只能与胎儿同侧的手相握。可运用前反后同原则:如肩左前位时脱出的是右手,只能与检查者的右手相握;肩左后位时脱出的是左手,检查者只能用左手与之相握;同样可依次类推。

④B超检查　通过检测胎头、脊柱、胎心等,能准确诊断出肩先露,并确定具体胎方位。

【例28】嵌顿性肩先露通常不易引起

　　A. 病理缩复环　　　　B. 宫腔内感染　　　　C. 脐带脱垂
　　D. 胎盘早剥　　　　　E. 胎死宫内

(2)处理

①妊娠期　妊娠后期发现肩先露应及时矫正,可采用胸膝卧位、外转胎位术转成头先露。

②分娩期　足月活胎首选剖宫产。出现先兆子宫破裂征象时,无论胎儿死活,均应行剖宫产。

五、异常分娩的诊治要点

1. 诊断要点

异常分娩常发生在分娩过程中,故应仔细观察产程,绘制产程图,结合病史、体格检查,综合分析才能发现异常情况,如产妇出现胎头下降受阻、宫口扩张延缓或停滞、宫缩力异常、胎膜早破、胎儿窘迫等。

2. 处理要点

重点内容,常考,参阅下图。

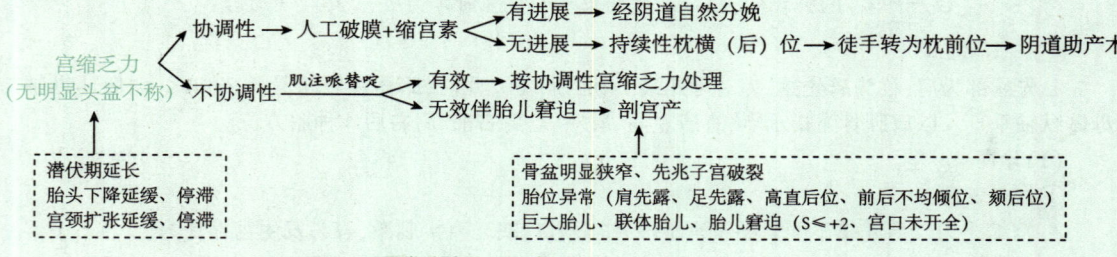

异常分娩处理示意图

　　A. 等待自然分娩　　　　B. 静脉滴注缩宫素加强宫缩　　　　C. 立即剖宫产
　　D. 静脉滴注硫酸镁抑制宫缩　　E. 米索前列醇加强宫缩

【例29】初产妇,24岁。孕41周,规律下腹疼痛6小时,骨盆测量正常,胎儿发育正常。胎心率150次/分,枕左前位,宫颈口开大4cm。正确的处理措施是

【例30】初产妇,23岁。孕42周。规律宫缩6小时,宫颈口开大4cm,胎膜破裂,羊水黄绿色,胎心率102次/分。首选的治疗措施是

(31~33题共用题干)初孕妇,26岁。妊娠38周,自觉胎动减少10小时入院。

【例31】应立即采取的措施不包括

　　A. 胎儿电子监护　　　　B. 间歇吸氧　　　　C. 左侧卧位
　　D. 胎儿生物物理评分　　E. 立即终止妊娠

【例32】入院后B超检查提示羊水平段5cm,无应激试验反应型。此时正确的处理措施是

　　A. 人工破膜　　　　　　B. 间歇吸氧并严密观察　　C. 复查无应激试验
　　D. 静脉滴注缩宫素　　　E. 米索前列醇引产

【例33】5小时后,产程发动,听诊胎心率100次/分。此时最恰当的处理措施是

第十一篇 妇产科学
第9章 异常分娩

A. 加压给氧　　　　　B. 产钳助产　　　　　C. 给予宫缩抑制剂
D. 继续观察　　　　　E. 剖宫产

▶ **常考点**　　重点内容,需全面掌握。

参考答案——详细解答见《2024国家临床执业及助理医师资格考试历年考点精析(上、下册)》

1. ABCDE　　2. ABCDE　　3. ABCDE　　4. ABCDE　　5. ABCDE　　6. ABCDE　　7. ABCDE
8. ABCDE　　9. ABCDE　　10. ABCDE　　11. ABCDE　　12. ABCDE　　13. ABCDE　　14. ABCDE
15. ABCDE　　16. ABCDE　　17. ABCDE　　18. ABCDE　　19. ABCDE　　20. ABCDE　　21. ABCDE
22. ABCDE　　23. ABCDE　　24. ABCDE　　25. ABCDE　　26. ABCDE　　27. ABCDE　　28. ABCDE
29. ABCDE　　30. ABCDE　　31. ABCDE　　32. ABCDE　　33. ABCDE

第 10 章 分娩并发症

▶ **考纲要求**
①产后出血。②羊水栓塞。③子宫破裂。

▶ **复习要点**

一、产后出血

1. 概念

产后出血指胎儿娩出后 24 小时内，阴道分娩者出血量≥500ml，剖宫产者≥1000ml。是分娩严重并发症，是我国孕产妇死亡的首要原因。其发病率为 5%～10%。严重产后出血是指胎儿娩出后 24 小时内出血量≥1000ml。

【例1】产后出血是指
A. 胎儿娩出后 2 小时出血超过 500ml
B. 胎盘娩出后出血超过 500ml
C. 胎儿娩出后 12 小时内出血超过 1000ml
D. 剖宫产 1 小时内出血超过 1000ml
E. 胎儿娩出后 24 小时出血超过 500ml

2. 病因

产后出血的主要原因是子宫收缩乏力、胎盘因素、软产道裂伤、凝血功能障碍。

（1）**子宫收缩乏力**　是产后出血最常见的原因。可引起子宫收缩乏力性出血的因素有：
①全身因素　产妇精神过度紧张、对分娩恐惧、体质虚弱、高龄、合并慢性全身性疾病等。
②产科因素　产程延长使体力消耗过多、前置胎盘、胎盘早剥、妊娠期高血压疾病、宫腔感染等。
③子宫因素　子宫过度膨胀（多胎妊娠、羊水过多、巨大胎儿）；子宫肌壁损伤（剖宫产史、肌瘤剔除术后、产次过多）；子宫病变（子宫肌瘤、子宫畸形、子宫肌纤维变性）等。
④药物因素　临产后过多使用镇静剂、麻醉剂、子宫收缩抑制剂等。

（2）**胎盘因素**
①胎盘滞留　膀胱充盈使已剥离的胎盘滞留宫腔、胎盘嵌顿、胎盘剥离不全等。
②胎盘植入　可导致严重产后出血，甚至子宫破裂。
③胎盘部分残留　可影响子宫收缩而出血。

（3）**软产道损伤**　阴道手术助产、巨大胎儿分娩、急产而致软产道损伤出血。

（4）**凝血功能障碍**　胎盘早剥、死胎、羊水栓塞、重度子痫前期等，可引起 DIC 导致子宫大量出血。

【例2】产后出血最常见的原因是
A. 胎盘植入
B. 血小板减少
C. 子宫收缩乏力
D. 胎盘嵌顿
E. 胎盘粘连

3. 诊断及处理

（1）**临床表现**　主要表现为胎儿娩出后阴道大量流血、失血性休克、严重贫血等症状。

（2）**测量失血量**　有 4 种方法：称重法、容积法、面积法、休克指数法。

（3）**明确产后出血原因及处理**　临床上，以子宫收缩乏力引起的产后出血最常见。

第十一篇 妇产科学
第10章 分娩并发症

出血原因	临床表现及病因	治疗
子宫收缩乏力	胎盘娩出后宫底应平脐或脐下1横指,子宫收缩呈球形、质硬。宫缩乏力时宫底升高、质软、轮廓不清,阴道流血多	按摩子宫、应用宫缩剂、宫腔纱条填塞、结扎盆腔血管、切除子宫
胎盘因素	表现为胎儿娩出后数分钟出现阴道流血,色暗红。胎儿娩出10分钟内胎盘未娩出,阴道大量流血,应考虑胎盘残留、胎盘部分剥离、胎盘粘连或植入等	取出胎盘;若有胎盘植入,切忌强行剥离,以子宫切除为宜
软产道损伤	胎儿娩出后立即发生阴道流血,色鲜红,应考虑软产道裂伤	彻底止血,逐层缝合裂伤
凝血功能障碍	持续阴道流血,血液不凝;全身多部位出血、身体瘀斑;血小板、纤维蛋白原减少,凝血酶原时间延长	输鲜血,补充血小板、纤维蛋白原、凝血因子,处理DIC

注意:①胎儿娩出后立即出现阴道流血,色鲜红——软产道裂伤出血。
②胎儿娩出数分钟后出现阴道流血,色暗红——胎盘因素导致出血(胎盘部分剥离、胎盘残留)。
③胎盘娩出后出现阴道大量流血——宫缩乏力、胎膜残留。
④胎儿娩出后持续性阴道流血,血不凝——凝血功能障碍(DIC)。

4. 预防
(1) **产前预防** 加强围产保健,预防及治疗贫血,对可能发生产后出血的高危产妇进行转诊。
(2) **产时预防** 密切观察产程进展,防止产程延长,正确处理第二产程,积极处理第三产程。
(3) **产后预防** 因产后出血多发生在产后2小时内,故胎盘娩出后,应密切监测生命体征,尽早发现出血和休克。鼓励产妇排空膀胱,与新生儿早接触、早吸吮,以便能反射性引起子宫收缩,减少出血量。

【例3】经产妇,27岁,妊娠39周,双胎妊娠。第一儿枕先露自然分娩,第二儿间隔8分钟臀位助产娩出,历经10分钟娩出胎盘,随后阴道流血量达600ml。最可能的诊断是
A. 副胎盘残留   B. 胎盘残留   C. 子宫收缩乏力
D. 宫颈裂伤   E. 凝血功能障碍(2021)

【例4】女,30岁。孕39周,皮肤黄染、乏力、呕吐1周。入院胎心监护显示胎心率108次/分,反复变异减速。行急诊剖宫产,娩出一3200g男婴,15分钟后胎盘娩出,子宫缩小,质硬,但阴道持续流血,量共约1900ml,无血凝块。该患者阴道出血的原因可能是
A. 晚期产后出血   B. 前置胎盘   C. 宫缩乏力
D. 凝血功能异常   E. 胎盘早剥(2022)

【例5】胎儿娩出后4分钟,产妇出现大量阴道流血,最可能的原因是
A. 阴道静脉破裂   B. 宫颈裂伤   C. 子宫收缩乏力
D. 胎盘部分剥离   E. 凝血功能障碍(2020)

A. 胎盘残留   B. 凝血功能异常   C. 胎盘植入
D. 子宫收缩乏力   E. 宫颈裂伤

【例6】初产妇,28岁,妊娠39周。宫口开全2小时。因胎儿呼吸窘迫产钳助产一活婴,体重3500g。胎儿娩出后阴道有持续性鲜红色血液流出,出血量共约650ml。最可能的出血原因是

【例7】经产妇,32岁,妊娠41周。阴道分娩一活婴,体重3900g,5分钟后胎盘娩出,随之有阵发性阴道流血,子宫轮廓不清。最可能的出血原因是(2021)

(8~10题共用题干)初产妇,32岁。宫口开全后2小时行会阴侧切低位产钳术助产。娩出一体重4000g男婴。15分钟后胎盘娩出,遂缝合侧切口。

【例8】对该产妇正确的处理是
A. 留置产房由家属陪护24小时   B. 留置产房观察1小时   C. 留置产房观察2小时

D. 留置产房观察4小时　　　E. 立刻送回病房由家属监护

【例9】该产妇胎盘娩出30分钟后，阴道出现大量流血。1小时后产妇出现心慌、气短、口渴，查体：P110次/分，BP90/50mmHg。面色苍白，子宫软，轮廓不清，阴道有大量血凝块。导致该产妇产后出血最可能的原因是

　　A. 阴道裂伤　　　　　　　B. 胎盘残留　　　　　　　C. 宫缩乏力
　　D. 凝血功能障碍　　　　　E. 子宫破裂

【例10】此时应立即采取的措施是

　　A. 注射缩宫药物　　　　　B. 缝合撕裂阴道　　　　　C. 手取残留胎盘
　　D. 缝合破裂子宫　　　　　E. 静脉注射止血药物（2019）

二、羊水栓塞

1. 概念

羊水栓塞是由于羊水进入母体血液循环，而引起的肺动脉高压、低氧血症、循环衰竭、弥散性血管内凝血、多器官功能衰竭等一系列病理生理变化的过程。发病率(1.9~7.1)/10万，死亡率19%~86%。

【例11】临床少见而产妇病死率极高的分娩期并发症是

　　A. 产后出血　　　　　　　B. 脐带脱垂　　　　　　　C. 子痫
　　D. 子宫破裂　　　　　　　E. 羊水栓塞

2. 相关因素

羊膜腔内压力增高、胎膜破裂、宫颈或宫体损伤处有开放的静脉或血窦，是导致羊水栓塞发生的基本条件。高龄初产妇、经产妇、宫颈裂伤、羊水过多、多胎妊娠、子宫收缩过强、急产、胎膜早破、前置胎盘、胎盘早剥、子宫破裂、剖宫产、刮宫术等，均可诱发羊水栓塞。

3. 病因

一般认为由污染羊水中的有形物质(胎儿蜕毛、角化上皮、胎脂、胎粪)进入母体血液循环引起。

(1) **羊膜腔内压力过高**　　临产后羊膜腔的压力过高，羊水被挤入破损的微血管而进入母体血液循环。

(2) **血窦开放**　　分娩过程中，宫颈或宫体损伤，血窦破裂，羊水进入母体血液循环。

(3) **胎膜破裂**　　胎膜破裂后，羊水从子宫蜕膜、宫颈破损的小血管进入母体血液循环。

4. 病理生理

羊水成分进入母体循环是羊水栓塞发生的先决条件，可能发生的病理生理变化如下：

(1) **过敏样反应**　　羊水中的抗原成分可引起Ⅰ型变态反应，出现过敏样反应。

(2) **肺动脉高压**　　羊水中的有形物质形成小栓子，刺激肺组织产生和释放血管活性物质，使肺血管反射性痉挛，导致肺动脉高压、急性右心衰竭，而左心房回心血流减少，左心排血量明显减少，引起周围血液循环衰竭，使血压下降，产生一系列休克症状，产妇可因重要脏器缺血而突然死亡。

(3) **炎症损伤**　　羊水栓塞所致的炎性介质系统突然激活，引起全身炎症反应综合征(SIRS)。

(4) **弥散性血管内凝血(DIC)**　　妊娠期母体血呈高凝状态，羊水中含有大量促凝物质，易发生DIC。

【例12】孕产妇首先发生右心衰竭的疾病是

　　A. 妊娠合并二尖瓣狭窄　　B. 子痫　　　　　　　　　C. 羊水栓塞
　　D. 重型胎盘早剥　　　　　E. 产褥感染

5. 临床表现

羊水栓塞起病急骤，来势凶险。70%发生在阴道分娩时，19%发生在剖宫产时。大多发生在分娩前2小时至产后30分钟之间。极少发生在中孕引产、羊膜腔穿刺术中和外伤时。

(1) **典型羊水栓塞**　　以骤然出现的低氧血症、低血压、凝血功能障碍为特征，此为**羊水栓塞三联征**。

①前驱症状　30%～40%的患者会出现非特异性前驱症状，如呼吸急促、胸痛、憋气、寒战、呛咳、头晕、乏力、心慌、恶心、呕吐、麻木、胎心减速、胎心基线变异消失等。

②心肺功能衰竭和休克　突发呼吸困难、发绀、心动过速、低血压、抽搐、意识丧失、昏迷、血氧饱和度下降、肺底部湿啰音等。严重者，产妇于数分钟内猝死。

③凝血功能障碍　表现为以子宫出血为主的全身性出血倾向，如切口渗血、全身皮肤黏膜出血、针眼渗血、血尿、消化道大出血等。

④急性肾衰竭　全身脏器均可受损，中枢神经系统和肾脏是最常受损的器官。

(2) **不典型羊水栓塞**　有些羊水栓塞的临床表现并不典型，仅表现为低血压、心律失常、呼吸急促、抽搐、急性胎儿窘迫、心搏骤停、产后出血、凝血功能障碍等。

【例13】关于羊水栓塞的叙述，错误的是
 A. 栓子含有羊水有形成分　　　B. 易引起DIC　　　　　　　C. 易引起右心衰竭
 D. 易引起低氧血症　　　　　　E. 常引起Ⅱ型变态反应（2023）

6. 诊断

(1) **临床表现**　①血压骤降或心搏骤停；②急性缺氧如呼吸困难、发绀或呼吸停止；③凝血功能障碍。

(2) **诱发因素**　以上临床表现发生在阴道分娩、剖宫产、刮宫术或产后30分钟内。

(3) **排他性**　以上临床表现不能用其他疾病来解释。

(4) **辅助检查**　羊水栓塞的诊断是临床诊断，母血涂片或器官病理检查找到羊水有形成分不是诊断羊水栓塞的必需依据，即使找到羊水有形成分，如果临床表现不支持，也不能诊断羊水栓塞。如果临床表现支持羊水栓塞的诊断，即使没有找到羊水有形成分，也应诊断为羊水栓塞。

注意：①9版《妇产科学》P211：母血涂片或器官病理检查找到羊水有形成分不是诊断羊水栓塞的必需依据。②8版《妇产科学》P216：采集下腔静脉血，镜检见到羊水有形成分支持羊水栓塞的诊断（确诊）。

7. 处理

羊水栓塞的处理原则是维持生命体征、保护器官功能。一旦怀疑羊水栓塞，应立刻抢救。

增加氧合	保持气道通畅，立即面罩给氧、气管插管或人工辅助呼吸
血流动力学支持	维持血流动力学稳定——首选多巴酚丁胺、磷酸二酯酶-5抑制剂，可强心、扩张肺动脉 解除肺动脉高压——磷酸二酯酶-5抑制剂、一氧化氮、内皮素受体拮抗剂、盐酸罂粟碱
抗过敏	应用大剂量糖皮质激素尚存在争议
纠正凝血功能障碍	处理产后出血，补充凝血因子（鲜血、血浆、冷沉淀、纤维蛋白原），肝素治疗DIC有争议
全面监测	血压、呼吸、心率、血氧饱和度、心电图、中心静脉压、心排血量、动脉血气、凝血功能
产科处理	羊水栓塞发生于分娩前，应立即终止妊娠；心搏骤停者实施心肺复苏后仍无自主心跳者，可考虑紧急实施剖宫产；出现凝血功能障碍者，应果断快速实施子宫切除术
对症支持治疗	保护神经系统，稳定血流动力学，肝脏功能支持，血液透析，防治感染，维持胃肠功能

8. 预防

正确使用缩宫素，防止子宫收缩过强。人工破膜应在宫缩间歇期进行，不可在强宫缩时人工破膜，让羊水缓慢流出。产程中避免产伤、子宫破裂、子宫颈裂伤等。

【例14】初产妇，29岁，妊娠40周。自然临产，宫缩强。胎膜破裂后产妇突然出现呛咳、烦躁不安，继而出现呼吸困难，昏迷。该患者最可能的诊断是
 A. 羊水栓塞　　　　　　　　B. 胎盘早剥　　　　　　　　C. 子痫
 D. 子痫前期　　　　　　　　E. 子宫破裂

【例15】初产妇，26岁。孕40周，临产后宫缩强，宫口开大9cm时自然破膜。破膜后突然发生咳嗽、呼吸

困难、发绀、血压下降。最可能发生的情况是

A. 子宫破裂　　　　B. 前置胎盘　　　　C. 羊水栓塞
D. 胎盘早剥　　　　E. 胎膜早破

【例16】抢救羊水栓塞的首要措施是

A. 纠正DIC及继发性纤溶　　B. 纠正呼吸、循环衰竭　　C. 纠正肾衰竭
D. 立即终止妊娠　　　　　　E. 切除子宫

三、子宫破裂

子宫破裂指在妊娠晚期或分娩期子宫体部或子宫下段发生破裂，是产科严重并发症。

1. 病因

(1) **子宫手术史(瘢痕子宫)**　是近年来导致子宫破裂的常见原因，如剖宫产、子宫肌瘤剔除术、宫角切除术、子宫成形术后形成瘢痕，在妊娠晚期或分娩期由于子宫腔内压力增高，可使瘢痕破裂。前次手术后伴感染、切口愈合不良、剖宫产后间隔时间过短而再次妊娠者，临产后发生子宫破裂的风险更高。

(2) **先露部下降受阻**　骨盆狭窄、头盆不称、软产道阻塞、胎位异常、巨大胎儿、胎儿畸形等导致胎先露下降受阻，子宫下段过伸展变薄而发生子宫破裂。

(3) **宫缩药物使用不当**　胎儿娩出前缩宫素、前列腺素类制剂使用不当导致宫缩过强，造成子宫破裂。

(4) **产科手术损伤**　宫颈口未开全时行产钳助产、臀牵引术或中高位产钳牵引等造成子宫撕裂伤。

(5) **其他**　子宫发育异常或多次宫腔操作，局部肌层菲薄导致子宫自发破裂。

2. 分类

(1) **按发生原因**　子宫破裂分为自然破裂及损伤性破裂。

(2) **按破裂部位**　子宫破裂分为子宫体部破裂及子宫下段破裂。

(3) **按破裂程度**　子宫破裂分为完全性破裂及不完全性破裂。

3. 临床表现

(1) **好发时期**　子宫破裂多发生于分娩期，也可发生在妊娠晚期。

(2) **先兆子宫破裂**　常见于产程长、有梗阻性难产因素的产妇，主要有以下四大表现：

①病理缩复环　因胎先露下降受阻，子宫收缩过强，子宫体部肌肉增厚变短，子宫下段肌肉变薄拉长，两者间形成环状凹陷，称为病理缩复环。随着产程进展，可见该环逐渐升高平脐或脐上，压痛明显。

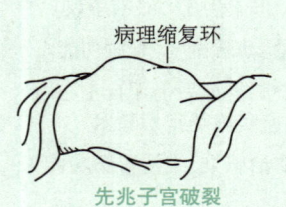 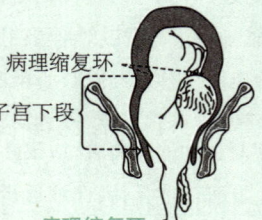 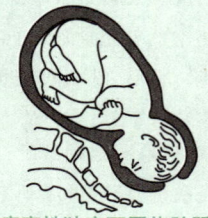 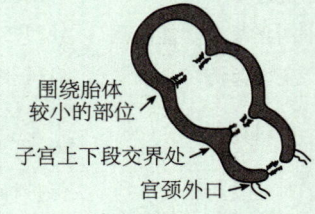

先兆子宫破裂　　　病理缩复环　　　痉挛性狭窄环围绕胎颈　　　痉挛性狭窄环好发部位

②下腹部压痛　子宫强直性或痉挛性过强收缩，产妇烦躁不安，下腹疼痛难忍，出现少量阴道流血。

③胎心异常　因宫缩过强、过频，胎儿触不清，胎心率加快、减慢或听不清。

④血尿　膀胱受压充血，出现排尿困难及血尿。

注意：①病理缩复环常见于先兆子宫破裂、嵌顿性肩先露。

②子宫痉挛性狭窄环常见于不协调性宫缩过强。

③子宫板状硬常见于Ⅲ度胎盘早剥。

④血尿常见于先兆子宫破裂。

【例17】关于子宫破裂的描述,正确的是
　　A. 先兆子宫破裂应经阴道分娩　　　　B. 有古典式剖宫产史的子宫不易破裂
　　C. 子宫破裂伴胎儿死亡应经阴道引产　　D. 有病理缩复环应考虑子宫破裂
　　E. 有血尿即可诊断子宫破裂

(3)**子宫破裂** 分不完全性子宫破裂和完全性子宫破裂。

	不完全性子宫破裂	完全性子宫破裂
破裂层次	子宫肌层部分或完全破裂,但浆膜层完整	子宫肌层全层破裂
发生部位	子宫下段剖宫产切口瘢痕破裂	子宫体部瘢痕破裂
是否相通	宫腔与腹腔不相通,胎儿及附属物仍在宫腔内	宫腔与腹腔相通,羊水、血液、胎儿进入腹腔内
腹痛	腹痛不明显 仅在不全破裂处有明显压痛、腹痛症状	下腹撕裂样剧痛,子宫收缩停止,之后出现持续性全腹痛、压痛反跳痛
出血征象	出血征不明显。若破裂口累及两侧子宫血管可致急性大出血,或阔韧带血肿	血液进入腹腔,形成腹腔内出血可有失血性休克征象
胎儿检查	多有胎心率异常	腹壁下扪及胎体,子宫位于侧方,胎心胎动消失
阴道检查	子宫一侧扪及压痛性包块(阔韧带血肿)	先露部升高,宫颈缩小,扪及子宫下段裂口
先兆破裂	常缺乏先兆子宫破裂的典型症状	常继发于先兆子宫破裂症状之后

　　A. 子宫破裂　　　　　　　　B. 先兆子宫破裂　　　　　　　C. 胎盘早剥
　　D. 忽略性肩先露　　　　　　E. 脐带脱垂

【例18】经产妇,临产 16 小时,破膜 18 小时。宫缩强,下腹压痛,枕左前位,先露高,胎心率 150 次/分,宫口开大 2cm,胎头双顶径 9.6cm,导尿见肉眼血尿。最可能的诊断是

【例19】初产妇,临产 5 小时,全腹痛 1 小时,阴道少量出血。检查:血压 80/50mmHg,脉搏 120 次/分。腹部检查:子宫板状硬,胎位不清,胎心听不到。最可能的诊断是

4. 诊断

(1)**病史** 常有剖宫产、产程延长、梗阻性难产等病史。

(2)**症状及体征** 子宫下段压痛、胎心异常、胎先露部上升、宫颈口缩小、阴道流血。

(3)**B 超检查** 可明确破裂部位及与子宫的关系。

5. 鉴别诊断

(1)**胎盘早剥** 起病急,可有剧烈腹痛、胎心变化、内出血休克等表现,易与先兆子宫破裂混淆。但胎盘早剥者常有妊娠期高血压疾病史或外伤史,子宫呈板状硬,无病理缩复环,胎位不清,B 超提示胎盘后血肿。

(2)**难产并发腹腔感染** 有产程长、多次阴道检查史,腹痛和腹膜炎体征;阴道检查胎先露无上升、宫颈口无回缩;B 超示胎儿位于宫腔内、子宫无缩小;患者体温升高、白细胞计数增多。

6. 处理

(1)**先兆子宫破裂** 应立即抑制子宫收缩,肌内注射哌替啶 100mg,或全身静脉麻醉,尽快手术。

(2)**子宫破裂** 在抢救休克的同时,无论胎儿是否存活均应尽快手术治疗。

①**手术方式** 子宫破口整齐、距破裂时间短、无明显感染者,可行破口修补术。子宫破口大、不整齐、有明显感染者,应行子宫次全切除术。若破口大、裂伤累及宫颈者,应行子宫全切除术。

②**控制感染** 手术前后足量足疗程使用广谱抗生素控制感染。

③**转院治疗** 严重休克者应尽可能就地抢救,若必须转院,应输血、输液、抗休克后方可转送。

7. 预防

(1) **提前入院待产** 做好产前检查,有子宫破裂高危因素的患者,提前入院待产。

(2) **严密观察产程进展** 警惕并尽早发现先兆子宫破裂,及时处理。

(3) **严格掌握缩宫剂应用指征** 应用缩宫素引产时,应有专人守护或监护,按规定稀释为小剂量静脉缓慢滴注,严防宫缩过强。应用前列腺素制剂引产应按指征进行,严密观察。

(4) **规范操作** 正确掌握产科手术助产的指征及操作常规。

【例20】重型胎盘早剥与先兆子宫破裂共有的临床表现是
   A. 合并妊娠期高血压疾病　　B. 剧烈腹痛　　C. 跨耻征阳性
   D. 子宫呈板状硬　　E. 出现病理缩复环

【例21】初产妇,23岁。妊娠40周,临产8小时后出现烦躁不安,呼吸加快,下腹疼痛,拒按,胎心听不清,查体见下腹部近脐下方一环状凹陷,导尿为血尿。该患者最可能的诊断是
   A. 羊水栓塞　　B. 子宫破裂　　C. 先兆子宫破裂
   D. 重型胎盘早剥　　E. 急性阑尾炎

【例22】初孕妇,24岁,妊娠38周。腹痛2天,加剧1小时。查体:血压130/90mmHg,心率106次/分。下腹拒按,阴道口可见胎儿上肢、胎心音消失。导尿呈淡红色。首选的处理措施是
   A. 行胎头吸引术　　B. 内倒转后臀牵引　　C. 行毁胎术
   D. 行产钳助产术　　E. 立即剖宫产

▶**常考点** 产后出血的定义及病因判断;羊水栓塞;先兆子宫破裂的临床表现及治疗。

参考答案——详细解答见《2024国家临床执业及助理医师资格考试历年考点精析(上、下册)》

1. ABCDE 2. ABCDE 3. ABCDE 4. ABCDE 5. ABCDE 6. ABCDE 7. ABCDE
8. ABCDE 9. ABCDE 10. ABCDE 11. ABCDE 12. ABCDE 13. ABCDE 14. ABCDE
15. ABCDE 16. ABCDE 17. ABCDE 18. ABCDE 19. ABCDE 20. ABCDE 21. ABCDE
22. ABCDE

第11章 产褥期与产褥期疾病

▶ **考纲要求**
①正常产褥:产褥期母体各系统的变化,产褥期临床表现(子宫复旧、恶露),产褥期的处理,母乳喂养的益处,不宜或暂停母乳的指征。②产褥期并发症:产褥感染,晚期产后出血。

▶ **复习要点**

一、正常产褥

产褥期指从胎盘娩出至产妇全身各器官除乳腺外恢复至正常未孕状态所需的一段时间,通常为6周。

1. 产褥期母体各系统的变化

(1) 生殖系统的变化

①子宫 产褥期子宫变化最大。子宫在胎盘娩出后逐渐恢复至未孕状态的全过程,称为子宫复旧。子宫于产后6周恢复到妊娠前大小。子宫内膜再生约需3周,但胎盘附着部位内膜完成修复需至产后6周。子宫复旧导致开放的子宫螺旋动脉和静脉窦压缩变窄,数小时后血管内形成血栓,出血量逐渐减少直至停止。产后子宫下段肌纤维缩复,逐渐恢复为非孕时的子宫峡部。产后1周宫颈内口关闭,宫颈管复原。产后4周宫颈恢复至非孕时形态。分娩后初产妇的宫颈外口由产前圆形,变为产后"一"字形横裂。

②阴道 阴道黏膜皱襞在产后3周重现,但阴道至产褥期结束时仍不能完全恢复至未孕的紧张度。

③外阴 分娩后外阴轻度水肿,产后2~3日消退。轻度会阴撕裂或侧切缝合后,产后3~4日愈合。

④盆底组织 若能于产褥期坚持做产后康复锻炼,盆底肌可能在产褥期内即恢复至接近未孕状态。

(2) 乳房的变化 产后乳房的最大变化是泌乳。当胎盘剥离娩出后,产妇血中的雌激素、孕激素、胎盘生乳素水平急剧下降,抑制下丘脑分泌的催乳素抑制因子释放,在催乳素作用下,乳汁开始分泌。哺乳可促进乳汁分泌。吸吮是保持乳腺不断泌乳的重要条件。初乳指产后7日内分泌的乳汁,极易消化,是新生儿早期最理想的天然食物。4周内乳汁逐渐转变为成熟乳,蛋白质含量逐渐减少,脂肪和乳糖含量逐渐增多。初乳和成熟乳均含有大量抗体,有助于新生儿抵抗疾病侵袭。

(3) 循环系统及血液系统的变化 胎盘剥离后,子宫胎盘血液循环终止且子宫缩复,大量血液从子宫涌入产妇体循环,加之妊娠期潴留的组织间液回吸收,产后72小时内,产妇循环血量增加15%~25%,应注意预防心衰的发生。循环血量于产后2~3周恢复至未孕状态。产褥早期血液处于高凝状态,血清纤维蛋白原、凝血酶等于产后2~4降至正常。血红蛋白水平于产后1周左右回升。白细胞总数于产褥早期较高,血小板数量增多。

(4) 消化系统的变化 妊娠期胃肠蠕动和肌张力减弱,胃液中盐酸分泌量减少,产后需1~2周逐渐恢复。产后1~2日内产妇常感口渴,喜进流质或半流质食物。产褥期活动减少,肠蠕动减弱,容易便秘。

(5) 泌尿系统的变化 妊娠期体内潴留的大量水分主要经肾脏排出,故产后1周内尿量增多。产后24小时内,易发生尿潴留。妊娠期发生的肾盂及输尿管扩张,产后需2~8周恢复正常。

(6) 内分泌系统的变化 雌激素、孕激素水平急剧下降,于产后1周降至未孕时水平。人胎盘生乳素于产后6小时已不能测出。哺乳产妇的催乳素水平于产后下降,但仍高于非孕时水平。不哺乳产妇的催乳素水平于产后2周降至非妊娠时水平。

(7)**腹壁的变化** 初产妇腹壁紫红色妊娠纹变成银白色陈旧妊娠纹。腹壁紧张度在产后6~8周恢复。

2. 产褥期临床表现

(1)**生命体征** 产后体温多在正常范围内。

①体温 可在产后24小时内略升高,一般不超过38℃,可能与产程延长致过度疲劳有关。

②泌乳热 产后3~4日出现乳房血管、淋巴管极度充盈,乳房胀大,体温37.8~39℃,称为泌乳热,一般持续4~16小时,体温即下降,不属病态,但需排除其他原因,尤其是感染引起的发热。

③产后脉搏 在正常范围内,一般略慢,60~70次/分。

④产后呼吸 呼吸深慢,是由产后腹压降低,膈肌下降,妊娠期的胸式呼吸变为胸腹式呼吸所致。

⑤产后血压 维持在正常水平,变化不大。

(2)**子宫复旧** 胎盘娩出后,子宫圆而硬,宫底在脐下一指。产后第1日略上升至脐平,以后每日下降1~2cm,至产后1周在耻骨联合上方可触及,于产后10日子宫降入骨盆腔内,腹部检查触不到宫底。

(3)**产后宫缩痛** 于产后1~2日出现,持续2~3日自然消失,多见于经产妇。

(4)**恶露** 产后随子宫蜕膜脱落,含有血液、坏死蜕膜等组织经阴道排出,称为恶露。正常恶露有血腥味,但无臭味,持续4~6周,总量250~500ml。恶露分类如下:

分类	性状	镜检	持续时间
血性恶露	含大量血液,色鲜红,量多,可有小血块	见大量红细胞、坏死蜕膜及少量胎膜	3~4日
浆液恶露	含大量浆液,色淡红	见较多坏死蜕膜组织、宫腔渗出液、宫颈黏液,少量红细胞及白细胞,且有细菌	约10日
白色恶露	含大量白细胞,色泽较白,质黏稠	大量白细胞、坏死蜕膜组织、表皮细胞及细菌	3周

记忆:①血性恶露、浆液恶露和白色恶露分别持续3~4日、10日、3周。
②血性恶露三四日,浆液恶露有十日,白色恶露二十一日。

(5)**褥汗** 产后1周内皮肤排泄功能旺盛,排出大量汗液,不属于病态。

【例1】初产妇,26岁。顺产后3天。查体:T38.2℃,BP120/80mmHg。双侧乳房胀痛。阴道流出血性恶露,无异味。会阴切口略红,无渗出。宫底平脐,无压痛。该产妇体温高于正常的原因可能是

 A. 泌乳热 B. 急性子宫内膜炎 C. 会阴切口感染
 D. 急性乳腺炎 E. 产后体温调节功能失常(2022)

【例2】关于恶露的特点,正确的是

 A. 白色恶露含少量胎膜 B. 浆液恶露持续3天 C. 正常恶露持续4~6周
 D. 血性恶露持续7天 E. 血性恶露含有蜕膜及细菌

【例3】女,31岁。自然分娩后1天。诉下腹部阵发性疼痛。查体:体温37.8℃,宫底平脐,质硬,无压痛,阴道少量流血,暗红色,量少于月经量。该产妇属于

 A. 正常产褥 B. 产褥感染 C. 软产道裂伤
 D. 产后出血 E. 子宫复旧不良(2023)

3. 产褥期处理

(1)**产后2小时内的处理** 产后2小时内极易发生严重并发症,如产后出血、子痫、心衰等,应在产房内严密观察产妇的生命体征、子宫收缩情况及阴道出血量,并注意宫底高度及膀胱是否充盈等。

(2)**饮食** 产后1小时可让产妇进流质或清淡半流质食物,以后进普通饮食。哺乳产妇应补铁3个月。

(3)**排尿** 产后5日内尿量明显增多,应尽早自行排尿。产后4小时内应让产妇排尿。

(4)**排便** 产后卧床休息,肠蠕动减弱,容易便秘。若发生便秘,可口服缓泻剂。

(5)**观察子宫复旧及恶露** 每日手测宫底高度,以了解子宫复旧情况。每日观察恶露情况。

(6) **会阴处理** 消毒擦洗外阴,保持会阴部清洁及干燥。会阴侧切于产后3~5日拆线。
(7) **观察情绪变化** 产后3~10日产妇情绪不稳定,可表现为轻度抑郁。
(8) **乳房护理** 推荐母乳喂养,按需哺乳,24小时母婴同室,做好早接触、早吸吮。于产后1小时内开始哺乳,可通过新生儿吸吮动作刺激泌乳。哺乳开始后,下述情况应分别处理:
①乳胀 哺乳前湿热敷3~5分钟,并按摩乳房,频繁哺乳,排空乳汁。
②催乳 鼓励乳母树立信心,按需哺乳,夜间哺乳,适当调节饮食,喝营养丰富的肉汤。
③退奶 产妇不能哺乳,应尽早退奶。最简单的方法是停止哺乳,必要时辅以药物,常用退奶方法有:生麦芽煎服、芒硝外敷。不推荐使用甾体激素、溴隐亭退奶。
④乳头皲裂 轻者可继续哺乳。哺乳前湿热敷3~5分钟,挤出少许乳汁,使乳晕变软,以利新生儿含吮乳头和大部分乳晕。乳头皲裂严重者应停止哺乳,可挤出或用吸乳器将乳汁吸出后喂给新生儿。
(9) **预防产褥中暑** 产褥中暑表现为高热,水、电解质紊乱,循环衰竭和神经系统功能损害等。
【例4】初产妇,25岁,足月顺产后第3天,母乳喂养,乳房胀痛,无红肿,乳汁排出不畅,体温37.6℃。恰当的处理方法是
A. 生麦芽煎服　　　　B. 少喝水　　　　C. 让新生儿吸吮双乳
D. 抗生素治疗　　　　E. 用芒硝外敷

4. 母乳喂养
(1) **母乳喂养的益处** WHO提倡母乳喂养,母乳喂养对母婴健康均有益。
①对新生儿有益 可以提供满足其发育所需的营养,提高免疫力,促进婴儿牙齿及颜面部的发育,增加母婴感情。
②对母亲有益 可促进子宫复旧,推迟月经复潮及排卵时间,降低母亲患乳腺癌、卵巢癌的风险。
(2) **不宜或暂停母乳喂养的指征** 包括母亲患传染病急性期、严重器官功能障碍性疾病、严重的产后心理障碍和精神疾病、患儿患有乳糖不耐受症等不宜进行母乳喂养的疾病,另外母亲酗酒、暴怒、服用对婴儿有影响的特殊药物等。

二、产褥感染

1. 产褥感染和产褥病率的概念
(1) **产褥感染** 指分娩及产褥期生殖道受病原体侵袭,引起的局部或全身感染,其发病率约6%。
(2) **产褥病率** 指分娩24小时以后的10日内,每日测量体温4次,间隔时间4小时,有2次体温≥38℃。产褥病率常由产褥感染引起,但也可由生殖道以外感染,如急性乳腺炎、上呼吸道感染、泌尿系统感染、血栓静脉炎等原因所致。

2. 病因
(1) **诱因** 正常女性阴道对外界致病因子侵入有一定防御能力,其对入侵病原体的反应与病原体的种类、数量、毒力和机体的免疫力有关。只有在机体免疫力与病原体毒力及数量之间平衡失调时,才会导致感染。产妇体质虚弱、营养不良、孕期贫血、孕期卫生不良、胎膜早破、羊膜腔感染、慢性疾病、产科手术、产程延长、产前产后出血、多次宫颈检查等,均可成为产褥感染的诱因。
(2) **病原体种类** 需氧性链球菌是外源性产褥感染的主要致病菌,其中以β-溶血性链球菌致病性最强。大肠埃希菌属、葡萄球菌、厌氧菌、支原体、衣原体、淋病奈瑟菌等均可导致产褥感染。
(3) **感染途径** 包括内源性感染和外源性感染,以前者更重要。
①内源性感染 寄生于生殖道的微生物平时并不致病,但在产妇抵抗力降低时可引起感染。
②外源性感染 是指外界病原体进入产道所致的感染。可通过医务人员消毒不严或被污染衣物、用具、各种手术器械及产妇临产前性生活等途径侵入机体。

3. 病理及临床表现

发热、疼痛、异常恶露是产褥感染的三大主要症状。按感染发生部位分类如下。

	临床表现	备注
急性外阴炎	会阴部疼痛,坐位困难,可有低热,局部伤口红肿、发硬、伤口裂开,压痛,脓性渗出物流出	多见于会阴裂伤、会阴侧切
急性阴道炎	阴道黏膜充血、水肿、溃疡,脓性渗出物增多	多见于阴道裂伤
急性宫颈炎	感染向深部蔓延,达宫旁组织,引起盆腔结缔组织炎	多见于宫颈裂伤
急性子宫内膜炎	子宫内膜充血、坏死,阴道内大量脓性分泌物且有臭味	病原体侵入子宫蜕膜层
急性子宫肌炎	腹痛,脓性恶露增多,子宫压痛明显,复旧不良,伴高热	感染侵入子宫肌层
急性输卵管炎	下腹痛,伴发热,附件区压痛明显,可触及炎性包块	感染扩散至输卵管
急性盆腔结缔组织炎	下腹痛,肛门坠胀,伴寒战高热,下腹腹膜刺激征严重者形成冰冻骨盆	淋病奈瑟菌上行感染常见
急性盆腔腹膜炎	下腹腹膜刺激征明显,可伴全身症状,直肠刺激征	感染扩散至子宫浆膜
急性弥漫性腹膜炎	伴明显全身中毒症状,直肠刺激征明显	腹膜渗出多,可形成肠粘连
脓毒血症	全身性感染的症状	死亡率高
血栓性静脉炎	常累及子宫静脉、卵巢静脉、髂内静脉、髂总静脉、阴道静脉	可形成股白肿

4. 诊断及鉴别诊断

(1)**诊断**

①病史　详细询问病史及分娩过程,对产后发热者,首先应考虑产褥感染。

②全身及局部检查　仔细检查腹部、盆腔及会阴伤口,确定感染部位和严重程度。

③辅助检查　B超、CT、MRI能够对感染形成的炎性包块、脓肿做出定位及定性诊断。检测血清C-反应蛋白升高,有助于早期诊断感染。

④确定病原体　通过宫腔分泌物、脓肿穿刺物、后穹隆穿刺物作细菌培养+药敏试验,必要时作血培养和厌氧菌培养。病原体抗原和特异性抗体检测可作为快速确定病原体的方法。

(2)**鉴别诊断**　本病需与上呼吸道感染、急性乳腺炎、泌尿系统感染相鉴别。

【例5】女,25岁。产后10天,下腹痛伴发热3天。查体:T39℃,P98次/分,R26次/分。脓血性恶露,有恶臭。血常规:WBC13×10^9/L,N0.88。最可能的诊断是

A. 晚期产后出血　　　　B. 产褥中暑　　　　C. 急性膀胱炎

D. 正常产褥　　　　　　E. 产褥感染

5. 治疗

一旦诊断为产褥感染,应给予广谱、足量、有效抗生素,并根据病原体调整抗生素治疗方案。

(1)**支持治疗**　加强营养,纠正水、电解质紊乱,取半卧位,利于恶露引流或使炎症局限于盆腔。

(2)**胎盘胎膜残留处理**　经有效抗感染的同时,清除宫腔内残留物。患者急性感染伴高热,应有效控制感染,同时行宫内感染组织的钳夹术,在感染彻底控制、体温正常后,再彻底清宫。

(3)**应用抗生素**　未确定病原体时,应根据临床表现及临床经验,选用广谱高效抗生素,然后依据细菌培养和药敏试验结果,调整抗生素种类和剂量,保持有效血药浓度。

(4)**抗凝治疗**　肝素主要用于治疗血栓性静脉炎。

(5)**手术治疗**　会阴伤口或腹部伤口感染,应及时切开引流;盆腔脓肿可经腹或后穹隆穿刺或切开引流;子宫严重感染,经积极治疗无效,应及时行子宫切除术。

第十一篇 妇产科学
第11章 产褥期与产褥期疾病

三、晚期产后出血

晚期产后出血是指分娩24小时后,在产褥期内发生的子宫大量出血。以产后1~2周发病最常见,也可迟至产后2月余发病。常表现为少量或中等量阴道流血,也可表现为大量流血。

注意:①产后出血是指胎儿娩出后24小时以内,阴道分娩者出血量≥500ml,剖宫产者≥1000ml。
②晚期产后出血是指分娩24小时后,在产褥期(产后6周)内发生的子宫大量出血。

1. 病因及临床表现

病因	发生时间	临床表现	体检	宫腔刮出物病检
胎盘胎膜残留	产后10日	血性恶露持续时间延长反复出血或突然大量流血 为阴道分娩最常见的原因	子宫复旧不全,宫口松弛有时见残留组织	胎盘绒毛组织
蜕膜残留	产后1周	多为少量持续性出血也可为一次性大出血	子宫复旧不全,宫口松弛	坏死蜕膜 不见绒毛
胎盘附着面复旧不全	产后2周	突然大量阴道流血	子宫大而软,宫口松弛 阴道及宫口有血块堵塞	宫腔内有较多血块 刮出物不多
宫腔感染	产后5~6周	恶露经久不净,有臭味 腰酸、下腹坠痛,有时大出血	子宫大而软,有压痛	大量血块和炎性组织
剖宫产术后子宫切口裂开	术后2~3周	子宫突然大量出血 可导致失血性休克	子宫未完全复旧	肠线溶解脱落 血管开放所致

2. 诊断

(1)**病史** 若为阴道分娩,应注意产程进展及产后恶露变化,有无反复或突然阴道流血病史;若为剖宫产,应了解手术指征、术式、术后恢复情况。

(2)**临床表现** 胎盘胎膜残留、蜕膜残留引起的阴道流血多在产后10日内发生。胎盘附着部位复旧不良常发生在产后2周左右,可有反复多次阴道流血。剖宫产子宫切口裂开所致的阴道流血常在术后2~3周发生,常表现为突然大量出血,可导致失血性休克。

(3)**体征** 子宫复旧不佳,可扪及子宫增大、变软,宫口松弛,有时可触及残留组织和血块,伴有感染者子宫明显压痛。

(4)**辅助检查** B超检查可了解子宫大小、宫腔内有无残留物及子宫切口情况。血 hCG 测定有助于排除胎盘残留及绒毛膜癌。宫腔刮出物应常规送病理检查。

3. 处理

(1)**少量或中等量阴道流血** 给予抗生素、子宫收缩剂、支持治疗。

(2)**宫腔内残留物** 疑有胎盘胎膜、蜕膜等残留,或胎盘附着部位复旧不全者,可小心行刮宫术,刮出物送病检,以明确诊断。术后应用抗生素及宫缩剂。

(3)**疑剖宫产子宫切口裂开** 若阴道出血量少,应给予广谱抗生素及支持治疗。若阴道出血量大,可行剖腹探查或腹腔镜检查。若切口周围组织坏死范围小、炎症反应轻微,可行清创缝合+髂内动脉、子宫动脉结扎止血。若组织坏死范围大,酌情行次全子宫切除术或全子宫切除术。

(4)**肿瘤引起的阴道流血** 应按肿瘤性质、部位做相应处理。

▶**常考点** 正常产褥的表现;晚期产后出血的病因判断及处理。

参考答案——详细解答见《2024国家临床执业及助理医师资格考试历年考点精析(上、下册)》

1. ABCDE   2. ABCDE   3. ABCDE   4. ABCDE   5. ABCDE

第12章 外阴与阴道炎症

▶**考纲要求**

①生殖道防御机制。②滴虫阴道炎。③外阴阴道假丝酵母菌病。④细菌性阴道病。⑤萎缩性阴道炎。⑥子宫颈炎症。⑦盆腔炎性疾病。

▶**复习要点**

一、生殖道防御机制

1. 解剖学机制

(1)**两侧大阴唇自然合拢** 掩盖了阴道口。

(2)**阴道前后壁紧贴** 可防止外界污染。

(3)**复层鳞状上皮** 宫颈阴道部表面为复层鳞状上皮,抗感染能力强,宫颈内口紧闭,宫颈管有黏液栓。

(4)**子宫内膜周期性剥脱** 育龄妇女子宫内膜周期性剥脱,子宫内膜分泌液中含有乳铁蛋白、溶菌酶等,有助于消除宫腔感染。

(5)**输卵管蠕动** 输卵管黏膜上皮的纤毛向宫腔方向摆动及输卵管蠕动,有助于阻止病原体逆行侵入。

2. 阴道正常微生物群

正常阴道内有微生物寄居形成阴道正常微生物群,包括:

(1)**革兰阳性需氧菌及兼性厌氧菌** 乳杆菌、棒状杆菌、非溶血性链球菌、肠球菌、表皮葡萄球菌。

(2)**革兰阴性需氧菌及兼性厌氧菌** 加德纳菌(此细菌革兰染色变异,可呈革兰阳性)、大肠埃希菌、摩根菌。

(3)**专性厌氧菌** 消化球菌、消化链球菌、类杆菌、动弯杆菌、梭杆菌、普雷沃菌等。

(4)**其他** 包括支原体、假丝酵母菌等。

3. 阴道生态系统及影响阴道生态平衡的因素

正常阴道内虽有多种微生物存在,但这些微生物与宿主阴道之间形成的生态平衡,并不致病。在维持阴道微生态平衡中,雌激素、局部pH、乳杆菌以及阴道黏膜免疫系统起重要作用。

(1)**雌激素** 可使阴道鳞状上皮增厚,并增加糖原含量。

(2)**乳杆菌** ①乳杆菌可将单糖转化为乳酸,维持阴道正常的酸性环境,抑制其他病原体生长,称阴道自净作用。②正常阴道菌群中,乳杆菌是优势菌,它可产生过氧化氢、细菌素等抗微生物因子,抑制其他致病微生物的生长。

(3)**阴道pH** 正常pH≤4.5(多在3.8~4.4)。

若体内雌激素降低、阴道pH升高(如频繁性交、阴道灌洗等可使阴道pH增高),不利于乳杆菌生长。

4. 阴道分泌物

检查外阴及阴道炎症的共同特点是阴道分泌物增多及外阴瘙痒。正常妇女也有一定量的阴道分泌物,清亮、透明、无味,不引起外阴刺激症状。

5. 生殖道免疫系统

生殖道黏膜聚集有不同数量的淋巴组织及淋巴细胞,具有重要的免疫功能,发挥抗感染作用。

第十一篇 妇产科学
第12章 外阴与阴道炎症

【例1】维持阴道微生态平衡最重要的菌群是
　　A. 乳杆菌　　　　　　　　B. 念珠菌　　　　　　　　C. 加德纳菌
　　D. 厌氧菌　　　　　　　　E. 肠球菌

【例2】关于女性生殖道防御机制的描述,正确的是
　　A. 阴道黏膜为柱状上皮,抗感染能力强　　B. 正常阴道菌群以乳杆菌和大肠埃希菌为主
　　C. 两侧大阴唇自然合拢,防止外界污染　　D. 妇女正常月经可增加宫腔感染机会
　　E. 阴道正常为碱性环境,可抑制病原体生长

【例3】关于女性生殖系统防御机制的叙述,错误的是
　　A. 两侧大阴唇自然合拢　　　　　　　　B. 阴道正常pH>6.5,利于乳杆菌生长
　　C. 阴道有自净作用　　　　　　　　　　D. 子宫内膜周期性脱落,可消除宫腔感染
　　E. 阴道前后壁紧贴,可防止外界污染(2023)

二、滴虫阴道炎

1. 病因
滴虫阴道炎是由阴道毛滴虫引起的常见阴道炎症,也是常见的性传播疾病。

2. 传播途径
(1) **经性交直接传播**　是主要传播方式。由于男性感染滴虫后常无症状,易成为传染源。
(2) **间接传播**　经公共浴池、浴盆、浴巾、游泳池、坐式便器、衣物等传播。

【例4】滴虫阴道炎最常见的传播途径是
　　A. 间接接触感染　　　　　　B. 性直接接触感染　　　　　C. 经淋巴循环感染
　　D. 经血液循环感染　　　　　E. 内源性感染

3. 临床表现
(1) **潜伏期**　为4~28日,25%~50%的患者感染初期无症状。
(2) **阴道分泌物增多**　稀薄、脓性、灰黄色、泡沫状、有臭味。
(3) **外阴瘙痒**　瘙痒部位主要为阴道口及外阴。
(4) **泌尿道感染**　可合并尿道感染,表现为尿频、尿痛,有时可见血尿。
(5) **检查**　阴道黏膜充血、散在出血点、"草莓样"宫颈,后穹隆有大量白带,常呈泡沫状。

4. 诊断
根据病史、临床表现不难诊断。在阴道分泌物中找到滴虫即可确诊。最简便的方法是湿片法。

【例5】女,35岁。白带增多伴外阴瘙痒1月余。妇科检查:宫颈散在红色斑点,后穹隆有大量稀薄脓性泡沫状分泌物。其最可能感染的病原体是
　　A. 厌氧菌　　　　　　　　B. 白色念珠菌　　　　　　C. 淋菌
　　D. 加德纳菌　　　　　　　E. 阴道毛滴虫

5. 治疗
(1) **全身用药**　首选甲硝唑或替硝唑。用药期间不宜哺乳。
(2) **性伴侣的治疗**　性伴侣应同时治疗,治疗期间禁止性交。
(3) **随访**　治疗后无症状者不需随访。
(4) **妊娠期滴虫阴道炎的治疗**　妊娠期滴虫阴道炎可导致胎膜早破、低出生体重儿等不良妊娠结局。甲硝唑可透过胎盘,但未发现妊娠期应用甲硝唑会增加胎儿畸形的风险。
(5) **哺乳期滴虫阴道炎的治疗**　甲硝唑能通过乳汁排泄,用药期间及用药后12~24小时不宜哺乳。服用替硝唑者,用药后3日内避免哺乳。

【例6】治疗滴虫阴道炎最常用的药物是

A. 青霉素　　　　　　　　B. 甲硝唑　　　　　　　　C. 氟哌酸
D. 头孢拉定　　　　　　　E. 制霉菌素

【例7】治疗哺乳期妇女滴虫阴道炎，最适宜的方法是
A. 甲硝唑口服　　　　　　B. 甲硝唑栓置入阴道　　　C. 甲硝唑口服及置入阴道
D. 1%龙胆紫涂抹阴道黏膜　E. 局部用克林霉素软膏

注意：因滴虫阴道炎可同时合并尿道、尿道旁腺、前庭大腺滴虫感染，单纯局部用药不易彻底治愈，故需全身用药。阴道局部用药虽可较快缓解症状，但不易彻底杀灭滴虫，停药后容易复发，故答 A 而不是 B、C。但由于甲硝唑能通过乳汁排泄，故用药期间及用药后 24 小时不宜哺乳。参阅 4 版《实用妇产科学》P547。很多医考参考书将答案错为 B。

三、外阴阴道假丝酵母菌病

1. 病因

外阴阴道假丝酵母菌病(VVC)曾称念珠菌性阴道炎，是由假丝酵母菌引起的常见外阴阴道炎症。

2. 传染途径

(1) 内源性传染　为主要传染途径，假丝酵母菌作为机会致病菌，可寄生于阴道、口腔及肠道等处，一旦条件适宜即可引起感染，这三个部位的假丝酵母菌可相互传染。

(2) 性交直接传染　少见。

(3) 间接传染　通过接触污染的衣物等间接传染，极少见。

3. 分类

	单纯性外阴阴道假丝酵母菌病	复杂性外阴阴道假丝酵母菌病
发生频率	散发或非经常发作	复发性
临床表现	轻到中度	重度、复发
真菌种类	白假丝酵母菌	非白假丝酵母菌
宿主情况	免疫功能正常、非孕期	免疫功能低下、妊娠、应用免疫抑制剂、糖尿病

4. 临床表现

(1) 外阴阴道瘙痒　症状明显，持续时间长，严重者坐立不安，以夜晚更加明显。

(2) 疼痛　表现为外阴灼痛、性交痛、尿痛。尿痛是排尿时尿液刺激水肿的外阴所致。

(3) 阴道分泌物　其特征为白色稠厚，呈凝乳状或豆腐渣样。

(4) 妇科检查　外阴红斑、水肿，常伴有抓痕，严重者可见皮肤皲裂、表皮脱落。阴道黏膜红肿，小阴唇内侧及阴道黏膜附有白色块状物，擦除后露出红肿黏膜面。

(5) 临床分度　按 VVC 临床评分标准，评分<7 分为轻、中度 VVC；评分≥7 分为重度 VVC。

评分项目	0	1	2	3
瘙痒	无	偶有发作，可被忽视	能引起重视	持续发作，坐立不安
疼痛	无	轻	中	重
阴道黏膜充血、水肿	无	轻	中	重
外阴抓痕、皲裂、糜烂	无	/	/	有
分泌物量	无	较正常稍多	量多，无溢出	量多，有溢出

【例8】外阴阴道假丝酵母菌病最主要的传染途径是
A. 性交传染　　　　　　　B. 血行传染　　　　　　　C. 间接传染

D. 直接传染　　　　　　　　　E. 内源性传染

【例9】患者,女,48岁。外阴瘙痒伴灼热感3天。妇科检查见外阴红肿、小阴唇内侧及阴道黏膜表面有白色凝乳状物覆盖。该患者最可能的诊断是
A. 前庭大腺炎　　　　　B. 淋菌性阴道炎　　　　　C. 外阴阴道假丝酵母菌病
D. 滴虫阴道炎　　　　　E. 细菌性阴道炎(2021)

【例10】女,41岁。外阴阴道瘙痒3月。既往有糖尿病病史6年。妇科查体:外阴有抓痕,阴道黏膜红肿,分泌物增多,分泌物呈豆腐渣样。该患者最有可能的诊断是
A. 滴虫阴道炎　　　　　B. 淋病　　　　　　　　C. 萎缩性阴道炎
D. 细菌性阴道病　　　　E. 外阴阴道假丝酵母菌病(2023)

5. 诊断
本病的诊断不难,若在阴道分泌物中找到假丝酵母菌的芽生孢子或假菌丝即可确诊。

6. 治疗
(1) 消除诱因　积极治疗糖尿病,停用广谱抗生素、雌激素及糖皮质激素等。
(2) 单纯性外阴阴道假丝酵母菌病　常采用唑类抗真菌药物。
①局部用药　可选用克霉唑、咪康唑、制霉菌素制剂放置于阴道深部。
②全身用药　对于未婚妇女、不宜采用局部用药者,可使用氟康唑顿服。
(3) 复杂性外阴阴道假丝酵母菌病
①重度外阴阴道假丝酵母菌病　在单纯性VVC治疗的基础上延长一个疗程的治疗时间。
②复发性外阴阴道假丝酵母菌病(RVVC)　是指1年内有症状并经真菌学证实的外阴阴道假丝酵母菌病发作4次或以上者。抗真菌治疗分为初始治疗和巩固治疗,初始治愈后给予巩固治疗至半年。
A. 初始治疗　为局部治疗,时间7~14日。若口服氟康唑150mg,则第4日、第7日各加服1次。
B. 巩固治疗　可口服氟康唑150mg,每周1次,连续6个月。
③妊娠期外阴阴道假丝酵母菌病　以局部治疗为主,7日疗法,禁用口服唑类药物。
(4) 性伴侣治疗　无须对性伴侣进行常规治疗。

【例11】女,29岁。外阴瘙痒伴分泌物增多3天。妇科检查:外阴及阴道黏膜充血,阴道内大量豆渣状分泌物。正确的处理是
A. 克林霉素治疗　　　　B. 甲硝唑治疗　　　　　C. 常规阴道冲洗
D. 抗真菌治疗　　　　　E. 雌激素治疗

【例12】复发性外阴阴道假丝酵母菌病(RVVC)的维持治疗应持续
A. 1个月　　　　　　　B. 3天　　　　　　　　C. 3个月
D. 6个月　　　　　　　E. 7~14天

A. 甲硝唑　　　　　　　B. 青霉素　　　　　　　C. 克林霉素
D. 克霉唑　　　　　　　E. 雌激素

【例13】女性,35岁。阴道分泌物增多半月。查体:阴道内浅黄色稀薄白带,泡沫状,臭味。首选治疗药物是
【例14】女性,35岁。阴道分泌物增多伴外阴瘙痒1个月。查体:阴道内分泌物增多,白色稠厚,呈豆腐渣样。首选治疗药物是(2021)

四、细菌性阴道病

细菌性阴道病为阴道内正常菌群失调所致的一种混合性感染,但临床及病理特征无炎症改变。正常阴道内以乳杆菌占优势,细菌性阴道病时,乳杆菌减少,导致其他细菌大量繁殖,主要有加德纳菌、厌氧菌及人型支原体,其中以厌氧菌居多,厌氧菌数量可增加100~1000倍。

1. 诊断

下列 4 项中有 3 项阳性即可诊断为细菌性阴道病，其中线索细胞阳性为必备条件。

(1) **线索细胞阳性** 取阴道分泌物放在载玻片上，加 1 滴 0.9%氯化钠溶液混合，于高倍镜下寻找线索细胞，线索细胞数量占鳞状上皮细胞比例≥20%为阳性。线索细胞即表面黏附了大量细小颗粒的阴道脱落鳞状上皮细胞，这些细小颗粒为加德纳菌及其他厌氧菌。

(2) **阴道分泌物** 均质、稀薄、灰白色、鱼腥臭味阴道分泌物，常黏附于阴道壁，但易从阴道壁拭去。

(3) **阴道分泌物 pH>4.5**。

(4) **胺试验阳性** 取阴道分泌物少许放在载玻片上，加入 10%KOH 溶液 1~2 滴，产生烂鱼肉样腥臭气味，系因胺遇碱释放氨所致。

2. 鉴别诊断

	细菌性阴道病	外阴阴道假丝酵母菌病	滴虫阴道炎
病原体	加德纳菌、厌氧菌	假丝酵母菌	阴道毛滴虫
传染途径	正常菌群失调所致 无传染性	主要为内源性传染 性交直接传染、间接传染少见	主要为性交直接传染 间接传染少见
临床表现	阴道分泌物增多 无或轻度外阴瘙痒	重度外阴瘙痒 轻度阴道分泌物增多	阴道分泌物增多 轻度外阴瘙痒
分泌物	均质、稀薄、白色，鱼腥臭味	白色稠厚，呈凝乳状或豆腐渣样	灰黄色、稀薄、脓性、泡沫样、臭味
分泌物 pH	阴道分泌物 pH>4.5	阴道分泌物 pH<4.5	阴道分泌物 pH>4.5
胺试验	阳性	阴性	可为阳性
显微镜检	线索细胞，极少白细胞	孢子及假菌丝，少量白细胞	阴道毛滴虫，大量白细胞
阴道黏膜	无明显充血炎症表现，分泌物黏附于阴道壁，黏度低，易从阴道壁拭去	红肿，小阴唇及阴道黏膜有白色片状薄膜或凝乳状物覆盖，擦除后露出红色黏膜面	充血，散在出血点，"草莓样"宫颈，后穹隆有大量白带，泡沫状分泌物
确诊方法	无。只有临床诊断：线索细胞及胺试验阳性，阴道 pH>4.5，阴道分泌物阳性	阴道分泌物中找到芽生孢子或假菌丝可确诊	阴道分泌物中找到滴虫可确诊
治疗	全身治疗：口服甲硝唑 局部：甲硝唑栓、克林霉素	全身和局部用药：咪康唑、氟康唑、克霉唑、制霉菌素	全身用药：甲硝唑、替硝唑
性伴侣	无须常规治疗	无须常规治疗	需同时治疗
妊娠期	需治疗，甲硝唑、克林霉素	局部治疗，禁用唑类药物	治疗需知情同意

注意：①线索细胞提示细菌性阴道病，挖空细胞提示 HPV 感染。
②需对配偶同时治疗的是滴虫阴道炎、（沙眼衣原体、淋病奈瑟菌性）子宫颈炎、急性盆腔炎。
③无须对配偶常规治疗的是细菌性阴道病、外阴阴道假丝酵母菌病、萎缩性阴道炎。

3. 治疗

(1) **口服药物** 首选甲硝唑，次选替硝唑，也可选用克林霉素。

(2) **局部治疗** 甲硝唑栓剂每晚 1 次，连用 7 日；或 2%克林霉素软膏阴道涂抹，每晚 1 次，连用 7 日。

(3) **性伴侣治疗** 性伴侣不需常规治疗。

(4) **妊娠期细菌性阴道病的治疗** 口服甲硝唑或克林霉素，连用 7 日。

【例 15】细菌性阴道病最常见的病原体是
    A. 金黄色葡萄球菌　　　　B. 溶血性链球菌　　　　C. 大肠埃希菌

D. 加德纳菌　　　　　　E. 沙眼衣原体

【例16】细菌性阴道病的诊断标准不包括
A. 线索细胞阳性　　　　B. 阴道分泌物增多伴外阴瘙痒　　C. 胺臭味试验阳性
D. 阴道分泌物pH值>4.5　E. 匀质、稀薄、灰白色阴道分泌物

【例17】女，32岁。阴道分泌物增多1月。查体：阴道内稀薄白带，阴道pH值为5，阴道分泌物线索细胞阳性。首选的治疗药物是
A. 链霉素　　　　　　　B. 甲硝唑　　　　　　　　　　　C. 红霉素
D. 氧氟沙星　　　　　　E. 青霉素（2020、2023）

五、萎缩性阴道炎（老年性阴道炎）

1. 病因

绝经后妇女因卵巢功能衰退，雌激素水平降低，阴道壁萎缩，黏膜变薄，上皮细胞内糖原减少，阴道内pH增高，嗜酸的乳酸杆菌不再为优势菌，局部抵抗力降低，其他致病菌过度繁殖，从而引起炎症。

2. 临床表现

(1) **外阴瘙痒**　表现为外阴灼热不适、瘙痒。
(2) **白带增多**　阴道分泌物增多，稀薄，淡黄色，感染严重时阴道分泌物呈脓血性。
(3) **阴道检查**　阴道皱襞消失、萎缩、菲薄。阴道黏膜充血，散在出血点。

3. 诊断

根据绝经、卵巢手术史、盆腔放射治疗史、药物性闭经史及临床表现，一般不难诊断。

4. 治疗

(1) **治疗原则**　补充雌激素，增强阴道抵抗力，使用抗生素抑制细菌生长。
(2) **补充雌激素**　可增加阴道抵抗力，为主要治疗方法。雌激素可局部给药，也可全身给药。
(3) **抑制细菌生长**　阴道局部应用抗生素，如诺氟沙星栓等。阴道干涩者，可应用润滑剂。

（18～20题共用题干）女，70岁。外阴、阴道灼热感4天。妇科检查：阴道黏膜有散在出血点，阴道内少许分泌物，淡黄色。

【例18】该患者首先考虑的诊断为
A. 萎缩性阴道炎　　　　B. 淋菌性阴道炎　　　　　　　　C. 细菌性阴道病
D. 外阴阴道念珠菌病　　E. 滴虫阴道炎

【例19】其最可能的病因是
A. 雌激素水平低下　　　B. 淋菌感染　　　　　　　　　　C. 阴道菌群失调
D. 念珠菌感染　　　　　E. 滴虫感染

【例20】该患者首选的外用药物是
A. 制霉菌素　　　　　　B. 红霉素　　　　　　　　　　　C. 孕激素
D. 雌激素　　　　　　　E. 甲硝唑

六、子宫颈炎症

1. 急性子宫颈炎

(1) **病因**　主要由淋病奈瑟菌、沙眼衣原体感染所致，部分由阴道内源性感染所致。
(2) **病理**　①肉眼观：子宫颈红肿，子宫颈管黏膜充血、水肿，有脓性分泌物自子宫颈外口流出。②镜下观：局部充血，子宫颈黏膜及黏膜下组织、腺体周围可见大量中性粒细胞浸润，腺腔内可见脓性分泌物。
(3) **诊断**　根据临床表现、实验室检查，可以作出临床诊断。

①临床表现　多无症状。有症状者主要表现为阴道分泌物增多,呈黏液脓性,阴道分泌物刺激可引起外阴瘙痒及灼热感。还可有经间期出血、性交后出血等症状。若合并尿路感染,可出现尿频、尿急、尿痛。

②妇科检查　子宫颈充血、水肿、黏膜外翻,黏液脓性分泌物,子宫颈管黏膜质脆,容易诱发出血。

③诊断标准　出现两个特征性体征之一、镜检子宫颈或阴道分泌物白细胞增多,可作出诊断。

　A.两个特征性体征　a.于子宫颈管或子宫颈管棉拭子标本上,肉眼见到脓性或黏液脓性分泌物;b.用棉拭子擦拭子宫颈管时,容易诱发子宫颈管内出血。

　B.白细胞检测　子宫颈管脓性分泌物作革兰染色示中性粒细胞>30/HP;阴道分泌物 WBC>10/HP。

　C.病原体检测　应作沙眼衣原体、淋病奈瑟菌、滴虫等检测。

(4)处理　主要为抗生素药物治疗。

①经验性抗生素治疗　阿奇霉素 1g 单次顿服;或多西环素 100mg,每日2次,共7天。

②针对病原体的抗生素治疗　单纯急性淋病奈瑟菌性子宫颈炎常用药物有头孢菌素、大观霉素等。沙眼衣原体感染所致子宫颈炎常用药物有多西环素、阿奇霉素、左氧氟沙星等。

③性伴侣的治疗　若病原体为沙眼衣原体、淋病奈瑟菌,应对其性伴侣进行相应治疗。

【例21】女,25岁,初孕妇。妊娠12周,尿频、尿急、尿痛伴阴道分泌物增多4天。查体:尿道口及子宫颈口均见脓性分泌物。为确诊,首选的辅助检查是

　A.羊水培养　　　　　　B.血培养　　　　　　C.子宫颈管分泌物培养
　D.血清学检查　　　　　E.尿培养

2. 慢性子宫颈炎

(1)病因　慢性子宫颈炎是指子宫颈间质内有大量淋巴细胞、浆细胞等慢性炎细胞浸润。慢性子宫颈炎可由急性子宫颈炎迁延而来,也可为病原体持续感染所致,病原体与急性子宫颈炎相似。

(2)病理　慢性子宫颈炎包括慢性子宫颈黏膜炎、子宫颈息肉、子宫颈肥大等病理形态。

(3)诊断　症状不明显,妇检见子宫颈息肉、子宫颈肥大、子宫颈表面有青白色小囊泡等不同体征。

(4)处理　应根据不同情况进行不同的治疗。

①慢性子宫颈黏膜炎　需了解有无沙眼衣原体、淋病奈瑟菌感染,应针对病因进行治疗。对病原体不清者,尚无有效治疗方法,可试用物理治疗。

②子宫颈息肉　行息肉摘除术,术后将切除的息肉送组织学检查。

③子宫颈肥大　一般无须治疗。

七、盆腔炎性疾病

1. 概念

盆腔炎性疾病是指女性上生殖道的一组感染性疾病,主要包括子宫内膜炎、输卵管炎、输卵管卵巢脓肿、盆腔腹膜炎,以输卵管炎、输卵管卵巢炎最常见。

2. 发病诱因

(1)年龄　盆腔炎性疾病的高发年龄为 15~25 岁,与频繁性活动、子宫颈柱状上皮异位等有关。

(2)性活动　盆腔炎多发生在性活跃期妇女,尤其初次性交年龄小、有多个性伴侣、性交频繁者。

(3)下生殖道感染　淋病奈瑟菌性子宫颈炎、衣原体性子宫颈炎、细菌性阴道病与盆腔炎发生有关。

(4)子宫腔内手术操作后感染　如刮宫术、输卵管通液术、子宫输卵管造影术、宫腔镜检查等。

(5)性卫生不良　经期性交、使用不洁月经垫等,均可导致盆腔炎。

(6)邻近器官炎症直接蔓延　如阑尾炎、腹膜炎等蔓延至盆腔,病原体以大肠埃希菌多见。

(7)盆腔炎性疾病再次急性发作　盆腔炎性疾病所致的盆腔广泛粘连、输卵管损伤、输卵管防御能力下降,容易造成再次感染,导致急性发作。

3. 病理

(1) **急性子宫内膜炎及子宫肌炎**　子宫内膜充血、水肿，有炎性渗出物。

(2) **急性输卵管炎、输卵管积脓、输卵管卵巢脓肿**　因病原体传播途径不同而病变特点不同。

(3) **急性盆腔腹膜炎**　脓液积聚在直肠子宫陷凹形成盆腔脓肿。

(4) **急性盆腔结缔组织炎**　以宫旁结缔组织炎最常见。

(5) **败血症及脓毒血症**　当病原体毒性强、数量多、患者抵抗力降低时，常发生败血症。

(6) **肝周围炎（Fitz-Hugh-Curtis 综合征）**　指肝包膜炎症而无肝实质损害的肝周围炎。

4. 临床表现

(1) **症状**　下腹痛、发热、阴道分泌物增多。若有腹膜炎，可出现恶心、呕吐、腹胀、腹泻等症状。若伴泌尿系统感染可有尿急、尿频、尿痛。若有脓肿形成，可有下腹包块、局部压迫刺激症状。

(2) **腹部检查**　有下腹压痛、反跳痛及肌紧张，叩诊鼓音明显，肠鸣音减弱或消失。

(3) **妇科检查**　如下。

阴道	可见脓性臭味分泌物
子宫颈	充血、水肿，宫颈管口可见脓性分泌物流出，子宫颈举痛，穹隆饱满
子宫体	稍大，有压痛，活动受限，子宫两侧压痛明显
单纯输卵管炎	可触及增粗的输卵管，压痛明显
输卵管积脓或输卵管卵巢脓肿	可触及包块且压痛明显，不活动
宫旁结缔组织炎	扪及宫旁一侧或两侧片状增厚，或两侧宫骶韧带高度水肿、增粗、压痛明显
盆腔脓肿形成	后穹隆触痛明显，可在直肠子宫陷凹处触及包块，并有波动感

5. 诊断

(1) **最低标准**　子宫颈举痛或子宫压痛或附件区压痛。

(2) **附加标准**　①体温>38.3℃；②子宫颈异常黏液脓性分泌物或脆性增加；③阴道分泌物湿片出现大量白细胞；④红细胞沉降率升高；⑤C-反应蛋白升高；⑥实验室证实的子宫颈淋病奈瑟菌或衣原体阳性。

(3) **特异标准**　①子宫内膜活检组织学证实为子宫内膜炎；②阴道超声或磁共振检查显示输卵管增粗、输卵管积液，伴或不伴有盆腔积液、输卵管卵巢肿块，腹腔镜检查发现盆腔炎性疾病征象。

在作出盆腔炎性疾病的诊断后，需进一步明确病原体。

【例22】生殖道感染淋病奈瑟菌最常见的临床表现是
　　A. 输卵管炎　　　　　　B. 盆腔腹膜炎　　　　　　C. 宫颈黏膜炎
　　D. 子宫内膜炎　　　　　E. 输卵管积脓（2017，超教材内容）

【例23】属于盆腔炎性疾病诊断特异标准（2010 年美国 CDC 诊断标准）的是
　　A. 宫颈或阴道异常黏液脓性分泌物　　　　B. 实验室证实的宫颈淋病奈瑟菌或衣原体阳性
　　C. 宫颈举痛或子宫压痛或附件区压痛　　　D. 阴道分泌物生理盐水涂片见大量白细胞
　　E. 经阴道超声或磁共振检查显示输卵管增粗、输卵管积液

【例24】盆腔炎性疾病的最低诊断标准是
　　A. 血 C-反应蛋白升高　　　B. 体温超过 38.3℃　　　C. 红细胞沉降率升高
　　D. 宫颈脓性分泌物　　　　 E. 宫颈举痛或子宫压痛或附件区压痛

6. 处理

主要为抗生素药物治疗，必要时手术治疗。

(1) **抗生素治疗**　盆腔炎性疾病的病原体多为淋病奈瑟菌、衣原体以及需氧菌、厌氧菌的混合感染，需氧菌及厌氧菌又有革兰阴性及阳性之分，故抗生素的选择应涵盖以上病原体，宜选择广谱抗生素以及

联合用药。常用药物包括头孢曲松、头孢西丁、氧氟沙星、甲硝唑等。

(2)手术治疗 主要用于抗生素控制不满意的输卵管卵巢脓肿、盆腔脓肿。手术指征包括：①输卵管卵巢脓肿或盆腔脓肿经药物治疗48~72小时无效者；②经药物治疗后病情虽有好转，但脓肿持续存在(2~3周)；③脓肿破裂。

(25~26题共用题干)女，26岁。人工流产术后1周，发热5天，下腹痛3天。查体：T39.2℃，P105次/分，BP105/70mmHg。妇科检查：宫颈口脓性分泌物，宫颈举痛(+)，子宫正常大小，压痛明显，双附件稍增厚，压痛(+)，右侧为重。血 WBC14×10⁹/L，N0.90。

【例25】该患者最可能的诊断为
  A. 急性膀胱炎   B. 流产不全   C. 异位妊娠破裂
  D. 急性阑尾炎   E. 急性盆腔炎

【例26】对治疗最有价值的辅助检查项目是
  A. 盆腔B超   B. 尿妊娠试验   C. 病原体检查
  D. 尿常规   E. 血常规

▶**常考点** 阴道炎的鉴别诊断；盆腔炎性疾病的临床表现及诊断。

  参考答案——详细解答见《2024国家临床执业及助理医师资格考试历年考点精析(上、下册)》

1. A BCDE 2. ABCDE 3. ABCDE 4. ABCDE 5. ABCDE 6. ABCDE 7. ABCDE
8. ABCDE 9. ABCDE 10. ABCDE 11. ABCDE 12. ABCDE 13. ABCDE 14. ABCDE
15. ABCDE 16. ABCDE 17. ABCDE 18. ABCDE 19. ABCDE 20. ABCDE 21. ABCDE
22. ABCDE 23. ABCDE 24. ABCDE 25. ABCDE 26. ABCDE

第13章 子宫内膜异位症与子宫腺肌病

> **考纲要求**
> ①子宫内膜异位症。②子宫腺肌病。
>
> **复习要点**

一、子宫内膜异位症

1. 概念

子宫内膜组织(腺体和间质)出现在子宫体以外的部位时,称为子宫内膜异位症,简称内异症。异位内膜可侵犯全身任何部位,但绝大多数位于盆腔脏器和壁腹膜,其中以卵巢、宫骶韧带最常见,其次为子宫及其他脏腹膜、阴道直肠隔等部位。

内异症是激素依赖性疾病,在自然绝经、人工绝经后,异位内膜病灶可逐渐萎缩吸收;妊娠或使用性激素抑制卵巢功能,可暂时阻止疾病的发展。内异症在形态学上呈良性表现,但在临床行为学上类似恶性肿瘤,如种植、侵袭及远处转移等。

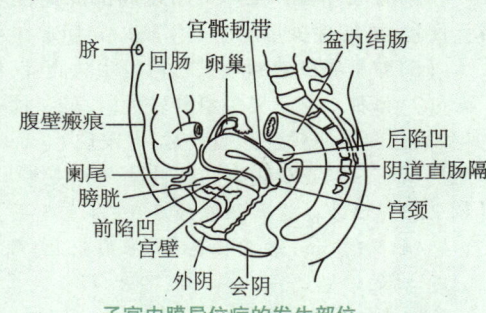

子宫内膜异位症的发生部位

2. 病因

(1) **种植学说** 月经期间子宫内膜腺上皮和间质细胞可随经血逆流,经输卵管进入盆腔,种植于卵巢和邻近的盆腔腹膜,并在该处继续生长、蔓延,形成盆腔内异症。

(2) **体腔上皮化生学说** 卵巢表面上皮、盆腔腹膜均由胚胎期具有高度化生潜能的体腔上皮分化而来,在受到卵巢激素、经血或慢性炎症的反复刺激后,能被激活转化为子宫内膜样组织。

(3) **诱导学说** 未分化的腹膜组织在内源性生物化学因素诱导下,可发展成为子宫内膜组织,种植的内膜可以释放化学物质诱导未分化的间充质形成子宫内膜异位组织。

(4) **遗传因素** 内异症具有一定的家族聚集性,某些患者的发病可能与遗传有关。

(5) **免疫与炎症因素** 研究表明,免疫调节异常在子宫内膜异位症的发生、发展各环节起重要作用。

(6) **其他因素** 国内学者提出"在位内膜决定论",认为在位子宫内膜的生物学特性是内异症发生的决定因素,局部微环境是影响因素。

3. 病理

内异症的基本病理变化为异位子宫内膜随卵巢激素变化而发生周期性出血,导致周围纤维组织增生、粘连、囊肿形成,最终发展为大小不等的实质性结节或包块。

(1) **卵巢型内异症** 最常见,可累及一侧或双侧卵巢,病灶分两种类型。①微小病变型为位于卵巢浅表层的红色、紫蓝色、褐色斑点或小囊。②典型病变型也称卵巢子宫内膜异位囊肿,位于卵巢皮质,因反复周期性出血,形成单个或多个囊肿,囊肿大小不一,内含暗褐色、似巧克力样陈旧性血液,故又称卵巢巧克力囊肿,囊肿可与子宫、阔韧带、盆侧壁等粘连,致使卵巢固定在盆腔内,活动度差。

(2) **腹膜型内异症** 分布于盆腔腹膜和脏器表面,以宫骶韧带、直肠子宫陷凹、子宫后壁下段浆膜最常见。表现为局部颗粒状结节,宫骶韧带增粗或结节样改变。输卵管内异症可造成管腔不通,导致不孕症。

(3)**其他部位的内异症** 包括手术切口瘢痕、肺、胸膜等部位的内异症。

(4)**镜检** 异位内膜在镜下可见子宫内膜腺体、间质、纤维素、出血等成分。异位内膜可随卵巢周期变化而有增殖和分泌改变,但其改变与子宫内膜并不一定同步,多为增殖期改变。异位内膜极少恶变。

【例1】子宫内膜异位症较少累及的部位是
　　A. 输卵管　　　　　　　B. 直肠子宫陷凹　　　　　C. 宫骶韧带
　　D. 子宫后壁下段　　　　E. 卵巢

4. 临床表现

临床表现因人和病变部位的不同而多种多样,症状与月经周期密切相关。有25%的患者无任何症状。

(1)**下腹痛及痛经** 疼痛是内异症的主要症状,典型症状为继发性痛经、进行性加重。疼痛多位于下腹、腰骶及盆腔中部,常于月经来潮时出现,持续至整个经期。有27%~40%患者无痛经。

(2)**不孕** 内异症患者不孕率高达40%。

(3)**性交不适** 多见于直肠子宫陷凹有异位病灶或局部粘连使子宫后倾固定者,常为深部性交痛。

(4)**月经异常** 15%~30%的患者有经量增多、经期延长、月经淋漓不尽。

(5)**盆腔外内异症** 可出现局部周期性疼痛、出血、肿块及相应症状。肠道内异症可出现腹痛、腹泻、便秘、周期性少量出血。膀胱内异症常在经期出现尿频、尿痛。

(6)**卵巢异位囊肿破裂** 可发生急腹症,症状类似输卵管妊娠破裂,但无腹腔内出血。

(7)**体征** 卵巢异位囊肿较大时,妇科检查可扪及与子宫粘连的肿块,囊肿破裂时腹膜刺激征阳性。典型盆腔内异症双合诊检查时,可发现子宫后倾固定,直肠子宫陷凹、宫骶韧带或子宫后壁下方可扪及触痛性结节,一侧或双侧附件处触及囊实性包块,活动度差。阴道后穹窿触及痛性小结节。

【例2】女,32岁。进行性痛经8年,加重3年,婚后4年未孕。查体:子宫后位,大小正常,子宫左后方可触及约5cm的囊性包块,张力较大,触痛。血CA125为50U/ml,抗子宫内膜抗体(+)。首先应考虑的诊断是
　　A. 卵巢上皮癌　　　　　B. 转移性卵巢肿瘤　　　　C. 子宫内膜异位症
　　D. 盆腔结核　　　　　　E. 盆腔炎性包块

【例3】女,25岁。继发性痛经5年,加重2年。查体:双侧附件区手拳大小囊性包块,界限不清,不活动,无压痛。CA125为83U/ml。最可能的诊断是
　　A. 卵巢子宫内膜异位囊肿　B. 卵巢癌　　　　　　　　C. 输卵管积水
　　D. 卵巢良性肿瘤　　　　　E. 输卵管、卵巢脓肿

5. 诊断

(1)**病史及临床表现** 生育期女性有继发性痛经且进行性加重、不孕或慢性盆腔痛,妇科检查扪及与子宫相连的囊性包块或盆腔内有触痛性结节,可初步诊断为内异症。

(2)**B超** 是诊断卵巢异位囊肿和膀胱、直肠内异症的重要方法,敏感性和特异性均在96%以上。

(3)**血清CA125测定** 内异症患者血清CA125可升高,但无特异性。可用于评估疗效、预测复发。

(4)**腹腔镜+组织检查** 是国际公认的内异症诊断的最佳方法,可确诊,并进行临床分期。

【例4】子宫内膜异位症临床分期的依据是
　　A. 彩色超声多普勒检查　　B. 典型病史及妇科检查　　C. 宫腔镜检查
　　D. 腹腔镜检查　　　　　　E. 血清CA125测定

6. 鉴别诊断

(1)**卵巢恶性肿瘤** 早期无症状,有症状时多呈持续性腹痛、腹胀,病情发展快,B超显示混合性或实性包块,血清CA125多显著增高(>100U/ml)。腹腔镜检查或剖腹探查可鉴别。

(2)**盆腔炎性包块** 多有急性盆腔感染史,疼痛无周期性,可伴发热、白细胞增高,抗生素治疗有效。

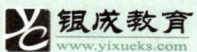

第十一篇 妇产科学
第13章 子宫内膜异位症与子宫腺肌病

(3) 子宫腺肌病 痛经症状与内异症相似，但多位于下腹正中且更剧烈，子宫多呈均匀性增大，质硬。经期检查时子宫触痛明显。此病常与内异症并存。

7. 治疗

(1) 治疗目的 缩减和去除病灶，减轻和控制疼痛，治疗和促进生育，预防和减少复发。

(2) 药物治疗 适用于有慢性盆腔痛、痛经明显、有生育要求、无卵巢囊肿形成的患者。药物治疗原理为抑制雌激素合成，使异位内膜萎缩；或切断下丘脑-腺垂体-卵巢-子宫轴（H-P-O轴）的刺激。

①假孕疗法 包括口服避孕药、孕激素类药等。

A. 口服避孕药 是最早治疗内异症的药物，原理是利用避孕药（雌激素+孕激素或单纯高效孕激素）降低垂体促性腺激素水平，并直接作用于子宫内膜和异位内膜，导致内膜萎缩和经量减少，使患者产生类似妊娠的人工闭经，称为假孕疗法。此法适用于轻度内异症患者。

B. 孕激素类药 单用人工合成的高效孕激素，抑制垂体促性腺激素分泌，并直接作用于子宫内膜和异位内膜，最初引起子宫内膜组织的蜕膜化，继而导致内膜萎缩和闭经。常用药物为甲羟孕酮，剂量为避孕剂量的3～4倍，连服6个月，停药后痛经缓解，月经恢复。

②假绝经疗法 包括促性腺激素释放激素激动剂（GnRH-a）、达那唑、孕三烯酮等。

A. GnRH-a 为人工合成化合物，活性较天然GnRH高百倍，能抑制垂体分泌FSH及LH，导致卵巢激素水平明显下降，出现暂时性闭经，此疗法又称药物性卵巢切除。常用药物有亮丙瑞林、戈舍瑞林。

B. 达那唑 为人工合成的睾酮衍生物，能抑制FSH、LH峰，抑制卵巢雌激素、孕激素的合成，导致子宫内膜萎缩，出现闭经。因FSH、LH呈低水平，故又称假绝经疗法。适用于轻、中度内异症痛经明显者。

C. 孕三烯酮 为19-去甲基睾酮甾体类药物，可拮抗孕激素与雌激素，能增加游离睾酮含量，抑制FSH、LH峰并减低LH均值，使体内雌激素水平降低，导致异位内膜萎缩、吸收。

③米非司酮 为孕激素受体拮抗剂，每日口服25～100mg，可造成闭经使异位病灶萎缩。

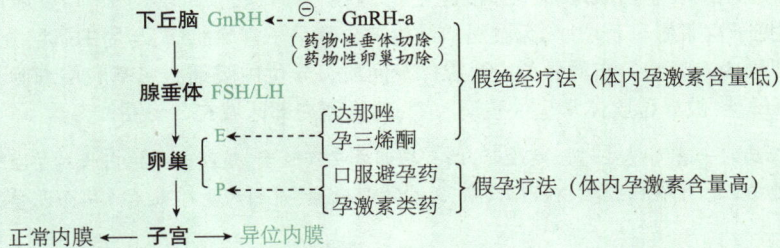

(3) 手术治疗 适用于药物治疗后症状不缓解、局部病变加剧、生育功能未恢复、较大的卵巢异位囊肿者。腹腔镜手术是首选的手术方法。目前认为腹腔镜确诊、手术+药物为内异症的"金标准"治疗。

	保留生育功能手术	保留卵巢功能手术	根治性手术
手术方式	切除异位内膜病灶 保留子宫、一侧或双侧卵巢	切除盆腔内病灶及子宫 保留一侧或部分卵巢	切除子宫、双侧附件及异位内膜病灶
适应证	药物治疗无效、年轻、有生育要求者	Ⅲ或Ⅳ期、症状明显、无生育要求<45岁	45岁以上的重症患者
复发率	40%	5%	几乎不复发
术后治疗	尽早妊娠，使用药物减少复发	无特殊	无须补充雌激素

(4) 内异症相关疼痛的治疗 ①若不合并不孕、无附件包块，首选药物治疗，一线药物为非甾体抗炎药、口服避孕药、高效孕激素。②若合并不孕、卵巢异位囊肿直径≥4cm，首选腹腔镜手术治疗。

(5) 内异症相关不孕的治疗 ①单纯药物治疗对自然妊娠无效。②对于希望生育的轻症患者，首选腹腔镜手术治疗。③对于希望生育的重症患者，应积极施行辅助生殖技术助孕。

【例5】女性,35岁。发现右附件区囊性肿块3个月。腹腔镜手术剥离右卵巢子宫内膜异位囊肿,术后不宜使用的药物为

  A. 孕激素   B. GnRH-a   C. 达那唑

  D. 孕三烯酮   E. 雌激素

【例6】女,30岁。继发性痛经7年,婚后2年未孕。妇科检查:子宫后位,正常大小,固定,左侧附件区触及5~6cm囊性包块,边界欠清,固定,CA125升高。该患者首选的治疗方法是

  A. 人工助孕   B. 手术治疗   C. 中药治疗

  D. 激素治疗   E. 止痛治疗

【例7】子宫内膜异位症根治手术适用于

  A. 45岁以上重度患者   B. 45岁以下轻度患者   C. 45岁以上轻度患者

  D. 45岁以下重度患者   E. 45岁以下中度患者

二、子宫腺肌病

1. 概念

当子宫内膜腺体及间质侵入子宫肌层时,称为子宫腺肌病。异位内膜组织多在子宫肌层内弥漫性生长,也可局限性增生形成肿块。多发生于30~50岁经产妇,约15%合并内异症,约50%合并子宫肌瘤。

2. 病因

目前认为子宫腺肌病是由基底层子宫内膜侵入肌层生长所致,多次妊娠及分娩、人工流产、慢性子宫内膜炎等造成子宫内膜基底层损伤,与本病的发病密切相关。

3. 病理

(1)**巨检** 异位内膜在子宫肌层多呈弥漫性生长,多累及后壁,子宫均匀性增大,球形,不超过妊娠12周大小。剖面见子宫肌壁显著增厚,无漩涡状结构。少数呈子宫腺肌瘤,与周围肌层分界不清。

(2)**镜检** 肌层内有岛状分布的异位内膜腺体及间质。异位内膜细胞属基底层细胞,对雌激素有反应,但对孕激素不敏感,故异位腺体常呈增殖期改变,偶见到局部区域有分泌期改变。

注意:①子宫腺肌病的子宫内膜呈增殖期改变,偶有局部分泌期改变,是因为异位内膜对孕激素不敏感。
②无排卵性功血的子宫内膜呈增殖期改变,无分泌期改变,是因为受雌激素作用而无孕激素拮抗。

4. 临床表现

(1)**主要症状** 常表现为经量增多、经期延长、进行性痛经,疼痛位于下腹正中,常于经前1周开始,直至月经结束。35%的患者无典型症状;40%~50%的患者月经过多,一般月经量>80ml。

(2)**妇科检查** 子宫均匀性增大,或有局限性结节隆起,质硬且有压痛,经期压痛更甚。

5. 诊断

根据典型的进行性痛经、月经过多史,妇科检查子宫均匀性增大或局限性隆起,质硬且有压痛,可作出初步诊断。确诊取决于术后的病理学检查。

	子宫腺肌病	子宫内膜异位症
典型症状	逐渐加重的进行性痛经	继发性痛经、进行性加重
腹痛部位	下腹正中	下腹、腰骶部、盆腔中部
月经异常	经量增多、经期延长	经量增多、经期延长、淋漓不尽
子宫附件	子宫均匀性增大 局限性结节,质硬,有压痛	无子宫增大,子宫后壁或直肠子宫陷凹痛性结节 一侧或双侧附件处触及囊实性包块

第十一篇　妇产科学
第13章　子宫内膜异位症与子宫腺肌病

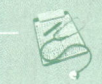

注意：①子宫腺肌病——痛经，月经量多，经期延长，子宫均匀性增大，局限性痛性结节，附件正常。
②子宫内膜异位症——痛经，月经量多，经期延长，子宫无增大，盆底痛性结节，附件囊实性包块。
③子宫腺肌病、子宫内膜异位症均可有CA125升高(正常值<35U/ml)，3版《实用妇产科学》P629。

【例8】子宫腺肌病的典型症状是
　　A. 月经周期缩短　　　　　　B. 月经量减少　　　　　　C. 阴道不规则流血
　　D. 继发性痛经进行性加重　　E. 阴道分泌物增多

【例9】女，39岁。痛经进行性加重5年，月经量增多2年。妇科检查：子宫后位，球形增大，如2个月妊娠大小，活动欠佳，子宫触痛阳性，双附件区未触及异常。CA125为87U/ml。最可能的诊断是
　　A. 子宫内膜炎　　　　　　　B. 子宫肉瘤　　　　　　　C. 子宫内膜异位症
　　D. 子宫腺肌病　　　　　　　E. 子宫肌瘤

6. 治疗

(1) **药物治疗**　目前无根治性有效药物。对于症状较轻、有生育要求、近绝经期患者可试用达那唑、孕三烯酮、促性腺激素释放激素激动剂(GnRH-a)治疗，均可缓解症状，但停药后症状可复现。

(2) **手术治疗**　对于年轻、希望生育的患者，可试行病灶挖除术；对症状严重、无生育要求、药物治疗无效者可行全子宫切除术。是否保留卵巢，取决于卵巢有无病变和患者年龄。

【例10】女，45岁，G_2P_1。继发性痛经6年。查体：子宫如妊娠12周大小，质硬，活动受限。药物治疗后症状无缓解。最佳手术治疗方案是
　　A. 子宫切除术　　　　　　　B. 广泛性子宫切除术　　　C. 改良广泛性子宫切除术
　　D. 子宫切除加双附件切除术　E. 骶神经切断术

▶ **常考点**　子宫内膜异位症的诊断及治疗；子宫腺肌病的诊断和治疗。

参考答案——详细解答见《2024国家临床执业及助理医师资格考试历年考点精析(上、下册)》

1. ABCDE　　2. ABCDE　　3. ABCDE　　4. ABCDE　　5. ABCDE　　6. ABCDE　　7. ABCDE
8. ABCDE　　9. ABCDE　　10. ABCDE

第14章 盆腔脏器脱垂与压力性尿失禁

▶ **考纲要求**
①盆腔脏器脱垂。②压力性尿失禁。

▶ **复习要点**

一、盆腔脏器脱垂

1. 概念

盆腔脏器脱垂是指盆腔脏器脱出于阴道内或阴道外，包括膀胱膨出、尿道膨出、直肠膨出等。本节重点掌握子宫脱垂。子宫脱垂是指子宫从正常位置沿阴道下降，宫颈外口达坐骨棘水平以下，甚至子宫全部脱出于阴道口以外。子宫脱垂常伴有阴道前壁和(或)后壁膨出。

2. 病因

(1) **分娩损伤** 为最主要病因。妊娠、分娩，特别是产钳或胎吸困难的阴道分娩，增加盆底组织受损机会。若产后过早参加重体力劳动，将影响盆底组织张力的恢复而发生子宫脱垂。

(2) **衰老** 随着年龄增长，特别是绝经后盆底支持结构的萎缩，在发病中具有重要作用。

(3) **长期腹压增加** 如慢性咳嗽、腹腔积液、腹型肥胖、持续负重、习惯性便秘等。

(4) **医源性原因** 没有充分纠正手术时所造成的盆腔支持结构的缺损。

3. 临床分度及临床表现

(1) **我国分度法** 以患者平卧用力向下屏气时，子宫下降最低点为分度标准，将子宫脱垂分为3度。

	Ⅰ度子宫脱垂	Ⅱ度子宫脱垂	Ⅲ度子宫脱垂
分类	①轻型：宫颈外口距处女膜缘<4cm，未达到处女膜缘 ②重型：宫颈外口已达处女膜缘，阴道口可见宫颈	①轻型：宫颈脱出阴道口，宫体仍在阴道内 ②重型：部分宫体脱出阴道口	宫颈及宫体全部脱出阴道口外
症状	多无自觉症状	不同程度的腰骶部痛、下坠感行走不便，脱出后可还纳	多伴Ⅲ度阴道前壁脱垂 易出现尿潴留、压力性尿失禁
体征	无明显体征	宫颈及阴道黏膜明显增厚 宫颈肥大、延长	宫颈及阴道黏膜明显增厚 宫颈肥大、延长

(2) **国际上采用的POP-Q分度法** 将子宫脱垂分为0~Ⅳ度。

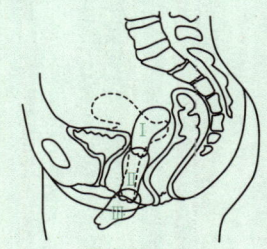

子宫脱垂分度

【例1】子宫脱垂最常见的病因是
A. 慢性咳嗽　　　　　B. 肥胖体型
C. 习惯性便秘　　　　D. 分娩损伤
E. 长期重体力劳动（2015、2020、2022）

【例2】女，58岁。绝经8年，发现阴道内脱出肿物3个月，休息后可消失。妇科检查：平卧位屏气向下用力时，宫颈脱出阴道口外，宫体仍在阴道内。该患者子宫脱垂的临床分度是

第十一篇 妇产科学
第14章 盆腔脏器脱垂与压力性尿失禁

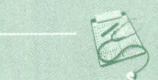

A. Ⅲ度	B. Ⅱ度重型	C. Ⅰ度轻型
D. Ⅱ度轻型	E. Ⅰ度重型	

4. 诊断

根据病史及检查可明确诊断,并进行分度。

5. 处理

(1)非手术治疗　为子宫脱垂的一线治疗方法,包括应用子宫托、盆底康复治疗、行为指导。

(2)手术治疗　目的是缓解症状,恢复正常的解剖位置和脏器功能,有满意的性生活并能维持效果。

①阴道封闭术　分为阴道半封闭术和阴道全封闭术,术中将阴道前后壁剥离创面相对缝合,以部分或完全封闭阴道,术后失去性交功能,仅适用于年老体弱不能耐受较大手术者。

②盆底重建手术　通过吊带、网片、缝线将阴道穹隆组织或宫骶韧带悬吊固定于骶骨前、骶棘韧带,也可行自身宫骶韧带缩短缝合术,子宫可以切除或保留。手术可经阴道、经腹腔镜或开腹完成。

　A. 自身组织修复重建手术　包括阴道前后壁修补术、骶棘韧带缝合固定术、宫骶韧带悬吊术。

　B. 经腹或腹腔镜阴道/子宫骶骨固定术　即将顶端悬吊于骶骨前纵韧带进行重建。

　C. 经阴道网片植入手术　顶端植入吊带悬吊至骶棘韧带水平,阴道前后壁植入网片进行重建。

　D. 曼氏(Manchester)手术　即阴道前后壁修补、主韧带缩短及宫颈部分切除,适用于年轻宫颈延长者。

6. 预防

避免腹压增加的疾病。子宫脱垂者在子宫切除时行顶端重建,以免术后发生穹隆膨出和肠膨出。

(3~4题共用题干)女,60岁,G_4P_4。近两年来阴道脱出一肿物,逐渐增大。妇科检查:宫颈光滑,屏气用力后宫颈和部分宫体脱出阴道口外,子宫萎缩,双侧附件正常。

【例3】对该患者子宫脱垂程度判断正确的是

A. Ⅰ度轻型	B. Ⅲ度	C. Ⅱ度轻型
D. Ⅰ度重型	E. Ⅱ度重型	

【例4】该患者适宜的治疗方法是

A. 放置子宫托	B. 经阴道子宫切除术	C. 阴道纵隔形成术
D. Manchester 手术	E. 盆底肌肉锻炼	

二、压力性尿失禁

1. 概念

压力性尿失禁是指腹压突然增加导致的尿液不自主流出,但不是由逼尿肌收缩压或膀胱壁对尿液的张力压所引起。其特点是正常状态下无遗尿,而腹压增高时尿液自动流出。

2. 病因

(1)解剖型压力性尿失禁　占90%以上,为盆地组织松弛所致。

(2)尿道内括约肌障碍型压力性尿失禁　占10%以下,为先天发育异常所致。

3. 临床表现

(1)典型症状　腹压增加下不自主溢尿。

(2)常见症状　尿急、尿频。

(3)其他症状　几乎所有下尿路症状及许多阴道症状都可见于压力性尿失禁。

(4)伴发　80%的压力性尿失禁患者伴有阴道膨出。

4. 分度

(1)Ⅰ级尿失禁　只有发生在剧烈压力下,如咳嗽、打喷嚏或慢跑。

(2)Ⅱ级尿失禁　发生在中度压力下,如快速运动或上下楼梯。

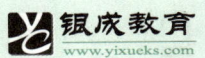
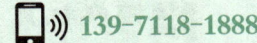

(3) **Ⅲ级尿失禁** 发生在轻度压力下,如站立时,但患者在卧位时可控制尿液。

5. 诊断

无单一的压力性尿失禁的诊断性试验。压力试验、指压试验、棉签试验、尿动力学检查、尿道膀胱镜、超声检查检查等有助于诊断。

6. 治疗

(1) **非手术治疗** 用于轻、中度压力性尿失禁的治疗和手术前后的辅助治疗。非手术治疗包括盆底肌肉锻炼、盆底电刺激、膀胱训练、α肾上腺素能激动剂、阴道局部雌激素治疗等。

(2) **手术治疗** 如耻骨后膀胱尿道悬吊术、阴道无张力尿道中段悬吊带术。其中,以后者更为微创,现已成为一线手术治疗方法。压力性尿失禁手术治疗一般在患者完成生育后进行。

▶**常考点** 子宫脱垂的分度及治疗;压力性尿失禁为2024年新增考点。

参考答案——详细解答见《2024国家临床执业及助理医师资格考试历年考点精析(上、下册)》

1. ABCDE 2. ABCDE 3. ABCDE 4. ABCDE

第15章 子宫颈肿瘤与子宫肿瘤

▶**考纲要求**
①子宫颈鳞状上皮内病变。②子宫颈癌。③子宫肌瘤。④子宫内膜癌。

▶**复习要点**

一、子宫颈鳞状上皮内病变

1. 概念

子宫颈鳞状上皮内病变(SIL)是与子宫颈浸润癌密切相关的一组子宫颈病变。大部分低级别鳞状上皮内病变(LSIL)可自然消退,但高级别鳞状上皮内病变(HSIL)具有癌变潜能,被视为癌前病变。

2. 子宫颈组织学特点

子宫颈上皮由子宫颈阴道部鳞状上皮和子宫颈管柱状上皮组成,鳞状上皮与柱状上皮的交界处为转化区,也称移行带。转化区表面被覆的柱状上皮被鳞状上皮替代称为鳞状上皮化生。转化区成熟的化生鳞状上皮对致癌物的刺激相对不敏感,但未成熟的化生鳞状上皮却代谢活跃,在人乳头瘤病毒等的刺激下,发生细胞异常增生、分化不良、排列紊乱、细胞核异常、有丝分裂增加,最后形成 SIL。在 SIL 的基础上可进一步发展为浸润癌,故子宫颈外口鳞状上皮与柱状上皮交界处(转化区)为子宫颈癌的好发部位。

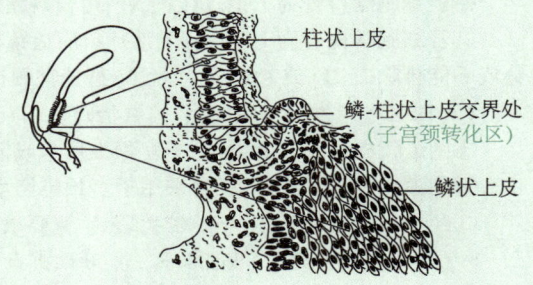

子宫颈转化区

3. 病理学诊断和分级

(1)**CIN 分级** 子宫颈上皮内瘤变(CIN)现已改称为 SIL,CIN 分为三级。

CIN 分级	别称	病理特点
CIN1	轻度异型	上皮下 1/3 层细胞核增大,核染色稍加深,核分裂象少,细胞极性正常
CIN2	中度异型	上皮下 1/3~2/3 层细胞核明显增大,核深染,核分裂象较多,细胞极性尚存
CIN3	重度异型+原位癌	病变细胞占据 2/3 层以上或全部上皮,细胞核异常增大,核质比例显著增大,核形不规则,核分裂象多,细胞拥挤,排列紊乱,无极性

(2)**SIL 分级** WHO(2014)建议将 CIN 改称 SIL,分为二级。

①LSIL 相当于 CIN1 级,鳞状上皮基底及副基底样细胞增生,细胞核极性轻度紊乱,有轻度异型性,核分裂象少,局限于上皮下 1/3 层,p16 染色阴性或在上皮内散在点状阳性。

②HSIL 相当于大部分 CIN2 级和 CIN3 级,细胞核极性紊乱,核浆比例增加,核分裂象增多,异型细胞扩展到上皮下 2/3 层甚至全层,p16 在上皮>2/3 层面内呈弥漫连续阳性。

4. 临床表现

无特殊症状。偶有阴道排液增多,伴或不伴臭味。可在性生活或妇检后发生接触性出血。检查子宫颈可光滑,或仅见局部红斑、白色上皮,或子宫颈糜烂样表现,未见明显病灶。

5. 诊断

(1) **子宫颈细胞学检查** 是 SIL 及早期子宫颈癌筛查的基本方法。凡婚后或性生活过早的青年都应常规作子宫颈刮片细胞学检查,并定期复查(每 1~3 年 1 次)。参阅 3 版《实用妇产科学》P510。

(2) **HPV 检测** 敏感性较高,特异性较低。可与细胞学检查联合应用于子宫颈癌筛查。也可用于细胞学检查异常的分流,当细胞学为意义不明的不典型鳞状细胞(ASCUS)时进行高危型 HPV 检测,阳性者行阴道镜检查,阴性者 12 个月后行细胞学检查。

(3) **阴道镜检查** 若筛查发现异常,应作阴道镜检查,进一步明确诊断。

(4) **子宫颈活组织检查** 是确诊子宫颈鳞状上皮内病变的可靠方法。任何肉眼可疑病灶,或阴道镜诊断为 HSIL 者,均应作单点或多点活检。若需要了解子宫颈管病变,应行子宫颈管搔刮术(ECC)。

(5) **子宫颈锥切术+病检** 适用于子宫颈细胞学检查多次阳性,而子宫颈活检阴性者;或子宫颈活检为 CIN2 级或 CIN3 级需确诊者;或可疑微小浸润癌需了解病灶的浸润深度和宽度者。

【例 1】女,45 岁。性交后出血半年。妇科检查:子宫颈 I 度糜烂状。子宫颈细胞学检查结果为低度鳞状上皮内病变(LSIL)。为明确诊断,下一步应首选的处理是
A. 子宫颈电热圈切除术　　B. 子宫颈冷刀锥切　　C. 子宫颈管搔刮
D. HPV-DNA 检测　　　　E. 阴道镜下活检

6. 治疗

(1) **LSIL** 约 60% 会自然消退。
① 若细胞学检查为 LSIL 及以下者,可仅观察随访。
② 若细胞学检查为 HSIL,应予治疗。阴道镜检查充分者,可采用冷冻和激光治疗。阴道镜检查不充分或不能排除 HSIL,或 ECC 阳性者,应行子宫颈锥切术。

(2) **HSIL** 可发展为浸润癌,需要治疗。
① 阴道镜检查充分者,可用子宫颈锥切术或消融治疗。
② 阴道镜检查不充分者,宜采用子宫颈锥切术,包括子宫颈环形电切除术(LEEP)和冷刀锥切术。
③ 经子宫颈锥切确诊、年龄较大、无生育要求的 HSIL,也可行筋膜外全子宫切除术。

(2~4 题共用题干)女,38 岁。接触性出血半年。妇科检查:外阴,阴道无异常,子宫颈轻度糜烂,触之易出血,子宫正常大小,宫旁组织及双侧附件未触及异常。

【例 2】首选的检查方法是
A. 阴道镜检查　　　　B. LEEP 锥切术　　　　C. 子宫颈活检
D. 子宫颈冷刀锥切术　E. 子宫颈细胞学检查

【例 3】若检查结果为鳞状上皮内高度病变(HSIL),首选的处理方法是
A. 阴道镜下活检　　　B. 子宫颈锥切术　　　　C. 子宫颈碘试验
D. 分段诊刮术　　　　E. 子宫颈细胞学检查

【例 4】若为子宫颈上皮内瘤变 III 级,宜采取的处理方法是
A. 子宫切除术　　　　B. 放射治疗　　　　　　C. 化学治疗
D. 子宫颈锥切术　　　E. 随访观察(2016、2022)

二、子宫颈癌

子宫颈癌简称宫颈癌,是最常见的妇科恶性肿瘤。高发年龄为 50~55 岁。由于子宫颈癌筛查的普及,得以早期发现和治疗子宫颈癌和癌前病变,其发病率和死亡率明显下降。

1. 病因

(1) **人乳头瘤病毒(HPV)感染** 90% 的子宫颈癌有高危型 HPV 感染,其中以 16、18 等亚型最常见。

(2) **性行为及分娩次数** 多个性伴侣、初次性生活<16岁、早年分娩、多产与子宫颈癌发生有关。

(3) **吸烟** 吸烟可增加感染HPV效应,屏障避孕法有一定的保护作用。

【例5】与子宫颈癌的发生密切相关的因素是
　　A. HSV-1　　　　　　　　B. HSV-2　　　　　　　　C. CMV
　　D. HPV6、HPV11　　　　　E. HPV16、HPV18(2023)

【例6】不属于子宫颈癌相关危险因素的是
　　A. 未生育　　　　　　　　B. 过早性生活　　　　　　C. 不洁性行为
　　D. 多个性伴侣　　　　　　E. 吸烟(2017、2022)

2. 组织发生及病理

(1) **组织发生** SIL形成后继续发展,突破上皮下基底膜,浸润间质,形成子宫颈浸润癌。

(2) **病理**

	浸润性鳞状细胞癌	腺癌	腺鳞癌
发病率	占子宫颈癌的75%~80%	占子宫颈癌的20%~25%	占子宫颈癌的3%~5%
肉眼观	外生型(最常见) 内生型、溃疡型、颈管型	子宫颈管内生长、管外生长 沿管壁生长、侵犯宫旁组织	形态多变
镜下观	微小浸润性鳞癌、浸润性鳞癌	普通型子宫颈腺癌、黏液性腺癌	含腺癌和鳞癌两种成分

【例7】子宫颈癌最常见的病理类型是
　　A. 鳞腺癌　　　　　　　　B. 腺癌　　　　　　　　　C. 恶性腺癌
　　D. 黏液腺癌　　　　　　　E. 鳞状细胞癌

3. 转移途径

主要为直接蔓延和淋巴转移,血行转移极少见。

(1) **直接蔓延** 最常见,癌组织向邻近器官及组织扩散。①常向下累及阴道壁;②极少向上累及宫腔;③向两侧累及主韧带及子宫颈旁、阴道旁组织直至骨盆壁;④向前累及膀胱;⑤向后累及直肠。

(2) **淋巴转移** 较常见。癌灶侵入淋巴管,形成瘤栓,随淋巴液引流进入局部淋巴结。淋巴转移一级组包括子宫旁、闭孔、髂内、髂外、髂总、骶前淋巴结;二级组包括腹股沟深浅淋巴结、腹主动脉旁淋巴结。

(3) **血行转移** 少见,晚期可转移至肺、肝、骨骼等。

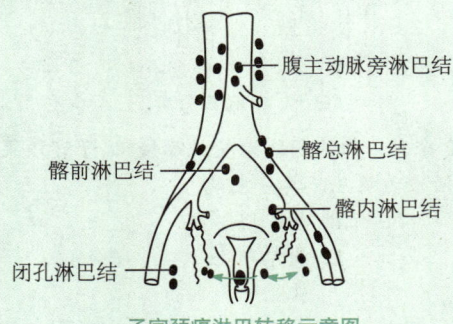

子宫颈癌淋巴转移示意图

　　A. 淋巴转移和种植　　　　B. 血行转移和淋巴转移　　C. 直接蔓延和种植
　　D. 直接蔓延和淋巴转移　　E. 血行转移

【例8】子宫颈癌的主要播散方式为

【例9】卵巢癌的主要播散方式为

【例10】绒毛膜癌的主要播散方式为

4. 临床分期

国际妇产科联盟(FIGO,2018)的临床分期标准如下。

Ⅰ期	肿瘤局限在子宫颈(扩展至子宫体应被忽略)
ⅠA	镜下浸润癌,浸润深度≤5mm
ⅠA1	间质浸润深度<3mm
ⅠA2	间质浸润深度≥3mm,≤5mm
ⅠB	肿瘤局限于子宫颈,镜下最大浸润深度>5mm
ⅠB1	癌灶浸润深度>5mm,最大径线≤2cm
ⅠB2	癌灶最大径线>2cm,≤4cm
ⅠB3	癌灶最大径线>4cm
Ⅱ期	肿瘤超越子宫,但未达阴道下1/3或未达骨盆壁
ⅡA	肿瘤侵犯阴道上2/3,无宫旁浸润
ⅡA1	癌灶最大径线≤4cm
ⅡA2	癌灶最大径线>4cm
ⅡB	有宫旁浸润,但未达骨盆壁
Ⅲ期	肿瘤累及阴道下1/3和(或)扩展到骨盆壁和(或)引起肾盂积水或肾无功能和(或)累及盆腔和(或)主动脉旁淋巴结
ⅢA	肿瘤累及阴道下1/3,没有扩展到骨盆壁
ⅢB	肿瘤扩展到骨盆壁和(或)引起肾盂积水或肾无功能(除非已知由其他原因引起)
ⅢC	不论肿瘤大小和扩散程度,累及盆腔和(或)主动脉旁淋巴结
ⅢC1	仅累及盆腔淋巴结
ⅢC2	主动脉旁淋巴结转移
Ⅳ期	肿瘤侵犯膀胱黏膜或直肠黏膜(活检证实)和(或)超出真骨盆(泡状水肿不分为Ⅳ期)
ⅣA	肿瘤侵犯盆腔邻近器官
ⅣB	远处转移

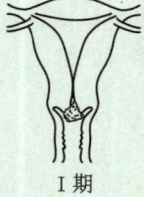 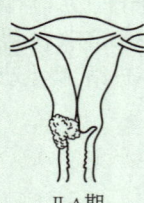 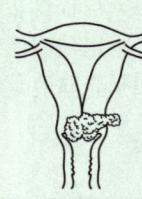 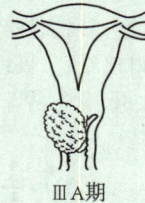 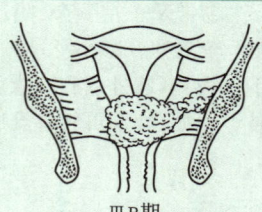 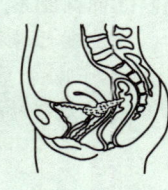

Ⅰ期　　　　ⅡA期　　　　ⅡB期　　　　ⅢA期　　　　ⅢB期　　　　Ⅳ期

子宫颈癌的FIGO临床分期

【例11】女性,45岁。血性白带2个月。妇检阴道未受肿瘤侵犯,子宫颈菜花样,宫体正常大小,宫旁明显增厚,未达盆腔,子宫颈活检为鳞癌。其分期是
　　A. ⅠB期　　　　　　　　　　B. ⅠC期　　　　　　　　　　C. ⅡA期
　　D. ⅡB期　　　　　　　　　　E. ⅢA期

5. 临床表现

(1)**阴道流血**　常表现为接触性出血,即性生活或妇科检查后阴道流血。也可为不规则阴道流血,或经期延长、经量增多。老年患者常为绝经后不规则阴道流血。

(2)**阴道排液**　多数患者有白色、血性、稀薄如水样或米泔状、有腥臭的阴道排液。

(3)**晚期症状**　癌肿浸润膀胱可有尿频、尿急;压迫或浸润输尿管可致肾积水等。

(4)**体征**　微小浸润癌可无明显病灶,子宫颈光滑或糜烂样改变。外生型子宫颈癌可见息肉状、菜花状赘生物;内生型表现为子宫颈肥大、质硬,子宫颈管膨大;晚期形成溃疡、空洞伴恶臭。

6. 诊断与鉴别诊断

(1) **早期病例的诊断** 采用子宫颈细胞学检查和(或)HPV检测、阴道镜检查、子宫颈活组织检查的"三阶梯"程序,确诊依据为组织学诊断。

(2) **活组织检查** 适用于子宫颈有明显病灶者。子宫颈活组织检查为确诊子宫颈癌最可靠的依据。

(3) **子宫颈锥切术** 适用于子宫颈刮片检查多次阳性而子宫颈活组织检查阴性者、子宫颈活检为HSIL但不能除外浸润癌者、活组织检查为可疑微小浸润癌需要测量肿瘤范围或除外进展期浸润癌者。

(4) **鉴别诊断** 需与子宫颈其他良、恶性病变鉴别。

【例12】女,53岁。接触性出血1个月。妇科检查:子宫颈后唇有一菜花样新生物,接触性出血阳性,宫体正常大小,附件(−)。该患者最可能的诊断是
　　A. 慢性子宫颈炎　　　　　B. 急性子宫颈炎　　　　　C. 子宫内膜炎
　　D. 子宫颈肌瘤　　　　　　E. 子宫颈癌

7. 治疗

根据临床分期、患者年龄、生育要求,制订个体化治疗方案。总原则为手术和放疗为主,化疗为辅。

分期	手术方式
ⅠA1	有生育要求者——无淋巴脉管间隙浸润者,行子宫颈锥形切除术 　　　　　　有淋巴脉管间隙浸润者,行子宫颈锥形切除术+盆腔淋巴结切除术 无生育要求者——无淋巴脉管间隙浸润者,行筋膜外全子宫切除术 　　　　　　有淋巴脉管间隙浸润者,行改良广泛性子宫切除术+盆腔淋巴结切除术
ⅠA2	有生育要求者——子宫颈锥形切除术+盆腔淋巴结切除术 无生育要求者——改良广泛性子宫切除术+盆腔淋巴结切除术
ⅠB1	有生育要求者——肿瘤直径<2cm者行广泛子宫颈切除术+盆腔淋巴结切除术 无生育要求者——广泛性子宫切除术+盆腔淋巴结切除术
ⅡA1	广泛性子宫切除术+盆腔淋巴结切除术(必要时行腹主动脉旁淋巴结取样)
ⅠB2、ⅡA2	广泛性子宫切除术+盆腔淋巴结切除术+术后辅助放疗 或新辅助化疗后+广泛性子宫切除术+盆腔淋巴结切除术+术后辅助放疗或放、化疗
ⅡB、Ⅲ、Ⅳ	根治性放疗或放、化疗

(13~15题共用题干)女,48岁,接触性出血3个月。妇科检查:子宫颈呈糜烂状,宫体正常大小,活动好,双侧附件区无异常。三合诊(−)。阴道镜下活检病理示鳞状细胞癌,间质浸润深度6mm。

【例13】该患者的临床分期应是
　　A. 子宫颈原位癌　　　　　B. 子宫颈癌ⅠA2期　　　　C. 子宫颈癌ⅠB2期
　　D. 子宫颈癌ⅠA1期　　　　E. 子宫颈癌ⅠB1期

【例14】最适合的手术方式为
　　A. 筋膜内子宫全切术加盆腔淋巴结切除术　　　B. 改良广泛子宫切除术加盆腔淋巴结切除术
　　C. 子宫颈锥切术加盆腔淋巴结切除术　　　　　D. 广泛性子宫切除术加盆腔淋巴结切除术
　　E. 筋膜外子宫全切术加盆腔淋巴结切除术

【例15】术后常规病理:各切缘阴性,中分化鳞癌,无淋巴结转移及脉管浸润,应给予
　　A. 随访观察　　　　　　　B. 放、化疗　　　　　　　C. 放疗
　　D. 化疗　　　　　　　　　E. 物理治疗

8. 预后

与临床期别、病理类型等密切相关,有淋巴结转移者预后差。

9. 随访

治疗后 2 年内应每 3~4 个月复查 1 次；3~5 年内 6 个月复查 1 次；第 6 年开始每年复查 1 次。随访内容包括妇科检查、阴道脱落细胞学检查、胸片、血常规、子宫颈鳞状细胞癌抗原(SCCA)等。

10. 预防

子宫颈癌病因明显，筛查方法较完善，是一个可以预防的肿瘤。

①一级预防　推广 HPV 预防性疫苗接种，阻断 HPV 感染，预防子宫颈癌发生。

②二级预防　普及、规范子宫颈癌筛查，早期发现 SIL。

③三级预防　及时治疗 HSIL，阻断子宫颈浸润癌的发生。

④卫生宣教　开展预防子宫颈癌知识宣教，提高预防性疫苗注射率和筛查率，建立健康的生活方式。

三、子宫肌瘤

子宫肌瘤是女性生殖器最常见的良性肿瘤，30 岁以上妇女约 20% 有子宫肌瘤。

1. 分类

(1) 按肌瘤生长部位　分为宫体肌瘤(90%)、宫颈肌瘤。

(2) 按肌瘤与子宫肌壁的关系　子宫肌瘤分为 3 类：

①肌壁间肌瘤　占 60%~70%，肌瘤位于子宫肌壁间。

②浆膜下肌瘤　约占 20%，肌瘤向子宫浆膜生长，并突出于子宫表面，肌瘤表面仅由子宫浆膜覆盖。

③黏膜下肌瘤　占 10%~15%，肌瘤向宫腔方向生长，突出于宫腔，表面仅为子宫内膜覆盖。

子宫肌瘤常为多个，各种类型的肌瘤可发生在同一子宫，称为多发性子宫肌瘤。

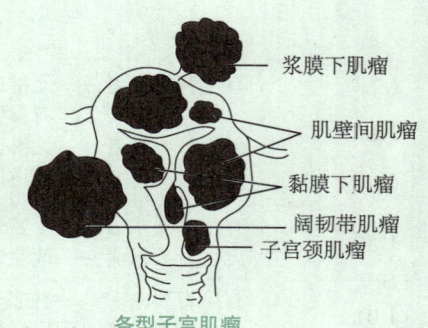

各型子宫肌瘤

2. 病理

(1) 巨检　肌瘤为实质性球形包块，表面光滑，质硬。切面呈灰白色，可见漩涡状或编织状结构。

(2) 镜检　主要由梭形平滑肌细胞和不等量纤维结缔组织构成，肌细胞大小均匀，排列成漩涡状。

注意：①女性生殖器最常见的良性肿瘤是子宫肌瘤。②最常见的妇科恶性肿瘤是子宫颈癌。③死亡率最高的女性生殖系统恶性肿瘤是卵巢癌。

3. 肌瘤变性

	病理特点及临床意义	镜下特点
玻璃样变	又称透明变性，最常见。肌瘤剖面漩涡状结构消失，由均匀透明样物质取代	病变区肌细胞消失 为均匀透明无结构区
囊性变	玻璃样变继续发展，肌细胞坏死液化，即可发生囊性变，此时子宫肌瘤变软，肌瘤内出现大小不等的囊腔	囊腔为玻璃样变的肌瘤组织构成，内壁无上皮覆盖
红色样变	多见于妊娠期或产褥期，为肌瘤的特殊类型坏死。患者可有剧烈腹痛，伴恶心、呕吐，发热，白细胞计数增高，肌瘤迅速增大，压痛，剖面为暗红色，有腥臭味，质软	组织水肿，瘤体内小静脉血栓形成，广泛出血伴溶血，肌细胞减少
肉瘤样变	多见于绝经后子宫肌瘤伴疼痛和出血的患者，表现为绝经后妇女肌瘤在短期内迅速增大	平滑肌细胞增生，排列紊乱，漩涡状结构消失，细胞有异型性
钙化	多见于蒂部细小、血供不足的浆膜下肌瘤以及绝经后妇女的肌瘤。X 线摄片可清楚看到钙化阴影	钙化区为层状沉积，呈圆形，有深蓝色微细颗粒

第十一篇 妇产科学
第15章 子宫颈肿瘤与子宫肿瘤

【例16】子宫肌瘤发生红色样变常见于
A. 妊娠期　　　　　　　B. 月经中期　　　　　　　C. 绝经前期
D. 红斑狼疮治疗期　　　E. 生育期

【例17】初孕妇,35岁。妊娠22周,腹痛伴发热1天。无阴道流血。既往子宫肌瘤病史5年。查体：T38.5℃,未触及宫缩。B超显示子宫前壁一个5cm×5cm实性凸起。血常规：WBC15×10⁹/L。最可能的诊断是子宫肌瘤
A. 合并感染　　　　　　B. 囊性变　　　　　　　　C. 玻璃样变
D. 红色样变　　　　　　E. 肉瘤样变（2022）

4. 临床表现
症状与肌瘤部位(最有关)、大小、有无变性相关,而与肌瘤数目关系不大。

(1) **经量增多及经期延长**　为子宫肌瘤最常见的症状。多见于大的肌壁间肌瘤及黏膜下肌瘤。长期经量增多可继发贫血。月经周期基本正常。

(2) **下腹包块**　肌瘤小时在腹部不能扪及。当肌瘤逐渐增大使子宫超过3个月妊娠大时,可从腹部触及。较大的黏膜下肌瘤可脱出于阴道外,患者可因外阴脱出肿物就诊。

(3) **白带增多**　肌壁间肌瘤、黏膜下肌瘤一旦感染,可有大量脓性白带。

(4) **压迫症状**　肌瘤可压迫膀胱、输尿管等引起相应症状。

(5) **其他**　肌瘤红色样变可有急性下腹痛、呕吐、发热、局部压痛。浆膜下肌瘤蒂扭转可有急性腹痛。

(6) **体征**　较大肌瘤可在下腹部扪及实质性不规则肿块。妇检扪及子宫增大,表面不规则单个或多个结节。浆膜下肌瘤可扪及单个实质性肿块与子宫有蒂相连。黏膜下肌瘤位于宫腔内者子宫均匀增大。

【例18】月经量多或经期延长但周期基本正常,应首先考虑
A. 子宫内膜癌　　　　　B. 子宫颈癌　　　　　　　C. 子宫肌瘤
D. 宫颈息肉　　　　　　E. 无排卵性功能失调性子宫出血

5. 诊断与鉴别诊断
根据病史及体征,诊断多无困难。B超、MRI、宫腔镜、腹腔镜等均可协助诊断。应与下列疾病鉴别。

(1) **妊娠子宫**　妊娠者有停经史、早孕反应,子宫随停经月份增大变软,借助血、尿hCG、B超可确诊。

(2) **卵巢肿瘤**　多无月经改变,肿块多呈囊性,位于子宫一侧。借助B超可以鉴别。

(3) **子宫腺肌病**　可有子宫增大、月经增多等。局限型子宫腺肌病类似子宫肌壁间肌瘤,质硬。但子宫腺肌病继发性痛经明显,子宫多呈均匀增大,较少超过3个月妊娠子宫大小,经前与经后子宫大小有变化。B超检查、外周血CA125检测有助于诊断。

【例19】女,35岁。月经周期规律,经期延长,经量增多半年,阴道大出血10天。查体：贫血貌,妇科检查发现子宫增大如孕8周大小,质中等。B超提示宫腔实性占位,直径4cm。最可能的诊断是
A. 子宫阔韧带肌瘤　　　B. 子宫浆膜下肌瘤　　　　C. 子宫颈肌瘤
D. 子宫壁间肌瘤　　　　E. 子宫黏膜下肌瘤

6. 治疗
(1) **等待观察**　无症状肌瘤不需治疗,特别是近绝经期妇女。绝经后肌瘤多可自行萎缩、症状消失。

(2) **药物治疗**　适用于症状轻、近绝经年龄、全身情况不宜手术者。
①促性腺激素释放激素类似物(GnRH-a)　可抑制FSH和LH分泌,降低雌激素至绝经水平,以缓解症状,并抑制肌瘤生长,使其萎缩。应用指征包括：A. 缩小肌瘤以利于妊娠；B. 术前用药控制症状、纠正贫血；C. 术前用药缩小肌瘤,降低手术难度；D. 对近绝经期妇女,提前过渡到自然绝经,避免手术。一般使用长效制剂,每月皮下注射1次,常用药物有亮丙瑞林、戈舍瑞林等。
②米非司酮　可作为术前用药或提前绝经使用,但不宜长期使用。

(3) **手术治疗**　手术适应证：①因肌瘤导致月经量过多,致继发性贫血；②严重腹痛、性交痛、慢性腹

痛、有蒂肌瘤扭转引起的急性腹痛；⑤肌瘤体积较大，产生膀胱、直肠压迫症状；⑥因肌瘤造成不孕或反复流产；⑤疑有肉瘤变。希望保留生育功能者采用肌瘤切除术；不要求保留生育功能者行子宫切除术。

(4) **其他治疗** 如子宫动脉栓塞术、宫腔镜子宫内膜切除术，适用于不能耐受或不愿手术者。

7. 子宫肌瘤合并妊娠

(1) **肌瘤对妊娠分娩的影响** 与肌瘤类型及大小有关。黏膜下肌瘤可影响受精卵着床，导致早期流产。肌壁间肌瘤过大可使宫腔变形或内膜供血不足引起流产。生长位置较低的肌瘤可妨碍胎先露下降，导致胎位异常、胎盘早剥、产道梗阻等。

(2) **妊娠对肌瘤的影响** 妊娠期和产褥期肌瘤易发生红色变性。浆膜下肌瘤可发生扭转。

(3) **处理** 妊娠合并子宫肌瘤，多能经阴道分娩。若肌瘤阻碍胎儿下降，应行剖宫产。红色样变经保守治疗几乎均能缓解，无效者行手术治疗。

四、子宫内膜癌

子宫内膜癌是发生于子宫内膜的一组上皮性恶性肿瘤，以腺癌最多见。

1. 病因

病因不清，目前认为子宫内膜癌有两种发病类型，即雌激素依赖型和非雌激素依赖型。

	雌激素依赖型子宫内膜癌（Ⅰ型）	非雌激素依赖型子宫内膜癌（Ⅱ型）
发病率	占大多数	占少数
发病机制	雌激素长期作用，导致子宫内膜增生，继而癌变	发病与雌激素无明确关系
受体	雌、孕激素受体阳性率高	雌、孕激素受体多为阴性
发病特点	较年轻，伴肥胖、高血压、糖尿病、不孕不育、绝经延迟	老年妇女，体型较瘦
分子事件	$PTEN$ 基因失活、微卫星不稳定	$p53$ 基因突变、$HER2$ 基因过度表达
肿瘤特点	均为子宫内膜样腺癌，肿瘤分化良好，预后较好	子宫内膜浆液性乳头状癌、透明细胞癌、腺鳞癌、黏液腺癌，分化差，预后不良

【例20】Ⅰ型子宫内膜癌的高危因素不包括
  A. 高血压   B. 糖尿病   C. 肥胖
  D. 多产   E. 绝经延迟（2022）

2. 病理

(1) **肉眼观** 不同组织类型内膜癌的肉眼观无明显区别。大体可分为弥散型和局灶型两型。

(2) **镜下观** 分为以下5型。

类型	占比	病理特点
内膜样癌	80%~90%	以腺癌最多见。内膜腺体高度异型增生，上皮复层，形成筛孔状结构
浆液性癌	1%~9%	癌细胞异型性明显，排列不规则，1/3伴砂粒体。恶性程度高，预后差
黏液性癌	5%	肿瘤半数以上由胞质内充满黏液的细胞组成，腺体分化良好，预后较好
透明细胞癌	<5%	癌细胞异型性明显，或由靴钉状细胞组成。恶性程度高，易早期转移
癌肉瘤	较少见	由恶性上皮和恶性间叶成分混合组成，常见于绝经后妇女，恶性程度高

【例21】子宫内膜癌最多见的病理类型是
  A. 腺角化癌   B. 腺癌   C. 透明细胞癌
  D. 鳞腺癌   E. 鳞癌

3. 转移途径

多数子宫内膜癌生长缓慢,局限于内膜或在宫腔内时间较长;部分特殊病理类型(浆液性癌、透明细胞癌、癌肉瘤)和高级别内膜样癌可发展很快,短期内出现转移。其主要转移途径为直接蔓延、淋巴转移和血行转移。

(1) **直接蔓延** 癌灶初期沿子宫内膜蔓延生长,向上至宫角波及输卵管;向下至宫颈管及阴道;向深层至子宫肌层、子宫浆肌层、盆腹膜、直肠子宫陷凹、大网膜。

(2) **淋巴转移** 为子宫内膜癌的主要转移途径。转移途径与癌肿生长部位有关:宫底癌常沿阔韧带上部淋巴管网经骨盆漏斗韧带转移至腹主动脉旁淋巴结。子宫角或前壁上部病沿圆韧带淋巴管转移至腹股沟淋巴结。子宫下段癌或已累及宫颈管癌灶的淋巴转移途径与宫颈癌相同,可累及宫旁、闭孔、髂内、髂外、髂总淋巴结。子宫后壁癌可沿宫骶韧带转移至直肠淋巴结。约10%的子宫内膜癌经淋巴管逆行引流累及阴道前壁。

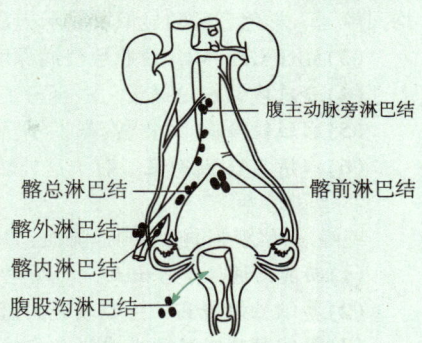
子宫内膜癌淋巴转移示意图

(3) **血行转移** 晚期患者经血行转移至肺、肝、骨等。

注意:①子宫内膜癌以内膜样癌最多见(占80%~90%),子宫颈癌以鳞癌最多见。
②子宫内膜癌主要转移途径为直接蔓延、淋巴转移、血行转移,以淋巴转移最常见。
③子宫颈癌主要转移途径为直接蔓延及淋巴转移,其中以直接蔓延最常见。
④卵巢癌的主要转移途径为直接蔓延及腹腔种植,淋巴转移也是重要的转移途径。
⑤绒毛膜癌的主要转移途径为血行转移。

4. 分期

多采用国际妇产科联盟(FIGO,2009)修订的手术-病理分期,如下。

I 期	肿瘤局限于宫体	ⅢC	盆腔淋巴结和(或)腹主动脉旁淋巴结转移
I A	肿瘤浸润深度<1/2 肌层	ⅢC1	盆腔淋巴结转移
I B	肿瘤浸润深度≥1/2 肌层	ⅢC2	腹主动脉旁淋巴结转移伴/不伴盆腔淋巴结转移
Ⅱ 期	肿瘤侵犯宫颈间质,未超过宫体	Ⅳ 期	肿瘤侵犯膀胱和(或)直肠,和(或)远处转移
Ⅲ 期	肿瘤局部和(或)区域播散	Ⅳ A	肿瘤侵犯膀胱和(或)直肠
Ⅲ A	肿瘤累及子宫浆膜和(或)附件	Ⅳ B	远处转移,包括腹腔内和(或)腹股沟淋巴结转移
Ⅲ B	肿瘤累及阴道和(或)宫旁		

【例22】子宫内膜癌已累及宫颈间质,其分期应为
A. I B 期   B. Ⅲ 期   C. I A 期
D. Ⅱ 期   E. Ⅳ 期

5. 临床表现

约90%的患者出现阴道流血或阴道排液症状。

(1) **阴道流血** 表现为绝经后阴道流血,量不多。尚未绝经者可表现为经量增多、经期延长或月经紊乱。

(2) **阴道排液** 多为血性液体或浆液性分泌物,合并感染者则有脓血性排液,恶臭。

(3) **下腹疼痛** 若肿瘤累及宫颈内口,可引起宫腔积脓,出现下腹胀痛及痉挛样疼痛。

(4) **体征** 早期无异常发现。晚期可有子宫增大,合并宫腔积脓时可有明显触痛。

6. 诊断

(1) **病史和临床表现** 绝经后阴道流血,绝经过渡期月经紊乱,有子宫内膜癌的高危因素,有长期应

用雌激素病史,有乳腺癌、子宫内膜癌家族史者,均应注意子宫内膜癌的可能。

(2)**B超检查** 典型子宫内膜癌的B超图像为宫腔内实质不均回声区,或宫腔线消失、肌层内有不均回声区。彩色多普勒显像可显示丰富血流信号。

(3)**MRI、CT** MRI对肌层浸润深度和宫颈间质浸润有较准确的判断。CT可协助判断子宫外转移。

(4)**分段诊刮** 是最常用最有价值的确诊方法。

(5)**宫腔镜检查** 可提高早期子宫内膜癌的诊断率。

(6)**血清CA125测定** 有子宫外转移者,血清CA125升高。也可作为疗效观察的指标。

7. 鉴别诊断

绝经后及绝经过渡期阴道流血,为子宫内膜癌最常见的症状,故应与阴道流血的各种疾病相鉴别。

(1)**功能失调性子宫出血** 表现为经量增多、经期延长、不规则阴道流血,妇检正常,分段诊刮可确诊。

(2)**萎缩性阴道炎** 主要表现为血性白带。检查可见阴道黏膜变薄、充血、有出血点等。

(3)**子宫黏膜下肌瘤或内膜息肉** 有月经过多或不规则阴道流血,可行宫腔镜、分段诊刮确诊。

(4)**子宫颈管癌、子宫肉瘤及输卵管癌** 可有阴道排液增多或不规则流血。分段诊刮、B超有助于确诊。

注意:①确诊子宫颈癌首选的检查——子宫颈和宫颈管活检。②确诊子宫内膜癌首选的检查——分段诊刮。③子宫颈癌的普查筛查首选——子宫颈刮片细胞学检查。④确诊外阴癌的首选检查——活检。⑤诊断子宫内膜癌的关键——绝经+少量阴道流血(+子宫增大)。

【例23】60岁,女性。原发不育,绝经6年,高血压史,不规则阴道少量流血2天。妇科检查:除子宫增大如妊娠6周外,余均正常。确诊方法应是

A. B型超声检查　　　　　B. 血清CA125测定　　　　C. 盆腔磁共振成像
D. 细胞学检查　　　　　　E. 分段诊刮

【例24】女,60岁。绝经5年,反复阴道流血3次,量中等。平时白带少许。B超示子宫稍大,宫腔内可见实质不均回声区,形态不规则,宫腔线消失。首先考虑的诊断是

A. 输卵管癌　　　　　　　B. 子宫内膜癌　　　　　　C. 子宫颈癌
D. 子宫内膜炎　　　　　　E. 萎缩性阴道炎

8. 治疗

(1)**治疗原则** 主要治疗方法为手术、放疗及药物治疗。早期患者以手术治疗为主,术后根据高危因素选择辅助治疗。晚期采用手术、放疗、化疗等综合治疗。

(2)**手术治疗** 为首选治疗方法。手术时可明确分期,癌组织可行雌、孕激素受体检测。

分期	手术方式
Ⅰ期	筋膜外全子宫切除+双侧附件切除,加(或不加)盆腔及腹主动脉旁淋巴结清扫
Ⅱ期	改良广泛性子宫切除+双侧附件切除+盆腔及腹主动脉旁淋巴结取样术
Ⅲ期和Ⅳ期	手术方式应个体化。手术范围与卵巢癌相同,进行肿瘤细胞减灭手术

(3)**放疗** 是治疗子宫内膜癌的有效方法之一,分近距离照射和体外照射两种。

①**单纯放疗** 仅用于有手术禁忌或无法手术切除的晚期患者。

②**放疗联合手术及化疗** Ⅱ、ⅢC期和伴有高危因素的Ⅰ期(深肌层浸润)患者,术后应辅以放疗。对Ⅲ期、Ⅳ期病例,通过手术、放疗和化疗联合应用,可提高疗效。

(4)**化疗** 适用于晚期或复发子宫内膜癌。

(5)**孕激素治疗** 主要用于保留生育功能的早期子宫内膜癌患者,也可作为晚期或复发患者的综合治疗方法之一。孕激素受体阳性者有效率可达80%。常用药物有醋酸甲羟孕酮、己酸孕酮等。

【例25】女,65岁。不规则阴道流血1年。高血压、糖尿病病史3年,BMI28kg/m²。B超发现宫腔内2.0cm×

第十一篇 妇产科学
第15章 子宫颈肿瘤与子宫肿瘤

2.5cm占位性病变,有丰富血液,血流阻力指数为0.36。在宫腔内膜活检确诊后,首选的治疗措施是
A. 手术治疗　　　　B. 化学药物治疗　　　　C. 生物治疗
D. 激素治疗　　　　E. 放射治疗

【例26】女性,58岁。绝经10年,阴道流血伴流脓2个月就诊,行分段诊刮,诊断为子宫内膜癌Ⅰ期。首选治疗方案为
A. 腔内放射治疗　　　　　　B. 盆腔外照射治疗
C. 全子宫切除术　　　　　　D. 全子宫切除术及双侧附件切除术
E. 广泛性子宫切除术及盆腔淋巴结清扫术

9. 常用子宫切除的术式

这些术式名称不统一,但含义相似,仅供参考。

(1) **次全子宫切除术**　即切除子宫,保留子宫颈。但由于子宫颈癌发病率较高,故该术式少用。

(2) **全子宫切除术**　分筋膜内全子宫切除和筋膜外全子宫切除两种。筋膜指子宫颈筋膜。

①筋膜内全子宫切除　将子宫颈筋膜切开,往下推,在子宫颈筋膜内将子宫颈切除,保留子宫颈筋膜和里面的韧带。切除了大部分容易癌变的子宫颈管和子宫颈内膜,最后将子宫颈筋膜缝合。这种术式创面小,出血少,恢复快,保留了主骶韧带和子宫颈筋膜,可以重建盆底结构,是良性病变的首选术式。

②筋膜外全子宫切除　手术范围较筋膜内全子宫切除大。在子宫颈筋膜的外面切除子宫颈,切断了主骶韧带,还切除了小部分阴道壁。该术式适用于子宫内膜重度非典型增生、早期子宫内膜癌、早期子宫颈癌。

(3) **次广泛性子宫切除术**　切除宫旁和阴道2~3cm,切除宫旁的范围较小。

(4) **广泛性子宫切除术**　切除宫旁和阴道3~4cm,切除宫旁的范围较大。

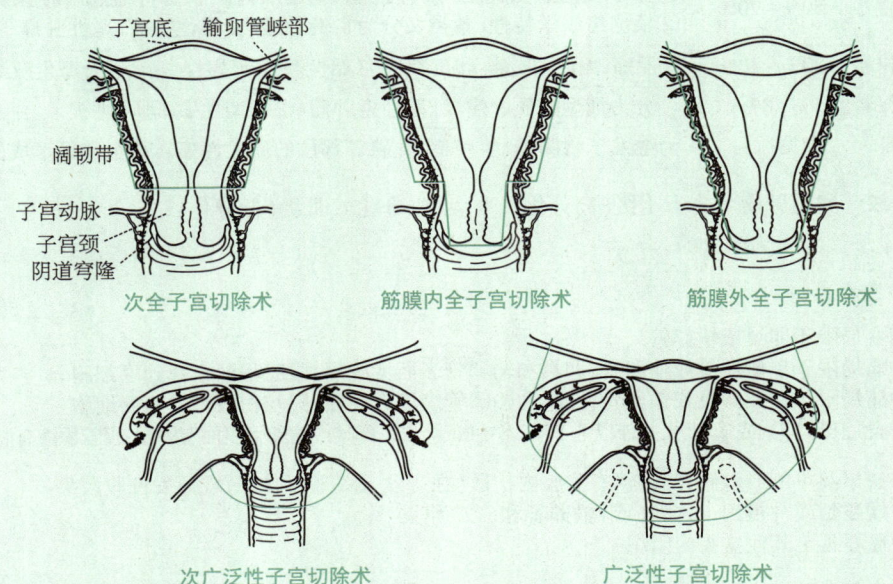

▶**常考点**　考试重点,需全面掌握。

参考答案——详细解答见《2024国家临床执业及助理医师资格考试历年考点精析(上、下册)》

1. ABCDE　2. ABCDE　3. ABCDE　4. ABCDE　5. ABCDE　6. ABCDE　7. ABCDE
8. ABCDE　9. ABCDE　10. ABCDE　11. ABCDE　12. ABCDE　13. ABCDE　14. ABCDE
15. ABCDE　16. ABCDE　17. ABCDE　18. ABCDE　19. ABCDE　20. ABCDE　21. ABCDE
22. ABCDE　23. ABCDE　24. ABCDE　25. ABCDE　26. ABCDE

第16章 卵巢肿瘤

▶ **考纲要求**
　　卵巢肿瘤。

▶ **复习要点**

一、卵巢肿瘤概论

卵巢肿瘤是常见的妇科肿瘤,可发生于任何年龄。其中恶性肿瘤早期病变不易发现,晚期病例缺乏有效的治疗手段,致死率居妇科恶性肿瘤首位。

1. 组织学分类及分级

(1)分类　卵巢肿瘤组织成分非常复杂,是全身各脏器原发肿瘤类型最多的器官。

组织学类型	所占比例	分类
上皮性肿瘤	50%~70%	①分为浆液性、黏液性、子宫内膜样、透明细胞肿瘤、移行细胞肿瘤、浆黏液性肿瘤 ②根据组织学特性,各类又分为良性肿瘤、交界性肿瘤、恶性肿瘤
生殖细胞肿瘤	20%~40%	畸胎瘤、无性细胞瘤、卵黄囊瘤、胚胎性癌、非妊娠性绒癌、混合型生殖细胞肿瘤
性索间质肿瘤	5%~8%	可分为纯型间质肿瘤、纯型性索肿瘤、混合型性索-间质肿瘤
转移性肿瘤	少见	为继发于胃肠道、生殖道、乳腺等部位的原发性癌转移至卵巢形成的肿瘤

(2)分级　卵巢肿瘤可分为Ⅰ级(高分化)、Ⅱ级(中分化)、Ⅲ级(低分化)。

2. 卵巢恶性肿瘤临床分期

分期	肿瘤范围
Ⅰ期	病变局限于卵巢或输卵管
ⅠA	肿瘤局限于单侧卵巢或输卵管,卵巢和输卵管表面无肿瘤;腹腔积液未找到癌细胞
ⅠB	肿瘤局限于双侧卵巢或输卵管,卵巢和输卵管表面无肿瘤;腹腔积液未找到癌细胞
ⅠC	肿瘤局限于卵巢或输卵管,并伴以下1项:术中肿瘤破裂;卵巢或输卵管表面有肿瘤;腹腔积液有癌细胞
Ⅱ期	肿瘤累及单侧或双侧卵巢,伴有盆腔内扩散(在骨盆入口平面以下)或原发性腹膜癌
ⅡA	肿瘤蔓延或种植到子宫和(或)输卵管和(或)卵巢
ⅡB	肿瘤蔓延至其他盆腔内组织
Ⅲ期	肿瘤累及单侧或双侧卵巢、输卵管或原发性腹膜癌,伴盆腔外腹膜转移或腹膜后淋巴结转移
ⅢA	细胞学或组织学证实仅有腹膜后淋巴结转移;显微镜下盆腔外腹膜受累,伴或不伴腹膜后淋巴结转移
ⅢB	肉眼盆腔外腹膜转移,病灶最大直径≤2cm,伴或不伴腹膜后淋巴结转移
ⅢC	肉眼盆腔外腹膜转移,病灶最大直径>2cm,伴或不伴腹膜后淋巴结转移
Ⅳ期	超出腹腔外的远处转移
ⅣA	胸腔积液细胞学阳性
ⅣB	腹膜外器官实质转移(包括肝实质转移、腹股沟淋巴结和腹腔外淋巴结转移)

3. 卵巢恶性肿瘤转移途径
直接蔓延和腹腔种植、淋巴转移是**主要**转移途径。血行转移少见,晚期可转移至肺、胸膜、肝实质。

4. 临床表现

	卵巢良性肿瘤	卵巢恶性肿瘤
早期症状	肿瘤较小时多无症状	早期常无症状
晚期症状	肿瘤增大时,可有腹胀、腹部包块 肿瘤继续长大时,可有压迫症状	腹胀、腹部包块、腹腔积液、消瘦、贫血、压迫症状,功能性肿瘤可有阴道流血
常规检查	腹部膨隆,叩诊实音,无移动性浊音	双侧肿块,实性或囊实性,表面凹凸不平活动差,常伴腹腔积液
三合诊	位于子宫一侧或双侧,类圆形,多为囊性,表面光滑、活动,与子宫无粘连;可有上腹部肿块	直肠子宫陷凹处触及质硬结节或肿块

【例1】近年女性生殖系统恶性肿瘤中死亡率最高的是
　　A. 子宫颈癌　　　　　　B. 外阴癌　　　　　　C. 恶性滋养细胞肿瘤
　　D. 子宫内膜癌　　　　　E. 卵巢癌

【例2】晚期卵巢癌最常见的症状是
　　A. 阴道出血　　　　　　B. 便秘　　　　　　　C. 腹痛
　　D. 腹胀　　　　　　　　E. 发热

5. 并发症

	蒂扭转	破裂	感染	恶变
比例	10%	3%	较少见	极少见
病理改变	蒂扭转后→静脉回流受阻→动脉血流受阻→肿瘤缺血坏死、破裂、继发感染	分自发性破裂和外伤性破裂。破裂后,囊液流入腹腔引起腹膜刺激征	多继发于肿瘤蒂扭转或破裂,也可来自邻近感染灶(阑尾脓肿)扩散	肿瘤生长迅速,尤其是双侧肿瘤,应考虑恶性
临床表现	体位改变后突发一侧下腹剧痛,伴恶心呕吐甚至休克。双合诊扪及压痛肿块	突发剧烈腹痛,伴恶心呕吐,可有腹腔内出血征、腹膜刺激征、腹水征	发热、腹痛、腹部压痛反跳痛、腹肌紧张、腹部肿块、白细胞升高	肿瘤生长迅速
处理	一经确诊,尽快手术	立即手术治疗	抗感染后手术	尽早手术

【例3】女,20岁。突发下腹部疼痛伴恶心、呕吐8小时,直肠-腹部诊:子宫前倾,正常大小,右侧附件区可触及一8cm×7cm×5cm囊实性包块,边界清楚,触痛明显。最可能的诊断是
　　A. 卵巢肿瘤蒂扭转　　　　B. 急性阑尾炎　　　　C. 卵巢黄体破裂
　　D. 输卵管妊娠破裂　　　　E. 浆膜下子宫肿瘤

6. 诊断
(1)**尽量确定**　①肿瘤来源是否为卵巢;②肿块性质是否为肿瘤;③肿瘤是良性还是恶性;④可能组织学类型;⑤恶性肿瘤的转移范围。

(2)**B超检查**　临床诊断符合率>90%,但不易检测出直径<1cm 的实性肿瘤。

(3)**CT、MRI、PET检查**　为影像学检查,可了解肿瘤与周围组织的关系、有无淋巴结肿大及转移。

(4)**血清 CA125**　糖蛋白 125(CA125)是来源于胚胎发育期体腔上皮的一种糖蛋白,在正常卵巢组织中不存在,因此最常见于上皮性卵巢肿瘤(浆液性肿瘤)患者的血清中,对其诊断的敏感性较高,但特异性较差。黏液性卵巢肿瘤中不存在。80%的卵巢上皮性肿瘤患者血清 CA125 升高,但近半数的早期病例并不升高,故不单独用于卵巢上皮性癌的早期诊断。90%患者血清 CA125 与病程进展相关,故多用于

病情监测和疗效评估。

(5) **血清 AFP** 对卵黄囊瘤有特异性诊断价值。未成熟畸胎瘤、混合性无性细胞瘤,AFP 也可升高。

(6) **血清 hCG** 对非妊娠性绒癌有特异性。

(7) **性激素** 颗粒细胞瘤、卵泡膜细胞瘤可产生较高水平的雌激素。

(8) **血清 HE4** 与 CA125 联合应用来判断盆腔肿瘤的良、恶性。

(9) **腹腔镜检查** 可直接观察肿瘤,并可进行活检。

注意:①血清 CA125 主要用于卵巢癌患者的病情监测、复发的判断。
②80% 卵巢上皮性肿瘤患者血清 CA125 升高,其敏感性较高,但特异性较差。
③血清甲胎蛋白(AFP)对卵巢卵黄囊瘤(内胚窦瘤)有特异性诊断价值。

7. 鉴别诊断

(1) **良性肿瘤与恶性肿瘤的鉴别**

	卵巢良性肿瘤	卵巢恶性肿瘤
病史	病程长,逐渐增大	病程短,迅速增大
一般情况	良好	恶病质
肿块体检	多为单侧,活动,囊性,表面光滑	多为双侧,固定,实性或囊实性,表面不平,结节状
腹腔积液	常无腹腔积液	常有腹腔积液,多为血性,可查到癌细胞
B超检查	为液性暗区,可有间隔光带,边缘清晰	液性暗区内有杂乱光团、光点,肿块边界不清
CA125	<35U/ml	>35U/ml

(2) **良性肿瘤的鉴别诊断** 需与卵巢瘤样病变、输卵管卵巢囊肿、子宫肌瘤、腹水等相鉴别。

(3) **恶性肿瘤的鉴别诊断** 需与子宫内膜异位症、结核性腹膜炎、转移性卵巢肿瘤等相鉴别。

【例4】女,18岁。下腹疼痛2个月。盆腔B超检查子宫大小正常,左侧宫旁探及6cm×5cm×5cm 大小肿物,边界清。血清 AFP900μg/L。最可能的诊断是

A. 卵巢畸胎瘤　　　　B. 卵巢内胚窦瘤　　　　C. 卵巢颗粒细胞瘤
D. 卵巢卵泡膜细胞瘤　　E. 卵巢无性细胞瘤

A. 血清 hCG　　　　B. 血清雌激素　　　　C. 血清 CA125
D. 血清 AFP　　　　E. 血清雄激素

【例5】卵巢内胚窦瘤标志物是

【例6】卵巢浆液性囊腺癌最常用的肿瘤标志物是

8. 治疗

卵巢肿瘤一经发现,应行手术治疗。术中应剖检肿瘤,必要时作冰冻切片组织学检查以明确诊断。

(1) **手术目的** ①明确诊断;②切除肿瘤;③恶性肿瘤进行手术病理分期;④解除并发症。

(2) **良性肿瘤** 可在腹腔镜下手术。

(3) **恶性肿瘤** 术后应根据其组织学类型、细胞分化程度、手术病理分期、残余病灶大小,决定是否进行辅助性化疗,化疗是主要的辅助治疗。

9. 随访与监测

卵巢恶性肿瘤易复发,应长期随访和监测。一般在治疗后第 1 年,每 3 个月随访 1 次;第 2 年后每 4~6 个月随访 1 次;第 5 年后每年随访 1 次。随访内容包括询问病史、体格检查、肿瘤标志物检测、影像学检查。血清 CA125、AFP、hCG 等肿瘤标志物测定根据组织学类型选择。超声是首选的影像学检查。

二、卵巢上皮性肿瘤

卵巢上皮性肿瘤为最常见的卵巢肿瘤,占原发性卵巢肿瘤的50%~70%,占卵巢恶性肿瘤的85%~90%。

1. 组织学类型 卵巢上皮性肿瘤主要包括浆液性肿瘤、黏液性肿瘤、卵巢子宫内膜样肿瘤。

(1)**浆液性肿瘤与黏液性肿瘤**

	卵巢浆液性肿瘤	卵巢黏液性肿瘤
发病率	高(最常见的卵巢肿瘤)	较低(占所有卵巢肿瘤的25%)
肿瘤性质	良性——浆液性囊腺瘤(占卵巢良性肿瘤的25%) 交界性——交界性浆液性囊腺瘤 恶性——浆液性囊腺癌(占卵巢上皮癌的75%)	良性——黏液性囊腺瘤(占卵巢良性肿瘤的20%) 交界性——交界性黏液性囊腺瘤 恶性——黏液性囊腺癌(占卵巢上皮癌的20%)
良性肿瘤	单侧、球形,大小不等,表面光滑,囊性,壁薄,囊内充满淡黄色清亮囊液。单层柱状上皮	单侧,圆形,体积较大,光滑,多房,胶冻样黏液。单层柱状上皮
交界性肿瘤	双侧,中等大小,囊外生长。复层上皮≤3层	单侧,较大,光滑,囊壁厚。复层上皮≤3层
恶性肿瘤	双侧,体积较大,囊实性,结节状或分叶状,多房,出血坏死。复层上皮>3层	单侧,体积较大,囊实性 囊壁有乳头或实质区。复层上皮>3层

(2)**卵巢子宫内膜样肿瘤** ①良性肿瘤少见,多为单房,表面光滑,囊壁衬以单层柱状上皮,似正常子宫内膜,间质内可有含铁血黄素的吞噬细胞。②交界性肿瘤少见。③子宫内膜样癌占卵巢癌的10%~15%,多为单侧,较大,囊性或实性,囊液多为血性,镜下特点与子宫内膜癌极相似。

2. 治疗

(1)**良性肿瘤** 应手术治疗,根据患者年龄、生育要求及对侧卵巢情况决定手术范围。

①年轻患者 若为单侧肿瘤,行患侧卵巢肿瘤剔除或卵巢切除术。若为双侧肿瘤,行肿瘤剔除术。

②绝经后期患者 可行子宫及双侧附件切除术。

(2)**恶性肿瘤** 初次治疗原则是手术为主,辅以化疗、放疗等综合治疗。

①手术治疗 是治疗卵巢癌的主要手段。初次手术的彻底性与预后密切相关。

②化疗 卵巢上皮性癌对化疗敏感。除经过全面分期手术的ⅠA期和ⅠB期、黏液性癌、低级别浆液性癌、子宫内膜样癌不需化疗外,其他患者均需化疗。常用化疗药物有顺铂、卡铂、紫杉醇、环磷酰胺等。多采用以铂类为基础的联合化疗。其中"铂类+紫杉醇"为金标准一线化疗方案。

常用化疗方案是TC(紫杉醇T+卡铂C)、PC(顺铂P+环磷酰胺C)、TP(紫杉醇T+顺铂P)等。

③靶向治疗 可作为辅助治疗手段,如血管内皮生长因子(VEGF)的抑制剂贝伐珠单抗可用于初次化疗的联合用药和维持治疗。

④放疗 其治疗价值有限,对于复发患者可选用姑息性局部治疗。

(3)**交界性肿瘤** 主要采用手术治疗。

【例7】卵巢上皮性肿瘤不包括
A. 浆液性囊腺瘤   B. 黏液性囊腺瘤   C. 子宫内膜样肿瘤
D. 颗粒细胞瘤   E. 透明细胞癌

【例8】卵巢上皮癌的常用化疗方案为
A. 长春新碱+紫杉醇   B. 紫杉醇+卡铂   C. 博来霉素+长春新碱
D. 顺铂+长春新碱   E. 顺铂+长春新碱+异环磷酰胺

三、卵巢生殖细胞肿瘤

卵巢生殖细胞肿瘤是来源于原始生殖细胞的一组肿瘤,多发生于年轻妇女及幼女。

1. 畸胎瘤

畸胎瘤是最常见的生殖细胞肿瘤。大多数肿瘤含有至少两个或三个胚层组织成分。

	成熟畸胎瘤（皮样囊肿）	未成熟畸胎瘤
发病率	多见（占卵巢畸胎瘤的95%以上）	少见（占卵巢畸胎瘤的1%~3%）
好发年龄	20~40岁女性	11~19岁女性
肿瘤性质	良性	恶性
肉眼特点	多为单侧，中等大小，圆形或卵圆形，光滑，质韧，单房，腔内充满油脂、毛发、牙齿或骨质，囊壁可见头节	肿瘤多为实性分叶状，可有囊性区域，实体内含未成熟组织（主要为原始神经组织）
镜下特点	肿瘤由三个胚层的各种成熟组织构成，最常见为分化成熟的皮肤及附件	肿瘤由三个胚层的各种成熟组织和未成熟组织混合构成，未成熟神经组织最常见
其他特点	偶见单一胚层分化，形成高度特异性畸胎瘤，如卵巢甲状腺肿可分泌甲状腺激素导致甲亢	易复发，易转移，复发后再次手术可见到恶性程度逆转现象

【例9】卵巢肿瘤患者盆腔X线片显示牙齿及骨骼提示
  A. 内胚窦瘤　　　　　　　　B. 卵泡膜细胞瘤　　　　　　　C. 纤维瘤
  D. 颗粒细胞瘤　　　　　　　E. 畸胎瘤

【例10】女，30岁。患卵巢肿瘤伴甲状腺功能亢进4年，如怀疑是由卵巢肿瘤引起，应考虑的肿瘤类型是
  A. 颗粒细胞瘤　　　　　　　B. 无性细胞瘤　　　　　　　　C. 卵泡膜细胞瘤
  D. 高度特异性畸胎瘤　　　　E. 纤维瘤

2. 无性细胞瘤与卵黄囊瘤

	无性细胞瘤	卵黄囊瘤（内胚窦瘤）
肿瘤特性	中度恶性	高度恶性
好发年龄	青春期、生育期妇女	儿童、年轻妇女
肉眼特点	右侧居多，圆形或椭圆形，中等大小，实性，橡皮感，光滑或分叶状，切面淡棕色	单侧居多，圆形或椭圆形，体积较大，部分囊性，组织脆，多有坏死区，切面灰红或灰黄色
镜下特点	圆形或多角形大细胞，细胞核大，瘤细胞片状或条索状排列，间质大量淋巴细胞浸润	疏松网状和内皮窦样结构；瘤细胞扁平、立方、柱状或多角形
其他特点	对放疗敏感	血清AFP升高具有特异性；对化疗十分敏感

注意：①对放疗敏感的卵巢肿瘤是无性细胞瘤。②对化疗敏感的卵巢肿瘤是卵巢上皮性癌、卵黄囊瘤。

【例11】好发于儿童及青少年的卵巢肿瘤是
  A. 非特异性间质瘤　　　　　B. 上皮性肿瘤　　　　　　　　C. 性索间质肿瘤
  D. 转移性肿瘤　　　　　　　E. 生殖细胞肿瘤（2023）

【例12】最常见于幼女和少女的卵巢肿瘤是
  A. 黏液性囊腺瘤　　　　　　B. 内胚窦瘤　　　　　　　　　C. 纤维瘤
  D. 颗粒细胞瘤　　　　　　　E. 浆液性囊腺瘤

  A. 浆液性癌　　　　　　　　B. 无性细胞瘤　　　　　　　　C. 胚胎瘤
  D. 卵黄囊瘤　　　　　　　　E. 成熟畸胎瘤

【例13】对放疗非常敏感的卵巢肿瘤是

【例14】常伴AFP升高的卵巢肿瘤是(2022)

3. 治疗

(1) **良性生殖细胞肿瘤** 单侧肿瘤应行卵巢肿瘤剔除术或患侧附件切除术,双侧肿瘤者应行双侧卵巢肿瘤剔除术。绝经后妇女可考虑行全子宫+双侧附件切除术。

(2) **恶性生殖细胞肿瘤**
① 手术治疗 对于无生育要求的患者,建议行全面分期手术。对年轻并希望保留生育功能者,无论期别早晚,均可行保留生育功能的手术。对复发者仍主张积极手术。
② 化疗 常用化疗方案是 BEP(依托泊苷+顺铂+博来霉素)、EP(依托泊苷+顺铂)等。
③ 放疗 无性细胞瘤对放疗最敏感,颗粒细胞中度敏感。但放疗会影响患者生育功能,故目前少用。

  A. 顺铂+博来霉素+依托泊苷 B. 顺铂+拓扑替康 C. 卡铂+紫杉醇
  D. 卡铂+吉西他滨 E. 顺铂+阿霉素

【例15】卵巢上皮性癌的治疗首选
【例16】卵巢恶性生殖细胞肿瘤的治疗首选

四、卵巢性索间质肿瘤

1. 三种性索间质肿瘤的鉴别

	颗粒细胞瘤	卵泡膜细胞瘤	支持-间质细胞瘤
肿瘤性质	低度恶性	多为良性	交界性(潜在恶性)
肿瘤分泌	雌激素	雌激素	雄激素
肉眼特点	体积较大,囊实性,常伴出血,肿瘤呈黄色,间质呈白色	实体状,肿瘤呈黄色	实性结节、分叶状,肿瘤呈黄色或棕黄色
镜下特点	瘤细胞多边形,体积小,细胞核呈咖啡豆样 可见Call-Exner小体	瘤细胞短梭形,漩涡状排列,核卵圆形,胞质富含脂质呈空泡状	支持细胞和间质细胞按不同比例混合而成,不同分化程度镜下表现不一

2. 纤维瘤

多见于中年女性,单侧居多,中等大小,实性,坚硬,表面光滑,切面灰白色。纤维瘤伴有腹水或胸腔积液,称为梅格斯(Meigs)综合征。手术切除肿瘤后,胸腔积液、腹水自行消失。

【例17】容易引起子宫内膜增生的卵巢肿瘤是
  A. 纤维瘤 B. 无性细胞瘤 C. 颗粒细胞瘤
  D. 卵巢转移性肿瘤 E. 畸胎瘤

【例18】卵巢纤维瘤伴胸腹水形成称为
  A. Meniere综合征 B. Down综合征 C. Meigs综合征
  D. Cushing综合征 E. 类癌综合征

▶ **常考点** 卵巢肿瘤总论;卵巢上皮性肿瘤和卵巢生殖细胞肿瘤。

参考答案——详细解答见《2024国家临床执业及助理医师资格考试历年考点精析(上、下册)》

1. ABCDE   2. ABCDE   3. ABCDE   4. ABCDE   5. ABCDE   6. ABCDE   7. ABCDE
8. ABCDE   9. ABCDE   10. ABCDE   11. ABCDE   12. ABCDE   13. ABCDE   14. ABCDE
15. ABCDE   16. ABCDE   17. ABCDE   18. ABCDE

第17章 妊娠滋养细胞疾病

▶ **考纲要求**
①妊娠滋养细胞疾病概述。②葡萄胎。③妊娠滋养细胞肿瘤。

▶ **复习要点**

一、妊娠滋养细胞疾病概述

1. 概念
妊娠滋养细胞疾病（GTD）是一组来源于胎盘滋养细胞的增生性疾病。

2. 分类
（1）**组织学分类** 将GTD分为妊娠滋养细胞肿瘤、葡萄胎妊娠、非肿瘤病变、异常绒毛病变。
（2）**妊娠滋养细胞肿瘤** 包括绒毛膜癌（绒癌）、胎盘部位滋养细胞肿瘤、上皮样滋养细胞肿瘤。
（3）**葡萄胎妊娠** 包括完全性葡萄胎、部分性葡萄胎、侵蚀性葡萄胎。

注意：9版《妇产科学》：侵蚀性葡萄胎属于葡萄胎妊娠；8版《妇产科学》：侵蚀性葡萄胎属于妊娠滋养细胞肿瘤。

二、葡萄胎

葡萄胎也称水泡状胎块，是因妊娠后胎盘绒毛滋养细胞增生、间质水肿，形成大小不一的水泡，水泡间借蒂相连成串，形如葡萄而得名。葡萄胎分为完全性葡萄胎和部分性葡萄胎两类。

1. 发病相关因素
（1）**完全性葡萄胎** 可能与地域、种族、营养状况、社会经济因素、妊娠年龄、前次妊娠有葡萄胎病史等有关。完全性葡萄胎的染色体核型为二倍体，均来自父系，其中90%为46,XX，系由一个细胞核缺失或失活的空卵与一个单倍体精子（23,X）受精，经自身复制为二倍体（46,XX）。另有10%核型为46,XY。
（2）**部分性葡萄胎** 可能与口服避孕药、不规则月经有关，但与年龄、饮食因素无关。其染色体核型90%以上为三倍体。最常见的核型是69,XXY，系由一个看似正常的单倍体卵子和两个单倍体精子受精，或由一个看似正常的单倍体卵子（精子）和一个减数分裂缺陷的双倍体精子（卵子）受精而成。

2. 病理

特征	完全性葡萄胎	部分性葡萄胎
胎儿组织	缺乏	存在
胎膜、胎儿红细胞	缺乏	存在
绒毛水肿	弥漫	局限,大小和程度不一
滋养细胞包涵体	缺乏	存在
扇贝样轮廓绒毛	缺乏	存在
滋养细胞增生	弥漫,轻至重度	局限,轻至中度
滋养细胞异型性	弥漫,明显	局限,轻度

3. 临床表现

（1）**停经后阴道流血** 为最常见症状，多在停经 8~12 周开始出现不规则阴道流血。

（2）**子宫增大** 因葡萄胎迅速增大，导致子宫大于停经月份，质地变软。血清 hCG 水平异常增高。

（3）**妊娠呕吐** 比正常妊娠早、症状严重、持续时间长。

（4）**子痫前期征象** 可在妊娠 24 周前出现高血压、蛋白尿、水肿，但子痫罕见。

（5）**甲状腺功能亢进** 心动过速、皮肤潮湿、震颤、血清游离 T_3 和 T_4 水平增高。

（6）**腹痛** 轻微阵发性下腹痛，常发生于阴道流血之前。卵巢黄素化囊肿破裂，可出现急腹痛。

（7）**卵巢黄素化囊肿** 滋养细胞分泌大量 hCG，刺激卵巢卵泡内膜细胞发生黄素化所致，常为双侧，也可为单侧，大小不一，最小仅在光镜下可见，最大直径可在 20cm 以上。囊肿表面光滑，活动度好，切面为多房，囊壁薄，囊液清亮。黄素化囊肿一般无症状，多在葡萄胎清宫后 2~4 个月自行消退。

注意：①停经后阴道不规则流血——完全性葡萄胎。②绝经后阴道不规则流血——子宫内膜癌。③异常妊娠后阴道不规则流血——妊娠滋养细胞肿瘤（常继发于葡萄胎、流产、足月产）。④B 超检查宫腔内落雪征或蜂窝征——完全性葡萄胎的特征性超声影像。

4. 诊断

（1）**病史及临床表现** 凡停经后不规则阴道流血、子宫大于停经月份者，应考虑葡萄胎可能。若阴道排出葡萄样水泡组织，则基本可以确诊。

（2）**B 超检查** 是常用的辅助检查。典型超声征象为子宫大于相应孕周，无妊娠囊或胎心搏动，宫腔内充满不均质密集状或短条状回声，呈落雪状或蜂窝状。常可检测到双侧或一侧卵巢囊肿。

（3）**hCG 测定** 葡萄胎时，滋养细胞高度增生，产生大量 hCG，血清 hCG 常＞100000U/L，且持续不降，最高可达 240 万 U/L。＞8 万 U/L 支持诊断。

（4）**DNA 倍型分析** 流式细胞计数是最常用的染色体倍体分析方法。完全性葡萄胎的染色体核型为二倍体，部分性葡萄胎为三倍体。

【例 1】女，34 岁，G_1P_0。停经 48 天，阴道出血 3 天。平素月经规律，1 周前自测尿妊娠试验阳性，伴下腹隐痛。体检发现宫口有血块堵塞，子宫大如孕 9 周大小，质软，无压痛。妇科超声显示宫腔内多发囊性区，呈"落雪状"。首先考虑的诊断是

A. 葡萄胎　　　　　　　B. 侵蚀性葡萄胎　　　　　　C. 先兆流产
D. 难免流产　　　　　　E. 异位妊娠（2016、2022）

5. 鉴别诊断

（1）**流产** 先兆流产有停经、阴道流血、腹痛等症状，妊娠试验阳性，B 超见胎囊及胎心搏动。葡萄胎时多数子宫大于相应孕周，hCG 持续高值，B 超显示葡萄胎特点。

（2）**双胎妊娠** 子宫大于相应孕周的单胎妊娠，无阴道出血，B 超可确诊。

6. 治疗

（1）**清宫** 葡萄胎诊断一经成立，应及时清宫。①清宫应由有经验的妇科医师操作，停经大于 16 周的葡萄胎清宫术应在超声引导下进行。②一般选用吸刮术，刮出物送病检是葡萄胎的确诊方法。③由于葡萄胎清宫时出血较多，子宫大而软，容易穿孔，所以清宫应在手术室内进行，在输液、备血准备下，充分扩张宫颈管，选用大号吸管吸引。④为减少出血、预防子宫穿孔，可在充分扩张宫颈管和开始吸宫后静脉滴注缩宫素。⑤子宫小于妊娠 12 周可以一次刮净，子宫大于妊娠 12 周，可于 1 周后行二次刮宫。⑥在清宫过程中，若发生滋养细胞进入子宫血窦造成肺动脉栓塞，应及时给予心血管及呼吸功能支持治疗。

（2）**卵巢黄素化囊肿** 囊肿在清宫后可自行消退，一般不需处理。若发生急性蒂扭转，可在 B 超引导下或腹腔镜下穿刺抽液，囊肿也多能自然复位。若扭转时间较长发生坏死，则需作患侧附件切除术。

（3）**预防性化疗** 不常规推荐。预防性化疗应在葡萄胎排空前或排空时实施，选用甲氨蝶呤等单一

药物,一般采用多疗程化疗至 hCG 阴性。部分性葡萄胎不作预防性化疗。

　　(4)子宫切除术　极少应用。

　　(2~3 共用题干)女,35 岁,G_2P_1。不规则阴道流血 1 月余。平素月经不规律,末次月经不详。查体:T36℃,P80 次/分,R18 次/分,BP100/70mmHg,面色苍白。妇科检查:外阴、阴道及宫颈未见异常,子宫如妊娠 4 个月大小,质软,双侧附件未触及异常。超声检查示子宫大小 18cm×10cm×6cm,宫腔内充满"蜂窝状"不均质回声。尿 hCG(+)。胸部 CT 未见异常。

【例 2】该患者首选治疗方案是
　　A. 保胎治疗　　　　　　　B. 药物流产　　　　　　　C. 化学治疗
　　D. 腹腔镜探查　　　　　　E. 清宫术

【例 3】患者术后 1 周复查血 hCG2030U/L,无阴道流血,无咳嗽、咯血。超声检查见宫腔少量积液。下一步的正确处理是
　　A. 1 周后复查 hCG　　　　B. 1 个月后复查 hCG　　　C. 2 个月后复查 hCG
　　D. 1 周后复查妇科超声　　E. 1 个月后复查妇科超声(2023)

7. 随访

　　(1)定期 hCG 测定　葡萄胎清宫后每周 1 次,直至连续 3 次阴性,以后每个月 1 次共 6 个月,然后再 2 个月 1 次共 6 个月,自第 1 次阴性后共计 1 年(7 版《妇产科学》为共随访 2 年)。

　　(2)询问病史　包括月经情况,有无阴道流血、咳嗽、咯血等症状。

　　(3)妇科检查　必要时可行 B 超、X 线胸片、CT 检查等。

　　(4)避孕　应可靠避孕 6 个月。避孕方法推荐避孕套或口服避孕药,一般不选用宫内节育器。

【例 4】葡萄胎患者清宫后最理想的避孕方法是
　　A. 长效口服避孕药　　　　B. 短效口服避孕药　　　　C. 放置宫内节育器
　　D. 避孕套　　　　　　　　E. 避孕针

三、妊娠滋养细胞肿瘤

　　滋养细胞肿瘤 60%继发于葡萄胎妊娠,30%继发于流产,10%继发于足月妊娠或异位妊娠。其中,侵蚀性葡萄胎全部继发于葡萄胎妊娠;绒癌可继发于葡萄胎妊娠,也可继发于非葡萄胎妊娠。

注意:①葡萄胎妊娠后既可继发侵蚀性葡萄胎,也可继发绒癌;非葡萄胎妊娠后只继发绒癌。
②侵蚀性葡萄胎恶性程度一般不高,大多数仅造成局部侵犯;绒癌恶性程度高,易发生肺转移。

1. 病理

	侵蚀性葡萄胎	绒毛膜癌
常继发于	葡萄胎	各种妊娠,如葡萄胎、流产、足月产、异位妊娠
潜伏期	葡萄胎排空后半年内	葡萄胎排空后 1 年以上
恶性程度	低,多局部侵犯,极少远处转移,预后较好	恶性程度极高,转移发生早且广泛,预后差
子宫肌壁	子宫肌壁内有多个大小不一的水泡	无水泡,有肿瘤,可单个或多个,伴出血
子宫腔	可有原发病灶,也可无原发病灶	可有肿瘤突向宫腔
子宫表面	因肿瘤浸润可见紫蓝色结节	因肿瘤浸润可见紫蓝色结节
镜检	有绒毛结构,有水泡,有肿瘤间质血管	无绒毛结构,无水泡,无肿瘤间质血管

注意:①侵蚀性葡萄胎有绒毛结构、水泡、肿瘤间质血管,绒癌无绒毛结构、无水泡、无肿瘤间质血管(记忆为三无产品)。
②侵蚀性葡萄胎和绒癌的主要鉴别要点是有无绒毛结构,前者有绒毛结构,后者无绒毛结构。

第十一篇 妇产科学
第17章 妊娠滋养细胞疾病

【例5】关于妊娠滋养细胞肿瘤的发生,正确的是
  A. 侵蚀性葡萄胎可继发于流产后
  B. 侵蚀性葡萄胎不会发生子宫外转移
  C. 绝经后妇女不会发生绒毛膜癌
  D. 绒毛膜癌可继发于足月妊娠或异位妊娠后
  E. 侵蚀性葡萄胎多继发于葡萄胎清宫后1年以上

2. 临床表现

(1) 无转移妊娠滋养细胞肿瘤 大多数继发于葡萄胎妊娠,少数继发于流产、足月产后。
①**不规则阴道流血** 在葡萄胎排空、流产、足月产后,有持续的不规则阴道流血,量多少不定。
②**子宫复旧不全或不均匀增大** 多于葡萄胎排空后4~6周子宫仍未恢复到正常大小,质地偏软。
③**卵巢黄素化囊肿** 由于hCG的持续作用,两侧或一侧的卵巢黄素化囊肿可持续存在。
④**腹痛** 一般无腹痛,当子宫病灶穿破浆膜层、卵巢黄素化囊肿破裂时,可引起急性腹痛。
⑤**假孕症状** 由于hCG、雌激素、孕激素的作用,表现为乳房增大、乳头乳晕着色,生殖道质地变软。

(2) 转移性妊娠滋养细胞肿瘤 大多为绒癌,常继发于非葡萄胎妊娠。

转移途径	主要经血行播散,且转移发生早且广泛
转移部位	肺(80%)、阴道(30%)、盆腔(20%)、肝(10%)、脑(10%)
肺转移	可无症状,仅通过胸片、肺CT作出诊断。典型表现为胸痛、咳嗽、咯血、呼吸困难等
阴道转移	转移灶常位于阴道前壁,呈紫蓝色结节
肝转移	常表现为右上腹痛,肝区疼痛、黄疸
脑转移	预后凶险,为主要死因,多同时伴有肺转移、阴道转移

【例6】绒毛膜癌常见的转移部位依次是
  A. 肺、盆腔、肝、脑、阴道
  B. 肺、阴道、盆腔、肝、脑
  C. 肺、脑、盆腔、肝、阴道
  D. 阴道、肺、盆腔、肝、脑
  E. 肺、肝、阴道、盆腔、脑

3. 诊断

(1) 初步诊断 葡萄胎、流产、足月产、异位妊娠后,出现不规则阴道流血,应考虑妊娠滋养细胞肿瘤。

(2) 血清hCG测定 hCG异常是<u>主要</u>诊断依据。
①葡萄胎后滋养细胞肿瘤的诊断标准 葡萄胎清宫后,符合下列标准中的任何1项,即可诊断:
  A. hCG呈4次高水平状态(±10%),持续≥3周;
  B. hCG测定3次升高(>10%),持续≥2周;
  C. hCG持续异常≥6个月。

②非葡萄胎后妊娠滋养细胞肿瘤的诊断标准
流产、足月产、异位妊娠后出现异常阴道流血,hCG异常增高者,应考虑滋养细胞肿瘤。

(3) B超 是诊断子宫原发病灶<u>最常用</u>的方法。

(4) X线胸片 诊断肺转移有价值,表现为肺部棉球状或团块状阴影,转移灶以<u>右肺中下部</u>多见。

(5) 组织学检查 在子宫肌层内见到绒毛,则诊断为侵蚀性葡萄胎;若仅见到成片滋养细胞浸润,未见绒毛结构,则诊断为绒癌。

妊娠滋养细胞肿瘤的诊断步骤:
异常妊娠 → 卵巢黄素化囊肿,hCG增高 → 滋养层细胞肿瘤 → 有浸润(侵蚀性葡萄胎或绒癌)/ 无浸润(葡萄胎) ; 葡萄胎史 → 侵蚀性葡萄胎 ; 非葡萄胎史 → 绒癌 ; 葡萄胎<半年 → 侵蚀性葡萄胎 ; 葡萄胎>1年 → 绒癌

【例7】女,26岁。自然流产后2个月,阴道不规则出血10天。妇科检查:阴道右侧壁紫蓝结节,直径约0.5cm,子宫增大,质软。血hCG为380000U/L。最可能的诊断是
  A. 葡萄胎
  B. 不全流产
  C. 胎盘部位滋养细胞肿瘤
  D. 侵蚀性葡萄胎
  E. 绒毛膜癌

【例8】葡萄胎清宫术后3个月,阴道不规则流血,子宫稍大,尿hCG(+)。胸片示双下肺有多处片状阴影。最可能的诊断是
A. 葡萄胎残留　　　　　　B. 先兆流产　　　　　　C. 异位妊娠
D. 绒毛膜癌　　　　　　　E. 侵蚀性葡萄胎

注意:①葡萄胎妊娠后可继发侵蚀性葡萄胎或绒癌,非葡萄胎妊娠后只继发绒癌。
②葡萄胎清宫后1年以上发病者多为绒癌,半年内发病多为侵蚀性葡萄胎。
半年至1年发病者,绒癌和侵蚀性葡萄胎均有可能,间隔时间越长,绒癌可能性越大。

4. 鉴别诊断

	葡萄胎	侵蚀性葡萄胎	绒毛膜癌	胎盘残留
常继发于	无	葡萄胎	各种妊娠	流产、足月产
潜伏期	无	葡萄胎排空半年内	葡萄胎排空1年以上	无
滋养细胞增生	轻至重	轻至重,成团	重,成团	无
浸润深度	蜕膜层	肌层	肌层	蜕膜层
绒毛	有	有	无	有,退化
水泡	有,大量水泡	有,可退化	无	无,非肿瘤
间质	间质水肿明显	有间质水肿	无间质及间质血管	非肿瘤,无肿瘤间质
组织坏死	无	可有	有	无
远处转移	无	可有	有	无
肝脑转移	无	少	较多	无
hCG	阳性	阳性	阳性	阳性或阴性

5. 临床分期

国际妇产科联盟(FIGO)制定的临床分期包含解剖学分期和预后评分系统两个部分。

(1)解剖学分期

分期	分期标准	分期	分期标准
Ⅰ期	病变局限于子宫	Ⅱ期	病变扩散,但仍局限于生殖器(附件、阴道、阔韧带)
Ⅲ期	病变转移至肺,有或无生殖系统病变	Ⅳ期	所有其他转移

(2)预后评分系统 预后评分≤6分者为低危,≥7分者为高危,≥12分者为极高危。

评分	0	1	2	4
年龄(岁)	<40	≥40	—	
前次妊娠	葡萄胎	流产	足月产	—
距前次妊娠时间(月)	<4	4~7	7~12	>12
治疗前血hCG(IU/L)	≤10^3	10^3~10^4	10^4~10^5	>10^5
最大肿瘤大小(包括子宫)	—	3~5cm	≥5cm	
转移部位	肺	脾、肾	胃肠道	肝、脑
转移病灶数目	—	1~4	5~8	>8
先前失败化疗			单药	两种或两种以上药物

第十一篇 妇产科学
第17章 妊娠滋养细胞疾病

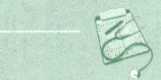

6. 治疗

(1) **治疗原则** 以化疗为主,手术和放疗为辅的综合治疗,实现分层治疗。

(2) **化疗** 一线化疗药物有:甲氨蝶呤、放线菌素D、氟尿嘧啶、环磷酰胺、长春新碱、依托泊苷等。

①**化疗方案** 低危患者首选单一药物化疗。高危患者选择联合化疗,首选EMA-CO方案(依托泊苷+放线菌素D+甲氨蝶呤)或氟尿嘧啶为主的联合化疗方案。

②**疗效评估** 每疗程结束后每周测血hCG,化疗结束至18日内,血hCG下降至少1个对数称为有效。

③**毒副反应** 主要为骨髓抑制,其次为消化道反应、肝肾功能损害、脱发等。

④**停药指征** hCG正常后,低危患者至少巩固1个疗程,通常2~3个疗程;高危患者继续化疗3个疗程。

(3) **手术** 主要作为化疗的辅助治疗,仅在一些特定的情况下使用。

①**子宫切除** 对于无生育要求的无转移患者,在初次治疗时可选择全子宫切除术,并在术中给予单药单疗程辅助化疗,也可多疗程至血hCG水平正常。

②**肺叶切除术** 多次化疗未能吸收的孤立的耐药病灶,血hCG水平不高,可考虑做肺叶切除。

(4) **放疗** 应用较少,主要用于肝、脑转移和肺部耐药病灶的治疗。

7. 随访

第1次随访在出院后3个月,以后每6个月随访1次,直至3年,此后每年随访1次直至5年。也有推荐低危患者随访1年,高危患者随访2年。随访期间应严格避孕,应于化疗停止≥12个月方可妊娠。

【例9】高危滋养细胞肿瘤患者首选的化学方案是

  A. PVB   B. TP   C. BEP

  D. EMA-CO   E. EP-EMA

【例10】女,22岁。不规则阴道流血10天。产后8个月,产后无性生活史。血hCG 40000U/L。妇科B超显示子宫内膜回声不均匀。胸部X线片示双肺中下野棉球状阴影。该患者的首选治疗措施是

  A. 放疗   B. 化疗   C. 免疫靶向

  D. 中药治疗   E. 手术治疗 (2022)

【例11】女,42岁。人工流产术后2年,阴道断续流血6月余,近日出现咳血丝痰。血hCG为1300U/L,胸部X线片示肺部多个结节。首选的治疗方法是

  A. 子宫切除术   B. 放射治疗   C. 肺叶切除术

  D. 化学治疗   E. 肺叶切除+子宫切除术

(12~13题共用题干)女,28岁。葡萄胎清宫术后阴道持续少量流血3个月。妇科检查:子宫如妊娠50天大小,质软,双侧附件均可触及囊性肿物,约5cm×4cm,活动好,尿hCG阳性。盆腔超声示子宫肌层有一4cm×3cm不均质回声,血流信号丰富,两侧附件区有囊肿性低回声包块。

【例12】最可能的诊断为

  A. 侵蚀性葡萄胎   B. 不全流产   C. 早孕合并卵巢囊肿

  D. 绒毛膜癌   E. 子宫腺肌病合并卵巢囊肿

【例13】首选的治疗为

  A. 卵巢囊肿切除术   B. 放射治疗   C. 子宫病灶切除术

  D. 清宫术   E. 化学治疗

▶ **常考点** 葡萄胎、侵蚀性葡萄胎和绒癌的临床特点及鉴别。

参考答案——详细解答见《2024国家临床执业及助理医师资格考试历年考点精析(上、下册)》

1. ABCDE   2. ABCDE   3. ABCDE   4. ABCDE   5. ABCDE   6. ABCDE   7. ABCDE
8. ABCDE   9. ABCDE   10. ABCDE   11. ABCDE   12. ABCDE   13. ABCDE

第18章 生殖内分泌疾病

▶ **考纲要求**
①排卵障碍性子宫出血。②闭经。③多囊卵巢综合征。④绝经综合征。

▶ **复习要点**

一、排卵障碍性子宫出血(无排卵性异常子宫出血)

1. 病因

无排卵性异常子宫出血常见于青春期、绝经过渡期,生育期也可发生。

(1) **青春期** 下丘脑-垂体-卵巢轴(H-P-O轴)激素间的反馈调节尚未成熟,大脑中枢对雌激素的正反馈作用存在缺陷,FSH呈持续低水平,无促排卵性LH峰形成,而无排卵发生。

(2) **绝经过渡期** 卵巢功能不断衰退,卵泡近于耗尽,故不排卵。

(3) **生育期** 有时因应激、肥胖、多囊卵巢综合征等因素影响,也可发生无排卵。

2. 病理生理

(1) **雌激素突破性出血** 各种原因引起的无排卵,均可导致子宫内膜受单一雌激素作用而无孕激素对抗,从而引起雌激素突破性出血。分两种类型:A. 雌激素维持在阈值水平,可发生间断性少量出血,出血时间长;B. 雌激素维持在较高水平,但因无孕激素作用,容易发生急性突破性出血,血量汹涌。

(2) **雌激素撤退性出血** 在单一雌激素作用下,子宫内膜持续增生。此时,若有一批卵泡退化闭锁,导致雌激素水平突然急剧下降,子宫内膜失去雌激素支持而剥脱出血。

(3) **子宫内膜出血自限机制缺陷** 表现为组织脆性增加、子宫内膜脱落不完全、血管结构和功能异常。

3. 子宫内膜病理改变

无排卵性异常子宫出血患者的子宫内膜受雌激素持续作用而无孕激素拮抗,可发生不同程度的增生期变化,而无分泌期变化,少数可呈萎缩性改变。

(1) **增生期变化** 多见于青春期患者,表现为增殖期子宫内膜、子宫内膜增生症。

(2) **萎缩性改变** 多见于绝经过渡期患者,表现为子宫内膜菲薄萎缩,腺体少而小,间质少而致密。

【例1】无排卵性功能失调性子宫出血患者诊断性刮宫的病理结果,不可能出现的项目为

  A. 分泌期与增生期内膜并存　　B. 子宫内膜单纯型增生　　C. 子宫内膜复杂型增生
  D. 萎缩型子宫内膜　　E. 增生期子宫内膜

4. 临床表现

出血类型取决于雌激素水平及其下降速度、雌激素对子宫内膜持续作用的时间。

(1) **无排卵月经** 少数无排卵妇女可有规律的月经周期,临床上称为无排卵月经。

(2) **月经紊乱** 多数患者表现为月经紊乱,即失去正常周期、出血间隔长短不一、出血量多少不一。

5. 诊断

首先应排除生殖道、全身器质性疾病所致的子宫出血。

(1) **病史** 应注意患者年龄、月经史、婚育史、避孕措施;排除妊娠;是否存在引起异常子宫出血的器质性疾病,包括生殖器肿瘤、血液系统疾病、肝肾疾病、甲状腺疾病;近期是否使用过干扰排卵的药物。

(2) **体检** 包括妇科检查和全身检查,以排除生殖系统结构异常和器质性病变,确定出血来源。

(3) **辅助检查** 其目的是鉴别诊断、确定病情严重程度、是否有合并症。

血液检查	包括全血细胞计数、凝血功能检查
hCG 检测	有性生活史者,应行妊娠试验,以除外妊娠相关疾病
B 超检查	可了解子宫内膜厚度及回声,有无宫腔占位性病变
BBT	基础体温测定(BBT)是诊断无排卵性异常子宫出血最常用的手段。无排卵性 BBT 呈单相型
性激素测定	可通过测定血孕酮值来判断有无排卵及黄体功能
诊断性刮宫	诊刮是已婚患者的首选方法,兼有诊断和止血的双重作用 适用于年龄>35 岁,药物治疗无效,存在子宫内膜癌高危因素的异常子宫出血
宫腔镜检查	可直视下选择病变区进行活检,诊断各种宫腔内病变
宫颈黏液	宫颈黏液结晶检查,根据羊齿植物叶状结晶的出现与否判断有无排卵 月经前仍可见羊齿状结晶表示无排卵,目前已较少应用

(4) **异常子宫出血的诊断步骤** 见下图。

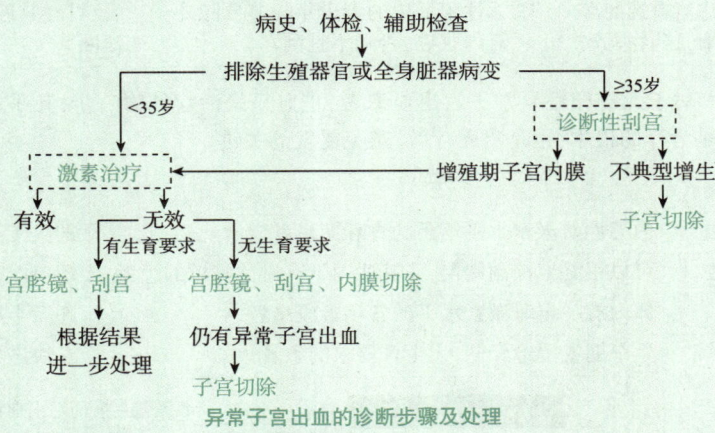

异常子宫出血的诊断步骤及处理

【例2】患者,女,16 岁。月经周期紊乱 1 年,伴经量多少不一,经期长短不定,基础体温单相。首先考虑的诊断是
   A. 卵巢早衰   B. 子宫内膜异位症
   C. 排卵性功能失调性子宫出血   D. 特纳综合征
   E. 无排卵性功能失调性子宫出血

【例3】无排卵性功能失调性子宫出血的特点是
   A. 基础体温双相,月经周期延长,经期正常   B. 基础体温单相,月经周期紊乱,经期长短不一
   C. 基础体温双相,月经周期正常,经期延长   D. 基础体温单相,月经周期正常,经期长短不一
   E. 基础体温双相,月经周期缩短,经期正常

6. 鉴别诊断

必须除外生殖器、全身性器质性疾病导致的异常子宫出血。

7. 治疗

青春期少女以止血、调整月经周期为主。生育期妇女以止血、调整月经周期、促排卵为主。绝经过渡期妇女以止血、调整月经周期、减少经量、防止子宫内膜癌变为主。

(1) **止血** 性激素为首选药物。对大量出血者,应在性激素治疗 6 小时内见效,24~48 小时内出血基本停止,若96小时仍不止血,应考虑有器质性病变。

	适应证	药理作用	备注
雌激素	Hb<80g/L 的青春期患者(体内雌激素不足)	应用大剂量雌激素可迅速促使子宫内膜生长,短期内修复创面而止血	戊酸雌二醇、结合雌激素可口服或肌内注射
孕激素	体内已有一定雌激素水平、Hb>80g/L、生命体征稳定的患者	使雌激素作用下持续增生的子宫内膜转化为分泌期,停药后内膜完全脱落,此法不适用于严重贫血者	地屈孕酮、微粒化孕酮、醋酸甲羟孕酮口服,黄体酮肌内注射
雌孕激素联合用药	长期而严重的无排卵子宫异常出血	联合用药的止血效果优于单一药物严重持续无规律出血应连用3个月	第三代短效口服避孕药,如去氧孕烯-炔雌醇
孕激素内膜萎缩法	不适合青春期患者	高效合成孕激素可使子宫内膜萎缩	炔诺酮、左旋炔诺酮
雄激素	绝经过渡期患者	可拮抗雌激素,增强子宫平滑肌及子宫血管张力,减轻盆腔充血而减少出血	丙酸睾酮肌内注射
刮宫术	绝经过渡期、病程长的生育期患者首选刮宫大量出血且药物无效	①刮宫可迅速止血,并具有诊断价值 ②无性生活史的青少年除非要除外子宫内膜癌,否则不宜刮宫	对于超声检查提示宫腔内异常者,可在宫腔镜下活检,以提高诊断率

(2)调节周期　对于无排卵性异常子宫出血患者,止血只是治疗的第一步,几乎所有患者都需要调整周期。调整周期是治疗的根本,也是巩固疗效、避免复发的关键。

方法	适应证	备注
雌、孕激素序贯疗法	内源性雌激素水平不足的青春期患者	即人工周期
雌、孕激素联合疗法	可以很好地控制周期,尤其适用于有避孕需求的患者	即口服避孕药
孕激素法	体内有一定雌激素水平的各年龄段患者	即后半周期疗法
性激素宫内释放系统	生育期或围绝经期、无生育要求的患者	左炔诺孕酮宫内缓释系统

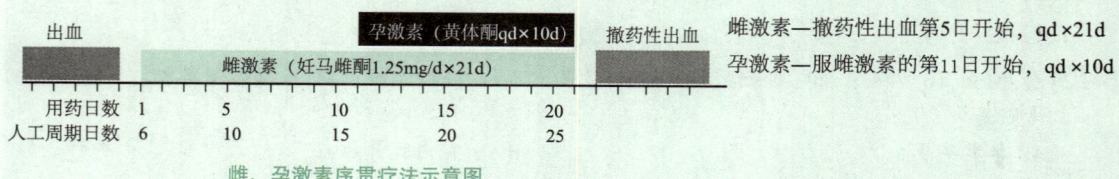

雌激素—撤药性出血第5日开始,qd×21d
孕激素—服雌激素的第11日开始,qd×10d

雌、孕激素序贯疗法示意图

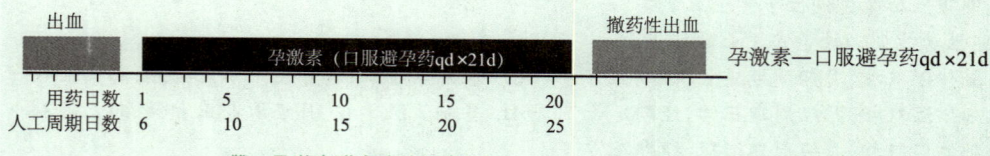

孕激素—口服避孕药qd×21d

雌、孕激素联合疗法示意图

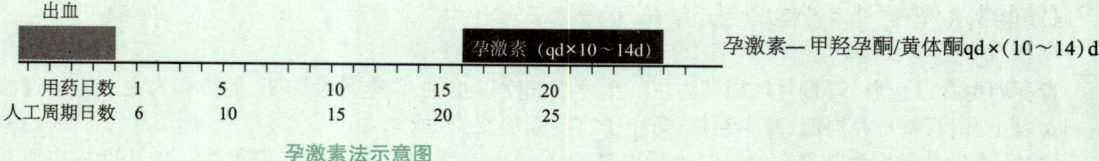

孕激素—甲羟孕酮/黄体酮qd×(10~14)d

孕激素法示意图

第十一篇 妇产科学
第18章 生殖内分泌疾病

(3) 促排卵 适用于生育期、有生育要求者，尤其是不孕患者。青春期不宜使用。

常用药物	适应证	备注
氯米芬	临床上最常用的促排卵药物	月经期第5日起，每晚口服50mg，连用5日
hCG	体内FSH有一定水平、雌激素中等水平者	常与其他促排卵药物联用
尿促性素	对氯米芬效果不佳、要求生育，尤其是不孕患者	每支尿促性素(hMG)含FSH及LH各75U

(4) 手术治疗 适用于药物治疗无效、无生育要求的患者，尤其是年龄较大的患者，手术方式包括子宫内膜去除术、子宫切除术等。无排卵性异常子宫出血的处理原则归纳如下图。

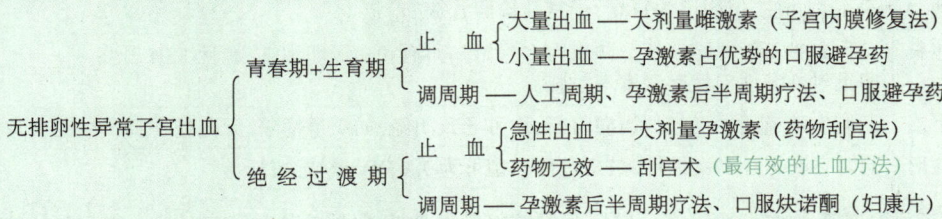

注意: ①单纯孕激素疗法也称为子宫内膜脱落法、药物刮宫。
②单纯雌激素疗法也称子宫内膜修复法。
③已婚(尤其绝经期)无排卵性异常子宫出血，激素治疗前应常规诊刮，以排除宫腔内器质性病变。
④青春期无排卵性异常子宫出血可直接行激素治疗，对诊断性刮宫应慎重。

【例4】 女，13岁。月经初潮后1年，月经周期1~4个月，经量多，伴血块。此次行经已8日，量仍多。主要的止血措施是
A. 大剂量雄激素　　B. 大剂量雌激素　　C. 小剂量孕激素
D. 抗纤溶及促凝药物　　E. 诊断性刮宫术

二、闭经

闭经指无月经或月经停止。

1. 分类

(1) 根据既往有无月经来潮 将闭经分为原发性闭经和继发性闭经。

	原发性闭经	继发性闭经
定义	指年龄>16岁、第二性征已发育、月经还未来潮 或年龄>14岁、第二性征未发育、月经还未来潮	指正常月经建立后月经停止6个月以上 或按自身原有月经周期计算停止3个周期以上
发病率	较少见	较常见
病因	多为先天性发育缺陷、遗传因素引起	多为下丘脑性，其次为垂体性、卵巢性、子宫性
再分类	第二性征存在的原发性闭经 第二性征缺乏的原发性闭经	下丘脑性闭经(最常见)、垂体性闭经 卵巢性闭经、子宫性闭经

(2) 按生殖轴病变和功能失调的部位分 可将闭经分为下丘脑性闭经、垂体性闭经、卵巢性闭经、子宫性闭经及下生殖道发育异常导致的闭经。

(3) WHO分类 WHO将闭经分为以下三型。
Ⅰ型 无内源性雌激素产生，卵泡刺激素(FSH)水平正常或低下，催乳素(PRL)正常水平，无下丘脑-垂体器质性病变的证据。

Ⅱ型　有内源性雌激素产生，FSH 及 PRL 水平正常。

Ⅲ型　FSH 升高，提示卵巢功能衰竭。

2. 病因

(1) 原发性闭经　较少见，多因遗传原因或先天性发育缺陷引起，约 30% 的患者伴有生殖道异常。

①第二性征存在的原发性闭经

米勒管发育不全综合征	又称 MRKH 综合征，约占青春期原发性闭经的 20%。染色体核型正常，为 46, XX 促性腺激素正常，有排卵，外生殖器、输卵管、卵巢、女性第二性征均正常，但无子宫、无阴道
雄激素不敏感综合征	又称睾丸女性化完全型，为男性假两性畸形。性腺为睾丸，位于腹腔内或腹股沟内表型为女性，但阴道为盲端，子宫及输卵管缺如
对抗性卵巢综合征	又称卵巢不敏感综合征。卵巢内多为始基卵泡和初级卵泡，内源性 FSH 升高卵巢对外源性促性腺激素不敏感
生殖道闭锁	任何生殖道闭锁引起的横向阻断，均可导致闭经，如阴道横隔、无孔处女膜
真两性畸形	同时存在男性和女性性腺，染色体核型可为 XX、YY 或嵌合体

②第二性征缺乏的原发性闭经　包括低促性腺激素性腺功能减退（如 Kallmann 综合征）、高促性腺激素性腺功能减退（如 Turner 综合征、Swyer 综合征）。

(2) 继发性闭经　以下丘脑性闭经最常见，依次为垂体、卵巢、子宫性及下生殖道发育异常闭经。

	致病机制	常见病因
下丘脑性闭经	中枢神经系统及下丘脑功能失调或病变，可影响 GnRH 分泌，导致的闭经	精神应激、体重下降、神经性厌食、运动性闭经、药物性闭经、颅咽管瘤所致闭经
垂体性闭经	腺垂体病变或功能失调，影响促性腺激素的分泌，从而影响卵巢功能所引起的闭经	垂体梗死（希恩综合征）垂体肿瘤、空蝶鞍综合征
卵巢性闭经	卵巢分泌的性激素水平低下，子宫内膜不发生周期性变化所致的闭经，这类闭经促性腺激素升高	①卵巢早衰、多囊卵巢综合征 ②卵巢功能性肿瘤（卵巢支持-间质细胞瘤、卵巢颗粒-卵泡膜细胞瘤）
子宫性闭经	感染、创伤导致宫腔粘连引起的闭经月经调节功能正常，第二性征发育也正常	Asherman 综合征（最常见的子宫性闭经）子宫切除后、子宫腔内放疗

【例5】希恩（Sheehan）综合征属于

　　A. 下丘脑性闭经　　　　　B. 神经性闭经　　　　　C. 子宫性闭经
　　D. 卵巢性闭经　　　　　　E. 垂体性闭经

【例6】原发性闭经的常见原因不包括

　　A. 米勒管发育不全综合征　B. 雄激素不敏感综合征　C. 特纳综合征
　　D. 多囊卵巢综合征　　　　E. 对抗性卵巢综合征（2022）

【例7】最常见的继发性闭经类型是

　　A. 甲减性闭经　　　　　　B. 子宫性闭经　　　　　C. 卵巢性闭经
　　D. 垂体性闭经　　　　　　E. 下丘脑性闭经（2022）

3. 诊断

诊断时需首先寻找闭经原因，确定病变部位，再确定是何种疾病引起的。生育期妇女闭经首先需排除妊娠，通过病史及体格检查，对闭经病因及病变部位有初步了解，再通过选择性辅助检查明确诊断。

(1) 功能试验　包括药物撤退试验和垂体兴奋试验。

①药物撤退试验　主要用于评价体内雌激素水平，确定闭经程度。

A. 孕激素试验　黄体酮 20mg，肌内注射，每日 1 次，共 5 天。停药后出现撤药性出血为阳性反应，提示子宫内膜已受一定水平雌激素影响，为Ⅰ度闭经。停药后无撤药性出血为阴性反应，应进一步行雌孕激素序贯试验。

B. 雌孕激素序贯试验　适用于孕激素试验阴性的闭经患者。妊马雌酮 1.25mg，口服，每晚 1 次，连用 21 天，最后 10 天加用醋酸甲羟孕酮，10mg，口服，每晚 1 次，连用 10 天。停药后发生撤药性出血为阳性，提示子宫内膜正常，可排除子宫性闭经，引起闭经的原因是患者体内雌激素水平低落，为Ⅱ度闭经。无撤药性出血者为阴性，提示子宫内膜受损，可诊断为子宫性闭经。

②垂体兴奋试验（GnRH 刺激试验）　用以了解垂体对 GnRH 的反应性，区别垂体与下丘脑病变。试验时静脉注射 LHRH100μg，测定 LH 值。注射 LHRH 后 LH 值升高，说明垂体功能正常，病变在下丘脑。注射 LHRH 后 LH 无升高，说明垂体功能减退，如希恩综合征。卵巢功能不全表现为 FSH、LH 基值均>30U/L，GnRH 兴奋试验呈活跃反应。多囊卵巢综合征表现为 LH/FSH 比值≥2～3，GnRH 兴奋试验呈活跃反应。

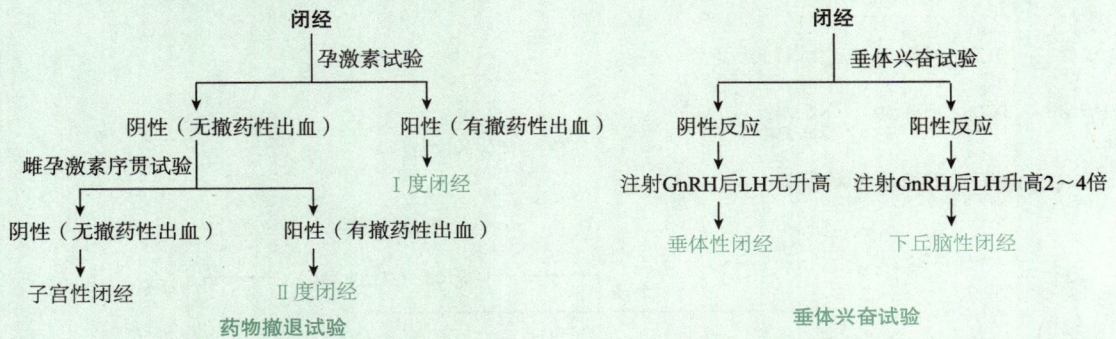

(2) 激素测定　应停用雌、孕激素至少 2 周后，行 FSH、LH、PRL、TSH 等激素的测定，以协助诊断。

血清孕酮水平升高	提示排卵
血清雌激素水平低下	卵巢功能不正常或衰竭
睾酮水平升高	提示多囊卵巢综合征、卵巢支持-间质细胞瘤
催乳素水平升高	高催乳素瘤（垂体瘤）、性早熟、卵巢早衰、黄体功能不全、多囊卵巢综合征
FSH、LH	FSH、LH 降低提示腺垂体或下丘脑性闭经；升高提示卵巢性闭经
肥胖、多毛、痤疮	需测定胰岛素、雄激素、口服葡萄糖耐量试验（OGTT）、胰岛素释放试验

(3) 影像学检查

盆腔 B 超	观察盆腔有无子宫，子宫形态、大小、内膜厚度；卵巢大小、形态、卵泡数目等
子宫输卵管造影	了解有无宫腔病变和宫腔粘连
CT 或 MRI	用于盆腔及头部蝶鞍区检查，诊断卵巢肿瘤、下丘脑病变、垂体瘤、空蝶鞍等
静脉肾盂造影	怀疑米勒管发育不全综合征时，用以确定有无肾脏畸形

(4) 宫腔镜检查　能确诊宫腔粘连。

(5) 腹腔镜检查　能直视下观察卵巢形态、子宫大小，对诊断多囊卵巢综合征等有价值。

(6) 染色体检查　对性腺发育不全具有诊断价值。

4. 诊断步骤

(1) 原发性闭经的诊断步骤　若为原发性闭经，应首先检查乳房及第二性征、子宫的发育情况。

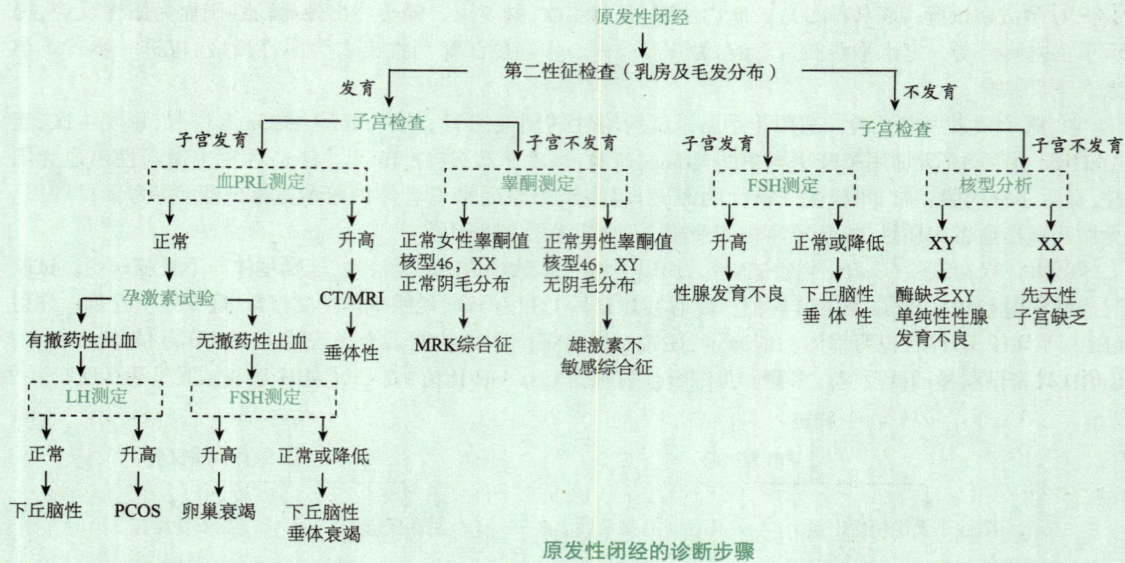

原发性闭经的诊断步骤

(2) 继发性闭经的诊断步骤

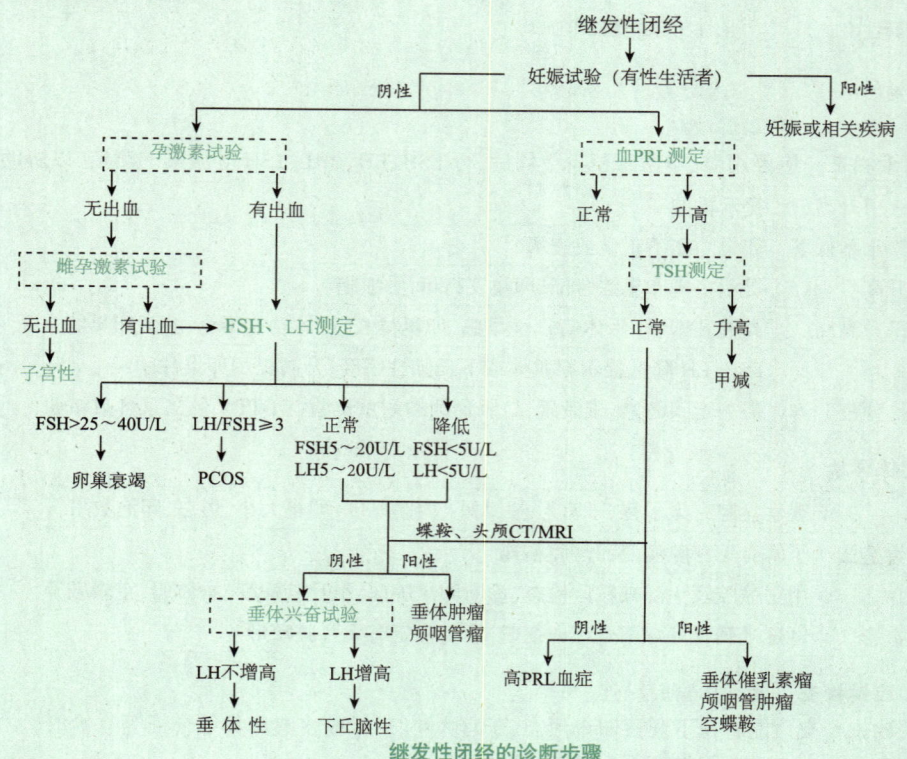

继发性闭经的诊断步骤

【例8】36岁,已婚妇女。闭经8个月。查子宫稍小。肌内注射黄体酮20mg连用3日,未见撤药性流血。再给予己烯雌酚1mg,连服20日,后3天加用安宫黄体酮10mg,出现撤药性流血。应诊断为

A. 子宫性闭经　　　　　　B. 第Ⅰ度闭经　　　　　　C. 第Ⅱ度闭经
D. 垂体性闭经　　　　　　E. 下丘脑性闭经

【例9】患者,女,30岁。7个月前妊娠48天行人工流产术,术后未来月经,雌、孕激素试验均阴性。闭经的原因应是
  A. 卵巢性闭经   B. 垂体性闭经   C. 下丘脑性闭经
  D. 子宫性闭经   E. 难以确定

【例10】闭经患者用孕激素治疗出现撤药性阴道流血,表示
  A. 子宫内膜呈萎缩型   B. 子宫内膜有结核病灶   C. 体内缺乏雌激素
  D. 子宫内膜对雌激素不起反应   E. 子宫内膜已受雌激素影响

【例11】符合希恩综合征诊断的是
  A. FSH、LH 均<5U/L   B. FSH、LH 均>10U/L   C. LH/FSH≥2
  D. PRL>25μg/L   E. PRL 正常,FSH>40U/L

【例12】女,36岁。月经稀发3年,停经1年。实验室检查:血 FSH48U/L,雌激素 10pg/ml。最可能的诊断为
  A. 子宫内膜不规则脱落   B. 卵巢早衰   C. 黄体功能不足
  D. 多囊卵巢综合征   E. 子宫内膜异位症

注意:①FSH、LH、E_2 均降低,提示下丘脑-垂体性闭经。②FSH 和 LH 增高、E_2 降低,提示卵巢性闭经。③FSH≥30U/L 提示卵巢病变,FSH 和 LH 均<5U/L 提示下丘脑-垂体病变。

5. 治疗
(1) 全身治疗 积极治疗全身性疾病,提高机体体质,供给足够营养,保持标准体重。
(2) 激素治疗 明确病因后,给予相应激素治疗以补充体内激素不足或拮抗其过多。
①性激素补充治疗 目的有:维持女性全身健康及生殖健康;促进和维持第二性征和月经。

	适应证	临床应用方法
雌激素补充治疗	无子宫者	妊马雌酮 0.625mg,每日 1 次,共 21 天,停药 1 周后重复给药
雌孕激素人工周期	有子宫者	妊马雌酮 0.625mg,每日 1 次,共 21 天,最后 10 日加服醋酸甲羟孕酮
孕激素疗法	体内有一定内源性雌激素水平的Ⅰ度闭经	月经后半期(撤药性出血第 16~25 日)口服醋酸甲羟孕酮

②促排卵 适用于有生育要求的患者。常用药物有氯米芬、促性腺激素、促性腺激素释放激素。
③溴隐亭 为多巴胺受体激动剂,能抑制垂体 PRL 分泌,恢复排卵,适用于垂体催乳素瘤患者。
④其他 先天性肾上腺皮质增生所致的闭经,一般用地塞米松。甲减引起的闭经使用甲状腺片。
(3) 辅助生殖技术 对于有生育要求、诱发排卵后未成功妊娠者,可采用辅助生殖技术治疗。
(4) 手术治疗 针对各种器质性病变,采用相应的治疗。
①生殖器畸形 如处女膜闭锁、阴道横隔、阴道闭锁,均可通过手术切开或成形。
②Asherman 综合征 多采用宫腔镜分离粘连+大剂量雌激素和放置宫腔内支撑的治疗方法。
③肿瘤 卵巢肿瘤一经确诊,应予以手术治疗。

【例13】促进排卵的药物不包括
  A. 尿促性素   B. 氯米芬   C. 人绒毛膜促性腺素
  D. 卵泡刺激素   E. 孕激素

三、多囊卵巢综合征

多囊卵巢综合征(PCOS),又称 Stein-Leventhal 综合征,是一种最常见的妇科内分泌疾病之一。临床上以雄激素过高的临床或生化表现、持续无排卵、卵巢多囊改变为特征,常伴有胰岛素抵抗和肥胖。是生育期妇女

月经紊乱最常见的原因。

1. 内分泌特征与病理生理

内分泌特征有:雄激素过多;雌酮过多;黄体生成素/卵泡刺激素(LH/FSH)比值增大;胰岛素过多。

(1)下丘脑(GnRH)-垂体(LH/FSH)-卵巢(雌激素、雄激素)轴调节功能异常

①LH/FSH比值增大　由于垂体对GnRH敏感性增加,分泌过量LH,导致LH/FSH比值增大。

②雄激素增高　过量LH可刺激卵巢间质、卵泡膜细胞分泌大量雄激素。

③雌激素增高　卵巢内高雄激素抑制卵泡成熟,不能形成优势卵泡。但卵巢中的小卵泡仍能分泌相当于早卵泡期水平的雌二醇,形成高雌酮血症。

④无LH高峰,无排卵　持续分泌的雌酮和一定水平的雌二醇作用于下丘脑及垂体,对LH分泌呈正反馈,使LH分泌增加,呈持续高水平,无周期性,不形成月经中期LH峰,故无排卵。

⑤FSH降低　雌激素对FSH的分泌呈负反馈,使FSH水平降低,导致LH/FSH比值增大。

⑥卵巢多囊改变　高水平LH促进卵巢分泌雄激素,低水平FSH持续刺激,使卵巢内小卵泡停止发育,无优势卵泡形成,从而形成雄激素过多,持续无排卵的恶性循环,导致卵巢多囊样改变。

(2)胰岛素抵抗　约50%的患者不同程度地存在胰岛素抵抗及代偿性高胰岛素血症。

(3)肾上腺内分泌功能异常　50%的患者存在脱氢表雄酮(DHEA)及脱氢表雄酮硫酸盐(DHEAS)升高。

【例14】符合多囊卵巢综合征内分泌特点的是
　　A. 空腹胰岛素水平降低　　　　B. $E_1/E_2<1$　　　　C. LH/FSH≥2
　　D. FSH、LH值均<5U/L　　　　E. PRL正常,FSH>40U/L

【例15】女,29岁。体形肥胖,婚后2年未孕。月经周期45~60天,月经量少,血LH/FSH>2。该患者的内分泌特征不包括
　　A. 高胰岛素血症　　　　　　　B. 胰岛素抵抗　　　　　C. 雌酮/雌二醇比例倒置
　　D. 高孕激素血症　　　　　　　E. 高雄激素血症

2. 病理

(1)卵巢变化　大体见双侧卵巢均匀性增大,为正常妇女的2~5倍,呈灰白色,包膜坚硬。切片见卵巢白膜均匀性增厚,囊性卵泡≥12个,无成熟卵泡及排卵迹象。

(2)子宫内膜变化　患者无排卵,子宫内膜长期受雌激素刺激,呈不同程度增殖性改变,如单纯型增生、复杂型增生,甚至呈不典型增生。长期持续无排卵增加子宫内膜癌的发生率。

3. 临床表现

PCOS多起病于青春期,主要表现为月经失调、雄激素过多、肥胖。

(1)月经失调　为最主要症状,多表现为月经稀发(35日~6个月)或闭经。闭经前常有经量过少或月经稀发。也可表现为不规则子宫出血,月经周期或行经期、经量无规律性。

(2)不孕　生育期因排卵障碍而导致不孕。

(3)多毛、痤疮　是高雄激素血症最常见的表现。

(4)肥胖　50%以上患者肥胖,与胰岛素抵抗、雄激素过多等有关。

(5)黑棘皮症　阴唇、颈背部、腋下、乳房下、腹股沟等处色素沉着,呈对称性,皮肤增厚,质地柔软。

4. 诊断

诊断标准:①稀发排卵或无排卵;②高雄激素的临床表现和(或)高雄激素血症;③卵巢多囊改变:B超提示一侧或双侧卵巢直径2~9mm的卵泡≥12个,和(或)卵巢体积≥10ml;④3项中符合2项,并排除其他高雄激素病因。

5. 鉴别诊断

应与卵泡膜细胞增殖症、肾上腺皮质增生或肿瘤、分泌雄激素的卵巢肿瘤等相鉴别。

6. 治疗

(1) **调节生活方式**　对肥胖型多囊卵巢综合征患者,应控制饮食、增加运动。
(2) **调节月经周期**　定期合理运用药物,对控制月经周期非常重要。
①口服避孕药　为雌孕激素联合周期疗法,常用短效避孕药,能有效抑制毛发生长和治疗痤疮。
②孕激素后半周期疗法　可调节月经并保护子宫内膜。抑制LH过高分泌,恢复排卵。
(3) **降低血清雄激素水平**
①糖皮质激素　适用于多囊卵巢综合征的雄激素过多为肾上腺来源或肾上腺与卵巢混合来源者。
②环丙孕酮　具有很强的抗雄激素作用,使体内睾酮水平降低。与炔雌醇组成避孕药,对减少高雄激素血症和治疗高雄激素体征有效。
③螺内酯　是醛固酮受体的竞争性抑制剂,可抑制卵巢和肾上腺合成雄激素。
(4) **改善胰岛素抵抗**　对肥胖或有胰岛素抵抗的患者常用胰岛素增敏剂。
(5) **诱发排卵**　常用氯米芬。诱发排卵时易发生卵巢过度刺激综合征,需严密监测,加强预防。
(6) **手术治疗**　如腹腔镜下卵巢打孔术、卵巢楔形切除术等。

(16~17题共用题干)女,28岁。婚后5年未孕,月经稀发,肥胖,多毛。妇科检查:子宫未见异常,双侧卵巢稍大。基础体温单相。

【例16】该患者最可能的诊断是
A. 多囊卵巢综合征　　　B. 生殖器结核　　　C. 子宫内膜异位症
D. 卵巢早衰　　　　　　E. 无排卵性功能失调性子宫出血

【例17】该患者促排卵治疗,需要注意防止的并发症是
A. 肝脏损害　　　　　　B. 卵巢早衰　　　　C. 卵泡黄素化未破裂综合征
D. 卵巢过度刺激综合征　E. 肾功能损害

四、绝经综合征

绝经综合征指妇女绝经前后出现性激素波动或减少所致的一系列躯体及精神心理症状。

1. 内分泌变化

绝经前后最明显的变化是卵巢功能衰退,随后表现为下丘脑-垂体功能退化。

雌激素↓	绝经后,卵巢停止排卵,卵巢可不再分泌雌激素,因此雌激素水平降低
孕激素↓	绝经过渡期仍有少量孕激素分泌,绝经后无孕酮分泌
雄激素↓	绝经后雄激素主要来自卵巢的间质细胞和肾上腺,总体雄激素水平降低
抑制素↓	绝经后抑制素水平降低,较雌二醇下降早且明显,为卵巢早衰更敏感的指标
促性腺激素↑ (FSH/LH↑)	卵巢功能衰竭的最早征象是卵泡对FSH敏感性降低,FSH水平升高 绝经后雌激素水平降低,刺激垂体FSH和LH释放,FSH升高较LH更显著,FSH/LH>1
GnRH↑	绝经后雌激素水平降低,促使GnRH分泌增加

2. 临床表现

(1) **近期症状**
①月经紊乱　是绝经过渡期的常见症状,表现为月经周期不规则、经期持续时间延长、经量增多或减少。
②血管舒缩症状　主要表现为潮热,是雌激素降低的特征性症状。特点是反复出现短暂的面部、颈部和胸部皮肤阵阵潮红,伴有轰热,继之出汗,一般持续1~3分钟,夜间或应激状态易促发。
③自主神经失调症状　常出现心悸、眩晕、头痛、失眠、耳鸣等。
④精神神经症状　常表现为注意力不集中,并且情绪波动,激动易怒、焦虑、抑郁等。

(2)远期症状
①泌尿生殖道症状　泌尿生殖道萎缩症状,出现阴道干燥、性交困难、反复阴道感染。
②骨质疏松　约半数病例发生绝经后骨质疏松,一般发生于绝经后5~10年,最常发生于椎体。
③阿尔茨海默病　绝经后期妇女比老年男性患病风险高,可能与绝经后内源性雌激素水平降低有关。
④心血管病变　绝经后妇女糖脂代谢异常增加,动脉硬化、冠心病的发病风险增加。

【例18】女,50岁。近1年月经不规律,月经周期延长,经量减少,伴潮热、出汗。查体:外阴阴道黏膜菲薄,宫颈及子宫萎缩。对该患者体内激素水平阐述正确的是
　　A. 雌激素下降,孕激素上升,促性腺激素上升　　　B. 雌激素上升,孕激素上升,促性腺激素上升
　　C. 雌激素下降,孕激素下降,促性腺激素下降　　　D. 雌激素下降,孕激素下降,促性腺激素上升
　　E. 雌激素下降,孕激素上升,促性腺激素下降

【例19】雌激素水平低下的最常见症状是
　　A. 阴道干涩　　　　B. 潮热　　　　C. 情绪低落
　　D. 失眠　　　　　　E. 月经稀少

【例20】女,50岁。月经稀发1年,停经6个月。近8个月来有潮热,汗多,入睡困难。B超发现左卵巢囊肿,直径2cm。子宫内膜活检病理结果显示子宫内膜息肉。引起患者不适的原因是
　　A. 左卵巢囊肿　　　　B. 绝经综合征　　　　C. 神经症
　　D. 子宫内膜息肉　　　E. 月经不调

3. 诊断
(1)病史及临床表现　根据病史及典型临床表现不难诊断。
(2)血清 FSH 及 E_2 测定　有助于了解卵巢功能。绝经过渡期血清 FSH>10U/L,提示卵巢储备功能下降。闭经、FSH>40U/L 且 E_2<10~20pg/ml,提示卵巢功能衰竭。
(3)抗米勒管激素(AMH)测定　AMH<1.1ng/ml 提示卵巢储备功能下降,<0.2ng/ml 提示即将绝经。

4. 治疗
(1)性激素补充治疗(HRT)　为主要治疗措施。

适应证	绝经相关症状——潮热、盗汗、睡眠障碍、疲倦、情绪障碍 泌尿生殖道萎缩——阴道干涩、疼痛、排尿困难、性交痛、反复发作的阴道炎、反复尿路感染 低骨量及骨质疏松症——有骨质疏松的危险因素、绝经后期骨质疏松
禁忌证	妊娠、原因不明的阴道流血、乳腺癌、性激素依赖性肿瘤、血栓性疾病、严重肝肾疾病
制剂	雌激素为主,辅以孕激素。单用雌激素适用于子宫已切除者,单用孕激素适用于绝经过渡期功血
副作用	子宫出血、性激素副作用、子宫内膜癌、卵巢癌、乳腺癌、心血管疾病、血栓性疾病、糖尿病

(2)非激素类药物
①选择性5-羟色胺再摄取抑制剂　如盐酸帕罗西汀可有效改善血管舒缩症状及精神神经症状。
②钙剂　氨基酸螯合钙胶囊每日口服1粒(含1g),可减缓骨质丢失的速度。
③维生素 D　适用于缺少户外活动的围绝经期妇女,与钙剂合用有利于钙的完全吸收。

▶ **常考点**　异常子宫出血的诊断及鉴别;闭经的诊断及鉴别;绝经综合征的激素特点。

参考答案——详细解答见《2024国家临床执业及助理医师资格考试历年考点精析(上、下册)》
1. ABCDE　　2. ABCDE　　3. ABCDE　　4. ABCDE　　5. ABCDE　　6. ABCDE　　7. ABCDE
8. ABCDE　　9. ABCDE　　10. ABCDE　　11. ABCDE　　12. ABCDE　　13. ABCDE　　14. ABCDE
15. ABCDE　　16. ABCDE　　17. ABCDE　　18. ABCDE　　19. ABCDE　　20. ABCDE

第19章 不孕症与辅助生殖技术

▶ **考纲要求**

不孕症与辅助生殖技术概述。

▶ **复习要点**

一、不孕症

1. 概念及分类

(1) **概念** 女性无避孕性生活至少12个月而未孕,称为不孕症,在男性称为不育症。

(2) **分类** 不孕症分为原发性和继发性不孕两类,既往从未有过妊娠史,未避孕而从未妊娠者为原发性不孕;既往有过妊娠史,而后未避孕连续12个月未孕者,称为继发性不孕。

2. 病因

导致不孕的原因,女方因素约占40%,男方因素占30%~40%,男女双方因素占10%~20%。

(1) **女性因素** 以排卵障碍和输卵管因素居多。

①盆腔因素 是继发性不孕症最主要的原因,约占全部不孕因素的35%。

输卵管因素	输卵管异常、慢性输卵管炎、输卵管黏膜破坏,使输卵管完全阻塞或积水
盆腔粘连	盆腔炎症、子宫内膜异位症、结核性盆腔炎造成局部粘连
子宫体病变	子宫黏膜下肌瘤、子宫肌壁间肌瘤、子宫腺肌症、宫腔粘连、子宫内膜息肉
子宫颈病变	子宫颈松弛
子宫内膜异位症	子宫内膜异位症的典型症状即为盆腔痛+不孕
先天畸形	子宫畸形(中隔子宫、双角子宫)、先天性输卵管发育异常

②排卵障碍 占25%~35%。常见原因有:下丘脑病变(低促性腺激素性无排卵);垂体病变(高催乳素血症);卵巢病变(多囊卵巢综合征);其他内分泌疾病(先天性肾上腺皮质增生症、甲状腺功能异常)。

(2) **男性因素** 主要是生精障碍与输精障碍。

①精液异常 如少、弱精子症,无精症、精子发育停滞、畸形精子症、单纯性精浆异常。

②性功能异常 如勃起障碍、不射精、早泄、逆行射精、性唤起障碍所致的性交频率不足等。

③免疫因素 如抗精子抗体,使射出的精子产生凝集而不能穿过宫颈黏液。

(3) **不明原因性不孕** 属于男女双方均可能同时存在的不孕因素,占不孕病因的10%~20%。

3. 检查与诊断

(1) **男方检查** 精液分析是不孕夫妇的首选检查项目,需进行2~3次精液检查,以明确精液质量。

(2) **女方不孕特殊检查**

①卵巢功能检查 包括B超监测卵泡发育及排卵、基础体温测定、宫颈黏液检查、黄体期子宫内膜活检、女性激素测定。于月经周期第2~4日测定FSH、LH、E_2、PRL、T、P基础水平。排卵期LH测定有助于预测排卵时间,黄体期P测定有助于提示有无排卵、评估黄体功能。

②输卵管通畅检查 子宫输卵管造影是评价输卵管通畅度的首选方法,应在月经干净后3~7日无

任何禁忌证时进行。既可评估宫腔病变，又可了解输卵管通畅度。

③**宫腔镜检查** 可观察子宫腔形态、内膜色泽和厚度，是否有宫腔粘连、畸形、息肉等。

④**腹腔镜检查** 适用于体格检查、超声检查、输卵管通畅检查提示存在宫腔、盆腔异常者。

4. 女性不孕症的治疗

(1) **纠正盆腔器质性病变** ①输卵管病变：输卵管成形适用于输卵管周围粘连、远端梗阻。②子宫病变：子宫肌瘤、子宫内膜息肉、宫腔粘连、纵隔子宫应行手术治疗。③卵巢肿瘤：有手术指征时应考虑手术切除。④子宫内膜异位症：可通过腹腔镜进行诊断和治疗。⑤生殖器结核：活动期应行抗结核治疗。

(2) **诱发排卵** 常用药物有氯米芬、来曲唑、绒促性素、尿促性素等。

(3) **不明原因性不孕的治疗** 对年轻、卵巢功能良好的夫妇可行期待治疗，一般不超过 3 年；对年龄 >30 岁、卵巢功能减退的夫妇，可行宫腔内夫精人工授精 3~6 个周期诊断性治疗。

(4) **辅助生殖技术** 包括人工授精、体外受精-胚胎移植及其衍生技术等。

二、辅助生殖技术

1. 概念

辅助生殖技术是指在体外对配子和胚胎采用显微操作技术，帮助不孕夫妇受孕的一组方法，包括人工授精、体外受精-胚胎移植及其衍生技术等。

2. 方法

(1) **人工授精** 是将精子通过非性交方式注入女性生殖道内，使其受孕的一种技术。包括使用丈夫精液人工授精和供精者精液人工授精。

(2) **体外受精-胚胎移植** 体外受精-胚胎移植是指从女性卵巢内取出卵子，在体外与精子受精并培养 3~5 日，再将发育到卵裂球期或囊胚期阶段的胚胎移植到宫腔内，使其着床发育成胎儿的全过程，俗称"试管婴儿"。1978 年英国学者 Steptoe 和 Edwards 采用该技术诞生了世界上第一例试管婴儿。

(3) **卵胞浆内单精子注射** 是指将精子直接注射到卵细胞浆内，获得正常卵子受精和卵裂过程。

(4) **胚胎植入前遗传学诊断** 该技术首选应用于 X-性连锁疾病的胚胎性别选择。

【例1】诊断原发性不孕的依据为

　　A. 结婚 2 年，未避孕 1 年，未孕　　　　B. 结婚 2 年，安全期避孕，未孕

　　C. 结婚 3 年，未避孕，自然流产后未孕　　D. 结婚 4 年，避孕套避孕，近 2 年未避孕未孕

　　E. 结婚 4 年，人工流产 1 次，近 2 年未避孕未孕

【例2】最常见的女性不孕因素是

　　A. 宫体因素　　B. 精神因素　　C. 阴道因素　　D. 输卵管因素　　E. 宫颈因素

【例3】不属于卵巢功能检查范畴的是

　　A. 宫颈细胞学检查　　　　B. 性激素测定　　　　C. 宫颈黏液检查

　　D. 基础体温测定　　　　　E. 月经期前子宫内膜活组织检查

【例4】女，32 岁。婚后 3 年不孕。患者平素月经规律，妇科检查未发现异常，内分泌检查正常，造影示双侧输卵管堵塞，适宜的辅助生育技术是

　　A. 配子输卵管内移植　　　B. 卵胞浆内单精子注射　　C. 植入前遗传学诊断技术

　　D. 体外受精与胚胎移植　　E. 人工授精

▶ **常考点**　不孕症定义及检测。

参考答案——详细解答见《2024 国家临床执业及助理医师资格考试历年考点精析(上、下册)》

1. ABCDE　　2. ABCDE　　3. ABCDE　　4. ABCDE

第11篇 妇产科学

第20章 生育规划与妇女保健

▶**考纲要求**

①生育规划概述。②宫内节育器避孕。③激素避孕。④其他避孕方法。⑤人工流产。⑥生育规划的咨询。⑦妇女保健概述。

▶**复习要点**

一、生育规划（计划生育）

1. 计划生育概述

计划生育（大纲改称生育规划）是对人口的出生增长实行计划调节和控制，以实现人口与经济、社会协调发展。计划生育是妇女生殖健康的重要内容。

2. 宫内节育器避孕（IUD）

宫内节育器避孕是一种安全、有效、简便、经济、可逆的避孕工具，为我国育龄妇女的主要避孕措施。

（1）种类 分惰性和活性两类。

①惰性宫内节育器 为第一代IUD，由惰性材料如金属、硅胶、塑料等制成。由于金属单环脱落率和带器妊娠率高，1993年起已停止生产使用。

②活性宫内节育器 为第二代IUD，内含活性物质，如Cu^{2+}、激素、药物等，这些物质能提高避孕效果，减少副作用。分为含铜IUD和含药IUD两大类。

A. 含铜IUD 是目前应用最广泛的宫内节育器，在宫内持续释放具有生物活性、有较强抗生育能力的Cu^{2+}，形态上分为T形、V形、宫形等。含铜宫内节育器的避孕效果与含铜表面积呈正比，临床副作用主要表现为点滴出血。避孕有效率均在90%以上。

	临床特点	放置年限
带铜T形宫内节育器	铜丝易断裂，放置年限较短。带有尾丝，便于检查及取出	5~7年
带铜V形宫内节育器	带有尾丝，带器妊娠率低、脱落率低，但因症取出率较高	5~7年
母体乐（MLCu375）	以聚乙烯为支架，呈伞状，具有可塑性	5~8年
宫铜IUD	形态接近宫腔，无尾丝	20年左右
含铜无支架IUD	不易脱落，悬挂于宫腔中，有尾丝	10年

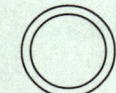 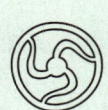 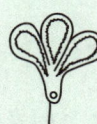 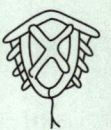 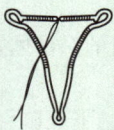 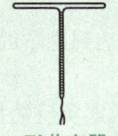 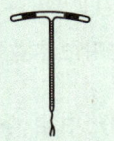 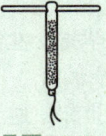 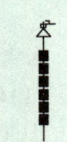

金属圆环　　金属塑环　　节育花　　硅橡胶盾环　　V形节育器　　T形节育器　　T形节育器　　孕酮T-IUD　　固定式IUD

B. 含药IUD 将药物储存在节育器内，通过每日微量释放提高避孕效果，降低副作用。目前我国临床主要应用含有孕激素的IUD（曼月乐）和含吲哚美辛的IUD。

（2）避孕机制 IUD的抗生育作用主要是局部组织对异物的组织反应而影响受精卵着床，活性IUD的避孕机制还与活性物质有关：①对精子和胚胎的毒性作用；②干扰着床；③含左炔诺孕酮的IUD可使一部分妇女抑制排卵;④含吲哚美辛的 IUD:可抑制前列腺素的合成,减少前列腺素对子宫的收缩作用而减少出血反应。

(3)宫内节育器的放置

①适应证　凡生育期妇女无禁忌证、要求放置 IUD 者。

②禁忌证　妊娠或可疑妊娠;生殖道急性炎症;人工流产出血多,怀疑有妊娠组织物残留者;生殖器肿瘤;生殖器官畸形;宫颈内口过松、重度陈旧性宫颈裂伤或子宫脱垂;严重的全身性疾病;宫腔<5.5cm 或>9.0cm;近 3 个月内有月经失调、阴道不规则流血;有铜过敏史。

③放置时间　月经干净3~7日无性交;人工流产术(人流术)后立即放置;产后42日恶露已净,会阴伤口已愈合,子宫恢复正常;剖宫产后半年放置;含孕激素 IUD 在月经第4~7日放置;自然流产于转经后放置,药物流产2次正常月经后放置;哺乳期放置前应首先排除早孕;性交后5日内放置为紧急避孕方法之一。

④放置后注意事项　术后休息3日,1周内忌重体力劳动,2周内忌性交及盆浴。术后第一年1、3、6、12个月进行随访,以后每年随访1次直至停用,特殊情况随时就诊。

(4)宫内节育器的取出

①适应证　计划再生育或不需避孕,放置期限已满需更换;绝经过渡期停经1年内;拟改用其他避孕措施或绝育者;有并发症及副作用,经治疗无效;带器妊娠,包括宫内和宫外妊娠。

②禁忌证　并发生殖道炎症急性感染期;全身情况不良,或疾病的急性期,应待病情好转后再取出。

③取出时间　月经干净后3~7日;带器早期妊娠行人流术同时取器;带器异位妊娠术前行诊断性刮宫时,或术后出院前取出 IUD;子宫不规则出血者,随时可取出,并行诊断性刮宫+病理检查。

注意:①宫内节育器放置——月经干净后3~7日、人流术后当时、产后42日、剖宫产后半年。
②宫内节育器取出——月经干净后3~7日、人流术后当时。

(5)宫内节育器的副反应　①不规则阴道流血是放置 IUD 的常见副反应;②白带增多;③下腹胀痛。
(6)宫内节育器的并发症　包括节育器异位、嵌顿或断裂、下移或脱落,带器妊娠等。

【例1】IUD 取出的时间一般选择在
　　A. 月经来潮6小时内　　　　B. 月经期第2~4日　　　　C. 月经前4~6日
　　D. 月经干净第3~7日　　　　E. 月经期第5~6日

(2~3题共用题干)女,30岁。G_2P_1。既往月经规律,月经量少。身体健康。要求长期采取避孕措施。
【例2】首选的避孕方法是
　　A. 宫内节育器　　　　　　　B. 紧急避孕药　　　　　　C. 安全期避孕
　　D. 长效口服避孕药　　　　　E. 外用杀精子剂
【例3】宫内节育器的避孕原理主要是
　　A. 干扰受精卵着床　　　　　B. 抑制卵巢排卵　　　　　C. 影响精子获能
　　D. 阻止精子和卵子相遇　　　E. 改变宫颈黏液性状

3. 激素避孕

激素避孕指女性使用甾体激素达到避孕的目的。甾体避孕药的激素成分主要是雌激素和孕激素。

(1)避孕机制

①抑制排卵　避孕药中雌、孕激素负反馈抑制下丘脑释放 GnRH,从而抑制垂体分泌 FSH 和 LH,同时直接影响垂体对 GnRH 的反应,不出现排卵前的 LH 峰,排卵受到抑制。

②改变宫颈黏液性状　孕激素使宫颈黏液量减少,黏稠度增加,拉丝度降低,不利于精子穿透。单孕激素制剂改变宫颈黏液作用可能为其主要的避孕机制。

③改变子宫内膜形态与功能　子宫内膜的正常生理变化,为胚胎着床创造必要条件,避孕药抑制子宫内膜增殖变化,使子宫内膜与胚胎发育不同步,不适于受精卵着床。

第十一篇 妇产科学
第20章 生育规划与妇女保健

④改变输卵管功能 在雌、孕激素作用下,输卵管上皮纤毛功能、肌肉节段运动和输卵管液体分泌均受到影响,改变受精卵在输卵管内的正常运动,干扰受精卵着床。

(2) 适应证 生育年龄的健康妇女均可使用。

(3) 禁忌证 ①严重心血管疾病、血栓性疾病,如高血压、冠心病、静脉栓塞等,因为雌激素有促凝作用;②急、慢性肝炎或肾炎;③部分恶性肿瘤、癌前病变;④内分泌疾病,如糖尿病、甲亢;⑤哺乳期不宜使用复方口服避孕药,因雌激素可抑制乳汁分泌;⑥年龄>35岁的吸烟妇女服用避孕药,可增加心血管疾病发病率,不宜长期使用;⑦精神病患者;⑧严重偏头痛反复发作者。

(4) 常用类型及用法

类别	名称	甾体激素含量(mg)	给药途径
短效口服避孕片	复方炔诺酮片(避孕片1号)	炔雌醇0.035+炔诺酮0.6	口服
	复方甲地孕酮片(避孕片2号)	炔雌醇0.035+甲地孕酮1.0	口服
	复方避孕片(0号)	炔雌醇0.035+炔诺酮0.3+甲地孕酮0.5	口服
	复方去氧孕烯片	炔雌醇0.03+去氧孕烯0.15	口服
	复方孕二烯酮片	炔雌醇0.03+孕二烯酮0.075	口服
	炔雌醇环丙孕酮片	炔雌醇0.035+环丙孕酮2.0	口服
长效口服避孕片	复方左旋18甲长效避孕片	炔雌醇3.0+左炔诺孕酮6.0	口服
	三合一炔雌醚片	炔雌醚2.0+炔诺孕酮6.0+氯地孕酮6.0	口服
探亲避孕片	炔诺酮探亲片	炔诺酮5.0	口服
	甲地孕酮探亲避孕片1号	甲地孕酮2.0	口服
	炔诺孕酮探亲避孕片	炔诺孕酮3.0	口服
	53号避孕药	双炔失碳酯7.5	口服
复方长效避孕针	复方己酸羟孕酮注射液(避孕针1号)	戊酸雌二醇5.0+己酸羟孕酮250.0	肌内注射
	美尔伊避孕注射液	雌二醇3.5+甲地孕酮25.0	肌内注射
单孕激素长效避孕针	醋酸甲羟孕酮避孕针	醋酸甲羟孕酮150	肌内注射
	庚炔诺酮注射液	庚炔诺酮200	肌内注射
皮下埋置缓释剂	左炔诺孕酮埋置剂Ⅰ型	左炔诺孕酮36/根×6根	皮下埋置
	左炔诺孕酮埋置剂Ⅱ型	左炔诺孕酮75/根×2根	皮下埋置
阴道避孕环缓释剂	甲硅环	甲地孕酮200或250	阴道放置
	左炔诺孕酮阴道避孕环	左炔诺孕酮5	阴道放置

【例4】甾体激素避孕药的避孕机制不包括
  A. 改变宫颈黏液的性状 B. 影响输卵管生理功能 C. 阻止精子与卵子的结合
  D. 抑制排卵 E. 改变子宫内膜形态与功能

【例5】短效口服避孕药含
  A. 雌激素 B. 孕激素 C. 雌激素+雄激素
  D. 孕激素+雄激素 E. 雌激素+孕激素

【例6】32岁,经产妇。曾足月分娩2次。月经周期正常,经量中等。查阴道前后壁明显膨出,重度颗粒型宫颈糜烂,宫口松,子宫后倾,正常大,附件未见异常。患者要求避孕,最合适的避孕方法是
  A. 安全期避孕 B. 阴茎套避孕 C. 外用避孕药

D. 宫内节育器　　　　　　E. 口服短效避孕药

(5) 药物不良反应及处理

副作用	临床表现	处理
类早孕反应	服药初期约10%妇女出现食欲缺乏、恶心、呕吐、乏力、头晕等类似早期妊娠的反应	不需处理，坚持服药数个周期后消失，症状严重者可更换制剂或停药
不规则阴道流血	称突破性出血，多发生在漏服避孕药后	轻者无须处理，流血多者每晚加服雌激素
闭经	1%~2%发生闭经，常发生于月经不规则者	停药后月经不来潮需除外妊娠
体重变化	第一和第二代避孕药中的孕激素，可使体重增加，避孕药中的雌激素使水钠潴留引起体重增加	更换为第三代孕激素
皮肤变化	极少数妇女面部出现淡褐色色素沉着	不需特殊处理
其他	头痛、复视、乳房胀痛	对症处理，必要时停药作进一步检查

【例7】口服避孕药的副作用不包括
　　A. 短期闭经　　　　　　B. 体重增加　　　　　　C. 卵巢肿瘤
　　D. 类早孕反应　　　　　E. 色素沉着

【例8】口服避孕药后不规则出血，正确的处理方法是
　　A. 加服少量雌激素　　　B. 需立即停药　　　　　C. 加服少量孕激素
　　D. 加服少量雄激素　　　E. 加倍服药

4. 其他避孕方法

(1) 紧急避孕　无保护性生活后或避孕失败后几小时或几日内，妇女为防止非意愿性妊娠的发生而采用的补救避孕方法，称为紧急避孕。包括放置含铜宫内节育器和口服紧急避孕药。

①适应证　A. 避孕失败，包括阴茎套破裂、滑脱，未能做到体外排精，错误计算安全期，漏服短效避孕药，宫内节育器脱落；B. 性生活未使用任何避孕方法；C. 遭到性暴力。

②方法　A. 宫内节育器，带铜宫内节育器可用于紧急避孕，在无保护性生活5日(120小时)内放入，有效率达95%。B. 紧急避孕药，主要有雌孕激素复方制剂、单孕激素制剂及抗孕激素制剂3类。

③副作用　恶心呕吐、不规则阴道流血、月经紊乱，一般无须处理。

④注意事项　紧急避孕仅对一次无保护性生活有效，避孕有效率明显低于常规避孕方法，且紧急避孕药激素剂量大，副作用也大，不能替代常规避孕。

(2) 自然避孕(安全期避孕)　是根据女性生殖生理特点推测排卵日期，判断周期中的易受孕期进行禁欲，而达到避孕目的。不十分可靠，不易推广。方法包括日历法、基础体温法、宫颈黏液观察法。

①日历法　适用于月经周期规则的妇女，排卵通常发生在下次月经前14日左右，据此推算出排卵前后4~5日为易受孕期，其余时间视为安全期。

②基础体温法　根据基础体温来判断排卵日期。基础体温的曲线变化与排卵时间的关系并不恒定。

③宫颈黏液观察法　根据宫颈黏液变化来判断排卵日期。

(3) 外用避孕　包括阴茎套和阴道套。

①阴茎套　为男性避孕工具，有效率高达93%~95%。

②阴道套　为女性避孕工具，目前我国尚无供应。

注意：①最不可靠的避孕方法为安全期避孕法。②子宫脱垂、阴道膨出者不适于宫内节育器避孕。③宫颈糜烂者不适于避孕套避孕。④肝肾功能不良者不适于甾体避孕药(因对肝肾功能有影响)。⑤宫内节育器适用于长期避孕者。⑥哺乳期不宜使用口服避孕药，因雌激素可抑制乳汁分泌。⑦妊娠期不宜使用口服避孕药，因口服避孕药对胎儿有致畸作用，应至少停药半年以上再受孕。

第十一篇 妇产科学
第20章 生育规划与妇女保健

【例9】女性,35岁。慢性肝炎病史3年。妇科检查宫颈糜烂Ⅲ度,子宫正常大小,要求避孕,应选择
A. 避孕套　　B. 短效避孕药　　C. 阴道隔膜避孕
D. 宫内节育器　　E. 安全期避孕

【例10】关于不同方法的避孕原理,错误的是
A. 安全期避孕是通过将性生活避开排卵前后1~2日的不安全期而达到避孕目的
B. 宫内节育器通过干扰着床而达到避孕目的
C. 阴道隔膜可阻止精子进入宫腔而达到避孕目的
D. 口服避孕药主要通过抑制排卵、阻碍受精和着床而达到避孕目的
E. 阴茎套可阻止精子进入阴道而达到避孕目的

【例11】女,35岁。G_6P_3。月经量增多3年,经期及周期正常。妇科检查:子宫前位饱满,活动差,无压痛。推荐该患者最佳的避孕方法是
A. 惰性宫内节育器　　B. 避孕套　　C. 体外排精
D. 紧急避孕药　　E. 短效口服避孕药

(4) **输卵管绝育术**　是指通过输卵管结扎手术阻断精子与卵子相遇而达到绝育目的,是一种安全、永久性节育措施,绝育方式可经腹(应用最多)、经腹腔镜、经阴道操作(很少做)。

①适应证　要求接受绝育手术且无禁忌证者;患严重全身疾病不宜生育者。

②禁忌证　A. 24小时内两次体温≥37.5℃;B. 全身情况不佳,如心力衰竭、血液病等,不能耐受手术;C. 患严重的神经官能症;D. 各种疾病急性期;E. 腹部皮肤有感染灶或患急、慢性盆腔炎。

③手术时机　非孕妇女在月经干净后3~4日,人工流产或分娩后宜在48小时内施行手术。哺乳期或闭经妇女应在排除早孕后再行绝育术。

④并发症　出血或血肿、感染、损伤膀胱或肠管、输卵管再通。

【例12】42岁,妇女。患慢性肾炎3年,半年前因早孕行药物流产,现要求避孕指导。本例最正确的避孕措施应是
A. 安全期避孕　　B. 口服短效避孕药　　C. 皮下埋植避孕
D. 阴茎套避孕　　E. 行输卵管结扎术

【例13】最适于进行输卵管结扎术的时间是
A. 月经来潮前3~4天　　B. 足月产后14天　　C. 难产后72天
D. 人工流产术后3天　　E. 月经后3~4天

5. 人工流产

(1) **概念**　人工流产指因意外妊娠、疾病等原因而采用人工方法终止妊娠,是避孕失败的补救方法。终止早期妊娠的人工流产方法包括手术流产和药物流产。

(2) **手术流产**　是指采用手术方法终止妊娠,包括负压吸引术和钳刮术。

①负压吸引术　指利用负压吸引原理,将妊娠物从宫腔内吸出。
A. 适应证　妊娠10周内要求终止妊娠而无禁忌证,患有某种严重疾病不宜继续妊娠。
B. 禁忌证　生殖道炎症(如阴道炎、急慢性盆腔炎、性传播疾病)未经治疗者;各种疾病的急性期;全身情况差不能耐受手术;术前两次体温>37.5℃。

②钳刮术　指通过机械或药物方法使宫颈松软,然后用卵圆钳钳夹胎儿及胎盘。
A. 适应证　适用于妊娠10~14周。
B. 并发症　由于胎儿较大、骨骼已形成,容易造成并发症,如出血多、宫颈裂伤、子宫穿孔等。

【例14】属于人工流产负压吸引术禁忌证的是
A. 哺乳期　　B. 慢性宫颈炎　　C. 剖宫产术后1年
D. 妊娠9周　　E. 间隔4小时再次体温超过37.5℃

【例15】初孕妇,25岁,现妊娠9周,半年前曾因感冒诱发心力衰竭。查体:心率110次/分,心尖部闻及舒张期杂音,肝肋下可触及。正确的处理措施是
　　　A. 继续妊娠,不需特殊治疗　　B. 继续妊娠,增加产前检查次数　　C. 终止妊娠,行钳刮术
　　　D. 继续妊娠,需口服地高辛　　E. 终止妊娠,行负压吸引术

注意:①药物流产——适用于停经≤49日。②负压吸引术——适用于妊娠10周内。③钳刮术——适用于妊娠10~14周。④利凡诺羊膜腔注射——适用于中晚期妊娠终止妊娠。⑤慢性盆腔炎属于人流的禁忌证,但慢性宫颈炎不属于人流的禁忌证(3版《实用妇产科学》P746)。

(3)人工流产并发症及处理

	临床表现	处理
出血	妊娠月份较大时,因子宫较大,子宫收缩欠佳,出血量多	在扩张宫颈后,宫颈注射缩宫素 尽快取出绒毛组织,更换吸管,调整负压
子宫穿孔	为严重并发症。手术时突然感到无宫底感觉,或手术器械进入深度超过原来所测深度发生率与手术者操作技术、子宫本身情况(如哺乳期妊娠子宫、剖宫产后瘢痕子宫)有关	立即停止手术;小的穿孔,如无脏器损伤或内出血,手术已完成,可肌内注射缩宫素;若宫内组织未吸净,应由有经验的医生完成吸宫;破口大、有内出血、有脏器损伤,应剖腹探查
人工流产综合反应	指术中或术毕出现心动过缓、心律不齐、面色苍白、头晕、胸闷、大汗淋漓,严重者血压下降、晕厥、抽搐等迷走神经兴奋症状	停止手术、吸氧后一般能自行恢复 严重者可给予阿托品0.5~1mg静脉注射
漏吸	施行人流术未吸出胚胎及绒毛而导致继续妊娠或胚胎停止发育,称为漏吸	一旦发现漏吸,应再次行负压吸引术
空吸	误诊宫内妊娠行人工流产,称为空吸	如刮出物未见绒毛,应重复尿妊娠试验及B超,警惕宫外孕
吸宫不全	指人工流产后部分妊娠组织物残留,表现为术后阴道流血时间长,血量多,或流血停止后再现大量流血	无明显感染时,尽早行刮宫术,术后给予抗生素。有感染时,控制感染后再刮宫
感染	可发生急性子宫内膜炎、盆腔炎	术后应用抗生素
羊水栓塞	症状及严重性不如晚期妊娠发病凶猛	抗过敏,抗休克

【例16】人工流产术后12日,仍有较多阴道流血,应首先考虑的是
　　　A. 子宫穿孔　　　　　　　　B. 子宫复旧不良　　　　　　C. 吸宫不全
　　　D. 子宫内膜炎　　　　　　　E. 子宫绒毛膜癌

(17~18题共用题干)女,24岁。停经6周诊断为早孕,行人工流产术,吸宫后探宫腔发现探不到宫底,出血不多,自述心悸,轻度腹痛及恶心。

【例17】最可能的诊断是
　　　A. 子宫畸形　　　　　　　　B. 子宫穿孔　　　　　　　　C. 人工流产综合反应
　　　D. 羊水栓塞　　　　　　　　E. 葡萄胎

【例18】此时该患者首选的处理方法是
　　　A. 吸氧,给予升压药　　　　B. 继续手术,清空子宫　　　C. 暂停手术,密切观察病情
　　　D. 静脉注射阿托品　　　　　E. 立即行剖腹探查术

(4)**药物流产** 指使用药物终止早孕的一种避孕失败的补救措施,常用药物为米非司酮+米索前列醇。米非司酮是抗孕激素制剂,具有抗孕激素及抗糖皮质激素的作用。米索前列醇是前列腺素(PGE_1

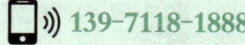

类似物,具有兴奋子宫和软化宫颈的作用。两者配伍终止早孕的完全流产率达90%以上。

①适应证　A.早期妊娠≤49日、本人自愿;B.血或尿hCG阳性,B超确诊为宫内妊娠;C.人工流产高危因素者,如瘢痕子宫、哺乳期、宫颈发育不良、严重骨盆狭窄;D.多次人工流产史,对手术流产有恐惧和顾虑心理者。

②禁忌证　A.有使用米非司酮禁忌证,如肾上腺疾病、妊娠期皮肤瘙痒史、血液病、血管栓塞病史;B.有使用前列腺素药物禁忌证,如心血管疾病、青光眼、哮喘、癫痫、结肠炎等;C.带器妊娠、异位妊娠;D.过敏体质、妊娠剧吐、长期服用抗结核、抗癫痫、抗抑郁、抗前列腺素药物等。

③副作用　恶心呕吐、腹痛、腹泻、出血时间长、出血多。

【例19】米索前列醇的主要成分是
　　A. PGE$_1$　　　　　　　　B. PGE$_2$　　　　　　　　C. PGE$_3$
　　D. PGI$_1$　　　　　　　　E. PGI$_2$ (2021)

【例20】属于药物流产的禁忌证的是
　　A. 严重骨盆畸形　　　　　B. 妊娠剧吐　　　　　　　C. 瘢痕子宫
　　D. 哺乳期妊娠　　　　　　E. 宫颈发育不良

6. 生育规划咨询

	选用原则	首选避孕方法	不宜选择的避孕方法
新婚期	年轻、未育,应选择使用方便、不影响生育的避孕方法	首选复方短效口服避孕药 次选阴茎套(性生活适应后选用)	宫内节育器、安全期避孕 体外排精、长效避孕药
哺乳期	不影响乳汁质量及婴儿健康	首选阴茎套,次选单孕激素长效避孕针或皮下埋植	避孕药膜、安全期避孕 雌孕激素复合避孕药
生育后期	长效、可逆、安全、可靠	各种避孕方法均适用	根据个人身体情况而定
绝经过渡期	此期有排卵功能,应坚持避孕以外用避孕药为主	阴茎套	避孕药膜、复方避孕药 安全期避孕

【例21】关于哺乳期避孕的叙述,正确的是
　　A. 不需避孕　　　　　　　B. 应采用避孕药物　　　　C. 最好使用工具避孕
　　D. 使用埋植避孕剂　　　　E. 剖宫产术后3个月放置IUD

【例22】女,28岁。剖宫产术后4个月,哺乳期月经未恢复,最恰当的避孕方法应选择
　　A. 短效口服避孕药　　　　B. 安全期避孕法　　　　　C. 宫内节育器
　　D. 皮下埋植法　　　　　　E. 阴茎套避孕法 (2018、2022)

【例23】新婚夫妇欲婚后1年要孩子,最正确的避孕方法是
　　A. 安全期避孕法　　　　　B. 口服避孕药　　　　　　C. 放置宫内节育器
　　D. 皮下埋植Norplant Ⅱ　　E. 阴茎套避孕法

【例24】新婚夫妇拟半年后考虑妊娠来院咨询,最适宜的避孕方法应是
　　A. 采用安全期避孕法　　　B. 选择男用避孕套　　　　C. 选择口服避孕药
　　D. 放置宫内节育器　　　　E. 皮下埋植避孕药

　　A. IUD　　　　　　　　　B. 安全期避孕　　　　　　C. 紧急避孕药
　　D. 复方短效口服避孕药　　E. 长效复方避孕注射剂

【例25】女,24岁。未育,近半年无生育计划,首选的避孕方法是

【例26】顺产后4个月哺乳期女性,首选的避孕方法是

注意：①复方短效口服避孕药使用方便，避孕药效果好，不影响性生活，为新婚期避孕的首选。
②阴茎套为新婚夫妇的次选避孕方法，在性生活适应后选用(9版《妇产科学》P377)。

二、妇女保健概述

各期保健内容

(1) 青春期保健　①自我保健；②营养指导；③体育锻炼；④健康教育；⑤性教育。
(2) 生育期保健　主要是维护生殖功能正常，保证母婴安全，降低孕产妇死亡率和围产儿死亡率。
①一级预防　普及孕产期保健和计划生育技术指导。
②二级预防　对于妇女在生育期因孕育或节育导致的各种疾病，能做到早发现、早防治、提高防治水平。
③三级预防　提高对高危孕产妇的处理水平，降低孕产妇死亡率和围生儿死亡率。
(3) 围产期保健　是指从妊娠前、妊娠期、分娩期、产褥期、哺乳期为孕产妇、胎儿、新生儿的健康所施行的一系列保健措施。
①孕前保健　选择最佳受孕时机，有计划妊娠，减少危险因素和高危妊娠。
②妊娠早期保健　妊娠早期是胚胎、胎儿分化发育阶段，易受外界因素及孕妇疾病的影响，导致胎儿畸形或发生流产，应注意防病、防致畸。
③妊娠中期保健　妊娠中期是胎儿生长发育较快的阶段。胎盘已形成，不易发生流产。应注意出生缺陷的筛查、妊娠并发症筛查、监测胎儿生长情况、加强营养。
④妊娠晚期保健　此期胎儿生长发育最快，体重明显增加。应加强补充营养、孕妇自我监护、分娩及产褥期相关知识、母乳喂养等宣教。
⑤分娩期保健　我国卫健委针对分娩期提出了"五防一加强"的方针，即防产后出血、防产褥期感染、防产程停滞、防产道损伤、防新生儿窒息，加强产时监护和产程处理。
⑥产褥期保健　均在初级保健单位进行，产后访视应在产后3日内、产后14日、产后28日进行。
⑦哺乳期保健　哺乳期通常为1年，应提倡母乳喂养，哺乳期用药应慎重。
(4) 围绝经期保健　妇女40岁左右开始进入围绝经期，随着生活条件的改善，可延缓到50岁以后。
(5) 老年期保健　65岁以上为老年期。

【例27】降低孕产妇死亡率和围产儿死亡率属于
　　A. 孕期保健　　　　　　　　B. 生育期保健　　　　　　　　C. 产时保健
　　D. 哺乳期保健　　　　　　　E. 围产期保健

▶ **常考点**　重点内容，需全面掌握。

参考答案——详细解答见《2024国家临床执业及助理医师资格考试历年考点精析(上、下册)》

1. ABCDE　2. ABCDE　3. ABCDE　4. ABCDE　5. ABCDE　6. ABCDE　7. ABCDE
8. ABCDE　9. ABCDE　10. ABCDE　11. ABCDE　12. ABCDE　13. ABCDE　14. ABCDE
15. ABCDE　16. ABCDE　17. ABCDE　18. ABCDE　19. ABCDE　20. ABCDE　21. ABCDE
22. ABCDE　23. ABCDE　24. ABCDE　25. ABCDE　26. ABCDE　27. ABCDE

第十二篇 儿科学

第1章 绪论、生长发育与儿童保健

▶ **考纲要求**
　①绪论。②生长发育。③儿童保健。

▶ **复习要点**

一、小儿年龄分期和各期特点

在临床工作中,常将小儿年龄分为7期。

	时间分期	各期生理特点
胎儿期	从受精卵形成到出生,共38周	母亲妊娠期间若受外界不利因素影响(感染、创伤、滥用药物、接触毒物),可影响胎儿的正常生长发育,导致流产、畸形、宫内发育不良
新生儿期	从胎儿娩出至28天,此期包含在婴儿期内	小儿脱离母体独立生存,内外环境发生根本变化,适应能力不完善。发病率高,死亡率高。分娩过程中的损伤、感染延续存在,先天畸形出现
婴儿期	从出生至1岁之前	生长发育极其旺盛,对营养的需求量较高。易发生消化功能紊乱,婴儿来自母体的抗体减少,抗感染能力较弱,易发生感染和传染病
幼儿期	从1岁至满3岁	体格发育稍减慢,智力发育迅速。消化功能不完善,营养需求大,应给予适宜的喂养以保证正常生长发育。意外伤害发生率非常高
学龄前期	从3岁至6~7岁	体格生长发育速度减慢,智力发育更加迅速,与同龄儿童和社会事务有了广泛的接触,知识面扩大,自理能力和初步社交能力能够得到锻炼
学龄期	从6~7岁至青春期	生长发育相对缓慢,除生殖系统外,各系统器官外形已接近成人,智力发育更加成熟,可以接受系统的科学文化教育
青春期	10~20岁	女孩的青春期开始和结束年龄都比男孩早2年左右,体格生长发育再次加速,出现第二次高峰,生殖系统加速发育并渐趋成熟

注意:新生儿期发病率高,死亡率也高,占婴儿死亡率的1/3~1/2。围生期指妊娠满28周至出生后7天,此期为死亡率最高的时期,年龄越小,死亡率越高,参阅7版《诸福棠实用儿科学》P4。

【例1】儿童阶段发病率及死亡率最高的时期是
　　A. 新生儿期　　　　　　B. 婴儿期　　　　　　C. 幼儿期
　　D. 学龄前期　　　　　　E. 学龄期(2023)

二、生长发育

人的生长发育是指从受精卵到成人的成熟过程。生长和发育是儿童不同于成人的重要特点。生长是指儿童身体各器官、系统的长大。发育是指细胞、组织、器官的分化与功能成熟。

1. 小儿生长发育规律

生长发育，不论总的速度还是各器官、系统的发育顺序，都遵循一定的规律。

(1) **生长发育是连续的、有阶段性的过程**　生长发育过程贯穿于整个儿童期，但各年龄阶段生长有一定的特点。例如，体重和身长的增加有两个高峰，即生后第1年和青春期。

(2) **各系统、器官生长发育不平衡**　如神经系统发育较早；淋巴系统在儿童期迅速生长，于青春期前达高峰，以后逐渐下降；生殖系统发育较晚。其他系统，如心、肝、肾、肌肉的发育与体格生长相平行。各系统发育速度的不同与儿童不同年龄阶段的生理功能有关。

(3) **生长发育的个体差异**　儿童生长发育虽按一定的总规律发展，但因在一定范围内受遗传、环境的影响，故存在着相当大的个体差异。

(4) **生长发育的一定的规律**　生长发育遵循由上到下、由近到远、由粗到细、由低级到高级、由简单到复杂的规律。如出生后运动发育的规律是：先抬头，后抬胸，再会坐、立、行(从上到下)；从臂到手，从腿到脚的活动(从近到远)；从全掌抓握到手指拾取(由粗到细)。

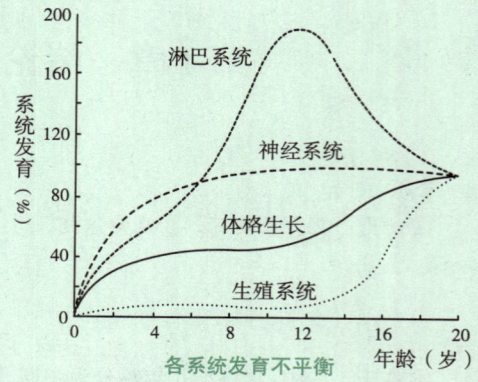

各系统发育不平衡

【例2】关于儿童生长发育的特点，正确的是
　　A. 各个系统生长发育速度一致　　B. 机体发育不存在个体差异　　C. 年龄越大，发育越慢
　　D. 遵循由远到近的规律　　E. 婴儿期是生长发育最快的时期(2023)

　　A. 体格　　B. 心血管系统　　C. 淋巴系统
　　D. 生殖系统　　E. 神经系统

【例3】小儿生长发育速度呈先快后慢的是
【例4】小儿生长发育速度呈快、慢、快的是(2019、2023)

2. 体格生长常用指标

体格生长应选择易于测量、有较大人群代表性的指标来表示。常用的形态指标如下：

(1) **体重**　为各器官、系统、体液的总重量，是反映儿童生长与营养状况的指标。

(2) **身高(长)**　身高指头部、脊柱和下肢长度的总和。3岁以下儿童仰卧位测量称为身长。

身高(长)的增长规律与体重相似，也出现婴儿期和青春期两个生长高峰。出生时身长平均为50cm，生后第1年身长增长最快，约为25cm；前3个月增长11~13cm，约等于后9个月的增长值。1岁时身长约75cm。第2年身长增长10~12cm，即2岁时身长约87cm。2岁以后身高每年增长6~7cm。

年龄	体重(kg)	年龄	身长或身高(cm)
出生	3.25	出生	50
3~12个月	[年龄(月)+9]/2	3~12月龄	75
1~6岁	年龄(岁)×2+8	2~6岁	年龄(岁)×7+75
7~12岁	[年龄(岁)×7-5]/2	7~10岁	年龄(岁)×6+80

(3) **头围**　指经眉弓上缘、枕骨结节左右对称环绕头一周的长度。出生时头围33~34cm，第1年前3

个月和后 9 个月头围都增长约 6cm，1 岁时约 46cm，2 岁时达 48cm，5 岁时约 50cm，2~15 岁仅增加 6~7cm，15 岁接近成人。因此，头围的测量在 2 岁内最有价值。

(4) **胸围** 指平乳头下缘经肩胛下缘平绕胸一周的长度。出生时胸围约 32cm，略小于头围 1~2cm。1 岁时胸围约等于头围(约 46cm)。1 岁至青春前期胸围应大于头围，即胸围(cm)= 头围+年龄−1。

(5) **上臂围** 指经肩峰与鹰嘴连线中点绕臂一周的长度，代表肌肉、骨骼、皮下脂肪和皮肤的生长。

(6) **皮下脂肪** 通过测量皮脂厚度反映皮下脂肪，常用测量部位有腹壁、背部。

【例5】新生儿生理性体重下降发生的时期是在出生后
　　A. 1~2 日内　　　　　　　　B. 3~4 日内　　　　　　　　C. 5~7 日内
　　D. 8~10 日内　　　　　　　　E. 11~15 日内

【例6】小儿头围测量的方法是
　　A. 经眉间到茎乳突绕头一周　　　　　　B. 经眉间上缘 2cm 到枕骨结节绕头一周
　　C. 经眉间到枕骨结节绕头一周　　　　　D. 经眉弓上 2cm 到枕后结节绕头一周
　　E. 经眉弓上缘到枕骨结节绕头一周(2023)

【例7】一健康女婴，体重 8kg，身长 68cm，已能抓物、换手、独坐久，能发复音。其符合的最早月龄是
　　A. 4~6 个月　　　　　　　　B. 7~8 个月　　　　　　　　C. 9~10 个月
　　D. 11~12 个月　　　　　　　E. 13~15 个月

3. 骨骼发育和牙齿发育

(1) **头颅骨** 前囟、后囟及骨缝是评价颅骨生长发育的指标。
①前囟 为大囟门，呈菱形，出生时 1~2cm，6 月龄左右逐渐骨化而变小，最迟于 2 岁闭合。前囟大小以两个对边中点连线的长短表示。
②后囟 为小囟门，呈三角形，出生时很小或已闭合，最迟 6~8 周闭合。
③骨缝 胎儿经阴道分娩时颅缝稍有重叠，不久重叠现象消失。

(2) **脊柱** 生后第 1 年脊柱生长快于四肢，以后四肢生长快于脊柱。出生时脊柱无弯曲。3 个月左右小儿抬头时出现颈椎前凸(第 1 个生理弯曲)，6 个月能坐时出现胸椎后凸(第 2 个生理弯曲)，1 岁左右开始行走，出现腰椎前凸(第 3 个生理弯曲)。这样的脊椎自然弯曲 6~7 岁为韧带所固定。

(3) **长骨** 骨化中心的出现可反映长骨的生长成熟程度。用 X 线测定不同年龄儿童长骨干骺端骨化中心出现的时间、数目、形态的变化，并将其标准化，即为骨龄。出生时腕部尚无骨化中心，股骨远端及胫骨近端已出现骨化中心。因此判断长骨的生长，婴儿早期应拍摄膝部 X 线片，年长儿应拍摄左手及腕部 X 线片。腕部出生时无骨化中心，其出生后的出现次序为头状骨、钩骨(3 个月左右)、下桡骨骺(约 1 岁)、三角骨(2~2.5 岁)、月骨(3 岁)、大小多角骨(3.5~5 岁)、舟骨(5~6 岁)、下尺骨骺(6~7 岁)、豆状骨(9~10 岁)。10 岁时出全，共 10 个，故 1~9 岁腕部骨化中心的数目大约为其岁数+1。

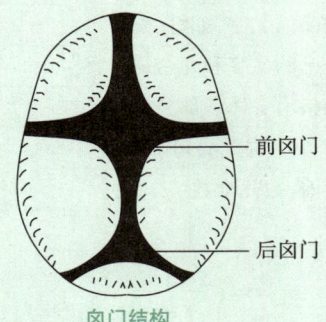
囟门结构

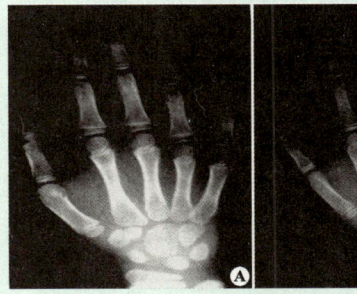
小儿腕关节X线片示骨龄

(4) **乳牙** 出生时乳牙已骨化。乳牙共 20 个，多在生后 4~10 个月开始萌出。若 13 个月后仍未萌

出称乳牙萌出延迟。乳牙萌出的顺序一般为下颌先于上颌、自前向后，大多3岁前出齐。2岁内乳牙数=月龄-(4~6)。

（5）**恒牙** 恒牙的骨化从新生儿期开始。恒牙共28~32个。6岁萌出第一颗恒牙(第一磨牙，又称6龄齿)。6~12岁恒牙逐个替换乳牙。12岁萌出第二磨牙。约在18岁以后萌出第三磨牙(智牙)，也有终身第三恒牙不萌出者。

注意：①9版《儿科学》——前囟最迟于2岁闭合，乳牙3岁前出齐。
②7版《儿科学》——前囟最迟于1.5岁闭合，乳牙约2.5岁出齐。

【例8】前囟的正确测量方法是
A. 对边中点连线　　　　B. 邻边中点连线　　　　C. 邻角顶点连线
D. 对角顶点连线　　　　E. 周径长度

【例9】关于小儿骨骼发育的描述，正确的是
A. 颅缝闭合的时间一般是2月龄　　　　B. 前囟最晚闭合的时间是10月龄
C. 脊柱出现第1个生理弯曲的年龄是3个月　　　　D. 后囟最晚闭合的时间是1月龄
E. 脊柱出现第3个生理弯曲的年龄是2岁

【例10】小儿12月时出现
A. 颈椎前凸　　　　B. 颈椎后凸　　　　C. 胸椎后凸
D. 腰椎前凸　　　　E. 腰椎后凸(2022)

4. 运动和语言的发育

	粗、细动作	语言发育
新生儿	无规律、不协调动作，紧握拳	能哭叫
2个月	直立及俯卧位时能抬头	发出和谐的喉音
3个月	仰卧位变为侧卧位，用手摸东西	咿呀发音
4个月	扶髋部时能坐，坐位时抬头很稳，手能握持玩具	笑出声
5个月	扶腋下能站得直，两手各握一玩具	能喃喃地发出单词音节
6个月	能独坐一会，用手摇玩具	能发单音，能认识熟人和陌生人
7个月	会翻身，能独坐很久，双手交换玩具	能发"爸爸""妈妈"，但无意识，能听懂自己名字
8个月	会爬，会自己坐起来，会拍手	重复大人所发简单音节
9个月	试独站，会从抽屉取出玩具	能懂"再见"
10~11个月	能独站片刻，扶椅能走几步，拇、食指对指拿东西	开始用单词，一个单词表示很多意义
12个月	独走，弯腰拾东西，会将圆圈套在木棍上	能叫出物品的名字，如灯、碗等
15个月	走得好，能蹲着玩，能叠一块方木	能说出自己的名字和几个词
18个月	能爬台阶，有目标地扔皮球	能认识和指出身体各部分
2岁	能双脚跳，会用勺子吃饭	会说2~3个字构成的句子
3岁	能跑、会骑三轮车、会洗手、洗脸、穿衣	能说短歌谣，数几个数
4岁	能爬梯子，会穿鞋	能唱歌
5岁	能单足跳，会系鞋带	开始识字

记忆：运动发育——二抬四翻六会坐，七滚八爬周会走。

【例11】小儿，体重8kg，身长68cm，会抬头、会独坐、会爬，不会站，萌牙2枚。为判断骨骼发育年龄，最有

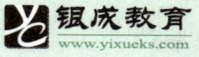
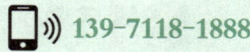

第十二篇 儿科学

第1章 绪论、生长发育与儿童保健

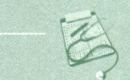

临床意义的X线拍片部位是

A. 膝部　　　　　　　B. 左手指　　　　　　　C. 左手掌
D. 踝部　　　　　　　E. 左手腕

【例12】正常小儿,身长88cm,体重12.5kg,出牙16颗,现会双脚跳,会用勺子吃饭。其最可能的年龄是

A. 1岁　　　　　　　B. 3岁　　　　　　　C. 2岁
D. 4岁　　　　　　　E. 5岁

三、儿童保健

1. 计划免疫种类

计划免疫是根据小儿的免疫特点和传染病发生的情况而制定的免疫程序,通过有计划地使用生物制品进行预防接种,以提高人群的免疫水平,达到控制和消灭传染病的目的。

(1)卫健委规定的基础免疫　婴儿必须在1岁以内完成卡介苗、脊髓灰质炎三价混合疫苗、百白破疫苗(即百日咳、白喉、破伤风疫苗)、麻疹减毒疫苗、乙型肝炎病毒疫苗接种的基础免疫,简称<u>五苗防七病</u>。

(2)非计划性免疫接种　根据流行地区和季节,或家长意愿,有时也进行乙型脑炎疫苗、流行性脑脊髓膜炎疫苗、风疹疫苗、流感疫苗、腮腺炎疫苗、甲型肝炎病毒疫苗、水痘疫苗、流感杆菌疫苗、肺炎疫苗、轮状病毒疫苗等的接种。

2. 预防接种实施程序

年龄	接种疫苗	年龄	接种疫苗
刚出生	卡介苗,乙肝疫苗①	1个月	乙肝疫苗②
2个月	脊髓灰质炎灭活疫苗①	3个月	脊髓灰质炎减毒活疫苗②,百白破疫苗①
4个月	脊髓灰质炎减毒活疫苗③,百白破疫苗②	5个月	百白破疫苗③
6个月	乙肝疫苗③	8个月	麻风疫苗,乙脑减毒活疫苗
18个月	百白破疫苗④,麻腮风疫苗	4岁	脊髓灰质炎减毒活疫苗④

记忆:预防接种时间——出生乙肝卡介苗,二月脊灰炎正好,三四五月百白破,八月麻风和乙脑。

A. 卡介苗　　　　　　　B. 乙肝疫苗　　　　　　　C. 麻疹疫苗
D. 脊髓灰质炎三价混合疫苗　E. 百白破混合制剂

【例13】出生时、出生1个月、出生6个月时需接种的疫苗是
【例14】出生2个月、出生3个月、出生4个月时需接种的疫苗是
【例15】出生3个月、出生4个月、出生5个月时需接种的疫苗是(2020、2022)

A. 2~3天　　　　　　　B. 1个月　　　　　　　C. 2个月
D. 3个月　　　　　　　E. 8个月

【例16】麻疹疫苗初种时间是出生后
【例17】百白破疫苗初种时间是出生后

▶**常考点**　小儿生长发育特点,预防接种程序。

参考答案——详细解答见《2024 国家临床执业及助理医师资格考试历年考点精析(上、下册)》

1. ABCDE　2. ABCDE　3. ABCDE　4. ABCDE　5. ABCDE　6. ABCDE　7. ABCDE
8. ABCDE　9. ABCDE　10. ABCDE　11. ABCDE　12. ABCDE　13. ABCDE　14. ABCDE
15. ABCDE　16. ABCDE　17. ABCDE

第2章　营养和营养障碍疾病

▶ **考纲要求**

①儿童营养基础。②婴儿喂养。③蛋白质-能量营养不良。④单纯性肥胖症。⑤维生素D缺乏性佝偻病。⑥维生素D缺乏性手足搐搦症。

▶ **复习要点**

一、儿童营养基础

营养是指人体获得和利用食物维持生命活动的整个过程。食物中经过消化、吸收和代谢能够维持生命活动的物质，称为营养素。膳食营养素参考摄入量（DRIs）体系主要包括4个参数：

DRIs	代号	定义
平均需要量	EAR	是某一特定性别、年龄及生理状况群体中对某营养素需要量的平均值，摄入量达到EAR水平时可以满足群体中50%个体的需要；对个体可以满足自身50%需要
推荐摄入量	RNI	可以满足某一特定性别、年龄及生理状况群体中绝大多数（97%~98%）个体的需要
适宜摄入量	AI	是通过观察或实验获得的健康人群某种营养素的摄入量，可能高于RNI，不如RNI精确
可耐受最高摄入量	UL	是平均每日可以摄入该营养素的最高量 当摄入量超过UL并进一步增加时，发生毒副作用的危险性增加

营养素分为能量（9版《儿科学》P54将能量归为营养素）、宏量营养素（糖类、脂类、蛋白质）、微量营养素（矿物质、维生素）、其他膳食成分（膳食纤维、水、其他生物活性物质）。

　　A. 适宜摄入量（AI）　　　　B. 平均需要量（EAR）　　　　C. 推荐摄入量（RNI）
　　D. 参考摄入量（DRIs）　　　E. 可耐受最高摄入量（UL）

【例1】纯母乳喂养的足月产1月龄健康婴儿，母乳中的营养素含量就是婴儿各种营养素的

【例2】可以满足某一特定性别、年龄及生理状况群体中绝大多数个体（97%~98%）需要量的某种营养素摄入水平是

> **注意**：纯母乳喂养的足月健康婴儿，从出生到6个月，他们的营养全部来自母乳，母乳中供给的营养素量就是他们的AI值。参阅7版《预防医学》P180。

1. 能量代谢

人体能量代谢的最佳状态是达到能量消耗与能量摄入的平衡，能量缺乏和过剩都对身体健康不利。儿童总能量的消耗量包括以下5个方面，其中以基础代谢最多，约占总能量的50%。

（1）**基础代谢率（BMR）**　小儿基础代谢的能量需求较成人高，随年龄增长逐渐降低。婴儿为55kcal/（kg·d），7岁时为44kcal/（kg·d），12岁时为30kcal/（kg·d），成人为25~30kcal/（kg·d）。

（2）**食物特殊动力作用**　指进餐后几小时内发生的超过基础代谢率的能量消耗，主要用于体内营养素的代谢。与食物成分有关：碳水化合物的食物特殊动力作用为本身产能的6%，脂肪为4%，蛋白质为30%。婴儿食物含蛋白质多，食物特殊动力作用为7%~8%，年长儿的混合性膳食为5%。

(3) **活动消耗** 儿童活动所需能量与身体大小、活动强度、活动持续时间、活动类型有关。
(4) **排泄消耗** 正常情况下未经消化吸收的食物的损失约占总能量的10%,腹泻时增加。
(5) **生长所需** 组织生长合成消耗能量为儿童特有。

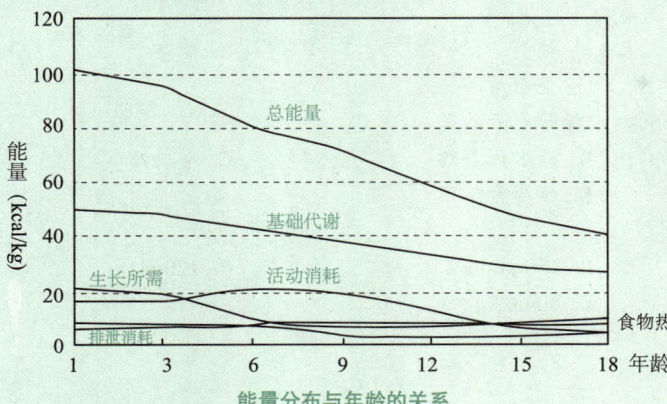

能量分布与年龄的关系

总能量需求量指机体每日总的能量需要量。年龄越小相对能量需求量越大。新生儿生后第1周每日所需总能量为60kcal/kg,第2、3周约为100kcal/kg,婴儿为110kcal/kg,1岁以内为95kcal/kg,以后每增加3岁减去10kcal/kg,15岁时为60kcal/kg(2版8年制《儿科学》P60数据)。

【例3】小儿特有的能量需求是
　　A. 食物热力作用　　　　　　B. 排泄丢失　　　　　　C. 活动所需
　　D. 生长发育　　　　　　　　E. 基础代谢

【例4】婴儿每日所需热量与营养素较成人相对要高,主要是由于小儿
　　A. 基础代谢所需较高　　　　B. 生长发育所需较高　　C. 食物特殊动力作用
　　D. 活动量大所需较高　　　　E. 消化吸收功能差,丢失较多

2. 营养素的需要

(1) **宏量营养素** 糖类、脂类、蛋白质等在体内的含量大于总体重的0.01%,称为宏量营养素。

	糖类	脂类	蛋白质
功能	为主要供能物质	次要供能物质;人体组织细胞的重要成分;必需脂肪酸对婴幼儿生长非常重要	主要功能是构成机体组织器官的重要成分,次要功能为供能
占比	2岁儿童糖类所产能量占总能量55%~65%	<6月 45%~50%,6月~2岁 35%~40%,2~7岁 30%~35%,>7岁 25%~30%	供能占总能量的8%~15%
RNI	总RNI95kcal/(kg·d) 其中糖占55%~65%	总RNI95kcal/(kg·d) 其中脂肪占45%~50%	1岁内婴儿为1.5~3g/(kg·d)
来源	谷类食物	必需脂肪酸来源于植物油、母乳	优质蛋白质来源于动物和大豆

(2) **微量营养素** 绝大部分矿物质和维生素在体内的含量小于0.01%,称为微量营养素。
①**矿物质** 包括常量元素和微量元素。常量元素指人体含量大于体重的0.01%的各种元素,如钙、钠、磷、钾等。微量元素是指含量小于体重的0.01%的各种元素,如碘、锌、硒、铜、钼、铬、钴、铁、镁等。
②**维生素** 分水溶性和脂溶性两大类。除维生素B、D、K外,其他维生素一般不能在体内合成或合成量极少,必须由食物供给。对儿童来说,维生素A、D、C、B_1是容易缺乏的维生素。
(3) **膳食纤维** 指一般不易被消化的食物营养素,主要来自植物的细胞壁,不产生能量。具有吸收大肠水分,软化大便,增加大便体积,促进肠蠕动的功能。

3. 水的需要

儿童水的需要量与能量摄入、食物种类、肾功能成熟度、年龄等因素有关。婴儿期需水量平均为 150ml/(kg·d)，即 110~155ml/(kg·d)，以后每 3 岁减少 25ml/(kg·d)。成人需水量为 40~50ml/(kg·d)。

【例 5】小儿营养中最主要的能量来源是
  A. 矿物质   B. 糖类   C. 脂类
  D. 膳食纤维   E. 蛋白质

【例 6】正常情况下，提供儿童总量 55%~65% 营养素的是
  A. 脂肪   B. 碳水化合物   C. 矿物质
  D. 蛋白质   E. 维生素

【例 7】乳儿每日水的需要量是
  A. 170ml/kg   B. 150ml/kg   C. 120ml/kg
  D. 100ml/kg   E. 80ml/kg

二、婴儿喂养

1. 母乳喂养

(1) 人乳的特点　人乳是婴儿天然最好的食物，对婴儿的健康生长发育有不可替代的作用。

①营养丰富　人乳营养生物效价高，易被婴儿利用。

蛋白质	人乳所含酪蛋白为 β-酪蛋白，含磷少，凝块小；人乳所含白蛋白为乳清蛋白，可促乳糖蛋白形成 人乳中酪蛋白与乳清蛋白的比例为 1:4，易被消化吸收；人乳中宏量营养素产能比例适宜 人乳无异性蛋白，喂养婴儿很少产生过敏
氨基酸	人乳所含氨基酸比例适宜，为必需氨基酸模式
糖类	人乳中乙型乳糖含量丰富，利于脑发育，利于双歧杆菌、乳酸杆菌生长，有利于小肠钙的吸收
脂肪酸	人乳含不饱和脂肪酸较多，初乳中更高，有利于脑发育。人乳的脂肪酶使脂肪颗粒易于消化吸收
电解质	人乳中电解质浓度低，蛋白质分子小，适宜婴儿不成熟的肾发育水平
矿物质	人乳中钙磷比例适当，为 2:1，易于吸收，故较少发生佝偻病 人乳铁含量虽与牛奶相似，但人乳中铁吸收率(49%)高于牛奶(4%)，故母乳喂养贫血发生率低
维生素	人乳中维生素 D、维生素 K 含量低，母乳喂养的婴儿应多进行户外活动，以增加维生素 D 的光照合成。母乳喂养应适当补充维生素 K，以提高乳汁中维生素 K 的含量

②生物作用

缓冲力小	人乳 pH 为 3.6，对酸碱缓冲力小，不影响胃液酸度，有利于消化酶发挥作用
免疫物质	初乳含丰富的 SIgA，人乳中的 SIgA 可在肠道发挥免疫作用，可抗多种病毒、细菌
免疫细胞	初乳含有大量免疫活性细胞，其中巨噬细胞、淋巴细胞等可发挥免疫作用
乳铁蛋白	人乳含有较多的乳铁蛋白，是重要的非特异性防御因子，可抑制细菌生长
溶菌酶	人乳中的溶菌酶具有杀菌效能
调节因子	人乳中具有生长调节因子，如牛磺酸、激素样物质(上皮生长因子、神经生长因子)

③其他　母乳喂养经济、方便、温度适宜，有利于婴儿心理健康。母乳喂养可加快乳母产后子宫复原，减少再受孕的机会。

(2) 人乳的成分变化

①各期人乳成分　根据时间不同，将人乳分为初乳、过渡乳和成熟乳。

第十二篇 儿科学
第2章 营养和营养障碍疾病

	初乳	过渡乳	成熟乳
定义	孕后期与产后4~5天以内的乳汁	产后5~14天的乳汁	产后14天以后的乳汁
量	量少,每日15~45ml	总量有所增加	量多,可达700~1000ml/d
所含物质	含脂肪少,蛋白质含量丰富,免疫活性物质SIgA、维生素A、牛磺酸、矿物质的含量丰富	脂肪含量高,蛋白质及矿物质含量渐低,乳铁蛋白和溶菌酶保持稳定,而SIgA迅速下降	蛋白质约为1.1%,脂肪3.8%,碳水化合物7.0%,矿物质0.2%
功能	有利于新生儿生长发育和抗感染	婴幼儿能量来源	婴幼儿能量来源

②哺乳过程的乳汁成分变化　哺乳过程分为三部分,第一部分分泌的乳汁脂肪含量低而蛋白质含量高,第二部分乳汁脂肪含量逐渐增加而蛋白质含量逐渐减低,第三部分乳汁中脂肪含量最高。

(3)母乳喂养方法　2007年,我国卫生部制定的《婴幼儿喂养策略》建议出生后6个月内完全接受母乳喂养。

①产前准备　保证孕母合理营养,孕期体重增加适当,母体可贮存足够脂肪,供哺乳能量的消耗。

②乳头保健　孕母在妊娠后期每日用清水擦洗乳头,乳头内陷者每日轻轻牵拉乳头一至数次。

③尽早开奶,按需哺乳　吸吮是促进泌乳的关键点和始发动力。开奶应在产后15分钟至2小时内。

④促进乳房分泌　吸吮前热湿敷乳房,促进乳房血液循环流量。每次哺乳应让乳汁排空。

⑤正确的喂哺技巧　刺激婴儿的口腔动力,有利于吸吮。采用最适当的哺乳姿势,使母儿均感放松。

(4)不宜哺乳的情况　①母亲感染HIV、患有严重疾病(慢性肾炎、糖尿病、恶性肿瘤、精神病、癫痫、心衰),应停止哺乳。②乳母患急性传染病时,可将乳汁挤出,经消毒后哺乳。③母亲为乙肝病毒携带者,并非母乳喂养的禁忌证。④母亲感染结核病,经治疗,无临床症状时可继续哺乳。

(5)断奶　婴儿4~6个月起可添加一些辅食,以补充小儿营养所需,为断奶做准备。在增加辅食的同时逐渐减少哺乳次数,一般于12个月左右完全断奶。母乳量仍多者,也延迟至1.5~2岁断奶。

2. 人工喂养

由于各种原因不能进行母乳喂养时,完全采用配方奶或其他兽乳喂养婴儿,称人工喂养。

(1)牛乳的特点　牛乳的成分不适宜婴儿。人乳的优点就是牛乳的缺点。

	人乳	牛乳
营养素	宏量营养素产能比例适宜	宏量营养素产能比例不当
乳糖	含量高	含量低,主要为甲型乳糖,有利于大肠埃希菌生长
蛋白质	蛋白质含量较低,主要为乳清蛋白 含磷少,凝块小,有利于钙的吸收	蛋白质含量较高,主要为酪蛋白 含磷高,凝块较大,影响钙的吸收
氨基酸	必需氨基酸的比例适宜	必需氨基酸的比例不当
脂肪酸	不饱和脂肪酸较多(8%),有利于脑发育	不饱和脂肪酸(亚麻酸)较少(2%)
脂肪颗粒	脂肪颗粒小,脂肪酶使脂肪颗粒易于消化吸收	脂肪颗粒大,无脂肪酶,较难消化
肾脏负荷	电解质浓度低,蛋白质分子小 适宜婴儿不成熟的肾发育水平	含矿物质比人乳多3~3.5倍 增加了婴儿肾脏的溶质负荷
免疫因子	富含免疫因子SIgA,增加婴儿抗感染的能力	缺乏各种免疫因子,婴儿被感染的机会多

(2)牛乳的改造　牛乳所含营养素不适合人类的婴儿,故一般人工喂养应首选婴儿配方奶。

①婴儿配方奶粉　是以牛乳为基础的改造奶制品,使宏量营养素成分尽量接近于人乳,使之适合婴儿的消化能力和肾功能,如降低酪蛋白、无机盐含量;添加一些重要的营养素,如乳清蛋白、不饱和脂肪酸、乳糖;强化婴儿生长时所需要的微量元素,如核苷酸、维生素A、维生素D、β胡萝卜素、铁、锌等。使用

时按年龄选用。一般按一平勺(4.4g)+30ml 温开水,或一小勺(8.8g)+60ml 温开水冲调成乳汁。

②全牛乳(奶)改造　若无条件选用配方奶而采用兽乳喂养婴儿时,必须进行改造,即加热、加糖、加水。

A.加热　煮沸可达灭菌要求,且能使奶中蛋白质变性,使之在胃内不易凝成大块。

B.加糖　婴儿食用全牛乳应加糖,使之成为 8%糖牛奶。这不是为了增加牛乳甜味,也不是为了增加能量,而是为了改变牛乳中宏量营养素的比例,利于吸收,软化大便。

C.加水　降低牛乳矿物质、蛋白质浓度,减轻婴儿消化道、肾脏负荷。稀释奶仅用于新生儿,生后不满 2 周采用 2:1 奶(即 2 份牛乳+1 份水),以后逐渐过渡到 3:1 或 4:1 奶,满月后可用全牛乳。

(3)奶量摄入估计　婴儿体重、推荐摄入量、配方制品规格是估计婴儿配方摄入量的必备资料。

	人乳	8%糖牛奶	牛乳	配方奶
蛋白质(%)	9%	13%	19%	—
脂肪(%)	50%	36%	52%	—
糖类(%)	41%	51%	29%	—
总能量	0.67kcal/ml	1kcal/ml	0.69kcal/ml	5kcal/g
婴儿能量需求	100kcal/(kg·d)	100kcal/(kg·d)	100kcal/(kg·d)	100kcal/(kg·d)
婴儿需奶量	150ml/(kg·d)	100ml/(kg·d)	一般不用全牛乳	20g/(kg·d)
注意事项	最适合婴儿喂养	蛋白质和矿物质浓度较高,应补充水分,使奶与水总量达 150ml/(kg·d)	一般不用全牛乳	矿物质浓度接近人乳,只要奶量适当,总液量就合适

计算:①婴儿体重已知或从计算得知,则婴儿每日所需总液量=150ml/kg×体重(kg)。
②每日需 8%糖牛奶量=100ml/kg×体重(kg);每日补水量(ml)=总液量-糖牛奶量。

(4)羊乳　羊乳的营养价值与牛乳相当,蛋白质凝块较牛乳细而软,脂肪颗粒大小与人乳相仿。但羊乳中叶酸含量很少,长期哺给易致巨幼细胞性贫血。

3. 过渡期食物(辅食)添加

(1)辅食添加原则　从少到多,从一种到多种,从细到粗,从软到硬,注意进食技能培养。

(2)添加辅食的步骤　分为 4 个阶段,添加 4 类辅食。

婴儿月龄	辅食性状	辅食举例
1~3 月	汁状食物	水果汁、青菜汤、鱼肝油、钙剂
4~6 月	泥状食物	菜泥、水果泥、含铁配方米粉、配方奶
7~9 月	末状食物	稀饭、配方奶、肉末、菜末、烂面条、蛋、鱼泥、豆腐、水果
10~12 月	碎食物	软饭、配方奶、碎肉、碎菜、蛋、鱼肉、豆制品、水果

记忆:①添加辅食的月份——分别记忆为春夏秋冬四季(即 1~3 月、4~6 月、7~9 月、10~12 月)。
②四季分别对应添加的食物为"汁泥末碎"(支离破碎)——汁状、泥状、末状、碎食物。

【例 8】母乳与牛乳相比,对母乳特点的描述中错误的是
　　A.乳糖含量高　　　　　　B.铁吸收率高　　　　　　C.钙磷比例适宜
　　D.含饱和脂肪酸较多　　　E.含白蛋白多,酪蛋白少

【例 9】人工喂养的婴儿估计每日奶量的计算是根据
　　A.能量需要量　　　　　　B.胃容量　　　　　　　　C.身高
　　D.体表面积　　　　　　　E.年龄

第十二篇 儿科学
第2章 营养和营养障碍疾病

【例10】发育正常男婴,一般每天应给予8%糖牛奶为600ml。对该男婴还应另补充的水分量是

A. 200ml　　　　　　　　B. 250ml　　　　　　　　C. 300ml

D. 100ml　　　　　　　　E. 400ml

【例11】4~6个月大的婴儿不宜添加的食物是

A. 菜泥　　　　　　　　B. 水果泥　　　　　　　　C. 配方奶

D. 肉末　　　　　　　　E. 米粉

【例12】男婴,3月龄。足月顺产儿,出生体重3.2kg,身长50cm,纯母乳喂养。儿童保健门诊体检:体重6kg,身长63cm,无乳牙。关于小儿喂养,正确的是

A. 继续纯母乳喂养　　　　B. 在母乳基础上添加汁状食物　　　　C. 可以添加米粉

D. 可以一次添加2~3种辅食　　E. 混合喂养,为将来停止哺乳做准备(2023)

三、蛋白质-能量营养不良

蛋白质-能量营养不良(PEM)是由缺乏能量和(或)蛋白质所致的一种营养缺乏症,主要见于3岁以下的婴幼儿,特征为体重不增、体重下降、渐进性消瘦或水肿、皮下脂肪减少或消失。

1. 病因

(1) **原发性** 喂养不当是原发性营养不良的最主要原因,如母乳不足而未及时添加其他富含蛋白质的牛乳;奶粉配制过稀;突然停奶而未及时添加辅食;长期以淀粉类食品喂养等。较大儿童的营养不良多为婴儿期营养不良的继续,或因不良饮食习惯,如偏食、挑食、吃零食过多、神经性厌食等引起。

(2) **继发性** 常见于疾病因素,如消化吸收障碍、长期发热、传染病、慢性消耗性疾病、早产、多胎。

2. 临床表现

(1) **体重不增** 营养不良的早期表现是活动减少、精神较差、体重不增。随着营养不良加重,体重逐渐下降,主要表现为消瘦。

(2) **皮下脂肪消耗** 皮下脂肪层厚度是判断营养不良程度的重要指标。皮下脂肪消耗的顺序为腹部→躯干→臀部→四肢→面颊。皮肤干燥、苍白、失去弹性,额部出现皱纹,肌张力降低,肌肉松弛萎缩。

(3) **身高低于正常** 营养不良初期身高不受影响,但随着病情加重,骨骼生长减慢,身高也低于正常。

(4) **精神状态** 轻度营养不良精神状态正常;重度营养不良可有精神萎靡,反应差,体温偏低。

(5) **重要脏器功能** 重度营养不良可伴有重要脏器功能损害。

3. 诊断

根据小儿年龄、喂养史、体重下降、皮下脂肪减少、全身各系统功能紊乱及其他营养素缺乏的临床症状和体征,典型病例的诊断并不困难。诊断营养不良的基本指标为身长和体重。5岁以下儿童营养不良的分型和分度如下。判断营养不良的三项指标,符合一项即可作出营养不良的诊断。

	体重低下	生长迟缓	消瘦
诊断标准	体重低于同年龄、同性别参照人群值的均值减2SD以下为体重低下	身长低于同年龄、同性别参照人群值的均值减2SD以下为生长迟缓	体重低于同性别、同身高参照人群值的均值减2SD以下为消瘦
中度	低于均值减2SD~3SD为中度	低于均值减2SD~3SD为中度	低于均值减2SD~3SD为中度
重度	低于均值减3SD为重度	低于均值减3SD为重度	低于均值减3SD为重度
意义	反映慢性或急性营养不良	反映慢性长期营养不良	反映近期、急性营养不良

【例13】男孩,1岁。食欲差3个月。母乳少,长期以米糊、稀饭喂养,未添加其他辅食。患儿最先出现的临床表现是

A. 皮下脂肪减少　　　　B. 皮肤干燥　　　　C. 身长低于正常

D. 体重不增　　　　　　　　　E. 肌张力降低

【例14】男婴,6个月。足月顺产,人工喂养。查体:体重5.4kg,身长66cm,前囟未闭,未出牙。皮肤干燥,腹部皮下脂肪厚度0.6cm,心、肺未见异常。最可能的诊断是
　　A. 正常婴儿　　　　　　　B. 轻度营养不良　　　　　　C. 中度营养不良
　　D. 重度营养不良水肿型　　　E. 重度营养不良消瘦型(相关内容9版《儿科学》已删除)

4. 并发症

并发症	临床特点
营养性贫血	以小细胞低色素性贫血最常见,与缺乏铁、叶酸、维生素B_{12}、蛋白质等有关
维生素缺乏	以维生素A缺乏常见。维生素A缺乏时见结膜外缘处干燥起皱褶,角化上皮堆积形成泡沫状白斑,此为特异性结膜干燥斑或毕脱斑。在营养不良时,维生素D缺乏症状不明显
锌缺乏	3/4患儿伴有锌缺乏。因此免疫功能低下,易患各种感染
自发性低血糖	为常见并发症,表现为患儿突然面色苍白,神志不清,脉搏减慢,呼吸暂停,体温不升,一般无抽搐

注意:①蛋白质-能量营养不良最早出现的症状是体重不增。
　　②蛋白质-能量营养不良最常并发的维生素缺乏是维生素A缺乏(不是维生素D缺乏)。
　　③蛋白质-能量营养不良最先累及的皮下脂肪是腹部。
　　④蛋白质-能量营养不良最后累及的皮下脂肪是面颊部。

5. 治疗

(1)**去除病因、治疗原发病**　大力提倡母乳喂养,及时添加辅食,保证优质蛋白质的摄入量,及早纠正先天畸形,控制感染性疾病,根治各种消耗性疾病。

(2)**调整饮食、补充营养**　强调个体化,不能操之过急。热量、蛋白质、脂肪的调整速度应按具体情况而定,不宜过快,以免引起消化不良。同时还需要补充各种维生素、微量元素等。

调整要求	轻-中度营养不良	重度营养不良
热量[kcal/(kg·d)]	从60~80逐渐增至150	从40~60逐渐增至150~170
蛋白质[g/(kg·d)]	从3.0逐渐增至3.5~4.5	从1.5~2.5逐渐增至3.0~4.5
脂肪[g/(kg·d)]	—	从1.0开始根据情况少量逐渐增加
最后要求	体重接近正常后,再恢复至生理需要量	体重接近正常后,再恢复至生理需要量

(3)**基本药物治疗**
①消化酶　可给予各种消化酶(胃蛋白酶、胰酶)以助消化。
②维生素和微量元素　口服各种维生素和微量元素,必要时肌内注射或静脉补充。
③补锌　血锌降低者,可口服1%硫酸锌糖浆,以增进食欲、改善代谢。
④蛋白质同化类固醇制剂　如苯丙酸诺龙能促进蛋白质合成,并能增加食欲。
⑤预防低血糖　对于进食极少或拒绝进食者,可给予胰岛素+葡萄糖液,以防发生低血糖。

(4)**其他治疗**　包括对症治疗、胃肠外全营养等。

　　(15~17题共用题干)男孩,3岁。自幼人工喂养,食欲极差,有时腹泻,身高85cm,体重7500g,皮肤干燥、苍白,腹部皮下脂肪厚度约0.3cm,脉搏缓慢,心音较低钝。

【例15】主要诊断应是
　　A. 先天性甲状腺功能减退症　　B. 营养性贫血　　　　　　C. 婴幼儿腹泻
　　D. 营养不良　　　　　　　　　E. 心功能不全

【例16】假设此患儿出现哭而少泪,眼球结膜有毕脱斑,则有

A. 维生素A缺乏　　　　B. 维生素B_1缺乏　　　　C. 维生素C缺乏
D. 维生素D缺乏　　　　E. 维生素E缺乏

【例17】假设此患儿清晨突然面色苍白,神志不清,体温不升,呼吸暂停,首先应考虑最可能的原因是
A. 急性心力衰竭　　　　B. 低钙血症引起喉痉挛　　　　C. 低钾血症引起呼吸肌麻痹
D. 自发性低血糖　　　　E. 脱水引起休克

【例18】小儿重度蛋白质-能量营养不良饮食调整治疗,每日开始供给的热量应是
A. 80~100kcal/kg　　　　B. 60~80kcal/kg　　　　C. 40~60kcal/kg
D. 20~40kcal/kg　　　　E. 10~20kcal/kg

四、儿童单纯性肥胖

儿童单纯性肥胖是由于长期能量摄入超过人体的消耗,使体内脂肪过度积聚,体重超过参考值范围的一种营养障碍性疾病。在我国部分城市学龄期儿童超重和肥胖已高达10%以上。

1. 病因

(1) **能量摄入过多**　是肥胖的主要原因。

(2) **活动量过少**　电子产品的流行,久坐,活动过少和缺乏适当体育锻炼是发生肥胖症的重要因素。

(3) **遗传因素**　与环境因素相比较,遗传因素对肥胖的作用更大。肥胖具有高度的遗传性。

(4) **其他**　如进食过快,或饱食中枢和饥饿中枢调节失衡以致多食;心理异常可导致儿童过量进食。

2. 临床表现

(1) **好发年龄**　可发生于任何年龄,但最常见于婴儿期、5~6岁和青春期,且男童多于女童。

(2) **食欲旺盛**　患儿食欲旺盛,且喜吃甜食和高脂肪食物。

(3) **严重肥胖**　常有疲劳感,用力时气短或腿痛。严重肥胖者由于脂肪过度堆积,限制了胸廓和膈肌运动,使肺通气量不足,呼吸浅快,气急,发绀,红细胞增多,充血性心衰,称为肥胖-换氧不良综合征。

(4) **体格检查**　患儿皮下脂肪丰满,但分布均匀,腹部膨隆下垂。严重肥胖者,可因皮下脂肪过多,使胸腹、臀部大腿皮肤出现皮纹。肥胖小儿性发育常较早,但最终身高常略低于正常小儿。患儿常有心理障碍,如自卑、胆怯、孤独等。

3. 诊断

结合病史、临床表现及有关辅助检查,单纯性肥胖的诊断并不困难。

(1) **体重**　体重超过同性别、同身高均值的10%~19%为超重;体重超过20%~29%为轻度肥胖;体重超过30%~49%为中度肥胖;体重超过50%为重度肥胖。

(2) **体质指数(BMI)**　BMI=体重(kg)/身长^2(m^2)。BMI在参考值P_{85}~P_{95}为超重,超过P_{95}为肥胖。

(3) **身高(身长)的体重**　当身高(身长)的体重在P_{85}~P_{97}为超重,超过P_{97}为肥胖。

(4) **辅助检查**　①血甘油三酯、胆固醇、β脂蛋白增高;②可有糖耐量曲线异常,高胰岛素血症;③血生长激素水平降低,生长激素刺激试验的峰值较正常小儿低;④肝脏超声波检查常有脂肪肝。

4. 鉴别诊断

(1) **伴肥胖的遗传性疾病**　Prader-Willi综合征、Laurence-Moon-Biedl综合征、Alstrom综合征。

(2) **伴肥胖的内分泌疾病**　肥胖生殖无能症、肾上腺皮质增生症、甲减、生长激素缺乏症等。

5. 治疗

(1) **治疗原则**　减少产热能性食物的摄入、增加机体对热能的消耗,使体脂不断减少,体重逐步下降。

(2) **饮食疗法**　采用低脂肪、低糖类、高蛋白、高微量营养素、适量纤维素食谱。

(3) **运动疗法**　适当的运动能促使脂肪分解,减少胰岛素分泌,使脂肪合成减少,蛋白质合成增加。

(4) **药物治疗**　不主张用药,必要时可选用苯丙胺类、马吲哚类等食欲抑制剂。

6. 预防

①加强健康教育,保持平衡膳食,增加运动;②预防儿童肥胖应从胎儿期开始,孕妇在妊娠后期要适当减少摄入脂肪类食物,防止胎儿体重增加过重;③要宣传肥胖不是健康的观点。

五、维生素 D 缺乏性佝偻病

维生素 D 缺乏性佝偻病是由于儿童体内维生素 D 不足,导致钙和磷代谢紊乱、生长着的长骨干骺端生长板和骨基质矿化不全,表现为生长板变宽和长骨的远端周长增大,在腕、踝部扩大及软骨关节处呈串珠状隆起、软化的骨干受重力作用及肌肉牵拉出现畸形等。

1. 婴幼儿体内维生素 D 的来源

(1)母体-胎儿的转运 胎儿可通过胎盘从母体获得维生素 D,胎儿体内 25-(OH)D_3 的贮存可满足生后一段时间的生长需要。早期新生儿体内维生素 D 的量与母体维生素 D 的营养状态及胎龄有关。

(2)食物中的维生素 D 天然食物含维生素 D 很少,母乳含维生素 D 少,谷物、蔬菜、水果不含维生素 D,肉和白鱼含量很少。但配方奶粉和米粉摄入足够量,婴幼儿可从这些强化维生素 D 的食物中获得充足的维生素 D。

(3)皮肤的光照合成 是人类维生素 D 的主要来源。人类皮肤中的 7-脱氢胆骨化醇是维生素 D 生物合成的前体,经日光中紫外线照射可转变为胆骨化醇,即为内源性维生素 D_3。

【例 19】维生素 D 缺乏性佝偻病不易发生在哪个选项中?

A. 长期奶糕喂养　　　　B. 患儿偏食　　　　C. 长期米粉喂养
D. 患儿消化吸收障碍　　E. 单纯母乳或牛奶喂养

2. 病因

(1)围生期维生素 D 不足 妊娠后期母亲维生素 D 营养不足、早产、双胎可使婴儿维生素 D 贮存不足。

(2)日照不足 婴幼儿室内活动多,室外活动少,导致内源性维生素 D 生成不足。大城市高大建筑物可阻挡日光照射,大气污染可吸收部分紫外线。冬季日照短,紫外线较弱,内源性维生素 D 生成减少。

(3)生长速度快,需要量增加 早产儿、双胎婴儿、婴儿早期生长发育快,需要维生素 D 多,但体内贮存的维生素 D 不足,故易发生佝偻病。重度营养不良婴儿生长发育迟缓,发生佝偻病者不多。

(4)食物中补充维生素 D 不足 因天然食物中含维生素 D 少,即使纯母乳喂养,婴儿若户外活动少,也易患佝偻病。

(5)疾病影响

①胃肠道疾病、肝胆疾病可影响维生素 D 的吸收、羟化而导致佝偻病。
②长期服用抗惊厥药物(苯巴比妥)可使体内维生素 D 不足。
③糖皮质激素有对抗维生素 D 对钙的转运的作用。

3. 发病机制

维生素 D 缺乏性佝偻病可以看成是机体为维持血钙水平而对骨骼造成的损害。

(1)血钙降低 长期严重维生素 D 缺乏将造成肠道吸收钙、磷减少和低钙血症。

(2)佝偻病的发生 低钙血症刺激甲状旁腺分泌甲状旁腺激素(PTH)。PTH 分泌增加,可动员骨钙释出,使血钙浓度维持在正常水平或接近正常水平。PTH 同时也可抑制肾小管对磷的重吸收,导致严重低血磷的结果。细胞外液中的钙磷乘积降低,导致钙在骨骼组织上的沉积障碍。细胞外液钙、磷浓度不足破坏了软骨细胞正常增殖、分化和凋亡的程序,导致骨基质不能正常矿化,成骨细胞代偿性增生,碱性磷酸酶分泌增加,骨样组织堆积于干骺端,骺端增厚,向外膨出形成"串珠""手足镯"。骨皮质变薄,骨质疏松,负重出现弯曲。颅骨骨化障碍而颅骨软化,颅骨骨样组织堆积出现"方颅"。临床即出现一系列佝偻病症状和血生化改变。

(3) 手足搐搦 若PTH分泌不足,血钙不能恢复正常,则出现低钙性手足搐搦。

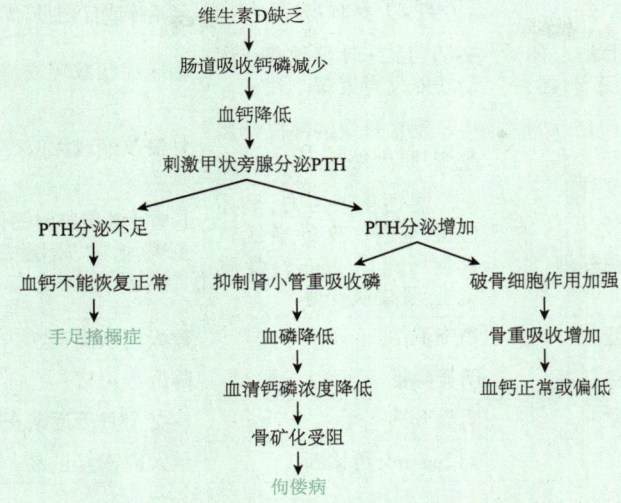

维生素D缺乏性佝偻病和手足搐搦症的发病机制

4. 临床表现

(1) 好发年龄 多见于6个月以内,特别是3个月以内的小婴儿。

(2) 临床分期 分以下4期:

① 初期(早期) 多为神经系统兴奋性增高的症状,如易激怒、烦闹、汗多、枕秃等,但无特异性,仅能作为临床早期诊断的参考依据。患儿血清 25-(OH)D_3 下降,PTH升高,一过性血钙下降,血磷降低,碱性磷酸酶(AKP)正常或稍高。此期无骨骼改变。

② 活动期(激期) 出现PTH功能亢进和钙磷代谢失常的典型骨骼改变。

	病变	患儿年龄	临床表现
头部	颅骨软化	3~6个月	枕骨或顶骨软化呈乒乓球样(最早的体征),6月龄后颅骨软化消失
	方颅	7~8个月	由于额骨和顶骨中心增厚,双侧对称性隆起,呈方颅,头围增大
	前囟增大	迟于1.5岁	前囟增大,闭合延迟,重者可延迟至2~3岁方闭合
	出牙延迟	1岁出牙	可晚至1岁出牙,2.5岁仍未出齐。出牙顺序颠倒,牙齿缺乏釉质,易患龋齿
胸部	肋骨串珠	1岁左右	又称佝偻病串珠,以两侧第7~10肋最明显
	鸡胸	1岁左右	因肋骨骺部内陷,致使胸骨向前突出,形成鸡胸
	漏斗胸	1岁左右	胸骨剑突部向内凹陷,形成漏斗胸
	肋膈沟	1岁左右	膈肌附着处的肋骨牵拉而内陷形成的一条横沟,又称郝氏沟
四肢	手、足镯	>6个月	手腕、足踝部形成的钝圆形环状隆起
	下肢畸形	>1岁	站立行走后,可出现"O"形(膝内翻)、"X"形(膝外翻)、"K"形腿
脊柱	后弯侧弯	>1岁	会坐会站立后,因韧带松弛可致脊柱后凸畸形,严重者可伴骨盆畸形

③ 恢复期 以上各期经治疗及日光照射后,临床症状和体征逐渐减轻或消失。钙磷逐渐恢复正常,碱性磷酸酶需1~2个月降至正常水平。治疗2~3周后骨骼X线改变有所改善,出现不规则的钙化线,以后钙化带致密增厚,骨骺软骨盘<2mm,逐渐恢复正常。

④ 后遗症期 多见于2岁以后的儿童。因婴幼儿严重佝偻病,残留不同程度的骨骼畸形。

	初期(早期)	活动期(激期)	恢复期	后遗症期
好发时期	3个月左右	3个月~2岁婴儿	经治疗或日光照射后	>2岁的儿童
临床表现	神经兴奋性增高,如易激惹、烦闹、多汗、摇头	初期症状+骨骼改变+运动功能发育迟缓	临床症状减轻或消失	无任何临床症状
体征	枕秃	生长发育最快的部位骨骼改变,肌肉松弛	骨骼改变或无改变	重症患儿可残留骨骼畸形
骨骼X线	一般正常 钙化带可稍模糊	骨骺端钙化带消失,呈杯口状、毛刷状改变,骨骺软骨带增宽(>2mm),骨质疏松,骨皮质变薄	长骨干骺端临时钙化带重现、增宽、密度增加,骨骺软骨盘增宽<2mm	干骺端病变消失
血钙	正常或稍低	稍降低	数天内恢复正常	正常
血磷	降低	明显降低	降低或正常	正常
AKP	升高或正常	明显升高	1~2个月后逐渐正常	正常
25-(OH)D_3	下降	<12ng/ml,可诊断	数天内恢复正常	正常

【例20】维生素D缺乏性佝偻病激期的血生化特点是
  A. 血清钙正常,血清磷降低,碱性磷酸酶降低 B. 血清钙降低,血清磷降低,碱性磷酸酶增高
  C. 血清钙降低,血清磷正常,碱性磷酸酶增高 D. 血清钙降低,血清磷增高,碱性磷酸酶降低
  E. 血清钙正常,血清磷降低,碱性磷酸酶增高

【例21】男婴,10个月。经常出现夜惊,近1周加重,多汗、烦闹。该患儿生后一直混合喂养,未添加辅食。此患儿体格检查最可能发现的阳性体征为
  A. 皮下脂肪明显减少 B. 面色苍白 C. 皮肤弹性差
  D. 肌张力增高 E. 方颅,乳牙未萌出

【例22】男婴,4个月。烦躁、多汗半月。冬季出生,足月顺产,母乳喂养。可能出现的体征是
  A. 颅骨软化 B. 方颅 C. 鸡胸
  D. X形腿 E. O形腿(2023)

【例23】维生素D缺乏性佝偻病最早出现的骨骼改变是
  A. 肋骨串珠 B. O形腿 C. 手镯、足镯
  D. 方颅 E. 颅骨软化(2021)

【例24】营养性维生素D缺乏性佝偻病早期出现的症状是
  A. 颅骨软化 B. O形腿 C. 方颅
  D. 串珠手 E. 神经系统兴奋(2022)

【例25】女婴,11个月。2个月前因"睡眠不安、头部多汗、方颅"就诊,用维生素D及钙剂正规治疗2个月,症状好转。此时腕骨X线表现是
  A. 临时钙化带模糊 B. 临时钙化带致密增厚 C. 临时钙化带消失
  D. 长骨弯曲畸形,骨骺线正常 E. 长骨短粗和弯曲,干骺端变宽呈杯口状

5. 诊断

  (1)诊断依据 维生素D缺乏的病因、临床表现、血生化及骨骼X线检查。

  (2)诊断标准 血清25-(OH)D_3(正常值10~60μg/L)水平在佝偻病初期就可明显降低,为本病<u>最可靠的早期诊断指标</u>。血生化与骨骼X线检查为诊断的<u>金标准</u>。

注意：①维生素D缺乏性佝偻病的临床表现无特异性，故根据临床表现的诊断准确率较低。
②骨骼改变可靠；血清25-(OH)D_3水平为最可靠的诊断标准，但很多单位不能检测。
③血生化与骨骼X线检查为维生素D缺乏性佝偻病诊断的"金标准"。

6. 鉴别诊断
(1) 佝偻病体征的鉴别　应与黏多糖病、软骨营养不良、脑积水、先天性甲状腺功能减退症等鉴别。
(2) 佝偻病病因的鉴别

病名	钙	磷	AKP	25-(OH)D_3	1,25-(OH)$_2D_3$	PTH	氨基酸尿	其他
维生素D缺乏性佝偻病	N(↓)	↓	↑	↓	↓	↑	−	尿磷↑
家族性低磷血症	正常	↓	↑	N(↑)	N(↓)	正常	−	尿磷↑
远端肾小管酸中毒	N(↓)	↓	↑	N(↑)	N(↓)	N(↑)	−	碱性尿
维生素D依赖性佝偻病Ⅰ型	↓	↓	↑	↑	↓	↑	+	
维生素D依赖性佝偻病Ⅱ型	↓	↓	↑	正常	↑	↑	+	
肾性佝偻病	↓	↑	正常	正常	↓	↑	−	等渗尿

注意：①9版《儿科学》P79：维生素D依赖性佝偻病Ⅰ型患者血中25-(OH)D_3浓度正常。
②9版《儿科学》P80表5-11：维生素D依赖性佝偻病Ⅰ型患者血中25-(OH)D_3浓度升高。

【例26】营养性维生素D缺乏性佝偻病早期下降的实验室检查指标是
　　A. 血钙　　　　　　　　B. 血磷　　　　　　　　C. 血清甲状旁腺激素
　　D. 血清碱性磷酸酶　　　E. 血清25-(OH)D_3（2022）

【例27】男婴，6个月。平时多汗，夜间惊醒哭闹。足月顺产，人工喂养。查体：T36.6℃，P128次/分，枕秃明显，无颅骨软化，前囟2cm，双肺呼吸音清，心率128次/分，律齐，各瓣膜区未闻及杂音，腹软，肝肋下1cm。早期诊断的可靠指标是
　　A. 血磷下降　　　　　　B. 血清碱性磷酸酶升高　　C. 血钙下降
　　D. 长骨X线异常　　　　E. 血清25-(OH)D_3下降（2022）

7. 治疗
(1) 治疗目的　在于控制活动期，防止骨骼畸形。
(2) 补充维生素D　不主张采用大剂量维生素D治疗，应以口服治疗为主。
①口服维生素D　一般剂量为维生素D 2000~4000 IU/d，连服1个月后改为400~800 IU/d。
②肌内注射　口服困难或腹泻等影响吸收时，维生素D 15万~30万 IU，肌内注射，1个月后改为400~800 IU/d。
(3) 补充钙剂　在补充维生素D的同时，应给予适量钙剂，有助于改善症状、促进骨骼发育。
(4) 补充微量元素　维生素D缺乏性佝偻病多伴锌、铁缺乏，及时适量补充微量元素，有利于骨骼成长。
(5) 矫形治疗　严重的骨骼畸形可采用外科手术矫正畸形。

8. 预防
维生素D缺乏性佝偻病的预防应从围生期开始，以婴幼儿为重点对象，并持续到青春期。
(1) 胎儿期的预防

多晒太阳	孕妇应经常到户外活动，多晒太阳
饮食选择	富含维生素D、钙、磷、蛋白质等营养物质
防治妊娠并发症	对患有低钙血症、骨软化症的孕妇应积极治疗
补充维生素D	于妊娠后3个月补充维生素D 800~1000 IU/d，同时服用钙剂

(2) 0~18岁健康儿童的预防
①户外活动 多晒太阳是预防维生素D缺乏性佝偻病简便而有效的措施,户外活动时间应在1~2h/d。
②补充维生素D 母乳喂养儿,应从出生数天开始补充维生素D400IU/d。人工喂养儿,当配方奶摄入量<1L/d时,应注意通过其他途径保证维生素D400IU/d的摄入量。大年龄及青春期儿童,应维生素D强化饮食和维生素D制剂补充相结合,400IU/d的维生素D制剂补充仍作为推荐。一般可不加服钙剂。
(3) 早产儿的预防 经口补充维生素D400IU/d,3个月后改为400~800IU/d。

注意:①9版《儿科学》P80:足月儿出生后数天即开始补充维生素D400IU/d;早产儿能够耐受全肠道喂养时,经口补充维生素D400IU/d,3个月后改为维生素D400~800IU/d。
②8版《儿科学》P79:足月儿出生后2周开始补充维生素D400IU/d。早产儿、低出生体重儿、双胎儿生后1周开始补充维生素D800IU/d,3个月后改为预防量。

【例28】男婴,10个月。出生后牛奶喂养。经常出现多汗、烦躁,近1周加重,偶有腹泻、呕吐。查体:枕秃,前囟大,方颅。实验室检查:血钙稍低,血磷降低,碱性磷酸酶增高。X线片示干骺端临时钙化带呈毛刷样。最合适的治疗措施是
A. 维生素D330万IU肌内注射　B. 维生素D400~800IU/d 口服　C. 维生素D2000~4000IU/d 口服
D. 补充钙剂　　　　　　　　E. 补充磷酸盐

【例29】关于小儿维生素D缺乏性佝偻病的预防措施,不正确的是
A. 适当多晒太阳　　　　　B. 孕母补充维生素D及钙剂　　C. 及时添加辅食
D. 提倡母乳喂养　　　　　E. 早产儿2个月时开始补充维生素D

【例30】为预防营养性维生素D缺乏性佝偻病,小儿每日口服维生素D的剂量是
A. 1600~2000IU　　B. 400~800IU　　C. 1300~1500IU
D. 200~300IU　　　E. 900~1200IU

六、维生素D缺乏性手足搐搦症

维生素D缺乏性手足搐搦症是维生素D缺乏性佝偻病的伴发症状之一,多见于6个月以内的小婴儿。

注意:①维生素D缺乏性手足搐搦症好发于6个月以内的小婴儿。
②维生素D缺乏性佝偻病好发于6个月以内的婴儿,特别是3个月以内的小婴儿。

1. 病因

维生素D缺乏时,血钙下降而甲状旁腺不能代偿性分泌足够的甲状旁腺激素,造成总血钙低于1.75~1.80mmol/L或离子钙低于1.0mmol/L时,可引起神经-肌肉兴奋性增高,出现抽搐,即为维生素D缺乏性手足搐搦症。

【例31】维生素D缺乏性手足搐搦症的发病机制与维生素D缺乏性佝偻病最根本的不同在于
A. 食物中磷含量过高　　　B. 维生素D缺乏的程度较重　　C. 神经系统兴奋性较高
D. 食物中钙含量过低　　　E. 甲状旁腺反应迟钝,甲状旁腺激素代偿不足

2. 临床表现

典型症状为惊厥、喉痉挛和手足搐搦,并有程度不等的活动期佝偻病的表现。
(1) 隐匿型 血钙1.75~1.88mmol/L,没有典型发作症状,但可通过刺激神经肌肉而引出下列体征。
①面神经征(Chvostek征) 以手指尖或叩诊锤骤击患儿颧弓与口角间的面颊部(第7脑神经孔处),引起眼睑和口角抽动为面神经征阳性,新生儿期可呈假阳性。
②腓反射 以叩诊锤骤击于膝下外侧腓骨小头上腓神经处,引起足向外侧收缩者为腓反射阳性。
③陶瑟征(Trousseau征) 以血压计袖带包裹上臂,使血压维持在收缩压和舒张压之间,5分钟之内

该手出现痉挛症状,属于陶瑟征阳性。

(2) 典型发作　血钙<1.75mmol/L 时,可出现惊厥、喉痉挛和手足搐搦。

①惊厥　为最常见症状。一般无发热,表现为突发四肢抽动,两眼上窜,面肌颤动,神志不清,发作时间数秒至数分钟,发作时间长者可伴口周发绀。发作停止后,意识恢复,精神萎靡而入睡,醒后活泼如常,可数日发作 1 次,也可 1 日发作数十次。发作轻者仅有短暂眼球上窜和面肌抽动,神志清楚。

②手足搐搦　可见于较大婴儿、幼儿,表现为突发手足痉挛呈弓状,双手呈腕部屈曲状,手指伸直,拇指内收掌心,强直痉挛,足部踝关节伸直,足趾同时向下弯曲。

③喉痉挛　婴儿多见,表现为喉部肌肉及声门突发痉挛,呼吸困难,甚至窒息、缺氧死亡。

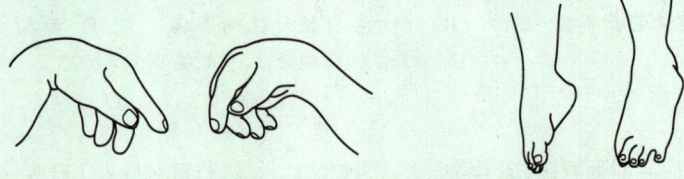

维生素D缺乏性手足搐搦症患者手足痉挛的典型临床表现

【例 32】维生素 D 缺乏性手足搐搦症的隐性体征是
A. 喉痉挛　　　　　　　　B. Kernig 征阳性　　　　　C. Brudzinski 征阳性
D. Trousseau 征阳性　　　E. Babinski 征阳性

【例 33】维生素 D 缺乏性手足搐搦症发生惊厥是由于
A. 血钾浓度降低　　　　　B. 血钠浓度降低　　　　　C. 血钙浓度降低
D. 血磷浓度降低　　　　　E. 血镁浓度降低

【例 34】低钙血症所导致的 Chvostek 征是指
A. 口周麻木　　　　　　　B. 跟腱反射阳性　　　　　C. 踝反射阳性
D. 指尖刺痛　　　　　　　E. 面神经叩击试验阳性(2022)

【例 35】疑为维生素 D 缺乏性手足搐搦症患儿,做陶瑟征检查时,袖带的压力应维持在
A. 舒张压以下　　　　　　B. 收缩压与舒张压之间　　C. 收缩压以下
D. 舒张压以上　　　　　　E. 收缩压以上

3. 诊断

突发无热惊厥,反复发作,发作后神志清醒而无神经系统体征,同时有佝偻病存在,总血钙低于1.75 mmol/L,离子钙低于 1.0mmol/L,即可诊断本病。

4. 鉴别诊断

(1) 其他无热惊厥性疾病

①低血糖症　常发生于清晨空腹时,有进食不足或腹泻史,伴苍白、多汗及昏迷,血糖<2.2mmol/L,口服或静脉注射葡萄糖液后立即恢复。

②低镁血症　常见于年幼婴儿,常有触觉、听觉过敏,肌肉颤动,血镁<0.58mmol/L,钙剂治疗无效。

③婴儿痉挛症　为癫痫的一种表现,表现为突发头、躯干及上肢屈曲,手握拳,下肢弯曲至腹部,呈点头哈腰状抽搐和意识障碍,伴智力异常。

④甲状旁腺功能减退　表现为间歇性惊厥或手足搐搦,血磷>3.2mmol/L,血钙<1.75mmol/L。

(2) 中枢神经系统感染　如脑膜炎、脑炎、脑脓肿,常伴发热和中毒症状,有颅内高压征及脑脊液改变。

(3) 急性喉炎　多有上呼吸道感染症状、声音嘶哑、犬吠样咳嗽,无低钙症状,钙剂治疗无效。

【例 36】女婴,7 个月,人工喂养。低热、咳嗽 2 天,今日出现面部及四肢抽搐 4~5 次,每次 20~30 秒,抽搐间歇期吃奶正常。查体:T38℃,前囟 2.0cm,平软,咽部略充血,双肺呼吸音粗糙。实验室检查:

血 WBC8×10⁹/L,N0.60,血钙 1.75mmol/L,血磷 1.3mmol/L,血糖 4.44mmol/L。除上呼吸道感染外,最可能的诊断是

  A. 重症肺炎   B. 中枢神经系统感染 C. 低血糖症
  D. 婴儿痉挛症   E. 维生素 D 缺乏性手足搐搦症

注意: ①维生素 D 缺乏性佝偻病——无惊厥,无抽搐,无喉痉挛。
   ②维生素 D 缺乏性手足搐搦症——有惊厥,有抽搐,有喉痉挛+维生素 D 缺乏性佝偻病症状。

【例37】小儿,8个月。突然抽搐持续 2 分钟。发作时意识不清,可自行缓解,3 天内抽搐 4 次,醒后活泼如常。不伴发热。查体:枕部颅骨有乒乓球感,可见枕秃。最可能的诊断是

  A. 蛋白质-能量营养不良 B. 维生素 D 缺乏性佝偻病 C. 癫痫
  D. 婴儿痉挛症   E. 维生素 D 缺乏性手足搐搦症(2023)

5. 治疗

(1)急救处理
①吸氧 惊厥期应立即吸氧,喉痉挛者应将舌头拉出口外,进行口对口人工呼吸,必要时做气管切开。
②迅速控制惊厥或喉痉挛 地西泮 0.1~0.3mg/kg 肌内注射或静脉注射,或 10%水合氯醛保留灌肠。

(2)钙剂治疗 10%葡萄糖酸钙缓慢静脉注射,惊厥停止后改为口服钙剂。

(3)维生素 D 治疗 急诊情况控制后,给予维生素 D 治疗佝偻病。

(38~40题共用题干)男婴,4 个月。反复发作性吸气性呼吸困难伴吸气时喉鸣、口唇青紫 3 次。无发热,发作间期一般情况良好。枕部指压有乒乓球样感,肺、心未见异常。

【例38】首先考虑的诊断为
  A. 急性喉气管炎 B. 支气管肺炎 C. 气管异物
  D. 急性喉炎   E. 维生素 D 缺乏性手足搐搦症

【例39】首选的检查是
  A. 胸部 X 线片 B. 血气分析 C. 喉镜
  D. 咽拭子培养 E. 血电解质

【例40】该患儿再次突然出现发作性呼吸困难缺氧时,首要的急救措施是
  A. 静脉注射钙剂 B. 补充维生素 D C. 应用甘露醇
  D. 气管插管   E. 应用地西泮,保持呼吸道通畅

▶ **常考点** 往年考试重点,应全面掌握。

  参考答案——详细解答见《2024 国家临床执业及助理医师资格考试历年考点精析(上、下册)》

1. ABCDE 2. ABCDE 3. ABCDE 4. ABCDE 5. ABCDE 6. ABCDE 7. ABCDE
8. ABCDE 9. ABCDE 10. ABCDE 11. ABCDE 12. ABCDE 13. ABCDE 14. ABCDE
15. ABCDE 16. ABCDE 17. ABCDE 18. ABCDE 19. ABCDE 20. ABCDE 21. ABCDE
22. ABCDE 23. ABCDE 24. ABCDE 25. ABCDE 26. ABCDE 27. ABCDE 28. ABCDE
29. ABCDE 30. ABCDE 31. ABCDE 32. ABCDE 33. ABCDE 34. ABCDE 35. ABCDE
36. ABCDE 37. ABCDE 38. ABCDE 39. ABCDE 40. ABCDE

第3章 新生儿与新生儿疾病

▶ **考纲要求**

①新生儿与新生儿疾病概述。②新生儿特点及护理。③新生儿窒息。④新生儿缺氧缺血性脑病。⑤新生儿呼吸窘迫综合征。⑥新生儿黄疸。⑦新生儿溶血病。⑧新生儿败血症。⑨新生儿坏死性小肠结肠炎。

▶ **复习要点**

一、概述

1. 新生儿的概念

(1) **新生儿** 是指从脐带结扎到生后28天内的婴儿。

(2) **围生期** 是指从妊娠28周(此时胎儿约1000g)至生后7天。

(3) **围生儿** 是指围生期的婴儿。

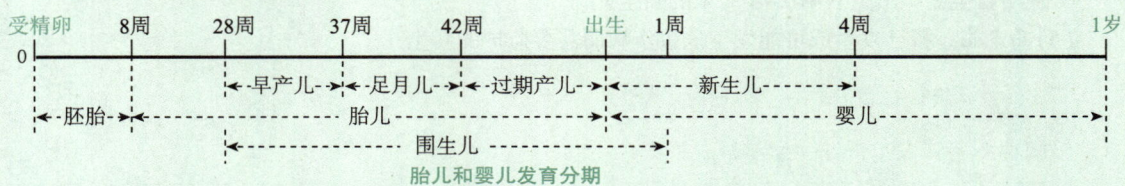
胎儿和婴儿发育分期

受精后8周的人胚称为**胚胎**。受精后9周起称为**胎儿**。从出生到生后4周称为**新生儿**。从出生到1岁称为**婴儿**。从妊娠28周至产后1周称为**围生儿**。胎龄<28周为**流产**。**早产儿**是指28周≤胎龄<37周的新生儿。**足月儿**是指37周≤胎龄<42周的新生儿。**过期产儿**是指胎龄≥42周的新生儿。

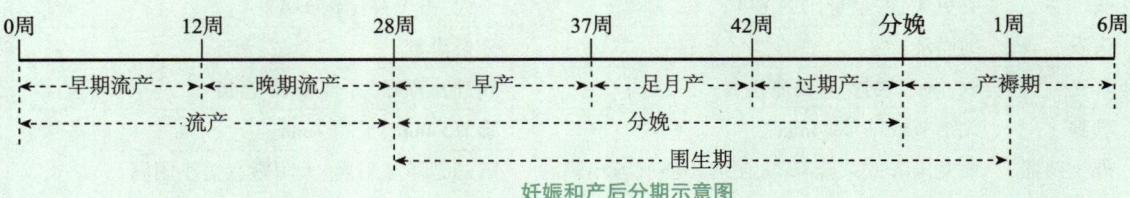
妊娠和产后分期示意图

【例1】围生期(国产期)国内采用的定义是指

A. 胎龄满27周至出生后7足天 B. 胎龄满27周至出生后15足天
C. 胎龄满28周至出生后7足天 D. 胎龄满28周至出生后15足天
E. 胎龄满29周至出生后15足天

2. 新生儿的分类方法

(1) **根据出生时胎龄分类** 胎龄(GA)是指从最后1次正常月经第1天起至分娩时止,通常以周表示。

①足月儿 37周≤胎龄<42周(260~293天)的新生儿。

②早产儿 胎龄<37周(≤259天)的新生儿。其中,胎龄<28周为极早早产儿;28~32周者称为非

常早产儿;32~34周者称为中度早产儿;34周≤胎龄<37周(239~259天)的早产儿为晚期早产儿。

③过期产儿 胎龄≥42周(≥294天)的新生儿。

(2)根据出生体重分类 出生体重(BW)指出生后1小时内的体重。

①正常出生体重儿(NBW) 2500g≤出生体重≤4000g的新生儿。

②低出生体重儿(LBW) 出生体重<2500g的新生儿。其中,出生体重<1500g称为极低出生体重儿;出生体重<1000g称为超低出生体重儿。低出生体重儿大多为早产儿,也有足月儿或过期产小于胎龄儿。

③巨大儿 出生体重>4000g的新生儿。

(3)根据出生体重和胎龄的关系分类

①适于胎龄儿 婴儿的出生体重在同胎龄平均出生体重的第10~90百分位之间。

②小于胎龄儿 婴儿的出生体重在同胎龄平均出生体重的第10百分位以下。

③大于胎龄儿 婴儿的出生体重在同胎龄平均出生体重的第90百分位以上。

(4)根据出生后周龄分类

①早期新生儿 生后1周以内的新生儿,也属于围生儿,其发病率和死亡率在整个新生儿期最高。

②晚期新生儿 出生后第2~4周末的新生儿。

(5)高危儿 指已发生或可能发生危重疾病而需要监护的新生儿。

新生儿胎龄与出生体重的百分位曲线

二、新生儿特点及护理

1. 正常足月儿和早产儿的外观特点

	早产儿	足月儿
定义	胎龄<37周的新生儿	37周≤胎龄<42周,2500g≤出生体重≤4000g
皮肤	绛红,水肿,毳毛多	红润,皮下脂肪丰满,毳毛少
头	头更大,占全身比例1/3	头大,占全身比例1/4
头发	细而乱	分条清楚
耳壳	软,缺乏软骨,耳舟不清楚	软骨发育好,耳舟成形、直挺
乳腺	无结节或结节<4mm	结节>4mm,平均7mm
外生殖器	睾丸未降或未全降,大阴唇不能遮盖小阴唇	睾丸已降至阴囊,大阴唇遮盖小阴唇
指(趾)甲	未达指(趾)端	达到或超过指(趾)端
跖纹	足底纹理少	足纹理遍及整个足底

【例2】一顺产新生儿,胎龄35周,出生体重1900g,位于同胎龄儿平均体重的第5百分位数。对该新生儿全面而准确的诊断是

    A. 早产儿,小于胎龄儿   B. 足月儿,小于胎龄儿   C. 足月儿,低出生体重儿

    D. 早产儿,适于胎龄儿   E. 早产儿,极低出生体重儿

【例3】36周产女婴,出生后反应好,体检其指甲外观特点是

    A. 指甲硬   B. 反甲   C. 甲面多白纹

D. 指甲未达指尖　　　　　　E. 指甲超过指尖

【例4】正常足月儿的皮肤外观特点是
A. 肤色苍白,皮下脂肪丰满　　B. 肤色稍黄,皮下脂肪少　　C. 肤色红润,皮下脂肪少
D. 肤色红润,皮下脂肪丰满　　E. 肤色稍黄,毳毛少

2. 正常足月儿和早产儿的生理特点

(1) 呼吸系统

①足月分娩时胎儿肺液30~35ml/kg,经产道挤压后1/3~1/2肺液由口鼻排出,其余的肺液在建立呼吸后由肺间质内毛细血管和淋巴管吸收。新生儿呼吸频率较快,安静时约为40次/分,如持续超过60次/分,称为呼吸急促。

②早产儿因呼吸中枢发育不成熟,红细胞内缺乏碳酸酐酶,肺泡数量少,呼吸肌发育不全,因此呼吸浅快不规则,易出现周期性呼吸及呼吸暂停或青紫。呼吸暂停是指气流停止≥20秒,伴心率<100次/分或青紫、氧饱和度下降,严重时伴面色苍白、肌张力下降。因肺表面活性物质低,易发生呼吸窘迫综合征。

(2) 循环系统　足月新生儿心率波动范围较大,通常为90~160次/分,血压平均为70/50mmHg。早产儿心率偏快,平均为120~140次/分。血压较低,部分伴有动脉导管开放。

(3) 消化系统

	正常足月儿	早产儿
吞咽功能	出生时吞咽功能已完善,易溢乳	吸吮能力差,吞咽反射弱,易发生哺乳困难及误吸
消化酶	除胰淀粉酶外,其余足以消化蛋白质及脂肪	消化酶接近足月儿,但胆酸少,脂肪消化能力差
胎便排出	生后24小时内排胎便,2~3天排完	胎便形成少,肠蠕动差,胎便排出常延迟
黄疸	肝葡萄糖醛酸基转移酶活力低,造成新生儿生理性黄疸	肝功能更不成熟,黄疸重,持续时间长,易发生胆红素脑病
肝功能	对多种药物的处理能力低,易发生药物中毒	合成蛋白质能力差;糖原储备少,易发生低蛋白血症、水肿及低血糖

(4) 泌尿系统

①足月儿出生时肾小球滤过率低,浓缩能力差,易发生水肿。新生儿一般在生后24小时内开始排尿,1周内每日排尿可达20次。

②早产儿肾浓缩功能更差,对钠的重吸收能力差,易出现低钠血症。葡萄糖阈值低,易发生糖尿。

(5) 血液系统

①足月儿出生时血红蛋白为170g/L,出生后由于不显性失水等原因使血液浓缩,血红蛋白上升,24小时达峰值,于第1周末恢复至出生时水平,以后逐渐下降。

②白细胞数出生后第1天为$(15~20)×10^9/L$,3天后明显下降,5天后接近婴儿值。

③血小板数与成人相似。

④由于胎儿肝脏维生素K储存量少,凝血因子Ⅱ、Ⅶ、Ⅸ、Ⅹ活性较低。

早产儿血容量为85~110ml/kg,周围血中有核红细胞多,白细胞和血小板稍低于足月儿。

(6) 神经系统　新生儿出生时头围相对大,脑沟、脑回尚未完全形成。脊髓相对长,其末端平第3、4腰椎下缘,故腰穿时应在第4、5腰椎间隙进针。足月儿出生时已具备多种暂时性原始反射,如觅食反射、吸吮反射、握持反射、拥抱反射等。正常情况下,这些反射生后数月自然消失。正常足月儿也可出现年长儿的病理反射,如克氏征(Kernig征)、巴宾斯基征(Babinski征)、佛斯特征(Chvostek征)等。

早产儿神经系统发育不成熟,原始反射难以引出。

(7) 体温　新生儿体温调节中枢功能不完善,易发生低体温、低氧血症、低血糖、代谢性酸中毒或寒

冷损伤。中性温度是指机体维持体温正常所需的代谢率和耗氧量最低时的环境温度。出生体重、生后日龄不同，中性温度也不同；出生体重越低、日龄越小，所需中性温度越高。新生儿正常体表温度为36.0～36.5℃，正常核心(直肠)温度为36.5～37.5℃。适宜的环境湿度为50%～60%。

出生体重(kg)	中性温度为35℃	中性温度为34℃	中性温度为33℃	中性温度为32℃
1.0	初生10天内	10天以后	3周以后	5周以后
1.5	—	初生10天内	10天以后	4周以后
2.0	—	—	初生2天内	2天以后	3周以后
>2.5	—	—	初生2天内	2天以后

早产儿产热能力差，寒冷时更易发生低体温，甚至硬肿症。汗腺发育差，环境温度过高时体温也易升高。

(8)**能量及体液代谢**　新生儿基础热量消耗为209kJ/(kg·d)，总热量需418～502kJ/(kg·d)。初生婴儿体内含水量占体重的70%～80%。生后第1天需水量为60～100ml/(kg·d)，以后每日增加30ml/kg，直至150～180ml/(kg·d)。生后体内水分丢失较多，体重下降，约1周末降至最低点，10天左右恢复到出生时体重，称为生理性体重下降。

足月儿钠需要量为1～2mmol/(kg·d)，<32周的早产儿为3～4mmol/(kg·d)；初生婴儿10天内一般不需补钾，以后需要量为1～2mmol/(kg·d)。

(9)**免疫系统**　新生儿免疫功能差，易发生呼吸道和消化道感染。血脑屏障发育不完善，易患细菌性脑膜炎。血浆中补体水平低下，调理素活性低，多形核白细胞产生及储备均少，早产儿尤甚。

(10)**特殊生理状态**　常见的几种特殊生理状态如下。

生理性黄疸	足月儿生后2～3天出现黄疸，4～5天达高峰，5～7天消退，最迟不超过2周消退
马牙	在口腔上腭中线和齿龈部位，有黄色、米粒大小的小颗粒，数周后可自然消退
螳螂嘴	两侧颊部各有一隆起的脂肪垫，有利于吸吮乳汁
乳腺肿大	男女新生儿生后4～7天可有乳腺增大，2～3周消退，与来自母体的雌激素、孕激素有关
假月经	出生后5～7天阴道流出少许血性分泌物，可持续1周，与来自母体的雌激素突然中断有关
新生儿红斑	生后1～2天，在头部、躯干和四肢常出现大小不等的多形性斑丘疹，1～2天后自然消失
粟粒疹	由于皮下脂肪堆积，在鼻尖、鼻翼、颜面部形成小米大小黄白色皮疹，脱皮后自然消失

【例5】关于新生儿呼吸系统生理特点的叙述，正确的是
　　A. 早产儿呼吸不规则，易出现呼吸暂停　　B. 湿肺是由于肺部感染炎性渗出造成的
　　C. 肺表面活性物质至孕28周时迅速增加　　D. 肺表面活性物质是由肺泡Ⅰ型上皮细胞产生的
　　E. 足月儿生后第1小时呼吸频率可达80～90次/分，伴呻吟、发绀

【例6】对正常足月新生儿，暂不能引出的神经反射是
　　A. 吸吮反射　　　　　　　　B. 拥抱反射　　　　　　　　C. 握持反射
　　D. 腹壁反射　　　　　　　　E. 觅食反射

【例7】足月儿每日钠的需要量是
　　A. 0.5～0.9mmol/kg　　　　B. 1～2mmol/kg　　　　　　C. 3～4mmol/kg
　　D. 5～6mmol/kg　　　　　　E. 7～8mmol/kg

【例8】35周儿，出生体重1.5kg，出生3天体温不升，需置暖箱。该暖箱适宜的温度是
　　A. 35℃　　　　　　　　　　B. 34℃　　　　　　　　　　C. 33℃
　　D. 32℃　　　　　　　　　　E. 31℃

【例9】下列不属于新生儿特殊生理性改变的是

第十二篇 儿科学

第3章 新生儿与新生儿疾病

  A. 乳房增大   B. 马牙   C. 阴道出血
  D. 黄疸   E. 红臀（2023）

3. 新生儿护理

  (1) **保暖** 采取各种保暖措施，使婴儿处于中性温度中。

  (2) **喂养** 正常足月儿出生半小时即可抱至母亲处哺乳，以促进乳汁分泌，提倡按需哺乳。无母乳者可给配方乳，每3小时1次，每日7~8次。奶量遵循从小量渐增的原则，以吃奶后安静、无腹胀和理想的体重增长（足月儿15~30g/d，平均约20g/d）为标准。

  (3) **呼吸管理** 保持呼吸道通畅。切忌给早产儿常规吸氧，以防高浓度氧导致早产儿患视网膜病。呼吸暂停者可经弹、拍打足底等恢复呼吸，同时给予甲基黄嘌呤类药物，如枸橼酸咖啡因、氨茶碱等。

  (4) **预防感染** 婴儿室工作人员应严格遵守消毒隔离制度。

  (5) **维生素** 足月儿生后应肌内注射1次维生素 K_1 0.5~1mg，早产儿连用3天，以预防新生儿出血。

  (6) **皮肤黏膜护理** 勤洗澡，保持皮肤清洁。保持脐带残端清洁和干燥。口腔黏膜不宜擦洗。

  (7) **预防接种** 生后3天接种卡介苗。乙肝疫苗于生后第1天、1个月、6个月接种。

  (8) **新生儿筛查** 生后应进行先天性甲状腺功能减退症、苯丙酮尿症等先天性代谢缺陷病的筛查。

【例10】为防止早产新生儿出血,生后应立即肌内注射
  A. 维生素 K_1 1mg,连用3天   B. 维生素 K_1 5mg,连用3天   C. 维生素 K_1 5mg,连用1天
  D. 维生素 K_1 10mg,连用3天   E. 维生素 K_1 10mg,连用1天

【例11】可在新生儿期进行筛查的疾病是
  A. 先天性巨结肠   B. 癫痫   C. 21-三体综合征
  D. 黏多糖病   E. 先天性甲状腺功能减退,苯丙酮尿症

三、新生儿窒息

  新生儿窒息是指婴儿出生后不能建立正常的自主呼吸而导致低氧血症、高碳酸血症及全身多脏器损伤,是引起新生儿和儿童伤残的重要原因之一。

1. 临床表现

  (1) **胎儿宫内窒息** 早期有胎动增加（注意：是胎动频率增加,而不是胎动强度增加）,胎心率≥160次/分。晚期则胎动减少,甚至消失,胎心率<100次/分；羊水胎粪污染。

  (2) **Apgar评分评估** Apgar评分是国际上公认的评价新生儿窒息的最简捷、实用的方法。内容包括皮肤颜色、心率、对刺激的反应、肌张力和呼吸5项指标。每项0~2分,共10分。分别于生后1分钟、5分钟、10分钟进行评分。需复苏的新生儿到15分钟、20分钟时仍需评分。Apgar评分8~10分为正常,4~7分为轻度窒息,0~3分为重度窒息。1分钟评分反映窒息严重程度,是复苏的依据；5分钟评分反映了复苏的效果,有助于判断预后。新生儿Apgar评分标准如下。

体征	0分	1分	2分	1分钟评分	5分钟评分
心率(次/分)	无	<100	>100		
呼吸	无	慢,不规则	正常,哭声响		
皮肤颜色	青紫或苍白	身体红,四肢青紫	全身红		
肌张力	松弛	四肢略屈曲	四肢活动		
弹足底或插鼻管反应	无反应	有些动作,如皱眉	哭,打喷嚏		

【例12】不属于新生儿窒息Apgar评分内容的是
  A. 皮肤颜色   B. 心率   C. 呼吸

D. 肌张力　　　　　　　　　　E. 拥抱反射

【例13】足月新生儿。出生时1分钟躯干红而四肢青紫,心率90次/分,呼吸慢而不规律,四肢略屈曲,插鼻管有皱眉反应,其1分钟Apgar评分是

A. 4分　　　　　　　　　　B. 5分　　　　　　　　　　C. 6分
D. 7分　　　　　　　　　　E. 8分(2017、2022)

(3)**多器官受损症状**　缺氧缺血可造成多器官受损,对缺氧的敏感性:脑细胞>心肌细胞>肝细胞>肾上腺细胞>纤维、上皮、骨骼肌细胞。因此各器官损伤发生的频率和程度可有差异。

中枢神经系统	缺氧缺血性脑病、颅内出血
呼吸系统	羊水或胎粪吸入综合征、肺出血、呼吸窘迫综合征
心血管系统	持续性肺动脉高压、缺氧缺血性心肌损害(各种心律失常、心力衰竭、心源性休克)
泌尿系统	肾功能不全、肾衰竭、肾静脉血栓形成
代谢方面	低血糖、高血糖、低钙血症、低钠血症、低氧血症、高碳酸血症、黄疸加重或时间延长
消化系统	应激性溃疡、坏死性小肠炎
血液系统	DIC、血小板减少等

2. 诊断

(1)**美国制定的窒息诊断标准**　①脐动脉血显示严重代谢性或混合性酸中毒,pH<7;②Apgar评分0~3分,并且持续>5分钟;③新生儿早期有神经系统表现,如惊厥、昏迷或肌张力降低;④出生早期有多器官功能不全的证据。

(2)**我国制定的新生儿窒息诊断和分度标准**　①产前具有可能导致窒息的高危因素;②1分钟或5分钟Apgar评分≤7分,仍未建立有效自主呼吸;③脐动脉血pH<7.15;④排除其他引起低Apgar评分的病因。以上②~④为必要条件,①为参考指标。

【例14】一新生儿,出生时身体红,四肢青紫,呼吸24次/分,不规则,心率90次/分,四肢能活动,弹足底有皱眉反应。最可能的诊断是

A. 新生儿轻度缺氧缺血性脑病　B. 新生儿中度缺氧缺血性脑病　C. 新生儿重度窒息
D. 新生儿重度缺氧缺血性脑病　E. 新生儿轻度窒息

3. 治疗

(1)**复苏方案**　生后立即进行复苏和评估,而不应延迟至1分钟Apgar评分后进行。采用国际公认的ABCDE复苏方案。呼吸、心率、血氧饱和度是窒息复苏评估的三大指标。

步骤	英文	含义	临床意义
A	Airway	清理呼吸道,保持呼吸道通畅	是复苏的根本措施,应首先进行
B	Breathing	建立呼吸,增加通气	是复苏的关键措施
C	Circulation	维持正常循环,保证心搏出量	—
D	Drugs	药物治疗	—
E	Evaluation	动态评估	贯穿整个复苏过程中

(2)**复苏步骤和程序**　根据ABCDE复苏方案,复苏分以下几个步骤:
①**快速评估**　出生后立即用数秒时间快速评估:A. 是足月吗? B. 羊水清吗? C. 有呼吸或哭声吗? D. 肌张力好吗? 如任何1项为"否",则进行初步复苏。
②**初步复苏**　保暖;摆好体位;清理呼吸道(新生儿娩出后,立即用吸球或吸管吸净口、咽和鼻腔的黏

液);擦干;刺激(弹足底)。以上步骤应在30秒内完成。

③正压通气 如新生儿仍呼吸暂停或喘息样呼吸,心率<100次/分,应立即行正压通气。足月儿可用空气复苏,早产儿开始给30%~40%的氧。正压通气需要20~25cmH$_2$O,通气频率40~60次/分。经正压通气30秒钟后,如有自主呼吸,且心率>100次/分,可逐步减少和停止正压呼吸。如自主呼吸不充分,或心率<100次/分,则继续行气囊面罩或气管插管正压通气。

④胸外心脏按压 如正压通气30秒后心率持续<60次/分,应同时进行胸外心脏按压。按压部位为胸骨体下1/3处,按压频率为90次/分(每按压3次,正压通气1次),按压深度为胸廓前后径的1/3。

⑤药物治疗 包括脐静脉导管内注入肾上腺素、扩容(生理盐水)、纠酸(碳酸氢钠)。

【例15】对新生儿窒息进行复苏,最先施行的根本措施是
  A. 药物治疗　　　　　　　B. 建立呼吸,增加通气　　　　C. 评价患儿病情
  D. 尽量吸净呼吸道黏液　　E. 维持正常循环,保证足够心排血量

【例16】新生儿娩出后首先应
  A. 断脐　　　　　　　　　B. 擦洗新生儿面部　　　　　　C. 清理呼吸道
  D. 刺激新生儿足部　　　　E. 抓紧娩出胎盘及胎膜

四、新生儿缺氧缺血性脑病

新生儿缺氧缺血性脑病(HIE)是指围生期窒息引起的部分或完全缺氧、脑血流减少或暂停而导致胎儿或新生儿脑损伤,有特征性的神经病理和病理生理改变以及临床上脑病症状。

【例17】新生儿缺氧缺血性脑病的主要病因是
  A. 宫内感染　　　　　　　B. 吸入羊水　　　　　　　　　C. 体温过低
  D. 窒息　　　　　　　　　E. 肺表面活性物质缺乏

1. 临床表现

根据新生儿的意识、肌张力、原始反射改变、有无惊厥、病程及预后等,临床上分轻、中、重三度。

临床表现	轻度HIE	中度HIE	重度HIE
意识	激惹	嗜睡	昏迷
肌张力	正常	减低	松软
拥抱反射	活跃	减弱	消失
吸吮反射	正常	减弱	消失
惊厥	可有肌阵挛	常有	有,可呈持续性
中枢性呼吸衰竭	无	有	明显
瞳孔改变	扩大	缩小	不等大,对光反射迟钝
前囟张力	正常	正常或稍饱满	饱满、紧张
EEG	正常	低电压,可有痫样放电	暴发抑制,等电位
病程	症状在72小时内消失	症状在14天内消失	症状可持续数周
预后	预后好	可能有后遗症	病死率高,存活者多有后遗症

【例18】足月婴儿出生时全身皮肤青紫,Apgar评分为3分。查体:昏迷,吸吮反射消失,肌张力低下,心率慢,呼吸不规则,诊断为缺氧缺血性脑病。临床分度为
  A. 极轻度　　　　　　　　B. 轻度　　　　　　　　　　　C. 中度
  D. 重度　　　　　　　　　E. 极重度

2. 辅助检查

(1) **血气分析**　新生儿出生时取脐动脉血行血气分析,pH降低可反映胎儿宫内缺氧、酸中毒程度。

(2) **B超**　具有无创、价廉、可在床边操作和进行动态随访等优点,有助于了解脑水肿、基底核、脑室及其周围出血等病变。可在病程早期(72小时内)进行,并可动态监测。

(3) **CT**　可了解颅内出血范围和类型。最佳检查时间为生后4~7天。

(4) **MRI**　能显示B超或CT不易探及的部位,为判断脑损伤的类型、范围、严重程度及评估预后提供了重要的影像学信息。弥散加权磁共振(DWI)对早期(伤后1~2天)缺血脑组织的诊断更敏感。

(5) **氢质子磁共振波谱**　有助于HIE的早期诊断。

(6) **脑电图**　应在生后1周内检查,可客观地反映脑损害的严重程度、判断预后,为首选检查。

注意: ①HIE病后1~2天首选MRI,72小时内选用B超检查,4~7天内选用CT,1周内选用脑电图。
②若不考虑HIE病程,诊断HIE首选脑电图检查。

【例19】有助于确定新生儿缺氧缺血性脑病损害严重程度和判断预后的检查首选
　　A. 脑氢质子磁共振波谱　　B. 头颅CT　　C. 头颅MRI
　　D. 脑电图　　E. 颅脑超声检查

【例20】女婴,出生30小时。出现嗜睡伴肌张力低下,初步诊断为缺氧缺血性脑病。为了解患儿丘脑、基底节有无病灶,应首选的检查是
　　A. 头颅CT　　B. 脑电图　　C. 颅脑透照试验
　　D. B超　　E. 头颅MRI

3. 诊断

(1) **足月儿HIE的诊断标准**　同时具备以下4条者可确诊,第4条暂时不能确定者可作为拟诊病例。
①有明确的可导致胎儿宫内窘迫的异常产科病史,以及严重的胎儿宫内窘迫表现(胎心率<100次/分,持续5分钟以上和/或羊水Ⅲ度污染),或在分娩过程中有明显窒息史;②出生时有重度窒息:Apgar评分1分钟≤3分,并延续至5分钟时仍≤5分和出生时脐动脉血pH≤7.00;③出生后不久出现神经系统症状,并持续24小时以上,如意识改变;④排除电解质紊乱、颅内出血和产伤等原因引起的抽搐,以及宫内感染、遗传代谢性疾病和其他先天性疾病所引起的脑损伤。

(2) **早产儿HIE的诊断标准**　目前暂无。

【例21】女婴,2天。嗜睡1天来诊,足月产,有窒息史。查体:呼吸30次/分,面色发绀,前囟饱满紧张,心率90次/分,心音低钝,四肢肌张力差,拥抱反射消失。最可能的诊断是
　　A. 胎粪吸入综合征　　B. 新生儿湿肺　　C. 新生儿低血糖
　　D. 新生儿肺透明膜病　　E. 新生儿缺氧缺血性脑病

4. 治疗

(1) **支持治疗**　①维持良好的通气功能是支持疗法的中心,保持PaO_2>60~80mmHg、$PaCO_2$和pH在正常范围。②维持脑和全身良好的血液灌注是支持疗法的关键措施,应避免脑灌注过低或过高。③维持血糖在正常范围;低血糖不能纠正者可静脉输注葡萄糖,按6~8mg/(kg·min)速率滴注,并监测血糖。

(2) **控制惊厥**　首选苯巴比妥,负荷量为20mg/kg,于15~30分钟静脉滴注。若不能控制惊厥,1小时后可加10mg/kg。12~24小时后给维持量,每日3~5mg/kg。肝功能不良者改用苯妥英钠。

(3) **治疗脑水肿**　避免输液过量是预防和治疗脑水肿的基础,每日补液量不应超过60~80ml/kg。颅内压增高时,首选呋塞米静脉注射,严重者可选用20%甘露醇静脉注射。不主张使用糖皮质激素。

(4) **亚低温治疗**　应于生后6小时内治疗,越早治疗疗效越好,持续72小时。

(5) **新生儿期后治疗**　尽早行智能和体能的康复训练,有利于促进脑功能恢复,减少后遗症。

【例22】新生儿缺氧缺血性脑病易出现低血糖,此时应选择的葡萄糖输注速度是每分钟

A. 3~5mg/kg B. 6~8mg/kg C. 9~11mg/kg
D. 16~20mg/kg E. 12~15mg/kg

【例23】新生儿缺氧缺血性脑病时发生惊厥,首选的药物是
A. 甘露醇 B. 地塞米松 C. 苯巴比妥
D. 苯妥英钠 E. 呋塞米

注意:①新生儿缺氧缺血性脑病惊厥的治疗首选苯巴比妥静脉滴注。
②维生素D缺乏性手足搐搦症惊厥的治疗首选地西泮静脉注射或肌内注射。
③热性惊厥的治疗首选地西泮静脉注射。
④新生儿惊厥的治疗首选苯巴比妥静脉注射。

五、新生儿呼吸窘迫综合征

新生儿呼吸窘迫综合征(RDS)是因肺表面活性物质缺乏所致,以生后不久出现呼吸窘迫并进行性加重为特征的临床综合征。由于该病在病理形态上有透明膜的形成,故又称为肺透明膜病(HMD)。多见于早产儿,其胎龄越小,发病率越高。

1. 病因和发病机制

(1)**肺表面活性物质(PS)** PS由Ⅱ型肺泡上皮细胞分泌。孕周18~20周开始产生,继之缓慢上升,35~36周迅速增加达肺成熟水平。PS覆盖在肺泡内表面,降低其表面张力,防止呼气末肺泡萎陷,保持功能残气量,维持肺顺应性,稳定肺泡内压,减少液体自毛细血管向肺泡渗出。

(2)**病因** PS缺乏是新生儿呼吸窘迫综合征发生的根本原因,导致PS缺乏的因素包括:
①早产儿 胎龄越小,PS合成及分泌越少,RDS的发生率越高。
②糖尿病母亲婴儿 也易发生本病,因高浓度胰岛素能拮抗肾上腺皮质激素对PS合成的促进作用。
③择期剖宫产儿 近年来,RDS的发病率有增高趋势,主要是因为分娩未发动时行剖宫产,缺乏宫缩,儿茶酚胺和肾上腺皮质激素的应激反应较弱,影响PS的合成分泌。
④诱发因素 围生期窒息、低体温、前置胎盘、胎盘早剥、母亲低血压可使胎盘血流量减少,诱发RDS。

(3)**发病机制** PS缺乏可使肺泡表面张力增加,肺泡萎陷,发生进行性肺不张,影响肺换气功能,导致缺氧和酸中毒。缺氧和酸中毒可使肺毛细血管通透性增高,液体渗出,肺间质水肿,纤维蛋白沉着于肺泡表面形成透明膜,进一步加重气体弥散障碍,加重缺氧和酸中毒,并抑制PS合成,形成恶性循环。

2. 临床表现

(1)**呼吸窘迫** 多见于早产儿,生后6小时内出现呼吸窘迫,并呈进行性加重。表现为呼吸急促(>60次/分)、呼气呻吟、青紫、鼻扇、吸气性三凹征。呼气呻吟是本病的特点。

(2)**体格检查** 可见胸廓扁平,呼吸音减低,肺泡有渗出时可闻及细湿啰音。

(3)**动脉导管开放** 随着病情好转,由于肺顺应性的改善,肺血管阻力下降,有30%~50%的患儿于恢复期出现动脉导管开放,分流量较大时可发生心力衰竭、肺水肿。故恢复期患儿,其原发病已明显好转,若突然出现对氧的需求量增加、难以矫正和解释的代谢性酸中毒、喂养困难、呼吸暂停、周身发凉发花、肝脏在短时间内进行性增大,应注意本病。

(4)**病程** 本病通常于生后第24~48小时病情最重,72小时后明显好转,能存活3天以上者,肺成熟度增加,病情逐渐恢复。对于未使用PS的早产儿,若出生12小时后出现呼吸窘迫,一般不考虑本病。

3. 辅助检查

(1)**血气分析** 最常用的检查方法,常表现为pH和PaO_2降低、$PaCO_2$增高、HCO_3^-降低。

(2)**X线检查** 是确诊本病的最佳手段,表现如下:
①毛玻璃样改变 两肺呈普遍性透过度降低,可见弥漫性均匀一致的细颗粒网状影。

②支气管充气征 在弥漫性不张肺泡(白色)的背景下,可见清晰充气的树枝状支气管(黑色)影。
③白肺 双肺野均呈白色,肺肝界、肺心界均消失。

4. 鉴别诊断

(1)**湿肺** 也称新生儿暂时性呼吸增快,多见于足月儿或剖宫产儿,是肺内液体吸收延迟所致。表现为生后数小时内出现呼吸增快,但一般情况好。胸片显示肺气肿、肺门纹理增粗、斑点状云雾影,常见毛发线(叶间积液)。本病为自限性疾病,一般 2~3 天症状缓解消失。

(2)**B 组链球菌肺炎** 母亲妊娠晚期常有感染、羊膜早破、羊水有臭味史,母血或宫颈拭子培养有 B 组链球菌生长;患儿病程与新生儿呼吸窘迫综合征不同,抗生素治疗有效。

(3)**膈疝** 表现为出生后不久出现阵发性呼吸急促及发绀。腹部凹陷,患侧胸部呼吸音减弱甚至消失,可闻及肠鸣音。X 线胸片可见患侧胸部有充气的肠曲或胃泡影及肺不张,纵隔向对侧移位。

5. 治疗

治疗目的是保证通换气功能正常,待自身 PS 产生增加,RDS 得以恢复。

(1)**一般治疗措施** 保温、监测、保证液体和营养供应、使用抗生素。

(2)**氧疗和辅助通气** 近年提倡使用无创通气治疗 RDS,包括持续气道正压通气(CPAP)、常频机械通气(CMV)、无创高频通气(HFV)等。其中,对已确诊的 RDS,使用 CPAP 联合 PS,是治疗 RDS 的最佳选择。无创通气可使肺泡在呼气末保持正压,防止肺泡萎陷,并有助于萎陷的肺泡重新开放。

(3)**PS 替代疗法** 可改善肺顺应性和通换气功能,明显降低病死率及气胸发生率。

应用指征	已确诊的 RDS;产房内防止 RDS 的预防性应用
使用时间	极早产儿应在产房内应用;已确诊的 RDS 患者,越早应用效果越好
使用方法	经气管插管注入肺内,仰卧位给药
常用药物	Survanta、Exosurf、Curosurf 等

(4)**关闭动脉导管** 如出现动脉导管开放,应限制液体入量,给予吲哚美辛、布洛芬、手术结扎等。

6. 预防

(1)**转院** 将妊娠不足 30 周存在早产风险的孕妇,转运到具有救治 RDS 能力的围生中心。

(2)**促进肺成熟** 对所有妊娠不足 34 周存在风险的孕妇,应给予产前激素治疗。

(3)**尽量不行择期剖宫产** 对妊娠不足 39 周的孕妇,如没有明确指征,不建议择期剖宫产。

六、新生儿黄疸

新生儿黄疸也称新生儿高胆红素血症,是因胆红素在体内积聚引起的皮肤或其他器官黄染。新生儿血清胆红素超过 85μmol/L 时,则可出现肉眼可见的黄疸。非结合胆红素增高是新生儿黄疸最常见的表现形式,重者可引起胆红素脑病,称核黄疸。

1. 新生儿胆红素代谢的特点

(1)**胆红素生成相对过多** 新生儿每日生成的胆红素明显高于成人(新生儿 8.8mg/kg,成人 3.8mg/kg),其原因是:新生儿红细胞数量过多、红细胞寿命较短、旁路胆红素来源较多。

(2)**血浆白蛋白联结胆红素的能力不足** 刚出生的新生儿常有不同程度的酸中毒,可减少胆红素与白蛋白的联结;早产儿胎龄越小,白蛋白含量越低,其联结胆红素的量也越少。

(3)**肝细胞处理胆红素的能力差** 未结合胆红素进入肝细胞后,与 Y、Z 蛋白结合;而新生儿出生时肝细胞内 Y 蛋白含量极微,尿苷二磷酸葡萄糖醛酸基转移酶(UDPGT)含量也低且活性差,因此,生成结合胆红素的量较少;出生时肝细胞将结合胆红素排泄到肠道的能力暂时低下,早产儿更为明显,可出现暂时性肝内胆汁淤积。

(4) **胆红素肠肝循环增加**　新生儿肠蠕动差、肠道菌群尚未建立，而肠腔内 β-葡萄糖醛酸酐酶活性相对较高，可将结合胆红素转变为未结合胆红素，增加了肠肝循环，导致血胆红素水平增高。此外，胎粪含胆红素较多，若排泄延迟，可使胆红素吸收增加。

(5) **多种因素加重黄疸**　饥饿、缺氧、脱水、酸中毒、头颅血肿、颅内出血时，更易发生黄疸。

2. 新生儿生理性黄疸和病理性黄疸的鉴别

	新生儿生理性黄疸	新生儿病理性黄疸
出现时间	足月儿：2~3 天出现，4~5 天达高峰，5~7 天消退 早产儿：3~5 天出现，5~7 天达高峰，7~9 天消退	生后 24 小时内出现
持续时间	足月儿最迟 2 周消退，早产儿最迟 3~4 周消退	黄疸于足月儿>2 周，早产儿>4 周消退
血清胆红素	足月儿<221μmol/L，早产儿<257μmol/L 每日升高<85μmol/L，或每小时升高<8.5μmol/L	足月儿>221μmol/L，早产儿>257μmol/L 每日升高>85μmol/L，或每小时升高>8.5μmol/L
其他条件	一般情况好	黄疸退而复现；血清结合胆红素>34μmol/L

注意：①生理性黄疸血清胆红素每小时升高<8.5μmol/L，病理性黄疸>8.5μmol/L。
②血清胆红素的换算单位是 17.1μmol/L＝1mg/dl。

3. 新生儿病理性黄疸的病因分类与疾病举例

(1) **胆红素生成过多**　因红细胞破坏过多及肠肝循环增加，所以血清胆红素增多。

红细胞增多症	母-胎或胎-胎输血、脐带结扎延迟、宫内生长迟缓、糖尿病母亲所生婴儿
血管外溶血	头颅血肿、皮下血肿、颅内出血、肺出血，引起血管外溶血，使胆红素生成增多
同族免疫性溶血	母婴血型不合，如 ABO、Rh 血型不合等，我国以 ABO 溶血病多见
感染	细菌、病毒、螺旋体、支原体、衣原体感染可致溶血
肠肝循环增加	先天性肠道闭锁、先天性幽门肥厚、巨结肠、饥饿等使胎粪排泄延迟，胆红素重吸收增加
母乳喂养	①母乳喂养相关黄疸：指母乳喂养的新生儿在生后 1 周内，因热量和液体摄入不足、排便延长导致黄疸；②母乳性黄疸：指母乳喂养的新生儿在生后 1~3 个月内仍有黄疸，表现为非溶血性高未结合胆红素血症，与母乳中 β-葡萄糖醛酸酐酶水平较高，增加肠肝循环有关
红细胞酶缺陷	葡萄糖-6-磷酸脱氢酶(G-6-PD)、丙酮酸激酶、己糖激酶缺陷
红细胞形态异常	遗传性球形红细胞增多症、遗传性椭圆形红细胞增多症、遗传性口形红细胞增多症
血红蛋白病	地中海贫血、血红蛋白 F-Poole、血红蛋白 Hasharon 等

(2) **肝脏胆红素代谢障碍**　肝细胞摄取和结合胆红素障碍，使血清未结合胆红素增高。如缺氧、感染、Crigler-Najjar 综合征、Gilbert 综合征、Lucey-Driscoll 综合征、某些药物(磺胺、水杨酸盐、维生素 K_3、吲哚美辛、毛花苷丙)、先天性甲状腺功能低下等。

(3) **胆汁排泄障碍**　肝细胞排泄结合胆红素障碍，可使结合胆红素增高，若同时伴有肝细胞受损，也可有未结合胆红素增高。如新生儿肝炎、Dubin-Johnson 综合征、先天性胆道闭锁等。

【例 24】新生儿高胆红素血症，可导致
　　A. 颅内出血　　　　　　　B. 颅内感染　　　　　　　C. 核黄疸
　　D. 败血症　　　　　　　　E. 支气管肺炎

【例 25】不符合新生儿生理性黄疸的原因是
　　A. 红细胞的寿命短　　　　B. 红细胞数量多　　　　　C. 红细胞内酶发育不成熟
　　D. 肠道内正常菌群尚未建立　E. 肝功能不成熟

【例26】不符合新生儿病理性黄疸特点的是
    A. 黄疸退而复现　　　　　　B. 血清胆红素>221μmol/L　　　C. 生后24小时内出现黄疸
    D. 黄疸持续时间<1周　　　　E. 每日血清胆红素升高>85μmol/L

【例27】男婴,7天。生后第3天面部出现黄染,逐渐加重。胎龄38周,出生体重3.2kg,母乳喂养,一般情况好。实验室检查:Hb152g/L,血清TBil171μmol/L,DBil3.4μmol/L。首先考虑的诊断为
    A. 新生儿生理性黄疸　　　　B. 新生儿溶血病　　　　　　C. 新生儿败血症
    D. 新生儿母乳性黄疸　　　　E. 新生儿肝炎

【例28】导致新生儿胆红素生成过多的疾病是
    A. 新生儿败血症　　　　　　B. 胆汁黏稠综合征　　　　　C. 先天性胆道闭锁
    D. 新生儿窒息　　　　　　　E. 先天性甲状腺功能减退症

七、新生儿溶血病

新生儿溶血病是指母、子血型不合而引起的同族免疫性溶血。在已发现的人类26个血型系统中,以ABO血型不合最常见,Rh血型不合较少见,MN血型不合罕见。

1. 发病机制

由父亲遗传而母亲所不具有的显性胎儿红细胞血型抗原,通过胎盘进入母体,刺激母体产生相应的血型抗体,当不完全抗体(IgG)进入胎儿血液循环后,与红细胞的相应抗原结合(致敏红细胞),在单核-吞噬细胞系统内被破坏,引起溶血。若母婴血型不合的胎儿红细胞在分娩时才进入母血,则母亲产生的抗体不使这一胎发病,而可能使下一胎发病(血型与上一胎相同)。

(1) **ABO溶血**　主要发生在母亲O型而胎儿A或B型,如母亲AB型或婴儿O型,则不发生ABO溶血病。40%~50%ABO溶血病发生在第一胎。在母子ABO血型不合中,仅1/5新生儿发生ABO溶血病。

(2) **Rh溶血**　Rh血型系统有6种抗原,其抗原性强弱依次为D>E>C>c>e,故Rh溶血病中以RhD溶血病最常见。红细胞缺乏D抗原称为Rh阴性,而具有D抗原称为Rh阳性。国人Rh阳性率达99%。当母亲Rh阳性(有D抗原),但缺乏Rh系统其他抗原如E,若胎儿具有该抗原时,也可发生Rh不合溶血病。

①Rh溶血病一般不发生在第一胎,是因为自然界无Rh血型物质,Rh抗体只能由人类红细胞Rh抗原刺激产生。Rh阴性母亲首次妊娠,于妊娠末期或胎盘剥离时,Rh阳性的胎儿血进入母血中,经过8~9周可刺激母体产生IgM抗体,此抗体不能通过胎盘;以后虽可产生少量IgG抗体,但胎儿已经娩出。如母亲再次妊娠(与第一胎Rh血型相同),怀孕期间可有少量胎儿血进入母体循环,于几天内便可产生大量IgG抗体,该抗体可通过胎盘引起胎儿溶血。

②既往输过Rh阳性血的Rh阴性母亲,其第一胎可发病。

③抗原性最强的RhD血型不合者,仅有1/20发病,这是因为母亲对胎儿红细胞Rh抗原的敏感性不同。

2. 临床表现

症状轻重与溶血程度基本一致。ABO溶血病症状轻,Rh溶血病症状重。

	ABO溶血病	Rh溶血病
临床症状	症状轻。除黄疸外,无其他明显异常	症状重。可有黄疸、贫血、肝脾肿大
黄疸	一般于生后2~3天出现黄疸	一般于生后24小时内出现黄疸,并迅速加重
贫血	少见	程度不一。重症者生后即有严重贫血、心力衰竭。部分患儿因抗体持续存在,于生后3~6周发生晚期贫血
肝脾肿大	不明显	多有不同程度的肝脾肿大

【例29】新生儿溶血病中,最常见的是
    A. Rh D 溶血病　　　　　　B. Rh E 溶血病　　　　　　C. 其他 Rh 溶血病

D. ABO 溶血病　　　　　　　　E. G-6-PD 缺乏症

【例30】新生儿生后24小时内出现黄疸应首先考虑
A. 生理性黄疸　　　　　　　　B. 新生儿败血症　　　　　　　C. 新生儿溶血病
D. 先天性胆道闭锁　　　　　　E. 新生儿脑膜炎

【例31】易导致胎儿期重度溶血的疾病是
A. 遗传性球形红细胞增多症　　B. ABO 血型不合　　　　　　　C. Rh 血型不合
D. β地中海贫血　　　　　　　E. 葡萄糖-6-磷酸脱氢酶缺乏症

【例32】男婴，3天。黄疸2天，加重伴嗜睡1天。无发热及惊厥。足月儿，出生体重3560g。查体：T36.5℃。吸吮无力，反应差，全身皮肤及巩膜明显黄染。心、肺未见明显异常，腹软，肝肋下2cm。实验室检查：Hb90g/L，血清总胆红素425μmol/L。最可能的诊断是
A. 先天性胆道闭锁　　　　　　B. 生理性黄疸　　　　　　　　C. 新生儿溶血病
D. 母乳性黄疸　　　　　　　　E. 新生儿肝炎

3. 实验室检查

(1) **母子血型检查**　检查母子 ABO 和 Rh 血型，证实有血型不合存在。

(2) **检查有无溶血**　溶血时红细胞和血红蛋白减少，早期新生儿 Hb<145g/L 可诊断为贫血；网织红细胞增高（>6%）；血涂片有核红细胞增多（>10/100 个 WBC）；血清总胆红素和未结合胆红素明显增加。

(3) **致敏红细胞和血型抗体测定**
①改良直接抗人球蛋白试验（改良 Coombs 试验）　为新生儿溶血病的确诊试验。是用"最适稀释度"的抗人球蛋白血清与充分洗涤后的受检红细胞盐水悬液混合，如有红细胞凝聚为阳性，表明红细胞已致敏。Rh 溶血病阳性率高，而 ABO 溶血病阳性率低。
②抗体释放试验　是检测致敏红细胞的敏感试验，也是确诊试验。Rh 和 ABO 溶血病一般均为阳性。
③游离抗体试验　有助于估计是否继续溶血、换血后的效果，但不是确诊试验。

【例33】男婴，生后20小时出现黄疸，母亲血型为 O 型。有确诊意义的检查是
A. 胆红素测定　　　　　　　　B. 血型测定　　　　　　　　　C. 网织红细胞计数
D. 抗体释放试验　　　　　　　E. 血清游离抗体测定

【例34】新生儿溶血病的实验室检查结果为
A. 血清结合胆红素增高，游离抗体降低　　B. 血清未结合胆红素增高，改良 Coombs 试验阳性
C. 血清结合胆红素增高，游离抗体增高　　D. 血清未结合胆红素增高，改良 Coombs 试验阴性
E. 血清结合胆红素增高，补体 C3 降低（2023）

4. 诊断

(1) **产前诊断**　既往有不明原因的死胎、流产、新生儿重度黄疸史的孕妇及丈夫均应进行 ABO、Rh 血型检查，不合者进行孕妇血清中抗体检查。孕妇血清中 IgG 抗 A 或抗 B 抗体水平对预测是否可能发生 ABO 溶血病意义不大。Rh 阴性孕妇在妊娠16周时应检查血中 Rh 血型抗体作为基础值，以后每2~4周检测1次，若抗体效价上升，则提示可能发生 Rh 溶血病。

(2) **生后诊断**　新生儿娩出后黄疸出现早，且进行性加重，有母子血型不合，改良 Coombs 试验和抗体释放试验中有一项阳性者，即可确诊。

【例35】男婴，3天。黄疸迅速加重2天，足月儿，母乳喂养。实验室检查：血清总胆红素289μmol/L。母血型为 O 型、Rh 阳性，父血型为 AB 型、Rh 阳性。最可能的诊断是
A. 新生儿母乳性黄疸　　　　　B. 新生儿肝炎综合征　　　　　C. 新生儿败血症
D. Rh 血型不合溶血病　　　　　E. ABO 血型不合溶血病

5. 鉴别诊断

(1) **先天性肾病**　有全身水肿、低蛋白血症和蛋白尿，但无病理性黄疸和肝脾肿大。

(2) **新生儿贫血** 胎-胎输血,或胎-母输血可引起新生儿贫血,但无重度黄疸、血型不合及溶血试验阳性。

(3) **生理性黄疸** ABO 溶血病仅表现为黄疸时,易与生理性黄疸混淆,血型不合及溶血试验可资鉴别。

6. 治疗

(1) 产前治疗

提前分娩	既往有输血、死胎、流产、分娩史的 Rh 阴性孕妇,本次妊娠 Rh 抗体效价逐渐升至 1:64 以上,且羊水胆红素增高、羊水卵磷脂/鞘磷脂(L/S)>2 者,提示肺已发育成熟,可考虑提前分娩
血浆置换	孕妇血 Rh 抗体>1:64,但不宜提前分娩者,可对孕妇行血浆置换,以清除 Rh 抗体,减少胎儿溶血
宫内输血	若胎儿水肿或胎儿 Hb<80g/L,而肺尚未成熟者,可行宫内输血,以纠正胎儿贫血
苯巴比妥	孕妇于预产期前 1~2 周口服苯巴比妥,可诱导胎儿葡萄糖醛酸酶活性增加,减轻新生儿黄疸

(2) 新生儿治疗

①**光照疗法** 简称光疗,是降低血清未结合胆红素的简单而有效的方法,临床上应用广泛。光照可使皮肤浅层组织的未结合胆红素转变为水溶性产物,不可经肝脏处理,而直接经胆汁和尿液排出。

　　A. 治疗指征　　a. 足月新生儿血清总胆红素>205μmol/L;b. 早产儿的血脑屏障尚未发育成熟,胆红素易引起神经系统损害,治疗应更积极;c. 对于高危新生儿,如窒息、低蛋白血症、感染、酸中毒等,可放宽指征;d. 极低和超低出生体重儿可预防性光疗。此为 8 版《儿科学》P125 内容,9 版《儿科学》已删除。

　　B. 副作用　　可出现发热、腹泻、皮疹、青铜症。

　　C. 注意事项　　光疗可连续或间断照射,间隔时间视病情而定。Rh 溶血病和黄疸较重的 ABO 溶血病,多需 48~72 小时。一般高胆红素血症,24~48 小时即可获得满意疗效,但连续光疗不宜超过 4 天。

②**药物治疗**

肝酶诱导剂	常用苯巴比妥,能增加葡萄糖醛酸基转移酶的生成、肝脏摄取未结合胆红素的能力
补充白蛋白	当血清白蛋白<25g/L 时可输血浆,以增加其与非结合胆红素的联结,减少胆红素脑病的发生
免疫球蛋白	静脉注射免疫球蛋白,可抑制吞噬细胞破坏已被抗体致敏的红细胞,早期应用效果较好
纠正酸中毒	应用 5%碳酸氢钠纠正代谢性酸中毒,以利于未结合胆红素与白蛋白的联结

③**换血疗法** 可置换出血中部分游离抗体和致敏红细胞,减轻溶血;可置换出血中大量胆红素,防止发生胆红素脑病;纠正贫血,改善携氧,防止心力衰竭。

治疗指征	大部分 Rh 溶血病和个别严重的 ABO 溶血病需换血治疗 ①胎龄>35 周的早产儿和足月儿,光照疗法 4~6 小时无效,应立即给予换血治疗 ②严重溶血,出生时脐血胆红素>76μmol/L,Hb<110g/L,伴水肿、肝脾大、心力衰竭 ③已有急性胆红素脑病的临床表现者,无论胆红素水平是否达到换血标准
血源选择	①Rh 溶血病换血治疗时,所选择的血型应该是 Rh 血型同母亲,ABO 血型同患儿 ②这样输入的红细胞不会和体内已存在的抗体产生反应而导致红细胞溶血破坏 ③母 O 型、子 A 或 B 型的 ABO 溶血病,最好选用 AB 型血浆和 O 型红细胞的混合血
换血量	一般为患儿血量的 2 倍(150~180ml/kg)
换血途径	一般选用脐静脉或其他较大静脉进行换血,也可选用脐动、静脉同步换血

注意:①新生儿溶血病的药物治疗首选苯巴比妥——增加 UDPGT 的生成和肝摄取未结合胆红素的能力。
　　　　②新生儿溶血病的产前治疗选用苯巴比妥——增加 UDPGT 的生成,减轻黄疸。
　　　　③新生儿缺氧缺血性脑病治疗时首选苯巴比妥——控制惊厥。

7. 预防

Rh 阴性妇女在流产或分娩 Rh 阳性第一胎后,应尽早注射相应的抗 Rh 免疫球蛋白,以中和进入母血的 Rh 抗原。临床上常用的预防方法是对 RhD 阴性妇女在孕 28 周和分娩 RhD 阳性胎儿后 72 小时内分别肌内注射抗 D 球蛋白 300μg,可使第二胎不发病的保护率高达 95%。

【例 36】Rh 溶血病患儿,其血型为 O、CcDEe,其母亲血型为 A、ccdee,如需换血治疗,最适合的血型是

A. O、CcDEe　　　　　B. A、ccdee　　　　　C. O、ccdee
D. A、CcDEe　　　　　E. O、CCDEE

(37~39 题共用题干)男婴,3 天。黄疸迅速加重 2 天,足月儿,母乳喂养。母亲血型为 O 型 Rh 阳性,父亲血型为 AB 型 Rh 阳性。实验室检查:TBil289μmol/L。

【例 37】最可能的诊断是

A. 新生儿败血症　　　B. 新生儿肝炎综合征　　C. 新生儿母乳性黄疸
D. Rh 血型不合溶血病　E. ABO 血型不合溶血病

【例 38】为明确诊断,最有效的检查是

A. 血培养　　　　　　B. 肝功能　　　　　　　C. 改良直接抗人球蛋白试验
D. 血型　　　　　　　E. 血涂片查红细胞形态

【例 39】首先应采取的治疗措施是

A. 使用抗生素　　　　B. 光疗　　　　　　　　C. 口服苯巴比妥
D. 输注白蛋白　　　　E. 换血疗法

注意:①生理性黄疸时血清总胆红素:足月儿<221μmol/L,早产儿<257μmol/L。
②病理性黄疸时血清总胆红素:足月儿>221μmol/L,早产儿>257μmol/L。
③光疗指征为血清总胆红素>205μmol/L,换血指征为出生时脐血总胆红素>76μmol/L。

八、新生儿败血症

新生儿败血症是指病原体侵入新生儿血液循环并生长、繁殖、产生毒素而引起的全身性炎症反应。

1. 病因

(1) **病原菌**　以凝固酶阴性的葡萄球菌最常见,其次为大肠埃希菌、克雷伯菌、铜绿假单胞菌等。

(2) **非特异性免疫功能**　①屏障功能差:皮肤、呼吸道、消化道、血脑的屏障功能均不全,易侵入血液循环导致细菌性感染;②淋巴结发育不全,缺乏吞噬细菌的过滤作用;③补体成分含量低,机体对某些细菌抗原的调理作用差;④中性粒细胞产生及储备均少;⑤单核细胞产生细胞因子的功能低下。

(3) **特异性免疫功能**　①新生儿体内 IgG 主要来自母体,且与胎龄有关,胎龄越小,IgG 含量越低,因此早产儿更易感染;②IgM 和 IgA 分子量大,不能通过胎盘,新生儿体内含量很低,因此对革兰氏阴性杆菌易感;③由于未曾接触特异性抗原,T 细胞为初始 T 细胞,产生细胞因子的能力低下。

2. 临床表现

(1) 根据发病时间分早发型和晚发型

	早发型新生儿败血症	晚发型新生儿败血症
起病时间	生后 7 天内	出生 7 天后
感染发生	在出生前或出生时	在出生时或出生后
传播途径	常由母婴垂直传播引起	常由水平传播引起
致病菌	以大肠埃希菌等革兰氏阴性菌为主	以葡萄球菌、机会致病菌为主
临床特点	常暴发性多器官受累	常有脐炎、肺炎或脑膜炎等局灶症状
病死率	病死率高	病死率较低

(2) 早期表现　早期症状和体征不典型，无特异性，尤其是早产儿。一般表现为反应差、嗜睡、少吃、少哭、少动，甚至不吃、不哭、不动，发热或体温不升，体重不增。出现以下表现时应高度怀疑败血症。

黄疸	有时是败血症的唯一表现，表现为黄疸迅速加重，或退而复现，严重时可发展为胆红素脑病
肝脾大	出现较晚，一般为轻至中度肿大
出血倾向	皮肤黏膜瘀点、瘀斑，消化道出血，肺出血
休克	皮肤呈大理石样花纹，毛细血管充盈时间延长，血压下降，尿少或无尿
其他	呕吐、腹胀、中毒性肠麻痹、呼吸窘迫、青紫
合并症	可合并肺炎、脑膜炎、坏死性小肠结肠炎、化脓性关节炎、肝脓肿、骨髓炎等

3. 辅助检查

(1) 细菌学检查　①血培养应在使用抗生素治疗之前进行。②脑脊液涂片及培养具有确诊意义。③尿培养最好从耻骨上膀胱穿刺取尿液进行细菌培养。④病原菌抗原及 DNA 检测可协助诊断。

(2) 非特异性检查

①周围血象　WBC$<5\times10^9$/L 或 $>20\times10^9$/L，杆状核细胞/中性粒细胞≥0.16，Plt$<100\times10^9$/L。

②C-反应蛋白（CRP）　CRP≥8μg/ml 提示细菌感染。

③血清降钙素原（PCT）　细菌感染后 PCT 增高出现较 CRP 早，PCT>2.0μg/L 为严重感染的临界值。

④白细胞介素 6（IL-6）　敏感性为 90%，阴性预测值>95%。

4. 诊断

(1) 确诊败血症　具有临床表现并符合下列任一条：①血培养或无菌体腔液培养出致病菌；②如果血培养培养出机会致病菌，则必须另次（份）血，或无菌体腔内，或导管头培养出同种细菌。

(2) 临床诊断败血症　具有临床表现且具备以下任意一条：①非特异性检查结果异常≥2 条；②血标本病原菌抗原或 DNA 检测阳性。

5. 治疗

(1) 抗生素治疗　用药原则为早期用药，静脉用药，联合给药，疗程足够，注意药物毒副作用。

抗菌药物	每次剂量	每日次数	主要病原菌
青霉素	5 万～10 万 U	2～3	肺炎球菌、链球菌、对青霉素敏感的葡萄球菌、革兰氏阴性球菌
氨苄西林	50mg/kg	2～3	流感嗜血杆菌、革兰氏阴性杆菌、革兰氏阳性球菌
苯唑西林	25～50mg/kg	2～4	耐青霉素葡萄球菌
羧苄西林	100mg/kg	2～4	铜绿假单胞菌、变形杆菌、多数大肠埃希菌、沙门菌
哌拉西林	50mg/kg	2～3	铜绿假单胞菌、变形杆菌、大肠埃希菌、肺炎球菌
头孢拉定	50～100mg/kg	2～3	金黄色葡萄球菌、链球菌、大肠埃希菌
头孢呋辛酯	50mg/kg	2～3	革兰氏阴性杆菌、革兰氏阳性球菌
头孢噻肟	50mg/kg	2～3	革兰氏阴性菌、革兰氏阳性菌、需氧菌、厌氧菌
头孢曲松	50～100mg/kg	1	革兰氏阴性菌、耐青霉素葡萄球菌
头孢他啶	50mg/kg	2～3	铜绿假单胞菌、脑膜炎双球菌、革兰氏阴性杆菌、革兰氏阳性厌氧球菌
红霉素	10～15mg/kg	2～3	革兰氏阳性菌、衣原体、支原体、螺旋体、立克次体
万古霉素	10～15mg/kg	2～3	金黄色葡萄球菌、链球菌
甲硝唑	7.5mg/kg	2	厌氧菌

(2) 处理严重并发症　①抗休克；②清除感染灶；③纠正酸中毒和低氧血症；④减轻脑水肿。

(3) **支持治疗** 注意保温,供给足够热能和体液,维持血糖和血电解质在正常水平。
(4) **免疫治疗** ①静脉注射免疫球蛋白。②重症患儿可行交换输血,换血量 100～150ml/kg。
(5) **清除局部感染灶** 消除病原体来源。

注意:①新生儿败血症的一般表现为"五不一低下"——不吃、不哭、不动、体重不增、体温不升、反应低下。
②新生儿败血症较特殊的临床表现——黄疸退而复现(黄疸退而复现也见于病理性黄疸)。

【例40】提示败血症较特殊的表现是
　　A. 精神欠佳　　　　　　B. 体温不稳定　　　　　　C. 哭声减弱
　　D. 黄疸退而复现　　　　E. 食欲欠佳
【例41】确诊新生儿败血症最有意义的检查是
　　A. 血 CRP　　　　　　 B. 分泌物涂片革兰氏染色　　C. 血常规
　　D. 血培养　　　　　　　E. 免疫功能测定

　　A. 万古霉素　　　　　　B. 阿米卡星　　　　　　　C. 甲硝唑
　　D. 青霉素　　　　　　　E. 氨苄西林
【例42】新生儿厌氧菌败血症的治疗首选
【例43】新生儿金黄色葡萄球菌败血症的治疗首选

九、新生儿坏死性小肠结肠炎

新生儿坏死性小肠结肠炎(NEC)是新生儿期常见的严重胃肠道疾病,多见于早产儿,临床以腹胀、呕吐、便血为主要表现,腹部 X 线检查以肠壁囊样积气为特征。

1. 病因
(1) **早产** 早产儿肠道屏障功能不成熟,胃酸分泌少,胃肠道动力差,消化酶活力低,消化道黏膜通透性高,当喂养不当、罹患感染和肠壁缺血时,易导致肠黏膜损伤。此外,肠道免疫功能不成熟,导致分泌 SIgA 能力低下,也有利于细菌侵入肠壁繁殖。
(2) **肠黏膜缺氧缺血** 围生期窒息、严重呼吸暂停、心肺疾病等可导致肠壁缺氧缺血引起肠黏膜损伤。
(3) **感染** 多数认为是 NEC 最主要病因。败血症、肠炎或其他严重感染时,病原微生物或其毒素可直接损伤黏膜,参与 NEC 的发病过程。
(4) **肠道微生态环境失调** 早产儿或患病新生儿由于开奶延迟、长时间暴露于广谱抗生素等,肠道内正常菌群不能建立,病原菌在肠道内定植或优势菌种形成并大量繁殖,侵袭肠道,引起肠黏膜损伤。
(5) **其他** 摄入配方奶的渗透压过高,也与 NEC 的发病有关。

2. 临床表现
(1) **发病情况** 多见于早产儿,发生时间和胎龄有关,胎龄越小,发病时间越晚。足月儿可在生后 1 周内发病,而早产儿主要在生后 2~3 周发病。
(2) **典型表现** 为腹胀、呕吐、便血,多数起初表现为胃潴留增加、腹胀、呕吐等喂养不耐受的症状,以及呼吸窘迫、呼吸暂停、嗜睡、体温波动等全身症状。随后出现大便性质改变、血便。
(3) **体征** 可见肠型、腹壁发红,右下腹肌紧张、压痛,肠鸣音减弱。重者发生腹膜炎和肠穿孔。

3. 辅助检查
(1) **实验室检查** 外周血 WBC 增高或降低,核左移,可见血小板减少。
(2) **腹部 X 线片** 对本病具有重要诊断意义。主要表现为麻痹性肠梗阻、肠壁间隔增宽、肠壁积气、门静脉充气征、部分肠袢固定、腹水、气腹。肠壁积气和门静脉充气征为本病的特征性表现。
(3) **腹部 B 超** 可动态观察肠壁厚度、肠壁积气、肠蠕动、肠壁血运情况。与腹部 X 线片相比,腹部

B超诊断门静脉积气、肠壁积气的敏感性更高。

4. 治疗

（1）**禁食**　需绝对禁食及胃肠减压。待临床情况好转，大便潜血转阴，X线片异常征象消失后可逐渐恢复经口喂养。

（2）**抗感染**　可选用氨苄西林、哌拉西林或第三代头孢菌素，如血培养阳性，参考其药敏选择抗生素。

（3）**支持疗法**　维持水、电解质平衡，给予胃肠外营养。

（4）**外科治疗**　肠穿孔是NEC手术治疗的绝对指征，但通过内科积极的保守治疗，临床表现持续恶化，出现腹壁红斑、酸中毒、低血压等也需要手术治疗。

▶ **常考点**　考试重点，需全面掌握。

参考答案——详细解答见《2024国家临床执业及助理医师资格考试历年考点精析（上、下册）》

1. ABCDE	2. ABCDE	3. ABCDE	4. ABCDE	5. ABCDE	6. ABCDE	7. ABCDE
8. ABCDE	9. ABCDE	10. ABCDE	11. ABCDE	12. ABCDE	13. ABCDE	14. ABCDE
15. ABCDE	16. ABCDE	17. ABCDE	18. ABCDE	19. ABCDE	20. ABCDE	21. ABCDE
22. ABCDE	23. ABCDE	24. ABCDE	25. ABCDE	26. ABCDE	27. ABCDE	28. ABCDE
29. ABCDE	30. ABCDE	31. ABCDE	32. ABCDE	33. ABCDE	34. ABCDE	35. ABCDE
36. ABCDE	37. ABCDE	38. ABCDE	39. ABCDE	40. ABCDE	41. ABCDE	42. ABCDE
43. ABCDE						

第4章 免疫性疾病

▶ **考纲要求**
①小儿免疫系统特点。②原发性免疫缺陷病概述。③川崎病。

▶ **复习要点**

一、小儿免疫系统特点

1. 免疫器官的发育特点

免疫系统发生发育始于胚胎早期。传统观点认为小儿时期特别是新生儿期,免疫系统尚不成熟。实际上出生时免疫器官和免疫细胞的发育均已相当成熟,免疫功能低下主要为未接触抗原、尚未建立免疫记忆之故。

2. 特异性细胞免疫特点

(1) **胸腺** 是T细胞发育的场所。出生时重7~15g,可在X线胸片前上纵隔部位显影,直到3~4岁时胸腺在X线胸片上消失,到青春期后胸腺开始萎缩。

(2) **T细胞** 来自胚胎和骨髓的淋巴样干细胞进入胸腺,在胸腺内成熟过程中,认识自我主要组织相容(MHC)抗原,形成对自身组织的耐受性,同时获得了细胞表面抗原CD3和CD11及T细胞受体(TCR)。有的成熟T细胞具有T辅助/诱导活性相关的CD4,有的具有抑制/细胞毒性相关的CD8。

成熟T细胞占外周血淋巴细胞的80%,因此外周血淋巴细胞计数可反映T细胞数量。出生时淋巴细胞数目较少,6~7个月时超过中性粒细胞的百分率,6~7岁时两者相当,此后随年龄增长,逐渐至老年的低水平。

注意:①淋巴细胞在6~7个月时超过中性粒细胞的百分率,6~7岁时两者相当(9版《儿科学》P140)。
②中性粒细胞与淋巴细胞比例相等的时间为生后4~6天和4~6岁(9版《儿科学》P323)。

(3) **细胞因子** 新生儿T细胞产生TNF和GM-CSF仅为成人的50%,IFN-γ、IL-10、IL-4为10%~20%。随着抗原反复刺激,各种细胞因子水平逐渐升高,如IFN-γ于生后175天即可达到成人水平。

(4) **NK细胞和ADCC** NK细胞的表面标记CD56于出生时几乎不表达,整个新生儿期也很低,NK活性于生后1~5个月时达成人水平。出生时ADCC功能仅为成人的50%,于1岁达到成人水平。

3. 特异性体液免疫特点

(1) **骨髓和淋巴结** 骨髓既是造血组织,又是B细胞成熟的场所。全身各部位的淋巴结发育先后不一,颈及肠系膜的淋巴结发育最早。足月新生儿于腹股沟处已能扪及浅表淋巴结。2岁后扁桃体增大,以后稍缩小,6~7岁时又增大。12~13岁时,淋巴结发育达到高峰。

(2) **B细胞** 与T细胞相比,B细胞发育较迟缓。足月新生儿B细胞量略高于成人,而早产儿外周血B细胞数量较少,不利于抗感染的特异性抗体产生,易发生暂时性低丙种球蛋白血症。

胎儿和新生儿有产生IgM的B细胞,但没有产生IgG和IgA的B细胞。分泌IgG的B细胞于2岁时、分泌IgA的B细胞于5岁时达成人水平。由于TH细胞功能不足,B细胞不能产生荚膜多糖细菌抗体。

(3) **免疫球蛋白** B细胞分泌的免疫球蛋白存在于B细胞膜上和体液中,分IgG、IgM、IgA、IgD、IgE五类。

①IgG 是唯一能通过胎盘的免疫球蛋白。大量IgG通过胎盘发生在妊娠后期。胎龄小于32周的胎儿其血清IgG<400mg/dl,而足月新生儿血清IgG高于其母体5%~10%。随母体IgG消失,于出生后

3个月血清 IgG 降至最低点,至 10~12 个月时体内 IgG 均为自身产生,8~10 岁达成人水平。

②IgM　胎儿期已能产生 IgM,出生后更快,男孩于 3 岁时、女孩于 6 岁时达到成人血清水平。脐血 IgM 水平增高,提示宫内感染。

③IgA　发育最迟,至青春后期或成人期达成人水平。SIgA 是黏膜局部抗感染的重要因素,于新生儿期不能测出,2 个月时唾液中可以测到,2~4 岁时达成人水平。

④IgD　新生儿血中 IgD 含量极微,5 岁时才能达成人水平的 20%,其生物学性状尚不清楚。

⑤IgE　可引起 I 型变态反应,脐血含量很少,有可能通过母乳获得,约 7 岁时达成人水平。

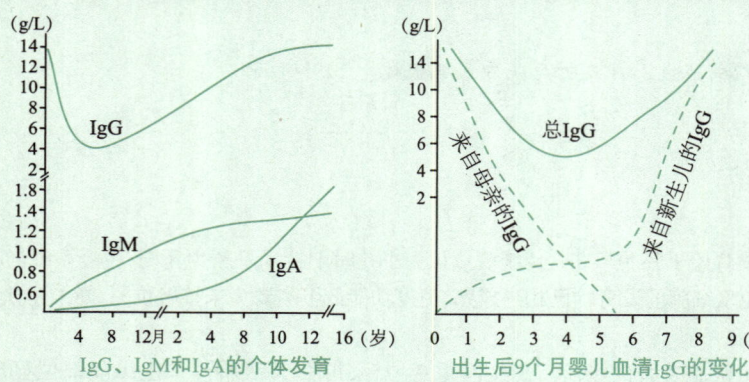

IgG、IgM和IgA的个体发育　　出生后9个月婴儿血清IgG的变化

	通过胎盘	发育	临床意义
IgG	唯一能通过胎盘	新生儿血清浓度高于母体,生后 3 个月达最低点 10~12 个月时体内 IgG 均为自身产生,8~10 岁达成人水平	功能复杂
IgM	不能通过胎盘	胎儿期即可产生 IgM,出生后更快 男孩 3 岁、女孩 6 岁时达成人血清水平	脐血 IgM 增高提示宫内感染
IgA	不能通过胎盘	发育最迟,至青春后期或成人期达成人水平。SIgA 新生儿不能测出,2 个月时唾液中可测,2~4 岁达成人水平	SIgA 是黏膜局部抗感染的主要因素
IgD	不能通过胎盘	新生儿血中 IgD 含量极微,5 岁时才能达成人水平的 20%	生物学意义不清
IgE	不能通过胎盘	脐血含量很少,可能通过母乳获得,约 7 岁达成人水平	引起 I 型变态反应

4. 非特异性免疫特点

(1)吞噬作用　单核/巨噬细胞和中性粒细胞是主要的吞噬细胞。单核细胞可分化为巨噬细胞。

①单核/巨噬细胞　新生儿单核细胞发育已完善,但因其缺乏辅助因子,其趋化、黏附、吞噬、氧化杀菌,产生 G-CSF、IL-6、IL-8、IL-12、IFN-γ 和抗原提呈能力均较成人差。

②中性粒细胞　受分娩的刺激,出生后 12 小时外周血中性粒细胞计数较高,72 小时后渐下降,而后逐渐上升达成人水平。新生儿趋化和黏附分子表达不足。中性粒细胞功能暂时性低下是易发生化脓性感染的原因。总之,新生儿时期各种吞噬细胞功能呈暂时性低下。

(2)补体系统　母体的补体不传输给胎儿,新生儿补体经典途径成分(CH50、C3、C4 和 C5)活性是其母亲的 50%~60%,生后 3~6 个月达成人水平。旁路途径的各种成分发育更落后,B 因子和备解素仅分别为成人的 35%~60% 和 35%~70%。未成熟儿补体经典和旁路途径均低于成熟儿。

【例1】各种补体成分浓度达到成人水平的年龄是
　　A. 1~2 个月　　　　　　　　　　B. 2~3 个月　　　　　　　　　　C. 3~4 个月
　　D. 3~6 个月　　　　　　　　　　E. 6~9 个月

【例2】小儿生理性免疫功能低下的时期最主要是

A. 学龄期   B. 围生期   C. 学龄前期
D. 青春期   E. 婴幼儿期

二、原发性免疫缺陷病概述

1. 概念

(1) **免疫缺陷病** 是指因免疫细胞（淋巴细胞、吞噬细胞等）和免疫分子（可溶性因子白细胞介素、补体、免疫球蛋白和细胞膜表面分子等）发生缺陷引起的机体抗感染免疫功能低下或免疫功能失调的一组临床综合征。

(2) **原发性免疫缺陷病** 免疫缺陷病可为遗传性，即由不同基因缺陷导致免疫系统功能损害的疾病，称为原发性免疫缺陷病。

(3) **继发性免疫缺陷病** 出生后由于环境因素（如感染、营养紊乱、某些疾病状态）影响免疫系统所致的免疫缺陷病，称为继发性免疫缺陷病。

2. 分类

迄今共发现354种原发性免疫缺陷病，共分为9大类，即联合免疫缺陷、具有综合征特点的联合免疫缺陷、抗体为主的免疫缺陷、免疫失调性疾病、先天性吞噬细胞数量和（或）功能缺陷、固有免疫缺陷、自身炎症性疾病、补体缺陷和原发性免疫缺陷拟表型。

3. 我国常见的几种原发性免疫缺陷病

(1) **X-连锁无丙种球蛋白血症** 血清IgM、IgG和IgA均明显下降或缺如，特异性抗体水平低下，骨髓内原始B细胞数量正常，但外周血B细胞极少。患者易发生上、下呼吸道化脓性感染和肠道病毒感染。

(2) **X-连锁高免疫球蛋白M血症** 循环T细胞正常，IgM和IgD B细胞存在、表达其他Ig的B细胞缺乏，临床表现为中性粒细胞和血小板减少、溶血性贫血。

(3) **湿疹、血小板减少伴免疫缺陷** 常表现为湿疹、反复感染和血小板减少三联症。

(4) **慢性肉芽肿病** 吞噬细胞细胞色素基因突变，致使不能产生超氧根、单态氧和H_2O_2，其病原体杀伤功能减弱，导致慢性化脓性感染，形成肉芽肿，尤其见于淋巴结、肝、肺和胃肠道。

4. 共同临床表现

(1) **反复和慢性感染** 免疫缺陷病最常见的表现是感染，表现为反复、严重、持久、难治的感染。不常见和致病力低的细菌常为感染源。部分患儿需要持续使用抗菌药物预防感染。

(2) **自身免疫性疾病** 常伴发自身免疫性疾病如溶血性贫血、血小板减少性紫癜、中性粒细胞减少、系统性血管炎、系统性红斑狼疮、皮肌炎、免疫复合物性肾炎、免疫性甲状腺功能低下和关节炎等。

(3) **肿瘤** 尤其容易发生淋巴系统肿瘤。

(4) **其他临床表现** 如生长发育迟缓，甚至停滞。

5. 治疗

(1) **一般治疗** 加强护理，预防和治疗感染。

(2) **替代治疗** 使用免疫球蛋白、高效价免疫血清球蛋白、血浆等。

(3) **免疫重建** 如胸腺组织移植、造血干细胞移植等。

(4) **基因治疗** 许多原发性免疫缺陷病的突变基因已被克隆，其突变位点已经确立，这给基因治疗打下了基础。目前全球已完成治疗临床试验10余项。

三、川崎病

川崎病又称黏膜皮肤淋巴结综合征，是一种急性全身性中、小动脉炎，易累及冠状动脉，表现为发热、皮疹、球结膜充血、口腔黏膜充血、手足红斑、硬性水肿和颈部淋巴结肿大。发病年龄以婴幼儿多见。

1. 临床表现

发热	39~40℃,持续7~14天,呈稽留热或弛张热,抗生素治疗无效
球结合膜充血	于起病3~4天出现,无脓性分泌物,热退后消散
唇及口腔表现	唇充血皲裂;口腔黏膜弥漫性充血;舌乳头突起、充血,呈草莓舌
手足症状	急性期手足硬性水肿、掌跖红斑;恢复期指(趾)端膜状脱皮
皮肤表现	多形性红斑和猩红热样皮疹,常在第1周出现。肛周皮肤发红、脱皮
颈淋巴结肿大	单侧或双侧肿大,坚硬有触痛,表面不红,无化脓
心脏表现	于病程第1~6周出现心包炎、心肌炎、心内膜炎、心律失常 冠脉损害多见于病程第2~4周。<2岁男孩、ESR、Plt、CRP明显升高是冠脉病变高危因素 心肌梗死、冠状动脉瘤破裂可导致心源性休克,甚至猝死
消化系统症状	腹痛、呕吐、腹泻、麻痹性肠梗阻、肝大、黄疸
其他	间质性肺炎、无菌性脑膜炎、关节痛、关节炎

【例3】川崎病的冠状动脉损害最常发生于起病的第
A. 2~3天　　　　　　　B. 7~10天　　　　　　　C. 10~14天
D. 14~28天　　　　　　E. 1~2个月（2023）

2. 辅助检查

(1) 血液检查　周围血白细胞增高,轻度贫血,血小板正常,血沉增快,CRP增高,血清转氨酶增高。

(2) 免疫学检查　血清IgG、IgM、IgA、IgE和血液循环免疫复合物升高;总补体和C3正常或增高。

(3) 心电图　早期示非特异性ST-T变化;心包炎时可有广泛ST段抬高和低电压;心肌梗死时ST段明显抬高、T波倒置及异常Q波。

(4) 超声心动图　为最重要的辅助检查。急性期可见心包积液,左心室内径增大、冠状动脉瘤。

(5) 冠状动脉造影　如超声检查有多发性冠状动脉瘤,或心电图有心肌缺血表现者,应进行冠状动脉造影,以观察冠状动脉病变程度,指导治疗。

(6) 多层螺旋CT　在检测冠状动脉狭窄、血栓、血管钙化方面明显优于超声心动图。

3. 诊断与鉴别诊断

(1) 诊断标准　发热5天以上,伴下列5项临床表现中4项者,排除其他疾病后,可诊断为川崎病。如5项临床表现中不足4项,但超声心动图有冠状动脉损害,也可确诊为川崎病。

①四肢变化:急性期掌跖红斑、手足硬性水肿;恢复期指(趾)端膜状脱皮。
②多形性红斑。
③眼结合膜充血,非化脓性。
④唇充血皲裂,口腔黏膜弥漫性充血,舌乳头突起,充血呈草莓舌。
⑤颈部淋巴结肿大。

(2) 鉴别诊断　如下。
①败血症　血培养阳性,抗生素治疗有效,可有原发灶。
②渗出性多形性红斑　婴儿多见,皮疹范围广泛,有疱疹及皮肤剥脱出血,有口腔溃疡。
③幼年特发性关节炎全身型　无眼结合膜充血,无口唇发红皲裂,无手足硬肿及指(趾)端膜状脱皮。
④猩红热　全身中毒症状重,皮肤弥漫性充血,密集针尖大小丘疹,疹退后有大片脱皮。

【例4】川崎病的诊断标准不包括
A. 关节疼痛,肿大　　　　　　　B. 双眼球结膜充血,唇红干裂和杨梅舌
C. 发热呈稽留热或弛张热　　　D. 遍布全身的荨麻疹样、麻疹样、猩红热样皮疹

E. 手足皮肤广泛硬性水肿,继之手掌、脚底有弥漫性红斑或膜样脱皮

【例5】男孩,5岁。持续高热1周。查体:T39℃,P128次/分,R36次/分。热病容,双眼球结合膜充血,口唇干裂,可见草莓舌,皮肤呈弥漫性红斑,颈部浅表淋巴结肿大,手足硬性水肿,心音有力。最可能的诊断是

    A. 川崎病　　　　　　　　　B. 手足口病　　　　　　　　C. 败血症

    D. 风湿热　　　　　　　　　E. 猩红热

4. 治疗

(1) 阿司匹林　30～50mg/(kg·d),分2～3次服用,热退后3天逐渐减量,2周左右减至3～5mg/(kg·d),维持6~8周。如有冠状动脉病变,应延长用药时间,直至冠状动脉病变恢复正常。

(2) 静脉注射丙种球蛋白(IVIG)　剂量为1~2g/kg,于8~12小时静脉缓慢输入,宜早期(发热10天以内)应用,可迅速退热,预防冠状动脉病变发生。应同时合并应用阿司匹林,剂量和疗程同上。

(3) 糖皮质激素　因可促进血栓形成,增加发生冠状动脉病变的风险,影响冠状动脉病变修复,故不宜单独应用,可与阿司匹林和双嘧达莫合并使用。主要用于丙种球蛋白治疗无效的患儿。

(4) 抗血小板聚集　阿司匹林、双嘧达莫等。

(5) 对症治疗　如补充液体、保护肝脏、控制心力衰竭、纠正心律失常等。

(6) 心脏手术　严重的冠状动脉病变需要进行冠状动脉搭桥术。

(7) IVIG非敏感型川崎病　指患儿10天内接受IVIG治疗,无论1次或分次输注48小时后体温仍高于38℃,或给药2~7天后再次发热,并符合至少1项诊断标准者。对于IVIG非敏感型川崎病,可继续一次性给予IVIG治疗,使用糖皮质激素+阿司匹林联合治疗。

【例6】川崎病急性期的最佳治疗药物是

    A. 阿司匹林　　　　　　　　B. 糖皮质激素　　　　　　　C. 丙种球蛋白

    D. 糖皮质激素+阿司匹林　　　E. 丙种球蛋白+阿司匹林

【例7】男,3岁,因发热1周伴手足硬性水肿住院。查体:球结膜充血,皮疹,颈部淋巴结肿大。给予阿司匹林后体温正常,后续阿司匹林治疗方案是

    A. 热退后15天停药　　　　　　B. 热退后7天开始逐渐减量,维持2~3周

    C. 热退后7天停药　　　　　　D. 热退后3天停药

    E. 热退后3天开始逐渐减量,维持6~8周

5. 预后与随访

川崎病为自限性疾病,多数预后良好,复发率1%～2%。无冠状动脉病变患儿于出院后1、3、6个月及1~2年各进行1次全面检查。未经有效治疗的患儿,有10%～20%发生冠状动脉病变,应长期密切随访,每6~12个月1次。冠状动脉瘤多于病后2年内自行消失。

▶**常考点**　免疫球蛋白的特点;川崎病的诊断及治疗。

参考答案——详细解答见《2024国家临床执业及助理医师资格考试历年考点精析(上、下册)》

1. ABCDE　　2. ABCDE　　3. ABCDE　　4. ABCDE　　5. ABCDE　　6. ABCDE　　7. ABCDE

第5章 感染性疾病

▶ **考纲要求**
①常见发疹性疾病（麻疹、风疹、幼儿急疹、水痘、手足口病、猩红热）。②传染性单核细胞增多症。③结核病概述。④原发型肺结核。⑤结核性脑膜炎。

▶ **复习要点**

一、麻疹

1. 概念

麻疹是由麻疹病毒引起的一种传染性极强的疾病。临床上以发热、上呼吸道炎、结膜炎、口腔麻疹黏膜斑（Koplik 斑）、全身斑丘疹及疹退后遗留色素沉着伴糠麸样脱屑为特征。病后大多数可获得终身免疫。

2. 典型麻疹的临床表现

(1) 潜伏期 大多为6~18天，平均10天左右。

(2) 前驱期 也称出疹前期，常持续3~4天，主要表现如下。

①**发热** 多为中度以上发热，热型不一。

②**上感及结膜炎表现** 在发热同时出现咳嗽、打喷嚏、咽部充血、结膜充血、眼睑水肿、畏光、流泪等。

③**麻疹黏膜斑（Koplik 斑）** 是麻疹早期的**特征性体征**，常在出疹前1~2天出现。开始时见于上下磨牙相对的颊黏膜上，为直径 0.5~1.0mm 的灰白色小点，周围有红晕，迅速增多，可累及整个颊黏膜及唇部黏膜，于出疹后1~2天消失，可留有暗红色小点。

④**其他表现** 如全身不适、食欲减退、精神不振等。婴儿可有呕吐、腹泻等消化系统症状。

(3) 出疹期 多在发热3~4天后出疹，此时全身中毒症状加重，体温可突然高达40℃，咳嗽加剧，伴嗜睡或烦躁不安，重者有谵妄、抽搐。出疹特点是**先上后下、先小后大、先红后暗**：皮疹先出现于耳后、发际，渐及额、面、颈部，自上而下蔓延至躯干、四肢，最后达手掌与足底；皮疹初为红色斑丘疹，呈充血性，疹间皮肤正常，不伴痒感；以后部分融合成片，颜色加深，呈暗红色。此期肺部可闻及干、湿啰音。

(4) 恢复期 若无并发症，出疹3~4天后退热，皮疹按出疹的先后顺序开始消退，疹退后皮肤遗留棕褐色色素沉着伴糠麸样脱屑，一般7~10天消退。

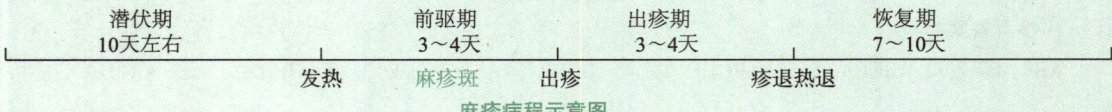

麻疹病程示意图

注意：①Koplik 斑，也称麻疹黏膜斑，是麻疹的特征性体征。
②麻疹的出疹特点：先上后下、先小后大、先红后暗。先上后下指"耳后发际—额面颈—躯干四肢—手掌足底"；先小后大指"从小的斑丘疹—片状融合"；先红后暗指"红色—颜色加深—暗红"。

3. 非典型麻疹的临床表现

(1) 轻型麻疹 多见于有部分免疫者，如潜伏期内接受过丙种球蛋白或<8个月有母亲被动抗体的婴儿。主要临床特点是一过性低热，轻度眼鼻卡他症状，全身症状良好，可无麻疹黏膜斑，皮疹稀疏、色淡，

消失快,疹退后无色素沉着或脱屑,无并发症。常需靠流行病学资料和麻疹病毒血清学检查确诊。

(2) **重型麻疹** 多见于营养不良、免疫力低下继发严重感染者。常持续高热,中毒症状重,伴惊厥、昏迷。皮疹密集融合,呈出血性,常伴黏膜和消化道出血、咯血、血尿。常并发肺炎、心力衰竭等并发症。

(3) **异型麻疹** 多见于接种过麻疹疫苗而再次感染麻疹野病毒株者。典型症状是持续高热、乏力、肌痛、头痛,皮疹不典型,呈多样性,出疹顺序不规则,易并发肺炎。

【例1】典型麻疹的出疹时间与发热的关系是
  A. 发热2~3天出疹,出疹时伴低热   B. 发热3~4天出疹,出疹时热退
  C. 发热1~2天出疹,出疹时热退   D. 发热3~4天出疹,出疹时热更高
  E. 发热1~2天出疹,出疹时热更高

【例2】女孩,2岁。发热、流涕、咳嗽3天,皮疹6小时。查体:精神萎靡,前额及耳后有浅红色斑丘疹,眼结膜充血,口腔黏膜粗糙,两肺呼吸音粗。最可能的诊断是
  A. 川崎病   B. 咽结膜热   C. 风疹
  D. 幼儿急疹   E. 麻疹

4. 并发症

(1) **肺炎** 最常见并发症,主要见于重度营养不良、免疫功能低下的小儿,预后较差,占麻疹患儿死因的90%以上。由麻疹病毒本身引起的间质性肺炎多不严重,常在出疹及体温下降后消退。继发性肺炎的病原体多为金黄色葡萄球菌、肺炎链球菌、流感嗜血杆菌等,故易并发脓胸和脓气胸。

(2) **喉炎** 由于麻疹病毒本身可导致整个呼吸道炎症,故麻疹患儿常有轻度喉炎表现。并发细菌感染时喉部组织明显水肿,分泌物增多,可出现声音嘶哑、犬吠样咳嗽、吸气性呼吸困难及三凹征。

(3) **心肌炎** 常见于营养不良和并发肺炎的患儿。可有心音低钝、心率增快、心力衰竭等。

(4) **麻疹脑炎** 患儿常在出疹后2~6天再次发热,出现嗜睡、烦躁、共济失调、呕吐、惊厥、昏迷等。脑脊液中淋巴细胞增多、蛋白轻度增加。病死率高,后遗症多,存活者可伴有智力障碍、瘫痪、癫痫等。

(5) **亚急性硬化性全脑炎** 大多在患麻疹2~17年后发病,开始时症状隐匿,可有行为和情绪的改变,以后出现进行性智力减退,病情逐渐恶化,出现共济失调、视听障碍、肌阵挛等表现。

(6) **结核病恶化** 麻疹患儿因免疫反应受到暂时抑制,可使原有潜伏的结核病恶化。

(7) **营养不良与维生素A缺乏** 维生素A缺乏可导致干眼症。

【例3】小儿麻疹最常见的并发症是
  A. 心肌炎   B. 脑炎   C. 肺炎
  D. 喉炎   E. 结膜炎(2023)

【例4】男孩,2岁。高热4天,发现面部、躯干红色皮疹。出疹后第3天突发惊厥1次,伴呕吐3次。查体:T38.5℃,嗜睡,全身皮肤可见红色斑丘疹,疹间皮肤正常,心音有力,肺部无啰音,脑膜刺激征(+)。最可能的诊断是
  A. 麻疹并发热性惊厥   B. 麻疹脑炎   C. 化脓性脑膜炎
  D. 风疹脑炎   E. 风疹并发热性惊厥

【例5】最易并发维生素A缺乏症的疾病是
  A. 幼儿急疹   B. 麻疹   C. 川崎病
  D. 风疹   E. 咽结膜热

5. 治疗

麻疹尚无特异性治疗方法,主要是对症治疗、加强护理和预防并发症。

(1) **一般治疗** 卧床休息,保持室内适当的温度、湿度和空气流通,避免强光刺激。注意皮肤、眼、鼻、口腔清洁。鼓励多饮水,给予易消化和营养丰富的食物。

(2) **对症治疗** 高热时可酌情使用退热剂,但应避免急骤退热,特别是在出疹期。WHO推荐给予麻

疹患儿补充大剂量维生素A,20万~40万单位,每日1次口服,连服2剂,可减少并发症的发生。

(3) **并发症的治疗**　有并发症者给予相应治疗。继发细菌感染可给予抗生素。

(6~7题共用题干) 男婴,11个月。发热4天,皮疹1天。体温波动在39.0~40.0℃,伴咳嗽、声嘶。查体:颜面、躯干可见红色斑丘疹,结膜充血,口腔黏膜充血且粗糙,可见细小白点。双肺闻及少量干啰音。

【例6】对本病最有诊断价值的临床表现是
　　A. 结膜充血　　　　　　　　B. Koplik 斑　　　　　　　　C. 咳嗽和声嘶
　　D. 发热　　　　　　　　　　E. 皮疹形态

【例7】对该患儿的处理措施,不正确的是
　　A. 补充维生素A　　　　　　B. 高热可给予退热药物　　　C. 频繁剧咳可用镇咳剂
　　D. 烦躁可给予镇静药物　　　E. 保持口腔清洁(2022)

6. 预防

提高人群免疫力,减少麻疹易感人群是消除麻疹的关键。

(1) **主动免疫**　采用麻疹减毒活疫苗预防接种。出生后8个月初种,18~24月龄儿童要完成第2次接种。此外,根据麻疹流行病学情况,在一定范围、短时间内对高发人群开展强化免疫接种。

(2) **被动免疫**　接触麻疹患儿后5天内应立即注射免疫血清球蛋白(丙种球蛋白)0.25ml/kg,可预防发病或减轻症状。被动免疫可维持3~8周。

(3) **控制传染源**　一般隔离至出疹后5天,合并肺炎者延长至出疹后10天。对接触麻疹的易感儿应隔离检疫3周,并给予被动免疫。

(4) **切断传播途径**　流行期间易感儿童避免到人群密集的场所去。

(5) **加强麻疹的监测管理**　麻疹监测的目的是了解麻疹的流行病学特征、评价免疫等预防控制措施的效果、为制订有效的麻疹控制策略提供依据。

【例8】丙种球蛋白用于小儿被动免疫,主要用于预防
　　A. 流感　　　　　　　　　　B. 麻疹　　　　　　　　　　C. 百日咳
　　D. 结核病　　　　　　　　　E. 乙型脑炎

　　A. 5天　　　　　　　　　　B. 21天　　　　　　　　　　C. 7天
　　D. 10天　　　　　　　　　　E. 14天

【例9】麻疹合并肺炎时应隔离至出疹后

【例10】接触麻疹的易感者需检疫观察的时间是

二、水痘

1. 病因

水痘是由水痘-带状疱疹病毒(VZV)引起的具有高度传染性的儿童期出疹性疾病,经飞沫或接触传播。其临床特点为皮肤黏膜相继出现或同时存在斑疹、丘疹、疱疹和结痂等各类皮疹。感染后可获得持久免疫力,但以后可发生带状疱疹。冬春季节多发。

2. 临床表现

(1) **典型水痘**　发疹前可出现前驱症状,如发热、不适、厌食等。24~48小时出现皮疹。皮疹特点如下。

①首发于头、面和躯干,继而扩展到四肢,末端稀少,呈向心性分布。

②最初的皮疹为红色斑疹和丘疹,继之变为透明饱满的水疱,24小时后水疱混浊并呈中央凹陷,水疱易破溃,2~3天后结痂。

③"四世同堂",即斑疹、丘疹、疱疹、结痂同时出现。伴明显痒感。

④黏膜皮疹还可出现在口腔、眼结膜、生殖器等处,易破溃形成浅溃疡。
⑤水痘为自限性疾病,全身症状较轻,10天左右痊愈。
⑥皮疹结痂后一般不留瘢痕。

(2)重症水痘　多发生于恶性疾病或免疫功能低下的患儿。持续性高热和全身中毒症状明显,皮疹多,易融合成大疱型或呈出血性,可继发感染或因伴血小板减少而发生暴发性紫癜。

(3)先天性水痘　母亲在妊娠早期感染水痘可导致胎儿多发性畸形;若母亲发生水痘数天后分娩,可导致新生儿水痘,病死率可达25%~30%。

【例11】水痘发热后几日开始出疹?
A. 半天　　　　　　　　B. 1~2天　　　　　　　C. 3天
D. 4天　　　　　　　　E. 5天

【例12】水痘不会出现的临床表现是
A. 最初表现为斑丘疹　　B. 皮疹首发于头面部和躯干　　C. 皮疹呈向心性分布
D. 丘疹和结痂同时出现　E. 皮疹结痂后常遗留瘢痕(2023)

【例13】不符合水痘皮疹特点的是
A. 皮疹呈向心性分布　　B. 皮疹最初形态为斑丘疹　　C. 黏膜处也可见皮疹
D. 丘疹、疱疹、结痂可同时存在　E. 皮疹不伴瘙痒(2020)

【例14】男孩,2岁。低热2天,轻咳,食欲欠佳,皮肤瘙痒。查体:胸、腹部可见红色斑丘疹及水疱,部分已结痂。最可能的诊断是
A. 猩红热　　　　　　　B. 水痘　　　　　　　　C. 幼儿急疹
D. 手足口病　　　　　　E. 麻疹(2022)

3. 并发症
(1)**继发皮肤感染**　最常见,如脓疱疮、丹毒、蜂窝织炎、脓毒症等。
(2)**水痘肺炎**　多见于免疫缺陷者和新生儿,多发生于患病后1~5天。
(3)**神经系统并发症**　可见水痘后脑炎、横贯性脊髓炎、面神经瘫痪、Reye综合征等。
(4)**其他**　少数病例可发生心肌炎、肝炎、肾炎、关节炎等。

【例15】水痘最常见的并发症是
A. 肺炎　　　　　　　　B. 心肌炎　　　　　　　C. 脑炎
D. 血小板减少　　　　　E. 皮肤感染

4. 治疗
(1)**治疗原则**　水痘为自限性疾病,无合并症时以一般治疗和对症处理为主。
(2)**抗病毒治疗**　首选阿昔洛韦,应在出疹后48小时内应用。
(3)**抗生素治疗**　继发细菌感染时可以应用。
(4)**糖皮质激素**　可导致病毒播散,不宜使用。

5. 预防
(1)**控制传染源**　隔离患儿至皮疹全部结痂为止。对有接触史的易感儿童,应检疫3周。
(2)**保护易感人群**
①主动免疫　注射水痘减毒活疫苗,可预防易感小儿发生水痘,可持续10年以上。
②被动免疫　对正在使用大剂量糖皮质激素、免疫功能受损、恶性病患儿、接触过患者的孕妇、患水痘母亲的新生儿,在接触水痘72小时内肌内注射水痘-带状疱疹免疫球蛋白,可起到被动免疫作用。

三、风疹

1. 病因

风疹是由风疹病毒引起的一种急性呼吸道传染病，临床上以低热、皮疹及耳后、枕部淋巴结肿大和全身症状轻微为特征，主要经飞沫传播。妊娠早期感染风疹后，病毒可通过胎盘传给胎儿而导致各种先天畸形，称为先天性风疹综合征。

2. 临床表现

(1) 潜伏期 一般为14~21天，表现为"上感"症状。

(2) 前驱期 1~2天，症状多较轻微，低热和卡他症状，耳后、枕部、后颈部淋巴结稍大。

(3) 出疹期 ①出疹时间：多于发热1~2天后出疹，1天内出齐；②出疹顺序：面颊部→颈部→躯干→四肢，但手掌、足底常无皮疹；③皮疹形态多变，呈猩红热样斑疹，疹退时体温恢复正常；④淋巴结肿大：此期患儿耳后、两侧颈部浅表淋巴结肿大明显；⑤皮疹多于3天内迅速消退，疹退后不留色素沉着。

【例16】女孩，5岁。发热，体温38℃，发热1天后出疹，从面部开始，24小时皮疹遍布全身，72小时皮疹消退，枕后、耳后淋巴结肿大。最可能的诊断是

　　A. 手足口病　　　　　　B. 幼儿急疹　　　　　　C. 风疹
　　D. 猩红热　　　　　　　E. 麻疹

【例17】风疹与麻疹的主要鉴别点是

　　A. 全身症状轻　　　　　B. 皮疹为全身性分布　　C. 呈充血性斑丘疹
　　D. 皮疹1日内出齐　　　E. 外周血白细胞减少

3. 治疗

目前尚无特效的抗病毒治疗方法，主要是对症治疗（如退热、止咳）、加强护理、适当的支持治疗。

4. 预防

(1) 控制传染源 隔离患儿至出疹后5天。妊娠3个月内应避免与风疹病人接触，若有接触史，可于接触后5天内注射丙种球蛋白。对已确诊为风疹的早期孕妇，应考虑终止妊娠。

(2) 保护易感人群

①主动免疫 对于儿童、易感孕龄妇女，可接种风疹减毒活疫苗。因风疹减毒活疫苗可通过胎盘感染胎儿，故孕妇不宜接种该疫苗。

②被动免疫 对于体弱、妊娠早期接触风疹患儿者，可注射高效免疫球蛋白，可起预防作用。

　　A. 5天　　　　　　　　B. 8天　　　　　　　　C. 10天
　　D. 15天　　　　　　　E. 21天

【例18】麻疹需隔离至出疹后

【例19】麻疹合并肺炎需隔离至出疹后

【例20】风疹需隔离至出疹后

四、幼儿急疹

1. 病因

幼儿急疹又称婴儿玫瑰疹，是由人疱疹病毒6型引起的急性出疹性传染病，其临床特点是持续性高热3~5天，热退出疹。本病多见于6~18个月小儿，3岁以后少见。

2. 临床表现

(1) 潜伏期 7~15天，平均10天。

(2) 发热期 突起高热，体温39~40℃，持续3~5天，可伴惊厥。咽峡部充血、头颈部浅表淋巴结轻

度肿大、轻微腹泻。全身症状轻微。

(3) 出疹期 发热 3~5 天体温骤退,同时出现皮疹。皮疹呈红色斑疹、斑丘疹,很少融合,主要见于躯干、颈部、上肢。皮疹于 1~3 天消退,无色素沉着,也无脱皮。

3. 治疗

本病无特殊治疗,主要是对症支持治疗。

(21~22 题共用题干)患儿,7 个月。发热 3 天,体温 39~40℃,流涕,轻咳。查体:一般情况好,除咽部充血外,未见其他异常,一直服用中药治疗。今日热退,因皮肤出现红色斑丘疹而就诊。

【例 21】最可能的诊断是
 A. 风疹 B. 水痘 C. 麻疹
 D. 猩红热 E. 幼儿急疹

【例 22】本病的病原体为
 A. 麻疹病毒 B. 腺病毒 C. 人疱疹病毒 6 型
 D. 柯萨奇病毒 E. 水痘病毒

五、猩红热

1. 病因

猩红热是一种由 A 组乙型溶血性链球菌所致的急性呼吸道传染病,临床上以发热、咽峡炎、全身弥漫性红色皮疹及疹退后皮肤脱屑为特征。多见于 5~15 岁儿童。

2. 临床表现

(1) 普通型 典型病例分 4 期。
①潜伏期 通常为 2~3 天,短者 1 天,长者 5~6 天。
②前驱期 从发病到出疹为前驱期,一般不超过 24 小时。突发高热,伴咽痛、头痛、腹痛,可有咽炎、扁桃体炎。婴儿在起病时烦躁或惊厥。病初舌被白苔,舌尖及边缘红肿,突出的舌乳头也呈白色,称白草莓舌。4~5 天后,白舌苔脱落,舌面光滑鲜红,舌乳头红肿突起,称红草莓舌。
③出疹期 发病后 1~2 天出疹。
A. 出疹顺序 先为颈部、腋下、腹股沟等处,24 小时内遍及全身。
B. 皮疹特点 全身皮肤弥漫性充血发红,其间广泛存在密集而均匀的红色细小丘疹,呈鸡皮样,触之砂纸感,压之退色,有痒感,疹间无正常皮肤,以手按则红色可暂时消退数秒,出现苍白的手印,此种现象称为贫血性皮肤划痕;面部潮红无皮疹,口唇周围发白,形成口周苍白圈;皮肤皱褶处如腋窝、肘窝及腹股沟等处,皮疹密集,其间有出血点,形成明显的横纹线,称为帕氏(Pastia)线;在皮疹旺盛时,于腹部、手足上可见到粟状汗疱疹。
④恢复期 体温正常,一般情况好转,皮疹按出疹顺序消退。疹退后 1 周开始脱皮,其顺序同出疹顺序,面部躯干糠屑样脱皮,手足大片状脱皮。脱皮期可达 6 周,无色素沉着。

注意:猩红热的三大特点——红草莓舌、贫血性皮肤划痕、帕氏(Pastia)线(3 版 8 年制《儿科学》P513)。

(2) 轻型 发热、咽炎、皮疹等表现较轻,易漏诊,常因脱皮或患肾炎才被回顾诊断。
(3) 重型(中毒型) 骤起高热,感染中毒症状严重。皮疹呈片状红斑,伴有出血。严重咽、扁桃体炎症可出现心肌炎、感染性休克、败血症、脑膜炎等。
(4) 外科型 皮疹从伤口开始,再波及全身。伤口处有局部炎症表现,无咽炎及草莓舌。

【例 23】手足皮肤呈大片状脱皮,且无色素沉着的发疹性疾病是
 A. 猩红热 B. 麻疹 C. 幼儿急疹
 D. 水痘 E. 风疹

【例24】女孩,9岁。发热伴咽痛2天。今日全身皮肤出现鲜红色粟粒疹,疹间皮肤充血。咽部充血明显,白色草莓舌,腋下、肘窝可见帕氏线。最可能的诊断是
  A. 猩红热　　　　　　B. 水痘　　　　　　　C. 小儿急疹
  D. 手足口病　　　　　E. 麻疹(2022)

3. 并发症

(1)**化脓性并发症**　包括中耳炎、乳头炎、淋巴结炎、扁桃体周围脓肿、咽后壁脓肿、蜂窝织炎。

(2)**严重并发症**　包括败血症、脑膜炎、骨髓炎。

(3)**少见并发症**　少数患儿病后2~3周可出现变态反应,主要表现为肾小球肾炎或风湿热。

4. 治疗

(1)**抗生素治疗**　首选青霉素,共7~10天。青霉素过敏者,可改用红霉素或头孢菌素。

(2)**一般治疗**　呼吸道隔离,卧床休息,供给充足的水分和营养,防止继发感染。

5. 预防

(1)**控制传染源**　隔离患儿至痊愈及咽拭子培养阴性。

(2)**切断传播途径**　消毒处理患儿的分泌物及污染物,戴口罩检查患儿。

(3)**保护易感者**　密切接触患者的易感儿,可口服复方磺胺甲噁唑3~5天,也可肌内注射长效青霉素。

六、手足口病

手足口病是由肠道病毒引起的急性发热出疹性疾病,好发于5岁以下儿童。由于病毒的传染性很强,常常造成流行。主要通过消化道、呼吸道、密切接触等途径传播。大多数患儿症状轻微,主要表现为发热、口腔和四肢末端的斑丘疹、疱疹。但肠道病毒71型感染所致的患儿,少数可出现无菌性脑膜炎、脑干脑炎、脑脊髓炎、肺水肿等严重症状,个别重症患儿病情进展迅速可致死亡。

1. 病因

引起手足口病的病原体主要为肠道病毒,我国以肠道病毒71型、柯萨奇病毒A组16型多见。

【例25】小儿重症手足口病的病原体多为
  A. 埃可病毒　　　　　B. 人疱疹病毒6型　　　C. 柯萨奇病毒A组16型
  D. 肠道病毒71型　　　E. 轮状病毒

2. 临床表现

本病临床表现复杂多样,根据病情轻重,分为普通病例和重症病例。

(1)**普通病例**　急性起病,大多有发热,可伴有咳嗽、流涕、食欲不振等非特异性症状。

①手、足、臀部　患儿手、足、臀部出现斑丘疹和疱疹,偶见于躯干,呈离心性分布。

②口腔　口腔内见散发性疱疹或溃疡,多位于舌、颊黏膜和硬腭等处,引起口腔疼痛,患儿拒食、流涎。

③皮损特点　手、足、口、臀四个部位("四部曲")可出现斑丘疹和疱疹,皮疹具有不痛、不痒、不结痂、不结疤的"四不"特征。手、足、口病损在同一患者不一定全部出现。水疱和皮疹通常在1周内消退。

(2)**重症病例**　少数病例病情进展迅速,伴有以下任一系统并发症,为重症病例。

①神经系统　可发生无菌性脑膜炎、脑炎、脑干脑炎、脑脊髓膜炎、急性弛缓性麻痹等。患儿持续高热、头痛、呕吐、精神萎靡、嗜睡或激惹、易惊、谵妄、昏迷;肢体抖动、肌阵挛、眼球震颤、共济失调、眼球运动障碍;急性弛缓性瘫痪、惊厥等。颈项强直、腱反射减弱或消失、Kernig征和Brudzinski征阳性。

②呼吸系统　可发生肺水肿、肺出血、肺功能衰竭等。患儿呼吸增快、浅促、呼吸困难、呼吸节律改变、口唇发绀、咳嗽加重、咳白色、粉红色或血性泡沫样痰液,肺部可闻及湿啰音或痰鸣音。

③循环系统　心率增快或减慢、面色苍白、皮肤花纹、四肢发凉、出冷汗、指(趾)端发绀,持续血压降低,毛细血管充盈时间延长。

3. 并发症

少数病例,特别是肠道病毒71型(EV71)感染患儿,可致死或留有后遗症。

4. 治疗

(1)**普通病例** 目前尚无特效抗病毒药物和特异性治疗手段,主要是对症治疗。注意隔离,避免交叉感染。适当休息,清淡饮食,做好口腔和皮肤护理。

(2)**重症病例**

①神经系统受累的治疗 对症治疗(降温、镇静、止惊),控制颅内高压(限制入量、给予甘露醇脱水),酌情使用糖皮质激素,酌情静脉注射丙种球蛋白,严密监护,观察病情变化。

②呼吸、循环衰竭的治疗 保持呼吸道通畅,吸氧;建立静脉通路;呼吸衰竭时及时气管插管,使用正压机械通气;必要时使用血管活性药物。

③恢复期治疗 促进各脏器功能恢复;功能康复治疗;中西医结合治疗。

5. 预防

我国研发的EV71手足口病灭活疫苗已于2016年批准上市,但尚未纳入儿童免疫计划。患儿应进行隔离。本病流行期间不宜到人群聚集的公共场所,注意保持环境卫生,勤洗手,居室要经常通风,勤晒衣被。

6. 常见发疹性疾病的鉴别

	麻疹	水痘	风疹	幼儿急疹	猩红热
病原体	麻疹病毒	水痘-带状疱疹病毒	风疹病毒	人疱疹病毒6型	A组乙型溶血性链球菌
潜伏期	10天左右	14天	14~21天	10天	2~3天
全身症状	呼吸道卡他性炎	全身症状轻	全身症状轻	一般情况好,可有高热惊厥	中毒症状重,可有高热
其他症状	结膜炎,口腔黏膜麻疹斑	低热、不适、厌食	耳后、枕后淋巴结肿大及压痛	耳后、枕后淋巴结肿大,腹泻	咽炎,扁桃体炎,颈部淋巴结肿大
出疹时间	发热3~4天出疹	发热1~2天出疹	发热1~2天出疹	热退出疹	发热1~2天出疹
皮疹特点	红色斑丘疹,疹间皮肤正常	斑疹、丘疹、疱疹、结痂	斑丘疹,疹间皮肤正常	红色细小、密集斑丘疹	皮肤充血,上有针尖大小丘疹
出疹顺序	头面部→颈→躯干→四肢	头面部→躯干→四肢	面部→躯干→四肢	头面颈躯干多,四肢少,1天出齐	颈腋下腹股沟24小时遍及全身
疹退后	有色素沉着,有细小脱屑	一般不留瘢痕	无色素沉着,无脱屑	无色素沉着,无脱屑	大片状脱皮
皮疹发热	出疹时高热	低热出疹	发热后出疹	热退出疹	出疹时高热
治疗原则	无特异治疗	无特异,阿昔洛韦	无特异治疗	无特异治疗	青霉素
主动免疫	麻疹减毒活疫苗	水痘减毒活疫苗	风疹减毒活疫苗	—	无
被动免疫	丙种球蛋白	水痘-带状疱疹免疫球蛋白	丙种球蛋白	—	无
隔离至	出疹后5天,合并肺炎者10天	皮疹全部结痂	出疹后5天		患儿痊愈,咽拭子培养阴性

注意:①水痘、风疹、猩红热均为发热1~2天出疹,麻疹为发热3~4天出疹,幼儿急疹为热退出疹。

②水痘的皮疹呈向心性分布,"四世同堂"。手足口病皮疹有"四不"(不痛、不痒、不结痂、不结疤)特征。

③水痘、风疹、幼儿急疹的特点为疹退后无色素沉着、无脱皮。

麻疹的特点为疹退后有色素沉着、细小脱皮。猩红热的特点为疹退后大片脱皮。

七、传染性单核细胞增多症

1. 病因

传染性单核细胞增多症(IM)是由 EB 病毒所致的急性感染性疾病，主要侵犯儿童和青少年，临床上以发热、咽喉痛、肝脾和淋巴结肿大、外周血中淋巴细胞增多，并出现异型淋巴细胞为特征。

2. 临床表现

潜伏期 5~15 天，多数患儿有乏力、头痛、畏寒、鼻塞、恶心、食欲减退、轻度腹泻等前驱症状。临床症状多种多样，年龄越小，症状越不典型。发病期典型表现如下。

(1)发热　一般均有发热，体温 38~40℃，无固定热型，热程 1~2 周，中毒症状多不严重。

(2)咽峡炎　多有咽部、扁桃体充血肿胀。部分患儿扁桃体表面可见白色渗出物或假膜形成。

(3)淋巴结肿大　全身淋巴结均可肿大，以颈部淋巴结肿大最为常见，在病程第 1 周出现。

(4)肝脾大　肝大发生率为 20%~62%。脾大发生率约 50%。

(5)皮疹　发生率 15%~20%，表现为多形性皮疹，如丘疹、斑丘疹、荨麻疹、猩红热样斑疹、出血性皮疹。多见于躯干，皮疹多在 4~6 日出现，持续 1 周消退，消退后不脱屑，也无色素沉着。

3. 诊断与鉴别诊断

(1)临床诊断　满足下列临床指标中任何 3 项及实验室指标中第 4 项。

(2)实验室确诊　满足下列临床指标中任何 3 项及实验室指标中第 1~3 项中任何 1 项。

临床指标：①发热；②咽扁桃体炎；③颈淋巴结肿大；④脾脏大；⑤肝脏大；⑥眼睑水肿；⑦皮疹。

实验室指标：①抗 EBV-CA-IgM 和抗 EBV-CA-IgG 抗体阳性，且抗 EBV-NA-IgG 阴性；②抗 EBV-CA-IgM 阴性，但抗 EBV-CA-IgG 抗体阳性，且为低亲和力抗体；③双份血清抗 EBV-CA-IgG 抗体滴度 4 倍以上升高；④外周血异型淋巴细胞比例≥10%和(或)淋巴细胞增多≥$1.0×10^9$/L。

(3)鉴别诊断　需与巨细胞病毒、腺病毒、弓形虫、肝炎病毒、风疹病毒引起的类传染性单核细胞增多症，以及链球菌引起的咽扁桃体炎鉴别。根据病原学检查、外周血常规检测，不难鉴别。

4. 治疗

本病为良性自限性疾病，多数预后良好，目前尚无特效治疗方法，应以对症治疗为主。

(1)休息　急性期应注意休息。

(2)抗病毒治疗　在疾病早期，可以使用阿昔洛韦、伐昔洛韦、更昔洛韦，但其确切疗效尚存争议。

(3)抗菌治疗　对本病无效，仅在继发细菌感染时应用。

(4)糖皮质激素　重症患儿短疗程使用，可明显减轻症状。

(5)免疫球蛋白　静脉注射免疫球蛋白可改善临床症状，缩短病程，早期给药效果更好。

(6)防治脾破裂　避免任何可能挤压或撞击脾脏的动作。若发生脾破裂，应立即输血，并行手术治疗。

八、结核病概述

1. 病因

结核病是由结核分枝杆菌引起的慢性感染性疾病，全身各个脏器均可受累，但以肺结核最常见。结核分枝杆菌为需氧菌，革兰氏染色阳性，抗酸染色呈红色。分裂繁殖缓慢，在固体培养基上需 4~6 周才出现菌落。结核分枝杆菌分 4 型：人型、牛型、鸟型和鼠型，人型是人类结核病的主要病原体。

2. 结核菌素试验的临床意义

(1)结核菌素试验的理论依据　小儿受结核分枝杆菌感染 4~8 周后，结核菌素试验即呈阳性反应。结核菌素试验的局部炎症主要是由于致敏淋巴细胞和巨噬细胞的浸润，机体组织对结核分枝杆菌及其代谢产物产生的迟发型变态反应。

(2)结核菌素试验的方法　结核菌素纯蛋白衍生物(PPD)1:2000 的稀释液 0.1ml(5 个结核菌素单位)，

于左前臂掌侧面中下部 1/3 处皮内注射,使之形成直径 6~10mm 的皮丘。48~72 小时后观察结果,以局部硬结直径表示。判断标准:硬结直径<5mm 为阴性(-);5~9mm 为阳性(+);10~19mm 为中度阳性(++);≥20mm 为强阳性(+++);局部除硬结外,还有水肿、破溃、淋巴管炎、双圈反应等为极强阳性(++++)。

注意:结核菌素试验的结果是以硬结直径为判断标准的,不是以局部红斑直径作为判断标准。

(3)结核菌素试验阳性反应见于 ①接种卡介苗后;②年长儿无明显症状,仅呈一般阳性反应,表示曾感染过结核分枝杆菌;③婴幼儿,尤其是未接种卡介苗者,阳性反应多表示有新的结核病灶,年龄越小,活动性结核的可能性越大;④强阳性反应者,表示体内有活动性结核病;⑤由阴性反应转为阳性反应,或反应强度由原来<10mm 增至>10mm,且增幅>6mm 时,表示新近有感染;⑥非结核分枝杆菌感染,也可致 PPD 皮试阳性。接种卡介苗后与自然感染阳性反应的主要区别如下。

	接种卡介苗后	自然感染
硬结直径	多为 5~9mm	多为 10~15mm
硬结颜色	浅红	深红
硬结质地	较软,边缘不整	较硬,边缘清楚
阳性反应持续时间	较短,2~3 天即消失	较长,可达 7~10 天以上
阳性反应的变化	有较明显的逐年减弱的倾向 一般于 3~5 年内逐渐消失	短时间内反应无减弱倾向 可持续若干年,甚至终身

(4)结核菌素试验阴性反应见于 ①未感染过结核分枝杆菌;②结核迟发型变态反应前期(初次感染后 4~8 周内);③假阴性反应,由于机体免疫功能低下或受抑制所致,如部分危重症结核、急性传染病、体质极度衰弱、糖皮质激素治疗时、原发性或继发性免疫缺陷病等;④技术误差或结核菌素失效。

【例 26】做 PPD 试验后观测结果的时间为
　　A. 12 小时内　　　　　　B. 12~24 小时　　　　　　C. 24~48 小时
　　D. 48~72 小时　　　　　E. 72 小时以后

【例 27】男孩,3 岁。反复咳嗽 1 个月,偶伴低热。既往体健,规范接种疫苗。查体:浅表淋巴结不大,心、肺、腹未见异常。PPD 试验局部硬结直径 20mm,血沉 10mm/h,胸部 X 线片未见异常。最可能的临床情况是
　　A. 接种卡介苗后反应　　　　B. 新近结核分枝杆菌感染　　　　C. 上呼吸道感染
　　D. 肺炎支原体肺炎　　　　　E. 既往有过结核分枝杆菌感染

3. 结核病的治疗
(1)一般治疗 注意营养、选用富含蛋白质和维生素的食物。有明显中毒症状者应卧床休息。
(2)抗结核治疗
①治疗目的　杀灭病灶中的结核分枝杆菌,防止血行播散。
②治疗原则　早期治疗,适宜剂量,联合用药,规律用药,坚持全程,分段治疗。
③常用抗结核药物　可分为两类:
　A. 杀菌药　包括全杀菌药(异烟肼 INH、利福平 RFP)、半杀菌药(链霉素 SM、吡嗪酰胺 PZA)。
　B. 抑菌药　包括乙胺丁醇(EMB)、乙硫异烟胺(ETH)。
④针对耐药菌株的几种新型抗结核药物:
　A. 老药的复合剂型　如利福平+异烟肼合剂、利福平+吡嗪酰胺+异烟肼合剂等。
　B. 老药的衍生物　如利福喷丁。
　C. 新的化学制剂　如帕司烟肼(力排肺疾)。
⑤标准疗法　用于无明显自觉症状的原发型肺结核。每日服用 INH、RFP 和(或)EMB,疗程 9~12 个月。
⑥两阶段疗法　用于活动性原发型肺结核、急性粟粒性结核病、结核性脑膜炎。

A. 强化治疗阶段　联合使用3~4种杀菌药物,长程化疗需3~4个月,短程化疗需2个月。

B. 巩固治疗阶段　联合使用2种抗结核药物,长程化疗需12~18个月,短程化疗一般为4个月。

⑦短程疗法　在直接监督下服药,可选用以下几种6~9个月短程化疗方案:2HRZ/4HR(数字为月数);2SHRZ/4HR;2EHRZ/4HR。若无PZA,则将疗程延长至9个月。

4. 预防

(1) 控制传染源　结核分枝杆菌涂片阳性患儿是小儿结核病的主要传染源,早期发现、合理治疗结核分枝杆菌涂阳患儿,是预防小儿结核病的根本措施。

(2) 普及卡介苗接种　卡介苗接种是预防小儿结核病的有效措施。我国计划免疫要求普及新生儿卡介苗接种。卡介苗接种的禁忌证包括:①先天性胸腺发育不全;②严重联合免疫缺陷病患者、HIV患者;③急性传染病恢复期;④注射局部有湿疹或患全身性皮肤病;⑤结核菌素试验阳性。

(3) 预防性抗结核治疗　可采用INH,疗程6~9个月;或INH+RFP,疗程3个月。

适应证:①密切接触家庭内开放性肺结核者;②3岁以下婴幼儿未接种卡介苗而结核菌素试验阳性者;③结核菌素试验新近由阴性转为阳性者;④结核菌素试验阳性伴结核中毒症状者;⑤结核菌素试验阳性,新患麻疹或百日咳小儿;⑥结核菌素试验阳性小儿需长期使用糖皮质激素或其他免疫抑制剂者。

【例28】女孩,1岁。未接种过卡介苗,其父患活动性肺结核,时有咯血。目前小儿与父母生活在一起,但无任何症状。小儿胸部X线片未见异常,PPD试验(+)。除隔离父亲外,宜对小儿采取的措施是

A. 立即接种卡介苗　　　　B. 口服异烟肼,疗程6~9个月　　　C. 继续观察,暂不做任何处理

D. 口服利福平,疗程1年　　E. 口服利福平+异烟肼,疗程1年

九、原发型肺结核

原发型肺结核是原发性结核病中最常见者,为结核分枝杆菌初次侵入肺部后发生的原发感染,是小儿肺结核的主要类型,占儿童各型肺结核的85%。原发型肺结核包括原发综合征和支气管淋巴结结核,前者由肺原发病灶、局部淋巴结病变和两者相连的淋巴管炎组成;后者以胸腔内肿大淋巴结为主。典型的原发综合征呈"双极"病变,即一端为原发病灶,另一端为肿大的肺门淋巴结、纵隔淋巴结。

【例29】肺结核原发综合征的临床表现是

A. 病灶常为多发结节　　　　B. 肺内可有一个或多个空洞　　　C. 肺内常见结核球

D. 病灶位于锁骨上、下　　　E. 原发病灶、淋巴管炎及肺门淋巴结结核

1. 病理

(1) 好发部位　肺部原发病灶多位于右侧、肺上叶底部和下叶上部,近胸膜处。

(2) 基本病变　基本病变为渗出、增殖、坏死。渗出性病变以炎症细胞、单核细胞和纤维蛋白为主要成分;增殖性改变以结核结节及结核性肉芽肿为主;坏死的特征性病变为干酪样坏死。

(3) 主要特征　结核性炎症的主要特征是上皮样细胞结节及朗格汉斯细胞。

2. 临床表现

(1) 结核中毒症状　一般起病缓慢,症状轻重不一。较大儿童表现为低热、食欲不振、疲乏、盗汗等结核中毒症状。婴幼儿及症状较重者表现为高热(39~40℃),但一般情况尚好,与发热不相称,持续2~3周转为低热,并伴结核中毒症状,干咳和轻度呼吸困难是最常见的症状。

(2) 生长发育障碍　婴儿可表现为体重不增或生长发育障碍。

(3) 过敏状态　高度过敏状态小儿可出现眼疱疹性结膜炎、皮肤结节性红斑、多发性一过性关节炎。

(4) 胸内淋巴结压迫症状　压迫气管分叉处可出现类似百日咳样痉挛性咳嗽,压迫支气管使其部分阻塞可引起喘鸣,压迫喉返神经可致声嘶,压迫静脉可致颈静脉怒张。

(5) 体征　可有周围淋巴结肿大。肺部体征不明显,与肺内病变不一致。婴儿可有肝肿大。

【例30】小儿原发型肺结核出现类似百日咳样痉挛性咳嗽,是由于胸内淋巴结高度肿大,压迫
  A. 气管   B. 气管分叉处   C. 支气管
  D. 细支气管   E. 喉返神经

3. 诊断
应结合病史、临床表现、实验室检查、结核菌素试验及肺部影像学检查进行综合分析。
(1) 原发综合征　表现为肺内实质浸润伴肺门淋巴结、纵隔淋巴结肿大。局部炎性淋巴结相对较大而肺部的初染灶相对较小是原发型肺结核的特征。在X线胸片上呈现典型哑铃状双极影者已少见。
(2) 支气管淋巴结结核　是小儿原发型肺结核X线胸片<u>最为常见</u>的表现形式。分为3种类型:
①炎症型　呈现从肺门向外扩展的密度增高阴影,边缘模糊,此为肺门部肿大淋巴结阴影。
②结节型　表现为肺门区域圆形或卵圆形致密阴影,边缘清楚,突向肺野。
③微小型　其特点是肺纹理紊乱,肺门形态异常,肺门周围呈小结节状及小点片状模糊阴影。
(3) CT扫描　检查结果较X线检查准确,对疑诊原发综合征但胸片正常的病例有助于诊断。
(4) 纤维支气管镜检查　可用于支气管结核的诊断。

4. 鉴别诊断
本病需与上呼吸道感染、支气管炎、百日咳、风湿热、伤寒、各种肺炎、支气管异物、支气管扩张等相鉴别。

5. 治疗
(1) 无明显症状者　选用标准疗法,即 INH+RFP 和/或 EMB,疗程9~12个月。
(2) 活动性原发型肺结核　宜采用直接督导下短程化疗(DOTS),常用方法为 2HRZ/4HR。

(31~33题共用题干) 男,4岁。因反复低热、咳嗽和盗汗15天就诊。查体:T37.5℃,右眼球结膜充血,内眦部有一疱疹,咽部充血,右颈部可触及黄豆大小淋巴结,无明显压痛,心、肺无异常,肝肋下 1.5cm。血 WBC5.6×10^9/L,L0.70。

【例31】最可能的诊断是
  A. 咳嗽变异型哮喘   B. 结核分枝杆菌感染   C. 肺炎
  D. 支原体感染   E. 支气管异物

【例32】若胸部X线片示肺门有直径3cm的圆形致密阴影,其肺部病灶的病理改变应为
  A. 渗出、水肿、坏死   B. 充血、水肿、渗出   C. 渗出、增殖、坏死
  D. 充血、水肿、坏死   E. 充血、水肿、增殖

【例33】宜采取的治疗措施是
  A. 应用大环内酯类抗生素 B. 糖皮质激素治疗   C. 抗结核治疗
  D. 抗病毒治疗   E. 支气管镜取异物

十、结核性脑膜炎

结核性脑膜炎简称结脑,是小儿结核病中最严重的类型,常在结核原发感染后<u>1年以内</u>发生,尤其在初染结核<u>3~6个月</u>最易发生,多见于3岁以内婴幼儿,约占60%。

注意:小儿结核病最严重的类型是结核性脑膜炎。小儿结核病最常见的类型是原发型肺结核。

1. 病理
(1) 脑膜病变　软脑膜弥漫充血、水肿、炎性渗出,并形成许多结核结节。
(2) 脑神经损害　常见面神经、舌下神经、动眼神经、外展神经受损,其中以面神经受损<u>最常见</u>。
(3) 脑血管病变　可见急性动脉炎、栓塞性动脉内膜炎、脑梗死、缺血、软化等。
(4) 脑实质病变　可致结核性脑膜脑炎等。少数病例脑实质内有结核瘤。
(5) 脑积水及室管膜炎　若累及室管膜及脉络丛,可有脑室管膜炎、脑积水。

(6) 脊髓病变 炎症蔓延至脊膜、脊髓及脊神经根,脊髓肿胀、充血、水肿和粘连,蛛网膜下腔闭塞。

【例34】小儿结核性脑膜炎常引起颅神经损害,但不包括
  A. 第Ⅶ对   B. 第Ⅵ对   C. 第Ⅴ对
  D. 第Ⅳ对   E. 第Ⅲ对

2. 临床表现

典型结脑起病多较缓慢,根据临床表现,病程大致分为以下3期。

	早期(前驱期)	中期(脑膜刺激期)	晚期(昏迷期)
持续时间	1~2周	1~2周	1~3周
临床表现	主要表现为小儿性格改变,如少言、懒动、易倦、烦躁、易怒等。可有发热、食欲缺乏、盗汗、消瘦、呕吐、便秘、腹泻等。年长儿可自诉头痛;婴儿则表现为蹙眉皱额、凝视、嗜睡、发育迟滞	①脑压增高:剧烈头痛、喷射性呕吐、嗜睡、烦躁不安、惊厥;②脑膜刺激征:婴幼儿前囟膨隆、颅缝裂开;③脑神经Ⅶ、Ⅲ、Ⅵ受损;④脑炎症状:定向、运动、语言障碍	左述症状加重意识蒙眬、半昏迷、昏迷阵挛性或强直性惊厥频繁发作患儿极度消瘦、舟状腹常出现水、电解质代谢紊乱脑疝形成,呼吸、心搏骤停

【例35】提示结核性脑膜炎进入晚期的临床表现是
  A. 昏迷、频繁惊厥   B. 脑膜刺激征   C. 颅神经障碍
  D. 性格改变   E. 肢体瘫痪或偏瘫

【例36】小儿结核性脑膜炎早期主要临床表现是
  A. 脑膜刺激征阳性 B. 急性高热伴剧烈呕吐 C. 性格改变
  D. 出现惊厥   E. 昏睡伴意识蒙眬

3. 诊断

(1) 病史 结核病接触史,卡介苗接种史,既往结核病史,近期急性传染病史。

(2) 临床表现 患儿出现性格改变、头痛、不明原因的呕吐、嗜睡或烦躁不安相交替、顽固性便秘等。眼底检查发现脉络膜粟粒结节对诊断有帮助。

(3) 脑脊液检查 对诊断极为重要,脑脊液中找到结核分枝杆菌即可确诊。检查结果如下。

项目	临床表现	正常值
压力	增高,多为20~36cmH$_2$O	7~20cmH$_2$O
外观	无色透明或毛玻璃样	清亮
WBC	增高,多为(50~500)×10^6/L,以淋巴细胞为主	(0~10)×10^6/L
蛋白质	增高,多为1~3g/L	儿童0.2~0.4g/L
葡萄糖	降低,多为1.1~1.68mmol/L	2.8~4.5mmol/L
氯化物	降低,多<109mmol/L	117~127mmol/L
细菌	抗酸杆菌阳性	阴性(无细菌生长)

注意: ①结核性脑膜炎最早表现为白细胞升高,其次为蛋白质增高,再次为糖和氯化物下降。在病程早期,糖和氯化物可以正常。糖和氯化物同时降低是结核性脑膜炎的典型改变。
②结核性脑膜炎表现为两高两低——细胞数高、蛋白质高、氯化物低、葡萄糖低。

(4) 结核分枝杆菌抗原检测 以ELISA法检测脑脊液结核分枝杆菌抗原,是敏感、快速诊断结核性脑膜炎的辅助方法。

(5) **抗结核抗体测定** 以 ELISA 法检测患儿脑脊液 PPD-IgM 和 PPD-IgG，其水平常高于血清中的水平。PPD-IgM 抗体于病后 2~4 天开始出现，2 周达高峰，至 8 周时基本降至正常，为早期诊断依据之一。PPD-IgG 抗体于病后 2 周逐渐上升，至 6 周达高峰，约在 12 周降至正常。

(6) **腺苷脱氨酶（ADA）活性测定** 63%~100%的患者脑脊液 ADA 增高（>9U/L）。

(7) **PPD 试验** 阳性对诊断有帮助，但有高达 50%的患儿为阴性反应。

(8) **脑脊液结核分枝杆菌培养** 是诊断结脑的可靠依据。

(9) **PCR** 应用 PCR 技术，可在结脑患儿脑脊液中扩增出结核分枝杆菌的特有 DNA 片段。

(10) **胸片** 90%患儿有活动性肺结核。胸片证明有血行播散性结核病对确诊结脑很有意义。

4. 鉴别诊断

	化脓性脑膜炎	结核性脑膜炎	病毒性脑膜炎	乙脑
压力	↑↑↑	↑↑	↑	↑
外观	混浊、脓性	无色透明、毛玻璃样	清晰或微混	清晰或微混
蛋白质	↑↑↑	↑↑1~3g/L	↑一般不超过 1g/L	↑
葡萄糖	↓↓↓	↓	正常	正常
氯化物	↓	↓↓	正常	正常
细胞计数	WBC>1000×10⁶/L，多为中性粒细胞	WBC（50~500）×10⁶/L，多为淋巴细胞	增加，多为淋巴细胞	增加，早期为中性粒细胞，晚期为淋巴细胞
细菌	阳性	抗酸杆菌	阴性	阴性

A. 白细胞数 $5×10^6/L$，淋巴细胞为主，蛋白 0.3g/L，糖 3.5mmol/L
B. 白细胞数 $50×10^6/L$，淋巴细胞为主，蛋白 1.0g/L，糖 1.5mmol/L
C. 白细胞数 $2000×10^6/L$，中性粒细胞为主，蛋白 1.0g/L，糖 3.5mmol/L
D. 白细胞数 $50×10^6/L$，淋巴细胞为主，蛋白 0.8g/L，糖 3.5mmol/L
E. 白细胞数 $5×10^6/L$，淋巴细胞为主，蛋白 0.3g/L，糖 2.5mmol/L

【例 37】结核性脑膜炎的脑脊液改变
【例 38】中毒性脑病的脑脊液改变

5. 治疗

本病的治疗重点是抗结核治疗与降低颅内压。

(1) **抗结核治疗** 联合应用易透过血-脑屏障的抗结核杀菌药物，分阶段治疗，总疗程不少于 12 个月。

	化疗方案	疗程
强化治疗阶段	异烟肼（INH）+利福平（RFP）+吡嗪酰胺（PZA）+链霉素（SM）联合使用四联杀菌药物，INH 和 RFP 为杀菌药物，PZA 和 SM 为半杀菌药物	3~4 个月
巩固治疗阶段	异烟肼（INH）+利福平（RFP）或 EMB（乙胺丁醇）	9~12 个月

(2) **降低颅内压** 最早于 10 天可出现颅内压增高，应及时控制颅内压。

脱水剂	常用 20%甘露醇 0.5~1.0g/kg，于 30 分钟内快速静脉注入
利尿剂	于停用甘露醇前 1~2 天加用乙酰唑胺
穿刺引流	侧脑室穿刺引流适用于急性脑积水而其他降颅压措施无效、疑有脑疝形成者
腰椎穿刺	腰椎穿刺放液减压适用于：①颅内压较高，应用糖皮质激素、甘露醇无效，不宜做侧脑室引流者；②脑膜炎症控制不好以致颅内压难于控制者；③脑脊液蛋白量>3.0g/L（脑疝禁用）
分流手术	脑底脑膜粘连发生梗阻性脑积水时，经侧脑室引流难以奏效，可行侧脑室小脑延髓池分流术

（3）**糖皮质激素**　能抑制炎症渗出，从而降低颅内压，可减轻中毒症状及脑膜刺激症状，有利于脑脊液循环，并可减少粘连，从而减轻脑水肿或防止脑水肿的发生，是抗结核药物有效的辅助疗法，早期使用效果好。

（4）**对症治疗**　积极处理惊厥，维持水、电解质平衡。

①稀释性低钠血症　可表现为尿少、头痛、频繁呕吐、反复惊厥，治疗宜用3%NaCl溶液静脉滴注，每次6~12ml/kg，可提高血钠5~10mmol/L，同时控制入水量。

②脑性失盐综合征　可用2:1等张含钠溶液补充丢失的体液后，再酌情补3%NaCl溶液以提高血钠浓度。

③低钾血症　宜用含0.2%氯化钾的等张溶液静脉滴注，或口服补钾。

（39~41题共用题干）男孩，6岁。因发热2周，头痛伴呕吐3天，惊厥1次入院。疑诊结核性脑膜炎。

【例39】确诊该病的最主要依据是
　　A. 脑脊液中找到结核分枝杆菌　　　　B. 结核菌素试验阳性
　　C. 头颅CT示脑室扩大、脑实质改变　　D. 脑脊液蛋白增高，糖、氯化物降低
　　E. 脑脊液外观呈毛玻璃样

【例40】确诊后，强化治疗阶段的最佳方案是
　　A. INH+RFP+SM+EMB　　B. INH+RFP+PZA　　C. INH+RFP+PZA+SM
　　D. INH+RFP+EMB　　　　E. INH+RFP+SM

【例41】入院次日，患者突然心率增快，呼吸节律不整，双瞳孔不等大。错误的处理是
　　A. 腰椎穿刺减压　　　　B. 甘露醇静脉滴注　　C. 糖皮质激素静脉注射
　　D. 侧脑室引流　　　　　E. 利尿剂静脉注射

▶ **常考点**　发疹性传染病的出疹规律；PPD试验；原发型肺结核及结脑的临床表现。

参考答案——详细解答见《2024国家临床执业及助理医师资格考试历年考点精析（上、下册）》

1. ABC**D**E　　2. AB**C**DE　　3. ABC**D**E　　4. **A**BCDE　　5. A**B**CDE　　6. AB**C**DE　　7. A**B**CDE
8. A**B**CDE　　9. ABC**D**E　　10. A**B**CDE　　11. A**B**CDE　　12. ABC**D**E　　13. ABC**D**E　　14. **A**BCDE
15. ABCD**E**　　16. AB**C**DE　　17. A**B**CDE　　18. **A**BCDE　　19. AB**C**DE　　20. A**B**CDE　　21. ABCD**E**
22. AB**C**DE　　23. A**B**CDE　　24. **A**BCDE　　25. A**B**CDE　　26. AB**C**DE　　27. A**B**CDE　　28. A**B**CDE
29. ABC**D**E　　30. A**B**CDE　　31. A**B**CDE　　32. A**B**CDE　　33. A**B**CDE　　34. A**B**CDE　　35. **A**BCDE
36. AB**C**DE　　37. **A**BCDE　　38. **A**BCDE　　39. **A**BCDE　　40. **A**BCDE　　41. ABC**D**E

第6章 消化系统疾病

▶ **考纲要求**

①儿童消化系统解剖生理特点。②先天性肥厚性幽门狭窄。③肠套叠。④先天性巨结肠。⑤小儿腹泻病。

▶ **复习要点**

一、儿童消化系统解剖生理特点

1. 口腔

足月新生儿出生时已具有较好的吸吮及吞咽功能,但口腔黏膜薄嫩,血管丰富,唾液腺不够发达,口腔黏膜易受损伤、易发生局部感染;3~4个月时唾液分泌开始增加。

2. 食管

婴儿的食管呈漏斗状,腺体缺乏,食管下段括约肌发育不成熟,常发生胃食管反流。

3. 胃

婴儿胃略呈水平位,当开始行走时其位置变为垂直。胃分泌的盐酸和各种酶均较成人少,且酶活性低,故消化功能差。胃平滑肌发育尚未完善,在充满液体食物后易使胃扩张。由于贲门和胃底部肌张力低,而幽门括约肌发育较好,故易发生幽门痉挛而出现呕吐。早产儿胃排空较慢,易发生胃潴留。

4. 肠

儿童肠管相对比成人长,一般为身长的5~7倍(成人仅为4倍),对消化有利。婴幼儿肠系膜柔软而长,结肠无明显结肠带与脂肪垂,升结肠与后壁固定差,易发生肠扭转和肠套叠。

5. 肝

年龄越小,肝脏相对越大。婴儿肝细胞再生能力强,不易发生肝硬化。婴儿时期胆汁分泌较少,故对脂肪的消化、吸收功能较差。

6. 胰腺

出生后3~4个月时胰腺发育较快,胰液分泌量也随之增多。出生后1年,胰腺外分泌部生长迅速,为出生时的3倍。胰液分泌量随年龄增长而增加。胰酶出现的顺序为胰蛋白酶最先,而后是糜蛋白酶、羧基肽酶、脂肪酶,最后是淀粉酶。婴幼儿易发生消化不良。

7. 肠道细菌

在母体内,胎儿肠道是无菌的,生后数小时开始细菌即侵入肠道,主要分布在结肠和直肠。肠道菌群受食物成分的影响较大,单纯母乳喂养儿以双歧杆菌占绝对优势,人工喂养和混合喂养儿肠内的大肠埃希菌、嗜酸杆菌、双歧杆菌及肠球菌所占比例几乎相等。正常肠道菌群除了对侵入肠道的致病菌有一定的拮抗作用外,还对一些儿童期生理功能,如免疫、代谢、营养、消化、吸收等发育成熟过程起着重要的作用。婴幼儿肠道正常菌群脆弱,易受许多内外界因素影响而致菌群失调,导致消化功能紊乱。

8. 健康婴儿粪便

食物进入消化道至粪便排出时间因年龄而异:母乳喂养儿平均为13小时,人工喂养儿平均为15小时,成人平均为18~24小时。

(1) **母乳喂养儿粪便** 为黄色或金黄色,多为均匀膏状或带少许黄色粪便颗粒,或较稀薄、绿色、不臭,呈酸性反应(pH4.7~5.1)。平均每日排便2~4次,一般在添加辅食后次数减少。

(2) **人工喂养儿粪便** 为淡黄色或灰黄色,较干稠,呈中性或碱性反应(pH6~8)。因牛乳含酪蛋白较多,粪便常有明显的蛋白质分解产物的臭味,有时可混有白色酪蛋白凝块。大便每日1~2次,易发生便秘。

(3) **混合喂养儿粪便** 与喂牛乳者相似,但较软、黄,添加淀粉类食物可使大便增多,稠度稍减,稍呈暗褐色,臭味加重。添加各类蔬菜、水果等辅食时大便外观与成人粪便相似。每日排便1~3次。

【例1】单纯母乳喂养儿占绝对优势的肠道细菌是
  A. 嗜酸杆菌   B. 双歧杆菌   C. 大肠埃希菌
  D. 金黄色葡萄球菌   E. 肠球菌(2022)

二、先天性肥厚性幽门狭窄

先天性肥厚性幽门狭窄是由于幽门环肌增生肥厚,使幽门管腔狭窄而引起的上消化道不完全梗阻性疾病。第一胎多见,多为男性足月产儿,未成熟儿较少见。

1. 临床表现

典型症状和体征为无胆汁的喷射性呕吐、胃蠕动波和右上腹肿块。

(1) **呕吐** 为主要症状,一般在出生后2~4周,少数于生后1周发病。开始为溢乳,逐日加重为喷射性呕吐。呕吐物为奶汁,不含胆汁,可呈咖啡样物。患儿食欲旺盛,呕吐后即饥饿欲食。

(2) **胃蠕动波** 常见,但非特有体征。蠕动波从左肋下向右上腹部移动,到幽门即消失。

(3) **右上腹肿块** 呈橄榄形,为本病的特有体征,具有诊断意义,临床检出率可达60%~80%。

(4) **黄疸** 2%~8%的患儿伴有黄疸,非结合胆红素增高,手术后数日即消失。可能与饥饿和肝功能不成熟、葡萄糖醛酸基转移酶活性不足、大便排出少、胆红素肠肝循环增加有关。

(5) **消瘦、脱水及电解质紊乱** 因反复呕吐,营养物质及水摄入不足,可出现营养不良、脱水、低氯性碱中毒,晚期脱水加重,组织缺氧,产生乳酸血症、低钾血症;肾功能损害时,可合并代谢性酸中毒。

【例2】先天性肥厚性幽门狭窄所特有的临床表现是
  A. 胃蠕动波   B. 呕吐   C. 黄疸
  D. 右上腹肿块   E. 消瘦、脱水

【例3】不符合小儿先天性肥厚性幽门狭窄临床特点的是
  A. 呕吐物常含胆汁   B. 多于出生后2~4周发病 C. 右季肋下触及橄榄形肿块
  D. 少数患者有黄疸   E. 常见左向右的胃蠕动波

2. 辅助检查

(1) **腹部B超检查** 为首选的无创检查,可发现幽门肥厚肌层为一环形低回声区,相应的黏膜层为高密度回声,若幽门肌厚度≥4mm、幽门管直径≥13mm、幽门管长≥17mm,即可诊断为本病。

(2) **X线钡餐检查** 可见胃扩张,钡剂通过幽门排出时间延长,胃排空延迟。幽门胃窦呈鸟嘴状改变,管腔狭窄如线状,十二指肠球部压迹呈"蕈征""双肩征"等,为诊断本病特有的X线征象。

3. 诊断及鉴别诊断

凡具有典型呕吐病史,生后2~4周出现,无胆汁的喷射性呕吐,进行性加重,吐后觅食,应疑及本病。若于右上腹扪及橄榄状肿块即可确诊,但需与下列疾病鉴别。

(1) **喂养不当** 喂奶过多、过急,或人工喂养时将奶瓶内气体吸入过多,或喂奶后体位放置不当等,均为新生儿呕吐的常见原因。食后抱起婴儿,轻拍其背使积存在胃内的气体排出,呕吐即可停止。

(2) **幽门痉挛** 多在生后即出现间歇性不规则呕吐,量不多,无进行性加重,右上腹无肿块。

(3) **胃食管反流** 呕吐为非喷射性,上腹无蠕动波,无右上腹橄榄样肿块。

(4) 胃扭转　生后数周内出现呕吐,移动体位时呕吐加剧。X 线钡餐及胃镜检查可明确诊断。
4. 治疗
确诊后及早手术治疗。

【例4】男,1个月,出生体重3.5kg。呕吐1周,生后3周左右开始溢乳,逐日加重呈喷射性呕吐,奶汁带凝块,不含胆汁。查体:体重3.5kg,皮肤轻度黄染,前囟稍凹,心、肺无异常,上腹部蠕动波,右季肋下肿块,质较硬,光滑,移动。最可能的原因是

A. 喂养不当　　　　　B. 胃食管反流病　　　　C. 幽门痉挛
D. 先天性肥厚性幽门狭窄　　E. 胃扭转

三、肠套叠

肠套叠是指部分肠管及其肠系膜套入邻近肠腔所致的一种肠梗阻。
1. 病因与发病机制
(1) 原发性　占95%,多见于婴幼儿,婴儿回盲部系膜尚未完全固定、活动度较大为发病因素。
(2) 继发性　占5%,多见于年长儿,发生套叠的肠管多有器质性病变,如梅克尔憩室、肠息肉等。
(3) 诱因　有些促发因素,如饮食改变、病毒感染、腹泻等,可导致肠蠕动节律紊乱。
2. 临床表现
(1) 腹痛　突然发作剧烈有规律的阵发性绞痛,患儿哭闹不安、面色苍白等。
(2) 呕吐　呕吐乳块、食物残渣,可含有胆汁,晚期可吐粪便样液体。
(3) 血便　85%患儿发病 6~12 小时排出果酱样黏液血便。
(4) 腹部包块　右上腹季肋下可触及套叠包块,呈腊肠样,光滑不太软,稍可移动。
3. 辅助检查
(1) 腹部 B 超　在套叠部位横断扫描可见"同心圆"或"靶环状"肿块图像,纵断扫描可见"套筒"征。
(2) 空气灌肠　在 X 线透视下可见杯口阴影,并可同时进行复位治疗。
(3) 钡剂灌肠　可见套叠部位充盈缺损和钡剂两端的杯口影、弹簧状阴影。
4. 治疗
(1) 灌肠疗法　①适应证:肠套叠 48 小时以内,全身情况良好,腹部不胀,无明显脱水及电解质紊乱。②禁忌证:A. 病程已超过 48 小时,全身情况差;B. 高度腹胀、腹膜刺激征,X 线腹部平片可见多数液平面;C. 套叠头部已达脾曲;D. 多次复发疑有器质性病变;E. 小肠型肠套叠。
(2) 手术治疗　肠套叠已超过 48 小时,或虽时间不长但病情严重疑有肠坏死或穿孔,以及小肠型肠套叠均需手术治疗。

四、先天性巨结肠

先天性巨结肠是由于直肠或结肠远端的肠管持续痉挛,粪便淤滞在近端结肠,使该肠管肥厚、扩张。
1. 临床表现
(1) 胎便排出延缓、顽固性便秘和腹胀　患儿生后 24~48 小时内多无胎便或仅有少量胎便排出,可于生后 2~3 天出现低位肠梗阻症状。以后即有顽固性便秘,3~7 天甚至 1~2 周排便 1 次。严重者发展成不灌肠不排便。痉挛段越长,出现便秘的时间越早、越严重。腹胀逐渐加重,腹壁静脉扩张,可见肠型及蠕动波,肠鸣音增强,膈肌上升可以引起呼吸困难。
(2) 呕吐、营养不良和发育迟缓　由于功能性肠梗阻,可出现呕吐,量不多,呕吐物含少量胆汁。长期腹胀、便秘使患儿食欲下降,营养物质吸收障碍,导致发育迟缓、消瘦、贫血等。
(3) 直肠指检　直肠壶腹部空虚,拔指后由于近端肠管内积存大量粪便,可排出恶臭气体及大便。

2. 并发症

(1) 小肠结肠炎 为常见并发症,可见于任何年龄,尤其是新生儿期。患儿出现高热、高度腹胀、呕吐、排出恶臭并带血的稀便。肠黏膜缺血处可产生水肿、溃疡,引起血便及肠穿孔。

(2) 肠穿孔 多见于新生儿,常见的穿孔部位为乙状结肠和盲肠。

(3) 继发感染 如败血症、肺炎等。

【例5】婴儿顽固性便秘、腹胀、呕吐、营养不良。首先考虑的诊断是

　　A. 先天性巨结肠　　　　　　B. 幽门痉挛　　　　　　C. 胃食管反流病

　　D. 胃扭转　　　　　　　　　E. 先天性肥厚性幽门狭窄

3. 辅助检查

(1) 腹部立位平片 多显示低位不完全性肠梗阻表现,近端结肠扩张,盆腔无气体或少量气体。

(2) 钡剂灌肠 为重要检查方法,诊断率约90%,可显示典型的痉挛段、移行段和扩张段,呈漏斗状改变,痉挛段及其上方的扩张肠管,排钡功能差。若黏膜皱襞变粗(锯齿状变化),提示伴有小肠结肠炎。

(3) 直肠、肛门测压检查 测定直肠、肛门内外括约肌的反射性压力变化。患儿内括约肌反射性松弛过程消失,直肠肛门抑制反射阴性。2周内新生儿可出现假阴性,故不适用。

(4) 直肠黏膜活检 组织化学方法测定痉挛肠管ACh含量和胆碱酯酶活性,但对新生儿诊断率较低。

(5) 直肠肌层活检 从直肠壁取全层肠壁组织活检,计数神经节细胞数量。病变肠段缺乏神经节细胞,而无髓鞘的神经纤维数量增加,形态增粗、增大。

4. 诊断与鉴别诊断

(1) 诊断 凡新生儿出生后胎粪排出延迟或不排胎粪,伴腹胀、呕吐,应考虑本病。

(2) 鉴别诊断 新生儿期应与胎粪栓塞综合征、先天性肠闭锁、新生儿坏死性小肠结肠炎相鉴别。婴儿和儿童期需与继发性巨结肠、功能性便秘相鉴别。

5. 治疗

(1) 保守治疗 ①口服缓泻剂、润滑剂,帮助排便;②使用开塞露、扩肛等刺激括约肌,诱发排便;③灌肠:每日1次注入生理盐水,揉腹后使灌肠水与粪水排出,反复数次,逐渐使积存的粪便排出。

(2) 手术治疗 包括结肠造瘘术和根治术。现多主张早期进行根治手术,一般认为体重3kg以上,周身情况良好者即可行根治术。

五、小儿腹泻病

腹泻病是一组由多病原、多因素引起的以大便次数增多和大便性状改变为特点的消化道综合征,好发于6个月至2岁婴幼儿,其中1岁以内的婴儿占半数。

1. 病因

(1) 易感因素

①婴幼儿消化系统发育尚未成熟　胃酸和消化酶分泌少,酶活性低,不能适应食物质和量的较大变化。

②胃肠道负担重　婴幼儿生长发育快,所需营养物质相对较多,食物入量较多,胃肠道负担重。

③机体及肠黏膜免疫功能不完善　婴幼儿胃酸偏低,胃排空较快,对进入胃内的细菌杀灭能力较弱;血清免疫球蛋白(IgM、IgA)和胃肠道SIgA均较低。肠黏膜的免疫防御反应及口服耐受机制均不完善。

④肠道菌群失调　新生儿尚未建立正常肠道菌群,改变饮食、滥用广谱抗生素等,均可使肠道菌群失调而患肠道感染。同时,维生素K的合成有赖于肠道正常菌群的参与,故小儿肠道菌群失调时除易患腹泻外,还可有呕吐或大便中带血。

⑤人工喂养　母乳中含有大量体液因子(SIgA、乳铁蛋白)、巨噬细胞、粒细胞、溶菌酶、溶酶体等,有很强的抗肠道感染作用。动物乳中虽有某些上述成分,但在加热过程中被破坏,而且人工喂养的食物和食具易受污染,故人工喂养儿肠道感染率明显高于母乳喂养儿。

(2) 感染因素

①病毒感染　寒冷季节的婴幼儿腹泻80%由病毒感染引起,其中以轮状病毒最常见,其次为星状病毒、诺沃克病毒、柯萨奇病毒、肠道腺病毒、埃可病毒、冠状病毒等。

②致腹泻大肠埃希菌　可分为5大组:致病性大肠埃希菌(EPEC)、产毒性大肠埃希菌(ETEC)、侵袭性大肠埃希菌(EIEC)、出血性大肠埃希菌(EGEC)、黏附-集聚性大肠埃希菌(EAEC)。

③空肠弯曲菌　与肠炎有关的弯曲菌有空肠型、结肠型和胎儿亚型3种,常引起侵袭性腹泻。

④耶尔森菌　除可侵袭小肠、结肠黏膜外,还可产生毒素,引起侵袭性和分泌性腹泻。

⑤其他　沙门菌、嗜水气单胞菌、金黄色葡萄球菌、铜绿假单胞菌、变形杆菌等均可引起腹泻。

⑥真菌　致腹泻的真菌有念珠菌、曲菌、毛霉菌,婴儿以白念珠菌性肠炎多见。

⑦寄生虫　常见为蓝氏贾第鞭毛虫、阿米巴原虫、隐孢子虫等。

⑧肠道外感染　有时可产生腹泻症状,如中耳炎、上呼吸道感染、盆腔脓肿等。

⑨抗生素相关性腹泻　肠道外长期大量使用广谱抗生素可引起肠道菌群紊乱,肠道正常菌群减少,耐药性金黄色葡萄球菌、变形杆菌、铜绿假单胞菌、难辨梭状芽胞杆菌、白念珠菌等可大量繁殖,引起药物较难控制的肠炎,称为抗生素相关性腹泻。

注意:病毒性肠炎最常见的病原体是轮状病毒;细菌性肠炎最常见的病原体是致腹泻大肠埃希菌。

(3) 非感染因素

①饮食因素　如喂养不当、过敏性腹泻、双糖酶缺乏症等。

②气候因素　气候突然变化、腹部受凉,使肠蠕动增加可导致腹泻。

2. 临床表现

(1) 临床分型　连续病程在2周以内的腹泻称为急性腹泻,病程在2周至2个月的腹泻为迁延性腹泻。慢性腹泻的病程在2个月以上。

(2) 急性腹泻的共同临床表现　分为轻型和重型。

	轻型	重型
起病	可急可缓	常急性起病
致病因素	常由饮食因素、肠道外感染引起	常由肠道内感染引起
腹泻	大便次数增多,<10次/天,每次量不多,稀薄或带水,黄绿色,有酸味,可见白色奶瓣和泡沫	腹泻频繁,每日十余次至数十次,多为黄色水样便或蛋花样便,含少量黏液,少数有血便
呕吐	食欲不振,偶有溢乳或呕吐	食欲低下,常有呕吐,严重者呕吐咖啡色液体
脱水	无	可有不同程度的脱水
电解质	无水、电解质及酸碱平衡紊乱	代谢性酸中毒、低钾血症、低钙血症、低镁血症
全身症状	无	发热、精神烦躁或萎靡、嗜睡、昏迷、休克等

(3) 重型腹泻特有的临床表现　轻型腹泻无全身症状,无水、电解质及酸碱失衡表现,但重型腹泻有。

①全身中毒症状　发热、烦躁、萎靡、嗜睡、昏迷、休克等。

②脱水　由于吐泻丢失体液、摄入量不足,使体液总量减少,导致不同程度的脱水。以等渗性脱水最常见,低渗性脱水次之,高渗性脱水少见。

③代谢性酸中毒　腹泻时丢失大量碱性物质;脱水时大量酸性代谢产生在体内堆积,导致代谢性酸中毒。患儿出现精神不振、唇红、呼吸深大、呼出气有丙酮味。

④低钾血症　由于胃肠液中含钾较多,呕吐和腹泻丢失大量钾盐;进食少,钾的摄入不足;肾脏保钾功能比保钠差,所以腹泻病常导致患儿体内缺钾。多表现为精神不振、无力、腹胀、心律失常、碱中毒等。

⑤低钙血症和低镁血症　腹泻患儿进食少,吸收不良,从大便丢失钙、镁,可使机体钙、镁减少,导致

低钙血症和低镁血症。脱水、酸中毒纠正后易出现低钙抽搐。用钙剂无效时，应考虑低镁血症的可能。

(4) 轮状病毒肠炎、诺如病毒肠炎、产毒性细菌引起的肠炎的临床特点

	轮状病毒肠炎	诺如病毒肠炎	产毒性细菌引起的肠炎
好发人群	6~24 个月婴幼儿	年长儿、成人	6~24 个月婴幼儿
好发季节	秋冬季(婴儿腹泻最常见病因)	11 月至次年 2 月为高峰	夏季
潜伏期	1~3 天	12~36 小时	1~2 天
自然病程	3~8 天	12~72 小时	3~7 天
起病急缓	起病急	急性暴发性胃肠炎的首要病因	起病较急
前驱症状	常伴发热和上感	呼吸道症状	一般无
呕吐腹泻	先吐后泻	阵发性腹痛、恶心呕吐、腹泻	重型有，轻型仅有腹泻
腹泻特点	大便次数多，量多，水分多，黄色水样或蛋花样，带少量黏液，无腥臭味	大便量中等，为稀便或水样便	轻型仅大便次数增多，重型腹泻频繁，量多，水样或蛋花样，混有黏液
全身症状	常伴脱水、酸中毒、电解质紊乱，可侵犯多个器官	畏寒、发热、头痛、乏力、肌痛，频繁呕吐可致脱水、酸中毒、低钾	常伴脱水、酸中毒、电解质紊乱
大便检查	大便镜检偶见少量白细胞	粪检及周围血象无异常	镜检无白细胞

【例6】哪项不是导致小儿腹泻病的内在因素？
　　A. 消化系统发育不成熟　　B. 消化道负担过重　　C. 肠道内感染
　　D. 胃内酸度低　　E. 血中免疫球蛋白及胃肠道分泌型 IgA 低

【例7】轮状病毒肠炎容易出现
　　A. 败血症　　B. 脱水、酸中毒　　C. 中毒性脑病
　　D. 肠穿孔　　E. 高钠血症

(5) 大肠埃希菌肠炎 多发生于气温较高的夏季，以 5~8 月多见，分 5 大组。

①致病性大肠埃希菌(EPEC)肠炎　EPEC 侵入肠道黏膜上皮细胞，引起肠黏膜微绒毛破坏，皱襞萎缩，变平，黏膜充血水肿而致腹泻。多见于 1 岁以下小儿，潜伏期 1~2 天，起病缓慢。每日大便 5 至 10 余次，量中等，呈黄绿色，蛋花汤样，含较多黏液，有发霉臭味。镜检有少量白细胞。常伴呕吐，轻症者无发热和全身症状，重症者可伴发热、脱水、电解质紊乱。病程 1~2 周，体弱儿病程迁延。

②产毒性大肠埃希菌(ETEC)肠炎　ETEC 在小肠上皮细胞外繁殖，产生不耐热肠毒素和耐热肠毒素，而引起腹泻。潜伏期 1~2 天，起病较急。轻症者仅有大便次数稍增多。重症者腹泻频繁，量多，呈水样、蛋花汤样大便，混有黏液，伴呕吐，常发生脱水、电解质和酸碱平衡紊乱。镜检无白细胞。自然病程 3~7 天。

③侵袭性大肠埃希菌(EIEC)肠炎　EIEC 可直接侵入肠黏膜导致肠黏膜上皮炎症、坏死，引起痢疾样腹泻。潜伏期 18~24 小时。起病急，腹泻频繁，大便呈黏液状，带脓血，有腥臭味。常伴高热、腹痛、里急后重，可出现严重的中毒症状。大便镜检有大量白细胞和数量不等的红细胞，粪便细菌培养可找到 EIEC。

④出血性大肠埃希菌(EGEC)肠炎　EGEC 黏附于结肠，引起肠黏膜坏死、肠液分泌，致出血性肠炎。常表现为大便次数增多，开始为黄色水样便，后转为血水便，有特殊臭味。可伴腹痛，个别病例可有溶血尿毒综合征和血小板减少性紫癜。大便镜检有大量红细胞，常无白细胞。

⑤黏附-集聚性大肠埃希菌(EAEC)肠炎　EAEC 以集聚方式黏附于下段小肠和结肠黏膜而致病，不产生毒素，不引起组织损伤。多见于婴幼儿，常表现为发热，腹泻，大便为黄色稀水状。

(6) 空肠弯曲菌肠炎 潜伏期 2~11 天，全年均可发病，多见于夏季。6 个月至 2 岁婴幼儿发病率最高，以侵袭性感染为主。症状与细菌性痢疾相似，常表现为发热，腹痛，易并发多器官功能损害。大便为

黏液便或脓血便,有腥臭味。镜检有大量白细胞和少量红细胞。

(7) **耶尔森菌小肠结肠炎** 多发生于冬春季节,好发于婴儿和儿童,症状因年龄而异。<5岁患儿以急性水泻起病,可有黏液便、脓血便,伴里急后重,大便镜检有红细胞、白细胞。>5岁患儿除腹泻外,可伴发热、头痛、呕吐、腹痛,可出现频繁水泻和脱水,严重病例可发生肠穿孔和腹膜炎。病程1~3周。

(8) **鼠伤寒沙门菌小肠结肠炎** 全年均可发病,夏季发病率高,多见于2岁以下婴幼儿。起病较急,有恶心呕吐、腹痛腹泻、腹胀、发热,大便每天数次至数十次,稀糊状,带有黏液甚至脓血,性质多变,有特殊臭味。严重者可出现脱水、酸中毒、全身中毒症状,病程迁延。镜检有红细胞、白细胞、脓细胞。

(9) **抗生素诱发的肠炎** 长期应用广谱抗生素可使肠道菌群失调,使肠道内耐药金黄色葡萄球菌、铜绿假单胞菌、变形杆菌、某些梭状芽胞杆菌、白念珠菌等大量繁殖,引起肠炎。

	金黄色葡萄球菌肠炎	假膜性小肠结肠炎	真菌性肠炎
病因	多继发于使用大量抗生素后	由难辨梭状芽胞杆菌引起	多由白念珠菌引起
临床表现	发热、呕吐、腹泻、中毒症状 脱水、电解质紊乱、休克	腹泻、可有全身中毒症状 脱水、电解质紊乱、休克	病程迁延,常伴鹅口疮 大便次数增多
粪便特点	暗绿色,量多带黏液 少数为血便	黄绿色水样便 可有假膜排出,可有便血	黄色稀便,泡沫较多,带黏液 可见豆腐渣样细块
大便检查	大量脓细胞和革兰阳性球菌	大便培养可有梭状芽胞杆菌	镜检有真菌孢子和菌丝

【例8】男孩,2岁。秋季发病。低热伴腹泻2天,为蛋花汤样,每天10余次,无腥臭味。粪便常规偶见白细胞。最可能的病原体是

  A. 冠状病毒   B. 肠道腺病毒   C. 柯萨奇病毒
  D. 诺沃克病毒   E. 轮状病毒

(10) 从大便性状判断致病菌

病原体	粪便外观	大便镜检
轮状病毒	黄色水样或蛋花样,无腥臭味	有脂肪球,少量白细胞,无红细胞
致病性大肠埃希菌	黄绿色或蛋花样,较多黏液,有发霉臭味	少量白细胞
产毒性大肠埃希菌	量多,呈水样、蛋花汤样,混有黏液	无白细胞
侵袭性大肠埃希菌	黏液状,带脓血,有腥臭味	大量白细胞和数量不等的红细胞
金黄色葡萄球菌	暗绿色,水样,量多,黏液较多	大量脓细胞、成簇革兰阳性球菌
难辨梭状芽胞杆菌	假膜性小肠结肠炎为黄绿色水样便	可有假膜排出
真菌	稀黄,泡沫较多,带黏液,可见豆腐渣样细块	真菌孢子和菌丝

【例9】下述病原体中最易引起脓血便的是

  A. 轮状病毒   B. 产毒性大肠埃希菌   C. 致病性大肠埃希菌
  D. 隐孢子虫   E. 鼠伤寒沙门菌

【例10】男孩,2岁半。重度营养不良,近1周出现腹泻,每天3~8次,黄色,稀薄,泡沫较多,带黏液,可见豆腐渣样细块。最可能的诊断是

  A. 真菌性肠炎   B. 侵袭性大肠埃希菌肠炎   C. 轮状病毒肠炎
  D. 金黄色葡萄球菌肠炎   E. 耶尔森菌肠炎(2023)

3. 诊断与鉴别诊断

根据临床表现、大便性状可作出临床诊断。必须判定有无脱水,需与下列疾病相鉴别。

(1) **生理性腹泻** 多见于6个月以内婴儿,外观虚胖,常有湿疹,生后不久即出现腹泻,除大便次数增多

外,无其他症状,食欲好,不影响生长发育。添加辅食后,大便即逐渐转为正常。

(2)导致小肠消化吸收障碍的各种疾病 如双糖酶缺乏、食物过敏性腹泻、失氯性腹泻等。

(3)细菌性痢疾 常有流行病学史,起病急,全身症状重,大便次数多,量少,排脓血便,伴里急后重。大便镜检有较多脓细胞、红细胞和吞噬细胞,大便培养有痢疾杆菌可确诊。

(4)坏死性肠炎 中毒症状较严重,腹痛、腹胀、频繁呕吐、高热、赤豆汤样血便,常伴休克。

4. 急性腹泻的治疗

(1)治疗原则 调整饮食,预防和纠正脱水,合理用药,加强护理,预防并发症。

(2)饮食疗法 强调继续饮食,满足生理需要,补充疾病消耗,以缩短腹泻后的康复时间。尽快恢复母乳及原来已经熟悉的饮食,由少到多,由稀到稠,喂食与患儿年龄相适应的易消化食物。

(3)口服补液 WHO推荐使用口服补液盐(ORS),可用于腹泻时预防脱水及纠正轻、中度脱水。

配方浓度	Na⁺75mmol/L,K⁺20mmol/L,Cl⁻65mmol/L,枸橼酸根10mmol/L,葡萄糖75mmol/L
新配方	NaCl2.6g,枸橼酸钠2.9g,氯化钾1.5g,葡萄糖13.5g,加水到1000ml,总渗透压245mOsm/L
适应证	轻度或中度脱水,无严重呕吐者
禁忌证	极度疲劳、昏迷、昏睡、腹胀者
补液量	轻度脱水者50ml/kg,中度脱水者100ml/kg,于4小时内服完

(4)静脉补液 适用于中、重度脱水。补液原则为先快后慢,先浓后淡,先盐后糖,见尿补钾。

①第1天静脉补液方案 现以儿童腹泻为例,制订第1天静脉补液方案如下图。

第一阶段:扩容(改善循环)0.5~1小时 2:1等张含钠液 20ml/kg

情况改善

第二阶段:纠正累积损失量8~12小时(8~10ml/kg·h) 低渗性脱水 等渗性脱水 高渗性脱水

2/3张含钠液 1/2张含钠液 1/3张含钠液 80ml/kg

第三阶段:继续补液阶段12~16小时(5ml/kg·h) 补充 继续损失量 + 生理需要量 50~80ml/kg

1/3~1/2张含钠液 1/5~1/3张含钠液

儿童腹泻的补液治疗

A. 定量(定输液总量) 包括累积损失量+继续损失量+生理需要量三个部分,故第1天补液总量:轻度脱水为90~120ml/kg,中度脱水为120~150ml/kg,重度脱水为150~180ml/kg。

B. 定性(定输液种类) 原则为先浓后淡。等渗性脱水补充1/2张含钠液、低渗性脱水补充2/3张含钠液、高渗性脱水补充1/3张含钠液。若判断脱水性质有困难者,可按等渗性脱水处理。

C. 定速(定输液速度) 原则为先快后慢。补液总量的一半应在最初8~12小时内补完。

快速扩容	重度脱水伴休克者应先快速扩容,用2:1等张含钠液20ml/kg,于30~60分钟内静脉注入
补充累积损失量	累积损失量(扣除扩容液量)一般在8~12小时内补完,每小时8~10ml/kg
补充继续损失量+生理需要量	脱水纠正后,输液速度要慢,于12~16小时内补完,约每小时5ml/kg 扩容所用的液体和电解质包括在最初8~12小时的补液内

D. 纠酸 输液后酸中毒一般可自行纠正,无须纠酸。对严重酸中毒者可用1.4%碳酸氢钠纠正。

E. 补钾 见尿补钾,静脉补钾浓度≤0.3%,补钾速度>8h/d,严禁将钾盐静脉推注,补钾时间4~6天。

F. 补钙 为纠正低钙血症,可给予10%葡萄糖酸钙溶液(每次1~2ml/kg,最大量≤10ml)静脉滴注。

第十二篇 儿科学
第6章 消化系统疾病

G. **补镁** 为纠正低镁血症，可给予25%硫酸镁溶液深部肌内注射，症状缓解后停用。

注意：①只有重度脱水伴明显周围循环障碍者才先快速扩容，轻、中度脱水无须快速扩容。
②小儿腹泻补液方案记忆为"三定三补一纠"——定量定性定速、补钾补钙补镁、纠酸。

②**第2天静脉补液方案** 经第1天补液后，脱水和电解质紊乱已基本纠正，第2天及以后主要是补充继续损失量和生理需要量，继续补钾，供给热量。一般可改为口服补液。腹泻仍频繁和口服量不足者，仍需静脉补液，其补液量=生理需要量+继续损失量，于12~24小时内均匀静脉滴注。

生理需要量	用1/3~1/2张含钠液补充
继续损失量	按"丢多少补多少，随时丢随时补"的原则，用1/3~1/2张含钠液补充
补钾纠酸	第2天及以后补液时，仍要注意继续补钾和纠正酸中毒

(5) **控制感染** 应根据大便性状，确定是否选用抗生素。
①**水样腹泻** 约占70%，多为病毒、非侵袭性细菌所致，一般不用抗生素。
②**黏液脓血便** 约占30%，多为侵袭性细菌（大肠埃希菌、空肠弯曲菌、耶尔森菌、鼠伤寒沙门菌、金黄色葡萄球菌）所致，需选用敏感抗生素治疗。
(6) **肠道微生态疗法** 有助于恢复肠道正常菌群的生态平衡，抑制病原菌定植和侵袭，控制腹泻。常用双歧杆菌、嗜酸乳杆菌、酪酸梭状芽胞杆菌、粪链球菌、蜡样芽胞杆菌等制剂。
(7) **肠黏膜保护剂** 能吸附病原体和毒素，维持肠细胞的吸收和分泌功能，如蒙脱石粉。
(8) **抗分泌治疗** 脑啡肽酶抑制剂消旋卡多曲可抑制肠道水、电解质的分泌，治疗分泌性腹泻。
(9) **止泻剂** 严禁使用止泻剂，如洛哌丁醇，因它可抑制胃肠道动力、增加细菌繁殖和毒素的吸收。
(10) **补锌治疗** 适用于急性腹泻患儿。

【例11】男婴，5个月。母乳喂养，腹泻3个月，大便5~8次/天，稀糊便，无脓血，食欲好，面有湿疹，体重7.6kg。最可能的诊断是
　　A. 过敏性腹泻　　　　　　B. 饮食性腹泻　　　　　　C. 感染性腹泻
　　D. 生理性腹泻　　　　　　E. 迁延性腹泻

　　A. 50~60ml/kg　　　　　　B. 60~90ml/kg　　　　　　C. 90~120ml/kg
　　D. 120~150ml/kg　　　　　E. 150~180ml/kg
【例12】重度窒息新生儿推迟喂养，第1天静脉补液的量是
【例13】小儿腹泻，中度脱水，第1天静脉补液的量是
【例14】小儿腹泻，重度脱水，第1天静脉补液的量是

【例15】女婴，9个月。腹泻4天，约每天10次，呈稀水样，伴呕吐，每天2~3次，尿量减少。查体：皮肤干，弹性差，眼窝、前囟凹陷，心音低钝。最重要的处理措施是
　　A. 控制感染　　　　　　　B. 给予助消化药　　　　　C. 给予肠道微生态制剂
　　D. 纠正水、电解质平衡紊乱　E. 给予止吐药

5. **预防**
①合理喂养，提倡母乳喂养，及时添加辅食。②对于生理性腹泻的婴儿避免不适当的药物治疗。③养成良好的卫生习惯，注意乳品的保质和奶具的消毒。④感染性腹泻者做好隔离工作，防止交叉感染。⑤避免长期滥用抗生素，特别是广谱抗生素。⑥轮状病毒疫苗接种为预防轮状病毒肠炎的理想方法。

6. **小儿液体疗法**
(1) **小儿体液平衡的特点** ①体液的电解质组成：细胞外液以Na^+、Cl^-、HCO_3^-为主，其中Na^+占90%以上；细胞内液以K^+、Mg^{2+}、蛋白质为主，其中K^+占78%。②年龄越小，体液总量相对越多，这是因为间质

液比例较高,而血浆和细胞内液量的比例与成人相近。

(2)脱水 脱水指水分摄入不足或丢失过多所引起的体液总量,尤其是细胞外液量的减少。

①脱水的程度 脱水的程度常以丢失量占体重的百分比来表示,按脱水程度分为轻、中、重三度。

	轻度脱水	中度脱水	重度脱水
失水量	30~50ml/kg 体重	50~100ml/kg 体重	100~120ml/kg 体重
占体重	3%~5%	5%~10%	10%以上
心率增快	无	有	有
脉搏	可触及	可触及(减弱)	明显减弱
血压	正常	直立性低血压	低血压
皮肤黏膜	皮肤稍干燥,弹性尚可	皮肤苍白干燥,弹性较差	极度干燥,有花纹,弹性极差
前囟、眼窝	正常	轻度凹陷	深度凹陷,眼睑不能闭合
眼泪	哭时有泪	哭时泪少	哭时无泪
呼吸	正常	深,也可快	深和快
尿量	正常	少尿	无尿或严重少尿
精神状态	稍差,略烦躁不安	精神萎靡或烦躁不安	精神极度萎靡,表情淡漠昏睡甚至昏迷

②脱水性质 按脱水性质,分为等渗性、低渗性和高渗性脱水 3 类。

	等渗性脱水	低渗性脱水	高渗性脱水
血浆渗透压	290~310mOsm/(kg·H$_2$O)	<290mOsm/(kg·H$_2$O)	>310mOsm/(kg·H$_2$O)
血钠浓度	130~150mmol/L	<130mmol/L	>150mmol/L
发病率	最常见	次常见	少见
病理特点	细胞内、外无渗透压梯度 细胞内容量保持原状	水从细胞外向细胞内转移 循环容量更少	水从细胞内向细胞外转移 细胞内容量减少
休克发生率	与脱水程度一致	常发生休克,且程度严重	少见,一般无明显循环障碍
体温	与原发病有关	常降低	常升高
口渴感	一般无	早期无口渴	强烈口渴
精神状态	与脱水程度一致	萎靡,嗜睡明显	嗜睡,但肌张力高、反射活跃
皮肤弹性	与脱水程度一致	湿冷,弹性极差	明显干燥,弹性可
临床特点	临床症状与脱水程度一致	细胞外液明显减少,易休克 临床症状较严重	细胞外液减少不显著 循环衰竭和氮质血症较轻

【例 16】前囟凹陷常见于
  A. 甲状腺功能减退   B. 维生素 A 中毒   C. 脱水
  D. 脑发育不良   E. 头小畸形

【例 17】女婴,8 个月。发热、呕吐、腹泻、少尿 2 天。查体:哭时无泪,眼窝、前囟明显凹陷,皮肤弹性差,呈花纹状。心音低钝,四肢末梢凉。实验室检查:粪常规未见红细胞、白细胞,可见脂肪滴。血清钠 135mmol/L。患儿的脱水程度属于

A. 重度等渗性脱水　　　　B. 中度等渗性脱水　　　　C. 重度低渗性脱水
D. 中度低渗性脱水　　　　E. 中度高渗性脱水

(3) 小儿液体疗法时常用补液溶液配制

溶液	张力	配制方法
1:1含钠液	1/2 张	1份 0.9%氯化钠+1份 5%或10%葡萄糖
1:2含钠液	1/3 张	1份 0.9%氯化钠+2份 5%或10%葡萄糖
1:4含钠液	1/5 张	1份 0.9%氯化钠+4份 5%或10%葡萄糖
2:1含钠液	等张	2份 0.9%氯化钠+1份 1.4%碳酸氢钠或 1.87%乳酸钠
2:3:1含钠液	1/2 张	2份 0.9%氯化钠+3份 5%或10%葡萄糖+1份 1.4%碳酸氢钠或 1.87%乳酸钠
4:3:2含钠液	2/3 张	4份 0.9%氯化钠+3份 5%或10%葡萄糖+2份 1.4%碳酸氢钠或 1.87%乳酸钠
口服补液盐（ORS）	2/3 张	NaCl3.5g+碳酸氢钠 2.5g+KCl1.5g+无水葡萄糖 20g,加水至 1000ml 总渗透压 245mOsm/L,其中电解质渗透压 220mOsm/L (此为 ORS 老配方)

注意：①张力指电解质溶液占总溶液的比值。葡萄糖溶液为非电解质溶液,因此将葡萄糖去除,其他液体的份数除以总溶液的份数,就是该溶液的张力。
②配制补液溶液时使用的是 $1.4\%NaHCO_3$,而不是 $5\%NaHCO_3$。

(4) **液体疗法的补液量**　液体疗法包括补充生理需要量+累积损失量+继续丢失量。
①生理需要量和累积损失量

	生理需要量	累积损失量
性质	主要取决于尿量、大便丢失及不显性失水量	主要取决于脱水程度及脱水性质
简易计算	体重~10kg:每日需液量 100ml/kg 体重 11~20kg:每日需液量 1000ml+超过 10kg 体重数×50ml/kg 体重>20kg:每日需液量 1500ml+超过 20kg 体重数×20ml/kg	轻度脱水为 30~50ml/kg 中度脱水为 50~100ml/kg 重度脱水为 100~120ml/kg
补液性质	生理需要量尽量口服补充 不能口服者可静脉滴注 1/3~1/2 张含钠液 同时补充生理需要量的钾	等渗性脱水补 1/2 张含钠液 低渗性脱水补 2/3 张含钠液 高渗性脱水补 1/3 张含钠液

②继续丢失量　在开始补充累积损失量后,腹泻、呕吐、胃肠引流等损失大多继续存在,这种丢失量依原发病而异,且每日可有变化,必须进行评估,根据实际损失量用类似溶液补充。

(5) **小儿液体疗法的实施方法**　详见前述。

【例18】小儿腹泻口服补盐液(ORS)的电解质渗透压是含钠液的
　　A. 1/4 张　　　　　　　B. 1/3 张　　　　　　　C. 2/5 张
　　D. 1/2 张　　　　　　　E. 2/3 张(2015、2022)

(19~23 题共用题干)女婴,10 个月。腹泻 3 天,加重 2 天。暗红色水样便每天 10 余次,量多,腥臭,伴高热、呕吐、少尿。查体:精神萎靡,呈嗜睡状,前囟、眼窝凹陷,皮肤弹性差,心音较低钝,腹胀,肝脾不大。实验室检查:粪镜检有大量脓血细胞,血钠 135mmol/L,血钾 3.5mmol/L。
【例19】患儿最可能的诊断是
　　A. 轮状病毒肠炎　　　　B. 大肠埃希菌肠炎　　　　C. 金黄色葡萄球菌肠炎
　　D. 细菌性痢疾　　　　　E. 真菌性肠炎
【例20】该患儿腹泻脱水的程度与性质应是
　　A. 重度等渗性　　　　　B. 中度等渗性　　　　　　C. 中度低渗性

D. 中度高渗性　　　　　　　E. 重度低渗性

【例21】施行液体疗法,第1天补液的总量应是每千克体重
A. 160~180ml　　　　　　B. 70~110ml　　　　　　C. 120~150ml
D. 30~60ml　　　　　　　E. 190~220ml

【例22】第1天补液所采用液体的成分应是
A. 2/3张含钠液　　　　　　B. 1/2张含钠液　　　　　　C. 1/3张含钠液
D. 1/5张含钠液　　　　　　E. 等张含钠液

【例23】对该患儿最不适合的处理是
A. 使用止泻剂　　　　　　B. 选用有效的抗生素　　　　C. 使用微生态制剂
D. 继续饮食　　　　　　　E. 使用肠黏膜保护剂

▶ 常考点　　小儿腹泻的临床特点及液体疗法。

参考答案——详细解答见《2024国家临床执业及助理医师资格考试历年考点精析(上、下册)》

1. ABCDE　　2. ABCDE　　3. ABCDE　　4. ABCDE　　5. ABCDE　　6. ABCDE　　7. ABCDE
8. ABCDE　　9. ABCDE　　10. ABCDE　　11. ABCDE　　12. ABCDE　　13. ABCDE　　14. ABCDE
15. ABCDE　　16. ABCDE　　17. ABCDE　　18. ABCDE　　19. ABCDE　　20. ABCDE　　21. ABCDE
22. ABCDE　　23. ABCDE

第7章 呼吸系统疾病

▶ **考纲要求**

①呼吸系统解剖生理特点。②急性上呼吸道感染。③急性感染性喉炎。④毛细支气管炎。⑤支气管哮喘。⑥肺炎。

▶ **复习要点**

一、小儿呼吸系统解剖生理特点

1. 解剖特点

(1) 鼻　婴幼儿鼻腔短小,鼻道狭窄,无鼻毛,鼻黏膜柔嫩并富于血管,易于感染,感染时黏膜肿胀,易造成堵塞,导致呼吸困难或张口呼吸。

(2) 鼻窦　鼻窦黏膜与鼻腔黏膜相连续,鼻窦口相对较大,故急性鼻炎常累及鼻窦,引起鼻窦炎。

(3) 鼻泪管和咽鼓管　婴幼儿鼻泪管短,开口于内眦部,且瓣膜发育不全,故鼻腔感染常易侵入结膜引起炎症。婴儿咽鼓管较宽,且直而短,呈水平位,故鼻咽炎时易导致中耳炎。

(4) 咽部　咽部较狭窄且垂直。扁桃体包括腭扁桃体和咽扁桃体。腭扁桃体1岁末逐渐增大,4~10岁发育达高峰,14~15岁时退化,故扁桃体炎常见于年长儿,婴儿则少见。咽扁桃体又称腺样体,6个月时已发育,严重的腺样体肥大是小儿阻塞性睡眠呼吸暂停综合征的重要原因。

(5) 喉　喉腔狭窄,声门狭小,软骨柔软,因此轻微炎症即可引起声音嘶哑和吸气性呼吸困难。

(6) 气管、支气管　婴幼儿的气管、支气管较成人短且较狭窄,黏膜柔嫩,血管丰富,软骨柔软,因缺乏弹力组织而支撑作用差,因黏液腺分泌不足致气道干燥,故易发生呼吸道感染。

(7) 肺　肺泡数量少且肺泡小,弹力组织发育较差,血管丰富,间质发育旺盛,致肺含血多而含气量相对少,故易于感染。感染时易致黏液阻塞,引起间质炎症、肺气肿和肺不张等。

(8) 胸廓　婴幼儿胸廓较短,前后径相对较长,呈桶状;肋骨呈水平位,胸腔小而肺脏相对较大;呼吸肌发育差。因此在呼吸时,肺的扩张受到限制。当肺部发生病变时,容易出现呼吸困难。

2. 生理特点

(1) 呼吸频率与节律　小儿呼吸频率较快,新生儿40~44次/分,~1岁30次/分,~3岁24次/分,~7岁22次/分,~14岁20次/分,~18岁16~18次/分。

(2) 呼吸类型　婴幼儿为腹式呼吸,后逐渐转化为胸腹式呼吸,7岁以后逐渐接近成人。

(3) 肺活量　小儿肺活量为50~70ml/kg。婴幼儿呼吸储备量较小。小儿发生呼吸障碍时其代偿呼吸量最大不超过正常的2.5倍,而成人可达10倍,因此小儿易发生呼吸衰竭。

(4) 潮气量　小儿潮气量为6~10ml/kg,年龄越小,潮气量越小;无效腔/潮气量比值大于成人。

(5) 每分通气量和气体弥散量　前者按体表面积计算与成人相近,后者按单位肺容积计算与成人相近。

(6) 气道阻力　由于小儿气道管径细小,气道阻力大于成人,因此小儿发生喘息的机会较多。

(7) 免疫　小儿呼吸道的非特异性和特异性免疫功能均较差。如咳嗽反射及纤毛运动能力差,肺泡吞噬细胞功能不足。婴幼儿辅助性T细胞功能暂时低下,使分泌型IgA(SIgA)、IgG含量低微。此外,乳铁蛋白、溶菌酶、干扰素及补体等的数量及活性不足,故易患呼吸道感染。

【例1】婴幼儿易患呼吸道感染的主要原因是
A. 呼吸浅表
B. 呼吸频率快
C. 呈腹式呼吸
D. 呼吸道黏膜缺少 SIgA
E. 鼻腔短小,狭窄,黏膜血管丰富

二、急性上呼吸道感染

急性上呼吸道感染系由各种病原引起的上呼吸道的急性感染,俗称"感冒",是小儿最常见的疾病。该病主要侵犯鼻、鼻咽和咽部,根据主要感染部位的不同,可诊断为急性鼻炎、急性咽炎、急性扁桃体炎等。

1. 病因

(1) **病毒**　占90%以上,主要有鼻病毒(RV)、呼吸道合胞病毒(RSV)、流感病毒、副流感病毒、柯萨奇病毒(CV)、埃可病毒、腺病毒(ADV)、人类偏肺病毒、冠状病毒等。

(2) **细菌**　病毒感染后可继发细菌感染。最常见为溶血性链球菌,其次为肺炎链球菌、流感嗜血杆菌等。

(3) **支原体**　肺炎支原体可引起上呼吸道感染。

2. 临床表现

(1) **一般类型急性上呼吸道感染**

①局部症状　鼻塞、流涕、打喷嚏、干咳、咽部不适、咽痛等,多于3~4天内自然痊愈。

②全身症状　发热、烦躁不安、头痛、全身不适、乏力等。可有食欲缺乏、呕吐、腹泻、腹痛等消化道症状。婴幼儿起病急,以全身症状为主,常有消化道症状,局部症状较轻。多有发热,体温高达39~40℃,热程在2~7天,起病1~2天内可因发热引起惊厥。

③体征　咽部充血,扁桃体肿大。可有下颌和颈淋巴结肿大。肺部听诊一般正常。

(2) **两种特殊类型的急性上呼吸道感染**

	疱疹性咽峡炎	咽结膜热
病原体	柯萨奇 A 组病毒	腺病毒 3、7 型
好发季节	夏秋季	春夏季
临床表现	高热、咽痛、流涎、厌食、呕吐	特征性临床表现=发热、咽炎、结膜炎 高热、咽痛、眼部刺痛,有时伴消化道症状
体格检查	咽部充血,咽腭弓、软腭、腭垂的黏膜上可见疱疹,周围有红晕,破溃后可形成小溃疡	咽部充血,白色点块状分泌物,周边无红晕,易于剥离;颈及耳后淋巴结肿大
病程	1 周左右	1~2 周

【例2】男婴,9个月。发热3天,烦躁、流涎1天。查体:一般状态可,前囟平坦,咽部充血,咽峡及软腭部可见直径2~3mm的疱疹及溃疡,颈部无抵抗,心、肺听诊正常。其病原体最可能为
A. 溶血性链球菌
B. 流感嗜血杆菌
C. 柯萨奇病毒
D. 腺病毒
E. 副流感病毒

A. 柯萨奇病毒
B. 带状疱疹病毒
C. 腺病毒
D. 人类疱疹病毒6型
E. 呼吸道合胞病毒

【例3】幼儿急疹的病原体是
【例4】疱疹性咽峡炎的病原体是
【例5】咽结膜热的病原体是

3. 并发症

以婴幼儿多见,病变若向邻近器官蔓延可引起中耳炎、鼻窦炎、咽后壁脓肿、扁桃体周围脓肿、颈淋巴结炎、喉炎、支气管炎及肺炎等。年长儿若患 A 组 β 溶血性链球菌咽峡炎,可引起急性肾炎和风湿热。

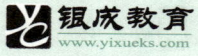
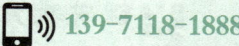

4. 诊断与鉴别诊断

根据临床表现一般不难诊断,但需与下列疾病鉴别。

(1) **流行性感冒** 由流感病毒、副流感病毒引起,有明显的流行病史,局部症状(上呼吸道卡他症状)较轻,全身症状较重。常有高热、头痛、四肢肌肉酸痛等,病程较长。

(2) **急性传染病早期** 上呼吸道感染常为各种传染病的前驱症状,如麻疹、流行性脑脊髓膜炎、百日咳、猩红热等,应结合流行病史、临床表现、实验室检查结果等综合分析,予以鉴别。

(3) **急性阑尾炎** 腹痛先于发热,且以右下腹疼痛为主,呈持续性,有固定压痛点、反跳痛及腹肌紧张、腰大肌试验阳性等体征,白细胞及中性粒细胞增高。

(4) **变应性鼻炎** 某些学龄前或学龄儿童"感冒"症状,如流涕、打喷嚏,持续超过2周或反复发作,而全身症状较轻,应考虑变应性鼻炎的可能,鼻拭子涂片嗜酸性粒细胞增多有助于诊断。

【例6】女孩,8岁。发热伴头痛及肌肉酸痛4天。查体:咽充血,扁桃体Ⅰ度肿大。其同学中有数人发病。最可能的诊断是

A. 急性上呼吸道感染　　B. 急性扁桃体炎　　C. 疱疹性咽峡炎
D. 流行性感冒　　　　　E. 川崎病

5. 治疗

(1) **一般治疗** 注意休息,居室通风,多饮水,防止交叉感染及并发症。

(2) **抗病毒治疗** 单纯的病毒性上呼吸道感染属于自限性疾病。普通感冒目前尚无特异性抗病毒药物,部分中药制剂有一定的抗病毒疗效。若为流感病毒感染,可用磷酸奥司他韦。

(3) **抗菌治疗** 细菌性上呼吸道感染或病毒性上呼吸道感染继发细菌感染者,可选用抗生素治疗,如青霉素类、头孢菌素类或大环内酯类抗生素。

(4) **对症治疗** 高热可口服对乙酰氨基酚、布洛芬,物理降温。高热惊厥者给予镇静、止惊等处理。

三、急性感染性喉炎

急性感染性喉炎是指喉部黏膜的急性弥漫性炎症。冬春季多发,常见于婴幼儿。

1. 病因与发病机制

(1) **常见病原体** 本病主要由病毒或细菌感染引起。常见病毒为副流感病毒、流感病毒和腺病毒。常见细菌为金黄色葡萄球菌、链球菌和肺炎链球菌。

(2) **喉梗阻** 由于小儿喉部解剖特点,炎症时易充血、水肿而出现喉梗阻。

2. 临床表现

起病急,症状重。可有发热、犬吠样咳嗽、声音嘶哑、吸气性喉鸣和三凹征。

3. 诊断与鉴别诊断

根据典型临床表现不难诊断,需与白喉、急性会厌炎、喉痉挛等相鉴别。

4. 治疗

(1) **一般治疗** 保持呼吸道通畅,防止缺氧加重,缺氧者给予吸氧。

(2) **糖皮质激素** 有抗炎、抑制变态反应等作用,能及时减轻喉头水肿,缓解喉梗阻。

(3) **控制感染** 包括抗病毒药物和抗细菌药物。

(4) **对症治疗** 烦躁不安者要及时镇静,痰多者可选用祛痰药,不宜使用氯丙嗪和吗啡。

四、毛细支气管炎

毛细支气管炎是一种婴幼儿常见的下呼吸道感染,多见于2~6个月的小婴儿,以喘息、三凹征和气促为临床特点。

1. 病因与发病机制

主要由呼吸道合胞病毒(RSV)引起。副流感病毒、腺病毒、鼻病毒、肺炎支原体也可引起。除病毒对气道的直接损伤外，主要是免疫损害。

2. 临床表现

(1)症状 突出症状是喘息和肺部哮鸣音。主要表现为下呼吸道梗阻症状，出现呼气性呼吸困难、呼气相延长伴喘息。全身中毒症状较轻，少见高热。

(2)体征 呼吸浅而快，伴鼻翼扇动和三凹征，心率增快，肺部可闻及呼气相哮鸣音，叩诊呈过清音。

3. 辅助检查

(1)血常规 外周血白细胞总数及分类大多在正常范围。

(2)胸部X线检查 可见不同程度的肺充气过度或斑片状阴影，可见支气管周围炎和肺纹理增粗。

(3)血气分析 可了解患儿缺氧和二氧化碳潴留程度。

4. 诊断与鉴别诊断

本病多见于小婴儿，具有典型的喘息及哮鸣音，一般不难诊断。需与支气管哮喘、肺结核等相鉴别。

5. 治疗

(1)氧疗 可采用不同方式吸氧，如鼻前庭导管、面罩或氧帐等。

(2)控制喘息 可雾化吸入支气管舒张剂 β_2 受体激动剂或糖皮质激素。

(3)抗感染治疗 利巴韦林为广谱抗病毒药物，毛细支气管炎多为呼吸道合胞病毒感染所致，但并不推荐常规应用，包括雾化吸入途径给药，偶用于重症患儿。肺炎支原体感染者可应用大环内酯类抗生素。继发细菌感染者应用抗菌药物。

(4)其他 保持呼吸道通畅，保证液体摄入量，纠正酸中毒，及时处理呼吸衰竭。

五、支气管哮喘

支气管哮喘简称哮喘，是儿童期最常见的慢性呼吸道疾病。哮喘是多种细胞(如嗜酸性粒细胞、肥大细胞、T淋巴细胞、中性粒细胞及气道上皮细胞)和细胞组分共同参与的气道慢性炎症性疾病，以可逆性气流受限为特征，并引起反复发作性喘息、气促、胸闷或咳嗽等症状，常在夜间和(或)清晨发作或加剧，多数患儿可经治疗缓解或自行缓解。

1. 临床表现

(1)症状 咳嗽和喘息呈阵发性发作，以夜间和清晨为重。发作前可有流涕、打喷嚏和胸闷，发作时呼吸困难，呼气相延长伴有喘鸣声。严重病例呈端坐呼吸，恐惧不安，大汗淋漓，面色青灰。

(2)体征 可见桶状胸、三凹征，肺部满布呼气相哮鸣音。严重者气道广泛堵塞，哮鸣音反可消失，称为"闭锁肺"，是哮喘最危险的体征。肺部粗湿啰音时隐时现，在剧烈咳嗽后或体位变化时可消失，提示湿啰音的产生是位于气管内的分泌物所致。在发作间歇期可无任何症状和体征。

(3)哮喘持续状态 是指哮喘急性发作经合理使用支气管舒张剂、糖皮质激素等药物治疗后，仍有严重或进行性呼吸困难者。如支气管阻塞未及时得到缓解，可迅速发展为呼吸衰竭，直接威胁生命。

2. 诊断标准

(1)儿童哮喘诊断标准 中华医学会呼吸学组2016年修订。

①反复喘息、咳嗽、气促、胸闷，多与接触变应原、冷空气、物理和化学性刺激、呼吸道感染、运动以及过度通气(如大笑、哭闹)等有关，常在夜间和(或)清晨发作或加剧。

②发作时在双肺可闻及散在或弥漫性、以呼气相为主的哮鸣音，呼气相延长。

③上述症状和体征经抗哮喘治疗有效，或自行缓解。

④除外其他疾病所引起的喘息、咳嗽、气促和胸闷。

⑤临床表现不典型者(如无明显喘息或哮鸣音),应至少具备以下1项:
A. 证实存在可逆性气流受限:
    a. 支气管舒张试验阳性:吸入速效 $β_2$ 受体激动剂15分钟之后 FEV_1 增加≥12%;
    b. 抗感染治疗后肺通气功能改善:给予ICS、抗白三烯治疗4~8周后,FEV_1 增加≥12%。
B. 支气管激发试验阳性。
C. PEF日间变异率(连续监测2周)≥13%。
符合第①~④或第④、⑤条者,可以诊断为哮喘。

(2) **咳嗽变异型哮喘诊断标准(不分年龄)** 以下①~④项为诊断的基本条件。
①咳嗽持续>4周,常在运动、夜间和(或)清晨发作或加剧,以干咳为主,不伴有喘息。
②临床上无感染征象,或经较长时间抗生素治疗无效。
③抗哮喘药物诊断性治疗有效。
④排除其他原因引起的慢性咳嗽。
⑤支气管激发试验阳性和(或)PEF日间变异率(连续监测1~2周)≥13%。
⑥个人或一级、二级亲属有特应性疾病史,或变应原测试阳性。

(3) **哮喘的分期** 哮喘可分为以下3期:
①急性发作期 是指突然发生喘息、咳嗽、气促、胸闷等症状,或原有症状急剧加重。
②慢性持续期 是指近3个月内不同频率和(或)不同程度地出现症状(喘息、咳嗽、胸闷)。
③临床缓解期 指经过治疗或未经治疗症状和体征消失,FEV_1 或PEF≥80%预计值,并维持>3个月。

3. 鉴别诊断
(1) **以喘息为主要症状的儿童哮喘** 应与毛细支气管炎、肺结核、气道异物、先天性呼吸系统畸形、支气管肺发育不良、先天性心血管疾病相鉴别。
(2) **咳嗽变异型哮喘** 应与支气管炎、鼻窦炎、胃食管反流病、嗜酸性粒细胞支气管炎等相鉴别。

【例7】女孩,6岁。反复咳嗽3个月,活动后加重,常于夜间咳醒,痰不多,无发热。抗生素治疗无效。既往有湿疹史。查体:双肺呼吸音粗,余无异常。最可能的诊断是

  A. 支气管炎   B. 支气管异物   C. 咳嗽变异型哮喘
  D. 支气管肺炎   E. 喘息性支气管炎

  A. 阵发性咳嗽   B. 喘息反复发作   C. 犬声样咳嗽
  D. 喘憋明显   E. 清晨发作性咳嗽,痰少

【例8】婴幼儿咳嗽变异型哮喘的表现是
【例9】婴幼儿支气管哮喘的表现是

4. 治疗
(1) **治疗目标** ①有效控制急性发作症状,并维持最轻的症状,甚至无症状;②防止症状加重或反复;③尽可能将肺功能维持在正常或接近正常水平;④防止发生不可逆的气流受限;⑤保持正常活动(包括运动)能力;⑥避免药物不良反应;⑦防止因哮喘而死亡。

(2) **治疗原则** 长期、持续、规范、个体化治疗。急性发作期治疗重点为抗炎、平喘,以便快速缓解症状。慢性持续期应坚持长期抗炎,降低气道反应性,防止气道重塑,避免危险因素和自我保健。

(3) **治疗哮喘的药物** 包括缓解药物和控制药物。
①缓解药物 能快速缓解支气管收缩及其他伴随的急性症状,用于哮喘急性发作期的治疗,包括:吸入型 $β_2$ 受体激动剂、全身性糖皮质激素、抗胆碱能药物、口服短效 $β_2$ 受体激动剂、短效茶碱等。
②控制药物 能抑制气道炎症,需长期使用,主要用于哮喘慢性持续期,包括:吸入型糖皮质激素(ICS)、白三烯调节剂、缓释茶碱、长效 $β_2$ 受体激动剂、肥大细胞膜稳定剂、全身性糖皮质激素等。

(4) 哮喘急性发作期治疗

	代表药物	临床应用特点	注意事项
$β_2$受体激动剂	沙丁胺醇 特布他林	是目前临床应用最广的支气管舒张剂 吸入型速效$β_2$受体激动剂是缓解哮喘急性症状的首选药物	急性发作病情较轻时可选择短期口服短效$β_2$受体激动剂
全身性糖皮质激素	泼尼松龙 氢化可的松	严重哮喘发作时静脉给药(1~7天) 病情较重的急性病例可口服给药	最有效的缓解药，不主张长期使用口服糖皮质激素治疗儿童哮喘
抗胆碱能药物	溴化异丙托品	吸入型抗胆碱能药物如溴化异丙托品舒张支气管的作用较$β_2$受体激动剂弱	长期应用不易产生耐药性 不良反应少
短效茶碱	氨茶碱	可用于哮喘急性发作的治疗 但不宜单独应用治疗哮喘	需注意不良反应 长期使用，应监测茶碱血药浓度

(5) 哮喘持续状态的处理
①氧疗　所有危重哮喘患儿均存在低氧血症，需采用鼻导管或面罩吸氧，以维持血氧饱和度>0.94。
②补液纠正酸中毒　维持水、电解质平衡，纠正酸碱紊乱。
③糖皮质激素　首选全身应用糖皮质激素，静脉给药，应尽早使用。病情严重时，不能以吸入治疗代替全身性糖皮质激素治疗，以免延误病情。
④支气管扩张剂　可选用吸入型$β_2$受体激动剂、氨茶碱静脉滴注、抗胆碱能药物、肾上腺素。
⑤镇静剂　可用水合氯醛灌肠，禁用其他镇静剂。在插管条件下，也可使用地西泮镇静。
⑥抗生素　可酌情使用，不应作为常规，因为儿童哮喘发作主要由病毒引发。
⑦辅助机械通气指征　持续严重的呼吸困难；呼吸音减低或几乎听不到哮鸣音及呼吸音；因过度通气和呼吸肌疲劳而使胸廓运动受限；意识障碍、烦躁、昏迷；吸氧状态下发绀进行性加重；$PaCO_2 \geq 65mmHg$。

(6) 哮喘慢性持续期治疗

	代表药物	临床应用特点	注意事项
吸入型糖皮质激素	布地奈德 倍氯米松	是哮喘长期控制的首选药 也是目前最有效的抗炎药物	全身不良反应少，需长期、规范吸入较长时间才能达到完全控制
白三烯调节剂	孟鲁司特 扎鲁司特	分为白三烯合成酶抑制剂和白三烯受体拮抗剂	耐受性好，副作用少，服用方便
缓释茶碱	氨茶碱	用于长期控制时，主要协助吸入型糖皮质激素抗炎	每日分1~2次服用 以维持昼夜血药浓度的稳定
长效$β_2$受体激动剂	福莫特罗 沙美特罗	常与吸入型糖皮质激素联合应用	不良反应较少
肥大细胞膜稳定剂	色甘酸钠	常用于预防运动及其他刺激诱发的哮喘	儿童哮喘效果好 副作用小
全身性糖皮质激素	泼尼松龙 氢化可的松	仅短期用于慢性持续期重症患儿	长期应用会导致严重副作用

【例10】男孩，8岁。2天前因"感冒"诱发咳嗽，口服糖皮质激素无缓解。3~8岁类似喘息发作10余次，曾查肺功能明显降低，支气管舒张试验阳性。查体：呼吸困难，大汗淋漓，不能平卧，面色青灰，三凹征，双肺呼吸音降低，无哮鸣音，心音较低钝。此时不适合的治疗是
A. 补液，纠正酸中毒　　　　B. 使用吸入型糖皮质激素　　　　C. 必要时辅以机械通气
D. 氧疗　　　　　　　　　　E. 使用吸入型速效$β_2$受体激动剂

注意：①β₂受体激动剂是临床上治疗哮喘应用最广泛的支气管舒张剂。
②糖皮质激素是目前治疗哮喘效果最好的药物。
③缓解哮喘急性发作的首选药物是吸入型速效β₂受体激动剂。
④严重哮喘发作(哮喘持续状态)的治疗首选全身性糖皮质激素静脉给药。
⑤哮喘长期控制的首选药物是吸入型糖皮质激素。
⑥控制哮喘急性发作，当β₂受体激动剂及茶碱类无效时，应改用全身性糖皮质激素静脉给药。

5. 预防
(1) 避免危险因素　避免接触过敏原，积极治疗和清除感染灶，去除诱发因素(吸烟、呼吸道感染)。
(2) 哮喘的教育和管理　是提高疗效、减少复发、提高患儿生活质量的重要措施。
(3) 多形式教育　通过门诊教育、集中教育(哮喘之家活动)、媒体宣传等多种形式，向哮喘患儿及其家属宣传哮喘基本知识。

四、肺炎

肺炎是指不同病原体或其他因素(如吸入羊水、油类或过敏反应等)所引起的肺部炎症，主要临床表现为发热、咳嗽、气促、呼吸困难和肺部固定性中、细湿啰音。

1. 肺炎的分类
(1) 按病理分类　大叶性肺炎、支气管肺炎和间质性肺炎。
(2) 按病因分类

肺炎类型	病因
病毒性肺炎	呼吸道合胞病毒(最常见)、腺病毒、流感病毒、副流感病毒、鼻病毒、巨细胞病毒、肠道病毒
细菌性肺炎	肺炎链球菌、金黄色葡萄球菌、肺炎克雷伯杆菌、流感嗜血杆菌、大肠埃希菌、军团菌
支原体肺炎	由肺炎支原体所致
衣原体肺炎	沙眼衣原体、肺炎衣原体、鹦鹉热衣原体
原虫性肺炎	肺包虫病、肺弓形虫病、肺血吸虫病、肺线虫病
真菌性肺炎	白念珠菌、曲霉、组织胞质菌、隐球菌、肺孢子菌
非感染引起	吸入性肺炎、坠积性肺炎、嗜酸性粒细胞性肺炎(过敏性肺炎)

(3) 按病程分类　急性肺炎(病程<1个月)、迁延性肺炎(病程1~3个月)、慢性肺炎(病程>3个月)。
(4) 按病情分类　轻症肺炎(无全身中毒症状)、重症肺炎(全身中毒症状明显)。
(5) 按临床表现典型与否分类
①典型肺炎　肺炎链球菌、金黄色葡萄球菌、肺炎克雷伯杆菌、流感嗜血杆菌、大肠埃希菌等引起的肺炎。
②非典型肺炎　肺炎支原体、衣原体、嗜肺军团菌、某些病毒(汉坦病毒、冠状病毒等)引起的肺炎。
(6) 按发生肺炎的地区进行分类
①社区获得性肺炎(CAP)　是指原本健康的儿童在医院外获得的感染性肺炎，包括感染了具有明确潜伏期的病原体而在入院后潜伏期内发病的肺炎。
②医院获得性肺炎(HAP)　是指患儿入院时不存在，也不处于潜伏期而在入院≥48小时发生的感染性肺炎，包括在医院感染而出院48小时内发生的肺炎。

【例11】小儿肺炎的病因分类中，不包括
　　A. 病毒性肺炎　　　　　　B. 细菌性肺炎　　　　　　C. 衣原体肺炎
　　D. 嗜酸性粒细胞性肺炎　　E. 间质性肺炎

2. 支气管肺炎

支气管肺炎是累及支气管壁和肺泡的炎症,为儿童期最常见的肺炎,2岁以内儿童多发。

(1) 肺炎的一般临床表现

起病较急,发病前数日多先有上呼吸道感染,主要表现为发热、咳嗽、气促、肺部固定性中细湿啰音。

①发热　热型不定,多为不规则热,也可为弛张热或稽留热。

②咳嗽　较频繁,早期为刺激性干咳,极期咳嗽反而减轻,恢复期咳嗽有痰。

③气促　多在发热、咳嗽后出现。

④全身症状　精神不振、食欲减退、烦躁不安,轻度腹泻或呕吐。

⑤呼吸增快　40~80次/分,可见鼻翼扇动、吸气性凹陷。

⑥发绀　口周、鼻唇沟和指(趾)端发绀,轻症患儿无发绀。

⑦肺部啰音　早期不明显,可有呼吸音粗糙,以后闻及固定的中细湿啰音,以背部两侧下方及脊柱两旁较多,于深吸气末最明显。肺部叩诊多正常,病灶融合时可出现实变体征。

(2) 重症肺炎的临床表现

重症肺炎由于严重缺氧和毒血症,除呼吸系统症状外,还可有心血管、神经、消化等系统功能障碍。

①心血管系统　肺炎合并心衰的表现：A. 安静状态下呼吸突然加快,>60次/分；B. 安静状态下心率突然增快,>180次/分；C. 突然极度烦躁不安,明显发绀,面色苍白或发灰,指(趾)甲微血管再充盈时间延长；D. 心音低钝、奔马律、颈静脉怒张；E. 肝脏迅速增大；F. 少尿或无尿,眼睑或双下肢水肿。

②神经系统　在确诊肺炎后出现下列症状和体征,可考虑为缺氧中毒性脑病：
A. 烦躁、嗜睡、眼球上窜、凝视；B. 球结膜水肿、前囟隆起；C. 昏睡、昏迷、惊厥；D. 瞳孔对光反射迟钝或消失；E. 呼吸节律不整、呼吸心跳解离；F. 有脑膜刺激征,脑脊液检查除压力增高外,其他均正常。

若有A、B两项提示脑水肿,伴其他1项以上者可确诊。

③消化系统　严重者发生缺氧中毒性肠麻痹时,表现为频繁呕吐、严重腹胀、呼吸困难加重,肠鸣音消失。重症患儿还可呕吐咖啡样物,大便潜血阳性或有柏油样便。

④抗利尿激素异常分泌综合征(SIADH)　A. 血钠≤130mmol/L,血浆渗透压<275mmol/L；B. 肾脏排钠增加,尿钠≥20mmol/L；C. 临床上无血容量不足,皮肤弹性正常；D. 尿渗透摩尔浓度高于血渗透摩尔浓度；E. 肾功能正常；F. 肾上腺皮质功能正常；G. ADH升高。若ADH不升高,则可能为稀释性低钠血症。

⑤DIC　可表现为血压下降,四肢凉,脉速而弱,皮肤黏膜及胃肠道出血。

(3) 并发症

①脓胸、脓气胸、肺大疱　为常见并发症。

	脓胸	脓气胸	肺大疱
病原	金黄色葡萄球菌最常见 革兰氏阴性杆菌次常见	金黄色葡萄球菌最常见 革兰氏阴性杆菌次常见	金黄色葡萄球菌最常见 革兰氏阴性杆菌次常见
临床表现	高热不退,呼吸困难加重,患侧呼吸运动受限,语颤减弱,叩诊浊音,呼吸音减弱,纵隔移向健侧	突然呼吸困难加重,剧烈咳嗽,烦躁不安,面色发绀,叩诊积液上方呈鼓音,呼吸音减弱或消失	体积小者无症状 体积大者可引起呼吸困难
X线表现	立位片患侧肋膈角变钝,或呈反抛物线状阴影	立位X线检查可见液气面	可见薄壁空洞

②肺脓肿　是化脓性感染造成的肺实质空洞性损害,并形成脓腔。常见的病原菌为需氧化脓菌,如金黄色葡萄球菌、克雷伯杆菌等。脓肿可侵犯胸膜或破溃至胸膜腔引发脓胸。

③支气管扩张　肺炎部位支气管阻塞,腔内淤滞的分泌物造成对支气管壁的压力,日久造成远端扩张。临床表现为反复咳嗽、咳痰,部分可有咯血,多数可在肺底部闻及湿啰音。

第7章 呼吸系统疾病

(4) **诊断** 根据发热、咳嗽、呼吸急促等症状,肺部闻及中、细湿啰音或X线片有肺炎改变,即可诊断。

(5) **鉴别诊断** 本病需与急性支气管炎、支气管异物、支气管哮喘、肺结核等相鉴别。

【例12】女孩,3岁。咳嗽5天,发热2天。查体:咽红,双侧扁桃体Ⅰ度肿大,双肺可闻及较固定的中、细湿啰音。最可能的诊断是
- A. 上呼吸道感染
- B. 支气管肺炎
- C. 支气管哮喘
- D. 支气管炎
- E. 毛细支气管炎

【例13】易并发脓胸、脓气胸的肺炎是
- A. 呼吸道合胞病毒肺炎
- B. 腺病毒肺炎
- C. 金黄色葡萄球菌肺炎
- D. 支原体肺炎
- E. 衣原体肺炎(2016、2022)

(6) **治疗**

① 治疗原则 采用综合治疗,原则为改善通气、控制炎症、对症治疗、防治并发症。

② 抗生素治疗 根据病原菌选用在肺组织中药物浓度较高的敏感抗生素,早期、联合、足量、足疗程应用。

致病菌	首选抗生素	致病菌	首选抗生素或抗病毒药
肺炎链球菌	青霉素、阿莫西林 大环内酯类(青霉素过敏者)	金黄色葡萄球菌	苯唑西林、氯唑西林 万古霉素(甲氧西林耐药者)
流感嗜血杆菌	阿莫西林+克拉维酸	卡他莫拉菌	阿莫西林+克拉维酸
肺炎克雷伯杆菌	头孢他啶、亚胺培南	大肠埃希菌	头孢他啶、亚胺培南
铜绿假单胞菌	替卡西林+克拉维酸	肺炎支原体	阿奇霉素、红霉素、罗红霉素
衣原体	阿奇霉素、红霉素、罗红霉素	病毒	利巴韦林(病毒唑)、α-干扰素

注意: ①普通细菌性肺炎抗生素用至热退且平稳、全身症状明显改善、呼吸道症状部分改善后3~5天。
②肺炎链球菌肺炎疗程7~10天,支原体肺炎、衣原体肺炎疗程10~14天(8版《儿科学》为2~3周)。
③葡萄球菌肺炎抗生素疗程为体温正常后2~3周停药,总疗程≥6周。

③ 抗病毒治疗 可以试用利巴韦林、α-干扰素。若为流感病毒感染,可口服磷酸奥司他韦。

④ 氧疗 有缺氧表现,如烦躁、发绀、动脉血氧分压<60mmHg时,可采用鼻前庭导管给氧,氧流量0.5~1L/min,氧浓度≤40%。新生儿或婴幼儿可用面罩给氧,氧流量2~4L/min,氧浓度50%~60%。

⑤ 糖皮质激素 可减少炎症渗出,解除支气管痉挛,改善血管通透性和微循环,降低颅内压。使用指征为严重喘憋或呼吸衰竭;全身中毒症状明显;合并感染性休克;出现脑水肿;胸腔短期有较大量渗出。

⑥ 生物治疗 重症患儿可酌情给予血浆、静脉注射丙种球蛋白。

⑦ 肺炎合并心衰的治疗 吸氧、镇静、利尿、强心(地高辛)、血管活性药物(酚妥拉明)。

⑧ 肺炎合并缺氧中毒性脑病的治疗 脱水疗法(甘露醇)、改善通气(人工辅助通气)、扩血管(酚妥拉明)、止痉(地西泮)、糖皮质激素(地塞米松)、促进脑细胞功能恢复(ATP、胞磷胆碱)等。

⑨ 抗利尿激素异常分泌综合征的治疗 与肺炎合并稀释性低钠血症的治疗是相同的。原则为限制水入量,补充高渗盐水。当血钠120~130mmol/L,无明显症状时,主要措施是限制水的摄入量,以缓解低渗状态。如血钠<120mmol/L,有明显低钠血症症状时,按3%氯化钠 12ml/kg可提高血钠10mmol/L计算,先给予1/2量,在2~4小时内静脉点滴,必要时4小时后重复1次。

⑩ 脓胸和脓气胸的治疗 应及时穿刺引流,若脓液黏稠、反复穿刺抽脓不畅、发生张力性气胸时,宜行胸腔闭式引流。

【例14】小儿支原体肺炎的首选治疗药物是

2024 国家临床执业医师资格考试辅导讲义（下册）

  A. 阿奇霉素   B. 左氧氟沙星   C. 环丙霉素
  D. 青霉素   E. 头孢哌酮（2023）

【例 15】支原体肺炎应用抗生素的疗程应是
  A. 体温正常后停药 B. 症状基本消失后 C. 1 周
  D. 2~3 周   E. 4~6 周

【例 16】女，1 岁。发热伴咳喘 3 天，口周稍青紫。用鼻前庭导管吸氧，氧流量应为
  A. 0.5~1L/min   B. 1.5~2L/min   C. 2.5~3L/min
  D. 3.5~4L/min   E. 4.5~5L/min

3. 几种不同病原体所致肺炎的临床特点

(1) 病毒性肺炎

	呼吸道合胞病毒肺炎	腺病毒肺炎
发病率	目前最常见的病毒性肺炎	发病率第 2 位的病毒性肺炎
血清型	呼吸道合胞病毒只有 1 个血清型	腺病毒共有 42 个血清型，常见致病为 3、7 型
好发人群	婴幼儿，尤其是 1 岁以内的小儿	6 个月至 2 岁多见
临床特点	发热、呼吸困难、喘憋、口唇发绀 鼻翼扇动、三凹征	高热可持续 2~3 周、中毒症状重 频繁咳嗽、阵发性喘憋、嗜睡、昏迷等
体格检查	肺部多有中细湿啰音	肺部啰音出现较迟，肝脾大、麻疹样皮疹，可有心衰体征
X 线表现	两肺小点片状、斑片状阴影 有不同程度的肺气肿	大小不等的片状阴影或融合成大病灶 病灶吸收慢，需数周或数月。X 线改变较肺部体征早

(2) 细菌性肺炎

  ①肺炎链球菌肺炎 是 5 岁以下儿童最常见的细菌性肺炎。支气管肺炎是儿童肺炎链球菌肺炎最常见的病理类型。年长儿也可表现为大叶性肺炎。临床起病多急骤，可有寒战，高热可达 40℃，呼吸急促，呼气呻吟，鼻翼扇动，发绀，可有胸痛。最初数日咳嗽不重，无痰，后有铁锈色痰液。轻症者神志清楚，重症者可有烦躁、嗜睡、惊厥、谵妄、昏迷等缺氧中毒性脑病表现。胸部体征早期只有轻度叩诊浊音或呼吸音减弱，肺实变后可有典型叩诊浊音、语颤增强、管状呼吸音。消散期可闻及湿啰音。

  胸部 X 线检查：早期可见肺纹理增强或局限于一个节段的浅薄阴影，以后有大片阴影均匀致密，占全肺叶或一个节段。少数患者出现肺大疱或胸腔积液。支气管肺炎呈斑片状阴影。

  ②金黄色葡萄球菌肺炎和革兰氏阴性杆菌肺炎 如下。

	金黄色葡萄球菌肺炎	革兰氏阴性杆菌肺炎
致病菌	金黄色葡萄球菌	流感嗜血杆菌、肺炎克雷伯杆菌、铜绿假单胞菌
好发人群	新生儿、婴幼儿	6 个月至 2 岁多见
病理特点	肺组织广泛出血性坏死、多发性小脓肿形成	以肺内浸润、实变、出血性坏死为主
临床特点	肺组织破坏严重，易形成肺脓肿、脓胸、脓气胸、纵隔气肿；起病急，进展快，全身中毒症状明显；可有败血症及迁徙性化脓灶	多有数日呼吸道感染症状，病情呈亚急性，全身中毒症状明显；表现为发热、精神萎靡、嗜睡、咳嗽、呼吸困难、面色苍白、发绀
肺部体检	双肺散在中细湿啰音，可有脓胸、脓气胸体征	肺部可有湿啰音，病变融合时则有实变体征
X 线表现	肺部小片状影，进展迅速，数小时内可出现小脓肿、肺大疱或胸腔积液，病灶吸收慢	肺部 X 线改变多种多样，基本改变为支气管肺炎征象，或呈一叶或多叶节段性炎症阴影

【例 17】男婴，4 个月。发热、咳嗽伴喘息 2 天。查体：T38.5℃，呼吸急促，可见明显三凹征，双肺可闻及明

显哮鸣音,背部可闻及细湿啰音,心率 140 次/分,律齐,腹稍胀,肝肋下 2.5cm。胸部 X 线片示肺气肿。最可能的诊断是

A. 肺炎支原体肺炎　　　　B. 金黄色葡萄球菌肺炎　　　　C. 支气管哮喘
D. 腺病毒肺炎　　　　　　E. 呼吸道合胞病毒肺炎

【例 18】女孩,3 岁。高热,咽痛,纳差 3 天。查体:咽部充血,眼结膜充血,颈痛,耳后淋巴结肿大,心、肺无异常。最可能的病原体是

A. 副流感病毒　　　　　　B. 腺病毒　　　　　　　　　　C. 单纯疱疹病毒
D. 柯萨奇病毒　　　　　　E. 流感病毒

【例 19】腺病毒肺炎最易出现的并发症是

A. 张力性气胸　　　　　　B. 心力衰竭　　　　　　　　　C. 肺脓肿
D. 肺大疱　　　　　　　　E. 脓气胸、脓胸

【例 20】男孩,2 岁。持续高热,咳嗽 1 周,加重伴烦躁、气促 1 天。查体 T39.5℃,P114 次/分。口唇青紫,可见三四征,双肺可闻及中细湿啰音,肝肋下 2cm。实验室检查:血 WBC20.0×10⁹/L,N0.88,L0.12。胸部 X 线片示双肺散在斑片状阴影,可见肺大疱。最可能的诊断是

A. 腺病毒肺炎　　　　　　B. 肺炎链球菌肺炎　　　　　　C. 呼吸道合胞病毒肺炎
D. 肺炎支原体肺炎　　　　E. 金黄色葡萄球菌肺炎

(3)肺炎支原体肺炎与衣原体肺炎

	肺炎支原体肺炎	沙眼衣原体肺炎	肺炎衣原体肺炎
病原	肺炎支原体	沙眼衣原体	肺炎衣原体
好发人群	学龄前儿童及青年	1~3 个月婴儿	学龄前儿童
起病	缓慢或亚急性起病	起病缓慢	起病隐匿
前驱症状	全身不适,乏力,头痛,2~3 天后发热,可伴咽痛、肌痛	开始可有鼻塞、流涕等上感症状,1/2 患儿有结膜炎	无特异性临床表现,早期多有上感症状,咽痛、声音嘶哑
肺部症状	咳嗽为突出症状,初为干咳,后为顽固性剧咳,常有黏稠痰液	呼吸增快,明显阵发性不连贯咳嗽为其特征,但无百日咳回声	咳嗽最多见,1~2 周后上感症状消退,但咳嗽加重
肺部体征	肺部体征不明显,剧烈咳嗽与轻微体征不符为其特点	肺部偶闻干、湿啰音,甚至捻发音和哮鸣音	肺部偶闻干、湿啰音,哮鸣音
X 线检查	支气管肺炎、间质性肺炎、均匀一致的片状阴影似大叶性肺炎、肺门阴影增浓;游走性浸润	双侧间质性或小片状浸润,双肺过度充气	可见肺炎病灶,多为单侧下叶浸润,也可为广泛单侧或双侧性病灶

【例 21】男,10 岁。发热 10 天。刺激性咳嗽明显,伴胸痛。查体:体温 38.8℃,双肺散在干啰音。胸片示左肺下野淡薄片状阴影。首选的治疗药物是

A. 青霉素　　　　　　　　B. 头孢菌素　　　　　　　　　C. 链霉素
D. 红霉素　　　　　　　　E. 无环鸟苷(2021)

▶ 常考点　　两种特殊类型的上感;哮喘的诊断及治疗;各型肺炎的鉴别诊断。

参考答案——详细解答见《2024 国家临床执业及助理医师资格考试历年考点精析(上、下册)》

1. ABCDE　　2. ABCDE　　3. ABCDE　　4. ABCDE　　5. ABCDE　　6. ABCDE　　7. ABCDE
8. ABCDE　　9. ABCDE　　10. ABCDE　　11. ABCDE　　12. ABCDE　　13. ABCDE　　14. ABCDE
15. ABCDE　　16. ABCDE　　17. ABCDE　　18. ABCDE　　19. ABCDE　　20. ABCDE　　21. ABCDE

第8章　心血管系统疾病

▶**考纲要求**

①心血管系统生理特点。②先天性心脏病概述。③房间隔缺损。④室间隔缺损。⑤动脉导管未闭。⑥法洛四联症。

▶**复习要点**

一、小儿心血管系统生理特点

1. 胎儿新生儿循环转换

（1）正常胎儿血液循环

①上半身的血液供应　胎儿时期的营养代谢和气体交换是通过脐血管连接胎盘与母体之间以弥散方式完成的。由胎盘来的动脉血经脐静脉进入胎儿体内，至肝脏下缘，约50%的血流入肝与门静脉血流汇合，另一部分经静脉导管入下腔静脉，与来自下半身的静脉血混合，流入右心房。由于下腔静脉瓣的阻隔，使来自下腔静脉的混合血（以动脉血为主）流入右心房后，约1/3经卵圆孔流入左心房，再经左心室流入升主动脉，主要供应心脏、脑和上肢；其余的流入右心室。

②下半身的血液供应　从上腔静脉回流的来自上半身的静脉血，流入右心房后绝大部分流入右心室，与来自下腔静脉的血一起进入肺动脉。由于胎儿肺脏处于压缩状态，故肺动脉的血只有少量流入肺脏，经肺静脉回到左心房，而约80%的血液经动脉导管与来自升主动脉的血汇合后进入降主动脉（以静脉血为主），供应腹腔器官及下肢，同时经脐动脉流回胎盘，换取营养及氧气。故胎儿期供应脑、心、肝及上肢的血氧量远远较下半身为高。

③右心室在胎儿期不仅要克服体循环的阻力，同时承担着远较左心室多的容量负荷。

（2）出生后血液循环的变化

①脐血管　出生后脐带结扎，脐血管被阻断，随血流停止而废用，脐胎循环转变为肺循环。脐血管在血流停止后6~8周完全闭锁，脐静脉变成肝圆韧带，脐动脉变成膀胱脐韧带。

②卵圆孔　由于呼吸建立，肺泡扩张，肺循环压力下降，从右心经肺动脉流入肺脏的血液增多，使肺静脉回流至左心房的血量也增多，左心房压力因而增高。当左心房压力超过右心房时，卵圆孔先在功能上关闭，到出生后5~7个月，解剖上大多关闭。

③动脉导管　出生后肺循环压力降低，体循环压力升高，流经动脉导管的血流逐渐减少，最后停止，形成功能上的关闭。另外，血氧增高、缓激肽的释放可使动脉导管平滑肌收缩，导管逐渐闭塞，最后血流停止，成为动脉韧带。足月儿约80%在生后10~15小时形成功能性关闭。约80%婴儿于生后3个月、95%婴儿于生后1年内形成解剖性关闭。若动脉导管持续开放，即为动脉导管未闭。

2. 小儿心率、血压的特点

（1）小儿心率的特点　小儿心率较快，随年龄增长心率逐渐减慢。新生儿心率为120~140次/分，1岁以内为110~130次/分，2~3岁为100~120次/分，4~7岁为80~100次/分，8~14岁为70~90次/分。

（2）小儿血压的特点　动脉收缩压=（年龄×2）+80mmHg，舒张压=收缩压×2/3。新生儿收缩压平均为70mmHg。收缩压高于或低于此标准20mmHg，可考虑为高血压或低血压。学龄前儿童静脉压为

40cmH$_2$O 左右，学龄儿童约为 60cmH$_2$O。

A. 生后 1~2 岁　　B. 生后 3~4 个月　　C. 生后 3 个月内
D. 生后 5~7 个月　　E. 生后 8~10 个月

【例1】小儿卵圆孔解剖上关闭的时间是
【例2】80%的小儿动脉导管解剖上关闭的时间是

二、先天性心脏病概述

1. 先天性心脏病的分类

先天性心脏病(简称先心病)是胚胎期心脏及大血管发育异常所致的先天性畸形，是儿童最常见的心脏病。根据左、右两侧及大血管之间有无分流，将先心病分为三类。

	左向右分流型	右向左分流型	无分流型
别称	潜伏青紫型	青紫型	无青紫型
发病机制	平时血液从左向右分流不出现青紫。当剧哭、屏气时肺动脉、右心室压力超过左心压力时，血液从右向左分流而出现暂时性青紫	某些原因(如右心室流出道狭窄)致使右心压力增高并超过左心，使血流经常从右向左分流时，或因大动脉起源异常，使大量静脉血流入体循环，可出现持续性青紫	心脏左、右两侧或动、静脉之间无异常通路或分流
常见疾病	房间隔缺损、室间隔缺损、动脉导管未闭	法洛四联症、大动脉转位、三尖瓣闭锁	肺动脉狭窄、主动脉缩窄、主动脉瓣狭窄

2. 几种常见先天性心脏病的临床表现、诊断与鉴别诊断

	房间隔缺损	室间隔缺损	动脉导管未闭	法洛四联症
发病率	占先心病 5%~10%	占先心病 50%，最常见	占先心病 10%	占先心病 12%
分流分类	左向右分流	左向右分流	左向右分流	右向左分流
临床症状	发育落后，乏力，活动后心悸气短，咳嗽，出现肺动脉高压时有青紫	发育落后，乏力，活动后心悸气短，咳嗽，出现肺动脉高压时有青紫	发育落后，乏力，活动后心悸气短，咳嗽，出现肺动脉高压时有青紫	发育落后，乏力，青紫(哭闹时加重)，蹲踞，可有阵发性晕厥
杂音部位	胸骨左缘第 2~3 肋间	胸骨左缘第 3~4 肋间	胸骨左缘第 2 肋间	胸骨左缘第 2~4 肋间
杂音性质	收缩期，喷射性	全收缩期，粗糙	连续性	收缩期，喷射性
震颤	分流量大者可有	有	有	无
P$_2$	亢进，固定分裂	亢进	亢进	减低
肺淤血	多	多	多	少
肺野	充血	充血	充血	清晰
肺门舞蹈	有	有	有	无
房室增大	右心房、右心室	左心室、右心室	左心房、左心室	右心室
肺动脉段	凸出	凸出	凸出	凹陷
心影	梨形心	二尖瓣型心	—	靴形心

【例3】属于无分流型先天性心脏病的是

A. 室间隔缺损　　B. 房间隔缺损　　C. 法洛四联症

　　　　D. 肺动脉狭窄　　　　　　　　E. 动脉导管未闭
【例4】左向右分流型先天性心脏病出现显著肺动脉高压时,主要改变为
　　　　A. 左心房增大　　　　　　　　B. 右心房增大　　　　　　　　C. 左心室增大
　　　　D. 右心室增大　　　　　　　　E. 左心房增大、左心室增大
【例5】第二心音增强呈固定分裂,常见于
　　　　A. 房间隔缺损　　　　　　　　B. 室间隔缺损　　　　　　　　C. 动脉导管未闭
　　　　D. 法洛四联症　　　　　　　　E. 肺动脉瓣狭窄(2021)

3. 先天性心脏病的特殊检查方法

(1) **普通X线检查**　年长儿心胸比值<50%,婴幼儿<55%。
(2) **心电图**　对各种心律失常具有特异性,对房室肥大、传导阻滞、电解质紊乱有提示意义。
(3) **超声心动图**　为无创检查,可详细提供心脏的解剖结构、功能及血流动力学信息。
(4) **心导管检查**　可探查心血管的异常通道,测定心腔、大血管不同部位的血氧饱和度、压力,计算心排血量、分流量及血管阻力。此外,经心导管检查还可进行心内膜活检、电生理测定。
(5) **心血管造影**　可明确心血管的解剖畸形,对复杂性先天性心血管畸形仍是重要的检查手段。
(6) **磁共振成像**　常用于主动脉弓等心外大血管畸形的诊断。
(7) **计算机断层扫描**　对心外大血管病变、心脏瓣膜钙化、心包缩窄、心肌病有较高诊断价值。
(8) **放射性核素心血管造影**　主要用于心功能测定、左向右分流定量分析和了解心肌缺血状况。

三、房间隔缺损(房缺)

1. 病理生理

(1) **左至右分流**　出生后左心房压力逐渐高于右心房,房间隔缺损时则出现从左向右的分流,分流量与缺损大小、两侧心房压力差、心室的顺应性有关。生后初期左、右心室壁厚度相似,顺应性相近,故分流量不大。
(2) **分流量增加**　随着年龄增长,肺血管阻力及右心室压力下降,右心室壁较左心室壁薄,右心室充盈阻力也较左心室低,故从左至右的分流量增加。
(3) **分流量减少**　右心血流量增加,导致右心房、右心室增大。肺循环血量增加,压力增高,晚期引起肺动脉高压,使左向右分流减少,甚至出现右向左分流,临床上出现持续性青紫(即艾森曼格综合征)。

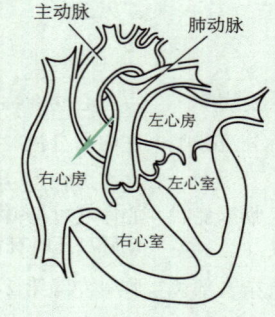

房间隔缺损(左向右分流)

2. 临床表现

(1) **症状**　缺损小的房缺可无症状。缺损大时,分流量也大,导致肺充血、体循环血流量不足,表现为体形瘦长、面色苍白、乏力、多汗、活动后气促、生长发育迟缓。由于肺循环血流增多,易反复发生呼吸道感染。
(2) **体征**　①心脏增大,前胸饱满,搏动活跃,缺损较大、分流量大者可扪及震颤。②第一心音亢进,肺动脉瓣第二心音增强,第二心音固定分裂。③由于右心室增大,大量的血流通过正常肺动脉瓣时形成相对狭窄,故可在左第2肋间近胸骨旁闻及2~3级喷射性收缩期杂音。④当肺循环血流量超过体循环达1倍以上时,则在三尖瓣听诊区可闻及三尖瓣相对狭窄的短促与低频的舒张早中期杂音。

【例6】房间隔缺损杂音产生的主要原理是
　　　　A. 主动脉瓣相对狭窄　　　　　B. 血流直接通过缺损口　　　　C. 二尖瓣相对狭窄
　　　　D. 肺动脉瓣相对狭窄　　　　　E. 三尖瓣相对狭窄

3. 诊断

根据病史、典型心脏杂音、右心房和右心室增大,不难诊断。

4. 并发症

常见并发症是肺炎。至青中年期可合并心律失常（如期前收缩、心房颤动、心房扑动）、心力衰竭、肺动脉高压等。感染性心内膜炎少见。

5. 治疗

（1）**自然闭合** 小型继发孔型房缺有15%的自然闭合率，大多发生在4岁之前，尤其1岁以内。

（2）**外科手术** 本病成年后易发生肺动脉高压、心力衰竭，故宜在3～5岁时手术治疗。

（3）**介入治疗** 年龄大于2岁，缺损边缘至上下腔静脉、冠状静脉窦、右上肺静脉之间距离≥5mm，至房室瓣距离≥7mm，可以选择介入治疗。

（7～9题共用题干）男孩，8岁。剧烈运动后胸闷、气短1个月。查体：心前区未触及震颤，胸骨左缘第2～3肋间闻及3/6级收缩期喷射性杂音，P_2增强、固定分裂。

【例7】最可能的诊断是

A. 动脉导管未闭　　　　　　B. 单纯肺动脉瓣狭窄　　　　C. 房间隔缺损
D. 中型室间隔缺损　　　　　E. 小型室间隔缺损

【例8】心脏杂音形成的最直接原因是

A. 肺动脉瓣明显狭窄　　　　B. 右心压力负荷增加　　　　C. 经肺动脉瓣血流量增多
D. 主动脉瓣相对狭窄　　　　E. 血液经房间隔缺损自左心房流入右心房

【例9】最典型的心电图改变是

A. 左心室高电压　　　　　　B. 左心房肥大　　　　　　　C. 一度房室传导阻滞
D. 二度Ⅰ型房室传导阻滞　　E. 不完全性右束传导阻滞和电轴右偏

四、室间隔缺损（室缺）

室间隔缺损由胚胎期室间隔发育不全所致，是最常见的先天性心脏病，约占先天性心脏病的50%。

1. 病理生理

室间隔缺损的病理生理取决于缺损大小及肺血管阻力。室间隔缺损时，左心房血液进入左心室后，一部分从正常途径，即左心室到主动脉至体循环，为有效循环；另一部分则自左心室经室间隔缺损分流入右心室到肺循环，为无效循环。此时，两个循环血量不再相等，肺循环血流量大于体循环血流量。从肺动脉瓣或二尖瓣血流量中减去主动脉瓣或三尖瓣血流量，即所谓的分流量。由于左心室压高于右心室，血液从左心室→缺损的室间隔→右心室分流→使右心室及肺循环血量增加→久之出现肺动脉高压→导致右心室压力高于左心室→出现双向分流，乃至右向左分流→发生发绀（即艾森曼格综合征）。室间隔缺损分为以下3种类型。

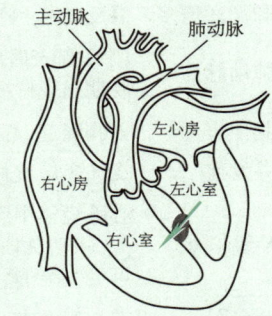

室间隔缺损（左向右分流）

	小型室缺（Roger病）	中型室缺	大型室缺
缺损直径	<5mm	5～10mm	>10mm
缺损面积	<0.5cm²/m² 体表面积	0.5～1.0cm²/m² 体表面积	>1.0cm²/m² 体表面积
病理生理	心室水平左向右分流量少，血流动力学变化不大	左向右分流量较多，肺循环血量可达体循环的1.5～3.0倍以上	非限制性室缺，大量左向右分流导致肺动脉高压，最后发生右向左分流
临床表现	可无症状	肺动脉收缩压和肺血管阻力在较长时期不增高	发绀（艾森曼格综合征）

【例10】所谓Roger病是指

A. 原发性房间隔缺损　　　　B. 继发性房间隔缺损　　　　C. 小型室间隔缺损
D. 中型室间隔缺损　　　　　E. 大型室间隔缺损

2. 临床表现

（1）**症状**　小型缺损可无症状。缺损较大时，左向右分流量多，体循环血流量减少，患者生长发育迟缓，体重不增，消瘦，喂养困难，活动乏力，气短，多汗，易反复发生呼吸道感染，易导致充血性心力衰竭。有时因扩张的肺动脉压迫喉返神经引起声音嘶哑。

（2）**体征**　①心脏搏动增强，胸骨左缘第 3、4 肋间可闻及 3~4 级粗糙的全收缩期杂音，向四周广泛传导，可扪及收缩期震颤。②大型缺损伴明显肺动脉高压时，可出现逆向右向左分流（即艾森曼格综合征），导致青紫且逐渐加重。此时心脏杂音较轻而肺动脉瓣第二心音显著亢进。

3. 诊断　根据病史、典型心脏杂音、左右心室增大、超声检查结果，不难诊断。

4. 并发症　支气管肺炎、充血性心力衰竭、肺水肿、感染性心内膜炎。

5. 治疗

（1）**自然闭合**　20%~50% 的膜周边和肌部小梁缺损在 5 岁以内有自然闭合的可能。

（2）**内科治疗**　中小型缺损可随访至学龄前期，若有临床症状，如反复呼吸道感染、充血性心力衰竭，可行抗感染、强心、利尿、扩血管等内科处理。

（3）**外科手术**　大中型缺损、难以控制的充血性心衰、肺动脉持续高压等，宜在学龄前手术治疗。

6. 房缺和室缺的鉴别

	房间隔缺损	室间隔缺损
小的缺损	可无症状 仅于胸骨左缘第 2~3 肋间闻及收缩期杂音	可无症状 仅于胸骨左缘第 3~4 肋间闻及收缩期杂音
体循环减少	消瘦、面色苍白、活动后气促、生长发育迟缓	消瘦、面色苍白、活动后气促、生长发育迟缓
肺循环增多	易反复发生呼吸道感染，严重者早期发生心衰	易反复发生呼吸道感染，易导致充血性心衰
肺动脉高压	剧哭、肺炎时出现暂时性青紫（暂时性右向左） 晚期出现持续性青紫（持续性右向左分流）	剧哭、肺炎时出现暂时性青紫（暂时性右向左） 晚期出现持续性青紫（持续性右向左分流）
其他表现	前胸隆起，心前区抬举感，可伴震颤	扩张的肺动脉压迫喉返神经致声嘶，可伴震颤
并发症	支气管炎、充血性心衰、肺水肿、感染性心内膜炎	支气管炎、充血性心衰、肺水肿、感染性心内膜炎
X 线检查	心脏轻至中度增大，以右心房及右心室增大为主，肺动脉段突出，肺野充血，主动脉影缩小，可见"肺门舞蹈"征，梨形心	心脏轻至中度增大，以左心室及右心室增大为主，肺动脉段突出，肺野充血，肺动脉主干增粗，肺外周血管影很少
心电图	右心房及右心室肥厚，不完全性右束支阻滞	左、右心室肥厚，心衰者多伴有心肌劳损
心动图	可显示房缺位置、大小，判断分流方向及大小	可显示室缺位置、大小，判断分流方向及大小
心导管检查	一般不需要做此检查	评价肺动脉高压程度、肺血管阻力及体肺分流量
自然闭合	<3mm 者多在 3 个月内自然闭合 >8mm 者一般不会闭合	20%~50% 在 5 岁内自然闭合 大多发生于 1 岁以内
内科治疗	主要是处理并发症	主要是处理并发症
手术时机	3~5 岁时开胸手术。反复呼吸道感染、发生心衰、合并肺动脉高压者尽早手术	学龄前在体外循环下行修补手术，如缺损大、症状重者可于婴幼儿期手术
介入治疗	应用双面蘑菇伞（Amplatzer 装置）关闭缺损	经心导管堵塞、自动置入装置（Amplatzer）

【例 11】室间隔缺损伴艾森曼格综合征的临床表现为

第十二篇 儿科学
第8章 心血管系统疾病

  A. 生后即青紫   B. 暂时性青紫   C. 持续性青紫
  D. 不出现青紫   E. 差异性青紫

【例12】女，3岁。自幼呼吸较急促，消瘦，乏力，常患呼吸道感染。剧烈哭吵时，唇周发绀。体检：胸骨左缘第3~4肋间可闻及3~4级粗糙的收缩期杂音。X线检查左、右心室增大，肺动脉段突出，可见肺门"舞蹈"。最可能的诊断是
  A. 房间隔缺损   B. 室间隔缺损   C. 动脉导管未闭
  D. 肺动脉狭窄   E. 法洛四联症

【例13】婴儿期最易合并心力衰竭的先天性心脏病是
  A. 房间隔缺损   B. 室间隔缺损   C. 法洛四联症
  D. 动脉导管未闭   E. 肺动脉瓣狭窄

五、动脉导管未闭

  胎儿期动脉导管开放是血液循环的重要通道，出生后大约15小时即发生功能性关闭，80%在生后3个月解剖学关闭。到出生后1年，在解剖学上应完全关闭。若持续开放，即为动脉导管未闭。

1. 病理生理

  (1)**早期不出现青紫** 动脉导管未闭所致的病理生理学改变主要是通过导管引起的分流，分流量的大小与导管的直径、主肺动脉压差有关。由于主动脉在收缩期和舒张期的压力均高于肺动脉压，因而通过未闭的动脉导管从主动脉向肺动脉分流（左向右分流），不出现青紫。

  (2)**晚期出现差异性发绀** 肺动脉同时接受右心室和主动脉分流来的两处血液，因此肺动脉血流增加，使肺循环及左心房、左心室、升主动脉的血流量明显增加，左心负荷加重，其排血量达正常的2~4倍，导致左心房、左心室肥厚增大。长期大量血流向肺循环的冲击，肺小动脉可有反应性痉挛，形成肺动脉高压。当肺动脉压力超过主动脉压时，左向右分流明显减少或停止，产生肺动脉血流逆向分流入主动脉，患儿出现差异性发绀，即下半身青紫、左上肢轻度青紫、右上肢正常。

【例14】临床上出现差异性青紫（上半身不紫而下半身紫）的先天性心脏病是
  A. 法洛四联症   B. 完全性大动脉转位   C. 动脉导管未闭
  D. 房间隔缺损   E. 室间隔缺损

2. 临床表现

  (1)**症状** 动脉导管细小者可无症状。导管粗大者可有咳嗽、气急、喂养困难及生长发育落后等。

  (2)**体征**

  ①**典型杂音** 胸骨左缘上方（第2肋间）可闻及响亮粗糙的连续"机械样"杂音，占据整个收缩期和舒张期，于收缩期末最响，杂音向左锁骨下、颈部及背部传导。常伴收缩期震颤。

  ②**肺动脉压增高** 肺动脉瓣区第二心音亢进。当肺动脉压显著增高时，血流从肺动脉向主动脉分流，出现差异性发绀。

  ③**周围血管征** 由于主动脉的血液分流到肺动脉，使动脉舒张压降低，脉压增大，可出现周围血管征，如水冲脉、毛细血管搏动征、股动脉枪击音等。

3. 并发症 支气管肺炎、充血性心衰、感染性心内膜炎、肺动脉和动脉导管瘤样扩张等。

4. 诊断

  (1)**X线检查** 动脉导管细小者，心影可正常。分流量大者，心胸比率增大，左心房、左心室增大，肺动脉段突出，肺野充血，肺门血管影增粗，可有"肺门舞蹈"征。主动脉结正常或凸出。

  (2)**超声心动图** 对诊断极有帮助。

  (3)**心导管检查** 肺动脉血氧含量较右心室高。有时心导管可以从肺动脉通过未闭导管进入降主动脉。

(4) **心血管造影** 逆行主动脉造影对复杂病例的诊断有重要价值。

【例15】男孩,3岁。剧烈活动后气促,青紫不明显。自幼反复呼吸道感染。查体:BP90/40mmHg,胸骨左缘第2肋间可闻及粗糙响亮的连续机器样杂音,第4肋间可闻及4/6级粗糙的全收缩期杂音伴震颤,P₂亢进,闻及股动脉枪击音。胸部X线片示左心房及左、右心室增大,肺动脉段膨隆。最可能的诊断是
A. 房间隔缺损　　　　　　B. 室间隔缺损　　　　　　C. 动脉导管未闭
D. 法洛四联症　　　　　　E. 室间隔缺损+动脉导管未闭

5. 治疗

(1) **内科治疗** 大多数先天性心脏病均不能药物治愈,但动脉导管未闭出生1周以内使用吲哚美辛(消炎痛)治疗,可使90%的患儿治愈,仅有10%的患儿需手术治疗。

(2) **手术治疗** 宜在学龄前选择手术结扎或切断导管即可治愈。分流量大者可早期手术。

(3) **介入治疗** 可选择弹簧圈(Coil)、蘑菇伞(Amplatzer)等关闭动脉导管。

【例16】用药物可能治愈的先天性心脏病是
A. 法洛四联症　　　　　　B. 动脉导管未闭　　　　　C. 房间隔缺损
D. 室间隔缺损　　　　　　E. 大血管部分转位

【例17】采用吲哚美辛治疗动脉导管未闭的最佳年龄段是
A. 新生儿期　　　　　　　B. 学龄期　　　　　　　　C. 青春期
D. 幼儿期　　　　　　　　E. 学龄前期

六、法洛四联症

法洛四联症是婴儿期后最常见的青紫型先天性心脏病,由右心室流出道梗阻(肺动脉狭窄)、室间隔缺损、主动脉骑跨和右心室肥厚(继发性病变)组成。

1. 病理生理

由于肺动脉狭窄,血液进入肺受阻,引起右心室代偿性肥厚。肺动脉狭窄较轻者,右心室压力低于左心室,引起左向右分流。肺动脉严重狭窄时,右心室压力与左心室相似,此时右心室血流大部分进入骑跨的主动脉,造成右向左分流,出现青紫。

2. 临床表现

(1) **青紫** 为最早出现的表现,青紫程度和出现早晚与肺动脉狭窄程度有关,常见于唇、甲床、球结膜等处。因血氧含量下降,活动耐力差,稍一活动,如啼哭、情绪激动、体力劳动等,即可出现青紫加重。

(2) **蹲踞症状** 患儿多有蹲踞症状,蹲踞可使缺氧症状暂时得以缓解。

(3) **杵状指(趾)** 患儿长期慢性缺氧的表现。

(4) **阵发性缺氧发作** 多见于婴儿,表现为阵发性呼吸困难,严重者可突然晕厥、抽搐,甚至死亡。

(5) **体格检查**

	法洛四联症	动脉导管未闭
典型杂音	胸骨左缘第2~4肋间可闻及Ⅱ~Ⅲ级粗糙喷射性收缩期杂音(肺动脉狭窄所致)	胸骨左缘第2肋间可闻及响亮粗糙的连续"机械样"杂音,占据整个收缩期和舒张期,于收缩期末最响,杂音向左锁骨下、颈部及背部传导
震颤	一般无收缩期震颤	于杂音最响处可扪及震颤,以收缩期明显
肺动脉压	肺动脉狭窄,肺动脉瓣区第二心音减弱	肺动脉瓣区第二心音亢进。当肺动脉压显著增高时,血液从肺动脉向主动脉分流,出现差异性发绀
其他体征	慢性缺氧表现:患儿生长发育迟缓、智能发育落后、杵状指(趾)	周围血管征:水冲脉、毛细血管搏动征、股动脉枪击音

第十二篇 儿科学
第8章 心血管系统疾病

3. 并发症

脑血栓、脑脓肿、感染性心内膜炎等。

【例18】静脉血经异常通道进入体循环动脉血中所致发绀常见于
　A. 肺炎　　　　　　　　B. 右心衰竭　　　　　　C. 严重休克
　D. 法洛四联症　　　　　E. 阻塞性肺气肿

【例19】法洛四联症杂音响度主要取决于
　A. 左、右心室之间压力差　B. 肺动脉狭窄的程度　　C. 室间隔缺损大小
　D. 主动脉骑跨程度　　　　E. 右心室肥厚程度

【例20】男婴,6个月。出生时诊断为法洛四联症。近2天常于哭闹时突发四肢抽搐,青紫加重,神志不清,呼吸急促,持续时间2~3分钟。首先应考虑为
　A. 缺氧发作　　　　　　B. 脑栓塞　　　　　　　C. 心力衰竭
　D. 休克　　　　　　　　E. 脑脓肿

【例21】男孩,2岁。活动后气急、口唇青紫1年余。查体:胸骨左缘第3肋间闻及3/6级喷射性收缩期杂音。胸部X线片示心影稍增大,心尖圆钝上翘,肺动脉段凹陷,肺门血管影缩小,肺透亮度增加。最可能的诊断是
　A. 完全性大动脉转位　　B. 房间隔缺损合并肺动脉高压　C. 法洛四联症
　D. 动脉导管未闭　　　　E. 室间隔缺损合并肺动脉高压

4. 诊断

(1) **病史及体检**　如上述。

(2) **X线检查**　心脏大小一般正常或稍增大,典型病例前后位胸片心影呈靴状(心尖圆钝上翘,肺动脉段凹陷),肺门血管影缩小,两肺纹理减少,透亮度增加。25%的患儿可见到右位主动脉弓阴影。

(3) **心电图**　示电轴右偏,右心室肥大。狭窄严重者可出现心肌劳损,右心房肥大。

(4) **超声心动图**　可见主动脉内径增宽,骑跨于室间隔之上,右心室流出道及肺动脉狭窄。

(5) **心导管检查**　可判断肺动脉狭窄程度、类型,证实主动脉右跨、室间隔缺损的存在。

(6) **心血管造影**　对手术方案的制订和预后的判断至关重要。

　A. 动脉导管未闭　　　　B. 房间隔缺损　　　　　C. 小型室间隔缺损
　D. 法洛四联症　　　　　E. 大型室间隔缺损

【例22】胸部X线片示肺野清晰的是

【例23】胸部X线片示肺血多、主动脉弓增大的是

【例24】胸部X线片示肺血多,右心房、右心室增大的是

5. 治疗

(1) **内科治疗**　缺氧发作时,应使患儿保持安静,取胸膝位,立即吸氧,给予去氧肾上腺素或普萘洛尔等。

(2) **外科治疗**　轻症者可在学龄前行一期根治手术,临床症状明显者应在生后6个月行根治手术。

▶ **常考点**　四种先天性心脏病的病理生理、临床表现及鉴别诊断。

参考答案——详细解答见《2024国家临床执业及助理医师资格考试历年考点精析(上、下册)》

1. ABCDE　2. ABCDE　3. ABCDE　4. ABCDE　5. ABCDE　6. ABCDE　7. ABCDE
8. ABCDE　9. ABCDE　10. ABCDE　11. ABCDE　12. ABCDE　13. ABCDE　14. ABCDE
15. ABCDE　16. ABCDE　17. ABCDE　18. ABCDE　19. ABCDE　20. ABCDE　21. ABCDE
22. ABCDE　23. ABCDE　24. ABCDE

第9章 泌尿系统疾病

▶ **考纲要求**
①泌尿系统解剖生理特点。②急性肾小球肾炎。③肾病综合征。

▶ **复习要点**

一、儿童泌尿系统解剖生理特点

1. 解剖特点

(1) **肾脏** 小儿肾脏相对较重。婴儿肾脏位置较低，其下极可低至髂嵴以下第4腰椎水平，2岁以后达髂嵴以上。右肾位置稍低于左肾。2岁以内健康儿童腹部触诊时容易扪及肾脏。

(2) **输尿管** 婴幼儿输尿管长而弯曲，容易受压、扭曲而导致梗阻，易发生尿潴留而诱发感染。

(3) **膀胱** 婴儿膀胱位置较年长儿高，随年龄增长逐渐下降至盆腔内。

(4) **尿道** 新生女婴尿道长仅1cm，且外口暴露、接近肛门，易受细菌污染。男婴尿道虽较长，但常有包茎和包皮过长，尿垢积聚时易引起上行性细菌感染。

2. 生理特点

(1) **肾脏的生理功能** 肾脏有许多重要功能：
①排泄功能 排出体内代谢终产物，如尿素、有机酸等。
②调节水、电解质及酸碱平衡 维持内环境相对稳定。
③内分泌功能 产生激素和生物活性物质，如促红细胞生成素、肾素、前列腺素。

(2) **胎儿肾功能** 在胎龄36周时肾单位数量已达成人水平，但调节功能较弱，贮备能力差，一般1~2岁才接近成人水平。胎儿于12周末已能形成尿液，但此时主要通过胎盘来完成机体的排泄和调节内环境稳定。

(3) **肾小球滤过率（GFR）** 新生儿出生时肾小球滤过率仅为成人的1/4，2岁时达成人水平。

(4) **肾小管重吸收及排泄功能** 足月新生儿氨基酸及葡萄糖的重吸收能力正常，出生后已能维持钠平衡，但钠的重吸收能力很低，因此在钠负荷过大时不能迅速排钠，而易致水肿。早产儿肾功能尚不成熟，葡萄糖肾阈较低，易出现糖尿。新生儿头10天对钾的排泄能力较差，故有高钾血症倾向。

(5) **浓缩和稀释功能** 新生儿和幼婴由于髓袢短、尿素形成量少、抗利尿激素分泌不足，使尿液浓缩功能不足，在应激状态下保留水分的能力低于年长儿和成人。故入量不足时易发生脱水、诱发急性肾衰竭。新生儿和幼婴尿稀释功能接近成人，但因肾小球滤过率较低，大量水负荷或输液过快时易出现水肿。

(6) **酸碱平衡** 新生儿及婴幼儿时期易发生酸中毒。

(7) **肾脏的内分泌功能** 新生儿的肾脏已具有内分泌功能，其血浆肾素、血管紧张素、醛固酮均等于或高于成人，生后数周内逐渐降低。新生儿肾血流量低，因而前列腺素合成速率较低。由于胎儿血氧分压较低，故胚肾合成促红细胞生成素较多，出生后合成减少。婴儿血清1,25-$(OH)_2D_3$水平高于儿童期。

3. 儿童排尿和尿液特点

(1) **排尿次数** 93%的新生儿在生后24小时内排尿，99%在48小时内排尿。生后头几天，因摄入量少，每日排尿仅4~5次；1周后因新陈代谢旺盛，进水量增多而膀胱容量小，排尿突然增至20~25次/日；1岁时15~16次/日；学龄前和学龄期为6~7次/日。

(2) **排尿控制** 3岁时能控制排尿。

(3) **每日尿量** 新生儿生后48小时正常尿量一般为每小时1~3ml/kg,2天内平均尿量为30~60ml/d,3~10天为100~300ml/d,~2个月为250~400ml/d,~1岁为400~500ml/d,~3岁为500~600ml/d,~5岁为600~700ml/d,~8岁为600~1000ml/d,~14岁为800~1400ml/d,>14岁为1000~1600ml/d。

新生儿尿量每小时<1.0ml/kg为少尿,每小时<0.5ml/kg为无尿。

学龄儿童排尿量<400ml/d,学龄前儿童<300ml/d,婴幼儿<200ml/d为少尿;<50ml/d为无尿。

(4) **尿液酸碱度** 生后头几天因尿中含尿酸盐多而呈强酸性,以后接近中性或弱酸性,pH多为5~7。

(5) **尿渗透压和尿比重** 新生儿尿渗透压平均为240mmol/L,尿比重为1.006~1.008,随年龄增长逐渐增高,1岁后接近成人。儿童尿渗透压通常为500~800mmol/L,尿比重为1.011~1.025。

(6) **尿蛋白** 正常儿童尿中含有微量蛋白,通常≤100mg/(m²·24h),定性为阴性。若尿蛋白>150mg/d或4mg/(m²·h)或100mg/L,定性检查阳性为异常。

(7) **尿细胞和管型** 正常新鲜尿液离心后沉渣镜检,红细胞<3个/HP,白细胞<5个/HP,偶见透明管型。12小时尿细胞计数:红细胞<50万、白细胞<100万、管型<5000个为正常。

【例1】下列不属于小儿肾脏生理功能的是
　　A. 肾小球滤过功能　　　　B. 产生抗利尿激素　　　　C. 调节酸碱平衡功能
　　D. 浓缩和稀释功能　　　　E. 肾小管重吸收及排泄功能

【例2】肾脏在胎儿期合成较多的激素是
　　A. 1,25-(OH)₂D₃　　　　B. 前列腺素　　　　C. 促红细胞生成素
　　D. 肾素　　　　　　　　　E. 利钠激素

【例3】婴儿少尿的标准是昼夜尿量少于
　　A. 100ml　　　　　　　　B. 200ml　　　　　　　C. 300ml
　　D. 400ml　　　　　　　　E. 500ml

二、急性肾小球肾炎(急性肾炎)

急性肾炎是指一组病因不一,急性起病,多有前驱感染,以血尿为主,伴不同程度蛋白尿、水肿、高血压或肾功能不全等特点的肾小球疾病。急性肾炎分急性链球菌感染后肾炎和非链球菌感染后肾炎。

1. 病因

(1) **β溶血性链球菌感染** 绝大多数为A组β溶血性链球菌急性感染后引起的免疫复合物性肾小球肾炎。溶血性链球菌感染后,肾炎的发生率一般在0~20%。以上呼吸道感染或扁桃体炎最常见,占51%,脓皮病或皮肤感染次之,占25.8%。

(2) **其他细菌** 草绿色链球菌、肺炎链球菌、金黄色葡萄球菌、伤寒杆菌、流感嗜血杆菌等。

(3) **病毒** 柯萨奇病毒、ECHO病毒、麻疹病毒、腮腺炎病毒、乙肝病毒、巨细胞病毒、EB病毒等。

(4) **其他病原体** 如疟原虫、肺炎支原体、白念珠菌、丝虫、钩虫、血吸虫、梅毒螺旋体等。

【例4】小儿急性肾小球肾炎最常见的病因是
　　A. 金黄色葡萄球菌　　　　B. β溶血性链球菌　　　　C. 肺炎支原体
　　D. 乙型肝炎病毒　　　　　E. 肺炎链球菌(2018、2022)

2. 临床表现与分型

(1) **前驱感染** 90%的病例发病前1~3周有链球菌感染史,以呼吸道、皮肤感染为主。呼吸道感染者前驱期为6~12天(平均10天),皮肤感染者前驱期为14~28天(平均20天)。

(2) **典型表现** 急性期常有全身不适、乏力、食欲不振、发热、头痛、咳嗽、气急、恶心、呕吐等。

①水肿 70%病例有水肿,一般仅累及眼睑和颜面部,重者2~3天遍及全身,呈非凹陷性。

②血尿　50%~70%的病例有肉眼血尿,一般1~2周后转为镜下血尿。
③蛋白尿　程度不等,20%可达肾病水平。蛋白尿患者病理上呈严重系膜增生。
④高血压　30%~80%的病例有高血压。
⑤尿量减少　肉眼血尿严重者可伴有尿量减少。

(3) **严重表现**　少数患儿在疾病早期(2周以内)可出现下列严重症状:
①严重循环充血　常发生于起病1周以内。当肾炎患儿出现呼吸急促、肺部湿啰音时,应警惕循环充血的可能,严重者可出现呼吸困难、端坐呼吸、颈静脉怒张、频咳、咳粉红色泡沫痰、两肺满布湿啰音、心脏扩大,甚至出现奔马律、肝大而硬、水肿加剧。
②高血压脑病　由于脑血管痉挛,导致脑组织缺血缺氧、血管通透性增高而发生脑水肿所致。常发生于疾病早期,血压可达150~160/100~110mmHg以上。年长儿会主诉剧烈头痛、呕吐、复视或一过性失明,严重者突然出现惊厥、昏迷。
③急性肾功能不全　常发生于疾病初期,出现尿少、尿闭、暂时性氮质血症等。

(4) **非典型表现**
①无症状性急性肾炎　患儿仅有镜下血尿或血C3降低,而无其他临床表现。
②肾外症状性急性肾炎　患儿水肿、高血压明显,甚至有严重循环充血及高血压脑病,但尿改变轻微或尿常规检查正常,可有链球菌前驱感染和血清C3水平明显降低。
③以肾病综合征为表现的急性肾炎　患儿以急性肾炎起病,但水肿、蛋白尿突出,伴低白蛋白血症和高胆固醇血症,临床表现类似肾病综合征。

【例5】小儿急性肾小球肾炎起病前常有皮肤感染,其前驱期多为
　　A. 1周以内　　　　　　　B. 1~2周　　　　　　　C. 2~4周
　　D. 3~4周　　　　　　　E. 4~5周(2017、2022)

【例6】急性肾小球肾炎患儿在病程早期突然发生惊厥,最可能的原因是
　　A. 高血压脑病　　　　　B. 低钙惊厥　　　　　　C. 中毒性脑病
　　D. 高热惊厥　　　　　　E. 低钠血症

3. 辅助检查
(1) **尿液检查**　血尿明显;尿蛋白+~+++,且与血尿的程度相平行;可见多种管型。
(2) **血液检查**　外周血WBC正常或轻度升高,血沉(ESR)加快。
(3) **抗链球菌溶血素O(ASO)**　前驱期为咽炎的病例ASO往往增高,一般10~14天开始升高,3~5周达高峰,3~6个月后恢复正常。皮肤感染后急性肾炎ASO升高者不多。
(4) **补体C3**　80%~90%患儿血清C3下降,至第8周恢复正常。
(5) **抗脱氧核糖核酸酶B(DNAase-B)、抗双磷酸吡啶核苷酸酶(ADPase)和抗透明质酸酶(HAase)**　咽炎后急性肾炎ADPase滴度升高,皮肤感染后急性肾炎DNAase-B、HAase滴度升高。
(6) **肾功能**　肾小管功能正常,明显少尿时血尿素氮和肌酐可升高。

注意: 对于急性肾炎的诊断,最重要的检查方法是肾活检,其次是血清ASO和C3测定。

4. 诊断与鉴别诊断
根据前期有链球菌感染史,急性起病,具备血尿、蛋白尿、水肿、高血压等症状,急性期血清ASO滴度升高,C3浓度降低,可诊断为急性肾炎。急性肾炎需与下列疾病相鉴别。
(1) **IgA肾病**　以血尿为主要症状,表现为反复发作性肉眼血尿,多在上呼吸道感染后24~48小时出现血尿,多无水肿、高血压,血清C3正常。肾活检可确诊。
(2) **慢性肾炎急性发作**　既往肾病史不详,无明显前期感染,除有肾炎症状外,还有贫血、肾功能异常、低比重尿或固定低比重尿,尿改变以蛋白增多为主。

第十二篇 儿科学
第9章 泌尿系统疾病

(3) **原发性肾病综合征** 具有肾病综合征表现的急性肾炎需与原发性肾病综合征鉴别，肾活检可确诊。

【例7】男孩，8岁。眼睑水肿4天，伴茶色尿1天。2周前有发热、咽痛。查体：BP120/90mmHg。尿常规：蛋白（++），尿沉渣镜检红细胞40~50/HP，白细胞8~10/HP。最可能的临床诊断是

A. 急进性肾炎　　　　B. 急性泌尿系感染　　　　C. IgA 肾病

D. 急性肾小球肾炎　　E. 肾炎型肾病

5. 治疗

本病无特异治疗。

(1) **休息** 急性期需卧床休息 2~3 周。直到肉眼血尿消失、水肿减退、血压正常，即可下床进行轻微活动。血沉正常可上学，但应避免重体力活动。尿检完全正常后方可恢复体力活动。

(2) **饮食** 以低盐饮食为好[<1g/d，或<60mg/（kg·d）]。严重水肿、高血压者需无盐饮食。水分一般不限。有氮质血症者，应限蛋白，可给予优质动物蛋白 0.5g/（kg·d）。

(3) **抗感染** 有感染灶时用青霉素 10~14 天。

(4) **对症治疗**

① 利尿　经控制水、盐摄入量后仍水肿、少尿者可口服氢氯噻嗪，无效者口服或静脉注射呋塞米。

② 降血压　经休息、控制水盐摄入量、利尿后血压仍高者，应行降压治疗。首选硝苯地平，次选卡托普利，两者交替使用效果更佳。

(5) **严重循环充血的治疗**

① 纠正水钠潴留　严重循环充血系因血容量增加所致，而非心泵衰竭，故洋地黄效果不佳，而应用利尿剂常能使其缓解。故本症治疗的重点在于纠正水钠潴留、恢复血容量，可使用呋塞米。

② 有肺水肿表现者，除一般对症治疗外，可加用硝普钠静脉滴注。

③ 难治性病例可采用连续血液净化治疗或透析治疗。

(6) **高血压脑病的治疗** 应选用降压效力强而迅速的药物，首选硝普钠，有惊厥者应及时止痉。

注意：① 急性肾小球肾炎水肿主要是水钠潴留所致，其消肿治疗首选利尿剂。

② 急性肾小球肾炎高血压主要是水钠潴留所致，其降压治疗首选利尿剂。
利尿治疗后血压仍高，再使用硝苯地平。参阅7版《诸福棠实用儿科学》P1637。

③ 急性肾小球肾炎并发严重循环充血，主要是水钠潴留所致，其治疗首选利尿剂。

④ 急性肾小球肾炎并发高血压脑病，其治疗首选硝普钠。

【例8】男孩，10岁。半个月前曾患"脓皮病"，近3天晨起眼睑水肿，且逐日加重，尿少，尿色深。查体：血压 140/90mmHg，心率 114 次/分，肝肋下 1.5cm，轻压痛。首选的治疗是

A. 卡托普利　　　　B. 吸氧　　　　C. 利尿剂

D. 泼尼松　　　　　E. 强心剂

(9~11题共用题干) 女，8岁。3周前曾患脓疱病。水肿、少尿、肉眼血尿3天，BP150/105mmHg。尿常规：Pro（+），RBC（++++），管型 1~2/HP。ASO 升高，ESR 增快，血补体 C3 下降。

【例9】首选的降压药是

A. 卡托普利　　　　B. 二氮嗪　　　　C. 硝苯地平

D. 哌唑嗪　　　　　E. 硝普钠

【例10】应限制钠盐摄入直到

A. 血沉正常　　　　B. 尿常规正常　　　　C. 水肿消退，血压正常

D. 补体恢复正常　　E. 肉眼血尿消失

【例11】血补体 C3 恢复正常的时间多为起病后

A. 1 周　　　　　　B. 2 周　　　　　　C. 4 周

D. 8周 E. 12周

三、肾病综合征

肾病综合征是一组由多种原因引起的肾小球基膜通透性增加，导致血浆蛋白从尿中大量丢失的临床综合征。临床有4大特点：①大量蛋白尿（定性>+++，24小时定量≥50mg/kg）；②低蛋白血症（血清白蛋白≤25g/L）；③高脂血症（血清胆固醇>5.7mmol/L）；④明显水肿。以上①②项为必备条件。

【例12】诊断小儿肾病综合征的必备条件是
A. 明显水肿及低蛋白血症 B. 明显水肿及大量蛋白尿 C. 明显水肿及高脂血症
D. 大量蛋白尿及高脂血症 E. 大量蛋白尿及低蛋白血症

1. 分类方法

(1) 按病因分类 肾病综合征分为原发性、继发性、先天性三类。
①原发性肾病综合征 指原因不明的肾病综合征，约占肾病综合征总数的90%。
②继发性肾病综合征 包括继发于全身性疾病（如过敏性紫癜、系统性红斑狼疮）、临床诊断明确的肾小球肾炎（如急性链球菌感染后肾炎、急进性肾炎）以及药物、金属中毒等导致的肾病综合征。
③先天性肾病综合征 指生后3个月内发病，临床表现符合肾病综合征，并除外继发因素所致者。

(2) 按病理分型 原发性肾病综合征病理分型包括微小病变、局灶节段性肾小球硬化、膜性增生型肾小球肾炎、单纯系膜增生、增生性肾小球肾炎、局灶球性硬化、膜性肾病等。其中，儿童肾病综合征最主要的病理类型是微小病变型（占76%）。

(3) 按临床分型 分单纯性肾病（占80%）和肾炎性肾病（占20%）两类。
①单纯性肾病 具有肾病综合征的四大临床特点，即典型"三高一低"临床表现者。
②肾炎性肾病 是指具有以下4项之一或多项者：A. 2周内分别3次以上离心尿检查RBC≥10个/HP，并证实为肾小球源性血尿；B. 反复或持续高血压，学龄儿童≥130/90mmHg，学龄前儿童≥120/80mmHg，并除外糖皮质激素等原因所致；C. 肾功能不全，并排除血容量不足等所致；D. 持续低补体血症。

注意：①肾病综合征——大量蛋白尿（+++~++++）、低蛋白血症（≤25g/L）。
②单纯性肾病——大量蛋白尿（+++~++++）、低蛋白血症（≤25g/L）、高脂血症、水肿。
③肾炎性肾病——单纯性肾病+尿RBC≥10个/HP、血压≥130/90（120/80）mmHg、C3降低。
④C3正常值——成人为0.8~1.5g/L，新生儿为成人的50%~60%，生后3~6个月达到成人水平。

(4) 按糖皮质激素治疗反应分型 根据糖皮质激素正规足量治疗4周的效应，将肾病综合征分为：
①激素敏感型肾病 以泼尼松足量[2mg/（kg·d）]治疗≤4周（8版《儿科学》为8周），尿蛋白转阴。
②激素耐药型肾病 以泼尼松足量治疗4周（8版《儿科学》为8周），尿蛋白仍为阳性。
③激素依赖型肾病 对激素敏感，但连续2次减量或停药2周内复发。
④肾病复发与频复发 复发是指连续3天，尿蛋白由阴性转为（+++）或（++++），或24小时尿蛋白定量≥50mg/kg或尿蛋白/肌酐≥2.0mg/mg；频复发是指肾病病程中半年内复发≥2次，或1年内复发≥3次。

【例13】男孩，3岁。眼睑及面部水肿2周。查体：全身高度水肿，呈凹陷性。实验室检查：血白蛋白25g/L，总胆固醇6.2mmol/L。尿常规：蛋白（++++），白细胞1~2/HP。为有利于该疾病的临床分型，首选的检查是
A. 血沉 B. ASO C. 血电解质
D. 补体C3 E. 免疫球蛋白

【例14】男，10岁。反复水肿半年。尿常规：蛋白（+++）~（++++），红细胞8~18/HP，血尿素氮10.8mmol/L（30mg/dl），白蛋白15g/L（1.5g/dl），BP150/100mmHg，诊断考虑为
A. 急性链球菌感染后肾炎 B. 单纯性肾病 C. 病毒性肾炎

D. 急进性肾炎　　　　　　　E. 肾炎性肾病

【例15】男,8 岁。肾病综合征初治,体重25kg,泼尼松每次25mg,每天2次,治疗2周后,水肿消失,4周时尿蛋白转阴。此时判断该患儿疗效为

A. 激素部分敏感　　　　　B. 激素依赖　　　　　C. 激素不耐受

D. 激素敏感　　　　　　　E. 激素耐药

【例16】男童,2岁。诊断为肾病综合征,糖皮质激素治疗3周后尿蛋白转阴,停药2周后复发。该情况1年内出现过3次。患儿对糖皮质激素治疗反应的类型是

A. 激素依赖型,复发　　　　B. 激素敏感型,频复发　　　C. 激素依赖型,频复发

D. 激素耐药型,复发　　　　E. 激素耐药型,频复发(2023)

2. 临床表现

(1)**诱因**　一般起病隐匿,无明显诱因。30%有病毒或细菌感染史。70%肾病复发与病毒感染有关。

(2)**水肿**　为最常见症状,开始于眼睑,后逐渐遍及全身,呈凹陷性。严重者可有腹腔或胸腔积液。

(3)**尿液改变**　常有尿量减少,颜色变深,无并发症的患者无肉眼血尿。15%患者有短暂的镜下血尿。

(4)**血压**　大多数血压正常,仅15%有轻度高血压,严重高血压通常不支持微小病变型肾病综合征的诊断。

(5)**肾功能**　30%患者因血容量减少而出现短暂肌酐清除率下降,肾功能一般正常。

注意:①肾病综合征——凹陷性水肿,从眼睑水肿开始,逐渐遍及全身。
②急性肾小球肾炎——非凹陷性水肿,从眼睑及颜面水肿开始,2~3天遍及全身。

3. 并发症

(1)**感染**　肾病患儿极易罹患各种感染,常见为呼吸道、皮肤、泌尿道感染等,其中尤以上呼吸道感染最常见,占50%以上。呼吸道感染中以病毒感染常见。细菌感染中以肺炎链球菌感染为主。

(2)**电解质紊乱**　以低钠、低钾、低钙血症常见。患者不恰当长期禁用食盐、过多使用利尿剂、呕吐、腹泻等因素均可导致低钠血症,表现为厌食、乏力、懒言、嗜睡、血压下降、抽搐、休克等。

(3)**低血容量**　低蛋白血症、血浆胶体渗透压下降、显著水肿时常有血容量不足。

(4)**血栓形成**　患者呈高凝状态,易导致各种动、静脉血栓形成,以肾静脉血栓形成最常见。

肾静脉血栓形成	表现为突发腰痛、出现血尿或血尿加重、少尿,甚至肾衰竭
下肢深静脉血栓形成	两侧肢体水肿程度差别固定,不随体位改变而变化
下肢动脉血栓形成	表现为下肢疼痛、足背动脉搏动消失
肺栓塞	表现为不明原因的咳嗽、咯血、呼吸困难,而无肺部阳性体征
脑栓塞	表现为突发偏瘫、面瘫、失语或神志改变等神经系统症状

(5)**急性肾衰竭**　5%的微小病变型肾病可并发急性肾衰竭。

(6)**肾小管功能障碍**　除原有肾小球的基础病变可引起肾小管功能损害外,大量尿蛋白的重吸收,可导致肾小管(主要是近曲小管)功能损害,出现肾性糖尿或氨基酸尿,严重者呈Fanconi综合征表现。

【例17】男孩,3岁。反复呕吐、精神萎靡5天,食欲差、乏力,今日突发全身抽搐1次。既往诊断为原发性肾病综合征,正规泼尼松治疗,长期无盐饮食。最可能的原因是

A. 低钠血症　　　　　　　B. 肾上腺皮质功能不全　　　C. 高血压脑病

D. 低钙血症　　　　　　　E. 低钾血症

4. 辅助检查

(1)**尿液常规**　尿蛋白定性多在(+++),约15%的病例有短暂镜下血尿,可见透明管型、颗粒管型等。

(2)**尿蛋白定量**　24 小时尿蛋白定量>50mg/kg为肾病范围的蛋白尿。尿蛋白/尿肌酐(mg/mg),正

常儿童上限为0.2，肾病时常≥3.0。

(3) **血清蛋白及胆固醇测定**　血清白蛋白≤25g/L。由于肝脏合成增加，$α_2$、β球蛋白浓度增高，IgG降低，IgM、IgE可增加。胆固醇>5.7mmol/L，甘油三酯、LDL和VLDL均增高，HDL正常。

(4) **肾功能测定**　BUN、Cr在肾炎性肾病综合征可升高，晚期可有肾小管功能损害。

(5) **血清补体测定**　微小病变型肾病综合征、单纯性肾病综合征患儿血清补体水平正常，肾炎性肾病综合征患儿血清补体水平可降低。

(6) **系统性疾病的血清学检查**　对新诊断的肾病患儿需检测抗核抗体(ANA)、抗-dsDNA抗体、抗Smith抗体等。对具有血尿、补体减少并有临床表现的患儿尤其重要。

(7) **肾穿刺活检**　肾穿刺活检的指征为对糖皮质激素治疗耐药或频繁复发者；对临床或实验室证据支持肾炎性肾病或继发性肾病综合征者。

5. 诊断与鉴别诊断

(1) **诊断标准**　①大量蛋白尿：尿蛋白定性(+++)~(++++)，或24小时尿蛋白定量≥50mg/kg；②低蛋白血症：血浆白蛋白≤25g/L；③高脂血症：血浆总胆固醇>5.7mmol/L；④不同程度的水肿。

(2) **鉴别诊断**　原发性肾病综合征需与继发于全身性疾病的肾病综合征相鉴别。部分非典型链球菌感染后肾炎、系统性红斑狼疮性肾炎、过敏性紫癜性肾炎、乙肝病毒相关性肾炎、药源性肾炎等均可有肾病综合征样表现。临床上须排除继发性肾病综合征后，方可诊断为原发性肾病综合征。

6. 治疗

(1) **一般治疗**　包括休息、饮食控制、防治感染、利尿等。

休息	除显著水肿、并发感染、严重高血压外，一般不需卧床休息。病情缓解后逐渐增加活动量
饮食	显著水肿和严重高血压时应短期限制水钠摄入，病情缓解后不必继续限盐 活动期病例供盐1~2g/d、蛋白质1.5~2g/(kg·d)、高生物效价的动物蛋白
防治感染	使用对肾功能无损害的抗生素
利尿	对糖皮质激素耐药或未使用糖皮质激素而水肿较重伴尿少者，可配合使用利尿剂
家属教育	应使父母及患儿很好地了解肾病的有关知识，积极配合随访和治疗

(2) **糖皮质激素**　为最主要的治疗措施。

①**初治病例**　诊断确定后应尽早选用泼尼松治疗。

疗法	适应证	临床应用方法	疗程
短程疗法	初治病例	泼尼松2mg/(kg·d)×4周。4周后无论疗效如何，均改为1.5mg/kg，q2d×4周。易复发，国内少用	共8周
中程疗法	各类肾病综合征的初治方案	泼尼松2mg/(kg·d)，分次服用。若4周内尿蛋白转阴，则自转阴后至少巩固2周，后改为2mg/kg，q2d×4周，以后每2~4周总量中减2.5~5mg，直至停药	6个月
长程疗法	各类肾病综合征的初治方案	泼尼松2mg/(kg·d)，分次服用。4周后尿蛋白未转阴，可继续服至尿蛋白转阴后2周，一般不超过8周。以后改为2mg/kg，q2d×4周，以后每2~4周减量1次，直至停药	9个月

②**复发病例**　延长隔日服药时间，即给予中程治疗。复发2次以上者，可考虑加用免疫抑制剂。

③**糖皮质激素依赖型肾病**　可调整激素剂量和疗程，更换激素制剂，采用甲泼尼龙冲击治疗等。

A. 调整激素剂量和疗程　对于糖皮质激素治疗后或在减量过程中复发者，原则上应再次恢复到初始疗效剂量或上一个疗效剂量，或改隔日疗法为每日疗法，或将激素减量的速度放慢，疗程延长。

B. 更换激素制剂　对泼尼松疗效较差的病例，可换用其他制剂，如曲安西龙(阿赛松、康宁克通)。

C. 甲泼尼龙冲击治疗　本法虽可用于初治者，但我国更多用于激素耐药或需较大剂量维持且激素副作用明显者。用法为甲泼尼龙 15~30mg/kg（总量不超过 1000mg）+5% 葡萄糖 100~200ml 静脉滴注 1~2 小时，每日或隔日 1 次，3 次为 1 疗程。冲击治疗后 48 小时，继续以激素隔日口服。

（3）免疫抑制剂　主要用于肾病综合征频繁复发、糖皮质激素依赖、耐药或出现严重副作用者。在小剂量糖皮质激素隔日使用的同时，可选用下列免疫抑制剂。

①环磷酰胺　2.0~2.5mg/(kg·d)，分 3 次口服，疗程 8~12 周，总量不超过 200mg/kg。

②其他免疫抑制剂　如苯丁酸氮芥、环孢素、硫唑嘌呤、麦考酚吗乙酯等。

（4）抗凝及溶栓治疗　肾病常存在高凝状态和纤溶障碍，易并发血栓形成，需加用抗凝和溶栓治疗。

①肝素　剂量为 1mg/(kg·d)+10% 葡萄糖 50~100ml 静脉滴注，每日 1 次，2~4 周为 1 疗程。

②尿激酶　有直接激活纤溶酶溶解血栓的作用。

③口服抗凝药　双嘧达莫，口服 6 个月为 1 疗程。

（5）血管紧张素转换酶抑制剂（ACEI）　对改善肾小球局部血流动力学、减少尿蛋白、延缓肾小球硬化均具有良好作用。尤其适用于伴有高血压的肾病综合征。常用制剂有卡托普利、依那普利、福辛普利等。

【例 18】男孩，12 岁。肾病综合征初次治疗，口服泼尼松片 2mg/(kg·d)，2 周后尿蛋白转阴，巩固治疗 2 周开始减量，改成隔日晨顿服 2mg/kg，共 4 周，以后每 4~6 周减量 0.5mg/kg，直至停药。此激素治疗方案为

A. 中程疗法　　　　　　B. 冲击疗法　　　　　　C. 替代疗法
D. 长程疗法　　　　　　E. 短程疗法

（19~21 题共用题干）男孩，5 岁。水肿伴尿少 3 天，病前 2 天有"上感"史。查体：BP90/60mmHg，眼睑及颜面水肿，双下肢凹陷性水肿。实验室检查：血浆白蛋白 22g/L，胆固醇 7.2mmol/L，肾功能正常，血 C3 为 1.25g/L，PPD 试验（-）。尿常规：RBC10/HP，蛋白（++++）。

【例 19】该患儿最可能的诊断为

A. 病毒性肾炎　　　　　　B. 慢性肾小球肾炎急性发作　　　　　　C. IgA 肾病
D. 急性链球菌感染后肾炎　　　　　　E. 原发性肾病综合征

【例 20】首选的治疗药物是

A. 环孢素 A　　　　　　B. 雷公藤多苷　　　　　　C. 泼尼松
D. 甲泼尼松　　　　　　E. 青霉素

【例 21】若住院期间，患儿经限盐并给予大剂量呋塞米治疗后，尿量明显增加，水肿消退，但随后出现精神萎靡、头昏、乏力、恶心、呕吐、尿量明显减少。查体：BP66/45mmHg，四肢凉。最可能发生的并发症是

A. 肾上腺皮质功能不全　　　　　　B. 高血压脑病　　　　　　C. 低血容量性休克
D. 电解质紊乱　　　　　　E. 急性肾衰竭

▶**常考点**　　小儿尿液特点；急性肾炎的临床表现、诊断及鉴别诊断；肾病综合征的诊断、并发症。

参考答案——详细解答见《2024 国家临床执业及助理医师资格考试历年考点精析（上、下册）》

1. ABCDE　2. ABCDE　3. ABCDE　4. ABCDE　5. ABCDE　6. ABCDE　7. ABCDE
8. ABCDE　9. ABCDE　10. ABCDE　11. ABCDE　12. ABCDE　13. ABCDE　14. ABCDE
15. ABCDE　16. ABCDE　17. ABCDE　18. ABCDE　19. ABCDE　20. ABCDE　21. ABCDE

第10章 造血系统疾病

▶**考纲要求**
　　①小儿造血及血象特点。②小儿贫血概述。③缺铁性贫血。④营养性巨幼细胞性贫血。

▶**复习要点**

一、小儿造血和血象特点

1. 造血特点

(1) 胚胎期造血　造血是血细胞形成的过程。

造血时期	造血部位及特点
胚胎第3周	卵黄囊开始造血。在胚胎第6周后,中胚叶造血开始减退
胚胎第6~7周	出现胸腺,并开始生成淋巴细胞
胚胎第6~8周	肝脏开始造血,并成为胎儿中期的主要造血器官,4~5个月达高峰,6个月后逐渐减退
胚胎第8周	脾脏开始造血,胎儿5个月后功能逐渐减退,至出生时成为终生造血器官
胚胎第11周	淋巴结开始生成淋巴细胞,从此淋巴结成为终生造淋巴细胞、浆细胞的器官
胚胎第16周	骨髓开始造血,并迅速成为主要造血器官,直至生后2~5周成为唯一造血场所

(2) 生后造血　出生后骨髓是主要造血器官,骨髓外造血极少。

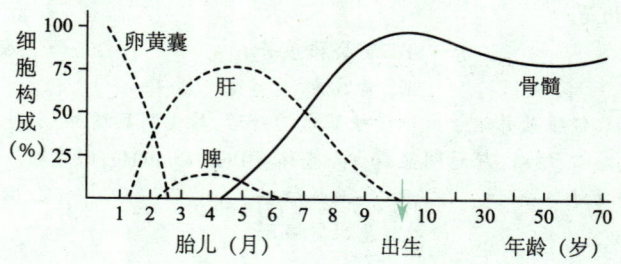

胎儿及出生后不同时期的造血情况

【例1】小儿骨髓外的造血器官是
　　A. 胆囊　　　　　　　　B. 肾上腺　　　　　　　　C. 淋巴管
　　D. 肝脏　　　　　　　　E. 盲肠

【例2】小儿骨髓外的造血器官是
　　A. 卵巢　　　　　　　　B. 胆囊　　　　　　　　C. 脾脏
　　D. 淋巴管　　　　　　　E. 盲肠

2. 血象特点

不同年龄儿童的血象有所不同。

(1) 红细胞数和血红蛋白量　网织红细胞数在初生3天内为0.04~0.06,于生后第7天迅速下降至

0.02以下,并维持在较低水平,约0.003,以后随生理性贫血恢复而短暂上升,婴儿期以后与成人相同。

时期	红细胞数和血红蛋白量	原因
出生时	RBC$(5.0~7.0)\times10^{12}$/L,Hb150~220g/L	胎儿期相对缺氧,刺激促红细胞生成素合成
生后6~12小时	比出生时要高	进食较少,不显性失水
出生后	逐渐降低	自主呼吸建立,血氧含量增加,EPO合成减少
生后2~3个月	RBC3.0×10^{12}/L,Hb100g/L(轻度贫血)	生理性贫血(自限性,3个月后逐渐增加)
12岁	成人水平	正常值

(2) 白细胞数及分类
①白细胞数的变化　初生时WBC为$(15~20)\times10^9$/L,生后6~12小时达$(21~28)\times10^9$/L,以后逐渐下降,1周时平均为12×10^9/L,婴儿期WBC维持在10×10^9/L左右,8岁以后接近成人水平。
②白细胞分类的变化　出生时中性粒细胞占0.65,淋巴细胞占0.30。随着白细胞总数的下降,中性粒细胞比例逐渐下降,生后4~6天时两者比例相等。1~2岁时淋巴细胞占0.60,中性粒细胞占0.35,之后中性粒细胞逐渐上升,至4~6岁两者比例又相等;以后白细胞分类与成人相似。

(3) 血小板数　血小板计数为$(100~300)\times10^9$/L。

(4) 血红蛋白种类　构成血红蛋白分子的多肽链有6种,分别为α、β、γ、δ、ε、ζ链。正常情况下,胚胎期的血红蛋白为Gower1($\zeta_2\varepsilon_2$)、Gower2($\alpha_2\varepsilon_2$)和Portland($\zeta_2\gamma_2$);胎儿期为胎儿血红蛋白(HbF,$\alpha_2\gamma_2$);成人血红蛋白为HbA($\alpha_2\beta_2$)和HbA_2($\alpha_2\delta_2$)两种。

(5) 血容量　小儿血容量相对较成人多,新生儿血容量约占体重的10%,平均300ml;儿童血容量占体重的8%~10%;成人血容量占体重的6%~8%。

注意:①外周血红细胞数12岁达成人水平,白细胞数8岁达成人水平,血小板数出生即达成人水平。
②中性粒细胞与淋巴细胞比例相等的时间为生后4~6天和4~6岁。

【例3】婴儿生理性贫血的时间是出生后
　　A. 1个月　　　　　　　　　B. 2~3个月　　　　　　　　C. 4~6个月
　　D. 7~9个月　　　　　　　　E. 10个月后(2018、2023)

【例4】女孩,5岁。患急性感染治疗1周,临床表现恢复正常,门诊医生需根据外周血象的变化作分析,该患儿白细胞分类的正常比例应约为
　　A. 中性粒细胞0.65,淋巴细胞0.30　　　　B. 中性粒细胞0.30,淋巴细胞0.65
　　C. 中性粒细胞0.35,淋巴细胞0.60　　　　D. 中性粒细胞0.60,淋巴细胞0.35
　　E. 中性粒细胞0.50,淋巴细胞0.45

二、小儿贫血概述

1. 贫血概念
贫血是指外周血中单位容积内的红细胞数或血红蛋白量低于正常。婴儿和儿童的红细胞数、血红蛋白量随年龄不同而有差异。我国规定的小儿贫血标准为血红蛋白在新生儿期<145g/L,1~4个月时<90g/L,4~6个月时<100g/L。

2. 贫血分类
(1) 按程度分类　根据外周血红蛋白含量或红细胞数,可分为4度。①血红蛋白从正常下限至90g/L者为轻度;②~60g/L者为中度;③~30g/L者为重度;④<30g/L者为极重度。
(2) 按病因分类　根据造成贫血的原因,将贫血分以下3类。

① 红细胞和血红蛋白生成不足

造血物质缺乏	铁缺乏(缺铁性贫血)、维生素 B_{12} 和叶酸缺乏(巨幼细胞性贫血)、维生素 A 缺乏、维生素 B_6 缺乏、铜缺乏、维生素 C 缺乏、蛋白质缺乏
骨髓造血功能障碍	再生障碍性贫血、单纯红细胞再生障碍性贫血
感染性及炎症性贫血	流感嗜血杆菌、金黄色葡萄球菌、链球菌感染
其他	慢性肾病所致贫血、铅中毒所致贫血、癌症性贫血等

② **溶血性贫血** 可由红细胞内在异常或红细胞外在因素引起。

A. **红细胞内在异常** 如红细胞膜结构缺陷(遗传性球形红细胞增多症、遗传性椭圆形红细胞增多症、棘状红细胞增多、阵发性睡眠性血红蛋白尿);红细胞酶缺乏(如葡萄糖-6-磷酸脱氢酶缺乏、丙酮酸激酶缺乏);血红蛋白合成或结构异常(地中海贫血、血红蛋白病)。

B. **红细胞外在因素** 如免疫因素(新生儿溶血症、自身免疫性溶血性贫血、药物所致的免疫性溶血性贫血),非免疫因素(感染、物理化学因素、毒素、脾亢、弥散性血管内凝血)。

③ **失血性贫血** 包括急性失血和慢性失血引起的贫血。

(3) **按形态分类** 根据红细胞数、血红蛋白量、血细胞比容计算平均红细胞容积(MCV)、平均红细胞血红蛋白量(MCH)、平均红细胞血红蛋白浓度(MCHC),将贫血分为以下 4 类。

	MCV(fl)	MCH(pg)	MCHC(g/L)	举例
正常值	80~94	28~32	320~380	—
大细胞性贫血	>94	>32	320~380	巨幼细胞性贫血、骨髓增生异常综合征
正细胞性贫血	80~94	28~32	320~380	急性失血、再障、急性溶血性贫血
单纯小细胞性贫血	<80	<28	320~380	慢性肾病、慢性肝病等慢性病所致贫血
小细胞低色素性贫血	<80	<28	<320	缺铁性贫血、海洋性贫血

【例5】男婴,20天。面色苍白7天就诊。血常规 Hb50g/L。该患儿属于
  A. 中度贫血   B. 极重度贫血   C. 重度贫血
  D. 正常   E. 轻度贫血

3. 治疗原则

(1) **去除病因** 这是治疗贫血的关键。

(2) **一般治疗** 加强护理,预防感染,改善饮食质量和搭配等。

(3) **药物治疗** 铁剂治疗缺铁性贫血;维生素 B_{12} 和叶酸治疗巨幼细胞性贫血;肾上腺皮质激素治疗自身免疫性溶血性贫血;强化免疫抑制治疗再生障碍性贫血。

(4) **输红细胞** 当贫血引起心功能不全时,输红细胞是抢救措施。贫血越严重,一次输血量越少且速度宜慢。一般选用浓缩红细胞,每次 5~10ml/kg,速度不宜过快。

(5) **造血干细胞移植** 是目前根治严重遗传性溶血性贫血、再障、"高危"白血病的有效方法。

(6) **并发症治疗** 婴幼儿贫血易合并急慢性感染、营养不良、消化功能障碍等,应积极治疗。

三、缺铁性贫血

缺铁性贫血(IDA)是由于体内铁缺乏导致血红蛋白合成减少,临床上以小细胞低色素性贫血、血清铁蛋白减少和铁剂治疗有效为特点的贫血症。本病以婴幼儿发病率最高,好发于 6 个月至 2 岁小儿。

1. 病因

(1) **先天储铁不足** 胎儿从母体获得的铁以妊娠最后 3 个月最多,故早产、双胎或多胎、胎儿失血、

孕母严重缺铁等,均可使胎儿储铁减少。

(2) **铁摄入量不足** 为缺铁性贫血的主要原因。人乳、牛乳、谷物中含铁量均低,如不及时添加含铁丰富的辅食,容易发生缺铁性贫血。

(3) **生长发育因素** 婴儿期生长发育较快,需铁较多,易发生缺铁性贫血。

(4) **铁的吸收障碍** 食物搭配不合理可影响铁的吸收。慢性腹泻患儿铁的吸收不良且排泄增加。

(5) **铁的丢失过多** 正常婴儿每天排泄铁量相对比成人多。每1ml血约含铁0.5mg,长期慢性失血可致缺铁,如肠息肉、梅克尔憩室、膈疝、钩虫病等可致慢性失血。用不经加热处理的鲜牛奶喂养的婴儿可因对牛奶过敏而致肠出血,每天失血约0.7ml。

注意:①婴幼儿缺铁性贫血最常见的病因是铁摄入量不足(未及时添加含铁辅食)。
②成人缺铁性贫血最常见的病因是慢性失血(男性为痔出血,女性为月经过多)。

2. 临床表现

(1) **一般表现** 皮肤黏膜逐渐苍白,以唇、口腔黏膜及甲床明显。易疲乏,不爱活动。

(2) **肝脾肿大** 由于髓外造血,肝脾可轻度肿大;年龄越小,病程越久,贫血越重,肝脾肿大越明显。

(3) **消化系统症状** 食欲减退,异食癖,呕吐,腹泻,口腔炎、舌炎等;重者可出现萎缩性胃炎。

(4) **神经系统症状** 烦躁不安,萎靡不振,精神不集中,记忆力减退,智能多低于同龄儿。

(5) **心血管系统症状** 心率加快,严重者心脏扩大,甚至发生心力衰竭。

(6) **其他** 因细胞免疫功能下降,常合并感染。可因上皮组织异常而出现反甲。

3. 辅助检查

检测项目	临床意义	生理意义或特点
外周血象	MCV<80fl,MCH<26pg,MCHC<310g/L,网织红细胞正常或轻度减少,WBC和Plt正常	呈小细胞低色素性贫血
骨髓象	增生活跃,以中、晚幼红细胞增生为主。各期红细胞均小,胞质少,偏蓝,显示胞质成熟程度落后于胞核	粒细胞和巨核细胞系一般无明显异常
血清铁蛋白	血清铁蛋白(SF)<12μg/L提示缺铁	较敏感地反映贮存铁的指标
骨髓可染铁	<15%提示贮存铁(细胞内铁)减少	反映贮存铁的敏感可靠指标
血清铁(SI)	SI<9.0~10.7μmol/L有意义	反映血浆铁含量
总铁结合力(TIBC)	TIBC>62.7μmol/L有意义	反映血浆铁含量
转铁蛋白饱和度	转铁蛋白饱和度(TS)<15%有诊断意义	反映血浆铁含量
红细胞游离原卟啉	红细胞游离原卟啉(FEP)>0.9μmol/L提示细胞内缺铁	反映红细胞内缺铁状况

【例6】单纯母乳喂养易导致的小儿贫血类型是
 A. 缺铁性贫血   B. 巨幼细胞性贫血   C. 失血性贫血
 D. 溶血性贫血   E. 再生障碍性贫血(2023)

注意:①单纯母乳喂养未及时添加辅食,易导致缺铁性贫血和巨幼细胞性贫血,以前者多见。
②单纯羊奶喂养易导致营养性巨幼细胞性贫血。

【例7】男,2岁。偏食,不喜欢吃鱼、肉、蛋和蔬菜,喜欢啃泥土,常患口腔炎。实验室检查:血红蛋白90g/L,血涂片示红细胞大小不等,小细胞为多。该患儿患病的主要病因是
 A. 铁消耗过多   B. 先天储铁不足   C. 铁摄入不足
 D. 红细胞破坏增加   E. 生长发育快

【例8】儿童缺铁性贫血的临床表现不包括

  A. 肝脾肿大   B. 心率、呼吸加快   C. 食欲不振
  D. 肢体震颤   E. 面色苍白

【例9】男婴,6个半月,双胞胎之一,早产出生。查体:面色苍白,欠活泼,心、肺无异常,腹软,肝脾肋下均可触及。实验室检查:血清铁蛋白 10μg/L,血清铁 9μmol/L,外周血涂片可见红细胞大小不等,以小细胞为主。考虑诊断为
  A. 地中海贫血   B. 感染性贫血   C. 生理性贫血
  D. 缺铁性贫血   E. 铁粒幼红细胞性贫血

【例10】下列检查项目中最能反映体内贮存铁水平的是
  A. 血清转铁蛋白饱和度   B. 骨髓铁染色   C. 外周血网织红细胞
  D. 血清铁   E. 血清总铁结合力

4. 诊断和鉴别诊断

(1) **诊断** 根据病史,特别是喂养史、临床表现和血象特点,一般可作出诊断。进一步进行有关铁代谢的生化检查有确诊意义。必要时可行骨髓检查。用铁剂治疗有效可证实诊断。

(2) **鉴别诊断** 需与地中海贫血、异常血红蛋白病、维生素 B_6 缺乏性贫血、铁粒幼红细胞性贫血等鉴别。

5. 治疗

(1) **主要原则** 去除病因、补充铁剂。

(2) **去除病因** 纠正不合理的饮食习惯和食物组成,治疗慢性失血性疾病(钩虫病、肠道畸形)等。

(3) **补充口服铁剂** 铁剂是治疗缺铁性贫血的 特效药。若无特殊原因,应口服给药。常用药物有硫酸亚铁(含元素铁 20%)、富马酸亚铁(含元素铁 33%)、葡萄糖酸亚铁(含元素铁 12%)、琥珀酸亚铁(含元素铁 35%)等。同时服用维生素 C,可促进铁的吸收。牛奶、茶、咖啡及抗酸药等与铁剂同服可影响铁的吸收。

(4) **补充注射铁剂** 注射铁剂易发生不良反应,故应慎用。
①适应证 A. 诊断肯定,但口服铁剂后无治疗反应者;B. 口服铁剂后胃肠反应严重不能耐受者;C. 由于胃肠疾病、胃肠手术后不能应用铁剂或口服铁剂吸收不良者。
②常用药 山梨醇柠檬酸铁复合物、葡萄糖氧化铁、右旋糖酐铁复合物。

(5) **治疗反应**
①含铁酶 补给铁剂 12~24 小时后,细胞内含铁酶开始恢复,烦躁等精神症状减轻,食欲增加。
②网织红细胞 于服药 2~3 天后开始上升,5~7 日达高峰,2~3 周后降至正常。
③血红蛋白 治疗 1~2 周后血红蛋白逐渐上升,通常于治疗 3~4 周达到正常。如 3 周内血红蛋白上升不足 20g/L,应注意寻找原因。
④贮存铁 血红蛋白恢复正常后,应继续服用铁剂 6~8 周,以增加铁贮存。

(6) **输红细胞** 一般不必输红细胞。输红细胞的适应证是:①严重贫血,尤其是发生心力衰竭者;②合并感染者;③急需外科手术者。贫血越严重,每次输血量应越少。Hb<30g/L 者,应采用等量换血方法;Hb 在 30~60g/L 者,每次可输注红细胞悬液 4~6ml/kg;Hb>60g/L 者,不必输红细胞。

(11~13题共用题干)女,4个月,双胎之小。单纯母乳喂养,面色苍白,食欲减退 2 个月。查体:肤色苍白,肝肋下 3.5cm,脾肋下 1.5cm。血 Hb80g/L,RBC3.3×10^{12}/L,MCV60fl,MCH24pg,MCHC25%,Plt、WBC 正常。

【例11】最可能的诊断是
  A. 再生障碍性贫血   B. 营养性巨幼细胞性贫血   C. 感染性贫血
  D. 混合性贫血   E. 缺铁性贫血

【例12】经有效治疗后,首先出现的变化是
  A. 血红蛋白上升   B. 红细胞上升   C. 网织红细胞上升
  D. 红细胞游离原卟啉上升   E. 细胞内含铁酶活性开始恢复

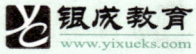
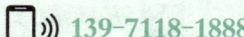

【例13】若Hb恢复正常,还需要继续药物治疗的时间是
A. 3~4周　　　　　　　　B. 1~2周　　　　　　　　C. 9~12周
D. 13~18周　　　　　　　E. 6~8周

6. 预防
(1)母乳喂养　提倡母乳喂养,因母乳中铁的吸收利用率较高。
(2)及时添加辅食　无论母乳喂养,还是人工喂养,均应及时添加含铁丰富且铁吸收率高的辅食,并注意膳食合理搭配,婴儿如以鲜牛乳喂养,必须加热处理以减少牛奶过敏所致肠道出血。
(3)铁强化婴幼儿食品　婴儿食品(谷类制品、牛奶制品)应加入适量铁剂加以强化。
(4)给予铁剂　对于早产儿,尤其是极低体重儿,宜从2个月左右开始给予铁剂预防。

【例14】早产儿使用铁剂预防贫血起始的月龄是
A. 1个月　　　　　　　　B. 2个月　　　　　　　　C. 3个月
D. 4个月　　　　　　　　E. 5个月

四、营养性巨幼细胞性贫血

营养性巨幼细胞性贫血是由于维生素B_{12}和(或)叶酸缺乏所致的一种大细胞性贫血。主要临床特点是贫血、神经精神症状、红细胞的胞体变大、骨髓中出现巨幼红细胞、用维生素B_{12}和(或)叶酸治疗有效。营养性巨幼细胞性贫血好发于6个月至2岁幼儿。

1. 病因
(1)摄入量不足　单纯母乳喂养而未及时添加辅食、人工喂养不当、严重偏食者,其饮食中缺乏肉类、动物肝肾及蔬菜,可致维生素B_{12}和叶酸缺乏。羊乳含叶酸量很低,单纯以羊奶喂养者,可致叶酸缺乏。
(2)需要量增加　婴儿生长发育较快,对叶酸、维生素B_{12}需要量也增加。严重感染者维生素B_{12}的消耗量增加,需要量也相应增加。
(3)吸收或代谢障碍　慢性腹泻、回肠切除、先天性叶酸代谢障碍,均可导致叶酸缺乏。

2. 临床表现
(1)一般表现　多呈虚胖,颜面轻度水肿,毛发纤细稀疏、黄色,严重者皮肤有出血点或瘀斑。
(2)贫血表现　皮肤呈蜡黄色,睑结膜、口唇、指甲苍白,偶有轻度黄疸,疲乏无力,常有肝脾肿大。
(3)精神神经症状　可出现烦躁不安、易怒等症状。
①维生素B_{12}缺乏　表情呆滞、目光发呆、对周围反应迟钝、嗜睡、不认亲人、少哭不笑、智力及动作发育落后甚至退步。重症病例可出现不规则性震颤、手足无意识运动、共济失调、踝阵挛、Babinski征阳性。
②叶酸缺乏　不发生神经系统症状,但可有神经精神异常。
(4)消化系统症状　常出现较早,如厌食、恶心、呕吐、腹泻、舌炎等。

3. 辅助检查

检测项目	临床意义	生理意义
外周血象	MCV > 94fl, MCH > 32pg, MCHC320~380 g/L, Ret、WBC和Plt常减少, N分叶过多	呈大细胞性贫血
骨髓象	增生明显活跃,以红系增生为主	红系、粒系均出现巨幼变,巨大血小板
血清维生素B_{12}测定	血清维生素B_{12}<100ng/L为缺乏	血清维生素B_{12}正常值为200~800ng/L
血清叶酸测定	血清叶酸<3μg/L为缺乏	血清叶酸正常值为5~6μg/L

注意:①缺铁性贫血——骨髓幼红细胞胞质发育落后于胞核,呈现"核老浆幼"。
②巨幼细胞性贫血——骨髓幼红细胞胞核发育落后于胞质,呈现"核幼浆老"。

【例15】小儿因叶酸缺乏所致营养性巨幼细胞性贫血的原因不包括
　　A. 叶酸转运功能障碍　　　　B. 单纯羊奶喂养　　　　C. 内因子缺乏
　　D. 慢性腹泻　　　　　　　　E. 生长发育较快

【例16】维生素 B_{12} 缺乏与叶酸缺乏所致营养性巨幼细胞性贫血临床表现的主要区别点是
　　A. 骨髓象改变　　　　　　　B. 神经系统症状　　　　C. 肝脾肿大
　　D. 贫血症状　　　　　　　　E. 血象改变

【例17】男婴,18 个月。逗之不笑,诊断为"贫血"。其外周血象中性粒细胞分叶过多是由于缺乏
　　A. 铁　　　　　　　　　　　B. 维生素 A　　　　　　 C. 维生素 K
　　D. 蛋白质　　　　　　　　　E. 维生素 B_{12}（2023）

4. 诊断与鉴别诊断

（1）诊断　　根据临床表现、血象和骨髓象特点,可诊断巨幼细胞性贫血。在此基础上,如精神神经症状明显,则考虑为维生素 B_{12} 缺乏所致。有条件时,测定血清维生素 B_{12} 或叶酸水平,可进一步协助诊断。

（2）鉴别诊断　　本病需与地中海贫血、异常血红蛋白病、缺铁性贫血、铁粒幼红细胞性贫血等相鉴别。

5. 治疗

（1）一般治疗　　注意营养,及时添加辅食,加强护理,防止感染。

（2）去除病因　　去除引起维生素 B_{12} 和叶酸缺乏的原因。

（3）维生素 B_{12} 肌内注射　　有精神神经症状者应以维生素 B_{12} 治疗为主,如单用叶酸反而可加重症状。

（4）叶酸口服　　同时口服维生素 C 有助于叶酸的吸收。补充维生素 B_{12} 和叶酸后的反应如下。

	给予铁剂	维生素 B_{12} 肌内注射	叶酸口服
用于治疗	营养性缺铁性贫血	营养性巨幼细胞性贫血	营养性巨幼细胞性贫血
精神症状	12～24 小时开始减轻	精神症状 2～4 天开始好转,但神经精神症状恢复较慢	不能改善神经精神症状
网织红细胞	2～3 天后开始上升,5～7 天达高峰,2～3 周后降至正常	2～4 天后开始上升,6～7 天达高峰,2 周后降至正常	2～4 天后开始上升,4～7 日达高峰
血红蛋白	治疗 1～2 周后开始上升,3～4 周达到正常	—	2～6 周 RBC 和 Hb 恢复正常
骨髓象	—	6～7 小时骨髓内巨幼红细胞可转为正常幼红细胞	1～2 天骨髓内巨幼红细胞可转为正常幼红细胞

（5）补钾　　治疗初期,由于大量新生红细胞,细胞外钾转移至细胞内,可引起低钾,应预防性补钾。

6. 预防

改善哺乳母亲营养,婴儿及时添加辅食,注意饮食均衡,治疗肠道疾病,注意合理应用抗叶酸代谢药物。

【例18】女婴,8 个月。间断腹泻 2 个月。一直母乳喂养,添加辅食少。查体:皮肤苍白,表情淡漠,舌有震颤,体形虚胖,肝肋下 1.5cm,脾脏未触及。实验室检查:Hb85g/L,RBC2.8×10^{12}/L,MCV98fl,MCH34pg,WBC5.6×10^9/L,Plt170×10^9/L。该婴儿贫血的原因是
　　A. 慢性感染性疾病　　　　　B. 缺铁　　　　　　　　C. 中枢神经系统病变
　　D. 叶酸缺乏　　　　　　　　E. 维生素 B_{12} 缺乏

【例19】有明显神经精神症状的营养性巨幼细胞性贫血,应首选的治疗药物是
　　A. 叶酸　　　　　　　　　　B. 硫酸亚铁　　　　　　C. 维生素 C
　　D. 维生素 B_{12}　　　　　　E. 右旋糖酐铁（2020、2022）

（20～22题共用题干）男,11 个月。母乳喂养,近 3 个月面色渐苍黄,间断腹泻,原可站立,现坐不

稳,手足常颤抖。体检:面色苍黄,略水肿,表情呆滞。Hb80g/L,RBC2.0×10^{12}/L,WBC6.0×10^9/L。

【例20】最可能的诊断是
  A. 大脑发育不全   B. 营养性缺铁性贫血   C. 维生素D缺乏性手足搐搦症
  D. 营养性维生素D缺乏   E. 营养性巨幼细胞性贫血

【例21】确诊需做的检查是
  A. 脑CT   B. 脑电图检查   C. 血清铁测定
  D. 血清维生素B_{12}、叶酸测定   E. 血清钙、磷、碱性磷酸酶测定

【例22】该患儿最正确的治疗是
  A. 静脉补钙   B. 维生素C口服   C. 肌内注射维生素B_{12}
  D. 肌内注射维生素D_3 E. 肌内注射维生素B_6

▶ **常考点**　　造血部位;缺铁性贫血的临床表现、鉴别、治疗;巨幼细胞性贫血的临床表现及鉴别。

参考答案——详细解答见《2024国家临床执业及助理医师资格考试历年考点精析(上、下册)》

1. ABCDE   2. ABCDE   3. ABCDE   4. ABCDE   5. ABCDE   6. ABCDE   7. ABCDE
8. ABCDE   9. ABCDE   10. ABCDE   11. ABCDE   12. ABCDE   13. ABCDE   14. ABCDE
15. ABCDE   16. ABCDE   17. ABCDE   18. ABCDE   19. ABCDE   20. ABCDE   21. ABCDE
22. ABCDE

第11章 神经系统与内分泌系统疾病

▶考纲要求
①小儿神经系统发育特点。②热性惊厥。③急性细菌性脑膜炎。④先天性甲状腺功能减退症。

▶复习要点

一、小儿神经系统发育特点

1. 脑的发育

（1）**脑的发育最迅速**　在胎儿期，神经系统发育最早，尤其是脑的发育最为迅速。

（2）**神经细胞**　出生时神经细胞数目已接近成人，但树突和轴突少而短。小儿出生后，皮质细胞的数目不再增加，脑重的增加主要是因为神经细胞体积增大和树突的增多、加长，以及神经髓鞘的形成和发育。

（3）**神经髓鞘**　出生时神经髓鞘的形成和发育并不完善，脊髓神经在胎儿4个月时开始发育，3岁时才完成髓鞘化；锥体束在胎儿5~6个月开始至生后2岁完成；皮质的髓鞘化则更晚。因此，在婴幼儿时期，由于髓鞘形成不完善，当外界刺激作用于神经纤维传入大脑时，因没有髓鞘的隔离，兴奋可传入邻近的神经纤维，不易在大脑皮质形成明确的兴奋灶。同时，各种刺激引起的神经冲动在无髓鞘的神经纤维上传导速度也较缓慢。这就是婴幼儿对外来刺激的反应较慢，且易于泛化的主要原因，因不易形成兴奋灶，故易疲劳而进入睡眠状态。

【例1】婴幼儿时期，外界刺激不易在大脑皮质造成明确兴奋灶的原因是
A. 树突、轴突少　　　　B. 树突、轴突短　　　　C. 神经元少
D. 神经元体积小　　　　E. 神经髓鞘形成和发育不完善

2. 脊髓的发育

脊髓在出生时已具备功能，脊髓的增长和运动功能的发育是平行的。在胎儿期，脊髓下端平第2腰椎的下缘，4岁时平第1腰椎，在进行腰椎穿刺定位时应予注意。

【例2】脊髓下端上移至第1腰椎的年龄是
A. 6个月　　　　　　　B. 1岁　　　　　　　　C. 2岁
D. 4岁　　　　　　　　E. 3岁

3. 神经反射

（1）**原始反射**　生后最初数月婴儿存在许多暂时性反射。随年龄增长，各自在一定的年龄期消失。当它们在应出现的时间内不出现，或该消失的时间不消失，或两侧持续不对称都提示神经系统异常。

原始反射	出现年龄	消失年龄	原始反射	出现年龄	消失年龄
拥抱反射	初生	3~6个月	颈肢反射	2个月	6个月
握持反射	初生	3~4个月	颈拨正反射	初生	6个月
迈步反射	初生	2个月	吸吮反射、觅食反射	初生	4~7个月

（2）**浅反射**　腹壁反射要到1岁后才容易引出，提睾反射要到出生4~6个月后才明显。

（3）**腱反射**　新生儿期已能引出肱二头肌、膝、踝反射。腱反射减弱或消失提示神经、肌肉、神经肌

第十二篇　儿科学

第11章　神经系统与内分泌系统疾病

肉接头处或小脑疾病。反射亢进提示上运动神经元疾患。

（4）**病理反射**　包括Babinski征、Chaddock征、Gordon征、Oppenheim征。正常18个月以下婴儿可呈现双侧Babinski征阳性，若该反射恒定不对称或18个月后继续阳性，提示锥体束损害。

（5）**脑膜刺激征**　包括颈强直、Kernig征、Brudzinski征。

【例3】小儿出生时即具有一些先天性反射，不属于先天性反射的是

　　A. 觅食　　　　　　　　B. 吸吮　　　　　　　　C. 握持
　　D. 拥抱　　　　　　　　E. 触觉

【例4】8个月婴儿可出现的体征是

　　A. 颈项强直　　　　　　B. Babinski征阳性　　　　C. Kernig征阳性
　　D. 拥抱反射　　　　　　E. 吮吸反射（2023）

二、热性惊厥

热性惊厥（FS）是小儿时期最常见的惊厥性疾病，儿童患病率2%～5%，首次发作年龄多为6个月～5岁，18～22个月为高峰期，绝大多数5岁后不再发作。患儿常有热性惊厥家族史。

1. 临床表现

（1）**热性惊厥的发生**　多发生在热性疾病初期体温骤然升高（>38℃～40℃）时。

（2）**诱因**　以病毒感染最多见，细菌感染率低。70%与上呼吸道感染有关，也可伴发于出疹性疾病、中耳炎、下呼吸道感染、疫苗接种、非感染性疾病等，但不包括颅内感染、颅脑病变引起的急性惊厥。

（3）**热性惊厥的特点**　①多见于6个月～5岁小儿，6岁以后罕见；②患儿体质较好，发作前后一般情况良好；③惊厥多发生在病初体温骤升时，常见于上呼吸道感染；④惊厥多为全面强直或阵挛性发作，少数为局灶性或一侧性发作，发作次数少，持续时间短，恢复快，无任何神经系统异常表现，一般预后好；⑤发作期脑电图可见慢波活动增多或轻度不对称；⑥30%～50%的患儿以后发热时也易发生惊厥，一般到学龄期不再发作，大多数再次发作发生在首次发作后1年内。

（4）**分型**　热性惊厥分为以下两型：

①单纯型热性惊厥　多数呈全身性强直-阵挛性发作，持续数秒至15分钟，可伴发作后短暂嗜睡。在一次热程中只有一次发作。发作后患儿除原发疾病表现外，一切恢复如常，不留任何神经系统体征。

②复杂型热性惊厥　少数热性惊厥呈不典型经过，称为复杂型热性惊厥。具有以下特征之一：A. 一次惊厥发作持续15分钟以上；B. 24小时内或一次热程中发作≥2次；C. 局灶性或不对称性发作。

	单纯型热性惊厥（典型热性惊厥）	复杂型热性惊厥
占热性惊厥比例	75%	25%
惊厥发作形式	全面性发作	局灶性或不对称性发作
惊厥持续时间	短暂发作，大多数<15分钟	长时间发作，≥15分钟
一次热程发作次数	仅有1次发作	24小时内反复多次
惊厥持续状态	少有	较常见
神经系统异常	阴性	可阳性

【例5】符合单纯型热性惊厥诊断标准的是

　　A. 惊厥持续时间>15分钟　　B. 多为局限性发作　　C. 一次热程中有一次发作
　　D. 复发总次数>5次　　　　　E. 发作1周后EEG检查见棘波、尖波发放

2. 诊断与鉴别诊断

（1）**诊断**　根据小儿高热后惊厥发作，且惊厥多发生于发热后12小时内，不难诊断。

(2) 鉴别诊断 本病需与癫痫、低钙抽搐等相鉴别。

3. 治疗

(1) 一般处理 监护生命体征;保持呼吸道通畅,防止误吸和窒息;吸氧;必要时气管插管机械通气。

(2) 止惊治疗 多数惊厥发作可在5分钟内自行缓解,惊厥持续超过5分钟,应行药物止惊治疗。

药物	适应证	用法
地西泮	如有静脉通道,首选地西泮静脉注射	肌内注射效果不好
咪达唑仑	如无静脉通道,首选咪达唑仑肌内注射	肌内注射效果好,操作简便,快速
苯巴比妥	新生儿惊厥首选苯巴比妥;其他惊厥的二线治疗	15~30mg/kg 静脉注射
水合氯醛	若无条件静脉注射地西泮、肌内注射咪达唑仑可首选水合氯醛灌肠	上述治疗无效时使用
苯妥英钠	适用于惊厥持续状态	15~20mg/kg 静脉注射

(3) 病因治疗 应及时、准确地了解惊厥的病因,并进行针对性治疗。

(4) 对症治疗 高热者给予药物及物理降温,维持内环境稳定。

4. 预防

绝大多数热性惊厥不主张任何预防性治疗。预防主要针对时间长、反复多次发作的惊厥。

(1) 间断临时预防 在发热早期口服或直肠应用地西泮 0.3mg/kg,q8h,最多连续应用3次。

(2) 长期预防 若间歇预防无效,可采用长期预防法:口服丙戊酸或苯巴比妥,疗程1~2年。

【例6】女,25天。不明原因反复惊厥发作3次。首选的止惊药物是

　　A. 地西泮　　　　　　　B. 苯巴比妥　　　　　　　C. 苯妥英钠
　　D. 异丙嗪　　　　　　　E. 硫喷妥钠

三、急性细菌性脑膜炎

急性细菌性脑膜炎也称为化脓性脑膜炎,临床上简称化脑,是各种化脓性细菌引起的脑膜炎症,部分患者病变累及脑实质。本病是小儿,尤其婴幼儿时期常见的中枢神经系统感染性疾病,临床上以急性发热、惊厥、意识障碍、颅内压增高、脑膜刺激征及脑脊液脓性改变为特征。

1. 病因

病原菌随发病年龄而异,但2/3由脑膜炎球菌、肺炎链球菌、流感嗜血杆菌3种细菌引起。

(1) 新生儿 以大肠埃希菌、B族链球菌、其他革兰氏阴性杆菌多见。

(2) <3个月婴儿 以革兰氏阴性杆菌(大肠埃希菌、铜绿假单胞菌)、金黄色葡萄球菌多见。

(3) 3个月~3岁婴幼儿 以流感嗜血杆菌、肺炎链球菌、脑膜炎球菌多见。

(4) 学龄前和学龄期儿童 以脑膜炎球菌、肺炎链球菌、流感嗜血杆菌、金黄色葡萄球菌多见。

2. 临床表现

(1) 发病特点 90%以上的化脑患者为5岁以下儿童。流感嗜血杆菌引起的化脑多集中在2个月至2岁儿童。肺炎球菌性化脑好发于冬、春季。脑膜炎球菌和流感嗜血杆菌引起的化脑分别以春、秋季多见。

(2) 前驱症状 大多急性起病,部分患儿病前有数日上呼吸道、胃肠道感染病史。

(3) 感染中毒及急性脑功能障碍症状 包括发热、烦躁不安、进行性加重的意识障碍。患儿逐渐从精神萎靡、嗜睡、昏睡到昏迷。可有反复惊厥发作。脑膜炎球菌感染常有瘀点、瘀斑和休克。

(4) 颅内压增高表现 包括头痛、呕吐、前囟饱满及张力增高、头围增大等。合并脑疝时,则有呼吸不规则、突然意识障碍加重、瞳孔不等大等体征。

(5) 脑膜刺激征 可有颈项强直(最常见)、Kernig 征和 Brudzinski 征阳性。

第十二篇 儿科学
第11章 神经系统与内分泌系统疾病

(6) **新生儿化脑** 年龄<3个月的幼婴和新生儿化脑症状多不典型,主要表现为:①体温可高可低,甚至体温不升;②颅内压增高表现可不明显,幼婴不会诉头痛,可能仅有吐奶、尖叫或颅缝分离;③惊厥症状可不典型,如仅见面部、肢体轻微抽搐,或呈发作性眨眼、呼吸不规则、屏气等各种不显性发作;④脑膜刺激征不明显,与婴儿肌肉不发达,肌力弱和反应低下有关。

3. 辅助检查

(1) **脑脊液检查** 是确诊本病的重要依据。

①常规检查 典型病例表现为压力增高,外观混浊似米汤样;白细胞总数显著增高,白细胞总数≥$1000×10^6/L$,以中性粒细胞为主;糖含量明显降低;蛋白质显著增高。

②涂片检查 确认致病菌对明确诊断、指导治疗均有重要意义。涂片染色检查致病菌简便易行。

③细菌培养 是明确病原菌最可靠的方法。

④抗原检测 检测脑脊液中致病菌的特异性抗原,对涂片、培养阴性患者的诊断有参考价值。

(2) **血培养** 对所有疑似病例均应做血培养,以帮助寻找致病菌。

(3) **皮肤瘀点、瘀斑涂片** 是发现脑膜炎球菌重要而简单的方法。

(4) **外周血象** 白细胞总数大多明显增高,以中性粒细胞为主。

(5) **血清降钙素原** 血清降钙素原>0.5ng/ml提示细菌感染。

(6) **神经影像学检查** 头颅MRI较CT更能清晰地反映脑实质病变。

4. 诊断与鉴别诊断

(1) **诊断** 凡急性发热,伴反复惊厥、意识障碍或颅内压增高表现的婴幼儿,均应注意本病的可能性,应进一步行脑脊液检查以确立诊断。

(2) **鉴别诊断** 病原学检查是鉴别诊断的关键。

	正常脑脊液	化脓性脑膜炎	结核性脑膜炎	病毒性脑膜炎	隐球菌性脑膜炎
压力	0.69~1.96kPa	不同程度增高	不同程度增高	不同程度增高	高或很高
外观	清亮透明	混浊,米汤样	微浊,毛玻璃样	清亮,个别混浊	微浊,毛玻璃样
Pandy试验	−	+~+++	+~+++	−~+	+~+++
白细胞	$0~10×10^6/L$	数百至数千,中性粒细胞为主	数十至数百,淋巴细胞为主	正常至数百,淋巴细胞为主	数十至数百,淋巴细胞为主
蛋白质	0.2~0.4g/L	增高或明显增高	增高或明显增高	正常或轻度增高	增高或明显增高
糖	2.8~4.5mmol/L	明显降低	明显降低	正常	明显降低
氯化物	117~127mmol/L	多数降低	多数降低	正常	多数降低
其他	—	涂片染色和培养可发现致病菌	涂片抗酸染色和培养可阳性	特异性抗体阳性,病毒培养阳性	涂片墨汁染色和培养可阳性

【例7】最能提示新生儿颅内压升高的表现是
  A. 惊厥   B. 恶心、呕吐   C. 哭闹
  D. 发热   E. 前囟饱满、头围增大(2023)

【例8】男婴,6个月。高热3天,惊厥2次,呕吐2次,不伴腹泻。查体:心、肺、腹均无异常。血WBC $18×10^9/L$,N0.85。查体最应注意的体征是
  A. 前囟隆起   B. 颈强直   C. Kernig征(+)
  D. Babinski征(+)   E. Brudzinski征(+)

【例9】女婴,2个月。拒食、吐奶、嗜睡3天。查体:面色青灰,前囟紧张,脐部少许脓性分泌物。为明确诊断,最关键的检查是

  A. 脐分泌物培养   B. 头颅 CT   C. 血常规
  D. 血气分析   E. 脑脊液检查

【例10】女婴,7个月。发热伴轻咳5天,近2天出现频繁呕吐达10余次。查体:T38.2℃,P140次/分,R32次/分,嗜睡,前囟饱满,心、肺未见异常,双侧巴宾斯基征(+)。脑脊髓检查:外观混浊,WBC 800×10^6/L,N0.78,Pro2g/L,糖1.2mmol/L,氯化物100mmol/L。最可能的诊断是
  A. 中毒性脑病   B. 隐球菌性脑膜炎   C. 病毒性脑膜炎
  D. 化脓性脑膜炎   E. 结核性脑膜炎

5. 并发症和后遗症

	主要临床表现	诊断方法
硬脑膜下积液	最常见(发生率80%),1岁以下婴儿多见。经有效治疗48~72小时后脑脊液有好转,但体温不退或退而复升,一般症状好转后出现意识障碍、惊厥、前囟隆起或颅内高压症状	头颅透光试验(首选) 头颅CT(协助诊断) 硬膜下穿刺可确诊
脑室管膜炎	好发于治疗被延误的婴儿,表现为有效抗生素治疗下高热不退,惊厥、意识障碍、颈项强直进行性加重,角弓反张,脑脊液异常	头颅CT见脑室扩大
ADH异常分泌综合征	炎症刺激神经垂体致抗利尿激素(ADH)过量分泌,引起低钠血症、血浆渗透压降低、脑水肿、惊厥、意识障碍加重	头颅CT,实验室检查
脑积水	烦躁不安、嗜睡、呕吐、惊厥发作,头颅进行性增大,颅缝分离,前囟饱满,头颅破壶音,头皮静脉怒张,进行性智力减退	头颅CT
神经功能障碍	神经性耳聋、智力障碍、脑性瘫痪、癫痫、视力障碍、行为异常	根据临床表现进行诊断

【例11】女婴,7个月。诊断为"化脓性脑膜炎"使用青霉素加头孢曲松钠治疗5天后退热,一般情况好转,近两天又发热,伴间断抽搐2次。查体:T39.2℃,前囟饱满。脑脊液检查:白细胞数12×10^6/L,蛋白质0.4g/L,糖3mmol/L,氯化物108mmol/L。患儿病情加重应考虑为
  A. 并发硬脑膜下积液   B. 脑膜炎复发   C. 并发脑积水
  D. 并发脑脓肿   E. 并发脑水肿

6. 治疗

(1)抗生素治疗 用药原则是早期、足量、足疗程地使用敏感、易透过血脑屏障的抗生素。

	首选抗生素	疗程
病原菌未明	生后2~3周的早期新生儿——氨苄西林+头孢噻肟 晚期新生儿——万古霉素+头孢噻肟或头孢他啶 生后1个月以上的患儿——万古霉素+头孢噻肟或头孢曲松	根据细菌培养结果定
肺炎链球菌	首选第三代头孢菌素,疗效差时加用万古霉素,青霉素耐药率高达50%	10~14天
脑膜炎球菌	首选青霉素,少数耐药者选用第三代头孢菌素	7天
流感嗜血杆菌	敏感菌株选用氨苄西林,耐药者选用第三代头孢菌素或氯霉素	10~14天

(2)糖皮质激素 可抑制多种炎症因子的产生,降低血管通透性,减轻脑水肿,降低颅内高压。常用地塞米松,分次静脉滴注,连用2~3天,过长使用并无益处。

(3)并发症的治疗

①硬脑膜下积液 少量积液无须处理。大量积液引起颅内高压时,应行硬膜下穿刺放出积液,放液量每次每侧不超过15ml。大多数患儿积液逐渐减少而治愈。个别迁延不愈者,需手术引流。

②脑室管膜炎 可行侧脑室穿刺引流以缓解症状。同时,针对病原菌选择适宜抗生素脑室内注入。

第十二篇 儿科学
第11章 神经系统与内分泌系统疾病

③脑积水 可手术治疗,包括正中孔粘连松解、导水管扩张、脑脊液分流术。
④抗利尿激素异常分泌综合征 化脓性脑膜炎局部炎症刺激神经垂体可致抗利尿激素过量分泌,引起脑性低钠血症。确诊后用 3%氯化钠 6ml/kg 缓慢静脉滴注,可提高血钠 5mmol/L。

【例12】对病原菌尚未明确的化脓性脑膜炎患儿,首选的抗生素是
A. 氯霉素　　　　　　　B. 万古霉素　　　　　　C. 头孢曲松
D. 阿奇霉素　　　　　　E. 青霉素

(13~16题共用题干)女,8个月。因发热2天,抽搐2次,伴呕吐,吃奶量减少,喜哭,易怒就诊。母乳喂养。查体:精神差,前囟饱满,心、肺、腹无异常发现,肌张力增高。脑脊液检查:外观混浊,白细胞 $1000×10^6/L$,中性粒细胞为主,糖 1mmol/L,氯化物 107mmol/L,蛋白质 2.0g/L。

【例13】最可能的诊断是
A. 病毒性脑膜炎　　　　B. 结核性脑膜炎　　　　C. 隐球菌性脑膜炎
D. 化脓性脑膜炎　　　　E. 中毒性脑病

【例14】针对病因,首选的治疗药物是
A. 阿昔洛韦　　　　　　B. 异烟肼　　　　　　　C. 甘露醇
D. 头孢曲松　　　　　　E. 氟康唑

【例15】若合并硬脑膜下积液,积液量较大,颅内压明显增高,应选择硬脑膜下穿刺放出积液,每次每侧放液量宜
A. 21~25ml　　　　　　B. 31~50ml　　　　　　C. 小于15ml
D. 15~20ml　　　　　　E. 26~30ml

【例16】治疗期间,若出现抗利尿激素异常分泌综合征,开始宜选用静脉滴注氯化钠的浓度为
A. 2%　　　　　　　　　B. 0.9%　　　　　　　　C. 0.45%
D. 1.5%　　　　　　　　E. 3%

四、先天性甲状腺功能减退症

1. 概念

先天性甲状腺功能减退症简称先天性甲减,是由于甲状腺激素合成不足或其受体缺陷所造成的一种疾病。

2. 分类

(1)**按病变涉及的位置分** 分为原发性甲状腺功能减退症和继发性甲状腺功能减退症。
①原发性甲状腺功能减退症 是由于甲状腺本身疾病所致的甲减。
②继发性甲状腺功能减退症 其病变位于垂体或下丘脑,又称中枢性甲减。
(2)**按病因分** 分散发性和地方性两类。
①散发性先天性甲减 系先天性甲状腺发育不良、异位或甲状腺激素合成途径中酶缺陷所致。
②地方性先天性甲减 多见于甲状腺肿流行的山区,是由该地区水、土和食物中缺乏碘所致。

【例17】先天性甲状腺功能减退症分类为
A. 原发性、继发性、散发性　　B. 散发性、地方性　　　　C. 碘缺乏性、非碘缺乏性
D. 遗传性、非遗传性　　　　　E. 碘缺乏性、非碘缺乏性、混合性

3. 病因

(1)**散发性先天性甲状腺功能减退症**
①甲状腺不发育、发育不全或异位 是造成先天性甲减的最主要原因,约占90%,多见于女孩。
②甲状腺激素合成障碍 多见于甲状腺激素合成和分泌过程中酶(过氧化物酶、偶联酶、脱碘酶、甲

状球蛋白合成酶)的缺陷,造成甲状腺素不足。多为常染色体隐性遗传病。

③TSH、TRH 缺乏　也称下丘脑-垂体性甲减或中枢性甲减。

④甲状腺或靶器官反应低下　罕见。

⑤母亲因素　母亲服用抗甲状腺药物或母亲患自身免疫性疾病,存在抗 TSH 受体抗体,通过胎盘影响胎儿,造成甲减,也称暂时性甲减,通常在 3 个月后好转。

(2)地方性先天性甲减　多因孕妇饮食缺碘,致使胎儿在胚胎期因碘缺乏而导致甲状腺功能低下。

【例18】与散发性先天性甲状腺功能减退症病因无关的是
- A. 促甲状腺激素不足
- B. 甲状腺发育不全
- C. 甲状腺激素合成障碍
- D. 甲状腺异位
- E. 碘缺乏

4. 临床表现

患儿症状出现的早晚及轻重程度与残留甲状腺组织的多少及甲状腺功能低下的程度有关。先天性无甲状腺或酶缺陷的患儿在婴儿早期即可出现症状,甲状腺发育不良者常在生后 3~6 个月时出现症状。
患儿的主要临床特征包括智能落后、生长发育迟缓和生理功能低下。

(1)新生儿期表现　所有这些症状和体征均缺乏特异性,极易被误诊为其他疾病。

①患儿常为过期产　出生体重常大于第 90 百分位,身长和头围可正常,前、后囟大。

②消化系统症状　胎便排出延迟,常有腹胀、便秘、脐疝,易被误诊为先天性巨结肠;生理性黄疸期延长。

③对外界反应差　患儿常处于睡眠状态,对外界反应低下。

④各系统代谢低下　肌张力低,吮奶差,呼吸慢,哭声低且少。

⑤产热少　体温低(常<35℃),四肢冷,末梢循环差,皮肤出现斑纹或有硬肿现象。

注意:本病早期症状缺乏特异性,易误诊为先天性巨结肠、病理性黄疸、新生儿寒冷损伤综合征等。

(2)典型症状　多数患儿常在出生半年后出现典型症状。

①特殊面容和体态　先天性甲减的特殊面容应与21-三体综合征的特殊面容相鉴别。

	先天性甲状腺功能减退症	21-三体综合征
发病时间	出生半年后	出生时即有
特殊面容	眼睑水肿,眼距宽 鼻梁低平,唇厚,舌大而宽厚、常伸出口外 头大颈短、面部黏液水肿 皮肤粗糙,面色苍黄,毛发稀疏、无光泽 患儿身材矮小,躯干长而四肢短小 腹部膨隆,常有脐疝	表情呆滞 眼裂小,眼距宽,双眼外眦上斜,可有内眦赘皮 鼻梁低平,外耳小 硬腭窄小,常张口伸舌,流涎多 头小而圆,前囟大且关闭延迟 颈短而宽
智能发育	智能发育低下,表情呆板、淡漠,神经反射迟钝,运动发育障碍	绝大多数患儿都有不同程度的智能发育障碍,随年龄增长日益明显

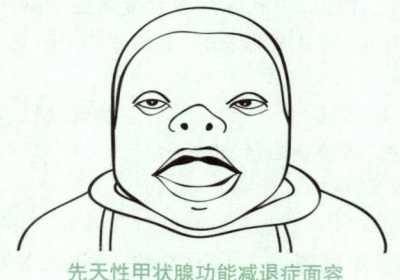

先天性甲状腺功能减退症面容

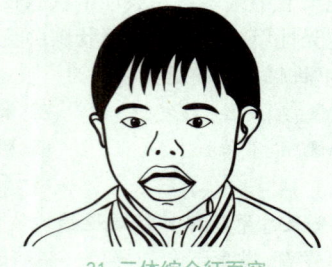

21-三体综合征面容

第十二篇 儿科学
第11章 神经系统与内分泌系统疾病

②神经系统症状　智能发育低下,注意鉴别。

	先天性甲状腺功能减退症	21-三体综合征	苯丙酮尿症	巨幼细胞性贫血
发病时间	出生半年后	出生时即有	出生正常,3~6个月开始出现症状,1岁症状明显	6个月至2岁
智能发育	智能发育低下,表情呆板,淡漠,神经反射迟钝,运动发育障碍	多数患儿都有不同程度的智能发育障碍,随年龄增长日益明显	智能发育落后为最突出症状,智商低于正常,行为异常,孤僻,多动	表情呆滞,目光发呆,对周围反应迟钝,智能和动作发育落后

③生理功能低下　精神差,安静少动,对周围事物反应少,嗜睡,食欲缺乏,声音低哑,体温低而怕冷,脉搏、呼吸缓慢,心音低钝,肌张力低,肠蠕动慢,腹胀,便秘。可伴心包积液。

(3) **地方性甲状腺功能减退症**　因胎儿期缺乏碘而不能合成足量甲状腺激素,影响中枢神经系统发育。

①"神经性"综合征　主要表现为共济失调、痉挛性瘫痪、聋哑、智能低下,但身材正常,甲状腺功能正常或轻度低下。

②"黏液水肿性"综合征　临床上有显著生长发育和性发育落后、智能低下、黏液性水肿。血清T_4降低,TSH增高。约25%的患儿有甲状腺肿大。

(4) **TSH和TRH分泌不足**　患儿常保留部分甲状腺激素分泌功能,故临床症状较轻。

注意:①智能低下——21-三体综合征、苯丙酮尿症、先天性甲状腺功能减退症、巨幼细胞性贫血。
②特殊面容——21-三体综合征、先天性甲状腺功能减退症。
③21-三体综合征="智能低下+通贯手"或"智能低下+皮肤细腻"或"智能低下+先天性心脏病"。
④先天性甲减="智能低下+皮肤粗糙"。
⑤苯丙酮尿症=特殊鼠尿臭味。

5. 辅助检查

	检测项目	临床意义
新生儿筛查	出生2~3天的新生儿干血滴纸片检测TSH浓度作为初筛结果>15~20mU/L,再检测血清T_4、TSH以确诊	血滴TSH作为新生儿筛查手段
血清T_4、T_3、TSH测定	适用于新生儿筛查结果可疑、临床可疑的儿童T_4降低、TSH明显升高即可确诊。血清T_3可降低或正常	确诊患儿的首选方法
TRH刺激试验	如血清T_4、TSH均低可做此试验。正常人静脉注射TRH20~30分钟内出现TSH峰,90分钟回到基础值。若未出现高峰,为垂体病变;若TSH峰甚高或明显延长,则为下丘脑病变	区分甲减为下丘脑病变所致,还是垂体病变所致
X线检查	患儿骨龄常明显落后于实际年龄	参考价值,意义不大
核素检查	可检查甲状腺发育情况、位置、大小、形态	参考价值,意义不大

【例19】先天性甲状腺功能减退症新生儿筛查是用干血滴纸片检测
　　　A. T_3　　　　　　　　B. T_4　　　　　　　　C. T_3+T_4
　　　D. TSH　　　　　　　E. TSH+T_4

【例20】女孩,3岁。因生长迟缓伴智力低下来诊。查体:身高75cm,体重13kg,表情呆板,毛发稀少,皮肤粗糙,塌鼻梁,舌头宽厚,心音低钝,腹胀,有脐疝。最有诊断价值的检查是
　　　A. 甲状腺功能　　　　B. 尿有机酸分析　　　　C. 染色体核型分析
　　　D. 骨龄　　　　　　　E. 头颅CT

6. 诊断与鉴别诊断

根据典型临床表现和甲状腺功能测定,诊断不难,但应与下列疾病相鉴别。

(1)**先天性巨结肠** 患儿出生后开始便秘、腹胀,常有脐疝,但其面容、精神反应、哭声等均正常,钡剂灌肠可见结肠痉挛段和扩张段。

(2)**21-三体综合征** 患儿智能低下、动作发育落后,其特殊面容如前表所述,皮肤及毛发正常,无黏液水肿。染色体核型分析可资鉴别。

(3)**佝偻病** 患儿有动作发育迟缓,生长落后等表现,但智能正常,皮肤正常,有佝偻病体征。

【例21】男婴,2个月。孕43周分娩,出生体重4000g,生后48小时排胎便,喂养困难,并常呕吐、便秘。查体:反应迟钝,皮肤中度黄染,心音低钝,腹胀,脐疝。最可能的诊断是

A. 婴儿肝炎综合征　　　　B. 先天性巨结肠　　　　C. 先天性甲状腺功能减退症
D. 21-三体综合征　　　　E. 胃食管反流病(2020、2022)

7. 治疗

(1)**治疗原则** 应早期确诊、尽早治疗,以避免对脑发育的损害。一旦确诊,应终身服用甲状腺制剂。

(2)**甲状腺素替代治疗** 常用制剂为L-甲状腺素钠、甲状腺素片。

①**用药量** 应根据甲状腺功能、临床表现进行适当调整。

②**维持标准** A.TSH浓度正常、血T_4正常或偏高值,以备部分T_4转变成T_3;B.临床表现:大便次数及性状正常,食欲好转,腹胀消失,心率维持在正常范围,智能及体格发育改善。

③**药物过量的表现** 烦躁、多汗、消瘦、腹痛、腹泻、发热等。

④**病情随访** 治疗开始时每2周1次;血清TSH和T_4正常后,每3个月1次;服药1～2年后,每6个月1次。对于TSH>10mU/L,而T_4正常的高TSH血症,复查TSH仍然持续增高者,L-甲状腺素钠起始治疗剂量可酌情减量。

(22～24题共用题干)女孩,3岁。身高75cm,智力低下,鼻梁低平,舌体宽厚,常伸出口外,腹轻胀,便秘,有脐疝。

【例22】最可能的诊断是

A. 黏多糖病　　　　B. 先天性甲状腺功能减退症　　　　C. 21-三体综合征
D. 骨软骨发育不良　　　　E. 先天性巨结肠

【例23】为明确诊断,首选的检查是

A. 染色体核型分析　　　　B. 尿黏多糖测定　　　　C. 骨龄测定
D. 血T_3、T_4、TSH　　　　E. B超检查肛管测压

【例24】最佳的治疗方案是

A. 无须特殊治疗　　　　B. 补充生长激素　　　　C. 补充碘剂
D. 补充甲状腺激素　　　　E. 补充多种维生素

▶**常考点** 化脓性脑膜炎的鉴别诊断、并发症;先天性甲减的病因、临床表现、实验室检查、治疗。

参考答案——详细解答见《2024国家临床执业及助理医师资格考试历年考点精析(上、下册)》

1. ABCDE　2. ABCDE　3. ABCDE　4. ABCDE　5. ABCDE　6. ABCDE　7. ABCDE
8. ABCDE　9. ABCDE　10. ABCDE　11. ABCDE　12. ABCDE　13. ABCDE　14. ABCDE
15. ABCDE　16. ABCDE　17. ABCDE　18. ABCDE　19. ABCDE　20. ABCDE　21. ABCDE
22. ABCDE　23. ABCDE　24. ABCDE

第12章 遗传性疾病

▶ **考纲要求**
①唐氏综合征。②苯丙酮尿症。

▶ **复习要点**

一、唐氏综合征

唐氏综合征（Down's 综合征）又称 21-三体综合征，原称先天愚型，是人类最早被确定的染色体病。

1. 临床表现

本病主要特征为智能落后（也是本病最突出、最严重的临床表现）、特殊面容和生长发育迟缓，并可有多种畸形。临床表现的严重程度随异常细胞核型所占百分比而异。

(1) **智能落后** 多数患儿都有不同程度的智能发育障碍，随年龄增长日益明显。嵌合体型患儿临床表现因嵌合比例及 21 号染色体三体细胞在中枢神经中的分布不同而有很大差异。

(2) **特殊面容** 出生时即有明显的特殊面容，表情呆滞。眼裂小，眼距宽，双眼外眦上斜，可有内眦赘皮，鼻梁低平，外耳小，硬腭窄小，常张口伸舌，流涎多，头小而圆，前囟大且关闭延迟，颈短而宽。

(3) **生长发育迟缓** 患儿出生时身长和体重均较正常儿低，生后体格发育、动作发育均迟缓，身材矮小，骨龄落后于实际年龄，出牙迟，肌张力低下，腹膨隆，并可有脐疝；四肢短，手指粗短，中间指骨向内弯曲。

(4) **皮纹特点** 手掌出现猿线（俗称通贯手），手掌三叉点 t 上移向掌心，使轴三角 atd 角度一般大于 45°，第 4、5 指桡箕增多。

(5) **畸形** 可伴有先天性心脏病（约 50%）、消化道畸形、先天性甲状腺功能减退症。

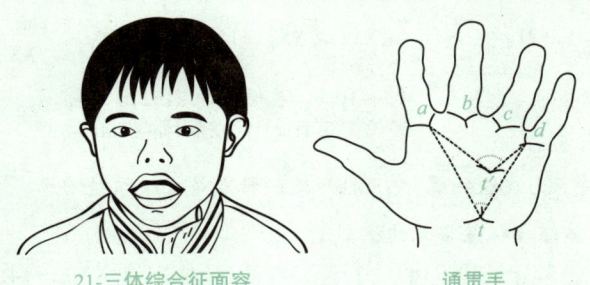

21-三体综合征面容　　　通贯手

2. 细胞遗传学检查

正常人有 23 对染色体，即 22 对常染色体（由大至小分为 A~G 组）+1 对性染色体（女性为 XX，男性为 XY）。根据染色体核型不同，将 21-三体综合征分为以下 3 型：

(1) **标准型** 占 95%，是由亲代（多数为母亲）的生殖细胞在减数分裂时第 21 号染色体不分离所致，使患儿体细胞多一条额外的 21 号染色体，其核型特征为 47,XX,+21，或 47,XY,+21。

(2) **易位型** 占 2.5%~5%，染色体总数为 46 条，其中一条是额外的 21 号染色体的长臂与一条近端着丝粒染色体长臂形成的易位染色体，这种发生于近端着丝粒染色体的相互易位，称罗伯逊易位，分为两类：

①**D/G 易位** D 组中以 14 号染色体为主，其核型为 46,XY（或 XX），-14,+t(14q21q)，少数为 15 号

或13号染色体易位。这种易位型患儿约半数为遗传性，即亲代中有14/21平衡易位染色体携带者，核型为45,XY(或XX),-14,-21,+t(14q21q)。

②G/G易位　G组中两个21号染色体发生着丝粒融合，形成等臂染色体，核型为46,XY(或XX),-21,+t(21q21q);或一个21号易位到一个22号染色体上,即46,XY(或XX),-22,+t(21q22q)。

易位型患儿的双亲都应作染色体核型分析，以便发现平衡易位携带者。若母亲为D/G易位，则每一胎都有10%的风险率;若父亲为D/G易位，则风险率为4%。绝大多数G/G易位为散发病例，父母亲核型大多正常，但也有21/21易位携带者，其下一代风险率为100%。

(3)**嵌合体型**　占2%~4%,由于受精卵在早期分裂过程中发生了21号染色体不分离，患儿体内存在两种细胞系，一种为正常细胞，另一种为21-三体细胞，形成嵌合体，90%以上的核型均为46,XY(或XX)/47,XY(或XX),+21。此型患儿临床表现的严重程度与正常细胞所占百分比有关。

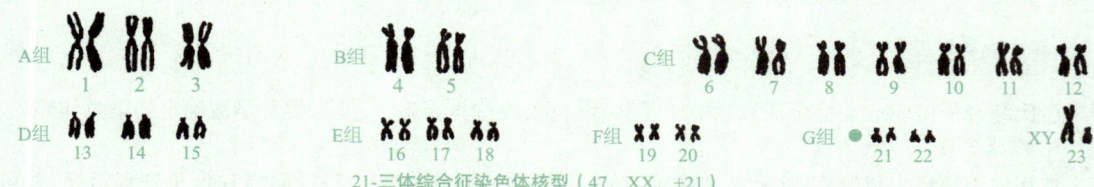

21-三体综合征染色体核型（47,XX,+21）

请大家记住常考数据，解题时要用到：①标准型21-三体综合征的再发风险为1%;②标准型女性患者少数有生育能力者，其子代发病率为50%;③易位型中，55%的D/G易位为散发，45%与亲代遗传有关;④母亲为D/G平衡易位携带者，风险率为10%;父亲为D/G平衡易位携带者，风险率为4%;⑤G/G易位绝大多数为散发，仅5%与遗传有关，双亲之一为21q22q平衡易位携带者，子代发病风险率与D/G易位相似;⑥若母亲为21q21q平衡易位携带者，子代发病风险率为100%。

	标准型	易位型	嵌合体型
发生率	95%(最常见)	2.5%~5%	2%~4%
染色体	患儿体细胞染色体为47条,有1条额外的21号染色体	患儿体细胞染色体为46条,其中1条是易位染色体	一种为46条正常细胞,另一种为47条的三体细胞
核型	47,XX(或XY),+21	46,XY(或XX),-14,+t(14q21q)	46,XY(或XX)/47,XY(或XX),+21
再发风险	1%	4%~10%。若母亲为21q21q平衡易位携带者,子代发病风险100%	随异常细胞所占比例而定

注意:21-三体综合征的特点为皮肤细腻,先天性甲减的特点是皮肤粗糙增厚。

【例1】D/G易位型21-三体综合征最常见的核型是
　　A. 46,XY(或XX),-13,+t(13q21q)　　B. 46,XY(或XX),-14,+t(14q21q)
　　C. 46,XY(或XX),-15,+t(15q21q)　　D. 46,XY(或XX),-21,+t(21q21q)
　　E. 46,XY(或XX),-22,+t(21q22q)

【例2】男孩,2岁。因智能低下查染色体核型为46,XY,-14,+t(14q21q),查其母为平衡易位染色体携带者,核型应为
　　A. 45,XX,-14,-21,+t(14q21q)　　B. 45,XX,-15,-21,+t(15q22q)
　　C. 46,XX　　D. 46,XX,-14,+t(14q21q)
　　E. 46,XX,-21,+t(14q21q)

【例3】患儿被诊断为易位型21-三体综合征,其父正常,母亲为D/G平衡易位,则第二胎的患病风险率为

第十二篇 儿科学
第12章 遗传性疾病

A. 10% B. 20% C. 1%
D. 100% E. 50%

3. 诊断与鉴别诊断

(1) **诊断** 典型病例根据特殊面容、智能和生长发育落后、皮纹特点等不难诊断,但应进行染色体核型分析以确诊。新生儿或症状不典型者需进行核型分析确诊。

(2) **鉴别诊断** 需与先天性甲减鉴别。先天性甲减常有颜面黏液性水肿、头发干燥、皮肤粗糙、喂养困难、便秘、腹胀等症状,可测血清 TSH、T_4 和行染色体核型分析进行鉴别。

【例4】对 21-三体综合征最具诊断价值的是
A. 智能发育落后 B. 特殊愚型面容 C. 体格发育落后
D. 通贯手 E. 染色体核型分析

A. 唐氏综合征(21-三体综合征) B. 软骨发育不良 C. 先天性甲状腺功能减退症
D. 维生素 D 缺乏病 E. 苯丙酮尿症

【例5】女,2岁。智能落后,表情呆滞,眼距宽,眼裂小,鼻梁低,口半张,舌伸出口外,皮肤细嫩,肌张力低下,右侧通贯手。最可能的诊断是

【例6】男,1岁。智能落后,表情呆滞,皮肤毛发色素减少,有癫痫样发作,尿有鼠尿气味。最可能的诊断是

二、苯丙酮尿症

苯丙酮尿症(PKU)是一种常染色体隐性遗传疾病,因苯丙氨酸羟化酶基因突变导致酶活性降低,苯丙氨酸及其代谢产物在体内蓄积导致的疾病。PKU 是先天性氨基酸代谢障碍中最为常见的一种疾病,临床特点为智力发育落后,皮肤、毛发色素浅淡和鼠尿臭味。

【例7】苯丙酮尿症的遗传形式为
A. 常染色体显性遗传 B. 常染色体隐性遗传 C. X 连锁显性遗传
D. X 连锁隐性遗传 E. X 连锁不完全显性遗传

1. 发病机制

(1) **苯丙氨酸的代谢途径** 苯丙氨酸是人体必需氨基酸,食入人体内的苯丙氨酸一部分用于蛋白质合成;另一部分在苯丙氨酸羟化酶的作用下转变为酪氨酸;经转氨基途径生成苯丙酮酸的量很少。

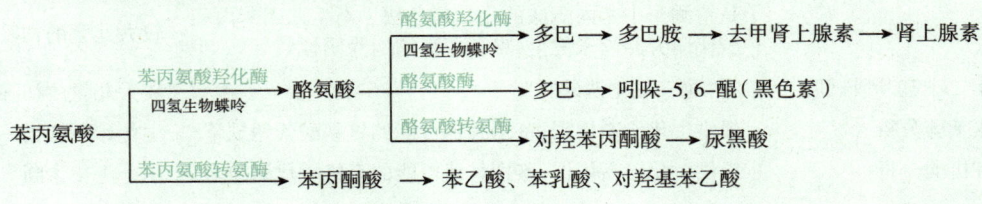

苯丙氨酸的代谢途径

(2) **经典型苯丙酮尿症** 为苯丙氨酸羟化酶缺乏所致。苯丙氨酸不能正常转变为酪氨酸,体内苯丙氨酸蓄积,并经转氨基作用生成苯丙酮酸。大量苯丙酮酸及其部分代谢产物(苯乳酸、苯乙酸)由尿排出,称为苯丙酮酸尿症。

(3) **非经典型苯丙酮尿症** 为四氢生物蝶呤缺乏所致。四氢生物蝶呤来源于三磷酸鸟苷,在其合成和再生过程中需要三磷酸鸟苷环化水解酶、6-丙酮酰四氢蝶呤合成酶、二氢生物蝶啶还原酶的催化。当这些酶缺陷时,将造成四氢生物蝶呤缺乏,而四氢生物蝶呤是苯丙氨酸羟化酶和酪氨酸羟化酶的辅酶。因此,四氢生物蝶呤的缺乏,不仅导致苯丙氨酸不能氧化成酪氨酸,而且造成多巴胺、5-羟色胺等重要神经递质的合成受阻,加重神经系统的功能损害。

【例8】苯丙酮尿症血液中增高的是
    A. 酪氨酸　　　　　　　　B. 苯丙氨酸　　　　　　　C. 多巴胺
    D. 5-羟色胺　　　　　　　E. 丙氨酸

    A. 二氢生物蝶啶还原酶缺乏　　B. 酪氨酸羟化酶缺乏　　C. 酪氨酸转氨酶缺乏
    D. 苯丙氨酸羟化酶缺乏　　　　E. 苯丙氨酸转氨酶缺乏

【例9】典型苯丙酮尿症的发病原因是
【例10】非经典型苯丙酮尿症的发病原因是

2. 临床表现

患儿出生时正常，通常在3~6个月时开始出现症状，1岁症状明显，表现如下。

（1）**神经系统**　以智力发育落后**最为突出**，智商低于正常。有行为异常，如兴奋不安、忧郁、多动、孤僻等。可有*癫痫小发作*，少数呈现肌张力增高和腱反射亢进。

（2）**皮肤**　出生数月后因黑色素合成不足，头发*由黑变黄*，皮肤白皙。皮肤湿疹常见。

（3）**体味**　由于尿液和汗液中排出较多的苯乙酸，可有明显*鼠尿臭味*。

【例11】苯丙酮尿症患儿的特征性临床表现是
    A. 智力发育落后　　　　　B. 惊厥　　　　　　　　　C. 毛发皮肤色泽变浅
    D. 肌张力增高　　　　　　E. 尿和汗液有鼠尿臭味

> **注意：**①苯丙酮尿症患儿特有的体征是鼠尿臭味，智力发育落后为神经系统最突出的表现。
> ②21-三体综合征患儿的典型体征是通贯手，确诊有赖于染色体核型分析。
> ③智能低下——21-三体综合征、苯丙酮尿症、先天性甲状腺功能减退症、营养性巨幼细胞性贫血。
> ④特殊面容——21-三体综合征、先天性甲状腺功能减退症。

3. 实验室检查

检查项目	实验方法	临床意义
新生儿疾病筛查（Guthrie细菌生长抑制试验）	新生儿哺乳3~7天，采集足跟外周血，滴于专用滤纸上。该试验可半定量测定血液苯丙氨酸浓度	新生儿期初筛
血苯丙氨酸浓度测定	若Guthrie试验阳性，则应采集静脉血测定苯丙氨酸浓度，正常值<120μmol/L	经典型苯丙酮尿症>1200μmol/L
尿三氯化铁试验	是检测尿中苯丙酮酸的化学呈色法。新生儿因苯丙氨酸代谢旁路尚未健全，患儿尿液测定为阴性	较大儿童的初筛
尿2,4-二硝基苯肼试验	同"尿三氯化铁试验"	较大儿童的初筛
血浆氨基酸分析	提供生化诊断依据，鉴别其他可能的氨基酸代谢缺陷	生化诊断依据
尿液有机酸分析	提供生化诊断依据，鉴别其他可能的有机酸代谢缺陷	用于生化诊断
尿蝶呤图谱分析	高压液相层析测定尿液中新蝶呤和生物蝶呤的含量	鉴别三种非经典型PKU
DNA分析	用DNA分析法检测苯丙氨酸羟化酶、6-丙酮酰四氢蝶呤合成酶、二氢生物蝶啶还原酶的基因缺陷	产前诊断

> **注意：**①苯丙酮尿症的产前诊断——相关酶基因缺陷的DNA分析。
> ②苯丙酮尿症新生儿期的筛查——Guthrie细菌生长抑制试验。
> ③苯丙酮尿症较大儿童的筛查——尿三氯化铁试验、尿2,4-二硝基苯肼试验。
> ④苯丙酮尿症的确诊——血浆氨基酸（苯丙氨酸）测定。
> ⑤21-三体综合征的确诊——染色体核型分析。

第十二篇 儿科学
第12章 遗传性疾病

  A. 尿蝶呤图谱分析   B. 尿三氯化铁试验   C. 染色体核型分析
  D. 血浆氨基酸分析   E. 血TSH测定

【例12】儿童苯丙酮尿症初筛选用的检查是
【例13】儿童苯丙酮尿症的确诊检查是
【例14】鉴别非经典型苯丙酮尿症,需进行
  A. Guthrie 细菌生长抑制试验 B. 尿蝶呤图谱分析 C. 有机酸分析
  D. 尿三氯化铁试验   E. 尿2,4-二硝基苯肼试验(2023)

【例15】女孩,2岁。因智力发育落后1年间断抽搐半年就诊。查体:皮肤色泽浅,头发呈黄色,肌张力较高。对明确诊断最有意义的检查是
  A. 染色体核型分析   B. 血甲状旁腺激素   C. 尿有机酸分析
  D. 血TSH、T_4 E. 血钙、磷、镁、碱性磷酸酶

4. 诊断 根据智力落后、头发由黑变黄、特殊体味和血苯丙氨酸升高,排除四氢生物蝶呤缺乏症,即可确诊。

5. 鉴别诊断
(1) **暂时性高苯丙氨酸血症** 见于新生儿或早产儿,生后数月苯丙氨酸可逐渐恢复正常。
(2) **四氢生物蝶呤缺乏症(非经典型苯丙氨酸尿症)** 除经典型苯丙氨酸尿症表现外,神经系统表现较为突出,如肌张力异常、不自主运动、震颤、阵发性角弓反张、惊厥发作等。诊断主要依靠尿蝶呤图谱分析。

6. 治疗
(1) **早期治疗** 一旦确诊,应立即治疗,以避免神经系统的损害。越早治疗,预后越好。
(2) **低苯丙氨酸饮食** 患儿应采用低苯丙氨酸配方奶治疗,幼婴<u>首选</u>母乳喂养,因母乳中苯丙氨酸含量仅为牛奶的1/3。对幼儿添加辅食时应以低蛋白、低苯丙氨酸食物为主。<u>低苯丙氨酸饮食</u>治疗至少维持到青春期。
(3) **成年女性患者** 在怀孕前应重新开始饮食控制,血苯丙氨酸应控制在120~360μmol/L。
(4) **四氢生物蝶呤缺乏症患者** 需补充四氢生物蝶呤、5-羟色胺和 *L*-多巴。

  (16~18题共用题干)男孩,1.5岁,半岁后发现尿有怪味,1岁时发现智力较同龄儿童低,尿有霉臭味,近1个月经常抽搐发作。体检:表情呆滞,毛发棕黄,面部湿疹,皮肤白皙。

【例16】最可能的诊断是
  A. 21-三体综合征   B. 苯丙酮尿症   C. 呆小病
  D. 癫痫   E. 佝偻病性手足抽搦症

【例17】首选的检查方法是
  A. 血钙测定   B. 血氨基酸分析   C. 尿三氯化铁试验
  D. 血清 T_3、T_4、TSH 测定 E. 染色体核型分析

【例18】应采取的治疗措施是
  A. 抽搐时给予止抽药物 B. 口服甲状腺素片 C. 口服碘化钾
  D. 限制苯丙氨酸摄入量 E. 静推10%葡萄糖酸钙,同时口服维生素D

▶ **常考点** 21-三体综合征的核型;苯丙酮尿症的实验室检查。

  参考答案——详细解答见《2024 国家临床执业及助理医师资格考试历年考点精析(上、下册)》

1. ABCDE 2. ABCDE 3. ABCDE 4. ABCDE 5. ABCDE 6. ABCDE 7. ABCDE
8. ABCDE 9. ABCDE 10. ABCDE 11. ABCDE 12. ABCDE 13. ABCDE 14. ABCDE
15. ABCDE 16. ABCDE 17. ABCDE 18. ABCDE

第十三篇　传染病学与皮肤性病学

第1章　传染病学总论

▶ **考纲要求**

传染病总论概述。

▶ **复习要点**

一、感染与免疫

传染病是指由病原微生物,如朊粒、病毒、衣原体、立克次体、支原体、细菌、真菌、螺旋体、寄生虫等,感染人体后产生的有传染性、在一定条件下可造成流行的疾病。**感染性疾病**是指由病原体感染所致的疾病。可见,传染病均属于感染性疾病,但感染性疾病不一定有传染性,故不一定是传染病。

1. 感染过程

	特点	结局
病原体被清除	病原体进入人体后,被机体的非特异性防御能力或特异性免疫系统所清除	非特异性防御能力包括皮肤和黏膜的屏障作用、胃酸的杀菌作用等。特异性免疫包括主动免疫、被动免疫
隐性感染	是指病原体侵入人体后,仅诱导机体产生特异性免疫应答,而不引起或仅引起轻微的组织损伤,不出现任何临床症状、体征,甚至生化改变,只能通过免疫学检查才能发现	也称亚临床感染,为最常见的感染形式。感染后大多数人获得不同程度的特异性免疫,病原体被清除;少数成为无症状携带者,在传染病流行期间成为重要的传染源
显性感染	是指病原体侵入人体后,不但诱导机体发生免疫应答,而且通过病原体本身的作用或机体的变态反应,导致组织损伤,引起病理改变和临床表现	也称临床感染,在大多数传染病中,仅占全部受感染者的小部分。感染结束后,病原体可被清除,感染者获得较稳固的免疫力;小部分成为慢性病原携带者
病原携带状态	是指病原体侵入人体后,停留在人体内,无临床症状,能携带并排出病原体。病原携带者成为重要的传染源	携带病原体时间<3个月称为急性携带者 携带病原体时间>3个月称为慢性携带者 乙型肝炎病毒感染>6个月为慢性携带者
潜伏性感染	病原体感染人体后寄生于某些部位,由于机体免疫功能足以将病原体局限化而不引起显性感染,但又不足以将病原体清除,病原体可长期潜伏起来	在机体免疫功能下降时,可引起显性感染。潜伏性感染期间,病原体一般不被排出体外。潜伏性感染并非在每种传染病中都存在,单纯疱疹病毒等可引起潜伏性感染

第十三篇 传染病学与皮肤性病学

第1章 传染病学总论

【例1】传染病感染过程中最常见的是
　　A. 显性感染　　　　　　　B. 隐性感染　　　　　　　C. 潜伏性感染
　　D. 病原体感染　　　　　　E. 病原携带状态

【例2】关于感染过程中潜伏性感染特点的叙述,正确的是
　　A. 迅速引起显性感染　　　B. 一旦免疫功能下降可引起显性感染
　　C. 病原体不断排出体外　　D. 病原体侵入人体后,潜伏在各个部位
　　E. 每种感染性疾病均有潜伏性感染

2. 感染过程中病原体作用

病原体侵入人体后能否引起疾病,取决于病原体的致病能力和机体的免疫功能。致病能力包括:

(1)**侵袭力** 是指病原体侵入机体,并在机体内生长、繁殖的能力。有些病原体可直接侵入人体,如钩端螺旋体、钩虫丝状蚴、血吸虫尾蚴等;有的需借助其产生的肠毒素(如志贺菌)、细菌荚膜(如炭疽杆菌)、细菌表面成分(如伤寒杆菌)、酶(如阿米巴原虫分泌的溶组织酶)等致病。

(2)**毒力** 包括毒素和其他毒力因子。毒素包括外毒素和内毒素。外毒素通过与靶细胞的受体结合,进入细胞内而起作用。内毒素则通过激活单核-吞噬细胞,释放细胞因子而起作用。其他毒力因子有:穿透能力(如钩虫丝状蚴)、侵袭能力(如志贺菌)、溶组织能力(如溶组织内阿米巴)等。许多细菌都能分泌抑制其他细菌生长的细菌素,以利于自身生长繁殖。

(3)**数量** 在同一种传染病中,入侵病原体的数量一般与致病能力成正比。然而在不同的传染病中,能引起疾病的最低病原体数量可有较大差异,如伤寒需要10万个菌体,而细菌性痢疾仅为10个菌体。

(4)**变异性** 病原体可因环境、药物或遗传等因素而发生变异。在人工培养多次传代的环境下,可使病原体的致病力减弱;在宿主之间反复传播可使致病力增强,如肺鼠疫。病原体的抗原变异,可逃逸机体的特异性免疫作用,而继续引起疾病或使疾病慢性化。

【例3】病原体的侵袭力是指
　　A. 病原体的繁殖力　　　　B. 病原体产生毒素的能力　　C. 病原体的数量
　　D. 病原体的毒力　　　　　E. 病原体侵入机体并在机体内生长、繁殖的能力

3. 感染过程中免疫应答的作用

免疫应答可分为有利于机体抵抗病原体的保护性免疫应答和促进病理改变的变态反应两大类。保护性免疫应答又分为非特异性免疫应答和特异性免疫应答。变态反应都是特异性免疫应答。

(1)**非特异性免疫应答** 是机体对侵入病原体的一种清除机制,不牵涉对抗原的识别和二次免疫应答的增强。

①天然屏障 包括外部屏障(如皮肤黏膜等)和内部屏障(如血脑屏障和胎盘屏障等)。
②吞噬作用 单核-吞噬细胞系统具有非特异性吞噬功能,可清除机体内的病原体。
③体液因子 包括存在于体液中的补体、溶菌酶、纤连蛋白、各种细胞因子[如白细胞介素(IL)、α-肿瘤坏死因子(TNF-α)、γ-干扰素(IFN-γ)、粒细胞-巨噬细胞集落刺激因子(GM-CSF)]等。

(2)**特异性免疫应答** 是指由于对抗原特异性识别而产生的免疫,包括细胞免疫和体液免疫。

①细胞免疫 通过T细胞介导产生免疫应答。
②体液免疫 通过B细胞介导产生免疫应答。致敏B细胞受抗原刺激后,转化为浆细胞并产生能与抗原结合的抗体,即免疫球蛋白(Ig),作用于细胞外的微生物。

IgM 在感染过程中首先出现,但持续时间不长,是近期感染的标志。
IgG 随后出现,并持续较长时间。
IgA 主要是呼吸道和消化道黏膜上的局部抗体。
IgE 主要作用于入侵的原虫和蠕虫。

【例4】参与传染病感染过程中的特异性免疫反应的是

A. 补体　　　　　　　　　B. 细胞免疫　　　　　　　　C. 溶菌酶
　　D. 肿瘤坏死因子-α　　　　E. 单核-吞噬细胞系统的吞噬作用

二、传染病的流行过程及影响因素

1. 传染病流行的基本条件

（1）**传染源**　是指体内有病原体生存、繁殖，并能将病原体排出体外的人和动物。传染源包括患者、隐性感染者、病原携带者、受感染的动物。

（2）**传播途径**　是指病原体离开传染源到达另一个易感者的途径，主要有以下几种：

传播途径	定义	举例
呼吸道传播	病原体存在于空气中的飞沫或气溶胶中，易感者吸入时获得感染	麻疹、白喉、肺结核、禽流感、严重急性呼吸综合征
消化道传播	病原体污染食物、水源、食具，易感者于进食时获得感染	伤寒、细菌性痢疾、霍乱
接触传播	易感者与被病原体污染的水或土壤接触时获得感染	钩端螺旋体病、血吸虫病、钩虫病、破伤风
虫媒传播	被病原体感染的吸血节肢动物，如按蚊、人虱、鼠蚤、硬蜱、恙螨等，于叮咬时把病原体传给易感者	疟疾、流行性斑疹伤寒、地方性斑疹伤寒、黑热病、莱姆病、恙虫病
血液或体液传播	病原体存在于携带者或患者的血液或体液中，通过应用血制品、分娩或性交等传播	疟疾、乙型病毒性肝炎、丙型病毒性肝炎、艾滋病
母婴传播	指母亲通过胎盘传给胎儿，属于垂直传播	梅毒、弓形虫病
医源性传播	是指医疗工作中，人为造成的某些传染病的传播	输血引起艾滋病

（3）**人群易感性**　对某种传染病缺乏特异性免疫力的人称为易感者，他们都对该病原体具有易感性。

【例5】主要通过血液传播的疾病不包括
　　A. 乙型病毒性肝炎　　　　B. 丙型病毒性肝炎　　　　C. 巨细胞病毒感染
　　D. 艾滋病　　　　　　　　E. 疟疾（2023）

2. 影响流行过程的因素

（1）**自然因素**　包括地理、气象和生态等，对传染病流行过程的发生和发展都有重要影响。

（2）**社会因素**　包括社会制度、经济状况、生活条件和文化水平等，对传染病流行过程有决定性的影响。

（3）**个人因素**　人类自身不文明、不科学的行为和生活习惯，也有可能造成传染病的发生与传播。

三、传染病的基本特征

1. 病原体

每种传染病都是由特异性病原体引起的。病原体可以是微生物、寄生虫或朊粒。特定病原体的检出，在确定传染病的诊断和流行中具有重要意义。

2. 传染性

这是传染病与其他感染性疾病的主要区别。传染性意味着病原体能通过某种途径感染他人。

3. 流行病学特征

传染病的流行过程在自然和社会因素的影响下，表现出各种流行病学特征。

（1）**流行性**　可分为散发、暴发、流行和大流行。

①**散发**　是指某传染病在某地的常年发病情况处于常年一般发病率水平，可能是由于人群对某病的免疫水平较高，或某病的隐性感染率较高，或某病不容易传播。

②**暴发**　是指在某一局部地区或集体单位中，短期内突然出现许多同一疾病的患者，大多是同一传

第十三篇 传染病学与皮肤性病学
第1章 传染病学总论

染源或同一传播途径,如食物中毒、流行性感冒等。

③流行　是指某病的发病率显著超过该病常年发病率水平或散发发病率的数倍。

④大流行　是指某病在一定时间内迅速传播,波及全国各地,甚至超出国界或洲境,如2003年传染性非典型肺炎的大流行、2009年甲型H1N1流感的大流行。

(2)季节性　不少传染病的发病率每年都有一定的季节性升高,主要原因为气温的高低和昆虫媒介的有无。如呼吸道传染病常发生在寒冷的冬春季节,肠道传染病及虫媒传染病好发于炎热的夏秋季节。

(3)地方性　有些传染病或寄生虫病由于中间宿主的存在、地理条件、气温条件、人民生活习惯等原因,常局限在一定的地理范围内发生,如恙虫病、疟疾、血吸虫病等。

(4)外来性　指国内或地区内原来不存在,而通过外来人口或物品传入的传染病,如霍乱。

4. 感染后免疫

免疫功能正常的人体经显性或隐性感染某种病原体后,都能产生针对该病原体及其产物(如毒素)的特异性免疫。通过检测血清中特异性抗体,可知其是否具有免疫力。感染后获得的免疫力和疫苗接种一样都属于主动免疫。通过注射免疫球蛋白或从母体获得抗体的免疫力,都属于被动免疫。

感染后免疫力的持续时间在不同的传染病中有很大差异。有些传染病感染后免疫力持续时间较长,甚至保持终身,如麻疹、脊髓灰质炎、乙型脑炎等。有些传染病感染后免疫力持续时间较短,如流行性感冒、细菌性痢疾、阿米巴病等。

【例6】描述传染病流行病学特征,不正确的是
　　A. 暴发　　　　　　B. 流行　　　　　　C. 隐性感染
　　D. 散发　　　　　　E. 大流行

四、传染病诊断的主要方法

早期明确传染病的诊断有利于患者的隔离和治疗。传染病的诊断要综合分析下列三个方面的资料。

1. 临床资料
全面而准确的临床资料来源于详尽的病史询问和细致的体格检查。

2. 流行病学资料
流行病学资料在传染病的诊断中占重要地位。包括:①传染病的地区分布;②传染病的时间分布;③传染病的人群分布。此外,了解传染病的接触史、预防接种史,也有助于建立诊断。

3. 实验室及其他检查资料
实验室检查对传染病的诊断具有特殊意义,因为病原体的检出或被分离培养,可直接确定诊断,而免疫学检查也可提供重要依据。对许多传染病来说,一般实验室检查对早期诊断也有很大帮助。

(1)一般实验室检查　包括三大常规检查和生化检查。

(2)病原学检查　包括直接检查病原体、分离培养病原体、检测特异性抗原、检测特异性核酸等。

(3)特异性抗体检测　在急性期及恢复期双份血清检测其抗体由阴性转为阳性或滴度升高4倍以上时有重要意义。特异性IgM抗体的检出有助于现存或近期感染的诊断,特异性IgG抗体检出还可评价个人及群体的免疫状态。

(4)其他检查　如支气管镜、胃镜、结肠镜、B超、MRI、DSA、活组织检查等。

【例7】传染病的病原学检查方法不包括
　　A. 病毒分离　　　　B. 细菌培养　　　　C. 病原体核酸检测
　　D. 特异性抗原检测　E. 粪便涂片革兰染色

五、传染病的治疗与预防

1. 治疗原则

治疗传染病的目的是促进患者康复、控制传染源、防止进一步传播。要坚持综合治疗的原则,即治疗与护理、隔离与消毒并重,一般治疗、对症治疗与病原治疗并重的原则。

2. 治疗方法

包括一般治疗、支持治疗、病原治疗、对症治疗、康复治疗和中医治疗等。

3. 传染病的预防

针对传染病流行过程的三个基本环节采取综合措施。

（1）**管理传染源**　《传染病防治法》和《突发公共卫生事件与传染病疫情监测信息报告管理办法》将39种法定传染病依据其传播方式、速度、对人类危害程度的不同,分为甲、乙、丙三类,实行分类管理。

①**甲类传染病**　包括鼠疫、霍乱。要求发现后2小时内通过传染病疫情监测信息系统上报。

②**乙类传染病**　包括传染性非典型肺炎(严重急性呼吸综合征、艾滋病、病毒性肝炎、脊髓灰质炎、人感染高致病性禽流感、麻疹、肾综合征出血热、狂犬病、流行性乙型脑炎、登革热、炭疽、细菌性和阿米巴痢疾、肺结核、伤寒和副伤寒、流行性脑脊髓膜炎、百日咳、白喉、新生儿破伤风、猩红热、布鲁菌病、淋病、梅毒、钩端螺旋体病、血吸虫病、疟疾、人感染H7N9禽流感。要求诊断后24小时内通过传染病疫情监测信息系统上报。

③**丙类传染病**　包括流行性感冒(含甲型H1N1流感)、流行性腮腺炎、风疹、急性出血性结膜炎、麻风病、流行性和地方性斑疹伤寒、黑热病、棘球蚴病、丝虫病、除霍乱、痢疾、伤寒和副伤寒以外的感染性腹泻病、手足口病。为监测管理传染病,采取乙类传染病的报告、控制措施。

④**按甲类管理的乙类传染病**　包括传染性非典型肺炎、炭疽中的肺炭疽、脊髓灰质炎。

（2）**切断传播途径**　对于各种传染病,尤其是消化道传染病、虫媒传染病、寄生虫病,切断传播途径通常是起主导作用的预防措施。其主要措施包括隔离和消毒。

①**隔离**　是指将患者或病原携带者妥善地安排在指定的隔离单位,暂时与人群隔离,积极进行治疗、护理,并对具有传染性的分泌物、排泄物、用具等进行必要的消毒处理,防止病原体向外扩散的医疗措施。隔离的种类包括严密隔离、呼吸道隔离、消化道隔离、血液-体液隔离、接触隔离、昆虫隔离、保护性隔离等。

②**消毒**　狭义的消毒是指消灭污染环境的病原体,广义的消毒则包括消灭传播媒介。

（3）**保护易感人群**　包括特异性保护措施和非特异性保护措施。

【例8】目前法定传染病的病原体中不包括
  A. 立克次体　　　　　B. 细菌　　　　　　C. 原虫
  D. 弓形虫　　　　　　E. 病毒

【例9】根据《传染病防治法》规定,需按照甲类传染病采取预防控制措施的乙类传染病是
  A. 疟疾　　　　　　　B. 肺炭疽　　　　　C. 登革热
  D. 梅毒　　　　　　　E. 肺结核

【例10】在传染病防控中,属于切断传播途径的措施是
  A. 隔离病人　　　　　B. 预防性治疗　　　C. 治愈阳性病人
  D. 注射疫苗　　　　　E. 通过疫情监测系统上报病例（2022）

▶ **常考点**　感染过程的表现形式,流行过程的基本条件,法定传染病的分类管理。

参考答案——详细解答见《2024国家临床执业及助理医师资格考试历年考点精析(上、下册)》

1. ABCDE　2. ABCDE　3. ABCDE　4. ABCDE　5. ABCDE　6. ABCDE　7. ABCDE
8. ABCDE　9. ABCDE　10. ABCDE

第2章 病毒性肝炎与肾综合征出血热

▶ **考纲要求**
①病毒性肝炎。②肾综合征出血热。
▶ **复习要点**

一、病毒性肝炎

1. 概念

病毒性肝炎是由多种肝炎病毒引起的，以肝脏损害为主的一组全身性传染病。目前按病原学明确分类的有甲型、乙型、丙型、丁型、戊型五型病毒性肝炎。甲型和戊型主要为急性感染，经粪-口途径传播；乙型、丙型、丁型多呈慢性感染，主要经血液等途径传播。

2. 病原学

(1) 甲型肝炎病毒（HAV） 为嗜肝 RNA 病毒，呈球形，无包膜，由 32 个壳粒组成 20 面对称体颗粒。电镜下见实心和空心两种颗粒。实心颗粒为完整的 HAV，有传染性。空心颗粒为未成熟的不含 RNA 的颗粒，具有抗原性，但无传染性。

HAV 基因组为单股线状 RNA，含有 7478 个核苷酸，可分为 7 个基因型，其中Ⅰ、Ⅱ、Ⅲ、Ⅶ型来自人类，Ⅳ、Ⅴ、Ⅵ型来自猿猴。目前我国已分离的 HAV 均为Ⅰ型。HAV 只有 1 个血清型和 1 个抗原抗体系统。IgM 抗体多于起病早期产生，是近期感染的标志，持续 8~12 周。IgG 可在体内长期存在，是既往感染或免疫接种后的标志。HAV 对外界抵抗力较强，耐酸碱，室温下可生存 1 周，干粪中 25℃能生存 30 天，在贝壳中能生存数月。对紫外线、氯、甲醛等敏感。

(2) 乙型肝炎病毒（HBV） 属嗜肝 DNA 病毒。完整 HBV 颗粒又称 Dane 颗粒，直径 42nm，由包膜和核心组成。包膜内含乙肝表面抗原（HBsAg），本身无传染性，但有抗原性，为制备血源性乙肝疫苗的成分。核心为病毒复制的主体，内含环状双股 DNA、DNA 聚合酶（DNAP）、核心抗原（HBcAg）。

HBV 有三个抗原抗体系统，即表面抗原与抗体系统、核心抗原与抗体系统、e 抗原与抗体系统（详见后）。

HBV 基因结构独特，由不完全的环状双股 DNA 组成，负链含 3200 个碱基对，正链长短可变。负链上含 4 个开放读码框，分别是 S 区、C 区、P 区和 X 区。其中，P 区编码 DNA 多聚酶，具有 DNA 指导的 DNA 多聚酶（DDDP）、RNA 指导的 DNA 多聚酶（RDDP，即逆转录酶）和 RNA 酶 H 活性。HBV DNA 复制过程较为特殊：正链在肝细胞内 DDDP 的作用下，先延伸补齐缺口，形成共价闭合环状 DNA（cccDNA）。再以 cccDNA 为模板，在宿主肝细胞转录酶即 DDRP 的作用下，转录成前基因组 RNA。再以前基因组 RNA 为模板，在 RDDP 作用下逆转录合成子代负链 DNA。前基因组 RNA 模板即被病毒 RNA 酶 H 水解。然后，在病毒 RDDP 作用下，以子代负链 DNA 为模板，合成子代正链 DNA。可见，HBV 虽然不是逆

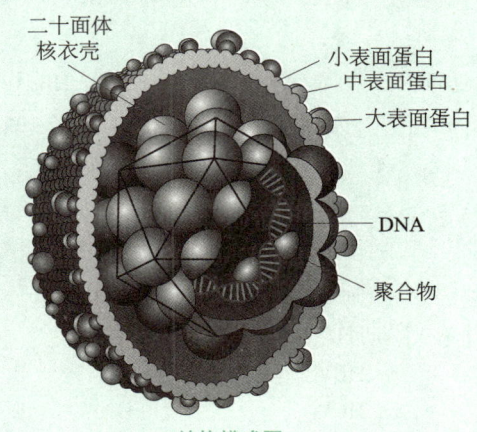

HBV结构模式图

转录病毒,但在其复制时存在逆转录过程。

HBV 分为 A~I 9 个基因型,我国主要是 B、C 型。HBV 基因组易发生突变,大部分无生物学意义。S 区突变可引起 HBsAg 亚型改变或 HBsAg 阴性乙型肝炎;前 C 区及 C 区启动子变异可引起 HBeAg 阴性/抗 HBe 阳性乙肝;P 区突变可导致复制缺陷或复制水平降低。

(3)**丙型肝炎病毒(HCV)** 为单股正链 RNA 病毒,基因组长约 9.4kb,两侧分别为 5′和 3′非编码区,中间为开放读码框(ORF),包含了多个编码病毒不同结构区(S)和非结构区(NS)酶蛋白的基因。HCV 基因有高度可变性和异源性两个显著特点。人感染 HCV 后可在血液中检出 HCV RNA、抗-HCV。抗-HCV 无保护作用,是 HCV 感染的标志。

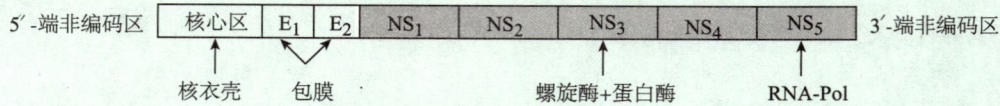

(4)**丁型肝炎病毒(HDV)** 呈球形,是一种缺陷病毒,需与 HBV 共生才能复制,因此 HDV 常在 HBV 感染的基础上引起重叠感染。HDV 基因组由一条单股环状闭合 RNA 组成。HDAg 是 HDV 唯一抗原成分,因此 HDV 只有一个血清型。血液中可供检测的标志物有 HDAg、抗-HD、HDV RNA。抗-HD 不是保护性抗体。

(5)**戊型肝炎病毒(HEV)** 为无包膜的球形颗粒,基因组为单股正链 RNA,全长 7.2~7.6kb。血液中可供检测的标志物有抗-HEV IgG、抗-HEV IgM、HEV RNA。

(6)五种肝炎病毒的比较

	甲型肝炎病毒	乙型肝炎病毒	丙型肝炎病毒	丁型肝炎病毒	戊型肝炎病毒
缩写	HAV	HBV	HCV	HDV	HEV
亲缘	微小 RNA 病毒科	嗜肝 DNA 病毒科	黄病毒科	卫星病毒科	嵌杯状病毒科
基因组	单链 RNA	双链 DNA	正单链 RNA	负单链 RNA	正单链 RNA
性状	线状	环状	线状	环状	线状
长度	7.5kb	3.2kb	9.4kb	1.7kb	7.5kb
形状	球形	球形	球形	球形	圆球形
直径	27nm	42nm	30~60nm	35~37nm	27~34nm
ORF 数	1	4 或 6	1	多个	3
包膜	无	有	有	有	无
抗原	HAV Ag	HBsAg、HBeAg、HBcAg	HCV Ag	HDAg	HEAg
抗体	抗-HAV	抗-HBs、抗-HBe、抗-HBc	抗-HCV	抗-HD	抗-HEV

注意:①除乙肝病毒为 DNA 病毒外,其余均属于 RNA 病毒。
②丁肝病毒为缺陷病毒,需与 HBV"共生",因此丁型肝炎常与 HBV 重叠感染或同时感染。
③HBV 为 DNA 病毒,虽然不是逆转录病毒,但在其复制时存在逆转录过程。
④抗-HAV IgG、抗-HBs 均为保护性抗体,抗-HCV、抗-HD 都不是保护性抗体。

【例 1】属于 DNA 病毒的肝炎病毒是
   A. HBV   B. HEV   C. HDV
   D. HCV   E. HAV

【例 2】具有逆转录过程的病毒是
   A. 巨细胞病毒   B. 乙型肝炎病毒   C. 人乳头瘤病毒
   D. 腺病毒   E. EB 病毒

3. 流行病学

	甲型肝炎	乙型肝炎	丙型肝炎	丁型肝炎	戊型肝炎
传染源	急性患者少见 隐性感染者多见	急、慢性患者 病毒携带者	急、慢性患者 无症状病毒携带者	急、慢性患者 病毒携带者	类似于甲肝
传播途径	主要为粪-口感染 日常生活接触 输血感染罕见	输血最常见 体液传播 母婴传播 性传播	输血及血制品常见 注射、针刺、移植 血液透析 性传播	与乙肝类似，常与HBV重叠感染或同时感染	类似于甲肝
易感人群	抗HAV阴性者 <6月婴儿不易感 >6月幼儿易感	抗HBs阴性者 新生儿普遍易感 输血者、医务人员	人类普遍易感	人类普遍易感	显性感染成年人多见，隐性感染儿童多见

A. 消化道传播　　B. 输血传播　　C. 虫媒传播
D. 呼吸道传播　　E. 直接接触传播

【例3】戊型肝炎病毒（HEV）的主要传播途径是
【例4】丙型肝炎病毒（HCV）的主要传播途径是
【例5】乙型肝炎病毒（HBV）的主要传播途径是
【例6】甲型肝炎病毒（HAV）的主要传播途径是（2023）

4. 临床分型及表现

各型肝炎的潜伏期：甲型肝炎2~6周（平均4周），乙型肝炎1~6个月（平均3个月），丙型肝炎2周至6个月（平均40天），丁型肝炎同乙型肝炎，戊型肝炎2~9周（平均6周）。肝炎的临床分型如下。

(1) **急性肝炎**　包括急性黄疸型肝炎和急性无黄疸型肝炎，病程不超过半年。起病较急，常有畏寒、发热、乏力、食欲缺乏、恶心、呕吐、厌油腻等症状。多有肝大、轻触痛、质软，可有尿色深、巩膜、皮肤黄染。

(2) **慢性肝炎**　病程超过半年，或者有慢性肝炎病史、症状和体征。常见表现为乏力、厌油、食欲缺乏、腹胀、尿黄、肝病面容、肝掌、蜘蛛痣、肝脾肿大等。根据肝功能损害程度，分为轻、中、重三度。

急性乙、丙、丁型肝炎病情迁延，常发展为慢性肝炎。甲、戊型肝炎多为自限性疾病，不形成慢性感染。

(3) **重型肝炎（肝衰竭）**　各型病毒性肝炎均可引起重型肝炎。重型肝炎分为以下四类。

①急性重型肝炎　又称急性肝衰竭。起病急，2周内出现Ⅱ度以上肝性脑病，并有以下表现：A. 极度乏力，有明显厌食、腹胀、恶心、呕吐等严重消化道症状；B. 短期内黄疸进行性加深；C. 出血倾向明显，血浆凝血酶原活动度（PTA）<40%或国际标准化比值（INR）≥1.5；D. 肝脏进行性缩小。

②亚急性重型肝炎　又称亚急性肝衰竭。起病较急，发病15天~26周内出现肝衰竭症状。A. 极度乏力，有明显消化道症状；B. 黄疸迅速加深，血清TBil>正常值上限10倍或每日上升≥17.1μmol/L；C. 伴或不伴肝性脑病；D. 出血倾向明显，PTA<40%或INR≥1.5。

③慢加急性重型肝炎　也称慢加急性肝衰竭，是在慢性肝病基础上出现的急性肝功能失代偿，表现如下：A. 极度乏力，有明显消化道症状；B. 黄疸迅速加深，血清TBil>正常值上限10倍或每日上升≥17.1μmol/L；C. 出血倾向明显，PTA<40%或INR≥1.5；D. 腹水；E. 伴或不伴肝性脑病。

④慢性重型肝炎　也称慢性肝衰竭，是在肝硬化基础上，肝功能进行性减退和失代偿所致。A. 血清TBil明显升高；B. 白蛋白明显降低；C. 出血倾向明显，PTA<40%或INR≥1.5；D. 有腹水或门静脉高压表现；E. 肝性脑病。

(4) **淤胆型肝炎**　主要表现为急性黄疸型肝炎较长期（黄疸持续3周以上）肝内梗阻性黄疸，黄疸具有三分离特征，即消化道症状轻、ALT上升幅度低、凝血酶原时间延长或PTA下降不明显与黄疸重呈分离现象。临床上有全身皮肤瘙痒、大便颜色变浅、肝大、梗阻性黄疸的表现。

(5) 肝炎肝硬化　分为代偿性和失代偿性肝硬化两类。

	代偿性肝硬化	失代偿性肝硬化
病程	早期肝硬化	中晚期肝硬化
肝功能	Child-Pugh A 级	Child-Pugh B、C 级
临床表现	可有门脉高压症 但无腹水、肝性脑病、上消化道出血	可有门脉高压所致的上消化道出血 可有腹水、肝性脑病
化验检查	ALB≥35g/L,TBil<35μmol/L,PTA>60%	ALB<35g/L,TBil>35μmol/L,PTA<60%

5. 诊断

(1) 流行病学资料　秋冬季节或夏秋季节为肝炎流行高峰。食物和水型暴发流行资料有利于甲型、戊型肝炎的诊断。有与乙肝病人密切接触史，对乙型肝炎的诊断有重要价值。有与丙型肝炎病人密切接触史，有注射、输血、使用血液制品等病史有助于丙型肝炎的诊断。

(2) 各型肝炎的临床诊断

①急性肝炎　A.病程<u>不超过 6 个月</u>；B.有与病毒性肝炎病人的密切接触史；C.近期出现乏力、食欲缺乏、恶心等症状，肝脏肿大、有压痛和叩痛，轻度脾肿大；D.血清 ALT 升高。

血清 TBil>17.1μmol/L,诊断为急性黄疸型肝炎；否则诊断为急性无黄疸型肝炎。

②慢性肝炎　病程<u>超过半年</u>，或者有慢性肝炎病史。根据肝功能损害程度，分为轻、中、重三度。

项目	轻度慢性肝炎	中度慢性肝炎	重度慢性肝炎
ALT/AST(U/L)	≤正常值 3 倍	>正常值 3 倍	>正常值 3 倍
总胆红素(TBil,μmol/L)	≤正常值 2 倍	正常值 2~5 倍	>正常值 5 倍
白蛋白(A,g/L)	≥35	32~35	≤32
A/G	≥1.4	1.0~1.4	≤1.0
γ 球蛋白(%)	≤21	21~26	≥26
凝血酶原活动度(PTA,%)	≥70	60~70	<60

③急性重型肝炎　A.既往无同型病原的肝炎病史；B.起病 14 日内迅速出现精神、神经症状，昏迷Ⅱ度以上；C.肝浊音界缩小、皮肤黏膜或穿刺部位出血点和瘀斑等体征与出血倾向；D.黄疸迅速加深，血清 TBil 每日上升≥17.1μmol/L；E. PTA<40%。

④亚急性重型肝炎　以急性黄疸型肝炎起病，2~26 周出现极度乏力、消化道症状明显、黄疸迅速加深，血清 TBil 每日上升≥17.1μmol/L,PTA<40%。

⑤慢性重型肝炎　具备以下 3 项中的 2 项：

A.有慢性肝炎、肝硬化病史，包括慢性乙肝、丙肝病毒携带半年以上。

B.无临床肝病史，但具有慢性肝病体征和(或)慢性肝炎的实验室检查、影像学检查结果。

C.出现急性或亚急性重型肝炎的临床表现。

(3) 病原学诊断

①甲型肝炎　有下列任何 1 项即可确诊 HAV 近期感染。

A.血清抗-HAV IgM 阳性,此为目前临床上最常用的诊断方法。

B.病程中抗-HAV IgG 急性期阴性,恢复期阳性,或其滴度升高 4 倍以上。

C.粪便经免疫电镜找到 HAV 颗粒,或用 ELISA 法检出 HAV Ag。

D.血清或粪便中检出 HAV RNA。

②乙型肝炎

A. 乙肝病毒标志物 如下。

	临床特点	阳性临床意义
HBsAg	在感染 HBV 2 周后即可阳性,无症状携带者和慢性患者可持续阳性多年,甚至终身	阳性反映 HBV 现症感染
抗-HBs	在急性感染后期,HBsAg 转阴后一段时间开始出现,可持续多年	为保护性抗体,阳性表示对 HBV 有免疫力 阳性见于乙肝恢复期、过去感染、疫苗接种后 HBsAg 和抗-HBs 均阳性提示 HBV 感染恢复期
HBeAg	一般仅见于 HBsAg 阳性血清 急性 HBV 感染时 HBeAg 晚于 HBsAg 出现	阳性表示病毒复制活跃且有较强的传染性 HBeAg 持续阳性时易转变为慢性
抗-HBe	HBeAg 消失而抗-HBe 产生称为血清转换,机体由免疫耐受转为免疫激活,表示病变活动	阳性表示感染时间久、病毒复制减弱、传染性低
HBcAg	血液中的 HBcAg 主要存在于 Dane 颗粒的核心,游离的极少,常规方法不能检出	HBcAg 是 HBV 的主体 阳性表示 HBV 处于复制状态,有传染性
抗-HBc	抗-HBc IgM 是 HBV 感染后较早出现的抗体,发病第 1 周出现,6 个月内消失;抗-HBc IgG 出现较晚,但可保持多年甚至终身	抗-HBc IgM 阳性提示 HBV 现症感染;低滴度抗-HBc IgG 表示过去感染,常与抗-HBs 并存;高滴度抗-HBc IgG 表示现症感染,常与 HBsAg 并存
HBV DNA	乙肝病毒 DNA 位于 HBV 核心部分	是 HBV 感染最直接、最特异、最灵敏的指标

B. 乙型肝炎血清病毒学标志及其临床意义 如下,参阅 3 版《感染病学》P60。

HBsAg	抗-HBs	HBeAg	抗-HBe	抗-HBc	HBV DNA	临床意义
+	−	+	−	−	+	急性 HBV 感染早期,HBV 复制活跃
+	−	+	−	+	+	急、慢性 HBV 感染,HBV 复制活跃
+	−	−	−	+	+	急、慢性 HBV 感染,HBeAg/抗-HBe 窗口期
+	−	−	+	+	−	HBeAg 阴性 CHB
+	−	−	−	+	−	急、慢性 HBV 感染,HBV 复制低或不复制
−	−	−	−	+	−	HBV 既往感染,未产生抗-HBs;HBV 尚未复制
−	−	−	+	+	−	抗-HBs 出现前阶段,HBV 复制低或不复制
−	+	−	+	+	−	HBV 感染恢复阶段,已获免疫力
−	+	−	−	+	−	HBV 感染恢复阶段,已获免疫力
+	+	+	−	+	+	不同亚型 HBV 感染,或 HBsAg 变异
+	−	−	−	−	−	HBV DNA 整合
−	+	−	−	−	−	接种疫苗后获得免疫力,感染后恢复阶段

C. 诊断标准 有以下现症 HBV 感染指标任何 1 项阳性,可诊断为 HBV 感染:a. 血清 HBsAg 阳性;b. 血清 HBV DNA 阳性;c. 血清抗-HBc IgM 阳性;d. 肝内 HBcAg 阳性或 HBsAg 阳性或 HBV DNA 阳性。
血清 HBsAg 从阳性转为阴性,并出现抗-HBs 者,可诊断为急性乙型肝炎。
临床符合慢性肝炎,并有一种现症感染标志阳性者,可诊断为慢性乙型肝炎。
慢性 HBsAg 携带者是指无任何症状和体征,肝功能正常,HBsAg 持续阳性 6 个月以上。
慢性 HBV 携带者是指血清 HBsAg、HBV DNA 阳性,1 年内随访 3 次以上,ALT、AST 均在正常范围。
③丙型肝炎 临床表现为急性肝炎或慢性肝炎,血清 HCV RNA、抗-HCV 阳性。

④丁型肝炎　有现症HBV感染,同时血清HDV Ag或抗-HDV IgM或高滴度抗-HDV IgG或HDV RNA阳性,或肝内HDV Ag或HDV RNA阳性,可诊断为丁型肝炎。

⑤戊型肝炎　急性肝炎病人血清抗-HEV IgM阳性和(或)抗-HEV IgG阳转,或由阴转阳,或血/粪HEV RNA阳性。

【例7】男孩,14岁。1周前发热,伴乏力、食欲不振,2天后体温恢复正常,仍有恶心、厌油,并出现尿黄来诊。既往体健,经常进食街边小摊食物,无输血、服用损肝药物史。查体:神志清楚,皮肤、巩膜黄染,肝肋下1cm,有触痛。实验室检查:ALT1200U/L,血清TBil89μmol/L。在病毒学检查结果未回报之前,最可能的诊断是

　　A. 甲型肝炎　　　　　　　　B. 乙型肝炎　　　　　　　　C. 丙型肝炎
　　D. 丁型肝炎　　　　　　　　E. 戊型肝炎

注意: ①小儿急性肝炎以甲型肝炎为主,多为黄疸型。
②小儿慢性肝炎以乙型和丙型肝炎多见,多为隐性感染或无症状HBV携带者。
③老年病毒性肝炎一般黄疸较深,易发生淤胆。

【例8】男,40岁。恶心、呕吐、尿色变深2天。既往无肝炎病史。查体:巩膜黄染,肝肋下2cm。实验室检查:ALT800U/L,TBil60μmol/L,抗-HAV IgM(−),HBsAg(+),抗-HBs(−),抗-HBc IgM(+)。该患者最可能的诊断是

　　A. 急性甲型肝炎　　　　　　B. 急性乙型肝炎　　　　　　C. 乙型肝炎恢复期
　　D. 甲型肝炎恢复期　　　　　E. 急性肝炎,HBsAg携带者

【例9】男,44岁。10年前体检时发现HBsAg阳性,当时ALT反复升高,未进行抗病毒治疗。3周前劳累后出现食欲下降、尿黄、明显乏力,症状逐渐加重,出现腹胀、尿量减少入院。查体:神志清楚,反应迟钝,扑翼样震颤阳性,心、肺查体未见异样,腹部膨隆,无压痛及反跳痛,移动性浊音阳性。实验室检查:ALT176U/L,TBil432μmol/L,PTA32%。最可能的诊断是

　　A. 急性黄疸型肝炎　　　　　B. 急性重型乙型肝炎　　　　C. 慢性乙型肝炎
　　D. 慢性重型乙型肝炎　　　　E. 乙型肝炎肝硬化,失代偿期

【例10】反映HBV有活动性复制和较强传染性的乙肝病毒标志物是

　　A. HBsAg　　　　　　　　　B. 抗-HBs　　　　　　　　　C. HBeAg
　　D. HBcAg　　　　　　　　　E. 抗-HBc(2021)

【例11】女,40岁。体检发现HBsAg(−),抗-HBs(+),抗-HBc(+),肝功能检查正常。最可能的情况是

　　A. 急性HBV感染　　　　　　B. 感染过HBV,已产生免疫力　　C. 感染过HBV,已开始恢复
　　D. 接种过乙肝疫苗　　　　　E. 体内有病毒复制

6. 治疗

(1)慢性肝炎　应采用综合性治疗方案,包括改善肝功能、调节机体免疫、抗病毒、抗纤维化等治疗。抗病毒治疗的适应证:①HBV DNA≥10^5拷贝/ml(HBeAg阴性者为≥10^4拷贝/ml);②ALT≥2×正常上限(ULN),如用干扰素治疗ALT应≤10×ULN、血TBil≤2×ULN;③如ALT<2×ULN,但组织病理学Knodel HAI指数≥4,或中度及以上炎症坏死和(或)中度以上纤维化病变;④丙型肝炎HCV RNA阳性。

抗病毒治疗的常用药物包括干扰素、核苷(酸)类似物等。

①干扰素　可用于慢性乙型肝炎和丙型肝炎抗病毒治疗,丙型肝炎还需加用利巴韦林。重度慢性肝炎、重型肝炎、失代偿性肝硬化不宜使用干扰素治疗。

②核苷类似物　用于治疗慢性乙型肝炎、重型乙型肝炎、乙型肝炎肝硬化。核苷类似物可分为两类:核苷类似物和核苷酸类似物。前者包括拉米夫定、恩替卡韦、恩曲他滨、替比夫定、克拉夫定等;后者包括阿德福韦酯、替诺福韦等。初治者优先选用恩替卡韦、替诺福韦。

第十三篇 传染病学与皮肤性病学
第2章 病毒性肝炎与肾综合征出血热

疗程至少4年,治疗过程中应定期监测和随访:A.生化学指标治疗开始后每月1次,连续3次,以后随病情改善可每3个月1次;B.病毒学标志治疗开始后每3个月检测1次HBsAg、HBeAg、抗-HBe和HBV DNA;C.根据病情需要,检测血常规、血小板、血清磷酸肌酸激酶、肌酐等指标。

治疗结束后,不论有无治疗应答,停药后前3个月每月检测1次ALT、AST、血清胆红素、HBV血清学指标和HBV DNA,以后每3~6个月检测1次,至少随访12个月。

(2) **重型肝炎** 采用支持和对症治疗,促进肝细胞再生,抗病毒治疗,免疫调节,防治各种并发症。

【例12】患者,男,53岁。乙型肝炎病史20年,肝功能异常半年。查体:巩膜轻度黄染,肝掌,胸前1颗蜘蛛痣。肝脾肋下未触及。实验室检查:HBV DNA 2.8×10^5 拷贝/ml。最重要的治疗药物是
　　A. 干扰素　　　　　　　　B. 恩替卡韦　　　　　　　　C. 拉米夫定
　　D. 阿德福韦酯　　　　　　E. 利巴韦林(2022)

(13~16题共用题干)男,55岁。乏力、食欲减退1个月,且逐渐加重,尿黄及眼黄1周。2个月前家中装修房子及搬家劳累。慢性乙型肝炎病史20年,无明显症状,未监测肝功能,未进行抗HBV治疗。查体:慢性病容,神志清楚,皮肤巩膜黄染,腹部胀气,脾于肋下可触及,腹水征可疑。实验室检查:ALT250U/L,AST300U/L,TBil300μmol/L,Alb30g/L,HBsAg(+),抗-HBc(+),HBV DNA 6×10^7 拷贝/ml。

【例13】最可能的诊断是
　　A. 慢性肝炎　　　　　　　B. 急性重症肝炎　　　　　　C. 亚急性重型肝炎
　　D. 慢性重型肝炎　　　　　E. 淤胆型肝炎

【例14】为进一步评价病情严重程度,需进行的检查是
　　A. 腹部B超　　　　　　　B. 腹部MRI　　　　　　　　C. 凝血酶原活动度
　　D. 腹水常规　　　　　　　E. 血常规

【例15】为抢救患者,最急需的治疗措施是
　　A. 静脉滴注白蛋白　　　　B. 静脉滴注支链氨基酸　　　C. 静脉滴注甘草酸制剂
　　D. 人工肝支持治疗　　　　E. 抗生素预防感染

【例16】为遏制病情进展,最需要的治疗药物是
　　A. 免疫增强剂　　　　　　B. 恩替卡韦　　　　　　　　C. 免疫抑制剂
　　D. 白细胞介素　　　　　　E. 干扰素

(17~18题共用题干)男,45岁。近3个月自觉轻度乏力。母亲HBsAg(+)。实验室检查:血ALT420U/L,TBil64μmol/L,PTA88%,HBsAg(+),HBeAg(+),抗-HBc(+),HBV DNA 4.5×10^5 copies/ml。

【例17】首选的药物治疗是
　　A. 护肝片　　　　　　　　B. 茵栀黄口服液　　　　　　C. 恩替卡韦
　　D. 干扰素　　　　　　　　E. 甘草酸二胺

【例18】化验结果正常后的随访间隔时间最好是
　　A. 15天　　　　　　　　　B. 30天　　　　　　　　　　C. 60天
　　D. 90天　　　　　　　　　E. 180天

7. 预防

(1) **控制传染源** 肝炎患者和病毒携带者是本病的传染源。急性患者应隔离治疗至病毒消失。慢性患者和携带者可根据病毒复制指标评估传染性大小。

(2) **切断传播途径** 对于甲型肝炎和戊型肝炎,应防止"病从口入"。对于乙肝、丙肝和丁肝,应加强监督管理,严格执行食具消毒制度;加强血制品管理;采用主动和被动免疫阻断母婴传播。

(3) 保护易感人群 目前对丙型肝炎、丁型肝炎无特异性免疫预防措施。

①甲型肝炎 甲肝疫苗有甲肝纯化灭活疫苗和减毒活疫苗两种类型，接种对象为抗-HAV IgG 阴性者。

A. 灭活疫苗 成分是灭活后纯化的全病毒颗粒，抗体滴度高，保护期可持续 20 年以上。由于病毒被充分灭活，不存在毒力恢复的危险，安全有充分保障。用法为接种两针(0、6 个月)，每次 1.0ml。

B. 减毒活疫苗 成分以减毒的活病毒为主，价格低廉，保护期可达 5 年以上，但其存在疫苗稳定性差的弱点。用法为接种 1 针，于上臂三角肌处皮下注射 1.0ml。

C. 人丙种球蛋白 对于近期与甲肝患者密切接触的易感者，可用人丙种球蛋白进行被动免疫，时间越早越好，免疫期 2~3 个月。

②乙型肝炎 目前主要使用乙肝疫苗和乙型肝炎免疫球蛋白(HBIG)。

A. 乙肝疫苗 主要成分为 HBsAg。接种乙肝疫苗是我国预防和控制乙肝流行的<u>最关键措施</u>。接种对象为所有易感者(新生儿应进行普种)，与 HBV 感染者密切接触者、医务工作者、同性恋者、药瘾者等高危人群。

B. HBIG 属于被动免疫，主要用于 HBV 感染母亲的新生儿及暴露于 HBV 的易感者，应尽早注射，保护期 3 个月。HBV 慢性感染母亲的新生儿出生后立即注射 HBIG100~200IU，3 天后接种乙肝疫苗 10μg，出生后 1 个月重复注射 1 次，6 个月时再注射乙肝疫苗，保护率可达 95%。

③戊型肝炎 我国"重组戊型肝炎疫苗"已于 2012 年研制成功。

【例 19】某护士在给乙型肝炎病毒(HBV)携带者注射时，不慎被患者用过的针头刺伤手指。为预防乙型肝炎病毒感染，应首先采取的措施是

  A. 注射抗生素   B. 注射丙种球蛋白   C. 注射乙型肝炎疫苗
  D. 注射 HBIG   E. 注射干扰素 α

二、肾综合征出血热

肾综合征出血热，又称流行性出血热，是由汉坦病毒属(HV)的各型病毒引起的，以鼠类为主要传染源的一种自然疫源性疾病，临床上以发热、低血压休克、充血出血和肾损害为主要表现。

1. 病原学

汉坦病毒为负性单链 RNA 病毒，其核衣壳蛋白有较强的免疫原性和稳定的抗原决定簇，宿主感染后核衣壳蛋白抗体出现最早，在病程第 2~3 天即可检出，有助于早期诊断。

与抗原结构不同，汉坦病毒有 20 个以上血清型，我国流行的主要是Ⅰ型和Ⅱ型病毒。

汉坦病毒对乙醚、氯仿、去氧胆酸盐敏感，不耐热，不耐酸。对紫外线、乙醇和碘酒等消毒剂敏感。

2. 流行病学

(1) 传染源 我国以<u>黑线姬鼠</u>、<u>褐家鼠</u>为主要传染源，林区以大林姬鼠为主。<u>人不是主要传染源</u>。

(2) 传播途径

①呼吸道传播 鼠类的排泄物(如尿、粪、唾液)污染尘埃后，经呼吸道感染人体。

②消化道传播 鼠类的排泄物污染食物后，经口腔或胃肠道感染人体。

③接触传播 人体损伤的皮肤或黏膜接触含病毒的血液、排泄物后感染。

④垂直传播 孕妇感染本病后病毒经胎盘感染胎儿。

⑤虫媒传播 寄生于恙螨、柏次禽刺螨中的汉坦病毒，可能传播于人体，有待进一步证实。

(3) 易感性 人普遍易感，感染后可获得较稳固的免疫力。在流行区隐性感染率可达 3.5%~4.3%。

(4) 流行特征 如下。

①地区性 本病主要分布于亚洲，我国疫情最重，除青海和新疆外，均有病例报告。

②季节性和周期性 四季均能发病，但也有明显的高峰季节，其中姬鼠传播者以 11~1 月为高峰，

第十三篇 传染病学与皮肤性病学
第2章 病毒性肝炎与肾综合征出血热

5~7月为小高峰。家鼠传播者以3~5月为高峰。大林姬鼠传播者以夏季为流行高峰。

③人群分布　男性青壮年农民和工人发病率较高。

3. 临床表现

潜伏期为4~46天，一般为7~14天，以2周多见。典型病例有以下5期经过。轻型病例可出现越期现象，重症患者则可出现发热期、休克期和少尿期之间的相互重叠。

	发热期	低血压休克期	少尿期	多尿期	恢复期
发病	潜伏期7~14天	第4~6病日	第5~8病日	第9~14病日	1月后
持续	3~7天	1~3天	2~5天	7~14天	1~3月
尿量	可正常	可减少	<400ml/d	>2000ml/d	<2000ml/d
主要表现	发热、全身中毒症状、毛细血管损伤、肾损害	低血压、休克	少尿、无尿、尿毒症、水电解质紊乱、酸碱平衡失调	氮质血症、水电解质紊乱	一般情况逐步好转

(1) **发热期**　主要表现为发热、全身中毒症状、毛细血管损伤和肾损害。

①发热　起病急，畏寒，体温39~40℃之间，以弛张热多见。一般体温越高，热程越长，病情越重。

②全身中毒症状　表现为"三痛"(头痛、腰痛、眼眶痛)。消化道症状明显，可有中枢神经系统症状。

③毛细血管损伤　表现为充血、出血和渗出水肿征。

症状体征	临床表现	备注
皮肤三红	皮肤充血潮红见于颜面、颈、胸等部位，严重者呈酒醉貌	酒醉貌具有特征性
黏膜三红	黏膜充血见于眼结膜、软腭、咽部	
三痛征	头痛、腰痛、眼眶痛	为发热期的中毒症状
皮肤出血	多见于腋下及胸背部，常呈搔抓样、条痕样、点状瘀点	搔抓样具有特征性
黏膜出血	常见于软腭，呈针尖样出血，眼结膜出血常呈片状	—
内脏出血	少数病人内脏出血，表现为鼻出血、咯血、便血、尿血	—
渗出水肿征	表现为球结膜水肿，部分病人眼睑和脸部水肿、腹水	渗出水肿越重，病情越重

④肾损害　主要表现为蛋白尿和管型尿等。

(2) **低血压休克期**　主要表现为低血压和休克，多在发热末期或热退同时出现血压下降。

(3) **少尿期**　主要表现为尿毒症、酸中毒、水电解质紊乱，严重者可出现高血容量综合征和肺水肿。电解质紊乱主要表现为高血钾、低血钠、低血钙，少数发生低血钾、高血镁等。

(4) **多尿期**　尿量增至2000ml/d以上时称多尿期。

①移行期　尿量为400~2000ml/d，血尿素氮(BUN)、血肌酐(Scr)升高，症状加重。

②多尿早期　尿量>2000ml/d，氮质血症未见改善，症状仍重。

③多尿后期　尿量>3000ml/d，氮质血症逐步下降，精神食欲逐日好转。

(5) **恢复期**　尿量恢复为2000ml/d以下，一般情况基本恢复。

注意：①肾综合征出血热多尿期——尿量>2000ml/d。
②急性肾损伤多尿期——尿量>800ml/d。

【例20】男，48岁，农民。发热3天，尿少1天。查体：体温38℃，球结膜充血，右腋下皮肤出血点。实验室检查：尿蛋白(+++)。该患者所患疾病的传染源最可能是

A. 猪　　　　　　　　　B. 鼠　　　　　　　　　C. 人
D. 鸟　　　　　　　　　E. 蚊 (2022)

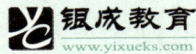

【例21】肾综合征出血热的临床分期不包括
　　A. 少尿期　　　　　　　　　B. 多尿期　　　　　　　　　C. 发热期
　　D. 肾衰期　　　　　　　　　E. 低血压休克期

4. 诊断
主要根据临床特征性症状和体征,结合实验室检查,参考流行病学资料进行诊断。
(1) **流行病学资料**　发病季节,病前 2 个月进入疫区并有与鼠类接触史。
(2) **临床表现**　发热中毒症状、三红征、三痛征、皮肤搔抓样或条索点状出血、肾损害。患者**热退后症状反而加重**。典型病例有五期表现。
(3) **实验室检查**
　①**血常规**　红细胞计数升高、血小板减少、白细胞计数升高、淋巴细胞增多,有较多**异型淋巴细胞**。
　②**尿常规**　尿蛋白可达+++~++++。尿蛋白大量出现和尿中带膜状物**有助于诊断**。
　③**特异性抗体检测**　血清中检出特异性 IgM 抗体可**确诊**。在第 2 病日即可检出**特异性 IgM 抗体**,1:20 为阳性。**IgG 抗体** 1:40 为阳性,1 周后抗体滴度上升 4 倍或 4 倍以上有**诊断价值**。
　④**特异性抗原检测**　血、尿中检出汉坦病毒可**确诊**。

> **记忆**:发病早期即卧床,三红三痛两反常。三项化验可定性,IgM 可确定。发热头痛像感冒,恶心呕吐蛋白尿。热退病重血压掉,少尿气粗肌酐高。白多板低异淋高,检测 IgM 更重要。
> "两反常"是指反常性蛋白尿及体温降低反而病情加重。"三项化验"是指血常规、尿常规及免疫学检查。"白多板低异淋高"是指血常规白细胞增多、血小板降低、异型淋巴细胞增多。

【例22】确诊肾综合征出血热的实验室检查项目首选
　　A. 血液异型淋巴细胞检测　　　　B. 血清抗汉坦病毒抗体 IgM 检测　　C. 尿蛋白定量
　　D. 血清抗汉坦病毒抗体 IgG 检测　　E. 尿液汉坦病毒检测(2021)

【例23】男,45 岁。发热 4 天于 1 月 20 日来诊。体温波动于 39~40℃,伴发冷、乏力、全身不适,服感冒药无效。居住地有鼠。查体:T39℃,P120 次/分,BP70/50mmHg。急性病容,精神萎靡,皮肤充血,面部水肿,腋下搔抓样出血点。实验室检查:血 WBC20×10^9/L,N0.6,L0.24,异型 L0.16,Plt 80×10^9/L。尿常规:尿蛋白(+++),镜检有少数红细胞。最可能的诊断是
　　A. 斑疹伤寒　　　　　　　　B. 肾综合征出血热　　　　　　　C. 伤寒
　　D. 钩端螺旋体病　　　　　　E. 上呼吸道感染

> **注意**:解题关键词——三痛征、抓痕样出血点、大量蛋白尿、外周血异型淋巴细胞增多。

5. 各期治疗要点
(1) **发热期**　治疗原则是抗病毒、减轻外渗、改善中毒症状、预防 DIC。
　①**抗病毒**　早期可给予利巴韦林抑制病毒,减轻病情,缩短病程。
　②**减轻外渗**　应用降低血管通透性的药物,如路丁、维生素 C 等。
　③**改善中毒症状**　高热以物理降温为主,忌用强发汗退热药,中毒症状重者给予地塞米松静脉滴注。
　④**预防 DIC**　适当给予低分子右旋糖酐、丹参注射液静脉滴注,以降低血液黏滞性。
(2) **低血压休克期**　治疗原则为积极补充血容量、纠正酸中毒、改善微循环。
　①**补充血容量**　宜早期、快速和适量。液体应晶体和胶体结合,以平衡液为主,切忌单纯输入葡萄糖。由于本期存在血液浓缩,因而不宜应用全血。10%低分子右旋糖酐每日输入量不宜超过 1000ml。
　②**纠正酸中毒**　可使用 5%碳酸氢钠溶液纠正酸中毒。
　③血管活性药物和肾上腺糖皮质激素的应用。
(3) **少尿期**　治疗原则是稳、促、导、透。

①稳(稳定内环境) 控制氮质血症,维持水、电解质及酸碱平衡。
②促(促进利尿) 少尿初期可用20%甘露醇静注,若利尿效果明显可重复使用;若不明显应停止使用。
③导(导泻) 预防高血容量综合征和高血钾,可使用甘露醇、硫酸镁等进行导泻,但应无消化道出血。
④透(透析治疗) 适应证:少尿持续4天以上或无尿24小时以上;血浆尿素氮>28.56mmol/L;每日血浆尿素氮升高>7.14mmol/L;血钾>6mmol/L;高血容量综合征。

(4) **多尿期** 移行期和多尿早期的治疗同少尿期,多尿后期主要是维持水和电解质平衡,防治继发感染。
(5) **恢复期** 治疗原则是补充营养,逐步恢复工作。

(24~27题共用题干)男,45岁。发热3天,少尿1天,于12月15日入院。查体:BP60/30mmHg,神志清,球结膜充血、水肿,双腋下有出血点。实验室检查:血 WBC25×10^9/L,Plt50×10^9/L,尿蛋白(+++)。

【例24】最可能的诊断是
A. 立克次体病　　　　　B. 急性肾小球肾炎　　　　C. 肾综合征出血热
D. 流行性感冒　　　　　E. 钩端螺旋体病

【例25】为明确诊断应进行的检查是
A. 肥达-外斐反应　　　　B. 钩端螺旋体显微凝集试验　　C. 尿培养
D. 咽拭子培养　　　　　E. 血清病原体特异性抗体检测

【例26】病原治疗首选药物是
A. 四环素　　　　　　　B. 环丙沙星　　　　　　　　C. 利巴韦林
D. 金刚烷胺　　　　　　E. 青霉素

【例27】不必要的处理是
A. 应用糖皮质激素　　　B. 纠正酸中毒　　　　　　　C. 应用抗病毒药
D. 快速补充血容量　　　E. 静脉滴注青霉素

6. 主要预防措施
(1) **控制传染源** 防鼠灭鼠最为关键。
(2) **切断传播途径** 防止鼠类排泄物污染食品,不用手接触鼠类及其排泄物,防止鼠咬伤。
(3) **保护易感人群** 沙鼠肾细胞灭活疫苗(Ⅰ型)、金地鼠肾细胞灭活疫苗(Ⅱ型)、乳鼠脑纯化汉坦病毒灭活疫苗(Ⅰ型)使用后,大多数人能产生中和抗体。有发热、严重疾病和过敏者禁用。

【例28】肾综合征出血热最关键的预防措施是
A. 防鼠灭鼠　　　　　　B. 灭螨　　　　　　　　　　C. 伤口处理
D. 做好食品卫生工作　　E. 使用汉坦病毒灭活疫苗

▶ **常考点** 重点内容,需全面掌握。

参考答案——详细解答见《2024国家临床执业及助理医师资格考试历年考点精析(上、下册)》

1. A BCDE　2. AB CDE　3. A BCDE　4. A BCDE　5. A BCDE　6. A BCDE　7. A BCDE
8. AB CDE　9. ABCD E　10. ABC DE　11. AB CDE　12. ABC DE　13. ABCD E　14. ABC DE
15. ABCD E　16. AB CDE　17. ABC DE　18. ABCD E　19. ABCD E　20. ABCD E　21. ABCD E
22. AB CDE　23. AB CDE　24. ABC DE　25. ABCDE　26. ABC DE　27. ABCDE　28. A BCDE

第3章 流行性乙型脑炎与艾滋病

▶ **考纲要求**
①流行性乙型脑炎。②艾滋病。

▶ **复习要点**

一、流行性乙型脑炎

流行性乙型脑炎简称乙脑,又称日本脑炎,是由乙型脑炎病毒引起的以脑实质炎症为主要病变的中枢神经系统急性传染病。本病经蚊传播,常流行于夏秋季。临床上以高热、意识障碍、抽搐、病理反射及脑膜刺激征为特征,病死率高,部分病例可留有严重后遗症。

1. 病原学

乙脑病毒为单股正链 RNA 病毒,病毒颗粒的包膜中镶嵌有糖基化蛋白(E 蛋白)和非糖基化蛋白(M 蛋白)。其中,E 蛋白是病毒的主要抗原成分。乙脑病毒的抗原性稳定,较少变异,具有较好的免疫原性。人与动物感染乙脑病毒后,可产生补体结合抗体、中和抗体及血凝抑制抗体,对这些特异性抗体的检测有助于临床诊断和流行病学调查。乙脑病毒易被常用消毒剂杀灭,耐冷不耐热。

2. 流行病学

(1)**传染源** 受感染的动物,如猪(尤其是仔猪)是最主要的传染源,人不是主要传染源。

(2)**传播途径** 主要通过蚊虫叮咬而传播,其中三带喙库蚊是主要传播媒介。

(3)**易感人群** 人对乙脑病毒普遍易感,感染后多呈隐性感染,感染后可获得较持久的免疫力。

(4)**流行特征** 发病率农村高于城市,全年均可发病,但以 7 月、8 月、9 月三个月多见。

【例1】流行性乙型脑炎的传播途径是
  A. 性接触传播   B. 眼结膜接触传播   C. 呼吸道传播
  D. 虫媒传播   E. 消化道传播

【例2】流行性乙型脑炎的传播媒介是
  A. 人虱   B. 鼠蚤   C. 羌螨   D. 蜱   E. 蚊

【例3】地方性斑疹伤寒的传播媒介是

【例4】流行性斑疹伤寒的传播媒介是

3. 临床表现 潜伏期 4～21 天,一般为 10～14 天。典型的临床表现可分为以下 4 期。

(1)**初期** 为病初的 1～3 日,起病急,高热,伴有头痛、精神萎靡、嗜睡、食欲缺乏等。

(2)**极期** 为病程的 4～10 日,常有脑实质受损的症状。高热、意识障碍、惊厥或抽搐、呼吸衰竭是乙脑极期的严重表现。呼吸衰竭为主要死因。可有颅内高压症、锥体束征和脑膜刺激征等。

(3)**恢复期** 患者体温逐渐下降,神经系统症状和体征逐日好转,一般患者于 2 周左右可完全恢复。

(4)**后遗症期** 少数重症患者留有后遗症,主要有失语、肢体瘫痪、意识障碍、精神失常及痴呆等。

【例5】流行性乙型脑炎极期的临床表现不包括
  A. 呼吸衰竭   B. 惊厥或抽搐   C. 持续高热
  D. 意识障碍   E. 肾衰竭

4. 辅助检查

(1) **血象** 白细胞总数增高,一般在 $(10\sim20)\times10^9/L$,中性粒细胞在 80% 以上。

(2) **脑脊液检查** 外观无色透明或微混浊,压力增高,白细胞多在 $(50\sim500)\times10^6/L$。早期以中性粒细胞为主,随后淋巴细胞增多。蛋白轻度增高,糖正常或偏高,氯化物正常。

(3) **血清学检查**

血清学检查项目	出现时间	高峰时间	临床意义
特异性抗体 IgM	病后 3~4 天即可出现	2 周达高峰	有早期确诊价值
补体结合试验	补体结合抗体为 IgG,在发病 2 周出现	5~6 周达高峰,抗体水平可维持 1 年	不能用于早期诊断,只能用于回顾性诊断或流行病学调查
血凝抑制试验	病后 4~5 天	2 周达高峰,可维持 1 年	可用于临床诊断及流行病学调查

5. 诊断和确诊依据

(1) **诊断** 根据流行病学资料(严格的季节性)、临床表现及实验室检查结果进行诊断。

(2) **确诊** 血清特异性 IgM 抗体阳性有助于确诊。若恢复期血清抗乙脑病毒 IgG 抗体比急性期升高 4 倍,或检测到乙脑病毒抗原均可确诊。乙脑病毒主要存在于脑组织中,血及脑脊液中不易分离出病毒。

【例 6】确诊流行性乙型脑炎常检查的抗体是
  A. 特异性 IgM 抗体 B. 血凝抑制抗体 C. 血凝素抗体
  D. 中和抗体 E. 补体结合抗体

6. 鉴别诊断

(1) **中毒性菌痢** 起病更急,常于发病 24 小时内出现高热、抽搐、昏迷和感染性休克,一般无脑膜刺激征,脑脊液多正常。做肛拭或生理盐水灌肠镜检粪便,可见大量脓、白细胞。

(2) **化脓性脑膜炎** 以脑膜炎症状为主,脑实质病变的表现不突出,脑脊液呈细菌性脑膜炎改变,涂片和培养可找到细菌。流脑多见于冬春季,大多有皮肤黏膜瘀点,其他细菌所致者多有原发病灶。

(3) **结核性脑膜炎** 无季节性,常有结核病史,起病缓慢,脑膜刺激征明显,脑实质病变较轻。脑脊液蛋白明显增高,氯化物明显下降,糖降低,其薄膜涂片或培养可检出结核分枝杆菌。

(7~8 题共用题干)男,10 岁。发热、头痛、呕吐 3 天,嗜睡半天,于 7 月 10 日入院。既往体健。查体:T39.6℃,P112 次/分,R20 次/分,BP130/75mmHg。神志不清,皮肤未见出血点,心、肺未见异常,腹软,压痛及反跳痛(−),肝、脾肋下未触及,颈抵抗(+),双侧 Babinski 征(+)。实验室检查:血 WBC12.4×10^9/L,中性粒细胞 0.70,淋巴细胞 0.30。腰穿脑脊液检查:压力 200mmH$_2$O,WBC170×10^6/L,氯化物 115mmol/L。

【例 7】该患者最可能的诊断是
  A. 结核性脑膜炎 B. 隐球菌性脑膜炎 C. 流行性脑脊髓膜炎
  D. 肾综合征出血热 E. 流行性乙型脑炎

【例 8】最有助于确诊的检查是
  A. 脑脊液培养 B. 结核菌素试验 C. 血清特异性 IgM 抗体
  D. 血培养 E. 脑脊液涂片找细菌

7. 治疗

目前尚无特效抗病毒药,主要采取对症和支持治疗。

(1) **对症治疗** 高热、抽搐、呼吸衰竭是乙脑的三大危重症状,也是抢救治疗的三大关键问题。
  ①高热 应以物理降温为主,药物降温为辅,同时降低室温,使肛温保持在 38℃ 左右。
  ②抽搐 应去除病因及镇静解痉。因高热所致的抽搐以降温为主。因脑水肿所致者应加强脱水治

疗。因脑实质病变引起者,可使用镇静剂。巴比妥钠可预防抽搐。

③呼吸衰竭　根据病因进行相应治疗。应保持呼吸道通畅,氧疗。对于脑水肿所致者给予脱水治疗,对于中枢性呼衰者可使用呼吸兴奋剂。使用血管扩张剂以改善脑微循环、减轻脑水肿、解除脑血管痉挛。

④其他治疗　对于循环衰竭者可行升压、强心、利尿等治疗。肾上腺皮质激素不作为常规应用。

(2)恢复期及后遗症治疗　应加强护理,防止压疮和继发感染;进行语言、智力、吞咽、肢体功能锻炼;还可结合理疗、针灸、推拿按摩、高压氧、中药等治疗。

(9~11题共用题干)男,32岁。发热、头痛伴呕吐2天,意识障碍半天,于8月20日来诊。查体:T39.6℃,P130次/分,R23次/分,BP125/70mmHg,浅昏迷,皮肤未见瘀点,颈抵抗(+),Kernig征(+),Babinski征(+)。实验室检查:血 WBC16.0×10⁹/L,N0.73,L0.27。

【例9】最可能的诊断是
　　A. 流行性乙型脑炎　　　B. 流行性脑脊髓膜炎　　　C. 结核性脑膜炎
　　D. 病毒性脑炎　　　　　E. 新型隐球菌脑膜炎

【例10】对明确诊断最有价值的检查是
　　A. 头颅CT　　　　　　　B. 血培养　　　　　　　　C. 血清特异性IgM
　　D. 隐球菌抗原　　　　　E. 脑脊液培养

【例11】目前迫切需要采取的措施是
　　A. 静脉高营养　　　　　B. 物理降温　　　　　　　C. 静脉点滴抗生素
　　D. 快速镇静　　　　　　E. 快速静脉点滴甘露醇

8. 预防

(1)控制传染源　及时隔离和治疗病人,病人隔离至体温正常。但主要传染源是猪,因此应做好饲养场所的环境卫生,人畜居住地分开。近年来应用疫苗免疫幼猪,以控制乙脑的流行。

(2)切断传播途径　防蚊和灭蚊是预防乙脑病毒传播的重要措施。

(3)保护易感人群　预防接种是保护易感人群的根本措施。现普遍采用地鼠肾细胞灭活和减毒活疫苗,可获得较持久的免疫力。

　　A. 灭虱　　　　　　　　B. 灭鼠　　　　　　　　　C. 灭蜱
　　D. 灭蚤　　　　　　　　E. 灭蚊

【例12】流行性乙型脑炎的防疫措施是

【例13】肾综合征出血热的防疫措施是

二、艾滋病(AIDS)

艾滋病是获得性免疫缺陷综合征的简称,是由人免疫缺陷病毒(HIV)引起的慢性传染病。HIV主要破坏CD4⁺T细胞,导致机体细胞免疫功能受损乃至缺陷,引起各种机会性感染及肿瘤,最后导致死亡。

【例14】艾滋病的病原体是
　　A. 沙眼衣原体　　　　　B. 疱疹病毒　　　　　　　C. 人免疫缺陷病毒
　　D. 苍白密螺旋体　　　　E. 巨细胞病毒

【例15】人免疫缺陷病毒(HIV)在人体内作用的靶细胞主要是
　　A. CD4⁺T淋巴细胞　　　B. CD8⁺T淋巴细胞　　　　C. B淋巴细胞
　　D. NK细胞　　　　　　　E. CTL细胞

1. 病原体

(1)类型　HIV为单链RNA病毒,属于反转录病毒科慢病毒属中的人类慢病毒组。

(2)组成　HIV是由核心和包膜组成的球形颗粒,直径100~120nm。核心包括两条正链RNA、反转录酶、整合酶、蛋白酶、RNA 酶 H、互补 DNA(cDNA)、核心蛋白 P24、基质蛋白 P6 等。病毒的最外层为类脂包膜，其中嵌有外膜糖蛋白(gp120)、跨膜糖蛋白(gp41)。

(3) **分型**　HIV 分为 HIV-1 和 HIV-2 两型。HIV-1 是主要流行株，HIV-2 的传染性和致病性均较低。

(4) **抗原抗体系统**　HIV 感染人体后可刺激机体产生针对病毒(HIV)多种蛋白的抗体(抗-HIV)，但其中和作用低，不产生持久性的保护性免疫，故 HIV 抗原与抗-HIV 同时存在的血清仍具有传染性。

2. 流行病学

(1) **传染源**　HIV 感染者和艾滋病患者是本病的唯一传染源。

(2) **传播途径**　目前公认的传染途径主要是性接触、血液接触和母婴传播。

①**性接触**　HIV 存在于血液、精液、阴道分泌物中，唾液、眼泪、乳汁等也含有 HIV。性接触传播是主要的传播途径，包括同性、异性和双性性接触。HIV 通过性接触摩擦所致细微破损即可侵入机体致病。

②**血液接触**　公用针具静脉吸毒，输入被 HIV 污染的血液制品、介入性医疗操作等均可导致感染。

③**母婴传播**　感染 HIV 的孕妇可经胎盘将病毒传给胎儿，也可经产道、哺乳等传给婴儿。

④**其他**　接收 HIV 感染者的器官移植、人工授精、污染的器械、医务人员的职业暴露等。无证据表明可经食物、水、昆虫或生活接触传播。

(3) **易感人群**　人群普遍易感，15～49 岁发病者占 80%。高危人群为男性同性恋或双性恋、静脉药物依赖者、性乱者、血友病、多次接受输血或血制品者、HIV 感染者及艾滋病病人所生的婴儿。

【例 16】可通过母婴传播的传染病是

　　A. 甲型病毒性肝炎　　　　B. 艾滋病　　　　　　　C. 流行性乙型脑炎

　　D. 疟疾　　　　　　　　　E. 狂犬病

【例 17】HIV 的感染途径不包括

　　A. 输血制品　　　　　　　B. 呼吸道传播　　　　　C. 母婴传播

　　D. 不洁注射　　　　　　　E. 性接触传播

3. 临床分期及各期主要临床表现

本病潜伏期平均 8～9 年，可短至数月，长达 15 年。分为急性期、无症状期、艾滋病期 3 期。

	急性期	无症状期	艾滋病期
发病时机	初次感染 HIV 后的 2～4 周	从急性期进入或直接进入此期	感染 HIV 后的最终阶段
持续时间	持续 1～3 周	持续 6～8 年	不定
临床表现	发热(最常见)、皮疹、肌痛关节痛、淋巴结肿大恶心、呕吐、腹泻	无明显临床症状 HIV 在感染者体内不断复制此期具有传染性	HIV 相关症状，持续性全身淋巴结肿大，各种机会感染(肺孢子虫肺炎、中枢神经系统、消化系统、口腔等感染)，肿瘤
$CD4^+T$ 细胞	一过性减少，CD4/CD8 比例倒置	逐渐下降	明显下降，$<200/mm^3$
血清检测	HIV RNA 阳性，P24 抗原阳性 HIV 抗体数周后阳性	HIV RNA 阳性，HIV 的核心蛋白和包膜蛋白的抗体均阳性	HIV RNA 阳性 HIV 抗体阳性

4. 诊断

HIV 感染/AIDS 的诊断：①流行病学史：不安全性生活史、静脉注射毒品史、输入未经抗 HIV 检测的血液或血液制品、抗 HIV 阳性者所生子女等；②临床表现：各期临床表现如上表；③实验室检查：HIV 抗体阳性是诊断 HIV 感染/AIDS 的金标准；HIV RNA 和 P24 抗原检测有助于 HIV 感染/AIDS 的诊断。

(1) **急性期诊断标准**　病人近期有流行病学史+临床表现+HIV 抗体由阴转阳，即可诊断；或仅有实验室检查 HIV 抗体由阴转阳，即可诊断。

(2) **无症状期诊断标准**　有流行病学史+HIV 抗体阳性；或仅有实验室 HIV 抗体阳性，即可诊断。

(3)艾滋病期诊断标准　有流行病学史+HIV 抗体阳性+以下任何一项,即可诊断艾滋病。①原因不明的持续不规则发热1个月以上,体温>38℃;②慢性腹泻1个月以上,次数>3次/日;③6个月内体重下降10%以上;④反复发作的口腔白色念珠菌感染;⑤反复发作的单纯疱疹病毒感染或带状疱疹病毒感染;⑥肺孢子菌肺炎;⑦反复发生的细菌性肺炎;⑧活动性结核或非结核分枝杆菌病;⑨深部真菌感染;⑩中枢神经系统病变;⑪中青年出现痴呆;⑫活动性巨细胞病毒感染;⑬弓形虫脑病;⑭青霉菌感染;⑮反复发生的败血症;⑯皮肤黏膜或内脏的卡波西肉瘤、淋巴瘤。

HIV 抗体阳性,虽无上述表现或症状,但 CD_4^+T 细胞数 $<200/mm^3$,也可诊断为艾滋病。

【例18】男,40岁。乏力、低热、腹泻、消瘦2个月。3年前去非洲工作2年。查体:颌下及腋下淋巴结肿大。首先考虑的诊断是

　　A. 慢性肠炎　　　　　　　B. 淋巴结结核　　　　　　C. 淋巴结炎
　　D. 艾滋病　　　　　　　　E. 淋巴瘤

【例19】男,28岁。上腹部不适、腹泻伴消瘦半年,无发热。近2年有静脉吸毒史。胃镜检查见食管上覆白膜,慢性浅表性胃炎。实验室检查:血 $WBC3.8×10^9/L$。最有助于明确诊断的检查是

　　A. 血糖　　　　　　　　　B. CD_4^+T 细胞计数　　　　C. 抗-HIV
　　D. 血免疫球蛋白水平　　　E. 血沉

5. 治疗

目前抗反转录病毒治疗的药物分为6类30余种。

(1)核苷类反转录酶抑制剂(NRTIs)　选择性抑制 HIV 反转录酶,掺入正在延长的 DNA 链中,抑制 HIV 复制。常用药物有齐多夫定、去羟肌苷、拉米夫定、司他夫定、阿巴卡韦。孕产妇应用齐多夫定治疗。

(2)非核苷类反转录酶抑制剂(NNRTIs)　主要作用于反转录酶某位点使其失去活性。常用药物有奈韦拉平、依非韦伦等。

(3)蛋白酶抑制剂(PIs)　抑制蛋白酶,阻断 HIV 复制和成熟过程中必需的蛋白质合成。主要药物有利托那韦、茚地那韦、洛匹那韦等。

(4)整合酶抑制剂　如拉替拉韦等。

(5)融合抑制剂(FIs)　国内少用。

(6)CCR5抑制剂(FIs)　国内少用。

鉴于仅用一种抗病毒药物易诱发 HIV 变异,产生耐药性,因而目前多主张联合用药,称为高效抗反转录病毒治疗(HAART),常组成以 2NRTIs 为骨架的联合 NNRTI 或 PI 方案。

6. 预防

(1)管理传染源　本病是乙类传染病。高危人群普查 HIV 感染有助于发现传染源。加强国境检疫。

(2)切断传播途径　加强防艾宣教。高危人群使用安全套。严格筛查血液及血液制品,使用一次性注射器。感染 HIV 的孕妇采用产科干预(如终止妊娠、择期剖宫产)+抗病毒药物干预+人工喂养等。抗病毒药物干预孕产妇可用齐多夫定+奈韦拉平、齐多夫定+拉米夫定、奈韦拉平等方案。新生儿可一次性服用奈韦拉平以降低 HIV 的母婴传播。

(3)保护易感人群　疫苗尚在研制中。

▶ **常考点**　流行性乙型脑炎的诊断及鉴别;艾滋病的诊断及鉴别。

参考答案——详细解答见《2024国家临床执业及助理医师资格考试历年考点精析(上、下册)》

1. ABCDE　2. ABCDE　3. ABCDE　4. ABCDE　5. ABCDE　6. ABCDE　7. ABCDE
8. ABCDE　9. ABCDE　10. ABCDE　11. ABCDE　12. ABCDE　13. ABCDE　14. ABCDE
15. ABCDE　16. ABCDE　17. ABCDE　18. ABCDE　19. ABCDE

第4章 流行性感冒与登革热

▶ **考纲要求**
①流感。②登革热。

▶ **复习要点**

一、流行性感冒

流行性感冒简称流感,是由流感病毒引起的急性呼吸道传染病。

1. 病原学

人流感病毒为单链负链RNA病毒,属于正黏病毒科,病毒颗粒呈球形或杆状,直径80~120nm。病毒表面有一层膜,由基质蛋白、脂质双层膜和糖蛋白突起组成,膜上的糖蛋白突起由植物血凝素(HA)和神经氨酸酶(NA)构成,两者均具有抗原性,是甲型流感病毒分亚型的主要依据。易于发生变异是流感病毒的一大特点,其中甲型流感病毒尤甚,主要是HA和NA变异所致。

2. 流行病学

(1)**传染源** 主要为流感患者,其次为隐性感染者。

(2)**传播途径** 主要经飞沫传播,也可通过接触被污染的手、日常用具等间接传播。

(3)**易感人群** 人群对流感病毒普遍易感。

3. 临床表现

(1)**单纯型** 起病急,主要表现为寒战、高热、头痛、乏力、食欲减退、全身肌肉酸痛等全身中毒症状,上呼吸道卡他症状相对较轻。此型最为常见,预后良好。

(2)**胃肠型** 主要表现为呕吐、腹痛、腹泻、食欲下降等。多见于儿童,较少见。

(3)**肺炎型** 主要表现为高热不退、气急、发绀、咯血等。此型少见,主要见于婴幼儿、老年人。

(4)**中毒型** 有全身毒血症表现,可有高热、明显神经系统和心血管系统受损表现,晚期可出现中毒型心肌损害。此型极少见,预后不良。

4. 辅助检查

(1)**血清学检查** 应用血凝抑制试验或补体结合试验等测定急性期或恢复期血清中抗体,如有4倍以上升高或单次检测抗体滴度>1:80,则有诊断意义。

(2)**病毒分离** 在发病第2~3天,可从鼻咽部、气管分泌物中直接分离出流感病毒。

(3)**核酸检测** 直接检测患者上呼吸道分泌物中的病毒RNA,该方法快速、敏感且特异。

(4)**胸部X线** 可出现散在絮状阴影。

5. 治疗

(1)**一般治疗** 卧床休息,多饮水。有高热、中毒症状者,应给予吸氧和补充液体。

(2)**对症治疗** 包括解热、镇痛、止咳、祛痰及支持治疗。

(3)**抗病毒治疗** 金刚烷胺、金刚乙胺有抑制流感病毒的作用。

(4)**抗菌药物** 不常规使用,继发细菌感染者可以使用。

二、登革热

登革热是由登革病毒引起的、由伊蚊传播的急性传染病。

1. 病原学

登革病毒归为黄病毒科中的黄病毒属。病毒颗粒呈哑铃状、棒状或球形,直径 40~50nm。基因组为单股正链 RNA。登革病毒分为 4 个血清型,以第 2 型最多见。

2. 流行病学

(1)传染源　患者和阴性感染者是主要传染源。

(2)传播途径　埃及伊蚊和白纹伊蚊是主要传播媒介。

(3)易感人群　在新流行区,人群普遍易感,发病以成人为主。在地方性流行区,发病以儿童为主。

3. 临床表现

(1)急性发热期　起病急,畏寒、高热,24 小时内体温可达 40℃,持续 5~7 天后骤退至正常。

(2)极期　部分患者高热持续不缓解,出现腹部剧痛、持续呕吐提示极期开始。严重者可发生消化道出血、DIC、脑膜炎、脑病、休克等。

(3)恢复期　患者病情好转,胃肠道症状减轻,进入恢复期。

4. 辅助检查

(1)血清学检查　发病后 3~5 天可检出 IgM 抗体,发病 2 周后达到高峰,可持续 2~3 个月。发病 1 周后可检出 IgG 抗体,可维持数年甚至终生。

(2)病原学检测　急性期可应用登革病毒核酸检测进行早期诊断。

5. 治疗

目前尚无特效的抗病毒治疗药物,主要采取支持及对症治疗。

▶ **常考点**　2024 年新增考点。

第5章 伤寒与霍乱

▶ **考纲要求**
　①伤寒。②霍乱。
▶ **复习要点**

一、伤寒

伤寒是由伤寒杆菌引起的一种急性肠道传染病。

1. 病原学

(1) 基本特性　伤寒杆菌属于沙门菌属D组，革兰染色阴性，有鞭毛，在含胆汁的培养基中更易生长。

(2) 抗原性　伤寒杆菌具有菌体抗原(O抗原)、鞭毛抗原(H抗原)及多糖毒力抗原(Vi抗原)。O抗原和H抗原抗原性强，可刺激机体分别产生特异性、非保护性的O抗体、H抗体；Vi抗原抗原性弱，当伤寒杆菌从人体中清除时，Vi抗体也随之消失。

(3) 毒素　伤寒杆菌不产生外毒素，其菌体裂解可产生内毒素，在发病机制中起重要作用。

2. 流行病学

(1) 传染源　带菌者或患者为唯一传染源。带菌者包括潜伏期带菌者、暂时带菌者、慢性带菌者、终身带菌者等。典型伤寒患者在病程2~4周排菌量最大，每克粪便含菌量可达数十亿个，传染性强。

(2) 传播途径　①主要是粪-口感染，水源被污染是最重要的传播途径，常引起暴发流行；②日常生活密切接触是散发流行的传播途径；③苍蝇和蟑螂等媒介可机械性携带伤寒杆菌引起散发流行。

(3) 易感人群　人群普遍易感。伤寒发病后可获得较稳固的免疫力，二次发病少见。

(4) 流行特征　任何季节均可发病，以夏秋季多见。好发于学龄期儿童和青年。

3. 临床表现

(1) 典型伤寒　伤寒潜伏期通常为7~14天。典型伤寒的临床表现分初期、极期、缓解期和恢复期4期。

	初期	极期	缓解期	恢复期
病程时间	为病程的第1周	为病程的第2~3周	为病程的第4周	为病程的第5周
体温特点	发热为最早症状，热度阶梯形上升，3~7天达39~40℃，可伴寒战	体温达高热后，多呈稽留热。若无有效抗菌治疗，热程持续2周以上	体温逐渐下降	体温恢复正常
神经系统	无神经系统症状	表情淡漠、呆滞，反应迟钝，耳鸣，听力下降，谵妄，昏迷，儿童抽搐	神经系统症状减轻	神经系统症状消失
消化系统	食欲减退，恶心呕吐腹痛，轻度腹泻或便秘	50%右下腹部隐痛，便秘多见，10%腹泻	消化系统症状减轻	消化系统症状消失
肝脾肿大	部分患者肝脾肿大	大多数轻度肝脾肿大	肝脾肿大缩小	肝脾恢复正常
特异体征	无	相对缓脉，玫瑰疹	并发肠出血、肠穿孔	无

(2) 伤寒的主要并发症

①肠出血 为常见的严重并发症，多出现于病程第2~3周，发生率2%~15%。

②肠穿孔 为最严重的并发症，常发生于病程第2~3周，发生率1%~2%。穿孔多在回肠末端。穿孔时右下腹突然剧烈疼痛，伴恶心呕吐、冷汗、脉快、体温与血压下降，随后出现腹膜刺激征，体温再度升高，肝浊音界缩小或消失。腹部X线检查可见膈下游离气体，血白细胞增高伴核左移。

③中毒性肝炎 常发生于病程第1~3周，发生率为10%~50%。特征为肝大、压痛，少数可出现黄疸、ALT上升，随着病情好转肝损害恢复，一般在2~3周内恢复正常。

④其他 支气管炎、肺炎、溶血性尿毒综合征、急性胆囊炎、骨髓炎、肾盂肾炎、脑膜炎等。

【例1】关于伤寒病原学的叙述，不正确的是
　　A. 革兰染色阴性　　　　　B. Vi抗体有助于诊断　　　　C. 属于沙门菌属的D组
　　D. 其内毒素是致病的重要因素　　E. 本菌有O、H和Vi抗原

【例2】女，42岁、乏力、纳差、腹胀伴发热8天，于8月8日来诊。开始为低热，近3天高热，体温波动于39~39.8℃。查体：T39℃，P80次/分，躯干散在少数充血性皮疹，脾肋下可及。实验室检查：血WBC3.6×10⁹/L，N0.60，L0.40。最可能感染的病原体是
　　A. 立克次体　　　　　　　B. 沙门菌　　　　　　　　C. 大肠埃希菌
　　D. 军团菌　　　　　　　　E. 布鲁菌

【例3】伤寒患者，出现发热(T38.9℃)，相对缓脉，表情淡漠，间断出现谵妄。其临床分期最可能是
　　A. 初期　　　　　　　　　B. 极期　　　　　　　　　C. 高热期
　　D. 缓解期　　　　　　　　E. 恢复期(2022)

【例4】伤寒最严重的并发症是
　　A. 肠穿孔　　　　　　　　B. 心肌炎　　　　　　　　C. 中毒性肝炎
　　D. 肺炎　　　　　　　　　E. 肠出血

4. 实验室检查

(1) 外周血象 白细胞计数、中性粒细胞及嗜酸性粒细胞计数均减少。

(2) 细菌学培养 伤寒杆菌培养阳性可确诊，应根据病程选用相应的培养方法。

	临床特点	最高阳性率	临床意义
血液培养	病程1~2周阳性率最高，2周后逐渐降低	80%~90%	再燃和复发时可阳性
骨髓培养	在病程中出现阳性的时间与血培养相仿	80%~95%	阳性率较血培养稍高
粪便培养	病程第2周起阳性率逐渐增高，第3~4周达最高	75%	阳性率较低
尿液培养	初期多为阴性，病程第3~4周阳性率25%	25%左右	阳性率低

(3) 肥达试验(Widal test)(肥达反应) 多数患者在病程第2周出现阳性，第3周阳性率达50%，第4~5周阳性率达80%，痊愈后阳性可持续几个月。当抗O≥1:80，抗H≥1:160；或恢复期效价抗O增高4倍以上时，有辅助诊断意义。但应注意：伤寒和副伤寒甲乙杆菌之间具有部分O抗原相同，因此抗O升高不能区分伤寒和副伤寒。伤寒、副伤寒甲乙丙4种杆菌的H抗原不同，产生不同的抗体，因此抗H升高时，提示可能为伤寒或副伤寒中的某一种感染。

记忆：①解题关键词——发热超过1周、缓脉、表情淡漠、肝脾肿大、玫瑰疹、外周血白细胞降低。
　　②确诊伤寒，在病程1~2周首选血液细菌培养，次选骨髓细菌培养。
　　③确诊伤寒，在病程3~4周首选粪便细菌培养。
　　④确诊伤寒，在病程4~5周首选肥达反应(阳性率约80%)。

【例5】男，40岁，农民。以高热伴食欲明显减退、呕吐2周入院。实验室检查：WBC3.2×10⁹/L，嗜酸性粒

第十三篇 传染病学与皮肤性病学
第5章 伤寒与霍乱

细胞0。为该患者做了肥达试验,下列解释正确的是
   A. H 效价不高、O 效价增高提示是非特异性回忆反应
   B. O 效价不高、H 效价增高提示伤寒杆菌感染
   C. H 效价不高、O 效价增高提示是预防接种的结果
   D. O 和 H 效价均增高有助于伤寒的诊断
   E. O 效价不高、H 效价增高提示与其他沙门菌间的交叉反应

【例6】伤寒的临床特点不包括
   A. 玫瑰疹　　　　　　B. 肝脾大　　　　　　C. 血白细胞升高
   D. 持续发热　　　　　E. 相对缓脉

【例7】一伤寒患者经治疗后体温渐降,但未降至正常,此后体温再次升高,血培养阳性。属于
   A. 复发　　　　　　　B. 再燃　　　　　　　C. 重复感染
   D. 混合感染　　　　　E. 再感染

注意:①**复发**——部分用氯霉素治疗的伤寒患者,在退热后1~3周临床症状再次出现,称为复发。血培养可阳性,与病灶内的细菌未完全清除,重新侵入血液有关。
②**再燃**——部分患者于缓解期,体温还没有下降到正常时,又重新升高,持续5~7天后退热,称为再燃。血培养可阳性,可能与伤寒杆菌菌血症未得到完全控制有关。

【例8】确诊伤寒最常用的检测方法是
   A. 粪便培养　　　　　B. 血培养　　　　　　C. 尿培养
   D. 脊髓培养　　　　　E. 胆汁培养

【例9】关于伤寒,下列检查均有助于诊断,应除外
   A. 血常规　　　　　　B. 血培养　　　　　　C. 肥达反应
   D. 骨髓培养　　　　　E. 血沉

5. 诊断与确诊依据

(1) **诊断** 在伤寒流行季节和地区,有持续性高热,相对缓脉,皮肤玫瑰疹,肝脾肿大,外周血白细胞总数减低,嗜酸性粒细胞消失,骨髓有伤寒细胞,可临床诊断为伤寒。

(2) **确诊** 有下列之一项者,可确诊伤寒:①血和骨髓培养阳性;②肥达反应抗 O≥1:80,抗 H≥1:160;或恢复期效价抗 O 增高4倍以上,有辅助诊断意义。

记忆:流行病学莫忘记,典型病例少有的。高热只要超一周,伤寒诊断不能丢。
       缓脉脾大玫瑰疹,三项之一更怀疑。血髓粪培是常规,肥达递增有意义。

(10~11题共用题干)男,38岁。发热伴腹胀、乏力1周。查体:T39℃,P84次/分,表情淡漠,胸部少许充血性皮疹,脾肋下可触及,质软。实验室检查:血 WBC3.6×10⁹/L,N0.59,杆状核粒细胞0.01,L0.40。

【例10】最可能的诊断是
   A. 斑疹伤寒　　　　　B. 结核病　　　　　　C. 疟疾
   D. 伤寒　　　　　　　E. 布鲁菌病

【例11】确诊最有价值的检查是
   A. 外斐试验　　　　　B. PPD 试验　　　　　C. 血培养
   D. 布鲁菌凝集试验　　E. 血涂片找疟原虫

6. 病原治疗

(1) **第三代喹诺酮类药物** 为伤寒经验治疗的首选药。因喹诺酮类药物有致畸作用,因此儿童和孕妇伤寒患者禁用喹诺酮,而首选第三代头孢菌素。常用的第三代喹诺酮类药物有左旋氧氟沙星、氧氟沙星、环丙沙星、培氟沙星、洛美沙星等。

(2) **第三代头孢菌素** 常用的有头孢噻肟、头孢哌酮、头孢他啶、头孢曲松等。
(3) **氯霉素** 用于氯霉素敏感株。孕妇和肝功能明显异常者禁用。
(4) **氨苄西林和复方磺胺甲噁唑** 用于敏感菌株的治疗。

  A. 链霉素   B. 青霉素   C. 氯霉素
  D. 环丙沙星   E. 四环素

【例12】伤寒治疗首选
【例13】钩端螺旋体病治疗首选

二、霍乱

霍乱是由霍乱弧菌引起的烈性肠道传染病,为我国甲类传染病。典型临床表现为急性起病,剧烈腹泻,多伴呕吐,以及由此引起的脱水、肌肉痉挛,严重者可导致循环衰竭和急性肾衰竭。

1. 病原学

(1) **染色和形态** 霍乱弧菌革兰染色阴性,呈弧形或逗点状杆菌,菌体尾端有鞭毛因而运动活泼,暗视野悬滴镜检可见穿梭状运动,粪涂片呈鱼群样排列。该病原菌属兼性厌氧菌,在普通培养基中生长良好,在碱性培养基中生长繁殖更快。

(2) **抗原结构及分群** 霍乱弧菌有鞭毛(H)抗原和菌体(O)抗原。H抗原为霍乱弧菌所共有,O抗原特异性高。根据O抗原不同,可将霍乱弧菌分为3个群200多个血清型。O_1群霍乱弧菌为霍乱的病原体,包括古典生物型和埃尔托生物型。近年来发现 O_{139} 群霍乱弧菌是引起霍乱流行的非 O_1 群霍乱弧菌。

	O_1群霍乱弧菌	非 O_1 群霍乱弧菌(不凝聚弧菌)	不典型 O_1 群霍乱弧菌
致病性	是霍乱的主要致病菌	一般无致病性	不产生肠毒素,没有致病性
血清型	3个(小川型、稻叶型、彦岛型)	200个以上,O_{139} 具有特殊性	—
特点	可被多价 O_1 群血清所凝聚	不被多价 O_1 群血清所凝聚	可被多价 O_1 群血清所凝聚

(3) **致病力** 霍乱弧菌可产生肠毒素、神经氨酸酶、血凝素,菌体裂解后还可释放内毒素。
① **霍乱肠毒素** 为外毒素,是产生霍乱症状(分泌性腹泻)的关键物质。
② **菌毛** 霍乱弧菌有一种特殊的菌毛,在细菌定居人类肠道中起重要作用,也称为"定居因子"。
③ **荚膜** O_1 群霍乱弧菌无芽胞和荚膜,而 O_{139} 群霍乱弧菌有荚膜,可以抵抗人体血清的杀伤作用,故 O_{139} 群霍乱弧菌可进入血液引起菌血症。

【例14】霍乱弧菌的主要致病物质是
  A. 霍乱肠毒素   B. 霍乱内毒素   C. Zot毒素
  D. 透明质酸酶   E. 荚膜

2. 流行病学

(1) **传染源** 患者和带菌者是主要传染源,其中轻型和隐性感染者在传播中起重要作用。
(2) **传播途径** 本病主要经消化道传播,被霍乱弧菌污染的水源和食物可引起霍乱暴发流行。日常生活接触和苍蝇媒介也可引起间接传播。此外,也能通过污染鱼、虾等水产品引起传播。
(3) **易感人群** 人群普遍易感,本病隐性感染者居多。病后可获得一定免疫力,但也可再感染。
(4) **流行特征** 我国以夏秋季为流行季节,7~10月为多。
(5) **O_{139} 群霍乱的流行特征** 病例常无家庭聚集性,发病以成人为主,男多于女,主要经水和食物传播。O_{139} 群是首次发现的新流行株,人群普遍易感。现有的霍乱疫苗对 O_{139} 群霍乱无保护作用。

【例15】霍乱传播途径不包括
  A. 粪便传播   B. 空气传播   C. 排泄物传播

第十三篇 传染病学与皮肤性病学
第5章 伤寒与霍乱

  D. 日常生活接触   E. 苍蝇

3. 病理生理

  霍乱患者的粪便为等渗性,电解质含量:Na^+ 135mmol/L、Cl^- 100mmol/L、K^+ 15mmol/L、HCO_3^- 45mmol/L,其中 K^+ 和 HCO_3^- 浓度为血清浓度的 2~5 倍。霍乱引起的剧烈吐泻可导致脱水、电解质紊乱和酸碱失衡。

  (1) **脱水和电解质紊乱** 霍乱患者由于剧烈呕吐及腹泻,体内水和电解质大量丧失,可造成脱水和电解质紊乱。严重脱水者可出现循环衰竭、急性肾功能衰竭。虽然霍乱患者丢失的液体是等渗液体,但其中含钾量为血清钾的 4~6 倍,因此补液治疗时,在有尿的情况下应<u>及时补钾</u>。

  (2) **代谢性酸中毒** 其原因:①腹泻丢失大量 HCO_3^-(主要原因);②大量失水导致周围循环衰竭,组织因缺氧进行无氧代谢,乳酸产生过多可加重代谢性酸中毒;③急性肾衰竭引起的酸中毒。

【例16】男,41 岁。腹泻 1 天,1 天前进食海产品后出现腹泻,大便 30 余次,为米泔样便。查体:P110 次/分,BP80/55mmHg,皮肤干皱,弹性稍差,眼窝凹陷。血常规:Hb162g/L,WBC13.7×10^9/L,N0.85,Plt142×10^9/L。该患者腹泻的发病机制是(2016)

  A. 胆汁分泌减少引起胃肠功能紊乱   B. 与致病菌引起的侵袭性病变有关
  C. 主要由于脏器的实质性损害   D. 主要由于结肠、乙状结肠肠管麻痹
  E. 有关肠黏膜细胞内 cAMP 水平升高,过度分泌水及电解质(大纲不要求掌握发病机制)

4. 临床表现

  潜伏期 1~3 天(数小时~5 天),多为突然发病。典型病例的病程分为以下 3 期。

  (1) **泻吐期** 无痛性剧烈腹泻+呕吐。

  ①腹泻 多为<u>最先</u>出现的症状,无发热,无腹痛,无粪臭,无里急后重(记忆为"四无"),多为<u>米泔水样便或洗肉水样便</u>,每日可达数十次。本期持续数小时至 1~2 日。

  ②呕吐 多发生于腹泻之后,为喷射性呕吐,呕吐物多为胃内容物或米泔水样,不伴恶心。

  (2) **脱水期** 持续而频繁的腹泻和呕吐,可导致脱水、电解质紊乱、代谢性酸中毒、肌肉痉挛、尿毒症、循环衰竭等。肌肉痉挛主要为<u>低钠</u>引起的腓肠肌和腹直肌痉挛。本期持续数小时至 2~3 日。

  (3) **恢复期(反应期)** 腹泻停止,脱水纠正后,体温、脉搏、血压恢复正常。1/3 的病例可有发热。

> **注意**:①霍乱——腓肠肌痉挛;钩端螺旋体病——腓肠肌疼痛。
> ②霍乱——无痛性腹泻,米泔水样便,无里急后重。
> ③细菌性痢疾——腹痛腹泻,畏寒发热,黏液脓血便,伴里急后重。
> ④阿米巴痢疾——腹痛腹泻,果酱样便。

【例17】典型霍乱患者,发病后最先出现的常见症状是

  A. 畏寒、发热   B. 声嘶   C. 剧烈腹泻,继之呕吐
  D. 腹部绞痛   E. 腓肠肌痉挛

5. 实验室检查

  (1) **血常规及生化检查** 表现为血液浓缩的结果。

  (2) **粪便常规** 可见黏液、少许红细胞、白细胞。

  (3) **血清学检查** 抗凝集素抗体一般在发病第 5 天出现,第 8~21 天达高峰。主要用于流行病学的追溯诊断及粪便培养阴性的可疑病人的诊断。抗凝集素抗体双份血清滴度升高 4 倍以上有诊断意义。

  (4) **病原学检查**

  ①粪便涂片染色 为革兰染色阴性稍弯曲弧菌,无芽胞,无荚膜(O_{139} 群霍乱弧菌可有荚膜)。

  ②动力试验和制动试验 为<u>首选检查</u>。将新鲜粪便做悬滴或暗视野镜检,可见运动活泼呈穿梭状的弧菌,为运动试验阳性。若加上 1 滴 O_1 群抗血清,细菌运动停止,提示标本中有 O_1 群霍乱弧菌;若细菌仍可活动,再加 1 滴 O_{139} 抗血清,细菌运动消失,则证明为 O_{139} 群霍乱弧菌。

③增菌培养 患者粪便,用pH8.6的碱性蛋白胨水的培养基,37℃培养6~8小时,可有阳性结果。

【例18】确诊霍乱的首选检查是
  A. 血涂片   B. 血培养   C. 血清学检查
  D. 粪培养   E. 粪涂片

【例19】男,30岁。因腹泻1天,于7月15日来诊。腹泻次数多不可数,为稀便和大量水样便,继之呕吐4次,尿少,无发热,无明显腹痛及里急后重,1周前去外地旅游,昨日归来。查体:T35.5℃,P120次/分,BP70/40mmHg。精神萎靡,烦躁,皮肤弹性差,口干,腹部凹陷,无肌紧张、压痛及反跳痛,肠鸣音活跃。实验室检查:血WBC18×10⁹/L,Hb170g/L。粪常规检查:水样便,镜检WBC0~2/HP。为明确诊断,应首先进行的检查是
  A. 结肠镜检查   B. 血沉   C. 粪隐血
  D. 粪便动力及制动试验 E. 血生化

6. 诊断

应依据患者的流行病学、临床表现、实验室检查结果进行综合判断。

(1)确定病例 有下列之一者,可诊断为霍乱。

①有腹泻症状,粪便培养霍乱弧菌阳性。

②霍乱流行期间,在疫区内发现典型的霍乱腹泻和呕吐症状,并迅速出现严重脱水、循环衰竭、肌肉痉挛者。虽然粪便培养未发现霍乱弧菌,但无其他原因可查者。双份血清凝集试验滴度4倍上升者。

③疫源检索中发现粪便培养阳性前5天内,有腹泻症状者,可诊断为轻型霍乱。

(2)疑似诊断 符合下列之一者,即为疑似诊断。

①具有典型霍乱症状的首发病例,病原学检查尚未肯定前。

②霍乱流行期间与霍乱患者有明确接触史,并发生泻、呕症状,而无其他原因可查者。

【例20】男,40岁,腹泻1天,20多次,"米泔水样"便,继之呕吐数次,无明显发热及腹痛。查体:T36℃,P120次/分,BP60/40mmHg,意识模糊,重度脱水貌,腹软,无压痛,肠鸣音活跃。实验室检查:粪镜检未见白细胞,悬滴法观察粪便中细菌穿梭样运动,碱性蛋白胨水培养有细菌生长。引起本病的病原体是
  A. 弯曲菌   B. 霍乱弧菌   C. 志贺菌
  D. 大肠埃希菌   E. 沙门菌

【例21】男,26岁。腹泻半天,于8月15日来诊。腹泻30多次,开始为稀便,后为水样便,继之多次呕吐。查体:T 36.5℃,P110次/分,BP60/40mmHg,神志清楚,皮肤干燥,弹性差。腹软,无压痛。粪常规:水样便,镜检WBC0~3/HP,RBC0~2/HP。最可能的诊断是
  A. 胃肠型细菌性食物中毒 B. 阿米巴痢疾   C. 急性细菌性痢疾
  D. 溃疡性结肠炎   E. 霍乱

7. 治疗

霍乱的治疗原则为严格隔离,及时补液,辅以抗菌和对症治疗。

(1)严格隔离 应按甲类传染病进行严格隔离,及时上报疫情。确诊患者和疑似病例应分别隔离,患者排泄物应彻底消毒。患者症状消失后,隔天粪便培养一次,连续两次粪便培养阴性方可解除隔离。

(2)补液疗法 及时正确地补充液体和电解质是治疗霍乱的关键。补液疗法包括口服补液和静脉补液。轻度脱水患者以口服补液为主,中、重度脱水患者或呕吐剧烈不能口服者,应行静脉补液,待病情稳定、脱水程度减轻、呕吐停止后尽快开始口服补液。

①口服补液 适用于轻、中度脱水者,首选ORS(口服补液盐),配方为葡萄糖20g+氯化钠3.5g+碳酸氢钠2.5g+氯化钾1.5g+饮用水1000ml。ORS用量在最初6小时内,成人为750ml/h,儿童(体重<20kg)为250ml/h。以后用量约为腹泻量的1.5倍。呕吐不一定是口服补液的禁忌。

第十三篇 传染病学与皮肤性病学
第5章 伤寒与霍乱

②**静脉补液** 适用于重度脱水、不能口服的中度脱水、极少数轻度脱水的患者。

A. **补液原则** 早期、迅速、足量，先盐后糖，先快后慢，纠酸补钙，见尿补钾。

B. **液体选择** 首选541液，即每1000ml溶液中含氯化钠5g，碳酸氢钠4g，氯化钾1g，另加50%葡萄糖20ml，以防低血糖。即0.9%NaCl550ml+1.4%NaHCO$_3$300ml+10%KCl10ml+10%葡萄糖140ml。

C. **补液量** 最初24小时内，轻度脱水者成人3000~4000ml，儿童120~150ml/kg，含钠液量60~80ml/kg；中度脱水者成人4000~8000ml，儿童150~200ml/kg，含钠液量80~100ml/kg；重度脱水者成人8000~12000ml，儿童200~250ml/kg，含钠液量100~120ml/kg。

D. **补液速度** 最初1~2小时宜快速补液。中度脱水者输液速度为5~10ml/min，重度脱水者开始按40~80ml/min快速输入，以后按20~30ml/min滴入。之后，逐渐减慢输液速度。

E. **见尿补钾** 在脱水纠正且有排尿时，应注意补钾。

(3) **抗菌治疗** 仅作为液体疗法的辅助治疗。常用药物有环丙沙星、诺氟沙星等，疗程3天。

注意：①补液治疗是霍乱的关键性治疗措施，抗菌治疗只是其辅助治疗。
②确诊霍乱最有价值的诊断方法是大便细菌镜检和培养。
③霍乱的典型临床表现为先泻后吐，无腹痛，无里急后重，米泔样大便，腓肠肌痉挛。

(22~24题共用题干)男性，30岁，农民。既往体健。7月2日来诊，腹泻2天，为水样便带少量黏液，量多，日10余次，相继呕吐数次。无发热，无腹痛。腓肠肌痉挛。体检：体温36.8℃，神志清，皮肤弹性差，脉细数，血压70/30mmHg。化验检查：粪便镜检白细胞0~2/HP，血红蛋白100g/L，血白细胞计数12×10^9/L，中性粒细胞78%，淋巴细胞12%，单核细胞10%。

【例22】最可能的诊断是

　　A. 细菌性痢疾　　　　　　B. 急性肠炎　　　　　　C. 细菌性食物中毒
　　D. 霍乱　　　　　　　　　E. 轮状病毒感染

【例23】对确诊本病最有价值的检查是

　　A. 大便细菌培养　　　　　B. 血细菌培养　　　　　C. 血清学检查
　　D. 大便常规检查　　　　　E. 大便涂片染色

【例24】本病治疗的关键环节是

　　A. 抗菌治疗　　　　　　　B. 抗病毒治疗　　　　　C. 补充液体和电解质
　　D. 低分子右旋糖酐扩容　　E. 首选升压药，纠正低血压

▶ **常考点** 考试重点，应全面掌握。

参考答案——详细解答见《2024国家临床执业及助理医师资格考试历年考点精析(上、下册)》

1. ABCDE　　2. ABCDE　　3. ABCDE　　4. ABCDE　　5. ABCDE　　6. ABCDE　　7. ABCDE
8. ABCDE　　9. ABCDE　　10. ABCDE　　11. ABCDE　　12. ABCDE　　13. ABCDE　　14. ABCDE
15. ABCDE　　16. ABCDE　　17. ABCDE　　18. ABCDE　　19. ABCDE　　20. ABCDE　　21. ABCDE
22. ABCDE　　23. ABCDE　　24. ABCDE

第6章 细菌性痢疾、流行性脑脊髓膜炎与布鲁菌病

▶ **考纲要求**
①细菌性痢疾。②流行性脑脊髓膜炎。③布鲁菌病。

▶ **复习要点**

一、细菌性痢疾

细菌性痢疾简称菌痢,是由志贺菌(也称痢疾杆菌)引起的肠道传染病,主要经消化道传播,其主要病理变化为直肠、乙状结肠的炎症与溃疡,主要表现为腹痛腹泻、排黏液脓血便及里急后重等,可伴发热及全身毒血症症状,严重者可出现感染性休克和(或)中毒性脑病。

1. 病原学

志贺菌为革兰阴性杆菌,有菌毛,无鞭毛、荚膜及芽胞,无动力,兼性厌氧,但最适宜于需氧生长。

(1) 抗原结构 志贺菌血清型繁多,根据生化反应和O抗原的不同,将志贺菌分为4个血清群,我国目前以福氏和宋内志贺菌占优势。福氏志贺菌感染易转为慢性。宋内志贺菌感染引起的症状较轻,多呈不典型发作。痢疾志贺菌既能产生内毒素,也能产生外毒素,故毒力最强,可引起严重症状。

菌名	群别	产生的毒素	细菌毒力	抵抗力	临床常见类型
痢疾志贺菌	A群	内毒素+外毒素	最强	最弱	急性菌痢多见
福氏志贺菌	B群	内毒素	较低	较强	急性菌痢、慢性菌痢、中毒性菌痢
鲍氏志贺菌	C群	内毒素	较强	较弱	急性菌痢多见
宋内志贺菌	D群	内毒素	较低	最强	急性菌痢、中毒性菌痢

(2) 抵抗力 志贺菌存在于患者和带菌者的粪便中,抵抗力弱,加热60℃10分钟即可被杀死,对酸及一般消毒剂敏感。在粪便中数小时内死亡,但在污染物、瓜果上可存活10~20天。

(3) 毒素 各群志贺菌均可产生内毒素,引起全身反应,如发热、毒血症、休克等。痢疾志贺菌还能产生外毒素(志贺毒素),有肠毒性、神经毒性和细胞毒性,可引起相应的临床症状。

2. 流行病学

(1) 传染源 急、慢性菌痢患者及带菌者。

(2) 传播途径 主要经粪-口途径传播。志贺菌随患者粪便排出后,通过手、苍蝇、食物和水,经口感染。另外,还可通过生活接触传播,即接触患者或带菌者的生活用具而感染。

(3) 易感人群 人群普遍易感,病后获得一定的免疫力,但持续时间短。

(4) 流行特征 菌痢主要集中在发展中国家,尤其是医疗条件差且水源不安全的地区。在志贺菌感染者中,约70%的患者和60%的死亡患者均为5岁以下的儿童。我国发病率显著高于发达国家,但总体看发病率有逐年下降的趋势。各地菌痢发生率差异不大,终年散发,有明显的季节性,一般夏秋季发病率高,可能与降雨量多、苍蝇密度高、进食生冷瓜果食品的机会较多有关。

3. 临床表现

潜伏期一般为1~4天,短者数小时,长者可达7天。根据病程长短和病情轻重,可分为下列各型:

第十三篇　传染病学与皮肤性病学
第6章　细菌性痢疾、流行性脑脊髓膜炎与布鲁菌病

(1)急性菌痢　根据毒血症及肠道症状轻重，可分为4型，即普通型、轻型、重型和中毒性菌痢。

①普通型、轻型与重型　临床表现如下。

	急性普通型(典型)菌痢	急性轻型菌痢	急性重型菌痢
起病缓急	急性起病	急性起病	急性起病
自然病程	1~2周	数天~1周	可导致病人死亡
疾病转归	多数自行恢复，少数转为慢性	多数自愈，少数转为慢性	多数治愈，少数死亡
全身症状	畏寒发热，体温39℃ 头痛，乏力，食欲减退	全身症状轻微 可无发热或仅有低热	全身中毒症状明显 体温不升，心肾功能不全
腹痛腹泻	有，每日10余次至数十次	有，每日10次以内	有，每日30次以上
大便性状	先稀水样便，后黏液脓血便	稀便，有黏液，无脓血	稀水脓血便，偶有片状假膜
里急后重	明显	较轻或缺如	明显
体格检查	肠鸣音亢进，左下腹压痛	左下腹轻压痛	严重腹胀及中毒性肠麻痹，衰竭征

②中毒性菌痢　多见于2~7岁儿童，其特点：起病急骤，突起畏寒高热，病势凶险，全身中毒症状严重，但肠道症状轻微，可有嗜睡、昏迷、抽搐，迅速发生循环和呼吸衰竭。临床上以严重毒血症、休克、中毒性脑病为主，而局部肠道症状轻微或缺如。开始时无腹痛、腹泻症状，但发病24小时内可出现痢疾样粪便。按临床表现可分为三型。

A. 休克型(周围循环衰竭型)　较常见，以感染性休克为主要表现。可有心、肾功能不全及意识障碍等。

B. 脑型(呼吸衰竭型)　以中枢神经系统症状为主要表现。病人可出现剧烈头痛、频繁呕吐、昏迷、瞳孔散大、对光反射消失等。严重者可出现中枢性呼吸衰竭等表现。

C. 混合型　兼有以上两型的表现，病情最为凶险，病死率高达90%。

(2)慢性菌痢　菌痢病程反复发作或迁延不愈达2个月以上者，即为慢性菌痢。分慢性迁延型、急性发作型、慢性隐匿型3型，其中以慢性迁延型最多见。

【例1】慢性细菌性痢疾迁延型是指病情迁延不愈，病程至少超过
  A. 150天　　　　　　　　B. 60天　　　　　　　　C. 28天
  D. 14天　　　　　　　　E. 7天

【例2】不属于中毒性细菌性痢疾临床特征的是
  A. 起病时肠道症状可不明显　　B. 迅速发生休克与呼吸衰竭　　C. 均有脑膜刺激征
  D. 多见于2~7岁儿童　　　　　E. 急起高热，反复惊厥

(3~4题共用题干)男孩，5岁。发热8小时。9月10日入院，入院前曾在外面吃过烧烤。查体：体温40℃，呼吸24次/分，脉率118次/分，血压70/40mmHg。浅昏迷，面色苍白，四肢湿冷，皮肤可见"花斑"。实验室检查：血 WBC$24×10^9$/L，N0.9。

【例3】最可能诊断的是
  A. 伤寒　　　　　　　　B. 中毒性菌痢　　　　　　C. 流行性乙型脑炎
  D. 疟疾　　　　　　　　E. 流行性脑脊髓膜炎

【例4】需要立即进行的处理措施是
  A. 物理降温　　　　　　B. 使用糖皮质激素　　　　C. 使用镇静药物
  D. 使用血管活性药物　　E. 快速补液，积极扩容(2022)

4. 诊断及确诊依据

(1)诊断　通常根据流行病学史，症状体征及实验室检查进行综合分析。

①流行病学史　菌痢多发于夏秋季,有不洁饮食史或与菌痢患者接触史。
②症状体征　急性期临床表现为发热、腹痛、腹泻、里急后重及黏液血便,左下腹明显压痛等。慢性菌痢患者则有急性菌痢史,病程超过2个月而病情未愈。
中毒性菌痢以儿童多见,有高热、惊厥、意识障碍及呼吸循环衰竭,起病时肠道症状轻微。
③实验室检查　大便镜检有大量白细胞(≥15个/HP)、脓细胞和红细胞,即可诊断。
(2)确诊　大便培养检出痢疾杆菌为确诊依据。

【例5】女,20岁。发热、腹痛、腹泻伴里急后重2天。查体:T39℃,BP120/80mmHg。神志清,腹软,脐周压痛(+),无反跳痛。实验室检查:血 WBC20.1×10⁹/L,N0.89,L0.11。粪镜检 WBC20~30个/HP,RBC10~15个/HP。最可能的诊断是
A. 霍乱　　　　　　　　B. 急性肠炎　　　　　　　C. 伤寒
D. 急性细菌性痢疾　　　E. 肾综合征出血热

5. 治疗
(1)急性菌痢的病原治疗　应根据当地流行菌株敏感情况选择抗生素,疗程3~5天。常用药物首选喹诺酮类(首选环丙沙星)。二线治疗药物包括头孢曲松、匹美西林、阿奇霉素等,黄连素也可选用。
(2)中毒性菌痢的治疗
①降温止惊　高热者应给予物理降温,必要时给予退热药。高热伴烦躁、惊厥者,可采用亚冬眠疗法。
②休克型　迅速扩容纠正酸中毒(葡萄糖盐水、碳酸氢钠、低分子右旋糖酐),改善微循环(山莨菪碱、酚妥拉明、多巴胺),保护重要脏器功能,有早期DIC表现者可应用肝素抗凝。
③脑型　可给予甘露醇迅速降低脑内压,减轻脑水肿;应用血管活性物质以改善脑部微循环;应用肾上腺皮质激素改善病情;保持呼吸道通畅,吸氧;如出现呼吸衰竭可使用洛贝林。
④抗菌治疗　同急性菌痢的治疗,但应静脉给药,可采用环丙沙星、左氧氟沙星、第三代头孢菌素等。

【例6】女,23岁。寒战、高热、腹泻5小时就诊。共腹泻4次,开始为稀水样便,继之便中带有黏液和脓血,伴下腹疼痛。实验室检查:血WBC14.2×10⁹/L,粪常规 WBC15~20个/HP。首选的病原治疗药物是
A. 喹诺酮类　　　　　　B. 大环内酯类　　　　　　C. 四环素类
D. 氨基糖苷类　　　　　E. β-内酰胺类

二、流行性脑脊髓膜炎

流行性脑脊髓膜炎简称流脑,是由脑膜炎奈瑟菌引起的急性化脓性脑膜炎,其主要临床表现为突发高热,剧烈头痛,频繁呕吐,皮肤黏膜瘀点、瘀斑及脑膜刺激征,严重者可有败血症休克和脑实质损害。

1. 病原学及分型
脑膜炎奈瑟菌(脑膜炎球菌)为革兰染色阴性双球菌,有荚膜,无芽胞,不活动,为专性需氧菌,在普通培养基上不易生长,在巧克力或血培养基上生长良好。根据脑膜炎球菌表面特异性荚膜多糖抗原的不同,可将其分为A、B、C、D、W、Y、Z、29E、W135、H、I、K、L 13个亚群,90%以上为A、B、C 3个亚群,在我国以A群为主。脑膜炎球菌对干燥、湿热、寒冷及一般消毒剂均极敏感,在体外易自溶而死亡。

【例7】流行性脑脊髓膜炎的病原体特征是
A. 革兰阳性双球菌　　　B. 革兰阴性双球菌　　　　C. 革兰阳性杆菌
D. 革兰阴性杆菌　　　　E. 革兰阴性梭菌

2. 流行病学
(1)传染源　流脑患者和带菌者是本病的传染源,人是本病唯一的天然宿主。本病隐性感染率高达50%,感染后细菌寄生于正常人鼻咽部,无症状不易被发现,因此带菌者作为传染源的意义更重要。
(2)传播途径　病原菌主要经咳嗽、打喷嚏借飞沫由呼吸道直接传播。对于2岁以下的婴幼儿,主

第十三篇　传染病学与皮肤性病学
第6章　细菌性痢疾、流行性脑脊髓膜炎与布鲁菌病

要经密切接触（如同睡、怀抱、接吻、哺乳）等途径传播。

（3）**易感人群**　人群普遍易感，感染后可产生持久免疫力，各群间有交叉免疫，但不持久。本病多见于5岁以下的儿童，尤其是6个月至2岁的婴幼儿发病率最高。本病隐性感染率高，人群感染后仅约1%出现典型临床表现。

（4）**流行特征**　冬春季发病最多见，以往流行菌株以A群为主，近年来B群和C群有增多趋势。

【例8】流行性脑脊髓膜炎的主要传播途径是
　　A. 经消化道传播　　　　B. 经呼吸道传播　　　　C. 密切接触传播
　　D. 蚊蝇叮咬传播　　　　E. 经输血传播

3. 临床分型及表现
潜伏期一般为1~2天，按病情可分为普通型、暴发型、轻型、慢性型4型。

（1）**普通型**　最常见，约占发病者的90%，分为以下4期。

	前驱期（上感期）	败血症期	脑膜炎期	恢复期
持续时间	1~2天	1~2天	2~5天	1~3周
临床表现	上呼吸道感染症状：低热、鼻塞、咽痛	全身中毒症状：寒战、高热、头痛，出现皮肤黏膜瘀点	败血症、中毒症状颅内压增高三主征、脑膜刺激征	体温逐渐下降至正常，皮肤瘀点瘀斑结痂愈合，神经系统检查恢复正常
临床特点	发病急，进展快，易被忽视	四肢、软腭、眼结膜出现瘀点为其特征	婴儿无脑膜刺激征，前囟隆起具诊断意义	病程中10%的患者可有口周疱疹

注意：①流行性脑脊髓膜炎——四肢、软腭、眼结膜、臀部等处皮肤黏膜瘀点。
　　　　②肾综合征出血热——胸背部搔抓样、条痕样出血点。

（2）**暴发型**　起病急骤，病情变化迅速，病势凶险，病死率高，儿童多见。分以下3型：
①休克型　严重中毒症状，急起寒战、高热或体温不升，伴头痛、呕吐，短时间内出现瘀点、瘀斑，可迅速增多融合成片。24小时内迅速出现循环衰竭、血压下降、尿量减少、昏迷。
②脑膜脑炎型　主要表现为脑膜及脑实质损伤，常于1~2天内出现严重神经系统症状，患者高热、头痛、呕吐、意识障碍，可迅速出现昏迷、抽搐、脑膜刺激征，严重者发生脑疝。
③混合型　可先后或同时出现休克型和脑膜脑炎型的症状。

（3）**轻型**　多见于流脑流行后期，病变轻微，表现为低热、轻微头痛、上感症状。脑脊液无明显改变。

（4）**慢性型**　不多见，成人患者较多，病程迁延数周或数月。

【例9】流行性脑脊髓膜炎败血症期患者皮肤瘀点的主要病理基础是
　　A. 血管脆性增强　　　　B. 弥散性血管内凝血（DIC）　　　　C. 血小板减少
　　D. 小血管炎致局部坏死及栓塞　　　　E. 凝血功能障碍

【例10】普通型流行性脑脊髓膜炎临床分期不包括
　　A. 恢复期　　　　B. 败血症期　　　　C. 前驱期
　　D. 脑膜炎期　　　　E. 发热期

4. 实验室检查
（1）**血象**　典型化脓菌感染的表现。白细胞总数增高，中性粒细胞在80%~90%以上。

（2）**脑脊液检查**　是确诊流脑的重要方法。脑脊液压力增高，外观浑浊呈米汤样、脓样，白细胞>1000×10⁶/L，糖及氯化物明显减少，蛋白质含量升高。

（3）**细菌学检查**　皮肤瘀点的组织液或离心沉淀的脑脊液涂片，阳性率60%~80%。瘀点涂片简便易行，是早期诊断的重要方法。也可行细菌培养。

（4）**血清免疫学检查**　可检测脑膜炎球菌抗原，阳性率90%以上，主要用于早期诊断。

A. 流行性脑脊髓膜炎　　　　B. 流行性乙型脑炎　　　　C. 结核性脑膜炎
D. 病毒性脑膜炎　　　　　　E. 中毒性菌痢

【例11】脑脊液外观浑浊,WBC>1000×10⁶/L,N90%,蛋白质增高,糖及氯化物降低,是
【例12】脑脊液外观透明,WBC(50~500)×10⁶/L,N80%,蛋白质稍增高,糖及氯化物正常,是
【例13】脑脊液外观毛玻璃样,WBC(50~500)×10⁶/L,L20%,蛋白质显著增高,糖及氯化物明显降低,是

5. 诊断依据

(1)**疑似病例**　①有流脑流行学病史;②临床表现及脑脊液检查符合化脓性脑膜炎的表现。
(2)**临床诊断病例**　①有流脑流行学病史;②临床表现及脑脊液检查符合化脓性脑膜炎表现,伴有皮肤黏膜瘀点、瘀斑。或虽无化脓性脑膜炎表现,但在感染性休克表现的同时伴迅速增多的皮肤黏膜瘀点、瘀斑。
(3)**确诊病例**　在临床诊断病例基础上,加上细菌学或流脑特异性血清免疫学检查阳性。

【例14】男,2岁。发热伴皮肤出血点1天。昏迷2小时于2月3日就诊。查体:昏迷,血压测不出,全身可见较多瘀点、瘀斑,双下肢有融合成片的紫癜。为快速临床诊断,最重要的检查是
A. 凝血功能　　　　　　　B. 头颅MRI　　　　　　　　C. 血常规
D. 脑脊液常规　　　　　　E. 瘀点涂片做细菌学检查

【例15】女孩,15岁。发热、头痛、呕吐、烦躁2天,于1月28日入院。查体:T39.8℃,BP130/80mmHg,精神差,神志清,全身散在瘀点、瘀斑,颈抵抗(+),Kernig征(+),Babinski征(+)。脑脊液检查:压力240mmH₂O,外观浑浊,WBC1200×10⁶/L,蛋白升高,糖和氯化物明显降低。首先考虑的诊断是
A. 流行性乙型脑炎　　　　B. 钩端螺旋体病　　　　　　C. 结核性脑膜炎
D. 流行性脑脊髓膜炎　　　E. 中毒型细菌性痢疾

6. 病原治疗及暴发型流脑的治疗

(1)**病原治疗**　一旦高度怀疑流脑,应在30分钟内给予抗菌治疗。
①青霉素　为首选药物,但不能通过血脑屏障,加大剂量能在脑脊液中达到有效治疗浓度。
②头孢菌素　第三代头孢菌素对脑膜炎球菌抗菌活性强,易透过血脑屏障,且毒性低。
③氯霉素　较易通过血脑屏障,对脑膜炎球菌有良好的抗菌活性,但需要警惕对骨髓造血功能的抑制,常用于青霉素过敏者。
(2)**暴发型流脑的治疗**
①休克型的治疗　应尽早应用抗菌药物,迅速纠正休克(扩容、纠酸、血管活性药物等),防治DIC(肝素),肾上腺糖皮质激素等。
②脑膜脑炎型的治疗　应用抗生素,防治脑水肿、脑疝及呼吸衰竭等。

7. 预防

(1)**管理传染源**　隔离患者至症状消失后3天,一般不少于病后7天。密切接触者应医学观察7天。
(2)**切断传播途径**　保持室内通风,流行期间加强卫生宣教,不要携带婴儿到公共场所。
(3)**保护易感人群**　接种免疫疫苗以15岁以下儿童为主要对象。

三、布鲁菌病

布鲁菌病又称波状热,是布鲁菌引起的自然疫源性疾病。

1. 病原学

布鲁菌属是一组革兰阴性短小杆菌,兼性细胞内寄生。无鞭毛,不形成芽胞或荚膜。

2. 流行病学

(1)**传染源**　主要是羊、牛及猪,其次是犬、鹿、马、骆驼等。
(2)**传播途径**　经皮肤及黏膜接触传染、经消化道或呼吸道传染等。
(3)**易感人群**　人群普遍易感,病后可获得较强免疫力。

3. 临床表现

(1) 急性感染 多缓慢起病,主要表现为发热、多汗、乏力、肌肉和关节疼痛、睾丸疼痛等。发热多为不规则热,仅 5%~20% 出现典型波状热。

(2) 慢性感染 可表现为全身非特异性症状、器质性损害等。

4. 辅助检查

(1) 病原学检查 取血液、骨髓、组织、脑脊液等做细菌培养,急性期阳性率较高。

(2) 免疫学检查 包括平板凝集试验、试管凝集试验、补体结合试验、酶联免疫吸附试验等。

5. 治疗

病原治疗应选择能进入细胞内的抗菌药物。成人及 8 岁以上儿童首选多西环素联合利福平或多西环素联合链霉素。8 岁以下儿童可采用利福平联合复方新诺明治疗。

▶ **常考点**　细菌性痢疾和流行性脑脊髓膜炎为考试重点;布鲁菌病是 2024 年新增考点。

参考答案——详细解答见《2024 国家临床执业及助理医师资格考试历年考点精析(上、下册)》

1. ABCDE　　2. ABCDE　　3. ABCDE　　4. ABCDE　　5. ABCDE　　6. ABCDE　　7. ABCDE
8. ABCDE　　9. ABCDE　　10. ABCDE　　11. ABCDE　　12. ABCDE　　13. ABCDE　　14. ABCDE
15. ABCDE

第7章 钩端螺旋体病与疟疾

▶ **考纲要求**
　①钩端螺旋体病。②疟疾。

▶ **复习要点**

一、钩端螺旋体病

钩端螺旋体病简称钩体病，是由致病性钩端螺旋体(钩体)所引起的急性动物源性传染病。

1. 病原学

钩体革兰染色阴性，在光镜下镀银染色易查见。在暗视野显微镜下，可见钩体沿长轴旋转运动，穿透力较强，但抵抗力较弱。钩体外膜具有抗原性和免疫原性，其相应抗体为保护性抗体。

钩体抗原结构复杂，全世界已发现24个血清群，200多个血清型。我国已知有19群74型，常见的流行群是黄疸出血群、波摩那群、犬群、流感伤寒群、澳洲群、秋季群、七日群和爪哇群。波摩那群分布最广，是洪水型和雨水型的主要菌群。黄疸出血群毒力最强，是稻田型的主要菌群。

【例1】 引起我国雨水型、洪水型钩端螺旋体病的主要钩体群是
　　A. 七日群　　　　　　　　B. 秋季群　　　　　　　　C. 犬群
　　D. 黄疸出血群　　　　　　E. 波摩那群

2. 流行病学

(1) **传染源**　鼠类和猪是主要传染源。

(2) **传播途径**　直接接触病原体是主要的传播途径。接触疫水、接触病畜的排泄物也可传播。

(3) **易感人群**　人群普遍易感，感染后可获得较强同型免疫力，对不同型仍然易感。

(4) **流行特征**　流行于夏秋季，6~10月份发病最多。好发于青壮年，男性多于女性。钩体病主要流行类型为稻田型、雨水型和洪水型。

3. 临床表现

潜伏期7~14天，典型的临床经过可分为早期、中期和后期3期。

(1) **早期(钩体败血症期)**　起病1~3天内，出现全身中毒症状，如高热、头痛、肌痛(可出现特征性腓肠肌疼痛)、眼结膜充血、浅表淋巴结肿大。

(2) **中期(器官损伤期)**　起病后3~10天，为症状明显阶段，其表现因临床类型而异。

①流感伤寒型　最常见。无明显器官损害，病程一般5~10天。

②肺出血型　分为肺出血轻型、肺弥漫性出血型。肺弥漫性出血型是无黄疸型钩体病的常见死因。

③黄疸出血型　于病程4~8天后出现进行性加重的黄疸、出血、肾损害。

④肾衰竭型　各型钩体病都可有不同程度的肾损害，但以黄疸出血型的肾损害最为突出。

⑤脑膜脑炎型　可有脑膜炎表现(严重头痛、烦躁、颈抵抗)及脑炎表现(嗜睡、神志不清、瘫痪、昏迷)。

(3) **后期(后发症期)**　多数患者经2周左右痊愈，少数患者热退后于恢复期可再次出现症状和体征，称为钩体后发症。表现为后发热、葡萄膜炎、虹膜睫状体炎、反应性脑膜炎、闭塞性脑动脉炎。

第十三篇 传染病学与皮肤性病学
第7章 钩端螺旋体病与疟疾

注意：①肺弥漫性出血是无黄疸型钩体病的主要死因。肾衰竭是黄疸出血型钩体病的主要死因。
②钩体病的典型临床表现为"三症状"(发热、酸痛、全身软)+"三体征"(眼红、腿痛、淋巴大)。
③钩体病第1病日即可出现**腓肠肌疼痛**，具有一定的特征性。
④霍乱的典型临床表现为先泻后吐，无腹痛，无里急后重，米泔样大便，**腓肠肌痉挛**。
⑤急性炎症性脱髓鞘性多发性神经病(吉兰-巴雷综合征)可有双侧**腓肠肌压痛**。

(2~4题共用题干) 男，46岁，农民，发热5天，于9月16日入院。体温持续在39℃以上，伴寒战，全身乏力，明显头痛，近2天出现腹泻，每日3~5次，水样便。既往体健。查体：T39.5℃，P102次/分，R22次/分，BP135/78mmHg。结膜充血，巩膜轻度黄染，咽红，腹股沟淋巴结轻度肿大，有压痛，质软。心、肺未见异常，腹软，压痛及反跳痛(-)，肝肋下触及边缘，有触痛。脾肋下未触及，腓肠肌压痛明显，双侧Babinski征(-)。实验室检查：血WBC10.4×10^9/L，N0.80，L0.20。ALT210 U/L，TBil 40μmol/L。尿Pro(+)。

【例2】该患者最可能的诊断是
A. 病毒性肝炎急性黄疸型　　B. 败血症　　C. 钩端螺旋体病
D. 肾综合征出血热　　　　　E. 伤寒

【例3】引起本病的病原是
A. 钩端螺旋体　　B. 汉坦病毒　　C. 肝炎病毒
D. 痢疾杆菌　　　E. 伤寒杆菌

【例4】该疾病的传播途径是
A. 疫水接触　　B. 蚊虫叮咬　　C. 跳蚤叮咬
D. 尾蚴叮咬　　E. 蟀虫叮咬

二、疟疾

疟疾是由人类疟原虫感染引起的寄生虫病，主要为雌性按蚊叮咬传播。疟原虫先侵入肝细胞发育繁殖，再侵入红细胞繁殖，引起红细胞成批破裂而发病。临床上以反复发作的间歇性寒战高热，继之大量出汗后缓解为特点。间日疟及卵形疟可出现复发，恶性疟发热常不规则，病情较重，并可引起脑型疟。

1. 病原学种类
(1) **疟原虫种类** 可感染人体的疟原虫有4种，即间日疟原虫、卵形疟原虫、三日疟原虫和恶性疟原虫。
(2) **疟原虫在人体内的发育过程** 疟原虫的发育过程分为**两个阶段，有两个宿主**。按蚊为终末宿主，人为中间宿主。疟原虫在人体内的发育分红细胞外期(肝细胞内期)和红细胞内期两个阶段。

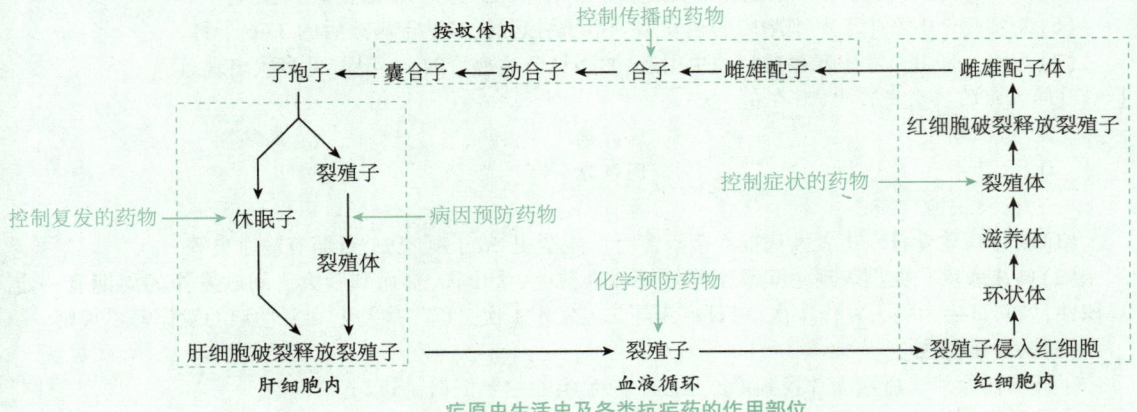

疟原虫生活史及各类抗疟药的作用部位

①红细胞外期　也称肝细胞内期。当雌性按蚊叮咬人体时，子孢子随按蚊唾液进入人体，经血液循环进入肝脏。在肝细胞内，子孢子发育为成熟的裂殖体。当被寄生的肝细胞破裂时，释放出大量裂殖子。一部分裂殖子被吞噬细胞消灭，另一部分侵入红细胞形成红细胞内期。

②红细胞内期　侵入红细胞内的裂殖子发育成早期滋养体→大滋养体→裂殖体→裂殖子。当寄生的红细胞破裂时，释放出裂殖子及其代谢产物，引起临床上典型的疟疾发作。释放的裂殖子大部分被吞噬细胞消灭，小部分再侵入未感染的红细胞，重新开始新一轮的无性繁殖，形成临床上周期性发作。

间日疟及卵形疟在红细胞内的发育周期为48小时，三日疟约为72小时。恶性疟的发育周期为36~48小时，且发育先后不一，故临床发作不规则。

注意：①蚊虫叮咬人体时，进入人体导致疟原虫感染的阶段是子孢子。
②蚊虫叮咬人体时，进入蚊体导致疟疾传播的阶段是配子体。

2. 流行病学

(1)传染源　疟疾患者和疟原虫携带者。

(2)传播途径　疟疾的传播媒介为雌性按蚊，经叮咬人体传播。少数病例可经输血或经母婴传播。在我国，疟疾最重要的传播媒介是中华按蚊，为平原地区间日疟的主要传播媒介；山区疟疾的传播以微小按蚊为主；丘陵地区以嗜人按蚊为主；海南省的山林地区以大劣按蚊为主。

(3)易感人群　人对疟疾普遍易感，感染后可获得一定程度的免疫力，但不持久。

(4)流行特征　流行区以间日疟最广，恶性疟主要流行于热带。发病季节以夏秋季为主。

【例5】平原地区间日疟传播的主要媒介是
　　A. 淡色库蚊　　　　　　B. 中华按蚊　　　　　　C. 三带喙库蚊
　　D. 刺扰伊蚊　　　　　　E. 微小按蚊

【例6】疟疾的主要传播途径是
　　A. 消化道传播　　　　　B. 虫媒传播　　　　　　C. 接触传播
　　D. 血液传播　　　　　　E. 飞沫传播（2021）

3. 典型间日疟的临床表现

潜伏期为13~15天，间日疟即间日定时发作，间歇期约为48小时，典型症状为寒战、高热、大量出汗。

(1)寒战　突然发病，寒战常持续20~60分钟，随后体温迅速上升。

(2)高热　体温高达40℃以上，伴头痛、全身酸痛、乏力，但神志清楚。发热常持续2~6小时。

(3)大量出汗　高热后大量出汗，体温骤降，持续30~60分钟。

(4)间歇期　两次发作之间有48小时的间歇期。间歇期早期可不规则，数次发作后逐渐变得规则。

(5)贫血、脾大　反复发作可造成红细胞大量破坏，出现不同程度的贫血和脾大。

(6)复发　是由寄生于肝细胞内的迟发型子孢子引起的，多见于病愈后的3~6个月。

(7)再燃　是由血液中残存的疟原虫引起的，多见于病愈后的1~4周，可多次出现。

【例7】间日疟的典型发作中，不存在
　　A. 前驱期　　　　　　　B. 寒战期　　　　　　　C. 高热期
　　D. 大汗期　　　　　　　E. 间歇期

4. 诊断及确诊依据

(1)流行病学资料　患者发病前有疟疾流行区生活史，蚊子叮咬史，近期有输血史等。

(2)临床表现　典型表现是间歇发作性寒战高热、大量出汗，贫血和脾大。间歇发作的周期有一定规律性，如间日疟为隔天发作1次，三日疟为隔2天发作1次。但发病初期和恶性疟的发作常不规则。

(3)实验室检查

①外周血涂片　血液涂片找到疟原虫是确诊疟疾的主要依据，临床上最常用。

②骨髓穿刺涂片　适用于高度怀疑疟疾，但多次血涂片检查阴性者，阳性率略高于外周血涂片。

1548　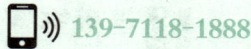

第十三篇 传染病学与皮肤性病学
第7章 钩端螺旋体病与疟疾

③特异性抗体检测 感染后3~4周才有特异性抗体,故不能用于早期诊断,仅用于流行病学调查。

【例8】男,46岁。间断发热2周,伴寒战、大汗,于9月10日就诊。发病前10天曾去泰国旅游,有蚊虫叮咬史。查体:T40.5℃,P100次/分,R23次/分,BP125/80mmHg。心、肺未见异常,腹软,肝肋下未触及,脾肋下可触及。血常规:Hb98g/L,RBC2.4×10^{12}/L,WBC8.5×10^9/L。该患者最可能的诊断是
A. 疟疾   B. 斑疹伤寒   C. 钩端螺旋体病
D. 伤寒   E. 流行性感冒

5. 治疗

抗疟药物	作用机制	适应证	注意事项
氯喹	干扰原虫的核酸代谢、干扰原虫的蛋白酶,迅速杀灭红细胞内裂殖体	控制临床发作	为<u>最常用和最有效</u>的控制临床发作的药物
青蒿素	作用于原虫膜系结构,损害核膜、线粒体外膜等起抗疟作用	凶险疟疾的抢救控制临床发作	因其吸收特快,起效快
青蒿琥酯	为青蒿素的衍生物	孕妇和脑型疟疾	抗疟作用显著,不良反应少而轻
奎宁	对红细胞内裂殖体有较强的杀灭作用,但弱于氯喹	控制临床发作,现已少用	不良反应有耳鸣、食欲减退,可致孕妇流产
伯氨喹	杀灭红细胞内疟原虫配子体和肝细胞内期迟发型子孢子	目前唯一可供使用的预防疟疾复发与传播药物	恶性疟和三日疟无复发,但可杀灭其配子体,防止传播;可使红细胞G-6PD缺陷者发生急性溶血
乙胺嘧啶	杀灭各种疟原虫红细胞外期,对红细胞内期未成熟的裂殖体有抑制作用,对已成熟的裂殖体无效	疟疾的预防	对临床发作的控制效果较慢

注意:①氯喹、青蒿素及其衍生物可杀灭红细胞内增殖期的裂殖体,控制疟疾的发作。
②控制疟疾发作原来首选氯喹。(9版《传染病学》P272:首选青蒿素衍生物+另一种抗疟疾药。)
③防止疟疾复发和传播首选伯氨喹,预防疟疾发作首选乙胺嘧啶。
④脑型疟疾的治疗首选青蒿琥酯,孕妇疟疾的治疗首选青蒿琥酯。

【例9】男,43岁。3天前自非洲回北京,回京后开始发冷、寒战,继之高热,持续3小时后出汗、热退,每两天发作1次。血涂片见疟原虫滋养体。应选择的治疗方案是
A. 磺胺加乙胺嘧啶   B. 氯喹加伯氨喹   C. 青蒿素加氯喹
D. 奎宁加伯氨喹   E. 乙胺嘧啶加伯氨喹
A. 乙胺嘧啶   B. 氯喹   C. 奎宁
D. 哌喹   E. 伯氨喹

【例10】控制普通型疟疾发作多选用的药物是
【例11】防止疟疾复发选用的药物是

6. 预防
(1)**管理传染源** 根治现症患者和疟原虫携带者。
(2)**切断传播途径** 主要是灭蚊。
(3)**保护易感人群** 防蚊及预防性服药,常用氯喹、甲氟喹、乙胺嘧啶等。

➡ **常考点** 钩体病的病原体,临床表现;疟疾的诊断与治疗。

参考答案——详细解答见《2024 国家临床执业及助理医师资格考试历年考点精析(上、下册)》

1. ABCDE   2. ABCDE   3. ABCDE   4. ABCDE   5. ABCDE   6. ABCDE   7. ABCDE
8. ABCDE   9. ABCDE   10. ABCDE   11. ABCDE

第8章 日本血吸虫病与囊尾蚴病

▶ **考纲要求**
①日本血吸虫病。②囊尾蚴病。

▶ **复习要点**

一、日本血吸虫病

日本血吸虫病是由日本血吸虫寄生于门静脉系统所引起的疾病,由皮肤接触含尾蚴的疫水而感染,主要病变为虫卵沉积于肠道和肝脏等组织引起的虫卵肉芽肿。急性期有发热、腹痛、腹泻或脓血便,肝大与压痛。慢性期以肝、脾大或慢性腹泻为主。晚期可发展为肝硬化、巨脾、腹水等。

1. 病原学

日本血吸虫雌雄异体,寄生在门静脉系统。其生活史可分虫卵、毛蚴、胞蚴、尾蚴、童虫及成虫等阶段。成虫在血管内交配产卵,大部分虫卵滞留于肝及肠壁内,部分虫卵从肠壁穿破血管,随粪便排至体外。从粪便排出的虫卵入水后,孵出毛蚴,毛蚴侵入中间宿主钉螺体内发育繁殖:毛蚴→母胞蚴→子胞蚴→尾蚴。尾蚴从钉螺体内逸出,随水流在水面上漂浮游动。当人接触含尾蚴的疫水时,尾蚴从皮肤或黏膜侵入人体,随血液循环经肺到达肝脏,约30天在肝内发育为成虫,又逆血流移行至肠系膜下静脉中产卵。日本血吸虫的生活史中,人和多种哺乳动物是终末宿主,钉螺是唯一中间宿主。

```
         ┌→ 寄生在人门静脉-肠系膜静脉系统内 → 虫卵 → 毛蚴 → 宿主钉螺 → 母胞蚴
  成虫                                                                    ↓
         └── 肠系膜静脉 ← 体循环 ← 血管 ← 童虫 ← 离开钉螺入水 ← 尾蚴 ← 子胞蚴
                              血吸虫生活史
```

【例1】血吸虫虫卵引起的病变主要发生在
  A. 大肠壁和肝脏   B. 肠系膜静脉   C. 门静脉
  D. 肺和肠   E. 肝和脾

2. 流行病学

(1) **传染源** 主要是患者和保虫宿主。在水网地区患者是主要传染源。在湖沼地区,患者及感染的牛、猪都是主要传染源。在山丘地区,鼠类是主要传染源。在流行病学上,患者和病牛是重要的传染源。

(2) **传播途径** 造成传播必须具备三个条件:带虫卵的粪便入水、钉螺孳生、接触疫水。

(3) **易感人群** 人群普遍易感,以男性青壮年农民和渔民感染率最高。感染后有部分免疫力。

(4) **流行特征** 我国流行区可分为湖沼、水网和山丘三种类型。以夏秋季感染最多见。

3. 临床表现

潜伏期30~60天,平均40天。临床表现各异,我国将血吸虫病分为以下4型。

(1) **急性血吸虫病** 病程一般不超过6个月。多发于夏秋季,以7~9月常见。多有明确疫水接触史。

①尾蚴性皮炎 约50%的患者在尾蚴侵入部位出现蚤咬样红色皮损,2~3天内自行消退。

②发热 患者均有发热,以间歇热、弛张热多见。发热前少有寒战。重症者可有缓脉、消瘦、贫血等。

③过敏反应 表现为荨麻疹、血管神经性水肿、淋巴结肿大、出血性紫癜、支气管哮喘等。外周血嗜

第十三篇 传染病学与皮肤性病学
第8章 日本血吸虫病与囊尾蚴病

酸性粒细胞显著增多,对诊断有 重要价值。

④消化系统症状 食欲减退,腹部不适,轻微腹痛、腹泻、呕吐等。少数患者有脓血、黏液便。

⑤肝脾大 90%以上的患者肝大伴压痛,半数患者有轻度脾大。

(2)慢性血吸虫病 是指病程超过半年者,有些病程可达10~20年,甚至更长。

①无症状型 无症状,仅在粪便检查中发现虫卵,或体检时发现肝大,B超检查可呈网络样改变。

②有症状型 主要表现为血吸虫性肉芽肿肝病和结肠炎,最常见症状为慢性腹泻、脓血黏液便。

(3)晚期血吸虫病 病程多在5~15年以上,可发展为肝硬化,有门静脉高压、脾显著增大。分四型。

①巨脾型 最常见。脾进行性增大,下缘可达盆腔,可伴脾功能亢进、肝脏缩小、上消化道出血、腹水。

②腹水型 是 严重肝硬化的重要标志,约占晚期患者的25%。

③结肠肉芽肿型 以 结肠病变 为突出表现。以腹痛、腹泻、便秘常见。病程3~6年以上。

④侏儒型 极少见。为幼年慢性反复感染引起腺垂体、性腺功能不全所致。

(4)异位血吸虫病 血吸虫肉芽肿位于门脉系统以外的器官或组织,称为异位血吸虫病或异位损害。人体常见的异位损害在 肺和脑。

【例2】晚期日本血吸虫病的临床分型不包括
A. 结肠肉芽肿型   B. 侏儒型   C. 巨脾型
D. 腹水型   E. 脑病型

4. 实验室检查

(1)血常规 急性期以嗜酸性粒细胞显著增多为特点,一般占20%~40%,最高可达90%以上。

(2)粪便检查 粪便内检出虫卵和孵出毛蚴是 确诊血吸虫病的直接依据。

(3)直肠黏膜活检 是血吸虫病原诊断的方法之一,检出血吸虫卵的阳性率很高。

(4)免疫学检查 检测血吸虫特异性抗体,包括皮内试验、环卵沉淀试验(COPT)、间接血凝试验(IHA)、酶联免疫吸附试验(ELISA)、循环抗原酶免疫法(EIA)等。检查方法较多,敏感性和特异性较高,但由于病人血清中抗体在治愈后持续时间很长,所以 不能区分既往感染与现症病人。

5. 诊断及确诊依据

(1)流行病史 有血吸虫疫水接触史是诊断的必要条件。

(2)临床特点 具有血吸虫病的症状和体征,如发热、皮炎、荨麻疹、腹痛腹泻、肝脾肿大等。

(3)实验室检查 粪便检出虫卵或孵出毛蚴即 确诊。

6. 病原治疗与预防

(1)病原治疗 吡喹酮对血吸虫各个发育阶段均有杀灭效果,为 首选药物。

(2)预防 在流行区每年对患者、病畜进行普查普治。消灭钉螺是预防本病的关键。避免接触疫水。

【例3】血吸虫病病原治疗首选的药物是
A. 利福平   B. 酒石酸锑钾   C. 葡萄糖酸锑钾
D. 吡喹酮   E. 依米丁

二、囊尾蚴病(囊虫病)

囊尾蚴病又称囊虫病,是猪带绦虫幼虫(囊尾蚴)寄生于人体各组织器官所致的疾病。人因吞食猪带绦虫卵而被感染。患囊尾蚴病的猪肉,称为"米肉"或"豆肉"或"米猪肉"。囊尾蚴可侵入人体各器官引起病变,其临床表现因寄生部位及感染程度不同而异,其中以脑囊尾蚴病最为严重。

1. 病原学

人既是猪带绦虫的唯一终宿主,又是其中间宿主。猪带绦虫 卵 经口感染后,在胃和小肠的消化液作用下,六钩蚴 脱囊孵出,钻入肠壁,经血液散布于全身,约3周后发育成有感染性的 囊尾蚴。囊尾蚴可寄生于人体的多种组织器官,常见部位为 脑、皮下组织和肌肉、眼、心脏、脊髓、肝脏、腹膜等也可受累,引起寄生部位相应的症状。寄生于人体的囊尾蚴寿命一般在3~10年,长者可达20年或更久。

【例4】囊尾蚴在人体最常见的寄生部位是
　　A. 脊髓　　　　　　　　　　B. 心　　　　　　　　　　C. 脑
　　D. 皮下及肌肉　　　　　　　E. 眼

注意:①7版《传染病学》P324:囊尾蚴寄生人体最常见的部位是脑、皮下组织和肌肉,其中脑囊尾蚴病最常见,占总数的60%~90%,9版《传染病学》已删除该知识点。
②囊尾蚴在猪体内寄生的最常见部位是肌肉。本题易错答为D。

2. 流行病学
(1)**传染源**　猪带绦虫病患者为唯一传染源。
(2)**传播途径**　吞食被猪带绦虫卵污染的食物或饮水,经口感染是主要传播途径。
(3)**易感人群**　人群普遍易感。患者以21~40岁青壮年为主,男女之比为(2~5):1。
(4)**流行特征**　本病呈世界性分布。农村发病率高于城市,以散发病例居多。

3. 临床表现
潜伏期3个月至数年,以5年内居多。大多数感染者无明显症状。临床症状视囊尾蚴寄生部位而定。
(1)**脑囊尾蚴病**　占总数的60%~90%,以癫痫发作最常见。根据寄生部位及病理变化,分为4型。
①**皮质型**　占脑囊尾蚴病的84%~100%,多寄生在运动中枢的灰质与白质交界处,多无症状。若寄生在运动区,以癫痫为突出症状,可出现局限性或全身性短暂抽搐或持续状态。病程月至数年不等。
②**脑室型**　以第四脑室多见。囊尾蚴阻塞脑室孔,早期表现为颅内压升高。囊尾蚴悬于室壁,患者在急转头时突发眩晕、呕吐或循环呼吸功能障碍而猝死,或发生小脑扁桃体疝,称为活瓣综合征(布伦斯征、Brun征)或体位改变综合征。
③**颅底型或蛛网膜下隙型**　主要病变为囊尾蚴性脑膜炎,局限在颅底后颅凹。初期有低热、头痛、呕吐、颈强直等颅内压增高征,以及眩晕、听力减退、耳鸣、共济失调等,预后较差。
④**混合型**　以上3型混合存在,其中以皮质型和脑室型混合存在的症状最重。
(2)**眼囊尾蚴病**　占总数1.8%~15%。囊尾蚴可寄生于眼内任何部位,以玻璃体及视网膜下多见。
(3)**皮下组织和肌肉囊尾蚴病**　近1/2的患者有皮下囊尾蚴结节,以头颈和躯干多见,四肢较少。

(5~6题共用题干)男,35岁。头痛伴视物模糊3个月,偶伴抽搐,曾在大便中发现带状节片。
【例5】最可能的诊断是
　　A. 隐球菌性脑膜炎　　　　　B. 结核性脑膜炎　　　　　C. 病毒性脑膜炎
　　D. 脑肿瘤　　　　　　　　　E. 脑囊尾蚴病
【例6】为明确诊断,最重要的检查是
　　A. 头颅X线片　　　　　　　B. 腰穿脑脊液检查　　　　C. 脑室造影
　　D. 脑电图检查　　　　　　　E. 头颅MRI

4. 确诊依据
皮下结节活组织病理切片检查见到囊腔中含有囊尾蚴头节即可确诊。
头颅CT或MRI检查有利于脑囊尾蚴病的定位诊断。

【例7】男,30岁,厨师。多次大便排出白色条片,伴躯干部数个皮下结节就诊。既往体健,无手术外伤史,不爱好烟酒。为明确诊断,首选的检查是
　　A. 粪培养　　　　　　　　　B. 粪常规　　　　　　　　C. 皮下结节活检
　　D. 血培养　　　　　　　　　E. 血常规

5. 治疗
(1)**病原治疗**　药物杀虫治疗的过程中会引起剧烈的过敏、炎症反应,具有一定的危险性。
①**阿苯达唑**　对皮下组织和肌肉、脑囊尾蚴病均有良好疗效,为首选药物。

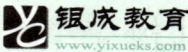
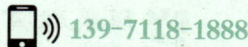

②吡喹酮　可穿过囊尾蚴的囊壁，其疗效较阿苯达唑强而迅速，疗程短，但不良反应多且严重。

(2) **对症治疗**　对颅内压增高者，可给予脱水、降低颅内压治疗。

(3) **手术治疗**　①脑囊尾蚴病，尤其是第三、第四脑室内囊尾蚴，多为单个，应手术摘除。②眼囊尾蚴病患者应手术摘除眼内囊尾蚴，以免虫体被药物杀死后引起全眼球炎而失明。③皮下组织和肌肉囊尾蚴病发生部位表浅且数量不多时，也应手术摘除。

注意：①囊尾蚴病（囊虫病）的首选药物为阿苯达唑，血吸虫病的首选药物为吡喹酮。

②梅毒的首选药物为青霉素，淋病的首选药物为头孢曲松。

6. 预防

(1) **控制传染源**　在流行区开展普查，治愈患者。对感染猪带绦虫的猪进行驱虫治疗。

(2) **切断传播途径**　不生吃猪肉。严禁米猪肉流入市场。

(3) **保护易感人群**　加强卫生宣教，养成良好的饭前便后洗手的卫生习惯。

7. 流行病学特点归纳总结

	传染源	传播途径	易感人群
甲型肝炎	患者+病毒携带者	粪-口途径（主要）、生活接触	抗-HAV 阴性者
乙型肝炎	患者+病毒携带者	血液传播（主要）、母婴传播	抗-HBs 阴性者
丙型肝炎	患者+病毒携带者	血液传播（主要） 生活接触、母婴传播、性传播	普遍易感 抗-HCV 并非保护性抗体
丁型肝炎	患者+病毒携带者	血液传播（主要）、母婴传播	普遍易感，常与 HBV 重叠感染
戊型肝炎	患者+病毒携带者	粪-口途径（主要）	普遍易感
肾综合征出血热	鼠类（人不是主要传染源）	呼吸道传播、消化道传播 接触传播、垂直传播	普遍易感
乙脑	猪（人不是主要传染源）	蚊虫叮咬	普遍易感，多为隐性感染
艾滋病	患者+病毒携带者	性传播（主要）、血液传播 母婴传播、器官移植	普遍易感
伤寒	患者+带菌者	粪-口感染（主要） 密切接触、蚊虫媒介	普遍易感 感染后可获得免疫力
霍乱	患者+带菌者	粪-口感染（主要） 密切接触、苍蝇媒介	普遍易感 病后获得一定免疫力
流脑	患者+带菌者	呼吸道飞沫传播（主要）、密切接触	普遍易感，隐性感染多见
钩体病	鼠类+猪（人不是主要传染源）	直接接触病原体（主要） 接触疫水或病畜	普遍易感 病后获得免疫力
疟疾	患者+带疟原虫者	雌性按蚊叮咬（主要） 输血、母婴传播	普遍易感 感染后获得一定免疫力
血吸虫病	患者+保虫宿主	粪便入水+钉螺孳生+接触疫水	普遍易感
囊尾蚴病	患者为唯一传染源	经口感染	普遍易感

▶ **常考点**　往年很少考。

参考答案——详细解答见《2024 国家临床执业及助理医师资格考试历年考点精析(上、下册)》

1. **ABCDE**　　2. **ABCDE**　　3. **ABCDE**　　4. **ABCDE**　　5. **ABCDE**　　6. **ABCDE**　　7. **ABCDE**

第9章 性传播疾病

▶ **考纲要求**
①梅毒。②淋病。③生殖道沙眼衣原体感染。④生殖器疱疹。⑤尖锐湿疣。

▶ **复习要点**

性传播疾病(STD)是指主要通过性接触、类似性行为及间接接触传播的一组传染性疾病。

我国 2013 年新修订的《性病防治管理办法》规定的 STD 主要包括梅毒、淋病、生殖道沙眼衣原体感染、尖锐湿疣、生殖器疱疹、艾滋病 6 种疾病。

广义 STD 还包括软下疳、性病性淋巴肉芽肿、非淋菌性生殖支原体尿道炎(宫颈炎)、生殖系统念珠菌病、阴道毛滴虫病、细菌性阴道炎、阴虱病、疥疮、传染性软疣、乙型肝炎、阿米巴病、股癣等疾病。

【例1】我国重点监测的性传播疾病不包括
　　A. 淋病　　　　　　　　　B. 生殖器疱疹　　　　　　　　C. 梅毒
　　D. 阴道念珠菌病　　　　　 E. 尖锐湿疣

一、梅毒

梅毒是由梅毒螺旋体(TP)引起的一种慢性传染病,主要通过性接触、母婴传播和血液传播,可侵犯全身各组织器官或通过胎盘传播引起死产、流产、早产和胎传梅毒。

1. 病原体及其特点

TP 不易着色,故又称苍白螺旋体,长 4~14μm,宽 0.2μm,可以旋转、蛇行、伸缩三种方式运动。TP 人工培养困难,一般接种于家兔睾丸进行保存及传代。TP 系厌氧微生物,离开人体不易生存,但耐寒力强,4℃可存活 3 天,-78℃保存数年仍具有传染性。TP 有很多抗原物质,多数为非特异性(如心磷脂),仅少数为特异性(如 TP 抗原)。非特异性抗体(如心磷脂抗体)在早期梅毒患者经充分治疗后滴度可逐渐下降直至完全消失。特异性抗体(即 TP 抗体)对机体无保护作用,在血清中可长期甚至终身存在。

2. 传播途径

梅毒患者是梅毒的唯一传染源,患者的皮损、血液、精液、乳汁、唾液中均有梅毒螺旋体存在。

(1) **性接触传染**　约95%患者通过性接触由皮肤黏膜微小破损传染。

(2) **垂直传播**　梅毒螺旋体可通过胎盘由母体传染给胎儿,引起流产、早产、死产或胎传梅毒。

(3) **其他途径**　少数患者可经输血、医源性途径、接吻、握手、哺乳或接触污染衣物、用具而感染。

3. 分期

根据传播途径的不同,梅毒分为获得性梅毒(后天性梅毒)和胎传梅毒(先天梅毒)。

(1) **获得性梅毒**　根据病程的不同,获得性梅毒又分为早期梅毒和晚期梅毒。

①**早期梅毒**　病程在 2 年以内,包括一期梅毒、二期梅毒和早期潜伏梅毒。

②**晚期梅毒**　病程在 2 年以上,包括三期梅毒、心血管梅毒、神经梅毒和晚期潜伏梅毒。

(2) **胎传梅毒**　分为早期先天梅毒(<2 岁)和晚期先天梅毒(>2 岁)。

4. 临床表现

(1) **一期梅毒**　主要表现为硬下疳。

第十三篇 传染病学与皮肤性病学
第9章 性传播疾病

(2) **二期梅毒** 主要表现为皮肤梅毒疹。
(3) **三期梅毒** 主要表现为永久性皮肤黏膜损害,并可侵犯多种组织器官危及生命。

	一期梅毒	二期梅毒	三期梅毒
分期	早期梅毒	早期梅毒	晚期梅毒
传染性	传染性极强	传染性强	无传染性
发生时间	感染后3周	感染后9~12周	感染后3~4年
全身症状	一般无	一般有	一般有
特征病损	外生殖器硬下疳	广泛对称性梅毒疹	梅毒性树胶肿
骨关节	一般无损害	长骨骨膜炎(最常见) 关节炎、骨炎、骨髓炎、腱鞘炎、滑囊炎	长骨骨膜炎(最常见) 关节炎、骨炎、骨髓炎
眼损害	一般无	虹膜炎、虹膜睫状体炎、脉络膜炎 视网膜炎、视神经炎、角膜炎、葡萄膜炎	类似于二期梅毒眼损害
神经损害	一般无	无症状神经梅毒 梅毒性脑膜炎、脑血管梅毒	无症状神经梅毒 脊髓痨、麻痹性痴呆
其他	一般无损害	多发性硬化性淋巴结炎 内脏梅毒少见;扁平湿疣	心血管梅毒(主动脉炎、主闭、冠脉狭窄、主动脉瘤、心肌树胶肿)
转归	未经治疗的硬下疳3~4周后自行消退	梅毒疹在4~12周内消退 二期梅毒经2~3个月自行消退	常遗留后遗症
血清试验	早期阴性,后期阳性	强阳性	大多阳性,少数阴性

  A. 苍白螺旋体 B. 人乳头瘤病毒 C. 沙眼衣原体
  D. 解脲支原体 E. 人免疫缺陷病毒
【例2】梅毒的病原体是
【例3】艾滋病的病原体是
【例4】以硬下疳为主要表现的疾病是
  A. 一期梅毒 B. 二期梅毒 C. 三期梅毒
  D. 早期梅毒 E. 晚期梅毒
【例5】出现肛周扁平湿疣的是
  A. 一期梅毒 B. 二期梅毒 C. 三期梅毒
  D. 早期梅毒 E. 晚期梅毒
【例6】女,24岁。体检发现右侧外阴大阴唇1元钱硬币大、硬韧、无痛性隆起物。近期有不洁性交史。最可能的诊断是
  A. 淋病 B. 巨细胞病毒感染 C. 生殖器疱疹
  D. 尖锐湿疣 E. 梅毒

5. 实验室诊断依据
  (1) **病原体检测** 即暗视野镜检。一期梅毒在硬下疳部位取少许血清渗出液或淋巴穿刺液行暗视野显微镜观察,发现梅毒螺旋体即可确诊。
  (2) **梅毒血清试验** 一期梅毒早期阴性,后期阳性。二期梅毒强阳性。晚期梅毒大多阳性,少数阴性。
  (3) **脑脊液检查** 脑脊液检查主要用于神经梅毒的诊断,包括白细胞计数、蛋白定量、性病研究实验室(VDRL)试验、PCR和胶体金试验。神经梅毒脑脊液检查可见淋巴细胞≥10×10^6/L,蛋白量>50mg/dl,

VDRL试验阳性(该试验阳性是神经梅毒的可靠诊断依据)。

6. 治疗

青霉素为**首选**的驱梅药,常用药物为苄星青霉素 G、普鲁卡因水剂青霉素、水剂青霉素 G。

青霉素过敏时首选**头孢曲松钠**,次选四环素类和大环内酯类。

	首选治疗	青霉素过敏时
早期梅毒	苄星青霉素、普鲁卡因青霉素肌内注射	头孢曲松钠、四环素类或红霉素类
晚期梅毒	苄星青霉素、普鲁卡因青霉素肌内注射	多西环素
妊娠梅毒	用法及用量与同期其他梅毒患者相同	红霉素
先天梅毒	普鲁卡因青霉素,苄星青霉素(脑脊液正常者)	红霉素

【例7】女,27岁。有不洁性交史。查体:外阴有一硬结节状物。荧光密螺旋体抗体吸收试验阳性,应选择的治疗措施是
　　A. 静脉滴注甲硝唑　　　　B. 肌内注射青霉素　　　　C. 口服多西环素
　　D. 口服阿莫西林　　　　　E. 口服红霉素

二、淋病

淋病是由淋病奈瑟菌(简称淋球菌)引起的,以泌尿生殖系统化脓性感染为主要表现的性传播疾病。发病率居我国性传播疾病的**首位**。淋病潜伏期短,传染性强,可导致多种并发症和后遗症。

【例8】我国女性中居首位的性传播疾病是
　　A. 淋病　　　　　　　　　B. 尖锐湿疣　　　　　　　C. 生殖器疱疹
　　D. 梅毒　　　　　　　　　E. 艾滋病

1. 病原体及其特点

淋球菌为**革兰阴性双球菌**,呈卵圆形或肾形,无鞭毛,无芽胞,常成对排列。淋球菌的适宜生长条件为温度35~36℃,pH7.2~7.5,含5%~7%CO_2的环境。淋球菌离开人体后不易生长,对理化因素的抵抗力较弱,一般消毒剂易将其杀灭。**人是淋球菌的唯一天然宿主**。淋球菌主要侵犯黏膜,尤其对单层柱状上皮和移行上皮所形成的黏膜有亲和力,通常沿生殖道上行,引起泌尿生殖系统的化脓性感染。

近年来研究表明,淋球菌的菌毛和外膜主要蛋白可以抵抗中性粒细胞、巨噬细胞的杀伤作用。

【例9】女性淋病的主要感染途径是
　　A. 血行感染　　　　　　　B. 淋巴途径　　　　　　　C. 上行感染
　　D. 直接蔓延　　　　　　　E. 透壁性感染

2. 传播途径

(1)**性接触传播**　为主要传播途径,淋病患者为其传染源。

(2)**间接传播**　少见。因接触有淋球菌的分泌物或被污染的用具(如衣裤、毛巾、浴盆)而被传染。

(3)**母婴传播**　妊娠期若累及羊膜腔可导致胎儿感染。经产道感染可引起新生儿淋球菌性眼炎。

3. 临床表现

潜伏期2~10天,平均3~5天,潜伏期患者具有传染性。

(1)无并发症淋病

①男性急性淋病　早期表现为尿频、尿急、尿痛,很快出现尿道口红肿,有稀薄黏液流出,24小时后分泌物变为黄色脓性,且量增多。可有腹股沟淋巴结炎、包皮炎、血尿、血精、会阴部轻度坠胀。

②女性急性淋病　好发于宫颈、尿道。可表现为淋菌性宫颈炎、尿道炎、尿道旁腺炎、前庭大腺炎。

(2)淋病并发症　男性多为淋菌性前列腺炎、精囊炎或附睾炎,女性多为淋菌性盆腔炎。

(3) **播散性淋球菌感染** 少见,常见于月经期妇女。淋球菌通过血管、淋巴管播散全身,可发生菌血症。

【例10】关于淋病特点的描述,错误的是
A. 易侵袭黏膜
B. 以性传播为主
C. 是发病率最高的性传播疾病
D. 感染最早期表现为阴道炎
E. 病原体为革兰阴性双球菌

4. **诊断**
根据病史、临床表现及实验室检查可作出诊断。常用的实验室检查方法有:
(1) **分泌物涂片检查** 取尿道口或宫颈管脓性分泌物涂片行革兰染色,急性期可见中性粒细胞内有革兰阴性双球菌,可作为筛查手段。
(2) **分泌物淋球菌培养** 宫颈管分泌物淋球菌培养是诊断淋病的"金标准"。对疑有淋菌性盆腔炎并盆腔积液者,可行阴道后穹窿穿刺,取穿刺液作涂片检查及培养。
(3) **血淋球菌培养** 对播散性淋球菌感染可做淋球菌血培养。

5. **治疗**
(1) **治疗原则** 应遵循及时、足量、规范用药的原则。
(2) **病原治疗** 首选头孢曲松,肌内注射或静脉注射。妊娠期淋病禁用氟喹诺酮和四环素类药物。
(3) **合并衣原体或支原体** 20%~40%的淋病病人合并衣原体或支原体感染,应加用多西环素等。
(4) **性伴侣应同时治疗**

6. **预防措施**
①对高危人群进行教育和咨询,促进安全性行为。
②在淋病高发地区,孕妇应于产前常规筛查淋病,最好在妊娠早、中、晚期各作一次宫颈分泌物涂片镜检或淋菌培养,以便早诊早治。

【例11】患者,女,26岁。尿频、尿痛2天。有多个性伴侣,6天前发生性关系。查体:尿道口有大量脓性分泌物。最可能的诊断是
A. 梅毒
B. 生殖器疱疹
C. 淋病
D. 尖锐湿疣
E. 艾滋病(2023)

三、生殖道沙眼衣原体感染

1. **病原体及其特点**
沙眼衣原体有18个血清型,其中8个血清型(D~K)与泌尿生殖道感染有关,尤其以 D、E、F 型最常见。衣原体有独特的发育周期,在进入细胞前为小而致密的原体,进入宿主后逐渐增大繁殖为始体,当成熟后又成为原体。衣原体主要感染柱状上皮及移行上皮,而不向深层侵犯,可引起宫颈黏膜炎、子宫内膜炎、输卵管炎、盆腔炎,最后导致不孕或输卵管妊娠。

2. **传播途径**
(1) **直接传播** 成人主要经性交直接感染。
(2) **间接传播** 少见。
(3) **垂直传播** 新生儿可通过宫内、产道、出生后感染沙眼衣原体,但以经产道感染最常见。

【例12】新生儿沙眼衣原体感染的主要途径是
A. 呼吸道感染
B. 宫内感染
C. 乳汁感染
D. 产道感染
E. 唾液感染

3. **临床表现**
(1) **男性尿道炎** 表现为尿道刺痒、刺痛。可见尿道口轻度红肿、有浆液性分泌物。50%~60%的淋病病人合并衣原体感染。未经治疗的尿道炎常引起上行性感染,如附睾炎、前列腺炎等。

(2) 女性黏液性宫颈炎　表现为白带增多。体检可见宫颈水肿、糜烂等。半数患者无症状。

(3) 新生儿感染　可引起沙眼衣原体性结膜炎或肺炎。

4. 诊断

根据病史、临床表现及实验室检查可作出诊断。常用的实验室检查方法有：

(1) 宫颈分泌物涂片　Giemsa 染色行细胞学检查，在上皮细胞内可找到包涵体，敏感性及特异性低。

(2) 沙眼衣原体培养　为最敏感最特异的诊断方法，是诊断沙眼衣原体的"金标准"，但费时昂贵。

(3) 沙眼衣原体抗原检测　为目前临床上最常用的方法，包括直接免疫荧光法（敏感性和特异性 95% 左右）、酶联免疫吸附试验（敏感性 88%，特异性 98%）。

(4) 血清抗体检测　包括血清特异性抗体 IgG、IgM。

(5) PCR 行沙眼衣原体核酸检测　敏感性较高。

5. 治疗

(1) 推荐方案　阿奇霉素 1.0g 一次顿服，或多西环素 100mg，每日 2 次，连服 7 日。

(2) 替代方案　米诺环素 100mg，每日 2 次，连服 10 日；或红霉素 500mg，每日 4 次，连服 7 天；或四环素 500mg，每日 4 次，疗程 2~3 周。

(3) 妊娠期　可选用红霉素或阿奇霉素，不宜使用四环素类药物。

(4) 新生儿衣原体结膜炎　红霉素干糖浆分次口服，连服 2 周。

四、生殖器疱疹

生殖器疱疹是由单纯疱疹病毒（HSV）感染泌尿生殖器及肛周皮肤黏膜而引起的一种慢性、复发性、难治愈的性传播疾病。生殖器疱疹还可引起播散性 HSV 感染、病毒性脑膜炎、盆腔炎等一系列并发症，孕妇还可引起胎儿感染和新生儿疱疹。

1. 传播途径

(1) 性接触传播　生殖器疱疹患者、亚临床或无表现排毒者是主要传染源。单纯疱疹病毒（HSV）-2 存在于皮损渗液、精液、前列腺液、宫颈及阴道分泌物中，主要通过性接触传播。

(2) 其他　新生儿疱疹感染，85% 通过感染的产道引起，10% 为产后感染，5% 为宫内感染。

2. 临床表现

好发年龄 15~45 岁，好发部位为生殖器及会阴部。男性多见于包皮、龟头、冠状沟等处；女性多见于大小阴唇、阴阜、阴蒂、子宫等处；男性同性恋者常见肛门、直肠受累。生殖器疱疹分为以下三种类型。

	原发性生殖器疱疹	复发性生殖器疱疹	亚临床型生殖器疱疹
定义	首次感染 HSV-2 或 HSV-1	原发性皮损消退后复发	HSV 感染后缺乏典型临床表现者
潜伏期	2~14 天，平均 3~5 天	原发性皮损消退后 1~4 个月	50%~70%HSV 感染者缺乏症状
病程	2~3 周	7~10 天，可间隔 2~3 周再发	迁延
皮损特点	簇集或散在小水疱，2~4 天后溃破或形成溃疡，后结痂自愈	类似原发病变，发病前常有前驱症状，如局部烧灼感、针刺感、感觉异常等	不典型，可表现为微小裂隙、溃疡等，易被忽略
临床特点	常伴腹股沟淋巴结痛、发热、头痛等全身症状	男同性恋者可累及肛门、直肠，表现为局部疼痛、里急后重	为生殖器疱疹的主要传染源

3. 诊断依据

根据性接触史＋典型临床表现＋实验室检查结果进行诊断。常用的实验室检查方法包括：

(1) HSV 分离　将水疱液、唾液接种于人胚成纤维细胞或兔肾细胞，培养后作出诊断。

(2) **抗原检测** 用直接免疫荧光、酶联免疫吸附试验检测皮损中 HSV 抗原,是常用的快速诊断方法。

(3) **核酸扩增试验** 检测皮损标本中 HSV DNA。

(4) **血清学检查** 测定孕妇血清及新生儿脐血特异性 HSV IgG、IgM,区分原发性和复发性生殖器疱疹。脐血特异性 IgM 阳性,提示宫内感染。

4. 治疗

(1) **内用药物治疗** 核苷类药物是抗 HSV 最有效的药物。可给予阿昔洛韦、伐昔洛韦、泛昔洛韦口服。

(2) **外用药物治疗** 3%阿昔洛韦软膏、1%喷昔洛韦乳膏等。

(3) **妊娠期处理** 妊娠早中期,应权衡利弊决定是否选用抗病毒药物阿昔洛韦。足月妊娠分娩时,原则上应选择剖宫产,即使病变已治愈,初次感染发病距分娩<6周者,以剖宫产结束分娩为宜。发病超过1周的复发型产妇可经阴道分娩。

  A. 红霉素   B. 头孢曲松   C. 氧氟沙星
  D. 青霉素   E. 克林霉素

【例 13】孕妇感染生殖道沙眼衣原体首选的治疗药物是
【例 14】孕妇感染苍白密螺旋体首选的治疗药物是

五、尖锐湿疣

1. 病因

尖锐湿疣是由人乳头瘤病毒(HPV)引起的性传播疾病。人是 HPV 的唯一宿主。目前采用分子生物学技术将 HPV 分为 100 多种亚型,尖锐湿疣主要由 HPV-6、HPV-11 型引起,占 90%以上。

2. 传播途径

(1) **性接触传播** 为主要传播途径,患者性伴侣中约 60%有 HPV 感染。

(2) **间接传播** 偶可通过污染衣物、器械间接传播。

(3) **产道传播** 胎儿经产道分娩时,吞咽含 HPV 的羊水、血或分泌物而感染。

  A. 呼吸道传播   B. 虫媒传播   C. 性接触传播
  D. 消化道传播   E. 血液传播

【例 15】登革病毒的传播方式是经
【例 16】人乳头瘤病毒的传播方式是经

3. 临床表现

本病好发于性活跃的青中年。潜伏期一般为 1~8 个月,平均为 3 个月。

(1) **皮损** 多发生在性交时易受损的外阴部位。初起为单个或多个散在的淡红色小丘疹,质地柔软,顶端尖锐,后逐渐增大。疣体常呈白色、粉红色或污灰色,表面易发生糜烂、渗液、破溃等。

(2) **自觉症状** 多数患者无自觉症状,少数有异物感、灼痛、刺痒或性交不适。

4. 诊断

根据病史、典型临床表现和实验室检查结果进行诊断。

(1) **组织病理学检查** 凹空细胞为特征性病变。

(2) **醋酸白试验** 阳性。

(3) **HPV 检测** 采用 PCR 和 DNA 探针杂交技术可检测到 HPV,并可确定其类型。

5. 治疗

治疗原则为以局部去除疣体为主,辅以抗病毒和提高免疫功能的药物。

(1) **物理治疗** 如激光、冷冻、电灼、微波等,可酌情选用。巨大疣体可手术切除。

(2) **光动力** 适合于疣体较小者、尿道口尖锐湿疣及采用物理治疗、外用药物去除疣体后预防复发。

(3) **外用药物** 可选用5%咪喹莫特乳膏、0.5%鬼臼毒素酊、5%5-氟尿嘧啶乳膏。孕妇不宜应用。

(4) **抗病毒和提高免疫功能药物** 可选用干扰素、转移因子、胸腺素等。

(5) **妊娠期的特殊处理**

①妊娠36周前 若病灶较小、位于外阴，可选用80%～90%三氯醋酸涂擦病灶局部。若病灶较大、有蒂，可行激光、冷冻、电灼等去除病灶。妊娠期禁用足叶草碱、咪喹莫特乳膏和干扰素。

②近足月或足月妊娠 若病灶局限于外阴，可行冷冻、手术切除病灶，届时可经阴道分娩。若病灶广泛，存在于外阴、阴道、宫颈，经阴道分娩极易发生软产道裂伤引起大出血；或巨大病灶堵塞软产道，均应行剖宫产。

  A. 单纯疱疹病毒   B. 人乳头瘤病毒   C. 麻疹病毒
  D. 冠状病毒   E. 水痘-带状疱疹病毒

【例17】男，25岁。包皮周围出现散在小水疱，疱液清亮，可自行结痂、好转自愈，但劳累后可再次发作。最可能感染的病原体是

【例18】女，30岁。大小阴唇、阴道口见菜花状赘生物，粉红色。最可能感染的病原体是(2022)

▶ **常考点** 梅毒的治疗；淋病；尖锐湿疣的诊断及治疗。

参考答案——详细解答见《2024国家临床执业及助理医师资格考试历年考点精析(上、下册)》

1. ABC<u>D</u>E   2. A<u>B</u>CDE   3. ABC<u>D</u>   4. <u>A</u>BCDE   5. AB<u>C</u>DE   6. AB<u>C</u>DE   7. <u>A</u>BCDE
8. <u>A</u>BCDE   9. A<u>B</u>CDE   10. AB<u>C</u>DE   11. AB<u>C</u>DE   12. A<u>B</u>CDE   13. <u>A</u>BCDE   14. AB<u>C</u>DE
15. <u>A</u>BCDE   16. A<u>B</u>CDE   17. <u>A</u>BCDE   18. A<u>B</u>CDE

第十四篇　神经病学

第1章　神经病学概论

▶ **考纲要求**

①脑神经。②运动系统。③感觉系统。④皮质与脑功能。⑤脑室系统与脑脊液。⑥脑血管。

▶ **复习要点**

一、脑神经

1. 视神经（Ⅱ）

(1) 解剖生理　视觉感受器为视锥细胞和视杆细胞。视神经起源于视网膜的神经节细胞，经视神经孔进入颅中窝，在蝶鞍上方形成视交叉。来自视网膜鼻侧一半的纤维交叉到对侧，而来自视网膜颞侧一半的纤维不交叉，继续在同侧走行。不交叉的纤维与来自对侧视网膜的交叉纤维合成视束，到达外侧膝状体。在外侧膝状体更换神经元后，再发出纤维，经内囊后肢后部形成视辐射，而终止于枕叶视皮质，即纹状区。

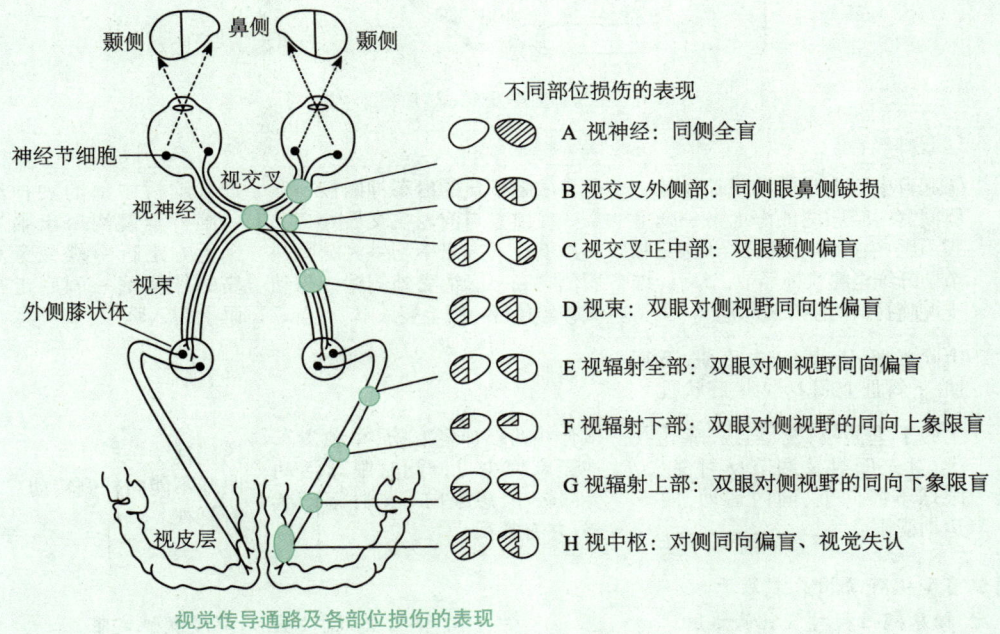

视觉传导通路及各部位损伤的表现

在光反射径路中,光反射纤维不经外侧膝状体,而是在外侧膝状体前方离开视束,经上丘臂进入中脑上丘和顶盖前区,与两侧动眼神经副核联系,司瞳孔对光反射。

(2)临床表现　视神经受损所产生的视力障碍和视野缺损范围,具有很重要的定位诊断价值。

受损部位	临床表现	常见病因
视神经	同侧眼全盲,直接对光反射消失,间接对光反射存在	视神经本身病变、受压迫
视交叉	视交叉中部受损,导致双眼颞侧偏盲	垂体瘤、颅咽管瘤、垂体瘤卒中
视束	一侧视束受损,导致双眼对侧视野同向性偏盲 偏盲侧瞳孔直接对光反射消失	颞叶肿瘤向内侧压迫
视辐射	上部(顶叶)受损——双眼对侧视野的同向下象限盲 下部(颞叶)受损——双眼对侧视野的同向上象限盲 一侧视辐射全部受损——双眼对侧视野的同向偏盲	顶叶肿瘤或血管病 颞叶后部肿瘤或血管病 病变累及内囊后肢时
枕叶视中枢	一侧视中枢受损,导致对侧同向偏盲、视觉失认	脑梗死、枕叶出血、肿瘤

【例1】下列结构损伤可以导致双眼颞侧偏盲的是
　　A. 视神经　　　　　　　　B. 视觉中枢　　　　　　　　C. 视交叉中部
　　D. 视束　　　　　　　　　E. 视乳头

2. 动眼神经(Ⅲ)、滑车神经(Ⅳ)和展神经(Ⅵ)
动眼神经、滑车神经和展神经共同支配眼外肌,管理眼球运动,合称眼球运动神经。

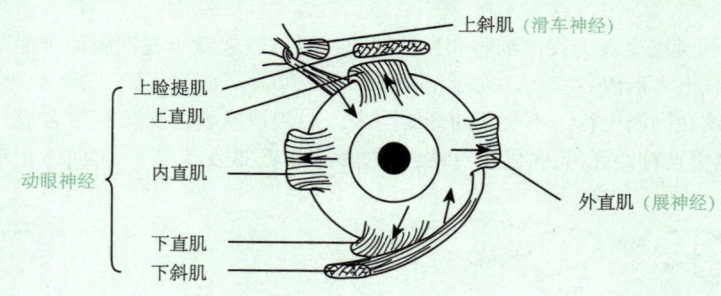

眼外肌群及眼球运动神经

	动眼神经(Ⅲ)	滑车神经(Ⅳ)	展神经(Ⅵ)
解剖生理	①起自中脑上丘的动眼神经核→脚间窝→蝶鞍两侧海绵窦→眶上裂→眶内;②埃-魏核发出副交感节前纤维至睫状神经节,节后纤维支配瞳孔括约肌和睫状肌	起自中脑下丘的滑车神经核→顶盖→在顶盖与前髓帆交界处交叉→经下丘下方出中脑→大脑脚腹侧脚底→海绵窦外侧壁→与动眼神经伴行→眶上裂入眶	起自脑桥中部的展神经核→脑桥延髓沟→出脑后向前上方走行→蝶鞍旁海绵窦的外侧壁→颅底走行→眶上裂入眶
支配肌肉	上睑提肌、上直肌、内直肌、下直肌、下斜肌、瞳孔括约肌、睫状肌	上斜肌	外直肌
受损表现	上睑下垂,外斜视,复视,瞳孔散大,对光反射及调节反射消失,眼球不能向上、向内运动,向下运动受限	多合并动眼神经麻痹,单独滑车神经麻痹少见。此时眼球活动受损较小,患眼向下向外运动减弱,并有复视	内斜视 眼球不能向外侧转动 有复视

【例2】偏盲型视野缺损最常见于
　　A. 糖尿病性视神经乳头水肿　　　　　　　　B. 格雷夫斯(Graves)病浸润性突眼

C. 嗜铬细胞瘤阵发性高血压眼底出血　　D. 垂体腺瘤鞍上发展
E. 希恩(Sheehan)综合征垂体梗死

【例3】左上睑下垂，左眼内收及上下视受限，左瞳孔散大，直接、间接对光反射均消失。病变部位是
A. 视神经　　　　　　　　B. 三叉神经　　　　　　　　C. 动眼神经
D. 展神经　　　　　　　　E. 滑车神经

3. 三叉神经(Ⅴ)

(1) **解剖生理**　三叉神经为混合性神经，含有一般躯体感觉和特殊内脏运动两种神经纤维。感觉神经司面部、口腔及头顶部的感觉，运动神经支配咀嚼肌的运动。

①感觉神经

A. 1级神经元　发自三叉神经半月节，其周围支分为眼神经、上颌神经、下颌神经3支，分布于头皮前部及面部的皮肤、眼鼻口腔内黏膜；中枢支进入脑桥后，深感觉纤维终止于三叉神经中脑核；触觉纤维终止于三叉神经感觉主核；痛温觉纤维终止于三叉神经脊束核。

B. 2级神经元　由感觉主核及脊束核发出的纤维交叉至对侧组成三叉丘系上升，终止于丘脑腹后内侧核。

C. 3级神经元　由丘脑腹后内侧核发出的纤维经内囊后肢，终止于中央后回感觉中枢的1/3区。

②运动神经　起自脑桥三叉神经运动核，发出的纤维穿出脑桥后，经卵圆孔出颅，融合于下颌神经，支配咀嚼肌(颞肌、咬肌、翼内肌、翼外肌)和鼓膜张肌。

③角膜反射通路　角膜→三叉神经眼支→三叉神经半月神经节→三叉神经感觉主核→两侧面神经核→面神经→眼轮匝肌→闭眼反应。可见角膜反射是由三叉神经眼支(眼神经)与面神经共同完成的。当三叉神经眼支(眼神经)或面神经受损时，均可出现角膜反射消失。

(2) **临床表现**

①三叉神经周围性损害　刺激性症状表现为三叉神经痛。破坏性症状表现为同侧面部感觉障碍、咀嚼肌麻痹、张口时下颌偏向患侧、角膜反射消失。

②三叉神经核的损害　感觉核损害表现为同侧面部洋葱皮样分离性感觉障碍，运动核损害表现为咀嚼肌瘫痪、张口时下颌偏向患侧。

【例4】当左侧三叉神经麻痹时，不会出现的临床症状是
A. 左侧面部感觉障碍　　　　B. 左侧咀嚼肌瘫痪　　　　C. 左侧面部表情肌瘫痪
D. 张口时下颌偏向左侧　　　E. 左侧角膜反射消失

4. 面神经(Ⅶ)

(1) **解剖生理**　面神经为混合性神经，其主要成分为运动神经，司面部表情运动；次要成分为中间神经，司味觉、泪腺唾液腺分泌、内耳及外耳道皮肤的感觉等。

①运动纤维　从脑桥的面神经核发出纤维，绕过外展神经核，向前下行，在脑桥下缘邻近听神经处出脑，进入内耳孔，经面神经管下行，横过膝状神经节，最后经茎乳孔出颅，支配面部表情肌(咀嚼肌和上睑提肌除外)、枕肌、颈阔肌及镫骨肌。支配上部面肌(额肌、皱眉肌、眼轮匝肌)的神经元接受双侧皮质脑干束控制，支配下部面肌(颊肌、口轮匝肌)的神经元接受对侧皮质脑干束控制。

②感觉纤维　味觉纤维起自膝状神经节，周围支在面神经管内，形成鼓索神经，参与舌神经，终止于舌前2/3味蕾，司舌前2/3味觉；中枢支进入脑桥，与舌咽神经的味觉纤维一起终止于孤束核，从孤束核发出的纤维至丘脑，最后止于中央后回下部。

③副交感纤维　从脑桥上泌涎核发出，支配舌下腺、颌下腺、泪腺。

(2) **临床表现**

①上运动神经元损伤所致的中枢性面神经麻痹　病变在一侧中央前回下部或皮质延髓束，临床仅表现为对侧睑部以下的面部表情肌瘫痪(即鼻唇沟变浅、口角轻度下垂)，而睑部以上的面部表情肌(额肌、眼轮匝肌)不受累，皱眉、皱额和闭眼无障碍。常伴病灶对侧偏瘫及中枢性舌下神经麻痹。

②下运动神经元损伤所致的周围性面神经麻痹　病变在面神经核以下，表现为同侧面肌瘫痪，即患侧鼻唇沟变浅，口角下垂，额纹变浅或消失，眼裂变大，口角偏向健侧，不能皱眉、闭眼、鼓腮、露齿等。

	中枢性面神经麻痹	周围性面神经麻痹
面瘫程度	轻	重
临床表现	病灶对侧下部面部表情肌瘫痪，额支无损（两侧中枢支配），皱眉、皱额、闭眼无障碍；病灶对侧面部随意运动丧失而哭笑动作仍保存；常伴病灶对侧偏瘫和中枢性舌下神经瘫	同侧面部表情肌瘫痪 表情动作丧失
恢复速度	较快	缓慢
常见病因	脑血管病变、脑部肿瘤	面神经炎

5. 舌咽神经（Ⅸ）

（1）感觉纤维　①特殊内脏感觉纤维：其胞体位于下神经节，中枢突止于孤束核，周围突分布于舌后1/3味蕾，传导味觉。②一般内脏感觉纤维：其胞体也位于下神经节，中枢突止于孤束核，周围突接受咽、扁桃体、舌后1/3、咽鼓管、鼓室等处黏膜的感觉；分布于颈动脉窦、颈动脉小球的纤维参与呼吸、循环的调节。③一般躯体感觉纤维：其胞体位于上神经节，其周围突分布于耳后皮肤，中枢突到三叉神经脊束核，接受耳部皮肤的一般感觉。

（2）特殊内脏运动纤维　起自延髓疑核，至茎突咽肌，可提高咽穹隆，与迷走神经共同完成吞咽动作。

（3）副交感纤维　为一般内脏运动神经，起自下泌涎核，经鼓室神经、岩浅小神经，终止于耳神经节，其节后纤维分布于腮腺，司腮腺分泌。

6. 迷走神经（Ⅹ）

（1）感觉纤维　①一般躯体感觉纤维：其胞体位于上神经节（颈静脉神经节）内，中枢突止于三叉神经脊束核，周围突分布于外耳道、耳廓凹面的一部分皮肤及硬脑膜；②一般内脏感觉纤维：其胞体位于下神经节（结状神经节）内，中枢突止于孤束核，周围突分布于咽、喉、食管、气管及胸腔内诸脏器。

（2）特殊内脏运动纤维　起自疑核，经颈静脉孔出颅，支配软腭、咽、喉部的横纹肌。

（3）副交感纤维　为一般内脏运动纤维，起自迷走神经背核，其纤维终止于迷走神经丛的副交感神经节，发出的节后纤维分布于胸腹腔诸脏器，控制平滑肌、心肌和腺体的活动。

（4）舌咽神经（Ⅸ）和迷走神经（Ⅹ）的比较

	舌咽神经（Ⅸ）	迷走神经（Ⅹ）
性质	混合性神经	混合性神经
一般躯体感觉	发自上神经节，分布于耳部皮肤	发自上神经节，分布于外耳道、耳廓、硬脑膜
一般内脏感觉	发自下神经节，分布于咽、扁桃体、舌后1/3、咽鼓管、鼓室、颈动脉窦和颈动脉体	发自下神经节，分布于咽喉、食管、气管、胸腹腔内诸脏器
特殊内脏感觉	发自下神经节，分布于舌后1/3味蕾	—
特殊内脏运动	起自延髓疑核，支配茎突咽肌（吞咽）	起自延髓疑核，支配软腭、咽及喉的横纹肌
副交感纤维	起自下泌涎核，分布于腮腺，司腮腺分泌	起自迷走神经背核，分布于胸腹腔内诸脏器
损伤表现	咽部感觉减退、咽反射消失 舌后1/3味觉丧失、咽肌轻度瘫痪	声音嘶哑、构音障碍、软腭不能提升 吞咽困难、咳嗽无力、心动过速
共同受损	声音嘶哑、吞咽困难、饮水呛咳、咽反射消失（延髓麻痹或称真性球麻痹）	

【例5】迷走神经的耳廓凹面躯体感觉纤维中枢支终止于

A. 下涎核　　　　　　　　B. 迷走神经背核　　　　　　　C. 三叉神经脊束核

D. 疑核　　　　　　　　E. 孤束核

7. 舌下神经（XII）

(1) 解剖生理　舌下神经为躯体运动神经，支配舌肌运动。位于延髓第四脑室底舌下神经三角深处的舌下神经核发出轴突在橄榄体与锥体之间出脑，经舌下神经管出颅，分布于同侧舌肌。舌向外伸出主要是颏舌肌向前牵拉的作用，舌向内缩回主要是舌骨舌肌的作用。舌下神经只接受对侧皮质脑干束支配。

(2) 临床表现

①舌下神经核上性病变　一侧病变时，伸舌偏向病灶对侧。正常时两侧颏舌肌运动将舌推向前方，若一侧颏舌肌肌力减弱，则健侧肌运动将舌推向偏瘫侧，无舌肌萎缩及肌束颤动，称为中枢性舌下神经麻痹。常见于脑血管病。

②舌下神经核性病变　一侧病变表现为患侧舌肌瘫痪，伸舌偏向患侧。两侧病变则伸舌受限或不能，同时伴有舌肌萎缩。舌下神经的病变可伴有肌束颤动，见于肌萎缩侧索硬化、延髓空洞症。

记忆: ①十二对脑神经的记忆：一嗅二视三动眼，四滑五叉六外展，七面八听九舌咽，十迷一副舌下全。
② Ⅰ（嗅神经）、Ⅱ（视神经）、Ⅲ（动眼神经）、Ⅳ（滑车神经）、Ⅴ（三叉神经）、Ⅵ（外展神经）；
Ⅶ（面神经）、Ⅷ（位听神经）、Ⅸ（舌咽神经）、Ⅹ（迷走神经）、Ⅺ（副神经）、Ⅻ（舌下神经）。

【例6】 只受对侧大脑运动皮质支配的脑神经运动核为
A. 三叉神经运动核　　　　B. 迷走神经背核　　　　C. 疑核
D. 舌下神经核　　　　　　E. 动眼神经核

二、运动系统

运动系统由上运动神经元（锥体系统）、下运动神经元、锥体外系统、小脑4部分组成。

1. 上运动神经元瘫痪

(1) 解剖生理　上运动神经元起自中央前回运动区的大锥体细胞（Betz 细胞），其轴突形成皮质脊髓束和皮质脑干束（合称锥体束），分别经内囊后肢和膝部下行。

①皮质脊髓束　经中脑大脑脚中 3/5、脑桥基底部，在延髓锥体交叉处大部分纤维交叉至对侧，形成皮质脊髓侧束下行，止于对侧脊髓前角；小部分纤维不交叉形成皮质脊髓前束，在下行过程中陆续交叉，止于对侧脊髓前角；仅有极少数纤维始终不交叉，直接下行，陆续止于同侧脊髓前角。

②皮质脑干束　在脑干各个脑神经运动核的平面上交叉至对侧，终止于各个脑神经运动核。除面神经核下部、舌下神经核接受对侧皮质脑干束支配外，其他脑干运动神经核均受双侧皮质脑干束的支配。

(2) 临床表现　由于锥体束主要支配对侧躯体，因此大脑皮质运动区或锥体束受损时，主要引起对侧肢体单瘫和偏瘫，称上运动神经元瘫痪或中枢性瘫痪。

(3) 定位诊断

	临床特点	常见病因
皮质	皮质运动区呈一条长带，局限性病变易损伤其一部分，表现为对侧单个肢体或面部中枢性瘫痪，称为单瘫	肿瘤压迫、动脉皮质支梗死
内囊	内囊是感觉、运动等传导束的集中地，损伤时出现偏瘫、偏身感觉障碍、偏盲，称为三偏综合征	急性脑血管病
脑干	病变侧脑神经麻痹和对侧肢体中枢性瘫痪，称为交叉瘫	脑干肿瘤、脑干血管闭塞
脊髓	脊髓横贯伤时，双侧锥体束受损而出现双侧肢体瘫痪，称为截瘫、四肢瘫	脊髓炎、脊髓压迫症

2. 下运动神经元瘫痪

(1) 解剖生理　下运动神经元包括脊髓前角细胞、脑神经运动核及其发出的神经轴突。它是接受锥体系统、锥体外系统和小脑系统各方面冲动的最后通路,是冲动到达骨骼肌的唯一通路。下运动神经元的功能是将这些冲动组合起来,通过周围神经传递至运动终板,引起肌肉的收缩。

(2)临床表现　下运动神经元损伤可引起肌肉瘫痪,称为下运动神经元瘫痪或周围性瘫痪。

(3)定位诊断

	临床特点	常见病因
脊髓前角细胞	节段性瘫痪,不伴感觉障碍 局限于前角的病变引起周围性瘫痪	脊髓前角灰质炎 肌萎缩性侧索性硬化
脊髓前根	节段性瘫痪,不伴感觉障碍	髓外肿瘤压迫、脊髓炎症
神经丛	一个肢体的多数周围神经瘫痪+感觉障碍+自主神经功能障碍	含运动及感觉纤维
周围神经	神经支配区的周围性瘫痪+感觉障碍+自主神经功能障碍	多发性周围神经病

(4)上运动神经元瘫痪与下运动神经元瘫痪的鉴别

	上运动神经元瘫痪	下运动神经元瘫痪
别称	中枢性瘫痪、痉挛性瘫痪	周围性瘫痪、弛缓性瘫痪
定义	是由上运动神经元,即大脑皮质运动区神经元及其发出的下行纤维病变所致	是由脊髓前角运动神经元以及它们的轴突组成的前根、神经丛及其周围神经受损所致
瘫痪分布	整个肢体为主	肌群为主
肌张力	增高	降低
浅反射	消失	消失
腱反射	亢进	减弱或消失
病理反射	阳性	阴性
肌萎缩	无或轻度失用性萎缩	明显
皮肤营养障碍	多数无	常有
肌束颤动	无	可有
肌电图	神经传导速度正常,无失神经电位	神经传导速度异常,有失神经电位

【例7】提示上运动神经元损害最有意义的体征是
　　A. 瘫痪肌肉不萎缩　　　　B. 病理征阳性　　　　C. 腱反射减弱
　　D. 浅反射消失　　　　　　E. 肌张力正常

(5)病理反射　是指在正常情况下不出现,中枢神经受损时才发生的异常反射。1岁半以内的婴儿由于锥体束未发育成熟,病理反射阳性。昏迷、深睡、使用大量镇静剂后,锥体束功能受到抑制,病理反射也可阳性。Babinski征是最经典的病理反射,阳性提示锥体束受损。

病理反射	检查方法	阳性反应	临床意义
Babinski征	用竹签在足底外侧自后向前划过	踇趾背屈,其余各趾扇形散开	锥体束受损
Chaddock征	由外踝下方向前划至足背外侧	踇趾背屈,《诊断学》为踇趾背伸	锥体束受损
Oppenheim征	用拇指和示指沿胫骨前缘自上向下用力下滑	踇趾背屈,《诊断学》为踇趾背伸	锥体束受损
Gordon征	用手挤压腓肠肌	踇趾背屈,《诊断学》为踇趾背伸	锥体束受损

A. Brudzinski 征　　　　B. Babinski 征　　　　C. Romberg 征
D. Kernig 征　　　　　　E. Weber 综合征

【例8】深睡眠时可能出现的体征是
【例9】小脑病损时可能出现的体征是

3. 锥体外系统损害的临床表现

锥体束以外所有的运动神经核和运动神经传导束，称为锥体外系统。其主要组成部分为基底节，又称纹状体，包括尾核、壳核和苍白球。它们共同调节上、下运动神经元的运动功能。锥体外系统损害的临床表现主要为肌张力改变、不自主运动两大类。

(1) **锥体外系性肌张力增高**　是伸肌和屈肌张力均增强，可表现为铅管样强直或齿轮样强直。

(2) **震颤**　是指人体某一个或多个功能区的节律性、不自主运动。震颤分为以下三种：

① 静止性震颤　是指肢体完全被支撑消除重力影响，并且相应肌肉没有自主收缩时产生的震颤。

② 位置性震颤　是指肢体或躯体的某一部位抵抗重力而维持某种姿势时发生的震颤。

③ 动作性震颤　是指发生在肢体任何形式运动中的震颤。

(3) **舞蹈样动作**　是指快速多变、无目的、无规律、不对称、运动幅度大小不等的不自主动作。

(4) **手足徐动**　是指手手指或足趾间歇的、缓慢的、扭曲的、蚯蚓蠕动样的伸展动作。

(5) **肌张力障碍**　是由主动肌和拮抗肌不协调地间歇收缩所造成的不自主运动和异常扭转姿势。

(6) **抽动症**　是反复而突然发生的、迅速的、刻板或多变的非节律性不自主运动，如眨眼、急速耸肩。

4. 小脑损害的临床表现

小脑的主要功能是维持躯体平衡，调节肌张力及协调随意运动。小脑损害主要表现为小脑性共济失调，可伴有肌张力降低、腱反射减弱或消失。

(1) **主动运动时的共济失调**　如站立不稳、摇晃欲倒（称 Romberg 征阳性）；行走时两脚分开、步态蹒跚、左右摇摆，称为"醉汉步态"，睁眼并不能改善此种共济失调。因发音肌的共济失调，患者出现暴发性言语，语音不清，且言语缓慢，断断续续不连贯，称为"吟诗状言语"。

(2) **辨距不良**　由于对运动的距离、速度、力量估计能力的丧失而发生"辨距不良"，导致"动作过度"。检查时可发现指鼻试验、跟膝胫试验、轮替试验阳性，且写字常过大，反跳试验阳性。

(3) **动作性震颤**　动作性震颤、意向性震颤、眼球震颤为小脑病变的特征。动作性震颤在随意运动时出现，静止时消失。

	小脑蚓部损害	小脑半球损害
主要症状	躯干共济失调（轴性平衡障碍）	同侧肢体共济失调
表现为	躯干不能保持直立姿势，站立不稳 向前或向后倾倒，闭目难立征阳性 行走时两脚分开，步态蹒跚，呈醉酒步态 睁眼不能改善共济失调，肌张力正常	上肢比下肢重，远端比近端重，精细动作比粗略动作重，指鼻试验、跟膝胫试验、轮替试验笨拙。常有水平性或旋转性眼球震颤，眼球向病灶侧注视时震颤更粗大
言语障碍	不明显	常有小脑性语言
常见于	儿童小脑蚓部的髓母细胞瘤	小脑脓肿、肿瘤、脑血管病、遗传性疾病

【例10】患者头晕，行走不稳，指鼻试验阳性。其病损部位在
A. 基底节区　　　　　　B. 小脑　　　　　　　　C. 大脑皮质
D. 下丘脑　　　　　　　E. 脊髓（2022）

三、感觉系统

感觉包括特殊感觉（视觉、听觉、味觉和嗅觉）和一般感觉。一般感觉分为浅感觉、深感觉和复合感觉三类。浅感觉包括痛觉、温度觉和触觉。深感觉包括运动觉、位置觉和振动觉。复合感觉包括实体觉、图形觉、两点辨别觉、定位觉和重量觉等。

1. 解剖生理

各种感觉的传导径路均经三个感觉神经元相连接组成，其中第二个神经元是<u>交叉</u>的，因此各种中枢与外周的关系是<u>对侧性支配的</u>（与运动系统的传导径路相同）。

	痛、温觉传导通路	触觉传导通路	深感觉传导通路
第1级神经元	在脊髓后根神经节 周围突至皮肤、黏膜 中枢突进入脊髓后角	在脊髓后根神经节 周围突至皮肤 中枢突进入脊髓后索	在脊髓后根神经节，周围突至躯干、四肢的肌肉、肌腱、骨膜、关节等处的深部感受器，中枢突进入脊髓后索，形成薄束和楔束
第2级神经元	脊髓后角发出的纤维，经白质前连合交叉至对侧外侧索，组成脊髓丘脑侧束，止于丘脑外侧核	脊髓后索中传导精细触觉的纤维随薄束、楔束上行；传导粗略触觉的纤维止于后角细胞，由此发出纤维经前连合交叉至对侧前索，形成脊髓丘脑前束上行，止于丘脑外侧核	薄束和楔束起于第2级神经元，交叉后在延髓中线两侧和锥体后方上行，形成内侧丘系，终止于丘脑腹后外侧核
第3级神经元	丘脑外侧核的轴突组成丘脑皮质束，至中央后回的中上部和旁中央小叶的后部	丘脑腹后外侧核发出的纤维经内囊后肢至大脑皮质感觉区	丘脑腹后外侧核发出的纤维经内囊后肢至大脑皮质感觉区

2. 感觉障碍的临床表现

分抑制性症状和刺激性症状两大类。

（1）抑制性症状 感觉传导径路破坏时，功能受到抑制，出现感觉减退或缺失。

①感觉缺失 是指在意识清楚的情况下，对刺激不发生感觉反应。感觉缺失分痛觉缺失、温度觉缺失、触觉缺失、深感觉缺失等。

②完全性感觉缺失 是指一个部位的各种感觉均缺失。

③分离性感觉障碍 是指在同一部位只有某种感觉障碍，而其他感觉仍保存者。

④感觉减退 是指刺激阈增高，而感觉反应减弱，即感觉能力降低或感觉程度减弱。

（2）刺激性症状（激惹性症状） 感觉传导径路受到刺激或兴奋性增高时出现刺激性症状。

	定义及特点	常见于
感觉过敏	是指轻微刺激产生明显的感受	浅感觉障碍
感觉过度	感觉阈值增高，刺激后不马上感受（潜伏期延长） 感觉到刺激时伴随定位不确定的明显不适感，并持续较长时间	烧灼性神经痛 带状疱疹疼痛
感觉倒错	一种感觉刺激被感受为另一种感觉，多见于非疼痛刺激被感受为疼痛	顶叶病变、癔症
感觉异常	在无刺激情况下，产生各种感觉，即自发性感觉	周围神经病变
疼痛	是指伴有明显不适的感觉，多由伤害性刺激所致 自发性疼痛为感觉异常的一种，无伤害刺激时感受到各种类型的疼痛 诱发性疼痛为感觉过敏或过度的一种，也可为感觉倒错的一种	局部痛、放射性痛 扩散性痛、牵涉痛

【例11】感觉过度是指

第十四篇 神经病学
第1章 神经病学概论

  A. 轻微的刺激引起强烈的感觉　　　　　　B. 刺激后经一潜伏期感到自发的异常感觉
  C. 刺激后经一潜伏期感到对刺激的认识倒错　D. 刺激后经一潜伏期感到定位不明确的强烈不适
  E. 轻微的刺激引起剧烈的疼痛

【例12】男,75岁。因左臂丛损伤频发左上臂疼痛,该疼痛属于
  A. 痛觉倒错　　　　　　B. 痛觉过敏　　　　　　C. 放射性痛
  D. 扩散性痛　　　　　　E. 牵涉痛

3. 感觉障碍的定位诊断

受损部位	临床表现及特点	常见于
周围神经干	周围神经干受损时,表现为该神经干分布区内各种感觉均减退或消失	尺、桡神经损伤
神经末梢	周围神经末梢受损时,表现为四肢对称性末端各种感觉障碍(如痛觉、温度觉、触觉、深感觉障碍),呈手套-袜套样分布,远端重于近端	多发性神经病
脊髓后根	表现为单侧节段性感觉障碍,感觉障碍范围与神经根的分布一致,常伴剧烈的放射性疼痛	腰椎间盘脱出 髓外肿瘤
脊髓后角	表现为患侧节段性分离性感觉障碍(即患侧痛温觉障碍,而触觉和深感觉存在)	脊髓空洞症 脊髓内肿瘤
脊髓后索	脊髓后索的薄束、楔束受损,表现为受损平面以下深感觉障碍、精细感觉障碍及感觉性共济失调	糖尿病、脊髓痨 亚急性联合变性
脊髓侧索	表现为健侧平面以下分离性感觉障碍	—
前连合	前连合为两侧脊髓丘脑束的交叉纤维集中处 损害时可出现受损部位双侧节段性对称性分离性感觉障碍	脊髓空洞症 脊髓内肿瘤早期
脊髓半切征	也称脊髓半切综合征(Brown-Sequard综合征),表现为受损平面以下同侧深感觉障碍,对侧痛温觉障碍	髓外占位性病变 脊髓外伤
脊髓贯穿伤	受损平面以下所有感觉均缺失或减弱,可伴截瘫或四肢瘫	脊髓炎、脊髓肿瘤
马尾圆锥	肛门占位及会阴部呈鞍状感觉缺失	马尾肿瘤、炎症
脑干	延髓外侧受损表现为同侧面部和对侧半身分离性感觉障碍	Wallenberg综合征
丘脑	表现为对侧偏身完全性感觉障碍,常伴自发性疼痛(丘脑痛)	脑血管病
内囊	表现为偏身型感觉障碍,常伴偏瘫及偏盲(三偏综合征)	脑血管病
皮质	中央后回和旁中央小叶后部受损时,表现为健侧复合感觉障碍 可出现对侧一个上肢或一个下肢分布的感觉障碍	—

【例13】男,35岁。外伤后致双下肢瘫痪。查体:双上肢肌张力和肌力正常,双下肢肌力2级,双侧膝、踝反射亢进。其受损的部位是
  A. 传入神经元　　　　　B. 前角细胞　　　　　　C. 胸段脊髓
  D. 颈段脊髓　　　　　　E. 腰段脊髓

【例14】一侧颈₅平面以下痛觉消失,对侧深感觉消失,病变部位在
  A. 脊髓横贯　　　　　　B. 脊髓后根　　　　　　C. 脊髓半侧
  D. 脊髓前联合　　　　　E. 脊髓后角

【例15】男,70岁。因观看足球比赛突然晕倒而入院治疗。查体发现左侧上、下肢瘫痪,腱反射亢进,左侧眼裂以下面瘫,伸舌时舌尖偏向左侧。左半身深、浅感觉消失。双眼左侧半视野缺失,瞳孔对光反射存在。考虑病变的部位在

  A. 左侧中央前、后回   B. 右侧中央前回   C. 左侧内囊
  D. 右侧内囊   E. 右侧中央后回

【例16】双侧四肢远端出现手套袜子样麻木,病变的定位多在
  A. 脊髓后根   B. 神经丛   C. 神经末梢
  D. 脊髓后角   E. 神经干

【例17】受损后造成软腭、咽喉部肌肉麻痹的神经核是
  A. 迷走神经背运动核   B. 下泌涎核   C. 面神经核
  D. 疑核   E. 三叉神经运动核

四、皮质与脑功能

  两个大脑半球由胼胝体连接,表面由大脑皮质所覆盖。从侧面看,大脑半球由凸起的脑回和凹陷的脑沟组成。中央沟和大脑外侧裂等将大脑分为额叶、颞叶、顶叶和枕叶四个部分。

1. 额叶

  额叶位于大脑半球表面的前1/3,外侧裂上方和中央沟前方,主要功能与精神、语言、随意运动有关。

  (1)**运动性语言区** 又称为 Broca 区,该区受损将出现运动性失语。

  (2)**书写区** 位于上肢代表区和额中回后部,该区受损将出现写字、绘画困难,产生失写症。

  (3)**躯体运动区** 包括第Ⅰ、Ⅱ躯体运动区,运动辅助区和头眼运动区。

  ①第Ⅰ躯体运动区 位于中央前回、旁中央小叶区的前部,是躯体运动主要功能代表区,控制对侧躯体的运动功能。躯体代表区是倒置的,下肢代表区在顶部,膝关节以下位于大脑半球的内侧面,上肢代表区在中间部,头顶部在底部。手指、唇、舌代表区较大。该区的破坏性病灶引起对侧躯体的单瘫或中枢性面瘫,刺激性病灶则引起局灶性癫痫。

  ②第Ⅱ躯体运动区 位于深部岛叶皮质,与对侧肢体运动有关。

  ③头眼运动区 位于额中回后部,其功能与头眼运动有关。该区破坏后,两眼同时凝视病灶侧;刺激性病变时,两眼凝视病灶对侧,且伴有头和肢体向对侧转位,见于癫痫的转位发作。

  (4)**额前区** 该区广泛的联系纤维与记忆、判断、抽象思维、情感、冲动行为有关。该区受损常表现为精神退缩、记忆丧失、行为幼稚、情感淡漠、强握、摸索等精神行为障碍。

  (5)**眼球凝视中枢** 位于额中回后部。刺激该区可使双眼同时凝视病灶对侧(如癫痫发作),破坏该区可使双眼同时凝视病灶侧。

2. 顶叶

  (1)**主要功能区** 顶叶位于中央沟之后、顶枕沟之前和外侧裂延线的上方,主要有以下功能区。

  ①皮质感觉区 中央后回为深浅感觉的皮质中枢,顶上小叶为触觉和实体觉的皮质中枢。

  ②运用中枢 位于优势半球的缘上回,与复杂动作和劳动技巧有关。

  ③视觉性语言中枢 又称阅读中枢,位于角回,为理解看到的文字和符号的皮质中枢。

  (2)**病损表现** 中央后回和顶上小叶受损主要表现为病灶对侧肢体复合性感觉障碍。顶叶病变可产生体象障碍。优势角回受损可产生古茨曼综合征(表现为计算不能、手指失认、左右辨别不能、书写不能)。优势侧缘上回受损产生双侧失用症。

3. 颞叶

  颞叶位于外侧裂下方,顶枕沟前方,主要功能区如下。

  (1)**感觉性语言中枢** 也称 Wernicke 区,位于优势半球颞上回后部,该区受损常表现为感觉性失语。

  (2)**嗅觉中枢** 位于钩回和海马回前部。该区刺激性病灶可出现幻嗅、幻味。

  (3)**颞叶内侧面、海马** 该区与精神、行为和内脏功能有关。海马损害可发生错觉、幻觉、自动症、似

曾相识感、情感异常、精神异常、内脏症状和抽搐。

(4) 颞叶深部 视辐射纤维和视束损害,可出现视野改变,表现为两眼对侧视野的同向性上象限盲。

4. 枕叶

位于顶枕沟和枕前切迹连线的后方,为大脑半球后部的小部分。主要与视觉有关。一侧枕叶完全受损引起病变对侧同向偏盲;两侧枕叶完全受损,则引起完全性皮质盲;两侧距状裂上方皮质病变,引起双眼下方视野缺损;两侧距状裂下方皮质病变,引起双眼上方视野缺损。

五、脑室系统与脑脊液

1. 解剖生理

(1) 脑室 脑室系统由两个侧脑室、一个第三脑室、一个第四脑室组成。侧脑室位于大脑半球内,左、右各一,在脑室系统内体积最大。每个侧脑室都有前角、中央部、后角和下角。两侧侧脑室经室间孔与第三脑室相通。中脑导水管连接第三脑室和第四脑室。第四脑室经过两个侧孔和一个正中孔与蛛网膜下腔相交通。四个脑室中每个都有脉络丛,侧脑室脉络丛最大。

(2) 脑脊液 脑脊液为无色透明的液体,充满在各脑室、蛛网膜下腔、脊髓中央管内,对脑和脊髓具有保护、支持、营养作用。脑脊液产生于各脑室脉络丛,其产生量约占脑脊液总量的95%。通过侧孔和正中孔进入蛛网膜下腔,经由蛛网膜绒毛吸收到硬膜窦的静脉血流内。生理条件下,脑脊液的产生、循环和吸收保持平衡,使颅内压保持恒定,维持中枢神经系统理化环境的稳态。

2. 临床表现

脑室及脑脊液通路受阻可引起梗阻性脑积水,常伴有颅内压增高,表现为严重的头痛、眩晕、恶心、呕吐和自主神经症状。脑积水病人可以出现复视、视力下降、视野缺损、行走困难、尿失禁等。

六、脑血管

1. 解剖生理 脑血管系统包括动脉系统和静脉系统,最大的特点是动脉不与静脉并行。

(1) 脑的动脉系统 包括颈内动脉系统和椎-基底动脉系统。

①颈内动脉 起自颈总动脉,供应大脑半球前2/3和部分间脑的血液,主要分支包括眼动脉、脉络膜前动脉、后交通动脉、大脑前动脉、大脑中动脉。

②椎-基底动脉 起自锁骨下动脉,两侧椎动脉经枕骨大孔入颅后合成基底动脉,供应大脑半球后1/3及部分间脑、脑干、小脑的血液。

(2) 脑的静脉系统 由脑深、浅静脉和静脉窦组成。浅静脉分大脑上、中、下静脉,分别汇集大脑半球皮质、外侧裂附近、半球外侧面下部和底面的血液,注入上矢状窦、海绵窦、大脑大静脉。静脉窦包括上矢状窦、下矢状窦、海绵窦、直窦、横窦和乙状窦。

2. 临床表现

(1) 颈内动脉主干受损 表现为患侧单眼一过性黑蒙、患侧Horner征、对侧偏瘫、偏身感觉障碍、偏盲,优势半球受累可出现失语症,非优势半球受累可出现体象障碍。

(2) 大脑中动脉主干受损 常表现为三偏征,可有不同程度的意识障碍。

▶ **常考点** 考点散乱。

参考答案——详细解答见《2024国家临床执业及助理医师资格考试历年考点精析(上、下册)》

1. ABCDE   2. ABCDE   3. ABCDE   4. ABCDE   5. ABCDE   6. ABCDE   7. ABCDE
8. ABCDE   9. ABCDE   10. ABCDE   11. ABCDE   12. ABCDE   13. ABCDE   14. ABCDE
15. ABCDE   16. ABCDE   17. ABCDE

第2章 偏头痛与多发性硬化

▶ **考纲要求**
①偏头痛。②多发性硬化。

▶ **复习要点**

一、偏头痛

偏头痛是临床常见的原发性头痛,其特征是发作性、多为偏侧、中重度、搏动样头痛,一般持续4~72小时,可伴有恶心、呕吐等,声、光刺激或日常活动均可加重头痛,处于安静环境、休息可缓解头痛。

1. 临床表现

(1) 无先兆偏头痛 为最常见的偏头痛类型,约占80%。
①典型症状 反复发作的一侧或双侧额颞部疼痛,呈搏动性。
②伴随症状 恶心、呕吐、畏光、畏声、出汗、全身不适、头皮触痛等。
③临床特点 无先兆症状;频繁发作;发作与月经周期明显相关。

(2) 有先兆偏头痛 约占偏头痛患者的10%。
①前驱症状 发作前数小时至数日,可有头部不适、注意力不集中、嗜睡、烦躁等前驱症状。
②先兆症状 包括视觉先兆、感觉先兆、言语先兆、运动先兆等,其中以视觉先兆最常见,如视物模糊、暗点、闪光、亮点亮线、视物变形等。先兆持续5~60分钟。
③典型症状 先兆消退后,很快发生头痛。多位于偏侧,逐渐加重,扩展至半侧头部或整个头部。头痛常为搏动性,伴恶心、呕吐、畏光、畏声等。头痛可持续4~72小时,于活动后加重,睡眠后减轻。

【例1】临床上最常见的偏头痛类型是
  A. 无先兆偏头痛 B. 伴典型先兆的偏头痛性头痛 C. 基底型偏头痛
  D. 视网膜性偏头痛 E. 偏瘫性偏头痛

【例2】先兆偏头痛的先兆特点是
  A. 视觉先兆多为偏盲 B. 感觉先兆多为双侧麻木 C. 多表现为偏侧运动障碍
  D. 持续时间为5~60分钟 E. 必须在头痛前发生而非与头痛同时发生

2. 诊断与鉴别诊断

(1) 无先兆偏头痛的诊断标准 ①符合②~④特征的至少5次发作。②头痛持续4~72小时(未经治疗或治疗无效)。③至少有下列中的2项头痛特征:A. 单侧性;B. 搏动性;C. 中或重度头痛;D. 日常活动(如步行或上楼梯)会加重头痛,或头痛时会主动避免此类活动。④头痛过程中至少伴有下列1项:A. 恶心和(或)呕吐;B. 畏光和畏声。⑤不能归因于其他疾病。

(2) 有先兆偏头痛的诊断标准 ①符合②~④特征的至少2次发作。②至少出现以下一种完全可逆的先兆症状:A. 视觉症状,包括阳性表现(如闪光、亮点或亮线)和(或)阴性表现(如视野缺损);B. 感觉异常,包括阳性表现(如针刺感)和(或)阴性表现(如麻木);C. 言语和(或)语言功能障碍;D. 运动症状;E. 脑干症状;F. 视网膜症状。③至少满足以下2项:A. 至少1个先兆症状逐渐发展时间≥5分钟,和(或)至少2个先兆症状连续出现;B. 每个先兆症状持续5~60分钟;C. 至少1个先兆症状是单侧的;

第十四篇 神经病学
第2章 偏头痛与多发性硬化

D. 头痛伴随先兆发生,或发生在先兆之后,间隔时间少于60分钟。④不能归因于其他疾病,且排除短暂性脑缺血发作。

(3)**鉴别诊断** 偏头痛与紧张性头痛的鉴别如下。

	紧张性头痛	偏头痛
发病情况	20~40岁,男女均可,女性略多,无家族史	青春期发病,女性多见,常有家族史
发病诱因	焦虑,紧张,抑郁	月经期,口服避孕药
先兆症状	无	典型者有
头痛性质	压迫感或紧箍样,无恶心呕吐 少有畏光畏声,轻至中度头痛	搏动性,伴恶心呕吐 常有畏光畏声,中至重度头痛
神经系统	检查可有颞肌、颈枕部肌按痛	检查无异常
生活事件	头痛不影响生活	头痛时静卧,活动加重头痛
药物治疗	头痛时5-羟色胺受体激动剂无效	头痛前服用5-羟色胺受体激动剂有效

3. **治疗**

(1)**治疗目的** 减轻或终止头痛发作,缓解伴发症状,预防头痛复发。

(2)**发作期的治疗** ①轻-中度头痛可选用非甾体抗炎药,如阿司匹林、萘普生、布洛芬、双氯芬酸等。②中-重度头痛,可选用特异性治疗药物(如麦角类、曲普坦类),以尽快改善症状。

(3)**预防性治疗** 适用于:①频繁发作,尤其是每周发作1次以上者;②急性期治疗无效者,或因副作用或禁忌证无法进行急性期治疗者。临床用于偏头痛的预防药物如下。

	常用制剂	作用机制	适应证
NSAIDs	对乙酰氨基酚	非甾体抗炎药(NSAIDs)	轻-中度头痛
阿片类	哌替啶	阿片类制剂,强镇痛剂,易成瘾	用于麦角胺、曲普坦禁忌者
麦角胺类	麦角胺、双氢麦角胺	5-HT$_1$受体非选择性激动剂	特异性首选药物
曲普坦类	舒马曲普坦、那拉曲普坦	5-HT$_{1B/1D}$受体选择性激动剂	适用于麦角胺无效者
β受体阻滞剂	普萘洛尔、美托洛尔	β肾上腺素能受体阻滞剂	预防性治疗
抗抑郁药	阿米替林	抗抑郁类药	预防性治疗
抗癫痫药	丙戊酸	抗癫痫类药	预防性治疗
5-HT拮抗剂	苯噻啶	5-羟色胺受体拮抗剂	预防性治疗

【例3】下列药物中,可用于预防偏头痛发作的是
　　A. 舒马曲普坦　　　　　　B. 地西泮　　　　　　C. 普萘洛尔
　　D. 甲芬那酸(甲灭酸)　　E. 麦角胺咖啡因

【例4】女,45岁。反复发作额颞部搏动样头痛,伴恶心呕吐、怕光,每次发作持续1~3天。发作头痛前有视物变形和亮点。多次脑CT检查阴性。头痛发作时其首选治疗药物是
　　A. 哌替啶　　　　　　　　B. 麦角胺　　　　　　C. 舒马曲普坦(英明格)
　　D. 丙戊酸　　　　　　　　E. 对乙酰氨基酚

二、多发性硬化

多发性硬化(MS)是一种免疫介导的中枢神经系统慢性炎性脱髓鞘性疾病。本病最常累及脑室周围、近皮质、视神经、脊髓、脑干和小脑。

1. 病因与发病机制

(1) **病毒感染与自身免疫反应**　MS可能与EB病毒、人类疱疹病毒6型、麻疹病毒、人类嗜T淋巴细胞病毒Ⅰ型感染有关,但从未在患者脑组织中分离出病毒。

(2) **遗传因素**　MS有明显家族倾向,患者的一级亲属患病风险较一般人群高12~15倍。

(3) **环境因素**　MS发病率随纬度增高而呈增加趋势,离赤道越远发病率越高。

2. 病理

MS病理特点为炎性脱髓鞘,进展阶段主要病理为神经元变性。

3. 临床表现

(1) **年龄和性别**　起病年龄多在20~40岁,男女患病之比约为1∶2。

(2) **起病形式**　以急性或亚急性起病多见,隐匿起病仅见于少数病例。

(3) **临床特征**　绝大多数患者在临床上表现为空间和时间多发性。空间多发性是指病变部位的多发,时间多发性是指缓解-复发的过程。少数病例在整个病程中呈现单病灶征象。

(4) **临床症状**　由于MS患者大脑、脑干、小脑、脊髓可同时或相继受累,故其临床症状和体征多种多样,主要表现为肢体无力(最多见)、感觉异常、急性视神经炎或球后视神经炎、共济失调等。

4. 辅助检查

(1) **脑脊液(CSF)检查**　为MS的诊断和鉴别诊断提供重要依据。CSF常表现为单个核细胞轻度增高或正常、脑脊液IgG增高。

(2) **MRI检查**　可识别无临床症状的病灶。

5. 治疗

急性期以减轻症状、尽快减轻神经功能缺失和残疾程度为主。缓解期以疾病修饰治疗为主。

▶ **常考点**　偏头痛的临床特点及治疗;多发性硬化为2024年新增考点。

参考答案——详细解答见《2024国家临床执业及助理医师资格考试历年考点精析(上、下册)》

1. ABCDE　　2. ABCDE　　3. ABCDE　　4. ABCDE

第3章 脑血管疾病

▶ **考纲要求**
①短暂性脑缺血发作。②缺血性卒中。③脑出血。④蛛网膜下腔出血。

▶ **复习要点**

一、短暂性脑缺血发作

短暂性脑缺血发作(TIA)是由于局部脑或视网膜缺血引起的短暂性神经功能缺损,临床症状一般不超过 1 小时,最长不超过 24 小时,且无责任病灶的证据。

1. 病因
TIA 的发病与动脉粥样硬化、动脉狭窄、心脏病、血液成分改变、血流动力学变化等多种病因有关。

2. 临床表现
本病好发于中老年人,男性多于女性。发病突然,历时短暂,不留后遗症状,可反复发作。

(1) 颈内动脉系统 TIA　常累及大脑中动脉,表现为发作性对侧肢体轻度瘫痪。其他少见症状包括:

受累血管	临床表现
大脑中动脉	优势半球受累常出现失语、失用;非优势半球受累常出现空间定向障碍
颈内动脉主干	眼动脉交叉瘫——病侧单眼一过性黑矇、失明、对侧偏瘫及感觉障碍 Horner 交叉瘫——病侧 Horner 综合征、对侧偏瘫
颈内动脉眼支	眼前灰暗感、云雾状、视物模糊,甚至单眼一过性黑矇、失明
大脑前动脉	人格和情感障碍、对侧下肢无力

(2) 椎-基底动脉系统 TIA　常表现为眩晕、平衡障碍、眼球运动异常、复视。可有特征性症状:
①跌倒发作　患者转头或仰头时下肢突然失去张力而跌倒,无意识丧失,可很快自行站立。
②双眼视力障碍发作　表现为一过性黑矇,系双侧大脑后动脉距状支缺血所致。

3. 诊断与鉴别诊断

(1) 诊断　每次发作在数分钟至 30 分钟,就诊时临床症状多已消失,故诊断主要依靠病史。中老年病人突然出现局灶性脑功能损害症状,符合颈内动脉或椎-基底动脉系统缺血表现,并在 1 小时内症状完全恢复,应高度怀疑 TIA。若影像学检查没有发现神经功能缺损对应的病灶,临床即可诊断为 TIA。

(2) 鉴别诊断
①癫痫的部分性发作　可发生于任何年龄,常表现为持续数秒至数分钟的肢体抽搐或麻木针刺感,有脑电图异常,CT 或 MRI 检查可发现脑内局灶性病变。
②梅尼埃病　表现为发作性眩晕、恶心、呕吐,但每次发作时间超过 24 小时。除眼球震颤外,无其他神经系统定位体征。发病年龄多在 50 岁以下。

【例1】TIA 持续时间通常为
　　A. 30 分钟内　　　　　　B. 2 小时内　　　　　　C. 12 小时内
　　D. 24 小时内　　　　　　E. 48 小时内

【例2】男,67岁。1天前就餐时突然右上肢无力,不能握拳,20分钟后恢复正常。反复发作3次,每次10~30分钟缓解。查体:P75次/分,BP150/90mmHg。神经系统无阳性体征。最可能诊断是
A. 短暂性脑缺血发作　　　　　B. 脑出血　　　　　C. 脑梗死
D. 蛛网膜下腔出血　　　　　　E. 失神发作(2022)

4. 治疗

(1) **治疗目的**　消除病因,减少及预防发作。TIA是急症,应尽快进行相关检查,启动预防卒中治疗。

(2) **降压治疗**　高血压患者应控制高血压,保持血压<140/90mmHg。

(3) **降脂治疗**　所有非心源性患者均应给予他汀类药物治疗,保持LDL-C<1.8mmol/L。

(4) **抗血小板治疗**　抗血小板聚集剂可减少TIA发作,常用药物为阿司匹林、氯吡格雷。

(5) **抗凝治疗**　对于心源性者,应给予抗凝治疗,常用药物为华法林。

(6) **介入治疗**　对颈动脉硬化粥样斑块造成狭窄>70%或伴血栓形成造成TIA者,可行颈动脉内膜剥离术或血管成形支架植入术。

> **注意:** ①确诊TIA——短暂发作的病史+临床症状在24小时(多在1小时)内缓解+颅脑CT正常。
> ②治疗TIA——首选抗血小板聚集药(阿司匹林、氯吡格雷),尤其是偶尔发作TIA者。
> ③治疗TIA——抗凝药不作为常规用药,仅在有高危因素时应用,如房颤、频繁发作者。

二、缺血性卒中

缺血性卒中也称为脑梗死,是指各种脑血管病变所致脑部血液供应障碍,导致脑组织缺血、缺氧性坏死,而迅速出现相应神经功能缺损的一类临床综合征。脑梗死是卒中的最常见类型,占70%~80%。

1. 缺血性卒中的临床分型

缺血性卒中的临床分型多采用牛津郡社区卒中研究的分型方法。可在没有影像学检查结果时,仅根据临床表现迅速分型,提示闭塞的血管及梗死病灶的大小和部位,具有一定的临床价值。其分型标准为:

(1) **完全前循环梗死(TACI)**　大脑高级神经活动(意识、语言、空间定向)障碍,同向偏盲,对侧面、上肢和下肢较为严重的运动和(或)感觉障碍。多为颈动脉颅内段或大脑中动脉主干近端闭塞所致。

(2) **部分前循环梗死(PACI)**　偏瘫、偏盲、偏身感觉障碍及高级神经活动障碍较TACI轻和局限,多为大脑中动脉主干近端、大脑前动脉闭塞所致。

(3) **后循环梗死(POCI)**　表现为椎-基底动脉综合征,如同侧脑神经麻痹、对称感觉运动障碍等。

(4) **腔隙性梗死(LACI)**　表现为各种腔隙综合征,如单纯运动性瘫痪、单纯感觉障碍、共济失调、轻偏瘫等。多为基底节或脑桥的穿支动脉闭塞所致,梗死灶3~20mm。

2. 危险因素和发病机制

(1) **大动脉粥样硬化性卒中**　为缺血性卒中的最常见病因,我国多为颅内动脉粥样硬化,其高危因素包括高龄、高血压、高血脂、糖尿病、吸烟、遗传等。

(2) **心源性栓塞**　高危因素包括心房颤动(最常见)、心脏瓣膜病、近期心肌梗死、心房心耳血栓。

(3) **小动脉硬化性卒中**　高危因素包括高龄、高血压、吸烟等,梗死范围较小,又称为腔隙性梗死。

(4) **其他少见病因**　动脉夹层、烟雾病、动脉炎、结缔组织病、高凝状态、遗传性疾病等。

(5) **隐源性卒中**　少数卒中虽经多种检测,仍不能明确病因,称为隐源性卒中。

【例3】引起心源性脑栓塞最常见的病因是
A. 心房颤动　　　　　B. 心肌梗死　　　　　C. 心肌病
D. 心脏手术　　　　　E. 感染性心内膜炎

3. 临床表现

(1) **临床特点**　好发于中老年人,常在安静或睡眠中发病。局灶性体征多在发病后10余小时或1~2

日达到高峰,临床表现取决于梗死灶大小和部位。患者一般意识清楚。

(2)不同脑血管闭塞的临床特点

①颈内动脉闭塞　若累及眼动脉,可出现单眼一过性黑矇;若累及视网膜动脉,可出现永久性失明;若累及颈交感神经,可出现 Horner 综合征。

②大脑中动脉闭塞

A. 主干闭塞　常表现为病灶对侧偏瘫、偏身感觉障碍、偏盲,称为三偏征,伴双眼向病灶侧凝视。若优势半球受累可出现失语,若非优势半球受累可出现体象障碍,并可出现意识障碍。

B. 皮质支闭塞　上部分支闭塞可出现病灶对侧面部、上下肢瘫痪和感觉丧失,但下肢瘫痪较上肢轻,伴 Broca 失语(优势半球)、体象障碍(非优势半球)。下部分支闭塞可出现对侧同向性上 1/4 视野缺损,伴 Wernicke 失语(优势半球)、急性意识模糊(非优势半球),无偏瘫。

C. 深穿支(豆纹动脉)闭塞　可导致对侧中枢性均等性轻偏瘫、对侧偏身感觉障碍、对侧同向性偏盲。

③大脑前动脉闭塞　分出前交通动脉前的主干闭塞可导致双下肢截瘫、二便失禁、运动性失语;皮质支闭塞可导致对侧中枢性下肢瘫,可伴感觉障碍;深穿支闭塞可导致对侧中枢性面舌瘫,上肢近端轻瘫。

④大脑后动脉闭塞　症状复杂多样,典型表现是对侧同向性偏盲、偏身感觉障碍,不伴偏瘫。

A. 单侧皮质支闭塞　可导致对侧同向性偏盲。

B. 双侧皮质支闭塞　可导致完全型皮质盲。

C. 大脑后动脉起始段的脚间支闭塞　可引起如下综合征。

综合征类型	临床表现
中脑中央和下丘脑综合征	垂直性凝视麻痹、昏睡甚至昏迷
Weber 综合征	即旁正中动脉综合征(大脑脚底综合征),表现为同侧动眼神经麻痹、对侧偏瘫
Claude 综合征	同侧动眼神经麻痹、对侧共济失调、震颤
Benedikt 综合征	同侧动眼神经麻痹、对侧不自主运动、震颤

D. 深穿支闭塞　丘脑穿通动脉闭塞可导致病灶侧肢体舞蹈、意向性震颤、小脑性共济失调、对侧偏身感觉障碍。丘脑膝状体动脉闭塞可导致对侧深感觉障碍、轻偏瘫、共济失调、手部痉挛。

⑤椎-基底动脉闭塞　基底动脉主干闭塞可引起广泛脑桥梗死,出现意识障碍、四肢瘫痪、眼肌麻痹、瞳孔缩小、高热等。脑桥梗死可产生闭锁综合征,表现为神志清晰,但四肢瘫痪、面无表情、不能言语,仅能通过眼球运动示意。脑干结构致密,有大量的上、下行传导束和脑神经核,故梗死后易产生交叉性损害。小脑后下动脉闭塞可导致延髓背外侧(Wallenberg)综合征,常表现为眩晕、呕吐、眼球震颤;交叉性感觉障碍;同侧 Horner 征;同侧Ⅸ、Ⅹ脑神经麻痹;同侧小脑共济失调。

(3)特殊类型的脑梗死

①大面积脑梗死　通常由颈内动脉主干、大脑中动脉主干或皮质支闭塞所致,表现为病灶对侧完全性偏瘫、偏身感觉障碍、向病灶对侧凝视麻痹。

②分水岭梗死　即边缘带梗死,是相邻两血管供血区分界处的局部缺血梗死,分为以下 3 型。

名称	累及血管	病灶部位
皮质前型	大脑前、中动脉分水岭脑梗死	额中回
皮质后型	大脑中、后动脉,或大脑前、中、后动脉皮质支分水岭区梗死	顶、枕、颞叶交界区
皮质下型	大脑前、中、后动脉皮质支与深穿支分水岭区梗死 大脑前动脉回返支与大脑中动脉豆纹动脉分水岭区梗死	深部白质、壳核、尾状核

③出血性梗死　是脑梗死灶的动脉坏死使血液漏出,出现继发出血,常见于大面积脑梗死后。

④静止性梗死　也称无症状性脑梗死,是指发生在非功能区而无任何症状和体征,但CT、MRI检查中见到颅内脑白质、脑室周边许多缺血灶。病因不清。目前认为,无症状性脑梗死并非没有临床表现,只是症状轻微、时间短暂或缺乏敏感的量化检测而易被忽略,应属于症状性脑梗死的一个亚型或前期,可能与血管性认知障碍的发生有关。

⑤多发性脑梗死　是两个以上不同供血系统脑血管闭塞引起的梗死,是反复发生脑梗死所致。

【例4】典型的大脑中动脉主干闭塞的临床特征是
　　A. 意识障碍伴四肢瘫痪　　　　B. 同向偏盲伴失读和失写　　　C. 偏瘫、偏身感觉障碍和偏盲
　　D. 偏侧瘫痪,上肢重于下肢　　E. 偏侧感觉障碍伴偏侧轻瘫

【例5】有关无症状性脑梗死的描述,不正确的是
　　A. 多位于非功能区　　　　　　B. 无明显体征　　　　　　　　C. 可引起血管性认知障碍
　　D. 病因多是动脉粥样硬化　　　E. MRI易见脑室旁的白质高信号

【例6】不属于延髓背外侧综合征(Wallenberg syndrome)临床表现的是
　　A. 锥体束征阳性　　　　　　　B. 眩晕、眼球震颤　　　　　　C. 交叉性感觉障碍
　　D. 同侧肢体共济失调　　　　　E. 饮水呛咳、吞咽困难

4. 辅助检查

(1)**脑CT检查**　发病6小时内多正常,24小时后病灶呈边界不清的低密度改变。脑CT检查对早期诊断价值不大,主要用于排除脑出血。

(2)**脑MRI检查**　起病数小时后病灶表现为T_1加权低信号、T_2加权高信号。弥散加权成像(DWI)可在起病2小时内显现病灶,为早期诊断的重要方法。

(3)**脑血管检查**　颈动脉超声、经颅多普勒超声、CT血管造影、MRI血管造影、数字减影血管造影等有助于评估血管闭塞情况。

5. 诊断与鉴别诊断

(1)**诊断**　①老年人突然起病;②有高血压、高脂血症、糖尿病、卒中、冠心病、吸烟、TIA等危险因素;③局灶性神经功能缺损的症状和体征;④CT、MRI检查有相应的发现。

(2)**鉴别诊断**

	脑梗死	脑出血	蛛网膜下腔出血
病因	动脉粥样硬化、高血压、高血脂	高血压、糖尿病	动脉瘤、动静脉畸形
年龄	多为60岁以上	多为中老年人	不定
发病	安静或睡眠中发病	活动、情绪激动时发病	活动、情绪激动时发病
起病	较慢(数小时至2天)	较急(数分钟至数小时)	急(数分钟)
头痛	多无	常有,早期呕吐	剧烈头痛和呕吐
意识	无或较轻意识障碍	常有意识障碍,进行性加重	无意识障碍或有谵妄
局灶症状	明显,常为患者主诉	有意识障碍,不易检出	常无,可有动眼神经麻痹
体征	多无脑膜刺激征	可有脑膜刺激征	明显脑膜刺激征
头颅CT	脑内低密度区	脑内高密度区	蛛网膜下腔、脑室高密度区
头颅MRI	T_1加权像呈低信号 T_2加权像呈高信号	T_1加权像呈高信号 T_2加权像呈高信号	T_1加权像呈蛛网膜下腔或脑室内高信号
DSA	可见阻塞的血管	不一定	可见动静脉畸形或动脉瘤

第十四篇 神经病学
第3章 脑血管疾病

注意：①脑血栓形成的特点是无头痛，无意识障碍，无脑膜刺激征，起病慢，发展慢。
②蛛网膜下腔出血的特点是有剧烈头痛，无意识障碍，明显脑膜刺激征，起病急，发展快。
③脑出血的特点是有中度头痛，中度意识障碍，中度脑膜刺激征，起病较急，发展较快。
④脑栓塞的特点是轻度头痛，轻度意识障碍，无脑膜刺激征，起病急，发展快。
⑤头颅 CT 检查——不能用于脑血栓形成的早期诊断，主要用于排除脑出血。
⑥头颅 MRI 检查——可用于脑血栓形成的早期诊断，可提示早期缺血梗死灶。

6. 急性期治疗
治疗的核心是尽早开通血管，挽救缺血半暗带，减少缺血损害，以挽救生命、降低残疾率。
(1) **静脉溶栓治疗** 是目前最主要的恢复血流措施。
A. 溶栓时机 在起病 3 小时内，应尽快静脉滴注重组组织型纤溶酶原激活剂 (rt-PA) 进行溶栓治疗。
B. 适应证 有急性脑梗死导致的神经功能缺损症状；症状出现<3 小时；年龄≥18 岁。
C. 禁忌证 既往有颅内出血史；近3个月有重大头颅外伤史或卒中史；可疑蛛网膜下腔出血；血压≥180/100mmHg；活动性内出血；有出血倾向或血小板<100×10^9/L；血糖<2.7mmol/L；CT 提示多脑叶梗死。
(2) **血管介入治疗** 对 rt-PA 静脉溶栓治疗无效的大血管闭塞，在发病 6 小时内给予补救机械取栓。
(3) **抗血小板治疗** 未行溶栓的急性脑梗死患者应在 48 小时内尽早服用阿司匹林、氯吡格雷治疗。
(4) **抗凝治疗** 一般不推荐急性期应用抗凝药物来预防卒中复发、阻止病情恶化、改善预后。
(5) **脑保护治疗** 脑保护剂包括自由基清除剂、阿片受体阻断剂、钙通道阻滞剂等。

7. 预防
缺血性脑卒中发病 2 周后即进入恢复期，对于病情稳定的急性卒中患者，应尽早启动二级预防。
(1) **调控危险因素** 对不伴冠心病的非心源性卒中患者，行他汀类药物治疗，降低 LDL-C 至少 50% 或目标 LDL-C<1.81mmol/L，以获得最大益处。对于能参加体力活动的缺血性卒中或 TIA 患者，每周要进行 1~3 次至少 30 分钟的中等强度体力活动，通常定义为使活动者出汗或心率显著增高的剧烈活动。
(2) **抗血小板聚集治疗** 非心源性卒中应行抗血小板治疗，选用阿司匹林、氯吡格雷。
(3) **干预 TIA 发作** 反复 TIA 发作者发生卒中的风险极大，应积极寻找并治疗 TIA 的病因。

(7~8 题共用题干) 男，59 岁。晨起 1 小时发现右侧肢体不自主抖动、麻木。无出凝血疾病病史。查体：视野无缺损，四肢肌力 5 级，腱反射对称，双侧 Babinski 征阴性。头颅 CT 无异常发现。

【例 7】该患者最可能损害的脑血管是
  A. 右大脑后动脉深穿支   B. 左大脑中动脉皮质支   C. 左大脑后动脉深穿支
  D. 右大脑后动脉皮质支   E. 左大脑后动脉皮质支

【例 8】该患者的最佳治疗药物是
  A. rt-PA   B. 阿司匹林   C. 低分子右旋糖酐
  D. 降纤酶   E. 尼莫地平

  A. 低分子肝素   B. 阿司匹林   C. 巴曲酶
  D. 低分子右旋糖酐   E. 重组组织型纤溶酶原激活剂 (rt-PA)

【例 9】反复短暂性脑缺血发作治疗应选用
【例 10】急性缺血性脑卒中起病 3 小时内的治疗可选用
【例 11】急性缺血性脑卒中起病 48 小时内的治疗应选用

三、脑出血

1. 概念
脑出血是指非外伤性脑实质内出血，占全部脑卒中的 20%~30%。

2. 常见病因

(1) **高血压合并细小动脉硬化** 为最常见病因,约占60%,也称高血压性脑出血。

(2) **动脉瘤或动-静脉血管畸形破裂** 约占30%,如先天性脑血管畸形等。

(3) **血液病** 如白血病、再生障碍性贫血、血小板减少性紫癜、血友病、红细胞增多症、镰状细胞病等。

(4) **其他** 脑淀粉样血管病变、抗凝或溶栓治疗等。

3. 临床表现

高血压性脑出血好发于50岁以上患者,男性稍多于女性,寒冷季节发病率较高,多有高血压病史。多在情绪激动或活动中突然发病。发病后病情常于数分钟至数小时内达到高峰。前驱症状一般不明显。多伴有血压明显升高,由于颅内压升高,常有头痛、呕吐和不同程度的意识障碍,如嗜睡或昏迷等。

(1) **基底核区出血** 为脑出血最常见的类型,约占70%。包括壳核出血、丘脑出血、尾状核头出血。

	壳核出血	丘脑出血
分型	内囊外侧型	内囊内侧型
发生率	占脑出血的50%~60%	占脑出血的10%~15%
破裂血管	豆纹动脉(尤其外侧支)	丘脑膝状体动脉、丘脑穿通动脉
三偏症状	病灶对侧偏瘫、偏身感觉缺失、同向性偏盲	病灶对侧偏瘫、偏身感觉障碍、偏盲
眼部症状	双眼球向病灶对侧同向凝视不能	双眼会聚凝视鼻尖,上视障碍是丘脑出血特征
优势半球	优势半球受累可有失语	优势侧丘脑出血可有丘脑性失语、精神障碍
意识障碍	相对较轻	相对较重

(2) **脑桥出血、小脑出血和脑室出血**

	脑桥出血	小脑出血	脑室出血
发生率	约占脑出血的10%	约占脑出血的10%	占脑出血的3%~5%
破裂血管	基底动脉脑桥支	小脑上动脉分支	脉络丛血管、室管膜下动脉
临床表现	小量出血无意识障碍,表现为交叉性瘫痪、共济失调性偏瘫,两眼向病灶侧凝视麻痹。大量出血时立即昏迷、呕吐、呼衰、四肢瘫痪、去大脑强直	小量出血表现为患侧共济失调、眼震、小脑语言,多无瘫痪。大量出血时表现为迅速昏迷、脑干受压、双侧瞳孔针尖样、呼吸不规则,死亡	头痛、呕吐、意识障碍、脑膜刺激征、针尖样瞳孔、四肢弛缓性瘫痪、去脑强直发作、高热、呼吸不规则,易误诊为蛛网膜下腔出血

注意: ①双侧针尖样瞳孔——脑桥出血、小脑出血、脑室出血。

②无反应性瞳孔缩小——壳核出血、丘脑出血。

③三偏症状——壳核出血、丘脑出血。

④双眼上视障碍(凝视鼻尖)——丘脑出血。

⑤高血压性脑出血最常发生于——基底节的壳核及内囊区(占70%)。

⑥高血压性脑出血最常累及——豆纹动脉(大脑中动脉)>基底动脉脑桥支>大脑后动脉丘脑支。

【例12】基底节脑出血最常见的病因是

　　A. 糖尿病　　　　　　　　B. 原发性高血压　　　　　　C. 出血性疾病

　　D. 动脉粥样硬化　　　　　E. 脑动脉瘤

【例13】男,68岁,吸烟、饮酒40多年,有高血压病史。某年冬天晨起时发现左下肢不能动,入院后诊断为脑卒中。以下医生的建议不合理的是

　　A. 告知患者康复注意事项　　　　B. 告知患者天气太冷是引发该病的直接因素

C. 控制血压,预防再发　　D. 告知患者定期来医院检查身体
E. 不良生活方式是疾病原因之一,应戒烟限酒

【例14】导致偏瘫最常见的疾病是
A. 吉兰-巴雷综合征　　B. 癫痫　　C. 急性脊髓炎
D. 缺血性卒中　　E. 蛛网膜下腔出血

【例15】高血压性脑出血的好发部位是
A. 脑干　　B. 基底节　　C. 小脑
D. 脑室　　E. 脑叶

【例16】女,62岁。突然头痛、恶心呕吐,左侧肢体运动障碍3小时。头颅CT示右侧额叶高密度灶。最可能的诊断是
A. 脑出血　　B. 短暂性脑缺血发作　　C. 颅内肿瘤
D. 脑血栓形成　　E. 脑栓塞

【例17】男,72岁。意识模糊伴剧烈呕吐3小时。高血压病史10余年。急诊头颅CT提示左侧基底节区高密度影。该患者最可能受损的血管是
A. 大脑后动脉　　B. 大脑中动脉　　C. 大脑前动脉
D. 颈内动脉　　E. 豆纹动脉(2023)

4. 诊断与鉴别诊断

(1)诊断

①病史　中老年高血压患者在活动中或情绪激动时突然发病。

②临床表现　迅速出现局灶性神经功能缺损症状+颅内压增高症状(头痛、呕吐)。

③头颅CT检查　为**首选**检查方法,病灶多呈圆形或**卵圆形均匀高密度区**,边界清楚。

④头颅MRI检查　对急性脑出血的诊断价值不如CT。

(2)鉴别诊断　详见本章缺血性卒中鉴别表。

> **注意:**①脑出血、蛛网膜下腔出血的早期诊断首选头颅CT检查。
> ②脑血栓形成的早期诊断首选头颅MRI检查。

5. 急性期治疗及手术适应证

(1)一般治疗　卧床休息2~4周,保持安静,避免情绪激动和血压升高。

(2)降低颅内压　积极控制脑水肿、降低颅内压是脑出血急性期治疗的重要环节,不建议应用糖皮质激素治疗减轻脑水肿。

(3)调整血压　当收缩压>200mmHg或平均动脉压>150mmHg时,要用持续静脉降压药物积极降低血压。当收缩压>180mmHg或平均动脉压>130mmHg时,如果同时有疑似颅内压增高的证据,要考虑监测颅内压,可用间断或持续静脉降压药物来降低血压,但要保证脑灌注压>60~80mmHg。如果没有颅内压增高的证据,降压目标则为160/90mmHg或平均动脉压110mmHg。

(4)止血治疗　止血药物如氨基己酸、氨甲苯酸、巴曲酶等对高血压动脉硬化性出血无效。

(5)并发症的防治　脑出血可合并多种并发症,如感染、上消化道出血、癫痫等,应做相应处理。

(6)高血压颅内血肿的手术适应证　①基底核区中等量以上出血(壳核出血≥30ml、丘脑出血≥15ml);②小脑出血≥10ml或直径≥3cm,或合并明显脑积水;③重症脑室出血(脑室铸型);④合并脑血管畸形、动脉瘤等血管病变。

【例18】男,56岁。3个月前出现左侧肢体无力,经头颅CT检查,诊断为脑出血。高血压病史11年。查体:脉搏和呼吸正常,血压150/94mmHg,神志清,言语清晰,左侧肢体肌张力高,肌力4级,腱反射活跃,左侧Babinski征阳性。余神经系统无异常发现。下列长期药物治疗中,对此病有预防作用的是
A. 他汀类　　B. 降压药　　C. 阿司匹林

D. B 族维生素　　　　　　E. 尼莫地平

(19~21题共用题干)男,58岁。外出途中突然头痛、眩晕,伴呕吐、走路不稳前来急诊。查体:血压180/105mmHg,心率62次/分,双眼向右水平眼震,右手指鼻不准,右侧跟膝胫试验阳性。

【例19】最可能的诊断是
　　A. 右小脑半球出血　　　　B. 脑桥出血　　　　C. 基底节区出血
　　D. 右枕叶出血　　　　　　E. 右大脑梗死

【例20】为进一步明确诊断,应采取的主要措施是
　　A. 脑血管造影　　　　　　B. 详细追问有关病史　　　　C. 脑电图
　　D. 头颅CT　　　　　　　　E. 脑脊液检查

【例21】首先应采取的处理措施是
　　A. 利血平降血压　　　　　B. 快速静滴地塞米松10mg　　C. 降低颅内压
　　D. 肌内注射苯巴比妥预防癫痫　　E. 若CT示出血达到5ml时,行手术治疗

四、蛛网膜下腔出血

颅内血管破裂,血液流入蛛网膜下腔,称为蛛网膜下腔出血(SAH)。分为外伤性和自发性两种情况,自发性又分为原发性和继发性两种类型。

原发性蛛网膜下腔出血为脑底部或脑表面的病变血管(如先天性动脉瘤、脑血管畸形、高血压脑动脉硬化所致的微动脉瘤)破裂,血液流入蛛网膜下腔,约占急性脑卒中的10%。

继发性蛛网膜下腔出血为脑内血肿穿破脑组织,血液流入蛛网膜下腔。

1. 病因

(1)**颅内动脉瘤**　为最常见病因,占75%~80%,包括囊性动脉瘤、高血压及动脉粥样硬化所致的梭形动脉瘤、感染所致的真菌性动脉瘤等。

(2)**血管畸形**　约占SAH病因的10%,其中动静脉畸形约占血管畸形的80%,多见于青年人。

(3)**少见病因**　脑底异常血管网症(烟雾病)、颅内肿瘤、垂体卒中、血液系统疾病、抗凝治疗等。

(4)**不明原因**　约占10%。

2. 临床表现

(1)**好发人群**　以中青年发病多见,起病突然,常在数秒或数分钟内发生。

(2)**发病诱因**　发病前多数病人有剧烈活动诱因,如情绪激动、用力排便、咳嗽、过度疲劳等。

(3)**三主征**　10%~20%的患者可有颅内压增高的三主征,即剧烈头痛、恶心呕吐、视乳头水肿。

(4)**脑膜刺激征**　表现为颈项强直、Kernig征和Brudzinski征阳性。

(5)**视力视野障碍**　蛛网膜下腔出血可沿视神经鞘延伸,眼底检查可见玻璃体下片块状出血,发病1小时内即可出现,引起视力障碍。这是诊断蛛网腔下腔出血的有力证据。当视交叉、视束或视放射受累时,可产生双侧偏盲或同向偏盲。

(6)**精神症状**　约25%的患者可出现精神症状,如欣快、谵妄、幻觉等。

(7)**偏瘫**　占20%,是由病变或出血累及运动区皮质和其传导束所致。

(8)**脑神经损害**　以一侧动眼神经麻痹常见,提示同侧颈内动脉、后交通动脉瘤或大脑后动脉瘤。

3. 诊断

(1)**临床表现**　突发剧烈头痛、呕吐、脑膜刺激征,伴或不伴意识障碍,检查无局灶性神经系统症状。

(2)**头部CT**　为首选检查,准确率90%以上,表现为脑池和蛛网膜下腔高密度征象。

(3)**头部MRI**　发病后1周内用MRI很难查出,因此MRI主要用于发病1~2周后,CT不能确诊者。

(4)**脑血管造影**　应尽早检查,能及时明确动脉瘤大小、部位及血管畸形等。

(5) **腰椎穿刺**　对 CT 已确诊的患者不需要作此项检查,因为可能诱发脑疝。

4. 鉴别诊断

	蛛网膜下腔出血	高血压性脑出血
发病年龄	粟粒样动脉瘤 40~60 岁多见 动静脉畸形青少年多见,常在 10~40 岁发病	50~65 岁多见
常见病因	粟粒样动脉瘤、动静脉畸形	高血压、脑动脉粥样硬化
起病速度	急骤,数分钟症状达高峰	数十分钟至数小时症状达高峰
血压	正常或增高	通常显著增高
头痛	极常见,剧烈	常见,较剧烈
昏迷	常为一过性昏迷	重症患者持续性昏迷
局灶体征	颈强、Kernig 征等脑膜刺激征阳性,常无局灶性体征	偏瘫、偏身感觉障碍、失语等局灶性体征
眼底	可见玻璃体下片状出血	眼底动脉硬化,可视网膜出血
头部 CT	脑池、脑室及蛛网膜下腔高密度出血征	脑实质内高密度病灶
脑脊液	均匀一致,血性	洗肉水样

【例 22】与自发性蛛网膜下腔出血发病最不相关的因素是
　　A. 动脉瘤的大小　　　　B. 血压上升的程度　　　　C. 性别
　　D. 颅内压力的变化　　　E. 脑血管畸形范围

【例 23】最易出现脑膜刺激征的疾病是
　　A. 硬膜外出血　　　　　B. 脑出血　　　　　　　　C. 脑梗死
　　D. 蛛网膜下腔出血　　　E. 高血压脑病

5. 治疗

(1) **一般治疗**　①维持生命体征稳定;②使用脱水剂降低颅内高压(甘露醇、呋塞米等);③避免用力和情绪波动,保持大便通畅;④其他对症支持治疗。

(2) **预防再出血**　①绝对卧床休息 4~6 周;②调控血压:防止血压过高导致再出血,一般应将收缩压控制在 160mmHg 以下;③抗纤溶治疗:本病不同于脑内出血,出血部位没有脑组织的压迫止血作用,可适当应用止血药物,如氨基己酸、氨甲苯酸、酚磺乙胺等;④破裂动脉瘤的外科治疗和血管内治疗:动脉瘤夹闭或血管内治疗是预防 SAH 再出血最有效的治疗方法。

(3) **脑血管痉挛的防治**　口服尼莫地平能有效减少 SAH 引发的不良结局。

(4) **脑积水的处理**　急性期合并症状性脑积水者,应行脑脊液分流术治疗。

(5) **癫痫的防治**　可预防性应用抗惊厥药。

▶ **常考点**　TIA 的诊断与治疗;脑血栓形成、脑栓塞、脑出血及蛛网膜下腔出血的鉴别诊断及治疗。

参考答案——详细解答见《2024 国家临床执业及助理医师资格考试历年考点精析(上、下册)》

1. ABCDE　　2. ABCDE　　3. ABCDE　　4. ABCDE　　5. ABCDE　　6. ABCDE　　7. ABCDE
8. ABCDE　　9. ABCDE　　10. ABCDE　　11. ABCDE　　12. ABCDE　　13. ABCDE　　14. ABCDE
15. ABCDE　　16. ABCDE　　17. ABCDE　　18. ABCDE　　19. ABCDE　　20. ABCDE　　21. ABCDE
22. ABCDE　　23. ABCDE

第4章 单纯疱疹病毒性脑炎与重症肌无力

▶考纲要求
①单纯疱疹病毒性脑炎。②重症肌无力。

▶复习要点

一、单纯疱疹病毒性脑炎

单纯疱疹病毒性脑炎是由单纯疱疹病毒(HSV)感染引起的一种急性中枢神经系统感染性疾病,又称为急性坏死性脑炎,是中枢神经系统最常见的病毒感染性疾病。

1. 临床表现

(1)发病情况　任何年龄均可发病,约2/3的病例发生于40岁以上的成人。多急性起病,可有前驱症状,如发热、全身不适、头痛、肌痛、嗜睡、腹痛、腹泻等。约1/4的患者有口唇疱疹史。

(2)常见症状　头痛、呕吐、轻微意识障碍和人格改变、记忆丧失、轻偏瘫、偏盲、失语、共济失调、多动、脑膜刺激征。约1/3的患者出现全身性或部分性癫痫发作。部分患者可因精神行为异常为首发或唯一症状而就诊于精神科,表现为注意力涣散、反应迟钝、言语减少、情感淡漠、表情呆滞。

(3)重症患者　可有意识障碍、广泛脑实质坏死、脑水肿、颅内压增高,甚至脑疝形成而死亡。

2. 辅助检查

(1)血常规　白细胞计数增高,可达 $10×10^9/L$ 以上,以中性粒细胞增多为主。

(2)脑脊液检查　可见单核细胞增多,2/3的患者白细胞数$(50～150)×10^6/L$。脑脊液蛋白轻度升高,糖含量正常或轻度降低。单纯疱疹病毒性脑炎可导致血性脑脊液。

(3)PCR　通过PCR检测脑脊液中的HSV,特异性和敏感性均较高。

(4)脑CT　敏感性不高,40%的早期患者脑CT正常。

(5)脑MRI　较敏感,常能较好地显示单纯疱疹病毒性脑炎的特征性病变:T_2加权像可见到颞叶内侧、岛叶、额叶扣带回增高的异常信号。

3. 诊断与鉴别诊断

(1)诊断　根据临床表现及特征性影像学检查结果,结合脑脊液改变、HSV的PCR检查结果,可作出诊断。对于高度怀疑单纯疱疹性病毒性脑炎,但脑脊液HSV的PCR检测结果阴性者,可行脑活检。

(2)鉴别诊断　本病需与化脓性、结核性、真菌性脑膜炎,脑脓肿,脑肿瘤,血管炎等相鉴别。脑脊液检查对发现其他感染所致的脑膜炎、确诊单纯疱疹病毒性脑炎最为重要。

4. 治疗

(1)抗病毒治疗　诊断一旦拟定,应立即进行抗病毒治疗,常用药物为阿昔洛韦、更昔洛韦。

(2)脱水治疗　对于弥漫性脑肿胀、脑水肿者,可静脉应用地塞米松、20%甘露醇。

(3)人血丙种球蛋白治疗　可静脉滴注人血丙种球蛋白,连续5天为一疗程。

二、重症肌无力

重症肌无力是一种神经-肌肉接头传递功能障碍的获得性自身免疫性疾病。主要是由神经-肌肉接头突触后膜上乙酰胆碱受体受损引起。主要临床表现为部分或全身骨骼肌无力和极易疲劳,活动后症状加重,经休息和使用胆碱酯酶抑制剂后症状减轻。

1. 病因

与自身免疫抗体介导的突触后膜乙酰胆碱受体损害有关。主要依据包括:①研究表明,重症肌无力的实验性自身免疫动物模型,其血清中可检测到乙酰胆碱受体抗体,可与突触后膜的乙酰胆碱受体结合;②将重症肌无力患者的血清输入小鼠可产生类似重症肌无力的症状和电生理改变;③80%~90%的重症肌无力患者血清中可以检测到乙酰胆碱受体抗体;④重症肌无力患者胸腺有与其他自身免疫性疾病相似的改变;⑤重症肌无力患者常合并甲状腺炎、系统性红斑狼疮、类风湿关节炎等其他自身免疫性疾病。

2. 临床表现

(1)**好发年龄**　任何年龄均可发病,发病年龄有两个高峰:20~40岁发病者女性多于男性,约为3:2;40~60岁发病者男性多于女性,多合并胸腺瘤。少数患者有家族史。

(2)**受累骨骼肌病态疲劳**　骨骼肌连续收缩后出现严重无力,休息后症状可减轻。症状波动呈晨轻暮重。

(3)**受累骨骼肌的分布和表现**　全身骨骼肌均可受累,但以脑神经支配的肌肉最先受累。

受累肌肉	临床表现
首发一侧或双侧眼外肌	上睑下垂、斜视、复视、眼球运动受限,但瞳孔括约肌不受累
面部肌	表情淡漠、苦笑面容
口咽肌	连续咀嚼无力、饮水呛咳、吞咽困难、说话带鼻音、发音障碍
胸锁乳突肌和斜方肌	颈软、抬头困难、转颈无力、耸肩无力
四肢肌	抬臂、梳头、上楼梯困难。四肢肌受累以近端为重
腱反射	一般正常
感觉障碍	无明显感觉障碍

(4)**重症肌无力危象**　是指呼吸肌受累时出现咳嗽无力,甚至呼吸困难,需用呼吸机辅助通气,是致死的主要原因。口咽肌无力和呼吸肌乏力者易发生危象。诱发因素包括呼吸道感染、手术(胸腺切除)、精神紧张、全身疾病等。大约10%的重症肌无力患者出现危象。

(5)**胆碱酯酶抑制剂治疗有效**　这是重症肌无力的一个重要临床特征。

(6)**病程特点**　起病隐匿,整个病程有波动,缓解与复发交替。晚期患者休息后不能完全恢复。多数病例迁延数年至数十年,靠药物维持。少数病例可自然缓解。

3. 临床分型

重症肌无力分为成年型、儿童型和少年型三型。

(1)**成年型(Osserman分型)**

分型	发生率	分型依据
Ⅰ眼肌型	15%~20%	病变仅限于眼外肌,出现上睑下垂和复视
ⅡA轻度全身型	30%	可累及眼、面、四肢肌肉,生活可自理,无明显咽喉肌受累
ⅡB中度全身型	25%	四肢肌群受累明显,眼外肌麻痹,咽喉肌无力明显,但呼吸肌受累不明显
Ⅲ急性重症型	15%	急性起病,在数周内累及延髓肌、肢带肌、呼吸肌,肌无力严重,需气管切开
Ⅳ迟发重症型	10%	病程2年以上,常由Ⅰ、ⅡA、ⅡB型发展而来,症状同Ⅲ型,常合并胸腺瘤
Ⅴ肌萎缩型	少见	少数患者肌无力伴肌萎缩

(2)**儿童型**　约占重症肌无力患者的10%。大多数患者仅限于眼外肌麻痹,双眼睑下垂可交替出

现。分新生儿型、先天性肌无力综合征、少年型三种类型。

(3)少年型　多于10岁后发病,多为单纯眼外肌麻痹,部分伴吞咽困难及四肢无力。

4. 诊断

根据受累骨骼肌活动后出现疲劳无力,经休息或胆碱酯酶抑制剂治疗可以缓解,肌无力呈晨轻暮重的波动现象,神经系统无其他阳性体征,可以确诊。

(1)一般辅助检查　血、尿、脑脊液检查正常。常规肌电图基本正常。神经传导速度正常。

(2)重复神经电刺激(RNES)　为常用的具有确诊价值的检查方法。应在停用新斯的明17小时后进行,否则可出现假阴性。方法为以低频(3~5Hz)和高频(>10Hz)重复刺激尺神经、正中神经和副神经等运动神经。重症肌无力的典型改变为动作电位波幅第5波比第1波在低频刺激时递减10%以上,或高频刺激时递减30%以上。注意:类重症肌无力患者在低频刺激时动作电位递减25%以上,高频刺激时增加200%以上(8版《神经病学》无相关叙述,详见13版《实用内科学》P2912)。

(3)单纤维肌电图(SFEMG)　通过特殊的单纤维针电极测量并判断同一运动单位内的肌纤维产生动作电位的时间是否延长来反映神经-肌肉接头处的功能。此病表现为间隔时间延长。

(4)乙酰胆碱受体(AChR)抗体滴度检测　对重症肌无力的诊断具有特征性意义。85%以上全身型重症肌无力患者的血清中AChR抗体滴度明显升高,但眼肌型患者可不升高。

(5)胸腺CT和MRI检查　可确定有无胸腺增生或胸腺瘤。

(6)疲劳试验　嘱患者持续上视出现上睑下垂,或两臂持续平举后出现上臂下垂,休息后恢复为阳性。

(7)新斯的明试验　成人和青少年最常用。肌内注射新斯的明1.0mg,20分钟后肌无力明显减轻者为阳性。可同时注射阿托品0.5mg以对抗新斯的明的毒蕈碱样反应(瞳孔缩小、心动过缓、流涎、多汗、腹痛)。

(8)腾喜龙试验　依酚氯铵(腾喜龙)2mg静脉注射,观察20秒,如无出汗、唾液增多等不良反应,再给予8mg,1分钟内症状好转为阳性,持续10分钟又恢复原状。

【例1】女,26岁。感冒后出现全身无力,双眼睑下垂3天,晨起症状较轻,活动后加重。对该患者不必要的检查是

　　A. 胸腺CT　　　　　　　　B. 肌肉活检　　　　　　　　C. 重复神经刺激
　　D. 甲状腺功能检查　　　　E. 新斯的明试验

【例2】诊断类重症肌无力的重复电刺激必须具备

　　A. 低频刺激电位衰减25%,高频刺激电位幅度增加200%
　　B. 低频刺激电位衰减20%,高频刺激电位幅度增加150%
　　C. 低频刺激电位衰减15%,高频刺激电位幅度增加100%
　　D. 低频刺激电位衰减5%,高频刺激电位幅度增加25%
　　E. 低频刺激电位衰减10%,高频刺激电位幅度增加50%

【例3】儿童重症肌无力的临床特点是

　　A. 多局限于眼外肌瘫痪　　　B. 局限于四肢肌无力　　　C. 易发生重症肌无力危象
　　D. 严重全身无力　　　　　　E. 易发生延髓肌瘫痪

5. 治疗

(1)药物治疗　包括胆碱酯酶抑制剂(主要治疗)、糖皮质激素、免疫抑制剂治疗。

①胆碱酯酶抑制剂　通过抑制胆碱酯酶,减少乙酰胆碱的水解,改善神经-肌肉接头间的传递,增加肌力。可以选用溴吡斯的明、溴新斯的明,不良反应为毒蕈碱样症状,可用阿托品对抗。

②肾上腺皮质激素　可抑制自身免疫反应,减少乙酰胆碱受体抗体的生成,适用于各型重症肌无力。

③免疫抑制剂　适用于肾上腺皮质激素疗效不佳或不能耐受者,或因有高血压、糖尿病、溃疡病而不能使用糖皮质激素者。常用药物有环磷酰胺、硫唑嘌呤、环孢素A等。

(2)胸腺治疗　①胸腺切除:适用于伴胸腺瘤的各型重症肌无力患者、伴胸腺肥大和高AChR抗体效

第十四篇　神经病学
第4章　单纯疱疹病毒性脑炎与重症肌无力

价者、对抗胆碱酯酶药治疗反应不满意者、年轻女性全身型重症肌无力者。②胸腺放疗:对于不适合做胸腺切除者,可行胸腺深部^{60}Co放疗。

（3）**血浆置换**　通过正常人血浆置换患者血浆,能清除患者血浆中AChR抗体、补体及免疫复合物。每次交换量约2000ml,每周1~3次,连用3~8次。适用于重症肌无力危象、难治性重症肌无力。

（4）**大剂量丙种球蛋白静脉注射**　外源性IgG可以干扰AChR抗体与AChR的结合,从而保护AChR不被抗体阻断。IgG静脉滴注,5日为一疗程,可作为辅助治疗缓解病情。

（5）**危象的处理**　重症肌无力危象是指患者在某种因素作用下,突然发生严重呼吸困难,甚至危及生命,须紧急抢救。临床上,重症肌无力危象分为以下3型。

无论何种危象,抢救时均应保持呼吸道通畅。当经早期处理后病情无明显好转时,应立即行气管插管或气管切开,应用人工呼吸器辅助呼吸;停用抗胆碱酯酶药以减少气管内分泌物。

	肌无力危象	胆碱能危象	反拗危象
临床特点	疾病本身发展所致 抗胆碱酯酶药用量不足	抗胆碱酯酶药使用过量	抗胆碱酯酶药突然失效 腾喜龙试验无反应
发生率	最常见	非常少见	少见
病因	感染、分娩、氨基糖苷类药	抗胆碱酯酶药过量	不明
出汗	少	多	不定
流涎	无	多	不定
腹痛腹泻	无	明显	无
肌束颤动	无	明显	无
瞳孔大小	大	小	正常
抗胆碱酯酶药物	改善	加重	无反应
阿托品	无效	改善	无效
治疗	注射依酚氯铵、新斯的明	静脉注射依酚氯铵,若症状加重则停用抗胆碱酯酶药,待药物排出后重新调整剂量	停用抗胆碱酯酶药,气管切开者给予类固醇激素,待运动终板功能恢复后重新调整剂量

【例4】重症肌无力胆碱能危象是由于
  A. 抗胆碱酯酶活性消失　　　B. 抗胆碱酯酶药用量不足　　　C. 抗胆碱酯酶药物过敏
  D. 抗胆碱酯酶药过量　　　　E. 抗胆碱酯酶药物作用突然消失

【例5】女,26岁。患重症肌无力5年,因感冒后肌无力加重,大量服用溴吡斯的明后出现流口水,大量出汗,肌束颤动,腹痛。此种表现是由于
  A. ACh毒蕈碱样作用亢进　　　　　　　　B. 中枢ACh神经元传递减慢
  C. 神经-肌肉接头处ACh兴奋传递加速　　D. 乙酰胆碱(ACh)神经元的后发放
  E. ACh烟碱样作用亢进

▶**常考点**　单纯疱疹病毒性脑炎为2019年新增考点;重症肌无力为重点内容。

参考答案——详细解答见《2024国家临床执业及助理医师资格考试历年考点精析(上、下册)》
1. ABCDE　　2. ABCDE　　3. ABCDE　　4. ABCDE　　5. ABCDE

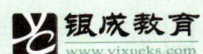

第5章 帕金森病与癫痫

▶ 考纲要求
①帕金森病。②癫痫。

▶ 复习要点

一、帕金森病

1. 概念

帕金森病(PD)又称震颤麻痹,是一种常见于中老年的神经系统变性疾病,临床上以静止性震颤、运动迟缓、肌强直和姿势平衡障碍为主要特征。患病率随年龄增加而升高,男性稍高于女性。

2. 发病机制

(1) 环境因素　研究表明,嗜神经毒 1-甲基-4-苯基-1,2,3,6-四氢吡啶(MPTP)在人类和灵长类均可诱发典型的帕金森综合征。MPTP 在脑内可经单胺氧化酶 B(MAO-B)催化转变为强毒性的 1-甲基-4-苯基-吡啶离子(MPP^+),MPP^+ 被多巴胺转运体选择性摄入黑质多巴胺能神经元内,抑制线粒体呼吸链复合体Ⅰ的活性,使 ATP 生成减少,并促进自由基产生和氧化应激反应,导致多巴胺能神经元变性、丢失。有学者认为,环境中与该神经毒结构类似的化学物质可能是帕金森病的病因之一,并且通过类似的机制造成多巴胺能神经元变性死亡。

(2) 遗传因素　约 10% 的患者有家族史,为常染色体显性遗传,绝大多数患者为散发性。

(3) 神经系统老化　帕金森病主要发生于中老年人,40 岁以前发病少见,提示神经系统老化与发病有关。研究表明,30 岁以后,随年龄增长,黑质多巴胺能神经元始呈退行性变,多巴胺能神经元逐渐减少。

(4) 多因素交互作用　目前认为帕金森病并非单因素所致,而是多因素交互作用下发病。在环境因素、神经系统老化等因素共同作用下,通过氧化应激、线粒体功能紊乱、蛋白酶体功能障碍、炎性和(或)免疫反应、钙稳态失调、兴奋性毒性、细胞凋亡等机制导致黑质多巴胺能神经元大量变性、丢失而发病。

(5) 生化病理

①多巴胺的体内代谢　黑质多巴胺能神经元自血液中摄入酪氨酸,经酪氨酸羟化酶作用下,转化为多巴。在多巴脱羧酶作用下,左旋多巴脱去羧基生成多巴胺。多巴胺是一种神经递质。通过黑质纹状体束,多巴胺作用于壳核、尾状核突触后神经元。多巴胺可经单胺氧化酶 B(MAO-B)和儿茶酚-氧位-甲基转移酶(COMT)代谢,然后经肾排泄。

②黑质-纹状体系统　属于锥体外系,在黑质和纹状体之间有许多往返的纤维联系,参与基底节的运动调节。黑质→纹状体的纤维是多巴胺能系统,纹状体→黑质的纤维是 γ-氨基丁酸(GABA)能系统,此外在纹状体内部还有乙酰胆碱(ACh)能系统。

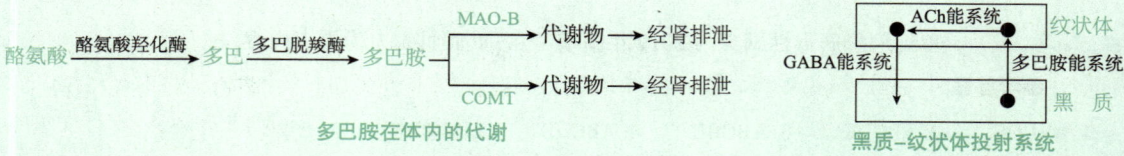

多巴胺在体内的代谢

黑质-纹状体投射系统

③帕金森病　帕金森病患者黑质多巴胺能神经元显著变性丢失,使纹状体多巴胺含量下降,出现临床

第十四篇 神经病学
第5章 帕金森病与癫痫

症状时,纹状体多巴胺水平一般降至70%～80%。纹状体中多巴胺与乙酰胆碱两大递质系统的功能是相互拮抗的,两者之间的平衡对基底神经节运动功能起着重要的调节作用。当纹状体多巴胺含量显著降低时,可导致乙酰胆碱功能相对亢进,表现为全身肌张力增高、肌肉强直、随意运动减少、动作迟缓、表情呆板。

【例1】帕金森病的病损在
　　A. 中央前回　　　　　　B. 黑质-纹状体　　　　　　C. 颞叶
　　D. 枕叶　　　　　　　　E. 小脑

【例2】男,70岁。右侧肢体动作迟缓伴震颤半年。查体:右侧肢体静止性震颤,肌张力齿轮样增高。病变可能的部位是
　　A. 大脑皮质　　　　　　B. 黑质　　　　　　　　　　C. 小脑
　　D. 内囊　　　　　　　　E. 脑桥

【例3】黑质-纹状体系统内使左旋多巴转化为多巴胺的酶是
　　A. 单胺氧化酶　　　　　B. 多巴脱羧酶　　　　　　　C. 酪氨酸羟化酶
　　D. 儿茶酚胺邻甲基转移酶　　E. 胆碱酯酶

3. 临床表现

发病年龄平均55岁,多见于60岁以后,40岁以前相对少见。起病隐匿,缓慢发展。

(1) 运动症状　常始于一侧上肢,逐渐累及同侧下肢,再波及对侧上肢和下肢。

①静止性震颤　常为首发症状,多始于一侧上肢远端,静止时出现或明显,随意运动时减轻或停止,紧张或激动时加剧,入睡后消失。典型表现是拇指与示指呈"搓丸样"动作,频率4～6Hz。

②肌强直　关节表现为铅管样强直、齿轮状强直。四肢、躯干、颈肌强直可使患者出现特殊的屈曲体姿——头部前倾、躯干俯屈、肘关节屈曲、腕关节伸直、前臂内收、髋关节及膝关节均略弯曲。

③运动迟缓　是指随意运动减少、动作缓慢、笨拙。可表现为"面具脸"、"写字过小征"、语言困难。

④姿势步态障碍　在疾病晚期,可出现姿势反射障碍,出现步态不稳、易跌倒。行走时步距缩短,呈前冲步态或慌张步态。有时行走中全身僵住,不能动弹,称为"冻结"现象。

(2) 非运动症状　可以早于或伴随运动症状而发生。

①感觉障碍　早期可出现嗅觉减退、睡眠障碍。中晚期常有肢体麻木、疼痛。可伴有不安腿综合征。

②自主神经功能障碍　临床常见,如便秘、多汗、溢脂性皮炎等。因吞咽活动减少导致流涎。

③精神和认知障碍　近半数有抑郁症,常伴有焦虑。15%～30%的患者晚期有认知障碍及幻觉。

(3) 辅助检查

①脑脊液检查　常规检查正常,脑脊液中高香草酸(HVA)含量可降低。

②颅脑CT、MRI检查　无特征性改变。

③功能性脑显像PET或SPECT检查　有辅助诊断价值。

以 ^{18}F-多巴作示踪剂行多巴摄取PET显像可显示多巴胺递质合成减少。用 ^{125}I-β-CIT、^{99m}Tc-TRO-DAT-1 作示踪剂,行多巴胺转运体(DAT)功能显像可显示功能显著降低,在疾病早期甚至亚临床期即能显示功能降低。

4. 诊断

中老年发病+缓慢进展性病程+运动迟缓(必备项)+3项中至少1项(静止性震颤、肌强直、姿势障碍)+偏侧起病+左旋多巴治疗有效,即可作出临床诊断。

5. 鉴别诊断

本病应与继发性帕金森综合征相鉴别,后者均有明确的病因可寻,如感染、药物、中毒、脑动脉硬化、外伤等。多种药物(如吩噻嗪类、利血平、甲基多巴、锂、氟桂利嗪、桂利嗪)可引起药物性帕金森综合征。

6. 治疗

帕金森病目前无法根治,常采用综合治疗,但以药物治疗为首选。

(1) 治疗药物　常用药物分为以下6类。

分类	常用药	药理作用	主要适应证
左旋多巴	复方左旋多巴标准片 复方左旋多巴控释剂 弥散型美多芭	左旋多巴在体内经多巴脱羧酶作用转化为多巴胺发挥作用,对震颤、强直、运动迟缓均有较好疗效	是目前最基本、最有效的治疗药物。闭角型青光眼、精神病患者禁用
多巴胺受体激动剂	麦角类(溴隐亭、α-二氢麦角隐亭)、非麦角类(吡贝地尔缓释片、普拉克索)	①溴隐亭、α-二氢麦角隐亭、普拉克索为D_2类受体强激动剂 ②吡贝地尔为D_2、D_3类受体激动剂	早期年轻患者的首选药物,首选非麦角类;麦角类可导致心瓣膜病变、肺纤维化
金刚烷胺	金刚烷	通过多种方式加强多巴胺的功能,可促进左旋多巴进入脑循环,增加多巴胺合成、释放,减少多巴胺重摄取等	对少动、强直、震颤均有改善作用,对异动症有一定治疗作用
单胺氧化酶B抑制剂	司来吉兰 司来吉兰+维生素E 雷沙吉兰	选择性抑制单胺氧化酶B,阻止脑内多巴胺降解,增加多巴胺浓度	与复方左旋多巴合用可增强疗效,单用有轻度的症状改善作用
COMT抑制剂	恩他卡朋、托卡朋	抑制左旋多巴在外周的代谢增加脑内多巴胺浓度	与复方左旋多巴合用可增强疗效,改善症状波动
抗胆碱能药	苯海索、丙环定、东莨菪碱	拮抗因多巴胺减少而导致的乙酰胆碱相对过多的症状	震颤明显且年轻的患者

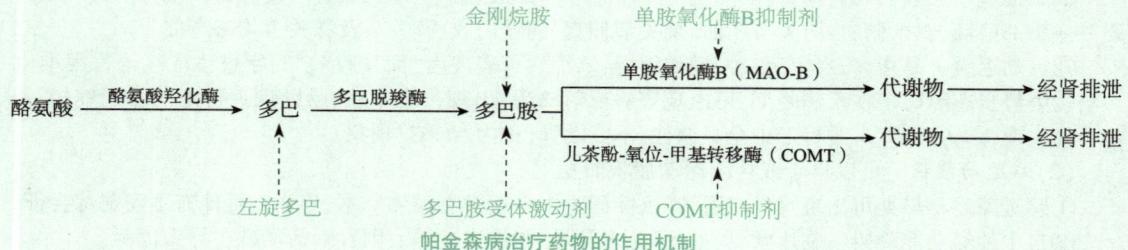

帕金森病治疗药物的作用机制

(2)**保护性治疗** 一旦确诊应给予保护性治疗,可选用单胺氧化酶B抑制剂(司来吉兰+维生素E)。

(3)**早期帕金森病** 若病情未影响患者的生活和工作,应鼓励患者坚持工作,暂缓治疗。

①老年前(<65岁)患者,且不伴智能减退 可选用下列方案。

A.非麦角类多巴胺受体激动剂;B.单胺氧化酶B抑制剂,或加用维生素E;C.金刚烷胺;D.复方左旋多巴+COMT抑制剂(即达灵复);E.复方左旋多巴。

一般情况下,可首选方案A或B或C;若无效时,可选用方案D或E,应尽量推迟应用左旋多巴。

②老年患者(≥65岁)或伴智能减退者 首选复方左旋多巴,必要时加用多巴胺受体激动剂、单胺氧化酶B抑制剂或COMT抑制剂。苯海索尽可能不用,尤其是老年男性患者,因有较多副作用。

(4)**中晚期帕金森病**

①早期阶段首选多巴胺受体激动剂、司来吉兰、金刚烷胺或抗胆碱能药治疗的患者,则症状改善往往已不明显,此时可加用复方左旋多巴。

②早期阶段首选小剂量左旋多巴治疗的患者,症状改善往往也不显著,此时应适当增加剂量,或加用多巴胺受体激动剂、司来吉兰或金刚烷胺。

【例4】男,72岁。右手震颤伴动作缓慢6年,翻身困难1年,诊断为帕金森病。有青光眼和轻度肾功能不全病史,无消化性溃疡史。服用复方左旋多巴时症状改善明显,近1年来疗效减退,单剂疗效仅3小时。为改善症状,最合适增加的药物是

A. 金刚烷胺　　　　　　B. 溴隐亭　　　　　　　C. 苯甲托品
D. 司来吉兰　　　　　　E. 苯海索

二、癫痫

癫痫是多种原因导致的脑部神经元高度同步化异常放电的临床综合征,临床表现具有发作性、短暂性、重复性和刻板性的特点。

临床上每次发作或每种发作的过程称为痫性发作,一个患者可有一种或数种形式的痫性发作。在癫痫发作中,一组具有相似症状和体征特性所组成的特定癫痫现象,统称为癫痫综合征。

1. 病因

（1）**症状性（继发性）癫痫**　由各种明确的中枢神经系统结构损伤或功能异常所致,如脑外伤、脑血管病、脑肿瘤、中枢神经系统感染、寄生虫病、遗传代谢性疾病、神经系统变性疾病、药物、毒物等。

（2）**特发性癫痫**　病因不明,未发现脑部有足以引起癫痫发作的结构性损伤或功能异常,与遗传因素密切相关,具有特征性临床及脑电图表现,如伴中央颞区棘波的良性儿童癫痫、家族性颞叶癫痫等。

（3）**隐源性癫痫**　临床表现提示为症状性癫痫,但现有的检查手段不能发现明确的病因。占全部癫痫的60%~70%。

【例5】继发性癫痫的临床特征是
A. 脑内无器质性病变　　B. 抗癫痫药疗效不佳　　C. 由其他疾病引起
D. 儿童开始发病　　　　E. 不能归入部分性或全面发作类型

2. 临床表现

（1）**部分性发作**　包括单纯部分性发作、复杂部分性发作、部分性继发全面性发作三类,前者为局限性发放,无意识障碍；后两者放电从局部扩展到双侧脑部,有意识障碍。

①**单纯部分性发作**　发作时间一般不超过1分钟,发作起始与结束均较突然,无意识障碍,分为以下4型。

	病灶定位	临床表现
部分运动性发作	对侧中央前回运动区	表现为局部肢体的抽动,多见于一侧口角、眼睑、指和趾 杰克逊(Jackson)发作——抽搐沿手指-腕部-前臂-肘-肩-口角-面部逐渐发展
部分感觉性发作	对侧中央后回感觉区	躯体感觉性发作——口角、舌、指(趾)麻木感或针刺感,病灶在对侧中央后回 特殊感觉性发作——视觉性、听觉性、嗅觉性、味觉性 眩晕性发作——表现为坠落感、飘动感、水平或垂直运动感
自主神经性发作	岛叶、丘脑边缘系统	面色苍白、面部和全身潮红、多汗、立毛 瞳孔散大、呕吐、腹痛、肠鸣、烦渴、欲排尿感
精神性发作	边缘系统	各种记忆障碍(如似曾相识、似不相识、强迫思维、快速回顾往事)、情感障碍(无名恐惧、忧郁、欣快、愤怒)、错觉(视觉变形、声音变强或变弱)、复杂幻觉

②**复杂部分性发作**　最常见,占成人癫痫发作的50%以上,也称精神运动性发作。病灶多在颞叶,故又称颞叶癫痫。发作时有不同程度的意识障碍,可伴有自动症、运动症状等。

③**部分性继发全面性发作**　为单纯性或复杂性部分发作,可泛化为全面性强直阵挛发作。

（2）**全面性发作**　无论有无抽搐,临床表现和脑电图均提示发作起源于双侧脑部,发作时有意识障碍。

①**全面强直-阵挛发作（癫痫大发作）**　以意识丧失、双侧强直后出现阵挛为临床特征。早期出现意识丧失、跌倒,随后发作分为三期：强直期、阵挛期和发作后期。每次持续5~10分钟,醒后无记忆。

②**强直性发作、阵挛性发作和肌阵挛发作**　如下。

	强直性发作	阵挛性发作	肌阵挛发作
好发于	弥漫性脑损害的儿童	几乎均为婴幼儿	任何年龄
临床表现	全身骨骼肌强直性收缩 常伴自主神经症状,可剧烈摔倒 发作持续数秒至数十秒	重复阵挛性抽动 伴意识丧失,之前无强直期 发作持续1分钟至数分钟	快速、短暂、触电样肌肉收缩 可遍及全身 也可局限于某一肌群或肢体
脑电图	暴发性多棘波	慢波、不规则棘-慢波、无特异性	多棘-慢波

③失神发作　儿童期起病,青春期前停止发作。特征性表现为突然意识丧失5～10秒,正在进行的动作中断,双眼茫然凝视,呼之不应,可伴简单自动性动作(如擦鼻、咀嚼、吞咽)、失张力(手中持物坠落),一般不会跌倒,事后对发作全无记忆,每日可发作数次或数百次。发作后立即清醒,无明显不适,可继续先前活动。醒后不能回忆。发作时 EEG 呈双侧对称 3Hz 棘-慢综合波。

④失张力发作　是姿势性张力丧失所致。部分或全身肌肉张力突然降低,导致垂颈(点头)、张口、肢体下垂(持物坠落)、躯干失张力跌倒或猝倒发作,持续数秒至1分钟,发作后立即清醒和站立。

注意:①所有癫痫发作类型中,只有单纯部分性发作没有意识障碍,其他类型均有不同程度的意识障碍。
②典型失神发作的特点——持物坠落,无跌倒,意识障碍<10秒。
③失张力发作的特点——持物坠落,有跌倒,意识障碍<1分钟。

3. 诊断与鉴别诊断

(1)诊断　主要根据病史及临床表现对癫痫进行诊断、分型、鉴别。

①脑电图(EEG)　是诊断癫痫最重要的辅助检查方法,能记录到发作或发作间期痫样放电,阳性率约为 50%。但应注意,部分正常人中偶尔也可记录到痫样放电。

②头颅 CT 和 MRI　可确定脑结构异常或病变,对癫痫诊断和分型有帮助。

③功能影像学检查　如 SPECT、PET 等能从不同的角度反映脑局部代谢变化,辅助癫痫灶的定位。

(2)鉴别诊断　癫痫发作与假性癫痫发作的鉴别如下。

	癫痫发作	假性癫痫发作(癔症样发作)
发作场合和形式	任何情况下,突然刻板式发作	有精神诱因及有人在场时,发作形式多样
眼位	上睑抬起,眼球上窜或向一侧偏转	眼睑紧闭,眼球乱动
面色	发绀	苍白或发红
瞳孔	散大,对光反射消失	正常,对光反射存在
摔伤、舌咬伤、尿失禁	可有	无
持续时间及终止方式	1～2分钟,自行停止	可长达数小时
Babinski 征	常阳性	阴性
暗示治疗	无效	有效
发作时脑电图	痫样放电	无痫样放电

注意:①诊断癫痫的最主要依据是临床表现而不是脑电图。脑电图为辅助检查方法,阳性率仅50%。
②PET、SPECT 主要用于癫痫灶的定位诊断。
③脑 CT、MRI 主要用于排除脑内其他病变。

【例6】男孩,15岁。近6个月来多次在吃饭或游戏时发呆,呼之不应,手持物体失落,持续几秒钟后神志清醒,但不能回忆发作时情况,发作间期查体未见明显异常。最可能的癫痫类型是
　　A. 强直-阵挛性发作　　　　B. 复杂部分性发作　　　　C. 单纯部分性发作

第十四篇 神经病学
第5章 帕金森病与癫痫

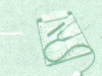

  D. 肌痉挛性发作　　　　　　　　E. 失神发作

【例7】诊断癫痫主要依靠
  A. 脑电图检查　　　　B. 神经系统检查　　　　C. 脑CT
  D. 临床表现　　　　　E. 脑脊液检查

【例8】癫痫中应用PET(正电子发射计算机断层)检查的重要目的是
  A. 鉴别癫痫发作与假性癫痫　　　B. 癫痫发作形式分类　　　C. 鉴别原发和继发性癫痫
  D. 指导药物的选择应用　　　　　E. 癫痫病灶定位

【例9】女,20岁,吵架后突然倒在沙发上,全身抽搐。查体:面色苍白,呼吸急促,眼睑紧闭,眼球乱动,瞳孔对称,对光反射存在,双侧Babinski征未引出。常规脑电图未见异常。最可能的诊断是
  A. 晕厥发作　　　　　B. 复杂部分性癫痫发作　　　C. 全面强直阵挛癫痫发作
  D. 假性癫痫发作　　　E. 短暂性脑缺血发作

4. 治疗
(1) 各种癫痫发作的首选药

发作类型	首选药物	次选药物
部分性发作	卡马西平	苯妥英钠、苯巴比妥、丙戊酸钠
全面强直-阵挛发作	丙戊酸钠	卡马西平、苯巴比妥
强直性发作	卡马西平	苯妥英钠、苯巴比妥、丙戊酸钠
阵挛性发作	丙戊酸钠	卡马西平
典型失神发作	乙琥胺	丙戊酸钠、氯硝西泮
非典型失神发作	乙琥胺、丙戊酸钠	氯硝西泮
癫痫持续状态	地西泮静脉注射	苯巴比妥

  注意:丙戊酸钠是一种广谱抗癫痫药,对各型癫痫都有一定的疗效;是全面性发作,尤其是全面强直-阵挛发作合并典型失神发作的首选药,也用于部分发作。

(2) 癫痫持续状态
  ①地西泮　首选地西泮10~20mg 静脉注射,<2mg/min。儿童首剂为0.25~0.5mg/kg,一般<10mg。
  ②地西泮+苯妥英钠　首先用地西泮10~20mg 静脉注射,取得疗效后,再用苯妥英钠0.3~0.6g+生理盐水500ml 静脉滴注,速度不超过50mg/min。
  ③水合氯醛　10%水合氯醛保留灌肠,适合肝功能不全或不宜使用苯巴比妥类药物者。

  A. 托吡酯　　　　　B. 丙戊酸钠　　　　　C. 卡马西平
  D. 氯硝西泮　　　　E. 乙琥胺

【例10】治疗原发性三叉神经痛的首选药物是
【例11】预防慢性偏头痛的药物是
【例12】治疗典型失神发作的首选药物是
【例13】治疗全身强直-阵挛性发作合并典型失神发作的首选药物是(2021)

➡ **常考点**　帕金森病的病变部位、治疗;癫痫全部内容均为重点。

参考答案——详细解答见《2024 国家临床执业及助理医师资格考试历年考点精析(上、下册)》
1. A BCDE　　2. A BCDE　　3. A BCDE　　4. ABC DE　　5. AB CDE　　6. ABCD E　　7. ABC DE
8. ABCD E　　9. ABC DE　　10. AB CDE　　11. AB CDE　　12. AB CDE　　13. A BCDE

第6章 视神经脊髓炎与脊髓压迫症

▶ **考纲要求**
①视神经脊髓炎。②脊髓压迫症。

▶ **复习要点**

一、视神经脊髓炎

视神经脊髓炎(NMO)是免疫介导的主要累及视神经和脊髓的原发性中枢神经系统炎性脱髓鞘病。

1. 临床表现

(1) **发病情况** 多在5~50岁发病,平均年龄39岁,女性多发,女:男比例为(5~10):1。

(2) **典型表现** 视神经炎和急性脊髓炎为本病的主要表现。初期可为单纯的视神经炎或脊髓炎,也可两者同时出现,但大多先后出现,间隔时间不定。

(3) **视神经炎** 可单眼、双眼间隔或同时发病。起病急,进展快,表现为视物模糊、视力下降、球后疼痛,但眼球运动正常。眼底可见视乳头水肿,晚期可见视神经萎缩。

(4) **横贯性脊髓炎** 症状常在数天内加重或达到高峰,表现为双下肢瘫痪、感觉障碍、尿潴留。

(5) **其他损害** 部分患者可伴有其他自身免疫性疾病,如甲亢、桥本甲状腺炎、干燥综合征等。

2. 诊断与鉴别诊断

(1) **血清AQP4抗体** 为本病的特异性抗体,诊断的特异性达85%~100%,敏感性为50%~80%。

(2) **脑脊液检查** 压力不高,细胞数正常或轻度升高,蛋白轻中度增高。

(3) **脊髓MRI检查** 具有特征性,表现为脊髓长节段(>3个椎体节段)炎性脱髓鞘病灶。

(4) **CT检查** 无诊断价值,不能用于本病的诊断。

(5) **诊断依据** 典型临床表现,如视神经炎、脊髓炎;出现AQP4抗体;脊髓MRI发现大的病灶。

(6) **鉴别诊断**

①**多发性硬化** 脊髓病灶通常不超过2个椎体节段,多为不完全性脊髓炎,而非横贯性脊髓炎表现。影像学容易发现脑内多发病灶,脑脊液中寡克隆带阳性或IgG指数升高。

②**脊髓血管病** 常表现为突然起病的背痛伴肢体瘫痪和感觉异常,在临床上与视神经脊髓炎难以区别,需要通过脑脊液、AQP4抗体及脊髓MRI检查予以鉴别。

③**急性硬膜外脓肿** 常有发热、全身中毒症状、局部疼痛,常有脊髓半切综合征表现,极少为横贯性损害。脑脊液检查可见明显压力升高、白细胞数和蛋白水平增高。MRI检查有助于鉴别。

3. 治疗

(1) **急性期** ①首选大剂量甲泼尼龙冲击治疗,不推荐长期小剂量维持。②皮质激素治疗效果不佳者,可考虑使用血浆置换或静滴免疫球蛋白。③激素冲击治疗疗效不佳时,可选择激素+免疫抑制剂治疗。

(2) **缓解期** 需长期治疗,一线药物包括硫唑嘌呤、吗替麦考酚酯、利妥昔单抗、甲氨蝶呤。

【例1】可以在体内发现AQP4抗体的疾病是
 A. 急性脊髓炎 B. 视神经脊髓炎 C. 脊髓震荡
 D. 脊髓肿痛 E. 吉兰-巴雷综合征

二、脊髓压迫症

1. 概念
脊髓压迫症是一组椎管内或椎骨占位性病变所引起的脊髓受压综合征,随病变进展出现脊髓半切综合征、横贯性损害及椎管梗阻,脊神经根和血管可不同程度受累。

2. 常见病因
(1) **肿瘤** 常见,占本病1/3以上。位于髓外硬膜内最常见的是神经鞘膜瘤,脊髓内肿瘤以神经胶质细胞瘤常见,硬膜外以转移瘤多见,脊柱恶性肿瘤可侵犯脊髓,淋巴瘤和白血病少见。

(2) **炎症** 脊髓非特异性炎症、结核性脑脊髓膜炎、严重椎管狭窄、硬膜外脓肿、硬膜下脓肿等。

(3) **脊柱外伤** 如骨折、脱位、椎管内血肿形成等。

(4) **脊柱退行性病变** 如椎间盘突出、后纵韧带钙化、黄韧带肥厚等可导致椎管狭窄。

(5) **先天性疾病** 如颅底凹陷症、寰椎枕化、颈椎融合畸形、脊髓血管畸形等。

(6) **血液疾病** 血小板减少症患者凝血功能障碍,腰穿后可出现硬膜外血肿导致脊髓受压。

3. 临床表现
(1) **急性脊髓压迫症** 急性发病,迅速发展,常于数小时至数日内脊髓功能完全丧失,多表现为脊髓横贯性损害,出现脊髓休克,病变节段以下弛缓性瘫痪,各种感觉及反射缺失,尿便潴留。

(2) **慢性脊髓压迫症**
① 分期 慢性脊髓压迫症患者病情进展缓慢,通常可分为三期:
A. 根痛期 表现为神经根痛及脊膜的刺激症状。
B. 脊髓部分受压期 典型体征为脊髓半切(Brown-Sequard)综合征,表现为病变节段以下,同侧上运动神经元性瘫痪及触觉深感觉的减退,对侧病变平面2~3个节段以下的痛温觉丧失。
C. 脊髓完全受压期 典型体征为脊髓完全横贯性损害,表现为病变平面以下深浅感觉丧失,肢体完全瘫痪,自主神经功能障碍,皮肤营养不良征象。

② 慢性脊髓压迫症的临床表现
A. 神经根症状 病变较小,压迫未累及脊髓时,仅造成脊神经根刺激症状,表现为神经根痛或局限性运动障碍。疼痛部位固定,局限于受累神经根分布的皮节区域。疼痛剧烈难忍,咳嗽、排便等可使疼痛加重。
B. 感觉障碍 脊髓丘脑束受压,可引起对侧病变平面2~3个节段以下的痛温觉丧失。
C. 运动障碍 一侧锥体束受压引起病变以下同侧肢体痉挛性瘫痪,肌张力增高,腱反射亢进,病理征阳性。双侧锥体束受压,初期表现为双下肢呈伸直样痉挛性瘫痪,晚期呈屈曲样痉挛性瘫痪。脊髓前角及前根受压,引起病变节段支配肌群弛缓性瘫痪,伴肌束震颤及肌萎缩。
D. 反射异常 前角、前根或后根受压时,病变节段腱反射减弱或消失;腹壁反射和提睾反射缺失。锥体束受压时,表现为受损平面以下同侧腱反射亢进,并出现病理反射。
E. 自主神经症状 病变平面以下血管运动和泌汗功能障碍,可见少汗、无汗、皮肤干燥、脱屑等。
F. 脊膜刺激症状 多由硬膜外病变引起,表现为局部自发痛、叩击痛、颈部抵抗、直腿抬高试验阳性。

4. 诊断
(1) **病史及临床表现** 根据病史、神经根痛、感觉异常平面、肢体瘫痪类型、反射改变等,进行初步诊断。
(2) **脑脊液检查** 对确定脊髓压迫症和脊髓受压的程度很有价值。
(3) **脊柱X线片** 可发现有无脊柱骨折、脱位、结核、肿瘤、椎管狭窄等。
(4) **CT及MRI** 可显示脊髓受压情况。MRI能清晰显示椎管内病变的性质、部位和边界等。
(5) **椎管造影** 可显示椎管梗阻界面。无MRI、CT设备的医疗单位,可借此帮助诊断。
(6) **纵向定位** 根据脊髓各节段病变特征确定,感觉平面最具有定位意义,MRI或脊髓造影可准确定位。
(7) **横向定位** 区分病变位于髓内、髓外硬膜内或硬膜外。

	髓内病变	髓外硬膜内病变	硬膜外病变
早期症状	多为双侧	自一侧,很快进展为双侧	多从一侧开始
神经根痛	少见,部位不明确	早期常有,剧烈,部位明确	早期可有
感觉障碍	分离性	传导束性,开始为一侧	多为双侧传导束性
痛温觉障碍	自上向下发展,头侧重	自下向上发展,尾侧重	双侧自下向上发展
脊髓半切综合征	少见	多见	可有
节段性肌无力和萎缩	早期出现,广泛明显	少见,局限	少见
锥体束征	不明显	早期出现,多自一侧开始	较早出现,多为双侧
括约肌功能障碍	早期出现	晚期出现	较晚期出现
棘突压痛、叩痛	无	较常见	常见
椎管梗阻	晚期出现,不明显	早期出现,明显	较早期出现,明显
脑脊液蛋白增高	不明显	明显	较明显
脊柱 X 线片	无改变	可有改变	明显改变
脊髓造影充盈缺损	脊髓梭形膨大	杯口状	锯齿状
MRI	脊髓梭形膨大	髓外肿块及脊髓移位	硬膜外肿块及脊髓移位

(8)**定性诊断**　髓内和髓外硬膜内病变以肿瘤最常见,硬膜外病变以转移癌、椎间盘突出症常见。

(2~4题共用题干)成年男性。3个月来双下肢无力、麻木逐渐加重,背后疼痛且咳嗽时加剧。查体:左半侧胸 8 以下痛、温觉消失。右下肢肌力 3 级,腱反射亢进,Babinski 征阳性,右下肢足趾振动觉、位置觉消失。

【例 2】可能的诊断为
　　A. 胸附近脊髓髓内病变　　　　　　B. 左胸 8 附近脊髓髓外病变　　　C. 右胸 8 附近脊髓髓内病变
　　D. 胸 8 附近脊前动脉闭塞　　　　　E. 右胸 8 附近脊髓髓外病变

【例 3】病变脊髓处,MRI 表现为
　　A. 脊髓呈梭形膨大,广泛低信号　　B. 正常脊髓　　　　　　　　　　C. 中央管扩大呈空腔
　　D. 脊髓外高信号肿块　　　　　　　E. 脊髓不膨大,髓内广泛点状高信号

【例 4】该脊髓损害为
　　A. 脊髓后角损害　　　　　　　　　B. 脊髓横贯性损害　　　　　　　C. Brown-Sequard 综合征
　　D. 脊神经根损害　　　　　　　　　E. 脊髓后索和侧索联合损害

5. 鉴别诊断
本病需与急性脊髓炎、脊髓空洞症、亚急性联合变性等相鉴别。

6. 治疗
(1)**治疗原则**　脊髓压迫症的治疗原则是尽快去除病因,有手术指征者应尽早手术治疗。
(2)**急性脊髓压迫**　应在起病 6 小时以内减压,如硬脊膜脓肿应紧急手术并给予足量抗生素。
(3)**瘫痪肢体**　应积极进行康复治疗及功能训练。

▶ **常考点**　视神经脊髓炎为 2019 年新增内容;脊髓压迫症的诊断及鉴别。

参考答案——详细解答见《2024 国家临床执业及助理医师资格考试历年考点精析(上、下册)》

1. ABCDE　　2. ABCDE　　3. ABCDE　　4. ABCDE

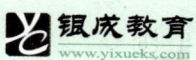
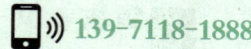

第7章 周围神经疾病

▶ **考纲要求**

①三叉神经痛。②贝尔麻痹。③急性炎症性脱髓鞘性多发性神经病。

▶ **复习要点**

一、三叉神经痛

三叉神经痛是原发性三叉神经痛的简称,表现为三叉神经分布区内短暂的反复发作性剧痛。

1. 病因

(1) **周围学说** 认为病变位于半月神经节到脑桥间部分,是由多种原因引起的压迫所致。

(2) **中枢学说** 认为三叉神经痛为感觉性癫痫样发作,异常放电部位可能在三叉神经脊束核或脑干。

2. 临床表现

(1) **好发人群** 成年人多见,40岁以上患者占70%~80%,女性多于男性。

(2) **好发部位** 三叉神经分三支(眼支、上颌支、下颌支),三叉神经痛以上颌支和下颌支多见。

(3) **发作表现** 面颊上下颌及舌部明显剧烈疼痛,呈电击样、针刺样、刀割样或撕裂样,持续数秒或1~2分钟,突发突止,间歇期完全正常。病程呈周期性,发作可为数日、数周或数月不等,缓解期如常人。随着病程迁延,发作次数逐渐增多,发作时间延长,间歇期缩短,很少自愈。神经系统检查无阳性体征。

(4) **触发点(扳机点)** 患者口角、鼻翼、颊部或舌部为敏感区,轻触可诱发,称为触发点。

(5) **痛性抽搐** 严重病例可因疼痛出现面肌反射性抽搐,口角牵向患侧,即为痛性抽搐。

【例1】面颊部有短暂反复发作的剧痛,检查时除"触发点"外无阳性体征,常见于

A. 特发性面神经麻痹 　　B. 三叉神经痛 　　C. 症状性癫痫

D. 面肌抽搐 　　E. 典型偏头痛

3. 诊断

原发性三叉神经痛根据疼痛发作部位、性质、面部扳机点、神经系统无阳性体征,不难确诊。

4. 鉴别诊断

(1) **继发性三叉神经痛** 疼痛为持续性,伴三叉神经麻痹(即患侧面部感觉减退、角膜反射迟钝),常合并其他脑神经损害的症状。常见于多发性硬化、延髓空洞症、原发性或继发性颅底肿瘤等。

(2) **牙痛** 常为持续性钝痛,局限于牙龈部,可因进食冷、热食物加剧。X线检查有助鉴别。

(3) **舌咽神经痛** 主要表现为舌咽神经分布区域(扁桃体、舌根、咽、耳道深部)阵发性疼痛。吞咽、讲话、打哈欠、咳嗽常可诱发。在咽喉、舌根扁桃体窝等触发点用4%可卡因喷涂可阻止发作。

注意:①继发性三叉神经痛——三叉神经为混合性神经,既有感觉成分也有运动成分,当其继发性受损时,既有感觉症状也有运动症状,可出现三叉神经支配区的感觉障碍、角膜反射消失、患侧咀嚼肌瘫痪、咬合无力、张口时下颌向患侧偏斜。

②原发性三叉神经痛——角膜反射正常、无咀嚼肌瘫痪、无咬合无力、无下颌偏斜。

【例2】左侧继发性三叉神经痛,除出现左面部痛觉减退外,尚有的体征为

A. 左角膜反射消失,下颌向右偏斜 B. 左角膜反射存在,下颌向右偏斜
C. 左角膜反射消失,下颌无偏斜 D. 左角膜反射消失,下颌向左偏斜
E. 左角膜反射存在,下颌无偏斜

5. 治疗

首选药物治疗,无效或失效时选用其他治疗方法。

	适应证	注意事项
卡马西平	首选药物	有效率可达70%~80%。疼痛停止后逐渐减量
苯妥英钠	次选药物	卡马西平无效时选用苯妥英钠
加巴喷丁	可单独使用或与其他药物合用	孕妇忌用
封闭治疗	药物治疗无效、拒绝手术、不适于手术者	无水酒精封闭三叉神经分支或半月神经节
射频治疗	年老体衰、不能耐受手术者	经皮半月神经节射频电凝治疗有效率90%
手术治疗	目前广泛应用的最安全有效的手术方法	三叉神经显微血管减压术常用

(3~5题共用题干)女性,85岁。20年来反复发作右面部闪电样疼痛,说话和鼻翼旁触摸诱发疼痛。今年已痛10个月未缓解,伴面部肌肉反射性抽搐,口角偏向患侧。诊断为三叉神经痛。

【例3】若为原发性三叉神经痛,应具备的条件是
A. 右角膜反射和右面部痛、温觉减退 B. 右面部分离性感觉障碍
C. 右角膜反射存在,右面部、温觉正常 D. 右角膜反射存在,右侧咀嚼肌无力
E. 右角膜反射减退,右侧咀嚼肌无力

【例4】选用卡马西平镇痛的有效率为
A. 40%~50% B. 50%~60% C. 60%~70%
D. 70%~80% E. 90%

【例5】若患者药物镇痛无效,又出现肺气肿,不宜全身麻醉,选择最佳治疗方法为
A. 三叉神经显微血管减压 B. 射频热凝术 C. 三叉神经切断
D. 三叉神经脊髓束切断 E. 枕下开颅三叉神经减压

二、贝尔麻痹(特发性面神经麻痹)

贝尔麻痹也称特发性面神经麻痹、面神经炎,是因茎乳孔内面神经非特异性炎症所致的周围性面瘫。

1. 临床表现

面神经为混合性神经,包括运动纤维和感觉纤维。面瘫一般为单侧性。

	面神经的神经分布	面神经炎时的临床表现
运动纤维	面部表情肌(除咀嚼肌、上睑提肌外)	患侧面部表情肌瘫痪
	上部面肌(额肌、皱眉肌、眼轮匝肌)	患侧额纹消失、不能皱眉、眼裂不能闭合
	下部面肌(颊肌、口轮匝肌)	食物易滞留病侧齿龈,鼓气和吹口哨时漏气
	镫骨肌	听觉过敏
感觉纤维	特殊感觉——舌前2/3味觉	同侧舌前2/3味觉消失
	一般感觉——外耳道、鼓膜、内耳的感觉	耳廓、外耳道感觉减退、外耳道和鼓膜疱疹

【例6】男,50岁。晨起刷牙时左口角流水,伴左耳后痛。查体:左额纹消失,左眼闭合无力,左鼻唇沟浅,口角右歪。最可能的诊断是

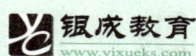
1598
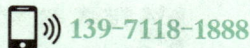

A. 左面神经炎　　　　　　B. 吉兰-巴雷综合征　　　　C. 左三叉神经第1支受损
D. 中枢性面瘫　　　　　　E. 左三叉神经第3支受损

2. 诊断与鉴别诊断
根据急性起病、临床表现主要为面神经瘫痪，诊断并不困难。应与下列疾病相鉴别。
(1) **吉兰-巴雷综合征**　多为双侧周围性面瘫，伴对称性四肢弛缓性瘫和感觉障碍，脑脊液检查有特征性的蛋白-细胞分离。
(2) **耳源性面神经麻痹**　中耳炎、迷路炎、乳突炎常并发耳源性面神经麻痹。
(3) **后颅窝肿瘤或脑膜炎**　周围性面瘫起病缓慢，常伴有其他脑神经受损症状。
(4) **神经莱姆病**　在流行区内患者出现面神经麻痹，常伴发热、皮肤游走性红斑或其他脑神经受累。

3. 治疗
(1) **治疗原则**　改善局部血液循环，减轻面神经水肿，缓解神经受压，促进神经功能恢复。
(2) **皮质类固醇**　为主要治疗药物，急性期应尽早使用。
(3) **维生素B**　维生素B_1和维生素B_{12}，肌内注射，促进神经髓鞘恢复。
(4) **阿昔洛韦**　适用于Ramsay-Hunt综合征患者。
(5) **理疗**　急性期可在茎乳口附近行超短波透热疗法、红外线照射、局部热敷等。
(6) **护眼**　由于长期不能闭眼、瞬目，角膜干燥，可戴眼罩、滴眼药水，保护角膜。
(7) **康复治疗**　恢复期可行碘离子透入疗法、针刺、电针治疗等。

【例7】下列面神经炎治疗措施无效的是
A. 复合维生素B　　　　　B. 糖皮质激素　　　　　C. 抗病毒药物
D. 物理治疗　　　　　　　E. 非甾体抗炎药

三、急性炎症性脱髓鞘性多发性神经病（AIDP）

本病也称吉兰-巴雷（Guillain-Barré）综合征，是自身免疫介导的周围神经病，也常累及脑神经。

1. 病因
(1) **空肠弯曲菌感染**　以腹泻为前驱症状的患者感染率高达85%。
(2) **病毒感染**　如巨细胞病毒、EB病毒、乙肝病毒、HIV感染等。
(3) **使用免疫抑制剂**　如白血病、淋巴瘤、器官移植后使用免疫抑制剂的患者可合并本病。
(4) **自身免疫性疾病**　某些自身免疫性疾病，如系统性红斑狼疮、桥本甲状腺炎等，可合并本病。

2. 临床表现
(1) **病史**　任何年龄、任何季节均可发病，常急性起病，半数患者病前1~3周有呼吸道或胃肠道感染病史或疫苗接种史。常急性起病，病情多在2周左右达到高峰。
(2) **运动障碍**　首发症状多为肢体对称性迟缓性肌无力（即四肢对称性弛缓性瘫痪），自远端向近端发展，或自近端向远端加重，常由双下肢开始，逐渐累及躯干肌、脑神经。严重病例可累及肋间肌和膈肌致呼吸肌麻痹。四肢腱反射常减弱，病理反射阴性。
(3) **感觉障碍**　一般比运动障碍轻，表现为肢体感觉异常，如烧灼感、麻木感、刺痛、不适感等，呈手套-袜套样分布。少数患者有腓肠肌压痛。偶可出现Kernig征和Lasegue征等神经根刺激症状。
(4) **脑神经受累**　以双侧面神经受累最常见，其次为舌咽、迷走神经受累，动眼神经、外展神经、舌下神经、三叉神经瘫痪较少见，部分患者以脑神经损害为首发症状就诊。
(5) **自主神经功能紊乱**　如皮肤潮红、出汗增多、心动过速、心律失常、体位性低血压、尿便障碍等。

3. 诊断
(1) **病史**　急性或亚急性起病，病前1~3周有呼吸道或胃肠道感染史。

(2) **临床表现** 四肢对称性弛缓性瘫痪,末梢感觉障碍,脑神经受损。
(3) **脑脊液检查** 特征性表现为蛋白-细胞分离,即蛋白质含量增高而细胞数目正常。
(4) **血清学检查** 部分患者出现肌酸激酶(CK)轻度增高,抗神经节苷脂抗体、抗空肠弯曲菌抗体阳性。
(5) **神经电生理检查** 运动神经传导测定,提示周围神经存在脱髓鞘性病变。

【例8】吉兰-巴雷综合征的脑脊液蛋白-细胞分离是指
  A. 蛋白质正常,细胞数正常　　B. 蛋白质增高,细胞数正常　　C. 蛋白质增高,细胞数降低
  D. 蛋白质降低,细胞数增高　　E. 蛋白质正常,细胞数增高

4. 鉴别诊断

	急性脊髓灰质炎	急性横贯性脊髓炎	低钾性周期性瘫痪	重症肌无力
起病	急性起病	急性起病	慢性起病	慢性起病
病史	起病时多有双峰热	病前1~2周有发热史	周期性发病	可有家族史
运动障碍	肢体弛缓性瘫痪 常局限于一侧 多为节段性,可不对称	1~2日出现截瘫 受累平面以下截瘫	迅速出现四肢弛缓性瘫痪,呼吸肌一般不受累	受累骨骼肌病态疲劳 症状波动 晨轻暮重
感觉	无感觉障碍	伴传导束性感觉障碍	无感觉障碍	无感觉障碍
其他特点	脑脊液蛋白及细胞增加 运动神经传导速度正常 肌电图失神经支配	早期出现尿便障碍 脑神经不受累	脑脊液检查正常 血钾降低 补钾治疗有效	新斯的明试验可协助鉴别

(9~10题共用题干)男,18岁。5天前晨起双下肢无力,当天下午不能独立行走,第2天出现双上肢不能抬举。无意识障碍、惊厥发作、视物不清、言语含糊。二便正常。查体:神志清,眼球运动正常,四肢肌张力低,上肢肌力3~4级,四肢腱反射消失,肢体感觉异常,未引出病理征。

【例9】该患者的病变部位可能位于
  A. 中枢　　　　　　　　　　B. 内囊　　　　　　　　　　C. 脑干
  D. 周围神经　　　　　　　　E. 小脑

【例10】为明确诊断,应对患者进行的检查是
  A. CT　　　　　　　　　　　B. B超　　　　　　　　　　 C. X线
  D. 心电图　　　　　　　　　E. 神经传导速度检查

5. 治疗

血浆置换和免疫球蛋白静脉注射为本病的一线治疗方法,但联合治疗并不增加疗效,故应单一使用。
(1) **血浆置换** 可直接去除血浆中的致病抗体,推荐有条件者尽早应用。每次交换量为30~50 ml/kg,在1~2周内进行3~5次。禁忌证包括严重感染、心律失常、心功能不全、凝血功能障碍等。
(2) **免疫球蛋白静脉注射** 推荐有条件者尽早使用。成人剂量为每日0.4g/kg,连用5天。
(3) **糖皮质激素** 疗效不确定,对于无条件进行上述治疗者,可以试用。
(4) **抗生素** 胃肠道有空肠弯曲菌感染者,可选用大环内酯类抗生素治疗。

▶ **常考点** 　三叉神经痛的临床表现及治疗;面神经炎的临床特点;吉兰-巴雷综合征的诊断及鉴别。

  参考答案——详细解答见《2024国家临床执业及助理医师资格考试历年考点精析(上、下册)》
  1. ABCDE　　2. ABCDE　　3. ABCDE　　4. ABCDE　　5. ABCDE　　6. ABCDE　　7. ABCDE
  8. ABCDE　　9. ABCDE　　10. ABCDE

第十五篇 精神病学

第1章 概述与症状学

▶ **考纲要求**
①精神障碍概述。②症状学。

▶ **复习要点**

一、概述

1. 概念

(1) **精神障碍** 是一类具有诊断意义的精神方面的问题，特征为认知、情绪、行为等方面的改变，可伴有痛苦体验和(或)功能损害。精神障碍的核心部分是失去现实检验能力、有明显幻觉妄想的精神病障碍，外围是一些神经症性疾病，再外围可能是一些人格、适应不良等问题。

(2) **精神病** 特指具有幻想、妄想或明显的精神运动兴奋或抑制等"精神病性症状"的精神障碍，包括精神分裂症、偏执狂性精神病、重型躁狂症和抑郁症。因此精神病只是精神障碍中的一小部分。

2. 精神障碍的病因学

与感染性疾病不同，大多数功能性精神障碍没有确切的病因和发病机制，也没有敏感、特异的体征和实验室异常指标。但精神障碍与其他躯体疾病一样，均是生物、心理、社会因素相互作用所致。

(1) **遗传与环境因素** 基因是影响人类和动物正常与异常行为的主要因素之一。功能性精神障碍的家族聚集性研究结果表明，这些疾病具有遗传性，是基因将疾病的易感性一代传给一代。由于环境的作用，影响了基因的表达，从而可能导致某些疾病情况，这种表观遗传的改变有遗传至下一代的倾向。

(2) **神经发育异常** 神经发育学说认为，神经发育障碍患者的大脑从一开始就未能有正常的发育，由于遗传和某些神经发育危险因素的相互作用，在胚胎期大脑发育过程中就出现了某些神经病理改变，这些改变的即刻效应并不显著，随着进入青春期或成年早期，在外界环境因素的不良刺激下，最终导致疾病的发生。科学家们认为神经发育异常可能是重大精神障碍的共同发病机制。

(3) **感染** 感染可影响中枢神经系统，产生精神障碍。例如梅毒螺旋体可首先引起生殖系统症状，但在多年的潜伏后进入脑内，可引起神经梅毒，导致神经系统的退行性变，表现为痴呆、精神病性症状及麻痹。

(4) **应激** 应激一般只是精神障碍的诱因，只有少数情况下才是直接病因。

(5) **人格特征** 人格是指个体在日常生活中所表现出的总的情绪和行为特征，此特征相对稳定并可预测。性格是在气质的基础上由个体活动与社会环境相互作用而形成的。

有些人的性格自幼就明显偏离正常、适应不良，达到了害人害己的程度，称为人格障碍。有些人格障碍与精神障碍关系密切，如具有表演型性格的人容易罹患分离障碍，具有强迫性格的人容易罹患强迫症，分裂样人格障碍者患精神分裂症的可能性较大。

3. 精神障碍的分类

(1) 我国精神障碍的分类 CCMD-3 分类标准如下（第 1 位编码），临床少用，8 版《精神病学》已删除。

0　器质性精神障碍（包括躯体疾病所致精神障碍）。
1　精神活性物质所致精神障碍或非成瘾物质所致精神障碍。
2　精神分裂症（分裂样）和其他精神病性障碍。
3　情感性精神障碍（心境障碍）。
4　癔症、严重应激障碍和适应障碍、神经症。
5　心理因素相关生理障碍。
6　人格障碍、习惯与冲动控制障碍和性心理障碍。
7　精神发育迟滞与童年和少年期心理发育障碍。
8　童年和少年期的多动障碍、品行障碍和情绪障碍。
9　其他精神障碍和心理卫生情况。

(2) 国际精神障碍的分类 7 版《精神病学》为 ICD-10，以下为 8 版《精神病学》P43 的 ICD-11 内容。

7A00-7A43　神经发育障碍
7A50-7A53　精神分裂症和其他原发性精神病性障碍
7A60-7A73　心境障碍
7B00-7B05　焦虑和恐惧相关障碍
7B10-7B15　强迫及相关障碍
7B20-7B25　应激相关障碍
7B30-7B36　分离障碍
7B40-7B42　躯体忧虑障碍
7B50-7B55　喂食及进食障碍
7B60-7B61　排泄障碍
7B70-7D61　物质相关及成瘾障碍
7D70-7D73　冲动控制障碍
7D80-7D81　破坏性行为及品行障碍
7D90-7D92　人格障碍
7E00-06　性欲倒错障碍
7E10-7E11　做作性障碍
7E20-7E21　神经认知障碍
7E30　　　与其他疾病相关的精神和行为障碍

4. 精神障碍的诊断原则

(1) 病因诊断更有利于治疗 诊断的目的是治疗，因此最理想的诊断思路是病因诊断。

(2) 从症状中寻找诊断线索 诊断的步骤主要从症状分析开始，越早认识症状就能越早作出诊断、及时进行治疗。对于精神科医生而言，一般不会忽视与精神状态相关的线索，但往往不太重视与躯体症状相关的各种线索，这是需要努力改变的现状。

(3) 临床思维方法 临床思维方法是指临床医生根据收集的感性资料，运用专业知识和经验，按客观规律进行分析综合，判断推理，找出疾病本质特点，确定诊断和处理原则的过程。

(4) 症状群诊断 精神障碍大多病因未明，常需依赖症状群诊断。

第十五篇 精神病学
第1章 概述与症状学

二、症状学

1. 感知觉障碍

感知觉包括感觉和知觉两个心理过程。

感觉是大脑对客观事物作用于感觉器官所产生对事物个别属性的反映，如形状、颜色、大小、重量、气味等。

知觉是在感觉基础上，大脑对事物的各种不同属性进行整合，并结合以往经验而形成的整体印象，如根据桃子的形状、气味、颜色等，在大脑中产生的桃子的印象，就是一种知觉。

感知障碍包括感觉障碍和知觉障碍。

(1) 感觉障碍 包括感觉减退、感觉过敏、内感性不适（体感异常）。

	感觉减退	感觉过敏	内感性不适（体感异常）
定义	是对刺激的感受性降低，感觉阈值提高，表现为对外界强烈的刺激产生轻微的感觉体验或完全不能感知	是对刺激的感受性增高，感觉阈值降低，表现为外界一般强度的刺激能产生强烈的感觉体验	是躯体内部产生的不舒适和难以忍受的异样感觉
举例	感觉缺失	感到阳光特别刺眼 感到轻音乐特别刺耳	咽喉堵塞感、胃肠扭转感 腹部气流上涌感
临床意义	抑郁发作、木僵状态 意识障碍、分离障碍	多见于神经系统疾病，精神科多见于分离障碍、躯体忧虑障碍等	疑病症、躯体忧虑障碍 精神分裂症、抑郁发作

(2) 知觉障碍 包括错觉、幻觉和感知综合障碍。

①**错觉** 是对客观事物歪曲的知觉。错觉可见于正常人，如在光线暗淡的环境中看错物体。病理性错觉常在意识障碍时出现，多为错视和错听，常带有恐怖色彩，如把输液管看成蛇。多见于谵妄状态。

②**幻觉** 是指没有现实刺激作用于感觉器官时出现的知觉体验，是一种虚幻的知觉。其分类如下。

A. 按所涉及的感觉器官分 分为幻听、幻视、幻嗅、幻味、幻触、内脏幻觉。

	临床特点	临床意义
幻听	幻听是一种虚幻的听觉，即患者听到了并不存在的声音 幻听是精神科临床最常见的幻觉	见于多种精神障碍，评论性、议论性、命令性幻听为精神分裂症的典型症状
幻视	患者看到了并不存在的事物，幻视的内容多种多样	精神分裂症、谵妄状态
幻嗅	患者闻到了环境中并不存在的某种难闻的气味	精神分裂症、颞叶器质性损害
幻味	患者尝到食物或水中并不存在的某种怪味道，因而拒食拒饮	精神分裂症
幻触	没有任何刺激时，患者感到皮肤上有某种异常的感觉	精神分裂症
内脏幻觉	患者对身体内部某一部位或某一脏器虚幻的知觉体验，如感到肠扭转、肝破裂、心脏穿孔、腹腔内有虫爬行等	精神分裂症、抑郁发作

B. 按幻觉体验的来源分 分为真性幻觉、假性幻觉。

真性幻觉是指来自外部客观空间，通过感觉器官而获得的幻觉。其特点为幻觉内容就像感知外界真实事物一样生动形象，故患者常常述说是亲耳听到或亲眼看到的。

假性幻觉是存在于自己的主观空间内，不通过感觉器官而获得的幻觉。其特点是幻觉内容往往比较模糊、不清晰、不完整，故患者常常描述为没有通过耳朵或眼睛，大脑内就隐约出现了某种声音或影像。

C. 按幻觉产生的条件分 分为功能性幻觉、反射性幻觉、入睡前幻觉、心因性幻觉。

	临床特点	临床意义
功能性幻觉	当某种感觉器官处于功能活动状态的同时,出现涉及该器官的幻觉	精神分裂症
反射性幻觉	当某一感官处于功能活动状态时,出现涉及另一感官的幻觉	精神分裂症
入睡前幻觉	多在入睡前出现的幻觉,患者闭上眼睛就能看见幻觉形象,多为幻视	精神分裂症
心因性幻觉	是在强烈心理因素影响下出现的幻觉,幻觉内容与心理因素密切相关	应激相关障碍、分离障碍

注意: ①临床上最常见的幻觉是幻听。谵妄状态最常见的幻觉是幻视。
②议论性幻听——患者认为有人在议论他,能听见人们在说他的声音。
③关系妄想——患者认为有人在议论他,并未听见人们在说他的声音。

③**感知综合障碍** 指患者对客观事物的整体属性能够正确感知,但对某些个别属性,如大小、形状、颜色、距离、空间位置等产生错误的感知。常见的感知综合障碍如下。

	临床特点	临床意义
视物变形症	患者感到周围的人或物体的大小、形状、体积等发生了变化 看到物体的形象比实际增大,称为视物显大症 看到物体的形象比实际缩小,称为视物显小症	癫痫
自身感知综合障碍	指患者感到自己身体的某部分的大小、形状等发生了变化	精神分裂症、癫痫
时间感知综合障碍	患者对时间的快慢出现不正确的感知体验,如感到时间凝固了,岁月不再流逝;或感到时间在飞逝	抑郁发作、躁狂发作、精神分裂症
空间知觉障碍	患者对周围事物的距离、空间位置等感知错误,如候车时汽车已驶进站台,而患者仍感觉汽车离自己很远	癫痫 精神分裂症
非真实感	指患者感到周围事物和环境变得不真实,犹如隔了一层窗纱	抑郁症、精神分裂症

【例1】下列关于幻觉的叙述,最准确的是
    A. 错误的感知体验   B. 虚幻的知觉体验   C. 歪曲的知觉体验
    D. 歪曲的感觉体验   E. 虚幻的感觉体验

【例2】每当听到电话铃声的同时就听到辱骂自己的声音,该症状是
    A. 心因性幻听   B. 元素性幻听   C. 反射性幻听
    D. 假性幻听   E. 功能性幻听

【例3】患者感到周围的环境和事物失去了色彩生机,好像与自己隔了一层膜。该表现属于
    A. 幻觉   B. 人格解体   C. 梦样状态
    D. 朦胧状态   E. 非真实感

【例4】对客观事物整体的感知正确,但对个体属性的感知错误。以下症状符合该描述的是
    A. 幻觉   B. 谵妄   C. 视物变形症
    D. 错觉   E. 妄想

【例5】患者知觉体验中表现为错觉的是
    A. 看见面前的高楼变矮   B. 将输液管看成一条蛇   C. 感觉周围的事物变大
    D. 听见汽车喇叭里有骂他的声音   E. 感觉皮肤上有蚂蚁在爬

【例6】下列不属于感知综合障碍的是
    A. 感觉10米外的桌子距离自己很近,但一放杯子时掉在了地上
    B. 看到自己母亲的眼睛一时很大,一时又变小了
    C. 听到公交车的声音就听到自己被骂

第十五篇 精神病学
第1章 概述与症状学

   D. 感觉自己的手一会儿变小,一会儿变大
   E. 感觉周围的房子一会儿变大,一会儿又变小

2. 思维障碍

思维是人脑对客观事物间接概括的反映。思维障碍主要包括思维形式障碍和思维内容障碍。

(1) 思维形式障碍 主要是思维过程的联想和逻辑障碍,常见症状如下。

	临床特点	临床意义
思维奔逸	指思维联想速度加快、数量增多、转换加速 患者说话增多,语速加快,说话主题易产生音联、意联、随境转移	躁狂发作
思维迟缓	指联想速度减慢、数量减少和困难 患者语速减慢、语量减少、语声甚低,反应迟缓	抑郁发作
思维贫乏	指联想概念与词汇贫乏。患者感到脑子空空荡荡,没有什么思想 表现为寡言少语,谈话时言语内容空洞单调或词穷句短,回答问题简单	精神分裂症 智力发育障碍
思维散漫	指思维的目的性、连贯性和逻辑性障碍 表现为联想松弛,内容散漫,缺乏主题。说话东拉西扯	精神分裂症
思维破裂	指概念之间联想断裂,建立联想的各种概念内容之间缺乏内在联系。表现为患者的言语或书写内容有结构完整的句子,但各句含义互不相关,变成语句堆积,整段内容令人不能理解	精神分裂症
病理性赘述	思维活动停滞不前迂回曲折,联想枝节过多,作不必要的过分详尽的赘述,无法使他讲得扼要一点,一定要按他原来的方式讲完	癫痫、老年痴呆
思维中断 思维阻滞	指思维联想过程突然中断,表现为患者在无意识障碍又无外界干扰时,言语突然停顿,片刻之后又重新开始,但所谈主题已经转换	精神分裂症
思维插入	指患者感到有某种思想不是属于自己的,不受他的意志支配,是别人强行塞入其脑中	精神分裂症
思维被夺	指患者感到自己的思想被某种外力突然抽走,不受个人意志支配	精神分裂症
思维不连贯	指患者在意识障碍背景下,出现的言语支离破碎和杂乱无章的状态	谵妄状态
强制性思维	指患者体验到强制性涌现大量无现实意义的联想。症状突发突止	精神分裂症
思维化声	患者思考时体验到自己的思想同时变成了言语声,自己和他人均能听到	精神分裂症
象征性思维	属于概念转换,患者以无关的具体概念代替某一抽象概念,不经患者本人解释,他人无法理解。如患者反穿衣服,以表示自己表里如一	精神分裂症
语词新作	指概念的融合、浓缩以及无关概念的拼凑 患者自创一些新的符号、图形、文字或语言并赋予特殊的概念	精神分裂症
逻辑倒错性思维	是指推理缺乏逻辑性,既无前提也无根据,或因果倒置,推理离奇古怪,不可理解	精神分裂症
强迫性思维	是指患者脑中反复出现的某一概念或相同内容的思维,明知没有必要,但又无法摆脱。可表现为强迫性回忆、强迫性穷思竭虑、强迫性对立思维、强迫性怀疑等	强迫障碍

注意:①强迫性思维——患者明确是自己的思想,反复出现,内容重复,是强迫症的核心症状之一。
②强制性思维——患者体验到思维是异己的。

【例7】 下列疾病中,最常出现思维贫乏的是
   A. 血管性痴呆　　　　　　B. 精神发育迟缓　　　　　　C. 抑郁症

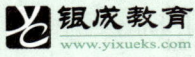

1605

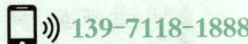

D. 精神分裂症　　　　　　E. 神经衰弱

A. 思维被夺取　　　　　　B. 思维被洞悉　　　　　　C. 思维贫乏

D. 思维散漫　　　　　　　E. 思维迟缓

【例8】患者讲了一番话,但周围的医师们都不理解他要说什么问题,该症状为

【例9】患者对医师的问题只能在表面上产生反应,缺乏进一步的联想,该症状为

(2)思维内容障碍　主要表现为妄想,它是在病态推理和判断基础上形成的一种病理性歪曲的信念。

①妄想的特征　A.妄想内容与事实不符,缺乏客观现实基础,但患者仍坚信不疑;B.妄想内容均涉及患者本人,且与个人有利害关系;C.妄想内容具有个人独特性,是个体的心理现象,并非集体信念;D.妄想内容与患者的文化背景和个人经历有关,且通常有浓厚的时代色彩。

②妄想分类

A.根据妄想的起源分　分为原发性妄想和继发性妄想。

原发性妄想是没有发生基础的妄想,表现为内容不可理解,不能用既往经历、当前处境及其他心理活动等加以解释。原发性妄想是精神分裂症的**典型症状**,对精神分裂症具有重要诊断价值。

继发性妄想是发生在其他病理心理基础上的妄想,或与某些经历、情境等有关的妄想;因亲人死于某种疾病后过分关注自己身体健康,而逐渐产生疑病妄想等。可见于多种精神障碍。

B.根据妄想的结构分　分为系统性妄想和非系统性妄想。

系统性妄想是指内容前后相互联系、结构严密的妄想。

非系统性妄想是一些片段、零散、内容不固定、结构不严密的妄想。

C.根据妄想的内容分　分为以下类型。

	临床特点	临床意义
被害妄想	最常见。患者坚信自己被跟踪、被监视、被诽谤、被隔离等 患者受妄想支配可拒食、控告、逃跑、自卫、自伤、伤人等	精神分裂症 妄想性障碍
关系妄想	患者认为周围环境中所发生的与自己无关的事情均与自己有关,如认为周围人的谈话是在议论自己,别人的一举一动都与自己有关	精神分裂症 妄想性障碍
物理影响妄想 被控制感	患者觉得自己的思想、情感、意志行为受到某种外界力量的控制而身不由己,如患者经常描述被红外线、电磁波、超声波等控制	精神分裂症
夸大妄想	患者认为自己拥有非凡的才能、智慧、财富、权利、地位等 如称自己是著名的科学家、明星、国家领导人、名人的后裔等	躁狂发作 精神分裂症
罪恶妄想 自罪妄想	患者毫无根据地坚信自己犯了严重错误、不可宽恕的罪恶,应受严厉的惩罚,认为自己罪大恶极,死有余辜,患者要求劳动改造以赎罪	抑郁发作 精神分裂症
疑病妄想 虚无妄想	患者毫无根据地坚信自己患了某种严重躯体疾病或不治之症,因而到处求医,即使通过详细检查和多次反复的医学验证都不能纠正	抑郁症、精神分裂症 躯体忧虑障碍
钟情妄想	患者坚信自己被某异性钟情,对方的一言一行都是对自己爱的表达	精神分裂症
嫉妒妄想	患者无中生有地坚信自己的配偶对自己不忠诚,另有外遇。为此,常常翻看配偶的手机短信、通话记录,跟踪监视配偶的日常活动	精神分裂症 老年痴呆
非血统妄想	患者毫无根据地坚信自己不是父母亲生的,虽经反复解释和证实,仍坚信不疑。患者有时认为自己是被抱养的或被寄养的	精神分裂症
被洞悉感	也称内心被揭露感,是指患者认为其内心所想的事,未经语言文字表达就被别人知道了,但是通过什么方式被人知道的则不能描述清楚	精神分裂症

【例10】不符合妄想特征的是
　　A. 内容与客观现实不符合　　B. 是一种病理的信念　　C. 内容多与患者自身相关
　　D. 内容受文化背景影响　　E. 受教育程度越高越容易出现妄想

【例11】妄想是指
　　A. 对病理信念的坚信不疑　　B. 对某事物的虚幻的知觉　　C. 对客观事物的错误感知
　　D. 对客观事物的正确感知　　E. 对某事物的反复思考

【例12】不属于思维内容障碍的是
　　A. 思维散漫　　B. 被监视感　　C. 被洞悉感
　　D. 被控制感　　E. 思维被播散

【例13】患者觉得被跟踪,被监视,饭中有人下毒,属于
　　A. 夸大妄想　　B. 关系妄想　　C. 嫉妒妄想
　　D. 被控制妄想　　E. 被害妄想

【例14】男,21岁。近6个月来在家中闭门不出,认为有人在拿自己做实验,用射线照射自己,有人监控自己,使自己活不下去了,只有躲在家中才安全。既往体健,无精神病家族史。该患者的主要症状为
　　A. 关系妄想　　B. 被害妄想　　C. 夸大妄想
　　D. 疑病妄想　　E. 内心被揭露感

3. 记忆障碍

记忆是既往事物经验在大脑中的重现。记忆是在感知觉和思维基础上建立起来的精神活动,包括识记、保持、再认和回忆三个基本过程。记忆障碍常涉及记忆的各个过程,分以下几种。

(1) 记忆增强　是病理性的记忆力增强,表现为患者对病前已经遗忘且不重要的事都能重新回忆起来,甚至包括事件的细节。多见于躁狂发作、精神分裂症。

(2) 记忆减退　是记忆各个基本过程功能的普遍减退。轻者表现为近记忆力减弱,如记不住刚见过人的名字、别人刚告诉的电话号码等。严重时远记忆力也减退,如难以回忆个人经历。多见于痴呆,也可见于正常老年人。

(3) 遗忘　是记忆痕迹在大脑中的丧失,表现为对既往感知过的事物不能回忆,分以下几类。

	临床特点	临床意义
顺行性遗忘	指对紧接着疾病发生以后一段时间内的经历不能回忆	脑挫伤
逆行性遗忘	指对疾病发生之前一段时间内的经历不能回忆	脑外伤、脑卒中
界限性遗忘	也称分离性遗忘,是指对某一特定时间段的经历不能回忆,遗忘的发生通常与该时间段内的不愉快事件有关	分离障碍
进行性遗忘	是指随着疾病的发展,遗忘逐渐加重	老年性痴呆

(4) 虚构　指在遗忘的基础上,患者以想象的、未曾亲身经历的事件来填补记忆的缺损。由于虚构患者有严重的记忆障碍,所以虚构的内容自己也不能再记住。多见于痴呆、慢性酒精中毒性精神障碍。

(5) 错构　指在遗忘的基础上,患者对过去所经历过的事件,在发生的地点、情节,特别是在时间上出现错误的回忆,并坚信不疑。多见于痴呆、慢性酒精中毒性精神障碍。

4. 智能障碍

智能是人们获得和运用知识解决实际问题的能力。智能障碍分为智力发育迟滞和痴呆两大类型。

(1) 智力发育迟滞　是指先天或发育成熟以前(18岁以前),由各种原因影响智力发育所造成的智力低下和社会适应困难的状态。随着年龄增长,患者的智力水平可能有所提高,但仍明显低于正常同龄人。

(2) 痴呆　是指智力发育成熟以后,由各种原因损害原有智力所造成的智力低下状态。痴呆的发生往往具有脑器质性病变基础,如脑外伤、脑缺氧等。主要表现为记忆力、计算力、理解力、判断力下降,工作和

学习能力下降,严重者生活不能自理。老年性痴呆患者往往伴有人格改变、情感淡漠、行为幼稚等。

根据大脑病变性质、范围、智能损害的广度,可将痴呆分为全面性痴呆、部分性痴呆和假性痴呆。

①全面性痴呆　表现为大脑弥漫性损害,智能活动的各个方面均受累及,从而影响患者全部精神活动,常出现人格改变、定向力障碍及自知力缺乏。可见于老年痴呆、梅毒性痴呆。

②部分性痴呆　表现为大脑局部性损害,患者只产生记忆力减退、理解力削弱、分析综合困难等,但其人格仍保持良好,定向力完整,有一定的自知力,可见于血管性痴呆、脑外伤后痴呆的早期。

③假性痴呆　在强烈的精神创伤后,部分患者可产生一种类似痴呆的表现,而大脑组织结构无任何器质性损害,称为假性痴呆。常见于分离障碍、应激障碍。

【例15】以下疾病,最常出现智能障碍的是
　　A. 焦虑症　　　　　　　　B. 抑郁发作　　　　　　　　C. 精神分裂症
　　D. 强迫障碍　　　　　　　E. 脑器质性精神障碍

5. 情感障碍

在精神医学中,情感和情绪是同义词,是指个体对客观事物的态度和因之产生相应的内心体验。

	临床特点	临床意义
情绪高涨	是正性情感活动的明显增强。表现为不同程度的、与周围环境不相称的病态喜悦,患者自我感觉良好,整日喜笑颜开,谈话时语音高昂、眉飞色舞、表情丰富	躁狂发作
欣快	是在智能障碍基础上出现的与周围环境不协调的愉快体验。表现为自得其乐、十分幸福。但因智能障碍的影响,表情单调刻板,给人以呆傻、愚蠢的感觉	痴呆
情感低落	是负性情感活动的明显增强。表现为忧愁、苦闷、唉声叹气、暗自落泪,有时感到前途灰暗,没有希望。严重时可因悲观绝望而出现自杀企图及行为	抑郁发作
焦虑	指在缺乏相应客观刺激情况下,出现的内心不安状态。表现为顾虑重重,紧张恐惧,坐立不安,严重时搓手顿足,惶惶不可终日,似有大祸临头的感觉	焦虑障碍
恐惧	指面临某种事物或处境时出现的紧张不安反应。病态恐惧是与现实威胁不相符的恐惧反应,表现为过分害怕,提心吊胆,常伴明显自主神经功能紊乱症状	恐惧障碍
情感不稳	是情感活动的稳定性障碍,表现为患者的情感反应极易发生变化,从一个极端波动至另一个极端,显得喜怒无常、变幻莫测	脑器质性精神障碍
情感淡漠	是指对外界刺激缺乏相应的情感反应,缺乏内心体验。表现为面部表情呆板,对周围发生的事情漠不关心,即使对与自身密切利害关系的事情也是如此	晚期精神分裂症
易激惹	是情感活动的激惹性增高,表现为极易因一般小事而引起强烈的不愉快情感反应,如暴怒发作	人格障碍 躁狂发作
情感倒错	是指情感表现与其内心体验或处境明显不相协调,甚至截然相反	精神分裂症
情感矛盾	指患者在同一时间对同一人或事物产生两种截然不同的情感反应,但患者并不感到这两种情感的矛盾和对立,没有痛苦和不安	精神分裂症

【例16】外界轻微的刺激就容易引起情绪的强烈波动,或多愁善感,或兴奋激动。该症状是
　　A. 情感幼稚　　　　　　　B. 病理性激情　　　　　　　C. 情感倒错
　　D. 情感脆弱　　　　　　　E. 环性情绪

【例17】男,35岁。近3个月经常感到不明原因的紧张、害怕,对生活中的琐事思虑多,自己不能控制,为此感到苦恼,坐立不安,主动就诊。患者存在的主要症状是
　　A. 恐惧症状　　　　　　　B. 惊恐发作　　　　　　　　C. 强迫症状
　　D. 焦虑症状　　　　　　　E. 强制思维

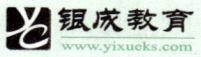

6. 意志行为障碍

(1) 意志障碍 意志是指人们自觉地确定目标,并根据目标调节自身的行动,克服困难,实现预定目标的心理过程。意志是人类特有的心理现象,是在人类认识世界和改造世界的需要中产生的。

	临床特点	临床意义
意志增强	是指意志活动增多。表现为在病态情感或妄想的支配下,患者持续地坚持某些行为,具有极大的顽固性	精神分裂症 躁狂发作
意志减弱	是指意志活动减少。表现为动机不足,缺乏积极主动性及进取心,对周围一切事物缺乏兴趣,不愿活动,工作学习感到非常吃力。严重时整日呆坐或卧床不起,日常生活也懒于料理	抑郁发作 精神分裂症
意志缺乏	是指意志活动缺乏,表现为对任何活动都缺乏动机、要求,生活处于被动状态,处处需要别人督促和管理	精神分裂症 智力发育障碍
矛盾意向	表现为对同一事物,同时出现两种完全相反的意向,但患者并不感到这两种意向的矛盾和对立,没有痛苦和不安	精神分裂症

(2) 行为障碍 行为是指一系列动作的有机组合,是为了达到一定目的而进行的复杂的随意运动。行为障碍主要表现如下。

① 精神运动性兴奋 是指患者的动作行为及言语活动明显增多。包括协调性和不协调性两类。

A. 协调性精神运动性兴奋 表现为患者增多的动作行为及言语与思维、情感、意志等精神活动协调一致,并与环境保持较密切的联系。患者的整个精神活动比较协调,行为具有目的性,可以被周围人理解。多见于躁狂发作。

B. 不协调性精神运动性兴奋 表现为患者增多的动作行为及言语与思维、情感、意志等精神活动不协调,脱离周围现实环境。患者的整个精神活动不协调,动作行为杂乱无章,缺乏动机和目的,使人难以理解。多见于精神分裂症、谵妄状态。

② 精神运动性抑制 是指动作行为和言语活动的减少。主要包括以下4类。

	临床特点	临床意义
木僵	指动作行为和言语活动被完全抑制,表现为患者不语、不动、不饮、不食,肌张力增高,面部表情固定,对刺激缺乏反应,经常保持一种固定姿势。症状较轻者,可表现为少语、少动、表情呆滞,无人时能自动进食,可自行大小便,称为亚木僵状态	精神分裂症 严重抑郁发作 应激障碍 脑器质性精神障碍
蜡样屈曲	是在木僵基础上出现的,患者出现肢体任人摆布,即使是不舒服的姿势,也较长时间似蜡塑一样维持不动	精神分裂症
缄默症	是言语活动的明显抑制,表现为患者缄默不语,不回答任何问题,有时仅以手示意或者书写交流	分离障碍 精神分裂症
违拗症	是指患者对他人的要求加以抗拒。主动违拗表现为不但拒绝执行他人要求,而且还做出与要求相反的行为。被动违拗表现为对他人的各种要求一概拒绝执行	精神分裂症

【例18】协调性精神运动性兴奋常见于
　　A. 激越性抑郁症　　　　B. 创伤后应激障碍　　　C. 广泛性焦虑障碍
　　D. 精神分裂症青春型　　E. 躁狂发作

③刻板动作、模仿动作、作态与强迫动作

	临床特点	临床意义
刻板动作	是指患者机械刻板地反复重复某一单调的动作,常与刻板言语同时出现	精神分裂症
模仿动作	是指患者无目的地模仿别人的动作,常与模仿言语同时存在	精神分裂症
作态	患者做出古怪、愚蠢、幼稚做作的动作、姿势、步态与表情,如做怪相、扮鬼脸	精神分裂症
强迫动作	指患者明知没有必要,却难以克制的去重复做某种动作行为,如果不重复,患者往往焦虑不安,如强迫性洗涤、强迫性检查等。强迫动作多与强迫思维有关	强迫障碍

7. 自知力障碍

自知力又称领悟力或内省力,是指患者对自己精神状态的认识和判断能力。临床上,一般精神症状消失,并认识自己的精神症状是病态的,即为自知力恢复。

不同精神疾病自知力的损害程度是不同的。神经症患者的自知力一般保持完整,即患者能够认识到自己的异常精神活动,并为此感到痛苦而积极寻求医疗帮助。重型精神障碍患者的自知力一般是缺乏的,即患者不能认识到自己的病态表现,否认存在精神方面的问题,认为自己的幻觉、妄想等精神病理症状都是客观现实,故往往拒绝就医、治疗。

自知力缺乏是重型精神障碍的重要标志,临床上往往将有无自知力及自知力恢复的程度作为判断病情轻重和疾病好转程度的重要指标。自知力完全恢复是精神病康复的重要指标。

【例19】自知力是指

　　A. 对所服用药物的认知能力　　B. 对既往身体状况的认知能力　　C. 对躯体疾病的认知能力
　　D. 对自身精神状况的认知能力　　E. 对未来身体状况的认知能力

8. 常见综合征

	临床特点	临床意义
幻觉妄想综合征	以幻觉和妄想为主要表现,伴情绪和意志行为异常。幻觉以听幻觉和视幻觉最常见。妄想以被害妄想和关系妄想最常见	精神分裂症 脑器质性精神障碍
急性脑综合征	也称谵妄,常表现为意识障碍昼轻夜重、神志恍惚、注意力不集中,对周围环境和事物的觉察清晰度降低	颅内感染 中枢神经系统疾病
慢性脑综合征	主要表现为痴呆、慢性精神病症状,如抑郁状态、类躁狂状态、类精神分裂症,伴明显的人格改变和记忆障碍	慢性躯体疾病 严重躯体疾病
遗忘综合征	又称柯萨可夫综合征,主要表现为近事遗忘、虚构、定向障碍。无意识障碍,智能相对完好	慢性酒精中毒 脑器质性精神障碍
躁狂综合征	是指在心境持续高涨的情况下,出现联想加快、言语增多、自我评价过高、睡眠需要量减少、活动增多等现象的综合征	躁狂发作 脑器质性精神障碍
抑郁综合征	主要表现为情绪低落、思维迟缓、意志活动减退等三低症状	抑郁发作 脑器质性精神障碍
紧张综合征	最突出的症状是患者全身肌张力增高 包括紧张性木僵、紧张性兴奋两种状态	精神分裂症 急性应激障碍
脑衰弱综合征	主要表现为精神活动易兴奋、易疲劳等特点,情绪不稳定、情感脆弱,是最缺乏特异性的综合征	中枢神经系统病变 躯体疾病

【例20】患者,男,68岁。直肠癌根治术后3天,手术顺利,白天昏睡,或被唤醒后又很快入睡,晚上惊恐不安,言语凌乱,难以理解,双上肢胡乱挥舞。患者突出的临床症状是

第十五篇 精神病学
第1章 概述与症状学

A. 昏睡状态　　　B. 幻觉状态　　　C. 谵妄状态
D. 躁狂状态　　　E. 妄想状态（2023）

▶**常考点**　精神病症状学为考试重点，需熟练掌握。

参考答案——详细解答见《2024 国家临床执业及助理医师资格考试历年考点精析（上、下册）》

1. ABCDE 2. ABCDE 3. ABCDE 4. ABCDE 5. ABCDE 6. ABCDE 7. ABCDE
8. ABCDE 9. ABCDE 10. ABCDE 11. ABCDE 12. ABCDE 13. ABCDE 14. ABCDE
15. ABCDE 16. ABCDE 17. ABCDE 18. ABCDE 19. ABCDE 20. ABCDE

第2章 神经认知障碍

▶ **考纲要求**
①阿尔茨海默病。②血管性认知功能损害。

▶ **复习要点**

一、阿尔茨海默病

1. 概念

阿尔茨海默病（AD）是一种常见的神经系统变性疾病，其病理特征为老年斑、神经纤维缠结、海马锥体细胞颗粒空泡变性及神经元缺失。临床特征为隐袭起病，进行性智能衰退，多伴人格改变。一般症状持续进展，病程通常为8~10年。

AD是最常见的痴呆类型，占痴呆总数的60%~70%。AD的发病率与年龄呈正相关，女性多于男性。流行病学调查表明，65岁以上的老年人中痴呆的患病率约为5%，80岁以上的患病率可达20%。

2. 临床表现

AD的临床表现分为两个方面，即认知功能减退症状及伴随的社会功能减退和非认知性精神症状。根据疾病的发展和认知功能缺损的严重程度，AD可分为轻度、中度和重度。

	轻度	中度	重度
记忆障碍	近记忆障碍为首发且最明显症状，经常忘记物品和主要事件	表现为日益严重的记忆障碍，包括近记忆障碍及远记忆障碍	近、远记忆力均严重受损，忘记自己的名字和年龄
定向障碍	常有时间定向障碍	常有时间、地点定向障碍	严重定向障碍
言语功能	无言语功能障碍	言语功能障碍明显，讲话无序，内容空洞，命名困难	只能自发言语，内容单调，最终丧失语言功能
人格改变	出现在疾病早期，患者缺乏主动性，活动减少，孤独，易激怒	可有精神和行为障碍，情绪波动不稳，可出现妄想	人格显著改变，失认，失用，命名性失语
日常生活	日常工作能胜任，生活可自理	难以完成工作及家务劳动，患者不能独立生活	逐渐丧失行走能力，不能站立，卧床不起，大小便失禁

3. 诊断

ICD-10诊断要点：①存在痴呆；②潜隐起病，缓慢衰退；③无临床证据或特殊检查结果能够提示精神障碍是由其他可引起痴呆的全身疾病或脑部疾病所致，如甲状腺功能低下、高血钙、维生素B_{12}缺乏、烟酸缺乏、神经梅毒、正常压力脑积水或硬膜下血肿等；④缺乏卒中样发作，在疾病早期无局限性神经系统损害的体征，如轻瘫、感觉缺失、视野缺损及共济失调（晚期可出现）。

4. 药物治疗

（1）胆碱酯酶抑制剂 AD患者胆碱能神经元进行性退变是记忆力减退、定向力丧失、行为和人格改变的原因。常用胆碱酯酶抑制剂包括多奈哌齐、卡巴拉汀、加兰他敏等，可用于治疗轻、中度AD，不仅可以改善患者的认知功能，还对早期精神行为异常有效。

(2) N-甲基-D-天冬氨酸(NMDA)受体拮抗剂　常用药物是美金刚,主要用于中、重度AD的治疗。

二、血管性认知功能损害(血管性神经认知功能障碍)

1. 概念　血管性神经认知功能障碍是指由于脑血管疾病(脑梗死、脑出血、脑静脉病变等)导致的神经认知功能障碍,分为轻度血管性神经认知功能障碍和重度血管性神经认知功能障碍,其中重度血管性神经认知功能障碍又称为血管性痴呆(VD)。本节主要介绍VD。

2. 临床表现

(1) 意识障碍　部分患者在病程中可出现短暂意识障碍,主要表现为急性脑综合征,一般发生在夜间。

(2) 感知觉障碍　患者可出现视幻觉和听幻觉。也可出现视物显大症或视物显小症。

(3) 思维障碍　患者可出现思维迟缓、逻辑障碍、概念的形成与掌握困难、妄想等多方面的思维障碍,其中以妄想最常见,约占VD患者的50%,如关系妄想、被害妄想、被盗妄想、嫉妒妄想等。

(4) 情感障碍　早期表现为情感脆弱、易激惹、情绪不稳、抑郁情绪等,其中以抑郁情绪最常见,约占VD患者的50%~60%。晚期表现为欣快、情感平淡或淡漠等。

(5) 行为障碍　如意志活动减弱、冲动行为(可突然伤人或自伤)、本能行为亢进(食欲和性欲亢进)。

(6) 记忆障碍和智能障碍　记忆障碍与阿尔茨海默病相同。智能障碍呈波动性和进行性发展。

3. 鉴别诊断

	血管性痴呆(VD)	阿尔茨海默病(AD)
脑卒中或TIA病史	常有	常无
起病及病程进展	相对较急,病程呈阶梯式恶化且波动较大	起病缓慢,进行性进展
早期症状	情绪不稳,近记忆障碍	人格改变,智能障碍
核心症状	情感脆弱,近记忆障碍,痴呆出现较晚	全面性痴呆
人格与自知力	人格改变少见,自知力存在	早期人格改变,丧失自知力
脑CT或MRI	可见脑梗死灶、软化灶等	不同程度的脑萎缩
Hachinski缺血评分	≥7分	≤4分

注意:Hachinski缺血评分≥7分为血管性痴呆,≤4分为阿尔茨海默病,5~6分为混合性痴呆。

4. 治疗　目前尚无治疗VD的特效药物。

【例1】阿尔茨海默病的早期症状主要为
　A. 性格改变　　　　　　B. 记忆减退　　　　　　C. 情绪急躁易怒
　D. 幻觉　　　　　　　　E. 妄想

注意:①近记忆障碍常为阿尔茨海默病首发及最明显的症状(7版《精神病学》P60,8版已删除)。
②人格改变往往出现在疾病的早期(7版《精神病学》P60),但常常发生于记忆力减退之后。
③人格改变≠性格改变。故本题最佳答案为B,而不是A。

【例2】男,67岁。渐进性记忆力减退4年余。生活不能自理,不能自己穿衣、进食,出门不能找到回家的路。既往体健,查体无特殊。最可能的诊断的是
　A. 艾滋病痴呆　　　　　B. 适应障碍　　　　　　C. 轻度认知障碍
　D. 帕金森病　　　　　　E. 阿尔茨海默病(2023)

　A. 常有妄想　　　　　　B. 早期出现人格改变　　C. 有意识障碍
　D. 有记忆障碍和智能障碍　E. 常有错觉、幻觉

【例3】阿尔茨海默病和血管性痴呆的共同点是
【例4】阿尔茨海默病区别于血管性痴呆的特点是

(5~7题共用题干)男,59岁。进行性记忆力下降6个月。怀疑有人偷自己的东西,认为爱人对自己不忠诚,常与邻居发生争执,有时尾随年轻女性,行为幼稚、任性。家人无法管理而住院治疗。既往无脑血管病史。生命体征及神经系统检查正常。

【例5】该患者最可能的诊断是
  A. 偏执性精神病   B. 血管性痴呆   C. 中毒性脑病
  D. 阿尔茨海默病   E. 精神分裂症

【例6】病史中未提示存在的症状是
  A. 近事遗忘   B. 强制性思维   C. 人格改变
  D. 易激惹   E. 嫉妒妄想

【例7】【假设信息】该患者在住院期间,突然出现大量丰富的幻觉,这时对症处理应选用的药物是
  A. 曲唑酮   B. 丁螺环酮   C. 利培酮
  D. 阿普唑仑   E. 丙戊酸钠

▶**常考点** 阿尔茨海默病的临床表现和诊断。

参考答案——详细解答见《2024国家临床执业及助理医师资格考试历年考点精析(上、下册)》

1. ABCDE 2. ABCDE 3. ABCDE 4. ABCDE 5. ABCDE 6. ABCDE 7. ABCDE

第3章 精神活性物质使用所致障碍

▶**考纲要求**
①精神活性物质使用所致障碍概述。②药物使用所致障碍。③酒精使用所致障碍。

▶**复习要点**

一、精神活性物质使用所致障碍概述

1. 基本概念

(1)**精神活性物质** 精神活性物质是指能够影响人类情绪、行为、改变意识状态,并有致依赖作用的一类化学物质,人们使用这类物质的目的在于取得或保持某些特殊的心理、生理状态。精神活性物质又称成瘾物质、药物。毒品是社会学概念,指具有很强成瘾性并在社会上禁止使用的化学物质,我国的毒品主要指阿片类、可卡因、大麻、苯丙胺类兴奋剂等药物。

(2)**依赖** 是一组认知、行为和生理症群,使用者尽管明白使用成瘾物质会带来问题,但还在继续使用。自我用药导致了耐受性增加、戒断症状和强制性觅药行为。所谓强制性觅药行为是指使用者冲动性使用药物,不顾后果,是自我失去控制的表现,不一定是人们常常理解的意志薄弱、道德败坏的问题。

传统上,将依赖分为躯体依赖和心理依赖。躯体依赖也称生理依赖,是指反复用药后造成的一种病理性适应状态,表现为耐受性增加和戒断症状。心理依赖也称精神依赖,是指用药后产生一种愉快满足或欣快的感觉,驱使使用者为寻求这种感觉而反复使用药物,表现所谓的渴求状态。

(3)**滥用** 是一种适应不良方式,由于反复使用药物导致了明显的不良后果,如不能完成重要的工作、学业,损害了躯体、心理健康,导致了法律上的问题等。滥用强调的是不良后果,滥用者没有明显的依赖性增加或戒断症状,反之就是依赖状态。

(4)**耐受性** 是一种状态,指药物使用者必须增加使用剂量方能获得所需的效果,或使用原来的剂量则达不到使用者所追求的效果。

(5)**戒断状态** 是指停止使用药物,或减少使用剂量,或使用拮抗剂占据受体后所出现的特殊心理生理症状群。其机制是长期用药后,突然停药引起的适应性的反跳。不同药物所致的戒断症状因其药理特性不同而不同,一般表现为与所使用药物的药理作用相反的症状。

2. 精神活性物质的分类

类别	举例
中枢神经系统抑制剂	巴比妥类、苯二氮䓬类、酒精等
中枢神经系统兴奋剂	苯丙胺类(如冰毒、摇头丸)、可卡因、咖啡因等
致幻剂	大麻、麦角酸二乙酰胺、苯环己哌啶、仙人掌毒素等
阿片类	海洛因、吗啡、鸦片、美沙酮、二氢埃托啡、哌替啶等
挥发性溶剂	丙酮、汽油、甲苯等
其他	烟草

【例1】苯二氮䓬类药物使用者必须通过增加用量才能获得原有剂量所达到的效果,这种现象称为
  A. 耐受性　　　　　　　　B. 灵敏性　　　　　　　　C. 戒断性
  D. 依赖性　　　　　　　　E. 特异性

二、药物使用所致障碍

1. 药物依赖

药物依赖也称药物成瘾,是指带有强制性的渴求、追求与不间断地使用某种物质,以取得特定的心理效应,并借以避免断药时的戒断综合征的行为障碍。药物依赖包括精神依赖(心理依赖)和躯体依赖。

2. 药物依赖分类

药物依赖包括阿片类物质依赖、苯丙胺类药物依赖、巴比妥类药物依赖、抗焦虑药物依赖等。

3. 药物依赖的临床表现

(1) 阿片类物质依赖的临床表现　阿片类物质包括吗啡、哌替啶(度冷丁)、可待因、海洛因等。此类物质具有镇痛、镇静、缩瞳、止泻、扩张皮肤血管、改变内分泌、改变心境的特殊作用。其中,镇静和改变心境的作用最易产生耐受。此类物质产生依赖的特征是用量不断增加,减少或停用后可产生戒断症状。

①精神症状　a. 情绪障碍,如情绪不稳定;b. 抽象思维能力、想象力下降;c. 记忆力下降,注意力不集中;d. 主动性降低,意志减退;e. 睡眠障碍;f. 个性改变,如说谎成性、自私、道德观念淡漠等。

②躯体症状　a. 可出现营养不良、体重下降、多汗、便秘、食欲减退;b. 性欲下降:男性可出现阳痿,女性可出现月经紊乱、闭经;c. 体检:窦性心动过速、震颤、过敏、步态不稳、腱反射亢进、病理征阳性。

③戒断症状　短效药物(如吗啡、海洛因)一般停药后8~12小时出现,极期在48~72小时,持续7~10天。长效药物(如美沙酮)出现在1~3天,极期在3~8天,症状持续数周。戒断症状分为以下两类。

客观体征如血压升高、脉搏增快、体温升高、瞳孔扩大、流涕、震颤、腹泻、呕吐、打喷嚏、失眠等。

主观症状如恶心、肌肉疼痛、骨头疼痛、腹痛、不安、食欲差、无力、疲乏、发冷、发热、渴求药物等。

(2) 苯丙胺类药物依赖的临床表现　苯丙胺类兴奋剂(ATS)包括苯丙胺(安非他命)、甲基苯丙胺(冰毒)、3,4-亚甲二氧基甲基苯丙胺(摇头丸)、麻黄碱、芬氟拉明、哌甲酯、匹莫林、伪麻黄碱等。ATS具有强烈的中枢神经兴奋作用和致欣快作用,急性中毒表现为中枢神经系统和交感神经系统的兴奋症状。

①轻度中毒　表现为瞳孔扩大、血压升高、脉搏增快、出汗、口渴、震颤、反射亢进、兴奋躁动等。

②中度中毒　表现为精神错乱、谵妄、幻听、幻视、被害妄想等。

③重度中毒　表现为心律失常、痉挛、循环衰竭、出血或凝血、高热、胸痛、昏迷甚至死亡。

④长期使用　出现分裂样精神障碍、躁狂-抑郁状态、人格和现实解体症状、认知功能损害。

(3) 抗焦虑药物依赖的临床表现　苯二氮䓬类的主要药理作用是抗焦虑、松弛肌肉、抗癫痫、催眠等。临床应用广泛,一旦应用不当,易产生药物依赖。

①临床表现　长期大量服用抗焦虑药物可出现消瘦、面色苍白、性功能低下、肌张力下降、步态不稳。后期出现人格改变、易激惹、说谎、偷窃、缺乏责任感等。

②戒断症状　停药1~3天可出现一过性幻觉、欣快、兴奋、不眠。突然停药,可出现抽搐。

4. 治疗原则

(1) 脱瘾治疗　常用的脱瘾治疗有缓慢脱瘾和快速脱瘾两种方式。

①缓慢脱瘾　是指对依赖药物和替代药物的剂量采取递减、缓慢撤完的方法。一般以不出现戒断症状为宜,可在1~2周内减完药物。如对阿片类物质依赖采用美沙酮替代递减治疗。

②快速脱瘾　是指快速停用依赖药物,7~10天完成戒断。如采用纳屈酮、纳洛酮替代阿片类药物。

(2) 对症治疗　包括躯体支持治疗(加强营养、补充维生素、调整自主神经功能)、抗焦虑、抗抑郁、抗精神病、抗癫痫、镇静睡眠等,控制相应的精神症状。

(3) **康复治疗** 目的是彻底消除患者对依赖物质的心理依赖,预防复用、复吸的发生。

【例2】药物依赖是指个体对药物产生
A. 精神依赖
B. 躯体依赖
C. 耐受性增加
D. 精神和躯体依赖
E. 耐受性降低

【例3】男,35岁。近1年来经常吸食"冰毒"。1个月前因工作差错被老板训斥,开始怀疑自己的一举一动被人监控,单位同事含沙射影暗示他将被老板谋害,曾数次报案请求公安局保护。该患者最可能的诊断是
A. 精神分裂症
B. 分裂情感性精神障碍
C. 应激相关障碍
D. 妄想性障碍
E. 苯丙胺类兴奋剂所致精神障碍

三、酒精使用所致障碍

酒精对身体的作用可分为急性和慢性作用。急性作用主要表现为急性胃、食管出血等。慢性作用是指长期大量饮酒,引起各脏器的损害,如中枢及周围神经系统、肌肉、心脏、肝脏、胰腺、消化道受累。

1. 急性酒精中毒的临床表现

(1) **单纯性醉酒** 临床上可表现为典型中枢神经系统下行性抑制症状。

额叶皮质脱抑制表现	患者话多、欣快、易激怒、冲动、好斗、活动增多等
低级运动中枢脱抑制表现	运动不协调、步态不稳
脑干网状系统抑制症状	意识障碍、呼吸抑制、血压不稳等

(2) **病理性醉酒** 是指某些患者在个人素质、脑外伤、同时服用某些精神药物等因素的影响下,饮用不会导致常人出现中毒剂量的酒精后出现精神障碍的情况。其表现主要是意识障碍、情绪障碍(如情感不稳、易激惹)、行为障碍(如冲动、伤人、毁物等)。表现持续数分钟至数小时,患者事后不能回忆。病理性醉酒可导致严重伤人或自伤事件的发生。

2. 慢性酒精中毒的临床表现

(1) **戒酒综合征** 发生于停酒或突然减少酒用量6~28小时内,其表现如下。
①轻度症状 主要是情绪障碍(如焦虑、烦躁、易激惹)和睡眠障碍(如失眠、睡眠节律改变),此外,还可出现舌震颤、四肢肌肉震颤等。
②中度症状 除轻度症状外,还有幻觉、妄想,幻觉以听幻觉最常见,妄想以被害妄想、关系妄想最常见。
③重度症状 长期大量饮酒者,如果突然断酒,在停酒后48~96小时出现震颤谵妄,表现为意识模糊,分不清东西南北,不识亲人,不知时间,有大量的知觉异常,如常见形象扭曲而恐怖的毒蛇猛兽、妖魔鬼怪,患者极不安宁、情绪激越、大喊大叫,全身肌肉粗大震颤,伴有发热、大汗淋漓、心跳加快,部分患者因高热、衰竭、感染、外伤而死亡。震颤谵妄的死亡率约为10%。

(2) **精神障碍表现** 长期饮酒后可出现一种或数种精神障碍综合征。
①遗忘综合征 酒精依赖者神经系统的特有体征之一是记忆障碍,称为柯萨可夫综合征(Korsakoff综合征),表现为近记忆障碍、虚构、定向障碍三大特征。患者还可能有幻觉、夜间谵妄等表现。
②Wernicke脑病 是由长期饮酒导致维生素B_1缺乏所致,表现为眼球震颤、眼球不能外展、明显意识障碍,伴定向障碍、记忆障碍、震颤谵妄等。大量补充维生素B_1可使眼球综合征很快消失,但记忆障碍很难恢复,一部分患者转变为柯萨可夫综合征,成为不可逆疾病。
③酒精性痴呆 指长期、大量饮酒后出现的持续性智力减退,表现为短期、长期记忆障碍,抽象思维及理解判断障碍,人格改变,部分患者有皮层功能受损表现,如失语、失认、失用等。酒精性痴呆一般不可逆。
④酒精性幻觉症 长期饮酒后,在意识清晰状态下可出现持续的幻觉,以听幻觉为主,多为单调的威

胁性声音,如枪声、刀砍声等。有的患者对幻觉有部分或全部的自知力,这是酒精性幻觉的特点。

⑤**酒精性妄想症** 最典型的是病理性嫉妒妄想综合征。患者认为配偶跟许多异性有染,竭尽跟踪检查之能事,在家里用各种非人手段折磨配偶,对外竭力隐瞒真相。多伴有长期饮酒所致的性功能障碍。

⑥**酒精性人格改变** 长期饮酒可导致人格改变,出现责任心下降,说谎,对酒有强烈的兴趣等表现。

3. 酒精依赖的治疗

(1)单纯戒断症状的治疗 由于酒精与苯二氮䓬类药理作用类似,所以常首选地西泮缓解戒断症状。地西泮不仅可抑制戒断症状,而且还能预防发生震颤谵妄、戒断性癫痫发作。

(2)震颤谵妄的治疗

镇静	首选苯二氮䓬类药物地西泮,一般持续1周,直至谵妄消失为止
控制精神障碍	首选氟哌啶醇,5mg/次,1~3次/日,肌内注射,根据患者的反应增减剂量
支持治疗	纠正水、电解质和酸碱平衡紊乱,补充大量维生素等
加强护理	若有明显意识障碍、行为紊乱、恐怖性幻觉、错觉,需要专人看护,以免发生意外
预防感染	机体处于应激状态,免疫功能受损,易导致感染,应预防各种感染,特别是肺部感染

(3)戒酒治疗 主要采取逐步递减法,使患者最终停止饮酒。在减量过程中应注意对减量的掌握,防止出现戒断症状。住院的情况下,可一次性戒酒。

(4)心理治疗 厌恶疗法一般采用戒酒硫。戒酒硫能抑制肝细胞乙醛脱氢酶,它本身是一种无毒物质,但预先给于戒酒硫,能使酒精代谢停留在乙醛阶段,而出现显著的体征和症状,如饮酒后5~10分钟即出现面部发热、不久出现潮红、血管扩张、搏动性头痛、呼吸困难、恶心呕吐、出汗、口渴、低血压、直立性晕厥,严重者出现精神错乱和休克。在每天早上服用,可持续应用一至数月,用药期间应严密监护。

(5)治疗精神障碍 许多酒精依赖患者同时患有其他精神障碍,常见的有抑郁症、焦虑症、强迫症等,这些精神障碍可能是导致酒精依赖的原因,也可能是酒精依赖的结果。改善精神症状将有助于酒精依赖的治疗。

(6)支持治疗 主要包括补充营养、给予B族维生素、促进神经营养药物等。

(7)抗酒渴求药 阿片受体阻滞剂纳屈酮能减少酒精依赖患者的饮酒量和复发率。GABA受体激动剂阿坎酸(乙酰高牛磺酸钙)也有一定的抗渴求作用,能减少戒酒后复发。

	首选药物	种类	临床意义
单纯戒断症状	地西泮	苯二氮䓬类	酒精与苯二氮䓬类药理作用类似
震颤谵妄	地西泮	苯二氮䓬类	镇静首选药
精神症状	氟哌啶醇	多巴胺受体阻滞剂	控制精神症状的首选药
幻觉妄想症	氟哌啶醇	多巴胺受体阻滞剂	也可使用新型抗精神病药物,如利培酮
酒精性癫痫	丙戊酸钠	抗癫痫药	原有癫痫史者,戒断初期应预防性使用抗癫痫药

【例4】男,25岁。有一天饮一两白酒后出现意识不清,怀疑同饮者欲加害于他,言语行为狂暴,将同饮者打伤,数十分钟后进入酣睡,醒后完全不能回忆,幼年受过脑外伤。该患者最可能的诊断是
  A. 病理性醉酒   B. 遗忘综合征   C. 妄想
  D. 脑外伤所致精神障碍   E. 单纯性醉酒

【例5】男性,55岁。大量饮酒20余年。2天前停止饮酒后出现肢体粗大震颤,不认识家人,夜间吵闹,自称墙上有鬼,要他性命,有时大吼大叫,并伴挥拳。最可能的诊断是
  A. 酒精性痴呆   B. 柯萨可夫综合征   C. 震颤谵妄
  D. 酒精性幻觉症   E. 酒精性妄想症(2022)

第十五篇　精神病学
第3章　精神活性物质使用所致障碍

【例6】男,48岁。近半年来记忆力渐差,刚讲过的话就忘记了,把别人做的事情说成是自己做的,且不认识家人,有时在深夜看到屋里有人影晃动,大量饮酒10年。最可能的诊断是
　　A. 酒精性妄想综合征　　　　B. 酒精性幻觉症　　　　C. Wernicke脑病
　　D. 酒精性痴呆　　　　　　　E. 柯萨可夫综合征

【例7】男性,55岁。有长期饮酒史。近期患者出现严重的记忆力障碍、遗忘、虚构和定向障碍,此为
　　A. Wernicke脑病　　　　　　B. 柯萨可夫综合征　　　C. 精神发育迟滞
　　D. 阿尔茨海默病　　　　　　E. 酒精性痴呆

【例8】慢性酒精中毒不会出现的症状是
　　A. 戒断综合征　　　　　　　B. 震颤谵妄　　　　　　C. Wernicke脑病
　　D. Korsakoff综合征　　　　　E. 病理性醉酒（2023）

▶ **常考点**　　酒精中毒的临床表现及治疗。

参考答案——详细解答见《2024国家临床执业及助理医师资格考试历年考点精析(上、下册)》

1. A BCDE　　2. ABC DE　　3. ABCD E　　4. A BCDE　　5. ABC DE　　6. ABCD E　　7. A BCDE
8. ABCD E

第4章 精神分裂症与心境障碍

▶ **考纲要求**
①精神分裂症。②心境障碍：概述，抑郁障碍，双相障碍。

▶ **复习要点**

一、精神分裂症

1. 概述

精神分裂症是一组病因未明的精神病，常有感知、思维、情感、意志行为障碍和精神活动的不协调。一般没有意识障碍和智能障碍，自知力不全或缺乏。在成年人中的终生患病率约为1%，男女患病率大致相等。90%的精神分裂症起病于15～55岁，发病的高峰年龄段男性为10～25岁，女性为25～35岁。

2. 病因和发病机制

(1) 遗传 国内外大量有关精神分裂症的家系调查、双生子及寄养子研究均发现，遗传因素在本病的发生中起重要作用。与患者血缘关系越近、亲属中患病的人数越多，则患病的风险度越大。精神分裂症是一个遗传学模式复杂、具有多种表现型的疾病，确切的遗传模式不清。

(2) 神经发育 精神分裂症的发生可能与神经发育异常有关。精神分裂症的神经发育假说认为：由于遗传因素（易感性）和某些神经发育危险因素的相互作用，在胚胎期大脑发育过程就出现了某种神经病理改变，导致心理整合功能异常。在外界环境因素的不良刺激下，导致了精神分裂症症状的出现。

(3) 神经生化 精神分裂症神经生化基础方面的研究，主要有以下假说：

①多巴胺假说 该假说认为精神分裂症是中枢多巴胺功能亢进所致。前额叶多巴胺功能低下可能与患者的阴性症状和认知缺陷有关。

②5-羟色胺(5-HT)假说 该假说认为5-HT功能过度是精神分裂症阳性和阴性症状产生的原因之一。5-HT激动剂麦角胺二乙酰胺(LSD)能导致幻觉。第二代抗精神病药对5-HT_{2A}受体有很强的拮抗作用。5-HT_{2A}受体可能与情感、行为控制及多巴胺调节释放有关。

③谷氨酸假说 涉及该假说的理论有三个方面：第一，中枢谷氨酸功能不足可能是精神分裂症的病因之一，因为谷氨酸受体拮抗剂（苯环己哌啶）可在正常受试者身上引起幻觉、妄想、情感淡漠、退缩等症状。第二，不少研究认为精神分裂症的多巴胺功能异常继发于谷氨酸神经元调节功能紊乱。第三，目前已经发现的精神分裂症的易感基因都与谷氨酸传递有关。

④γ-氨基丁酸(GABA)假说 GABA是脑内主要的抑制性神经递质。GABA与精神分裂症的病理生理机制有关的证据为：A. 精神分裂症患者大脑皮质GABA合成酶（谷氨酸脱羧酶）水平下降；B. 一种特殊类型GABA神经元（其中包含微清蛋白）的密度及其突触末梢均减少；C. $GABA_A$受体表达异常。

(4) 心理社会因素 至今为止，尚未发现任何能决定是否发生精神分裂症的心理社会因素。某些应激事件确实使健康人导致了精神异常，但这种异常更多的是应激所致的精神障碍。目前认为心理、社会因素可以诱发精神分裂症，但最终的病程演变常不受先前心理因素的影响。

3. 临床表现

(1) 前驱期症状 是指在明显精神症状出现之前，患者所表现的一些非特异性症状。

第十五篇 精神病学
第4章 精神分裂症与心境障碍

情绪改变	抑郁、焦虑、情绪波动、易激怒
认知改变	出现一些古怪或异常的观念和想法等,学习或工作能力下降
感知改变	对自我和外界的感知改变
行为改变	社会活动退缩或丧失兴趣,多疑敏感,职业功能水平下降
躯体改变	睡眠和食欲改变,虚弱感,头痛,背痛,消化道症状
少见症状	部分青少年以突然出现的强迫症状为首发症状

(2)显症期症状 精神分裂症患者存在五个症状维度(亚症状群):幻觉、妄想症状群;阴性症状群;瓦解症状群;焦虑抑郁症状群;激越症状群。其中,前三类症状对诊断精神分裂症的特异性较高。

①阳性症状 是指异常心理过程的出现,包括幻觉、妄想、言语和行为的紊乱(瓦解症状)。

A.幻觉 幻听、幻视、幻嗅、幻味、幻触均可出现,但以幻听最常见。幻听可以是非言语性的,也可以是言语性的。在意识清晰的情况下,出现评论性幻听、争论性幻听、命令性幻听常指向精神分裂症。

B.妄想 属于思维内容障碍,临床上以被害、关系、夸大、嫉妒、钟情、非血统、宗教、躯体妄想等多见。在意识清晰状态下,出现原发性妄想,常提示精神分裂症的诊断。

C.瓦解症状群 包括思维形式障碍、思维过程障碍、怪异行为、紧张症行为、不适当的情感等。

思维形式障碍	思维散漫离题、思维破裂、思维不连贯、语词新作、模仿语言、重复语言、刻板语言、内向性思维、缄默症、思维中断、思维云集、思维被夺走、持续语言、病理性象征性思维
思维过程障碍	思维奔逸、思维阻滞、思维贫乏、抽象概括能力受损、音连意联、过度包含、病理性赘述
怪异行为	单调重复、杂乱无章或缺乏目的性的行为,如扮鬼脸、痴笑、脱衣脱裤、当众手淫
紧张症行为	紧张性木僵、紧张性兴奋交替出现或单独出现
不适当的情感	患者的情感表达与外界环境和内心体验不协调

②阴性症状 是指正常心理功能的缺失,涉及情感、社交及认知方面的缺陷。包括意志减退、快感缺乏、情感迟钝、社交退缩和言语贫乏,其中以意志减退、快感缺乏最常见。

③焦虑抑郁症状 在疾病的早期和缓解后期多见。

④激越症状 包括攻击暴力和自杀。

⑤定向、记忆和智能 精神分裂症患者对时间、空间和人物一般能进行正确的定向,意识通常是清晰的,一般的记忆和智能没有明显障碍。

⑥自知力 精神分裂症患者在疾病发作期常缺乏自知力。

注意:①诊断精神分裂症的重要症状为评论性、争论性、命令性幻听;原发性妄想;情感反应与外界刺激不相符。
②精神分裂症阳性症状是指精神功能的异常亢进,包括幻觉、妄想、思维联想障碍、不协调的情志活动。
③精神分裂症阴性症状是指精神功能的减退缺乏,包括思维贫乏、情感淡漠、意志减弱。

【例1】不属于精神分裂症常见症状的是
  A.情感症状   B.阴性症状   C.冲动行为
  D.记忆力减退   E.阳性症状

【例2】精神分裂症患者最常出现的幻觉是
  A.触幻觉   B.视幻觉   C.嗅幻觉
  D.听幻觉   E.味幻觉(2020、2022)

【例3】关于精神分裂症的临床特点,错误的是
  A.多在青壮年时发病   B.多以急性方式起病   C.常有自知力丧失
  D.偏执型是最常见的类型 E.思维、情感、行为不协调

4. 诊断标准

(1) 症状特点 目前暂无特征性症状,以下症状越多,诊断的信度和效度越高。

①思维鸣响、思维插入、思维被撤走、思维被广播。

②明确涉及躯体或四肢运动,或特殊思维、行为或感觉的被影响、被控制或被动妄想;妄想性知觉。

③对患者的行为进行跟踪性评论,或彼此对患者加以讨论的幻听,或来源于身体一部分的其他听幻觉。

④与文化不相称且根本不可能的其他类型的持续性妄想,如具有某种宗教或政治身份,或超人的力量和能力(例如能控制天气,或与另一世界的外来者进行交流)。

⑤伴有转瞬即逝的或未充分形成的无明显情感内容的妄想,或伴有持久的超价观念、或连续数周或数月每日均出现的任何感官的幻觉。

⑥联想断裂或无关的插入语,导致言语不连贯,或不中肯,或词语新作。

⑦紧张性行为,如兴奋、摆姿势,或蜡样屈曲、违拗、缄默及木僵。

⑧阴性症状,如显著的情感淡漠、言语贫乏、情感反应迟钝或不协调,常导致社会退缩或社会功能的下降,但必须澄清这些症状并非由抑郁症或抗精神病药物治疗所致。

⑨某些个人行为发生显著而持久的改变,表现为丧失兴趣、缺乏目的、懒散、自我专注及社会退缩。

(2) 病程特点 既往有类似发作者对诊断有帮助。首次发作者通常要求在≥1个月的大部分时间内确实存在上述症状条目①~④中至少1个(如不甚明确常需两个或多个症状),或⑤~⑧中来自至少两组症状群中的十分明确的症状。第⑨条仅用于诊断单纯型精神分裂症,且要求病期1年以上。

(3) 其他特点 家族中特别是一级亲属有较高的同类疾病的阳性家族史,躯体和神经系统检查及实验室检查一般无阳性发现,脑影像学和精神生化检查结果可供参考。如患者存在符合抑郁或躁狂发作标准的情感症状则不应诊断为精神分裂症,除非已明确精神分裂症症状出现在心境障碍之前。

(4) 临床分型

①单纯型 较少见,约占2%。多为青少年起病,病情进展缓慢,持续,以阴性症状为主。表现为逐渐加重的孤僻离群,被动退缩,生活懒散,对工作学习的兴趣日益减退,缺乏进取心,本能欲望不足,情感日益淡漠,冷淡亲友,对情绪刺激缺乏相应的反应。

②青春型 常为青年期起病,以思维、情感、行为不协调或解体为主要表现。表现为思维破裂,言语零乱,话多,内容荒谬,情感不协调,喜怒无常,表情做作,好扮鬼脸,傻笑,行为幼稚愚蠢奇特,动作杂乱多变。常有本能活动亢进(性欲、食欲),意向倒错(吃脏东西、大小便等),可出现生动幻觉。

③紧张型 以紧张综合征为主要表现,紧张性木僵和紧张性兴奋交替出现,或单独出现,以木僵多见。

④偏执型 最常见,约占50%。临床表现以相对稳定的妄想为主,往往伴有幻觉(特别是幻听)。

⑤未分化型 以阳性症状表现为主,又不符合偏执型、青春型和紧张型的患者。

⑥残留型 主要表现为阴性症状而无阳性症状的波动,病期一年以上的慢性精神分裂症。

⑦精神分裂症后抑郁 指精神分裂症经过治疗病情缓解但未痊愈时,出现持续2周以上的抑郁情绪。

【例4】男,16岁。近2年来无明显原因出现与人交往减少,经常独自待于一处,有时会不明原因发笑。对家人漠不关心。生活越来越懒散。以前感兴趣的事情,现在也不做了。最可能的诊断是

A. 重性抑郁症迟滞型　　　B. 中度精神发育迟滞　　　C. 精神分裂症紧张型

D. 精神分裂症衰退型　　　E. 精神分裂症单纯型

(5~7题共用题干)女,23岁。2个月前无明显诱因出现自言自语,有时独自发笑,有时对空谩骂,感觉被人监视和跟踪,思想和行为被某种外力控制,情绪低落,觉得被逼得走投无路,曾报警寻求保护,睡眠差。实验室检查未发现异常。

【例5】该患者最可能的诊断是

A. 妄想性障碍　　　　　　B. 精神分裂症　　　　　　C. 抑郁发作

D. 双相障碍　　　　　　　　E. 分裂情感性精神障碍

【例6】患者在药物治疗2个月后,症状缓解,但出现停经和泌乳现象。此治疗药物最可能的是
A. 奥氮平　　　　　　　B. 氯氮平　　　　　　　C. 利培酮
D. 喹硫平　　　　　　　E. 阿立哌唑

【例7】最可能与该不良反应有关的多巴胺通路是
A. 中脑被盖区通路　　　B. 黑质纹状体通路　　　C. 中脑皮质通路
D. 下丘脑结节漏斗通路　E. 中脑边缘系统通路

5. 鉴别诊断

（1）**躯体疾病、脑器质性疾病所致精神障碍**　其共同特点可与精神分裂症相鉴别:①躯体疾病与精神症状的出现时间密切相关,病期的消长常与原发疾病相平行;②患者多在意识障碍的背景上发病,幻觉常以幻视为主,症状可有昼轻夜重,较少出现精神分裂症的"特征性"症状;③某些患者由于病变部位的不同,还会出现相应的临床表现;④体格检查常可发现一些阳性体征;⑤实验室检查常可找到相关的证据。

（2）**精神活性物质所致精神障碍**　某些精神活性物质(如兴奋剂、酒精、阿片类)及治疗药物(如激素类、抗帕金森药)的使用可导致精神症状的出现。鉴别时应考虑:有确定的用药史,精神症状的出现与药物使用在时间上密切相关,用药前患者精神状况正常,症状表现符合不同种类药物所致的特点。

（3）**某些神经症性障碍**　神经症患者自知力充分,完全了解自己的病情变化和处境,求治心切,情感反应强烈,而精神分裂症患者早期虽有自知,但却不迫切求治,情感反应不强烈。精神分裂症患者的强迫症状内容离奇、荒谬、多变、不可理解,摆脱的愿望不强烈,痛苦体验不深刻。

（4）**心境障碍**　严重抑郁患者思维迟缓,行为动作减少,有时可达亚木僵或木僵的程度,此时需与紧张性木僵鉴别。抑郁患者的情感不是淡漠,耐心询问可得到某些简短、切题的回答,患者的表情动作虽缓慢,但眼神常流露出忧心忡忡和欲语却难以表达的表情,表明患者与周围仍有情感上的交流。而紧张性木僵患者不管你多大努力,均不能引起患者作一些相应的应答和情绪反应。

（5）**妄想性障碍**　此类患者病前常有性格缺陷;妄想结构严密系统,妄想内容有一定的事实基础,是在对事实的片面评价和推断的基础上发展而来;思维有条理和逻辑;行为和情感反应与妄想观念相一致;无智能和人格衰退;一般没有幻觉。而精神分裂症偏执型的妄想内容常离奇、荒谬,常人不能理解,有泛化,结构松散而不系统,常伴有幻觉,随着疾病的进展,常有精神或人格衰退。

（6）**人格障碍**　某些精神分裂症,尤其是青少年起病,病情进展缓慢者会表现出性格特征的改变。鉴别要点是详细了解患者的生活、学习经历,要追溯到童年时期。人格障碍是一个固定的情绪、行为模式,但还是一个量的变化,一般无明显的精神病性症状。而精神分裂症的病前病后有明显的转折,情感和行为有质的异常,且具有某些精神病性症状。

6. 治疗

不论是首次发作还是复发的精神分裂症患者,应首选抗精神病药物治疗。对部分药物治疗效果不佳和(或)有木僵违拗、频繁自杀、攻击冲动的患者,急性治疗期可以单用或合用电抽搐治疗。

（1）**药物治疗**　抗精神病药物种类繁多,其使用原则如下。
①药物使用原则　早期、适量、足疗程、单一用药、个体化用药。一般情况下不能突然停药。
②药物选择原则　首选非典型抗精神病药物利培酮、奥氮平、喹硫平,次选氯氮平。
③药物治疗程序　包括急性治疗期(≥4~6周)、巩固治疗期(≥6个月)和维持治疗期(≥5年)。
④安全原则　服药前和服药期间应常规检查血象、肝肾功能、血糖、血脂等。

（2）**心理与社会干预**　首选认知行为治疗(认知矫正、行为演练、应对方式训练),次选行为治疗(社会技能训练)、家庭干预(心理教育、家庭危机干预、家庭为基础的行为治疗)、社区服务等。

（3）**改良电抽搐治疗(MECT)**　适应证包括:①严重抑郁,有强烈自伤、自杀行为者,明显自责自罪;②极度兴奋躁动、冲动伤人;③拒食、违拗和紧张性木僵;④精神药物治疗无效或对药物不能耐受。

7. 抗精神病药物

(1) 普通分类 分为第一代抗精神病药和第二代抗精神病药。

	第一代抗精神病药	第二代抗精神病药
别称	传统抗精神病药、典型抗精神病药 神经阻滞剂、多巴胺受体阻滞剂	非传统抗精神病药、非典型抗精神病药 新型抗精神病药
代表药物	氯丙嗪、氟哌啶醇、奋乃静	利培酮、奥氮平、氯氮平
作用机制	阻断中枢多巴胺 D_2 受体	作用机制多样
副作用	锥体外系副作用较多，催乳素水平升高	锥体外系副作用很少，少数药物催乳素水平升高

(2) 按化学结构分类 如下，标为绿色的为常考药物，请牢记。

	化学结构分类	代表药物
第一代抗精神病药	吩噻嗪类	氯丙嗪、硫利达嗪、奋乃静、三氟拉嗪、氟奋乃静、癸氟奋乃静
	硫杂蒽类	氯普噻吨
	丁酰苯类	氟哌啶醇、癸氟哌啶醇、五氟利多
	苯甲酰胺类	舒必利
	二苯氧氮平类	洛沙平
第二代抗精神病药	苯异噁唑类	利培酮、帕潘立酮、棕榈酸帕利哌酮
	苯异硫唑类	齐拉西酮
	二苯二氮䓬类	氯氮平、奥氮平
	二苯硫氮䓬类	喹硫平
	苯甲酰胺类	氨磺必利
	喹诺酮类	阿立哌唑

(3) 作用机制 目前抗精神病药物几乎都是通过阻断脑内多巴胺受体（尤其是多巴胺 D_2 受体）而发挥抗精神病作用。第一代抗精神病药主要阻断四种受体，包括多巴胺 D_2 受体、肾上腺素 α_1 受体、胆碱能 M_1 受体和组胺能 H_1 受体。第二代抗精神病药在阻断多巴胺 D_2 受体的基础上，还可阻断脑内 5-羟色胺受体（主要是 $5-HT_{2A}$ 受体），增强抗精神病作用，减少多巴胺受体阻断的副作用。

阻断受体	主要阻断	药理作用
多巴胺受体	D_2 受体	阻断中脑边缘通路，与抗幻觉、妄想等作用有关 阻断中脑皮质通路，与药源性阴性症状、抑郁有关 阻断黑质纹状体通路，与锥体外系副作用有关 阻断下丘脑至垂体的结节漏斗通路，与催乳素水平升高的副作用有关
5-羟色胺受体	$5-HT_{2A}$ 受体	具有潜在的抗精神病作用，可降低锥体外系症状发生率，部分改善阴性症状
肾上腺素受体	α_1 受体	产生镇静作用、直立性低血压、心动过速、性功能减退、射精延迟等副作用
胆碱受体	M_1 受体	产生多种抗胆碱能副作用，如口干、便秘、排尿困难、视物模糊、记忆障碍
组胺受体	H_1 受体	产生过度镇静、体重增加等副作用

(4) 适应证 抗精神病药物主要用于治疗精神分裂症、躁狂发作、其他精神病性障碍。
控制急性发病、兴奋躁动宜选用氯丙嗪、奋乃静、氟哌啶醇；慢性期、起病缓慢、以阴性症状为主者宜选用三氟拉嗪；伴有情绪抑郁者宜选用舒必利。足量药物维持治疗 4~6 周后无效，可考虑更换药物。

第十五篇 精神病学
第4章 精神分裂症与心境障碍

(5)禁忌证 严重的心血管疾病、肝肾疾病、严重的全身感染、甲减、肾上腺皮质功能减退、重症肌无力、闭角型青光眼、既往使用同种药物过敏。白细胞过低者、老年人、妊娠和哺乳期妇女慎用。

(6)不良反应 抗精神病药物副作用较多,特异质反应也较常见,应注意处理。

①锥体外系反应 系传统抗精神病药物治疗最常见的神经系统副作用,包括以下4种表现。

	出现时间	临床表现	处理措施
急性肌张力障碍	出现最早	不自主的、奇特的表现:眼上翻、斜颈、颈后倾、面部怪相和扭曲、吐舌、张口困难、角弓反张、脊柱侧弯	肌内注射东莨菪碱、异丙嗪可缓解减药量+抗胆碱药(盐酸苯海索)换服锥体外系反应低的药物
静坐不能	治疗1~2周后	表现为无法控制的激越不安,不能静坐,反复走动或原地踏步	加服苯二氮䓬类和普萘洛尔有效抗胆碱药无效;有时需减少药量换服锥体外系反应低的药物
类帕金森症	治疗最初1~2个月	运动不能,肌张力增高,震颤,自主神经功能紊乱;严重者协调运动丧失,僵硬,佝偻姿势,慌张步态、面具脸、粗大震颤、流涎	服用抗胆碱药(盐酸苯海索),抗精神病药缓慢加药或使用最低剂量
迟发性运动障碍	持续用药几年后	表现为不自主、有节律的刻板式运动	异丙嗪有一定作用抗胆碱药加重病情

②恶性综合征 少见,临床特征是意识波动、肌肉强直、高热、自主神经功能不稳定。最常见于氟哌啶醇、氯丙嗪和氟奋乃静等药物治疗时。药物加量过快、用量过高、脱水、营养不足、合并躯体疾病等,可能与恶性综合征的发生发展有关。患者肌酸磷酸激酶(CPK)浓度升高,但不是确诊指标。处理是停用抗精神病药物,给予支持治疗。可以试用肌肉松弛剂(丹曲林)和促进中枢多巴胺功能的溴隐亭治疗。

③其他不良反应 氯丙嗪可在角膜、晶状体、皮肤上形成紫灰色素沉着。氯氮平可引起粒细胞缺乏。
常用抗精神病药物的不良反应如下,标为绿色的为常考药物,请重点掌握。

	药名	锥体外系反应	催乳素升高	体重增加	血糖异常	血脂异常	QTc延长	镇静作用	低血压	抗胆碱作用
第一代药	氯丙嗪	+	++	++	+	+	++	++	+++	+++
	奋乃静	++	++	+	+	+	0	+	++	++
	氟哌啶醇	+++	+++	0	0	0	0	+	+	0
第二代药	利培酮	++	+++	++	+	+	+	+	+	0
	帕潘立酮	+	+++	+	+	+	+	+	+	0
	齐拉西酮	+	+	0	0	0	++	+	+	0
	氯氮平	0	0	+++	+++	+++	+	+++	+++	+++
	奥氮平	0	+	+++	++	+++	+	++	+	++
	喹硫平	0	0	++	++	++	+	++	++	+
	氨磺必利	+	+++	+	0	0	+	0	0	0
	阿立哌唑	+	0	0	0	0	0	+	0	0

A. 喹硫平　　　　　　B. 氯氮平　　　　　　C. 利培酮
D. 舒必利　　　　　　E. 奥氮平

【例8】最易出现锥体外系不良反应的药物是
【例9】最易出现粒细胞缺乏不良反应的药物是

【例10】男,20岁,大学生。不食、不语伴行为异常6个月,曾在当地医院就诊。此次入院检查:神志清,仰卧,头颈悬空不动,无自发言语,面无表情,拒绝服从医生的简单指令,眼球活动自如。有时突然拍门或抢病友的东西。体格检查未见异常,能够最快缓解其症状的治疗措施是
A. 静脉滴注氯丙嗪   B. 肌内注射氟哌啶醇   C. 肌内注射地西泮
D. 改良电抽搐治疗   E. 口服利培酮

【例11】非典型抗精神病药物主要用于治疗
A. 抑郁症   B. 焦虑症   C. 适应障碍
D. 睡眠障碍   E. 精神分裂症

【例12】不属于第二代抗精神病药的是
A. 喹硫平   B. 利培酮   C. 奥氮平
D. 氯氮平   E. 舒必利

【例13】一个女孩跟同学发生争执,走到街上后觉得人们都在议论自己,仿佛听见有人骂自己,遂站在马路上想让汽车撞死,治疗过程中出现肌肉震颤、手抖等锥体束征。应采取的处理方式是
A. 立即停药   B. 苯海索   C. 多巴胺激动剂
D. 溴隐亭   E. 抗组胺药物

注意: 类帕金森症是传统抗精神病药最常见的锥体外系副作用,无须停药,加服抗胆碱能药物苯海索即可,抗精神病药缓慢加药或使用最低有效剂量,故答B而不是A。参阅8版《精神病学》P272。

(14~16题共用题干)男,40岁。精神分裂症病史18年,第3次入院。入院后给予氟哌啶醇治疗,3天后加至30mg/d,第7天出现肌肉僵硬、震颤、吞咽困难。体温39.8℃,意识不清,血清肌酸磷酸激酶升高。

【例14】该患者出现的情况最可能是
A. 迟发型运动障碍   B. 急性肌张力障碍   C. 恶性综合征
D. 5-羟色胺综合征   E. 药源性帕金森综合征

【例15】该患者首要的处理方法是
A. 即刻停用氟哌啶醇   B. 盐酸苯海索治疗   C. 降温、抗感染
D. 立即给予电抽搐治疗   E. 换用非典型抗精神病药物治疗

【例16】针对该患者的情况,有特效的治疗药物是
A. β受体阻滞剂   B. 多巴胺受体激动剂   C. 广谱抗生素
D. 苯二氮䓬类药物   E. 抗胆碱能药物

二、心境障碍

1. 概述

(1)**定义**　心境障碍又称为情感性精神障碍,是指由各种原因引起的、以显著而持久的心境或情感改变为主要特征的一组疾病。

(2)**临床特征**　以情感高涨或低落为主要的、基本的或原有的症状,常伴有相应的认知和行为改变;可有幻觉、妄想等精神病性症状;多数患者有反复发作的倾向,间歇期精神活动基本正常,部分患者可有残留症状或转为慢性。

(3)**分型**　心境障碍可分为抑郁障碍和双相障碍两个主要亚型。

2. 抑郁障碍

抑郁障碍是以情感低落为主要临床表现的一组疾病的总称。

(1)**临床表现**　可分为核心症状、心理症状群、躯体症状群。

第十五篇 精神病学
第4章 精神分裂症与心境障碍

①**核心症状** 包括心境低落、兴趣减退、快感缺失。

心境低落	是指自我感受或他人观察到的显著而持久的情绪低落和抑郁悲观
兴趣减退	患者对各种过去喜爱的活动或事物丧失兴趣或兴趣下降
快感缺失	患者体验快乐的能力下降,不能从日常从事的活动中体验到乐趣

②**心理症状群** 包括如下症状。

思维迟缓	表现为思维联想速度减慢,患者自觉脑子反应迟钝,主动语言减少,语速减慢
认知功能损害	是患者最常见的主诉,注意力下降,反应时间延长,工作效率降低
负性认知模式	认为自己无价值,有缺陷,不值得人爱,悲观绝望
自责	患者过分地责备自己,埋怨自己,夸大自己的错误和缺点
自罪	患者毫无根据地认定自己有罪,甚至罪大恶极,应该受到相应的惩罚,导致自虐、自伤行为
自杀	患者主动采取的以结束自己生命为目的的行为,其最终结果是导致当事人的死亡
精神运动	患者精神运动性迟滞或激越
焦虑	表现为心烦、担心、紧张、无法放松,担心失控或发生意外等
精神病性症状	严重者可出现幻觉、妄想等精神病性症状
自知力缺乏	多数患者自知力完整,但重症患者自知力不完全甚至缺乏

③**躯体症状群** 包括如下症状:

睡眠障碍	入睡困难最多见,早醒最具有特征性,醒后无法入睡
自主神经功能	有自主神经功能紊乱的表现,如头痛、头晕、心慌、心悸、出汗、皮肤感觉异常
进食紊乱	食欲下降,体重减轻,进食后感觉腹胀、胃部不适
精力下降	无精打采,疲乏无力,懒惰,精疲力竭
性功能障碍	性欲减退或完全丧失,月经紊乱,闭经

注意:①抑郁症的三低症状——情绪低落、思维迟缓、意志活动减退,其中情绪低落为基本症状。
②抑郁症的三无症状——无望、无助、无用。
③抑郁症的三自症状——自责、自罪、自杀。

【例17】抑郁症的特征性睡眠障碍是
  A. 入睡困难   B. 唤醒困难   C. 早醒
  D. 睡眠过多   E. 睡眠多梦

(2)**诊断** 在ICD-10中,诊断抑郁发作时,一般要求病程持续至少2周。
①3条核心症状 A.心境低落;B.兴趣和愉快感丧失;C.导致劳累增加和活动减少的精力降低。
②7条附加症状 A.注意力降低;B.自我评价和自信降低;C.自罪观念和无价值感;D.认为前途暗淡悲观;E.自伤或自杀的观念或行为;F.睡眠障碍;G.食欲下降。
根据抑郁发作的严重程度,将其分为轻度、中度和重度三种类型。
 A.轻度抑郁 具有至少2条核心症状+至少2条附加症状。
 B.中度抑郁 具有至少2条核心症状+至少3条(最好4条)附加症状。
 C.重度抑郁 具有3条核心症状+至少4条附加症状。
(3)**鉴别诊断**
①精神分裂症 患者可表现出精神运动性抑制,类似抑郁性木僵的症状。

②躯体疾病　许多躯体疾病可表现为抑郁综合征,如甲状腺功能减退症、系统性红斑狼疮等。
③脑器质性疾病　脑血管病变、帕金森病、脑肿瘤等可引起抑郁综合征。
④药源性抑郁　如降压药、抗癫痫药、抗帕金森病药、抗精神分裂症药等均可引起抑郁综合征。

(4)治疗　抑郁发作以药物治疗为主,特殊情况下可使用电抽搐治疗,心理治疗应贯穿治疗的始终。
①全病程治疗　分为急性期治疗、巩固期治疗和维持期治疗。

临床分期	治疗目的	疗程
急性期治疗	以控制症状为主,尽量达到临床痊愈,提高生活质量	8~12周
巩固期治疗	以防止病情复燃为主	4~9个月
维持期治疗	有效降低抑郁症的复燃/复发率	至少2~3年

②治疗原则　应坚持个体化合理用药。

个体化原则	根据患者的症状特点、年龄、躯体状况、有无并发症,坚持个体化合理用药
渐加渐减	开始治疗时,尽可能采用最小剂量,逐步递增。停药时,逐渐减量,不要骤停,避免撤药综合征
足够疗程	小剂量疗效不佳时,增至足量(有效药物上限)和足够长的疗程(4~6周)
无效换药	若治疗6~8周无效,可换用同类另一种药物,或作用机制不同的另一类药物
单一用药	尽可能单一用药,足量、足疗程治疗,一般不主张联合用药,除非难治性患者

③药物治疗　为抑郁障碍的首选治疗方法。
A. 5-羟色胺(5-HT)、多巴胺(DA)、去甲肾上腺素(NA)的生化代谢。
a. 5-羟色胺　色氨酸首先经色氨酸羟化酶催化生成 5-羟色氨酸,再经 5-羟色氨酸脱羧酶催化生成 5-羟色胺。5-羟色胺可经单胺氧化酶(MAOs)催化生成 5-羟色醛,进一步氧化生成 5-羟吲哚乙酸随尿排出。

b. 多巴胺和去甲肾上腺素　酪氨酸在肾上腺髓质和神经组织经酪氨酸羟化酶催化,生成多巴。多巴在多巴脱羧酶的作用下,脱去羧基生成多巴胺。在肾上腺髓质,多巴胺侧链的 β-碳原子被羟化,生成去甲肾上腺素,后者甲基化生成肾上腺素。

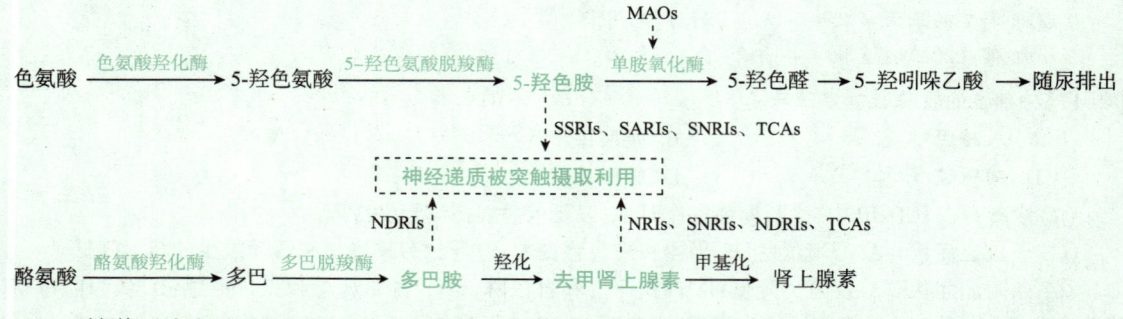

SSRIs:选择性5-羟色胺再摄取抑制剂(氟西汀、帕罗西汀、舍曲林、氟伏沙明、西酞普兰、艾司西酞普兰)
SNRIs:5-羟色胺和去甲肾上腺素再摄取抑制剂(文拉法辛、度洛西汀)　NDRIs:去甲肾上腺素和多巴胺再摄取抑制剂(安非他酮)
NRIs:选择性去甲肾上腺素再摄取抑制剂(瑞波西汀)　SARIs:5-羟色胺阻滞和再摄取抑制剂(曲唑酮)
TCAs:三环类(丙米嗪、氯米帕明、阿米替林、多塞平、马普替林)　MAOs:单胺氧化酶抑制剂(吗氯贝胺)

5-羟色胺、多巴胺、去甲肾上腺素的代谢及抗抑郁药作用机制

B. 常用抗抑郁药物　5-HT、DA、NA 都是兴奋性神经递质。抑郁发作与中枢神经系统内 5-HT、DA、NA 功能活动降低有关。因此,阻滞 5-HT 回收的药物(选择性 5-HT 再摄取抑制剂)、抑制 5-HT 降解的药

第十五篇 精神病学
第4章 精神分裂症与心境障碍

物(单胺氧化酶抑制剂)、阻滞 NE 回收的药物(选择性 NE 再摄取抑制剂)、阻滞 DA 回收的药物(安非他酮)等,均具有抗抑郁作用。一般推荐 SSRIs、SNRIs、NaSSAa 作为一线药物选用。

C. 抗抑郁药物的不良反应　SSRIs 类药物的副作用如下。

胃肠道反应	最常见,表现为恶心、呕吐、腹泻,在用药早期易出现
精神病症状	激越,坐立不安,性功能障碍,偏头痛,紧张性头痛
睡眠障碍	主要表现为睡眠减少
5-HT 综合征	严重并发症,表现为恶心、呕吐、腹痛、激越、肌震颤、腱反射亢进、肌张力增高、意识障碍

④电抽搐治疗　首选用于严重消极自杀言行或抑郁性木僵者,药物治疗无效的患者也可采用。
⑤心理治疗　适用于有明显心理社会因素作用的抑郁发作患者、轻度抑郁患者、恢复期患者。

【例18】女,26 岁。近 1 个月来出现失眠,难以入睡,食欲较差,体重减轻 2kg。自觉无用、孤独、没有人关心自己,对未来也不抱任何希望,偶尔出现生不如死的想法。目前此患者存在的突出症状是
　A. "三无"症状　　　　　B. 思维迟缓　　　　　C. 睡眠障碍
　D. "三自"症状　　　　　E. 消极观念

【例19】女,38 岁。近 2 个月来早醒,疲乏无力,有时心烦,不能集中注意力做事,不愿与人说话,不参加同事和朋友的聚会,对前途悲观失望,甚至缺乏生活的勇气。查体无异常发现。该患者最可能的诊断是
　A. 神经衰弱　　　　　　B. 抑郁发作　　　　　C. 强迫障碍
　D. 精神分裂症　　　　　E. 广泛性焦虑障碍

【例20】下列属于选择性 5-羟色胺再摄取抑制剂的是
　A. 文拉法辛　　　　　　B. 度洛西汀　　　　　C. 氟西汀
　D. 米氮平　　　　　　　E. 利培酮

【例21】男,36 岁,诊断为抑郁症,服用帕罗西汀 40mg/d 治疗 6 个月,症状完全缓解 4 个月。2 天前患者自行停药,目前出现头晕、恶心、坐立不安、站立不稳。最可能的原因是
　A. 5-羟色胺综合征　　　B. 帕罗西汀停药反应　C. 原有抑郁症状复发
　D. 原有焦虑症状复发　　E. 恶性综合征

3. 双相障碍

双相障碍也称双相情感障碍,是指临床上既有躁狂或轻躁狂发作,又有抑郁发作的一类心境障碍。双相障碍一般呈发作性病程,躁狂和抑郁常反复交替出现,每次发作症状往往持续一段时间。躁狂发作时,表现为情感高涨、思维奔逸、活动增多;而抑郁发作时,则表现为情绪低落、思维迟缓、活动减少等。

(1) 临床表现　双相障碍最典型的表现是躁狂和抑郁交替发作,发作间歇期完全缓解。
①抑郁发作　以心境低落为主,与其处境不相称,可以从闷闷不乐到悲痛欲绝,甚至木僵。

典型症状	三低症状——情绪低落、思维迟缓、意志活动减退,发作至少持续 2 周
精神运动性改变	焦虑,运动性迟滞或激越
生物学症状	睡眠障碍,食欲下降,精力缺失,躯体不适
精神病性症状	幻觉,妄想

②躁狂发作　典型临床表现是情感高涨、思维奔逸、活动增多的"三高"症状。
　A. 情感高涨　是躁狂发作的主要原发症状。典型表现为患者自我感觉良好,主观体验特别愉快,生活快乐、幸福;整日兴高采烈,得意洋洋,笑逐颜开。其高涨的情感具有一定的感染力,言语诙谐风趣,常博得周围人的共鸣,引起阵阵欢笑。有的患者尽管心境高涨,但情绪不稳,时而欢乐愉悦,时而激动易怒。部分患者可表现为易激怒、愤怒、敌意,动辄暴跳如雷、怒不可遏,甚至可出现破坏及攻击行为。

B. 思维奔逸　患者联想速度明显加快,思维内容丰富多彩,自觉脑子聪明,反应敏捷。语量大、语速快,口若悬河。联想丰富,概念一个接一个地产生。严重时出现音联、意联、随境转移等。

C. 活动增多、意志行为增强　多为协调性精神运动型兴奋。患者自觉精力旺盛,能力强,兴趣范围广,想多做事,做大事,因而活动明显增多,整日忙碌不停,但多虎头蛇尾,有始无终。行为轻率或鲁莽,自控能力差。患者无疲倦感,声称"全身有使不完的劲"。严重者可出现攻击和破坏行为。

D. 夸大观念及夸大妄想　患者的思维内容多与心境高涨一致。在心境高涨的背景上,常出现夸大观念(常涉及健康、容貌、能力、地位和财富),自我评价过高。严重时可发展为夸大妄想,但内容多与现实接近。

E. 睡眠需求减少　睡眠明显减少但无困倦感,是躁狂发作的特征之一。

F. 其他症状　食欲增加,性欲亢进,交感神经兴奋等症状。

(2)诊断

①抑郁发作　诊断标准见前。

②躁狂发作　以情绪高涨或易激惹为主,病程≥1周,至少有下列3项(若仅为易激惹,至少需4项):A. 注意力不集中或随境转移;B. 语量增多;C. 思维奔逸、联想加快或意念飘忽;D. 自我评价过高或夸大;E. 精力充沛、不感疲乏、活动增多、难以安静,或不断改变计划和活动;F. 鲁莽行为(如挥霍、不负责任或不计后果的行为等);G. 睡眠需求减少;H. 性欲亢进。

③双相障碍　主要依靠临床特点进行诊断。在病程中先后出现过躁狂和抑郁发作,并排除其他躯体、脑器质性精神障碍、精神活性物质所致精神障碍等可以诊断。

(3)鉴别诊断

①继发性心境障碍　脑器质性疾病、躯体疾病、某些药物和精神活性物质等均可引起继发性心境障碍类躁狂发作或抑郁发作。与原发性心境障碍的鉴别要点是:A. 前者有明确的器质性疾病、某些药物或精神活性物质使用史,体格检查有阳性体征,实验室及辅助检查有相应指标改变;B. 前者可出现意识障碍、遗忘综合征及智能障碍,后者一般无意识障碍、记忆障碍及智能障碍;C. 前者的症状随原发疾病病情的消长而波动;D. 前者既往无躁狂或抑郁发作史,后者常有。

②精神分裂症　伴精神病性症状的躁狂或抑郁发作需与精神分裂症青春型鉴别。其鉴别要点是:A. 躁狂或抑郁发作为原发症状,其精神病性症状是继发的,而精神分裂症以思维障碍为原发症状,情感症状是继发的;B. 双相障碍患者的思维、情感和意志行为等精神活动的协调性好于精神分裂症;C. 双相障碍是间歇性病程,间歇期基本正常,而精神分裂症多为发作进展或持续进展病程,缓解期常有残留精神症状或人格改变;D. 病前性格、家族遗传史、预后和药物治疗反应等均有助于鉴别。

【例22】心境障碍的临床类型不包括

　　A. 躁狂发作　　　　　　　　B. 抑郁发作　　　　　　　　C. 惊恐发作

　　D. 恶劣心境障碍　　　　　　E. 环性心境障碍

(4)治疗

①治疗原则　双相障碍的治疗应遵循以下原则。

综合治疗	应采取精神药物治疗、物理治疗、心理治疗、危机干预等治疗措施
个体化治疗	应根据患者的年龄、性别、主要症状、躯体情况、发作史、既往治疗史,选择合适的药物
长期治疗	双相障碍几乎终身以循环方式反复发作,应长期治疗(急性治疗期、巩固治疗期、维持治疗期)
心境稳定剂	为基础治疗。无论何种类型的双相障碍,均需以心境稳定剂为主要治疗药物
联合用药	两种或多种心境稳定剂联合应用;心境稳定剂与苯二氮䓬类、抗精神病药、抗抑郁药联合应用
定期监测	治疗期间应定期监测锂盐、卡马西平、丙戊酸盐等的药物浓度,以免中毒

②双相躁狂发作　躁狂发作以药物治疗为主,特殊情况下可选用电抽搐或改良电抽搐治疗。

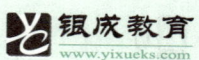

第十五篇 精神病学
第4章 精神分裂症与心境障碍

A. 药物治疗　以心境稳定剂为主,包括锂盐(碳酸锂)、卡马西平、丙戊酸盐。其他抗癫痫药(拉莫三嗪、加巴喷丁)、第二代抗精神病药(喹硫平、奥氮平、氯氮平、利培酮),也有一定心境稳定剂的作用。

碳酸锂	是躁狂发作的<u>首选药</u>,既可用于急性发作期,也可用于缓解维持期,有效率70% 治疗剂量与中毒剂量接近,治疗时应监测血药浓度,以防锂中毒(血锂浓度应<1.4mmol/L) 锂盐不良反应——恶心呕吐、腹泻、多尿、多饮、手抖、乏力、心电图改变 锂盐中毒表现——意识障碍、共济失调、高热、昏迷、反射亢进、心律失常、少尿或无尿
抗癫痫药	主要用于碳酸锂疗效不佳、不能耐受碳酸锂治疗者,目前主要使用丙戊酸盐、卡马西平
抗精神病药	对严重兴奋、激惹、攻击、伴有精神病性症状的急性躁狂患者,早期可联合使用抗精神病药物,首选第二代抗精神病药物:喹硫平、奥氮平、氯氮平、利培酮等
苯二氮䓬类	躁狂发作早期使用苯二氮䓬类,以控制兴奋、激惹、攻击、失眠等症状

B. 电抽搐或改良电抽搐治疗　主要用于急性重症躁狂发作、极度兴奋躁动、锂盐治疗无效者。
③双相抑郁发作　可选用心境稳定剂(碳酸锂)、第二代抗精神病药物(奥氮平、氟西汀、喹硫平)。

【例23】患者,女,21岁。心情压抑、烦闷、兴趣下降3年。3年前高考发挥不好,父母决定让其读二本,自己觉得学校不理想,抱怨都是父母让自己没有好的前途,渐渐做事情没动力,很少参加社团活动。近3年来虽然能完成学业,但一直感觉疲惫,生活没有色彩。该患者最可能的诊断是
A. 急性抑郁障碍　　　　　　B. 社交恐惧症　　　　　　C. 精神分裂症
D. 恶劣心境　　　　　　　　E. 双相障碍

▶**常考点**　精神分裂症和抑郁障碍为重点内容,应全面掌握。

参考答案——详细解答见《2024国家临床执业及助理医师资格考试历年考点精析(上、下册)》

1. ABCDE　2. ABCDE　3. ABCDE　4. ABCDE　5. ABCDE　6. ABCDE　7. ABCDE
8. ABCDE　9. ABCDE　10. ABCDE　11. ABCDE　12. ABCDE　13. ABCDE　14. ABCDE
15. ABCDE　16. ABCDE　17. ABCDE　18. ABCDE　19. ABCDE　20. ABCDE　21. ABCDE
22. ABCDE　23. ABCDE

第5章 焦虑与恐惧相关障碍

▶ **考纲要求**
①概述。②广泛性焦虑障碍。③惊恐障碍。④恐惧症。

▶ **复习要点**

一、概述

焦虑与恐惧相关障碍的特征包括过度的焦虑和恐惧，以及相关行为紊乱，导致患者个人、家庭、社会、教育、职业或其他重要领域的苦恼和（或）损害。ICD-11的焦虑与恐惧相关障碍从ICD-10中神经症、应激相关及躯体形式障碍中独立出来，成为新的单独疾病类型，包括广泛性焦虑障碍、惊恐障碍、场所恐惧障碍、特定恐惧障碍、社交恐惧障碍、分离性焦虑障碍和其他特定或未特定的焦虑与恐惧相关障碍。

二、广泛性焦虑障碍

广泛性焦虑障碍又称慢性焦虑症，是一种以焦虑为主要临床表现的精神障碍，患者常常有不明原因的提心吊胆、紧张不安，并有显著的自主神经功能紊乱症状、肌肉紧张及运动性不安。患者往往能够认识到这种担忧是过度的和不恰当的，但不能控制，因难以忍受而感到痛苦。

1. 诊断

（1）诊断要点　至少在6个月内的大多数时间存在焦虑的原发症状，这些症状通常包括：
①精神性焦虑　过度的焦虑和担忧为其核心症状。为将来的不幸烦恼，感到忐忑不安、注意困难等。
②运动性紧张　如坐卧不安、紧张性头痛、颤抖、无法放松等。
③自主神经活动亢进　如出汗、心动过速、呼吸急促、上腹部不适、头晕、口干等。

（2）鉴别诊断
①躯体疾病所致的焦虑　代谢综合征、高血压、糖尿病等在导致全身血管疾病的同时，也可导致心脑血管疾病，包括冠心病、心肌梗死、脑梗死、脑白质缺血等，常常是中老年焦虑的器质性因素，而对疾病的焦虑反应加重了病情。凡继发于高血压、冠心病、甲亢等躯体疾病的焦虑症状，应诊断为焦虑综合征。
②精神疾病所致的焦虑　如抑郁障碍、精神分裂症等都可出现明显的焦虑症状，只要发现精神病性症状，就不考虑广泛性焦虑障碍的诊断。
③药源性焦虑　许多药物在长期应用、戒断时可致典型的焦虑症状，如哌甲酯、甲状腺素、类固醇、茶碱、抗精神病药等。

2. 治疗

药物治疗和心理治疗的综合应用是获得最佳治疗效果的方法。

（1）药物治疗
①有抗焦虑作用的抗抑郁药　5-羟色胺再摄取抑制剂（SSRIs）、5-羟色胺和去甲肾上腺素再摄取抑制剂（SNRI）对广泛性焦虑有效，且药物不良反应少，患者接受性好，如帕罗西汀、文拉法辛、度洛西汀等。
三环类抗抑郁药（丙米嗪、阿米替林）对广泛性焦虑效果较好，但有较强抗胆碱能副作用和心脏毒性。
苯二氮䓬长期应用易成瘾，多从小剂量开始，逐渐增量至最佳治疗量，维持2~4周后逐渐停药。

②5-羟色胺受体激动剂 丁螺环酮、坦度螺酮是5-羟色胺(5-HT$_{1A}$)受体的部分激动剂,因无依赖性,常用于广泛性焦虑障碍的治疗,但起效较慢。

③β肾上腺素能受体阻滞剂 可减轻焦虑症患者自主神经功能亢进所致的躯体症状。

(2)**心理治疗** 包括健康教育、认知疗法和行为治疗。

【例1】女,48岁。1年来常无故出现紧张不安、多虑、失眠、头晕、头痛、注意力不集中、阵发性心悸、胸闷、四肢无力,在多家医院就诊,ECG、心电图负荷试验、冠状动脉造影、头颅MRI检查均未发现异常。该患者最可能的诊断是

A. 躯体形式障碍　　　　B. X综合征　　　　C. 广泛性焦虑障碍
D. 恐惧性焦虑障碍　　　E. 疑病障碍

三、惊恐障碍

惊恐障碍又称急性焦虑障碍。其主要特点是突然发作的、不可预测的、反复出现的强烈惊恐体验,一般历时5～20分钟,伴濒死感或失控感,患者常体验到濒临灾难性结局的害怕和恐惧,并伴有自主神经功能失调的症状。

惊恐障碍是一种慢性复发性疾病,伴随显著的社会功能损害,其日常功能甚至明显低于患其他严重慢性躯体疾病如糖尿病、关节炎的患者。

起病年龄呈双峰模式,第一高峰出现于青少年晚期或成年早期,第二高峰出现于45～54岁,儿童时期发生的惊恐障碍往往不易被发现或表现出与教育相关的回避行为。

注意:①急性焦虑障碍是指惊恐障碍,慢性焦虑障碍是指广泛性焦虑障碍。
②惊恐障碍的临床特点是突发突止,间歇期正常,发作期意识清晰。

1. 诊断

(1)以惊恐发作为主要临床表现,发作间歇期正常。典型的惊恐发作表现分为精神症状和躯体症状。

①精神症状 表现为患者突然出现强烈的惊恐体验,伴濒死感、窒息感或失控感。

②躯体症状 为自主神经功能紊乱所致,出现心血管系统、呼吸系统、神经系统症状。

(2)惊恐发作出现在没有客观危险的环境。

(3)发作不局限于已知或可预测的情境。

(4)因难以忍受又无法解脱,而感到痛苦或社会功能受损。

(5)在1个月内至少有几次(3次)明显的惊恐发作,或首次发作后继发的焦虑持续1个月以上。

(6)体格检查无阳性发现。

2. 鉴别诊断

(1)**躯体疾病** 心脏疾病、甲亢、癫痫、短暂性脑缺血发作、嗜铬细胞瘤、低血糖等,均可出现惊恐样发作。应询问相关病史,并及时进行相应检查。

(2)**药物或精神活性物质滥用及戒断** 使用某些药物,如哌甲酯、甲状腺素、类固醇、SSRIs/SNRIs等均可导致惊恐发作。精神活性物质,如酒、苯丙胺、可卡因、苯二氮䓬类药物的戒断,均可导致惊恐发作。

(3)**其他精神障碍** 社交焦虑障碍是特定的恐惧障碍,也可出现惊恐发作,此时不作出惊恐障碍的诊断,只有不可预测的惊恐发作才是惊恐障碍。惊恐可继发于抑郁障碍,尤其在男性,如果同时符合抑郁障碍的诊断标准,不应把惊恐障碍作为主要诊断。

3. 治疗

(1)**药物治疗** 治疗目标是减少或消除惊恐发作,改善期待性焦虑和回避行为,提高生活质量。

选择性5-羟色胺再摄取抑制剂(SSRIs)等抗抑郁剂是目前治疗惊恐障碍的首选药物。二线药物为苯二氮䓬类,首选阿普唑仑、氯硝西泮(3版8年制《精神病学》P328)。

药物种类	常用药物	适应证	注意事项
苯二氮䓬类	劳拉西泮	应用广泛,抗焦虑作用强,起效快	长期应用易导致依赖
5-羟色胺再摄取抑制剂	氟西汀、舍曲林、帕罗西汀	治疗惊恐有效,特别是合并抑郁障碍、社交焦虑障碍、广泛性焦虑者	作用广谱,无依赖性
5-羟色胺和去甲肾上腺素再摄取抑制剂	文拉法辛	治疗惊恐有效,特别是合并抑郁障碍、社交焦虑障碍、广泛性焦虑者	作用广谱,无依赖性
三环抗抑郁药	氯米帕明	氯米帕明治疗惊恐障碍效果最好	小剂量开始,过量易中毒

(2)**认知行为治疗** 让患者了解惊恐发作和发作的间歇性及回避过程;内感受性暴露;认知重组。

【例2】患者,女,44岁。近3个月来频发胸闷、气短、心悸、濒死感,持续15分钟左右可自行缓解。查心电图、头颅CT无异常。治疗时,应长期服用的药物是
  A. 普萘洛尔　　　　　B. 帕罗西汀　　　　　C. 他巴唑
  D. 劳拉西泮　　　　　E. 阿立哌唑

(3~5题共用题干)女,36岁。春节乘长途汽车回家途中,突然感到心前区发闷,呼吸困难,出汗,觉得自己就要不行了,不能自控,要发疯,为此感到紧张、害怕,立即被送到医院急诊。未经特殊处理,半小时后症状消失。体格检查正常。

【例3】该患者最可能的诊断是
  A. 惊恐发作　　　　　B. 嗜铬细胞瘤　　　　C. 支气管哮喘
  D. 心绞痛　　　　　　E. 分离(转换)性障碍

【例4】该患者首先需要做的辅助检查是
  A. 超声心动图　　　　B. 胸部X线片　　　　 C. 头颅CT
  D. EEG　　　　　　　E. ECG

【例5】该患者长期治疗应首选的药物是
  A. 氨茶碱　　　　　　B. 帕罗西汀　　　　　C. 地西泮
  D. 苯乙肼　　　　　　E. 普萘洛尔

四、恐惧症

恐惧症原称恐怖性神经症,以过分和不合理地惧怕外界某种客观事物或情境为主要表现,患者明知这种恐惧反应是过分的或不合理的,但仍反复出现,难以控制。恐惧发作时常伴有明显的焦虑和自主神经症状,患者极力回避导致恐惧的客观事物或情境,或是带着畏惧去忍受,因而影响其正常活动。

在DSM-Ⅳ中,将广场恐惧列入了惊恐障碍中,这样惊恐障碍就分为伴或不伴广场恐惧的惊恐障碍和广场恐惧不伴惊恐障碍。其他两种常见的恐惧症是社交恐惧症和特定恐惧。

1. 诊断

(1)**诊断标准** 在这组障碍中,诱发焦虑的仅是或主要是一些情景或物体,这些情景或物体是存在于个体之外的、目前并无危险的,结果造成个体对这些情景或物体的特征性回避,或是带着恐惧去忍受。

确诊需符合以下各条:①心理症状或自主神经症状必须是焦虑的原发表现,而不是继发于其他症状,如妄想或强迫思维;②焦虑必须局限于或主要发生在特定的情境:如人群、公共场所、离家旅行、独自出行(诊断广场恐惧需有至少2条);特定的社交情境(社交焦虑障碍);特定的恐怖物体或情境(特定恐惧);③对恐怖情境的回避必须是或曾经是突出特点。

(2)**亚型的诊断标准** 依据上述的诊断要点可以作出恐惧症的诊断。然后根据患者的临床表现特征,即所害怕的场景、社交场合和人际交往或特定的对象,来分别进行恐惧症亚型的诊断。

①广场恐惧症　主要表现为患者害怕离家或独处，害怕处于被困、窘迫或无助的环境，患者在这些自认为难以逃离、无法获助的环境中恐惧不安。这些环境包括乘坐公共交通工具（如公共汽车、火车、地铁、飞机），在人群、剧院、商场、电梯、饭店、车站等公共场所，在广场、山谷等空旷地方。有些患者伴有惊恐发作。

②社交恐惧症　又称社交焦虑障碍，其核心症状是显著而持续地害怕在公众面前可能出现羞辱和尴尬的社交行为，担心别人会嘲笑、负性评价自己的社交行为，并在相应的社交场合持续紧张或恐惧，在别人有意或无意的注视下，患者就更加紧张不安，不敢抬头，不敢与人对视。患者常伴有出汗、脸红、口干等自主神经兴奋症状。

③特定恐惧　也称单纯恐惧症，是指患者的恐惧局限于特定的物体、场景或活动。临床表现有三个方面：可能要面对恐惧刺激的预期焦虑；面对时的恐惧；为减少焦虑的回避行为。根据害怕的对象不同，分为不同的类型：A. 动物恐惧：表现为对昆虫等动物的恐惧；B. 自然环境恐惧：如恐高症，对黑暗、雷电、风、水的恐惧；C. 幽闭恐惧：如害怕飞机、电梯、密闭空间；D. 血液-注射-损伤恐惧：对鲜血、外伤、打针、拔牙、手术的恐惧；E. 其他类型的恐惧：害怕窒息、呕吐、脏的地方、锋利物品等。

(3) **鉴别诊断**　恐惧症需与下列疾病相鉴别。

①正常人的恐惧　正常人对某些事物或场合也会有恐惧心理，如毒蛇、猛兽、黑暗的环境等。但这些恐惧是合理的，恐惧的程度不重，不会影响社会功能，也不会有回避行为。

②广泛性焦虑障碍　恐惧症和广泛性焦虑障碍都以焦虑为核心症状，但恐惧症的焦虑由特定的对象或处境引起，呈境遇性和发作性，而焦虑障碍的焦虑常没有明确的对象，多持续存在。

③强迫障碍　患者担心、害怕的对象是自己的强迫观念或行为，而不是客观现实中的客体或处境，具有强烈的控制意识，明显的强迫观念或行为，但回避行为不明显。恐惧症患者的控制愿望并不强烈，回避行为突出。

④疑病障碍　患者由于对自身状况的过分关注，坚信自己已经得病而表现出对疾病的恐惧，这类患者认为他们的怀疑和担忧是合理的，这与恐惧中害怕得病不一样。患躯体变形障碍的患者不愿出门，不愿社交是因为自己认为自己的体貌变形，与社交焦虑障碍患者害怕社交不得体和特定恐惧患者害怕外界不同。

⑤精神分裂症　社交焦虑障碍患者害怕社交场合是因为会导致焦虑发作，精神分裂症患者回避社交是害怕被人议论、迫害，或者表现为社会性退缩，无任何社交动机，也无期待和现实的焦虑，这一点与特定恐怖患者困在家中不一样。

【例6】恐惧障碍和广泛性焦虑障碍的鉴别点是有无

A. 精神焦虑　　　　　　B. 躯体焦虑　　　　　　C. 自我认知障碍

D. 社会性退缩　　　　　E. 特定对象引起（2023）

2. 治疗

(1) **行为治疗**　是治疗恐惧症的首选方法，对恐惧环境的系统脱敏疗法或暴露疗法，对恐惧症特别是特定恐惧效果良好。环境可以是现实的，也可以是虚拟的。基本原则是消除恐惧对象与焦虑恐惧反应的条件性联系；对抗回避反应；并在此过程中改变自己不合理的认知。

(2) **药物治疗**

①抗抑郁药　SSRIs类（如帕罗西汀、舍曲林）是治疗社交焦虑障碍的一线药物。

②苯二氮䓬类　可明确地控制焦虑恐惧，如氯硝西泮治疗社交恐惧有效，但长期服用可能导致依赖。

③β受体阻滞剂　对在公众场合表演、讲话的恐惧有效。常用药物有普萘洛尔、美托洛尔等。

(3) **联合治疗**　临床研究表明，联合心理治疗和药物治疗是治疗恐惧症的最佳方法。

➡ **常考点**　重点内容，需全面掌握。

参考答案——详细解答见《2024国家临床执业及助理医师资格考试历年考点精析（上、下册）》

1. ABCDE　　2. ABCDE　　3. ABCDE　　4. ABCDE　　5. ABCDE　　6. ABCDE

第6章　强迫及相关障碍

▶ **考纲要求**
①概述。②强迫症。③疑病症。

▶ **复习要点**

一、概述

强迫及相关障碍在ICD-11和DSM-5诊断标准中是新的独立疾病分类,包括强迫症、躯体变形障碍、囤积障碍、拔毛障碍、皮肤搔抓障碍、嗅觉牵拉障碍等。此分类依据的是这些疾病具有相同的临床特征——具有类似持续性、闯入性、非己所欲的强迫性思维、先占观念和反复非强迫行为,以及相似的病理生理基础和治疗手段,如SSRI都是这些疾病的一线治疗药物。不过两套诊断标准系统之间也有不同,ICD-11的这个类别里尚包括疑病障碍,而疑病障碍在DSM-5中却归于躯体症状及相关障碍类别之中,改称为疾病焦虑障碍。

二、强迫症

强迫障碍,也称强迫性神经症、强迫症,是一种以反复出现的强迫观念、强迫冲动、强迫行为等为主要临床表现的精神疾病。其基本特征为强迫观念和强迫行为,多数患者认为这些观念和行为没有必要或不正常,违反了自己的意愿,但无法摆脱,为此感到焦虑和痛苦。其症状复杂多样,病程迁延,易慢性化。

1. 诊断

患者必须在连续2周中的大多数时间存在强迫观念和(或)强迫动作。

(1)**强迫观念**　包括以下几项:

①强迫思维　是以刻板形式反复进入患者头脑中的观念、表象和冲动思维,它们几乎总是令人痛苦的,内容常常为暴力、猥亵或毫无意义。患者往往试图抵制,但不成功。

②强迫性穷思竭虑　患者对一些常见的事情、概念或现象反复思考,刨根究底,自知毫无现实意义,但不能自控。如反复思考"究竟是先有鸡还是先有蛋?""人为什么要吃饭而不吃草?"。

③强迫怀疑　患者对自己所做过的事的可靠性表示怀疑,需要反复检查、核对。如门窗是否关好。

④强迫联想　患者脑中出现一个观念或看到一句话,便不由自主地联想起另一个观念或词句,而两者大多是对立性质,此时叫强迫对立思维。如想到"和平",马上就联想到"战争"。

⑤强迫回忆　患者意识中不由自主地反复呈现出经历过的事情,无法摆脱,感到痛苦。

⑥强迫意向　患者体会到一种强烈的内在冲动要去做某种违背自己意愿的事情,但一般不会转变为行为,因患者知道这种冲动是非理性的、荒谬的,故努力克制,但内心冲动无法摆脱。

(2)**强迫动作**　包括强迫检查、强迫洗涤、强迫性仪式动作、强迫询问等。

①强迫检查　多为减轻强迫怀疑引起的焦虑而采取的措施,常表现为反复检查门窗、煤气是否关好,电源插头是否拔掉等。

②强迫洗涤　常源于"怕受污染",而反复洗手、洗衣物、消毒家具等。

③强迫性仪式动作　通常是为了对抗某种强迫观念所引起的焦虑而逐渐发展起来的。

④强迫询问　患者常不相信自己,为了消除疑虑或穷思竭虑给自己带来的焦虑,常反复询问他人,以获得解释和保证。

⑤强迫计数　患者对数字发生了强迫观念,整日沉浸于无意义的计数动作中,对偶然遇到的电话号码、汽车号牌等也要反复默记,浪费了大量的时间而无法自控。

2. 治疗

强迫观念治疗效果较好,强迫行为治疗效果较差。

(1) **药物治疗**　急性期治疗10~12周,多数4~6周起效。巩固期和维持期持续1~2年。
①选择性5-羟色胺再摄取抑制剂(SSRIs)　为一线治疗药物,包括氟西汀、氟伏沙明、帕罗西汀等。
②氯米帕明　治疗强迫症的有效剂量为150~250mg/d,但不良反应限制了该药的应用。

(2) **心理治疗**　暴露疗法和反应预防是治疗强迫症有效的认知行为治疗方法。

(3) **物理治疗**　包括经颅磁刺激、改良电抽搐治疗、深部脑刺激、迷走神经刺激等。

(1~3题共用题干)女,53岁。近1年来怕脏,不敢倒垃圾和上公共厕所。在街上遇到垃圾车也害怕,会反复洗手。自己知道不应该,但不能控制,为此感到苦恼而就诊。

【例1】患者的诊断是
　A. 疑病障碍　　　　　　B. 广泛性焦虑障碍　　　　C. 分离性障碍
　D. 强迫障碍　　　　　　E. 恐惧性焦虑障碍

【例2】首选的治疗药物是
　A. 氯米帕明　　　　　　B. 奥氮平　　　　　　　　C. 丁螺环酮
　D. 利培酮　　　　　　　E. 阿普唑仑

【例3】最宜联合使用的治疗方法是
　A. 口服丙戊酸钠　　　　B. 家庭治疗　　　　　　　C. 经颅磁刺激治疗
　D. 电抽搐治疗　　　　　E. 认知行为治疗

三、疑病症(疑病障碍)

疑病症是一种以担心或相信患有一种或多种严重躯体疾病的持久的先占观念为特征的精神障碍。

1. 诊断

①主要为患有一种或多种疾病的先占观念或担心,认为这些疾病是严重的、预后不良或威胁生命的,该观念持续存在(如每天至少1小时)。

②先占观念建立在对躯体症状或体征的灾难性解释之上。

③反复或过度地进行与身体健康有关的行为,如反复就医或检查以确认疾病。

④患者总数拒绝接受多位不同医生关于其症状并无躯体疾病的忠告或保证,并频繁更换医生寻求保证;害怕药物治疗。

⑤症状引起患者明显痛苦,或导致个人、家庭、社交、教育、职业等方面的损害。

2. 治疗

以心理治疗为主,药物治疗为辅。

(1) **药物治疗**　主要采用抗焦虑和抗抑郁药,以缓解患者伴发的焦虑和抑郁情绪。

(2) **心理治疗**　目的是让患者了解所患疾病的性质,减轻心理因素的影响。

▶ **常考点**　重点内容。

参考答案——详细解答见《2024国家临床执业及助理医师资格考试历年考点精析(上、下册)》

1. ABCDE　　2. ABCDE　　3. ABCDE

第7章 分离障碍与躯体痛苦或体验障碍

▶ **考纲要求**
①分离障碍。②躯体痛苦或体验障碍。

▶ **复习要点**

一、分离障碍

1. 概念

在 ICD-10 中，癔症改称为分离（转换）障碍。在 ICD-11 中，改称为分离障碍，主要包括分离性神经症状障碍、分离性遗忘、人格解体/现实解体障碍、恍惚障碍、附体性恍惚障碍、复杂分离性侵入障碍、分离性身份障碍及其他特定或未特定的分离障碍。

2. 临床特征

①多起病于青少年期，常常急性起病，症状复杂多样。
②起病与明显的心理社会因素相关，可由直接的压力、刺激、他人暗示或自我暗示诱发，反复发作者可通过回忆、联想、面临相似处境等方式而诱发。
③部分患者具有表演型人格特征，或可诊断表型人格障碍。
④患者对疾病常常缺乏自知力，不主动求治，对症状"泰然漠视"，更关注他人对其疾病的态度。
⑤共病现象突出，常常与边缘型人格障碍、表演型人格障碍、抑郁症、焦虑障碍等共病。

3. 诊断

①有心理致病的证据，表现在时间上与应激事件有明确的联系（即使患者否认这一点）。
②不存在可以解释症状的躯体障碍的证据。
③具有分离障碍中各种障碍的临床特征。

4. 治疗

分离障碍的治疗以心理治疗为主，药物对症治疗为辅。

(1) 心理治疗 最常用的心理治疗是暗示治疗。在患者恢复记忆后，仍需要进一步进行心理治疗。催眠治疗可能有效，有时静脉注射异戊巴比妥对催眠有帮助。

(2) 药物治疗 兴奋躁动者给予抗精神病药物，或地西泮。伴有抑郁、焦虑时给予抗抑郁药和抗焦虑药。

(3) 物理治疗 理疗、针刺、按摩等对于耳聋、失明、肢体瘫痪等功能障碍者，可能有效。

（1~2题共用题干）女，54岁。30年前与丈夫生气后突然出现意识不清，口吐白沫，角弓反张，四肢肌肉阵挛性收缩，半小时后恢复。发作过程中没有唇舌咬伤及大小便失禁。以后在心情稍有不顺或阴天打雷时就会有类似发作，发作间歇期正常。

【例1】为明确诊断，应首选的辅助检查是
A. 头颅 CT　　　　　　　B. 心电图　　　　　　　C. 脑血流图
D. 肌电图　　　　　　　E. 脑电图

【例2】该患者最可能的诊断是
A. 继发性癫痫　　　　　B. 恐惧性焦虑障碍　　　C. 分离障碍

第十五篇 精神病学
第7章 分离障碍与躯体痛苦或体验障碍

　　D. 急性应激障碍　　　　　　E. 惊恐障碍

二、躯体痛苦或体验障碍

　　躯体形式障碍(躯体痛苦或体验障碍)是一类非精神病性精神障碍的总称,主要特征是患者有一种持久地担心或相信各种躯体症状的先占观念。由此,反复陈述躯体症状,不断要求给予医学检查或帮助,无视反复检查的阴性结果,即使医生就其症状进行了反复的解释,并没有相应器质性疾病基础,但患者仍然不能消除疑虑。患者即使有时存在某种躯体障碍,也不能解释所诉症状的性质、程度或其痛苦,经常伴有焦虑或抑郁情绪。

1. 诊断

　　当患者的临床表现以躯体症状为主,主要表现为对躯体症状过分担心或对身体健康过分关心,但不是妄想;患者反复就医或要求医学检查,但检查结果阴性;患者的生活、工作、学习和社交活动等社会功能受到影响。符合这些特点至少持续3个月以上,可以考虑该障碍的诊断。

　　(1) **躯体化障碍诊断要点**　①存在各种各样、变化多端的躯体症状至少2年,且未发现任何恰当的躯体解释;②不断拒绝多名医生对其躯体症状解释的忠告和保证;③症状及其所致行为造成一定程度的社会和家庭功能损害。

　　(2) **疑病障碍确诊需要如下两点**　①长期(至少6个月)相信表现的症状隐含着至少一种严重的躯体疾病,尽管反复的检查不能找到充分的躯体解释;或存在持续性的先占观念,认为有畸形或变形。②总是拒绝接受多名不同医生关于其躯体症状并不意味着躯体疾病或异常的忠告和保证。

　　(3) **躯体形式自主神经功能紊乱诊断要点**　①患者持续存在自主神经兴奋症状,如心悸、出汗、颤抖、脸红,这些症状令人烦恼;②存在涉及特定器官或系统的主观主诉;③存在上述器官可能患严重(但常为非特异的)障碍的先占观念和由此而产生的痛苦,医生反复的解释和保证无济于事;④所述器官或系统的结构或功能并无明显紊乱的证据。

　　(4) **持续的躯体形式疼痛障碍诊断要点**　①以持续(至少在6个月的大多数日子里持续存在)严重、令人痛苦的疼痛为主诉;②这些主诉不能用生理过程或躯体障碍完全加以解释;③情绪冲突或心理社会问题与疼痛的发生有关,且足以得出它们是主要致病原因的结论;④常常引起对患者人际或医疗方面的注意和支持明显增加。

2. 治疗

　　躯体形式障碍的治疗较为困难,没有很好的治疗方法,多采用心理治疗、药物治疗等综合治疗。

　　(1) **心理治疗**　认知行为疗法可用于各种躯体形式障碍的治疗,可减少躯体症状,改善患者有关健康的焦虑、不正确的信念、对疾病的过度关心并减少患者的就诊次数。

　　(2) **药物治疗**　针对患者躯体症状的药物治疗往往无效。如果患者伴有焦虑、抑郁等精神症状,可应用适量的抗焦虑药物或抗抑郁药物。

▶**常考点**　分离障碍为重点内容。

　　参考答案——详细解答见《2024国家临床执业及助理医师资格考试历年考点精析(上、下册)》

　　1. ABCDE　　2. ABCDE

第8章 应激相关障碍与心理生理障碍

▶**考纲要求**

①应激特定相关障碍:概述,创伤后应激障碍,适应障碍。②喂养和进食障碍:概述,神经性厌食,神经性贪食。③睡眠-觉醒障碍:概述,失眠障碍。

▶**复习要点**

一、应激特定相关障碍

1. 概述

（1）**概念** 应激相关障碍（大纲改称应激特定相关障碍）是指一类与应激源有明显因果关系的精神障碍。其包括急性应激障碍、创伤后应激障碍、适应障碍三大类。

（2）**应激源** 应激源是指作用于个体,并使其产生应激反应的刺激物,分为3类。

①外部环境 外部环境应激源包括日常生活的困扰、社会生活中的重要事件、理化因素等。

②个体内环境 机体内部应激源包括各种必要物质的产生和平衡失调、内稳态紊乱等。

③社会心理环境 如工作学习负担过重、工作与学习的内容与志趣不一致、工作环境单调等。

（3）**应激相关障碍的诊断** 主要依据其临床特点:其发病与精神刺激密切相关;精神症状的表现与精神刺激的内容相联系;精神症状的出现和转归与精神刺激的出现和持续存在有关;精神症状持续存在可导致患者的社会功能受到影响。

（4）**应激相关障碍的治疗**

①心理治疗 主要有支持性心理治疗和特殊心理治疗。对于应激相关障碍的治疗具有重要意义。

②药物治疗 主要是对症治疗,包括抗焦虑药物、抗抑郁药物和抗精神病药物治疗等。

2. 急性应激相关障碍

急性应激相关障碍是以急剧的、严重的精神刺激为直接原因。患者通常在受刺激后几分钟至数小时之内发病,主要表现为具有强烈恐惧体验的精神运动性兴奋,或者精神运动性抑制,或者精神病性障碍。

（1）**诊断** 急性应激相关障碍的诊断要点:

①异乎寻常的应激源的影响与症状的出现之间必须有明确的时间上的联系。

②表现为强烈恐惧体验的精神运动性兴奋,行为有一定的盲目性;或有情感迟钝的精神运动性抑制(如反应性木僵),可有意识模糊。

③在受刺激后若干分钟至若干小时发病,病程短暂,一般持续数小时至1周,通常在1个月内缓解。

④如果应激性环境消除,则症状迅速缓解;如果应激持续存在或具有不可逆转性,则症状一般在24~48小时开始减轻,大约在3天后变得十分轻微。

⑤排除分离/转换性障碍、器质性精神障碍、非成瘾物质所致精神障碍、抑郁症等。

（2）**治疗** 包括精神创伤性事件后危机干预和患应激相关障碍后的治疗。

①精神创伤性事件后危机干预 精神创伤性事件发生时是进行危机干预的最佳时机。

②患应激相关障碍后的治疗 首选心理治疗。心理治疗首选认知行为治疗。

③药物治疗 药物治疗或心理治疗联合药物治疗的指征:A.症状严重,单独的心理治疗无效,或焦

虑恐惧特别严重；B.既往有抑郁障碍,且药物治疗有效；C.睡眠障碍严重,心理治疗效果不佳。

3. 创伤后应激障碍

(1)诊断 创伤后应激障碍的诊断要点：

①遭受异乎寻常的创伤性事件或处境(如天灾人祸)。

②反复重现创伤性体验(病理性重现),可表现为不由自主地回想受打击的经历,反复出现有创伤性内容的噩梦,反复发生错觉、幻觉,反复出现触景生情的精神痛苦。

③对与创伤经历相关的人和事选择性遗忘,对未来失去希望和信心,内疚和自责,疏远他人。

④持续的警觉性增高,可出现入睡困难或睡眠不深、易激惹、注意集中困难、过分担惊受怕。

⑤对刺激相似或有关的情境的回避,表现为极力不想有关创伤性经历的人和事,避免参加能引起痛苦回忆的活动,或避免会引起痛苦回忆的地方,不愿与人交往,对亲人变得冷淡,兴趣爱好范围变窄。

⑥在遭受创伤后数日至数月后,罕见延迟半年以上才发生。

(2)治疗 包括心理治疗和药物治疗。

①心理治疗 以认知行为治疗最常用。眼动脱敏再处理、催眠治疗、精神分析法也有一定疗效。

②药物治疗 包括抗抑郁剂、抗焦虑剂、抗惊厥药物、锂盐等。一般不主张使用抗精神病药物。

4. 适应障碍

(1)诊断 适应障碍的诊断要点：

①有明显的生活事件为诱因,尤其是生活环境或社会地位的改变(如移民、出国、入伍、退休等)。

②有理由推断易感个性、生活事件和人格基础对导致精神障碍均起着重要作用。

③以抑郁、焦虑、害怕等情感症状为主,表现为适应不良的行为障碍,如退缩、不注意卫生、生活无规律等；生理功能障碍,如睡眠不好、食欲缺乏等。

④存在见于情感性精神障碍(不包括妄想和幻觉)、神经症、应激相关障碍、躯体形式障碍、品行障碍的各种症状,但不符合上述障碍的诊断标准。

⑤社会功能受损。

⑥于精神刺激后1个月内发生,持续1个月以上。精神因素消除后,症状一般不超过6个月。

(2)治疗 适应障碍的病程一般不超过6个月,随着时间的推移,适应障碍可自行缓解。

①心理治疗 为重要治疗方法,主要是解决患者的心理应对方式和情绪发泄的途径问题。

②药物治疗 只用于情绪异常较为明显的患者。可使用抗焦虑药物和抗抑郁药物。

5. 三种应激障碍的比较

	急性应激障碍	创伤后应激障碍	适应障碍
应激源	强烈	强烈	一般
发病时间	应激事件后数分钟或数小时内发病	创伤后数天至半年内发病	应激事件后1个月内发病
持续时间	数小时至数天(1周内)	6个月至1年	不超过6个月
预后	预后良好,完全缓解	多在1年内恢复正常	多在半年内恢复正常
易感性	易感	较易感	非常易感
临床表现	精神运动性兴奋或抑制 意识障碍	症状闪回、闯入性错觉 幻觉、回避、麻木	非特异性情绪行为症状 焦虑抑郁常见
治疗原则	心理行为治疗具有重要意义；药物治疗为对症治疗,宜中小剂量、短疗程应用	心理治疗:焦虑处理、认知疗、暴露疗法；药物治疗:抗抑郁、抗焦虑、抗惊厥、锂盐	心理治疗、药物治疗、支持性心理治疗、短程动力疗法、认知行为疗法

【例1】生活事件、日常困扰、重大变故和文化冲突等心理应激源所属的类型为

  A. 社会性应激源　　　　　B. 职业性应激源　　　　　C. 生物性应激源
  D. 环境性应激源　　　　　E. 物理性应激源

【例2】女,45岁。在听到家中房子因洪水倒塌的消息后,突然哭闹叫喊,手舞足蹈,拿砖头打砸旁边的房子,表情恐惧而紧张,1天后恢复平静。该患者最可能的诊断是

  A. 精神分裂症　　　　　　B. 癫痫所致精神障碍　　　C. 急性应激障碍
  D. 分离性障碍　　　　　　E. 躁狂发作

【例3】男,23岁。3个月前劳务输出首次出国,出现紧张、心慌、易怒、失眠多梦、不愿上班、每天打电话向家人寻求安慰。回国1个月后症状自行缓解,恢复如常。该患者最可能的诊断是

  A. 创伤后应激障碍　　　　B. 广泛性焦虑障碍　　　　C. 急性应激障碍
  D. 社交焦虑障碍　　　　　E. 适应障碍

二、喂养和进食障碍

1. 概述

  喂养和进食障碍是指以心理、社会因素为主要病因,以进食障碍为主要临床表现的一类疾病总称,主要包括神经性厌食、神经性贪食、暴食障碍和异食癖等。

2. 神经性厌食

  (1) **诊断**　①体重指数(BMI)≤17.5,或体重保持在至少低于正常体重的15%以上的水平;②有意造成体重减轻,如拒食、自我引吐、自行导泻、运动过度、服用食欲抑制剂和/或利尿剂;③有特异的精神病理形式的体像扭曲,患者强加给自己一个较低的体重限度;④内分泌障碍,女性多表现为闭经,男性多表现为性欲减退及阳痿;⑤可有间歇发作的暴饮暴食;⑥病程3个月以上。

  (2) **治疗**　①纠正营养不良和水、电解质紊乱,特别是体重下降明显者;②心理治疗,通常采用认知疗法、行为疗法、家庭医疗等;③药物治疗,主要针对抑郁、焦虑情绪对症治疗。

3. 神经性贪食

  (1) **诊断**　①对食物有种不可抗拒的欲望,难以克制的发作性暴食;②患者试图抵消食物的"发胖"作用,常采用自我引吐、滥用泻药、间断禁食、使用某些药物(如食欲抑制剂、甲状腺素制剂或利尿剂)等方法;③患者有对肥胖的病态恐惧,患者多有神经性厌食发作的既往史。

  (2) **治疗**　①纠正营养状况;②心理治疗采用认知疗法、行为疗法、生物反馈疗法等;③药物治疗可采用抗抑郁药物,包括5-羟色胺再摄取抑制剂、三环类等,氟西汀对暴食伴有情绪障碍者效果较好。

【例4】女,19岁。近3个月至少每周2次因情绪波动而暴饮暴食,每次摄入常人4~5倍的量,无法自控。过后又担心发胖采用催吐的方法将食物全部吐出。暴食后出现内疚自责,甚至自杀观念。体重无明显下降。该患者的诊断是

  A. 躁狂发作　　　　　　　B. 神经性贪食　　　　　　C. 神经性呕吐
  D. 神经性厌食　　　　　　E. 抑郁发作

【例5】诊断神经性厌食时,BMI不高于

  A. 16　　　　　　　　　　B. 17.5　　　　　　　　　C. 18
  D. 20　　　　　　　　　　E. 25

三、睡眠-觉醒障碍

1. 概述

  在ICD-11中,睡眠-觉醒障碍独立成章,排列在"精神与行为障碍"与"神经系统疾病"之间,包括失眠障碍、睡眠相关运动障碍、嗜睡障碍、睡眠相关呼吸障碍、异态睡眠、睡眠-觉醒节律障碍等。

2. 失眠障碍

失眠障碍是以频繁而持久的入睡困难或睡眠维持困难并导致睡眠满意度不足为特征的睡眠障碍，常影响日间社会功能，为临床最常见的睡眠障碍。

(1) **临床表现** 失眠主要表现为入睡困难、睡眠不深、易醒和早醒、醒后再次入睡困难，还有些患者表现为睡眠感的缺失。以焦虑情绪为主的患者常表现为入睡困难。对失眠的恐惧和对失眠所致后果的过分担心会加重失眠，失眠者常陷入这样的恶性循环。长期失眠常导致情绪不稳、个性改变。

(2) **诊断** ①主诉是入睡困难、难以维持睡眠或睡眠质量差；②这种睡眠紊乱每周至少发生3次并持续1个月以上；③日夜专注于失眠，过分担心失眠的后果；④睡眠量和(或)质的不满意引起的明显的苦恼或影响了社会及职业功能。

(3) **鉴别诊断** 需排除其他躯体疾病，如周围神经炎、脊髓病、风湿性关节炎或恶性肿瘤等；也需要排除精神障碍症状导致的继发性失眠，如广泛性焦虑障碍常表现为入睡困难，抑郁症常表现为早醒。

(4) **治疗** 不能单纯依靠镇静催眠药物，而要消除病因，正确理解失眠，坚持执行治疗计划。
①认知疗法 主要是提高患者对睡眠的正确认识，减少睡眠前焦虑而达到治疗的目的。
②行为治疗 包括放松训练、刺激控制训练、自由想象训练等。
③药物治疗 主要使用苯二氮䓬类，但应避免药物成瘾。

(6~7题共用题干)女,50岁。入睡困难、多梦易醒1个月，每周至少3次。同时感到精力疲乏，工作效率下降，对睡眠质量产生恐惧感，担心免疫力下降，否认情绪低落和消极观念。

【例6】该患者最可能的诊断是
A. 疑病症　　　　　　B. 恐惧症　　　　　　C. 焦虑症
D. 失眠症　　　　　　E. 神经衰弱

【例7】对该患者应选择的治疗药物是
A. 苯巴比妥　　　　　B. 奥氮平　　　　　　C. 氟西汀
D. 喹硫平　　　　　　E. 艾司唑仑

▶ **常考点** 考点散乱。

参考答案——详细解答见《2024国家临床执业及助理医师资格考试历年考点精析(上、下册)》

1. ABCDE　　2. ABCDE　　3. ABCDE　　4. ABCDE　　5. ABCDE　　6. ABCDE　　7. ABCDE

第十六篇　医学心理学

第1章　总论与医学心理学基础

▶ **考纲要求**

①医学心理学的概述：医学心理学的概念与性质，医学模式的转化。②医学心理学的任务、观点与研究方法：医学心理学的任务，医学心理学的基本观点，医学心理学的研究方法及其应用。③心理学概述：心理学的概念，心理现象的分类，心理实质的内容。④认知过程：感觉与知觉的概念、种类与特征，记忆的概念、种类、过程及其应用，思维的概念、特征与创造性思维的应用。⑤情绪过程：情绪与情感的概念，情绪与情感的分类，情绪的作用、调节、管理及其应用。⑥意志过程：意志的概念、特征与基本过程，意志的品质与应用。⑦需要与动机：需要的概念、需要层次论及其应用，动机定义与分类，动机冲突的类型及其应用。⑧人格：人格的定义，能力与智力的概念、分类及其应用，气质的概念、特征、类型与意义，性格的概念、特征与分型，人格形成的标志与影响因素。

▶ **复习要点**

一、医学心理学总论

1. 医学心理学的概述

(1) 医学心理学的概念　医学心理学是心理学和医学相结合的学科，这门学科是将心理学的理论和技术应用于医学领域，研究心理因素在人类健康和疾病及其相互转化过程中的作用及规律的一门学科。也是根据我国医学教育发展的需要而建立起来的新兴交叉学科，它既关注心理社会因素在健康和疾病中的作用，也重视解决医学领域中的有关健康和疾病的心理或行为问题。

(2) 医学心理学的性质　医学心理学在学科门类上属于应用心理学，也是一门交叉学科。医学是研究人的生命活动的本质、研究疾病的发生发展规律以及如何正确地诊断和防治疾病、保持健康和提高健康水平的科学。心理学是研究心理与行为现象以及大脑活动规律的科学。医学与心理学的一个重要相同之处是它们都以人作为主要的研究和服务对象。从传统上看，医学研究偏重于人的生理方面，而心理学研究则偏重于人的精神方面。然而，人的生理活动与心理活动是相互联系、相互影响的。这一点是医学与心理学之间相互联系的重要基础。

(3) 医学模式的转化　医学模式是指一定时期内人们对疾病和健康的总体认识，是该时期医学发展的指导思想，也可以说是该时代的哲学观在医学上的反映。医学模式的发展经历了以下几个阶段。

①神灵主义医学模式　大约形成于1万年以前的原始社会。由于当时的生产力水平极为低下，科学思想尚未确立，人们对健康和疾病的理解是超自然的，相信"万物有灵"，认为人类的生命和健康由神灵所主宰，疾病和灾祸是天谴神罚。因此，当时治疗疾病的方法是祈求神灵和巫医、巫术。

②自然哲学医学模式　公元前3000年前后开始出现。例如，我国中医学就是在这一阶段发展起来

第十六篇 医学心理学
第1章 总论与医学心理学基础

的,中医著作中有关"天人合一"和"天人相应"的观点,正是这一模式的反映。在西方,医学之父希波克拉底指出"治病先治人""一是语言,一是药物"的治疗观,也是自然哲学医学模式的观点。这些观点至今仍有一定的指导意义。

③生物医学模式 欧洲14~17世纪的文艺复兴运动,使得西方医学开始摆脱宗教的禁锢。哈维等人提出的血液循环学说,把医学推向了一个新的时期,这就是以生物躯体为中心的生物医学观的时期。随着医学科学的发展,生物医学模式逐渐暴露出其片面性,即忽略了人具有整体性和社会性的特点。

④生物-心理-社会医学模式 这一模式认为,在思考人类的疾病和健康问题的时候,无论是致病、治病、预防及康复,都应将人视为一个整体,充分考虑到心理因素和社会因素的作用,综合考虑各方面因素的交互作用,而不能机械地将它们分割开。医学心理学的发展促使生物医学模式向生物-心理-社会医学模式的转变,促进医学观念由以疾病为中心向以病人为中心转变。

【例1】"无论是致病、治疗,还是预防和康复,都应将人视为一个整体,需要考虑各方面因素的交互作用,而不能机械地将它们分割开"。此观点所反映的医学模式是
    A. 机械论医学模式   B. 生物医学模式   C. 自然哲学的医学模式
    D. 神灵主义的医学模式   E. 生物-心理-社会医学模式(2021)

【例2】古希腊医师希波克拉底认为医生治病有两种手段,一是语言,一是药物,这体现的医学模式是
    A. 生物医学模式   B. 机械论医学模式   C. 自然哲学医学模式
    D. 神灵主义医学模式   E. 生物-心理-社会医学模式(2022)

【例3】中医典籍中有关"天人合一"和"天人相应"的观点所反应的医学模式是
    A. 神灵主义医学模式   B. 自然哲学医学模式   C. 整体医学模式
    D. 生物医学模式   E. 生物-心理-社会医学模式(2022)

2. 医学心理学的任务、观点与研究方法

(1) **医学心理学的研究任务** 医学心理学的研究任务表现为对患者的心理活动过程、个性性格特点和生理心理的基本规律进行研究,同时应用心理学的知识来解答心理因素在疾病的发生、发展、诊断、治疗、护理和预防工作中的作用。具体任务如下。

①心理社会因素在疾病的发生、发展和变化过程中的作用规律 人类疾病大体可分为三类:躯体疾病、心身疾病、精神疾病。在后两类疾病中,心理社会因素不仅是致病或诱发因素,也可以表现在疾病的症状上。在第一类疾病中,心理社会因素虽然不是直接的原因,但在患病后,不同的心理状态也影响着疾病的进展,有的还产生明显的心理障碍。

②心理评估手段在疾病的诊断、治疗、护理与预防中的作用 心理评估是医学心理学研究的重要内容,也是使医学心理学具有可操作性的一项重要任务。要了解患者的心理状态和心理特征,阐明生理功能、心理功能和社会功能的相互影响以及心理障碍的类型,明确心理治疗与心理护理的效果及预后,就需要合理应用心理评估手段。

③运用心理治疗的方法达到治病、防病和养生保健的目的 心理治疗是医学心理学研究的核心和精华。随着医学心理学的发展,逐渐建立起一套改变人们认知活动与情绪障碍的方法,并且作为一门独立和专门的技术应用于临床各科工作中。

④患者心理活动的特点及心理康复方法的运用 研究患者的心理特点,才能实施最佳的心理干预。恰当而又熟练的沟通技巧可很快使医患关系变得融洽,巧妙积极的暗示可使患者的身体和情绪进入积极状态,热情的鼓励可激励患者战胜疾病的信心和斗志。这种心理干预不仅是一门复杂的技术,更是一门临床艺术。

【例4】医学心理学的研究任务不包括
    A. 人格特征或行为模式在疾病与健康中的意义   B. 如何运用心理治疗的方法达到保健的目的
    C. 医院管理中存在的心理问题系统的解决方法   D. 疾病的发展和变化过程中心理因素作用的规律
    E. 心理评估手段在疾病预防中的作用

(2) 医学心理学的基本观点 我国医学心理学工作者根据多年的实践和研究,概括出6个基本观点。

①心身统一的观点 一个完整的个体,应包括心、身(即精神和躯体)两个部分,两者相互影响。对外界环境的刺激,心、身是作为一个整体来反应的。因此,在医学心理学的研究中,心、身是相辅相成的。

②社会对个体影响的观点 一个完整的人类个体,不仅是生物的人,而且是社会的人。他生活在特定的环境之内,生活在不同层次的人际关系网中。各层次之间既有纵向的相互作用,又有横向的相互影响。因此,在医学心理学研究中,不能忽视社会对个体的影响。

③认知评价的观点 心理社会因素能否影响健康或导致疾病,不完全取决于该因素的性质和意义,还取决于个体对外界刺激的认知和评价,有时后者占主导地位。也就是说,在相当程度上,认知评价可能决定疾病的发生和预后。

④主动适应和调节的观点 个体在成长发育过程中,逐渐对外界事物形成了特定的反应模式,构成了相对稳定的个性特点。这些模式和特点使个体在与周围的人和事的交往中,保持着动态平衡。其中,心理的主动适应和调节是使个体行为与外界保持相对和谐一致的主要因素,是个体健康和抵御疾病的重要力量。

⑤情绪因素作用的观点 情绪与健康有着十分密切的关系。良好的情绪是健康的基础,不良情绪是诱发或导致疾病的因素。因此,在医学心理学研究中,情绪是不可忽视的因素。

⑥个性特征作用的观点 面对同样的社会应激,有的人生病,难以适应,有的人则"游刃有余",很快渡过"难关",原因是应激反应与个性特征有十分密切的关系。对个性的研究,使医学心理学更具特色。

(3) 医学心理学的研究方法 医学心理学的研究对象是人的疾病和健康及其相互转化过程中所涉及的各种心理行为问题以及解决这些问题的方法和措施。医学心理学属于心理学分支,因为其基本的研究方法与心理学是相通的。医学心理学的研究方法有多种。

①根据研究涉及的时间分类

A. 横断研究 通常选取几组在某一方面匹配的受试者在同一时间内进行观察和评定,或者进行不同的处理和治疗,以比较其后果、效果和副作用。

B. 纵向研究 是指对同一个或同一组对象在指定的时间长度内进行追踪研究。可用于单个个体的个案研究,也可用来观察、测量和评定被选取的一组个体在一段时间内所发生的变化。在纵向研究中,又包含回顾性研究和前瞻性研究。回顾性研究是以现在为结果,回溯到过去的研究,这种研究可用于深入细致的个案研究,也可用来回顾性评定某种变量或因素在一组人或一种疾病中的作用。前瞻性研究是以现在为起点追踪到将来的研究方法,可弥补回顾性研究的缺陷。

②根据研究涉及的手段分类 分为观察法、调查法、测验法、个案法和实验法。

	观察法	调查法	测验法
定义	是通过对研究对象的科学观察和分析,探讨心理行为变化规律的一种方法	是通过晤谈或问卷等方式获得资料,并加以分析研究	是指采用心理测验或评定量表,进行医学心理学临床和科研工作的方法
常用方法	自然观察法、控制观察法	晤谈法、问卷法	人格测验、智力测验、症状量表
适应证	心理评估、心理治疗、心理咨询中广泛使用	心理评估、心理治疗、心理咨询、病因学研究中广泛使用	作为定量手段在医学心理学工作中普遍使用
优点	可以取得观察者不愿意或没有能够报告的行为数据	简单易行,不受时间和空间的限制,不需要复杂设备,在短期内可获得大量自我资料	是一种有效的定量研究手段
缺点	观察的质量在很大程度上依赖观察者的能力,观察活动本身也能影响被观察者的行为表现	调查结果的可靠性受被调查者影响大,不合作态度会降低研究效度	种类繁多,必须严格按照心理测量规范实施,才能得出正确的结论

第十六篇　医学心理学

第1章　总论与医学心理学基础

	个案法	实验法
定义	是对单一案例的研究	是在控制条件下观察、测量和记录个体行为的研究方法
适应证	了解和帮助有心理问题或障碍的病人 用于诊断、治疗、疗效评价	临床实验研究模式在医学心理学具重要意义 用于因果研究
优点	研究对象少，便于全面、系统及深入的研究	是科学研究中因果研究的<u>最主要</u>的方法
缺点	缺乏代表性，结果粗糙，主观偏见降低研究的效度，结论错用	实验研究中易受无关变量的影响，因此要尽量排除这种影响

（4）**研究方法的应用**　医学心理学的研究方法已被广泛应用于临床实践。例如，人格特点与易患疾病关系的研究采用了前瞻性研究的方法，发现 A 型行为特点的人易患冠心病，而 C 型行为特点的人易得癌症。这两个研究均为若干年前测定一群人的性格特点，追踪若干年后，再观察不同性格的人在患某种疾病上的差异性，从而得出可能的相关性。前瞻性研究方法是医学心理学研究中的重要方法，但要求科研资金充分，研究者须有长期坚持的耐心。

【例5】面对同样的社会应激，有人难以适应而得病，有人很快渡过难关。医学心理学解释此现象的基本观点为
　　A. 社会对个体影响的观点　　B. 情绪因素作用的观点　　C. 个性特征作用的观点
　　D. 心身统一的观点　　　　　E. 主动适应和调节的观点

【例6】医学心理学对于健康和疾病的基本观点不包括
　　A. 认知评价的观点　　　　　B. 个性特征作用的观点　　C. 情绪因素作用的观点
　　D. 被动适应的观点　　　　　E. 心身统一的观点

【例7】医学心理学的研究对象为
　　A. 心理活动的规律的学科　　B. 人类行为的科学发展　　C. 疾病的发生发展的规律
　　D. 影响健康的有关心理问题和行为　　E. 疾病的预防和治疗的原则

二、医学心理学基础

1. 心理学的概述

（1）**心理学的概念**　心理学是研究心理现象的发生、发展及其规律的科学，其研究对象是人的心理活动和个体行为。心理学是一门既古老又年轻的学科。几千年来，中外有许多哲学家和思想家都在探索心理现象，但直到 19 世纪后半叶，心理学才从哲学中独立出来成为一门学科。

（2）**心理现象的分类**　心理现象是心理活动的表现形式，分为心理过程和人格两个方面。
　①**心理过程**　是指人心理活动的发生、发展的过程。具体是指在客观事物的作用下，在一定时间内，大脑反映客观现实的过程。心理过程包括以下三个方面：
　　A. **认知过程**　是接受、加工、储存和理解各种信息的过程，即人脑对客观事物的现象和本质的反映过程。认知过程包括感觉、知觉、注意、记忆、思维和想象等心理活动。
　　B. **情绪情感过程**　人在认识客观事物的时候，由于客观事物的不同特点和客观事物与人之间的不同关系，使人对客观事物采取一定的态度并伴随某种主观体验，这种态度和主观体验过程，就是情绪和情感过程。情绪情感过程包括情绪、情感体验、表情等心理活动。
　　C. **意志过程**　在认识和改造世界的活动中，人不仅能认识事物并产生一定的情绪和情感，而且还能有意识地自觉地确定行动目的，并根据目的调节支配自身的行为。例如，自觉地克服困难以实现预定目标的心理过程，就属于意志过程。
　②**人格**　又称个性，是指一个人的整个精神面貌，即具有一定倾向性的稳定的心理特征的总和。人

格结构是多层次、多侧面的,主要包括人格倾向性、人格特征、自我意识。

A. 人格倾向性　是人进行活动的基本动力,是活动倾向方面的特征,如需要、动机、兴趣、信念等。

B. 人格特征　表现一个人稳定的典型特征,包括能力、气质、性格等先天遗传的心理特征。

C. 自我意识　是意识的一种形式,是一个人对自己本身的一种意识。由自我认识、自我体验、自我调控等方面构成。自我意识是人的人格结构中的组成部分,是一种自我调节系统。

(3)心理实质的内容

①心理是脑的功能　心理是物质发展到一定阶段才产生的。当物质发展到生命阶段,生物有了神经系统之后才出现心理这种功能。人脑的结构和功能与心理现象的联系逐渐为科学研究所发现。神经系统和脑是心理发生的器官,心理是在神经反射活动中实现的,脑在反射活动中起着复杂的整合作用。

②心理是人脑对客观现实主观能动的反映,而不是客观反映　心理作为脑的功能是以活动的形式存在的,脑的神经活动是生理的、生化的过程。这些过程中对现实外界刺激作用的反映过程则是心理活动。人对客观现实的反映,不限于现在的事物,还涉及过去经历过的事物,而且后者又会影响前者。客观现实是心理的源泉和内容,一切心理活动都是由神经活动过程携带的对客观现实的反映。

【例8】下列说法错误的是

A. 心理是脑的功能　　　　　　B. 脑是心理的器官　　　　　　C. 心理是对事物的主观反映

D. 客观现实是心理的源泉　　　E. 心理能客观地反映事物

2. 认知过程

(1)感觉的概念、种类与特征

①感觉的概念　感觉是人脑对直接作用于感觉器官的客观事物的个别属性的反映。

②感觉的种类　根据感觉分析器和它所反映的适宜刺激物的不同,可将感觉分为以下几类。

A. 按照刺激物与感觉器官的接触方式　可将感觉分为距离感觉和接触感觉,前者如视觉、听觉等,后者如触觉、味觉等。

B. 根据医学临床需要,按照感受器的分布及作用特征　可将感觉分为体表感觉(如视觉、听觉)、深部感觉(如姿势和运动感觉)、内脏感觉。

C. 根据内、外感受器及其所反映的内、外环境刺激的不同　可将感觉分为内感觉、外感觉、本体感觉。

③感觉的特征　感觉的特征包括:

A. 感觉的适应　由于刺激物对感受器的持续作用,从而使感受性提高或降低的现象,称为感觉适应。"入芝兰之室,久而不闻其香;入鲍鱼之肆,久而不觉其臭",反映的是嗅觉的适应现象。由明亮的地方突然进入暗室,起初什么也看不见,等一会就看清了,这就是视觉器官的感受性增强。

B. 感觉后像　在刺激物停止作用于感受器以后,感觉现象仍暂留一段时间的现象,称为感觉后像。后像有正负之分。正后像在性质上和刺激物的性质相同,负后像的性质则同刺激物的性质相反。例如,注视电灯一段时间以后,关上灯,仍有一种灯在那亮着的感觉,这是正后像。如果目不转睛地盯着一盏白色荧光灯,然后把视线转向一堵白墙,会感到有一个黑色的灯的形象,这是负后像。

C. 感觉的空间积累与空间融合　感觉不仅有时间积累现象,也有空间积累现象。空间积累是指感受器不同的部位同时受到刺激所产生的、因反应整合在一起而改变了感受性的现象。如用一定温度的冷或热刺激作用于皮肤,随着受作用的皮肤面积的增大,冷或热的感觉也增强,但这时刺激的强度并没有改变。这是由于皮肤各部位的温度觉反应累积在一起的结果。感觉的空间融合是指感受器把同时作用于它的不同刺激的反应联合起来而产生单一感觉的现象。例如,红光和绿光混合时,我们看到的是黄光。

D. 感觉对比　是指同一感受器接受不同的刺激而使感受性发生变化的现象。这是由于感受器不同部位接受不同刺激,对某个部位的强刺激抑制了其他邻近部位的反应,不同部位的反应差别被加强的表现。

E. 不同感觉的相互作用　感觉的相互作用是指因为此种感觉通道受到刺激而引起彼种感觉通道产生感觉或感受性发生变化的现象。比如,给一点微弱的声音刺激可提高对颜色的视觉感受性,给一点微

第十六篇 医学心理学
第1章 总论与医学心理学基础

光刺激可提高听觉的感受性。不同感觉相互作用的另一种形式是感觉补偿，它是指某种感觉缺失后，其他感觉的感受性会增强而起到部分弥补作用的现象。比如，盲人没有视觉，但可以用触觉阅读。

(2) 知觉的概念、种类与特征

①知觉的概念　知觉是人脑对直接作用于感觉器官的客观事物的整体属性的反映。人们通过感觉可以认识事物的个别部分或个别属性，而通过知觉能够把由各种感觉通道所获得的感觉信息进行整合以获得对事物整体的认识。

②知觉的种类　根据知觉反映的客观事物特性不同，可将知觉分为空间知觉、时间知觉和运动知觉。

　A. 空间知觉　是对物体的形状、大小、远近、方位等空间特性的知觉。
　B. 时间知觉　对客观事物的顺序性和延续性的反映。
　C. 运动知觉　是个体对物体空间移动以及移动速度的反映。

③知觉的特征　知觉的基本特征包括：

　A. 知觉的选择性　人在知觉客观世界时，总是有选择性地把少数事物当成知觉的对象，而把其他事物当成知觉的背景，以便更清晰地感知一定的事物与对象，这种特性称为知觉的选择性。例如，在课堂上，老师的声音成为学生知觉的对象，而周围环境中的其他声音便成为知觉的背景。

　B. 知觉的整体性　知觉系统具有把感觉到的个别特征、个别属性整合为整体的功能，称为整体性。在知觉中，过去的经验、知识可对当前的知觉活动提供信息补充，把不完整的图形看成完整图形，这种知觉组织过程，称为封闭性，由此产生的图形轮廓称为主观轮廓。

　C. 知觉的理解性　是指人以知识经验为基础，对感知的事物加工处理，并用词语加以概括赋予说明的组织加工过程。不同知识经验的人在知觉同一对象时，他们的理解不同，知觉的结果也不同。比如，同一张 X 线片，实习医生与经验丰富的医生的理解是不一样的。

　D. 知觉的恒常性　是指当知觉的客观条件在一定范围内改变时，知觉的映像仍保持不变。知觉的恒常性具有十分重要的意义。客观对象具有一定的稳定性，我们的知觉也就需要具有相应的稳定性，以便能真实地反映客观对象的自然属性、本来面貌。

(3) 记忆的概念、种类、过程及其应用

①记忆的概念　记忆是人脑对过去经验的保持和再现，即通过识记、保持、再认和回忆三个基本环节在人脑中积累和保存个体经验的心理过程。用信息加工的术语描述，就是人脑对外界输入的信息进行编码、储存和提取的过程。

②记忆的种类　按记忆信息加工方式或保持时间的长短，将记忆分为瞬时记忆、短时记忆和长时记忆。

	瞬时记忆	短时记忆	长时记忆
别称	感觉记忆	初级记忆	二级记忆
定义	是指外界刺激物对感觉器官的刺激停止以后，刺激物的映像仍然持续极短时间才消失的记忆	是指在感觉记忆基础上，信息能保持 1 分钟左右的记忆	是指从几分钟至许多年，乃至终生的记忆
记忆时间	视觉形象记忆约保持 1/4 秒 声像记忆保持 2~4 秒	1 分钟左右	几分钟至许多年，乃至终生
记忆容量	—	7±2 个创克(chunk)	容量非常大，没有限制

③记忆的过程及其应用　记忆是一个复杂的心理过程，包括识记、保持、再认和回忆三个基本环节。

　A. 识记　是个体获取经验，记住事物的过程，也就是外界信息输入大脑并进行编码的过程，是记忆过程的开端，是保持和再现的前提。根据识记时有无明确的目的，把识记分为无意识记和有意识记。根据识记时对材料意义的理解程度，可将识记分为意义识记和机械识记。

　B. 保持和遗忘　保持是把感知过的事物、体验过的情感、做过的动作、思考过的问题等，以一定的形式储存在大脑中的过程。遗忘是指对识记过的事物不能再认或回忆。遗忘分为永久性遗忘、暂时性遗忘两种。德国心理学家艾宾浩斯（Ebbinghaus H）通过实验研究发现的遗忘曲线表明：a.遗忘的速度是先快后慢，遗忘最快发生在识记后的第1天，以识记后的第1小时最显著；b.遗忘的数量随时间推移而增加；c.1天以后，虽然时间间隔很长，但所剩的记忆内容基本上不再明显减少而趋于平稳。

C.再认和回忆　是对储存的信息进行提取的过程。再认是对已经识记的事物再度呈现时仍能认识的心理过程。回忆是指头脑中重新浮现出过去经历过的事物或形成的概念，是由一定的外界条件引起的。根据是否有预定的目的、任务，回忆可分为有意回忆和无意回忆。

（4）思维的概念、特征与创造性思维的应用

①思维的概念　思维是人脑对客观现实概括的、间接的反映，是人类认识的高级形式，它是在感知基础上实现的理性认识形式。通过思维人们可以找出事物之间的本质联系和规律性。例如，医生巡视病房时，发现某患者面色苍白、呼吸急促、四肢湿冷、脉搏细速，马上会想到患者可能休克了。

②思维的特征　思维具有间接性和概括性两个基本特征，此外，思维还具有指向性、逻辑性与连贯性。

A.思维的间接性　是指人对客观事物的反映不是直接的，而是通过其他事物作媒介来反映某一客观事物。例如，医生通过脑电图可间接了解脑的活动。正因为思维具有间接性，人们才可能认识那些没有直接作用于感官的事物和属性，从而揭示事物的本质和规律。

B.思维的概括性　是指人脑反映的不是个别事物或事物的个别特征，而是反映同一类事物的共同特征、本质特征、事物间的规律性联系和关系。思维是借助于语言来实现的。

③思维的种类

A.根据思维过程中的凭借物分类　可将思维分为动作思维、形象思维和抽象思维。

a.动作思维　是以实际动作为支柱的思维。如手机不能接听时，看看是否电池已经用完了。

b.形象思维　是以事物的具体形象和表象为支柱的思维。如动手布置房间前，我们想象着：电视机摆在哪里等。文学家、艺术家经常用形象思维，通过形象来表达自己的思想和情感。

c.抽象思维　运用概念进行判断、推理的思维活动。如学生运用数学符号和概念进行数学运算或推导等。

B.根据探索答案的方向分类　可将思维分为聚合思维和发散思维。

a.聚合思维　是将问题提供的各种信息聚合起来，得出一个正确的或最好的答案，这是一种有方向、有范围、有条理的思维方式。如医生根据临床表现、体格检查、实验室检查结果给患者诊断疾病的过程。

b.发散思维　是一种求异思维。根据已有信息，从不同角度、不同方向思考，寻求多样性答案的一种展开性思维方式。如一题多解，这种思维需重新组织现有的信息和记忆中储存的信息，产生多个可能的答案。

C.根据思维的主动性和独创性分类　可将思维分为习惯性思维和创造性思维。

a.习惯性思维　是指人在解决问题时，常常不加改变地运用解决类似问题时获得的知识经验和解决问题的方法，来解决当前的问题。这种思维的创造水平低，对原有知识经验不需进行明显的改组。

b.创造性思维　是具有主动性和独创性的思维。除具有一般思维的特点外，它能提供新的、具有社会价值的东西。创造性思维是多种思维的综合表现，同时还要结合想象、进行构思才可能实现。

④思维的过程　对反映事物外部现象和特性的感知材料进行加工，用以揭露事物内部的、本质的特征和规律性联系的心理过程称为思维过程，包括分析与综合、比较与分类、抽象与概括。

A.分析与综合　分析与综合是思维的基本环节，一切思维活动，从简单到复杂，从概念形成到创造性思维，都离不开头脑的分析与综合。

B.比较与分类　比较是对不同的事物或现象加以对比，确定它们的共同点、不同点及相互关系。

C.抽象与概括　抽象是抽出事物共同的、本质的特征，舍弃非本质特征的思维过程。

⑤解决问题的思维　思维过程主要体现在解决问题的活动中。

A.解决问题的思维过程分为四个基本阶段　即发现问题、分析问题、提出假设、检验假设。

B.影响解决问题的心理因素　包括以下四个方面。

第十六篇 医学心理学
第1章 总论与医学心理学基础

a. 知觉特点 对问题如能进行客观详细的观察,有助于问题的解决。

b. 定势 个人面对问题情境时,无论情境中所显示的客观条件如何,个人总是先以其主观的经验与习惯方式去处理问题,这种现象称为心理定势。定势有时有助于问题的解决,有时会妨碍问题的解决。

c. 功能固着 属特殊类型的定势。在日常生活中,硬币好像只有一种用途,很少想到它还能用于导电。

d. 迁移 是指已获得的知识、技能和方法对解决新问题的影响,这种影响可能产生积极的、有利的作用,称为正迁移,如举一反三、触类旁通;也可能产生消极的、不利的作用,称为负迁移,如方言太浓可能影响普通话的正确发音。

⑥创造性思维的应用 创造性思维是一种具有开创意义的思维活动,即开拓人类认识新领域,开创人类认识新成果的思维活动。创造性思维是以感知、记忆、思考、联想、理解等能力为基础,以综合性、探索性和求新性为特征的高级心理活动,需要人们付出艰苦的脑力劳动。医生具有创造性思维能力极其重要。

A. 创造性问题解决模式,一般分为准备阶段、酝酿阶段、豁朗阶段、验证阶段4个阶段。

B. 创造力与一般能力的主要区别在于它的新颖性和独创性。这种行为表现为3个重要的特点,即变通性、独特性、流畅性。医生具备了创造性思维,才能更好地攻克难题,促进人类健康。

【例9】"入芝兰之室,久而不闻其香",说明的是
A. 感觉过敏
B. 感觉适应
C. 感觉相互作用
D. 感觉减退
E. 感受性补偿(2016、2022)

【例10】知觉是人脑对客观事物
A. 个别属性的反映
B. 整体属性的反映
C. 本质属性的反映
D. 特殊属性的反映
E. 发展属性的反映

【例11】结合自己的经验,并用概念的形式反映事物的特征为
A. 知觉的多维性
B. 知觉的整体性
C. 知觉的恒常性
D. 知觉的理解性
E. 知觉的选择性

【例12】已获得的知识、技能和方法对解决新问题会产生影响的心理现象称为
A. 暗示
B. 功能固着
C. 保持
D. 迁移
E. 创造

【例13】思维是属于心理活动的
A. 意志过程
B. 认知过程
C. 情感过程
D. 人格倾向
E. 人格特征

【例14】通过感觉、知觉、记忆等进行的活动称为
A. 意志过程
B. 人格倾向
C. 情感过程
D. 人格特征
E. 认知过程

【例15】某心外科医生在实施一例先天性心脏病手术之前的晚上,在自己脑海中反复想象手术的过程、路径以及手术意外的应对措施等,这种思维方式是
A. 形象思维
B. 聚合思维
C. 发散思维
D. 抽象思维
E. 创造性思维

【例16】爱因斯坦说:"在我的思维结构中,书面的或口头的文字似乎不起任何作用,作为思维元素的心理的东西是一些记号和有一定明晰程度的意象,由我随意地再生和组合。"这段话所体现的主要思维种类是
A. 发散思维
B. 聚合思维
C. 形象思维
D. 抽象思维
E. 动作思维(2022)

【例17】某医生接待了一位患者,看了其CT报告及实验室检查结果,并结合临床症状,得出了患者患有肺癌的结论。该思维过程属于

A. 聚合思维　　　　　B. 逻辑思维　　　　　C. 发散思维
D. 创造性思维　　　　E. 抽象思维(2023)

3. 情绪过程

(1)情绪与情感的概念　　情绪和情感是人对客观事物是否符合自身需要而产生态度的内心体验。

	情绪	情感
概念	是个体受到情景刺激时,经过是否符合自己需要的判断后产生的行为变化、生理变化和对事物态度的主观体验	是人的高级心理现象,是人对精神性和社会性需要的态度性体验
对需要的满足	情绪与生理性需要相联系	情感是与人的社会性需要相联系的体验
从进化上看	情绪代表种系发展的原始方面 人与动物共有	情感是人才有的高级心理现象 是人类社会历史发展的产物
从发生上看	情绪受情景影响大,不稳定	情感受情景影响小,较稳定
从反应上看	情绪反应强烈,外部表现明显	情感反应较深沉,外部表现不明显

(2)情绪与情感的分类

①基本情绪　　基本情绪是人和动物共有的,在发生上有着共同的原型或模式,它们是先天的、不学而能的。人们根据情绪与需要的关系,将快乐、悲哀、愤怒、恐惧作为基本情绪。

A.快乐　是一个人追求并达到所期盼的目标时产生的情绪,愿望得以实现,紧张解除,便会产生快乐的体验。快乐的程度取决于愿望实现,目标达到的意外性。

B.悲哀　是个体失去某种他所重视和追求的事物时产生的情绪。悲哀的强度取决于失去的事物对主体心理价值的大小。悲哀并不都是消极的,它在一定的主客观条件下可以转化为力量。

C.愤怒　是愿望得不到满足,实现愿望的行为一再受阻引起的紧张积累而产生的情绪。它可以从轻微不满、生气、愤怒到大怒、暴怒。愤怒的发展与对妨碍物的意识程度有直接关系。

D.恐惧　是个体企图摆脱、逃避某种情境或面临、预感危险而又缺乏应付能力时产生的情绪。引起恐惧的关键因素是缺乏处理、摆脱可怕情境或事物的能力。

②情绪状态　可分为心境、激情等状态。

A.心境　是指微弱而持久,带有渲染性的情绪状态。心境不同于其他情绪状态的显著特点是其不具有特定的对象性,即不针对任何特定事物,使人的一切体验和活动都染上这一色彩。"人逢喜事精神爽",即为心境。

B.激情　是一种迅猛爆发、激动短暂的情绪状态。通常由对个体有重大意义的事件引起,往往伴随着显著的生理变化和明显的外部行为变化。如狂喜时手舞足蹈,盛怒时双目怒视、咬牙切齿。

③高级情感　分为道德感、理智感和美感。

A.道德感　是在评价人的思想、意图和行为是否符合道德标准时产生的情感。

B.理智感　是在认识和评价事物过程中所产生的情感。

C.美感　是根据一定的审美标准评价事物时所产生的情感。

(3)情绪的作用、调节、管理及其应用

①情绪的作用

A.情绪是适应生存的心理工具　情绪是进化的产物。在低等动物,所有的情绪只是一些具有适应价值的行为反应模式。特定的行为模式、生理唤醒和相应的感受状态,都是行为适应的情绪反应,其作用在于调动机体能量使机体处于适宜的活动状态。人类继承和发展了动物情绪这一适应功能。情绪的适应功能根本在于改善和完善人的生存和生活条件。

B.激发心理活动和行为动机　情绪构成一个基本的动机系统,它能驱动有机体发生反应、从事活动,在最广泛的领域里为人类的各种活动提供动机。

第十六篇 医学心理学

第1章 总论与医学心理学基础

C. 情绪是心理活动的组织者　情绪是独立的心理过程,有自己的发生机制和运作规律。作为脑内的一个监察系统,情绪对其他心理活动具有组织作用。它包括对活动的促进或瓦解两方面。正性情绪起协调、组织作用,负性情绪起破坏、瓦解或阻断作用。

D. 情绪是人际交往的手段　情绪和语言一样,具有服务于人际沟通的功能。情绪通过表情来实现信息传递和人际间相互的了解。其中,面部表情是最重要的情绪信息媒介。

②情绪的调节　情绪的调节对于避免和减少消极情绪,保持良好稳定的情绪,保持身心健康具有十分重要的积极意义。根据心理学的理论和方法,可以从以下几个方面进行情绪调节。

A. 改变认知方式　对客观事物的不同认知评价方式决定了个体情绪的性质和程度。现实生活中,消极情绪的产生往往是由个体对事物的错误认知评价方式所造成的。改变和调整对客观事物的认知方式,可有效地改变个体的情绪状态,在心理干预中是经常使用的一种方法。

B. 调整期望目标　期望目标的实现必须依赖主、客观两个方面的诸多因素,期望目标没有达到将会产生消极情绪,个体应适时地针对自身情况和外界因素来调整目标,以避免或减少消极情绪的产生。

C. 改变环境　环境是个体情绪产生的一个重要外部因素,适当地改变或转换生活环境,加强人际交往,创造一个优美、安全的良好环境,可以有效地防止消极情绪的产生。

D. 心理应对与防御　心理防御机制是面对心理应激状态的一种心理机制。心理防御机制有积极和消极的两种方式,它对于调节和改善不良情绪具有明显的效果。

E. 求助和咨询　个体面对复杂的社会生活环境,总会遇到一些难以解决的问题和困惑,积极的方法之一是通过求助和相关的咨询来解决。

③情绪的管理及其应用　情绪认知理论认为情绪的产生是环境刺激、认知过程、生理变化三者相互作用的结果,其中认知过程起关键作用。

【例18】情感对于情绪来说具有的特点是
　　A. 强烈而冲动　　　　　　B. 伴有明显的行为变化　　　　C. 伴有明显的生理变化
　　D. 稳定而深刻　　　　　　E. 带有明显的情境性

【例19】一种比较持久微弱、具有渲染性的情绪状态是
　　A. 心境　　　　　　　　　B. 激情　　　　　　　　　　　C. 心情
　　D. 热情　　　　　　　　　E. 应激

4. 意志过程

(1) **意志的概念**　意志是指人们自觉地确定目标,有意识地支配、调节行为,通过克服困难以实现预定目标的心理过程。意志是人类所特有的心理现象。其他动物的行为是以直观反应为中介,不可能对外界环境产生有意识的影响,所以其他动物是没有自我意识的。意志过程、认知过程和情绪过程共同构成心理过程,是心理过程的三个不同的侧面。这三个过程是相互影响、相互渗透的统一的关系。

(2) **意志的特征**　意志是通过行动而表现出来的。受意志支配的行为称为意志行动。意志主要体现在意志行动上,意志行动有三个最基本的特征。

①意志具有明确的目的性　人类行动的本质就是有目的、有计划、有步骤、有意识的行动。人在行动之前,其结果已经作为行动的目的,而以观念的形式存在于人脑之中,并且以这个目的来指导自己的行动,当发现行动偏离目的时,会能动地调节和控制自己的行动,使行动继续指向自己的目的。人们对于行动的目的越明确,实现目的的价值越大,克服困难的动力也越大,意志也就越坚强。

②意志是与克服困难相联系的　这是意志活动的核心。在实际生活中,并不是人的所有有目的的行动都是意志的表现。有的行动虽然也有明确的目的,如果不与克服困难相联系,就不属于意志行动。个体的行动需要克服的困难越大,意志的特征就显得越充分,越鲜明。

③以随意活动为基础　人的活动可分为随意活动和不随意活动两种。不随意活动是指那些不以人的意志为转移的、自发的、不能控制的运动,如自主神经支配的内脏运动。随意运动是指可以由人的主观意识

控制的运动,如四肢运动。意志是有目的的行动,这就决定了意志行动是受人的主观意识调节和控制的。

(3)意志的基本过程

①意志过程与认知过程的关系　认知过程是意志活动的前体和基础。意志活动受目的的支配,这种目的不是与生俱来的,也不是凭空想象出来的。意志过程是反映外界客观事物的,是人的认知活动的结果。

②意志过程与情绪过程的关系　意志过程受到情绪过程的影响。情绪渗透于人的意志行动的全过程。

(4)意志的品质与应用　意志品质是指构成人的意志的某些比较稳定的心理特征。

①自觉性　意志的自觉性是指一个人有明确的行动目的,能主动地支配自己的行动,使其能达到既定目标的心理过程。它具体表现在意志行动过程中确定目的的自觉性、行动服从目的的自觉性、行动过程中克服困难的自觉性、行动结果时自我评价的自觉性。意志自觉性的品质,贯穿于意志行动的全过程。

②果断性　是指一个人善于明辨是非、抓住时机、迅速而合理地作出决定,并实现所作决定的意志品质。果断性是以自觉性为前提的,一是指敢于作出决定,二是指所作出的决定是有依据的。缺乏依据的决定只能是独断,是缺乏自觉性的表现,不能算是果断。

③坚韧性　是指一个人在执行决定时能坚持到底,顽强地克服各种困难的意志品质。具有坚韧性品质的人,表现为目标专一、不为一时的冲动或困难而改变方向,始终不渝地朝着目标,一步一个脚印地前进,在行为上表现为坚韧不拔的毅力,具有克服困难,勇往直前,百折不挠的精神。

④自制力　是指在意志行动中善于控制和约束自己的能力。在意志行动中,困难不仅来源于外部客观条件,也来源于自身的心理过程,如不良的情绪就会影响一个人目标的实现。为了实现自己的目标,必须控制和约束这些不良的情绪,这就是意志的自制力品质。

【例20】某医学生希望毕业后成为外科医生,在临床实习中主动向老师请教,积极为患者服务,并能结合临床案例查阅相关文献。他的行为表现在意志品质中属于

　　A. 坚韧性　　　　　　　B. 果断性　　　　　　　C. 随意性
　　D. 自制力　　　　　　　E. 自觉性

5. 需要与动机

(1)需要的概念　需要是个体和社会的客观要求在人脑中的反映,表现为人对某种目标的渴求和欲望。需要是心理活动与行为的基本动力。没有需要,心理活动和行为也就失去了目的和意义。

(2)需要的分类

①按需要的起源和发展分　可将人的需要分为生物性需要和社会性需要。

A. 生物性需要　是指维持个体保存和种族延续而产生的需要,如空气、食物、水、休息、配偶等。

B. 社会性需要　是指人在社会活动中为适应社会生活而产生的需要,如交往、求知、劳动、尊重等。

②按需要对象的性质分　可将需要分为物质需要和精神需要两类。

(3)需要层次论及其应用　美国心理学家马斯洛曾提出需要层次论,他认为需要的满足是人的全部发展的一个最基本原则。他将需要分为5个不同层次,从最低层次的生理的需要,到最高层次的自我现实的需要。

①生理的需要　在人类的各种需要中占<u>最强</u>的优势,其中以饥饿和渴的需要为主。

②安全的需要　当人的生理需要获得满足后,随之便产生安全的需要,如生命安全、财产安全、职业安全、心理安全等。当这一需要获得满足之后,才会有安全感。

③归属和爱的需要　当上述需要获得满足后,人类就会产生进一步的社会性需要:归属和爱的需要。归属的需要就是参加一定的组织,依附于某个团体等。爱的需要包括接受他人和给予他人爱的需求。

④尊重的需要　指个体对自身价值的认同。前3个层次的需要获得满足后,尊重的需要才会充分地发展起来。

⑤自我实现的需要　在前4个层次的需要获得满足的基础上产生的最高层次的需要。如理想、抱负的实现等。

第十六篇 医学心理学

第1章 总论与医学心理学基础

马斯洛认为生理的需要是其他各种需要的基础,只有当人的一些基本需要得到满足后,才会有动力促使高一级需要的产生和发展,"自我实现"是人类需要发展的顶峰。

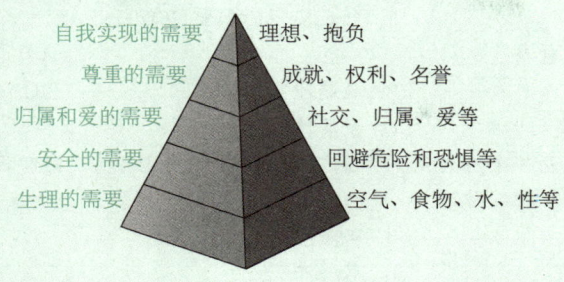

马斯洛需要层次理论

马斯洛认为不同年龄阶段需要的主题是不同的,如婴儿期主要是生理的需要占优势,而后这种需要逐渐减弱,安全的需要、归属与爱的需要依次递升。到了青少年期,尊重的需要日渐强烈,到青年晚期,自我实现的需要开始占优势。这是一种波浪式的递进,而不是简单的阶梯。

(4)**动机的定义**　动机是引起和维持个体的活动,并使活动朝着一定目标的内部心理动力。动机和人们的需要有着密切的联系,需要是动机的基础和根源,动机是推动人们活动的直接原因。动机的产生需要具备两个基本条件:①内部条件,即需要的存在,动机是在需要的基础上产生的,但需要不等于动机;②外部的诱导或刺激,它进一步加强这种紧张或焦虑,并使动机的产生和进一步行动成为可能。

(5)**动机的分类**
①根据动机的内容分　分为生理性的动机(物质方面的动机)和心理性的动机(精神方面的动机)。
②根据动机的性质分　分为正确的动机和错误的动机。
③根据动机的作用分　分为主导动机和辅助动机。
④根据动机维持时间长短分　分为短暂的动机和长远的动机。
⑤根据引起动机的原因分　分为内部动机和外部动机。

(6)**动机冲突的类型及其应用**　心理学家将动机冲突分为以下4种基本类型。

	别称	定义	备注
双趋冲突	接近-接近式冲突	两个目标具有相同的吸引力,引起同样强度的动机。但无法同时实现,二者必择其一	鱼和熊掌不可兼得
双避冲突	避-避式冲突	一个人同时受到两种事物的威胁,产生同等强度的逃避动机,但迫于情势,必须接受其中一个,才能避开另一个,处于左右为难、进退维谷的紧张状态	前有狼,后有虎
趋避冲突	接近-避式冲突	指一个人对同一事物同时产生两种动机,既向往得到它,同时又想拒绝和避开它	既对人有吸引力又要付出代价
双重趋避式冲突	双重接近-避式冲突	人们常会遇到多个目标,每个目标对自己都有利有弊,反复权衡拿不定主意所产生的冲突	难以拿定主意

【例21】人的社会性需要不包括
　　A. 劳动　　　　　　　　　　B. 求知　　　　　　　　　　C. 饮食
　　D. 交往　　　　　　　　　　E. 尊重

【例22】按马斯洛的观点,人最低层次的需要是
　　A. 生理的需要　　　　　　　B. 安全的需要　　　　　　　C. 归属与爱的需要
　　D. 尊重的需要　　　　　　　E. 自我实现的需要(2022)

【例23】马斯洛的需要层次理论中,处于最高层次的需要是
   A. 爱和归属的需要　　　　B. 生理的需要　　　　C. 尊重的需要
   D. 安全的需要　　　　　　E. 自我实现的需要(2020)

【例24】动机冲突的类型不包括
   A. 双避冲突　　　　　　　B. 双趋冲突　　　　　C. 趋避冲突
   D. 多重趋避式冲突　　　　E. 矛盾冲突

【例25】一个人同时面临着两件令人讨厌的事物,产生同等的逃避动机,要回避其一就必然遭遇另一事物。此时产生的动机冲突称为
   A. 趋避冲突　　　　　　　B. 双避冲突　　　　　C. 多重趋避式冲突
   D. 双重趋避式冲突　　　　E. 双趋冲突

【例26】某战士参加抗洪救灾时,接到家里电话,得知母亲病危,十分焦虑。他在电话中哭着对父亲说:"自古忠孝不能两全"。这位战士的动机冲突属于
   A. 趋避冲突　　　　　　　B. 双避冲突　　　　　C. 双趋冲突
   D. 多重趋避式冲突　　　　E. 双重趋避式冲突

6. 人格

(1)人格的定义　人格是指一个人的整个精神面貌,具有一定倾向性的、稳定的心理特征的总和。人格是一种心理特性,它使每个人在心理活动过程中表现出各自独特的风格。人格具有以下特性。

①整体性　人格的整体性强调人是一个整体的人,人格的各方面有机地联系在一起,相互影响和制约,不应分割、孤立地看待某一方面的作用。人的各种特性也只有在作为整体的人中才有意义。

②稳定性　人格的稳定性强调内在、本质的自我具有持久性和稳定性,所谓"江山易改,本性难移"。稳定性随人格的成熟逐渐加强,但稳定是相对的,可塑是绝对的。

③独特性　即个别性,强调人的个体差异。人格的独特性除与遗传因素有关外,也反映了人格形成过程中的各种经验印记。人格的独特性并不是说人与人之间毫无共同之处。

④社会性　人格的社会性可被理解为体现在个人身上的社会化程度或角色行为。人是社会性动物,文化的影响、社会对各种角色行为的规范不可能不在人格中有所体现。

⑤倾向性　人格的倾向性反映个体行为动力方面的内容,决定一个人的行为模式或惯常方式的方向。它是由在生活经历中所形成的价值观、需要和动力等决定的。

(2)能力和智力的概念、分类及其应用

①能力和智力的概念　能力是指直接影响活动效率,使活动顺利完成的个性心理特征。智力是指认识方面的各种能力的综合,其核心是抽象逻辑思维能力。智力属于一般能力。

②能力和智力的分类

A. 能力的分类　能力可分为一般能力和特殊能力两类。一般能力是指在许多不同种类的活动中表现出来的能力,如观察力、理解力、记忆力、运动能力等。特殊能力是指在某种专业活动中表现出来的能力,是顺利完成某种专业活动的心理条件,如音乐家对音色的分辨力,演员的模仿、表现能力等。

B. 智力的分类　美国心理学家卡特尔(Cattell)和何恩(Horn)将人类的智力分为流体智力和晶体智力两类。流体智力是一种以生理为基础的认知能力,如对新事物的快速辨识、记忆、理解等能力,其特征表现在对不熟悉的事物,能够根据信息作出准确的反应,判断其彼此之间的关系;流体智力的发展与年龄有密切关系。晶体智力则是以学得的经验为基础的认知能力,如运用既有的知识和掌握的技能去吸收新知识或解决问题的能力;晶体智力与教育文化有关,但在个别差异上与年龄的变化没有密切的关系。

③能力和智力的应用　人的能力有大小,智力水平有高低,这是一个客观存在的现实。除了一般智力水平的差异外,人在特殊能力方面也有所不同。就群体来说,智力水平在人群中表现为常态分布,即智力非常优秀和智力非常低下的人处于两个极端,人数很少,而绝大多数处于中间水平。对于智力的衡量通常采

第十六篇 医学心理学
第1章 总论与医学心理学基础

用智力商数(简称智商,IQ)。智商是通过智力测验得出的结果,是对智力水平间接的推测和评估。

能力和智力是个性心理特征的重要方面,在一定程度上决定了一个人的成就。承认能力(智力)的差别并对其进行鉴别,才能使人各有所用,各尽其能;对不同的人也能因材施教。

(3)气质的概念、特征、类型与意义

①气质的概念 气质是个人典型的、稳定的心理特征,它与人的生物学素质有关的,并使人格染上独特的个人色彩。气质是不依赖活动目的和内容而转移的典型的、稳定的心理活动的动力特性。气质特点总是以同样方式表现在各种心理活动的动力学方面上。它主要表现为个人心理活动过程的速度和稳定性(如知觉的速度、思维的灵活度、注意力集中时间的长短等)、心理过程的强度(如情绪的强弱、意志努力的程度等)以及心理活动的指向性(倾向于外部事物或倾向于内部体验)。

②气质的特征 气质类型的结构特征可用感受性、耐受性、反应的敏捷性、行为的可塑性、情绪的兴奋性、社会活动中的倾向性6种因素来表示。

③气质的意义

A. 气质对于社会实践活动有一定影响 正确认识气质与职业活动对指导社会实践活动具有重要意义。

B. 气质不决定一个人社会活动的价值及成就的高低 各种气质类型的人都可对社会作出杰出贡献。

C. 气质对职业的影响 不同的职业活动,根据其工作性质的特点对人的气质有不同的要求。在特定条件下,选择气质特征合适的人员从事某项工作,可提高工作效率,减少失误。这对于职业选择和工作调配具有一定的意义。

D. 气质对身心健康的影响 情绪不稳定、易伤感、过分性急、冲动等特征不利于心理健康。

④气质的类型 希波克拉底提出的气质体液学说广为流传,他认为人体内有血液、黏液、黑胆汁和黄胆汁四种液体,根据在人体内四种体液的不同比例,将气质分为多血质、胆汁质、黏液质和抑郁质四种类型。

		多血质	胆汁质	黏液质	抑郁质
巴甫洛夫分型		活泼型	兴奋型	安静型	抑制型
气质特征	感受性	低	低	低	高
	耐受性	高	高	高	低
	敏捷性	快	快	迟缓	慢
	可塑性	可塑	不稳定	稳定	刻板
	兴奋性	高而不强	高而强烈	低而强烈	高而体验深
	倾向性	外倾	明显外倾	内倾	严重内倾
外显行为		行动敏捷,精力充沛,活泼好动。注意力易转移,志趣易变化。面部表情丰富,语言表达能力强,感染力强。待人热情,容易适应环境	动作迅速,精力充沛,不易疲劳。情绪易于冲动,自我控制力差,心境变化大。活动中缺乏耐性,可塑性差	动作反应慢,不灵活。安静稳重,注意力稳定、难以转移,喜怒不形于色。待人冷漠,固执拘谨。工作有条理,易于因循守旧,缺乏创新精神	动作迟钝,多愁善感。观察细致,对事物体验深刻,善于觉察他人难以发现的小细节。对事物和他人羞怯,不果断,缺乏信心,孤僻内向

【例27】某人做事总是风风火火,速度很快,脾气火暴,缺乏耐心,而且时不时会出些错误。其气质类型属于

A. 多动质　　　　　　　B. 多血质　　　　　　　C. 黏液质
D. 胆汁质　　　　　　　E. 抑郁质

【例28】胆汁质气质的人,其高级神经活动类型属于

A. 强、均衡而灵活的活泼型　　B. 强、均衡而不灵活的安静型　　C. 强、不均衡而灵活的兴奋型
D. 弱、不均衡、不灵活的抑制型　　E. 弱、均衡、灵活的灵活型

(4) 性格的概念、特征与分型

①性格的概念　性格是人体在生活过程中形成,对客观现实稳定的态度,以及与之相适应的习惯了的行为方式。性格是人格中最重要的心理特征,它反映了一个人的本质属性,具有核心的意义。性格既是稳定的,也是可塑的。任何性格特征都不是一朝一夕形成的。它是儿童时期不断地受到社会环境的影响,教育的熏陶和自身实践的长期塑造而形成的。

②性格特征

A. 意识倾向性　性格最主要的特征是意识倾向性,表现为对现实的态度方面,如对人善良、怜悯、傲慢等;对工作和学习的态度方面,如有责任心,有条不紊或漫不经心;对自己的态度方面,如自信、谦虚或自以为是等。

B. 意志特征　在对行为的调节控制方面,表现为性格的意志特征。如有的人始终如一,坚定不移;也有的人半途而废,见异思迁。

C. 情绪特征　在对情绪的控制方面,表现为性格的情绪特征,如开朗、郁闷。

D. 理智特征　在认知活动的特点和风格方面,表现为性格的理智特征,如有人善于思考、创新,有人则因循守旧。

E. 态度特征　现实态度的性格特征主要表现在对各种社会关系的处理上,包括:一是对社会、集体、他人的态度,如爱集体、善交际、有礼貌,还是孤僻、粗暴等;二是对工作学习的态度,如勤劳、认真、首创精神,还是懒惰、马虎、墨守成规等;三是对自己的态度,如自信或自卑、羞怯或大方等。

③性格的分型

A. 按理智、情绪、意志的优势分　可分为理智型、情感型和意志型。

B. 按心理活动的内外倾向分　可分为内倾型、外倾型和中间型。

C. 按处事的独立程度分　可分为独立型和顺从型。

D. 按维度理论分　可分为稳定-内向型、稳定-外向型、不稳定-内向型和不稳定-外向型。

【例29】男,22岁,大学生。平常乐于助人、尊师爱校。不仅在学习上经常帮助同学,而且在生活上也常常照顾他人,并能积极组织班级的集体活动。这种行为方式在性格的特征中属于
A. 行为特征　　B. 意志特征　　C. 态度特征
D. 情绪特征　　E. 理智特征

【例30】影响人性格的基本时期是
A. 青年期　　B. 老年期　　C. 中年期
D. 儿童期　　E. 婴儿期(2023)

(5) 人格形成的标志与影响因素

①人格形成的标志　人在刚出生的时候,还不能说具有人格,只能说具有了人格形成的基础。如果个体没有机会经历正常的人类社会生活,他的人格就不能形成,或出现人格障碍及偏移。人格的形成是一个动态的过程。人格在生理因素和社会文化因素的相互作用过程中,逐渐发展和成熟。人格形成的标志为自我意识的确立和社会化的完善。

A. 自我意识的确立　自我意识也称自我概念,是人们对自己身心特点的主观认识,包括自我评价、归属感(角色认同)、形象感等。自我意识的确立有一个发展过程,是在自然和社会的交往中逐渐形成的。自我意识的真正确立是在青春期以后。随着体格发育和性发育成熟,青少年日益把注意力指向自身,开始有成年人的独立感,并在心理上摆脱对监护人的依赖,进入"第二断乳期"。这个阶段在人格的发展阶段中具有重要意义,标志着自我是独立、完整和统一的。人格也开始具有相对的稳定性。自我意识形成后并非固定不变,而是在社会实践中不断地改造和完善。

第十六篇 医学心理学
第1章 总论与医学心理学基础

B. 社会化的完善　社会化是指个体的观念及行为被纳入社会规范中的过程。换言之,是使自然的人成为社会的人,成为社会中的一个成员,按照社会的要求确定自己的角色行为。

②人格形成的影响因素

A. 遗传潜能　遗传对人格的影响,长久以来一直是人格心理学家关注的重点。根据现有的研究,心理学家认为,遗传对人格确有影响。不过,在人格的不同方面,这种影响的大小有所不同。

B. 共同经验　是指不同个体处于相同的文化背景中所接受的某些共同的价值观念、风俗习惯、行为方式等。文化背景不同,产生的共同经验也不相同。

C. 独特的经验　每个人的生活经历不同,经验也不一样。尽管许多文化因素是共同的,但每个人都是以独特的方式对环境的要求作出反应。

▶常考点　　常考点,应全面掌握。

参考答案——详细解答见《2024国家临床执业及助理医师资格考试历年考点精析(上、下册)》

1. ABCD**E**   2. A**B**CDE   3. **A**BCDE   4. AB**C**DE   5. ABC**D**E   6. AB**C**DE   7. ABCD**E**
8. ABCD**E**   9. A**B**CDE   10. A**B**CDE   11. AB**C**DE   12. ABC**D**E   13. A**B**CDE   14. ABCD**E**
15. **A**BCDE   16. AB**C**DE   17. **A**BCDE   18. AB**C**DE   19. **A**BCDE   20. ABCD**E**   21. AB**C**DE
22. A**B**CDE   23. AB**C**DE   24. **A**BCDE   25. AB**C**DE   26. AB**C**DE   27. AB**C**DE   28. AB**C**DE
29. AB**C**DE   30. AB**C**DE

第2章 心理健康、心理应激与心身疾病

▶ **考纲要求**

①心理健康概述：心理健康的概念，心理健康的简史，心理健康的研究角度及其应用，心理健康的标准及其应用。②不同年龄阶段的心理健康：儿童阶段心理健康常见问题与对策，青少年阶段心理健康常见问题与对策，中年人心理健康常见问题与对策，老年人心理健康常见问题与对策。③心理应激：心理应激的概念，应激源的概念与种类，心理应激的中介机制，心理应激反应，心理应激对健康的影响，心理应激的应对方法。④心身疾病：心身疾病的定义、特征与范围，心身疾病的发病原因与机制，几种常见的心身疾病，心身疾病的诊断与治疗。

▶ **复习要点**

一、心理健康

1. 心理健康概述

(1) 心理健康的概念 心理健康也称心理卫生，是指以积极的、有效的心理活动，平稳的、正常的心理状态，对当前和发展着的社会、自然环境以及自我内环境的变化具有良好的适应能力，并由此不断地发展健全的人格，提高生活质量，保持旺盛的精力和愉快的情绪。

(2) 心理健康的简史

①1792年，Pinel P医生提出使精神病患者得到康复，除了不受约束外，他们还应该从事有益的劳动。
②1908年，Beers C以自己患精神病后又恢复健康的亲自体验，又一次使心理卫生得到迅速发展。
③1908年5月，成立了世界第一个心理卫生协会"康涅狄格州心理卫生协会"。
④1930年5月，在华盛顿成立国际心理卫生委员会。
⑤1936年4月，我国在南京成立了中国心理卫生协会。
⑥1985年，我国在山东泰安召开了中国心理卫生协会成立大会。

【例1】心理卫生又称为

  A. 心理健康   B. 心理和谐   C. 心理宽容
  D. 心理调节   E. 心理平衡

(3) 心理健康的研究角度及其应用

①统计学角度 许多在病理心理学看来属于异常的现象，在正常人的身上也会或多或少地有所表现，这与心理异常患者之间的差别只是程度上的差异而已。应用统计学的方法，把大多数在统计坐标上分布居中（即接近平均数）者视为正常，把正态分布的两端者视为异常。统计学的方法在很复杂的情况下可以采用，但简单地以纯数量为依据来界定极为复杂的心理现象，也会带有一定的局限性。例如，智力的常态分布中，除了个别有社会适应性缺陷外，也都属于正常范围。

②病理学角度 心理是人脑的功能。假定脑的结构和生理、生化方面发生障碍，如颅脑损伤、中毒、感染、营养缺乏、遗传或代谢障碍等，即使心理异常现象表现较为轻微，也可判定为异常。这一标准虽较客观，但也有其局限性。此外，即使大脑没有明显的器质性损害，但由于强烈的精神刺激而引起大脑功能失调，如出现幻觉、妄想等症状，也可认定有心理异常存在。

第十六篇　医学心理学
第2章　心理健康、心理应激与心身疾病

③**文化学角度**　人总是生活在一定的社会文化环境中,因此,可以从人的心理和行为是否符合其生活环境所提出的要求,是否符合社会行为规范、道德标准等方面来对心理健康进行判断。符合者为正常,否则为异常。这种标准也不是一成不变的,会随着时间的变迁而变化。

(4)**心理健康的标准及其应用**　各个学派的标准不一。

美国心理学家马斯洛(Maslow)提出的十条标准得到较多的认可:①有充分的适应能力;②充分了解自己,并对自己的能力作出恰当的估计;③生活目标能切合实际;④与现实环境保持接触;⑤能保持人格的完整和谐;⑥有从经验中学习的能力;⑦能保持良好的人际关系;⑧适度的情绪发泄与控制;⑨在不违背集体意志的前提下,有限地发挥个性;⑩在不违背社会规范的情况下,个人基本需求能恰当满足。

我国心理学家提出的心理健康的5条标准。

①**智力正常**　包括分布在智力正态分布曲线之内者,及能对日常生活作出正常反应的智力超常者。

②**情绪良好**　能够经常保持愉快、开朗、自信的心情,善于从生活中寻求乐趣,对生活充满希望。善于调节负性情绪,具有情绪的稳定性。

③**人际和谐**　乐于与人交往,既有稳定而广泛的人际关系,又有知己的朋友;在交往中保持独立而完整的人格,有自知之明,不卑不亢;能客观评价别人,取人之长补己之短,宽以待人,乐于助人。

④**适应环境**　有积极的处世态度,与社会广泛接触,对社会现状有较清晰正确的认识,具有顺应社会改革变化的能力,勇于改造现实环境,达到自我实现与社会奉献的协调统一。

⑤**人格完整**　心理健康的最终目标是培养健全的人格。

【例2】依据个体的心理和行为是否符合其社会生活环境与行为规范来判断心理是否健康的研究角度属于
　　A. 认知学角度　　　　B. 行为学角度　　　　C. 生理学角度
　　D. 文化学角度　　　　E. 经验学角度

【例3】对于大多数在小学里学习成绩中等的孩子而言,可以判断其智力水平处于正常范围,这一心理健康判断的角度为
　　A. 文化学角度　　　　B. 社会学角度　　　　C. 人类学角度
　　D. 统计学角度　　　　E. 病理学角度

【例4】不属于心理健康的典型表现是
　　A. 情绪良好　　　　　B. 人际和谐　　　　　C. 智力正常
　　D. 人格完美　　　　　E. 适应环境

【例5】人际和谐的特点一般不包括
　　A. 宽以待人　　　　　B. 自我完善　　　　　C. 乐于交往
　　D. 乐于助人　　　　　E. 不卑不亢

【例6】男,40岁。平时乐于交际,宽以待人,友好相处,不卑不亢。符合心理健康的标准是
　　A. 适应环境　　　　　B. 情绪良好　　　　　C. 智力正常
　　D. 人格完整　　　　　E. 人际和谐

2. 不同年龄阶段的心理健康

(1)**儿童阶段心理健康常见问题与对策**

①**乳儿期儿童心理健康常见问题与对策**　乳儿期儿童从完全没有意识动作过渡到学会用手操作物体和直立行走等自主动作,从完全不能说话过渡到掌握一些简单的字和词进行交流。有了明显的注意力和初步的记忆力、简单的思维和依恋情绪等。此阶段乳儿的心理健康应该注意:
　　A. 提供足量的蛋白质和核酸,以促进乳儿的身体、大脑、神经系统的健康发育。
　　B. 乳儿会出现极为强烈的依恋需要,父母应重视乳儿的情感需求,与孩子建立亲密的情感联系。
　　C. 父母应经常耐心地与乳儿进行语言交流,促进乳儿的学习、模仿、智慧的发展。
　　D. 正确给予乳儿各种感官刺激和合理的行为功能训练。

E.断奶会给乳儿带来很大的心理打击,引起乳儿强烈的心身反应,应予以注意。
F.避免和矫正乳儿常见的不良行为,如咬手指、醒睡的昼夜颠倒、非器质性习惯性呕吐等。
②婴儿期儿童心理健康常见问题与对策　婴儿期儿童已初步掌握最基本的口头语言,自我意识也开始发展。情绪具有易变化、易冲动、易感染的特点。此阶段婴儿的心理健康应注意:
A.成人应鼓励婴儿开口说话,增加语言交流机会。使用规范语言,不应使用儿语。
B.训练婴儿的各种肢体动作,如跑、跳、翻滚等,培养双手的精细动作。
C.这个时期的婴儿已有了求知欲,好奇感。父母应重视婴儿的智力开发。
D.培养婴儿良好的习惯,如进食习惯、睡眠习惯、卫生习惯、起居习惯、规范行为习惯等。
③幼儿期儿童心理健康的常见问题与对策　幼儿期儿童的口头语言表达能力进一步提高,书面语言能力也开始发展。情绪体验也开始分化。此阶段幼儿的心理健康应注意:
A.开展丰富多彩的游戏活动,在游戏中训练幼儿的肢体协调、平衡、反应及写作等能力。
B.经常给儿童讲故事、看图书、看儿童影视并要求他们复述,以提高他们的口头语言表达能力。
C.培养他们对计数的兴趣,逐渐培养抽象思维能力。
D.通过参加各种游戏活动和社会活动,促进幼儿个体社会化及社会适应能力。
E.培养良好的习惯,如独立性、助人为乐、主动交往等良好习惯。
F.做好入学前的心理准备,让儿童接受小学的学习环境和新的教育模式。
④学龄期儿童心理健康常见问题与对策　学龄期儿童的语言表达能力更加完善,思维进一步发展。认知方面表现为感觉的感受性不断发展,知觉的分析和综合能力提高,记忆能力迅速发展,认知的选择性和持续性提升。儿童的情感内容不断丰富。此阶段儿童的心理健康应注意:
A.做好小学后的适应工作,在学习和人际关系方面需要培养新的能力。
B.根据儿童天真、活泼、开朗、纯真的特点,激发他们快速成长。
C.注意儿童的各种认知能力,引导他们学会思考,启发他们的思维能力和想象力。
D.培养儿童良好的习惯,如学习习惯、集体意识、意志力、恒心、爱心、责任心等。
E.纠正儿童期常见的不良习惯,如逃学、说谎、偷窃、欺负同伴、破坏公物等。
(2)青少年阶段心理健康常见问题与对策　青少年常见的心理问题包括:
①学习问题　是青少年的家长所关注的焦点问题之一。孩子成绩不理想的原因多样,应区别对待。
②情绪情感问题　青少年情感丰富,情绪不稳定,时高时低,情绪心境化,大多由某些生活事件所致。
③恋爱与性的问题　进入青春期后,就有了恋爱与性的问题,并从此贯穿一个人的一生。
青少年阶段心理健康问题的对策:A.学校和家庭应注意培养青少年独立自主的能力,让他们能独立判断事物,独立应对事物,独立作出决定;B.促进自我意识的形成和发展对青少年十分重要;C.对青少年的性教育是一项重要的工作。

(3)中年人心理健康常见问题与对策　中年人常见的心理健康问题包括:
①反应速度与记忆力下降　常以为自己"老之将至",从而产生悲观失望的心理状态。
②渴望健康与追求成就的矛盾　中年人都希望自己有个健康的身体,但是在繁忙的工作和高度责任感的驱使下,他们往往无暇关注自己的身体健康,甚至无暇参加体检。
③人际关系复杂　中年人的人际关系最为复杂,包括同事之间、上下级之间、亲属之间的关系等。
④家庭与事业的双趋冲突　家庭和事业对中年人的要求和期望,往往形成一对矛盾。
中年人心理健康问题的对策:A.重视自身心理健康的观察;B.积极合理地应对各种生活压力;C.努力加强自我心理保健。

(4)老年人心理健康常见问题与对策　老年人常见的心理健康问题包括:
①不适应离退休生活　离退休的实质是一个人功能的转变,这种功能的转变也意味着社会角色的转变,很多老年人不能适应这种转变。

②主观健康水平评价差　随着老年人体质的下降,躯体各器官功能减退。特别是80岁以后,衰老现象尤为明显,很多老年人的主观评价逐渐变得越来越低。

③老年人的性生活　老年人的性功能随年龄的增加而衰退但不消失,性的欲望与兴趣会持续存在。

④对死亡的恐惧　老年人对死亡的态度是否恰当,直接影响到晚年的心理健康水平。

老年人心理健康问题的对策:A. 认同老年特征,提升自身价值;B. 调整曲解认知,增进心身健康;C. 加强人际交往,提高幸福指数。

二、心理应激

1. 心理应激的概念

(1) **应激**　应激的概念由加拿大心理学家塞里(Selys)于1936年首次提出。塞里将应激描述为机体对伤害性刺激的非特异性防御反应。

(2) **心理应激**　由拉扎卢斯(Lazarus)于1968年提出。拉扎卢斯认为心理应激是人对外界环境中的有害刺激、威胁和挑战经认知、评价后所产生的生理、心理和行为反应。目前,学界普遍使用的心理应激的定义是个体面临或觉察到环境变化对机体有威胁或挑战时,作出的适应性和应对性反应过程。这一定义强调环境刺激是对人有威胁和挑战性的社会、心理或生物刺激物,反应则包括生理和心理两个方面。现代心理应激理论认为,心理应激是包括输入(原因)、中介、反应、应对的动态过程。其中,应激性生活事件是应激的原因,个体遭遇应激事件后会出现心理和生理反应,个体的心理因素如认知评价、人格特征、应对方式和社会支持,以及生理功能或素质是调节应激反应强度的因素,被称为应激的中介因素。中介机制是决定应激结局或后果的重要因素。

2. 应激源的概念与种类

(1) **概念**　应激源是指环境对个体提出的各种要求,经个体认知评价后可引起心理或生理反应的刺激。

(2) **应激源的种类**

①应激源按属性　可分为躯体性应激源、心理性应激源、社会性应激源、文化性应激源。

A. 躯体性应激源　是指对人的躯体直接产生刺激作用的刺激物,包括各种物理的、化学的、生物的刺激物,如高温、低温、酸碱刺激、不良食物、微生物等。这一类应激源是引起生理反应的主要刺激物。

B. 心理性应激源　是指来自自身的紧张性信息,如心理冲突、不切实际的期望、不祥预感等。

C. 社会性应激源　是指造成个人生活样式或风格的变化,并要求人们对其作出调整或适应的事件或刺激,如应激性生活事件、日常生活困扰、工作相关应激源、环境应激源等。

D. 文化性应激源　最为常见的文化性应激源是"文化性迁移",如由一种语言环境进入另一语言环境,或由一个民族聚居区、一个国家迁入另一个民族聚居区或一个国家。

②从研究角度对应激源进行分类　赫伯特(Herbert)和科恩(Cohen)在心理应激免疫的研究中发现,不同应激源引起的生理反应(如人类的心理免疫反应)有差异,因而从研究的角度提出以下分类。

A. 按应激源的数量可分为　散在发生的客观事件应激源,如亲人丧亡、学校考试、参加聚会等;对一段时间内的应激事件作累计评定,如一年内遭遇日常生活困扰或生活事件的总和。

B. 按应激源的作用时间可分为　急性实验室应激源(持续时间<30分钟),如心理作业;短期自然应激源(持续数天至1个月),如学校的期末考试;长期自然应激源(持续1个月以上),如丧亲、失业。

C. 按应激事件的性质可分为　人际事件,是指与人际关系相关联的事件,如夫妻关系或亲子关系不良;非社会事件,是指无明显人际影响的个人情感变异,如高原缺氧、寒冷、空气污染引起的心理扰乱。

D. 按应激事件的现象学分类　分为工作事件、家庭事件、人际关系事件、经济事件、社会和环境事件、个人健康事件、自我实现受阻、喜庆事件等。

E. 按事件对个体的影响分类　可分为正性生活事件、负性生活事件。
　　F. 按生活事件的主观和客观属性分类　分为主观事件、客观事件。
【例7】根据应激源的定义,所有应激源包含的共同心理组分是
　　A. 应激的认知评价　　　　　B. 应激的人格特征　　　　　C. 应激的社会支持
　　D. 应激的应对方式　　　　　E. 被觉察到的威胁(2023)
【例8】女,22岁。到国外读硕士,刚到国外半年的时候因为语言不通、生活习惯不同等原因,心里不适应,其应激源应属于
　　A. 社会性应激源　　　　　　B. 躯体性应激源　　　　　　C. 文化性应激源
　　D. 职业性应激源　　　　　　E. 心理性应激源

3. 心理应激的中介机制

心理应激的中介机制是指可以对应激源和应激反应的强度进行调节的因素。

(1) 应激的心理中介机制　包括认知评价、应对方式、社会支持和个性特征。

①**认知评价的概念和中介作用**　认知评价是指个体对遇到的生活事件的性质、程度、可能的伤害情况进行评估。对生活事件的认知评价直接影响个体的应对活动和心身反应,因此认知因素是生活事件到应激反应的关键中介因素之一。

②**应对的概念和中介作用**　应对又称应对策略,是指个体对生活事件以及因生活事件而出现的自身不平稳状态所采取的认知和行为措施。应对策略与个性特征有关,存在与个性特质有关的、相对稳定的和习惯化了的应对风格,对个体的健康产生长期影响。

③**社会支持的概念和中介作用**　社会支持是指个体与社会各方面包括亲属、朋友、同事、伙伴等以及家庭、单位、党团、工会等社团组织所产生的精神上和物质上的联系程度。一般认为社会支持具有减轻应激的作用,是应激作用过程中个体"可利用的外部资源"。

④**个性特征的中介作用**　个性特征与生活事件、认知评价、应对方式、社会支持和应激反应等因素之间均存在相关性,从而共同参与对应激反应的调节。

(2) 应激的生理中介

①**应激系统的概念**　神经内分泌系统是应激生理反应的调节者和效应者,应激系统如下。
A. 垂体-肾上腺皮质轴和自主神经系统支配的组织。
B. 蓝斑-去甲肾上腺/自主系统以及它们的外周效应器。
应激反应是通过神经系统、内分泌系统和免疫系统的中介途径发生的。

②**应激系统的中介作用**　包含以下内容。
A. 交感-肾上腺髓质系统　急性应激时,尤其个体认为具有威胁的情形下,交感神经末梢释放去甲肾上腺素,肾上腺髓质释放去甲肾上腺素和肾上腺素,这些物质与受体结合,引起器官功能的变化。
B. 自主神经系统　由下丘脑调节,通过交感神经和副交感神经调节机体的放松和应激水平。
C. 下丘脑-垂体-肾上腺皮质轴　可调节代谢性应激反应,以降低应激源的危害。
D. 内源性阿片系统　在应激时,通过减少恐惧、镇痛,以及抑制与疼痛有关的退缩行为,对搏击等应对反应有一定意义。该系统也可能与经历不可控的应激后的消沉行为有关。
E. 性腺轴　应激时,性腺轴负反馈作用于下丘脑,导致促性腺激素分泌减少,繁殖能力受损。
F. 肾素-血管紧张素-醛固酮系统　应激时,肾脏可分泌肾素,激活肾素-血管紧张素-醛固酮系统,导致血压升高,肾脏排水排钠减少。
G. 免疫系统　应激时,机体免疫系统功能受到抑制,对疾病的易感性增高。

4. 心理应激反应

当个体觉察到应激源的威胁后,就会通过心理和生理中介机制的整合作用,产生一系列心理、生理反应,这些反应称为应激反应,包括应激的心理反应和应激的生理反应。

第十六篇 医学心理学
第2章 心理健康、心理应激与心身疾病

(1) 应激的心理反应

①情绪反应 个体在不同应激源的刺激下,产生程度不同的情绪反应。

A. 焦虑 是最常出现的情绪性应激反应。当个体预感危机来临或预期事物的不良后果时出现紧张不安、急躁、担忧的情绪状态。这里指的是"状态焦虑",是由应激源刺激引发的。

B. 抑郁 属于消极、悲观的情绪状态,表现为兴趣活动减退,言语活动减少,无助感、无望感强烈,自我评价降低,严重者出现自杀行为,常由丧失亲人、离婚、失恋、遭受重大挫折、长期慢性疾病等引发。

C. 恐惧 企图摆脱有特定危险的情境或对象时的情绪状态。适度的恐惧有助于激活警觉期动员途径,使注意力集中而防御风险,但常常缺乏应对的信心,表现为逃跑或回避。

D. 愤怒 是与健康和疾病关系最直接的情绪反应。

②认知反应 应激较剧烈时,认知能力普遍下降。常见的认知性应激反应表现为意识障碍,注意力受损,记忆、思维、想象力减退等。负面的认知性应激反应使人陷入灾难中,难以自拔。

A. 偏执 个体在应激后出现认知狭窄、偏激、钻牛角尖,平日非常理智的人变得固执、蛮不讲理。也可表现为过分的自我关注,注意自身的感受、想法、信念等内部世界,而非外部世界。

B. 灾难化 个体经历应激事件后,过分强调事件的消极后果,引发惶惶不安的消极情绪和行为障碍。

C. 反复沉思 不由自主地对应激事件反复思考,阻碍了适应性应对策略,使适应受阻。

D. 闪回和闯入性思维 在经历严重的灾难性事件后,生活中常不由自主地闪回灾难的影子,活生生的,就好像重新经历一样;或者在脑海中突然闯入一些灾难性痛苦情境或思维内容,表现为挥之不去。

③行为反应 当个体经历应激源刺激后,常自觉或不自觉地在行为上发生改变,以摆脱烦恼,减轻内在不安,恢复与环境的稳定性。积极的行为性应激可减轻患者压力,激励主体克服困难,战胜挫折。而消极的行为性应激则会使个体出现回避、退缩等行为。

④自我防御反应 是指借助于自我防御机制来应对环境的挑战,将自己与环境刺激的关系稍作调整,以减轻应激所引起的紧张和内心痛苦。

(2) 应激的生理反应 应激源作用于人体时,通过应激系统的中介作用,即中枢神经系统对应激信息接受、整合,传递至下丘脑。下丘脑通过交感-肾上腺髓质系统,释放大量儿茶酚胺,增加心、脑、骨骼肌的血液供应。同时,下丘脑分泌的神经激素可兴奋垂体-肾上腺皮质系统,导致皮质激素水平增高,影响体内各系统和器官的功能。严重而持续的应激可引起机体生理功能的紊乱和失衡,引发病理性改变。

5. 心理应激对健康的影响

心理应激对健康的影响,既有积极意义,也会产生消极作用。

(1) 积极意义 适度的心理应激是人成长和发展的必要条件。早年的心理应激经历,可以丰富个体的应对资源,提高其在后来生活中的应对和适应能力,更好地耐受各种紧张性刺激和致病因素的影响。

(2) 消极作用 长期的或强烈的应激反应会引起心身疾病和心理障碍。心理应激时的心理和生理反应,特别是较强烈的反应,可加重已有的疾病,或造成疾病的复发。

6. 心理应激的应对方法

应对心理应激的方法多种多样,其中比较常用的方法包括:①消除、逃避或回避应激源。②调整对应激事件的认知和态度,常常需要降低期望值。③增加对应激事件的可控性和可预测性。④提高自身应对能力与经验。⑤采用自我防御机制。⑥学会放松和自我调节。⑦取得社会支持和安慰,利用各种有效的外在资源。⑧请心理咨询师或心理治疗师给予帮助,必要时选用适当药物。

【例9】女,28岁。遇应激事件后,喜欢用钻牛角尖的方式来处理,这种反应属于

    A. 心理反应   B. 行为反应   C. 情绪反应

    D. 生理反应   E. 认知反应

【例10】女,18岁,某大学一年级新生。入学后对新的学习环境和教学模式不适应,出现情绪焦虑、失眠等情况。该生的辅导员、老师及同学们给予其热情的帮助、疏导和安慰,使该生逐渐走出了适应不

良的状态。这种应对应激的方法属于
A. 催眠心理治疗　　　　　B. 运用自我防御机制　　　　C. 专业思想教育
D. 取得社会支持　　　　　E. 回避应激源

【例11】小李,男,25岁。硕士研究生毕业后参加工作,半年来对上级领导布置的任务总感到不能胜任,屡屡出错,受到多次批评后内心受挫,选择了辞职。小李的这种选择在应激反应中属于
A. 认知反应　　　　　　　B. 生理反应　　　　　　　　C. 情绪反应
D. 行为反应　　　　　　　E. 自我防御反应

【例12】男,55岁。早期肝癌患者,微创手术后,愈合良好,他认为局部癌组织已切除,不要再想着自己是癌症患者,应坦然地面对生活。该患者应对心理应激的方法是
A. 提高自身应对能力　　　B. 调整对事件的认知和态度　C. 增加可控性和可预测性
D. 接受心理治疗帮助　　　E. 采用自我防御机制

三、心身疾病

1. 心身疾病的定义、特征与范围

（1）**心身疾病的定义**　狭义的心身疾病是指心理社会因素在疾病的发生、发展过程中起重要作用的躯体性器质性疾病。广义的心身疾病则进一步包括了与心理社会因素关系密切的躯体功能性障碍。

（2）**心身疾病的特征**　①心理社会因素在疾病的发生和发展过程中起重要作用；②表现为躯体症状,有器质性病理改变或已知的病理生理过程；③不属于躯体形式障碍。

（3）**心身疾病的范围**　以下疾病可归入各系统的心身疾病范畴。
①循环系统　原发性高血压、原发性低血压综合征、冠心病、阵发性心动过速。
②消化系统　消化性溃疡、慢性胃炎、慢性胆囊炎、慢性肝炎、慢性胰腺炎、幽门痉挛、肠道功能障碍、神经性呕吐、神经性厌食、溃疡性结肠炎、肠易激综合征、过敏性结肠炎、心因性多食、异食症。
③呼吸系统　支气管哮喘、过度换气综合征、过敏性鼻炎、心因性呼吸困难、慢性呃逆。
④神经血管系统　脑血管病、多发性硬化症、雷诺综合征、偏头痛、自主神经功能紊乱、昏厥。
⑤内分泌和代谢系统　糖尿病、甲状腺功能亢进症、肥胖症。
⑥骨与肌肉系统　类风湿关节炎、紧张性头痛、全身肌痛症、颈臂综合征、慢性腰背痛、痉挛性斜颈。
⑦泌尿生殖系统　阳痿、神经性多尿、慢性前列腺炎。
⑧儿科　心因性发热、支气管哮喘、遗尿症、遗粪症、周期性呕吐、夜惊、胃肠功能紊乱症。
⑨妇产科　功能性子宫出血、月经失调、外阴瘙痒、更年期综合征、经前期紧张症、阴道痉挛。
⑩皮肤科　慢性荨麻疹、湿疹、神经性皮炎、过敏性皮炎、银屑病、皮肤瘙痒症、多汗症。
⑪耳鼻喉科　慢性鼻窦炎、咽部异物感、口吃、晕动症、梅尼埃病。
⑫眼科　原发性青光眼、低眼压综合征、眼肌疲劳症。
⑬口腔科　口腔黏膜溃疡、口腔异物感、心因性齿痛。
⑭肿瘤。

【例13】心身疾病的界定条件是
A. 在发病过程中心理社会因素起重要的作用　B. 具有心理因素引起的躯体症状
C. 不是神经症和精神病　　　　　　　　　　D. 具有明显的器质性病理改变或病理生理变化
E. 以上都是

【例14】下列不属于心身疾病的是
A. 精神分裂症　　　　　　B. 冠心病　　　　　　　　　C. 消化性溃疡
D. 糖尿病　　　　　　　　E. 高血压

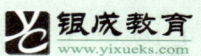 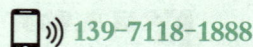

第十六篇 医学心理学
第2章 心理健康、心理应激与心身疾病

【例15】 内科的心身疾病一般不包括
A. 冠心病　　　　　　B. 高血压　　　　　　C. 支气管哮喘
D. 肺结核　　　　　　E. 消化性溃疡

【例16】 根据心身疾病的定义,以下不属于心身疾病的是
A. 原发性高血压　　　B. 腹股沟斜疝　　　　C. 神经性皮炎
D. 消化性溃疡　　　　E. 支气管哮喘

【例17】 按照心身医学的观点,下列疾病中属于心身疾病的是
A. 精神分裂症　　　　B. 抑郁症　　　　　　C. 消化性溃疡
D. 大叶性肺炎　　　　E. 精神发育迟滞

2. 心身疾病的发病原因与机制

(1) 发病原因

①情绪与心身疾病　情绪因素与许多心身疾病的发生和发展有关。消极的情绪状态对疾病的发生和发展、病程和转归都起着不良作用。心理紧张刺激与高血压、溃疡病、脑血管意外、心肌梗死、糖尿病、癌症等的发病率增高有关。长期焦虑、抑郁、紧张和恐惧等消极情绪与紧张性头痛的发生有关。

布雷迪(Brady)用"做抉择的猴子"实验说明应激与消化性溃疡的关系。让两只猴子各自坐在被约束的椅子上,每20秒给1次电击。每个猴子都有一个压杆,其中一个若在接近20秒时压一下,能使两只猴子避免电击。否则,两只猴子便一起受到同样电击。因此,这只猴子总是惦记压杆,以免被电击;另一只猴子是否压杆与电击无关。结果表明,两只猴子被电击的次数和强度虽然一致,但疲于压杆的猴子患上了胃溃疡,另一只猴子却安然无恙。

②人格与心身疾病　临床上很多疾病,如冠心病、高血压、心绞痛、心律失常、糖尿病等,都与人格特征有关。研究表明,A型行为类型的人易患冠心病等心血管系统疾病,C型行为类型的人易患癌症。

③社会环境与心身疾病　社会因素,如战争、空袭、社会动乱可引起人们罹患各种心身疾病。生活事件是造成心理应激,进而发生心身疾病的主要应激源。

(2) 发病机制

①心理动力学理论　该理论强调潜意识心理冲突在心身疾病的发生发展中起重要作用。潜意识心理冲突是通过自主神经系统功能活动的改变而造成某些脆弱器官病变的。例如,心理冲突在迷走神经亢进的基础上可导致支气管哮喘。

②行为学习理论　该理论认为,某些社会环境刺激引发个体习得性心理和生理反应,如情绪紧张、呼吸加快、血压升高等。由于个体素质上的问题,或特殊环境因素的强化,或通过泛化作用,使这些习得性心理和生理反应被固定下来,从而演变成为疾病。

③心理生理学理论　心理生理学发病机制的研究重点包括有哪些心理社会因素,通过哪些生物学机制作用于什么状态的个体,导致哪些疾病的发生。

【例18】 布雷迪曾做过这样的实验,两只猴子各坐在自己被约束的椅子上,每隔一定时间通一次电,其中一只猴子(A)能自己断电而避免电击,另一只猴子(B)则不能,最终
A. A得了溃疡病　　　B. B得了溃疡病　　　C. AB均得了溃疡病
D. AB均未得病　　　 E. AB均得了高血压

3. 几种常见的心身疾病

(1) 原发性高血压　与高血压有关的心理社会因素包括:

①社会环境因素　如社会结构变化、生活事件、社会环境及生活方式的变化、精神紧张、情绪应激等。

②情绪因素　各类人际关系紧张、社会地位和职业改变、家庭矛盾、经济收入和居住困难等生活事件所导致的应激及强烈的焦虑、恐惧、愤怒、敌意情绪均可引起高血压。

③不良行为因素　如高钠饮食、超重、肥胖、缺少运动、大量吸烟、酗酒、鼾症、生活不规律等。

④**人格特征**　焦虑情绪反应、心理矛盾的压抑是高血压患者发病的主要心理因素。
(2)**冠心病**　冠心病的发病与情绪因素、个性心理特征、社会环境因素、行为因素等有关。
(3)**癌症**　癌症的发生与生活事件、情绪反应、个性特征、心理社会因素有关。

4. 心身疾病的诊断与治疗

(1)**心身疾病的诊断**
①有明确的临床症状、体征和相应的病理学改变，或已知的病理生理变化。
②有明确的心理社会因素，并且与上述改变构成因果关系。
③排除神经症、精神病和理化、生物学因素引起的疾病。

(2)**心身疾病的治疗**
①治疗原则　心身疾病应采取心、身相结合的治疗原则，但对于具体病例，则应各有侧重。心身疾病的心理干预包括支持疗法、环境控制、松弛训练、生物反馈、认知疗法、行为疗法、催眠疗法、家庭治疗。
②心理干预目标
A. 消除心理社会刺激因素　可采用心理支持、认知疗法、松弛训练、催眠疗法等改变认知方式。
B. 消除心理学病因　对某些具有明确行为因素的疾病，如冠心病，在患者病情基本稳定后，指导患者对 A 型行为进行矫正，改变认知模式和生活方式，以减少心理刺激。
C. 消除生物学症状　通过心理学技术直接改变患者的生物学过程，提高身体素质，促进疾病的康复。如松弛训练或生物反馈疗法能改善高血压患者循环系统功能，降低基础血压。

【例 19】男性，52 岁。反复上腹部不适多年，经胃镜检查拟诊为胃溃疡，经抗溃疡药物治疗好转不明显。后经医师询问，自诉心理压力大或心情紧张时病情加重。应给予的治疗是
　　A. 电休克治疗　　　　　　　　B. 心理疗法　　　　　　　　C. 加大抗溃疡药物
　　D. 镇静药物治疗　　　　　　　E. 抗精神分裂症药物治疗（2023）

▶**常考点**　重点内容，应全面掌握。

参考答案——详细解答见《2024 国家临床执业及助理医师资格考试历年考点精析(上、下册)》

1. ABCDE　　2. ABCDE　　3. ABCDE　　4. ABCDE　　5. ABCDE　　6. ABCDE　　7. ABCDE
8. ABCDE　　9. ABCDE　　10. ABCDE　　11. ABCDE　　12. ABCDE　　13. ABCDE　　14. ABCDE
15. ABCDE　　16. ABCDE　　17. ABCDE　　18. ABCDE　　19. ABCDE

第3章 心理评估、心理治疗与心理咨询

▶ 考纲要求

①心理评估概述：心理评估的概念，心理评估的基本程序和常用方法，对心理评估者的要求。②心理测验的分类及其应用：按测验的目的分类，按测验材料的性质分类，按测验方法分类，按测验的组织方式分类。③应用心理测验的一般原则：标准化原则，保密原则，客观性原则。④信度、效度和常模：信度，效度，常模。⑤常用的心理测验：智力测验及其应用，人格测验及其应用。⑥临床评定量表：评定量表概述，常用的自评量表，常用自评量表的应用。⑦心理治疗概述：心理治疗的概念，心理治疗的发展状况，心理治疗的性质、区分与适应证，心理治疗的分类。⑧心理治疗的理论基础：精神分析学派，行为主义学派，人本主义学派，认知学派。⑨心理治疗的主要方法及其应用：精神分析的治疗，行为主义的治疗，人本主义的治疗，认知疗法，危机干预，其他疗法。⑩心理治疗的原则：治疗关系的建立原则，心理治疗的原则，心理治疗对治疗师的要求。⑪临床心理咨询：临床心理咨询的意义，临床心理咨询的历史，心理咨询的方式，心理咨询的手段与内容，心理咨询的基本过程。

▶ 复习要点

一、心理评估

1. 心理评估概述

(1) 心理评估的概念 心理评估是指根据心理学的理论和方法对人的心理品质及水平所作出的鉴定。心理品质包括心理过程和人格特征等内容，如情绪状态、记忆、智力、性格等。

(2) 心理评估的基本程序 心理评估的大致过程：根据评估的目的收集资料，对资料和信息进行加工处理，最后作出判断。以临床心理评估为例，它与医学诊断过程十分相似，包括：

①确定评估目的 首先要确定来访者或提出评估要求的人首要问题是什么，进而确定评估目的。如要了解学习困难的原因，就需要首先鉴别学生的智力水平或人格特征。在进行临床心理咨询时，首先要判断来访者有无心理障碍。

②明确评估问题和方法 详细了解被评估者的当前心理问题，问题的起因及发展，可能的影响因素，被评估者早年的生活经历、家庭背景、当前的人际关系等。在评估过程中，常采用调查法、观察法和会谈法。

③了解特殊问题 对于一些特殊问题、重点问题的深入了解和评估，主要采用心理测验的方法，有时还采用"作品"分析法。

④结果描述与报告 将前面所收集的资料进行分析、处理。撰写评估报告、作出结论，并对当事人及有关人员进行解释，以确定下一步对问题处理的目标。

(3) 心理评估的常用方法

①观察法 是心理学研究中<u>最基本</u>的方法，是指通过对被评估者的行为表现直接或间接的观察而进行心理评估的一种方法。观察法的依据之一是人的行为是由其基本心理特征决定的，因此是稳定的。

②会谈法 也称交谈法或晤谈法，其基本形式是主试者与被评估者面对面的语言交流，也是心理评估中<u>最常用</u>的一种基本方法。会谈的形式包括自由式会谈和结构式会谈两种。

③调查法 是借助于各种问卷、调查表和晤谈等方式了解被评估者的心理特征的一种研究方法。调

查的含义是当有些资料不可能从当事人那里获得时,就要从相关的人或材料那里得到。因此调查是一种间接的、迂回的方式。根据调查的取向,可分为历史调查和现状调查。历史调查一般侧重于档案、书信、日记、各种证书、履历表以及与当事人有关的人和事。现状调查主要围绕与当前有关的内容进行。

④作品分析法　也称产品分析法。所谓"作品"是指被评估者所作的日记、书信、图画、工艺等文化性创作,也包括他(她)生活和劳动过程中所做的事和东西。通过分析这些作品(产品),可以有效地评估其心理水平和心理状态,并且可以作为一个客观依据留存。

⑤心理测验法和临床评定量表　临床上医生常常对一些生理指标(如血压、血细胞、尿蛋白含量等)进行测量,以判断被评估者身体是否健康。人的心理现象也可以通过测量进行鉴别。所谓<u>心理测量</u>,是指依据一定的法则,用数量化手段对心理现象或行为加以确定和测定。<u>心理测验</u>是在实验心理学基础上形成和发展起来的一种测量工具。在心理评估中,心理测验占有十分重要的地位。

为使测量结果便于比较和数量化分析,心理测量主要采用量表的形式进行。<u>评定量表</u>与心理测验有许多相似之处,如大多采用问卷的形式测评、多以分数作为结果的评估、以标准化的原则作为指导等。但评定量表与心理测验的显著不同在于评定量表强调简便、易操作、使用方便,因此在编制的理论指导方面要求并不严格,测验的材料也无须严格保密,允许出版发行,量表使用者无须经过特殊培训就可以使用。

(4)对心理评估者的要求　既要有良好的专业知识,又要有良好的心理素质,具体应该做到:

①善意　在心理评估工作中,心理评估工作者应维护被评估者的利益。以自己的专业判断和负责态度尽可能地避免对工作对象的伤害。以正确的方式将所测结果告知被评估者,并提供有益的帮助和建议。

②责任　心理评估工作者应有专业责任和科学责任,保持科学、严肃、谨慎、保密的态度。要坚持心理评估的专业标准,维护心理测验的有效性。

③诚实　心理评估工作者应保持评估工作的准确性、诚实性及真实性。不该对评估的结果作出虚假、曲解和偏误的判断,不应对被评估者作出轻率的承诺。

④公正　心理评估工作者应做到公平公正,对于被评估者一视同仁,让他们获得同等质量的心理服务。

⑤尊重　心理评估工作者应充分尊重被评估者的尊严和价值,维护他们的隐私权。同时应理解被评估者所存在的性别、种族、宗教、文化等多种差异,并尊重这些客观差异。

【例1】常用的心理评估方法不包括
　　A. 观察法　　　　　　　　B. 调查法　　　　　　　　C. 实验法
　　D. 会谈法　　　　　　　　E. 测验法

【例2】心理评估中最常用的方法是
　　A. 会谈法　　　　　　　　B. 调查法　　　　　　　　C. 观察法
　　D. 临床评定量表　　　　　E. 心理测验法

【例3】一个人面对另一个人进行调查的方法,此种心理评估方法属于
　　A. 调查法　　　　　　　　B. 观察法　　　　　　　　C. 会谈法
　　D. 作品分析法　　　　　　E. 心理测量法

2. 心理测验的分类及其应用

心理测验是一种心理测量的工具,其种类繁多,分类如下。

(1)按测验材料的性质分类　分为文字测验和非文字测验。

(2)按测验方法分类

①问卷法　测验多采用结构式的问题的方式,让受试者以"是"或"否",或在有限的几种选项中作出回答。这种方法的结果评分容易,易于统一处理。一些人格测验,如明尼苏达多项人格调查表(MMPI)、艾森克人格问卷(EPQ)、症状评定量表等都是采用问卷法的形式。

②作业法　为非文字测验,让受试者进行实际操作,多用于测量感知和运动操作能力。对于婴幼儿、受文化教育限制的受试者(如文盲、语言不通的人、语言障碍者),心理测验多采用这种形式。

第十六篇 医学心理学
第3章 心理评估、心理治疗与心理咨询

③投射法 测验材料无严谨的结构,如一些意义不明的图像、一片模糊的墨迹或一些不完整的句子等。要求受试者根据自己的理解随意作出回答,以诱导出受试者的经验、情绪或内心冲突。投射法多用于测量人格,如洛夏墨迹测验、主题统觉测验等;也可用于异常思维的发现,如自由联想测验、填词测验等。

(3)**按测验的组织方式分类** 分为个别测验和团体测验。

①个别测验 每个主试者每次只测试一个受试者,如韦克斯勒智力量表、生活事件量表、性生活质量问卷等。

②团体测验 每个主试者可以同时测试多个受试者,某些智力测验可以以团体为单位进行。

(4)**按测验的目的分类** 分为智力测验、人格测验、神经心理学测验和评定量表。

	用途	常用工具
智力测验	儿童智力发育的鉴定,脑器质性损害和退行性病变的参考指标,特殊职业的咨询参考	比奈-西蒙智力量表、韦克斯勒智力量表、丹佛发育筛选测验(DDST)
人格测验	心理障碍病人的诊断及预后参考 科研或咨询时对人格的评价	明尼苏达多项人格调查表(MMPI)、洛夏墨迹测验、主题统觉测验(TAT)、艾森克人格问卷(EPQ)
神经心理学测验	脑器质性损害的辅助诊断 脑与行为关系的研究	个别能力测验(感知运动测验、记忆测验、联想思维测验)、成套测验(H-R神经心理学测验)
评定量表	评价精神症状,临床工作和科研	抑郁量表、焦虑量表、生活事件量表 认知功能量表、生活质量综合评定量表

【例4】在心理评估中,向受试者呈现一幅简单的几何图形,并要求受试者说出从图中看到了什么,以观察其视觉空间能力。这种方法属于
  A. 会谈法   B. 投射法   C. 问卷法
  D. 观察法   E. 作业法

3. 应用心理测验的一般原则

(1)**标准化原则** 因为心理测验是一种数量化手段,因此标准化原则必须贯彻始终。标准化原则是指:①采用公认的标准化工具;②施测方法要严格根据测验指导手册的规定执行;③要有固定的施测措施;④采用标准化指导语;⑤要有良好的信度和效度。

(2)**保密原则** 这是心理测验的一条道德标准。

①测验工具的保密 有关测验的内容、答案、记分方法,只有作此项工作的有关人员才能掌握,决不允许随意扩散,更不允许在出版物上公开发表,否则必然会影响测验结果的真实性。

②测验结果的保密 工作人员应该尊重受试者的隐私权,保护受试者的测验结果。

(3)**客观性原则** ①心理测验的结果只是测出来的东西,所以对结果作出评价时要遵循客观性原则,也就是要"实事求是",对结果的解释要符合受试者的实际情况。如两个智力测验的结果,智商同样是85,一个受试者是山区农民,结合他所受的教育程度和生活环境等条件,可考虑他的智力水平基本上是正常的;而另一个是某大学教授,测量时严格遵守了测验的要求,结合其他的表现则考虑到该人的大脑有退行性改变的可能。②不能仅依靠一两次心理测验的结果就下结论,尤其是对于年龄小的儿童作智力发育障碍的诊断时更要注意这一点。总之,在下结论时不要草率从事,在作结果评价时应结合受试者的生活经历、家庭、社会环境以及通过会谈、观察法所获得的各种资料全面考虑。

【例5】某电视台编辑求助于一家心理治疗中心,希望在该电视台上播放韦氏智力测验的具体内容,以引起公众对心理学的兴趣,但被心理中心的工作人员婉言拒绝。该工作人员遵循的原则是
  A. 保密原则   B. 稳定性原则   C. 标准化原则
  D. 回避原则   E. 客观性原则

【例6】女,45岁,大学教授。因车祸导致颅脑损伤,智力测验显示其智商为85分。同时有一位从未接受

过正规教育的老年人测得的智商也是85分。心理治疗师认为前者的智力出现了问题,而后者正常。这一判断所遵循的原则是

A. 客观性原则　　　　　　B. 中立性原则　　　　　　C. 操作性原则
D. 保密性原则　　　　　　E. 标准化原则(2018、2022)

4. 信度、效度和常模

由于心理测验是测量人的复杂的心理现象,因此测量误差较多,且较复杂。为减少测量误差,心理测验应坚持标准化原则。标准化心理测验的技术指标主要包括信度、效度和常模。

	信度	效度	常模
定义	是指一个测验工具在对同一对象的几次测量中所得结果的一致程度	是指一个测量工具能够测量出其所测东西的真实程度	是指某种心理测验在某种人群中测查结果的标准量数
意义	反映测验工具的可靠性和稳定性	反映测量工具的有效性和正确性	提供可比较的标准(参考值)
含义	在相同情况下,同一受试者在几次测量中所得结果变化不大,说明该测量工具性能稳定,信度高	测量智力时,若选用的工具不是公认的智力测验,而是某门功课的考题,虽几次测量的得分一致(信度高),但效度很低	常模的建立必须依据测验人口实际分布情况,分层抽样,得标准化样本,然后对标准化样本采用心理测验工具进行测量

【例7】反映标准化心理测验可靠的技术指标是

A. 区分度　　　　　　　　B. 信度　　　　　　　　C. 效度
D. 常模　　　　　　　　　E. 标本数量(2022)

注意:信度反映心理测验工具的可靠性与一致性,效度反映是心理测验工具的有效性和准确性,常模是心理测验的比较标准。

5. 常用的心理测验

(1)智力测验及其应用　　智力测验是评估个人一般能力的方法,它是根据有关智力的理论或智力概念经标准化过程编制而成。在教育、临床医学、司法鉴定、人事管理等诸多领域,往往需要对智力进行评估。

①**智力**　　智力是一种潜在的、非单一的能力,它是一种知觉、分析和理解信息的复杂混合体。智力与人的生物学遗传因素有关,它在发展过程中可由于后天环境及学习的因素而受到影响,促进或阻碍其发展及表现。它也与人的生长、发育、成熟、衰老等生理状态关系密切。

智力单位是在智力测验中衡量智力水平高低的尺度。目前有三种表示法,即智商(IQ)表示法、百分位法和智力等级水平划分,其中以智商表示法最常用。

②**智商**　　智商(IQ)是智力的量化单位,即通过智力测验将智力水平数量化,用数字的形式表达出来,便于人们的理解与比较。计算智商的公式有两种,即比率智商和离差智商。

A. **比率智商**　　也称年龄智商,最早由美国心理学家特曼(Terman)提出,其计算方法为

$$IQ = (MA/CA) \times 100$$

其中,MA为智力年龄,是指某一儿童的智力发展所达到的水准,在智力测验中以取得的成绩(通过的题目难度)为标志;CA为受试者的实际年龄,即该儿童在测验时的实际岁数。

比率智商公式是建立在儿童的智力水平随年龄增长而增长的线性关系的基础上,但事实上,一个人的智力在成人时不会随着实际年龄持续增长,因此比率智商不适合成人。

B. **离差智商**　　为了克服以上缺点,韦克斯勒(Wechsler)提出了"离差智商"的概念,他认为人类的智商在任何年龄均呈常态分布,可以用标准分(Z分数)的方法计算离差智商,其计算公式为

$$IQ = 100 + 15(X-M)/S$$

其中,100是指每个年龄组的IQ均值为100,标准差为15,X为受试者智力测验的成绩,M为常模样

第十六篇 医学心理学
第3章 心理评估、心理治疗与心理咨询

本(受试者所在年龄组测验)的平均成绩,S 为常模样本成绩的标准差。

	比率智商	离差智商
发明者	特曼(Terman)	韦克斯勒(Wechsler)
计算公式	IQ=(MA/CA)×100	IQ=100+15($X-M$)/S
符号意义	①MA=心理年龄(智力年龄),是某一儿童测验成绩所达到的水平 ②CA=实际年龄,即该儿童在测验时的实际岁数	X=受试者的智力测验成绩 M=受试者所在年龄组测验的平均成绩 S=受试者所在年龄组测验成绩的标准差
临床意义	如某儿童的 MA=12,CA=10,则其 IQ=120	若某儿童所测 $X=X$,则其 IQ=100
优缺点	比率智商建立在儿童智力水平随年龄增长而增长的线性关系的基础上,故对成人不准确	离差智商计算方式克服了比率智商计算受年龄限制的缺点,成为<u>目前通用</u>的 IQ 计算方法

③智力水平分级　国际上,通常根据 IQ 值将智力水平分为以下 9 级。

智力水平	IQ 值	标准差范围
天才	145~160	+3~4s
极超常	130~145	+2~3s
超常	115~130	+1~2s
平常	85~115	±1s
边界	70~85	-1~2s
轻度智力低下	55~70	-2~3s
中度智力低下	40~55	-3~4s
重度智力低下	25~40	-4~5s
极重度智力低下	<25	-5s 以下

④常用的智力测验　国际上通用的智力测验有韦克斯勒量表、斯坦福-比奈量表和考夫曼儿童能力成套测验等。在临床上,应用最多的是韦克斯勒量表。

A. 韦克斯勒量表(W-S)　包括三个版本,即韦克斯勒成人智力量表(WAIS,适用于 16 岁以上)、韦克斯勒儿童智力量表(WISC,适用于 6~16 岁)和韦克斯勒学龄前期智力量表(WPPSI,适用于 4~6 岁)。三个量表相互衔接,可以对一个人从幼年至老年的智力进行测量,便于前后比较。

韦克斯勒量表包括言语和操作两个分量表,而每个分量表又包含 5~6 个分测验,每一个分测验集中测量一种智力功能。<u>言语分量表</u>包含常识、领悟(对一些问题的理解)、算术、相似性(测抽象概括能力)、词汇、数字广度等一些分测验,这些方面构成一个人的言语能力,根据测验结果可以得出言语智商。<u>操作分量表</u>包含数字符号、图画补缺、木块图形、图片排列、物体拼凑、迷津等分测验,测验结果得出操作智商。将言语智商和操作智商合并,可以得出<u>总智商</u>。

B. 斯坦福-比奈量表(S-B)　由法国心理学家比纳(Binet)和西蒙(Simon)两人首先提出,后经多次修订,是世界上最早的智力量表。

C. 考夫曼儿童能力成套测验(K-ABC)　由 Kaufman 编制,该表主要适用于 2~12.5 岁儿童,在临床、教育评估及心理学基础研究方面有一定应用价值。

【例8】轻度智力低下的 IQ 值范围为
　　　A. 55~69　　　　　B. 45~59　　　　　C. 35~49
　　　D. 25~39　　　　　E. <25

【例9】IQ = 15(X−M)/S + 100,智商是指

    A. 混合智商   B. 晶体智商   C. 比率智商

    D. 离差智商   E. 液体智商

【例10】男孩,8岁。上课反应迟钝,一般的学习任务难以完成,家长带其来心理门诊就诊。此时,心理治疗师应该考虑首先使用的心理评估工具是

    A. WISC   B. SDS   C. 16PF

    D. EPQ   E. SAS

【例11】"比奈-西蒙量表"属于一种

    A. 智力测验   B. 人格测验   C. 神经心理学测验

    D. 评定量表   E. 投射测验

(2)人格测验及其应用 人格是指人的个别性,包括能力、兴趣、气质、性格方面等的差异。

①客观性测验 这类测验主要采用问卷法进行。测验由一些问题或命题组成,要求受试者根据自己的实际情况在标准答题纸上作出选择。结果按标准记分键计分。常用的客观性测验如下。

A. 明尼苏达多项人格调查表(MMPI) 由美国明尼苏达大学海瑟薇(Hathaway SR)和麦金来(McKinley JC)两人编制。MMPI共有550道题目,被试者可以用三种方式回答:"是、否、不肯定"。MMPI主要从精神病学角度测量人格结构,分为14个分量表,包括4个效度量表和10个临床量表。

4个效度量表如下。

序号	代号	内容	临床意义
1	Q	表示受试者不作是否回答或是否均作回答的总数	在550道题目的版本中原始分超过30分、在399道题目的版本中原始分超过22分为无效测验
2	L	共15个题目 原始分超过10分则测验无效	高分提示受试者对症状汇报不真实,因而使测验的效度不可靠
3	F	共64个题目 多为一些比较古怪或荒唐的题目	正常人若漫不经心地随便回答和试图装病者,可导致得分增高。真正的精神疾病患者得分高
4	K	校正分数,是对测验态度的一种衡量。共30个题目	高分者表明对测验具有较强的自我防御态度

10个临床量表如下。

序号	项目	内容或临床意义
1	疑病症(Hs)	多为一些与躯体症状有关的题目
2	抑郁症(D)	得分高者表示有抑郁倾向,如情绪低落、缺乏生活兴趣、有自杀念头等
3	癔症(Hy)	测量被试者对自我的关注与敏感等特征,高分者往往以自我为中心
4	病态性偏离(Pd)	测量被试者对社会的适应能力,高分者对社会的适应能力较差
5	性向(Mf)	测试女子男性化和男子女性化的倾向
6	妄想(Pa)	测量被试者是否具有病理性思维,如过分的多疑敏感、考虑问题偏激等
7	精神衰弱(Pt)	测量被试者是否具有精神衰弱、强迫症状、焦虑、恐惧等神经症的特点
8	精神分裂症(Sc)	测量被试者是否存在思维及行为异常等精神分裂症的临床特征
9	躁狂症(Ma)	测量被试者是否具有过度兴奋、夸大、易激惹等轻躁狂症的特点
10	社会内向(Si)	高分者常表现为社会内向、不善社交、胆小退缩、过分自我控制等特点

MMPI主要是协助医生对患者的精神状况作出诊断并确定病情的轻重。

第十六篇 医学心理学
第3章 心理评估、心理治疗与心理咨询

B. 艾森克人格问卷(EPQ) 由英国心理学家艾森克(Eysenck HJ)编制,分为成人和儿童两个版本,可分别对成人(16 岁以上)和儿童(7~15 岁)的人格特征进行测评。EPQ 由 3 个人格维度量表和 1 个效度量表组成。

序号	项目	内容或临床意义
1	E 量表(内-外向量表)	测量人格的外显或内隐倾向。高分者人格外向,低分者人格内向
2	N 量表(神经质量表)	测量情绪的稳定性。高分者对外界反应敏感,常有焦虑、忧心忡忡等
3	P 量表(精神质量表)	测量潜在的精神特质。高分者表现为孤独、不关心他人、难以适应外部环境
4	L 量表(掩饰量表)	测量受试者的掩饰或防御倾向。分数过高说明测量的可靠性差,影响结果评定

EPQ 结果采用标准 T 分表示,根据各维度 T 分高低判断人格倾向和特征。还将 N 维度和 E 维度组合,进一步分出外向稳定(多血质)、外向不稳定(胆汁质)、内向稳定(黏液质)、内向不稳定(抑郁质)四种人格特征。EPQ 项目少,实施方便,既可个别施测,也可团体施测,是我国应用最为广泛的人格测验。

C. 卡特尔 16 项人格因素问卷(16PF) 16PF 由卡特尔(Cattell RB)采用主成分分析方法编制而成,他认为 16 个根源特质是构成人格的内在基础因素,测量这些特质即可知道其人格特征。16PF 用来测量以下特质:A 乐群性、B 智慧性、C 稳定性、E 恃强性、F 兴奋性、G 有恒性、H 敢为性、I 敏感性、L 怀疑性、M 幻想性、N 世故性、O 忧虑性、Q1 激进性、Q2 独立性、Q3 自律性、Q4 紧张性。16PF 已在我国试用,对于选拔人才和职业咨询等有一定的参考价值。

	明尼苏达多项人格调查表	艾森克人格问卷	卡特尔 16 项人格因素问卷
代号	MMPI	EPQ	16PF
发明者	Hathaway SR 和 McKinley JC	Eysenck HJ	Cattell RB
适合人群	16 岁以上 至少有 6 年教育年限者	成人问卷适用于 16 岁以上成人 儿童问卷适用于 7~15 岁儿童	①A~D 式复本适合于 16 岁以上并有小学文化程度者 ②E 式复本适合阅读水平低者
流行范围	美国最常用	我国最常用	我国已引进

②投射性测验 与精神分析的理论有关。该理论认为一个人对一事物的感知、联想或反应有时是由潜意识或内心深处的矛盾冲突所决定的。测验的方法是把一些模糊的云雾状墨迹或无一定意义的图像或不完整的句子呈现给受试者,让受试者根据自己的认知和体验来解释、说明及联想,以诱导出受试者的经验,使他的人格特点能"投射"到这些测验材料上。投射性测验包括洛夏墨迹测验、主题统觉测验等。

A. 洛夏墨迹测验 是现代心理测验中最主要的投射测验。洛夏墨迹测验是由瑞士精神病学家洛夏(Rorschach H)在 1921 年创立的,当时主要用于精神分裂症的诊断和鉴别诊断。1940 年起,被广泛用于人格测验。洛夏墨迹测验材料为 10 张墨迹图,其中 5 张全为黑色,2 张为黑色和红色,其余 3 张是彩色,都是将墨迹放在纸上再加折叠制成的对称的浓淡不均的墨迹图。测试时,将 10 张图片按顺序一张一张地交到受试者手中,要他说出从图中看到了什么。目前常用于正常和异常人格的理论和临床研究。

B. 主题统觉测验(TAT) 是由亨利·默里(Murray H)在 1938 年创立的。测验时,主试者向被试者呈现模糊情景图片,要求被试者根据所给图片讲述一个故事,包括情景中的人在干什么、想什么、故事是怎样开始的,而每个故事又是怎样结尾的。主试者评价故事的结构和内容,评价被试者描述的个体行为,试图发现被试者关心的问题、动机和人格特点。

6. 临床评定量表

(1) 评定量表概述 评定量表是临床心理评估和研究的常用方法,其特点包括:

①实用性强　评定量表多以实用为目的,强调实用性,理论背景不一定严格,多是在一些问卷的基础上进行结构化、数量化而发展起来。

②筛查工具　评定量表简单易学易操作,多用作病人检查的筛查工具,而不作诊断用。

③不须严格控制　评定量表不像心理测验那样要求严格控制,有些可公开发表。

(2)常用的自评量表及其应用　评定量表既有他评的,也有自评的。所谓自评量表,是指受试者根据量表的题目和内容自行选择答案作出判断的评定量表。常用的自评量表如下。

①适应行为量表　适应行为是指个体维持生存的能力以及对周围环境和社会所提出要求的满足程度。对于一些婴幼儿、老年人、智残者、重症患者,进行适应行为的评定有时具有特别重要的意义。关于适应行为的评定,Gunzburg 提出了以下 4 个指标。

A. 自理能力　如饮食、穿戴、大小便等生活自理能力。

B. 沟通能力　指自我表达和了解他人的能力。

C. 社会化　与人交往的社会技能。

D. 职业　手工、体力以及其他工作技能。

②精神症状评定量表　多应用于精神科,也可用于门诊心理咨询和治疗。常用的量表有:

A. 90 项症状自评量表(SCL-90)　由 Parloff 等编制,主要适合心理健康状态的评定。SCL-90 由 90 个项目组成,被试者根据自己最近 2 周情况反映有无各种心理症状及其严重程度,在每个项目后按"没有、很轻、中等、偏重、严重"等级以 1~5(或 0~4)5 级选择评分。结果得出 10 个症状因子分,包含如下。

项目	症状因子	共计	内容
1	躯体化	12 项	主要反映主观的身体不适感,包括心血管、呼吸、消化系统主诉的不适,以及头痛、背痛、肌肉酸痛、焦虑的其他躯体表现
2	强迫症状	10 项	指那些明知没有必要,但又无法摆脱的无意义的思想、冲动和行为等表现
3	人际关系敏感	9 项	主要指某些个人不自在感,尤其是在与其他人相比较时更为突出。自卑感及人际关系紧张的人,往往在这一因子得分较高
4	抑郁	13 项	反映忧郁苦闷的情感和心境,包括对生活的兴趣减退、缺乏活动愿望、丧失活动力等
5	焦虑	10 项	包括与焦虑相关联的症状和体验,一般指那些无法静息、神经过敏、紧张以及由此产生的躯体征象(震颤)。游离不定的焦虑及惊恐发作是本因子的主要内容,它还包括一个反映"解体"的项目
6	敌对	6 项	主要从思想、情感及行为三方面来反映患者的敌对表现,包括厌烦、争论、摔物、直至争斗和不可抑制的冲动爆发
7	恐怖	7 项	它与传统的恐怖状态或广场恐怖症所反映的内容基本一致,恐怖的对象包括出门旅游、空旷场地、人群或公共场所及交通工具
8	偏执	6 项	主要指思想方面,如投射性思维、敌对、猜疑、关系妄想、被动体验、夸大等
9	精神病性	10 项	包括幻听、思维扩散、情感控制、思维插入等反映精神分裂症有关的项目
10	附加项	7 项	反映睡眠及饮食情况

SCL-90 可进行追踪性测查,以观察病情发展或评估治疗效果。

B. 抑郁自评量表(SDS)　由 Zung 于 1965 年编制。量表包含 20 个项目,采用 4 级评分制,即"很少有""有时有""大部分时间有"和"绝大部分时间有"4 个级别。其中项目 2、5、6、11、12、14、16、17、18、20 为反向评分,按 4~1 计分,各项目累计即为抑郁原始分。总分超过 41 分可考虑筛查阳性,表明可能有抑郁症状的存在,须进一步检查。抑郁严重指数 = 总分/80,指数范围为 0.25~1.0,指数越高,反映抑郁程度越重。SDS 主要适用于具有抑郁症状的成年人。只是对有严重迟缓症状的抑郁患者,评定有困难。同时,SDS 对于文化程度较低或智力水平稍差的人使用效果不佳。

第十六篇 医学心理学
第3章 心理评估、心理治疗与心理咨询

题号	内容	题号	内容
1	我觉得闷闷不乐	11	我的头脑跟平常一样清楚
2	我觉得一天之中早晨最好	12	我经常做的事情并没有困难
3	我一阵阵哭出来或觉得想哭	13	我觉得不安而平静不下来
4	我晚上睡眠不好	14	我对将来抱有希望
5	我吃得跟平常一样	15	我比平常容易生气激动
6	我与异性密切接触时和以往一样感到愉快	16	我觉得做出决定是容易的
7	我发觉我的体重在下降	17	我觉得自己是个有用的人,有人需要我
8	我有便秘的苦恼	18	我的生活过得很有意思
9	我心跳比平时快	19	我认为我死了别人会生活得好一些
10	我无缘无故地感到疲乏	20	平常感兴趣的事我仍然照样感兴趣

C. 焦虑自评量表(SAS) 由 Zung 于1971年编制,共有20个评定项目,每个项目采用1~4级计分,即按"很少有""有时有""大部分时间有"和"绝大部分时间有"4 个级别计分。其中项目5、9、13、17、19 为反向评分,按 4~1 计分。各项目累计即为焦虑原始分。总分超过 40 分可考虑筛查阳性,即可能有焦虑存在,须进一步检查。分数越高,反映焦虑程度越重。SAS 适用于有焦虑症状的成人。

题号	内容	题号	内容
1	我感到比往常更加神经过敏和焦虑	11	我因阵阵的眩晕而不舒服
2	我无缘无故地感到担心	12	我有阵阵要昏倒的感觉
3	我容易心烦意乱或感到恐慌	13	我呼吸时进气和出气都不费力
4	我感到我的身体好像被分成几块,支离破碎	14	我的手脚感到麻木和刺痛
5	我感到事事都很顺利,不会有倒霉的事情发生	15	我因胃痛和消化不良而苦恼
6	我的四肢抖动和震颤	16	我必须时常排尿
7	我因头痛、颈痛和背痛而烦恼	17	我的手总是温暖而干燥
8	我感到无力且容易疲劳	18	我觉得脸发烧、发红
9	我感到很平静,能安静坐下来	19	我容易入睡,晚上休息得很好
10	我感到我的心跳较快	20	我做噩梦

此外,还有"简明精神病量表"(BPRS)、汉密尔顿抑郁量表(HAMD)等也在临床中广为应用。但这些量表属他评量表,对使用者的专科知识以及量表使用经验等要求较高。

③应激和应对有关评定量表

A. 生活事件量表 我国杨德森、张亚林编制的生活事件量表(LES)由 48 条常见生活事件组成,包括 3 个方面的问题:家庭生活方面(28 条)、工作学习方面(13 条)、社交及其他方面(7 条),另有 2 条空白项目,供填写被试者已经经历而表中并未列出的某些事件。

B. 特质应对方式问卷 为自评量表,由 20 条反映应对特点的项目组成,包括积极应对与消极应对(各含 10 个条目)。用于反映被试者面对困难挫折时的积极与消极的态度和行为特征。被试者根据自己大多数情况时的表现逐项填写。各项目答案从"肯定是"到"肯定不是"采用 5、4、3、2、1 五项评分。实际应用中,消极应对特征的病因学意义大于积极应对。

【例 12】用 16 项人格因素问卷(16PF)测验某人的人格特征,这一方法是根据

A. 弗洛伊德人格理论　　　B. 卡特尔人格理论　　　C. 艾森克人格理论
D. 斯金纳的人格理论　　　E. 罗杰斯的人格理论

【例13】属于投射性测验的是
A. 明尼苏达多项人格调查表　　　B. 比奈智力测验　　　C. 16项人格因素问卷测验
D. 主题统觉测验　　　E. 90项症状自评

【例14】心理评估师给患者进行心理评估时，向患者出示了三张意义含糊的图片，并请他根据对图片内容的理解讲一个较为完整的故事，医生由此可以推测患者的个性特征和心理问题。该测验方法属于
A. 问卷法　　　B. 投射法　　　C. 观察法
D. 调查法　　　E. 作业法

【例15】洛夏墨迹测验作为一种心理测验，其所用的方法是
A. 投射法　　　B. 问卷法　　　C. 作业法
D. 观察法　　　E. 会谈法

【例16】男，37岁。因有明显的幻觉及妄想表现而到医院就诊。经问问病情后，医生欲采用心理测验对其进行评估，以协助诊断。针对该患者，通常可采用的心理测验工具为
A. EPQ　　　B. MMPI　　　C. SAS
D. SCL-90　　　E. TAT（2019）

【例17】某高校心理健康教育中心欲对抑郁症高危学生进行定量评估，宜选用的评定量表是
A. 神经心理学检测　　　B. 艾森克人格问卷（EPQ）　　　C. SCL-90
D. 自评量表（SDS）　　　E. 自评量表（SAS）（2023）

【例18】女大学生，18岁。最近感到心情低落，表情淡漠，有厌世、自杀想法，主动去找心理医生咨询。该医生应给予的评估是
A. 16PF　　　B. WISC　　　C. MMPI
D. SDS　　　E. EPQ（2022年真题）

二、心理治疗与心理咨询

1. 心理治疗概述

（1）**心理治疗的概念**　心理治疗也称精神治疗，是以一定的理论体系为指导，以良好的医患关系为桥梁，应用心理学的方法，影响或改变患者的认识、情绪及行为，调整个体与环境之间的平衡，从而达到治疗目的的一种方法。

（2）**心理治疗的发展状况**　现代科学的心理治疗是19世纪末由弗洛伊德创立的精神分析疗法开始的。20世纪50~60年代，行为治疗、人本主义治疗产生，以后衍生出多种治疗理论和技术，其特征如下。

①从业人员多　一些发达国家从事临床心理咨询与治疗的人员数量与医师、律师相当。

②机构设置多　医学发达国家中，医院、社区、学校等部门均设有心理咨询与心理治疗机构，为来访者和患者提供了很方便的咨询或就诊的场所。我国的机构设置还很不足，有待迅速发展。

③专业分工细　在有些国家，心理咨询和心理治疗分工越来越细，专业化程度越来越高。我国的心理咨询和心理治疗大多是一般性的，专业化程度还有待提高。

（3）**心理治疗的性质、区分与适应证**

①心理治疗的性质　心理治疗要完成对人的思维、行为及人格的塑造与矫正，其治疗过程不同于传统的医学治疗，主要的治疗过程具有以下特点。

A. 自主性　心理治疗的关键是帮助患者自己改变自己，因此心理治疗的成败在很大程度上取决于患者的主观能动性是否得到充分的发挥。治疗过程中的医患关系，不是传统意义上的关系，而是一种合

第十六篇 医学心理学
第3章 心理评估、心理治疗与心理咨询

作努力、伙伴或同盟的关系。患者从一开始就应发挥主动作用。

B.学习性 心理治疗是一个学习的过程。心理治疗的一个基本假设就是个体的情感、认识、行为都是个体过去生活经历的产物，它们是"学习"而来的。因此心理治疗需要具备三个条件：一是患者自愿主动并且配合治疗，应有强烈的动机；二是有一个可能提供转变的外环境，环境允许他的改变；三是能克服学习的内部阻碍，这需要转变其防御机制，放弃其"面具"，与治疗师取得密切配合。

C.实效性 心理治疗是一项有实效的工作，它是有效的，可以从许多实际的观察中发现，心理治疗后人体有确切的生理、生化或免疫学的改变；心理治疗同时也是有益的，而且是人道的。

②区分

A.心理治疗与思想政治工作的异同 心理治疗与思想政治工作的相同点，都是做人的工作，相互之间有包容。心理治疗与思想政治工作的不同点在于学科性质、理论基础、人员要求、内容方法、目标要求等方面均不相同，特别是心理治疗师的被动与思想政治工作者的主动是一个特别的差异。

B.心理治疗与心理咨询的异同 心理治疗与心理咨询的相同点在于两者的理论与方法是相同的。咨询和治疗的过程不能完全分开，即使有差异，也是非本质性的。

	心理治疗	心理咨询
工作对象	为患者，主要为精神病、心身疾病、心理障碍患者	为来访者，在适应和发展方面发生困难的正常人
工作者	精神病医生、医学心理学家	临床咨询心理学家
工作任务	人格障碍、行为障碍、心身疾病、性变态	人际关系、学习、升学、家庭婚姻
工作方式	强调人格的改造和行为的矫正，费时较长	强调教育、指导和发展，费时较短

③适应证 心理治疗广泛应用于临床与心理的许多疾病和问题。最常应用于神经症、儿童与成人的行为障碍，包括性心理障碍、应激或挫折后的情绪反应、重性精神病的恢复期、心身疾病的辅助治疗、学习问题、个性问题以及某些慢性病患者的康复治疗等。

(4)心理治疗的分类

①按理解分 心理治疗可分为广义和狭义心理治疗。广义心理治疗是指医疗全过程，通过各种方式和途径积极地影响患者的心理状态而达到治疗目的。狭义心理治疗是指医生运用心理学的理论和方法，对患者进行针对性的治疗，如精神分析法、行为疗法、认知疗法、以人为中心疗法等。

②根据形式分 心理治疗分为个别心理治疗和小组心理治疗。

③根据患者意识范围的大小分 心理治疗分为觉醒治疗和催眠治疗。

④根据学派理论分 心理治疗分为精神分析学派、行为主义学派、人本主义学派等治疗方法。

2. 心理治疗的理论基础

(1)三种重要学派的概述

	精神分析学派	行为主义学派	人本主义学派
代表人物	弗洛伊德	华生、巴甫洛夫	马斯洛、罗杰斯
兴起年代	19世纪末	20世纪20年代	20世纪40年代
基本理论	将人的心理活动分为3个层次，即意识、潜意识、前意识，童年时压抑在潜意识里的心理冲突是引起各种心理障碍、心身疾病的根源	人的一切行为、习惯、生活方式都是对外界刺激的反应，即学习得来的。各种心理疾病的产生都是通过错误的学习而得的条件反射	人本主义认为人的各种心理障碍和心身疾病的产生，都是自我实现受到环境的阻碍而不能实现的结果

(2) 精神分析学派

①关于人格结构　弗洛伊德将人格的结构分为三个部分,即本我(原我)、自我和超我。

A.本我　追求生物本能欲望的满足,是人格结构的基础,是人格中一个永存的成分。"本我"是无意识的最深层,是生来即有的。"本我"的内容除带有原始的、人类共有的特性外,还具有个体的特征。"本我"是不顾及"现实标准"的,它只能通过自我间接地表现出来。"本我"的活动,遵循所谓的"快乐原则"。

B.自我　是人格中最重要的部分,是意识状态下的自己。"自我"的功能主要有检查现实、适应环境、区分主观与客观的界线、控制情感及本能活动、对体验进行综合判断。"自我"可以按"现实原则"确定是否应该满足"本我"的各种要求。

C.超我　是在后天教育中形成的,具有自我控制与道德监察的功能。"超我"代表良性或道德力量的人格结构部分,"超我"的活动遵循"道德原则",过强的"超我"易导致自责或过失感。

②关于心理结构　弗洛伊德把人的心理活动分为三个层次,即意识、潜意识、前意识。他把心理活动的三个层次形象地比喻为漂浮在大海上的一座冰山。

	意识	潜意识	前意识
定义	是与语言有关的,人们当前能够注意到的那一部分心理活动	是指无法被个体感知的那一部分心理活动,不能被客观现实、道德理智所接受	介于前两者之间,目前未被注意到或不在意识之中
特点	是心理结构的表层,只有符合社会规范和道德标准的各种观念才能进入意识界	其心理活动内容包括人的原始的盲目冲动、各种本能活动和被压抑的愿望	其作用是保持对欲望和需求的控制,使其尽可能按照外界现实要求和个人道德来调节
原则	其活动遵循"现实原则"	其活动遵循"享乐原则"	意识和潜意识之间的缓冲
举例	感知觉、兴趣、意志、思维等	各种本能的要求和欲望、已被意识遗忘的童年创伤	通过自己集中注意或他人提醒又能被带到意识区域的心理活动
相当	海平面以上的冰山部分	海平面以下的冰山部分	介于海平面上下的部分,随着波浪起伏时隐时现

③关于心理发展　弗洛伊德强调幼年阶段不利的心理发展或挫折对人格特征及成年后心理疾病的形成有重要影响。从婴儿到成年性本能可以分为5个发展阶段。

阶段	别称	年龄	特点
口欲期	婴儿期	约至1岁	婴儿通过吸吮满足欲望,口成为进行交流的最重要部位
肛欲期	幼儿期	2~4岁	儿童学习控制排便,发展灵活性、独立性、自主性
性器期	学前期	4~6岁	儿童发现了自己和别人的性标志,将父母形象内化发展出成熟的超我
潜伏期	青少年期	6~10岁	儿童注意力从自己转移到外界,即学习和游戏 性本能大大降低,进入一段"性沉寂"时期
生殖期	成年期	10~20岁	躯体和性发育成熟,与原始家庭客体产生心理社会性分离,建立家庭外的亲密客体关系

(3) 行为主义学派　行为主义的心理治疗把着眼点放在观察到的外在行为或可描述的心理状态,充分利用"学习"的原则来改善非功能性或非适应性的心理与行为。美国心理学家华生受巴甫洛夫经典条件反射的影响,认为人的行为,不管是正常或病态的行为,还是适应性或非适应性行为,都是经过"学习"而获得的条件反射,从而提出了两条规律。

①频因律　即对某一刺激的某一行为发生反应的次数越多,那么这一行为就越有可能固定保留下来,并在以后遇到相同刺激时很可能发生。

第十六篇 医学心理学
第3章 心理评估、心理治疗与心理咨询

②**近因律** 即对某一刺激发生某一行为在时间上越接近，那么这一行为反应越容易固定下来，并在以后遇到相同的刺激时很可能发生。

行为主义学派理论认为，各种心理疾患和心身疾病都是通过错误的学习而习得的条件反射，治疗原则也是通过不强化而使已建立的错误反射消失（消退）。

(4) **人本主义学派** 美国心理学家罗杰斯创建了人本主义疗法，其主要理论基础包括：

①**实现趋势** 它假定人类和其他所有的生物，与生俱来就有一种不断发展、增长和延续其机体的趋势。只要有生长发育的条件，有机体的这种自我实现趋势会克服多种障碍和痛苦。

②**自我概念** 自我乃一个人对自己的概念。"自我形象"是通过自身与环境，特别是与其他人对他的评价相互作用后而逐步建立起来的。

③**充分体验** 它是对宏观事物和可以意识的机体内部过程的态度。人本主义的核心在于人人都有其独立的价值和尊严，人人都必须自己选择自己的生活方向。

(5) **认知学派** 20世纪60～70年代，贝克（Beck）等人根据临床观察研究及其心理学的一系列进展，提出了认知疗法的理论，主要步骤包括：①建立治疗关系；②识别与检验自动负性想法；③识别功能性失调性假设；④布置作业或制订行为计划。

【例19】不适合接受心理治疗的疾病是
 A. 焦虑症　　　　　　　B. 恐惧症　　　　　　　C. 创伤后应激障碍
 D. 强迫症　　　　　　　E. 精神分裂症急性发作

【例20】潜意识又称无意识，在人的心理活动中一般处于
 A. 警觉状态　　　　　　B. 缓冲状态　　　　　　C. 知觉状态
 D. 清晰状态　　　　　　E. 压抑状态

【例21】男，50岁，某公司总经理。在公司某次业务培训会的开幕式上致辞后出现口误，宣布"会议闭幕"。此口误背后折射出该总经理的心理活动为
 A. 潜意识　　　　　　　B. 前意识　　　　　　　C. 超我
 D. 意识　　　　　　　　E. 本我

3. 心理治疗的主要方法及其应用

(1) **精神分析的治疗** 精神分析疗法由弗洛伊德创立，他以精神动力学理论为基础，主张通过内省的方式，以自由联想、精神疏泄、分析解释的方法，把压抑在"无意识"中的某些幼年时期的精神创伤或痛苦的体验挖掘或暴露出来，从中发现焦虑根源，启发并帮助患者彻底领悟并重新认识它，从而改变原有的病理模式，重建自己的人格，达到治疗目的。

①**自由联想** 在进行自由联想之前，让患者打消一切顾虑，讲出他所有的想法：正在想什么，包括突然出现的念头，完全不考虑是否有逻辑关系，是否符合道德标准，是否有意义或恰当，也就是说使自己"自由地联想"，这是精神分析法的基本准则。在自由联想时，要以患者为主，医生不要随意打断，只在必要时，作适当引导即可。自由联想的疗程较长，一般要进行几十次。在治疗过程中，也可以发生阻抗、移情或反复。要鼓励患者坚持，以达到彻底解决心理症结而痊愈的目的。

②**释梦** 在自由联想的同时，可建议患者讲述自己的梦。弗洛伊德将梦的分析看作精神分析疗法的重要手段。梦的研究不仅能了解一般情况下的潜意识心理过程和内容，而且能了解那些被压抑、被排斥于意识之外的、在自我防御活动才表现出来的心理过程和内容。人们通过"梦的工作"中的那些规律或心理机制而表现为各种离奇的梦境，一般分为以下6类。

A. **象征** 即用一种中性事物来替代一种忌讳的事物，可减少避免引起梦中自我的痛苦或创伤。例如用细长、尖锐、蛇虫等象征阴茎。

B. **移置** 是指梦中将对某个对象的情感（爱或恨）转移和投向另一个对象。如一位神经症男青年梦到一位穿黑色衣服的陌生中年妇女，开始冲过去拥抱她，继而对她进行了残酷的攻击。经过分析，梦中这

位中年妇女实际上是他的母亲,因为在其童年父亲病死后,她抛弃了他而嫁人离去。

C.凝缩　　指梦中将内心所爱或恨的几个对象,凝缩成一个形象表现出来。如《红楼梦》中贾宝玉游警幻境时梦到警幻仙子领他与其仙妹成亲。这位美女的形象是他所爱的三个女性的意象经凝缩构成的。

D.投射　　指在梦中将自己某些不好的愿望与意念,投射于他人,从而减轻对自我的谴责。如一男青年梦到自己的女朋友移情别恋并与人幽会。经分析发现他对女朋友有所不满而萌发了追求其他女性的意念。

E.变形　　指梦中将潜意识的欲望或意念用其他甚至相反的形式表现出来。如一富家子弟,在其父亲病重后患了焦虑性神经症。他梦见父亲病愈又能掌握家务了。经过分析,他的潜意识中盼父早死的不孝意念受到超我的严厉压抑,通过"反相形成"而产生了"父亲病愈"的"反"梦。

F."二次加工"　　指做梦者在梦醒过程中,往往会无意识地对自己的梦进行修改加工,使它比较有次序或合乎逻辑一些;或者将梦中最有意义的东西反而置于次要或不显著地位。这时,精神分析医生在进行释梦时,就要去伪存真,抓住要点。

③移情　　是精神分析治疗的重要环节。移情可使患者重新经历,并在与医生的关系(移情关系)中重新处理早期未能解决的冲突,使问题有可能得到积极有利的解决。

④阻抗　　是一种无意识的心理过程,其目的是阻止受压抑的冲突意识化。

【例22】女,19岁。因心理问题正在接受长程精神分析治疗,在一次治疗时,患者迟到,心理治疗师语带责备,患者当即大发雷霆。患者的发怒现象最可能属于

　　A.投射　　　　　　　　　　B.释义　　　　　　　　　　C.变形
　　D.移情　　　　　　　　　　E.象征

【例23】男,45岁。因焦虑症接受心理治疗。在治疗过程中患者多次约治疗师看电影,并多次打电话叮嘱治疗师"可能下雨要带雨伞"或者"气温下降要添加衣服"等。患者的这种表现是

　　A.认同　　　　　　　　　　B.移情　　　　　　　　　　C.投射
　　D.象征　　　　　　　　　　E.阻抗

(2)**行为主义的治疗**　　行为疗法也称行为矫正或学习疗法,是指根据行为学习及条件反射理论,消除和纠正异常,并建立一种新的条件反射和行为的治疗方法。行为疗法认为一切心理失常现象都是习得的行为,所以这种治疗方法的理论基础是学习理论,治疗对象是外显行为,治疗目的是修改不良的行为模式,主要方法是控制外部行为模式,进而重建或恢复良好的行为模式。

①行为功能分析　　是指在行为疗法之前,治疗师对环境中和行为者本身的影响或控制问题行为的因素作一系统分析。行为疗法的目的在于消除患者的问题行为本身。治疗师在帮助患者解决问题行为之前,首先要对患者的行为问题进行细致的了解和分析。

②系统脱敏疗法　　治疗师帮助患者建立与不良反应相对抗的松弛条件反射,然后在接触引起这种行为的条件刺激时,将习得的放松状态用于抑制焦虑反应,使不良行为逐渐消退(脱敏),最终使不良行为得到矫正。系统脱敏疗法主要适用于恐惧症、癔症。

③冲击疗法(满灌疗法)　　它与系统脱敏疗法都是将患者暴露于患者所惧怕的情境中,但系统脱敏采用缓和的、逐步消除恐惧的方法,而本法是在治疗开始即将患者处于他最害怕的情境中,如果没有真正可怕的事情发生,那么焦虑就会减轻。冲击疗法主要适用于恐惧症。

④厌恶疗法　　是一种通过轻微的惩罚来消除适应不良行为的治疗方法。当某种适应不良行为即将出现或正在出现时,当即给予一定的痛苦刺激,使其产生厌恶的主观体验。经过反复实施,适应不良行为和厌恶体验就建立了联系。厌恶刺激有电击法、橡皮筋法、氨水法、阿扑吗啡法、厌恶想象法。厌恶疗法主要适用于露阴癖、恋物癖、酒精依赖、强迫症等。

⑤行为塑造法(代币疗法、奖励标记法、表征性奖励制)　　是一项通过强化而产生某种期望的良好行为的行为疗法技术。这种疗法主要通过某种奖励系统,来访者在作出预期的良好行为表现时,马上就能获得奖励,即可得到强化,从而使来访者表现的良好行为得以形成和巩固,同时使其不良行为得以消退。

第十六篇 医学心理学
第3章 心理评估、心理治疗与心理咨询

奖励可以用不同的形式,如记分卡、筹码等象征性方式。行为塑造法主要适用于恐惧症、多动症、神经厌食症、肥胖症、药瘾者、酒癖者、儿童孤独症等。

⑥松弛疗法 是通过机体的主动放松使人体验到身心的舒适,以调节因紧张反应所造成的紊乱的心理生理功能的一种行为疗法。常用的松弛疗法包括渐进性肌肉放松、自主训练、冥想、瑜伽等,主要适用于紧张性头痛、失眠、高血压、焦虑、愤怒等。

⑦生物反馈疗法 是指在电子仪器帮助下,将身体内部的生物电活动加以放大,放大后的机体电活动信息以视觉或听觉形式呈现出来,使患者得以了解自身的机体状态,并学会在一定程度上随意地控制和矫正不正常的生理变化。生物反馈疗法主要适用于各种心身疾病、神经症、某些精神病。

【例24】9岁男孩,喜欢咬自己的手指头,妈妈带他去看医生。医生在他手腕上套了一个皮绳,医生指导其当咬手指时就用力拉弹手腕上的皮绳,使其产生疼痛而终止咬手指。这种治疗方法属于
　　A. 系统脱敏疗法　　　　B. 厌恶疗法　　　　C. 冲击疗法
　　D. 代币疗法　　　　　E. 生物反馈(2021)

【例25】男性,23岁。大学生,自述不能见马路上的汽车,当汽车经过时总感觉汽车很可能撞上自己,因此十分恐惧,来心理门诊就诊,最好采用的方法是
　　A. 系统脱敏　　　　　B. 厌恶治疗　　　　C. 生物反馈
　　D. 自由联想　　　　　E. 梦的分析

【例26】男孩,8岁,孤独症患者。心理治疗师在对其进行治疗的过程中,每当了解到他有主动向老师问好、递给小朋友玩具或整理好自己的衣服等情形时,就奖励他一个纸质小星星作为强化物。该心理治疗师采用的行为治疗技术是
　　A. 自我管理　　　　　B. 代币疗法　　　　C. 系统脱敏
　　D. 满灌疗法　　　　　E. 差别强化

(3)人本主义的治疗 也称以人为中心疗法,由美国心理学家罗杰斯于20世纪50年代创建。人本主义相信个体实现倾向的巨大推动力和个体积极成长的力量,也相信个体有能力引导、调整和控制自己。因此人本主义的治疗过程是让来访者处于治疗的中心地位,依靠调动来访者的自身潜力来治愈疾病。在治疗过程中,治疗师的任务不是教育、指导和训练来访者,而是创造一种环境和心理氛围。

①人本主义治疗的特点 以患者为中心;把心理治疗看成一个转变过程;非指令性治疗的技巧。

②人本主义治疗的主要技术 包括真诚一致、无条件积极关注、同感的了解。

A. 真诚一致 是指真诚与真实,或治疗者自身的和谐一致,这是治疗的最基本条件。治疗师在与当事人沟通时,要任随自身内部的感受和态度开诚布公地表达和流露,使当事人感受到治疗师对自己的真诚态度,不怀疑治疗师有任何保留,就能使当事人发生内在的改变,并向建设性方向转化。

B. 无条件积极关注 积极关注是指被别人喜欢、尊重或认可的需要。无条件关注是指治疗师要毫无保留地接受来访者,完全接受来访者的是非标准和价值判断。

C. 同感的了解 是一种能深入主观世界了解其感受的能力。同感的了解开始于全神贯注地倾听。治疗师的倾听和日常生活中的听是不相同,有经验的治疗师能完全进入当事人的内心世界,不仅能理解当事人意识到的部分,甚至对当事人自己尚未察觉的潜意识层的意思也能察觉出来,并把这种理解传达给当事人本人。同感的技术有三个表达要点,即内容、感受与程度。

③人本主义治疗的适应证 主要适用于正常人群的普通心理咨询。

【例27】某生参加高考前数月产生严重焦虑,来到咨询室后,该生讲述了内心的恐惧与担心,治疗师只是认真地倾听,不做指令性指导。这种心理疗法的理论属于
　　A. 精神分析理论　　　B. 认知理论　　　　C. 人本主义理论
　　D. 心理生理理论　　　E. 行为理论

【例28】男,26岁。因人际关系问题而寻求心理帮助,心理治疗师采用的干预方法是非指令性的,无条件

的积极关注,协助来访者充分体验和整合自己的经验。这一心理治疗的方法属于
　　A. 精神分析疗法　　　　　B. 行为疗法　　　　　　C. 以人为中心疗法
　　D. 催眠疗法　　　　　　　E. 认知疗法

(4) 认知疗法　是指治疗师以认知理论为指导,努力挖掘患者隐蔽的歪曲的不合理认知,通过训练和指导来纠正其不合理认知,建立新的更理性和现实的认知方式,而达到消除症状、改善情绪和行为,促进个体社会适应的目的。

①认知疗法的基本理论
　　A. 认知是情感和行为反应的中介　　引起情绪和行为问题的原因不是事件本身,而是人们对事件的解释。
　　B. 认知和情感、行为相互影响　　负性认知导致负性情绪及不良行为,而情绪和行为又反作用于认知,从而形成恶性循环,打破恶性循环是治疗的关键。
　　C. 情绪障碍者存在重大认知曲解　　这是其痛苦的真正原因。如果认知曲解得到识别和矫正,即可改善其情绪和行为。

②认知疗法的基本技术　　包括识别自动化思维、真实性检验、去中心化。
　　A. 识别自动化思维　　采取一定技术,促使患者修正歪曲认知及负性自动化思维的过程。
　　B. 真实性检验　　让患者在检验中认识到原有的信念是不符合实际的,并能自觉加以改变。
　　C. 去中心化　　消除患者自认为的自己是他人注意中心的想法等。

(5) 危机干预　属于心理卫生的救助措施,针对心理陷于危机状态者,给予适时救援,帮助其度过危机。

①危机干预步骤　　包括6步:A. 确定问题;B. 保证求助者安全;C. 给予支持,主要是倾听,而不是采取行动;D. 提出并验证可变通的应对方式;E. 制订计划;F. 得到承诺,采取积极的应对方式。

②危机干预策略　　危机干预工作者有许多行动策略,有助于工作人员更加有效地处理危机求助者。
　　A. 认识危机求助者的个体差异;　　　B. 客观评价危机干预工作者自己;
　　C. 最大限度地保证危机求助者安全;　D. 及时具体给危机求助者提供帮助;
　　E. 明确需要解决的问题;　　　　　　F. 考虑可替代的应对策略;
　　G. 制订行动步骤和方案;　　　　　　H. 发挥危机求助者的应对优势;
　　I. 关注危机求助者的迫切需要;　　　J. 妥当安排转诊;
　　K. 完善建立和使用当地工作关系网;　L. 得到承诺和保证。

(6) 其他疗法　如睡眠疗法、完形疗法、音乐疗法、森田疗法等。

【例29】男,12岁。因频发时轻时重的口吃就诊。经晤谈,心理治疗师认为患儿的口吃症状与其父母感情不好,总在他面前争吵并动辄以离婚相威胁有关。遂要求三人一起接受心理治疗,并采用了循环提问等技术。该心理治疗方法称为
　　A. 行为疗法　　　　　　　B. 人本主义疗法　　　　　C. 家庭治疗
　　D. 精神分析疗法　　　　　E. 认知疗法

4. 心理治疗的原则

(1) 治疗关系的建立原则　心理治疗者与患者之间的关系并不等于一般的友谊关系,其特点如下。
　①单向性　　治疗关系一旦建立,就是单向性的,一切为了患者的利益,它不同于友谊的双向互利关系。
　②系统性　　心理治疗有着明确的目的和对象,治疗者应采取一系列措施,有计划地帮助患者解决问题。
　③正式性　　治疗者的目的和职责是给患者提供帮助。这种关系既非儿戏,也不是为了寻开心。它是正式建立的关系,一切活动均不能超出这种关系约定的目标与范围。
　④时限性　　治疗关系是以达到治疗目标为终结的,如果以后再有问题,还可以重新建立治疗关系。

【例30】男,46岁,投资顾问。因社交焦虑接受心理治疗,在心理治疗师的帮助下焦虑明显改善。患者心存感激,欲将掌握的投资信息告知心理治疗师以作报答,但被婉言谢绝。在此治疗关系中,该心理治疗师遵循的原则是

第十六篇 医学心理学
第3章 心理评估、心理治疗与心理咨询

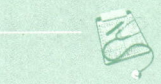

    A. 保密性   B. 正式性   C. 单向性
    D. 时限性   E. 系统性

(2) 心理治疗的原则

①信赖性原则　是指在心理治疗过程中,治疗者要以真诚一致、无条件的积极关注和共情与患者建立彼此接纳、相互信任的工作联盟,以确保心理治疗的顺利进行。

②整体性原则　是指在心理治疗过程中,治疗者要有整体观念。

③发展性原则　是指在心理治疗过程中,治疗者要以发展的眼光看待患者的问题,不仅在问题的分析和本质的把握上,而且在问题的解决和效果的预测上都要有发展的观念。

④个性化原则　是指在心理治疗过程中,治疗者既要注意患者与同类问题的人的共同表现和一般规律,又不能忽视每个患者自身的具体情况,不能千篇一律地处理问题。

⑤中立性原则　这一原则要求治疗者在心理治疗过程中保持中立的态度和立场。

⑥保密性原则　这一原则要求治疗者尊重患者的权利和隐私。

⑦回避性原则　心理治疗中往往要涉及个人隐私,交谈十分深入,同时要保持中立,这些在亲友和熟人中都难以做到。因此,一般情况下要回避亲友和熟人进行心理治疗。

⑧尊重原则　治疗者应尊重患者,以平等的态度对待患者,尊重其隐私权、自我决定权等权利,不得因患者的年龄、性别、种族、性取向、宗教和政治信仰、文化、身体状况、社会经济状况等因素而歧视患者。

⑨接纳原则　对于患者本人和所叙述的内容,治疗者应设身处地地理解和接受,这是良好治疗关系形成的基础,也是治疗者必备的能力。

⑩灵活原则　患者的心理活动受多种因素的影响,因此在心理治疗过程中,治疗者应密切注意患者的心身变化过程,不放过任何一点新的线索,随时准备根据新的需要变更治疗程序。

⑪综合原则　人类疾病是各种生物、心理和社会因素相互作用的结果,因而在决定某一疾病采取某一治疗方法的同时,要综合考虑利用其他各种可利用的方法和手段。如对高血压患者进行心理或行为治疗时,不应排除一定的药物治疗。

⑫真诚原则　这是心理治疗的一个重要条件,医生对患者要真诚。在此基础上,患者才能不断接受医生提供的各种信息,逐步建立治疗动机,并能毫无保留地吐露个人心理问题的细节,为医生的准确诊断及设计、修正治疗方案提供可靠的依据,同时医生向患者提出的各种治疗要求也能得到遵守和认真执行。

⑬关系限定原则　治疗者在心理治疗时,应按照本专业的道德规范与患者建立良好的治疗关系。不得利用患者对自己的信任或依赖牟取私利,不得与患者发展专业工作以外的社会关系。

⑭时间限定原则　治疗者在心理治疗时,应注意遵守治疗时间的规定,通常个体治疗每次的会谈时间为45~50分钟,无特殊情况不要随意延长、更改会谈时间。

(3) 心理治疗对治疗师的要求　一个优秀的心理治疗师应具备下列条件。

①要有一颗帮助别人的心　真诚地理解患者,做到共情,平等而不是鄙视,也不是板起面孔。

②要有敏锐的观察力　心理治疗师要善于察言观色,听话听音,善解人意。

③要有丰富的生活经验和知识　一个资深的心理治疗师,应多了解社会各阶层人士的生活和工作。要有较宽广的知识面,不仅要懂得医学、心理学,还应懂得社会学、人类学等。

④要具备乐观的生活态度　来访者大多数由于生活中的问题,情绪比较低落。如果治疗师也是一个悲观观念很重的人,则难以使患者积极乐观起来,反而会起到"推波助澜"的作用。

⑤要遵守职业道德　要有高尚的医德,尊重患者的隐私,严格遵守心理治疗中的道德规范。

【例31】下列不属于心理治疗原则的是
    A. 正义原则   B. 中立性原则   C. 真诚原则
    D. 保密性原则   E. 回避性原则

【例32】女,28岁。在心理咨询中谈到所交的两个男朋友她都很喜欢,不知道该与哪个继续相处,难以作出抉

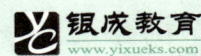
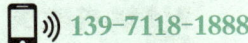

择,希望得到帮助,而根据心理治疗的原则,心理咨询师没有替她作出决定。该咨询师遵循的原则是

  A. 灵活原则　　　　　　　B. 综合原则　　　　　　　C. 中立性原则
  D. 耐心原则　　　　　　　E. 回避性原则

【例33】某心理治疗师的母亲出现了心理问题,其妹妹想让他给母亲进行心理治疗,但他却将母亲转给其他心理治疗师进行治疗。该心理治疗师遵循的心理治疗的原则是

  A. 保密性原则　　　　　　B. 真诚原则　　　　　　　C. 中立性原则
  D. 回避性原则　　　　　　E. 系统原则

【例34】某单位女职工,在一家医院接受过心理评估与心理治疗。其所在单位领导获悉后想了解该患者的心理问题现状,遂向医院索要心理评估的结果,但被患者的心理医生拒绝。该心理医生所遵循的原则是

  A. 耐心原则　　　　　　　B. 真诚原则　　　　　　　C. 客观原则
  D. 回避性原则　　　　　　E. 保密性原则

【例35】某心理治疗师婉拒了一位正在接受其治疗的患者请其吃饭的邀请。该心理治疗师的这一行为所遵循的心理治疗原则是

  A. 真诚原则　　　　　　　B. 回避性原则　　　　　　C. 保密性原则
  D. 关系限定原则　　　　　E. 客观中立原则

5. 临床心理咨询

(1) 临床心理咨询的意义　临床心理咨询是指通过医学晤谈和讨论,查明来访者心理障碍的性质和可能原因,给予劝告、建议、教育、支持和各种形式帮助的过程,包括运用简短的心理治疗和医药治疗。

临床心理咨询的意义:①解决紧张应激压力的主要手段;②防治心身疾病,促进健康长寿的有效方法;③心理卫生知识传播的重要途径。

(2) 临床心理咨询的历史

①国外心理咨询的历史　国外心理咨询的兴起,至今已有100多年的历史。帕松(Passon)在1909年出版了《选择择业》一书,该书在心理咨询发展史上的重要性在于帮助人们如何选择职业,这是心理咨询的开始。在第一次世界大战期间,美国需要将招募的士兵进行分类,以便淘汰智力不足者,因此发展了心理测量技术,这为职业咨询与指导提供了科学的手段。1942年罗杰斯出版的《咨询与心理治疗》一书促进了心理咨询的进一步发展。20世纪40年代,美国心理学会成立了咨询学指导分会,各类学校纷纷设立心理咨询机构。

②我国心理咨询的历史　我国自20世纪50年代以来,由于种种原因,长期没有开展心理咨询工作。1978年以后,心理学开始复苏。1982年,陈佩章在西安医学院附属第一医院开设了全国第一个心理咨询门诊。1983年赵进源在广州,1984年胡佩诚在北京分别开设了心理咨询、心身医学门诊。

(3) 心理咨询的方式　常见的心理咨询方式有以下几种。

①门诊心理咨询　在综合医院、精神卫生中心和卫生保健部门,可设置心理咨询门诊接待来访者。这种形式与来访者直接见面,能进行面对面的对话,故咨询较深入,效果较好。

②信函心理咨询　为外地要求心理咨询者,或本地要求咨询者出于暂时保密或试探心理以信函咨询。这种形式的咨询,只能初步了解情况,对咨询者进行安抚和稳定其情绪,无法面对面深入磋商,故最终还是需要过渡到门诊心理咨询。

③电话心理咨询　多为处于急性情绪危象、濒于精神崩溃、企图自杀者,拨打专用电话向心理咨询门诊告急、诉苦和求援。在某些发达国家,电话心理咨询往往专业化,并设有专业化热线中心,24小时有人值班。接到电话呼救后,立即派出人员赶至当事人家中,处理急性情绪危机,安定情绪,制止自杀。对于一些不愿面谈、怕暴露身份的人,通过电话咨询也比较方便。目前,国内许多城市都设立了一些热线电话为咨询者服务。

第十六篇　医学心理学
第3章　心理评估、心理治疗与心理咨询

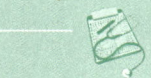

④专题心理咨询　针对公众关心的心理问题，在报纸、杂志、电台、电视台进行专题讨论和答疑。国内有些报刊已经开辟心理咨询专栏，系列讨论和回答百姓常提出来的心理问题。

⑤网上心理咨询　通过互联网心理咨询可以突破地域限制，还可以凭借行之有效的软件程序进行心理问题的评估与测量，同时将心理咨询过程全程记录下来，以便深入分析求助者的问题，并可以进行远程案例讨论和会诊等。

(4) 心理咨询的手段

①宣泄　是指来询者将其郁积已久的情绪烦恼及变态行为倾诉给咨询人员的过程。这是一种发泄痛苦的形式，可以给人以极大的精神解脱，使人感到由衷的舒畅。因此，宣泄是咨询人员了解来询者的心理不适和精神障碍的重要途径，它可增进咨询人员对来询者的理解及后者对前者的尊重，使二者建立起有效的感情沟通途径。

②领悟　指来询者在咨询人员的帮助下，全面深刻地认识其心理不适与情绪障碍的过程，它常伴有深刻的认识飞跃，使来询者得以积极地协调自我与环境的关系，改变某些偏见与消极的行为方式，防止和减弱不良情绪对心身的危害。因此领悟是来询者克服心理不适与障碍的关键。

③强化自我控制　在心理咨询中，任何形式的"痛"都是自我控制不住的表现。强化自我控制可使来询者解除某种不良情绪状态与行为对自我的禁锢，协调个人与环境的关系，从而获得内心的和谐。强化自我控制在很大程度上依赖宣泄与领悟的进展，是两者必然的结果。

④增强自信心　是心理"通"的最高表现。它能使来询者在战胜恶劣心境、摆脱情绪不良的基础上，积极面对生活矛盾，调节自我与环境的不协调，以乐观的态度对待人生。它还能使来询者重建合理的情感结构，保持良好的心境，以更有效地应付生活中的忧愁、烦恼。因此增强自信心是心理咨询的最重要的目标。

(5) 心理咨询的内容　不同的对象咨询内容不同。

①儿童少年心理咨询　以行为改变最常见，其他包括成绩下降、身体不适、幻觉与妄想、性格改变、交际困难等。分析其原因主要为学习压力过大、教育不当、环境改变、家庭矛盾等。

②青年心理咨询　在综合医院心理咨询门诊中，青年来询者的比例是最高的。在就诊原因中，以神经症最常见，其他为精神病、心身疾病、性问题、躯体疾病等。

③中年心理咨询　中年来询者以神经症为多，其中以焦虑症最常见，约占总数的50%。其他包括重型精神病、心身疾病、各种躯体疾病所致的心理问题、性变态、性功能障碍、气功偏差等。

④老年心理咨询　多为情绪变化、睡眠障碍、幻觉、妄想、行为变异、智力缺损、性格改变等。

(6) 心理咨询的基本过程　①问题探索阶段；②分析认识阶段；③治疗行动阶段；④结束巩固阶段。

【例36】女，24岁，大学生。因男友与之断绝了恋爱关系，内心十分痛苦，难以自拔而想要自杀。此时应寻求的最合适的心理咨询方式是

　　A. 门诊心理咨询　　　　　　B. 信函心理咨询　　　　　　C. 电话心理咨询

　　D. 专题心理咨询　　　　　　E. 网上心理咨询（2021）

▶ **常考点**　心理评估和治疗为重点内容，应全面掌握。

参考答案——详细解答见《2024国家临床执业及助理医师资格考试历年考点精析（上、下册）》

1. ABCDE　2. ABCDE　3. ABCDE　4. ABCDE　5. ABCDE　6. ABCDE　7. ABCDE
8. ABCDE　9. ABCDE　10. ABCDE　11. ABCDE　12. ABCDE　13. ABCDE　14. ABCDE
15. ABCDE　16. ABCDE　17. ABCDE　18. ABCDE　19. ABCDE　20. ABCDE　21. ABCDE
22. ABCDE　23. ABCDE　24. ABCDE　25. ABCDE　26. ABCDE　27. ABCDE　28. ABCDE
29. ABCDE　30. ABCDE　31. ABCDE　32. ABCDE　33. ABCDE　34. ABCDE　35. ABCDE
36. ABCDE

第4章 医患关系、医患沟通与患者的心理问题

▶**考纲要求**

①医患关系的心理方面:医患关系的概念,医患关系的重要性。②医患交往的两种形式和两个水平:医患交往的两种形式,医患交往的两个水平。③医患沟通的理论、技术及其应用:医患沟通的基本理论,医患沟通的技术与方法,医患沟通的常见问题与处理。④医患关系模式的临床应用:医患关系的基本模式,医患关系的临床应用,医患关系的其他模式与应用。⑤患者角色、求医行为及其应用:患者角色的概述,患者角色的转化,求医行为。⑥患者的一般心理问题及干预:患者的心理需要,患者的认知活动特征,患者的情绪与情感特征,患者的意志行为特征,患者的个性特征,病人心理问题的基本干预方法。⑦不同年龄阶段患者的心理活动特征:儿童患者的心理,青年患者的心理,中年患者的心理,老年患者的心理。⑧特殊患者的心理问题:不同病期患者的心理问题及干预,手术病人心理问题及干预,危重患者的心理问题及干预,不治之症患者的心理问题及干预。

▶**复习要点**

一、医患关系与医患沟通

1. 医患关系的心理方面

(1)医患关系的概念 医患关系是指在诊疗过程中,医护人员与患者围绕着疾病的诊断、治疗、康复等与患者疾病相关的问题而建立起来的相互联系、相互影响的沟通过程,是人际关系在医疗情境中的具体化形式。医患关系具有以下特征:

①医患关系具有明确的目的性 医患关系是一种职业性人际关系,以医疗活动为中心,以维护患者健康为目的,这是医患关系的核心内容。

②医患关系是建立在医患平等基础上的帮助性人际关系 医患双方在人权、人格、价值、情感等方面是平等的。但在医疗服务过程中,医护人员具备专业知识和技能,处于帮助者的地位;患者因其健康问题,处于被帮助者的地位。

③医患关系是以患者为中心的人际关系 一切医疗过程和医患沟通过程都要作用于患者,并以解决患者健康问题为目的,因此对医患关系的评价主要以其对患者的作用和影响为标准。

④医患关系具有明显的时限性 从患者求医行为的发生到疾病治疗的结束,医患关系也经历了确立、发展、动态演变、结束等不同时期。时限性是医患关系有别于其他类型人际关系的重要特点。

(2)医患关系的重要性

①良好的医患关系是医学模式转变的要求 生物-心理-社会医学模式是一种系统论和整体观的医学模式,它要求医学把人看成一个多层次的、完整的连续体,也就是在健康和疾病的问题上,要同时考虑生物的、心理的和社会的各种因素的综合作用。

②良好的医患关系是医疗活动顺利开展的前提 医患关系的稳定、和谐使医者与患者之间能保持及时的信息交流,有利于医疗工作的顺利进行。

③良好的医患关系是营造良好医疗心理氛围的关键 良好的医患关系使医者与患者的心理距离缩小,使双方增进了解,心情舒畅。

第十六篇 医学心理学
第4章 医患关系、医患沟通与患者的心理问题

2. 医患交往的两种形式和两个水平

(1)医患交往的两种形式 医患交往有以下两种形式。

①言语形式的交往 是指医患之间利用语言来传递信息。

②非言语形式的交往 是指医患之间非语言形式的交往,如面部表情、身体姿势、眼神、手势等。

(2)医患交往的两个水平 在临床医疗实践中,技术型和非技术型交往是相互影响的。非技术型交往的成功可促进患者对检查、诊断和治疗的依从性,从而有利于技术水平上的交往。

①技术型交往 主要是指医患之间针对诊断、治疗、护理以及预防保健的具体方法而进行的沟通与交往。这种交往是医患交往的最主要、最直接的形式。生物医学模式非常重视医患之间的技术型交往。

②非技术型交往 主要是指医患之间情感、心理和思想上的交往,多体现在医疗服务态度方面。新的生物-心理-社会医学模式非常重视医患之间的非技术型交往。

3. 医患沟通的理论、技术及其应用

医患沟通是指在医疗卫生活动中,医患双方围绕疾病、诊疗、康复、保健等相关问题所进行的专业性信息交流过程,其最终目的为增进患者健康、提高医疗服务水平。

(1)医患沟通的基本理论

①医患沟通的基本理念 在医患沟通过程中,医生应遵循的基本理念主要包括:

A. 以人为本的服务理念 是医患沟通<u>最基本</u>的理念,要求医务人员在医患沟通过程中始终坚持一切以人为本、以患者为中心的理念。

B. 理解与尊重的理念 是处理好医患关系的前提,要求医务人员在医患沟通过程中要理解患者的所处境地、主观感受和需求,同时要在言谈举止间自然表现出对患者的真诚、尊重与接纳。

C. 同情与换位的理念 换位即站在患者的角度去思考、去感受,是对每一个患者个体进行直观理解的技术手段,同时也是对患者产生同情和共情的基础,是"医乃仁术"最朴实的表达和表现。

D. 主动与共同参与的理念 是保证沟通渠道畅通、进行有效沟通的操作原则,要求医务人员在医患沟通过程中要以主动的态度将各种医疗信息告知患者,同时认真听取病方的意见反馈,并让其共同参与到与之相关的医疗决策中来。

②医患沟通的基本原则 在医患沟通过程中,医生应遵循的基本原则包括:

A. 平等的原则 首先,在法律意义上,医患间的契约性关系决定了两者之间的关系是平等的;其次,在道德层面上,医患间的平等关系并不会因为医疗过程中主动与被动的程度而有所改变。

B. 共同参与原则 诊疗活动的全程医患双方都要主动参与并保持良好沟通。

C. 诚信和公正的原则 诚信是建立良好医患沟通的基础和前提,公正则要求医务人员要对患者一视同仁,避免偏见和歧视。诚信和公正是对医患双方的要求,但首先要从医方做起。

D. 保密的原则 在未经患者知晓和同意的情况下,医务人员有义务为患者诊疗过程中的一切信息实施保密,特别是涉及患者隐私的信息。

E. 反馈的原则 是指医务人员对沟通内容及患者在沟通过程中表现出来的情感进行反馈的过程,反馈的目的在于澄清、证实或为进一步的沟通做好铺垫,同时表达对患者主观感受的理解、同情与通情。

F. 知情同意的原则 特殊的诊疗活动,需要患者的知情同意,这是患者的基本权利。

③医患沟通的基本内容 主要包括:

A. 医生对于自身及相关诊疗环境的必要介绍,特别是在患者想要了解这方面情况的情形下。

B. 了解患者一般情况、采集病史、收集临床表现及相关信息。

C. 介绍和解释所需检查项目的方法、场所、过程、目的、准备和注意事项、结果、临床意义等。

D. 介绍疾病的诊断情况、主要诊疗计划与具体措施、疾病的疗效与预后。

E. 介绍药物治疗的目的、功效、用法用量、不良反应、疗程以及注意事项等。

F. 介绍手术的必要性、手术方式、术前准备与注意事项、麻醉方式、预期疗效、并发症、意外及其他可

能出现的情况等。
　　G. 说明包括手术、药物在内的各种疗法、重大医学检查及其他方面的费用，以及医疗保险的报销范围。
　　H. 住院查房和门诊随诊期间对病情变化的进一步了解与反馈，对后续治疗方法与康复手段的说明等。
　　I. 出院前的病情与治疗总结、出院后维持或康复治疗的方法和注意事项、定期复查事项等。
　　J. 倾听患者的叙述，了解患者的体验与主观感受，表达对患者的理解与同情，安抚其情绪，鼓励其配合治疗并激发其主动性，对治疗和康复建立理性的认识和信心。
　　K. 倾听患者及其家属想要了解的其他问题，并尽可能作出使其能够理解和接受的答复。
　　L. 必要时，向患者及其家属解释当代医学技术的局限性，获得患方的理解，让其具有一定的风险意识，并对治疗结果报以合理的预期。
　　④医患沟通的主要层次
　　A. 知识层面的交流　　是指医护人员以通俗易懂的方式，将与所患疾病相关的专业知识传递给患者。
　　B. 情感层面的交流　　是指医生满足患者及其家属有关疾病倾诉的需要，耐心地倾听、理解并作出恰当反馈，同时在这一过程中表达同情与通情，并将心理支持技术巧妙地运用到沟通过程中，有效地缓解焦虑、恐惧、抑郁等情绪。患者对疾病治疗的体验也是医患情感交流的一部分。
　　C. 文化层面交流　　是指在医患沟通中，医生能够意识到患者在文化及社会背景方面的差异性，用符合其文化背景和认知水平的语言，让复杂的医学术语浅显易懂，使其对疾病、诊治过程、康复过程等有更好地理解，有利于保障尊医行为和疗效。
　　⑤医患沟通的功能及意义　　医患沟通与医疗服务的各个环节紧密相关，既是提高医疗服务质量的基本技能和条件，也是落实医学人文关怀的重要方法，其功能和意义体现在以下几个方面：
　　A. 医患沟通技巧是建立良好医患关系和治疗同盟的基础。
　　B. 良好的医患沟通有利于完整疾病信息的获得，从而有利于作出正确的诊断。
　　C. 良好的医患沟通有利于制订医患双方都可以接受的可行性治疗方案。
　　D. 良好的医患沟通可促进患者的依从性。
　　E. 良好的医患沟通有利于患者理解疾病并理性地接纳疾病的预后。
　　F. 良好的医患沟通有利于化解医疗纠纷。
　　G. 良好的医患沟通可以促进疾病的康复并预防复发。
　　H. 良好的医患沟通本身具有心理支持、安抚情绪等心理治疗作用。
　　I. 良好的医患沟通体现了对患者的人格与权利的尊重。
　　(2) 医患沟通的技术和方法
　　①建立良好医患关系的基本前提　　良好的医患关系是医患双方共同努力的结果，两者缺一不可。就医务人员而言，建立良好的医患关系需要考虑到以下基本前提：
　　A. 以新医学模式为指导　　现代的生物-心理-社会医学模式要求医生在诊治患者时，不能只见疾病不见患者，只注意局部忽略全身，而应该从单纯的生物学诊治转向生物、心理、社会的立体诊治，要尽可能地解决患者的各种疾病相关问题。只有这样，才可能建立起相互尊重、信任、融洽的医患关系。
　　B. 对卫生法律法规的重视　　医患关系必须符合现行医疗法律、法规的规定。违背这一原则，医生就可能被患者投诉或者受到法律的起诉。
　　C. 职业和非职业关系的处理　　医患关系是以医疗行为为桥梁建立起来的职业关系，因而具有时限性。然而，在现实生活中比较常见的是，医患之间以此为契机发展出新的与医疗行为无关的人际关系，这是可以理解的。但是应该注意的是，非职业关系介入之后，会影响到医患关系的单纯性，因而会带来角色行为的混乱，出现责任、权利、义务的混淆。
　　D. 移情和反移情的处理　　移情在心理治疗过程中具有特殊的作用，但对于其他医疗过程而言，移情和反移情都会影响到医患关系，需要被慎重对待。

第十六篇 医学心理学
第4章 医患关系、医患沟通与患者的心理问题

E. 医患沟通技巧的使用　　良好的医患关系需要临床医生掌握医患沟通的技巧,如倾听、通情、提问、反馈等,并在沟通过程中遵循和体现出对患者的真诚、尊重和接纳。在沟通过程中,要注意目标明确,围绕与疾病相关的内容展开,同时要注意言语沟通技巧和非言语沟通技巧的结合使用。

②医患沟通的基本方法

A. 言语沟通　　言语沟通是信息交流的一个重要方式,主要以口头语进行交往,即交谈或晤谈,而书面语的形式虽然较少使用,但在签署某些重要医疗文书(如术前知情同意书)的时候却是必不可少的。

a. 交谈的原则

尊重患者　　交谈要在平等和谐的医患关系中进行。医患关系中,患者常处于弱势地位,在医疗过程中经常会出现医务人员居高临下,患者被动服从的情形,这时患者信息往往不能很好地表达,产生交往障碍。

有针对性　　医患交往毕竟是医疗活动的一部分,交谈应该有目的、有计划地进行。

及时反馈　　在交谈过程中应及时反馈,采用插话、点头肯定、表情等手段对患者的谈话进行应答。

b. 交谈的技巧

注意倾听　　在医患交往中,不要以"说"为主,"听"往往比"说"更重要。

正确共情　　在医患交往中,共情是指医生具有能够理解和分担患者精神世界中各种负荷的能力。

善于提问　　提问在病史采集、医患会谈过程中起重要作用。适当的提问,既可避免让喜爱倾诉的患者反复诉说自己的不适,也可以了解到紧张羞涩不善言辞的患者的真实情况。提问的方式主要有开放式提问和封闭式提问。

适当解释　　解释是言语性技巧中比较复杂的一种,它取决于医生理论知识的储备和临床经验的丰富程度。医患沟通效果的好坏,在很大程度上取决于医生理论联系实际的能力。

有效指导　　是指医生运用自己的医学专业知识直接指导患者做某事、吃某物,并提供一些健康方面的注意事项。指导是医生对患者影响最为直接和明显的一种技巧。

B. 非言语沟通　　是指通过表情动作、目光接触、周围环境信息等手段表达自己的情感,从而达到交往的目的。非言语交往可分为动态与静态两种。动态主要包括面部表情、身段表情和人际距离等,静态包括衣着打扮、环境信息等。

面部表情　　面部表情的变化是医生观察患者获得患者变化的一个重要信息来源,同时也是患者了解医生心灵的窗口。医生既要善于表达面部表情,也要细心体察患者的面部表情。

身段表情　　临床活动中,医生诚恳友善地点头,患者的温暖和安全感就油然而生。

目光接触　　临床上医患交往,双方往往通过目光接触判断对方的心理状态和信息接收的程度。

人际距离　　两人沟通的距离取决于彼此间的亲密程度。医患之间的距离以 0.5~1.2m 为宜。

语调表情　　临床上,医生可通过患者的语调表情,来判断对方的心理状态。同时,医生也可借助语调表情传递关注、同情患者等信息。

【例1】医生与患者的交谈原则应具有
    A. 隐蔽性　　　　　　　　B. 情绪性　　　　　　　　C. 广泛性
    D. 指令性　　　　　　　　E. 针对性

【例2】糖尿病患者,女,65岁,家庭主妇,初中文化程度。医生给予的饮食建议,容易理解和执行的说法是
    A. "您每天摄入热量不能超过 1200 千卡"
    B. "您必须严格控制饮食,要低盐、低脂、低糖饮食"
    C. "每顿饭主食2两,少吃油腻的"
    D. "不吃甜点、稀饭、甘蔗、西瓜、甜饮料,少吃肉、油,可以吃点粗粮"
    E. "您一定要管住自己的嘴,原来爱吃的都不能吃了"

(3)医患沟通的常见问题与处理　　导致医患沟通障碍的因素来自医患双方。对于患者来说,主要是认为自己获得的信息不足、听不懂医生的术语、医生同情心差、记不住医嘱等。对于医生来说,主要是认

为患者依从性差、提供的信息有误等。

①信息缺乏或不足　患者就医的动机主要是希望从医生那里了解自己患了什么病,病情如何,预后怎样。这些信息本可以在医患沟通中获得,然而在医疗活动中,漠视医患沟通的现象极为普遍,造成医患信息严重隔离,交流不畅。

在临床实践中,对于医患沟通不足的应对,有学者特别强调倾听的作用,并非常具体地提出了倾听过程中需要注意的几个问题:A.要让患者感到舒适,永远不要让人感觉你很随意;B.要用你的表情、目光、姿态等身体语言表现出你对患者的问题很感兴趣,并且很专注;C.使用点头、拍肩膀、握手等动作让患者确信你很在意他并理解他的问题;D.患者正在陈述问题的时候,不要轻易地打断;E.在准备作出结论时,一定要先问一下患者还有没有更多要说的。

此外,在临床晤谈中还需要注意的细节包括:A.对患者的言语和非言语形式的表达要同等关注;B.对患者的问题要马上做出反馈,为患者提供其想要获得的信息;C.在涉及疾病的性质、过程、预后、检查、治疗方法的选择等问题时,要进行充分的讨论和说明;D.在涉及昂贵的检查项目和药物的时候,要针对其必要性、可行性进行详细的讨论;E.要让患者参与治疗计划的决策;F.要尽可能使用简单易懂的方法进行沟通,注意医学术语、简称或缩写往往并不为患者所了解,或者一知半解,或者导致误解。

②沟通障碍　医患之间虽有信息往来,但是这些信息并不能被对方理解,甚至造成双方误解。如患者对医务人员经常使用的"行话""缩略语"难以理解,医生对患者使用"方言"感到困惑不解。

造成医患沟通障碍的因素比较复杂,主要来源于医患两个方面。

来源于医务人员方面的因素包括:A.对医患沟通的重要性认识不足,漠视患者的内心体验;B.缺乏医患沟通的基本技能;C.医务人员对非言语沟通要素的忽视,导致医患沟通表面化、程式化、缺乏个体针对性,无法满足患者的内在心理需求;D.医务人员在时间、精力和体力上都处于超负荷运转,医患沟通所需的时间和精力被无限挤压;E.医务人员的优越感和控制欲,使某些医生忽视了患者的心理需求和个人意志,从而造成误解,导致医患关系紧张;F.医务人员的防范心理,迫使医务人员对患者建立起了心理防线;G.医务人员的某些人格特征也是原因的一个方面,如焦虑性特质、抑郁性特质、冲动性特质等。

来源于患者方面的因素主要包括:A.患者对医务人员不信任;B.患者健康意识和维权意识增强,超过了目前医疗水平的要求;C.患者的认知特征、情绪特征和人格特征的影响。

③回忆不良　是指患者对医务人员所提供的有关医疗信息,在短时间内即大量遗忘,且不能准确回忆的现象。研究表明,患者离开诊室后,有40%~80%的医疗信息被立刻遗忘。而且,被提供的医疗信息越多,事后能够准确回忆起来的比例越小。医生采用以下措施,有助于患者记忆。

A.尽量避免使用专业术语　语句表达通俗易懂,简洁明了。

B.将医嘱内容进行归纳　所患疾病的名称,病情可能的变化,需要进一步的检查,需要进行的处理等。

C.指导力求具体　对需要患者进行配合的要求应明确、具体,不要一般而言或模糊笼统。

D.重要的医嘱首先提出　心理学中的首因效应提示最先认识的项目回忆最好。

E.运用复述增强记忆　在患者离开前让其将医嘱复述一遍,有利于增强记忆。

F.尽可能使用书面形式　特别是重要的医嘱。

④同情心不够　同情心是医务人员应具备的道德素质之一,同时富有同情心也是患者对医生角色期待的重要内容。在技术权威与富有同情心的医生之间,多数患者更愿意选择后者。

⑤依从性差　患者的依从性,也称遵医行为,是指患者的医嘱执行率。有人用如下公式强调依从性的重要性:治疗效果=医生的临床知识与技能×患者的依从性。患者依从性差是医患沟通中的最大障碍,医务人员应及时查找原因,提高患者的依从性。

【例3】医生在诊治过程中经常对患者使用医学专业术语,使患者难以理解,容易造成误解。这种医患交流的问题属于

A. 依从性差　　　　　　　　B. 同情心不够　　　　　　　　C. 沟通障碍

第十六篇 医学心理学
第4章 医患关系、医患沟通与患者的心理问题

  D. 信息缺乏   E. 回忆不良

【例4】有助于患者记忆的信息沟通方式不包括
  A. 指导问题力求具体   B. 归纳总结医嘱内容   C. 语言表达通俗易懂
  D. 重要医嘱首先提出   E. 规范使用医学缩略术语

【例5】造成医患沟通障碍的因素不包括
  A. 医务人员使用专业用语   B. 医务人员的优越感和控制欲   C. 患者维权意识过强
  D. 患者对医务人员不信任   E. 医务人员的防御与保护措施（2023）

【例6】为了加强病人对医嘱的记忆，不宜采用的方法是
  A. 医嘱简明只说一次   B. 尽量采用书面形式   C. 重要的医嘱先说
  D. 让病人复述医嘱   E. 让病人写下来

4. 医患关系模式的临床应用

(1) 医患关系的基本模式与临床应用 20世纪50～60年代，美国学者萨斯、荷伦德将医患关系模式归纳为三种类型，即主动-被动型、指导-合作型、共同参与型，被认为是医患关系的基本模式。

①**主动-被动型** 这是一种最常见的单向性的、以生物医学模式为指导思想的医患关系，在现代医学实践中仍普遍存在，其特征为"医生为患者做什么"，模式的原型是"父母-婴儿"。在这种医患关系中，医生是主动的，在患者心目中处于权威地位，而患者则被动接受的从属地位，对医疗过程和措施一般不会提任何意见，完全按医生的要求去做，听从医生的支配。这种模式过分强调了医生的权威性，忽视了患者的主观能动性。虽然这种模式在新的医学模式和医学目的下备受诟病，但可适用于某些特殊患者，如昏迷、休克、全麻、有严重创伤、智力严重低下、自知力丧失的精神病患者。

②**指导-合作型** 这是一种微弱单向、以生物-心理-社会医学模式及疾病治疗为指导思想的医患关系，其特征为"医生告诉患者做什么和如何做"，模式的原型是"父母-儿童"。在这种医患关系中，医生的作用占优势，同时有限度地调动患者的主动性，也就是说，医生是主角，患者是配角。这种模式主要适用于急性病患者的治疗过程，是目前最为常见的医患关系模式。

③**共同参与型** 这是一种双向性的、以生物-心理-社会医学模式及健康为指导思想的医患关系，其特征是"医生帮助患者自我恢复"，模式的原型是"成人-成人"。医患双方的关系建立在平等基础上，双方有近似相等的权利和地位，共同参与医疗决策和实施过程，相互尊重，相互依赖。这种模式主要适用于慢性疾病的治疗。

(2) 医患关系的其他模式与应用 常见的医患关系模式还有维奇模式、布朗斯坦模式。

①**维奇模式** 由美国学者罗伯特·维奇提出，包括四种医患关系模式。

  A. **工程模式** 又称纯技术模式。在这种模式中，医生充当的是纯科学家的角色，只负责技术工作。医生将那些与疾病和健康有关的事实提供给患者，让患者接受这些事实，然后医生根据这些事实，解决相应的问题。该模式只注重了个体的生物属性，却忽略了个体的心理学和社会学属性。

  B. **权威模式** 权威模式又称教士模式。在这种模式中，医生充当家长式的角色，具有很大的权威性，医生不仅具有医疗过程的决策权，而且还有道德决定的权利，患者却完全丧失自主权。该模式过分注重了医方的权威而忽视了患者的主观能动性。

  C. **合作模式** 又称同事模式。在这种模式中，医生和患者拥有共同目的，即战胜疾病、恢复健康。为了实现这一目标，两者之间像同事一样，彼此平等、相互尊重、真诚相待，形成和谐的合作关系。

  D. **契约模式** 在这种模式中医患双方是一种非法律性的关于责任与利益的约定关系。在双方遵守共同利益的前提下，医疗中的重大决策要经患者同意，患者则不期望同医生讨论所有的医疗技术细节。

②**布朗斯坦模式** 由美国学者布朗斯坦提出，包括两种医患关系模式：

  A. **传统模式** 这种模式是从传统的生物医学模式中派生出来的。在医疗活动中医生所关心的只是疾病的处理、科学知识的解释以及标准技术和常规技能的应用，很少考虑患者的期望和感受。医生对患者保持情感上的"中立"，而患者则被动地服从医生的判断与决策。

1693

B. 人本模式　　在这种模式中,医生与患者是合作者,共同为患者的健康负责。医生不仅关心疾病还注意患者的心理,不仅负责诊断与治疗,还承担教育和情绪支持。这种模式无论在技术方面还是非技术方面,都为医患之间的相互沟通与相互作用、建立融洽的关系创造了良好的条件,与生物心理社会医学模式的基本观点具有一致性。

二、患者的心理问题

1. 患者角色、求医行为及其应用

(1) **患者角色的概述**　　患者角色又称患者身份,是指被医生确认的患病者应具有的心理活动和行为模式。患者角色被希望采取切实行动来减轻自身的症状,如按医嘱服药、卧床休息、接受医生治疗等,努力使自己康复。1951年,帕森斯(Parsons)从社会学的角度,提出了患者的四种角色特征:

①免除或减轻社会职责　　患者可从常规的社会角色中解脱出来,减轻或免除原有的责任和义务。

②不必对疾病负责　　患者对陷入疾病状态没有责任,患者本身就是疾病的受害者,无须对患病负责。

③恢复健康的义务　　患者自身需要为健康而努力,如配合医疗、护理工作,适当锻炼,加速康复。

④寻找帮助　　患者负有寻求医疗协助的责任。

(2) **患者角色的转化**　　患者角色转化是指个体承担并进入一个新角色的过程。当个体被诊断患有某种疾病时,原来已有的心理和行为模式以及社会对他的期望和责任都随之发生了相应的变化。这种变化是一个失去原来的社会心理平衡,达到新的社会心理平衡的适应过程。通常患者角色转化有以下几种类型:

①角色行为适应　　患者基本上已与患者角色的"指定心理活动和行为模式"相符合,表现为比较冷静、客观地面对现实。"既来之,则安之",关注自身的疾病,遵行医嘱,主动采取必要的措施减轻疾病。患者角色适应的结果有利于疾病的康复。

②角色行为缺如　　表现为患者未能进入患者角色,不承认自己是患者,或否定病情的严重程度。虽然医生已作出疾病的诊断,但患者尚未意识到自己患病或不愿承认自己是患者。这类人常因疾病会影响学习、工作、婚姻、事业等,而不愿承担患者角色。这种行为的后果往往是疾病因治疗延误而加重。

③角色行为冲突　　同一个体承担着多个社会角色,在适应患者角色过程中,与病前的各种角色发生心理冲突,而使患者焦虑不安、烦恼,甚至痛苦等。当某种社会角色的重要性、紧迫性凸显时,患者就容易发生心理冲突。这些心理冲突有时较为激烈,使患者角色发生反复。

④角色行为强化　　角色行为强化多发生在由患者角色向常态角色转化时。由于适应了患者的生活,产生了对疾病的习惯心理,即按时打针、吃药、按医嘱办事成了自己的行为模式,虽然躯体疾病已康复,但患者的依赖性加强、自信心减弱,对承担原来的社会角色恐慌不安,不愿重返原来的生活环境,即"小病大养"。

⑤角色行为减退　　已进入角色的患者,由于强烈的感情需要,或因环境、家庭、工作等因素,或由于正常社会角色的责任、义务的吸引,可使患者角色行为减退。此时,患者不顾病情而从事力所不及的活动,承担正常角色的社会行为,从而影响疾病的治疗。

⑥角色行为异常　　患者无法承受患病或患不治之症的挫折和压力,表现出悲观、绝望、冷漠,对周围环境无动于衷,这种异常行为如不能及时发现与有效疏导,不仅对病情十分不利,而且还可能发生意外事件。

【例7】患者,男,大学生。因被诊断为慢性肾衰竭而收住院治疗,入院后出现了失眠、哭闹和攻击性行为。患者的这种角色变化属于

　　A. 角色行为减退　　　　　　B. 角色行为强化　　　　　　C. 角色行为缺如
　　D. 角色行为异常　　　　　　E. 角色行为冲突

【例8】患有躯体疾病的患者出现抑郁、压抑、想自杀的状况,反映的角色行为是

　　A. 强化　　　　　　　　　　B. 冲突　　　　　　　　　　C. 缺如
　　D. 减退　　　　　　　　　　E. 异常

第十六篇 医学心理学
第4章 医患关系、医患沟通与患者的心理问题

(3) 求医行为

①求医行为的概念 求医行为是指人们发觉症状后寻求医疗帮助的行为。

②求医的原因 患者察觉到有病时是否有求医行为，与个体的生理、心理、社会等方面的原因有关。

A.生理性原因 因身体某些部位发生病变，或因主观上感受到身体不适或疼痛而求医。不论患者所患疾病性质或严重程度如何，患者的主观感受常常是促使患者产生求医行为的重要因素。

B.心理性原因 因某些生活事件，个体精神遭受刺激而导致心理紧张、焦虑、恐惧，为缓解负性心理反应和精神痛苦而求医。随着经济的发展和社会的进步，由于心理性原因求医者渐有增多趋势。

C.社会性原因 因某些疾病对社会产生现实或潜在的危害而求医，如传染性疾病、性病等。

③求医的类型 人的行为是受意识所支配的，求医决定的作出，可能是患者本人，也可能是他人或社会。据此，将求医行为分为以下三类。

A.主动求医型 当个体感到身体不适或产生病感时，在自我意识支配下产生求医动机，主动寻求医疗服务，称为主动求医行为。它是社会生活中最多见的求医类型。随着人们生活水平和医疗诊断技术水平的提高，医疗保健的需求逐年增加，主动求医的人逐渐增多。

B.被动求医型 自我意识尚未发育成熟的未成年人、意识丧失者、缺乏自知能力者以及体质虚弱的老龄患者等，需由患者家长、家属或他人作出求医决定而产生的求医行为，都属于被动求医行为。婴幼儿、儿童期的个体，需要家长决定是否采取求医行为。昏迷、意识不清、危重患者，需由他人立即决定是否紧急求医。精神病等自知力缺乏的患者，需由家属、同事、朋友等送往医院就诊。老年人常需由家属送诊。

C.强制求医型 某些对社会人群健康有严重危害的特殊患者，虽然本人不愿求医，但是社会需要对其给予强制性医治，称为强制求医行为。如对某些烈性传染病、性传播疾病、艾滋病等患者，为保证社会其他人群的健康利益，同时也是对患者个人负责，均需采取强制求医措施。

④影响求医行为的因素 求医行为受多种因素的制约，包括：

A.个人对疾病的认知程度 个体产生求医动机的最初原因是对自身变化的体验和感受，它是疾病最早的表现形式。因此，对疾病程度的认知是否恰当，是影响患者求医行为的最主要原因。

B.个体以往的求医经历 患者以往的求医经历常对其后继的求医行为产生影响。

C.个人的人格特征 个体求医行为与性格倾向、疾病体验、生存动机等人格特征密切相关。

D.个人承受医疗费用的能力 医疗费用对个体求医行为的影响，主要取决于医疗费用款项的多少，求医个体在所支付医疗费用中承担的比例，以及人们对医疗经费价值认同程度等。

E.医疗保健设施与服务态度的因素 医疗保健服务的可得性和可接受性对求医行为有较大影响。

F.社会经济发达程度 任何一个时代和国家的经济发达程度，人民的整体生活水平，以及医疗保健服务设施和医务人员服务水平，都会影响社会成员的求医行为。

⑤遵医行为 遵医是指患者遵从医务人员开列的处方或其他诊疗方法进行检查、治疗和预防疾病的建议和意见的行为。研究遵医行为及影响因素，提高患者遵医的自觉性，是医学实践中必须重视的问题。

A.影响遵医行为的因素 主要包括以下几个方面：

a.患者对医生的信任度和满意度 医生的知名度、服务态度、服务质量直接影响患者对医生的信任程度和尊重程度，也影响着医嘱的遵守程度。

b.疾病种类、严重程度及就医方式 一般情况下，急症、重症患者能够执行医嘱内容，按医嘱办事。有器质性病变的患者一般能够按医嘱办事，遵医率较高，而病情较轻、慢性病患者，遵医率明显降低。

c.患者的主观愿望和医生治疗措施的吻合度 例如患者希望静脉滴注，而医生开的是口服药，当两者发生矛盾时，遵医率明显降低。

d.患者对医嘱内容的理解和记忆及治疗方式的复杂程度 医嘱中的一些医学术语可能让患者产生理解偏差，往往影响遵医行为。

e.患者对疾病的认知和经验 患者对疾病的性质、病因、病理机制、病程演化、后果及预后的认知不

足,也可影响遵医行为。

　　f.患者对治疗副作用或后遗症等的认识和接纳程度　例如,药物治疗的各种副作用、手术治疗可能带来的器官功能损害、放化疗的各种不良反应等,都可使患者顾虑重重,导致遵医率降低。

　　g.其他　年龄、性别、职业状况、受教育程度、社会经济地位等因素,都可影响患者的遵医行为。

　　B.提高遵医率的方法　遵医率是指患者在求医过程中遵从医嘱的比率。提高遵医率对尽快有效地治疗疾病,维护人民健康有重要作用。提高遵医率的措施包括:

　　从医疗体制改革入手,加强医德医风教育,改善服务态度,提高服务质量。

　　讲究医疗工作艺术性,耐心解释,反复说明,提高患者对医嘱的理解和记忆水平。

　　动员患者共同参与治疗方案的确定,以提高其执行医嘱的积极性。

　　调动患者的主观能动性,简化治疗方案和程序,避免同时开列多种药物和对患者提出过多的要求。

　　同患者达成协议,规定有关治疗的总目标和子目标,让患者自我监测,有助于提高遵医率。

　　适当采用对患者遵医治疗的奖惩办法,建立良好的医患关系,增加患者对医务人员的信任。

2. 患者的一般心理问题及干预

（1）患者的心理需要

①患病期间的生存需要　人们在身体健康时对饮食、呼吸、排泄、睡眠、躯体舒适等生存需要很容易被满足,但患病后这些基本需要的满足则受到阻碍或威胁。

②患病期间的安全需要　疾病的检查和治疗总是带有一定的探索性,有时可能会有危害性或危险性,患者住院过程中,对各种检查、抢救设施和措施,既寄予希望,又充满恐惧。

③患病期间接纳及社会联系和交往的需要　患者有伤病,希望得到及时的诊治,在需要住院时,希望医院收其入院。入院以后,进入一个生疏的环境,在由医务人员、病友共同组成的新群体里,又希望能成为这个群体中最受欢迎的人,渴望能与病友沟通,相互之间关系融洽。

④患病期间尊重的需要　自尊需要的满足会令人自信,感觉有存在的价值。

⑤患病期间自我实现的需要　自我实现属于较高等级的需要,但患病期间,特别是在疾病的急性期、尚未完全脱离危险时,重点任务是疾病的诊断和治疗,故此种需要被暂时搁置。但随着疾病被逐渐控制,进入慢性期或康复期,一般而言,患者都会越来越多地面临着个人发展及目标的调整问题。

（2）患者的认知活动特征　患者认知活动的异常改变包括感知觉异常、注意力异常、记忆异常、定向力异常、思维活动异常等,比较常见的为如下两类。

①感知觉异常　患病以后,多数患者的注意力由外部世界转向自身的体验和感受,躯体的主观感受性增高,尤其对与所患疾病相关的症状异常敏感。

②记忆和思维能力受损　疾病可能使患者的记忆和思维能力受损。有的疾病更是伴发明显的记忆力减退,如某些脑器质性病变、酒精滥用等。由于记忆和注意的改变,患者的思维能力也将受到一定程度的影响。

（3）患者的情绪和情感特征

情绪不稳定是患病后普遍存在的情绪反应,患者对情绪的控制能力下降,易激惹,可出现焦虑、行为退化、愤怒、抑郁、猜疑心加重等反应。

①焦虑　疾病会影响人的正常生活、工作和学习,而且疾病往往存在不可预见性和危险性,所以一个人患病后最明显的情绪反应即是焦虑。焦虑程度随个体对疾病的了解及对疾病后果的担心而不同。

②行为退化　退化也称幼稚化,是指其行为表现与年龄、社会角色不相称,退回到婴儿时期。患病后常有退化行为,常表现为以自我为中心,兴趣变得有限,情绪的依赖性增强,全神贯注于自己的机体功能。

③愤怒　愤怒是对患病这一挫折的直接或伴随表现,患者常为不能自理或一些小事而愤怒。

④抑郁　一定程度的抑郁在任何严重疾病中都有,但长期的抑郁对病情是不利的,它可降低机体的免疫功能,影响诊断和治疗。抑郁反应的强度可以从轻微的失落感到极度的悲伤、失望等。

⑤猜疑心加重　患病后,有些患者特别敏感、多疑,尤其是有神经质倾向者。

第十六篇 医学心理学
第4章 医患关系、医患沟通与患者的心理问题

【例9】患者在患病后变得以自我为中心、兴趣变得有限、情绪的依赖性增强,并过分关注自己的机体功能。这种心理反应属于

A. 猜疑加重　　　　　　B. 行为退化　　　　　　C. 感情淡漠

D. 焦虑增强　　　　　　E. 情绪低落

(4) **患者的意志行为特征**　患者主要表现为意志活动的主动性降低,对他人的依赖性增强,其特征:

①以自我为中心　把一切事物及与自己有关的人都看作是为他的利益而存在的。

②兴趣变得狭窄　仅对当时因为自己而发生的事情有兴趣,而对其他事情不太关心。

③情感的依赖性增强　患者在情感上往往依赖于照顾他的人,尤其是经常直接按医护人员的指示去做。

④全神贯注于自己的身体功能　患者对自己身体功能有关的事情非常关心。

(5) **患者的个性特征**　一般而言,个性是比较稳定的,但在患病的情况下,部分患者的人格可能会有一些变化,往往变得独立性降低而依赖性增强,被动、顺从、缺乏自尊、自卑、退缩、冷漠等。

(6) **病人心理问题的基本干预方法**

①支持疗法　了解患者的不良精神因素及各种应激源,要充分理解和尊重患者。给患者提供心理支持,提高机体的抗病能力,鼓励患者顽强地生存下去。

②认知治疗　应帮助患者识别自己的不良情绪和认知系统里的问题,通过各种认知治疗技术,帮助患者改变观察问题的角度,纠正不良认知,将科学、客观和正确的康复知识介绍给患者,促进不良认知的改变。

③行为治疗技术　患病后出现各种情绪问题及生理功能失调在临床上非常普遍,及时应用行为治疗技术,可有效地帮助患者减轻这些症状,促进疾病的康复。

④健康教育和咨询　健康教育可增加患者对疾病和自己身体情况的了解,减轻焦虑,增强战胜疾病的信心。健康教育的内容广泛,包括疾病的基本知识、紧急情况的处理和应对策略、病情的监测及生活管理等;为患者提供有关疾病和康复的医学知识,帮助患者了解和解决患病后可能出现的婚姻和性生活问题,提高生活质量。

3. 不同年龄阶段患者的心理活动特征

(1) **儿童患者的心理**　儿童患者年龄小,对疾病缺乏深刻认识,心理活动多随治疗情境而迅速变化,他们注意力转移较快,情感表露直率、外露和单纯,不善于掩饰病情。儿童在不同阶段的心理发育不一样,因此患病时的反应也不一样:①在新生儿期易发生惊骇、哭叫和痉挛。②幼儿期患者入院后易发生恐惧和对立情绪。③学龄前期患者有依恋家庭情绪。④学龄期患者初入院时有惧怕心理,表现为孤僻、胆怯、悲伤、焦虑等。⑤儿童在患病期间,对父母更加依赖,门诊或住院治疗造成与父母短时或相对较长时间的分离,就会引起儿童的极大情绪反应,造成"分离性焦虑"情绪。⑥少数年龄较大的儿童,有些个性早熟,当他们患病以后,会产生像成人一样的心理反应,尽管不像成人表现的那样完全。

(2) **青年患者的心理**　青年人正是人生朝气蓬勃的时期,对于自己患病的事实感到震惊,往往不相信医生的诊断,但一旦承认有病,往往担心疾病会耽误自己的学习和工作。青年人的情绪是强烈而不稳定的,容易从一个极端走向另一个极端。倘若病情稍好转,他们就盲目乐观,往往不再认真执行医疗护理计划,不按时吃药。病程较长或有后遗症的青年人,又易自暴自弃、悲观失望,情感变得异常抑郁。由于疾病的巨大挫折,他们会出现严重的精神紧张和焦虑,甚至导致理智失控,发生难以想象的后果。

(3) **中年患者的心理**　中年人是社会的中坚,家庭的支柱,肩负赡养老人、抚养儿女的双重责任,承载着巨大的社会和家庭压力。他们常无暇顾及自己的身体,真的感到难以支撑下去时才就医。需要住院时迫切要求早检查、早治疗、早出院,念念不忘工作和家中老小。患者一旦意识到自己罹患了慢性终身性疾病甚至绝症,面对今后不得不改变生活方式和放弃很多追求时,容易陷入失望和抑郁情绪。

(4) **老年患者的心理**　老年人一般都有慢性疾病,所以当某种疾病较重而就医时,他们对病情估计多较悲观,心理上也突出表现为无价值感和孤独感。有的情绪变得幼稚起来,甚至和小孩一样,为不顺心的小事而哭泣,为某处照顾不周而生气。他们突出的要求是被重视、受尊敬。

【例10】儿童患者住院后常见的心理问题一般不包括
A. 分离性焦虑　　　　B. 不安全感　　　　C. 抑郁心理
D. 对陌生环境的恐惧　E. 依赖症

4. 特殊患者的心理问题

(1) 不同病期患者的心理问题及干预

①急性期患者的心理特点及干预

A. 心理特点　情绪反应多表现为焦虑、恐惧。行为反应常表现为行为退化、情感幼稚、哭闹不安、易激惹，不配合医护人员的治疗等。

B. 干预措施　医务人员的心理素质和技术水平对急性期患者的心理反应起重要作用。医护人员积极、快速和有序地投入抢救和治疗，可以减轻或消除患者的紧张心理；医务人员沉着、冷静和果断，可以增加患者及家属的安全感。对于急性期患者主要是给予支持治疗，要理解和尊重患者的情绪和行为反应，耐心地安慰和鼓励患者，帮助患者正确对待疾病，积极配合检查和各种治疗，促使病情稳定和早日康复。

②慢性期患者的心理特点及干预

A. 心理特点　慢性病患者常常将注意力转向自身，感觉异常敏锐；常有焦虑、抑郁等情绪反应；患者角色强化，心理脆弱，社会退缩；慢性期患者由于长期服用某种药物可造成药物依赖或拒药心理。

B. 干预措施　包括药物干预、个体心理治疗、健康教育、放松、应激管理和锻炼、社会支持等。

③康复期患者的心理问题及干预

A. 心理特点　康复期患者常有错误认知（否认伤残）、不良情绪（焦虑、抑郁、易激惹、孤独感）、不健全人格（敏感多疑、感情脆弱、固执、心胸狭窄）等。

B. 干预措施　培养积极的情绪状态，动员心理的代偿功能，纠正错误的认知，康复运动锻炼的心理效应，多提供积极的社会因素有利于患者的康复。

(2) 手术病人心理问题及干预

①手术前心理反应　手术前患者的心理反应最常见的是手术焦虑及相应的躯体反应，主要表现为对手术的担心和恐惧，躯体反应表现为心悸、胸闷、尿频、腹痛、腹泻及睡眠障碍等。

②手术后患者的心理反应　手术后常见的心理障碍包括术后意识障碍、术后精神疾病复发、术后抑郁状态、术前焦虑水平高的患者一般术后仍维持较高水平的心身反应。

③手术患者心理问题的干预　包括心理支持与指导、采用行为控制技术减轻焦虑。

(3) 危重患者的心理问题及干预　危重患者入院后自然受到特殊的对待，这些特殊对待对于他们的救治是必要的，但也可能向患者提示其疾病的严重程度而引起一些心理问题。国外对冠心病监护病房（CCU）及重症监护病房（ICU）的患者的研究说明，这类病房中的患者的心理问题除受疾病本身的影响外，环境因素也参与其中。ICU患者发病初期全部表现出不同程度的焦虑状态，多数因持续疼痛而产生濒死心理恐惧。焦虑主要是环境所致，如24小时昼夜不分的医护工作，监护用电视录像的连续强光照明，连接身体的各种导管造成的压迫感，活动受限，被迫长期处于一定体位，同室患者的抢救、死亡等。

(4) 不治之症患者的心理问题及干预　癌症患者大多会出现各种不同的心理反应，常有情绪和行为上的剧烈变化。进行心理干预时，应告诉患者真实信息，纠正患者对癌症的错误认知，处理患者的情绪问题，减轻疼痛，重建健康的生活方式。

▶**常考点**　医患关系，患者角色转换，求医行为。

参考答案——详细解答见《2024国家临床执业及助理医师资格考试历年考点精析(上、下册)》

1. ABCDE　2. ABCDE　3. ABCDE　4. ABCDE　5. ABCDE　6. ABCDE　7. ABCDE
8. ABCDE　9. ABCDE　10. ABCDE

第十七篇 医学伦理学

第1章 伦理学、医学伦理学的基本原则与规范

考纲要求

①伦理学：伦理学的含义和类型，伦理学的研究对象，伦理学的基本理论。②医学伦理学：医学伦理学的含义，医学伦理思想的历史发展，医学伦理学的研究对象和内容，医学伦理学的基本观点，学习和研究医学伦理学的意义和方法。③医学伦理的指导原则：防病治病，救死扶伤；实行社会主义人道主义；全心全意为人民身心健康服务。④医学伦理的基本原则：尊重原则，不伤害原则，有利原则，公正原则。⑤医学伦理的基本规范：医学伦理基本规范的含义和本质，医学伦理基本规范的形式和内容，医务人员的行为规范。

复习要点

一、伦理学

1. 伦理学的含义和类型

(1) **伦理学的含义** 伦理学是以道德现象作为研究客体的学科，即研究道德的起源、本质、作用及其发展规律的学科。由于伦理学主要以哲学反思的方式对人类社会生活中的道德现象进行思考，所以伦理学也称为道德哲学。简言之，伦理学可以被定义为有关善恶、权利义务、道德原则、道德评价、道德行为的学科。

(2) **伦理学的类型** 根据研究重点和研究方法不同，目前学术界一般将伦理学分为规范伦理学、元伦理学、美德伦理学、描述伦理学四种基本类型。

①**规范伦理学** 是指围绕着道德价值、道德义务和道德品质展开其理论形式，确定其道德原则、准则等行为规范的伦理学。规范伦理学一直是伦理学的代表、主体或核心，其代表学者包括古希腊的亚里士多德、我国春秋时期的孔子、美国伦理学家约翰·罗尔斯(John Rawls)等。规范伦理学又分为一般规范伦理学和应用规范伦理学。

②**元伦理学** 又称分析伦理学，是指研究伦理学本身，即对伦理学的性质、道德概念、道德逻辑分析和道德判断等进行研究，而不制定道德规范和价值标准，并且对任何道德规范、价值标准都采取中立立场的伦理学。其代表学者是英国伦理学家乔治·爱德华·摩尔(George Edward Moore)。

③**美德伦理学** 是关于人类优良道德的实现，即以行为主体及品德、美德为研究内容的伦理学理论。美德伦理学的思想可以追溯到古希腊的亚里士多德，他的伦理学是以美德和德性为核心的伦理学理论体系。

④**描述伦理学** 又称记述伦理学，是指对道德现象的研究，既不涉及行为的善恶及其标准，也不谋求制定行为准则或规范，只是依据其特有的学科立场和方法对道德现象进行经验性描述和再现的伦理学。描述伦理学有两个分支，即道德社会学和道德心理学。其代表学者是英国思想家赫伯特·斯宾塞(Herbert Spencer)。

2. 伦理学的研究对象

伦理学的研究对象是道德现象。所谓道德现象，是指"有关善恶是非的现象"。在人类社会生活中，

始终存在着一个领域：人们通过道德判定和评价，把某些行为称为道德或不道德、善的或恶的。

（1）道德的性质　道德现象同政治、法律、文化等现象一样，都是由经济基础决定的，同属于上层建筑，这是道德现象的一般本质。道德现象的特殊本质则是其特殊的规范性和实践精神。

（2）道德的特征　道德作为一种社会现象，具有如下特征。

①阶级性与全民性的统一　道德的阶级性是指阶级社会中各个阶级具有不同的道德意识和行为规范。道德的全民性是指不同时代或同一时代的不同阶级、不同民族之间存在着道德的共同性或一致性。

②变动性和稳定性的统一　历史时代、经济关系、生产力发展水平以及文化背景或社会条件的不同，道德也有所不同，称为道德的变动性。但道德除了随人类社会发展而变化外，又有继承性和保守性，称为道德的稳定性。道德的变动性和稳定性相互蕴含，并行不悖，统一于道德现象之中。

③自律性与他律性的统一　道德自律性是指个人通过自我道德教育、道德修养、道德评价等方式，将外在的道德原则、规范内化为道德信念，养成道德习惯。道德他律性是指通过外部道德教育、道德影响、道德评价等形式，提高道德素质的过程。在道德养成的过程中，道德自律性是基础，道德他律性是条件，缺一不可。

④现实性与理想性的统一　任何时代的道德要求均应适应社会的现实需要，不能脱离实际，称为道德的现实性。但道德现象的存在，更为根本的作用是反思现实的不完善，引导人们追求更加完善的生活、实现人格完善，此为道德的理想性。道德源于生活，高于生活，现实性与理想性并存于道德统一体之中。

⑤协调性与进取性的统一　道德调节人与人、人与社会、人与自然的关系，达到人们之间和睦相处、社会安定和保持生态平衡，此为道德的协调性。道德激励人们改造主观世界和客观世界，使自身和社会更加完善，此为道德的进取性。协调中有进取，进取中也要求协调，两种互为统一。

（3）道德的作用　道德现象的存在，一方面旨在促进人的发展以达到人格完善，另一方面则是统治阶级维持社会秩序、保护社会成员利益、保障生产力和社会协调发展以及经济基础巩固、社会安定的工具。

3. 伦理学的基本理论

（1）效果论　效果论也称后果论、目的论或功利论，主张以行动者的行为所产生的可能或实际效果作为道德价值判断之基础或道德评价之依据。该理论认为道德规范的确立和完善以及伦理行为的决策、评价和辩护等应当强调后果、效用和价值。英国哲学家杰里米·边沁（1748—1832）和约翰·斯图亚特·密尔（1806—1832）通过系统、严格的论证，确立了功利论伦理学理论体系，成为"功利主义之父"。边沁提出了"最大多数人的最大幸福"的效用原则。密尔对边沁的功利主义进行了修正和完善，强调快乐不仅有量上的区别，也有质的区别；不仅有肉体感官上的快乐，而且还有精神上的追求。

（2）义务论　义务论也称道义论，是关于责任、应当的理论，主要内容是在社会中人们应该做什么和不应该做什么，即根据哪些标准来判断行为者的行为是正当的，以及行为者应负的道德责任。义务论的代表人物是德国哲学家伊曼纽尔·康德（1724—1804）。他认为道德源自理性而不是经验，义务不是来自人性或所处环境，而是来自纯粹推理。

（3）美德论　美德论也称品德论、德行论。主要研究作为人所应该具备的品德、品格等，即探讨什么是道德上的完人，道德完人所具备的品格以及告诉人们如何成为道德上的完人。美德论的代表人物包括苏格拉底、亚里士多德等。

【例1】提出以"最大多数人的最大幸福"作为道德判断准则的学者是

A. 边沁　　　　　　　　B. 密尔　　　　　　　　C. 苏格拉底

D. 亚里士多德　　　　　E. 康德

【例2】主张以行动者的行为所产生的实际效果作为道德价值判断基础的伦理学理论是

A. 道义论　　　　　　　B. 美德论　　　　　　　C. 品德论

D. 效果论　　　　　　　E. 义务论（2023）

第十七篇 医学伦理学

第1章 伦理学、医学伦理学的基本原则与规范

二、医学伦理学

1. 医学伦理学的含义

医学伦理学是研究医学道德现象的学问,是医学与伦理学相互交叉形成的一门学科。一方面,医学伦理学是规范伦理学在医疗卫生领域中的具体应用,即运用一般规范伦理学的理论和方法来分析和解决医疗卫生实际和医学科学发展中的各种道德问题,属于应用规范伦理学。另一方面,随着人们对医学认识的不断深入,医学的人文属性日益被人们所关注,无论学术界还是政府部门越来越重视医学教育和医疗实际中的人文问题。医学人文已成为医学学科群的一个分支。

【例3】医学伦理学属于
  A. 环境伦理学　　　　　B. 社会伦理学　　　　　C. 元伦理学
  D. 描述伦理学　　　　　E. 规范伦理学

2. 医学伦理思想的历史发展

(1) 医学伦理思想的三个历史发展阶段
① 医德学　是医学伦理学的最初形式,我国古代和国外中世纪之前的医学伦理学都属于这一阶段。
② 医学伦理学　是医学超越经验医学、进入专业化阶段的产物。
③ 生命伦理学　是20世纪60年代末,在美国形成的一门新的学科。

(2) 我国医学伦理学的历史发展

时代	作者/地点	主要内容
西汉	儒家	"医乃仁术"(医学是一门"救人生命、活人性命"的技术)
东汉	张仲景	《伤寒杂病论》"精研方术","爱人知人";"上以疗君亲之疾,下以救贫贱之厄,中可保身长全"
晋代	杨泉	《物理论》"夫医者,非仁爱之士不可托也;非聪明理达不可任也;非廉洁淳良不可信也"
隋唐	孙思邈	《备急千金要方》"人命至重,有贵千金,一方济之,德逾于此" 《大医精诚论》"大慈恻隐之心,好生之德","普同一等,一心赴救"
宋代	林逋	《省心录·论医》"无恒德者,不可以为医"
宋代	张杲	《医说》"医以救人为心"
明代	陈实功	《外科正宗》"医家五戒十要"
清代	喻昌	《医门法律》丰富和完善了传统医德评价理论,确立了医德评价的客观标准
1933	宋国宾	出版《医业伦理学》,是我国第一部较系统的医学伦理学专著,标志我国从传统医德学进入现代医学伦理学阶段
1939	毛泽东	救死扶伤,实行革命的人道主义
1981	上海	举行了第一次全国医学伦理道德学术讨论会
1983	上海	上海第二医科大学出版《医德学概论》,第一部医学伦理学教材
1988	西安	西安医科大学创办《中国医学伦理学》,第一本医学伦理学研究专刊

【例4】"夫医者,非仁爱之士不可托也;非聪明理达不可任也;非廉洁淳良不可信也"。此语出自
  A. 晋代杨泉　　　　　B. 唐代孙思邈　　　　　C. 宋代林逋
  D. 明代陈实功　　　　E. 清代王清任

【例5】提出"六不治"行医准则的是
  A. 扁鹊　　　　　　　B. 张仲景　　　　　　　C. 孙思邈
  D. 陈实功　　　　　　E. 龚信(2022)

(3) 国外医学伦理学的历史发展

国别	作者	主要内容
古希腊	希波克拉底	《希波克拉底誓言》"不伤害原则,为患者利益原则,保密原则",成为西方医德传统的核心
古罗马	盖伦	作为医生,不可能一方面赚钱,一方面从事伟大的艺术——医学
德国	胡弗兰德	《医德十二箴》救死扶伤,治病救人
英国	托马斯·帕茨瓦尔	1803年《医学伦理学》出版,标志着古代和中世纪的道德学向近、现代医学伦理学的转变
日内瓦	瑞士等	1864年签订《日内瓦公约》规定军队医院和医务人员的中立地位,应受到接待和照顾
—	世界医协	1948年将《希波克拉底誓言》修定为《日内瓦宣言》,将它作为国际医务道德规范

3. 医学伦理学的研究对象和内容

(1) 医学伦理学的研究对象 医学伦理学以医学科学发展和医疗卫生实践中的道德现象为自己的研究对象。道德现象包括道德意识现象、道德实践现象、道德规范现象。

①道德意识现象 包括医学伦理学的理论、观点、认识、观念、良心、舆论等。

②道德实践现象 包括医学道德决策、辩护、评价、教育与修养等。

③道德规范现象 包括医学道德原则、规则、宣言、守则等。

(2) 医学伦理学的研究内容

①医学伦理理论 主要包括医学道德的本质属性、发展规律、产生及历史发展、作用功能等;医学伦理学的基本范畴、理论基础等。

②医学伦理关系 即医学科学发展和医疗卫生实践中所形成的人际关系及医学与社会的关系等。主要有医患关系、医际关系、医社关系等。医患关系是指医务人员与患者及其家属之间的关系。医际关系是指医务人员之间的相互关系。医社关系是指医务人员与社会之间的关系。

③医学伦理规范 主要包括医学伦理学的指导原则、基本原则、具体准则、伦理要求等。

④医学伦理实践 包括医学伦理决策和辩护、医学道德评价、医德教育和修养、医生职业精神的提升。

⑤医学伦理难题 包括医学高新技术研究与应用、当前医疗卫生实践的伦理问题,尤其两难或多难问题。

【例6】医学伦理学的研究对象是
  A. 医学道德难题   B. 医德基本理论   C. 医学道德关系
  D. 医德基本实践   E. 医德基本规范

【例7】不属于医学伦理学任务的是
  A. 确定符合时代要求的医德原则和规范   B. 反映社会对医学职业道德的需要
  C. 直接提高医务人员的医疗技术   D. 为医学的发展导向
  E. 为符合道德的医学行为辩护

4. 医学伦理学的基本观点

(1) 健康观 健康观是人们对人的健康的根本观点和态度。健康具有重要的伦理价值,它是促进人类全面发展的必然要求,是经济社会发展的基础条件,也是广大人民群众的共同追求。科学的健康观有利于人们发现影响健康的因素,合理地确定健康道德责任。

(2) 生命观 是关于人类对待自然界生命物体的观点和态度,特别是对人类自身生命的观点和态度。在人类的历史发展过程中,对生命的认识经历了三个阶段,即生命神圣观、生命质量观、生命价值观。

生命神圣观认为人的生命是神圣不可侵犯的、极其宝贵的,具有至高无上的道德价值。生命质量观主张具备一定质量、符合一定标准的生命才是值得保存和保护的生命。生命价值观主张以生命的价值来衡量生命存在的意义,强调生命对社会、人类的价值。

第十七篇 医学伦理学

第1章 伦理学、医学伦理学的基本原则与规范

（3）**死亡观** 是人们对人的死亡的根本观点和态度。死亡是人的生命的终结。科学的死亡观是科学地认识死亡，理性地对待死亡的理念。它要求：树立自然归宿信念，正确认识死亡；充实人的生命价值，积极对待人生；消除鬼神作祟观念，理性面对死亡；减轻或消除疾病痛苦，安详度过死亡。

【例8】医学人道观的基本内容不包括

　　A．尊重患者的生命　　　　B．尊重患者的平等医疗保健权　　C．对患者尽量使用高新技术
　　D．尊重患者的人格　　　　E．消除或减轻影响患者健康的危险因素

5. **学习和研究医学伦理学的意义和方法**

（1）**意义** ①有利于医务人员的自我完善及培养德才兼备的医学人才；②有利于医务人员实现技术与伦理的统一，提高医疗服务质量；③有利于医务人员解决医德难题及促进医学科学的发展；④有利于医药卫生单位及社会的精神文明建设。

（2）**方法** 学习医学伦理学的方法很多，其中理论联系实践的方法、历史分析的方法、系统的方法、比较的方法等都是非常有效的。特别是通过案例讨论的形式，有助于学习者理论联系实践、提高对伦理问题的敏感性以及分析、解决伦理问题的能力。

三、医学伦理的原则与规范

1. **医学伦理的指导原则**

医学伦理的指导原则，是调节医学领域各种道德关系的根本原则，在医学伦理学规范体系中居于主导地位，具有广泛的指导性和约束力，是基本原则和具体原则的思想统领和指南，是社会主义核心价值观在医疗卫生领域的具体体现，它包括三个方面的内容。

（1）**防病治病，救死扶伤** 防病治病从宏观层面强调了医疗机构从业人员的道德责任，主要包括治病与防病两个方面，反映了我国新时期的卫生工作方针。1941年，毛泽东为中国医科大学第14期学员毕业典礼活动撰写了"救死扶伤，实行革命的人道主义"的题词，标志着革命人道主义医德观的形成和确立。"防病治病，救死扶伤"继承了历史上最优良的医德传统，总结了革命根据地医疗卫生实践的经验，反映了医疗卫生事业的基本特点。

（2）**实行社会主义人道主义** 在当今社会主义建设时期，强调实行社会主义人道主义是对革命人道主义传统的继承和超越，是以马克思主义世界观和历史观为指导，建立在社会主义经济基础之上并同社会主义政治制度、核心价值观相适应的价值原则。它要求对人的生命加以敬畏和珍爱，对人的尊严予以理解和维护，对患者的权利给以尊重和保护，对患者的身心健康投以同情和仁爱，以人为本，对患者给予关怀照顾。

（3）**全心全意为人民身心健康服务** 全心全意为人民身心健康服务是社会主义医学伦理学原则的最高要求，也是社会主义医学道德的核心内容和目标。首先，为人民健康服务应该是全方位的。其次，为人民健康服务作为一种道德境界应该是分层次的。为人民身心健康服务是基本要求、基本境界，经过积极努力，多数医务人员都可以达到；全心全意为人民身心健康服务是最高要求、最高境界，医务人员只有执着追求、养成和坚守医学职业精神，才能够达到。

以上三个方面相互支撑、相互作用，共同传承和完善着我国"医乃仁术"的传统美德，是社会主义核心价值观在医疗卫生领域的具体体现。其中，"防病治病"是手段，"救死扶伤"是宗旨，"实行社会主义人道主义"和"全心全意"是理念，"为人民身心健康服务"是目标。

2. **医学伦理的基本原则**

医学伦理的基本原则是指在医学实践活动中调节医务人员人际关系及医务人员、医疗卫生保健机构与社会关系的最基本出发点和指导原则，也是衡量医务人员职业道德水平的最高尺度。

（1）**尊重原则** 是指在医疗实践中，医务人员对患者的人格尊严及其自主性的尊重。知情同意、知情选择、要求保守秘密和隐私等均是尊重患者的体现。

①尊重原则的内容　包括尊重患者的生命、人格尊严、隐私、自主权。

A.尊重患者的生命　生命是人存在的基础,是人的根本利益所在。尊重患者的生命首先要尽力救治患者,维护其生命的存在。其次,要通过良好的医疗照护提高患者的生命质量,以维护其生命价值。尊重人的生命及其生命价值是医学人道主义最根本的要求,也是医学道德的基本体现。

B.尊重患者的人格尊严　即把患者作为一个完整的人加以尊重。

C.尊重患者的隐私　隐私是指一个人不允许他人随意侵入的领域,主要包括两个方面内容:一是个人的私密性信息不被泄露;二是身体不被随意观察。医生有义务为患者保守秘密,以免泄露信息给患者带来伤害。同时,医生也有义务在为患者实施检查、治疗时保护患者的身体不被他人随意观察。

D.尊重患者的自主权　患者自主权是指具有行为能力并处于医疗关系中的患者,在医患有效沟通交流之后,经过深思熟虑,就有关自己疾病和健康问题作出合乎理性的决定,并据此采取负责的行动。

患者自主权实现的前提条件包括:a.它是建立在医护人员为患者提供适量、正确且患者能够理解的信息基础之上的;b.患者必须具有一定的自主能力,对于丧失自主能力的患者(如精神病急性发作期、处于昏迷或植物状态的患者)、缺乏自主能力的患者(如婴幼儿、少年患者、严重智力低下的患者)是不适用的,其自主性可由家属、监护人代理;c.患者作出决定时情绪必须处于稳定状态;d.患者的自主性决定必须是经过深思熟虑的;e.患者自主性决定不会与他人、社会的利益发生严重冲突。

②尊重原则对医务人员的要求　尊重原则要求医务人员:

A.平等尊重患者及其家属的人格和尊严。

B.尊重患者知情同意和选择的权利,对丧失知情同意或选择能力的患者,应该尊重其家属或监护人的知情同意和选择的权利。

C.要履行帮助、劝导,甚至限制患者选择的责任。为了使患者知情同意和选择,医务人员要帮助患者,如提供正确、适量、适度的信息,并让患者能够理解,在此前提下让患者自由地同意和选择,如患者的选择不当,此时应劝导患者,不能采取听之任之、出问题自负的态度,劝导无效仍应尊重患者或家属的自主权。

(2)**不伤害原则**

①概念　不伤害原则是指医务人员在诊治过程中,应尽量避免对患者造成生理上和心理上的伤害,更不能人为有意地制造伤害。但是,不伤害原则不是绝对的,有些诊断、护理手段即使符合适应证,也会给患者带来躯体上或心理上的一些伤害,如肿瘤化疗既能抑制肿瘤生长,又会产生副作用。因此,即使符合适应证也不意味着可以忽视对患者的伤害,而应努力避免各种伤害的可能或将伤害减少到最低限度。

②临床上可能对患者造成伤害的情况　临床上可能对患者造成的伤害包括躯体伤害、精神伤害、经济损失。根据伤害与医务人员主观意志的关系,医疗伤害又可分为以下几类。

A.有意伤害和无意伤害　有意伤害是指医务人员出于极不负责或打击报复等给患者造成的直接伤害。无意伤害是指医务人员非故意而是在正常诊治、护理过程中给患者造成的间接伤害。

B.可知伤害和不可知伤害　可知伤害是指医务人员预先知晓或应该知晓给患者带来的伤害。不可知伤害是指医务人员无法预先知晓而给患者带来的伤害。

C.可控伤害和不可控伤害　可控伤害是指医务人员经过努力可以也应该降低或杜绝给患者造成的伤害。不可控伤害是指超出了医务人员的控制能力而给患者造成的伤害。

D.责任伤害和非责任伤害　责任伤害是指医务人员的有意伤害以及虽然无意但属于可知、可控而未加以认真预测与控制、任其发生的对患者的伤害。非责任伤害是指意外伤害或虽医务人员可知而不可控给患者造成的伤害。

③防范伤害患者对医务人员的要求　为使伤害减少到最低限度,对医务人员提出以下要求:

A.树立为患者利益和健康着想的动机,杜绝有意伤害和责任伤害;

B.尽力提供最佳的诊治、护理手段,防范无意但却可知的伤害,把可控伤害控制在最低限度;

C.对有危险或有伤害的医护措施进行评价,选择利益大于危险或伤害的措施等。

第十七篇 医学伦理学

第1章 伦理学、医学伦理学的基本原则与规范

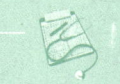

早在2500多年前,古希腊名医希波克拉底在《希波克拉底誓言》中,首先明确提出"为病家谋利益"的行医信条。1949年世界医学协会采纳著名的《日内瓦宣言》明确规定"我的病人的健康是我首先考虑的"。

【例9】无行为能力的患者,由其家属代理履行知情同意,符合的原则是
    A. 尊重原则   B. 有利原则   C. 不伤害原则
    D. 公益原则   E. 公正原则

【例10】医学伦理学中尊重原则所涵盖的权利不包括
    A. 自主选择权   B. 社会免责权   C. 个人隐私权
    D. 知情同意权   E. 人格尊严权

【例11】最早提出不伤害原则和保密要求的医学伦理学文献是
    A.《外科正宗·医家五戒十要》   B.《希波克拉底誓言》   C.《医德十二箴》
    D.《伤寒杂病论·自序》   E.《日内瓦宣言》

【例12】对患者不会造成伤害的是
    A. 医务人员的知识和技能低下   B. 医务人员的行为疏忽和粗枝大叶
    C. 医务人员强迫患者接受检查和治疗   D. 医务人员对患者呼叫和提问置之不理
    E. 医务人员为治疗疾病适当地限制或约束患者的自由

(3)有利原则(有益原则)

①概念 在医疗实践中,狭义的有利原则是指医务人员的诊治、护理行为对患者有益,既能减轻痛苦,又能促进康复。广义的有利原则是指医务人员的诊疗、护理行为不仅对患者有利,而且有利于医学事业和医学科学的发展,有利于促进人群、人类的健康和福利。通常所说的有利原则是指狭义说法。

②有利原则对医务人员的要求
A. 医务人员的行为要与解除患者的痛苦有关;
B. 医务人员的行为可能减轻或解除患者的痛苦;
C. 医务人员的行为对患者利害共存时,要使行为给患者带来最大的利益和最小的伤害;
D. 医务人员的行为为使患者受益而不会给他人带来太大的伤害。

    A. 医师检查病人时,由于消毒观念不强,造成交叉感染   B. 医师满足病人的一切保密要求
    C. 妊娠危及母亲生命时,医师给予引产   D. 医生对病人的呼叫或提问置之不理
    E. 医师的行为使某个病人受益,但却损害了其他病人的利益

【例13】属于医师违背不伤害原则的是

【例14】属于医师违背有利原则的是

【例15】属于医师违背尊重原则的是

(4)公正原则

①概念 公正有公平、正义、公道之意。公正原则是指以形式公正和内容公正的有机统一为依据,分配和实现医疗和健康利益的伦理原则。公正原则包括形式公正和内容公正。

A. 形式公正 是指分配负担和收益时,相同的人同样对待,不同的人不同对待。在医护实践中,即指类似的个案以同样的准则处理,不同的个案以不同的准则处理,在我国仅限于基本的医疗和护理。

B. 内容公正 是指根据哪些方面来分配负担和收益,如人们提出公正分配时可根据需要、个人能力、对社会的贡献、在家庭中的角色地位等分配收益和负担,现阶段我国稀有卫生资源的分配主要依据的是内容公正。

当代倡导的医学服务公正观,应该是形式公正与内容公正的有机统一。即具有同样医疗需要以及同等社会贡献和条件的病人,则得到同样的医疗待遇,不同的病人则分别享受有差别的医疗待遇;在基本医疗保健需求上要求做到<u>绝对公正</u>,即人人同样享有,在特殊医疗保健需求上要求做到<u>相对公正</u>,即只有具备同样条件(主要是经济支付能力)的病人,才会得到同样的满足。

1705

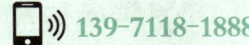

注意：①绝对公正——对于基本医疗保健，即人人同样享有。
②相对公正——对于特殊医疗保健，如稀有医疗资源分配。

②公正原则对医务人员的要求
　　A. 公正地分配卫生资源　医务人员既有宏观分配卫生资源的建议权，又有参与微观分配卫生资源的权利，因此应根据形式公正和内容公正的原则，运用自己的权利，尽力实现患者基本医疗和护理的平等。
　　B. 在态度上平等待患　特别应该给予老年患者、精神病患者、残疾患者、年幼患者的格外医学关怀。
　　C. 公正地处理医患纠纷、医护差错事故　在医患纠纷、医护差错的处理中，要坚持实事求是，站在公正的立场上，避免利益冲突，不应受自身利益所左右。

【例16】不属于医学伦理原则的是
　　A. 有利　　　　　　　　B. 公正　　　　　　　　C. 不伤害
　　D. 克己　　　　　　　　E. 尊重

【例17】公正不仅指形式上的公正，更强调公正的
　　A. 本质　　　　　　　　B. 内容　　　　　　　　C. 基础
　　D. 内涵　　　　　　　　E. 意义

【例18】当分配稀有卫生资源时，不应该坚持的是
　　A. 个人的实际需要　　　B. 个人之间的平均分配　　C. 个人的支付能力
　　D. 个人的实际工作能力　E. 个人对社会的贡献

【例19】在卫生资源分配上，形式公正是根据每个人
　　A. 都享有公平分配的权利　B. 实际的需要　　　　　C. 能力的大小
　　D. 社会贡献的多少　　　　E. 在家庭中的角色地位

【例20】在医疗实践活动中分配医疗收益与负担时，类似的个案适用相同的准则，不同个案适用不同的准则。这所体现的医学伦理基本原则是
　　A. 尊重原则　　　　　　B. 不伤害原则　　　　　C. 公正原则
　　D. 有利原则　　　　　　E. 公益原则

【例21】分配基本医疗卫生资源时依据的伦理原则是
　　A. 公正原则　　　　　　B. 不伤害原则　　　　　C. 有利原则
　　D. 整体性原则　　　　　E. 尊重原则

【例22】在患者充分知情并同意后实施医疗决策所体现的伦理原则是

3. 医学伦理学的基本规范
(1) 医学伦理学基本规范的含义和本质
①含义　医学伦理学的规范是指在医学伦理学基本原则指导下，协调医务人员人际关系及医务人员、医疗卫生机构与社会关系的行为准则或具体要求，它强调以医务人员应履行的义务为内容，以"应该做什么、不应该做什么以及如何做"的形式出现，所以也是培养医务人员医学道德品质的具体标准。而医学伦理学的基本规范是对医疗卫生机构所有从业人员的共同要求，对某领域、某部门、某专业科室、诊治活动的某环节尚有一些针对性的具体规范。
②本质　医学伦理学基本规范的形成在本质上是客观因素和主观因素的统一，决定了它在阶级社会中必然显现出全人类性与阶级的统一、稳定性与变动性的统一、实践性与理论性的统一。

【例23】关于医德规范，下列提法中错误的是
　　A. 调节医务人员人际关系的出发点和根本准则　　B. 医务人员行为的具体医德标准
　　C. 社会对医务人员行为的基本要求　　　　　　　D. 医德原则的具体体现和补充
　　E. 把医德理想变成医德实践的中间环节

第十七篇 医学伦理学
第1章 伦理学、医学伦理学的基本原则与规范

【例24】医务工作者崇高的职业道德境界
A. 只体现在认识疾病的活动中　　　B. 只体现在治疗疾病的活动中
C. 只体现在认识疾病、治疗疾病的活动中　　D. 只体现在家庭生活中
E. 与医学研究无关

(2) 医学伦理学基本规范的形式和内容

①形式　医学伦理学基本规范的形式如下。

A. 条文式　医学伦理学规范一般采用条文式语言出现，如我国明代李梴在《医学入门》中提出的"习医规格"；陈实功在《外科正宗》中提出的"医家五戒十要"；我国现行的医学伦理学规范都是条文式的。

B. 守则、法规、法典、宣言　国际上，一些国家政府、医学会、世界医学会等制定的一系列守则、法规、法典、宣言等，也含有一定的医学伦理学规范内容。

C. 誓言、誓词　一些医学伦理学规范还采用誓言、誓词等特殊形式出现，如《希波克拉底誓言》《苏联医师誓言》《印度医师誓言》《南丁格尔誓言》及我国的《医学生誓言》等。

②内容　2012年，由我国卫生部、国家食品药品监督管理局和国家中医药管理局联合发布的《医疗机构从业人员行为规范》中《医疗机构从业人员基本行为规范》的具体内容是：

A. 以人为本，践行宗旨　坚持救死扶伤、防病治病的宗旨，发扬大医精诚理念和人道主义精神，以患者为中心，全心全意为人民服务。

B. 遵纪守法，依法从业　自觉遵守国家法律法规，遵守医疗卫生行业规章和纪律，严格执行所在医疗机构各项制度规定。

C. 尊重生命，关爱生命　遵守医学伦理道德，尊重患者的知情同意权和隐私权，为患者保守医疗秘密和健康隐私，维护患者合法权益；尊重患者被救治的权利，不因种族、宗教、地域、贫富、地位、疾病等歧视患者。

D. 优质服务，医患和谐　言语文明，举止端庄，认真践行医疗服务承诺，加强与患者的交流与沟通，积极带头控烟，自觉维护行业形象。

E. 廉洁自律，恪守医德　弘扬高尚医德，严格自律，不索取和非法收受患者财物。

F. 严谨求实，精益求精　热爱学习，钻研业务，努力提高专业素养，诚实守信，抵制学术不端行为。

G. 爱岗敬业，团结协作　忠诚职业，尽职尽责，正确处理同行同事间关系，相互尊重，相互配合，和谐共事。

H. 乐于奉献，热心公益　积极参加上级安排的指令性医疗任务和社会公益性的扶贫、义诊、助残、支农、援外等活动，主动开展公众健康教育。

(3) 医务人员的行为规范　《医疗机构从业人员行为规范》不仅对医疗机构所有从业人员提出了基本的行为规范，而且针对医师、护士、药学技术人员、医技人员等医务人员还提出了具体规范和要求。在此，主要对医师的行为规范加以论述，其内容有：

①尊重科学　所谓尊重科学，就是要求医师遵循医学科学规律，不断更新医学理念和知识，保证医疗技术应用的科学性、合理性。医学是自然科学、人文社会科学、工程技术等相结合的综合学科，有着自身特定的内在规律。医师是医学的传承者、践行者和创新者。在执业过程中，医师遵循的首要原则就是尊重医学科学规律，保证医疗技术应用的科学合理，同时应不断更新医学理念和知识，积极探索新的医学规律，使之为人类的健康服务。

②规范行医　所谓规范行医，就是要求医师严格遵循临床诊疗和技术规范，使用适宜诊疗技术和药物，因病施治，合理诊疗，不隐瞒、误导或夸大病情，不过度医疗。规范行医，要求医师要充分认识疾病发生发展规律、疾病中人体各部分之间的相互联系及所导致的机体状态变化规律，遵循以科学证据而制订的疾病诊疗规范，在患者知情同意下，采取科学合理的医疗技术手段诊疗疾病，因病施治，合理医疗，实现患者利益最大化。规范行医是提高医疗服务质量和安全的重要保障，可保证患者所接受的诊疗项目精细化、标准化、程序化，减少治疗过程的随意化，降低医疗风险，提高医疗资源的利用率。

③重视人文　所谓重视人文，就是要求医师学习掌握人文医学知识，提高人文素养，对患者实行人文

关怀、真诚、耐心地与患者沟通，具备人文医学执业能力。人文是医学的灵魂，医师在临床工作中，不但要拥有高超的医疗技能，更应具备人文意识；不仅要关注治疗疾病过程，更应关注患者体验，耐心地与患者沟通，增强患者战胜疾病的信心。医患沟通是医患之间信息的传递与交流，不仅是交换意见和观点，更是传递感情的过程。医师应掌握医患沟通技能，对患者充分尊重、耐心倾听，使用语言和肢体、目光和表情等传递出尊重与仁爱、真诚与温情。

④规范文书　所谓规范文书，就是要求医师认真执行医疗文书书写与管理制度，规范书写、妥善保存病历材料，不隐匿、伪造或违规涂改、销毁医学文书及有关资料，不违规签署医学证明文件。医疗文书是医疗机构从业人员对患者诊疗过程的书面记载，是临床活动的忠实记录，是探索医学科学规律、进行医学科学研究的基础资料。在发生医疗纠纷时，医疗文书又是证明医疗行为是否正确的主要甚至唯一证据。规范医疗文书的书写、保管，确保医疗文书的客观、真实、准确、及时、完整，对保护医疗机构从业人员的自身权益和防范、解决医患纠纷都具有重要的法律意义。

⑤严格报告　所谓严格报告，就是要求医师依法履行医疗质量安全事件、传染病疫情、药品不良反应、食源性疾病和涉嫌伤害事件或非正常死亡等法定报告职责。依法履行报告职责，既是医疗机构从业人员应尽的工作职责，更是医务工作者必须承担的法律义务和社会责任。及时准确的报告，不仅可以提供科学、有效的防治决策信息，便于指导医疗机构及相关部门妥善处置相关事件，还可以切实保障医疗安全，有效预防、控制和消除事件危害，保障公众身体健康与生命安全。

⑥救死扶伤　所谓救死扶伤，就是要求医师认真履行医师职责，积极救治，尽职尽责为患者服务，增强责任安全意识，努力防范和控制医疗责任差错事件。每一位医师应牢记自身职责，以高度的责任心贯穿执业全过程，担负起救死扶伤、保护人民健康的神圣使命。责任心是医师职业道德的核心。责任心保障了医疗技术的实现和对有可能发生的医疗风险的预判，责任心是要用心去发现和处理患者每一细微的病情变化。具有责任心的医师，不需强制、无须监督，责任心也会成为医师不断进步的动力和成功的基石。

⑦严格权限　所谓严格权限，就是要求医师严格遵守医疗技术临床应用管理规范和单位内部规定的医师执业等级权限，不违规应用新的临床医疗技术。医疗技术的创新发展，能够提高治愈疾病的能力，有效改进医疗质量。但医疗技术是双刃剑，具有两面性，科学合理使用才能提高质量、保障安全、造福人民。否则，无论是不成熟的医疗技术应用于临床，还是成熟技术的滥用、乱用，都会对患者造成伤害。医师在工作中应坚持谨慎科学的态度，严格遵守医疗技术临床应用管理规范，不越权使用医疗技术，不违规应用新技术。

⑧规范试验　所谓规范试验，就是要求医师严格遵守药物和医疗技术临床试验有关规定，进行实验性临床医疗，应充分保障患者本人或其家属的知情同意权。实验性医疗在推动医学发展的同时，也存在一定的风险性。医师参与的实验性临床医疗是医学创新技术在临床应用的最后一道关卡。医师要本着对患者不伤害、有利、尊重和数据公正评价的原则，坚守医学伦理，在患方充分知情并同意的条件下，按照已确定的临床试验方案进行临床试验，规避实验性医疗的风险，保障医学健康的发展和进步。

【例25】互相尊重、密切合作、互相学习是

　　A. 处理医患关系的原则　　　　B. 处理医际关系的原则　　　　C. 处理医师与医师关系的原则
　　D. 处理医师与护士关系的原则　　E. 处理医师与医技人员关系的原则

▶ **常考点**　　重点内容，请全面掌握。

参考答案——详细解答见《2024国家临床执业及助理医师资格考试历年考点精析(上、下册)》

1. A BCDE　　2. ABCD E　　3. ABCD E　　4. A BCDE　　5. A BCDE　　6. A BCDE　　7. A BCDE
8. A BCDE　　9. A BCDE　　10. A BCDE　　11. A BCDE　　12. ABCD E　　13. A BCDE　　14. ABCD E
15. A BCDE　　16. ABCDE　　17. A BCDE　　18. A BCDE　　19. A C BCDE　　20. A BCDE　　21. A BCDE
22. ABCD E　　23. A BCDE　　24. AB CDE　　25. A B CDE

第2章　医疗人际关系伦理与临床诊疗伦理

▶ **考纲要求**

①医患关系伦理:医患关系的伦理含义和特点,医患关系的伦理属性,医患关系的伦理模式,医患双方的道德权利与道德义务,构建和谐医患关系的伦理要求。②医务人员之间关系伦理:医务人员之间关系的含义和特点,处理好医务人员之间关系的意义,协调医务人员之间关系的伦理要求。③临床诊疗的伦理原则:患者至上原则,最优化原则,知情同意原则,保密守信原则。④临床诊断的伦理要求:询问病史的伦理要求,体格检查的伦理要求,辅助检查的伦理要求。⑤临床治疗的伦理要求:药物治疗的伦理要求,手术治疗的伦理要求,其他治疗的伦理要求。⑥临床急救的伦理要求:临床急救工作的特点,临床急救的伦理要求。⑦临床治疗的伦理决策:临床治疗的伦理难题,临床治疗的伦理决策。

▶ **复习要点**

一、医疗人际关系伦理

1. 医患关系伦理

(1) 医患关系的伦理含义和特点

①医患关系伦理的含义　医患关系是指医疗活动中,医方人员与患方人员之间的权利与义务关系,是求医行为与施医行为的互动和联系。医患关系有狭义和广义之分。狭义的医患关系是指医生与患者之间的人际关系。广义的医患关系是指以医生为中心的群体(医方)与以患者为中心的群体(患方)在医疗活动中所建立起来的人际关系。其中的"医方"既包括医师,也包括护士、药学技术人员、医技人员,以及在医疗机构从事行政、后勤管理和服务的其他人员。"患方"未必就是患有疾病的人,也包括有求医行为的健康者,如参加常规体检者、进行产前诊断的孕妇、接受预防疫苗接种的儿童等。同时,"患方"既包括患者,也包括患者家属、监护人、组织等。

②医患关系伦理的特点　医患关系是一种特殊的人际关系,有以下特点。

A. 明确的目的性和目的的高度一致性　医患关系是在医疗活动中建立起来的,双方共同处于医疗实践活动的统一体中。患者就医的目的是减轻自己的痛苦或治愈疾病,医务人员为患者提供诊治,目的也是减轻患者痛苦或治愈疾病。因此,医患交往与一般的人际交往不同,它本身不仅具有明确的目的性,而且表现出高度的一致性。而一般的人际交往中,交往双方并非都具有明显的目的性。

B. 利益的相关性和社会价值实现的统一性　在医患关系中,医务人员为患者提供医疗服务,获得工资和奖金等经济利益上的补偿;同时也为患者解除了痛苦,使医务人员实现了自身的社会价值,获得了精神上的满足和愉悦。同样,患者在诊疗过程中,支付了医疗费用,满足了解除病痛、恢复健康的自身利益。

C. 人格权利的平等性和医学知识上的不对称性　在医患关系中,医患双方的人格尊严、权利是平等的,并且都受到医学道德与法律的调节及保护。但医务人员拥有医学知识和能力,而大多数患者对医学却不懂或一知半解。因此,医患双方在医学知识和能力的占有上具有不对称性,存在着事实上的不平等。

D. 医患冲突或纠纷的不可避免性　由于医患双方的地位、利益、文化和思想道德修养以及法律意识等方面存在差异,对医疗活动及其行为的方式、效果的理解不相同,常常发生医患双方的矛盾、冲突或纠纷,并且这种矛盾、冲突或纠纷是不可避免的。然而,这种冲突可以通过医患双方的共同努力加以解决和减少,并建立和谐的医患关系。

(2) **医患关系的伦理属性** 医患关系是以诚信为基础的具有契约性质的信托关系。

①从法律上说,医患关系是一种医疗契约关系 医疗契约又称医疗合同,是指作为平等主体的患方与医方之间设立、变更、终止民事权利与义务关系的协议。不过,这种契约关系与一般的契约关系不完全相同,如这种契约关系没有订立一般契约的相关程序和条款,承诺内容未必与要约内容完全一致,医方负有更重的义务,如注意义务、忠实义务、披露义务、保密义务,以及急危重症时强制的缔约义务等,对患者一方没有严格的约束力等。因此,医患关系具有契约性,但并不是一种严格的契约关系。

②从伦理上说,医患关系是一种信托关系 医患信托关系是指医方受患方的信任和委托,保障患者在医疗活动中的健康利益不受损害,并有所促进的一种关系。医患关系与其他社会关系的不同之处在于它以生命为对象。在这种关系中,患者缺乏医学知识,对医务人员和医疗机构抱着极大的信任,将自己的生命和健康交托给医方,甚至将自己的隐私告诉医方。这一属性,说明医患关系不同于一般的法律合同关系、纯粹的契约关系,它要以医患之间的真诚信任为基础,而不是完全依靠法律的外在约束。

【例1】医患关系的本质特征是
    A. 具有互利性质的经济关系   B. 具有买卖性质的依附关系   C. 具有协作性质的买卖关系
    D. 具有依附性质的非平等关系   E. 具有契约性质的信托关系

【例2】相对于一般契约关系而言,医生在医患关系中负有更重的义务,但这些义务中不包括
    A. 忠实义务   B. 监督义务   C. 披露义务
    D. 保密义务   E. 注意义务

(3) **医患关系的伦理模式**

①概念 医患关系伦理模式是基于医患关系中的技术关系和非技术关系而概括总结出来的医患之间相互影响、相互作用的基本样式,它反映了医方人员看待和处理医患关系的总的观点和根本方法。

②医患关系伦理模式的基本类型 1956年,美国医生萨斯和荷伦德将医患关系分为以下三种类型。

	主动-被动型	指导-合作型	共同参与型
概况	具有悠久历史的医患关系模式	构成现代医患关系的基础模式	现代医患关系的一种发展模式
医生	医生是主动的,掌握诊疗技术,接受患者的请求,给患者治疗。医生具有权威性、居主导地位	医生注意调动患者的主动性,但在诊疗过程中,医生仍具有权威性,仍处于主导地位	在医疗过程中,医患是一种合作关系,与患者共同商讨治疗措施,发挥医患双方的积极性
患者	患者是被动的,不能发挥积极主动作用,不能发表自己的看法,不能对医生进行有效监督	患者有一定的主动性,但以主动配合、执行医生的意志为前提,不能对医生提出异议和反对	在医疗过程中不是处于被动地位,而是与医生共同合作,主动参与医生的诊治活动
医患关系	是一种不对等的医患关系	仍是一种不对等的医患关系,但较主动-被动型前进了一大步	医患双方近似相等的权利和地位,医患双方共同合作、参与
优缺点	可能引起不应有的事故和差错,在强调人权的今天,受到越来越多的批评	有利于提高诊疗效果,有利于及时纠正医疗差错,在协调医患关系中起到一定作用	建立了一种真诚、相互信任的医患关系,对提高医疗质量是非常有利的
适应证	休克、昏迷、精神病难以表达主观意见的患者	病情较轻的患者,如阑尾炎手术后	大多数慢性病的治疗 一般的心理治疗

【例3】昏迷、休克患者宜采取的医患关系模式是
    A. 主动-合作型   B. 主动-参与型   C. 共同参与型
    D. 主动-被动型   E. 指导-合作型(2023)

【例4】对于阑尾切除的术后患者,宜采取的医患关系模式是
    A. 主动-被动型   B. 被动-主动型   C. 指导-合作型

第十七篇 医学伦理学
第2章 医疗人际关系伦理与临床诊疗伦理

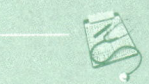

  D. 合作-指导型   E. 共同参与型(2021)

(4)医患双方的道德权利与道德义务

  ①概念 道德权利是指道德主体依据道德所应享有的正当权利和利益。道德义务是指道德主体依据道德对他人、群体和社会应当负有的使命和责任。在法律上,权利与义务是严格对应的。而在道德领域,权利与义务之间不具有严格的对应关系,道德义务的履行并非必然地以道德权利的享有为前提。同时,道德权利和义务与法律权利和义务不仅在内容上不完全相同,而且实现的形式也不完全相同。

  ②医师的道德权利 是指在医疗活动中,医师在道德上享有的正当权利和利益。一般来说,法律权利都是道德权利,而道德权利不一定都是法律权利。《执业医师法》规定,医师在执业活动中具有下列权利:

  A. 在注册的执业范围内,进行医学诊查、疾病调查、医学处置、出具相应的医学证明文件,选择合理的医疗、预防、保健方案。
  B. 按照国务院卫生行政部门规定的标准,获得与本人执业活动相当的医疗设备基本条件。
  C. 从事医学研究、学术交流,参加专业学术团体。
  D. 参加专业培训,接受继续医学教育。
  E. 在执业活动中,人格尊严、人身安全不受侵犯。
  F. 获取工资报酬和津贴,享受国家规定的福利待遇。
  G. 对所在机构的医疗、预防、保健工作和卫生行政部门的工作提出意见和建议,依法参与民主管理。

  ③医师的道德义务 是指在医疗活动中,医师在道德上对患者、他人及社会所负有的道德使命和道德责任。一般来说,法律义务都是道德义务,而道德义务不一定都是法律义务。《执业医师法》规定,医师在执业活动中应履行下列义务:

  A. 遵守法律、法规,遵守技术操作规范。
  B. 树立敬业精神,遵守职业道德,履行医师职责,尽职尽责为患者服务。
  C. 关心、爱护、尊重患者,保护患者的隐私。
  D. 努力钻研业务,更新知识,提高专业技术水平。
  E. 宣传卫生保健知识,对患者进行健康教育。

  ④患者的道德权利 是指在医疗活动中,患者在道德上享有的正当权利和利益。根据我国《民法通则》《医师法》《消费者权益保护法》《医疗事故处理条例》等法律法规的有关规定,患者享有如下权利,这不仅是患者的法律权利,也是患者的道德权利。

  A. 平等医疗权 平等医疗权要求医务人员平等对待患者,对待每一个患者一视同仁,普同一等;在分配医疗卫生资源时,要坚持公平公正。患者平等医疗权的实现依赖于两个基本条件,即由国家所提供的可进行平等操作的"平台",以及医务人员现代平等素质的打造。

  B. 知情同意权 知情同意是尊重患者自主性的具体体现,是指在临床过程中,医务人员为患者作出诊断和治疗方案后,应当向患者提供包括诊断结论、治疗决策、病情预后以及诊治费用等方面的真实、充分的信息,使患者或家属经过深思熟虑后自主地作出选择,并以相应的方式表达其接受或拒绝此种诊疗方案的意愿和承诺。知情同意权包括知情权和同意权两个方面。知情权是指患者有权了解和认识自己所患疾病,包括检查、诊断、治疗、处理及预后等方面的情况,并有权要求医师作出通俗易懂的解释;有权知道所有为其提供医疗服务的医务人员的身份、专业特长、医疗水平等;有权核查医疗费用,并有权要求医方逐项作出详细的解释;有权核查医疗记录,知悉病历中的信息,并有权复印病历等。同意权是指患者及其家属有权接受或拒绝某项治疗方案和措施。

  C. 隐私保护权 为诊治的需要,患者有义务将自己与疾病有关的隐私如实地告知医务人员,但患者也有权维护自己的隐私不受侵害,对于医务人员已经了解的患者隐私,患者享有不被擅自公开的权利。然而,如果患者的"隐私"涉及他人或社会的利益,对他人或社会具有一定的危害性,如患甲类传染病,则医务人员有疫情报告的义务,应当如实上报,但应对无关人员保密。

D. 损害索赔权　在医疗活动中,因医疗机构及其医务人员违反医疗卫生管理法律、行政法规、部门规章和诊疗护理规范、常规,造成患者人身损害、精神损害或财产损失时,患者及其家属有权提出经济赔偿的要求,并追究有关人员或单位的法律责任。

E. 医疗监督权　在医疗活动过程中,患者及其家属有权对医疗活动的合理性、公正性等进行监督;有权检举、控告侵害患者权益的医疗机构及其工作人员的违法失职行为;有权对保护患者权益方面的工作提出批评、咨询和建议。

⑤患者的道德义务　是指在医疗活动中,患者在道德上对医疗机构及其医务人员、他人和社会所负有的道德使命和道德责任。根据《卫生部、公安部关于维护医院秩序的联合通告》《医师法》《传染病防治法》《母婴保健法》等法律法规的有关规定,在医疗活动中,患者应履行的道德义务主要有:

A. 配合医者诊疗的义务　患者应如实陈述病史、病情,按医嘱进行各项检查、接受治疗。

B. 遵守医院规章制度,尊重医务人员及其劳动的义务　患者必须遵守医疗卫生机构的各项规章制度,尊重医务人员的辛勤劳动,尊重医务人员的人格尊严。

C. 给付医疗费用的义务　患者不能以治疗失败为理由拒付医疗费。

D. 保持和恢复健康的义务　健康不仅是公民的权利,也是一项应尽的义务。

E. 支持临床实习和医学发展的义务　作为一种道德义务,必须以患者的知情同意为前提。

(5)构建和谐医患关系的伦理要求

①医患双方应密切地沟通与交流　为防范医患纠纷,促进医患关系的和谐,必须加强语言和非语言的密切沟通与交流,并且要注意克服彼此的心理障碍、文化差异,医务人员还要主动并正确地使用沟通技巧,以达到相互之间的了解、理解和发生矛盾时的宽容、谅解,将医患纠纷消灭在萌芽状态。

②医患双方应自觉维护对方的权利　要防范医患纠纷,促进医患和谐,必须对公众和医务人员普及伦理、法律基本知识,使其认识到维护患者的权利是医务人员的天职,同样,维护医务人员的权利也是患者、医疗机构和社会的义务。

③医患双方应自觉履行各自的义务　首先,医患双方都要提高认识、端正态度;其次,医患双方还要克服认识或观念上的一些误区;最后,医患双方履行各自义务的关键是做到"遵医爱患"。

④医患双方应正确认识和处理权利与义务的关系　在医患关系中,医患双方既有法律、道德权利,也有法律、道德义务。但是,医患双方要认识到:法律权利和法律义务是一致的,互为条件的;而道德权利与道德义务未必一致,即履行道德义务时不一定以获得道德权利为前提。

⑤医患双方应加强道德自律并遵守共同的行为道德规范　在医患关系中,双方都应加强道德自律并遵守共同的道德规范,这是防范医患纠纷而促进和谐的关键。

【例5】医师在执业活动中享有的法定权利是
　　A. 保护患者隐私　　　　　　B. 履行医师职责　　　　　　C. 从事医学研究
　　D. 遵守技术规范　　　　　　E. 遵守职业道德

【例6】下列选项中仅属于医师的道德义务,不属于法律义务的是
　　A. 努力钻研业务,提高专业技术水平　　　B. 关心、爱护、尊重患者,保护患者隐私
　　C. 宣传卫生保健知识,对患者进行健康教育　　　D. 遵守法律、法规,遵守技术操作规范
　　E. 积极开展义诊,尽力满足患者的健康需求

【例7】下列关于医患双方权利与义务关系的说法,不正确的是
　　A. 维护医务人员权利的关键是尊重其人格尊严
　　B. 只有维护了患者的权利,医务人员的权利才能真正得到维护
　　C. 保障医疗质量与安全是维护患者权利的关键
　　D. 作为弱势群体的患者只享有权利而不承担义务
　　E. 在医疗实践活动中,医患双方应当履行好各自的义务

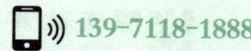

第十七篇 医学伦理学
第2章 医疗人际关系伦理与临床诊疗伦理

2. 医务人员之间关系伦理

(1) 医务人员之间关系的含义和特点

①含义 医务人员之间的关系也称医际关系,是指医疗活动中,医务人员之间的关系,主要包括医生与护士、医护人员与医技人员、医护人员与医技人员与行政管理人员、后勤服务人员之间的关系。

②特点 基于业缘关系而建立起来的医际关系,具有以下特点。

A. 协作性 现代医院的分科和医务人员的专业分工越来越细,面对一个患者往往需要诸多科室医务人员的共同努力和密切配合,医务人员之间的协作性是医疗实践的客观要求,也是医学发展的必然结果。

B. 平等性 医务人员之间尽管存在明确的专业分工和岗位划分,但彼此之间没有高低贵贱之别,平等合作是构筑医务人员之间和谐关系的前提,因岗位、专业不同而相互歧视的做法是极其有害的。

C. 同一性 医际关系的同一性是指所有医务人员的一切诊疗活动,都以救死扶伤、防病治病,为人民的健康服务为宗旨,服从于协调和处理医患关系的客观要求。

D. 竞争性 医务人员之间的竞争性体现在医疗质量、护理质量、诊疗水平、科研成果、服务内容等各个方面。竞争是为了形成"比、学、赶、帮、超"的人际关系环境,以取得良好的医学角色地位,实现更好地为患者或人群服务的医德宗旨。所以,在医疗实践活动中,医务人员之间在为患者或人群服务的基础上,既协作又竞争,共同促进医务人员之间关系的稳定和发展。

(2) 处理好医务人员之间关系的意义

①它是当代医学发展的客观要求 随着当代医学的发展,临床医学分科愈来愈细。不同专业的医务人员之间必须加强协作和相互配合,否则,会影响正常诊疗活动的进行和治疗质量的提高。

②它有利于发挥医疗卫生保健机构的整体效应 医疗卫生机构是一个有机整体,如果医务人员相互关系和谐,工作的积极性、主动性、创造性得以充分发挥,工作效率就会大大提高。

③它有利于医务人员的成长 医学人才的成长依赖于社会的宏观条件、单位的微观条件以及个人的主观条件。在宏观条件和微观条件中,人际关系是很重要的,尤其是单位内的医务人员之间的关系是医学人才成长的重要环境。

④它有利于建立和谐的医患关系 在医疗实践中,医务人员之间的相互联系是以患者为中心进行的。医务人员之间的相互支持和密切协作,有利于患者疾病的诊治和康复,也有利于建立和谐的医患关系。

(3) 协调医务人员之间关系的伦理要求

①共同维护患者利益和社会公益 维护患者的健康和生命,捍卫患者的正当权益,是医务人员的共同义务和天职,也是协调医务人员之间关系的思想基础和道德要求。

②彼此平等,互相尊重 医务人员之间只有平等相待,才能形成相互间的并列互补关系,才有利于调动大家的积极性。在平等的基础上,还要相互尊重,包括尊重他人的人格、才能、劳动和意见等。

③彼此独立,互相支持 医务人员之间不同的专业岗位,使其工作都有相对独立性,因此工作中,应尽力为对方提供方便、支持和帮助,这样才能建立良好的医际关系,才有利于共同目标的实现。

④彼此信任,互相协作 医务人员之间彼此信任是相互协作的基础和前提。医务人员之间的协作是医疗、教学、科研的客观需要,医疗只有协作才能提高医疗质量,教学只有协作才能培养高素质的人才,科研只有协作才能快出成果。医务人员之间的协作是相互的、互利的。

⑤互相学习,共同提高 医务人员之间相互学习,可以取长补短,实现医务人员之间的互补和师承功能,促进医务人员的博学多才,为维护和促进人类的健康作出更大的贡献。

【例8】在医务人员之间人际关系的特点中,"比、学、赶、帮、超"体现的是
　　A. 协作性　　　　　　　　B. 平等性　　　　　　　　C. 互助性
　　D. 竞争性　　　　　　　　E. 同一性

【例9】医务人员相互协作的基础和前提是
　　A. 相互学习　　　　　　　B. 彼此独立　　　　　　　C. 彼此信任

D. 彼此竞争　　　　　　　E. 多加联系（2022）

二、临床诊疗伦理

1. 临床诊疗的伦理原则

（1）**患者至上原则**　是指医务人员在诊疗过程中始终以患者为中心,并把患者的利益放在首位。为此,医务人员要在新的医学模式指导下力争尽快对患者的疾病作出诊断、进行治疗,并适时认真对患者的要求和疾病变化作出反应,以达到尽快康复的目的。

（2）**最优化原则**　是指医务人员在诊治疾病的过程中,从各种可能的诊治方案中选择代价最低而效果最优的方案。最优化原则是有利原则和无伤害原则在临床诊疗实践中的具体体现。将最优化原则作为临床诊疗中最重要的伦理原则,是由临床诊疗的特点决定的。最优化原则要求医务人员做到效果最佳、痛苦最小、耗费最少、安全无害。

（3）**知情同意原则**　是指临床诊治过程中,医生在决定和实施诊疗措施前,都应向患者作详尽的说明,并取得患者的充分理解及同意。对于一些特殊检查、特殊治疗和手术,以患者或其家属（或监护人）签字为据。如果不经患者知情同意而医务人员一意孤行地进行诊疗,是侵犯患者自主权的行为。

（4）**保密守信原则**　是指医务人员在对患者诊疗过程中及以后要保守患者的秘密和隐私,并遵守诚信的伦理准则。患者的秘密或隐私只涉及个人的私人领域而与公共利益无关,它通常包括在医疗活动中,患者向医务人员吐露的自己和家庭的隐私、检查发现的患者独特体征或畸形以及不良的诊断、预后等任何患者不想让别人知道的事情。但是,如果医务人员有高于保密的社会责任（如传染病要报告）、隐私涉及他人或社会,且有对他人或社会构成伤害的危险以及法律需要时等可以解密。

【例10】患者,男,46岁。腹痛加重15天。发病后,体重进行性减轻,经检查确诊为癌前病变,必须手术切除。患者得知病情后,感心慌、乏力、头晕,医师耐心地做通患者和家属的工作,征得患者和家属同意后,准备手术。准备手术前,术前签字的人是

A. 患者本人　　　　　　B. 患者父母　　　　　　C. 患者亲属
D. 患者兄弟姐妹　　　　E. 患者已成年的子女

【例11】女,孕40周,无剖宫产适应证,但患者及家属坚持要剖宫产,术后患儿出现呼吸困难,诊断为新生儿湿肺,家属质疑。主治大夫称产妇本不应该选择手术,已告知患者及家属。家属认为医生是权威,手术应由医生决定,若医生说剖宫产会导致湿肺,他们也不会选择手术。请问医生违背的伦理原则是

A. 认真做好术前准备　　B. 医护精诚合作　　　　C. 严格遵守手术适应证
D. 履行知情同意原则　　E. 药物配伍合理

【例12】男性,38岁。因外伤骨折入院,血检HIV阳性。主管医生查房时对其大声询问"是否有不洁性行为",患者感到愤怒,产生医患纠纷。在本案例中,主管医生违背的医学伦理原则是

A. 积极对传染病进行防治　　B. 尊重科学,无私奉献　　C. 进行宣传教育
D. 保守患者的秘密和隐私　　E. 对传染病进行上报和登记（2022）

2. 临床诊断的伦理要求

（1）**询问病史的伦理要求**　在询问病史的过程中,医生应遵守以下伦理要求。

①举止端庄,态度热情　在询问病史时,医生举止端庄,态度热情,可使患者产生信赖感和亲切感,有利于缓解就诊时的紧张心理,有利于倾诉病情,从而获得全面、可靠的病史资料。

②全神贯注,语言得当　在询问病史时,医生精神集中而冷静,语言得当,可增强患者信任感,有利于获得准确的病史。相反,医生在询问病史时,无精打采、他事干扰过多或漫无边际地反复提问,会使患者产生不信任感。

③耐心倾听,正确引导　有利于医生掌握第一手病史资料,作出正确的诊断和治疗。

第十七篇 医学伦理学
第2章 医疗人际关系伦理与临床诊疗伦理

【例13】临床问诊过程中,医生不应该无精打采、漫无边际地反复提问,而应该
A. 全神贯注,语言得当　　B. 耐心倾听,正确引导　　C. 举止端庄,态度热情
D. 全面系统,认真细致　　E. 关心体贴,减少痛苦(2023)

(2)体格检查的伦理要求　在体格检查过程中,医生应遵守以下伦理要求。

①全面系统,认真细致　医生在体格检查时,应按照一定的顺序进行系统检查而不遗漏部位和内容,不放过任何疑点。体格检查中,应避免主观片面、丢三落四或粗枝大叶、草率从事,否则会造成漏诊和误诊。

②关心体贴,减少痛苦　患者疾病缠身,心烦体虚,加上恐惧,需要医生关心体贴、减少痛苦。

③尊重患者,心正无私　在检查异性、畸形患者时,态度要庄重。男医生给女患者进行妇科检查时,应有护士或第三者在场。对于不合作或拒绝检查的患者不要勉强,待做好思想工作后再检查。

(3)辅助检查的伦理要求

①医生应遵循的伦理要求　在辅助检查过程中,医生应遵循的伦理要求:A.综合考虑确定检查项目,目的纯正;B.患者知情同意,医生尽职尽责;C.综合分析检查结果,切忌片面。

②医技人员应遵循的伦理要求　在辅助检查过程中,医技人员应遵循的伦理要求:A.严谨求实,防止差错;B.及时准确,尊重患者;C.精心管理,保证安全;D.积极进取,加强协作。

③医技人员行为规范　2012年,卫生部、国家食品药品监督管理局和国家中医药管理局联合发布的《医疗机构从业人员行为规范》中,医技人员行为规范的具体内容如下。
A. 认真履行职责,积极配合临床诊疗,实施人文关怀,尊重患者,保护患者隐私。
B. 爱护仪器设备,遵守各类操作规范,发现患者的检查项目不符合医学常规时,应及时与医师沟通。
C. 正确运用医学术语,及时、准确出具检查、检验报告,不谎报数据,不伪造报告。
D. 指导和帮助患者配合检查,耐心帮助患者查询结果,对接触传染性物质或放射性物质的相关人员,进行告知并给予必要的防护。
E. 合理采集、使用、保护、处置标本,不违规买卖标本,谋取不正当利益。

3. 临床治疗的伦理要求

(1)药物治疗的伦理要求

①医生应遵循的伦理要求　A.对症下药,剂量安全;B.合理配伍,细致观察;C.节约费用,公正分配。

②药学技术人员应遵循的伦理要求　A.审方认真,调配迅速,坚持查对;B.操作正规,称量准确,质量达标;C.忠于职守,严格管理,廉洁奉公。

③药学技术人员行为规范　A.严格执行药品管理法律法规,科学指导合理用药,保障用药安全、有效;B.认真履行处方调剂职责,坚持查对制度,按照操作规程调剂处方药品;C.严格履行处方合理性和用药适宜性审核制度;D.协同医师做好药物使用遴选和患者适应证、禁忌证、不良反应、注意事项、使用方法的解释说明;E.严格执行药品采购、验收、保管、供应等各项制度规定;F.加强药品不良反应监测,自觉执行药品不良反应报告制度。

(2)手术治疗的伦理要求

①手术前的伦理要求　A.严格掌握手术指征,手术动机纯正;B.患者或患者家属知情同意;C.认真做好术前准备,为手术的顺利进行创造条件。

②手术中的伦理要求　A.关心患者,体贴入微;B.态度严肃,作风严谨;C.精诚团结,密切协作。

③手术后的伦理要求　A.严密观察,勤于护理;B.减轻痛苦,加速康复。

(3)其他治疗的伦理要求

①心理治疗的伦理要求　在心理治疗过程中,对治疗师的伦理要求:A.要掌握和运用心理治疗的知识、技巧去开导患者;B.要有同情、帮助患者的诚意;C.要以健康、稳定的心理状态去影响和帮助患者;D.要保守患者的秘密、隐私。

②饮食治疗的伦理要求　在饮食治疗过程中,对营养师的伦理要求:A.保证饮食营养的科学性和安

全性；B.创造良好的进餐环境和条件；C.尽量满足患者的饮食习惯和营养需求。

③康复治疗的伦理要求 在康复治疗过程中，对治疗师的伦理要求：A.理解尊重，平等相待；B.热情关怀，耐心帮助；C.密切联系，加强协作。

【例14】下列选项中，符合手术治疗伦理要求的是
 A.手术方案应当经患者知情同意   B.患者坚决要求而无指征的手术也可实施
 C.手术方案必须经患者单位同意   D.手术对患者确实有益时，可无须患者知情同意
 E.患者充分信任时，医生可自行决定手术方案

4. 临床急救的伦理要求

(1) **临床急救工作的特点** ①平时有应急准备，人员坚守岗位；②工作量大、难度高、责任重；③既尊重患者的自主性，又以新的生命观为指导：急诊患者中，有些通过医务人员的积极抢救转危为安，但有些尽管医务人员尽了最大努力奋力抢救仍难以逆转，对于后一类患者如何抢救，不少时候就面临着伦理选择上的困难，为此，医务人员的急救工作往往是既要尊重患者家属的自主性，又要尊重生命神圣、生命质量和生命价值相统一的观点去开展抢救工作。

(2) **临床急救的伦理要求** ①争分夺秒地抢救，力争使患者转危为安；②勇担风险，团结协作；③满腔热情，重视心理治疗；④全面考虑，维护社会公益。

【例15】女，30岁。因出现类似早孕症状两次到某县医院门诊就医，大夫简单检查后均诊断为妇科炎症，但该女士服药多日症状未见缓解。半个月后，因突然阴道大出血和急腹症被送往医院抢救后确诊为宫外孕。该案例中，初诊医生可能违背的临床诊疗伦理要求是
 A.关心体贴，减少痛苦   B.全面系统，认真细致   C.耐心倾听，正确引导
 D.尊重患者，心正无私   E.举止端庄，态度热情

 A.严守法规   B.公正分配   C.加强协作
 D.合理配伍   E.对症下药

【例16】当患者要求住院医师开具精神药品处方时，该医师应当遵循的伦理要求是
【例17】医生根据临床诊断选择相适应的药物进行治疗，遵循的医学伦理要求是
【例18】医生采取"多头堵""大包围"的方式开具大处方，违背的医学伦理要求是
 A.对症下药，剂量安全   B.掌握手术指征，动机纯正   C.减轻痛苦，加速康复
 D.以健康、稳定的情绪影响患者   E.勇担风险，团结协作

【例19】手术后治疗的伦理要求是
【例20】心理治疗的伦理要求是
【例21】临床急救的伦理要求是

5. 临床治疗的伦理决策

(1) **临床治疗的伦理难题**

①临床治疗的伦理难题的含义 在临床治疗中，医师与患者作为不同行为主体，在对某一特定临床境遇下的行为进行道德判断或抉择时，可能会得出彼此不一致甚至相互冲突的治疗方案，并最终造成治疗方案选择上的困境，这种临床上的道德判断和行为抉择困境，称为临床治疗伦理难题。

②临床治疗伦理难题产生的原因 导致临床治疗伦理难题产生的原因很多，大致可以分为两类。

A.伦理难题的理论和认识根源

a.伦理学基本理论之间的深刻差异 医学伦理学的"四原则"可看作义务论、效果论、美德论的完美结合体。尊重原则体现了义务论的理论宗旨，有利原则、不伤害原则体现了效果论的利益最大化诉求，公正原则体现了美德论的理论要求。在医疗实践中，四原则之间的冲突往往成为医学伦理难题之源。

b.文化差异及其认同障碍 文化差异及其认同障碍是当代医学伦理学难题产生的主要原因之一。

第十七篇 医学伦理学
第2章 医疗人际关系伦理与临床诊疗伦理

c.生命价值观的变化　随着人们健康观、生命观等理念的变化,生命价值观也发生变化。

B.医学伦理难题产生的现实原因

a.权利与义务的冲突　融洽和谐的医患关系是一种理想状态,但在具体的医疗实践活动中不同情况下有不同的内容,因而,在医疗实践中医患权利义务冲突常常导致临床治疗伦理难题。

b.个体价值追求的多元化　多元的价值选择极大丰富和拓展了人们的生活空间和意义世界,然而,在享受自由选择的同时,人们也承受着多元化带来的前所未有的迷茫。

c.医学高新技术应用带来的伦理挑战　比如器官移植、辅助生殖、基因疗法等新技术的出现,带来了这些技术可否广泛使用的伦理难题。

d.卫生法律法规不够健全　为了规范和解决临床相关问题,我国已经制定了一系列的医疗法规。但是,和医疗实践相比,法律法规总是相对滞后。于是在具体案例中,相对滞后的法律规定往往与医学伦理要求发生冲突,从而产生医学伦理难题。

e.医疗机构管理欠规范　医疗机构既要引进市场化的经营理念,又要保障公益机构的社会责任,相应的管理问题日益凸现,部分医疗机构许多措施政策的出台以抓经济收益为主,过分依赖条文法规,漠视了医学的根本目的,忽视其社会责任,这些管理层面的缺失都可能引发伦理难题。

③临床治疗中的主要伦理难题

A.放弃治疗的伦理难题　在临床实践中,放弃治疗所潜在的伦理难题集中表现在:放弃治疗权问题、条件规制问题、利益取舍问题、权利义务冲突问题。

B.保护性医疗中的伦理难题　保护性医疗是针对特定患者,为避免对其产生不利后果而不告知或不全部告知其病情、治疗风险、疾病预后等真实信息的保护性医疗措施。对于一些心理素质比较脆弱的患者,如果告知其全部真实的不良医疗信息,可能会对其产生较大的身心刺激,增加其心理压力。为此,医务人员不告知或不全部告知其诊疗信息,这体现了关怀照顾的医学人道主义精神。

(2)临床治疗的伦理决策

①临床治疗伦理决策的含义　所谓决策,是指根据已有问题或特定目标拟定尽可能多的可行性方案,然后从中选出最能达成目标的方案。伦理决策即作伦理上的决定。临床治疗伦理决策,也就是在临床治疗活动中的伦理抉择,是从医学伦理的角度来思考问题,以作出最恰当的、最符合医学伦理的临床治疗决定,是医学伦理理论、原则和规范在临床治疗活动中的具体运用和贯彻。

②临床治疗伦理决策的原则　包括根本权益优先准则、多元价值优选准则、变通性操作准则、规范与智慧并重准则。

常考点　医患关系,医患关系模式,医际关系。

参考答案——详细解答见《2024国家临床执业及助理医师资格考试历年考点精析(上、下册)》

1. ABCDE 2. ABCDE 3. ABCDE 4. ABCDE 5. ABCDE 6. ABCDE 7. ABCDE
8. ABCDE 9. ABCDE 10. ABCDE 11. ABCDE 12. ABCDE 13. ABCDE 14. ABCDE
15. ABCDE 16. ABCDE 17. ABCDE 18. ABCDE 19. ABCDE 20. ABCDE 21. ABCDE

第3章 安宁疗护、公共卫生伦理与健康伦理

▶**考纲要求**

①安宁疗护伦理：安宁疗护的含义和特点，安宁疗护的伦理意义，安宁疗护的伦理要求。②安乐死伦理：安乐死的含义和类型，安乐死的伦理争议，安乐死的历史与现状。③死亡伦理：死亡的含义，死亡标准的历史与现状，确立脑死亡标准的伦理目的和意义。④公共卫生伦理的含义和理论基础：公共卫生伦理的含义，公共卫生伦理的理论基础。⑤公共卫生伦理原则：全社会参与原则，社会公益原则，社会公正原则，互助协同原则，信息公开原则。⑥公共卫生工作伦理要求：疾病防控的伦理要求，职业性损害防控的伦理要求，健康教育和健康促进的伦理要求，应对突发公共卫生事件的伦理要求。⑦健康伦理：健康伦理的含义，健康伦理的原则，健康权利，健康责任。

▶**复习要点**

一、安宁疗护与死亡伦理

1. 安宁疗护伦理

(1) 安宁疗护的含义　安宁疗护是指向临终患者及其家属提供包括医疗、护理、心理和社会等各方面的照护，使临终患者的症状得到控制，痛苦得以缓解，生命质量得以提高，生命受到尊重。同时，患者家属的身心健康得到关照，最终使患者能够无痛苦、无遗憾、安详或舒适地告别亲友，走完人生的最后旅程。1967年英国的桑德斯博士首创圣克里斯多弗安宁疗护医院，1988年天津医学院临终关怀研究中心成立。

(2) 安宁疗护的特点

①安宁疗护的目的　安宁疗护不以延长患者的生存时间为目的，而是以维护患者的尊严、提高患者临终生存质量为宗旨。安宁疗护不是治疗或治愈疾病，而是减轻患者的身心痛苦、控制症状。

②安宁疗护的对象　主要是晚期恶性肿瘤患者，他们遭受难以忍受的痛苦折磨。在英国，还包括部分帕金森病、阿尔茨海默病、晚期心血管病患者。安宁疗护也将晚期患者的家属纳入服务对象之中。

③安宁疗护的内容　安宁疗护不以治疗疾病为主，而是提供包括生活照顾、心理疏导、姑息治疗等全面临终照顾，着重于控制患者的疼痛，缓解患者痛苦，消除患者及其家属对死亡的焦虑和恐惧。

④安宁疗护的主体　安宁疗护服务团队以医务人员为主，同时还包括患者家属、社会团体、大量社会志愿者，已经成为一项社会公益事业。这些社会力量是安宁疗护服务团队中不可忽视的组成部分。

(3) 安宁疗护的伦理意义

①安宁疗护体现了人道主义精神　安宁疗护把临终患者作为其服务对象，满足患者生理、心理、伦理、社会全方位需要，使其在舒适的环境中尊严地离世，是人道主义精神在生命问题上的体现。

②安宁疗护体现了人的生命神圣、质量和价值的统一　安宁疗护善待患者生命，提高其生存质量，减轻其痛苦，努力帮助其实现其最后的愿望，所创造的有价值、有质量的生存状态是生命神圣的真正彰显。

③安宁疗护展示了人类的文明和进步　安宁疗护思想感召着社会上越来越多的个人和团体关心并参与这项事业，关怀临终患者及其家属。尊敬老人、善待临终患者，这是人类社会文明进步的表现。

(4) 安宁疗护的伦理要求

①认识和理解临终患者　医务人员在认清临终患者的生理、心理、行为特点的基础上，理解患者的某

第十七篇 医学伦理学
第3章 安宁疗护、公共卫生伦理与健康伦理

些行为失常、情绪变化,以最真挚、亲切、慈爱的态度对待临终患者,使其始终得到精神上的安抚。

②尊重和维护临终患者的权益 医务人员应注意尊重他们的个人信仰,允许他们保留自己的生活方式,参与决定治疗、护理方案,保护个人的隐私权,在允许的范围内选择死亡方式等。

③满足临终患者的生活需求 尽管死亡是生命运动发展的必然归宿,但是临终患者仍有生活的权利,任何人都有尊重他们生活的道德义务。医务人员要像对待其他可治愈的患者一样,平等地对待临终患者,实现他们临终生活的价值。

④同情和关心临终患者的家属 医务人员要设身处地地理解和同情临终患者家属的过激情绪和行为,缓解他们的伤感情绪,真心实意地帮助他们解决一些实际问题。

【例1】安宁疗护的根本目的是
  A. 节约卫生资源　　　　B. 减轻家庭的经济负担　　　　C. 提高临终患者的生存质量
  D. 缩短患者的生存时间　E. 防止患者自杀

【例2】安宁疗护的主要对象是
  A. 急诊患者　　　　　　B. 重症病人及其家属　　　　　C. 晚期恶性肿瘤患者
  D. 慢性病患者　　　　　E. 残疾人(2022)

【例3】下列符合安宁疗护伦理要求的做法是
  A. 优先考虑临终患者家属的权益　B. 尽力满足临终患者的生活需求　C. 帮助临终患者抗拒死亡
  D. 满足临终患者结束生命的要求　E. 建议临终患者选择安乐死

2. 安乐死伦理

(1) 安乐死的含义和类型

①安乐死的概念 安乐死是指医务人员应濒死患者及其家属的自愿请求,依据法律规定,为消除患者的痛苦或缩短痛苦的时间,采用医学的方法,通过作为或不作为,使其安宁地度过死亡阶段而终结生命。

②安乐死的分类 按照安乐死的执行方式,可分为主动安乐死和被动安乐死。按照患者同意方式,分为自愿安乐死和非自愿安乐死。然后得出安乐死的四种类型,即自愿主动安乐死、自愿被动安乐死、非自愿主动安乐死、非自愿被动安乐死。

  A. 主动安乐死 又称为积极安乐死,是指鉴于患者治愈无望,痛苦难耐,应患者和家属的请求,医务人员采用药物或其他积极手段结束患者的生命,让其安然死去。这类安乐死又被称为"仁慈助死"。

  B. 被动安乐死 又称为消极安乐死,是指医务人员应患者或家属请求,不再给予积极治疗,而仅仅给予减轻痛苦的适当维持治疗,任其自行死亡,故又称为"听任死亡"。

  C. 自愿安乐死 是指患者当下表达或曾经表达过安乐死愿望的安乐死。

  D. 非自愿安乐死 又称为"仁慈杀死",是指患者没有表达过同意安乐死,根据患者家属的请求,由医生根据实际情况决定实施的安乐死。这种情况主要针对那些无行为能力的患者,如昏迷不醒的患者。

(2) 安乐死的伦理争议 安乐死的纷争由来已久,是一个争议较大的难题。

①赞成安乐死的观点 如下。

  A. 安乐死体现了对患者的尊重 持这种观点的人认为,每个人有生的基本权利,也有死的权利,包括选择死亡方式的权利。安乐死是患者的权利,甚至是其神圣不可侵犯的人权。

  B. 安乐死是医学人道主义的要求 医学的发展使许多晚期绝症患者处境尴尬,他们已经不可能治愈,但医疗措施又使他们不能很快地走完人生道路,他们无时无刻不承受着病痛的折磨。安乐死是维护患者尊严的人道措施,是结束患者难以忍受病痛的人道要求。

  C. 安乐死有利于节约有限的医药卫生资源 患者自主要求实施安乐死,可以节约有限的医药卫生资源,也有利于家属摆脱沉重的经济和情感负担,但是后者不应作为实施安乐死的目的。

  D. 安乐死有利于促进社会文明的进步 安乐死是建立在科学生死观基础上的社会文明行为,是人类理智对待生与死的一种方式,有助于促进人类文明的进步。

②反对安乐死的观点　如下。
　　A.安乐死有悖于救死扶伤的医学宗旨　医师实施安乐死,放弃救治,甚至主动终止临终患者的生命,有悖于救死扶伤的医学宗旨,将导致公众特别是临终患者对医师的不信任,影响医患关系。
　　B.安乐死不利于医学的发展　实施安乐死,放弃挽救生命的最后努力,将使临终的生命失去重生的机会,使医师失去攻克绝症医学难题的动力和研究对象,使医学错过发展的机遇。
　　C.安乐死将对社会道德产生不良影响　敬畏生命是基本的社会道德。实施安乐死,放弃危重濒死患者的生命,这与珍重生命的社会价值理念不符,容易导致社会对人类生命的漠视。
　　D.安乐死将对临终患者和弱势群体造成心理压力　使他们无法真正自主决定自己的生命旅程。并且,安乐死还可能为某些图财害者提供"名正言顺"的借口和机会。
　　E.安乐死可能使患者丧失继续生存下去的机会　实施安乐死,可能会使患者丧失很多机会,如患者可以自然改善的机会,继续治疗可望恢复的机会等。
　　F.安乐死可能给患者家庭带来舆论压力　实施安乐死,放任亲人的死亡,将使患者家人的良心极其不安,甚至会受到社会舆论的强烈谴责,因此背负沉重的精神负担。
③安乐死的历史与现状　2001年<u>荷兰</u>通过《安乐死法案》,成为世界上第一个安乐死合法化的国家。2002年,<u>比利时</u>成为世界上第二个安乐死合法化的国家。我国1986年在陕西汉中发生了首例安乐死,1997年首次举行了全国性的安乐死学术讨论会。安乐死目前在我国还没有合法化,我国的医务人员对于临终患者只能提供安宁疗护,而不能实施安乐死。

【例4】世界上第一个安乐死合法化的国家是
　　A.澳大利亚　　　　　　B.挪威　　　　　　C.比利时
　　D.新西兰　　　　　　　E.荷兰

【例5】实施主动安乐死的首要社会条件是
　　A.家属的主动要求　　　B.安乐死的合法化　　C.患者的主动要求
　　D.能够减轻患者的痛苦　E.维护患者的尊严

【例6】医师经临终患者及家属要求,给予减少痛苦的维持治疗,其做法属于
　　A.主动安乐死　　　　　B.消极安乐死　　　　C.终止治疗
　　D.积极安乐死　　　　　E.医助自杀

【例7】一位符合安乐死条件的患者,医生使用药物结束其痛苦的生命,称为
　　A.强迫安乐死　　　　　B.自愿安乐死　　　　C.非自愿安乐死
　　D.主动安乐死　　　　　E.被动安乐死

3. 死亡伦理

（1）死亡的含义　死亡是人体器官、组织、细胞等的整体衰亡,生物学生命新陈代谢的停止,同时,死亡是人类自我存在的结束。死亡的本质是个体生命的终结和自我意识的丧失,是不可逆的过程。死亡是机体生命的终结,它不仅是生理和病理的现象,还是一个文化和心理的现象。

（2）死亡标准的历史与现状
①传统的心肺死亡标准　传统的医学死亡标准是呼吸、心跳的完全停止。心肺死亡的标准在人类历史上延续了数千年,但随着医学科学技术的发展,人们认识到心死不等于人死,特别是1967年南非医生巴纳德首次成功实行心脏移植手术后,从根本上撼动了心肺死亡标准,之后逐渐引入了脑死亡标准。
②脑死亡标准　脑死亡是指原发于脑组织严重损伤或脑的原发性疾病,致使脑的全部功能丧失而导致人的死亡,其显著特征是不可逆昏迷。1959年,法国学者莫拉雷特和古龙首次使用脑死亡概念。1968年,美国哈佛大学医学院提出脑死亡的4条诊断标准,即著名的哈佛标准:A.对外部刺激和内部的需要无接受性、无反应性;B.自主的肌肉运动和自主呼吸消失;C.诱导反射消失;D.脑电波平直或等电位。同时规定,凡符合以上4条标准,持续24小时测定,每次不少于10分钟,反复检查多次结果一致者,就可宣告

第十七篇　医学伦理学
第3章　安宁疗护、公共卫生伦理与健康伦理

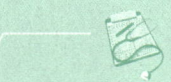

死亡。我国也提出了脑死亡标准并征求意见。截至20世纪90年代末，已有13个国家立法承认脑死亡。

(3) 确立脑死亡标准的伦理目的和意义

① 有利于科学准确地判定人的死亡　根据传统的心肺死亡标准，使用一般的诊断方法判定死亡，不易鉴别出假死状态。有些患者可能经抢救死而复生。有些患者会被误认为死亡而放弃抢救。因此，一些国家和地区已经把脑死亡作为判断死亡的标准。大量的研究和临床实践表明，真正的脑死亡是不可逆的。因此，脑死亡的标准更科学，也更准确，以此标准判定人的死亡可以避免死亡诊断错误。

② 有利于维护死者的尊严　脑死亡的患者意味着进入了临床死亡期。因此患者一旦进入脑死亡状态，就可以放弃救治，从而避免对死者不必要的救治，维护了死者的形象和尊严，这是真正的人道之举。

③ 有利于节约卫生资源和减轻家属的负担　对于脑死亡的患者，可以宣布患者临床死亡而不再进行救治，这样既可以节约卫生资源用于更需要的患者，避免无意义的卫生资源的浪费，也有利于减轻家属的负担，维护死者和家属的利益，具有明显的伦理价值。

④ 有利于器官移植的开展　目前，器官移植遇到的最大难题是器官来源的困难。对于患者有生前遗嘱自愿死后捐献器官用于器官移植者，当患者进入脑死亡状态时，即可宣布患者临床死亡，此时患者的心脏可能还在跳动，易于摘取活器官用于移植。

上述①②条是执行脑死亡标准的动机和直接目的，③④条是实行脑死亡标准的间接效果。

【例8】实施脑死亡标准的直接伦理目的是
A. 减轻家属的身心痛苦　　B. 促进人体器官移植　　C. 维护死者的尊严
D. 节约卫生资源　　　　　E. 尊重患者死亡的权利

【例9】以下关于脑死亡标准的说法，正确的是
A. 判断患者死亡的唯一标准　　B. 目的是节约卫生资源　　C. 实施器官捐献的必然要求
D. 心肺功能必须完全丧失　　　E. 有利于科学准确地判定人的死亡（2023）

二、公共卫生伦理与健康伦理

1. 公共卫生伦理的含义和理论基础

(1) **公共卫生伦理的含义**　公共卫生又称公共健康，是指群体和社会公众的健康。公共卫生伦理是根据伦理学的基本原则，结合公共卫生实践特点与要求，概括出的原则性规范。公共卫生伦理是伦理学的基本理论和观点在公共健康和卫生领域中的具体应用，主要表现为一些原则和价值，如在人群健康问题的宣传与教育、疾病与伤害的预防等方面予以帮助、设计、指导。

公共卫生伦理与临床诊疗伦理虽然均以关注公民健康为目标，但临床诊疗伦理是以个体患者为中心，聚焦于治疗个体患者的疾病，涉及的主要伦理关系是医患关系，决策者主要是医生个人或医生群体，其伦理基础和价值取向以强调和维护患者利益、尊重患者个人自主性为核心。而公共卫生伦理的研究对象是人群，以预防、防止伤害发生、传染病流行为主旨，涉及的伦理关系多种多样且具有政治色彩，研究侧重于影响健康的行为、生活方式等社会因素，落实于社会公共健康保障政策的制定，决策者以政府机构为主，强调资源公平分配的研究以及多部门协作、团结互助、健康教育等多种干预措施，其伦理基础和价值取向以强调维护公民健康平等权利、实现人群健康为核心。

(2) **公共卫生伦理的理论基础**　公共卫生伦理是基于公共卫生实践的特点，借助于伦理学的思辨方式，探讨和思考什么是公共卫生实践领域的好制度、好政策和处理公共卫生问题的最佳措施，即人们如何判断公共卫生政策及公共卫生行为或活动的好坏。对事物和行为的好坏判断是伦理学的核心问题，针对此问题伦理学自身并非简单地给出答案，而是只提供解决问题的不同途径和方法，即伦理学的基本理论。而公共卫生伦理的理论基础则是在结合公共卫生领域所要处理和解决的问题的特殊性，在伦理学基本理论的基础上予以引入和应用的。目前，公共卫生伦理学的著名理论有三个：功利主义、自由主义和社群主义。

①功利主义　以英国杰米里·边沁为代表,他指出人人皆有"趋乐避苦"的本性,正确的行动就是一种"能使最大多数人获得最大幸福"的行为。功利主义可以指导决策者选择那些能够最大限度改善总体社会健康福利的保健制度和方案。

②自由主义　以德国康德为代表,其核心是权利,主张公民拥有健康权利,强调社会对健康的责任。

③社群主义　它不以权利和健康福利为基础,而是侧重于灌输美德和以培养良好社区为宗旨。

2. 公共卫生伦理原则

(1) **全社会参与原则**　公共卫生是全民医学,以关注人群健康为宗旨,为达到预防疾病、促进健康和提高生活质量的目的,不能单靠医疗保健人员的孤军奋战,必须依靠政府、社会、团体和公众的广泛参与才能实现。

(2) **社会公益原则**　在公共卫生工作中,为了维护人群健康,公共卫生从业人员常常遇到公民个人权利、健康福利、经济利益与社会或集体利益冲突的问题。有许多预防干预对个人提供的效应可能很小,但对整个集体或者人群的健康却有很大好处。在处理社会与个人的利益关系时,公共卫生从业人员应坚持社会公益原则,将社会公共利益置于优先考虑的位置。

(3) **社会公正原则**　公共卫生工作和政策是为了改善公众的整体健康,因此政策的制定、资金的筹措、资源的分配以及公共卫生相关信息的公开都要坚持社会公正原则。公共卫生应当提倡和努力赋予每一个社会成员基本的健康资源和必要的健康条件,尊重社会中每个人的基本权利,促进社会社区人群的健康。

(4) **互助协同原则**　公共卫生工作涉及的范围非常广泛,所有与公民健康相关的内容都可以被囊括其中,因此公共卫生工作不仅需要全社会的参与,而且需要不同领域中的人员之间的互助与协作。

(5) **信息公开原则**　在公共卫生工作中,信息起到越来越重要的作用,信息公开在预防疾病、防范和控制疫情方面起到警示的作用,提醒人们关注和重视可能存在的公共问题。

【例10】以下属于公共卫生工作特有的伦理原则是

　　A. 生命价值原则　　　　　　B. 尊重自主原则　　　　　　C. 最优化原则
　　D. 隐私保密原则　　　　　　E. 全社会参与原则

3. 公共卫生工作伦理要求

(1) **疾病防控的伦理要求**

①传染病防控的伦理要求　传染病是对人类健康危害最大的疾病,具有起病急、传播快、死亡率高的特点。公共卫生从业人员在传染病防控中应遵循的伦理要求:A. 积极开展传染病的防控,对广大群众的健康负责;B. 遵守国家法律规定,认真做好传染病的监测和报告,履行其道德和法律责任;C. 尊重科学,具有奉献精神;D. 尊重传染病患者的人格和权利。

②慢性非传染性疾病防控的伦理要求　慢性非传染性疾病,简称"慢病",已成为导致当今人类过早死亡和影响健康水平的主要原因。公共卫生从业人员在慢病的防控过程中,应遵循的伦理要求:A. 积极开展健康教育,促进人们健康行为、生活方式的转变;B. 加强慢病的监测、筛查和普查工作,履行早发现、早诊断、早治疗的道德责任。

(2) **职业性损害防控的伦理要求**　职业病是指企业、事业单位和个体经济组织的劳动者在职业活动中,因接触粉尘、放射线物质和其他有毒、有害物质等因素引起的疾病。公共卫生从业人员在职业病的防控中,应遵循的伦理要求如下。

①依法开展卫生监督和管理,从源头控制职业性损害,对劳动者的安全和健康负责。

②积极开展职业健康教育、卫生监测和健康监护,保护劳动者身体健康。

③职业病诊断应客观公正,既要保障劳动者的健康权益,也要维护企业和国家的利益。

(3) **健康教育和健康促进的伦理要求**　健康教育是指通过有计划、有组织的教育活动,促进人们自觉地采纳有益于健康的行为和生活方式,消除或减轻影响健康的危险因素,预防疾病,促进健康和提高生活质量。在健康教育和健康促进工作中,公共卫生从业人员应遵循的伦理要求如下。

①履行法定义务,充分利用一切机会和场合积极主动地开展健康教育。

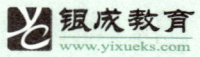
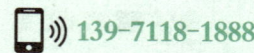

第十七篇 医学伦理学
第3章 安宁疗护、公共卫生伦理与健康伦理

②积极参与有利于健康促进的公共政策的制定、支持环境的创建和卫生保健体系的建立。
③深入农村、社会,将健康教育与健康促进工作渗透到初级卫生保健工作中。
④不断自我完善,以科学的态度和群众喜闻乐见的形式开展健康教育和健康促进活动。

(4)应对突发公共卫生事件的伦理要求 突发公共卫生事件是指突然发生,造成或者可能造成社会公众健康严重损害的重大传染病疫情、群体性不明原因的疾病、重大食物和职业中毒及其他严重影响公众健康的事件。对于参与应对突发公共卫生事件的公共卫生从业人员来说,应遵循以下伦理要求。
①恪守职责和加强协作,发扬敬畏生命的人道主义精神。
②树立崇高的职业责任感和科学态度。
③勇于克服困难,具有献身精神。

【例11】对甲类传染病实施强制隔离措施时,应当遵循的公共卫生处理原则不包括
  A. 全社会参与原则 B. 信息公开原则 C. 以患者为中心原则
  D. 互相协同原则 E. 社会公正原则

【例12】对疑似甲类传染病患者予以隔离所体现的公共卫生伦理原则是
  A. 社会公正原则 B. 社会公益原则 C. 互助协同原则
  D. 全社会参与原则 E. 信息公开原则

4. 健康伦理

(1)健康伦理的含义 健康伦理是关于人们维护自身健康、促进他人健康和公共健康等过程中的伦理问题进行研究的学问,而公共健康伦理是其重要的内容。公共健康伦理,旨在研究与公共健康相关的所有伦理问题以及解决这些问题应遵循的伦理原则和规范。与临床诊疗伦理围绕患者权利和疾病转归为中心展开不同,健康伦理是以公民权利和健康实现为重心,通过为公共健康提供伦理价值观指导、为公共健康制度和政策提供伦理依据、为解决公共健康领域的利益冲突提供伦理途径、为公共健康从业人员确立伦理规范、对公民进行公共健康领域的道德教育为使命,并且为公共健康体制、公共健康政策和立法奠定基础。公共健康伦理领域的所有伦理问题都是围绕"权利与善"这一主题展开的,即所有涉及公共健康的矛盾和冲突都集中于究竟是权利优先还是善优先。

(2)健康伦理的原则 健康公正关键是卫生资源分配的公正。健康公正的出发点是结果公正。

(3)健康权利 健康权利的概念是一个社会历史发展的产物。在传统社会中,人们往往认为任何人都不想患病,患病本身对患者是一种损害,因此,患者不应对患病承担任务责任。同时,患病被当作个人私事,而非一种应得的权利或社会应当承担的义务。无论西方还是东方社会,由国家承担维护公民健康的做法都是带有救济和恩惠性质的行为,并非责任和义务。

(4)健康责任 健康作为一项公民享有的权利和利益,有自然意义上的和社会意义上的不同,前者是人们作为"自然的造物"意义上而言的,它是"自然权利"而不是"社会权利",这种权利首先不是也不能够是社会所赋予的。对于那些先天失去这些权利的不幸者,社会有责任补足或尽可能地补偿这种权利的缺失,但对于自然已经赋予了其权利的人,他自身要为其权利的实现或权利失去后的重获或权利失掉的后果承担责任。从这个角度来讲,追求健康的身体或健康的生活是个人的责任,而不是一种权利,也就是说追求身体的健康对个人来说首先是责任而不是权利;而社会对公民健康的责任也是个人通过奋争和完善社会理念的建构而不断推进的,没有个人的争取,健康权作为一种理念的普遍化也是不可能的。

▶ **常考点** 安宁疗护,安乐死,公共卫生伦理。

参考答案——详细解答见《2024 国家临床执业及助理医师资格考试历年考点精析(上、下册)》

1. ABCDE 2. ABCDE 3. ABCDE 4. ABCDE 5. ABCDE 6. ABCDE 7. ABCDE
8. ABCDE 9. ABCDE 10. ABCDE 11. ABCDE 12. ABCDE

第4章 医学科研、医学新技术研究伦理与医学道德

▶ **考纲要求**

①医学科研伦理的含义和要求:医学科研伦理的含义,医学科研伦理的要求,学术不端的主要情形。②涉及人的生命科学与医学研究伦理:涉及人的生命科学与医学研究的含义及类型,涉及人的生命科学与医学研究的意义和伦理困境,涉及人的生命科学与医学研究的伦理原则。③动物实验伦理:动物实验伦理的含义,动物实验伦理要求。④医学伦理委员会及医学伦理审查:医学伦理委员会的含义,医学伦理委员会的职能,涉及人的生命科学与医学研究的伦理审查。⑤人类生殖技术的伦理:人类辅助生殖技术的含义和分类,人类辅助生殖技术的伦理争论,人类辅助生殖技术和精子库的伦理原则,人的生殖性克隆技术的伦理争论。⑥人体器官移植伦理:人体器官移植的含义和分类,人体器官移植的伦理争议,人体器官移植的伦理原则。⑦人的胚胎干细胞研究伦理:人的胚胎干细胞研究的伦理争论,人的胚胎干细胞研究的伦理规范。⑧基因研究与应用伦理:基因诊断的伦理问题,基因治疗的伦理问题,基因诊疗的伦理原则,基因研究与人类遗传资源管理伦理。⑨医学道德教育:医学道德教育的含义,医学道德教育的过程,医学道德教育的方法。⑩医学道德修养:医学道德修养的含义和意义,医学道德修养的目标和境界,医学道德修养的途径和方法。⑪医学道德评价:医学道德评价的含义和意义,医学道德评价的标准,医学道德评价的依据,医学道德评价的方式。

▶ **复习要点**

一、医学科研伦理

1. 医学科研伦理的含义和要求

(1)含义 医学科研伦理是指在医学科研实践活动中,调节科研人员之间,科研人员与受试者、他人、群体及社会之间各种关系的行为规范或准则。它是保证医学科研有利于人类健康的重要支柱。

(2)医学科研伦理的要求

①动机纯正 是指医学科研的动机是为了推进医学科学的发展,使其更好地维护和促进人类的健康。科研动机决定着一个人科研选题的内容和方向。为此,医学科研人员要坚持为人民健康服务的方向,在选择课题、课题设计等方面应首先考虑国家、社会的利益和广大人民的健康需求。

②诚实严谨 医学科研人员应坚持实事求是、忠于客观事实。诚实是医学科研的灵魂和医学科研人员的良心。科学的东西来不得半点虚假,医学科学研究必须尊重事实,坚持真理。

③敢于怀疑 是指医学科研人员在遵循一定的规则和立足于一定的科学依据的情况下,对传统的、现代的知识和医学课题研究中的各种假说要有批判精神,敢于持怀疑态度。怀疑精神是医学科学创新的前提,也是医学发展的动力。它要求科研人员要从迷信、盲目崇拜、伪科学、谬论中解脱出来。

④公正无私 公正无私既是医学科研团队内相互合作与团队间相互协作的基础,也是团队间维持平等竞争与促进医学科学发展的保证。

⑤团结协作 当前,医学科研已不再是个人的孤军奋战和单科独进的时代,任何医学科研课题的产生、进程都需要多人、多方面,甚至多学科的合作,科研成果是集体智慧和劳动的结晶,也只有与同事合作才能取得成果、快出成果。

第十七篇 医学伦理学
第4章 医学科研、医学新技术研究伦理与医学道德

⑥知识公开 医学科研工作中,在保守国家秘密和保护知识产权的前提下,应当主动公开科研过程和结果,追求科研活动社会效益的最大化。同时,对公布的假说或成果一旦发现错误,也应将错误公开。

(3)**学术不端的主要情形** 医学科研中的学术不端行为是指开展医学科研工作的机构及其医学科研人员在科研项目的申请、预实验研究、评估审议、检查、项目执行过程以及验收等环节中,故意伪造、篡改各类信息数据,抄袭、剽窃他人科研成果,侵害受试者权益,违反出版伦理规范,以及其他违背违反学术共同体公认的准则等行为。学术不端行为主要表现为:研究选题与资源配置不合理;主观因素造成数据收集、保护和共享出现重大偏倚;学术成果署名与学术成果生产各环节不真实;科研管理与同行评议不严肃、不公正及隐性抄袭。

【例1】医学科研的道德要求中,医学科研的灵魂和医学科研人员的良心是
    A. 严谨   B. 公正   C. 廉洁
    D. 诚实   E. 勤奋(2022)

2. 涉及人的生命科学与医学研究伦理

(1)**涉及人的生命科学与医学研究的含义** 涉及人的生物医学研究也称人体试验,一般是指以人作为研究对象所进行的科学研究。

(2)**涉及人的生命科学与医学研究的类型**

①根据研究方式和内容的不同 将人体试验分为以下三种。

A. 采用现代物理学、化学、生物学、中医药学、心理学等方法对人的生理、心理行为、病理现象、疾病病因和发病机制,以及疾病的预防、诊断、治疗和康复进行研究的活动。

B. 医学新技术或者医疗新产品在人体上进行试验研究的活动。

C. 采用流行病学、社会学、心理学等方法收集、记录、使用、报告或者储存有关人的样本、医疗记录、行为等科学研究资料的活动。

②根据人体试验发生原因的不同 将其分为天然试验和人为试验两大类。

A. 天然试验 是指试验的发生、发展和后果是一种自然演进过程,不以医学科研人员的意志为转移。

B. 人为试验 是指医学科研人员对受试者进行有干预的观察和试验研究,以检验研究成果、假说等正确与否及效用大小的过程。

③根据人体试验中受试对象及其参与意愿的不同 分为自体试验、自愿试验、欺骗试验和强迫试验。

(3)**涉及人的生命科学与医学研究的意义** 涉及人的生命科学与医学研究是医学存在和发展的必要条件,特别是在近代实验医学产生以后,科学的实验更是医学科研的核心和医学发展的关键。涉及人的生命科学与医学研究包括以下活动:采用现代物理学、化学和生物学方法在人体上对人的生理、病理现象以及疾病的诊断、治疗和预防方法进行研究的活动;通过生物医学研究形成的医疗卫生技术或者产品在人体上进行实验性应用的活动。

(4)**涉及人的生命科学与医学研究的伦理困境** 涉及人的生命科学与医学研究具有明显的双重效应和多元价值冲突(受试者价值与实验者价值的冲突,治疗价值与科学价值的冲突,近期价值与远期价值的冲突等)。这些问题处理起来确非易事。所以,人们对于涉及人的生命科学与医学研究历来有两种误区:一种误区是因噎废食,认为既然涉及人的生命科学与医学研究有那么多麻烦,也出现过震惊世界的人道主义灾难,把受试者作为手段的做法与"人本论"水火不容,也许它根本就不该存在;另一种误区是理所当然,认为既然涉及人的生命科学与医学研究有其存在的必然性、合理性,自古以来也从未停止,医学发展更离不开涉及人的生命科学与医学研究,那么以少数受试者的代价换取更多人的健康收益,可以得到"功利论"的辩护和支持,是值得的,它不该受到太多的限制。

(5)**涉及人的生命科学与医学研究的伦理原则** 根据《赫尔辛基宣言》和我国原卫生部制定的《涉及人的生物医学研究伦理审查办法(试行)》等相关文件精神,涉及人的生物医学研究应遵循以下伦理原则。

①医学目的原则 涉及人的生物医学研究是为了研究人体的生理机制、疾病的发生和发展机制,以

及采取的干预措施的安全性和有效性，以便改进和提高疾病的防治水平，达到促进医学科学发展和维护、增进人类健康的目的。

②知情同意原则　知情同意是人体试验受试者自主权的体现，因此，医学科研人员要给准备参加人体试验的受试者提供足够、正确的有关信息，并且使他们能够充分理解和有责任地回答他们的质疑。在此基础上，由受试者决定是否参加人体试验，且这种决定是完全自由的。

③维护受试者利益的原则　人体试验必须以维护受试者的利益为前提，此为首要伦理原则。因此，它必须以动物实验为基础，并且应在有关专家和具有丰富科学研究及临床经验的医生的参与或指导下进行。同时，还要寻求安全、科学的途径和方法。

④随机对照的原则　随机对照既是人体试验中科学和标准化的研究程序，又具有道德意义，因为随机对照把受试者按随机原则平均分配到试验组和对照组，可以客观、公正地观察干预措施的安全性和有效性，并且保证了利益和风险的公正分配。

我国《涉及人的生物医学研究伦理审查办法》将人体试验应该遵循的伦理原则具体化为6个方面。

①知情同意原则　尊重和保障受试者是否参加研究的自主决定权，严格履行知情同意程序，防止使用欺骗、利诱、胁迫等手段使受试者同意参加研究，允许受试者在任何阶段无条件退出研究。

②控制风险原则　首先将受试者人身安全、健康权益放在优先地位，其次才是科学和社会利益，研究风险与受益比例应当合理，力求使受试者尽可能避免伤害。在研究过程中，项目研究者应当将发生的严重不良反应或严重不良事件及时向伦理委员会报告。伦理委员会应当及时审查并采取相应措施，以保护受试者的人身安全与健康利益。

③免费和补偿原则　应当公平、合理地选择受试者，对受试者参加研究不得收取任何费用，对于受试者在受试过程中支出的合理费用还应当给予适当补偿。

④保护隐私原则　切实保护受试者的隐私，如实将受试者个人信息的储存、使用、保密措施情况告知受试者，未经授权不得将受试者个人信息向第三方透露。

⑤依法赔偿原则　受试者参加研究受到损害时，应当得到及时、免费治疗，并依法及按双方约定得到赔偿。

⑥特殊保护原则　对儿童、孕妇、智力低下者、精神障碍患者等特殊人群的受试者，应当给予特别保护。

【例2】人体试验道德的首要原则是
A. 医学目的原则　　　　B. 随机对照原则　　　　C. 信息公开原则
D. 知情同意原则　　　　E. 维护受试者利益原则

【例3】下列不属于涉及人的生物医学研究伦理原则的有
A. 有偿服务　　　　　　B. 知情同意　　　　　　C. 伦理审查
D. 医学目的　　　　　　E. 维护受试者利益

3. 动物实验伦理

（1）**动物实验伦理的含义**　动物实验伦理是指根据研究目的，利用科学仪器设备，在动物模型上进行人为的变革、复制或模拟某种生物现象，突出主要因素，观察和研究生命客观规律过程中的伦理问题加以研究的学问。从伦理上说，动物实验的特点如下。

①它具有简化、纯化的作用，并且可以对实验动物进行强化处理　研究人体的健康和疾病是极其复杂的，往往受多种因素的影响，利用动物实验可以排除次要的、无关大局的因素，使主要因素在简化的条件下进行，从而有利于揭示事物的本质和规律。

②动物实验周期较短，经济，可靠，易重复，便于验证和推广　人类疾病病程有长有短，发病有急有缓，不利于医学研究。人类疾病的发生和治愈是绝不允许重复试验考察的，而动物实验则不然。

（2）**动物实验的伦理要求**　尽管用动物进行实验无罪，但我们也应当尽可能地尊重和关爱动物。根据1959年英国动物学家拉塞尔（Russell）和微生物学家伯奇（Burch）在其著作《人道实验技术的原则》一书中提出的"3R"原则，即Replacement（替代）、Reduction（减少）、Refinement（优化），动物实验应遵循以下

第十七篇　医学伦理学
第4章　医学科研、医学新技术研究伦理与医学道德

伦理要求。

①尽可能用没有知觉的实验材料代替活体动物,或使用低等动物替代高等动物　根据是否使用动物或动物组织,替代可分为相对替代和绝对替代。根据替代的程度,可分为部分替代和全部替代。

②尽可能使用最少量的动物获取同样多的实验数据或使用一定数量的动物获得更多的实验数据　此要求的目的不仅仅是降低成本,而是在用最少的动物达到所需目的的同时,最大限度地保护实验动物。

③尽量减少非人道程序对动物的影响范围和程度　在必须使用动物进行有关实验时,可通过改进和完善实验程序,尽量减少非人道程序对动物的影响范围和程度,避免或减轻给动物造成的疼痛和不安。

4. 医学伦理委员会及医学伦理审查

(1) 医学伦理委员会的含义　在我国,医学伦理委员会分为两种:①设在国家、省(市)卫生行政主管部门的医学伦理专家委员会,国家卫生健康委员会负责全国涉及人的生物医学研究伦理审查工作的监督管理,成立国家医学伦理专家委员会。国家中医药管理局负责中医药研究伦理审查工作的监督管理,成立国家中医药伦理专家委员会。省级卫生行政部门成立省级医学伦理专家委员会。②由开展涉及人的生物医学研究和相关技术应用活动的机构,包括医疗卫生机构、疾病预防控制机构、科研院所和妇幼保健机构等设立的机构伦理审查委员会。从事涉及人的生物医学研究的医疗卫生机构是涉及人的生物医学研究伦理审查工作的管理责任主体,应当设立伦理委员会,并采取有效措施保障伦理委员会独立开展伦理审查工作。医疗卫生机构未设立伦理委员会的,不得开展涉及人的生物医学研究工作。

(2) 医学伦理委员会的职能

医学伦理委员会对涉及人的生物医学研究和相关技术应用项目进行伦理审查,其旨在保护人的生命和健康,维护人的尊严,尊重和保护受试者的合法权益,规范涉及人的生物医学研究伦理审查工作。同时,在某种意义上对科研人员也有一定的保护作用。

国家医学伦理专家委员会、国家中医药伦理专家委员会(以下称国家医学伦理专家委员会)负责对涉及人的生物医学研究中的重大伦理问题进行研究,提供政策咨询意见,指导省级医学伦理专家委员会的伦理审查相关工作;省级医学伦理专家委员会协助推动本行政区域涉及人的生物医学研究伦理审查工作的制度化、规范化,指导、检查、评估本行政区域从事涉及人的生物医学研究的医疗卫生机构伦理委员会的工作,开展相关培训、咨询等工作。

机构伦理委员会的职责是保护受试者合法权益,维护受试者尊严,促进生物医学研究规范开展;对本机构开展涉及人的生物医学研究项目进行伦理审查,包括初始审查、跟踪审查和复审等;在本机构组织开展相关伦理审查培训。同时,机构伦理审查委员会的委员应当从生物医学领域和伦理学、法学、社会学等领域的专家和非本机构的社会人士中遴选产生,人数不得少于7人,并且应当有不同性别的委员,少数民族地区应当考虑少数民族委员。必要时,伦理委员会可以聘请独立顾问。独立顾问对所审查项目的特定问题提供咨询意见,不参与表决。

(3) 涉及人的生命科学与医学研究的伦理审查

①伦理审查的依据　目前,涉及人的生物医学研究的伦理审查已成为国际性伦理规范的基本要求,我国在此方面也出台了一系列的规范性文件。

A. 国际文件　《赫尔辛基宣言》;国际医学科学组织与世界卫生组织(WHO)制定的《涉及动物的生物医学研究的国际伦理准则》《流行病学研究的伦理审查的国际准则》《涉及人的生物医学研究的国际伦理准则》;WHO制定的《药物临床试验管理规范》和《针灸研究方法指南》《生物医学研究审查伦理委员会操作指南》《传统医学研究和评价方法指南》《伦理审查工作的视察与评价——生物医学研究审查伦理委员会操作指南的补充指导原则》《GCP手册:指南的补充》等。

B. 国内文件　1998年科技部与卫生部合作制定的《人类遗传资源管理暂行办法》;2003年国家食品药品监督管理局制定的《药物临床试验质量管理规范》、卫生部制定的《人类辅助生殖技术和人类精子库的伦理原则》、科技部与卫生部合作制定的《人胚胎干细胞研究伦理指导原则》;2004年国家食品药品监

督管理局制定的《医疗器械临床试验规范》；2006年卫生部制定的《人体器官移植技术临床应用暂行规定》；2007年国务院颁布的《人体器官移植条例》；2016年国家卫生计生委颁布的《涉及人的生物医学研究伦理审查办法》等。

②伦理审查的申请　涉及人的生物医学研究项目的负责人作为伦理审查申请人，在申请伦理审查时应当向负责项目研究的医疗卫生机构的伦理委员会提交：伦理审查申请表；研究项目负责人信息、研究项目所涉及的相关机构的合法资质证明以及研究项目经费来源说明；研究项目方案、相关资料，包括文献综述、临床前研究和动物实验数据等资料；受试者知情同意书；伦理委员会认为需要提交的其他相关材料。

③伦理委员会的工作要求

A. 伦理委员会对受理的申报项目应当及时开展伦理审查，提供审查意见；对已批准的研究项目进行定期跟踪审查，受理受试者的投诉并协调处理，确保项目研究不会将受试者置于不合理的风险之中。

B. 伦理委员会在开展伦理审查时，可以要求研究者提供审查所需材料、知情同意书等文件以及修改研究项目方案，并根据职责对研究项目方案、知情同意书等文件提出伦理审查意见。

C. 伦理委员会委员应当签署保密协议，承诺对所承担的伦理审查工作履行保密义务，对所受理的研究项目、受试者信息、委员审查意见等保密。

D. 伦理委员会应当建立伦理审查工作制度，保证伦理审查过程独立、客观、公正。伦理委员会委员与研究项目存在利害关系的，应当回避；伦理委员会对与研究项目有利害关系的委员应当要求其回避。

E. 医疗卫生机构应当在伦理委员会设立之日起3个月内向本机构的执业登记机关备案，并在医学研究登记备案信息系统登记。医疗卫生机构还应当于每年3月31日前向备案的执业登记机关提交上一年度伦理委员会工作报告。伦理委员会备案材料包括：人员组成名单和每位委员工作简历；伦理委员会章程；工作制度或者相关工作程序；备案的执业登记机关要求提供的其他相关材料。以上信息发生变化时，医疗卫生机构应当及时向备案的执业登记机关更新信息。

F. 伦理委员会应当配备专（兼）职工作人员、设备、场所等，保障伦理审查工作顺利开展。

④伦理审查的内容　《涉及人的生物医学研究伦理审查办法》第二十条规定，伦理审查的内容包括：

A. 研究者的资格、经验、技术能力等是否符合试验要求。

B. 研究方案是否科学，是否符合伦理要求。中医药项目研究的审查，还应当考虑其传统实践经验。

C. 受试者可能遭受的风险程度与研究预期的受益相比是否在合理范围之内。

D. 知情同意书提供的有关信息是否完整易懂，获得知情同意的过程是否合规恰当。

E. 是否有对受试者个人信息及相关资料的保密措施。

F. 受试者的纳入和排除标准是否恰当、公平。

G. 是否向受试者明确告知其应当享有的权益，包括在研究过程中可以随时无理由退出且不受歧视。

H. 受试者参加研究的合理支出是否得到了合理补偿；受试者参加研究受到损害时，给予的治疗和赔偿是否合理、合法。

I. 是否有具备资格或者经培训后的研究者负责获取知情同意，并随时接受有关安全问题的咨询。

J. 对受试者在研究中可能承受的风险是否有预防和应对措施。

K. 研究是否涉及利益冲突。

L. 研究是否存在社会舆论风险。

M. 需要审查的其他重点内容。

⑤伦理审查的决定　机构伦理委员会作出伦理审查决定时，应当遵循以下要求：

A. 应当对审查的研究项目作出批准、不批准、修改后批准、修改后再审、暂停或者终止研究的决定，并说明理由。伦理委员会作出决定应当得到伦理委员会全体委员的二分之一以上同意。伦理审查时应当通过会议审查方式，充分讨论达成一致意见。

B. 批准研究项目的基本标准：坚持生命伦理的社会价值；研究方案科学；公平选择受试者；合理的风

第十七篇 医学伦理学
第4章 医学科研、医学新技术研究伦理与医学道德

险与受益比例;知情同意书规范;尊重受试者权利;遵守科研诚信规范。

C. 经伦理委员会批准的研究项目需要修改研究方案时,研究项目负责人应当将修改后的研究方案再报伦理委员会审查;研究项目未获得伦理委员会审查批准的,不得开展项目研究工作。

⑥伦理审查的特殊方式

A. 简易审查 对于已批准研究项目的研究方案作较小修改且不影响研究的风险收益比的研究项目、研究风险不大于最小风险的研究项目可以申请简易审查程序。简易审查程序可以由伦理委员会主任委员或者由其指定的一个或几个委员进行审查。审查结果和理由应当及时报告伦理委员会。

B. 跟踪审查 对已批准实施的研究项目,伦理委员会应当指定委员进行跟踪审查。跟踪审查的委员不得少于2人。在跟踪审查时,应及时将审查情况报告伦理委员会。

C. 多中心研究的伦理审查 牵头机构的伦理委员会负责项目审查,并对参与机构的伦理审查结果进行确认。参与机构的伦理委员会应当及时对本机构参与的研究进行伦理审查,并对牵头机构反馈审查意见。为了保护受试者的人身安全,各机构均有权暂停或终止本机构的项目研究。

D. 与境外合作研究的伦理审查 境外机构或者个人与国内医疗卫生机构合作开展涉及人的生物医学研究的,应当向国内合作机构的伦理委员会申请研究项目的伦理审查。

E. 心理研究的伦理审查 在心理学研究中,因知情同意可能影响受试者对问题的回答,从而影响研究结果的准确性,研究者可以在项目研究完成后充分告知受试者,并获得知情同意书。

⑦伦理审查的监督管理 主要监督检查的内容如下:

A. 医疗卫生机构是否按照要求设立伦理委员会,并进行备案。

B. 伦理委员会是否建立伦理审查制度。

C. 伦理审查内容和程序是否符合要求。

D. 审查的研究项目是否如实在我国医学研究登记备案信息系统进行登记。

E. 伦理审查结果执行情况。

F. 伦理审查文档管理情况。

G. 伦理审查委员会委员的伦理培训、学习情况。

H. 对国家和省级医学伦理专家委员会提出的改进意见或者建议是否落实。

I. 其他需要监督检查的相关内容。

【例4】在多中心人体试验伦理审查中,项目总负责人单位伦理委员会审查通过后,项目参加单位的伦理委员会应当

  A. 重新审查   B. 不再审查   C. 只审查在本单位的可行性
  D. 只审查方案的科学性   E. 只审查受试者的知情同意书

【例5】对涉及人的生物医学研究进行伦理审查的根本目的是

  A. 保护受试者的尊严和权利   B. 保护受试者的经济利益   C. 尊重研究者的基本权利
  D. 确保医学科研的规范性   E. 维护研究机构的科研利益

二、医学新技术研究与应用伦理

1. 人类生殖技术的伦理

(1)人类辅助生殖技术的含义及分类

①人类辅助生殖技术的含义 生殖技术是指替代人类自然生殖过程的某一步骤或全部过程的医学技术。目前,临床上主要用于治疗不育不孕症,因此又被称为人类辅助生殖技术(ART)。

②人类辅助生殖技术的分类

A. 人工授精 人工授精是指收集丈夫或志愿者的精液,由医师注入女性生殖道,以达到受孕目的的

一项辅助生殖技术。按照精液的来源不同,可分为同源人工授精和异源人工授精。前者使用的是丈夫的精液,后者使用的是志愿献精者的精液。

　　B.体外受精　　是指用人工的方法,让卵子和精子在人体以外环境受精,然后将发育到一定程度的胚胎移植到母体子宫中,进一步发育直至诞生的生殖技术。由于受精是在实验室的试管中进行的,通过这种方式诞生的婴儿,通常叫作"试管婴儿"。1978年,世界首例试管婴儿在英国诞生。我国首例试管婴儿于1988年3月在北京医科大学第三医院平安诞生。这被称为第一代试管婴儿技术,后出现了第二代(卵浆内单精子注射)、第三代(胚胎着床前遗传病诊断)试管婴儿技术,并在临床上应用。

　　C.代孕母亲　　随着人工授精和体外受精技术在临床上的运用,出现了代孕母亲。代孕母亲又称为代理母亲,是指代人妊娠的妇女。使用的是代孕母亲自己的或捐献者的卵子和委托人或捐献者的精子,通过人工授精或体外受精技术,由代孕母亲妊娠,分娩后交给他人抚养。

　　D.无性生殖　　是指运用现代医学技术,不通过两性结合,而使高等动物(包括人)实现生殖的技术。由于这种技术是通过无性生殖方式实现的,所生殖的后代之间以及与提供遗传信息的生命体的遗传信息完全相同,所以,这种技术又称为克隆技术。

　(2)人类辅助生殖技术的伦理争论
　①辅助生殖技术的伦理价值　　如下。

　　A.治疗不孕不育　　发展生殖技术的初衷就是为了解决不孕不育问题,辅助生殖是其最基本的价值。

　　B.实现优生优育　　对于具有极大可能是遗传病的夫妇,使用他人的生殖细胞进行辅助生殖,可以进行消极优生,挑选优质生殖细胞进行辅助生殖,可以进行积极优生。

　　C.提供"生殖保险"　　把生殖细胞或受精卵、胚胎利用现代技术进行冷冻保存,随时可以取用,一旦夫妇的子女不幸夭折,便可利用辅助生殖技术,再生育一个孩子。

　②生殖技术引发的主要伦理问题　　如下。

　　A.如何确定配子、合子和胚胎的道德地位　　生殖技术使用的精子、卵子、受精卵、胚胎是否具有独立道德地位?它们是否属于提供者的财产?提供者可否因此获得报酬?代孕母亲是否可以提供有偿代孕服务?生殖技术能否商业化?这些都是非常敏感的棘手问题。

　　B.家庭人伦关系的确定　　异源人工授精提出的一个新问题是"孩子的父亲是谁?"现在生殖技术主要用于治疗不孕不育症,但难以避免的是未婚男女、同性恋者也可以通过辅助生殖技术生儿育女,这样会对已有的家庭模式、孩子的成长、人伦关系等产生前所未有的挑战。

　　C.自然法则可否违背　　生殖技术合乎伦理的基础是生殖自然法则:凡是符合自然法则的,就被认为是道德的。凡是不符合自然法则的,就被认为是不道德的。辅助生殖技术是否在挑战生殖的自然法则。

　　D.错用或滥用的可能　　"错用"是指生殖技术操作者的动机原本是道德的,但其效果却存在种种伦理问题。"滥用"是指生殖技术操作者的动机本身就不纯正,从而导致生殖技术引发种种伦理问题。

　(3)人类辅助生殖技术伦理原则　　2003年卫生部发布《人类辅助生殖技术和人类精子库伦理原则》。

　①有利于患者的原则　　A.医务人员有义务告诉患者目前可供选择的治疗手段、利弊及其所承担的风险,在患者充分知情的情况下,提出有医学指征的选择和最有利于患者的治疗方案;B.禁止以多胎和商业化供卵为目的的促排卵;C.不育夫妇对实施人类辅助生殖技术过程中获得的配子、胚胎拥有选择处理的权利;D.患者的配子和胚胎在未征得其知情同意情况下,不得进行任何处理,更不得进行买卖。

　②知情同意原则　　A.人类辅助生殖技术必须在夫妇双方签署自愿同意书后方可实施;B.符合人类辅助生殖技术适应证的夫妇,医务人员须使其了解:实施该技术的必要性、实施程序、可能承受的风险以及降低这些风险所采取的措施;C.接受人类辅助生殖技术的夫妇在任何时候都有权提出终止该技术的实施;D.医务人员必须告知接受人类辅助生殖技术的夫妇及其已出生的孩子随访的必要性;E.医务人员有义务告知捐赠者对其进行健康检查的必要性,并获取书面知情同意书。

　③保护后代原则　　A.医务人员应告知受者通过人类辅助生殖技术出生的后代与自然受孕分娩的后

第十七篇 医学伦理学
第4章 医学科研、医学新技术研究伦理与医学道德

代享有同样的法律权利和义务,包括后代的继承权、受教育权、赡养父母的义务、父母离异时对孩子的监护权的裁定等;B.医务人员有义务告知接受人类辅助生殖技术的夫妇,他们对通过该技术出生的孩子(包括有出生缺陷的孩子)享有和负有伦理、道德和法律上的权利和义务;C.如果有证据表明实施人类辅助生殖技术将会对后代产生严重的生理、心理和社会损害,医务人员有义务停止该技术的实施;D.医务人员不得对近亲间及任何不符合伦理、道德原则的精子和卵子实施人类辅助生殖技术;E.医务人员不得实施代孕技术;F.医务人员不得实施胚胎赠送助孕技术;G.在尚未解决人卵胞浆移植和人卵核移植技术安全性问题之前,医务人员不得实施以治疗不育为目的的人卵胞浆移植和人卵核移植技术;H.同一供者的精子、卵子最多只能使5名妇女受孕;I.医务人员不得实施以生育为目的的嵌合体胚胎技术。

④社会公益原则 A.医务人员不得对不符合计划生育法规的夫妇和单身妇女实施人类辅助生殖技术;B.根据《母婴保健法》的规定,医务人员不得实施非医学需要的性别选择;C.医务人员不得实施生殖性克隆技术;D.医务人员不得将异种配子和胚胎用于人类辅助生殖技术;E.医务人员不得进行各种违反伦理、道德原则的配子和胚胎实验研究及临床工作。

⑤保密原则 A.互盲原则。凡使用供精实施的人类辅助生殖技术,供方和受方夫妇应保持互盲、供方与实施人类辅助生殖技术的医务人员应保持互盲、供方与后代应保持互盲。B.医疗机构和医务人员对使用人类辅助生殖技术的所有参与者(如卵子捐赠者和受者)有实行匿名和保密的义务。匿名是藏匿供体的身份,保密是藏匿受体接受配子捐赠的事实以及对受者有关信息的保密。C.医务人员有义务告知捐赠者不可查询受者及其后代的一切信息,并签署书面知情同意书。

⑥严防商业化原则 A.医疗机构和医务人员对要求实施人类辅助生殖技术的夫妇,要严格掌握适应证,不能受经济利益驱动而滥用人类辅助生殖技术;B.供精、供卵只能是以捐赠助人为目的,禁止买卖,但可以给予捐赠者必要的误工、交通和医疗补偿。

⑦伦理监督原则 实施人类辅助生殖技术必须接受生殖伦理委员会的审查、咨询、监督和建议。

(4)人类精子库的伦理原则 2003年卫生部发布《人类辅助生殖技术和人类精子库伦理原则》。

①有利于供受者的原则 严格对供精者进行筛查,精液必须经过检疫方可使用;严禁用商业广告形式募集供精者;应配备相应的心理咨询服务,为供精者和自冻精者解决可能出现的心理障碍。

②知情同意原则 供精者应是完全自愿地参加供精,并签署知情同意书。

③保护后代原则 供精者对出生的后代无任何权利和义务。

④社会公益原则 禁止同一供精者多处供精并使5名以上妇女受孕。

⑤保密原则 供受者、供者和后代、供者和医务人员应保持互盲。

⑥严防商业化原则 禁止以营利为目的的供精行为;禁止买卖精子。

⑦伦理监督原则 精子库必须接受生殖伦理委员会的审查、咨询、监督和建议。

【例6】女性,34岁。婚后不孕,想做试管婴儿,医生建议她用精子库的精子,患者不愿意。这位医生应该遵循的原则是
    A. 知情同意原则   B. 保密原则   C. 最优化原则
    D. 患者至上原则   E. 公平公正原则

【例7】下列说法符合我国人类辅助生殖技术伦理原则的是
    A. 对已婚女性可以实施商业性代孕技术   B. 对离异单身女性可以实施商业性代孕技术
    C. 对任何女性都不得实施代孕技术   D. 对自愿的单身女性可以实施代孕技术
    E. 对已婚女性可以实施亲属间的代孕技术

【例8】因女性不孕而实施的体外受精-胚胎移植技术,可能产生的伦理问题不包括
    A. 用剩余胚胎进行干细胞研究   B. 代孕母亲   C. 妇女的"贞操"
    D. 卵子商品化   E. 对胚胎进行非医学目的的性别鉴定

【例9】不符合我国人类精子库管理伦理原则要求的是

A. 捐精者有权随时停止捐精　　　　　B. 捐精行为应完全自愿
C. 捐精者有权知道捐精的用途　　　　D. 禁止同一捐精者的精子使5名以上妇女受孕
E. 捐精者应与精子库的医务人员保持互盲

【例10】我国原卫生部规定,1名供精者的精子最多只能提供给
A. 8名妇女受孕　　　B. 6名妇女受孕　　　C. 15名妇女受孕
D. 5名妇女受孕　　　E. 10名妇女受孕

(5)人的生殖性克隆技术的伦理争论　根究研究目的的不同,可将克隆技术分为生殖性克隆技术和治疗性克隆技术。争论较大的主要是生殖性克隆技术。①支持者认为生殖性克隆技术可以用于弥补不育缺陷;可用于预防性优生;有利于疾病的治疗或器官移植等。②反对者认为生殖性克隆技术是对人权和人的尊严的挑战;违反了生物进化的自然发展规律;克隆人的身份难以认定,有悖于人类现行的伦理法则;将使社会结构受到巨大的冲击;克隆人技术不完善性和低成功率,将直接威胁克隆人的生命质量和安全;克隆人本身将承受巨大的痛苦等。

目前主流价值观是否定人的生殖性克隆技术。我国禁止进行生殖性克隆人的任何研究。

2. 人体器官移植伦理

(1)人体器官移植的含义
①广义的人体器官移植　是指用健康的器官、组织、细胞置换功能衰竭,甚至丧失的器官、组织或细胞,以挽救患者生命的一项高新医学技术。广义的人体器官移植包括细胞移植和组织移植。
②狭义的人体器官移植　是指摘取人体器官捐献人具有特定功能的心脏、肺脏、肝脏、肾脏或者胰腺等器官的全部或者部分,将其植入接受人身体,以代替其病损器官的过程。狭义的人体器官移植不包括人体细胞、角膜、骨髓等人体组织移植。

(2)人体器官移植的分类　根据移植用器官的供者和受者的关系,器官移植分类如下。
①自体移植　指献出器官的供者和接受器官的受者为同一个人的移植。
②同质移植　是指供者和受者不是同一个人,但为有完全相同的遗传素质的同卵双生子的移植。
③同种移植　是指人与人之间的移植。
④异种移植　是指动物器官移植给人的移植。

(3)人体器官移植的伦理争议
①人体器官移植的道德完满性质疑　A. 器官移植接受者人格是否具有完整性;B. 器官移植费用过于昂贵;C. 器官移植到底给患者带来多大好处,值得评估;D. 移植器官的供不应求。
②器官来源的国际经验及伦理分析
A. 自愿捐献　该途径强调鼓励自愿和知情同意是收集器官的基本道德准则,被认为是最没有道德争议的器官来源。只要不反对通过器官移植救治患者,就会接受自愿捐献这种获取移植器官的途径。
B. 推定同意　目前不少国家施行"推定同意"的政策,即法律明确规定,公民生前没有表示反对捐献器官,即视为自愿捐献器官,由政府授权给医师,允许他们从尸体上收集所需要的组织和器官。
C. 器官买卖　我国《人体器官移植条例》规定,任何组织和个人不得以任何形式买卖人体器官。
D. 胎儿器官和"救星同胞"　胎儿是否是人？应用胎儿的器官、组织、细胞是否需要知情同意？
E. 异种移植　患者在心理上能否接受一个动物器官？社会对接受动物器官者会给什么样的评价？
③谁优先获取可供移植的器官　一般考虑以下因素。
A. 医学标准　评估的科学依据只能是医学标准,即器官移植的适应证和禁忌证。
B. 捐献意愿　"捐献者意愿"具有至上性,应该尊重他们的捐献意愿。
C. 捐献事实　"曾经的捐献者及其家属"有权优先获得可供移植的器官。
D. 登记时序　"先来后到",即登记的先后顺序,是选择器官接受者的通常考虑因素。
E. 年龄因素　12岁以下儿童捐献者的肝脏优先分配给12岁以下的儿童肝移植等待者。18岁以下

第十七篇 医学伦理学
第4章 医学科研、医学新技术研究伦理与医学道德

肾移植等待者具有优先权。

F. 其他因素　受者的家庭地位及作用、受者的社会价值、受者的经济支付能力、移植的科研价值、受者等待的时间、移植后的余年寿命等因素都是辅助参考因素。

(4) 人体器官移植的国际伦理原则

①世界卫生组织人体器官移植指导原则(1987年)如下。

A. 可从死者身上摘取移植用的器官,如果得到法律要求的认可;在死者生前无任何正式同意等情况下,现在没有理由相信死者会反对这类摘取。

B. 可能的捐献者已经死亡,但确定其死亡的医生不应直接参与该捐献者的器官摘取或以后的移植工作,或者不应该负责照看这类器官的可能受体。

C. 供移植用的器官最好从死者身上摘取,不过活着的成人也可捐献器官。

D. 不得从活着的未成年人身上摘取移植用的器官。

E. 人体及其部分不得作为商品交易的对象。因此,对捐献的器官给予或接受报酬应予禁止。

F. 为提供报酬或收受报酬而对需要的或可得的器官进行广告宣传应予禁止。

G. 如果医生和医疗专业人员有理由相信器官是从商业交易所得,则禁止这类器官的移植。

H. 对任何从事器官移植的个人或单位接受超出合理的服务费用的任何支出应加以禁止。

I. 给患者提供捐献的器官,应根据公平、平等原则进行分配。

②国际移植学会和国际肾病学会《伊斯坦布尔宣言》的主要伦理原则如下。

A. 为预防和治疗器官衰竭应开展综合性项目,包括临床和基础领域的研究。

B. 应该给晚期肾病患者提供有效的透析治疗,以减少等待肾移植患者的发病率和死亡率。

C. 尸体和活体供体器官移植应该作为医学标准上适合的受体器官衰竭的更佳治疗。

D. 每个国家或司法体系应该立法规范尸体供体器官的获取和利用。

E. 可供移植的器官应该分配给所有适合的受体,不考虑性别、民族、宗教、社会和经济地位等因素。

F. 与移植相关的政策应该将为供体和受体提供最佳医疗照顾作为首要目标。

G. 政策和相关程序的制定和实施应该使可供移植的器官数量最大化。

H. 器官交易、旅游、商业化违背了器官移植应遵循的平等和公正原则。

I. 每个国家的卫生主管部门应该监管器官移植实践,以确保公开透明和安全有效。

J. 建立全国范围的尸体和活体供体移植注册登记制度是监管的核心环节。

K. 每个国家或司法体系应努力实现器官捐献的自足,即为需要移植的居民提供充足数量的器官。

L. 只要国家之间的器官共享合作保护弱者、促进供体和受体的平等,并且不违背以上原则,这种合作就不会影响本国器官供应不足。

M. 利用弱势个人或群体并且引诱他们捐献的活动违背了"打击器官交易、旅游和商业化"的战略。

(5) 我国人体器官移植的伦理原则　1997年中华医学会伦理学分会讨论了《器官移植的伦理原则》,2007年5月我国实施的《人体器官移植条例》,明确规定了人体器官移植的伦理原则如下。

①患者健康利益至上原则　该原则要求开展人体器官移植技术时,应该把是否符合患者健康利益作为第一标准。当患者的健康利益与其他利益发生冲突时,首先考虑的应该是患者的健康利益。

②唯一性原则　该原则要求针对受者的所有治疗方案中,器官移植是唯一具有救治价值的方案。

③自愿、无偿与禁止商业化原则　该原则要求外科医生在器官捐献中应尊重供体的自主意愿,保证用于移植的器官必须以无偿捐赠方式供应,不得买卖器官。

④知情同意原则　该原则要求医生必须同时取得人体器官移植接受者和器官捐献者的知情同意。

⑤尊重和保护供者的原则　对于器官移植中的供者,应给予足够的尊重和必要的保护。对于同意死亡后捐献器官的患者,应采用通行的社会认可的死亡标准,不能过早摘取器官;在摘取器官时,态度应严肃认真。对于活体供者,应给予必要的尊重和保护,促进伤口早日愈合,恢复健康。

⑥保密原则　该原则要求参与人体器官移植的医生应当对人体器官捐献者、接受者和申请人体器官移植手术患者的个人资料保密。在器官移植中,医生应对供、受者与此手术相关的所有信息予以保密。

⑦公正原则　该原则要求在人体器官移植中,应公正合理地对待器官移植的接受者和捐献者。

⑧伦理审查原则　该原则要求医生开展人体器官移植手术,必须接受本单位人体器官移植技术临床应用与伦理委员会的审查,并在伦理审查通过后方可实施。

【例11】从事人体器官移植的医务人员允许
　　A. 从事广告宣传　　　　B. 参与捐赠器官分配　　　　C. 参与抢救
　　D. 参与死亡宣判　　　　E. 接受馈赠

【例12】男,11岁。车祸后临床诊断脑死亡。患儿父母伤心之余,准备行器官捐献,但要求与器官接受者见面。器官捐献医师拒绝了该要求,患儿父母遂放弃了捐献。该医师遵循的伦理原则是
　　A. 尊重和保护供者的原则　　B. 患者健康利益至上原则　　C. 无偿与非商业化原则
　　D. 知情同意原则　　　　　　E. 保密原则(2023)

3. 人的胚胎干细胞研究伦理

(1) **人的胚胎干细胞研究的伦理争论**　干细胞是一种未充分分化、具有自我复制能力的多潜能细胞,具有再生各种组织器官的功能,因此在医学上有着广泛的用途。干细胞可以从成人、脐带血、胎儿组织及胚胎组织中获取。其研究与应用的伦理问题主要集中在来源和用途方面:为获取干细胞,胚胎或胎儿能否有意制造？能否有意地让他们存活至干细胞被获取时？此外,还需要注意赠者和受者之间的自由和知情同意,风险和收益评估责任,捐赠者的匿名,细胞库的保密和安全等。

(2) **人的胚胎干细胞研究的伦理规范**　2003年12月,科技部和卫生部共同颁布了我国《人胚胎干细胞研究伦理指导原则》,明确了人的胚胎干细胞研究与应用的伦理规范,主要内容如下。

①禁止进行生殖性克隆人的任何研究。

②用于研究的人胚胎干细胞只能通过下列方式获得:体外受精时多余的配子或囊胚;自然或自愿选择流产的胎儿细胞;体细胞核移植技术所获得的囊胚和单性分裂囊胚;自愿捐献的生殖细胞。

③利用体外受精、体细胞核移植、单性复制技术获得的囊胚,其体外培养期限应不超过14天。

④不得将人的生殖细胞与其他物种的生殖细胞结合。

⑤禁止买卖人类配子、受精卵、胚胎或胎儿组织。

⑥进行人胚胎干细胞研究,必须认真贯彻知情同意与知情选择原则。

⑦从事人胚胎干细胞的研究单位应成立伦理委员会,其职责是对人胚胎干细胞研究的伦理学及科学性进行综合审查、咨询与监督。

4. 基因研究与应用伦理

(1) **基因诊断的伦理问题**　基因诊断就是利用分子生物学及分子遗传学的技术和原理,在DNA水平分析、鉴定遗传性疾病所涉及基因的置换、缺失或插入等突变。基因诊断引发的伦理争论如下。

①基因取舍问题　对携带遗传病基因的胎儿是保留还是舍去？有多少胎儿完全没有携带缺陷基因？

②基因歧视问题　若对普通人实施基因检测,那么人们是否会因基因缺陷而受到歧视呢？

③基因隐私问题　在进行基因诊断时,一个人的基因信息即被知晓,是否纳入法律上隐私权范畴？

(2) **基因治疗的伦理问题**　基因治疗引发的伦理争议如下。

①疗效的不确定性问题　目前基因治疗尚无法保证其绝对安全及达到理想的治疗效果,因此对患者及后代可能带来难以预料的后果。

②卫生资源分配公平性问题　基因治疗费用昂贵,穷人可能因缺钱而失去基因治疗的机会。

③基因设计问题　基因设计就是用基因来编制理想的自我和后代,这涉及如何理解医学的价值和终极目标,即医学的目的是治疗疾病,还是按照人们的理想制造"超人"？

(3) **基因诊疗的伦理原则**　基因诊断与基因治疗的伦理原则如下。

①坚持人类尊严与平等原则 出于人格尊严与平等的考虑，医务人员应对患者的基因隐私予以保密，以防患者因其基因信息被泄露可能招致歧视，得到不公平对待。

②坚持知情同意原则 医务人员应当让患者或其家属充分了解有关信息，然后再作出是否接受基因诊疗的决定。医务人员绝不可用蒙蔽、欺骗、压制等办法剥夺患者的知情选择权去实施基因诊断和治疗。

③坚持科学性原则 开展基因诊断、治疗必须有严谨的科学态度。

④坚持医学目的原则 基因治疗技术的研究和应用只能是为了更有效地预防和治疗疾病，维护和增进人类健康，而期望通过植入其他正常基因使人的某些特征得到所需要的改变，是不被允许的。基因治疗应限于没有其他有效治疗方法的疾病，不能用于人种的改良。

（4）**基因研究与人类遗传资源管理伦理** 人类基因组是人类共同遗产的一部分，必须遵守人权的国际规范；必须尊重参与者的价值、传统、文化和完整性；必须尊重人的尊严、隐私和自由；人类基因组的研究和资源成果应该用于公共利益及和平目的。

三、医务人员医学伦理素质的养成

1. 医学道德教育

（1）**医学道德教育的含义** 医学道德（医德）教育是医学生和医务人员养成医学伦理素养的重要方式，其主要形式是通过有组织、有计划地对教育对象进行有关医学道德基础理论、基本知识的学习，从而将医学道德的原则和规范内化为其医学道德品质并自觉地履行医学道德义务的系统活动。

（2）**医学道德教育的过程** 医学道德教育包括提高医学道德认识，陶冶医学道德情操，锻炼医学道德意志，树立医学道德信念，养成良好的医学道德行为和习惯。

（3）**医学道德教育的方法** 医学道德教育的方法是指运用有效的教育形式或措施，去组织实施对医学生、医务人员的医学道德教育。医学道德教育的方法包括：①案例讨论，以理导人的方法；②积极疏导，以情动人的方法；③典型引导，以形感人的方法；④舆论扬抑，以境育人的方法。

2. 医学道德修养

（1）**医学道德修养的含义** 医学道德修养是指医务人员自觉遵守医学道德规范，将医学道德规范要求转化为自己内在医德品质的活动，即医务人员在医德方面所进行的自我教育、自我锻炼和自我陶冶的过程，以及在此基础上达到的医学道德境界。它是一种重要的医学道德实践。

（2）**医学道德修养的意义**

①它有助于医学道德教育的深化 医德教育是有计划、有组织地向医务人员传授医德要求，并使之接受和遵循，以便塑造良好医德品质的活动，这是医务人员养成高尚医德品质的外在条件。医德教育最终是否能够取得成效，还取决于医务人员的主观努力和接受程度。

②它是形成医德品质的内在根据 医务人员医德品质的养成，需要通过医德教育提高医务人员的医德意识，加强医德修养，将医德意识外化为医学伦理行为和内化为医学道德品质。

③它有助于形成良好的医德医风 医学道德修养有助于医务人员养成良好的医学道德品行，有助于医疗卫生保健机构形成良好的医德医风，而促进医疗人际关系的和谐。

（3）**医学道德修养的目标** 医务人员进行医学道德修养的目标是养成良好的医德品质，提升自己的医学职业精神。

①医德品质 是指医德原则、医德规范在医务人员日常医疗实践中思想及行为等方面的具体体现，医德品质由医德认识、医德情感、医德意志构成。

A.医德认识 是医务人员对客观存在的医德关系和处理这些关系的医德理论、原则、规范的正确理解。

B.医德情感 是医务人员根据医德要求，在医疗实践过程中的心理反映。

C.医德意志 是医务人员在履行医德义务过程中所表现出来的自觉克服困难、排除障碍，作出抉择的力量和坚持精神。它体现着医务人员产生医德行为的意图，并表现在有目的的自觉行动之中。

医务人员的医德品质主要有仁慈、诚挚、严谨、公正、节操等。
　　A. 仁慈　　是指医务人员应具有仁爱慈善和人道主义精神的品德。
　　B. 诚挚　　是指医务人员应具有坚持真理、忠诚于医学科学的品德和诚心诚意对待患者的品德。
　　C. 严谨　　是指医务人员应具有的对待医学和医术严肃谨慎的品德。
　　D. 公正　　是指医务人员应该具有公平合理地协调医学伦理关系的品德。
　　E. 节操　　是指医务人员扬善抑恶、坚定遵循医学道德规范的品德。
　②医学职业精神　　是医学职业在形成和发展过程中,逐渐积累的一种对医学职业社会责任和医学职业人员的行为规范的总认识,是医学职业存在和发展的本质特征,其内容包括医学职业的社会责任、价值目标、行为规范和科学作风四个方面。

　　(4) 医学道德修养的境界　　是指一个医务人员经过医学道德修养所达到的不同层次的医德品质水平,也称医学道德境界。每个医务人员的医德境界是不同的,大致可分为四个层次。
　①最高境界　　即大公无私的医德境界。其特点为医务人员把有利于患者、集体和社会作为职业行为准则,自觉坚持,持之以恒;凡事先为患者、集体和社会着想,把维护患者、集体和社会的利益作为自己的天职;对患者、同事极端热忱,对工作极端负责,对技术精益求精,全心全意为人民的健康服务。
　②较高境界　　即先公后私的医德境界。其特点为在医疗实践中,医务人员凡事首先考虑患者、集体和社会,然后考虑自己。虽然也考虑个人利益,但总是把患者、集体和社会的利益放在个人利益之上;关心患者的疾苦,严于律己,宽以待人;对工作认真负责,愿意多做贡献而不计较报酬。
　③较低境界　　即先私后公的医德境界。其特点为主观为自己、客观为患者,先为自己打算,后为患者打算。他们信奉的是"利己行医,行医利人"。在医疗卫生实践中,主观上多少会考虑患者、集体和社会的利益,在满足个人私利的情况下,也会在一定程度上为患者、集体和社会的利益着想。
　④最低境界　　即自私自利的医德境界。其特点为处在这种境界中的医务人员把医疗卫生保健服务作为获得名利的资本和手段。例如他们或者"钱"字当头,设法从患者身上索取钱财,或者"名"字当头,不经过患者知情同意,通过随意获取生物、遗传材料进行研究而捞取荣誉等。

　　(5) 医学道德修养的途径　　医学道德修养来源于医疗实践,又服务于实践,因此医务人员应坚持医疗卫生保健实践是医学道德修养的根本途径,这是因为:①医学发展和临床实践是产生高尚医学道德的源泉;②医学发展和临床实践是医学道德修养的目的;③医学发展和临床实践是推动医学道德修养的动力;④医学发展和临床实践是检验医学道德修养效果的标准。

　　(6) 医学道德修养的方法
　①自我反省　　也称为自我批评。作为医德修养的自我反省,是指医务人员以社会主义医德规范体系的标准,在实事求是地回顾自己所作所为的基础上,进行自我评价、自我诉讼、自我批评、自我改造。
　②见贤思齐　　《论语·里仁》有"见贤思齐焉,见不贤而内省也"的论述,就是指医学道德修养的学习法。它要求医务人员在医学职业活动中主动见贤思齐,见到比自己表现好的就要学习追赶,见到那些不合乎道德要求的行为,要及时省察自己是不是也有类似的不当行为。学习的对象有两类,一类是公认的医学道德典范,另一类是身边的医务人员。
　③坚持慎独　　慎独是一种独特的道德修养方法。慎独是指医务人员在单独工作、无人监督时,仍能坚持医德信念,严格按照医德规范行事的修养方法及其所达到的境界。

【例13】医学道德修养是指医务人员在医学道德方面所进行的自我教育、自我锻炼和自我陶冶,以及在此基础上达到的
　　A. 医学道德境界　　　　B. 医疗实践能力　　　　C. 医疗技术水平
　　D. 医患沟通能力　　　　E. 医疗道德意识

3. 医学道德评价

　　(1) 医学道德评价的含义　　医学道德评价是指人们对医务人员的医学伦理品行的道德价值的判断,它是促使医学伦理学从观念转化为道德实践的重要环节。

第十七篇 医学伦理学
第4章 医学科研、医学新技术研究伦理与医学道德

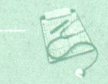

①医学道德评价的主体　是医学道德评价者,包括广泛的社会成员和社会组织。
②医学道德评价的客体　是医学道德评价的对象,包括医学伦理学行为和医德品质。
③医学道德评价的结果　包括"质"和"量"两个方面,前者是对医学伦理品行的"善恶性质"判断,后者是对其"善恶规模和程度"的判断。

(2)医学道德评价的意义
①它是培养医务人员医学道德品质和调整其医学伦理行为的重要手段。
②它是医学道德他律转化为医学道德自律的形式。
③它可以创造良好的医学道德氛围,调节医学职业的道德生活。
④它可以促进精神文明和医学科学的健康发展。

(3)医学道德评价的标准　医学道德评价标准是判断医学道德行为善恶以及行为者品德优劣的价值尺度。其具体评价标准如下。其中,第①条是医学道德评价的首要标准。
①是否有利于患者疾病的缓解和康复。
②是否有利于人类生存和环境的保护与改善。
③是否有利于优生和人群的健康、长寿。
④是否有利于医学科学的发展和社会的进步。

(4)医学道德评价的依据　医学道德行为是医务人员受道德意识支配的医疗卫生保健行为。任何一个可以进行道德评价的医务人员所进行的行为活动,从结构上来说,都包括四个部分,即行为的动机、目的、手段和效果。动机是行为的主观因素,效果是行为客观因素,目的是医务人员有意识地期望达到的行为结果,手段则是医务人员在行为过程中有意识地用来达到行为结果所采取的方式和方法。
①动机与效果　动机和效果是对立统一的,医学伦理行为由动机和效果共同构成,在进行医学道德评价时,既要依据医学行为动机,也要依据医学行为效果。联系医学效果察医学动机,透过医学动机看医学效果,这是医学道德评价中对待医学行为动机和效果的总原则。
②目的与手段　医学行为的目的和手段是对立统一的,目的和手段组成整个医学伦理行为,要合乎道德地开展医学行为,要求医学行为目的和手段都应该合乎道德。因此,对于整个行为进行道德评价,既要看行为目的,又要看行为手段。

(5)医学道德评价的方式
①社会舆论　社会舆论是众人对医务人员的医学伦理行为发表的各种议论、意见和看法,表明的褒贬态度和情感。社会舆论包括正式舆论和非正式舆论,前者是有领导的、有目的地通过舆论工具所传播的;后者是人们自发产生、自然传播的。社会舆论具有大众化、普遍化、无孔不入的特点,因而能够形成一种医学道德氛围,无形地影响着医务人员的言行举止等方面。
②传统习俗　是人们在漫长的历史发展过程中逐渐积累形成和沿袭下来的习以为常的行为倾向、行为规范和道德风尚。传统习俗是评价医疗卫生保健服务行为的医学道德价值最初、最起码的标准。
③内心信念　是指医学道德信念,即医务人员发自内心地对医学道德义务的真诚信仰和强烈的责任感,是对自己行为进行善恶评价的精神力量。
社会舆论、传统习俗和内心信念三种评价方法各有其特点:社会舆论是现实的力量,具有广泛性;传统习俗是历史的力量,具有持久性;内心信念是自我的力量,具有深刻性。

▶ **常考点**　人体试验的伦理,医德评价。

参考答案——详细解答见《2024国家临床执业及助理医师资格考试历年考点精析(上、下册)》

1. ABCDE　2. ABCDE　3. ABCDE　4. ABCDE　5. ABCDE　6. ABCDE　7. ABCDE
8. ABCDE　9. ABCDE　10. ABCDE　11. ABCDE　12. ABCDE　13. ABCDE

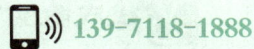

第十八篇　医学统计学

第1章　概论与定量数据的统计描述

▶ **考纲要求**

①医学统计学的基本概念和基本步骤：统计学中的几个基本概念，统计工作的基本步骤。②数值变量资料的统计描述：集中趋势指标，离散程度指标，正态分布的特点与面积分布规律。③数值变量资料的统计推断：均数的抽样误差和标准误，总体均数可信区间及其估计方法，假设检验的基本步骤，Z检验和t检验，假设检验的两类错误及注意事项，方差分析。

▶ **复习要点**

一、基本概念和基本步骤

1. 统计学中的几个基本概念

（1）**同质**　除实验因素外，影响被研究指标的非实验因素相同，被称为同质。但在人群健康的研究中，有些非实验因素是难以控制或未知的，如遗传、营养、心理等，因此在实验研究中，对被观测指标有影响的、主要的、可控制的非实验因素达到相同或基本相同，就可认为是同质。

（2）**变异**　是指同一种测量在总体中不同观测单位或个体之间的差别。

（3）**总体**　是根据研究目的确定的同质个体某种变量值的全体。总体的指标用希腊字母表示。

（4）**样本**　是指从总体中随机选取的有代表性的一部分观察单位或个体。其指标以拉丁字母表示。

（5）**误差**　观测值与实际值之间的差别，称为误差。主要有以下三类。

①系统误差　由于仪器未经校准、标准试剂未经校正、医生对疗效标准掌握不准等，造成观察结果倾向性偏大或偏小，称为系统误差。系统误差影响原始资料的准确性，必须克服。

②随机测量误差　由于各种偶然因素造成同一对象多次测量的结果不完全一致，这种误差往往没有固定的大小和方向，但具有一定的统计规律（如服从正态分布），称为随机测量误差。随机测量误差不可避免，应采取措施，尽最大可能来控制，至少应控制在一定的允许范围内。

③抽样误差　从同一总体中抽样，得到某变量值的统计量和总体参数之间的差别，称为抽样误差。抽样误差产生的原因为个体之间存在变异；抽样时只能抽取总体中的一部分作为样本。

（6）**概率**　是描述随机事件出现可能性大小的定量度量，通常用P表示，P值的范围在0~1之间。习惯上，将$P \leq 0.05$或$P < 0.01$的事件，称为小概率事件。在医学科研中，常称$P \leq 0.05$为事物差别有统计学意义；$P < 0.01$为事物差别有高度统计学意义；$P > 0.05$为事物差别无统计学意义。

（7）**变量和变量值**　观察对象的特征或指标，称为变量。测量的结果称为变量值。变量分为定性变量、数值型变量和有序变量三种类型，其对应的概念则为定性数据、定量数据和有序数据三种数据类型。

①定性数据　也称计数资料，变量的观测值是定性的，说明的是研究对象的品质特征，表现为互不相

容的类别或属性。例如,性别分为男和女,血型分为 A、B、O、AB 等。

②**定量数据** 也称计量资料,变量的观察结果是数值型的,用来说明研究对象的数量特征,其特点是能够用数值大小衡量观察单位不同特征水平的高低,一般有计量单位。根据变量取值域,可分为离散型定量数据和连续型定量数据。前者通常只能取正整数,如家庭成员数、脉搏、白细胞计数等;后者具有无限可能的值,如血压、身高的数值。

③**有序数据** 也称半定量数据、等级资料。变量的观察结果是定性的,但各类别(属性)之间有程度或顺序上的差别,如尿糖化验结果分为-、+、++、+++、++++,药物治疗效果分为显著、有效、好转、无效等。

(8)**参数和统计量** 总体的统计指标称为参数,如通过普查得到的我国 25 岁以上成年人的高血压患病率为参数。样本的统计指标称为统计量。如用随机的方法抽出一部分地区 25 岁以上的人进行体检,计算的高血压患病率则为统计量。

【例1】研究者在某市开展一项 35 岁以上高血压患者的健康状况研究,调查了下列指标。其中属于等级资料的是

　A. 年龄　　　　　　　　B. 病情的严重程度　　　　　C. 腰围
　D. ABO 血型　　　　　　E. 体重

【例2】用某药治疗尿道感染 84 例。治疗后痊愈 46 例,显效 17 例,改善 12 例,无效 9 例。该数据属于

　A. 定性数据　　　　　　B. 离散型定量数据　　　　　C. 连续型定量数据
　D. 无序数据　　　　　　E. 有序数据(2023)

【例3】下列有关概率与频率,说法正确的是

　A. 概率常用符号 M 表示　　　　B. 频率常用符号 P 表示
　C. 概率就是频率　　　　　　　　D. 概率的取值范围介于 -1 和 +1 之间
　E. 概率是描述某随机事件发生可能性大小的指标

2. 统计工作的基本步骤

统计工作包括统计设计、数据整理、统计描述和统计推断 4 个步骤,这 4 个步骤是相互联系的。

(1)**统计设计** 医学研究主要包括实验性研究和观察性研究。研究设计有专业设计和统计设计。专业设计包括选题、确定研究对象、处理因素、实验或观察方法、实验材料和设备、实验效应或观察指标。统计设计包括实验分组或抽样方法、样本含量估计、数据处理与质量控制、拟使用的统计分析方法等。

(2)**数据整理** 是指对数据质量进行检查,考虑数据分布及变量转换,检查异常值和数据是否符合特定的统计分析方法要求等。

(3)**统计描述** 用来描述及总结一组数据的重要特征,其目的是使实验或观察得到的数据表达清楚,并便于分析。

(4)**统计推断** 是指由样本数据的特征推断总体特征的方法,包括参数估计和假设检验。参数估计分为点估计和区间估计。假设检验则是比较参数的大小,各种假设检验得到的 P 值是得出结论的主要依据。

【例4】为了保证研究结果能够回答研究目的中提出的问题,使用的人、财、物、时间较少,结果可靠,应该做好的首要工作是

　A. 资料收集　　　　　　B. 科研设计　　　　　　　　C. 资料整理
　D. 资料分析　　　　　　E. 结果的表达

二、数值变量资料的统计描述

1. 集中趋势指标

集中趋势指标是用于描述一组同质观察值的平均水平或集中位置的指标。平均数是描述数值变量资料集中趋势的一类应用最广泛的指标。常用的平均数包括算术均数、几何均数与中位数。

(1) 算术均数　简称均数,用以说明一组观察值的平均水平或集中趋势,是描述计量资料的一种最常用的方法。均数的计算有直接法和加权法。

①直接法　是将一组观察值之和除以样本观察例数所得的商。

$$\bar{X} = \frac{X_1 + X_2 + \cdots + X_n}{n} = \frac{\sum X}{n}$$

式中,$\bar{X}$ 为样本均数,$X_1, X_2, \cdots, X_n$ 为观察值,n 为样本例数,$\sum$ 为求和符号。

②加权法　是根据频数表计算均数的一种方法。当观察例数较多时,可以将各组的组中值分别乘以各组的频数得到各组观察值之和,然后将它们相加得到观察值的总和,再除以总例数。用公式表示如下:

$$\bar{X} = \frac{f_1 x_1 + f_2 x_2 + \cdots + f_k x_k}{n} = \frac{\sum fx}{n}$$

式中,k 表示频数表的组段数,n 为样本例数,$f_1, f_2, \cdots, f_k$ 及 $x_1, x_2, \cdots, x_k$ 分别表示 $1 \sim k$ 组的组中值和频数。

(2) 几何均数　有些呈偏态分布的资料经过对数转换后呈对称分布,即可用几何均数描述其平均水平。如医学研究中的某些特殊资料,如抗体滴度、细菌计数、药物的平均效价等。

$$G = \sqrt[n]{X_1 X_2 \cdots X_n}$$

为计算方便,常改用对数的形式进行计算,即

$$G = \lg^{-1}\left(\frac{\lg X_1 + \lg X_2 + \cdots + \lg X_n}{n}\right) = \lg^{-1}\left(\frac{\sum \lg X}{n}\right)$$

几何均数在医学研究领域多用于血清学和微生物学中。有些明显呈偏态分布的资料经对数转换后呈对称分布,也可采用几何均数描述其平均水平,但应注意观察值中不能有 0 或负数,否则在作对数转换之前需要加一个常数。同一组观察值的几何均数总是小于它的算术均数。

例一　测得 10 个人的血清 IgG 滴度的倒数分别为 2、2、4、4、8、8、8、8、32、32,求平均滴度。

分析:本例为抗体滴度平均数的求解,可改用对数形式,计算几何均数。

$$G = \lg^{-1}\left(\frac{\lg X_1 + \lg X_2 + \cdots + \lg X_n}{n}\right) = \lg^{-1}\left(\frac{\lg 2 + \lg 2 + \lg 4 + \lg 4 + \lg 8 + \lg 8 + \lg 8 + \lg 8 + \lg 32 + \lg 32}{10}\right) = 7$$

故 10 份血清 IgG 滴度的平均水平为 1:7。

(3) 中位数　将一组观察值按从小到大的顺序排列:$X_1 \leq X_2 \leq \cdots \leq X_n$,居中心位置的数值即为中位数,用 M 表示。在全部观察值中,小于和大于中位数的观察值个数相等。

①中位数的直接计算法

$$M = X_{\left(\frac{n+1}{2}\right)} \text{(当 } n \text{ 为奇数时)}; \quad M = \left[X_{\left(\frac{n}{2}\right)} + X_{\left(\frac{n}{2}+1\right)}\right]/2 \text{(当 } n \text{ 为偶数时)}$$

式中,下标 $\frac{n+1}{2}$、$\frac{n}{2}$、$\frac{n}{2}+1$ 为有序数列的位次,$X_{\left(\frac{n+1}{2}\right)}$、$X_{\left(\frac{n}{2}\right)}$、$X_{\left(\frac{n}{2}+1\right)}$ 为相应位次的观察值。

例二　现测得 10 名乳腺癌患者化疗后血浆尿素氮的含量(mmol/L)分别为 3.43、2.96、4.43、3.03、4.53、5.25、5.64、3.82、4.28、5.25,试计算其中位数。

分析:本组数据 $n = 10$,为偶数。

先将数据按从小到大的顺序排序:2.96、3.03、3.43、3.82、4.28、4.43、5.25、5.25、5.64。

中位数 $M = (X_5 + X_6)/2 = (4.28 + 4.43)/2 = 4.355 \text{(mmol/L)}$。

②中位数的适用情况　可用于描述任何资料,尤其是偏态分布资料;资料一端或两端无确定数值;资料的分布情况不清,例如,某些传染病或食物中毒的潜伏期等,其集中趋势多用中位数来表示。

(4) 百分位数　是将一组观察值按从小到大的顺序排列:$X_1 \leq X_2 \leq \cdots \leq X_n$,分成 100 等份,各等份含 1% 观察值,分割界限上的数值就是百分位数。百分位数用符号 P_x 表示,x 表示百分位。所谓百分位数 P_x,是指在

第十八篇 医学统计学

第1章 概论与定量数据的统计描述

一组数据中找到这样一个值,全部观察值的 $x\%$ 小于 P_x,其余 $(100-x)\%$ 大于 P_x。取任意一个百分位数 P_x,可以将全部观察值分为左、右两部分,如 P_{25} 表示资料在 P_{25} 位置左侧的累积频数占总数的 25%,右侧占 75%。中位数是第 50 百分位数,用 P_{50} 表示。第 5、第 25、第 75、第 95 百分位数分别记为 P_5、P_{25}、P_{75}、P_{95},是统计学上常用的指标。

百分位数常用于描述资料的观察值序列在某个百分位置的水平,中位数是其中的一个特例。多个百分位数结合使用常可以用来说明某一特定的问题,如用 P_{25} 和 P_{75} 描述资料的分散程度,用 $P_{2.5}$ 和 $P_{97.5}$ 规定医学 95% 的参考值范围;在研究青少年生长发育时用百分位数 $(P_5、P_{75}、P_{95})$ 划分等级。百分位数可用于任何频数分布的资料,但靠近两端的百分位数仅在样本例数较大(如 $n>100$)时才比较稳定。

【例5】 某幼儿园大班 11 名 6 岁儿童接受百日咳疫苗注射后,做血清抗体测定,其抗体滴度分别为 1:20,1:20, 1:20,1:40,1:40,1:80,1:160,1:160,1:320,1:640。描述抗体滴度集中趋势的指标应选用
A. 标准差 B. 极差 C. 算术均数
D. 几何均数 E. 四分位数间距

【例6】 某生理指标服从偏态分布,且过低属于异常,为制定 95% 医学参考值范围,可计算
A. P_1 B. P_5 C. P_{50}
D. P_{95} E. P_{99}

2. 离散程度指标

离散程度指标可反映一组同质观察值的变异程度。常用于描述变异程度的统计指标包括极差、四分位数间距、方差、标准差、变异系数等。

(1)极差 也称全距,是指一组观察值中最大值和最小值之差,用 R 表示。可粗略地反映变量的变动范围。极差越大,说明变异程度越大,反之说明变异程度越小。极差仅考虑两端数值之间的差异,未考虑其他数据的变异情况,故不稳定,易受极端值大小的影响。

例三 甲、乙两名高血压患者连续观察 5 天,测得收缩压分别如下:

甲患者(mmHg) 162 145 178 142 186 ($\overline{X}_甲 = 162.6$)
乙患者(mmHg) 164 160 163 159 166 ($\overline{X}_乙 = 162.4$)

则甲、乙两患者收缩压的极差分别为 $R_甲 = 186 - 142 = 44 \text{(mmHg)}$;$R_乙 = 166 - 159 = 7 \text{(mmHg)}$。说明,甲、乙两患者虽然收缩压的均数几乎没有差异,但甲患者收缩压的波动大,乙患者波动小。

(2)四分位数间距 用 Q 表示。若将一组观察值分为 4 等份的段落,每个段落的观察值数目各占总例数的 25%,去掉两端的 25%,取中间 50% 观察值的数据范围即为四分位数间距。可见:$Q = P_{75} - P_{25}$。
Q 越大,数据的变异程度越大;反之,说明变异程度越小。Q 常用于描述偏态分布资料的离散程度。

(3)方差 为了全面考虑观察值的变异情况,克服极差和四分位数间距的缺点,需计算总体中每个观察值 X 与总体均数 μ 的差值 $(X-\mu)$,称为离均差。方差是指离均差平方和 $[\sum(X-\mu)^2]$ 的均数。总体方差用 σ^2 表示,样本方差用 S^2 表示。

$$\sigma^2 = \frac{\sum(X-\mu)^2}{N} \qquad S^2 = \frac{\sum(X-\overline{X})^2}{n-1}$$

S^2 为样本方差,其值越大,说明数据的变异越大。分母 $n-1$ 称为**自由度**(df),即 $df = n-1$。n 为样本例数。

例四 在例三给出的资料中,求甲、乙两患者收缩压的方差。

$$S_甲^2 = \frac{(162-162.6)^2 + (145-162.6)^2 + (178-162.6)^2 + (142-162.6)^2 + (186-162.6)^2}{5-1} = 379.8$$

$$S_乙^2 = \frac{(164-162.4)^2 + (160-162.4)^2 + (163-162.4)^2 + (159-162.4)^2 + (166-162.4)^2}{5-1} = 8.3$$

可见,甲患者收缩压的方差大,乙患者小,说明甲患者收缩压的波动大,乙患者波动小。

(4)**标准差** 因方差的度量单位是原度量单位的平方,故将方差开方恢复为原度量单位,得到标准差(包括总体标准差σ和样本标准差S)。N为观察值个数。标准差越大,表示观察值的变异度越大;反之,标准差越小,表示观察值的变异度越小。其公式为

$$\sigma = \sqrt{\frac{\sum(X-\mu)^2}{N}} \qquad S = \sqrt{\frac{\sum(X-\bar{X})^2}{n-1}}$$

标准差的用途:①反映一组观察值的离散程度,标准差越小,离散程度越小,均数代表性越好;②用于计算变异系数;③用于计算标准误;④结合均值与正态分布的规律,估计医学参考值的范围。

例五 在例三给出的资料中,求甲、乙两患者收缩压的标准差。

$$S_{甲} = \sqrt{\frac{(162-162.6)^2+(145-162.6)^2+(178-162.6)^2+(142-162.6)^2+(186-162.6)^2}{5-1}} = 19.49$$

$$S_{乙} = \sqrt{\frac{(164-162.4)^2+(160-162.4)^2+(163-162.4)^2+(159-162.4)^2+(166-162.4)^2}{5-1}} = 2.88$$

可见,甲患者收缩压的标准差大,乙患者小,说明甲患者收缩压的波动大,乙患者波动小。

(5)**变异系数** 用CV表示,常用于比较度量单位不同或均数相差较大的两组(或多组)观察值的变异程度。其公式为

$$CV = \frac{S}{\bar{X}} \times 100\%$$

变异系数的意义是变异大小(S)相对于其平均水平($\bar{X}$)的百分比。变异系数没有单位,消除了量纲的影响,其值越大,意味着相对于均数而言,变异程度越大。

例六 在例三给出的资料中,求甲、乙两患者收缩压的变异系数。

$$CV_{甲} = \frac{S_{甲}}{\bar{X}_{甲}} \times 100\% = \frac{19.49}{162.6} \times 100\% = 11.99\% \qquad CV_{乙} = \frac{S_{乙}}{\bar{X}_{乙}} \times 100\% = \frac{2.88}{162.4} \times 100\% = 1.77\%$$

可见,甲患者变异系数大,乙患者小。故相对于均数而言,甲患者收缩压的变异程度大,乙患者变异程度小。

(6)**衡量变异程度指标的比较**

	代号	用途	备注
极差(全距)	R	说明数据分布的离散程度	简单明了,容易使用,仅考虑两端数值变异;不稳定,易受极端值大小的影响
四分位数间距	Q	Q值越大,说明资料离散程度越大	通常用于描述偏态分布资料的离散程度
方差	S^2	说明资料的变异程度	其值越大,说明变异程度越大
标准差	S	说明资料的变异程度,其值越小,说明观察值离散程度越小,也说明用均数反映平均水平的代表性越好,标准差较方差常用	反映一组观察值的离散程度;用于计算变异系数;计算标准误;结合均数与正态分布的规律估计医学参考值范围
变异系数	CV	常用于比较度量单位不同或均数相差较大的两组(或多组)观察值的变异程度	两组观察值度量单位相同,均数相差不大,用标准差比较两组数据的变异程度

【例7】为了解某地区铅污染的情况,抽样收集了130人的尿铅值,经分析发现数据为偏态分布。若要对数据进行描述,应选择集中趋势和离散程度的指标为

第十八篇　医学统计学
第1章　概论与定量数据的统计描述

　　A. 中位数和标准差　　　　B. 中位数和极差　　　　C. 中位数和四分位数间距
　　D. 算术均数和标准差　　　E. 算术均数和四分位数间距

【例8】对10名25岁以上的山区健康男子测量脉搏次数（次/分），用 t 检验与全国正常男子治疗进行比较，按 $\alpha=0.05$ 的检验水准，自由度为
　　A. $\nu=9$　　　　B. $\nu=19$　　　　C. $\nu=8$
　　D. $\nu=20$　　　E. $\nu=18$

【例9】比较身高和体重两组数据变异度的大小宜用
　　A. 变异系数　　　B. 方差　　　C. 极差
　　D. 标准差　　　　E. 四分位数间距

【例10】两组呈正态分布的数值变量资料，但均数相差悬殊，若比较离散趋势，最好选用的指标为
　　A. 全距　　　　　B. 四分位数间距　　　C. 方差
　　D. 标准差　　　　E. 变异系数

【例11】正态分布的数值变量资料，描述离散趋势的指标最好选用
　　A. 全距　　　　　B. 百分位数　　　　　C. 方差
　　D. 标准差　　　　E. 变异系数

3. 正态分布的特点与面积分布规律

（1）正态分布的概念　正态分布是一种重要的连续分布的钟形曲线，以均数为中心，左、右两侧基本对称，靠近均数两侧频数较多，离均数越远，频数越少，形成一个中间多，两侧逐渐减少，基本对称的分布。

对于任何一个均数为 μ、标准差为 σ 的正态分布，都可以通过变量的标准化变换（也称为 Z 变化）：$Z=\dfrac{X-\mu}{\sigma}$，使之成为标准正态分布，用 $N(0,1)$ 表示，即 Z 值的均数为0，标准差为1。

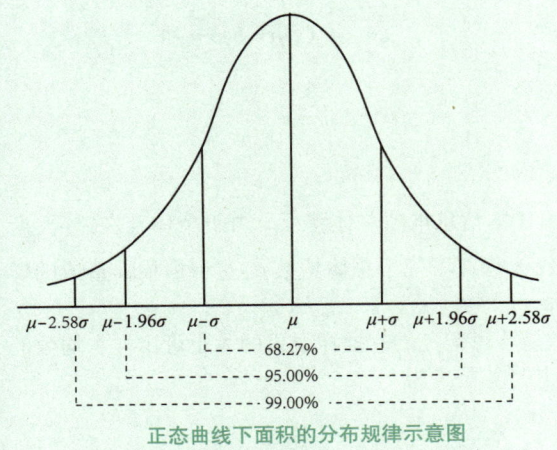

正态曲线下面积的分布规律示意图

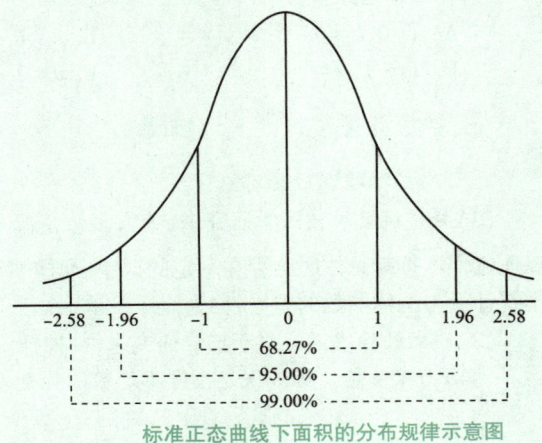

标准正态曲线下面积的分布规律示意图

（2）正态分布的特点
①正态分布是单峰分布，以 $X=\mu$ 为中心，左右对称，正态曲线以 X 轴为渐近线，两端与 X 轴不相交。
②正态分布曲线在 $X=\mu$ 处有最大值，其值为 $f(\mu)$。X 越远离 μ，$f(X)$ 值越小，在 $X=\mu+\sigma$ 处有拐点，呈现为钟形。
③正态分布有两个参数，即均数（μ）和标准差（σ）。标准正态分布的 $\mu=0、\sigma=1$。正态分布曲线用 $N(\mu,\sigma^2)$ 表示，其曲线的位置与均数（μ）有关，曲线胖瘦与标准差（σ）有关。
　　μ 是位置（平均水平）参数，决定分布曲线在横轴的偏移位置。在 σ 一定时，μ 增大，曲线沿横轴向右移动；反之 μ 减小，曲线沿横轴向左移动。

标准差 σ 是变异参数，决定曲线的形态。σ 越大，离散程度越大，正态分布曲线的形状越"矮胖"，表示数据分布越分散。σ 越小，离散程度越小，正态分布曲线的形状越"瘦高"，表示数据分布越集中。

(3) 正态分布的面积分布规律

①X 轴与正态曲线所夹的面积恒等于 1。

②服从正态分布的随机变量，在一区间曲线下的面积与其在这一区间上取值的概率相等。

③在 μ 左右相同倍数的标准差范围内面积相同。在 $\mu\pm\sigma$ 范围内的面积约为 68.27%，在 $\mu\pm1.96\sigma$ 范围内的面积约为 95.00%，在 $\mu\pm2.58\sigma$ 范围内的面积约为 99.00%。

正态分布		标准正态分布	正态曲线下面积(概率)
$\mu\pm\sigma$	$(\mu-\sigma\sim\mu+\sigma)$	$\pm1(-1\sim+1)$	68.27%
$\mu\pm1.96\sigma$	$(\mu-1.96\sigma\sim\mu+1.96\sigma)$	$\pm1.96(-1.96\sim+1.96)$	95.00%
$\mu\pm2.58\sigma$	$(\mu-2.58\sigma\sim\mu+2.58\sigma)$	$\pm2.58(-2.58\sim+2.58)$	99.00%

某些医学现象，如同质群体的身高、红细胞计数、实验中的随机误差等，均呈正态或近似正态分布；有些资料虽呈偏态分布，但经数据变换后可成为正态或近似正态分布。正态分布常用于制定医学参考值范围。

【例12】可以全面描述正态分布资料特征的两个指标是

　　A. 均数和中位数　　　　　　B. 均数和标准差　　　　　　C. 均数和极差
　　D. 中位数和方差　　　　　　E. 几何均数和标准差

【例13】均数为 0，标准差为 1 的分布是

　　A. 正态分布　　　　　　　　B. 标准正态分布　　　　　　C. 正偏态分布
　　D. 负偏态分布　　　　　　　E. 高斯分布

【例14】标准正态分布的两个参数值分别是

　　A. $\mu=0,\sigma=0$　　　　　　B. $\mu=1,\sigma=0$　　　　　　C. $\mu=1,\sigma=-1$
　　D. $\mu=-1,\sigma=1$　　　　　E. $\mu=0,\sigma=1$

三、数值变量资料的统计推断

1. 均数的抽样误差和标准误

(1) **抽样误差**　在医学研究中，绝大多数情况是由样本信息推断总体特征。由于个体存在差异，所以通过样本推断总体时会存在一定的误差，如样本均数 $\overline{X}$ 往往不等于总体均数 μ，这种由抽样造成的样本统计量与总体参数的差异，称为抽样误差。

(2) **均数的标准误**　对于抽样研究来说，抽样误差是不可避免的。抽样误差的大小可用样本均数的标准误（$\sigma_{\overline{X}}$）来衡量。标准误是指样本均数的标准差，其计算公式为

$$\sigma_{\overline{X}} = \frac{\sigma}{\sqrt{n}}$$

式中，σ 表示总体标准差，n 为样本例数，$\sigma_{\overline{X}}$ 为标准误。实际研究中，总体标准差 σ 往往是未知的，因此通常用样本标准差 S 代替 σ，求得样本均数标准误的估计值 $S_{\overline{X}}$，计算公式为

$$S_{\overline{X}} = \frac{S}{\sqrt{n}}$$

从上式可知，均数的标准误与样本含量的平方根（$\sqrt{n}$）成反比，说明在同一总体中随机抽样，样本含量 n 越大，标准误越小。因此，增加样本含量可减少抽样误差。

(3) **标准误的用途**　①衡量抽样误差的大小，标准误越小，样本均数与总体均数越接近，即样本均数

的可信度越高;②结合标准正态分布与 t 分布曲线下的面积规律,估计总体均数的可信区间。

例七 某地随机抽查正常成年男子 140 人,得红细胞均数 $4.77 \times 10^{12}/L$,标准差 $0.38 \times 10^{12}/L$,其标准误为

$$S_{\bar{X}} = \frac{S}{\sqrt{n}} = \frac{0.38}{\sqrt{140}} = 0.032 (\times 10^{12}/L)$$

【例 15】从一个呈正态分布的总体中随机抽样,$\bar{X} \neq \mu$,该差别被称为

A. 系统误差   B. 个体误差   C. 过失误差
D. 抽样误差   E. 测量误差

【例 16】来自同一总体的两样本,下列哪个指标小的样本均数估计总体均数时更可靠?

A. $S_{\bar{X}}$ B. CV C. S
D. $t_{0.05/2}$ E. $\bar{X}$

【例 17】说明样本均数抽样误差大小的指标是

A. 标准差   B. 极差   C. 四分位数间距
D. 变异系数   E. 标准误

2. 总体均数可信区间(置信区间)及其估计方法

(1) t **分布** 若某一随机变量 X 服从总体均数为 μ、总体标准差为 σ 的正态分布 $N(\mu, \sigma^2)$,则通过 Z 变换 $[Z = (X-\mu)/\sigma]$,可将一般的正态分布转化为标准正态分布 $N(0, 1^2)$,即 Z 分布(也称 u 分布)。

同样,若样本含量为 n 的样本均数 $\bar{X}$ 服从总体均数为 μ、总体标准差为 $\sigma_{\bar{x}}$ 的正态分布 $N(\mu, \sigma_{\bar{x}}^2)$,则通过同样方式的 Z 变换 $[Z = (\bar{X}-\mu)/\sigma_{\bar{x}}]$,也可将其转换为标准正态分布 $N(0, 1^2)$,即 Z 分布。

在实际工作中,由于 $\sigma_{\bar{x}}$ 常常未知,用 $S_{\bar{x}}$ 代替,则 $(\bar{X}-\mu)/S_{\bar{x}}$ 不再服从标准正态分布,而是服从 t 分布。即

$$t = \frac{\bar{X}-\mu}{S_{\bar{X}}} = \frac{\bar{X}-\mu}{S/\sqrt{n}} \quad (\nu = n-1)$$

t 值的分布称为 t 分布。t 分布图是一簇曲线,曲线的形状与自由度 ν 有关。
① t 分布为对称于 0 的单峰分布曲线。
② ν 越小,t 值越分散,曲线的中间越低,两边越高。
③ 随 ν 的增大,t 分布曲线逐渐接近于标准正态曲线。
④ 当 ν 为 ∞ 时,t 分布曲线就是标准正态分布曲线。

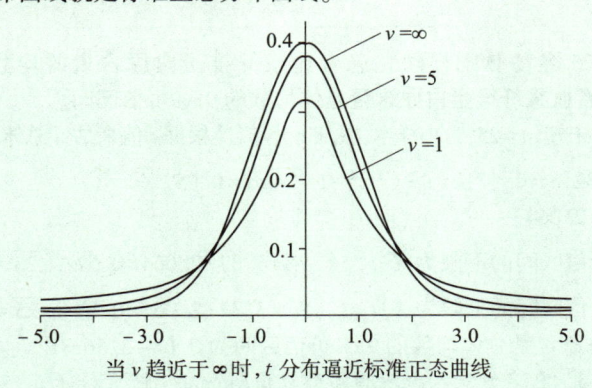

当 ν 趋近于 ∞ 时,t 分布逼近标准正态曲线
不同自由度下的 t 分布

统计应用中,人们最关心的是 t 分布曲线下的面积(即概率 P)与横轴 t 值间的关系。为使用方便,统

计学家编制了不同自由度 ν 下 t 值与相应概率关系的 t 界值表。

(2) Z 分布(u 分布)与 t 分布的鉴别

	Z 分布(标准正态分布)	t 分布
定义	Z 值(u 值)的分布	t 值的分布
统计值	$Z = \dfrac{\overline{X}-\mu}{\sigma_{\overline{X}}} = \dfrac{\overline{X}-\mu}{\sigma/\sqrt{n}}$	$t = \dfrac{\overline{X}-\mu}{S_{\overline{X}}} = \dfrac{\overline{X}-\mu}{S/\sqrt{n}}$
曲线特点	以 0 为中心,左右对称的单峰分布	以 0 为中心,左右对称的单峰分布
形态变化	由于 $\sigma=1$,为一定值,故形态已定	t 分布是一簇曲线,形态变化与自由度 ν 大小有关: ① ν 越小,t 值越分散,曲线越低平 ② ν 逐渐增大时,t 分布逼近 u 分布
95%可信区间	($\overline{X} \pm 1.96\sigma_{\overline{X}}$)	($\overline{X} \pm t_{0.05/2,\nu} S_{\overline{X}}$) (双侧可信区间)

(3) **总体均数可信区间的概念** 参数估计是指由样本统计量估计总体参数。区间估计是指按预先给定的概率,计算出一个区间,使它能够包含未知的总体均数。

在估计总体均数的可信区间时,可能估计错误,其**概率用 α 表示**(通常取 $\alpha = 0.05$ 或 0.01);估计正确的概率为 $1-\alpha$,称为**可信度**(通常取 $1-\alpha = 0.95$ 或 0.99,即 95%或 99%)。

(4) **总体均数可信区间及其估计方法** 对总体参数估计有点估计和区间估计两种方法。

①点估计 是直接利用样本统计量(如均数 $\overline{X}$)作为总体参数(如均数 μ)的估计值。此方法简单,但没有考虑抽样误差的大小,所以难以反映参数的估计值对其真实值的代表性。

②区间估计 在总体均数可信区间估计时,可根据以下三种情况选用不同的公式。

	σ 已知	σ 未知,样本例数足够大($n>50$)	σ 未知,样本例数较小($n \leq 50$)
理论依据	Z 分布的原理	Z 分布的原理	t 分布的原理
95%的总体均数可信区间	$\overline{X} \pm 1.96\sigma_{\overline{X}}$	$\overline{X} \pm 1.96 S_{\overline{X}}$	$\overline{X} \pm t_{0.05/2,\nu} S_{\overline{X}}$
99%的总体均数可信区间	$\overline{X} \pm 2.58\sigma_{\overline{X}}$	$\overline{X} \pm 2.58 S_{\overline{X}}$	$\overline{X} \pm t_{0.01/2,\nu} S_{\overline{X}}$

例八 某医生测得 25 名动脉粥样硬化患者血浆纤维蛋白原含量的均数为 3.32g/L,标准差为 0.57g/L。试计算该患者血浆纤维蛋白原含量总体均数的 95%可信区间。

①本例总体标准差 σ 未知,$n=25$,为小样本,服从 t 分布,应根据 t 值来估计总体均数的 95%可信区间。

②本例 $n=25$,$\overline{X}=3.32$,$S=0.57$,$\nu=n-1=25-1=24$,$\alpha=0.05$。

③查 t 值表,$t_{0.05/2,24}=2.064$。

④95%的总体均数可信区间的下限为 $\overline{X}-t_{0.05/2,\nu}S_{\overline{X}}=3.32-2.064\times0.57/\sqrt{25}=3.08$。

95%的总体均数可信区间的上限为 $\overline{X}+t_{0.05/2,\nu}S_{\overline{X}}=3.32+2.064\times0.57/\sqrt{25}=3.56$。

⑤该种血浆纤维蛋白原含量总体均数的 95%可信区间为 3.08~3.56g/L。

【例 18】某医院抽样调查得 100 名健康人血清胆固醇数值(mmol/L),资料呈正态分布。经计算平均数为 4.8000,标准差为 0.7920,则标准误为

A. 0.0792 B. 0.7920 C. 0.0079

D. 0.0480   E. 7.920

【例19】在抽样研究中,当样本例数逐渐增多时
- A. 标准差逐渐减小
- B. 标准差逐渐加大
- C. 标准差趋近于0
- D. 标准误逐渐减小
- E. 标准误逐渐加大

注意:①不要求考生掌握这些繁杂的计算过程,因为考试时不可能让你查教科书上的 t 值。
②重点掌握一些简单的公式、适用范围及无须复杂计算就可作出答案的知识点。

3. 假设检验的基本步骤

假设检验也称显著性检验,是统计推断的重要内容,其目的是比较总体参数之间有无差别。假设检验的基本思路是首先通过对所需要比较的总体提出一个无差别的假设,然后通过样本数据去推断是否拒绝这一假设。假设检验的方法很多,但其检验步骤基本是一致的。

(1)建立假设 假设有两种,即无效假设(符号为 H_0)和备择假设(符号为 H_1)。

① H_0 和 H_1 都是根据统计推断目的提出的对总体特征的设想,是相互联系且对立的一对假设。假设检验主要是围绕 H_0 进行的,当 H_0 被拒绝时,则接受 H_1。

②明确是单侧还是双侧检验 建立假设前,首先应根据分析目的,结合专业知识明确是单侧检验还是双侧检验。如比较两种降压药A和B的疗效,无法判断两种药物的优劣,应选用双侧检验;如果只是考虑A药是否较B药效果好,则选用单侧检验;若不能确定则选双侧检验。在假设检验中,通常采用双侧检验。

(2)确定检验水准 检验水准也称显著性水准,符号为 α,是预先规定的拒绝域的概率值,常取 $\alpha=0.05$ 或 $\alpha=0.01$。显然,α 值越大,越容易得出有差别的统计结论。

(3)选定检验方法,计算检验统计量
根据资料类型、研究设计方案和统计推断的目的,选用适当的检验方法和计算公式。

(4)确定 P 值,作出统计结论
如双侧 t 检验,$|t| \geq t_{\alpha/2,\nu}$,则 $P \leq \alpha$,按 α 检验水准拒绝 H_0,接受 H_1;若 $P > \alpha$,则不能拒绝 H_0。
通常将 $P > 0.05$ 称为差异不显著,$0.01 < P \leq 0.05$ 为差异显著,$P \leq 0.01$ 为差异非常显著。
两个均数比较时常用的判断标准为
统计量为 Z——单侧 $Z < 1.645$,双侧 $Z < 1.96$,则 $P > 0.05$,差异无统计学意义,不拒绝 H_0。
      单侧 $Z \geq 1.645$,双侧 $Z \geq 1.96$,则 $P \leq 0.05$,差异有统计学意义,拒绝 H_0。
统计量为 t——单侧 $t < t_{0.05,\nu}$,双侧 $t < t_{0.05/2,\nu}$,则 $P > 0.05$,差异无统计学意义,不拒绝 H_0。
      单侧 $t \geq t_{0.05,\nu}$,双侧 $t \geq t_{0.05/2,\nu}$,则 $P \leq 0.05$,差异有统计学意义,拒绝 H_0。
以常用的两均数的比较为例,用符号表示假设检验。

样本均数(其总体均数为 μ)与已知总体均数(μ_0)的比较		H_0	H_1
建立假设		H_0	H_1
双侧检验——是否 $\mu \neq \mu_0$		$\mu = \mu_0$	$\mu \neq \mu_0$
单侧检验	是否 $\mu > \mu_0$	$\mu = \mu_0$	$\mu > \mu_0$
	是否 $\mu < \mu_0$	$\mu = \mu_0$	$\mu < \mu_0$
两样本均数(其相应总体均数分别为 μ_1 和 μ_2)的比较			
建立假设		H_0	H_1
双侧检验——是否 $\mu_1 \neq \mu_2$		$\mu_1 = \mu_2$	$\mu_1 \neq \mu_2$
单侧检验	是否 $\mu_1 > \mu_2$	$\mu_1 = \mu_2$	$\mu_1 > \mu_2$
	是否 $\mu_1 < \mu_2$	$\mu_1 = \mu_2$	$\mu_1 < \mu_2$

4. Z 检验和 t 检验

(1) Z 检验和 t 检验的比较

	Z 检验（u 检验）	t 检验
适用范围	样本均数与总体均数的比较（总体标准差已知） 两独立样本均数的比较（大样本资料 $n>50$）	样本均数与总体均数的比较（总体标准差未知） 两独立样本均数的比较（小样本资料 $n<50$） 配对设计资料的比较
要求	资料服从对称分布或正态分布	资料服从正态分布 两均数比较时还要求所对应的总体方差齐同
计算公式	样本均数与总体均数的比较：$Z=\dfrac{\overline{X}-\mu}{\sigma_{\overline{X}}}=\dfrac{\overline{X}-\mu}{\sigma/\sqrt{n}}$ 两样本均数比较：$Z=\dfrac{\overline{X}_1-\overline{X}_2}{S_{\overline{X}_1-\overline{X}_2}}=\dfrac{\overline{X}_1-\overline{X}_2}{\sqrt{S_1^2/n_1+S_2^2/n_2}}$	样本均数与总体均数的比较：$t=\dfrac{\overline{X}-\mu_0}{S_{\overline{X}}}=\dfrac{\overline{X}-\mu_0}{S/\sqrt{n}}$ 两样本均数比较：$t=\dfrac{\overline{X}_1-\overline{X}_2}{S_{\overline{X}_1-\overline{X}_2}}=\dfrac{\overline{X}_1-\overline{X}_2}{\sqrt{S_C^2\left(\dfrac{1}{n_1}+\dfrac{1}{n_2}\right)}}$ 配对样本均数比较：$t=\dfrac{\overline{d}-0}{S_{\overline{d}}}=\dfrac{\overline{d}}{S_d/\sqrt{n}}\ (\nu=n-1)$

表格中，合并方差 $S_C^2=\dfrac{\sum X_1^2-\dfrac{(\sum X_1)^2}{n_1}+\sum X_2^2-\dfrac{(\sum X_2)^2}{n_2}}{n_1+n_2-2}=\dfrac{(n_1-1)S_1^2+(n_2-1)S_2^2}{n_1+n_2-2}$

【例20】两样本均数比较的 t 检验，其目的是检验

　　A. 两样本均数是否相等　　　　　　　　　　B. 两样本所属的总体均数是否相等
　　C. 两样本所属总体的均数相差有多大　　　　D. 两样本所属总体的均数为多大
　　E. 两样本均数相差有多大（2021）

(2) 样本均数与总体均数的比较——t 检验

例九　已知正常成年男子血红蛋白均值为140g/L，今随机调查某厂成年男子60人，测其血红蛋白均值为125g/L，标准差15g/L。问该厂成年男子血红蛋白均值与一般成年男子是否不同？

分析：本例属样本均数（$\overline{X}=125$）与已知总体均数（$\mu_0=140$）的比较，$n=60$，$S=15$，由于总体标准差 σ 未知，故应选用单样本均数 t 检验。

①建立检验假设，确定检验水准
　　$H_0:\mu=\mu_0$，该厂成年男子血红蛋白均值与一般成年男子相同。
　　$H_1:\mu\neq\mu_0$，该厂成年男子血红蛋白均值与一般成年男子不同。
　　$\alpha=0.05$

②计算检验统计量　　　　$t=\dfrac{|\overline{X}-\mu_0|}{S/\sqrt{n}}=\dfrac{|125-140|}{15/\sqrt{60}}=7.746$

③确定 P 值，作出推断结论　　自由度 $\nu=n-1=60-1=59$，查统计学 t 分布界值表，得：$t_{0.05/2,59}=2.000$

本例 $t>t_{0.05/2,59}$，$P<0.05$，差别有统计学意义，拒绝 H_0，接受 H_1，可认为该厂成年男子血红蛋白均值与一般成年男子均值的差别有统计学意义。

(3) 配对样本均数的 t 检验

例十　某研究者为比较耳垂血和手指血的白细胞数，调查10名成年人，同时采取耳垂和手指血，结

果如下(1)~(3)列(10g/L),试比较耳垂血和手指血的白细胞数有无不同。

编号(1)	耳垂血(2)	手指血(3)	差值 d(4)	d^2(5)
1	9.7	6.7	3.0	9.00
2	6.2	5.4	0.8	0.64
3	7.0	5.7	1.3	1.69
4	5.3	5.0	0.3	0.09
5	8.1	7.5	0.6	0.36
6	9.9	8.3	1.6	2.56
7	4.7	4.6	0.1	0.01
8	5.8	4.2	1.6	2.56
9	7.8	7.5	0.3	0.09
10	8.6	7.0	1.6	2.56
合计			11.2($\sum d$)	19.56($\sum d^2$)

分析:本例属于配对资料两样本均数的比较,采用 t 检验。

①建立假设,确定检验水准

$H_0:\mu_d=0$,耳垂血和手指血的白细胞数差异为零。

$H_1:\mu_d\neq 0$,耳垂血和手指血的白细胞数差异不为零。

$\alpha=0.05$

②计算检验统计量

先计算差值 d 及 d^2,见上表第(4)、(5)列。本例 $\sum d=11.2$,$\sum d^2=19.56$。

计算差值均数: $\bar{d}=\sum d/n=11.2/10=1.12$。

计算差值的标准差:

$$S_d = \sqrt{\frac{\sum d^2 - \frac{(\sum d)^2}{n}}{n-1}} = \sqrt{\frac{19.56 - \frac{11.2^2}{10}}{10-1}} = 0.883$$

计算差值的标准误($S_{\bar{d}}$)和 t 值:

$$S_{\bar{d}} = \frac{S_d}{\sqrt{n}} = \frac{0.883}{\sqrt{10}} = 0.279 \qquad t = \frac{\bar{d}-0}{S_{\bar{d}}} = \frac{1.12}{0.279} = 4.014$$

③确定 P 值,作出推断结论

自由度 $\nu=n-1=10-1=9$,查统计学 t 分布界值表,得: $t_{0.05/2,9}=2.262$。本例 $t>t_{0.05/2,9}$,$P<0.05$,差别有统计学意义,拒绝 H_0,接受 H_1,可认为耳垂血和手指血白细胞数的差别有统计学意义。

(4)大样本均数的 Z 检验

例十一 某医生测得正常人与高血压患者血清胆固醇含量(mg%)的资料如下,试比较两组血清胆固醇含量有无差别。

正常人组 $n_1=506$,$\bar{X}_1=180.6$,$S_1=34.2$　　　高血压组 $n_2=142$,$\bar{X}_2=223.6$,$S_2=45.8$

分析:本例属两组总体均数的比较,由于 $n>50$,属于大样本资料,故用 Z 检验。

①建立假设,确定检验水准

$H_0:\mu_1=\mu_2$,正常人与高血压患者血清胆固醇总体均数相同。

$H_1:\mu_1\neq\mu_2$,正常人与高血压患者血清胆固醇总体均数不同。

α = 0.05

②计算检验统计量

$$Z = \frac{|\overline{X}_1 - \overline{X}_2|}{\sqrt{S_1^2/n_1 + S_2^2/n_2}} = \frac{|180.6 - 223.6|}{\sqrt{34.2^2/506 + 45.8^2/142}} = 10.4$$

③确定 P 值,作出推断结论

本例 $Z = 10.4 > 1.96$,故 $P<0.05$,差别有统计学意义,拒绝 H_0,接受 H_1,可认为正常人与高血压患者的血清胆固醇含量有差异。

【例21】随机抽样调查甲、乙两地正常成年男子身高,得甲地身高的均值为175cm,乙地为179cm,经 t 检验得 $P<α$,差别有统计学意义。其结论为
    A. 可认为两地正常成年男子平均身高相差不大 B. 甲、乙两地正常成年男子身高均值相差较大
    C. 两地接受调查的正常成年男子平均身高不同 D. 可认为两地正常成年男子平均身高不同
    E. 两地接受调查的正常成年男子平均身高差别较大

【例22】正态分布的数值变量,两组资料的比较,检验统计量的计算用
    A. $(\overline{X}-\mu)/\sigma$ B. $(\overline{X}-\mu)/\sigma_{\overline{X}}$ C. $(\overline{X}-\mu)/S_{\overline{X}}$
    D. $(\overline{d}-\mu)/S_{\overline{d}}$ E. $(\overline{X}_1 - \overline{X}_2)/S_{\overline{X}_1-\overline{X}_2}$

5. 假设检验的两类错误及注意事项

(1)两类错误 统计学中,假设检验无论是拒绝 H_0,还是不拒绝 H_0,都可能犯错误,分以下两类。

	Ⅰ类错误	Ⅱ类错误
错误类型	拒绝了实际上成立的 H_0,属于"弃真"的错误	没拒绝实际上不成立的 H_0,属于"存伪"的错误
别称	假阳性错误	假阴性错误
概率符号	α	β
概率大小	若确定检验水准为 $\alpha = 0.05$,则犯Ⅰ类错误的概率为0.05,即理论上每100次抽样有5次发生这类错误	β 值大小一般未知,必须在知道两总体的标准差、均数的实际差值、样本含量时,才能算出
两者关系	当 n 固定时,α 越小,则 β 越大;反之,α 越大,则 β 越小	同时减小 α 和 β 的唯一方法是增加样本含量

注意:$1-\alpha$ 为可信度。$1-\beta$ 为把握度,也称检验效能,表示当两总体确实有差别时,按规定的检验水准能发现其差别的能力。

(2)假设检验中的注意事项
①应用检验方法必须符合其适用条件,应根据设计类型、变量类型、样本大小等,选择合适的检验方法。
②当样本量一定时,Ⅰ类错误的概率 α 变小,则发生Ⅱ类错误的概率 β 就变大,反之亦然。
③结论不能绝对化。当 $P \leq 0.05$ 时,则"拒绝 H_0,接受 H_1",检验结果有统计学意义,习惯上称为差别有显著性。但不要把很小的 P 值误解为总体参数间差异很大,P 值小只是说犯Ⅰ类错误的机会远小于 α。所以在报告中,宜说差异"有统计学意义"。当统计量的值与界值很接近,即 P 值很接近 α 时,不能简单拒绝或不拒绝 H_0,应该继续观察研究。

6. 方差分析

以前讲到的 t 检验、Z 检验主要适合<u>两个样本均数</u>的比较,若对<u>多个样本均数</u>进行比较,则采用方差分析。方差分析(ANOVA)又称 F 检验,是通过对数据变异的分析来判断不同样本所代表的总体均数是否

第十八篇 医学统计学
第1章 概论与定量数据的统计描述

相同。方差分析的基本思想是把全部观察值间的变异按设计和需要分解成两个或多个组成部分,然后将各部分的变异与随机误差进行比较,以判断各部分的变异是否具有统计学意义。

下面我们以完全随机设计为例,来了解方差分析的大致步骤。

完全随机设计的数据结构一般形式如下,其中 k 为处理因素的水平数,X_{ij} 为处理因素第 i 水平的第 j 个观察值,$n_i(i=1,2,\cdots k)$ 为处理因素第 i 水平组的观测例数,n 为总例数,$\overline{X}_i$ 为处理因素第 i 水平组的均数,$\overline{X}$ 为总均数,S_i^2 为处理因素第 i 水平组的方差,S^2 为全部观测值的方差。

处理因素水平1	水平2	…	水平k	合计
X_{11}	X_{21}	…	X_{k1}	
X_{12}	X_{22}	…	X_{k2}	
…	…	…	…	
X_{1n}	X_{2n}	…	X_{kn}	
n_1	n_2	…	n_k	n
$\overline{X}_1$	$\overline{X}_2$	…	$\overline{X}_k$	$\overline{X}$
S_1^2	S_2^2	…	S_k^2	S^2

表中,n 个观测值彼此不同,可以用方差来反映该变异程度。方差的分子部分为 n 个观测值的离均差平方和,被称为总变异,记为 $SS_\text{总}$。

$$总变异 SS_\text{总} = \sum_{i=1}^{k} n_i(\overline{X}_i - \overline{X})^2 + \sum_{i=1}^{k}\sum_{j=1}^{n_i}(X_{ij} - \overline{X}_i)^2$$

其中,$\sum_{i=1}^{k} n_i(\overline{X}_i - \overline{X})^2$ 称为组间变异,是组内均值 $\overline{X}_i$ 与总均值 $\overline{X}$ 之差的平方和,记为 $SS_\text{组间}$,反映了各处理因素各个水平组间的差异。

$\sum_{i=1}^{k}\sum_{j=1}^{n_i}(X_{ij} - \overline{X}_i)^2$ 称为组内变异,是组内各个观测值 X_{ij} 与本组内均值 $\overline{X}_i$ 之差的平方和,记为 $SS_\text{组内}$,它反映了各组内样本的随机波动。

可见,总变异、组间变异和组内变异之间满足下式:

$$SS_\text{总} = SS_\text{组间} + SS_\text{组内}$$

其中,总变异自由度 $\nu_\text{总} = n-1$,组间变异自由度 $\nu_\text{组间} = k-1$,组内变异自由度 $\nu_\text{组内} = (n-k)$。

$$\nu_\text{总} = \nu_\text{组间} + \nu_\text{组内}$$

上述各部分变异除以相应自由度得到相应平均变异,即方差(通常称为均方)。

组间均方 $MS_\text{组间} = \dfrac{SS_\text{组间}}{\nu_\text{组间}} = \dfrac{SS_\text{组间}}{k-1}$; 组内(误差)均方 $MS_\text{组内} = \dfrac{SS_\text{组内}}{\nu_\text{组内}} = \dfrac{SS_\text{组内}}{n-k}$

计算方差分析的统计量,即

$$F = \dfrac{MS_\text{组间}}{MS_\text{组内}}$$

以上计算过程归纳为下表(完全随机设计的方差分析表)。

变异来源	平方和 SS	自由度 ν	均方 MS	F 值
总变异	$SS_\text{总} = \sum_{i=1}^{k} n_i(\overline{X}_i - \overline{X})^2 + \sum_{i=1}^{k}\sum_{j=1}^{n_i}(X_{ij} - \overline{X}_i)^2$	$\nu_\text{总} = n-1$		
处理组间	$SS_\text{组间} = \sum_{i=1}^{k} n_i(\overline{X}_i - \overline{X})^2$	$\nu_\text{组间} = k-1$	$MS_\text{组间} = SS_\text{组间}/\nu_\text{组间}$	$F = \dfrac{MS_\text{组间}}{MS_\text{组内}}$
组内(误差)	$SS_\text{组内} = \sum_{i=1}^{k}\sum_{j=1}^{n_i}(X_{ij} - \overline{X}_i)^2$	$\nu_\text{组内} = n-k$	$MS_\text{组内} = SS_\text{组内}/\nu_\text{组内}$	

例十二 为研究郁金对低张性缺氧小鼠存活时间的影响,将 36 只小鼠随机分为 A、B、C 三组,每组 12 只,雌雄各半,分别以 10g/kg、20g/kg、40g/kg 三种不同剂量的郁金灌胃,各组小鼠均同时置于放有钠石灰的 250ml 密闭广口瓶中,观察并记录小鼠存活时间。数据如下,问不同剂量的郁金下小鼠的存活时间是否不同。

	A 组	B 组	C 组	合计
	47.7	49.7	84.4	
	34.5	57.5	70.1	
	41.6	48.3	68.0	
	34.1	59.1	73.7	
	36.3	47.7	75.5	
	45.2	57.5	80.3	
	49.2	56.6	82.9	
	34.0	50.5	79.1	
	44.2	56.7	63.2	
	40.5	43.5	71.1	
	41.5	51.8	69.6	
	32.2	56.9	72.4	
n_i	12	12	12	36
$\overline{X}_i$	40.08	52.96	74.19	55.74($\overline{X}$)
S_i^2	33.562	25.086	41.195	234.808

分析:本实验为完全随机设计,故可用完全随机设计的方差分析进行检验。
①建立假设,确定检验水准
  $H_0: \mu_1 = \mu_2 = \mu_3$,不同剂量郁金对小鼠的存活时间无影响。
  $H_1: \mu_1 、 \mu_2 、 \mu_3$ 不等或不全相等,不同剂量郁金对小鼠的存活时间有影响。
  $\alpha = 0.05$
②计算统计量

变异来源	平方和 SS	自由度 ν	均方 MS	F 值
组间	7119.994	2	3559.997	106.968
组内	1098.275	33	33.281	
总	8218.269	35		

③确定 P 值,作出推断结论
  以 $\nu_{组间} = 2, \nu_{组内} = 33$,查 F 界值表,$F_{0.05(2,33)} = 3.29$,$F > F_{0.05(2,33)}$,故 $P < 0.05$,按 $\alpha = 0.05$ 水准,拒绝 H_0,接受 H_1,差别具有统计学意义,可以认为不同剂量的郁金对小鼠存活时间的影响有统计学差异。

注意:①方差分析的结论若拒绝 H_0,接受 H_1,不能说明各组总体均数两两间都有差别。如果要分析哪两组间有差别,还要进行多个均数间的多重比较。
②方差分析要求组内观测值相互独立,且服从正态分布;各样本组内观测值总体方差相等(方差齐)。
③方差分析内容还包括随机区组设计、拉丁方设计的方差分析及方差齐性检验等内容,太复杂,从略。

【例 23】两样本均数比较的 t 检验,差别有统计学意义时,P 越小,说明
  A. 两总体均数的差别不大   B. 两总体均数的差别越大
  C. 越有理由认为两总体均数不同   D. 越有理由认为两样本均数不同
  E. 越有理由认为两总体均数的差别很大

【例 24】根据一项包括 50 例病例和 50 例对照组的调查结果,两组关于可能病因因素分布的差异没有统计学意义,可以据此得出结论

第十八篇 医学统计学
第1章 概论与定量数据的统计描述

A. 这个差异可能是抽样误差所致
B. 病例和对照组的可比性已被证实
C. 观察者或调查者的偏性已被消除
D. 该因素与疾病可能有联系
E. 这个差异临床上可能是显著的

【例25】当样本含量固定时，Ⅰ类错误 α 和Ⅱ类错误 β 的关系有
A. $\alpha=\beta$
B. $\alpha>\beta$
C. $\alpha<\beta$
D. α 愈大，β 可能愈小
E. α 愈大，β 可能愈大

▶**常考点**　　一些基本的概念，适用条件，不要求掌握复杂的计算过程。

参考答案——详细解答见《2024 国家临床执业及助理医师资格考试历年考点精析(上、下册)》

1. ABCDE   2. ABCDE   3. ABCDE   4. ABCDE   5. ABCDE   6. ABCDE   7. ABCDE
8. ABCDE   9. ABCDE   10. ABCDE   11. ABCDE   12. ABCDE   13. ABCDE   14. ABCDE
15. ABCDE   16. ABCDE   17. ABCDE   18. ABCDE   19. ABCDE   20. ABCDE   21. ABCDE
22. ABCDE   23. ABCDE   24. ABCDE   25. ABCDE

第2章　定性数据的统计描述

▶ **考纲要求**

①分类变量资料的统计描述：相对数常用指标及其意义，相对数应用注意事项。②分类变量资料的统计推断：率的抽样误差和标准误、总体率的可信区间及其估计方法，Z 检验和 χ^2 检验。

▶ **复习要点**

一、分类变量资料的统计描述

1. 相对数常用指标及其意义

（1）**率**　表示在一定空间或时间范围内某现象的发生数与可能发生的总数之比，说明某现象出现的强度或频度，通常以百分率（%）、千分率（‰）、万分率（/万）、十万分率（/10万）表示。计算公式为

$$率 = \frac{某事物或现象发生的实际数}{可能发生该事物或现象的总例数} \times 比例基数$$

（2）**构成比**　表示事物内部各组成部分在整体中所占的比重，常以百分数表现，计算公式为

$$构成比 = \frac{该事物内部某一组成部分的观察单位数（例数）}{某事物内部的所有观察单位之和（例数之和）} \times 100\%$$

注意：①构成比各部分相对数之和为100%，某一构成部分的增减会导致其他部分构成比相应减少或增加。
②某一部分率的变化并不影响其他部分率的变化，且其平均率不能简单地将各率相加后平均求得。

（3）**相对比**　是 A 和 B 两个有关联指标值之比，用以描述两者的对比水平。相对比 = A/B。

2. 相对数应用注意事项

（1）**不要把构成比与率相混淆**　构成比只能说明某事物内部各组成部分的比重和分布，不能说明该事物某一部分发生的强度和频率。

（2）**使用相对数时分母不宜过小**　分母过小时相对数不稳定。在例数较小时，最好采用绝对数表示。

（3）**注意资料的可比性**　用以比较的资料应是同质的，除了要比较的处理因素外，其他条件应基本相同。

（4）**要考虑存在抽样误差**　比较两个样本率或构成比时，由于存在抽样误差，不能单凭数字表面相差的大小作结论，对总体进行推断时应作统计学检验。

二、分类变量资料的统计推断

1. 率的抽样误差和标准误、总体率的可信区间及其估计方法

（1）**率的抽样误差和标准误**　从同一总体中随机抽出观察数相等的多个样本，样本率与总体率、各样本率之间往往会有差异，这种差异称为率的抽样误差。大小可用率的标准误 σ_p 表示，其计算公式为

$$\sigma_p = \sqrt{\frac{\pi(1-\pi)}{n}} \qquad 式中，\sigma_p 为率的标准误，\pi 为总体率，n 为样本含量$$

由于实际中总体率 π 往往未知，我们常用样本率 P 来代替总体率 π，则上述公式可改写为

$$S_p = \sqrt{\frac{P(1-P)}{n}} \qquad 式中，S_p 为样本率的标准误，P 为样本率，n 为样本含量$$

第十八篇　医学统计学
第2章　定性数据的统计描述

（2）总体率的可信区间及其估计方法　由于率的抽样误差不可避免，所以需要对总体率进行推测。根据一定的可信度、理论分布与样本信息，推算出来的总体率可能所在的范围为总体率的可信区间。样本率的理论分布与样本含量 n、阳性率 P 的大小有关。根据 n 和 P 的大小选择下列方法进行推测。与总体均数可信区间的估计方法类似，总体率的推测有以下两种方法，即正态近似法和查表法。

	正态近似法	查表法
适用条件	n 足够大（$n>50$） 样本率 P 或 $1-P$ 均不太小，即 $nP>5$、$n(1-P)>5$	n 较小（$n\leq 50$），特别是 P 接近 0 或 1 时
理论依据	样本率 P 的分布近似正态分布	二项分布原理
可信区间	总体率（π）95% 的可信区间为 $P\pm 1.96 S_p$ 总体率（π）99% 的可信区间为 $P\pm 2.58 S_p$	计算过程复杂，可直接查表求得

例十三　抽样调查了某校 10 岁 200 名儿童的牙齿，患龋 130 人，试求该校儿童患龋率的 95% 的区间估计。
分析：本例为率的抽样调查，要求估计总体率的可信区间。
①计算样本率：$P=X/n=130/200=0.65$。
②由于样本含量 $n=200$（>50），样本率 P 或 $1-P$ 均不接近于 0 或 1，故率的抽样误差（标准误）为

$$S_p=\sqrt{\frac{P(1-P)}{n}}=\sqrt{\frac{0.65(1-0.65)}{200}}=0.03373$$

③计算总体率 95% 的可信区间：$P\pm 1.96 S_p=0.65\pm 1.96\times 0.03373=0.65\pm 0.066$。
即该校儿童患龋率的 95% 可信区间为（58.4%，71.6%）。

2. 率的 Z 检验
率的 Z 检验原称 u 检验，常用于样本率和总体率的比较及两个样本率的比较。Z 检验的适宜条件是样本含量足够大、样本率 P 和 $1-P$ 均不接近于 0。

（1）率的 Z 检验的适用条件及 Z 值计算方法

	样本率和总体率的比较	两个样本率的比较
适用条件	样本含量 n 足够大（$n>50$） 样本率 P 和（$1-P$）均不接近 0 或 1	样本含量 n 足够大（$n>50$） 样本率 P 和（$1-P$）均不接近 0 或 1
理论依据	样本率 P 的分布近似正态分布	样本率 P 的分布近似正态分布
Z 值计算	$Z=\dfrac{\|P-\pi\|}{\sigma_p}=\dfrac{\|P-\pi\|}{\sqrt{\dfrac{\pi(1-\pi)}{n}}}$	$Z=\dfrac{\|P_1-P_2\|}{\sqrt{P_C(1-P_C)\left(\dfrac{1}{n_1}+\dfrac{1}{n_2}\right)}}$，$P_C=\dfrac{X_1+X_2}{n_1+n_2}$
符号含义	π 为总体率，P 为样本率 n 为样本例数，σ_p 为总体率的标准误	P_1 和 P_2 为两个样本率，P_C 为合并样本率 n_1 和 n_2 为两个样本数 X_1 和 X_2 为两个样本的阳性例数

【例1】某省部分地区的居民因长期饮用深井高碘水导致高碘性甲状腺肿，随机抽查到该地区甲、乙两村常住居民的高碘性甲状腺肿患病率，甲村为 20.6%，乙村为 25.3%，则甲、乙两村该病的合计患病率应为
　　A. 甲、乙两村调查人群中患该病总人数除以调查总人数
　　B. 两患病率的几何平均数，得 29.11%　　C. 两患病率相加，得 45.9%
　　D. 两患病率相乘，得 5.21%　　E. 两患病率的平均数，为 22.95%

【例2】已知甲地老年人比例大于乙地，经普查甲地冠心病死亡率为5‰，乙地冠心病死亡率为4‰，若希望比较甲、乙两地冠心病死亡率的高低，则
　　A．计算标化率后再比较　　B．应做两个率比较的χ^2检验　　C．应做秩和检验
　　D．应做率的Z检验　　　　E．可用两地的死亡率直接进行比较

【例3】n足够大，P不接近于0或1，样本率与总体率比较，统计量u为
　　A．$|P-\pi|/S_p$　　　　B．$|P_1-P_2|/\sigma_p$　　　　C．$|P_1-P_2|/S_p$
　　D．$|P-\pi|/\sigma$　　　　E．$|P-\pi|/\sigma_p$

(2) 样本率和总体率比较的 Z 检验

例十四　大量调查资料表明，城市25岁以上人群高血压患病率为11%。某研究组在某油田职工家属区随机抽样调查了25岁以上人口598人，其中82人确诊为高血压。试计算油田职工家属的高血压患病率与一般人有无不同。

分析：本例属样本率与总体率的比较，由于$n>50$，且样本率P和$(1-P)$均不接近0，故用率的Z检验。

本例总体率$\pi=0.11$，样本率$P=82/598=0.14$，样本数$n=598$。

①建立假设，确定检验水准

　　$H_0:\pi=\pi_0$，油田职工家属的高血压患病率与一般人高血压患病率相同。

　　$H_1:\pi\neq\pi_0$，油田职工家属的高血压患病率与一般人高血压患病率不同。

　　$\alpha=0.05$

②计算检验统计量

$$Z=\frac{|P-\pi|}{\sqrt{\frac{\pi(1-\pi)}{n}}}=\frac{|0.14-0.11|}{\sqrt{\frac{0.11(1-0.11)}{598}}}=2.34$$

③确定P值，作出推断结论

本例$Z=2.34>1.96$，故$P<0.05$，按$\alpha=0.05$的水准，差别有统计学意义，拒绝H_0，接受H_1，可认为油田职工家属的高血压患病率与一般人不同。

(3) 两个样本率比较的 Z 检验

例十五　某研究组欲研究高中生吸烟（每天10支以上者）与父亲吸烟之间的关系。随机抽取某街区家中有高中生的父亲进行调查，300个不吸烟的父亲，其子吸烟者有42人；189个吸烟的父亲，其子吸烟的有75人。试比较父亲吸烟与不吸烟组高中生吸烟率有无差异。

分析：本例属两个样本率的比较，由于$n>50$，且样本率P和$(1-P)$均不接近0，故用率的Z检验。

本例中，$n_1=300$，$X_1=42$，$P_1=42/300=0.1400$

　　　　$n_2=189$，$X_2=75$，$P_2=75/189=0.3968$

$$P_c=\frac{X_1+X_2}{n_1+n_2}=\frac{42+75}{300+189}=0.2393$$

①建立假设，确定检验水准

　　$H_0:\pi_1=\pi_2$，即父亲吸烟组高中生吸烟率与父亲不吸烟组高中生吸烟率相同。

　　$H_1:\pi_1\neq\pi_2$，即父亲吸烟组高中生吸烟率与父亲不吸烟组高中生吸烟率不同。

　　$\alpha=0.05$

②计算检验统计量

$$Z=\frac{|P_1-P_2|}{\sqrt{P_c(1-P_c)\left(\frac{1}{n_1}+\frac{1}{n_2}\right)}}=\frac{|0.1400-0.3968|}{\sqrt{0.2393(1-0.2393)\left(\frac{1}{300}+\frac{1}{189}\right)}}=6.481$$

③确定P值，作出推断结论

本例Z=6.481>1.96，故P<0.05，按α=0.05的水准，差别有统计学意义，拒绝H_0，接受H_1，可认为父亲吸烟组高中生吸烟率与父亲不吸烟组高中生吸烟率两者不同，即父亲吸烟时，其子吸烟率高。

（4～6题共用题干）为研究45岁以上男性中体重指数（BMI）≥25者糖尿病患病率是否高于体重指数<25者，某医师共调查了9550人。其中，BMI≥25者有2110人（n_1），糖尿病患病人数为226人（X_1）；BMI<25者7440人（n_2），糖尿病患病人数为310人（X_2）。问BMI≥25者糖尿病患病率是否高于BMI<25者？

【例4】统计学检验的检验假设（无效假设）和选择假设分别是

A. $H_0:P_1=P_2, H_1:P_1\neq P_2$ B. $H_0:P_1=P_2, H_1:P_1<P_2$ C. $H_0:\pi_1=\pi_2, H_1:\pi_1\neq\pi_2$

D. $H_0:\pi_1=\pi_2, H_1:\pi_1<\pi_2$ E. $H_0:\pi_1=\pi_2, H_1:\pi_1>\pi_2$

【例5】若进行u检验，公式为

A. $u=|P_1-P_2|/S_{p_1-p_2}$ B. $u=|P-\pi|/S_p$ C. $u=|P_1-P_2|/\sigma_p$

D. $u=|P_1-P_2|/S_p$ E. $u=|P-\pi|/\sigma_p$

【例6】经u检验，若u值等于2.95，则P

A. >0.05 B. >0.03 C. >0.02

D. >0.01 E. <0.01

3. χ^2检验

χ^2检验也称卡方检验，是用途非常广泛的一种假设检验方法，它可用于两个及两个以上率或构成比的比较；两分类变量间相关关系分析等。

(1) χ^2检验的基本思路及χ^2检验的基本公式

现利用下面的问题来阐明χ^2检验的基本思路。

例十六 某医生用甲、乙两种疗法治疗高血压，结果如下。问甲、乙两种疗法的有效率是否相同？

组别	有效	无效	合计	有效率（%）
甲疗法	20(a)[25.8]	24(b)[18.2]	44(a+b)	45.45
乙疗法	21(c)[15.2]	5(d)[10.8]	26(c+d)	80.77
合计	41(a+c)	29(b+d)	70(n)	58.57

表中a、b、c、d 4个数据为基本数据，其余数据都可由这4个数据推算而来，称为**四格表资料**。四格表资料可用χ^2检验推断两个总体率（或构成比）之间有无差别。χ^2检验的统计量为χ^2，其**基本计算公式**为

$$\chi^2=\sum\frac{(A-T)^2}{T} \qquad 自由度\nu=（行数-1）（列数-1）=1$$

式中，A为**实际频数**，即上表中"（ ）"内的a、b、c、d 4个数据。

T为**理论频数**，即上表中"[ ]"内的4个数据，理论频数按下式计算：

$$T_{RC}=\frac{n_R \cdot n_C}{n}$$

式中，T_{RC}为第R行第C列的理论频数，n_R为相应行的合计，n_C为相应列的合计，n为总例数。

如上表中，理论频数的计算方法为

$T_{11}=(44\times41)/70=25.77, T_{12}=44-25.77=18.23, T_{21}=41-25.77=15.23, T_{22}=26-15.23=10.77$。

分析：本例属两个样本总体率的比较，为四格表资料，可用四格表资料的χ^2检验。

①建立假设，确定检验水准

$H_0:\pi_1=\pi_2$，甲乙两种疗法的总体有效率相同；

$H_1: \pi_1 \neq \pi_2$，甲乙两种疗法的总体有效率不同；

$\alpha = 0.05$

②计算检验统计量

$$\chi^2 = \sum \frac{(A-T)^2}{T} = \frac{(20-25.77)^2}{25.77} + \frac{(24-18.23)^2}{18.23} + \frac{(21-15.23)^2}{15.23} + \frac{(5-10.77)^2}{10.77} = 8.40$$

注意：本例 $n = 70 > 40$，且所有的 $T > 5$，故也可根据 χ^2 检验的专用公式计算 χ^2 值，结果相同。

$$\chi^2 = \frac{(ad-bc)^2 n}{(a+b)(c+d)(a+c)(b+d)} = \frac{(20 \times 5 - 24 \times 21)^2 \times 70}{44 \times 26 \times 41 \times 29} = 8.40$$

自由度 $\nu = （行数-1）（列数-1） = 1$

③确定 P 值，作出推断结论

以 $\nu = 1$ 查 χ^2 界值表，得 $\chi^2_{0.05(1)} = 3.84$。本例 $\chi^2 = 8.40 > 3.84$，按 $\alpha = 0.05$ 的水准，$P < 0.05$，差别有统计学意义，拒绝 H_0，接受 H_1，可认为甲乙两种疗法的总体有效率不同。

(2) χ^2 检验计算公式的选用

四格表资料的 χ^2 检验，应根据下表中给定的条件，选择合适的公式计算统计量。

	适用条件	计算公式
χ^2 检验的专用公式	$n \geq 40$，且所有的 $T \geq 5$	$\chi^2 = \dfrac{(ad-bc)^2 n}{(a+b)(c+d)(a+c)(b+d)}$
χ^2 检验的校正公式	$n \geq 40$，但有 $1 \leq T < 5$	$\chi^2_c = \dfrac{(\lvert ad-bc \rvert - n/2)^2 n}{(a+b)(c+d)(a+c)(b+d)}$
Fisher 确切概率法	$n < 40$，或 $T < 1$	$P_i = \dfrac{(a+b)!\,(c+d)!\,(a+c)!\,(b+d)!}{a!\,b!\,c!\,d!\,n!}$

注意：套用四格表 χ^2 检验的计算公式前，一定要看每个公式的适用条件。

例十七 某医生用两种疗法治疗心绞痛，结果如下。试比较这两种疗法的疗效有无差异。

组别	有效	无效	合计	有效率(%)
甲疗法	23(a) [24.58]	6(b) [4.42]	29($a+b$)	79.31
乙疗法	27(c) [25.42]	3(d) [4.58]	30($c+d$)	90.00
合计	50($a+c$)	9($b+d$)	59(n)	84.75

分析：本例属两个样本总体率的比较，为四格表资料，可用四格表资料的 χ^2 检验。

①根据 n 和 T 值，选用合适的 χ^2 检验公式 观察样本例数 n，计算理论频数 T。$T_{RC} = (n_R \times n_C)/n$

$T_{11} = (50 \times 29)/59 = 24.58$，$T_{12} = (9 \times 29)/59 = 4.42$，$T_{21} = (50 \times 30)/59 = 25.42$，$T_{22} = (9 \times 30)/59 = 4.58$。

本例 $n = 59 \geq 40$，但 $1 \leq T_{12}、T_{22} < 5$，因此只能选用校正公式进行 χ^2 检验。

②建立假设，确定检验水准

$H_0: \pi_1 = \pi_2$，即两种不同疗法有效率相同；

$H_1: \pi_1 \neq \pi_2$，即两种不同疗法有效率不同；

$\alpha = 0.05$

③计算检验统计量

$$\chi^2_c = \frac{(\lvert ad - bc \rvert - n/2)^2 n}{(a+b)(c+d)(a+c)(b+d)} = \frac{(\lvert 23 \times 3 - 6 \times 27 \rvert - 59/2)^2 \times 59}{29 \times 30 \times 50 \times 9} = 0.61$$

自由度 $\nu=(行数-1)(列数-1)=1$

④确定 P 值,作出推断结论　以 $\nu=1$ 查 χ^2 界值表,$\chi^2_{0.05(1)}=3.84$。本例 $\chi^2<3.84$, $P>0.05$,按 $\alpha=0.05$ 的水准,差别无统计学意义,接受 H_0,拒绝 H_1,不能认为甲乙两种疗法的总体有效率不同。

(3) 配对四格表资料的 χ^2 检验

配对四格表资料的 χ^2 检验是对配对设计下两样本频率分布进行比较。配对设计包括:同一批样品用两种不同的处理方法,观察对象根据配对条件配成对子,同一对子内不同的个体分别接受不同的处理,在病因和危险因素的研究中,将患者和对照按配对条件配成对子,研究是否存在某种病因或危险因素。若观察的结果只有阴性、阳性两种可能,则可用配对四格表资料的 χ^2 检验。

配对设计常用于两种检验方法、培养方法、诊断方法的比较,其特点是对样本中各观察单位分别用两种方法进行处理,然后观察两种处理方法的某两类变量的计数结果。

观察结果有 4 种情况:①A、B 两种检查方法均为阳性数(a);②A、B 两种检查方法均为阴性数(d);③A 法为阳性,B 法为阴性(b);④A 法为阴性,B 法为阳性(c)。需进行假设检验时,其检验统计量为

$$\chi^2=\frac{(b-c)^2}{b+c},\nu=1\,(b+c\geqslant 40) \qquad \chi^2=\frac{(|b-c|-1)^2}{b+c},\nu=1\,(b+c<40)$$

例十八　现有 198 份痰标本,每份标本分别用 A、B 两种培养基培养结核分枝杆菌,结果如下。问 A、B 两种培养基的阳性培养率是否不等?

	B 培养基阳性	B 培养基阴性	合计
A 培养基阳性	48(a)	24(b)	72($a+b$)
A 培养基阴性	20(c)	106(d)	126($c+d$)
合计	68($a+c$)	130($b+d$)	198($a+b+c+d$)

分析:本例属配对四格表资料的 χ^2 检验。

①建立假设,确定检验水准

$H_0:B=C$,即两种培养基的阳性率相等;

$H_1:B\neq C$,即两种培养基的阳性率不等;

$\alpha=0.05$

②计算检验统计量,由于 $b+c>40$,因此选用下列公式计算 χ^2 值

$$\chi^2=\frac{(b-c)^2}{b+c}=\frac{(24-20)^2}{24+20}=0.36,\nu=1$$

③确定 P 值,作出推断结论

以 $\nu=1$ 查 χ^2 界值表,$\chi^2_{0.05(1)}=3.84$。本例 $\chi^2<3.84$, $P>0.05$,按 $\alpha=0.05$ 的水准,差别无统计学意义,不拒绝 H_0,不能认为两种培养基的阳性率不同。

(4) 行×列表资料的 χ^2 检验　行×列表资料是指有两个或两个以上比较的组,记录的观察结果也有两个或两个以上。行×列表资料的 χ^2 检验用于两个以上率(或构成比)差异的比较。其计算公式为

$$\chi^2=n\left(\sum\frac{A^2}{n_R n_C}-1\right),\nu=(行数-1)(列数-1)$$

式中,n 为总例数,A 为实际频数,n_R 为相应行的合计,n_C 为相应列的合计。

例十九　某医生观察三种降脂药 A、B、C 的临床疗效,观察 3 个月后,按照患者的血脂下降程度分为有效和无效,结果如下。问三种药物的降血脂效果是否不同?

药物	有效	无效	合计
A	120	25	145
B	60	27	87
C	40	22	62
合计	220	74	294

分析：本例属 3 个样本率的比较，是 3 行×2 列表资料。

① 建立假设，确定检验水准

H_0：三种药物降血脂的有效率相同；

H_1：三种药物降血脂的有效率不同；

$\alpha = 0.05$

② 计算检验统计量

$$\chi^2 = n(\sum \frac{A^2}{n_R n_C} - 1) = 294 \times (\frac{120^2}{220 \times 145} + \frac{25^2}{74 \times 145} + \frac{60^2}{220 \times 87} + \frac{27^2}{74 \times 87} + \frac{40^2}{220 \times 62} + \frac{22^2}{74 \times 62} - 1) = 9.93$$

$\nu = (行数-1)(列数-1) = (3-1)(2-1) = 2$

③ 确定 P 值，作出推断结论

以 $\nu = 2$ 查 χ^2 界值表，$\chi^2_{0.05(2)} = 5.99$。本例 $\chi^2 > 5.99$，$P < 0.05$，按 $\alpha = 0.05$ 的水准，差别有统计学意义，拒绝 H_0，接受 H_1，认为三种药物的降血脂有效率不同。

【例7】某医师拟比较四组人群血型分布（A、B、AB 和 O 型）的差别，适宜的统计分析方法为

　　A. u 检验　　　　　　　　B. 回归分析　　　　　　　　C. 秩和检验

　　D. t 检验　　　　　　　　E. χ^2 检验

【例8】为比较工人、干部中高血压患者所占比例是否不同，进行了 χ^2 检验，算得 χ^2 值为 9.56，通过查表得 $\chi^2_{(0.05,1)} = 3.84$。若取 $\alpha = 0.05$，应得出的结论是

　　A. 接受 $\pi_1 = \pi_2$　　　　B. 拒绝 $\pi_1 = \pi_2$　　　　C. 接受 $\pi_1 > \pi_2$

　　D. 拒绝 $\pi_1 > \pi_2$　　　　E. 拒绝 $\mu_1 = \mu_2$

(9~11题共用题干)有 5 个不同职业人群的冠心病患病率资料，若比较职业不同患病率是否相同。

【例9】统计学检验的无效假设应是

　　A. $H_0: P_1 = P_2 = P_3 = P_4 = P_5$　　B. $H_0: P_1 = P_2 = P_3 = P_4 > P_5$　　C. $H_0: \pi_1 = \pi_2 \neq \pi_3 = \pi_4 = \pi_5$

　　D. $H_0: \pi_1 \neq \pi_2 \neq \pi_3 \neq \pi_4 \neq \pi_5$　　E. $H_0: \pi_1 = \pi_2 = \pi_3 = \pi_4 = \pi_5$

【例10】图示对比不同职业人群的冠心病患病率的高低，应绘制

　　A. 普通线图　　　　　　　B. 直方图　　　　　　　　C. 直条图

　　D. 圆图　　　　　　　　　E. 散点图

【例11】比较不同职业人群的冠心病患病率的假设检验，应计算的统计量为

　　A. t　　　　　　　　　　B. $\overline{X}$　　　　　　　　　　C. F

　　D. χ^2　　　　　　　　　E. P

◆ **常考点**　　假设检验的表示、P 值的判断，这些不要求复杂计算就能作答的内容。

参考答案——详细解答见《2024 国家临床执业及助理医师资格考试历年考点精析(上、下册)》

1. ABCDE　　2. ABCDE　　3. ABCDE　　4. ABCDE　　5. ABCDE　　6. ABCDE　　7. ABCDE

8. ABCDE　　9. ABCDE　　10. ABCDE　　11. ABCDE

第3章 直线相关和回归、统计图表

▶ **考纲要求**

①直线相关和回归:直线相关分析的用途,相关系数及其意义;直线回归分析的作用,回归系数及其意义;直线回归与相关应用的注意事项。②统计表和统计图:统计表的基本结构和要求;统计图的类型、选择及制图通则。

▶ **复习要点**

一、直线相关和回归

1. 直线相关分析的用途

直线相关也称简单相关,用于研究两个连续性随机变量 X 和 Y 之间的线性关系,回答两者之间是否存在线性关系、关系是否密切以及是正相关还是负相关。为了直观地判断两个变量之间的关系,可在直角坐标系中把每对 (X_i, Y_i) 值所代表的点描绘出来,形成散点图。观察散点图中的坐标点分布是否呈直线趋势(右图)。

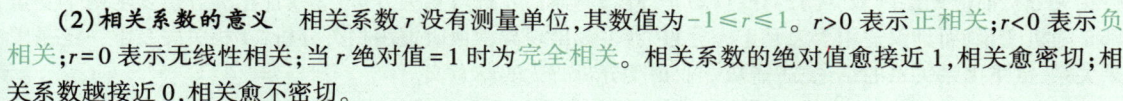

散点图

2. 相关系数及其意义

(1) 相关系数 (r) 是定量描述两个变量线性关系的指标,计算公式为

$$r = \frac{l_{xy}}{\sqrt{l_{xx}l_{yy}}} = \frac{\sum(X-\bar{X})\sum(Y-\bar{Y})}{\sqrt{\sum(X-\bar{X})^2 \sum(Y-\bar{Y})^2}}$$

其中,$l_{xy} = \sum(X-\bar{X})(Y-\bar{Y}) = \sum XY - \dfrac{(\sum X)(\sum Y)}{n}$

$l_{xx} = \sum(X-\bar{X})^2 = \sum X^2 - \dfrac{(\sum X)^2}{n}$; $l_{yy} = \sum(Y-\bar{Y})^2 = \sum Y^2 - \dfrac{(\sum Y)^2}{n}$

(2) 相关系数的意义 相关系数 r 没有测量单位,其数值为 $-1 \le r \le 1$。$r>0$ 表示正相关;$r<0$ 表示负相关;$r=0$ 表示无线性相关;当 r 绝对值=1 时为完全相关。相关系数的绝对值愈接近1,相关愈密切;相关系数越接近0,相关愈不密切。

【例1】在两变量 X、Y 直线相关分析中,相关系数的正负取决于

A. X 的取值   B. Y 的取值   C. l_{xx}
D. l_{yy} E. l_{xy}

例二十 12名20岁女青年的身高和体重资料如下,试问女青年身高和体重之间有无相关关系?

编号	1	2	3	4	5	6	7	8	9	10	11	12
身高(cm)	164	156	172	172	177	180	166	162	172	167	158	152
体重(kg)	55	56	60	68	66	65	56	55	60	55	46	51

令身高为 X,体重为 Y,绘制散点图发现 X、Y 有线性相关趋势,则:

$n=12$, $\sum X = 1998$, $\sum X^2 = 333470$, $\sum Y = 693$, $\sum Y^2 = 40469$, $\sum XY = 115885$

$$l_{xy}=\sum XY-\frac{(\sum X)(\sum Y)}{n}=115885-\frac{1998\times 693}{12}=500.5$$

$$l_{xx}=\sum X^2-\frac{(\sum X)^2}{n}=333470-\frac{1998^2}{12}=803 \qquad l_{yy}=\sum Y^2-\frac{(\sum Y)^2}{n}=40469-\frac{693^2}{12}=448.25$$

故相关系数 $r=\dfrac{l_{xy}}{\sqrt{l_{xx}l_{yy}}}=\dfrac{500.5}{\sqrt{803\times 448.25}}=0.834$。

由于 r 是样本统计量,因此还需对 r 进行统计学检验(由于超纲,故从略)。

【例2】某研究者随机抽取了300名大学生的身高和体重资料进行相关分析,结果显示 $r=0.39$ 且 $P<0.01(\alpha=0.05)$,则说明身高和体重之间存在的数量关系是

  A. 因果关系   B. 无直线相关关系   C. 存在直线相关关系

  D. 无曲线相关关系   E. 存在曲线相关关系

【例3】2~7岁儿童年龄 X(岁)与平均体重 Y(kg)的关系可表示为 $Y=7+2X$。以下说法,正确的是

  A. 0岁儿童的平均体重为7kg   B. 11岁儿童平均体重为29kg   C. 5岁儿童平均体重为17kg

  D. 6岁与5岁儿童体重相差7kg   E. 11岁与7岁相差8kg(2023)

3. 直线回归分析

(1)直线回归分析的作用 在相关分析中,假设两个变量 X、Y 中,当一个变量 X 改变时,另一个变量 Y 也相应地改变,此时称 X 为<u>自变量</u>,Y 为<u>因变量</u>。直线回归是用于研究两个连续性变量 X 和 Y 之间的数量依存关系。直线回归分析的主要作用是找出最适合的<u>直线回归方程</u>,以确定一条最接近于各实测点的直线,描述两个变量之间的回归关系。

直线回归方程的形式为 $Y=a+bX$;其中:

$$b=\frac{\sum(X-\bar X)(Y-\bar Y)}{\sum(X-\bar X)^2}=\frac{l_{xy}}{l_{xx}}; \qquad a=\bar Y-b\bar X$$

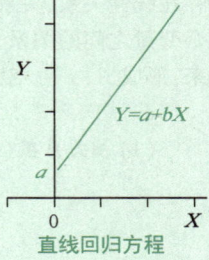

直线回归方程

(2)回归系数 b 为<u>回归系数</u>,即直线的<u>斜率</u>,表示变量 X 每增加(或减少)一个单位,Y 平均改变 b 个单位。

a 为回归直线在 Y 轴上的截距。$a>0$ 表示回归直线与 Y 轴交点在原点上方,$a<0$ 表示回归直线与 Y 轴交点在原点下方,$a=0$ 表示回归直线通过原点。

(3)直线回归与相关应用的注意事项 ①从散点图能直观地看出两变量间有无线性关系,所以在进行相关分析前应先绘制散点图,当散点图有线性趋势时,才进行相关分析;②线性相关分析要求两个变量都是随机变量,而且仅适用于二元正态分布资料;③出现异常值时慎用相关分析;④相关关系不一定是因果关系,欲下因果关系的结论,还需从专业角度分析有无实际意义。

例二十一 根据例二十给出的资料,试分析身高和体重有无线性回归关系。

分析:直线回归方程的形式为 $Y=a+bX$,求得 a 和 b 代入此方程式,即可得线性回归方程式。

①根据所给的资料数据,绘制散点图,看有无直线趋势。

②基本数据:

  $n=12,\sum X=1998,\sum X^2=333470,\sum Y=693,\sum Y^2=40469,\sum XY=115885,\bar X=166.5;\bar Y=57.75$。

③计算 $l_{xy}=500.5,l_{xx}=803$。

④计算回归系数 b 并进行统计学检验。

  $b=\dfrac{l_{xy}}{l_{xx}}=\dfrac{500.5}{803}=0.6233$; $a=\bar Y-b\bar X=57.75-0.6233\times 166.5=46.03$

⑤得回归方程:$Y=46.03+0.6233X$。

第十八篇 医学统计学
第3章 直线相关和回归、统计图表

⑥作回归直线图。

注意: 再次强调,以上例题,只要求掌握大致步骤以及无须复杂计算就能搞定的内容,不要求掌握复杂的计算过程,因为考试时,不会让你去进行复杂的计算。请记住,你是医生,不是统计学家,更不是数学家。

【例4】在直线回归分析中,如果算得回归系数 $b>0$,则
A. 不需要进行假设检验确定 β 是否等于零
B. 还需进行假设检验确定 β 是否等于零
C. β 大于 0
D. β 等于 0
E. β 小于 0

二、统计表和统计图

1. 统计表的基本结构和要求

(1)**表号及标题** 每张统计表应有一个表号,如有多个表,则表号按顺序标出。标题是统计表的总名称,放在表的上方中间位置,简明扼要地说明表的主要内容,包括时间、地点和研究内容。

(2)**标目** 有横标目和纵标目,横标目研究事物的对象,位于表的左侧,说明各行数据的含义。纵标目研究事物的指标,位于表头右侧,说明各列数据的含义。标目要文字简明,有单位的标目要注明单位。

(3)**线条** 一般采用三线表,除顶线、底线、纵标目下和合计行上的横线外,其他线条应略去。表的顶线和底线把表的主要内容与标题分隔开,中间一条线把纵标目与数据分隔开,不宜使用竖线和斜线。

(4)**数字** 用阿拉伯数字表示,同栏数值的位数及小数点位置上下对齐,小数点后所取位数应上下一致。表内不留空格,无数字用"—"表示,数字暂缺或未记录用"…"表示。

(5)**备注** 表中数据区一般不插入文字或说明,需要说明时可用"*"标出,将说明文字写在表格下面。典型的三线表格形式为

表1 12名20岁女青年的身高和体重资料

编号	1	2	3	4	5	6	7	8	9	10	11	12
身高(cm)	164	156	172	172	177	180	166	162	172	167	158	152
体重(kg)	55	56	60	68	66	65	56	55	60	55	46	51

2. 统计图

统计图是把数据资料以图示的形式表达,使数据对比更加形象、直观、一目了然。

(1)**统计图的类型** 常用的统计图形包括直方图、累积频率分布图、箱式图、直条图、百分条图、圆图、线图、半对数图、散点图、统计地图等。

(2)**统计图的选择**

①**直方图** 用直条矩形面积代表各组频数,各矩形面积总和代表频数的总和。它主要用于表示连续变量频数分布情况,如左下图。

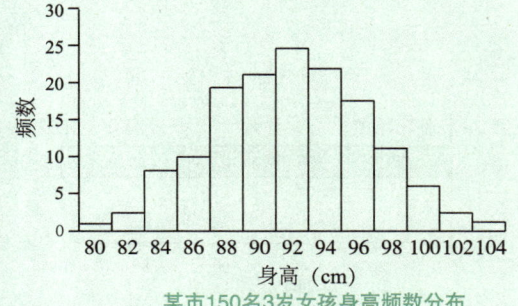

某市150名3岁女孩身高频数分布　　　某省血吸虫疫区1995—2012年血吸虫病发病率

②线图　是通过线段的上升或下降来表示指标(变量)的连续变化过程,适用于描述一个变量随另一个变量变化的趋势和波动情况。通常纵坐标是统计指标,横坐标是时间变量,如前页右下图。

③箱式图　用于比较两组或多组数据的平均水平和变异程度,各组数据均可呈现其平均水平、四分位数间距、最小值和最大值,主要适用于描述偏态分布的资料。对于箱式图,中间的横线表示中位数,箱体的长度表示四分位数间距,两端分别是 P_{75} 和 P_{25},显然箱体越长表示数据离散程度越大,如左下图。

④误差条图　用于比较多组资料的均值和标准差,用线条的高度表示均值的大小,可以用"工"表示可信区间,上端"—"表示可信区间的上限,下端"—"表示可信区间的下限,中间"丨"的长度表示可信区间的长度,如右下图。

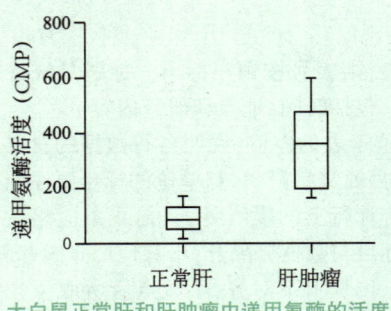
大白鼠正常肝和肝肿瘤中递甲氨酶的活度

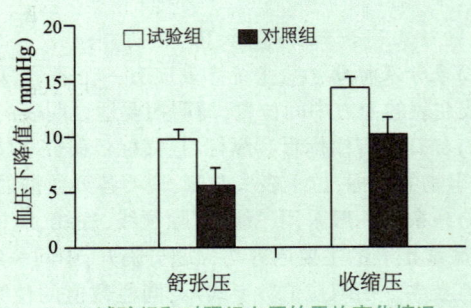
试验组和对照组血压的平均变化情况

⑤散点图　用点的密集程度和变化趋势表示两指标之间的直线或曲线关系,如左下图。

⑥直条图　又称条图,即用等宽直条的长短来表示相互独立的统计指标数值大小和它们之间的对比关系,统计指标既可以是绝对数,也可以是相对数,如右下图。

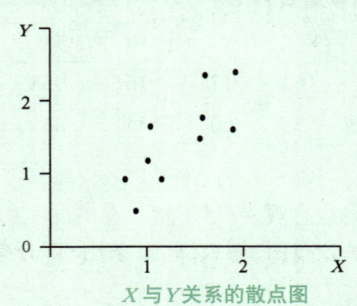
X 与 Y 关系的散点图

2013年中国四种虫媒传染病的发病率

⑦圆图　把圆的总面积作为100%,表示事物的全部,而圆内各扇形面积用来表示全体中各部分所占的比例。圆图常用于描述构成比资料,如左下图。

⑧百分条图　用矩形直条的长度表示100%,而用其中分割的各段表示各部分构成部分的百分比。百分条图常用于描述构成比资料,如右下图。

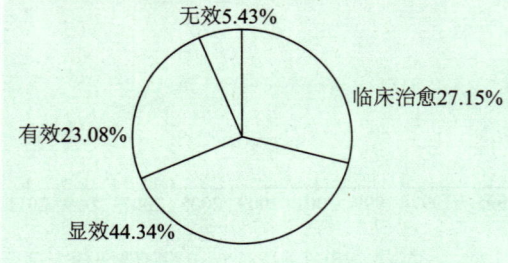
某中药治疗慢性乙型肝炎疗效不同结果的构成比

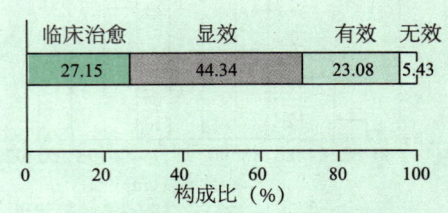
某中药治疗慢性乙型肝炎疗效的比较

第十八篇　医学统计学
第3章　直线相关和回归、统计图表

(3) 制图通则

①必须根据资料的性质、分析目的选用适当的统计图,由于统计图不能精确地显示数据大小,所以经常需要与统计表一起使用。

②一个图通常只表达一个中心内容和一个主题,即一个统计指标。

③绘制图形应注意准确、美观,图形粗细应当适当,定点准确,不同事物用不同线条(实线、虚线、点线)或颜色表示,给人以清晰的印象。

【例5】某研究员研究某地 500 名 8 岁男孩的体重和肺活量。为了分析肺活量和体重的关系,宜使用

　　A. 直方图　　　　　　　　B. 直条图　　　　　　　　C. 散点图
　　D. 线图　　　　　　　　　E. 圆图 (2022)

【例6】为描述新冠肺炎患者工作构成比的资料,宜选用的统计图是

　　A. 直条图　　　　　　　　B. 点图　　　　　　　　　C. 圆图
　　D. 直方图　　　　　　　　E. 线图 (2020)

　　A. 散点图　　　　　　　　B. 圆图　　　　　　　　　C. 直条图
　　D. 直方图　　　　　　　　E. 线图

【例7】用于描述连续型变量资料频率分布的统计图是

【例8】可用于描述两连续型变量之间相关关系的统计图是

【例9】描述事物内部各组成部分所占比重宜使用 (2021)

▶ **常考点**　　相关系数和回归系数。

　　参考答案——详细解答见《2024 国家临床执业及助理医师资格考试历年考点精析(上、下册)》

1. ABCD<u>E</u>　　2. AB<u>C</u>DE　　3. ABC<u>D</u>E　　4. AB<u>C</u>DE　　5. AB<u>C</u>DE　　6. AB<u>C</u>DE　　7. ABC<u>D</u>E
8. <u>A</u>BCDE　　9. A<u>B</u>CDE

第4章 秩和检验

▶ **考纲要求**

秩和检验：配对资料的符号秩和检验，两样本比较秩和检验。

▶ **复习要点**

1. 配对资料的符号秩和检验

配对设计的设计要求与配对 t 检验的设计要求相同。设有一配对设计样本，对子数为 m，第 $i(i=1,2,\cdots,m)$ 对具有观察值 (x_i, y_i)，差值 $d_i = x_i - y_i$，μ_d 表示差值 d 的总体均数，M_d 表示差值 d 的总体中位数。若差值 d 服从正态分布，则可以用"配对样本均数的 t 检验"判断其检验假设 $(H_0: \mu_d = 0)$ 是否成立；若差值 d 不满足正态分布条件，则需使用 Wilcoxon 符号秩和检验，来判断其检验假设 $(H_0: \mu_d = 0)$ 是否成立。Wilcoxon 符号秩和检验的研究目的是推断配对资料的差值是否来自中位数为 0 的总体。其基本思想是：假定两种处理效应相同，则差值的总体分布是对称的，总体中位数为 0。同理，假定某种处理无作用，则每一受试对象处理前后所得结果之差值的总体中位数也为 0。

例二十二 某单位欲研究某保健食品对小鼠是否具有抗疲劳作用，将同种属的小鼠按性别与年龄相同、体重相近配成对子，共 14 对。并将每对中的 2 只小鼠随机分配到两个不同的保健食品剂量组，测量小鼠负重游泳时间（分钟，负重5%体重），结果如下。试比较不同剂量组的小鼠负重游泳时间有无差异。

小鼠对号(1)	中剂量组(2)	高剂量组(3)	差值(4)=(2)-(3)	秩次(5)
1	14.00	15.20	-1.20	-4
2	13.00	5.50	7.50	8.5
3	15.00	14.00	1.00	2.5
4	17.00	6.50	10.50	12
5	13.00	5.50	7.50	8.5
6	18.00	13.50	4.50	5
7	17.50	10.00	7.50	8.5
8	10.20	10.20	0.00	
9	10.00	10.00	0.00	
10	10.50	9.50	1.00	2.5
11	13.80	6.80	7.00	6
12	3.03	3.48	-0.45	-1
13	15.20	5.50	9.70	11
14	16.50	9.00	7.50	8.5

$T_+ = 73, T_- = 5$

分析：对上表中第 4 栏计算所得的配对差值 d 采用 W 法进行正态性检验（超纲，从略），发现其不服从正态分布。因不满足 t 检验的条件，故宜用 Wilcoxon 符号秩和检验。

①建立假设，确定检验水准

$H_0: M_d = 0$，即差值的总体中位数等于 0；

$H_1: M_d > 0$，即差值的总体中位数大于 0；

取 $\alpha = 0.05$

②求差值 求各对数据 (x_i, y_i) 的差值 $d_i = x_i - y_i$，见上表第 4 栏。

③编秩 按差值的绝对值由小到大编秩,并按差值的正负给秩次加上正负号。编秩时,若差值为0,舍去不计;若差值的绝对值相等,取平均秩次,如本例中,差值的绝对值为7.5的有4个,它们的位次分别为7、8、9、10,取平均秩次$(7+8+9+10)/4=8.5$。

④求秩和 将所排的秩次赋以原差数的符号,分别求出正、负差值秩次之和,分别以T_+和T_-表示。本例$T_+=73, T_-=5$。

⑤确定统计量T 双侧检验时,以绝对值较小者为统计量T值,即$T=min(T_+, T_-)$;单侧检验时,任取正差值的秩和或负差值的秩和为统计量T。记正、负差值的总个数n(即n为差值不等于0的对子数),则T_+和T_-之和为$n(n+1)/2$。本例$T_+=73, T_-=5, T_+$和T_-之和为78,恰好等于$12(12+1)/2$,表明秩和计算无误;取$T=min(T_+, T_-)=5$。

⑥确定P值和作出推断结论 本例$n=12, T=5$,查T界值表,得双侧$P<0.01$,按$\alpha=0.05$检验水准,拒绝H_0,接受H_1,可以认为该保健食品的不同剂量对小鼠负重游泳时间的影响不同。

2. 两样本比较的秩和检验

(1) 两组计量资料的秩和检验 完全随机设计两个样本比较的目的是推断两样本分别代表的总体分布是否不同。若两样本均来自正态分布总体,且两总体方差齐,则比较两样本均数采用"两独立样本均数的t检验"进行统计学处理。若不能满足上述条件,则只能行下述处理。

例二十三 某医院采用随机双盲对照试验,比较新疗法和传统疗法对肾综合征出血热患者的降温效果。试验将患者随机分为两组,分别以新疗法和传统疗法治疗,以用药开始的体温降至正常值时所用的时间(小时)为疗效指标,结果如下。试比较两种疗法的退热时间有无差别。

新疗法		传统疗法	
退热时间	秩次	退热时间	秩次
25	1	36	5
30	2	40	9
32	3	44	11
35	4	48	13.5
37	6	50	15
39	7.5	56	16
39	7.5	59	17
42	10	60	18
46	12	64	19
48	13.5	195	20
		240	21
$n_1=10$	$T_1=66.5$	$n_2=11$	$T_2=164.5$

分析:对两样本进行正态性检验,发现传统疗法的退热时间不服从正态分布(超纲,从略);且经方差齐性检验,发现两总体方差不齐,因此不能采用t检验,进行统计学处理时需采用秩和检验。

①建立假设,确定检验水准

H_0:两总体分布相同,即两种疗法对肾综合征出血热患者的退热时间的总体分布相同;

H_1:两总体分布不同,即两种疗法对肾综合征出血热患者的退热时间的总体分布不同;

取$\alpha=0.05$。

②编秩 将两组数据由小到大编秩。编秩时,有相同数据,取平均秩次。例如本例中两组均有48,应编秩为13和14,取平均秩次$(13+14)/2=13.5$。

③求秩和并确定统计量T 两组秩次分别相加,其对应的秩和分别为66.5和164.5。

④计算统计量　若两组例数相等,则任取一组的秩和为统计量。若两组例数不等,则以样本例数较小者对应的秩和为统计量。本例取 $n_1 = 10$,检验统计量 $T = 66.5$。

⑤确定 P 值和作出推断结论　查 T 界值表,本例双侧 0.01 对应的 T 界值为 $73 \sim 147$, $T = 66.5$ 超出该范围,故 $P < 0.01$。按 $\alpha = 0.05$ 检验水准,拒绝 H_0,可以认为新疗法与传统疗法对肾综合征出血热患者的退热时间的总体分布不同。

(2) 两组等级资料的秩和检验

例二十四　在一项随机双盲对照临床试验中,研究者欲比较消炎痛与消炎痛+皮质激素(简称合剂)治疗肾病综合征的疗效,将 64 例肾病综合征患者随机分为两组,分别用消炎痛与合剂治疗。全程用药后病情分为完全缓解、基本缓解、部分缓解与无效 4 个等级,结果如下。试比较两种药物治疗肾病综合征的疗效有无不同。

疗效	患者数			秩次范围	平均秩次	秩和	
	消炎痛	合剂	合计			消炎痛	合剂
①	②	③	④	⑤	⑥	⑦=②×⑥	⑧=③×⑥
完全缓解	2	19	21	1~21	11	22	209
基本缓解	4	5	9	22~30	26	104	130
部分缓解	6	9	15	31~45	38	228	342
无效	15	4	19	46~64	55	825	220
合计	27	37	64			$T_1 = 1179$	$T_2 = 901$

分析: 对于单向有序的 $R \times 2$ 列联表资料,若 R 为等级资料,比较两组之间的等级是否相同,不宜采用 χ^2 检验,而要采用两个独立样本的秩和检验。

①建立假设,确定检验水准
　　H_0:两种药物疗效的总体分布相同;
　　H_1:两种药物疗效的总体分布不同;
　　取 $\alpha = 0.05$。

②编秩　本例为等级资料,在编秩时,应先按组段计算各等级的合计人数,如上表第④栏,由此确定第⑤栏各组段秩次范围,然后计算出各组段的平均秩次,见第⑥栏,如疗效为"完全缓解"共 21 例,其秩次范围为 1~21,平均秩次为 $(1+21)/2 = 11$。余类此。

③求秩和　将各组段的平均秩次分别与两组各等级例数相乘,再求和得到 T_1 和 T_2,见上表第⑦与⑧栏。$T_1 = 1179$,$T_2 = 901$。

④计算统计量　本例 $n_1 = 27$,超过了 T 界值表范围,需用近似正态检验计算统计量 Z_c。

$$Z = \frac{|T - n_1(n_1+n_2+1)/2| - 0.5}{\sqrt{n_1 n_2 (n_1+n_2+1)/12}} = \frac{|1179 - 27(27+37+1)/2| - 0.5}{\sqrt{27 \times 37 \times (27+37+1)/12}} = 4.092$$

$$c = 1 - \sum (t_j^3 - t_j)/(N^3 - N) = 1 - \frac{(21^3 - 21) + (9^3 - 9) + (15^3 - 15) + (19^3 - 19)}{64^3 - 64} = 0.923$$

$$Z_c = Z/\sqrt{c} = 4.092/\sqrt{0.923} = 4.259。$$

⑤确定 P 值和作出推断结论　$Z_c = 4.259$,查正态分布表,得 $P < 0.001$。按 $\alpha = 0.05$ 检验水准,拒绝 H_0,接受 H_1,可以认为两种药物对肾病综合征患者的疗效分布不同。

▶ **常考点**　往年很少考。

第十九篇 预防医学

第1章 绪 论

▶ **考纲要求**

①预防医学的概述:定义,内容,特点,意义。②健康及其影响因素:当代健康观,影响健康的主要因素,健康决定因素,健康生态学模型。③三级预防策略:疾病自然史与预防机会,三级预防策略(第一级预防、第二级预防、第三级预防)。

▶ **复习要点**

1. 预防医学的概述

(1)**预防医学的定义** 预防医学是医学的一门应用学科,它以个体和确定的群体为对象,目的是促进和维护健康,预防疾病、失能和早逝。其工作模式是"健康生态学模型",强调环境与人群的相互依赖、相互作用和协调发展,并以人群健康为目的。

(2)**预防医学的内容** 预防医学的内容包括医学统计学、流行病学、环境医学、社会医学、健康教育学、卫生管理学(包括卫生系统功能、卫生决策和资源配置、筹集资金和健康措施评价等),以及在临床医学中运用三级预防措施。要求学生掌握预防医学的基本理论、树立预防为主的观念。

(3)**预防医学的特点** 预防医学不同于临床医学,其特点如下。
①预防医学的工作对象包括个体及确定的群体,主要着眼于健康个体和无症状患者。
②研究方法上注重微观和宏观相结合,但更侧重于影响健康的因素与人群健康的关系。
③采取的对策更具积极的预防作用,具有较临床医学更大的人群健康效益。
尽管预防医学在目的和许多方面与公共卫生有重叠,但它并不等同于公共卫生。公共卫生主要是通过组织社会的力量来保护和促进人群的健康,其对象是全社会整个人群,实施的措施更为宏观和宽泛。

(4)**预防医学的意义**
①树立预防为主的医学观念。
②从整体观加强对疾病的认识。
③改善医学思维的方法。
④提高突发公共卫生事件的处理能力。
⑤提升临床医学的研究能力。

【例1】预防医学研究
    A. 人体健康与环境的关系   B. 个体与群体的健康   C. 人群的健康
    D. 社会环境与健康的关系   E. 健康和无症状患者

【例2】预防医学的特点不包括
    A. 着重于疾病预防   B. 研究对象包括个体和群体   C. 着重于个体治疗

D. 以环境、人群为研究重点　　E. 研究方法上注重微观和宏观结合

2. 健康及其影响因素

(1)**当代健康观**　1986年,WHO提出了健康的新定义:"健康是日常生活的资源,而不是生活的目标。健康是一个积极的概念,它不仅是个人素质的体现,也是社会和个人的资源"。"为达到身心健康和较好地适应社会的完美状态,每个人都必须有能力去认识和实现这些愿望,努力满足需求和改善环境。"

(2)**影响健康的主要因素**　有4大类:

①社会经济环境　包括个人收入和社会地位、文化背景和社会支持网络、受教育程度、就业等。

②物质环境　物质环境因素对健康影响的分类:A. 按有害物质的性质分为生物因素、化学因素、物理因素以及建成环境;B. 按物质来源分为来自自然环境中的各类物质、来自工业生产的有害物质、在农业耕作中产生的各种有害物质、生活环境中的各种有害物质;C. 按所存在的载体分为空气、水、土壤、食物中的各类有害物质;D. 按接触地点分为家庭、学校、工作场所、社区的有害物质;E. 按接触途径分为呼吸道吸入、消化道吸收、皮肤渗入的有害物质等。

③个人因素　包括健康的婴幼儿发育状态、个人的生活行为方式和生活习惯、个人的能力和技能,以及人类生物学特征和遗传因素等。

④卫生服务　包括拥有促进健康、预防疾病、治疗和康复等服务健全的卫生机构,完备和质量有保证的服务网络,一定的经济投入、公平合理的卫生资源配置,以及保证服务的可及性。

(3)**健康决定因素**　是指决定个体、群体乃至全人类健康状态的因素,包括社会经济环境、物质环境、个人因素和卫生服务。

(4)**健康生态学模型**　健康生态学模型强调个体和人群健康是个体因素、卫生服务、物质和社会环境因素相互依赖、相互作用的结果。这些因素间相互依赖和相互制约,以多层面上的交互作用来影响个体和群体的健康。作为一种思维方式,它是总结和指导预防医学和公共卫生实践的重要理论模型。

3. 三级预防策略

(1)**疾病自然史**

①疾病自然史　可分为病理发生期、症状发生前期、临床期、结局4个明确的阶段。

②健康疾病连续带(HDC)　是指一个人从"健康→疾病→健康(或死亡)"的连续过程。

(2)**预防机会**　根据疾病自然史的阶段性和健康疾病连续带理论,危险因素作用于机体到疾病临床症状的出现,有一个时间过程。这个过程根据危险因素的性质和接触的剂量,其导致疾病发生的时间有长有短,这样就为我们在疾病的预防上提供了机会,称为预防的机会窗。

(3)**三级预防策略**　是指根据健康与疾病连续谱以及健康决定因素的特点,把预防按等级分类。

①第一级预防　又称病因预防,是指针对病因所采取的预防措施。如果在健康的有害因素进入环境之前就采取预防性措施,则称为根本性预防。第一级预防的措施如下。

A. 保障全人群健康的社会和环境措施　是从全球性预防战略和各国政府策略及政策角度考虑所采取的公共卫生措施,如提供清洁安全的饮用水和食品,针对大气、水源、土壤的环境保护措施,公众体育场所的修建,公共场所禁止吸烟;利用各种媒体开展的公共健康教育,提高公众健康意识和自律能力,防止致病因素危害公众的健康等。

B. 针对健康个体的措施　如个人的健康教育,注意合理营养,促进有规律的身体活动;有组织地进行预防接种,提高人群免疫水平,预防疾病;做好婚前检查和禁止近亲结婚,预防遗传性疾病;做好妊娠和儿童期的卫生保健;某些疾病的高危个体服用药物来预防疾病的发生,即化学预防。

②第二级预防　在疾病的临床前期做好早期发现、早期诊断、早期治疗的"三早"预防措施,以控制疾病的发展和恶化。对于传染病,还需做到疫情早报告及患者早隔离,即"五早"预防措施。早期发现疾病可通过普查、筛检、定期健康检查、高危人群重点项目检查和设立专科门诊等措施来完成。

③第三级预防　对于已患某些疾病的患者,采取及时的、有效的治疗措施,终止疾病的发展、防止病

第十九篇 预防医学
第1章 绪 论

情恶化、预防并发症和伤残；对于已丧失劳动能力或残废者，主动促使功能恢复、心理康复，进行家庭护理指导，使患者尽量恢复生活和劳动能力，能参加社会活动并延长寿命。

不同类型的疾病，有不同的三级预防策略。任何疾病或多数疾病，不论其致病因子是否明确，都应强调第一级预防。如大骨节病、克山病等，病因尚未肯定，但综合性的第一级预防还是有效的。又如肿瘤，更需要第一级和第二级预防。有些疾病，病因明确而且是人为的，如职业病、医源性疾病，采取第一级预防，较易见效。有些疾病的病因是多因素的，则要按其特点，通过筛检、早期诊断、早期治疗来改善预防，如心脑血管疾病、代谢性疾病，除针对其危险因素，致力于第一级预防外，还应兼顾第二和第三级预防。对那些病因和危险因素都不明确，又难以早期发现的疾病，只能施行第三级预防。

【例3】属于第二级预防的是
  A. 缓解心绞痛患者疼痛　　B. 吸烟者开始戒烟　　C. 监测环境中的有害气体
  D. 开展健康教育　　E. 通过血糖筛查糖尿病患者（2023）

【例4】用巴氏涂片法对18~65岁有性生活的女性进行宫颈癌的筛查，从疾病的预防策略角度看，这属于
  A. 第一级预防　　B. 第一级预防合并第二级预防　　C. 第二级预防
  D. 第三级预防　　E. 第二级预防合并第三级预防

  A. 孕期妇女补充叶酸　　B. 高血压患者的早期诊断　　C. 糖尿病患者的筛检
  D. 乳腺癌的筛检　　E. COPD患者的康复护理指导

【例5】属于第一级预防的是
【例6】属于第三级预防的是

▶ **常考点**　　三级预防策略。

　　参考答案——详细解答见《2024国家临床执业及助理医师资格考试历年考点精析（上、下册）》

1. ABCD**E**　　2. AB**C**DE　　3. ABC**D**E　　4. AB**C**DE　　5. **A**BCDE　　6. ABCD**E**

第2章 流行病学原理和方法

▶考纲要求

①流行病学概论：流行病学的定义，流行病学的原理、观点及方法，流行病学的用途。②流行病学资料的来源与疾病分布：健康相关资料的来源，疾病分布的常用测量指标，疾病流行强度（散发、暴发、流行、大流行），疾病三间分布。③常用流行病学研究方法：流行病学研究设计的基本内容；描述流行病学（描述流行病学的概念，现况研究的概念、普查与抽样调查的概念、抽样方法及样本含量的影响因素）；分析流行病学（分析流行病学的概念及分类，病例对照研究的概念、研究对象的选择、样本含量的影响因素及资料的统计分析、优点和局限性，队列研究的概念、用途、种类、研究对象的选择、样本含量的影响因素、资料的统计分析、优点和局限性）；实验流行病学（实验流行病学的概念、基本特征、分类，临床试验的概念及设计）。④偏倚控制及病因推断：流行病学研究的偏倚（概念，选择偏倚、信息偏倚、混杂偏倚及偏倚的控制方法）；病因及其推断（病因的概念、类型，病因研究的流行病学方法与基本步骤，因果关系判断标准）。⑤诊断试验和筛检试验：诊断试验和筛检试验的概念、目的、应用原则及区别，诊断试验和筛检试验的设计与实施，诊断试验和筛检试验的评价指标（真实性、可靠性、收益，确定试验截断值的原则和方法），提高试验效率的方法。⑥公共卫生监测与疾病暴发的调查：公共卫生监测（定义、目的、种类、程序以及监测系统的评价）；疾病监测（概念，我国主要的疾病监测方法，我国疾病监测体系）；药品不良反应监测（药品不良反应的概念，药品不良反应监测的概念和方法，药品不良反应因果关系评价）；疾病暴发的调查与分析。⑦循证医学：基本概念，循证医学的实践步骤，证据的主要类型。

▶复习要点

一、流行病学概论

1. 流行病学的定义

流行病学是研究人群中疾病与健康状况的分布及其影响因素，并研究防治疾病及促进健康的策略和措施的科学。概括起来包括四层意思：①研究对象是人群；②关注的事件包括疾病与健康状况；③主要研究内容包括揭示现象、找出原因、提供措施、评价效果；④目的是防治疾病、促进健康。

【例1】关于流行病学，下列说法正确的是
　　A. 侧重研究慢性病的危害因素
　　B. 研究人群中疾病和健康状况的分布及其影响因素
　　C. 只研究疾病的防治措施
　　D. 侧重研究传染病的流行特征和防治措施
　　E. 从个体的角度研究疾病和健康状况及影响因素

2. 流行病学的原理、观点及方法

(1) 流行病学的原理

①疾病分布论　即研究疾病或健康状况在人群中的分布情况，如人群特征、时间特征、地区特征等。分布论是流行病学最基本的理论，不仅在疾病分布的描述中具有指导意义，而且对疾病病因分析和预防控制措施效果的评价也具有重要的指导价值。

②病因论　即研究人群中疾病发生、发展的各种原因。
③健康-疾病连续带理论　即机体由健康到疾病是一个连续的过程,在这个过程中受多种因素的影响。
④预防控制理论　根据疾病发生、发展和健康状况的变化规律,疾病预防控制可采取三级预防措施。
⑤疾病流行的数理模型　人群中疾病与健康状况的发生、发展及分布变化,受到环境、社会和机体多种因素的影响,它们之间具有一定的函数关系,可以用数学模型来描述疾病或健康状况分布的变化规律。在一定的条件下,可以预测它们未来的变化趋势。

(2)流行病学的观点
①群体的观点　这是流行病学本身的性质决定的,是学习和应用流行病学最基本的观点。
②比较的观点　在流行病学研究中自始至终贯穿着比较的思想,比较的观点是流行病学方法的核心。
③概率论的观点　流行病学极少用绝对数表示疾病或健康状态的分布情况,因为绝对数不能显示人群中发病的强度和(或)死亡的危险度,在进行群体间比较时多使用发病率和死亡率等频率指标。流行病学中得到的危险度和各种率,实际上是相应问题的概率参数的估计值。

(3)流行病学研究方法　包括观察法(描述流行病学与分析流行病学)、实验法、数理法(理论流行病学)。
①描述流行病学　主要是揭示人群中疾病或健康状况的分布现象,描述某些因素与疾病或健康状况之间的关联,以逐步建立病因假设。
②分析流行病学　主要是找出影响分布的决定因素。
③实验流行病学　主要是研究并评价疾病防治和健康促进中的预防干预措施及效果。
④理论流行病学　是通过对疾病或健康状况的分布与影响因素之间的内在关系的深入研究,建立数学模型以描述疾病流行规律、预测疾病流行趋势、检验疾病防治效果。

【例2】对病因不明的疾病,描述性研究的主要任务是
　　A. 验证病因　　　　　　　　B. 因果推断　　　　　　　　C. 确定病因
　　D. 研究发病机制　　　　　　E. 寻找病因的线索,提出病因假设

3. 流行病学的用途
①描述疾病及健康状况的分布。
②探讨疾病的病因。
③研究疾病自然史,提高诊断治疗水平和预后估计。
④疾病的预防控制及其效果评价。
⑤为医学研究提供科学方法。

4. 临床试验　大纲不要求,但常考。
临床试验是将临床病人随机分为试验组与对照组,试验组给予某项临床干预措施,对照组不给予该措施,通过比较各组效应的差别,来判断临床干预措施效果的一种前瞻性研究。
设立对照组的目的是通过与对照组效应对比鉴别出试验组的效应大小。只有设立对照组,才能消除非处理因素对实验结果的影响,使处理因素的效应得以体现。临床上有很多疾病,如慢性支气管炎、关节炎、早期高血压等疾病不经药物治疗,也会自愈或随着季节变化而缓解,因此必须设立对照组。

(1)临床试验的设计类型　包括随机对照试验、同期非随机对照试验、历史对照试验、自身对照试验、交叉对照试验等。
(2)研究对象的随机分组　以消除选择偏倚和混杂偏倚的影响。
①简单随机分组　适用于临床样本含量较小者。
②区组随机化　是将研究对象分成例数相等的若干区组,在每个区组中再进行完全随机分组,这样既可使两组人数相等,又保证了随机化。
③分层随机分组　为最大限度地实现组间均衡,可将对预后有明显影响的因素作为分层变量,将研究对象分层后再做随机分组。

(3) 对照组的处理方法

①空白对照　即不给予对照组任何措施。

②安慰剂对照　安慰剂是感官性状与试验药物相似,但没有效应的物质,常用淀粉、生理盐水等成分制成,其外形、颜色、大小、味道与试验药物极为相近。给对照组以安慰剂可以满足对照组对治疗的心理需求,而心理状态往往对临床疗效产生一定的影响。

③标准疗法对照　即给予对照组以常规或现行最好的疗法,这是临床试验中最常用的对照形式。

④不同给药剂量、不同疗法、不同给药途径相互对照　以观察哪个剂量、哪种给药途径治疗效果最佳。

(4) 盲法观察　可避免观察者和被观察者的主观因素、心理因素对试验结果评价的干扰。

①单盲　是指研究对象不知道自己被分在哪组和接受干预措施的具体内容。

②双盲　是指研究对象和观察者均不知道患者分组情况和接受治疗措施的具体内容。

③三盲　是指研究对象、观察者和资料分析者均不知道患者的分组情况和接受治疗措施的具体内容。

【例3】医学研究中设立对照的目的是
　A. 消除抽样误差　　　　　　B. 消除系统误差　　　　　　C. 减少Ⅰ类错误的概率
　D. 减少Ⅱ型错误的概率　　　E. 减少非处理因素对实验结果的影响(2023)

【例4】某医师为评价某新药对流感的治疗效果,共收治了100例流感患者,1周后治愈的有90例,由此认为该新药对流感疗效显著。针对此试验,正确的观点是
　A. 结论不能肯定,因为未作重复试验
　B. 结论不能肯定,因为未作统计学处理
　C. 结论正确,因为治愈率达90%
　D. 结论不能肯定,因为试验样本含量较少
　E. 结论不能肯定,因为未设对照组

【例5】某研究者采用随机单盲临床试验比较两种降压药(波依定与洛汀新)对轻、中度原发性高血压患者的降压疗效。其单盲设计中不了解试验分组情况的人是
　A. 测量血压的护士　　　　　B. 实施治疗的医生　　　　　C. 负责设计的研究者
　D. 统计分析人员　　　　　　E. 接受治疗的患者(2018、2023)

二、流行病学资料的来源与疾病的分布

1. 健康相关资料的来源

根据信息来源不同,可将健康相关资料分为三类:

(1) 常规收集的数据资料　如医院门诊病历、住院病案资料、健康检查记录、病理检查记录,各种物理学检查及医学检验记录、有关科室的工作记录、户籍与人口资料、医疗保险资料等。

(2) 各种统计报表　如人口出生报告,居民的疾病、损伤及传染病的分月、季度与年报资料,非传染病报告卡(如恶性肿瘤发病报告卡、地方病报告卡、职业病报告卡),死亡报告等。

(3) 专题科学研究工作所获得的现场调查资料或实验研究资料

①现场调查研究是对特定对象群体进行调查,影响被调查者的因素是客观存在的,研究者只能被动地观察和如实记录。

②实验研究是以动物或标本为研究对象,在研究过程中研究者可以主动地施加干预措施,如疾病的病因学研究、干预措施的效果评价、临床疗效分析、儿童生长发育调查等。

2. 疾病分布的常用测量指标

	定义	意义或备注
发病率	指在一定期间内(1年),特定人群中某病新病例出现的频率 $$发病率 = \frac{某期间(年)某人群中某病新病例数}{同时期暴露人口数} \times k$$	暴露人口是指可能发生该病的人群,不可能患该病的人,如传染病的非易感者、有效预防接种者,不能算作暴露人口。$k=100\%、1000‰…$
罹患率	也是监测人群新病例发生频率的指标,计算方法同发病率 适用于小范围、短时间内疾病频率的监测	常用于疾病暴发流行期间的调查,观察期限可以为日、周、旬、月
患病率	指某特定时间内,总人口中现患某病新旧病例数所占的比例 $$患病率 = \frac{某特定时间内一定人群中现患某病的新旧病例数}{同期的平均人口数(被观察人口数)} \times k$$	也称现患率,$k=100\%、1000‰…$患病率主要用于描述病程较长的慢性病的发生或流行情况
续发率	指传染病易感接触者中,在最短潜伏期与最长潜伏期之间发病的人数占所有易感接触者总数的百分率 $$续发率 = \frac{易感接触者中发病的人数}{易感接触者总人数} \times 100\%$$	也称二代发病率。续发病例指一个家庭或某较小群体中第一个病例发生后,在该病最短与最长潜伏期之间出现的病例
感染率	①是指在某个时间内被检查的人群中,某病现有感染者人数所占的比例 ②$$感染率 = \frac{受检者中阳性人数}{受检人数} \times 100\%$$	①常用于研究传染病、寄生虫病的感染情况和防治工作的效果 ②估计疾病的流行趋势 ③评价健康状况(如隐性感染)
病残率	指在一定的期间内,某人群中实际存在病残人数的比例	是评价人群健康状况的指标之一
死亡率	指在一定期间内,某人群中死于某病(所有原因)的频率 $$死亡率 = \frac{某时期内某人群中死亡总数}{同期平均人口数} \times k$$	是测量人群死亡危险最常用的指标 $k=100\%、1000‰…$
病死率	指一定时期内,患某病的全部患者中因该病死亡者所占的比例 $$病死率 = \frac{某时期内因某病死亡人数}{同期患该病人数} \times 100\%$$	表示确诊患者的死亡概率,反映疾病的严重程度,多用于病程较短且易引起死亡的疾病,特别是急性传染病
存活率	①又称生存率,是指随访期终止时,仍存活的病例数与随访期满的全部病例数之比 ②$$n 年存活率 = \frac{随访 n 年仍存活的病例数}{随访满 n 年病例数} \times 100\%$$	①研究存活率必须有随访制度 ②存活率是评价慢性病、病死率较高疾病的重要指标

【例6】描述暴发疫情严重性的最佳指标是
A. 罹患率　　　　　　　　　B. 患病率　　　　　　　　　C. 死亡率
D. 感染率　　　　　　　　　E. 续发率

【例7】衡量新型冠状病毒肺炎病情严重程度的指标是
A. 粗死亡率　　　　　　　　B. 死亡率　　　　　　　　　C. 患病率
D. 发病率　　　　　　　　　E. 病死率(2021)

【例8】对感染性腹泻进行监测应选择的疾病频率测量指标是
A. 发病率　　　　　　　　　B. 罹患率　　　　　　　　　C. 现患率
D. 期间患病率　　　　　　　E. 时点患病率

3. 疾病流行强度

疾病的流行强度是指某疾病在某地区、某人群中、一定时期内发病数量的变化及各病例间联系的程度。

强度	定义	备注
散发	某病发病率维持在历年的一般水平，各病例间无明显时空联系和相互传播关系	应参照当地前3年的发病率。散发不适于小范围的人群，一般用于较大范围的地区
流行	指某病在某地区的发病率显著超过历年散发的发病率水平，各病例间有明显时空联系	发病率高于散发水平的3~10倍
大流行	是指疾病迅速蔓延，涉及地域广，短时间内可跨越省界、国界或洲界	发病率超过当地历史条件下的流行水平（即>10倍），如流感、霍乱的世界大流行
暴发	是指一个局部地区或集体单位中，短时间内，突然出现大量相同病人的现象	暴发是流行的特例，暴发病例在时空上高度集中，病例多局限于小范围内

【例9】下列哪项不是表示疾病流行强度的指标
    A. 暴发   B. 大流行   C. 短期波动
    D. 散发   E. 流行（2022）

【例10】某幼儿园有200名儿童，近一周内有30名儿童相继出现发热、手心、脚心出疹子，口腔有溃疡等症状，经诊断均为手足口病。提示该病流行强度为
    A. 聚集   B. 散发   C. 流行
    D. 大流行   E. 暴发

4. 疾病三间分布

疾病的分布是指疾病在时间、空间和人间的存在方式及其发生、发展规律，又称疾病的三间分布。

（1）**地区分布** 疾病的发生存在地区上的差异，反映了不同地区致病因子分布的差别，与不同地区的自然环境和社会环境因素有关。地区的划分一般有两种方法：①行政区划分法；②自然环境划分法。

（2）**时间分布** 疾病的分布随时间的变化而变化，这种变化是一个动态过程。不同时期疾病分布不同，这不仅反映了致病因素的动态变化，也反映了人群特征的变化。疾病的时间分布特征分四种类型。

	定义	常见原因或特点
短期波动	也称时点流行或暴发，是指在一个地区或一个集体人群中，短时间内某病的发病数明显增多的现象	该群体中许多人在短期内暴露于同一致病因子 发病有先有后，病情有轻有重 传染病和非传染病均可有短期波动
季节性	是指疾病每年在一定的季节内出现发病率升高的现象	该季节内的致病因子或传播因素特别活跃 传染病大多存在季节性 非传染病多无明显季节性
周期性	是指疾病依规律性的时间间隔发生流行，如流感每隔10~15年发生一次世界大流行	①足够数量的易感人群；②传播机制容易实现；③病后可获得稳固的免疫力；④病原体变异
长期变异	是指经过一个相当长的时期（几年或几十年），疾病的分布状态、感染类型、临床表现等逐渐发生显著的趋势性变化的现象	①病因发生了变化；②抗原型别变异，病原体毒力、致病力的变化和机体免疫状况的改变；③诊疗技术的进步、防治措施的改善；④社会人口学资料的变化及疾病诊断、报告标准的改变

（3）**人群分布** 人群分布的特征有年龄、性别、职业、种族、民族、家庭、婚姻状况、行为、收入等。研究疾病的人群分布有助于确定危险人群、探索致病因素。

三、常用流行病学研究方法

1. 流行病学研究设计的基本内容

(1) 流行病学研究方法分类 流行病学研究方法总体分为观察法、实验法、数理法三类。

①观察法 就是不对研究对象施加任何实验措施,观察人群在自然状态下疾病、健康状况及有关因素的分布特征。观察法包括描述流行病学和分析流行病学。

②实验法 也称实验流行病学,是指对研究对象有所"介入",并前瞻性地观察介入手段的效应。实验法可人为地控制实验条件,直接验证可疑病因与疾病之间是否有关联、是否为因果关联。

③数理法 也称理论流行病学,是用数学公式定量地表达病因和宿主之间构成的数学关系,以预测疾病流行规律,从理论上探讨疾病防治措施的效果。

(2) 流行病学研究设计的基本内容 ①查阅有关文献,提出研究目的;②根据研究目的确定研究内容;③结合具体条件选择研究方法;④按照研究方法,确定研究对象;⑤根据研究内容,设计调查表格;⑥控制研究过程,保证研究质量;⑦理顺分析思路,得出正确结论。

【例11】流行病学研究的观察法与实验法的根本区别在于
A. 设立对照组　　　　B. 不设立对照组　　　　C. 是否有人为干预
D. 盲法　　　　　　　E. 统计学检验

2. 描述流行病学

(1) 描述流行病学的概念 描述流行病学又称描述性研究,是将专门调查或常规记录所获得的资料,按照不同地区、不同时间和不同人群特征分组,以展示该人群中疾病或健康状况分布特点的一种观察性研究。通俗地讲,描述性研究可以回答所描述的事件存在于什么时间、什么地点、什么人群、数量多少。

专门设计的调查研究有现状研究、生态学研究、个案调查及暴发调查;常规记录有死亡报告、出生登记、出生缺陷监测、药物不良反应监测和疾病监测等。

描述流行病学的作用:①为病因研究提供线索;②掌握疾病和病因的分布状况,为疾病防治工作提供依据;③用来评价防治策略和措施的效果。

(2) 现况研究

①现况研究的概念 现况研究是描述性研究中应用最为广泛的一种方法。它是在某一人群中,应用普查或抽样调查的方法收集特定时间内、特定人群中疾病、健康状况及有关因素的资料,并对资料的分布状况、疾病与因素的关系加以描述。因为现况研究所获得的资料是在某一时间横断面上收集的,故又称横断面研究。又因现况研究得到的率是在特定时间、特定人群中的患病率,故又称为患病率研究。根据研究目的,现状研究可以采用普查或抽样调查的方法进行。

【例12】现状研究收集的数据主要是
A. 发病率　　　　　　B. 患病率　　　　　　C. 罹患率
D. 死亡率　　　　　　E. 续发率(2023)

②普查 普查是指在特定时间对特定范围内人群中的每一成员进行的调查。普查分为以了解人群中某病的患病率、健康状况等为目的的普查和以早期发现病人为目的的筛查。

③抽样调查

A. 概念 按一定的比例从总体中随机抽取有代表性的一部分人(样本)进行调查,以样本统计量估计总体参数,称为抽样调查。样本代表性是抽样调查能否成功的关键所在,而随机抽样和样本含量是保证样本代表性的两个基本原则。随机抽样是指在一个有 N 个观察单位的总体中,若抽取 n 个单位组成随机样本,则每个单位被抽到的概率均应为 n/N。

B. 抽样方法 包括单纯随机抽样、系统抽样、分层抽样、整群抽样、多级抽样等,各有优缺点。

抽样方法	定义	备注或特点
单纯随机抽样	指从总体 N 个对象中，利用抽签、随机数字等方法抽取 n 个对象组成一个样本	也称简单随机抽样，是最简单、最基本的抽样方法
系统抽样	又称机械抽样，是按照一定顺序，机械地每隔若干单位抽取一个单位的抽样方法	若总体较大时，抽到的个体分散，则资料难以收集；不适合大型流行病学研究
分层抽样	是将调查的总体按照某种特征分成若干层，然后在每层中进行随机抽样	抽样误差较小；若总体较大时，抽到的个体分散，则资料难以收集；不适合大型流行病学研究
整群抽样	将总体分成若干群组，以群组为抽样单位进行随机抽样，被抽到的群组中的全部个体均作为调查对象	便于组织，易被调查对象接受，但抽样误差较大。为减少误差，常需较其他抽样方法增加1/2的样本含量
多级抽样	将上述抽样方法综合运用即为多级抽样	根据需要，每个阶段的抽样都可以采用先分层后整群的抽样方法，原则是优势互补

C. 样本含量的影响因素　抽样研究中，样本所包含的研究对象的数量称为样本含量。样本含量适当是抽样调查的基本原则。样本含量过大不仅造成人力、物力的浪费，而且由于工作量大质量难以保证，使结果出现偏倚。样本过小则使抽样误差过大，样本失去代表性。样本含量适当是指将样本的随机误差控制在允许范围之内时所需的最小样本含量。样本含量的计算方法包括分类变量资料样本含量的估计方法和数值变量资料样本含量的估计方法。

【例13】已知某省山区、丘陵、湖区婴幼儿体格发育有较大的差异，现需制订该省婴幼儿体格发育有关指标的参考值范围，抽样方法最好采取
　　A. 整群抽样　　　　　　B. 单纯随机抽样　　　　　C. 系统抽样
　　D. 分层抽样　　　　　　E. 机械抽样

【例14】某市为调查老年人疫苗接种率，根据经济发达程度将区域分为发达、中等、落后，按1/10比例抽样。该抽样方式是
　　A. 分层抽样　　　　　　B. 系统抽样　　　　　　　C. 单纯随机抽样
　　D. 整群抽样　　　　　　E. 随机抽样

【例15】某乡有4万人，约1万户。欲抽样调查4000人，按该乡人口家庭登记名册，以户为单位，随机抽取第1户，随后每间隔10户抽1户，对被抽到的家庭进行调查。该种抽样方法称为
　　A. 单纯随机抽样　　　　B. 系统抽样　　　　　　　C. 整群抽样
　　D. 分层抽样　　　　　　E. 多级抽样（2022）

【例16】为制订某地区人群原发性高血压的综合防治方案，拟对该地区某时点的人群原发性高血压的患病情况进行调查。此类研究是
　　A. 病例对照研究　　　　B. 队列研究　　　　　　　C. 现况研究
　　D. 临床试验　　　　　　E. 人群现场试验

3. 分析流行病学

（1）分析流行病学的概念及分类　分析流行病学也称分析性研究，它是进一步在有选择的人群中观察可疑病因与疾病和健康状况之间关联的一种研究方法。分析流行病学主要有病例对照研究和队列研究两种方法，目的都是检验病因假设、估计危险因素的作用程度。

（2）病例对照研究

①概念　病例对照研究是选择患有和未患有某特定疾病的人群分别作为病例组和对照组，调查各组人群过去暴露于某种或某些可疑危险因素的比例或水平，通过比较各组之间暴露比例或水平的差异，判断暴露因素是否与研究的疾病有关联及其关联强度大小的一种观察性研究方法。病例对照研究的特点：

A. 该研究只是客观地收集研究对象的暴露情况,而不给予任何干预措施,属于观察性研究。

B. 可追溯研究对象既往可疑危险因素暴露史,其研究方向是回顾性的,是"由果至因"的研究。

C. 按有无疾病分组,研究因素可根据需要任意设定,因而可以观察一种疾病与多种因素之间的关联。

②研究对象的选择　由于该类研究属于抽样调查,故无论病例还是对照均为其总体的随机样本。

A. 病例选择　病例选择时需要考虑:疾病的诊断标准;病例的确诊时间;病例的代表性;对病例某些特征的限制。病例主要来自医院和社区。

B. 对照选择　选择对照时应考虑:确认对照的标准;对照的代表性;对照与病例的可比性;对照不应患有与所研究因素有关的其他疾病;有时可同时选择两种以上的对照。

③样本含量的影响因素　A. 考虑所需样本含量的决定因素,如暴露于某研究因素人群所占的比例;预期暴露于该研究因素所造成的相对危险度(RR)和比值比(OR);预期达到的检验显著性水平α;预期达到的检验把握度$(1-\beta)$;B. 用公式计算样本量;C. 用查表法估计样本量。

④资料的统计分析　作统计分析前,先将资料按有无暴露分组,归纳于下表。

暴露史	病例	对照	合计
有	a	b	$a+b=n_1$
无	c	d	$c+d=n_0$
合计	$a+c=m_1$	$b+d=m_0$	$a+b+c+d=N$

病例对照研究中估计暴露与疾病之间关联程度的指标为<u>比值比(OR)</u>。OR 也称比数比、优势比或交叉乘积比。所谓比值比是指某事物发生的可能性与不发生的可能性之比。在病例对照研究中:

$$病例组的暴露比值 = \frac{a/(a+c)}{c/(a+c)} = a/c \qquad 对照组的暴露比值 = \frac{b/(b+d)}{d/(b+d)} = b/d$$

$$OR = \frac{病例组的暴露比值}{对照组的暴露比值} = \frac{a/c}{b/d} = \frac{ad}{bc}$$

$OR>1$,说明该因素是危险因素;$OR<1$,说明该因素是保护因素;$OR=1$,表明暴露与疾病无关联。由于 OR 是对这种联系程度的一个点估计值,一般需对 OR 值进行95%可信区间估计。

⑤优点　A. 收集病例方便,适合罕见疾病的研究;B. 该方法所需研究对象的数量较少,节省人力、物力,容易组织;C. 一次调查可同时研究一种疾病与多个因素的关系;D. 收集资料后可在短期内得到结果。

⑥局限性　A. 不适于研究暴露比例很低的因素,因为需要很大的样本含量;B. 暴露与疾病的时间先后常难以判断;C. 选择研究对象时易发生选择偏倚;D. 获取既往信息时易发生回忆偏倚;E. 易发生混杂偏倚;F. <u>不能计算发病率、死亡率</u>等,因此不能直接分析相对危险度。

(3)队列研究

①概念　是将一个范围明确的人群按是否暴露于某可疑因素或暴露程度分为不同的亚组,追踪各组的结局并比较其差异,从而判定暴露因素与结局之间有无关联及其关联强度大小的一种观察性研究方法。

②用途　初步检验病因假设,描述疾病的自然史。

③种类　队列研究可分为前瞻性队列研究、历史性队列研究、双向性队列研究三种。

④研究对象的选择

A. 暴露组选择　要求研究对象应暴露于研究因素,并可提供可靠的暴露和结局的信息。可根据情况选择特殊暴露人群、一般人群或有组织的团体。若研究需要,暴露组还可分为不同暴露水平的亚组。

B. 对照组选择　应是暴露组来源的人群中非暴露者的全部或其随机样本。除研究因素外,其他与结局有关的因素均应与暴露组均衡可比。

⑤样本含量的影响因素　计算公式复杂,从略。

⑥观察终点　队列研究是按照研究对象的暴露状态分组,观察各组的结局及其差异,从而判定暴露因素与结局之间有无关联及其关联强度的大小。研究对象一旦出现预期结局,则达到观察终点之后不再对其随访。未达到观察终点而脱离随访的情况称为失访,某研究对象死于非研究疾病也视为失访。

⑦资料的统计分析　作统计分析前,先将资料按有无暴露分组,归纳于下表。

组别	病例	非病例	合计	发病率
暴露组	a	b	$a+b=n_1$	a/n_1
非暴露组	c	d	$c+d=n_0$	c/n_0
合计	$a+c=m_1$	$b+d=m_0$	$a+b+c+d=T$	

队列研究中,最受关注的是暴露因素导致疾病的强度,即发病率。有些难以及时确诊的疾病,常以死亡率反映暴露因素的致病强度。估计暴露与疾病发生之间的关联强度的指标有以下几个。

指标	代号	定义	计算公式	临床意义
相对危险度	RR	暴露组发病率(死亡率)与非暴露组发病率(死亡率)的比值	$RR=\dfrac{I_e}{I_0}=\dfrac{a/n_1}{c/n_0}$	表示暴露组发病或死亡的危险是非暴露组的多少倍
归因危险度	AR	是指暴露组发病率与对照组发病率的差值,也称率差、特异危险度	$AR=I_e-I_0$ $=(a/n_1)-(c/n_0)$	表示暴露人群较非暴露人群所增加的发病(死亡)率
归因危险度百分比	AR%	暴露人群因某因素暴露所致的某病发病或死亡占该人群该病全部发病或死亡的百分比	$AR\%=\dfrac{I_e-I_0}{I_e}\times100\%$	归因危险度百分比也称病因分值(EF)
人群归因危险度	PAR	人群中某病发病(死亡)率与非暴露人群该病发病(死亡)率的差值	$PAR=I_t-I_0$	表示总人群因暴露于某因素而导致的某病发病(死亡)率
人群归因危险度百分比	PAR%	总人群因暴露于某因素所致的某病发病(死亡)占总人群该病全部发病(死亡)的百分比	$PAR\%=\dfrac{I_t-I_0}{I_t}\times100\%$	人群归因危险度百分比也称人群病因分值(PEF)

上表中,I_e、I_0、I_t分别为暴露组、非暴露组、全人群的发病率(死亡率)。

相对危险度(RR)是指暴露组与非暴露组发病概率之比。含义为暴露于某因素者发生疾病的概率是不暴露于某因素者的多少倍。RR值越大,说明暴露与疾病的关联强度越大。

$RR=1$说明暴露组发病概率与非暴露组发病概率相等,暴露因素与疾病无关。

$RR>1$说明暴露组发病概率大于非暴露组,暴露增加了发病的危险,是疾病的危险因素。

$RR<1$说明暴露组发病概率小于非暴露组,暴露减少了发病的危险,是疾病的保护因素。

⑧优点　A.研究结局是亲自观察获得的,一般较可靠;B.论证因果关系的能力较强;C.可计算暴露组和非暴露组的发病率,能直接估计暴露因素与发病的关联强度;D.一次调查可观察多种结局。

⑨局限性　A.不宜用于研究发病率很低的疾病;B.观察时间长,易发生失访偏倚;C.耗费的人力、物力、时间较多;D.设计要求高,实施复杂;E.在随访过程中,变量的变化可影响结果,使分析复杂化。

【例17】以下属于分析流行病学的是
　　A. 暴发调查　　　　　　　B. 现况研究　　　　　　　C. 队列研究
　　D. 普查　　　　　　　　　E. 抽样调查(2021)

【例18】从医院选取了糖尿病病人和非糖尿病病人,观察体重是否超重与糖尿病的关系,需计算的指标为
　　A. 患病率　　　　　　　　B. 发病率　　　　　　　　C. 发病率比
　　D. 患病率比　　　　　　　E. 比值比

【例19】队列研究的观察终点是指

第十九篇 预防医学
第2章 流行病学原理和方法

A. 观察对象出现了预期效果　　B. 观察对象因车祸死亡　　C. 观察研究工作结束
D. 与观察对象失去联系　　　　E. 观察对象不因研究原因而退出

⑩队列研究与病例对照研究的比较

	病例对照研究	队列研究
概念	是选择患有和未患有某特定疾病的人群分别作为病例组和对照组，调查各组人群过去暴露于某可疑危险因素的水平，通过比较各组之间暴露水平的差异，判断暴露因素是否与研究的疾病有关联及其关联强度	是将一个范围明确的人群按是否暴露于某可疑因素或暴露程度分为不同的亚组，追踪各组的结局并比较其差异，从而判定暴露因素与结局之间有无关联及其关联强度
用途	初步检验病因假设，提出病因线索 评价防治策略和措施的效果	初步检验病因假设 描述疾病的自然史
分类	匹配病例对照研究、非匹配病例对照研究	前瞻性队列研究、历史性队列研究、双向性队列研究
实验对象选择	病例选择——诊断标准、确诊时间、病例代表性、对病例某些特征的限制	暴露组——要求暴露组的研究对象应暴露于研究因素，并可提供可靠的暴露和结局的信息
对照对象选择	对照标准、对照代表性、对照与病例的可比性、不应患有与所研究因素有关的疾病，可选择两种以上对照	应是暴露组来源的人群中非暴露者的全部或其随机样本。除研究因素外，其他与结局有关的因素应与暴露组均衡可比
资料统计分析	估计暴露与疾病之间关联强度的指标为比值比(OR)	估计暴露与疾病关联强度：相对危险度、归因危险度（百分比）、人群归因危险度（百分比）
优点	收集病例方便，适合罕见疾病 研究对象较少，节省人力物力 一次调查可同时研究一种疾病与多个因素的关系 收集资料后短期内得到结果	研究结局是亲自观察获得，较可靠 论证因果关系的能力较强 可计算发病率，直接估计暴露与疾病的关联强度 一次调查可观察多种结局
缺点	不适于研究暴露比例很低的因素 暴露与疾病的时间先后难以判断 不能计算发病率、死亡率等 不能直接分析相对危险度	不宜用于研究发病率很低的疾病 观察时间长，易发生失访偏倚；耗费人力物力较多 设计要求高，实施复杂 在随访中，变量的变化可影响结果

注意：①病例对照研究是由果至因的回顾性研究，先按有无得病分组，再追溯研究对象既往有无暴露史。
②队列研究是由因至果的前瞻性研究，先按有无暴露分组，再观察研究对象有无发病的结局。

【例20】调查发现某高原地区居民结肠癌的发病率高于全国平均水平，研究者注意到该地区人们的饮食习惯具有高脂肪摄入，低蔬菜、水果摄入的特点，拟开展一项课题研究，分析饮食习惯与结肠癌的关系，考虑到因果现象发生的时间顺序，最佳研究方法应为
　　A. 生态学研究　　　　　　B. 横断面研究　　　　　　C. 队列研究
　　D. 病例对照研究　　　　　E. 临床试验

【例21】国外某镇一学者开展了一项持续多年的啤酒狂欢节饮酒者与心血管疾病死亡关系的研究。研究之初，有70名啤酒狂欢节饮酒者和1500名非饮酒者。在研究结束时，7名啤酒狂欢节饮酒者死于心血管疾病，45名非啤酒狂欢节饮酒者死于心血管疾病。该研究为
　　A. 病例对照研究　　　　　B. 横断面研究　　　　　　C. 队列研究
　　D. 临床试验　　　　　　　E. 生态学研究

【例22】为探索新生儿缺氧缺血性脑病(HIE)的病因，选择200例确诊的HIE病例和同期同医院出生的正常新生儿200例，然后对母亲孕期病史及分娩情况进行回顾性分析，调查 HIE 相关的危险因

素。这种研究方法是
  A. 病例对照研究　　　　B. 实验研究　　　　　　C. 现况研究
  D. 临床随访研究　　　　E. 前瞻性研究

（23~25题共用题干）某研究者为探讨脂肪摄入量与男性前列腺癌的关系，在社区内选择高脂肪和低脂肪摄入者各200名，从50岁开始对他们随访10年，在随访期间，高脂肪摄入组中有20人、低脂肪摄入者有10人被诊断患有前列腺癌。

【例23】这种研究方法为
  A. 现况调查　　　　　　B. 实验研究　　　　　　C. 生态学研究
  D. 队列研究　　　　　　E. 病例对照研究

【例24】与低脂肪摄入组相比，高脂肪摄入组患前列腺癌的相对危险度（RR）是
  A. 1.5　　　　　　　　 B. 0.75　　　　　　　　C. 1.0
  D. 2.0　　　　　　　　 E. 0.05

【例25】高脂肪摄入所致前列腺癌的特异危险度是
  A. 30/100　　　　　　　B. 10/100　　　　　　　C. 15/100
  D. 无法计算　　　　　　E. 5/100

4. 实验流行病学

（1）**概念**　实验流行病学是将来自同一总体的研究对象随机分为实验组和对照组，实验组给予实验因素，对照组不给予该因素，然后前瞻性地随访各组的结局，并比较其差别的程度，从而判断实验因素的效果。

（2）**基本特征**　①要施加干预措施；②是前瞻性观察；③必须有平行对照；④随机分组。

（3）**分类**　分为临床试验和现场试验。现场试验又可分为社区试验和个体试验。

（4）**临床试验的概念**　临床试验是将临床病人随机分为试验组和对照组，试验组给予某临床干预措施，对照组不给予该措施，通过比较各组效应的差别来判断临床干预措施效果的一种前瞻性研究。

（5）**临床试验的设计**　根据对照组设立方法的不同，临床试验分为随机对照临床试验、同期非随机对照临床试验、历史对照临床试验、自身对照临床试验及交叉设计临床试验。

四、偏倚控制及病因推断

1. 流行病学研究的偏倚

（1）**偏倚的概念**　偏倚是指在研究或推论过程中所获得的结果系统地偏离真实值。偏倚属于系统误差，是一种人为的非随机误差，可以由研究设计的失误、资料获取的失真、分析推断不当所引起，从而错误地估计暴露与疾病之间的联系。

（2）**偏倚的分类**　偏倚可分为选择偏倚、信息偏倚、混杂偏倚三类。

①**选择偏倚**　是指在研究对象的选取过程中，由于选取方式不当，入选研究对象的某些特征与未入选研究对象之间存在系统差异所导致的偏倚。常见的选择偏倚包括：

A. 入院率偏倚（伯克森偏倚）　是指以医院患者为研究对象进行病例对照研究时，由于患者入院率的不同所导致的系统误差，这种偏倚来自患者入院的可能性与疾病症状的严重程度、患者就医的条件、人群对某一疾病的认识程度、医疗保健制度和社会文化经济等多种因素有关。

B. 检出症候群偏倚　是指某因素与某疾病虽无关联，但因暴露于该因素可引发该病的某些症状或体征，使患者及早求医，以致该病在人群中的检出率高于一般人群，从而得出该因素与该疾病相关联的错误结论，由此产生的系统误差。

C. 现患病例-新发病例偏倚（奈曼偏倚）　是以现患病例为对象进行研究和以新发病例为对象进行研究时相比，因研究对象的特征差异所导致的系统误差。例如在病例对照研究中，研究对象一般为某病

的现患病例或存活病例,不包括死亡病例、病程短的病例和不典型病例。而在队列研究中,可以观察到各种临床类型的新发病例。两种研究结果相比较时,因纳入对象的疾病特征有差异,所得到的暴露因素与疾病的关联就会出现偏倚,即现患病例-新发病例偏倚。

D. 无应答偏倚　是指研究中对调查信息没有予以应答的研究对象在某些特征上与应答者有差异而产生的系统误差。

E. 失访偏倚　失访是无应答的另一种表现形式。失访者在某些与研究有关的特征上,与未失访者存在的系统误差,称为失访偏倚。

F. 易感性偏倚　是指在观察性研究中,由于样本人群与总体人群之间或对比组人群之间,对所研究疾病的易感性不同而引起的偏倚。

②信息偏倚(观察偏倚、错误分类偏倚)　是指在收集整理信息过程中,由于测量暴露与结局的方法有缺陷,收集到的信息不准确,造成对研究对象的归类错误。常见的信息偏倚包括:

A. 回忆偏倚　是指研究对象不真实的回忆所导致的误差,多见于病例对照研究。由于所调查的因素发生于过去,其准确性必然受到回忆期间长短的影响。

B. 报告偏倚　是指由于研究对象因某种原因夸大或缩小某些研究信息而导致的系统误差。

C. 诊断怀疑偏倚　是指由于研究者更想得到暴露于某因素者易发生某疾病的结论,故而在诊断疾病时,对暴露组采取了比非暴露组更认真的方法和态度,致使暴露者更易作出某疾病诊断的情况而产生的系统误差,多见于临床试验和队列研究。

D. 暴露怀疑偏倚　是指研究者若事先了解研究对象的患病情况或某结局,可能会对其采取与对照组不可比的方法探寻认为该结局有关的暴露因素,如多次认真地询问病例组某因素的暴露史,而不认真地询问对照组,由此产生的系统误差,称为暴露怀疑偏倚。多见于病例对照研究。

E. 测量偏倚　是指研究者对研究所需数据进行测量时产生的系统误差。测量偏倚可发生在流行病学研究设计、实施、资料处理等过程中。

F. 发表偏倚　是指阳性结果的研究比阴性结果的研究更易得到发表,使人们从公开发表的刊物上获得的信息与真实情况不符而产生的系统误差。

③混杂偏倚　是指研究因素与疾病之间的关联程度受到其他因素的歪曲或干扰所产生的系统误差。

(3) 偏倚的控制方法　偏倚的控制是流行病学研究质量控制的重要环节。偏倚可发生在研究设计、实施阶段,大多数偏倚可在这两个阶段得以控制;有些偏倚,如混杂偏倚也可在资料分析阶段进行控制。

①研究设计阶段的偏倚控制措施　通过周密、严谨的科研设计,保证研究对象的代表性,同时要严格掌握研究对象的纳入标准和排除标准。对于实验研究,应严格采用随机分组的方法,把可能发生的各种偏倚降低到最低限度。选择偏倚只有在设计阶段才能控制,而且一旦发生就无法消除,因此设计阶段应当充分收集资料,了解研究中可能存在的选择偏倚的来源,并加以避免。设计阶段信息偏倚主要来自制定调查表时,因此在研究设计阶段,应对各种暴露因素做出严格、客观、可操作的定义,并力求指标的定量化。对于疾病要有统一明确的诊断标准。对各种检测仪器和试剂要有统一的标准。在研究设计时,为了控制潜在的混杂偏倚,可以通过限制、配比、随机化、分层抽样等方法来选择研究对象。

②研究实施阶段的偏倚控制措施　研究实施阶段发生的偏倚主要是信息偏倚。由于信息偏倚的来源渠道很多,所以应有针对性地进行控制,如向研究对象解释研究目的、意义和要求;对收集资料的人员统一培训和考核;定期检查资料质量,并设立资料质量控制程序等。

③资料分析阶段的偏倚控制措施　资料分析阶段主要是控制混杂,可采用分层分析、标化、多因素分析等。

　　A. 入院率偏倚　　　　　　　　B. 不依从偏倚　　　　　　　　C. 回忆偏倚
　　D. 失访偏倚　　　　　　　　　E. 现患病例-新发病例偏倚

【例 26】开展膳食与糖尿病关系的病例对照研究,若选用确诊 1 年以上的糖尿病患者作为病例组,则最常见的偏倚是

【例27】开展以医院为基础的病例对照研究,最常见的偏倚是

2. 病因及其推断

(1)病因的概念 疾病的病因是指疾病的发生、发展过程中,起重要作用的一个事件、条件、特征或者是这些要素的综合。凡能促使疾病发生的因素均应视为病因。

①环境因素 包括生态环境、理化环境、社会环境。

②宿主因素 主要包括肉体和精神两个方面。宿主的核心是遗传,同时也受环境因素的影响。

环境和宿主的相互作用,形成了一个决定疾病发生与否的动态体系。解释这种动态体系的模型有:

A. 流行病学三角模型 也称流行病学三角,该模型强调疾病的产生是宿主、环境和致病因子三大要素相互作用的结果。三个因素各占等边三角形的一个角,当三者处于相对平衡状态时,人体保持健康。当模型中某一因素发生变化,三者平衡状态被打破,则疾病产生。

B. 轮状模型 该模型强调宿主和环境的密切关系。

C. 病因网模型 该模型强调将不同研究所提供的多方面病因,按时间先后顺序连接构成一条病因链,多个病因链交错连接形成病因网。

(2)病因的类型 病因分直接病因与间接病因、必要病因与充分病因、危险因素。在病因中存在4种可能的类型:必要且充分的病因、必要但不充分的病因、充分但不必要的病因、既不充分又不必要的病因。

①直接病因和间接病因 是根据病因与疾病的关系来区分的。

②必要病因 是指没有该病因存在,相应疾病就不会发生,概率为100%。

③充分病因 是指有该病因存在,相应疾病就一定会发生,概率为100%。

④危险因素 是指某种暴露、行为或特征,是使疾病发生概率升高的因素,也意味着病因与疾病有关。

(3)病因研究的流行病学方法与基本步骤 病因研究的流行病学方法有实验医学、临床医学和流行病学。应用流行病学方法研究病因可分为四个阶段:总结现象、建立假设、检验假设和病因推导。因素与疾病关联的形成有虚假关联、间接关联、因果关联。

(4)因果关系判断标准 ①关联的强度;②关联的可重复性;③关联的特异性;④关联的时间性;⑤剂量-反应关系;⑥关联的合理性;⑦实验证据;⑧关联的一致性。

【例28】流行病学的三角模型中的"三角"是指
A. 宿主、环境和病原体　　　　B. 宿主、环境和致病因子　　　C. 机体、生物环境和社会环境
D. 遗传、环境和社会　　　　　E. 遗传、环境和人群

【例29】推论病因与疾病因果关联的标准,错误的是
A. 关联的强度　　　　　　　　B. 关联的时间性　　　　　　　C. 关联的特异性
D. 关联的可重复性　　　　　　E. 关联的地区性

五、诊断试验和筛检试验

1. 诊断试验和筛检试验的概念、目的、应用原则及区别

(1)诊断试验的概念、目的及应用原则

①概念 诊断是指在临床上医务人员通过详尽的检查及调查等方法收集信息、资料,经过整理加工后,对患者病情的基本认识和判断。用于诊断的各种检查及调查的方法称为诊断试验。

②目的
A. 对患者病情做出及时、正确的诊断,以便采取相应有效的治疗措施。
B. 针对筛查阳性、无症状者的进一步检查、确认。C. 判断疾病的严重性。
D. 估计疾病的临床经过、治疗效果及预后。E. 监测药物不良反应。

③应用原则 A. 灵敏度、特异度要高;B. 快速、简单、价廉、容易进行;C. 安全可靠、尽量减少损伤和

痛苦。

(2) **筛检试验的概念、目的及应用原则**

①概念 筛检也称筛查,是运用快速简便的检验、检查或其他措施,在健康人群中,发现那些表面健康、但可疑有病或有缺陷的人。筛检所用的各种手段和方法,称为筛检试验。

②目的

A. 早期发现可疑患者,做到早诊断、早治疗,提高治愈率,实现疾病的第二级预防。

B. 发现高危人群,以便实施相应的干预措施,降低人群的发病率,实现疾病的第一级预防。

C. 识别疾病的早期阶段。

D. 合理分配卫生资源。

③应用原则

A. 被筛检的疾病或缺陷是当地重大的卫生问题,严重影响人群健康,给社会和家庭造成沉重负担。

B. 被筛检的疾病或缺陷有进一步确诊的方法与条件。

C. 对发现并确诊的患者及高危人群有条件进行有效的治疗和干预,且应有统一的标准。

D. 了解被筛检疾病的自然史,包括潜伏期发展到临床期的全部过程。

E. 筛检试验必须要快速、简单、经济、可靠、安全、有效、易为群众接受。

F. 被筛检疾病有较长的潜伏期,便于筛检出更多的病例。

(3) **诊断试验和筛检试验的区别**

	筛检试验	诊断试验
试验目的	区别可疑病人与可能无病者	区别病人与可疑病人但实际无病的人
观察对象	健康、表面健康的人	病人、可疑病人
试验要求	快速、简便、灵敏度高,最好能检出所有病人	科学、准确、特异度高,最好能排除所有非病人
所需费用	使用简单、价廉的方法	常常使用医疗器械或实验室方法,花费较高
处理方式	阳性者需做进一步诊断或干预	阳性者需给予治疗

【例30】筛检的目的是

A. 对可疑患者进行确诊   B. 评价筛检试验的灵敏度

C. 验证病因   D. 评价筛检试验的特异度

E. 从表面健康的人群中查出某病的可疑患者或某病的高危人群

(4) **诊断试验和筛检试验的设计与实施** 按既定纳入标准和选择方法确定研究对象,采用金标准和待评价诊断试验对所有研究对象进行同步检测,并盲法判定结果。

2. **诊断试验和筛检试验的评价方法和评价指标**

(1) **评价方法** 诊断试验和筛检试验的评价方法基本相同,除考虑安全可靠、简便快速、经济可行外,还要考虑其科学性,即该方法对疾病进行诊断的真实性和价值,具体与标准诊断方法(即"金标准")进行比较。评价的步骤如下。

①确定金标准(诊断标准) 是指公认的最可靠、最权威、可反映有病或无病实际情况的诊断方法。

②选择研究对象 应能代表目标人群。

③确定样本含量 适当的样本含量可以在最经济的基础上获得最大的效益。

④盲法同步测试 对用金标准所确定的病例组和非病例组,用被评价试验同时盲法进行测试。

⑤整理分析资料 要保证资料的准确无误。评价试验的整理表如下。

试验	金标准正确		合计
	病例	非病例	
阳性	a(真阳性)	b(假阳性)	$a+b(r_1)$
阴性	c(假阴性)	d(真阴性)	$c+d(r_2)$
合计	$a+c(c_1)$	$b+d(c_2)$	$n(a+b+c+d)$

⑥质量控制　将误差减小到最低。

(2) 评价指标　诊断试验和筛检试验的评价主要从真实性、可靠性、收益三方面进行。

	评价试验的真实性	评价试验的可靠性	评价试验的收益
别称	真实性也称效度、准确性	可靠性也称信度、重复性、精确性	—
概念	是指测量值与实际值符合的程度,即正确地判断受试者有病与无病的能力	是指一项试验在相同条件下重复检测获得相同结果的稳定程度	试验收益包括个体效益和社会效益的生物学、社会经济学效益等
指标	灵敏度和特异度、约登指数、假阳性率和假阴性率、粗一致性	变异系数、符合率、Kappa 值	预测值(阳性或阴性预测值)、似然比(阳性或阴性似然比)

①评价试验真实性的指标

	别称	定义	计算公式	理想值
灵敏度	真阳性率	指金标准确诊的病例中待评价试验也判断为阳性者所占的百分比	灵敏度 $=a/(a+c)\times 100\%$	100%
特异度	真阴性率	指金标准确诊的非病例中待评价试验也判断为阴性者所占的百分比	特异度 $=d/(b+d)\times 100\%$	100%
假阳性率	误诊率	是指金标准确诊的非病例中待评价试验错判为阳性者所占的百分比	假阳性率 $=b/(b+d)\times 100\%$	0
假阴性率	漏诊率	是指金标准确诊的病例中待评价试验错判为阴性者所占的百分比	假阴性率 $=c/(a+c)\times 100\%$	0
约登指数	正确指数	是灵敏度和特异度之和减 1	约登指数 $=$(灵敏度$+$特异度)-1	接近 1
粗一致性	符合率	是待评价试验所检出的真阳性和真阴性例数之和占受试人数的百分比	粗一致性 $=\dfrac{a+d}{a+b+c+d}\times 100\%$	尽量大

②评价试验可靠性的指标

	适用于	计算公式	理想值
变异系数	定量测定试验的可靠性分析	变异系数 $=\dfrac{测定值均数的标准差}{测定值均数}\times 100\%$	越小越好
符合率	定性测定试验的可靠性分析	符合率 $=\dfrac{a+d}{n}\times 100\%$	越高越好
Kappa 值	定性资料的可靠性分析	Kappa 值 $=\dfrac{n(a+d)-(r_1c_1+r_2c_2)}{n^2-(r_1c_1+r_2c_2)}$	越高越好

【例 31】某病早期治疗效果好,若漏诊后病情加重,对此病的诊断试验应特别注重
　　A. 提高阴性预测值　　　B. 提高阳性预测值　　　C. 降低假阳性率
　　D. 提高特异度　　　　　E. 提高灵敏度

【例32】筛检试验的特异度是指
A. 筛检试验阴性者患病的可能性　　B. 实际有病,筛检试验被确定为有病的百分比
C. 实际有病,筛检试验被确定为无病的百分比　　D. 实际无病,筛检试验被确定为无病的百分比
E. 实际无病,筛检试验被确定为有病的百分比

③评价试验收益的指标

	定义	计算公式	意义
阳性预测值	指试验结果阳性人数中,真阳性人数所占的比例	阳性预测值 = $\dfrac{a}{a+b}$ ×100%	为试验结果阳性者中真正患病的概率。表示某一受检者的试验结果为阳性时,其患病的可能性是多少
阴性预测值	指试验结果阴性人数中,真阴性人数所占的比例	阴性预测值 = $\dfrac{d}{c+d}$ ×100%	为试验结果阴性者中真正未患病的概率。表示某一受检者的试验结果为阴性时,能排除其患病的可能性是多少
阳性似然比	是指试验结果真阳性率与假阳性率之比	阳性似然比 = $\dfrac{真阳性率}{假阳性率}$ = $\dfrac{灵敏度}{1-特异度}$	说明病人中出现某种试验结果阳性的概率是非病人的多少倍。其值越大,试验结果阳性者为真阳性的概率越大
阴性似然比	是指试验结果假阴性率与真阴性率之比	阴性似然比 = $\dfrac{假阴性率}{真阴性率}$ = $\dfrac{1-灵敏度}{特异度}$	说明病人中出现某种试验结果阴性的概率是非病人的多少倍。其值越小,试验结果阴性者为真阴性的概率越大

【例】 某医生对 360 例疑似心肌梗死的患者经临床、心电图检查后,确诊其中 230 名为心肌梗死患者。为评价血清肌酸磷酸激酶(CPK)试验的准确性,又对每人进行了 CPK 检测。该试验以 CPK≥80U/L 为阳性,<80U/L 为阴性,结果如下。请计算上述各项指标。

CPK	病例	非病例	合计
阳性	215(a)	16(b)	231($a+b$)
阴性	15(c)	114(d)	129($c+d$)
合计	230($a+c$)	130($b+d$)	360($n=a+b+c+d$)

计算结果及临床意义如下。

	计算	临床意义
灵敏度	= $a/(a+c)$ ×100% = 215/230×100% = 93.5%	在确诊的心梗病人中 CPK 阳性者占 93.5%
假阳性率	误诊率 = $b/(b+d)$ ×100% = 16/130×100% = 12.3%	在无心梗的病人中 CPK 阳性者为 12.3%
假阴性率	漏诊率 = $c/(a+c)$ ×100% = 15/230×100% = 6.5%	在确诊的心梗病人中 CPK 阴性者为 6.5%
约登指数	=(灵敏度+特异度)-1 = (93.5%+87.7%)-1 = 0.81	正确判断心梗和非心梗的概率为 81.0%
粗一致性	符合率 = $(a+d)/(a+b+c+d)$ ×100% = 91.4%	CPK 阳性和阴性结果均正确的概率是 91.4%
阳性预测值	= $a/(a+b)$ ×100% = 215/231×100% = 93.1%	CPK 阳性者中有 93.1% 的人确实患心梗
阴性预测值	= $d/(c+d)$ ×100% = 114/129×100% = 88.4%	CPK 阴性者中有 88.4% 的人确实未患心梗

【例33】评价筛检试验真实性的指标是
A. 特异度　　B. 似然比　　C. Kappa 值

D. 变异系数　　　　　　　　E. 符合率

(34~36题共用题干)用钼靶X线摄片检查方法做乳腺癌的筛检试验,分别检查了100名未患乳腺癌的妇女和100名已活检确诊为乳腺癌的妇女,结果发现前者有16例为阳性结果,后者有64例为阳性结果。

【例34】此项筛检试验中灵敏度为
　　　A. 16%　　　　　　　　B. 36%　　　　　　　　C. 64%
　　　D. 74%　　　　　　　　E. 84%

【例35】此项筛检试验中特异度为
　　　A. 16%　　　　　　　　B. 36%　　　　　　　　C. 64%
　　　D. 74%　　　　　　　　E. 84%

【例36】此项筛检试验的粗一致率为
　　　A. 16%　　　　　　　　B. 36%　　　　　　　　C. 64%
　　　D. 74%　　　　　　　　E. 84%

(3)**确定截断值的原则和方法**　判断标准即截断值,为判断试验阳性与阴性的界值,即确定某项指标的正常值,以区分正常与异常。确定截断值的方法在常规情况下(灵敏度和特异度均很重要的情况下),最常用的是受试者工作曲线法。受试者工作曲线(ROC曲线)是以真阳性率(灵敏度)为纵坐标,假阳性率(1-特异度)为横坐标所作的曲线,以表示灵敏度和特异度之间的相互关系。

3. 提高试验效率的方法

在实际工作中,一般可通过优化试验方法、联合试验的应用(如并联试验、串联试验、串并联混合应用)、选择患病率高的人群作为受试对象来提高试验的效率。

六、公共卫生监测与疾病暴发的调查

1. 公共卫生监测

(1)**定义**　公共卫生监测是连续地、系统地收集疾病或其他卫生事件的资料,经过分析、解释后及时将信息反馈给所有应该知道的人(如决策者、卫生部门工作者和公众等),并利用监测信息的过程。公共卫生监测是制订、实施和评价疾病及公共卫生事件预防控制策略与措施的重要信息来源。

(2)**目的**　①确定主要的公共卫生问题,掌握其分布和趋势;②查明原因,采取干预措施;③评价干预措施的效果;④预测疾病流行;⑤制定公共卫生策略和措施。

(3)**种类**
①传染病监测　《传染病防治法》规定的传染病有39种,其中甲类2种、乙类26种、丙类11种。
②非传染病监测　我国部分地区已经开展了对恶性肿瘤、心脑血管疾病、出生缺陷、伤害等的监测。
③与健康有关问题的监测　包括行为危险因素监测、出生缺陷监测、环境监测、药物不良反应监测、营养和食品安全监测、突发公共卫生事件监测、计划生育监测等。

(4)**公共卫生监测的程序**
①建立监测组织和监测系统　国家和全国各级疾病预防控制中心是负责管理全国公共卫生监测系统的机构,负责全球公共卫生监测的机构是世界卫生组织(WHO)。
②公共卫生监测的基本过程　包括资料收集、资料分析和解释、信息反馈和信息利用四个基本过程。

(5)**公共卫生监测系统的评价**
①敏感性　是指监测系统识别公共卫生问题的能力。它主要包括两个方面:
A. 监测系统报告的病例占实际病例的比例。
B. 监测系统判断疾病或其他卫生事件暴发或流行的能力。

②**及时性** 是指监测系统从发现公共卫生问题到将信息反馈给有关部门的时间,它反映了监测系统的信息反馈速度。

③**代表性** 是指监测系统发现的公共卫生问题在多大程度上能够反映目标人群的实际情况,缺乏代表性的监测资料可能导致决策失误和卫生资源的浪费。

④**阳性预测值** 是指监测系统报告的病例中真正的病例所占的比例。

⑤**简便性** 是指监测系统的收集资料、监测方法和运作简便易行。

⑥**灵活性** 是指监测系统能针对新的公共卫生问题进行及时的改变或调整。

⑦**可接受性** 是指监测系统各个环节的工作人员对监测工作的参与意愿。

2. 疾病监测

(1)**概念** 疾病监测是连续地、系统地收集疾病的资料,经过分析、解释后及时将信息反馈给所有应该知道的人,并且利用监测信息的过程。

(2)*我国主要的疾病监测方法*

①**被动监测** 下级监测单位按照常规上报监测资料,而上级监测单位被动接受,称为被动监测。我国法定传染病报告属于被动监测。

②**主动监测** 上级监测单位专门组织调查或者要求下级监测单位严格按照规定收集资料,称为主动监测。传染病漏报调查及对性病门诊就诊者、暗娼、吸毒者等艾滋病高危行为人群的监测属于主动监测。

③**常规报告** 国家法定传染病报告系统,由法定报告人上报传染病病例,属于常规报告。

④**哨点监测** 对能够反映总体人群中某种疾病流行状况的有代表性特定人群(哨点人群)进行监测,了解疾病的流行趋势,属于哨点监测。

(3)*我国疾病监测体系*

①**疾病监测信息报告管理系统** 主要对法定报告的 39 种传染病进行监测。甲类传染病、某些乙类传染病(肺炭疽、传染性非典型肺炎、人感染高致病性禽流感)应于 2 小时内上报给当地的疾病预防控制中心,同时通过网络直报。其他的应于 24 小时内通过国家信息报告管理系统进行报告。

②**重点传染病监测系统** 全国建立了国家级监测点 782 个,省级监测点 1693 个,对 20 种传染病进行重点监测。监测内容包括常规病例报告及暴发调查;相关因素监测。

③**症状监测系统** 是长期系统地连续收集并分析包括临床症状群在内的各种健康相关数据,常以非特异性的症状和现象为基础,提高对疾病或卫生事件反应的及时性。

④**死因监测系统** 在 31 个省区市 160 个监测点,对 7300 万监测人口开展居民死亡原因监测、健康相关因素监测/调查、其他基本公共卫生数据监测。

⑤**病媒生物监测系统** 在全国 17 个省 40 个监测点,对老鼠、蚊子、苍蝇、蟑螂和钉螺的密度进行动态监测,并观察这些病媒生物的带毒、带菌情况。

⑥**健康相关危险因素监测系统** 包括了营养与食品安全监测、环境与健康监测。

【例 37】疾病监测的目的不包括
  A. 验证病因假设   B. 预测疾病流行   C. 评价预防效果
  D. 描述疾病分布   E. 监测疾病暴发(2019,超纲题)

【例 38】关于疾病监测的论述,正确的是
  A. 疾病监测是一种横向研究 B. 哨点监测属于被动监测
  C. 漏报调查属于主动监测   D. 常规报告系统是一种主动监测
  E. 疾病监测获得的信息应该纵向反馈,而不能横向反馈

3. 药品不良反应监测

(1)**药品不良反应的概念** 药品不良反应(ADR)是指合格药品在正常用法用量下出现的与用药目的无关的或意外的有害反应。药品严重不良反应是指因服用药品引起以下损害情形之一的反应:引起死

亡;致癌、致畸、致出生缺陷;对生命有危险并能够导致人体永久或显著的伤残;对器官功能产生永久损伤;导致住院或住院时间延长。

(2) 药品不良反应监测的概念和方法
①概念　药品不良反应监测是指药物不良反应的发现、报告、评价和控制的过程。
②方法　自愿报告系统、义务性监测、重点医院监测、重点药物监测、速报制度。

(3) 药品不良反应因果关系评价　是药品不良反应监测中的难点。
①评价目的　该药品是否会发生这种不良反应;该药品是否已经在特定患者身上发生了不良反应。
②评价方法　分个例评价和集中评价两个步骤进行。目前,我国采用 WHO 国际药品不良反应监测合作中心建议使用的方法,将药品不良反应因果判断按关联程度分为肯定、很可能、可能、可能无关、待评价和无法评价 6 个等级。
③评价内容　A. 开始用药时间与不良反应出现的时间有无合理的先后关系;B. 所怀疑的不良反应是否符合该药品已知不良反应的类型;C. 停药后,反应是否减轻或消失;D. 再次接触可疑药品是否再次出现同样的反应;E. 所怀疑的不良反应是否可用并用药的作用、患者的临床状态或其他疗法的影响来解释。

4. 疾病暴发的调查与分析

(1) 疾病暴发　是指局部地区或集体单位中,短时间内突然出现异常多的性质相同的病例,若采取有效控制措施,病例会迅速减少。

(2) 疾病暴发的调查　暴发调查是整个工作的关键,是突发公共卫生事件调查的基本形式之一,其基本工作程序如下:
①暴发的核实　核实诊断,确认暴发。
②准备和组织　包括人员的安排和组织的安排。
③现场调查　是暴发调查的核心,包括安全预防、病例发现、采集标本、个案调查、疾病三间分布的调查、环境和物种变化的调查等。
④资料整理　及时地整理临床、现场和实验室资料,进行资料分析。
⑤确认暴发终止。
⑥文字总结。

(3) 暴发调查时的注意事项　暴发调查应与暴发的控制同步进行,因为暴发的有效控制是研究的目的;暴发调查既应得到法律的保障,也要自觉在法律的规范下开展;争取多部门的合作,并获得群众的支持;及时把信息上报给上级卫生行政和业务部门。

七、循证医学

1. 循证医学的基本概念

循证医学是指任何临床的诊治决策,必须建立在当前最好的研究证据、临床专业知识和患者的价值相结合的基础上。循证医学即遵循证据的医学,是把最佳研究证据与临床专业技能和患者的价值整合在一起的医学。其核心思想是:任何医疗决策的确定都应基于客观的临床科学研究依据。

2. 循证医学的实践步骤

循证医学的实践(实施)步骤包括:①从患者存在的问题提出临床面临的要解决的问题;②收集有关问题的资料;③评价这些资料的真实性和有用性;④在临床上应用证据指导决策;⑤进行后效评价。

3. 证据的主要类型

(1) 获得最佳证据的途径　循证医学要求临床医生在为每个患者进行诊断、治疗决策时,均应尽量使用当前最佳的研究证据。医生获得这些最佳证据的途径为:①自己和同事的经验;②教科书和杂志;③学术会议的信息;④文献综述;⑤系统评价;⑥定期更新的电子系统评价。

第十九篇 预防医学
第2章 流行病学原理和方法

(2) **循证医学对证据是否为最佳的严格评价包括三个层次** ①分析评价证据的真实性;②评价对于临床医疗实际是否具有重要价值;③分析是否能适应于所面临的临床问题。

(3) **系统评价** 系统评价是循证医学的重要组成部分,也是寻求证据的最常用最有效的一种方法。

①系统评价的概念 系统评价是以某一具体临床问题为基础,系统、全面地收集全世界所有已发表或未发表的临床研究成果,采用临床流行病学严格评价文献的原则和方法,筛选出符合质量标准的文献,进行定性或定量合成,得出综合可靠的结论,并随着新的临床研究的出现及时更新。

②系统评价的过程及步骤 确立题目;收集文献;选择文献;评价文献;收集数据;分析数据;解释结果;更新系统评价。

③Meta 分析 当系统评价采用了定量合成的方法对资料进行统计学处理时,即称为 Meta 分析。所以 Meta 分析是运用定量统计学方法汇总多个研究结果的系统评价。

A. Meta 分析方法 多个成组设计的两组分类变量(OR、RR、RD)、均数(SMD、WMD)的比较的定量综合;Meta 回归分析;诊断性试验的 Meta 分析(ROC 曲线)等。

B. Meta 分析中异质性识别和处理 由于纳入同一个 Meta 分析的所有研究都存在差异,在 Meta 分析中不同研究间的各种变异称为异质性。可通过异质性检验来识别异质性。

C. Meta 分析中敏感性分析 敏感性分析用于评价结果的稳定性,如敏感性分析结果与原结果没有冲突,那么该结果加强了原结果的可信度。如果敏感性分析结果得出不同结论,则提示存在与干预措施有关的潜在重要因素,应进行进一步研究,以明确干预效果存在争议的来源。

D. 发表性偏倚的识别和控制 漏斗图是最常用于判断是否有发表性偏倚的方法。其他方法还有线性回归、秩相关检验、剪补法、失安全数等。Meta 分析时尽可能将所有的研究收集齐全,包括未发表的阴性研究报告、会议论文摘要、各种研究简报、学位论文等,以控制发表性偏倚。

【例39】Meta 分析中异质性检验的目的是检验各个独立研究结果的

A. 真实性   B. 同质性   C. 代表性

D. 敏感性   E. 可靠性

▶ **常考点** 疾病分布;疾病流行强度;现状调查;病例对照研究和队列研究;诊断试验评价指标。

参考答案——详细解答见《2024 国家临床执业及助理医师资格考试历年考点精析(上、下册)》

1. ABCDE	2. ABCDE	3. ABCDE	4. ABCDE	5. ABCDE	6. ABCDE	7. ABCDE
8. ABCDE	9. ABCDE	10. ABCDE	11. ABCDE	12. ABCDE	13. ABCDE	14. ABCDE
15. ABCDE	16. ABCDE	17. ABCDE	18. ABCDE	19. ABCDE	20. ABCDE	21. ABCDE
22. ABCDE	23. ABCDE	24. ABCDE	25. ABCDE	26. ABCDE	27. ABCDE	28. ABCDE
29. ABCDE	30. ABCDE	31. ABCDE	32. ABCDE	33. ABCDE	34. ABCDE	35. ABCDE
36. ABCDE	37. ABCDE	38. ABCDE	39. ABCDE			

第3章 临床预防服务

▶考纲要求

①临床预防服务与健康管理：临床预防服务(内容、意义与实施原则)，健康管理(定义、内容和基本策略)，健康风险评估，健康维护计划的制订与实施。②健康相关行为干预：健康行为、健康教育、健康促进的概念，影响健康行为因素与行为改变理论，健康咨询的基本模式(5A模式)，健康咨询的原则。③烟草使用的控制：烟草使用与环境烟草烟雾暴露(定义、对健康的主要危害)，烟草成瘾干预策略(烟草依赖疾病的概念、临床戒烟指导及常用戒烟药物)，人群烟草控制策略[烟草控制框架公约(FCTC)与控烟策略(MPOWER)]。④合理营养指导：合理营养(营养、营养素、能量、膳食营养素参考摄入量，平衡膳食的概念及基本要求，中国居民膳食指南)，特殊人群营养指导(孕妇和乳母、婴幼儿、儿童、老年人、素食人群)，临床营养(基本膳食、治疗膳食)，人群营养状况评价及干预策略(膳食调查方法、人群营养评价指标、人群营养干预策略)。⑤身体活动促进：身体活动的概念，身体活动与健康，临床场所身体活动指导，人群身体活动促进。⑥疾病的早期发现和处理：疾病早期发现的方法，临床场所疾病筛检的方法与原则，疾病筛查结果的判读及处理原则。

▶复习要点

一、临床预防服务与健康管理

1. 临床预防服务

（1）**定义** 临床预防服务是指由医务人员在临床场所对"健康者"和无症状"患者"的健康危险因素进行评价，实施个性化的预防干预措施来预防疾病和促进健康。

临床预防服务的提供者是临床医务人员，服务地点是在临床场所，服务对象是健康者和无症状"患者"的个体，服务内容强调第一级和第二级预防的结合以及预防性治疗，且是临床和预防一体化的卫生服务。在具体实施上，尤其注重不良行为生活方式等危险因素的收集和纠正，强调医患双方以相互尊重的方式进行健康咨询并共同决策，以及疾病的早期诊断和早期治疗，推行临床与预防一体化的、连续的卫生保健服务。

（2）**内容** 临床预防服务主要针对健康者和无症状"患者"，其服务内容如下。

①求医者的健康咨询 通过收集求医者的健康危险因素，与求医者共同制订改变不健康行为的计划，督促求医者执行干预计划等，促使他们自觉地采纳有益于健康的行为和生活方式，消除或减轻影响健康的危险因素，预防疾病，促进健康，提高生活质量。通过健康咨询改变就医者的不健康行为是预防疾病最有效的方式，是临床预防最重要的内容之一。

②健康筛检 是指运用快速、简便的体格检查或实验室检查以及危险因素监测与评估等手段，在健康人群中发现未被识别的患者或有健康缺陷的人。筛检的主要目的是将处于早期或亚临床阶段的患者、缺陷者及高危个体从人群中挑选出来。

③免疫接种 是指将抗原或抗体注入机体，使人体获得对某些疾病的特异性抵抗力，从而保护易感人群，预防传染病发生。我国目前实行的是计划免疫。

④化学预防 是指对无症状者使用药物、营养素(包括矿物质)、生物制剂或其他天然物质作为第一级预防措施，提高人群抵抗疾病的能力，防止某些疾病的发生。

⑤预防性治疗　是指通过应用一些治疗手段,预防某一疾病从一个阶段进展到更为严重的阶段,或预防某一较轻疾病发展为另一较为严重疾病的方法。

(3) **意义**　临床预防服务实现了治疗和预防一体化的医疗卫生保健服务,是当今最佳的医学服务模式。①临床医务人员占整个卫生队伍的大多数,如果每个医务人员都能在医疗卫生服务过程中将预防保健与日常医疗工作有机地结合,及时纠正就医者的不良生活方式,提高他们的自我保健意识和能力,其收益甚大;②临床医生与患者面对面接触过程中可以了解患者的第一手资料,所提出的建议有针对性,就医者对临床医生的建议或忠告有较大的依从性;③许多预防服务只有临床医生才能开展。

(4) **实施原则**

①重视危险因素的收集　临床预防服务的基础是全面收集就医者的资料,并对个人健康危险因素进行评估,才能确定什么样的预防措施和方案是最优的。

②医患双方共同决策　实施临床预防服务的原则之一是医患双方共同决策,并以相互尊重的方式来进行教育和咨询。

③注重综合性和连续性　有了双方连续的服务关系,才可能不间断地收集资料,从而对个体健康维护方案不断地进行修正和完善。

④以健康咨询与教育为先导　健康教育和咨询,改变不良行为,可比体检、筛查更早地预防疾病。

⑤合理选择健康筛检的内容　临床预防服务需要根据个体不同性别、不同年龄和不同危险因素,制订有针对性的疾病筛检策略,而不是笼统地以一年一次的方式进行全面健康检查。

⑥根据不同年龄阶段的特点开展针对性的临床预防服务　不同的年龄阶段个体健康问题不同,健康危险因素也有差异。

【例1】下列不属于临床预防服务内容的是
　　A. 慢性病的自我管理　　　B. 健康筛检　　　　　C. 化学预防
　　D. 健康教育　　　　　　　E. 免疫接种

【例2】临床场所实施化学预防的对象是
　　A. 有既往病史的　　　　　B. 已经康复的　　　　C. 出现症状的
　　D. 无症状的　　　　　　　E. 正在治疗的

【例3】关于临床预防服务的实施原则,正确的是
　　A. 以治疗疾病为导向　　　B. 以收集临床资料为主　C. 以健康体检为主
　　D. 以健康咨询为先导　　　E. 以医生决策为主(2022)

2. 健康管理

(1) **定义**　健康管理是指对个体或群体的健康进行全面监测、分析、评估,提供健康咨询、指导以及对健康危险因素进行干预的全过程。健康管理的目的是调动个体、群体及整个社会的积极性,有效地利用有限的资源达到最大的健康效果。

(2) **内容**　包括健康监测、健康风险评估和健康干预。

(3) **基本策略**　健康管理的基本策略是通过评估和控制健康风险,达到维护健康的目的,其基本策略包括生活方式管理、需求管理、疾病管理、灾难性病伤管理、残疾管理、综合的群体健康管理。

3. 健康风险评估

(1) **概念**　健康风险评估是一种用于描述和评估个体健康危险因素所导致的某一特定疾病或因为某种特定疾病而死亡的可能性的方法和工具。具体的做法是,根据所收集的个体健康信息,对个人的健康状况及未来患病或死亡的危险性用数学模型进行量化评估。这种分析过程的目的在于估计特定时间发生某种疾病的可能性,而不在于做出明确的诊断。

(2) **健康危险因素收集**　健康危险因素是在机体内外环境中存在的与疾病发生、发展和死亡有关的诱发因素,包括环境危险因素、行为危险因素、生物遗传因素、医疗服务的危险因素等。收集个人健康信

息是临床预防服务的第一步。健康信息一般通过问卷调查、健康体检、筛查等获得，也可通过查阅门诊、住院病历获得。临床预防服务中可以通过门诊询问获得就医者的健康信息。

（3）**风险评估方法**　是根据收集到的健康危险因素，对个人健康状况及未来患病、死亡危险性的量化估计。疾病危险性评估有两种方法：①第一种建立在单一危险因素与发病的基础上，将这些单一因素与发病率的关系以相对危险性来表示强度，得出数个相关因素的加权分数，即为患病危险性。②第二种建立在多因素数理分析的基础上，采用统计学概率理论的方法得出患病危险性与危险因素之间的关系模型。

【例4】健康风险评价的主要目的在于
　　A. 改善人类生活环境　　　B. 阐明疾病的生物学病因　　C. 便于疾病的早期诊断
　　D. 控制传染病的传播　　　E. 促进人们改变不良的行为生活方式

4. 健康维护计划的制订与实施

（1）**健康维护计划的概念**　健康维护计划是指在明确个人健康危险因素分布的基础上，有针对性地制订将来一段时间内个体化的维护健康的方案，并以此来实施个性化的健康指导。与一般健康教育和健康促进不同，临床预防服务中的健康干预是个性化的，即根据个体的健康危险因素，由医护人员等进行个体指导，设定个体目标，并动态追踪效果。

（2）**健康维护计划的制订原则**　个体化健康维护计划的制订应遵循以下原则：
①以健康为导向的原则；②个性化原则；③综合性利用原则；④动态性原则；⑤个人积极参与的原则。

（3）**健康维护计划的实施**　个体化健康维护计划的实施措施包括：
①建立健康维护流程表　为了便于健康维护计划的实施与监督，一般要求为每位"患者"制订一张健康维护流程表。主要内容包括健康指导、疾病筛检、免疫接种等。
②单个健康危险因素干预计划　为了有效地纠正某些高危人群的行为危险因素，还需与"患者"共同制订另外一份某项健康危险因素干预行动，如吸烟者的戒烟计划、肥胖者的体重控制计划等。
③提供健康教育资料　为了提高"患者"对计划执行的依从性，应给他们提供一些健康教育资料。
④健康维护随访　是指在干预计划实施后，医务人员跟踪"患者"执行计划的情况、感受和要求等，以便及时发现曾被忽视的问题。所有"患者"在执行健康维护计划3个月后都需要进行定期随访。

【例5】健康维护计划的制订原则不包括
　　A. 健康为导向　　　　　B. 个人积极参与　　　　C. 普适性
　　D. 综合利用　　　　　　E. 动态性

二、健康相关行为干预

1. 健康行为、健康教育与健康促进的概念

（1）**健康行为**　是指与促进、维护或恢复健康相关的个体心理、情感状态或外显的行为模式。常见的健康行为包括：①日常生活中有益于健康的基本行为，如合理营养、平衡膳食、适当锻炼、积极的休息与充足的睡眠等；②预警行为，预防事故发生以及事故发生后的正确处置；③保健行为，即正确合理地利用卫生保健服务，如定期体格检查、预防接种、发病后及时就医、遵从医嘱、配合治疗等。

（2）**健康教育**　是旨在帮助对象人群或个体改善健康相关行为的社会活动。健康教育在调查研究的基础上采用健康信息传播等干预措施促使人群或个体自觉采纳有利于健康的行为和生活方式，从而避免暴露于危险因素，达到预防疾病、治疗康复以及提高健康水平的目的。健康行为是健康教育的核心。

（3）**健康促进**　WHO将健康促进定义为"是促使人们维护和提高他们自身健康过程，是协调人类与环境的战略，它规定个人与社会对健康各自所负的责任"。健康促进的五大活动领域：①建立促进健康的公共政策；②创造健康支持环境；③加强社区行动；④发展个人技能；⑤调整卫生服务方向。健康促进的三项基本策略为倡导、增强能力和协调。

2. 影响健康行为因素与行为改变理论

(1) 影响健康行为因素　影响健康行为的因素可归纳为以下三类：

①**倾向因素**　是指为行为改变提供理由或动机的先行因素。它通常先于行为，是产生某种行为的动机或愿望，或诱发产生某行为的因素，包括知识、信念、价值观、态度及自信心，以及现有技能、自我效能等。

②**促成因素**　是指允许行为动机或愿望得以实现的先行因素，即实现或达到某行为所必需的技术和资源，包括干预项目、服务、行为和环境改变的必需资源、行为改变所需的新技能等，如健康食品的供应情况、保健设施、医务人员、诊所等资源；医疗费用、诊所的距离、交通工具、个人保健技术；政府的重视与支持、法律、政策等。

③**强化因素**　是指对象实施某行为后所得到的加强或减弱该行为的因素，这些因素常来自行为者周围的人，如配偶、亲属、医生、教师、同伴、长辈等；也包括行为者自己对行为后果的感受，如社会效益（如得到尊重）、生理效益（如通过体育锻炼后感到舒展有力、经治疗后痛苦缓解）、经济效益（如得到经济奖励或节省开支）、心理收益（如感到充实愉快）等。

事实上，无论是倾向、促成抑或强化因素，都反映了人的行为受到多个层次上不同因素的影响。例如，倾向因素往往和个体的认知、态度等有关，但也会受到家庭和社会环境的影响。强化可以来自自我激励，可以来自家庭或组织。促成因素可能更多来自社会资源。

【例6】高血压患者遵从医嘱服药的强化因素是

　　A. 知晓服药能有效控制血压　　　B. 在按医嘱服药后血压得到有效控制
　　C. 能方便地就医、取药　　　　　D. 对治疗高血压持积极态度
　　E. 经济条件足以支付较高的医药费（2023）

【例7】医院开设戒烟门诊，提供行为咨询和药物帮助吸烟者戒烟，这属于

　　A. 强化因素　　　　　　　B. 倾向因素　　　　　　　C. 增权因素
　　D. 易感因素　　　　　　　E. 促成因素

(2) 健康信念模式　是目前用以解释和指导健康相关行为干预的重要理论模式。健康信念模式认为人们要接受医生的建议而采取有益健康的行为或放弃危害健康的行为，需要具有以下几个方面的认识：

①**对疾病严重性的认识**　指个体对罹患某疾病严重性的看法，包括人们对疾病引起的临床后果的判断，如死亡、伤残、疼痛等；对疾病引起的社会后果的判断，如工作烦恼、失业、家庭矛盾、社会关系受影响等。

②**对疾病易感性的认识**　是指个体对自己罹患某疾病或陷入某种疾病状态的可能性的认识。

③**对行为有效性的认识**　是指人们对于实施或放弃某种行为后，能否有效降低患病的危险性或减轻疾病后果的判断，包括减缓疼痛，减少疾病的社会影响等。

④**对实施或放弃行为的障碍的认识**　指人们对采取该行动的困难的认识。如有些预防措施花费太大，可能带来痛苦、与日常活动的时间安排有冲突。对这些困难足够认识，是使行为巩固持久的必要前提。

⑤**自我效能**　是指一个人对自己实施或放弃某一行为的能力的自信，相信自己一定能通过努力成功地采取一个导致期望结果的行为（如戒烟）。

⑥**行为线索**　指的是诱发健康行为发生的因素，是导致个体行为改变的最后推动力，指任何与健康问题有关的促进个体行为改变的关键事件和暗示，包括内在和外在两方面。内在线索包括身体出现不适的症状等，外在线索包括传媒有关健康危害行为严重后果的报道、医生的劝告、家人或朋友的患病体检等。行为线索越多，权威性越高，个体采纳健康行为的可能性越大。

健康信念模式的核心是个人对疾病易感性和严重性的认识，对预防性行为的相对益处和障碍的认识。应让患者知觉到某种疾病或危险因素的威胁，并进一步认识到问题的严重性。

(3) 行为改变阶段模式　阶段变化理论最突出的特点是强调根据个人和群体的需求来确定健康促进策略的必要性。行为改变阶段模式认为人的行为变化通常需经过以下5个阶段。

①**无打算阶段**　处于该阶段的人，没有在未来6个月中改变自己行为的考虑，或有意坚持不改。

②打算阶段　处于该阶段的人,打算在未来6个月内采取行动,改变疾病危险行为。
③准备阶段　进入该阶段的人,将于未来1个月内改变行为。
④行动阶段　在此阶段的人,在过去6个月中目标行为已经有所改变。
⑤行为维持阶段　处于此阶段的人已经维持新行为长达6个月以上,已达到预期目的。

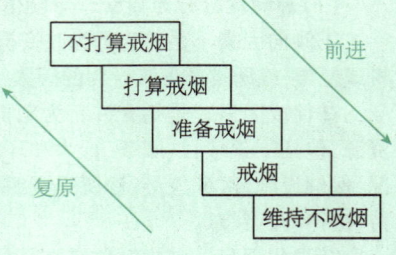

行为改变阶段模式示意图

实践中,为保证行为干预的有效性,医学工作者必须先了解目标人群在各行为阶段的分布,分析其不同的需要,然后有针对性地采取措施,帮助对象进入下一阶段。在无打算阶段和打算阶段,应重点促使他们进行思考,认识到危险行为的危害,权衡改变行为的利弊,从而产生改变行为的意向、动机。在准备阶段和行动阶段,既要促使他们针对危险行为对于自身、他人和环境的影响做出评判,尽快开始改变危害健康的行为;也要促使参与者作出改变行为的承诺。在行为维持阶段,应改变环境来消除或减少诱惑,通过帮助建立自我强化和学会信任来支持行为改变。

不同行为变化阶段的行为变化过程如下图,图中:
①提高认识　增加对危险行为的认识,包括行为的原因、后果和治疗方法。
②情感唤起　知觉到如果采取适当的行动,可以降低不良行为带来的负面影响。
③自我再评价　在认知与情感上对自己的健康风险行为进行自我评价,认识到行为改变的重要性。
④环境再评价　在认知和情感上,对自己的健康风险行为对社会环境产生的影响进行评价。
⑤自我解放　在建立行为信念的基础上,做出要改变行为的承诺。
⑥社会解放　意识到社会环境在支持健康行为。
⑦反思习惯　认识到不健康行为习惯的危害,学习一种健康行为取代它。
⑧强化管理　增加对健康行为的奖赏,反之实施处罚,使改变后的健康行为不断出现。
⑨控制刺激　消除诱发不健康行为的因素,增加有利于行为向健康方向改变的提示。
⑩求助关系　在健康行为形成过程中,向社会支持网络寻求支持。

行为变化阶段	无打算阶段	打算阶段	准备阶段	行动阶段	行为维持阶段
行为变化过程		提高认识	情感唤起	自我再评价 环境再评价 自我解放 社会解放	反思习惯 强化管理 控制刺激 求助关系

不同行为变化阶段的行为变化过程

【例8】在健康信念模式中,促进个体行为改变的关键事件和暗示称为
　　A. 行为线索　　　　　B. 自我效能　　　　　C. 行为能力
　　D. 对疾病易感性的认识　　　E. 对疾病严重性的认识

【例9】糖尿病患者为了控制血糖,在医生的建议下准备和营养师一起制订一份饮食计划。她虽然知道饮食控制的好处,但总认为无法管住自己,计划难以实施。对于这样的患者,干预的重点是
　　A. 提高自我效能　　　B. 培养行为能力　　　C. 提高结果预期
　　D. 提供社会支持　　　E. 建立支持性环境

【例10】男,35岁,吸烟10年,每天1包并表示不想戒烟。他说:"就算生病我也不会把烟戒掉"。按照行为改变阶段模式,该患者行为属于
　　A. 行动阶段　　　　　B. 准备阶段　　　　　C. 打算转变阶段
　　D. 维持阶段　　　　　E. 无打算阶段

【例11】某吸烟者在家人的敦促下到戒烟门诊就诊。他说，吸烟不过使人多咳嗽几声，没什么大不了的。按照健康信念模式，戒烟门诊医生应该着重提高患者哪方面的认识？
　　A. 提高自信的重要性　　　　B. 行为改变的好处　　　　C. 吸烟相关疾病的易感性
　　D. 吸烟相关疾病的严重性　　E. 行为改变障碍

注意：本例处于无打算阶段，应采取的措施为提高认识，即提高对吸烟危害性的认识，故答案为 D。

（4）**社会认知理论**　与前述的个体水平的健康信念模式和行为改变阶段模式不同，社会认知理论属于人际水平的行为改变理论，可以用来解释广泛人类行为（包括健康行为）的综合行为理论。社会认知理论由 Bandura 于 1986 年提出，其主要观点是：个体的行为既不是单由内部因素驱动，也不是单由外部刺激控制，而是行为、个人的认知和其他内部因素、环境三者之间交互作用决定的。因此社会认知理论也称为"交互决定论"，这是一种综合性的人类行为理论。其主要内容如下。

①**交互作用**　包括环境和个人特性的双向作用、环境和人的行为之间的双向交互作用。
②**观察学习**　个体通过观察来学习，了解社会环境，进而形成行为。
③**自我效能**　自我效能是一种信念，即相信自己能在特定环境中恰当而有效地实施行为。
④**情感**　情感的控制也是行为形成和转变的重要因素。
⑤**环境**　环境要通过人的主观意识（情感）起作用。当人们意识到环境提供了采取某类行为的机会时，人们可能克服障碍而形成该行为。
⑥**强化**　强化理论认为行为发生与否及其频率同"行为前件"和"行为后件"有关。行为前件是指能引发某行为的提示性事件。行为后件是指紧接着行为的结果而发生的，能对该行为再发生与否和发生频率、强度产生影响的事件。强化可分为外部强化和内部强化。

【例12】属于人际水平的健康行为改变理论的是
　　A. 健康信念模式　　　　B. 社会认知理论　　　　C. "知-信-行"理论
　　D. 创新扩散理论　　　　E. 社区组织理论

3. 健康咨询的基本模式
健康咨询是一个有健康需求的个体（通常是患者）与一个能提供支持和鼓励的个体（通常是医生）接触，通过讨论使有需求的个体获得自信，并找到解决健康问题办法的过程。健康咨询是临床场所，尤其是基层卫生保健机构帮助个体及家庭改变不良行为最常用的一种健康教育方式。

（1）**5A 模式**　不是一个理论，而是医务人员在临床场所为患者提供健康咨询的 5 个步骤。
①Ask/Assess（评估）　包括行为、病情、知识、技能、自信心。
②Advise（劝告）　指提供有关健康危害的相关信息，行为改变的益处等。
③Agree（达成共识）　是指根据患者的兴趣、能力共同设定一个改善健康/行为的目标。
④Assist（协助）　为患者找出行动可能遇到的障碍，帮助确定正确的策略、解决问题的技巧，获得社会支持。
⑤Arrange（安排随访）　明确随访的时间、方式与行动计划，最终通过患者自己的行动计划，达到既定目标。

（2）**临床健康咨询的原则**　①建立友好关系；②识别需求；③移情；④调动参与；⑤保守秘密；⑥尽量提供信息和资源。

三、烟草使用的控制

1. 烟草使用与环境烟草烟雾暴露
（1）**定义**　烟草吸食过程中产生两种烟雾，即主流烟雾和侧流烟雾。
①**主流烟雾**　指当吸烟者吸卷烟时，从卷烟嘴端或烟蒂端吸入的烟雾，最终仍有一部分由吸烟者呼出。

②侧流烟雾　指从卷烟的燃烧端在两次抽吸之间阴燃（没有火焰缓慢燃烧的现象）时产生的烟雾，也包括从包装烟草烟纸扩散出来的烟雾。

③环境烟草烟雾暴露　吸烟者呼出的主流烟雾和侧流烟雾，与周围的空气混合，形成我们通常所说的环境烟草烟雾。环境烟草烟雾暴露又称为"二手烟"，是指不吸烟者吸入吸烟者呼出的主流烟雾及卷烟燃烧产生的侧流烟雾。

(2) 烟草的主要有害成分　烟草烟雾含有7000余种化学成分，如一氧化碳、一氧化氮、氨、硫化氢、氰化氢等，已明确的致癌物质超过69种，如多环芳香烃类、N-亚硝基胺类、芳香胺类、甲醛等。

①尼古丁　是导致烟草成瘾的主要物质。尼古丁是一种交感神经活性物质，可促进交感神经和肾上腺释放儿茶酚胺，导致心率增快，血压升高，这是烟草使用者导致心脑血管疾病的重要原因之一。

②一氧化碳　是烟草烟雾中的主要成分。一氧化碳与血红蛋白结合，可降低氧合血红蛋白的含量，降低红细胞的携氧能力，抑制血红蛋白中氧的释放，从而导致机体处于相对低氧状态。为了应对低氧，红细胞体积和数目代偿性增加，使红细胞可以携带更多的氧供给器官组织。红细胞体积和数量的增加使血液黏滞度增加，导致体内处于高凝状态。

③多环芳香烃　是烟草焦油中的成分，是一种常见的致癌物质。动物实验显示多环芳香烃还可加速动脉粥样硬化。研究发现，烟草烟雾中的细颗粒物（$PM_{2.5}$）是室内污染的重要来源。

(3) 烟草对健康的影响

①肿瘤　吸烟可导致肺癌、口腔癌、鼻咽癌、喉癌、食管癌、胃癌、结直肠癌、肝癌、胰腺癌、膀胱癌、乳腺癌、宫颈癌、急性白血病等。

②呼吸系统疾病　吸烟可导致慢阻肺、青少年哮喘，增加呼吸道感染及肺结核的发病风险。

③循环系统疾病　吸烟会损伤血管内皮，导致动脉粥样硬化、冠心病、脑卒中、外周血管疾病等。

④生殖系统　烟草烟雾中含有多种可影响人体生殖和发育功能的有害物质。男性吸烟可导致性功能障碍。女性吸烟可降低受孕率，导致前置胎盘、胎盘早剥、胎儿生长受限等。

⑤多系统损害　吸烟可对内分泌系统、输卵管、胎盘、免疫系统功能等造成不良影响。

⑥其他　吸烟可导致髋部骨折、牙周炎、白内障、手术切口愈合不良、2型糖尿病等。

(4) 二手烟的危害　二手烟暴露能使非吸烟者的冠心病风险增加25%～30%，肺癌风险提高20%～30%。二手烟雾可激发哮喘频繁发作，增加血液黏稠度，损伤血管内膜，引起冠状动脉供血不足，增加心脏病的发作风险。二手烟还可导致新生儿猝死综合征、中耳炎、低出生体重等。

【例13】吸烟是肺癌的危险因素，下列吸烟的相关因素中与肺癌关系不密切的是

　　A. 吸烟年数　　　　　　　　B. 吸烟量　　　　　　　　C. 烟草中尼古丁含量
　　D. 烟草中焦油含量　　　　　E. 烟草燃烧所产生的一氧化碳量（2022）

【例14】关于使用低焦油卷烟对健康的影响，不正确的是

　　A. 不能降低对健康的危害　　B. 可改善慢性病预后　　　C. 可降低患肺癌的可能性
　　D. 可减少一氧化碳的吸入　　E. 可增加成瘾性

　　A. 烟酸　　　　　　　　　　B. 尼古丁　　　　　　　　C. 苯并芘
　　D. 烟焦油　　　　　　　　　E. 一氧化碳

【例15】引起吸烟上瘾的物质是（2021、2022、2023）

【例16】在烟草烟雾中，使红细胞失去携氧能力的物质是（2021）

3. 烟草成瘾干预策略

(1) 烟草依赖疾病的概念　烟草依赖是一种慢性成瘾性疾病，指带有强制性的使用与觅求烟草，并于戒断后不断产生再次使用倾向的行为方式，其本质是尼古丁依赖。

(2) 临床戒烟指导　多采用5A戒烟法进行临床干预。5A戒烟法是由5种活动所组成，每一种都由

字母"A"开头,即 Ask、Advise、Assess、Assist 和 Arrange。

①Ask(询问吸烟情况)　在每一个患者、每一次就诊时,了解和记录其吸烟情况。

②Advise(建议吸烟者戒烟)　以一种明确、语气肯定、个体化的方式督促每一个吸烟者戒烟。

③Assess(评估吸烟者的戒烟意愿)　对戒烟意愿的评估是戒烟咨询的重要环节。如果患者本次有戒烟意愿,应提供进一步的帮助,给予更加具体的戒烟方法,帮助制订戒烟计划,推荐到戒烟门诊就诊或者推荐使用戒烟药物等。如果患者明确表示还不想戒烟,应给予适当的干预以提高其戒烟动机,其具体措施为 5R 法。

中文	5R	具体措施
相关性	Relevance	使患者认识到戒烟与他们密切相关,越个体化越好。如患者目前的健康状态或发生某种疾病的危险性、家庭或周围环境、年龄、性别等
危险性	Risk	应该使患者认识到吸烟的潜在健康危害,应该建议患者戒烟,并强调那些与他们最密切相关的健康危害。强调使用低焦油、低尼古丁含量的卷烟,戒烟是避免吸烟造成危害的最有效方法
益处	Rewards	应该使患者认识到戒烟的益处,突出说明那些和吸烟者最可能相关的益处,并强调任何年龄戒烟都可以获益,但戒烟越早获益越大
障碍	Roadblocks	应使患者认识到在戒烟过程中可能会遇到的障碍,以及可以为他们提供的治疗手段。典型障碍包括:戒断症状、对戒烟失败的恐惧、体重增加、缺少支持、抑郁、吸烟冲动、周围吸烟者的影响、缺乏有效的戒烟治疗知识
反复	Repetition	利用每次与吸烟者接触的机会,反复加强戒烟动机的干预,不断鼓励吸烟者积极尝试戒烟。每次可以选择不同的角度。对于那些尝试过戒烟但失败的吸烟者,应该告诉他们大多数人在戒烟成功之前都曾有过反复多次的戒烟尝试

注意:①5R 法为提高戒烟动机的干预措施,不要与 5A 戒烟法、健康咨询的 5A 模式混淆。
②对于处于不同行为改变阶段的吸烟者,所采取的 5R 措施不同,一般情况下应按顺序进行。

④Assist(提供戒烟药物或行为咨询治疗)　帮助愿意戒烟者确定戒烟日期,制订戒烟计划,提供咨询帮助,培训解决问题的技巧,帮助戒烟者获得外部支持,提供戒烟材料等。

⑤Arrange(安排随访)　确定随访时间表,至少在开始戒烟后的第 1 周随访 1 次。

(3)常用戒烟药物

①尼古丁替代疗法(NRT 类药物)　主要是通过向人体提供外源性尼古丁以代替或部分代替从烟草获得的尼古丁,从而减轻尼古丁戒断症状。NRT 类药物剂型包括咀嚼胶、贴片、吸入剂、喷雾剂、含片等。

②盐酸安非他酮(缓释片)　为非尼古丁类戒烟药物,可抑制多巴胺及去甲肾上腺素的重摄取、阻断尼古丁乙酰胆碱受体。本品为口服的处方类药。

③伐尼克兰　是一种新型的非尼古丁类戒烟药物。

戒烟时,可联合使用一线药物,以提高戒断率。有效的联合药物治疗包括:长程尼古丁贴片(>14 周)+其他 NRT 类药物(如咀嚼胶和鼻喷剂);尼古丁贴片+盐酸安非他酮。

(17~19题共用题干)男,45 岁。因反复咳嗽 1 个月到社区卫生服务中心就诊。医生与其交谈中得知该患者已经吸烟 20 多年,3 年前曾经尝试戒烟 1 个月并得到家人的支持和鼓励。但后来患者由于听说戒烟会生病等传闻而不再考虑戒烟。

【例 17】家人对其的戒烟督促属于影响行为的
　　A. 倾向因素　　　　　　　B. 促成因素　　　　　　　C. 强化因素
　　D. 内在因素　　　　　　　E. 诱导因素

【例 18】根据行为改变的阶段模式,目前该患者处于

A. 维持阶段 B. 行动阶段 C. 无打算阶段
D. 打算阶段 E. 准备阶段

【例19】针对该患者的情况，根据提高患者戒烟动机的干预措施的"5R"法，此时医生应侧重于采用下列哪项措施进行干预？
A. 建议改吸低焦油卷烟 B. 使患者认识到戒烟可能的障碍 C. 指出二手烟暴露的健康危害
D. 说明戒烟的益处 E. 强调吸烟与其家人健康的相关性

4. 人群烟草控制策略

(1)**烟草控制框架公约(FCTC)**　2005年2月，世界卫生组织(WHO)主持制定了《烟草控制框架公约》(Framework Convention on Tobacco Control, FCTC)，它是由WHO主持达成的第一个具有法律效力的国际公共卫生条约，也是针对烟草的第一个世界范围多边协议。这一公约对烟草及其制品的成分、包装、广告、促销、赞助、价格和税收等问题均做出了明确规定。2006年1月9日，FCTC在我国正式生效。

(2)**控烟策略(MPOWER)**　2008年，WHO结合FCTC条款的要求，从减少烟草需求的角度提出了6项十分重要且有效的全球综合控烟政策，即MPOWER战略，其中字母M(monitor)代表监测烟草使用及预防政策，P(protect)代表保护人们不接受烟草烟雾，O(offer)代表提供戒烟帮助，W(warn)代表警示烟草危害，E(enforce)代表执行禁止烟草广告、促销和赞助的规定，R(raise)代表提高烟草税。

四、合理营养指导

1. 合理营养

(1)**营养**　是指人体摄取、消化、吸收、利用食物中的营养物质以满足机体生理需要的生物学过程。

(2)**营养素**　是指食物中所含的营养成分。食物中的营养物质按其化学性质或生理功能，可分为5大类，即蛋白质、脂肪、碳水化合物、矿物质和维生素。营养素的生理功能主要表现在以下3个方面。

①提供能量　以维持体温，并满足各种生理活动及体力劳动对能量的需要。

②构成细胞组织，供给生长发育和自我更新所需的材料　蛋白质、脂肪、碳水化合物与某些无机盐经代谢、同化作用可构成机体组织，以满足生长发育与新陈代谢之需要。

③调节机体生理活动　营养素在机体各种生理活动与生物化学变化中起调节作用。

(3)**能量**　成人的能量消耗包括基础代谢、体力活动、食物的热效应三方面。根据居民膳食营养素参考摄入量(DRIs)，成人膳食能量的需要量为18~49岁轻体力劳动男性5250kcal/d，女性1800kcal/d。

(4)**膳食营养素参考摄入量**

指标	代号	定义
膳食营养素参考摄入量	DRIs	是在每日膳食中营养素供给量基础上发展起来的一组每日平均膳食营养素摄入量的参考值，包括平均需要量、推荐摄入量、适宜摄入量、可耐受最高摄入量4组营养水平指标
平均需要量	EAR	是指某一特定性别、年龄及生理状况的群体中，个体对某营养素需要量的平均值
推荐摄入量	RNI	是指可满足某一特定性别、年龄及生理状况的群体中97%~98%个体需要量的摄入水平，相当于传统的每日膳食中营养素供给量(RDA)
适宜摄入量	AI	①是指通过观察或实验获得的健康人群某种营养素的摄入量 ②纯母乳喂养的足月健康婴儿，从出生到4~6个月，营养全部来自母乳，母乳中供给的营养素量就是他们的AI值
可耐受最高摄入量	UL	是指平均每日摄入营养素的最高限量 当摄入量超过UL时，发生毒副作用的危险性增加

【例20】某营养素可耐受最高摄入量是指

A. 平均每日摄入营养素的最高限量　　B. 绝大多数个体每日摄入营养素的最高限量
C. 维持机体正常生理功能所需要的量　　D. 机体所能耐受的每日摄入营养素的最高限量
E. 为保证机体正常生长发育所需要的量

A. 适宜摄入量(AI)　　B. 平均需要量(EAR)　　C. 推荐摄入量(RNI)
D. 参考摄入量(DRIs)　　E. 可耐受最高摄入量(UL)

【例21】纯母乳喂养的足月产1月龄健康婴儿,母乳中的营养素含量就是婴儿各种营养素的

【例22】可以满足某一特定性别、年龄及生理状况群体中绝大多数个体(97%~98%)需要量的某种营养素摄入水平是

(5)**平衡膳食的概念及基本要求**　平衡膳食也称合理膳食,是指提供给机体种类齐全、数量充足、比例合适的能量和各种营养素,并与机体的需要保持平衡,进而达到合理营养、促进健康、预防疾病目的的膳食。

平衡膳食的基本要求:①提供种类齐全、数量充足、比例合适的营养素;②保证食物安全;③科学的烹调加工方法;④合理的进餐制度和良好的饮食习惯。

(6)**中国居民膳食指南**　膳食指南是根据营养学原则,结合国情制定的,是教育人民群众采用平衡膳食,以摄取合理营养素促进健康的指导性意见。世界上许多国家,均根据自己的国情制定膳食指南,其基本要点是提供食物多样化和平衡膳食,避免摄入过多脂肪、食糖、盐等,引导居民进行合理的食物消费。

《中国居民膳食指南》(2016年版)针对一般人群膳食指南的核心推荐内容:①食物多样,谷类为主;②吃动平衡,健康体重;③多吃蔬菜、奶类、大豆;④适量吃鱼、禽、蛋、瘦肉;⑤少盐少油,控糖限酒;⑥杜绝浪费,兴新食尚。

为了帮助居民在日常生活中实践《中国居民膳食指南》,专家委员会进一步提出了食物定量指导方案,并以宝塔图形表示。它直观地告诉居民食物分类的概念及每天各类食物的合理摄入范围,也就是说它告诉居民每日应吃食物的种类及相应的数量,对合理调配平衡膳食进行具体指导,故称为"中国居民平衡膳食宝塔"。平衡膳食宝塔共分5层,从塔底至塔尖算起,每人每日应摄入的主要食物种类和能量:位居底层的是谷类、薯类及杂豆食物,应摄入250~400g/d;第二层为蔬菜和水果,应分别摄入300~500g/d和200~400g/d;第三层为鱼、禽、肉、蛋等动物性食物,推荐摄入量120~200g/d;第四层为乳类、大豆和坚果,乳类应摄入300g/d,大豆和坚果应摄入25~35g/d;位居塔尖的是烹调油和食盐,烹调油25~30g/d,食盐不超过6g/d。

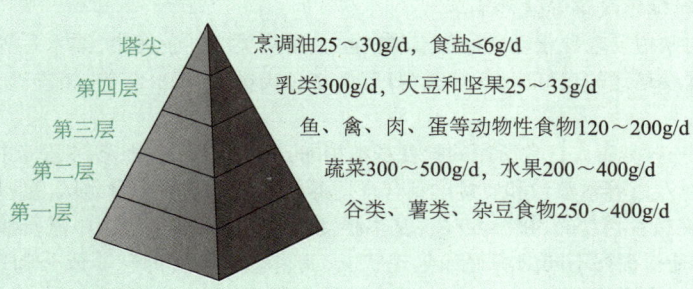

中国居民平衡膳食宝塔

【例23】"中国居民平衡膳食宝塔"提示,每人每日大豆类摄入量相当于干豆50g,其目的主要是
A. 保证水和糖的摄入　　B. 提高膳食蛋白质质量　　C. 保证膳食纤维素摄入
D. 补充人体必要氮损失　　E. 提高必需脂肪酸摄入水平

2. 特殊人群营养指导

(1)**婴幼儿**　婴儿喂养方法分为母乳喂养、人工喂养和混合喂养,其中以母乳喂养最佳。健康母亲

的乳汁含有婴儿期所需、比例最适宜、容易消化吸收的营养成分,并且含有多种免疫物质,能增强婴儿的抗病力。婴儿4~6月龄后,铁需要量多,应及时添加含铁食物。1~3岁幼儿生长发育速度减慢,对食物需求减少,食欲往往有所下降,但对营养素的需要量仍相对高于成人。由于幼儿的咀嚼、胃肠消化能力依然较弱,故食物制作上要注意碎、细、软、新鲜,在调配上注意多样化。

(2) **儿童** ①规律就餐,自主进食,不挑食,培养良好的饮食习惯;②每天喝奶,足量饮水,正确选择零食;③食物应合理烹调,易于消化,少调料,少油炸;④参与食物选择和制作,增进对食物的认知和喜爱;⑤经常户外活动,保障健康成长。

(3) **孕妇和乳母**

①孕前期膳食原则　调整孕前体重至适宜水平;多摄入富含叶酸的食物或补充叶酸;常吃含铁丰富的食物;保证摄入加碘食盐,适当增加海产品的摄入,戒烟戒酒。

②孕期膳食原则　补充叶酸,常吃含铁丰富的食物,保证摄入加碘食盐。孕吐严重者,可少量多餐,以保证摄入足量富含碳水化合物的食物。孕中晚期妇女适量增加乳类、鱼、禽、蛋、瘦肉的摄入。适量身体活动,维持孕期适宜增重。禁烟酒。积极准备母乳喂养。

③哺乳期膳食原则　食物种类应多样化,增加富含优质蛋白质及维生素A的动物性食品和海产品。产褥期食物多样不过量,重视整个哺乳期营养。愉悦心情,充足睡眠,促进乳汁分泌。坚持哺乳,适度运动,逐步恢复适宜体重。忌烟酒,避免浓茶和咖啡。

(4) **老年人** ①少量多餐细软,预防营养缺乏;②主动足量饮水,积极参加户外活动;③延缓肌肉衰减,维持适宜体重;④摄入足量食物,鼓励陪伴进食。

(5) **素食人群** ①谷类为主,食物多样,适量增加全谷物;②增加大豆及其制品的摄入,每天50~80g,选用发酵豆制品;③常吃坚果、海藻、菌菇;④蔬菜、水果应充足;⑤合理选择烹调。

(6) **常考营养素来源** 大纲不作要求,但常考。

①蛋白质　广泛存在于动物性和植物性食物中,动物性蛋白质质量好,植物性蛋白质中以大豆及其制品富含优质蛋白质,其余植物性蛋白质利用率较低。畜禽类、鱼类、蛋类的蛋白质含量为10%~20%,鲜奶类为1.5%~3.8%,大豆为20%~40%,粮谷类为8%~10%。

②脂类　坚果类脂肪含量为50%~70%。花生、大豆、蛋黄、肝等富含磷脂。

③碳水化合物　食物中的碳水化合物主要来自谷类、薯类、蔬菜、水果等。

④钙　奶及奶制品是钙的良好来源;水产品中小虾皮含钙高,其次是海带;黄豆及其制品、黑豆、赤小豆、各种瓜子、芝麻酱、绿色蔬菜等含钙丰富。

⑤铁　膳食中的铁主要来源于动物肝脏、动物全血、畜禽类、鱼类、海带、黑木耳等。

⑥锌　动物性食品是锌的良好来源,尤其海产品、红色肉类、动物肝脏等,植物性食品含锌较少。

3. 临床营养

(1) **基本膳食** 一般健康人日常所用的膳食基本相同,膳食结构、能量、各种营养素与餐饮均应遵守平衡膳食的原则,使能量及营养素数量和质量达到合理营养的要求。基本膳食是医院应用范围最广、食用频率最高的膳食,占住院患者膳食的50%~65%。基本膳食包括普通膳食、软食、半流质膳食和流质膳食。

(2) **治疗膳食** 是指根据不同的病理和生理状况,调整患者膳食的营养成分和性状,治疗或辅助治疗疾病、促进患者康复的膳食。治疗膳食的基本原则是在平衡膳食的前提下,考虑到患者的消化、吸收、耐受力及饮食习惯,进行膳食的制备。包括低蛋白、低盐、低嘌呤膳食等。

4. 人群营养状况评价及干预策略

(1) **膳食调查方法**　膳食调查是营养评价的基本组成部分,借助于掌握就餐人数、进食种类和数量,利用食物成分表计算每人每日从膳食中摄入的营养素和能量的量,并与中国居民每日膳食营养素参考摄入量进行比较,以评价个体或群体的膳食数量和质量。膳食调查方法包括:

①称重法　是对某一膳食单位所消耗的全部食物分别称重的方法。

②记账法 对建有伙食账目的集体食堂等,可查阅过去一定时期食堂的食品消费总量,并根据同一时期的就餐人数,粗略计算每人每日对各种食品的摄入量。

③回顾法 此法由受试者尽可能准确地回顾调查前一段时间,如前一日至数日的食物消耗量。

④化学分析法 是将调查对象一日内的全部熟食收集齐全,在实验室中进行化学分析,测定其中营养素含量和能量的方法。

⑤食物频率法 是估计被调查者在指定的一段时间内吃某些食物的频率的一种方法。

(2)人群营养评价指标

指标	测量方法	意义
年龄组别体重	儿童实测体重	应在同年龄组标准体重的2个标准差范围内
身高组别体重	儿童实测体重	应在同身高组标准体重的2个标准差范围内
理想体重	成人理想体重(kg)=身高(cm)-100 (身高165cm以下者为105)	实测体重在理想体重±10%内为正常,±(10%~20%)为瘦弱或超重,>20%为肥胖,<20%为严重消瘦
体质指数	体质指数(BMI)=体重(kg)/[身高(m)]^2,是评价成人营养状况的常用指标	BMI<18.5kg/m^2 为体重过低 BMI18.5~23.9kg/m^2 为体重正常 BMI24.0~27.9kg/m^2 为超重 BMI≥28kg/m^2 为肥胖
皮褶厚度	测量三头肌、肩胛下、髂骨上沿皮褶厚度	通过皮下组织反映身体脂肪含量
上臂围	上臂中点周长,多用于5岁以下儿童	反映肌肉及脂肪的情况,大致了解一般营养状况
腰围	是临床上估计病人腹部脂肪过多的最简单和实用的指标	男性腰围≥85cm,女性≥80cm 患肥胖相关病的危险性增加

(3)人群营养干预策略

①心血管疾病的营养防治原则 A.控制总能量摄入,保持理想体重;B.限制脂肪和胆固醇摄入;C.适量摄入蛋白质,少吃甜食;D.保证充足的膳食纤维摄入;E.供给充足的维生素和无机盐;F.饮食清淡,少盐和限酒;G.适当多吃保护性食品。

②糖尿病的营养防治原则 A.控制总能量是糖尿病饮食治疗的首要原则;B.供给适量的碳水化合物;C.供给充足的膳食纤维;D.供给充足的蛋白质;E.控制脂肪摄入量;F.多食蔬菜,供给充足的维生素和无机盐;G.糖尿病患者不宜饮酒;H.合理安排每日三餐,每餐都应有碳水化合物、脂肪和蛋白质。

③肥胖的营养防治原则 控制总能量;限制脂肪摄入量;碳水化合物的供给要适量;限制辛辣及刺激性食物及调味品;膳食中必须有足够的新鲜蔬菜;应注意烹调方法;养成良好的饮食习惯。

④骨质疏松症的营养防治原则 A.儿童期开始注意补充足够的钙量,青春期应摄入1000mg/d以上的钙,以提高峰值骨量;B.适度身体活动,户外活动接受日光照射;C.避免不良习惯,避免吸烟、过量饮酒和咖啡;D.绝经后妇女加强钙的补充;E.补充维生素D;F.多吃大豆及其制品。

⑤癌症的营养防治原则 A.食用营养丰富,以植物性食物为主的多样化膳食;B.维持适宜体重;C.坚持身体活动;D.鼓励全年多吃蔬菜和水果;E.选用富含淀粉和蛋白质的植物性主食;F.不要饮酒,尤其反对过度饮酒;G.肉类食品供能10%以下;H.限制脂肪含量,每日总脂肪和油提供的能量占总摄入量的15%~30%;I.限制食盐<6g/d;J.尽力减少霉菌对食品的污染,食品保藏方法适当,不要食用烧焦的肉和鱼。

【例24】某山区一妇女育有3个子女,生活贫困,长期从事重体力劳动。近期感觉头昏、乏力、腿部水肿。去医院检查:血清白蛋白28g/L,铁蛋白20μg/L。在下列食品中,建议该妇女应多吃的是

A. 白面 B. 红薯 C. 绿叶菜
D. 大米 E. 大豆及其制品(2021)

【例25】对于铁的摄入,最好的食物来源是
A. 豆类　　　　　　　　B. 粮谷类　　　　　　　　C. 蔬菜、水果
D. 动物肝脏　　　　　　E. 牛奶及奶制品(2021)

【例26】富含无机盐、水溶性维生素和膳食纤维的食物是
A. 奶制品　　　　　　　B. 蔬菜　　　　　　　　　C. 谷类
D. 肉类　　　　　　　　E. 蛋类

【例27】进行膳食调查的主要目的是
A. 了解有无营养缺乏症　　B. 探索营养缺乏症的发病机理　　C. 了解机体生长发育情况
D. 了解体内的营养素水平　E. 了解膳食组成及营养素摄取情况

【例28】判断成人肥胖最常用、简便、敏感的指标是
A. 理想体重　　　　　　B. BMI　　　　　　　　　C. 皮褶厚度
D. 体脂含量　　　　　　E. 瘦体重

【例29】男性,34岁。身高180cm,体重72kg。根据我国BMI评价指标,患者属于
A. 正常　　　　　　　　B. 消瘦　　　　　　　　　C. 超重
D. 肥胖　　　　　　　　E. 轻度肥胖(2022)

五、身体活动促进

1. 身体活动的概念

(1) **身体活动**　又称体力活动,是指由于骨骼肌收缩导致机体能量消耗明显增加的各种活动。

(2) **体适能**　是指人们拥有的或获得的、与完成身体活动的能力相关的一组要素或特征。

(3) **有氧运动**　是指躯干、四肢等大肌肉群参与为主的、有节律、时间较长、能够维持在一个稳定状态的身体活动。

(4) **身体活动分类**

①根据日常生活分类　将身体活动分为以下四类。
A. 职业性身体活动　指工作中的各种身体活动。
B. 交通往来身体活动　指从家中前往工作、购物、游玩地点等往来途中的身体活动。
C. 家务性身体活动　指在院子里或室内进行的各种家务劳动。
D. 闲暇时间身体活动　指职业、家务活动之余有计划、有目的进行的运动锻炼。

②按生理功能分类　将身体活动分为以下四类。
A. 有氧运动　是促进心血管健康不可或缺的运动形式,是身体活动中最主要的类型之一。
B. 抗阻力运动　是指肌肉对抗阻力的重复运动,具有保持或增强肌肉力量、体积和耐力的作用。
C. 关节柔韧性活动　是指通过躯体或四肢的伸展、屈曲和旋转,锻炼关节的柔韧性和灵活性的活动。
D. 身体平衡和协调性练习　是指改善人体平衡和协调性的组合活动,可以改善人体运动能力。

(5) **身体活动强度及衡量方法**　身体活动强度是指单位时间内身体活动的能耗水平或人体生理刺激的程度,分为绝对强度(物理强度)和相对强度(生理强度)。衡量身体活动强度的常用指标如下。

①最大心率百分比(HR$_{max}$%)　心率与身体活动强度在一定范围内呈线性关系,且心率较易监测,因此以最大心率百分比来衡量身体活动强度在身体活动促进项目中得到了广泛的应用。

$$最大心率=220-年龄$$

身体活动中应达到的适宜心率(即靶心率)与最大心率的百分比值,即为最大心率百分比。

②最大耗氧量百分比　最大耗氧量(VO$_{2max}$)是机体在进行大肌肉群参与的肌肉动力性收缩活动(如跑步或骑自行车运动)中,达到本人极限水平时的耗氧量。身体活动的实际耗氧量与最大耗氧量之比,即

为最大耗氧量百分比。

③自我感知运动强度（RPE） 是以受试者自我感觉来评价运动负荷的心理学指标，它以个体主观用力和疲劳感的程度来判断身体活动的强度。

④代谢当量（MET） 也称梅脱，是指身体活动时能量消耗与安静坐姿时的能量消耗之比，即相当于安静休息时身体活动的能量代谢水平。1梅脱相当于每千克体重每分钟消耗3.5ml的氧，或每千克体重每分钟消耗1.05kcal（44kJ）能量的活动强度。一般以≥6梅脱为高强度，3~5.9梅脱为中等强度，1.1~2.9梅脱为低强度。

(6) **身体活动总量** 身体活动总量是个体活动强度、频度和每次活动持续时间的综合度量，即身体活动总量=活动强度×频度×每次活动持续时间。国际上常采用梅脱·分钟（MET·min）或梅脱·小时（MET·h）来度量一定时间内某项身体活动的能量消耗水平或身体活动总量。

【例30】以躯干、四肢等大腿肌肉群参与为主的，有节律、时间较长，能够维持在一个稳定状态的身体活动，称为

  A. 阻力活动   B. 体适能   C. 协调性活动
  D. 无氧运动   E. 有氧运动

2. 身体活动与健康

(1) **身体活动的健康益处** 研究表明：①平常缺乏身体活动的人，如果能够经常（>3次/周）参加中等强度的身体活动，其健康状况和生活质量都可以得到改善；②强度较小的身体活动也有促进健康的作用，但产生的效益相对有限；③适度增加身体活动量（时间、频率、强度），可以获得更大的健康效益；④不同的身体活动类型、时间、强度、频度和总量促进健康的作用不同。

研究表明，30分钟中等强度身体活动（3.0~5.9MET），如4~7km/h的快走或<7km/h的慢跑，可以降低心血管病、糖尿病、结肠癌、乳腺癌等慢性病的风险和病死率。30分钟中等强度活动对促进健康的作用，在心血管病、糖尿病、相关癌症研究中得到了最有力的支持证据，但这一活动强度并不是最高限量。

(2) **身体活动伤害** 运动伤害是指身体活动中或活动后发生的疾病，最常见的是外伤和急性心血管事件。由于从事某种动力模式的职业活动发生的特定部位的损伤，则可以归因于过度使用该器官所造成的。

一般来说，心血管系统正常的健康个体进行中等强度身体活动不会增加心血管事件的风险。但对于已经有冠脉狭窄的冠心病病人，可能因运动锻炼增加心脏负荷，导致心血管事件的发生。高强度身体活动对心肺功能有更好的改善作用，但也更易引起身体活动伤害。因此要权衡利弊，采取措施保证最大利益的实现，也就是实施适合自己的活动计划。实施过程中，要加强管理、及时采取措施控制风险。

(3) **有益健康的身体活动推荐量**

2010年WHO制定了《关于身体活动有益健康的全球建议》，对各年龄组的身体活动量进行了推荐。

①5~17岁年龄组 该年龄组的儿童和青少年，身体活动包括在家庭、学校、社区中的玩耍、游戏、体育运动、交通往来、家务劳动、娱乐体育课或有计划的锻炼等。A.应每天累计至少60分钟中等到高强度身体活动；B.>60分钟的体力活动可以提供更多的健康效益；C.大多数日常体力活动应该是有氧活动。

②18~64岁年龄组 该年龄组的身体活动包括在日常生活、家庭和社区中的休闲时间活动、交通往来（如步行或骑自行车）、职业活动（如工作）、家务劳动、玩耍、游戏、体育活动或有计划的锻炼等。

 A. 应每周至少150分钟中等强度有氧身体活动，或每周至少75分钟高强度有氧身体活动，或中等和高强度两种活动相当量的组合。

 B. 有氧活动每次至少持续10分钟。

 C. 为获得更多的健康效益，成人应增加有氧身体活动，达到每周300分钟中等强度，或每周150分钟高强度有氧身体活动，或中等和高强度两种活动相当量的组合。

 D. 每周至少应有2天进行大肌群参与的强壮肌肉活动。

③65岁及以上年龄组 该年龄组的身体活动包括在日常生活、家庭和社区中的休闲时间活动、交通往来、职业活动（如果仍然从事工作的话）、家务劳动、玩耍、游戏、体育运动或有计划的锻炼。

A. 老年人应每周完成至少150分钟中等强度有氧身体活动,或每周至少75分钟高强度有氧身体活动,或中等和高强度两种活动相当量的组合。

B. 有氧身体活动应每次至少持续10分钟。

C. 为获得更多的健康效益,该年龄段的老年人应增加有氧身体活动量,达到每周300分钟中等强度,或每周150分钟高强度有氧身体活动,或中等和高强度两种活动相当量的组合。

D. 活动能力较差的老年人,至少每周应有3天进行增强平衡能力和预防跌倒的活动。

E. 每周至少应有2天进行大肌群参与的增强肌肉力量的活动。

F. 由于健康原因不能完成所建议身体活动量的老年人,应在能力和条件允许范围内尽量多活动。

3. 临床场所身体活动指导

(1) 运动处方　是指从事运动锻炼者或患者,根据医学检查资料(包括运动测试与体适能测试),按其健康、体适能及心血管功能状况,结合生活环境条件和运动爱好等个体特点,用处方的方式规定适当的运动类型、强度、时间及频度,并指出运动中的注意事项,以便有计划地经常性锻炼,达到健康或治疗的目的。

(2) 制定个体化运动处方的原则　个体化运动处方的制定应遵循以下原则:①制定运动处方要个体化,具有针对性;②制定运动处方要循序渐进;③制定运动处方要具有有效性和安全性;④制定运动处方要具有全面性和长期性;⑤在制定运动处方时,要考虑机体的全面锻炼,应兼顾局部和全身的关系。

(3) 制定个体化运动处方的步骤　①运动风险评估;②确定身体活动目标量;③确定活动进度;④预防意外情况和不适的处理。

(4) 单纯性肥胖运动处方　单纯性肥胖患者的身体活动,以增加能量消耗、减控体重,保持和增加瘦体重,改变身体成分分布、减少腹部脂肪,改善循环、呼吸、代谢调节能力为目标。为增加能量消耗,提倡进行多种形式和强度的身体活动,运动形式以大肌肉群参与的有氧运动为主,辅以平衡训练和抗阻训练。

单纯性肥胖患者的身体活动量,至少要达到一般成年人的推荐量。减控体重每天需达到3.5MET·h的身体活动量。运动频率至少每周5次,每天30~60分钟。建议中等至高强度运动,这样效果更佳。

由于肥胖本身就是运动损伤的危险因素,因而对于体重特别重、日常又缺乏运动者,开始锻炼时应采取保护措施。自行车、游泳等运动由于下肢关节的承重小,发生关节损伤的风险也相对较小,应鼓励肥胖者进行这类活动。

(5) 2型糖尿病运动处方　糖尿病患者的身体活动,可选择大肌肉群参与的有氧耐力运动和肌肉力量练习。一般身体活动应达到中等强度,即50%~70%最大靶心率。最好能做到每天运动,至少要达到4次/周,每次20~60分钟中等强度的有氧运动。为了保持和增强肌肉代谢血糖的功能,应鼓励患者从事各种肌肉力量训练。当心血管并发症造成运动能力受损时,应根据具体情况制定相应的运动处方。糖尿病患者病情不同,发生运动意外伤害的风险也不同,相关注意事项包括:增加运动量和运动强度时应合理安排进度,适时监测,运动时注意足部保护。

(6) 原发性高血压运动处方　高血压患者的身体活动主要以提高心肺和代谢系统功能、稳定血压、控制体重、预防并发症和缓解精神压力为目标。运动形式以大肌肉群参与的有氧耐力运动为主。提倡高血压患者进行有氧、中低强度,持续10分钟以上的活动。肌肉力量练习仅限于病情较轻和运动伤害风险较低者。太极拳、瑜伽等运动,强调运动、意念和心态调整相结合,也是适合原发性高血压患者的运动形式。

运动量一般应达到中等强度,即60%~70%最大靶心率。高血压患者有心血管病等并发症时,需要按目标血压,先服用降压药控制血压,以防止身体活动后血压过高,发生心脑血管意外。

(7) 运动安全指导

①避免进行禁忌的运动项目。

②每次锻炼前后都要进行充分的准备活动和整理活动。

③每次运动后应注意自我监测,根据情况对运动方案进行相应调整。

④为减少运动伤害,在进行各类可能有伤害风险的身体活动时,应鼓励使用防护器具,如头盔、护膝等。

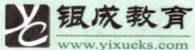
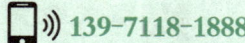

【例31】关于单纯性肥胖的运动治疗,错误的是
A. 刚开始应进行高强度运动
B. 运动形式以大肌肉群参与的有氧运动为主
C. 控制体重每天要达到3.5MET·h的活动量
D. 身体活动量至少要达到一般成年人的推荐量
E. 运动频率至少每周5次,每天30~60分钟

【例32】某男,52岁。BMI为32kg/m²,腰围90cm。适合该男子的运动方式是
A. 举重
B. 游泳
C. 跳绳
D. 拔河
E. 长跑(2023)

(33~35题共用题干)某女性患者,45岁。体检结果显示:血压180/100mmHg,体重68kg,身高160cm(BMI=26.6kg/m²),甘油三酯4.5mmol/L,胆固醇5.1mmol/L。

【例33】该女患者营养状况应判断为
A. 消瘦
B. 正常
C. 超重
D. 肥胖
E. 严重肥胖

【例34】对该患者进行非药物治疗,应告知其饮食要注意严格控制
A. 高糖类食物的摄入
B. 胆固醇和脂肪的摄入
C. 胆固醇的摄入
D. 总热能和脂肪的摄入
E. 蛋白质的摄入

【例35】针对该患者开出的运动处方中,不合适的是
A. 中等至高强度运动
B. 运动频率每周2次,每次20分钟
C. 运动中合理补液
D. 减重同时加强肌肉力量锻炼
E. 鼓励参加自行车、游泳等下肢关节承重小的运动

4. 人群身体活动促进

(1)人群身体活动评价量表及分级 国际身体活动量表(IPAQ)和全球身体活动量表(GPAQ)是常用的人群身体活动评价量表。IPAQ是适合于18~65岁成年人的身体活动量表,其信度和效度评价研究已在12个国家完成。GPAQ的信度和效度评价目前正在各国进行。

IPAQ对是否达到身体活动推荐量进行评价,将身体活动量分为以下三个等级。

①身体活动不足 未达到后两者标准的身体活动水平。

②身体活动中度活跃 每周5次,每天30分钟中等强度的有氧运动,与每周3次,每天20分钟的高强度有氧运动,以及中等强度和高强度相结合的身体活动,是达到该身体活动水平的最小推荐标准。

③身体活动高度活跃 每周5次,每天60分钟中等强度的有氧运动,与每周3次,每天50分钟的高强度有氧运动,以及中等强度和高强度相结合的身体活动,是达到该身体活动水平的最小推荐标准。

此外,越来越多的研究证明,静态行为方式与身体活动是独立存在的,并非此消彼长。因此,即使身体活动达到活跃水平,也应尽量减少静态行为,以产生更多的健康效益。

(2)人群身体活动影响因素 身体活动的参与情况受多种因素的影响,主要有以下5个方面。

①环境因素 包括天气、气候因素、空气质量、锻炼器材等。

②社会因素 包括家庭及朋友的支持、大众传媒的影响等。

③认知因素 包括信念、自觉效应、动机等。

④生理因素 包括年龄、性别、体型、运动损伤、健康状况等。

⑤其他因素 如体育锻炼经验、饮食习惯、教育程度、收入、吸烟等行为因素。

(3)人群身体活动促进策略
①全社区信息宣传运动;②学校体育课程;③社区内建立社会支持干预;④个体化的健康行为改变;

⑤环境和政策干预等。

六、疾病的早期发现和处理

1. 疾病早期发现的方法

（1）**疾病普查方法** 疾病普查是对总体中所有个体均进行检查。
①健康体检 是指对健康人进行身体的全面检查，即应用体检手段对健康人群的体格检查。
②定期健康检查 是指按一定时间间隔进行的健康检查。
③医疗性体检 将以疾病诊治为目的的体检，称为医疗性体检。
④社会性体检 是指办理入职、入学、入伍、驾照、出国、结婚、保险等手续时进行的体检。

（2）**机会性筛检方法** 是指利用人们（往往是一些高危人群）就医的机会，进行某些针对性的检查，以早期发现可疑疾病。

疾病普查和机会性筛查均称为筛检，它是应用快速、简便的检验、检查或其他措施，在健康人群中发现那些表面健康，但可疑有病或有缺陷的人，不能诊断疾病，所以筛检阳性者还需进行确诊。

【例36】利用健康高危人群的就医机会进行的针对性检查称为
　　A. 特殊性体检　　　　B. 健康体检　　　　C. 社会性体检
　　D. 医疗性体检　　　　E. 机会性筛检

【例37】某公司员工，36岁。因感冒去医院看病，医生帮他测量血压。这是
　　A. 医疗性体检　　　　B. 社会性体检　　　　C. 机会性筛检
　　D. 定期健康体检　　　E. 随机性筛检

2. 临床场所疾病筛检的方法与原则

（1）**临床场所疾病筛检的方法** 在开展筛检项目时，体检医生应制定具体的实施方案，以规范体检的步骤，保证体检的质量。
①遵循筛检原则 应根据受检者的实际情况，严格挑选合理的疾病检查项目。
②检查前准备 医生应告知受检者按筛检项目的要求做好相应的检查前准备工作。
③检查方法 遵循规范，掌握该项检查技术的实施方法和要点。
④提供健康咨询 疾病筛检的目的之一是向受检者提供第一和第二级预防的健康咨询。
⑤筛检异常的处理 对于已发现异常的受检者，医生应提出随访和治疗意见。
⑥筛检的不良作用 向受检者介绍筛检可能带来的不良后果，包括心理和生理上的。
⑦筛检方法的正确性和可靠性 医生应掌握各种筛检方法的判断依据，并向受检者解释清楚。
⑧注意事项 向受检者简介筛检过程中应注意的问题。

（2）**临床场所疾病筛检的原则**
①对已证实有效的筛检项目应常规推荐给受检者。
②应在高危人群中开展相应的筛检，以便筛检效益最大化。
③不鼓励受检者无针对性地进行全身体检。
④不应提供已证实无效或有害的筛检项目。
⑤对于无充足证据证实其有效性的筛检项目不应常规推荐。
⑥进行特殊筛检前应与受检者充分沟通，如结肠镜、抑郁症、酒精滥用等。

3. 疾病筛检结果的判读及处理原则

（1）**疾病筛检结果的判读** 异常筛检结果通常是医生首先发现的，只要具备足够的专业知识和警惕性，临床医生一般不会遗漏重要的异常筛检结果。若筛检报告未交给医生亲自处理，而是受检者、家属进行非专业判断，则可能导致遗漏和延误，临床上常有发生，应予以注意。

第十九篇 预防医学
第3章 临床预防服务

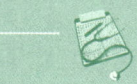

(2)疾病筛检结果的处理原则

①可能需要进一步检查 筛检结果只能提供一种诊断的倾向性,若要确诊,可能需要进一步检查。

②可能需要的治疗方案 根据检查结果和相应的诊断,可能有健康教育和治疗的指征。

③会诊 对疑难病例,还需转诊、专家咨询和会诊。

④随访 患者接受初步检查和治疗后可能需要继续监测随访。

⑤健康教育 结合患者的实际情况,提供合适的健康教育。

▶ **常考点** 重点章节,请全面掌握。

参考答案——详细解答见《2024国家临床执业及助理医师资格考试历年考点精析(上、下册)》

1. ABCDE	2. ABCDE	3. ABCDE	4. ABCDE	5. ABCDE	6. ABCDE	7. ABCDE
8. ABCDE	9. ABCDE	10. ABCDE	11. ABCDE	12. ABCDE	13. ABCDE	14. ABCDE
15. ABCDE	16. ABCDE	17. ABCDE	18. ABCDE	19. ABCDE	20. ABCDE	21. ABCDE
22. ABCDE	23. ABCDE	24. ABCDE	25. ABCDE	26. ABCDE	27. ABCDE	28. ABCDE
29. ABCDE	30. ABCDE	31. ABCDE	32. ABCDE	33. ABCDE	34. ABCDE	35. ABCDE
36. ABCDE	37. ABCDE					

第4章　社区公共卫生

▶ **考纲要求**

①传染病的预防与控制:传染病预防控制的策略与措施,预防接种(预防接种的定义及疫苗的效果评价)。②慢性非传染性疾病的预防与管理:流行现状及防治策略,管理(疾病的管理概念,慢性非传染性疾病管理的原则,慢性病自我管理)。③环境与健康:环境的概念,环境污染及其来源,环境有害因素对健康的危害,环境有害因素的预防与控制。④职业卫生服务与职业病管理:职业性有害因素(定义、分类及其对健康的危害),职业卫生服务,职业人群健康监护,职业病管理。⑤食品安全与食物中毒:食品安全(食源性疾病,食品中常见污染物及其危害,食品添加剂),食物中毒(定义、分类和特点,常见食物中毒的原因、特点及预防措施,食物中毒调查与处理)。⑥医疗场所健康安全管理:医院常见健康有害因素及其来源,患者安全及其防范措施,医务人员安全及其防范措施。⑦突发公共卫生事件及其应急策略:突发公共卫生事件的概念、分类、分级和应急预案,群体不明原因疾病的应急处理,急性化学中毒的应急处理,电离辐射损伤的应急处理。

▶ **复习要点**

一、传染病的预防与控制

1. 传染病预防控制的策略与措施

(1)传染病预防控制策略

①预防为主　是我国的基本卫生工作方针。传染病的预防就是在疫情尚未出现时,针对可能暴露的病原体、易感人群或传播途径采取措施。包括:加强人群免疫;改善卫生条件;加强健康教育。

②加强传染病监测　我国传染病监测包括常规报告和哨点监测。常规报告覆盖了39种法定传染病。

③建立传染病预警制度　及时发出传染病预警,制订传染病预防、控制预案。

④加强传染病预防控制管理　包括:

A. 制定严格的标准和管理规范,对病原生物的实验室、传染病菌种、毒种库等进行监督管理。

B. 加强血液及血液制品、生物制品、病原生物有关的生物标本等的管理。

C. 加强传染病相关人员的培训。

⑤传染病的全球化控制　传染病的全球化流行趋势日益体现了传染病全球化控制策略的重要性。

(2)传染病预防控制措施

①传染病报告　是传染病监测的手段之一。

②针对传染源的措施

A. 患者　针对患者的措施应做到早发现、早诊断、早报告、早隔离、早治疗。

B. 病原携带者　应做好登记、管理和随访至其病原体检查2~3次阴性后。

C. 接触者　凡与传染源有过接触者应留验、医学观察、应急接种和药物预防。

D. 动物传染源　对危害大且经济价值不大的动物传染源应予彻底消灭。

③针对传播途径的措施　对传染源污染的环境,必须采取有效的措施,去除和杀灭病原体。

④针对易感者的措施　可施行免疫预防、药物预防、个人防护。

2. 预防接种

（1）**预防接种的定义**　预防接种是指将抗原或抗体注入机体，使人体获得对某些疾病的特异性抵抗力，从而保护易感人群，预防传染病发生的方法。

（2）**疫苗的效果评价**

①免疫学效果指标　是指通过测定接种后人群抗体阳转率、抗体平均滴度、抗体持续时间来评价疫苗的效果，如脊髓灰质炎中和抗体≥1:4倍增高，麻疹血凝抑制抗体≥1:2或有4倍以上增高。

②流行病学效果指标　可采用随机对照双盲的现场试验结果来计算疫苗保护率和效果指数。

$$疫苗保护率(\%)=\frac{对照组发病率-接种组发病率}{对照组发病率}\times100\%；\quad 疫苗效果指数=\frac{对照组发病率}{接种组发病率}$$

③计划免疫工作考核指标

A. 建卡率　以WHO推荐的群组抽样法，调查12~18月龄儿童建卡情况，要求达到98%以上。

B. 某疫苗接种率$(\%)=\dfrac{按免疫程序完成的接种人数}{某疫苗应接种人数}\times100\%$。

C. 四苗覆盖率$(\%)=\dfrac{四苗均符合免疫程序的接种人数}{调查的适龄儿童人数}\times100\%$。

D. 冷链设备完好率$(\%)=\dfrac{某设备正常运转数}{某设备装备数}\times100\%$。

【例1】为观察甲肝疫苗的预防效果，研究对象最好选择
　　A. 近期曾有甲肝暴发地区人群　　B. 甲肝高发区无免疫人群　　C. 甲肝低发区无免疫人群
　　D. 医院中非肝炎患者　　E. 医院中血制品接触者

【例2】对儿童进行乙型肝炎疫苗接种的临床实验研究，为评价其流行病学预防效果，最好选用的指标是
　　A. 发病率　　B. 效果指数　　C. 感染率
　　D. 死亡率　　E. 病死率

二、慢性非传染性疾病的预防与管理

1. 流行现状及防治策略

（1）**慢性非传染性疾病的流行现状**　慢性非传染性疾病简称慢性病或慢病，是指一组起病时间长，缺乏明确的病因证据，一旦发病即病情迁延不愈的非传染性疾病的总称。如冠心病、脑卒中、恶性肿瘤等。

①慢性病世界上流行现状　2015年全球全死因死亡数为5600万人，其中死于慢性病的约为3950万，占70%，其中心血管疾病占45%、恶性肿瘤占22%、慢性呼吸性疾病占19.9%、糖尿病占4.1%。

②我国慢性病的流行特点　2012年7月卫生部公布，目前确诊的慢性病患者已超过2.6亿，因慢性病死亡占我国居民总死亡的构成比已上升至85%。慢性病已成为影响我国居民健康水平提高的重大公共卫生问题。我国慢性病流行的特点：A. 高发病率、高死亡率；B. 主要危险因素暴露水平不断提高；C. 慢性病的疾病谱发生变化；D. 疾病负担加重。

（2）**慢性非传染性疾病的防治原则**

①强调在社区和家庭水平上降低最常见慢性病的4种共同危险因素（吸烟、饮酒、不健康饮食、静坐生活方式），进行生命全程预防。

②三级预防并重，采取以健康教育、健康促进为主要手段的综合措施。

③全人群策略和高危人群策略并重。

④改变传统保健系统服务内容、方式，向包括鼓励患者共同参与、促进和支持患者自我管理，加强患者定期随访，加强与社区、家庭合作等内容的创新性慢性病保健模式发展。

⑤加强社区慢性非传染性疾病防治的行动。

⑥改变行为危险因素预防慢性病时,应以生态健康促进模式及科学的行为改变理论为指导,建立以政策及环境改变为主要策略的综合性社区行为危险因素干预项目。

(3)**慢性非传染性疾病的防治策略** 应坚持全人群和高危人群相结合的策略(群体干预性策略)。

①**全人群策略** 是指政府制定相应的卫生政策,以减少发病为目的,以控制主要危险因素为主要内容,通过健康促进、健康教育、社区参与等主要方法,在全人群中控制主要危险因素,预防和减少疾病的发生与流行。这些策略属于一级预防的范畴。

②**高危人群策略** 对高危人群进行三级预防。应针对高危人群与有关疾病的特点,以促进转归和早期发现为目的,实施主要危险因素的干预和监测,进行人群筛检,早期发现患者;以减少并发症和伤残为目的,对患者实行规范化治疗和康复指导,提高痊愈率,减少并发症和伤残。

【例3】人群健康策略强调的是
  A. 重点人群的健康影响因素   B. 特定疾病的临床病因   C. 除患者以外的人群的健康
  D. 高危个体的危险因素   E. 关注全人群的健康

2. 管理

(1)**疾病的管理概念** 疾病管理是针对疾病发生发展的各个阶段采取不同的措施,提供不同的服务,也就是对疾病采取"全程的管理",从根本上控制医疗保健的成本,节约有限的卫生资源。美国疾病管理协会对疾病管理的定义为疾病管理是一种通过整合性医疗资源的介入与沟通来提高患者自我管理效果的管理系统。疾病管理是以疾病发展的自然过程为基础的、综合的、一体化的保健和费用支付管理体系。其特点是以人群为基础,重视疾病发生发展的全过程,强调预防、保健、医疗等多学科的合作,提倡资源的早利用,减少发病之后非必需的医疗花费,提高卫生资源和资金的使用效率。

(2)**慢性非传染性疾病(慢性病)管理的原则**

①**慢性病管理的概念** 是指以生物-心理-社会医学模式为指导,组织慢性病专业医生及护理人员,通过为健康人、慢性病风险人群、慢性病患者提供全面、连续、主动的管理,以达到促进健康、延缓慢性病病程、减少并发症、降低伤残率、延长寿命、提高生活质量,同时降低医疗费用为目的的一种健康管理模式。

②**慢性病管理的支持体系** 开展慢性病管理,必须具备完善的慢性病管理的支持体系。
  A. 卫生行政部门对社区卫生服务机构的公共投入和规模。
  B. 建立社区卫生服务机构和医院之间的双向转诊制度。
  C. 建立资源整合的完善的卫生信息系统平台。

③**慢性病管理的要素** A. 建立有效的团队协作;B. 完善初级卫生保健团队;C. 建立各部门的协作;D. 建立社区临床信息系统;E. 医生培训;F. 患者健康教育和患者的自我管理。

(3)**慢性病自我管理** 是指在卫生保健人员协助下,个人承担一些预防性或治疗性的卫生保健活动。

①**自我管理的任务** 各种慢性病患者都必须完成三大自我管理任务:
  A. 所患疾病的医疗和行为管理 如按时服药、加强锻炼、就诊、改变不良饮食习惯等。
  B. 角色管理 如维持日常角色,做家务,工作,社会交往等。
  C. 情绪的管理 如愤怒、对未来担心、挫折感或偶尔的情绪低落等。

②**自我管理的基本技能** 要完成上述自我管理任务,患者必须掌握五种基本自我管理技能:解决问题的技能,决策技能,寻找和利用社区资源的能力,建立良好医患关系的技能,目标设定与采取行动的技能。

③**成功实施慢性病自我管理的要素**
  A. 患者自我管理 有效的自我管理能帮助患者及其家人坚持治疗方案,尽可能稳定症状、降低并发症的发生率、减少因慢性病所致的失能。既可提高服务效率,也可提高效果。
  B. 社区对患者自我管理的支持 主要表现在社区内持续开展慢性病自我管理健康教育项目,培训患者的自我管理能力。
  C. 医务人员对慢性病患者自我管理的支持 主要包括:日常自我管理活动的支持、指导、确定管理

第十九篇 预防医学
第4章 社区公共卫生

目标、记录管理日记等;有效的临床管理;准确的诊疗计划;紧密的随访。

D. **支持医生对慢性病患者自我管理系统的改变** 包括:为创新性服务提供政策、制度、激励机制;调整服务提供方式,确保有效果、有效率的临床服务及对自我管理的支持;促进卫生机构提供符合科学证据及患者选择的服务;建立信息系统,利用患者及人群数据来帮助提高服务质量及效率。

【例4】以疾病发展的自然过程为基础的、综合的、一体化的保健和费用支付体系,称为
　　A. 健康维护计划　　　　　B. 病例管理　　　　　C. 疾病管理
　　D. 需求管理　　　　　　　E. 残疾管理

【例5】慢性病自我管理的三大任务是
　　A. 医疗和行为管理、情绪管理、时间管理　　B. 情绪管理、角色管理、时间管理
　　C. 医疗和行为管理、情绪管理、角色管理　　D. 费用管理、情绪管理、时间管理
　　E. 医疗和行为管理、情绪管理、费用管理

三、环境与健康

1. 环境的概念

环境是指围绕人群的空间及其中能直接或间接影响人类生存和发展的各种因素的总体。根据环境要素的属性和特征,可将人类环境分为自然环境和社会环境。

(1) **自然环境** 是指环绕于人类周围,能直接或间接影响人类生活与生产的一切自然形成的物质和能量的总体,包括大气圈、水圈、土壤岩石圈、生物圈。自然环境不仅给予人类维持生命的必需物质,还为人类提供保持健康的自然条件。当然,自然环境中也存在许多对健康不利甚至有害的因素。生物地球化学性疾病是由于地壳表面化学元素分布不均匀,使某些地区的水和(或)土壤中某些元素过多或过少,而引起的某些特异性疾病,如碘缺乏病、地方性克汀病、地方性氟中毒、地方性砷中毒、克山病、大骨节病等。

(2) **社会环境** 是指人类在生产、生活和社会交往等活动过程中建立起来的上层建筑体系,它由各种非物质因素组成。包括生产关系、阶级关系与社会人际关系等。

【例6】一般所说的生物地球化学性疾病主要是指
　　A. 自然疫源性疾病　　　　B. 地质环境因素引起的疾病　　C. 环境污染所致的公害病
　　D. 遗传性疾病　　　　　　E. 区域内的传染病

【例7】调查某无工业污染的山村儿童的生长发育、智力障碍及疾病的发生。调查结果显示该村儿童只有生长发育落后和智力障碍,无其他疾病。该疾病是因为
　　A. 砷缺乏　　　　　　　　B. 铅缺乏　　　　　　　　C. 氟缺乏
　　D. 硒缺乏　　　　　　　　E. 碘缺乏

2. 环境污染及其来源

(1) **环境污染** 环境污染是指由于人为或自然的原因,各种污染物进入环境,使环境的组成与性质发生改变,扰乱了生态平衡,对人类健康造成了直接或间接的或潜在的有害影响。

①公害和公害病　严重的环境污染称为公害。由严重环境污染引起的地区性疾病称为公害病。

②污染源　是指向环境排放有害物质或对环境产生有害影响的场所或设备与装置,即污染因素的发生源,包括生产性污染源、生活性污染源、交通运输性污染源、其他污染源等。

③污染物　是指进入环境并引起环境污染的有害物质,包括化学性、物理性、生物性污染物。

A. 一次污染物　又称原生污染物,是指污染源直接排入环境,其理化性质未发生改变的污染物。常见的一次污染物包括大气中的 SO_2、CO、氟利昂、颗粒物、火山灰、水体和土壤中的重金属、有机物等。

B. 二次污染物　是指排入环境中的一次污染物,在环境物理、化学、生物因素的作用下本身发生变化,或在环境中与其他化学物质发生化学反应,形成理化性质与一次污染物不同的新的污染物。

可见,二次污染物主要由一次污染物转化而来。某些污染物既可能是由污染源直接排放的一次污染物,也可能是在排入环境后转化而成的二次污染物。如空气中的SO_3和NO_2,既可能是燃煤或汽车尾气排放的一次污染物,也可能由排放的SO_2和NO在空气中经氧化而生成的二次污染物。

(2) 环境有害因素的来源

① 空气污染 是指由于人为或自然原因,使一种或多种污染物混入空气中,并达到一定浓度,超过大气的自净能力,对动植物产生不良影响的空气状态。空气污染的主要来源有:A. 生活环境产生的有害物质;B. 职业环境产生的有害物质;C. 交通运输产生的有害物质。

② 水污染 指由于人为或自然原因,使一种或多种污染物进入水体,并达到一定浓度,对动植物产生不良影响的水体状况。工业废水、农业污水和生活污水是水污染的主要来源。水中氟量过高引起氟中毒。

③ 土壤污染 是指人类生产和生活活动中排出的有害物质进入土壤中,直接或间接危害人畜健康的现象。土壤污染的来源有工业污染、生活污染和农业污染。各种污染物污染土壤的方式有三种:气型污染、水型污染、固体废弃物型污染。

3. 环境有害因素对健康的危害

(1) 大气污染对健康的危害 包括直接危害和间接危害。

① 直接危害 包括急性中毒、慢性炎症、变态反应、非特异性疾病多发、致癌作用等。烟雾事件是大气污染造成急性中毒的主要类型。根据烟雾形成的原因,可分为煤烟型烟雾事件、光化学烟雾事件。

A. 煤烟型烟雾事件 是由于煤烟和工业废气大量排入大气且得不到充分扩散而引起,主要污染物为SO_2和烟尘,多发生于冬春季特定气象条件与地理环境下。

B. 光化学烟雾事件 是由汽车尾气中氮氧化物(NO_X)和挥发性有机物(VOC_x)在强烈日光紫外线照射下,经过一系列光化学反应,而生成的浅蓝色烟雾,其成分极为复杂,主要含有臭氧、过氧酰基硝酸酯、醛类、酮类等二次污染物。光化学烟雾事件是以汽油作为动力燃料以后出现的一种新型大气污染事件。这种烟雾具有很强的刺激性,受害者的主要症状包括眼睛红肿、流泪、咽喉痛、严重上呼吸道刺激等。

② 间接危害 包括温室效应、形成酸雨、破坏平流层的臭氧层。

危害类型		所致疾病	致病机制或备注
直接危害	急性中毒	烟雾事件	分为煤烟型烟雾事件和光化学烟雾事件
	慢性炎症	结膜炎、咽喉炎、慢阻肺	长期吸入大气污染物引起
	变态反应	变态反应性疾病	甲醛、SO_2、某些洗涤剂具有致敏作用
	非特异性疾病	易患感冒、呼吸系统疾病	严重污染地区居民唾液溶菌酶、SIgA含量降低
	致癌作用	肺癌	苯并芘、石棉、镍、铬等的致癌作用
间接危害	温室效应	传染病、寄生虫病、食物中毒	温室气体包括CO_2、甲烷、O_3、氯氟烃
	形成酸雨	呼吸道慢性炎症	大气中SO_2、NO_X等污染物溶于水汽中
	破坏臭氧层	皮肤癌	氟氯烃、氮氧化物破坏臭氧层,使紫外线照射增强

注意: ① 氯氟烃(CFCs)对环境的危害主要是产生温室效应。
② 氟氯烃(CFC)对环境的危害主要是破坏臭氧层。

(2) 水体污染对健康的危害 水体污染是指人类活动排放的污染物进入水体后,其数量超过了水体的自净能力,使水质和水体的理化特性和水环境中的生物特性、组成等发生改变,从而影响水的使用价值,造成水质恶化,引起介水传染病的暴发和流行。受磷、氮污染的富营养化水体中的藻类及其毒素,不仅破坏水的生态环境,也可通过食物链引起中毒或死亡。若水体受到化学物质污染,可导致接触者发生慢性中毒,甚至引起公害病,有的可诱发癌症。

① 介水传染病 是指饮用水或接触受病原体污染的水体而传播的疾病,如1988年我国上海甲型肝

炎的暴发流行,发病原因是生吃毛蚶。经调查,此毛蚶的水体受到甲型肝炎病毒的严重污染。

②化学污染物对健康的危害　如日本曾因水体被甲基汞污染而造成水俣病暴发流行。

(3)土壤污染对健康的危害

①常见生物性污染的危害　引起肠道传染病和寄生虫病、钩端螺旋体病、炭疽、破伤风、肉毒中毒等。

②常见化学污染物的危害　有重金属污染、农药污染等。

A.重金属污染　常见的有铅、汞、镉、砷、铬等,其中以镉污染引起的痛痛病最典型。

B.有机磷农药　可经皮肤、呼吸道、消化道等进入人体,慢性中毒主要表现为血液胆碱酯酶活性降低,自主神经系统功能紊乱及肝肾损害。此外,还有"三致"作用,即致癌作用、致突变作用和致畸作用。

注意:①土壤被镉污染导致痛痛病。
②水体被汞污染导致水俣病。
③水体被病原体污染导致介水传染病。

【例8】关于大气二次污染物的说法,不正确的是
　A.经化学或光化学作用生成　　B.与一次污染物的化学性质不同的新污染物
　C.毒性往往比一次污染物更大　　D.光化学烟雾是二次污染物
　E.沉降的污染物因刮风再次进入大气是二次污染物

【例9】氯氟烃对环境的危害主要是
　A.产生温室效应　　　　　B.破坏臭氧层　　　　　C.形成酸雨
　D.破坏生态平衡　　　　　E.对大自然植被造成破坏(2023)

【例10】产生温室效应的主要化学物质是
　A. SO_2　　　　　　　B. NO_X　　　　　　　C. CO_2
　D. N_2　　　　　　　　E. O_3

　A.硝酸盐　　　　　　　B.酸雨　　　　　　　C.水体富营养化
　D.甲基汞　　　　　　　E.光化学烟雾

【例11】空气中大量 SO_2 污染产生的二次污染物是

【例12】氮氧化物与挥发性有机物在日光作用下生成的二次污染物是

4. 环境污染物的预防与控制

环境有害因素的预防与控制措施包括:①制定并完善环境保护法律和法规;②强化环境管理,依法进行监督;③加强环境科学技术研究,采用先进的污染防治技术;④开展环境教育,提高全民环境意识。

四、职业卫生服务与职业病管理

1. 职业性有害因素

(1)定义　职业性有害因素是指生产工作过程中及其环境中产生和(或)存在的,对职业人群的健康、安全和作业能力可能造成不良影响的一切要素或条件的总称。

(2)分类　分四大类:物理性有害因素、化学性有害因素、生物性有害因素、不良生理心理性因素。

(3)职业性有害因素对健康的危害

①化学性有害因素对健康的危害

A.毒物　在一定条件下,以较小剂量引起机体功能性或器质性损害,甚至危及生命的化学物质,称为毒物。

在生产过程中产生的,存在于工作环境中的毒物,称为生产性毒物。

职业人群在生产劳动过程中过量接触生产性毒物可引起职业性中毒。

一般将生产性毒物按其综合性分为以下7类。

毒物种类	举例	对健康的危害
金属及类金属毒物	铅、汞、铬、砷	铅中毒主要损害神经、造血、消化系统,表现为类神经征、腹绞痛、贫血等;汞中毒主要损害神经、消化系统
刺激性气体	硫酸、乙酸、NO、NO_2、Cl_2等	局部损害为主:眼、呼吸道黏膜、皮肤损害
窒息性气体	CO、氢氰酸、硫化氢、甲烷	使空气中氧含量降低,导致机体缺氧
有机溶剂	苯、正己烷、二氯乙烯	职业性皮炎、中枢神经系统受抑制、呼吸道刺激、周围神经病、血液系统、生殖系统受损
苯的氨基和硝基化合物	苯胺、联苯胺、三硝基甲苯	①形成高铁血红蛋白、溶血等血液损伤,肝损害 ②联苯胺引起职业性膀胱癌,三硝基甲苯引起白内障
高分子化合物生产中的毒物	氯乙烯、丙烯腈、磷酸三甲苯酯、偶氮二异丁腈	氯乙烯可致雷诺综合征、周围神经病、肢端溶骨症、肝损害;二异氰酸甲苯酯对皮肤有原发刺激及致敏作用
农药	有机磷、氨基甲酸酯、拟除虫菊酯	有机磷中毒

生产性毒物所致健康损害可因毒物本身毒性及其作用特点、接触剂量不同而各异,引起的职业中毒可累及全身各个系统,出现多脏器损害。同一毒物可累及不同的靶器官,不同的毒物可累及同一靶器官。

B.粉尘　生产性粉尘是指在生产过程中形成的,并能长时间悬浮在空气中的固体微粒。空气动力学直径(AED)<15μm的尘粒可进入呼吸道,称为可吸入性粉尘。AED<5μm的尘粒可达呼吸道深部和肺泡区,称为呼吸性粉尘。生产性粉尘来源于矿石开采、隧道开凿、耐火材料、玻璃、水泥、陶瓷等的加工等。生产性粉尘根据其理化特性和作用特点不同,对机体的损害不同,引起不同的疾病,其中以尘肺最常见。

②物理性有害因素对健康的危害

A.高温作业　按其气象条件的特点,可分为高温强热辐射作业、高温高湿作业和夏季露天作业三种类型。中暑是高温环境下由于热平衡和(或)水盐代谢紊乱等引起的一种以中枢神经系统和(或)心血管系统障碍为主要表现的急性热致疾病。中暑分三种类型:热射病(含日射病)、热痉挛和热衰竭。

B.噪声　是指使人感到厌烦或不需要声音的总称。噪声对健康的损害首先是听觉系统的损害(暂时性或永久听阈位移),其次是听觉外系统的损害,如易疲劳、头痛、睡眠障碍、注意力不集中、记忆力减退等。

C.非电离辐射　是指量子能量<12eV,不足以引起生物体电离的电磁辐射,如紫外线、可见光线、红外线、射频及激光等。高频和微波可致类神经症、自主神经功能紊乱。微波还可引起眼睛和血液系统改变。长期接触微波的工人,可发现晶状体混浊、视网膜改变。红外线、紫外线、激光可损伤皮肤和眼睛,如红外线可引起职业性白内障,紫外线可致电光性眼炎。

③生物性有害因素对健康的危害　存在于生产工作环境中危害职业人群健康的致病微生物、寄生虫、动植物、昆虫等及其所产生的生物活性物质统称为生物性有害因素。对健康产生的损害包括:

A.致病微生物　从事畜牧业、兽医、屠宰、牲畜检疫、皮革工作者易感染炭疽、布鲁菌等。

B.寄生虫　农民、井下矿工、下水道清理工等易感染钩虫病。疫区的林业人员易受到蜱的叮咬。

C.动植物　种植业、园艺园林、木材加工人员有机会接触到动植物性有害因素。

④不良生理、心理性有害因素对健康的危害

A.不良职业性生理因素　是指劳动过程中,由于人体工程问题而出现的个别器官或系统紧张、长时间处于不良体位、姿势或使用不合理的工具等。人体工程问题所致健康损害包括强制体位所致的疾患、个别器官紧张所致的疾患、压迫及摩擦所致的疾患等。

B.不良职业性心理因素　由于工作或工作有关的社会心理因素刺激所引起的紧张,称为职业紧张。

【例13】在生产过程中形成的呼吸性粉尘是指

　　A.直径小于5μm的粉尘　　B.直径小于15μm的粉尘　　C.分散度较小的粉尘

D. 分散度较大的粉尘　　　　E. 能随呼吸进入人体并沉积于呼吸道的粉尘

【例14】男,46岁。从事粮食烘干工作25年,近期出现视物模糊,确诊为白内障。最可能的致病原因是
　　A. 微波　　　　　　　　B. 铅　　　　　　　　　C. 苯胺
　　D. 拟除虫菊酯　　　　　E. 紫外线辐射

【例15】下述生产性毒物中,属于窒息性气体的是
　　A. 氢氰酸　　　　　　　B. 氯气　　　　　　　　C. 氯乙烯
　　D. 一氧化氮　　　　　　E. 苯

【例16】苯急性中毒主要影响
　　A. 造血系统　　　　　　B. 消化系统　　　　　　C. 中枢神经系统
　　D. 呼吸系统　　　　　　E. 内分泌系统(2021)

【例17】金属冶炼厂附近幼儿园,大班十名小朋友出现头晕、腹痛、血红蛋白降低,最可能的原因是
　　A. 镉中毒　　　　　　　B. 砷中毒　　　　　　　C. 苯中毒
　　D. 汞中毒　　　　　　　E. 铅中毒

2. 职业卫生服务

(1) **概念**　职业卫生服务(OHS)是以保护和促进职业从事者的安全与健康为目的,以职业人群和工作环境为对象的一种特殊形式的卫生服务。它是整个卫生服务体系的重要组成部分,要求有关的部门、雇主、职工及其代表,创造和维护一个安全与健康的工作环境,使工作适合于职工的生理特点,从而促进职工的躯体与心理健康。

(2) **职业卫生服务的实施原则**
①保护和预防原则　保护职工健康,预防工作中的危害。
②适应原则　使工作和环境适合于人的能力。
③健康促进原则　增进职工的躯体和心理健康以及社会适应能力。
④治疗与康复原则　使职业危害、事故损伤、职业病和工作有关疾病的影响减少到最低程度。
⑤全面的初级卫生保健原则　为职工及其家属提供全面的卫生保健服务。

(3) **职业卫生服务的核心内容**　①工作场所的健康需求评估;②职业人群健康监护;③健康危险度评估;④危害告知、健康教育和健康促进;⑤职业病和工伤的诊断、治疗和康复服务;⑥实施与作业者健康有关的其他初级卫生保健服务;⑦职业场所突发公共卫生事件的应急救援。

【例18】下列不属于职业卫生服务原则的是
　　A. 保护和预防原则　　　B. 全面的初级卫生保健原则　　　C. 适应原则
　　D. 健康促进原则　　　　E. 治疗优先原则

3. 职业人群健康监护

(1) **概念**　职业人群健康监护是以预防为目的,通过对职业人群健康状况的各种检查以及系统、定期地收集、整理、分析和评价有关健康资料,掌握职业人群健康状况,及时发现损害征象,并连续地监控职业病、工作有关疾病等的分布和发展趋势,以便适时地采取相应的预防措施,防止有害因素所致疾患的发生和发展。

(2) **职业人群健康检查**　对职业人群进行医学检查和医学实验,以确定其处在职业危害中是否出现职业性疾患,称为医学监护。职业健康检查包括上岗前、在岗期间、离岗时和应急的健康检查。
①就业前健康体检　是指用人单位对作业人员从事某种有害作业前进行的健康检查。目的在于掌握作业人员就业前的健康状况及有关健康基础资料、发现职业禁忌证。
②定期健康检查　是指用人单位按一定时间间隔对已从事某种有害作业的职工进行健康状况检查。
③离岗或转岗时体格检查　指职工调离当前工作岗位时,或改换当前工作岗位前所进行的健康检查。
④职业病的健康筛查　是指在接触职业性有害因素的职业人群中所进行的筛选性医学检查。

(3) **职业环境监测**　是对作业者作业环境进行有计划、系统的检测,分析作业环境中有毒有害因素

的性质、强度及其在时间、空间的分布及消长规律。

【例19】用人单位开展就业前健康检查的主要目的是
  A. 及时发现就业禁忌证　　B. 便于安排工人从事特殊作业　　C. 全面掌握工人的健康状况
  D. 确定工作岗位及转岗　　E. 便于人事部门对工人的管理

【例20】对职业人群进行医学监护的内容不包括
  A. 定期体检　　B. 就业前体检　　C. 职业有害因素监测
  D. 离岗或转岗时体检　　E. 职业病的健康筛检

4. 职业病管理

（1）**概念**　职业病是指与工作有关并直接与职业性有害因素有因果关系的疾病。当职业性有害因素作用于人体的强度与时间超过机体所能代偿的时限时，造成功能性或器质性病理改变，并出现相应的临床征象，影响劳动能力，这类疾病通称为职业病。《职业病防治法》将职业病定义为<u>职业病</u>是指企业、事业单位和个体经济组织等用人单位的劳动者在职业活动中，因接触粉尘、放射性物质和其他有毒、有害物质等因素而引起的疾病。<u>法定职业病</u>是用法令形式确定的职业病名单。法定职业病分为10大类132个病种。

（2）**职业病的特点**
①病因明确，为职业性有害因素，控制病因或作用条件，可消除或减少疾病的发生。
②病因与疾病之间一般存在接触水平(剂量)-效应(反应)关系，所接触的病因大多是可检测和识别的。
③一般为群体发病。接触同种职业性有害因素的人群常有一定的发病率，很少出现个别病人。
④早期诊断、及时合理处理，预后、康复效果较好。
⑤重在预防，除职业性传染病外，治疗个体无助于控制人群发病。

（3）**职业病诊断**　须由各级政府卫生行政主管部门认定的专门医疗机构进行。采取诊断小组集体讨论、诊断的方式。进行诊断时，劳动者本人或用人单位必须提供详细的职业接触史和现场劳动卫生学资料，诊断小组应遵循职业病诊断原则进行诊断。接触职业性有害因素的职业史是诊断职业病的先决条件。
职业病的诊断程序有：①劳动者本人或用人单位提出诊断申请；②受理；③现场调查取证；④诊断。

（4）**职业病报告**
用人单位和医疗卫生机构发现职业病患者或者疑似患者时，应及时向所在地卫生行政部门报告。
①急性职业病报告　任何医疗卫生机构接诊的急性职业病均应在12~24小时之内向患者所在地卫生行政部门报告。凡有死亡或同时发生3名以上急性职业中毒以及发生1名职业性炭疽，初诊医疗机构应当立即电话报告卫生行政主管部门或卫生监督机构。
②非急性职业病报告　任何医疗卫生机构和用人单位在发现或怀疑非急性职业病或急性职业病紧急救治后的患者时，及时转诊到取得职业病诊断资质的医疗卫生机构明确诊断，并按规定向卫生行政主管部门报告。对确诊的非急性职业病患者如尘肺病、慢性职业中毒和其他慢性职业病，应在15日内报告，分别填报《尘肺病报告卡》和《职业病报告卡》，按卫生行政主管部门规定的程序逐级上报。

（5）**职业病处理**　职业病患者享受国家规定的职业病待遇。职业病患者的诊疗、康复费用、伤残以及丧失劳动能力的职业病患者的社会保障，依法享有工伤社会保险和获得民事赔偿的权利。

（6）**职业病预防管理**　职业病是一类人为的疾病，应遵循"三级预防"原则。
①第一级预防(病因预防)　从根本上阻止职业性有害因素对人体的损害作用，为<u>最有效</u>的预防措施。
 A. 通过生产工艺改革和生产设备改进，合理使用防护设施及个人防护用品，使劳动者尽可能不接触或少接触职业性有害因素。
 B. 通过制定职业接触限值，控制作业场所有害因素在职业安全卫生标准允许限度内。
 C. 针对高危个体进行职业禁忌证检查。
②第二级预防(临床前期预防)　对作业人群实施职业健康监护，早期发现职业损害，及时合理处理，并进行有效治疗，防止损害的进一步发展。

③第三级预防(临床预防)　对已患职业病的患者及时作出正确的诊断和处理,包括脱离接触、实施合理有效的治疗、预防并发症、促进患者尽快康复等。

【例21】职业病的特点不包括
　　A. 控制病因可控制发病　　　　B. 都有特效治疗方法　　　　C. 一般有剂量-反应关系
　　D. 病因多可识别　　　　　　　E. 病因明确,可以预防

【例22】在职业中毒的诊断过程中,具有十分重要意义的前提条件是
　　A. 实验室检查　　　　　　　　B. 临床症状　　　　　　　　C. 体征
　　D. 职业史　　　　　　　　　　E. 劳动卫生条件调查

【例23】在职业病的危害防治和职业人群健康监护中,不属于第一级预防的措施是
　　A. 加强通风排毒　　　　　　　B. 改革工艺,采用无毒原料　　C. 定期对工人进行体检
　　D. 制订职业接触限值　　　　　E. 生产过程机械化、自动化、密闭化

【例24】男,40岁,印刷厂工人。去当地医院体检发现血苯超标。医生告知病人和家属后,还需及时报告的部门是
　　A. 所在地疾病控制中心　　　　B. 所在地卫生行政部门　　　C. 当地职业病防治机构
　　D. 当地市人民政府　　　　　　E. 当地省人民政府(2021)

五、食品安全与食物中毒

1. 食品安全

（1）**食源性疾病**　是指通过摄入食物而进入人体的各种致病因子引起的、通常具有感染或中毒性质的一类疾病。食源性疾病包括食物中毒、食源性肠道传染病、寄生虫病、人兽共患病、化学性有毒有害物质所造成的慢性中毒性疾病等,其中以食物中毒最常见。

（2）**食品中常见污染物及其危害**　食品污染是指在各种条件下,有毒有害物质进入食物或食物变质而产生有毒有害物质,造成食品安全性、营养性、感官性状发生改变的过程。食品污染是构成食品不安全的主要因素之一,食物从种植、养殖、生产、加工、储存、运输、销售、烹调到食用前的整个过程,都可能受到外来有毒、有害物质的污染,其污染性质包括生物性污染、化学性污染和物理性污染三个方面。

危害物质	所致疾病	原因或致病机制
黄曲霉毒素	肝损害,致癌(肝癌、胃癌、肾癌、直肠癌等)	黄曲霉毒素是目前发现的最强的致癌物质
农药	急慢性毒性、致突变、致畸、致癌作用 可损害内分泌、免疫、生殖系统功能	有机磷农药是神经毒剂 可造成肝脏、血液系统损害
兽药	急、慢性毒性、致突变、致畸、致癌作用	激素反应,细菌耐药性增加,过敏反应
有毒重金属	铅中毒——智力发育障碍、多种其他疾病 汞、镉中毒——癌症、水俣病、骨痛病	重金属(铅、汞、镉、砷、铬等)废水灌溉农田
亚硝胺	消化道肿瘤(如胃癌、食管癌、结直肠癌、肝癌)	硝酸盐、亚硝酸盐在腌制食品中含量高
多环芳烃	上皮癌(皮肤癌、肺癌、胃癌、消化道癌)	苯并芘是一种较强的致癌物

【例25】不属于食品污染的是
　　A. 肉类制品检出过量亚硝酸盐　　B. 动物性食品中检出沙门菌　　C. 河豚中检出河豚毒素
　　D. 粮食中残留有机磷杀虫药　　　E. 压榨花生油过程中掺入黄曲霉毒素

（3）**食品添加剂**　食品添加剂是指为改善食品品质和色、香、味,以及为防腐和加工工艺的需要而加入食品中的人工合成或者天然物质。我国《食品添加剂使用标准》(GB 2760—2014)规定如下。
①使用的食品添加剂应当符合相应的质量规格要求。

②可使用食品添加剂的情况如下。
A. 保持或提高食品本身的营养价值。
B. 作为某些特殊膳食用食品的必要配料或成分。
C. 提高食品的质量和稳定性,改进其感官特性。
D. 便于食品的生产、加工、包装、运输或者贮藏。
③食品添加剂使用时应符合以下要求。
A. 不应对人体产生任何健康危害。
B. 不应掩盖食品腐败变质。
C. 不应掩盖食品本身或加工过程中的质量缺陷或以掺杂、掺假、伪造为目的而使用食品添加剂。
D. 不应降低食品本身的营养价值。
E. 在达到预期目的的前提下尽可能降低在食品中的使用量。
④在下列情况下,食品添加剂可以通过食品配料带入食品中:
A. 根据《食品添加剂使用标准》(GB 2760—2014),食品配料中允许使用该食品添加剂。
B. 食品配料中该添加剂的用量不应超过允许的最大使用量。
C. 应在正常生产工艺条件下使用这些配料,食品中该添加剂的含量不应超过由配料带入的水平。
D. 由配料带入食品中的该添加剂的含量应明显低于直接将其添加到该食品中通常所需要的水平。

2. 食物中毒

(1) **定义**　食物中毒是指食用了被有毒有害物质污染的食品或者食用了含有毒有害物质的食品后出现的急性、亚急性疾病。食物中毒属于食源性疾病之一,不包括因暴饮暴食而引起的急性肠胃炎、食源性肠道传染病和寄生虫病、食物过敏,也不包括因一次大量或长期少量多次摄入某些有毒、有害物质而引起的以慢性中毒为主要特征的疾病(如致畸、致突变、致癌)。

(2) **分类**　食物中毒一般按病原学分为5类:细菌性食物中毒、真菌及其毒素食物中毒、动物性食物中毒、有毒植物中毒、化学性食物中毒。

(3) **发病特点**
①暴发性　潜伏期多在24~48小时,发病急,来势猛,呈暴发性,短时间内可能有多人同时发病。
②特定性　发病与特定的食物有关,发病范围局限在食用同样有毒有害食物的人群中。
③相似性　临床表现基本相似,常以恶心呕吐、腹痛腹泻等胃肠道症状为主,或伴有神经系统症状。
④非传染性　一般人与人之间无直接传染。

【例26】下列关于食物中毒的发病特点,叙述正确的是
　　A. 发病与某种食物有关　　B. 发病曲线呈缓慢上升趋势　　C. 人与人之间有传染性
　　D. 临床症状完全不同　　E. 潜伏期较长

(4) **常见细菌性食物中毒**
①流行病学特点　细菌性食物中毒是<u>最常见</u>的食物中毒,其流行病学特点如下。
A. 发病季节性明显,以5~10月较多。
B. 常见的细菌性食物中毒病程短、恢复快、病死率低。
C. 引起食物中毒的主要食品为肉及肉制品,禽、鱼、乳、蛋也占一定比例。
②临床表现　细菌性食物中毒发病机制分为感染型、毒素型和混合型三种。表现为不同程度的胃肠道症状,感染型通常伴有发热,而毒素型很少有发热,中毒潜伏期的长短与毒素类型有关。
③预防与急救措施
A. 加强食品卫生监督、食品加工过程的规范化管理、相关人员的定期体检、个人的良好卫生习惯。
B. 及时抢救患者,包括催吐、洗胃、排出毒物。
C. 暴发流行时应将患者分类,轻症患者在原单位集中观察治疗,重症患者就近送往医院。

D. 同时应收集资料，进行流行病学调查及细菌学检验。

④常见细菌性食物中毒 归纳如下。

	沙门菌食物中毒	副溶血性弧菌食物中毒	葡萄球菌肠毒素食物中毒	变形杆菌食物中毒
病原菌	革兰阴性杆菌	革兰阴性杆菌	革兰阳性球菌	革兰阴性杆菌
季节性	夏秋季最常见	7~9月最常见	夏秋季最常见	7~9月最常见
食品种类	动物性食品，特别是畜肉类、禽肉	主要是海产品，以墨鱼、带鱼、虾蟹多见	乳、乳制品、肉类、剩饭等	动物性食品，特别是熟肉、内脏的熟制品
病原分布	水、土壤	沿海地区	自然界、鼻咽、消化道	自然界、肠道
潜伏期	4~48小时	2~40小时	2~5小时	12~16小时
临床表现	恶心呕吐，每日腹泻数次至10余次，水样便，黏液或血便，发热	上腹部疼痛，水样便，血水样，黏液或脓血便，里急后重不明显	恶心呕吐，呕吐物呈胆汁样或含有血黏液，体温多正常或略高	恶心呕吐，脐周阵发性剧烈绞痛，水样便，黏液，恶臭，每日数次

(5) 有害动植物食物中毒 是指一些动植物本身含有某些天然有毒成分，或由于贮存条件不当形成有毒物质被人食用后引起的中毒。常见的有河豚中毒、含高组胺鱼类中毒、毒蕈中毒、含氰苷植物中毒、发芽马铃薯中毒、四季豆中毒、生豆浆中毒等。

①河鲀中毒 河鲀俗称河豚，含有河豚毒素，是一种神经毒素，进入人体后作用于周围神经及脑干中枢致神经麻痹，表现为胃肠道症状、口唇麻木、四肢无力或肌肉麻痹、共济失调等。重症者出现瘫痪、言语不清、发绀、呼吸困难、神志不清、休克，最后可因呼吸循环衰竭而死亡。

②组胺中毒 鱼类引起的组胺中毒是指摄入含大量组胺的鱼类所引起的以急性过敏反应为主的食物中毒。组胺进入人体后可引起毛细血管扩张、支气管收缩。组胺中毒的潜伏期为10分钟~2小时，常表现为面部、胸部或全身皮肤潮红，眼结膜充血，头痛头晕，心慌胸闷，呼吸加快。

③毒蕈中毒 主要表现分4型：胃肠炎型、神经精神型、溶血型、中毒性肝炎型。

(6) 化学性食物中毒 是指食用了被有毒有害化学物质污染的食品，或被误认为食品及食品添加剂或营养强化剂的有毒有害化学物质，常见的有亚硝酸盐中毒、砷中毒、有机磷中毒等。

	亚硝酸盐中毒	砷中毒	有机磷中毒
毒物性质	亚硝酸盐、硝酸盐	三氧化二砷（砒霜）	甲拌磷、对硫磷、敌敌畏、甲胺磷、乐果、马拉硫磷
常存在于	腌制肉制品、泡菜、变质的蔬菜	砷存在于岩层、地下水和煤层	农业生产最广泛使用的杀虫剂
中毒机制	亚硝酸盐能使血液中正常携氧的亚铁血红蛋白氧化成高铁血红蛋白，失去携氧能力而引起组织缺氧	金属砷不溶于水，没有毒性。通常所说的砷中毒是指砷化物（三氧化二砷）中毒，可引起消化道、中枢神经系统症状	有机磷与乙酰胆碱酯酶结合，形成磷酰化胆碱酯酶，使其丧失水解乙酰胆碱的能力，导致乙酰胆碱积聚
中毒症状	头痛、头晕、乏力、胸闷、气短、心悸、恶心呕吐、腹痛腹泻、腹胀、皮肤发绀、烦躁不安、昏迷等	急性中毒表现为消化道症状（恶心呕吐、腹胀腹泻、水样便）和CNS症状（谵妄昏迷）	头昏、无力、站立不稳、躁动不安、恶心呕吐、腹泻、瞳孔缩小、大小便失禁、肌肉震颤
解毒剂	亚甲蓝（美蓝）	二巯丙磺钠、二巯丙醇、青霉胺	阿托品、解磷定

(7) 真菌毒素和霉变食物中毒 霉菌在谷物或其他食品中生长繁殖，产生有毒的代谢产物，人或动物食用了此类食物引起中毒。常见的有赤霉病麦中毒、霉玉米中毒、霉甘蔗中毒等。

记忆:①肉类易导致沙门菌食物中毒——记忆为**杀肉吃**。
②海鲜易导致副溶血性弧菌食物中毒——记忆为**海上副**产品。
③腌制食品易导致亚硝酸盐中毒——记忆为用**盐腌**制。
④罐头易导致肉毒梭菌食物中毒——记忆为**肉罐头**有毒。

(8)食物中毒的调查与处理
①食物中毒的流行病学调查　A.人群流行病学调查;B.危害因素调查;C.实验室检验。
②食物中毒技术处理总则
A.对患者采取紧急处理　并及时向当地卫生行政部门和食品安全综合监管部门报告;停止食用中毒食品;采取患者标本,以备送检;对患者急救治疗,包括急救、对症治疗和特殊治疗。
B.对中毒食品控制处理　保护现场,封存中毒食品或疑似中毒食品;追回已售出的中毒食品或疑似中毒食品;对中毒食品进行无害化处理。
C.对中毒场所采取消毒处理　根据不同的中毒食品,对中毒场所采取相应的消毒处理。

【例27】某村卫生室医生反映,该村一些人工喂养的婴儿相继出现以紫绀为表现的缺氧症状,经上级医疗机构诊断为高铁血红蛋白血症。其发病的原因为
A. 室内燃烧当地产的劣质煤　　　　B. 使用含双酚A的塑料奶瓶
C. 饮用水中含过量的甲基汞　　　　D. 饮用水中硝酸盐过高
E. 饮用的奶制品受有机磷农药污染(2023)

【例28】男,14岁。午餐进食海鱼后,即出现头痛、头晕、胸闷。心跳呼吸加快,伴有眼结膜充血,颜面部及全身潮红。测体温正常,无呕吐、腹泻等症状。患者最可能的诊断是
A. 河豚中毒　　　　B. 组胺中毒　　　　C. 肉毒梭菌毒素中毒
D. 麻痹性贝类中毒　　　　E. 副溶血性弧菌中毒(2019、2023)

【例29】确定食物中毒的可疑食物主要是根据
A. 发病者的临床症状　　　　B. 潜伏期最短者
C. 患者潜伏期特有的中毒症状　　　　D. 发病者的呕吐物和排泄物
E. 在同一场所同一时间未发病者未进食的食物

六、医疗场所健康安全管理

医院安全管理是指通过对医院进行有效和科学的管理,保证医务人员在提供医疗服务和患者及家属在接受卫生服务的过程中,不受医院内不良因素的影响和伤害。

1. 医院常见健康有害因素及其来源
(1)**医院专业因素**　也称医源性因素,主要是指医务人员在专业操作过程中的不当或过失行为,给患者造成的不安全感或者不安全结果。分为技术性有害因素和药物性有害因素。
(2)**医院环境因素**　是医院建筑卫生、卫生工程、消毒隔离、环境卫生、营养卫生、作业劳动卫生等诸多环境卫生学因素对患者、医务人员健康和安全的潜在威胁。
(3)**医院管理因素**　是指由于医院的各项组织管理措施不到位或不落实、运行机制不顺畅等原因造成的患者或医务人员安全受到威胁的因素。
(4)**医院社会因素**　是指可能引发患者和医务人员健康危害的医院相关的外界社会因素。

2. 医院安全防范措施
(1)**患者安全及其防范措施**　患者安全是指将卫生保健相关的不必要伤害风险降低到可以接受的最低水平。医疗差错常会导致与患者安全有关的医疗不良事件,包括:A.医源性感染;B.用药(血)安全问题;C.手术安全问题;D.医疗器械不恰当使用或不安全的注射方法导致的伤害;E.各种并发症;F.意外

伤害；G.环境及食品污染；H.患方行为问题，如不遵医嘱、自杀等。防范患者安全问题的措施包括：

①人体工效学与患者安全 在医疗保健系统内，通过应用人体工效学原理，研究医疗保健服务提供者如何与周围环境互动，从而设计出能够让医疗保健服务提供者正确工作更加简单的流程，执行标准化的操作，最终把错误减少到最低程度。

②用系统思维来保证患者安全 在任何一所医疗保健机构，其内部也是一个复杂的系统。应用系统思维的方法，从各层面找出系统的原因，提高系统设计水平，才能有效地防止错误的发生。医疗保健系统各个层面的因素包括：人的因素；任务因素；技术设备和工具因素；团队因素；环境因素；组织因素。

③加强临床风险管理 发现可能使患者受到伤害的风险，并采取措施预防和控制风险，如建立临床实验室"危急值"报告制度，以便及时发现风险并加以控制。

④制定并严格执行各种安全相关制度 如为提高医务人员对患者的识别准确性，必须严格执行"三查七对制度"（三查：操作前、操作中、操作后；七对：床号、姓名、药名、浓度、剂量、用法、时间）。

⑤从错误中学习来防范不良事件的发生 不良事件发生后，我们要从错误中学习，了解系统如何出现故障和造成故障的原因，以及如何出错，以便能够从错误中吸取教训，预防错误。

⑥做一名高效的团队合作者。

⑦通过有效交流来发挥患者和照料者在防范错误中的作用。

(2) 医务人员安全及其防范措施

①医务人员所处环境 具有普通人群环境的共性，既暴露于自然环境、社会环境中，同时又具有特殊性，即暴露于医院的特定环境之中。医务人员职业暴露环境中的危险因素主要有物理因素、化学因素、生物因素、社会心理因素、与工作有关的因素。

②医务人员安全防范原则 医院内所有区域都应采取标准预防。标准预防即认定患者的血液、体液、分泌物、排泄物均具有传染性，不论是否有明显的血迹污染或是否接触非完整的皮肤和黏膜，接触者必须采取防护措施。还要根据疾病的主要传播途径，采取相应的隔离措施。

③医务人员标准预防的具体措施

A. 接触血液、体液、分泌物、排泄物以及被其污染的物品时应当戴手套。

B. 脱去手套后应立即洗手。

C. 一旦接触了血液、体液、分泌物、排泄物等物质以及被其污染的物品，应当立即洗手。

D. 工作服、脸部、眼睛有可能被血液、体液、分泌物等喷溅时，应戴一次性口罩或防护眼镜，穿隔离衣。

E. 处理所有的锐器时，应当特别注意，防止被刺伤。

F. 患者用后的医疗器械、器具等应当采取正确的消毒措施。

④实验室人员安全防护措施 A. 健全各项规章制度；B. 加强医务人员职业安全防护知识培训；C. 增强自身防护意识；D. 加强锐器损伤的防护和处理；E. 加强接触部位的消毒；F. 个人保健；G. 实验室安全事故处理方案；H. 建立报告与补偿机制。

⑤防范社会暴力伤害 A. 加强安全保卫措施；B. 推行感动服务；C. 积极化解纠纷；D. 加强媒体沟通。

【例30】由于医务人员医疗水平有限对患者安全威胁的因素属于

  A. 医院服务因素   B. 医院专业因素   C. 医院管理因素

  D. 医院社会因素   E. 医院环境因素

【例31】为提高医务人员对患者识别的准确性，医院管理中强调必须严格执行"三查七对"制度。其中"三查"是指

  A. 开方查、配药查、输液查 B. 门诊查、住院查、家访查 C. 门诊查、住院查、出院查

  D. 开方查、取方查、发药查 E. 操作前查、操作中查、操作后查

【例32】医务人员特别是护理人员最常见的安全事件是

  A. 电离辐射   B. 脊柱、关节伤   C. 化学伤害

D. 锐器伤　　　　　E. 生物伤害

七、突发公共卫生事件及其应急策略

1. 突发公共卫生事件的概念、分类、分级和应急预案

（1）**概念**　突发公共卫生事件是指突然发生,造成或者可能造成社会公众健康严重损害的重大传染病疫情、群体性不明原因疾病、重大食物和职业中毒以及其他严重影响公众健康的事件。

突发公共卫生事件的特点包括:①突发性;②普遍性;③非常规性。

突发公共卫生事件的危害包括:①人群健康和生命严重受损;②造成心理伤害;③造成严重经济损失;④国家或地区形象受损及政治影响。

（2）**分类**　突发公共卫生事件分为四类:①重大传染病疫情;②群体性不明原因疾病;③重大食物中毒和职业中毒;④其他严重影响公众健康的事件。

（3）**分级**　根据突发公共卫生事件的性质、危害程度和涉及范围,分为四级,即特别重大(Ⅰ级)、重大(Ⅱ级)、较大(Ⅲ级)和一般(Ⅳ级)。

（4）**应急预案**　全国突发公共卫生事件应急预案如下。

①应急组织体系及职责　应急指挥机构包括全国、省级突发公共卫生事件应急指挥部的组成和职责;日常管理;专家咨询委员会。

②突发公共卫生事件的监测、预警与报告　国家建立统一的突发公共卫生事件监测、预警与报告网络体系。各级医疗、疾病预防控制、卫生监督、出入境检疫机构负责开展突发公共卫生事件的日常监测工作。

③突发公共卫生事件的应急反应和终止　包括应急反应原则,应急反应措施,突发公共卫生事件的分级反应和突发公共卫生事件应急反应的终止。

④善后处理　包括后期评估,责任,征用物质、劳务的补偿等。

⑤突发公共卫生事件应急处置的保障　包括技术保障、物质经费保障、通信与交通保障、法律保障、社会公众的宣传教育。

⑥预案管理与更新　根据突发公共卫生事件的形势变化和实施中发现的问题及时进行更新、修订和补充。

【例33】以下不属于突发公共卫生事件的是
　　A. 某城市发生甲肝暴发流行　　　　B. 某城市严重大气污染造成居民肺癌死亡率上升
　　C. 某市发生有死亡病例的食物中毒　D. 某核电站发生核泄漏
　　E. 某研究所发生烈性传染病菌株丢失

2. 群体不明原因疾病的应急处理

（1）**群体不明原因疾病特点**　临床表现相似性,发病人群聚集性,流行病学关联性,健康损害严重性。

（2）**分级**　群体不明原因疾病可分为Ⅰ级、Ⅱ级和Ⅲ级。

（3）**应急处理原则**　①统一领导、分级响应的原则;②及时报告的原则;③调查与控制并举的原则;④分工合作、联防联控的原则;⑤信息互通、及时发布的原则。

医疗机构主要负责病例的诊断和报告,并开展临床救治。同时,医疗机构应主动配合疾病防疫机构开展事件的流行病学和卫生学调查,实验室检测样本的采集工作,落实医院内各项疾病预防控制措施。

3. 急性化学中毒的应急处理

急性化学中毒是指一种或多种化学物释放的意外事件,短时间内损害人体健康或污染环境,使机体发生中毒病变、化学损伤、残疾或死亡。其急救原则如下:

（1）**现场处理**　①尽快脱离事故现场,疏散受害人员;②立即采取控制措施,阻断毒源;③初步判断病因,为正确施治提供依据;④分类管理,通知医疗机构做好接诊准备;⑤通报上级有关部门,成立抢救指挥部。

第十九篇 预防医学
第4章 社区公共卫生

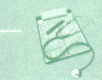

(2) 现场医学救援要点　①维持生命体征；②尽早给予解毒、排毒及对症处理；③保护重要脏器功能；④镇静、合理氧疗；⑤给予糖皮质激素、纳洛酮等非特异性拮抗剂；⑥对症治疗。

(3) 急救处理要点　①脱离中毒环境；②彻底清洗衣物、眼睛、皮肤、毛发等；③口服毒物者应迅速催吐、洗胃、灌肠或导泻；④吸入中毒者应保持呼吸道通畅；⑤心肺复苏；⑥尽早使用解毒剂。

【例34】抢救经呼吸道吸入的急性中毒，首先采取的措施是
　　A. 清除尚未吸收的毒物　　　B. 排出已吸收的毒物　　　C. 使用解毒剂
　　D. 对症治疗　　　　　　　　E. 立即脱离现场及急救

4. 电离辐射损伤的应急处理

(1) 电离辐射事故　是电离辐射源失控引起的异常事件，直接或间接产生对生命、健康或财产的危害。人体一次或一定时间(数日)遭受体外大剂量强穿透力射线或比较均匀地全身照射仪器的损伤，称为急性电离辐射损伤。引起急性电离辐射损伤的下限辐射剂量一般为1Gy。

(2) 应急处理　对电离辐射事故受照人员的医学处理原则如下。
①尽快消除有害因素来源，同时将事故受照人员撤离现场。积极采取救护措施，同时向上级报告。
②迅速采取相应对策和治疗措施。对估计受照剂量较大者应选用抗放射线药物。
③对疑有体表污染的人员，首先应进行体表污染的监测，并迅速处理。
④对受照人员逐个登记并建立档案，随访观察。

(3) 电离辐射事故应急对策　个人防护方法；隐蔽；撤离；搬迁；控制食物和水，使用贮存的粮食和饲料。

▶**常考点**　　环境卫生；食物中毒。

参考答案——详细解答见《2024国家临床执业及助理医师资格考试历年考点精析(上、下册)》

1. ABCDE	2. ABCDE	3. ABCDE	4. ABCDE	5. ABCDE	6. ABCDE	7. ABCDE
8. ABCDE	9. ABCDE	10. ABCDE	11. ABCDE	12. ABCDE	13. ABCDE	14. ABCDE
15. ABCDE	16. ABCDE	17. ABCDE	18. ABCDE	19. ABCDE	20. ABCDE	21. ABCDE
22. ABCDE	23. ABCDE	24. ABCDE	25. ABCDE	26. ABCDE	27. ABCDE	28. ABCDE
29. ABCDE	30. ABCDE	31. ABCDE	32. ABCDE	33. ABCDE	34. ABCDE	

第5章　卫生服务体系与卫生管理

▶ **考纲要求**

①卫生系统及其功能：卫生系统与卫生组织机构，公共卫生体系，医疗保健体系。②医疗保险：概述，我国医疗保障体系，医疗费用控制措施。③全球卫生策略与我国卫生改革：全球卫生的概念，联合国 2030 可持续性发展目标，我国卫生成就、面对的挑战与"健康中国 2030"。

▶ **复习要点**

一、卫生系统及其功能

1. 卫生系统与卫生组织机构

(1) 卫生系统的定义

①WHO 对卫生系统的定义　卫生系统是以改善健康为主要目的的所有组织、机构和资源的总和。它由资金、信息和知识、医疗产品和技术、卫生人力和服务提供、运输工具、通信以及全面指导和管理所组成。

②狭义卫生系统的定义　卫生系统可看作是在一定法律和政策的框架内的组织网络，旨在组织、分配和利用现有的社会资源为全社会提供卫生保健服务，通过保证公平、效应和效果的平衡，卫生机构与服务人群的互动，实现促进和维护人民健康、提高生活质量的目的。

(2) 卫生体制　卫生体制是国家为维护公民健康，保障国民基本健康权益而建立的国家基本制度。我国卫生事业的性质是政府实行一定福利政策的社会公益事业。我国的卫生系统由卫生服务、医疗保障和卫生执法监督三部分组成。

(3) 卫生系统的功能

①卫生系统的功能　WHO 将卫生系统的功能归纳为四项：提供服务、创建资源、筹措资金、监督管理。

A. 提供服务　是卫生系统最常见、最重要的功能。只有通过服务才能鉴定整个卫生系统的功能。

B. 创建资源　卫生资源是在一定社会经济条件下，国家、社会、个人对卫生部门综合投资的客观指标，包括卫生人力、卫生费用、卫生设施、卫生装备、药品、卫生信息等。

C. 筹措资金　适宜的筹资方式可以促进卫生系统的持续发展。

D. 监督管理　在卫生系统的四个功能中，监督管理处于核心地位，影响着其他三个功能的发展方向。

②卫生系统运行良好的关键因素　A. 领导和执政能力；B. 卫生信息系统；C. 卫生筹资；D. 卫生人力资源；E. 基本医疗产品和技术；F. 卫生服务提供。

③卫生服务的需要、需求和利用　为了达到良好的健康目标，有效发挥卫生系统的功能，需要了解和分析卫生服务的需要量和利用量。

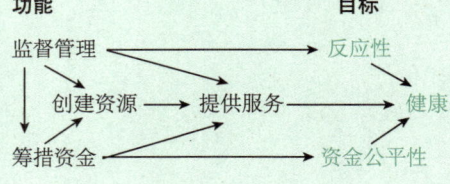

卫生系统功能与目标的关系

A. 卫生服务需要　主要取决于居民的自身健康状况，是依据人们的实际健康状况与"理想健康状态"之间存在差距而提出的对预防、保健、医疗、康复等服务的客观要求。

B. 卫生服务需求　是从经济和价值观念出发，在一定时期内和一定价格水平上，人们愿意而且有能力消费的卫生服务量。需求的形成必须具备两个条件：消费者的购买愿望；消费者的支付能力。

第十九篇 预防医学
第5章 卫生服务体系与卫生管理

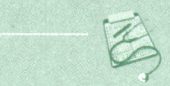

卫生服务需求分为两类：第一类是由需要转化而来的需求：人们的卫生服务需要只有转化为需求，才有可能去利用卫生服务。但在现实生活中，并不是所有的卫生服务都能转化为需求。需要能否转化为需求，除了与居民本身是否觉察到有卫生服务需要相关外，还与其收入水平、享有的健康保障制度、交通便利程度、风俗习惯及卫生机构提供的服务类型和质量有关。第二类是没有需要的需求：通常由不良的就医行为和行医行为造成。有时候居民提出的一些"卫生服务需求"，可能经医疗卫生专家按服务规范判定是不必要的，或被认为是过分的要求。另外，在不规范的卫生服务市场条件下，由于经济利益的驱动，某些医疗卫生人员对就诊者实施一些不必要的检查、治疗等，诱导病患过度的服务需求。

C.卫生服务利用 是需求者实际利用卫生服务的数量（即有效需求量），是由人群卫生服务需要量和卫生资源供给量相互制约的结果。

D.卫生服务需要、需求、利用之间的关系 卫生服务需要是卫生服务需求的基础。当人们的卫生服务需要转换成卫生服务需求，且所有的需求都是以来自健康角度的客观需要为基础时，卫生服务的利用就会达到既满足居民健康的合理需要，又没有资源浪费的状态。但现实中，卫生资源的不合理使用和一些卫生服务需要未得到满足的情况时有存在。

（4）**卫生系统的目标** ①提高总体健康水平；②提高卫生系统对人们的需求和期望的反应性；③保证卫生资金筹集过程中的资金公平性。

反应性是指卫生系统满足人们对系统中改善非健康方面的合理性期望的程度。反应性强调两点：非卫生技术性服务和普遍的合理性期望。这是因为卫生系统不仅有提高人群健康水平的责任，还应保证患者的尊严不受侵犯。这些指标反映出卫生系统满足人们除改善健康之外的其他合理期望的能力。卫生系统反应性测量分为主观性指标（如尊重人权）和客观性指标（如以卫生服务对象为中心）两部分。

"对人的尊重"的内容包括：①尊重个人尊严：患者在就诊过程中应受到医务人员的尊重。②保密性：患者的个人健康资料应受到保密。③自主性：患者具有做出自己健康选择的自主权，并参与治疗方案等的选择。

"以卫生服务对象为中心"的内容包括：①及时性：看急诊应得到尽快处理，非急诊病例候诊的时间应合理。②社会支持：患者可获得家庭和亲友的关照等。③基本设施：就医环境的清洁、方便与舒适，医院的饮食质量保障等。④就诊的选择性：患者可自由选择提供医疗保健的机构或组织，以及卫生系统工作或服务人员。

（5）**卫生组织机构** 卫生组织是指以促进、恢复和维护人群健康为基本目的的机构或团体。卫生组织机构是卫生系统的重要组成部分，其设置的形式和层次，决定了卫生系统运行的效果和效率。卫生组织机构主要包括卫生行政组织、卫生服务组织、与卫生直接相关的第三方组织。

①卫生行政组织 我国的卫生行政组织包括国家及地方各级卫生健康委员会（局）、医疗保障组织。

②卫生服务组织 在我国，狭义的卫生服务组织主要包括医疗服务组织及专业公共卫生组织，前者包括医院、疗养院、社区卫生服务中心（站）、卫生院、诊所等，后者包括疾病预防控制中心、妇幼保健院、健康教育所等。广义的卫生服务组织还包括血液及血液制品生产组织、药品和医疗器械生产机构、医学科研组织、医学教育组织等。

③第三方组织 主要是指与卫生有关的各种非政府组织，包括与卫生相关的学会、协会、基金会等。

【例1】由于自身健康状况与健康人的健康状况存在区别，卫生服务需要主要取决于卫生服务消费者的
  A. 实际支付能力   B. 购买愿望   C. 购买愿望和支付能力
  D. 自身健康状况   E. 健康状况和购买愿望（2022）

【例2】卫生服务需求的正确描述是
  A. 由需要转化而来的需求和没有需要的利用 B. 由需要转化而来的利用和没有利用的需求
  C. 由需要转化而来的利用和没有需要的利用 D. 由需要转化而来的需求和没有需要的需求
  E. 由需要转化而来的需求和没有利用的需求（2020）

【例3】卫生服务反应性中的"对人的尊重"包括
  A. 尊严、自主性和保密性 B. 尊严、及时性和社会支持 C. 社会支持、及时性和保密性

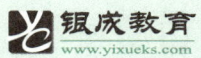
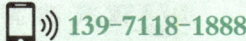

D. 自主性、保密性和及时性　　E. 社会支持、自主性和保密性(2021)

2. 公共卫生体系

(1) **公共卫生的定义**　　公共卫生是指通过有组织的社区努力来预防疾病、延长寿命、促进健康和提高效益的科学和艺术。这些努力包括改善环境卫生,控制传染病,教育人们注意个人卫生,组织医护人员提供疾病早期诊断和预防性治疗的服务,以及建立社会机制来保证每个人都达到足以维护健康的生活标准。

(2) **公共卫生体系**　　是指为实现公共卫生使命所组成的政府机构和社会组织,主要包括各级政府的公共卫生机构、医疗保健服务提供体系、社区、企事业单位、大众媒体和学术研究机构。

(3) **公共卫生作用**　　①预防疾病的发生和传播;②保护环境免受破坏;③预防意外伤害;④促进和鼓励健康行为;⑤对灾难作出应急反应,并帮助社会从灾难中恢复;⑥保证卫生服务的有效性和可及性。

(4) **公共卫生功能**　　公共卫生的核心功能是:评价,制定政策,保障。

①评价　　即定期系统地收集、整理、分析社区的健康信息,做出社区诊断。

②制定政策　　即推进公共卫生决策中科学知识的运用和引领公共卫生政策的形成,服务大众的利益。

③保障　　即通过委托、管理或直接提供公共卫生服务来确保个人和社区获得必要的卫生服务,达到公众同意预设的目标。

(5) **公共卫生组织机构**　　我国从国家到地方分别建立与卫生行政部门级别相对应的疾病预防控制中心、卫生监督所、食品与药品监督局、质量监督检验检疫局、安全生产监督管理局、爱国卫生运动委员会。

【例4】公共卫生的核心功能是

A. 评价、制定政策、保障人群健康　　B. 发布医疗卫生有关信息,促进卫生经济调控

C. 环境保护,预防传染病,保障卫生服务　　D. 加强行业自律、质量监督和医疗技术管理

E. 对灾难作出应急反应,保证卫生服务的有效性和及时性(2022)

3. 医疗保健体系

(1) **定义**　　医疗保健体系是由向居民提供医疗保健和康复服务的医疗机构和有关的保健机构组成的系统。医疗机构是从事疾病诊断、治疗的卫生专业组织。保健机构常指各级的妇幼保健机构,负责优生优育、儿童保健、妇女保健、计划生育指导等医疗和预防保健的工作。

(2) **医疗保健的功能**　　通过为居民提供医疗、保健和康复服务,达到如下目的:①延长寿命;②增进个体的功能;③缓解患者及其家属因健康问题带来的心理压力;④解释患者及其家庭有关的健康和医学问题;⑤为患者提供有关预后的咨询;⑥为患者及其家庭提供相关的支持和照料。

(3) **良好医疗保健的基本要求**　　包括可供性(Availability)、适量性(Adequacy)、可及性(Accessibility)、可接受性(Acceptability)、适宜性(Appropriateness)、可评估性(Assessability)、责任性(Accountability)、综合性(Comprehensiveness)、完整性(Completeness)、连续性(Continuity),简称"7A3C",它也是评价医疗保健服务质量的重要指标。

(4) **医疗保健的组织机构**　　我国医疗保健机构实行等级管理,共分三级。

①一级医院　　是直接为社区提供医疗、预防、康复、保健综合服务的基层医院,包括社区卫生服务中心、乡镇卫生院等初级卫生保健机构。

②二级医院　　是为多个社区提供医疗卫生服务的地区性医院,是地区性医疗预防的技术中心。

③三级医院　　是跨地区、省、市以及向全国范围提供医疗卫生服务的医院,是具有全面医疗、教学、科研能力的医疗预防技术中心。

(5) **双向转诊制度**　　双向转诊是根据病情需要而进行的上下级医院间、专科医院间、综合医院与专科医院间的转院诊治的过程。它有纵向转诊、横向转诊两种形式。

(6) **家庭医生制度**　　是以全科医生为主体,以社区为范围,以家庭为单位,以全面健康管理为目标,通过契约服务的形式,为家庭及其每个成员提供连续、安全、适宜的综合医疗卫生服务和健康管理的服务模式。家庭医生的服务对象为签约对象个体,还包括其家庭成员。

二、医疗保险

1. 概述

（1）**医疗保险的概念**　医疗保险是将多种渠道筹集的经费（保险费）集中起来形成基金（医疗保险基金），用于补偿个人（被保险人）因病或其他损伤所造成的经济损失的一种制度。

（2）**医疗保险的特点**　①保障对象的广泛性；②补偿形式的特殊性；③运行机制的复杂性；④保险风险的难控制性。

（3）**主要医疗保险模式**

①国家医疗保险　是指医疗保险基金由国家财政预算支出，通过各级政府将医疗保险基金有计划地拨给有关部门或直接拨给医疗服务提供方，医疗卫生机构以公有制为主，医务人员为国家公职人员。提供的医疗服务基本上是免费的，其保险对象为全体公民。

②社会医疗保险　是指国家通过立法强制建立实施的一种社会保险制度。医疗保险基金的来源主要是由雇主和雇员按一定比例缴纳，政府适当补贴。当参保者因疾病需要医疗服务时，由社会保险机构支付一定的医疗费用。

③商业医疗保险　是指由商业保险公司承办、以营利为目的的一种医疗保险形式，主要通过市场机制来筹集费用和提供服务。医疗保险的资金主要来源于参保者个人或雇主通过自愿购买医疗保险项目或险种来筹集，不带有强制性。

④储蓄医疗保险　是一种通过立法，强制劳方或劳资双方缴费，以雇员或家庭的名义建立保健储蓄账户，并逐步积累，用以支付个人及家庭成员日后患病所需的医疗费用的一种医疗保险制度，是强制储蓄保险的一种形式。

	国家医疗保险	社会医疗保险	商业医疗保险	储蓄医疗保险
基金来源	国家财政预算支出	雇主和雇员缴纳	参保人或雇主自愿购买	劳方或劳资双方缴纳
强制性	国家财政提供	立法强制实施	自愿购买，不带强制性	立法，强制性
医疗费	提供的医疗服务免费	保险机构支付一部分个人支付一部分	保险机构按比例支付	个人账户支付
优点	资金来源稳定，全民医保，覆盖范围广，共济能力强，医疗服务免费或低收费，体现社会公平性和福利性	强制保险，保险基金有保障，覆盖广，共济能力强。由于个人支付一定比例，加强了医疗费用的约束	纯商业模式，管理形式灵活、多样化，能满足不同社会阶层对医疗服务的需求。非强制性，竞争性强	强调个人责任，有利于避免医疗过度，减少浪费，有利于保险基金的控制。管理效率高
缺点	医疗费用来源单一，难以满足医疗需求，医疗机构之间缺乏竞争，积极性不高，医疗服务效率低，财政不堪重负	现收现付，没有纵向积累，不能解决两代之间的医疗保险费负担的转移问题，保费来源单一，预防保健不在此列	保险机构以营利为目的，商业保险大都较昂贵，低收入者难以支付，社会公平性较差	过分强调效率，忽视公平性。保险基金不能横向流动，不能实现收入再分配，共济性差，低收入者支付能力差
典型代表	英国、加拿大	德国、日本、法国	美国	新加坡、斯里兰卡

【例5】医疗保险基金主要由雇主和雇员按一定比例缴纳，政府适当补贴。这种模式属于

　　A. 国家医疗保险　　　　　B. 储蓄医疗保险　　　　　C. 商业医疗保险
　　D. 补充医疗保险　　　　　E. 社会医疗保险

【例6】以下不属于国家医疗保险模式优点的是

  A. 资金来源稳定　　　　　B. 医疗保险覆盖面广　　　　　C. 社会共济能力强
  D. 医疗服务效率高　　　　　E. 公共卫生服务得到充分保障

2. 我国医疗保障体系

  (1) 城镇职工基本医疗保险　参保范围覆盖城镇所有用人单位和职工,不同性质单位的职工都能享受基本医疗保险。基本医疗保险费由用人单位和职工个人双方共同缴纳。全国城镇职工基本医疗保险用人单位缴费率控制在工资总额的 6% 左右,个人缴费比例为工资总额的 2%。基本医疗保险的资金使用管理实行社会统筹和个人账户相结合的管理模式,保障范围是基本医疗保障,根据"以收定支,收支平衡"的原则,确定基本医疗保险可以支付的医疗服务范围和支付标准。

  (2) 城镇居民基本医疗保险　参保范围为不属于城镇职工基本医疗保险制度覆盖范围的中小学阶段的学生(包括职业高中、中专、技校学生)、少年儿童和其他非从业城镇居民。城镇居民基本医疗保险属于自愿参保,保险费以家庭缴费为主,政府给予适当补助,政府也鼓励有条件的用人单位对职工家属参保缴费给予补助。保险基金重点用于参保居民住院和门诊大病医疗支出。

  (3) 补充医疗保险　由单位、企业或特定人群,根据自己的经济承担能力,在基本医疗保险制度基础上自愿参加的各种辅助性医疗保险。主要解决参保人员基本医疗保险支付范围以外的医疗费用,是对基本医疗保险制度的补充。

  (4) 商业医疗保险　是由商业保险公司开办,以营利为目的的,参保人员自愿参加的一种医疗保险制度。商业医疗保险是广义的补充医疗保险,纯商业化的保险,一般不与基本医疗保险支付范围接轨。商业医疗保险的形式根据其运作模式,分为与社会医疗保险经办机构合作承保的"共同保险模式""再保险模式"和商业化经营的"直接(独立)保险模式"。

  (5) 社会医疗救助　是在政府支持下,依靠社会力量建立的针对特殊困难群体的医疗费用实施补助的制度,是多层次医疗保障体系的重要组成部分。社会医疗救助资金的来源主要是政府财政支出和社会捐赠。救助对象包括无固定收入、无生活依靠、无基本医疗保险的老龄者、失业者、残疾者等。

  (6) 新型农村合作医疗(新农合)　是由政府组织、引导、支持,农民自愿参加,个人、集体和政府多方筹资,以大病统筹为主的农民医疗互助共济制度。新农合覆盖对象为所有农村居民,乡镇企业职工(不含以农民家庭为单位参加新农合的人员)是否参加新农合由县级人民政府确定。新农合实行个人缴费、集体扶持和政府资助相结合的筹资机制。新农合制度一般采取以县(市)为单位进行统筹。

  (7) 城乡居民大病保险　是在基本医疗保险的基础上,对大病患者发生的高额医疗费用给予进一步保障的一项制度性安排。保障对象为城镇居民基本医疗保险、新农合的参保人。资金来源是从城镇居民医保基金、新农合基金中划出一定比例或额度作为大病保险资金。

  (8) 长期护理保险　指对被保险人因为年老、严重或慢性疾病、意外伤残等导致身体上的某些功能全部或部分丧失,生活无法自理,需要在护理机构等接受长期康复和支持护理或在家中接受他人护理时支付的各种费用给予补偿的一种健康保险。长期护理保险制度以长期处于失能状态的参保人群为保障对象。

【例7】以强制参保为原则,参保范围涵盖城镇所有用人单位和职工的保险为
  A. 城镇职工基本医疗保险　　　B. 补充医疗保险　　　　　C. 城镇居民基本医疗保险
  D. 社会医疗救助　　　　　　　E. 商业医疗保险

【例8】城乡居民大病保险保障对象为
  A. 所有参保公民　　　　　　　B. 城镇职工医疗保险及城镇居民医疗保险参保人
  C. 所有大病居民　　　　　　　D. 城镇居民医疗保险及新农合医疗保险参保人
  E. 城镇职工医疗保险及新农合医疗保险参保人(2022)

3. 医疗费用控制措施

  医疗保险的费用控制措施包括控制医疗服务供方的措施、医疗服务需方的措施和第三方(医疗保险管理方)的管理措施。

第十九篇　预防医学
第5章　卫生服务体系与卫生管理

(1) 控制医疗服务供方的措施　医疗机构是直接给被保险人提供医疗服务的供方。对医疗服务供方的费用控制措施主要是改变费用支付方式，包括：

① 按病种给付方式　又称疾病诊断相关组定额预付制，是根据疾病的分类方法，将住院疾病按诊断分为若干组，每组又根据疾病的轻重程度及有无合并症、并发症分为若干级，对每一组不同级别的病种分别制定不同的定额支付标准，并向医院一次性支付。

② 总额预付制　又称总额预算，是由政府或医疗保险机构与医疗机构协商，根据医院的实际确定医疗保险支付每个医疗机构医疗费用年度总预算额。然后医疗机构按规定为参保人员提供医疗服务。

③ 按人头预付方式　是指医疗保险机构按月、季、年或其他规定的时间，根据医生服务的参保人数和每个人的支付定额标准，预先支付费用的方式。

④ 按服务单元付费　服务单元是指将医疗服务的过程按照一个特定的参数划分为相同的部分，每一个部分称为一个服务单元。按服务单元付费又称平均费用付费，指预先确定服务单元平均费用标准，根据服务提供方的服务单元数量进行支付。

(2) 控制医疗服务需方的措施　对医疗服务需方的控制措施主要是通过费用分担的方式，促使需方增加费用意识，主动控制医疗费用的不合理利用。主要的共付措施包括起付线、共付比例以及封顶线。

① 起付线　又称扣除保险，是指医疗保险开始支付医疗费用的最低标准，低于起付线的医疗费用由被保险人自负，超过起付线以上的医疗费用由医疗保险按规定支付。

② 共付比例　又称按比例分担，是指医疗保险机构按照合同或政府的规定对被保险人的医疗费用按一定的比例进行补偿，剩余比例的费用由个人自己负担。

③ 封顶线　也称最高支付限额，低于封顶线的医疗费用由医疗保险支付，超出封顶线的医疗费用由被保险人自己负担，这种方式称为最高支付限额方式。

(3) 第三方的管理措施　第三方即医疗保险管理方，其管理措施主要通过开展医疗保险监督来规范单位和个人的参保就医行为、医疗机构和药店的服务行为，以及医疗保险管理和经办机构的保险服务行为。

① 医疗保险需方监督　包括医疗保险费征缴、医疗保险费使用等。

② 医疗服务机构监督常用的方法　包括审批支付监督、抽查住院费用、设置医疗费用预警监控系统、重点调查、定点医疗机构考核等。

③ 定点零售药店监督的内容　包括提供购药服务监督和药品费用监督。常用监督方法包括审核支付、抽查、暗访、重点调查、定点药店考核等。

【例9】下列不属于疾病保险付费类别的是
　　A. 按疾病病种报销　　　　B. 限定最高支付金额　　　　C. 按人头报销
　　D. 按病种单元报销　　　　E. 按总金额预付比例报销

【例10】某企业职工因为冠心病在某三甲医院住院6天，发生医药费用9000元。出院结算时，医院先扣除自费项目1200元，在剩下的7800元中，扣除起付标准800元后，对剩余部分医疗费用的7000元，由统筹基金按90%的比例给予报销，其余的10%由该职工本人支付。这7000元的支付方式属于
　　A. 封顶线　　　　　　　　B. 共同付费　　　　　　　　C. 起付比
　　D. 自费线　　　　　　　　E. 起付线

【例11】某人因病住院20天，治疗费用共53000元，结算费用时被告知其中50000元以下的部分由医保支付，另外3000元需个人支付，该案例中的50000元是
　　A. 起付线　　　　　　　　B. 封顶线　　　　　　　　　C. 自付线
　　D. 共同付费　　　　　　　E. 封底线

三、全球卫生策略与我国卫生改革

1. 全球卫生的概念

全球卫生又称全球健康，是以提高全球范围内的健康水平、实现全球健康公平为宗旨，重点关注超越国界和地域的健康问题、健康决定因素和解决方案，提倡不同学科间的通力合作。全球健康具有领域跨度大、研究对象广、强调公平性和以解决问题为导向的特点。因此，全球健康的治理过程涉及多样化的、具有不同利益取向的行为主体。健康合作是这些行为主体之间进行的广泛、灵活的互动，其目的在于维护和促进自身乃至全球范围的健康目标，是全球健康治理的基本活动形式。

2. 联合国 2030 可持续性发展目标

联合国在"千年发展目标"于 2015 年到期之际，将消除贫困、保护地球、确保繁荣作为 2015 年至 2030 年新的"可持续发展议程"，决定设立一组可持续性发展目标，共 17 个总目标、169 个子目标。在 17 个总目标中，目标 3 是专门针对健康的，即"确保健康的生活，促进各年龄段人群的福祉"，共 13 个子目标：

①到 2030 年，全球孕产妇每 10 万例活产的死亡率降至 70 人以下。

②到 2030 年，消除新生儿和 5 岁以下儿童可预防的死亡，各国争取将新生儿每 1000 例活产的死亡率至少降至 12 例，5 岁以下儿童每 1000 例死亡率至少降至 25 例。

③到 2030 年，消除艾滋病、结核病、疟疾和被忽视的热带疾病等流行病，抗击肝炎、水传播疾病。

④到 2030 年，通过预防、治疗和促进身心健康，将非传染性疾病导致的过早死亡减少三分之一。

⑤加强对滥用药物，包括滥用麻醉药品和有害使用酒精的预防和治疗。

⑥到 2030 年，全球公路事故造成的死伤人数减半。

⑦到 2030 年，确保普及性健康和生殖健康保健服务，包括计划生育、信息获取和教育。

⑧实现全民健康保障，包括提供金融风险保护，人人享有优质的基本保健服务，人人获得安全、有效、优质和负担得起的基本药品和疫苗。

⑨到 2030 年，大幅减少危险化学品及其空气、水和土壤污染导致的死亡和患病人数。

⑩酌情在所有国家加强执行《世界卫生组织烟草控制框架公约》。

⑪支持研发主要影响发展中国家的传染和非传染性疾病的疫苗和药品。

⑫大幅加强发展中国家，尤其是最不发达国家和小岛屿发展中国家的卫生筹资，增加其卫生工作者的招聘、培养、培训和留用。

⑬加强各国，特别是发展中国家早期预警、减少风险，以及管理国家和全球健康风险的能力。

3. 我国卫生成就、面对的挑战与"健康中国 2030"

（1）我国卫生成就与面对的挑战　中华人民共和国成立以来，特别是改革开放以来，我国人民健康水平和身体素质持续提高，但是工业化、城镇化、人口老龄化、疾病谱变化、生态环境及生活方式变化等，也给维护和促进健康带来一系列新的挑战，健康服务供给总体不足与需求不断增长之间的矛盾依然突出，健康领域发展与经济社会发展的协调性有待增强。

（2）健康中国 2030　为应对健康挑战，从国家战略层面统筹解决关系健康的重大和长远问题，我国提出了推进健康中国建设的战略。健康中国建设，是全面小康、基本实现社会主义现代化的重要基础，是全面提升中华民族健康素质、实现人民健康与经济社会协调发展的国家战略，是积极参与全球健康治理、履行 2030 年"可持续发展议程"国际承诺的重大举措。中共中央、国务院为此印发了《"健康中国 2030"规划纲要》，以此作为今后一段时间里推进健康中国建设的行动纲领。

健康中国建设要遵循"健康优先、改革创新、科学发展、公平公正"四大原则。"共建共享、全民健康"是建设健康中国的战略主题。"以人民健康为中心，坚持以基层为重点、以改革创新为动力、预防为主、中西并重，把健康融入所有政策，人民共建共享"是新时期卫生与健康工作方针。"普及健康生活、优化健

第十九篇　预防医学
第5章　卫生服务体系与卫生管理

康服务、完善健康保障、建设健康环境、发展健康产业"是健康中国的5大重点领域。

▶ **常考点**　卫生服务需求；医保政策。

参考答案——详细解答见《2024国家临床执业及助理医师资格考试历年考点精析(上、下册)》

1. ABCDE　　2. ABCDE　　3. ABCDE　　4. ABCDE　　5. ABCDE　　6. ABCDE　　7. ABCDE
8. ABCDE　　9. ABCDE　　10. ABCDE　　11. ABCDE

第二十篇 卫生法规

第1章 卫生法基础知识与职业病防治法

▶**考纲要求**

①卫生法的概念、分类和作用:卫生法的概念,卫生法的分类,卫生法的作用。②卫生法规的形式、效力和解释:卫生法的形式,卫生法的效力,卫生法的解释。③卫生法的守法、执法和司法:卫生法的守法,卫生法的执法,卫生法的司法。④职业病防治法概述:职业病的概念,职业病分类和目录的制定,国家职业卫生标准的制定,职业健康监护档案。⑤职业病诊断与职业病病人保障:职业病诊断机构的设立及其条件,职业病诊断应当综合分析的因素,职业病诊断、鉴定的现场调查,发现职业病病人或者疑似职业病病人的报告,职业病诊断异议的处理,职业病诊断鉴定委员会的组成,职业病诊断鉴定委员会组成人员的职责,劳动者职业病诊断地点的选择。⑥法律责任:医疗卫生机构未按规定报告职业病的法律责任,擅自从事职业卫生技术服务的法律责任,从事职业卫生技术服务的机构和承担职业病诊断的医疗卫生机构的法律责任,职业病诊断鉴定委员会组成人员的法律责任。

▶**复习要点**

一、卫生法基础知识

1. 卫生法的概念、分类和作用

(1)卫生法的概念 卫生法是指调整卫生关系的法律规范的总称。卫生法是指以"卫生"为对象制定的各种法律规范。我国虽然还没有形式意义上的卫生法,但已经有实质意义上的卫生法。

(2)卫生法的分类 按照卫生关系的不同主体、客体和权利义务内容,将卫生法分为公共卫生法、医疗法、药事法、中医药法、医疗保障法等,它们共同构成卫生法体系。

(3)卫生法的作用 卫生法在调整卫生关系中的主要作用可以归纳为以下三个方面:

①维护社会卫生秩序 卫生关系是丰富的、复杂的,也经常是矛盾的、冲突的,所以,客观上需要把各种卫生关系纳入法制轨道。卫生法致力于建立卫生秩序。卫生法运用禁止性规范、强制性规范、授权性规范或者任意性规范等,从不同的角度,用不同的力度,调整卫生关系,其目的是一致的,就是要把各种卫生关系纳入符合公平正义要求的社会秩序中去。

②保障公共卫生利益 利益在法律上的表现形式是权利,所以,公共卫生利益在卫生法上的表现形式就是公共卫生权利。卫生法有关公共卫生权利既体现在传统的公共卫生领域,也体现在患者自主权行使较为充分的医疗保健领域。为了实现公共卫生权利,卫生法要求发展卫生事业,优化卫生资源配置,组织好卫生管理活动,通过政府和市场两个渠道,满足全社会的卫生需求。

③规范卫生行政行为 卫生行政部门是卫生法的主要实施者之一。它代表国家运用公共权力来实现卫生法调整卫生关系的目的。因此,卫生行政部门必须在卫生法规定范围内行使自己的职权,同时还

第二十篇 卫生法规
第1章 卫生法基础知识与职业病防治法

必须按照卫生法规定的程序和要求行使自己的职权,正确适用法律,切实做到法律面前人人平等。要善于运用法治思维和法治方法解决实际工作中遇到的各类矛盾和各种问题,敢于担当,并自觉地把自己的行政行为置于社会监督之下。

2. 卫生法规的形式、效力和解释

(1)卫生法规的形式 卫生法的形式是指卫生法具体的外部表现形态,主要包括:

①宪法中的卫生方面的规范 宪法是国家的根本法,具有最高的法律效力,是卫生法的立法依据。

②卫生法律 卫生法律是指由全国人民代表大会及其常务委员会制定的卫生方面的专门法律和其他法律中的卫生方面的规范。目前卫生方面的专门法律有《传染病防治法》《母婴保健法》《献血法》《医师法》《精神卫生法》《中医药法》《人口与计划生育法》《药品管理法》《国境卫生检疫法》《职业病防治法》《食品安全法》《红十字会法》《疫苗管理法》等。

③卫生行政法规 是指由国务院制定的卫生方面的专门行政法规和其他行政法规中的卫生方面的规范,其法律效力低于法律而高于地方性法规等。目前,卫生方面的专门行政法规有《突发公共卫生事件应急条例》《传染病防治法实施办法》《艾滋病防治条例》等。

④地方性法规、自治法规中的卫生方面规范 地方性法规、自治法规(指自治条例和单行条例)中,有些属于卫生方面规范,包括卫生方面的专门地方性法规、自治法规和其他地方性法规、自治法规中的卫生方面的规范。这些卫生方面规范不能与法律、行政法规相抵触,而且只在制定者管辖的区域内生效。

⑤卫生行政规章 卫生行政规章,简称卫生规章,分国务院卫生健康等行政部门制定的卫生部门规章和有地方政府规章制定权的地方人民政府制定的卫生政府规章。包括卫生方面的专门规章和其他规章中的卫生方面的规范。卫生政府规章不得与法律、行政法规以及上级和同级地方性法规、自治法规相抵触。

⑥卫生标准 国务院卫生健康等行政部门制定的卫生标准,具有约束力,可视为广义的卫生法规范。卫生标准分为强制性卫生标准和推荐性卫生标准,可作为卫生法规范的是强制性卫生标准。

⑦有关卫生方面的法律解释 有关国家机关在其权限范围内所作的关于卫生方面的法律解释,具有约束力,通常也视为卫生法的法源。如最高人民法院《关于审理非法行医刑事案件具体应用法律若干问题的解释》等。

⑧卫生方面的国际条约 卫生国际条约通过法定程序,可以成为卫生法的法源之一。除我国声明保留的条款外,卫生国际条约对我国卫生活动具有约束力。如我国参加的《国际卫生条例》,就是我国处理公共卫生国际合作的依据之一。

(2)卫生法规的效力 卫生法的效力,也就是卫生法的生效范围,包括卫生法的时间效力、空间效力和对人的效力,即卫生法在何时、何地及对何人发生法律效力。

①卫生法对人的效力 这里的人包括自然人和法所拟制的人。自然人包括中国人、外国人、无国籍人。法所拟制的人,包括法人以及其他组织。任何单位和个人在中华人民共和国领域内从事卫生活动的,一律适用我国卫生法,除非卫生法另有规定。

②卫生法的空间效力 卫生法的空间效力,指卫生法效力的地域范围。现行卫生法主要有两种情形:一是在全国范围内有效,卫生法律、行政法规、部门规章等都在全国范围内有效。二是在一定区域内有效,卫生地方性法规、自治法规、政府规章等只在制定者管辖的区域内有效。

③卫生法的时间效力 是指卫生法的效力的起止时间和对其实施前的行为有无溯及力。

(3)卫生法规的解释 是指对卫生法条文的含义所作的说明。依其作出解释的主体和效力的不同,可分为正式解释与非正式解释。正式解释,也称有权解释,是指由立法机关及其授权法律解释的机关所作的解释。一般分为立法解释、行政解释和司法解释。正式解释具有法律效力。非正式解释,是指在法律上没有约束力的解释。如一般公民或者当事人所作的任意解释和学术上的学理解释等。

3. 卫生法的守法、执法和司法

(1)卫生法的守法 卫生法的守法是指与卫生有关的单位和个人依照卫生法的规定,行使权利和履行义务的活动。卫生法的守法主体是广泛的，主要包括卫生行政部门、医疗卫生机构、卫生技术人员以及从事与卫生相关产品生产经营的单位和个人等。

卫生法的守法内容包括履行义务和行使权利。履行义务，即履行卫生法规定的义务。可以分为两种不同的形式：一是履行积极的义务。这是指遵守卫生法中的指令性规范，作出一定的行为。只要依法作出一定的行为，便是履行了义务，即是守法。二是履行消极的义务。这是指遵守卫生法中的禁止性规范，不作出一定的行为。只要依法不作出一定的行为，便是履行了义务，即是守法。

行使权利是指通过自己作出一定行为或者要求他人作出或者不作出一定行为以使自己的合法权利得以实现。行使权利实际上是遵守卫生法中的授权性规范。行使权利时必须采取正当、合法的方式和手段，不得滥用权利或者在行使权利过程中损害他人的合法权利。

（2）**卫生法的执法**　是指县级以上人民政府卫生行政部门及其卫生监督机构依照法定职权和程序，贯彻实施卫生法的活动。卫生法的执法范围非常广泛，包括：行政许可、行政强制、行政处罚、行政复议等。

①行政许可　是指行政机关根据公民、法人或者其他组织的申请，经依法审查，准予其从事特定活动的行为。如卫生行政部门发给《医师执业证书》或者《医疗机构执业许可证》等。

②行政强制　包括行政强制措施和行政强制执行。所谓行政强制措施，是指行政机关在行政管理过程中，为制止违法行为、防止证据损毁、避免危害发生、控制危险扩大等情形，依法对公民的人身自由实施暂时性限制，或者对公民、法人或者其他组织的财物实施暂时性控制的行为。如卫生行政部门查封场所、设施、财物，扣押财物等。所谓行政强制执行，是指行政机关或者行政机关申请人民法院，对不履行行政决定的公民、法人或者其他组织，依法强制履行义务的行为。如卫生行政部门依法处理查封、扣押的场所、设施或者财物等。

③行政处罚　是指行政机关对违反行政法律规范的单位或者个人予以制裁的行为。如卫生行政部门处以警告、罚款、没收违法所得、没收非法财物、责令停产停业、暂扣或者吊销许可证等。

④行政复议　是指公民、法人或者其他组织不服行政机关作出的具体行政行为，认为行政机关的具体行政行为侵犯其合法权益，依法向法定的行政复议机关提出申请，由行政复议机关依法对该具体行政行为进行合法性、适当性审查，并作出裁判的行为。

（3）**卫生法的司法**　是指国家司法机关依据法定职权和法定程序，具体应用卫生法等处理卫生方面案件的活动。司法的种类可以分为民事司法、行政司法和刑事司法，即通常说的民事诉讼、行政诉讼和刑事诉讼，分别适用民事诉讼程序、行政诉讼程序和刑事诉讼程序。司法机关作出的判决、裁定，是由国家强制力作保障的，所以，任何单位和个人对生效的判决、裁定都必须执行，不得违抗。

【例1】不属于行政处罚的是
  A. 责令停产停业　　　　B. 行政拘留　　　　C. 没收违法所得
  D. 警告　　　　　　　　E. 罚款（2020、2022）

注意：2021版《中华人民共和国行政处罚法》第九条规定，行政拘留也属于行政处罚，故无正确答案。

二、职业病防治法

2018年12月29日第十三届全国人大常委会第七次会议对《中华人民共和国职业病防治法》（简称《职业病防治法》）进行了修正，共7章，88条。

1. 概述

（1）**职业病的概念**　职业病是指企业、事业单位和个体经济组织等用人单位的劳动者在职业活动中，因接触粉尘、放射性物质和其他有毒、有害因素而引起的疾病。

（2）**职业病分类和目录的制定**　《职业病防治法》规定，职业病的分类和目录由国务院卫生行政部门会同国务院劳动保障行政部门制定、调整并公布。

第二十篇 卫生法规
第1章 卫生法基础知识与职业病防治法

2013年12月23日国家卫生和计划生育委员会、人力资源和社会保障部、国家安全生产监督管理总局和全国总工会联合印发了调整后的《职业病分类和目录》。《职业病分类和目录》将法定职业病调整为10大类132种，包括：①职业性尘肺病及其他呼吸系统疾病19种；②职业性皮肤病9种；③职业性眼病3种；④职业性耳鼻喉口腔疾病4种；⑤职业性化学中毒60种；⑥物理因素所致职业病7种；⑦职业性放射性疾病11种；⑧职业性传染病5种；⑨职业性肿瘤11种；⑩其他职业病3种。

(3) **国家职业卫生标准的制定**　《职业病防治法》规定，有关防治职业病的国家职业卫生标准，由国务院卫生行政部门组织制定并公布。国务院卫生行政部门应当组织开展重点职业病监测和专项调查，对职业健康风险进行评估，为制定职业卫生标准和职业病防治政策提供科学依据。

(4) **职业健康监护档案**　用人单位应当为劳动者建立职业健康监护档案，并按照规定的期限妥善保存。职业健康监护档案应当包括劳动者的职业史、职业病危害接触史、职业健康检查结果和职业病诊疗等有关个人健康资料。劳动者离开用人单位时，有权索取本人职业健康监护档案复印件，用人单位应当如实、无偿提供，并在所提供的复印件上签章。

2. 职业病诊断与职业病病人保障

(1) **职业病诊断机构的设立及其条件**　职业病诊断应当由取得《医疗机构执业许可证》的医疗卫生机构承担。卫生行政部门应当加强对职业病诊断工作的规范管理，具体管理办法由国务院卫生行政部门制定。承担职业病诊断的医疗卫生机构还应当具备下列条件：①具有与开展职业病诊断相适应的医疗卫生技术人员；②具有与开展职业病诊断相适应的仪器、设备；③具有健全的职业病诊断质量管理制度。承担职业病诊断的医疗卫生机构不得拒绝劳动者进行职业病诊断的要求。

(2) **职业病诊断应当综合分析的因素**　职业病诊断，应当综合分析下列因素：①病人的职业史；②职业病危害接触史和工作场所职业病危害因素情况；③临床表现以及辅助检查结果等。

没有证据否定职业病危害因素与病人临床表现之间的必然联系的，应当诊断为职业病。职业病诊断证明书应当由参与诊断的取得职业病诊断资格的执业医师签署，并经承担职业病诊断的医疗卫生机构审核盖章。

(3) **职业病诊断、鉴定的现场调查**　用人单位应当如实提供职业病诊断、鉴定所需的劳动者职业史和职业病危害接触史、工作场所职业病危害因素检测结果等资料；卫生行政部门应当监督检查和督促用人单位提供上述资料；劳动者和有关机构也应当提供与职业病诊断、鉴定有关的资料。

职业病诊断、鉴定机构需要了解工作场所职业病危害因素情况时，可以对工作场所进行现场调查，也可以向卫生行政部门提出，卫生行政部门应当在10日内组织现场调查。用人单位不得拒绝、阻挠。

职业病诊断、鉴定过程中，用人单位不提供工作场所职业病危害因素检测结果等资料的，诊断、鉴定机构应当结合劳动者的临床表现、辅助检查结果和劳动者的职业史、职业病危害接触史，并参考劳动者的自述、卫生行政部门提供的日常监督检查信息等，作出职业病诊断、鉴定结论。

(4) **发现职业病病人或者疑似职业病病人的报告**　《职业病防治法》规定，用人单位和医疗卫生机构发现职业病病人或者疑似职业病病人时，应当及时向所在地卫生行政部门报告。确诊为职业病的，用人单位还应当向所在地劳动保障行政部门报告。接到报告的部门应当依法作出处理。

(5) **职业病诊断异议的处理**　当事人对职业病诊断有异议的，可以向作出诊断的医疗卫生机构所在地地方人民政府卫生行政部门申请鉴定。职业病诊断争议由设区的市级以上地方人民政府卫生行政部门根据当事人的申请，组织职业病诊断鉴定委员会进行鉴定。当事人对设区的市级职业病诊断鉴定委员会的鉴定结论不服的，可以向省、自治区、直辖市人民政府卫生行政部门申请再鉴定。

(6) **职业病诊断鉴定委员会的组成**　《职业病防治法》规定，职业病诊断鉴定委员会由相关专业的专家组成。省、自治区、直辖市人民政府卫生行政部门应当设立相关的专家库，需要对职业病争议作出诊断鉴定时，由当事人或者当事人委托有关卫生行政部门从专家库中以随机抽取的方式确定参加诊断鉴定委员会的专家。

职业病诊断鉴定委员会应当按照国务院卫生行政部门颁布的职业病诊断标准和职业病诊断、鉴定办法进行职业病诊断鉴定,向当事人出具职业病诊断鉴定书。职业病诊断、鉴定费用由用人单位承担。

(7)**职业病诊断鉴定委员会组成人员的职责** 《职业病防治法》规定,职业病诊断鉴定委员会组成人员应当遵守职业道德,客观、公正地进行诊断鉴定,并承担相应的责任。职业病诊断鉴定委员会组成人员不得私下接触当事人,不得收受当事人的财物或者其他好处,与当事人有利害关系的,应当回避。

(8)**劳动者职业病诊断地点的选择** 《职业病防治法》规定,劳动者可以在用人单位所在地、本人户籍所在地或者经常居住地依法承担职业病诊断的医疗卫生机构进行职业病诊断。

【例2】工人到医院就诊被诊断为职业病,医院开具职业病诊断证明书,在职业病诊断证明书上签字的人是
　　A. 该医院负责人　　　　　B. 该医院医务部负责人　　　　C. 职业病科主任
　　D. 该病人的诊断医生及亲友　E. 参与诊断的取得职业病诊断资格的执业医师(2022)

【例3】诊断职业病应当综合分析的因素不包括
　　A. 职业病危害因素　　　　B. 辅助检查结果　　　　　　　C. 职业病危害接触史
　　D. 病人的职业史　　　　　E. 本地区的职业病发病率(2023)

3. 法律责任

(1)**医疗卫生机构未按规定报告职业病的法律责任** 医疗卫生机构未按照规定报告职业病、疑似职业病的,由有关主管部门依据职责分工责令限期改正,给予警告,可以并处10000元以下的罚款;弄虚作假的,并处20000元以上50000元以下的罚款;对直接负责的主管人员和其他直接责任人员,可以依法给予降级或者撤职的处分。

(2)**擅自从事职业卫生技术服务的法律责任** 未取得职业卫生技术服务资质认可,擅自从事职业卫生技术服务的,由卫生行政部门责令立即停止违法行为,没收违法所得;违法所得5000元以上的,并处违法所得2倍以上10倍以下的罚款;没有违法所得或者违法所得不足5000元的,并处5000元以上50000元以下的罚款;情节严重的,对直接负责的主管人员和其他直接责任人员,依法给予降级、撤职或者开除的处分。

(3)**从事职业卫生技术服务的机构和承担职业病诊断的医疗卫生机构的法律责任** 从事职业卫生技术服务的机构和承担职业病诊断的医疗卫生机构违反本法规定,有下列行为之一的,由卫生行政部门责令立即停止违法行为,给予警告,没收违法所得;违法所得5000元以上的,并处违法所得2倍以上5倍以下的罚款;没有违法所得或者违法所得不足5000元的,并处5000元以上20000元以下的罚款;情节严重的,由原认可或者登记机关取消其相应的资格;对直接负责的主管人员和其他直接责任人员,依法给予降级、撤职或者开除的处分;构成犯罪的,依法追究刑事责任:①超出资质认可或者诊疗项目登记范围从事职业卫生技术服务或者职业病诊断的;②不按照规定履行法定职责的;③出具虚假证明文件的。

(4)**职业病诊断鉴定委员会组成人员的法律责任** 职业病诊断鉴定委员会组成人员收受职业病诊断争议当事人的财物或者其他好处的,给予警告,没收收受的财物,可以并处3000元以上50000元以下的罚款,取消其担任职业病诊断鉴定委员会组成人员的资格,并从省、自治区、直辖市人民政府卫生行政部门设立的专家库中予以除名。

▶**常考点** 2019年新增考点,往年很少考。

参考答案——详细解答见《2024国家临床执业及助理医师资格考试历年考点精析(上、下册)》

1. ABCDE　　2. ABCDE　　3. ABCDE

第 2 章　医师法与医疗机构管理条例及其实施细则

▶ **考纲要求**

①医师法概述：医师的基本要求及职责，全社会应当尊重医师。②考试和注册：医师资格考试，医师执业注册，不予注册，注销注册，变更注册，重新注册的情形，医师个体行医。③执业规则：医师在执业活动中的权利和义务，医师执业规定，执业医师的特别规定，执业助理医师的特别规定，医学生和医学毕业生参与临床诊疗活动的要求。④培训和考核：培训，考核。⑤保障措施：职称晋升，表彰与奖励，医师执业安全保障。⑥法律责任：以不正当手段取得医师资格证书或者医师执业证书的法律责任，医师执业活动中违法行为的法律责任，非医师行医的法律责任。⑦医疗机构管理条例及其实施细则概述：医疗机构服务宗旨。⑧医疗机构执业：执业规则。⑨登记和校验：登记，校验。⑩法律责任：医疗机构的法律责任。

▶ **复习要点**

一、医师法

1998 年 6 月 26 日，第九届全国人大常委会第三次会议通过了《中华人民共和国执业医师法》，自 1999 年 5 月 1 日起施行。2021 年 8 月 20 日，第十三届全国人大常委会第三十次会议通过了《中华人民共和国医师法》（简称《医师法》），自 2022 年 3 月 1 日起施行，共 7 章，67 条。

1. 概述

（1）**医师的定义**　医师是指依法取得医师资格，经注册在医疗卫生机构中执业的专业医务人员，包括执业医师和执业助理医师。

（2）**医师的基本要求及职责**　医师应当坚持人民至上、生命至上，发扬人道主义精神，弘扬敬佑生命、救死扶伤、甘于奉献、大爱无疆的崇高职业精神，恪守职业道德，遵守执业规范，提高执业水平，履行防病治病、保护人民健康的神圣职责。医师依法执业，受法律保护。医师的人格尊严、人身安全不受侵犯。

（3）**全社会应当尊重医师**　《医师法》规定，每年 8 月 19 日为中国医师节。对在医疗卫生服务工作中做出突出贡献的医师，按照国家有关规定给予表彰、奖励。全社会应当尊重医师。各级人民政府应当关心爱护医师，弘扬先进事迹，加强业务培训，支持开拓创新，帮助解决困难，推动在全社会广泛形成尊医重卫的良好氛围。

2. 考试和注册

（1）**医师资格考试**　国家实行医师资格考试制度。医师资格考试分为执业医师资格考试和执业助理医师资格考试。医师资格考试成绩合格，取得执业医师资格或者执业助理医师资格，发给医师资格证书。

①执业医师资格考试的条件　《医师法》规定，具有下列条件之一的，可以参加执业医师资格考试：

A. 具有高等学校相关医学专业本科以上学历，在执业医师指导下，在医疗卫生机构中参加医学专业工作实践满 1 年。

B. 具有高等学校相关医学专业专科学历，取得执业助理医师执业证书后，在医疗卫生机构中执业满 2 年。

②执业助理医师资格考试的条件　《医师法》规定，具有高等学校相关医学专业专科以上学历，在执业医师指导下，在医疗卫生机构中参加医学专业工作实践满 1 年的，可以参加执业助理医师资格考试。

③师承和确有专长人员医师资格考试的条件 《医师法》规定,以师承方式学习中医满3年,或者经多年实践医术确有专长的,经县级以上人民政府卫生健康主管部门委托的中医药专业组织或者医疗卫生机构考核合格并推荐,可以参加中医医师资格考试。以师承方式学习中医或者经多年实践,医术确有专长的,由至少2名中医医师推荐,经省级人民政府中医药主管部门组织实践技能和效果考核合格后,即可取得中医医师资格及相应的资格证书。

A. 1年　　　　　　　　B. 2年　　　　　　　　C. 3年
D. 4年　　　　　　　　E. 5年

【例1】具有高等学校相关医学专业专科学历,取得执业助理医师执业证书后,在医疗卫生机构中执业满一定期限,可以参加执业医师资格考试,该期限是

【例2】具有高等学校相关医学专业本科以上学历,在执业医师指导下,在医疗卫生机构中参加医学专业工作实践满一定期限,可以参加执业医师资格考试,该期限是

(2)医师执业注册　国家实行医师执业注册制度。取得医师资格的,可以向所在地县级以上地方人民政府卫生健康主管部门申请注册。医疗卫生机构可以为本机构中的申请人集体办理注册手续。除有《医师法》规定不予注册的情形外,卫生健康主管部门应当自受理申请之日起20个工作日内准予注册,将注册信息录入国家信息平台,并发给医师执业证书。未注册取得医师执业证书,不得从事医师执业活动。

①医师经注册后,可以在医疗卫生机构中按照注册的执业地点、执业类别、执业范围执业,从事相应的医疗卫生服务。中医、中西医结合医师可以在医疗机构中的中医科、中西医结合科或者其他临床科室按照注册的执业类别、执业范围执业。

②经考试取得医师资格的中医医师按照国家有关规定,经培训和考核合格,在执业活动中可以采用与其专业相关的西医药技术方法。西医医师按照国家有关规定,经培训和考核合格,在执业活动中可以采用与其专业相关的中医药技术方法。

③医师在两个以上医疗卫生机构定期执业的,应当以一个医疗卫生机构为主,并按照国家有关规定办理相关手续。国家鼓励医师定期定点到县级以下医疗卫生机构,包括乡镇卫生院、村卫生室、社区卫生服务中心等,提供医疗卫生服务,主执业机构应当支持并提供便利。

(3)不予注册、注销注册、变更注册、重新注册的情形

①不予注册　《医师法》规定,有下列情形之一的,不予注册:A. 无民事行为能力或者限制民事行为能力;B. 受刑事处罚,刑罚执行完毕不满2年或者被依法禁止从事医师职业的期限未满;C. 被吊销医师执业证书不满2年;D. 因医师定期考核不合格被注销注册不满1年;E. 法律、行政法规规定不得从事医疗卫生服务的其他情形。受理申请的卫生健康主管部门对不予注册的,应当自受理申请之日起20个工作日内书面通知申请人和其所在医疗卫生机构,并说明理由。

②注销注册　医师注册后有下列情形之一的,注销注册,废止医师执业证书:A. 死亡;B. 受刑事处罚;C. 被吊销医师执业证书;D. 医师定期考核不合格,暂停执业活动期满,再次考核仍不合格;E. 中止医师执业活动满2年;F. 法律、行政法规规定不得从事医疗卫生服务或者应当办理注销手续的其他情形。

县级以上地方人民政府卫生健康主管部门对个体行医的医师,应当按照国家有关规定实施监督检查,发现有《医师法》规定注销注册的情形的,应当及时注销注册,废止医师执业证书。

有上述规定情形的,医师所在医疗卫生机构应当在30日内报告准予注册的卫生健康主管部门;卫生健康主管部门依职权发现医师有上述规定情形的,应当及时通报准予注册的卫生健康主管部门。准予注册的卫生健康主管部门应当及时注销注册,废止医师执业证书。

③变更注册　医师变更执业地点、执业类别、执业范围等注册事项的,应当依照《医师法》规定到准予注册的卫生健康主管部门办理变更注册手续。医师从事下列活动的,可以不办理相关变更注册手续:

A. 参加规范化培训、进修、对口支援、会诊、突发事件医疗救援、慈善或者其他公益性医疗、义诊;

B. 承担国家任务或者参加政府组织的重要活动等;

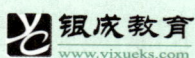

C. 在医疗联合体内的医疗机构中执业。

④重新注册 《医师法》规定,中止医师执业活动2年以上或者《医师法》规定不予注册的情形消失,申请重新执业的,应当由县级以上人民政府卫生健康主管部门或者其委托的医疗卫生机构、行业组织考核合格,并依照《医师法》规定重新注册。

国家采取措施,鼓励具有中等专业学校医学专业学历的人员通过参加更高层次学历教育等方式,提高医学技术能力和水平。在《医师法》施行前以及在《医师法》施行后一定期限内取得中等专业学校相关医学专业学历的人员,可以参加医师资格考试。具体办法由国务院卫生健康主管部门会同国务院教育、中医药等有关部门制定。

【例3】某医师因重大医疗事故受到吊销医师执业证书的行政处罚。半年后重新申请执业注册,卫生行政主管部门未予批准。理由是该医师自处罚决定之日起至申请注册之日止不满法定期限。该法定期限是

A. 6个月　　　　　　　　B. 1年　　　　　　　　C. 2年
D. 3年　　　　　　　　　E. 4年

【例4】某医师从医院辞职到一家药品生产企业从事营销工作,后因事业不顺,想重回医院工作,但因其中止医师执业活动已满法定期限被卫生健康行政部门注销了注册。该法定期限是

A. 6个月　　　　　　　　B. 1年　　　　　　　　C. 2年
D. 3年　　　　　　　　　E. 4年

【例5】医师中止执业活动的情形消失后,需要恢复执业活动的,应当经所在地的县级以上人民政府卫生健康主管部门或其委托的医疗机构、行业组织考核合格,并依法申请办理

A. 准予注册手续　　　　　B. 中止注册手续　　　　　C. 注销注册手续
D. 变更注册手续　　　　　E. 重新注册手续

(4)医师个体行医　医师个体行医应当依法办理审批或者备案手续。执业医师个体行医,须经注册后在医疗卫生机构中执业满五年;但是,依照本法第十一条第二款规定取得中医医师资格的人员,按照考核内容进行执业注册后,即可在注册的执业范围内个体行医。县级以上地方人民政府卫生健康主管部门对个体行医的医师,应当按照国家有关规定实施监督检查,发现有本法规定注销注册的情形的,应当及时注销注册,废止医师执业证书。

3. 执业规则

(1)医师在执业活动中的权利和义务

①医师在执业活动中享有的权利

A. 在注册的执业范围内,按照有关规范进行医学诊查、疾病调查、医学处置、出具相应的医学证明文件,选择合理的医疗、预防、保健方案;

B. 获取劳动报酬,享受国家规定的福利待遇,按照规定参加社会保险并享受相应待遇;

C. 获得符合国家规定标准的执业基本条件和职业防护装备;

D. 从事医学教育、研究、学术交流;

E. 参加专业培训,接受继续医学教育;

F. 对所在医疗卫生机构和卫生健康主管部门的工作提出意见和建议,依法参与所在机构的民主管理;

G. 法律、法规规定的其他权利。

②医师在执业活动中应履行的义务

A. 树立敬业精神,恪守职业道德,履行医师职责,尽职尽责救治患者,执行疫情防控等公共卫生措施;

B. 遵循临床诊疗指南,遵守临床技术操作规范和医学伦理规范等;

C. 尊重、关心、爱护患者,依法保护患者隐私和个人信息;

D. 努力钻研业务,更新知识,提高医学专业技术能力和水平,提升医疗卫生服务质量;

E. 宣传推广与岗位相适应的健康科普知识,对患者及公众进行健康教育和健康指导;

F. 法律、法规规定的其他义务。

【例6】执业医师的权利是
　　A. 遵守临床技术操作规范　　B. 对患者及公众进行健康教育　　C. 提升医疗卫生服务质量
　　D. 努力钻研业务　　E. 依法参与所在机构的民主管理

（2）医师执业规定
①医师实施医疗、预防、保健措施，签署有关医学证明文件，必须亲自诊查、调查，并按照规定及时填写病历等医学文书，不得隐匿、伪造、篡改或者擅自销毁病历等医学文书及有关资料。医师不得出具虚假医学证明文件以及与自己执业范围无关或者与执业类别不相符的医学证明文件。

②医师在诊疗活动中应当向患者说明病情、医疗措施和其他需要告知的事项。需要实施手术、特殊检查、特殊治疗的，医师应当及时向患者具体说明医疗风险、替代医疗方案等情况，并取得其明确同意；不能或者不宜向患者说明的，应当向患者的近亲属说明，并取得其明确同意。

③医师开展药物、医疗器械临床试验和其他医学临床研究应当符合国家有关规定，遵守医学伦理规范，依法通过伦理审查，取得书面知情同意。

④对需要紧急救治的患者，医师应当采取紧急措施进行诊治，不得拒绝急救处置。因抢救生命垂危的患者等紧急情况，不能取得患者或者其近亲属意见的，经医疗机构负责人或者授权的负责人批准，可以立即实施相应的医疗措施。国家鼓励医师积极参与公共交通工具等公共场所急救服务；医师因自愿实施急救造成受助人损害的，不承担民事责任。

⑤医师应当使用经依法批准或者备案的药品、消毒药剂、医疗器械，采用合法、合规、科学的诊疗方法。除按照规范用于诊断治疗外，不得使用麻醉药品、医疗用毒性药品、精神药品、放射性药品等。

⑥医师应当坚持安全有效、经济合理的用药原则，遵循药品临床应用指导原则、临床诊疗指南和药品说明书等合理用药。在尚无有效或者更好治疗手段等特殊情况下，医师取得患者明确知情同意后，可以采用药品说明书中未明确但具有循证医学证据的药品用法实施治疗。医疗机构应当建立管理制度，对医师处方、用药医嘱的适宜性进行审核，严格规范医师用药行为。

⑦医师不得利用职务之便，索要、非法收受财物或者牟取其他不正当利益；不得对患者实施不必要的检查、治疗。

⑧遇有自然灾害、事故灾难、公共卫生事件和社会安全事件等严重威胁人民生命健康的突发事件时，县级以上人民政府卫生健康主管部门根据需要组织医师参与卫生应急处置和医疗救治，医师应当服从调遣。

⑨在执业活动中有下列情形之一的，医师应当按照有关规定及时向所在医疗卫生机构或者有关部门、机构报告：A. 发现传染病、突发不明原因疾病或者异常健康事件；B. 发生或者发现医疗事故；C. 发现可能与药品、医疗器械有关的不良反应或者不良事件；D. 发现假药或者劣药；E. 发现患者涉嫌伤害事件或者非正常死亡；F. 法律、法规规定的其他情形。

（3）执业医师的特别规定　　执业医师按照国家有关规定，经所在医疗卫生机构同意，可以通过互联网等信息技术提供部分常见病、慢性病复诊等适宜的医疗卫生服务。国家支持医疗卫生机构之间利用互联网等信息技术开展远程医疗合作。

（4）执业助理医师的特别规定　　执业助理医师应当在执业医师的指导下，在医疗卫生机构中按照注册的执业类别、执业范围执业。在乡、民族乡、镇和村医疗卫生机构以及艰苦边远地区县级医疗卫生机构中执业的执业助理医师，可以根据医疗卫生服务情况和本人实践经验，独立从事一般的执业活动。

（5）医学生和医学毕业生参与临床诊疗活动的要求　　参加临床教学实践的医学生和尚未取得医师执业证书、在医疗卫生机构中参加医学专业工作实践的医学毕业生，应当在执业医师监督、指导下参与临床诊疗活动。医疗卫生机构应当为有关医学生、医学毕业生参与临床诊疗活动提供必要的条件。

【例7】一位服用了60多片安定的精神病患者被送到医院急救，患者父母表示无力承担抢救费用。按照
　　　急救伦理的要求，医师应选择的处理措施是

A. 在征得患者父母和医院领导同意的情况下,迅速实施抢救
B. 在征得患者父母同意的情况下,放弃治疗
C. 放弃抢救,让患者父母将其接回家
D. 向民政部门反映,争取社会支持,并由他们决定是否抢救
E. 仅给予患者家庭能够承受费用的支持疗法

【例8】医师应当遵守的执业要求是
A. 努力钻研业务　　　B. 从事医学教育　　　C. 参加专业培训
D. 接受继续医学教育　　E. 对急危患者不得拒绝急救处置

4. 培训和考核

(1) **培训** 《医师法》规定:①国家制定医师培养规划,建立适应行业特点和社会需求的医师培养和供需平衡机制,统筹各类医学人才需求,加强全科、儿科、精神科、老年医学等紧缺专业人才培养。②国家建立健全住院医师规范化培训制度,健全临床带教激励机制,保障住院医师培训期间待遇,严格培训过程管理和结业考核。国家建立健全专科医师规范化培训制度,不断提高临床医师专科诊疗水平。③县级以上人民政府卫生健康主管部门和其他有关部门应当制定医师培训计划,采取多种形式对医师进行分级分类培训,为医师接受继续医学教育提供条件。④国家在每年的医学专业招生计划和教育培训计划中,核定一定比例用于定向培养、委托培训,加强基层和艰苦边远地区医师队伍建设。

(2) **考核** 《医师法》规定,国家实行医师定期考核制度。县级以上人民政府卫生健康主管部门或者其委托的医疗卫生机构、行业组织应当按照医师执业标准,对医师的业务水平、工作业绩和职业道德状况进行考核,考核周期为3年。对具有较长年限执业经历、无不良行为记录的医师,可以简化考核程序。受委托的机构或者组织应当将医师考核结果报准予注册的卫生健康主管部门备案。对考核不合格的医师,县级以上人民政府卫生健康主管部门应当责令其暂停执业活动3个月至6个月,并接受相关专业培训。暂停执业活动期满,再次进行考核,对考核合格的,允许其继续执业。

【例9】对执业医师的业务水平、工作成绩和职业道德状况,依法享有定期考核权的单位是
A. 县级以上人民政府　　　　　　　B. 县级以上人民政府卫生健康主管部门
C. 医师所在地的医学会或者医师协会　　D. 医师所工作的医疗、预防、保健机构
E. 县级以上人民政府卫生健康主管部门或者其委托的医疗卫生机构、行业组织

5. 保障措施

(1) **职称晋升** 《医师法》规定,国家建立健全体现医师职业特点和技术劳动价值的人事、薪酬、职称、奖励制度。对从事传染病防治、放射医学和精神卫生工作以及其他特殊岗位工作的医师,应当按照国家有关规定给予适当的津贴。津贴标准应当定期调整。在基层和艰苦边远地区工作的医师,按照国家有关规定享受津贴、补贴政策,并在职称评定、职业发展、教育培训和表彰奖励等方面享受优惠待遇。

(2) **表彰和奖励** 医师有下列情形之一的,按照国家有关规定给予表彰、奖励:①在执业活动中,医德高尚,事迹突出;②在医学研究、教育中开拓创新,对医学专业技术有重大突破,做出显著贡献;③遇有突发事件时,在预防预警、救死扶伤等工作中表现突出;④长期在艰苦边远地区的县级以下医疗卫生机构努力工作;⑤在疾病预防控制、健康促进工作中做出突出贡献;⑥法律、法规规定的其他情形。

(3) **医师执业安全保障** 医疗卫生机构应当完善安全保卫措施,维护良好的医疗秩序,及时主动化解医疗纠纷,保障医师执业安全。禁止任何组织或者个人阻碍医师依法执业,干扰医师正常工作、生活;禁止通过侮辱、诽谤、威胁、殴打等方式,侵犯医师的人格尊严、人身安全。

6. 法律责任

(1) **以不正当手段取得医师资格证书或者医师执业证书的法律责任** 以不正当手段取得医师资格证书或者医师执业证书的,由发给证书的卫生健康主管部门予以撤销,三年内不受理其相应申请。

(2) **医师执业活动中违法行为的法律责任** 《医师法》规定:

①医师在执业活动中有下列行为之一的,由县级以上人民政府卫生健康主管部门责令改正,给予警告;情节严重的,责令暂停6个月以上1年以下执业活动直至吊销医师执业证书:

A. 在提供医疗卫生服务或者开展医学临床研究中,未按照规定履行告知义务或者取得知情同意;

B. 对需要紧急救治的患者,拒绝急救处置,或者由于不负责任延误诊治;

C. 遇有自然灾害、事故灾难、公共卫生事件和社会安全事件等严重威胁人民生命健康的突发事件时,不服从卫生健康主管部门调遣;

D. 未按照规定报告有关情形;

E. 违反法律、法规、规章或者执业规范,造成医疗事故或者其他严重后果。

②医师在执业活动中有下列行为之一的,由县级以上人民政府卫生健康主管部门责令改正,给予警告,没收违法所得,并处10000元以上30000元以下的罚款;情节严重的,责令暂停6个月以上1年以下执业活动直至吊销医师执业证书:

A. 泄露患者隐私或者个人信息;

B. 出具虚假医学证明文件,或者未经亲自诊查、调查,签署诊断、治疗、流行病学等证明文件或者有关出生、死亡等证明文件;

C. 隐匿、伪造、篡改或者擅自销毁病历等医学文书及有关资料;

D. 未按照规定使用麻醉药品、医疗用毒性药品、精神药品、放射性药品等;

E. 利用职务之便,索要、非法收受财物或者牟取其他不正当利益,或者违反诊疗规范,对患者实施不必要的检查、治疗造成不良后果;

F. 开展禁止类医疗技术临床应用。

③医师未按照注册的执业地点、执业类别、执业范围执业的,由县级以上人民政府卫生健康主管部门或者中医药主管部门责令改正,给予警告,没收违法所得,并处10000元以上30000元以下的罚款;情节严重的,责令暂停6个月以上1年以下执业活动直至吊销医师执业证书。

④严重违反医师职业道德、医学伦理规范,造成恶劣社会影响的,由省级以上人民政府卫生健康主管部门吊销医师执业证书或者责令停止非法执业活动,5年直至终身禁止从事医疗卫生服务或者医学临床研究。

(3)**非医师行医的法律责任**　违反《医师法》规定,非医师行医的,非医师行医的,由县级以上人民政府卫生健康主管部门责令停止非法执业活动,没收违法所得和药品、医疗器械,并处违法所得2倍以上10倍以下的罚款,违法所得不足10000元的,按10000元计算。

【例10】未经患者或者其家属同意,对患者开展医学临床研究的,由卫生健康主管部门给予的处罚是

　　A. 责令改正,给予警告　　　　B. 暂停执业活动6个月至1年　　C. 给予行政处分
　　D. 吊销医师执业证书　　　　　E. 追究刑事责任

【例11】李某欲以生病为理由请假外出旅游,给医师刘某打电话请求为自己开病假条,刘某开具"病毒性心肌炎,全休一个月"的诊断证明书。对于医师刘某的行为,县级卫生健康主管部门给予的处罚是

　　A. 责令改正,给予警告　　　　B. 罚款　　　　　　　　　　　C. 吊销医师执业证书
　　D. 行政纪律处分　　　　　　　E. 责令暂停执业活动6个月至1年

【例12】患者以隐私权受侵犯起诉医师,卫生健康主管部门给予医师处罚,主要是根据

　　A.《医师法》　　　　　　　　 B.《药品管理法》　　　　　　 C.《行政处罚法》
　　D.《母婴保健法》　　　　　　 E.《精神卫生法》

二、医疗机构管理条例及其实施细则

《医疗机构管理条例》由国务院于1994年2月26日发布,自1994年9月1日起施行。1994年8月

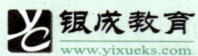
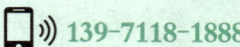

29日,卫生部发布了《医疗机构管理条例实施细则》,自1994年9月1日起施行;2006年卫生部和2017年国家卫生计生委分别对《医疗机构管理条例实施细则》进行了修订。2022年,国务院令第752号《国务院关于修改和废止部分行政法规的决定》对《医疗机构管理条例》的部分条款予以修改,决定自2022年5月1日起施行。

1. 医疗机构的服务宗旨

医疗机构是指依法定程序设立、取得《医疗机构执业许可证》,从事疾病诊断、治疗活动的卫生机构的总称。医疗机构以救死扶伤,防病治病,为公民的健康服务为宗旨。

2. 医疗机构执业规则

①任何单位或者个人,未取得《医疗机构执业许可证》或者未经备案,不得开展诊疗活动。

②医疗机构执业,必须遵守有关法律、法规和医疗技术规范。

③医疗机构必须将《医疗机构执业许可证》、诊疗科目、诊疗时间和收费标准悬挂于明显处所。

④医疗机构必须按照核准登记或者备案的诊疗科目开展诊疗活动。

⑤医疗机构不得使用非卫生技术人员从事医疗卫生技术工作。

⑥医疗机构应当加强对医务人员的医德教育。

⑦医疗机构工作人员上岗工作,必须佩带载有本人姓名、职务或者职称的标牌。

⑧医疗机构对危重患者应当立即抢救。对限于设备或者技术条件不能诊治的患者,应当及时转诊。

⑨未经医师(士)亲自诊查患者,医疗机构不得出具疾病诊断书、健康证明书或者死亡证明书等证明文件;未经医师(士)、助产人员亲自接产,医疗机构不得出具出生证明书或者死产报告书。

⑩医务人员在诊疗活动中应当向患者说明病情和医疗措施。需要实施手术、特殊检查、特殊治疗的,医务人员应当及时向患者具体说明医疗风险、替代医疗方案等情况,并取得其明确同意;不能或者不宜向患者说明的,应当向患者的近亲属说明,并取得其明确同意。因抢救生命垂危的患者等紧急情况,不能取得患者或者其近亲属意见的,经医疗机构负责人或者授权的负责人批准,可以立即实施相应的医疗措施。

⑪医疗机构发生医疗事故,按照国家有关规定处理。

⑫医疗机构对传染病、精神病、职业病等患者的特殊诊治和处理,应当按照国家有关法律、法规的规定办理。

⑬医疗机构必须按照有关药品管理的法律、法规,加强药品管理。

⑭医疗机构必须按照人民政府或者物价部门的有关规定收取医疗费用,详列细项,并出具收据。

⑮医疗机构必须承担相应的预防保健工作,承担县级以上人民政府卫生行政部门委托的支援农村、指导基层医疗卫生工作等任务。

⑯发生重大灾害、事故、疾病流行或者其他意外情况时,医疗机构及其卫生技术人员必须服从县级以上人民政府卫生行政部门的调遣。

【例13】某医院未经批准新设医疗美容科,从外地聘请了一位退休外科医师担任主治医师。该院行为的性质属于

　　A. 非法行医　　　　　　B. 超范围执业　　　　　　C. 正常医疗行为
　　D. 特殊情况　　　　　　E. 开展新技术

注意:新版《医疗机构管理条例》第二十六条规定,医疗机构必须按照核准登记或者备案的诊疗科目开展诊疗活动。某医院未经批准新设医疗美容科,显然属于超范围执业。

【例14】《医疗机构管理条例》规定的医疗机构执业规则是

　　A. 符合医疗机构的基本标准　　B. 需进行执业登记　　C. 符合区域医疗机构设置规划
　　D. 能够独立承担民事责任　　　E. 按照核准登记的诊疗科目开展诊疗活动

【例15】医疗机构工作人员上岗工作,必须佩戴标牌。标牌除载明本人姓名外,还应载明

A. 性别和年龄　　　　B. 年龄和专业　　　　C. 专业和职务
D. 职务或者职称　　　E. 职称及科室

3. 登记和校验

(1) 登记　医疗机构执业，必须进行登记，领取《医疗机构执业许可证》；诊所按照国务院卫生行政部门的规定向所在地的县级人民政府卫生行政部门备案后，可以执业。

①申请登记的条件　申请医疗机构执业登记，应当具备下列条件：
A. 按照规定应当办理设置医疗机构批准书的，已取得设置医疗机构批准书；
B. 符合医疗机构的基本标准；
C. 有适合的名称、组织机构和场所；
D. 有与其开展的业务相适应的经费、设施、设备和专业卫生技术人员；
E. 有相应的规章制度；
F. 能够独立承担民事责任。

②执业登记的办理　医疗机构的执业登记，由批准其设置的人民政府卫生行政部门办理；不需要办理设置医疗机构批准书的医疗机构的执业登记，由所在地的县级以上地方人民政府卫生行政部门办理。国家统一规划的医疗机构，其执业登记，由所在地的省、自治区、直辖市人民政府卫生行政部门办理。机关、企业和事业单位设置的为内部职工服务的门诊部、卫生所（室）、诊所的执业登记或者备案，由所在地的县级人民政府卫生行政部门办理。

③执业登记的事项　医疗机构执业登记的主要事项：A. 名称、地址、主要负责人；B. 所有制形式；C. 诊疗科目、床位；D. 注册资金。

④执业登记的审核　县级以上地方人民政府卫生行政部门自受理执业登记申请之日起45日内，根据《医疗机构管理条例》和医疗机构基本标准进行审核。审核合格的，予以登记，发给《医疗机构执业许可证》；审核不合格的，将审核结果以书面形式通知申请人。

⑤变更登记和注销登记　医疗机构改变名称、场所、主要负责人、诊疗科目、床位，必须向原登记机关办理变更登记或者向原备案机关备案。医疗机构歇业，必须向原登记机关办理注销登记或者向原备案机关备案。经登记机关核准后，收缴《医疗机构执业许可证》。医疗机构非因改建、扩建、迁建原因停业超过1年的，视为歇业。

(2) 校验

①医疗机构的校验期　床位不满100张的医疗机构，其《医疗机构执业许可证》每年校验1次；床位在100张以上的医疗机构，其《医疗机构执业许可证》每3年校验1次。校验由原登记机关办理。

②校验申请　医疗机构应当于校验期满前3个月向登记机关申请办理校验手续。办理校验应当交验《医疗机构执业许可证》，并提交下列文件：A. 医疗机构校验申请书；B.《医疗机构执业许可证》副本；C. 省、自治区、直辖市卫生行政部门规定提交的其他材料。

③校验审查和结论　卫生行政部门应当在受理校验申请书后的30日内完成校验。医疗机构有下列情形之一的，登记机关可以根据情况，给予1至6个月的暂缓校验：A. 不符合《医疗机构基本标准》；B. 限期改正期间；C. 省、自治区、直辖市卫生行政部门规定的其他情形。

校验结论包括"校验合格"和"暂缓校验"。暂缓校验应当确定暂缓校验期。不设床位的医疗机构在暂缓校验期内不得执业。暂缓校验期满仍不能通过校验的，由登记机关注销其《医疗机构执业许可证》。

4. 法律责任

(1) 未取得《医疗机构执业许可证》擅自执业的法律责任　违反规定，未取得《医疗机构执业许可证》擅自执业的，依照《中华人民共和国基本医疗卫生与健康促进法》的规定予以处罚。违反规定，诊所未经备案执业的，由县级以上人民政府卫生行政部门责令其改正，没收违法所得，并处3万元以下罚款；拒不改正的，责令其停止执业活动。

第二十篇 卫生法规
第2章 医师法与医疗机构管理条例及其实施细则

(2)逾期不校验的法律责任　逾期不校验《医疗机构执业许可证》仍从事诊疗活动的,由县级以上人民政府卫生行政部门责令其限期补办校验手续;拒不校验的,吊销其《医疗机构执业许可证》。

(3)出卖、转让、出借《医疗机构执业许可证》的法律责任　出卖、转让、出借《医疗机构执业许可证》的,依照《中华人民共和国基本医疗卫生与健康促进法》的规定予以处罚。

(4)诊疗活动超出登记或者备案范围的法律责任　诊疗活动超出登记或者备案范围的,由县级以上人民政府卫生行政部门予以警告、责令其改正,没收违法所得,并可以根据情节处以1万元以上10万元以下的罚款;情节严重的,吊销其《医疗机构执业许可证》或者责令其停止执业活动。

(5)使用非卫生技术人员从事医疗卫生技术工作的法律责任　使用非卫生技术人员从事医疗卫生技术工作的,由县级以上人民政府卫生行政部门责令其限期改正,并可以处以1万元以上10万元以下的罚款;情节严重的,吊销其《医疗机构执业许可证》或者责令其停止执业活动。

(6)出具虚假证明文件的法律责任　出具虚假证明文件的,由县级以上人民政府卫生行政部门予以警告;对造成危害后果的,可以处以1万元以上10万元以下的罚款;对直接责任人员由所在单位或者上级机关给予行政处分。没收的财物和罚款全部上交国库。

【例16】医疗机构对有能力诊治的危重患者应该采取的处置措施是
　　A. 办理住院手续　　　　B. 立即抢救　　　　C. 转院
　　D. 报告当值院领导　　　E. 报告当地卫生健康主管部门

【例17】某孕妇在家中分娩一死胎,为向生育行政管理部门申请新的生育指标,其家属要求卫生院出具死产证明文件,乡卫生院拒绝出具。理由是
　　A. 产妇本人没有提出申请　　　B. 产妇户口不在卫生院所在地　　　C. 须向卫生行政部门报告
　　D. 未经医务人员亲自接产　　　E. 未接到公安部门通知

【例18】某中年男性因突发急症在大街上摔倒并昏迷,由路人送至附近医院,被确诊为脑出血,急需手术,但医务人员无法联系到其亲属。在此情况下,可以决定为其行急诊手术的人员是
　　A. 为其接诊的医师　　　　B. 为其接诊医师的上级医师　　　C. 医院所在地派出所负责人
　　D. 院长或其授权的人　　　E. 医院所在地民政部门负责人

【例19】医疗机构使用非卫生技术人员从事医疗卫生技术工作应给予罚款处罚,其最高数额是
　　A. 5000元　　　　B. 1万元　　　　C. 5万元
　　D. 10万元　　　　E. 100万元

【例20】《医疗机构执业许可证》每3年校验1次的医疗机构是
　　A. 诊所　　　　B. 三级医院　　　　C. 村卫生室
　　D. 社区服务中心　　　　E. 中外合资合作医疗机构(2023)

▶ **常考点**　重点内容,请全面掌握。

参考答案——详细解答见《2024国家临床执业及助理医师资格考试历年考点精析(上、下册)》

1. ABCDE　　2. ABCDE　　3. ABCDE　　4. ABCDE　　5. ABCDE　　6. ABCDE　　7. ABCDE
8. ABCDE　　9. ABCDE　　10. ABCDE　　11. ABCDE　　12. ABCDE　　13. ABCDE　　14. ABCDE
15. ABCDE　　16. ABCDE　　17. ABCDE　　18. ABCDE　　19. ABCDE　　20. ABCDE

第3章 医疗事故处理条例与医疗纠纷预防和处理条例

▶考纲要求

①医疗事故处理条例概述：医疗事故的概念及其处理原则，处理医疗事故的基本要求。②医疗事故的预防与处置：医疗事故的报告。③医疗事故的行政处理与监督：卫生行政部门对重大医疗过失行为的处理，卫生行政部门对发生医疗事故的医疗机构和医务人员的处理。④法律责任：医疗机构的法律责任，医务人员的法律责任。⑤医疗纠纷预防和处理条例：概述（医疗纠纷的概念，处理医疗纠纷的原则）。⑥医疗纠纷预防：遵守医疗卫生法律和恪守职业道德，加强医疗质量安全和风险管理，严格执行药品管理制度，履行告知义务，病历书写、保管与查阅、复制，建立健全医患沟通机制，建立健全投诉接待制度。⑦医疗纠纷处理：解决医疗纠纷的途径，病历资料的封存和启封，现场实物的封存和启封，尸检，医疗损害鉴定。⑧法律责任：医疗结构篡改、伪造、隐匿、毁灭病历资料的法律责任，医疗机构将未通过技术评估和伦理审查的医疗新技术应用于临床的法律责任，医疗机构及其医务人员未履行规定义务的法律责任。

▶复习要点

一、医疗事故处理条例

2002年4月4日，国务院公布了《医疗事故处理条例》，自2002年9月1日起施行。

1. 概述

（1）**医疗事故的概念及其处理原则**　医疗事故是指医疗机构及其医务人员在医疗活动中，违反医疗卫生管理法律、行政法规、部门规章和诊疗护理规范、常规，过失造成患者人身损害的事故。《医疗事故处理条例》规定，处理医疗事故，应当遵循公开、公平、公正、及时、便民的原则。

（2）**处理医疗事故的基本要求**　《医疗事故处理条例》规定，处理医疗事故，应当坚持实事求是的科学态度，做到事实清楚、定性准确、责任明确、处理恰当。

2. 医疗事故的预防与处置

（1）**医务人员的报告**　医务人员在医疗活动中发生或者发现医疗事故、可能引起医疗事故的医疗过失行为或者发生医疗事故争议的，应当立即向所在科室负责人报告，科室负责人应当及时向本医疗机构负责医疗服务质量监控的部门或者专（兼）职人员报告；负责医疗服务质量监控的部门或者专（兼）职人员接到报告后，应当立即进行调查、核实，将有关情况如实向本医疗机构的负责人报告，并向患者通报、解释。

（2）**医疗机构的报告**　发生医疗事故的医疗机构应当按照规定向所在地卫生行政部门报告。发生下列重大医疗过失行为的，医疗机构应当在12小时内向所在地卫生行政部门报告：
①导致患者死亡或者可能为二级以上的医疗事故；
②导致3人以上人身损害后果；
③国务院卫生行政部门和省、自治区、直辖市人民政府卫生行政部门规定的其他情形。

【例1】医务人员在医疗活动中发生医疗事故争议，应当立即向
　　A. 所在科室负责人报告　　　　　　　　B. 所在医院医务部门报告
　　C. 所在医疗机构医疗质量监控部门报告　　D. 所在医疗机构的负责人报告
　　E. 当地卫生健康主管部门报告

第二十篇 卫生法规
第3章 医疗事故处理条例与医疗纠纷预防和处理条例

【例2】男,45岁。因急性阑尾炎于某医院接受手术治疗,术后医师发现腹腔内有纱布遗留。根据《医疗事故处理条例》,医师应当依法上报的主体是

A. 科室负责人　　　　　　B. 医院院长　　　　　　C. 医院办公室
D. 医院服务监督部门　　　E. 当地卫生健康主管部门(2023)

3. 医疗事故的行政处理与监督

(1)卫生行政部门对重大医疗过失行为的处理　卫生行政部门接到医疗机构关于重大医疗过失行为的报告后,除责令医疗机构及时采取必要的医疗救治措施,防止损害后果扩大外,应当组织调查,判定是否属于医疗事故;对不能判定是否属于医疗事故的,应当依照《医疗事故处理条例》的有关规定,交由负责医疗事故技术鉴定工作的医学会组织鉴定。

(2)卫生行政部门对发生医疗事故的医疗机构和医务人员的行政处理　卫生行政部门应当依照《医疗事故处理条例》和有关法律、行政法规、部门规章的规定,对发生医疗事故的医疗机构和医务人员作出行政处理。县级以上地方人民政府卫生行政部门应当按照规定逐级将当地发生的医疗事故以及依法对发生医疗事故的医疗机构和医务人员作出行政处理的情况,上报国务院卫生行政部门。

4. 法律责任

(1)医疗机构的法律责任　医疗机构发生医疗事故的,由卫生行政部门根据医疗事故等级和情节,给予警告;情节严重的,责令限期停业整顿直至由原发证部门吊销执业许可证。

医疗机构违反医疗事故处理条例的规定,有下列情形之一的,由卫生行政部门责令改正;情节严重的,对负有责任的主管人员和其他直接责任人员依法给予行政处分或者纪律处分:

①未如实告知患者病情、医疗措施和医疗风险的。
②没有正当理由,拒绝为患者提供复印或者复制病历资料服务的。
③未按照国务院卫生行政部门规定的要求书写和妥善保管病历资料的。
④未在规定时间内补记抢救工作病历内容的。
⑤未按照规定封存、保管和启封病历资料和实物的。
⑥未设置医疗服务质量监控部门或者配备专(兼)职人员的。
⑦未制定有关医疗事故防范和处理预案的。
⑧未在规定时间内向卫生行政部门报告重大医疗过失行为的。
⑨未按照规定向卫生行政部门报告医疗事故的。
⑩未按照规定进行尸检和保存、处理尸体的。

医疗机构有下列情形之一的,由卫生行政部门责令改正,给予警告;对负有责任的主管人员和其他直接责任人员依法给予行政处分或者纪律处分;情节严重的,由原发证部门吊销其执业证书或者资格证书:①承担尸检任务的机构没有正当理由,拒绝进行尸检的;②涂改、伪造、隐匿、销毁病历资料的。

(2)医务人员的法律责任　《医疗事故处理条例》规定,医疗机构发生医疗事故,情节严重的,对负有责任的医务人员依照刑法关于医疗事故罪的规定,依法追究刑事责任;尚不够刑事处罚的,依法给予行政处分或者纪律处分。对发生医疗事故的有关医务人员,除依照前款处罚外,卫生行政部门可以责令暂停6个月以上1年以下执业活动;情节严重的,吊销其执业证书。

【例3】某患者凌晨因心脏病发作被送入医院抢救,但不幸于当日上午8时死亡。下午3时,患者家属要求查阅病历,院方以抢救时间紧急,尚未补记病历为由不予提供,引起患者家属不满,投诉至卫生局。根据《医疗事故处理条例》规定,卫生局应给予该医院的处理是

A. 限期整改　　　　　　　B. 责令改正　　　　　　C. 罚款
D. 吊销执业许可证　　　　E. 警告

二、医疗纠纷预防和处理条例

2018年7月31日,国务院公布了《医疗纠纷预防和处理条例》,自2018年10月1日起施行。

1. 概述

(1) 医疗纠纷的概念　医疗纠纷是指医患双方因诊疗活动引发的争议。

(2) 处理医疗纠纷的原则　处理医疗纠纷,应当遵循公平、公正、及时的原则,实事求是,依法处理。

2. 医疗纠纷的预防

(1) 遵守医疗卫生法律和恪守职业道德　医疗机构及其医务人员在诊疗活动中应当以患者为中心,加强人文关怀,严格遵守医疗卫生法律、法规、规章和诊疗相关规范、常规,恪守职业道德。医疗机构应当对其医务人员进行医疗卫生法律、法规、规章和诊疗相关规范、常规的培训,并加强职业道德教育。

(2) 加强医疗质量安全和风险管理

①医疗质量安全管理　医疗机构应当制定并实施医疗质量安全管理制度,设置医疗服务质量监控部门或者配备专(兼)职人员,加强对诊断、治疗、护理、药事、检查等工作的规范化管理,优化服务流程,提高服务水平。

②医疗风险管理　A. 医疗机构应当加强医疗风险管理,完善医疗风险的识别、评估和防控措施,定期检查措施落实情况,及时消除隐患。B. 开展手术、特殊检查、特殊治疗等具有较高医疗风险的诊疗活动,医疗机构应当提前预备应对方案,主动防范突发风险。

③医疗技术临床应用管理　医疗机构应当按照国务院卫生主管部门制定的医疗技术临床应用管理规定,开展与其技术能力相适应的医疗技术服务,保障临床应用安全,降低医疗风险;采用医疗新技术的,应当开展技术评估和伦理审查,确保安全有效、符合伦理。

(3) 严格执行药品管理制度　医疗机构应当依照有关法律、法规的规定,严格执行药品、医疗器械、消毒药剂、血液等的进货查验、保管等制度。禁止使用无合格证明文件、过期等不合格的药品、医疗器械、消毒药剂、血液等。

(4) 履行告知义务　医务人员在诊疗活动中应当向患者说明病情和医疗措施。需要实施手术,或者开展临床试验等存在一定危险性、可能产生不良后果的特殊检查、特殊治疗的,医务人员应当及时向患者说明医疗风险、替代医疗方案等情况,并取得其书面同意;在患者处于昏迷等无法自主作出决定的状态或者病情不宜向患者说明等情形下,应当向患者的近亲属说明,并取得其书面同意。紧急情况下不能取得患者或者其近亲属意见的,经医疗机构负责人或者授权的负责人批准,可以立即实施相应的医疗措施。

(5) 病历书写、保管与查阅、复制

①病历书写和保管　医疗机构及其医务人员应当按照国务院卫生主管部门的规定,填写并妥善保管病历资料。因紧急抢救未能及时填写病历的,医务人员应当在抢救结束后 6 小时内据实补记,并加以注明。任何单位和个人不得篡改、伪造、隐匿、毁灭或者抢夺病历资料。

②病历查阅和复制　患者有权查阅、复制其门诊病历、住院志、体温单、医嘱单、化验单(检验报告)、医学影像检查资料、特殊检查同意书、手术同意书、手术及麻醉记录、病理资料、护理记录、医疗费用以及国务院卫生主管部门规定的其他属于病历的全部资料。患者要求复制病历资料的,医疗机构应当提供复制服务,并在复制的病历资料上加盖证明印记。复制病历资料时,应当有患者或者其近亲属在场。医疗机构应患者的要求为其复制病历资料,可以收取工本费,收费标准应当公开。患者死亡的,其近亲属可以依照本条例的规定,查阅、复制病历资料。

(6) 建立健全医患沟通机制　医疗机构应当建立健全医患沟通机制,对患者在诊疗过程中提出的咨询、意见和建议,应当耐心解释、说明,并按照规定进行处理;对患者就诊疗行为提出的疑问,应当及时予以核实、自查,并指定有关人员与患者或者其近亲属沟通,如实说明情况。

(7) 建立健全投诉接待制度 医疗机构应当建立健全投诉接待制度,设置统一的投诉管理部门或者配备专(兼)职人员,在医疗机构显著位置公布医疗纠纷解决途径、程序和联系方式等,方便患者投诉或者咨询。

【例4】男性,43岁。在工地从高处坠落,昏迷15分钟。被工友送至附近医院抢救。接诊医师全力抢救,未及时书写病历。抢救结束后,接诊医师在规定时限之内据实补记病历。该时限为

A. 2小时　　　　　　　　B. 4小时　　　　　　　　C. 6小时
D. 8小时　　　　　　　　E. 12小时(2022)

3. 医疗纠纷处理

(1) 解决医疗纠纷的途径 发生医疗纠纷,医患双方可以通过下列途径解决:①双方自愿协商;②申请人民调解;③申请行政调解;④向人民法院提起诉讼;⑤法律、法规规定的其他途径。

发生医疗纠纷,医疗机构应当告知患者或者其近亲属下列事项:解决医疗纠纷的合法途径;有关病历资料、现场实物封存和启封的规定;有关病历资料查阅、复制的规定;患者死亡的,还应当告知其近亲属有关尸检的规定。

①**自愿协商** 医患双方选择协商解决医疗纠纷的,应当在专门场所协商,不得影响正常医疗秩序。医患双方人数较多的,应当推举代表进行协商,每方代表人数不超过5人。协商解决医疗纠纷应当坚持自愿、合法、平等的原则,尊重当事人的权利,尊重客观事实。医患双方应当文明、理性表达意见和要求,不得有违法行为。协商确定赔付金额应当以事实为依据,防止畸高或者畸低。对分歧较大或者索赔数额较高的医疗纠纷,鼓励医患双方通过人民调解的途径解决。医患双方经协商达成一致的,应当签署书面和解协议书。

②**人民调解** 人民调解的程序是:

A. **申请** 申请医疗纠纷人民调解的,由医患双方共同向医疗纠纷人民调解委员会提出申请;一方申请调解的,医疗纠纷人民调解委员会在征得另一方同意后进行调解。申请人可以以书面或者口头形式申请调解。书面申请的,申请书应当载明申请人的基本情况、申请调解的争议事项和理由等;口头申请的,医疗纠纷人民调解员应当当场记录申请人的基本情况、申请调解的争议事项和理由等,并经申请人签字确认。医疗纠纷人民调解委员会获悉医疗机构内发生重大医疗纠纷,可以主动开展工作,引导医患双方申请调解。当事人已经向人民法院提起诉讼并且已被受理,或者已经申请卫生主管部门调解并且已被受理的,医疗纠纷人民调解委员会不予受理;已经受理的,终止调解。

B. **调解期限** 医疗纠纷人民调解委员会应当自受理之日起30个工作日内完成调解。需要鉴定的,鉴定时间不计入调解期限。因特殊情况需要延长调解期限的,医疗纠纷人民调解委员会和医患双方可以约定延长调解期限。超过调解期限未达成调解协议的,视为调解不成。

C. **调解协议书** 医患双方经人民调解达成一致的,医疗纠纷人民调解委员会应当制作调解协议书。调解协议书经医患双方签字或者盖章,人民调解员签字并加盖医疗纠纷人民调解委员会印章后生效。达成调解协议的,医疗纠纷人民调解委员会应当告知医患双方可以依法向人民法院申请司法确认。

③**行政调解** 医患双方申请医疗纠纷行政调解的,应按规定向医疗纠纷发生地县级人民政府卫生主管部门提出申请。卫生主管部门应当自收到申请之日起5个工作日内作出是否受理的决定。当事人已经向人民法院提起诉讼并且已被受理,或者已经申请医疗纠纷人民调解委员会调解并且已被受理的,卫生主管部门不予受理;已经受理的,终止调解。卫生主管部门应当自受理之日起30个工作日内完成调解。需要鉴定的,鉴定时间不计入调解期限。超过调解期限未达成调解协议的,视为调解不成。

④**提起诉讼** 发生医疗纠纷,当事人协商、调解不成的,可以依法向人民法院提起诉讼。当事人也可以直接向人民法院提起诉讼。

(2) 病历资料的封存和启封 发生医疗纠纷需要封存、启封病历资料的,应当在医患双方在场的情况下进行。封存的病历资料可以是原件,也可以是复制件,由医疗机构保管。病历尚未完成需要封存的,

对已完成病历先行封存;病历按照规定完成后,再对后续完成部分进行封存。医疗机构应当对封存的病历开列封存清单,由医患双方签字或者盖章,各执一份。病历资料封存后医疗纠纷已经解决,或者患者在病历资料封存满3年未再提出解决医疗纠纷要求的,医疗机构可以自行启封。

(3) **现场实物的封存和启封** ①疑似输液、输血、注射、用药等引起不良后果的,医患双方应当共同对现场实物进行封存、启封,封存的现场实物由医疗机构保管。需要检验的,应当由双方共同委托依法具有检验资格的检验机构进行检验;双方无法共同委托的,由医疗机构所在地县级人民政府卫生主管部门指定。②疑似输血引起不良后果,需要对血液进行封存保留的,医疗机构应当通知提供该血液的血站派人员到场。③现场实物封存后医疗纠纷已经解决,或者患者在现场实物封存满3年未再提出解决医疗纠纷要求的,医疗机构可以自行启封。

(4) **尸检** 患者死亡,医患双方对死因有异议的,应当在患者死亡后 48 小时内 进行尸检;具备尸体冻存条件的,可以延长至 7 日。尸检应当经死者近亲属同意并签字,拒绝签字的,视为死者近亲属不同意进行尸检。不同意或者拖延尸检,超过规定时间,影响对死因判定的,由不同意或者拖延的一方承担责任。尸检应当由按照国家有关规定取得相应资格的机构和专业技术人员进行。医患双方可以委派代表观察尸检过程。

(5) **医疗损害鉴定** 医疗纠纷人民调解委员会调解医疗纠纷,需要进行医疗损害鉴定以明确责任的,由医患双方共同委托医学会或者司法鉴定机构进行鉴定,也可以经医患双方同意,由医疗纠纷人民调解委员会委托鉴定。医学会或者司法鉴定机构接受委托从事医疗损害鉴定,应当由鉴定事项所涉专业的临床医学、法医学等专业人员进行鉴定;医学会或者司法鉴定机构没有相关专业人员的,应当从规定的专家库中抽取相关专业专家进行鉴定。

①专家库 医疗损害鉴定专家库由设区的市级以上人民政府卫生、司法行政部门共同设立。专家库应当包含医学、法学、法医学等领域的专家。聘请专家进入专家库,不受行政区域的限制。

②鉴定意见 医学会、司法鉴定机构作出的医疗损害鉴定意见应当载明并详细论述下列内容:是否存在医疗损害以及损害程度;是否存在医疗过错;医疗过错与医疗损害是否存在因果关系;医疗过错在医疗损害中的责任程度。

③回避 咨询专家、鉴定人员有下列情形之一的,应当回避,当事人也可以以口头或者书面形式申请其回避:A. 是医疗纠纷当事人或者当事人的近亲属;B. 与医疗纠纷有利害关系;C. 与医疗纠纷当事人有其他关系,可能影响医疗纠纷公正处理。

【例5】患者死亡,医患双方对死因有异议的,应当进行尸检,尸检的时间应在患者死亡后

A. 12 小时内
B. 24 小时内
C. 48 小时内
D. 72 小时内
E. 7 天内(2023)

【例6】患者死亡,医患双方对死因有异议的,应当在患者死亡后进行尸检,具备尸体冻存条件的,最长可以延长至

A. 2 日
B. 4 日
C. 7 日
D. 15 日
E. 30 日(2022)

4. 法律责任

(1) **医疗结构篡改、伪造、隐匿、毁灭病历资料的法律责任** 医疗机构篡改、伪造、隐匿、毁灭病历资料的,对直接负责的主管人员和其他直接责任人员,由县级以上人民政府卫生主管部门给予或者责令给予降低岗位等级或者撤职的处分,对有关医务人员责令暂停6个月以上1年以下执业活动;造成严重后果的,对直接负责的主管人员和其他直接责任人员给予或者责令给予开除的处分,对有关医务人员由原发证部门吊销执业证书;构成犯罪的,依法追究刑事责任。

(2) **医疗机构将未通过技术评估和伦理审查的医疗新技术应用于临床的法律责任** 医疗机构将未通过技术评估和伦理审查的医疗新技术应用于临床的,由县级以上人民政府卫生主管部门没收违法所

得,并处5万元以上10万元以下罚款,对直接负责的主管人员和其他直接责任人员给予或者责令给予降低岗位等级或者撤职的处分,对有关医务人员责令暂停6个月以上1年以下执业活动;情节严重的,对直接负责的主管人员和其他直接责任人员给予或者责令给予开除的处分,对有关医务人员由原发证部门吊销执业证书;构成犯罪的,依法追究刑事责任。

(3) 医疗机构及其医务人员未履行规定义务的法律责任　医疗机构及其医务人员有下列情形之一的,由县级以上人民政府卫生主管部门责令改正,给予警告,并处10000元以上50000元以下罚款;情节严重的,对直接负责的主管人员和其他直接责任人员给予或者责令给予降低岗位等级或者撤职的处分,对有关医务人员可以责令暂停1个月以上6个月以下执业活动;构成犯罪的,依法追究刑事责任:
①未按规定制定和实施医疗质量安全管理制度;
②未按规定告知患者病情、医疗措施、医疗风险、替代医疗方案等;
③开展具有较高医疗风险的诊疗活动,未提前预备应对方案防范突发风险;
④未按规定填写、保管病历资料,或者未按规定补记抢救病历;
⑤拒绝为患者提供查阅、复制病历资料服务;
⑥未建立投诉接待制度、设置统一投诉管理部门或者配备专(兼)职人员;
⑦未按规定封存、保管、启封病历资料和现场实物;
⑧未按规定向卫生主管部门报告重大医疗纠纷;
⑨其他未履行本条例规定义务的情形。

▶**常考点**　医疗事故的处置。医疗纠纷预防和处理条例为2020年新增内容。

参考答案——详细解答见《2024国家临床执业及助理医师资格考试历年考点精析(上、下册)》

1. ABCDE　2. ABCDE　3. ABCDE　4. ABCDE　5. ABCDE　6. ABCDE

第4章 传染病防治法与艾滋病防治条例

▶ **考纲要求**

①传染病防治法概述：传染病防治方针和原则，传染病的分类，甲类传染病预防控制措施的适用。②传染病预防：预防接种，传染病监测，传染病预警制度，传染病菌种、毒种管理，疾病预防控制机构的职责，医疗机构的职责，传染病病人、病原携带者和疑似传染病病人合法权益保护。③疫情报告、通报和公布：疫情报告，疫情通报，疫情信息的公布。④疫情控制：控制措施，紧急措施，疫区封锁。⑤医疗救治：预防医院感染的要求，开展医疗救治的要求。⑥法律责任：疾病预防控制机构的法律责任，医疗机构的法律责任。⑦艾滋病防治条例概述：艾滋病防治原则，不歧视规定。⑧预防与控制：艾滋病监测，自愿咨询和自愿检测制度，艾滋病患者的义务及其隐私权保护，采集或使用人体血液、血浆、组织的管理。⑨治疗与救助：医疗卫生机构的责任。⑩法律责任：医疗卫生机构的法律责任。

▶ **复习要点**

一、传染病防治法

1989年2月21日，第七届全国人大常委会第六次会议通过了《中华人民共和国传染病防治法》（简称《传染病防治法》），2013年6月29日，第十二届全国人大常委会第三次会议对《传染病防治法》进行了修正。《传染病防治法》共9章，80条。

1. 概述

(1) 传染病防治方针和原则 《传染病防治法》规定，国家对传染病防治实行预防为主的方针，防治结合、分类管理、依靠科学、依靠群众的原则。

①预防为主 是指传染病防治要把预防工作放在首位，从预防传染病发生入手，通过采取各种防治措施，使传染病不发生、不流行。预防为主是我国卫生工作的基本方针。

②防治结合 是指在贯彻预防为主的方针前提下，实行传染病的预防措施和治疗措施相结合。

③分类管理 是指根据传染病不同病种的传播方式、传播速度、流行强度以及对人体健康和社会危害程度的不同所确定的一种科学管理原则，以便有计划地采取不同的措施，更好地降低防控成本，提高防控效果。

④依靠科学 是指在传染病的防治工作中，要发扬科学精神，坚持科学决策。

⑤依靠群众 是指传染病防治工作的依靠力量是群众，工作对象也是群众。

(2) 传染病的分类 国家将法定传染病分为甲、乙、丙三类。

①甲类传染病 包括鼠疫、霍乱。要求发现后2小时内通过传染病疫情监测信息系统上报。

②乙类传染病 包括严重急性呼吸综合征（传染性非典型肺炎）、艾滋病、病毒性肝炎、脊髓灰质炎、人感染高致病性禽流感、麻疹、肾综合征出血热、狂犬病、流行性乙型脑炎、登革热、炭疽、细菌性和阿米巴性痢疾、肺结核、伤寒和副伤寒、流行性脑脊髓膜炎、百日咳、白喉、新生儿破伤风、猩红热、布鲁菌病、淋病、梅毒、钩端螺旋体病、血吸虫病、疟疾。要求诊断后24小时通过传染病疫情监测信息系统上报。

③丙类传染病 包括流行性感冒、流行性腮腺炎、风疹、急性出血性结膜炎、麻风病、流行性和地方性斑疹伤寒、黑热病、棘球蚴病、丝虫病，除霍乱、细菌性和阿米巴性痢疾、伤寒和副伤寒以外的感染性腹泻病。要求诊断后24小时通过传染病疫情监测信息系统上报。

第二十篇 卫生法规
第4章 传染病防治法与艾滋病防治条例

《传染病防治法》规定，上述规定以外的其他传染病，根据其暴发、流行情况和危害程度，需要列入乙类、丙类传染病的，由国务院卫生行政部门决定并予以公布。2008年5月2日，卫生部决定将手足口病列入丙类传染病进行管理。

(3) **甲类传染病预防控制措施的适用** 除甲类传染病外，对乙类传染病中传染性非典型肺炎、炭疽中的肺炭疽、人感染高致病性禽流感，采取甲类传染病的预防、控制措施。其他乙类传染病和突发原因不明的传染病，需要采取甲类传染病的预防、控制措施的，由国务院卫生行政部门报国务院批准后予以公布。

2009年4月30日，将甲型H1N1流感纳入乙类传染病；2020年1月20日，将新型冠状病毒肺炎纳入乙类传染病，并采取甲类传染病的预防、控制措施。2013年10月28日，将人感染H7N9禽流感纳入乙类传染病；将甲型H1N1流感从乙类调整为丙类，并纳入现有流行性感冒进行管理；解除对人感染高致病性禽流感采取甲类传染病预防、控制措施。目前，我国共有40种法定传染病，其中甲类2种，乙类27种，丙类11种。

【例1】《传染病防治法》规定，传染病防治原则不包括
 A. 防治结合　　　　　　B. 预防为主　　　　　　C. 分类管理
 D. 依靠科学　　　　　　E. 依靠群众(2023)

【例2】《传染病防治法》规定，国家对传染病实行的方针与管理办法是预防为主，防治结合及
 A. 统一管理　　　　　　B. 分类管理　　　　　　C. 划区管理
 D. 分片管理　　　　　　E. 层级管理

【例3】根据《传染病防治法》要求，能增加或减少乙类传染病种类的机构是
 A. 省级人民政府卫生行政部门　B. 县级人民政府卫生行政部门　C. 全国人大常委会
 D. 国务院卫生行政部门　　　　E. 省市疾病预防控制中心(2022)

【例4】属于乙类传染病的疾病是
 A. 麻疹　　　　　　　　B. 流行性腮腺炎　　　　C. 麻风病
 D. 急性出血性结膜炎　　E. 风疹

【例5】属于乙类传染病，但采取甲类传染病预防和控制措施的疾病是
 A. 白喉　　　　　　　　B. 传染性非典型肺炎　　C. 梅毒
 D. 新生儿破伤风　　　　E. 百日咳

 A. 黄热病　　　　　　　B. 霍乱　　　　　　　　C. 伤寒
 D. 肺炭疽　　　　　　　E. 风疹

【例6】按照甲类传染病管理的乙类传染病是
【例7】属于甲类传染病的疾病是

2. 传染病预防

(1) **预防接种** 《传染病防治法》规定，国家实行有计划的预防接种制度。国务院卫生行政部门和省、自治区、直辖市人民政府卫生行政部门，根据传染病预防、控制的需要，制定传染病预防接种规划并组织实施。用于预防接种的疫苗必须符合国家质量标准。

国家对儿童实行预防接种证制度。国家免疫规划项目的预防接种实行免费。医疗机构、疾病预防控制机构与儿童的监护人应当相互配合，保证儿童及时接受预防接种。

【例8】为保证儿童及时接受预防接种，医疗机构与儿童的监护人员应当
 A. 订立合同　　　　　　B. 共同协商　　　　　　C. 先由医疗机构提出
 D. 先由监护人提出　　　E. 相互配合

(2) **传染病监测** 《传染病防治法》规定，国家建立传染病监测制度。

国务院卫生行政部门制定国家传染病监测规划和方案。省、自治区、直辖市人民政府卫生行政部门根据国家传染病监测规划和方案，制定本行政区域的传染病监测计划和工作方案。

各级疾病预防控制机构对传染病的发生、流行以及影响其发生、流行的因素，进行监测；对国外发生、国内尚未发生的传染病或者国内新发生的传染病，进行监测。

(3) 传染病预警制度 《传染病防治法》规定，国家建立传染病预警制度。国务院卫生行政部门和省、自治区、直辖市人民政府根据传染病发生、流行趋势的预测，及时发出传染病预警，根据情况予以公布。

(4) 传染病菌种、毒种管理 《传染病防治法》规定：
①国家建立传染病菌种、毒种库。
②对传染病菌种、毒种和传染病检测样本的采集、保藏、携带、运输和使用实行分类管理，建立健全严格的管理制度。
③对可能导致甲类传染病传播的以及国务院卫生行政部门规定的菌种、毒种和传染病检测样本，确需采集、保藏、携带、运输和使用的，须经省级以上人民政府卫生行政部门批准。

【例9】国家对传染病菌种、毒种的采集、保藏、携带、运输和使用实行的管理方式是
A. 分层管理　　　　　　B. 行业管理　　　　　　C. 分类管理
D. 集中管理　　　　　　E. 专项管理

(5) 疾病预防控制机构的职责 《传染病防治法》规定，各级疾病预防控制机构承担传染病监测、预测、流行病学调查、疫情报告以及其他预防、控制工作。
①各级疾病预防控制机构在传染病预防控制中的职责：
A. 实施传染病预防控制规划、计划和方案。
B. 收集、分析和报告传染病监测信息，预测传染病的发生、流行趋势。
C. 开展对传染病疫情和突发公共卫生事件的流行病学调查、现场处理及其效果评价。
D. 开展传染病实验室检测、诊断、病原学鉴定。
E. 实施免疫规划，负责预防性生物制品的使用管理。
F. 开展健康教育、咨询，普及传染病防治知识。
G. 指导、培训下级疾病预防控制机构及其工作人员开展传染病监测工作。
H. 开展传染病防治应用性研究和卫生评价，提供技术咨询。

②传染病发生、流行监测和预测 《传染病防治法》规定，国家、省级疾病预防控制机构负责对传染病发生、流行以及分布进行监测，对重大传染病流行趋势进行预测，提出预防控制对策，参与并指导对暴发的疫情进行调查处理，开展传染病病原学鉴定，建立检测质量控制体系，开展应用性研究和卫生评价。设区的市和县级疾病预防控制机构负责传染病预防控制规划、方案的落实，组织实施免疫、消毒、控制病媒生物的危害，普及传染病防治知识，负责本地区疫情和突发公共卫生事件监测、报告，开展流行病学调查和常见病原微生物检测。

③传染病疫情信息的调查和核实 疾病预防控制机构应当主动收集、分析、调查、核实传染病疫情信息，接到甲类、乙类传染病疫情报告或者发现传染病暴发、流行时，应当立即报告当地卫生行政部门，由当地卫生行政部门立即报告当地人民政府，同时报告上级卫生行政部门和国务院卫生行政部门；应当设立或指定专门的部门、人员负责传染病疫情信息管理工作，及时对疫情报告进行核实、分析。

④自然疫源地施工环境的卫生调查 在国家确认的自然疫源地计划兴建水利、交通、旅游、能源等大型建设项目的，应当事先由省级以上疾病预防控制机构对施工环境进行卫生调查。建设单位应当根据疾病预防控制机构的意见，采取必要的传染病预防、控制措施。施工期间，建设单位应当设专人负责工地上的卫生防疫工作。工程竣工后，疾病预防控制机构应当对可能发生的传染病进行监测。

【例10】某大型企业计划在自然疫源地兴建旅游建设项目，在征询意见时，有专家提醒，根据《传染病防治法》规定，应当事先由法定单位对该项目施工环境进行卫生调查。该法定单位是
A. 省级以上旅游主管部门　　B. 省级以上疾病预防控制机构　　C. 国务院卫生行政主管部门
D. 省级以上环境保护主管部门　　E. 省级以上环境监测评价机构

第二十篇 卫生法规
第4章 传染病防治法与艾滋病防治条例

(6) **医疗机构的职责** 《传染病防治法》规定,医疗机构承担与医疗救治有关的传染病防治工作和责任区域内的传染病预防工作。城市社区和农村基层医疗机构在疾病预防控制机构的指导下,承担城市社区、农村基层相应的传染病防治工作。

①防止传染病的医源性感染和医院感染 医疗机构必须严格执行国务院卫生行政部门规定的管理制度、操作规范,防止传染病的医源性感染和医院感染。

②承担责任区域内传染病预防工作 医疗机构应当确定专门的部门或者人员,承担传染病疫情报告、本单位的传染病预防、控制以及责任区域内的传染病预防工作;承担医疗活动中与医院感染有关的危险因素监测、安全防护、消毒、隔离和医疗废物处置工作。

疾病预防机构应当指定专门人员负责对医疗机构内传染病预防工作进行指导,开展流行病学调查。

【例11】医疗机构为预防传染病院内传播应当承担的职责是
　　A. 医疗废物处置　　　　　B. 收集和分析传染病疫情信息　　C. 对传染病预防工作进行指导
　　D. 流行病学调查　　　　　E. 实施传染病预防控制措施

(7) **传染病病人、病原携带者和疑似传染病病人合法权益保护** 国家和社会应当关心、帮助传染病病人、病原携带者和疑似传染病病人,使其得到及时救治。任何单位和个人不得歧视传染病病人、病原携带者和疑似传染病病人。疾病预防控制机构、医疗机构不得泄露涉及个人隐私的有关信息、资料。

为了保护他人的健康和安全,《传染病防治法》规定:①国内的一切单位和个人,必须接受疾病预防控制机构、医疗机构有关传染病的调查、检验、采集样本、隔离治疗等预防控制措施,如实提供有关情况;②传染病病人、病原携带者和疑似传染病病人,在治愈前或者在排除传染病嫌疑前,不得从事法律、行政法规和国务院卫生行政部门规定禁止从事的易使该传染病扩散的工作。

3. 疫情报告、通报和公布
(1) **疫情报告**

①疫情报告管理 疾病预防控制机构、医疗机构和采供血机构及其执行职务的人员,为**责任疫情报告人**,在发现传染病疫情或者发现其他传染病暴发、流行以及突发原因不明的传染病时,应当遵循疫情报告**属地管理**原则,按照国务院规定的或者国务院卫生行政部门规定的内容、程序、方式和时限报告。**军队医疗机构**向社会公众提供医疗服务,发现传染病疫情时,应当按照国务院卫生行政部门的规定报告。**任何单位和个人**发现传染病病人或者疑似传染病病人时,应当及时向附近的疾病预防控制机构或者医疗机构报告。

②疫情报告的要求 依照《传染病防治法》的规定,负有传染病疫情报告职责的人民政府有关部门、疾病预防控制机构、医疗机构、采供血机构及其工作人员,不得隐瞒、谎报、缓报传染病疫情。

【例12】医疗机构发现法定传染病疫情或者发现其他传染病暴发、流行时,其疫情报告应当遵循的原则是
　　A. 属地管理　　　　　　　B. 层级管理　　　　　　　C. 级别管理
　　D. 特别管理　　　　　　　E. 专门管理

【例13】教育部所属综合大学的附属医院发现脊髓灰质炎疫情,应当报告的部门是
　　A. 国家教育行政部门　　　B. 国家卫生行政部门　　　C. 国家疾病预防控制机构
　　D. 所在地的政府卫生行政部门　　　E. 所在地的疾病预防控制机构

(2) **疫情通报**

①国务院卫生行政部门应当及时向国务院其他有关部门和各省、自治区、直辖市人民政府卫生行政部门通报全国传染病疫情以及监测、预警的相关信息。毗邻的以及相关的地方人民政府卫生行政部门,应当及时互相通报本行政区域的传染病疫情以及监测、预警的相关信息。县级以上人民政府有关部门发现传染病疫情时,应当及时向同级人民政府卫生行政部门通报。

②县级以上地方人民政府卫生行政部门应当及时向本行政区域内的疾病预防控制机构和医疗机构通报传染病疫情以及监测、预警的相关信息。接到通报的疾病预防控制机构和医疗机构应当及时告知本单位的有关人员。

③港口、机场、铁路疾病预防控制机构以及国境卫生检疫机关发现甲类传染病病人、病原携带者、疑似传染病病人时,应当按照国家有关规定,立即向国境口岸所在地的疾病预防控制机构或者所在地县级以上地方人民政府卫生行政部门报告并相互通报。

④动物防疫机构和疾病预防控制机构,应当及时互相通报动物间和人间发生的人畜共患传染病疫情以及相关信息。

(3)疫情信息的公布 《传染病防治法》规定,国家建立传染病疫情信息公布制度。公布传染病疫情信息应当及时、准确。国务院卫生行政部门定期公布全国传染病疫情信息。省、自治区、直辖市人民政府卫生行政部门定期公布本行政区域的传染病疫情信息。

传染病暴发、流行时,国务院卫生行政部门负责向社会公布传染病疫情信息,并可以授权省、自治区、直辖市人民政府卫生行政部门向社会公布本行政区域的传染病疫情信息。

4. 疫情控制

(1)控制措施

①医疗机构采取的控制措施 医疗机构发现甲类传染病时,应当及时采取下列措施:

A. 对病人、病原携带者,予以隔离治疗,隔离期限根据医学检查结果确定。

B. 对疑似病人,确诊前在指定场所单独隔离治疗。

C. 对医疗机构内的病人、病原携带者、疑似病人的密切接触者,在指定场所进行医学观察和采取其他预防措施。

D. 拒绝隔离治疗或隔离期未满擅自脱离隔离治疗的,可由公安机关协助医疗机构采取强制隔离治疗。

医疗机构发现乙类或者丙类传染病病人,应当根据病情采取必要的治疗和控制传播措施。医疗机构对本单位内被传染病病原体污染的场所、物品以及医疗废物,必须实施消毒和无害化处置。

②疾病预防控制机构采取的控制措施 《传染病防治法》规定,疾病预防控制机构发现传染病疫情或者接到传染病疫情报告时,应当及时采取下列措施:

A. 对传染病疫情进行流行病学调查,根据调查情况提出划定疫点、疫区的建议,对被污染的场所进行卫生处理;对密切接触者,在指定场所进行医学观察和采取其他必要的预防措施,并向卫生行政部门提出疫情控制方案。

B. 传染病暴发、流行时,对疫点、疫区进行卫生处理,向卫生行政部门提出疫情控制方案,并按照卫生行政部门的要求采取措施。

C. 指导下级疾病预防控制机构实施传染病预防控制措施,组织、指导有关单位对传染病疫情的处理。

③对发生甲类传染病病例场所及特定区域人员的紧急措施 对已经发生甲类传染病病例的场所或者该场所内的特定区域的人员,所在地的县级以上人民政府可以实施隔离措施,并同时向上一级人民政府报告。接到报告的上级人民政府应当即时作出是否批准的决定。上级人民政府作出不予批准决定的,实施隔离措施的人民政府应当立即解除隔离措施。隔离措施的解除,由原决定机关决定并宣布。

《传染病防治法》规定,发生传染病疫情时,疾病预防控制机构和省级以上人民政府卫生行政部门指派的其他与传染病有关的专业技术机构,可以进入传染病疫点、疫区进行调查、采集样本、技术分析和检验。

(2)紧急措施 传染病暴发、流行时,县级以上地方人民政府应当立即组织力量,按照预防控制预案进行防治,切断传染病的传播途径。必要时,报经上一级人民政府决定,可以采取下列紧急措施并予以公告:

①限制或者停止集市、影剧院演出或者其他人群聚集的活动。

②停工、停业、停课。

③封闭或者封存被传染病病原体污染的公共饮用水源、食品以及相关物品。

④控制或者捕杀染疫野生动物、家畜家禽。

⑤封闭可能造成传染病扩散的场所。

上级人民政府接到下级人民政府采取上述紧急措施的报告时,应当及时作出决定。当疫情得到控

第二十篇 卫生法规
第4章 传染病防治法与艾滋病防治条例

制,需要解除紧急措施的,由原决定机关决定并宣布。

(3)疫区封锁

①县级政府 甲类、乙类传染病暴发、流行时,县级人民政府报经上一级人民政府决定,可以宣布本行政区域部分或者全部为疫区。可施行紧急措施,并可以对出入疫区的人员、物资和交通工具实施卫生检疫。

②省级政府 省、自治区、直辖市人民政府可以决定对本行政区域内的甲类传染病疫区实施封锁。

③国务院 国务院可以决定并宣布跨省、自治区、直辖市的疫区;封锁大、中城市的疫区;封锁跨省、自治区、直辖市的疫区;封锁导致干线交通中断的疫区;封锁国境。

注意:①当发生甲类传染病时,县级政府可以采取隔离措施,并向上级政府报告。
②当传染病暴发、流行时,县级以上地方人民政府应立即组织力量切断传播途径。
③当传染病暴发、流行时,县级政府采取紧急措施必须得到上级政府的批准。
④当甲、乙类传染病暴发、流行时,县级政府经上级批准只能宣布疫区、检疫疫区,但不能封锁疫区。

【例14】对于新冠肺炎密切接触者,应采取的疫情控制措施是
A. 早治疗   B. 早隔离   C. 预防性用药
D. 居家隔离   E. 留验(2022)

【例15】某患者咳嗽、发热3天后到医院就诊,被初步诊断为疑似人感染高致病性禽流感,应住院治疗,但患者以工作离不开为由予以拒绝。医院对该患者应采取的措施是
A. 定期随诊   B. 居家观察   C. 立即单独隔离治疗
D. 请示卫生行政部门   E. 尊重患者的自主决定权

【例16】对本行政区域内的甲类传染病疫区,省级人民政府可以
A. 实施隔离措施   B. 停工、停业、停课   C. 宣布为疫区
D. 实施封锁   E. 对出入疫区的人员、物资和交通工具实施卫生检疫

【例17】发生传染病流行时,县级以上地方政府有权在本行政区域内
A. 调集各级各类医疗、防疫人员参加疫情控制工作
B. 停工、停业、停课   C. 封锁甲类或按甲类传染病管理的传染病疫区
D. 宣布疫区   E. 封锁跨省、自治区、直辖市的疫区

5. 医疗救治

(1)预防医院感染的要求 《传染病防治法》规定,医疗机构的基本标准、建筑设计和服务流程,应当符合预防传染病感染的要求。医疗机构应当按照规定对使用的医疗器械进行消毒;对按照规定一次性使用的医疗器具,应当在使用后予以销毁。

(2)开展医疗救治的要求

①提高医疗救治能力 医疗机构应当按照国务院卫生行政部门规定的传染病诊断标准和治疗要求,采取相应措施,提高传染病医疗救治能力。

②提供医疗救治方式 医疗机构应当对传染病病人或者疑似传染病病人提供医疗救护、现场救援和接诊治疗,书写病历记录以及其他有关资料,并妥善保管。

③实行传染病预检、分诊制度 医疗机构应当实行传染病预检、分诊制度;对传染病病人、疑似传染病病人,应当引导至相对隔离的分诊点进行初诊。

④转院 医疗机构不具备相应救治能力的,应当将患者及其病历记录复印件一并转至具备相应救治能力的医疗机构。

【例18】患者,于某,因发热3日到县医院就诊。接诊医师林某检查后拟诊为流行性出血热。因县医院不具备隔离治疗条件,林某遂嘱患儿的家长带某去市传染病医院就诊。按照《传染病防治法》的规定,林某应当

A. 请上级医师会诊,确诊后再转诊
B. 请上级医师会诊,确诊后隔离治疗
C. 向医院领导报告,确诊后对于某就地进行隔离
D. 向当地疾病控制机构报告,并复印病历资料转诊
E. 向当地疾病控制机构报告,由疾病控制机构转诊

6. 法律责任

(1) 疾病预防控制机构的法律责任 疾病预防控制机构违反规定,有下列情形之一的,由县级以上人民政府卫生行政部门责令限期改正,通报批评,给予警告;对负有责任的主管人员和其他直接责任人员,依法给予降级、撤职、开除的处分,并可以依法吊销有关责任人员的执业证书;构成犯罪的,依法追究刑事责任:

①未依法履行传染病监测职责的。
②未依法履行传染病疫情报告、通报职责,或者隐瞒、谎报、缓报传染病疫情的。
③未主动收集传染病疫情信息,或者对传染病疫情信息和疫情报告未及时进行分析、调查、核实的。
④发现传染病疫情时,未依据职责及时采取《传染病防治法》规定的措施的。
⑤故意泄露传染病病人、病原携带者、疑似传染病病人、密切接触者涉及个人隐私的有关信息、资料的。

(2) 医疗机构的法律责任 医疗机构违反规定,有下列情形之一的,由县级以上人民政府卫生行政部门责令改正,通报批评,给予警告;造成传染病传播、流行或者其他严重后果的,对负有责任的主管人员和其他直接责任人员,依法给予降级、撤职、开除的处分,并可以依法吊销有关责任人员的执业证书;构成犯罪的,依法追究刑事责任:

①未按照规定承担本单位的传染病预防、控制工作、医院感染控制任务和责任区域内的传染病预防工作的。
②未按照规定报告传染病疫情,或者隐瞒、谎报、缓报传染病疫情的。
③发现传染病疫情时,未按照规定对传染病病人、疑似传染病病人提供医疗救护、现场救援、接诊、转诊的,或者拒绝接受转诊的。
④未按照规定对本单位内被传染病病原体污染的场所、物品以及医疗废物实施消毒或者无害化处置的。
⑤未按照规定对医疗器械进行消毒,或者对按照规定一次使用的医疗器具未予销毁,再次使用的。
⑥在医疗救治过程中未按照规定保管医学记录资料的。
⑦故意泄露传染病病人、病原携带者、疑似传染病病人、密切接触者涉及个人隐私的有关信息、资料的。

二、艾滋病防治条例

2006年1月29日,国务院公布了《艾滋病防治条例》,自2006年3月1日起施行。

1. 概述

(1) 艾滋病防治原则 艾滋病防治工作坚持预防为主、防治结合的方针,建立政府组织领导、部门各负其责、全社会共同参与的机制,加强宣传教育,采取 行为干预 和 关怀救助 等措施,实行综合防治。

(2) 不歧视规定 任何单位和个人不得歧视艾滋病病毒感染者、艾滋病病人及其家属。艾滋病病毒感染者、艾滋病病人及其家属享有的婚姻、就业、就医、入学等合法权益受法律保护。

2. 预防与控制

(1) 艾滋病监测 《艾滋病防治条例》规定,国家建立健全艾滋病监测网络。

(2) 自愿咨询和自愿检测制度 国家实行艾滋病自愿咨询和自愿检测制度。县级以上地方人民政府卫生主管部门指定的医疗卫生机构,为自愿接受艾滋病咨询、检测的人员 免费提供咨询和初筛检测。

(3) 艾滋病患者的义务 艾滋病病毒感染者和艾滋病病人应当履行下列义务:
①接受疾病预防控制机构或者出入境检验检疫机构的流行病学调查和指导。
②将感染或者发病的事实及时告知与其有性关系者。

第二十篇　卫生法规
第4章　传染病防治法与艾滋病防治条例

③就医时，将感染或者发病的事实如实告知接诊医生。

④采取必要防护措施，防止感染他人。艾滋病病毒感染者和艾滋病病人不得以任何方式故意传播艾滋病。

(4)艾滋病患者隐私权保护　未经本人或者其监护人同意，任何单位或者个人不得公开艾滋病病毒感染者、艾滋病病人及其家属的姓名、住址、工作单位、肖像、病史资料以及其他可能推断出其具体身份的信息。

(5)采集或使用人体血液、血浆、组织的管理

①采集或使用人体血液、血浆管理　《艾滋病防治条例》规定，血站、单采血浆站应当对采集的人体血液、血浆进行艾滋病检测；不得向医疗机构和血液制品生产单位供应未经艾滋病检测或艾滋病检测阳性的人体血液、血浆。血液制品生产单位应当在原料血浆投料生产前对每一份血浆进行艾滋病检测；未经艾滋病检测或者艾滋病检测阳性的血浆，不得作为原料血浆投料生产。

②临时采集血液管理　医疗机构应当对因应急用血而临时采集的血液进行艾滋病检测，对临床用血艾滋病检测结果进行核查；对未经艾滋病检测、核查或者艾滋病检测阳性的血液，不得采集或者使用。

③采集或者使用人体组织管理　采集或者使用人体组织、器官、细胞、骨髓等的，应当进行艾滋病检测；未经艾滋病检测或者艾滋病检测阳性的，不得采集或者使用。但是，用于艾滋病防治科研、教学的除外。

3. 治疗与救助

《艾滋病防治条例》规定，医疗卫生机构在艾滋病治疗和救助中的责任是：

(1)提供艾滋病防治咨询、诊断和治疗服务　医疗机构应当为艾滋病病毒感染者和艾滋病病人提供防治咨询、诊断和治疗服务，不得推诿或者拒绝对其他疾病的治疗。

(2)将感染或者发病的事实告知本人　对确诊的艾滋病病毒感染者和艾滋病病人，医疗卫生机构的工作人员应当将其感染或者发病的事实告知本人；本人为无行为能力人或者限制行为能力人的，应当告知其监护人。

(3)实施预防艾滋病母婴传播技术指导方案　医疗卫生机构应当按照国务院卫生主管部门制定的预防艾滋病母婴传播技术指导方案的规定，对孕产妇提供艾滋病防治咨询和检测，对感染艾滋病病毒的孕产妇及其婴儿，提供预防艾滋病母婴传播的咨询、产前指导、阻断、治疗、产后访视、婴儿随访和检测等服务。

(4)防止发生艾滋病医院感染和医源性交叉感染　医疗卫生机构应当按照国务院卫生行政部门的规定，遵守标准防护原则，严格执行操作规程和消毒管理制度，防止发生艾滋病医院感染或医源性感染。

【例19】国家规定与艾滋病检测相关的制度是
　　A. 义务检测　　　　　　　B. 强制检测　　　　　　　C. 有奖检测
　　D. 自愿检测　　　　　　　E. 定期检测

【例20】对自愿接受艾滋病咨询、检测的人员免费提供咨询和初筛检测的单位是
　　A. 设区市的疾病预防控制中心　　B. 设区市的卫生医疗机构　　C. 省、直辖市卫生主管部门
　　D. 县级以上卫生主管部门　　E. 县级以上卫生主管部门指定的医疗卫生机构（2022）

【例21】对感染艾滋病病毒的孕产妇无偿提供预防艾滋病母婴传播的服务是
　　A. 无偿用血　　　　　　　B. 家庭接生　　　　　　　C. 终止妊娠
　　D. 产前指导　　　　　　　E. 基因诊断

4. 法律责任

(1)医疗卫生机构的法律责任　医疗卫生机构未按规定履行职责，有下列情形之一的，由县级以上人民政府卫生主管部门责令限期改正，通报批评，给予警告；造成艾滋病传播、流行或者其他严重后果的，对负有责任的主管人员和其他直接责任人员依法给予降级、撤职、开除的处分，并可以依法吊销有关机构或者责任人员的执业许可证；构成犯罪的，依法追究刑事责任：

①未履行艾滋病监测职责的。

②未按照规定免费提供咨询和初筛检测的。

③对临时应急采集的血液未进行艾滋病检测,对临床用血艾滋病检测结果未进行核查,或者将艾滋病检测阳性的血液用于临床的。

④未遵守标准防护原则,或者未执行操作规程和消毒管理制度,发生艾滋病医院感染或者医源性感染的。

⑤未采取有效的卫生防护措施和医疗保健措施的。

⑥推诿、拒绝治疗艾滋病病毒感染者或者艾滋病病人的其他疾病,或者对艾滋病病毒感染者、艾滋病病人未提供咨询、诊断和治疗服务的。

⑦未对艾滋病病毒感染者或者艾滋病病人进行医学随访的。

⑧未按照规定对感染艾滋病病毒的孕产妇及其婴儿提供预防艾滋病母婴传播技术指导的。

(2) 医疗机构泄密的法律责任 医疗机构违反规定,公开艾滋病病毒感染者、艾滋病病人或者其家属信息的,依照《传染病防治法》规定予以处罚。《传染病防治法》规定,医疗机构违反规定,故意泄露传染病病人、病原携带者、疑似传染病病人、密切接触者涉及个人隐私的有关信息、资料的,由县级以上人民政府卫生行政部门责令改正,通报批评,给予警告;造成传染病传播、流行或者其他严重后果的,对负有责任的主管人员和其他直接责任人员,依法给予降级、撤职、开除的处分。并可以依法吊销有关责任人的执业证书;构成犯罪的,依法追究刑事责任。

▶ **常考点** 《传染病防治法》;艾滋病的预防和控制。

参考答案——详细解答见《2024国家临床执业及助理医师资格考试历年考点精析(上、下册)》

1. ABCDE 2. ABCDE 3. ABCDE 4. ABCDE 5. ABCDE 6. ABCDE 7. ABCDE
8. ABCDE 9. ABCDE 10. ABCDE 11. ABCDE 12. ABCDE 13. ABCDE 14. ABCDE
15. ABCDE 16. ABCDE 17. ABCDE 18. ABCDE 19. ABCDE 20. ABCDE 21. ABCDE

第5章　突发公共卫生事件应急条例与药品管理法及其实施条例

▶ **考纲要求**

①突发公共卫生事件应急条例概述：突发公共卫生事件的概念。②报告与信息发布：医疗卫生机构的职责，信息发布。③法律责任：医疗卫生机构的法律责任。④药品管理法及其实施条例概述：药品的概念。⑤药品经营：处方药与非处方药分类管理。⑥医疗机构药事管理：医疗机构配制制剂许可，医疗机构配制制剂使用。⑦监督管理：禁止生产、销售、使用假药，禁止生产、销售、使用劣药。⑧法律责任：医疗机构在药品购销中违法行为的法律责任，医疗机构相关人员违法行为的法律责任，生产、销售、使用假药、劣药的法律责任。

▶ **复习要点**

一、突发公共卫生事件应急条例

2003年5月9日，国务院公布了《突发公共卫生事件应急条例》，自公布之日起施行。2011年1月8日，国务院对《突发公共卫生事件应急条例》进行了修订。

1. 概述

（1）**突发公共卫生事件**　是指突然发生，造成或者可能造成社会公众健康严重损害的重大传染病疫情、群体性不明原因疾病、重大食物和职业中毒以及其他严重影响公众健康的事件。

（2）**重大传染病疫情**　是指某种传染病在短时间内发生，波及范围广泛，出现大量的病人或死亡病例，其发病率远远超过常年的发病率水平的情况。

（3）**群体性不明原因疾病**　是指短时间内，某个相对集中的区域内同时或者相继出现具有共同临床表现的病人，且病例不断增加，范围不断扩大，又暂时不能明确诊断的疾病。这种疾病可能是传染病，可能是群体性癔症，也可能是某种中毒。

（4）**重大食物和职业中毒事件**　是指由食品污染和职业危害的原因而造成的人数众多或者伤亡较重的中毒事件。

（5）**其他严重影响公众健康的事件**　是指针对不特定的社会群体，造成或可能造成社会公众健康严重损害，影响正常社会秩序的重大事件。

2. 报告与信息发布

（1）**医疗卫生机构的职责**　《突发公共卫生事件应急条例》规定，国家建立突发事件应急报告制度。突发事件监测机构、医疗卫生机构和有关单位发现下列需要报告情形之一的，应当在2小时内向所在地县级人民政府卫生行政主管部门报告：

①发生或者可能发生传染病暴发、流行；

②发生或发现不明原因的群体性疾病；

③发生传染病菌种、毒种丢失；

④发生或者可能发生重大食物和职业中毒事件。

接到报告的卫生行政主管部门应当在2小时内向本级人民政府报告，并同时向上级人民政府卫生行政主管部门和国务院卫生行政主管部门报告。任何单位和个人对突发事件，不得隐瞒、缓报、谎报或者授意他人隐瞒、缓报、谎报。

(2)信息发布 《突发公共卫生事件应急条例》规定,国家建立突发事件的信息发布制度。国务院卫生行政主管部门负责向社会发布突发事件的信息。必要时,可以授权省、自治区、直辖市人民政府卫生行政主管部门向社会发布本行政区域内突发事件的信息。信息发布应当及时、准确、全面。

【例1】医疗卫生机构发现重大食物中毒事件后,应当在规定的时限内向所在地县级卫生行政部门报告。该时限是

A. 1小时　　　　　　　B. 2小时　　　　　　　C. 6小时
D. 12小时　　　　　　E. 24小时

3. 法律责任

医疗卫生机构有下列行为之一的,由卫生行政主管部门责令改正、通报批评、给予警告;情节严重的,吊销《医疗机构执业许可证》;对主要负责人、负有责任的主管人员和其他直接责任人依法给予降级或撤职的纪律处分;造成传染病传播、流行或者对社会公众健康造成其他严重危害后果,构成犯罪的,依法追究刑事责任:①未依照本条例的规定履行报告职责,隐瞒、缓报或者谎报的;②未依照本条例的规定及时采取控制措施的;③未依照本条例的规定履行突发事件监测职责的;④拒绝接诊病人的;⑤拒不服从突发事件应急处理指挥部调度的。

【例2】对违反《突发公共卫生事件应急条例》规定,未履行报告职责,隐瞒、缓报或者谎报突发公共卫生事件的医疗机构,应给予的处理不包括

A. 通报批评　　　　　　B. 责令改正　　　　　　C. 给予警告
D. 停业整顿　　　　　　E. 吊销《医疗机构执业许可证》

【例3】某地相继发生多例以急性发病、高热、头痛等症状为主要临床表现的病因不明的疾病,被确定为突发公共卫生事件。当地乡卫生院以床位紧张为由,拒绝收治此类患者,被患者家属投诉。县卫生局经调查核实后,决定给予乡卫生院行政处罚。该处罚是

A. 诫勉谈话　　　　　　B. 责令改正　　　　　　C. 责令检查
D. 停业整顿　　　　　　E. 吊销《医疗机构执业许可证》

【例4】负责向社会发布突发公共卫生事件信息的法定单位是

A. 国务院新闻办公室　　B. 国务院卫生健康行政部门　C. 县级人民政府
D. 省级人民政府　　　　E. 设区的市级人民政府

二、药品管理法及其实施条例

1984年9月20日,第六届全国人大常委会第七次会议通过了《中华人民共和国药品管理法》(简称《药品管理法》)。2001年2月28日、2019年8月26日对《药品管理法》进行修订,最新版《药品管理法》自2019年12月1日起施行。2002年8月4日,国务院发布了《中华人民共和国药品管理法实施条例》(简称《药品管理法实施条例》),自2002年9月15日起施行。2016年2月6日、2019年3月2日,国务院对《药品管理法实施条例》进行了修订。

1. 概述

本法所称药品,是指用于预防、治疗、诊断人的疾病,有目的地调节人的生理机能并规定有适应证或者功能主治、用法和用量的物质,包括中药、化学药和生物制品等。

2. 药品经营

国家实行处方药和非处方药分类管理制度。国家根据非处方药的安全性,将非处方药分为甲类非处方药和乙类非处方药。处方药是指凭执业医师和执业助理医师处方方可购买、调配和使用的药品。非处方药是指由国务院药品监督管理部门公布的,不需要凭执业医师和执业助理医师处方,消费者可以自行

判断、购买和使用的药品。

3. 医疗机构药事管理

（1）**医疗机构配制制剂许可**　医疗机构设立制剂室，应当向所在地省、自治区、直辖市人民政府卫生行政部门提出申请，经审核同意后，报同级人民政府药品监督管理部门审批；省、自治区、直辖市人民政府药品监督管理部门验收合格的，予以批准，发给《医疗机构制剂许可证》。

（2）**医疗机构配制制剂使用**　医疗机构配制的制剂不得在市场上销售或者变相销售，不得发布医疗机构制剂广告。发生灾情、疫情、突发事件或者临床急需而市场没有供应时，经国务院或者省、自治区、直辖市人民政府的药品监督管理部门批准，在规定期限内，医疗机构配制的制剂可以在指定的医疗机构之间调剂使用。国务院药品监督管理部门规定的特殊制剂的调剂使用以及省、自治区、直辖市之间医疗机构制剂的调剂使用，必须经国务院药品监督管理部门批准。

4. 监督管理

（1）**禁止生产、销售、使用假药**　禁止生产（包括配制）、销售、使用假药。有下列情形之一的，为假药：①药品所含成分与国家药品标准规定的成分不符；②以非药品冒充药品或者以他种药品冒充此种药品；③变质的药品；④药品所标明的适应证或者功能主治超出规定范围。

（2）**禁止生产、销售、使用劣药**　禁止生产（包括配制）、销售、使用劣药。有下列情形之一的，为劣药：①药品成分的含量不符合国家药品标准；②被污染的药品；③未标明或者更改有效期的药品；④未注明或者更改产品批号的药品；⑤超过有效期的药品；⑥擅自添加防腐剂、辅料的药品；⑦其他不符合药品标准的药品。

【例5】某村卫生室私自从"不法药贩"处购入药品用于患者的治疗，险些造成患者死亡。事发后，经有关部门调查、检测，认定该药品为假药。该认定依据的事实是
　　A. 药品标签未标明有效期　　　B. 药品成分的含量不符合国家药品标准
　　C. 被污染的药品　　　　　　　D. 药品擅自添加防腐剂
　　E. 药品所含成分与国家药品标准规定的成分不符

【例6】属于劣药的情形是
　　A. 以非药品冒充药品　　　B. 标明的适应证超出规定范围　　C. 变质的药品
　　D. 超过有效期的药品　　　E. 药品所含成分与国家规定的成分不符（2023）

【例7】非处方药分为甲类、乙类的依据是
　　A. 有效性　　　　　　　B. 安全性　　　　　　　　　　　C. 可及性
　　D. 稳定性　　　　　　　E. 经济性（2022）

5. 法律责任

（1）**医疗机构在药品购销中违法行为的法律责任**　药品上市许可持有人、药品生产企业、药品经营企业或者医疗机构在药品购销中给予、收受回扣或者其他不正当利益的，药品上市许可持有人、药品生产企业、药品经营企业或者代理人给予使用其药品的医疗机构的负责人、药品采购人员、医师、药师等有关人员财物或者其他不正当利益的，由市场监督管理部门没收违法所得，并处30万元以上300万元以下的罚款；情节严重的，吊销药品上市许可持有人、药品生产企业、药品经营企业营业执照，并由药品监督管理部门吊销药品批准证明文件、药品生产许可证、药品经营许可证。

（2）**医疗机构相关人员违法行为的法律责任**　医疗机构的负责人、药品采购人员、医师、药师等有关人员收受药品上市许可持有人、药品生产企业、药品经营企业或者代理人给予的财物或者其他不正当利益的，由卫生健康主管部门或者本单位给予处分，没收违法所得；情节严重的，还应当吊销其执业证书。《药品管理法实施条例》规定，所谓"财物或者其他利益"，是指药品的生产企业、经营企业或者其代理人向医疗机构的负责人、药品采购人员、医师等有关人员提供的目的在于影响其药品采购或者药品处方行为的不正当利益。

(3)生产、销售、使用假药、劣药的法律责任

①有下列行为之一的,由药品监督管理部门在《药品管理法》规定的处罚幅度内从重处罚:以麻醉药品、精神药品、医疗用毒性药品、放射性药品冒充其他药品,或者以其他药品冒充上述药品的;生产、销售以孕产妇、婴幼儿及儿童为主要使用对象的假药、劣药的;生产、销售的生物制品、血液制品属于假药、劣药的;生产、销售、使用假药、劣药,造成人员伤害后果的;生产、销售、使用假药、劣药,经处理后重犯的。

②药品经营企业、医疗机构有充分证据证明其不知道所销售或者使用的药品是假药、劣药的,应当没收其销售或者使用的假药、劣药和违法所得,但是,可以免除其他行政处罚。

【例8】对收受药品生产经营企业或其代理人财物且情节严重的医师,卫生健康主管部门应当作出的处理是
  A. 注销执业证书　　　　　B. 暂停执业活动　　　　　C. 吊销执业证书
  D. 记过　　　　　　　　　E. 警告

▶ **常考点**　　《药品管理法》及其实施条例的法律责任。

  参考答案——详细解答见《2024 国家临床执业及助理医师资格考试历年考点精析(上、下册)》

1. ABCDE　　2. ABCDE　　3. ABCDE　　4. ABCDE　　5. ABCDE　　6. ABCDE　　7. ABCDE
8. ABCDE

第6章 麻醉药品和精神药品管理条例与处方管理办法

▶ **考纲要求**

①麻醉药品和精神药品管理条例概述：麻醉药品和精神药品的概念及其临床使用原则。②麻醉药品和精神药品的使用：麻醉药品、第一类精神药品购用印鉴卡，麻醉药品和精神药品处方权，麻醉药品、第一类精神药品的使用。③法律责任：医疗机构的法律责任，具有麻醉药品和第一类精神药品处方资格医师的法律责任，未取得麻醉药品和第一类精神药品处方资格医师的法律责任。④处方管理办法概述：处方的概念，处方开具和调剂的原则。⑤处方管理的一般规定：处方书写的规则，药品剂量与数量书写的要求。⑥处方权的获得：处方权的取得，开具处方的条件。⑦处方的开具：开具处方的要求。⑧监督管理：医疗机构对处方的管理。⑨法律责任：医师的法律责任。

▶ **复习要点**

一、麻醉药品和精神药品管理条例

2005年8月3日，国务院公布了《麻醉药品和精神药品管理条例》，自2005年11月1日起施行。2013年12月7日、2016年2月6日，国务院对《麻醉药品和精神药品管理条例》进行了修订。

1. 概述

(1) **麻醉药品和精神药品的概念** 麻醉药品和精神药品是指列入麻醉药品目录、精神药品目录的药品和其他物质。精神药品分为第一类精神药品和第二类精神药品。

(2) **麻醉药品和精神药品的临床使用原则** 《麻醉药品和精神药品管理条例》规定，医务人员应当根据国务院卫生主管部门制定的临床应用指导原则，使用麻醉药品和精神药品。

2. 麻醉药品和精神药品的使用

(1) **麻醉药品、第一类精神药品购用印鉴卡** 医疗机构需要使用麻醉药品和第一类精神药品的，应当经所在地设区的市级人民政府卫生主管部门批准，取得麻醉药品、第一类精神药品购用印鉴卡。医疗机构应当凭印鉴卡向本省、自治区、直辖市行政区域内的定点批发企业购买麻醉药品和第一类精神药品。

设区的市级人民政府卫生主管部门发给医疗机构印鉴卡时，应当将取得印鉴卡的医疗机构情况抄送所在地设区的市级药品监督管理部门，并报省、自治区、直辖市人民政府卫生主管部门备案。省、自治区、直辖市人民政府卫生主管部门应当将取得印鉴卡的医疗机构名单向本行政区域内的定点批发企业通报。

医疗机构取得印鉴卡的条件：①有专职的麻醉药品和第一类精神药品管理人员；②有获得麻醉药品和第一类精神药品处方资格的执业医师；③有保证麻醉药品和第一类精神药品安全储存的设施和管理制度。

(2) **麻醉药品和精神药品处方权** 医疗机构应当按照国务院卫生主管部门的规定，对本单位执业医师进行有关麻醉药品和精神药品使用知识的培训、考核，经考核合格的，授予麻醉药品和第一类精神药品处方资格。执业医师取得麻醉药品和第一类精神药品的处方资格后，方可在本医疗机构开具麻醉药品和第一类精神药品处方，但不得为自己开具该种处方。

医疗机构应当将具有麻醉药品和第一类精神药品处方资格的执业医师名单及其变更情况，定期报送所在地设区的市级人民政府卫生主管部门，并抄送同级药品监督管理部门。

(3) **麻醉药品、第一类精神药品的使用** 具有麻醉药品和第一类精神药品处方资格的执业医师，根据临床应用指导原则,对确需使用麻醉药品或者第一类精神药品的患者,应当满足其合理用药需求。在医疗机构就诊的癌症疼痛患者和其他危重患者得不到麻醉药品或第一类精神药品时,患者或者其亲属可以向执业医师提出申请。具有麻醉药品和第一类精神药品处方资格的执业医师认为要求合理的,应当及时为患者提供所需麻醉药品或者第一类精神药品。

执业医师应当使用专用处方开具麻醉药品和精神药品,单张处方的最大用量应当符合国务院卫生主管部门的规定。对麻醉药品和第一类精神药品处方,处方的调配人、核对人应当仔细核对,签署姓名,并予以登记。对不符合规定的,处方的调配人、核对人应当拒绝发药。

3. 法律责任

(1) **医疗机构的法律责任**　取得印鉴卡的医疗机构违反规定,有下列情形之一的,由设区的市级人民政府卫生主管部门责令限期改正,给予警告;逾期不改正的,处 5000 元以上 1 万元以下罚款;情节严重的吊销其印鉴卡;对直接负责的主管人员和其他直接责任人员,依法给予降级、撤职、开除的处分:
①未依照规定购买、储存麻醉药品和第一类精神药品的;
②未依照规定保存麻醉药品和精神药品专用处方,或者未依照规定进行处方专册登记的;
③未依照规定报告麻醉药品和精神药品的进货、库存、使用数量的;
④紧急借用麻醉药品和第一类精神药品后未备案的;
⑤未依照规定销毁麻醉药品和精神药品的。

(2) **具有麻醉药品和第一类精神药品处方资格医师的法律责任**　具有麻醉药品和第一类精神药品处方资格的执业医师,违反规定开具麻醉药品和第一类精神药品处方,或者未按照临床应用指导原则的要求使用麻醉药品和第一类精神药品的,由其所在医疗机构取消其麻醉药品和第一类精神药品处方资格;造成严重后果的,由原发证部门吊销其执业证书。执业医师未按照临床应用指导原则的要求使用第二类精神药品或者未使用专用处方开具第二类精神药品,造成严重后果的,由原发证部门吊销其执业证书。

(3) **未取得麻醉药品和第一类精神药品处方资格医师的法律责任**　未取得麻醉药品和第一类精神药品处方资格的执业医师擅自开具麻醉药品和第一类精神药品处方,由县级以上人民政府卫生主管部门给予警告,暂停其执业活动;造成严重后果的,吊销其执业证书;构成犯罪的,依法追究刑事责任。

【例 1】具有麻醉药品处方资格的执业医师违反规定开具麻醉药品造成严重后果的,卫生行政部门依法对其作出的处理是
　　A. 警告　　　　　　　　B. 吊销执业证书　　　　　C. 暂停执业活动半年
　　D. 罚款　　　　　　　　E. 取消麻醉药品处方资格

二、处方管理办法

2007 年 2 月 14 日,卫生部发布了《处方管理办法》,自 2007 年 5 月 1 日起施行。

1. 概述

(1) **处方的概念**　处方是指由注册的执业医师和执业助理医师在诊疗活动中为患者开具的、由取得药学专业技术职务任职资格的药学专业技术人员审核、调配、核对,并作为患者用药凭证的医疗文书。

处方包括医疗机构病区用药医嘱单。

(2) **处方开具的原则**　医师应当根据医疗、预防、保健需要,按照诊疗规范、药品说明书中的药品适应证、药理作用、用法、用量、禁忌、不良反应和注意事项等开具处方。

(3) **处方调剂的原则**　取得药学专业技术职务任职资格的人员方可从事处方调剂工作。医师开具处方和药师调剂处方,应当遵循安全、有效、经济的原则。处方药应当凭医师处方销售、调节和使用。

2. 处方管理的一般规定

(1) **处方书写的规则**　如下。

①患者一般情况、临床诊断填写清晰、完整,并与病历记载相一致。
②每张处方限于一名患者的用药。
③字迹清楚,不得涂改;如需修改,应当在修改处签名并注明修改日期。
④药品名称应当使用规范的中文名称书写,没有中文名称的可以使用规范的英文名称书写;医疗机构或者医师、药师不得自行编制药品缩写名称或者使用代号;书写药品名称、剂量、规格、用法、用量要准确规范,药品用法可用规范的中文、英文、拉丁文或者缩写体书写,但不得使用"遵医嘱""自用"等含糊不清字句。
⑤患者年龄应当填写实足年龄,新生儿、婴幼儿写日、月龄,必要时要注明体重。
⑥西药和中成药可以分别开具处方,也可以开具一张处方,中药饮片应当单独开具处方。
⑦开具西药、中成药处方,每一种药品应当另起一行,每张处方不得超过 **5 种**药品。
⑧中药饮片处方的书写,一般应当按照"君、臣、佐、使"的顺序排列;调剂、煎煮的特殊要求注明在药品右上方,并加括号,如布包、先煎、后下等;对饮片的产地、炮制有特殊要求的,应当在药品名称之前写明。
⑨药品用法用量应当按照药品说明书规定的常规用法用量使用,特殊情况需要超剂量使用时,应当注明原因并再次签名。
⑩除特殊情况外,应当注明临床诊断。
⑪开具处方后的空白处画一斜线以示处方完毕。
⑫处方医师的签名式样和专用签章应当与院内药学部门留样备查的式样相一致,不得任意改动,否则应当重新登记留样备案。

(2)药品剂量与数量书写的要求
①药品剂量与数量用阿拉伯数字书写。剂量应当使用法定剂量单位:重量以克(g)、毫克(mg)、微克(μg)、纳克(ng)为单位;容量以升(L)、毫升(ml)为单位;国际单位(IU)、单位(U);中药饮片以克(g)为单位。
②片剂、丸剂、胶囊剂、颗粒剂分别以片、丸、粒、袋为单位;溶液剂以支、瓶为单位;软膏及乳膏剂以支、盒为单位;注射剂以支、瓶为单位,应当注明含量;中药饮片以剂为单位。

【例2】医师张某给一患者开具了处方,患者取药时,药剂师指出该处方不符合相关规定不予调配。其理由是该处方
　　A. 使用了药品通用名称　　B. 同时开具了中成药和西药　　C. 开具了5种药物
　　D. 注明了5天有效期　　E. 开具了7天药物用量

【例3】每张西药、中成药处方开具的药品种类上限是
　　A. 3种　　B. 4种　　C. 5种
　　D. 6种　　E. 7种

3. 处方权的获得

(1)处方权的取得
①经注册的执业医师在执业地点取得相应的处方权。
②经注册的执业助理医师在医疗机构开具的处方,应当经所在执业地点执业医师签名后方有效。
③经注册的执业助理医师在乡、民族乡、镇、村的医疗机构独立从事一般的执业活动,可以在注册的执业地点取得相应的处方权。
④进修医师由接受进修的医疗机构认定后授予相应的处方权。
⑤医疗机构对本单位执业医师和药师进行麻醉药品和精神药品使用知识和规范化管理的培训,执业医师经考试合格后取得麻醉药品和第一类精神药品的处方权,药师经考试合格后取得麻醉药品和第一类精神药品调剂资格。

【例4】执业医师处方权的取得方式是
　　A. 被医疗机构聘用后取得　　B. 在注册的执业地点取得　　C. 在上级医院进修后取得
　　D. 医师资格考试合格后取得　　E. 参加卫生行政部门培训后取得

(2) 开具处方的条件

①医师应当在注册的医疗机构签名留样或者专用签章备案后,方可开具处方。
②经注册的执业助理医师在医疗机构开具的处方,应当经所在执业地点执业医师签名后方有效。
③试用期人员开具处方,应当经所在医疗机构有处方权的执业医师审核并签名后方有效。
④医师取得麻醉药品和第一类精神药品处方权后,可在本机构开具麻醉药品和第一类精神药品处方,但不得为自己开具该类药品处方。

4. 处方的开具

(1) 处方开具的总原则

医师应当根据医疗、预防、保健需要,按照诊疗规范、药品说明书中的药品适应证、药理作用、用法、用量、禁忌、不良反应和注意事项等开具处方。开具医疗用毒性药品、放射性药品的处方应当严格遵守有关法律、法规和规章的规定。

医师开具处方应当使用经药品监督管理部门批准并公布的药品通用名称、新活性化合物的专利药品名称和复方制剂药品名称。医师开具院内制剂处方时应当使用经省级卫生行政部门审核、药品监督管理部门批准的名称。医师可以使用由卫生部公布的药品习惯名称开具处方。

医师利用计算机开具、传递普通处方时,应当同时打印出纸质处方,其格式与手写处方一致;打印的纸质处方经签名或者加盖签章后有效。药师核发药品时,应当核对打印的纸质处方,无误后发给药品,并将打印的纸质处方与计算机传递处方同时收存备查。

(2) 开具处方的要求

①处方开具当日有效。特殊情况下需延长有效期的,由开具处方的医师注明有效期限,但最长不得超过3天。
②处方量一般不得超过7日用量。急诊处方不得超过3日用量。对于某些慢性病、老年病或特殊情况,处方量可适当延长,但医师应当注明理由。医疗用毒性药品、放射性药品的处方用量应当严格按照国家有关规定执行。
③医师应当按照卫生行政部门制定的麻醉药品和精神药品临床应用指导原则,开具麻醉药品、第一类精神药品处方。
④门(急)诊癌症疼痛患者和中、重度慢性疼痛患者需长期使用麻醉药品和第一类精神药品的,首诊医师应当亲自诊查患者,建立相应的病历,要求其签署《知情同意书》。病历中应当留存下列材料复印件:A. 二级以上医院开具的诊断证明;B. 患者户籍簿、身份证或者其他相关有效身份证明文件;C. 为患者代办人员身份证明文件。
⑤除需长期使用麻醉药品和第一类精神药品的门(急)诊癌症疼痛患者和中、重度慢性疼痛患者外,麻醉药品注射剂仅限于医疗机构内使用。
⑥为门(急)诊者开具的麻醉药品注射剂,每张处方为一次常用量;控缓释制剂,每张处方不得超过7日常用量;其他剂型,每张处方不得超过3日常用量。

第一类精神药品注射剂,每张处方为一次常用量;控缓释制剂,每张处方不得超过7日常用量;其他剂型,每张处方不得超过3日常用量。哌醋甲酯用于治疗儿童多动症时,每张处方不得超过15日常用量。

第二类精神药品一般每张处方不得超过7日常用量;对于慢性病或某些特殊情况的患者,处方用量可以适当延长,医师应当注明理由。
⑦为门(急)诊癌症疼痛患者和中、重度慢性疼痛患者开具的麻醉药品、第一类精神药品注射剂,每张处方不得超过3日常用量;控缓释制剂,每张处方不得超过15日常用量;其他剂型,每张处方不得超过7日常用量。
⑧为住院患者开具的麻醉药品和第一类精神药品处方应当逐日开具,每张处方为1日常用量。
⑨对于需要特别加强管制的麻醉药品,盐酸二氢埃托啡处方为一次常用量,仅限于二级以上医院内使用;盐酸哌替啶处方为一次常用量,仅限于医疗机构内使用。

⑩医疗机构应当要求长期使用麻醉药品和第一类精神药品的门(急)诊癌症患者和中、重度慢性疼痛患者,每3个月复诊或者随诊一次。

【例5】普通处方的用药日数一般不得超过

  A. 1日   B. 2日   C. 3日   D. 7日   E. 14日

5. 监督管理

《处方管理办法》规定,医疗机构应当加强对本机构处方开具、调剂和保管的管理。

(1) **处方开具的管理**

①医疗机构应当建立处方点评制度,填写处方评价表,对处方实施动态监测及超常预警,登记并通报不合理处方,对不合理用药及时予以干预。

②医疗机构应当对出现超常处方3次以上且无正当理由的医师提出警告,限制其处方权;限制处方权后,仍连续2次以上出现超常处方且无正当理由的,取消其处方权。

③医师出现下列情形之一的,处方权由其所在医疗机构予以取消:A. 被责令暂停执业;B. 考核不合格离岗培训期间;C. 被注销、吊销执业证书;D. 不按照规定开具处方,造成严重后果的;E. 不按照规定使用药品,造成严重后果的;F. 因开具处方牟取私利。

④未取得处方权的人员及被取消处方权的医师不得开具处方。未取得麻醉药品和第一类精神药品处方资格的医师不得开具麻醉药品和第一类精神药品处方。

⑤除治疗需要外,医师不得开具麻醉药品、精神药品、医疗用毒性药品和放射性药品处方。

(2) **处方调节的管理** 未取得药学专业技术职务任职资格的人员不得从事处方调剂工作。

(3) **处方保管的管理**

①处方由调剂处方药品的医疗机构妥善保存。普通处方、急诊处方、儿科处方保存期限为1年,医疗用毒性药品、第二类精神药品处方保存期限为2年,麻醉药品和第一类精神药品处方保存期限为3年。处方保存期满后,经医疗机构主要负责人批准、登记备案,方可销毁。

②医疗机构应当根据麻醉药品和精神药品处方开具情况,按照麻醉药品和精神药品品种、规格对其消耗量进行专册登记,登记内容包括发药日期、患者姓名、用药数量。专册保存期限为3年。

  A. 1年   B. 2年   C. 3年
  D. 4年   E. 5年

【例6】麻醉药品处方的保存时间至少是

【例7】第二类精神药品处方的保存时间至少是

6. 医师的法律责任

(1) 医师有下列情形之一的,由县级以上卫生行政部门按照本条例予以处罚 ①未取得麻醉药品和第一类精神药品处方资格的医师擅自开具麻醉药品和第一类精神药品处方的;②具有麻醉药品和第一类精神药品处方资格的医师未按照规定开具麻醉药品和第一类精神药品处方的,或者未按照卫生部门制定的麻醉药品和精神药品临床应用指导原则使用麻醉药品和第一类精神药品的。

(2) 医师出现下列情形之一的,由县级以上卫生行政部门给予警告或者责令暂停6个月以上1年以下执业活动;情节严重的,吊销其执业医师证书 ①未取得处方权或者被取消处方权后开具药品处方的;②未按照《处方管理办法》规定开具药品处方的;③违反《处方管理办法》其他规定的。

▶ **常考点** 处方管理办法。

  参考答案——详细解答见《2024国家临床执业及助理医师资格考试历年考点精析(上、下册)》

1. ABCDE 2. ABCDE 3. ABCDE 4. ABCDE 5. ABCDE 6. ABCDE 7. ABCDE

2024 国家临床执业医师资格考试辅导讲义(下册)

第7章 献血法与医疗机构临床用血管理办法

▶ 考纲要求

①献血法概述:无偿献血制度。②医疗机构的职责:医疗机构临床用血要求,医疗机构临床用血管理。③血站的职责:采血要求,供血要求。④法律责任:医疗机构的法律责任,血站的法律责任。⑤医疗机构临床用血管理办法概述:临床输血管理委员会,输血科(血库)。⑥临床用血管理:临床用血计划,医务人员职责,临床用血申请,签署临床输血治疗知情同意书,临时采集血液必须同时符合的条件,临床用血不良事件监测报告,临床用血医学文书管理。⑦法律责任:医疗机构的法律责任,医务人员的法律责任。

▶ 复习要点

一、献血法

1997年12月29日,第八届全国人大常委会第二十九次会议通过了《中华人民共和国献血法》(简称《献血法》),自1998年10月1日起施行。《献血法》共24条。

1. 无偿献血制度

为保证医疗临床用血需要和安全,保障献血者和用血者身体健康,发扬人道主义精神,促进社会主义物质文明和精神文明建设,制定《献血法》。

国家实行无偿献血制度。国家提倡18周岁至55周岁的健康公民自愿献血。

国家机关、军队、社会团体、企业事业组织、居民委员会、村民委员会,应当动员和组织本单位或本居住区的适龄公民参加献血。国家鼓励国家工作人员、现役军人和高等学校在校学生率先献血,为树立社会新风尚作表率。对献血者,发给国务院卫生行政部门制作的无偿献血证书,有关单位可以给予适当补贴。

【例1】《献血法》规定,国家提倡健康公民自愿献血的年龄要求是
A. 18~60周岁 B. 20~60周岁 C. 20~55周岁
D. 18~55周岁 E. 18~50周岁

A. 光荣献血 B. 义务献血 C. 强制献血
D. 无偿献血 E. 自愿献血
【例2】我国实行的献血制度是
【例3】我国提倡的献血制度是(2022)

2. 医疗机构的职责

(1) 医疗机构临床用血要求

①医疗机构临床用血应当制订用血计划,遵循合理、科学的原则,不得浪费和滥用血液。
②医疗机构应当积极推行按血液成分针对医疗实际需要输血。
③医疗机构对临床用血必须进行核查,不得将不符合国家规定标准的血液用于临床。
④为保证应急用血,医疗机构可以临时采集血液,但应当依照规定,确保采血用血安全。
⑤无偿献血的血液必须用于临床,不得买卖;医疗机构不得将无偿献血的血液出售给采血浆站或者血液制品生产单位。

【例4】医疗机构临床用血应当制订用血计划,遵循

第二十篇 卫生法规
第7章 献血法与医疗机构临床用血管理办法

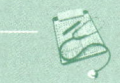

　　A. 公平、公正的原则　　　　B. 慎用、节约的原则　　　　C. 准确、慎用的原则
　　D. 合理、科学的原则　　　　E. 勤查、深究的原则

(2) 医疗机构临床用血管理

①公民临床用血时只交付用于血液的采集、储存、分离、检验等费用。无偿献血者临床需要用血时，**免交**前款规定的费用。无偿献血者的**配偶和直系亲属**临床需要用血时，可以**免交或者减交**上述规定的费用。

②为保障公民临床急救用血的需要，国家提倡并指导择期手术的患者**自身储血**，动员家庭、亲友、所在单位以及社会**互助献血**。

【例5】 为保障公民临床急救用血的需要，国家提倡并指导择期手术的患者
　　A. 率先献血　　　　　　B. 互助献血　　　　　　C. 自愿献血
　　D. 自身储血　　　　　　E. 同型输血

【例6】 公民临床用血时，交付费用的项目不包括
　　A. 采集血液费用　　　　B. 检验血液费用　　　　C. 分离血液费用
　　D. 储存血液费用　　　　E. 购买血液费用

3. 血站的职责

血站是采集、提供临床用血的机构，是不以营利为目的的公益性组织。

(1) 采血要求　血站应当为献血者提供各种安全、卫生、便利的条件。

①健康检查　血站对献血者必须免费进行必要的健康检查。身体状况不符合献血条件的，血站应当向其说明情况，不得采集血液。

②采血量和采血间隔　血站对献血者每次采血量一般为 **200ml**，最多不得超过 **400ml**，两次采集间隔不少于 **6个月**。严禁血站对献血者超量、频繁采血。

③遵守操作规则和制度　血站采血必须严格遵守有关操作规程和制度，采血必须由具有采血资格的医务人员进行，一次性采血器材用后必须销毁，确保献血者的身体健康。

(2) 供血要求

①血站应当根据国务院卫生行政部门制定的标准，保证血液质量。

②血站对采集的血液必须进行检测，未经检测或者检测不合格的血液，不得向医疗机构提供。

③临床用血的包装、储存、运输，必须符合国家规定的卫生标准和要求。

④无偿献血的血液必须用于临床，不得买卖，血站不得将无偿献血的血液出售给单采血浆站或者血液制品生产单位。

4. 法律责任

(1) 医疗机构的法律责任

①医疗机构出售无偿献血的血液的，由县级以上地方人民政府卫生行政部门予以**取缔**，**没收**违法所得，可以并处10万元以下的**罚款**；构成犯罪的，依法**追究刑事责任**。

②医疗机构的医务人员违反规定，将不符合国家规定标准的血液用于患者的，由县级以上地方人民政府卫生行政部门**责令改正**；给患者健康造成损害的，应当**依法赔偿**，对直接负责的主管人员和其他直接责任人员，依法给予**行政处分**；构成犯罪的，依法**追究刑事责任**。

【例7】 医疗机构的医务人员违反《献血法》规定，将不符合国家规定标准的血液用于患者的，由县级以上卫生行政部门给予的行政处罚是
　　A. 警告　　　　　　　　B. 罚款　　　　　　　　C. 限期整顿
　　D. 责令改正　　　　　　E. 吊销《医疗机构执业许可证》

【例8】 某村发生一起民居坍塌事故，重伤9人，急送乡卫生院抢救。市中心血站根据该院用血要求，急送一批无偿献血的血液到该院。抢救结束后，尚余900ml血液，该院却将它出售给另一医疗机构。根据《献血法》规定，对于乡卫生院的这一违法行为，县卫生健康主管部门除了应当没收其违法所

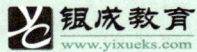

1873

得外，还可以对其处以罚款

　　A. 10万元以下　　　　B. 5万元以下　　　　C. 3万元以下
　　D. 1万元以下　　　　E. 5000元以下

　　A. 由县级以上卫生行政部门处以罚款　　B. 由县级以上卫生行政部门责令改正
　　C. 由县级以上卫生行政部门限期整顿　　D. 依法赔偿　　E. 依法追究刑事责任

【例9】医疗机构的医务人员违反《献血法》规定，将不符合国家规定标准的血液用于患者的，应当
【例10】血站违反《献血法》规定，向医疗机构提供不符合国家规定的血液，应当

（2）血站的法律责任
　　①血站违反有关操作规程和制度采集血液，由县级以上地方人民政府卫生行政部门责令改正；给献血者健康造成损害的，应当依法赔偿，对直接负责的主管人员和其他直接责任人员，依法给予行政处分；构成犯罪的，依法追究刑事责任。
　　②临床用血的包装、储存、运输，不符合国家规定的卫生标准和要求的，由县级以上地方人民政府卫生行政部门责令改正，给予警告，可以并处1万元以下的罚款。
　　③血站违反规定，向医疗机构提供不符合国家规定标准血液的，由县级以上地方人民政府卫生行政部门责令改正；情节严重，造成经血液途径传播的疾病传播或者有传播严重危险的，限期整顿，对直接负责的主管人员和其他直接责任人员，依法给予行政处分；构成犯罪的，依法追究刑事责任。
　　④血站出售无偿献血的血液的，由县级以上地方人民政府卫生行政部门予以取缔，没收违法所得，可以并处10万元以下的罚款；构成犯罪的，依法追究刑事责任。

【例11】"献血大王"刘某，在过去的7年间，献血总量已达5600ml。快满50周岁的刘某告诉记者，如果身体一直保持健康状态，他满55周岁以前，还可争取无偿献血
　　A. 7次　　　　　　　B. 8次　　　　　　　C. 9次
　　D. 10次　　　　　　E. 11次

　　A. 200ml　　　　　　B. 250ml　　　　　　C. 300ml
　　D. 400ml　　　　　　E. 500ml

【例12】血站对献血者每次采集血液量一般为
【例13】血站对献血者每次采集血液量最多不得超过

二、医疗机构临床用血管理办法

2012年6月7日，卫生部公布了《医疗机构临床用血管理办法》，自2012年8月1日起施行。2019年2月28日，国家卫生健康委员会对《医疗机构临床用血管理办法》进行了修订。

1. 概述

（1）**临床用血管理责任人**　医疗机构应当加强组织管理，明确岗位职责，健全管理制度。医疗机构法定代表人为临床用血管理第一责任人。

（2）**临床用血管理委员会**　二级以上医院和妇幼保健院应当设立临床用血管理委员会，负责本机构临床用血管理工作。其他医疗机构应当设立临床用血管理工作组。

临床用血管理委员会或者临床用血管理工作组应当履行以下职责：
　　①认真贯彻临床用血管理相关法律、法规、规章、技术规范和标准，制定本机构临床用血管理的规章制度并监督实施；
　　②评估确定临床用血的重点科室、关键环节和流程；
　　③定期监测、分析和评估临床用血情况，开展临床用血质量评价工作，提高临床合理用血水平；
　　④分析临床用血不良事件，提出处理和改进措施；

第二十篇 卫生法规
第7章 献血法与医疗机构临床用血管理办法

⑤指导并推动开展自体输血等血液保护及输血新技术；
⑥承担医疗机构交办的有关临床用血的其他任务。

(3) 输血科(血库) 医疗机构应当根据有关规定和临床用血需求设置输血科或者血库，并根据自身功能、任务、规模，配备与输血工作相适应的专业技术人员、设施、设备。不具备条件设置输血科或者血库的医疗机构，应当安排专(兼)职人员负责临床用血工作。

2. 临床用血管理

(1) 总原则 医疗机构应当加强临床用血管理，建立并完善管理制度和工作规范，并保证落实。医疗机构应当使用卫生行政部门指定血站提供的血液。医疗机构接收血站发送的血液后，应当对血袋标签进行核对。符合国家有关标准和要求的血液入库，做好登记；并按不同品种、血型和采血日期(或有效期)，分别有序存放于专用储藏设施内。血袋标签核对的主要内容是：①血站的名称；②献血编号或者条形码、血型；③血液品种；④采血日期及时间或者制备日期及时间；⑤有效期及时间；⑥储存条件。禁止将血袋标签不合格的血液入库。

(2) 临床用血计划 医疗机构应当科学制订临床用血计划，建立临床合理用血的评价制度，提高临床合理用血水平。

(3) 医务人员职责 医务人员应当认真执行临床输血技术规范，严格掌握临床输血适应证，根据患者病情和实验室检测指标，对输血指征进行综合评估，制订输血治疗方案。

(4) 临床用血申请 医疗机构应当建立临床用血申请管理制度：
①同一患者一天申请备血量<800ml 的，由具有中级以上专业技术职务任职资格的医师提出申请，上级医师核准签发后，方可备血。
②同一患者一天申请备血量在 800~1600ml 的，由具有中级以上专业技术职务任职资格的医师提出申请，经上级医师审核，科室主任核准签发后，方可备血。
③同一患者一天申请备血量≥1600ml 的，由具有中级以上专业技术职务任职资格的医师提出申请，科室主任核准签发后，报医务部门批准，方可备血。上述规定不适用于急救用血。

(5) 签署临床输血治疗知情同意书 在输血治疗前，医师应当向患者或者其近亲属说明输血目的、方式和风险，并签署临床输血治疗知情同意书。因抢救生命垂危的患者需要紧急输血，且不能取得患者或者其近亲属意见的，经医疗机构负责人或者授权的负责人批准后，可以立即实施输血治疗。

(6) 临时采集血液必须同时符合的条件 医疗机构应当制订应急用血工作预案。为保证应急用血，医疗机构可以临时采集血液，但必须同时符合以下条件：①危及患者生命，急需输血；②所在地血站无法及时提供血液，且无法及时从其他医疗机构调剂血液，而其他医疗措施不能替代输血治疗；③具备开展交叉配血及乙型肝炎病毒表面抗原、丙型肝炎病毒抗体、艾滋病病毒抗体和梅毒螺旋体抗体的检测能力；④遵守采供血相关操作规程和技术标准。

医疗机构应在临时采血后 10 日内将情况报告县级以上人民政府卫生行政部门。

(7) 临床用血不良事件监测报告 医疗机构应根据国家有关法律法规和规范建立临床用血不良事件监测报告制度。临床发现输血不良反应后，应当积极救治患者，及时向有关部门报告，并做好观察和记录。

(8) 临床用血医学文书管理 医疗机构应当建立临床用血医学文书管理制度，确保临床用血信息客观真实、完整、可追溯。医师应当将患者输血适应证的评估、输血过程和输血后疗效评价情况记入病历；临床输血治疗知情同意书、输血记录单等随病历保存。

【例14】医师为同一个患者申请一天备血达到或超过一定数量时，必须报医院医务部门批准。该血量是
  A. 1600毫升   B. 1400毫升   C. 1200毫升
  D. 1000毫升   E. 800毫升

【例15】患者，男，60岁。行胃大部切除术，需要输血1200ml，经主治医师签字后，配血站不给配血，说不符合程序。违反的程序是

A. 科主任未签字 B. 医院领导未签字 C. 中心血库领导未签字
D. 医务部门未签字 E. 全部医师未签字

【例16】周某因外伤被送至县医院,诊断为脾脏破裂、大出血。因县医院血液储备不足、中心血站不能紧急供血,实施了临时采集血液措施,并依照规定将临时采集血液的情况在法定时限内报告了县卫生行政部门。该法定时限是
A. 1日 B. 3日 C. 5日
D. 7日 E. 10日

【例17】为保证应急用血,医疗机构可以临时采集血液,不符合临时采集血液条件的是
A. 危及患者生命,急需输血 B. 具备开展交叉配血的能力 C. 具备检测HBsAg的能力
D. 当地中心血站批准 E. 遵守采供血相关操作规程和技术标准(2022)

【例18】为保证应急用血,医疗机构临时采集血液时,无须检测的项目是
A. 甲型肝炎病毒抗体 B. 乙型肝炎病毒表面抗原 C. 丙型肝炎病毒抗体
D. 艾滋病抗体 E. 梅毒螺旋体抗体(2023)

3. 法律责任

(1) 医疗机构的法律责任

①医疗机构有下列情形之一的,由县级以上人民政府卫生行政部门责令限期改正;逾期不改的,进行通报批评,并予以警告;情节严重或者造成严重后果的,可处3万元以下的罚款,对负有责任的主管人员和其他直接责任人员依法给予处分:A. 未设立临床用血管理委员会或者工作组的;B. 未拟定临床用血计划或者一年内未对计划实施情况进行评估和考核的;C. 未建立血液发放和输血核对制度的;D. 未建立临床用血申请管理制度的;E. 未建立医务人员临床用血和无偿献血知识培训制度的;F. 未建立科室和医师临床用血评价及公示制度的;G. 将经济收入作为对输血科或者血库工作的考核指标的;H. 违反本办法的其他行为。

②医疗机构使用未经卫生行政部门指定的血站供应的血液的,由县级以上人民政府卫生行政部门给予警告,并处3万元以下罚款;情节严重或者造成严重后果的,对负有责任的主管人员和其他直接责任人员依法给予处分。

③医疗机构违反关于应急用血采血规定的,由县级以上人民政府卫生行政部门责令限期改正,给予警告;情节严重或者造成严重后果的,处3万元以下罚款,对负有责任的主管人员和其他直接责任人员依法给予处分。

④医疗机构违反规定,将不符合国家规定标准的血液用于患者的,由县级以上地方人民政府卫生行政部门责令改正;给患者健康造成损害的,应当依据国家有关法律法规进行处理,并对负有责任的主管人员和其他直接责任人员依法给予处分。

(2) 医务人员的法律责任 医务人员违反规定,将不符合国家规定标准的血液用于患者的,由县级以上卫生行政部门责令改正;给患者健康造成损害的,应当依据国家有关法律法规进行处理,并对负有责任的主管人员和其他直接责任人员依法给予处分。医疗机构及其医务人员违反临床用血管理规定,构成犯罪的,依法追究刑事责任。

▶ **常考点** 献血法。

参考答案——详细解答见《2024国家临床执业及助理医师资格考试历年考点精析(上、下册)》

1. ABCDE 2. ABCDE 3. ABCDE 4. ABCDE 5. ABCDE 6. ABCDE 7. ABCDE
8. ABCDE 9. ABCDE 10. ABCDE 11. ABCDE 12. ABCDE 13. ABCDE 14. ABCDE
15. ABCDE 16. ABCDE 17. ABCDE 18. ABCDE

第8章　医疗损害责任与人体器官移植条例

▶ 考纲要求

①医疗损害责任(《中华人民共和国民法典》第七编第六章)概述：医疗损害责任的赔偿主体，推定医疗机构有过错的情形，医疗机构不承担赔偿责任的情形。②医疗机构承担赔偿责任的情形：未尽到说明义务，未尽到与当时医疗水平相应的诊疗义务，泄露患者隐私。③紧急情况医疗措施的实施：紧急情况实施相应医疗措施的条件和程序。④病历资料：填写和保管，查阅和复制。⑤对医疗行为的规范：不得违反诊疗规范实施不必要的检查。⑥医疗机构及其医务人员权益保护：干扰医疗秩序和妨害医务人员工作、生活的法律后果。⑦人体器官移植条例概述：申请手术患者排序原则，禁止买卖人体器官。⑧人体器官的捐献：捐献原则，捐献人体器官的条件，捐献意愿的撤销，活体器官捐献人的条件，活体器官接收人的条件。⑨人体器官的移植：诊疗科目登记，捐献人的医学检查和接收人的风险评估，伦理审查，摘取活体器官应当履行的义务，摘取尸体器官的要求，个人资料保密。⑩法律责任：医疗机构的法律责任，医务人员的法律责任。

▶ 复习要点

一、医疗损害责任(《中华人民共和国民法典》第七编第六章)

2020年5月28日，第十三届全国人民代表大会第三次会议通过了《中华人民共和国民法典》(简称《民法典》)，自2021年1月1日起施行。其中，第七编侵权责任第六章是"医疗损害责任"，共11条。

1. 概述

(1) 医疗损害责任的赔偿主体　《民法典》规定，患者在诊疗活动中受到损害，医疗机构及其医务人员有过错的，由医疗机构承担赔偿责任。

因药品、消毒产品、医疗器械的缺陷，或者输入不合格的血液造成患者损害，患者可以向药品上市许可持有人、生产者、血液提供机构请求赔偿，也可以向医疗机构请求赔偿。患者向医疗机构请求赔偿的，医疗机构赔偿后，有权向负有责任的药品上市许可持有人、生产者、血液提供机构追偿。

(2) 推定医疗机构有过错的情形　患者在诊疗活动中受到损害，有下列情形之一的，推定医疗机构有过错：①违反法律、行政法规、规章以及其他有关诊疗规范的规定；②隐匿或者拒绝提供与纠纷有关的病历资料；③遗失、伪造、篡改或者违法销毁病历资料。

(3) 医疗机构不承担赔偿责任的情形　患者在诊疗活动中受到损害，有下列情形之一的，医疗机构不承担赔偿责任：①患者或者其近亲属不配合医疗机构进行符合诊疗规范的诊疗；②医务人员在抢救生命垂危的患者等紧急情况下已经尽到合理诊疗义务；③限于当时的医疗水平难以诊疗。但是在第一款情形中，医疗机构或者其医务人员也有过错的，应当承担相应的赔偿责任。

2. 医疗机构承担赔偿责任的情形

(1) 未尽到说明义务　医务人员在诊疗活动中应当向患者说明病情和医疗措施。需要实施手术、特殊检查、特殊治疗的，医务人员应当及时向患者具体说明医疗风险、替代医疗方案等情况，并取得其明确同意；不能或者不宜向患者说明的，应当向患者的近亲属说明，并取得其明确同意。医务人员未尽到前款义务，造成患者损害的，医疗机构应当承担赔偿责任。

(2)未尽到与当时医疗水平相应的诊疗义务　医务人员在诊疗活动中未尽到与当时的医疗水平相应的诊疗义务,造成患者损害的,医疗机构应当承担赔偿责任。

(3)泄露患者隐私　医疗机构及其医务人员应当对患者的隐私和个人信息保密。泄露患者的隐私和个人信息,或者未经患者同意公开其病历资料的,应当承担侵权责任。

【例1】医疗侵权赔偿责任中,医疗过错的认定标准是
A. 未尽到分级诊疗义务　　B. 未尽到先行垫付义务　　C. 未尽到健康教育义务
D. 未尽到主动协商义务　　E. 未尽到与当时的医疗水平相应的诊疗义务

【例2】女,36岁。因患子宫肌瘤在县医院接受手术治疗,术后患者因对手术效果不满意诉至法院。法院经审理认为医院存在《中华人民共和国民法典》规定的过错推定情形,判决医院败诉。该推定情形是
A. 未尽到说明义务　　　　B. 未尽到当时医疗水平相应的诊疗义务
C. 伪造病历资料　　　　　D. 泄露患者隐私
E. 限于当时的医疗水平难以诊疗

【例3】依据《中华人民共和国民法典》,医务人员实施手术前应当向患者说明的事项是
A. 医疗纠纷处理方式　　　B. 替代医疗方案　　　　　C. 复印病历资料范围
D. 隐私保密要求　　　　　E. 承担赔偿责任的情形

【例4】因医疗机构的行为造成患者损害,应承担侵权责任的情形是
A. 患者认为医疗机构未尽到合理诊疗义务　　B. 限于当时的医疗水平难以诊疗
C. 未说服患者配合符合诊疗规范的诊疗　　　D. 未说服患者近亲属配合符合诊疗规范的诊疗
E. 未经患者同意公开其病历资料

3. 紧急情况医疗措施的实施

因抢救生命垂危的患者等紧急情况,不能取得患者或者其近亲属意见的,经医疗机构负责人或者授权的负责人批准,可以立即实施相应的医疗措施。

4. 病历资料

(1)填写与保管　医疗机构及其医务人员应当按照规定填写并妥善保管住院志、医嘱单、检验报告、手术及麻醉记录、病理资料、护理记录等病历资料。

(2)查阅与复制　患者要求查阅、复制住院志、医嘱单、检验报告、手术及麻醉记录、病理资料、护理记录等病历资料的,医疗机构应当及时提供。

5. 对医疗行为的规范

医疗机构及其医务人员不得违反诊疗规范实施不必要的检查。

6. 医疗机构及其医务人员权益保护

医疗机构及其医务人员的合法权益受法律保护。干扰医疗秩序,妨碍医务人员工作、生活,侵害医务人员合法权益的,应当依法承担法律责任。

二、人体器官移植条例

2007年3月31日,国务院公布了《人体器官移植条例》,自2007年5月1日起施行。

1. 概述

(1)申请手术患者的排序原则　《人体器官移植条例》规定,申请人体器官移植手术患者的排序,应当符合医疗需要,遵循公平、公正和公开的原则。

(2)禁止买卖人体器官　《人体器官移植条例》规定,任何组织或者个人不得以任何形式买卖人体器官,不得从事与买卖人体器官有关的活动。

2. 人体器官的捐献

(1)捐献原则　人体器官捐献应当遵循自愿、无偿的原则。公民享有捐献或者不捐献其人体器官的

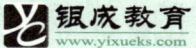
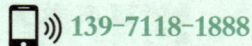

权利;任何组织或者个人不得强迫、欺骗或者利诱他人捐献人体器官。

(2)捐献人体器官的条件 捐献人体器官的公民应当具有完全民事行为能力,且需有书面形式的捐献意愿。公民生前表示不同意捐献其人体器官的,任何组织或者个人不得捐献、摘取该公民的人体器官;公民生前未表示不同意捐献其人体器官的,该公民死亡后,其配偶、成年子女、父母可以以书面形式共同表示同意捐献该公民人体器官的意愿。

(3)捐献意愿的撤销 公民捐献其人体器官应当有书面形式的捐献意愿,对已经表示捐献其人体器官的意愿,有权予以撤销。

(4)活体器官捐献人的年龄条件 任何组织或个人不得摘取未满18周岁公民的活体器官用于移植。

(5)活体器官接受人的条件 活体器官的接受人限于活体器官捐献人的配偶、直系血亲或者三代以内旁系血亲,或者有证据证明与活体器官捐献人存在因帮扶等形成亲情关系的人员。根据2009年卫生部发布的《关于规范活体器官移植的若干规定》,"配偶"仅限于结婚3年以上或者婚后已育有子女的;"因帮扶等形成亲情关系"仅限于养父母和养子女之间的关系、继父母与继子女之间的关系。

3. 人体器官的移植

(1)诊疗科目登记 医疗机构从事人体器官移植,应当依照《医疗机构管理条例》的规定,向所在地省、自治区、直辖市人民政府卫生主管部门申请办理人体器官移植诊疗科目登记。

医疗机构从事人体器官移植,应当具备下列条件:①有与从事人体器官移植相适应的执业医师和其他医务人员;②有满足人体器官移植所需要的设备、设施;③有由医学、法学、伦理学等方面专家组成的人体器官移植技术临床应用与伦理委员会,该委员会中从事人体器官移植的医学专家不超过委员人数的1/4;④有完善的人体器官移植质量监控等管理制度。

(2)捐献人的医学检查和接收人的风险评估 实施人体器官移植手术的医疗机构及其医务人员应当对人体器官捐献人进行医学检查,对接受人因人体器官移植感染疾病的风险进行评估,并采取措施,降低风险。

(3)伦理审查 《人体器官移植条例》规定,医疗机构及其医务人员从事人体器官移植,应当遵守伦理原则和人体器官移植技术管理规范。在摘取活体器官前或者尸体器官捐献人死亡前,负责人体器官移植的执业医师应当向所在医疗机构的人体器官移植技术临床应用与伦理委员会提出摘取人体器官审查申请。人体器官移植技术临床应用与伦理委员会不同意摘取人体器官的,医疗机构不得作出摘取人体器官的决定,医务人员不得摘取人体器官。

人体器官移植技术临床应用与伦理委员会收到摘取人体器官审查申请后,应当对下列事项进行审查,并出具同意或者不同意的书面意见:①人体器官捐献人的捐献意愿是否真实;②有无买卖或者变相买卖人体器官的情形;③人体器官的配型和接受人的适应证是否符合伦理原则和人体器官移植技术管理规范。经2/3以上委员同意,人体器官移植技术临床应用与伦理委员会方可出具同意摘取人体器官的书面意见。

(4)摘取活体器官应当履行的义务 《人体器官移植条例》规定,从事人体器官移植的医疗机构及其医务人员摘取活体器官前,应当履行下列义务:①向活体器官捐献人说明器官摘取手术的风险、术后注意事项、可能发生的并发症及其预防措施等,并与活体器官捐献人签署知情同意书;②查验活体器官捐献人同意捐献其器官的书面意愿、活体器官捐献人与接受人存在适宜捐献关系的证明材料;③确认除摘取器官产生的直接后果外,不会损害活体器官捐献人其他正常的生理功能。从事人体器官移植的医疗机构应当保存活体器官捐献人的医学资料,并进行随访。

(5)摘取尸体器官的要求 《人体器官移植条例》规定,摘取尸体器官,应当在依法判定尸体器官捐献人死亡后进行。从事人体器官移植的医务人员不得参与捐献人的死亡判定。从事人体器官移植的医疗机构及其医务人员应当尊重死者的尊严,对摘取器官完毕的尸体,应当进行符合伦理原则的医学处理,除用于移植的器官以外,应当恢复尸体原貌。

(6)个人资料保密 从事人体器官移植的医务人员应当对人体器官捐献人、接受人和申请人体器官移植手术的患者的个人资料保密。

4. 法律责任

(1) 医疗机构的法律责任

①医疗机构违反规定,参与买卖人体器官或者从事与买卖人体器官有关活动的,由设区的市级以上人民政府卫生主管部门依照职责分工没收违法所得,并处交易额8倍以上10倍以下的罚款;对负有责任的主管人员和其他直接责任人依法给予处分,并由原登记部门撤销该医疗机构人体器官移植诊疗科目登记,该医疗机构3年内不得再申请人体器官移植诊疗科目登记;医务人员参与上述活动的,由原发证部门吊销其执业证书。

②医疗机构未办理人体器官移植诊疗科目登记,擅自从事人体器官移植的,依照《医疗机构管理条例》的规定予以处罚。

③实施人体器官移植手术的医疗机构及其医务人员违反规定,未对人体器官捐献人进行医学检查或者未采取措施,导致接受人因人体器官移植手术感染疾病的,依照《医疗事故处理条例》的规定予以处罚。给他人造成损害的,应当依法承担民事责任。

④医疗机构有下列情形之一的,对负有责任的主管人员给予处分;情节严重的,由原登记部门撤销该医疗机构人体器官移植诊疗科目登记,该医疗机构3年内不得再申请人体器官移植诊疗科目登记:

A. 不具备《人体器官移植条例》规定条件,仍从事人体器官移植的。

B. 未经人体器官移植技术临床应用与伦理委员会审查同意,作出摘取人体器官的决定,或者胁迫医务人员违反《人体器官移植条例》规定摘取人体器官的。

C. 摘取活体器官前未依照《人体器官移植条例》的规定,履行说明、查验、确认义务的。

D. 对摘取器官完毕的尸体未进行符合伦理原则的医学处理,恢复尸体原貌的。

(2) 医务人员的法律责任

①从事人体器官移植的医务人员违反规定,泄露人体器官捐献人、接受人或者申请人体器官移植手术患者个人资料的,依照《医师法》或者国家有关护士管理的规定予以处罚。给他人造成损害的,应当依法承担民事责任。

②从事人体器官移植的医务人员参与尸体器官捐献人的死亡判定的,由县级以上地方人民政府卫生主管部门依照职责分工暂停其6个月以上1年以下执业活动;情节严重的,由原发证部门吊销其执业证书。

③医务人员有下列情形之一的,依法给予处分;情节严重的,由县级以上人民政府卫生主管部门暂停其6个月以上1年以下执业活动;情节特别严重的,由原发证部门吊销其执业证书:

A. 未经人体器官移植技术临床应用与伦理委员会审查同意摘取人体器官的。

B. 摘取活体器官前未按规定履行说明、查验、确认义务的。

C. 对摘取器官完毕的尸体未进行符合伦理原则的医学处理,恢复尸体原貌的。

【例5】依照我国《人体器官移植条例》,下列可以为其直系血亲捐献肾脏的是

  A. 27周岁的未婚男性　　　　B. 35周岁的严重智力低下患者　　C. 17周岁的健康中学生

  D. 25周岁的乙肝患者　　　　E. 22周岁的精神病患者

【例6】目前我国提倡的活体供体器官获取方式是

  A. 家属决定　　　　　　　　B. 自由买卖　　　　　　　　　　C. 医生强制

  D. 推定同意　　　　　　　　E. 自愿捐赠

常考点 以往每年1~2题。

参考答案——详细解答见《2024国家临床执业及助理医师资格考试历年考点精析(上、下册)》

1. ABCDE　　2. ABCDE　　3. ABCDE　　4. ABCDE　　5. ABCDE　　6. ABCDE

第9章　放射诊疗管理规定与抗菌药物临床应用管理办法

▶ **考纲要求**

①放射诊疗管理规定概述：放射诊疗的概念及分类。②执业条件：安全防护装置、辐射检测仪器和个人防护用品的配备与使用，设备和场所警示标志的设置。③安全防护与质量保证：场所防护要求，工作人员防护要求，患者和受检者的防护要求，放射诊疗检查的原则和实施，放射治疗的原则和实施。④法律责任：医疗机构的法律责任。⑤抗菌药物临床应用管理办法概述：抗菌药物临床应用的原则，抗菌药物临床应用的分级管理。⑥抗菌药物临床应用管理：遴选和定期评估，处方权的授予，预防感染指征的掌握，特殊使用级抗菌药物的使用，越级使用抗菌药物的要求，细菌耐药预警机制，异常情况的调查和处理，临床应用知识和规范化管理培训与考核。⑦监督管理：抗菌药物处方、医嘱点评，对开具抗菌药物超常处方医师的处理，取消医师抗菌药物处方权的情形。⑧法律责任：开具抗菌药物牟取不正当利益的法律责任，医师违反抗菌药物临床应用规定的法律责任。

▶ **复习要点**

一、放射诊疗管理规定

2006年1月24日，卫生部公布了《放射诊疗管理规定》，自2006年3月1日起施行。2016年1月19日，国家卫生计生委对《放射诊疗管理规定》进行了修订。

1. 概述

（1）**放射诊疗的概念**　放射诊疗是指使用放射性同位素、射线装置进行临床医学诊断、治疗和健康检查的活动。

（2）**放射诊疗的分类**　放射诊疗分为4类管理：放射治疗、核医学、介入放射学、X射线影像诊断。

2. 执业条件

（1）**安全防护装置、辐射检测仪器和个人防护用品的配备与使用**　医疗机构应当按照下列要求配备并使用安全防护装置、辐射检测仪器和个人防护用品：

①放射治疗场所应当按照相应标准设置多重安全联锁系统、剂量监测系统、影像监控、对讲装置和固定式剂量监测报警装置；配备放疗剂量仪、剂量扫描装置和个人剂量报警仪；

②开展核医学工作的，设有专门的放射性同位素分装、注射、储存场所，放射性废物屏蔽设备和存放场所；配备活度计、放射性表面污染监测仪；

③介入放射学与其他X射线影像诊断工作场所应当配备工作人员防护用品和受检者个人防护用品。

（2）**设备和场所警示标志的设置**　医疗机构应当对下列设备和场所设置醒目的警示标志：

①装有放射性同位素和放射性废物的设备、容器，应设置电离辐射标志；

②放射性同位素和放射性废物储存场所，应设置电离辐射警告标志及必要的文字说明；

③放射诊疗工作场所的入口处，应设置电离辐射警告标志；

④放射诊疗工作场所应当按照有关标准的要求分为控制区、监督区，在控制区进出口及其他适当位置，应设置电离辐射警告标志和工作指示灯。

【例1】医疗机构应当设置电离辐射醒目警示标志的场所是

A. 放射性工作人员办公室　　B. 放射性检查报告单发放处　　C. 接受放射诊疗患者的病房
D. 医学影像科候诊区　　E. 放射性废物储存场所

3. 安全防护与质量保证

(1) **场所防护要求**　①医疗机构应当定期对放射诊疗工作场所、放射性同位素储存场所和防护设施进行放射防护检测,保证辐射水平符合有关规定或者标准。②放射性同位素不得与易燃、易爆、腐蚀性物品同库储存;储存场所应当采取有效的防泄漏等措施,并安装必要的报警装置。③放射性同位素储存场所应当有专人负责,有完善的存入、领取、归还登记和检查制度,做到交接严格,检查及时,账目清楚,账物相符,记录资料完整。

(2) **工作人员防护要求**　放射诊疗工作人员应当按照有关规定佩带个人剂量计。医疗机构应当按照有关规定和标准,对放射诊疗工作人员进行上岗前、在岗期间、离岗时的健康检查,定期进行专业及防护知识培训,并分别建立个人剂量、职业健康管理和教育培训档案。

(3) **患者和受检者的防护要求**　放射诊疗工作人员对患者和受检者进行医疗照射时,应当遵守医疗照射正当化和放射防护最优化的原则,有明确的医疗目的,严格控制受照剂量;对邻近照射野的敏感器官和组织进行屏蔽防护,并事先告知患者和受检者辐射对健康的影响。

(4) **放射诊断检查的原则和实施**　医疗机构在实施放射诊断检查前应当对不同检查方法进行利弊分析,在保证诊断效果的前提下,优先采用对人体健康影响较小的诊断技术。

实施检查应当遵守下列规定:①严格执行检查资料的登记、保存、提取和借阅制度,不得因资料管理、受检者转诊等原因使受检者接受不必要的重复照射;②不得将核素显像检查和X射线胸部检查列入对婴幼儿及少年儿童体检的常规检查项目;③对育龄妇女腹部或骨盆进行核素显像检查或X射线检查前,应问明是否怀孕;非特殊需要,对受孕后8至15周的育龄妇女,不得进行下腹部放射影像检查;④应当尽量以胸部X射线摄影代替胸部荧光透视检查;⑤实施放射性药物给药和X射线照射操作时,应当禁止非受检者进入操作现场;因患者病情需要其他人员陪检时,应当对陪检者采取防护措施。

(5) **放射治疗的原则和实施**　开展放射治疗的医疗机构,在对患者实施放射治疗前,应当进行影像学、病理学及其他相关检查,严格掌握放射治疗的适应证。对确需进行放射治疗的,应当制定科学的治疗计划,并按照下列要求实施:

①对体外远距离放射治疗,工作人员在进入治疗室前,应首先检查操作控制台的源位显示,确认放射线束或放射源处于关闭位时,方可进入。

②对近距离放射治疗,工作人员应当使用专用工具拿取放射源,不得徒手操作;对接受敷贴治疗的患者采取安全护理,防止放射源被患者带走或丢失。

③在实施永久性籽粒插植治疗时,放疗工作人员应随时清点所使用的放射性籽粒,防止在操作过程中遗失;放射性籽粒植入后,必须进行医学影像学检查,确认植入部位和放射性籽粒的数量。

④治疗过程中,治疗现场至少应有2名放疗工作人员,并密切注视治疗装置的显示及患者情况,及时解决治疗中出现的问题;严禁其他无关人员进入治疗场所。

⑤放射诊疗工作人员应当严格遵守操作规范,不得擅自修改治疗计划。

⑥放射诊疗工作人员应当验证治疗计划的执行情况,发现偏离计划现象时,应当及时采取补救措施并向本科室负责人或者本机构负责医疗质量控制的部门报告。

【例2】根据《放射诊疗管理规定》,非特殊需要,不得对受孕一定时间段的育龄妇女进行下腹部放射影像检查。该时间段是受孕后
A. 8~15周　　B. 16~28周　　C. 28~34周
D. 34~36周　　E. 36~38周

4. 医疗机构的法律责任

(1) **罚款3000元**　医疗机构有下列情形之一的,由县级以上卫生行政部门给予警告、责令限期改正,

并可以根据情节处以3000元以下的罚款;情节严重的,吊销其《医疗机构执业许可证》。
①未取得放射诊疗许可从事放射诊疗工作的。
②未办理诊疗科目登记或者未按照规定进行校验的。
③未经批准擅自变更放射诊疗项目或者超出批准范围从事放射诊疗工作的。

(2) **罚款5000元** 医疗机构使用不具备相应资质的人员从事放射诊疗工作的,由县级以上卫生行政部门责令限期改正,并可以处以5000元以下的罚款;情节严重的,吊销其《医疗机构执业许可证》。

(3) **罚款1万元** 医疗机构违反《放射诊疗管理规定》,有下列情形之一的,由县级以上卫生行政部门给予警告,责令限期改正;并可处1万元以下的罚款:
①购置、使用不合格或国家有关部门规定淘汰的放射诊疗设备的。
②未按照规定使用安全防护装置和个人防护用品的。
③未按照规定对放射诊疗设备、工作场所及防护设施进行检测和检查的。
④未按照规定对放射诊疗工作人员进行个人剂量监测、健康检查、建立个人剂量和健康档案的。
⑤发生放射事件并造成人员健康严重损害的。
⑥发生放射事件未立即采取应急救援和控制措施或者未按照规定及时报告的。
⑦违反《放射诊疗管理规定》的其他情形。

【例3】医疗机构违反规定,可由县级以上卫生行政部门处以1万元罚款的情形是
　　A. 未取得放射诊疗许可从事放射诊疗工作　　B. 未经批准擅自变更放射诊疗项目
　　C. 超出批准范围从事放射诊疗工作　　D. 未按规定使用安全防护装置和个人防护用品
　　E. 放射诊疗科室管理混乱

二、抗菌药物临床应用管理办法

2012年4月24日,卫生部发布了《抗菌药物临床应用管理办法》,自2012年8月1日起施行。

1. 概述

(1) **抗菌药物临床应用的原则** 抗菌药物临床应用应当遵循安全、有效、经济的原则。

(2) **抗菌药物临床应用的分级管理** 抗菌药物临床应用实行分级管理。根据安全性、疗效、细菌耐药性、价格等因素,将抗菌药物分为三级:非限制使用级、限制使用级与特殊使用级。
①非限制使用级抗菌药物 是指经长期临床应用证明安全、有效,对细菌耐药性影响较小,价格相对较低的抗菌药物。
②限制使用级抗菌药物 是指经长期临床应用证明安全、有效,对细菌耐药性影响较大,或者价格相对较高的抗菌药物。
③特殊使用级抗菌药物 是指具有以下情形之一的抗菌药物:A. 具有明显或者严重不良反应,不宜随意使用的抗菌药物;B. 需要严格控制使用,避免细菌过快产生耐药的抗菌药物;C. 疗效、安全性方面的临床资料较少的抗菌药物;D. 价格昂贵的抗菌药物。

2. 抗菌药物临床应用管理

(1) **遴选和定期评估** 医疗机构应当建立抗菌药物遴选和定期评估制度。
①抗菌药物遴选申请 医疗机构遴选和新引进抗菌药物品种,应当由临床科室提交申请报告,经药学部门提出意见后,由抗菌药物管理工作组审议。
②抗菌药物遴选申请审核 抗菌药物遴选申请经抗菌药物管理工作组2/3以上成员审议同意,并经药事管理与药物治疗学委员会2/3以上委员审核同意后方可列入采购供应目录。
③抗菌药物品种的清退或更换 抗菌药物品种或者品规存在安全隐患、疗效不确切、耐药率高、性价比差或者违规使用等情况的,临床科室、药学部门、抗菌药物管理工作组可以提出清退或者更换意见。清

退意见经抗菌药物管理工作组 1/2 以上成员同意后执行,并报药事管理与药物治疗学委员会备案;更换意见经药事管理与药物治疗学委员会讨论通过后执行。清退或者更换的抗菌药物品种或者品规原则上 12 个月内不得重新进入本机构抗菌药物供应目录。

(2) **处方权的授予**

① 具有高级专业技术职务任职资格的医师,可授予特殊使用级抗菌药物处方权;具有中级以上专业技术职务任职资格的医师,可授予限制使用级抗菌药物处方权;具有初级专业技术职务任职资格的医师,在乡、民族乡、镇、村的医疗机构独立从事一般执业活动的执业助理医师以及乡村医生,可授予非限制使用级抗菌药物处方权。

② 二级以上医院医师,经本机构抗菌药物临床应用知识和规范化管理的培训,并考核合格后,方可获得相应的处方权。

③ 其他医疗机构依法享有处方权的医师、乡村医生,由县级以上地方卫生行政部门组织相关培训、考核。经考核合格的,授予相应的抗菌药物处方权或者抗菌药物调剂资格。

(3) **预防感染指征的掌握** 预防感染、治疗轻度或者局部感染应当首选非限制使用级抗菌药物;严重感染、免疫功能低下合并感染或者病原菌只对限制使用级抗菌药物敏感时,方可选用限制使用级抗菌药物。

(4) **特殊使用级抗菌药物的使用** 应严格控制特殊使用级抗菌药物使用。

① 特殊使用级抗菌药物不得在门诊使用。

② 临床应用特殊使用级抗菌药物应当严格掌握用药指征,经抗菌药物管理工作组指定的专业技术人员会诊同意后,由具有相应处方权的医师开具处方。

③ 特殊使用级抗菌药物会诊人员由具有抗菌药物临床应用经验的感染性疾病科、呼吸科、重症医学科、微生物检验科、药学部门等具有高级专业技术职务任职资格的医师、药师或具有高级专业技术职务任职资格的抗菌药物专业临床药师担任。

(5) **越级使用抗菌药物的要求** 因抢救生命垂危的患者等紧急情况,医师可以越级使用抗菌药物。越级使用抗菌药物应当详细记录用药指征,并应当于 24 小时内补办越级使用抗菌药物的必要手续。

(6) **细菌耐药预警机制** 医疗机构应当开展细菌耐药监测工作,建立细菌耐药预警机制。

① 主要目标细菌耐药率>30%的抗菌药物,应当及时将预警信息通报本机构医务人员。

② 主要目标细菌耐药率>40%的抗菌药物,应当慎重经验用药。

③ 主要目标细菌耐药率>50%的抗菌药物,应当参照药敏试验结果选用。

④ 主要目标细菌耐药率>75%的抗菌药物,应当暂停针对此目标细菌的临床应用,根据追踪细菌耐药监测结果,再决定是否恢复临床应用。

(7) **异常情况的调查和处理** 医疗机构应当对以下抗菌药物临床应用异常情况开展调查,作出处理:

① 使用量异常增长的抗菌药物。

② 半年内使用量始终居于前列的抗菌药物。

③ 经常超适应证、超剂量使用的抗菌药物。

④ 企业违规销售的抗菌药物。

⑤ 频繁发生严重不良事件的抗菌药物。

(8) **临床应用知识和规范化管理培训与考核** 二级以上医院应当定期对医师和药师进行抗菌药物临床应用知识和规范化管理的培训。抗菌药物临床应用知识和规范化管理培训和考核内容应当包括:①《药品管理法》《医师法》《抗菌药物临床应用管理办法》《处方管理办法》《医疗机构药事管理规定》《抗菌药物临床应用指导原则》《国家基本药物处方集》《国家处方集》和《医院处方点评管理规范(试行)》等相关法律、法规、规章和规范性文件;②抗菌药物临床应用及管理制度;③常用抗菌药物的药理学特点与注意事项;④常见细菌的耐药趋势与控制方法;⑤抗菌药物不良反应的防治。

【例 4】可授予特殊使用级抗菌药物处方权的医务人员是

第二十篇 卫生法规
第9章 放射诊疗管理规定与抗菌药物临床应用管理办法

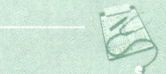

A. 主治医师   B. 住院医师   C. 乡村医生
D. 副主任医师   E. 实习医生

【例5】医生在某医疗机构参加抗菌药物临床应用知识和规范化管理的培训并参加考核,考核合格后获得相应的处方权,该医疗机构属于

A. 一级以上医院   B. 二级以上医院   C. 村卫生室
D. 社区卫生服务中心   E. 乡镇卫生院(2022)

【例6】预防感染和治疗局部感染使用抗菌药物时,首先应用

A. 非限制使用级抗生素   B. 限制使用级抗生素   C. 特殊使用级抗生素
D. 耐药性强的抗生素   E. 不易产生耐药性的抗生素

3. 监督管理

(1) **抗菌药物处方、医嘱点评** 医疗机构抗菌药物管理机构应当定期对抗菌药物处方、医嘱实施点评,并将点评结果作为医师定期考核、临床科室和医务人员绩效考核依据。

(2) **对开具抗菌药物超常处方医师的处理** 医疗机构应当对出现抗菌药物超常处方3次以上且无正当理由的医师提出警告,限制其特殊使用级和限制使用级抗菌药物处方权。

(3) **取消医师抗菌药物处方权的情形** 医师出现下列情形之一的,医疗机构应当取消其处方权,医师处方权资格被取消后,在6个月内不得恢复其处方权:
① 抗菌药物考核不合格的;
② 限制处方权后,仍出现超常处方且无正当理由的;
③ 未按照规定开具抗菌药物处方,造成严重后果的;
④ 未按照规定使用抗菌药物,造成严重后果的;
⑤ 开具抗菌药物处方牟取不正当利益的。

【例7】医疗机构应对无正当理由开具抗菌药物超常处方达到一定次数的医师提出警告,应当予以警告的最低次数是

A. 2次   B. 3次   C. 4次
D. 5次   E. 6次(2021)

4. 法律责任

(1) **开具抗菌药物牟取不正当利益的法律责任** 医疗机构的负责人、药品采购人员、医师等有关人员索取、收受药品生产企业、药品经营企业或者其代理人给予的财物或者通过开具抗菌药物牟取不正当利益的,由县级以上地方卫生行政部门依据国家有关法律法规进行处理。

(2) **医师违反抗菌药物临床应用规定的法律责任** 医师有下列情形之一的,由县级以上卫生行政部门给予警告或者责令暂停6个月以上1年以下执业活动;情节严重的,吊销其执业证书;构成犯罪的,依法追究刑事责任:
① 未按照《抗菌药物临床应用管理办法》规定开具抗菌药物处方,造成严重后果的;
② 使用未经国家药品监督管理部门批准的抗菌药物的;
③ 使用本机构抗菌药物供应目录以外的品种、品规,造成严重后果的;
④ 违反《抗菌药物临床应用管理办法》其他规定,造成严重后果的。

▶ **常考点**   放射诊断管理规定往年很少考;抗菌药物的临床应用原则。

参考答案——详细解答见《2024国家临床执业及助理医师资格考试历年考点精析(上、下册)》

1. ABCDE   2. ABCDE   3. ABCDE   4. ABCDE   5. ABCDE   6. ABCDE   7. ABCDE

第 10 章　精神卫生法与疫苗管理法

▶ **考纲要求**

①精神卫生法概述：精神卫生工作的方针、原则和管理机制，精神障碍患者合法权益保护。②心理健康促进和精神障碍预防：医务人员对就诊者的心理健康指导。③精神障碍的诊断和治疗：开展精神障碍诊断、治疗活动应当具备的条件，精神障碍诊断和治疗的原则，精神障碍的诊断，精神障碍患者的住院治疗，再次诊断和医学鉴定，医疗机构及其医务人员的告知义务，保护性医疗措施的实施，使用药物的要求，病历资料及保管，心理治疗活动的开展。④精神障碍的康复：康复技术指导，严重精神障碍患者的健康档案。⑤法律责任：医疗机构擅自从事精神障碍诊断、治疗的法律责任，医疗机构及其工作人员的法律责任，从事心理治疗人员的法律责任。⑥疫苗管理法概述：疫苗的概念与分类，免疫规划制度，疫苗全程电子追溯制度。⑦疫苗流通：疫苗的采购和供应，疫苗的接收和购进。⑧预防接种：接种单位应当具备的条件，接种单位的管理，医疗卫生人员的职责，儿童预防接种的管理，群体性预防接种的管理，疾病预防控制机构的职责。⑨异常反应监测和处理：预防接种异常反应的概念，不属于预防接种异常反应的情形，预防接种异常反应的监测和处理，预防接种异常反应的补偿。⑩法律责任：疫苗接种未遵守预防接种工作规范等的法律责任，未按规定建立并保存疫苗接收、购进、接种、处置等记录的法律责任，未按规定报告疑似预防接种异常反应等的法律责任。

▶ **复习要点**

一、精神卫生法

2012 年 10 月 26 日，第十一届全国人大常委会第二十九次会议通过了《中华人民共和国精神卫生法》(简称《精神卫生法》)，自 2013 年 5 月 1 日起施行。2018 年 4 月 27 日，第十三届全国人大常委会第二次会议对《精神卫生法》进行了修正。

1. 概述

（1）**精神卫生工作的方针、原则和管理机制**　精神卫生工作实行预防为主的方针，坚持预防、治疗和康复相结合的原则。精神卫生工作实行政府组织领导、部门各负其责、家庭和单位尽力尽责、全社会共同参与的综合管理机制。

（2）**精神障碍患者合法权益保护**　①精神障碍患者的人格尊严、人身和财产安全不受侵犯。②精神障碍患者的教育、劳动、医疗以及从国家和社会获得物质帮助等方面的合法权益受法律保护。③有关单位和个人应当对精神障碍患者的姓名、肖像、住址、工作单位、病历资料以及其他可能推断出其身份的信息予以保密；但是，依法履行职责需要公开的除外。④全社会应当尊重、理解、关爱精神障碍患者。任何组织或者个人不得歧视、侮辱、虐待精神障碍患者，不得非法限制精神障碍患者的人身自由。新闻报道和文学艺术作品等不得含有歧视、侮辱精神障碍患者的内容。⑤医疗机构不得因就诊者是精神障碍患者，推诿或者拒绝为其治疗属于本医疗机构诊疗范围的其他疾病。

2. 心理健康促进和精神障碍预防

医务人员开展疾病诊疗服务，应当按照诊断标准和治疗规范的要求，对就诊者进行心理健康指导；发现就诊者可能患有精神障碍的，应当建议其到符合《精神卫生法》规定的医疗机构就诊。

3. 精神障碍的诊断和治疗

(1) 开展精神障碍诊断、治疗活动应当具备的条件
① 有从事精神障碍诊断、治疗的精神科执业医师、护士。
② 有开展精神障碍诊断、治疗所需的设施。
③ 有完善的精神障碍诊断、治疗管理制度和质量监控制度。
④ 从事精神障碍诊断、治疗的专科医疗机构还应当配备从事心理治疗的人员。
⑤ 综合性医疗机构应当按照国务院卫生行政部门的规定开设精神科门诊或者心理治疗门诊,提高精神障碍预防、诊断、治疗能力。

(2) 精神障碍诊断和治疗的原则　精神障碍的诊断、治疗,应当遵循维护患者合法权益、尊重患者人格尊严的原则,保障患者在现有条件下获得良好的精神卫生服务。

(3) 精神障碍的诊断
① 精神障碍诊断的依据　精神障碍的诊断应当以精神健康状况为依据。除法律另有规定外,不得违背本人意志进行确定其是否患有精神障碍的医学检查。
② 医疗机构的接诊义务　医疗机构接到送诊的疑似精神障碍患者,不得拒绝为其作出诊断。
③ 精神障碍诊断的主体　精神障碍的诊断应当由精神科执业医师作出。疑似精神障碍患者发生伤害自身、危害他人安全的行为,或者有伤害自身、危害他人安全的危险的,其近亲属、所在单位、当地公安机关应当立即采取措施予以制止,并将其送往医疗机构进行精神障碍诊断。医疗机构接到送诊的疑似精神障碍患者,应当将其留院,立即指派精神科执业医师进行诊断,并及时出具诊断结论。

(4) 精神障碍的住院治疗
① 住院　精神障碍的住院治疗应实行自愿原则。诊断结论、病情评估表明,就诊者为严重精神障碍患者并有下列情形之一的,应当对其实施住院治疗:A. 已经发生伤害自身的行为,或者有伤害自身危险的;B. 已经发生危害他人安全的行为,或者有危害他人安全危险的。住院治疗需经监护人同意;监护人不同意的,医疗机构不得对患者实施住院治疗。监护人应当对在家居住的患者做好看护管理。
② 出院　自愿住院治疗的精神障碍患者可以随时要求出院,医疗机构应当同意。对已经发生伤害自身的行为,或者有伤害自身危险的精神障碍患者实施住院治疗的,监护人可以随时要求患者出院,医疗机构应当同意。医疗机构认为精神障碍患者不宜出院的,应当告知不宜出院的理由;患者或者其监护人仍要求出院的,执业医师应当在病历资料中详细记录告知的过程,同时提出出院后的医学建议,患者或者其监护人应当签字确认。对已经发生伤害自身的行为,或者有伤害自身危险的精神障碍患者实施住院治疗,医疗机构认为患者可以出院的,应当立即告知患者及其监护人。
③ 检查评估　医疗机构应当根据患者病情,及时组织精神科执业医师对依照规定实施住院治疗的患者进行检查评估。评估结果表明患者不需要继续住院治疗的,医疗机构应当立即通知患者及其监护人。
④ 患者权利　医疗机构及其医务人员应当尊重住院精神障碍患者的通讯和会见探访者等权利。除在急性发病期或者为了避免妨碍治疗可以暂时性限制外,不得限制患者的通讯和会见探访者等权利。禁止对已经发生危害他人安全的行为,或者有危害他人安全危险实施住院治疗的精神障碍患者,实施以治疗精神障碍为目的的外科手术。

(5) 再次诊断和医学鉴定　精神障碍患者已经发生危害他人安全的行为,或者有危害他人安全的危险情形的,患者或者其监护人对需要住院治疗的诊断结论有异议,不同意对患者实施住院治疗的,可以要求再次诊断和鉴定。
① 再次诊断提出　患者或者其监护人依照规定要求再次诊断的,应当自收到诊断结论之日起3日内,向原医疗机构或者其他具有合法资质的医疗机构提出。承担再次诊断的医疗机构应当在接到再次诊断要求后,指派2名初次诊断医师以外的精神科执业医师进行再次诊断,并及时出具再次诊断结论。承担再次诊断的执业医师应当到收治患者的医疗机构面见、咨询患者,该医疗机构应当予以配合。

②精神障碍医学鉴定　患者或其监护人对再次诊断结论有异议的,可以自主委托依法取得执业资质的鉴定机构进行精神障碍医学鉴定;医疗机构应当公示经公告的鉴定机构名单和联系方式。接受委托的鉴定机构应当指定本机构具有该鉴定事项执业资格的2名以上鉴定人共同进行鉴定,及时出具鉴定报告。

③医学鉴定的要求　A.鉴定人应当到收治精神障碍患者的医疗机构面见、询问患者,该医疗机构应当予以配合。B.鉴定人本人或者其近亲属与鉴定事项有利害关系,可能影响其独立、客观、公正进行鉴定的,应当回避。C.鉴定机构、鉴定人应当遵守有关法律、法规、规章的规定,尊重科学,恪守职业道德,按照精神障碍鉴定的实施程序、技术方法和操作规范,依法独立进行鉴定,出具客观、公正的鉴定报告。D.鉴定人应当对鉴定过程进行实时记录并签名。记录的内容应当真实、客观、准确、完整,记录的文本或者声像载体应当妥善保存。

④再次鉴定结论　A.再次诊断结论或者鉴定报告表明,不能确定就诊者为严重精神障碍患者,或者患者不需要住院治疗的,医疗机构不得对其实施住院治疗。B.再次诊断结论或者鉴定报告表明,精神障碍患者已经发生危害他人安全的行为,或者有危害他人安全的危险情形的,其监护人应当同意对患者实施住院治疗。监护人阻碍实施住院治疗或者患者擅自脱离住院治疗的,可以由公安机关协助医疗机构采取措施对患者实施住院治疗。C.在相关机构出具再次诊断结论、鉴定报告前,收治精神障碍患者的医疗机构应当按照诊疗规范的要求对患者实施住院治疗。

(6)医疗机构及其医务人员的告知义务

①告知患者权利　医疗机构及其医务人员应当将精神障碍患者在诊断、治疗过程中享有的权利,告知患者或者其监护人。

②告知治疗方案　医疗机构及其医务人员应当遵循精神障碍诊断标准和治疗规范,制定治疗方案,并向精神障碍患者或者其监护人告知治疗方案和治疗方法、目的以及可能产生的后果。

③告知替代方案　医疗机构对精神障碍患者实施下列治疗措施,应当向患者或者其监护人告知医疗风险、替代医疗方案等情况,并取得患者的书面同意;无法取得患者意见的,应当取得其监护人的书面同意,并经本医疗机构伦理委员会批准:A.导致人体器官丧失功能的外科手术;B.与精神障碍治疗有关的实验性临床医疗。实施导致人体器官丧失功能的外科手术,因情况紧急查找不到监护人的,应当取得本医疗机构负责人和伦理委员会批准。

④禁忌证　禁止对精神障碍患者实施与治疗其精神障碍无关的实验性临床医疗。禁止对精神障碍患者实施以治疗精神障碍为目的的外科手术。

(7)保护性医疗措施的实施　精神障碍患者在医疗机构内发生或者将要发生伤害自身、危害他人安全、扰乱医疗秩序的行为,医疗机构及其医务人员在没有其他可替代措施的情况下,可以实施约束、隔离等保护性医疗措施。实施保护性医疗措施应当遵循诊断标准和治疗规范,并在实施后告知患者的监护人。禁止利用约束、隔离等保护性医疗措施惩罚精神障碍患者。医疗机构不得强迫精神障碍患者从事生产劳动。

(8)使用药物的要求　对精神障碍患者使用药物,应当以诊断和治疗为目的,使用安全、有效的药物,不得为诊断或者治疗以外的目的使用药物。

(9)病历资料及保管　医疗机构及其医务人员应在病历中如实记录精神障碍患者的病情、治疗措施、用药情况、实施约束、隔离措施等内容,并如实告知患者或其监护人。患者及其监护人可以查阅、复制病历资料;但是,患者查阅、复制病历资料可能对其治疗产生不利影响的除外。病历资料保存期限不得少于30年。

(10)心理治疗活动的开展　心理治疗活动应当在医疗机构内开展。专门从事心理治疗的人员不得从事精神障碍的诊断,不得为精神障碍患者开具处方或者提供外科治疗。

【例1】对精神障碍患者实施住院治疗须经监护人同意的情形是
　　A.医疗费用需要自理　　　　B.没有办理住院手续能力　　　C.发生伤害自身行为
　　D.患者家属提出医学鉴定要求　　E.没有危害他人安全危险

第二十篇　卫生法规
第10章　精神卫生法与疫苗管理法

【例2】《精神卫生法》规定，承担精神障碍患者再次诊断的精神科执业医师人数是
  A. 1人　　　　　　　　B. 2人　　　　　　　　C. 3人
  D. 4人　　　　　　　　E. 5人

（3~5题共用题干）连某，因患严重的躁狂抑郁障碍正在精神病专科医院住院治疗。因病情恶化，患者出现伤人毁物等行为，医院在没有其他可替代措施的情况下，对其实施了约束身体的措施，但实施后没有及时通知连某的监护人。连某的父亲作为监护人探视时，看到儿子被捆绑在病床上非常气愤。

【例3】依照《精神卫生法》对患者连某实施约束行为的性质属于
  A. 治疗性措施　　　　　B. 惩罚性措施　　　　　C. 保护性医疗措施
  D. 诊断性措施　　　　　E. 警告性措施

【例4】对患者连某实施身体约束而未告知其监护人的做法，侵犯的患方权利是
  A. 生命权　　　　　　　B. 健康权　　　　　　　C. 认知权
  D. 知情权　　　　　　　E. 名誉权

【例5】该案例中所形成的医患关系模式是
  A. 主动-被动型　　　　　B. 指导-合作型　　　　　C. 契约许可型
  D. 指导参与型　　　　　E. 共同参与型

4. 精神障碍的康复

（1）**康复技术指导**　医疗机构应当为在家居住的严重精神障碍患者提供精神科基本药物维持治疗，并为社区康复机构提供有关精神障碍康复的技术指导和支持。

（2）**严重精神障碍患者的健康档案**　社区卫生服务机构、乡镇卫生院、村卫生室应当建立严重精神障碍患者的健康档案，对在家居住的严重精神障碍患者进行定期随访，指导患者服药和开展康复训练，并对患者的监护人进行精神卫生知识和看护知识的培训。县级人民政府卫生行政部门应当为社区卫生服务机构、乡镇卫生院、村卫生室开展上述工作给予指导和培训。

5. 法律责任

（1）**医疗机构擅自从事精神障碍诊断、治疗的法律责任**　不符合《精神卫生法》规定条件的医疗机构，擅自从事精神障碍诊断、治疗的，由县级以上人民政府卫生行政部门责令停止相关诊疗活动，给予警告，并处5000元以上10000元以下罚款，有违法所得的，没收违法所得；对直接主管人员和其他责任人员依法给予或者责令给予降低岗位等级或者撤职、开除的处分；对有关医务人员，吊销其执业证书。

（2）**医疗机构及其工作人员的法律责任**
医疗机构及其工作人员有下列行为之一的，由县级以上人民政府卫生行政部门责令改正，给予警告；情节严重的，对直接负责的主管人员依法给予或者责令给予降低岗位或者撤职、开除的处分，并可以责令有关医务人员暂停1个月以上6个月以下执业活动：①拒绝对送诊的疑似精神障碍患者作出诊断的；②对依照《精神卫生法》规定实施住院治疗的患者未及时进行检查评估或未根据评估结果作出处理的。

医疗机构及其工作人员有下列行为之一的，由县级以上人民政府卫生行政部门责令改正，对直接负责的主管人员和其他责任人员依法给予或者责令给予降低岗位等级或者撤职的处分；对有关医务人员，暂停6个月以上1年以下执业活动；情节严重的，给予或者责令给予开除的处分，并吊销有关医务人员的执业证书：①违反规定实施约束、隔离等保护性医疗措施的；②违反规定，强迫精神障碍患者劳动的；③违反规定，对精神障碍患者实施外科手术或者实验性临床医疗的；④违反规定，侵害精神障碍患者的通讯和会见探访者等权利的；⑤违反精神障碍诊断标准，将非精神障碍患者诊断为精神障碍患者的。

（3）**从事心理治疗人员的法律责任**　从事心理治疗的人员有下列情形之一的，由县级以上人民政府卫生行政部门责令改正，给予警告，并处5000元以上10000元以下罚款，有违法所得的，没收违法所得；造成严重后果的，责令暂停6个月以上1年以下执业活动，直至吊销执业证书：

①从事心理治疗的人员在医疗机构以外开展心理治疗活动的;
②专门从事心理治疗的人员从事精神障碍诊断的;
③专门从事心理治疗的人员为精神障碍患者开具处方或者提供外科治疗的。

专门从事心理治疗的人员在心理治疗活动中造成他人人身、财产或者其他损害的,依法承担民事责任。

【例6】依据《精神卫生法》,给予吊销精神科医师执业证书处罚的情形是
A. 拒绝对送诊的疑似精神障碍患者作出诊断的
B. 精神障碍患者对再次诊断结论有异议的
C. 未及时对有伤害自身危险的患者进行检查评估的
D. 对实施住院治疗的患者未根据评估结果作出处理的
E. 故意将非精神障碍患者诊断为精神障碍患者的

二、疫苗管理法

2019年6月29日,第十三届全国人大常委会第十一次会议通过了《中华人民共和国疫苗管理法》(简称《疫苗管理法》),自2019年12月1日起施行。

1. 概述

(1) **疫苗的概念与分类**　疫苗是指为了预防、控制疾病的发生、流行,用于人体免疫接种的预防性生物制品,包括免疫规划疫苗和非免疫规划疫苗。国家对疫苗实行最严格的管理制度,坚持安全第一、风险管理、全程管控、科学监管、社会共治。

(2) **免疫规划制度**　国家实行免疫规划制度。居住在中国境内的居民,依法享有接种免疫规划疫苗的权利,履行接种免疫规划疫苗的义务。政府免费向居民提供免疫规划疫苗。县级以上人民政府及其有关部门应当保障适龄儿童接种免疫规划疫苗。监护人应当依法保证适龄儿童按时接种免疫规划疫苗。

(3) **疫苗全程电子追溯制度**　国家实行疫苗全程电子追溯制度。国务院药品监督管理部门会同国务院卫生健康主管部门制定统一的疫苗追溯标准和规范,建立全国疫苗电子追溯协同平台,整合疫苗生产、流通和预防接种全过程追溯信息,实现疫苗可追溯。疫苗上市许可持有人应当建立疫苗电子追溯系统,与全国疫苗电子追溯协同平台相衔接,实现生产、流通和预防接种全过程最小包装单位疫苗可追溯、可核查。疾病预防控制机构、接种单位应当依法如实记录疫苗流通、预防接种等情况,并按照规定向全国疫苗电子追溯协同平台提供追溯信息。

2. 疫苗流通

(1) **疫苗的采购**

①国家免疫规划疫苗的采购　国家免疫规划疫苗由国务院卫生健康主管部门会同国务院财政部门等组织集中招标或者统一谈判,形成并公布中标价格或者成交价格,各省、自治区、直辖市实行统一采购。

②其他疫苗的采购　国家免疫规划疫苗以外的其他免疫规划疫苗、非免疫规划疫苗由各省、自治区、直辖市通过省级公共资源交易平台组织采购。

③自行采购　省级疾病预防控制机构应当根据国家免疫规划和本行政区域疾病预防、控制需要,制定本行政区域免疫规划疫苗使用计划,并按照国家有关规定向组织采购疫苗的部门报告,同时报省、自治区、直辖市人民政府卫生健康主管部门备案。

(2) **疫苗的供应**　疫苗上市许可持有人应当按照采购合同约定,向疾病预防控制机构供应疫苗。疾病预防控制机构应当按照规定向接种单位供应疫苗。疾病预防控制机构以外的单位和个人不得向接种单位供应疫苗,接种单位不得接收该疫苗。疫苗在储存、运输全过程中应当处于规定的温度环境,冷链储存、运输应当符合要求,并定时监测、记录温度。疾病预防控制机构、接种单位、疫苗上市许可持有人、疫苗配送单位应当遵守疫苗储存、运输管理规范,保证疫苗质量。

(3) 疫苗的接受和购进

①索取证明文件　疫苗上市许可持有人在销售疫苗时,应当提供加盖其印章的批签发证明复印件或者电子文件;销售进口疫苗的,还应当提供加盖其印章的进口药品通关单复印件或者电子文件。疾病预防控制机构、接种单位在接收或者购进疫苗时,应当索取前款规定的证明文件,并保存至疫苗有效期满后不少于5年备查。

②建立购进记录　疾病预防控制机构、接种单位、疫苗配送单位应当按照规定,建立真实、准确、完整的接收、购进、储存、配送、供应记录,并保存至疫苗有效期满后不少于5年备查。疾病预防控制机构、接种单位接收或者购进疫苗时,应当索取本次运输、储存全过程温度监测记录,并保存至疫苗有效期满后不少于5年备查;对不能提供本次运输、储存全过程温度监测记录或者温度控制不符合要求的,不得接收或者购进,并应当立即向县级以上地方人民政府药品监督管理部门、卫生健康主管部门报告。

③定期检查制度　疾病预防控制机构、接种单位应当建立疫苗定期检查制度,对存在包装无法识别、储存温度不符合要求、超过有效期等问题的疫苗,采取隔离存放、设置警示标志等措施,并按照国务院药品监督管理部门、卫生健康主管部门、生态环境主管部门的规定处置。疾病预防控制机构、接种单位应当如实记录处置情况,处置记录应当保存至疫苗有效期满后不少于5年备查。

3. 预防接种

(1) 接种单位应当具备的条件

①取得《医疗机构执业许可证》。

②具有经过县级人民政府卫生健康主管部门组织的预防接种专业培训并考核合格的医师、护士或者乡村医生。

③具有符合疫苗储存、运输管理规范的冷藏设施、设备和冷藏保管制度。

(2) 接种单位的管理　接种单位应当加强内部管理,开展预防接种工作应当遵守预防接种工作规范、免疫程序、疫苗使用指导原则和接种方案。各级疾病预防控制机构应当加强对接种单位预防接种工作的技术指导和疫苗使用的管理。接种单位接种免疫规划疫苗不得收取任何费用。接种单位接种非免疫规划疫苗,除收取疫苗费用外,还可以收取接种服务费。接种服务费的收费标准由省、自治区、直辖市人民政府价格主管部门会同财政部门制定。

(3) 医疗卫生人员的职责

①告知和询问情况　医疗卫生人员实施接种,应当告知受种者或者其监护人所接种疫苗的品种、作用、禁忌、不良反应以及现场留观等注意事项,询问受种者的健康状况以及是否有接种禁忌等情况,并如实记录告知和询问情况。有接种禁忌不能接种的,医疗卫生人员应当向受种者或者其监护人提出医学建议,并如实记录提出医学建议情况。

②检查与核对　医疗卫生人员在实施接种前,应当按照预防接种工作规范的要求,检查受种者健康状况、核查接种禁忌,查对预防接种证,检查疫苗、注射器的外观、批号、有效期,核对受种者的姓名、年龄和疫苗的品名、规格、剂量、接种部位、接种途径,做到受种者、预防接种证和疫苗信息相一致,确认无误后方可实施接种。

③接种与留观　医疗卫生人员应当对符合接种条件的受种者实施接种。受种者在现场留观期间出现不良反应的,医疗卫生人员应当按照预防接种工作规范的要求,及时采取救治等措施。

④接种记录　医疗卫生人员应当按照国务院卫生健康主管部门的规定,真实、准确、完整记录疫苗的品种、上市许可持有人、最小包装单位的识别信息、有效期、接种时间、实施接种的医疗卫生人员、受种者等接种信息,确保接种信息可追溯、可查询。接种记录应当保存至疫苗有效期满后不少于5年备查。

(4) 儿童预防接种的管理　国家对儿童实行预防接种证制度。在儿童出生后1个月内,其监护人应当到儿童居住地承担预防接种工作的接种单位或者出生医院为其办理预防接种证。接种单位或者出生医院不得拒绝办理。监护人应当妥善保管预防接种证。预防接种实行居住地管理,儿童离开原居住地期间,由现居住地承担预防接种工作的接种单位负责对其实施接种。

(5)**群体性预防接种的管理**　县级以上地方人民政府卫生健康主管部门根据传染病监测和预警信息,为预防、控制传染病暴发、流行,报经本级人民政府决定,并报省级以上人民政府卫生健康主管部门备案,可以在本行政区域进行群体性预防接种。需要在全国范围或者跨省、自治区、直辖市范围内进行群体性预防接种的,应当由国务院卫生健康主管部门决定。作出群体性预防接种决定的县级以上地方人民政府或者国务院卫生健康主管部门应当组织有关部门做好人员培训、宣传教育、物资调用等工作。任何单位和个人不得擅自进行群体性预防接种。

(6)**疾病预防控制机构的职责**

①各级疾病预防控制机构应当通过全国儿童预防接种日等活动定期开展疫苗安全法律、法规以及预防接种知识等的宣传教育、普及工作。

②疾病预防控制机构应当依法如实记录疫苗流通、预防接种等情况,并按照规定向全国疫苗电子追溯协同平台提供追溯信息。

③各级疾病预防控制机构应当加强对接种单位预防接种工作的技术指导和疫苗使用的管理。

4. 异常反应监测和处理

(1)**预防接种异常反应的概念**　预防接种异常反应是指合格的疫苗在实施规范接种过程中或者实施规范接种后造成受种者机体组织器官、功能损害,相关各方均无过错的药品不良反应。

(2)**不属于预防接种异常反应的情形**

①因疫苗本身特性引起的接种后一般反应。

②因疫苗质量问题给受种者造成的损害。

③因接种单位违反预防接种工作规范、免疫程序、疫苗使用指导原则、接种方案给受种者造成的损害。

④受种者在接种时正处于某种疾病的潜伏期或者前驱期,接种后偶合发病。

⑤受种者有疫苗说明书规定的接种禁忌,在接种前受种者或者其监护人未如实提供受种者的健康状况和接种禁忌等情况,接种后受种者原有疾病急性复发或者病情加重。

⑥因心理因素发生的个体或者群体的心因性反应。

(3)**预防接种异常反应的监测和处理**

①**监测**　国家加强预防接种异常反应监测。预防接种异常反应监测方案由国务院卫生健康主管部门会同国务院药品监督管理部门制定。

②**报告**　接种单位、医疗机构等发现疑似预防接种异常反应的,应当按照规定向疾病预防控制机构报告。

③**处理**　对疑似预防接种异常反应,疾病预防控制机构应当按照规定及时报告,组织调查、诊断,并将调查、诊断结论告知受种者或者其监护人。对调查、诊断结论有争议的,可以根据国务院卫生健康主管部门制定的鉴定办法申请鉴定。

因预防接种导致受种者死亡、严重残疾,或者群体性疑似预防接种异常反应等对社会有重大影响的疑似预防接种异常反应,由设区的市级以上人民政府卫生健康主管部门、药品监督管理部门按照各自职责组织调查、处理。

(4)**预防接种异常反应的补偿**　国家实行预防接种异常反应补偿制度。预防接种异常反应补偿范围、标准、程序由国务院规定,省、自治区、直辖市制定具体实施办法。

①**补偿原则**　预防接种异常反应补偿应当及时、便民、合理。

②**补偿范围**　实施接种过程中或者实施接种后出现受种者死亡、严重残疾、器官组织损伤等损害,属于预防接种异常反应或者不能排除的,应当给予补偿。补偿范围实行目录管理,并根据实际情况进行动态调整。

③**补偿费用**　接种免疫规划疫苗所需的补偿费用,由省、自治区、直辖市人民政府财政部门在预防接

种经费中安排;接种非免疫规划疫苗所需的补偿费用,由相关疫苗上市许可持有人承担。国家鼓励通过商业保险等多种形式对预防接种异常反应受种者予以补偿。

【例7】疫苗接种记录依法应保存至少
   A. 1年　　　　　　　　B. 2年　　　　　　　　C. 3年
   D. 4年　　　　　　　　E. 5年(2021、2022)

【例8】属于《疫苗管理法》规定的预防接种异常反应情形的是
   A. 心理因素发生的群体心因性反应　　　B. 实施规范接种后造成受种者的损害
   C. 与受种者疾病偶合出现的损害　　　　D. 疫苗质量不合格给受种者造成的损害
   E. 接种医生违反接种程序造成的损害

【例9】张某,在接种某免疫规划疫苗后发生严重残疾,经查该疫苗质量合格,接种过程符合操作规范。张某依法获得补偿,补偿费用来源于
   A. 省级医疗管理部门　　　　B. 为其接种的工作人员　　　C. 为其接种的医疗机构
   D. 疫苗上市许可持有人　　　E. 省人民政府财政部门(2022)

5. 法律责任

(1) **疫苗接种未遵守预防接种工作规范等的法律责任**　疾病预防控制机构、接种单位有下列情形之一的,由县级以上人民政府卫生健康主管部门责令改正,给予警告,没收违法所得;情节严重的,对主要负责人、直接负责的主管人员和其他直接责任人员依法给予警告直至撤职处分,责令负有责任的医疗卫生人员暂停1年以上18个月以下执业活动;造成严重后果的,对主要负责人、直接负责的主管人员和其他直接责任人员依法给予开除处分,由原发证部门吊销负有责任的医疗卫生人员的执业证书:①未按照规定供应、接收、采购疫苗;②接种疫苗未遵守预防接种工作规范、免疫程序、疫苗使用指导原则、接种方案;③擅自进行群体性预防接种。

(2) **未按规定建立并保存疫苗接收、购进、接种、处置等记录的法律责任**　疾病预防控制机构、接种单位有下列情形之一的,由县级以上人民政府卫生健康主管部门责令改正,给予警告;情节严重的,对主要负责人、直接负责的主管人员和其他直接责任人员依法给予警告直至撤职处分,责令负有责任的医疗卫生人员暂停6个月以上1年以下执业活动;造成严重后果的,对主要负责人、直接负责的主管人员和其他直接责任人员依法给予开除处分,由原发证部门吊销负有责任的医疗卫生人员的执业证书:①未按照规定提供追溯信息;②接收或者购进疫苗时未按照规定索取并保存相关证明文件、温度监测记录;③未按照规定建立并保存疫苗接收、购进、储存、配送、供应、接种、处置记录;④未按照规定告知、询问受种者或者其监护人有关情况。

(3) **未按规定报告疑似预防接种异常反应等的法律责任**　疾病预防控制机构、接种单位、医疗机构未按照规定报告疑似预防接种异常反应、疫苗安全事件等,或者未按照规定对疑似预防接种异常反应组织调查、诊断等的,由县级以上人民政府卫生健康主管部门责令改正,给予警告;情节严重的,对接种单位、医疗机构处5万元以上50万元以下的罚款,对疾病预防控制机构、医疗机构的主要负责人、直接负责的主管人员和其他直接责任人员依法给予警告直至撤职处分;造成严重后果的,对主要负责人、直接负责的主管人员和其他直接责任人员依法给予开除处分,由原发证部门吊销负有责任的医疗卫生人员的执业证书。

▶ **常考点**　以往每年1~2题。

参考答案——详细解答见《2024国家临床执业及助理医师资格考试历年考点精析(上、下册)》

1. ABCDE　2. ABCDE　3. ABCDE　4. ABCDE　5. ABCDE　6. ABCDE　7. ABCDE
8. ABCDE　9. ABCDE

第 11 章　药品不良反应报告和监测管理办法

▶**考纲要求**
①药品不良反应报告和监测管理办法概述:药品不良反应的概念。②报告与处置:医疗机构的职责。③法律责任:医疗机构的法律责任。

▶**复习要点**
2011 年 5 月 4 日,卫生部发布了《药品不良反应报告和监测管理办法》,自 2011 年 7 月 1 日起施行。

1. 概述
药品不良反应是指合格药品在正常用法用量下出现的与用药目的无关的有害反应。

2. 报告与处置
(1)报告　国家实行药品不良反应报告制度。医疗机构应当按照规定报告所发现的药品不良反应。《药品不良反应报告和监测管理办法》规定,医疗机构应当设立或者指定机构并配备专(兼)职人员,承担本单位的药品不良反应报告和监测工作。医疗机构获知或者发现可能与用药有关的不良反应,应当通过国家药品不良反应监测信息网络报告;不具备在线报告条件的,应当通过纸质报表报所在地不良反应监测机构,由所在地药品不良反应监测机构代为在线报告。报告内容应当真实、完整、准确。
①个例药品不良反应报告　医疗机构应当主动收集药品不良反应,获知或者发现药品不良反应后,应当在 15 日内报告,其中死亡病例须立即报告;其他药品不良反应应当在 30 日内报告。
②药品群体不良事件报告　药品群体不良事件,是指同一药品在使用过程中,在相对集中的时间、区域内,对一定数量人群的身体健康或者生命安全造成损害或者威胁,需要予以紧急处置的事件。根据《药品不良反应报告和监测管理办法》规定,医疗卫生机构获知或者发现药品群体不良事件后,应当立即通过电话或者传真等方式报所在地的县级药品监督管理部门、卫生行政部门和药品不良反应监测机构,必要时可以越级报告;同时填写《药品群体不良事件基本信息表》,对每一病例还应当及时填写《药品不良反应/事件报告表》,通过国家药品不良反应监测信息网络报告。
(2)处置　《药品不良反应报告和监测管理办法》规定:①医疗机构应当配合药品监督管理部门、卫生行政部门和药品不良反应监测机构对药品不良反应或者群体不良事件的调查,并提供调查所需的资料;②医疗机构发现药品群体不良事件后应当积极救治患者,迅速开展临床调查,分析事件发生的原因,必要时可采取暂停药品的使用等紧急措施;③医疗机构应当建立并保存药品不良反应报告和监测档案。

3. 法律责任(医疗机构的法律责任)
《药品不良反应报告和监测管理办法》规定,医疗机构有下列情形之一的,由所在地卫生行政部门给予警告,责令限期改正;逾期不改的,处 3 万元以下的罚款;情节严重并造成严重后果的,由所在地卫生行政部门对相关责任人给予行政处分:①无专职或者兼职人员负责本单位药品不良反应监测工作的;②未按照要求开展药品不良反应或者群体不良事件报告、调查、评价和处理的;③不配合严重药品不良反应和群体不良事件相关调查工作的。

▶**常考点**　往年不常考。

第12章 医疗废物管理条例

▶ **考纲要求**
①医疗废物管理条例概述：医疗废物的概念。②医疗卫生机构对医疗废物的管理：收集，暂时贮存，运送，处置。③法律责任：医疗卫生机构的法律责任。

▶ **复习要点**
2003年6月16日国务院发布《医疗废物管理条例》，2011年1月8日修订。

1. 概述
医疗废物是指医疗卫生机构在医疗、预防、保健以及其他相关活动中产生的具有直接或者间接感染性、毒性以及其他危害性的废物。

2. 医疗卫生机构对医疗废物的管理
(1) **收集** 医疗卫生机构应当及时收集本单位产生的医疗废物，并按照类别分置于防渗漏、防锐器穿透的专用包装物或者密闭的容器内。医疗废物集中处置单位应当至少每2天到医疗卫生机构收集、运送一次医疗废物，并负责医疗废物的贮存、处置。

(2) **暂时贮存** 医疗卫生机构应当建立医疗废物的暂时贮存设施、设备，不得露天存放医疗废物；医疗废物暂时贮存的时间不得超过2天。医疗废物的暂时贮存设施、设备，应当远离医疗区、食品加工区和人员活动区以及生活垃圾存放场所，并设置明显的警示标识和防渗漏、防鼠、防蚊蝇、防蟑螂、防盗以及预防儿童接触等安全措施。医疗废物的暂时贮存设施、设备应当定期消毒和清洁。

(3) **运送** 医疗卫生机构应当使用防渗漏、防遗撒的专用运送工具，按照本单位确定的内部医疗废物运送时间、路线，将医疗废物收集、运送至暂时贮存地点。运送工具使用后应当在医疗卫生机构内指定的地点及时消毒和清洁。

(4) **处置** 医疗卫生机构应当根据就近集中处置的原则，及时将医疗废物交由医疗废物集中处置单位处置。医疗废物中病原体的培养基、标本和菌种、毒种保存液等高危险废物，在交医疗废物集中处置单位处置前应当就地消毒。

3. 法律责任
(1) **处罚1** 医疗卫生机构违反规定，有下列情形之一的，由县级以上地方人民政府卫生行政主管部门或者环境保护行政主管部门按照各自的职责责令限期改正，给予警告；逾期不改正的，处2000元以上5000元以下的罚款：①未建立、健全医疗废物管理制度，或者未设置监控部门或者专(兼)职人员的；②未对有关人员进行相关法律和专业技术、安全防护以及紧急处理等知识的培训的；③未对从事医疗废物收集、运送、贮存、处置等工作的人员和管理人员采取职业卫生防护措施的；④未对医疗废物进行登记或者未保存登记资料的；⑤对使用后的医疗废物运送工具或者运送车辆未在指定地点及时进行消毒和清洁的；⑥未及时收集、运送医疗废物的；⑦未定期对医疗废物处置设施的环境污染防治和卫生学效果进行检测、评价，或者未将检测、评价效果存档、报告的。

(2) **处罚2** 医疗卫生机构违反规定，有下列情形之一的，由县级以上地方人民政府卫生行政主管部门或者环境保护行政主管部门按照各自的职责责令限期改正，给予警告，可以并处5000元以下的罚款；逾期不改正的，处5000元以上3万元以下的罚款：①贮存设施或者设备不符合环境保护、卫生要求的；

②未将医疗废物按照类别分置于专用包装物或者容器的；③未使用符合标准的专用车辆运送医疗废物或者使用运送医疗废物的车辆运送其他物品的；④未安装污染物排放在线监控装置或者监控装置未经常处于正常运行状态的。

（3）**处罚3** 医疗卫生机构有下列情形之一的，由县级以上地方人民政府卫生行政主管部门或者环境保护行政主管部门按照各自的职责责令限期改正，给予警告，并处5000元以上1万元以下的罚款；逾期不改正的，处1万元以上3万元以下的罚款；造成传染病传播或者环境污染事故的，由原发证部门暂扣或者吊销执业许可证件或者经营许可证件；构成犯罪的，依法追究刑事责任：①在运送过程中丢弃医疗废物，在非贮存地点倾倒、堆放医疗废物或者将医疗废物混入其他废物和生活垃圾的；②未执行危险废物转移联单管理制度的；③将医疗废物交给未取得经营许可证的单位或者个人收集、运送、贮存、处置的；④对医疗废物的处置不符合国家规定的环境保护、卫生标准、规范的；⑤未按照本条例的规定对污水、传染病病人或者疑似传染病病人的排泄物，进行严格消毒，或者未达到国家规定的排放标准，排入污水处理系统的；⑥对收治的传染病病人或者疑似传染病病人产生的生活垃圾，未按照医疗废物进行管理和处置的。

（4）**处罚4** 医疗卫生机构违反规定，将未达到国家规定标准的污水、传染病病人或者疑似传染病病人的排泄物排入城市排水管网的，由县级以上地方人民政府建设行政主管部门责令限期改正，给予警告，并处5000元以上1万元以下的罚款；逾期不改正的，处1万元以上3万元以下的罚款；造成传染病传播或者环境污染事故的，由原发证部门暂扣或者吊销执业许可证件；构成犯罪的，依法追究刑事责任。

（5）**处罚5** 医疗卫生机构发生医疗废物流失、泄漏、扩散时，未采取紧急处理措施，或者未及时向卫生行政主管部门和环境保护行政主管部门报告的，由县级以上地方人民政府卫生行政主管部门或者环境保护行政主管部门按照各自的职责责令改正，给予警告，并处1万元以上3万元以下的罚款；造成传染病传播或者环境污染事故的，由原发证部门暂扣或者吊销执业许可证件或者经营许可证件；构成犯罪的，依法追究刑事责任。

（6）**处罚6** 不具备集中处置医疗废物条件的农村，医疗卫生机构未按照本条例的要求处置医疗废物的，由县级人民政府卫生行政主管部门或者环境保护行政主管部门按照各自的职责责令限期改正，给予警告；逾期不改正的，处1000元以上5000元以下的罚款；造成传染病传播或者环境污染事故的，由原发证部门暂扣或者吊销执业许可证件；构成犯罪的，依法追究刑事责任。

▶**常考点** 2024年新增考点。

第13章 母婴保健法和基本医疗卫生与健康促进法

▶ 考纲要求

①母婴保健法及其实施办法概述：母婴保健工作方针，母婴保健技术服务事项。②婚前保健：婚前保健的内容，婚前医学检查意见。③孕产期保健：孕产期保健的内容，医学指导和医学检查，产前诊断，终止妊娠意见，新生儿出生医学证明，孕产妇、婴儿死亡以及新生儿出生缺陷报告。④行政管理：医疗保健机构许可，母婴保健工作人员许可。⑤法律责任：擅自从事母婴保健技术的法律责任，出具虚假医学证明文件的法律责任，违反规定进行胎儿性别鉴定的法律责任。⑥基本医疗卫生与健康促进法概述：医疗卫生事业的原则，尊重、保护公民的健康权。⑦基本医疗卫生服务：基本医疗卫生服务的内容，基本医疗服务分级诊疗制度。⑧医疗卫生机构：医疗卫生服务体系，医疗卫生机构分类管理。⑨医疗卫生人员：提高专业水平和服务质量，保障医疗卫生人员执业环境。⑩健康促进：健康知识宣传和普及。⑪法律责任：医疗卫生机构的法律责任，医疗卫生人员的法律责任。

▶ 复习要点

一、母婴保健法及其实施办法

1994年10月27日，第八届全国人大常委会第十次会议通过了《中华人民共和国母婴保健法》（简称《母婴保健法》），自1995年6月1日起施行。2009年8月27日、2017年11月4日进行了修正。2001年6月20日，国务院公布了《中华人民共和国母婴保健法实施办法》（简称《母婴保健法实施办法》），自公布之日起施行。2017年11月17日、2022年3月29日、2023年7月20日，国务院对《母婴保健法实施办法》进行了修订。

1. 概述

(1) **母婴保健工作方针** 《母婴保健法实施办法》规定，母婴保健工作以保健为中心，以保障生殖健康为目的，实行保健和临床相结合，面向群体、面向基层和预防为主的方针。

(2) **母婴保健技术服务事项** 《母婴保健法实施办法》规定，母婴保健技术服务主要包括：①有关母婴保健的科普宣传、教育和咨询；②婚前医学检查；③产前诊断和遗传病诊断；④助产技术；⑤实施医学上需要的节育手术；⑥新生儿疾病筛查；⑦有关生育、节育、不育的其他生殖保健服务。

2. 婚前保健

(1) **婚前保健的内容** 医疗保健机构应当为公民提供婚前保健服务。婚前保健服务包括：

①**婚前卫生指导** 是指关于性卫生知识、生育知识和遗传病知识的教育，主要包括：A. 有关性卫生的保健和教育；B. 新婚避孕知识及计划生育指导；C. 受孕前的准备、环境和疾病对后代影响等孕前保健知识；D. 遗传病的基本知识；E. 影响婚育的有关疾病的基本知识；F. 其他生殖健康知识。

②**婚前卫生咨询** 是指对有关婚配、生育保健等问题提供医学意见。医师进行婚前卫生咨询时，应当为服务对象提供科学的信息，对可能产生的后果进行指导，并提出适当的建议。

③**婚前医学检查** 是指对准备结婚的男女双方可能患影响结婚和生育的疾病进行医学检查，包括询问病史、体格检查及相关检查。婚前医学检查包括对下列疾病的检查：

A. **严重遗传性疾病** 是指由于遗传因素先天形成，患者全部或部分丧失自主生活能力，后代再现风险高,医学上认为不宜生育的遗传性疾病。

B. 指定传染病　是指《中华人民共和国传染病防治法》中规定的艾滋病、淋病、梅毒、麻风病以及医学上认为影响结婚和生育的其他传染病。

C. 有关精神病　是指精神分裂症、躁狂抑郁型精神病及其他重型精神病。

经婚前医学检查,医疗保健机构应出具婚前医学检查证明,并应当列明是否发现下列疾病:在传染期内的指定传染病;在发病期内的有关精神病;不宜生育的严重遗传性疾病;医学上认为不宜结婚的其他疾病。

(2) 婚前医学检查意见

①经婚前医学检查,对患指定传染病在传染期内或者有关精神病在发病期内的,医师应当提出医学意见;准备结婚的男女双方应当暂缓结婚。

②经婚前医学检查,对诊断患医学上认为不宜生育的严重遗传性疾病的,医师应当向男女双方说明情况,提出医学意见。经男女双方同意,采取长效避孕措施或者施行结扎手术后不生育的,可以结婚。但《婚姻法》规定禁止结婚的除外。

③经婚前医学检查,医疗保健机构不能确诊的,应当转到设区的市级以上人民政府卫生行政部门指定的医疗保健机构确诊。

【例1】婚前医学检查服务的内容是指
　　A. 进行性卫生知识、生育知识的教育　　B. 进行遗传病知识的教育
　　C. 对有关婚配问题提供医学意见　　D. 对有关生育健康问题提供医学意见
　　E. 对严重遗传性疾病、指定传染病和有关精神病的检查

【例2】按照《母婴保健法》规定,属于婚前医学检查的疾病有
　　A. 严重传染病　　B. 法定传染病　　C. 指定传染病
　　D. 重型精神病　　E. 肿瘤

【例3】按照《母婴保健法》规定,婚前医学检查的疾病不包括
　　A. 梅毒　　B. 淋病　　C. 肺结核
　　D. 麻风病　　E. 艾滋病

3. 孕产期保健

(1) 孕产期保健的内容

①母婴保健指导　是指对孕育健康后代,严重遗传性疾病和碘缺乏病等地方病的发病原因、治疗和预防方法提供医学意见。

②孕妇、产妇保健　是指为孕产妇提供卫生、营养、心理等方面的咨询和指导、产前定期检查等医疗保健服务。主要包括:A. 为孕产妇建立保健手册,定期进行产前检查;B. 为孕产妇提供卫生、营养、心理等方面的医学指导与咨询服务;C. 对高危孕妇进行重点监护、随访和医疗保健服务;D. 为孕产妇提供安全分娩技术服务;E. 定期进行产后随访,指导产妇科学喂养婴儿;F. 提供避孕咨询指导和技术服务;G. 对产妇及其家属进行生殖健康教育和科学育儿知识教育;H. 其他孕产期保健服务。

③胎儿保健　是指为胎儿生长发育进行监护,提供咨询和医学指导。

④新生儿保健　是指为新生儿生长发育、哺乳和护理提供的医疗保健服务。

(2) 医学指导和医学检查　医疗保健机构发现孕妇患有严重疾病或者接触物理、化学、生物等有毒有害因素,可能危及孕妇生命安全或者严重影响孕妇健康和胎儿正常发育的,应当对孕妇进行医学指导和医学检查:①严重的妊娠合并症或者并发症;②严重的精神性疾病;③国务院卫生行政部门规定的严重影响生育的其他疾病。

医师发现或者怀疑育龄夫妻患有严重遗传性疾病的,应当提出医学意见;限于现有医疗技术水平难以确诊的,应当向当事人说明情况。育龄夫妻可以选择避孕、节育、不孕等相应的医学措施。经产前检查,医师发现或者怀疑胎儿异常的,应当对孕妇进行产前诊断。

第二十篇 卫生法规
第13章 母婴保健法和基本医疗卫生与健康促进法

(3) **产前诊断** 是指对胎儿进行先天性缺陷和遗传性疾病的诊断。《母婴保健法实施办法》规定,孕妇有下列情形之一的,医师应当对其进行产前诊断:

①羊水过多或过少的。
②胎儿发育异常或者胎儿有可疑畸形的。
③孕早期接触过可能导致胎儿先天缺陷的物质的。
④有遗传病家族史或者曾经分娩过先天性严重缺陷婴儿的。
⑤初产妇年龄超过35岁的。

(4) **终止妊娠意见**
①提出终止妊娠的医学意见 经产前诊断,有下列情形之一的,医师应当向夫妻双方说明情况,并提出终止妊娠的医学意见:A.胎儿患严重遗传性疾病的;B.胎儿有严重缺陷的;C.因患严重疾病,继续妊娠可能危及孕妇生命安全或者严重危害孕妇健康的。
②终止妊娠或者结扎手术 施行终止妊娠或者结扎手术,应当经本人同意,并签署意见。本人无行为能力的,应当经其监护人同意,并签署意见。依法施行终止妊娠或者结扎手术的,接受<u>免费服务</u>。

(5) **新生儿出生医学证明** 医疗保健机构和从事家庭接生的人员按照国务院卫生行政部门的规定,出具统一制发的新生儿出生医学证明。

(6) **孕产妇、婴儿死亡以及新生儿出生缺陷报告** 医疗保健机构和从事家庭接生的人员,对有孕产妇和婴儿死亡以及新生儿出生缺陷情况的,应当向卫生行政部门报告。

【例4】《母婴保健法》规定的孕产期保健服务不包括
A. 母婴保健指导   B. 孕妇、产妇保健   C. 胎儿保健
D. 胎儿性别诊断   E. 新生儿保健

【例5】经产前检查,医师发现或者怀疑胎儿异常的,应当对孕妇进行
A. 产前诊断   B. 母婴保健   C. 孕妇保健
D. 胎儿保健   E. 产前保健

【例6】女,30岁。妊娠7个月到市妇幼保健院做孕检。接诊医师发现该孕妇合并严重妊娠并发症,继续妊娠可能危及孕妇生命安全。医师提出的医学意见是
A. 产前检查   B. 终止妊娠   C. 实施终止妊娠手术
D. 胎儿保健   E. 继续妊娠,严密监护(2022)

【例7】《母婴保健法》规定,对于依法接受终止妊娠或者结扎手术的,应当给予
A. 有偿服务   B. 免费服务   C. 酌情收费服务
D. 酌情减半收费服务   E. 酌情免费服务

4. 行政管理

(1) **医疗保健机构许可** 医疗保健机构依照规定开展婚前医学检查、遗传病诊断、产前诊断以及施行结扎手术和终止妊娠手术的,必须符合国务院卫生行政部门规定的条件和技术标准,并经县级以上地方人民政府卫生行政部门<u>许可</u>。

(2) **母婴保健工作人员的许可** 从事遗传病诊断、产前诊断的人员,必须经过省、自治区、直辖市人民政府卫生行政部门的考核,并取得相应的合格证书。从事婚前医学检查、施行结扎手术和终止妊娠手术的人员以及从事家庭接生的人员,必须经过县级以上地方人民政府卫生行政部门的考核,并取得相应的合格证书。

【例8】某县医院妇产科医师欲开展结扎手术业务,按照规定参加了相关培训。培训结束后,有关单位负责对其进行了考核并颁发给相应的合格证书。该有关单位是指
A. 县级以上医师协会   B. 县级以上卫生行政部门   C. 卫生部
D. 县级以上医学会   E. 所在医疗保健机构

【例9】医务人员必须经过省级卫生行政部门考核并取得相应合格证书方可从事的母婴保健服务项目是

A. 产前诊断　　　　　B. 家庭接生　　　　　C. 婚前医学检查
D. 结扎手术　　　　　E. 终止妊娠手术

5. 法律责任

(1) **擅自从事母婴保健技术的法律责任**　医疗保健机构或者人员未取得母婴保健技术许可,擅自从事婚前医学检查、遗传病诊断、产前诊断、终止妊娠手术和医学技术鉴定或出具有关医学证明的,由卫生行政部门给予警告,责令停止违法行为,没收违法所得;违法所得 5000 元以上的,并处违法所得 3 倍以上 5 倍以下的罚款;没有违法所得或者违法所得不足 5000 元的,并处 5000 元以上 20000 元以下的罚款。

(2) **出具虚假医学证明文件的法律责任**　从事母婴保健技术服务的人员出具虚假医学证明文件的,依法给予行政处分;有下列情形之一的,由原发证部门撤销其母婴保健技术执业资格或医师执业证书:
①因延误诊治,造成严重后果的;
②给当事人身心健康造成严重后果的;
③造成其他严重后果的。

(3) **违反规定进行胎儿性别鉴定的法律责任**　违反规定进行胎儿性别鉴定的,由卫生行政部门给予警告,责令停止违法行为;对医疗、保健机构直接负责的主管人员和其他直接责任人员,依法给予行政处分。进行胎儿性别鉴定两次以上的或者以营利为目的进行胎儿性别鉴定的,并由原发证机关撤销相应的母婴保健技术执业资格或者医师执业证书。

【例10】某女怀孕后,非常想知道胎儿的性别,遂请好友某妇产科医师为其做胎儿性别鉴定。该医师碍于情面实施了胎儿性别鉴定。根据《母婴保健法》的规定,当地卫生计生行政部门应对该医师作出的处理是
A. 处以罚款　　　　　B. 警告,责令停止　　　C. 行政处分
D. 调离工作岗位　　　E. 离岗接受培训

【例11】母婴保健工作人员出具虚假医学证明,即使未造成严重后果,仍应承担一定的法律责任。该法律责任是
A. 暂停执业　　　　　B. 行政处分　　　　　C. 吊销执业证书
D. 通报批评　　　　　E. 注销执业注册

二、基本医疗卫生与健康促进法

1. 概述

(1) **医疗卫生事业的原则**　医疗卫生与健康事业应当坚持以人民为中心,为人民健康服务。医疗卫生事业应当坚持公益性原则。

(2) **尊重、保护公民的健康权**　国家和社会尊重、保护公民的健康权。国家实施健康中国战略,普及健康生活,优化健康服务,完善健康保障,建设健康环境,发展健康产业,提升公民全生命周期健康水平。国家建立健康教育制度,保障公民获得健康教育的权利,提高公民的健康素养。

2. 基本医疗卫生服务

(1) **基本医疗卫生服务的内容**　基本医疗卫生服务是指维护人体健康所必需、与经济社会发展水平相适应、公民可公平获得的,采用适宜药物、适宜技术、适宜设备提供的疾病预防、诊断、治疗、护理和康复等服务。基本医疗卫生服务包括基本公共卫生服务和基本医疗服务。基本公共卫生服务由国家免费提供。

(2) **基本医疗服务分级诊疗制度**　国家推进基本医疗服务实行分级诊疗制度,引导非急诊患者首先到基层医疗卫生机构就诊,实行首诊负责制和转诊审核责任制,逐步建立基层首诊、双向转诊、急慢分治、上下联动的机制,并与基本医疗保险制度相衔接。

3. 医疗卫生机构

(1) **医疗卫生服务体系**　国家建立健全由基层医疗卫生机构、医院、专业公共卫生机构等组成的城乡全覆盖、功能互补、连续协同的医疗卫生服务体系。国家加强县级医院、乡镇卫生院、村卫生室、社区卫生服

第二十篇 卫生法规
第13章 母婴保健法和基本医疗卫生与健康促进法

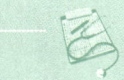

务中心(站)和专业公共卫生机构等的建设,建立健全农村医疗卫生服务网络和城市社区卫生服务网络。

(2)医疗卫生机构分类管理 国家对医疗卫生机构实行分类管理。医疗卫生服务体系坚持以非营利性医疗卫生机构为主体、营利性医疗卫生机构为补充。政府举办非营利性医疗卫生机构,在基本医疗卫生事业中发挥主导作用,保障基本医疗卫生服务公平可及。以政府资金、捐赠资产举办或者参与举办的医疗卫生机构不得设立为营利性医疗卫生机构。医疗卫生机构不得对外出租、承包医疗科室。非营利性医疗卫生机构不得向出资人、举办者分配或者变相分配收益。

4. 医疗卫生人员

(1)提高专业水平和服务质量 医疗卫生人员应当弘扬敬佑生命、救死扶伤、甘于奉献、大爱无疆的崇高职业精神,遵守行业规范,恪守医德,努力提高专业水平和服务质量。

(2)保障医疗卫生人员执业环境 全社会应当关心、尊重医疗卫生人员,维护良好安全的医疗卫生服务秩序,共同构建和谐医患关系。医疗卫生人员的人身安全、人格尊严不受侵犯,其合法权益受法律保护。禁止任何组织或者个人威胁、危害医疗卫生人员人身安全,侵犯医疗卫生人员人格尊严。国家采取措施,保障医疗卫生人员执业环境。

5. 健康促进

各级人民政府应当加强健康教育工作及其专业人才培养,建立健康知识和技能核心信息发布制度,普及健康科学知识,向公众提供科学、准确的健康信息。医疗卫生、教育、体育、宣传等机构,基层群众性自治组织和社会组织应当开展健康知识的宣传和普及。医疗卫生人员在提供医疗卫生服务时,应当对患者开展健康教育。新闻媒体应当开展健康知识的公益宣传。健康知识的宣传应当科学、准确。

6. 法律责任

(1)医疗卫生机构的法律责任 医疗卫生机构等的医疗信息安全制度、保障措施不健全,导致医疗信息泄露,或者医疗质量管理和医疗技术管理制度、安全措施不健全的,由县级以上人民政府卫生健康等主管部门责令改正,给予警告,并处1万元以上5万元以下的罚款;情节严重的,可以责令停止相应执业活动,对直接负责的主管人员和其他直接责任人员依法追究法律责任。

(2)医疗卫生人员的法律责任 医疗卫生人员有下列行为之一的,由县级以上人民政府卫生健康主管部门依照有关执业医师、护士管理和医疗纠纷预防处理等法律、行政法规的规定给予行政处罚:①利用职务之便索要、非法收受财物或者牟取其他不正当利益;②泄露公民个人健康信息;③在开展医学研究或提供医疗卫生服务过程中未按照规定履行告知义务或者违反医学伦理规范。

▶**常考点** 婚前保健和孕期保健。基本医疗卫生与健康促进法为2020年新增内容。

参考答案——详细解答见《2024国家临床执业及助理医师资格考试历年考点精析(上、下册)》

1. ABCDE   2. ABCDE   3. ABCDE   4. ABCDE   5. ABCDE   6. ABCDE   7. ABCDE
8. ABCDE   9. ABCDE   10. ABCDE   11. ABCDE

第二十一篇　中医学基础

▶考纲要求

①中医基本特点：整体观念概念，辨证论治概念。②阴阳五行学说：阴阳的概念、基本内容、在中医学中的应用，五行的概念、基本内容、在中医学中的应用。③藏象学说：概念，脏腑的生理功能与特性，五脏之间的关系，五脏与六腑的关系。④精气血津液学说：精的概念、生成、功能、分类，气的概念、生成、功能、分类，血的概念、生成、运行与功能，津液的概念、分类、生成输布与排泄、功能，气血津液的相互关系。⑤望诊：望神的方法、临床表现及意义、注意事项，望色的临床表现及意义、注意事项，望舌的方法、临床表现及意义、注意事项。⑥闻诊：听声音（咳嗽、喘、哮、呕吐、嗳气）的临床表现及意义，嗅气味（口气、二便、经带）的临床表现及意义。⑦问诊：问诊内容及临床意义（寒热、汗、疼痛、头身、耳目、睡眠、饮食与口味、口渴与饮水、二便、经带）。⑧切诊：诊脉的部位与方法，常见脉象及其临床意义，诊脉的注意事项。

▶复习要点

一、中医基本特点

1. 整体观念

整体是构成事物的诸要素的统一体，是由其组成部分以一定的联系方式构成的。整体观念是对实物和现象的统一性、完整性和联系性的认识。中医学理论认为人体是一个以五脏为中心的有机的整体，人与自然界密切相关，人体受社会、生存环境影响，这种机体自身整体性及其与内外环境统一性的认识，称为整体观念。这一思想是中国古代唯物论和辩证法思想在中医学中的体现，是中医学理论体系的基本特点之一，它贯穿于中医生理、病理、诊法、辨证、治疗等理论体系之中，对临床有重要的指导意义。整体观念着眼于人体的整体功能及整体反应能力，并成为中医方法论和认识论的核心。

2. 辨证论治

辨证论治，包括辨证和论治两大方面，是中医认识疾病和治疗疾病的基本原则，是中医学对疾病的一种特殊的研究和处理方法，也是中医学的基本特点之一。中医学将"人"置于自然、社会整体的核心，既注重人的群体共性，又注意区分个体差异。在对待健康与疾病的问题上，始终注意区别整体状态下的具体的"人"，形成了中医学"辨证论治"的个体化诊疗特点。

辨证是从整体观念出发，将望、闻、问、切四诊所收集的病史、症状和体征等资料，依据中医理论，进行综合分析，辨清疾病的病因、病位、性质以及邪正关系等，从而概括、判断为某种性质的证。因而，辨证的过程就是对病人的病情作出正确的全面分析、推理、判断、诊断的过程，也可以说是分析并找出主要矛盾的过程。论治是根据辨证的结果，选择和确立相应的治疗原则和治疗方法的过程。

辨证论治作为指导临床诊治的基本规范，它指导人们辩证地看待"症""病"与"证"的关系，既应看到同一种疾病常表现出多种不同的"证"，又须注意不同的疾病在其发展过程中的某些阶段，有时可出现类同的"证"。因此在临床治疗时，还可根据辨证结果分别采取"同病异治"或"异病同治"等方法。

辨证论治的过程，就是中医认识疾病和治疗疾病的过程。中医强调个体差异，侧重辨证与辨病相结合，重视整体与局部、客观与微观的辨证关系。中医治病主要不是着眼于病的异同，而是着眼于病机的区别。相同的病机，其基本治法也就相同，不同的病机，其治法就不相同，即所谓"证同治亦同，证异治亦异"，实质上是由于"证"的概念中含有病机的缘故，这种针对疾病发展过程中，不同性质的"证"用不同的治疗方法去解决的法则，就是辨证论治的实质与精髓。

二、中医基础理论

1. 阴阳学说

(1) **阴阳的概念**　阴阳是对自然界相互关联的事物或现象对立双方的概括,或事物内部相互关联的对立双方的属性概括。

(2) **阴阳学说的基本内容**　阴阳的对立制约、互根互用、消长平衡与转化关系是阴阳学说的核心内容,以此关系认识自然界万物的生长、发展、变化的内在机制和规律。

①阴阳的对立制约　阴阳的对立指阴阳的属性相反,阴阳的制约指属性相反的阴阳双方相互约束的强弱变换的制约关系,表现为阴阳相互对立、阴阳相互制约两种状态。

②阴阳的互根互用　阴阳互根互用指相互对立的事物或现象之间,始终存在着相互依赖、相互为用的关系,表现为阴阳相互依存、阴阳的相互为用。

③阴阳的消长平衡　阴阳消长是指阴阳运动中量的变化,消为减少、消耗,长为增多、增长。阴阳双方始终处于减弱或增强的运动变化之中,主要表现为阴阳消长及阴阳皆长与阴阳皆消两个方面。

④阴阳的转化　阴阳转化指一切事物或现象中对立的双方,在一定条件下,向各自相反方转变的运动方式;阴阳发生由"化"至"极"的量变到质变,转向相反方。

(3) **阴阳学说在中医学中的应用**　阴阳学说贯穿于中医学理论体系整体,据此说明人体结构、生理功能、病证演变规律,指导临床辨证论治。

①说明人体的组织结构　中医学以阴阳学说的方法划分作为有机整体之人的组织结构。按机体部位:上部为阳、下部为阴,体表为阳、体内为阴。按胸背:背部为阳、胸部为阴,胸部为阳、腹部为阴。按四肢:外侧为阳、内侧为阴。按脏腑:六腑为阳、五脏为阴。按五脏:心肺居胸为阳、肝脾肾居腹为阴;而心有心阴、心阳,肾有肾阴、肾阳之分等。

属性	部位	肢体	皮肉	脏腑	五脏	心	肾
阳	上部、体表、腰	四肢外侧	皮肤	六腑	心肺	心阳	肾阳
阴	下部、体内、胸腹	四肢内侧	筋骨	五脏	肝脾肾	心阴	肾阴

②解释人体的生理功能　阴阳学说认为人体的生理活动依赖阴阳互相制约、互相促进并协调平衡。

A.解释机体组织与功能基本关系　中医学以"阴精(物质)与阳气(功能)"的运动变化概括人体生理活动。营养物质(阴)是功能活动(阳)的动力源泉,而功能活动(阳)又促进营养物质(阴)的化生。

B.解释生命活动的基本形式　阳主升、阴主降,而阴阳之中复有阴阳;阳中之阴则降,阴中之阳则升;人体阴与阳的升降交互运动,即是阴阳的升降出入,气的升降出入是人体生命活动的基本形式。

③阐明人体的病理变化　阴阳学说认为各种病因导致机体阴阳失衡,出现阴阳偏盛或偏衰而发病,即谓"阴阳乖戾,疾病乃起"。阴阳失调表现为以下四种形式。

A.阴阳偏盛　盛即亢奋、过胜之意,偏盛指外邪(阳邪/阴邪)侵犯,邪气并于阴或阳,使其偏于亢奋,以邪气盛、正气未伤为特征的病理状态。此类证候属实证,包括阳偏盛和阴偏盛。

B.阴阳偏衰　衰即衰减、不足之意,偏衰指阴或阳一方低于正常水平,以正气虚弱为特征的病理状态。此类证候属虚证,包括阴偏衰和阳偏衰。

C.阴阳互损　指阴阳互根互用关系失调而出现的病理变化。

D.阴阳转化　在一定条件作用下,不同的病理状态可能向相反的方向转化。

④指导疾病的辨治用药　中医学认为阴阳失调是疾病发生、发展变化的基本病机。疾病的临床表现固然错综复杂,且千变万化,但均可概括于"阴阳"之中。

A.指导临床辨证　临床以"阴阳"归纳病位(表、里)、病性(寒、热)、病势(虚、实)。表、热、实属阳,里、寒、虚属阴。以阴阳作为总纲，紧扣疾病本质，执简驭繁，有效地指导临床辨证。

B.确立基本治则　调整阴阳是临床基本治则，即泻其有余，补其不足，恢复阴阳的相对平衡。

C.辨识药物性能　中医学以阴阳概括药物的性味和功能，作为临床用药的依据。药物性能取决于药物气、味和升降浮沉，而药物的"气、味、升降浮沉"可用阴阳属性归纳。

	四气	五味	升降浮沉
阴	寒、凉	酸、苦、咸	沉、降
阳	热、温	辛、甘(淡)	升、浮

⑤指导疾病预防　中医学认为保持机体的阴阳平衡与自然界阴阳变化协调一致，即能防病延年。

2. 五行学说

(1)五行的概念　五行之"五"指木、火、土、金、水五种基本物质元素，五行之"行"指五种基本物质元素行列次序及运动变化。"五行"指木、火、土、金、水五种基本物质元素及其运动变化。五行强调事物的整体结构关系和运动制约形式。

(2)五行学说的基本内容

①五行的特性　古人通过长期生活实践，发现木、火、土、金、水各有其特性。

A.木的特性　"木曰曲直"。"曲直"指树干曲曲直直地向上、向外伸长舒展的生发姿态，借以类比具有生长、升发、条达、舒畅等特性的事物及现象，即具有此类特性的事物或现象归属"木"的范畴。

B.火的特性　"火曰炎上"。"炎上"指火具有温热、升腾、向上的特征，具有温热、升腾等特性的事物或现象归属"火"的范畴。

C.土的特性　"土爰稼穑"。"稼"指播种，"穑"指收获，"稼穑"指土地可供人们播种和收获农作物，具有生化、承载、受纳特性的事物或现象归属"土"的范畴。

D.金的特性　"金曰从革"。"从"指顺从、服从，"革"指革除、改革、变革。金具有能柔能刚、变革、肃杀的特性，引申指肃杀、潜降、收敛、清洁之意，具有此类性能的事物或现象归属"金"的范畴。

E.水的特性　"水曰润下"。"润下"指水具有滋润和向下的特性，具有寒凉、滋润、向下、静藏等特性的事物或现象归属"水"的范畴。

②事物的五行归类　五行学说根据五行特性，类比事物和现象的性质、特点、作用特性，以划分事物的五行属性。

A.四季配五行　春主生发属木，春季多风，风与春季关系密切，风随春季而归属木；夏季属火，夏季炎热，热与夏季关系密切，热随夏季而归火；长夏属土，长夏较潮湿，湿与长夏密切关联，湿随长夏而归属土；秋季属金，秋季气候干燥，燥与秋季密切关联，燥随秋而归金；冬主封藏属水，冬季寒冷，寒冷与冬季关系密切，寒冷随冬季而归水。

自然界								五行	人体							
五音	五时	五味	五色	五谷	五化	五气	五方	五季		五脏	五腑	五官	五体	五华	五志	五液	五神	五声
角	平旦	酸	青	麦	生	风	东	春	木	肝	胆	目	筋	爪	怒	泪	魂	呼
徵	日中	苦	赤	黍	长	暑	南	夏	火	心	小肠	舌	脉	面	喜	汗	神	笑
宫	日西	甘	黄	稷	化	湿	中	长夏	土	脾	胃	口	肉	唇	思	涎	意	歌
商	日入	辛	白	谷	收	燥	西	秋	金	肺	大肠	鼻	皮	毛	忧	涕	魄	哭
羽	夜半	咸	黑	豆	藏	寒	北	冬	水	肾	膀胱	耳	骨	发	恐	唾	志	呻

B.脏腑配五行　肝属木行，肝与胆相表里，肝主筋，肝开窍于目，故胆、筋、目随肝而归木；心属火行，心与小肠相表里，心主脉，心开窍于舌，故小肠、脉、舌随心而归火；脾属土行，脾与胃相表里，脾主肌肉四

肢,脾开窍于口,故胃、肌肉、口随脾而归土;肺属金行,肺与大肠相表里,肺主皮毛,肺开窍于鼻,故大肠、皮毛、鼻随肺而归金;肾属水行,肾与膀胱相表里,肾主骨生髓,肾开窍于耳及二阴,故膀胱、骨、髓、耳及二阴随肾而归水。

③五行的生克乘侮关系　五行学说以五行间的相生与相克、相乘与相侮关系,探索自然界的事物或现象的发生、发展,阐释事物及现象之间或内部的自我调控机制。

A.五行相生是指木、火、土、金、水之间存在着有序的递相资生、助长、促进的关系。五行相生的次序:木生火、火生土、土生金、金生水、水生木。五行相生关系链之任何一行存在"生我与我生"两方面。"生我者"为我母,"我生者"为我子。以"木"为例,"生我者"是水,"我生者"是火,则水是木之"母",而火是木之"子"。五行相生关系亦称母子关系。

B.五行相克是指木、火、土、金、水之间存在着有序的递相克制和制约的关系。五行相克的次序:木克土、土克水、水克火、火克金、金克木。五行相克关系链之任何一行都存在"克我与我克"两方面。"克我者"为我"所不胜","我克者"为我"所胜"。以"木"为例,"克我者"是金,则金是木"所不胜","我克者"是土,则土为木"所胜"。五行相克关系亦称所胜所不胜关系。

C.五行制化是指五行间具有生中有制、制中有生的生克协调关系。没有生(化),就没有事物的发生发展;没有克(制),就不可能正常协调发展。只有生中有制、制中有生,才能维持和促进事物的相对协调和正常发展。

D.五行间存在着生克制化关系,五行中的任何一行都有"生我、我生"和"克我、我克"四个方面的关系。五行生克制化的意义在于说明任何一个事物既受整体调节控制,其自身又影响着整体。通过这一复杂的调控机制,防止自身的某些太过或不及,以维持整体的动态平衡。

E.五行乘侮是指五行相克太过或不及的异常变化。相乘是指五行间相克太过的异常变化,亦称倍克。相乘次序与相克同,即木乘土、土乘水、水乘火、火乘金、金乘木。相侮是指五行间反向克制的异常变化,亦称反克。相侮次序与相克反,即木侮金、金侮火、火侮水、水侮土、土侮木。

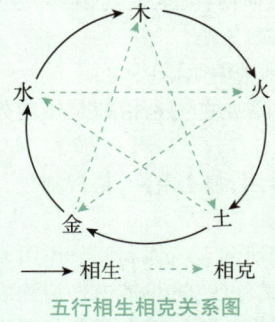
五行相生相克关系图

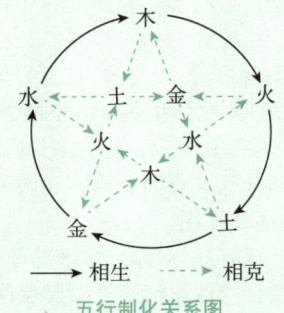
五行制化关系图

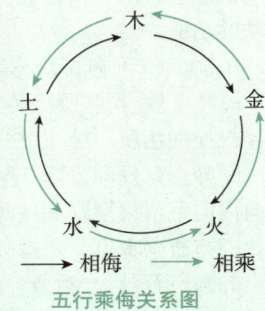
五行乘侮关系图

(3)五行学说在中医学中的应用

①说明脏腑的生理功能及其相互关系　五行学说广泛地应用于中医学对人体脏腑构成、生理功能及其相互关系的认识,形成以五脏为核心,外联六腑及对应体、华、窍和四肢百骸的中医学藏象整体系统。五脏间存在生克关系,相互制约,维持着体内的动态平衡。

A.说明五脏的生理功能　中医学依据五行学说之五行属性,比照五脏功能特点,将脏腑分属五行,以五行来说明五脏的生理特性。

B.阐释五脏的相互关系　中医学运用五行的生克关系,揭示五脏生理功能及其相互的内在联系,中医学认为人体五脏功能是互相关联的,而非孤立的,即五脏间存在相互资生、相互制约的关系。

②阐释脏腑病理传变　中医学借助五行的生克关系变化,阐释脏腑病理变化的相互影响,本脏之病可传至他脏,他脏之病也可影响本脏,即中医学所谓"传变"。

A. 相生关系的传变　病变顺着或逆着五行相生的次序传变。包括"母病及子"和"子病及母"。
B. 相克关系的传变　病变顺着或逆着五行相克的次序传变,包括"相乘"与"相侮"。
③指导疾病辨证　中医学认为人体是一个有机的整体,脏腑功能可反映于体表,脏腑病变亦外现于体表,临床以患者面色、声音、口味、脉象等信息作为病证辨别的依据。五行学说认为:人体五脏与五色、五音、五味、脉象有五行分类归属的联系,临床疾病辨证,当借助"望、闻、问、切"四诊所收集的临证资料,联系五行生克乘侮的变化规律,推断病位、病情及其传变趋势。
④指导临床治疗　疾病的发生与脏腑的生克乘侮关系密切,临床对所病脏腑治疗的同时,也要根据脏腑五行属性及其生克乘侮规律,调整脏腑间的相互关系,控制疾病传变,取得整体疗效。
中医学运用五行学说解释人体结构与脏腑生理功能及其相互关系,说明人体与自然的统一性与联系性;依据五行的生克乘侮规律,认识脏腑病理变化与病证传变,进一步确定治疗原则,指导制订临床治法。从系统联系的视角,分清病证主次,兼顾彼此,以治母兼顾子、治子兼顾母,抑强辅以扶弱、扶弱辅以抑强的治则思路,系统调节整体平衡。中医学亦运用五行学说及其生克乘侮规律,指导临床用药、针刺选穴和情志病证的调节。

3. 藏象学说

(1) 藏象的基本概念　藏,是指藏于人体内的脏腑器官,即内脏。象,即征象、形象,其含义有二:一指脏腑器官的形态结构;二指脏腑的生理功能活动和病理变化表现于外的征象。所以,藏象是指人体内脏腑的生理功能活动和病理变化反映于外的征象。

(2) 脏腑的生理功能与特性　脏腑包括五脏、六腑和奇恒之腑。

①五脏　包括心、肺、脾、肝、肾。

A. 心　位于胸腔之内。心为神之舍,血之主,脉之宗,为五脏之首,在五行属火,在五脏阴阳中属阳中之阳,起着主宰人体生命活动的作用。心的主要生理功能如下。

a. 心主血脉　是指心气推动血液在脉中循行,周流全身,发挥营养和滋润作用。

b. 心主神志　是指心有主宰人体五脏六腑、形体官窍的一切生理活动和人体精神、意识、思维等心理活动的功能。

B. 肺　位于胸腔,居横膈之上。肺为魄之处,气之主,在五行属金,在五脏阴阳中属阳中之阴。

a. 肺主气,司呼吸　肺主气,包括主呼吸之气和一身之气两个方面。肺主呼吸之气是指肺是体内外气体交换的场所。肺主一身之气是指肺具有主持、调节全身之气的作用。

b. 肺主宣发和肃降　肺主宣发,是指肺气具有向上升宣和向外周布散的作用;肺主肃降,是指肺气具有向内向下清肃通降和使呼吸道保持洁净的作用。

c. 肺通调水道　是指肺气的宣发和肃降运动对体内水液的输布、运行和排泄起着疏通和调节作用。

d. 肺朝百脉,主治节　肺朝百脉是指全身的血液通过百脉会聚于肺,经肺的呼吸,进行体内外清浊之气的交换,然后再将富含清气的血液通过百脉输送至全身。肺主治节是指肺具有治理调节全身各脏腑组织生理功能的作用。

C. 脾　位于中焦,在左膈之下,形如镰刀。脾的主要生理功能如下。

a. 脾主运化　是指脾具有把饮食水谷转化为水谷精微,并将精微物质吸收转输至全身的生理功能。

b. 脾气主升　是指脾气的运动特点,以上升为主,具体表现为升清和升举内脏两个方面。

c. 脾主统血　是指脾具有统摄、控制血液在脉中正常运行,以防止逸出脉外的生理功能。

D. 肝　位于膈下,腹腔之右上方。肝为魂之处,血之藏,筋之宗,在五行中属木。肝的生理功能如下。

a. 肝主疏泄　是指肝具有疏通、畅达全身气机,使气通而不滞、散而不郁的生理功能。

b. 肝主藏血　是指肝具有贮藏血液、调节血量及防止出血的功能。

E. 肾　肾为封藏之本,精之处,先天之本,脏腑之本,在五行属水。肾的主要生理功能如下。

a. 肾藏精　是指肾具有贮存、封藏精气的生理功能。肾闭藏精气,主要是为精气在体内充分发挥其生理功能而创造必要的条件,防止精气从体内无故流失。

b.肾主水 是指肾具有主持和调节人体津液代谢的生理功能,又称为肾的气化作用。

c.肾主纳气 是指肾具有摄纳肺所吸入的自然界之清气,保持吸气的深度,防止呼吸表浅的功能。

在肾的上述生理功能中,肾藏精是其最基本的功能。肾主水及主纳气等功能,都是其藏精功能的延伸。因此,在认识肾的各种功能时,必须把肾藏精的功能作为最根本的功能来理解和把握。

②六腑 是胆、胃、小肠、大肠、膀胱、三焦的总称。六腑的共同生理功能是受盛和传化水谷,具有通降下行的特性。

A.胆 为六腑之一,又为奇恒之腑。胆位于右胁下。胆的生理功能是贮存和排泄胆汁,主决断。

a.胆贮存和排泄胆汁 胆汁来源于肝,由肝之精气所化生,味苦,呈黄绿色,贮存于胆,在饮食物的消化过程中经肝气的疏泄作用向小肠排泄,以促进饮食水谷的消化和吸收。

b.胆主决断 是指胆具有判断事物、作出决定的作用。

B.胃 位于腹腔上部,上接食管,下通小肠。胃的上口为贲门,下口为幽门。胃又称胃脘,分上、中、下三部。胃的主要生理功能是主受纳,腐熟水谷,主通降,以降为和。

a.胃主受纳,腐熟水谷 受纳,是接受和容纳之意。腐熟,是指饮食物经胃的初步消化,变成食糜。饮食入口,经食管容纳并暂存胃中,进行初步消化,故胃有"太仓"之称。

b.胃主通降,以降为和 胃主通降是指胃的向下通降运动,胃以通畅下降为顺。饮食物入胃,经胃的腐熟后,下行入小肠作进一步消化吸收,小肠将食物残渣下输于大肠,大肠传化糟粕。

C.小肠 位于腹中,包括十二指肠、空肠和回肠,其主要生理功能如下。

a.小肠主受盛化物 是指小肠接受经胃初步消化的食糜,即受盛作用;并对食糜进一步消化,化为精微和糟粕两部分,即化物作用。

b.小肠主泌别清浊 是指小肠将经过初步消化后的食糜分为清浊两部分。清者由小肠吸收,小肠在吸收水谷精微的同时,也吸收大量水液,再经脾的运化升清作用,上输心肺,输布全身。浊者即食物残渣和部分水液,一方面经胃和小肠的作用通过阑门下送大肠,形成粪便排出体外;另一方面将脏腑代谢后产生的浊液,经肾的气化作用下输于膀胱,形成尿液排出体外。

D.大肠 位于腹中,包括结肠和直肠。大肠的主要生理功能是主传化糟粕,是指大肠接受小肠泌别清浊后下移的食物残渣,吸收其中多余的水液,形成粪便,经肛门排出体外。

E.膀胱 位于小腹部,居肾之下,大肠之前,其上有输尿管与肾相通,其下连尿道,膀胱的主要生理功能是贮存和排泄尿液,即人体的津液经代谢后,其浊液下输于肾,经肾的气化作用化为尿液,由膀胱贮存,即为贮存尿液;尿液在膀胱内贮存至一定程度时,通过肾的气化作用使膀胱开合有度,则尿液可及时自主地排出体外,即为排泄尿液。

F.三焦 三焦的概念有二。一是指六腑之一;二是指人体上中下部位的划分,即三焦是上焦、中焦、下焦的合称。作为六腑之一的三焦,位于腹腔中,其主要生理功能是运行水液,通行元气。

a.运行水液 三焦是水液运行的通道。全身水液的输布和排泄,是由肺、脾、肾等多个脏腑的协同作用共同完成的,但必须以三焦为通道,水液的升降出入运行才能正常。

b.通行元气 三焦是元气(原气)运行的通路。元气是人体最根本的气,由肾精化生,但必须以三焦为通道才能运行全身,发挥作用。

(3)五脏之间的关系 人体是一个有机的整体,它以五脏为中心,通过经络的联结作用,将脏腑、形体、官窍统一起来。

①心与肺 心主血脉,肺主气而司呼吸。心与肺之间的相互关系,主要表现为气与血的关系。气为血帅,血为气母,心肺生理功能的相互配合是气血正常运行的保障。

②心与脾 心主血,脾生血;心主行血,脾主统血。心与脾的关系,主要表现在血液的生成和运行方面。其一是血液生成。脾主运化而为气血生化之源,脾气健运,血液化生有源,心血充盈;心血充足,脾得

濡养,脾气健运。其二是血液运行。血液在脉中运行,既有赖于心气的推动而不致迟缓,又依靠脾气的统摄而不致逸出脉外,心脾协同,血液运行正常。

③心与肝　心主行血,肝主藏血;心主神志,肝主疏泄而条达情志。心与肝的关系,主要表现在血液运行和精神情志两个方面。其一是血液运行。肝藏血,心行之。心血充足,心气旺盛,则血行正常,肝有所藏,才能充分发挥其贮藏血液和调节血量的作用;肝藏血充足,疏泄正常,随生理需求调节血量,有利于心主血脉。其二是精神情志。心主神志,主精神活动;肝主疏泄,条达情志。心血充盈,心神健旺,有利于肝气疏泄,情志调畅;肝气疏泄有度,情志畅达,有利于心神内守。

④心与肾　心与肾之间的关系,主要表现为心肾相交。心在五行属火,位居于上而属阳;肾在五行属水,位居于下而属阴。从阴阳、水火的升降理论来说,在下者以上升为顺,在上者以下降为和。心火必须下降于肾,与肾阳共同温煦肾阴,使肾水不寒;肾水必须上济于心,与心阴共同涵养心阳,使心火不亢。这种心肾之间的阴阳水火升降的互济,维持了两脏之间生理功能的协调动态平衡。

⑤肺与脾　肺司呼吸而摄纳清气,脾主运化而化生水谷之精气;肺主行水,脾主运化水液。肺与脾的关系,主要表现在气的生成和津液代谢两个方面。其一是气的生成。肺吸入的清气和脾化生的水谷精气,在肺中汇为宗气。脾化生的水谷精气,有赖于肺的宣降运动以输布全身;而肺维持生理活动所需的水谷精气又依靠脾运化水谷的作用以生成。其二是津液代谢。肺主宣发肃降和通调水道,使水液正常输布与排泄,有助于脾的运化水液功能;脾能转输津液,散精于肺,使津液正常生成和输布。

⑥肺与肝　肺主肃降,肝主升发。肺与肝的关系,主要表现在气机升降方面。肺主肃降而肝主升发,肺气以肃降为顺,肝气以升发为宜,肝升肺降,升降协调,对全身气机的调畅具有重要作用。

⑦肺与肾　肺通调水道,肾主水;肺主呼吸,肾主纳气。肺与肾的关系,主要表现在津液代谢和呼吸运动两个方面。其一是津液代谢。肺为水之上源,肾为主水之脏。肺的宣发肃降和通调水道,有赖于肾的蒸腾气化;肾主水的功能亦有赖于肺气的肃降而下归于肾和膀胱。肺肾协同,才能保证体内水液输布与排泄的正常。其二是呼吸运动。肺主气而司呼吸,肾藏精而主纳气,人体的呼吸运动虽由肺所主,但需肾纳气作用的协助。肾中精气充盛,封藏功能正常,才能将肺吸入之清气经其肃降而下纳于肾,以保持吸气的深度。故有"肺为气之主,肾为气之根"之说。

⑧肝与脾　肝主疏泄,脾主运化;肝主藏血,脾主生血统血。肝与脾的关系,主要表现在消化吸收和血液调控两个方面。其一是消化吸收。肝主疏泄而助脾胃运化,肝的疏泄功能正常,则脾的运化功能健旺;脾主运化,气血生化有源,肝体得以濡养而使肝气冲和条达,有利于肝的疏泄功能正常发挥。其二是血液调控。肝主藏血而调节血量、防止出血,脾主生血、统血。脾气健运,生血有源,统血有权,则肝有所藏;肝血充足,藏泄有度,血量得以正常调节,则脾气健运,气血才能运行无阻。

⑨肝与肾　肝藏血,肾藏精;肝主疏泄,肾主封藏;肝属木而肾属水,肝为水之子,肾为木之母。肝与肾的关系,主要表现在精血同源、藏泄互用和阴阳互资互制三个方面。其一是精血同源。精与血皆由水谷精微化生和充养,精血同源互化。肝藏血,肾藏精,肾精可化生肝血,肾精充盈,则肝有所养,血有所充;肾中精气的充盛,亦有赖于血的滋养,肝血充盛,则肾有所藏,精有所资,故称为"精血同源",亦称"肝肾同源"。其二是藏泄互用。肝主疏泄,肾主封藏,两者之间相反相成,从而调节女子月经来潮、排卵和男子泄精的生理功能。其三是阴阳互资互制。肝在五行属木,肾在五行属水,水为母,木为子,水能生木,这种母子相生的关系,称为"水能涵木"。肾阴肾阳为五脏阴阳之本,肾阴滋养肝阴,共同制约肝阳;肾阳资助肝阳,共同温煦肝脉。肝肾阴阳之间的互资互制,维持了肝肾之间的协调平衡。

⑩脾与肾　脾为后天之本,肾为先天之本;脾主运化水液,肾主水。脾与肾的关系,主要表现在后天先天和津液代谢两个方面。其一是后天与先天。脾主运化水谷精微,化生气血,为后天之本;肾藏先天之精气,是生命之源,为先天之本。脾之健运,化生精微,有赖于肾阳的温煦和推动作用;肾中精气亦有赖于水谷精微不断充养,才能保持充盛。后天与先天,相互资生,相互促进,先天激发温养后天,后天补充培育先天。两者在病理上亦相互影响,互为因果。其二是津液代谢。脾主运化水液的功能正常,须赖肾的气

化作用;肾主持津液代谢,亦有赖于脾气及脾阳的协助,即所谓"土能制水"。

(4) 五脏与六腑的关系

①腑与腑之间的相互关系　六腑,包括胆、胃、大肠、小肠、膀胱、三焦,其生理功能是以传化水谷、输布津液为特点。六腑之间的相互关系,主要体现于饮食物的消化吸收、津液的输布和废物的排泄等方面。

饮食物入胃,经胃的腐熟,初步消化成食糜,下传于小肠,同时胆排泄胆汁进入小肠,以助其消化。小肠受盛食糜,再进一步消化,并泌别清浊,其清者为水谷精微和津液,经脾的运化和转输,以营养全身;其浊者为剩余的水液和食物残渣,水液通过肾的气化作用经三焦渗入膀胱,形成尿液,排出体外;食物残渣下传于大肠,经大肠吸收水液并向下传导,形成粪便,排出体外。在上述食物的消化、吸收和排泄过程中,还有赖于三焦作为通道以运行水液。由于六腑传化水谷,需要不断地受纳、消化、传导和排泄,虚实更替,宜通而不宜滞,故有"六腑以通为用"之说。

②脏与腑之间的相互关系　实际上就是脏腑阴阳表里关系。脏属阴,腑属阳;脏为里,腑为表。一脏一腑,一阴一阳,一里一表,相互配合,并有经络互相络属,从而构成了脏与腑之间的密切联系。

A. 心与小肠　心与小肠通过经脉的互相络属构成了表里关系。心主血脉,心阳温煦,心血濡养,有助于小肠的化物功能;小肠化物,泌别清浊,清者经脾上输心肺,化赤为血,以养心脉。

B. 肺与大肠　肺与大肠通过经脉的相互络属而构成表里关系。肺气的肃降有助于大肠传导功能的发挥;而大肠的传导功能正常又有助于肺气的肃降。

C. 脾与胃　脾胃同居中焦,通过经脉相互络属而构成表里关系,脾胃共为气血生化之源,后天之本。脾与胃的关系,主要表现为纳运协调、升降相因、燥湿相济三个方面。其一是纳运协调。胃主受纳,为脾主运化提供前提;脾主运化,为胃的继续受纳提供条件和能量。其二是升降相因。脾胃居中,脾气主升,胃气主降,脾宜升则健,胃宜降则和。脾气升,水谷精微得以输布;胃气降,水谷及其糟粕得以下行。所以,脾升胃降不仅是水谷精微转输和食物残渣下行的动力,而且也是人体气机上下升降的枢纽。其三是燥湿相济。脾为阴脏,性喜燥而恶湿;胃为阳腑,性喜润而恶燥。脾易湿,得胃阳以制之;胃易燥,得脾阴以制之。脾湿则其气不升,胃燥则其气不降。所以,脾胃燥湿相济,阴阳相合,方能保证脾胃纳运、升降的协调,完成饮食物的运化过程。

D. 肝与胆　胆附于肝,通过经脉相互络属而构成表里关系。一方面,胆汁来源于肝,胆汁的贮藏和排泄有赖于肝的疏泄;而胆汁排泄通畅,又有利于肝的疏泄功能正常发挥。

E. 肾与膀胱　肾与膀胱通过经脉相互络属而构成表里关系。肾为水脏,膀胱为水腑。膀胱的贮尿和排尿功能,有赖于肾的气化和固摄作用。

4. 精气血津液学说

(1) 精

①精的概念　人体之精可分为广义之精和狭义之精。广义之精,是指人体一切精微物质,包括气、血、津液、生殖之精以及水谷精微等。狭义之精,是指生殖之精,由肾闭藏。

②精的生成　从精的生成来源而言,精有先天之精和后天之精之分。

A. 先天之精　禀受于父母,是构成胚胎的原始物质,与生俱来。

B. 后天之精　来源于水谷,饮食水谷所化生的精微物质又称为"水谷之精"。脾主运化,变饮食水谷为水谷之精,再转输至各脏腑而化为脏腑之精,是人出生后赖以维持生命活动的精微物质。

人体之精,以先天之精为本,但需要后天之精的不断充养,才能充分发挥其生理效应;而后天之精则需要先天之精的活力资助,才能源泉不绝。

③精的功能　精,既是脏腑功能活动的物质基础,又是脏腑功能活动的产物。精的生理功能如下。

A. 繁衍生命　先天之精禀受于父母,父母将生命物质通过生殖之精遗传给后代。生殖之精承载着生命遗传物质,是新生命的"先天之精"。因此,精是生命的本原,具有繁衍生命的作用。

B. 濡养作用　精能滋润濡养人体各脏腑形体官窍。

C. 化血化气化神　精可以转化为血,是血液生成的来源之一,故精足则血旺,精亏则血虚。精也可以化气,精是气的化生本原,脏腑之精化生脏腑之气,故脏腑之精充盈则化气充足,脏腑之精亏虚则化气不足。精能化神,是神的物质基础,故精足则神全,精亏则神疲,精亡则神散。

④精的分类　精是构成人体和维持人体生命活动的基本物质,分为以下5类。
A. 生殖之精　即精子、卵子,具有携带遗传信息、传宗接代的功能。
B. 水谷之精　又称营气,即糖、脂肪、蛋白质、水、无机盐、维生素,具有营养功能。
C. 成形之精　即核酸、糖、类脂、蛋白质、钙、磷等结构性物质,是细胞更新、再生的原料。
D. 化气之精　即糖、脂肪和蛋白质等供能性物质,能够氧化供能。
E. 调节之精　即激素和细胞因子,能借助体液对人体的生殖、细胞再生、同化异化、泌尿、防御和循环起协调作用。

(2) 气
①气的概念　人体之气,是人体内活力很强、运行不息的极精微物质,是构成人体和维持人体生命活动的基本物质。气,既是人体赖以生存的具体物质,如水谷之气、呼吸之气等,又是人体脏腑组织功能活动的总称,如元气、心气、脏腑之气等。

②气的生成　人体之气,来源于父母的先天之精气,饮食物中的水谷之精气,以及存在于自然界的清气,通过肾、脾胃和肺等脏腑功能的综合作用而生成。先天之精气,禀受于父母,通过肾的闭藏,才能充分发挥其生理功能。水谷之精气,来源于饮食物,依赖脾胃的运化功能,才能化生而成为人体之气的主要部分。存在于自然界的清气,则依赖于肺的呼吸功能和肾的纳气功能,才能吸入体内。因此,肾、脾胃、肺的生理功能正常并保持协调平衡,人体之气才能充沛。

③气的功能　气的生理功能主要有以下5个方面。
A. 推动作用　气的推动作用是指气具有激发和促进作用。主要体现为能激发和促进人体的生长发育和生殖功能,能激发和促进各脏腑经络的生理功能,能激发和促进精、血、津液的生成和运行,还能激发和兴奋精神活动。
B. 温煦作用　气的温煦作用是指阳气发挥温煦人体的作用。人体的体温恒定,各脏腑经络、形体官窍进行正常的生理活动,以及精血津液的正常运行,都有赖于气的温煦作用。
C. 防御作用　气的防御作用是指气具有护卫肌表、防御外邪入侵和祛除病邪的作用。若气的防御功能正常,则邪气不易入侵,虽有邪气入侵也不易发病,即使发病也易于治愈。
D. 固摄作用　气的固摄作用是指对体内液态物质的固护、统摄和控制作用以防止其无故流失,以及气对脏器位置的固护作用。具体表现在固摄血液,使血液循脉而行,防止其逸出脉外;固摄汗液、尿液、唾液、胃液、肠液和精液等,控制其分泌量和排泄量,使之有度而平衡,并防止其妄泄及无故流失;固护胃、肾、子宫、大肠等脏器,不致下移。
E. 气化作用　气化是指通过气的运动而产生各种变化。气化作用的过程,实际上就是体内新陈代谢的过程,是物质转化和能量转化的过程,具体表现在精、气、血、津液各自的新陈代谢及其相互转化。

④气的分类　人体之气循行于全身,无处不到。气分为以下4种。
A. 元气　又名"原气""真气",是人体最根本、最重要的气,是人体生命活动的原动力。
B. 宗气　是积于胸中之气,属后天之气的范畴。宗气在胸中积聚之处,称为"气海"。
C. 营气　是行于脉中而具有营养作用的气。因其富有营养,于脉中营运不休,故称为营气。营气在脉中,是血液的重要组成部分,营与血关系密切,可分不可离,故常以"营血"并称。
D. 卫气　是行于脉外而具有防御作用的气。因其有护卫人体、避免外邪入侵的作用,故称之为卫气。卫气与营气相对而言,属于阳,故又将卫气称为"卫阳"。

(3) 血
①血的概念　血,即血液,是循行于脉中的富有营养的红色液态物质,是构成人体和维持人体生命活

动的基本物质。脉是血液运行的管道,血液在脉中循环于全身,所以又将脉称为"血府"。

②血的生成 血,主要由营气和津液所组成。营气和津液都来源于脾胃化生的水谷精微,所以说脾胃是气血生化之源。血液的生成过程,是中焦脾胃受纳运化饮食水谷,吸取水谷精微,其中包含化为营气的精专物质和有用的津液,再经脾气的升清上输于心肺,与肺吸入之清气相结合,贯注于脉,在心气的作用下变化而成为红色血液。

③血的运行 血液的正常运行与五脏的生理功能皆相关,血主于心,藏于肝,统于脾,布于肺,根于肾,其与心、肺、肝、脾四脏的关系尤为密切。

心主血脉,心气推动血液在脉中运行全身,发挥其营养滋润作用。心脏、脉管和血液构成了一个相对独立的系统,心气在血液循环中起着主导作用。肺朝百脉,肺主一身之气而司呼吸,肺主宣发肃降,能调节全身气机,辅助心脏,推动和调节血液的运行;尤其是宗气贯心脉以助心行血。脾主统血,全身之血有赖于脾气统摄;脾气健运,气足血旺,则气固摄有力,血行常道。肝主藏血,肝具有贮藏血液、调节血量和防止出血的功能;同时肝主疏泄,调畅气机,对血液的运行也起着重要作用。

④血的功能 血的生理功能主要有以下两个方面。

A. 营养滋润全身 血液具有营养滋润作用。血在脉管中循行于全身,内至脏腑,外达皮肉筋骨,为全身各脏腑组织器官的功能活动提供营养,以维持人体正常的生理活动。

B. 神志活动的主要物质基础 血液是神志活动的主要物质基础。血富有营养,能充养脏腑,人的精力充沛、神志清晰、感觉灵敏、思维敏捷,均有赖于血液的充养。

(4)津液

①津液的概念 津液是机体一切正常水液的总称,包括各脏腑组织器官的内在液体及其正常的分泌物,如胃液、肠液、关节液和涕、泪等。津液,是构成人体和维持人体生命活动的基本物质。津液是津和液的总称。津和液虽同属于水液,但两者在性状、分布和功能上有所不同,所以从概念上应加以区别。质地较清稀,流动性较大,布散于体表皮肤、肌肉和孔窍,并能渗注于血脉,起滋润作用的,称为津;质地较稠厚,流动性较小,灌注于骨节、脏腑、脑、髓等组织,起濡养作用的,称为液。

②津液的分类 津液即体液,分为以下2种。

A. 承载津液 即血浆、淋巴液、脑脊液、房水、组织液、细胞内液和部分存在于体外的体液,具有承载物质能量的功能。

B. 润滑津液 即浆液、滑液和部分存在于体外的体液,具有减少摩擦和湿润暴露部位的功能。

③津液的生成 津液代谢又称水液代谢,包括津液的生成、输布和排泄,涉及脾、肺、肾等多个脏腑的一系列生理活动,是一个复杂的生理过程。津液来源于饮食水谷,其生成主要与脾、胃、小肠、大肠等脏腑有关。胃受纳腐熟饮食水谷,"游溢精气"而吸收水谷中的部分精微;小肠泌别清浊,小肠主液,吸收大部分的营养物质和水分;大肠主津,大肠吸收食物残渣中的残余水分;胃、小肠、大肠所吸收的水谷精微和水液,输送至脾,经脾运化而为津液,然后通过脾气的转输而布散全身。

④津液的输布 津液的输布主要依靠脾、肺、肾、肝和三焦等脏腑生理功能的综合协调作用来完成。

A. 脾 脾主运化水谷精微,运化水液。通过脾的转输作用,一方面将津液上输于肺,另一方面又可直接将津液向四周布散。

B. 肺 肺主行水,通调水道,为水之上源。肺接受从脾转输而来的津液之后,一方面通过宣发作用将津液输布至人体上部和体表,另一方面通过肃降作用将津液输布至肾和膀胱。

C. 肾 肾主水,对津液输布起着主宰作用,表现在两个方面:一是肾的蒸腾气化作用主宰着整个津液代谢,是胃吸收水谷精微、脾散精、肺通调水道、肝气行津、小肠泌别清浊、三焦通利水道以及津液排泄等各个环节的动力,推动着津液的输布代谢;二是肾脏本身也是参与津液输布的一个重要环节,由肺下输到肾的浊液,在肾的气化作用下,将其中的清者蒸腾后经三焦上输于肺而散布全身,将其浊者化为尿液注入膀胱,排出体外。

D. 肝　肝主疏泄,调畅气机,气行则津行,促进了津液输布的通畅。

E. 三焦　三焦是水液运行的通道,三焦水道通利,津液得以正常输布。

⑤津液的排泄　津液的排泄途径主要有汗液、呼气、尿液和粪便。肺将宣发至体表的津液化为汗液,由汗孔排出体外;肺在呼气时会带走部分水分;肾将水液蒸腾气化生成尿液贮存于膀胱,并排出体外;大肠排出粪便时亦带走一些残余的水分。

⑥津液的功能　津液的生理功能如下。

A. 滋润濡养　津液既具有滋润作用,又有濡养作用。内至脏腑筋骨,外至皮肤毫毛,都有赖于津液的滋养。一般认为,津的质地清稀,其滋润作用明显;液的质地稠厚,其营养作用明显。

B. 化生血液　津液是化生血液的基本成分之一。渗入血脉的津液,具有充养和滑利血脉的作用,而且也是组成血液的基本物质。

C. 调节机体阴阳平衡　在正常情况下,人体阴阳之间处于相对的平衡状态,津液作为阴液的一部分,对调节人体的阴阳平衡起着重要作用。人体根据外界环境的变化,通过津液的自我调节使机体保持正常状态,以适应外界变化。

D. 排泄代谢产物　津液在其自身的代谢过程中,能把机体的代谢产物通过汗、尿等方式不断地排出体外,以维持机体脏腑组织器官正常的生理功能。

(5) 气血津液的相互关系

①气与血的相互关系　气属阳,血属阴。气与血之间存在相互依存、相互资生和相互制约的密切关系。气是血液生成和运行的动力,血是气的化生基础和载体。因此气与血的关系,可概括为"气为血之帅,血为气之母"。

A. 气为血之帅　包括以下3个方面。

a. 气能生血　是指气参与并促进血液的生成,是血液生成的动力。在脏腑之气的作用下,从摄入的饮食物转化成水谷精微,从水谷精气转化成营气和津液,从营气和津液转化成赤色的血液,均离不开气化作用。气旺则化生血的功能强健;气虚则化生血的功能减弱,甚则可致血虚。

b. 气能行血　是指血的运行有赖于气的推动。血的运行,主要依靠心气的推动,肺主气助心行血及肝气的疏泄条达。因此,气的正常生理功能的发挥,是血液正常运行的保证,气行则血行,气滞则血瘀。

c. 气能摄血　是指气对血液具有统摄和固摄作用,使血循行于脉中而不致外逸。气能摄血,主要是通过脾统血的功能来实现。若脾气虚,气不摄血,可导致各种出血病证。

B. 血为气之母　包括以下2个方面。

a. 血能载气　是指血为气的载体,气存于血中,依附于血而不致散失,赖血之运载而达全身。

b. 血能养气　是指气的充盛及其生理功能的发挥离不开血液的濡养。

②气与津液的相互关系　气属阳,津液属阴。气与津液的关系,类似于气与血的关系。津液的生成、输布和排泄,有赖于气的升降出入运动和气化、推动、固摄作用;而气在体内的存在及运动变化,既依附于血,也依附于津液。气与津液的关系主要表现在以下4个方面。

A. 气能生津　是指气是津液生成的动力。津液来源于饮食物,饮食水谷经脾胃运化、小肠泌清别浊、大肠主津等一系列气化过程而生成,其中以脾胃之气的作用最为关键。脾胃气旺,则化生津液之力强,人体津液充足;脾胃气虚,化生津液之力弱,则津液不足。

B. 气能行津　是指津液的输布、排泄等代谢活动,有赖于气的生理功能和气的运动。通过脾气的转输,肺气的宣降,肾中精气的蒸腾气化,津液才能输布于全身;津液代谢后转变为汗液、尿液或水汽排出体外,也是通过气化作用完成的。因此,气行则水行,气停则水聚。

C. 气能摄津　是指气的固摄作用控制着津液的分泌和排泄,使体内津液量保持相对恒定,以维持津液的代谢平衡。

D. 津能载气　是指津液是气运行的载体之一。气无形而动,必须依附于有形之津液,才能存在体内。因此,津液的丢失必定导致气的耗损。

三、中医四诊

1. 望诊

(1) 望神

①方法 望神时医者首先应观察眼睛的明亮度,即目光是明亮有泽还是晦暗无光;其次,应观察眼球的运动度,观察病人思维意识和精神状态是否正常;还应观察病人面部表情等。

②临床表现意义

A. 得神 又称"有神",多见神志清楚,表情自然,言语清晰,反应灵敏,精力充沛,面色明润含蓄,两目灵活明亮,呼吸顺畅,形体壮实,肌肉丰满等。提示正气充盛,脏腑功能未衰,或病情较轻,预后良好。

B. 少神 又称"神气不足",多见精神不振,动作迟缓,少气懒言,思维迟钝,面色少华,两目晦滞,目光乏神等。提示正气已伤,脏腑功能不足,多见于虚证。

C. 失神 又称"无神",多见昏迷,或烦躁狂乱,或精神萎靡;目睛呆滞或晦暗无光,反应迟钝,呼吸气微,手撒尿遗,或搓空理线,循衣摸床等。提示正气大伤,脏腑功能虚衰,病情严重,预后较差。

D. 假神 是指垂危病人出现的暂时性的某些症状"好转"的假象,如原本精神萎靡,面色晦暗,声低气弱,懒言少食,突然精神转佳,两颊色红如妆,语声清亮,喋喋多言,思食索食等。提示病情恶化,脏腑精气将绝,预后不良。

③注意事项 临证望神,除了对上述各种神气的表现进行认真观察以外,还应注意以下事项。

A. 以神会神 患者神的表现往往在无意之时流露最真,故医生在接触患者之初,便要做到静心凝神,仔细观察,以医者之神会病者之神,才能达到"一会即觉"的境界。

B. 神形相参 神为形之主,形为神之舍,望神是对整体生命活动外在表现的把握,故临床望神必须做到神形相参。

C. 审慎真假 假神见于垂危患者,其"好转"的特点是突然"好转"、局部"好转",所表现的"好转"的假象与整体病情恶化不相符合,一般为时短暂,且病情迅速恶化。

D. 明辨得失 神乱与失神的患者都有神志异常的表现,但临床意义有所不同。失神所见神昏谵语、循衣摸床等,一般出现于全身性疾病的危重阶段,是脏腑功能严重衰败的表现,属病情重笃;神乱之神志错乱的表现多反复发作,缓解时常无"神乱"现象,是疾病某一阶段心神受扰的表现,并不标志着精亏神衰或邪盛神乱,发作时所出现的"神乱"症状仅作为相关疾病诊断的主要依据。

(2) 望色

①临床表现及意义 望色是指通过观察病人皮肤色泽变化以了解病情的方法。皮肤色泽,是脏腑气血之外荣,因而望色能了解脏腑功能状态和气血盛衰情况。常色即正常面色与肤色,我国健康人面色应是微黄透红,明润光泽,这是人体精充神旺、气血津液充足、脏腑功能正常的表现。

病色即由疾病造成的面色及全身肤色变化,包括五色善恶与变化。5种常见病色的临床意义如下。

A. 青色 主寒、痛、瘀血、惊风。青色属木,为气血运行不畅所致,如寒凝气滞,或瘀血内阻,或筋脉拘急,或因疼痛剧烈,或因热盛动风等均可出现。

B. 赤色 主热。赤色属火,多为火热内盛,鼓动气血,充盈脉络所致。常见于面、唇、舌、皮肤等部位。主病有实热、虚热之分。外感温热,可见面赤、发热;实热证可见面赤、高热、口渴、便秘;虚热证常见两颧嫩红或潮红,多发于午后;虚损劳瘵,多见两颧潮红、午后潮热、五心烦热、盗汗等症。

C. 黄色 主湿、虚、黄疸。黄色属土,多为脾失健运,水湿不化,或气血乏源,肌肤失养而致。

D. 白色 主虚、寒、失血。白色属金,乃阳气虚衰,血行无力,脉络空虚,气血不荣所致。

E. 黑色 主肾虚、水饮、瘀血。黑色属水,为阳虚阴盛,水饮内泛,气血凝滞,经脉肌肤失养而致。

②注意事项

A.排除非病理因素的影响　气候、昼夜、情绪、饮食等因素,均可在一定程度上影响人体气血运行而使面色发生相应的变化,故临床望色时应注意排除这些非病理因素对面色的影响,以免造成误诊。

B.注意色与脉症互参分析　临床望面色,常须结合患者的脉象、症状等表现,全面分析判断。

C.综合判断病色生克顺逆　前人根据五行理论,对病与色不相应时,提出按照五行生克关系以判断其顺逆,可作为临床诊病的参考。其方法是若某脏患病,所见面色为其相生之色,则属顺证;若见相克之色,则属逆证。

(3)望舌

①望舌的方法　望舌主要是观察舌质与舌苔的变化。

②望舌的临床意义　舌质与舌苔的变化能够客观地反映正气的盛衰、病位的深浅、邪气的性质、疾病的进退等,还可以判断疾病的转归和预后。

A.判断正气盛衰　舌质红润,气血旺盛;舌质淡白,气血亏虚。舌苔薄白而润,胃气旺盛;舌光无苔,胃之气阴衰败。

B.辨病位深浅　舌苔薄白,疾病初起,病位在表;舌苔厚,病邪入里,病位较深;舌质绛,热入营血,病情危重。

C.区别病邪性质　白苔多主寒证;黄苔常主热证;腐腻苔多主食积、痰浊。青紫舌或舌边的瘀点、瘀斑主瘀血。

D.推断病势进退　舌苔自白转黄,变为灰黑色,表示病邪由表入里,由轻到重,病情发展;舌苔由润转燥,多是热邪渐盛而耗伤津液;舌苔由厚变薄、由燥转润,常常是病邪渐消,津液复生。

E.预测病情预后　舌胖瘦适中,活动自如,淡红润泽,舌面有苔,是正气内存,胃气旺盛,预后多佳;若舌质枯晦,舌苔骤剥,舌强或偏歪等,多属正气亏损,胃气衰败,病情危重,预后不良。

③望舌的注意事项

A.光线的影响　望舌以白天充足而柔和的自然光线为佳,如在夜间或暗处,用白色日光灯为好,光线要直接照射到舌面,避免有色光源对舌色的影响。

B.饮食或药物的影响　饮食及药物的摄入可使舌象发生变化。如进食之后,由于食物的反复摩擦,使舌苔由厚变薄;饮水后,可使干燥舌苔变为湿润。长期服用某些抗生素,可产生黑腻苔或霉腐苔。

C.口腔对舌象的影响　牙齿残缺,可造成同侧舌苔偏厚;镶牙、牙床不规整,可以使舌边留有齿痕;睡觉时张口呼吸,可以使舌苔增厚、干燥等。

D.伸舌姿势的影响　伸舌时舌体蜷缩,或过分用力,或伸舌时间过长,会影响舌体血液运行而引起舌色改变,或导致舌苔紧凑变样,或舌苔干湿度发生变化。

2. 闻诊

(1)听声音的临床表现及意义

①呼吸　喘指呼吸急促,甚则鼻翼扇动,张口抬肩,难以平卧。喘有虚实之分,实喘者,发作较急,胸满声高气粗,呼出为快,多为病邪壅塞肺气;虚喘者,来势较缓,气怯声低,吸少呼多,气不得续,吸入为快,动则喘甚,为肾虚不纳气或肺气虚衰。哮指呼吸时喉中有哮鸣音,时发时止,反复难愈。多因痰饮内伏,复感外邪所诱发,临床有冷哮、热哮之别。

②咳嗽　有声无痰为咳,有痰无声为嗽,有痰有声为咳嗽。暴咳声哑为肺实;咳声低弱而少气,或久咳音哑,多为虚证;外感病多咳声重浊;小儿咳嗽阵发,连声不绝,终止时作鹭鸶叫声,为百日咳;小儿咳声嘶哑,如犬吠,可见于白喉。

③呕吐　胃气上逆,有声有物自口而出为呕吐,有声无物为干呕,有物无声为吐。虚证或寒证,呕吐来势徐缓,呕声低微无力;实证或热证,呕吐来势较猛,呕声响亮有力。

④嗳气　是气从胃中向上,出于咽喉而发出的声音。饮食之后,偶有嗳气,并非病态。若嗳出酸腐气

味,兼见胸脘胀满者,是宿食不消,胃脘气滞。嗳气响亮,频频发作,得嗳气与矢气则脘腹宽舒,属肝气犯胃,常随情绪变化而嗳气减轻或增剧。嗳气低沉,无酸腐气味,纳谷不香,为脾胃虚弱,多见于久病或老人。寒气客于胃,以致胃气上逆而为噫;汗、吐、下后,胃气不和,亦致噫气不除。

(2) 嗅气味的临床表现及意义

①口气　酸馊者是胃有宿食;臭秽者多属胃热;腐臭者,可为牙痈或内痈。

②二便气味　大便酸臭为肠有积热,大便溏薄味腥为脾胃虚寒,矢气奇臭为宿食积滞。小便臊臭黄赤多为湿热,小便清长色白无臭为虚寒。

③经带气味　带下色黄臭秽多为湿热,带下清稀腥臊多为寒湿。

一般而言,各种排泄物与分泌物,凡有恶臭者多属实证、热证,凡带腥味者多属虚证、寒证。

3. 问诊内容及临床意义

(1) 寒热　问寒热是指询问病人有无怕冷或发热的感觉。

①恶寒发热　指恶寒与发热同时出现,多为外感病的初期,是表证的特征。若恶寒重、发热轻,为外感风寒的特征;发热重、恶寒轻,为外感风热的特征;发热轻而恶风,多属外感风邪,伤风表证。

②但寒不热　指病人只感寒冷而不发热,为里寒证。新病畏寒,多为寒邪直中,久病畏寒,多为阳气虚衰。

③但热不寒　指病人只发热而无怕冷之感,为里热证。高热不退为壮热,多因里热炽盛;定时发热,或定时热甚为潮热,其中日晡潮热者,多为阳明腑实证;午后潮热,入夜加重,或骨蒸痨热者,多为阴虚;午后热盛,身热不扬者,可见于湿温病;身热夜甚者,也可见温热病热入营血。

④寒热往来　指恶寒与发热交替而发,是正邪交争于半表半里,互为进退之象,见于少阳证和疟疾。

(2) 汗　汗液是阳气蒸化津液出于腠理而成。问汗可辨邪正盛衰、腠理疏密和气血盈亏。

①表证辨汗　表证无汗为表实,多为外感风寒;表证有汗为表虚或表热证。

②里证辨汗　汗出不已,动则加重者为自汗,多因阳气虚损,卫阳不固;睡时汗出,醒则汗止者为盗汗,多属阴虚内热;身大热而大汗出,多为里热炽盛,迫津外泄;汗热味咸而黏,脉细数无力,多为亡阴之证;汗凉味淡清稀,脉微欲绝者,多为亡阳之证;先恶寒战栗,继而全身大汗者为战汗,多见于急性热病正邪剧烈交争,为疾病之转折点,若汗出热退,脉静身凉为邪去正复之吉兆,而汗出身热,烦躁不安,脉来急促为邪盛正衰之危候。

③局部辨汗　头汗可因阳热或湿热;额部汗出,脉微欲绝,为元阳离散,虚阳浮越之危象;半身汗出者,多无汗部位为病侧,多因风痰、瘀血或风湿阻滞,营卫不和或中风偏枯;手足心汗出甚者,多因脾胃湿热,或阴经郁热而致。

(3) 疼痛　疼痛有虚实之分。一般而言,新病剧痛属实,久病痛缓属虚。

导致疼痛的病因病机不同,即所谓"不荣则痛"和"不通则痛",可使疼痛的性质及特点各异。疼痛伴有胀感者为胀痛,为气滞所致,如见于胸胁为肝郁气滞,头目胀痛为肝阳上亢或肝火上炎;痛如针刺刀割者为刺痛,为瘀血所致;绞痛者,或为有形实邪阻滞气机,或为阴寒之邪凝滞气机;隐痛者,多为精血亏虚,或阳虚有寒;重痛者,常为湿邪困阻,气机不畅所致;酸痛见于肢体多为湿阻,见于腰膝多属肾虚;冷痛者,常因寒邪阻络或阳虚所致;灼痛者,多因邪热亢盛。痛处走窜,病位游走不定,为窜痛,或为气滞,或为风胜;痛处固定者,发于胸胁脘腹多为血瘀,见于关节的为痹证。

(4) 头身胸腹　头身胸腹的临床常见症,对疾病的诊断与治疗,均有一定的意义。

①头晕　头晕,即指头脑晕眩,轻者闭目即止,重者感觉景物旋转、站立不稳,甚者晕倒的症状。

②胸闷　是指胸部痞塞满闷不适。病理常与心、肺等脏相关。

③心悸　是指患者经常自觉心跳、心慌、悸动不安,甚至不能自主,多是心神或心脏病的反映。

④胁胀　胁的一侧或两侧有胀满不舒的感觉,称为胁胀。由于肝胆居于右胁,其经脉均分布于两胁,故胁胀多见于肝胆病变。如胁胀易怒,多为情志不舒,肝气郁结;胁胀口苦,舌苔黄腻,多属肝胆湿热。

⑤脘痞　指胃脘部痞塞满闷不适,甚者或见脘胀,多属胃肠或脾胃的病变。若见患者胃脘痞满、嗳腐吞酸,多为饮食积滞所致;若见胃脘痞满、食少、便溏,多属脾胃虚弱所致。若见胃脘痞满、纳呆呕恶、苔腻,多为脾为湿困所致。

(5)**耳目**
①耳鸣　暴鸣渐大,或耳鸣如潮,按之尤甚属实,为肝胆火盛,上扰清窍所致。鸣声渐小,或耳鸣如蝉,按之减轻属虚,多因肝肾阴虚或肾虚精亏所致。
②耳聋　突发耳聋,多为肝胆火逆所致,属实证。耳渐聋者,多见于久病、重病,为肾虚所致,属虚证。
③重听　即听力减退,听音不清。可由风邪上袭,或痰浊上蒙所致。
④目痒　痒甚者,多属实证,常因肝经风火上扰所致。目微痒者,多属虚证,常因血虚目失濡养所致。
⑤目痛　指眼目疼痛,可单目,也可双目。一般痛剧者,多属实证;痛微者,多属虚证。
⑥目眩　风火上扰清窍或痰湿上蒙清窍所致者属实,多兼有面赤、头胀、头痛、头重等邪壅于上的症状。

(6)**睡眠**　以不易入睡或睡而不酣,易于惊醒或醒后难眠,甚至彻夜不眠者为失眠,为阳不入阴,神不守舍所致。虚者或为心血不足,心神失养,或为阴虚火旺,内扰心神;实证可由邪气内扰,或气机失调,或痰热食滞等所致。时时欲睡,眠而不醒,精神不振,头沉困倦者为嗜睡,实证多为痰湿内盛,困阻清阳,虚证多为阳虚阴盛或气血不足。

(7)**饮食与口味**　要问食欲好坏,食量多少,有无口渴,饮水多少,冷热喜恶,口味偏嗜,以及异常口味等情况,以判断胃气有无及脏腑虚实寒热。

(8)**口渴与饮水**　口渴可见于津液已伤,或水湿内停,津气不运。渴喜冷饮为热盛伤津;喜热饮,饮水不多或水入即吐者,可见于痰饮水湿内停,或阳气虚弱;口干但欲漱水不欲咽者,多为瘀血之象。

(9)**二便**　主要是询问二便次数、量、性状、颜色、气味以及便时有无疼痛、出血等症状,以了解脾胃、大肠的寒热虚实和肺、脾、肾及膀胱情况。

(10)**经带**　主要了解初潮、末次月经、绝经年龄、月经周期、行经天数、经量、经色、经质以及有无痛经、闭经等情况。

4. 切诊

(1)**诊脉的部位与方法**　脉诊常用"寸口诊法"。部位在手腕部的寸口,此处为手太阴肺经的原穴所在,是脉之大会,脏腑的生理和病理变化均能在这里有所反映。寸口脉分为寸、关、尺三部,通常以腕后高骨处(桡骨茎突)为标记,其内侧为关,关前(腕侧)为寸,关后(肘侧)为尺。其临床意义大致为左手寸候心、关候肝胆,右手寸候肺、关候脾胃,两手尺脉候肾。

(2)**常见脉象及其临床意义**

脉名	脉象	主病
浮脉	轻取即得,重按反减	表证,虚证
沉脉	轻取不应,重按始得	里证
迟脉	脉来缓慢,一息不足四至	寒证
数脉	脉来急促,一息脉来五至以上	热证
虚脉	举之无力,按之空虚,应指软弱	虚证
实脉	脉来坚实,三部有力,来去俱盛	实证
滑脉	往来流利,如珠走盘,应指圆滑	痰饮、食积、实热
洪脉	脉形宽大,状如波涛,来盛去衰	气分热盛

(3)**诊脉的注意事项**
①保持环境安静　诊脉时应注意诊室环境安静,避免因环境嘈杂对医生和患者的干扰。

②注意静心凝神　医生诊脉时应安神定志,集中注意力,认真体察脉象,最好不要同时进行问诊,以避免分散精力;患者必须平心静气,急走远行或情绪激动时,应让其休息片刻,待其平静后方可诊脉,避免由于活动及情绪波动引起脉象变化。

③选择正确体位　诊脉时避免让患者坐得太低或太高,以保证手与心脏在同一水平;不宜佩戴手表或其他首饰诊脉;肩、手臂不宜持包,也不要将一手搭在另一手上诊脉,以避免脉管受到压迫。

▶**常考点**　2024年新增内容。

第二十二篇　实践综合

▶ **考纲要求**

①发热。②苍白、乏力。③皮肤黏膜出血。④皮疹。⑤水肿。⑥淋巴结肿大。⑦颈肩痛。⑧颈静脉怒张。⑨甲状腺肿大。⑩咳嗽与咳痰。⑪咯血。⑫发绀。⑬呼吸困难。⑭胸痛。⑮心悸。⑯心脏杂音。⑰恶心与呕吐。⑱进食哽噎、疼痛与吞咽困难。⑲呕血。⑳便血。㉑腹痛。㉒腹泻。㉓便秘。㉔黄疸。㉕肝大。㉖脾大。㉗腹水。㉘腹部肿块。㉙停经。㉚阴道流血。㉛阴道分泌物异常。㉜腰痛。㉝关节痛。㉞血尿。㉟尿频、尿急与尿痛。㊱无尿、少尿与多尿。㊲消瘦。㊳头痛。㊴眩晕。㊵晕厥。㊶痫性发作与惊厥。㊷意识障碍。㊸瘫痪。

▶ **复习要点**

本篇重点考查学生的临床思维能力。临床思维主要包括信息获取和推理决策。信息获取主要考查围绕症状/体征进行病史采集的能力,选择重点查体和辅助检查项目并对相应结果进行初步分析的能力;推理决策主要考查依据既有信息做出初步诊断与鉴别诊断,进一步收集信息,明确诊断并制定合理治疗和管理方案的能力。重点考查的疾病包括慢性阻塞性肺疾病,支气管哮喘,支气管扩张,肺炎,肺结核,肺栓塞,肺癌,呼吸衰竭,急性呼吸窘迫综合征,胸腔积液(恶性、结核性、血胸、脓胸),气胸,肋骨骨折,心力衰竭,心律失常,冠状动脉性心脏病,高血压,心脏瓣膜病,结核性心包炎,胃食管反流病,食管癌,胃炎,消化性溃疡,消化道穿孔,消化道出血,胃癌,肝硬化,非酒精性脂肪性肝病,肝癌,胆石病,胆道感染,急性胰腺炎,肝脓肿,胰腺癌,溃疡性结肠炎,克罗恩病,肠梗阻,结、直肠癌,肠结核,结核性腹膜炎,急性阑尾炎,肛管、直肠良性病变,腹外疝,腹部闭合性损伤(肝、脾、肠、肾),急性肾小球肾炎,慢性肾小球肾炎,肾病综合征,尿路感染,尿路结石,膀胱肿瘤,良性前列腺增生,急性肾损伤(急性肾衰竭),慢性肾脏病(慢性肾衰竭),自然流产,异位妊娠,子痫前期-子痫,前置胎盘,胎盘早剥,产后出血,盆腔炎性疾病,子宫颈癌,子宫肌瘤,卵巢肿瘤,子宫内膜癌,子宫内膜异位症,排卵障碍性子宫出血,缺铁性贫血,再生障碍性贫血,急性白血病,淋巴瘤,原发免疫性血小板减少症,甲状腺功能亢进症,甲状腺功能减退症,糖尿病,脑出血,急性缺血性卒中,蛛网膜下腔出血,急性硬膜外血肿,颅骨骨折,颅底骨折,颅内肿瘤,椎管内肿瘤,四肢骨折,关节脱位,颈椎病,腰椎间盘突出症,骨关节炎,系统性红斑狼疮,类风湿关节炎,痛风,肺炎,腹泻病,维生素 D 缺乏性佝偻病,小儿常见发疹性疾病(麻疹、幼儿急疹、水痘、手足口病、猩红热),小儿惊厥,新生儿黄疸,川崎病,病毒性肝炎,细菌性痢疾,流行性脑脊髓膜炎,肾综合征出血热,艾滋病,浅部组织及手部细菌性感染,急性乳腺炎,乳腺癌,一氧化碳中毒,急性有机磷农药中毒,镇静催眠药中毒。

一、发热

机体体温升高超出正常范围,称为发热。

1. 发病机制

(1)致热原性发热　包括外源性和内源性两大类。

①外源性致热原　包括各种微生物病原体及产物、炎性渗出物及无菌性坏死组织、抗原抗体复合物、某些类固醇物质、多糖体成分及多核苷酸、淋巴细胞激活因子等。外源性致热原多为大分子物质,不能通过血脑屏障,而是通过激活中性粒细胞、嗜酸性粒细胞和单核-吞噬细胞系统,使其产生并释放内源性致热原而致热。

②内源性致热原 又称白细胞致热原,如IL-1、TNF和干扰素等。通过血脑屏障直接作用于体温调节中枢的体温调定点,使调定点上升,引起发热。

(2)非致热原性发热
①体温调节中枢受损 颅脑损伤、出血、炎症等。
②引起产热过多的疾病 癫痫持续状态、甲状腺功能亢进症等。
③引起散热减少的疾病 广泛性皮肤病、心力衰竭等。

2. 病因

发热分感染性和非感染性两大类,以前者多见。
(1)**感染性发热** 各种病原体引起的感染,如病毒、细菌、支原体、衣原体、真菌等。
(2)**非感染性发热** 如吸收热、抗原-抗体反应、内分泌与代谢疾病、皮肤散热减少、体温调节中枢功能失常、自主神经功能紊乱等。

3. 临床表现

(1)**发热的分度** 分低热(37.3~38℃)、中等度热(38.1~39℃)、高热(39.1~41℃)、超高热(>41℃)。
(2)**发热的临床过程及特点** 发热的临床过程分体温上升期、高热期和体温下降期。

4. 热型及临床意义

热型	特点	临床意义
稽留热	体温恒定地维持在39~40℃以上的高水平,达数天至数周 24小时内体温波动不超过1℃	大叶性肺炎、斑疹伤寒、伤寒高热期
弛张热	也称败血症热型,体温常>39℃,波动幅度大 24小时内波动范围超过2℃,但都在正常水平以上	败血症、风湿热、重症肺结核、化脓性炎症
间歇热	体温骤升达高峰后持续数小时,又迅速降至正常水平 无热期可持续1至数天,如此高热期和无热期反复交替出现	疟疾、急性肾盂肾炎
波状热	体温逐渐上升至≥39℃,数天后逐渐降至正常 持续数天后又逐渐升高,如此反复多次	布鲁菌病
回归热	也称周期性发热,体温骤升至≥39℃,持续数天后骤降至正常 高热期和无热期各持续数天后规律性交替一次	回归热、霍奇金病
不规则热	发热的体温曲线无规律	结核病、风湿热、支气管肺炎、渗出性胸膜炎

5. 诊断思路

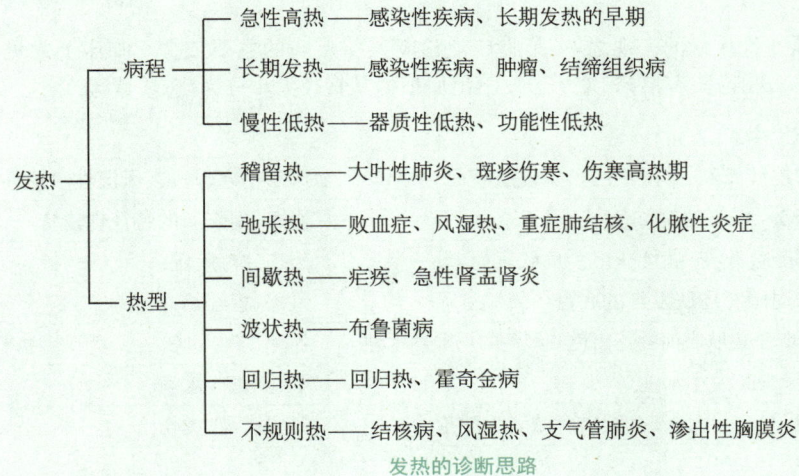

发热的诊断思路

二、苍白、乏力

1. 概念

苍白、乏力是贫血的主要表现。贫血时机体通过神经体液调节进行有效血容量重新分配,相对次要的脏器,如皮肤、黏膜的供血减少,引起皮肤、黏膜颜色变淡。贫血指人体外周血红细胞容量减少,低于正常范围下限值,即成年男性 Hb<120g/L,成年女性(非妊娠)Hb<110g/L,孕妇 Hb<100g/L。

2. 诊断思路

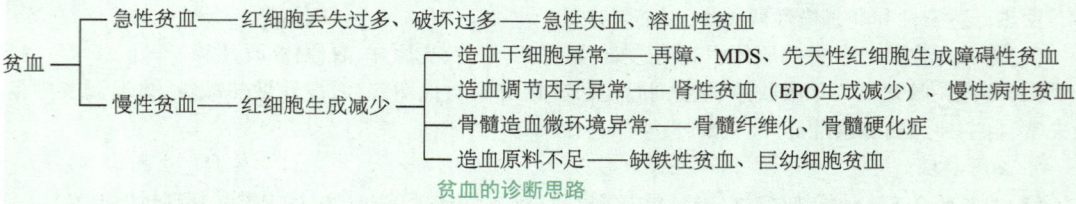

贫血的诊断思路

【例1】观察有无贫血,最可靠的查体部位是
　　A. 手臂皮肤及口腔黏膜　　　　B. 耳廓皮肤　　　　C. 睑结膜、指甲及口唇
　　D. 颈部皮肤及舌面　　　　　　E. 面颊、皮肤及上腭黏膜

三、皮肤黏膜出血

皮肤黏膜出血是指机体止血与凝血功能障碍,导致血液由毛细血管进入皮肤或黏膜下组织,常为自发性或轻微外伤后出血。

1. 常见原因和发病机制

血管壁缺陷、血小板数量或功能异常、凝血因子缺乏或活性降低、循环血液中抗凝物质增多、纤维蛋白溶解亢进等。

2. 临床思维

四肢对称性紫癜伴关节痛、腹痛、血尿,见于过敏性紫癜。皮肤黏膜出血伴发热,贫血,肝、脾、淋巴结肿大,见于白血病等血液系统恶性疾病。皮肤黏膜出血伴鼻出血、牙龈出血、血尿、黑便等,见于血小板减少性紫癜、弥散性血管内凝血。皮肤紫癜伴黄疸,见于肝疾病、阵发性睡眠性血红蛋白尿等。

四、皮疹

皮疹多为全身性疾病的表现之一,是临床上诊断某些疾病的主要依据。临床上常见的皮疹包括斑疹、玫瑰疹、丘疹、斑丘疹、荨麻疹、疱疹。皮下出血根据其直径大小分为瘀点、紫癜、瘀斑、血肿等。

	形态特点	临床意义
斑疹	局部皮肤发红,一般不凸出于皮肤表面	斑疹伤寒、丹毒、风湿性多形性红斑
玫瑰疹	直径 2~3mm 的鲜红色圆形斑疹	伤寒、副伤寒的特征性皮疹
丘疹	局部颜色改变,病灶凸出于皮肤表面	药疹、麻疹、湿疹
斑丘疹	丘疹周围有皮肤发红的底盘	风疹、猩红热、药疹
荨麻疹	稍隆起于皮肤表面的苍白色或红色的局限性水肿	各种过敏反应
小水疱	直径<1cm 为小水疱	单纯疱疹、水痘
大水疱	直径>1cm 为大水疱;腔内含脓者为脓疱	糖尿病足、烫伤

五、水肿

水肿指人体组织间隙有过多的液体积聚使组织肿胀,不包括内脏器官局部水肿。

1. 发生机制

由于组织液生成的有效滤过压=(毛细血管血压+组织液胶体渗透压)-(血浆胶体渗透压+组织液静水压),因此以上四大因素都可影响组织液的生成,当组织液的生成大于回吸收时,可产生水肿。

产生水肿的因素包括钠水潴留(如继发性醛固酮增多症)、毛细血管滤过压升高(如右心衰竭)、毛细血管通透性增高(如急性肾炎)、血浆胶体渗透压降低(如血清白蛋白减少)、淋巴回流受阻(如丝虫病)。

2. 病因和临床表现

(1)心源性水肿　常见于右心衰竭,水肿常从足部(最早为踝内侧)开始,向上延及全身,发展较缓慢。

(2)肾源性水肿　常见于各型肾炎和肾病,水肿常从眼睑、颜面开始,迅速发展,延及全身。

(3)肝源性水肿　失代偿性肝硬化的表现,为踝部水肿,逐渐向上蔓延,而头、面部及上肢常无水肿。门静脉高压症、低蛋白血症、肝淋巴液回流障碍、继发性醛固酮增多等因素是水肿形成的机制。

(4)营养不良性水肿　多见于慢性消耗性疾病长期营养缺乏、蛋白丢失性胃肠病、重度烧伤等所致的低蛋白血症或维生素B_1缺乏。

(5)其他原因的全身性水肿　如黏液性水肿、经前期紧张综合征、药物性水肿、特发性水肿等。

(6)局部性水肿　常由局部静脉、淋巴回流受阻或毛细血管通透性增加所致。

3. 水肿的鉴别诊断

	心源性水肿	肾源性水肿	肝源性水肿	营养不良性水肿
基本病因	右心衰竭	各型肾炎和肾病	肝病	重度营养不良
开始部位	足部(最早为踝内侧)开始,向上延及全身	眼睑、颜面开始延及全身	足部开始腹水更突出	足部开始
水肿特点	可凹性水肿	可凹性水肿	可凹性水肿	可凹性水肿
发展快慢	较缓慢	常迅速	缓慢	缓慢
伴胸腹水	常见	可见	常见	常见
伴随病症	伴心功能不全病症,心脏增大,心脏杂音,肝大,颈静脉怒张	伴肾脏病症,如高血压,蛋白尿,管型尿,血尿	肝脾大,黄疸,肝掌,蜘蛛痣,腹壁静脉曲张	消瘦,体重下降,皮脂减少
辅助检查	超声心动图	肾功能,尿常规	肝功能,凝血象	血清白蛋白,贫血指标

4. 诊断思路

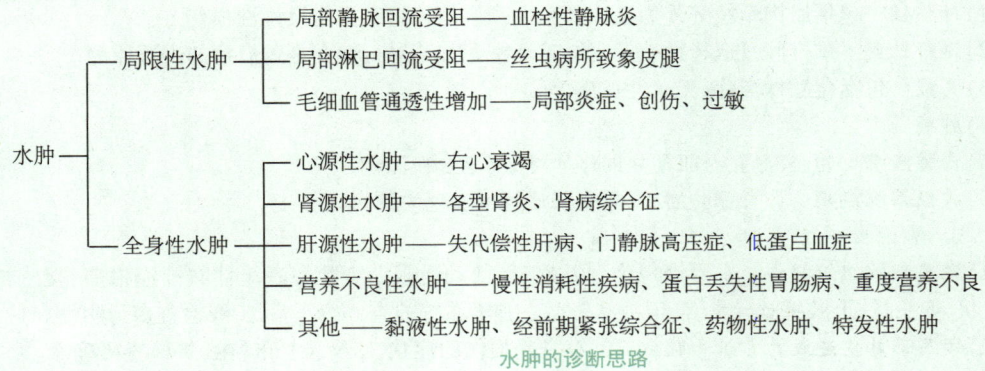

水肿的诊断思路

【例2】女,50岁。双下肢水肿10余年,晨轻暮重,无眼睑水肿和泡沫尿。查体:血压130/70mmHg,双肺呼吸音清,心界不大,心率87次/分,律齐,腹软,肝脾肋下未触及,移动性浊音阴性,双下肢见凹陷性水肿,浅静脉呈蚯蚓状改变。该患者下肢水肿的最可能原因是
A. 下肢静脉压增高　　　　　B. 血浆胶体渗透压降低　　　　C. 心肌收缩力降低
D. 血浆晶体渗透压降低　　　E. 淋巴液回流受阻

六、淋巴结肿大

1. 概念

淋巴结分布于全身,直径多在0.2~0.5cm之间,质地柔软,表面光滑,无粘连,无压痛。若在表浅淋巴结区触及直径>1cm的淋巴结,或深部发现淋巴结,均为淋巴结肿大。

2. 病因

(1)**局限性淋巴结肿大**
①**非特异性淋巴结炎**　由引流区的急慢性炎症引起,如急性化脓性扁桃体炎可引起颈部淋巴结肿大。
②**淋巴结结核**　肿大的淋巴结常位于颈部血管周围,多发性,质地较硬,可相互粘连或与周围组织粘连。
③**恶性肿瘤淋巴结转移**　淋巴结质地坚硬,表面可光滑或突起,与周围组织粘连,不易推动,一般无压痛。

(2)**全身性淋巴结肿大**
①**感染性疾病**　见于传染性单核细胞增多症、艾滋病、麻风、梅毒等。
②**结缔组织疾病**　如系统性红斑狼疮、干燥综合征、结节病。
③**血液系统疾病**　如急慢性白血病、淋巴瘤、恶性组织细胞病等。

3. 诊断思路

(1)**局部淋巴结肿大**　有痛性肿大以感染多见,无痛性肿大以肿瘤多见。
(2)**全身淋巴结肿大**　有痛性肿大多为反应性肿大,无痛性肿大以肿瘤多见。

七、颈肩痛

1. 概念

(1)**颈肩痛**　颈肩痛指各种类型的颈椎病,广义的颈肩痛也包括肩周炎。
(2)**颈椎病**　指颈椎间盘退行性变及其继发性椎间关节退行性变所致的脊髓、神经、血管损害而表现的相应症状和体征。
(3)**肩周炎**　指肩关节周围的肌肉、肌腱、滑囊、关节囊的慢性损伤性炎症。

2. 病因

(1)**外伤性**　包括肌肉牵拉等外力造成的急性颈肩部软组织损伤及慢性损伤。
(2)**退行性变**　颈椎间盘退行性变及其继发性椎间关节退行性变是颈肩痛的主要原因。
(3)**炎症**　包括化脓性炎症、无菌性炎症等。
(4)**肿瘤**　少见。
(5)**内脏疾病**　如心绞痛、心肌梗死的疼痛可放射至颈肩部。
(6)**神经系统疾病**　如脊髓肿瘤、脊髓空洞症等可表现为颈肩痛。

3. 临床表现及特点

(1)**颈肩部软组织损伤**　主要表现为颈部疼痛、活动受限。少数患者可伴有神经根痛、交感神经紊乱等症状,如头晕、上肢感觉异常等,但症状轻微。神经系统检查一般正常,X线检查多为阴性。
(2)**颈肩部外伤造成的骨折和脱位**　常有脊髓损伤的症状,X线、CT和MRI等检查可确诊。

4. 诊断思路

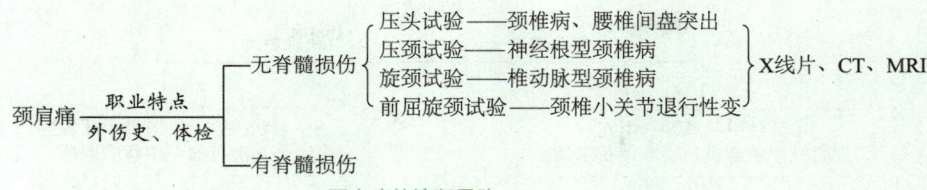

颈肩痛的诊断思路

八、颈静脉怒张

1. 概念

正常人立位或坐位时,颈静脉不显露,平卧位时稍见充盈,但不超过锁骨上缘至下颌角连线的下 2/3 以内,若超过上述水平或半卧位 45°时,颈静脉明显充盈、饱满,则称为颈静脉怒张。颈静脉怒张提示体循环静脉血回流受阻或上腔静脉压增高。

2. 常见原因

(1) 右心衰竭 见于右心负荷过重、原发性心肌损害等。

①压力负荷(后负荷)过重 慢性肺源性心脏病、肺动脉狭窄、艾森门格综合征、二尖瓣/主动脉瓣狭窄所致的肺动脉高压、肺栓塞等。

②容量负荷(前负荷)过重 左向右分流的先天性心脏病、三尖瓣/肺动脉瓣关闭不全等。

③原发性心肌损害 心肌炎、心肌病等。

(2) 心包疾病 心包积液、缩窄性心包炎。

(3) 上腔静脉阻塞综合征 上腔静脉血栓、中央型肺癌、胸骨后甲状腺肿、纵隔肿瘤等疾病可造成上腔静脉受压,引起上腔静脉向右心房回流受阻,导致颈静脉压力增高。

(4) 其他 胸腔体积增加(如肺气肿)等。

九、甲状腺肿大

正常成人的甲状腺重 15~25g。甲状腺肿大是指良性甲状腺细胞过度增生,体积、重量超过正常。

1. 分类

(1) 生理性肿大 指甲状腺弥漫性肿大,质地均匀,体积增大,重量>30g,主要见于青春期、妊娠时。

(2) 病理性肿大 见于甲状腺功能亢进症、单纯性甲状腺肿、甲状腺炎、结节性甲状腺肿等。

2. 甲状腺肿大的分度

(1) Ⅰ度肿大 是指不能看出甲状腺肿大,但能触及肿大者。

(2) Ⅱ度肿大 是指既能看到肿大又能触及,但在胸锁乳突肌以内者。

(3) Ⅲ度肿大 是指超过胸锁乳突肌外缘者。

3. 引起甲状腺肿大的常见疾病

(1) 甲状腺功能亢进症 两侧甲状腺弥漫性肿大,质地柔软,触诊时可有震颤,可能听到嗡鸣样血管杂音。

(2) 单纯性甲状腺肿 腺体肿大很突出,可为弥漫性,也可为结节性,不伴有甲状腺亢进体征。

(3) 甲状腺癌 触诊时包块可有结节感,不规则,质硬。

(4) 甲状腺腺瘤 触诊时包块可有结节感,规则,光滑,质硬,活动度大,颈部淋巴结无肿大。

(5) 慢性淋巴细胞性甲状腺炎(桥本甲状腺炎) 呈弥漫性或结节性肿大,病前多有上呼吸道感染史。

(6) 甲状旁腺腺瘤 甲状旁腺位于甲状腺之后,发生腺瘤时可使甲状腺突出,检查时也随吞咽移动,需结合甲状旁腺功能亢进的临床表现加以鉴别。

4. 诊断思路

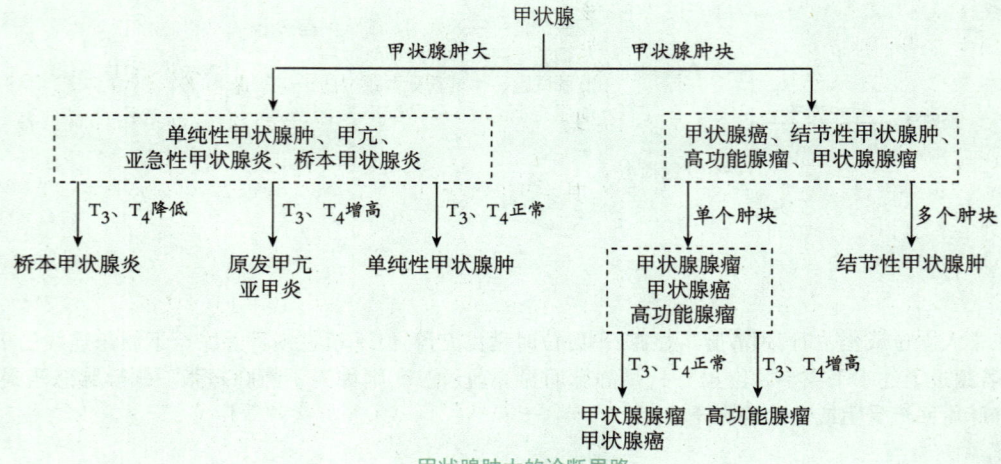

甲状腺肿大的诊断思路

十、咳嗽与咳痰

1. 概念

（1）**咳嗽**　是一种反射性防御动作,通过咳嗽可以清除呼吸道分泌物及气管内异物。

（2）**咳痰**　痰是气管、支气管的分泌物或肺泡内的渗出液,借助咳嗽将其排出,称为咳痰。

2. 常见原因

（1）**呼吸道疾病**　呼吸道感染是引起咳嗽、咳痰最常见的原因,见于咽喉炎、喉结核、喉癌、气管支气管炎、支气管扩张症、支气管哮喘、支气管结核、肺炎等。

（2）**胸膜疾病**　胸膜炎、胸膜间皮瘤、自发性气胸等。

（3）**心血管疾病**　左心衰竭所致的肺淤血或肺水肿,肺栓塞。

（4）**中枢神经因素**　反射性咳嗽、脑炎、脑膜炎等。

（5）**其他**　习惯性咳嗽、心理性咳嗽、胸腔穿刺等。

3. 诊断思路

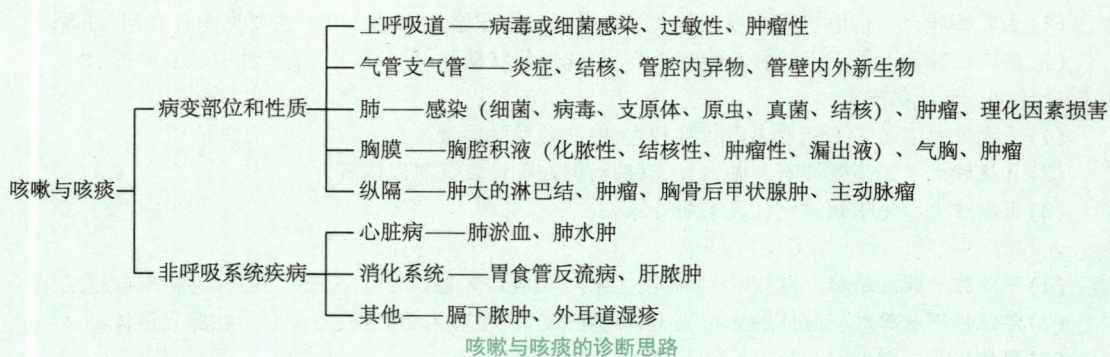

咳嗽与咳痰的诊断思路

十一、咯血

1. 概念

喉、喉部以下的呼吸道及肺任何部位的出血,经口腔咯出,称为咯血。

2. 病因和发病机制

咯血的原因很多,最常见的原因是肺结核。

(1)**支气管疾病**　支气管扩张、支气管肺癌、慢性支气管炎等。

(2)**肺部疾病**　肺结核、肺炎、肺脓肿等。肺炎发生咯血的多为肺炎球菌肺炎、金黄色葡萄球菌肺炎、肺炎杆菌肺炎和军团菌肺炎,支原体肺炎少见。肺结核发生咯血的多为浸润性和空洞性肺结核,急性血行播散型肺结核较少出现咯血。

(3)**心血管疾病**　较常见于二尖瓣狭窄,其次为肺动脉高压、肺栓塞、肺血管炎、高血压病等。

(4)**其他**　如血液病等。

3. 临床表现

(1)**年龄**　青壮年咯血多见于肺结核、支气管扩张、二尖瓣狭窄。40岁以上的吸烟者多见于支气管肺癌。儿童慢性咳嗽伴少量咯血、低色素贫血多见于特发性含铁血黄素沉着症。

(2)**咯血量**　小量咯血<100ml/d,中量咯血100~500ml/d,大量咯血>500ml/d或一次100~500ml。大量咯血见于空洞性肺结核、支气管扩张、慢性肺脓肿。痰中带血见于支气管肺癌、慢性支气管炎。

4. 诊断思路

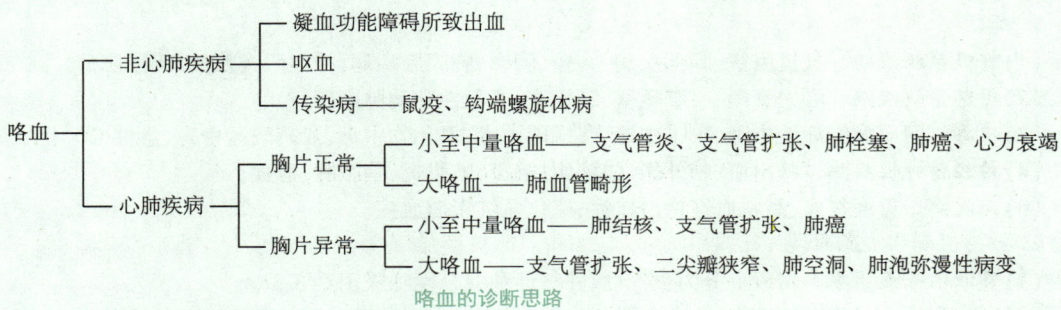

咯血的诊断思路

十二、发绀

发绀指血液中还原血红蛋白增多使皮肤和黏膜呈青紫色改变的一种表现,也称为紫绀。体检时,在口唇、指(趾)、甲床等处明显。

1. 病因及发病机制

(1)**血液中还原血红蛋白增加(真性发绀)**　包括中心性发绀、周围性发绀和混合性发绀。

	中心性发绀	周围性发绀
发绀部位	全身性,包括四肢、躯干和黏膜的皮肤	肢体的末端与下垂部位
发绀特点	受累的皮肤是温暖的	受累的皮肤是冰冷的,加温可使发绀消退
病因	肺性发绀、心性混合性发绀	淤血性周围性发绀、缺血性周围性发绀

(2)**血液中存在异常血红蛋白衍生物**　高铁血红蛋白血症、硫化血红蛋白血症。

2. 引起发绀的疾病

(1)**支气管哮喘**　发作性伴有哮鸣音的呼气性呼吸困难,或发作性胸闷、咳嗽,严重时可有强迫坐位或端坐呼吸,发绀,干咳或咳大量白色泡沫痰。

(2)**肺炎**　肺炎时,若病变范围广泛,可因组织缺氧引起气促和发绀。

(3)**COPD**　慢性阻塞性肺疾病(COPD)可有发绀,气道感染和明显炎症。血气分析表现为PaO_2显著降低,$PaCO_2$显著增高。

(4)**呼吸衰竭**　有典型缺氧表现,明显发绀。若合并贫血,发绀可不明显。

(5) **ARDS** 组织严重缺氧,一般给氧方法不能改善缺氧症状,发绀明显。

(6) **肺动脉高压和肺心病** 急性呼吸道感染是常见诱因,临床上可有呼吸困难、发绀、神经精神症状。

(7) **先天性心脏病** 当出现从左至右分流时可不出现发绀。当出现从右至左分流时,可出现发绀,如房间隔缺损、室间隔缺损、动脉导管未闭的晚期。

(8) **急性左心衰竭** 心脏搏出量减少,组织缺血缺氧,出现发绀。

(9) **休克** 休克时,组织灌注不足,可出现发绀。

3. 伴随症状

(1) **发绀伴呼吸困难** 重症心肺疾病、急性呼吸道梗阻、大量气胸。

(2) **发绀伴杵状指(趾)** 发绀型先天性心脏病、慢性肺病。

(3) **发绀伴意识障碍及衰竭** 中毒、休克、急性肺部感染、急性心衰。

十三、呼吸困难

呼吸困难指患者主观感到空气不足,呼吸费力,客观上表现为呼吸运动用力,严重时可出现张口呼吸、鼻翼扇动、端坐呼吸、甚至发绀,呼吸辅助肌参与呼吸运动,并且可有呼吸频率、深度、节律的改变。

1. 病因

(1) **呼吸系统疾病** 气道阻塞,肺部疾病,胸壁、胸廓、胸膜腔疾病,神经肌肉疾病,膈肌麻痹。

(2) **循环系统疾病** 心力衰竭、心脏压塞、肺栓塞、原发性肺动脉高压。

(3) **中毒** 糖尿病酮症酸中毒、吗啡中毒、有机磷中毒、氰化物中毒、亚硝酸盐中毒、急性CO中毒。

(4) **神经精神性疾病** 脑出血、脑外伤、脑肿瘤、脑炎、脑膜炎、脑脓肿、癔症。

(5) **血液病** 重度贫血、高铁血红蛋白血症、硫化血红蛋白血症。

2. 发生机制和临床表现

(1) **肺源性呼吸困难** 临床上分为吸气性、呼气性和混合性呼吸困难3型。

	吸气性呼吸困难	呼气性呼吸困难	混合性呼吸困难
特点	吸气显著费力,吸气时间延长,三凹征(胸骨上窝、锁骨上窝、肋间隙)	呼气费力,呼气时间延长呼气缓慢	吸气期和呼气期均费力呼吸频率增快、深度变浅
伴随	高调吸气性哮鸣音、干咳	呼气期哮鸣音	呼吸音异常或病理性呼吸音
病因	气道梗阻	肺泡弹性减弱小支气管痉挛或炎症	肺或胸膜病变使胸呼吸面积减小,导致换气功能障碍
疾病	喉部、气管、大支气管狭窄与阻塞	喘息型支气管炎、支气管哮喘、慢阻肺、弥漫性泛细支气管炎	重症肺炎、重症肺结核、大面积肺梗死、弥漫性肺间质疾病、大量胸腔积液、气胸、广泛性胸膜增厚

(2) **中毒性呼吸困难** 分以下3种情况。

	中枢兴奋引起的呼吸困难	中枢抑制引起的呼吸困难	机体缺氧引起的呼吸困难
机理	代谢性酸中毒时酸性代谢产物刺激呼吸中枢引起呼吸困难	吗啡等中枢抑制药物抑制中枢引起呼吸困难	化学毒物中毒导致机体缺氧引起呼吸困难
举例	尿毒症、糖尿病酮症酸中毒	吗啡、巴比妥、有机磷中毒	CO、亚硝酸盐、苯胺类、氰化物中毒
病史	有引起代谢性酸中毒的病因	有药物或化学物质中毒史	有上述物质中毒史
特点	Kussmaul呼吸	Cheyne-Stokes呼吸、Biots呼吸	—

(3) **心源性呼吸困难** 由左心衰竭和(或)右心衰竭引起。

注意：①Kussmaul 呼吸——在尿毒症、糖尿病酮症酸中毒时，机体出现深长而规则的呼吸，可伴有鼾音，称为酸中毒大呼吸，即 Kussmaul 呼吸，或称库斯莫尔呼吸。
②Kussmaul 征——缩窄性心包炎时，出现的颈静脉怒张、肝大、腹水、下肢水肿、心率增快。

(4) **神经精神性呼吸困难** 神经性呼吸困难多为呼吸深慢（抽泣样呼吸），多见于重症颅脑疾患。精神性呼吸困难多为呼吸浅快，伴有叹息样呼吸，多见于癔症，可因过度通气发生呼吸性碱中毒。

(5) **血源性呼吸困难** 多见于重度贫血、高铁血红蛋白血症、硫化血红蛋白血症。

3. 诊断思路

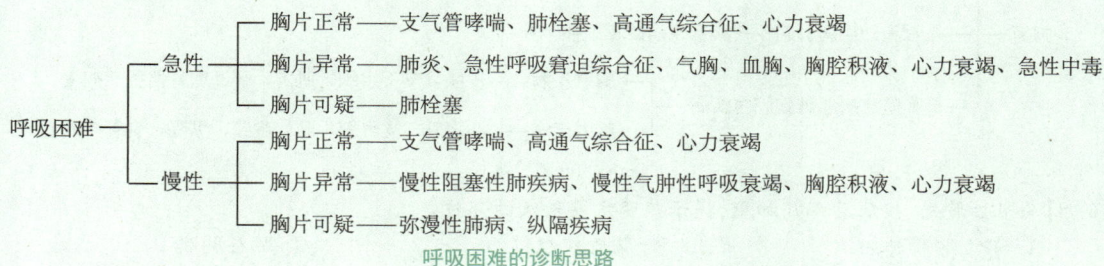

呼吸困难的诊断思路

【例3】女，24岁。间断喘息2个月，发作时以吸气性呼吸困难为主。查体：可见三凹征，吸气相延长，双肺未闻及哮鸣音及湿啰音。该患者发生呼吸困难最可能的原因是
A. 支气管哮喘　　　　B. 慢性心力衰竭　　　　C. 慢性阻塞性肺疾病
D. 上呼吸道阻塞　　　E. 阻塞性肺炎

【例4】下列最常表现为吸气性呼吸困难的疾病是
A. 胸腔积液　　　　　B. 气管肿物　　　　　　C. 自发性气胸
D. 支气管哮喘　　　　E. 慢性阻塞性肺疾病

十四、胸痛

1. 病因

(1) **胸壁疾病** 急性皮炎、带状疱疹、肋间神经炎、肋软骨炎、肋骨骨折、多发性骨髓瘤等。

(2) **心血管疾病** 心绞痛、心肌梗死、心肌病、急性心包炎、胸主动脉瘤、肺栓塞（梗死）、肺动脉高压等。

(3) **呼吸系统疾病** 胸膜炎、胸膜肿瘤、自发性气胸、血胸、支气管炎、支气管肺癌等。

(4) **纵隔疾病** 纵隔炎、纵隔气肿、纵隔肿瘤等。

(5) **其他** 过度通气综合征、痛风、食管炎、食管癌、膈下脓肿等。

2. 引起胸痛的常见疾病

(1) **肺炎** 常表现为咳嗽、咳痰，可出现脓性痰或血痰，伴或不伴胸痛。

(2) **胸膜炎** 胸膜炎症累及壁层胸膜时，可出现胸痛。胸痛与呼吸有关，深呼吸或咳嗽时加重，随着胸腔积液增多，胸痛减轻或消失。肿瘤性胸膜炎的特点是胸痛进行性加重。

(3) **肺癌** 中心型肺癌常出现刺激性咳嗽，可有脓性痰、血痰或间断咯血。当肿瘤造成较大支气管不同程度阻塞时，可以出现胸闷、哮鸣、气促、发热和胸痛等症状。

(4) **肺栓塞** 常表现为呼吸困难、胸痛及咯血三联征。胸痛常为胸膜炎性胸痛或心绞痛样疼痛。

(5) **心绞痛** 主要表现为胸骨后压榨性疼痛，可向心前区和左上肢放射，持续数分钟，休息或含服硝酸甘油后可迅速缓解。根据典型胸痛特点及心电图表现，即可确诊。

(6) **心肌梗死** 主要表现为持久的胸骨后剧烈疼痛，多见于心前区和胸骨后，常放射至左肩及左肩内侧。疼痛多持续20分钟以上，甚至数天，休息和含服硝酸甘油不能缓解疼痛。

(7)**急性心包炎**　主要表现为心前区疼痛,常为尖锐性疼痛,与呼吸运动有关,可因咳嗽、深呼吸、变换体位或吞咽而加重。位于心前区,可向颈部、左肩、左臂及左肩胛骨放射。疼痛也可位于胸骨后。

(8)**食管癌**　早期无明显症状,在吞咽时有哽噎感、烧灼感、针刺感等,症状时轻时重,进展缓慢。

(9)**胸部外伤**　包括肋骨骨折、气胸、血胸等,均可引起胸痛。

3. 诊断思路

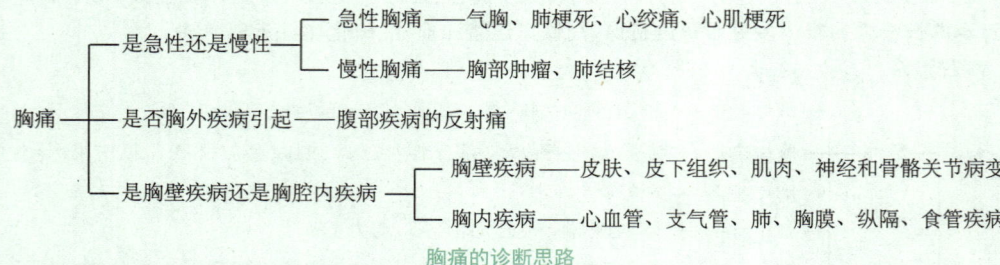

胸痛的诊断思路

【例5】局限性胸痛、按压后疼痛加重,提示病变主要累及的部位是
　　A. 邻近胸膜肺组织　　　　　　B. 胸壁软组织　　　　　　C. 脏层胸膜
　　D. 肋间神经　　　　　　　　　E. 壁层胸膜

十五、心悸

1. 概念

心悸是一种自觉心脏跳动的不适感或心慌感。当心率加快时感到心脏跳动不适,心率缓慢时则感到搏动有力。心悸时,心率可快可慢,也可有心律失常。

2. 病因

(1)**心脏搏动增强**　包括生理性和病理性,如心室肥大、甲亢、贫血、发热等。

(2)**心律失常**　心动过速、过缓及其他心律失常均可导致心悸。

(3)**心脏神经症**　由自主神经功能紊乱引起,心脏本身无器质性病变,多见于青年女性。

3. 诊断思路

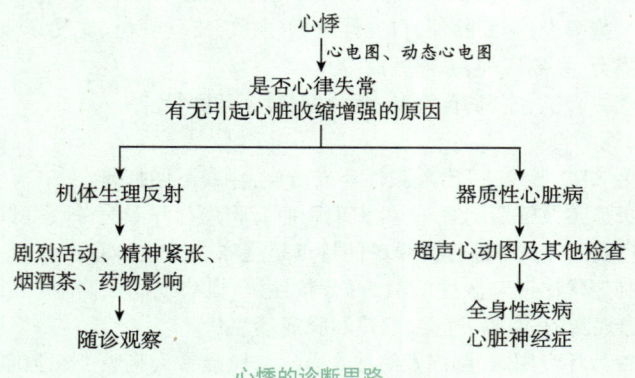

心悸的诊断思路

十六、心脏杂音

心脏杂音指在心音和额外心音以外,在心脏收缩或舒张过程中出现的异常声音。

第二十二篇　实践综合

1. 杂音分级

一般采用 Levine 6 级分级法，3 级及 3 级以上的杂音常合并震颤，多为器质性。

级别	响度	听诊特点	震颤
1	最轻	很弱，易被初学者或缺少心脏听诊经验者所忽视	无
2	轻度	能被初学者或缺少心脏听诊经验者听到	无
3	中度	明显的杂音	无
4	响亮	明显的杂音	有
5	很响	杂音很响	明显
6	最响	杂音很响，即使听诊器稍离开胸壁也能听到	明显

2. 产生机制

血流加速、瓣膜口狭窄、瓣膜关闭不全、异常血流通道、心脏异常结构和大血管瘤样扩张。

3. 杂音分类

心脏杂音分为收缩期杂音、舒张期杂音、连续性杂音、双期杂音。一般认为舒张期杂音和连续性杂音均为器质性杂音，而收缩期杂音则可能为器质性或功能性。

4. 杂音形态

心脏杂音有 5 种，包括递增型杂音（如二狭）、递减型杂音（如主闭）、递增递减型杂音（如主狭）、连续型杂音（如动脉导管未闭）、一贯型杂音（如二闭）。

5. 连续型杂音

连续性杂音见于动脉导管未闭（最常见）、冠状动静脉瘘、冠状动脉窦瘤破裂。

6. 心脏杂音听诊

瓣膜听诊区	收缩期杂音	舒张期杂音
心尖部	二闭：粗糙响亮、高调 3/6 级以上全收缩杂音，向左腋下和左肩胛下传导	二狭：低调、隆隆样、舒张中晚期递增型杂音，局限不传导
胸骨右缘第 2 肋间、胸骨左缘第 3 肋间	主狭：3/6 级以上收缩期喷射性杂音递增递减型，向颈部传导	主闭：叹息样、递减型、舒张期杂音，向胸骨左下方和心尖区传导
胸骨左缘第 2 肋间	肺狭：喷射性，响亮，粗糙	肺闭：吹风样或叹气样杂音
胸骨左缘第 2、3 肋间	动脉导管未闭：连续机器样杂音，占据收缩和舒张期，向左锁骨下、颈部和背部传导	—
胸骨左缘第 2、3 肋间	房缺：收缩期杂音，伴 P_2 固定分裂	—
胸骨左缘第 3、4 肋间	室缺：粗糙全收缩期杂音，向四周传导	—

7. 诊断思路

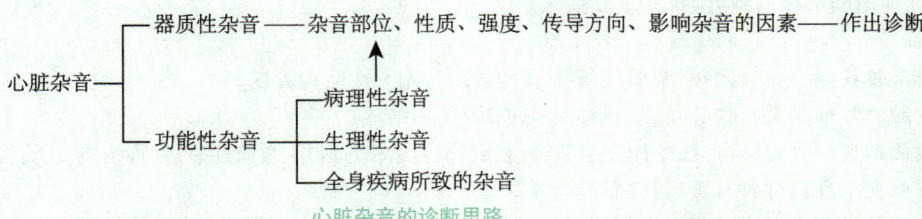

心脏杂音的诊断思路

【例6】心底部听诊最清晰的心音是

　　A. 第一心音　　　　　　　　B. 第二心音　　　　　　　　C. 第三心音

D. 第四心音　　　　　　E. 第五心音

【例7】心尖部收缩中晚期喀喇音提示
A. 室壁瘤形成　　　　　B. 二尖瓣脱垂　　　　　C. 二尖瓣狭窄
D. 室间隔穿孔　　　　　E. 主动脉瓣关闭不全

十七、恶心与呕吐

恶心是上腹部不适和紧迫欲吐的感觉，可伴有迷走神经兴奋的症状，如皮肤苍白、出汗、流涎、血压降低及心动过缓等。呕吐是通过胃的强烈收缩迫使胃或部分小肠的内容物经食管、口腔而排出体外的现象。呕吐是一个复杂的反射动作，其中枢位于延髓。呕吐过程分恶心、干呕与呕吐三个阶段。

1. 临床表现与意义

(1)呕吐的时间　晨起呕吐常见于早期妊娠、尿毒症、功能性消化不良，夜间呕吐见于幽门梗阻。

(2)呕吐与进食的关系　进食中或餐后即吐，可能为幽门管溃疡、精神性呕吐；餐后1小时以上呕吐见于胃张力下降或胃排空延迟。

(3)呕吐的特点　喷射状呕吐见于颅内高压性疾病。

(4)呕吐物的性质　含大量酸性液体者见于胃泌素瘤、十二指肠溃疡；呕吐咖啡样物见于上消化道出血。

2. 常见疾病

(1)急性胃炎　多有长期服用非甾体药物的病史，可伴呕血和(或)便血。胃镜检查可明确诊断。

(2)胃癌　好发于中老年，早期胃癌多无症状。进展期胃癌可有上腹隐痛，食欲减退，胃壁受累后可有饱胀感或呕吐。

(3)幽门梗阻　呕吐大量隔夜宿食，且常在夜间发生。

(4)急性胰腺炎　起病后出现恶心、呕吐，吐出食物和胆汁，呕吐后腹痛不减轻为其特征。

(5)肠梗阻　肠梗阻的典型临床表现为腹胀、腹痛、恶心、呕吐、肛门停止排气、排便。

(6)糖尿病酮症酸中毒　酸中毒失代偿后，可出现临床症状恶化，食欲减退，恶心呕吐，多尿，口干，呼吸深快，呼气中有烂苹果味等。血糖增高，尿酮强阳性。

(7)妊娠剧吐　约半数妇女于妊娠早期(停经6周左右)出现头晕、乏力、嗜睡、流涎、食欲不振、恶心、呕吐等症状，称为早孕反应。恶心、晨起呕吐与体内hCG增多、胃酸分泌减少及胃排空延迟有关。多于妊娠12周左右自行消失。

(8)颅脑外伤和颅脑肿瘤　可致颅内高压，表现为头痛、恶心、呕吐、视乳头水肿三主征。呕吐的特点是呈喷射性，呕吐量大，呕吐严重。

十八、进食哽噎、疼痛与吞咽困难

进食哽噎、疼痛、吞咽困难是一组常见的消化系统临床症状。患者在咽下食物时有梗阻的感觉，并且常常能指出梗阻的部位，吞咽困难有重要临床意义。

1. 病因

(1)先天性疾病　食管闭锁、食管气管瘘、短食管症、先天性巨食管症。

(2)口腔、咽、喉病变　口腔炎、扁桃体炎、咽喉肿瘤和结核。

(3)食管病变　食管异物、意外损伤、食管炎、食管癌、食管良性肿瘤、食管憩室、食管结核、食管裂孔疝。

(4)胃病变　反流性食管炎、胃食管吻合术后。

(5)神经肌肉病变或失功能　重症肌无力、舌咽神经麻痹、迷走神经麻痹、贲门失弛缓症。

2. 伴随症状

吞咽困难伴声嘶，见于食管癌纵隔浸润、主动脉瘤、淋巴结肿大、肿瘤压迫喉返神经。吞咽困难伴呛咳,常见于脑神经疾病、食管憩室、贲门失弛缓症。吞咽困难伴呃逆,见于膈疝、贲门失弛缓症等。吞咽困难伴反酸、烧心,见于胃食管反流病。

3. 诊断思路

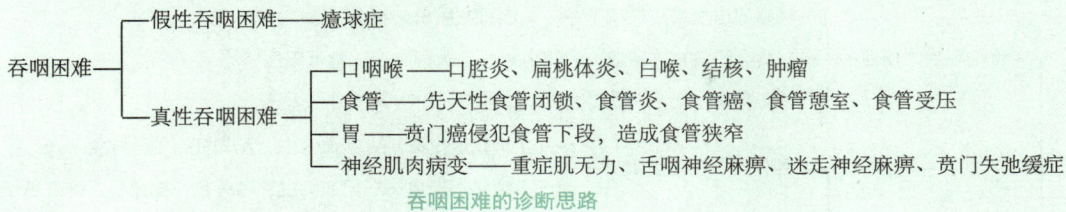

吞咽困难的诊断思路

十九、呕血

呕血是上消化道疾病(指屈氏韧带以上的消化道,包括食管、胃、十二指肠、肝、胆、胰疾病)或全身性疾病所致的上消化道出血,血液经口腔呕出。常伴有黑便,严重时可有急性周围循环衰竭的表现。

1. 病因

(1)**食管疾病** 反流性食管炎、食管癌、食管贲门黏膜撕裂综合征(Mallory-Weiss综合征)。大量呕血常见于门静脉高压所致的食管静脉曲张破裂。

(2)**胃及十二指肠疾病** 以消化性溃疡最为常见。

(3)**上消化道邻近器官或组织的疾病** 胆道结石、胆囊癌、急性胰腺炎、胰腺癌等。

(4)**全身性疾病** 如血液病、感染性疾病、结缔组织病等。

2. 临床表现

(1)**呕血和黑便** 当出血量少或在胃内停留时间长时,血红蛋白与胃酸作用形成酸化正铁血红蛋白,呕吐物可呈咖啡渣样、棕褐色。部分血液经肠道排出体外,可形成黑便。

(2)**失血性周围循环障碍** 出血量占血容量10%以下时,病人一般无明显症状;若出血量达血容量的20%以上,可出现急性失血症状;若出血量>血容量的30%,可出现周围循环衰竭症状。可结合呕血量及全身表现估计出血量。

(3)**血液学改变** 出血早期无明显改变,出血3~4小时后可有血红蛋白及血细胞比容降低。

3. 伴随症状

(1)**上腹痛** 中青年人的周期性上腹痛多为消化性溃疡;老年人无规律性上腹痛,应警惕胃癌。

(2)**肝脾肿大** 肝硬化门静脉高压症、肝癌。

(3)**黄疸** 黄疸、寒战、发热伴右上腹绞痛而呕血者可能为肝胆疾病引起;黄疸、发热及全身皮肤黏膜有出血倾向,常见于败血症、钩端螺旋体病。

二十、便血

便血是指消化道出血,血液经肛门排出。便血颜色可呈鲜红、暗红或黑色。少量出血不造成粪便颜色改变,须经隐血试验才能确定者,称为隐血。隐血试验阳性提示每日消化道出血量为5~10ml。

1. 病因

(1)**下消化道疾病** 包括小肠疾病(肠结核、肠伤寒、急性出血性坏死性肠炎、钩虫病、克罗恩病、小肠肿瘤、小肠血管瘤、空肠憩室、肠套叠)、结肠疾病(急性细菌性痢疾、阿米巴痢疾、血吸虫病、溃疡性结肠炎、结肠憩室炎、结肠癌、结肠息肉)、直肠肛管疾病(直肠肛管损伤、非特异性直肠炎、直肠息肉、直肠癌、肛裂)、血管病变(血管瘤、毛细血管扩张症、血管畸形、缺血性肠炎、痔)等。

（2）上消化道疾病　视出血量和出血速度的不同，可表现为便血或黑便。
（3）全身性疾病　血友病、原发性免疫性血小板减少症、遗传性毛细血管扩张症等。

2. 呕血和便血的诊断思路

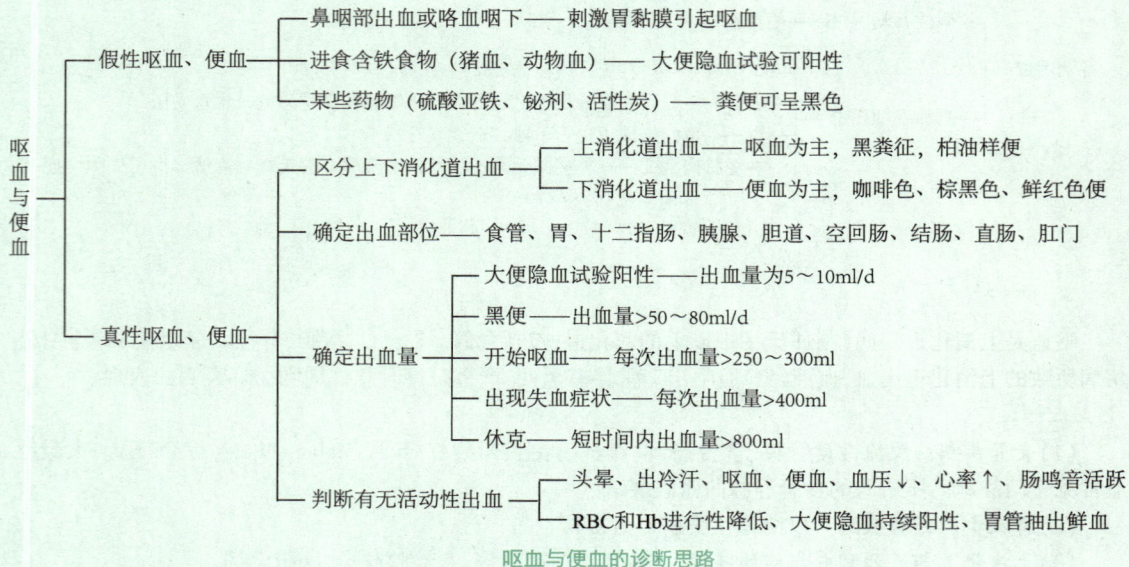

呕血与便血的诊断思路

二十一、腹痛

1. 病因

（1）急性腹痛
①腹腔脏器急性炎症　如急性胃肠炎、急性胰腺炎、急性出血坏死性肠炎、急性胆囊炎、急性阑尾炎等。
②空腔脏器阻塞或扩张　肠梗阻、肠套叠、胆道结石、胆道蛔虫病、泌尿系结石等。
③脏器扭转或破裂　如肠扭转、肠破裂、胃肠穿孔等。
④腹膜炎症　多由胃肠穿孔引起，少数为自发性破裂。
⑤腹腔内血管阻塞　如缺血性肠病。
⑥腹壁疾病　腹壁挫伤、脓肿、带状疱疹等。
⑦牵涉痛　肺炎、心绞痛、心肌梗死等。

（2）慢性腹痛
①腹腔脏器慢性炎症　慢性胃炎、十二指肠炎、慢性胆囊炎等。
②消化道运动障碍　如功能性消化不良、肠易激综合征等。
③胃、十二指肠溃疡。
④腹腔脏器扭转或梗阻　如慢性胃肠扭转、十二指肠壅滞、慢性肠梗阻。
⑤脏器包膜牵张　肝淤血、肝炎、肝脓肿、肝癌等。
⑥中毒与代谢障碍　铅中毒、尿毒症等。
⑦肿瘤压迫及浸润　以恶性肿瘤居多。

2. 临床表现

（1）腹痛部位　一般腹痛部位多为病变所在部位。
（2）腹痛性质和程度　阵发性剑突下钻顶样疼痛是胆道蛔虫病的典型表现。突发中上腹剧烈刀割样痛、烧灼样痛,多为胃、十二指肠溃疡穿孔。

(3) **诱发因素** 进食油腻食物后发作多为胆囊炎或胆石症,酗酒、暴饮暴食后发作多为急性胰腺炎。

(4) **发作时间** 餐后痛常为胆胰疾病、胃部肿瘤或消化不良。周期性、节律性上腹痛见于胃、十二指肠溃疡。子宫内膜异位者腹痛与月经来潮有关。卵泡破裂者腹痛在月经间期。

3. 发生机制

	内脏性腹痛	躯体性腹痛	牵涉痛
定义	是腹内某一器官的痛觉信号由交感神经传入脊髓引起	是由来自腹膜壁层及腹壁的痛觉信号,经体神经传至脊神经根,反映到相应脊髓节段所支配的皮肤所引起	指内脏痛觉信号传至相应脊髓节段,引起该节段支配的体表部位疼痛
定位	部位不确切,接近腹中线	定位明确	定位明确
疼痛性质	疼痛感觉模糊,多为痉挛、不适、钝痛、灼痛	疼痛剧烈而持续	疼痛剧烈
伴随症状	常伴恶心、呕吐、出汗等自主神经兴奋症状	局部腹肌强直,腹痛可因咳嗽、体位变化而加重	压痛、肌紧张、感觉过敏

4. 伴随症状

(1) **腹痛伴发热、寒战** 提示炎症存在,常见于急性胆道感染、胆囊炎、肝脓肿等。

(2) **腹痛伴黄疸** 与肝胆胰疾病有关。

(3) **腹痛伴休克** 可能为腹腔脏器破裂、胃肠穿孔、绞窄性肠梗阻、肠扭转、急性重症胰腺炎、心梗等。

(4) **腹痛伴呕吐、反酸、腹泻** 提示食管、胃肠病变。

(5) **腹痛伴血尿** 提示泌尿系疾病(如结石等)。

5. 诊断思路

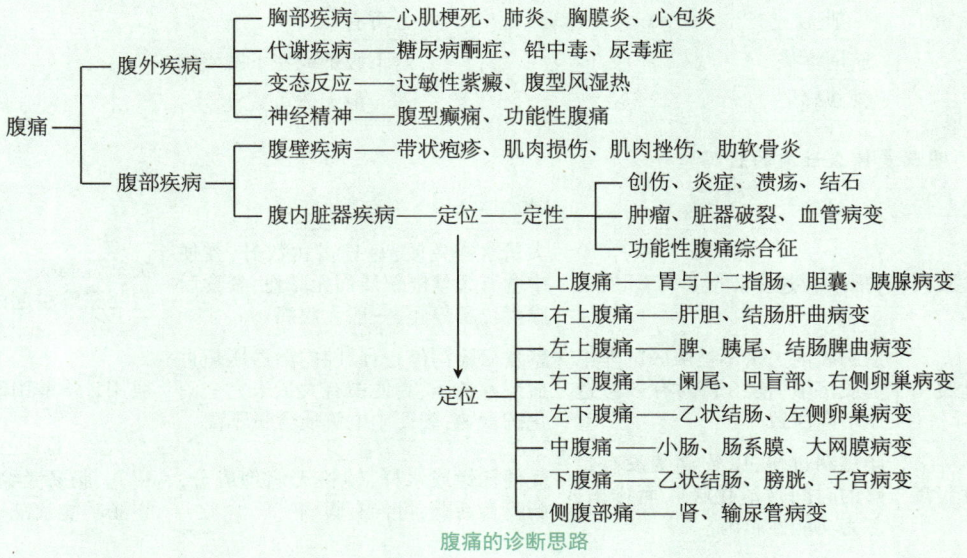

腹痛的诊断思路

二十二、腹泻

腹泻指排便次数增多,粪质稀薄,或带有黏液、脓血或未消化的食物,如解液状便,每日3次以上,或每天粪便总量大于200g,其中粪便含水量大于80%,则认为是腹泻。

1. 病因

(1)急性腹泻

①肠道疾病 常见的是病毒、细菌、真菌、原虫、蠕虫等感染所引起的肠炎及急性出血坏死性肠炎。

②急性中毒 使用毒蕈、桐油、河豚、鱼胆及化学毒物(如砷、磷、铅、汞等)引起的腹泻。

③全身性感染 败血症、伤寒、副伤寒、钩端螺旋体病等。

④其他 变态反应性肠炎、过敏性紫癜;服用氟尿嘧啶、利血平等药物;甲状腺危象等。

(2)慢性腹泻

①胃部疾病 慢性萎缩性胃炎、胃大部切除术后胃酸缺乏等。

②肠道感染 肠结核、慢性细菌性痢疾、慢性阿米巴痢疾、血吸虫病、钩虫病等。

③肠道非感染性病变 克罗恩病、溃疡性结肠炎、结肠多发性息肉、吸收不良综合征。

④肠道肿瘤 结肠绒毛状腺瘤、肠道恶性肿瘤。

⑤胰腺疾病 慢性胰腺炎、胰腺癌、胰腺切除术后。

⑥肝胆疾病 肝硬化、胆汁性淤积性黄疸、慢性胆囊炎、胆石症。

⑦内分泌及代谢障碍疾病 甲亢、肾上腺皮质功能减退、胃泌素瘤等。

⑧神经功能紊乱 肠易激综合征。

2. 诊断思路

(1)明确是急性腹泻还是慢性腹泻 病程超过2个月者属于慢性腹泻,小于2个月为急性腹泻。

(2)明确是什么部位病变引起的腹泻 小肠性腹泻与结直肠性腹泻的鉴别如下。

	小肠性腹泻	结直肠性腹泻
粪便性状	稀薄,量多,可含脂肪滴,黏液少,臭味大	肉眼可见脓血,量少,有黏液
大便次数	3~10次/天	次数更多
里急后重	一般无	可有
腹痛	脐周疼痛	下腹部或左下腹疼痛
体重	常减轻	一般无体重减轻

(3)明确是什么性质的腹泻

腹泻类型	发生机制	临床特点	举例
分泌性腹泻	胃肠分泌过多水分和电解质所致	大量水样粪便,每日多达数升,粪便中含有大量电解质而无脓血,禁食后腹泻仍不停止,一般无腹痛	炎症性肠病 胃泌素瘤引起的腹泻
渗透性腹泻	系肠腔内大量不被吸收的非电解质溶液,使肠腔内有效渗透压增高所致	禁食后腹泻停止;肠腔内渗透压超过血浆渗透压;粪便中有大量未完全消化的食物;粪便中电解质含量不高	服用甘露醇引起腹泻
动力性腹泻	肠蠕动过快,以致食糜没有足够的时间被消化吸收而排出,多为功能性腹泻	粪便稀烂或水样,镜检无病理成分,肠鸣音活跃,可伴有腹痛	甲亢、肠易激综合征、胃肠功能紊乱
消化功能障碍性腹泻	由消化液分泌减少引起	粪便中含有未完全消化的食物	慢性胰腺炎、胃大部切除术后
吸收不良性腹泻	由肠黏膜吸收面积减少或吸收障碍引起	禁食可减轻腹泻,为小肠性腹泻	小肠切除术后

（4）明确腹泻的病因

感染性	肠道病毒、细菌、真菌、寄生虫等感染
炎症性	炎症性肠病（溃疡性结肠炎和克罗恩病）
胃源性	萎缩性胃炎及胃大部切除术后胃酸缺乏
肝胆源性	肝硬化、肝内胆汁淤积性黄疸、慢性胆囊炎、胆石症
胰源性	慢性胰腺炎、胰腺癌、胰腺囊性纤维化、胰腺广泛切除
肿瘤性	胃泌素瘤、血管活性肠肽瘤、小肠淋巴瘤、结肠癌
功能性	肠易激综合征、甲亢、肾上腺皮质功能减退危象、糖尿病

【例8】女，72岁。回肠及部分空肠切除术后出现腹泻，每日10余次稀水样便，进食后加剧。腹泻原因主要是

A. 吸收不良　　　　B. 消化不良　　　　C. 肠蠕动加快
D. 肠道感染　　　　E. 分泌增加

二十三、便秘

便秘是指大便次数减少，一般每周少于3次，伴排便困难、粪便干结。

1. 病因

（1）**功能性便秘**　包括进食量小、食物缺乏纤维素或水分不足、精神紧张干扰正常排便、结肠功能紊乱、腹肌及盆腔肌张力差、滥用泻药等。

（2）**器质性便秘**　直肠与肛门病变引起肛门括约肌痉挛、排便疼痛，造成惧怕排便，如痔、肛裂、肛周脓肿；局部病变导致排便无力；结肠完全或不全性梗阻等。

2. 临床表现

急性便秘者多有腹痛、腹胀、恶心、呕吐，多见于急性肠梗阻。慢性便秘多无特殊表现，多见于乙状结肠冗长症、习惯性便秘等。

二十四、黄疸

1. 正常胆红素代谢

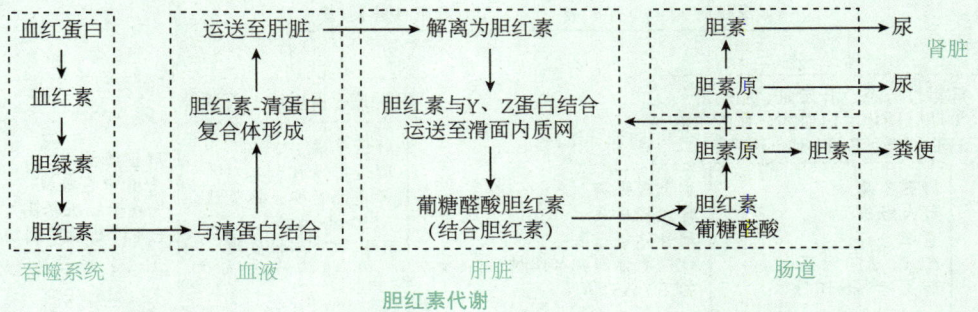

胆红素代谢

正常情况下，胆红素进入与离开血液循环保持动态平衡，故血中胆红素的浓度保持恒定。正常血清总胆红素（TB）1.7～17.1μmol/L，其中结合胆红素（CB）0～3.42μmol/L，非结合胆红素（UCB）1.7～13.68μmol/L。TB在17.1～34.2μmol/L，出现隐性黄疸；TB>34.2μmol/L出现显性黄疸。

2. 黄疸的病因分类

溶血性黄疸、肝细胞性黄疸与胆汁淤积性黄疸的鉴别如下。

项目	溶血性黄疸	肝细胞性黄疸	胆汁淤积性黄疸
血清总胆红素（TB）	增加	增加	增加
结合胆红素（CB）	正常	增加	明显增加
CB/STB	<0.2	0.2~0.5	>0.5
尿胆红素	-	+	++
尿胆原	增加	轻度增加	减少或消失
ALT、AST	正常	明显增高	可增高
ALP	正常	增高	明显增高
PT	正常	延长	延长
对维生素K反应	无	差	好
胆固醇	正常	轻度增加或降低	明显增加
血浆蛋白	正常	清蛋白降低，球蛋白升高	正常

A. 丙氨酸氨基转移酶　　　　B. 碱性磷酸酶　　　　C. 谷氨酸氨基转移酶
D. 白蛋白　　　　　　　　　E. 甲胎蛋白

【例9】反映肝硬化肝功能减退的血清学指标是
【例10】继发性肝癌一般不会发生变化的指标是

二十五、肝大

1. 概念

正常成人的肝脏，一般在肋缘下触不到，但腹壁松软的瘦长体形者，于深吸气时可于肋弓下触及肝下缘，在1cm以内。在剑突下可触及肝下缘，多在3cm以内，在腹上角较锐的瘦高者剑突根部下可达5cm，但是不会超过剑突根部至脐距离的中上1/3交界处。如超过上述标准，肝脏质地柔软，表面光滑，且无压痛，则首先应考虑肝下移，此时可用叩诊法叩出肝上界，如肝上界也相应降低，肝上下径正常，则为肝下移；如肝上界正常或升高，则为肝大。

2. 诊断思路

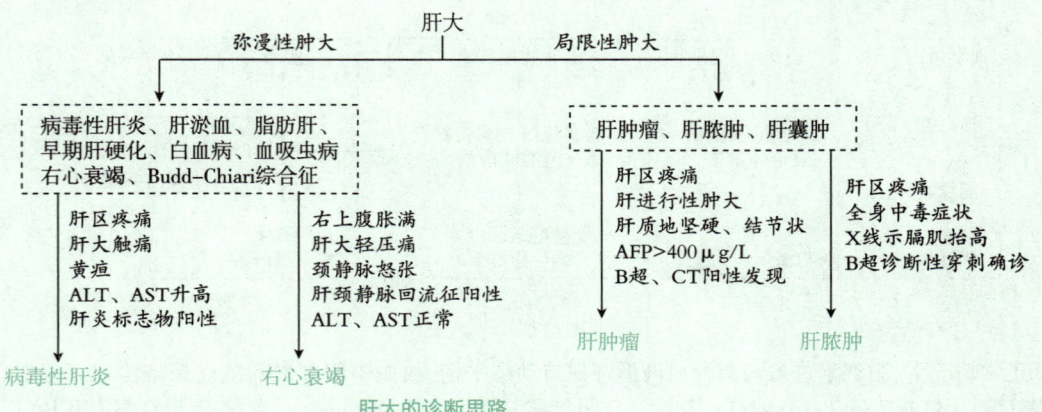

肝大的诊断思路

二十六、脾大

正常情况下脾脏不能触及，脾脏浊音界在左侧腋中线第9~11肋间。若仰卧位或侧卧位在左侧肋缘下能触及脾脏,并除外下移因素,或 B 超提示脾脏大小超过正常,称为脾大。

1. 脾大的测量方法

(1) **第Ⅰ线测量**　指左锁骨中线与左肋缘交点至脾下缘的距离。

(2) **第Ⅱ线测量**　指左锁骨中线与左肋缘交点至脾脏最远点的距离。

(3) **第Ⅲ线测量**　指脾右缘与前正中线的距离。

2. 临床常用的脾大分度标准

(1) **轻度肿大**　脾缘不超过肋下 2cm。

(2) **中度肿大**　脾缘超过肋下 2cm,在脐水平线以上。

(3) **高度肿大**　超过脐水平线或前正中线,即巨脾。

3. 常见病因

(1) **急性感染**　病毒性肝炎、传染性单核细胞增多症、巨细胞病毒感染、败血症、伤寒副伤寒、急性粟粒性结核、脾脓肿、回归热、钩端螺旋体病、疟疾、螺旋体感染等。

(2) **亚急性或慢性感染**　亚急性感染性心内膜炎、结核病、血吸虫病、黑热病、疟疾等。

(3) **自身免疫性疾病**　系统性红斑狼疮、类风湿关节炎、Felty 综合征等。

(4) **溶血性贫血**　遗传性球形红细胞增多症、自身免疫性溶血性贫血、海洋性贫血、血红蛋白病。

(5) **骨髓增殖性疾病**　慢性粒细胞性白血病、真性红细胞增多症、骨髓纤维化。

(6) **恶性血液病**　白血病、恶性淋巴瘤。

(7) **淤血**　门脉性肝硬化、心源性肝硬化、胆汁性肝硬化、血吸虫性肝硬化。

(8) **脾占位性病变**　脾血管瘤、脾囊肿、脾淋巴瘤。

4. 诊断思路

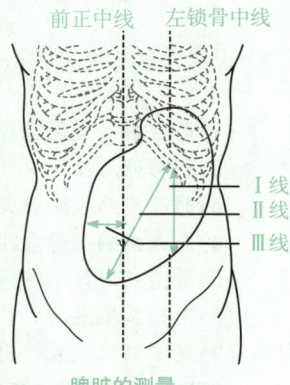

脾脏的测量

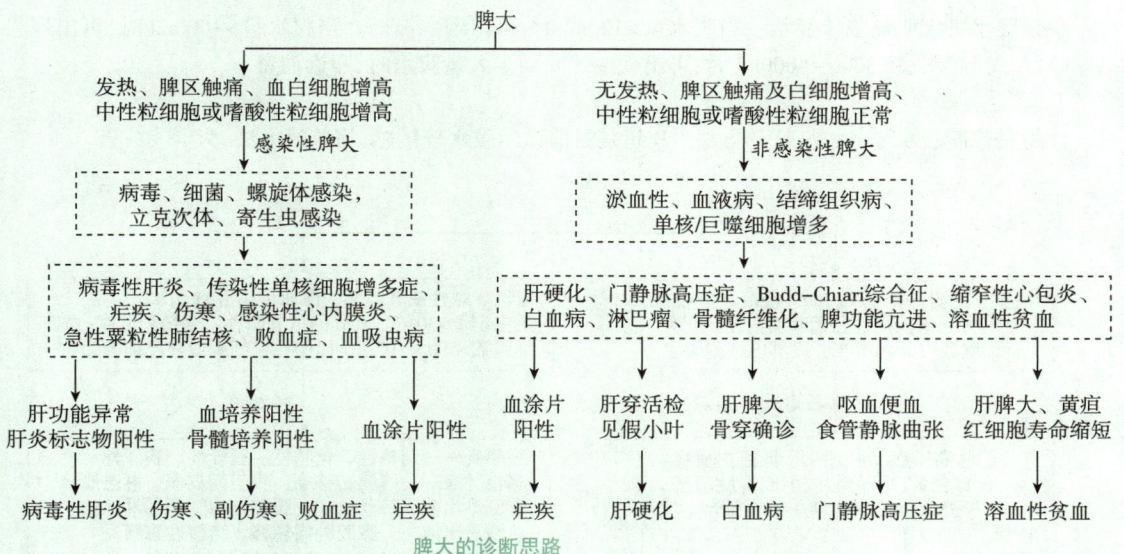

脾大的诊断思路

二十七、腹水

正常腹腔内含有少量液体,一般<200ml。当各种原因导致腹腔内游离液体>200ml,称为腹腔积液。

1. 常见病因

(1)**肝疾病**　是引起腹水*最常见*的原因,如肝硬化、肝肿瘤等。

(2)**门静脉血栓**

(3)**腹膜疾病**　腹膜炎、恶性肿瘤。

(4)**胰腺疾病**　急性胰腺炎、慢性胰腺炎。

(5)**肾疾病**　肾小球肾炎、肾病综合征、肾衰竭。

(6)**淋巴系统疾病**　丝虫病、腹腔淋巴瘤、胸导管或乳糜池梗阻。

(7)**腹腔器官破裂**　胃肠、肝、脾、胆囊破裂。

(8)**Meigs(梅格斯)综合征**　由盆腔肿瘤(多为卵巢纤维瘤)引起的腹水。

(9)**营养不良**　慢性消耗性疾病、长期营养不良。

2. 发病机制

(1)**慢性右心衰竭**　①体静脉、腔静脉压力增高;②长期淤血导致肝合成蛋白质减少。

(2)**肝硬化**　①门静脉压力增高;②血浆胶体渗透压下降;③有效血容量不足;④抗利尿素分泌增加。

(3)**胰源性腹水**　是胰液通过胰管或包裹不全的胰腺假性囊肿时,缓慢渗漏至腹腔所致。

(4)**腹膜炎**　①血管通透性增高;②较多蛋白质进入腹腔,使腹腔液渗透压增高。

(5)**肾病综合征**　①低蛋白血症导致血浆胶体渗透压降低;②有效血容量减少,兴奋肾素-血管紧张素-醛固酮系统,加重水钠潴留及腹水。

3. 临床表现

少量腹水可无明显临床症状。当腹水量>120ml 时,可出现*水坑征*。当腹水量>1000ml 时,可出现*移动性浊音*。当腹水量>3000~4000ml 时,可出现*液波震颤*。大量腹水时,叩诊浊音。

4. 诊断思路

体检是诊断腹水*最简单易行*的方法。B超是目前诊断腹水较敏感、简单的方法,为*首选检查*。

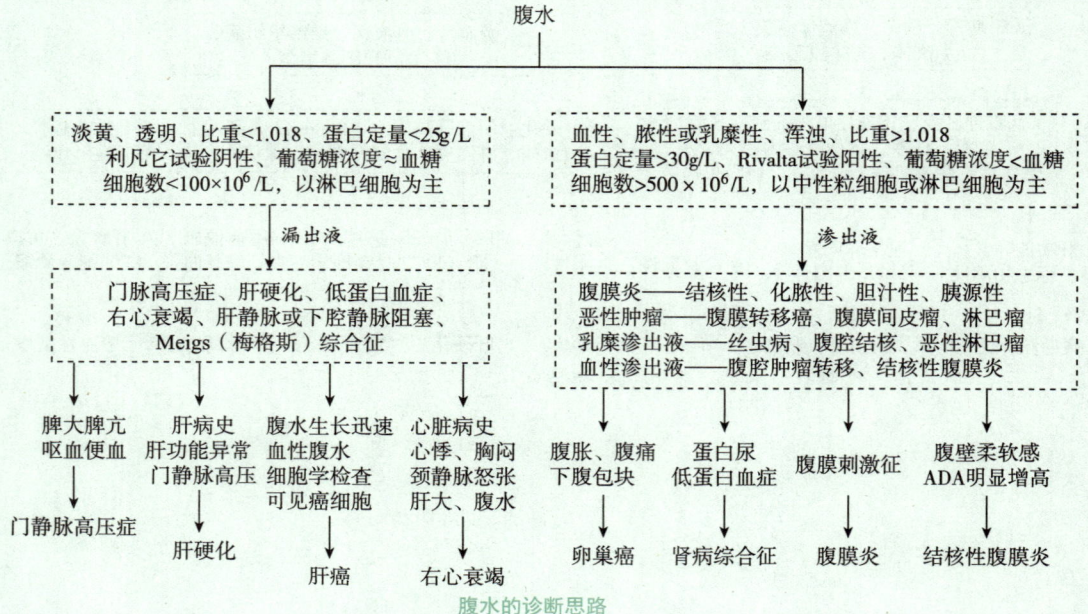

腹水的诊断思路

二十八、腹部肿块

腹腔内脏或组织由于病变而发生肿大、膨胀、增生、粘连与移位，导致腹腔内肿块而被触及或经特殊器械检查而被发现者，称为腹部肿块。

1. 常见病因

(1) **炎症性**　病毒性肝炎、胆囊积液、阑尾脓肿、回盲部结核、盆腔结核。

(2) **肿瘤性**　肝癌、胆囊癌、胃癌、卵巢癌、子宫肌瘤、肾癌等。

(3) **梗阻性**　幽门梗阻、肝淤血、肠套叠、尿潴留、肾盂积水等。

(4) **先天性**　多囊肾、肝囊肿等。

(5) **寄生虫性**　肝包虫病、肠蛔虫症、晚期血吸虫病等。

(6) **其他**　脂肪肝、脂肪瘤、游走脾。

2. 临床表现及临床意义

炎性肿块常伴低热、疼痛。肿块伴黄疸见于肝、胆、胰病变。肿块伴消化道出血提示胃肠道病变。肿块伴呕吐、腹部绞痛提示胃肠道梗阻。肿块伴尿路症状提示肾、膀胱病变。肿块伴月经周期紊乱提示卵巢、子宫病变。黄疸进行性加深，且扪及无痛性肿大的胆囊提示胰头癌。胆囊肿大伴发热、间歇性黄疸、右上腹痛，并向右肩部放射提示胆结石。

3. 诊断思路

腹部肿块
- 非病理性肿块
  - 腰椎椎体、骶骨岬、乙状结肠、粪块、横结肠
  - 盲肠、右肾下极、腹主动脉、充盈膀胱、妊娠子宫
- 病理性肿块
  - 定位——腹壁、腹腔、腹膜后
    - 屈颈抬肩试验——区分腹壁肿块和腹腔内肿块
    - 肘膝位检查——区分腹腔内肿块和腹膜后肿块
  - 定性——炎症、肿瘤、结核、梗阻、免疫
  - 定器官
    - 右上腹
      - 肝——肝大、肝囊肿、肝脓肿、肝癌
      - 胆——胆囊炎、胆囊积水、胆总管囊肿、胆囊癌
      - 结肠肝曲肿瘤
    - 中上腹
      - 胃——胃癌、幽门梗阻
      - 胰腺——胰腺炎、胰腺囊肿、胰腺癌
      - 小肠——平滑肌瘤、平滑肌肉瘤、淋巴瘤
      - 其他——肝左叶肿瘤、腹主动脉瘤
    - 左上腹
      - 脾——脾大、游走脾
      - 胰腺——胰腺囊肿、胰腺癌
      - 结肠脾曲肿瘤
    - 右下腹
      - 阑尾——阑尾周围脓肿、阑尾类癌
      - 盲肠——盲肠癌、回盲部结核、回盲部阿米巴病、克罗恩病
      - 其他——右侧卵巢肿瘤、大网膜扭转
    - 左下腹
      - 大肠——溃疡性结肠炎、乙状结肠癌、直肠癌、血吸虫肉芽肿
      - 卵巢——左侧卵巢肿瘤
    - 下腹部——膀胱肿瘤、憩室、子宫肿瘤
    - 腰部
      - 肾——肾下垂、游走肾、多囊肾、巨大肾盂积水
      - 肾上腺——肾上腺肿瘤、嗜铬细胞瘤
      - 腹膜后——肿瘤
  - 部位不定——结核性腹膜炎、腹膜转移癌、肠套叠、蛔虫性肠梗阻、肠扭转

腹部肿块的诊断思路

二十九、停经

停经是指生育年龄的女性平时月经周期规律,超过10天以上不来月经。停经常表现为月经停止,多不伴其他症状,常见于妊娠,但也可以是子宫、卵巢器质性病变,内分泌紊乱所致。

三十、阴道流血

阴道流血是指除正常月经外,来自妇女生殖道任何部位出血的统称。阴道流血大多来自宫体。

1. 分类

阴道流血分有规律周期性阴道流血、无规律阴道流血、接触性阴道流血、绝经后阴道流血、停经后阴道流血、外伤性阴道流血等。

2. 病因和发病机制

(1)卵巢内分泌功能失调　包括无排卵性功能失调性子宫出血和排卵性月经失调,以及月经间期卵泡破裂、雌激素水平短暂下降所致子宫出血等。

(2)与妊娠有关的子宫出血　异位妊娠、妊娠滋养细胞疾病、产后胎盘部分残留、子宫复旧不全。

(3)生殖器炎症　外阴溃疡、阴道炎、急性宫颈炎、子宫颈息肉、子宫内膜炎、子宫内膜息肉等。

(4)生殖器肿瘤　子宫肌瘤、分泌雌激素的卵巢肿瘤、外阴癌、阴道癌、宫颈癌、子宫内膜癌、子宫肉瘤、原发性输卵管癌、滋养细胞肿瘤、恶性卵巢性索间质肿瘤等。

(5)损伤与异物　如外阴阴道骑跨伤、性交所致处女膜裂伤、阴道裂伤,均可发生程度不同的出血。阴道异物所致创伤出血、宫内节育器并发子宫出血。

(6)外源性性激素使用不当　含性激素的保健品使用不当等。

(7)全身性疾病　原发性免疫性血小板减少症、再生障碍性贫血、白血病、肝功能损害等。

3. 临床表现

(1)经量过多　表现为月经周期基本正常,但月经量过多(>80ml)或经期延长,为子宫肌瘤的典型症状。也可见于子宫腺肌病、排卵性月经失调、放置宫内节育器等。

(2)周期不规则的阴道流血　多为无排卵性功能失调性子宫出血。

(3)无任何周期可辨的长期持续阴道出血　多为生殖道恶性肿瘤,如宫颈癌、子宫内膜癌等。

(4)停经后阴道出血　发生于育龄妇女,多与妊娠有关;发生于绝经过渡期妇女,多为无排卵性异常子宫出血。

(5)阴道出血伴白带增多　多为晚期宫颈癌、子宫内膜癌、子宫黏膜下肌瘤伴感染。

(6)接触性出血　急性宫颈炎、早期宫颈癌、宫颈息肉、子宫黏膜下肌瘤等。

(7)经间出血　多为排卵期出血。

(8)经前或经后点滴流血　可见于排卵性月经失调、放置宫内节育器、子宫内膜异位症。

(9)绝经多年后阴道流血　出血量少见于子宫内膜脱落、萎缩性阴道炎;出血量多见于子宫内膜癌等。

(10)间歇性阴道排出血性液体　见于输卵管癌。

(11)外伤后阴道出血　见于阴道骑跨伤,出血量可多可少。

4. 常见伴随症状及临床意义

(1)伴贫血　当出血达到一定程度时可出现贫血,如流产、晚期产后出血、葡萄胎、子宫肌瘤等。

(2)伴发热　见于急性盆腔炎、子宫内膜炎、感染性流产、产后感染等。

(3)伴盆腔肿块　见于子宫肌瘤、陈旧性宫外孕、阴道或子宫的恶性肿瘤等。

(4)伴停经　多与妊娠有关,如流产、异位妊娠、妊娠滋养细胞疾病、前置胎盘、胎盘早剥等。

(5)伴下腹痛　见于子宫内膜炎、子宫黏膜下肌瘤、晚期宫颈癌、子宫内膜癌、输卵管癌等。

(6)**伴白带增多** 接触性出血伴白带增多、异味等是宫颈严重炎症、癌前病变、宫颈癌的先兆；也见于晚期宫颈癌、子宫内膜癌、黏膜下肌瘤伴感染等。

5. 阴道流血的诊断思路

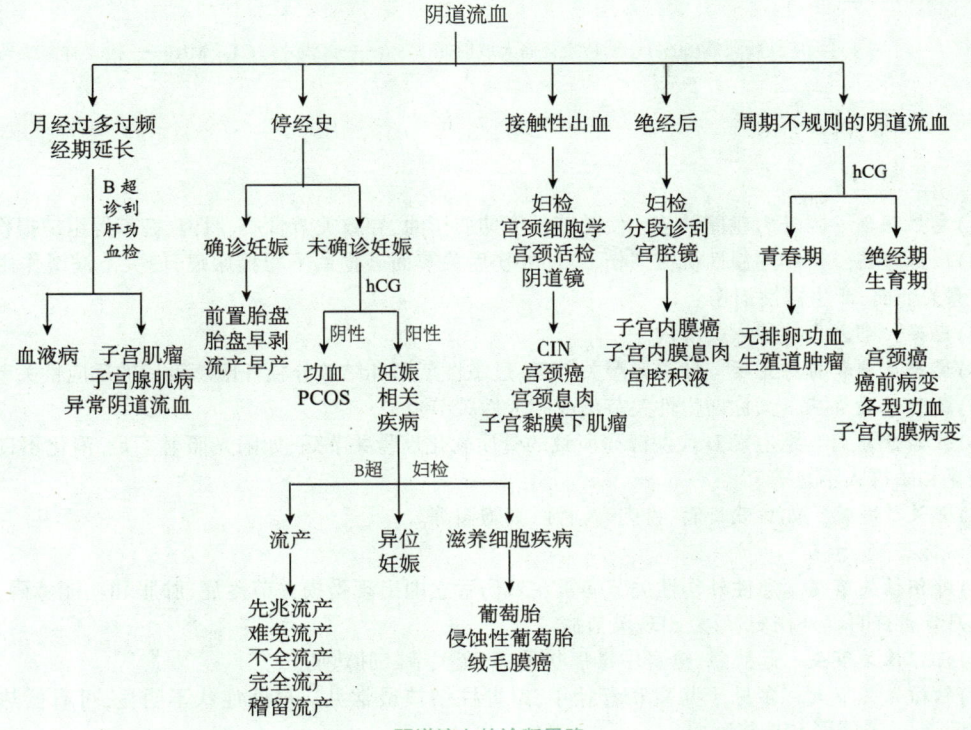

阴道流血的诊断思路

三十一、阴道分泌物异常

1. 病因

(1)**女性生殖道炎症** 如阴道炎、子宫颈炎、子宫内膜炎等。

(2)**子宫肿瘤** 如子宫黏膜下肌瘤、子宫颈癌、子宫内膜癌等。

(3)**外阴、阴道肿瘤** 如鳞状细胞癌、黑色素瘤。

(4)**输卵管癌** 较少见。

(5)**宫腔病变** 如宫腔积液、宫腔积脓。

2. 临床表现

(1)**透明黏性白带** 见于卵巢功能失调、阴道腺病、子宫颈高分化腺癌等。

(2)**稀薄黄白色泡沫状白带** 见于滴虫阴道炎。

(3)**凝乳状或豆渣样白带** 见于外阴阴道假丝酵母菌病。

(4)**灰白色均质鱼腥味白带** 见于细菌性阴道病。

(5)**脓性白带** 见于阴道炎、急性盆腔炎、急性子宫颈炎。

三十二、腰痛

腰痛指下腰、腰骶、骶髂、臀部等处的疼痛,可伴有一侧或两侧下肢痛、马尾神经症状。本病病因繁多,包括创伤、炎症、肿瘤和先天性疾患四大基本病因。腰痛的诊断思路如下。

腰痛 — 有无坐骨神经痛 — 有 — 神经反射痛(3%)、急症(<1%) —— X线片、CT、MRI —— 如有异常,密切随访
　　　　　　　　　　　　无 — 单纯腰背痛(60%)、复杂腰背痛无放射痛(37%) —— X线片、CT、MRI —— 检查脊髓或马尾受压

腰痛的诊断思路

三十三、关节痛

1. 病因

（1）**急性损伤**　因外力碰撞关节或使关节过度伸展扭曲,导致关节骨质、肌肉、韧带等组织损伤。

（2）**慢性损伤**　持续的慢性机械损伤、急性外伤后关节面破损留下粗糙瘢痕,使关节润滑作用消失,长期摩擦关节面,产生慢性损伤。

（3）**感染**　细菌直接侵入关节内。

（4）**变态反应和自身免疫**　如类风湿关节炎、过敏性紫癜和结核分枝杆菌感染后的反应性关节炎。

（5）**退行性关节病**　又称增生性关节炎或肥大性关节炎。

（6）**代谢性骨病**　维生素D代谢障碍所致的骨质软化性骨关节病,如阳光照射不足、消化不良、维生素D缺乏和磷摄入不足等。

（7）**骨关节肿瘤**　如骨软骨瘤、骨肉瘤、骨巨细胞瘤等。

2. 临床表现

（1）**外伤性关节痛**　急性外伤性关节痛常在外伤后立即出现受损关节疼痛、肿胀和功能障碍。慢性外伤性关节痛有明确外伤史,反复出现关节痛。

（2）**化脓性关节炎**　起病急,全身中毒症状重,病变关节红肿热痛。

（3）**结核性关节炎**　多见于儿童和青壮年,以脊柱结核最常见。早期症状不明显,可有低热、盗汗等,晚期可有关节畸形和功能障碍。

（4）**风湿性关节炎**　起病急,常在链球菌感染后出现,以膝、踝、肩和髋关节多见。

（5）**退行性关节炎**　早期表现为步行、久站和天气变化时病变关节疼痛,休息后缓解。

（6）**痛风**　常在饮酒、劳累或高嘌呤饮食后急起关节剧痛,局部皮肤红肿灼热,患者常于夜间痛醒。

3. 鉴别诊断

	类风湿关节炎	骨关节炎	风湿热	化脓性关节炎
起病	缓慢	缓慢	急	急
好发	20~45岁,女性	老年人	青少年	少年,老弱,有感染史
晨僵	++++（典型症状）	+	—	—
累及	双侧对称性小关节:掌指、近端指间关节	负重大关节:膝关节、髋关节、脊柱	对称性大关节,游走性	单个大关节:膝关节、髋关节常见
检查	类风湿因子阳性	无特异性	ASO滴度增高	关节腔穿刺找到细菌
活动后	晚期影响关节活动	休息后疼痛缓解	—	活动后疼痛加重

三十四、血尿

1. 血尿的定义

（1）**肉眼血尿**　每1L尿中含有1ml血液时,尿呈红色或洗肉水样,称肉眼血尿。

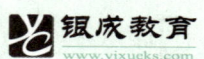
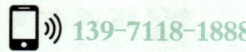

(2)镜下血尿　离心沉淀后的尿液镜检>3个/HP,称镜下血尿。

2. 病因
98%的血尿是由泌尿系统疾病引起的,2%的血尿由全身性疾病或泌尿系统邻近器官病变所致。

(1)泌尿系统疾病　各种肾小球疾病(急慢性肾炎、遗传性肾炎)、各种间质性肾炎、尿路感染、泌尿系统结石、结核、肿瘤、多囊肾、息肉、先天性畸形等。

(2)全身性疾病

①感染性疾病　败血症、流行性出血热、猩红热、钩端螺旋体病、丝虫病等。

②血液病　白血病、再生障碍性贫血、血小板减少性紫癜、过敏性紫癜、血友病。

③免疫性疾病　系统性红斑狼疮、结节性多动脉炎、皮肌炎、类风湿关节炎等引起的肾脏损害。

④心血管疾病　亚急性感染性心内膜炎、急进性高血压、慢性心力衰竭、肾动脉栓塞、肾静脉血栓形成等。

(3)尿路邻近器官疾病　急性前列腺炎、精囊炎、急性盆腔炎、宫颈癌、尿道癌、急性阑尾炎、结肠癌等。

(4)化学物品或药品对尿路的损害　磺胺药、甘露醇、铅、汞等;环磷酰胺引起的出血性膀胱炎。

(5)功能性血尿　平时运动量小的健康人,突然加大运动量时可出现运动性血尿。

(6)直立性血尿　指血尿在直立位时出现,平卧时消失。

3. 伴随症状
(1)血尿伴肾绞痛　是肾结石或输尿管结石的特征。

(2)血尿伴尿流中断　见于膀胱结石、尿道结石。

(3)血尿伴尿流变细和排尿困难　见于前列腺炎、前列腺癌。

(4)血尿伴尿频、尿急、尿痛　见于膀胱炎、尿道炎,同时伴腰痛、高热、畏寒提示肾盂肾炎。

(5)血尿伴水肿、高血压、蛋白尿　见于肾小球肾炎。

(6)血尿伴肾脏肿块　单侧肿块见于肿瘤、肾积水、肾囊肿;双侧肿大见于多囊肾。

(7)血尿伴皮肤黏膜出血点　见于血液病、感染性疾病。

(8)血尿伴乳糜尿　见于丝虫病、慢性肾盂肾炎。

4. 诊断思路

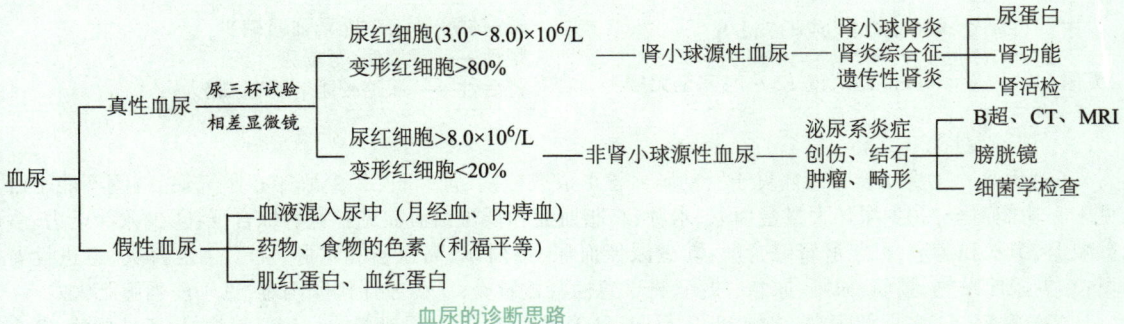

血尿的诊断思路

三十五、尿频、尿急与尿痛

尿频是指单位时间内排尿次数增多。正常成人白天排尿4~6次,夜间0~2次。尿急是指患者一有尿意即迫不及待需要排尿,难以控制。尿痛是指患者排尿时感觉耻骨上区、会阴部和尿道内疼痛或烧灼感。尿频、尿急和尿痛,合称膀胱刺激征。

1. 尿频
(1)生理性尿频　因饮水过多、精神紧张或气候寒冷时排尿次数增多,属于正常现象。

(2) 多尿性尿频　排尿次数增多而每次尿量不少,全日总尿量增多,见于糖尿病、尿崩症、精神性多饮、急性肾衰竭的多尿期。

(3) 炎症性尿频　尿频而每次尿量少,多伴尿急、尿痛,尿液镜检可见炎性细胞,见于膀胱炎、尿道炎、前列腺炎、尿道旁腺炎等。

(4) 神经性尿频　尿频而每次尿量少,不伴尿急、尿痛,尿液镜检无炎性细胞,见于中枢及周围神经病变,如癔症、神经源性膀胱。

(5) 膀胱容量减少性尿频　表现为持续性尿频,药物治疗难以缓解,每次尿量少,见于膀胱占位性病变、妊娠子宫增大或卵巢囊肿压迫膀胱、膀胱结核等。

(6) 尿道口周围病变　尿道口息肉、处女膜伞和尿道旁腺囊肿等刺激尿道口引起尿频。

2. 尿急

(1) 炎症　急性膀胱炎、尿道炎、急性前列腺炎。

(2) 结石和异物　膀胱和尿道结石或异物刺激黏膜产生尿急。

(3) 肿瘤　膀胱癌、前列腺癌。

(4) 神经源性　精神因素和神经源性膀胱。

(5) 高温环境下尿液高度浓缩。

3. 尿痛

引起尿急的原因,几乎均可以引起尿痛。

三十六、无尿、少尿与多尿

1. 定义及临床意义

	定义	临床意义
正常	正常人24小时尿量为1000~2000ml	—
多尿	24小时尿量超过2500ml	暂时性——饮水过多、应用利尿剂 病理性——糖尿病、尿崩症、肾脏疾病、精神性多尿
少尿	尿量<400ml/24h,或<17ml/h	肾前性——有效循环血量减少 肾性——肾疾病、肾损害 肾后性——尿路梗阻、前列腺肥大
无尿	尿量<100ml/24h,或12小时完全无尿	

2. 伴随症状

(1) 少尿　①少尿伴肾绞痛见于肾动脉血栓形成或栓塞、肾结石;②少尿伴心悸气促、胸闷不能平卧见于心功能不全;③少尿伴大量蛋白尿、水肿、高脂血症和低蛋白血症见于肾病综合征;④少尿伴乏力、食欲减退、腹水和黄疸,见于肝肾综合征;⑤少尿伴血尿、蛋白尿、高血压和水肿,见于急性肾炎、急进性肾炎;⑥少尿伴发热、腰痛、尿频、尿急、尿痛,见于急性肾盂肾炎;⑦少尿伴排尿困难,见于前列腺肥大。

(2) 多尿　①多尿伴烦渴、多饮、低比重尿,见于尿崩症;②多尿伴多饮、多食、消瘦,见于糖尿病;③多尿伴高血压、低血钾、周期性瘫痪,见于原发性醛固酮增多症;④多尿伴酸中毒、骨痛、肌麻痹,见于肾小管性酸中毒;⑤少尿数天后出现多尿,见于急性肾小管坏死恢复期;⑥多尿伴神经症状可能为精神性多饮。

【例 11】少尿的定义是尿量少于

　　A. 100ml/24h 或 5ml/h　　　B. 400ml/24h 或 17ml/h　　　C. 200ml/24h 或 7ml/h

　　D. 500ml/24h 或 17ml/h　　　E. 300ml/24h 或 15ml/h

三十七、消瘦

体内脂肪与蛋白质减少,体重下降超过正常标准10%时,称为消瘦。这里所指的消瘦一般都是短期内呈进行性的,脱水与水肿消退后的体重下降,不能称为消瘦。

1. 病因

(1) **食物摄入不足** 食物缺乏、偏食或喂养不当引起的消瘦,可见于小儿营养不良、佝偻病等。

(2) **进食或吞咽困难** 常见于口腔溃疡、下颌关节炎、骨髓炎及食管肿瘤等。

(3) **厌食或食欲减退** 常见于神经性厌食、慢性胃炎、肾上腺皮质功能减退、尿毒症及恶性肿瘤等。

(4) **食物消化吸收、利用障碍** 如慢性胃肠病,慢性肝、胆、胰病,糖尿病等。

(5) **食物需要增加或消耗过多** 如生长、发育、妊娠、哺乳、过劳、甲亢、长期发热、恶性肿瘤、创伤等。

2. 分类

(1) **单纯性消瘦** 包括体质性消瘦、外源性消瘦等。

(2) **继发性消瘦** 由各类疾病所引起的消瘦,称为继发性消瘦。

三十八、头痛

头痛指额、顶、颞及枕部的疼痛,可见于多种疾病,大多无特异性,可反复发作或持续性头痛。

1. 病因

分类		病因
颅脑病变	感染	脑膜炎、脑炎、脑膜脑炎、脑脓肿
	血管病变	蛛网膜下腔出血、脑出血、脑血栓形成、脑栓塞、高血压脑病
	占位性病变	脑肿瘤、颅内囊虫病、包虫病
	颅脑外伤	脑震荡、脑挫伤、硬膜下血肿、颅内血肿、脑外伤后遗症
	其他	偏头痛、丛集性头痛、头痛性癫痫、腰麻后头痛、腰穿后头痛
颅外病变	颅骨疾病	颅底凹入症、颅骨肿瘤
	颈部疾病	颈椎病
	神经痛	三叉神经痛、舌咽神经痛、枕神经痛
	其他	眼、耳、鼻和齿疾病所致的头痛
全身疾病	急性感染	流感、伤寒、肺炎
	心血管疾病	高血压、心力衰竭
	中毒	铅、酒精、CO、有机磷、药物(颠茄、水杨酸)等中毒
	其他	尿毒症、低血糖、贫血、肺性脑病、系统性红斑狼疮、月经期、中暑
神经症		神经衰弱、癔症性头痛

2. 引起头痛的常见疾病

(1) **高血压病** 高血压患者,动脉压急骤升高,可导致脑动脉痉挛或脑血管调控失衡,产生严重脑水肿而出现头痛。起病急骤,病情发展非常迅速。临床上可见动脉压升高,颅内压增高,癫痫发作。

(2) **偏头痛** 是临床常见的原发性头痛,其特征是发作性、多为偏侧、中重度、搏动样头痛,一般持续4~72小时,可伴恶心、呕吐,光、声刺激或日常活动均可加重头痛,休息可缓解头痛。

(3) **脑炎** 是指脑实质的炎症,多由病毒感染引起,如流行性乙型脑炎、散发性脑炎、单纯疱疹性病毒性脑炎、森林脑炎等。其临床特点是起病较急,高热,头痛,恶心呕吐,记忆力减退,抽搐,精神异常,神志障碍等。头痛较剧烈,呈跳动性,可伴有脑神经损害及脑膜刺激征、锥体束征。

(4) **化脓性脑膜炎** 主要病变在脑膜,脑实质受损较轻,临床特点为发热、头痛、恶心、呕吐、神志改变,其突出特点为颈项强直。

(5) **流行性脑脊髓膜炎** 表现为剧烈头痛,频繁呕吐,烦躁不安,可出现颈项强直、脑膜刺激征(克氏征和布氏征阳性)。患者可有谵妄、神志障碍及抽搐。患者常于2~5日进入恢复期。

(6) **流行性乙型脑炎** 为乙脑病毒所致的中枢神经系统传染病。经蚊等吸血传播,流行于夏秋季,多见于儿童。临床特点为高热、意识障碍、惊厥、呼吸衰竭及脑膜刺激征。

(7) **脑肿瘤** 临床表现多样,主要表现为颅内高压和神经定位症状,可出现内分泌和周身症状。

(8) **脑出血** 为脑实质内动脉出血,继发颅内压升高和颅内神经系统受累的表现。起病多突然,可出现急性颅内压增高,如头痛、恶心、呕吐、不同程度的意识障碍等。如累及内囊,可出现"三偏征"。若为脑桥原发出血,可发生高热、瞳孔针尖样缩小、交叉瘫痪。若为小脑出血,可表现为一侧枕部剧烈头痛、眩晕、共济失调、四肢瘫痪,易发生脑疝。

(9) **蛛网膜下腔出血** 临床特点:①突发剧烈爆炸样头痛,伴短暂意识障碍;②有脑膜刺激征而无神经定位体征;③血性脑脊液;④CT、DSA检查可确诊。

(10) **脑外伤** 常见的有脑震荡、脑挫裂伤、硬膜外血肿、硬膜下血肿等,详见本讲义脑外科章节。

(11) **重度子痫前期** 表现为高血压、蛋白尿、头痛、眼花、胃区疼痛、恶心、呕吐等症状。

3. 诊断思路

根据头痛的发病方式,对照下表内容进行分析。

头痛起病方式	伴随症状	致病原因
突然发作	脑膜刺激征	蛛网膜下腔出血
	局灶症状	脑出血、脑栓塞
	外伤史	颅脑外伤
	神志改变、意识障碍	脑疝
急性发作	脑膜刺激征	化脓性脑膜炎、病毒性脑膜炎
	脑损害	各种脑炎
	血压急骤升高	高血压脑病、重度子痫前期
	五官科疾病	鼻窦炎、乳突炎
亚急性发作	脑膜刺激征	慢性脑膜炎
	中枢神经系统症状	慢性硬膜下血肿、脑肿瘤
	发热	脑脓肿
	视乳头水肿或脑室扩大	各种原因引起的脑积水
慢性发作	颅内高压+中枢系统症状	脑积水、良性颅内压增高、颅内占位性病变
反复发作	血管性头痛	偏头痛、丛集性头痛
	发作性高血压	嗜铬细胞瘤
	反射性头痛	咳嗽性头痛
	体位性头痛	低颅压性头痛、颅后窝肿瘤
	心因性	精神性头痛

三十九、眩晕

眩晕是患者感到自身或周围环境物体旋转或摇动的一种主观感觉障碍,常伴有客观的平衡障碍。

1. 发病机制

(1) **梅尼埃综合征** 是由内耳的淋巴代谢失调、淋巴分泌过多或吸收障碍,引起内耳膜迷路积水所致。

(2) 迷路炎　是由中耳病变直接破坏迷路的骨壁引起。
(3) 药物中毒　是由对药物敏感,内耳前庭或耳蜗受损所致。
(4) 晕动症　是由乘船、车或飞机时,内耳迷路受到机械刺激,引起前庭功能紊乱所致。
(5) 椎-基底动脉供血不足　是由动脉管腔狭窄、内膜炎症、椎动脉受压所致。

2. 引起眩晕的常见疾病

(1) 梅尼埃综合征　以发作性眩晕伴耳鸣、听力减退、眼球震颤为主要特点,严重时伴恶心、呕吐、面色苍白和出汗,发作多短暂,很少超过2周,具有复发特点。

(2) 前庭神经元炎　多在发热或上呼吸道感染后突然出现眩晕,伴恶心、呕吐,一般无耳鸣和听力减退。持续时间较长,可达6周,痊愈后很少复发。

(3) 椎基底动脉供血不足、椎基底动脉血栓形成　为颅内血管性疾病导致的中枢性眩晕。

(4) 广泛性焦虑症、惊恐障碍　为精神症状,可有不同程度的眩晕,但常无真正旋转感,一般不伴听力减退、眼球震颤,少有耳鸣,有原发病的其他表现。

四十、晕厥

晕厥,也称昏厥,是由于一时性广泛性脑供血不足所致的短暂意识丧失状态,发作时病人因肌张力消失不能保持正常姿势而倒地。

1. 常见病因

(1) 血管舒缩障碍　见于单纯性晕厥、直立性低血压、颈动脉窦综合征、排尿性晕厥、咳嗽性晕厥等。

(2) 心源性晕厥　见于严重心律失常、心脏排血受阻、心肌缺血性疾病等,如阵发性心动过速、阵发性房颤、病态窦房结综合征、高度房室传导阻滞、主动脉瓣狭窄、心绞痛、急性心肌梗死、原发性肥厚型心肌病,最严重的是阿-斯(Adams-Stokes)综合征。

(3) 脑源性晕厥　见于脑动脉粥样硬化、短暂性脑缺血发作、偏头痛等。

(4) 血液成分异常　见于低血糖、通气过度综合征、重症贫血、高原性晕厥等。

2. 诊断思路

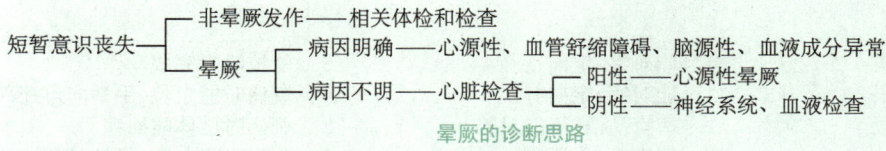

晕厥的诊断思路

四十一、痫性发作与惊厥

1. 病因

(1) 脑部疾病
①感染　脑炎、脑膜炎、脑脓肿、脑结核瘤、脑灰质炎等。
②外伤　产伤、颅脑外伤等。
③肿瘤　原发性肿瘤、脑转移瘤。
④血管疾病　脑出血、蛛网膜下腔出血、高血压脑病、脑栓塞、脑血栓形成、脑缺氧等。
⑤寄生虫病　脑型疟疾、脑血吸虫病、脑包虫病、脑囊虫病。

(2) 全身性疾病
①感染　急性胃肠炎、中毒型菌痢、链球菌败血症、中耳炎、百日咳、破伤风等。
②中毒　尿毒症、肝性脑病、酒精中毒、苯中毒、阿托品中毒等。
③心血管疾病　高血压脑病、Adams-Stokes综合征等。

④代谢障碍　低血糖、低钙血症、低镁血症、子痫等。

⑤风湿病　系统性红斑狼疮、脑血管炎等。

(3)**神经症**　如癔症性抽搐等。

2. 诊断思路

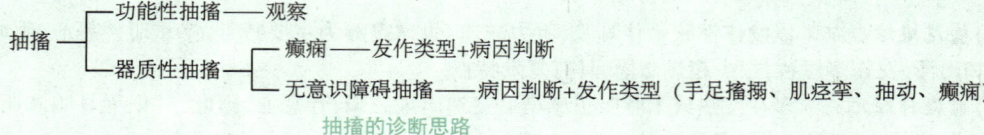

抽搐的诊断思路

四十二、意识障碍

意识障碍指人对周围环境及自身状态的识别和觉察能力出现障碍。

1. 病因

重症急性感染、颅脑非感染性疾病(脑血管疾病)、内分泌和代谢障碍、心血管疾病、水及电解质平衡紊乱、外源性中毒、缺氧性损害等。

2. 临床表现

意识障碍分嗜睡、意识模糊、昏睡、谵妄和昏迷五种表现形式。其中,昏迷是严重的意识障碍,表现为意识持续的中断或完全丧失,分为三个阶段。

(1)**轻度昏迷**　意识大部分丧失,无自主运动,对声、光刺激无反应,对疼痛刺激可出现防御反应。角膜反射、瞳孔对光反射、眼球运动、吞咽反射可存在。

(2)**中度昏迷**　对周围事物及各种刺激均无反应,对剧烈刺激可出现防御反射。角膜反射减弱,瞳孔对光反射迟钝,眼球无转动。

(3)**深度昏迷**　全身肌肉松弛,对各种刺激无反应,深、浅反射均消失。

3. 意识状态评估

(1)**Glasgow 昏迷评分法**

睁眼反应	得分	言语反应	得分	运动反应	得分
能自行睁眼	4	能对答,定向正确	5	能按吩咐完成动作	6
呼之能睁眼	3	能对答,定向有误	4	刺痛时能定位,手举向疼痛部位	5
刺痛能睁眼	2	胡言乱语,不能对答	3	刺痛时肢体能回缩	4
不能睁眼	1	能发音,无语言	2	刺痛时双上肢呈过度屈曲	3
		不能发音	1	刺痛时四肢呈过度伸展	2
				刺痛时肢体松弛,无动作	1

(2)**意识障碍的传统评估分级**

分级	无意识自发动作	压眶疼痛反应	唤醒反应	腱反射	瞳孔对光反射	生命体征
嗜睡	有	明显存在	呼唤有反应	存在	存在	稳定
昏睡	有	存在	大声呼唤有反应	存在	存在	稳定
浅昏迷	可有	迟钝	无	存在	存在	无变化
中昏迷	很少	重刺激可有	无	消失	迟钝	轻度变化
深昏迷	无	无	无	消失	消失	显著不稳定

4. 伴随症状

(1)**发热**　先发热后意识障碍见于重症感染性疾病;先意识障碍后发热见于脑出血、巴比妥中毒。

(2) **呼吸缓慢** 见于吗啡、巴比妥、有机磷中毒、银环蛇咬伤。
(3) **瞳孔散大** 见于颠茄类、酒精、氰化物等中毒、癫痫、低血糖状态。
(4) **瞳孔缩小** 见于吗啡、巴比妥、有机磷中毒。
(5) **心动过缓** 见于颅内高压症、房室传导阻滞、吗啡、毒蕈中毒。
(6) **高血压** 见于高血压脑病、脑血管意外、肾炎尿毒症。
(7) **低血压** 见于各种休克。
(8) **皮肤黏膜改变** 出血点、瘀斑和紫癜见于出血性疾病，口唇呈樱桃红色提示一氧化碳中毒。

5. 诊断思路

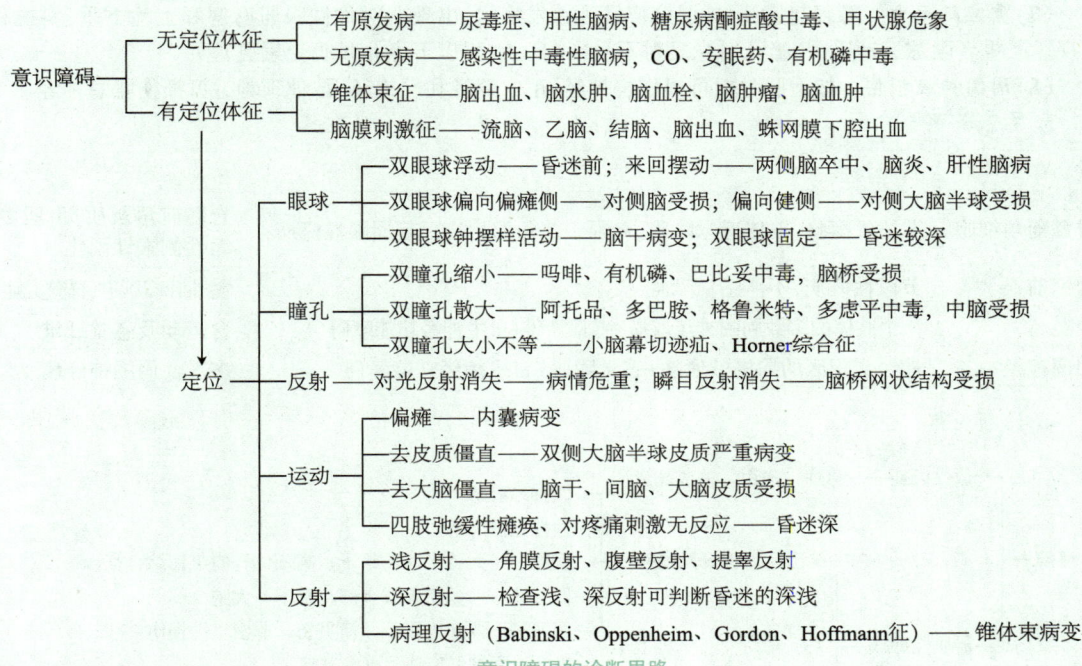

意识障碍的诊断思路

四十三、瘫痪

1. 概念

瘫痪指个体随意运动功能的减低或丧失。

2. 引起瘫痪的常见疾病

(1) **脑出血** 多见于有高血压病史的中老年患者，多于活动中或情绪激动时发病。起病急，症状十分钟至数小时达到高峰，多为均等性偏瘫，多有颅内压增高症状。

(2) **脑梗死** 多见于60岁以上的老年患者，多在安静或睡眠中发病。起病稍缓，症状在发病后十余小时或1~2天达高峰。多为非均等性偏瘫，意识障碍较轻。

(3) **急性脊髓炎**

①**急性横贯性脊髓炎** 急性起病，常在数小时至2~3日发展至完全截瘫。可发病于任何年龄，青壮年较常见，散在发病。病前数日或1~2周常有发热、全身不适或上呼吸道感染，可有过劳、外伤及受凉等诱因。

②**急性上升性脊髓炎** 起病急，病变在数小时至1~2日内迅速上升，瘫痪由下肢迅速波及上肢或延髓支配肌群，出现吞咽困难、构音障碍、呼吸肌瘫痪，甚至死亡。

③**脱髓鞘性脊髓炎** 多为急性多发性硬化脊髓型，进展缓慢，病情常在1~3周达到高峰。前驱感染

可不明显，多为不完全性横贯性损害，表现为一侧或双侧下肢肌无力或瘫痪，伴麻木感，感觉障碍水平不明显或有两个平面。

（4）**脊髓损伤**　常累及双侧锥体束，出现受损平面以下两侧肢体痉挛性瘫痪、完全性感觉障碍和括约肌功能障碍等。颈膨大水平以上病变出现四肢上运动神经元瘫；颈膨大以下出现双上肢下运动神经元瘫、双下肢上运动神经元瘫；胸髓病变出现痉挛性截瘫；腰膨大病变出现双下肢下运动神经元瘫。

（5）**脊髓肿瘤**　早期可出现根痛、脊髓半切征，并逐渐发展为截瘫和尿便障碍。

（6）**周期性瘫痪**　发作时表现为肢体弛缓性瘫痪，既往有类似发作史，无感觉障碍与脑神经损害，脑脊液正常，发作时多有血钾降低和低血钾心电图表现。

（7）**重症肌无力**　隐袭起病，眼外肌麻痹常为首发症状，出现非对称性眼肌麻痹和上睑下垂，斜视和复视。严重者眼球运动受限，瞳孔对光反射不受影响。10岁以下患儿眼肌受累更常见。

（8）**周围神经损伤**　如上肢骨折可损伤桡神经、正中神经和尺神经，腓骨颈骨折可损伤腓总神经。

3. 瘫痪的定位诊断

损伤部位	临床特点	常见病因
脊髓前角细胞	节段性瘫痪，不伴感觉障碍，局限于前角的病变引起周围性瘫痪	脊髓前角灰质炎，肌萎缩性侧索性硬化
脊髓前根	节段性瘫痪，不伴感觉障碍	髓外肿瘤压迫、脊髓炎症
神经丛	一个肢体的多数周围神经瘫痪+感觉障碍+自主神经功能障碍	含运动及感觉纤维
周围神经	神经支配区的周围性瘫痪+感觉障碍+自主神经功能障碍	多发性周围神经病

4. 诊断思路

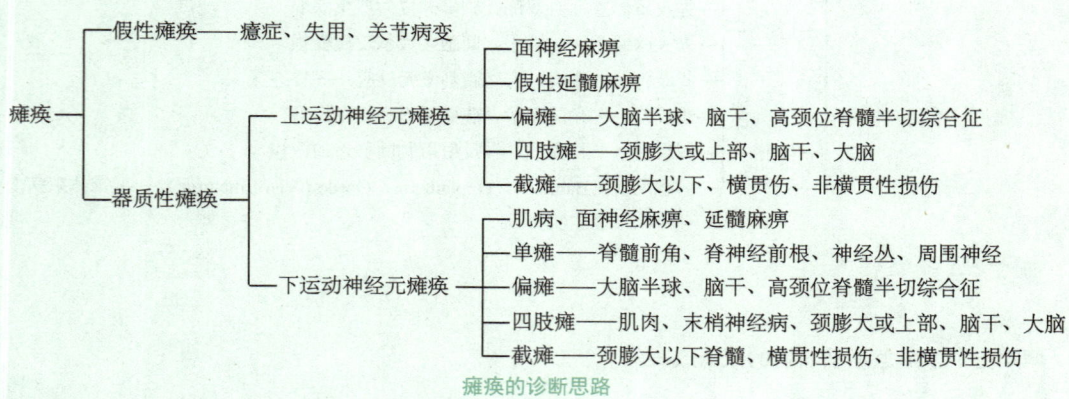

瘫痪的诊断思路

▶ **常考点**　往年很少考。

参考答案——详细解答见《2024国家临床执业及助理医师资格考试历年考点精析(上、下册)》

1. ABCDE　　2. ABCDE　　3. ABCDE　　4. ABCDE　　5. ABCDE　　6. ABCDE　　7. ABCDE
8. ABCDE　　9. ABCDE　　10. ABCDE　　11. ABCDE